Pädiatrie

Christian P. Speer
Manfred Gahr
(Hrsg.)

Pädiatrie

4., überarbeitete Auflage

Mit 902 größtenteils farbigen Abbildungen und 366 Tabellen

Springer

Herausgeber
Professor Dr. med. Christian P. Speer, FRCPE
Universitätsklinikum Würzburg
Kinderklinik und Poliklinik
Würzburg, Deutschland

Professor Dr. med. (em.) Manfred Gahr
Universitätsklinikum Carl Gustav Carus
Klinik und Poliklinik für Kinder- und Jugendmedizin
Dresden, Deutschland

ISBN-13 978-3-642-34268-4 ISBN 978-3-642-34269-1 (eBook)
DOI 10.1007/978-3-642-34269-1
4. Auflage 2012 Springer-Verlag Berlin Heidelberg

Die Deutsche Nationalbibliothek verzeichnet diese Publikation in der Deutschen Nationalbibliografie;
detaillierte bibliografische Daten sind im Internet über http://dnb.d-nb.de abrufbar.

Springer Medizin

Planung: Dorit Müller, Heidelberg
Projektmanagement: Axel Treiber, Heidelberg
Lektorat: Ursula Illig, Gauting
Projektkoordination: Eva Schoeler, Heidelberg
Umschlaggestaltung: deblik Berlin
Fotonachweis Umschlag: © Manfred Gahr, Dresden
Satz und Reproduktion der Abbildungen: Fotosatz-Service Köhler GmbH – Reinhold Schöberl, Würzburg

Gedruckt auf säurefreiem und chlorfrei gebleichtem Papier

Springer Medizin ist Teil der Fachverlagsgruppe Springer Science+Business Media
www.springer.com

Vorwort zur 1. Auflage

Als wir von Frau Repnow, Programmleiterin des Springer-Verlages, das Angebot erhielten, ein umfangreiches Lehrbuch der Pädiatrie herauszugeben, haben wir nicht lange gezögert. Da waren eine Reihe inhaltlicher Argumente, die diese Entscheidung leicht gemacht haben: das bestechende didaktische Konzept des geplanten Buches, die hochqualifizierte Ausstattung mit einem neuen Layout, die große Zahl der farbigen Abbildungen und das überzeugende Preis-/Leistungsverhältnis. Allerdings gab es auch ein gewichtiges persönliches Motiv; wir – die beiden Herausgeber – blicken auf eine langjährige, gemeinsame, klinische und wissenschaftliche Zusammenarbeit in Göttingen und eine langjährige Freundschaft zurück. Mit diesem Buch können wir einen ***bereits seit langem*** bestehenden Wunsch realisieren, nämlich ein Lehrbuch der Pädiatrie mitzugestalten, das zum Lesen anregt und vielleicht sogar herausfordert. Es soll nicht nur ein Gewinn für den interessierten Medizinstudenten, den Arzt im Praktikum und pädiatrischen Assistenzarzt darstellen, sondern auch Kollegen anderer Fachbereiche, die beruflich oder privat mit Kindern zu tun haben, einen profunden Einblick in die Kinderheilkunde geben.

Wir haben bei der Auswahl der Themen versucht, der zunehmenden Spezialisierung innerhalb der Pädiatrie Rechnung zu tragen, ohne die immense Breite dieses Fachgebiets einzuengen. Im Gegenteil, wir haben einige Bereiche der Kinderheilkunde wie z.B. die Entwicklungsneurologie und den Umgang mit sterbenden Kindern in den Themenkatalog *mit*aufgenommen und darüber hinaus *auch* den interdisziplinären Bereichen wie der pädiatrischen Ophthalmologie, Urologie u.a. angemessenen Raum gelassen. Der Leser möge darüber urteilen, ob wir bereits in dieser Auflage unser Ziel erreicht haben; für konstruktive Kritik bedanken wir uns bereits an dieser Stelle.

Wir sind den Autoren des Buches – alle ausgewiesene Spezialisten in ihrem Fachgebiet – ausgesprochen dankbar, dass sie sich mit *so* großer Motivation für dieses Projekt engagiert haben, und das trotz eines strengen Zeitplans. Nur so war es möglich, das Intervall zwischen Manuskriptabgabe und Erscheinen des Buches so kurz wie möglich zu halten, ein Faktum, das eine große Aktualität des Buches gewährleistet.

Dieses Projekt ist von Anfang an von Frau Andrea Feldwieser, Chefsekretärin der Abteilung Neonatologie der Universitäts-Kinderklinik Tübingen mit getragen worden. Für die äußerst engagierte, hocheffektive und kreative Hilfe sind wir ihr zu größtem Dank verpflichtet.

Ebenso möchten wir den verantwortlichen Damen des Springer-Verlags, Frau Repnow und Frau Blasig, für die harmonische und stimulierende Zusammenarbeit danken, ohne die ein solch aufwendiges Werk nicht hätte entstehen können; Frau Uhing danken wir für die ideenreiche Gestaltung des Buches.

Christian P. Speer
Würzburg
September 2000

Manfred Gahr
Dresden

Vorwort zur 4. Auflage

Bereits 4 Jahre nach Erscheinen der letzten Auflage können wir eine aktualisierte, in allen Teilen neu überarbeitete Fassung unseres Lehrbuches vorlegen. Wir sind glücklich, dass dieses Lehrbuch seinen festen Platz in der Reihe der deutschsprachigen Pädiatrie behauptet hat.

Dieses Buch soll nicht nur Ärztinnen und Ärzte während ihrer Weiterbildung zum Kinder- und Jugendarzt begleiten sondern auch als »Nachschlagwerk« für Ärzte aller Disziplinen dienen, die mit der Behandlung von Kindern und Jugendlichen befasst sind. Aber auch für Medizinstudentinnen und Medizinstudenten, die sich für dieses Fach begeistern, ist dieses Buch gedacht.

Einige Kapitel dieser Auflage wurden neu verfasst (Nephrologie, Diabetologie, zystische Fibrose, pädiatrische Neuroophthalmologie). Neuhinzugekommen sind Kapitel über pädiatrische Palliativmedizin und pädiatrische Neurochirurgie sowie ein Beitrag zu Unfällen durch Gifttiere in Reiseländern.

Die 3. Auflage des Lehrbuchs wurde von vielen Studierenden sowie Kolleginnen und Kollegen kritisch kommentiert und entsprechende Verbesserungsvorschläge gemacht, die wir bei der 4. Auflage, wenn immer möglich, berücksichtigt haben. Wir bitten auch weiterhin um Anregungen und Kritik, damit wir das Lehrbuch weiterhin verbessern können

Wir möchten an dieser Stelle allen Autorinnen und Autoren dieser Neuauflage von Herzen danken, die wiederum mit hoher Motivation und großem Engagement wesentlich zum Gelingen des Lehrbuches beigetragen haben. Dieser Dank gilt aber auch denjenigen Kolleginnen und Kollegen, die unser erfolgreiches Konzept mitentwickelt haben, aber an der jetzigen Auflage nicht mehr mitarbeiten konnten.

Zu danken haben wir auch Frau Dr. G. Hahn, Dresden, die alle radiologischen und bildgebenden Untersuchungen begutachtet hat und wenn nötig die Bildqualität verbessert hat.

Frau Dr. C. Meves-Schlögl hat in mühevoller Kleinarbeit und Geduld die Druckvorlagen kritisch gelesen; dafür sei auch ihr an dieser Stelle herzlichst gedankt.

Die Herausgeber möchten sich auch bei den Mitarbeitern des Springer Verlages bedanken, die diese Auflage möglich gemacht haben und viel Energie in die Gestaltung dieses Buches investiert haben: der verantwortlichen Planerin Frau Christine Ströhla, dem Projektmanager Herrn Axel Treiber sowie der Copy Editorin Frau Ursula Illig.

Christian P. Speer
Würzburg
Mai 2013

Manfred Gahr
Dresden

Über die Herausgeber

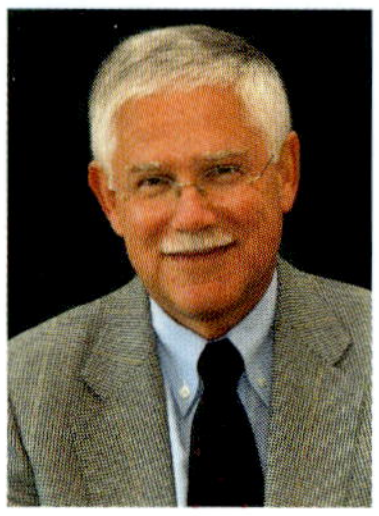

Christian P. Speer

1952 in Kassel geboren, studierte in Göttingen Medizin und promovierte dort. Seine Facharztausbildung an der Universitäts-Kinderklinik Göttingen wurde durch einen knapp zweijährigen Forschungsaufenthalt am National Jewish Hospital and Research Center in Denver, USA unterbrochen. 1986 wurde er zum klinischen Oberarzt ernannt und habilitierte sich im gleichen Jahr. 1994 wurde er zum ärztlichen Direktor der Abteilung Neonatologie der Universitäts-Kinderklinik Tübingen berufen und kurze Zeit später zum Fellow of the Royal College of Physicians, Edinburgh, gewählt. 1999 übernahm er den Lehrstuhl für Kinderheilkunde an der Universität Würzburg.

Nach grundlegenden Arbeiten zur Surfactantbehandlung des neonatalen Atemnotsyndroms befasst sich sein momentaner wissenschaftlicher Schwerpunkt mit der Rolle von prä- und postnatalen Entzündungsmechanismen in der Pathogenese der bronchopulmonalen Dysplasie. Eine Vielzahl weiterer Aktivitäten beschreiben sein wissenschaftliches Engagement: er ist »Editor-in-Chief« von Biology of the Neonate/Neonatology und arbeitet in verschiedenen Herausgebergremien und wissenschaftlichen Fachgesellschaften bzw. Forschungskommissionen mit. Er erhielt eine Reihe internationaler Auszeichnungen und wurde gerade zum Präsidenten der »European Association of Perinatal Medicine« gewählt. Er ist ein gefragter Referent auf zahlreichen Kongressen und Symposien in Europa, Nord- und Südamerika, Asien und dem Mittleren Osten. Darüber hinaus organisiert er regelmäßig das internationale Symposium »Recent Advances in Neonatal Medicine«, das sich zum größten klinisch-wissenschaftlichen Forum außerhalb der USA entwickelt hat.

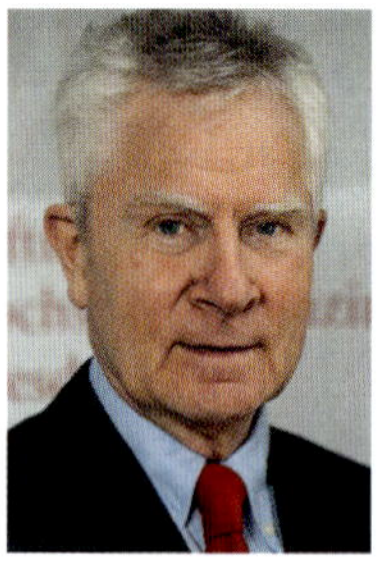

Manfred Gahr

1944 in Swinemünde auf Usedom geboren, studierte in Tübingen, München und Hamburg Medizin. Nach der Promotion war er als Stipendiat der Deutschen Forschungsgemeinschaft am Max-Planck-Institut für experimentelle Medizin in Göttingen tätig. Anschließend erhielt er an den Universitätskliniken Hamburg und Göttingen seine Facharztausbildung. In Göttingen habilitierte er sich 1977 und wurde gleichzeitig zum Oberarzt ernannt. Von 1994 bis 2012 leitete er die Klinik und Poliklinik für Kinder- und Jugendmedizin des Universitätsklinikums Carl Gustav Carus an der Technischen Universität Dresden und war dort seit 2007 auch Vorsitzender des Kinder-Frauenzentrums. Er war Vorsitzender der Arbeitsgemeinschaft Kinder- und Jugendrheumatologie. Schwerpunkt seiner wissenschaftlichen Tätigkeit sind die pädiatrische Immunologie und pädiatrische Rheumatologie.

Zurzeit bekleidet er eine Seniorprofessur an der Medizinischen Fakultät der Technischen Universität Dresden und ist Generalsekretär der Deutschen Akademie für Kinder- und Jugendmedizin.

Inhaltsverzeichnis

X Hämatologie – Onkologie

XI Niere und Harnwegssystem

XII Endokrinologie und Diabetologie

XIII Interdisziplinäre Pädiatrie

Serviceteil

Autorenverzeichnis

Aksu, F., Prof. Dr. med.
Vestische Kinder- und Jugendklinik Datteln
Dr.-Friedrich-Steiner-Straße 5
45711 Datteln

Aschoff, R., Dr. med.
Universitätsklinikum Carl Gustav Carus
Klinik und Poliklinik für Dermatologie
Fetscherstraße 74
01307 Dresden

Bentele, K. H. P, Prof. Dr. med.
Universitätskinderklinik
Abt. Neuropädiatrie
Martinistraße 52
20246 Hamburg

Berger, C. P., Dr. med.
Universitätskinderklinik
Infektiologie
Steinwiesstrasse 75
CH-8032 Zürich
Schweiz

Bialek, R., Prof. Dr. med.
LADR GmbH
MVZ Dr. Kramer & Kollegen
Lauenburger Straße 67
21502 Geesthacht

Bootz, F., Prof. Dr. med.
Universitätsklinikum Bonn
Klinik und Poliklinik für Hals-Nasen-Ohrenheilkunde
Sigmund-Freud-Straße 25
53105 Bonn

Braegger, C. P., Prof. Dr. med.
Kinder-Spital Zürich
Abteilung Gastroenterologie/Ernährung
Steinwiesstrasse 75
CH-8032 Zürich
Schweiz

Bruchelt, G., Prof. Dr. rer. nat.
Univ.-Klinikum f. Kinderheilkunde und Jugendmedizin I
Klinische Chemie und hämatologisches Labor
Hoppe-Seyler-Straße 1
72076 Tübingen

Danne, T., Prof. Dr. med.
Kinderkrankenhaus auf der Bult
Janusz-Korczak-Allee 12
30173 Hannover

Desel, H. Dr. rer. nat.
Universitätsmedizin Göttingen
Giftinformationszentrum Nord
Robert-Koch-Straße 40
37075 Göttingen

Distler, W., Prof. Dr. med.
Universitätsklinikum Dresden
Frauenklinik
Fetscherstraße 74
91307 Dresden

Dörr, H.-G., Prof. Dr. med.
Universitätsklinikum Erlangen
Klinik für Kinder und Jugendliche
Loschgestraße 15
91054 Erlangen

Dostal, G., Dr. med.
Giftnotruf des Klinikums rechts der Isar
Technische Universität München
Ismaninger Straße 22
81675 München

Feierabend, S., Dr. med. dent.
Universitätsklinikum Freiburg
Abt. f. Zahnerhaltungskunde und Parodontologie
Hugstetterstraße 55
79106 Freiburg

Firnau, M., Dr. med.
Vestische Kinder und Jugendklinik
Institut für Kinderschmerztherapie und
Pädiatrische Palliativmedizin
Dr.-Friedrich-Steiner Straße 5
45711 Datteln

Fitze, G., Prof. Dr. med.
Universitätsklinikum Carl Gustav Carus Dresden
Klinik und Poliklinik für Kinderchirurgie
Fetscherstraße 74
01307 Dresden

Gahr, M., Prof. Dr. med.
Universitätsklinikum Carl Gustav Carus
Klinik und Poliklinik für Kinder- und Jugendheilkunde
Fetscherstraße 74
01307 Dresden

Gerber, C., Dr. rer. nat.
Tägermoosstraße 26
78462 Konstanz

Gillessen-Kaesbach, G., Prof. Dr. med.
Universitätsklinikum Lübeck
Institut für Humangenetik
Ratzeburger Allee 160
23538 Lübeck

Glutig, K., Dr. med.
Kinderzentrum Dresden-Friedrichstadt
Friedrichstraße 32
01067 Dresden

Grehn, F., Prof. Dr. med.
Universitätsklinikum Würzburg
Augenklinik
Josef-Schneider-Straße 2
97080 Würzburg

Gröne, H.-J., Prof. Dr. med.
DKFZ
Zell. & Mol. Pathologie
Im Neuenheimer Feld 280
69120 Heidelberg

Haffner, D., Prof. Dr. med.
Medizinische Hochschule Hannover
Kindernephrologie
Carl-Neuberg-Straße 1
30625 Hannover

Hahn, G., Dr. med.
Universitätsklinikum Carl Gustav Carus
Institut für Radiologische Diagnostik
Kinderradiologie
Fetscherstraße 74
01307 Dresden

Hebestreit, H., Prof. Dr. med.
Universitätsklinikum Würzburg
Kinderklinik und Poliklinik
Josef-Schneider-Straße 2
97080 Würzburg

Hebestreit A., Dr. med.
Universitätsklinikum Würzburg
Kinderklinik und Poliklinik
Josef-Schneider-Straße 2
97080 Würzburg

Heininger, U., Prof. Dr. med.
Universitäts-Kinderspital beider Basel
Spitalstrasse 33, Postfach
CH-4056 Basel
Schweiz

Hellenbroich, Y., Dr. med.
Universitätsklinikum Lübeck
Institut für Humangenetik
Ratzeburger Allee 160
23538 Lübeck

Henker, J., Prof. Dr. med.
Freiheit 51
01157 Dresden

Henze, G., Prof. Dr. med.
Universitätsklinikum Charité
Klinik für Pädiatrie
Augustenburger Platz 1
13353 Berlin

Hoffmann, G.-F., Prof. Dr. med.
Universitätsklinikum Heidelberg
Angelika-Lautenschläger-Klinik
Klinik Kinderheilkunde 1
Im Neuenheimer Feld 430
69120 Heidelberg

Holterhus, P.-M., Prof. Dr. med.
Universitätsklinikum Schleswig-Holstein
Klinik für Allgemeine Pädiatrie
Schwanenweg 20
24105 Kiel

Hübner, C., Prof. Dr. med.
Universitätsklinikum Charité
Klinik für Pädiatrie
Augustenburger Platz 1
13353 Berlin

Huppertz, H.-I., Prof. Dr. med.
Klinikum Bremen-Mitte
Prof.-Hess-Kinderklinik
Sankt-Jürgen-Straße 1
28177 Bremen

Ipsiroglu, O. S., Prof. Dr. med.
University of British Columbia
Childrens Hospital Dept.of Pediatrics Faculty of Medicine
c/o Sunny Hill Health Centre for Children
3644 Slocan Street
Vancover, BC, V5M 3E8
Kanada

Kabus, M., Prof. Dr. med.
Städtisches Krankenhaus Dresden-Neustadt
Zentrum für Kinder- und Jugendmedizin
Industriestraße 40
01129 Dresden

Kaindl, A. M., PD Dr. med.
Universitätsklinikum Charité
Klinik für Pädiatrie
Augustenburger Platz 1
13353 Berlin

Kececioglu, D., Prof. Dr. med.
Herz- und Diabeteszentrum NRW
Klinik für Angeborene Herzfehler
Georgstraße 11
32545 Bad Oeynhausen

Klingebiel, T., Prof. Dr. med.
Universität Frankfurt
Klinik für Kinderheilkunde III
Theodor-Stern-Kai 7
60596 Frankfurt

Knöfler, R., PD Dr. med.
Universitätsklinikum Carl Gustav Carus
Klinik und Poliklinik für Kinder- und Jugendmedizin
Fetscherstraße 74
01307 Dresden

Koletzko, B., Prof. Dr. med.
Universitätskinderklinik
Dr. v. Haunersches Kinderspital
Abt. f. Stoffwechsel und Ernährung
Lindwurmstraße 4
80337 München

Kopp, M., Prof. Dr. med.
Universitätsklinikum Schleswig-Holstein
Klinik für Kinder- und Jugendmedizin
Pädiatrische Pneumologie und Allergologie
Ratzeburger Allee 160
23538 Lübeck

Krägeloh-Mann, I., Prof. Dr. med.
Universitätsklinikum Tübingen
Abt. Kinderheilkunde III
Hoppe-Seyler-Straße 1
72076 Tübingen

Krauß, J., Dr. med.
Universitätsklinikum Würzburg
Pädiatrische Neurochirurgie
Oberdürrbacher Straße
97080 Würzburg

Kreth, H.W., Prof. Dr. med.
Universitätsklinikum Würzburg
Kinderklinik und Poliklinik
Schlesierstraße 16
97078 Würzburg

Krümpel, A., Dr. med.
Universitäts-Kinderklinik
Pädiatrische Hämatologie/Onkologie
Albert-Schweitzer-Straße 33
48129 Münster

Lang-Roth, R., Dr. med.
Universitätsklinikum Köln
Hals-, Nasen-, Ohrenheilkunde
Kerpener Straße 62
50937 Köln

Lauten, M., PD Dr. med.
Universitätsklinikum Schleswig-Holstein
Klinik für Kinder- und Jugendmedizin
Pädiatrische Hämatologie/Onkologie
Ratzeburger Allee 160
23538 Lübeck

Lieb, W., Prof. Dr. med.
St. Vincentius-Kliniken
Augenklinik
Steinhäuserstraße 18
76135 Karlsruhe

Löser, A., Dr. med.
Universitätsklinikum Würzburg
Klinik und Poliklinik für Urologie und Kinderurologie
Oderdürrbacher Straße 6, ZOM
97080 Würzburg

Meurer, M., Prof. Dr. med.
Universitätsklinikum Carl Gustav Carus
Klinik und Poliklinik für Dermatologie
Fetscherstraße 74
01307 Dresden

Michaelis, R., Prof. Dr. med.
Beethovenweg 33
72076 Tübingen

Mohnike, K., Prof. Dr. med.
Universitätskinderklinik
Leipziger Straße 44
39120 Magdeburg

Nadal, D., Prof. Dr. med.
Universitäts-Kinderklinik
Infektiologie
Steinwiesstrasse 75
CH-8032 Zürich
Schweiz

Nemat, K., Dr. med.
Universitätsklinikum Carl Gustav Carus Dresden
Klinik und Poliklinik für Kinder- und Jugendmedizin
Fetscherstraße 74
01307 Dresden

Niemeyer, C., Prof. Dr. med.
Universitätsklinikum Freiburg
Pädiatrische Hämatologie/Onkologie
Mathildenstraße 1
79106 Freiburg

Nowak-Göttl, U., Prof. Dr. med.
Universitätsklinikum Schleswig-Holstein
Institut für Klinische Chemie
Arnold-Heller-Straße 3
24105 Kiel

Paditz, E., Prof. Dr. med.
Zentrum für Angewandte Prävention
Blasewitzer Straße 41
01307 Dresden

Picht, G., Dr. med.
Lothringer-Straße 6–8
23564 Lübeck

Riedmiller, H., Prof. Dr. med.
Universitätsklinikum Würzburg
Klinik und Poliklinik für Urologie und Kinderurologie
Oderdürrbacher Straße 6, ZOM
97080 Würzburg

Roesler, J., PD Dr. med.
Universitätsklinikum Carl Gustav Carus
Klinik und Poliklinik für Kinder- und Jugendmedizin
Fetscherstraße 74
01307 Dresden

Roesner, D., Prof. Dr. med.
Ricarda-Huch-Straße 31
01219 Dresden

Rose, C. P., Dr. med.
5, Rue Edward Steichen
L-2540 Luxembourg
Luxemburg

Rutkowski, S., Prof. Dr. med.
Universitätsklinikum Hamburg-Eppendorf
Klinik für Pädiatrische Hämatologie u. Onkologie
Martinistraße 52
20346 Hamburg

Schiffmann, H., Prof. Dr. med.
Klinikum Nürnberg Süd
Klinik für Neugeborene, Kinder und Jugendliche
Breslauerstraße 201
90471 Nürnberg

Schlegel, P.-G., Prof. Dr. med.
Universitätsklinikum Würzburg
Kinderklinik und Poliklinik
Josef-Schneider-Straße 2
97080 Würzburg

Schönau, E., Prof. Dr. med.
Universitätsklinik Köln
Klinik und Poliklinik für Allgemeine Kinderheilkunde
Josef-Stelzmann-Straße 9
50931 Köln

Schöning, M., PD Dr. med.
Universitätsklinik für Kinderheilkunde und Jugendmedizin
Abt. Neuropädiatrie, Sozialpädiatrie
Hoppe-Seyler-Straße 1
72076 Tübingen

Schülke, M., Prof. Dr. med.
Universitätsklinikum Charité
Klinik für Pädiatrie
Augustenburger Platz 1
13353 Berlin

Schuster, V., Prof. Dr. med.
Universitätskinderklinik Leipzig
Liebigstraße 20a
04103 Leipzig

Schweitzer, T., Dr. med.
Universitätsklinikum Würzburg
Pädiatrische Neurochirurgie
Oberdürrbacher Straße
97080 Würzburg

Semler, J. O., Dr. med.
Universitätsklinikum Köln
Kinderpoliklinik
Kerpenerstraße 62
50931 Köln

Seyberth, H. W., Prof. Dr. med.
Lazarettstraße 23
76829 Landau

Speer, C. P., Prof. Dr. med.
Universitätsklinikum Würzburg
Kinderklinik und Poliklinik
Josef-Schneider-Straße 2
97080 Würzburg

Steffen, H., Prof. Dr. med.
Universitätsklinikum Würzburg
Augenklinik und Poliklinik
Josef-Schneider-Straße 2
97080 Würzburg

Stellzig-Eisenhauer, A., Prof. Dr. med.
Universitätsklinikum Würzburg
Klinik und Poliklinik für Kieferorthopädie
Pleicherwall 2
97080 Würzburg

Stöckler-Ipsiroglu, S., Prof. Dr. med.
University of British Columbia
British Columbia Children's Hospital
Ambulatory Care Building
4480 Oak Street
Vancouver, BC, V6H 3V4
Kanada

Straßburg, H.-M., Prof. Dr. med.
Emil von Behringweg 8
97218 Gerbrunn

Thielemann, F., Dr. med.
Universitätsklinikum Carl Gustav Carus
Klinik und Poliklinik für Orthopädie
Fetscherstraße 74
01307 Dresden

Todt, H., Prof. Dr. med.
Plauenscher Rring 38
01187 Dresden

Urbanek, R., Prof. Dr. med.
Universitätsklinikum Freiburg
Zentrum für Kinder- und Jugendmedizin
Mathildenstraße 1
79106 Freiburg

Vogelberg, C., PD Dr. med.
Universitätsklinikum Carl Gustav Carus
Klinik und Poliklinik für Kinder- und Jugendmedizin
Fetscherstraße 74
01307 Dresden

von Bernuth, H., PD Dr. med.
Universitätsklinikum Charité
Klinik für Pädiatrie
Augustenburger Platz 1
13353 Berlin

von Kries, R., Prof. Dr. med.
Universitätsklinik München
Abt. f. Epidemiologie im Kindes- und Jugendalter
Heiglhofstraße 63
81377 München

von Mühlendahl, K. E., Prof. Dr. med.
Kinderumwelt gGmbh
Westerbreite 7
49084 Osnabrück

Warnke, A., Prof. Dr. med.
Universitätsklinikum Würzburg
Klinik und Poliklinik für Kinder- und Jugendpsychiatrie
Füchsleinstraße 15
97080 Würzburg

Wirth, S., Prof. Dr. med.
HELIOS Klinikum Wuppertal
Zentrum für Kinder- und Jugendmedizin
Heusnerstraße 40
42283 Wuppertal

Zappel, H., Dr. med.
Universitätskinderklinik
Robert-Koch-Straße 40
37075 Göttingen

Zernikow, B., PD Dr. med.
Vestische Kinder und Jugendklinik
Institut für Kinderschmerztherapie und
Pädiatrische Palliativmedizin
Dr.-Friedrich-Steiner Straße 5
45711 Datteln

Zimmer, K.-P., Prof. Dr. med.
Universitätsklinikum Gießen
Zentrum Kinderheilkunde und Jugendmedizin
Allg. Pädiatrie/Neonatologie
Feulgenstraße 12
35385 Gießen

Anamnese, Untersuchung, Entwicklung, Humangenetik

Anamnese, Untersuchungstechniken, Umgang mit Patienten und Eltern

M. Kabus

C. P. Speer, M. Gahr (Hrsg), *Pädiatrie*,
DOI 10.1007/978-3-642-34269-1_1,

Einleitung

Hauptpfeiler des diagnostisch-therapeutischen Prozesses sind auch in der Pädiatrie Anamnese und klinische Untersuchung. Im Zeitalter der modernen „Hightech-Medizin" geht dieser Grundsatz häufig verloren. Täglich erlebt man, dass ein Kind bereits vor einer gründlichen Anamnese und Untersuchung sofort zur Sonographie, in ein Labor oder zu einem Fachspezialisten geschickt wird. Unsicherheit, klinische Unerfahrenheit oder Zeitmangel des verantwortlichen Kinderarztes sind die wichtigsten Ursachen solcher Fehlhandlungen.

1.1 Anamnese

Die Anamnese beinhaltet Angaben
- zur aktuellen Erkrankung,
- zur kompletten Vorgeschichte des Kindes,
- zu Schwangerschaft und Geburt,
- zur Vorgeschichte der Familien der Eltern.

Für eine ausführliche Anamnese werden bei **Erstvorstellung mindestens 30 min**, bei einer Wiedervorstellung im Durchschnitt 10 min veranschlagt. Die wesentliche Besonderheit der kindlichen Anamnese liegt in der Übermittlung durch Dritte, in der Regel durch die Mutter. Ab dem Schulalter spätestens sollte auch immer das Kind direkt befragt werden.

Sinnvoll für den Ablauf der Anamnese ist das Vorgehen nach ◘ Tab. 1.1 einschließlich der kompletten Dokumentation in ein Formblatt.

1.1.1 Soforteinschätzung des Patienten

Von der hier vorgeschlagenen Reihenfolge gibt es Ausnahmen.

Vor einer ausführlichen Anamneseerhebung muss durch gezielte Beobachtung des Kindes eine Beurteilung des **Schweregrades der Krankheit** erfolgen: Soforteinschätzung des Patienten!
- **Gruppe 1:** nicht krankes, gesundes Kind,
- **Gruppe 2:** leicht bis deutlich krankes Kind,
- **Gruppe 3:** chronisch krankes Kind,
- **Gruppe 4:** schwer krankes oder lebensbedrohlich krankes Kind.

Die Zuordnung eines Kindes zur Gruppe 4 weist auf eine akute Lebensgefährdung hin.

Schon vor der Diagnosestellung müssen unverzüglich Therapiemaßnahmen eingeleitet werden. Erst nach Beherrschen der Krisensituation wird die weitere ausführliche Anamneseerhebung fortgesetzt.

Zu den größten Schwierigkeiten eines jungen Arztes gehört es, die Schwere einer Erkrankung einzuschätzen. Dieses Urteilsvermögen wächst mit der klinischen Erfahrung. Besonders problematisch ist die Beurteilung kranker Früh- und Neugeborener sowie junger Säuglinge im 1. Trimenon, die durch **Symptomarmut** und **Reaktionsträgheit** charakterisiert sind. Wichtige Zusatzuntersuchungen in dieser Situation sind die Pulsoxymetrie, Blutgasanalyse mit Bestimmung der Elektrolyte, Blutzucker, Laktat und die RR-Messung.

Alarmsymptome Folgende Alarmsymptome erfordern die Zuordnung zur Gruppe 4:
- akute Atemnot, bedrohlicher Stridor, Knorksen, Apnoen, Atemstillstand,
- Kreislaufzentralisation (Schock), verlängerte Rekapillarisierungszeit, Pulslosigkeit, Leblosigkeit,
- Qualität des Schreiens (schrill, anfallsartiges Wimmern, keine Reaktion mehr),
- schwer oder nicht erweckbares Kind, Bewusstlosigkeit, Koma,
- Zuckungen, Krämpfe, Tonusverlust, akute Muskelschwäche/Lähmungen,
- plötzlich aufgetretene Hautverfärbungen: blass, grau, livid, weiß, Blutungen,
- ausgeprägte Exsikkosezeichen (Haut, Augen, Mund), hochgradiger Flüssigkeitsverlust,
- Fieber ≥ 41°C (Hyperthermie), Unterkühlung <36 °C.

Cave
Ein Kind kann trotz lebensbedrohlicher Erkrankung in noch relativ gutem Allgemeinzustand zur Vorstellung kommen. Die Verschlechterung kann während der Anamneseerhebung, der klinischen Untersuchung oder erst nach der stationären Aufnahme eintreten.

Der besondere Fall

Einweisung eines 12-jährigen Knaben, bewusstseinsklar, Fieber 40,2°C. Der Patient klagt über Durst, starke Kopf-, Glieder- und Muskelschmerzen.

Befund und Erstversorgung. Neben dem deutlich beeinträchtigten Allgemeinbefinden bestehen diskrete meningitische Zeichen und eine beginnende Kreislaufzentralisation. Sofortige Laboruntersuchungen ergeben: CRP von 5 mg/dl, Leukozyten 6400/μl, BSG 4/12, Liquorbefund: unauffällig, normale Gerinnung.

Auffallend ist die deutliche Diskrepanz zwischen klinischem Befund (Verdacht auf septisches Krankheitsbild) und den normalen Laborparametern. Unter der Annahme eines hochfieberhaften Virusinfekts erfolgt nur eine parenterale Flüssigkeitszufuhr.

Verlauf. Wenige Stunden später entwickelt sich das Vollbild eines Waterhouse-Friderichsen-Syndroms mit generalisierten Hautblutungen, Schock und disseminierter intravasaler Gerinnung. Trotz jetzt sofort eingeleiteter Intensivtherapie (Beatmung, maximale Volumenzufuhr, Antibiotika, Therapie der Gerinnungsstörung, Katecholamingabe) verstirbt der Junge nach 6 h an myokardialem Versagen. Reanimationsversuche bleiben erfolglos.

Beurteilung. Bei diskrepanten Befunden ist ein frühzeitiges Monitoring der Vitalparameter neben kurzfristigen klinischen und paraklinischen Kontrolluntersuchungen zwingend notwendig. Als Therapiegrundlage sollte im Notfall immer die gefährlichere Diagnose angenommen werden (Antibiotikatherapie!).

1.2 Untersuchungstechniken

In der Vorphase der klinischen Untersuchung sollten bereits wichtige **Eindrücke** gewonnen werden.

1.2.1 Klinische Beobachtung (Sehen, Hören, Riechen)

- Allgemeinzustand, Vigilanz, Bewusstseinslage (Soforteinschätzung s. oben),
- Ernährungs-, Entwicklungs-, Verhaltens- und Pflegezustand,
- Dysmorphiezeichen, Proportionen, sichtbare Fehlbildungen, Verletzungen (Misshandlungshinweise?),
- Spontanmotorik, Mimik (Facies abdominalis, Angst), Haltungs- und Bewegungsstörungen, Paresen, Seitendifferenzen, Feinmotorik, Schonhaltungen,

Tab. 1.1 Ablauf der umfassenden pädiatrischen Anamnese

		Was sollte erfragt werden?
Personaldaten		Name (Geburtsname),Vorname, Geburtsdatum/-ort, Nationalität, Religion, Untersuchungsdatum, Wohnadresse; Name, Alter, Beruf von Vater und Mutter, Telefonnummern der Eltern; Hausarzt, vorbehandelnder Arzt
Hauptbeschwerden, derzeitige Erkrankung, aktueller Anlass der Vorstellung		Angaben zum Zeitpunkt, zur Dauer, Lokalisation und Schwere der Erkrankung, Beschreibung der Symptome, bisherige Diagnostik und Therapie (Medikamente, seit wann, in welcher Dosierung verabreicht, letzte Medikamenteneinnahme), vorausgegangener Auslandsaufenthalt
Eigenanamnese	Pränatale Anamnese	**Schwangerschaftsverlauf:** Schwangerschaftsdauer, Blasensprung, Infektionen, Tierkontakt, Blutungen, Ödeme, Bluthochdruck u. a. Erkrankungen, Röntgenstrahlen, Medikamente, Rauchen, Alkohol, Drogen, Unfälle, Angaben zu früheren Schwangerschaften, Fehl- oder Totgeburten, Blutgruppe der Mutter, Schwangerschaftsvorsorgeuntersuchungen **Angaben zum Kind:** Kindsbewegungen, auffällige Sonographiebefunde, Feindiagnostik, pränatale Diagnostik, intrauterines Wachstum, pathologisches pränatales CTG
	Geburtsanamnese	**Besonderheiten bei der Geburt:** pathologisches CTG, lange Dauer, Wehenmittel, Gründe für eine operative Entbindung (Sectio caesarea, Zange, VE), Geburtsverletzung, Mehrlingsgeburt, Medikamente unter der Geburt, Auffälligkeiten der Plazenta **Geburtsmaße:** Gewicht, Länge, Kopfumfang **Zustand nach Geburt:** APGAR-Schema, Nabelarterien-pH, Base-Exzess, Erstversorgung **Anpassungsstörungen und Erkrankungen:** Zyanose, Blässe, Apnoen, Krämpfe, Ikterus, Anämie, Hypoglykämie, Trinkschwäche, Infektionen, Fehlbildungen
	Postnatale Anamnese, Ernährung	Muttermilch, Säuglingsmilchnahrung, alternative Ernährung, Beikost, Vitamine und Spurenelemente, Kleinkinderkost, Lieblingsspeisen, Diäten, Unverträglichkeiten, Anzahl und Menge der Mahlzeiten, Essgewohnheiten; Symptome in Beziehung zur Nahrungsaufnahme (Übelkeit, Erbrechen, Schmerzen, Koliken, Stuhlgangsprobleme)
	Wachstum und Entwicklung	Gewichts-, Längen- und Kopfumfangsentwicklung anhand von Perzentilenkurven; Vergleich zu Eltern und Geschwistern bei Normabweichung, Proportionen
	Entwicklungsdaten, Meilensteine der Entwicklung (Tab. 12.1), Grenzsteine der Entwicklung (▶ Kap. 4)	Fixieren, Verfolgen mit den Augen, Kopfheben in Bauchlage, Greifen, bewusstes Lächeln, Kopfkontrolle, Drehen, Sitzen, Krabbeln, Kriechen, Stehen, Laufen, Rennen, Treppensteigen, Hüpfen auf beiden und auf einem Bein, Ballfangen, Hören, Vokalisation, erste Worte/Sätze, Sprachverständnis, Einschulung, Schulleistungen, Sauberkeit tagsüber/nachts, Zahndurchbruch (Milchgebiss, bleibende Zähne), **Verlust von Fähigkeiten!**
	Verhalten	Schlafprobleme, Temperament, Trotzphase, Spielaktivität, Tics, Essverhalten, Stottern, Enuresis, Enkopresis, Verhalten in neuer Umgebung, gegenüber Freunden, in der Schule, Beziehungskonflikte zu Eltern (Bindungsstörungen), Geschwistern u. a. Personen der Familie, Lehrern, Freunden, Rauchen, Drogen, Alkohol, Sexualverhalten bei Jugendlichen
	Frühere Erkrankungen	**Zeitpunkt, Dauer und Therapie der Erkrankungen angeben!** Klassische Kinderkrankheiten (aktuelle Inkubationen!) Tuberkulose, Hepatitis, Angina, infektiöse Mononukleose u. a. Infektionskrankheiten Erkrankungen des Herzens, der Lungen, der Nieren und ableitenden Harnwege, des ZNS, psychische Erkrankungen, Erkrankungen der Knochen und Gelenke, des Magen-Darm-Traktes, des Immunsystems, des Blutes und der Gerinnung Tumorerkrankungen, maligne Erkrankungen, Stoffwechselerkrankungen Erkrankungen der Augen, der Haut, des Hals-Nasen-Ohren-Bereichs Angeborene Fehlbildungen Operationen, Unfälle, Vergiftungen Medikamentenunverträglichkeiten, Allergien, Gabe von Blutbestandteilen Frühere Krankenhausaufenthalte (wann, wo, warum?)
	Impfungen, Vorsorgeuntersuchungen	Art und Zeitpunkt der einzelnen Schutzimpfungen (Impfausweis!) Früherkennungsuntersuchungen, Vorsorgeheft (U1–U9, J1; Tab. 42.3)
Familienanamnese		Erkrankungen von Vater, Mutter, Geschwistern und Großeltern Ursache von Todesfällen in der Familie, Suizide Erweiterter Stammbaum bei genetischen Erkrankungen, Blutsverwandtschaft Lebensgewohnheiten (Alkoholismus, Rauchen, Drogen, Medikamente)
Umgebungs- und Sozialanamnese		Pflegeverhältnisse: Familie, Pflegeeltern, Heimkind, Straßenkind, Familienbetreuung Wohnverhältnisse: eigenes Zimmer, eigenes Bett, feuchte Wohnung, Brunnenwasser Betreuung: zu Hause, Krippe, Kindergarten, Schule, Hort, Kinderheim, Internat, Wohngemeinschaft Lehre oder Berufsausbildung Freizeitbeschäftigungen, Hobbys

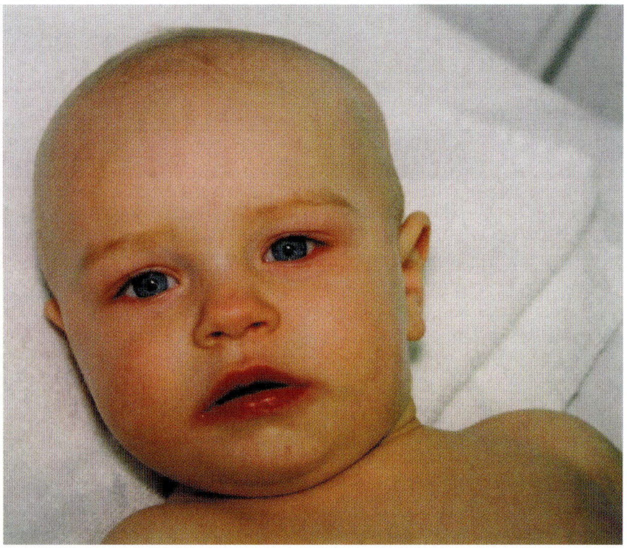

Abb. 1.1 Neun Monate alter Säugling mit Kawasaki-Syndrom: Lacklippen, nicht eitrige Konjunktivitis und zervikale Lymphknotenschwellungen bei anhaltendem Fieber

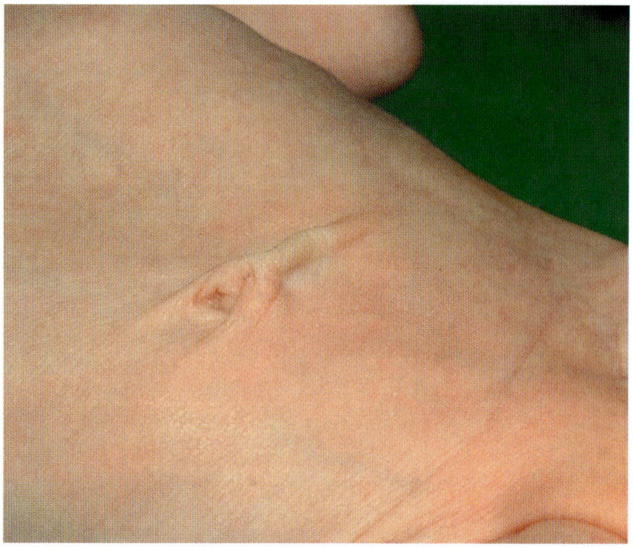

Abb. 1.2 Exsikkosezeichen: Verzögertes Verstreichen einer angehobenen Bauchhautfalte bei ausgeprägtem Flüssigkeitsverlust

- Hautfarbe, Hautbeschaffenheit, Exantheme, Hautblutungen, Haare, Nägel, Lippen (z. B. Lacklippen bei Kawasaki-Syndrom, Abb. 1.1)
- Atmung (Nasenflügeln, thorakale Einziehungen, inspiratorischer und/oder exspiratorischer Stridor, Tachypnoe, Dyspnoe, Atemtyp),
- Qualität des Schreiens (Abwehr/Hunger/Angst, schrill bei zentraler Ursache, intermittierend bei wechselnden Schmerzen (Invagination), Wimmern,
- Beziehung zwischen Kind und Eltern/Pflegeperson, Zuwendung der Mutter,
- auffälliger Geruch (Foetor ex ore, Azeton, Alkohol, Leber und Nierenversagen, Stoffwechseldefekte, Stuhlgeruch),
- Beurteilung der Augen (Skleren, Konjunktiven: z. B. Konjunktivitis bei Kawasaki-Syndrom; Abb. 1.1), Motilität der Augen, Pupillenweite)

1.2.2 Voraussetzungen für eine optimale klinische Untersuchung

Bis zum 7. Lebensmonat und nach dem 3. Lebensjahr ist die direkte körperliche Untersuchung meist unproblematisch. In der Zwischenphase können gewaltige **Widerstände des Kindes** einen normalen Untersuchungsablauf verhindern.

Wichtige Tipps um dennoch einen kompletten Untersuchungsbefund zu erhalten:

- **optimale räumliche Bedingungen:** heller, warmer, kindgerechter Raum mit Spielzeug für alle Altersklassen, keine langen Wartezeiten.
- **Kleine Geschenke** (Tapferkeitsurkunden usw.) bereithalten.
- **freundliche, verständnisvolle Atmosphäre:** keine Eile oder Hektik, keine ständigen Unterbrechungen (Telefonate!), keine hastigen Bewegungen, Kind nicht von der Mutter trennen, ggf. auf ihrem Schoß oder Arm untersuchen, eventuell Flasche anbieten, warme Hände und Geräte, schrittweise entkleiden, Schamgefühl bereits im Kleinkindalter beachten!
- **Untersuchungsablauf erklären:** Untersuchungsschritte mit dem Kind besprechen, nicht überrumpeln oder beschwindeln, spielerisch untersuchen.
- Auf Vollständigkeit der Untersuchung achten! Im Notfall Ruhe bewahren!

Erst das Vertrauen des Kindes gewinnen → dann berühren. Unangenehme Untersuchungen immer am Ende ausführen (Otoskopie, Racheninspektion, rektale Untersuchung, Inspektion des Genitale bei älteren Kindern, Untersuchung schmerzhafter Bereiche).

1.2.3 Klassische Handgriffe der Untersuchung am Kind

Im Gegensatz zur Untersuchungstechnik Erwachsener gibt es einige wichtige, für das Kindesalter **spezifische Untersuchungsmethoden**:

Wiegen, Messen, Temperaturbestimmung Gewicht, Länge und Kopfumfang müssen regelmäßig bestimmt und in **Perzentilenkurven** festgehalten werden. Temperatur bei jeder akuten Erkrankung messen (rektal-axilläre Temperaturdifferenz bei Appendizitisverdacht!).

Exsikkosezeichen prüfen Halonierte Augen, eingesunkene große Fontanelle bei Säuglingen, verzögertes Verstreichen angehobener Bauchhautfalte (Hautturgor- und Elastizitätsprüfung; Abb. 1.2), trockene Schleimhäute, seltener Lidschlag.

Dystrophiezeichen Tabaksbeutelfalten der Gesäßhaut, Greisengesicht, reduzierte Hautfaltendicke (z. B. Marasmus durch unzureichende Ernährung, Abb. 1.3).

Meningitische Zeichen Vorgewölbte große Fontanelle bei Säuglingen, Nackensteifigkeit, Brudzinski-, Kernig-, Lasègue-Zeichen, Dreifuß-, Knie-Kuss-Phänomen, Opisthotonus in Seitenlage.

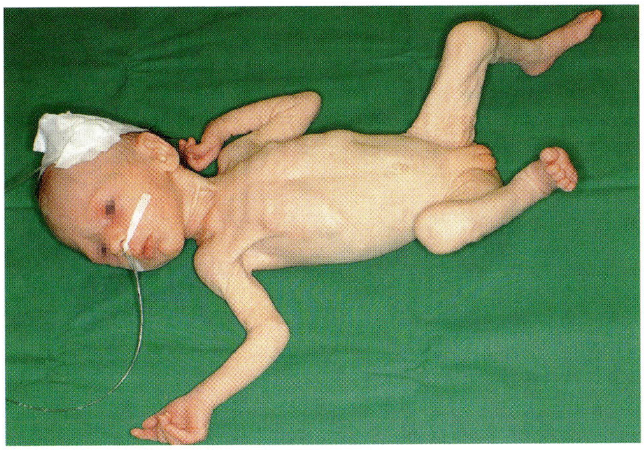

Abb. 1.3 Vier Wochen alter Säugling mit schwerster Dystrophie durch unzureichende Nahrungszufuhr. Erstvorstellung beim Kinderarzt im Rahmen der U3 → sofortige Klinikeinweisung! Geburtsgewicht 2780 g, Aufnahmegewicht 2100 g, Körpertemperatur 34,1 °C, Herzfrequenz 64 Schläge/min, Stillprobe: 30 ml/Mahlzeit

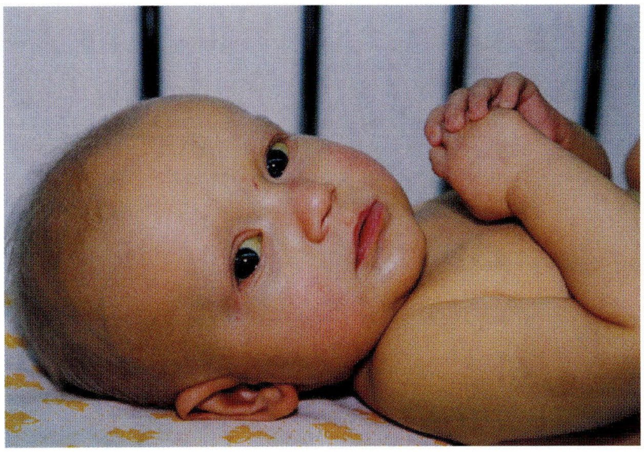

Abb. 1.4 Ikterus der Haut und Skleren bei einem 8 Monate alten Säugling mit Alagille-Syndrom: breite, hohe Stirn, spitzes Kinn, Gallengangsatresie, periphere Pulmonalstenosen

Abtasten der Schädelknochen und -nähte

- Kraniotabes (Rachitiszeichen) → Weichheit der Parietalknochen in der Nähe der Lambdanaht (wie ein Tischtennisball eindrückbar),
- vorzeitige Schädelnahtverknöcherung → Kraniosynostose,
- Beurteilung der großen Fontanelle (Verschluss zwischen 9. und 18. Lebensmonat): Form, Größe, vorgewölbt (Hirndruck), eingesunken (Exsikkose), verzögerter Verschluss (Ossifikationsstörungen).

Abtasten des Thorax Aufgetriebene Knorpel-Knochen-Grenze der Rippen → rachitischer Rosenkranz (Abb. 6.2).

Tasten der Femoralispulse Abgeschwächt oder fehlend bei Aortenisthmusstenose.

Beurteilung der Rekapillarisierungszeit Druck auf die Fingerkuppe, verlängert >2 Sekunden.

Tragusdruckschmerzprüfung Positiv bei Entzündungen des äußeren Gehörganges und des Mittelohres.

Prüfung der Hüftgelenke

- Ortolani-Zeichen (spür- oder hörbares Schnappen bei der Abduktion des angebeugten Beines (nur während der ersten 2 Lebenswochen nachweisbar; Abb. 32.4a),
- Abspreizbehinderung des betroffenen Oberschenkels (ab 2. Lebensmonat; Abb. 32.4b).

1.2.4 Allgemeine pädiatrische Untersuchungstechnik

Die klinische Untersuchung von Kindern entspricht im Wesentlichen der Erwachsenenuntersuchung, unterscheidet sich jedoch durch die **unterschiedliche Reihenfolge** der Untersuchungen (Tab. 1.2). Entsprechend können die Befunde ähnlich wie im Erwachsenenalter sein (Abb. 1.5) oder auch sehr spezifisch nur im Kindesalter zu erheben sein (Abb. 1.4 und Abb. 1.6). Alle erhobenen Befunde müssen in einem Formblatt dokumentiert werden.

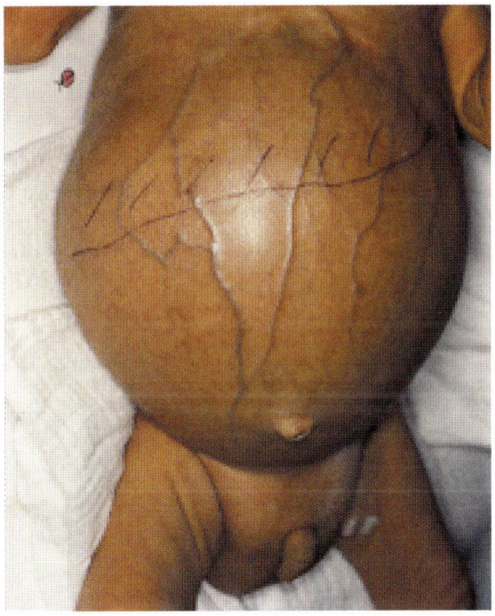

Abb. 1.5 Vermehrte Gefäßzeichnung der Bauchhaut (Caput medusae) bei einem dystrophen Säugling nach HSV-1-Infektion im Neugeborenenalter: Entwicklung einer portalen Hypertension mit Umgehungskreisläufen bei schwerster Leberzirrhose

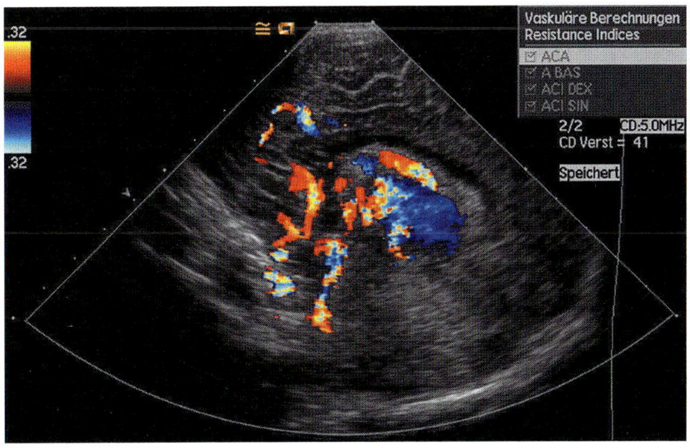

Abb. 1.6 Schädelsonographiebefund eines 2 Tage alten Neugeborenen mit Herzinsuffizienz infolge eines ausgeprägten Links-Rechts-Shunts bei AV-Malformation der V. Galeni

Tab. 1.2 Ablauf der allgemeinen pädiatrischen Untersuchung

	Sinnvolle Reihenfolge des Untersuchungsablaufs
Hautbeurteilung	Farbe: Rötung, Blässe, Zyanose, Bräunung, Ikterus (Abb. 1.4), Pigmentstörungen Konsistenz: Turgor (Abb. 1.2), Elastizität, Ödeme Durchblutung, Gefäßzeichnung (Abb. 1.5), Temperatur, Blutungen, Exantheme, Narben, Behaarung, Naevi, Beschaffenheit und Form der Nägel (Trommelschlegelfinger, Uhrglasnägel)
Palpation	Organvergrößerungen: Leber, Milz, Nieren, Lymphknoten, Schilddrüse, Speicheldrüsen Druck-/Loslassschmerz, Abwehrspannung und Resistenzen im Bauch (Skybala, Wilms-Tumor, Neuroblastom, Invaginat, Blasenhochstand) offene Bruchpforten Resistenzen/Schwellungen an Weichteilen, Knochen, Gelenken, Herzbuckel Nierenlager, Pulse, Herzspitzenstoß, Schwirren (Jugulum, präkordial)
Perkussion, Auskultation	Lunge: Atemtyp, -frequenz, -geräusch, feuchte (fein-, mittel-, grobblasig) oder trockene (Giemen, Brummen) Nebengeräusche, Atemphasen, Perkussion im Seitenvergleich! Herz: Frequenz, Rhythmus, Töne, Geräusche (systolisch, diastolisch), Herzperkussion führt beim Kind zu keiner verlässlichen Herzgrößenbestimmung! Abdomen: Perkussion: vermehrte Luft, Flüssigkeit; Auskultation der Darmgeräusche: gesteigert, fehlend, lebhaft, klingend, hochgestellt Schädel: Geräusch bei AV-Fistel auskultierbar (Sonographiebefund Abb. 1.6)
Neurologische Untersuchung, Entwicklungsdiagnostik	Bewusstseinslage: Glasgow-Coma-Scale bei Bewusstseinsstörungen und nach SHT Muskeltonus, Eigen- und Fremdreflexe, Pyramidenbahnzeichen, Seitendifferenzen, Prüfung der Koordination und Feinmotorik Hirnnervenausfälle (Abb. 1.7), Sensibilitätsprüfungen, Blasen- und Mastdarmfunktion, Pupillenreaktion Entwicklungstests (z. B. Denver-Test), mentale Entwicklung (► Kap. 7)
Mund- und Racheninspektion mit Spatel und Lampe	Untersuchung im Liegen (junge Säuglinge), Sitzen/Stehen (Schulkinder), auf dem Schoß sitzend von Hilfsperson gehalten (ältere Säuglinge/Kleinkinder): Zuerst Mundhöhle inspizieren, Beurteilung der Zunge, der Zähne, der Wangenschleimhaut und des Zahnfleisches, zuletzt Spateldruck auf Zungengrund: Beurteilung der Gaumenbögen, Tonsillen, Rachenhinterwand, Zäpfchen
Genitale, After, Rektum	Knaben: Hodenlage, und -größe, Hydrozele? Phimose? Schambehaarung Mädchen: Inspektion von Labien, Synechie? Klitoris (adrenogenitales Syndrom!), Urethra, Schambehaarung Rektale Untersuchung bei abdomineller Symptomatik unerlässlich! Ausschluss von Rhagaden, Fissuren und Fisteln, Analprolaps? enges Segment? Dermalsinus? Blut am Finger (Invagination?)
Untersuchungen mit Zusatzgeräten	Otoskopie: durch Zug der Ohrmuschel nach hinten unten (Säuglinge), hinten oben (ältere Kinder) → Einsehen von Gehörgang und Trommelfell, Trommelfellbeurteilung: Farbe, Reflex, Einziehung, Vorwölbung, Perforation Blutdruckmessung: Die Blutdruckmessung wird häufig vergessen! Manschettenbreite: 2/3 der Oberarmlänge; Blutdruck an allen 4 Extremitäten messen (Aortenisthmusstenose, arterielle Gefäßverschlüsse)!

1.3 Umgang mit Patienten und Eltern

Eltern und Patient haben ein **Recht auf Information** und Aufklärung über alle diagnostischen und therapeutischen Schritte sowie den zu erwartenden Verlauf der Erkrankung. Das Gespräch ist meist unkompliziert zu führen, wenn eine leicht erkennbare und behandelbare Erkrankung mit guter Prognose vorliegt.

Schwierige Gesprächsführung Schwierig ist ein Gespräch zu führen, wenn folgende **Inhalte** angesprochen werden müssen:

- Erstinformationen von Behinderungen oder schweren Fehlbildungen: Vorliegen eines komplexen Herzfehlers, Neugeborenes mit Trisomie 21,
- Erstinformation über das Vorliegen einer malignen Erkrankung,
- Erstinformation über eine aussichtslose Situation oder eingetretene nicht vorhersehbare Komplikation: Unfall mit schwerwiegenden Folgen, Tod des Patienten, postoperative Komplikationen, gravierende Nebenwirkungen (anaphylaktischer Schock nach Medikamentengabe, Narkosezwischenfall), komplizierter neonataler Verlauf (extrem unreifes Frühgeborenes mit schwerster Hirnblutung),
- klinische Verschlechterung, die erst während des Krankheitsverlaufs erkennbar wird: Leukämierezidiv, Sepsis, Meningitis, Multiorganversagen,
- Erstinformation über chronische Erkrankungen, die das gesamte weitere Leben beeinflussen (Mukoviszidose, progressive neuromuskuläre Erkrankungen, schwere Immundefekte, nicht therapierbare Stoffwechseldefekte).

Ein solches Gespräch muss **gut vorbereitet** sein und darf keinesfalls nebenbei, auf dem Gang, vor anderen Patienten oder Eltern und ohne Rücksicht auf die Gefühle und Emotionen der Gesprächspartner ablaufen. Komplizierte Gespräche dürfen auch niemals am Telefon geführt werden.

Wichtige **Voraussetzungen** von Seiten des Arztes sind Kompetenz und Kenntnis der Materie, Zeit, Ruhe, Einfühlungsvermögen, Geduld und Verständnis für die Situation der Eltern. Alle Erklärungen müssen in einfacher, verständlicher Sprache, evtl. an Hand von Bildmaterial erfolgen. Der Arzt sollte zuhören können,

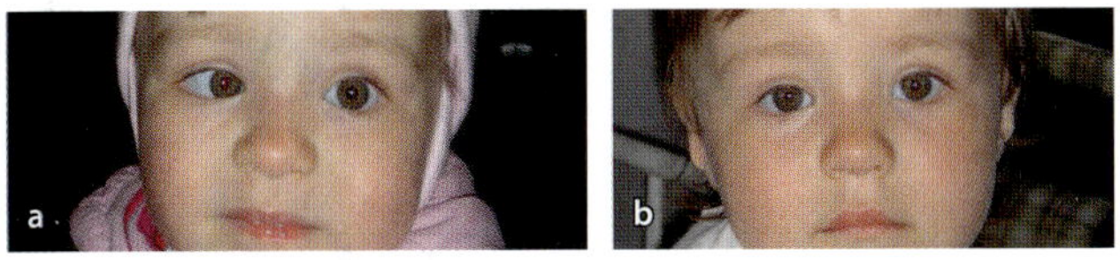

Abb. 1.7a, b Abduzensparese bei einem 3-jährigen Mädchen mit Listerienmeningitis vor (**a**) und nach (**b**) antibiotischer Behandlung

die Körpersprache der Eltern und des Patienten beachten, bereit sein Gefühle zu zeigen und falls erforderlich eine Gesprächswiederholung anbieten. Am Gesprächsanfang muss sich der Arzt sicher sein, dass die Eltern oder der Patient nicht unter Schock stehen. In einer solchen Situation besteht keine Fähigkeit zur Aufnahme von Informationen!

1.3.1 Ablauf des Gesprächs in 4 Phasen

- **Einführung/Eingangsgespräch**: Durch Befragung der Eltern sollte der Arzt sich über deren derzeitigen Wissensstand informieren, Sprachbarrieren beachten (Dolmetscher hinzuziehen), anschließend in freundlicher, ruhiger Art einen Rückblick über wesentliche Maßnahmen geben, mit einem Minimum an technischen Erklärungen.
- **Übermittlung von Ergebnissen**: Keine konfuse Auflistung aller durchgeführten Untersuchungen, sondern mit einfachen, verständlichen Worten die wichtigsten zurzeit diagnoseführenden Untersuchungsergebnisse darstellen. Manche Eltern benötigen eine klare Diagnose, andere besser eine Umschreibung.
- **Empfehlungen**: Das vorgesehene Therapiekonzept besprechen. Ratschläge der Eltern beachten. Kontaktaufnahme zu Elterngruppen empfehlen, eventuell das Einholen einer zweiten Meinung vorschlagen, Hilfe anbieten.
- **Zusammenfassung**: Vor Abschluss des Gespräches erkundigen, was nicht verstanden wurde, welche Fragen die Eltern beschäftigen und welche Entschlüsse gefasst wurden. Gespräch erst beenden, wenn über weiteres diagnostisches und therapeutisches Vorgehen Einigkeit besteht! Bei kritischer Zuspitzung des Gespräches immer Sachlichkeit bewahren, rechtzeitig Vertrauenspersonen hinzuziehen.

Nonverbale Signale Das Ergebnis des Arzt-Patienten-Gesprächs hängt nicht nur davon ab, ob das wörtlich Gesagte (die eigentlichen Fakten) aufgenommen und verstanden wurde, sondern welchen Einfluss auch die nonverbale oder **Körpersprache** auf den Gesprächsausgang hatte. Dabei spielen eine wichtige Rolle:
- Ton, Klang und Geschwindigkeit der Stimme (Ausdruck von Sicherheit oder Unsicherheit, Wissen oder Unwissenheit),
- Kopfbewegungen, Mimik, Gestik (Blickkontakt oder Ausweichen des Blickes, Ruhe oder Unruhe, Nervosität, Unkonzentriertheit oder Unwissenheit des Arztes),
- Körperposition des Arztes (Sitzen oder Stehen, Herumlaufen),
- Einfügen von Nebenbemerkungen oder Phrasen.

Gefühle und Emotionen erlangen gegenüber klaren Fakten stets eine besondere Bedeutung, wenn es im Gesprächsinhalt um komplexe, schwere oder unheilbare Erkrankungen geht.

Der Arzt muss sich vor einem solchen Gespräch darüber im Klaren sein, dass er in diesem Einfluss auf die gesamte Familie, die Familienstruktur und die Art der Bewältigung dieser Situation nimmt.

1.3.2 Das Telefonat

Die modernen Kommunikationsmöglichkeiten verleiten schnell, über telefonische Auskunft oder Internetberatung Informationen über Krankheitsbilder oder Empfehlungen zur Behandlung von Symptomen einzuholen. Wir geben prinzipiell bei unbekannter Diagnose eines akut erkrankten Kindes keine telefonischen Auskünfte zur Therapie, sondern empfehlen die unverzügliche Vorstellung bei einem Kinderarzt oder in einer kinderärztlichen Notfallambulanz, da erfahrungsgemäß die Soforteinschätzung eines Patienten (▶ Kap. 1.1) durch Laien zu einer Über- oder Unterschätzung der Alarmsymptome führt. Wertvolle Zeit für die Behandlung eines schwerstkranken Kindes kann verloren gehen. Bestenfalls können Empfehlungen zur Fiebersenkung, zum Auslösen von Erbrechen nach Ingestionen, zur Laienreanimation bis zum Eintreffen eines Notarztes oder zur Beruhigung der Eltern bis zur Ankunft in der Klinik gegeben werden.

Je jünger ein Kind ist (Neugeborenen- und Säuglingsalter), desto dringlicher ist eine kompetente Beurteilung durch einen Kinderarzt. Kann eine Krankenhausaufnahme nicht umgangen werden, sollte die Mitaufnahme eines Elternteils bei Kindern bis zu 6 Jahren selbstverständlich sein.

1.3.3 Das Kind als Patient und sein Verhältnis zum Arzt

Die klinische Untersuchung ist häufig der erste Kontakt zum Arzt. Er verläuft sprachlich meist sehr oberflächlich und ist oft auf einige Scherze mit dem Kind reduziert. Die typische Konversation in einer Kinderklinik spielt sich zwischen Eltern, Ärzten und Pflegepersonen ab. Ein guter Kinderarzt sollte alles, was plötzlich über ein Kind nach Klinikaufnahme hereinbricht, **aus kindlicher Sicht betrachten** und sich in das Kind hineinversetzen:
- Früherkennung und Abbau kindlicher Ängste (durch einfache und verständliche Erklärung von diagnostischen und therapeutischen Eingriffen).
- Kinder sind besonders aufmerksam und interpretieren die nonverbale Sprache häufig vor dem eigentlichen Verständnis der Wortbedeutung.
- Kontinuierliches Besprechen des Krankheitsverlaufes mit dem Kind. Nicht auf die Aufklärung durch die Eltern verlassen.
- Kinder wollen angesprochen werden und Fragen zu sich selbst stellen.
- Nur wenn es gelingt, auf das Kind zuzugehen und alle Probleme offen und ehrlich mit ihm zu besprechen, dann wird es **Vertrauen** zu Ärzten und Schwestern aufbauen und in einer psychisch stabilen Verfassung in seine **Krankheitsbewältigung** hineingehen.

Literatur

Barness LA (1994) The pediatric history and physical examination. In: Oski FA (ed) Principles and practice of pediatrics, 2nd edn. Lippincott, Philadelphia, pp 29–44

Gleason MM, Prachis, Boris NW (2007) Psychologic disorders. In: Behrman RE (ed) Nelson textbook of pediatrics, 18th edn. Saunders, Philadelphia, pp 101–105

Green M (1992) Pediatric diagnosis: interpretation of symptoms and signs in infants, children and adolescents, 5th edn. Saunders, Philadelphia

Messinger R, Davidson PN, Hoekelman RA (1992) Communication with parents and patients. In: Hoekelman RA (ed) Primary pediatric care, 2nd edn. Mosby, St. Louis, pp 135–137

Entwicklung, Entwicklungsstörungen und Risikofaktoren im Säuglings- und Vorschulalter

R. Michaelis

C. P. Speer, M. Gahr (Hrsg), *Pädiatrie*,
DOI 10.1007/978-3-642-34269-1_2,

Einleitung

Mit der gesetzlichen Einführung der Vorsorgeuntersuchung für Kinder (U1 bei der Geburt bis U9 im Alter von 5 Jahren) im Jahre 1971 sah sich die Kinderheilkunde vor die Aufgabe gestellt, neben der bisherigen ärztlichen Betreuung kranker Kinder auch den Entwicklungsstand eines Kindes beurteilen zu müssen. Eltern erwarten heute zu Recht, dass eine unauffällig verlaufende Entwicklung ihres Kindes kinderärztlich bestätigt, dass aber auch eine gefährdete oder bereits gestörte Entwicklung sicher erkannt wird. Die Entwicklungspädiatrie erarbeitet daher Methoden, die Kinderärztinnen und Kinderärzte befähigen, den Entwicklungsstand eines Kindes, auch unter zeitlich limitierten Praxisbedingungen zu beurteilen. An erster Stelle müssen daher für die Praxis Techniken zur Verfügung stehen, die die Aufmerksamkeit darauf lenken, und die den Schluss erlauben, die Entwicklung eines Kindes könnte bedroht sein oder es könne, von seiner Anamnese her, ein höheres Risiko für eine Entwicklungsstörung tragen.

2.1 Entwicklungspädiatrie und Entwicklungsneurologie

Nach dem Schweizer Entwicklungspädiater Remo Largo ist das »Kerngeschäft« einer modernen Kinderheilkunde die Entwicklungsbeurteilung von Kindern in den ersten 6 Lebensjahren. Denn keine anderen Disziplinen, die sich nur um Teilaspekte der Entwicklung von Kindern kümmere (wie z. B. die Sprachwissenschaften oder die Entwicklungspsychologie oder die auf ein bestimmtes Defizit bezogenen therapeutischen Disziplinen), hätten, wie die Kinderärzte, mit der Vorsorgeuntersuchung die einmalige Chance, ein **Kind in der Gesamtheit** seiner physiologischen, motorischen, sprachlichen, kognitiven, sozialen und emotionalen Entwicklung, aber auch in seinem familiären, ökologisch-sozialen Umfeld, zu beurteilen. Diese Aufgabe könne nur von Kinderärztinnen und Kinderärzten in der Praxis geleistet werden. Daher hat sich heute der Begriff einer **Entwicklungspädiatrie** durchgesetzt.

Die **Entwicklungspädiatrie** soll vermitteln:

- Daten und Kenntnisse über die normale Entwicklung von Kindern,
- die Risiken und Symptome einer auffälligen oder bereits manifest gestörten Entwicklung,
- das professionelle Wissen über notwendige therapeutische Konsequenzen, deren Verordnung und die Kontrolle ihrer Effektivität.

Die **Entwicklungsneurologie** hat dagegen die Aufgabe, neben den eben genannten Kenntnissen einer Entwicklungspädiatrie

- die altersgebundene, sich rasch ändernde **neurologische Symptomatik** der Kinder im Säuglings- und Vorschulalter untersuchen zu können,
- für manifeste Entwicklungsstörungen eine klinische Diagnose, eine klinische Entität zu finden,
- Störungen der motorischen, sprachlichen, kognitiven, sozialen und emotionalen Entwicklung genauer zu beschreiben und mit Screening- oder Testverfahren zu sichern,
- weiterführende neuropsychologische, neurophysiologische, neurometabolische, bildgebende und diagnostische Verfahren zu veranlassen,
- humangenetische und molekulargenetische Diagnostik, wo notwendig, einzuleiten,
- eine humangenetische Beratung, wenn notwendig, sicherzustellen und
- therapeutische Strategien auszuwählen, zu verordnen und deren Effektivität kontinuierlich zu überprüfen und, wenn notwendig, zu korrigieren.

2.2 Die normale Entwicklung

In der kinderärztlichen Praxis erfolgt die Entwicklungsbeurteilung nach weitgehend festgelegten **Entwicklungspfaden**. Diese sind in den verschiedenen Entwicklungstests und Screenings im Prinzip die gleichen, wenn auch gelegentlich in unterschiedlichen Kombinationen:

- Körpermotorik,
- Hand- und Fingermotorik (Feinmotorik der Finger und Hände),
- kognitive Entwicklung (geistige Kompetenz),
- Sprachentwicklung (rezeptiv und expressiv),
- sozioemotionale Entwicklung (soziale und emotionale Kompetenz),
- Selbstständigkeit in der eigenen Lebensführung.

In dem hier vorgegebenen Rahmen können nur die großen Linien der frühen kindlichen Entwicklung dargestellt werden. Zwei grundsätzliche **Theorien der kindlichen Entwicklung** müssen jedoch diskutiert werden. Abhängig von der gewählten theoretischen Basis ergeben sich gravierende Unterschiede und Konsequenzen in der Beurteilung der individuellen kindlichen Entwicklung. Die für die praktische Entwicklungsbeurteilung verwendete theoretische Grundlage entscheidet nämlich, wie die Entwicklung eines Kindes beurteilt wird: auffällig, pathologisch oder normal.

2.2.1 Widersprechende Entwicklungstheorien

Hierarchisch-lineare Entwicklungstheorie

Dieses Entwicklungskonzept geht davon aus, dass die kindliche Entwicklung in streng zeitlich und hierarchisch geordneten Stufen verläuft, was nur mit einer weitgehend **genetischen Steuerung** der Entwicklung möglich ist. Lernen, Erfahrungen, die Umwelt eines Kindes spielen in einem solchen Kontext nur eine geringe Rolle. Bei allen Kindern in der Welt müssten dann aber konsequenterweise auch die gleichen zeitlichen und funktionellen Entwicklungsverläufe gefunden werden, da alle Menschen, biologisch gesehen, von einer Art sind. Als Beispiel sei hier die Entwicklung der Körpermotorik und der Sprache dargestellt:

- **Körpermotorik:** Rücken- oder Bauchlage → Seitrollen → Sitzen → 4-Füßlerstand → Krabbeln → Hochziehen zum Stehen → Stehen mit Festhalten → Gehen mit Festhalten → freies Gehen.
- **Sprachentwicklung:** Spontane Artikulation → Lippenschlusslaute → Silbenketten → Silbenverdopplung (z. B. da-da, ba-ba) → Symbolsprache (z. B. wau-wau für einen Hund, nam-nam, für Essen) → 1-Wortsprache → 2-Wortsprache → 3–5-Wortsprache → Sätze mit Wortreihungen → grammatikalisch korrekte Sprache.

Um eine normal verlaufende Entwicklung zu garantieren, muss jeder Entwicklungsschritt zu einem festgelegten Zeitpunkt absolviert sein, kein Entwicklungsschritt darf ausgelassen werden, die Reihung des Ablaufs muss eingehalten werden. Entspricht die Entwicklung nicht diesem genetisch vorgegebenen Schema, muss sie in diesem Konzept als auffällig oder als pathologisch gewertet werden. Ein solches Kind benötigt dann aber auch eine **Entwicklungstherapie**, mit der die Entwicklungsstufen nachgeholt werden müssen, um sie wieder in die scheinbar naturgewollte Reihungen zu bringen.

Das Konzept einer hierarchisch-linear strukturierten Entwicklung geht auf den Entwicklungspädiater **Arnold Gesell** zurück, der es, basierend auf einer Vielzahl von Studien zur Entwicklung von

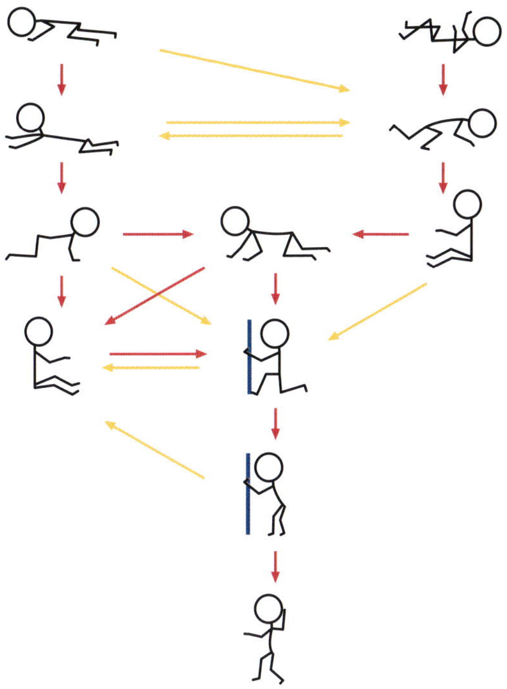

◘ **Abb. 2.1** Variante, normale Verläufe der frühen motorischen Entwicklung vom Liegen zum freien Gehen. Die roten Pfeile verweisen auf häufige, die gelben auf weniger häufige Entwicklungsverläufe

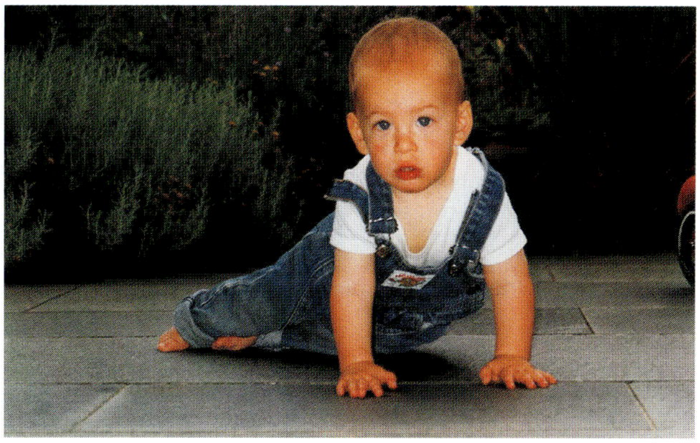

◘ **Abb. 2.2** Kinder mit einer unauffälligen Entwicklung zeigen in den verschiedenen Entwicklungsschienen eine große individuelle Variabilität. Sie kann geradezu als ein Charakteristikum einer normal verlaufenden Entwicklung angesehen werden. Das hier abgebildete Kind, das eben zum Krabbeln ansetzen wollte, verweilt in einer lässig-aufmerksamen Körperhaltung zwischen Bauchlage und Krabbelposition als ihm bewusst wurde, dass es photographiert wird

Kleinkindern, in den 1930er und 1940er Jahren an der Yale-Universität in den USA entwickelt und propagiert hat. Sein Konzept ist bis heute Grundlage so gut wie aller Entwicklungstests für Kleinkinder, nicht nur in der Kinderheilkunde, auch in der Testpsychologie und in der Pädagogik. Mit einem solchen Entwicklungskonzept sollen Entwicklungsschritte, da zeitlich festgelegt, in ihrer Abfolge gut voraussagbar sein – ein scheinbar für die Praxis erheblicher Gewinn an Zeit- und Untersuchungsaufwand.

Individuell-variante Entwicklungstheorie

Das unbefangene, theoriefreie Beobachten der Entwicklung eines individuellen Kindes zeigt jedoch sehr häufig Abweichungen von einer hierarchisch-linearen Ordnung der Entwicklung (◘ Abb. 2.1 und ◘ Abb. 2.2). Ein Kind antwortet in seiner Entwicklung auf seine Umweltbedingungen (z. B. Sahara oder polare Eiswelt), auf die soziale Bindungskonditionen (Kernfamilie, Familienverband) und auf die daraus entstehenden Zwänge, bestimmte motorische, kognitive und soziale Fähigkeiten zu erlernen, die in einem bestimmten kulturellen Kontext gebraucht werden. Der Entwicklungsverlauf eines Kindes reagiert darauf **adaptiv** und **individuell**; abhängig aber auch von den genetischen, angeborenen Verhaltens-, Begabungs- und Körperqualitäten, die das Kind von seinen Eltern und Ahnen als Erbe in seiner Genstruktur mitbekommen hat. Insgesamt bestimmt also ein individueller Mix von Genetik, Erfahrung und Lernen die Entwicklung eines Kindes.

Eine **Entwicklungsbeurteilung** in der kinderärztlichen Praxis wird dadurch zwar sehr viel komplizierter, vieldeutiger und schwieriger sein, erfasst aber dafür die Komplexität der kindlichen Entwicklung sehr viel genauer und realistischer. Variante Entwicklungsverläufe sind dann aber nicht mehr auffällig oder pathologisch, sondern gehören prinzipiell zu einer normalen Entwicklung. Die Unterschiede dieser beiden Konzepte sind evident und die Konsequenzen daraus diametral unterschiedlich. Wenn Entwicklung derartig komplex verläuft, wie soll es dann möglich sein, in der kinderärztlichen Praxis die »Normalität« einer individuellen Entwicklung eines Kindes festzustellen? Das gelingt mit dem Prinzip der sog. **Grenzsteine der Entwicklung** und über die Festlegung definierter Entwicklungsziele.

2.2.2 Definierte Entwicklungsziele

Da ein hierarchisch-lineares Entwicklungsmodell viele Phänomene der individuellen kindlichen Entwicklung nicht zu erklären vermag, setzt sich für klinisch-pädiatrische Zwecke immer mehr ein Modell durch, das bestimmte Entwicklungsabläufe zeitlich auf ein bestimmtes Alter festlegt, bei dem 90–95% aller unauffällig sich entwickelnden Kinder einer **definierten Population** ein **definiertes Entwicklungsziel** erreicht haben. So können z. B. süddeutsche und deutschschweizerische, gesunde Kinder zu 95% spätestens mit dem 9. Monat sicher und frei sitzen, mit 18 Monaten haben sie das freie Gehen sicher erlernt. Dabei ist es gleichgültig auf welchen Wegen, hierarchisch oder nichthierarchisch individuell, sie dieses Entwicklungsziel erreicht haben.

Grenzsteine der Entwicklung

Die Bestimmung der Grenzsteine eines Kindes in einem bestimmten Alter ist kein Entwicklungstest und auch keine Diagnose. Grenzsteine der Entwicklung sind ausschließlich **Warnsignale**, ein Kind den Eltern gegenüber, aber auch kinderärztlich, nicht einfach nur als Spätentwickler zu bezeichnen. Sie sollen verhindern, dass nur zugewartet wird, mit der Hoffnung, das Kind werde schon noch in seiner Entwicklung »aufholen«.

> **Bei einem Kind, das mit dem Erwerb einer bestimmten Fähigkeit die vorgegebene Grenzsteinzeit überschreitet, muss intensiv nach der Ursache dieser Retardierung gesucht werden.**

Diese Zeitüberschreitung kann einen schwerwiegenden Grund haben, sie kann aber auch nur vorübergehend sein, wofür dann aber Gründe gefunden werden müssen, die überzeugen. Das Prinzip der Grenzsteine ist vor allem zur Anwendung in der kinderärztlichen Praxis erarbeitet worden. Es sagt, im Gegensatz zu psychologischen

Tab. 2.1 Grenzsteine der Entwicklung am Ende des 18. Lebensmonates

Körpermotorik	Freies Gehen mit sicherer Gleichgewichtskontrolle. Treppen werden bewältigt mit Nachstellschritten, mit Festhalten am Geländer oder an der Hand Erwachsener
Hand- und Fingermotorik	Gegenstände, vom Kind in Händen gehalten, werden auf Verlangen hergegeben oder in ein Gefäß hineingetan und wieder herausgeholt. Zeigefinger wird gezielt zum Manipulieren eingesetzt
Sprache	Symbolsprache (z. B. wau-wau für Hund, nam-nam für Essen). »Dialogisches Reden« mit Bindungspersonen. Korrekte und teilkorrekte Einwortsprache wird zur Kommunikation verwendet.
Kognitive Entwicklung	Turm aus 2–4 Holzklötzchen wird gebaut. Genaues Betrachten von Bildern in altersentsprechenden Bilderbüchern; Zeigen auf Bekanntes in Bilderbuch und in der nahen Umwelt. Kann sich für 20–30 min selbst beschäftigen
Sozialisation	Noch kein Zusammenspiel mit anderen Kindern, jedes Kind spielt für sich. Gerne jedoch mit anderen Kindern zusammen. Kind versteht »nein«, hält mindestens einen Augenblick inne, befolgt (meist) Verbot
Emotionale Entwicklung	Stabile Gebundenheit an Bezugspersonen. Bezugsperson kann sich für 1–2 h vom Kind trennen, wenn es während dieser Zeit von gut bekannter Person betreut wird (Baby-Sitter, Großeltern)

Tab. 2.2 Grenzsteine der Entwicklung am Ende des 3. Lebensjahres

Körpermotorik	Beidseitiges Abhüpfen von einer untersten Treppenstufe, mit sicherer Gleichgewichtkontrolle. Rennen mit deutlichem Armschwung und Umsteuern von Hindernissen
Hand- und Fingermotorik	Buch- oder Katalogseiten werden einzeln sorgfältig umgeblättert. Präziser 3-Fingerspitzgriff (Daumen, Zeige- und Mittelfinger) zur Manipulation kleiner Gegenstände
Sprache	3- bis 5-Wortsätze. Keine Aussprachefehler bei allen Buchstaben, Lauten und Konsonanten
Kognitive Entwicklung	Malen und Kritzeln. Wenn auch noch wenig gestaltet, kommentiert Kind, wen oder was es gemalt hat. Konzentriertes, anhaltendes Spielen für mindestens 30 Minuten, mit Puppen, Autos, Bausteinen, Lego, Playmobil u. ä. Ahmt Tätigkeiten Erwachsener in Rollenspielen nach
Sozialisation	Gemeinsame Spiele für mindestens 20–30 min mit anderen Kindern. Sprechen, Austausch von Gegenständen. Kind will bei häuslichen Tätigkeiten gerne helfen, ahmt Tätigkeiten Erwachsener im Rollenspiel nach
Emotionale Entwicklung	Kind kann für einige Stunden bei ihm bekannten Personen auch außerhalb seines Zuhauses, ohne seine Bezugsperson bleiben

Tab. 2.3 Grenzsteine der Entwicklung am Ende des 5. Lebensjahres

Körpermotorik	Treppen werden auf-/absteigend ohne Festhalten im Wechselschritt bewältigt. Bälle (etwa 20 cm Durchmesser) können mit Händen, Armen, Körper aufgefangen werden, wenn aus etwa 2 m Entfernung zugeworfen
Handmotorik	Schere kann benützt werden, einfaches Basteln, Kleben möglich. Malen von Baum, Haus, Mensch mit den wichtigsten Charakteristika möglich. Einzelne Buchstaben, Zahlen, Namen können mit Großbuchstaben geschrieben werden
Sprache	Fehlerfreie Aussprache. Erlebtes wird in logisch und zeitlich korrekter Reihenfolge berichtet; richtige, aber noch grammatikalisch einfach strukturierte Sätze. Keine Aussprachefehler
Kognitive Entwicklung	Grundfarben werden gekannt und benannt. Kennt Oberbegriffe: Tiere, Pflanzen, Nahrungsmittel, Kleidung, Fahrzeuge: Können mit einem altersgemäßen Bilderbuch erfragt werden
Sozialisation	Kooperation im Spiel mit anderen Kindern, Spielregeln werden befolgt. Kind kann Spielzeug, Süßigkeiten u. ä. zwischen sich und anderen gerecht aufteilen. Lädt Kinder zu sich ein, wird selbst eingeladen
Emotionale Entwicklung	Keine Schwierigkeiten, sich von Bezugspersonen über Stunden oder über Nacht zu trennen, wenn Betreuung durch gut bekannte Personen garantiert ist. Kind kann auch über beschämende, frustrierende, unerfreuliche Ereignisse berichten

Entwicklungstests, nichts über Kinder aus, die sehr früh ihre Grenzsteine erreichen. Ziel ist nur, die Aufmerksamkeit in der Praxis für **mögliche Entwicklungsverzögerungen** und deren Folgen zu sensibilisieren.

In der Tab. 2.1 sind Grenzsteine für die Entwicklungsschritte am Ende des 18. Monats, in der Tab. 2.2 die für das Ende des 3. und in der Tab. 2.3 die für das 5. Lebensjahr angegeben. Die Auswahl aus einer Grenzsteinliste vom 6. Lebensmonat bis zum Ende des 6. Lebensjahres ist nicht zufällig, sie erfasst Kinder in besonders **bedeutsamen Entwicklungsphasen**:

- Mit dem Alter von **18 Monaten** sollten alle Entwicklungsziele des Säuglingsalters erreicht sein.
- Am Ende des **3. Lebensjahres** sollten Kinder zu einer gewissen Selbstständigkeit fähig sein und über einen bereits deutlich

kompetenten Spracherwerb und über eine beginnende sozio-emotionale Kompetenz verfügen; sie beginnen sich zu selbst handelnden Individuen zu mausern.
- Am Ende des **5. Lebensjahres** steht die kinderärztlich relevante Frage im Raum, ob ein Kind Entwicklungsauffälligkeiten zeigt, die auf Schwierigkeiten bei der sozialen und schulischen Integration hinweisen könnten, und ob sie die schulische Leistungsfähigkeit (z. B. durch Lese- oder Rechtschreibschwächen) gefährden könnten.

Bei Kindern, die in bestimmten Entwicklungsbereichen nach dem »Grenzsteinprinzip« ein Entwicklungsziel nicht zeitgerecht erreichen, sind **diagnostische Überlegungen** zu den Ursachen der Entwicklungsverzögerung notwendig. Auszuschließen sind neurodegenerative und neuromuskuläre Erkrankungen, eine sich anbahnende Behinderung und eine in der Familie weitere Kinder gefährdende genetische Konstellation.

2.3 Risikofaktoren für die kindliche Entwicklung

Stellen Sie sich vor, Sie arbeiten in einer kinder- und jugendärztlichen Praxis. Sie versorgen und betreuen viele akut kranke Kleinkinder. Sie führen aber auch bei Kindern dieser Altersgruppe die Vorsorgeuntersuchungen durch. Allerdings können Sie sich jedoch nicht darauf verlassen, mit dieser auch die Kinder herauszufinden, denen Entwicklungsauffälligkeiten drohen oder die bereits manifeste Entwicklungsstörungen zeigen. Effektiver wäre es, schon von Geburt an vor allem die Kinder zu kennen, die ein **höheres statistisches Risiko** für eine Entwicklungsstörung oder für eine lebenslange Behinderung tragen. Effektiv wäre es für Sie außerdem, wenn Ihnen eine Liste von Symptomen zur Verfügung stünde, die Ihre Aufmerksamkeit gezielt auf drohende oder bereits manifeste Entwicklungsauffälligkeiten lenken würde. Und schließlich wäre Ihnen eine Sammlung von Fragen hilfreich, mit denen Sie gezielt die Eltern nach bestimmten Auffälligkeiten fragen könnten. Haben Sie solche Such- und Fragestrategien nicht zur Hand, wird Ihnen das Entdecken von Entwicklungsauffälligkeiten nur mit einer Art Zufallsprinzip höchst unzulänglich gelingen. Drei Strategien zur Realisierung und Sicherung von Risikofaktoren für die kindliche Entwicklung sollen daher, für die Praxis umsetzbar, dargestellt werden:
- anamnestische Risikofaktoren,
- symptomatische Risikofaktoren,
- sozial bedingte Risikofaktoren.

2.3.1 Anamnestische Risikofaktoren

Mit anamnestischen Risikofaktoren belastete Kinder tragen ein statistisch höheres Risiko für Entwicklungsstörungen, gegenüber Kindern ohne ein solches. Sie sind jedoch in ihrer Entwicklung stets als unauffällig anzusehen, solange sie keine Symptome einer Entwicklungsstörung bieten. Haben solche Kinder gelernt, sich frei sicher und aufrecht zu bewegen und sind auch die Sprachentwicklung und die geistige Entwicklung bis zum Schuleintritt unauffällig, kann die anamnestische Risikoanamnese ad acta gelegt werden. Kinder mit einer **Risikoanamnese** sollten jedoch in den ersten **3 Lebensjahren** häufiger als es die Vorsorgeuntersuchungen vorschreiben, in ihrer Entwicklung überwacht werden, je nach unauffälligen oder auffälligen Befunden in einem ¼- bis ½-jährigen Rhythmus. Anamnestische Risikofaktoren ergeben sich ganz vorwiegend aus der mütterlichen Anamnese, der Anamnese der Schwangerschaft, der Geburt und der Anamnese der 1. Lebenswochen.

Anamnestische Risikofaktoren der Schwangerschaft und Geburt
- Mütter mit sozial unterprivilegiertem Status
- Mütter mit Drogen-, Arzneimittel-, Alkohol- oder Nikotinabusus
- Mütter mit chronischen Erkrankungen, die eine kontinuierliche Medikamenteneinnahme erfordern (z. B. Diabetes mellitus, Epilepsie, Gerinnungsstörungen)
- Erhebliche Blutungen oder eine manifeste Gestose während der Schwangerschaft,
- Schwere Infektionskrankheiten der Mutter während der Schwangerschaft, neonatale Infektionen des Kindes
- Frühgeburtlichkeit (<36 Wochen) und extreme Frühgeburtlichkeit (<30. Woche)
- Hypotrophie zum Geburtstermin (Gewicht <3. Perzentile für das Gestationsalter)
- Mehrlinge
- Schwere natale/neonatale Asphyxie mit hypoxisch-ischämischer Enzephalopathie
- Schwere natale, neonatale, postnatale Komplikationen (Atemnotsyndrom, Sepsis, maschinelle Beatmung, rezidivierende Apnoen, Operationen mit Komplikationen, Neugeborenenkrämpfe)
- Bleibende pathologische sonographische und/oder magnetresonanztomographische Befunde am Gehirn

Anamnestische Risikofaktoren in den ersten Lebensjahren
- Schwere Erkrankungen, mehrfache Operationen, längere Krankenhausaufenthalte, chronische Erkrankungen (angeborene Herzfehler, Mukoviszidose u. ä.)
- Schwere allergische Erkrankungen
- Physische und psychische Vernachlässigung, soziale Isolation
- Häufig wechselnde Bezugspersonen, wechselnde Pflegschaften
- Armut, sozial unterprivilegierter Status der Eltern

Risikofaktoren für Entwicklungsstörungen bedeuten keineswegs, dass die davon betroffenen Kinder auch tatsächlich entwicklungsbeeinträchtigt sein werden. Solche Kinder benötigen jedoch in den ersten Lebensjahren eine regelmäßige und sorgfältige kinderärztliche Überwachung.

Der besondere Fall

Anamnese. Ein 5 Monate alter Junge wird wegen einer motorischen Retardierung vorgestellt. Er zeigt nur wenig Spontanmotorik, die Beine werden in Rückenlage eher in Streckstellung gehalten, die Arme gebeugt. Die Mutter gibt an, sie habe zu ihrem Sohn einen guten Kontakt, er reagiere auf Ansprechen und Anlachen. Ihr falle aber auf, dass die Nahrungsaufnahme, das Schlucken, ihrem Sohn Schwierigkeiten bereite, beim Windelwechseln habe sie Mühe, die Beine zu spreizen. Die Mutter berichtet, dass es kurz vor der Geburt zu einer vorzeitigen Plazentalösung gekommen sei, Notaufnahme, eine Schnittentbindung sei notwendig gewesen. Das Kind habe nicht gleich geschrien, sei grau gewesen, es habe 2 Tage auf der Intensivstation für Neugeborene ge-

▼

legen, habe 2-mal gekrampft, es sei von einem Schocksyndrom gesprochen worden. Die Geburt sei nahe am Termin erfolgt, das Kind habe ein normales Geburtsgewicht gehabt, auch die Körperlänge sei altersgemäß gewesen, ebenso wie der Kopfumfang. Nach 3 Wochen sei ihr Sohn dann nach Hause entlassen worden.

Befund. Die neurologische Untersuchung ergibt einen erhöhten, spastischen Tonus in der Muskulatur der Arme und Beine, die Hände werden gefaustet gehalten. Die Muskeleigenreflexe sind gesteigert. Beim Hochziehen an den Armen zum Sitzen bleibt der Kopf nicht in der Körperebene, er hängt nach, die Arme werden nicht angebeugt, die Beine sind gestreckt. Beide Großzehen stehen dorsalflektiert, spontan und bei der Prüfung des Babinski-Reflexes. Das Hirnstrombild zeigt eine Aktivität, die auf eine vermehrte Krampfbereitschaft schließen lässt. Der Kopfumfang liegt im untersten Normbereich.

Diagnose. Spastische Tetraparese nach akuter intrauteriner Asphyxie und hypoxisch-ischämischer Enzephalopathie, beginnendes Anfallsleiden, beginnende Mikrozephalie.

2.3.2 Symptomatische Risikofaktoren

Bestimmte Symptome, die bei Entwicklungskontrollen eines individuellen Kindes gefunden werden, müssen ebenfalls als Hinweise auf eine gefährdete Entwicklung beachtet werden. Kinder mit **Risikosymptomen** sind, wie die mit anamnestischen Risikofaktoren, in ihrem Entwicklungsgang zeitlich eng und sorgfältig zu überwachen, solange bis sicher ist, dass die Entwicklung des betreffenden Kindes unauffällig verläuft oder bis sich Symptome einer auffälligen Entwicklung manifestiert haben. Solche Faktoren sind:

Symptomatische Risikofaktoren
- Mikrozephalie (Kopfumfang <3. Perzentile)
- Untergewicht, Minderwuchs (<3. Perzentile von Körperwicht, Körperlänge)
- Dysmorphien (als Hinweis auf eine mögliche Syndromerkrankung)
- Kinder mit Regulationsstörungen (exzessives Schreien, Einschlaf- und Schlafstörungen, Fütter- und Gedeihstörungen)
- Trinkschwäche, Nahrungsverweigerung
- Kinder mit anhaltender dysphorischer Stimmungslage
- Anhaltende Schlafstörungen, nächtliche Angstanfälle, Alpträume
- Neurologisch auffällige Befunde

Neurologisch auffällige Befunde

Mit einer, dem Alter angemessenen, neurologischen Untersuchung können weitere Symptome einer bedrohten motorischen und neurologischen Entwicklung gewonnen werden. Allerdings taugt die klassische neurologische Untersuchung des Erwachsenen und des älteren Kindes nicht zur Untersuchung 1- und 2-jähriger Kinder. Die Suche nach der Lokalisation einer zentralen Läsion ist in diesem Lebensalter nur selten möglich. Effektiver ist eine Neurologie, die das in diesem Alter sich rasch ändernden neurologischen Verhalten zu erfassen vermag, einer Neurologie, die daher vor allem nach **Symptomen funktioneller Störungen des ZNS** sucht. Eine solche Neurologie wurde von Prechtl in den 1960er und 1970er Jahren für Neugeborene entwickelt. Sie lässt sich jedoch prinzipiell und mit Änderungen auch auf die Altersgruppe der 1-und 2-Jährigen übertragen. Untersucht wird mit einer solchen Neurologie:

- die Haltungskontrolle von Rumpf und Kopf in verschiedenen Positionen (Bauchlage, Rückenlage, Sitzen, schwebende Bauchlage),
- die spontanen motorischen Aktivitäten,
- der aktive und passive Muskeltonus der Arme, Beine, des Rumpfs und des Nackens,
- Muskeleigen- und Fremdreflexe,
- neonatale motorische Automatismen, wie u. a. die Moro-Reaktion, der Greifreflex der Hände und Zehen, der Galant-Reflex, der asymmetrische tonische Nackenreflex,
- provozierte posturale Reaktionen (Abfangreaktionen der Arme und Hände, Landau-Reaktion, Kopf- und Rumpfkontrolle beim Hochziehen zum Sitzen aus Rückenlage),
- Hirnnerven und Augenmotorik,
- zerebrale Anfälle,
- Seh- und Hörfähigkeit.

Zu den Details der neurologischen Untersuchung muss auf die kinderneurologische Literatur verwiesen werden. Mit einer solchen funktionell orientierten Neurologie lassen sich **Störungen** nachweisen wie:
- Störungen der Kontrolle und Steuerung des Muskeltonus (Hypotonie, Hypertonie),
- Veränderungen des Verhaltenszustandes (Apathie, Übererregbarkeit, ruhiges Wachsein, Tief- und REM-Schlaf),
- Störungen der spontanen Motorik (überschießend, bewegungsarm),
- Asymmetrien in Haltung und Bewegung,
- gestörte Haltungskontrolle,
- Hyperexzitabilität und Hypoexzitabilität (erhöhte oder erniedrigte Erregbarkeitsschwelle des Zentralnervensystems),
- pathologische Reflexbefunde,
- persistierende neonatale motorische Automatismen über den 6. Lebensmonat hinaus,
- Hirnnervenausfälle,
- pathologische Bewegungsmuster,
- zerebrale Anfälle,
- Hör- und Sehbeeinträchtigungen.

Der besondere Fall

Anamnese. Ein 9 Monate altes Mädchen wird vorgestellt wegen einer Sprachentwicklungsretardierung und einer schweren Retardierung der motorischen Entwicklung. Die Schwangerschaftsanamnese der Mutter, die Geburtsanamnese und die neonatale Anamnese ist ganz unauffällig, Geburt zum Termin, das Gewicht, die Länge, der Kopfumfang lagen im Bereich der 60. Perzentile für Kinder zum Termin.

Befund. Die neurologische Untersuchung ergab eine schwere, für das Alter sehr auffällige **Ataxie**, das Kind war kaum in der Lage seine Körperhaltung zu stabilisieren, auch ein gehaltenes Sitzen war nicht möglich, kaum Rücken- und Kopfkontrolle. Der Muskeltonus war hypoton bei unauffälligen Muskeleigenreflexen. Ebenso auffällig waren die fast fehlende spontane Artikulation, keine Silbenketten, keine Silbenverdopplung. Im Gegensatz zu der Schwere des Symptombildes wirkte das Kind fröhlich, vergnügt, lachte immer wieder spontan, schien aber Ansprechen und Aufforderungen nicht zu verstehen.

Diagnose. Das fröhliche Verhalten, die neurologische Symptomatik und die schwere Retardierung der motorischen Entwicklung, und auch der Sprachentwicklung legte den Verdacht eines **Angelman-Syndroms** nahe, das dann auch molekulargenetisch bestätigt wurde.

Mögliche Ursachen

Die Ursachen einer Mikrozephalie, eines Minderwuchses und eines Untergewichts sind zu eruieren. **Syndrome** sollten sicher – wenn

Exkurs

Transitorische neurologische Symptome

Im Verlauf des 1. Lebensjahres sind bestimmte neurologische Auffälligkeiten auch bei Nicht-Risikokindern häufig zu finden. Sie zeigen meist
- motorische neonatale Automatismen (Moro-Reaktion, asymmetrischer und symmetrischer tonischer Nackenreflex, Greifreflex der Hände) noch nach dem 6. Lebensmonat,
- einen hyper- oder hypotonen Muskeltonus bei unauffälligen Muskeleigenreflexen,
- eine Retardierung der motorischen Entwicklung,
- eine erhöhte Schreckbarkeit (Hyperexzitabilität) bei raschem Lagewechsel, bei lauten Geräuschen, bei plötzlichem Anfassen,
- Symptome eines geringen oder verzögerten Reagierens auf äußere Reize.

Gegen Ende des 1. Lebensjahres sind diese Symptome jedoch mit und ohne therapeutische Hilfen bei mindestens 95% der auffälligen Kinder nicht mehr nachweisbar. Es existieren Befunde, die nahe legen, dass diese sog. transitorische neurologische Symptomatik im 1. Lebensjahr **Ausdruck einer Umprogrammierung des motorischen Zentralnervensystems** sind, von einer globalen fetal-neonatalen Motorik hin zu einer pyramidalen, zielgerichteten, präzise gesteuerten, intentionellen Motorik vor allem des Rumpfes, der Hände und Finger, die sich ab dem 3. Lebensmonat zu entwickeln beginnt. Die transitorischen Symptome werden jedoch häufig als Frühsymptome bleibender motorischer Behinderungen fehlgedeutet, die frühzeitig und dringlich einer physiotherapeutischen Behandlung bedürften und die so auch als pathologische Befunde in die Vorsorgeuntersuchung eingehen. Epidemiologisch führt dies allerdings zu einer deutlich erhöhten, falsch positiven Prävalenz von neurologisch-pathologischer Symptomatik in dem Altersabschnitt vom 3. bis 9. Lebensmonat. Da eine neurologische Symptomatik im Verlauf des 1. Lebensjahres jedoch als Risikofaktor gewertet werden muss, sind Säuglinge mit neurologischen Befunden ebenfalls so lange engmaschig in ihrer Entwicklung und Neurologie zu kontrollieren, bis die Befunde nicht mehr nachweisbar sind oder bis sich der Verdacht einer neurologischen Erkrankung bestätigt hat.

möglich und nötig auch molekulargenetisch – klassifiziert werden. Trinkschwäche, Nahrungsverweigerung und Gedeihstörungen können organische aber auch **psychisch-emotionale Ursachen** haben, nach ihnen ist zu suchen. Bewegungsarmut, muskuläre Hypotonie und mangelhafte Rumpf-Kopf-Kontrolle sind bei neuromuskulären Erkrankungen (z. B. spinale Muskelatrophien) wegweisende Symptome. Fehlende oder schlecht auslösbare Muskeleigenreflexe weisen in die Richtung **neurodegenerativer oder neuromuskulärer Erkrankungen**. Eine muskuläre Hypertonie mit dem Nachweis weiterbestehender neonataler motorischer Automatismen und mit gesteigerten Muskeleigenreflexen könnte auf eine **spastische Zerebralparese** hinweisen oder auf bestimmte Formen einer seltenen neurodegenerativen Erkrankung. Zerebrale Anfälle bedürfen einer sofortigen Diagnostik und adäquaten Therapie.

Dem Verdacht einer **Hör- oder Sehstörung** muss ebenfalls sofort mit der Hilfe fachspezifischer Untersuchungen nachgegangen werden. Immer noch kommt es vor, dass Hör- und Sehstörungen viel zu spät erkannt werden, obwohl eine frühe Diagnose und Therapie gerade bei diesen Ausfällen für die Prognose eines betroffenen Kindes entscheidend sind.

Dem Verdacht einer familiären neurodegenerativen, neurometabolischen oder neuromuskulären Erkrankung muss sofort nachgegangen werden, nicht zuletzt wegen der Gefahr, dass nachfolgend geborene Kinder ebenfalls von einer solchen Erkrankung betroffen sein könnten (genetische Beratung der Eltern!).

2.3.3 Sozial bedingte Risikofaktoren

Noch vor 10 Jahren wurden in den entsprechenden Lehrbüchern als ausschließliche Risikofaktoren perinatale Entwicklungsgefährdungen behandelt, also schwangerschafts- und geburtsbedingten Komplikationen und die der Frühgeburtlichkeit. Inzwischen existieren viele überzeugende Untersuchungen, die zeigen, wie sehr positive oder negative **familiäre und soziale Bezüge** mit darüber entscheiden, wie die Entwicklung eines Kindes in seinem späteren Leben verläuft. Die wichtigsten der sozial bedingten Risikofaktoren für die spätere Lebensbewältigung eines Kindes sollen hier aufgeführt werden:

- Störung der frühen und/oder späteren Interaktion zwischen Kind und Mutter (Bindungsperson; Bindungsverhalten),
- psychische oder chronische Erkrankungen einer der wichtigsten Bezugspersonen,
- alleinerziehender Elternteil,
- schwerwiegende Dauerspannungen zwischen den Partnern, Trennung der Eltern,
- körperliche Misshandlungen, sexueller Missbrauch in der Familie und im engen Umkreis der Familie,
- Schwierigkeiten mit der sozialen Anpassung (z. B. Kindergarten),
- Fremdunterbringung,
- Eltern oder Elternteil ohne Schulabschluss oder ohne Berufsausbildung.

Wie bei den bereits angesprochenen Gruppen von Risikofaktoren auch, sind die sozialen Risiken zunächst nur von statistischer Relevanz. Allein und in Kombination mit anderen Risiken sind sie jedoch durchaus in der Lage, die normale Entwicklung eines Kindes zu gefährden oder lebenslang zu beeinträchtigen. Als risikomildernde Faktoren (**Resilienz**) wurden dagegen in letzter Zeit eine Reihe von Konditionen beschrieben, die wiederum eine statistische Wahrscheinlichkeit besitzen, die Manifestation von Risikofaktoren zu verhindern oder zu mildern. Diese sind in ◘ Tab. 2.4 aufgeführt.

Der besondere Fall

Anamnese. Ein 4 Monate alter Säugling wurde vorgestellt, weil er der Kinderärztin neurologisch aufgefallen war. Der Junge sei muskulär sehr verspannt, sei sehr *schreckhaft* bei jedem etwas lauterem Geräusch und bei jedem plötzlichen Lagewechsel. Man müsse ihn, wie die Mutter berichtete, »wie ein rohes Ei« behandeln. Gehe es nicht so, wie er es sich vorstelle, gerate er schnell aus der Fassung, besonders beim Füttern, beim Stillen oder beim Windelwechseln. Er habe einen unruhigen Schlaf, sei auch im Schlaf leicht störbar, schlafe dann aber doch bald wieder ein. Er schreie auch schnell mal, sei aber insgesamt rasch wieder zu beruhigen. Die Mutter habe einen guten Kontakt zu ihm, er freue sich, lache, wenn er sie sehe und wenn sie sich mit ihm beschäftige, er fange dabei dann auch an, etwas zu artikulieren. Die anamnestischen Angaben der Mutter zur Schwangerschaft und zur Geburt gaben
▼

Tab. 2.4 Kindbezogene und familiär-soziale Resilienzfaktoren

Kindbezogene Resilienzfaktoren	Familiäre und soziale Resilienzfaktoren
Weibliches Geschlecht Erstgeborenes Kind Positives, offenes, flexibles Temperament Positives Sozialverhalten Positives Selbstwertgefühl Aktives Bewältigungsverhalten Gute bis überdurchschnittliche Intelligenz	Stabile emotionale Beziehung zu einer Bezugsperson Offenes, supportives Erziehungsklima Familiärer Zusammenhalt Modelle erfolgreichen Bewältigungsverhaltens Soziale Unterstützungserfahrungen Positive Freundschaftsbeziehungen Positive Kindergarten- bzw. Schulerfahrungen

keine Hinweise auf irgendwelche Risikofaktoren oder Komplikationen. Reifes Kind bei Geburt.

Befund. Die entwicklungsneurologische Untersuchung auf dem Schoß der Mutter (um eine Überreaktion und Schreiattacke auf der Untersuchungsliege nicht zu provozieren, die evtl. falsch positive Befunde ausgelöst hätten) ergab eine altersgemäße motorische Entwicklung und Haltungskontrolle, auch die anderen Entwicklungspfade (Sprache, Sozialisation, Handmotorik) lagen im Bereich der Altersnorm. Kein Verdacht auf eine Seh- oder Hörbeeinträchtigung. Der Muskeltonus zeigte sich etwas verspannt, lockerte sich aber, wenn der Junge emotional stabil war. Die Muskeleigenreflexe ließen sich sehr lebhaft auslösen, auch die noch vorhandenen anderen motorischen Automatismen (Moro-Reaktion, Greifreflexe) reagierten überschießend, jedoch hatten sie keine pathologischen Qualitäten.

Diagnose, Verlauf. Am ehesten **transitorische neurologische Symptomatik** mit guter Prognose. Die Mutter wurde in ihrem richtigen Verhalten unterstützt und bestätigt. Der Junge wurde in 4- bis 6-wöchigen Abständen in seiner Entwicklung und Neurologie kontrolliert, eine physiotherapeutische Behandlung erfolgte nicht, auch keine weitere Diagnostik. Das Symptombild klang im Laufe des 2. Lebenshalbjahres spontan ab, die weitere Entwicklung des Kindes verlief unauffällig. Weiter Kontrollen der Entwicklung bis zum Schulalter bei der Kinderärztin der Familie, sie blieben immer unauffällig.

2.4 Frühe Lernstörungen

2.4.1 Definitionen und Nomenklaturen

Bei schulischen Lernstörungen, oder, wie sie nach dem ICD-10 unter F81 aufgelistet sind, bei den sog. »umschriebenen Entwicklungsstörungen schulischer Fertigkeiten« lassen sich stets vielfältig geartete Lernschwächen schon im Vorschulalter nachweisen, wenn daran gedacht und gezielt danach gefragt und gesucht wird. Die Symptomatik, auf die schon in der kinderärztlichen Praxis geachtet werden muss, ist von anderer Qualität als die bisher vorgestellten Risikokonzepte. Kinder mit vorschulischen und schulischen Lernstörungen zeigen **Schwächen der zentralen Informationsverarbeitung**, die zu isolierten Leistungsverminderungen des Gehirns führen. Diese können das visuelle System (**visuelle Modalität**) und das Gehör (**auditive Modalität**) in ihren zentralen informationsverarbeitenden Prozessen beeinträchtigen, wobei die peripheren Sinnesorgane keine Funktionsdefizite aufweisen. Lernschwächen existieren aber auch in der **taktil-kinästhetischen** und in der **vestibulären Modalität** mit Auswirkungen vor allem auf die Körpermotorik und auf die Feinmotorik. Sicher gibt es auch Menschen mit Schwächen in der zentralen Informationsverarbeitung der **gustatorischen** und/oder **olfaktorischen Modalitäten**. Sie haben jedoch in unserer heutigen, westlichen Zivilisation nur eine geringe lebensnotwendige Bedeutung, weswegen sie auch nicht in der Schule gelehrt werden. Menschen mit einer gustatorischen und/oder olfaktorischen Begabung haben allerdings die Chance Meisterköche, Wein-, Tee-, Kaffee- oder Parfümexpertinnen und -experten zu werden.

Störungen in der zentralen Informationsverarbeitung der Sinnesmodalitäten führen zu Schwierigkeiten im Erfassen und richtigem Deuten von Informationen, die aus der Umwelt und aus der eigenen somatischen und emotionalen Körperwelt kommen. Sie führen daher auch zu fehlangepassten, unangemessenen und funktionsinadäquaten oder gar zu falschen Schlüssen und Reaktionen auf die afferent eingegangenen und zentral fehlverarbeiteten, sensorischen Informationen. Lernschwächen werden in der Schule als Lese-, Rechtschreib-, Schreib-, Diktat- und Rechenstörungen manifest. Sie sind damit definitionsgemäß an spezielle Schulleistungsdefizite gekoppelt, bei **normaler Gesamtintelligenz der betroffenen Kinder**. Kinder mit einer kognitiven Minderbegabung bilden eine eigene, selbstständige Gruppe, die hier nicht zu diskutieren ist.

Über die wirklichen Ursachen von Lernschwächen ist noch wenig bekannt. Heute wird neurobiologisch davon ausgegangen, dass die afferent einlaufenden sensorischen Informationen **(Bottom-up-Prozesse)** nicht rasch und adäquat genug zu zentralen Bewusstseinsinhalten und zu efferenten Aktionsprogrammen **(Top-down-Prozesse)** umgesetzt werden können. Gründe dafür können u. a. sein:

- mangelhaft ausgebildete Speicherkapazitäten (Memories),
- eine zu geringe synaptische Vernetzung,
- Störungen und Schwächen von Neurotransmitterfunktionen in bestimmten modalitätsverarbeitenden zentralen Systemen.

Auffällig ist, dass bestimmte Muster von zentralen Verarbeitungsschwächen in Familien gehäuft vorkommen, wenn gezielt danach gefragt wird (Geschwister des Kindes, Eltern, Großeltern, Geschwister der Eltern und deren Kinder). Auffällig ist aber auch die Knabenwendigkeit der Lernschwächen. Diese Fakten sprechen dafür, dass **genetische Faktoren**, aber auch andere Komponenten (z. B. Einfluss des Testosterons auf die Gehirnreifung) bei der Entstehung von Lern- und Teilleistungsstörungen eine Rolle spielen. Obwohl viele Menschen mit Lernschwächen gelernt haben, im Leben damit zurechtzukommen, kann doch die Frage gestellt werden, ob Lernstörungen überhaupt als Krankheiten im engeren Sinne zu bewerten sind oder ob sie nicht auch als der Ausdruck einer **individuellen Begabungsstruktur** angesehen werden können, die bei den betroffenen Menschen nicht ohne Weiteres in Einklang mit bestimmten Zivilisations- und Kulturanforderungen zu bringen sind. Auffällig ist außerdem, dass viele hochbegabte Menschen gleichzeitig bestimmte Muster von modalen Lernschwächen aufweisen, mit denen sie, trotz ihrer anderweitigen intellektuellen oder künstlerischen Hochleistungen, zu kämpfen haben.

Der Terminus »Lernstörungen« lässt sich auch für Vorschulkinder verwenden. Er wird allerdings in der deutschen Sprache sofort mit schulischen Schwierigkeiten assoziiert. In Anlehnung an die Bezeichnung früher Lernschwächen im englischen Sprachbereich könnte auch die Bezeichnung **»spezifische Lernstörungen«** verwendet werden (»specific learnig disorder«), als Abgrenzung gegenüber Lernstörungen, die als Komorbidität bei anderen Störungen gefunden werden, wie z. B. bei dem sog. Aufmerksamkeitshyperaktivitätssyndrom (ADHS).

2.4.2 Frühe Symptomatik spezifischer Lernstörungen

Lernschwächen sind, wenn danach gezielt gefragt und gesucht wird, bereits im Vorschulalter nachweisbar. Kinder bemerken selbst bei einem Vergleich mit anderen Kindern und durch die Reaktionen Erwachsener auf ihr Verhalten, dass sie in bestimmten **modalitätsspezifischen Leistungsbereichen** offenbar auffallen und nicht immer adäquat reagieren. In bestimmten Bereichen können sie daher auch auf die Dauer mit Gleichaltrigen nicht mithalten. Sie werden sich aus einer solchen, ihr Selbstwertgefühl verletzenden Situation mit der Zeit heraushalten und zu vermeiden versuchen, mit diesen Situationen konfrontiert zu werden. Schließlich reagieren sie mit Verhaltensauffälligkeiten oder mit Verhaltensstörungen. Wir können also zwischen **primären Symptomen** der Störung der zentralen Verarbeitung bestimmter Modalitäten unterscheiden und zwischen **sekundären Verhaltensstörungen**, die als Folgen der vom Kind negativ erlebten primären Störungen zu verstehen sind. Eine Liste von Auffälligkeiten, die auf frühe Symptome bei Kindern mit spezifischen Lernschwächen im Alter von 3–6 Jahren hinweisen, wird daher zwischen primär modalitätsspezifischen und sekundär verhaltensspezifischen Symptomen unterscheiden müssen.

Die **frühen primären Symptome** unimodaler und intermodaler zentraler Verarbeitungsstörungen lassen sich in der kinderärztlichen Praxis von den Eltern nach der in der Übersicht dargestellten Liste erfragen oder bei den Kindern selbst beobachten.

Frühe Symptome zentraler Verarbeitungsstörungen

- **Schwächen der auditiven Modalität**
  - Uninteressiert, unkonzentriert und ohne Ausdauer im Zuhören, bei Vorlesen, Erklärungen, beim Hören von Kindergeschichten auf Band oder CD
  - Geräusche lenken leicht ab
  - Schwierigkeiten, Kinderreime, Liedtexte oder Zahlenreihen zu behalten und aufzusagen
  - Ähnlich klingende Wörter können nicht leicht differenziert werden (z. B. Tanne – Kanne, Nagel – Nadel)
- **Schwächen der visuellen Modalität**
  - Keine Ausdauer beim Beschauen von Bilderbüchern, Katalogen u. ä., nur rasches Durchblättern
  - Bilder werden nur oberflächlich beschaut, schlecht in ihrer Bedeutung erkannt
  - Schlechte Abschätzung von räumlicher Entfernungen bei Körper- und Handbewegungen, schlechte Raumorientierung
  - Vermeiden von Basteln, Malen, Puzzeln
- **Schwächen der taktilen Modalität**
  - Gegenstände, Spielzeug wird nur kurz und oberflächlich mit den Fingern abgetastet und rasch weggelegt
  - Spielen mit Sand, Matsch, Ton wird vermieden
  - Auffällig berührungsempfindlich oder -unempfindlich
- **Schwächen der kinästhetischen Modalität**
  - Ungeschickte, wenig flüssige Bewegungsmuster
  - Malstift wird verkrampft gehalten
  - Sprache verwaschen, undeutlich
  - Schwierigkeiten, motorische Geschicklichkeit zu erlernen, Dreirad oder Fahrrad fahren und Schwimmen zu lernen

▼

- **Schwächen der vestibulären Modalität**
  - Unsicher beim Begehen von Treppen, unebenem Gelände, beim Klettern und Schaukeln
- **Schwächen kognitiver Strategien**
  - Keine oder wenig differenzierte Baustein- und Konstruktionsspiele
  - Gegenstände, Spielzeug, Spielzeugtiere können nicht oder nicht sicher nach Größe, Farbe, Art sortiert werden
  - Kleinere, unterschiedliche Mengen von Gegenständen können nicht oder nur unsicher voneinander unterschieden werden

Weitere Entwicklungsauffälligkeiten mit prognostischer Bedeutung sind expressive (Sprechen) und rezeptive (Verstehen) **Sprachentwicklungsverzögerungen**, Sprach- und Sprechstörungen, eine unsichere, vorsichtige und ungeschickte Motorik, die Verweigerung oder Unfähigkeit zu Malen, Basteln, Kleben.

Sekundäre Verhaltensauffälligkeiten

- Aggressivität gegenüber Kindern und Erwachsenen
- Geringe Frustrationstoleranz
- Plötzliche, scheinbar grundlose Stimmungsschwankungen
- Exzessives Trotzverhalten
- Hyperaktivität
- Verweigerung von Anforderungen oder Überangepasstheit (nie Unmut, nie Protest)
- Schwierigkeiten in der Sozialisation mit anderen Kindern, Schwierigkeiten im Kontakt mit fremden und bekannten Personen

Bei jedem auffälligen Kind lässt sich ein individuelles Muster primärer und sekundärer Symptome finden, das sich aus den angeborenen Begabungs- und Verhaltensstrukturen des Kindes und aus den Lebensbedingungen des Kindes zusammensetzt. Daher ist auch nicht zu erwarten, dass *alle* primären und sekundären Symptome bei einem individuellen Kind nachweisbar sind. Schon ein einziges primäres oder sekundäres Symptom muss daher den Verdacht auf eine zentrale Verarbeitungsstörung entstehen lassen.

Die aufgeführten Entwicklungsauffälligkeiten sind inzwischen als **Vorstufen von Lese-Rechtschreibstörungen** und Diktatschwierigkeiten anerkannt. Als prognostisch besonders wichtig haben sich expressive und rezeptive Sprachentwicklungsstörungen erwiesen und die anamnestische Angabe, dass in der Verwandtschaft 1. und 2. Grades Personen mit Lese-Rechtschreibstörungen existieren. Kinder die später Rechenstörungen entwickeln, fallen im Vorschulalter oft dadurch auf, dass sie nicht gerne oder nur ungeschickt malen und zeichnen, Bauen mit Bausteinen und Konstruktionsspielen vermeiden und Schwierigkeiten in der räumlichen Orientierung zeigen. Auch hier gilt wieder, dass die genannten Auffälligkeiten primär ein statistisches Risiko im Hinblick auf spätere schulische Schwierigkeiten bedeuten, daher auch nicht immer von einer Eins-zu-Eins-Relevanz sind.

> **Entwickeln sich Verhaltensauffälligkeiten oder stehen sie im Vordergrund der Symptomatik, ist zunächst gezielt nach primären Lernschwächen zu suchen, bevor die Verhaltensauffälligkeiten anderen Ursachen und Erkrankungen zugeordnet werden.**

Oft wird wegen der Schwere der Verhaltensauffälligkeiten für diese eine Therapie eingeleitet, ohne die **zugrundeliegende** Ursache, nämlich eine frühe Lernstörung, aufgedeckt zu haben. In der kinderärztlichen Praxis ist auf solche Merkmale spezifischer Entwicklungsauffälligkeiten besonders zu achten, da sonst die Gefahr besteht, eine eventuelle therapeutische, psychologische oder pädagogische Intervention noch im Vorschulalter zu versäumen, zum Nachteil der Kinder, die dann erst in der Grundschule mit ihren Lernschwächen auffallen. Dieses Versäumnis werden die Eltern, nicht zu Unrecht, dann einer wenig professionellen (kinder)ärztlichen Betreuung im Vorschulalter anlasten.

2.4.3 Diagnostische und therapeutische Konsequenzen

Ist der Verdacht einmal entstanden und sind eine Reihe bestimmter Symptome primärer oder sekundärer Art bei einem individuellen Kind dokumentiert worden, kann eine **ergotherapeutische Beurteilung** der Art der Störung und, darauf aufbauend, eine Therapie begonnen werden, wenn sich diese als notwendig erweist. Spätestens 1–1 ½ Jahre vor Schuleintritt wird eine genaue **psychologische Austestung** der Begabungsstruktur notwendig und zwar von Personen, die gut mit Kindern mit frühen Lernstörungen umzugehen wissen und diese zu testen verstehen. Denn Kinder mit Lernstörungen lassen sich nicht gerne testen. Sie blockieren und verweigern sich, womit sie sich bei unerfahrenen Testern ein schlechtes Testergebnis einhandeln. Die genaue Kenntnis der individuellen Begabungsstruktur eines Kindes ist jedoch unerlässlich, weil sie Grundlage für weitere Überlegungen zur Einschulung und für eventuell doch noch notwendig werdende Therapien ist.

Differenzialdiagnose

Neben leichten geistigen Behinderungen, sozialen und familiären Vernachlässigungen, peripheren Seh- und Hörstörungen und schweren Verhaltensstörungen anderer Genese, können auch neurometabolische und neurodegenerative Erkrankungen, ein Anfallsleiden oder raumverdrängende zentrale Prozesse in ihren Anfangsstadien die Symptome einer frühen Lernstörung imitieren. Daher muss vor der diagnostischen Festlegung auf eine vorschulische Lernstörung immer eine neurologische Untersuchung und eine Prüfung der Seh- und Hörfähigkeit erfolgt sein.

Therapeutische Hilfen

Als therapeutische Hilfen haben sich vor allem **psychologisch-verhaltenstherapeutische Lernprogramme** bei Schulkindern bewährt. Bei Vorschulkindern sind indes **ergotherapeutische Lernprogramme**, die dem Kind beim Spielen und Basteln kleine, überschaubare, strategische Vorgehensweisen vermitteln. Wichtig ist, das Kind therapeutisch dort abzuholen, wo seine individuellen Schwächen in der zentralen modalen Informationsverarbeitung gefunden wurden. Allen Therapieangeboten, die meinen, mit einem »globalen therapeutischen Ansatz«, und nicht mit einem individualisierten, helfen zu können, ist grundsätzlich zu misstrauen. Die Fülle alternativer Therapieangebote für alle Arten von Schwächen der zentralen modalen Informationsverarbeitung fällt auf: Hier hat sich ein kaum noch überschaubarer Markt entwickelt. Die meisten dieser Therapieansätze haben jedoch bisher, nach den Kriterien einer Qualitätssicherung, ihre Effektivität noch nicht beweisen können. Daher ist es unerlässlich, die Fortschritte in einer gewählten Therapie in halbjährigen Abständen auf ihre **Effektivität** zu überprüfen, ob eine Weiterführung notwendig oder ob eine Änderung in der therapeutischen Strategie zu erwägen ist.

2.5 Entwicklungspädiatrische Beurteilung der Schulfähigkeit

Ein gewisser Abschluss der entwicklungspädiatrischen Begleitung eines individuellen Kindes ist die Sicherstellung der Schulfähigkeit aus kinderärztlicher Sicht. Die endgültige Entscheidung, ob ein Kind in die Schule aufgenommen wird oder nicht, steht jedoch nach dem Gesetz ausschließlich der Schulleitung zu. Noch vor einigen Jahren wurde von einer **Schulreife** gesprochen, deren Kriterien ein Kind zur Einschulung erfüllen mussten. Der »Reifeforderungen« werden jedoch viele Kindern nicht gerecht. Daher wird heute von einer Schulbereitschaft und von einer Schulfähigkeit gesprochen. Mit dem Begriff der Schulbereitschaft sollen die Gefühle, Motivationen und Interessen eines Kindes berücksichtigt werden, das in die Schule gehen wird. Dass von kinderärztlicher Seite die körperbezogenen Kriterien, wie Körperlänge, Gewicht, Kopfumfang und physische und psychische Gesundheit bestätigt werden, die als Voraussetzungen für die Einschulung festgelegt sind, versteht sich von selbst. Anders steht es mit den Kriterien zur **Schulfähigkeit**. Diese müssen kinderärztlich gezielt überprüft werden.

Kriterien der Schulfähigkeit

- **Selbstständigkeit**
  - Ausdauer, Beharrlichkeit, Frustrationstoleranz
  - Altersgemäße Sozialisationsfähigkeit und soziale Kompetenz
  - Bewältigung des Schulwegs
  - Packen der Schultasche
  - Korrektes An- und Ausziehen, einschließlich der Schuhe
  - Selbstständige Bewältigung der Toilettensituation
- **Sprachliche und kognitive Voraussetzungen**
  - Korrekte Sprache und Aussprache
  - Sicheres auditives Unterscheiden der Verschluss- und Anlaute in der eigenen Aussprache und beim Hören
  - Symbole erkennen und verstehen (Buchstaben, Zahlen, Zeichen)
  - Nachzeichnen einfacher Formen (Buchstaben, Zahlen, Kreis, Dreieck, Quadrat)
  - Sichere Unterscheidung von links und rechts an sich selbst und an anderen

Die **Schulbereitschaft** zeigt ein Kind meist von selbst oder beantwortet die Fragen danach gerne, begeistert oder nur zögerlich. Es ist die Lust und der Eifer, endlich in die Schule gehen und Lesen, Rechnen, und Schreiben lernen zu dürfen. Diese Lust ist entstanden aus vorausgegangenen positiven Lernerfahrungen, bereits im Kindergarten oder mit Geschwistern oder mit Freundinnen und Freunden. Sie gründet sich auf die Erfahrung, auch mit schwierigeren Anforderungen zurechtkommen zu können. Die positiven Leistungserfahrungen und die verlässliche Unterstützung von zuhause, von der Familie und von Bezugspersonen hat das Kind dazu befähigt, Selbstbewusstsein, Selbstvertrauen und Zutrauen in seine eigenen Fähigkeiten zu erwerben, ein Selbstwertgefühl, das sich als einer der wichtigsten Faktoren erweisen wird, den Anforderungen der Schule zu genügen.

Literatur

Kolb B, Wishaw I (1990) Learning disorders. In: Fundamentals in human neuropsychology, 3rd edn. Freemann, New York

Largo R (2001) Weiterbildung in Entwicklungspädiatrie. Kinderärztl Praxis 5: 316–317

Laucht M, Esser G, Schmidt MH (1997) Wovor schützen Schutzfaktoren? Z Entwicklungspsychol Pädagog Psychol 29: 260–270

Michaelis R (2012) Die ersten 5 Jahre – wie sich Ihr Kind entwickelt. 4. Aufl. TRIAS, Stuttgart

Michaelis R (2011) Motorische Entwicklung als Paradigma der kindlichen Entwicklung. In: Keller H (Hrsg.) Handbuch der Kleinkindforschung, 4. Aufl. Huber, Bern

Michaelis R, Niemann G (2010) Entwicklungsneurologie und Neuropädiatrie, 4. Aufl. Thieme, Stuttgart

Michaelis R, Asenbauer C, Buchwald-Saal M, Haas G, Krägeloh-Mann I (1993) Transitory neurological findings in a population of at risk infants. Early Hum Develop 34: 143–153

Michaelis R, Berger R, Barth K (2008) 7-Punkte Suchtest zur Erfassung früher Lernstörungen. Kinderärztl Praxis 79: 331–338

Michaelis R, Berger R, Nennstiel-Ratzel U, Krägeloh-Mann I (2013) Validierte und teilvalidierte »Grenzsteine«: Ein Entwicklungsscreening für die ersten sechs Lebensjahre. Monatsschr Kinderheilk Heft 1 (im Druck)

Nickel H, Schmidt-Denter U (1995) Vom Kleinkind zum Schulkind, 5. Aufl. Reinhardt, München

Petermann F, Niebank K, Scheithauer H (Hrsg) (2000) Risiken in der frühkindlichen Entwicklung. Hogrefe, Göttingen

Prechtl HFR, Beintema DJ (1976) Die neurologische Untersuchung des reifen Neugeborenen, 2. Aufl. Thieme, Stuttgart

Scheithauer H, Petermann F (1999) Zur Wirkungsweise von Risiko- und Schutzfaktoren in der Entwicklung von Kindern und Jugendlichen. Kindh Entwickl 8: 3–14

Whitmore K, Bax M (1999) What do we mean by specific learning disorders ? In: Whitmore K, Hart K, Willems G (eds) A neurodevelopmental approach to specific learning disorders. Clinics in Developmental Medicine, No 145. McKeith, Cambridge

Humangenetik

G. Gillessen-Kaesbach, Y. Hellenbroich

C. P. Speer, M. Gahr (Hrsg), *Pädiatrie*,
DOI 10.1007/978-3-642-34269-1_3,

Einleitung

Genetische Erkrankungen haben in der Kinderheilkunde eine größere Bedeutung erlangt. Aufgrund therapeutischer Fortschritte haben genetisch kranke Kinder eine bessere Lebenschance. Durch Weiterentwicklung zytogenetischer, biochemischer und molekulargenetischer Diagnostik ist das Spektrum der bekannten genetischen und genetisch mitbedingten Erkrankungen größer geworden: im Katalog monogener Erkrankungen von McKusick stehen inzwischen über 8500 Erkrankungen. Schließlich hat sich die Akzeptanz in der Gesellschaft verändert. Notwendige therapeutische Maßnahmen, wie Operationen bei Patienten mit Down-Syndrom, werden im gleichen Umfang wie bei gesunden Kindern durchgeführt. Andererseits ist bei der veränderten Familienstruktur unserer Gesellschaft der Wunsch nach einem gesunden Kind größer geworden.

3.1 Klinische Genetik

▪▪ Prävalenz, Dokumentation

Neben dem breiten Spektrum von genetischen und teratologischen Erkrankungen ist die Prävalenz von Bedeutung. Eine gesetzliche **Meldepflicht** von angeborenen morphologischen Defekten war uneffektiv. Die Registration von Fehlbildungen erfolgt nach 2 Systemen. Entsprechend ist die Prävalenz unterschiedlich. Wird lediglich eine Fehlbildung des Neugeborenen dem Register gemeldet, spricht man von der **passiven Registration**. Dabei werden 3–4% große und kleine Fehlbildungen erfasst. Andere Systeme erfassen lückenlos alle Neugeborenen einer Region mit Fehlbildungen und genetischen Defekten, einschließlich der bei induzierten Aborten und Totgeburten. Diese intensive **aktive Registratur** gibt Prävalenzen für eine oder mehrere große Fehlbildungen von 7–8% an. Etwa 1/3 der Neugeborenen haben kleine Anomalien, deren Vorkommen als Einzelbefund diagnostisch belanglos ist, aber als Muster für die Diagnostik und als Hinweis für größere Fehlbildungen oder genetische Defekte von Bedeutung sein kann. Werden systematisch sonographische Untersuchungen des Neugeborenen einbezogen, können in 1,7% pathologische Hüftbefunde und 0,7% Anomalien der Nieren und ableitenden Harnwege registriert werden.

▪▪ Manifestationsalter

Das Manifestationsalter genetischer Erkrankungen liegt im **Kindesalter**. Nur 4% aller monogenen Erkrankungen werden nach dem 40. Lebensjahr manifest. Zirka 30–35% aller verstorbenen Säuglinge haben genetische Erkrankungen oder Fehlbildungen. Etwa 70% der körperlich und geistig Behinderten haben ein genetisch bedingtes Grundleiden. Daraus wird ersichtlich, welche Bedeutung genetische Leiden in Zukunft für die Pädiatrie haben werden.

▪▪ Ätiologie

Ursachen morphologischer und funktioneller Defekte sind:
- monogen bedingte Erkrankungen (20%),
- chromosomale Aberrationen (5%),
- exogene Noxen wie Virusinfektion, Alkohol u. a. (2–10%),
- keine Ursache bekannt (60%).

▪▪ Diagnose

Die Diagnostik einer Fehlbildung oder eines funktionellen Defekts erfordert eine Familienanamnese mit Aufzeichnung eines **Stammbaums** über 3 Generationen, das Hinzuziehen von Krankenunterlagen betroffener Familienangehöriger, eine genaue Schwangerschafts- und Geburtsanamnese sowie eine exakte Dokumentation von Dysmorphiezeichen und Fehlbildungen. Dabei kann eine **fotographische Dokumentation** besonders akrofazialer Anomalien sinnvoll sein. Bei der Mitbeurteilung von Feten und perinatalen Todesfällen ist eine postmortale Röntgenaufnahme (sog. Babygramm) und ein Asservieren von sterilem Material (Haut, Achillessehne) für eine Fibroblastenkultur notwendig.

3.2 Chromosomale Aberrationen

▪▪ Grundlagen

Bei etwa 0,5% der Neugeborenen findet sich eine Chromosomenstörung. Chromosomenaberrationen stellen eine wesentliche genetische Ursache für Spontanaborte dar. Im ersten Trimenon sind etwa 50% der Aborte auf Fehlgeburten zurückzuführen, im zweiten Trimenon liegt die Häufigkeit bei etwa 25%. Es überwiegen die autosomalen Trisomien (vor allem der Chromosomen 16, 21, 22 und 15) mit etwa 50–60%.

Numerische Aberrationen Der häufigste Mechanismus, der zu einer numerischen Chromosomenstörung führt, ist eine Fehlverteilung (»Non-disjunction«) in der Meiose I und der Meiose II. Seltener (5%) erfolgt die Fehlverteilung durch ein postzygotisches, mitotisches »Non-disjunction«. Von klinischer Bedeutung sind vor allem die Trisomien 13, 18 und 21, die meisten anderen Trisomien sind letal. Mit dem Leben vereinbar sind Mosaiktrisomien der Chromosomen 8 und 16 (▫ Tab. 3.1).

Strukturelle Aberrationen Strukturelle Chromosomenaberrationen entstehen durch Brüche an einem oder mehreren Chromosomen. Man unterscheidet zwischen balancierten und unbalancierten Chromosomenstörungen. Bei balancierten Chromosomenstörungen liegt in der Regel kein Zugewinn oder Verlust von genetischem Material vor. Träger von balancierten Chromosomenstörungen sind also meistens klinisch gesund. Nur in Fällen, in denen durch den Bruchpunkt ein dominantes Gen zerstört, kann es zu phänotypischen Auswirkungen kommen. Strukturelle Chromosomenstörungen treten meist spontan auf, können aber auch als Folge ionisierender Strahlen, viraler Infektionen oder Chemikalien entstehen. Einige genetisch bedingte Krankheitsbilder (z. B. Fanconi-Syndrom, Nijmegen-Breakage-Syndrom) gehen ebenfalls mit einer erhöhten Brüchigkeit einher. Weitere strukturelle Aberrationen sind:

▫ Tab. 3.1 Chromosomenaberration mit Karyotyp-Phänotyp-Korrelation bei Lebendgeborenen. (Mod. nach Passarge)

Aberrationstyp	Betroffene Chromosomen
Autosomale Trisomie	8, 9, 13, 18, 21, 22
Autosomale Duplikation (partielle Trisomie)	1q, 2p, 2q, 3q, 4p, 4q, 5p, 5q, 6q, 7q, 8p, 8q, 9p, 9q, 10p, 10q, 11p, 11q, 12p, 13q, 14q, 15q, 20p, 21q, 22p, 22q
Autosomale Defizienz (partielle Monosomie)	4p, 5p, 8p, 8q, 9p, 10p, 11q, 12p, 13q, 18p, 18q, 20q, 21q
Komplette Monosomie	X
Partielle Monosomie	Xq, Xq
Isochromosom	Xq, Xp, Yq, 18
Gonosomale Trisomie	XXY, XYY, XXX
Tetrasomie, Pentasomie	XXYY, XXXY, XXXXY

Tab. 3.2 Dysmorphiemerkmale. Die im Folgenden aufgeführten Dysmorphiezeichen kommen einzeln durchaus in der Normalbevölkerung vor, dürfen also nur, wenn sie mehrfach und in Kombination mit Entwicklungsrückstand auftreten, als Hinweiszeichen für eine Autosomenaberration gewertet werden. (Mod. nach Stengel u. Kunze)

Dysmorphiemerkmal	Ausprägung
Schädel	Asymmetrie, Mikrozephalie, Brachyzephalie/Dolichozephalie, Turrizephalie, vorzeitiger/verspäteter Fontanellenschluss
Stirn	Prominent/fliehend, auffallend schmal/breit
Gesicht	Flach, auffallend kleine/vergrößerte Augen-Nasen-Mund-Region
Augenbrauen	Auffallend breit/schmal/diffus, stark gebogen/horizontal verlaufend, schräg nach außen oben/unten verlaufend, stark/schwach ausgeprägter Supraorbitalbogen, Synophrys
Lidachse	Mongoloid (Abweichung nach lateral oben); antimongoloid (Abweichung nach lateral unten)
Augenabstand	Weit (Hypertelorismus), eng (Hypotelorismus)
Augenlider	Epikanthus (sichelförmige Hautfalte, die sich vom Oberlid über das Unterlid oder umgekehrt zieht und den inneren/äußeren Augenwinkel überdeckt), Blepharophimose (enge Lidspalte), Ptosis, Ektropium/Entropium, lange Wimpern
Augenbulbi	Mikrophthalmie/Buphthalmus, Enophthalmus/Exophthalmus, Brushfield-Flecken (weiße, erhabene Aggregate aus Gewebefasern am Pupillenrand der Iris), Heterochromia iridis, Kolobome, Retinadysplasien, Strabismus, Nystagmus
Nasenwurzel	Auffallend breit/schmal, prominent/eingesunken, prominente Glabella (unbehaarte Stelle zwischen den Augenbrauen)
Nasenrücken	Auffallend breit/schmal, kurz/lang, gebogen
Nasenspitze/Nasenflügel	Auffallend breit/schmal, knollig, Nasenöffnungen invertiert/evertiert, mediane Nasenkerbe
Philtrum	Rinne in der Mitte der Oberlippe auffallend lang/kurz, tief/flach verstrichen
Mund/Lippen	Auffallend breit/schmal, herabhängende Mundwinkel, Lippenrot invertiert/evertiert, Spaltbildungen
Gaumen	Auffallend hoch (gotisch)/flach/kurz, Spaltbildungen
Zunge	Stark gefaltet, Makroglossie
Zähne	Zahl-, Form-, Stellungsanomalien
Kiefer	Mikrognathie, Retrognathie/Prognathie
Ohren	Auffallend groß/klein, abstehend, tiefsitzend, schräge Ohrachse, dysplastische Ohrmuschel (auffallend schwach/stark gefaltete Helix, Anthelix prominent, Läppchen prominent, Kerbe im Läppchen, Knochen auffallend weit/eng), Ohranhangsgebilde
Hals	Pterygium, weite Hautfalte, Kurzhals/auffallend langer Hals
Stamm	Thorax breit/schmal/fassförmig, weiter Mamillenabstand, tiefsitzende/überzählige Mamillen, Trichterbrust/Kielbrust, Hernien
Genitale	Intersexuell, hypoplastisch/hypertroph, Kryptorchismus, Hypospadie, Sinus urogenitalis
Hände	Auffallend breit, plump, Lymphödeme, Vierfingerfurche, Fingerbeerenkissen (»pads«)
Füße	Stellungsanomalien, prominente Ferse, Sandalenlücke (weiter Abstand zwischen erster und zweiter Zehe), Lymphödeme
Finger/Zehen	Auffallend kurz/breit/lang, Klinodaktylie (Einwärtskrümmung des kleinen Fingers), Flexionshaltung, Überlagerung, Polydaktylie, Syndaktylie, Zygodaktylie, Hypoplasie der Phalangen, Nagelhypoplasien
Daumen/große Zehe	Aplasie, auffallend distal/proximal implantiert
Gelenke	Hüftgelenkdysplasie, eingeschränkte Beweglichkeit/Überstreckbarkeit, Skoliose
Haut	Hämangiome/Naevi, Kopfhautdefekte, Hautgrübchen
Haare	Hypertrichosis/Alopezie, abnorm fein/derb, vorzeitig grau, tiefer/hoher Nacken/Stirnhaaransatz
Mamille	Akzessorische/invertierte/hypoplastische Mamille, weiter Abstand

Exkurs

Strukturelle Aberrationen

Bei allen strukturellen Aberrationen sollte der elterliche Karyotyp untersucht werden. Träger von balancierten Aberrationen, die selbst meistens phänotypisch unauffällig sind, kommen etwa 1 auf 500 in der Bevölkerung vor. Es sollte eine genetische Beratung erfolgen, da bei Nachkommen unbalancierte Translokationen auftreten können, die durch eine pränatale Diagnostik erkannt werden können.

Exkurs

Erstbeschreibung

Die Trisomie 21 ist nach dem englischen Arzt **J. Langdon Down** benannt, der 1866 eine erste klinische Beschreibung des Krankheitsbildes gab in der er auch heute noch gültige Hinweise zur medizinischen Förderung gab. 1959 wurde von Lejeune und Mitarbeitern ein überzähliges Chromosom 21 als Ursache des Down-Syndroms erkannt. Die Trisomie 21 ist die erste nachgewiesene Chromosomenstörung beim Menschen.

Tab. 3.3 Typische Organfehlbildungen bei genetischen Erkrankungen

Organ/ Organsystem	Fehlbildung
Hirn	Mangelhafte Furchung; Hydrozephalus; Balkenagenesie, Kleinhirnagenesie; Zysten
Herz	Vitien
Lungen	Überzählige Lungenlappen
Intestinaltrakt	Atresien des Ösophagus bzw. Anus; überzählige Leberlappen; Gallengangsfehlbildungen; Pankreasfehlbildungen, Situs inversus
Nieren	Aplasien/Doppelmissbildungen; Zystenniere; Fehlbildung der ableitenden Harnwege
Genitale	Stranggonaden; Uterus bicornis
Skelettsystem	Überzählige Rippen; abnormes Sternum; Wirbelkörperanomalien, Spina bifida; Fußdeformitäten

Deletionen, Duplikationen, Inversionen, Isochromosomen und Ringchromosomen.

Klinik

Einige chromosomal bedingte Krankheitsbilder weisen einen klinisch **erkennbaren Phänotyp** auf. In vielen Fällen ist die Zuordnung zu einer definierten Chromosomenstörung schwierig oder nicht möglich. Man sollte an eine Chromosomenstörung denken, wenn eine Kombination von 2 der folgenden Kriterien vorliegt:

Entwicklungsrückstand Dieser umfasst prä- und postnatale Wachstumsstörungen, verzögerte statomotorische und geistige Entwicklung, insbesondere Sprachentwicklungsstörungen.

Faziale Dysmorphien Dysmorphien der Fazies wie Synophrys, auffällige Lidachse, pathologischer Augenabstand und andere (Tab. 3.2) sind häufig Ausdruck einer Chromosomenstörung. Viele chromosomal bedingte Krankheitsbilder sind allein aufgrund der fazialen Dysmorphien zu erkennen (Wolf-Hirschhorn-Syndrom, Katzenschrei-Syndrom etc.).

Kleinere und größere Fehlbildungen Viele Chromosomenstörungen gehen mit Organfehlbildungen einher. Auch auf Fehlbildungen des Skeletts sollte geachtet werden (Tab. 3.3).

Hautleistenanomalien Alle bisher bekannten Chromosomenaberrationen gehen mit einem abweichenden Hautleistenmuster einher, das jedoch nicht immer spezifisch ist. Die Bedeutung der Beurteilung von Hautleistenanomalien hat in den letzten Jahren an Bedeutung abgenommen.

3.2.1 Trisomie 21 (Down-Syndrom)

Epidemiologie

Die Trisomie 21 tritt mit einer Häufigkeit von 1 zu 700 Neugeborene dar und ist damit nicht nur die **häufigste Chromosomenstörung**, sondern auch die häufigste Ursache von geistiger Behinderung beim Menschen. Die durchschnittliche Lebenserwartung liegt bei etwa

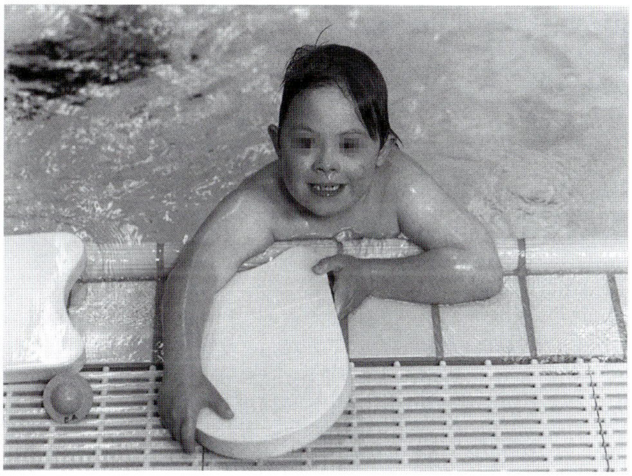

Abb. 3.1 Junge mit Down-Syndrom (Foto Willi Hölzl)

50 Jahren und ist in den letzten Jahren kontinuierlich angestiegen. Etwa 15% der Kinder mit Trisomie 21 versterben im ersten Lebensjahr an den Folgen schwerer Herzfehler oder gastrointestinaler Fehlbildungen.

Klinik

Kraniofaziale Dysmorphien Diagnostisch hinweisend sind eine Brachyzephalie, ein hypoplastisches Mittelgesicht mit flachem Nasenrücken, von innen nach außen ansteigende Lidachsen, Epikanthus, kleiner und ein meist aufgrund der muskulären Hypotonie offen gehaltener Mund mit sichtbarer Zunge. Spezifisch sind auch die Brushfield-Flecken in der Iris. Die Ohren sind meist klein und tief angesetzt. Der Hals ist kurz und breit (Abb. 3.1).

Muskelhypotonie Es liegen eine ausgeprägte Muskelhypotonie sowie eine Hypermobilität der Gelenke vor. Bei vielen Kindern finden sich Nabel- und Leistenbrüche sowie eine Rektusdiastase.

Akrale Dysmorphien Die Patienten weisen eine Brachydaktylie sowie einen weiten Abstand zwischen 1. und 2. Zehe (»Sandalenfurche«) auf. Häufig findet sich eine beidseitige Vierfingerfurche.

Exkurs

Down-Syndrom – Akzeptanz als genetisch bedingte Erkrankung

Beeinflusst von der Darwinschen Evolutionslehre wurde das andere Aussehen als **Degeneration** betrachtet. Zu Beginn des Jahrhunderts fand eugenisches Gedankengut eine große Verbreitung. Menschen mit mentaler Retardierung wurde unterstellt, dass sie sich ungesteuert fortpflanzen könnten, was als Bedrohung des »society gene pool« angesehen wurde. Mit diesem Ansatz schien die möglichst lebenslange Unterbringung in Anstalten die zufrieden stellende Methode zu sein. Sie fand ihren Höhepunkt in der staatlich angewiesenen Vernichtung von »lebensunwertem Leben«. Erst nach dem 2. Weltkrieg lernte man die Menschenrechte von Minderheiten neu zu respektieren.

1959 entdeckten **Jerome Lejeune** und **Jacobs** unabhängig von einander die chromosomale Ursache des Down-Syndroms. 1967 forderten Vertreter der Mongolischen Volksrepublik in der WHO den Begriff »Mongolismus« aufzugeben. Die 1960er und 70er-Jahre stellen eine Ära neuer therapeutischer Interventionen dar, die zur Verbesserung der Überlebensrate von Menschen mit Down-Syndrom führte. Mit Verbesserung der pädagogischen und sozialen Fürsorge von Menschen ging eine Akzeptanz des Down-Syndroms in der Gesellschaft einher. Spektakulär war ein Buch des jungen Mannes mit einem Down-Syndrom, **Nigel Hunt**, der sein Leben in humorvoller Weise 1967 beschrieb. 1971 wurden die ersten Dokumentarfilme gedreht. Heute ist die Teilnahme von Menschen mit Down-Syndrom in Paralympic- und Kulturwettbewerben fast Selbstverständlichkeit.

Der Prozess der Humanisierung war aber immer wieder mit Rückschlägen verbunden. 1982 verweigerten Eltern bei ihrem **Baby namens Doe** die lebensnotwendige Operation einer Ösophagusatresie. Die öffentliche Diskussion über Rechte der Eltern und Pflichten der Ärzte fand einen Abschluss mit dem Erlass des amerikanischen Präsidenten Ronald Reagan, den Krankenhäusern die staatliche finanzielle Unterstützung zu entziehen, wenn Down-Patienten die lebensnotwendigen Maßnahmen verweigert würden.

Fehlbildungen Etwa 45% der Patienten haben einen **Herzfehler**, am häufigsten einen AV-Kanal (atrioventrikulärer Septumdefekt), seltener finden sich isolierte Ventrikelseptumdefekte (VSD), isolierte Vorhofseptumdefekte (ASD) oder ein offener Ductus Botalli. Gastrointestinale Fehlbildungen haben eine Häufigkeit von 12%, wobei besonders auf eine Duodenalatresie und einen Morbus Hirschsprung zu achten ist

Entwicklungsstörungen Während die Geburtsmaße meist im unteren Normbereich liegen, entwickelt sich bei allen Patienten ein postnataler Kleinwuchs mit einer Erwachsenengröße zwischen 140 und 160 cm. Sowohl die motorische wie auch die sprachliche Entwicklung sind retardiert (IQ zwischen 20 und 50).

Medizinische Probleme Es besteht eine erhöhte **Infektneigung**. Bei ca. 1% der Patienten kann eine meist lymphatische Leukämie (ALL) auftreten, aber auch andere Leukämieformen werden beschrieben. Bei Neugeborenen kann ein transitorisches myeloproliferatives Syndrom auftreten. Das Risiko für eine Hypothyreose ist erhöht. Bei Erwachsenen besteht außerdem ein hohes Risiko einen Morbus Alzheimer zu entwickeln. Ursächlich wird die vermehrte Bildung von Amyloid-Precursor-Protein beschrieben (APP), dessen Gen auf dem Chromosom 21 lokalisiert ist.

▪▪ Diagnose

Die Diagnose einer Trisomie 21 erfolgt fast immer als Blickdiagnose beim Neugeborenen aufgrund einer Kombination insbesondere fazialer Dysmorphien.

> **Die klinische Verdachtsdiagnose sollte durch eine zytogenetische Untersuchung bewiesen oder ausgeschlossen werden. Für die genetische Beratung ist es unverzichtbar, zu wissen, ob eine freie Trisomie 21 oder eine Translokationstrisomie 21 vorliegt.**

▪▪ Zytogenetik (◘ Abb. 3.2)

Eine **freie Trisomie** liegt bei ca. 95% der Patienten mit Down-Syndrom vor, wobei das überzählige Chromosom 21 meist maternalen Ursprungs ist. Bei ca. 2% findet sich eine Translokation zwischen 2 akrozentrischen Chromosomen (**Robertson-Translokation**) bevorzugt zwischen den Chromosomen 14 und 21. Bei familiären Robertson-Translokationen besteht ein Risiko von etwa 10% für eine Trisomie 21, wenn die Mutter die Translokation trägt, von etwa 4%, wenn der Vater die Translokation trägt. Ein sehr hohes Risiko besteht für Nachkommen von Trägern einer Translokation 21/21 (◘ Abb. 3.3). Bei etwa 2% der Patienten liegt ein neben einer trisomen Zelllinie eine normale Zelllinie vor (Mosaiktrisomie). Der Phänotyp ist im Wesentlichen von der Verteilung der Zelllinien im Gehirn abhängig. In seltenen Fällen gelingt es mit Hilfe konventioneller zytogenetischer Techniken nicht, die klinische Diagnose einer Trisomie 21 zu beweisen. In solchen Fällen müssen zusätzlich molekularzytogenetische Untersuchungen (FISH) oder ein vergleichender Genom-Array (CGH-Array) durchgeführt werden.

▪▪ Therapie

Allgemeine Förderung und Fürsorge Für die Entwicklung eines Kindes mit Down-Syndrom sind 4 Faktoren von besonderer Bedeutung:

- Ein Kind mit Trisomie 21 bedarf derselben Fürsorge und elterlichen Liebe wie jedes andere Kind.
- Spezifische diagnostische Untersuchungen zur Erkennung von Fehlbildungen oder Krankheiten sind frühzeitig und kontinuierlich erforderlich.
- Die Fürsorge muss auch das geistige und soziale Wohlbefinden berücksichtigen.
- Neben den Eltern sollte ein interdisziplinäres Team in die Betreuung und Förderung einbezogen werden.

Betreuung durch die Eltern Die Diagnosestellung einer schweren Erkrankung beim Neugeborenen ist für Eltern sehr belastend. Was als freudiges Ereignis erwartet wurde, wird zur Katastrophe mit psychologischen Auswirkungen. Um diese Krisensituation zu überstehen, ist es besonders wichtig, dass Ärzte in der Lage sind die notwendigen Informationen in medizinisch und menschlich adäquater Weise zu übermitteln. Nichts ist so schwer wie das Überbringen schlechter Nachrichten. Es wäre wünschenswert, wenn solche Kommunikationsprozesse Teil der medizinischen Ausbildung wären. Hilfreich für Eltern ist es, Kontakte zu anderen Eltern (man ist nicht allein mit dem Problem) oder zu **Selbsthilfegruppen** zu vermitteln. Wichtig ist es auch, Eltern bei Entlassung über konkrete Termine für weitere diagnostische Untersuchungen und Förderprogramme (Einbindung in ein sozialpädiatrisches Zentrum) zu informieren.

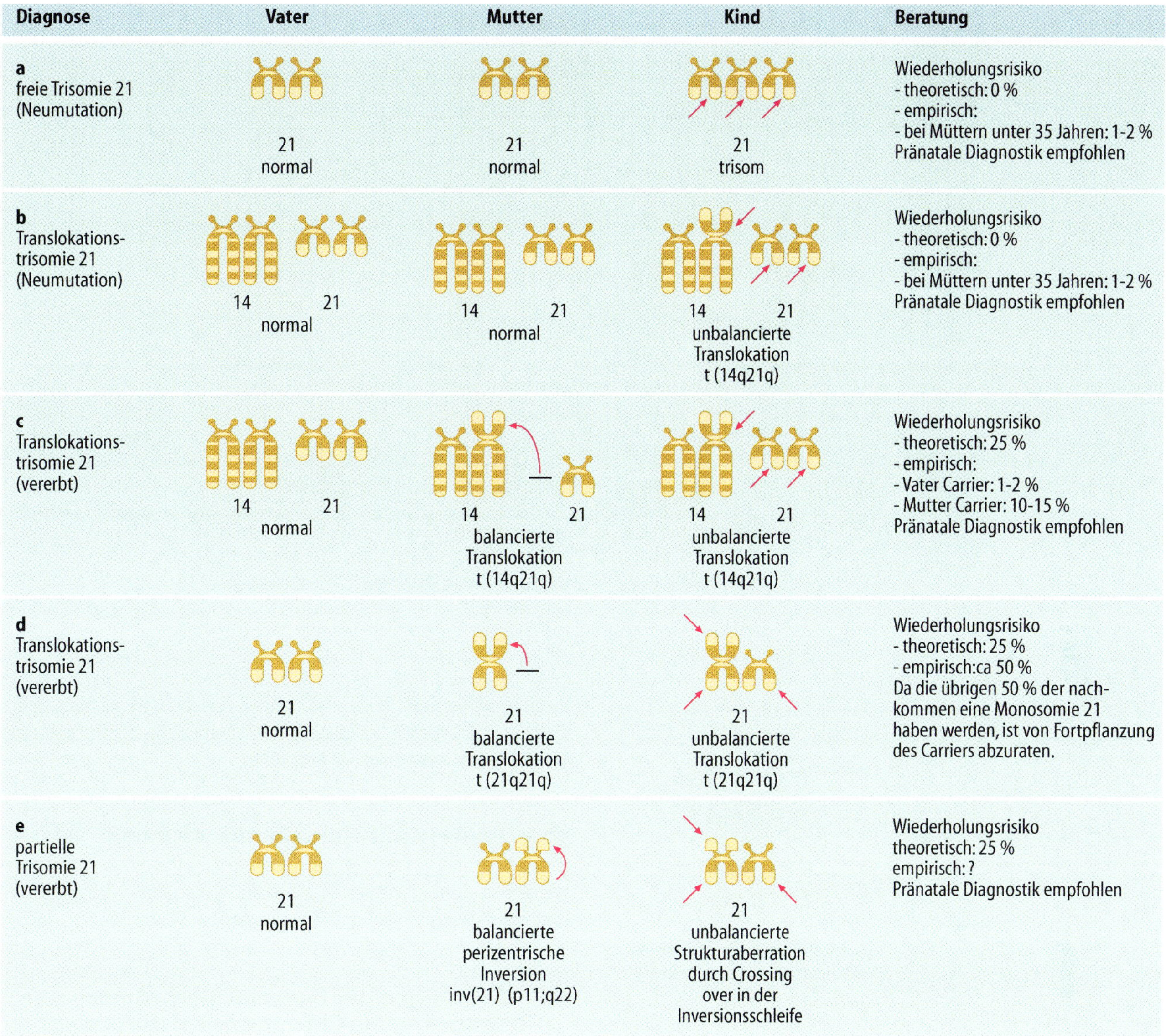

Abb. 3.2 Zytogenetische Aberrationstypen und Bedeutung der Familienberatung bei Trisomie 21. Wiederholungsrisiko entspricht dem Risiko für das Wiederauftreten der gleichen oder einer anderen Chromosomenaberration. (Nach Boué u. Gallano, Mikkelsen u Stene, Stene et al.; zit. nach Stengel-Rutkowski)

Neonatale Vorsorgeuntersuchungen Hier muss auf folgende Anomalien und Erkrankungen geachtet werden:

- Spezifische **Anomalien im Gastrointestinaltrakt**, die bei ca. 12% der Neugeborenen vorkommen: ösophageale Fistel, Duodenalatresie und -stenose, Pancreas anulare, aganglionäres Megakolon und Anus imperforatus.
- **Kongenitale Herzerkrankungen** (in 30–50% der Fälle) werden oft in den ersten Tagen nicht offenkundig, trotzdem ist eine frühestmögliche echokardiographische Diagnostik notwendig. Eine Verbesserung der Herzchirurgie und frühe Indikationsstellung zur Operation haben ebenfalls zur Verbesserung der Lebensqualität beigetragen.
- **Augenfehlbildungen** und **Augenerkrankungen**: 3% der Kinder mit Down-Syndrom haben eine konnatale Katarakt, ca. 50% einen Strabismus, 75% Refraktionsfehler und 20% blockierte Tränenwege. Jede Sehbehinderung ist ein zusätzliches Handicap für die mentale Entwicklung.

Vorsorgeuntersuchungen im Säuglingsalter Aufgrund der muskulären Hypotonie sollte sofort mit einer **krankengymnastischen Therapie** begonnen werden. Außerdem sind folgende Untersuchungen zu empfehlen:

- Sicherung des metabolischen und endokrinologischen Screenings.
- Sicherung der aktiven Impfmaßnahmen, die analog zu gesunden Kindern durchgeführt werden sollten.
- Überwachung des sozialen Milieus und falls erforderlich, Einleitung von sozialen Hilfestellungen (Anbindung an ein sozialpädiatrisches Zentrum oder Frühförderstelle).

Vorsorgeuntersuchungen und Förderung im Kleinkindes- bis Jugendalter Durchgeführt werden sollten:

- Kardiologische Verlaufskontrollen bei Vorliegen eines Herzfehlers,
- Anbindung an eine pädiatrische gastroenterologische Ambulanz bei Vorliegen von Fehlbildungen des Gastrointestinaltrakts,

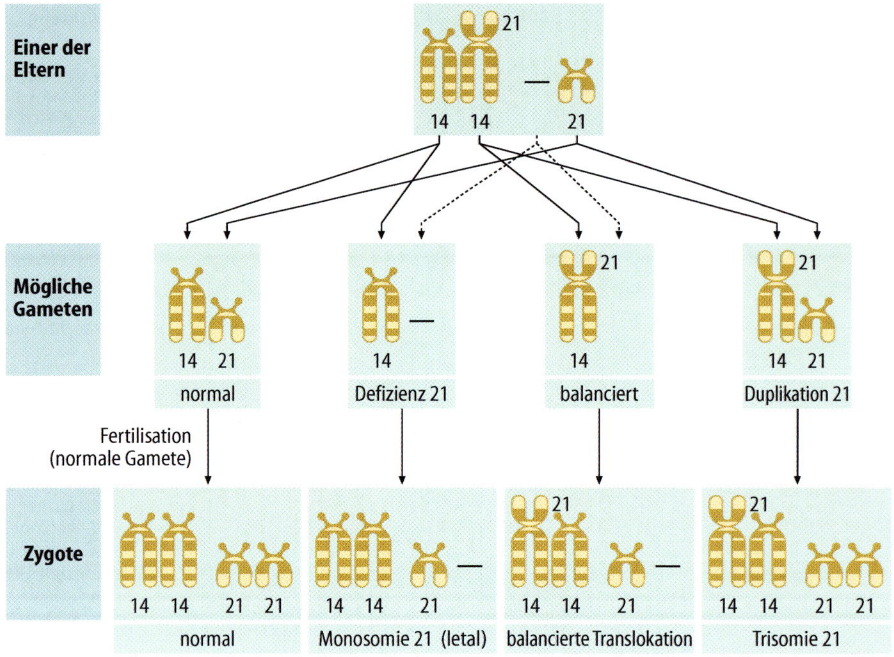

Abb. 3.3 Mögliche Segregation bei balancierter Translokation vom zentrischen Fusionstyp zwischen Chromosom 14 und 21

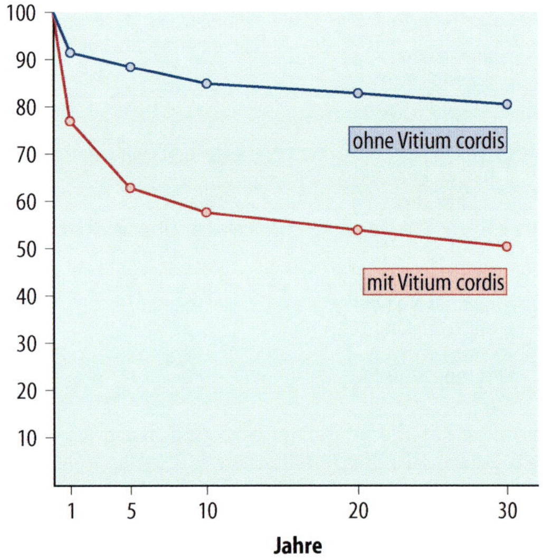

Abb. 3.4 Überlebensraten von Patienten mit Down-Syndrom

- regelmäßige Kontrolle der Hörfunktion und der Sehfähigkeit,
- Untersuchungen zur Schilddrüsenfunktion,
- orthopädische Untersuchungen im Hinblick auf eine atlanto-axiale Instabilität, die zur Kompression der Medulla oblongata in Höhe von C1–C2 führen kann,
- Ernährungsberatung zur Vermeidung von Übergewicht.

Pubertät Die Pubertät verläuft bei Jungen und Mädchen oft verzögert (**Hypogonadismus**). Die Spermatogenese ist reduziert. Männer mit Trisomie 21 sind in der Regel nicht **zeugungsfähig**, wohingegen Frauen mit Trisomie 21 schwanger werden können. Für deren Kinder besteht ein erhöhtes Risiko, ebenfalls eine Trisomie 21 zu haben.

Vorsorgeuntersuchungen im Erwachsenenalter Fast alle Vorsorgeuntersuchungen, die für das Kindes- und Jugendalter empfohlen sind, sollten auch beim erwachsenen Patienten weiter fortgeführt werden. Zusätzlich ist häufig eine psychologische oder psychiatrische Therapie notwendig (Abb. 3.4).

3.2.2 Weitere autosomale Aberrationen

Weitere autosomale Aberrationen und ihre phänotypischen Besonderheiten sind in Tab. 3.4 und in Abb. 3.5 dargestellt.

3.3 Störungen der Geschlechtschromosomen (gonosomale Chromosomenstörungen)

Die Fehlverteilung der Geschlechtschromosomen führt in der Regel im Vergleich zu den autosomalen Chromosomenstörungen zu einem milderen Phänotyp insbesondere im Hinblick auf die geistige Entwicklung).

3.3.1 Ullrich-Turner-Syndrom (UTS; 45,X)

Grundlagen

Das Krankheitsbild wurde 1929 von Ullrich und 1938 von Turner beschrieben. Die zytogenetische Ursache (Monosomie X) wurde erst 1959 durch Charles Ford geklärt.

Epidemiologie

Die Inzidenz beträgt 1 auf 1800–2500 neugeborene Mädchen. Erwähnenswert ist, dass eine Monosomie X sehr häufig Ursache von Aborten ist. Bei etwa 20% der Fehlgeburten, die eine chromosomale Ursache aufweisen, zeigt sich eine Monosomie X.

Genetik, Pathogenese

Zytogenetisch findet sich als Ursache des UTS eine **Monosomie X** (45,X). Die Monosomie X ist die einzige komlette Monosomie, die

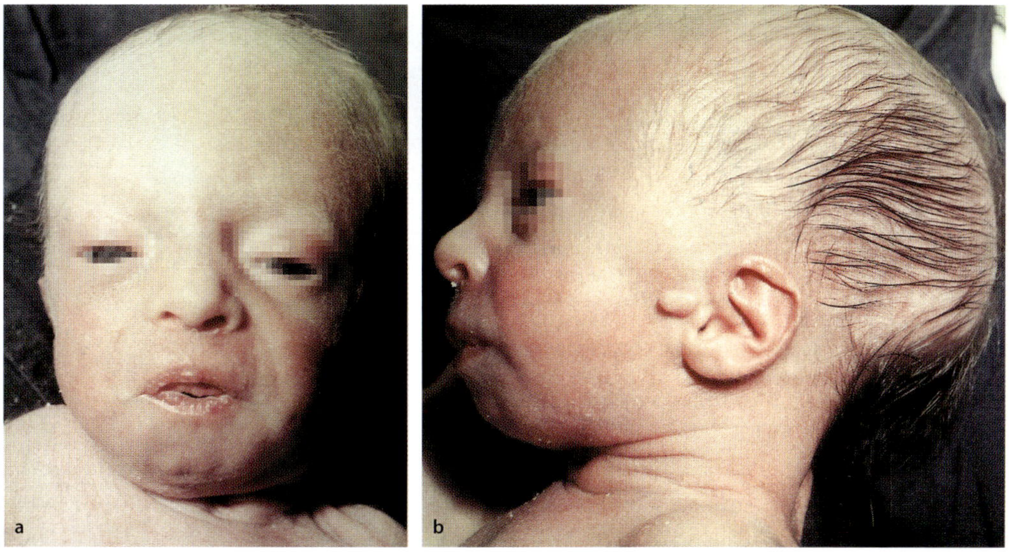

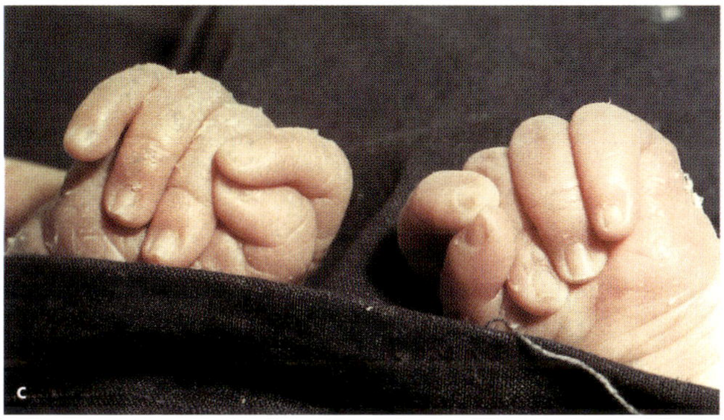

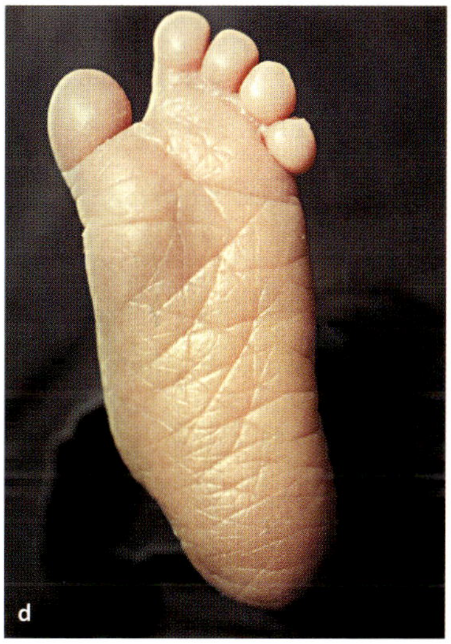

Abb. 3.5a–d Edwards-Syndrom (Trisomie 18). **a, b** Hypotrophes Neugeborenes mit Dolichozephalie, kleinem Mund, Mikrognathie und kleinen tiefsitzenden Ohren. **c** Beugekontrakturen mit typischer Überlagerung der Finger. **d** Dorsalflexion der Großzehe und weiter Abstand zwischen 1. und 2. Zehe

Tab. 3.4 Symptome bei einigen Autosomenaberrationen

	Trisomie 13 (Pätau-Syndrom)	Trisomie 18 (Edwards-Syndrom) (Abb. 3.5)	Partielle Monosomie 4p-Syndrom (Wolf-Hirschhorn-Syndrom)	Partielle Monosomie 5p-Syndrom (»Cri-du-chat«-Syndrom)
Häufigkeit	1:5.000	1:3.000		1:10–50.000
Kopf	Mikrozephalie mit fliehender Stirn, Holoprosenzephalie, Aplasie des Corpus callosum	Mikrozephalie mit prominentem Hinterhaupt	Mikrozephalie, typisches Gesichtsprofil, wie griechischer Helm	Mikrozephalie, als Säugling rundliche Gesichtsform, später längsoval
Augen	Mikrophthalmus; Kolobome	Hypertelorismus	Hypertelorismus	Hypertelorismus
Untere Gesichtspartie	Lippenkiefergaumenspalte; plumpe Nase	Kleiner Mund	Lippenkiefergaumenspalte; schnabelförmige Nase	
Finger	Flexionskontraktur der Finger; »Wiegenkufen-Füße«; postaxiale Polydaktylie	Flexionskontraktur der Finger, »Wiegenkufen-Füße«; Klumpfuß; prominente Ferse	Schlanke Finger	Kurze Finger
Fehlbildungen	Herz- und Nierenfehlbildungen	Herz-, Nieren- und ZNS-Fehlbildungen	Vitium cordis	
Letalität	80–90% im 1. Jahr	90% im 1. Jahr	80% im 1. Jahr	10% im 1. Jahr; hohe Letalität im 3. und 4. Lebensjahrzehnt

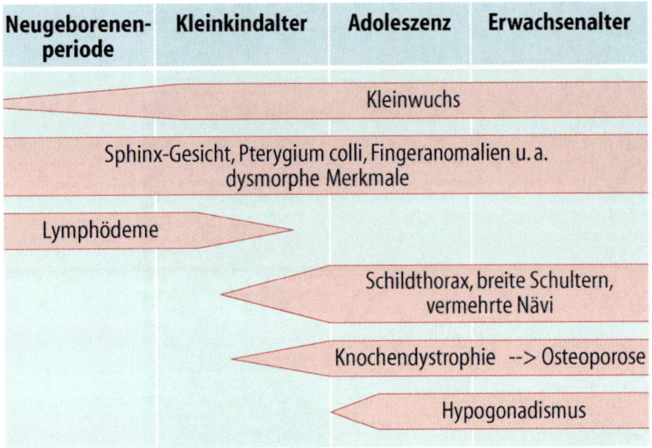

Abb. 3.6 Altersabhängigkeit der Symptome bei Turner-Syndrom (nach Prader)

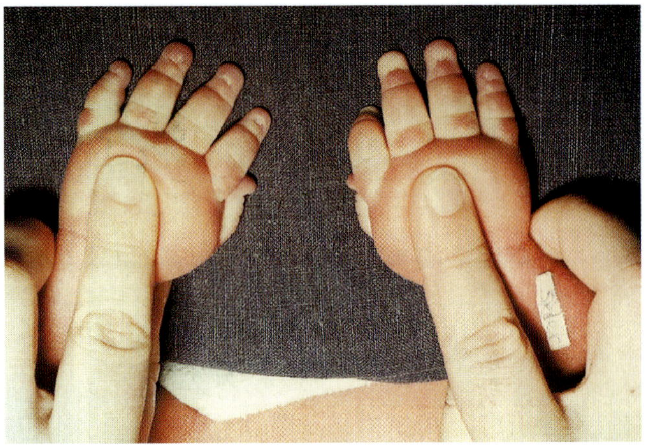

Abb. 3.7 Lymphangiektatisches Ödem am Handrücken als Leitsymptom des Turner-Syndroms beim Neugeborenen

mit dem Leben vereinbar ist. Die Monosomie X entsteht in der Regel postzygotisch, was auch die häufigen Mosaikbefunde erklärt.

Pathogenetisch findet sich ein **defektes fetales Lymphgefäßsystem**. Etwa 90% der Feten mit Monosomie X weisen massive hydropische Veränderungen und begleitende Fehlbildungen auf, die zu einem Abort im 1. und 2. Trimenon führen.

▪▪ Klinik

Das klinische Bild ist unterschiedlich in verschieden Lebensaltern (Abb. 3.6).

Fetale Befunde

Frühzeitig finden sich im Ultraschall eine **intrauterine Wachstumsverzögerung** sowie eine deutlich erhöhte **Nackentransparenz** im Sinne eines zystischen Hygroms oder aber auch ein generalisierter Hydrops. Im weiteren Verlauf werden **Herzfehler** oder **Nierenfehlbildungen** auffällig.

Befunde beim Neugeborenen

Geburtsgewicht und Länge sind meist unterdurchschnittlich. Beim Neugeborenen sind **lymphangiektatische Ödeme** an Hand- und Fußrücken nahezu pathognomonisch (Abb. 3.7). Bei einigen Neugeboren findet sich ein **Pterygium colli** (Flügelfell) als Ausdruck eines obliterierten zystischen Hygroms. Es fällt ein **tiefer Nackenhaaransatz** auf, häufig mit inversem Haaransatz. Die **fazialen Dysmorphien** (Abb. 3.8) (Epikanthus, Ptosis, weiter Augenabstand) können in diesem Alter noch sehr diskret sein. Der Thorax hat häufig eine Schildform (**Schildthorax**) mit weit auseinander stehenden Mamillen. Es zeigt sich eine **Brachydaktylie** mit hypoplastischen Nägeln. Ein Teil der Mädchen hat einen angeborenen **Herzfehler** (bikuspide Aortenklappe, Aortenisthmusstenose, valvuläre Aortenstenose, Mitralklappenprolaps).

Befunde im Säuglings- und Kleinkindalter Selten können Trinkprobleme auftreten, die sich meist spontan bessern. Mittelohrentzündungen sollten rechtzeitig behandelt werden, um eine Schallleitungsschwerhörigkeit zu vermeiden. Die Wachstumsgeschwindigkeit vermindert sich, gegen Ende des Kleinkindalters liegt das Längenmaß meist unterhalb der 3. Perzentile.

Befunde im Schulalter **Kleinwuchs** und das **Ausbleiben der Pubertät** sind häufig Anlass, die Mädchen in einer Wachstumssprechstunde vorzustellen. Die Endgröße bei nicht behandelten

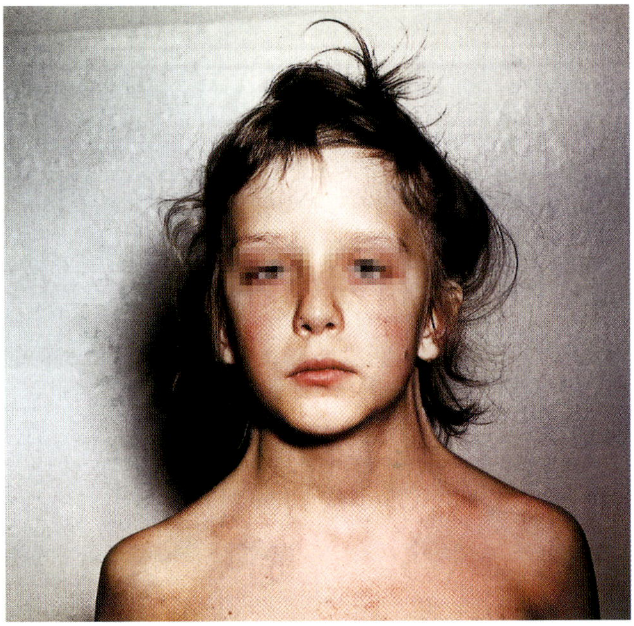

Abb. 3.8 15-jähriges Mädchen mit Pterygium colli, Minderwuchs und Pubertas tarda bei Karyotyp 45, X0

Mädchen liegt zwischen 140 und 150 cm. Bei einer radiologischen Untersuchung der linken Hand findet sich in der Regel ein verkürztes Metakarpale IV (**positives Metakarpalzeichen**). Es liegt eine **Gonadendysgenesie** vor, die Ovarien sind bindegewebig verändert (Streak-Gonaden). Endokrinologisch zeigt sich ein **hypergonadotroper Hypogonadismus**.

> **Mit einer Faustregel kann man auf die Erwachsenengröße schließen: mittlere Elterngröße × 0,63 + 39,5 cm = prospektive Endgröße.**

▪▪ Diagnose

Die Diagnosestellung erfolgt häufig erst im Schulalter aufgrund des proportionierten Kleinwuchses und der ausbleibenden Pubertät.

Zytogenetische Diagnostik Bei etwa der Hälfte der Patientinnen mit klinischen Zeichen eines UTS zeigt sich eine Monosomie X (**45,X**). Bei etwa 25% liegt ein chromosomales Mosaik vor

(**45,X/46,XX**). Bei Mosaikbefunden zeigt sich häufig ein milderer Phänotyp mit spontaner Pubertät. Wichtig ist auch der Nachweis eines Mosaiks mit einer männlichen Zelllinie (**45,X/46,XY**), die häufig nur durch molekularzytogenetische Untersuchungen dargestellt werden können. In diesen Fällen besteht ein Risiko für Gonadoblastome. Auch **strukturelle Aberrationen** wie eine Deletion Xp, ein Ringchromosom X oder Isochromosom X [i(Xq)] können für ein Ullrich-Turner-Syndrom verantwortlich sein. Die phänotypischen Auffälligkeiten werden durch einen Verlust von Genen, die auf dem kurzen Arm lokalisiert sind, verursacht. Es ist bekannt, dass der Kleinwuchs durch eine Haploinsuffizienz des SHOX-Gens entsteht.

Endokrinologische Diagnostik Erniedrigte Basalwerte für die Gonadotropine sowie ein Lh/RH-Test geben Auskunft über einen **hypergonadotropen Hypogonadismus**.

Fehlbildungsdiagnostik Nach Diagnosestellung eines UTS müssen gezielte Untersuchungen zum Ausschluss eines **Herzfehlers** sowie von **Fehlbildungen der Nieren und ableitenden Harnwege** (Hufeisenniere, einseitige Nierenagenesie, Nierendoppelanlage etc.) durchgeführt werden.

▪▪ Therapie

Die **hormonelle Therapie** hat 2 Säulen:

- Verbesserung des Wachstums,
- Einleitung und Erhaltung der Pubertätsentwicklung.

Wachstumshormontherapie Mädchen mit Turner-Syndrom haben meist keinen Wachstumshormonmangel. Die Spontansekretion im Schlaf kann aber reduziert sein. Mehrere Multicenterstudien haben gezeigt, dass mit Wachstumshormon in einer Dosis von 0,035 mg/ kg/ Tag = 1 mg/m^2/Tag das Längenwachstum und die Endgröße beeinflusst werden kann. Ziel der Therapie ist, eine **Endgröße >150 cm** zu erreichen. Mädchen großer Eltern erreichen auch ohne Wachstumshormon diese Größe, andere sind durch ihren Kleinwuchs nicht unzufrieden und scheuen die jahrelange tägliche Injektion, sodass immer ein individueller Weg gesucht werden sollte. Wesentliche Nachteile, außer den hohen Kosten, hat die Hormontherapie aber nicht.

Steroidhormonsubstitution Die Substitution mit Sexualsteroiden zur **Pubertätsimitation** wird in folgenden 3 Phasen empfohlen:

- kontinuierlich kleinste Östrogendosen über ½–1 ½ Jahr, z. B. in Dosen von 2–5 μg/Ethinylestradiol pro Tag,
- zyklische Östrogentherapie über 3 Wochen und 1 Woche Pause,
- Sequenztherapie mit Östrogen und Gestagenen.

Der Therapiebeginn sollte nicht zu früh liegen, etwa ab Knochenalter 12 ½–13 Jahre. Unter der Hormontherapie bilden sich die **sekundären Geschlechtsmerkmale** und periodische Blutungen aus und der Körperbau nimmt weibliche Formen an. Die Hormontherapie wird durch endokrinologisch erfahrene Kinderärzte gesteuert. Durch ständig begleitende Gespräche müssen das Selbstbewusstsein stabilisiert, alle Fragen der Sexualität, auch die der Kinderlosigkeit besprochen und der Übergang der Betreuung zu gynäkologisch oder endokrinologisch erfahrenen Ärzten sichergestellt werden.

Vorsorgeuntersuchungen bei erwachsenen Frauen Wegen des erhöhten Risikos einer Dilatation der Aorta ascendens und einer Aortendissektion sollten regelmäßige Vorstellungen beim Kardiologen erfolgen. Außerdem sollte die Hörfähigkeit überprüft werden.

3.3.2 Triple-X-Syndrom (Trisomie X; 47, XXX)

▪▪ Epidemiologie

Bei etwa 1 auf 1000 neugeborenen Mädchen findet sich eine Trisomie X (47, XXX). Fast immer stammt das zusätzliche Chromosom von der Mutter als Folge einer Fehlverteilung (Nondisjunction).

▪▪ Klinik

Der überwiegende Anteil von Mädchen und Frauen ist phänotypisch unauffällig. Viele Frauen mit einem überzähligen X-Chromosom werden nicht diagnostiziert. Allerdings gibt es auch Patientinnen, die einen Hochwuchs, Teilleistungsschwächen besonders im sprachlichen Bereich sowie ein vermindertes Selbstbewusstsein aufweisen. Es ist nicht bekannt, durch welche Faktoren der Phänotyp beeinflusst wird. Der Befund eines Triple-X-Syndroms im Rahmen der Pränataldiagnostik stellt ein Dilemma da.

3.3.3 Klinefelter-Syndrom (47, XXY)

Die Erstbeschreibung erfolgte durch **Harry Klinefelter** 1942. Erst 1959 konnte Patricia Jacobs die zugrunde liegende zytogenetische Auffälligkeit aufklären.

▪▪ Epidemiologie

Das Klinefelter-Syndrom ist mit einer Inzidenz von 1 auf 500/1 auf 1000 die häufigste gonosomale Chromosomenstörung. Männliche Infertilität ist in ca. 10% auf ein Klinefelter-Syndrom zurückzuführen. Das überzählige X-Chromosom stammt zur Hälfte vom Vater, zur Hälfte von der Mutter.

▪▪ Klinik

Vor der Pubertät sind die Jungen in der Regel unauffällig. Die Diagnosestellung erfolgt aufgrund einer unvollständigen und spät auftretenden Pubertät, einer Gynäkomastie, eines Hochwuchses und eines kleinem Hodenvolumens (Abb. 3.9). Bei einigen Jungen fallen eine Entwicklungsverzögerung sowie Konzentrations- und Verhaltensprobleme auf. Da viele Männer aber phänotypisch unauffällig sein können, erfolgt die Diagnosestellung häufig erst im Erwachsenenalter bei der Abklärung einer **Infertilität**. Im Spermiogramm findet sich eine Azoospermie oder eine Oligospermie mit meist unbeweglichen Spermien bei Tubulushyalinose und Tubulussklerose. Bei der endokrinologischen Untersuchung zeigt sich ein **hypergonadotroper Hypergonadismus**. Bei erwachsenen Männern besteht ein erhöhtes Risiko für Varikose, Diabetes mellitus und trophischen Hautveränderungen. Männer mit Klinefelter-Syndrom haben ein im Vergleich zu normalen Männern ein ca. 20-fach erhöhtes Risiko für Brustkrebs.

▪▪ Therapie

Bei früher Diagnose sollte eine Substitutionstherapie mit **Testosteron** etwa im Alter von 12–14 Jahren begonnen werden (250 mg/ Monat). Eine Testosterontherapie sollte auch dann erfolgen, wenn die Diagnose erst im Erwachsenenalter gestellt wurde, u. a. wegen des erhöhten Osteoporoserisikos. Es bestehen repromedizinische Möglichkeiten (ICSI, Tesis), eigene Nachkommen zu haben.

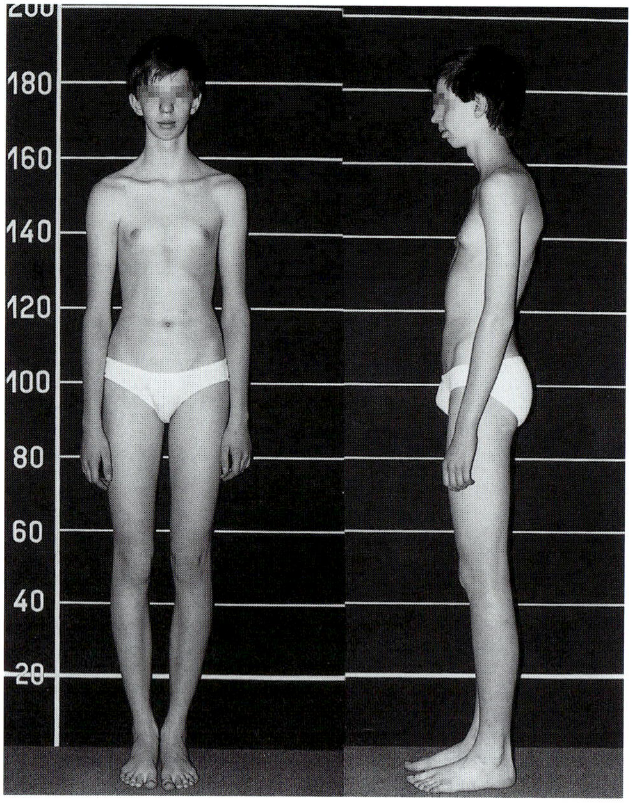

Abb. 3.9 15-jähriger Junge mit Klinefelter-Syndrom (Karyotyp 47, XXY)

3.3.4 Klinefelter-Varianten (48, XXXY, 49, XXXXY)

Mit jedem zusätzlichen X-Chromosom nehmen die geistige Behinderung, die fazialen Dysmorphien und Genitalfehlbildungen deutlich zu. Häufig findet sich eine radioulnare Synostose als Leitsymptom.

3.3.5 47,XYY

Bei etwa 1 auf 1000 männliche Neugeborene findet sich ein 47,XYY-Karyotyp. Männer mit diesem Chromosomensatz sind häufig überdurchschnittlich groß, die Fertilität kann leicht eingeschränkt sein. Charakteristische phänotypische Auffälligkeiten zeigen sich in der Regel nicht

3.4 Klassische Mikrodeletionssyndrome

Grundlagen

Unter einem Mikrodeletionssyndrom versteht man ein Fehlbildungs-Retardierungssyndrom, das auf einer kleinen, durch konventionelle Methoden der Zytogenetik, nicht erkennbaren Deletion (submikroskopische Deletion) oder Duplikation beruht.

Durch die Einführung der Fluoreszenz-in-situ-Hybridisierung (FISH) konnte nachgewiesen werden, dass eine wachsende Zahl syndromaler Krankheitsbilder auf Mikrodeletionen beruht. Bei den meisten dieser Mikrodeletionssyndrome gehen mehrere Gene in der Deletionsregion verloren, man spricht deswegen auch von »contiguous gene syndromes«.

Tab. 3.5 Chromosomale Mikrodeletionssyndrome. Die ursächlich beteiligten Gene sind überwiegend noch unbekannt

1p36	Retardierungs-Syndrom mit Leitsymptom große vordere Fontanelle
2q37	Kurze Daumenendglieder plus Hypotonie
3q25	Blepharophimose-Ptose-Epicanthus-inversus-Syndrom und Retardierung
4p16.3	Wolf-Hirschhorn-Syndrom, Pitt-Rogers-Danks-Syndrom
5p15	Cri-du-chat-Syndrom
7q11.23	Williams-Beuren-Syndrom
8q24.1	Langer-Giedion-Syndrom
10p13–14	DiGeorge-Syndrom 2
11p13	WAGR-Syndrom
11p13	Aniridie
11p11–12	EXT2/FPP-Syndrom (DEFECT-11-Syndrom)
13q14	Retinoblastom und Entwicklungsverzögerung
15q11.2	Prader-Willi-Syndrom
15q11.2	Angelman-Syndrom
16p13.3	α-Thalassämie und Retardierung
16p13–3	Rubinstein-Taybi-Syndrom
17p13.3	Miller-Dieker-Syndrom
17p11.2	Smith-Magenis-Syndrom
17q11.2	Neurofibromatose Typ 1 und Entwicklungsverzögerung
20p12–13	Alagille-Syndrom
22q11.2	DiGeorge-/velokardiofaziales Syndrom (CATCH 22)
Xp22.3	Kallmann-Syndrom, X-chromosomal
Xp22.3	Steroidsulfatasemangel
Xq28	Myotubuläre Myotonie und Hypogonadismus

Mikrodeletionen treten meist sporadisch auf, nur selten aufgrund einer chromosomalen Umstrukturierung. Die klinische Beschreibung erfolgte meistens vor der ursächlichen Klärung. Tab. 3.5 gibt einen Überblick über die klassischen Mikrodeletionssyndrome.

Diagnose

Die Nachweisgrenze der **konventionellen Zytogenetik** liegt bei etwa 5 Mb. Mit Hilfe der **Fluoreszenz-in-situ-Hybridisierung** (FISH) können Deletionen bis ca. 0,1 Mb entdeckt werden. Bei der FISH wird die einzelsträngige DNA mit komplementärer DNA (DNA-Sonden), die mit einem Fluoreszenzfarbstoff versehen sind, hybridisiert. Für die Diagnostik von Mikrodeletionssyndromen werden lokusspezifische Sonden verwendet (Abb. 3.10). Die Fluoreszenzsignale werden mit speziellen Mikroskopen detektiert. Wenn die DNA-Sonde bindet, erkennt man ein Fluoreszenzsignal; bei einer Deletion fehlt dieses Signal. Für viele Mikrodeletionssyndrome liegt ein erkennbarer Phänotyp vor. In diesen Fällen kann der Einsatz

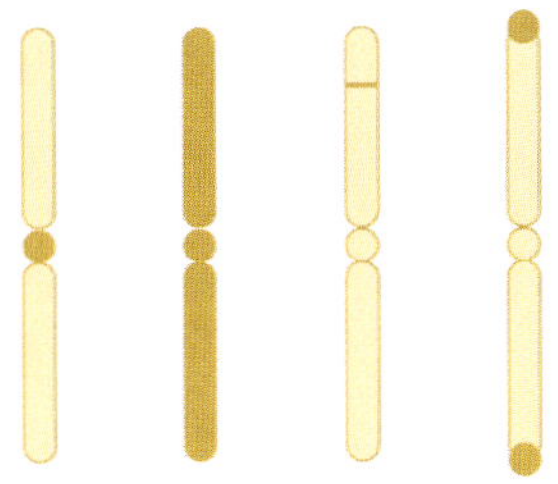

Abb. 3.10a–d Fluoreszenz-in-situ-Hybridisierung. **a** Zentromerproben mit alphaoider DNA; kurze DNA-Abschnitte von 170 bp Länge, die vieltausendfach wiederholt und auf jedem Chromosom unterschiedlich sind. **b** Anfärbung ganzer Chromosomen (»whole chromosome painting«) mittels »DNA-libraries« aus Tausenden von Single-copy-Sonden. **c** Lokusspezifische Proben aus kurzen DNA-Abschnitten können in bakteriellen und Hefevektoren kloniert werden. **d** Telomerproben

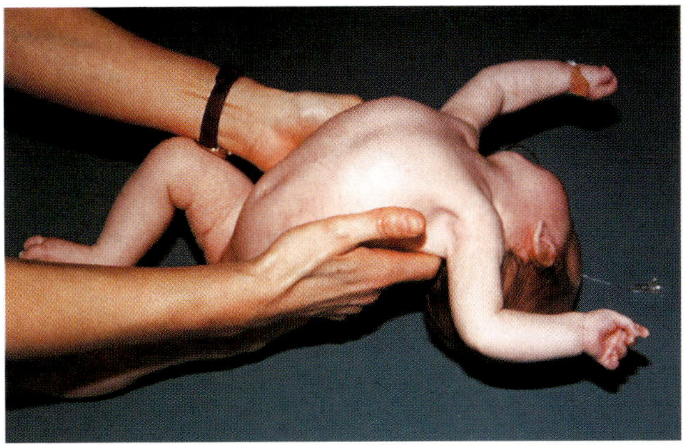

Abb. 3.11 Generalisierte Muskelhypotonie bei 2 Wochen altem Säugling als Leitsymptom des Prader-Willi-Syndroms

einer **lokusspezifischen Sonde** die Diagnose ausschließen oder beweisen. Wir wissen aber heute, dass das phänotypische Spektrum sehr groß sein kann, was eine eindeutige diagnostische Zuordnung erschwert. In diesen Fällen helfen neue Methoden, wie die vergleichende **genomische Hybridisierung** (CGH), die auf der DNA-Chip-Technologie beruht, auch weniger charakteristische Phänotypen ätiologisch zu klären.

3.4.1 Prader-Willi-Syndrom

Das Prader-Willi-Syndrom (PWS) illustriert zusammen mit dem Angelman-Syndrom (▶ Kap. 4.4.2) – obwohl phänotypisch ganz unterschiedlich –beispielhaft die Bedeutung der genomischen Prägung (**Imprinting**) beim Menschen. Gemeinsame Ursache ist der funktionelle Verlust von Genen der Region **15q11-q13**, die eine unterschiedliche elternspezifische Prägung aufweisen und dem genomischen Imprinting unterliegen.

▪▪ Epidemiologie

Die Inzidenz des Prader-Willi-Syndroms liegt bei 1 auf 10.000.

▪▪ Klinik

Das klinische Bild kann in 4 Phasen unterteilt werden:

- **Fetale und neonatale Phase.** Kinder mit PWS haben meist ein niedriges Geburtsgewicht und werden aus Beckenendlage entbunden. Leitsymptom ist eine ausgeprägte **muskuläre Hypotonie** (Abb. 3.11), die sich auch schon pränatal durch reduzierte Kindsbewegungen bemerkbar macht. Zusätzlich bestehen im Neugeborenen- und frühen Säuglingsalter ausgeprägte **Fütterungsprobleme**, die häufig eine Sondenernährung notwendig machen. Das Trinkverhalten bessert sich meist gegen Ende des ersten Lebensjahres. Muskelhypotonie und Fütterungsprobleme sind bei allen Patienten mit Prader-Willi-Syndrom vorhanden. Bei Jungen bestehen ein Hodenhochstand sowie ein Skrotalhypoplasie, während sich bei Mädchen hypoplastische kleine Labien finden.
- **Kleinkindphase.** Zwischen dem 1. und 5. Lebensjahr ändert sich das Essverhalten, während das erste Lebensjahr durch Fütterungsprobleme gekennzeichnet war, entwickelt sich jetzt ein unstillbares Hungergefühl. Dies ist meiner einer **übermäßigen Gewichtsentwicklung** und dem Beginn einer Adipositas verbunden. Zusätzlich zeigt sich eine statomotorische und geistige **Entwicklungsverzögerung**. Die Sprachentwicklung ist bei den meisten Kindern verzögert, zusätzlich zeigen sich Artikulationsprobleme. Bei vielen Kindern wird die Fazies typischer (schmale Stirn mit bitemporalen Einziehungen, mandelförmige Augen, hochgezogene Oberlippe). Auffällig ist ein zäher Speichel. Weicher Zahnschmelz und die erhöhte Viskosität des Speichels begünstigen die Entstehung von Karies.
- **Kindes- und Jugendalter.** Die meisten Kinder mit PWS weisen in dieser Phase eine **Adipositas** per magna auf (Abb. 3.12). Zusätzlich bestehen ein **Kleinwuchs** sowie eine **Akromikrie** (kleine Hände und Füße). Die **Pubertätsentwicklung** ist aufgrund eines hypogonadotropen Hypogonadismus **verzögert** und **unvollständig**. In diesem Alter treten auch verstärkt **Verhaltensprobleme** wie Stimmungsschwankungen, aggressive Tendenzen, depressive Verstimmung und Hautkratzen (»skin

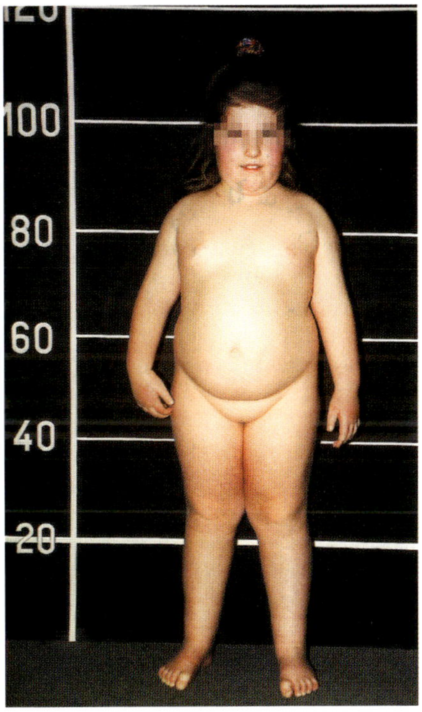

Abb. 3.12 6 ½-jähriges Mädchen mit Prader-Willi-Syndrom (Deletion 15q11-13): Minderwuchs (-2,77 SDS), Adipositas (BMI 24,76 kg/m^2 >97. Perzentile), psychomotorische Retardierung (Imbezillität) und akrofaziale Dysmorphie

3

Exkurs

Grundlagen des genomischen Imprinting

Genomisches Imprinting bezeichnet einen epigenetischen Prozess, bei dem bestimmte Chromosomenabschnitte während der weiblichen und männlichen Keimzellbildung spezifisch markiert werden. Als Folge hieraus sind in somatischen Zellen entweder nur das väterliche oder mütterliche Allel eines Gens aktiv. Hierdurch unterscheiden sich das mütterliche und väterliche Chromosom funktionell. Eine zentrale Rolle spielt die elternspezifische Methylierung bestimmter CpG-Dinukleotide. Deletionen, uniparentale Disomien, und Imprintingfehler führen zum vollständigen Funktionsverlust geprägter Gene und dadurch zu charakteristischen Krankheitsbildern. Klassische Beispiele für das Phänomen des genomischen Imprintings sind das Prader-Willi- und das Angelman-Syndrom. Gene für beide Krankheitsbilder liegen in der Region 15q11-q13 und sind aufgrund einer unterschiedlichen Methylierung, aktiv oder stumm. Die Untersuchung von Imprintingfehlern beim Prader-Willi- und Angelman-Syndrom hat zur Identifikation eines Imprintingcenters (IC) geführt, das die Prägung der Gene auf diesem Abschnitt reguliert.

picking«) auf. Die Intelligenzentwicklung kann von **niedrig normal bis geistig behindert** reichen. Allerdings ist der Besuch einer Regelschule auch für Kinder mit nahezu normaler Intelligenz aufgrund des besonderen Verhaltensphänotyps meist nicht möglich.

- **Erwachsenenalter.** Unbehandelte Patienten sind kleinwüchsig (145–160 cm), haben eine Adipositas per magna und kleine Hände und Füße. Der unstillbare Appetit macht das Zusammenleben schwierig. Küche und Schränke müssen abgeschlossen werden, um unkontrolliertes Essen zu verhindern. Das fehlende Sättigungsgefühl führt auch dazu, das Geld entwendet wird, um sich dafür Nahrung zu kaufen. Mangelndes Selbstwertgefühl und Verhaltensprobleme bis hin zur Psychose kennzeichnen diese Phase. Nur sehr wenige Patienten haben eine abgeschlossene Berufsausbildung, meistens erfolgte eine Tätigkeit in einer betreuten Werkstatt. Zunehmend sind sich in Deutschland betreute Wohngruppen für Erwachsene mit PWS entstanden.

▪▪ Therapie

Bis heute gibt es keine ätiologische Therapie, die das mangelnde Sättigungsgefühl beeinflussen kann. Somit ist die konsequente Durchführung einer Diät, die etwa 2/3 der altersüblichen Kalorienmenge beinhalten sollte, lebenslänglich notwendig. Seit einigen Jahren werden die Kosten für eine Therapie mit **Wachstumshormon** übernommen. Internationale Studien konnten zeigen, dass durch diese Behandlung nicht nur die Endgröße verbessert wird, sondern dass aufgrund der anabolen Wirkung auch eine Umwandlung von Fett- in Muskelgewebe erfolgt, was bei vielen Patienten eine Verbesserung der Körperproportionen bewirkt. Dieser positive Effekt ist allerdings nur zu erreichen, wenn auch weiterhin eine konsequente Diät eingehalten wird. Insgesamt sind in allen Phasen **symptomatische Fördermaßnahmen** wie z. B. Krankengymnastik, Ergotherapie und Logopädie notwendig.

▪▪ Genetik

Bei etwa 70% der Patienten mit PWS findet sich eine ca. 4 Mb interstitielle **Deletion am paternalen Chromosom 15 (15q11-q13)**, die überwiegend de novo ensteht. Bei einer paternalen Deletion 15q11-q13 geht die einzige Kopie der PWS-Gene verloren, was zu einem vollständigen Funktionsverlust dieser Gene führt. Fast alle Patienten (ca. 25%), die keine Deletion aufweisen, haben eine **maternale uniparentale Disomie 15**; dies bedeutet, dass beide Chromosomen 15 von der Mutter vererbt werden. In diesem Fall sind zwar 2 Kopien der PWS-Gene vorhanden, aber beide Gene sind stumm, so dass ein vollständiger Funktionsverlust dieser Gene resultiert. In den letzten Jahre wurde eine kleine Gruppe von Patienten mit PWS identifiziert (1–4%), die weder eine Deletion 15q11-q13 noch eine maternale uniparentale Disomie 15 aufweisen, bei denen beide Chromosomen 15 jedoch eine mütterliche Prägung besitzen (Imprintingfehler). Als Folge hiervon sind die PWS-Gene auf dem väterlichen Chromosom stumm. Es ergibt sich somit ein Effekt ähnlich wie bei einer uniparentalen Disomie. Man spricht auch von einer **funktionellen Disomie**. Bei einem Teil der Patienten mit Imprintingfehler findet sich eine Mikrodeletion (IC-Mutation).

3.4.2 Angelman-Syndrom

▪▪ Epidemiologie

Das Angelman-Syndrom (AS) weist eine Inzidenz von ca. 1 auf 15.000 Neugeborene auf. Wie beim PWS ist ursächlich ein funktioneller Verlust von Genen der chromosomalen Region **15q11-q13** vorhanden.

▪▪ Klinik

Im **Neugeborenenalter** ist die Diagnosestellung meist schwierig. Ein niedriges Geburtgewicht und eine nur mäßig ausgeprägte Hypotonie sowie eine Mikrozephalie sind eher unspezifische Marker. Bei der neurologischen Untersuchung in diesem Alter fällt jedoch bei einigen Kindern eine vermehrte Zittrigkeit (Rumpfhypotonie) auf. **EEG-Veränderungen** im Sinne von großamplitudigen »slow waves« und frontal betonten »spikes« und »sharp waves« sind auch in diesem Alter schon vorhanden und hinweisend für die Diagnose. Der häufigste Zeitpunkt der Diagnosestellung ist das **späte Kleinkindalter** (▣ Abb. 3.13). Eine deutlich verzögerte statomotorische und geistige Entwicklung, eine Ataxie, Krampfanfälle und besonders die ausbleibende Sprachentwicklung im Zusammenhang mit den typischen Veränderungen im EEG machen ein AS wahrscheinlich. Bei etwa 80% der Patienten mit AS treten Krampfanfälle auf, die häufig schwer therapierbar sind. Allerdings nimmt die Häufigkeit und Intensität der Anfälle mit steigendem Lebensalter ab. Nicht alle Patienten lernen laufen. Auch aufgrund der schweren Ataxie ist meist ein Rollstuhl notwendig. Die Patienten zeigen unmotiviertes Lachen, was den Erstbeschreiber, den englischen Pädiater Harry Angelman im Zusammenhang mit der Ataxie von einem »**happy puppet syndrome**« sprechen ließ. Belastend für die Familie sind die Schlafprobleme. Die fazialen Merkmale beim AS sind nicht spezifisch, bei Erwachsenen zeigt sich ein zunehmend längliches Gesicht mit Progenie (prominentes Kinn). Die Patienten weisen im Gegensatz zum PWS fast immer eine schwere geistige Behinderung auf.

▪▪ Genetik

Wie beim PWS findet sich bei der Mehrzahl (70%) der Patienten eine Deletion **15q11-q13**, in diesem Fall betrifft die Deletion aber das **mütterliche Chromosom 15**. Eine **paternale uniparentale Disomie 15** liegt nur bei 1–2% der Patienten mit AS vor, Imprintingfehler treten mit einer Häufigkeit von etwa 5% auf. Ungefähr 20% der Pa-

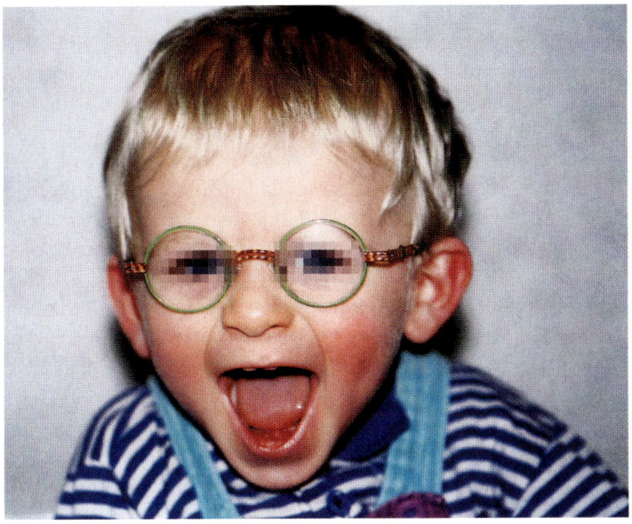

Abb. 3.13 Angelmann-Syndrom bei 1 ½-jährigem Jungen: statomotorische Entwicklunsverzögerung, grob ataktische Gangstörung und unmotivierte Lachattacken

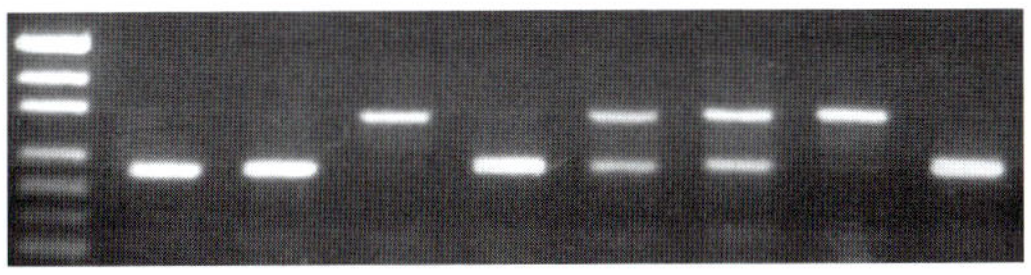

Abb. 3.14 Methylierungsspezifische PCR. Das Fehlen des väterlichen, unmethylierten Allels weist auf ein PWS hin, das Fehlen des methylierten mütterlichen Allels auf ein AS. *C* normale Kontrolle

tienten mit AS haben weder eine Deletion noch eine uniparentale Disomie noch einen Imprintingfehler, sondern eine Mutation im in dem für AS ursächlichen **UBE3A-Gen**, das in Gehirnzellen dem Imprinting unterliegt. Bei etwa 20% der Patienten mit den klinischen Zeichen eines AS lässt sich die molekulare Ätiologie nicht klären. Hier ist aber auch zu bedenken, dass möglicherweise andere Krankheitsbilder vorliegen, die ein ähnliches klinisches Bild aufweisen.

Therapie

Behandlung der Schlafstörungen mit Melatonin, antikonvulsive Therapie der Krampfanfälle, bei ausgeprägter Hyperaktivität kann eine Ritalintherapie erfolgreich sein. Symptomatische Therapie

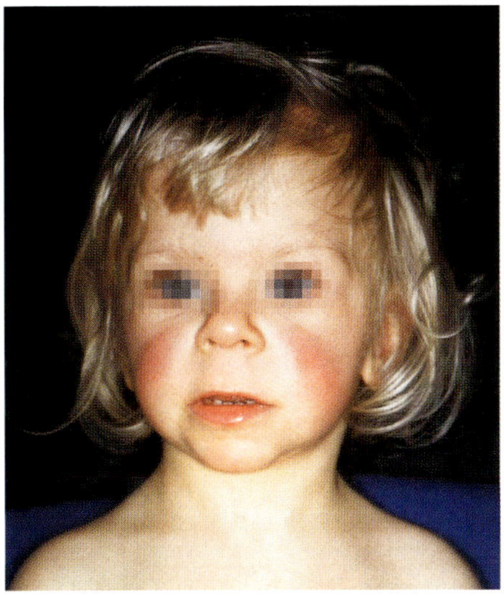

Abb. 3.15 Williams-Beuren-Syndrom bei 1 ½-jährigem Mädchen: Kleinwuchs, dysmorphes Gesicht (Elfengesicht), Mikrozephalie, Ventrikelseptumdefekt

3.4.3 Williams-Beuren-Syndrom

Epidemiologie

Die Häufigkeit beträgt ca. 1 auf 20.000/50.000 Neugeborene. Die Erstbeschreibung erfolgte 1961 durch Williams und 1962 durch den Göttinger Kinderkardiologen Beuren.

Klinik

Im Neugeborenenalter zeigen sich ein reduziertes Geburtsgewicht, eine intermittierende Hyperkalzämie und Ernährungsstörungen. Schon im jungen Alter fallen charakteristische **Gesichtsdysmorphien** (hypoplastisches Mittelgesicht mit kurzer, breiter Nasenspitze und antevertierten Narinen, periorbitale Schwellungen, Strabismus, füllige Lippen, kleine weit auseinander stehende Zähne und etwas »hängende« Wangen) auf, die eine Blickdiagnose erlauben (Abb. 3.15). Bei vielen Kindern fehlt eine besondere Struktur der Iris auf (**Iris stellata**; Abb. 3.16). Die supravalvuläre Aortenstenose sowie eine periphere Pulmonastenose sind häufige **Herzfehler**. Es besteht eine generalisierte **Bindegewebsschwäche**, die sich in Hernien, überstreckbaren Gelenken und weicher Haut äußert. Es bestehen ein **Kleinwuchs** sowie eine **Mikrozephalie**. Patienten mit Williams-Beuren-Syndrom fallen besonders durch Ihren **Verhaltensphänotyp** auf. Sie sind freundlich zugewandt,

Exkurs

Epigenetische Diagnostik von PWS und AS

In der Region15q11-q13 konnte eine elternspezifische Methylierung nachgewiesen werden, wobei das maternale Allel methyliert und das paternale Allel unmethyliert ist. Diese Unterschiede lassen sich mit Hilfe methylierungssensitiver Restriktionsenzyme oder nach Bisulfitbehandlung nachweisen. Da bei einer Deletion, einer uniparentalen Disomie oder einem Imprintingfehler entweder das maternale oder das paternale Methylierungsmuster fehlt, lassen sich diese Aberrationen mit Hilfe einer Methylierungsanalyse (Abb. 3.14) erkennen. Heute wird die Diagnostik mit Hilfe einer methylierungsspezifischen-PCR oder einer spezifischen MLPA (»multiplex ligation dependent probe amplification«) durchgeführt. Mit diesen Testverfahren ist es möglich, ein PWS sicher auszuschließen oder zu beweisen, bei AS werden nur die Patienten, die eine Punktmutation im UBE3A-Gen aufweisen nicht erfasst. Bei auffälligem Methylierungstest sollte dann durch weitere Untersuchungen die molekulare Ätiologie geklärt werden, die Voraussetzung für die genetische Beratung und die Angabe des Wiederholungsrisikos ist. Deletionen lassen sich durch molekularzytogenetische Untersuchungen (FISH mit lokusspezifischen Sonden) erkennen. Falls keine Deletion vorhanden ist, lassen Mikrosatellitenuntersuchungen auf Familienebene (Patient und Eltern) zwischen einer uniparentalen Disomie und einem Imprintingfehler unterscheiden. Bei nachgewiesenem Imprintingdefekt muss nach einer IC-Deletion geschaut werden, da in diesen Fällen von einem erhöhten Wiederholungsrisiko (50%) auszugehen ist.

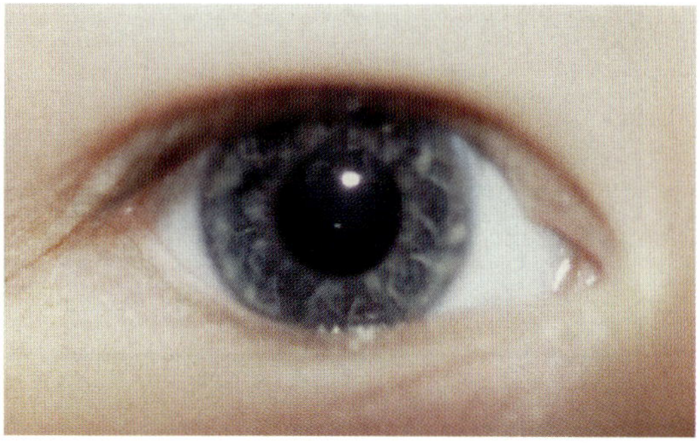

Abb. 3.16 Iris stellata: typische radspeichenartige Musterung der Iris bei Patient mit Williams-Beuren-Syndrom

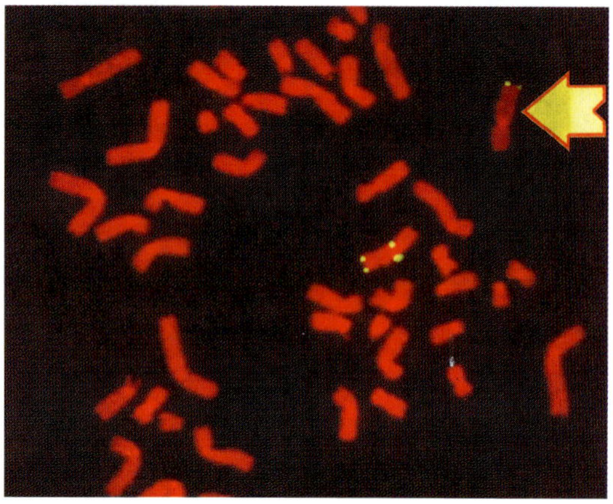

Abb. 3.17 Nachweis einer Mikrodeletion 7q11.23 mittels FISH und lokusspezifischer Sonde (ELN)

extrovertiert, aber distanzlos, verfügen über eine ausdrucksstarke Sprache, allerdings ist das Gesprochene oft inhaltslos und inadäquat (Partytalker). Die Stimme erscheint rau. Die guten verbalen Fähigkeiten lassen den Grad der tatsächlich vorhandenen Retardierung eher geringer erscheinen. Es ist von IQ-Werten zwischen 40 und 80 auszugehen.

▪▪ Genetik

Beim WBS besteht eine etwa 1,5 Mb große Mikrodeletion **7q11.23**, die mit Hilfe einer FISH (lokusspezifische Sonde) bei ca. 95% der Patienten nachgewiesen werden kann (Abb. 3.17). Die Deletion erfolgt meistens de novo, bei einem Teil der Eltern findet sich jedoch eine Inversion der Region 7q11.2. In dieser Region konnten bisher mehr als 20 Gene identifiziert werden, darunter das Elastin-Gen (ELN) und Lim-Kinase1-Gen (LMK1). Mutationen im ELN-Gen können auch zu einer isolierten supravalvulären Aortenstenose führen. LMK1 scheint eine Bedeutung für das räumliche Sehen zu haben.

▪▪ Therapie

Behandlung der Hyperkalzämie, ggf. operative Therapie des Herzfehlers. Symptomatische Maßnahmen.

3.4.4 DiGeorge-Syndrom-Deletion 22q11

▪▪ Synonyme

Velokardiofaziales-Syndrom, Shprintzen-Syndrom, konotrunkales-Syndrom, asymmetrisches Schreigesicht.

▪▪ Epidemiologie

Die im Jahr 1992 beschriebene Mikrodeletion 22q11 hat eine Inzidenz von ca. 1 auf 4000 Neugeborene und stellt damit eines der häufigsten Mikrodeletionssyndrome dar. Die ätiologische Klärung hat dazu geholfen, unterschiedliche Krankheitsbilder zusammenzufassen. Das 1965 beschriebene DiGeorge-Syndrom, gekennzeichnet durch einen Hypoparathyreodismus, konotrunkale Herzfehler und Thymushypoplasie mit hoher Letalitätsrate, steht den milderen Phänotypen wie dem Shprintzen-Syndrom (velokardiofaziales Syndrom) mit Gaumenspalte, Herzfehler und charakteristischer Fazies gegenüber. Die unterschiedlichen Krankheitsbilder, die mit einer Mikrodeletion 22q11 verbunden sind, weisen auf die enorm große klinische Variabilität hin, was besonders bei der genetischen Beratung Probleme aufweisen kann.

▪▪ Klinik

In der Neugeborenperiode bestehen häufig **Fütterungsprobleme**, eine **Muskelhypotonie** sowie eine **Hypokalzämie**. Einige Kinder zeigen ein asymmetrisches **Schreigesicht**. Mehr als 2/3 der Patienten weisen einen meist **konotrunkalen Herzfehler** auf wie Fallotsche Tetralogie, unterbrochener Aortenbogen, Ventrikelseptumdefekt. Besonders beim Shprintzen-Syndrom finden sich **Gaumenspalten** (mediane und submuköse) und eine velopharyngeale Insuffizienz, die letztere führt häufig zu einer charakteristischen näselnden Sprache. Die **fazialen Auffälligkeiten** wie kleine Lidspalten, ein rechteckiger prominenter Nasenrücken sowie kleine Ohren sind variabel und nicht bei allen Patienten vorhanden (Abb. 3.18 und Abb. 3.19). Häufig besteht ein mäßig ausgeprägter **Kleinwuchs**. Die meisten Patienten weisen eine **Lernbehinderung** auf mit einem durchschnittlichen IQ zwischen 70 und 90. Nur ein kleiner Anteil weist eine geistige Behinderung auf. Auch **psychiatrische Erkrankungen** wie eine Schizophrenie und bipolare Störungen scheinen mit einer Mikrodeletion 22q11 assoziiert zu sein. Wichtig ist auch, dass eine erhebliche intrafamiliäre Variabilität besteht.

▪▪ Genetik

Der Nachweis der etwa 1,5–3 Mb großen Deletion erfolgt mit lokusspezifischen Sonden (TUPLE1, N25) der chromosomalen Region **22q11**. In der Region liegen ca. 25–30 Gene. Die Detektionsrate ist mit ca. 95% hoch. Eine gute Genotyp-Phänotypkorrelation zwischen Deletionsgröße und Phänotyp existiert nicht. Die Deletion 22q11 erfolgt in der Regel de novo, in etwa 10% zeigt sich eine Familiarität. Eine molekularzytogenetische Untersuchung der Eltern sollte immer erfolgen.

▪▪ Therapie

Symptomatisch, ggf. operative Korrektur des Herzfehlers.

3.4.5 Smith-Magenis-Syndrom

▪▪ Epidemiologie

Das von Ann Smith und Ellen Magenis 1982 beschriebene Krankheitsbild hat eine Inzidenz von ca. 1 auf 25.000 und ist durch einen besonderen Verhaltensphänotyp charakterisiert.

▪▪ Klinik

Faziale Auffälligkeiten wie eine Mittelgesichtshypoplasie, eine Prognathie und tiefsitzende Ohren sind beim Neugeboren noch diskret und werden erst beim Erwachsenen deutlicher, sind aber diagnostisch nicht beweisend. Der besondere **Verhaltensphänotyp** ist

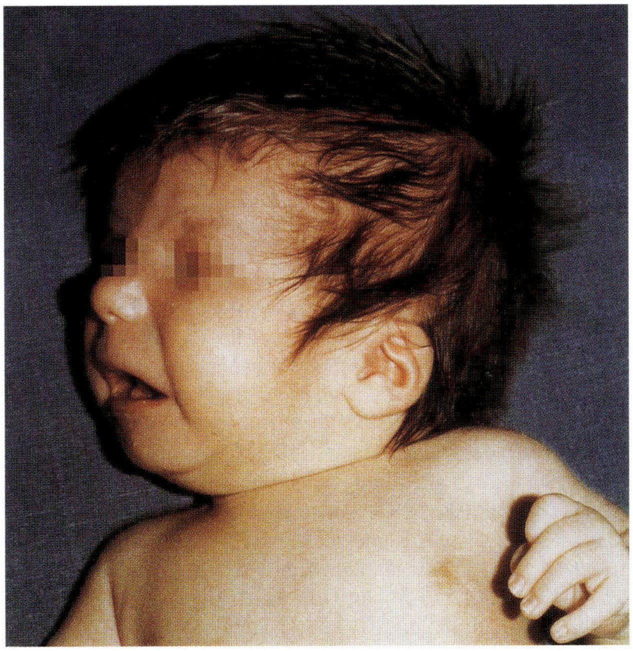

Abb. 3.18 4 Wochen altes Neugeborenes mit Mikrodeletionssyndrom 22q11, Mikrognatie, tief sitzende, kleine Ohren

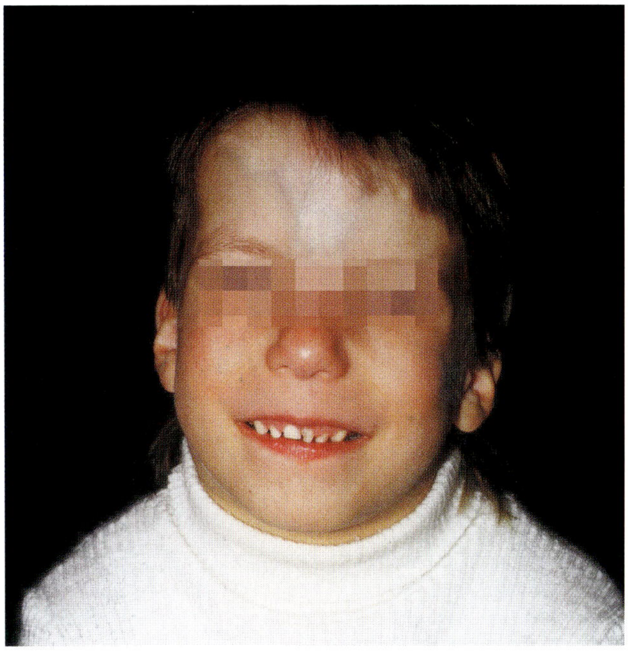

Abb. 3.19 Gestaltwandel bei Mikrodeletionssyndrom 22q11 bei 5½-jährigem Jungen

durch schwere Schlafstörungen, die meist am Ende des ersten Lebensjahres auftreten, charakterisiert. Eine Onychotillomanie (Ausreißen von Finger- und Zehennägeln) scheint sehr charakteristisch zu sein. Typisch scheinen auch **Tics**, wie »self-hugging« (sich selbst umarmen) und Händeklatschen. Auch aggressive Verhaltensweisen und Hyperaktivität stehen im Vordergrund. Die Patienten haben ein unterdurchschnittliches Längenmaß und eine mentale Retardierung mit IQ-Werten zwischen 40 und 50.

▪▪ Genetik

Ursächlich ist eine Deletion **17p11.2**, die molekularzytogenetisch mit DNA-Sonden, die das RAI1-Gen enthalten, die bei ca. 90% der Patienten nachweisbar, gelegentlich aber auch schon bei konventionellen Chromosomenanalyse zu erkennen ist. Die Deletion entsteht in der Regel de novo. Bei etwa 10% der Patienten finden sich Mutationen im RAI1-Gen.

▪▪ Therapie

Die Therapie ist symptomatisch. Bei Schlafstörungen sollte eine Therapie mit Melatonin erwogen werden.

3.4.6 Wolf-Hirschhorn-Syndrom

▪▪ Epidemiologie

Das von Wolf und Hirschhorn 1965 beschriebene Krankheitsbild zeigt eine Häufigkeit von 1 auf 50.000 Neugeborene. Spezifische faziale Dysmorphien lassen häufig eine Blickdiagnose zu.

▪▪ Klinik

Es besteht eine ausgeprägte prä- und postnatale **Wachstumsverzögerung**. **Gedeihstörungen** und eine **Muskelhypotonie** kennzeichnen die ersten Lebensmonate. Im **Gesicht** sind folgende Auffälligkeiten charakteristisch: hohe Stirn mit prominenter Glabella, Hypertelorismus mit nach lateral abfallenden Lidachsen, kurzes Philtrum, nach unten gezogene Mundwinkel sowie einfach gemuschelte Ohren, die häufig Anhängsel oder Pits aufweisen. Begleitende **Fehlbildungen**, insbesondere Herzfehler, Lippen-Kiefer-Gaumenspalten, finden sich in fast allen Organsystemen. Krampfanfälle treten bei der Mehrheit der Patienten auf und sind zunächst schwer therapierbar. Die Häufigkeit und Intensität der Anfälle nimmt mit dem Alter ab. Die **mentale Retardierung** ist in der Regel schwer, es sind aber auch mildere Verläufe beschrieben.

▪▪ Genetik

Ursächlich ist eine Deletion (meist de novo) der Region **4p16.3**, die in 60–70% der Fälle auch schon bei der konventionellen Chromosomenanalyse erkennbar ist. Molekularzytogenetisch kann die Deletion bei 95% der Patienten erkannt werden. Eine Korrelation zwischen der Größe der Deletion und der phänotypischen Ausprägung ist nicht beschrieben. Wichtig ist, dass ca. 10% der Patienten komplexe chromosomale Aberrationen aufweisen, die eine zytogenetische und molekularzytogenetische Untersuchung, einschließlich einer Subtelomeranalyse, bei Patient und Eltern notwendig machen.

▪▪ Therapie

Die Therapie ist symptomatisch. Bei Immunglobulinmangel sollte eine Therapie mit Immunglobulinen erfolgen.

3.4.7 Rubinstein-Taybi-Syndrom

▪▪ Epidemiologie

Das 1963 von Rubinstein und Taybi beschriebene Syndrom tritt mit einer Häufigkeit von 1 auf ca. 10.000 Neugeborene auf und weist eine charakteristische Fazies sowie breite Daumen und Großzehen auf.

▪▪ Klinik

Im Neugeborenenalter fallen oft **respiratorische Probleme**, **Fütterungsschwierigkeiten**, **geringe Gewichtszunahme** und **Infektionen** auf. Eine besondere diagnostische Bedeutung hat die **Fazies**, die durch folgende **Dysmorphien** gekennzeichnet ist: nach außen unten

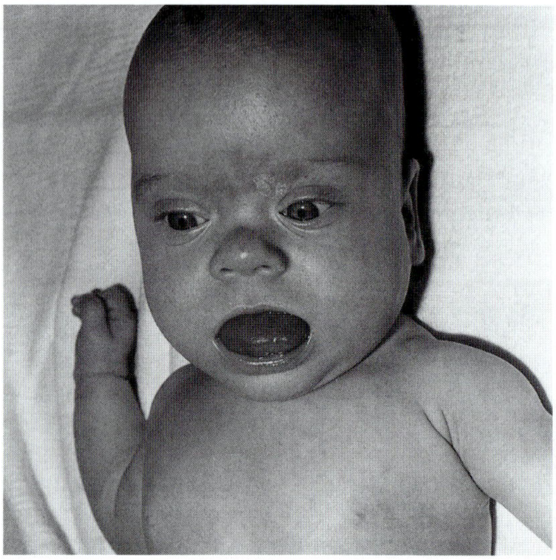

Abb. 3.20 Wiedemann-Beckwith-Syndrom: muskuläre Makroglossie, Mittelgesichtshypoplasie, Naevus flammeus der Glabellaregion, Weichteilfalten unter den Augen

abfallende Lidachsen und eine gebogene Nase mit hypoplastischen Nasenflügeln mit verlängerter Kolumella. Bei Neugeborenen und jungen Säuglingen zeigt sich eine deutlich **behaarte Stirn**. Charakteristisch sind auch die verbreiterten Daumen und Zehenendglieder, die auch nach außen abweichen können. Es besteht eine unterschiedlich schwere **mentale Retardierung**. Erwachsene sind **kleinwüchsig**. (140–155 cm).

Es besteht ein leicht erhöhtes Risiko für maligne Erkrankungen wie Leukämien oder Hirntumoren. Strabismus Katarakte, Nystagmus und Glaukom sind häufige pathologische Augenbefunde.

Organfehlbildungen wie Herzfehler oder Nierenanomalien sollten ausgeschlossen werden.

Genetik

Bei etwa 10% der Patienten lässt sich mit Hilfe von lokusspezifischen FISH-Sonden (CREBP-Gen) eine Mikrodeletion **16p13.3**, die in der Regel de novo auftritt, nachweisen. Punktmutationen im CREBP-Gen sind bei 40–60% der Patienten nachweisbar. Nur bei wenigen Patienten (ca. 3%) finden sich Mutationen in einem zweiten für das Rubinstein-Taybi-Syndrom verantwortlichen Gen (EP300-Gen).

Therapie

Die Therapie ist symptomatisch.

3.4.8 Wiedemann-Beckwith-Syndrom

Epidemiologie

Die Häufigkeit des 1969 unabhängig von Wiedemann und Beckwith beschriebene Krankheitsbild liegt bei etwa1 auf 15.000 Neugeborene auf.

Klinik

Die Neugeborenen sind **makrosom** und sind durch **Hypoglykämien** gefährdet. Das postnatale Wachstum verläuft entlang der 90. Perzentile. Zusätzlich haben viele Kinder ein asymmetrisches Wachstum einer Körperhälfte (**Hemihypertrophie**). Eine **Makroglossie** muss in manchen Fällen operativ korrigiert werden. Schon pränatal kann eine große Nabelhernie mit Darm- und Leberanteilen im Bruchsack auffallen. Es zeigen sich grobe Gesichtszüge mit **breiter** eingesunkener Nasenwurzel, Naevus flammeus im Stirnbereich und Kerben der Ohrläppchen (Abb. 3.20). Mit zunehmendem Alter normalisiert sich das Gesicht. Es besteht ein erhöhtes Risiko (ca. 7%) für Tumoren, insbesondere Wilmstumoren, aber auch andere Tumoren wie Hepatoblastom, Phäochromozytom, Rhabdomysarkom wurden beobachtet.

Genetik

Die Genetik des auf dem Chromosom 11 (**11p15**) lokalisierten Krankheitsbilds ist sehr komplex, die kritische Region unterliegt dem Imprinting. Eine Duplikation 11p15 liegt bei nur bei ca. 1% der Patienten vor. Etwa 20% der Patienten haben eine paternale uniparentale Disomie 11p15. Die häufigste molekulare Ursache sind Imprintingdefekte der LIT1/KCNQ1QT-Gene (60%) sowie Imprintingdefekte in den Genen H19 und IGF2 (15%). Bei 4% der Patienten zeigt sich eine Mutation in einem weiteren Gen der Region11p15, dem CDKN1C-Gen. Patienten, mit einem Imprintingdefekt im LIT1-Gen haben ein Tumorrisiko von 1–5%, wohingegen, bei Patienten mit Imprintingdefekten im H19-Gen ein Tumorrisiko von 35–45% besteht. Etwa 25–30% der Patienten mit einer paternalen uniparentalen Disomie 11p15 entwickeln einen Tumor, bei Patienten mit unauffälliger Methylierung liegt das Risiko für maligne Erkrankungen bei 10–15%. Die molekulargenetische Diagnostik hat also nicht nur das Ziel, die klinische Diagnose zu bestätigen, sondern hilft auch bei der Einschätzung des Tumorrisikos.

3.5 Neue Mikrodeletionssyndrome

Die **vergleichende Genomhybridisierung** (»comparative genomic hybridisation«; CGH) stellt eine neue Technik zum Nachweis kleinster struktureller Chromosomenveränderungen dar, die mit den konventionellen Methoden der Zytogenetik nicht erkannt werden können. Bei dieser Methode werden mit unterschiedlichen Fluoreszenzfarbstoffen markierte DNA-Proben eines Patienten und einer Kontrolle gegen tausende auf einem Trägermaterial immobilisierte DNA-Fragmente (z. B. Oligonukleotide oder BAC-Klone) aus unserem Erbgut hybridisiert. Durch Vergleich der Fluoreszenzintensität der Patienten- und Kontrollproben können mit diesem Verfahren je nach Auflösungsvermögen des eingesetzten Arrays Deletionen und Duplikationen von weniger als 100 Kilobasen erkannt werden.

Indikationen für diese Untersuchung stellen eine mentale Retardierung, tiefgreifende Entwicklungsstörungen des Autismus-Formenkreises, multiple angeborene Fehlbildungen oder Patienten mit multiplen dysmorphologischen Merkmalen dar. Die Detektionsrate einer klinisch relevanten Deletion oder Duplikation liegt in der Größenordnung von 10–15%. Mit Hilfe dieser Technik ist es gelungen, eine Vielzahl neuer Mikrodeletionssyndrome zu identifizieren, die allerdings nicht immer einen eindeutig klinisch erkennbaren Phänotyp aufweisen. Außerdem können mit Hilfe diese Technik, insbesondere beim Einsatz hochauflösender Arrays, genetische Veränderungen detektiert werden, deren klinische Relevanz zum jetzigen Zeitpunkt noch unklar ist. In diesen Fällen ist häufig eine anschließende Testung der Eltern hilfreich. Neben Deletionen kommen die analogen Duplikationen vermutlich ähnlich häufig vor. Die klinische Ausprägung ist bei Duplikationen allerdings meist milder. Nicht selten werden insbesondere kleinere Deletionen oder Duplikationen auch bei einem Elternteil oder in geringer Frequenz auch in Kontrollpopulationen gefunden, so dass dann von einer verminderten Penetranz ausgegangen werden muss. Im Folgenden werden einige häufige neu identifizierte Mikrodeletionssyndrome vorgestellt.

3.5.1 Mikrodeletionssyndrom 1q21.1

▪▪ Epidemiologie

Die Prävalenz dieses Mikrodeletionssyndroms wird auf ca. 0,2% aller Patienten mit einer mentalen Retardierung und/oder angeborenen Fehlbildungen geschätzt. In größeren Studien wurden über 100 Patienten mit diesem Syndrom identifiziert.

▪▪ Klinik

Patienten mit einer 1q21.1-Mikrodeletion können ein weites Spektrum an klinischen Auffälligkeiten aufweisen. Hierzu zählen variable milde Dysmorphiezeichen (prominente Stirn, tiefsitzende Augen, Epikanthus), eine Entwicklungsverzögerung, eine Mikrozephalie, ein Kleinwuchs, variable Augenauffälligkeiten (z. B. Strabismus, Kolobome, Mikrophthalmie), angeborene Herzfehler, seltener auch eine Gelenkhypermobilität, Krampfanfälle oder Gehirnfehlbildungen. Dieses Mikrodeletionssyndrom ist in der Regel fazial nicht als Blickdiagnose zu stellen.

▪▪ Genetik

Eine Genotyp-Phänotyp Korrelation wurde für diese rekurrente distale 1,35 Mb große 1q21.1-Deletion bislang nicht beschrieben. Nicht selten ist einer der gesunden Eltern ebenfalls Träger dieser Deletion. In unmittelbarer chromosomaler Nachbarschaft liegt die Mikrodeletionsregion für das TAR-Syndrom (»thrombocytopenia absent radius«). Beide Regionen können manchmal gemeinsam deletiert sein.

▪▪ Therapie

Die Therapie ist symptomatisch. Ophthalmologische und kardiologische Vorsorgeuntersuchungen.

3.5.2 Mikrodeletionssyndrom 9q34

▪▪ Epidemiologie

Bisher wurden ca. 50 Patienten mit einem Mikrodeletionssyndrom 9q34 beschrieben.

▪▪ Klinik

Die fazialen Dysmorphien (Synophrys, Mittelgesichtshypoplasie, kurze Nase, mit antevertierten Nasenflügeln, betonte Unterlippe) erlauben eine Blickdiagnose (▫ Abb. 3.21). Zusätzlich zeigen sich u. a. eine muskuläre Hypotonie, Herzfehler, Krampfanfälle, Kleinwuchs und Verhaltensauffälligkeiten. Immer besteht eine mentale Retardierung.

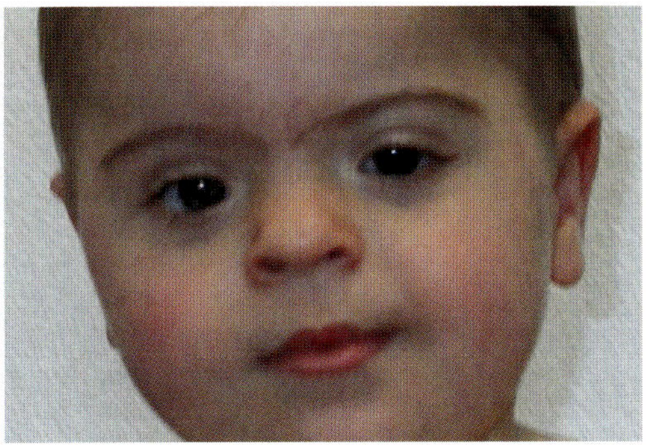

▫ **Abb. 3.21** 18 Monate alter Junge mit submikroskopischer Deletion 9q34: Synophrys, Mittelgesichtshypoplasie, kurze, breite Nasenspitze

▪▪ Genetik

Ursächlich ist eine Haploinsuffizienz des EHMT1-Gens vorhanden. Einige Patienten ohne nachweisbare Deletion haben eine Mutation in diesem Gen.

▪▪ Therapie

Symptomatische Maßnahmen, wegen der Neigung zu Übergewicht kontrollierte Nahrungsaufnahme.

3.5.3 Mikrodeletionssyndrom 15q13.3

▪▪ Epidemiologie

Die Prävalenz dieser Mikrodeletion wird auf ca. 1:5000 in der allgemeinen Bevölkerung und auf ca. 0,3% bei Patienten mit einer mentalen Retardierung und 1–2% bei Patienten mit einer Epilepsie geschätzt.

▪▪ Klinik

Neben einer mentalen Retardierung werden eine Epilepsie, Hyperaktivität, Autismus und Herzfehler bei den Patienten beschrieben. Die phänotypische Ausprägung kann sehr variabel sein.

▪▪ Genetik

In 25% der Fälle tritt diese Mikrodeletion de novo auf, in 75% wird sie von einem Elternteil vererbt, der häufig lediglich eine milde klinische Ausprägung aufweisen oder sogar asymptomatisch sein kann.

▪▪ Therapie

Die Therapie ist symptomatisch.

3.5.4 Mikrodeletionssyndrom 16p11.2

▪▪ Epidemiologie

Die Prävalenz in der allgemeinen Bevölkerung wird auf mindestens 1:5000 und unter mental retardierten Patienten auf ca. 0,5% geschätzt.

▪▪ Klinik

Im Vordergrund steht meist eine sprachbetonte Entwicklungsverzögerung. Die phänotypische Ausprägung kann allerdings sehr variabel sein. Die Intelligenz kann bei Trägern dieser Mikrodeletion vom Normalbereich bis zu einer leichten geistigen Behinderung reichen. Viele Patienten haben autistische Verhaltensweisen, einige neigen zu Übergewicht. Spezifische faziale Dysmorphiezeichen, die die Diagnose erleichtern würde, liegen bei den Patienten nicht vor.

▪▪ Genetik

Die meisten Patienten haben eine ca. 550 kb große De-novo-Deletion. Es sind aber auch Fälle von Vererbung eines Elternteils auf ein Kind beschrieben. Ebenfalls nicht selten ist die reziproke Mikroduplikation dieser Region. Die klinische Signifikanz der Mikroduplikation 16p11.2 ist bislang umstritten, da diese deutlich häufiger als die Deletion auch in der Normalbevölkerung gefunden wird.

▪▪ Therapie

Die Therapie ist symptomatisch.

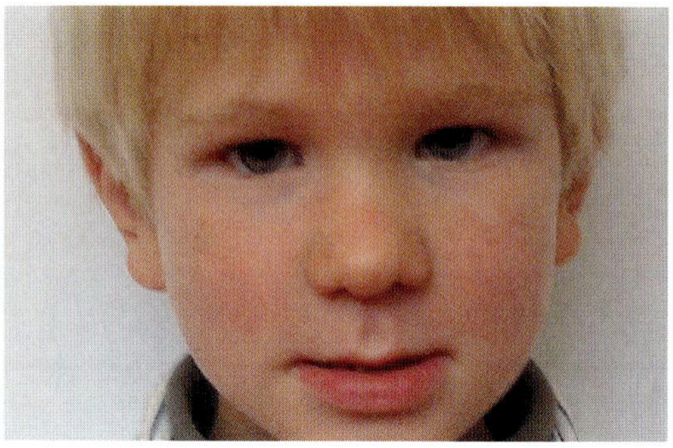

Abb. 3.22 Patient mit Mikrodeletionssyndrom 17q21.31: Mikrozephalie, tiefliegende Augen, breite, klobige Nase

3.5.5 Mikrodeletionssyndrom 17q21.31

Epidemiologie
Die Prävalenz wird auf ca. 1:16.000 in der Bevölkerung geschätzt.

Klinik
Die Patienten haben eine schwere muskuläre Hypotonie verbunden mit einer deutlichen motorischen Entwicklungsverzögerung. Laufen ist meistens erst nach dem 3. Lebensjahr möglich. Die fazialen Dysmorphien (hypotones Gesicht mit Ptosis, große, tief angesetzte Ohren, rechteckige, kolbenförmige Nase und ein langes Kinn) sind bei allen Patienten vorhanden, nicht immer aber so spezifisch, dass sie eine Blickdiagnose ermöglichen (Abb. 3.22). Weitere Symptome können eine Epilepsie, renale und urologische Auffälligkeiten und ein Kryptorchismus sein. Interessant ist, dass bei vielen bisher beschriebenen Patienten mit dieser Deletion differenzialdiagnostisch an ein Angelman-Syndrom gedacht wurde. Im Alter scheint das Gesicht länger und spezifischer zu werden.

Genetik
Die Deletion kann mittels der CGH-Arrayanalyse (Abb. 3.23) oder bei spezifischem Verdacht mittels FISH nachgewiesen werden. Die Deletion tritt in aller Regel de novo auf. In der Deletionsregion befindet sich bei 20% der Europäer ein Inversionspolymorphismus, der fast immer bei einem der Eltern vorhanden ist.

Therapie
Die Therapie ist symptomatisch.

3.5.6 Mikrodeletionssyndrom 22q13.3 (Phelan-McDermid-Syndrom)

Epidemiologie
Zuverlässige Daten zur Prävalenz liegen nicht vor. In einer großen Studie wurde diese Mikrodeletion mit einer Häufigkeit von ca. 0,3% bei Kindern mit einer geistigen Behinderung festgestellt.

Klinik
Die Patienten haben neonatal eine deutliche muskuläre Hypotonie und später eine moderate bis schwere mentale Retardierung mit fehlender oder stark beeinträchtigter Sprachentwicklung. Das Größenwachstum ist in der Regel normal oder akzeleriert. Die Hände sind typischerweise groß und fleischig, die Zehennägel häufig dysplastisch. Die klinische Ausprägung ist abhängig von der Größe der Deletion.

Genetik
Es handelt sich um terminale oder interstitielle Deletionen der Region 22q13.3, die entweder de novo oder im Rahmen einer familiären balancierten Translokation oder Inversion auftreten können. Der Umfang des deletierten Bereichs ist variabel, er kann von ca. 100 kb bis zu bereits zytogenetisch sichtbaren Deletionen von 10 Mb reichen. Die kritische Region umfasst das Gen *SHANK3*, welches bei allen publizierten Fällen deletiert ist.

Therapie
Die Therapie ist symptomatisch. Es sollten hohe Umgebungstemperaturen gemieden werden, da bei einigen Kindern eine Neigung zur Überhitzung aufgrund einer reduzierten Schweißbildung beschrieben wurden.

3.6 Monogene Fehlbildungs-Retardierungssyndrome mit geklärter molekularer Ätiologie

3.6.1 Cornelia-de-Lange-Syndrom (CdLS)

Epidemiologie
Das erstmalig von der niederländischen Kinderärztin Cornelia de Lange und nach ihr beschriebene Syndrom tritt mit einer Häufigkeit von 1 auf 10.000/100.000 Neugeborene auf. Die Identifizierung des zugrunde liegenden Gens im Jahr 2004 hat das phänotypische Spektrum deutlich erweitert.

Klinik
Bei diesem Fehlbildungsretardierungssyndrom hat die Fazies eine besondere Bedeutung. Charakterische faziale Dysmorphien sind: Synophrys, lange, gebogene Augenwimpern, kleine Nase mit kurzer Nasenspitze und antevertierten Narinen, betontes, verstrichenes Philtrum, schmales Lippenrot, kleine weit auseinanderstehende Zähne sowie eine meist deutliche Mikrozephalie (Abb. 3.24). Bei vielen Kindern zeigen sich Reduktionsfehlbildungen der oberen Extremität, die von einem hypoplastischen Daumen bis zur Monodaktylie reichen können (Abb. 3.25). Radiologisch findet sich ein verkürztes Metakarpale I. Es bestehen ein prä-und postnataler Kleinwuchs. Wichtig ist es bei diesen Kindern nach einem fast immer vorhandenen gastrointestinalen Reflux zu suchen, der unbehandelt zu einer schweren Ess-und Verhaltensproblematik führt. Die meisten Patienten weisen eine schwere geistige Behinderung auf. In jüngster Zeit wurde die Diagnose auch bei nur mild betroffenen Patienten bestätigt. Kinder mit einer ausgeprägten Reduktionsfehlbildung haben in der Regel eine schwere geistige Behinderung. Zusätzlich können unterschiedliche Organfehlbildungen und Krampfanfälle auftreten.

Genetik
Das krankheitsverursachende **NIPBL-Gen** (5p13.1) konnte 2004 unabhängig von einer britischen und amerikanischen Arbeitsgruppe identifiziert werden. Allerdings zeigen sich heterozygote Mutationen nur bei etwa 50% der Patienten. Zwei Jahre später wurde ein X-chromosomales Gen, das **SMC1A-Gen** (Xp11.22-p11.21) identifiziert, die Patienten haben allerdings nicht die typischen klinischen Auffälligkeiten, sondern eher einen dem CdLS ähnlichen Phänotyp. In dieser Gruppe zeigen sich keine Extremitätenanomalien, die mentale Retardierung ist geringer, eine Mikrozephalie fehlt meistens. Eine Mutation in diesem Gen wurden bisher nur bei ca. 4% der Patienten nachgewiesen., Eine Mutation in einem weiteren Gen (SMC3) wur-

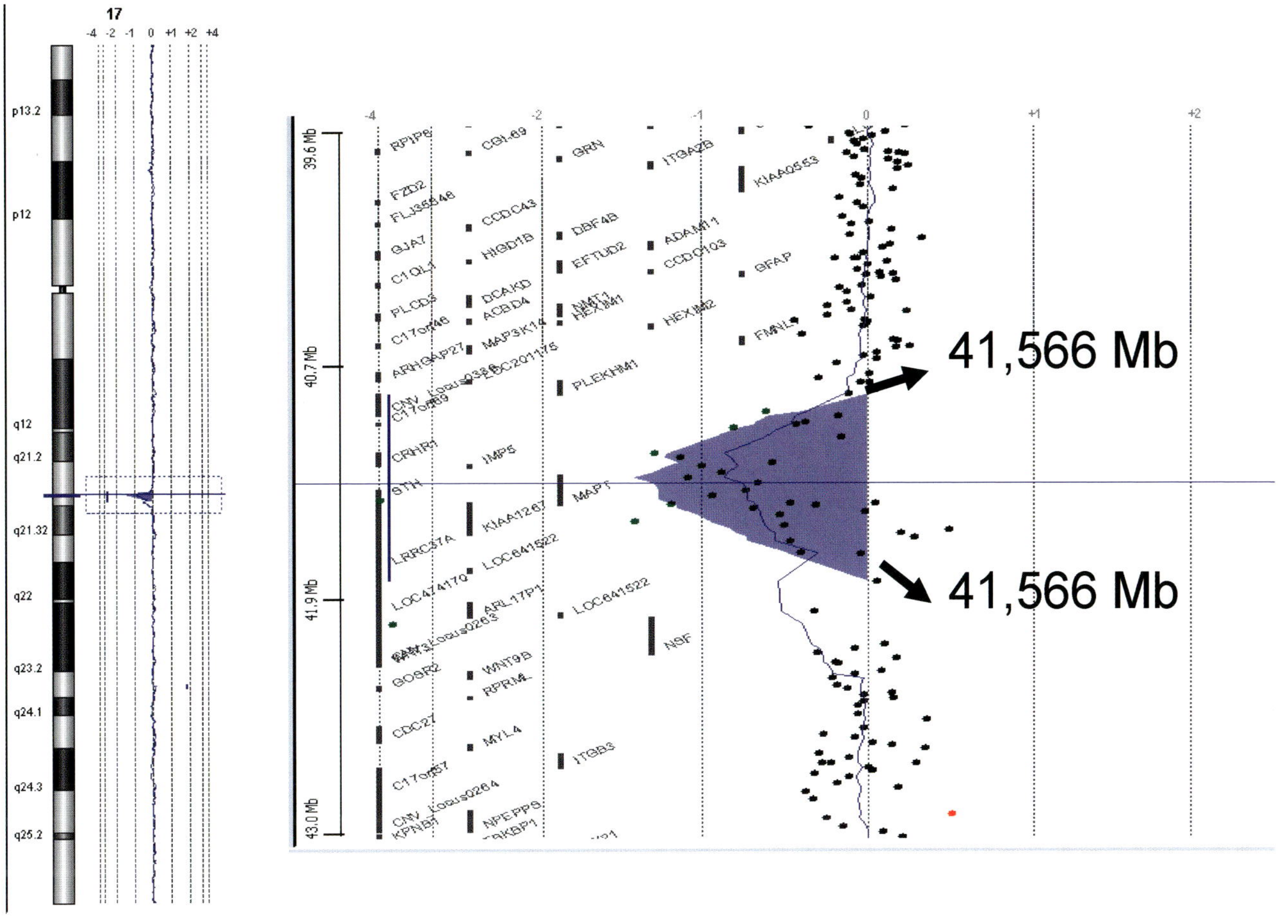

■ **Abb. 3.23** Array-CGH mit Hybridisierung auf einem 105-K-Chip der .a Agilent (Kontrolle: gepoolte DNA von 10 männlichen Probanden mit normalem Karyotyp), Scanning, Analyse mit der Software CGH Analytics (Fa. Agilent). Etwa 0,5 Mb große Deletion in der Region 17q21.31

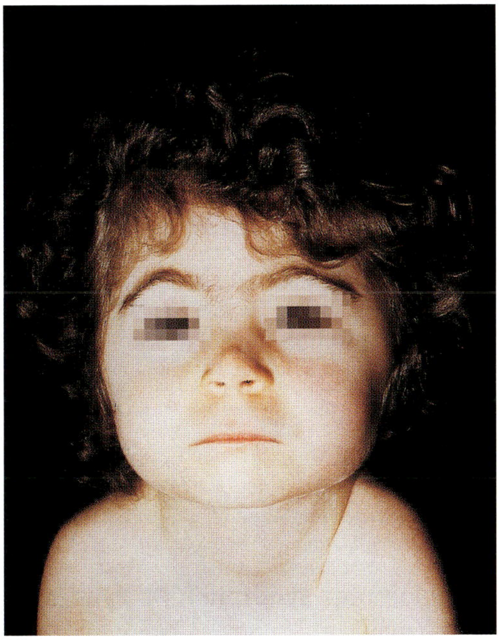

■ **Abb. 3.24** 3-jähriges Mädchen mit Cornelia-de-Lange-Syndrom: Synophrys, verstrichenes Philtrum, schmales Lippenrot

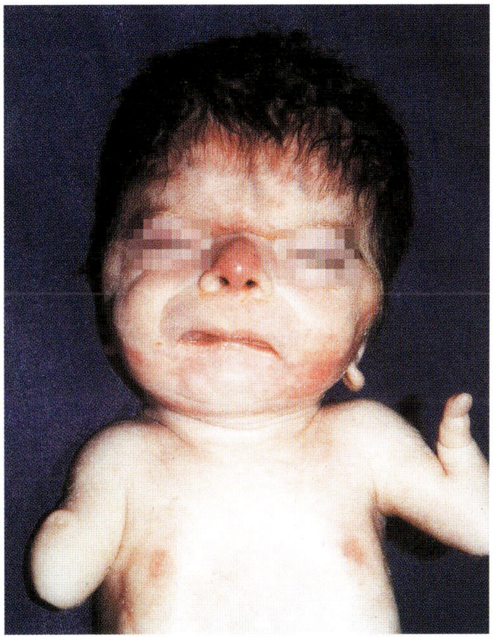

■ **Abb. 3.25** 8 Tage altes Mädchen mit Cornelia-de-Lange-Syndrom mit ausprägtem Reduktionsdefekt (Monodaktylie)

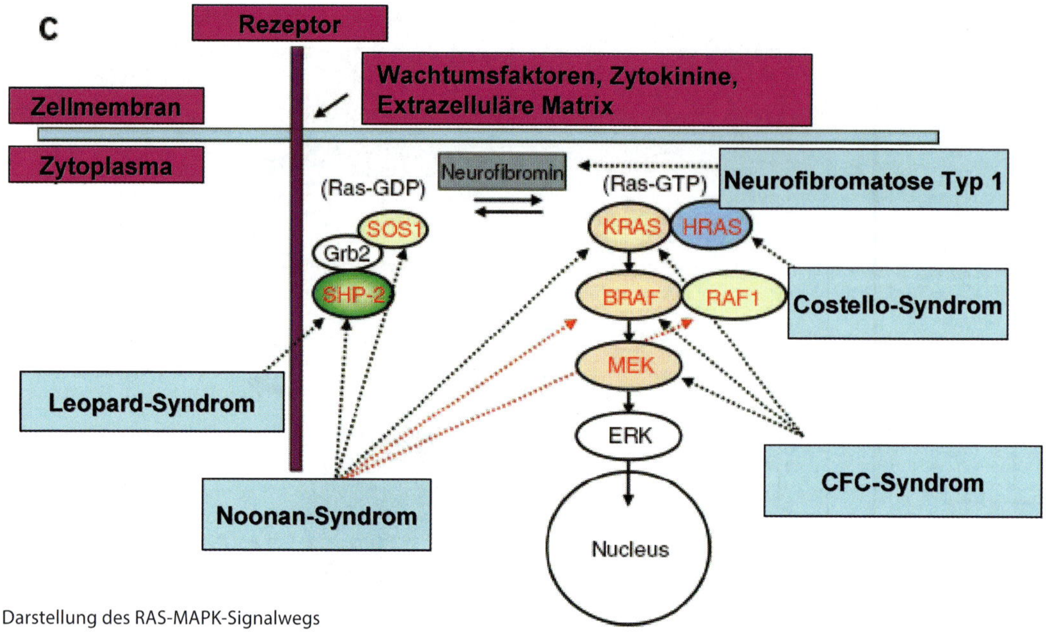

Abb. 3.26 Darstellung des RAS-MAPK-Signalwegs

de bisher nur bei einem Patienten nachgewiesen, der ebenfalls einen sehr milden Phänotyp aufweist. Im letzten Jahr konnten zwei weitere Gene (**RAD21** und **HDAC8**) identifiziert werden, die mit einem dem CdLS ähnlichen Phänotyp einhergehen. Insgesamt kann also die Diagnose nur in gut der Hälfte der Fälle bewiesen werden. Das Krankheitsbild wird autosomal-dominant vererbt, es gibt einige Berichte über Betroffene in mehreren Generationen. Außerdem gibt es Berichte über betroffene Geschwister, hier ist von einem Keimbahnmosaik auszugehen.

▪▪ Therapie

Hier ist besonders auf die Therapie des gastrointestinalen Refluxes (häufig Fundoplikatio notwendig) hinzuweisen, ansonsten ist die Therapie symptomatisch.

3.6.2 Noonan-Syndrom, kardiofaziokutanes Syndrom, Costello-Syndrom

In den letzten Jahren haben molekulargenetischen Untersuchungen im RAS-Signalweg (Abb. 3.26) wesentlich dazu beigetragen, die Klassifikation von Krankheitsbildern des Noonan-Syndrom-Spektrums zu klären. Hierzu gehören: Noonan-Syndrom, kardiofaziokutanes-Syndrom und Costello-Syndrom. Einige der Gene dieses Signalwegs sind als Onkogene schon lange bekannt.

Noonan-Syndrom

▪▪ Epidemiologie

Das 1963 von Jaqueline Noonan und Ehmke beschriebene Krankheitsbild tritt mit einer Häufigkeit von ca. 1 auf 2000 Neugeborene auf.

▪▪ Klinik

Eine erhöhte Nackentransparenz, ein Hydrops sowie ein Polyhydramnion finden sich häufig pränatal. Die Fazies mit Ptosis, Hypertelorismus und tiefsitzenden Ohren in Kombination mit einem Herzfehler, meist einer Pulmonalklappenstenose oder Kardiomyopathie lassen eine Blickdiagnose zu (Abb. 3.27). Zusätzlich finden sich häufig ein breiter Nacken mit inversem Haaransatz, ein Pectus excavatum sowie ophthalmologische und renale Probleme. Die Entwicklung ist meist normal oder mild retardiert. Bei Patienten mit **LEOPARD-Syndrom** (Akronym für folgende Auffälligkeiten: »lentigines, ECG-abnormalities, ocular hypertelorism, pulmonary stenosis, abnormalities of the genitalia, retardation of growth retardation«) finden sich ebenfalls Mutationen im PTPN11-Gen, die aber in bestimmten Regionen (Exon7 und 12) des Gens liegen.

▪▪ Genetik

Ursächlich für das Noonan-Syndrom wurden zunächst Mutationen im PTPN11-Gen (12q24.1), das für das SHP-2-Protein kodiert, nachgewiesen. Diese Mutation findet sich bei etwa der Hälfte der Patienten mit Noonan-Syndrom, die in der Regel auch eine normale Entwicklung aufweisen, ebenso wie Patienten mit einer Mutation im SOS1-Gen (2p21-p22). Diese Genveränderung ist in ca. 10–20% für das Noonan-Syndrom verantwortlich. Seltener (5%) findet man Mutationen im KRAS-Gen (12p12.1). In einigen dieser Fälle zeigt sich ein schwererer Phänotyp, der eher dem kardio-fazio-kutanen-Syndrom zuzurechnen ist. Patienten mit Noonan-Phänotyp und hypertropher Kardiomyopathie und normaler Intelligenz weisen mit einer Häufigkeit von 3% Mutationen im RAF1-Gen (3p25) auf. Es gibt aber auch Patienten mit der klinischen Diagnose Noonan-Syndrom, bei denen keine molekulargenetische Auffälligkeit zu finden ist, was auf das Vorhandensein anderer Gene schließen lässt. Das Krankheitsbild wird autosomal-dominant vererbt, familiäre Fälle sind häufiger.

▪▪ Therapie

Ggf. Korrektur des Herzfehlers, ansonsten symptomatische Therapie. Bei einigen Patienten mit Mutation im PTPN11-Gen besteht ein erhöhtes Risiko für Leukämien.

Kardiofaziokutanes-Syndrom (CFC-Syndrom)

▪▪ Epidemiologie

Die Häufigkeit des 1979 erstmalig von Blumberg beschriebenen Krankheitsbild ist nicht bekannt. Weltweit gibt es wohl 200–300 Patienten. In der Literatur wurde immer wieder diskutiert, ob das CFC-Syndrom sich vom Noonan-Syndrom unterscheidet, oder ob

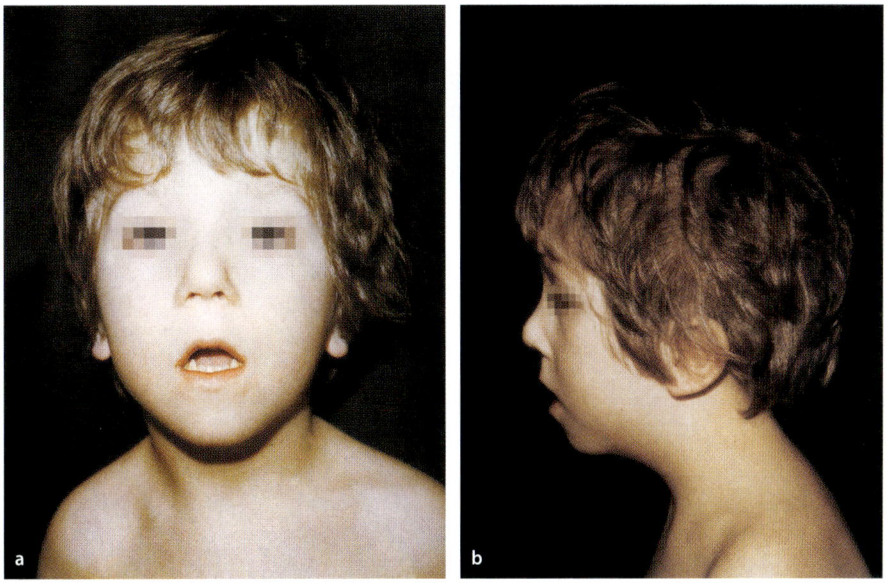

Abb. 3.27a, b Noonan-Syndrom bei 6-Jährigem: prä- und postnataler Minderwuchs mit Besserungstendenz, faziale Dysmorphie, kurzer Hals, tiefe Nackenhaargrenze, schmaler Thorax, weiter Mamillenabstand, gestörte statomotorische und mentale Entwicklung

es sich lediglich um eine unterschiedliche Ausprägung ein und desselben Krankheitsbildes handelt. Hier konnte durch die molekulargenetischen Untersuchungsergebnisse eine Klärung herbeigeführt werden.

Klinik

Wie beim Noonan-Syndrom findet sich häufig ein Polyhydramnion. Ausgeprägte Fütterungsprobleme mit fehlender Gewichtszunahme, die nicht selten eine Sondenernährung über längere Zeit notwendig machen, sind häufig. Die Fazies, die etwas grob wirkt mit der hohen Stirn mit bitemporalen Einziehungen, Hypertelorismus, Ptosis und tief ansetzenden, nach hinten rotierten Ohren, macht eine Blickdiagnose möglich (Abb. 3.28). Die muskelhypotonen Patienten haben eine relative Makrozephalie und einen Kleinwuchs. Typische Herzfehler sind wie beim Noonan-Syndrom eine Pulmonalstenose, ein Vorhofseptumdefekt und eine hypertrophe Kardiomyopathie. Auch Herzrhythmusstörungen können auftreten. Die kutanen Auffälligkeiten (Hyperkeratose und Ekzeme) sind nur bei einem Teil der Patienten vorhanden. Das langsame wachsende spärliche Haar, das häufig lockig ist hat eine zusätzlich diagnostische Bedeutung. Es besteht eine unterschiedlich ausgeprägte, auch vom zugrunde liegenden Gen abhängige mentale Retardierung. Etwa die Hälfte der Patienten entwickelt ein Anfallsleiden.

Genetik

Für das CFC-Syndrom wurden unterschiedlichen Gene des RAS-Signalwegs identifiziert. Am häufigsten zeigen sich Mutationen im BRAF-Gen (75–80%), das auf dem Chromosom 7 (7q34) lokalisiert ist, gefolgt von Mutationen (10–15%) im MEK1(15q21) und MEK2-Gen (7q32). Etwa 5% der Patienten haben eine Mutation im KRAS-Gen (12p12.1). Der Phänotyp bei diesen Patienten zeigt sehr viel Überlappung zum Noonan-Syndrom. Allerdings ist aufgrund der geringen Patientenzahlen eine exakte Genotyp-Phänotyp-Korrelation nicht möglich. Die Mutation tritt meist de novo auf, das Krankheitsbild wird autosomal-dominant vererbt.

Therapie

Aufgrund der schweren und anhaltenden Füttererungsprobleme ist häufig die Anlage einer PEG-Sonde notwendig. Wichtig sind regelmäßige kardiologische Kontrollen. Ansonsten symptomatische Therapie.

Costello-Syndrom

Epidemiologie

Die Häufigkeit des 1971 von Costello beschriebenen Krankheitsbilds ist nicht bekannt. Ähnlich wie beim CFC-Syndrom geht von ca. 200–300 Patienten aus.

Klinik

In der Schwangerschaft besteht häufig ein Polyhydramnion, postnatal ein Hydrops. Das Geburtsgewicht ist hoch, im weiteren Verlauf entwickelt sich ein Kleinwuchs. Die Gesichtsauffälligkeiten (relative Makrozephalie, Hypertelorismus, großer Mund mit vollen Lippen) werden mit zunehmendem Alter immer spezifischer und grober (Abb. 3.29). Etwa ab dem späten Kindesalter können sich charakteristische Papillome (perioral und perianal) (Abb. 3.30) zeigen. Die Haut ist häufig dunkel pigmentiert. Charakteristisch sind auch die tiefen Hautfurchen an den Händen und Füßen (Abb. 3.31). Typische Herzfehler sind eine Pulmonalstenose und eine hypertrophe Kardiomyopathie. Auch Arrhythmien sind bekannt. Es besteht eine schwere mentale Retardierung. Patienten mit Costello-Syndrom haben ein erhöhtes Tumorrisiko (Rhabdomyosarkome, Neuroblastome, Blasenkarzinome).

Genetik

Bei fast 90% der Patienten findet sich dieselbe Missense-Mutation im HRAS-Gen (11p15.5). Nur einige wenige Patienten zeigen eine andere Mutation, in diesen Fällen unterscheidet sich der Phänotyp allerdings auch vom klassischen Costello-Syndrom. Die Mutationen sind alle neu entstanden. Aufgrund der schweren Retardierung erfolgt keine Fortpflanzung. Grundsätzlich muss aber bei autosomal dominantem Erbgang von einem Wiederholungsrisiko für Kinder von Betroffenen ausgegangen werden.

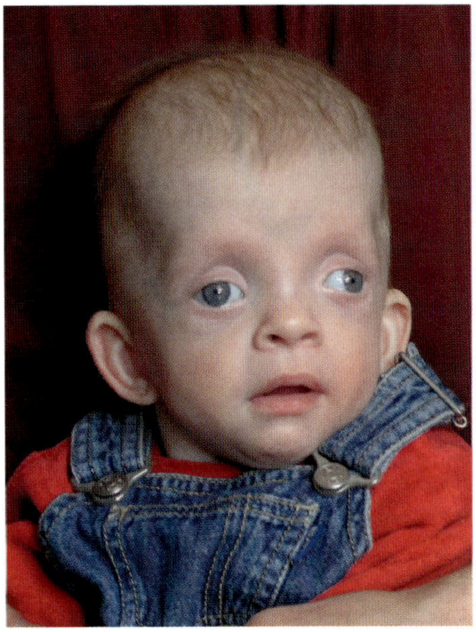

Abb. 3.28 18-Monate altes **Mädchen mit CFC-Syndrom (KRAS**-Mutation)

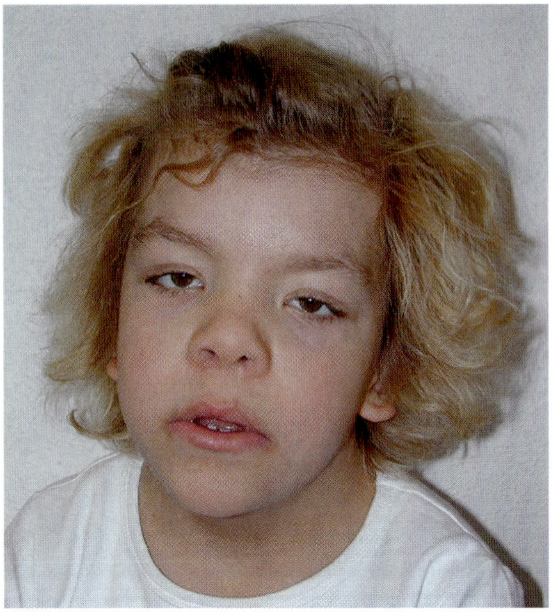

Abb. 3.29 10-jähriges Mädchen mit Costello-Syndrom (HRAS-Mutation)

Therapie
Schwere Fütterungsprobleme bedürfen häufig einer PEG-Sonde. Wichtig ist die Tumorvorsorge auch schon im jungen Kindesalter. Kardiologische Kontrollen sind insbesondere bei einer Kardiomyopathie notwendig. Ansonsten symptomatische Maßnahmen.

Mowat-Wilson-Syndrom
Epidemiologie
Die Inzidenz des 1998 von Mowat et al. beschriebenen Krankheitsbilds ist bisher nicht klar. Zunächst wurde es als neue syndromale Form des Morbus Hirschsprung bezeichnet. Seit der Identifikation des zu Grunde liegenden Gens (*ZFHX1B*) weiß man, dass eine Hirschsprung-Erkrankung kein obligates klinisches Zeichen ist. Bis heute sind mehr als 100 Patienten, bei denen die Diagnose molekulargenetisch gesichert ist beschrieben.

Klinik
Auch bei diesem Krankheitsbild kommt dem fazialen Phänotyp eine besondere Bedeutung zu. Die fazialen Dysmorphien wie ein Hypertelorismus, eine besondere Form der Augenbrauen, die medial wie verdoppelt wirken, ein pointiertes Kinn sowie nach vorne gebogene Ohrläppchen erlauben oft eine Blickdiagnose (Abb. 3.32). Postnatal entwickeln sich häufig eine Mikrozephalie und Krampfanfälle. Bei einigen Patienten finden sich strukturelle Augenfehlbildungen wie eine Mikrophthalmie. Unterschiedliche Organfehlbildungen gehören zum klinischen Spektrum. Eine Agenesie des Corpus callosum und Hypospadien haben zusammen mit den fazialen Auffälligkeiten eine hohe diagnostische Bedeutung. Die mentale Retardierung ist in der Regel schwer.

Genetik
2001 wurde das für Mowat-Wilson-Syndrom ursächliche Gen (*ZFHX1B*), das auf 2q22 lokalisiert ist, identifiziert. In den Zwischenzeit wurden sowohl Deletionen wie Punktmutationen identifiziert. Missense-Mutationen scheinen selten zu sein und haben einen etwas unterschiedlichen Phänotyp. Ein Morbus Hirschsprung liegt nur bei gut 40% der Patienten mit gesicherter Diagnose vor. Geschwister-

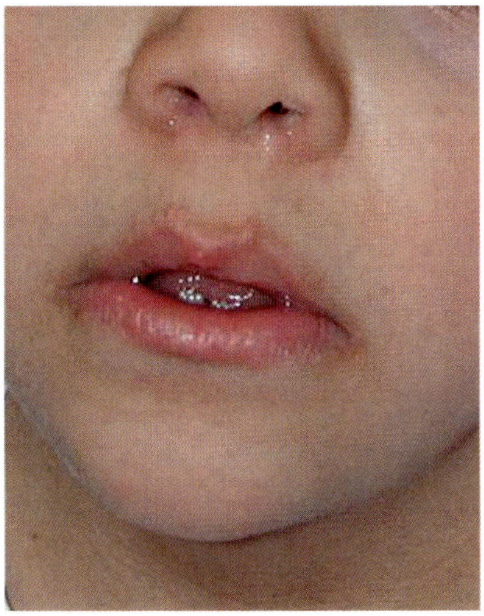

Abb. 3.30 Perinasale und periorale Papillome bei Costello-Syndrom

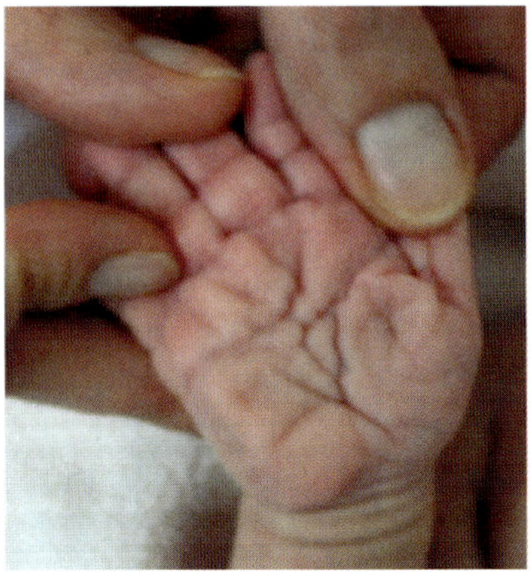

Abb. 3.31 Tiefe Hautfurchen bei Costello-Syndrom

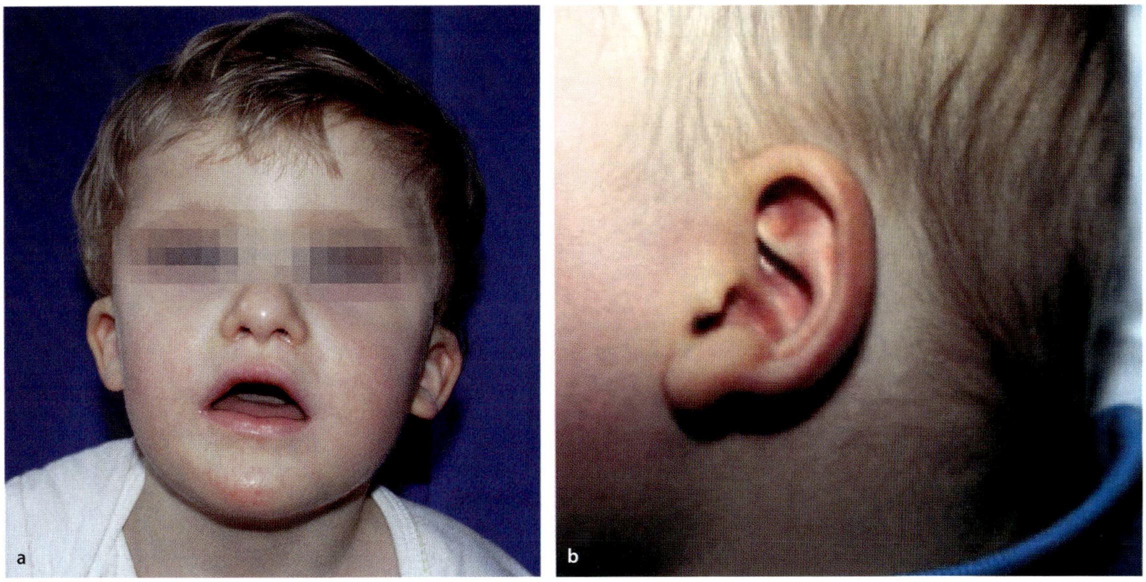

Abb. 3.32a, b 4-jähriger Junge mit Mowat-Wilson-Syndrom. **a** Frontalaufnahme, **b** nach vorne gebogenes Ohrläppchen

beobachtungen lassen auf Keimbahnmosaike schließen, die aber sehr selten zu sein scheinen.

3.7 Humangenetische Beratung

Bei dem raschen Erkenntniszuwachs auf dem Gebiet der medizinischen Genetik ist es sinnvoll, wenn der Kinderarzt die Probleme der humangenetischen Beratung in die Hände von Fachärzten für Humangenetik legt.

In den **Leitlinien des Berufsverbandes Medizinische Genetik** sind einige Prinzipien zur genetischen Beratung hervorgehoben.

- »Die Inanspruchnahme der genetischen Beratung ist **freiwillig**. Sie darf nur unter Einhaltung der für ärztliche Maßnahmen geforderten Rahmenbedingungen durchgeführt werden«. In der Regel sollten die Ziele der genetischen Beratung von vorn herein klar definiert, gegebenenfalls schriftlich formuliert werden. Voraussetzung ist das Einverständnis des Ratsuchenden.
- Die genetische Beratung erfolgt aufgrund der Eigenanamnese, vorhandener Untersuchungsbefunde und der Wertung hinzugezogener ärztlicher Befunde unter humangenetischen Aspekten.
- Die genetische Beratung ist in der Regel ein **Kommunikationsprozess**, der sich aus mehreren Beratungsgesprächen, gezielten genetischen Untersuchungen und Befundbesprechungen zusammensetzt und den Abschluss in einem vorläufigen humangenetischen Gutachten bzw. einem zusammenfassenden Bericht an den Ratsuchenden findet.
- Im Beratungsgespräch und dem abschließenden Bericht sollten die Zusammenhänge von genetischen und exogenen Faktoren beim Zustandekommen der Erkrankung, dem Einfluss der derzeitigen Therapie auf die bleibende Behinderung und die Möglichkeiten der medizinischen und rehabilitativen Maßnahmen besprochen werden.
- Das **Wiederholungsrisiko** ist dem Ratsuchenden als statistische Größe zu vermitteln. Ist das Wiederholungsrisiko bei einem monogenen Leiden nicht exakt festzulegen, so muss der Risikobereich angegeben werden. Ein spezifisches Risiko muss immer vor dem Hintergrund eines Basisrisikos, das jeden der Population bzw. seines Alters treffen kann, benannt werden.
- Die Beratung sollte bei einem speziellen Risiko die **alternativen Verhaltensmöglichkeiten** aufzeigen; die sich zwischen Eingehen des Risikos und Verzicht auf Nachkommen bewegen können. Falls eine pränatale Diagnostik möglich und sinnvoll ist, ist dies mit dem Ratsuchenden zu besprechen.
- Der Berater wird Hilfe bei einer **individuellen Entscheidungsfindung** unter Berücksichtigung der jeweiligen persönlichen bzw. familiären Situation anbieten. Das schließt aber jede direkte Einflussnahme des Beraters auf die Entscheidung des Ratsuchenden aus, ebenso die Kontaktaufnahme des Beraters mit nicht unmittelbar Rat suchenden Familienangehörigen.
- Die Beratungsmöglichkeit für weitere Familienmitglieder und deren Sinnhaftigkeit sollte dem Ratsuchenden angeboten werden.

Der besondere Fall

Die Eltern eines 5-jährigen Kindes mit Mukoviszidose haben sich beim Kinderarzt und Humangenetiker umfassend über die Erkrankung und deren Vererbung informiert. Sie empfanden die Erkrankung als eine zumutbare Belastung. Trotzdem wünschten sie in der nachfolgenden Schwangerschaft eine pränatale Diagnostik. Bereits in der 13. Schwangerschaftswoche erfuhren sie, dass ihr 2. Kind wieder die homozygote Mutation ΔF 508 trägt. Die Fragen, die die Eltern aufwerfen, berühren jeden Arzt, der sich mit pränataler Diagnostik beschäftigt. »Können Sie entscheiden, ob das Kind mit Mukoviszidose leben möchte oder nicht? Wie messen Sie den Sinn des Lebens? Glauben Sie nicht, dass das Erkennen eigener Grenzen auch Chancen für ein intensiveres Leben bietet?«

Die Lebenserwartung von Mukoviszidosepatienten steigt jedes Jahr um fast 1 Jahr. Die Dynamik der Therapieverbesserung auf mehreren Gebieten bis hin zu ersten Versuchen der Gentherapie haben zur Folge, dass über die Lebenserwartung eines heute geborenen Kindes keine Aussage gemacht werden kann und darf.

3.8 Aufgaben der pränatalen Diagnostik

Spezifisches Risiko und Basisrisiko Aufgabe der pränatalen Diagnostik ist es, Eltern mit erhöhtem genetischen Risiko eine Schwangerschaft zu ermöglichen. Mit der pränatalen Diagnostik kann aber keine Garantie für ein gesundes Kind gegeben werden. In jeder Schwangerschaft besteht bekanntlich ein »Basisrisiko«. Ein spezifisch erhöhtes Risiko kann jedoch abgeklärt werden. Wegen dieser Möglichkeit entschließen sich viele Eltern, die aufgrund des genetischen Risikos auf Kinder verzichten würden, erst zu einer Schwangerschaft.

> **Voraussetzung jeder pränatalen Diagnostik ist die Aufklärung über Ziele, Möglichkeiten, Grenzen und Komplikationen des Eingriffs.**

Ethische Konfliktsituation nach Diagnostik Nach der Feststellung einer schwerwiegenden Erkrankung oder Behinderung des zu erwartenden Kindes befinden sich die Schwangere, aber auch die beteiligten Ärzte in einer ethischen Konfliktsituation. Der Konflikt besteht darin, dass die Grundwerte und Grundrechte menschlichen Lebens betroffen sind. Hierzu gehört der grundsätzliche **Anspruch des Neugeborenen** auf Schutz, körperliche Unversehrtheit und ärztliche Hilfe. Daneben sind der **Anspruch der Schwangeren** ärztliche Hilfe und Wahrung ihrer körperlichen und seelischen Unversehrtheit zu beachten.

Gesetzliche Regelung bei Schwangerschaftsabbruch Nach der Neufassung des § 218 des St.GB definiert der Gesetzgeber die **Straffreiheit** des Schwangerschaftsabbruchs

- im Rahmen der **Fristenregelung** bis zur vollendeten 12. Woche nach der Konzeption und mindestens 3 Tage nach einer verbindlichen Konfliktberatung,
- im Rahmen einer sog. **kriminologischen Indikation** bis zur 12. Woche ohne Konfliktberatung,
- im Rahmen einer sog. **medizinischen Indikation** ohne Fristbegrenzung.

Der Wortlaut der medizinischen Indikation (§ 218a, Abs. 2) lautet:

»Der mit Einwilligung der Schwangeren von einem Arzt vorgenommene Schwangerschaftsabbruch ist nicht rechtswidrig, wenn der Abbruch der Schwangerschaft unter Berücksichtigung der gegenwärtigen und zukünftigen Lebensverhältnisse der Schwangeren nach ärztlicher Erkenntnis angezeigt ist, um eine Gefahr für das Leben oder die Gefahr einer schwerwiegenden **Beeinträchtigung des körperlichen oder seelischen Gesundheitszustandes** der Schwangeren abzuwenden und die Gefahr nicht auf eine andere für sie zumutbare Weise abgewendet werden kann.«

Beratung der Eltern nach Pränataldiagnostik Die Neuregelung des § 218a mit **Wegfall der embryopathischen Indikation** erfordert keine Änderung der bisherigen Praxis. Schon die frühere embryopathische Indikation erhob die zumutbare Belastung der aktuellen und zukünftigen Situation der Schwangeren zum Kriterium der Entscheidung. Die Beratung der Eltern nach Pränataldiagnostik muss auch die **Zumutbarkeit alternativer Lösungen** zur Behebung der Gesundheitsgefahren für die Schwangere einschließen. Während die Zumutbarkeit der Belastung bisher allein der Schwangeren zufiel, erwächst dem Arzt jetzt die noch verantwortungsvollere Aufgabe zu erkennen, ob bei der Schwangeren akut oder später schwerwiegende Beeinträchtigungen ihres Gesundheitszustandes auftreten können. Daraus ergibt sich die Konsequenz, dass kein Arzt zum Schwangerschaftsabbruch raten muss.

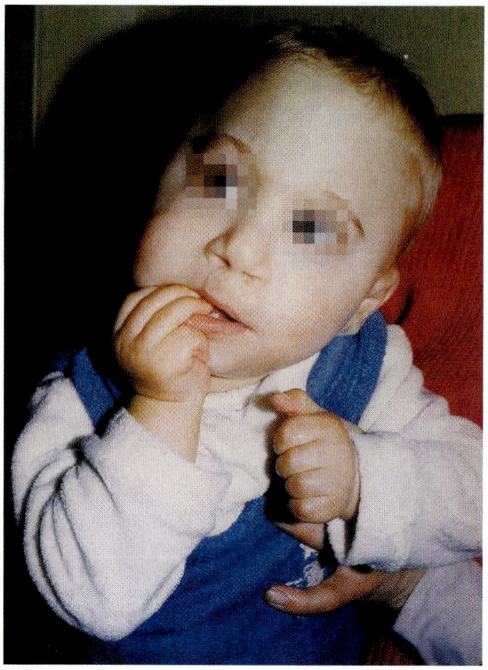

Abb. 3.33 1½-jähriger Junge mit partieller Trisomie 13: Trigonozephalie, Hypotelorismus, Zustand nach operativ korrigierter Lippen-Kiefer-Gaumenspalte, psychomotorische Retardierung, postaxialer Hexadaktylie (operativ korrigiert), Aplasia cutis localisata, BNS-Krämpfe

Ein weitgehender Konsensus dürfte bei vorliegenden monströsen Fehlbildungen, bei Erkrankungen mit letalem Ausgang und bei progredienten Erkrankungen ohne erkennbare Therapie bestehen. Beim Nachweis eines fetalen Down-Syndroms ist eine Beeinträchtigung des Gesundheitszustandes der Schwangeren nicht unbedingt zu erwarten. Wichtig ist, dass ein Kind mit Down-Syndrom von seinen Eltern angenommen und in die Familie integriert wird. Bei der Entscheidung für Erhaltung oder Abbruch der Schwangerschaft zeigt sich, dass nicht der embryopathische Befund zur Abruptio führt, sondern psychosoziale Faktoren den Ausschlag geben.

Der besondere Fall

Im Alter von 1 ½ Jahren wird bei dem Jungen (Abb. 3.33) mit Fehlbildungs-Retardierungs-Syndrom eine partielle Trisomie 13 diagnostiziert. Ursache der chromosomalen Aberration ist eine Inversion 13, die die Mutter und weitere Familienangehörige haben. In der 4. Schwangerschaft wird bei der pränatalen Diagnostik ein normaler männlicher Karyotyp nachgewiesen. Nach dem Tod des kranken Kindes gehen die Eltern eine weitere Schwangerschaft ein, die nach der pränatalen Diagnostik wieder eine partielle Trisomie 13 ergibt, aber von der Mutter ausgetragen wird. Die Eltern verlieren das Kind im Alter von 15 Monaten. Die letzte Schwangerschaft wird ohne pränatale Diagnostik ausgetragen. Das gesund geborene Kind hat die Inversion wie die Mutter. Die Eltern waren über die Prognose der chromosomalen Aberration informiert, haben sich mit der Alternative Austragen oder Abruptio intensiv auseinandergesetzt. Sie demonstrieren zugleich das Recht des Behinderten auf körperliche Unversehrtheit.

Exkurs

DNA-Sequenzierung

Seit ungefähr 10 Jahren wird an der Verbesserung der DNA-Sequenziermethoden gearbeitet. Kaum jemand hätte erwartet, dass die Etablierung des »next generation sequencing« (NGS), auch als »massively parallel sequencing« (MPS) bezeichnet, so schnell Einzug in die Praxis genommen hätte. Diese Hochdurchsatzsequenzierung beinhaltet viele verschiedene Sequenziermethoden. Während die Sanger-Sequenzierung sehr zeitaufwändig ist, ermöglicht das NGS, ein komplettes Genom innerhalb einer Woche zu sequenzieren. Dies wird durch paralleles Sequenzieren von Millionen von unterschiedlichen DNA-Fragmenten erreicht. Jeder Bereich des Genoms wird mehrfach parallel sequenziert. Dann erfolgt eine Fixierung eines Fragments an einer Oberfläche wie z. B. an kleinen Kügelchen (»beads«) oder einer Glasoberfläche. Nach Abschluss der Sequenzierung werden Millionen von Reads mit einem Referenzgenom verglichen und bioinformatisch ausgewertet.

In der Zwischenzeit stehen für das NGS zahlreiche unterschiedliche Technologie-Plattformen zur Verfügung, die zugrundliegenden Techniken und die notwendigen Chemikalien unterscheiden sich dabei erheblich. Die am häufigsten benutzten Plattformen werden von den Firmen Roche, Illumina und Applied Biosystems/Life Technology angeboten. Diese Systeme unterscheiden sich durch die Durchsatzmenge der Basen und die Länge der sequenzierten Fragmente und werden dementsprechend für verschiedene Fragestellungen genutzt.

3.9 Next generation sequencing

Grundlage einer humangenetischen Beratung ist eine exakte Diagnose. In den letzten 30 Jahren ist es gelungen, zahlreiche Krankheitsgene zu identifizieren. Lange Zeit war eine Karyotypisierung die einzige Möglichkeit, eine ätiologische Klärung herbeizuführen. Molekularzytogenetische Methoden (FISH, CGH-Array) haben dann für eine Vielzahl von Fragestellungen eine ursächliche Klärung ermöglicht. Homozygotie-Mapping und Kopplungsanalysen stellen klassische aber aufwändige Verfahren dar, die es erlauben, neue Krankheitsgene zu identifizieren. Mitte der der 1970er Jahre wurde es durch die Sequenzierungsmethode nach Sanger (Sanger, PNAS) möglich, Gensequenzen und schließlich krankheitsverursachende Mutationen in den kodierenden Bereichen (Exons) von Genen zu identifizieren. Die DNA-Sequenzierung von Genen stellte bis vor kurzem den Goldstandard in der humangenetischen Diagnostik dar. Allerdings sind diese Analysen in der Abhängigkeit von der Größe des Gens (Zahl der Exons) sehr kosten- und zeitintensiv. Ein weiterer Nachteil ergibt sich bei der Diagnostik von Krankheiten für die mehrere Gene (z. B. Hörstörungen, Epilepsien, Bindegewebserkrankungen etc.) ursächlich bekannt sind.

3.9.1 »Whole genome sequencing«

Die Sequenzierung des gesamten Genoms (»whole genome sequencing«, NGS) ist möglich. Eine Reihe von bekannten Persönlichkeiten (Craig Venter, James Watson etc.) hat mittlerweile ihr gesamtes Genom sequenzieren lassen. Allerdings eignet sich diese Methode zur Zeit nicht, um in der Praxis routinemäßig eingesetzt zu werden, da die Vielzahl der gefundenen Sequenzvarianten ein erhebliches Problem bei der Interpretation der Daten mit sich zieht. In der Forschung konnte dieser Ansatz jedoch schon in vielen Fällen genutzt werden, um das krankheitsverursachende Gen zu identifizieren.

3.9.2 Exom-Sequenzierung

Für die diagnostische Anwendung des NGS ist die Sequenzierung der kodierenden Bereiche (»exom-sequencing«) geeignet. Durchschnittlich werden hiermit etwa 25.000 »single nucleotide variants« (SNV) entdeckt. Mehr als 95% dieser Varaianten entsprechen bekannten Polymorphismen. Beim sog. »**target enrichment**« wird die Anreicherung und Vervielfältigung der DNA-Probe des Patienten auf diejenigen Gene eingegrenzt, die aufgrund der klinischen Verdachtsdiagnose in Frage kommen. Die Arbeitsgruppe von Ngo et al. konnte mit Hilfe der Exomsequenzierung erstmalig 2010 erfolgreich das Gen für das autosomal rezessiv vererbte Miller-Syndrom identifizieren. Für diese Untersuchung reichten zwei betroffene Mitglieder einer Familie. Durch NGS konnte die Anzahl der Kandidatengene auf 9 reduziert werden. Durch anschließende Sanger-Sequenzierung konnte dann das DHODH-Gen als ursächliches Gen für das Miller-Syndrom identifiziert werden. In der Zwischenzeit ist es auch möglich, mit dieser Methode nach gemeinsamen Haplotypen zu suchen, was die Anzahl der Kandidatengene nochmals reduziert. Durch eine weitere Verbesserung der Methoden ist es sogar möglich gewesen, mit Hilfe von nur einem sporadischen Fall durch NGS das krankheitsrelevante Gen für das Sensenbrenner-Syndrom zu identifizieren.

Ein besonders vielsprechender Ansatz wurde von Vissers et al. im Jahr 2011 beschrieben. Unter der Annahme, dass viele Erkrankungen die mit einem Intelligenzdefizit einhergehen, sporadisch auftreten, wurde die Hypothese aufgestellt, dass es sich in diesen Fällen um De-novo-Mutationen handeln könnte. In dieser Studie wurde eine Exom-Sequenzierung bei einem Betroffenen und seinen Eltern (Trios) durchgeführt. In 7 von 10 Fällen konnte auf diese Weise die krankheitsverursachende Mutation gefunden werden. Allerdings ist es bei diesem Ansatz (Trio-Strategie) notwendig, pro Patient 3 Exome zu sequenzieren.

Seit der Einführung des NGS werden wöchentlich neue Krankheitsgene für autosomal-rezessiv vererbte, aber auch für sehr seltene autosomal-dominante Krankheitsbilder identifiziert (Kabuki-Syndrom, Schinzel-Giedion-Syndrom, Nicolaides-Baraitser-Syndrom und viele andere).

3.9.3 Diagnostische Anwendung des NGS

Für die ursächliche Klärung von heterogenen Krankheitsbildern werden zunehmend **Diagnostik-Panels** auf Basis des NGS genutzt, die eine Untersuchung von zahlreichen Genen gleichzeitig ermöglichen. Diese Strategie ist insbesondere für heterogene Krankheitsbilder empfehlenswert, bei denen zahlreiche unterschiedliche Gene für ein Krankheitsbild verantwortlich sind. Zu diesen Krankheitsbildern gehören beispielsweise die Netzhauterkrankungen (Retinitis pigmentosa), die zu einer frühen Blindheit führen. Aber auch für die Diagnostik von erblichen Hörstörungen, Epilepsie, Mikrozephalien, Bindegewebserkrankungen und vielen anderen Fragestellungen stehen mittlerweile entsprechende »Panels« zur Verfügung.

3.9.4 NGS in der pränatalen Diagnostik

Auch in der pränatalen Diagnostik hat das NGS Einzug gehalten So gibt es mittlerweile einen Test, durch den es möglich ist, durch Untersuchung der fetalen DNA im mütterlichen Blut die Diagnose einer Trisomie 21 zu stellen. Hier ist zu erwarten, dass es in absehbarer Zeit auch realistisch sein wird, andere häufige Chromosomenstörungen wie die Trisomien 13 und 18 auf diese Weise zu erkennen. Grundsätzlich ist es denkbar, auch ein komplettes fetales Genom zu untersuchen. Hier erfolgte bereits eine erste Publikation. Allerdings ergeben sich doch erhebliche ethische Probleme, was den Umgang mit den gefundenen Daten angeht. Sowohl nicht interpretierbare Ergebnisse als auch Befunde, die ein relevantes Krankheits- oder Krebsrisiko darstellen, sind möglich. Hier sind die Ethikkommissionen gefragt, hohe ethische Standards zu etablieren. Unbedingt ist auf die Einhaltung des Gendiagnostikgesetzes zu achten, insbesondere auch auf das Recht auf Nichtwissen.

3.9.5 Fazit und Ausblick

Das NGS hat unerwartet schnell Einzug in die humangenetische Diagnostik genommen. Mit Hilfe dieser Methode ist es möglich, die Sequenzierung von Genen kosteneffizient und schnell durchzuführen. Es ist zu erwarten, dass die Methoden und insbesondere die bioinformatische Verarbeitung der Daten weiterhin kontinuierlich verbessert werden und in naher Zukunft die Diagnostik in der gesamten Medizin bestimmen. Durch die Exomsequenzierung wird es ermöglicht, viel häufiger als früher eine exakte Diagnose zu stellen, die dann auch Ausgangspunkt für mögliche Therapieansätze sein kann. Auf der Basis einer exakten Diagnose kann dann auch eine bessere genetische Beratung erfolgen. Durch die Identifikation neuer Phänotypen wird in Zukunft auch eine genauere Genotyp-Phänotyp-Korrelation möglich sein.

Es wird von essenzieller Bedeutung sein, wie man mit Zufallsbefunden umgeht, die nicht im Zusammenhang mit der Fragestellung stehen.

Literatur

Caliebe A, Platzer K, Argyriou L, Bens S, Hellenbroich Y, Husemeyer N, Nagel I, Merin-Subero JI, Sporns P, Stefanova I, Tönnies H, Vater I, Weimer J, Siebert R, Gillessen-Kaesbach G (2012) Array-CGH: Erfahrungen aus Schleswig-Holstein. Medizinische Genetik 24:99–107

Cooper GM, Coe BP, Girirajan S, Rosenfeld JA, Vu TH, Baker C, Williams C, Stalker H, Hamid R, Hannig V, Abdel-Hamid H, Bader P, McCracken E, Niyazov D, Leppig K, Thiese H, Hummel M, Alexander N, Gorski J, Kussmann J, Shashi V, Johnson K, Rehder C, Ballif BC, Shaffer LG, Eichler EE(2012) A copy number variation morbidity map of developmental delay. Nat Genet 43:838–846

Desai AN, Jere A (2012) Next-generation sequencing: ready for the clinics? Clin Genet 81:503–510

Kulozik AE, Hentze MW, Hagemeier C, Bartram CR (Hrsg) (2000) Molekulare Medizin. de Gruyter, Berlin

Kunze J (2009) Wiedemanns Atlas der Klinischen Syndrome, 6. Aufl. Schattauer, Stuttgart New York

Murken J, Grimm T, Holisnki-Feder E, Zerres K (2011) Taschenlehrbuch Humangenetik, 8. Aufl. Thieme, Stuttgart, New York

Navon D, Shwed U The chromosome 22 deletion:from the unification of biomedical field to a new kind of genetic condition Soc Sci Med 75(9):1633–41

Ng SB, Buckingham KJ, LeeC, Bigham AW, Tabor HK, Dent KM, Huff CD, Shannon PT, Jabs EW, Nickerson DA, Shendure J, Bamshad MJ (2009) Exome sequencing identifies the cause of a mendelian disorder Nat Genet 42(9):790–793

Online Mendelian Inheritance in Man (OMIM), Johns Hopkins University, Baltimore

Passarge E, Wirth J (2008) Taschenatlas Humangenetik. Thieme, Stuttgart New York

Schmickel R (1986) Contiguous gene syndromes: A component of recognizable syndrom. J Pediat 109: 231–241

Vissers ELM, de Vries BBA, Veltman JA (2010)Genomic microarrays in mental retardation: from copy number variation to gene, from research to diagnosis J Med Genet 47:289–297

Weise A, Mrasek K, Klein E, Mulatinho M, Llerena JC Jr, Hardekopf D, Pekova S, Bhatt S, Kosyakova N, Liehr T Microdeletion and Microduplication syndromes J Histochem Cytochem 60(5):346–58

Ernährung und metabolische Erkrankungen

Grundlagen der Ernährung im Kindes- und Jugendalter

B. Koletzko

C. P. Speer, M. Gahr (Hrsg), *Pädiatrie*,
DOI 10.1007/978-3-642-34269-1_4,

Einleitung

Die essenzielle Charakteristik der Säugetiere ist nicht die Fähigkeit zur Gestation, sondern die weitergehende Manifestation der mütterlichen Fürsorge, der Besitz von Mammae mit der Fähigkeit, für ihre Nachkommen Milch zu bilden. (Alan Parkes 1966)

4.1 Muttermilchernährung

4.1.1 Grundlagen

Muttermilch ist im 1. Lebensjahr die ideale Nahrung für den gesunden Säugling. Das Stillen liefert nicht nur eine weitgehend **bedarfsgerechte Nährstoffzufuhr** (Tab. 4.1), sondern bewirkt durch eine Vielzahl miteinander interagierender immunologischer Faktoren auch einen ausgeprägten Infektionsschutz. Selbst noch nach dem Ende der Stillperiode haben früher gestillte Kinder ein geringeres Risiko für verschiedene Erkrankungen. Darüber hinaus fördert das Stillen die **Mutter-Kind-Bindung**, den emotionalen Kontakt und vermittelt Sicherheit und Geborgenheit (▶ Kap. 7.13).

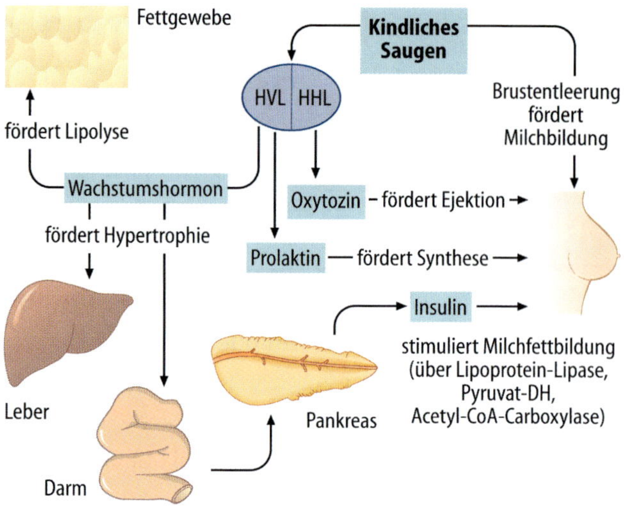

Abb. 4.1 Die Menge der gebildeten Muttermilch wird durch das kindliche Saugbedürfnis moduliert

Physiologie der Milchbildung Die Brustdrüse bildet die Milch in den Alveolarepithelien und sezerniert sie in die sekretorischen Alveoli der 18–20 Segmente jeder Brust. Die Alveoli werden durch kleine Milchgänge drainiert, welche in große Milchgänge mit jeweils einer eigenen Öffnung in der Brustwarze führen. Wachstum und Differenzierung der Brustdrüse sowie die Milchbildung werden endokrin kontrolliert.

Der Abfall der Östrogenspiegel im mütterlichen Blut nach der Geburt und die mit der Wehentätigkeit einsetzende **Prolaktinsekretion** des Hypophysenvorderlappens fördern die Milchsekretion in den ersten Tagen nach der Geburt. Die Entleerung der Brust durch das **kindliche Saugen** fördert die Milchbildung (Abb. 4.1), sodass das Neugeborene frühzeitig nach der Geburt und häufig wiederkehrend angelegt werden sollte, auch wenn bis zum so genannten Milcheinschuss am 3.–5. Tag meist nur eine kleine Menge an Milch sezerniert wird. Auch regelmäßiges Abpumpen der Brust mit einer elektrischen Milchpumpe, wie es beispielsweise bei einem trinkschwachen Frühgeborenen angebracht sein kann, fördert die Milchbildung. Das Anlegen des Kindes an der Brust fördert über neurale Afferenzen die Freisetzung des Hormons **Oxytozin** im Hypophysenhinterlappen. Oxytozin bewirkt die Ejektion der Milch aus den Alveoli und Milchgängen und damit den Milchfluss. Dieser Ejektionsreflex und damit der Stillerfolg kann durch mütterliche Anspannung, Angst- und Überforderungssituationen gefährdet werden. Entsprechend ist eine konsequente Unterstützung der Mutter und eine entspannte, freundliche Atmosphäre besonders in den ersten Tagen nach der Geburt für die Etablierung des Stillens förderlich.

> **Die durch das Anlegen stimulierte Oxytozinfreisetzung führt bei stillenden Müttern nach der Geburt auch zu einer rascheren Uterusinvolution.**

Nährstoffgehalt in der Muttermilch Die Nährstoffe in der Muttermilch (Tab. 4.2) decken in idealer Weise den Substratbedarf des gesunden, reif geborenen Säuglings und haben in vielen Fällen eine **bessere Bioverfügbarkeit** als aus Säuglingsmilchnahrungen. So ist beispielsweise die Resorption der Muttermilchfette im Mittel besser als aus Flaschennahrungen, unter anderem weil die Muttermilch eine durch Gallensäuren im kindlichen Dünndarm aktivierte Lipase enthält (bile salt stimulated lipase, BSSL).

Die Häufigkeit und Intensität des kindlichen Saugens reguliert die in der Brustdrüse gebildete Milchmenge (Abb. 4.1). Die **Zusammensetzung der Milch** ändert sich mit der Dauer der Stillzeit. Damit passt sich die Nährstoffzufuhr an den sich mit dem kindlichen Alter ändernden Bedarf an.

Exkurs

Powerdrink Muttermilch

Stillen bietet mehr als nur die Zufuhr von Kalorien. Die Sterblichkeit flaschenernährter Säuglinge war in Deutschland zu Beginn des 20. Jahrhunderts 7-fach höher als bei gestillten Kindern, vor allem durch das Auftreten gastrointestinaler Infektionen. Offenbar können die zahlreichen Abwehrfaktoren der Frauenmilch die noch unreife körpereigene Immunfunktion junger Säuglinge sehr effektiv ausgleichen. Noch heute schützt Voll- und Teilstillen auch in den Industrieländern wirksam vor Durchfall- und Atemwegserkrankungen, wiewohl die Mortalität unter hygienischen Bedingungen nicht mehr beeinflusst wird. Das Stillen hat zudem eindrucksvolle Langzeitwirkungen. Früher gestillte Kinder haben noch in der Adoleszenz und im jungen Erwachsenenalter ein signifikant geringeres Auftreten von malignen Lymphomen, Diabetes mellitus Typ I und Morbus Crohn. Übergewicht im Schulalter tritt deutlich seltener bei früher gestillten als bei früher nicht gestillten Kindern auf, auch wenn man für beeinflussende Faktoren wie den elterlichen Bildungsgrad korrigiert. Eindrucksvoll sind jüngere Studienergebnisse, die Nahrungszufuhr und Wachstum in der frühen Kindheit mit dem Krankheitsrisiko im hohen Lebensalter in Verbindung bringen. So führt Stillen in den ersten Lebensmonaten zu einem um etwa 20% geringeren Risiko für Adipositas im Kindes- und Jugendalter sowie einer Risikominderung für die damit assoziierten Erkrankungen. Eine ähnliche protektive Wirkung lässt sich bei Säuglingsflaschennahrungen durch eine Absenkung des Eiweißgehaltes auf ein der Muttermilch angenähertes Niveau erzielen. Ganz offensichtlich wird die Gesundheit des Individuums langfristig durch die Qualität der Säuglingsernährung beeinflusst (metabolische Programmierung).

Tab. 4.1 Empfohlene Zufuhr an Energie und wichtigen Nährstoffen **für gesunde Kinder in Abhängigkeit vom Lebensalter (Zufuhr pro kg Körpergewicht und Tag [/kg KG/**Tag] oder pro Tag [/Tag]; mod. nach den Empfehlungen der Deutschen Gesellschaft für Ernährung aus Koletzko B (Hrsg) (2007) Kinderheilkunde und Jugendmedizin. Beachte: Der Bedarf beim individuellen Kind und vor allem unter Krankheitsbedingungen kann u. U. erheblich von diesen Richtwerten abweichen!

Alter	0–<4 Monate	4–<12 Monate	1–<4 Jahre	4–<7 J ahre	7–<10 Jahre	10–<13 Jahre	13–<15 Jahre	15–<19 Jahre
Kcal/kg/Tag ml./wbl.	91/94	90/91	91/88	82/78	75/68	64/55	56/47	46/43
Protein [g/kg/Tag] ml./wbl.	1,5–2,7	1,1–1,3	1,0	0,9	0,9	0,9	0,9	0,9/0,8
Fett [% der kcal]	45–50	35–45	30–40	30–35	30–35	30–35	30–35	30
Essenzielle Fettsäuren [% der kcal] ω6/ω3	4,5/0,5	3,5/0,5	3,0/0,5	2,5/0,5	2,5/0,5	2,5/0,5	2,5/0,5	2,5/0,5
Kalzium [mg/Tag]	220	400	600	700	900	1100	1200	1200
Magnesium [mg/Tag] ml./wbl.	24	60	80	120	170	230/250	310	400/350
Eisen [mg/Tag] ml./wbl.	0,5	8	8	8	10	12/15	12/15	12/15
Jod [mg/Tag]	40	80	100	120	140	180	200	200
Zink [mg/Tag] ml./wbl.	1	2	3	5	7	9/7	9,5/7	10/7
Vitamin A [mg Retinoläquivalent/Tag] ml./wbl.	0,5	0,6	0,6	0,7	0,8	0,9	1,1/1,0	1,1/0,9
Vitamin D [mg/Tag]	10	10	20	20	20	20	20	20
Vitamin K [mg/Tag]ml./wbl.	4	10	15	20	30	40	50	70/60
Thiamin [mg/Tag] ml./wbl.	0,2	0,4	0,6	0,8	1,0	1,2/1,0	1,4/1,1	1,3/1,0
Riboflavin [mg/Tag] ml./wbl.	0,3	0,4	0,7	0,9	1,1	1,4/1,2	1,6/1,3	1,5/1,2
Niacin [mg Niacinäquivalent/Tag] ml./wbl.	2	5	7	10	12	15/13	18/15	17/13
Vitamin B_6 [mg/Tag]	0,4	0,8	1,0	1,5	1,8	2,0	3,0	3,0
Folat [mg Folatäquivalent/Tag]	60	80	200	300	300	400	400	400
Vitamin B_{12} [mg/Tag]	0,4	0,8	1,0	1,5	1,8	2,0	3,0	3,0
Vitamin C [mg/Tag]	50	55	60	70	80	90	100	100

Tab. 4.2 Mittlerer Gehalt wichtiger Nährstoffe in Muttermilch und Kuhmilch

Bestandteil	Reife Muttermilch (≥14. Tag)		Kuhmilch	
		% der Kalorien		% der Kalorien
Kalorien	63 kcal/100 g	100%	65 kcal/100 g	100%
Protein Davon Kaseine	1,0 g/100 g 0,4 g/100 g [40% des Proteins]	6% 2,4%	3,4 g/100 g 2,8 g/100 g [80% des Proteins]	21% 17%
Fett	3,8 g/100 g	52%	3,7 g/100 g	51%
Linolsäure	0,285 g/100 g		0,052 g/100 g	
Laktose	7,0 g/100 g	42%	4,6 g/100 g	28%
Mineralstoffe	0,2 g/100 g	–	0,8 g/100 g	–
Natrium	15 mg/100 g		50 mg/100 g	
Eisen	76 mg/100 g		50 mg/100 g	
Renale Molenlast	79 mOsm/kg H_2O		221 mOsm/kg H_2O	

- Während der ersten etwa 5 Tage nach der Geburt wird die gelbliche Vormilch (**Kolostrum**) mit sehr hohen Gehalten an Proteinen, Immunglobulinen und Leukozyten gebildet. Das Kolostrum bewirkt auch bei einer relativ geringen Trinkmenge in den ersten Lebenstagen einen sehr wertvollen Infektionsschutz aufgrund des hohen Gehalts von antiinfektiös wirksamen Komponenten.
- Etwa ab dem 6. Tag nach der Geburt wird die sog. **transitorische Milch** gebildet, wobei das gebildete Milchvolumen deutlich ansteigt.
- Ab der 3. Woche spricht man von der **reifen Milch**.

Mit zunehmender Stilldauer fallen die Protein- und Mineralgehalte deutlich, während die Laktose- und Fettkonzentration zunehmen.

Auch im Laufe jeder Stillmahlzeit ändert sich die Zusammensetzung der Milch. So steigt der Fettgehalt der Muttermilch während des kindlichen Trinkens um etwa das 1,5- bis 3-fache, sodass der Säugling bei Beginn der Stillmahlzeit zunächst eine an Protein, Mineralien und wasserlöslichen Vitaminen reiche Milch aufnimmt, bei großem Hunger und hohem Saugbedürfnis dann aber eine zunehmend fett- und energiereichere Milch.

Gestillte Säuglinge haben meist weiche und oft hellgelb gefärbte Stühle, die so genannten »**Muttermilchstühle**«.

Bakteriologische Untersuchungen weisen bei gestillten Kindern einen höheren Anteil an **Bifidusbakterien** im Stuhl nach als bei flaschenernährten Kindern. Die normale Stuhlfrequenz gestillter Kinder ist großen Schwankungen unterworfen und kann zwischen täglich mehreren Stühlen oder auch nur einem alle 3–4 Tage abgesetzten Stuhl liegen.

4.1.2 Vorteile des Stillens

Die ideale Nahrung für gesunde, reif geborene Säuglinge ist die Muttermilch. Das Stillen liefert ein optimal auf die Bedürfnisse des Säuglings abgestimmtes Nährstoffangebot, schützt vor Infektionen und Allergien und vermittelt Sicherheit und Geborgenheit.

Antiinfektiöse und antiinflammatorische Wirkungen Die Muttermilch enthält verschiedenste, miteinander komplementär wirksame antiinfektiöse und antiinflammatorische Bestandteile.

Antiinfektiös wirksame Agenzien in der Muttermilch
- Immunglobuline (vorwiegend sekretorisches IgA, daneben IgG, IgM, IgD)
- Lysozym (Lyse von Bakterienzellmembranen)
- Laktoferrin (entzieht eisenabhängigen Bakterien das Eisen)
- Laktoperoxidase
- Oligo- und Polysaccharide, Glykokonjugate
- Monoglyzeride, nicht veresterte Fettsäuren (Lyse von Bakterienzellmembranen), Membranen der Milchfettkügelchen (bakterielle Adhäsion)
- Neutrophile Granulozyten, Makrophagen
- Lymphozyten
- Epithelzellmembranen (bakterielle Adhäsion)

Das **sekretorische Immunglobulin A (sIgA)** ist das für den Infektionsschutz wichtigste Immunglobulin, das bereits im Kolostrum in hohen Konzentrationen vorhanden ist. Das sIgA aus der Muttermilch ist im kindlichen Gastrointestinaltrakt relativ stabil und wird durch den niedrigen pH-Wert des Magenmilieus sowie die im Dünndarm freigesetzten tryptischen Enzyme nicht komplett abgebaut, sodass es im gesamten kindlichen Gastrointestinaltrakt bis hin zum Kolon Mikroorganismen und andere makromolekulare Fremdantigene binden und hierdurch deren Invasion in die Mukosa sehr wirksam reduzieren kann.

Neben den spezifischen Antikörpern enthält die Frauenmilch auch zahlreiche **unspezifische antiinfektiöse Komponenten**:
- **Lysozym** spaltet Mukopolysaccharide und Mukopeptide in Zellwänden grampositiver Bakterien und kann dadurch zu deren Zerstörung beitragen.
- **Laktoferrin** ist ein eisenbindendes Peptid, das mit eisenabhängigen Enterobakterien um das Spurenelement konkurriert und somit deren Wachstum hemmt.

- **Leukozyten** sind in den ersten 3–4 Monaten der Stillzeit stets in der Milch vorhanden und werden in einer besonders hohen Zahl von etwa 4×10^8/l im Kolostrum gefunden. Es überwiegen Makrophagen und neutrophile Granulozyten, die den niedrigen pH-Wert des Magens weitgehend intakt passieren und im Dünndarm und z. T. auch noch im Dickdarm eine antibakterielle Wirkung entfalten können. Die Lymphozyten der Muttermilch sind vorwiegend T-Zellen, wobei der Anteil an CD4- und CD8-Zellen (Helfer- und Suppressorzellen) etwa dem Verhältnis im Blut entspricht.

Schutz vor Infektionen und anderen Erkrankungen Die körpereigene immunologische Abwehr ist in den ersten Lebensmonaten noch sehr unvollkommen. Die hierdurch bedingten hohen Infektionsrisiken in den ersten Lebenswochen und Monaten werden durch das Stillen sehr effektiv vermindert. Das Risiko gestillter Säuglinge, an einer **infektiösen Enteritis** zu erkranken, ist nicht nur in Entwicklungsländern, sondern auch in westlichen Industrienationen etwa 5-fach geringer als bei nicht gestillten Kindern. Wenn gestillte Säuglinge jedoch an einer infektiösen Diarrhö erkranken, sind die Krankheitsverläufe im Mittel milder und kürzer als bei einer Flaschenernährung. Auch Infektionen außerhalb des Magen-Darm-Traktes, wie entzündliche Erkrankungen der Atemwege und des Mittelohres sind bei gestillten Säuglingen seltener.

> **In verschiedenen Studien war der infektionsprotektive Effekt des Stillens über die Dauer der Stillperiode hinaus nachweisbar.**

Auch das körpereigene Immunsystem des Säuglings wird durch das Stillen beeinflusst. So zeigten sonographische Untersuchungen, dass gestillte Kinder ein größeres Volumen des für die T-Zellentwicklung wichtigen **Thymusorgans** haben als nicht gestillte Säuglinge gleichen Alters.

Langzeitwirkungen des Stillens Langzeitwirkungen des Stillens auf viele Jahre später auftretende Gesundheitsrisiken wurden in zahlreichen Studien beobachtet. So wurde ein signifikant geringeres Risiko früher gestillter Kinder für im jugendlichen Alter auftretende maligne Lymphome, für den Diabetes mellitus Typ 1 und den Morbus Crohn berichtet.

Epidemiologische Untersuchungen in Deutschland zeigten, dass die Wahrscheinlichkeit für **Übergewicht** (Körpermassenindex >90. Perzentile) und Adipositas (Körpermassenindex >97. Perzentile) im Schulalter bei früher gestillten Säuglingen um etwa 20% geringer ist als bei früher nicht gestillten Kindern. Dabei zeigte sich eine deutliche Dosis-Wirkungs-Beziehung: auch nach Korrektur für beeinflussende Faktoren, wie z. B. den elterlichen Bildungsgrad, war die Wahrscheinlichkeit für Übergewicht und Adipositas im Schulalter umso geringer, je länger die Kinder früher gestillt worden waren. Zusammengenommen bieten diese Ergebnisse wichtige Argumente für eine konsequente Stillförderung durch Ärzte und Angehörige anderer Gesundheitsberufe.

> **Empfohlen wird ein Vollstillen möglichst über 4–6 Monate.**

4.1.3 Mögliche Nachteile der Muttermilchernährung

Potenzielle nachteilige Aspekte des Stillens für das Neugeborene

- Stärkere postpartale Gewichtsabnahme: **Cave**: dystrophe Neugeborene, Frühgeborene, Neugeborene diabetischer Mütter!
- Verstärkter und verlängerter Neugeborenenikterus: Bilirubin im Mittel um etwa 1 mg/dl höher (meist ohne Bedeutung)
- Übertragung mütterlicher Infektionen: z. B. Zytomegalie, Virushepatitis, HIV, Tbc
- Risiko marginaler Nährstoffversorgung des Kindes: je nach mütterlicher Versorgung z. B. Vitamin K, D, B_{12}, Jod
- Belastung mit von der Mutter aufgenommenen Fremdstoffen: Nikotin, Medikamente, Alkohol, allergen wirksame Proteine aus der mütterlichen Nahrung (z. B. intakte Kuhmilchproteine)
- Belastung mit Umweltschadstoffen: Vor allem lipophile Schadstoffe aus dem mütterlichen Fettgewebe (z. B. PCB, DDT, Dioxine)

Postpartale Gewichtsabnahme Der sog. Milcheinschuss, also der deutliche Anstieg der Milchsekretion, tritt meist erst 3–5 Tage nach der Geburt ein, bei Primaparae (Erstgebärenden) im Mittel einen Tag später als bei Frauen, die bereits früher gestillt haben. Deshalb ist die getrunkene Milchmenge bei ausschließlich gestillten Kindern in den ersten Lebenstagen niedriger als bei Flaschenfütterung nach kindlichem Bedarf, entsprechend ist die kindliche Gewichtsabnahme nach der Geburt bei ausschließlichem Stillen im Mittel größer. Für Reifgeborene mit niedrigem Geburtsgewicht, Frühgeborene und Neugeborene diabetischer Mütter mit einem hohen Hypoglykämierisiko ist deshalb vielfach eine frühzeitige **Zufütterung** mit einer altersgerecht zusammengesetzten Säuglingsmilchnahrung, ggf. auch mit einer Kohlenhydratlösung notwendig.

Neugeborenenikterus Gestillte Kinder haben eine etwas stärkere Ausprägung des physiologischen Neugeborenenikterus mit einer im Mittel um etwa 1 mg/dl höheren Bilirubinkonzentration im Blut. Vor allem nimmt der sichtbare Ikterus einen deutlich längeren Verlauf und ist vielfach noch am Ende des ersten Monats zu bemerken (sog. **Muttermilchikterus**). Eine Stillpause ist aber nur in sehr seltenen Fällen bei Anstieg der Bilirubinwerte in die Nähe der Austauschgrenze indiziert. Wichtig ist es, bei Kindern mit protrahiertem Ikterus eine Bestimmung des **direkten Bilirubins** vorzunehmen, das bei dem harmlosen Muttermilchikterus normal ist, aber bei den differenzialdiagnostisch abzugrenzenden cholestatischen Lebererkrankungen erhöht gefunden wird.

> **Bei protrahiertem Ikterus (Icterus prolongatus, >14 Tage) immer direktes Bilirubin bestimmen.**

Übertragung mütterlicher Infektionen Das Stillen kann verschiedene mütterliche Infektionen durch Viren und Bakterien, wie z. B. Zytomegalie, Hepatitis, HIV, Tuberkulose übertragen, sofern sie nicht schon perinatal von der Mutter auf das Kind weitergegeben wurden. Unreife Frühgeborene etwa vor der 30. Gestationswoche sind besonders anfällig für die häufige **Zytomegalieinfektion**, sodass hier im Falle einer Muttermilchfütterung mit möglicher Kontamination konsequent eine **Pasteurisierung der Milch** durchgeführt werden muss.

Nährstoffversorgung Einige Nährstoffe in der Muttermilch sind in Abhängigkeit von der mütterlichen Nährstoffversorgung in der Milch nur in für das Kind unzureichender Menge enthalten und müssen auf anderem Wege supplementiert werden. Die **Vitamine K und D** werden allen Säuglingen als Supplement gegeben, um einem Mangel vorzubeugen. In Deutschland ist ein Jodmangel häufig, weshalb für alle Frauen eine Supplementierung mit täglich 100 µg **Jodid** für die Dauer der Schwangerschaft und der Stillzeit empfohlen wird (durch Tabletten; zusätzlich jodiertes Speisesalz, jodierte Backwaren und andere Lebensmittel mit Jodsalz). Frauen, die sich über Jahre streng pflanzlich ohne Zufuhr von Fleischwaren, Milch und Eiern ernähren (sog. vegane Ermährung, z. B. auch streng makrobiotische Ernährungsweise), erleiden ohne Nahrungsergänzung zwangsläufig eine **Vitamin-B12-Verarmung**. Die Kinder vegan ernährter Frauen erhalten während der Schwangerschaft und der Stillzeit von ihren Müttern nur geringe Mengen an Vitamin B_{12} und entwickeln ohne eine andere Zufuhr in der Regel im Laufe des 1. Lebensjahres einen klinisch manifesten Vitamin-B_{12}-Mangel mit Anämie und neurologischer Schädigung, die auch nach einer Supplementierung dauerhafte Schäden hinterlassen kann.

Belastung mit Fremdstoffen Von der Mutter aufgenommene Substanzen können in die Milch übergehen, so z. B. **Alkohol, Nikotin, Drogen, allergene Eiweiße** aus der mütterlichen Nahrung und **Medikamente.**

> **Bei einer notwendigen medikamentösen Therapie der stillenden Mutter ist eine sorgfältige Einzelfallprüfung erforderlich.**

Je nach dem Ausmaß des Übergangs einzelner Medikamente in die Milch und ihrer Toxizität ist ggf. eine vorübergehende **Stillpause** oder sogar ein Abstillen erforderlich, in den allermeisten Fällen kann jedoch eine für das gestillte Kind unbedenkliche medikamentöse Therapie der Mutter gewählt werden.

Belastung mit Umweltschadstoffen Persistente **fettlösliche Schadstoffe** wie die Pestizide DDT und dessen Stoffwechselprodukte, Hexachlorbenzol (HCB), Lindan (HCH) oder die aus industriellen Prozessen stammenden polychlorierten Biphenyle (PCB), Dibenzodioxine und -furane werden regelmäßig in der Milch gefunden. Diese in der Nahrungskette angereicherten fettlöslichen Schadstoffe werden vom Menschen in vergleichsweise hohen Mengen mit der Nahrung aufgenommen und im Fettgewebe gespeichert. Die Milchkonzentrationen lipophiler Schadstoffe liegt nicht selten über den gesetzlich festgelegten, aus Vorsichtsgründen niedrigen Grenzwerten für Lebensmittel, aber die mittleren Konzentrationen sind seit den 1970er-Jahren um etwa die Hälfte gefallen. Zu bedenken ist allerdings der ausgeprägte Effekt einer vermehrten **Lipolyse durch Reduktionsdiäten**. Während der Stillzeit kommt es physiologischerweise bereits zu einem Abbau von Fettgewebe. Mit dieser Lipolyse werden auch im Fettgewebe akkumulierte fettlösliche Substanzen freigesetzt und gehen in die fettreiche Muttermilch über.

> **Bei starker mütterlicher Gewichtsabnahme steigen die Milchkonzentrationen lipophiler Schadstoffe deutlich an, sodass von aktiven Maßnahmen zur Gewichtsabnahme während der Stillzeit dringend abgeraten werden muss.**

4.1.4 Mütterliche Stillhindernisse

Stillhemmnisse auf mütterlicher Seite können auszehrende oder psychotische Erkrankungen sein. Eine **unzureichende Milchbildung** aus organischer Ursache ist anscheinend extrem selten, meist ist eine zum Abstillen führende geringe Milchbildung durch unzureichende Anleitung und Unterstützung, Unsicherheit oder eine Ablehnung des Stillens bedingt. **Anomalien der Brustwarzen** wie Flach- und Hohlwarzen oder Wundsein der Brustwarzen und Rhagaden lassen sich oft überwinden durch ein Abpumpen der Milch oder durch die Anwendung von Stillhütchen aus Silikon, die beim Anlegen des Kindes über die Brustwarze gelegt werden.

Bei einem **Milchstau**, der oft einzelne Segmente der Brustdrüse betrifft, kann ein häufigeres Anlegen des Kindes oder ein Abpumpen der Milch den Milchabfluss fördern. Bei einer **bakteriellen Mastitis** mit schmerzhafter Rötung, lokaler Überwärmung und oftmals Fieber muss das Stillen ggf. bis zum Einsetzen der Wirkung der antibiotischen Therapie unterbrochen werden. Bei der Wahl des eingesetzten Antibiotikums ist auf eine Vereinbarkeit mit dem Stillen zu achten.

4.1.5 Stillförderung, Praxis des Stillens

Die mütterliche bzw. elterliche Motivation und Bereitschaft zum Stillen sollte vor und nach der Geburt konsequent gefördert werden. Bei gutem Befinden von Mutter und Kind kann innerhalb der ersten 1–2 Stunden nach der Geburt Gelegenheit zum **ersten Anlegen** gegeben werden. Die ersten Mahlzeiten des Neugeborenen mit Anlegen an der Brust können für die Eltern beglückende Momente des Kennenlernens ihres Kindes und der Zuwendung sein, für die eine ruhige und geborgene Atmosphäre geschaffen werden sollte.

In den folgenden Tagen soll das Kind zur Förderung der Milchbildung häufig und **nach Bedarf** angelegt werden.

> **Günstig ist initial ein etwa 4- bis 6-stündliches Anlegen von jeweils 5–10 min Dauer an beiden Brüsten.**

Ein längeres Anlegen in den ersten Tagen kann ein Wundwerden der Brustwarzen fördern. Mit dem Milcheinschuss wird etwa 6- bis 8- (bis 10-) mal in 24 Stunden angelegt.

Empfohlene Maßnahmen zur Stillförderung
- Fundierte Information beider Eltern über das Stillen und Motivationsförderung bereits in der Schwangerschaft und erneut im Wochenbett, entsprechende Schulung von Mitarbeiter/innen der geburtshilflichen Klinik
- Praktische Anleitung, Hilfe und Ermutigung der Mutter beim Anlegen und Stillen
- Frühes Anlegen des Neugeborenen zum Stillen innerhalb der ersten beiden Stunden nach Geburt, sofern mütterlicher und kindlicher Zustand dies erlauben
- Möglichkeit zum Stillen nach Bedarf zu jeder Tageszeit, bevorzugt durch gemeinsame Unterbringung von Mutter und Kind (»rooming in«)
- Unbegründete Restriktionen z. B. hinsichtlich der mütterlichen Ernährung vermeiden

Stillprobe Das früher vielfach routinemäßig eingesetzte **Wiegen** vor und nach jedem Stillen (Stillprobe) soll nur bei besonderer Indikation und nicht generell bei allen Neugeborenen angewandt werden, da dies oft zu erheblicher mütterlicher Verunsicherung führt.

Exkurs

Stillförderung

In jeder Entbindungsklinik sollte eine aktive Stillförderung mit Information über die Vorteile des Stillens, freundlicher Ermutigung und praktischer Anleitung der Wöchnerinnen angeboten werden. Fördernd für den Stillerfolg wirken ein frühes und häufiges Anlegen sowie ein unbeschränkter Mutter-Kind-Kontakt (»rooming in«). Die bei einzelnen Neugeborenen sinnvolle Zufütterung von Flüssigkeit (Glukose- oder Maltodextrinlösungen) nach dem Anlegen bis zum Milcheinschuss am 3.–5. Tag gefährdet den Stillerfolg nicht.

Bei gesunden Kindern ist in den ersten Lebenstagen ein tägliches Wiegen zur Zustandsbeurteilung und zur Entscheidung über ein ggf. angemessenes Zufüttern völlig ausreichend.

Zufütterung von Flüssigkeit Eine Zufütterung von Flüssigkeit zum Stillen in den ersten Lebenstagen ist nicht routinemäßig notwendig, sondern soll nur bei begründeter Indikation erfolgen, insbesondere wenn **Dehydratationszuständen** und **Hypoglykämien** vorzubeugen ist. Ein zu restriktives Flüssigkeitsangebot kann das Neugeborene aber auch derart schwächen, dass der Stillerfolg gefährdet wird.

Praktisch kann man so vorgehen, dass man gesunden reifen Neugeborenen bei geringer Muttermilchzufuhr am 1.–3. Lebenstag und bis zum Eintreten des Milcheinschusses etwa 2-mal täglich nach dem Anlegen **30–50 ml einer 10%igen Glukoselösung** (oder einer Dextrinmaltoselösung) anbietet, ohne dass Nachteile für den Stillerfolg zu befürchten sind. Wenn am 4.–5. Lebenstag die kindliche Gewichtsabnahme anhält, der Gewichtsverlust seit der Geburt 5% übersteigt und kein mütterlicher Milcheinschuss erfolgt ist, kann dem Neugeborenen nach dem Anlegen 3- bis 4-mal/Tag 50 ml einer gegebenenfalls **antigenreduzierten Säuglingsnahrung** (HA-Nahrung) angeboten werden.

4.2 Säuglingsmilchnahrungen

Die handelsüblichen Säuglingsmilchnahrungen sind von hoher Qualität und erlauben es, nicht oder nicht ausschließlich gestillte Säuglinge sicher und gut zu ernähren.

4.2.1 Verschiedene Formen künstlicher Säuglingsmilchnahrungen

Säuglingsanfangsnahrungen Sie eignen sich für die Fütterung von Geburt an und können als alleinige Nahrung die kindlichen Ernährungserfordernisse decken. Für die Neugeborenenernährung und für die Zufütterung zum Stillen sind Nahrungen mit **Laktose** als einzigem Kohlenhydrat empfehlenswert (»Pre-Nahrungen«), mit denen wie beim Stillen eine Fütterung nach Bedarf möglich ist. Säuglingsnahrungen mit **weiteren Kohlenhydraten** (»1-Nahrungen«) sollten bevorzugt erst bei älteren Säuglingen eingesetzt werden.

Einteilung der Säuglingsnahrungen

- **Säuglingsnahrungen auf Kuhmilchbasis**
  - Säuglingsanfangsnahrungen auf Kuhmilchbasis (Säuglingsmilchnahrungen)
    - »Pre-Nahrungen« mit Laktose als einzigem Kohlenhydrat (früher als adaptierte Nahrungen bezeichnet, von Seiten der Pädiatrie für die Neugeborenenernährung und die Zufütterung zum Stillen empfohlen)
    - »1-Nahrungen« mit weiteren Kohlenhydraten neben Laktose (früher als teiladaptierte Nahrungen bezeichnet, von Seiten der Pädiatrie nicht für die Neugeborenenernährung und die Zufütterung zum Stillen empfohlen)
  - Folgenahrungen auf Kuhmilchbasis (Folgemilchen, erst ab 5. Lebensmonat)
- **Antigenreduzierte Milchnahrungen (»hypoallergene« oder »H.A.-Nahrungen«)**
  - H.A.-Säuglingsanfangsnahrungen:
    - »Pre-Nahrungen« mit Laktose als einzigem Kohlenhydrat
    - »1-Nahrungen« mit weiteren Kohlenhydraten neben Laktose
  - H.A.-Folgenahrungen (erst ab 5. Lebensmonat)

Im 1. Lebenshalbjahr sollten keine Nahrungen verwendet werden, in denen Fruktose oder Saccharose (Haushaltszucker, »Kristallzucker«) vorkommt, da hierdurch bei Säuglingen mit hereditärer Fruktoseintoleranz (▶ Kap. 5.7.2) eine frühe Krankheitsmanifestation mit schwerer kindlicher Schädigung hervorgerufen werden kann.

Folgenahrungen Man setzt Folgenahrungen erst **ab der Beikostfütterung (frühestens ab dem 5. Lebensmonat)** ein, weil sie weniger an die Zusammensetzung der Muttermilch angenähert und damit für junge Säuglinge ungeeignet sind. Vorteile der Folgenahrung ist ihr im Vergleich zur aufwendiger hergestellten Säuglingsanfangsnahrung vielfach günstigerer Preis und eine für ältere Säuglinge optimalere Nährstoffversorgung mit beispielsweise dem Alter entsprechendem, **höheren Eisengehalt** als in Säuglingsanfangsnahrungen.

Eiweißbestandteile »Säuglingsanfangsnahrungen« und »Folgenahrungen« können aus **Kuhmilch-** oder **Sojaeiweiß** hergestellt werden. Die bevorzugt eingesetzten Nahrungen auf der Basis ausschließlich von Kuhmilcheiweiß werden als »Säuglingsmilchnahrung« (von Geburt an) oder als »Folgemilch« (ab dem 5. Monat) bezeichnet.

Sojanahrungen werden nur bei besonderer Indikation verwendet. Sojanahrungen sind laktosefrei. Indikationen zur Verwendung einer Sojanahrung sind z. B. eine nachgewiesene Laktoseunverträglichkeit oder die elterliche Ablehnung einer Kuhmilchnahrung aufgrund streng vegetarischer Orientierung.

> **Säuglingsanfangsnahrungen können von Geburt an gegeben werden, wobei für Neugeborene und junge Säuglinge sowie für die Zufütterung zum Stillen sog. »Pre-Nahrungen« bevorzugt werden. Folgenahrungen setzt man erst ab dem 5. Lebensmonat ein.**

4.2.2 Selbst hergestellte Flaschennahrung

Früher war die häusliche Selbstherstellung von Flaschennahrungen aus pasteurisierter Kuhmilch unter Zugabe von Wasser, Kohlenhydraten und Pflanzenöl weit verbreitet. Dieses Vorgehen kann heute sowohl aus hygienischen als auch aus ernährungsphysiologischen Gründen keinesfalls mehr empfohlen werden. Die Fütterung unveränderter Kuhmilch oder anderer unveränderter **Tiermilch** (z. B. Esels-, Ziegen- oder Stutenmilch) im 1. Lebenshalbjahr führt aufgrund der im Vergleich zu Muttermilch völlig verschiedenen Zusammensetzung (◘ Tab. 4.2) zu einer nicht dem kindlichen Bedarf entsprechenden Substratzufuhr mit **großen Risiken** und ist kontraindiziert.

Die Modifikation in Form von selbst hergestellten Säuglingsnahrungen kann eine angemessene Deckung des kindlichen Bedarfs an vielen Nährstoffen, wie z. B. Vitaminen, Spurenelementen und essenziellen Fettsäuren, nicht sicher gewährleisten und sollte nur ausnahmsweise in ökonomischen Notsituationen zur Anwendung kommen. Eine Zugabe von **Getreiden** mit dem Klebereiweiß Gluten (Weizen, Roggen, Gerste, aber auch Haferflocken einschließlich sog. Schmelzflocken) ist zur Flaschennahrung im 1. Lebenshalbjahr **kontraindiziert** wegen des damit verbundenen erhöhten Risikos für das frühe Auftreten einer schweren Zöliakiemanifestation.

Auch vor der Verwendung von **roher Kuhmilch** in der Säuglingsernährung, die gelegentlich aus alternativen Überzeugungen eingesetzt wird, muss dringend gewarnt werden. Rohmilch birgt für den physiologisch abwehrschwachen Säugling besonders große **bakteriologische Risiken**, wie eine Übertragung der im frühen Kindesalter lebensbedrohlichen Infektion mit toxinbildenden enterohämorrhagischen E. coli (EHEC). Zudem hat Rohmilch eine besonders starke **Allergenität**, welche in verarbeiteten Milchprodukten durch Hitzebehandlung reduziert wird.

Die aus alternativen Überzeugungen eingesetzten **milchfreien Nahrungen** auf der Grundlage von Mandelmus, Obst oder Vollkorngetreide sind als Säuglingsnahrungen unphysiologisch und ebenfalls völlig **ungeeignet**. Diese Nahrungen decken den Nährstoffbedarf eines Säuglings oft nicht, es wurden mit ihnen ernste kindliche Schädigungen wie z. B. ausgeprägte Gedeihstörungen und Mineralisationsstörungen des Skeletts berichtet.

> **Alternativen zu den handelsüblichen Flaschennahrungen sind unphysiologisch und gefährlich.**

4.2.3 Praxis der Flaschenfütterung

Milchmenge Für flaschenernährte, gesunde, reifgeborene Säuglinge sind in der Regel im Neugeborenenalter zunächst 6, ab dem 2. Monat 5 Flaschenmahlzeiten pro Tag angemessen. Die getrunkene Milchmenge liegt bei großer interindividueller Spannbreite in den ersten Lebenstagen bei etwa 70–80 g. Ab dem Ende der 1. Woche sollte die tägliche Trinkmenge bei **etwa 1/5–1/6 des Körpergewichtes** liegen, um bei einem Energiegehalt der Milchnahrung von etwa 60–70 kcal/100 ml den kindlichen Bedarf zu decken.

Flasche und Sauger Bei der Wahl der Flasche und des Saugers sollten auch **hygienische Aspekte** berücksichtigt werden. Im Vergleich zu Kunststoffflaschen können Trinkflaschen aus Glas leichter und sicherer gereinigt werden und bieten deshalb insbesondere für junge Säuglinge eine höhere Sicherheit. Trinksauger aus Silikon haben im Gegensatz zu Gummisaugern eine glatte Oberfläche, an der sich Milchreste und Erreger kaum festsetzen können. Nach dem Trinken verbleibende **Milchreste** bieten pathogenen Erregern einen ausgezeichneten Nährboden. Flaschen und Sauger werden deshalb nach der Verwendung sofort mit Wasser ausgespült, sodass keine Milchreste antrocknen. Nach sorgfältiger Reinigung werden die für junge Säuglinge bestimmten Flaschen und Sauger trocken aufbewahrt. Die zur Desinfektion angebotenen sog. Sterilisierbäder werden nicht empfohlen. In Kliniken sollen wegen des erhöhten Risikos der Übertragung nosokomialer Infektionen nur hitzesterilisierte Sauger und Glasflaschen Verwendung finden. Zubereitete Flaschennahrung wird unverzüglich gefüttert, Reste müssen unbedingt verworfen werden, um eine Keimvermehrung und Infektionsrisiken vorzubeugen.

Das **Saugerloch** sollte nicht zu groß sein, um nicht einem Verschlucken der Nahrung und einer Überfütterung Vorschub zu leisten. Bei kopfüber umgedrehter Flasche sollte die Nahrung langsam mit etwa 1 Tropfen pro Sekunde herauslaufen. Die Flaschennahrung soll etwa **Körpertemperatur** entsprechen und muss vor der Fütterung geprüft werden.

> **Cave**
> **Beim Erhitzen von Säuglingsnahrung mit Mikrowellengeräten können Fehleinschätzungen der im Kern erreichten Temperatur und schwere Verbrennungen der kindlichen Mundschleimhaut auftreten.**

4.3 Alimentäre Allergieprävention im Säuglingsalter

Pathogenetische Grundlagen Allergische Reaktionen gegen Nahrungsmittelbestandteile treten mit besonders großer Häufigkeit im Säuglings- und Kleinkindesalter auf. Eine Sensibilisierung gegen mit der Nahrung zugeführte Fremdeiweiße ist im frühen Säuglingsalter besonders leicht möglich, da postnatal noch eine **erhöhte Durchlässigkeit der intestinalen Schleimhaut** für intakte Eiweißmoleküle gegeben ist, welche hierdurch vermehrt dem mukosaassoziierten lymphatischen Gewebe präsentiert werden und eine **Sensibilisierung** hervorrufen können.

Familiäre Belastung Bei einer familiären Belastung mit **allergischen Erkrankungen** wie Heuschnupfen, allergischem Asthma oder Neurodermitis **bei Eltern oder Geschwistern** ist das statistische Risiko für das Neugeborene, ebenfalls eine Allergie zu entwickeln, erhöht. Besonders für diese Kinder mit familiärer Allergiebelastung werden im Säuglingsalter Maßnahmen zur alimentären Allergieprävention empfohlen.

Prävention durch Stillen Ausschließlich über 4–6 Monate gestillte Kinder, denen keine kuhmilcheiweißhaltige Nahrung zugefüttert wurde, zeigten in einigen, aber nicht in allen Studien eine geringere Häufigkeit einer **Kuhmilcheiweißallergie** mit unterschiedlichen Manifestationen als Kinder, die im frühen Säuglingsalter Säuglingsmilchnahrungen auf Kuhmilchbasis oder Sojanahrungen erhielten. Einen vollständigen Schutz vor allergischen Reaktionen kann aber auch das Stillen nicht bieten. Bei stark sensibilisierten Säuglingen kann selbst unter ausschließlichem Stillen eine Nahrungsmittelallergie auftreten, denn intakte Fremdeiweiße aus der mütterlichen Nahrung können in kleinen Mengen in die Muttermilch übergehen und zu allergischen Reaktionen führen, hier besonders häufig zu einer **allergischen Kolitis** mit Blutbeimengungen des Stuhls.

Antigenreduzierte Säuglingsnahrung Für nicht oder nicht voll gestillte Säuglinge mit familiärer Allergiebelastung kann die Verwendung einer antigenreduzierten Säuglingsnahrungen auf der Basis eines **Eiweißhydrolysates** (sog. hypoallergene oder **H.A.-Nahrungen**) das Risiko einer Allergiemanifestation vermindern. Günstig beeinflusst wird vor allem die Häufigkeit ekzematöser Hautveränderungen. Im Gegensatz zu den HA-Nahrungen haben Soja-

Exkurs

Allergieprävention

Für Säuglinge mit einer positiven Familienanamnese für allergische Erkrankungen werden Maßnahmen zur alimentären Allergieprävention empfohlen. Ein ausschließliches Stillen für 4–6 Monate ohne Zufütterung von kuhmilcheiweißhaltigen Produkten oder anderen Fremdeiweißen kann das Allergierisiko langfristig deutlich senken. Nicht oder nicht voll gestillte Säuglinge mit familiärer Allergiebelastung sollten im 1. Lebenshalbjahr ausschließlich hypoallergene Säuglingsnahrung (HA-Nahrung) auf der Basis eines Eiweißhydrolysats erhalten. Nahrungen mit intaktem Kuhmilcheiweiß und Sojanahrungen sind bei allergiegefährdeten Kindern im 1. Lebenshalbjahr konsequent zu meiden.

nahrungen keine Risikominderung für allergische Symptome gezeigt. Auf der Grundlage dieser Befunde wird für nicht oder nicht voll gestillte Säuglinge mit familiärer Allergiebelastung (atopische Erkrankungen bei Eltern und/oder Geschwistern) für das 1. Lebenshalbjahr als Flaschennahrung ausschließlich eine HA-Säuglingsnahrung empfohlen (► Abschn. 4.2.1).

Diätetische Produkte Für die Behandlung von Nahrungsmittelallergien und Malabsorptionssyndromen werden für Säuglinge diätetische Produkte auf der Basis von **hochgradig hydrolysiertem Eiweiß** oder von **Aminosäuremischungen** angeboten. Diese Produkte entsprechen in ihren Zusammensetzungen nicht den Empfehlungen für die Zusammensetzung von Nahrungen für gesunde Säuglinge und sollten deshalb **nicht für die Allergieprävention** bei klinisch gesunden Säuglingen eingesetzt werden. Die empfohlenen Maßnahmen zur alimentären Allergieprävention bei Säuglingen mit positiver Familienanamnese zeigt die Übersicht.

Maßnahmen zur alimentären Prävention früher allergischer Manifestationen

- Volles Stillen über 4–6 Monate
- Vermeidung der Zufütterung von Nahrungen, die intaktes Fremdprotein enthalten (Säuglingsnahrungen mit Kuhmilch- oder Sojaeiweiß, Zubereitungen aus Schaf-, Ziegen-, Esels- oder Stutenmilch, Mandelmus u. a.)
- Nicht oder nicht voll gestillte Säuglinge sollten während der ersten 6 Lebensmonate ausschließlich antigenreduzierte Säuglingsnahrungen erhalten (HA-Nahrung).
- Beikostprodukte nicht vor dem 5. Monat einführen.

4.4 Prophylaxe mit Vitamin K und D sowie Fluorid

4.4.1 Vitamin K

Aufgrund begrenzter Vitamin-K-Speicher des Neugeborenen und geringer Gehalte in der Muttermilch besteht besonders für gestillte Säuglinge in den ersten Lebensmonaten das Risiko des Auftretens eines späten Vitamin-K-Mangels mit schwerwiegenden Blutungen, wie beispielsweise **Hirnblutungen**. Dieses ernste Risiko kann durch eine Vitamin-K-Supplementierung verhütet werden.

> **Alle Säuglinge erhalten deshalb 3-mal jeweils 2 mg Vitamin K oral zu den Vorsorgeuntersuchungen U1 (1. Lebenstag), U2 (3.–10. Lebenstag) und U3 (4.–6. Lebenswoche).**

4.4.2 Vitamin D, Fluorid

Vitamin D Säuglinge und Kleinkinder haben wegen ihres raschen Wachstums und der hohen Kalziumdeposition im wachsenden Skelettsystems einen großen Bedarf an Vitamin D. Bei der in Mitteleuropa eher niedrigen UV-Lichtexposition und dadurch begrenzten Vitamin-D-Synthese in der Haut und nur mäßigem Gehalt in der Muttermilch wird eine orale Vitamin-D-Prophylaxe für alle Säuglinge empfohlen, um einer **Vitamin-D-Mangel-Rachitis** vorzubeugen.

> **Alle Säuglinge erhalten täglich 400–500 I.E. Vitamin D p.o. in Tablettenform.**

Diese orale Vitamin-D-Prophylaxe wird bis zum 2. vom Kind erlebten Frühsommer gegeben, wenn bei der dann stärkeren UV-Lichtexposition die körpereigene Vitamin-D-Synthese zunimmt. Die Dauer der Vitamin-D-Gabe beträgt also je nach dem Zeitpunkt des Geburtsdatums im Frühjahr bzw. Herbst **1–1 ½ Jahre**.

Fluorid Zur **Kariesprophylaxe** wird gemeinsam mit dem Vitamin-D-Präparat **0,25 mg Fluorid** pro Tag gegeben (Präparate D-Fluoretten 500, Fluor-Vigantoletten 500, Zymafluor D 500). Die Fluoridsupplementierung kann eine Verminderung sowohl der Anzahl als auch des Ausmaßes kariöser Läsionen erzielen. Nach dem Ende der Vitamin-D-Prophylaxe wird die Fluoridsupplementierung durch die tägliche Gabe einer Tablette mit 0,25 mg Fluorid bis zum Ende des 2. Lebensjahres fortgesetzt. Ab dem 3. Lebensjahr wird die Fluoridsupplementierung durch die Verwendung von **jodiertem und fluoridiertem Speisesalz** als Regelsalz fortgesetzt.

4.5 Beikost

4.5.1 Zufütterung im 1. Lebensjahr

Grundlagen Ab der Vollendung des 4. Lebensmonats kann die reine Milchfütterung durch die Einführung von Beikost ergänzt werden, sie soll spätestens im 7. Monat beginnen. Mit der Beikost wird gut bioverfügbares **Eisen** (z. B. aus Fleisch oder aus mit Eisen angereicherten Getreidebreien) bereitgestellt, um die Erschöpfung der kindlichen Eisenspeicher gegen Ende des 1. Lebenshalbjahres auszugleichen. Weiterhin wird mit der Beikost auch die Zufuhr von **Zink**, **Ballaststoffen** und anderen Nährstoffen gefördert, und dem Kind wird eine Erweiterung der geschmacklichen Erfahrungen ermöglicht.

Praxis der Beikostfütterung Die schrittweise Umstellung auf Mahlzeiten mit breiiger und später fester Konsistenz ist ein nicht immer ganz einfacher Lernprozess, der sich über einige Zeit hinziehen kann. Man beginnt zweckmäßigerweise mit dem täglichen Angebot nur einiger weniger Löffel eines einfachen Breies (z. B. Karottenbrei, Reisbrei). Wenn das Kind die Löffelfütterung akzeptiert und gelernt hat, gibt man bevorzugt einen **Gemüse-Kartoffel-Brei mit Fleisch** oder einen mit Eisen angereicherten Reisbrei. Die Breimenge kann dann zügig auf etwa 200–250 g gesteigert werden, sodass die Breimahlzeit eine Milchmahlzeit ersetzen kann (◘ Abb. 4.2). Mit einem Zeitintervall von etwa 1 Monat kann eine weitere Milchmahlzeit

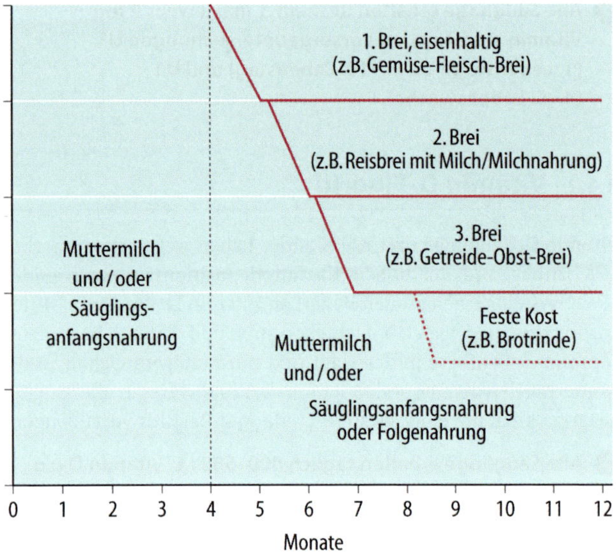

Abb. 4.2 Schematische Darstellung der Ernährung im 1. Lebensjahr

durch einen weiteren Brei ersetzt werden, sodass zu diesem Zeitpunkt ein mit Trinkmilch oder Säuglingsmilchnahrung zubereiteter **Getreidebrei** und ein Gemüse-Kartoffel-Brei mit Fleisch gegeben werden.

Die Beikostfütterung mit der Flasche (»Guten-Abend-Brei«, »Trinkmahlzeit«) fördert die Überfütterung und ist zu vermeiden.

Glutenhaltige Getreide (Weizen, Roggen, Gerste, Hafer; z. B. viele handelsübliche Vollkorn- bzw. Vielkornbreie oder Haferbreie) werden bevorzugt in kleinen Mengen noch während der Stillzeit, aber nicht vor dem ab dem fünften Monat eingeführt, da die Einführung kleiner Glutenmengen mit der Muttermilch mit einem auf die Hälfte reduzierten Risiko für eine Zöliakiemanifestationen im Kindesalter verbunden ist.

Als erster Brei eignet sich besonders ein Brei mit püriertem Fleisch, Kartoffeln und Gemüse, mit dem gut bioverfügbares **Eisen und Zink** zugeführt wird. Jeweils etwa einen Monat später kann der 2. Brei (z. B. Getreise-Milch-Brei) und der 3. Brei (z B. **Obst-Getreide-Brei**) eingeführt werden.

Neben den selbst im Haushalt zubereiteten Breien kann **Fertigbreikost** (Gläschenkost und Fertigbreie) eingesetzt werden. Neben dem gegenüber einer Selbstzubereitung geringeren Zeit- und Arbeitsaufwand bei der Zubereitung sind vor allem eine ausgewogene und altersgerechte Nährstoffzusammensetzung, Keimfreiheit und ein strenge Kontrolle der Schadstoff- und Pestizidfreiheit **Vorteile**, die bei Selbstzubereitung aus handelsüblichen Lebensmitteln nicht in gleicher Weise gewährleistet werden können.

Bis zum Ende des 1. Lebensjahres soll mindestens 1 Milchmahlzeit pro Tag gegeben werden.

Diese kann durch Muttermilch oder eine Säuglingsmilchnahrung beigetragen werden. Das Trinken handelsüblicher Trinkmilch (»Vollmilch«) im ersten Lebensjahr wird nicht empfohlen, da Trinkmilch einen niedrigen Eisengehalt hat, darüber hinaus auch die Eisenresorption aus anderen Lebensmitteln hemmt und auch hinsichtlich der Zufuhr anderer Nährstoffe insgesamt deutlich ungünstiger ist als Muttermilch oder Säuglingsmilchnahrungen.

4.5.2 Übergang zur Familienkost

Ab dem Ende des 1. Lebensjahres trägt die in der Familie übliche Kost einen zunehmenden Anteil an der Ernährung im Kleinkind- und Schulkinderalter, langfristig bedeutsame Ernährungsgewohnheiten werden eingeübt und gefestigt.

Eine unter gesundheitspräventiven Aspekten sinnvolle Auswahl von Speisen und Getränken soll schon ab dem frühen Kindesalter vermittelt werden.

Der Übergang zur Kleinkinder- bzw. Familienkost beginnt ab dem Ende des 1. Lebensjahres. Das Kind beginnt, zunehmend vom Tisch der Eltern zu essen und auch **feste Nahrung** zu verzehren. Mit dem eigenen Gebrauch der Hände und den zahlreicher werdenden Zähnen werden gegen Ende des 1. Lebensjahres feste Nahrungsbestandteile (z. B. Brotrinde) verzehrt. Die reine Milchmahlzeit am Morgen wird durch ein Brot mit Aufstrich oder **Zerealien** mit Milch oder Joghurt ersetzt, und auch bei den anderen Mahlzeiten wächst das Kind an den Familientisch heran.

Besonders gewarnt werden muss vor dem Gebrauch einer mit gezuckertem Tee oder Fruchtsaft oder kohlenhydrathaltigem Brei gefüllten Nuckelflasche im Säuglings- und Kleinkindalter. Die langzeitige Zuckerexposition der Zähne durch dauerndes Nuckeln, z. B. auch zum Einschlafen, kann zu verheerenden Zahnschäden mit Zerstörung vor allem der Frontzähne führen (**Nuckelflaschen-Karies**).

Ernährung bei Klein- und Schulkindern Klein- und Schulkinder sollten eine **abwechslungsreiche Mischkost** zu sich nehmen. Erwünscht ist ein reichlicher Verzehr von Gemüse, Obst, Vollkornprodukten und fettreduzierten Milchprodukten (z. B. Trinkmilch mit 1,5% Fett), ein regelmäßiger Verzehr von Seefisch, pflanzlichen Ölen und in mäßigem Ausmaß auch von Fleisch als wichtiger Quelle von gut bioverfügbarem Eisen und Zink. Die Nährstoffzufuhr muss den sich altersabhängig verändernden Bedarf decken, der insbesondere während Phasen des raschen Wachstums (Pubertät!) stark ansteigen kann. Auch nimmt mit der Pubertät bei Mädchen der **Eisenbedarf** durch die menstruationsbedingten Eisenverluste stark zu, sodass besonders bei starken Monatsblutungen ein regelmäßiger Fleischverzehr zur Vorbeugung eines Eisenmangels sehr nützlich ist.

Begrenzte Zufuhr gesättigter Fette Zur Prävention hoher Serumcholesterinwerte und einer frühen Entwicklung von atherosklerotischen Gefäßläsionen ist eine eher sparsame Zufuhr von gesättigten Fetten (tierische Fette) und Cholesterin ratsam. Praktisch wird dies durch bevorzugte Verwendung **fettreduzierter Milchprodukte** und **fettarmer Fleischwaren** erreicht. Eine reichliche Zufuhr der Vitamine Folsäure und B_{12} tragen zur Senkung mäßig erhöhter Homocysteinspiegel bei, die mit einem vermehrten Risiko für Thrombosen und atherosklerotisch bedingte Erkrankungen verbunden sind. Die Wirkung der Vitamine Folsäure und B_{12} beruht auf einer Förderung der Aktivität des Enzyms Methylentetrahydrofolatreduktase, welches Homocystein zu Methionin remethyliert.

Zucker und zuckerhaltige Speisen Zucker und zuckerhaltige Speisen sollten insbesondere unter dem Gesichtspunkt der **Kariesprävention** nur in Maßen verzehrt werden. Alle Zucker einschließlich Milchzucker, aber in besonders ausgeprägtem Maße Saccharose, fördern nach Metabolisierung durch kariogene Bakterien die Entkalkung des Zahnschmelzes. Kleinkinder haben jedoch oft eine ausgesprochene Präferenz für süße Speisen, die man nicht unterdrücken kann und sollte. Für die kariogene Wirkung sind die Bedingungen der Zuckerzufuhr von großer Bedeutung. Ein häufiger Konsum zu-

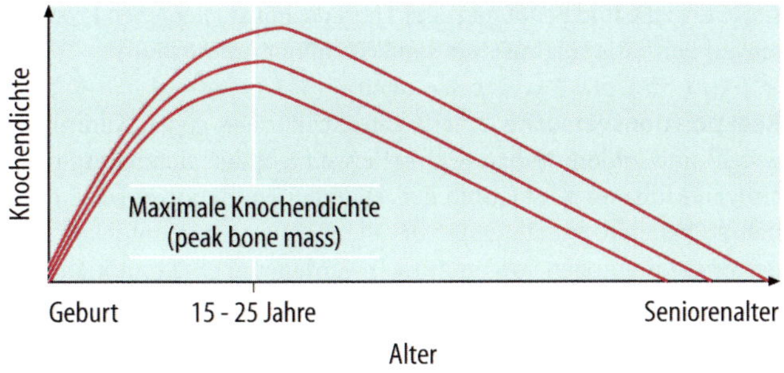

Abb. 4.3 Körperliche Bewegung und alimentäre Kalziumaufnahme im Kindes- und Jugendalter beeinflussen die im jungen Erwachsenenalter erreichte maximale Knochendichte, welche das Ausmaß der mit zunehmendem Alter auftretenden Knochenentkalkung und damit mittelbar auch das Frakturrisiko im höheren Lebensalter moduliert

Exkurs

Normale Kost

Mit dem Übergang zur Kleinkind- und Schulkindkost wird ein reichlicher Verzehr von Gemüse, Obst, Vollkornprodukten und fettreduzierten Milchprodukten, ein regelmäßiger Verzehr von Seefisch, pflanzlichen Ölen und in mäßigem Ausmaß auch von Fleischwaren sowie eine begrenzte Zufuhr von Fett und insbesondere von gesättigten Fetten empfohlen. Mit dem Ziel der Kariesprävention ist eine häufige und protrahierte Zuckerexposition der Zähne zu vermeiden.

ckerhaltiger Zwischenmahlzeiten mit langer Exposition des Mundraumes ist besonders ungünstig, da hierbei meist eine stärkere zuckerinduzierte Säureexposition des Zahnschmelzes erfolgt. So werden bei langzeitigem Nuckeln von gezuckerten Getränken z. B. regelmäßig zum Einschlafen katastrophale Zahnschädigungen beobachtet (Nuckelflaschen-Karies). Dagegen ist eine **Zuckerzufuhr mit den Hauptmahlzeiten**, bei denen durch das stärkere Kauen der protektiv wirksame Speichelfluss vermehrt in Gang kommt und den Zahnschmelz schützt, weniger zahnschädigend. Süßigkeiten sollten deshalb besser als Nachtisch als zwischendurch verzehrt werden. Stark protektiv wirkt auch **(zuckerfreier) Kaugummi**, der ebenfalls den Speichelfluss fördert.

Milch- und Milchprodukte Eine reichliche Zufuhr von Milch und Milchprodukten gerade in der Kindheit und der Adoleszenz liefert gut bioverfügbare **Kalziumsalze** und unterstützt wesentlich die **Knochenmineralisation**. Verschiedene Studien zeigten, dass die Kalziumaufnahme im Kindes- und Jugendalter einen direkten Einfluss auf die maximale Knochendichte im jungen Erwachsenenalter hat (»peak bone mass«). Nachdem die Knochendichte und das **Frakturrisiko** im höheren Lebensalter mit der im jungen Erwachsenenalter erreichten maximalen Knochendichte zusammenhängt, kommt einem reichlichen Milchverzehr im jugendlichen Alter eine langfristig präventive Wirkung auf die Gesundheit im Alter zu (Abb. 4.3). Auch in dieser Hinsicht werden fettreduzierte Milchprodukte (z. B. Fitmilch mit 1,5% Fett, Hartkäse mit niedrigem Fettgehalt) bevorzugt, die durch eine höhere Kalziumresorption gekennzeichnet sind.

4.5.3 Flüssigkeitszufuhr

Grundlagen Säuglinge und Kinder haben im Vergleich zu Erwachsenen einen höheren Wassergehalt des Körpers und einen sehr deutlich **höheren Wasserumsatz** pro kg Körpergewicht und Tag, nicht zuletzt durch die stärkere Perspiration bei relativ größerer Körper- und Lungenoberfläche. Junge Säuglinge haben zudem nur eine eingeschränkte Konzentrationsfähigkeit der Nieren. Entsprechend entwickeln Säuglinge und Kleinkinder bei **Flüssigkeitsmangel** z. B. durch unzureichendes Angebot, vermehrten Flüssigkeitsverlust durch hohes Fieber mit Tachypnoe oder durch Diarrhö sehr viel rascher eine kritische und ggf. bedrohliche **Dehydratation** als Schulkinder oder Erwachsene. Eine zu niedrige Flüssigkeitszufuhr kann die Leistungsfähigkeit des Kindes beeinträchtigen und erhöht das Risiko für die Bildung von Nierensteinen.

Tab. 4.3 Empfohlene mittlere Trinkmengen für gesunde Kinder (zusätzlich zu einer ausgewogenen festen Kost)

Alter	Getränke
0–<4 Monate	Ca. 0,7 l/Tag (keine Beikost)
4–<12 Monate	0,4 l/Tag (zusätzlich zur Beikost)
1–<4 Jahre	0,95 l/Tag
4–<10 Jahre	1,1 l/Tag
10–<13 Jahre	1,2 l/Tag
13–<15 Jahre	1,3 l/Tag
15–<19 Jahre	1,45 l/Tag

Flüssigkeitsbedarf In den ersten 4–6 Lebensmonaten wird der Flüssigkeitsbedarf eines gesunden Säuglings durch Muttermilch oder eine modernen Standards entsprechend zusammengesetzte Säuglingsmilchnahrung ausreichend gedeckt. Eine **Zufütterung** weiterer Flüssigkeit (bevorzugt Wasser oder ungezuckerte Säuglingstees) ist in der Regel erst ab der Fütterung des dritten Breies notwendig oder bei **Erkrankungen (Fieber, Durchfall)** sowie ggf. in den ersten Lebenstagen bei noch geringer Stillmenge. Häufig notwendig ist eine Zufütterung mit Wasser oder Tee dagegen bei der eigentlich obsoleten Säuglingsernährung mit selbst hergestellten Kuhmilchzubereitungen, da durch die hier oft hohe Protein- und Salzzufuhr eine große osmolare Belastung der Niere mit Wasserverlust auftreten kann.

Mit der schrittweisen Umstellung auf feste Nahrung wird eine bewusste Zufuhr von Getränken wichtig. Die empfohlenen mittleren **Trinkmengen** zusätzlich zu einer ausgewogenen gemischten Kost zeigt die Tab. 4.3. Kinder entwickeln erst spät ein ausgeprägtes Durstgefühl und sollten deshalb konsequent zu **regelmäßigem Trinken** zu den Mahlzeiten und zwischendurch erzogen werden. Besonders empfehlenswerte Getränke sind Trinkwasser und Mineralwasser, ungesüßte Früchte- oder Kräutertees oder auch stark verdünnte Fruchtsäfte (z. B. 1 Teil Saft mit 2 Teilen Wasser).

Qualität des Trinkwassers Für die Zubereitung von Säuglingsmilchnahrungen ist die Qualität des Trinkwassers nach den in Deutschland geltenden Richtlinien nicht immer ausreichend. Leitungswasser mit einem **Nitratgehalt** von mehr als 50 mg/l, wie es besonders in Gebieten mit intensiver landwirtschaftlicher Nutzung und dementsprechend hohem Düngereinsatz vorkommt, soll nicht für die Zubereitung von Säuglingsnahrung verwendet werden, da bei hoher Nitratzufuhr das Risiko der Entwicklung einer kindlichen **Methämoglobinämie** besteht. Auskunft über den Nitratgehalt des Leitungswassers erteilt das örtliche Wasserwerk. Bei einem hohen

Nitratgehalt ist auf abgepacktes Wasser auszuweichen, das ausdrücklich mit dem Hinweis »geeignet für die Zubereitung von Säuglingsnahrung« gekennzeichnet ist.

Wenn Wasser aus häuslichen Brunnen mit niedrigem pH verwendet und durch Kupferrohre geführt wird, kann ein so hoher **Kupfergehalt** des Trinkwassers resultieren, dass bei Säuglingen eine durch Kupfer induzierte **Leberzirrhose** mit ggf. letalem Ausgang entsteht. Beim Vorliegen von Verdachtsmomenten sollte der Kupfergehalt des Trinkwassers bestimmt und ggf. ebenfalls auf abgepacktes Wasser ausgewichen werden. Trinkwasser, das durch Bleirohre (in manchen Altbauten) geleitet wurde, darf nicht für die Säuglingsernährung verwendet werden.

4.6 Therapie von Nahrungsmittelallergien

Allergenelimination Die Therapie von Allergien gegen Nahrungsmitteleiweiße beruht auf der **Elimination** des auslösenden Proteins aus der Ernährung (► Kap. 14.7). Bei jungen Säuglingen mit ausschließlicher Milchernährung kann die Allergenelimination vergleichsweise einfach realisiert werden.

Nahrungsmittelallergie bei voll gestillten Säuglingen Bei voll gestillten Säuglingen mit einer Nahrungsmittelallergie, die sich vorwiegend als **allergische Kolitis** mit Blutauflagerungen auf dem Stuhl, als **Neurodermitis** oder als **Gedeihstörung** manifestiert, kann die strikte Elimination des auslösenden Nahrungsmittelproteins aus der Ernährung der stillenden Mutter die allergischen Symptome zum Verschwinden bringen. In der Praxis wird man beim Verdacht auf eine Nahrungsmittelallergie bei einem klinisch stabilen, voll gestillten Kind zunächst eine strikt **kuhmilcheiweißfreie Ernährung der Mutter** für die Dauer von mindestens einer Woche erproben. Eine eingehende Diätberatung ist hierzu erforderlich, da ansonsten oftmals Kuhmilcheiweiß aus versteckten Quellen (z. B. Zusatz von Butter oder Sahne zu Lebensmitteln, Kuhmilcheiweiß in Wurst- oder Backwaren) nicht konsequent gemieden wird. Wenn hierdurch die Symptome verschwinden und deshalb eine längerfristige kuhmilcheiweißfreie Ernährung der stillenden Mutter durchgeführt wird, sollte eine Ergänzung der mütterlichen Ernährung mit einem gut bioverfügbaren **Kalziumsupplement** vorgenommen werden, um einer Demineralisierung des mütterlichen Skeletts vorzubeugen.

Falls jedoch die Symptome des gestillten Kindes durch Kuhmilchelimination bei der Mutter nicht beeinflussbar sind, kann eine weit greifende Eliminationsdiät mit Ausschluss anderer, **häufig allergieauslösender Lebensmittel** (z. B. Nüsse, Fisch, Soja, Weizen) versucht werden oder aber eine **Stillpause** mit probeweiser Gabe einer therapeutischen Nahrung mit hochgradig reduziertem Allergengehalt (s. unten) angewandt werden.

Kuhmilcheiweißallergie bei flaschenernährten Säuglingen Flaschenernährte Säuglinge mit einer Kuhmilcheiweißallergie sollten in den ersten Monaten nach der Diagnose keine Zubereitungen auf der Basis anderer Tiermilch (z. B. Ziegenmilch, Stutenmilch, Schafsmilch) und keine Sojanahrungen erhalten, da mit einer hohen Rate von allergischen Reaktionen auch gegen diese Fremdeiweiße zu rechnen ist. Ungeeignet zur Behandlung einer Kuhmilcheiweißallergie sind auch die zur Prävention eingesetzten HA-Säuglingsnahrungen mit mäßiggradig oder partiell hydrolysiertem Eiweiß, die nennenswerte Restallergengehalte aufweisen. Zur Therapie geeignet sind diätetische Produkte zur Säuglingsernährung auf der Basis **extensiv hydrolysierter Eiweiße**, die nur geringe Spuren an residualen Antigenen enthalten. Stark sensibilisierte Säuglinge reagieren selbst auf extensiv hydrolysierte Eiweiße und benötigen eine Therapie mit anallergenen Produkten auf der Basis von **Mischungen kristalliner Aminosäuren**.

Reexpositionsversuche Allergische Reaktionen gegen Kuhmilcheiweiß und andere Nahrungsmitteleiweiße bilden sich häufig nach einigen Monaten oder Jahren der Allergenelimination zurück. Deshalb sollten in regelmäßigen Intervallen Expositionen unter kontrollierten Bedingungen vorgenommen werden, um eine unnötig lange Dauer der therapeutischen Eliminationsdiät zu vermeiden.

> **Cave**
> **Bei Reexpositionsversuchen von Nahrungsmittelallergenen sind anaphylaktische Reaktionen möglich, so dass diese Belastungen in ärztlicher Notfallbereitschaft durchgeführt werden sollen!**

4.7 Ernährung bei Durchfall

Akuter Durchfall bei Kindern ist meist eine selbstlimitierende Erkrankung, die jedoch zu schwerwiegenden **Flüssigkeits- und Elektrolytverlusten** oder einer anhaltenden **Malabsorption** und somit zu ernsten Gefährdungen des betroffenen Kindes führen kann.

Therapie Die Therapie einer akuten Durchfallerkrankung beruht auf dem Ersatz aufgetretener Wasser- und Elektrolytverluste sowie einem frühzeitigen Nahrungsaufbau.

- Bei **leichten bis mittelschweren** Flüssigkeitsverlusten (Gewichtsverlust <10%) gibt man eine **orale Rehydratationslösung** mit Natrium und Glukose bzw. Glukosepolymeren in angemessener Dosierung (Tab. 4.4).
- Bei einer **mittelschweren bis schweren** Dehydratation ist meist eine Rehydratation unter stationären Bedingungen, ggf. auch **parenteral**, notwendig. Ein weitgehender Ausgleich der aufgetretenen Flüssigkeitsverluste in den ersten 6 h der Behandlung wird angestrebt.

> **Zur Behandlung einer Dehydratation von 5% werden dabei pro kg Körpergewicht etwa 50 ml Rehydratationslösung über 6 h benötigt.**

Nahrungsaufbau Nach erfolgter Rehydratation wird heute eine **frühzeitige Realimentation** durchgeführt, die einer Mukosaatrophie vorbeugt und eine raschere klinische Erholung ermöglicht. **Gestillte Kinder** werden von Beginn an im Wechsel mit der Zufuhr von Rehydratationslösung angelegt. Nicht gestillte Säuglinge erhalten unmittelbar nach der intensiven Rehydratationsphase von 6 h wieder die zuvor gegebene, altersgemäße Säuglingsnahrung.

Bei Säuglingen im Alter von weniger als 6 Monaten sowie bei älteren Säuglingen mit schwerer Erkrankung ist ein **stufenweiser Nahrungsaufbau** mit zunächst verdünnter Säuglingsmilchnahrung (initial 1 Teil Milch, 2 Teile Wasser, dann 2+1) ratsam, alle anderen Kinder können ihre gewohnte Milch unverdünnt erhalten.

Bei Klein- und Schulkindern hat sich für den Beginn des Nahrungsaufbaus eine **kohlenhydratreiche Kost** (z. B. Apfel, Zwieback) bewährt. Ein Umsetzen auf sog. »Heilnahrungen« hat keinen nachgewiesenen Nutzen und wird nicht empfohlen. Weiterbestehende Durchfälle und Erbrechen erfordern ggf. einen Ausgleich durch eine zusätzliche Flüssigkeitszufuhr mit oraler Rehydratationslösung.

In kontrollierten Studien hat die Gabe von **probiotischen Laktobazillen** die Dauer und Schwere akuter Durchfallerkrankungen reduziert, mit besonders deutlichem Effekt bei Rotavirus-Infektionen.

Tab. 4.4 Empfohlene Zusammensetzung einer oralen Rehydratationslösung für europäische Kinder (Europäische Gesellschaft für Pädiatrische Gastroenterologie, Hepatologie und Ernährung, ESPGHAN)

Natrium	60 mmol/l
Kalium	20 mmol/l
Chlorid	>25 mmol/l
Hydrogenkarbonat	0 mmol/l
Zitrat	10 mmol/l
Glukose (oder äquivalente Menge polymerer Kohlenhydrate)	74–111 mmol/l (13,3–20,0 g/l)
Osmolarität	200–250 mOsmol/l

Anhaltende Durchfälle Wenn ausgeprägte Durchfälle über mehr als 7 Tage bestehen oder wieder auftreten, kann ein erneuter Nahrungsaufbau mit verdünnter Säuglingsnahrung versucht werden. Bei anhaltenden Durchfällen über mehr als 14 Tage und bei mangelnder Gewichtszunahme sollte eine weitere **differenzialdiagnostische Abklärung** durch eine erfahrene Spezialambulanz veranlasst werden.

4.8 Spucken, Blähungen, Dreimonatskoliken

4.8.1 Aufstoßen, Spucken

Das Aufstoßen von Luft während und nach dem Trinken bei Säuglingen ist ein physiologischer und erwünschter Vorgang, um ein stärkeres Speien nach der Mahlzeit zu vermeiden, und erfordert keine diätetischen oder anderen therapeutischen Maßnahmen.

Auch leichtes Spucken oder Speien während und nach dem Trinken sind ohne das Vorliegen weiterer Beschwerden oder pathologischer Befunde nicht behandlungsbedürftig. Zugrunde liegt in der Regel ein primärer **gastroösophagealer Reflux**, der meist eine völlig normale und harmlose Erscheinung darstellt.

Bei Säuglingen führt schon ein mäßig starker gastroösophagealer Reflux wegen des hier kleinen Fassungsvermögens der Speiseröhre häufig zu einem sichtbaren Hervorbringen der Nahrung. Nur bei wenigen Säuglingen ist Spucken Ausdruck einer **Refluxkrankheit**, bei der subjektive Beschwerden durch eine Säurereizung der Speiseröhre bzw. eine Ösophagitis und objektiv zu erhebende Befunde wie Trinkschwäche, Gedeihstörung oder pulmonale Aspirationen vorliegen. Der Verdacht auf das Vorliegen einer gewöhnlichen Refluxkrankheit erfordert eine gezielte Diagnostik zur Erfassung des Schweregrades und Erkennung eines sekundären Refluxes sowie ggf. eine spezifische Therapie. Dagegen ist bei der großen Zahl von Säuglingen, die häufig spucken, aber keine Hinweise für Komplikationen bieten, in der Regel außer einer Beratung der Familie keine weitere Diagnostik oder Therapie erforderlich. Hier kann die Gabe von **häufigen, kleinen Mahlzeiten** und sorgfältiges Aufstoßen lassen oft das Spucken reduzieren.

Andicken der Nahrung Traditionell wird bei häufig spuckenden Säuglingen vielfach die Nahrung angedickt. Die Anreicherung einer Säuglingsnahrung mit **2–4% Reisstärke** reduziert bei Säuglingen mit gastroösophagealem Reflux das Spucken und Speien, obwohl die Zahl szintigraphisch nachweisbarer Refluxepisoden nicht vermindert wird. Möglicherweise führt allein die Zunahme der Energiedichte der Nahrung um etwa ein Drittel sowie auch der Osmolarität zur Änderung des kindlichen Verhaltens. Die Messung des pH-Wertes im Ösophagus zeigt bei mit Reisstärke oder mit Johannisbrotkernmehl angedickten Nahrungen zwar eine reduzierte Anzahl saurer Refluxe in die Speiseröhre, die Dauer der einzelnen Refluxepisoden nimmt jedoch zu und die gesamte Dauer der Säureexposition des Ösophagus bleibt unverändert. Offenbar führte das Andicken der Nahrung auch zu einem verlangsamten Abfluss des Refluxates aus der Speiseröhre in den Magen, sodass die Zeit des Säurekontaktes der Ösophagusschleimhaut nicht vermindert wird.

Das Andicken der Säuglingsnahrung scheint also bei spuckenden Säuglingen das Ausmaß des Speiens und die hiermit verbundenen Verluste an zugeführter Nahrung und Energie mildern zu können, reduziert aber nicht unbedingt die Schleimhautschädigung.

Deshalb sollten angedickte Nahrungen bei spuckenden Säuglingen nur in ausgewählten Fällen eingesetzt werden.

Beratung der Eltern Die Eltern häufig spuckender Säuglinge ohne Trinkschwäche, Nahrungsverweigerung, Gedeihstörung oder andere Hinweise auf eine Refluxkrankheit sollten hinsichtlich des meist **harmlosen Charakters** des Symptoms beraten werden. Es kann die Gabe von häufigen, kleinen Mahlzeiten und ein ausgiebiges Aufstoßen lassen nach dem Trinken empfohlen werden. Die Indikation zur Verwendung angedickter Nahrungen sollte beim derzeitigen Kenntnisstand streng und nur durch den Arzt gestellt werden.

4.8.2 Blähungen

Weit verbreitet ist die Überzeugung, Blähungen beim gestillten Kind würden durch den Verzehr **blähender Speisen** durch die stillende Mutter verursacht. Der Verzehr blähender Lebensmittel mit hohem Gehalt nicht resorbierbarer Polysaccharide (Ballaststoffe, Fasern; z. B. Hülsenfrüchte, Zwiebeln etc.) führt zu einer durch die metabolische Aktivität der Kolonbakterien bedingten vermehrten Freisetzung von Wasserstoff, Methan und anderen Gasen im Dickdarm und kann damit bei der Konsumentin Meteorismus oder vermehrte Flatulenz hervorrufen. Auch wenn ein Teil der gebildeten Gase resorbiert und z. B. bei einem Atemtest in der exhalierten Luft wieder gefunden wird, kommt es offensichtlich nicht zu einem nennenswerten Gasübertritt in die Muttermilch, das gestillte Kind einer sich solcherart ernährenden Frau trinkt also keinen »Sprudel«. Andererseits bergen solche diätetische Restriktionen das Risiko, die Nährstoffversorgung stillender Frauen nachteilig zu beeinflussen und überdies die Stillzeit soweit zu komplizieren, dass Stillhäufigkeit und Stilldauer ungünstig beeinflusst werden.

Ein Nutzen der häufig für stillende Frauen ausgesprochenen, z. T. sehr restriktiven Diätempfehlungen mit einem Verzicht auf blähende Speisen ist nicht belegt.

4.8.3 Säuglingskoliken

Ätiologie, Pathophysiologie

Ursachen und Pathophysiologie der infantilen Koliken sind umstritten. Offensichtlich sind infantile Koliken nicht ein monokausal erklärbares Krankheitsbild, sondern repräsentieren eine **heterogene Gruppe unterschiedlicher Störungen**. Bei der ganz überwiegenden Mehrzahl der betroffenen Säuglinge scheint ein **exzessives Schreien** als Variante der normalen Verhaltensreaktion auf physiologische Afferenzen vorzuliegen, das durch veränderte elterliche Reaktionen auf das Schreien beeinflussbar ist. Elterliche Verunsicherung, Überbesorgnis und Angst sowie Überforderung und Stress können die Problematik aggravieren. Bei einigen Kindern scheint ein **irritabler Darm** bzw. eine **viszerale Hyperalgesie** Beschwerden zu verursachen. Für den behandelnden Kinderarzt praktisch wichtig ist die differenzialdiagnostisch zu bedenkende Möglichkeit einer Nahrungsmittelunverträglichkeit oder einer gastroösophagealen Refluxkrankheit mit Ösophagitis.

▪▪ Klinik

Infantile Koliken werden häufig mit Blähungen und der Säuglingsernährung in Verbindung gebracht. Die betroffenen Säuglinge zeigen bevorzugt nachmittags, abends und nachts paroxysmale Phasen mit **Unruhe und Schreien**, oft mit **Anziehen der Beine**, sie scheinen sich unwohl zu fühlen oder Schmerzen zu haben. Eltern und Ärzte interpretieren diese Symptome oft als Ausdruck von Bauchschmerzen, obwohl eine ursächliche Zuordnung der Beschwerden zum Darmtrakt durch objektive Befunde in der Regel nicht gelingt. Allerdings wird von manchen Eltern angegeben, dass eine **Erleichterung durch die Entleerung von Stuhl und Darmgasen** zu beobachten ist. Meist wird eine Besserung der Symptome durch Tragen, Schaukeln und elterliche Zuwendung erreicht. Die Beschwerden zeigen ein Häufigkeitsmaximum im 2. Lebensmonat und nehmen danach allmählich ab, meist sind sie nach dem 3. Monat abgeklungen.

▪▪ Therapie

Die mit Abstand am häufigsten wirksame Therapie der infantilen Kolik ist die eingehende und **beruhigende Beratung der Eltern**, welche deren Besorgnis und Belastung ernst nimmt, aber die harmlose und meist in einigen Wochen vorübergehende Natur der Beschwerden erklärt. Den Eltern sollte geraten werden, ihr Kind nicht lange schreien zu lassen, es bei Beschwerden so weit als möglich umher zu tragen, zu wiegen und mit ihm zu spielen, einen Beruhigungsschnuller zu verwenden und dem Kind unabhängig von festen Regimen häufig nach Bedarf Nahrung und ggf. **Kräutertee** (z. B. Fencheltee, Kümmeltee) anzubieten. Bei dem überwiegenden Teil der betroffenen Kinder mit exzessivem Schreien als Normvariante wird durch ein solches Vorgehen schon innerhalb einer Woche eine sehr deutliche Besserung erzielt.

Bei einem Teil der Kinder mit infantiler Kolik liegt eine **allergische Reaktion** gegen Nahrungsmittel, meist gegen Kuhmilcheiweiß vor. Unter flaschenernährten Kindern mit infantiler Kolik zeigen etwa 12–15% eine reproduzierbare, deutliche Besserung nach Umstellung auf eine Nahrung mit **extensivem Eiweißhydrolysat**. Für diese Kinder empfiehlt sich eine kuhmilchfreie Ernährung über etwa 3 Monate mit anschließender Reexposition unter ärztlicher Überwachung. Vor der Einführung einer längerfristigen Ernährung mit einem kostspieligen Hydrolysat sollte die Indikation jedoch durch mindestens 2 offene Belastungen mit erneuter Symptomprovokation gesichert sein. Im Gegensatz zu Eiweißhydrolysatnahrungen haben Sojanahrungen keinen nachgewiesenen Nutzen in der Prävention oder der Therapie von infantilen Koliken und sollten deshalb für diese Patienten auch nicht empfohlen werden.

4.9 Untergewicht

Kindliches Untergewicht tritt **primär** durch eine mangelnde Nahrungszufuhr oder in Industrieländern häufiger **sekundär** als **Folge einer chronischen Erkrankung** mit ungenügender Zufuhr, Malabsorption und/oder erhöhtem Energieverbrauch auf. Die Entwicklung von Untergewicht gefährdet die kindliche Gesundheit und Entwicklung und erfordert eine frühzeitige gezielte Diagnostik und Therapie.

▪▪ Definition

Kindliches **Untergewicht** ist ein im Verhältnis zur Körperlänge vermindertes Körpergewicht (<3. Gewichtsperzentile für die Körperlänge) und geht mit einer veränderten Körperzusammensetzung einher. Der Bezug des Körpergewichtes auf das Lebensalter ist aufgrund der Variation der Körperlänge weniger aussagekräftig.

Als **Gedeihstörung** bezeichnet man ein Abknicken von der vom Kind etablierten Gewichtsperzentile, in der Folge bleibt häufig das Längenwachstum, seltener bei jungen Säuglingen auch das Kopfumfangswachstum zurück. Eine Gedeihstörung kann also bereits erfasst werden, wenn ein Untergewicht noch nicht erreicht ist (z. B. Abfall von der 60. auf die 15. längenbezogene Gewichtsperzentile). Gedeihstörung und Untergewicht sind in der klinischen Pädiatrie wichtige Befunde und treten sekundär bei chronischen oder schwerwiegenden Erkrankungen auf.

▪▪ Bestimmung des Schweregrades

Der Schweregrad einer Unterernährung kann anhand der Verminderung des Körpergewichtes im Verhältnis zum Längensollgewicht (LSG) eingeschätzt werden:

> **Längensollgewicht (%) = Körpergewicht × 100/Gewichtsmedian für die Körperlänge**

Ein Längensollgewicht zwischen 90 und 110% gilt als normal, niedrigere Werten entsprechen einem Untergewicht bzw. einer Malnutrition. Bei länger bestehender, schwerer Malnutrition entwickelt sich sekundär auch ein **Minderwuchs**.

▪▪ Ausgeprägtes Untergewicht

Die schwersten Formen der Protein-Energie-Malnutrition können sich in den beiden klassischen Syndromen des **Marasmus (vorwiegender Energiemangel)** und des **Kwashiorkor (vorwiegender Eiweißmangel)** manifestieren, die Extreme eines kontinuierlichen und breiten Spektrums an Symptomen und Befunden bei Mangelernährung darstellen. Diese schweren Formen der Unterernährung sind regelmäßig durch Imbalancen des Flüssigkeits- und Elektrolythaushaltes sowie begleitende Infektionen kompliziert und haben ein **erhebliches Mortalitätsrisiko**.

Ausgeprägtes Untergewicht im Sinne einer Malnutrition im Kindesalter gefährdet die **körperliche Entwicklung** (Längenwachstum, bei Säuglingen z. T. Kopfumfang, Pubertätsentwicklung), die **mentale Entwicklung** und induziert einen sekundären **Immundefekt** mit gehäuften Infektionen. Bei mangelernährten Patienten wird die Wundheilung gestört und postoperative Komplikationen treten vermehrt auf, der Verlauf chronischer Erkrankungen wird nachteilig beeinträchtigt. So ist beispielsweise Untergewicht bei Mukoviszidosepatienten mit einer deutlich kürzeren Lebensdauer und Kinder und Jugendlichen mit einer Lebertransplantation mit signifikant niedrigeren Überlebenschancen nach der Transplantation verbunden.

▪▪ Differenzialdiagnose

Die Differenzialdiagnose der einem Untergewicht zugrunde liegenden Ursachen umfasst die gesamte Breite der klinischen Pädiatrie und ist Voraussetzung für eine effektive Therapie. Als mögliche Ursachen kommen einzeln oder in Kombination in Frage:
- eine verminderte Nahrungszufuhr,
- erhöhte Nährstoffverluste,
- ein erhöhter Energieverbrauch.

Hinweisend auf eine Unterernährung ist ein **überproportionaler Abfall der Gewichtskurve** mit weitgehend normalem oder langsamer zurückbleibenden Perzentilenverlauf für die Länge und den Kopfumfang. Dagegen spricht eine weitgehend proportionale Retardierung von Gewicht, Länge und Kopfumfang für eine konstitutionelle, genetische oder eine frühzeitig eingetretene exogene Schädigung (z. B. kongenitale Infektion) bzw. auch für eine endokrine Ursache.

▪▪ Therapie

Wenn bei einem Kind mit Untergewicht eine niedrige Nahrungsaufnahme vorliegt und sich keine Hinweise auf erhöhte Verluste ergeben, wird meist ein Therapieversuch mit **erhöhter oraler Nahrungszufuhr** durchgeführt, ggf. auch mit einer **Sondenernährung**, um eine Inappetenz als Regulator der Nahrungsaufnahme zu umgehen. Im 1. Lebensjahr kann die Säuglingsnahrung energetisch, z. B. durch Zugabe von Maltodextrin (Glukosepolymere) und Öl angereichert werden. Bei Kleinkindern und Grundschülern werden neben der Gabe energiereicher Speisen und Zwischenmahlzeiten für die enterale Ernährungstherapie besondere pädiatrische Trink- und Sondennahrungen eingesetzt, die dem altersentsprechenden Nährstoffbedarf angepasst sind. Führt die **erhöhte Energiezufuhr** zum Gedeihen des Kindes, erhärtet dies den Verdacht einer Kausalbeziehung zwischen niedriger Zufuhr und Mangelernährung. Ist aber ein schlechtes Ansprechen auf die erhöhte Nahrungszufuhr zu beobachten, so müssen andere Ursachen wie erhöhte Nährstoffverluste in Stuhl und Urin oder eine ineffiziente Verwertung resorbierter Nahrungsbestandteile erwogen werden.

Untergewicht und Gedeihstörung erfordern eine **diagnostische Abklärung** der zugrunde liegenden Ursachen (Zufuhr, Resorption, Verbrauch) und eine dem individuellen Bedarf angepasste Substratzufuhr.

Kernaussagen

- Aufgrund des raschen Wachstums haben besonders Säuglinge und Kleinkinder einen sehr hohen Nährstoffbedarf pro kg Körpergewicht, der mit geringen körpereigenen Reserven kontrastiert. Entsprechend beeinflusst die Qualität der kindlichen Ernährung unmittelbar Wachstum und Differenzierung der Gewebe und moduliert kurz- und langfristig physiologische Funktionen.
- Gesunde Säuglinge sollten in den ersten Lebenswochen nach Möglichkeit gestillt werden. Säuglinge, die nicht oder nicht voll gestillt werden können, erhalten eine Säuglingsmilchnahrung mit einer an die Muttermilch angenäherten Zusammensetzung.
- Von einer Säuglingsernährung mit unveränderten Tiermilchen (Kuhmilch, Esel- oder Stutenmilch), selbst hergestellten Kuhmilchverdünnungen oder sog. »alternativen« Säuglingsnahrungen (z. B. Zubereitungen aus Mandelmus und Obst) wird wegen ernster Risiken dringend abgeraten.
- Alle gesunden Säuglinge erhalten zur Blutungsprophylaxe Vitamin K (3-mal 2 mg p.o. bei den Vorsorgeuntersuchungen U1, U2 und U3), sowie zur Rachitisprävention täglich 1 Tablette mit 400–500 I.E. Vitamin D und 0,25 mg Fluorid.
- Um den Bedarf an Eisen und anderen Nährstoffen zu decken, wird ab dem 5. Lebensmonat Beikost eingeführt (Gemüse-Fleisch-Breie oder Getreide-Obst-Breie).

▼

- Bis zur Geburt muss geklärt werden, ob eine familiäre Allergiebelastung besteht, bei der eine konsequente alimentäre Allergieprävention durchgeführt werden sollte. Bei diesen Kindern empfiehlt man ein Vollstillen möglichst über 4–6 Monate. Bei Flaschenfütterung werden Kuhmilch- oder Sojanahrungen vermieden und stattdessen nur antigenreduzierte Säuglingsnahrungen auf der Basis von Eiweißhydrolysaten (sog. HA-Nahrungen) gegeben.
- Eine häufige und protrahierte Zuckerexposition der Zähne (z. B. Nuckelflasche mit zuckerhaltigen Getränken) begünstigt die Kariesentstehung und ist zu vermeiden.
- Im Kleinkind- und Schulalter ist ein reichlicher Verzehr von Gemüse, Obst, Vollkornprodukten und fettreduzierten Milchprodukten, ein regelmäßiger Verzehr von Seefisch, pflanzlichen Ölen und in mäßigem Ausmaß auch Fleischwaren sowie eine begrenzte Zufuhr von Fett und insbesondere von gesättigten Fetten erwünscht.
- Unter- und Übergewicht haben ernste Auswirkungen auf die kindliche Gesundheit und erfordern eine frühzeitige Intervention.

4.10 Übergewicht

▪▪ Grundlagen

Übergewicht ist die häufigste Ernährungsstörung bei Kindern und Jugendlichen in den Industrieländern. Die Häufigkeit von **Übergewicht** (Körpermassenindex >90. Perzentile) und **Adipositas** (Körpermassenindex >97. Perzentile) hat in den letzten 2–3 Jahrzehnten sehr stark zugenommen.

> **Übergewicht bei Kindern hat ohne wirksame Therapie ein hohes Risiko für eine lebenslange Persistenz.**

Wegen der ausgeprägten gesundheitlichen und psychosozialen Folgen sowie der erheblichen Kosten für das Gesundheitswesen ist eine konsequente Prävention und Therapie erforderlich.

Aktuelle Studien zeigen bei Kindern und Jugendlichen in Deutschland bereits einen Anteil von etwa 15% übergewichtiger mehr als 6% adipöser Kinder. Die Prävelent steigt mit zunehmendem Alter; besonders häufig sind Kinder aus sozioökonomisch schwachen Familien und aus Familien mit Migrationshintergrund betroffen.

Übergewicht im Kindesalter ist mit einem hohen Risiko der Persistenz im Erwachsenenalter verbunden und führt langfristig zu erhöhtem Krankheitsrisiko, z. B. für Erkrankungen des Bewegungsapparates, Diabetes mellitus Typ II, arterielle Hypertonie, Dyslipidämie, koronare Herzerkrankungen, Gicht und psychosoziale Störungen.

▪▪ Definition

Der im Erwachsenenalter bevorzugt als Maß eingesetzte Körpermassenindex (**Body-Mass-Index**, BMI Gewicht in kg dividiert durch das Quadrat der Körperlänge in Metern) hat auch im Kindesalter eine recht gute Korrelation mit der Körperfettmasse. Referenzwerte und obere Grenzwerte für den BMI sind allerdings stark vom Alter und Geschlecht abhängig, sodass anders als bei Erwachsenen in jedem Einzelfall alters- und geschlechtsnormierte Referenzwerte herangezogen werden müssen.

Tab. 4.5 Beispiele für die Reduktion des Fettverzehrs durch Austausch fettreicher gegen fettarme Lebensmittel

Anstatt	Besser
Vollmilch	Fit-Milch (1,5% Fett)
Saure Sahne, Mayonnaise	Fettarmer Joghurt (1,5% Fett)
Wurstbrot	Dicke Brotscheiben
Nussnougatcreme	Honig, Marmelade
Leberwurst, Salami	Putenschinken, Corned Beef
Bratwurst	Bockwurst
Frittierte Pommes	Backofenpommes
Nudeln mit Sahne	Spaghetti mit Tomaten
Schokolade	Gummibärchen
Eiscreme	Fruchteis

Ätiologie

Monogenetische und endokrine Erkrankungen sind nur für einen sehr kleinen Anteil des Übergewichtes im Kindesalter verantwortlich, müssen aber sorgfältig ausgeschlossen werden. Zu den **endokrinen Ursachen** zählen insbesondere Cushing-Syndrom, Hypothyreose, primärer Hyperinsulinismus und Pseudoparathyreodismus. Erworbene hypothalamische Störungen infektiöser, traumatischer, maligner und vaskulärer Ursache sind seltene Auslöser der kindlichen Adipositas. Bei dem bislang nur in Einzelfällen beobachteten Fehlen des Hormons **Leptin** aufgrund einer Nonsensmutation des Leptingens führt die fehlende Leptinwirkung vom frühen Kindesalter zu massiver Adipositas, Hyperphagie und Hyperinsulinismus, die mit Leptinsubstitution behandelt werden kann. Die meisten adipösen Kinder und Jugendliche haben jedoch keine Leptindefekte, sondern im Gegenteil proportional zur Körperfettmasse erhöhte Plasmaleptinkonzentrationen.

Praktisch weisen Kinder mit normaler körperlicher oder geistiger Entwicklung, ohne Wachstumsstörungen und ohne Hinweise auf Unterzuckerung, in der Regel eine **primär alimentäre Adipositas** auf. Auch hier ist jedoch die **genetische Veranlagung** von wichtiger Bedeutung für das Adipositasrisiko. So zeigen Untersuchungen adoptierter Kinder eine weitaus engere Korrelation des kindlichen Übergewichtes mit den biologischen als mit den Adoptiveltern. Auch unter Berücksichtigung der unterschiedlichen genetischen Disposition unterschiedlicher Individuen resultiert Übergewicht aber letztlich aus einer unausgewogenen Energiebilanz, bei der die Energiezufuhr den Energieverbrauch überschreitet. Hauptziele der Prävention und Therapie des kindlichen Übergewichtes sind deshalb die Förderung körperlicher Aktivität und Begrenzung der Energiezufuhr.

Therapie

Therapieziel bei mäßig übergewichtigen Kindern kann die **Stabilisierung des Körpergewichtes** sein, da mit dem Längenwachstum das relative Körpergewicht abnehmen kann. Für sehr stark übergewichtige Kinder ist allerdings eine **Gewichtsabnahme** notwendig.

Eine Vielzahl von Interventionsmethoden wie spezielle Diäten, Sportprogramme und verhaltens- und psychotherapeutische Interventionen steht zur Verfügung. Viele **Sportprogramme** und psychotherapeutische Interventionen sind aber oft nur mit hohem Personaleinsatz realisierbar. Restriktive Diäten mit strenger Kalorienrestriktion können in der ambulanten Therapie meist nicht langfristig durchgehalten werden. Leichter praktikabel ist eine **konsequente Fettreduktion** mit einem hohen Kohlenhydratanteil in der Ernährung, wodurch die gesamte Energiezufuhr und die Fettdeposition günstig beeinflusst werden kann. Praktische Hinweise zum Austausch fettreicher gegen fettarme Lebensmittel bei Kindern zeigt Tab. 4.5. Auch bei einer Begrenzung der glykämischen Last wurden günstige Effekte berichtet. Für die große Zahl übergewichtiger Kinder Erfolg versprechender sind **verhaltenstherapeutisch orientierte Strategien** mit praktischer Festigung der erwünschten Lebens- und Ernährungsweise, starker Motivation und familiärer und sozialer Unterstützung.

4.11 Ernährung ehemaliger Frühgeborener

Bei Frühgeborenen muss die Nahrungszufuhr die vorzeitig unterbrochene, physiologische Nährstoffversorgung durch die Plazenta soweit als möglich ausgleichen. Das fetale Wachstum im letzten Trimenon der Schwangerschaft ist durch eine besonders **rasche fetale Gewichtszunahme** und eine sehr hohe Akkretion vieler Substrate (z. B. Protein, Kalzium, langkettige Polyenfettsäuren) gekennzeichnet.

Die auch für Frühgeborene unbedingt empfehlenswerte Ernährung mit **Muttermilch** kann allein den hohen Nährstoffbedarf nicht ausreichend decken. Abgepumpte Muttermilch sollte etwa bis zum errechneten Termin der Reifgeburt oder einem Gewicht von etwa 3,5 kg durch einen so genannten **Muttermilchverstärker** mit Protein sowie gut bioverfügbaren Kalzium- und Phosphatsalzen angereichert werden. Bei unzureichender Gewichtszunahme ist die bevorzugte Fütterung abgepumpter **Nachmilch** (die letzte Hälfte bis 2/3 der abgepumpten Milch) nützlich, welche einen deutlich höheren Fett- und damit Kaloriengehalt als die Vormilch hat. Wenn das ehemalige Frühgeborene an der Brust gestillt wird, ist bis zum errechneten Termin zumindest die Supplementierung von **Phosphat** empfehlenswert (9 mg Phosphat zu jeweils 100 ml Muttermilch in Form gut löslicher Salze wie z. B. Natriumglyzerophosphat).

Flaschenernährte Frühgeborene sollten mindestens bis zum errechneten Termin der Reifgeburt oder einem Gewicht von etwa 3,5 kg eine besondere **Frühgeborenennahrung** mit hoher Energiedichte (70–80 kcal/100 ml), hohem Gehalt an Protein, Kalzium und Phosphat sowie langkettigen Polyenfettsäuren (LC-PUFA) erhalten. Da ehemalige Frühgeborene ein besonders hohes Risiko für eine Eisen- und Zinkdepletion aufweisen, wird eine Einführung von fleischhaltiger **Beikost bereits mit dem 5. Monat** nach der Geburt ohne Korrektur für das Gestationsalter angestrebt, sofern das Kind von seiner motorischen Entwicklung reif für die Löffelfütterung ist. Für Frühgeborene erscheint industriell hergestellte Breikost wegen ihrer ausgewogenen Nährstoffzusammensetzung und der strengen Schadstoffüberwachung besonders vorteilhaft.

Literatur

Duggan C, Koletzko B, Watkins JB, Walker WA (eds) (2013) Nutrition in pediatrics. Basic science and clinical applications, 5th ed., Shelton CT, People's Medical Publishing House USA, in Vorbereitung

Ernährungskommission der Deutschen Gesellschaft für Kinder- und Jugendmedizin. Böhles HJ, Fusch C, Genzel-Boroviczény O, Henker J, Koletzko B, Kersting M, Lentze MJ, Maaser RG, Mihatsch W, Przyrembel H, Wabitsch M (2007) Vermarktung von Beikostprodukten zur Flaschenfütterung. Monatsschr Kinderheilkunde 155:968–970

ESPGHAN Committee on Nutrition: Agostoni C, Decsi T, Fewtrell M, Goulet O, Kolacek S, Koletzko B, Michaelsen KF, Moreno L, Puntis J, Rigo J, Shamir R, Szajewska H, Turck D, van Goudoever J (2008) Complementary Feeding: A commentary by the ESPGHAN Committee on Nutrition. J Pediatr Gastro Nutr 46:99–110

ESPGHAN Committee on Nutrition: Agostoni C, Braegger C, Decsi T, Kolacek S, Koletzko B, Michaelsen KF, Mihatsch W, Moreno LA, Puntis J, Shamir R, Szajewska H, Turck D, van Goudoever J. Breast feeding. A commentary paper by the ESPGHAN Committee on Nutrition. J Pediatr Gastro Nutr. 2009; 49:112–25.

ESPGHAN Committee on Nutrition: Agostoni C, Buonocore G, Carnielli VP, De Curtis M, Darmaun D, Decsi T, Domellöf M, Embleton ND, Fusch C, Genzel-Boroviczeny O, Goulet O, Kalhan SC, Kolacek S, Koletzko B, Lapillonne A, Mihatsch W, Moreno L, Neu J, Poindexter B, Puntis J, Putet G, Rigo J, Riskin A, Salle B, Sauer P, Shamir R, Szajewska H, Thureen P, Turck D, van Goudoever JB, Ziegler EE; ESPGHAN Committee on Nutrition. Enteral nutrient supply for preterm infants: commentary from the European Society of Paediatric Gastroenterology, Hepatology and Nutrition Committee on Nutrition. J Pediatr Gastroenterol Nutr. 2010 Jan;50(1):85–91

ESPGHAN Committee on Nutrition, Agostoni C, Braegger C, Decsi T, Kolacek S, Koletzko B, Mihatsch W, Moreno LA, Puntis J, Shamir R, Szajewska H, Turck D, van Goudoever J. Role of dietary factors and food habits in the development of childhood obesity: a commentary by the ESPGHAN Committee on Nutrition. J Pediatr Gastroenterol Nutr. 2011 Jun;52(6):662–9

Koletzko B, Goulet O (2011) Nutritional support in infants, children and adolescents. In: Sobotka L (ed) Basics in Clinical Nutrition, 4th ed., pp 625–653. Gelén, Prague

Koletzko B (2010) Nutritional needs of infants, children and adolescents. In: Sobotka L (ed) Basics in Clinical Nutrition, 4th ed., pp 61–76. Gelén, Prague

Koletzko B (Hrsg) (2013) Kinder- und Jugendmedizin, 14. Aufl. Springer, Berlin Heidelberg New York Tokio

Koletzko B, Brands B, Poston L, Godfrey K, Demmelmair H (2012) Early nutrition programming of long-term health. Proc Nutr Soc 71(3):371–8

Koletzko B, Baker S, Cleghorn G, Neto UF, Gopalan S, Hernell O, Hock QS, Jirapinyo P, Lonnerdal B, Pencharz P, Pzyrembel H, Ramirez-Mayans J, Shamir R, Turck D, Yamashiro Y, Zong-Yi D (2005) Global standard for the composition of infant formula: Recommendations of an ESPGHAN coordinated international expert group. J Pediatr Gastroenterol Nutr 41: 584–599

Koletzko B, Cooper P, Garza C, Makrides M, Uauy R, Wang W (Hrsg) (2008) Children's nutrition – a practical reference guide. Karger, Basel

Koletzko B, Dokoupil K, von Schenck U (1996) Hast Du auch hohes Cholesterin? Ein Ernährungsratgeber für Kinder und Eltern. Steinkopff, Darmstadt

Koletzko B, Dokoupil K (2007) Adipositas. In: Reinhardt D (Hrsg) Therapie der Krankheiten im Kindes- und Jugendalter, 8. Aufl. Springer, Berlin Heidelberg New York Tokio, S 105–111

Koletzko B, Hernell O, Michaelsen KF (2000) Short and long term effects of breast feeding on child health. Advances in experimental medicine and biology, vol. 248. Kluwer Academic/Plenum, New York

Koletzko B, Koletzko S (2007) Vitaminmangel und Hypervitaminosen. In: Reinhardt D (Hrsg) Therapie der Krankheiten im Kindes- und Jugendalter, 8. Aufl. Springer, Berlin Heidelberg New York Tokio, S 225–236

Koletzko B (Hrsg) (2008) Pediatric Nutrition in Practice. Karger, Basel

Rauh-Pfeiffer A, Koletzko B (2007) Übergewicht und Adipositas im Kindes- und Jugendalter. Monatsschr Kinderheildkd 155:469–483

Tsang R, Uauy R, Koletzko B, Zlotkin S (eds) (2005) Nutrition of the preterm infant. Scientific basis and practical application, 2nd ed. Digital Educ Publ, Cincinnati, pp:1–427

Stoffwechselerkrankungen

G. F. Hoffmann

C. P. Speer, M. Gahr (Hrsg), *Pädiatrie*,
DOI 10.1007/978-3-642-34269-1_5,

Einleitung

Die Weltgesundheitsorganisation hat die Prävention und Behandlung genetischer und seltener Krankheiten (»orphan diseases«) als zentrale Herausforderung für die Gesundheitsversorgung des 21. Jahrhunderts in den Mittelpunkt ihrer Aufmerksamkeit gestellt. Innerhalb dieser Gruppe sind die mehr als 500 angeborenen Stoffwechselerkrankungen von besonderer Relevanz. Sie sind relativ häufig (ca. 1% der Bevölkerung), und für die meisten von ihnen sind nach Aufklärung ihrer Pathophysiologie in absehbarer Zukunft wesentliche therapeutische Fortschritte realistisch. Dabei handelt es sich v. a. um neue medikamentöse Ansätze, Enzymersatztherapien und Organtransplantationen. Am Anfang stehen z. T. mutationsspezifische molekulare Therapien. Das Neugeborenenscreening und die damit mögliche Frühbehandlung gut behandelbarer Erkrankungen sind entscheidende Maßnahmen der Sekundärprävention.

5.1 Neugeborenenscreening

Bei vielen genetisch bedingten Stoffwechselkrankheiten oder hormonellen Erkrankungen bestehen bei möglichst kurz nach der Geburt eingeleiteter Therapie sehr gute Aussichten, drohende Behinderungen zu vermeiden. In den 1960er Jahren wurde durch die Initiative des Pädiaters Horst Bickel in der Bundesrepublik Deutschland und des klinischen Genetikers Alwin Knapp in der ehemaligen DDR das Neugeborenenscreening auf angeborene Stoffwechselstörungen und Endokrinopathien für alle Neugeborenen eingeführt.

> **Ziel des Neugeborenenscreenings ist die frühzeitige und vollständige Diagnosestellung wichtiger behandelbarer Erkrankungen bei präsymptomatischen Neugeborenen.**

Inzwischen wurden in Deutschland ca. 38 Mio. Neugeborene untersucht und allein ca. 5500 Patienten mit Hyperphenylalaninämie rechtzeitig diagnostiziert und erfolgreich behandelt.

Am Beginn eines derartigen Programms muss die Frage stehen, nach welchen **Erkrankungen** bei allen Neugeborenen gefahndet werden soll. Für diese Festlegung hat die WHO 1968 die folgenden Kriterien definiert:

- ausreichende Häufigkeit der Störung in der untersuchten Population,
- symptomfreies Intervall nach der Geburt, in dem die Diagnose anhand klinischer Symptome nicht möglich ist,
- nachgewiesener Nutzen einer präsymptomatisch eingeleiteten Therapie für das betroffene Kind,
- einfache, an großen Probenzahlen (möglichst Trockenblutproben) mit geringen Kosten durchführbare Nachweismethode mit hoher Sensitivität und Spezifität.

Der Umfang sowie die Durchführung des Neugeborenenscreenings wurden 2005 durch den »Gemeinsamen Bundesausschuss der Ärzte und Krankenkassen« in den Kinder-Richtlinien festgelegt und im März 2011 aktualisiert. Für alle Neugeborenen wurde die Untersuchung auf 12 Stoffwechselerkrankungen sowie 2 Endokrinopathien empfohlen (Tab. 5.1).

Eine wesentliche Erweiterung erfuhr das Neugeborenenscreening durch Einführung der **ESI-Tandemmassenspektrometrie** (kurz Tandem-MS). Erkannt werden Störungen

- des Aminosäurestoffwechsels (Aminoazidopathien),
- des Abbaus organischer Säuren (Organoazidopathien),
- der Fettsäurenoxidation (Fettsäurenoxidations- und Carnitinstoffwechseldefekte).

Kumulativ treten die untersuchten Stoffwechselerkrankungen mit einer Häufigkeit von ca. 1:2630 auf, wobei die häufigste Stoffwechselerkrankung neben der Hyperphenylalaninämie der **mittelkettige Azyl-CoA-Dehydrogenase(MCAD)-Defekt** ist. Die Gesamtinzidenz der im erweiterten Neugeborenenscreening festgestellten Erkrankungen beträgt 1 auf 1350 Neugeborene.

Praxis des Neugeborenenscreenings Von jedem Neugeborenen soll am 3. Lebenstag in der Geburtsklinik, durch die Hebamme oder den Kinderarzt, aus der Ferse Blut auf eine **Spezialfilterpapier (Guthrie-Karte)** aufgetropft werden (Abb. 5.1). Diese Blutprobe wird getrocknet und täglich zur Untersuchung mit der Post an das Screeninglabor versandt.

Die **Screeninglaboratorien** sind verantwortlich für die Bereitstellung der Logistik für Probennahme und Versand, die sofortige Bearbeitung der Proben und die zeitgerechte Weitergabe des Befundes an die Einsender. Der **Einsender** (betreuender Arzt, Krankenhaus oder Hebamme) ist verantwortlich für die sachgerechte Durchführung der Probenentnahme, den Probenversand, die vollständige Dokumentation einschließlich des Befundrücklaufs und für die Einleitung der erforderlichen Maßnahmen bei pathologischem Screeningergebnis (Information der Eltern, Organisation von Wiederholungsuntersuchungen und/oder Veranlassung einer Behandlung).

5.2 Spezialdiagnostik angeborener Stoffwechselerkrankungen (selektives Screening)

Entscheidend für eine erfolgreiche Diagnostik von Stoffwechselerkrankungen sind die vom behandelnden Arzt zu treffende Auswahl der Patienten und eine gute Kommunikation mit dem Stoffwechselspeziallaboratorium.

Indikation zur weiterführenden Diagnostik In Zeiten begrenzter finanzieller Ressourcen und Kapazitäten sowie ständig steigender Vielfalt und Komplexität diagnostischer Verfahren sollten mehr

Tab. 5.1 Zielkrankheiten des Neugeborenenscreenings

Zielkrankheit	Prävalenz
Hyperphenylalaninämien – Klassische Phenylketonurie – Hyperphenylalaninämie	1: 5300 1:10.300 1:11.600
Mittelkettiger-Acyl-CoA-Dehydrogenase (MCAD)-Mangel	1:10.300
Weitere Tandem-MS-Erkrankungen (Ahornsirup-erkrankung, Glutarazidurie I, Isovalerianazidurie und sonstige Fettsäurenoxidationsdefekte)	1:28.700
Klassische Galaktosämie	1:68.300
Biotinidasemangel	1:22.800
Kongenitale Hypothyreose	1:3.600
Adrenogenitales Syndrom, 21-Hydroxylasemangel	1:13.000
Kumulativ	Ca. 1:1.350

Prävalenzen nach der Statistik der Deutschen Gesellschaft für Neugeborenenscreening 2004–2009 (n=4.098.811 Neugeborene, DGNS http://www.screening-dgns.de/screeningregister-1.htm)

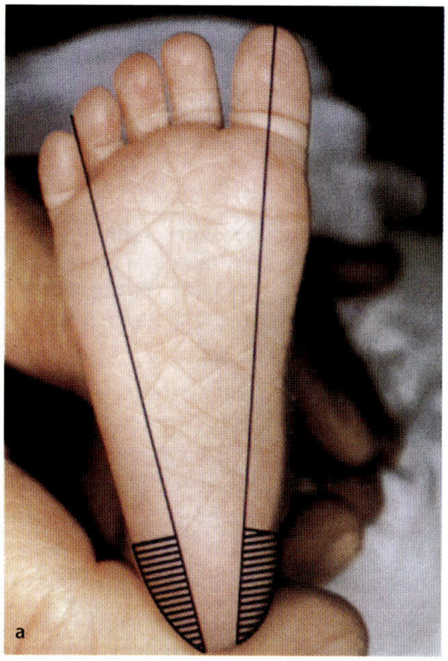

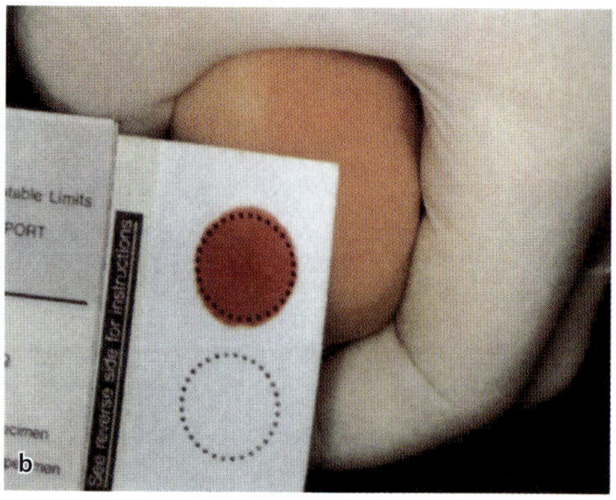

Abb. 5.1a, b Fersenblutabnahme bei einem Neugeborenen für das Neugeborenenscreening. Kapilläres Blut wird seitlich aus der Ferse entnommen (**a**) und direkt auf die Filterpapierkarte (Guthriekarte, **b**) getropft (mit freundlicher Genehmigung von Schleicher & Schüll)

denn je nur Proben von Kindern bzw. Patienten untersucht werden, bei denen die Synopsis **(familien)anamnestischer und klinischer Befunde**, ergänzt um eine laborchemische und radiologische Basisdiagnostik eine angeborene Stoffwechselerkrankung möglich erscheinen lassen. Vor allem bei isoliert vorhandener unspezifischer Symptomatik, wie Entwicklungsverzögerung, Epilepsie oder gehäuften Infekten, sollte auf komplexe und teure Spezialuntersuchungen verzichtet werden. Andererseits sollten unerwartete klinische, aber auch laborchemische Befunde als »Zufallsbefunde« kritisch evaluiert werden und ggf. weiterführende Stoffwechseluntersuchungen nach sich ziehen.

Symptome, die isoliert keine spezialisierte Stoffwechseldiagnostik erforderlich machen

- Gehäufte Infekte
- Mäßige Gedeihstörung
- Muskuläre Hypotonie im Säuglingsalter
- Epileptische Gelegenheitsanfälle, insbesondere Fieberkrämpfe
- Definierte Epilepsiesyndrome
- Mäßige Entwicklungsverzögerung
- Gesundes Geschwister eines an plötzlichem Kindstod verstorbenen Kindes

Entscheidend für die Bewertung sind das Fehlen zusätzlicher neurologischer und/oder systemischer Symptome und das Fehlen von Krankheitssymptomen bei dem an SIDS verstorbenem Geschwister vor dem tödlichen Ereignis.

Interkurrente Infekte stellen die häufigsten und gefährlichsten Auslöser **akuter Stoffwechselentgleisungen** sowohl bei proteinabhängigen Stoffwechselstörungen (Amino- und Organoazidopathien, Harnstoffzyklusdefekte) als auch bei Störungen der Energiehomöostase (Defekte des Pyruvatstoffwechsels, Atmungskettendefekte, Fettsäurenoxidationsstörungen, Glukoneogenese- und Glykogenolysedefekte) dar.

Ungewöhnlich schwere Krankheitsverläufe, vor allem zusätzliche neurologische Symptome wie Wesensveränderung, Ataxie, extrapyramidale Bewegungsstörungen oder Krampfanfälle, müssen Anlass für eine Basisdiagnostik auf angeborene Stoffwechselstörungen sein (Ammoniak, Blutgasanalyse, Blutzucker, Laktat und Ketonkörper im Urin). Einen besonderen Hinweis verdient die einfache **Stixbestimmung der Ketone** im Urin. Vor allem bei Neugeborenen ist eine Ketonurie ein entscheidender Hinweis auf eine Stoffwechselerkrankung. Es kann nicht genug betont werden, dass die Bestimmung aller Laborparameter bei der Erstversorgung erfolgen soll. Für Spezialuntersuchungen sollten gleichzeitig weitere Urin- und Serumproben asserviert werden.

5.3 Hyperammonämie und Harnstoffzyklusdefekte

Definition und Einteilung

Harnstoffzyklusdefekte sind genetisch bedingte Stoffwechselstörungen der Stickstoffentgiftung, die mit dem Leitsymptom Hyperammonämie einhergehen. Insgesamt sind **6 Enzymdefekte** des Harnstoffzyklus bekannt (Abb. 5.2):

- N-Azetylglutamatsynthetase (NAGS)-Mangel,
- Carbamylphosphatsynthetase (CPS)-Mangel,
- Ornithin-Transkarbamylase (OTC)-Mangel,
- Argininosukzinatsynthetase-Mangel (Zitrullinämie),
- Argininsukzinatlyasemangel (Argininbernsteinsäurekrankheit),
- Arginasemangel (Hyperargininämie).

Der Harnstoffzyklus wird ferner durch genetische **Defekte des Membrantransports** von Aminosäuren gestört. Es resultieren wiederum Hyperammonämien. Folgende autosomal-rezessive vererbte Membrandefekte sind bekannt:

- Hyperammonämie-Hyperornithinämie-Homozitrullinurie(HHH)-Syndrom,
- lysinurische Proteinintoleranz (LPI),
- Citrin-Mangel.

Epidemiologie

In der Vergangenheit wurden Harnstoffzyklusdefekte als sehr seltene Erkrankungen angesehen. Ergebnisse eines Neugeborenenscreenings

Tab. 5.2 Laborchemische Basisdiagnostik als Hinweise auf metabolische Erkrankungen

Parameter	Erkrankungen
Alkalische Phosphatase (↑)	Hypoparathyreoidismus Gallensäurensynthesedefekte
Alkalische Phosphatase (↓)	Hypophosphatasie
Ammoniak (↑)	Organoazidopathien Harnstoffzyklusdefekte
Makrozytäre Anämie	Vitamin B_{12}- oder Folsäurestoffwechselstörungen
Retikulozyten (↑)	Glykolysedefekte Glutathionsynthesedefekte
Lymphozytenvakuolen	Lysosomale Speicherkrankheiten
Blutgase: Azidose	Mitochondriopathien, Organoazidopathien
Blutgase: Alkalose	Harnstoffzyklusdefekte
Cholesterol (↓) A-, Hypobetalipoproteinämie Cholesterolbiosynthesedefekte Peroxisomale Erkrankungen	
CK (↑)	Dystrophinopathien, Mitochondriopathien, Fettsäurenoxidationsstörungen, Glykogenosen, Glykolysedefekte, Myoadenylatdeaminasemangel etc.
Glukose (↓) (nüchtern vs. postprandial)	Hyperinsulinismus, Glykogenosen; Glukoneogenesedefekte, Fettsäurenoxidationsstörungen
Glukose (↑; nüchtern vs. postprandial)	Diabetes mellitus
Harnsäure (↓)	Molybdänkofaktormangel Purinstoffwechseldefekte
Harnsäure (↑)	Purinstoffwechseldefekte, Glykogenosen
Laktat (↑; wiederholt nüchtern und postprandial)	Mitochondriopathien, Glykogenosen, Glukoneogenesedefekte, Organoazidopathien, Fettsäurenoxidationsstörungen
Transaminasen (↑)	Glykogenosen, Mitochondriopathien, Organoazidopathien, Fettsäurenoxidationsstörungen, Harnstoffzyklusdefekte, Tyrosinämie I, Gallensäurensynthesedefekte, etc.
Serumeisen, Ferritin (↑)	Peroxisomale Erkrankungen, Hämochromatose

in den Vereinigten Staaten von Amerika, zusammen mit Erfahrungen überregionaler Stoffwechselzentren lassen vermuten, dass die kumulativee **Häufigkeit** aller Harnstoffzyklusdefekte bei ca. 1:8000 liegt. Der OTC-Mangel ist mit ca. 1:14.000 Kindern der häufigste angeborene Defekt des Harnstoffzyklus, gefolgt von CPS-Mangel (1:60.000), der Zitrullinämie (1:60.000) und der Argininbernsteinsäurekrankheit (1:70.000). Die übrigen Defekte kommen sehr viel seltener vor (<1:300.000).

▪▪ Klinik

Klinische **Leitsymptome** der Harnstoffzyklusdefekte sind initial unspezifisch: Inappetenz, Erbrechen und Bewusstseinstrübung bis zum

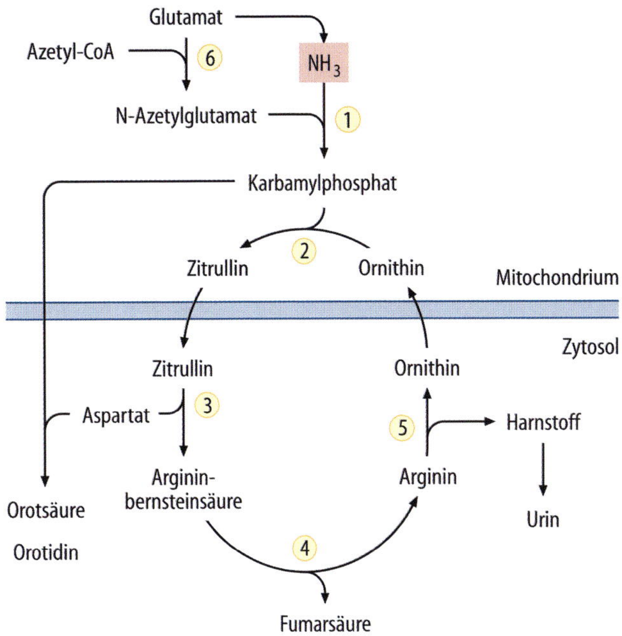

Abb. 5.2 Harnstoffzyklus. 1: Karbamylphosphatsynthase (CPS), 2: Ornithintranskarbamylase (OTC), 3: Argininsukzinatsynthase (AS), 4: Argininosukzinatlyase (ASL), 5: Arginase, 6: N-Azetylglutamatsynthase (N-AGS)

Koma. Neugeborene und Säuglinge erkranken unter dem klinischen Bild einer systemischen Intoxikation mit einer schweren Enzephalopathie oder einem Multiorganversagen. Gerinnungsstörungen können zu zerebralen Blutungen erheblichen Ausmaßes führen.

Die **initialen Symptome**, Nahrungsverweigerung, Lethargie, Apathie, Atmungsstörungen und zerebrale Krampfanfälle lassen im Einzelfall zunächst an häufigere Erkrankungsursachen, wie Infektionen, Herzfehler oder intrakranielle Blutungen infolge von Geburtsverletzungen denken. Ältere Kinder und Erwachsene zeigen eine fluktuierende und häufig progrediente neurologische oder psychiatrische Symptomatik (Zephalgien, Epilepsie, Ataxie, Verwirrtheitszustände, mentaler Abbau).

Cave
Aufgrund der hohen Neurotoxizität des Ammoniaks ziehen schon 2–3 Tage eines hyperammonämischen Komas schwere irreversible Gehirnschäden nach sich!

Erstmanifestationen bis zum tödlichen Koma infolge von Harnstoffzyklusdefekten können bis ins Erwachsenenalter auftreten. Die häufigste Störung des Harnstoffzyklus, der OTC-Mangel, wird nicht autosomal-rezessiv, sondern **X-chromosomal** vererbt. Entsprechend sind Jungen zumeist weitaus schwerer betroffen. Hemizygote Mädchen und Frauen zeigen in Abhängigkeit von der genetischen Heterogenität passagere Hyperammonämien und nur gelegentlich schwere Stoffwechselentgleisungen. Im Vordergrund stehen bei ihnen progrediente neurologische und psychiatrische Symptome.

Bei der Abklärung jeder akuten unklaren neurologischen Symptomatik muss auch eine Ammoniakbestimmung durchgeführt werden, denn nur dann haben Patienten mit Harnstoffzyklusdefekten eine Chance auf einen günstigen Krankheitsverlauf.

Hyperammonämie Die Hyperammonämie ist der einzig wegweisende Parameter für Harnstoffzyklusdefekte. Eine eindeutig abklärungsbedürftige Hyperammonämie liegt beim Neugeborenen ab Ammoniakkonzentrationen von 150 µmol/l (260 µg/dl), jenseits des Neugeborenenalters ab 100 µmol/l (175 µg/dl) vor.

Erhöhten Ammoniakwerten muss sofort nachgegangen werden, da die Erkrankungen einen dramatischen Verlauf nehmen können, und die Zeitspanne vom Erkrankungsbeginn bis zu irreversiblen Schäden oder Hirntod kurz ist.

▪▪ Differenzialdiagnose

In die Differenzialdiagnose der Hyperammonämie des Kindesalter müssen zahlreiche, insbesondere andere metabolische Erkrankungen einbezogen werden. Entscheidend ist die rasche quantitative Bestimmung der Aminosäuren im Plasma und Urin, der Acylcarnitine sowie der organischen Säuren und der Orotsäure im Urin.

Differenzialdiagnose der Hyperammonämie

- Harnstoffzyklusdefekte
- Störungen des Transports von Harnstoffzyklusmetaboliten (HHH: Hyperammonämie-Hyperornithinämie-Homozitrullinurie-Syndrom), lysinurische Proteinintoleranz (LPI), Citrin-Mangel
- Hyperinsulinismus-Hyperammonämie-Syndrom, Hypoprolinämie, Glutaminsynthase-Mangel
- Organoazidopathien (z. B. Propionazidämie, Methylmalonazidurie)
- Genetische Lebererkrankungen (z. B. konnatale Hepatitiden, Tyrosinämie Typ I, Atmungskettendefekte, Gallensäurensynthesedefekte, klassische Galaktosämie, α_1-Antitrypsinmangel)
- Passagere Hyperammonämie des Frühgeborenen (persistierender Ductus venosus Arantii; NH_3 meist <180 µmol/l)
- Andere sekundäre Ursachen (z. B. Gefäßmissbildungen, Shunt, Valproat)

▪▪ Molekulargenetische Diagnostik

Die Diagnose eines Harnstoffzyklusdefekts wird durch den Nachweis des zugrunde liegenden Enzymdefektes in kultivierten Hautfibroblasten oder Leberbiopsiematerial gesichert. Für die molekulare Diagnostik sollten 10 ml EDTA-Vollblut asserviert werden. Bei allen Harnstoffzyklusdefekten konnten Detailfragen zu Genlokalisation und -struktur sowie Mutationstypen beantwortet werden.

Mutationsanalysen mit eingehender Familienuntersuchung erlauben eine raschere und sichere **Pränataldiagnostik**, die ansonsten für einige Harnstoffzyklusdefekte ausschließlich mittels fetaler Leberbiopsie möglich war.

Cave

Eiweißbelastungstests sollten wegen der Gefahr einer Hyperammonämie mit Stoffwechselentgleisung nicht durchgeführt werden.

▪▪ Therapie

Generell gilt für alle Zustände mit Hyperammonämie, dass schon bis zum Abschluss der speziellen Untersuchungen und Vorliegen einer endgültigen Diagnose alle zur Verfügung stehenden Möglichkeiten zur Senkung des Ammoniakspiegels genutzt werden müssen. Zur Notfalltherapie müssen die Kinder so rasch wie möglich in ein **Stoffwechselzentrum** mit Erfahrung in extrakorporalen Entgiftungsverfahren verlegt werden.

Tab. 5.3 Medikamentöse Akuttherapie bei Harnstoffzyklusdefekten

Medikament	Dosis	Zubereitung
L-Arginin i.v.	100 mg/kg KG/24 h bei OTC, CPS 500 mg/kg KG/24 h bei ASS, ASL	1 g in 50 ml 5–10% Glukose
Na-Benzoat i.v.	250 (–500) mg/kg KG/24 h	1 g in 50 ml 5–10% Glukose
Na-Phenylbutyrat p.o.	250 (–600) mg/kg KG/24 h	1 g in 50 ml 5–10% Glukose

OTC Ornithin-Transkarbamylase-Mangel, *CPS* Karbamylphosphatsynthetase-Mangel, *ASS* Argininosukzinatsynthetase-Mangel, *ASL* Argininsukzinatlyase-Mangel

Notfalltherapie Die initiale Therapie zielt darauf ab, den Ammoniakspiegel rasch zu senken, da die Dauer des hyperammonämischen Komas eng mit dem Ausmaß einer bleibenden Hirnschädigung korreliert. Bei Ammoniakwerten zwischen 200 µmol/l (350 µg/dl) und 400 µmol/l (700 µg/dl) wird die Notfallbehandlung entsprechend den folgenden Prinzipien durchgeführt:

- Stopp der Eiweißzufuhr,
- hochkalorische Ernährung (Kohlenhydrate, Insulin, Fett),
- ausreichende Flüssigkeitszufuhr,
- forcierte Diurese,
- L-Argininmalat/-hydrochlorid i.v. (2 mol/kg KG über 2 h, danach entsprechend Tab. 5.3),
- medikamentöse Entgiftung des Ammoniaks mit Na-Benzoat und/oder Na-Phenylbutyrat entsprechend den Angaben in Tab. 5.3,
- antiemetische Behandlung (z. B. Zofran 0,15 mg/kg KG i.v.),
- L-Carnitin (100 mg/kg KG und Tag i.v.),
- vor Kenntnis der spezifischen Diagnose ggf. Therapieversuch mit Vitaminen (Biotin, Riboflavin, Thiamin, Vitamin B_{12}).

Extrakorporale Entgiftung Bei Ammoniakwerten über 400 µmol/l (700 µg/dl) müssen **Hämofiltration, Hämodialyse und Hämodiafiltration** eingesetzt werden.

Spätestens nach 48 h muss wegen der Gefahr eines Katabolismus infolge eines Mangels an essenziellen Aminosäuren wieder **Eiweiß** zugeführt werden.

Langzeitbehandlung Die Ernährung der Patienten mit Harnstoffzyklusdefekten erfolgt entsprechend den Vorgaben der Deutschen Gesellschaft für Ernährung. Zusätzlich werden folgende Medikamente eingesetzt, welche Ammoniak alternativ zum Harnstoffzyklus entgiften (Natriumbenzoat und Natriumphenylbutyrat) bzw. eine Teilfunktion des Harnstoffzyklus in Gang halten (Arginin und Zitrullin).

Notfallregime bei interkurrenten Infekten Bei interkurrenten Infekten muss ein spezielles Notfallregime befolgt werden. Eckpfeiler des Notfallregimes ist wie in der Akuttherapie (s. oben) die Vermeidung einer katabolen Stoffwechselsituation bzw. die Aufrechterhaltung einer Anabolie durch eine ausreichende **Glukose- und Flüssigkeitszufuhr**.

> **Wichtig ist für jeden Patienten mit einem Harnstoffzyklusdefekt ein Notfallausweis bzw. ein Notfallmedaillon mit den wichtigsten Telefonnummern sowie Angaben über die ersten unverzüglich durchzuführenden Maßnahmen!**

▪▪ Verlauf, Prognose

Patienten mit Harnstoffzyklusdefekten und neonataler Symptomatik haben eine ernste Prognose. Bei frühzeitiger Diagnosestellung und erfolgreicher Therapie der initialen Stoffwechselkrise beträgt die 5-Jahresmortalität von Kindern mit CPS- oder OTC-Mangel ≥50%, für Patienten mit Zitrullinämie oder Argininbernsteinsäurekrankheit 10–20%. Zusätzlich entstehen über die Jahre fast regelhaft schwere Entwicklungsstörungen infolge rezidivierender Hyperammonämien. Eine realistische therapeutische Alternative mit guter Langzeitprognose ist die **Lebertransplantation**.

Ein in der Neonatalperiode durchgemachtes hyperammonämisches Koma führt fast immer zu schweren **neurologischen Folgeschäden**. Ebenfalls beeinträchtigen milde chronische Hyperammonämien die psychomotorische Entwicklung. Der Schweregrad des neurologischen Krankheitsbildes von Patienten mit intermittierenden oder chronischen Krankheitsverläufen, insbesondere hemizygoter Mädchen und Frauen mit OTC-Mangel, hängt von der klinischen Symptomatik zum Zeitpunkt der Diagnosestellung und Beginn und Konsequenz der spezifischen Therapie ab. Verlaufsuntersuchungen konnten belegen, dass neurologische Folgeschäden und Retardierung unter konsequenter Therapie nicht fortschreiten.

5.4 Laktatazidose und Mitochondriopathien

▪▪ Grundlagen

Erhöhte Laktatkonzentrationen, bzw. Laktatazidosen, sind ein entscheidender Hinweis auf das Vorliegen unterschiedlicher angeborener Stoffwechselerkrankungen und müssen differenzialdiagnostisch verfolgt werden. Laktaterhöhungen sind das primäre Leitsymptom erblicher **Störungen der oxidativen Phosphorylierung**, die einen Mangel an energiereichen Phosphaten in Form von ATP zur Folge haben. Die Häufigkeit von Mitochondriopathien wird auf etwa 1:3000 bis zu 1:10.000 geschätzt, wobei man davon ausgeht, dass 50% der betroffenen Kinder in den ersten 5 Lebensjahren symptomatisch werden.

▪▪ Synonyme

Folgende Begriffe werden synomym verwendet:

- Atmungskettendefekte,
- erbliche Laktatazidosen,
- Mitochondriopathien,
- mitochondriale Erkrankungen,
- mitochondriale Zytopathien,
- mitochondriale (Enzephalo)myopathien,
- OXPHOS-Erkrankungen.

▪▪ Definition

Mitochondriopathien verursachen vielgestaltige **Multisystemerkrankungen**. Sie sind durch große klinische Variabilität ihrer Symptome wie auch biochemische Heterogenität gekennzeichnet. Ein wichtiger Hinweis auf Mitochondriopathien sind Kombinationen (progredienter) Symptome unterschiedlicher Organe (▣ Tab. 5.4). Oft steht eine neuromuskuläre Symptomatik, bei Kindern insbesondere Anfälle, bei Erwachsenen Muskelschwäche, im Vordergrund.

▪▪ Pathogenese, Pathologie

Entscheidend für die Pathogenese der Mitochondriopathien ist der intrazelluläre Energiemangel. Am stärksten betroffen sind besonders **energieabhängige Gewebe**: Gehirn, Retina, Muskel, Herz, Endokrinium, Leber, Niere.

- Infolge des Energiemangels akkumulieren im ZNS **freie Radikale**, welche die oxidative Belastung sowie andere, aus Energiemangel entstehende zelluläre Fehlfunktionen wie Störungen des Membranpotenzials, vermehren. Es resultieren spongiforme Degenerationen, Verluste an Neuronen, Gliosen und Demyelinisierung. Sowohl generalisierte als auch umschriebene Lokalisationen werden beobachtet. Besonders häufig sind Basalganglien, Hirnstamm und Kleinhirn betroffen.
- In der **Muskulatur** finden sich neben den pathognomonischen, aber nicht obligaten »ragged red fibers«, Faseratrophie und -dysproportion sowie feintropfige Fettspeicherung.

▪▪ Genetik

Mitochondriopathien liegen alle vorstellbaren Vererbungsmodi zu Grunde: Spontanmutationen, autosomal-rezessive, dominante, X-gebundene oder maternale Vererbung. Die meisten Erkrankungen werden durch nukleär kodierte Defekte verursacht und folgen den klassischen **Mendelschen Regeln**.

Einigen Mitochondriopathien liegen primäre **Defekte der mitochondrialen DNA** zugrunde, mit folgenden Charakteristika:

- Mitochondriale DNA wird ausschließlich maternal, unabhängig vom Geschlecht auf alle Kinder vererbt.
- Mitochondriale DNA hat eine sehr hohe Mutationsrate, sowohl für Punktmutationen als auch für Deletionen/Insertionen.
- Während Zellteilungen werden defekte Mitochondrien in Abhängigkeit von vorliegenden Mutationen über bislang noch unbekannte Mechanismen entweder zufällig auf die Tochterzellen verteilt, oder positiv oder auch negativ selektioniert. Der Anteil defekter Mitochondrien innerhalb und zwischen einzelnen Geweben kann sowohl zu- als auch abnehmen und **wechselnde Symptomkonstellationen und Krankheitsverläufe** verursachen.
- In der Oogenese werden nur wenige bis einzelne Kopien mitochondrialer DNA an die Folgegeneration weitergegeben. Sowohl Genotyp als auch Phänotyp können daher innerhalb einer Familie sehr unterschiedlich sein (**Bottleneck-Theorie**).

> **In der genetischen Beratung von Familien mit maternaler Vererbung muss besprochen werden, dass in der Nachkommenschaft bis zu 100% der Kinder betroffen sein können.**

Klinisch wichtig ist, dass die Mütter häufig keine oder nur eine minimale Symptomatik wie Schwerhörigkeit, Störungen der Verstoffwechslung von Kohlenhydraten oder kernspintomographische Veränderungen aufweisen können. In vielen Fällen sind maternal vererbte Defekte erst in den Keimbahnen oder in den frühen Entwicklungsstadien entstanden, mit erheblich geringeren Wiederholungsrisiken.

▪▪ Klinik

Neonatalzeit Während der Neonatalzeit dominieren folgende Symptomkombinationen:

- Ketoazidotisches Koma, Apnoen, zerebrale Anfälle, Muskelhypotonie, Lebervergrößerung, Tubulopathie,
- rasch progrediente, konzentrische hypertrophe Kardiomyopathie und muskuläre Hypotonie,

Tab. 5.4 Chamäleon Mitochondriopathien

Symptome, Primärdiagnosen	Wegweisende Zusatzsymptome (zusätzlich zu Laktaterhöhungen)	Diagnose
Autismus	Anfälle	Deletionen und Duplikationen der mtDNA
Diabetes mellitus Typ 2	Dystrophie; Taubheit	MELAS
Epilepsie	Abrupter infektassoziierter Beginn; nächtliche Anfälle; generalisierte EEG-Veränderungen	Deletionen der mtDNA
Erblindung Optikusatrophie; Dystonie Lebersche Optikusatrophie		
Ertaubung	Jugendliche und junge Erwachsene	MELAS
Herzinsuffizienz	Hypertrophe Kardiomyopathie bei Jugendlichen und jungen Erwachsenen	Deletionen der mtDNA
Leberversagen	Fehlender Virusnachweis, zerebrale Anfälle	Deletionen der mtDNA, mitochondriale DNA-Depletionssyndrome
Leukämie	Maternal vererbte Thrombozytopenie	Deletionen der mtDNA
Leukodystrophie	Muskelhypotonie	Deletionen der mtDNA
Migräne	Diabetes; Schlaganfälle; Taubheit	MELAS
Multiple Sklerose	Anfälle	Mutationen der mtDNA
(Chronische) Pankreatitis	Schlaganfälle	MELAS
Reflux im Säuglingsalter	Karnitinmangel; Dystrophie	GA II, LCHAD, MELAS
Renale tubuläre Azidose	Muskelhypotonie	Defekte der Komplexe I und IV, Depletion der mtDNA
Schizophrenie	Anfälle	MELAS
Sprachentwicklungsverzögerung	Muskelhypotonie	MELAS
Zerebralparese	Verschlechterung bei interkurrenten Infekten	MELAS

mtDNA mitochondriale DNA; *MELAS* mitochondriale Enzephalopathie, Laktatazidose, Schlaganfälle; *GA II* Glutarazidurie Typ II; *LCHAD* 3-Hydroxyazyl-CoA-Dehydrogenasemangel

- konzentrische hypertrophe Kardiomyopathie und Neutropenie (Barth-Syndrom) mit X-chromosomaler Vererbung (Xq28),
- schwere Leberfunktionsstörung mit Apathie und Hypotonie sowie renaler Tubulopathie.

Säuglinge und Kleinkinder Unter den vor allem in dieser Altersgruppe sehr vielfältigen Organmanifestationen können die im Folgenden dargestellten charakteristischen **Symptomkombinationen** abgegrenzt werden. Im Einzelfall muss bei den Patienten gezielt nach einer Beteiligung weiterer Organsysteme gesucht werden. Mischformen sind häufig.

- Rasch progrediente Enzephalomyopathie mit schwerer Hypotonie, zerebellärer Ataxie, Pyramidenbahnzeichen, häufig assoziiert mit einer hypertrophen Kardiomyopathie und Tubulopathie.
- Subakut nekrotisierende **Enzephalomyopathie** (Morbus Leigh): klinisch progredienter Verlauf in mehreren Schüben mit psychomotorischer Retardierung und Hirnstammdysfunktion; neuroradiologisch und -pathologisch finden sich symmetrische Nekrosen in Stammhirn, Thalamus, Nucleus subthalamicus, Basalganglien, Hintersträngen und Zerebellum, Kortex und Hippocampus bleiben ausgespart, unterschiedliche Vererbungen.
- Rezidivierende Rhabdomyolysen mit Myoglobinurie und muskulärer Hypertonie.
- Sideroblastische Anämie mit Neutropenie, Thrombopenie und exokriner Pankreasinsuffizienz (**Pearson-Syndrom**), mt-DNA Erkrankung.
- Gedeihstörung infolge einer Darmzottenatrophie.
- Proximale Tubulopathie (DeToni-Debré-Fanconi-Syndrom) oder interstitielle Nephritis mit Niereninsuffizienz und rezidivierenden Durchfällen, fleckigen Pigmentierungen nach Lichtexposition sowie Enzephalomyopathie.
- Zwergwuchs mit hypertropher Kardiomyopathie, Innenohrschwerhörigkeit und Retinitis pigmentosa.
- Diabetes mellitus und Diabetes insipidus mit Optikusatrophie und Taubheit (**Wolfram-Syndrom**), autosomal-rezessiv.
- Progressive sklerosierende Poliodystrophie (Anfälle und Degeneration der grauen Substanz) und Leberversagen, cave Valproinsäure (**Morbus Alpers**).

Kinder und Erwachsene Im Vordergrund stehen meist neuromuskuläre Symptome. Sie können bei bis dato völlig unauffälligen Personen in jedem Lebensalter **oligosymptomatisch** beginnen (Tab. 5.4):

- (progrediente) Muskelschwäche, evtl. mit externer Ophthalmoplegie,
- progrediente externe Ophthalmoplegie bis zum **Kearns-Sayre-Syndrom** (Trias: progrediente externe Ophthalmoplegie, Retinadegeneration plus mindestens eines der folgenden Symptome: kompletter AV-Block, Eiweißerhöhung im Liquor oder zerebelläre Ataxie), mt-DNA Erkrankung,
- progrediente Enzephalomyopathien mit jeweils charakteristischen Zusatzsymptomen:
  - **MERRF:** Myoklonus, Epilepsie, »ragged red fibers«, Muskelschwäche, Ataxie, Hörverlust, mt-DNA Erkrankung,
  - **MELAS:** mitochondriale Enzephalopathie, Laktatazidose, Schlaganfälle (auch hier finden sich »ragged red fibers«), mt-DNA Erkrankung,
  - **NARP:** neurogene Myopathie, Ataxie, Retinitis pigmentosa und fakultativ sensible Polyneuropathie, Anfälle, Demenz, mt-DNA Erkrankung,
  - **MNGIE:** myoneurogastrointestinale Enzephalopathie (intermittierende Diarrhö und Pseudoobstruktionen, Enzephalopathie, Myopathie und periphere Neuropathie), aut.rez.,
- **Lebersche kongenitale Optikusatrophie**: Beginn 12–30 Jahre; schnelle Erblindung; evtl. Herzrhythmusstörungen, mt-DNA Erkrankung.

■■ Diagnose

Leitsymptom der Mitochondriopathien ist die **Laktaterhöhung**. Sie ist je nach Organbefall in unterschiedlichen Kompartimenten nachzuweisen. Bei generalisierter Symptomatik bzw. Leberbeteiligung im Blut, bei Nierenbeteiligung im Urin und bei ausschließlich neurologischer Symptomatik evtl. nur im Liquor und ZNS. Die meisten im klinischen Alltag gefundenen Laktaterhöhungen sind allerdings Folge falscher Abnahmetechnik (u. a. Stauen) oder durch Herz-Kreislauf-Insuffizienz (z. B. bei Sepsis) bedingt.

Cave
Durch normale Laktatkonzentrationen im Blut werden Mitochondriopathien nicht ausgeschlossen.

Grenzwertige Laktaterhöhungen, bzw. der klinische Verdacht auf einen Defekt der oxidativen Phosphorylierung erfordern ggf. wiederholte prä- und postprandiale Bestimmungen von Laktat, Pyruvat, 3-Hydroxybutyrat, Azetoacetat und Alanin, eine **Glukosebelastung** mit 1–2 g/kg KG. Nach Glukosebelastung steigt Laktat beim Stoffwechselgesunden um höchstens 20%. Besonders aussagekräftig ist ein »paradoxer« postprandialer Ketonkörperanstieg (normal: Abfall). Bei pathologischen Basiswerten erübrigen sich Belastungsteste. Hilfreich sind ferner wiederholte Bestimmungen des Laktat/Kreatinin-Quotienten im Urin und insbsondere bei neurologischer Symptomatik Bestimmungen von Laktat, Pyruvat und Alanin im Liquor und spektroskopisch von Laktat im Gehirn

Vor allem bei älteren Kindern, Jugendlichen und Erwachsenen kann der Nachweis klassischer Punktmutationen bzw. Deletionen der mitochondrialen DNA (bisher nur vereinzelte nukleäre Defekte) gelingen. Entscheidende diagnostische Bausteine liefern **Muskelhistologie**, Histochemie und ggf. Elektronenmikroskopie mit dem Nachweis von »ragged red fibers« oder abnorm strukturierter Mitochondrien.

Die biochemische Aufarbeitung einer frischen Muskelbiopsie stellt den Goldstandard zum Nachweis einer Mitochondriopathie dar, ist aber nur in einigen spez. Laboratorien möglich. Eine Reihe von Untersuchungen muss kombiniert werden: Aktivitätsbestimmung der Einzelenzyme im tiefgefrorenen bzw. frischen Muskel; Bestimmung der ^{14}C-Gesamtoxidationsrate der Atmungskette sowie der ATP- und PCr-Produktion im frischen Muskel.

■■ Therapie

Erfolgreiche rationale Therapieansätze sind nur für die Q_{10}-Supplementierung bei spezifischem Q_{10}-Mangel, Thiamin und eine ketogene Diät bei einigen Patienten mit Defekten im PDH Komplex sowie für die Argininsupplementierung beim MELAS-Syndrom nachgewiesen. Für alle anderen Mitochondriopathien sind kausale Therapien nicht gesichert. Die symptomatische Behandlung beinhaltet neben unterstützenden Maßnahmen die **Vermeidung von Medikamenten**, welche die Atmungskette hemmen (u. a. Valproinsäure, Tetrazykline, Aminoglykoside, Chloramphenicol, Metformin, Propofol).

Überwachung Regelmäßig müssen diejenigen Organsysteme kontrolliert werden, welche im Verlauf von Mitochondriopathien besonders häufig betroffen werden: Skelettmuskel, Herz (Reizleitung!), ZNS, Auge, Gehör, Niere und Leber.

Vermeidung kataboler Stoffwechselsituationen Entscheidend ist eine ausreichende Zufuhr von Energie (Glukose, Fett), Flüssigkeit und Elektrolyten. Oft ist eine Sonden-PEG- Ernährung sehr hilfreich. Je nach Lokalisation des Defekts müssen die zuführenden Energieträger sorgfältig abgewogen werden. Bei Defekten der Pyruvatdehydrogenase kann die Stoffwechselsituation durch die Zufuhr größerer Mengen an Glukose krisenhaft verschlechtert werden.

Vitamine und Kofaktoren Bei einigen Mitochondriopathien wurden durch die Gabe von speziellen Vitaminen und Kofaktoren individuelle Verbesserungen berichtet. Bei **Erstmanifestation** einer schweren Laktatazidose können folgende Substanzen versuchsweise kombiniert eingesetzt werden:

- L-Carnitin (50 mg/kg KG/Tag),
- Biotin (2-mal 10 mg/Tag),
- Riboflavin (3–20 mg/kg KG/Tag, bis zu 400 mg/Tag),
- Thiamin (25–100 mg/kg KG/Tag, bis zu 300 mg/Tag),
- Koenzym Q_{10} (5–15 mg/kg KG/Tag).

Therapie der akuten ketoazidotischen Krise Akute ketoazidotische Krisen erfordern den Einsatz z. T. großer Mengen an **Natriumbikarbonat**.

Diäten und weitere Maßnahmen Bei vielen Patienten mit Mitochondriopathien werden Therapieversuche v. a. mit unterschiedlichen Vitaminen begonnen. Nur bei Defekten der Pyruvatdehydrogenase und des Komplex I der Atmungskette ist eine ketogene Diät evtl. plus Sukzinat sinnvoll, da diese Substrate via Komplex II verstoffwechselt werden. Bei Patienten mit Komplex-III-Defekten soll die Einnahme von Vitamin K_3 plus Vitamin C hilfreich sein. Die Therapieeffekte sind im Einzelfall nicht vorhersehbar und kritisch nicht verifizierbar, sodass ein Versuch in Abwägung der Schwere der Krankheitsbilder und bei meist dringend vorgetragenem Wunsch der Familie oft gerechtfertigt ist, aber zeitlich limitiert bzw. kritisch evaluiert werden muss.

■■ Verlauf, Prognose

Erschwert werden eine zusammenfassende Beurteilung von Krankheitsverläufen sowie von Therapiestudien bei Patienten mit Mitochondriopathien durch die relative Seltenheit der individuellen Krankheitsbilder und die **große Variabilität und Fluktuation** einzelner Krankheitsverläufe. Speziell im Kindesalter sind individuelle Vorhersagen nicht möglich. Die Symptomatik ist häufig rasch progredient. Jederzeit kann es aber zu Phasen der Stabilität und auch zu einer deutlichen Verbesserung der klinischen und biochemischen

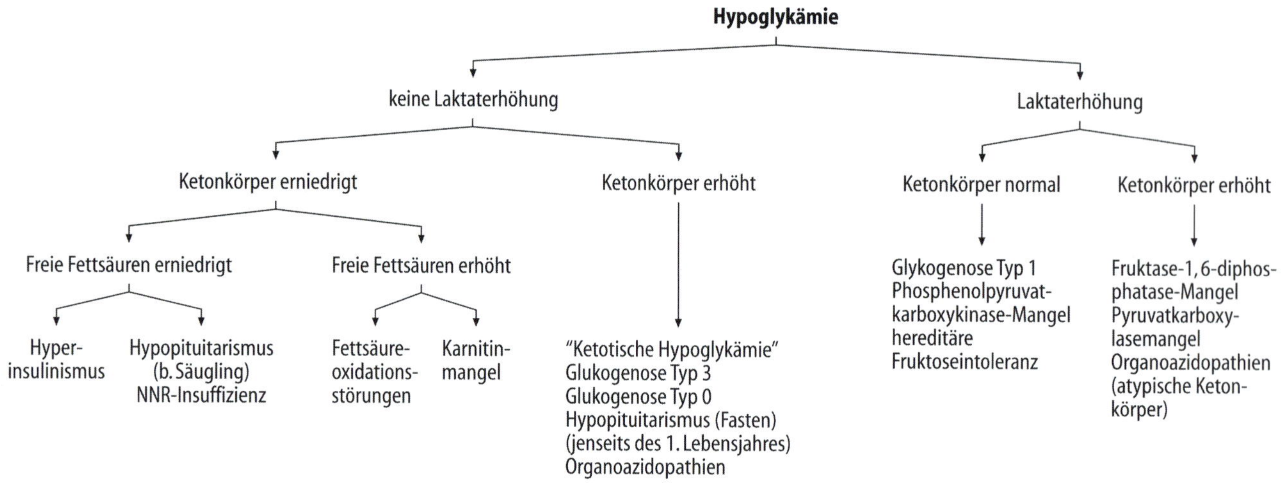

Abb. 5.3 Differenzialdiagnose von Hypoglykämien

Befunde kommen. Diese Erfahrungen müssen in die Beratung einzelner Patienten bzw. ihrer Familien, in die Therapieplanung und auch in die Beurteilung ihrer Erfolge bzw. Misserfolge immer wieder eingebracht werden.

5.5 Hypoglykämie

Grundlagen

Hypoglykämien sind im Kindesalter häufig. Sie resultieren aus einem Missverhältnis zwischen Angebot und Verbrauch an Glukose.

Pathogenese

Ursächlich sind Enzymdefekte und Regulationsstörungen der Glykogenolyse (Glykogenosen), der endogenen Glukoseproduktion (Glukoneogenesedefekte) und der Ketonkörperbildung (Fettsäureoxidationsdefekte und Ketonkörperbildung) sowie endokrinologische Störungen. Hypoglykämien gefährden vor allem das Gehirn, welches seine Energie unter physiologischen Bedingungen ausschließlich aus Glukose bezieht. In Mangel- und Fastenperioden kann das Gehirn teilweise auf alternative Substrate zurückgreifen, insbesondere Ketonkörper.

Cave

Das kindliche Gehirn ist durch Hypoglykämien besonders gefährdet. Rezidivierende Hypoglykämien führen zu irreversiblen Schädigungen!

Klinik

Blutglukosekonzentration und klinische Symptomatik korrelieren nicht zuverlässig. Die Schwere der Hypoglykämiesymptome hängt u. a. von der Geschwindigkeit des Blutzuckerabfalls und der Möglichkeit ab, alternative Substrate (z. B. Ketonkörper, Laktat) energetisch zu nutzen. Auch ohne das Vorliegen einer angeborenen Stoffwechselstörung sind Frühgeborene, hypotrophe Neugeborene infolge pränataler Mangelernährung, Neugeborene von Müttern mit Diabetes mellitus und Neugeborene mit erhöhtem Glukoseverbrauch infolge von Hypoxie oder Infektionen besonders gefährdet. Bei Neugeborenen und jungen Säuglingen überwiegen in der Regel uncharakteristische vegetative Symptome, während bei älteren Kindern neurologische Symptome im Vordergrund stehen (Tab. 5.5).

Tab. 5.5 Klinische Symptome der Hypoglykämie

Neugeborene, junge Säuglinge	Ältere Säuglinge, Kinder
Trinkschwäche	Blässe
Zittrigkeit	Schwitzen
Blässe	Apathie
Tachypnoe	Übelkeit, Erbrechen
Hypotonie	Hunger, Bauchschmerzen
Hyperexzitabilität	Kopfschmerzen
Apnoeanfälle	Ungewöhnliches Verhalten
Zyanose, Hypothermie	Bewusstseins-, Sehstörung
Krampfanfall	Krampfanfall
Koma	Koma

Diagnose

Altersabhängige Abstufungen der Hypoglykämie wurden inzwischen verlassen. In jedem Alter liegt ab einer Plasmaglukosekonzentration von <2,5 mmol/l (45 mg/dl) eine Hypoglykämie vor. Die Differenzialdiagnose der Hypoglykämie ist aufgrund der zahlreichen metabolischen und endokrinologischen Ursachen vielfältig. Entscheidend für eine sichere Diagnosestellung ist eine systematische Untersuchung der Metabolitenkonstellation in der Hypoglykämie sowie der Hormone.

Labor Folgende Laborparameter sollten in einer unerklärten Hypoglykämie bestimmt werden: Blutglukose, Blutgasanalyse, Insulin, Laktat, Ketonkörper, freie Fettsäuren und Azylkarnitine (aus einem »Guthrie-Kärtchen«/Trockenblutprobe).

Der erste **Urin** nach einer Hypoglykämie muss asserviert und qualitativ auf Ketonkörper und quantitativ auf organische Säuren untersucht werden.

Darüber hinaus ist es sinnvoll, weitere Laborparameter wie Elektrolyte, Leberwerte, Ammoniak, CK, Harnsäure, Aminosäuren und Karnitin zu bestimmen sowie Serum, Plasma und Urin für Folgeuntersuchungen zu asservieren (z. B. Wachstumshormon, Kortisol etc.). Zusammen mit der Anamnese und dem klinischen Befund ermöglicht die **Metabolitenkonstellation** der wichtigsten Laborparameter zumeist bereits eine Verdachtsdiagnose (Abb. 5.3).

Therapie

Die Akuttherapie bei Hypoglykämie besteht bei leichteren Formen in der Gabe von **schnell verfügbaren Kohlenhydraten** (z. B. Dextroenergen/Dextropur in Tee gelöst, Banane, Apfel). Bei schweren Formen muss sofort 20%ige Glukose (ca. 1 ml/kg KG entsprechend 200 mg/kg KG) i.v. verabreicht werden.

5.5.1 Kongenitaler Hyperinsulinismus

Pathogenese

Der kongenitale Hyperinsulinismus ist die häufigste Ursache für rezidivierende Hypoglykämien im frühen Kindesalter (▶ Kap. 7.12.2). Ursächlich ist eine übermäßige Insulinausschüttung aufgrund von **Regulationsstörungen der Insulinsekretion**. Molekularbiologische Studien deckten bei einem Teil der Patienten krankheitsverursachende Mutationen in einem ATP-sensitiven Kaliumkanalprotein auf, welches die Insulinsekretion reguliert (sog. Sulfonylharnstoffrezeptor bzw. der Untereinheit Kir6.2). Diese werden autosomal-rezessiv vererbt und sind in der Regel mit einem schweren Krankheitsverlauf assoziiert.

Eine Sonderform stellt der **fokale Hyperinsulinismus** dar, der sporadisch auftritt. Ursache hierfür ist ein Verlust der Heterozygotie für den kurzen Arm des maternalen Chromosoms 11. Zusätzlich liegt eine begleitende Mutation auf dem paternalen Gen für den Sulfonylharnstoffrezeptor vor.

Wichtig sind ferner Glukokinase-aktivierende Mutationen (autosomal-dominant), die gut auf Diazoxid ansprechen, und das Hyperinsulinismus-Hyperammonämie-Syndrom (autosomal-dominante GLDH-aktivierende Mutationen), welches Leucin-sensitiv und mit zunehmendem Alter rückläufig sind.

Klinik

Kinder mit kongenitalem Hyperinsulinismus werden meist in der Neugeborenenzeit symptomatisch, leichtere Formen können jedoch auch erst später manifest werden.

Neugeborene sind häufig makrosom. **Vegetative Symptome** stehen im Vordergrund. Bei älteren Kindern finden sich Blässe, Schwitzen, Schwindel, Bewusstseinsstörungen oder Krämpfe (◻ Tab. 5.5).

Diagnose

Entscheidend ist der Nachweis einer gesteigerten Insulinausschüttung durch gleichzeitige Bestimmung von Blutzucker und Insulin während hypoglykämischer Episoden (◻ Abb. 5.3). Ein Hyperinsulinismus führt zu einer **hypoketotischen Hypoglykämie** mit niedriger Konzentration freier Fettsäuren und Ketonkörper. Der Glukosebedarf zum Erhalten einer Normoglykämie ist größer als die endogene Glukoseproduktionsrate (>10 mg/kg/min). Bei Patienten mit Mutationen im Glutamatdehydrogenasegen liegt häufig eine moderate Hyperammonämie (100–200 µmol/l) vor. In der Differenzialdiagnose müssen der transiente Formen des Hyperinsulinismus bei Neugeborenen (diabetische Fetopathie, Asphyxie, Sepsis, Rhesusinkompatibilität, SGA usw.), die Hypophyseninsuffizienz und das Beckwith-Wiedemann-Syndrom abgegrenzt werden.

Vor einer operativen Therapie sollte das Vorliegen einer fokalen Form z. B. durch PET-Untersuchungen oder eine selektive Pankreasvenenkatheterisierung mit gleichzeitigen Insulin- und Glukosebestimmungen ausgeschlossen werden.

Therapie

> **Eine effektive und frühzeitige Therapie ist gerade bei den neonatalen Formen entscheidend, um bleibende zerebrale Schäden zu vermeiden.**

Akuttherapie Zunächst muss der Blutzucker durch i.v.-Zufuhr von Glukose (bis zu 25 mg/kg KG/min) über einen zentralen Zugang stabilisiert werden. Initial kann eine Erhöhung des Blutzuckers durch Glukagongaben (1 mg/kg KG/Tag kontinuierlich i.v.) oder alternativ durch Somatostatin (1–5 µg/kg KG/h i.v.) erreicht werden.

Kohlenhydratreiche Mahlzeiten Grundlage einer konservativen Therapie sind häufige kohlenhydratreiche Mahlzeiten mit ungekochter Stärke (Maltodextrin) zur Nacht. In Einzelfällen ist eine kontinuierlich nächtliche Sondenernährung indiziert.

Medikamentöse Therapie Als medikamentöse Therapie wird **Diazoxid** (10–15 mg/kg KG/Tag in 3 Einzeldosen, ansprechen in der Regel spätestens nach 5 Tagen) ggf. in Kombination mit **Hydrochlorothiazid** (1–2 mg/kg KG/Tag in 2 Dosen), eingesetzt. Zur längerfristigen Behandlung ist auch **Octreotid**, ein Somatostatinanalogon (5–20 mg/kg KG/Tag in 3–4 Dosen s.c.) geeignet. Zusätzlich liegen in Einzelfällen Berichte über erfolgreiche Therapien mit dem Kalziumkanalblocker **Nifedipin** (0,5–2 mg/kg KG/Tag) vor.

Operative Therapie Bei Versagen der konservativen Therapieversuche ist eine 90–95%ige **Pankreasresektion** zu erwägen. Durch die Operation lassen sich Hypoglykämien häufig, jedoch nicht immer beseitigen. Fokale Areale können selektiv reseziert werden. Nur wenige Patienten entwickeln direkt postoperativ einen insulinpflichtigen **Diabetes mellitus**, später steigt die Zahl der Diabetesmanifestationen bei den operierten Patienten kontinuierlich an. Die iatrogene **exogene Pankreasinsuffizienz** ist selten symptomatisch und lässt sich gut behandeln.

Die Gesamtprognose hängt vor allem von Häufigkeit und Schweregrad der Hypoglykämien in den ersten Lebensjahren ab.

5.5.2 Defekt des Glukosetransports

Die Passage von Glukose durch die Blut-Hirn-Schranke und in Astrozyten, Neurone und Gliazellen erfolgt mittels erleichterter Diffusion und wird durch ein Glukosetransportprotein (GLUT 1) vermittelt. Ein Defekt dieses Transportes wurde erstmals 1991 von De Vivo et al. beschrieben und wird als **Glukosetransporter(GLUT1)-Defekt** oder **De-Vivo-Disease** bezeichnet.

Die **klinischen Merkmale** des GLUT1-Defektes sind zerebrale Anfälle, Entwicklungsretardierung, komplexe Bewegungsstörungen (Hypotonie, Ataxie, Dystonie). Hinweisend ist ein ungeklärt niedriger Liquorzucker bei Nüchternlumbalpunktion (<2,7 mmol/l oder 50 mg/dl). Das GLUT1-Gen befindet sich auf dem kurzen Arm von Chromosom 1. Patienten mit GLUT1-Defekt weisen individuelle, verschieden lokalisierte heterozygote Mutationen auf.

Der Verlauf der Erkrankung kann durch eine **ketogene Diät**, die dem ZNS eine alternative Energiequelle in Form von Ketonkörpern anbietet, günstig beeinflusst werden.

5.6 Störungen des Galaktosestoffwechsels (Galaktosämien)

Die 3 bekannten hereditären Defekte im Galaktosestoffwechsel werden durch autosomal-rezessiv vererbte Enzymdefekte verursacht (◻ Abb. 5.4):

- Galaktokinase,
- Galaktose-1-Phosphat-Uridyltransferase (»klassische Galaktosämie«),
- UDP-Galaktose-4-Epimerase.

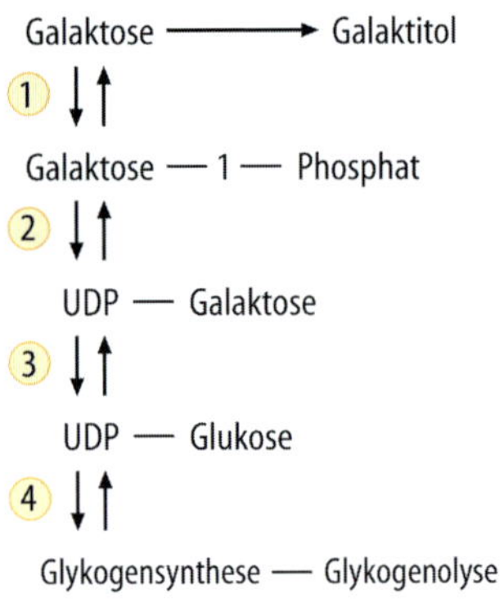

Abb. 5.4 Galaktoseabbau. 1: Galaktokinase, 2: Galaktose-1-Phosphat-Uridyltransferase, 3: UDP-Galaktose-4-Epimerase, 4: UDP-Glukose-Pyrophosphorylase

Während Defekte der Galaktokinase oder Galaktose-1-Phosphat-Uridyltransferase zu Erhöhungen der freien Galaktose im Blut nach Zufuhr von Milch oder Milchprodukten führen, beruht eine Erhöhung von Galaktose-1-Phosphat auf einem Galaktose-1-Phosphat-Uridyltransferase- oder UDP-Galaktose-4-Epimerasemangel.

5.6.1 Galaktokinasemangel

▪▪ Pathogenese

Beim Galaktokinasemangel, der regional unterschiedlich mit einer **Häufigkeit** von 1:40.000–1:100.000 vorkommt, wird aus der sich anstauenden Galaktose mittels des Enzyms Aldosereduktase dessen Zuckeralkohol **Galaktitol** gebildet, welcher zur Kataraktbildung führt.

▪▪ Klinik

Führendes Symptom ist die Entwicklung von **Katarakten**, die bereits um die 3.–5. Lebenswoche manifest werden. Deren Früherkennung ist wichtig, da sie bei sofortiger milchfreier Ernährung reversibel sein können. Leberfunktionsstörungen oder mentale Retardierung entstehen nicht.

▪▪ Diagnose

Die Galaktosespiegel im Blut sind erhöht (am ausgeprägtesten 30–90 min nach Milchmahlzeiten). Dadurch ist eine frühzeitige Erfassung des Defekts im **Neugeborenenscreening** möglich. Im Urin ist eine vermehrte Ausscheidung von Galaktose und Galaktitol nachweisbar. Die Diagnose wird durch Nachweis des Enzymdefekts in Erythrozyten gesichert.

▪▪ Therapie

Die exogene Galaktoseaufnahme muss bei Patienten mit Galaktokinasemangel möglichst gering gehalten werden, d. h. sie müssen lebenslang **laktosefrei und galaktosearm** ernährt werden. Die Prognose ist bei frühzeitiger Diagnose und Behandlung gut.

5.6.2 Galaktose-1-Phosphat-Uridyltransferasemangel (»klassische Galaktosämie«)

▪▪ Pathogenese

Der ausgeprägte Mangel des Enzyms Galaktose-1-Phosphat-Uridyltransferase in roten und weißen Blutzellen, Hautfibroblasten, Dünndarm und Leber der betroffenen Patienten führt dazu, dass Galaktose-1-Phosphat nicht in Glukose-1-Phosphat umgewandelt und somit nicht in die Glykogensynthese/Glykolyse eingeschleust werden kann (Abb. 5.4). Die hohen Konzentrationen des Phosphatzuckers Galaktose-1-Phosphat führen zur Schädigung von Leber, Niere, Gehirn und Augenlinse.

▪▪ Epidemiologie

Die **Inzidenz** der sog. »klassischen Galaktosämie« mit vollständigem Defekt der Galaktose-1-Phosphat-Uridyltransferase beträgt ca. 1:70.000 (Tab. 5.1).

▪▪ Klinik

Die Erkrankung manifestiert sich bei Zufuhr laktosehaltiger Milch in den ersten Lebenstagen mit zunehmender Trinkunlust, Erbrechen, Hypoglykämien mit Krampfanfällen, Lethargie und Koma, Nierenschäden mit Ausbildung eines Fanconi-Syndroms sowie vor allem mit einer akuten schweren Leberfunktionsstörung. Aufgrund des **akuten Leberversagens** mit Gerinnungsstörung, Ikterus gravis, Hautblutungen und Hepatosplenomegalie ist die Letalität hoch. Im späteren Säuglingsalter stehen Gedeihstörungen, Erbrechen, Hepatomegalie und Katarakte im Vordergrund. Ältere Kindern entwickeln eine mentale Retardierung und Leberzirrhose.

▪▪ Diagnose

Im Neugeborenenscreening können im Trockenblut bei einem **Substratscreening** die Galaktosekonzentration der Probe als freie Galaktose oder als Gesamtgalaktose (freie Galaktose plus Galaktose nach Abspaltung aus der Phosphatbildung) sowie die Aktivität der Galaktose-1-Phosphat-Uridyltransferase bestimmt werden. Voraussetzung für diagnostische Metabolitenerhöhungen ist eine begonnene Milchfütterung. Da klinische Symptome bereits ab dem 3. Lebenstag auftreten können, bleibt trotz des Neugeborenenscreenings eine klinische Wachsamkeit erforderlich. In den Erythrozyten ist der Galaktose-1-Phosphatspiegel erhöht. Die vermehrte Galaktose kann auch im Urin als reduzierende Substanz nachgewiesen werden. Die Diagnosesicherung erfolgt durch die **Enzymaktivitätsbestimmung** der Galaktose-1-Phosphat-Uridyltransferase in Erythrozyten. Zuverlässige molekulargenetische Untersuchungen sind möglich und auch für eine pränatale Diagnostik einsetzbar.

▪▪ Therapie

> **Wegen des oftmals foudroyanten Verlaufs der Krankheit müssen Neugeborene bei dem geringsten Verdacht auf eine »klassische Galaktosämie« sofort laktosefrei (milchzuckerfrei) ernährt werden, d. h. das Stillen muss bis zum Vorliegen der Laborbefunde unterbrochen werden.**

Laktosefreie Säuglingsnahrungen sind auf Sojabasis aufgebaut. Bei Bestätigung der Diagnose muss die exogene Galaktoseaufnahme lebenslang möglichst gering gehalten werden, d. h. diese Patienten müssen **laktosefrei und galaktosearm** ernährt werden. Eine vollständig galaktosefreie Ernährung ist durch den Gehalt an freier und gebundener Galaktose in fast allen Lebensmitteln in der Praxis nicht durchführbar und auch aufgrund einer hohen endogenen Galaktoseproduktion nicht angemessen. Die endogene Galaktoseproduktion im intermediären Stoffwechsel bewegt sich beim gesunden Erwachsenen wie bei Patienten mit Galaktose-1-Phosphat-Uridyltransferasemangel im Bereich von 1–2 g/Tag. Sie kann derzeit therapeutisch nicht beeinflusst werden. Durch den Verzicht auf Milch und Milchprodukte ist der Kalziumgehalt der Nahrung gering. Weibliche Patienten leiden oft an einer **ovariellen Insuffizienz** und müssen mit galaktosefreien hormonellen Sequenzpräparaten substituiert werden, um die Ausbildung der sekundären Geschlechtsmerkmale und das Auftreten von Abbruchblutungen zu erzielen. Die Infertilität wird hierdurch nicht korrigiert.

▪▪ Verlauf, Prognose

Eine frühzeitig begonnene galaktosearme Ernährung führt zu einer Reversibilität bereits aufgetretener Katarakte. Trotz adäquater Behandlung werden bei vielen Patienten mit Galaktose-1-Phosphat-Uridyltransferasemangel ab dem Schulalter Sprachentwicklungsstörungen, eine milde mentale Retardierung, weitere **neurologische Spätkomplikationen** (Intentionstremor, Ataxie) sowie bei ca. 80% der weiblichen Patienten ein **hypergonadotroper Hypogonadismus** mit überwiegend fibrotischen Ovarien, stark verzögerter Pubertätsentwicklung und deutlicher Einschränkung der Fertilität offensichtlich.

5.6.3 UDP-Galaktose-4-Epimerasemangel

Dieser Enzymdefekt ist sehr selten und kann im Neugeborenenscreening über eine Erhöhung der Gesamtgalaktose erfasst werden. Der Galaktose-1-Phosphatspiegel in den Erythrozyten ist nur mäßig erhöht. Es sind unterschiedliche klinische Verläufe bekannt. Der Defekt findet sich in der Regel nur in Erythrozyten und Leukozyten, nicht aber in Hautfibroblasten und Lebergewebe (**periphere Form**). Diese Patienten bleiben in der Regel asymptomatisch. Einige wenige Patienten weisen einen generalisierten Mangel der Epimerase mit klinischen Symptomen einschl. Kataraktentwicklung ähnlich denen des unbehandelten Galaktose-1-Phosphat-Uridyltransferase-Mangels auf (**generalisierte Form**).

Enzymaktivitätsbestimmungen der UDP-Galaktose-4-Epimerase erfolgen in Erythrozyten. Molekulargenetische Untersuchungen des Epimerasegens sind möglich. Eine Therapie im Sinne einer laktosefreien und galaktosearmen Diät ist in den meisten Fällen nicht erforderlich. Bei Patienten mit generalisiertem Epimerasemangel normalisiert sich die Leberfunktion unter galaktosearmer Diät.

5.7 Störungen des Fruktosestoffwechsels

Fruktose ist Bestandteil des Kochzuckers (Saccharose, Fruktose-Glukose-Disaccharid) und ist in großen Mengen in Obst und diversen Gemüsesorten enthalten. Daneben werden Fruktose, Saccharose oder Sorbit (das v. a. über Fruktose abgebaut wird) häufig Lebensmitteln zugesetzt. Im Fruktosestoffwechsel sind 3 autosomal-rezessiv vererbte Abbaustörungen bekannt, und zwar Aktivitätsverluste folgender Enzyme (◘ Abb. 5.5):

- Fruktokinase,
- Fruktose-1-Phosphat-Aldolase (»hereditäre Fruktose-intoleranz«),
- Fruktose-1,6-Diphosphatase.

5.7.1 Benigne Fruktosurie

Die benigne Fruktosurie infolge eines Mangels der **Fruktokinase** ist meist eine Zufallsdiagnose. Ein Teil der zugeführten Fruktose wird im Urin ausgeschieden und kann über eine Reduktionsprobe (Clinitest) nachgewiesen werden. Die **Häufigkeit** beträgt ca. 1:50.000. Es handelt sich um eine harmlose, nicht behandlungsbedürftige Störung.

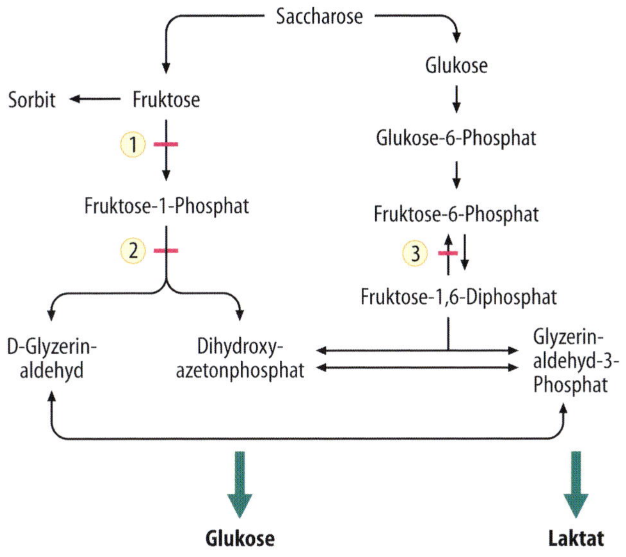

◘ **Abb. 5.5** Fruktoseabbau. 1: Fruktokinase, 2: Fruktose-1-Phosphat-Aldolase, 3: Fruktose-1,6-Diphosphatase

5.7.2 Hereditäre Fruktoseintoleranz

▪▪ Grundlagen

Bei der hereditären Fruktoseintoleranz besteht ein Aktivitätsverlust der **Fruktose-1-Phosphat-Aldolase B**. Die **Inzidenz** wird auf 1:20.000 geschätzt. Ein Metabolitenscreeningtest in der Neugeborenenperiode ist nicht möglich.

▪▪ Klinik

Betroffene Kinder entwickeln Symptome erst mit Aufnahme fruktosehaltiger (saccharosehaltiger) Nahrungsmittel. Dieses geschieht in der Regel im Säuglingsalter bei **Übergang auf Beikost** (Säfte, Früchte, Gemüse) oder bei Zufütterung einer saccharosehaltigen Folgenahrung. Je jünger ein Kind und je größer die aufgenommene Fruktosemenge ist, desto schwerer sind die klinischen Symptome.

Akute Symptome nach Fruktosezufuhr können gastrointestinale Beschwerden und Hypoglykämien mit Übelkeit, Erbrechen, Blässe, Schwitzen, Zittern, Lethargie und Krampfanfällen sein (◘ Tab. 5.5). Bei fortgesetzter Fruktosezufuhr kommt es zur Gedeihstörung, **progredienter Leberfunktionsstörung** (Hepatosplenomegalie, Ikterus, schweren Gerinnungsstörungen, Ödemen und Aszites) und immer auch zum **renal-tubulären Schaden** (DeToni-Debré-Fanconi-Syndrom). Nach Elimination der Fruktose aus der Nahrung tritt in der Regel eine schnelle Erholung ein. Verantwortlich für Hypoglykämien, Leber- und tubulären Nierenschäden ist die Akkumulation von Fruktose-1-Phosphat.

Einige Säuglinge entwickeln wegen fruktoseinduzierter gastrointestinaler Beschwerden schon sehr früh eine Aversion gegen fruktosehaltige Speisen, was einen Selbstschutz darstellt, aber die frühzeitige Erkennung verhindern kann.

▪▪ Diagnose

Bei Verdacht auf hereditäre Fruktoseintoleranz muss sofort vollständig fruktosefrei ernährt werden. Ein rascher Rückgang der Symptome innerhalb von Tagen ist dabei eine erste Bestätigung der Verdachtsdiagnose. Zunächst sollte der **Mutationsnachweis** im Aldolase-B-Gen zur Diagnosesicherung angestrebt werden. In diagnostisch unklaren Fällen kann nach Normalisierung der Leberfunktion die Diagnose durch Aktivitätsmessung der Fruktose-1,6-Diphosphataldolase in

Tab. 5.6 Klassifikation der Glykogenosen

Typ	Enzymdefekt	Speicherorgan	Hypoglykämie	Symptome
Ia	Glukose-6-Phosphatase	Leber, Niere	+++	Hepatomegalie, Hyperlaktatämie, Hypertriglyzeridämie, Hyperurikämie, Nephromegalie, Kleinwuchs, Blutungsneigung
I non-a	Glukose-6-Phosphat- sowie Phosphattranslokase	Leber	+++	Wie Ia, zusätzlich Neutropenie, Infektneigung, Morbus-Crohn-ähnliche Darmerkrankung
II	Lysosomale a-Glukosidase	Generalisiert	Nein	**Infantile Form:** Kardiomegalie, Hepatomegalie, progressive Muskelhypotonie **Juvenile/adulte Form:** Myopathie
III	Amylo-1,6-Glukosidase	Leber, Muskel, Erythrozyten	+	Hepatomegalie, Myopathie
IV	Brancher-Enzym	Leber	Nein	Leberzirrhose, Hepatosplenomegalie, Myopathie
V	Phosphorylase	Muskel	Nein	Muskelkrämpfe nach Belastung, rasche Ermüdbarkeit, Myoglobinurie
VI	Phosphorylase/Phosphorylase-b-Kinase	Leber, Muskel, Erythrozyten	Nein	Hepatomegalie, Myopathie, Kleinwuchs
VII	Phosphofruktokinase	Muskel, Erythrozyten	Nein	Wie V, hämolytische Anämie
0	Glykogensynthetase	Keine Speicherung	+++	Gedeihstörung

einer funktionell normalen Leber oder in einem Dünndarmbiopsat gesichert werden. Eine **intravenöse** Fruktosebelastung ist obsolet. Eine orale Fruktosebelastung ist nicht evaluiert, unangenehm für den Patienten und kann erhebliche Nebenwirkungen haben.

▪▪ Therapie

Die Behandlung besteht in der Elimination sämtlicher Fruktose aus der Nahrung. Dieses betrifft alle Nahrungsmittel, welche natürlicherweise Fruktose, Saccharose oder Sorbit enthalten oder denen diese Substanzen zugesetzt wurden.

Cave

Bei Patienten mit hereditärer Fruktoseintoleranz muss bei der Verabreichung von Medikamenten, insbesondere bei Säften, genau auf die Inhaltsstoffe geachtet werden!

▪▪ Verlauf, Prognose

Bei einigen Kindern bleibt trotz fruktose- und sorbitfreier Ernährung über Monate und Jahre eine Hepatomegalie bestehen. Mit zunehmendem Alter erhöht sich die Toleranz gegenüber Fruktose leicht, sodass Kinder täglich bis zu 0,5–1 g und Erwachsene bis zu 2,5 g Fruktose tolerieren. Die Prognose ist unter kontrollierter Diät gut.

5.7.3 Fruktose-1,6-Diphosphatasemangel

Das Enzym Fruktose-1,6-Diphosphatase ist ein Schlüsselenzym der Glukoneogenese (Abb. 5.5). Ein Defekt verursacht schwere Fastenintoleranz mit Nüchternhypoglykämien und Laktatazidose. Die Inzidenz ist im Vergleich zur hereditären Fruktoseintoleranz deutlich geringer.

▪▪ Klinik

Nüchtern und nach Fruktosezufuhr kommt es zu schweren, lebensbedrohlichen **Hypoglykämien** mit Laktatazidose und entsprechenden neurologischen Symptomen (Krämpfe, muskuläre Hypotonie, Koma). Die Fastentoleranz beträgt weniger als 12 h. Als Ausdruck der Fettleber besteht häufig eine Hepatomegalie, während gastrointestinale Symptome fehlen.

▪▪ Diagnose

Die Diagnose wird durch den Nachweis pathogener Mutationen oder des Enzymdefektes im Leberbiopsat gesichert.

▪▪ Therapie

Frühzeitig sind eine **fruktosefreie Ernährung** (Fruktose, Saccharose oder Sorbit) durchzuführen und längere Fastenzeiten zu vermeiden.

▪▪ Verlauf, Prognose

Bei strenger Diäteinhaltung und sorgfältiger Überwachung, insbesondere bei interkurrenten Infekten, ist die Prognose gut. Unbehandelt entwickelt sich eine Leberzirrhose, oder die Kinder versterben an den Folgen der Hypoglykämien.

5.8 Glykogenosen

▪▪ Definition

Glykogen wird v. a. in Leber und Muskulatur aus Glukose-6-Phosphat synthetisiert und als wichtigster initialer Energieträger gespeichert. Bei den Glykogenosen handelt es sich um **Speicherkrankheiten** charakterisiert durch einen abnormen Gehalt an normal oder pathologisch strukturiertem Glykogen mit Funktionsstörungen in Leber und/oder Muskeln sowie eine gestörte Glukosehomöostase. Die Einteilung der Glykogenosen erfolgt in chronologischer Reihenfolge ihrer Erstbeschreibung mit römischen Ziffern und Kleinbuchstaben (Tab. 5.6).

▪▪ Epidemiologie

Die Inzidenz aller Glykogenosen wird in Europa auf ca. 1:25.000 geschätzt. Sie schwankt im Einzelfall je nach Typ und ethnischer

Zusammensetzung der Bevölkerung beträchtlich. Die Glykogenosen Typ Ia und III kommen am häufigsten vor.

▪▪ Genetik

Mit Ausnahme der häufigsten Unterform der Glykogenose Typ VI (Phosphorylase-b-Kinasemangel), die X-chromosomal vererbt wird, liegt allen Glykogenosen ein **autosomal-rezessiver Erbgang** zugrunde. Mittlerweile konnten bei fast allen beteiligten Enzymsysteme bzw. Transportproteine die entsprechenden Gene lokalisiert und zugrunde liegende Mutationen identifiziert werden.

▪▪ Klinik

Klinisch lassen sich **3 Manifestationsformen** unterscheiden:
- überwiegend hepatische Beteiligung (Typ I, IV, VI, 0),
- vorwiegend muskuläre Beteiligung (Typ II, V, VII)
- gemischte Symptomatik (Typ III).

▪▪ Diagnose

Infolge der fortschreitenden Entwicklung der diagnostischen Methoden (Enzymbestimmungen in Erythrozyten, Leukozyten, Fibroblasten und v. a. Molekulargenetik) ist in der Regel die **quantitative Bestimmung** und die histologische Beurteilung des Glykogens in Leber und/oder Muskel nicht mehr erforderlich. Belastungstests mit Glukose, Galaktose oder Glukagon spielen ebenfalls nur noch eine untergeordnete Rolle. Die **pränatale Diagnostik** unter Zuhilfenahme von Chorionvilli- oder Amnionzellen ist für fast alle Glykogenosen möglich.

▪▪ Therapie

Diätetische Maßnahmen sind die Eckpfeiler der Therapie und haben wesentlich zur Verbesserung der Stoffwechselkontrolle geführt, insbesondere bei Patienten mit Glykogenose Typ I. **Lebertransplantationen** wurden bei einer Reihe von Patienten mit Glykogenosen I und IV aufgrund von Leberadenomen und -karzinomen bzw. Leberzirrhose durchgeführt. Ansätze einer **Enzymersatztherapie** sind bei Glykogenose II erfolgversprechend.

5.8.1 Glykogenosen Typ I (Morbus v. Gierke)

▪▪ Pathogenese

Ursache der Glykogenosen Typ I sind Defekte der **Glukose-6-Phosphatase**. Dieses membrangebundene Enzymsystem, welches ausschließlich in der Leber vorkommt, besteht aus 6 Untereinheiten. Es katalysiert die Umwandlung von Glukose-6-Phosphat in Glukose, die gemeinsame Endreaktion von Glykogenolyse und Glukoneogenese. Bei der Glykogenose Typ I ist daher jegliche Freisetzung von Glukose aus der Leber blockiert und auch keine Glukosebereitstellung aus Fruktose, Galaktose oder Glyzerin möglich. Patienten sind zur Aufrechterhaltung einer Normoglykämie vollständig von der oralen Aufnahme von Glukose oder Glukosepolymeren (Maltodextrin, Stärke) abhängig. Durch die gestörte hepatische Glukoseproduktion kommt es zur Anhäufung von Glukose-6-Phosphat und anderen Glykolyseintermediaten, die vermehrt in Laktat (Laktatazidose) umgewandelt werden und die Glykogen- und Triglyzeridsynthese (Hypertriglyzeridämie) sowie den oxidativen Pentoseweg (Hyperurikämie) stimulieren.

▪▪ Klinik

Auffällig werden betroffene Kinder zumeist im Alter von 3–6 Monaten mit hypoglykämischen **Krampfanfällen**, einer ausgeprägten **Hepatomegalie** (ohne Splenomegalie), weitausladendem Abdomen,

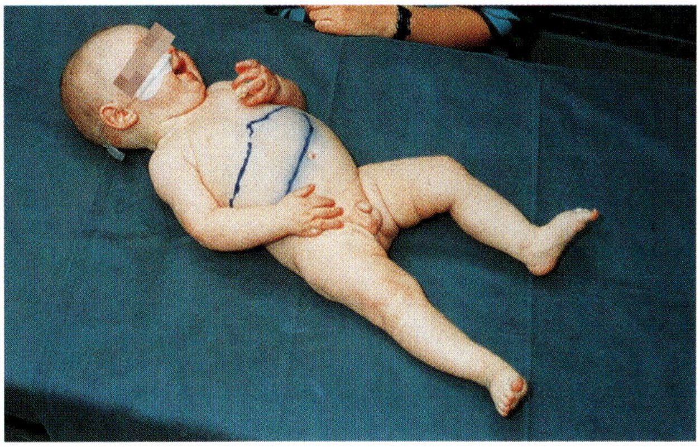

Abb. 5.6 6-monatiger Knabe mit zerebralen Krampfanfällen bei Glykogenose Typ Ia: Hepatomegalie

Wachstumsrückstand und einem puppenähnlichen Aussehen (Abb. 5.6). Häufig besteht eine ausgeprägte Blutungsneigung mit Nasenbluten und multiplen Hämatomen. Bei der Ultraschalluntersuchung fällt zusätzlich eine beidseitige Nephromegalie auf. Kinder mit den selteneren Glykogenosen Typ I non-a leiden zusätzlich an rezidivierenden schweren akuten oder chronischen Infektionen und Entzündungen infolge einer Neutropenie (<1500/µl) und einer gestörten Leukozytenfunktion (Granulozyten und Monozyten).

▪▪ Diagnose

Laborchemisch bestehen **Hypoglykämien** bzw. niedrige Blutglukosekonzentrationen im Tagesprofil, eine ausgeprägte Laktatazidose, Hypertriglyzeridämie und evtl. Hyperurikämie sowie meist leichte Transaminasenerhöhungen. Im Rahmen eines oralen **Glukosetoleranztests** kommt es zu einem Abfall der Laktatwerte. Durch Glukagon (50 µg/kg KG) wird der postresorptive Blutglukoseabfall nicht beeinflusst, nicht die Glukose-, sondern die Blutlaktatwerte steigen an.

Für die Glykogenosen Typ Ia und Typ I non-a sind zahlreiche Mutationen beschrieben worden. Gelingt der **Nachweis pathogener Mutationen** aus Leukozyten, so kann auf die **Leberbiopsie** verzichtet werden.

▪▪ Therapie

Ziel der Behandlung der Glykogenosen Typ I ist die Vermeidung von Hypoglykämien sowie die weitestgehende Verhinderung sekundärer Stoffwechselveränderungen. Dies wird durch häufige oder/und kontinuierliche exogene Zufuhr von Glukose und weitgehende Elimination von Laktose, Saccharose und Fruktose aus der Nahrung erreicht. Als Anhaltspunkt für den **Tagesbedarf der Glukose** dient die basale Glukoseproduktion, (basale Glukoseproduktion = $0{,}0014\ X^3 - 0{,}214\ X^2 + 10{,}411\ X - 9{,}084$ in mg/min von Glukose bei einem Gewicht ´X in kg), welche mit steigendem Lebensalter allmählich abnimmt (Tab. 5.7).

Zur Deckung des **nächtlichen Glukosebedarfs** stehen 2 alternative Strategien zur Verfügung:
- die kontinuierliche nächtliche Dauersondierung von Dextrinlösungen im Säuglings- und Kindesalter und
- die orale Verabreichung von ungekochter Maisstärke (Mondamin), aus der Glukose verzögert freigesetzt werden kann.

Derzeit wird empfohlen, erst im Schulkindesalter von der Sondenernährung auf die nächtliche Behandlung mit ungekochter Maisstärke überzugehen.

Tab. 5.7 Durchschnittlicher Glukosebedarf bei Glykogenose Typ I

Alter	Glukosebedarf (g/kg KG/h)
0–1 Jahre	0,45–0,5
1–6 Jahre	0,4–0,45
6–14 Jahre	0,3–0,4
>14 Jahre	0,2–0,25

Bei **Hyperurikämie** wird Allopurinol eingesetzt. Zur Behandlung der Glykogenose Typ I non-a wird zusätzlich rekombinanter humaner Granulozyten-colony-stimulating-Faktor **(G-CSF)** eingesetzt, wodurch Frequenz und Schweregrad der Infektionen günstig beeinflusst werden.

▪▪ Verlauf, Prognose

Bei frühzeitiger und konsequenter Therapie ist die geistige Entwicklung normal. Trotz adäquater Stoffwechselkontrolle kann es bei einem Teil der Betroffenen mittelfristig zu Komplikationen kommen, meistens in der 2. oder 3. Lebensdekade in Form von Leberadenomen, Osteoporose und Beeinträchtigung der Nierenfunktion bis zur Niereninsuffizienz. Patienten mit Glykogenose Typ I non-a entwickeln häufig eine dem Morbus Crohn ähnliche Darmerkrankung. Berichte über eine **maligne Entartung** der Leberadenome unterstreichen die Notwendigkeit regelmäßiger Kontrollen.

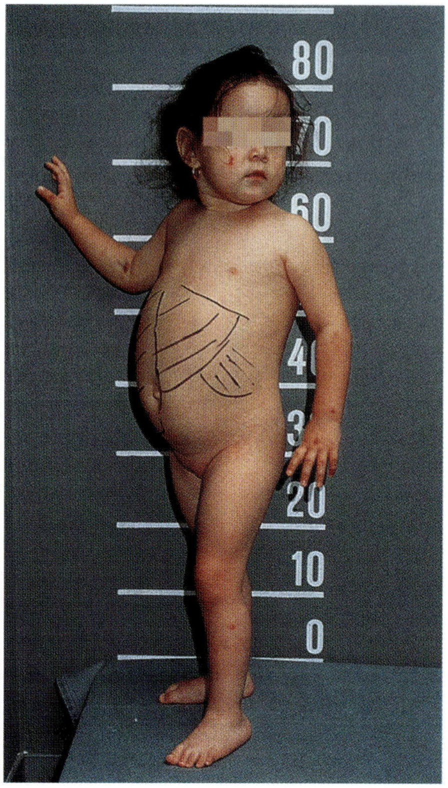

Abb. 5.7 Bei diesem 3,5-jährigen Mädchen wurde bei Abklärung eines Minderwuchses ein ausladendes Abdomen infolge massiver Hepatosplenomegalie festgestellt. Diagnose: Glykogenose Typ III

5.8.2 Glykogenose Typ II (Morbus Pompe)

Im Gegensatz zu den übrigen Glykogenosen kommt es bei der Glykogenose Typ II durch den Mangel an **α-1,4-Glukosidase** (saure Maltase) zu einer intralysosomalen Speicherung von Glykogen.

▪▪ Klinik

Klinisch sind 3 Verlaufsformen bekannt, die Übergänge sind fließend. Der klassische Morbus Pompe (infantile Form) zeichnet sich durch Trinkschwäche, muskuläre Hypotonie (»floppy infant«), Wachstumsverzögerung und rasch progrediente **hypertrophe Kardiomyopathie** aus. Die juvenile Form und die adulte Form der Glykogenose Typ II sind in der Regel auf die Skelettmuskulatur begrenzt und unterscheiden sich durch den Schweregrad der Beeinträchtigung und den zeitlichen Verlauf.

▪▪ Diagnose

Zum **Screening** eignet sich der Nachweis von vakuolisierten Lymphozyten in einem Blutausstrich. Die Bestimmung der Enzymaktivität kann sowohl in Fibroblasten als auch im Muskelgewebe durchgeführt werden. Molekulargenetische Untersuchungen sind möglich. Zur pränatalen Diagnostik sind Amnion- und Chorionzellen geeignet. Eine Korrelation zwischen Phänotyp und Genotyp bzw. Restaktivität des Enzyms ist nicht immer gegeben. In denselben Familien wurden sowohl infantile als auch juvenile bzw. adulte Verlaufsformen beschrieben.

▪▪ Therapie

Eine Therapie war lange Zeit nur ansatzweise durch proteinreiche Ernährung bzw. hochdosierte Substitutionen mit Alanin möglich. Inzwischen wurde jedoch eine **Enzymersatztherapie** etabliert.

▪▪ Prognose

Die Prognose der infantilen Form ist ohne Enzymersatztherapie infaust. Die Kinder sterben zumeist im 1. Lebensjahr an Herzversagen. Juvenile und adulte Formen haben eine bessere Prognose. Morbidität und Mortalität wird bei ihnen vor allem durch die Beteiligung der Atemmuskulatur bestimmt.

5.8.3 Glykogenosen Typ III (Morbus Cori)

Die Glykogenosen Typ III werden durch einen Mangel von **Amylo-1,6-Glukosidase** verursacht. Das Debrancherenzym besitzt 2 katalytische Zentren, die der Translokation von 1,6–1,4-glukosidisch verbundenen Glukosemolekülen und der anschließenden Hydrolyse der α-1,6-glukosidischen Verbindungen (Verzweigpunkte) dienen. Klinisch und biochemisch unterscheiden sich ein häufigerer Typ IIIa mit Leber-und Muskelbeteiligung und ein seltener Typ IIIb mit ausschließlicher Leberbeteiligung.

▪▪ Klinik

Leitsymptome sind Hepatomegalie, ketotische Hypoglykämie, Hyperlipidämie und Transaminasenerhöhung (Abb. 5.7). Die laborchemischen Veränderungen und die Neigung zu Hypoglykämien sind weniger ausgeprägt als bei der Glykogenose Typ I. Beim Typ IIIa können zusätzlich eine Kardiomyopathie, Muskelschwäche und Muskelschwund auftreten, häufig längere Zeit ohne klinische Symptome. Einziger Hinweis ist eine Erhöhung der CK im Plasma. Die muskulären Symptome werden in der Regel nach der Pubertät krankheitsbestimmend. Die Enzymaktivität lässt sich in unterschiedlichen Geweben (Leber, Muskel, Fibroblasten) bestimmen, am einfachsten in Erythrozyten. Molekulargenetische Mutationsnachweise sind möglich.

Therapie

Therapeutisch kommen wie bei Glykogenose Typ I nächtliche Glukosepolymerinfusionen und ungekochte Maisstärke zum Einsatz. Zusätzlich wird bei muskulärer Beteiligung eine **proteinreiche Diät** empfohlen. Die Behandlung muss weniger strikt als bei der Glykogenose Typ I durchgeführt werden. Die Prognose ist individuell verschieden von sehr leichten bis zu schweren myopathischen Verlaufsformen.

5.8.4 Glykogenose Typ IV (Morbus Andersen)

Die Glykogenose Typ IV wird verursacht durch einen Defekt der **Amylo-1,4–1,6-Transglukosidase** (»branching enzyme«). Sie resultiert in variablen Krankheitsbilder von fetalen oder infantilen Formen mit schlechter Prognose aufgrund einer rasch progredient verlaufenden Leberzirrhose mit portaler Hypertension, Splenomegalie und Ösophagusvarizen bis zu einer milden nichtprogredienten Hepathopathie. Primär **muskuläre** Erkrankungen mit wiederum großer Variabilität sind ebenfalls bekannt. Die Diagnose erfolgt molekulargenetisch oder durch den Nachweis des Enzymmangels in Leber oder Muskel. Bei schwerem hepatischem Verlauf ist eine frühzeitige Lebertransplantation anzustreben.

5.8.5 Glykogenose Typ V (Morbus McArdle)

Ursache der Glykogenose Typ V ist ein Defekt der **Muskelphosphorylase**.

Klinik

Zu den typischen Symptomen zählen mangelnde Ausdauer, Muskelschwäche und -krämpfe, die bei kurz anhaltender intensiver oder in der Intensität steigender körperlicher Belastung auftreten. Ein so genanntes **Second-wind-Phänomen** mit Verbesserung der Symptomatik umittelbar nach kurzer intensiver Anstrengung ist typisch. Bei betroffenen Erwachsenen kann eine Myoglobinurie auftreten. Gefürchtete Komplikation ist eine Rhabdomyolyse.

Diagnose

Zur Diagnose kann ein **ischämischer Belastungstest** durchgeführt werden, mit physiologischem Anstieg des Blutammoniaks aber fehlendem Anstieg des Blutlaktats. CK und LDH sind im Serum erhöht. Die Bestimmung der Enzymaktivität erfolgt im Muskelgewebe. Mutationsanalysen sind möglich.

5.8.6 Glykogenosen Typ VI (Morbus Hers)

Ätiologie, Genetik

Ursache der relativ häufigen Glykogenosen Typ VI sind Störungen der **Leberphosphorylase**. Es sind unterschiedliche Defekte des Phosphorylase/-kinase-Komplexes bekannt. Der Defekt der Phosphorylase-b-Kinase in der Leber wird X-chromosomal vererbt, 2 weitere Gendefekte der Phosphorylase-b-Kinase autosomal-rezessiv. Der Defekt der Leberphosphorylase wird autosomal-rezessiv vererbt.

Klinik

Die klinische Symptomatik ist in aller Regel mild. Leitsymptom ist eine **Hepatomegalie** und ein **Kleinwuchs**. Hypoglykämien können auftreten, sind aber selten und relativ mild. Mit zunehmendem Alter bilden sich die Hepatomegalie und die Hypoglykämieneigung zurück.

Diagnose

Die Diagnose wird durch **Nachweis des Enzymmangels** im betroffenen Gewebe gestellt (Kinase in Erythrozyten oder Leukozyten; Phosphorylase im Lebergewebe). Beim X-chromosomalen Leberphosphorylasekinasemangel kann primär die verursachende Mutation nachgewiesen werden.

Therapie

Die Therapie ist bei guter Prognose in der Regel symptomatisch; die meisten Patienten benötigen keine Behandlung.

5.8.7 Glykogenose Typ VII (Morbus Tauri)

Die Glykogenose Typ VII wird durch einen Mangel der **Phosphofruktokinase** verursacht und ist primär ein Defekt der Glykolyse. Die Symptomatik mit früher Ermüdbarkeit und Muskelschmerzen bei Belastung ist der Glykogenose Typ V vergleichbar. Bei der Glykogenose Typ VII besteht bereits im frühen Kindesalter eine deutliche **Belastungsintoleranz**, zum Teil verbunden mit Übelkeit und Erbrechen. Gleichzeitig liegt eine kompensierte **hämolytische Anämie** mit erhöhten Retikulozyten und Bilirubin vor. Unter körperlicher Belastung kann der Harnsäurespiegel deutlich ansteigen. Die Diagnosestellung erfolgt in Muskelgewebe, Erythrozyten oder Fibroblasten. Die Therapie ist symptomatisch. Intensive körperliche Anstrengungen sollen wegen der Gefahr einer Rhabdomyolyse vermieden werden.

Der besondere Fall

Anamnese. Ein bisher gesunder 6 Monate alter Säugling wird mit einem generalisierten afebrilen zerebralen Krampfanfall in die Klinik eingeliefert. Aus den vergangenen 6 Wochen werden 2 ähnliche Episoden berichtet, die jeweils 1–2 min dauerten.

Befund. Bei der körperlichen Untersuchung fällt ein ausladendes Abdomen mit deutlicher Hepatomegalie (8 cm unter dem Rippenbogen) ohne Splenomegalie auf (Abb. 5.6).

Bei den Laboruntersuchungen zeigt sich eine deutlich erniedrigte Blutglukose (0,6 mmol/l). Abnorm hohe Werte werden für folgende Laborparameter erhoben: Laktat 4,7 mmol/l, Triglyzeride 10,5 mmol/l, Cholesterol 6,1 mmol/l bei leicht erhöhten Transaminasen. Wiederholt durchgeführte Differenzialblutbilder sind unauffällig. Im Ultraschall des Abdomens fällt eine beidseitige Nephromegalie auf.

Verlauf. Diesmal sistierte der Krampfanfall erst nach intravenöser Glukosegabe. Im Verlauf zeigte sich eine stark erniedrigte Fastentoleranz von nur 3 h. Im Rahmen einer Glukosebelastung kam es zu einem Abfall der Blutlaktatwerte. Der Befund eines stark erhöhten Gehaltes an Glykogen und einer deutlich erniedrigten Enzymaktivität der Glukose-6-Phosphatase nach durchgeführter perkutaner Leberbiopsie bestätigte den Verdacht auf das Vorliegen einer Glykogenose Typ Ia. Diese Diagnose wurde im weiteren Verlauf auch molekulargenetisch bestätigt.

Therapie. Zur Vermeidung von Hypoglykämien werden häufige Mahlzeiten mit langsam resorbierbaren Kohlenhydraten gegeben. Nachts erfolgt die Glukosegabe kontinuierlich über eine Nahrungspumpe. In der Diät soll die Gabe von Galaktose und Fruktose möglichst vermieden werden. Die Entlassung erfolgte nach knapp 2 Wochen mit Ausstellung eines Notfallausweises und regelmäßiger Anbindung an ein Stoffwechselzentrum.

Beurteilung. Typische klinische und biochemische Manifestation einer Glykogenose Typ Ia. Wichtig ist die Differenzierung zwischen Typ Ia (normale Neutrophilenzahl) und Typ I non-a (Neutropenie).

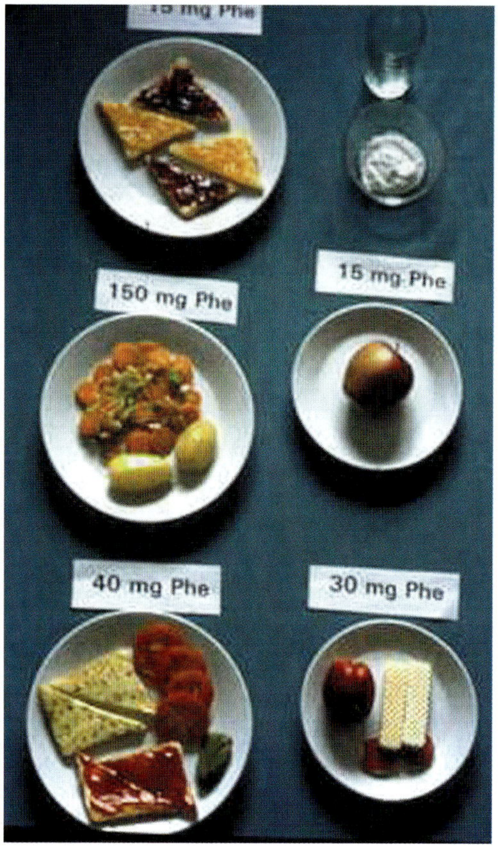

Abb. 5.8 Diätvorschlag eines Tages für ein 6-jähriges Kind mit Phenylketonurie mit einer Phenylalanintoleranz von 250 mg. Zur Deckung des Flüssigkeits- und Energiebedarfs und zur Einnahme des Eiweißersatzpräparats sind zusätzlich ca. 800–1000 ml kohlenhydrathaltige Getränke erforderlich

5.8.8 Glykogenose Typ 0 (Glykogensynthetasemangel)

Bei dieser sehr seltenen Krankheit handelt es sich streng genommen um keine Glykogenose, da nicht zu viel sondern zu wenig Glykogen synthetisiert wird. Betroffene Kinder werden bereits im Säuglingsalter klinisch auffällig mit geringer Fastentoleranz und **ketotischer Hypoglykämie** (Abb. 5.3). Glukagon bewirkt keine Erhöhung der Blutglukosespiegel. Postprandial kommt es zu einem Anstieg der Blutglukose mit Abfall der Blutlaktat- und Alaninspiegel. Die Diagnosestellung erfolgt molekulargenetisch oder durch Nachweis des Enzymdefekts in der Leber sowie des verminderten Glykogengehalts (<1%, normal 3–5%).

5.9 Aminoazidopathien

Enzymdefekte in der Umwandlung und im Abbau von Aminosäuren (Bausteine der Proteine) verursachen einen Anstau von Stoffwechselzwischenprodukten, die meist neurotoxisch oder auch hepatotoxisch wirken.

Klinik

Die klinische Symptomatik wird bestimmt durch Ausmaß und Dauer der Proteinzufuhr bzw. des endogenen Proteinabbaues (im Rahmen eines Gewebskatabolismus, z. B. bei Operationen, interkurrenten Infekten, Nahrungsverweigerung, Erbrechen oder auch Eiweißexzessen), durch den Schweregrad des Enzymdefektes und die spezifische Toxizität der Metabolite.

Therapie

Eckpfeiler der Behandlung von Störungen des Aminosäurenstoffwechsels sind spezielle Diäten.

> **Die Zufuhr von nicht oder nicht ausreichend abbaubaren und daher toxischen Aminosäuren wird auf ein Minimum reduziert, ohne dass eine katabole Stoffwechsellage oder eine Mangelernährung auftritt.**

Prinzipien der Diätbehandlung Die Ernährungsbehandlung von Aminoazidopathien basiert auf folgenden Prinzipien:
- Verzicht auf eiweißreiche Nahrungsmittel und begrenzte Aufnahme eiweißarmer Nahrungsmittel,
- Zufuhr einer mit Vitaminen, Mineralien und Spurenelementen angereicherten semisynthetischen Mischung inkl. der nicht im Abbau gestörten Aminosäuren,
- ausreichende Deckung des Energiebedarfs durch eiweißarme Spezialnahrungsmittel sowie reine Fette und Kohlenhydrate,
- häufige Kontrollen der Spiegel der betroffenen Aminosäure(n).

Die Kunst der Diätbehandlung besteht darin, unter Berücksichtigung der 3 erstgenannten Komponenten eine abwechslungsreiche und schmackhafte Kost zusammenzustellen, die den Nahrungsbedarf deckt. Eine entscheidende Rolle spielt die richtige Auswahl der Nahrungsmittel. Fleisch, Geflügel, Fisch, Wurst, Käse, Getreide und Getreideprodukte, Hülsenfrüchte, Nüsse und Kakao enthalten viel Eiweiß und sind deshalb ungeeignet. Obst und viele Gemüsearten enthalten relativ wenig Eiweiß und sind die wesentliche Quelle natürlichen Proteins. Zu den aus dem normalen Warenangebot entnehmbaren Nahrungsmitteln kommen spezielle eiweißarme Produkte, z. B. Spezialmehl, Brot, Gebäck und Teigwaren, die aus Stärke hergestellt werden (Abb. 5.8).

Überwachung unter Diätbehandlung Unter der Dauerbehandlung mit der Spezialdiät sind neben regelmäßiger **Gedeihkontrolle** (Gewicht, Größe, Kopfumfang, Entwicklung) u. a. folgende **Laborkontrollen** erforderlich: quantitative Bestimmung der Aminosäuren im Plasma (speziell der eingeschränkten sowie der essenziellen Aminosäuren), Blutbild, Kalzium, Phosphat, Magnesium, Eisen, Transaminasen, alkalische Phosphatase, Gesamteiweiß, Albumin und Präalbumin.

Notfallmaßnahmen Eiweißexzesse oder interkurrente Erkrankungen (Infekte, Impfungen, Unfälle, Operationen, etc.) mit verminderter Nahrungszufuhr und Abbau des körpereigenen Eiweißes für die Glukoneogenese führen zu einem raschen Anstieg toxischer Metabolite. Bei Erkrankungen mit akuter Toxizität können Patienten innerhalb kürzester Zeit schwerste zerebrale Schädigungen erleiden oder versterben, z. B. bei der Ahornsiruperkrankung.

> **Entscheidend sind konsequent und zuverlässig durchgeführte Notfallmaßnahmen schon im Frühstadium von Entgleisungen.**

Eckpfeiler der Notfallbehandlung sind
- die Vermeidung bzw. rasche Umkehrung einer katabolen Stoffwechsellage durch ausreichende Zufuhr von Flüssigkeit, Elektrolyten und Energie (Glukose, Fette) und
- die konsequente Fortführung der spezifischen oralen Medikation (z. B. Vitamine, Kofaktoren).

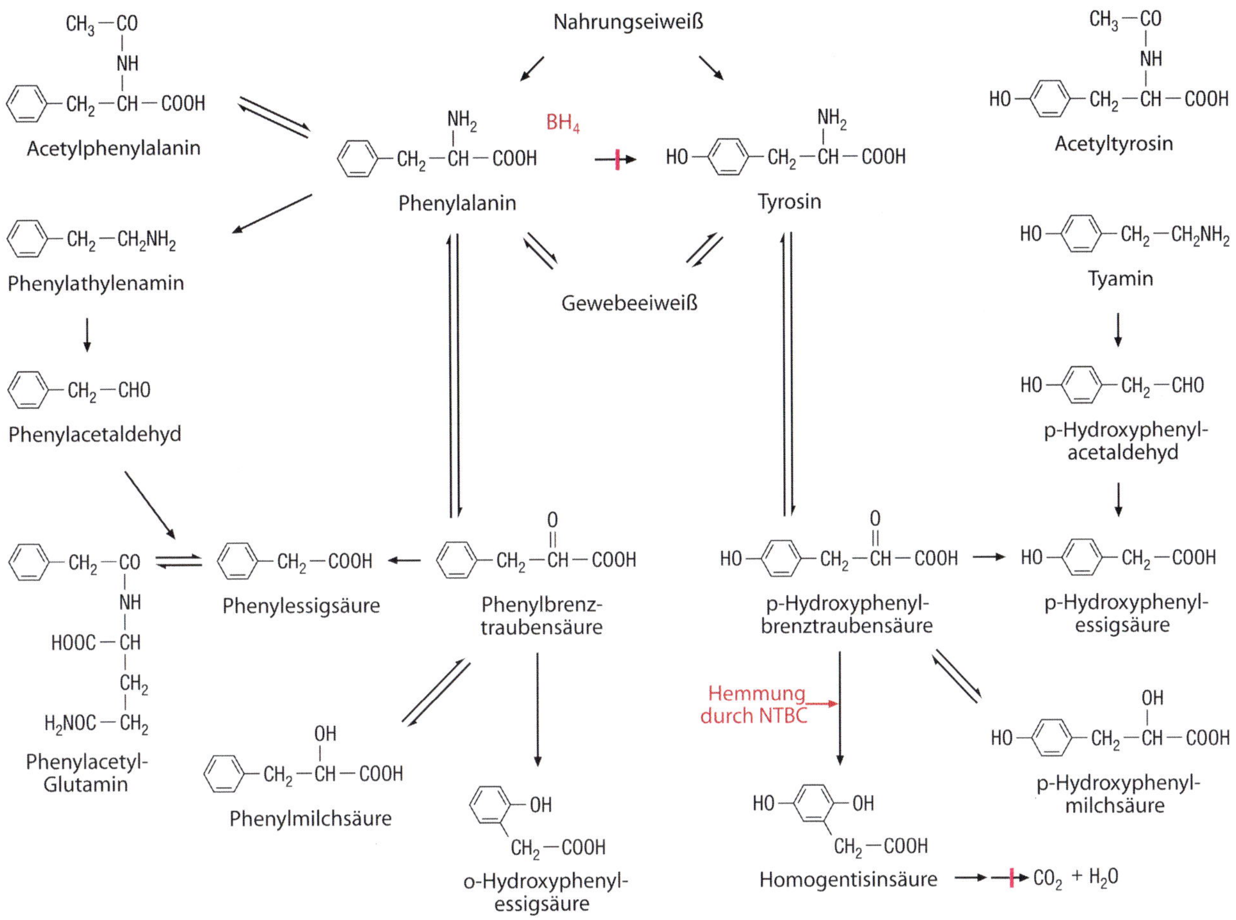

Abb. 5.9 Stoffwechselweg von Phenylalanin und Tyrosin. Die physiologisch relevanten Stoffwechselwege sind halbfett gezeichnet, der Defekt der Phenylalaninhydroxylase sowie der Defekt der Fumarylazetoazetase (Tyrosinämie Typ I) durch Balken symbolisiert. Hervorgehoben sind ferner BH_4, der Kofaktor der Phenylalaninhydroxylase, sowie der Angriffspunkt für NTBC, die 4-Hydroxyphenylpyruvatdioxygenase

Da Entgleisungen meist zu Hause beginnen, müssen betroffene Familien ausführlich geschult werden, um adäquat reagieren zu können. Die Patienten sollten einen **Notfallausweis** bzw. -medaillon mit den wichtigsten Erstinformationen und Telefonnummern sowie Angaben über die ersten unverzüglich durchzuführenden Maßnahmen bei sich tragen. Bei Operationen müssen besondere Vorsichtsmaßnahmen getroffen werden. Die spezifische Notfalltherapie muss lebenslang beachtet werden.

Für Erkrankungen, bei denen die Schädigungen auf einer **kumulativen chronischen Toxizität** beruhen, wie z. B. bei der Phenylketonurie, gelten die gleichen Prinzipien zur Pathophysiologie von Metabolitenerhöhungen; die Notfallmaßnahmen beschränken sich jedoch auf ambulante orale Anpassungen der Therapie.

5.9.1 Phenylketonurie und Hyperphenylalaninämien

Definition

Störung des Aminosäurenstoffwechsels), verursacht durch einen Mangel des hepatischen Enzyms **Phenylalaninhydroxylase.**

Epidemiologie

Die Phenylketonurie (PKU) ist die häufigste Störung des Aminosäurenstoffwechsels in Mitteleuropa (Inzidenz in Deutschland ca. 1:10.000).

Pathogenese

Infolge des erhöhten Phenylalanins werden alternative Stoffwechselwege aktiviert (Abb. 5.9). Es entstehen eine Vielzahl bei Stoffwechselgesunden nicht vorkommender **phenolischer Säuren**, u. a. die Phenylessigsäure, die einen »mäuseartigen« Körpergeruch verursacht. Da diese Stoffwechselwege weniger effektiv arbeiten als die Phenylalaninhydroxylase, bleiben die Spiegel von Phenylalanin hoch (Normbereich für Säuglinge im Plasma <100 µmol/l (1,7 mg/dl).

Klinik

Bei unbehandelten Patienten mit PKU führen die erhöhten Phenylalaninkonzentrationen zu einer irreversiblen Schädigung des sich entwickelnden Gehirns, insbesondere zu einer **Störung der geistigen Entwicklung**. Im Säuglingsalter manifestiert sich bei ca. 1/3 der betroffenen Kinder eine epileptische Enzephalopathie (generalisierte und/ oder BNS-Anfälle), die in eine Grand-mal-Epilepsie übergeht. Im weiteren entwickeln sich Mikrozephalie, extrapyramidale Symptome, psychotische Störungen, häufig mit Episoden von Erregung und Depression, Hyperaktivität, Destruktivität und Autoaggressionen bis zu Selbstverstümmelungen, ekzematoide, stark juckende Dermatitiden und Pigmentarmut der Haut und Haare. Einige Patienten erleiden im Erwachsenenalter zusätzliche neurologische Schäden mit Lähmungen und Pyramidenbahnläsionen. Die Lebenserwartung ist nicht wesentlich eingeschränkt.

Schwere geistige Behinderung, Epilepsie und psychotische Störungen durch PKU sind bei Kindern und jüngeren Erwachsenen

	mütterl. Phe-Spiegel > 1200 µmol/l	Normal-bevölkerung
geistige Behinderung in %	92	5,0
Mikrozephalie in %	73	4,8
intrauterine Dystrophie in % (Geburtsgewicht < 2500 g)	40	9,6
Herzfehler in %	12	0,8

Abb. 5.10 Risiko einer Embryofetopathie durch erhöhte Phenylalaninspiegel einer werdenden Mutter mit Phenylketonurie (maternale PKU)

durch Neugeborenenscreening und frühzeitige Diättherapie fast unbekannt, können aber bei Patienten vorliegen, die nicht erfasst wurden (z. B. Kinder aus der Türkei, der ehemaligen Sowjetunion, deutsche Kinder, die im Ausland geboren wurden oder bei fehlerhaften Neugeborenenscreening).

Diagnose

Die PKU wird im **Neugeborenenscreening** erfasst, die Diagnose wird durch Bestimmung der Aminosäuren im Plasma (erhöhtes Phenylalanin und erniedrigtes Tyrosin) bestätigt.

Verschiedene **Schweregrade** sind durch unterschiedlich schwere Mutationen (variable Restaktivitäten des Enzyms) erklärlich. Unterhalb von 600 µmol/l (10 mg/dl) besteht eine persistierende Hyperphenylalaninämie (milde Hyperphenylalaninämie), die nicht diätpflichtig ist. Eine **Mutationsanalyse** kann diagnostisch hilfreich sein und Hinweise auf den zu erwartenden Schweregrad der PKU bzw. Hyperphenylalaninämie geben.

Differenzialdiagnose

Von genetischen Defekten der Phenylalaninhydroxylase müssen vor Beginn einer diätetischen Therapie sekundäre, teilweise vorübergehende Erhöhungen des Phenylalaninspiegels und vor allem genetische Defekte in der Synthese oder der Regenerierung von **Tetrahydrobiopterin**, dem Kofaktor der Phenylalaninhydroxylase, abgegrenzt werden. Dazu müssen bei Neugeborenen mit erhöhten Phenylalaninwerten im Neugeborenenscreening die Pterine im Urin sowie die Aktivität der Dihydropteridinreduktase im Guthrie-Kärtchen bestimmt werden.

Differenzialdiagnose der Hyperphenylalaninämien

- **Genetische Defekte der Umwandlung von Phenylalanin zu Tyrosin**
  - Genetische Defekte der Phenylalaninhydroxylase:
  - Klassische PKU (Plasmaphenylalanin >1200 µmol/l)
  - Milde PKU (600 µmol/l <Plasmaphenylalanin* <1200 µmol/l)
  - Milde Hyperphenylalaninämie (180 µmol/l <Plasmaphenylalanin* <600 µmol/l)
  - Genetische Defekte der Tetrahydrobiopterinbildung (BH_4-Kofaktor)
- **Sekundäre Phenylalaninerhöhungen**
  - Tyrosinämien
  - Frühgeburtlichkeit
  - Leber- oder Nierenversagen
  - Einnahme von Trimethoprim
  - Zytostatikatherapie

*Unter altersentsprechender Ernährung

Therapie

Die Phenylalaninspiegel sollten bei Patienten mit behandlungsbedürftigen Hyperphenylalaninämien in den ersten 10 Lebensjahren zwischen 0,7 und 4 mg/dl liegen, zwischen dem 10. und 16. Lebensjahr zwischen 0,7 und 15 mg/dl, danach zwischen 0,7 und 20 mg/dl. In Einzelfällen können bei älteren Patienten psychopathologische (selten neurologische) Alterationen eine strikte diätetische Behandlung erforderlich machen. Neurologisch vorgeschädigte Patienten (etwa nach verspäteter Diagnosestellung) profitieren im späteren Lebensalter oft noch deutlich von einer Ernährungsbehandlung.

Verlauf, Prognose

Eine konsequente Ernährungsbehandlung mit niedrigen Phenylalaninspiegeln ermöglicht eine weitgehend normale psychomotorische und intellektuelle Entwicklung.

Maternale Phenylketonurie

In den letzten Jahren wird bei Kindern frühbehandelter und normal entwickelter Frauen mit PKU, die inzwischen das gebärfähige Alter erreicht haben, vermehrt ein neues Krankheitsbild beobachtet: die maternale PKU.

Klinik

Die erhöhten Phenylalaninspiegel einer Mutter mit PKU wirken sowohl embryo- als auch fetotoxisch (Abb. 5.10). Das Krankheitsbild ähnelt der Alkoholembryopathie. **Schwangerschaftskomplikationen** wie intrauterine Dystrophie, erhöhte Abortraten und Totgeburten treten gehäuft auf. Betroffene Kinder entwickeln eine geistige Behinderung, eine Mikrozephalie, einen Minderwuchs und innere und äußere Fehlbildungen, insbesondere Herzfehler. Weitere, im Zusammenhang mit maternaler PKU beobachtete Fehlbildungen sind Katarakte, Meningomyelozelen, Gaumenspalten (Pierre-Robin-Sequenz), Ösophagusatresien, intestinale Malrotationen, Hiatushernien, Syndaktylien und Hämangiome. Das Ausmaß der **geistigen Behinderung** reicht von schweren Intelligenzdefekten bis zu einer erhöhten Inzidenz eines hyperkinetischen Syndroms und korreliert mit der kumulativen Erhöhung des mütterlichen Phenylalaninspiegels in der Schwangerschaft.

Die kindlichen Schäden bei mütterlicher Phenylketonurie können nur durch das Einhalten einer sehr strengen Diät schon vor der Empfängnis und über die gesamte Schwangerschaft hindurch vermieden werden, d. h. es müssen geplante Schwangerschaften angestrebt werden.

Defekte der Tetrahydrobiopterinbildung

Tetrahydrobiopterin wird nicht nur für die Funktion der Phenylalaninhydroxylase sondern auch für die zweier weiterer Enzymsysteme in der Biosynthese der Neurotransmitter Dopamin und Serotonin benötigt (Tyrosin- bzw. Tryptophanhydroxylase). Die schwere klinische Symptomatik (infantiles Parkinson-Syndrom, Dystonien, Dyskinesien, Myoklonien, therapieresistente Epilepsie ab dem frühen Säuglingsalter) wird weniger durch die oft nur mäßig stark erhöhten Phenylalaninspiegel, sondern durch den **Neurotransmittermangel** im ZNS hervorgerufen.

Defekte der Tetrahydrobiopterinbildung liegen in Deutschland ca. 1%, in einzelnen Regionen der Türkei in bis zu 30% den genetischen bedingten Hyperphenylalaninämien zugrunde.

Therapie

Die Therapie von Defekten der Tetrahydrobiopterinbildung erfordert neben einer Supplementation mit synthetischem Tetrahydrobiopterin oder einer phenylalaninarmen Diät die Gabe von **L-Dopa** zusammen mit einem Dekarboxylasehemmstoff (**Carbidopa**) in Kombination mit **5-Hydroxytryptophan** zur Supplementierung der Dopamin- und Serotoninsynthese. Die Therapie muss lebenslang eingehalten und über Bestimmungen von Phenylalanin sowie der Neurotransmittermetabolite Homovanillinsäure und 5-Hydroxyindolessigsäure im Liquor gesteuert werden. Bei frühzeitigem Therapiebeginn ist eine gute Entwicklung zu erreichen.

5.9.2 Tyrosinämie Typ I

Grundlagen

Die Tyrosinämie Typ I wird durch einen autosomal-rezessiv vererbten Defekt der **Fumarylazetoazetase** verursacht, welche am Ende des Abbauwegs von Phenylalanin und Tyrosin die Spaltung von Fumarylazetoacetat in Fumarat und Azetoazetat katalysiert (Abb. 5.9). Es entstehen die hochreaktiven und toxischen Metabolite Fumarylacetoacetat, Maleylazetoazetat, Sukzinylacetoazetat und Sukzinylazeton, welche intrazellulär mit Makromolekülen und Glutathion reagieren sowie die Porphobilinogensynthese hemmen. Die **Prävalenz** der Tyrosinämie Typ I liegt bei etwa 1:100.000.

Klinik

Die toxischen Metabolite führen zu einem **Leberversagen** in der Säuglingszeit oder zu einer protrahierteren Hepatopathie mit zirrhotischem Umbau und zu Hepatomen. Häufig entstehen schon im Kindesalter hepatozelluläre Karzinome. **Nierenfunktionsstörungen** manifestieren sich in einer hypophosphatämischen Rachitis und können bis zum Nierenversagen fortschreiten. Eine erhebliche Morbidität und Mortalität resultiert ferner aus einer peripheren Neuropathie sowie neurologischen Krisen, entsprechend einer akuten Porphyrie infolge der Hemmung der Porphobilinogensynthese.

Diagnose

Der Nachweis von **Sukzinylazeton** in der Analytik der organischen Säuren beweist das Vorliegen einer Tyrosinämie Typ I. Spezifisch sind ferner Erhöhungen von 5-Aminolävulinsäure im Urin infolge der gehemmten Porphobilinogensynthese. Erhöht finden sich auch die Aminosäuren Tyrosin, Methionin, in geringerem Ausmaße Phenylalanin sowie zahlreiche, über alternative Stoffwechselwege entstandene Metabolite. α-**Fetoprotein** ist im Serum der Kinder zum Teil exorbitant erhöht. Die letztgenannten Veränderungen können auch bei anderen infektiösen oder genetischen Lebererkrankungen vorkommen. Die Mutationen sollten diagnostisch nachgewiesen oder der Enzymdefekt in Lymphozyten oder Fibroblasten bestätigt werden.

Therapie

Während früher die Leber- bzw. kombinierte Leber-, Nierentransplantation die einzige Erfolg versprechende Therapieoption war, wurde Anfang der 1990er-Jahre mit 2-(2-Nitro-4-Trifluoromethylbenzoyl)-1,3-Zyklohexadion (NTBC) ein potenter **Hemmstoff** der 4-Hydroxyphenylpyruvatdioxygenase oberhalb der bei Tyrosinämie Typ I defekten Fumarylazetoazetase als neues Therapieprinzip entwickelt (Abb. 5.9). Unter der Behandlung mit NTBC steigen bei Patienten mit Tyrosinämie Typ I die Tyrosinspiegel noch weiter an, die Bildung der hochreaktiven und toxischen Metabolite Fumarylazetoazetat, Maleylazetoazetat, Sukzinylazetoazetat und Sukzinylazeton wird aber blockiert. Leber- und Nierenfunktion normalisieren sich langsam, ebenso die Porphobilinogensynthese. Erforderlich bleibt eine phenylalanin- und tyrosinarme Diät. Die **Prognose** hat sich unter dieser Behandlung entscheidend gebessert.

5.9.3 Ahornsirupkrankheit

Grundlagen

Bei der Ahornsirupkrankheit oder »maple syrup urine disease« (MSUD) ist der mitochondriale Abbau von Leuzin, Isoleuzin und Valin auf der Stufe der gemeinsamen Oxidierung der durch reversible Transaminierung entstandenen α-Ketosäuren gestört. Die Prävalenz liegt bei etwa 1:160.000.

Klinik

Die Erkrankung verursacht eine progrediente **Enzephalopathie**, zunächst eine Ataxie, dann Anfälle, Somnolenz, Hirnödem und Koma. Erste Symptome, Lethargie und Trinkschwäche, treten zwischen dem 3. und 5. Lebenstag auf. Die Kinder verschlechtern sich sehr rasch. Oft fällt der typische Geruch von Ahornsirup bzw. Maggi auf. Kinder mit milderen Verlaufsformen infolge einer Restaktivität des Enzyms fallen später durch Entwicklungsverzögerung, neurologische Störungen und rezidivierende ketoazidotische Entgleisungen (Differenzialdiagnose: ketonämisches Erbrechen) auf.

Diagnose

Die Erkrankung ist seit 2005 als Zielkrankheit in das erweiterte Neugeborenenscreening integriert. Die Analyse der Aminosäuren im Plasma zeigt eine massive Erhöhung von Valin, Isoleuzin und Leuzin sowie von L-Alloisoleuzin. Bei der Analyse der organischen Säuren im Urin finden sich neben den α-Ketosäuren auch die α-Hydroxysäuren erhöht.

Therapie

Initial ist zur akuten Entgiftung des Kindes zumeist eine intensivmedizinische **Notfalltherapie** mit Infusion von Glukose und Insulin, ggf. Dialyse, erforderlich. Langfristig erfolgt eine eiweißarme Ernährungsbehandlung mit Supplementierung eines Aminosäurengemisches ohne Leuzin, Isoleuzin und Valin. Die Therapiekontrolle erfolgt über die Leuzinkonzentration im Plasma (deren Metabolit α-Ketoisokapronsäure ist besonders toxisch). Wenige Patienten sprechen auf eine hochdosierte Gabe des Kofaktors Thiamin (5 mg/kg KG/Tag) an.

Die Prognose der Ahornsirupkrankheit ist nur bei rascher Diagnose (vor dem 5. Lebenstag) und konsequenter Therapie befriedigend.

5.9.4 Homozystinurie und Hyperhomozysteinämien

Der **Homozysteinstoffwechsel** umfasst 3 vitaminabhängige metabolische Sequenzen (Abb. 5.11):

- Remethylierung zu Methionin,
- Transmethylierung von Methionin zu Homozystein,
- Transsulfurierung zu Zystein.

Da Homozystein sehr toxisch ist, wird es im Stoffwechsel rasch in Methionin zurückgeführt oder zu Zystein abgebaut. Alternativ kann Methionin mittels der hepatischen Betain-Homozystein-Methyltransferase (als CH_3-Donor fungiert Betain) erneuert werden.

Genetische Defekte aller im Homozysteinstoffwechsel beteiligten Enzymsysteme können, ebenso wie nutritive Vitaminmangelzustände oder genetische Defekte in Aufnahme, Transport oder intrazellulärer Umsetzung der Kofaktoren den Stoffwechsel stören und zu einer **Anhäufung von Homozystein** führen. Daneben resultiert ein

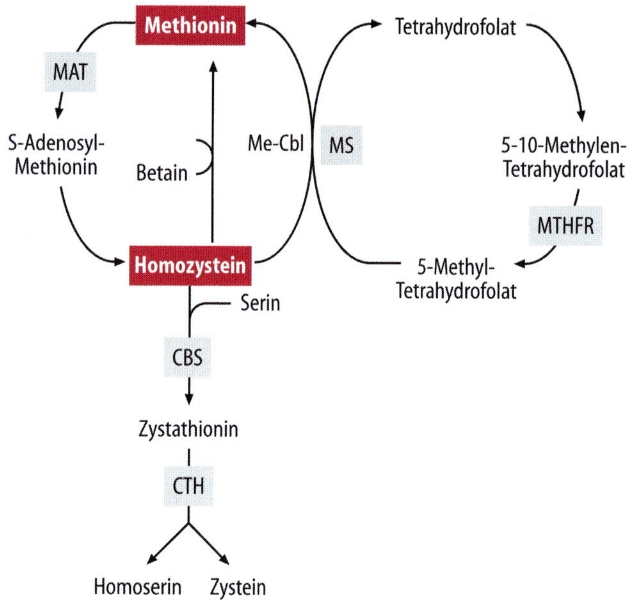

Abb. 5.11 Homozysteinstoffwechsel. Aus Methionin formt die Methionin-Adenosyltransferase (MAT) S-Adenosylmethionin, den wichtigsten Methylgruppendonator im Zellstoffwechsel (Synthese von Cholin, Kreatin, Adrenalin, DNA-Methylierung etc.). Die Remethylierung von Homozystein zu Methionin erfolgt v. a. durch die methylkobalamin(Me-Cbl = Vitamin B_{12})-abhängige Methioninsynthase (MS). 5-Methyltetrahydrofolat wird mittels 5,10-Methylen-Tetrahydofolatreduktase (MTHFR) regeneriert. Alternativ kann Methionin aus Homozystein mittels hepatischer Betain-Homozystein-Methyltransferase erneuert werden. Der Abbau von Homozystein erfolgt mittels der vitamin-B_6-abhängigen Zystathionin-β-Synthase (CBS) über Zystathionin, welches mittels ebenfalls vitamin-B_6-abhängiger Zystathionase (CTH) in Homoserin und Zystein gespalten wird

erhöhter Homozysteinspiegel aus einer gesteigerten Aktivität von Makrophagen, z. B. bei Infektionen.

Pathogenese

Erhöhte Homozysteinspiegel beschleunigen die Progredienz der **Arteriosklerose** und erhöhen das Risiko **thromboembolischer Komplikationen**. Das Risiko steigt mit dem Plasmaspiegel von Homozystein, ohne dass ein Schwellenwert nachweisbar wäre. Homozystein wurde ferner als Risikofaktor für die Entstehung von Neuralrohrdefekten identifiziert.

Homozystinurie

Die klassische Homozystinurie wird durch einen Defekt der **Zystathionin-β-Synthetase** verursacht. Dieser führt zu einer schweren Homozysteinämie, einer Homozystinurie sowie einer vermehrten Remethylierung von Homozystein zu Methionin (Abb. 5.11).

In einigen Ländern ist eine Methioninbestimmung zur Identifizierung von betroffenen Neugeborenen ins **Neugeborenenscreening** integriert (Großbritannien, Irland, Japan, Qatar, USA). Sie leidet allerdings unter einem hohen Anteil falsch-negativer Befunde, so dass die Inzidenz nicht bekannt ist und mindestens 1:100.000 beträgt.

Klinik

Exzessive Homozysteinerhöhungen induzieren zusätzlich zu schweren vorzeitigen Gefäßerkrankungen (Infarkte, Thrombosen, Embolien im Kindes- und Jugendlichenalter) auch Konformationsänderungen am Kollagen und anderen Strukturproteinen. Unbehandelt entwickelt sich bei den bei Geburt unauffälligen Patienten eine charakteristische **Multisystemerkrankung**:

- **ZNS**: Psychomotorische Retardierung (ca. 80%), Anfälle, psychiatrische Symptome,
- **Augen**: Ectopia lentis (≥90% zwischen dem 3. und 10. Lebensjahr) mit dem Frühsymptom einer rasch progredienten Myopie, Katarakte, Glaukom, Retinadegeneration,
- **Skelett**: marfanoider Habitus (Hochwuchs, Kyphoskoliose, Beinfehlstellungen, Pes cavus), bikonkave Wirbelkörper, Osteoporose (gelegentlich mit pathologischen Frakturen),
- **arterielle Thromboembolien**: Hirninfarkte, Herzinfarkte, periphere arterielle Embolien (häufigste Todesursache),
- **Beinvenenthrombosen**.

Diagnose

Diagnostisch sind Plasmahomozysteinwerte zwischen 150 und 400 µmol/l (normal <12 µmol/l) bei erhöhten Methioninkonzentrationen. Die Enzymaktivität kann in Fibroblasten bzw. pathogene Mutationen aus Blutzellen nachgewiesen werden.

Therapie

Bei etwa 50% der Patienten führen pharmakologische Dosen von **Pyridoxin** (Vitamin B_6) zu einer guten Reduktion des Homozysteinspiegels. Sinkt er nicht unter 50 µmol/l, muss eine strikte **methioninarme Diät** eingeführt werden. Eine zusätzliche Normalisierung lässt sich durch die alternative Remethylierung von Homozystein mittels Betain (bis zu 3-mal 3 g/Tag) erreichen (Abb. 5.11). Günstig ist eine zusätzlich Supplementierung mit Folsäure (5 mg/Tag) und ggf. von B_{12}. Eine lebenslange konsequente Therapie ist notwendig.

Prognose

Die Prognose hängt vom Zeitpunkt des Therapiebeginns sowie dem Ausmaß der Pyridoxinabhängigkeit ab. Sie ist bei einem Behandlungsbeginn in früher Kindheit befriedigend.

5′10′-Methylentetrahydrofolatreduktase-Mangel

Klinik

Patienten mit einem 5′10′-Methylentetrahydrofolatreduktase-Mangel entwickeln zusätzlich zu vorzeitigen Gefäßerkrankungen (vor allem Thrombosen im Bereich der Hirngefäße) **progrediente neurodegenerative Symptome**. Inter- und intrafamiliäre Variabilität sind groß. Ein wichtiger Hinweis ist eine megaloblastäre Anämie.

Säuglinge können an einer rasch fortschreitenden epileptischen Enzephalopathie versterben. Im späteren Lebensalter wird eine unterschiedliche Dynamik der Krankheitsverläufe beobachtet, in Einzelfällen nach bis zu jahrzehntelanger Symptomfreiheit. Neben Anfällen und psychiatrischen Symptomen kann ein Hinterstrangsyndrom richtungsweisend sein.

Diagnose, Therapie

Diagnostisch finden sich Hyperhomozysteinämie und Homozystinurie bei im Gegensatz zum Defekt der Zystathionin-β-Synthetase erniedrigten Plasmamethioninspiegeln (Abb. 5.11). Der zugrunde liegende Enzymdefekt wird in Fibroblasten nachgewiesen. Eine Behandlung mit **Betain** (bis zu 20 g/Tag auf mehrere Dosen verteilt) führt oft rasch zu einer Besserung der Symptome.

Milde Hyperhomozysteinämien

Eine milde Hyperhomozysteinämie ist ein erheblicher Risikofaktor für **vorzeitige Gefäßerkrankungen** (Infarkte, Thrombosen, Embolien) im 3. und 4. Lebensjahrzehnt (nicht im Kindesalter relevant) sowie für das Auftreten von Spina bifida etc. Sie wird durch verschiedene endogene und exogene Störungen des Folat- und Vitamin-B_{12}-Stoffwechsels verursacht, z. B. nutritive Mangelzustände, oder auch eine Heterozygotie für den Zystathionin-β-Synthasemangel.

Im Gen der 5′10′-Methylentetrahydrofolatreduktase konnte ein häufiger **Polymorphismus** identifiziert werden (C677T), der als thermolabile Variante die Enzymaktivität beeinträchtigt. Im homozygoten Zustand (ca. 5% der Bevölkerung) führt dieser Polymorphismus zu hochnormalen bis grenzwertig erhöhten Spiegeln von Homozystein im Plasma, deutlicheren Erhöhungen von Homozystein nach Methioninbelastung sowie niedrigen Folsäurespiegeln.

▪▪ Therapie

Die Behandlung milder Hyperhomozysteinämien ist wegen ihrer Häufigkeit von immenser gesundheitspolitischer Bedeutung. **Folsäure** in einer Dosierung von 5 mg/Tag halbiert die Homozysteinspiegel. Über 90% werden durch eine kombinierte Therapie mit 5 mg Folsäure plus 100 mg Vitamin B_6 pro Tag normalisiert.

> **Fest etabliert ist inzwischen die perikonzeptionelle Folsäuresupplementation bei allen Frauen mit 0,4 mg/Tag zur Prävention von Neuralrohrdefekten bzw. 4 mg/Tag als Wiederholungsprophylaxe.**

5.10 Aminosäurentransportstörungen

Bei den Störungen des Aminosäurentransports werden partielle Defekte mit vermehrter renaler Ausscheidung einzelner oder mehrerer Aminosäuren (z. B. Zystinurie) von generalisierten Transportstörungen unterschieden.

Generalisierte Hyperaminoazidurien sind meist sekundäre Folge multisystemischer Stoffwechselerkrankungen, die zu tubulären Funktionsstörungen im Sinne eines De-Toni-Debré-Fanconi-Syndroms führen. Ursächlich sind dabei ein gestörter Energiestoffwechsel der Tubuluszellen oder tubuläre Ablagerung toxischer Substanzen. Neben einer generalisierten Hyperaminoazidurie ist das **De-Toni-Debré-Fanconi-Syndrom** gekennzeichnet durch Glukosurie, renalen Bikarbonatverlust und Hyperphosphaturie. Es entwickeln sich Polydipsie, Polyurie, Dehydratation, Hypokaliämie, metabolische Azidose und Vitamin-D-resistente Rachitis. Die Therapie besteht in der Entfernung pathologischer Metabolite (z. B. Galaktosämie) bzw. in einer Substitutionstherapie (z. B. Zystinose).

Stoffwechselerkrankungen als Ursache eines De-Toni-Debré-Fanconi-Syndroms
- Zystinose
- Hereditäre Fruktoseintoleranz
- Tyrosinämie Typ I
- Glykogenose Typ I
- Fanconi-Bickel-Syndrom
- Lowe-Syndrom
- Mitochondriopathien
- Morbus Wilson

5.10.1 Zystinurie

Die Zystinurie beruht auf einer autosomal-rezessiv vererbten Transportstörung von Zystin und den dibasischen Aminosäuren Ornithin, Lysin und Arginin an den Nierentubuli und am Dünndarmepithel. Die Aminosäurekonzentrationen im Blut sind unverändert.

▪▪ Diagnose

Die **Diagnose** wird durch das charakteristische Aminosäurenmuster im Urin gestellt. Krankheitswert besitzt die Störung, wenn das schlecht lösliche Zystin auskristallisiert und in den Harnwegen **Steine** bildet (Urolithiasis, Nephrolithiasis).

▪▪ Therapie

Die Therapie besteht bei großen Steinen in einer operativen Entfernung oder Lithotripsie. Bei kleineren Steinen kann eine Auflösung mit D-Penicillamin und Alkalisierung des Urins unter verstärkter Diurese versucht werden. Zur **Steinprophylaxe** empfiehlt sich eine konstant hohe Flüssigkeitszufuhr (auch nachts!), eine konsequente Alkalizufuhr (bei alkalischem pH-Wert ist die Löslichkeit von Zystin erhöht) sowie sulfhydrylgruppenhaltige Medikamente wie D-Penicillamin oder Mercaptopropionylglyzin, die mit Zystin ein besser lösliches Disulfid bilden.

5.10.2 Hartnupsche Erkrankung

Diese autosomal-rezessiv vererbte Erkrankung ist Folge eines Defekts der Aufnahme neutraler und zyklischer Aminosäuren im Darm und im Nierentubulus. Der Köper verarmt an Tryptophan, wodurch nicht ausreichend Nikotinamid hergestellt wird. Es entstehen pellagraähnliche Hauterscheinungen an belichteten Hautpartien, eine zerebelläre Ataxie und eine psychomotorische Retardierung.

▪▪ Diagnose

Die **Diagnose** wird durch die vermehrte Ausscheidung von neutralen Aminosäuren und Indolkörpern im Urin gestellt.

▪▪ Therapie

Die **Therapie** besteht in Lichtschutz und der Gabe von Nikotinamid (50–200 mg/Tag).

5.11 Organoazidopathien

▪▪ Grundlagen

Organoazidopathien sind genetisch bedingte, **autosomal-rezessiv** vererbte Stoffwechselstörungen, die sich weder hinsichtlich ihrer Ätiologie noch ihrer Pathogenese grundsätzlich von den Aminoazidopathien unterscheiden. Nachdem Aminosäuren in den späten 1940er-Jahren durch die Ninhydrinreaktion gut zu detektieren waren, ermöglichten in den 1970er und 80er-Jahren gaschromatographisch-massenspektrometrische Methoden die Entdeckung einer Vielzahl weiterer Defekte, die entsprechend den nachzuweisenden Analyten, den **organischen Säuren**, als Organoazidopathien bezeichnet werden.

▪▪ Epidemiologie

Die Häufigkeit der Organoazidopathien liegt in ihrer Gesamtheit bei ca. 1:7000 Kindern.

▪▪ Pathogenese

Durch verschiedene Enzym- und Koenzymdefekte ist zumeist der Abbau von Aminosäuren oder Fettsäuren gestört. Vor dem Block liegende und für jede Krankheit charakteristische Metabolite und/oder deren Folgeprodukte stauen sich an und stören empfindlich die

Körperhomöostase. Häufig akkumulieren CoA-Derivate und hemmen mehrere zentrale mitochondriale Stoffwechselfunktionen:

- **Hemmung des Harnstoffzyklus** – Hyperammonämie,
- **Hemmung der Glukoneogenese** – Hypoglykämie und Laktatazidose,
- **Hemmung der Atmungskette** – Laktatazidose, Ketose und gelegentlich Hyperurikämie,
- **Hemmung der Funktion des Nierentubulus** – sekundärer Karnitinmangel.

5

■■ Klinik

Bei vielen Organoazidopathien erfolgen die Schädigungen mit vielen Parallelen zu Mitochondriopathien aber auch zu exogenen Intoxikationen vor allem in energieabhängigen Geweben: Gehirn, Retina, Muskel, Herz, Leber, Niere. Viele Organoazidopathien entwicklen zusätzlich zu **langsam progredienten Hirnfunktions- und Entwicklungsstörungen akute Stoffwechselentgleisungen**. Letztere können durch Infektionen, Fieber, Impfungen, Verletzungen, Narkosen, Operationen und auch durch längere Nahrungskarenz oder Eiweißexzesse ausgelöst werden. Die Patienten können in kurzer Zeit schwerste zerebrale Schädigungen erleiden oder versterben. Konzeptionell können **3 Manifestationsformen** unterschieden werden.

Akute neonatale Stoffwechselkrise Das primär gesund erscheinende Neugeborene entwickelt wenige Tage nach Nahrungsaufnahme eine ausgeprägte Symptomatik mit Trinkschwäche, rezidivierendem Erbrechen, muskulärer Hypotonie, Myoklonien, Somnolenz und Koma infolge einer schweren metabolischen Enzephalopathie. Klinisch-chemisch findet sich oft eine metabolische Azidose, Laktatazidose, Hypoglykämie, Hyperammonämie und/oder Ketonurie.

Spätere oder intermittierende Manifestationsform Die Patienten werden zumeist ab dem Kleinkindesalter auffällig durch häufiges Erbrechen, Entwicklungs- und Gedeihstörung, aber auch durch rezidivierende, schwere ketoazidotische Krisen bis hin zum Koma. Fast regelhaft resultiert eine progrediente psychomotorische Retardierung, häufig eine symptomatische Epilepsie.

Neurodegenerativer Krankheitsverlauf Diese besondere Gruppe von Organoazidurien manifestiert sich ausschließlich mit charakteristischen und progredient verlaufenden neurologischen Symptomen wie Ataxie, Myoklonus, extrapyramidalen Störungen, Epilepsie, rezidivierenden »metabolischen« Hirninsulten oder Makrozephalie. Akute Stoffwechselkrisen sind selten. Zumeist fehlen richtungweisende laborchemische Befunde wie Hypoglykämie, Laktatazidose oder metabolische Azidose.

■■ Diagnose

Da organische Säuren renal effizient ausgeschieden werden, steht deren Analytik im Urin mittels Gaschromatographie-Massenspektrometrie an erster Stelle der Diagnostik. Das Metabolitenmuster erlaubt in den meisten Fällen eine sichere Diagnosestellung, die durch enzymatische und molekularbiologische Untersuchungen präzisiert werden sollte. Im **erweiterten Neugeborenenscreening** (s. oben) können 80% der Patienten früh erfasst werden, sodass jetzt zunehmend Kinder betreut werden, die nicht von vornherein eine schwere Stoffwechselentgleisung mit potenziellen Folgeschäden durchleben mussten.

Pränataldiagnostik Für fast alle Organoazidopathien sind zuverlässige Methoden der Pränataldiagnostik etabliert. Nach eingehender Familienuntersuchung können **molekulargenetische Methoden** eingesetzt werden. Die gezielte quantitative Bestimmung pathognomonisch erhöhter Metabolite aus der **Amnionflüssigkeit** mittels stabiler Isotope-Verdünnungstechniken ist ab der 11. Schwangerschaftswoche) möglich. Bei vielen Enzymdefekten kann eine fehlende Aktivität in Amnionzellen und/oder Chorionzotten nachgewiesen werden. Voraussetzung ist in jedem Fall die exakte Diagnose des Indexpatienten.

■■ Therapie

Da die meisten Organoazidopathien durch Enzymdefekte im Abbau von Aminosäuren bzw. Fettsäuren verursacht werden, gestaltet sich ihre Behandlung oftmals analog der Therapie der Aminoazidopathien und Harnstoffzyklusdefekte:

- Karenz von Substanzen, deren Abbau gestört ist (zumeist spezifische Diätbehandlung),
- Vermeidung einer katabolen Stoffwechsellage,
- Herstellung und Aufrechterhaltung des Stoffwechselanabolismus,
- spezifische Entgiftungsmaßnahmen,
- Substitution von Vitaminen oder Kofaktoren, insbesondere L-Karnitin.

Alle empfohlenen **Impfungen** sollten konsequent durchgeführt werden, zusätzlich sollte auch gegen Pneumokokken, Varizellen und jährlich gegen Influenza geimpft werden.

Notfallbehandlung Entscheidend für die Prognose sind der Zeitpunkt der Diagnosestellung und kompetent, rasch und zuverlässig durchgeführte Notfallmaßnahmen schon im Frühstadium interkurrenter Erkrankungen (Infekte, Impfungen, Operationen, etc.). Die Familien müssen ausführlich geschult werden, um die Therapie bereits zu Hause anpassen zu können.

> **Jeder Patient mit einer Organoazidopathie sollte einen Notfallausweis bzw. ein Notfallmedaillon mit den wichtigsten Erstinformationen und Telefonnummern bei sich tragen!**

Dauert die interkurrente Erkrankung (insbesondere Erbrechen) an, muss der Patient sofort in der behandelnden Klinik vorgestellt und ggf. mit einer hochdosierten Zufuhr von Energie (Glukose, Fett), Flüssigkeit und Elektrolyten über eine Magensonde oder parenteral versorgt werden. Relevante laborchemische Parameter sind v. a. Blutzucker, Blutgasanalyse, Elektrolyte, Gerinnung, Laktat, Transaminasen und Ammoniak. Die spezifische Behandlung und Notfallmaßnahmen sind nicht auf das Kindesalter beschränkt und müssen lebenslang angewandt werden.

5.11.1 Propionazidurie

■■ Grundlagen

Der Propionazidurie liegt ein Defekt des biotinabhängigen Enzyms **Propionyl-CoA-Karboxylase** zugrunde. Propionyl-CoA wird beim Abbau von Isoleuzin, Valin, Methionin, Threonin, ungeradzahligen Fettsäuren, der Cholesterolseitenketten und auch von Darmbakterien gebildet. Die Häufigkeit liegt bei ca. 1:100.000.

■■ Klinik

Die Propionazidurie manifestiert sich zumeist nach wenigen Lebenstagen mit zunächst unspezifischen Symptomen wie Appetitlosigkeit, Trinkschwäche, rezidivierendem Erbrechen, Dehydratation, Gewichtsverlust und Muskelhypotonie. Rasch entwickelt sich eine ausgeprägte neurologische Symptomatik mit Dyspnoe, Somnolenz, Apathie, Krampfanfällen und Koma sowie eine schwere **metabolische Azidose mit Hyperammonämie**. Länger überlebende Patienten entwickeln häufig Dystonien, eine schwere Chorea und Läsionen des pyramidalen Systems.

▪▪ Diagnose

Die Propionazidurie ist keine Zielkrankheit des erweiterten Neugeborenenscreenings. Die pathognomonischen Metabolite (u. a. Methylzitrat, 3-Hydroxypropionsäure) können im Urin nachgewiesen werden. Mutationen oder die Aktivität der Propionyl-CoA-Karboxylase werden in Leukozyten oder Fibroblasten bestimmt.

▪▪ Therapie

Entscheidend für die Prognose sind neben dem Zeitpunkt der Diagnosestellung die Dauer und Qualität der Therapie der metabolischen Entgleisung zwischen Erstmanifestation und Diagnosestellung und eine Verhinderung bzw. zuverlässige rasche Behandlung späterer Stoffwechselentgleisungen.

Kontinuierlich erfolgen **Karnitinsubstitution** und **Proteinrestriktion** mit spezifischer Reduktion der Vorläuferaminosäuren Isoleuzin, Valin, Methionin und Threonin. Zur Hemmung der enteralen Bildung von Propionsäure kann intermittierend **Metronidazol** (Clont) eingesetzt werden.

5.11.2 Methylmalonazidurien

▪▪ Pathogenese

Ursache dieser Gruppe von Erkrankungen sind Störungen der **Methylmalonyl-CoA-Mutase**, ein mitochondriales Vitamin B_{12}-abhängiges Enzym. Vitamin B_{12} ist auch Kofaktor der Remethylierung des Homozysteins zum Methionin (◘ Abb. 5.11). Entsprechend betreffen Defekte entweder die Methylmalonyl-CoA-Mutase direkt (mut^0 ohne Restaktivität oder mut^- mit Restaktivität) oder die Bereitstellung von Adenosylkobalamin aus Vitamin B_{12}. Bei den Defekten im Kobalaminstoffwechsel kann wiederum ausschließlich der Methylmalonatstoffwechsel oder zusätzlich die Remethylierung des Homozysteins zum Methionin betroffen sein. Im letzteren Fall resultieren sowohl eine Akkumulation von Methylmalonsäure als auch von Homozystein.

Eine **veganische Fehlernährung** kann im Säuglingsalter einen alimentären Vitamin-B_{12}-Mangel verursachen und zu einer den genetischen Defekten vergleichbaren Gedeihstörung und neurodegenerativer Symptomatik, Methylmalonazidurie, Homozystinurie, Hyperhomozysteinämie mit Hypomethioninämie und megaloblastärer Anämie führen.

▪▪ Epidemiologie

Die Inzidenz aller Methylmalonazidurien wird auf ca. 1:70.000 geschätzt.

▪▪ Klinik

Entsprechend den heterogenen biochemischen Ursachen kommen unterschiedliche klinische Verlaufsformen vor. **Foudroyante Verläufe** ähneln der Propionazidurie (s. oben) mit schweren ketoazidotischen Entgleisungen, Erbrechen, Dehydratation, muskulärer Hypotonie, Lethargie und Koma. Klinisch-chemisch bestehen eine metabolische Azidose, Hyperammonämie, Hypoglykämie und Leuko- bzw. Thrombozytopenie oder Anämie. **Mildere Verläufe** sind u. a. durch Entwicklungsretardierung, Gedeihstörung und progrediente neuropsychiatrische Probleme gekennzeichnet.

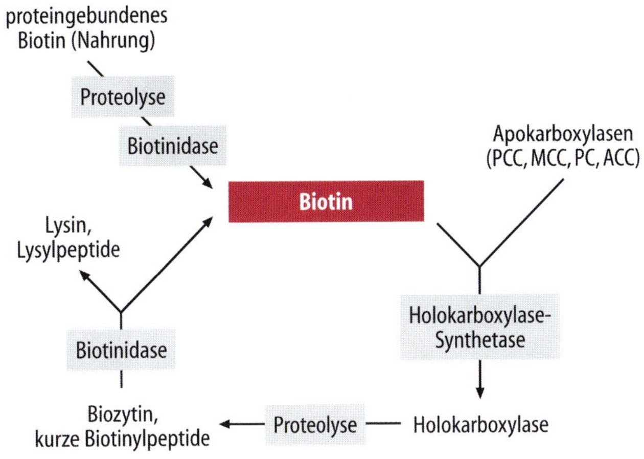

◘ **Abb. 5.12** Biotinstoffwechsel (Apoenzyme: PCC: Propionyl-CoA-Karboxylase, MCC: 3-Methylkrotonyl-CoA-Karboxylase, PC: Pyruvatkarboxylase, AC: Azetyl-CoA-Karboxylase)

▪▪ Diagnose

Die Methylmalonazidurien sind keine Zielkrankheit des erweiterten Neugeborenenscreenings. Im Urin können zumeist massiv erhöhte Ausscheidungen von Methylmalonsäure und Begleitmetaboliten (3-Hydroxypropionsäure, Methylzitrat) nachgewiesen werden. Im Plasma sind die Konzentrationen von Alanin und Glyzin erhöht und von Karnitin erniedrigt. Bei den kombinierten Defekten, die auch die Remethylierung des Homozysteins zum Methionin betreffen, bestehen zusätzlich eine Homozystinurie, Hyperhomozysteinämie mit Hypomethioninämie sowie eine megaloblastäre Anämie. Untersuchungen an kultivierten Fibroblasten (^{14}C-Propionatfixation, Methylmalonyl-CoA-Mutasebestimmung, Komplementierungsanalysen) oder Mutationsanalysen sind für die endgültige Differenzierung erforderlich.

▪▪ Therapie

Initial muss ein Behandlungsversuch mit **Vitamin B_{12}** (1 (–5) mg Hydroxycobalamininjektionen i.m. über mehrere Tage) durchgeführt werden; ansonsten erfolgen Notfall- und Dauerbehandlung analog zur Propionazidurie (s. oben).

▪▪ Verlauf, Prognose

Bei schwerer Stoffwechselstörung (fehlende Restaktivität bzw. fehlende Vitamin-B_{12}-Abhängigkeit) entwickeln sich trotz frühzeitigem Therapiebeginn oftmals Komplikationen mit psychomotorischer Retardierung, extrapyramidale Bewegungsstörungen, Osteoporose und progressive Niereninsuffizienz.

5.11.3 Defekte des Biotinstoffwechsels (Biotinidasemangel und Holokarboxylasesynthetasemangel)

▪▪ Pathogenese

Die Karboxylierungen von 3-Methylkrotonyl-CoA, Propionyl-CoA, Azetyl-CoA und Pyruvat sind biotinabhängig. Ein multipler Karboxylasemangel kann durch fehlende Aktivierung der Apoenzyme (Holokarboxylasesynthetasemangel), durch mangelnde Bereitstellung von Biotin aus Biozytin und proteingebundenem Biotin (Biotinidasemangel) sowie sehr selten durch erworbenen Biotinmangel (Darmsterilisation, Ernährung mit rohem Eiweiß) verursacht werden (◘ Abb. 5.12).

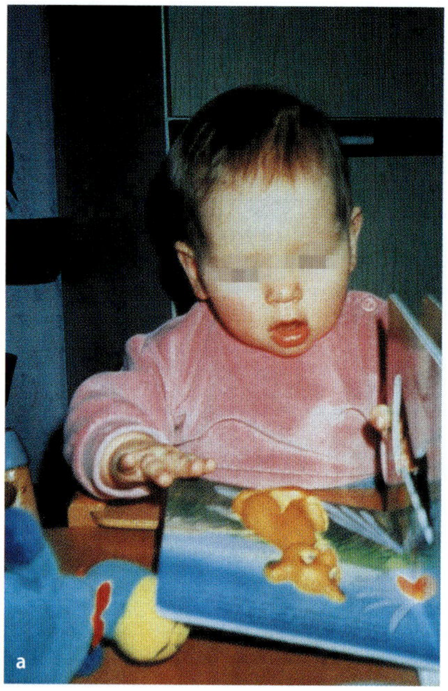

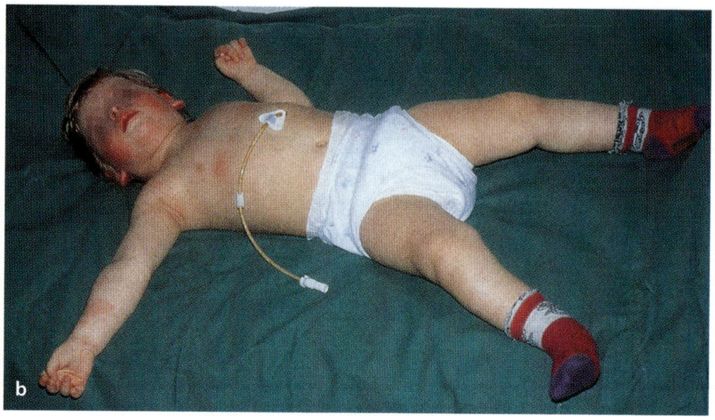

Abb. 5.13a, b Patientin mit Glutarazidurie Typ I. **a** Im Alter von 7 Monaten: unauffällige psychomotorische Entwicklung, allenfalls auffällige Kopfform mit prominenter Stirn. **b** Kurz nach dem 1. Geburtstag wurde das Kind im Rahmen eines fieberhaften Infekts komatös, verlor alle motorischen Fähigkeiten und entwickelte eine schwere dystone Bewegungsstörung. Die Diagnosestellung wurde durch die Familienanamnese erleichtert: ein älterer Bruder zeigte mehrere Jahre zuvor ein fast identisches Krankheitsbild, das als Enzephalitis gedeutet wurde. Der Junge war nach einigen Jahren unter dem Bild einer postenzephalitischen dystonen Zerebralparese verstorben

Epidemiologie

Die Häufigkeit des schweren Biotinidasemangels (Restaktivität <10%) liegt bei etwa 1:30.000.

Klinik

Zeitpunkt und Ausprägung der Symptomatik ist abhängig von der Schwere der Enzymdefekte und äußeren Faktoren (z. B. Ernährung). Oft manifestiert sich der Holokarboxylasesynthetasemangel schon im Neugeborenenalter, ähnlich wie andere akute Organoazidopaxthien, mit Atemproblemen (Tachypnoe, Hyperventilation, Kussmaulsche Atmung), Erbrechen, Muskelhypotonie, Lethargie, Koma und Krämpfen.

Ein **Biotinidasemangel** wird zumeist erst im Verlaufe von Wochen bis Jahren klinisch relevant, im Mittel mit 3 Monaten. Oft dominieren unspezifische neurologische Symptome wie Muskelhypotonie, Lethargie, (myoklonische) Anfälle, Entwicklungsretardierung und Sprachstörungen. Später können sich Ataxie und ein irreversibler sensorineuraler Hörverlust, Optikusatrophie und Amaurose einstellen. Weniger als die Hälfte der Patienten entwickeln die charakteristischen Hautveränderungen und Alopezie (auch Verlust der Augenbrauen) sowie respiratorische Probleme (Hyperventilation, Stridor, Apnoe).

Diagnose

Laborchemisch bestehen während metabolischer Entgleisungen zusätzlich zur Azidose profunde Hyperammonämien sowie Laktatazidosen. Wechselnde Erhöhungen von Ammoniak und Laktat können auch im Intervall bestehen, insbesondere Laktaterhöhungen im Liquor.

Im akuten Stadium der Erkrankung sind zusätzlich zu den typischen Metaboliten der Propionazidurie (Störung der Propionyl-CoA-Karboxylase), Laktat (Störung der Pyruvatkarboxylase) und 3-Hydroxyisovaleriansäure sowie 3-Methylkrotonylglyzin (Störung der 3-Methylkrotonyl-CoA-Karboxylase) im Urin nachweisbar. Bei chronischem Verlauf ist die 3-Hydroxyisovaleriansäure der empfindlichste Marker.

Die **Biotinidaseaktivität** kann direkt in Guthrie-Karten bestimmt werden (diese Untersuchung ist im Neugeborenenscreening integriert). Der Holokarboxylasesynthetasemangel wird durch Mutationsnachweis oder Bestimmung der Enzymaktivitäten der einzelnen Karboxylasen in Fibroblasten oder Lymphozyten gesichert. Im Gegensatz zum Biotinidasedefekt ist der Holokarboxylasesynthetasemangel keine Zielkrankheit des erweiterten Neugeborenenscreenings.

Therapie

Tägliche orale Supplementation mit 5–10 mg **Biotin**. Bei frühzeitiger Diagnose und Therapiebeginn ist die Prognose sehr gut.

5.11.4 Glutarazidurie Typ I

Grundlagen

Die Glutarazidurie Typ I wird durch eine Störung im Abbau der Aminosäuren Lysin, Hydroxylysin und Tryptophan verursacht. Der zugrunde liegende Defekt, der **Glutaryl-CoA-Dehydrogenasemangel**, führt zum Anstau von Glutaryl-CoA und zu einer vermehrten Ausscheidung von Glutarsäure, Glutarylkarnitin, 3-Hydroxyglutarsäure und Glutakonsäure im Urin. Die Häufigkeit liegt bei ca. 1:100.000.

Klinik

Häufig zeigen die Kinder in den ersten Lebensmonaten eine geringe Muskelhypotonie, Irritabilität und Zittrigkeit (Abb. 5.13a). Bei den meisten besteht bei Geburt ein **Makrozephalus**, oder es entwickelt sich in den folgenden Monaten ein Kreuzen der Kopfumfangsperzentilen. In der Neuroradiologie zeigen sich frontotemporale Atrophien mit oder ohne subdurale Hygrome oder Hämatome und eine verzögerte Myelinisierung. Um den ersten Geburtstag herum mani-

Tab. 5.8 Klinische Befunde und Differenzialdiagnose von Fettsäurenoxidationsdefekten

Defekt	Charakteristische Befunde (zusätzlich zu hypoketotischen Hypoglykämien)
Karnitintransporter	Reye-Syndrom, Muskelschwäche, Kardiomyopathie, Koma, plötzlicher Tod
Karnitin-Palmitoyl-Transferase I	Hepatische Symptomatik (Reye-Syndrom, Hepatomegalie, Leberversagen), renale tubuläre Azidose
Karnitin/Azylkarnitin-Translokase	Anfälle, Koma, Leberversagen, schwere Kardiomyopathie, Arrhythmien
Karnitin-Palmitoyl-Transferase II	**Infantile Form:** hepatische Symptomatik (Reye-Syndrom, Hepatomegalie, Leberversagen), Kardiomyopathie, Koma, schlechte Prognose **Adulte Form:** muskuläre Symptomatik (Belastungsintoleranz, Myalgien, Rhabdomyolysen)
Azyl-CoA-Dehydrogenase überlangkettiger Fettsäuren (VLCAD)	**Infantile Form:** hepatische Symptomatik (Reye-Syndrom, Hepatomegalie, Leberversagen), Kardiomyopathie, Koma, schlechte Prognose **Adulte Form:** muskuläre Symptomatik (Belastungsintoleranz, Myalgien, Rhabdomyolysen)
Trifunktionelles Protein	Muskelschwäche, Kardiomyopathie, Koma, früher Tod
3-Hydroxyazyl-CoA-Dehydrogenase langkettiger Fettsäuren (LCHAD)	Muskuläre Symptomatik (Belastungsintoleranz, Myalgien, Rhabdomyolysen), Kardiomyopathie, hepatische Symptomatik, Retinitis pigmentosa, Neuropathie, Koma, plötzlicher Tod
Azyl-CoA-Dehydrogenase mittelkettiger Fettsäuren (MCAD)	Reye-Syndrom, Muskelschwäche, Anfälle, Lethargie, Koma, plötzlicher Tod
Azyl-CoA-Dehydrogenase kurzkettiger Fettsäuren (SCAD)	Muskelschwäche, Lethargie, Dystrophie, psychomotorische Retardierung
Kurzkettige-Hydroxyazyl-CoA-Dehydrogenase (SCHAD)	Hyperinsulinämische Hypoglykämien
Multiple Azyl-CoA-Dehydrogenase (Glutarazidurie Typ II)	**Infantile Form:** Reye-Syndrom, Erbrechen, Anfälle, Dysmorphien, renale Zysten, früher Tod **Adulte Form** (häufig riboflavinabhängig): Hepatopathie, Muskelschwäche, Lethargie, Dystrophie, psychomotorische Retardierung
3-Hydroxy-3-methylglutaryl-(HMG-)CoA-Synthase	
3-Hydroxy-3-methylglutaryl-(HMG-)CoA-Lyase	Hepatopathie, oft letal im Rahmen Reye-artiger Krise

festiert sich zumeist plötzlich im Rahmen eines Infektes eine schwere Hirnschädigung. Oft wird relativ isoliert das Striatum zerstört. Es entwickeln sich schwere Dyskinesien und Dystonien (Abb. 5.13b).

Diagnose

Nachweis der in allen Körperflüssigkeiten meist reichlich zu findenden Glutarsäure und 3-Hydroxyglutarsäure. Der Enzymdefekt kann in Fibroblasten oder Leukozyten nachgewiesen werden. Die Glutarazidurie ist eine Zielkrankheit des erweiterten Neugeborenenscreenings.

Therapie

Rasche, effektive Behandlung von Stoffwechselentgleisungen, Karnitinsubstitution, lysinarme und tryptophanreduzierte Diät. Frühzeitig diagnostizierte und behandelte Kinder entwickeln sich meist normal, während sich das Vollbild der neurologischen Schädigung nach Striatumnekrose auch unter Behandlung nicht wesentlich bessert.

5.11.5 Defekte der Fettsäurenoxidation und Ketogenese

Grundlagen

Die langkettigen Fettsäuren (C_{16}–C_{20}) sind zentraler Bestandteil der Triglyzeride, die der Organismus im Fettgewebe speichert. Während längerer Fastenperioden werden den Organen durch die mitochondriale Fettsäurenoxidation Ketonkörper als Energieträger zur Verfügung gestellt. Relevante Krankheiten können durch Gendefekte 10 verschiedener Enzyme der Fettsäurenoxidation und Ketogenese sowie dreier Transportproteine verursacht werden (Tab. 5.8). Die Enzymdefekte verursachen einen Mangel an freiem CoA im Mitochondrium, und, je nach Lokalisation, eine Akkumulation toxischer Azylkarnitine. Alternativ wird ein Teil der sich anstauenden Fettsäuren zu Dikarbonsäuren oxidiert, die renal eliminert werden. Außer beim Karnitin-Palmitoyl-Transferase-I-Mangel führen alle Defekte zu einem **generalisierten Karnitinmangel** durch den Verlust pathologischer Azylkarnitine.

Klinik

Pathophysiologisch, klinisch und biochemisch überlappen sich die Krankheitsbilder (Tab. 5.8). Leitsymptom sind sich rasch entwickelnde **hypoketotische Hypoglykämien** (Abb. 5.3) mit akuter neurologischer Symptomatik bis zum Koma (Tab. 5.5). Ursache sind eine vermehrte Zufuhr exogener oder Mobilisation endogener Fettsäuren, z. B. bei verlängerter Nüchternphase, Unfällen, Operationen oder Infekten. Zusätzlich finden sich Zeichen von **Leberfunktionsstörungen** mit erhöhten Transaminasen und Hyperammonämie bis zum Leberausfall. Bei einigen Störungen (v. a. bei Defekten im Bereich der Oxidation langkettiger Fettsäuren) können sich Neuropathien und Retinopathien entwickeln. **Muskuläre Symptome** sind häufig, von einer relativ unspezifischen Muskelschwäche bis zur Rhabdomyolyse sowie akuten oder chronischen Kardiomyopathien und Arrhythmien. Histologische Untersuchungen zeigen eine Leberverfettung oder eine Lipidmyopathie.

Wegen der Häufigkeit in Mitteleuropa (1:10.300 im erweiterten Neugeborenenscreening) besonders hervorzuheben ist der **mittelkettige Azyl-CoA-Dehydrogenase(MCAD)-Defekt**. Er manifestiert sich klinisch meist zwischen dem 4. Lebensmonat und dem 3. Lebensjahr mit rezidivierenden hypoketotisch-hypoglykämischen Attacken, die einem Reye-Syndrom ähnlich sein können. Bis zu 25% der Kinder versterben während solcher foudroyant verlaufender metabolischer Krisen unerwartet, wobei in Einzelfällen die Diagnose nicht erkannt und z. B. als plötzlicher Kindstod fehlgedeutet werden kann. Andererseits kennt man Betroffene, die lebenslang asymptomatisch bleiben. In Deutschland findet sich bei über 85% der Patienten mit MCAD-Mangel die Mutation A985G, sodass bei entsprechendem klinischem und/oder biochemischem Verdacht auch eine primäre molekulare Diagnostik möglich ist.

5

■■ Diagnose

Die wesentlichen Festtsäurenoxidationsdefekte sind Zielkrankheiten des erweiterten Neugeborenenscreenings. Am aussagekräftigsten ist die Labordiagnostik aus der akuten Entgleisung (Serum, Vollblut und Urin). Im Vordergrund steht die **Hypoglykämie** mit begleitender (Laktat)azidose. Auffällig ist die stark verminderte bis fehlende Ketonkörperbildung bei hohen Werten der freien Fettsäuren im Serum (◘ Abb. 5.3). Hinweisend können ferner Erhöhungen von Transaminasen, Kreatinkinase und Ammoniak sowie eine Myoglobinurie sein. Von den Glykogenosen Typ V und Typ VII (Leitsymptome belastungsinduzierte Rhabdomyolyse und Myoglobinurie) können die Defekte der Fettsäurenoxidation durch den Ischämietest differenziert werden.

In der spezialisierten **Stoffwechselanalytik** zeigen Defekte der Fettsäurenoxidation

- eine teilweise exzessive Urinausscheidung pathologischer Dikarbonsäuren,
- starke Erniedrigung des Gesamtkarnitins, insbesondere des freien Karnitins (Ausnahme Karnitin-Palmitoyl-Transferase-I-Mangel),
- relative Erhöhungen der Azylkarnitine,
- Nachweis spezifischer pathologischer Azylkarnitine.

Die Gesamtheit dieser Befunde kann die exakte Lokalisation eines zu vermutenden Fettsäurenoxidationsdefektes gut eingrenzen. Eine molekulare oder enzymologische Bestätigung ist allerdings unabdingbar.

■■ Therapie

Alle Formen der Fettsäurenoxidationsdefekte müssen in der akuten Krise durch umgehende **hochdosierte Glukosezufuhr** behandelt werden. Vorbeugend sollten häufigere, kohlenhydratreiche und fettarme Mahlzeiten gegeben werden. Die Fastentoleranz muss individuell ermittelt werden und liegt zumeist bei 8–12 h. **Karnitin** wird regelhaft nur beim Karnitintransporterdefekt substituiert. Bei Defekten im Abbau langkettiger Fettsäuren werden **mittelkettige Triglyzeride** in der Ernährungstherapie eingesetzt, da sie unterhalb vom Enzymdefekt in die Fettsäurenoxidation eingeschleust werden. Defekte der kurzkettigen Azyl-CoA-Dehydrogenase und des Elektronenflusses in Richtung Atmungskette durch das Elektronentransferflavoprotein (ETF) sowie die ETF-Dehydrogenase (Synonym: multipler Azyl-CoA-Dehydrogenasemangel oder Glutarazidurie Typ II) können positiv auf pharmakologische Dosen von **Riboflavin** reagieren.

Der besondere Fall

Anamnese. Ein bisher gesunder 11 Monate alter Säugling erkrankt an einer Gastroenteritis mit heftigem Durchfall und Erbrechen. Er verweigert jegliche Flüssigkeitszufuhr. Innerhalb von wenigen Stunden wird er zunehmend lethargisch.

Befund. Beim Eintreffen in der Klinik präsentiert sich der Säugling in schwer reduziertem Allgemeinzustand mit blass-grauem Hautkolorit, einer deutlichen Tachydyspnoe (Atemfrequenz 100/min) und einer Hepatomegalie. Kurz darauf tritt ein zerebraler Krampfanfall auf, der nach intravenöser Glukosegabe sistiert. Bei den initialen Laborwerten fanden sich eine metabolische Azidose, erniedrigte Glukosewerte und eine erhöhte Harnsäure. Die Quantifizierung der organischen Säuren im Urin zeigte fehlende Ketonkörper bei einer massiv erhöhten Ausscheidung von Dikarbonsäuren.

Verlauf und Therapie. Unter intensivmedizinischen Maßnahmen einschließlich parenteraler Glukose- und Elektrolytzufuhr und mehrfachem Azidoseausgleich mit Natriumbikarbonat stabilisiert sich der klinische Zustand innerhalb von 2 Tagen. Durch den Urinbefund der erhöhten Ausscheidung von Dikarbonsäuren wurde der dringende Verdacht auf das Vorliegen eines MCAD-Mangels gestellt. Die molekulargenetische Bestätigung der Diagnose erfolgte durch homozygoten Nachweis der Punktmutation A985G.

Für den Säugling wurde ein Notfallausweis mit Verhaltensregeln für Infekte mit Erbrechen oder Nahrungsverweigerung ausgestellt. Er wurde nach einer Woche mit der Maßgabe entlassen, auf regelmäßige, häufige und kohlenhydratreiche sowie fettreduzierte Mahlzeiten ohne längere Pausen zu achten. Im Alter von 3 Jahren war noch einmal eine stationäre Behandlung mit intravenöser Glukosezufuhr bei Noroviren Gastroenteritis erforderlich.

Beurteilung. Typische Präsentation eines MCAD-Mangels, der häufigsten Fettsäurenoxidationsstörung. Der foudroyante Verlauf wird durch Fasten oder eine interkurrente Erkrankung ausgelöst. Charakteristisch sind die hypoketotische Hypoglykämie und die Dikarbonazidurie. Da die erste Krise nicht letal und ohne Residualschäden verlief, ist die Prognose im geschilderten Fall bei Vermeiden von rezidivierenden Entgleisungen als sehr gut einzuschätzen.

5.12 Peroxisomale Erkrankungen

Peroxisomen sind kleine, von einer Membran umgebene Organellen. Sie spielen eine wichtige Rolle in der **β-Oxidation** von gesättigten unverzweigten überlangkettigen Fettsäuren und verwandten Substraten (u. a. zur Bereitstellung von Azetyl-CoA für Biosynthesen) sowie in der Synthese von Ätherlipiden (z. B. Plasmalogene) und Gallensäuren. Viele O_2-abhängige Oxidationen laufen (zum Schutz der Zelle gegen Sauerstoffradikale) in den Peroxisomen ab, das entstehende H_2O_2 wird mittels einer Katalase abgebaut.

5.12.1 Störungen der Peroxisomenbildung und peroxisomalen β-Oxidation

Ein kombinierter Mangel peroxisomaler Enzyme wird durch Störungen der Peroxisomenbildung verursacht. Diese Krankheitsbilder werden autosomal-rezessiv vererbt und als **generalisierte peroxisomale Erkrankungen** bezeichnet. Alle peroxisomalen Enzymsysteme sind in unterschiedlichem Ausmaß gestört.

■■ Klinik

Leitsymptome generalisierter peroxisomaler Erkrankungen sind beim Neugeborenen **Dysmorphien** (sehr große Fontanellen, niedrige Orbitalränder, hohe Stirn, Epikanthus, Vierfingerfurche, antevertierte Nares, dysplastische Ohren und Knorpelverkalkungen), schwere **neurologische Störungen** (Hypotonie, Epilepsie), und **hepatointestinale Funktionsstörungen** (Hepatomegalie, konjugierte Hyperbilirubinämie, Fütterungsschwierigkeiten). Im Kleinkindesalter kommen Gedeihstörungen, Osteoporose, Spastizität, sensoneuraler Hörverlust (Frühsymptom: pathologisches Elektroretinogramm) und Erblindung (Frühsymptom: Retinitis pigmentosa) hinzu.

> **Das Zusammenkommen von psychomotorischer Retardierung und Hypotonie mit nur einem weiteren Symptom, wie Epilepsie, kraniofaziale Dysmorphien, Seh- oder Hörstörung, sollte eine biochemische Untersuchung auf peroxisomale Erkrankungen veranlassen.**

3 Krankheitsbilder Das Vollbild der geschilderten Multisystemerkrankung wird als **Zellweger-Syndrom** bezeichnet. Die betroffenen Kinder versterben zumeist im 1. Lebensjahr. Der **infantile M. Refsum** verläuft protrahierter mit variabler Überlebenszeit. Patienten können sogar, wenn auch verspätet, das Gehen mit ataktisch breitbasigem Gang erlernen. Der Verlauf der **neonatalen Adrenoleukodystrophie** ist häufig rasch progredient mit fortschreitender Leukodystrophie und demyelinisierender peripherer Neuropathie. Zwischen den 3 Krankheitsbildern bestehen Überlappungen und Mischbilder.

Klinisch ähnlich verlaufen Einzelenzymdefekte der peroxisomalen β-Oxidation. Sie werden als **Pseudozellweger-Syndrom** bezeichnet.

▪▪ Diagnose

Hinweisend auf peroxisomale Erkrankungen sind ein Ikterus prolongatus, mäßige Hypoglykämien und Hypocholesterolämien sowie variable Erhöhungen von Transaminasen, Serumeisen und Transferrin. Entscheidend und spezifisch ist der Nachweis erhöhter **überlangkettiger Fettsäuren** (VLCFA: »very long chain fatty acids«). Diagnostisch bedeutsam ist ferner der Nachweis verminderter Plasmalogene im Plasma und Geweben (defekte Biosynthese) sowie einer erhöhten Phytansäure (defekter Abbau der aus der Nahrung stammenden Säure). Bei generalisierten peroxisomalen Erkrankungen kann ein Fehlen oder die starke Verminderung der Peroxisomen elektronenmikroskopisch in einer Leberbiopsie oder in kultivierten Fibroblasten nachgewiesen werden. Die Diagnose muss durch den Nachweis der spezifischen Enzymdefekte in Fibroblasten bestätigt werden.

Generalisierte peroxisomale Erkrankungen werden durch mehr als 12 unterschiedliche **Einzelgendefekte** verursacht. Bei 2/3 der Familien sind Mutationen im PEX1-Gen die Krankheitsursache, in einigen weiteren Familien Mutationen im PEX5-Gen. In diesen Familien ist nach Mutationsanalyse eine pränatale Diagnostik wesentlich erleichtert.

▪▪ Therapie

Spezifische therapeutische Ansätze sind nicht vorhanden.

5.12.2 Peroxisomale Einzelenzymdefekte

Während einzelne isolierte Enzymdefekte der peroxisomalen β-Oxidation Phänokopien generalisierter peroxisomaler Erkrankungen verursachen (s. oben), führen Defekte anderer peroxisomaler Enzyme zu spezifischen Krankheitsbildern, deren Symptome sich auf den Funktionsverlust des betroffenen Enzyms zurückführen lassen. Klinische Überschneidungen mit den generalisierten peroxisomalen Erkrankungen zeigen die rhizomele Chondrodysplasia punctata und die X-chromosomal vererbte Adrenoleukodystrophie.

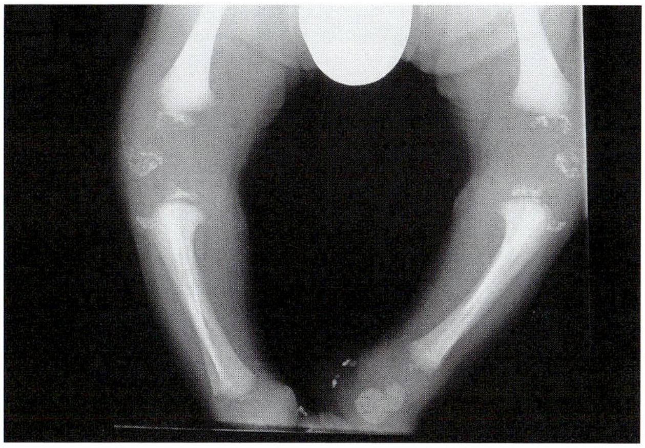

Abb. 5.14 Röntgenbild eines 3-monatigen Patienten mit rhizomeler Chondrodysplasia punctata: charakteristische verkürzte Oberschenkel und generalisierte epiphysäre punktförmige Verkalkungen

Rhizomele Chondrodysplasia punctata

▪▪ Klinik

Genetische Defekte der Rezeptoren des peroxisomalen Zielsignals 2 oder der spezifischen Enzyme Dihydroxyazetonphosphat-Azyltransferase und Alkyl-Dihydroxyazetonphosphat-Synthase verursachen das klinische Bild einer rhizomelen Chondrodysplasia punctata. Oberschenkel und Oberarme sind stark verkürzt (Abb. 5.14). Im Gegensatz zum Zellweger-Syndrom findet sich die Chondrodysplasia punctata (**epiphysäre punktförmige Verkalkungen**) nicht nur lokalisiert sondern generalisiert. Die gestörte enchondrale Knochenbildung führt zu koronaren Spalten an den Wirbelkörpern. Viele Patienten zeigen neben fazialen Dysmorphien eine Ichthiose und Katarakte. Das Ausmaß der geistigen Retardierung ist zumeist schwer. Es entwickeln sich Spastik und Kontrakturen.

▪▪ Diagnose

Pathophysiologisch entscheidend ist eine gestörte Biosynthese der **Plasmalogene**, die diagnostisch am einfachsten in Erythrozytenmembranen nachzuweisen ist. Bei Rezeptordefekten des peroxisomalen Zielsignals 2 (Mutationen im PEX7-Gen), wodurch mehrere unterschiedliche Enzyme nicht ins Peroxisom integriert werden können, ist zusätzlich zur Biosynthese der Plasmalogene die Oxidation der Phytansäure defekt, sodass die Diagnosestellung auch über den Nachweis erhöhter **Phytansäurespiegel** im Serum erfolgen kann.

X-chromosomale Adrenoleukodystrophie

Die X-chromosomale Adrenoleukodystrophie beruht auf einem Defekt des peroxisomalen ATP-bindenden Membranproteins (ABCD1-Gen) und folgt als einzige peroxisomale Erkrankung einem X-chromosomalen Erbgang.

▪▪ Klinik

Klinisch kann sich die Krankheit im Schulkindesalter (ca. 40%), oder in unterschiedlichen Varianten später in der Adoleszenz oder bei Erwachsenen manifestieren.

Klassischerweise zeigen betroffene Jungen im Schulalter zunächst **Verhaltensstörungen**, eine motorische Ungeschicklichkeit und kortikale Empfindungsstörungen. Eine gestörte Körperorientierung, Sehstörungen und epileptische Anfälle können ebenfalls Früh-

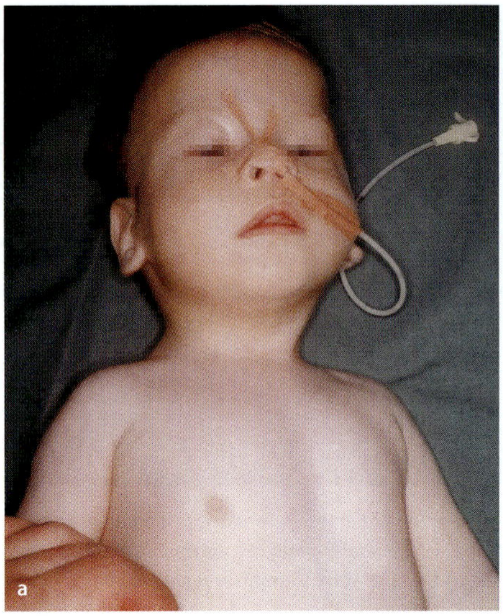

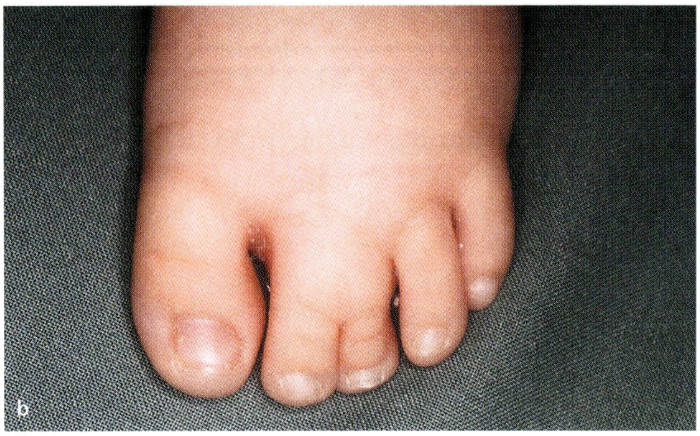

Abb. 5.15a, b Patient mit Smith-Lemli-Opitz-Syndrom im Alter von 8 Monaten. **a** Charakteristische faziale Dysmorphien sind eine Mikrozephalie, Mikrognathie, ein hoher Gaumen, Ptosis, antevertierte Nares und tiefsitzende posterior rotierte Ohren. Zusätzlich können Gaumenspalten und Katarakte beobachtet werden. **b** Obligat für das Syndrom ist eine Syndaktylie der Zehen II/III, während weitere Extremitätenfehlbildungen wie postaxiale Polydaktylien und Valgusfehlstellungen inkonstant vorhanden sind

symptome sein. Die Erkrankung verläuft dann rasch progredient. Die Kinder sind nach wenigen Jahren blind, taub und schließlich dezerebriert.

Es ist unklar, warum bei etwa 20% der Patienten die neurologische Symptomatik sehr viel später beginnt und milder verläuft (**Adrenomyeloneuropathie**). Im Erwachsenenalter fallen zuerst Steifheit und Ungeschicklichkeit beim Gehen auf, gefolgt von einer generalisierten Muskelschwäche, Gewichtsverlust, Schwindelanfällen und vermehrter Hautpigmentation. Letztere ist Folge erhöhter ACTH-Konzentrationen bei einer **Nebenniereninsuffizienz** (Addison-Erkrankung), einem weiteren Charakteristikum der Erkrankung. Während im Erwachsenenalter eine Nebenniereninsuffizienz neurologischen Symptomen viele Jahre vorausgehen kann und letztere völlig ausbleiben können, ist im Kindesalter ein isolierter Morbus Addison selten (7% aller Patienten). Dennoch sollte bei Knaben wie Männern mit Morbus Addison immer eine Bestimmung der überlangkettigen Fettsäuren im Serum erfolgen.

▪▪ Diagnose

Diagnostischer Marker ist ein erhöhter Gehalt an überlangkettigen Fettsäuren in Geweben und Körperflüssigkeiten.

▪▪ Diättherapie

Der diätetische Behandlungsansatz (1 Teil Glyzerylerucasäure plus 4 Teile Glyzeryltrioleat) ist als **Lorenzos Öl** durch den gleichnamigen Film bekannt geworden. Umfangreiche Nachuntersuchungen haben leider keine Wirksamkeit nachweisen können, wohingegen eine frühe **Knochenmarktransplantation** Krankheitsverlauf und -schwere positiv beeinflussen kann.

Morbus Refsum

Beim Morbus Refsum führt ein Defekt der **Phytanoyl-CoA-Hydroxylase** zu einer Akkumulation der aus der Nahrung stammenden Phytansäure im Körper. Ab dem Schulalter entwickeln sich eine Retinitis pigmentosa (Frühsymptom: Nachtblindheit), Polyneuropathie und zerebellare Ataxie. Später können Taubheit, Anosmie, Ichthyosis, skelettale und kardiale Probleme hinzukommen. Die Intelligenz ist nicht beeinträchtigt. Nach Diagnosestellung durch den Nachweis erhöhter **Phytansäure** im Serum kann die Progredienz der Erkrankung durch eine phytansäurearme Diät gestoppt werden. Während sich Polyneuropathie, Hautmanifestationen und ggf. Reizleitungsstörungen des Herzens zurückbilden, sind die Störungen der Hirnnervenfunktionen in der Regel nicht reversibel.

Primäre Hyperoxalurie Typ I

Die primäre Hyperoxalurie Typ I wird durch einen Mangel der **Alanin-Glyoxalat-Aminotransferase** verursacht und führt über die stark vermehrte Urinausscheidung von Oxalsäure zu **Nierensteinen**, einer Nephrokalzinose und schließlich zu einem chronischen Nierenversagen.

Akatalasämie

Die Akatalasämie, charakterisiert durch ein Fehlen der Katalase, bleibt zumeist asymptomatisch oder führt zu chronischen **Ulzerationen im Bereich der Mundschleimhäute**.

5.13 Cholesterolbiosynthesedefekte

Defekte der Cholesterolbiosynthese verursachen monogene vererbte **embryofetale Fehlbildungssyndrome**.

Am Anfang des Stoffwechselweges verursacht der Mevalonatkinasemangel die **Mevalonazidurie** sowie das **Hyper-IgD-Syndrom**, am Ende u. a. Defekte der 3β-Hydroxysteroid-Δ^8,Δ^7-Isomerase das **Conradi-Hünermann-Syndrom** (X-gebundene Chondrodysplasia punctata), der Sterol-4-Demethylase das **Child-Syndrom** und der 3β-Hydroxysterol-Δ^7-Reduktase das **Smith-Lemli-Opitz-Syndrom**.

Klinisch manifestieren sich die Erkrankungen durch unterschiedliche kraniofaziale **Dysmorphien**, Organ- und Skelettfehlbildungen sowie schwere körperliche und **pychomotorische Entwicklungsverzögerungen**.

5.13.1 Smith-Lemli-Opitz-Syndrom

Am besten bekannt ist das Smith-Lemli-Opitz-Syndrom, 1964 von David W. Smith, Luc Lemli und John Marius Opitz erstbeschrieben und mit einer **Inzidenz** von 1:60.000.

▪▪ Klinik

Klinisch fallen die Patienten mit Gedeihstörungen, psychomotorischer Retardierung, muskulärer Hypotonie und typischen **fazialen Dysmorphien** wie Mikrozephalie, Mikrognathie, Ptosis, Katarakte, antevertierte Nares, tiefsitzende, posterior rotierte Ohren sowie multiplen Fehlbildungen der Extremitäten und der inneren Organe auf (◻ Abb. 5.15). Der Schweregrad der **Organfehlbildungen** und damit die Prognose der Patienten zeigt eine negative Korrelation zur Konzentration des Cholesterols im Serum. Das Spektrum reicht von milden Formen mit leichter Retardierung bis zu letalen Verläufen in den ersten Lebenstagen oder Totgeburten.

Das **Hyper-IgD-Syndrom** ist durch rezidivierende Fieberschübe charfakterisiert.

▪▪ Diagnose

Die Diagnostik der Erkrankungen erfordert bei der Mevalonazidurie die spezialisierte Analytik der Mevalonsäure im Urin, bei den anderen Erkrankungen die differenzierte quantitative Bestimmung der Sterole im Serum mittels Gaschromatographie-Massenspektrometrie oder molekulare Untersuchungen.

> **Cave**
> **Erniedrigte Cholesterolkonzentrationen im Serum sind kein verlässlicher diagnostischer Parameter.**

Bei der Mevalonazidurie ist eine **pränatale Diagnostik** über den Nachweis erhöhter Mevalonsäure in der Amnionflüssigkeit ab der 11. Schwangerschaftswoche, beim Smith-Lemli-Opitz-Syndrom über den Nachweis erhöhten 7-Dehydrocholesterols in Chorionzottenbiopsien ab der 10. Schwangerschaftswoche möglich. In informativen Familien können molekulargenetische Untersuchungen durchgeführt werden.

▪▪ Therapie

Erfolgversprechende Therapieansätze beim Smith-Lemli-Opitz-Syndrom zielen auf die Erhöhung der abnorm niedrigen Cholesterolkonzentrationen durch **Zufuhr von exogenem Cholesterol**. Gleichzeitig sollen die erhöhten 7-Dehydrocholesterolspiegel durch Hemmung der endogenen Biosynthese durch Inhibitoren der HMG-CoA-Reduktase (Simvastatin®) gesenkt werden. Pränatale Schädigungen zeigen allerdings naturgemäß keine Besserungstendenz.

5.14 CDG-Syndrome (»congenital disorders of glycosylation«)

▪▪ Grundlagen

CDG-Syndrome resultieren aus einer **gestörten Glykosylierung**, die fehlerhafte Strukturen von Kohlenhydratseitenketten unterschiedlicher Glykoproteine (Membranproteine, Transportproteine, Hormone, Gerinnungs- und Komplementfaktoren, Enzyme oder endogene Enzymhemmstoffe, wie z. B. α_1-Antitrypsin) verursacht. Die bislang bekannten verschiedenen Defekte unterscheiden sich sowohl im Muster des als diagnostischen Marker verwandten Serumproteins Transferrin als auch in der klinischen Symptomatik (◻ Tab. 5.9).

Das CDG-Syndrom Typ Ia wurde bisher am häufigsten gefunden (>600 Patienten). Die meisten Patienten sind bisher in Skandinavien mit einer **Inzidenz** von ca. 1:50.000 diagnostiziert worden. Der Erbgang ist autosomal-rezessiv.

▪▪ Diagnose

Die Diagnose wird mittels **isoelektrischer Fokussierung** von **Transferrin** als Markerprotein gestellt. Komplementär können auch andere Glykoproteine für die Diagnosestellung verwendet werden (z. B. α_1-Antitrypsin, AT III, α_1-saures Glykoprotein). Infolge der Hypoglykolisierung zeigen sich je nach CDG-Syndrom in der Elektrophorese unterschiedliche Muster der Proteinbanden. Eine Sicherung der Diagnose kann bei den bekannten Defekten in kultivierten Hautfibroblasten, z. T. in Leukozyten bzw. molekulargenetisch erfolgen.

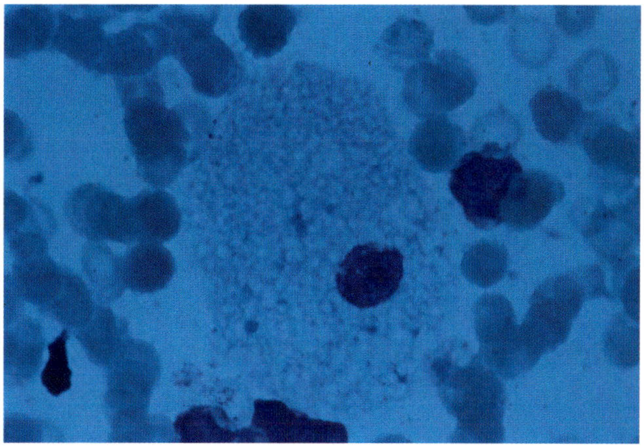

◻ **Abb. 5.16** Knochenmarkausstrich eines Patienten mit Niemann-Pick-Krankheit Typ I: monströs vergrößerte »Schaumzelle« infolge massiver Akkumulation von Sphingomyelin in Lysosomen

▪▪ Therapie

Bislang stehen effektive Therapien nur für das CDG-Syndrom Typ Ib durch eine regelmäßige orale Zufuhr von Mannose sowie für das CDG-Syndrom IIc durch orale Zufuhr von Fukose zur Verfügung. Für die anderen CDG-Syndrome, die vor allem mit schweren neurologischen Störungen einhergehen, existiert keine effektive rationale Therapie.

5.15 Lysosomale Speicherkrankheiten

▪▪ Pathogenese

Lysosomen dienen dem Abbau von kleinen bis sehr großen Molekülen und Molekülverbänden. Dazu enthalten sie in einem sauren Milieu (pH 5) eine Vielzahl verschiedener Hydrolasen. **Defekte lysosomaler Hydrolasen** führen zum Anstau des unvollständig verdauten Substrats. Die Speicherung führt zur Vergrößerung der Lysosomen, die mikroskopisch als Vakuolen sichtbar werden (◻ Abb. 5.16), zu einem Anschwellen der Zellen, Zellvermehrung und letztlich zu Funktionsstörungen. Betroffen sind vor allem mesenchymatöse Organe (Haut, Knorpel, Knochen), parenchymatöse Organe (Leber, Milz) und das Nervensystem.

Auch im Normalfall wird ein Teil der lysosomalen Enzyme als sekretorische Proteine aus den Zellen ausgeschleust, und können relativ einfach im Blut oder Urin nachgewiesen und quantifiziert werden.

▪▪ Genetik

Die Mukopolysaccharidose Typ II (M. Hunter) und die Sphingolipidose M. Fabry werden X-chromosomal, alle anderen autosomal-rezessiv vererbt.

▪▪ Klinik

Es sind etwa 50 lysosomale Speicherkrankheiten bekannt mit einer Gesamtprävalenz von 1:8000. Sie zählen zu den häufigsten neurometabolischen Erkrankungen und verursachen eine langsam fortschreitende Symptomatik ohne akute metabolische Entgleisungen.

Krankheitsbilder und -verläufe zeigen starke Überschneidungen bei unterschiedlichsten Manifestationsaltern (◻ Tab. 5.10). Zumeist

Tab. 5.9 Übersicht über die CDG-Syndrome (congenital disorders of glycosylation)

Typ	Defekt	Klinische Symptome
CDG-Ia	Phosphomannomutase (C)	Gedeihstörung, invertierte Mamillen, Fettpolster, Hepatomegalie, Hepatopathie, Gerinnungsstörungen, Hypogonadismus, muskuläre Hypotonie, psychomotorische Retardierung, Stroke-like-Episoden, Krampfanfälle, Retinitis pigmentosa, periphere Neuropathie, zerebelläre Hypoplasie, Ataxie
CDG-Ib	Phosphomannose-Isomerase (C)	Hypoglykämie, Erbrechen, Durchfall, Eiweißverlustenteropathie, Gedeihstörung, kongenitale Leberfibrose
CDG-Ic	α-1,3-Glucosyltransferase (ER)	Psychomotorische Retardierung, Sprachentwicklungsverzögerung, Epilepsie, Gedeihstörung
CDG-Id	α-1,3-Mannosyltransferase (ER)	Therapieresistente Epilepsie, muskuläre Hypotonie, Mikrozephalie, Optikusatrophie
CDG-Ie	Dolichol-P-Mannose-Synthase 1 (ER)	Psychomotorische Retardierung, muskuläre Hypotonie, Mikrozephalus, Epilepsie, Hepatosplenomegalie
CDG-If	Dolichol-P-Mannose-Verwendung (ER)	Psychomotorische Retardierung, Krampfanfälle, Trinkschwäche und Hautauffälligkeiten
CDG-Ig	α-1,6-Mannosyltransferase (ER)	Psychomotorische Retardierung, Hypotonie und Dysmorphien
CDG-Ih	α-3-Glucosyltransferase	Gastrointestinale Symptome, Hepatomegalie, Gerinnungsstörungen
CDG-Ii	α-1,3-Mannosyltransferase	Okuläre Anomalien, Epilepsie, Retardierung, Gerinnungsstörungen
CDG-Ik	β-1,4-Mannosyltransferase (ER)	Epilepsie, Mikrozephalie, Gerinnungsstörungen
CDG-Il	α-1,2-Mannosyltransferase	Retardierung, Hypotonie, Epilepsie, Hepatomegalie
CDG-Im	Dolichol-Kinase	Ichthyose, Kardiomyopathie, muskuläre Hypotonie
CDG-In	RFT1-Protein	Entwicklungsverzögerung, muskuläre Hypotonie, Epilepsie, Hepatomegalie, Gerinnungsstörungen
CDG-Io	Dolichol-P-mannose-Synthase III	Muskuläre Hypotonie, Ataxie, Kardiomyopathie, muskuläre Dystrophie
CDG-Ip	α1,2-Mannosyl- Transferase	Muskuläre Hypotonie, Entwicklungsverzögerung, Epilepsie
CDG-Iq	Steroid-5α-Reduktase-Typ 3	Ichthyose, Kardiomyopathie, Entwicklungsverzögerung, zerebelläre Hypoplasie, Koloboma
CDG-IIa	N-Acetyl-Glucosaminyl-Transferase II (G)	Psychomotorische Retardierung, muskuläre Hypotonie, Dysmyelinisierung
CDG-IIb	Glukosidase I (ER)	Psychomotorische Retardierung, muskuläre Hypotonie, Epilepsie, Hepatomegalie
CDG-IIc	GDP-Fucose-Transporter (G)	Infektanfälligkeit, Leukozytose, psychomotorische Retardierung
CDG-IId	β-1,4-Galactosyltransferase (G)	Psychomotorische Retardierung, muskuläre Hypotonie, Dandy-Walker-Malformation, Myopathie, Gerinnungsstörungen
CDG-IIe	COG-7 = Teil des COG-Komplexes im Golgi-Stoffwechsel (G)	Dysmorphie, Skelettdysplasie, Hypotonie, Hepatosplenomegalie, Ikterus, Epilepsie, letal im Säuglingsalter
CDG-IIf	CMP-Sialinsäure-Transporter	Thrombozytopenie, Neutropenie, kompletter Verlust von Sialyl-Le^{X}, Blutungen in Haut und hintere Augenkammer, Dyspnoe, Infektionen
CDG-IIg	COG-Komplex im Golgi-Stoffwechsel, Untereinheit 1	Gedeihstörung, muskuläre Hypotonie, psychomotorische Retardierung, progrediente Mikrozephalie, Hepatosplenomegalie
CDG-IIh	COG-Komplex im Golgi-Stoffwechsel, Untereinheit 8 (G)	Gedeihstörung, muskuläre Hypotonie, psychomotorische Retardierung, progrediente zerebelläre Atrophie, Gerinnungsstörungen
CDG-IIi	ATPase = Untereinheit α2 der H^+-ATPase	Cutis laxa, Entwicklungsverzögerung, Epilepsie
CDG-IIj	COG-Komplex im Golgi-Stoffwechsel, Untereinheit 4 (G)	Milde Hypertonie und Hyperreflexie, respiratorische Störungen, milde Ataxie, Mikrozephalie, Epilepsie
CDG-IIk	COG-Komplex im Golgi-Stoffwechsel, Untereinheit 5 (G)	Psychomotorische Retardierung, Ataxie, Hypotonie, zerebelläre Atrophie
CDG-IIl	COG-Komplex im Golgi-Stoffwechsel, Untereinheit 6 (G)	Rezidivierendes Erbrechen, Cholestase, Vitamin-K-Mangel, intrakranielle Blutungen, Epilepsie

C Zytoplasma; *ER* endoplasmatisches Retikulum; *G* Golgi-Apparat

■ **Tab. 5.10** Lysosomale Speichererkrankungen

Bezeichnung	Enzymdefekt	1	2	3	4	5	6	7	8	9	10	11	12	13
Mukopolysaccharidosen														
Typ I, M. Hurler	α-L-Iduronidase	++	++	+	–	++	–	–	–	–	++	–	+	–
Typ II, M. Hunter	Iduronat-2-Sulfatase	++	+	+	–	++	–	–	–	–	–	–	+	–
Typ III, M. Sanfilippo	4 Enzyme zum Abbau von Heparansulfat(Typen A–D)	(+)	(+)	–	–	++	–	+	–	–	–	–	(+)	–
Typ IV, M. Morquio	Galaktose-6-SulfataseTyp A,β–Galaktosidase Ø Typ B	+	(+)	(+)	(+)	–	–	–	–	–	(+)	–	(+)	–
Typ VI, M. Maroteaux-Lamy	N-Azetylgalaktosamin-4-Sulfatase	+	+	+	–	–	–	–	–	–	++	–	+	–
Typ VII, M. Sly	β-Glukuronidase	+	+	(+)	(+)	+	–	–	–	–	+	–	+	–
Typ IX, Natowics	Hyaluronidase	–	–	–	–	–	–	–	–	–	–	–	–	–
		Kleinwuchs und Gelenkschwellungen												
Oligosaccharidosen														
Aspartylglukos-aminurie	Aspartylglukosaminase	+	(+)	(+)	–	+	–	–	–	–	(+)	(+)	–	+
Fukosidose	α-Fukosidase	++	(+)	+	–	++	+	+	–	–	–	+	–	+
α-Mannosidose	α-Mannosidase	++	+	–	–	++	–	(+)	–	–	++	+	–	+
β-Mannosidose	β-Mannosidase	+	(+)	–	–	+	–	+	+	–	–	–	–	+
M. Schindler	α-N-Azetylgalaktosamini-dase	–	–	–	–	+	+	+	–	–	–	–	–	+
Sialidose I	Sialidase	–	–	–	(+)	–	++	+	+	++	(+)	+	–	+
Sialidose II	Sialidase	++	+	+	(+)	++	(+)	–	–	++	–	+	–	+
Mukolipidosen														
Mukolipidose II, I-Cell Disease	Mannose-6-Phosphat-Phosphotransferase	++	+	++	–	++	–	–	–	–	+	+	–	–
Mukolipidose III, Pseudo-Hurler	Mannose-6-Phosphat-Phosphotransferase	(+)	(+)	–	–	(+)	–	–	–	–	++	+	–	–
Mukolipidose IV	Mucolipidin 1 (MCOLN1 Gen)	–	+	–	–	(+)	–	–	–	–	–	–	–	–
Sphingolipidosen														
M. Fabry	α-Galaktosidase	–	–	+	–	–	–	–	+	–	++	–	–	–
M. Farber	Zeramidase	–	(+)	++	–	+	–	–	+	(+)	–	–	–	–
Galaktosialidose	β-Galaktosidase + Sialidase	++	+	+	(+)	++	(+)	+	–	+	+	+	–	+
GM1-Gangliosidose	β-Galaktosidase	++	+	(+)	(+)	++	–	(+)	–	++	+	–	–	+
GM2-Gangliosidose (M. Tay-Sachs, M. Sandhoff)	β-Hexosaminidasen A + B	–	(+)	–	–	++	+	+	–	++	–	–	–	+
M. Gaucher Typ I	Glukozerebrosidase	–	+	–	–	–	–	–	–	–	–	–	–	+
M. Gaucher Typ II	Glukozerebrosidase	–	+	–	(+)	++	+	+	–	–	–	–	–	+
Sphingolipidosen														
M. Gaucher Typ III	Glukozerebrosidase	–	+	–	(+)	+	(+)	(+)	–	–	–	–	–	+
M. Niemann-Pick Typ I (=A + B)	Sphingomyelinase	–	+	–	(+)	+	(+)	–	–	(+)	(+)	+	–	–

Tab. 5.10 (Fortsetzung)

Bezeichnung	Enzymdefekt	1	2	3	4	5	6	7	8	9	10	11	12	13
Metachromatische Leukodystrophie	Arylsulfatase A	–	–	–	–	++	–	+	+	(+)	–	–	–	–
M. Krabbe	β-Galaktozerebrosidase	–	–	–	–	++	–	+	+	(+)	–	–	–	–
Lipidspeicherkrankheiten														
M. Niemann-Pick Typ II ©	intrazellulärer –Cholesteroltransport (90% NPC1 Gen, 10% NPC2 Gen)	–	(+)	–	–	+	–	–	–	(+)	–	+	–	–
M. Wolman	Saure Lipase	–	+	(+)	(+)	–	–	–	–	(+)	–	+	–	–
Zeroidlipofuszinose (infantile Form, M. Santavuori-Hantia	Palmitoyl-Protein—Thioesterase I (CNL1)	–	–	–	–	+	+	+	–	–	–	+	–	–
Zeroidlipofuszinose (spätinfantile Form, M. Jansky-Bielschowsky)	Tripeptidyl- Peptidase I (CNL2)Varianten in Finnland (CNL5), Türkei (MFSD8) und bei Roma (CNL6)	–	–	–	–	+	+	+	–	–	–	+	–	–
Zeroidlipofuszinose (juvenile Form, M. Spielmeyer-Vogt)	CLN3, Membranprotein	–	–	–	–	+	–	(+)	–	–	–	(+)	–	–
Zeroidlipofuszinose (adulte Form, M. Kufs, M. Parry)	CLN4, in sich heterogen	–	–	–	(+)	+	–	–	–	–	–	(+)	–	–
Lysosomale Glykogenspeicherung														
Glykogenose Typ II, M. Pompe	α-1,4-Glukosidase	–	+	++	–	–	–	–	–	–	–	+	–	+
Lysosomale Transportstörungen														
Sialinsäurespeicherkrankheit, Salla-Krankheit	UDP-GlcNAc-2-Epimerase (GNE Gen)	–	(+)	–	–	+	(+)	–	+	–	–	+	–	+
Zystinose	Zystintransporter	–	–	–	–	–	–	–	–	–	(+)	–	–	–
Methylmalonazidurie und Homozystinurie (► Abschn. 5.11.2)	cblF	–	–	–	–	–	–	–	–	–	–	–	–	–

++: Prominentes Merkmal; +: oft ausgeprägt; (+): inkonstant vorhanden bzw. spät im Krankheitsverlauf auftretend; –: nicht vorhanden
1: Dysostosis multiplex, vergröbertes Gesicht; 2: Hepatosplenomegalie; 3: Kardiomegalie, Herzinsuffizienz; 4: Hydrops fetalis; 5: mentale Retardierung, 6: Myoklonien, 7: Spastik, 8: periphere Neuropathie, 9: kirschroter Makulafleck; 10: Hornhauttrübung, 11: Lymphozytenvakuolen; 12: GAG (Urin); 13: pathologische Oligosaccharide

entwickelt sich das Neugeborene initial unauffällig; allerdings sind lysosomale Speicherkrankheiten wichtige Differenzialdiagnosen bei nichtimmunologischem Hydrops fetalis und Kardiomegalie im Neugeborenen- und Säuglingsalter.

Vergröberte Gesichtszüge, Skelett- und Hautveränderungen infolge einer mesenchymalen Speicherung entwickeln sich mit unterschiedlicher Dynamik (◘ Abb. 5.17). Sie führen bei starker Ausprägung, ebenso wie eine **Viszeromegalie**, rasch zur Verdachtsdiagnose einer Speichererkrankung.

Erscheinungsbild und Prognose der meisten Speicherkrankheiten werden durch die **progredienten neurologischen Symptome** bestimmt. Bei Beginn im Säuglings- oder frühen Kindesalter imponiert zunächst eine muskuläre Hypotonie und statomotorische Entwicklungsverzögerung. Bald wird eine progrediente psychomotorische Retardierung mit Verlust bereits erworbener Fähigkeiten offensichtlich. Wird die Erkrankung erst im Schulalter oder noch später manifest, können Verhaltensstörungen, eine emotionale Labilität, Schulversagen oder psychiatrische Symptome im Vordergrund stehen, oft lange Zeit bevor ein offensichtlich fortschreitender demenzieller Abbau, Gangstörungen, Lähmungen oder Urininkontinenz hinzukommen und die Grundkrankheit erkannt wird. Wichtige Zusatzsymptome sind Hör- und Sehstörungen, Myoklonien, Pyramidenbahnzeichen oder eine Ataxie. Während neuropathische Erkrankungen mit Beginn im frühen Kindesalter rasch zur Dezerebration und Tod führen, sind Verlauf und Prognose bei den juvenilen und adulten Formen sehr variabel.

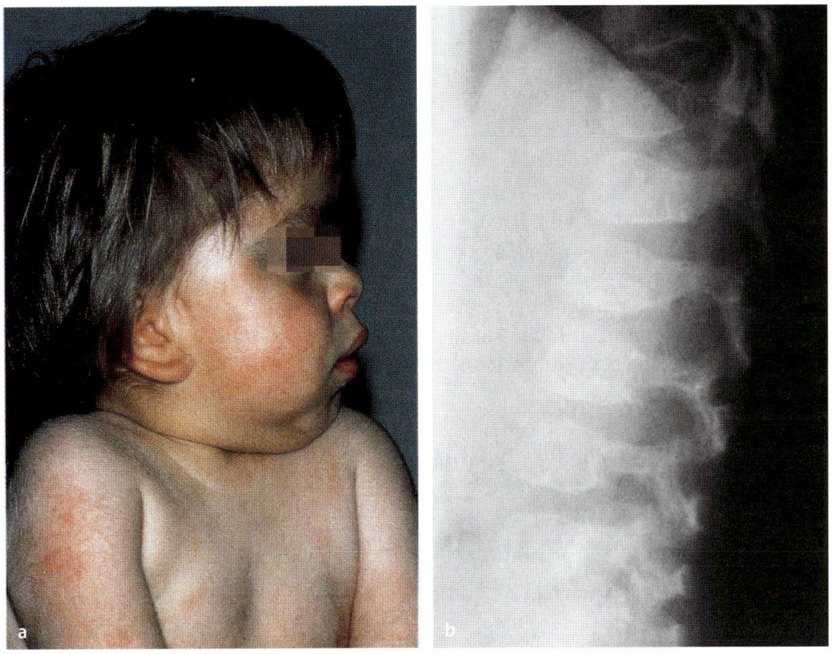

Abb. 5.17a, b 2,5-jähriger Junge mit offensichtlichem Entwicklungsrückstand bei Mukopolysaccharidose Typ I (Pfaundler-Hurler). **a** Großer skaphokephaler Schädel, vergröberte Gesichtszüge (Wasserspeier), ungewöhnlich feste Haare, konfluierende Augenbrauen. **b** Die Röntgenaufnahme der Wirbelsäule zeigt ausgeprägte Tonnenwirbel

Diagnose

Wesentliche Hilfen sind **organbezogene Zusatzuntersuchungen**. Spezifisch untersucht werden sollten: Skelett (Becken und Wirbelsäule), parenchymatöse Organe (Sonographie), Herz (EKG, Echokardiographie), Augen (Makula, Katarakte), Gehör, ggf. elektrophysiologische Untersuchungen der peripheren Nervenleitung und Gehirn (kernspintomographische Untersuchung).

> **Pathognomonisch sind ein kirschroter Makulafleck oder eine Dysostosis multiplex.**

Ein entscheidender Hinweis ist der **histologische Nachweis von Speicherphänomenen**. Vakuolisierte Lymphozyten können bei einigen Erkrankungen in peripheren Blutzellen nachgewiesen werden. Erforderlich sind ein direkter Ausstrich auf den Objektträger, nicht erst im Labor aus einem EDTA-Blutbildröhrchen, und eine erfahrene kritische Beurteilung. Sehr viel deutlicher sind Speicherungen in Knochenmarkzellen nachzuweisen (Abb. 5.16). Bei einigen Erkrankungen sind spezifische Speicherungen nur in Biopsien der betroffenen Organe erkennbar, am aussagekräftigsten in einer kombinierten Haut- und Nervenbiopsie (Zeroidlipofuszinosen).

Eine besonders wichtige, da relativ einfache und im positiven Falle diagnostisch spezifische Untersuchung ist die Bestimmung und Differenzierung der Mukopolysaccharide, der Oligosaccharide und der freien Neuraminsäure im Urin (Tab. 5.10), die relativ breit als Screeninguntersuchung eingesetzt werden können. Sind weder pathologische Urinausscheidungen noch Lymphozytenvakuolen nachweisbar, muss in Abhängigkeit von der spezifischen klinischen Symptomatik eine primäre Enzymaktivitätsbestimmung im Serum oder Fibroblasten oder Mutationsanalysen erfolgen. Bei progredientem demenziellen Abbau mit Pyramidenbahnläsionen und Leukodystrophie sind Bestimmungen der Arylsulfatase A (metachromatische Leukodystrophie) und der β-Galaktozerebrosidase (Globoidzell-Leukodystrophie bzw. M. Krabbe) sinnvoll, bei Nachweis einer peripheren Neuropathie ohne Leukodystrophie (ansonsten wiederum primäre Verdachtsdiagnose M. Krabbe) Bestimmungen der Zeramidase (Lipogranulomatose bzw. M. Farber) oder bei normaler Intelligenz und Angiokeratomen der α-Galaktosidase (M. Fabry). Problematisch in der Diagnostik bleiben dann »nur« die Mukolipidose IV und einzelne Patienten aus der Gruppe der Zeroidlipofuszinosen (Tab. 5.10).

Therapie

Die Betreuung von Patienten mit lysosomalen Speicherkrankheiten erfordert komplexe, individuelle, interdisziplinäre und langfristig ausgerichtete Konzepte. Besonders wichtig ist das frühzeitige Erkennen von Seh- und Hörstörungen, problematisch die Behandlung von Myoklonien. Eine kurative Therapie ist bei den meisten Speicherkrankheiten nicht möglich.

Während Versuche mit Organtransplantationen von Milz, Leber und Nieren erfolglos geblieben sind, lassen sich bei einigen präsymptomatischen Patienten Erfolge durch Knochenmarktransplantationen erzielen, z. B. bei der MPS Typ I, dem spätmanifestierendem M. Krabbe und der metachromatischen Leukodystrophie. Erfolgreich ist eine **Enzymersatztherapie** beim M. Gaucher mit primär viszeraler Symptomatik, beim M. Fabry, M. Pompe und den MPS Typ I, II und VI. Dieser Ansatz wird auch für andere Erkrankungen ausgearbeitet und befindet sich für die MPS Typ IV (A) und mit intrathekaler Enzymersatztherapie für die neuronopathischen Formen von MPS II und IIIA (Enzyme passieren nicht die Blut-Hirn-Schranke) in der klinischen Erprobung. Für die Behandlung mäßig schwerer Formen des M. Gaucher kann auch eine Substratreduktion eingesetzt werden. Dabei wird nicht das defekte Enzym substituiert sondern die Bildung der Speichersubstanz gehemmt.

5.15.1 Mukopolysaccharidosen

Mukopolysaccharidosen sind eine Gruppe von Erkrankungen, die durch Defekte einzelner lysosomaler Enzyme im stufenweisen

Abbau von Glykosaminoglykanen verursacht werden. Letztere sind lange, aus sulfatierten und azetylierten Aminozuckern bestehende Polysaccharidketten, die, an ein Proteinskelett geheftet, als Proteoglykane die Grundsubstanz der extrazellulären Matrix bilden.

Kinder mit Mukopolysaccharidosen sind bei Geburt unauffällig. Je nach Restaktivität der defekten Enzyme kommt es auch bei identischen Enzymdefekten zu **unterschiedlichen Phänotypen**. Gemeinsam sind progrediente Skelettdeformitäten mit typischer Fazies, Knochendysplasien im Sinne einer Dysostosis multiplex (◘ Abb. 5.17) und Gelenkkontrakturen sowie eine Hepato- und/oder Splenomegalie. Abhängig vom Typ finden sich Hornhauttrübungen und Taubheit. Hernien und rezidivierende Atemwegsinfekte sind häufig. Bei Typ IV und Typ VI bleibt die Intelligenz normal.

Die **Diagnose** erfolgt über den Nachweis pathologischer Fragmente von Glykosaminoglykanen im Urin und wird über gezielte enzymatische Analysen bestätigt.

5.15.2 Oligosaccharidosen

Die Oligosaccharidosen ähneln klinisch den Mukopolysaccharidosen. Sie beruhen auf einem gestörten Abbau der komplexen Kohlenhydratseitenketten von glykosylierten Proteinen (Glykoproteinen), z. B. Membran- und Strukturproteinen, aber auch metabolisch aktiven Proteinen. Zu dieser Gruppe gehört auch die ursprünglich klinisch als Mukolipidose Typ I klassifizierte **Sialidose**.

Oligosaccharidosen können schon sehr früh **symptomatisch** werden (Hydrops fetalis, Kardiomegalie und Herzinsuffizienz beim Neugeborenen) und rasch zum Tode führen. Eine fortschreitende psychomotorische Retardierung ist obligat, Krampfanfälle häufige Begleitsymptome. Die **Diagnose** erfolgt über den Nachweis pathologischer Oligosaccharide im Urin und wird über gezielte enzymatische Analysen bestätigt.

5.15.3 Mukolipidosen

Mukolipidosen wurden primär klinisch als Gruppe lysosomaler Speicherkrankheiten definiert, die klinische Merkmale von Mukopolysaccharidosen und Sphingolipidosen vereinen, und biochemisch Zeichen von Oligosaccharidosen und z. T. Sphingolipidosen (s. unten) aufweisen. Sie werden durch Störungen der Phosphorylierung, des Transportes und der Integration lysosomaler Enzyme in den Lysosomen verursacht, z. B. bei der **I-Cell-Krankheit**. In den Körperflüssigkeiten der Patienten finden sich erhöhte Konzentrationen mehrerer Hydrolasen.

5.15.4 Sphingolipidosen

Sphingolipidosen sind Abbaustörungen von Membranlipiden (v. a. des Nervensystems) aus fettsäurehaltigem Zeramid und meist komplexen Zuckerketten oder auch einfacheren hydrophilen Seitenketten. Die Verbindung von Zeramid mit Phosphocholin führt zu Sphingomyelin. Bei den **Glukosphingolipiden** werden neutrale (z. B. Trihexoside) und neuraminsäurehaltige (z. B. Ganglioside) Zerebroside unterschieden, bei den **Galaktosphingolipiden** das Galaktozerebrosid sowie dessen sulfatierte Form, das Sulfatid.

Das Galaktozerebrosid und das Sulfatid sind essenzielle Substanzen der Myelinscheiden. Ganglioside kommen primär in der grauen Substanz des ZNS vor. Klinisch im Vordergrund stehen eine **progrediente psychomotorische Retardierung**, Epilepsien, Ataxie und/oder Spastik. Hepatosplenomegalie wird ebenfalls beobachtet, während Dysmorphien und Skelettdeformitäten meist nicht vorliegen (Ausnahme: GM_1-Gangliosidose).

Nicht alle Sphingolipidosen lassen sich über die Analyse der Oligosaccharide im Urin diagnostizieren. Bei klinischem Verdacht müssen die spezifischen **Enzymaktivitätsbestimmungen** oder molekulare Untersuchungen durchgeführt werden.

5.15.5 Lipidspeicherkrankheiten

Eine wichtige, biochemisch heterogene Gruppe von Erkrankungen ist durch eine Speicherung unterschiedlicher Lipide charakterisiert. Die **klinische Symptomatik** ähnelt den Sphingolipidosen; die **Diagnostik** muss primär über Enzymaktivitätsbestimmungen oder eine molekulare Diagnostik erfolgen. Man unterscheidet folgende Krankheitsformen:

Morbus Niemann-Pick

Beim Morbus Niemann-Pick Typ II (Synonym: Typ C) führt eine Störung im intrazellulärem Transport und Speicherung von Cholesterol zu einer ubiquitären Speicherung von Sphingomyelin, Cholesterol, Glykospingolipiden und Bis(Monoazylglyzero)phosphat.

Morbus Wolman

Beim Morbus Wolman führt ein Defekt der sauren Lipase zur Speicherung von Cholesterolestern und Triglyzeriden. Bei dieser Erkrankung steht oft eine gastrointestinale Symptomatik mit konsekutiver Gedeihstörung im Vordergrund. Als Besonderheit werden ferner vergrößerte und verkalkte Nebennieren beobachtet.

Neuronale Zeroidlipofuszinosen

Eine besonders wichtige Gruppe neurometabolischer Erkrankungen sind die neuronalen Zeroidlipofuszinosen. Sie werden durch eine Speicherung autofluoreszierender Lipidpigmente oder Zeroid verursacht. Aufgrund unterschiedlicher Krankheitsdynamik und elektronenpathologischer Befunde wurden infantile, spätinfantile, juvenile und adulte Manifestationen abgegrenzt. Kürzlich konnte diese Erkrankungsgruppe molekularbiologisch in bis jetzt 10 unterschiedliche primäre Gendefekte differenziert werden (CNL 1–10), wobei die Funktionen der betroffenen Gene und damit die Pathophysiologie teilweise noch ungeklärt sind. Am häufigsten kommt in Mitteleuropa die spätinfantile Form vor, verursacht durch einen Defekt der pepstatininsensitiven Peptidase (CLN 2, M. Jansky-Bielschowsy) und die juvenile Form infolge eines Defekts des Membranproteins CLN 3 (M. Batten, M. Spielmeyer-Vogt).

▪▪ Klinik

Frühsymptome sind Verhaltensstörungen, schlechte Koordination, Sprachschwierigkeiten sowie Sehstörungen mit Nystagmus und Pigmentverschiebungen in der Retina bis zum Vollbild einer **Retinitis pigmentosa**. Zunehmend wird ein **Verlust erworbener Fähigkeiten** offensichtlich; die Patienten erblinden; Ataxie, extrapyramidale Bewegungsstörungen oder Anfälle dominieren zeitweilig das klinische Bild. Patienten mit der spätinfantilen Form versterben zumeist im Schulkinder- oder Adoleszentenalter, die Überlebenszeit bei Patienten mit juveniler Form in einem vegetativen Zustand ist sehr variabel.

Tab. 5.11 Eigenschaften wichtiger Lipoproteine

Bezeichnung	Elektrophorese-banden	Lipidan-teil	Hauptlipide	Hauptapo-proteine	Entstehungsort	Funktion
Chylomikronen	Auftragsort	98%	Triglyzeride	A, B48, C, E	Darm	Transport exogener Triglyzeride
VLDL	Prä-b	90%	Triglyzeride	B100, C, E	Darm, Leber	Transport endogener Triglyzeride von der Leber zu extrahepatischen Geweben
IDL	Prä-b	80%	Triglyzeride	B100, C-II, E	Darm, Leber	Entsteht aus VLDL nach Triglyzeridabbau
LDL	B	75%	Cholesterol	B100	Abbauprodukt des VLDL	Cholesteroltransport zu extra-hepatischen Geweben
HDL	A	50%	Cholesterol, Phospholipide	A, C, D, E	Leber, Darm	Cholesterolrücktransport aus Geweben zur Leber

Diagnose

Die Diagnosestellung erfolgt durch den **mikroskopischen Nachweis der Zeroideinlagerungen** in einer Hautbiopsie bzw. Lymphozyten. Während die Speicherungen lichtmikroskopisch gleich erscheinen, ließen sich elektronenmikroskopisch unterschiedliche, teilweise fingerdruckartige Muster differenzieren. Bei CNL 1,2 und 10 können Enzymaktivitätsbestimmungen durchgeführt werden, ansonsten muss eine molekulare Diagnostik erfolgen.

5.15.6 Lysosomale Transportdefekte

Einzelne Abbauprodukte müssen aktiv aus den Lysosomen ins Zytosol transportiert werden. Defekte des Transportsystems für Zystin führen zur nephropathischen Zystinose, der Freisetzung von Vitamin B_{12} zur kombinierten Methylmalonazidurie und Homozystinurie (cblF-Defekt, s. Seite Methylmalonazidurien) und des Transportsystems für Sialinsäure zur Salla-Krankheit. Nur Letztere zeigt die für lysosomale Erkrankugen charakteristische Speicherung und fortschreitenden neurologischen Abbau.

Klinik

Die **Zystinose** wird im Kleinkindesalter mit einer tubulären Nephropathie unter dem Vollbild eines **De-Toni-Debré-Fanconi-Syndroms** symptomatisch. Im Vordergrund stehen Rachitis und Minderwuchs. Ohne spezifische Behandlung entsteht rasch ein Nierenversagen. Zystinspeicherungen können ferner endokrine Störungen, eine Hepatosplenomegalie oder Myopathie verursachen. Diagnostisch wegweisend ist der Nachweis von Zystinkristallen in der Kornea. Sie verursachen eine Photophobie.

Diagnose

Die Diagnose wird durch den Nachweis eines stark erhöhten Gehalts an **Zystin in Leukozyten** gestellt. Die Konzentration an Zystin in der Analytik der Aminosäuren in Körperflüssigkeiten ist demgegenüber normal.

Therapie

Neben der symptomatischen Therapie der Tubulopathie bzw. der Niereninsuffizienz konnte mit der Verabreichung von **Cysteamin**, systemisch und zusätzlich lokal als Augentropfen, ein effizienter spezifischer Behandlungsansatz entwickelt werden. Prognostisch entscheidend ist der Zeitpunkt der Diagnose und damit verbunden der Beginn und schließlich die Konsequenz der Cysteaminbehandlung. Die beste Prognose haben diejenigen Patienten, die bei Beginn der Behandlung noch über eine gute bis befriedigende Nierenfunktion verfügen.

5.16 Lipidstoffwechselstörungen

Grundlagen

Im Blut werden die wasserunlöslichen Lipide als **Lipoproteine**, d. h. Verbindungen aus Lipiden und Proteinen (sog. Apolipoproteinen) transportiert, wodurch sie wasserlöslich sind. Entsprechend unterschiedlicher Wanderungsgeschwindigkeiten in der Elektrophorese und ihrer Dichte stellen sich die Lipoproteine als Chylomikrone, »very low density lipoproteins« (VLDL), IDL, »low density lipoproteins« (LDL) und »high density lipoproteins« (HDL) dar. Einen vereinfachten Überblick über die Zusammensetzung und Funktionen zeigt Tab. 5.11. Zu den wichtigsten Apoproteinen zählen ApoB-100, welches für die Proteinbindung von VLDL und LDL an den LDL-Rezeptor erforderlich ist, sowie ApoC-II, der Kofaktor der Lipoproteinlipase.

Diagnose

> **Bei der Beurteilung der Lipide im Plasma im Kindes- und Jugendalter sind die Cholesterolwerte zur Abschätzung des Atheroskleroserisikos nicht ausreichend.**

Besondere Bedeutung kommt der Beurteilung der Plasmaspiegel von LDL und HDL zu. Erhöhtes LDL gilt als atherogener Risikofaktor, während erhöhtes HDL als protektiv gilt. Da die direkte Bestimmung des LDL aufwendig ist, wird dieses bei nüchternen Patienten häufig nach der **Friedewald-Formel** berechnet:

LDL-Cholesterol = Gesamtcholesterol – HDL-Cholesterol – (Triglyzeride/5)

Werte in mg/dl ×0,0250= mmol/l

Die Normalwerte für Cholesterol, LDL und HDL sowie Triglyzeride sind alters- und geschlechtsabhängig.

Für ein **Screening**, welches in einem Alter von etwa 5 Jahren empfohlen werden kann, genügt die Bestimmung des Gesamtcholesterols im nicht nüchternen Zustand. Bei erhöhtem Gesamtcholesterol (≥200 mg/dl) wird eine Nüchternblutentnahme mit Bestimmung von Cholesterol, Triglyzeriden, HDL-Cholesterol und Berechnung des LDL-Cholesterols durchgeführt.

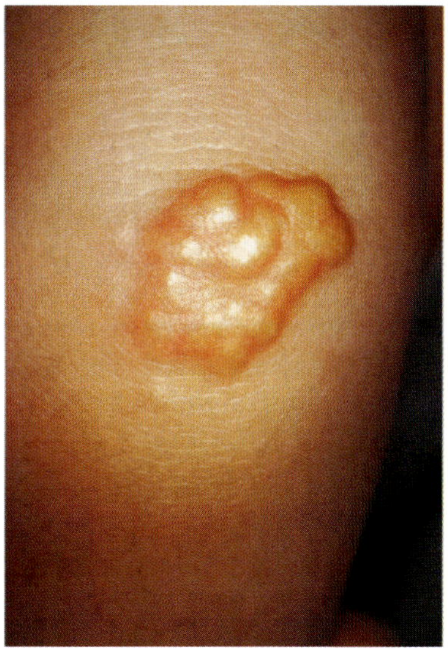

Abb. 5.18 Xanthome am Knie eines 2,5-jährigen Jungen mit homozygoter familiärer Hypercholesterolämie (Hyperlipoproteinämie Typ II)

Sekundäre Hyperlipidämien sind bei Kindern und Jugendlichen relativ häufig. Die Ursachen sind vielfältig, z. B. Adipositas, Anorexia nervosa, Hepatopathien, endokrinologische Störungen, Alkohol und verschiedene Medikamente (u. a. Kortison, Östrogene, Thiaziddiuretika, β-Blocker).

▪▪ Therapie

Weglassen der auslösenden Substanz oder Behandlung der Grundkrankheit bewirkt in der Regel eine Besserung. Genetische Hyperlipidämien dagegen bedürfen meist einer spezifischen Therapie, die vor dem Auftreten irreversibler Schäden begonnen werden sollte. Dazu ist eine frühzeitige Diagnosestellung erforderlich.

5.16.1 Hyperlipoproteinämien

Unter den verschiedenen primären genetischen Hyperlipidämien steht im Kindesalter die heterozygote familiäre **Hypercholesterolämie** (Abb. 5.18) mit einer Häufigkeit von ca. 1:500 Neugeborenen im Vordergrund. Eine Vielzahl von verschiedenen Genmutationen verursacht dabei eine etwa 50%ige Reduktion von

Tab. 5.12 Hyperlipoproteinämien

	Familiäre Hypercholesterolämie (Hyperlipoproteinämie Typ II)	Hyperchylomikronämie (Hyperlipoproteinämie Typ I)
Häufigkeit	Homozygote: 1:250.000–1:1 Mio. Heterozygote 1:500	1:1 Mio.
Ursache	Intrazellulärer Rezeptordefekt cholesteroltransportierender Proteine, LDL wird nicht in Zelle aufgenommen	Lipoproteinlipasemangel bzw. Apo-C-II-Mangel
Symptome	Xanthome, Xanthelasmen, Arcus corneae, Angina pectoris, Herzinfarkt, Apoplex. Heterozygote werden erst später symptomatisch	Bauchschmerzen, Hepatosplenomegalie, Xanthome, rezidivierende Pankreatitiden, Lipaemia retinalis
Diagnose	Heterozygote: Cholesterol >230 mg/dl, LDL >170 mg/dl Homozygote: Cholesterol 600–1200 mg/dl Familienuntersuchung	Chylomikronen und Triglyzeride (>1000 mg/dl) erhöht, Cholesterol mäßig erhöht, VLDL normal, LDL und HDL erniedrigt, Messung der Lipoproteinlipase im Plasma nach Heparingabe, isoelektrische Fokussierung des VLDL-Proteins bei Apo-C-II-Mangel
Therapie	Fett- und cholesterolarme, polyensäurereiche Diät, Colestyramin, Statine Homozygot: LDL-Apherese, ggf. portokavale Anastomose, Lebertransplantation	Fettarme Diät (15–20 g/Tag), mittelkettige Triglyzeride (MCT-Öl und Margarine)
Prognose	Frühzeitige Atherosklerose, Homozygote können bereits im ersten Lebensjahr versterben	Kein Atheroskleroserisiko, schwere rezidivierende Pankreatitiden

Tab. 5.13 Hypolipoproteinämien

	Abetalipoproteinämie (Kornzweig-Bassen-Syndrom)	Familiärer HDL-Mangel (Tangier-Krankheit)
Ursache	Apolipoprotein-B-Mangel	Fehlen von Apolipoprotein-A-I, gestörte HDL-Bildung
Symptome	Fettmalabsorption, Steatorrhö, Gedeihstörung, muskuläre Hypotonie, zerebelläre Ataxie, Wachstumsretardierung, Retinitis pigmentosa, Blutungsneigung, Akanthozytose	Hepatomegalie, orange-gelblich verfärbt hyperplastische Tonsillen, Lymphadenopathie, diffuse Korneatrübung, periphere Neuropathie
Diagnose	Cholesterol und Triglyzeride erniedrigt; Apolipoprotein B, Chylomikronen, LDL und VLDL stark vermindert	Apolipo-HDL und Cholesterol stark vermindert, Triglyzeride normal
Therapie	Fettarme Diät mit hochgesättigten Fettsäuren und Linolensäure, hohe Dosen Vitamin E, A und K	Diätetische Fettreduktion
Prognose	Progredienter Verlauf mit spinozerebellärer Degeneration ab 2. Lebensdekade	Gehäuft kardiovaskuläre Erkrankungen

funktionellen LDL-Rezeptoren auf Zelloberflächen, sodass die rezeptorvermittelte Aufnahme von LDL beeinträchtigt ist. Eine **Hyperchylomikronämie** ist dagegen durch seltenere Defekte der Lipoproteinlipase oder dem phänotypisch identischen Defekt des Apoproteins CII, das als Kofaktor das Enzym aktiviert, verursacht. Ein Überblick über diese beiden wichtigsten Hyperlipoproteinämien ist in ◘ Tab. 5.12 dargestellt.

5.16.2 Hypolipoproteinämien

Die **Abetalipoproteinämie** und der **familiäre HDL-Mangel** gehören zu den wichtigsten genetischen Hypolipoproteinämien. Sie sind im Vergleich zu den Hyperlipoproteinämien sehr selten und durch einen gestörten Plasmalipidstoffwechsel ohne obligate Hyerlipidämie charakterisiert (◘ Tab. 5.13).

Literatur

Blau N, Hoffmann GF, Leonard J, Clarke JTR (2005) Physician's guide to the treatment and follow-up of metabolic diseases. Springer, Berlin Heidelberg New York Tokio

Hoffmann GF, Zschocke J, Nyhan WL (2010) Inherited metabolic diseases. Springer, Berlin Heidelberg New York Tokio

Nennstiel-Ratzel U, Hoffmann GF, Lindner M (2011) Neugeborenenscreening auf Stoffwechsel- und Hormonstörungen. Herausforderungen in Klinik und Praxis. Monatsschr Kinderheilkd 159: 814 – 820

Sarafoglou K, Hoffmann GF, Roth KS (2009) Pediatric Endocrinology and Inborn Errors of Metabolism. The McGraw-Hill Companies Medical

Saudubray JM, van den Berghe G, Walter JH (eds) (2012) Inborn metabolic diseases. Springer, Berlin Heidelberg New York Tokio

Zschocke J, Hoffmann GF (2012) Vademecum metabolicum. Diagnose und Therapie erblicher Stoffwechselerkrankungen. Schattauer, München

OMIM (www.ncbi.nlm.nih.gov/omim), Online-Version von »Mendelian Inheritance in Man«

Metabolische Knochenerkrankungen

O. Semler, E. Schönau

C. P. Speer, M. Gahr (Hrsg), *Pädiatrie*,
DOI 10.1007/978-3-642-34269-1_6, © Springer-Verlag Berlin Heidelberg 2013

Einleitung

Zivilisationskrankheiten waren schon gestern und sind noch heute wichtige Ursachen für Knochenerkrankungen im Kindes- und Jugendalter. Änderungen der Lebensgewohnheiten, die man auf den ersten Blick als Fortschritt bezeichnet, können zu verheerenden Folgen in unserem biologischen Gesamtsystem führen. Die Prophylaxe von Knochenerkrankungen bleibt damit nach wie vor aktuell.

6.1 Störungen des Kalzium- und Phosphatstoffwechsels, Rachitis

▪▪ Pathogenese

Kalzium und Phosphat sind die Grundbausteine des Knochenminerals Hydroxylapatit $Ca_{10}(PO_4)_6(OH)_2$. Der jeweilige Mangel führt zu einer Mineralisationsstörung, die man im Erwachsenenalter als **Osteomalazie** und im Kindesalter als **Rachitis** bezeichnet.

◘ Abb. 6.1 zeigt die Regulation des Kalzium- und Phosphatstoffwechsels unter dem Einfluss von Vitamin D und Parathormon. **Vitamin D** ist das wichtigste Hormon in der Regulation der intestinalen Kalziumresorption. Die Synthese von Vitamin-D-Vorstufen aus 7-Dehydrocholesterol erfolgt in der Dermis und Epidermis unter dem Einfluss ultravioletter Bestrahlung. Anschließend wird Vitamin D in der Leber angereichert und dort zum **25-(OH)-Vitamin D** umgewandelt. Der letzte Schritt zur Bildung des wichtigsten und biologisch aktivsten Metaboliten **$1{,}25(OH)_{2\text{-Vitamin-D}}$** erfolgt im Nierentubulus durch das Enzym 1α-Hydroxylase. Dieser Aktivierungsschritt wird gesteuert durch **Parathormon**, das in den Epithelkörperchen gebildet wird. In der Zellmembran der Epithelkörperzellen befindet sich der Kalzium-Sensing-Rezeptor. Ein Abfall des Kalziumspiegels führt zu einer vermehrten Synthese und Exkretion von Parathormon, das über die Aktivierung von Vitamin D für eine Zunahme der Kalziumaufnahme im Darm verantwortlich ist. Weiterhin regelt Parathormon die renale Kalziumexkretion und langfristig die Kalziumfreisetzung aus dem Skelettsystem.

Neben der Synthese in der Haut ist die weitere Versorgung mit Vitamin D von der oralen Zufuhr und der intestinalen (fettgebundenen) Resorption abhängig.

6.1.1 Vitamin-D-Mangelrachitis

▪▪ Ätiologie

Auch heute ist der Vitamin-D-Mangel noch die häufigste Ursache für eine kalzipenische Rachitis. Insbesondere bei extremen **vegetarischen Ernährungsweisen** ohne strenge Bilanzierung der Vitamin-D-Zufuhr und bei Verweigerung der Vitamin-D-Prophylaxe, die im 1. Lebensjahr durchgeführt wird, entwickeln sich schwerste rachitische Krankheitsbilder. Seltenere Ursachen sind durch Gendefekte bedingte **Synthesestörungen** von Vitamin D bzw. Vitamin-D-Rezeptorstörungen mit einer unzureichenden Vitamin-D-Wirkung (Resistenz).

Häufig sind Vitamin-D-Störungen im Rahmen einer **Niereninsuffizienz** (renale Osteopathie) und bei Leberfunktionsstörungen nachweisbar. Bei **gastrointestinalen Störungen** mit Maldigestion und Malabsorption (insbesondere Fettresorptionsstörungen) entwickelt sich ein sekundärer Vitamin-D-Mangel. Eine sekundäre Unterversorgung mit Vitamin D tritt auch vermehrt bei Personen mit pigmentierter Haut auf, die in Regionen mit geringer Sonneneinstrahlung leben und in unseren Breiten als »**Migrations-Rachitis**« bezeichnet wird.

▪▪ Klinische Folgen

Im Vordergrund stehen Veränderungen im Bereich der **Wachstumsfugen**. Hier verbreitert sich der Abstand zwischen Epiphysenkern und metaphysärer Verkalkungszone durch nicht mineralisierten hypertrophischen Säulenknorpel in Verbindung mit unzureichendem Aufbau reifer Knochenstrukturen in der Metaphyse. Diese Veränderungen führen zu einer Verschlechterung der Materialeigenschaft, die in den besonders biomechanisch belasteten Zonen Störungen der Skelettachsen hervorruft. Je nach Lebensalter entwickelt sich eine **O-Bein-Stellung** (Genu varum) bzw. **X-Bein-Stellung** (Genu valgum). Diese können für vorzeitige Arthrosen im Erwachsenenalter verantwortlich sein.

Aufgrund der Beteiligung des Kalziums an vielen **Stoffwechselvorgängen** wie Muskelkontraktion, neuromuskulärer und kardialer Reizleitung, immunologischen Vorgängen u. a. ist die kalzipenische Rachitis in der Regel verbunden mit weiteren generalisierten Störungen (s. Kap. Parathormon). Neben den Skelettanomalien zeigen sich

Exkurs

Historische Entwicklung

1634 beschreibt G. Mitschel 14 Todesfälle infolge sog. »Ricketts« in London. Die Bezeichnung Ricketts geht auf einen Doktor Ricketts zurück, der als praktischer Arzt in England tätig war und gute Erfolge bei der bis dahin namenlosen Erkrankung erzielte. Im Weiteren wurde diese Erkrankung als »englische Krankheit« oder Rachitis bezeichnet. Glisson (1597–1677) beschreibt die typischen Skelettauffälligkeiten wie Thoraxdeformitäten, Verdickungen an den Rippen und Gelenken, später Zahndurchbruch, muskuläre Hypotonie und neurologische Auffälligkeiten. Es dauerte dann ca. 300 Jahre, bis man im letzten Jahrhundert die Zusammenhänge zwischen Sonneneinstrahlung, der Ernährung und dem Vitamin-D-Stoffwechsel erkannte. Die Landflucht im beginnenden Industriezeitalter des 18. Jahrhunderts führte dazu, dass immer mehr Kinder in dunklen Hinterhöfen aufwuchsen und damit keine ausreichende Sonnenbestrahlung hatten. Verstärkt wurde das Problem durch den Einsatz künstlicher Säuglingsnahrungen, die einen geringeren Vitamin-D-Gehalt hatten. Der so genannte Fortschritt führte hier zu einer Störung unseres biologischen Gleichgewichts mit der Folge einer schweren Hypovitaminose. Seit Einführung der Vitamin-D-Prophylaxe in den 1930er-Jahren hat die Häufigkeit der Vitamin-D-Mangelrachitis deutlich abgenommen. In den letzten Jahrzehnten nimmt die Zahl von Personen mit einem Vitamin-D-Mangel allerdings grade bei Kindern und Jugendlichen mit einem Migrationshintergrund wieder zu.

Einer der wesentlichen Risikofaktoren für die Entwicklung des Skelettsystems ist in unserem Jahrhundert die unzureichende Nutzung der Muskulatur und damit der fehlende osteoanabole Effekt. Der wichtigste Anreiz zum Aufbau eines mechanisch festen Knochens ist die aktive Nutzung einer gut ausgebildeten Muskulatur. Im Fernseh- und Computerzeitalter ist es nicht ungewöhnlich, dass Kinder täglich 3–5 Stunden vor einem Bildschirm sitzen. Diese Zeit fehlt zum Training und Entwicklung einer gut ausgebildeten Muskulatur und somit zum Aufbau eines optimalen Skelettsystems im Kindes- und Jugendalter. Hier bahnt sich eine neue Zivilisationskrankheit durch Immobilität – Osteopenie, Osteoporose – an. Zusätzlich prädisponiert ein solcher Lebensstil zur Entwicklung einer Adipositas mit allen weiteren metabolischen und sozialmedizinischen Problemen. Vergleicht man das 18. Jahrhundert mit dem 21. Jahrhundert, so fehlte früher eine ausreichende Substrataufnahme (Kalzium, Phosphat) und es entstand dadurch eine Verformung der Knochen unter starker mechanischer Belastung. Im Gegensatz dazu führt im 21. Jahrhundert die unzureichende Nutzung des Skelettsystems zu einer erhöhten Frakturneigung.

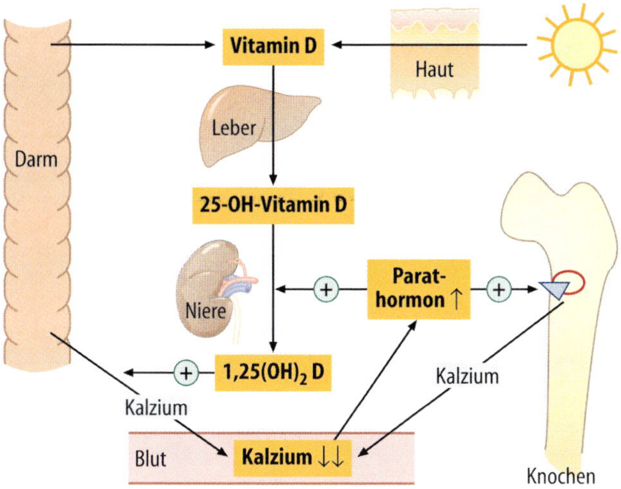

Abb. 6.1 Vitamin-D-Stoffwechsel. Störungen des Kalzium- und Phosphathaushalts können verschiedenste Ursachen haben: Darm-, Leber- und Nierenerkrankungen, Störungen des Parathormons

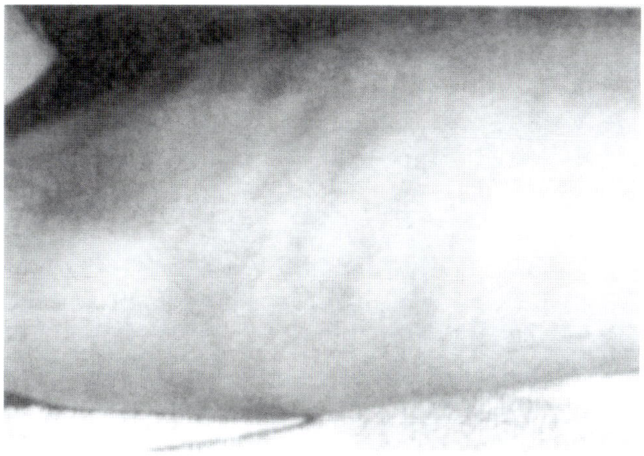

Abb. 6.2 Rachitischer Rosenkranz

Störungen der Zahnmineralisation mit verspätetem Zahndurchbruch/-wechsel sowie Zahnschmelzdefekten.

Die **Skelettveränderungen** sind gekennzeichnet durch Auftreibungen im Bereich der Knorpel-Knochen-Übergänge (Wachstumsfugen). Die Achsenabweichungen und Gelenkfehlstellungen folgen den mechanischen Belastungen.

Symptome der Rachitis

- **Skelettstörungen**
  - Auftreibungen der Knorpel-Knochen-Grenze:
    - Gelenke: Marfan-Zeichen
    - Rippen: rachitischer Rosenkranz
  - Harrison-Furche (Zwerchfellansatz betont)
  - Glockenthorax
  - Genua vara (O-Beine)
  - Genua valga (X-Beine)
  - Kraniotabes (weicher Schädel)
  - Offene Fontanelle (insbesondere die kleinere)
  - Sitzkyphose
- **Neuromuskuläre Störungen**
  - Krämpfe (Anfallsleiden)
  - Tetanie
  - Muskuläre Hypotonie (Sitzen, Stehen und Laufen gestört)
- **Zahndefekte**
  - Verzögerte Entwicklung
  - Karies
- **Immundefekte**
  - Infekthäufung

In Abb. 6.2 sind typische Veränderungen bei einer Patientin mit Rachitis dargestellt. Im Thoraxbereich finden sich Auftreibungen der Knorpel-Knochen-Grenzen, die man als **rachitischen Rosenkranz** bezeichnet. Im Bereich der Handgelenke zeigen sich Auftreibungen der Wachstumsfugen. In schweren Stadien, bei denen es dem Organismus nicht mehr möglich ist, einen ausreichenden Kalziumserumspiegel zu erhalten, treten **neuromuskuläre Störungen** mit zerebralen Anfällen, Tetanien, muskulären Hypotonien mit verzögertem Erlernen des Sitzens, Stehens und Laufens bis hin zu schweren kardialen Rhythmusstörungen mit Todesfolge auf.

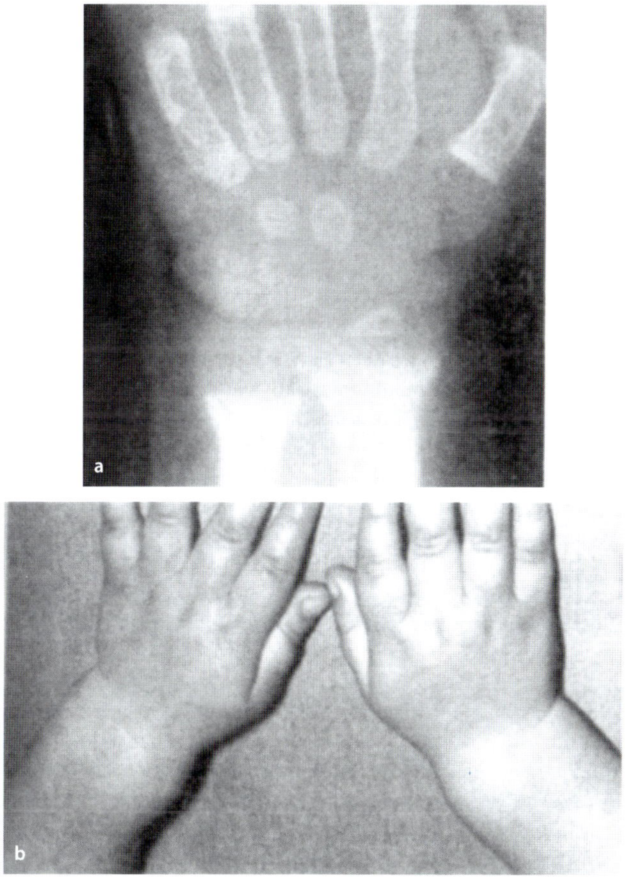

Abb. 6.3a,b Handradiogramm eines einjährigen Knaben. **a** Floride Vitamin-D-Mangelrachitis. **b** Klinische Rachitiszeichen: aufgetriebene Handgelenke

Bildgebende Verfahren

Die Diagnose einer Rachitis wird röntgenologisch im Zusammenhang mit den klinischen Symptomen gestellt. Die Abb. 6.3 zeigt charakteristische Skelettveränderungen mit Auftreibungen des distalen Radius sowie der distalen Ulna.

Labordiagnostik

Zur weiteren Abklärung dient die Labordiagnostik des Kalzium- und Phosphatstoffwechsels (Abb. 6.4). Zuerst erfolgt die Bestimmung der **alkalischen Phosphatase** im Serum. Hierbei handelt es

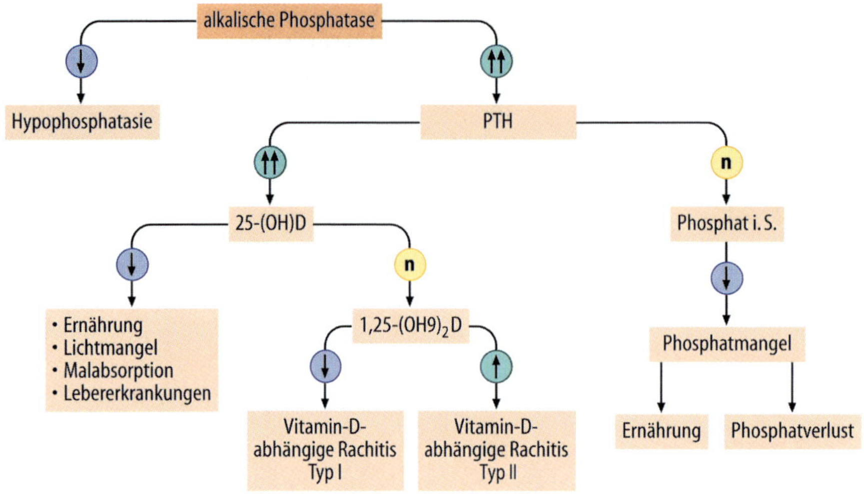

Abb. 6.4 Diagnostische Abklärung einer Rachitis

sich um ein Enzym, das u. a. von Osteoblasten gebildet wird. In der Regel zeigen erhöhte Enzymaktivitäten einen gesteigerten Knochenumbau. Selten ist die Aktivität der alkalischen Phosphatase vermindert: Dieser Befund weist differenzialdiagnostisch auf das Krankheitsbild der Hypophosphatasie hin. Als Nächstes erfolgt die Bestimmung des **Parathormons**. Handelt es sich um eine kalzipenische Rachitis bei Vitamin-D-Mangel, liegen erhöhte Parathormonspiegel zur Stabilisierung des Kalziumspiegels vor. Ist dies nicht der Fall, muss als Ursache eine phosphorpenische Rachitis angenommen werden. Bei erhöhten Parathormonwerten wird als Nächstes **25-(OH)-Vitamin D** gemessen. Lassen sich normale Spiegel nachweisen, erfolgt die Bestimmung des aktiven Vitamin-D-Metaboliten **1,25-(OH)$_2$-Vitamin D**. Können erniedrigte Spiegel nachgewiesen werden, kann es sich um eine Störung der Vitamin-D-Synthese (Enzymdefekt) handeln. Zeigen sich dagegen deutlich erhöhte Spiegel, muss an einen Rezeptordefekt gedacht werden.

▪▪ Therapie

> **Die Vitamin-D-Prophylaxe im 1. Lebensjahr ist die wichtigste Maßnahme zur Vermeidung einer Vitamin-D-Mangelrachitis.**

Die Behandlung der Vitamin-D-Mangelrachitis erfolgt mit **erhöhten Vitamin-D-Dosen** über 3–6 Wochen. Anschließend wird im 1. Lebensjahr eine Vitamin-D-Prophylaxe mit 500 Einheiten pro Tag fortgesetzt. Die Initialphase der Behandlung hat stationär zu erfolgen. Insbesondere muss auf einen initialen Abfall des Kalziumserumspiegels im Rahmen der beschleunigten Knochenmineralisation geachtet werden.

> **Cave**
> **Bei Missachtung droht die Gefahr schwerer Herzrhythmusstörungen.**

Zur Vermeidung einer Hypokalzämie wird die Kombination von Vitamin D mit **Kalzium** empfohlen. Bei Hypokalzämien mit klinischer Symptomatik (Tetanie) erfolgt eine intravenöse Kalziumsubstitution. Unter diesem Regime normalisieren sich die Laborparameter (alkalische Phosphatase) und die klinischen Symptome in der Regel in den ersten 6–12 Wochen. Die Achsenabweichungen und Fehlstellungen der Extremitäten heilen meist im ersten Behandlungsjahr aus. Bei frühzeitiger Diagnose und Therapie sind spätere operative Korrekturen selten notwendig.

6.1.2 Vitamin-D-abhängige Rachitis

▪▪ Pathophysiologie

Vitamin-D-abhängige Rachitiden werden heute in Typ I und Typ II unterteilt. Beide Krankheitsbilder werden autosomal-rezessiv vererbt und sind extrem selten.

Bei der Vitamin-D-abhängigen Rachitis **Typ I** handelt es sich um Störung der renalen 1α-Hydroxylase. Dies führt zu einer ungenügenden Synthese des biologisch aktiven Vitamin-D-Metaboliten 1,25-(OH)$_2$-Vitamin D. Dem ebenfalls sehr seltenen **Typ II** liegt dagegen eine Endorganresistenz gegenüber 1,25-(OH)$_2$-D zu Grunde. In Hautfibroblasten konnten entsprechende Rezeptor- und auch Postrezeptordefekte nachgewiesen werden, die vor allen Dingen den Intestinaltrakt betreffen und mit einer deutlich verminderten Kalziumabsorption einhergehen. Die biochemische Ausprägung ist sehr heterogen. Beschrieben wurde der Typ II in erster Linie bei arabischen Familien. Für die Vitamin-D-abhängigen Rachitis-Typen I und II wurden entsprechende Mutationen des 1α-Hydroxylasegens bzw. des Vitamin-D-Rezeptorgens nachgewiesen.

▪▪ Klinik

Die klinischen Zeichen der Rachitis und die neurologischen Folgen der Hypokalziämie sind bei Typ I und II identisch mit denen des schweren Vitamin-D-Mangels. Beide Krankheitsbilder werden in der Regel im 2. Lebensjahr manifest. Bei Typ II tritt bei über 50% der Fälle eine totale **Alopezie** auf.

▪▪ Therapie

Die Therapie bei der Vitamin-D-abhängigen Rachitis Typ I erfolgt durch tägliche und lebenslange Substitution mit dem **aktiven Vitamin-D-Metaboliten** 1,25-(OH)$_2$-D. Nach Ausheilung der Rachitis muss die individuelle Erhaltungsdosis, die zur Aufrechterhaltung einer Normokalzämie und zur ausreichenden Skelettmineralisation notwendig ist, durch schrittweise Reduktion des zugeführten Vitamin D ermittelt werde. Die Beurteilung des **Parathormonspiegels** ist hierbei hilfreich.

Die Behandlung der Endorganresistenz (Typ II) ist wesentlich schwieriger. Aufgrund einer meist inkompletten Resistenz ist ein Therapieversuch mit **extrem hohen Dosen** des aktiven Metaboliten 1,25-(OH)$_2$-Vitamin D möglich. Bei Misserfolg sind hochdosierte orale oder intravenöse Kalziumgaben notwendig.

6.1.3 Sekundärer Vitamin-D-Mangel

Nierenerkrankungen und renale Osteodystrophie

▪▪ Definition, Pathogenese

Der Begriff **Osteodystrophie** beschreibt im Kindesalter Störungen des Skelettwachstums und Knochenumbaus (Remodeling), die in der Folge einer chronischen Niereninsuffizienz auftreten. Multiple Faktoren wie verminderte Phosphatausscheidung, sekundärer Hyperparathyreoidismus und herabgesetzte renale 1,25-$(OH)_2$-D-Synthese mit verminderter intestinaler Kalziumresorption sind für die Pathogenese dieses Krankheitsbildes verantwortlich. Hinzukommen die direkten Störungen durch Urämietoxine.

▪▪ Klinik

Klinisch zeigen sich wie bei der Rachitis ein gestörtes Längenwachstum und Gelenkfehlstellungen im Bereich der langen Röhrenknochen. Die radiologischen Befunde erinnern an einen alimentären Vitamin-D-Mangel, jedoch fallen die Auftreibungen der Wachstumsfugen diskreter aus. Umbaustörungen der trabekulären Strukturen **(metaphysäre Fibrose)** und **subperiostale Resorptionen** aufgrund der erhöhten Parathormonwirkungen stehen bei der renalen Osteodystrophie im Vordergrund. Hauptverantwortlich für den sekundären Hyperparathyreoidismus ist in der Initialphase der Niereninsuffizienz die verminderte Ausscheidung von Phosphat mit erhöhten Serumphosphatwerten.

▪▪ Therapie

Die wichtigste Maßnahme in der Frühphase einer Niereninsuffizienz ist daher die **diätetische Phosphateinschränkung**. Werden dazu orale **Phosphatbinder** eingesetzt, sollten diese kein Aluminium enthalten. Im weiteren Verlauf der Niereninsuffizienz ist eine zusätzliche **Vitamin-D-Substitution** unter Kontrolle der Parathormonserumspiegel notwendig. Die zusätzliche Gabe von **Kalzium** ist ebenfalls in vielen Fällen notwendig. Die Parathormonwerte sollten im oberen Normbereich liegen, da ein zu stark supprimiertes Parathormon den Stoffwechsel des Skelettsystems inaktiviert. Parathormon ist eines der wichtigsten knochenanabolen Hormone.

Gastrointestinale Erkrankungen

Nach Aufnahme mit der Nahrung wird Vitamin D in Chylomikronen angereichert und erreicht über das Lymphsystem die Blutzirkulation. Bei intestinalen **Malabsorptionssyndromen** sowie bei unzureichender Galleproduktion mit Absorptionsstörungen von fettlöslichen Vitaminen kann es daher zu einem Vitamin-D-Mangel kommen. Klinisch relevant sind **Krankheitsbilder mit Cholestase** und **Störungen der Gallensäurenproduktion** und -sekretion wie z. B.:

- kongenitale Leberzirrhosen,
- Gallengangsatresien,
- Mukoviszidose.

Regelmäßige Kontrollen von Parathormon und alkalischer Phosphatase sind zur Früherkennung einer Mangelsituation notwendig. Je nach Schweregrad der gastrointestinalen Störungen wird Vitamin D mit den anderen **fettlöslichen Vitaminen** (A, E, K) hochdosiert oral oder alle 2–3 Wochen intramuskulär verabreicht.

Antiepileptikarachitis

Kinder mit Anfallsleiden unter chronischer Therapie mit Antikonvulsiva sind gefährdet, rachitische Krankheitsbilder zu entwickeln. Diskutiert wird ein gestörter Vitamin-D-Metabolismus durch **Leberenzyminduktion**. Unklar ist zurzeit, ob die Hauptursache die antikonvulsive Therapie darstellt oder die zusätzlichen Mehrfachbehinderungen der Kinder, die häufig mit einer unzureichenden Sonnenexposition und insbesondere verminderter körperlicher Aktivität **(Inaktivitätsosteoporose?)** verbunden sind. Die Behandlung erfolgt wie bei einer Vitamin-D-Mangelrachitis in Verbindung mit krankengymnastischen Maßnahmen.

6.1.4 Frühgeborenenosteopathie

Osteopenische (Knochensubstanz fehlt) und rachitische (verminderte Mineralisation vorhandener Strukturen) Veränderungen werden bei extremen Frühgeborenen mit weniger als 1500 g Geburtsgewicht und einem Gestationsalter unterhalb der 28. SSW beobachtet. Die **Pathogenese** der Frühgeborenenosteopathie ist multifaktoriell:

- unzureichende Zufuhr von Phosphat und Kalzium,
- Langzeitbeatmung,
- Azidose,
- Therapien mit Diuretika und Glukokortikoiden,
- motorische Inaktivität im Vergleich zu intrauterinen Bewegungsmustern.

Im letzten Schwangerschaftstrimenon liegt der tägliche Kalziumeinbau in den fetalen Knochen bei ca. 130 mg/kg KG und der Phosphateinbau bei 70 mg/kg KG. Dieser Bedarf wird bei Frühgeborenen durch Muttermilch allein nicht gedeckt. Mit Kalzium und Phosphat angereicherte **Frühgeborenennahrung** oder/und die individuelle Substitution sollen eine entsprechende Zufuhr von Kalzium und Phosphat gewährleisten. Zusätzlich erfolgt eine Substitution mit Vitamin D.

> **! Cave**
> **Regelmäßige Messungen von Kalzium und Phosphat im Urin sind notwendig, um insbesondere auch Überdosierungen (Entwicklungen von Nephrokalzinosen) durch Ausfall von Kalziumphosphatkristallen zu erkennen.**

Mäßige Mineralisationsstörungen haben bei Frühgeborenen eine gute Prognose und heilen in den ersten Lebensmonaten aus. Schwere Formen müssen durch strenge Kalzium- und Phosphatbilanzierungen vermieden werden. Diese führen zu permanenten Schäden, die insbesondere das weiche Schädelskelett betreffen. Augenfehlstellungen und Sehstörungen können Sekundärfolgen darstellen. Neue Studien zeigen einen verbesserten Skelettaufbau durch früh einsetzende Physiotherapie bei Frühgeborenen.

6.1.5 Hypophosphatasie

Die alkalischen Phosphatasen sind Enzyme, die in der Plasmamembran von Zellen, auch von Osteoblasten, lokalisiert sind. Die **alkalische Knochenphosphatase** ist auf bisher unklare Weise an dem Mineralisationsprozess beteiligt. Liegt aufgrund eines genetischen Defekts eine verminderte Aktivität des in der Leber, im Knochen und im Knorpel gebildeten Isoenzyms der alkalischen Phosphatase vor, ist die Mineralisierung der Knochenmatrix gestört.

▪▪ Klinik

Die klinische Symptomatik der Hypophosphatasie ist sehr variabel, auch das Manifestationsalter kann unterschiedlich sein. Im Vordergrund stehen rachitisähnliche Skelettbefunde und Wachstumsstörungen. Besonders auffällig sind dabei schwere Mineralisationsdefekte mit ausgeprägten **Ausfransungen der Metaphysen**.

Je nach **Manifestationsalter** werden 3 Formen unterschieden:

- **Infantile Form**: Symptome einer schweren Mineralisationsstörung wie Frakturen und Knochenverbiegungen sind bereits bei der Geburt vorhanden oder entwickeln sich im Säuglingsalter. Viele dieser Kinder sterben sehr früh an pulmonalen Komplikationen in Folge von Rippenfrakturen und Thoraxinstabilität. Weitere Probleme sind Gedeihstörungen, vorzeitiger Verschluss der Schädelnähte, Krampfanfälle, Herzrhythmusstörungen, Hyperkalzämie und Nephrokalzinose.
- **Juvenile Form**: Zeichen der juvenilen Form sind Kleinwuchs, Rachitis, vorzeitiger Ausfall der Milchzähne nach dem 1. Lebensjahr und Bewegungsstörung in Verbindung mit Kochenschmerzen.
- **Adulte Form**: Es handelt sich hierbei um eine milde Verlaufsform mit Knochenschmerzen, Fehlstellungen, möglicherweise Zeichen einer generalisierten Osteoporose und dentalen Problemen.

Diagnose

Die Diagnose ist leicht anhand der verminderten Aktivität der alkalischen Phosphatase im Serum zu stellen und über **Genmutationen** zu bestätigen. Wichtig ist hierbei die Berücksichtigung altersentsprechender Normalwerte für die Enzymaktivität der alkalischen Phosphatase.

Therapie

Eine kausale Therapie der Hypophosphatasie existiert derzeit nicht, daher stehen **orthopädische Maßnahmen** zur Korrektur von Fehlstellungen im Vordergrund. Einen positiven Einfluss auf Knochenschmerzen, Bewegungsstörung und der Knochenmineralisation zeigen nicht-steroidale Antiphlogistika. Erste Erfahrungen mit einer Enzymersatztherapie, die zu einer längeren Aktivität der alkalischen Phosphatase an der Zellmembran führt, werden in ersten klinischen Studien gesammelt.

Cave
Aufgrund der Hyperkalzämieneigungen ist eine Vitamin-D-Behandlung kontraindiziert.

6.1.6 Phosphorpenische Rachitisformen – Phosphatdiabetes

Pathophysiologie

Phosphat ist einer der Hauptbestandteile des Knochenminerals Hydroxylapatit [Ca_{10} $(PO_4)_6(OH_2)$]. Der **Phosphatmangel** hat somit unmittelbar eine Störung der Mineralisation zur Folge. Die hypophosphatämischen Rachitisformen zeigen charakteristischerweise **erniedrigte Serumphosphatspiegel** und in der Regel eine gestörte renale Phosphatausscheidung. Es liegt primär oder sekundär eine inadäquat erhöhte renale tubuläre Phosphatausscheidung vor. Diese kann als isoliert **gesteigerte Phosphatausscheidung** nachgewiesen werden bzw. mit komplexen renal-tubulären Funktionsstörungen einhergehen (Verlust von Glukose, Aminosäuren, Bikarbonat). Die häufigsten Ursachen sind die isolierten renal-tubulären Phosphatverluste.

Im Vordergrund steht der **Phosphatdiabetes** – auch als familiäre hypophosphatämische Rachitis oder als Vitamin-D-resistente Rachitis bezeichnet. Eine **Sonderform** stellt der Phosphatdiabetes in Kombination mit einer Hyperkalziurie dar.

Ursache eines renalen Phosphatverlustes

- Störungen der renalen tubulären Phosphatreabsorption
- Phosphatdiabetes (Vitamin-D-resistente Rachitis)
  - Familiäre Form
  - Mit Hyperkalziurie
  - Bei Tumoren
  - Fanconi-Syndrom
- Primäres Fanconi-Syndrom
- Sekundäres Fanconi-Syndrom
  - Stoffwechselkrankheiten (Zystinose, Tyrosinämie u. a.)
  - Vergiftungen (Schwermetall)
  - Zytostatika
  - Nach Nierentransplantation
  - Nierenvenenthrombose
  - Hyperparathyreoidismus
  - Hypokaliämie, Hyperkalziurie
  - Kortisonbehandlung

Epidemiologie

Beim Phosphatdiabetes handelt es sich um die häufigste der angeborenen Rachitisformen mit einer Häufigkeit von ca. 1:25.000 Neugeborenen. Dieses Krankheitsbild wird X-chromosomal-dominant vererbt. Kürzlich wurde das Gen für diese Form kloniert. Das Gen zeigt Homologien zur Familie der Endopeptidasengene und wurde als **PEX** (»phosphate regulating with homologies to endopeptidases on the X-chromosome«) bezeichnet. Es wird diskutiert, dass PEX enzymatisch ein Hormon beeinflusst, das die renale Phosphatexkretion steuert. Neuere Untersuchungen lassen vermuten, dass es sich hierbei um den **Fibroblastenwachstumsfaktor 23** (»fibroblast growth factor« 23, FGF-23) handelt. Dieser Faktor induziert eine Phosphaturie und damit verbunden erniedrigte Serumphosphatspiegel.

Bei der sporadisch auftretenden adulten Form des Phosphatdiabetes handelt es sich um ein sehr seltenes Krankheitsbild. Dabei sind immer **tumorassoziierte Formen** abzugrenzen. Verschiedene mesenchymale Tumoren wurden hierbei beschrieben. Nachgewiesen wurde FGF-23 als humoraler Faktor, der für die Vermehrte renale Phosphatausscheidung verantwortlich ist.

Klinik

Die Diagnose des Phosphatdiabetes wird am häufigsten im 2. Lebensjahr gestellt. Die auffallenden Symptome sind ein sich mit der Zeit entwickelnder **Kleinwuchs** (Körpergröße unterhalb der 3. Perzentile) bzw. eine verminderte Wachstumsgeschwindigkeit (dauerhaft unterhalb der 25. Perzentile). Abb. 6.5 zeigt ein 3-jähriges Mädchen bei Diagnosestellung mit Genua vara.

Die zunehmende **O-Bein-Stellung** ist der wesentliche Grund für die bestehenden Wachstumsstörungen. Diese Fehlstellung ist progredient unter der wachsenden biomechanischen Belastung (Gewichtszunahme und Muskelkraftzunahme) der unteren Extremität. In vielen Fällen zeigt sich bei sorgfältiger Untersuchung bereits im 1. Lebensjahr eine verzögerte Wachstumsentwicklung. Im Schul- und Jugendalter kann sich der Phosphatdiabetes auch mit Valgusstellung der unteren Extremität manifestieren. Weitere Symptome des Skelettsystems sind bei unbehandelten Patienten Knochenschmerzen, Frakturen oder Pseudofrakturen. Im höheren Lebensalter kann ein vermehrtes Wachstum der Knochen im Bereich der Muskelansätze auftreten. Vereinzelt wurden knöcherne **Einengungen des Spinalkanals** beschrieben. Im Kindesalter zeigt sich ein verspäteter Zahndurchbruch und Zahnwechsel mit Zahnschmelz-

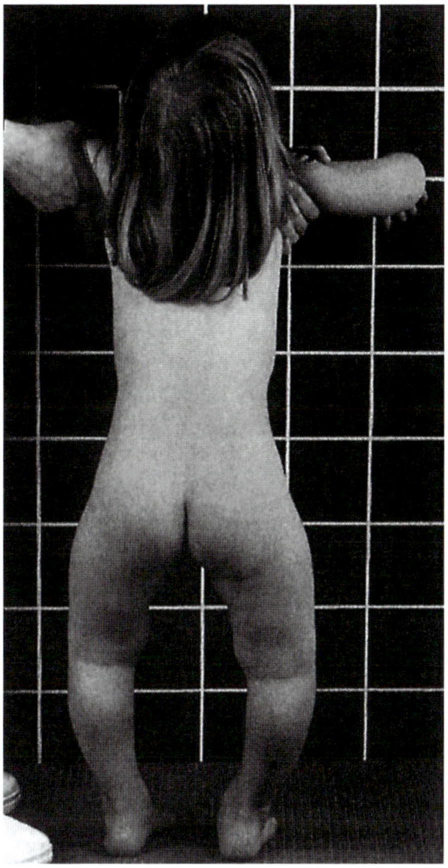

Abb. 6.5 3-jährige Patientin mit Phosphatdiabetes

defekten und bei älteren Kindern und Erwachsenen vermehrte Neigung zu Zahnwurzelabszessen. Bei der Form des Phosphatdiabetes in Verbindung mit Hyperkalziurie ist die Entwicklung einer **Nephrokalzinose** möglich.

Diagnose

Abb. 6.6 zeigt das diagnostische Vorgehen bei den aufgeführten klinischen Symptomen, die an eine generalisierte Skeletterkrankung bei Phosphatverlust denken lassen. Bei den phosphorpenischen Rachitisformen zeigt sich eine verminderte Phosphatrückresorption und ein vermindertes Phosphattransportmaximum des tubulären Systems. Die prozentuale tubuläre Phosphatrückresorption (TRP%) berechnet den Anteil des Phosphates im Primärharn, der tubulär rückresorbiert wird. Das tubuläre Maximum der Phosphatrückresorption (TmP/GFR) bezeichnet die **renale Phosphatschwelle** unterhalb derer alles filtrierte Phosphat tubulär absorbiert wird. Charakteristischerweise liegen bei phosphorpenischen Rachitisformen normale **Parathormonserumspiegel** vor.

Anhand der Beurteilung der Ausscheidung von Aminosäuren, Glukose und Bikarbonat erfolgt die Unterteilung in generalisierte tubuläre Funktionsstörungen (Fanconi-Syndrom) und dem isolierten Phosphatverlust. Hierbei ist noch anhand der **Kalziumausscheidung** eine assoziierte Hyperkalziurie auszuschließen. Die Untersuchungen des PEX-Gens ist ebenfalls möglich.

Therapie

Im Vordergrund der Therapie steht die orale Verabreichung von **elementarem Phosphor**. Ganz wesentlich ist die Verteilung auf 5–6 Einzelgaben über den Tag. Zur Vermeidung eines durch die

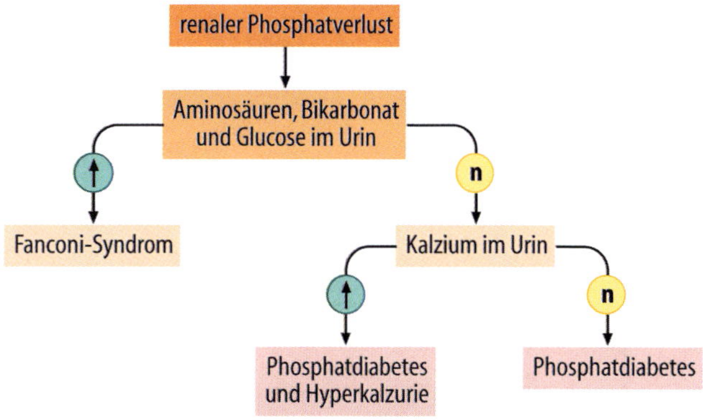

Abb. 6.6 Diagnostisches Vorgehen bei Phosphatverlust

Phosphatgabe induzierten sekundären Hyperparathyreoidismus und zur Steigerung der intestinalen Phosphatresorption wird die Phosphatsubstitution kombiniert mit aktivem Vitamin D [$1{,}25(OH)_2$-D]. Im Falle einer begleitenden Hyperkalziurie bzw. bei unter Therapie auftretender Hyperkalziurie kann zusätzlich **Hydrochlorothiazid** eingesetzt werden. Hydrochlorothiazid stimuliert die renale Kalziumretention und verbessert damit möglicherweise Knochenheilung und Wachstum.

> **Cave**
> **Unter der Therapie mit Phosphat und Vitamin D kann es zur Ausbildung einer Nephrokalzinose kommen (regelmäßige Ultraschallkontrollen und Bestimmung der Kalziumausscheidung im Urin zur Therapieüberwachung!).**

Grundsätzlich dauert die Substitution bis zum Abschluss des Wachstums. In Einzelfällen ist die Fortführung einer Therapie bei erwachsenen Patienten indiziert (z. B. bei Knochenschmerzen). Eine chirurgische Korrektur der Fehlstellungen ist trotz medikamentöser Behandlung in Einzelfällen nicht zu umgehen. Eines der wichtigsten Therapieziele ist das Erreichen einer normalen Wachstumsgeschwindigkeit und Normalisierung der Achsenfehlstellung.

Die Aktivität der alkalischen Phosphatase sollte im oberen Normbereich liegen bzw. kann leicht erhöht sein.

> **Cave**
> **Bei Vitamin-D-Therapie müssen initiale engmaschige Kontrollen des Serumkalziumspiegels und der renalen Kalziumausscheidung eine Hyperkalziämie und Hyperkalziurie ausschließen. Dies trifft für alle mit Vitamin D behandelten Krankheitsbilder zu.**

6.2 Knochenerkrankungen mit Frakturhäufungen – Osteopenie, Osteoporose

Definitionen

Frakturen treten in der Regel bei außergewöhnlichen Kraftbelastungen auf. Man spricht von **pathologischen Frakturen**, wenn kein adäquates Trauma vorlag. Als **Spontanfrakturen** bezeichnet man Frakturen, die ohne jegliche nachweisbare Krafteinwirkung aufgetreten sind. Bei den pathologischen Frakturen und Spontanfrakturen liegt eine verminderte Festigkeit des Knochengewebes vor. Die verminderte Stabilität kann lokal oder generalisiert vorkommen. Als **Osteopenie** wird das Stadium bezeichnet, in dem die Knochenmasse reduziert ist, aber noch kein Bruch eingetreten ist. Als **Osteoporose** bezeichnet man die Erkrankung, die mit niedriger Knochen-

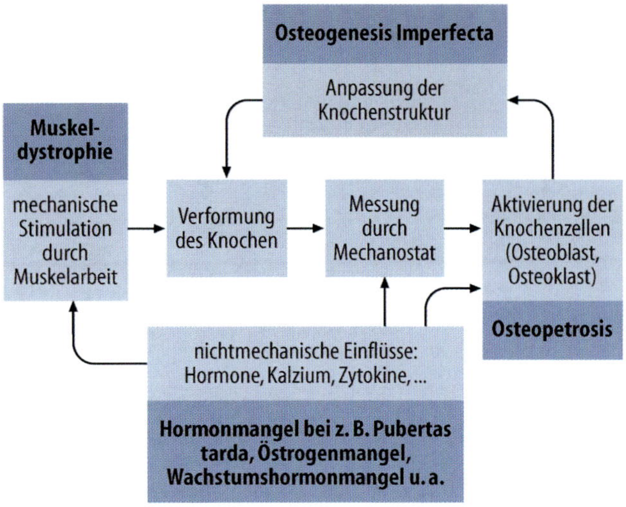

Abb. 6.7 Regulation der Skelettentwicklung: typische Krankheitsbilder für verschiedene Glieder des Regelkreises

masse, mit erhöhter Knochenbrüchigkeit und mikroarchitektonischer Minderung des Knochengewebes und mit nachfolgend erhöhtem Frakturrisiko einhergeht.

In der Regel entstehen diese Krankheitsbilder nicht durch ein reduziertes Mineralangebot, sondern durch

- eine Störung der Knochengrundsubstanz (Kollagensynthese),
- Störung der biomechanischen Adaption (Mechanostat, Knochenzellen),
- durch verminderte mechanische Stimulationen (körperliche Inaktivität, Muskelerkrankungen).
-

Abb. 6.7 zeigt die Regulation der Skelettentwicklung. Die wichtigsten Beispiele für Störungen in dem Regelkreis sind aufgeführt und werden im Folgenden beschrieben.

Bei allen unklaren Frakturen muss eine Kindesmisshandlung ausgeschlossen werden.

Die Kinder müssen nach weiteren Zeichen äußerer Gewaltanwendung wie Hämatomen untersucht werden. Umfangreichere radiologische Untersuchungen und die Durchführung einer Skelettszintigraphie sind zum Nachweis weiterer z. B. älterer Frakturen gelegentlich notwendig.

6.2.1 Osteogenesis imperfecta (Glasknochenkrankheit)

Ätiologie

Bei den sehr heterogenen Phänotypen liegen unterschiedliche Gendefekte – meist Punktmutationen in den Genen der beiden Ketten vom **Kollagen-I** zugrunde. Die Vererbung erfolgt autosomal-dominant oder selten rezessiv. Für alle Formen dieser osteoporotischen Erkrankung findet sich eine Häufigkeit von etwa 4–10:100.000.

Klinik

Die Osteogenesis imperfecta äußert sich in einer sehr variablen klinischen Form mit mehr oder weniger ausgeprägter **erhöhter Knochenbrüchigkeit.** Die Spannbreite reicht vom intrauterinen Tod bis hin zur milden Manifestation im höheren Lebensalter.

Die Einteilung der Erkrankung erfolgt nach Sillence in **4 Verlaufsformen** nach klinisch-genetischen Gesichtspunkten (Tab. 6.1). In Ergänzung zu dieser Einteilung wurden anhand von weiteren Symptomen, histologischen und molekulargenetischen Befunden zusätzliche Formen beschrieben (V, VI und VII).

Die klassischen **Symptome** sind:

- häufige Frakturen,
- Skelettdeformitäten,
- oftmals erhebliche Wachstumsretardierungen.

Man findet zusätzliche Schaltknochen der Kalotte und Zahnanomalien (Dentinogenesis imperfecta). Extraskelettäre Zeichen einer **generalisierten Bindegewebsschwäche** sind Bänderschlaffheit, Neigung zu Hämatomen, blaue Skleren, Myopie, Hernien, kardiovaskuläre Fehlbildungen und eine mittelohrbedingte Schwerhörigkeit. Als frühes Zeichen bei Neugeborenen kann eine muskuläre Hypotonie auffallen. Die Mutationen im Kollagengen führen zu quantitativen (Kollagensynthese vermindert) und qualitativen (pathologische Kollagenstruktur) Störungen des Skelettsystems.

Tab. 6.1 Einteilung der Osteogenesis imperfecta. (Mod. nach Sillence und Forlino 1979/2011)

OI-Typ	Frakturrate	Deformierungen	Körperlänge	Besonderheiten	Genetik
1	Niedrig	Sehr selten	Leicht reduziert	Fast »normal« Blaue Skleren	Dominant, Stop-Mutation COL1A1/2
2	Extrem hoch Rippenserienfrakturen	Bereits intrauterin	Extrem klein	Letal	Dominant COL1A1/2 Rezessiv CRTAP, LEPRE1, PPIB
3	Sehr hoch	Stark	Sehr klein	Skoliose Meist rollstuhlpflichtig	Dominant, Glyzin-Mutation COL1A1/2
4	Hoch	Variabel	Klein	Begrenzte Gehfähigkeit Blaue Skleren	Dominant, Glyzin-Mutation COL1A1/2
5	Hoch	Variabel	Klein	Hyperplastischer Kallus	Dominant IFITM5
6	Frakturen ab 18 Monaten	Progredient	Klein	Vermehrtes Osteoid (Fischgrätenmuster)	Rezessiv SERPINF1
7	Hoch	Stark	Klein	Rhizomelie	Rezessiv CRTAP

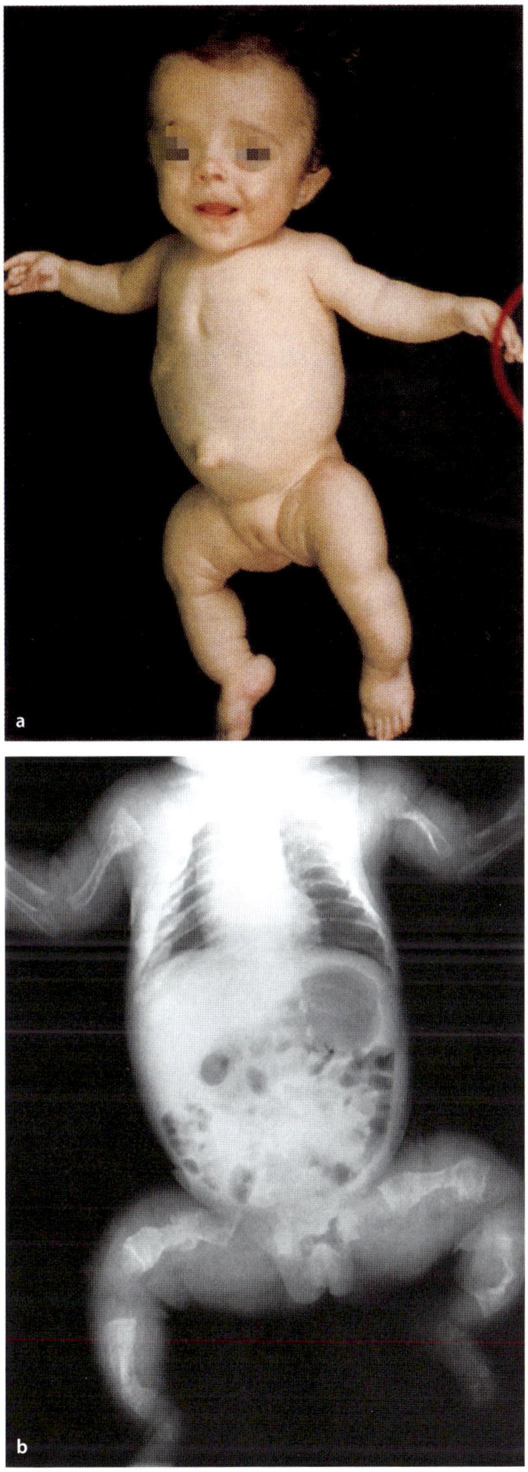

Abb. 6.8a, b Osteogenesis imperfecta Typ II. Ein 6 Monate alter Säugling mit multiplen Frakturen und Deformierungen (**b**)

Diagnose

Radiologisch diagnostiziert man eine generalisiert erhöhte Strahlentransparenz des Skeletts im Sinne einer Osteopenie, frische und alte Frakturen mit guter Kallusbildung, Deformitäten von Extremitätenknochen und Wirbelsäule (Kyphoskoliose) sowie der Kalotte mit Nachweis von Schaltknochen (Abb. 6.8). Ein charakteristisches Merkmal für eine reduzierte Knochenstabilität sind Sinterungsfrakturen der Wirbelkörper im lateralen Strahlengang. Die Diagnose wird in der Regel durch klinische und radiologische Befunde gestellt. Elektronenmikroskopische, histologische und molekularbiologische Untersuchungen können die Diagnose bestätigen.

Therapie

Wichtig ist die früh einsetzende **Krankengymnastik** zur Stärkung der Muskulatur. Mit gutem Erfolg wird eine Teleskopnagelung der langen Röhrenknochen zur Stabilisierung nach Frakturen und zur Begradigung stark verformter Röhrenknochen eingesetzt.

Cave
Zu vermeiden sind langfristige Immobilisierungen, die zusätzlich zur Inaktivitätsosteoporose und muskulären Hypotonie führen.

Inzwischen hat sich eine Behandlung von Patienten mit einer schweren Verlaufsform mit intravenösen Bisphosphonaten im Rahmen eines »individuellen Heilversuchs« als Therapie etabliert. Durch diese antiresorptive Therapie kann die Bilanz des Knochenumbaus verschoben und eine Zunahme an Knochenmasse und eine Abnahme der Frakturrate erreicht werden (Abb. 6.9).

6.2.2 Osteopetrose (Albers-Schönberg-Krankheit)

Pathophysiologie

Es werden 4 Formen unterschieden, die autosomal-rezessiv (schwerere Formen) oder autosomal-dominant (leichtere Formen) vererbt werden. Die Osteopetrose ist ein seltenes Krankheitsbild aus der Gruppe der **sklerosierenden Osteochondrodysplasien**. Genaue Zahlen zur Prävalenz liegen nicht vor.

Die Verdickungen des Knochens **(Hyperostose)** und verstärkte Mineralisation **(Osteosklerose)** wird durch einen funktionellen Defekt der in normaler Zahl vorhandenen Osteoklasten verursacht. Dies führt zu einer Störung des Knochenumbaus (Remodeling), bei dem Osteoklasten und Osteoblasten für den ständigen Umbau der Knochenstrukturen verantwortlich sind. Bedingt durch die **Osteoklastenschwäche** entsteht eine »Anhäufung« von Knochensubstanz. Aufgrund der Tatsache, dass Osteoklasten von Makrophagen abstammen, zeigt sich auch eine **Störung der Makrophagenfunktion** mit erhöhter Infektanfälligkeit. Durch den verminderten Knochenabbau wird die Markhöhle zunehmend durchbaut mit der Folge einer verminderten Blutbildung. Die Einengung der Foramina der Hirnnerven im Schädelbasisbereich kann zu entsprechenden neurologischen Komplikationen führen. Insbesondere können Störung des N. opticus und des N. acusticus auftreten.

Diagnose

Radiologisch imponiert die Osteosklerose mit nicht abgrenzbarer Markhöhle, Aufweitung und horizontaler Streifenzeichnung der Metaphysen der langen Röhrenknochen sowie betonten Deck- und Grundplatten der Wirbelkörper (Abb. 6.10). **Laborchemisch** fallen niedrig normale Spiegel von Kalzium und Phosphat im Serum bei erhöhtem Parathormon und 1,25$(OH)_2$-Vitamin D auf. Osteoblastenmarker (knochenspezifische alkalische Phosphatase, Osteokalzin) sind normwertig. Osteoklastenmarker wie das knochenspezifische Isoenzym der sauren Phosphatase sind erniedrigt.

Klinik

Die weitaus häufigere **Osteopetrosis tarda** verläuft asymptomatisch und wird meist zufällig radiologisch bei erhöhter Knochendichte

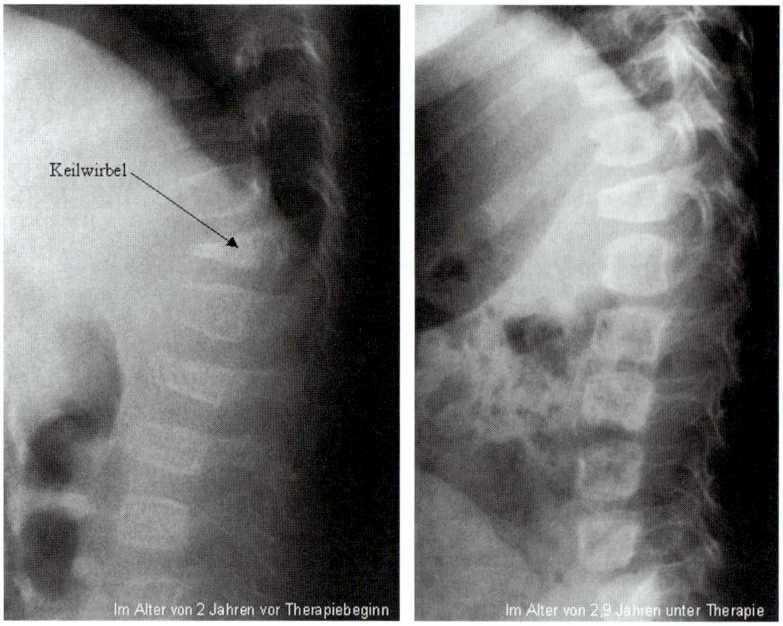

Abb. 6.9 Abgeflachte Wirbelkörper und Keilwirbel bei deutlicher Transparenzminderung. Nach 9-monatiger Behandlung mit Bisphosphonaten zeigt sich eine Zunahme von Wirbelkörperhöhen und Knochendichte sowie eine Aufrichtung des Keilwirbels

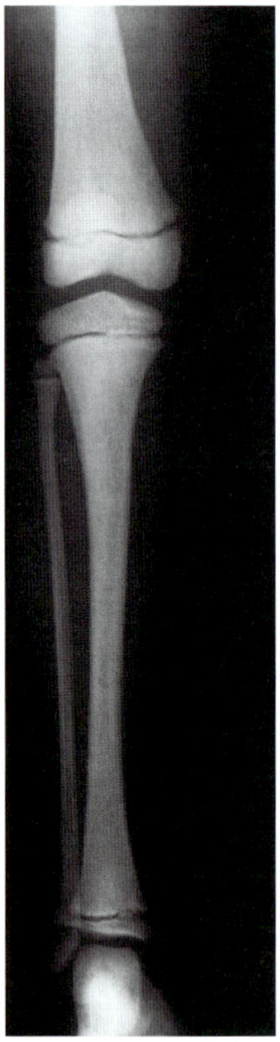

Abb. 6.10 Unterschenkel bei generalisierter Osteosklerose (freundlicherweise überlassen von Prof. Kemperdick, Radiologisches Institut der Universität Düsseldorf)

entdeckt. Symptome können Anämie (30%), verstärkte Kariesanfälligkeit und erhöhte Knochenbrüchigkeit sein.

Seltener tritt die »kongenitale« oder **»maligne« Osteopetrose** auf, die sich postpartal zusätzlich durch Hepatosplenomegalie, Panzytopenie, Lymphknotenschwellung, Zahnanomalien, Hirnnervenausfälle, Hydrocephalus internus und Infektanfälligkeit oder auch in einer Totgeburt äußern kann. Die Fazies der Patienten ist durch Makrozephalie, prominente Stirn, Hypertelorismus, Ptosis und Strabismus typisch verändert. Eine intermediäre Form und eine Form mit renaler und zerebraler Beteiligung tritt seltener auf. Weitere Komplikationen sind Hirnnervenausfälle wie Fazialisparese, Schädigung des N. acusticus mit Ertaubung und Optikusatrophie mit konsekutiver Erblindung.

▪▪ Therapie

Leichte Formen werden symptomatisch mit Transfusionen, Antibiotika und Osteosynthese bei Frakturen therapiert. Für schwere Formen gilt inzwischen die frühzeitige **Knochenmarktransplantation** als Mittel der Wahl, die in manchen Fällen eine vollständige Heilung herbeiführt. Die Lebenserwartung der kongenitalen Form ist ohne intensive Therapie durch Anämie, Blutungen oder Infektion deutlich eingeschränkt (<10 Jahren).

6.2.3 Idiopathische juvenile Osteoporose

▪▪ Ätiologie

Die Ursache ist nicht bekannt. Diskutiert wird ein zeitlich begrenzter, **beschleunigter Knochenabbau** und eine verzögerte Adaptation des Skelettsystems an die Körperlängen- und Gewichtsentwicklung. Die idiopathische juvenile Osteoporose ist im Kinder- und Jugendalter eine sehr seltene Erkrankung.

▪▪ Klinik

Sie manifestiert sich in der Regel während der Frühpubertät, obwohl einzelne Fälle im Alter von unter 5 Jahren beschrieben sind. Während der Pubertät kommt es meist im Verlauf von 3–4 Jahren zur Normalisierung der Symptomatik. Im Vordergrund stehen isolierte starke Knochenschmerzen und Wirbelkörperfrakturen (Abb. 6.11). Typischerweise sieht man eine **Fischwirbelkörperbildung**. Es treten aber auch Frakturen der langen Röhrenknochen auf.

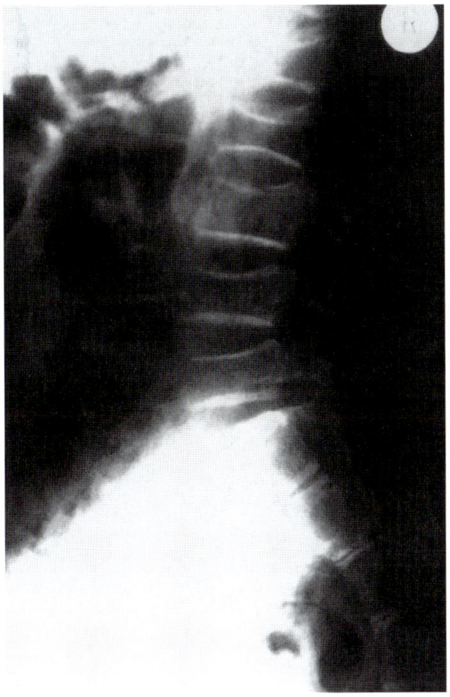

◘ **Abb. 6.11** Seitliche Röntgenaufnahme der Lendenwirbelsäule bei einem 12-Jährigen mit Rückenschmerzen und mehrfachen Frakturen langer Röhrenknochen: typische Fischwirbelkörper im Sinne einer ausgeprägten Osteoporose

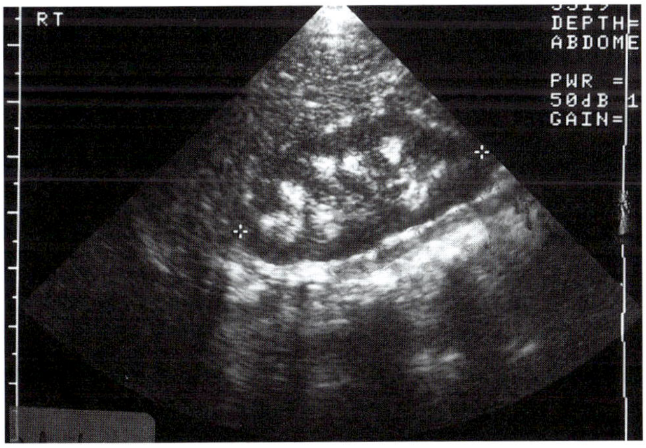

◘ **Abb. 6.12** Sonographie bei Nephrokalzinose. Der Patient wurde seit einem halben Jahr mit 1,25-$(OH)_2$-Vitamin D bei ausgeprägter Hypokalzämie behandelt. In der Folge stellte sich eine Hyperkalzämie mit den klinischen Symptomen einer Hypertonie und Polyurie ein. Im Rahmen der Hyperkalzämie und Hyperkalziurie entwickelte sich die dargestellte Nephrokalzinose. Die Darstellung zeigt die Schallresonanzphänomene bei Kalkablagerung im Bereich des Nierenmarks und der Rindenmarkgrenze. Die echodichten Strukturen mit einer dorsalen Schallauflösung sind als typische Veränderungen der Nephrokalzinose vorhanden

▪▪ Diagnose

Die in ◘ Tab. 6.2 aufgeführten **Differenzialdiagnosen** müssen geprüft werden, insbesondere sind Knochenbiopsien und Knochenmarkpunktionen zum Ausschluss einer Leukämie notwendig. Die Abgrenzung gegenüber milden Verlaufsformen der Osteogenesis imperfecta ist häufig schwierig. Untersuchungen des Kalzium-, Phosphat- und Vitamin-D-Stoffwechsels sind in der Regel unauffällig. Histologische Untersuchungen zeigen erniedrigte Mineralappositionsraten bei normaler Knochenresorption (Imbalance des Knochenumbaus mit relativem Übergewicht der Resorption). Genetisch ist bisher keine ursächliche Mutation gefunden worden.

◘ **Tab. 6.2** Sekundäre Ursachen der juvenilen Osteoporose

Endokrine Störungen	Cushing-Syndrom Thyreotoxikose Diabetes mellitus Hypogonadismus Kortikoidtherapie
Gastrointestinale Störungen	Hepatitis Malabsorption Gallengangsatresie Glykogenose
Stoffwechselerkrankungen	Homozystinurie Lysinurische Proteinintoleranz Tyrosinämie Osteogenesis imperfecta Typ I
Andere Störungen	Leukämien Immobilisation Anorexia nervosa Therapie mit Antikonvulsiva Zyanotische Herzfehler

▪▪ Therapie

Eine Therapie der idiopathischen juvenilen Osteoporose sollte nur in besonders schweren Fällen erwogen werden, da nach Abschluss der Pubertät häufig eine Spontanremission eintritt.

Standardisierte Therapien gibt es nicht. Vereinzelt wurde ein positiver Effekt von Bisphosphonaten, Vitamin D in Kombination mit Kalzium und Kalzitonin beschrieben.

6.2.4 Inaktivitätsosteoporose

Hierbei handelt es sich um die häufigste Ursache für eine Osteoporose im Kindes- und Jugendalter. In der Übersicht sind die wesentlichen Krankheitsbilder, die zur Inaktivierung des Skelettsystems führen, aufgelistet. Besonders bedeutsam sind langfristige Immobilisation durch Bettlägerigkeit wie z. B. bei vielen neurologischen Krankheitsbildern. Die unzureichende Entwicklung der Muskulatur bzw. Störungen des Muskeltonus sind verantwortlich für eine **verminderte Stimulation des Skelettsystems.** Bei akuten Krankheitsbildern führt dies zum vermehrten Knochenabbau und bei chronischen Krankheitsbildern zu einem unzureichenden Aufbau des Skelettsystems im Kindes- und Jugendalter. Die biomechanische Stimulation stellt das wichtigste Steuerungssystem für das Skelettsystem dar (◘ Abb. 6.7). Bei fehlender Muskelaktivität existieren auch keine therapeutischen Möglichkeiten wie z. B. Hormone zur Modellierung des Regelkreises. Im Vordergrund steht die Behandlung der Grunderkrankung und physikalische Therapie (Krankengymnastik).

◘ Abb. 6.12 zeigt den nierensonographischen Befund einer Nephrokalzinose bei einem Patienten mit Hypoparathyreoidismus.

Ursachen der Inaktivitätsosteoporose

- **Muskelerkrankungen**
  - Z. B. Muskeldystrophie Duchenne
  - Dermatomyositis
- **Nervenerkrankungen**
  - Z. B. konnatale Paresen
- **Bewegungsmangel**
  - Immobilisation bei Bettlägerigkeit
  - Frakturen
  - »Sportmangel«
  - »Fernseh- und Computersucht«

Literatur

Coe FL, Favus MJ (Hrsg) (1992) Disorders of bone and mineral metabolism. Raven Press, New York

Kruse K (Hrsg) (1999) Pädiatrische Endokrinologie. Thieme, Stuttgart New York

Michalk D, Schönau E (Hrsg) (1999) Differenzialdiagnose Pädiatrie. Urban & Schwarzenberg, München Wien Baltimore

Niethard B (Hrsg) (1997) Kinderorthopädie. Thieme, Stuttgart New York

Schönau E (Hrsg) (1996) Paediatric osteology – new developments in diagnostic and therapy. Elsevier, Amsterdam

Schönau E, Matkovic V (Hrsg) (1998) Paediatric osteology – prevention of osteoporosis – a paediatric task? Elsevier, Amsterdam

Schnabel D, Haffner D. Rickets (2005) Diagnosis and therapy. Orthopade 34(7): 703–14

Seibel M, Stracke H (Hrsg) (1997) Metabolische Osteopathien. Schattauer, Stuttgart New York

Stolecke H (Hrsg) (1997) Endokrinologie des Kindes- und Jugendalters. Springer, Berlin Heidelberg New York Tokio

Neonatologie und pädiatrische Intensivmedizin

Neonatologie

C.P. Speer

C. P. Speer, M. Gahr (Hrsg), *Pädiatrie*,
DOI 10.1007/978-3-642-34269-1_7, © Springer-Verlag Berlin Heidelberg 2013

Einleitung

Noch vor 20 Jahren war die häufigste Todesursache Frühgeborener das akute Lungenversagen. Die sensationellen Ergebnisse von Mary Ellen Avery ebneten dann den Weg für eine kausale Therapie des Atemnotsyndroms. M.E. Avery beobachtete, dass die Lungen eines verstorbenen Frühgeborenen luftleer und »schwer« waren und kein »schäumendes Material« (»foam«) enthielten. Wie sie durch Experimente belegen konnte, fehlte diesen Lungen in der Tat eine Substanz, die die Oberflächenspannung in den Alveolen vermindert: das pulmonale Surfactant. Die 1959 publizierten Ergebnisse ihrer Untersuchungen fanden zunächst nicht die ihnen gebührende Aufmerksamkeit. Um die weitere Resonanz auf ihre Entdeckung zu beschreiben, verweist M.E. Avery gerne darauf hin, dass sich neues Wissen in 3 Phasen verbreitet: Die 1. Phase, in der neue Ergebnisse bekannt gegeben werden, wird meist ignoriert. In der 2. Phase rufen die inzwischen von anderen nicht mehr zu leugnenden Ergebnisse Feindseligkeiten hervor, in der 3. und letzten Phase besteht eine generelle Übereinstimmung darüber, dass man schon immer von dieser Tatsache ausgegangen sei.

7

7.1 Definitionen

Die Erfolge der Neonatalmedizin liegen unter anderem an der frühen Einführung qualitätssichernder Maßnahmen durch die Erstellung und Auswertung standardisierter Berichte über alle Geburten (**Perinatalerhebung**) und alle stationären Aufenthalte von Neugeborenen (**Neonatalerhebung**).

Für die **Qualitätskontrolle** und die Vergleichbarkeit von Therapieergebnissen in der Neugeborenenmedizin sind einheitliche und verbindliche Definitionen von Krankheitsbildern und Zuständen erstellt worden. Diese Einteilungen sind von sehr großer klinischer Bedeutung, da sie Neugeborene mit unterschiedlichen **Erkrankungsrisiken** definieren. So machen z. B. die Neugeborenen mit einem Geburtsgewicht <1500 g nur 0,8–1,5% aller Lebendgeborenen aus, verursachen aber bis zu 65% der neonatalen Mortalität. Neugeborene werden nach dem Gestationsalter, dem Geburtsgewicht und dem Geburtsgewicht bezogen auf das Gestationsalter unterteilt (Abb. 7.1 und Tab. 7.1).

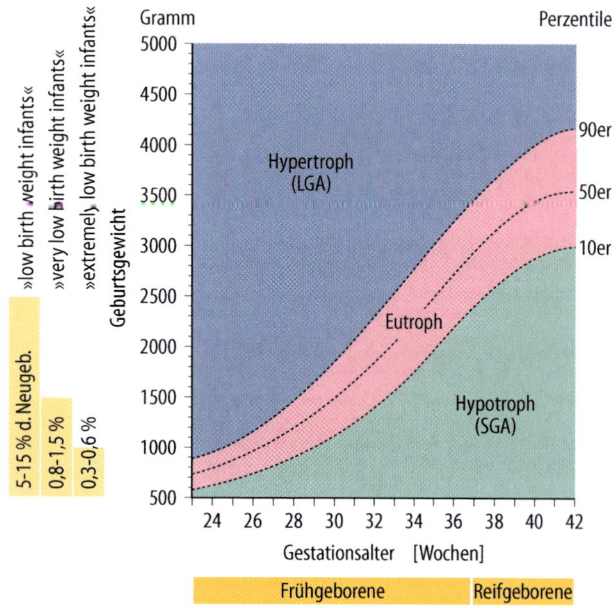

Abb. 7.1 Einteilung von Neugeborenen nach Gestationsalter und Geburtsgewicht

Die **Einteilung nach dem Gestationsalter** (d. h. Dauer der Schwangerschaft vom 1. Tag der letzten Menstruation bis zur Geburt) beschreibt den Grad der Organreife. Das Gestationsalter kann aber nur selten genau gemessen werden, sondern ist eine anamnestische Angabe mit einer gewissen Ungenauigkeit. Die **Einteilung nach dem Geburtsgewicht**, das eine messbare Größe ist, wird in den USA häufig benutzt. Dadurch werden allerdings unter dem Begriff »low birth-weight infant« hypotrophe Neugeborene und Frühgeborene, die beide deutlich unterschiedliche Krankheitsprofile haben, zusammengefasst. Die **Einteilung nach dem Geburtsgewicht bezogen auf das Gestationsalter** ermöglicht die Unterscheidung von hypotrophen, eutrophen und hypertrophen Neugeborenen.

Die neonatale Mortalität (Anzahl der in den ersten 28 Lebenstagen verstorbenen Neugeborenen pro 1000 Lebendgeborene) als Maß für die Qualität der Neugeborenenversorgung ist in Deutschland zwischen 1970 und 1991 von 17 auf 4/1000 gesunken und seither auf diesem geringen Niveau stabil.

7.2 Postnatale Adaptation

Die Geburt ist die dramatischste Änderung der Lebensumstände im menschlichen Leben. Innerhalb weniger Minuten finden zahlreiche **physiologische Veränderungen**, das Kennenlernen der Eltern und das Erleben einer neuen Sinneswelt statt (Tab. 7.2). Die Aufgabe des Kinderarztes ist es, zusammen mit dem Geburtshelfer, die postnatale Adaptation zu beobachten und wenn nötig zu unterstützen, ohne durch zu viele Maßnahmen diesen für das Neugeborene und seine Eltern wichtigen Augenblick zu stören.

Tab. 7.1 Definitionen zur Einteilung von Neugeborenen

Einteilung nach Gestationsalter (GA)	Frühgeborenes	GA <37 Wochen (<260 Tage)
	Termingeborenes	GA 37–42 Wochen (260–293 Tage)
	Übertragenes Neugeborenes	GA >42 Wochen (>293 Tage)
Einteilung nach Geburtsgewicht	Geburtsgewicht <2500 g	»low birth weight infant«
	Geburtsgewicht <1500 g	»very low birth weight infant«
	Geburtsgewicht <1000 g	»extremely low birth weight infant«
Einteilung nach Geburtsgewicht bezogen auf das Gestationsalter	Hypotrophes Neugeborenes (»small for gestational age«, SGA)	Geburtsgewicht <10. Perzentile
	Eutrophes Neugeborenes (»appropriate for gestational age«, AGA)	Geburtsgewicht 10.–90. Perzentile
	Hypertrophes Neugeborenes (»large for gestational age«, LGA)	Geburtsgewicht >90. Perzentile

Tab. 7.2 Gegenüberstellung der intra- und extrauterinen Lebensumstände

Organ	Intrauterin	Extrauterin
Lungen	Flüssigkeitsgefüllt, hoher pulmonaler Gefäßwiderstand, sporadische Atemexkursionen	Luftgefüllt, Abfall des pulmonalen Widerstandes, regelmäßige Atemzüge
Kreislauf	10% des Herzminutenvolumens durch die Lunge, Rechts-links-Shunt über Foramen ovale und Ductus arteriosus	100% des Herzminutenvolumens durch die Lunge, Foramen ovale und Ductus arteriosus verschlossen
Thermoregulation	Keine Thermoregulation erforderlich	Wärmeproduktion und Minimierung von Wärmeverlusten
Ernährung	Kontinuierlich über Plazenta	Intermittierend enteral (Saugen, Schlucken, Peristaltik, Verdauung)
Niere	Produktion von Fruchtwasser	Regulation von Wasser-Elektrolyt- und Säure-Basen-Haushalt
Sinneswelt	Dunkel, gedämpfte Geräusche, gleichmäßig warm, »schwerelos«	Hell, laut, Temperaturwechsel, Schwerkraft

7.2.1 Lunge

Intrauterin Die Lunge ist intrauterin ein flüssigkeitsgefülltes Organ, in dem **kein Gasaustausch** stattfindet. Es besteht ein ständiger Einstrom von Flüssigkeit aus dem Lungengewebe in den sich entwickelnden Bronchialbaum und von dort über die Trachea ins Fruchtwasser. Ab der 20. Schwangerschaftswoche lassen sich **sporadische Thoraxbewegungen** feststellen, mit denen Flüssigkeit ein- und ausgeatmet wird. Die **Surfactantproduktion** durch die Typ-II-Pneumozyten nimmt ab 24 Schwangerschaftswochen deutlich zu.

Cave
Eine deutlich verminderte Flüssigkeitsfüllung der fetalen Lunge bei Ahydramnie oder persistierendem vorzeitigen Blasensprung kann in der vulnerablen Phase der Lungenentwicklung zu einer schweren Lungenhypoplasie führen.

Fehlende intrauterine Atemexkursionen bei neuromuskulären Erkrankungen der Feten oder schweren Thoraxdysyplasien können ebenfalls das normale Lungenwachstum nachhaltig beeinträchtigen.

Postnatal Innerhalb weniger Atemzüge muss sich die Lunge mit Luft füllen, durchblutet werden und eine regelmäßige Atmung einsetzen, damit nach der Durchtrennung der Nabelschnur kein Sauerstoffmangel entsteht.

Adaptationsvorgänge Bereits einige Tage vor der Geburt beginnt sich der Flüssigkeitsstrom in der Lunge umzukehren, anstelle des Flüssigkeitseinstroms in die Alveolen beginnt eine **Flüssigkeitsresorption**. Bereits mit dem ersten Atemzug, bei dem das Neugeborene einen Sog von bis zu 100 cm H_2O aufbringt, werden große Teile der Lunge mit Luft gefüllt, der verbleibende Flüssigkeitsfilm an der Alveolarwand wird im Lauf der nächsten Stunden resorbiert. Verzögert sich diese Flüssigkeitsresorption, so kommt es zur transienten Tachypnoe des Neugeborenen. Der in der Lunge vorhandene **Surfactant** reicht beim Reifgeborenen aus, um die an der Grenzfläche Luft-Flüssigkeit auftretende Oberflächenspannung so zu verringern, dass es nicht zu einem Kollaps der Alveolen kommt. Der initiale p_aO_2-Abfall und p_aCO_2-Anstieg, afferente Reize durch die Lungendehnung und Kältereize setzen die Atemexkursionen in Gang und führen zum kontinuierlichen postnatalen Atemtyp.

7.2.2 Herz und Kreislauf

Intrauterin Zum Blutkreislauf des Feten gehören die Nabelschnurgefäße und der fetale Teil der Plazenta. Deshalb ist das **Blutvolumen** des Feten doppelt so groß wie das des Neugeborenen. Nur 10% des Blutes fließen durch die Lunge, da der Widerstand im Pulmonalkreislauf hoch ist. 90% des Blutes im rechten Herzen gelangen an der Lunge vorbei über das offene Foramen ovale vom rechten in den linken Vorhof oder über den Ductus arteriosus aus der Arteria pulmonalis in die Aorta (Abb. 7.2).

Postnatal Foramen ovale und Ductus arteriosus sind verschlossen. Das gesamte Herzzeitvolumen fließt durch die Lunge.

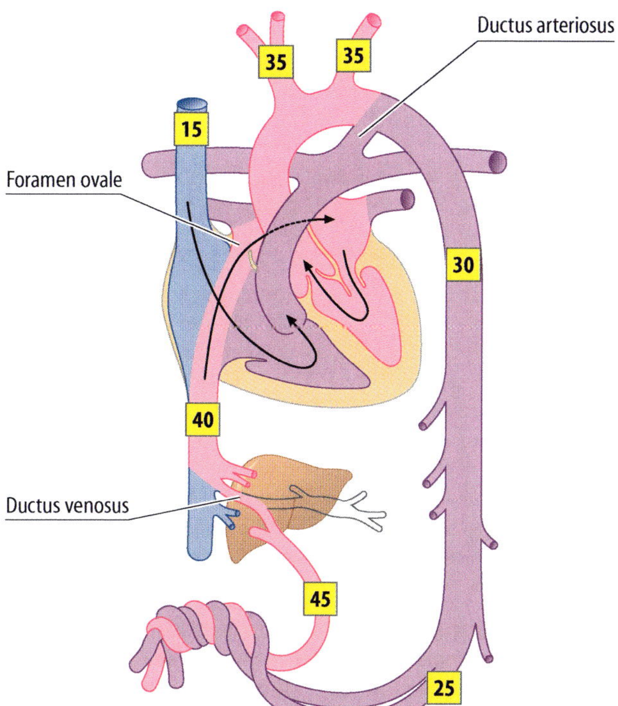

Abb. 7.2 Schema des fetalen Kreislaufs mit Sauerstoffpartialdrücken in verschiedenen Gefäßen

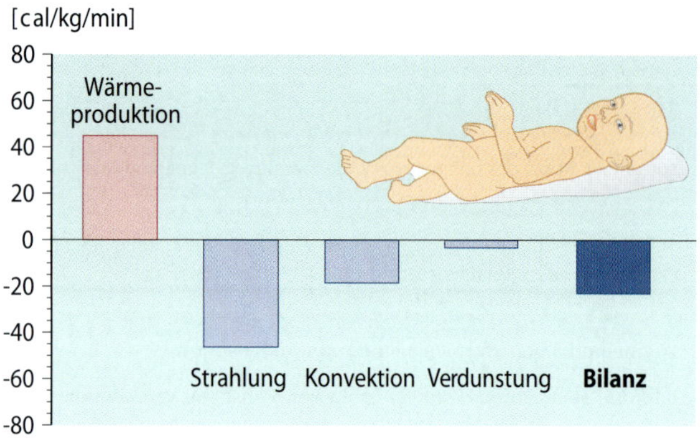

Abb. 7.3 Wärmebilanz eines unbekleideten reifen Neugeborenen bei Raumtemperatur

Adaptationsvorgänge Die Belüftung der Lunge induziert eine Vasodilatation im Pulmonalkreislauf. Die Erhöhung des p_aO_2 von 30 auf 60–99 Torr im Blut, das den **Ductus arteriosus** durchströmt, führt zu Konstriktion und funktionellem Verschluss des Ductus; der Druckanstieg im kindlichen Körperkreislauf leitet nach dem Wegfall des plazentaren Niederdrucksystems den funktionellen **Verschluss des Foramen ovale** ein.

7.2.3 Temperaturregulation

Intrauterin Wärme ist für den Feten ein Nebenprodukt des Stoffwechsels. Obwohl ein Großteil dieser Wärme über die Plazenta abgeführt wird, liegt die **Körpertemperatur** des Feten dadurch um 0,5°C über der Körpertemperatur der Mutter. Intrauterin benötigt der Fetus keine eigene Wärmeregulation.

Postnatal Die Umgebungstemperatur liegt 15–20°C unter der Körpertemperatur und es treten **Wärmeverluste** durch Strahlung (kühle Raumwände), Konvektion (kühle, bewegte Luft) und Verdunstung (trockene Luft) auf. Um die Körpertemperatur konstant zu halten, müssen die auftretenden Wärmeverluste durch Wärmeproduktion ausgeglichen werden.

Adaptationsvorgänge Das Neugeborene verringert Wärmeverluste durch **Vasokonstriktion** in der Haut und produziert Wärme im braunen Fettgewebe. Nur Neugeborene besitzen dieses **braune Fettgewebe**, das zwischen den Schulterblättern hinter dem Herzen und den großen Gefäßen liegt; die dort produzierte Wärme verteilt sich rasch im Körper. Die Braunfärbung des Gewebes entsteht durch den hohen Anteil an Mitochondrien. Die Fettoxidation ist durch das so genannte »uncoupling protein« von der ATP-Produktion abgekoppelt und erlaubt eine direkte und rasche Wärmeproduktion. Trotz dieses Adaptationsmechanismus übertreffen die Wärmeverluste eines unbekleideten reifen Neugeborenen in Raumtemperatur (22°C) seine Wärmeproduktion und es besteht die **Gefahr der Auskühlung** (Abb. 7.3).

Um eine postnatale Auskühlung zu verhindern, wird ein reifes Neugeborenes nach der Geburt gut abgetrocknet, in direktem Hautkontakt der Mutter auf die Brust gelegt und mit einem trockenen Tuch zugedeckt.

7.2.4 Niere

Intrauterin Die Plazenta übernimmt die Ausscheidungsfunktion der Nieren. Die Aufgabe der fetalen Nieren ist die **Produktion von Fruchtwasser**, das zum großen Teil fetaler Urin ist. Fehlt das Fruchtwasser, kommt es zur **Lungenhypoplasie**.

Postnatal Die Nieren müssen die Flüssigkeits- und Elektrolythomöostase aufrechterhalten, Stoffwechselprodukte ausscheiden und den Säure-Basen-Haushalt ausgleichen.

Adaptationsvorgänge Der **erste Urin** wird oft bei oder unmittelbar nach der Geburt abgesetzt und nach einer Pause setzt dann innerhalb von 24 h die Diurese ein. In den ersten Lebenstagen reduziert das Neugeborene als Adaptation an das trockene extrauterine Milieu seinen großen Extrazellulärraum. Durch die Flüssigkeitsausscheidung kommt es zur **physiologischen postnatalen Gewichtsabnahme** von maximal 10% des Geburtsgewichts.

Die Filtrationsleistung der Nieren beträgt beim Neugeborenen nur 1/10–1/6 des Erwachsenen und auch die Tubuli sind deutlich weniger leistungsfähig. Trotzdem kann die Niere des Neugeborenen die Homöostase in der Regel aufrechterhalten.

Da die Regulationsfähigkeit der Niere des Neugeborenen geringer ist, ist das Risiko einer Hyperhydratation sowie einer Dehydratation größer als beim Erwachsenen.

7.2.5 Gastrointestinaltrakt

Intrauterin Die Ernährung des Feten erfolgt über die Plazenta. Der Fet schluckt und resorbiert Fruchtwasser und reguliert damit das Fruchtwasservolumen.

Cave
Ein Polyhydramnion kann Symptom einer gastrointestinalen Obstruktion (z. B. Ösophagusatresie, Duodenalatresie) oder einer Schluckstörung des Feten sein.

Postnatal Die Ernährung erfolgt durch die Resorption von Nährstoffen aus dem Gastrointestinaltrakt.

Adaptationsvorgänge 70% der Neugeborenen setzen innerhalb der ersten 12 Lebensstunden **Mekonium**, den ersten Stuhl, ab; die restlichen Neugeborenen innerhalb von 48 h. Mekonium ist grünlich-schwarz und besteht aus eingedickter Galle, Lanugo und Zelldetritus. Beim reifen Neugeborenen ist der **Saug- und Schluckreflex** ausreichend entwickelt, so dass orale Nahrung aufgenommen werden kann. Die Nahrungsmenge wird langsam gesteigert bis sich eine koordinierte gastrointestinale Peristaltik entwickelt hat.

7.2.6 Eltern-Kind-Beziehung

Die Geburt ist ein wichtiger Augenblick für die Entwicklung der Eltern-Kind-Beziehung. Die Eltern sehen zum ersten Mal das lange erwartete Kind und auch das gesunde reife Neugeborene ist in der ersten Stunde nach der Geburt wach und aufmerksam. **Augen- und Hautkontakt** zum Neugeborenen sind in dieser Phase der Entwicklung der Eltern-Kind-Beziehung besonders förderlich. Zudem sollte das gesunde reife Neugeborene bereits im Kreißsaal an die Brust der Mutter angelegt werden, weil dadurch das spätere erfolgreiche **Stillen** begünstigt wird.

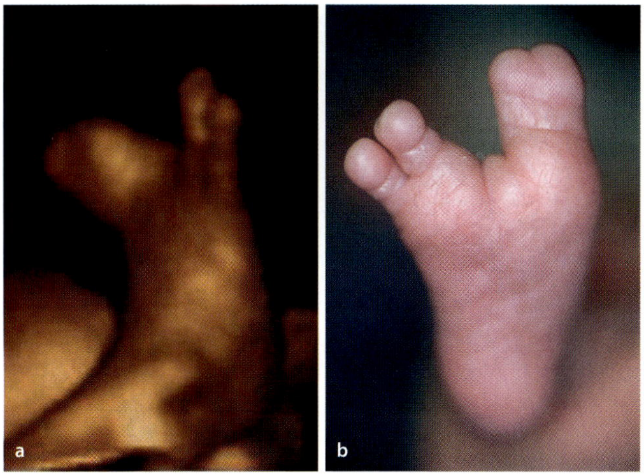

Abb. 7.4a, b Pränatale Diagnose eines fetalen Spaltfußes mit Hilfe der 3-D-Sonographie (**a**), klinischer Befund nach der Geburt (**b**)

7.2.7 Beurteilung der postnatalen Adaptation (Apgar-Schema)

Zur Beurteilung der postnatalen Adaptation hat sich das von der amerikanischen Anästhesistin Virginia Apgar eingeführte Apgar-Schema ohne Zweifel bewährt (Tab. 7.3). Dr. Apgar's primäres Ziel war es, Neugeborene zu identifizieren, die unmittelbar postnatal deprimiert waren und eine unverzügliche Hilfe benötigten.

Der Apgar-Wert wird 1, 5 und 10 min nach der Geburt erhoben.

Der 1-min-Apgar-Wert dient zur Identifikation der Neugeborenen, die sofortiger Hilfe bedürfen. Für die neonatale Mortalität und spätere neurologische Morbidität kommt dem 5-min Apgar-Score eine gewisse prognostische Bedeutung zu.

7.2.8 Akut lebensbedrohliche Fehlbildungen der Neugeborenenperiode

2–3% der Neugeborenen haben angeborene Fehlbildungen, die mit bedeutsamer Behinderung einhergehen oder lebensbedrohend sind, 3–4% der Neugeborenen haben geringfügige Fehlbildungen. Durch die **pränatale Ultraschalldiagnostik** können zahlreiche angeborene Fehlbildungen bereits vor der Geburt erkannt werden (Abb. 7.4). Bei intrauteriner Diagnose einer angeborenen Fehlbildung sollten die Eltern von Geburtshelfern, Neonatologen und Kinderchirurgen gemeinsam beraten werden und der Geburtsmodus und das postnatale Vorgehen festgelegt werden.

Exkurs

Neugeborenenscreening auf Stoffwechselstörungen

Am 5. Lebenstag wird bei allen Neugeborenen ein Screening auf folgende angeborene Stoffwechselstörungen durchgeführt (▶ Kap. 5.1):
- Hypothyreose (1:4000 Lebendgeborene): Messung der TSH-Konzentration,
- Phenylketonurie (1:7000 Lebendgeborene): semiquantitative Bestimmung des Phenylalaninspiegels,
- Galaktosämie (1:40.000 Lebendgeborene): semiquantitative Bestimmung der Uridyltransferaseaktivität.

7.3 Untersuchung des Neugeborenen

7.3.1 Zeitpunkte der Neugeborenenuntersuchung

- Bei jedem Neugeborenen werden vorgeschriebene Vorsorgeuntersuchungen gemacht:
- die U1 in den ersten 4 Lebensstunden,
- die U2 im Alter von 3–10 Tagen
- die U3 am Ende der Neonatalperiode im Alter von 4–6 Wochen.

Außerdem hat sich eine zusätzliche Untersuchung im späteren Verlauf des 1. Lebenstages als nützlich erwiesen. Jeder Untersuchungszeitpunkt hat eigene Untersuchungsschwerpunkte und beinhaltet zusätzliche präventive Maßnahmen.

7.3.2 Durchführung der Neugeborenenuntersuchung

Anamnese

Zuerst sollte die **Schwangerschafts- und Geburtsanamnese** erhoben werden:
- Alter der Mutter, Anzahl und Ausgang vorausgegangener Schwangerschaften,
- jetzige Schwangerschaft: Dauer, Komplikationen oder Erkrankungen der Mutter in der Schwangerschaft, Medikamente, Blutgruppe der Mutter, Schwangerenvorsorge, Mutterpass,
- Geburtsmodus, Geburtsdauer, Risikofaktoren für eine Amnioninfektion (vorzeitiger Blasensprung, Fieber bei Geburt), Fruchtwasser, Nabelarterien-pH,
- Erstversorgung, Apgar-Score.

Tab. 7.3 Apgar-Schema zur Beurteilung der postnatalen Adaptation

	0 Punkte	1 Punkt	2 Punkte
Aussehen, Hautfarbe	Blass oder zyanotisch	Stamm rosig, Akrozyanose	Ganz rosig
Puls (Herzfrequenz)	Keine	<100/min	>100/min
Gesichtsmimik bei Stimulation	Keine	Grimassieren	Schreien
Aktivität (Muskeltonus)	Schlaff	Geringe Extremitätenflexion	Kräftig, aktive Bewegung
Respiration (Atmung)Bestimmung nach 1,2 und 10 min	Keine	Langsam, unregelmäßig	Regelmäßig, kräftig

Tab. 7.4 Häufige Befunde bei der körperlichen Untersuchung des Neugeborenen

Körperregion	Häufige Befunde
Haut	»Storchenbiss«, Milien, Waschfrauenhände, Neugeborenenexanthem
Kopf	Geburtsgeschwulst, Kephalhämatom
Augen	Subkonjunktivale Einblutung, Konjunktivitis
Mund	Retentionszysten (Epstein-Perlen)
Hals	Hämatom des M. sternocleidomastoideus
Thorax	Klavikulafraktur, Brustdrüsenschwellungen
Nabel	Nässender Nabel, Nabelgranulom
Weibliches Genitale	Vaginalsekretion, Hymenalpolyp
Männliches Genitale	Physiologische Phimose, unvollständiger Descensus testis
Extremitäten	Hüftdysplasie, Polydaktylie, 4-Fingerfurche, Sichelfußhaltung
Wirbelsäule	Lumbosakrales Hautgrübchen

Untersuchungsablauf

Die Qualität einer Neugeborenenuntersuchung hängt vom Können und der Erfahrung des Untersuchers ab, sie erfordert ausreichend Zeit und ein Eingehen auf das Neugeborene und seine Eltern.

10 Grundregeln für die Neugeborenenuntersuchung

- 1. Die Untersuchung soll in einem warmen Raum auf einer warmen Unterlage erfolgen.
- 2. Das Licht soll hell, aber nicht grell sein.
- 3. Zur Untersuchung soll das Neugeborene vollständig entkleidet werden.
- 4. Der beste Untersuchungszeitpunkt ist 2–3 h nach der letzten Mahlzeit, wenn das Neugeborene wach, aber ruhig ist.
- 5. Die Eltern sollen bei der Untersuchung anwesend sein.
- 6. Das Neugeborene soll immer erst in Ruhe beobachtet werden, bevor Untersuchungen vorgenommen werden.
- 7. Immer mit den Untersuchungen beginnen, die das Neugeborene am wenigsten irritieren und belasten.
- 8. Bei der Untersuchung soll **mit** dem Neugeborenen gesprochen werden und nicht nur *über* das Neugeborene.
- 9. Auch harmlose Befunde, die aber unerfahrene Eltern beunruhigen können, sollen erklärt und demonstriert werden (z. B. Fühlen der Fontanelle).
- 10. Alle Fragen der Eltern sollen in Ruhe und ausführlich beantwortet werden.

Der Ablauf der körperlichen Untersuchung soll flexibel dem einzelnen Neugeborenen angepasst werden. Folgende **prinzipielle Vorgehensweise** hat sich bewährt: zuerst wird das Neugeborene **beobachtet**, ohne es durch »Anfassen« zu irritieren. Dabei werden Aussehen, Spontanatmung, Spontanhaltung und Spontanmotorik beurteilt. Solange das Neugeborene noch ruhig ist, erfolgt danach die **Auskultation** von Herz und Lunge. Die weitere Untersuchung erfolgt vom Kopf zu den Zehen.

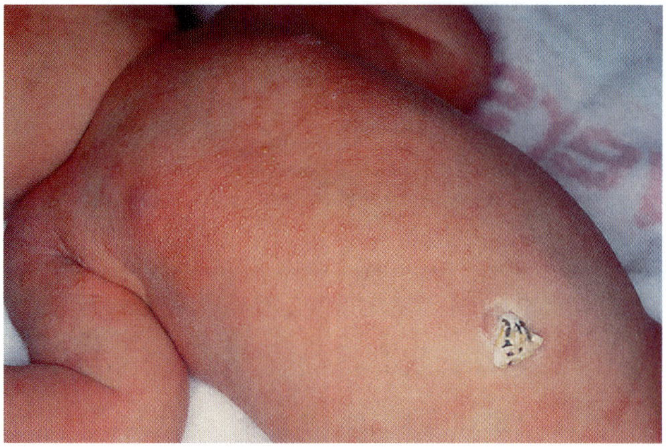

Abb. 7.5 Neugeborenenexanthem

Zur Neugeborenenuntersuchung gehören neben der allgemeinen körperlichen Untersuchung die Bestimmung der somatischen Reifezeichen, die Suche nach Geburtsverletzungen und nach Fehlbildungen.

Untersuchung der einzelnen Körperregionen

In diesem Abschnitt sind wichtige Untersuchungsinhalte und häufige Befunde für die einzelnen Körperregionen des Neugeborenen aufgeführt (Tab. 7.4). Geburtsverletzungen (► Abschn. 7.5.3) und Dysmorphiezeichen sind andernorts abgehandelt.

Haut Akrozyanose (häufig bei kalten Händen, Füßen), zentrale Zyanose (Zunge!), Blässe, Plethora, Ödeme, marmoriertes Hautkolorit, graues Munddreieck, Ikterus.

- **Storchenbiss (Naevus simplex):** angeborene Teleangiektasien symmetrisch auf Stirn, Oberlidern, Nase, Oberlippe und im Nacken, die im Gesicht meist bis zum 3. Lebensjahr verschwinden, im Nacken aber häufig persistieren. **Differenzialdiagnose**: Naevus flammeus, Hämangiome.
- **Milien:** zahlreiche punktförmige weiße Papeln auf dem Nasenrücken und am Kinn durch transiente Keratinzysten. Milien verschwinden ohne Therapie.
- **Waschfrauenhände:** Schuppung und Abschilferung der Haut an Handinnenflächen und Fußsohlen bei Übertragung oder Plazentainsuffizienz.
- **Neugeborenenexanthem (Erythema toxicum neonatorum):** nichtinfektiöse, transiente erythematöse Makulae zum Teil mit zentraler gelblicher Papel, die meist am Stamm zwischen dem 3. und 7. Lebenstag auftreten (Abb. 7.5). Im Direktpräparat im Wesentlichen eosinophile Granulozyten. Differenzialdiagnose: Staphylodermie.
- **Transiente neonatale pustulöse Melanose:** Dabei handelt es sich vermutlich um eine selten auftretende Variante des Erythema toxicum neonatorum. Die Pusteln und Vesikel sind bereits bei der Geburt vorhanden und nicht von einem erythematösen Hof umgeben. Die abgeheilten Läsionen hinterlassen oft hyperpigmentierte Maculae, die für 2–3 Monate persistieren können (Abb. 7.6).

Kopf Messung des frontookzipitalen Kopfumfangs (Makrozephalie, Mikrozephalie), Größe und Konsistenz der Fontanellen, Schädelnähte. Die Schädelform ist abhängig vom Geburtsmodus, nach vaginaler Entbindung sind häufig die Scheitelbeine über die Stirnbeine geschoben.

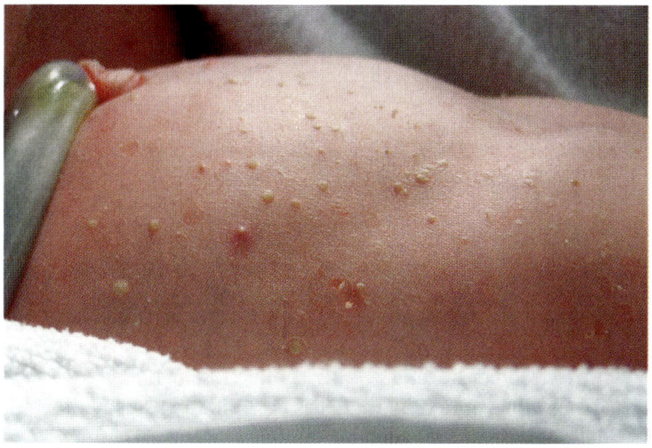

Abb. 7.6 Transitorische neonatale pustulöse Melanose, die bereits bei der Geburt des Neugeborenen nachweisbar war

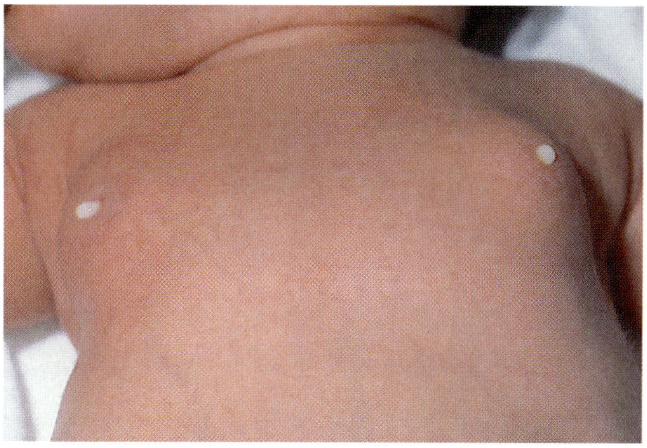

Abb. 7.7 Brustdrüsenschwellungen und kolostrumähnliche Sekretion (»Hexenmilch«) bei einem Neugeborenen

- **Geburtsgeschwulst:** ödematös-teigige Kopfhautschwellung, meist parietookzipital, verschwindet in den ersten Lebenstagen.
- **Kephalhämatom:** prallelastische Schwellung, die durch die Schädelnähte begrenzt wird, nach subperiostaler Einblutung, häufig parietookzipital, kann über Monate persistieren und am Rand verknöchern; die »Verknöcherung« löst sich in der Regel bis zum Ende des 1. Lebensjahres wieder auf.

Augen Roter Pupillenreflex, Konjunktivitis, Kolobom, Stellung der Lidachsen. Kongenitale Katarakt; bei direktem Lichteinfall: Leukokorie (weißlicher Pupillenreflex), bei seitlichem Lichteinfall: »Pupillentrübung«. Normal sind symmetrische Stellung und koordinierte Bewegungen. Bei plötzlichem hellen Licht schließt das Neugeborene geblendet die Augen.

- **Subkonjunktivale Einblutungen:** entstehen durch den Pressdruck unter der Geburt, harmlos.
- **Konjunktivitis:** meist nichtinfektiös durch chemische oder physikalische Irritation, Differenzialdiagnose: infektiöse Konjunktivitis (Chlamydien).

> **Das Neugeborene öffnet oft spontan die Augen, wenn es aufrecht gehalten wird.**

Mund Physiologische Retrogenie, auf **Spaltbildungen** in Lippen, Kiefer, hartem und weichem Gaumen achten. Mikrogenie, Retrogenie, Glossophthose: Pierre-Robin-Sequenz; »neonatale« Zähne.

- **Retentionszysten (Epstein-Perlen):** weißliche Knötchen längs der Mittellinie am Gaumen oder den Zahnleisten.
- **Bednar'sche Aphthen, ulzerative Läsionen am Gaumenbogen:** ätiologisch unklare, in den ersten Lebenstagen auftretende z.T. eindrucksvolle ulzerative Läsionen; transient, keine Therapie.

Hals Schiefhals, Struma, Halszysten.

- **Sternocleidomastoideushämatom:** kirschgroße harte schmerzlose Verdickung im Muskel nach geburtstraumatisch bedingter Einblutung. Die nachfolgende Vernarbung kann zum **Schiefhals** führen mit Neigung des Kopfes zur kranken und Drehung des Kopfes zur gesunden Seite. Physiotherapie.

Thorax Brustkorb fast kreisrund, Rippen weich.

- **Brustdrüsenschwellung:** treten zwischen dem 3. und 7. Lebenstag meist beidseits bei männlichen und weiblichen Neugeborenen auf. Rötung und Überwärmung ist möglich, es kann sogar zu einer kolostrumähnlichen Sekretion kommen (»Hexenmilch«). Ursache sind diaplazentar übergetretene mütterliche Hormone (Abb. 7.7). Differenzialdiagnose: eitrige Mastitis.
- **Klavikulafraktur:** Schmerzempfindung im Bereich der betroffenen Schulterregion, Schonung des Arms auf der betroffenen Seite, nach einer Woche tastbarer Kugelkallus.

Tab. 7.5 Wichtige Normalwerte bei reifen Neugeborenen

Körpergewicht [g]	3500 (3000–4300)*
Länge [cm]	50 (46–58)
Frontookzipitaler Kopfumfang [cm]	34 (32,5–36,5)
Herzfrequenz [/min]	125 (70–190)
Atemfrequenz [/min]	30 (22–40)
Systolischer Blutdruck [mmHg]	60 (50–70)
Diastolischer Blutdruck [mmHg]	35 (28–45)

*50. Perzentile (10.–90. Perzentile)

Herz und Kreislauf Zyanose, Blässe, Ödeme, Lage des Herzspitzenstoßes, periphere Pulse an oberer und unterer Extremität, Herzfrequenz und Herzrhythmus, Blutdruck, Herztöne, Herzgeräusch (Tab. 7.5). Systolische Herzgeräusche in den ersten Lebenstagen sind häufig funktionell oder durch einen noch nicht komplett verschlossenen Ductus arteriosus verursacht und verschwinden häufig nach einigen Tagen. Nur 8% der Neugeborenen mit einem Herzgeräusch haben ein Vitium cordis.

> **Cave**
> **Fehlende Pulse an der unteren Extremität sind pathognomonisch für eine Aortenisthmusstenose.**

Lunge Die Atemfrequenz liegt in Ruhe zwischen 22–40/min. **Bauchatmung** und **pueriles Atemgeräusch** mit hörbarem Exspirium sind beim Neugeborenen physiologisch. **Dyspnoezeichen** sind **Nasenflügeln** (Erweiterung der Nasenlöcher bei der Einatmung), **Einziehungen** (interkostal, subkostal, jugulär), Stridor und exspiratorisches Stöhnen.

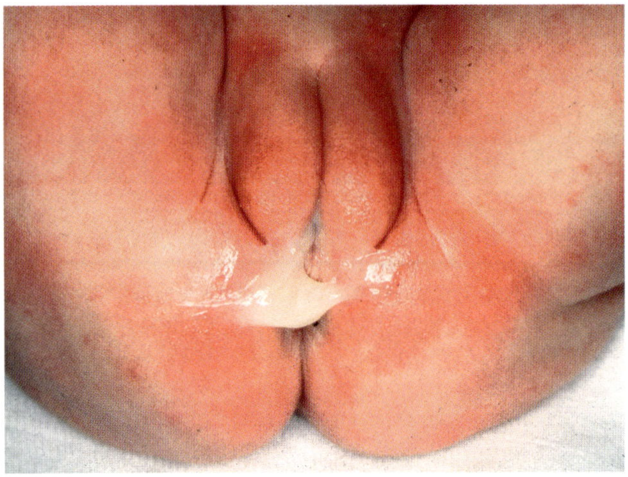

Abb. 7.8 Vaginalsekretion: weißliches, gelegentlich leicht blutiges Sekret, das nach Abstoßung des durch mütterlichen Hormoneinfluss proliferierten Endometriums auftritt

Abdomen Das Abdomen des Neugeborenen ist ausladend, da die Bauchwandmuskulatur schwach ausgeprägt ist, häufig besteht eine Rektusdiastase. Lebergröße (normal bis 2 cm unter dem Rippenbogen), Milzgröße, Lage und Aussehen der Analöffnung, Abdomendistension und Abwehrspannung sollten untersucht werden.
- **Zystische abdominelle Tumoren:** Hydronephrose, multizystisch-dysplastische Nieren, Nebennierenblutung, Hydrometrokolpos, Darmduplikaturen, Choledochuszyste, Ovarialzyste.
- **Solide abdominelle Tumoren:** Neuroblastom, Wilms-Tumor, Teratom, Nierenvenenthrombose, Pylorushypertrophie.

Nabel Sekretion, Rötung, Hernie. Normalerweise trocknet die Nabelschnur bis zum 6.–10. Lebenstag ein und fällt dann ab.
- **Nässender Nabel:** nach Abfallen des Nabelstumpfes auftretende geringe seröse Sekretion aus dem Nabel ohne Rötung. Falls 2 Wochen nach dem Abfallen der Nabelschnur der Nabel weiter sezerniert, kommen folgende Differenzialdiagnosen in Frage:
- **Nabelgranulom:** am Nabelgrund mit serös-blutiger Sekretion,
- **Ductus omphaloentericus** (zwischen Nabel und Darm) oder **Urachusfistel** (zwischen Nabel und Blase),
- **Omphalitis:** Rötung und Schwellung des Nabelrings mit eitriger Sekretion.

> **Der Nabel soll nicht mit Puder oder Nabelbinde versorgt, sondern unverbunden und trocken belassen werden.**

Männliches Genitale Hydrozele, Hypospadie, Hoden tastbar im Skrotum oder im Leistenkanal, Hodengröße.
- **Phimose:** ist beim Neugeborenen physiologisch.

Weibliches Genitale Klitorisgröße, Vaginalsekretion (Abb. 7.8).
- **Hymenalpolyp:** Zipfel des hypertrophierten Hymens, der aus der Scheide ragt – Normvariante.
- **Vaginalsekretion:** weißliches, manchmal leicht blutiges Sekret bei Abstoßung des durch mütterliche Hormone proliferierten Endometriums.

Extremitäten Beweglichkeit, Schonhaltung, Beinlängendifferenz, Hüftdysplasie.
- **Kongenitale Hüftdysplasie**: Bei kongenitaler Hüftdysplasie sind klinische Zeichen wie Abspreizhemmung der Oberschenkel, Faltenasymmetrie oder Beinlängendifferenz nicht zuverlässig. Der Ortolani-Test (Ausrenken und Wiedereinrenken der dysplastischen Hüfte) wird heute nicht mehr empfohlen. Bei klinischer Untersuchung auf Instabilität der Hüften achten!

> **Die adäquate Diagnostik zum Ausschluss einer Hüftdysplasie ist heute die Ultraschalluntersuchung der Hüfte.**

- **Polydaktylie:** überzählige, häufig rudimentäre Finger oder Zehen.
- **Vierfingerfurche:** einzelne, die gesamte Plantarfläche durchziehende Furche. Kommt bei 5% der Normalbevölkerung vor, kann jedoch ein unspezifisches Hinweiszeichen auf eine Chromosomenstörung, z. B. Trisomie 21, sein.
- **Sichelfußhaltung (Pes adductus et supinatus):** Supinationsstellung des Vorfußes bedingt durch intrauterine Haltung. Durch Stimulation der Fußaußenkante vom Neugeborenen aktiv ausgleichbar. Differenzialdiagnose: Klumpfuß.

Wirbelsäule Achten auf Hinweiszeichen für eine Spina bifida occulta, wie lumbosakral gelegenes Hautgrübchen, Haarbüschel, subkutanes Lipom oder **Dermalsinus** (epithelialisierter Verbindungsgang zwischen äußerer Haut und Neuralrohr).

> **Cave**
> »Tethered cord«, evtl. spinale Sonographie.

7.3.3 Neurologische Neugeborenenuntersuchung

Die Untersuchungsergebnisse der neurologischen Neugeborenenuntersuchung hängen sehr vom **Verhaltenszustand** des Neugeborenen ab (ruhiger Schlaf, ruhiges Wachsein, aktives Wachsein, Schreien). Der Verhaltenszustand muss also dokumentiert und in die Beurteilung einbezogen werden. Die besten Ausgangsbedingungen für die neurologische Untersuchung sind ruhiges und aktives Wachsein.

Die neurologische Untersuchung am 1. Lebenstag hat eher orientierenden Charakter, wesentlich aussagekräftiger ist die Untersuchung am **3. Lebenstag**. Bei der neurologischen Untersuchung des Neugeborenen werden folgende Funktionen beurteilt:

Spontanverhalten und Spontanmotorik Das gesunde Neugeborene zeigt im Wachzustand eine lebhafte Spontanmotorik mit seitengleichem, alternierendem Strampeln der Beine und alternierendem Rudern mit den Armen. Auffällig sind Apathie oder Hyperexzitabilität. Das gesunde Neugeborene saugt kräftig und trinkt ohne sich zu verschlucken.

Muskeltonus Das gesunde Neugeborene hält Arme und Beine gebeugt am Körper. Beim Hochziehen des Oberkörpers an den Armen bleiben die Arme leicht gebeugt und der Kopf wird – zumindest anfangs – mitgenommen. Das gesunde Neugeborene kann aus der Bauchlage heraus kurz den Kopf heben.

Neugeborenenreflexmuster (Auswahl)
- **Suchreflex**: Beim Berühren der Wangen wendet sich das Neugeborene suchend in Richtung der Berührung und öffnet den Mund.
- **Saugreflex**: Das Neugeborene saugt kräftig am Finger.
- **Greifreflexe** an Händen und Füßen. Das Neugeborene umfasst den in seine Handinnenfläche gelegten Finger des Untersuchers.

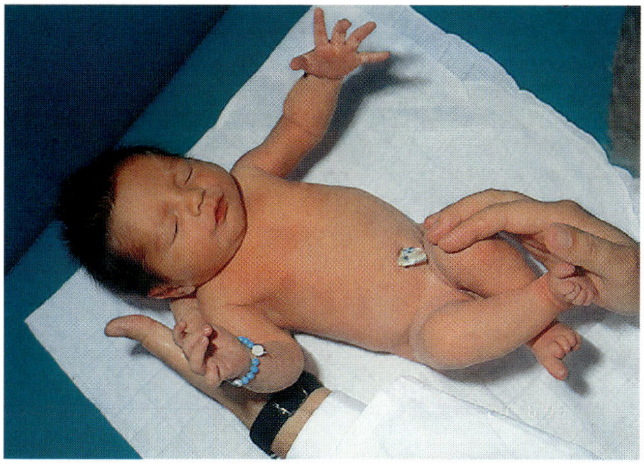

Abb. 7.9 Moro-Reflex (I): durch kurzes Zurückfallenlassen des Kopfes plötzliche Extension und Abduktion der oberen Extremität sowie Spreizung der Finger

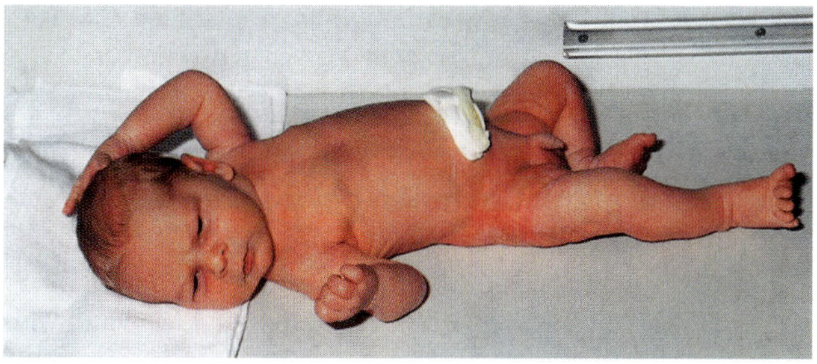

Abb. 7.10 Asymmetrisch tonischer Nackenreflex (Fechterstellung)

- **Arm-Recoil**: Wenn die Arme des Neugeborenen gestreckt und dann plötzlich losgelassen werden, federn die Unterarme in den Beugezustand zurück.
- **Moro-Reaktion**: Durch kurzes Zurückfallenlassen des kindlichen Kopfes kommt es zu einer raschen ausfahrenden Bewegung mit Streckung der Arme und Spreizen der Finger (Abb. 7.9), gefolgt von einem langsameren Zurückholen der Arme an den Rumpf.
- **Stützreaktion**: Das Aufsetzen des Kindes mit beiden Beinen auf eine Unterlage führt zu einer kurzen tonischen Streckung des gesamten Körpers.
- **Reflexschreiten**: Auslösen von Schreitbewegungen durch alternierendes Aufsetzen der Füße auf die Unterlage.
- **Asymmetrisch-tonischer Nackenreflex**: Die Seitwärtsdrehung des Kopfes führt zur Streckung des Armes und Beines auf der Gesichtsseite und zur Beugung des Armes und Beines auf der Gegenseite (»Fechterstellung«; Abb. 7.10)

Cave

Bei der Beurteilung der Seitengleichheit von Bewegungen bei Neugeborenen darf der Kopf nicht zur Seite gedreht sein, da sonst durch den asymmetrisch-tonischen Nackenreflex eine Seitendifferenz vorgetäuscht wird.

7.3.4 Bestimmung der somatischen Reifezeichen

Zur klinischen Schätzung des Gestationsalters werden somatische und neurologische Merkmale herangezogen. Ein gut validiertes Untersuchungsschema zur Schätzung des Gestationsalters ist der **Ballard-Score**. Die klinische Reifealterbestimmung ist auf ±1,5 Wochen genau. In Tab. 7.6 sind somatische Reifezeichen eines Frühgeborenen und eines reifen Neugeborenen gegenübergestellt.

Tab. 7.6 Somatische Reifezeichen eines Frühgeborenen und eines reifen Neugeborenen

	Frühgeborenes (28 Wochen)	Reifgeborenes (40 Wochen)
Hauttextur	Ödematös, glänzend, transparent	Einzelne Venen sichtbar
Hautfarbe	Rot	Rosig
Lanugohaare	Flächig vorhanden	Fehlen
Sohlenfältelung	Nur vereinzelt	Über ganzer Sohle
Brustwarze	Roter Punkt	Ø über 1 cm, erhaben
Ohrmuschelrand	Weich, formlos	Fest, elastisch
Hoden	Im Inguinalkanal	Im Skrotum
Skrotum	Klein, wenig Falten	Groß, viele Falten
Große Labien	Klaffend	Bedecken kleine Labien
Spontanhaltung	Extremitäten gestreckt	Extremitäten gebeugt

7.4 Reanimation Früh- und Neugeborener

7.4.1 Voraussetzungen zur Reanimation

Voraussetzungen zur Durchführung Die meisten Neugeborenen durchlaufen eine unproblematische kardiorespiratorische Adaptation; bei ca. 10% der Kinder können allerdings mehr oder weniger intensive Reanimationsmaßnahmen erforderlich sein. Ungefähr 2/3 dieser Patienten lassen sich aufgrund definierter Risiken bereits vor der Geburt identifizieren, bei 1/3 der Neugeborenen tritt die Reanimationssituation völlig unerwartet auf. Diese Tatsache unterstreicht die Notwendigkeit, dass die essenziellen Wiederbelebungsmaßnahmen zu jeder Zeit differenziert und kompetent durch ein geschultes neonatologisches Reanimationsteam durchgeführt werden können. Weitere Voraussetzungen sind eine optimale Information über maternale und fetale Risiken sowie eine gezielte Vorbereitung auf die spezielle Reanimationssituation.

Sind die personellen und apparativen Möglichkeiten in einer Geburtsklinik nicht vorhanden, um ein Frühgeborenes oder Risikoneugeborenes optimal zu versorgen, so muss die Mutter – wenn immer medizinisch vertretbar – in ein Perinatalzentrum verlegt werden. Beschluss des Gemeinsamen Bundesausschusses der Krankenkassen.

Der antenatale Transport von Schwangeren und damit von Risikofrüh- und Neugeborenen in ein Perinatalzentrum Level 1 ist bei folgenden Situationen obligat:
- Frühgeborene mit einem Gestationsalter <29,0 Wochen (geschätztes Gewicht <1250 g).
- Höhergradige Mehrlinge (>2) <33 Gestationswochen

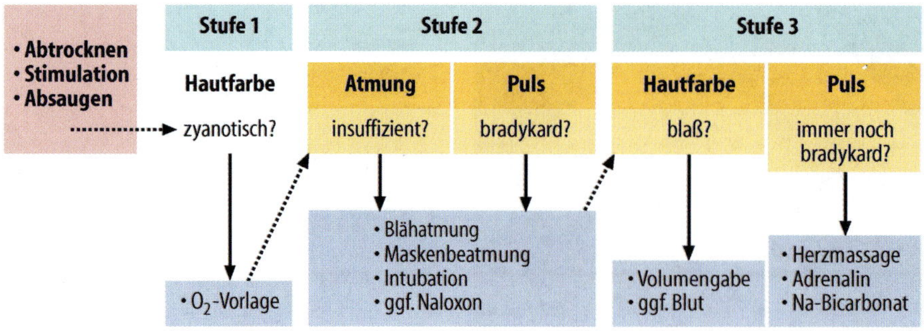

Abb. 7.11 3-Stufenmodell der Neugeborenenreanimation

- Alle pränatal diagnostizierten Erkrankungen, bei denen nach der Geburt eine unmittelbare Notfallversorgung erforderlich ist. Dies betrifft Erkrankungen der Mutter mit fetaler Gefährdung sowie angeborene Fehlbildungen.

Postnatale Beurteilung Für die postnatale Beurteilung reifer Neugeborener hat sich das **Apgar-Schema** bewährt. Frühgeborene lassen sich aufgrund des vom Gestationsalter abhängigen Muskeltonus und der Reflexerregbarkeit allerdings nicht adäquat beurteilen. Eine allzu schematische Erfassung der einzelnen Apgar-Kriterien bei der Erstversorgung eines deprimierten reifen Neugeborenen birgt darüber hinaus die Gefahr, dass die Wiederbelebungsmaßnahmen nur verzögert einsetzen. Die Bestimmung des **Säure-Basen-Status** ist als ein fester Bestandteil und eine wesentliche Ergänzung der kindlichen Zustandsbeurteilung anzusehen. Diese nur mit einer zeitlichen Latenz verfügbare Diagnostik ist jedoch für die initialen therapeutischen Entscheidungen in der Regel nicht relevant.

7.4.2 Maßnahmen der Neugeborenenreanimation

Drei klinische Kriterien – nämlich Hautfarbe, Atmung und Herzfrequenz – geben ausreichende Informationen, um das akute Vorgehen zu planen und die Maßnahmen, die in **3 Stufen** erfolgen sollten, weder zu spät noch zu voreilig durchzuführen (Abb. 7.11).

Stufe 1: Basismaßnahmen

Die einfachen Basismaßnahmen der Reanimation beinhalten Abtrocknen, Stimulation und Absaugen des Neugeborenen. Während dieser Maßnahmen ist eine schnelle Beurteilung zum Ausschluss von schweren Fehlbildungen erforderlich.

Nach dem **Abtrocknen** wird das Neugeborene in angewärmte, trockene Tücher gehüllt. Die Erstversorgung erfolgt unter einem Heizstrahler, Zugluft im Raum ist zu vermeiden! Bei sehr kleinen Frühgeborenen und extrem hypotrophen Neugeborenen ist ein zusätzlicher **Wärmeschutz** durch verschiedenste Folien (u. a. Plastikfolien) oder Warmluftdecken erforderlich. Durch die **taktile Stimulation** u. a. von Rücken und Fußsohlen wird die kindliche Atmung stimuliert. Die Mehrzahl der Neugeborenen beginnt innerhalb von 10 s nach der Geburt spontan zu atmen, allerdings ist damit zu rechnen, dass ca. 10% der Neugeborenen nach 1 Lebensminute noch keine regelmäßige Atemtätigkeit aufweisen. Bei entsprechender Indikation, wie Verlegung der Atemwege durch Fruchtwasser, Blut oder Mekonium, erfolgt das **Absaugen** zuerst des Oropharynx und dann der Nasenwege des Neugeborenen mit einem ausreichend großlumigen Katheter (Ch 8–10).

Cave
Mund vor Nase! Es besteht eine erhöhte Aspirationsgefahr durch die Stimulation der kindlichen Eigenatmung nach nasalem Absaugen!

Weiterhin ist unbedingt darauf zu achten, dass beim Absaugen keine Bradykardien auftreten (**Vagusstimulation**). Der Sog am Absauggerät ist in der Regel auf 200 mbar zu begrenzen, um Verletzungen der Schleimhaut zu vermeiden. Ein routinemäßiges Absaugen aller Neugeborenen ist nicht indiziert.

Stufe 2: Zusatzmaßnahmen bei insuffizienter Spontanatmung

Führen die beschriebenen Basismaßnahmen nicht zum Einsetzen der Spontanatmung, so sind zur Vermeidung von Bradykardie und Hypoxie weitere Schritte erforderlich.

Blähmanöver und Beutel-Masken-Beatmung Neugeborene mit fehlender Eigenatmung werden nach 30 s mit einer Beutel-Masken-Beatmung und inspiratorischem Druckplateau behandelt. Dieses »**Blähmanöver**« besteht aus max. 3 Beatmungshüben mit einem hohen inspiratorischen Beatmungsdruck (ca. 20–35 cmH_2O) und einer langen Inspirationszeit (ca. 3–5 s). Diese manuelle Maskenbeatmung wurde in vielen neonatologischen Zentren durch ein manometerkontrolliertes Blähmanöver ersetzt. Ziel dieser Beatmungsstrategie ist, die intraalveoläre Lungenflüssigkeit in das pulmonale Lymph- und Gefäßsystem zu pressen und somit – in Analogie zur Atemtechnik Neugeborener – eine funktionelle Residualkapazität herzustellen. Diese Maßnahme sollte unter Auskultationskontrolle erfolgen und in eine assistierte, den Bedürfnissen des Neugeborenen angepasste **Beatmung** übergehen. Runde Silikonmasken eignen sich für die Maskenbeatmung am besten: sie erlauben eine optimale Abdichtung.

Diese Beatmungsform ist nicht auf sehr unreife Frühgeborene zu übertragen. Wie jüngere Untersuchungen zeigen, kann ein **inadäquates Baro- und Volutrauma** im Rahmen der Reanimation gravierende akute und chronische Lungenschäden der unreifen Lungenstruktur induzieren, die u. a. durch eine erhöhte alveolär-kapilläre Leakage charakterisiert sind und möglicherweise die pathogenetische Sequenz der pulmonalen Inflammationsreaktion induzieren oder aggravieren. Vor dem Hintergrund dieser Beobachtung ist eine dem Frühgeborenen individuell angemessene Beatmungsform zu wählen, die das Risiko der mechanischen Traumatisierung so gering wie möglich hält. Jüngste Untersuchungen belegen, dass durch eine unmittelbar nach der Geburt erfolgte Anlage eines binasalen CPAP-Systems (CPAP = continuous positive airway pressure = kontinuierlicher positiver Atemwegsdruck) eine beträchtliche Anzahl sehr unreifer Frühgeborener bereits im Kreißsaal stabilisiert werden können.

Cave
Eine inkorrekte Kopfhaltung oder fehlerhafte Maskenpositionierung kann die Atemtätigkeit des Früh- und Neugeborenen empfindlich beeinträchtigen (»Erstickung unter der Maske«). Ebenso kann ein inadäquates Baro- und Volutrauma im Rahmen einer forcierten Maskenbeatmung zu einer Schädigung der Alveolen führen.

Die **Indikation** für eine Beutel-Masken-Beatmung reifer Neugeborener ist eine fehlende Spontanatmung nach ca. 30 s. Bei sehr kleinen Frühgeborenen, die postnatal nicht schreien, sollte sofort mit einer adäquaten Beutel-Masken-Beatmung begonnen werden, um eine hypoxisch bedingte Bradykardie und somit das Risiko von Fluktuationen des zerebralen Blutflusses zu vermeiden (Cave: Hirnblutung).

Eine primäre Maskenbeatmung sollte bei folgenden Erkrankungen des Neugeborenen gänzlich vermieden werden:
- Mekonium- und Blutaspiration,
- Zwerchfellhernie,
- schwerste postnatale Asphyxie.

Sauerstoffzufuhr Eine Stabilisierung oder Reanimation erfolgt primär mit Raumluft. Nur bei unzureichender Oxygenierung wird dem Neugeborenen und unreifen Frühgeborenen unter kontinuierlicher pulsoxymetrischer Überwachung Sauerstoff angeboten. Auf Grund der aktuellen Datenlage empfehlen die meisten internationalen Fachgesellschaften eine primäre Reanimation mit Raumluft (21% O_2).

Wenn man bedenkt, dass der Sauerstoffpartialdruck im fetalen Blut ca. 25 mmHg beträgt, kann eine zu rasche postnatale Hyperoxygenierung des depremierten Neugeborenen durchaus problematisch sein. Dieser Aspekt gilt besonders für Hochrisikofrühgeborene, die nicht nur einen Mangel an protektiven Antioxidanzien in allen Geweben aufweisen, sondern auch ernstzunehmende Spuren einer Gewebsschädigung durch Sauerstoffradikale aufweisen. In dieser Hochrisikogruppe sollte eine Sauerstofftherapie nur unter Messung der Sauerstoffsättigung erfolgen und auf jeden Fall eine Hyperoxygenierung bereits während der Stabilisierungsphase vermieden werden (cave: Retinopathia praematurorum).

Intubation Bleibt ein Neugeborenes trotz Beutel-Masken-Beatmung apnoisch oder bradykard, so wird das Kind umgehend **endotracheal** intubiert. Für die Gruppe sehr kleiner Frühgeborener ist inzwischen eindeutig belegt, dass die Vermeidung von einer postnatalen Hypoxie zu einer Reduktion der Sterblichkeit und der Inzidenz des Atemnotsyndroms beiträgt. Dennoch ist von einer generellen Intubation dieser besonderen Patientengruppe abzuraten, da gerade bei sehr vitalen Frühgeborenen unter der Intubation transitorische hypoxämische Phasen und Alterationen der zerebralen Zirkulation nicht auszuschließen sind. Es empfiehlt sich, die Intubation **selektiv** durchzuführen. In Abhängigkeit vom Schweregrad der Atemnotsymptomatik sollte das Frühgeborene innerhalb von Minuten intubiert, oder aber mit einem binasalen **CPAP-System** versorgt werden (CPAP: »continous positive airway pressure«, kontinuierlicher positiver Atemwegsdruck).

Während der Intubation muss eine **kontinuierliche Überwachung** der kindlichen Herzfrequenz und O_2-Sättigung (Pulsoximeter) erfolgen. Bei einer Bradykardie ist der Intubationsversuch unverzüglich abzubrechen und das Kind mit erneuter Beutel-Masken-Beatmung und adäquater O_2-Zufuhr zu stabilisieren (Cave: Hyperoxie). Die häufigsten **Komplikationen** im Verlauf der Intubation sind die Fehlpositionen des Tubus in den Ösophagus und eine einseitige selektive Intubation des rechten Hauptbronchus; durch entsprechende Korrektur der Tubuslage sind diese Situationen leicht zu beheben. Ernsthafte Komplikationen stellen die Perforation des Ösophagus und Hypopharynx dar; tracheale Perforationen wurden durch Führungsstäbe von Endotrachealtuben beobachtet. Magenrupturen wurden nach Reanimation Neugeborener mit tracheoösophagealer Fistel beschrieben. Subglottische Stenosen können sich als chronische Komplikationen eines Intubationsschadens ausbilden.

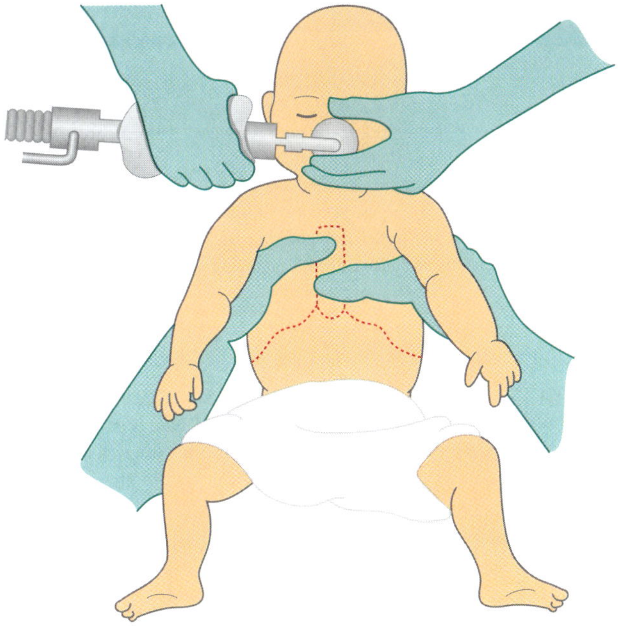

Abb. 7.12 Reanimation eines Neugeborenen mit Beutel-Masken-Beatmung und extrathorakaler Herzmassage

Naloxon Neugeborene, deren Mütter unter der Geburt Opiate erhalten haben, fallen häufig durch einen fehlenden Atemantrieb nach der Geburt auf. Durch die intravenöse Gabe des **Opiatantagonisten** Naloxon (z. B. Narcanti neonatal) kann die atemdepressive Wirkung diaplazentar übergetretener Morphinderivate aufgehoben werden (Dosierung: 0,01 mg/kg KG). Da die Opiatanalgetika eine längere Halbwertszeit als Naloxon haben, muss mit symptomatischen Reboundeffekten beim Kind gerechnet werden; sie machen wiederholte Gaben von Naloxon erforderlich.

Cave
Kinder heroinabhängiger Mütter dürfen kein Naloxon erhalten, da schwerste akute Entzugserscheinungen ausgelöst werden können.

Stufe 3: Zusatzmaßnahmen bei insuffizienter Kreislauffunktion

Da Bradykardien bei Neugeborenen in der Regel durch eine Hypoxie bedingt sind, lassen sich die meisten Kreislaufprobleme durch eine **suffiziente Oxygenierung** beheben. Besteht die Bradykardie trotz ausreichender Lungenbelüftung fort, so sind weitere Maßnahmen wie extrathorakale Herzmassage, Adrenalingabe, Volumensubstitution und Azidosekorrektur angezeigt.

Herzmassage Eine externe Herzmassage sollte bei allen Neugeborenen durchgeführt werden, bei denen die **Herzfrequenz <60 Schläge/min** liegt und die nach Beginn der adäquaten Ventilation nicht mit einem Anstieg der Herzfrequenz reagieren. Bei einer der möglichen Techniken wird der Thorax des Kindes von beiden Seiten umfasst und am unteren Teil des Sternums um 1–2 cm mit einer Frequenz von 100/min komprimiert (Abb. 7.12). Diese Art der Herz-

Exkurs

Die Geburt Goethes

Die Geburt des Kindes war schwer. Sie dauerte 3 Tage. So gut wie leblos kam Goethe zur Welt, »ganz schwarz«, wie die Mutter später erzählte. Ein Arzt war nicht zugegen, nur eine Hebamme, die sich ungeschickt angestellt haben soll, und die Großmutter. Sie stand hinter den Vorhängen des Bettes, das mit blaugewürfelten Gardinen zugezogen werden konnte. Man schüttelte das Kind, rieb ihm die Herzgrube mit Wein. »Rätin, er lebt!« rief die alte Frau, als das Kind die Augen aufschlug, sehr große, dunkelbraune, fast schwarze Augen«. (aus: Richard Friedenthal, Goethe. Sein Leben und seine Zeit, Piper 1963). Trotz der vom Autor eindrücklich geschilderten Zyanose haben taktile Maßnahmen bei Goethe zur Initiierung des ersten Atemzuges geführt. Dieses weist darauf hin, dass sich das Neugeborene in einer respiratorischen Depression befunden hat und keinen Sauerstoffmangel lebenswichtiger Organe, d. h. keine schwere Asphyxie, erfahren hat.

massage stellt die effektivste Maßnahme zur Aufrechterhaltung der Kreislauffunktion dar, sie setzt aber voraus, dass 2 in der Reanimation Neugeborener erfahrene Personen die kardiozirkulatorische und respiratorische Reanimation durchführen. Eine Einzelperson ist gezwungen, durch Sternumkompression mittels 2 Fingern eine wirksame Herzmassage und gleichzeitig eine effiziente Beatmung zu gewährleisten.

Momentan wird ein Verhältnis von 3 Herzkompressionen zu 1 Beatmung empfohlen.

Trotz wirksamer Herzmassage muss die Ursache der Bradykardie rasch erkannt, und wenn möglich kausal behandelt werden.

Adrenalin Bleibt der unter externer Herzmassage erwartete Anstieg der Herzfrequenz aus, so sollte unverzüglich Adrenalin über die katheterisierte Nabelvene oder eine periphere Vene (0,01–0,03 mg/kg KG) appliziert werden. Ist kein Gefäßzugang möglich, so sollte Adrenalin (0,1–0,3 ml/kg KG in einer Verdünnung von 1:10.000) über den endotrachealen Tubus oder intraossär verabreicht werden. Trotz einer geringen Lungendurchblutung kann diese Maßnahme zu einem raschen Anstieg der Herzfrequenz oder sogar einem erstmaligen Nachweis der Herzaktion führen.

Cave
Intrakardiale Injektionen sind obsolet.

Natriumbikarbonat Die Indikation für die Gabe von Natriumbikarbonat ist nur bei schwerer **protrahierter metabolischer Azidose**, z. B. nach intrauteriner Hypoxie und nach länger dauernden Reanimationsmaßnahmen, insbesondere bei schlechtem Ansprechen auf Adrenalin indiziert. Die Gabe von Natriumbikarbonat erfolgt intravenös in einer mindestens 1:1 verdünnten Lösung (Aqua destillata) und über einen längeren Zeitraum – über 15 Minuten bei Neugeborenen und über längere Zeit bei Frühgeborenen – (Initialdosis: 1–3 mval $NaHCO_3$/kg KG). Da Natriumbikarbonat 8,4% hyperosmolar ist, besteht die Gefahr, dass Frühgeborene im Rahmen der Serumosmolalitätspitzen und -schwankungen eine **Hirnblutung** entwickeln. Eine Bikarbonatbehandlung verbietet sich bei einer ausgeprägten respiratorischen Azidose.

Volumengabe Bei anamnestischem und klinischem Verdacht auf einen akuten kindlichen Blutverlust sollte unverzüglich Volumen zugeführt werden. Für eine initiale Volumensubstitution bietet sich **physiologische Kochsalzlösung** (10–15 ml/kg KG) an. Als effektivste Maßnahme ist unter kritischer Indikationsstellung die Gabe von 0 Rh negativem, lysinfreiem **Erythrozytenkonzentrat** (10–20 ml/kg KG) anzusehen. Eine entsprechende Notfallkonserve, die ohne Kreuzprobe transfundiert werden kann, sollte heute für Risikosituationen unmittelbar nach der Geburt verfügbar sein; bei hämorrhagischem Schock ist die Transfusion bis zu einer Stabilisierung des kindlichen Zustandes fortzuführen.

Schritte der Reanimation von Neugeborenen

- Adäquate Wärmezufuhr; Abtrocknen und Zudecken des Neugeborenen
- Luftwege freimachen (Mund vor Nase gezielt absaugen)
- Auskultation (Stethoskop)
- Anlage eines Pulsoximeters
- Beutel-Masken-Beatmung mit 21% O_2, initiale »Blähmaneuver« (3–5 s), danach assistierte Beatmung (Beatmungsfrequenz 40–60/min). Bei unzureichender Oxigenierung zusätzlich Sauerstoffzufuhr unter kontinuierlicher pulsoximetrischer Überwachung
- Bei **Apnoe und/oder Bradykardie** (Herzfrequenz 60–80/min unter Beutel-Masken-Beatmung):
  - Endotracheale Intubation (Tubus: 3,0–3,5 mm)
  - Herzmassage (Beatmungsfrequenz: Herzmassage [1:3])
  - Bei Bedarf Suprarenin 0,01–0,03 mg/kg/KG i.v., bei fehlendem i.v.-Zugang evtl. Suprarenin 0,01 mg/kg KG – 0,1 ml/kg KG der Verdünnung 1:10.000 über Endotrachealtubus
  - Evtl. Natriumbikarbonat 8,4% (1:1 mit Aqua dest. verdünnt), 1–3 mmol/kg/KG sehr langsam i. v. (per infusionem)
  - Evtl. Nabelvenenkatheter, Volumenzufuhr 0,9% NaCl/5% Glukose, Blut 10–20 ml/kg/KG
  - Besonderheiten der Reanimation Frühgeborener ▶ Text

7.5 Perinatale Schäden und ihre Folgen

7.5.1 Asphyxie

Definition

Eine perinatale Asphyxie stellt einen bedrohlichen Insult für den Fetus oder das Neugeborene dar, der durch eine Hypoxie und/oder Ischämie vor, unter oder nach der Geburt ausgelöst wird. Sauerstoffmangel und/oder Ischämie lebenswichtiger Organe sind mit einer mehr oder minder ausgeprägten Azidose assoziiert und führen zu einer stark gestörten postnatalen respiratorischen und kardiozirkulatorischen Adaption.

Pathophysiologie

Die Risikofaktoren für die Entwicklung einer perinatalen Asphyxie sind in ◘ Tab. 7.7 dargestellt. Folgende fetale Warnzeichen weisen auf einen **pränatalen Sauerstoffmangel** hin:

Tab. 7.7 Risikofaktoren für die Entwicklung einer perinatalen Asphyxie

Maternale Erkrankungen	Uteroplazentare Insuffizienz, Gestose, Hypertension, Hypotension, Diabetes, Infektion, andere Grunderkrankung
Plazenta	Chorioamnionitis, vorzeitige Lösung, Placenta praevia, Vasa praevia, Randsinusruptur
Nabelschnur-zwischenfälle	Prolaps, Knoten, Kompression, Umschlingung, kurze Nabelschnur
Geburt	Traumatisch (abnorme Lage, Missverhältnis von Becken – Kind, hypertrophes Neugeborenes, Schulterdystokie), langdauernd, überstürzt, Sturzgeburt
Fetale Ursachen	Frühgeburtlichkeit, Infektion, Wachstumsretardierung, Übertragung
Neu-geborenes	Anämie (fetomaternale Transfusion etc.), Neuromuskuläre Erkrankungen, Erkrankungen der Atemwege und Lungen. (Choanalatresie, Trachealagenesie, Lungenhypoplasie, Zwerchfellhernie etc.)

- Herztondezelerationen (Norm 120–160 Schläge/min),
- pathologisches Herzfrequenzmuster im Kardiotokogramm: Verlust der »Beat-to-beat-Variation«, späte Dezelerationen (d. h. fetale Bradykardie, die über die Uteruskontraktion hinaus anhält), silentes CTG; selten auch fetale Tachykardie,
- grünlich verfärbtes Fruchtwasser (vorzeitige Darmentleerung des Fetus; Mekoniumabgang),
- Laktazidose, pH <7,2 (kapilläre Mikroblutanalyse aus kindlicher Kopfhaut).

Eine chronische intrauterine Hypoxie geht oft mit einer fetalen Hypomotorik sowie einem Oligohydramnion aufgrund einer kompromittierten Nierenperfusion einher.

Bei einer **postnatalen Hypoxie/Ischämie** fällt das Neugeborene unmittelbar nach der Geburt durch eine schwer gestörte kardiorespiratorische Adaption auf. Als klinische Zeichen imponieren u. a.:

- Dyspnoe, Atemstillstand,
- Bradykardie,
- Hypotension,
- Zyanose (früher als »blaue Asphyxie« bezeichnet),
- extreme Blässe (häufig akuter Volumenmangel: »weiße« Asphyxie),
- muskuläre Hypotonie, Bewegungslosigkeit.

Das Ausmaß einer Asphyxie zeigt sich an der Schnelligkeit, mit der ein asphyktisches Kind auf Reanimationsmaßnahmen reagiert. Formen der fetalen Depression, bei denen eine ausreichende kardiorespiratorische Adaptation nach taktiler Stimulation oder kurzfristiger Maskenbeatmung zu erreichen ist – Phase der primären Apnoe –, können nicht als schwere perinatale Asphyxie bezeichnet werden. Bei einer terminalen Apnoe dagegen, ist das Neugeborene schwerst deprimiert und bedarf einer umgehenden intensiven kardiopulmonalen Reanimation.

Der durch Hypoxie/Ischämie bedingte Substratmangel hat bei totaler Asphyxie nach spätestens 12 min eine **irreversible Hirnschädigung** zur Folge.

Obwohl ein niedriger Apgar-Score die Notwendigkeit von Reanimationsmaßnahmen anzeigt, so ist er aber kein sicherer Indikator für eine perinatale Asphyxie und stellt allein kein Prognosekriterium für die Entwicklung einer Zerebralparese dar. Ansteigende Apgar-Werte unter der Reanimation belegen lediglich den Erfolg der durchgeführten Maßnahmen. Neugeborene mit einer für die Prognose relevanten Asphyxie unter der Geburt zeigen in der Regel

- eine schwere Azidose im Nabelschnurblut (<7,0),
- einen 10-min-Apgarwert von ≤5,
- eine verzögerte Aufnahme der Eigenatmung (>10 Minuten),
- Symptome der hypoxisch-ischämischen Enzephalopathie (s. unten), d. h. neonatale neurologische Symptome einschließlich Krampfanfälle,
- hypoxisch-ischämisch bedingte Funktionsstörungen anderer Zielorgane.

Allerdings erfüllt nur ein Teil der Neugeborenen, die nach einer perinatalen Asphyxie eine Zerebralparese entwickeln, diese Kriterien. In vielen Fällen liegt der Schädigungszeitpunkt pränatal, dabei weist das unter der Geburt abgeleitete Kardiotokogramm oft nur geringe Auffälligkeiten auf und der Nabelarterien-pH zeigt keine oder nur eine mäßige Azidose. In solchen Fällen liegt offenbar ein Zustand nach vorhergehenden Episoden mit fetaler Asphyxie vor, von denen sich das Kind partiell erholt hat. Ein wahrscheinlicher Zusammenhang unmittelbar mit dem Geburtsereignis darf nur angenommen werden, wenn die oben genannten Kriterien vorhanden sind.

Zielorgane der Asphyxie Hypoxisch-ischämische Läsionen können sich an verschiedenen Organsystemen manifestieren:

- **Zentrales Nervensystem:** hypoxisch-ischämische Enzephalopathie, erhöhte Inzidenz von Hirnblutungen bei Frühgeborenen
- **Herz-Kreislauf:** myokardiale Ischämie, Hypotension
- **Lunge:** persistierende fetale Zirkulation (PFC), pulmonale Hypertension, sekundäres Atemnotsyndrom (akutes RDS = ARDS)
- **Mikrozirkulation:** disseminierte intravasale Gerinnung mit Thrombozytenabfall
  - Niere: Oligurie, Anurie
  - Nebenniere: NNR-Blutung
  - Magen-Darmtrakt: Perforation, Ulzeration, nekrotisierende Enterokolitis
- **Leber**: Leberzellschädigung, verminderte Syntheseleistung
- **Metabolische Störungen**: Hypoglykämie, Hypokalzämie

7.5.2 Hypoxisch-ischämische Enzephalopathie (HIE)

Pathophysiologie Wie verschiedenste Untersuchungen zur Pathogenese ischämischer Hirnläsionen belegen, setzt die **Gewebsschädigung während der Hypoxie/Ischämie** ein und nimmt in der Reperfusionsphase weiter zu. Die Hauptmediatoren des **Reperfusionsschadens** sind freie Sauerstoffradikale, neutrophile Granulozyten und endotheliale Faktoren wie Stickstoffmonoxid (NO).

Freie Radikale führen vermutlich über eine Hemmung des transmembranösen Enzyms Na^+-K^+-ATPase zum Zusammenbruch des Membranpotenzials. Die geschädigten Zellen setzen in der Folge die neurotoxischen exzitatorischen Aminosäuren Glutamat und Aspartat frei, die durch Aktivierung von Proteasen den Zelltod einleiten.

Während sich die meisten Organe vom asphyktischen Insult erholen, ist dies beim Gehirn nicht immer der Fall. Die Hypoxie und Ischämie führen zu einer lokalen **Laktatakkumulation** im Gehirn und zu einer Verminderung energiereicher Phosphate. Das Energieversagen ist in der Regel erst nach 24–72 h in voller Ausprägung

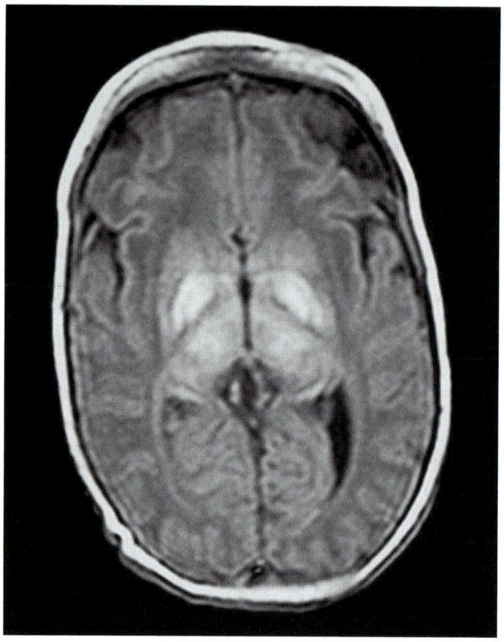

Abb. 7.13 Thalamus- und Basalganglienekrose eines reifen Neugeborenen mit schwerer intrauteriner Asphyxie

vorhanden (**sekundäres Energieversagen**). Je nach Ausmaß der Schädigung entwickelt sich eine lokale Hirnläsion oder eine diffuse neuronale Nekrose mit schwerem Hirnödem oder Hirntod.

Neuropathologie

Die typischen **anatomischen Läsionen einer HIE** sind bei reifen Neugeborenen:

- eine **kortikale Nekrose,**
- **Wasserscheideninfarkte** zwischen A. cerebri anterior und media in Form von parasagittalen bilateralen Infarzierungen,
- **Thalamus- und Basalganglienekrose** (Abb. 7.13).
- Bei Frühgeborenen führt eine schwere perinatale Asphyxie in der Regel zu einer intrazerebralen Blutung (s. dort).

Klinik

In Abhängigkeit vom Ausmaß der hypoxisch-ischämischen Schädigung kann die klinische Symptomatologie von Irritabilität, Trinkschwäche und milder Hypotonie bis hin zum Koma reichen. Die typischen neurologischen Symptome sind:

- **Beeinträchtigung der Bewusstseinslage: Irritabilität, Schreckhaftigkeit, Somnolenz, Lethargie oder Koma,**
- Änderung des Muskeltonus: **Hypotonie, Hypertonie,**
- **Änderung des Reflexverhaltens**
- Auftreten von **Krampfanfällen**; oftmals prolongiert und schwer zu behandeln

Das **EEG** zeigt typische Veränderungen in Abhängigkeit vom Schweregrad der Hirnschädigung. Zur klinischen Verlaufsbeurteilung hat sich ein neurologischer Score bewährt, der auch eine gewisse prognostische Einschätzung erlaubt (Tab. 7.8). Die Klassifizierung ist allerdings nicht bei Anwendung von Sedativa oder Analgetika verwertbar.

Trotz genauer Dokumentation aller zur Verfügung stehenden prä-, peri- und postnatalen Befunde lässt sich in vielen Fällen keine sichere Kausalitätskette der Ereignisse, die zur Asphyxie und hypoxisch-ischämischen Enzephalopathie geführt haben, ermitteln.

Tab. 7.8 Klinischer Verlaufs- und Prognosescore bei der hypoxisch-ischämischen Enzephalopathie

Punkte	0	1	2	3
Muskeltonus	Normal	Erhöht	Vermindert	Schlaff
Bewusstseinslage	Normal	Schreckhaft	Lethargie	Koma
Krämpfe	Keine	<3/Tag	≥3/Tag	
Haltung	Normal	Fäusteln bzw. Pedalieren	Steif, distale Flexion	Dezerebration
Moro-Reflex	Normal	Teilweise auslösbar	Fehlend	
Greifreflex Hand	Normal	Schwach	Fehlend	
Saugreflex	Normal	Schwach	Fehlend	
Atmung	Normal	Hyperventilation	Kurze Apnoen	Längere Apnoen, Beatmung
Fontanelle	Normal	Gefüllt	Gespannt	

Prognose: Maximalscore <10 oder Score 0 an Tag 7: normales Outcome wahrscheinlich; Maximalscore >15: hohes Risiko von Folgeschäden

Prognose

Durch die Verlaufsbeurteilung der klinischen Symptome, der bildgebenden Diagnostik und des **EEG** lassen sich in vielen Fällen schon früh Aussagen zur Prognose der Kinder machen. Faktoren, die mit einer schlechten Prognose assoziiert sind, sind in der Übersicht aufgeführt. Im **Ultraschallbild** zeigt sich oft eine »verwaschene« Parenchymzeichnung als Ausdruck einer diffusen neuronalen Nekrose oder eines Hirnödems. Als Zeichen einer Thalamusnekrose können in den ersten Lebenswochen ausgeprägte Echoverdichtungen in dieser Region darstellbar sein. Eine **Magnetresonanztomographie** (MRT) kann bereits in den ersten Lebenstagen deutliche Signalveränderungen aufweisen (Abb. 7.13). Eine nützliche, jedoch nicht immer durchführbare Untersuchung ist die **Magnetresonanzspektroskopie** (MRS). Ein Nachweis von hohen Laktatsignalen im Gehirn sowie niedrigen Signalen für N-Acetyl-Aspartat, einem Marker für Neuronen, spricht für eine schwere Hirnschädigung mit schlechter Prognose.

Ungünstige Prognosefaktoren bei der HIE Neugeborener

- Keine Spontanatmung innerhalb der ersten 30 Lebensminuten. Auf spontane Atemaktivität achten!
- Notwendigkeit einer Herzmassage
- Auftreten von Krampfanfällen in den ersten 4 Lebensstunden
- Neurologischer Zustand (Thompson-Score >15)
- Sehr flaches EEG oder »Burst-supression-Muster«
- Oligurie am 1. oder 2. Lebenstag (<1 ml/kg KG/h)

Differenzialdiagnose

Von einer hypoxisch-ischämischen Enzephalopathie sollte nur gesprochen werden, wenn sich eindeutige Hinweise auf eine vorausgehende Hypoxie/Ischämie feststellen lassen. Ansonsten wird das Krankheitsbild als **neonatale Enzephalopathie** bezeichnet. Andere Ursachen für eine Enzephalopathie des Neugeborenen sind:

- **Sepsis, Meningoenzephalitis:** Diagnostik: Liquorpunktion.
- Maternale Anästhesie; Drogeneinnahme vor der Geburt
- Geburtstraumatische, intrazerebrale Blutungen
- **Metabolische Enzephalopathie**: Die klinische Symptomatologie tritt meist erst Stunden oder Tage nach der Geburt auf. Grund: Katabole Stoffwechselsituation oder Zufuhr von Nahrungseiweiß bei Aminoazidopathien oder Organoazidopathien. Diagnostik: Ammoniakbestimmung, Laktatbestimmung, Ketonkörper im Urin, spezifische Laboruntersuchungen.
- Hypoglykämie
- Bilirubinenzephalopathie
- Intrazerebrale Blutungen bei Gerinnungsstörungen, Gefäßmalformationen u. a.
- Sinusthrombosen u. a.
- Konnatale Hirntumoren

▪▪ Therapie

Ventilation Bei unregelmäßiger Atmung oder Apnoen sollte eine frühzeitige **Intubation und Beatmung** erfolgen. Das Ziel ist die Erhaltung der Homöostase. Der pO_2 und pCO_2 sollten in normalen Grenzen gehalten werden, eine Hyperventilation ist obsolet.

Kreislauf Wichtigste Größe für ausreichende Hirnperfusion ist der **Blutdruck**. Bei Kindern mit schwerer Asphyxie soll bereits im Kreissaal ein sicherer intravenöser Zugang gelegt werden, bei instabilem Blutdruck **Gabe von Katecholaminen.**

Antikonvulsive Therapie Bei Auftreten von Krampfanfällen erfolgt eine Behandlung mit Phenobarbital, Phenytoin oder Lorazepam.

Hypothermie Wie mehrere kontrolliert-randomisierte Studien belegen, verbessert eine Hypothermiebehandlung von Neugeborenen mit moderater oder schwerer HIE das neurologische Outcome. Die Neugeborenen werden für 72 h auf eine Körpertemperatur von 33,5°C gekühlt.

Der besondere Fall

Anamnese. Gegen Ende der Schwangerschaft verspürt eine 32-jährige Zweitgebärende erhebliche Schmerzen im Unterleib und registriert keine sicheren Kindsbewegungen mehr. Sie fährt in eine nahe gelegene Frauenklinik.

Befunde. In der Notaufnahme stellt der Arzt im Ultraschall eine fetale Bradykardie von 40 Schlägen/min fest, es wird umgehend eine Notsectio durchgeführt. Das Neugeborene wiegt 3270 g und zeigt nach der Geburt keine Spontanatmung. Die Plazenta weist ein retroplazentares Hämatom auf.

Therapie. Das Kind wird durch den Anästhesisten intubiert, eine Herzmassage begonnen, intratracheal Suprarenin verabreicht und der Transportdienst einer Kinderklinik verständigt. Dieser trifft 22 min nach der Geburt ein, zu diesem Zeitpunkt ist das Kind schlaff, hat eine fehlende Spontanmotorik, ein blasses Hautkolorit bei rosigen Lippen, die Lungen sind bei Beutelbeatmung über den Trachealtubus seitengleich belüftet. Es wird ein Nabelvenenkatheter gelegt, über den das Kind eine Glukoselösung erhält. Aufgrund niedriger Blutdrucke (MAD 32 mmHg) wird eine Suprarenindauerinfusion angelegt. Noch im Kreissaal wird der Hämoglobin-Wert bestimmt, er beträgt 15 g/dl.

Verlauf. Innerhalb der nächsten 2 Stunden kommt es zu einer deutlichen Zunahme der Spontanmotorik, die nach 6 Stunden wieder sistiert. Mit 12 Stunden ist das Kind komatös, es zeigt keinen Saugreflex und keinen Kornealreflex. Mit 26 Stunden ist die Fontanelle vorgewölbt und hart. Das EEG zeigt am Folgetag eine Nulllinie, bei der dopplersonographischen Untersuchung der Hirngefäße zeigt sich ein Pendelfluss. Es wird der Hirntod festgestellt und das Kind extubiert, es verstirbt sofort.

Beurteilung. Die Schmerzen der Mutter und das retroplazentare Hämatom zeigen eine vorzeitige Lösung der Plazenta an. Die daraus resultierende fetale Hypoperfusion führte zu einer irreversiblen Hirnschädigung. Eine kindliche Anämie trat nicht auf. Die unmittelbare postnatale Symptomatik entspricht der akuten ischämischen Beeinträchtigung, der Beginn des Komas markiert die Phase des sekundären Energieversagens.

7.5.3 Geburtstraumatische Schäden

▪▪ Grundlagen

Als geburtstraumatische Schäden werden Läsionen bezeichnet, die durch **mechanische Faktoren** während der Geburt entstanden sind. Zumeist liegt eine schwierige Kindesentwicklung vor, bedingt durch eine atypische Lage, eine Makrosomie bzw. ein Missverhältnis zwischen Kind und Geburtswegen oder eine verzögerte Austreibung mit Notwendigkeit zur Zangengeburt oder Vakuumextraktion. Obwohl Fortschritte in der Geburtshilfe zu einer deutlichen Reduktion von geburtstraumatischen Schädigungen geführt haben, sind sie nicht immer vermeidbar. Einige als Geburtstraumata imponierende Läsionen sind intrauterin lagebedingt durch chronischen Druck entstanden.

Traumata im Kopfbereich

Extrakranielle traumatische Läsionen am Kopf des Neugeborenen sind häufig. Je nach Ausbreitung in den verschiedenen Schichten zwischen Haut und Kalotte (Haut – Galea aponeurotica – äußeres Periost der Kalotte) unterscheidet man (◘ Abb. 7.14):

- **Caput succedaneum.** Diese weiche, eindrückbare, teilweise auch hämmorrhagische Schwellung bildet sich sehr häufig am führenden Kopfbereich bei vaginaler Geburt aus und hat keinen Krankheitswert. Es ist zwischen Haut und Schädelaponeurose gelegen, die Grenzen überschreiten die Schädelnähte. Eine **spontane Rückbildung** erfolgt in den ersten Tagen nach der Geburt.
- **Subgaleale Blutung.** Dieses bezeichnet eine Blutansammlung zwischen Galea und Kalotte. Die Blutung entsteht durch eine Nahtdiastase oder eine Schädelfraktur. Klinisch zeigt sich eine fluktuierende Schwellung über dem gesamten Schädel, die Schädelnähte werden überschritten. Das Blut kann konfluieren und sich im subkutanen Gewebe des Nackens ansammeln. Die subgaleale Blutung tritt häufiger bei Vakuumextraktion und bei Vitamin-K-Mangel auf. Eine Überprüfung des **Gerinnungsstatus** ist angezeigt.

Cave
Bei der subgalealen Blutung kann es zu erheblichem Blutverlust kommen, oft resultiert eine behandlungsbedürftige Hyperbilirubinämie.

- **Kephalhämatom.** Diese Blutung bildet sich zwischen dem äußeren Periost und dem Schädelknochen (subperiostal) aus. Aufgrund dieser Lage überschreitet sie nie die Schädelnähte. Klinisch imponiert eine prall elastische, fluktuierende Schwellung, die zumeist parietal gelegen ist und nach der Geburt zunächst noch an Größe zunehmen kann. Am Rand ist das abge-

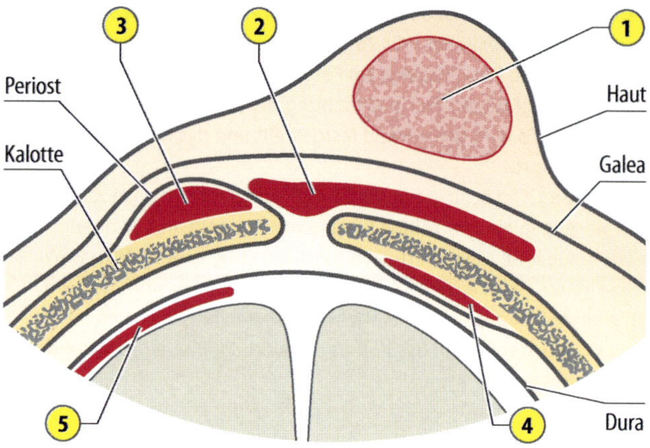

Abb. 7.14 Lokalisation geburtstraumatischer extra- und intrakranieller Blutungen: *1* Caput succedaneum, *2* subgaleale Blutung, *3* Kephalhämatom (subperiostal außen), *4* epidurale Blutung (subperiostal innen), *5* subdurale Blutung

hobene Periost meist palpabel. Die Blutung kommt bei 2% aller Geburten vor, mit einer Häufung bei Forcepsentwicklung. Eine Schädelfraktur kann begleitend vorliegen. Eine Therapie, insbesondere eine Punktion, ist nicht indiziert, die Blutung bildet sich über Wochen bis Monate spontan zurück. Manche Blutungen verkalken und bilden eine **knöcherne Protuberanz**, die sich ebenfalls langsam zurückbildet.

Geburtstraumatische Schädelfrakturen können als nichtimprimierende lineare Frakturen oder als Impressionsfrakturen vorliegen. Lineare Frakturen können mit einem Kephalhämatom, einer subgalealen Blutung und mit einer epi- oder subduralen Blutung einhergehen. Selten sind die begleitenden Blutungen jedoch schwerer Natur. Sie sind meist parietal gelegen, eine Therapie ist nicht notwendig.

Cave
In Ausnahmefällen kann die Dura unter der Fraktur einreißen und sich eine leptomeningeale Zyste ausbilden, die zu einer Ausweitung des Frakturspaltes führt (wachsende Fraktur).

Die **Impressionsfraktur** besteht in einer Impression des weichen Schädels nach innen, meist ohne Kontinuitätsunterbrechung des Knochens (sog. Ping-Pong-Fraktur). Eine begleitende **intrakranielle Blutung** sollte ausgeschlossen werden. In der Regel ist eine neurochirurgische Versorgung erforderlich.

Intrazerebrale Blutungen

Intrazerebrale Hämorrhagien (ICH) unterscheiden sich hinsichtlich ihrer Lokalisation (Abb. 8.14), ihrer Genese, sowie ihres Vorkommens bei Frühgeborenen und reifen Neugeborenen. Der mit Abstand häufigste Blutungstyp ist die **intrazerebrale Blutung des Frühgeborenen**, die an typischer Lokalisation im Bereich der periventrikulären germinalen Matrix oder dem angrenzenden Hirnparenchym auftritt (▶ Abschn. 7.6.6). **Hirnblutungen bei reifen Neugeborenen** sind selten. Nicht alle Blutungen sind traumatischer Genese, sie werden aber hier gemeinsam behandelt.

Subdurale Blutung Die subdurale Blutung ist in der Regel geburtstraumatisch bedingt. **Prädisponierende Faktoren** sind
- Makrosomie des Kindes,
- extrem kurze oder stark verlängerte Austreibungsperiode,
- besondere Kindslage (Beckenendlage, Fußlage, Gesichtslage),
- erschwerte Entwicklung mit notwendiger Zangenentbindung oder Vakuumextraktion.

Bei massiven Formen kommt es zum **Einriss des Tentoriums** mit meist letaler Blutung aus den großen Blutleitern. Geringere Traumata des Tentoriums können zur Ansammlung von Blut in der hinteren Schädelgrube führen, die Symptome sind abhängig vom Ausmaß der Blutansammlung. Eine weitere traumatisch bedingte Schädigung ist der **Abriss der Brückenvenen** über der Hirnkonvexität mit subduraler Blutansammlung. Diese kann symptomlos bleiben oder aber mit meist fokalen neurologischen Symptomen in den ersten Lebenstagen verbunden sein. Dabei werden fokale Krampfanfälle, eine diskrete Hemisymptomatik oder Blickdeviation in Richtung des Herdes beobachtet. Die Diagnose kann mithilfe des Ultraschalls nicht immer gestellt werden. Eine nichtentdeckte subdurale Blutung kann später zu einem **chronischen subduralen Erguss mit Makrozephalie** und Hirndrucksymptomatik führen. Bei klinischem Verdacht sollte daher immer eine weitergehende Diagnostik (CT, MRT) durchgeführt werden. Bei raumfordernden Befunden ist eine operative Entlastung notwendig.

Weitere Lokalisationen Andere traumatisch bedingte Blutungen können **epidural** (zwischen Schädel und innerem Periost), **intraventrikulär** und **intrazerebellär** lokalisiert sein. In seltenen Fällen können **subarachnoidale Blutungen** auch eine hypoxische Genese aufweisen. Die Klinik wird von der Ausdehnung des Befundes bestimmt. Subarachnoidale Blutungen sind oft klinisch inapparent und mithilfe des Ultraschalls praktisch nicht zu diagnostizieren. Da Erythrozyten im Liquor möglicherweise auch durch eine »traumatische« Lumbalpunktion bedingt sind, kann ein niedriger Glukosewert im Liquor (oft unter 30 mg/dl, Normalwert ca. 75% des simultan bestimmten Blutzuckerwerts) oder eine Erythrophagozytose ein Hinweis für eine subarachnoidale Blutung sein. Die anderen genannten Blutungen zeigen in der Regel deutliche **klinische Symptome** in Form von Hyperexzitabilität, Stupor, Apnoen, Krampfanfällen oder einer gespannten Fontanelle. Als bildgebende Diagnostik ist bei nicht eindeutigen sonographischen Befunden immer ein CT oder MRT indiziert.

Gerinnungsstörungen Störungen der Blutgerinnung können sowohl prä- als auch postnatal zu Hirnblutungen beim Neugeborenen führen. Die Ursachen sind eine dissiminierte intravasale Gerinnung bei Schock oder Sepsis, Thrombozytopenien (neonatale Isoimmunthrombozytopenie, Thrombozytopenie bei kongenitalen Infektionen, insbesondere Cytomegalie) oder in seltenen Fällen ein isolierter Mangel an einzelnen Gerinnungsfaktoren. Der Morbus hämorrhagicus neonatorum, bedingt durch einen **Vitamin-K-Mangel**, führt in der Neugeborenenzeit nur dann zu einer Hirnblutung, wenn er mit anderen Faktoren assoziiert ist (schwere kongenitale Lebererkrankung, maternale antikonvulsive Therapie).

Verletzungen der Hirnnerven, des Rückenmarks und der peripheren Nerven

Hirnnervenläsionen Bei einer **Fazialisparese** zeigt sich ein schiefes Gesicht beim Schreien, der Mundwinkel wird auf der gesunden Seite tiefer heruntergezogen. In Ruhe hängt eher die erkrankte Seite etwas herab, die Nasolabialfalte ist verstrichen. Bei der meist vorliegenden **peripheren Fazialisparese** kommt es aufgrund einer Schädigung direkt nach dem Austritt aus dem Foramen stylomastoideum zu einer Funktionsstörung sowohl der oberen als auch der unteren Gesichtsmuskeln. In der Regel findet sich in Ruhe eine Lidspaltendiffe-

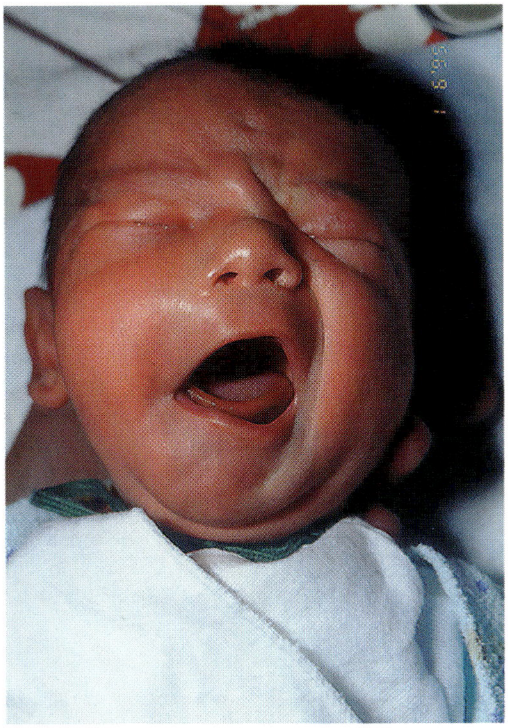

Abb. 7.15 Vermutlich traumatisch bedingte periphere Fazialisparese rechts

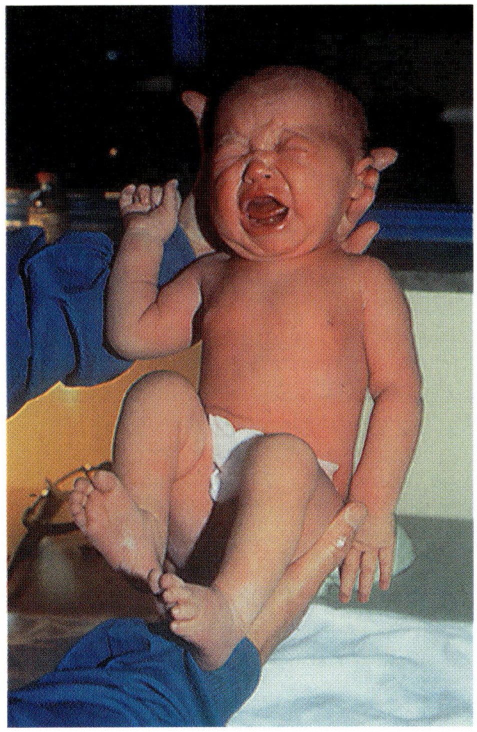

Abb. 7.16 Neugeborenes mit oberer Plexusparese links, Zustand nach Schulterdystokie

renz (Abb. 7.15). Im Gegensatz dazu sind bei einer **zentralen Gesichtsnervenlähmung** Bewegungen der Stirn und der Augenlider nicht beeinträchtigt. Ursache der peripheren Lähmung kann eine Druckschädigung bei Forcepsentwicklung sein. Weiterhin kann die Lähmung aufgrund einer intrauterin lagebedingten Kompression durch das mütterliche Promontorium zustande kommen. Therapeutisch muss bei einer peripheren Fazialisparese die Austrocknung des Auges verhindert werden. Traumatische Schädigungen bilden sich in der Regel über einige Wochen zurück.

Die Fazialisparese kann mit dem »schiefen Schreigesicht« verwechselt werden.

Beim schiefen Schreigesicht wird ausschließlich beim Schreien der Mund auf einer Seite stark herabgezogen. Andere Funktionen der Gesichtsmuskulatur wie Stirnrunzeln, Augenschluss und Tiefe der Nasolabialfalte sind normal. Ursächlich liegt der Anormalie eine **Hypoplasie des M. depressor anguli oris** zugrunde.

Plexusschäden Die Inzidenz von Verletzungen des **Plexus brachialis** liegt zwischen 0,5 und 2 pro 1000 Geburten. Die **obere Plexuslähmung (Erb-Duchenne)** wird am häufigsten beobachtet und betrifft die Fasern von C5 und C6. Alle Formen der Nervenläsion können vorliegen von Neuropraxie (Schädigung der Reizleitung durch Hämatom oder Ödem der Nervenscheide) bis völliger Disruption des gesamten Plexusbündels. Mit der **Entstehung** von Plexusschäden verbundene Faktoren sind prolongierte Geburt, Schulterdystokie, Makrosomie, abnorme Kindslage und Zeichen fetaler Beeinträchtigung mit niedrigen Apgar-Werten. Klinisch fällt zunächst ein fehlender Moro-Reflex sowie eine Hypomotorik des betroffenen Armes auf. Die **charakteristische Haltung** besteht in einem herabhängenden Arm, der in Adduktion und Innenrotation gehalten wird, sowie einer Pronationshaltung der Hand. Die Motorik der Hand ist ungestört, der Greifreflex kann ausgelöst werden (Abb. 7.16).

Die typische Haltung bei oberer Plexuslähmung mit herabhängendem, nach innen rotiertem Arm sowie der nach außen und oben gerichteten offenen Handfläche wird im englischen Schrifttum als »Waiter's-Tip-Haltung« bezeichnet.

Die physiotherapeutische Behandlung besteht in einer initialen Ruhigstellung des betroffenen Armes. Nach der ersten Woche erfolgt eine passive Bewegung der betroffenen Gelenke in allen Freiheitsgraden. Die **Prognose** hängt ab von der Schwere der Schädigung. In den meisten Fällen kommt es zu einer kompletten Restitutio. Je schneller diese Erholung erfolgt, umso vollständiger ist die funktionelle Wiederherstellung. Wenn es im Alter von 3 Monaten noch nicht zu einer spontanen Erholung gekommen ist, sollte eine Vorstellung in einer mit diesem Krankheitsbild vertrauten neurochirurgischen Einrichtung erfolgen.

Die **untere Plexuslähmung** betrifft C8 und Th1.Sie ist isoliert sehr selten und kommt eher in Kombination mit der oberen Lähmung als komplette Plexuslähmung vor. Klinisch imponiert eine Lähmung der kleinen Handmuskeln und der Flexoren im Handgelenk. Der Greifreflex ist nicht auslösbar. Aufgrund der begleitenden Schädigung von sympathischen Fasern in Th1 wird oft ein **Horner-Syndrom** mit Ptosis, Miosis und Enophthalmus beobachtet.

Akute schwere Rückenmarkverletzungen Diese werden nach exzessiver Rotations- oder Zugbelastung der Wirbelsäule, vor allem bei Beckenendlagen und Forzepsextraktionen beobachtet. Die klinische **Symptomatologie**, die dem Bild eines spinalen Schocks entspricht, hängt von der Höhe der Rückenmarksverletzung ab. Am häufigsten treten die Verletzungen im Hals- und Brustwirbelbereich auf. Bei Einblutungen in das Rückenmark (Hämatomyelie) kann eine schwere generalisierte Lähmung vorhanden sein.

Weichteil-, Knochen- und Organläsionen

Petechien und Ekchymosen auf der Haut Sie treten häufig an den führenden Teilen und bedingt durch venöse Kongestion während des Geburtsvorganges auf. Insbesondere das Gesicht kann aufgrund petechialer Blutungen »zyanotisch« imponieren. Blutungen finden sich ebenfalls häufig **subkonjunktival**. Das Fehlen einer Blutungsbereitschaft an anderen Stellen und die typische Lokalisation unterscheiden den Befund von einer Koagulopathie.

Kongenitaler Tortikollis Der **angeborene Schiefhals** besteht in einer Kontraktur des M. sternocleidomastoideus mit resultierender Drehung des Kopfes zur Läsionsseite und Schrägstellung des Gesichtes mit Drehung des Kinns von der Seite weg. Er wurde lange als geburtstraumatische Läsion angesehen, bedingt durch ein Hämatom des M. sternocleidomastoideus mit subsequenter Fibrose. Alle Befunde sprechen jedoch dafür, dass diese Kontraktur durch eine **intrauterine lagebedingte Zwangshaltung** entstanden ist. Die Behandlung ist physiotherapeutisch.

Frakturen Die häufigste geburtstraumatische Fraktur ist die **Klavikulafraktur**. In den meisten Fällen liegt eine Grünholzfraktur vor und das Kind zeigt nach der Geburt keine Symptome. Bei der Erstuntersuchung wird die Fraktur manchmal nicht erkannt und fällt erst bei der Folgeuntersuchung als tastbarer Kallus auf. Frakturen mit deutlichen Dislokationen können nach der Geburt zu Schonhaltung und Schmerzen bei der Armbewegung führen. Bei der Untersuchung lässt sich eine Krepitation tasten, der Moro-Reflex ist nicht seitengleich auslösbar. Eine Röntgenuntersuchung ist nur bei klinischen Symptomen indiziert. Die Prognose ist gut, Kallus bildet sich bereits nach 7–10 Tagen. Frakturen der Röhrenknochen (**Humerusfraktur, Femurfraktur**) können ebenfalls geburtstraumatisch bedingt sein. Klinisch fallen Schmerzen, Krepitation, Schwellung und Bewegungsarmut auf. Eine Schonhaltung des Arms mit Schwellung im Oberarm-Schulterbereich findet sich bei der akuten **Osteoepiphysenlösung des Humeruskopfes**, sie ist klinisch schwer von der oberen Plexuslähmung abzugrenzen. Die Diagnose ist in der Regel durch eine Ultraschalluntersuchung zu stellen; im Zweifel muss eine radiologische Untersuchung erfolgen.

Intraabdominale Verletzungen Die **Nebennierenblutung** ist relativ häufig. Sie wird oft im Rahmen einer perinatalen Asphyxie beobachtet, kann aber auch traumatisch bedingt sein. Klinisch fällt sie auf durch eine tastbare abdominelle Resistenz, einer Anämie in den ersten Lebenstagen oder bei einer Ultraschalluntersuchung des Abdomens im Rahmen einer Asphyxiediagnostik. Die Blutung kann ein- oder beidseitig sein. Bei bilateralen Läsionen sollte die Nebennierenfunktion, der Blutzucker und Blutdruck überprüft werden.

> **Differenzialdiagnostisch ist ein zystisches Neuroblastom auszuschließen (Katecholaminbestimmung im Urin).**

Die Blutung liquefiziert im weiteren Verlauf und kann später kalzifizieren. Die Erkrankung erfordert, außer bei massiven bilateralen Befunden mit Nebenniereninsuffizienzzeichen, keine Behandlung, die Prognose ist gut.

Subkutane Fettgewebsnekrose Für die Entwicklung dieses Krankheitsbildes ist offenbar eine Kombination von verminderter Hautperfusion im Rahmen einer fetalen Hypoxie mit einem lokalen Trauma verantwortlich. Arme, Beine, Gesäß, Rücken und Gesicht sind bevorzugt betroffen. Klinisch findet sich eine in den ersten Lebenstagen auftretende, unregelmäßig begrenzte, leicht erhabene, **derbe Schwellung mit Hautrötung**. Im Verlauf werden die Veränderungen weicher und lösen sich auf, selten resultiert eine lokale Atrophie. Pathologisch liegt eine perivaskuläre Inflammation der Subkutis vor, gefolgt von Nekrose und Ausbildung eines Granuloms. Diese Granulomzellen sind offenbar in der Lage, extrarenal 1,25-Dihydroxyvitamin D zu produzieren, das zu einer **Hyperkalzämie** führen kann.

> **Cave**
> **3–6 Wochen nach Ausbildung einer subkutanen Fettgewebsnekrose kann sich eine ausgeprägte Hyperkalzämie mit klinischen Symptomen (Erbrechen, Somnolenz) entwickeln. Entsprechende laborchemische Kontrollen sind erforderlich.**

7.6 Das Frühgeborene

Epidemiologie

Ungefähr **6,5% aller Geburten** erfolgen vor der vollendeten 37. Schwangerschaftswoche; etwa 1,5% der Kinder sind sehr kleine Frühgeborene (Geburtsgewicht <1500 g, Gestationsalter <32 vollendete Gestationswochen).

Ätiologie

Die Frühgeburtlichkeit trägt als wesentlicher Faktor zur **peri- und neonatalen Sterblichkeit** bei. Die **Ursachen** der Frühgeburtlichkeit lassen sich nur bei einem Teil der Patienten eruieren:

- vorzeitige Wehen,
- vorzeitiger Blasensprung,
- Amnioninfektionssyndrom,
- Mehrlingsschwangerschaften,
- akute Plazentalösung,
- mütterliche Erkrankungen wie EPH-Gestose.

Prognose

Die Überlebenschance Frühgeborener mit einem Geburtsgewicht <1500 g hat sich im letzten Jahrzehnt deutlich verbessert. Während in den frühen 1970er Jahren nur 15–40% dieser Risikopatienten die Neonatalperiode überlebten, ist 10 Jahre später die **Überlebensrate** Frühgeborener auf **>90%** angestiegen. Die Spätprognose ist allerdings immer noch Anlass zur Besorgnis. Zum Zeitpunkt der Einschulung weisen 6–12% der Frühgeborenen mit einem Geburtsgewicht zwischen 500–1500 g, die in den 1990er Jahren geboren wurden, schwere Behinderungen auf. Hier werden in verschiedenen Follow-up-Studien Zerebralparesen bei 2–9%, zum Teil schwerste Sehbehinderungen bei 2–18% und Hörbehinderungen bei 2–14% der Hochrisikofrühgeborenen berichtet. Partielle Leistungsschwächen und Schulschwierigkeiten wurden bei mehr als 1/3 der Kinder beobachtet. Erste Nachuntersuchungsergebnisse, die bei Hochrisikofrühgeborenen der letzten 10 Jahre durchgeführt wurden, berichten erfreulicherweise von einer Abnahme der neurologischen Spätfolgen.

Die **günstigere Prognose** ist zu einem großen Teil auf die **Verbesserung der Betreuung und des perinatalen Managements von Risikoschwangeren sowie die Fortschritte der neonatalen Intensivmedizin** zurückzuführen.

Klinik

Das Grundproblem sehr kleiner Frühgeborener bleibt jedoch bestehen: die **Unreife** von Organsystemen und -funktionen, die postnatal zu einer Reihe von akuten Erkrankungen und chronischen pulmonalen und neurologischen **Folgeschäden** führen können:

- Atemnotsyndrom, chronische Lungenerkrankung, bronchopulmonale Dysplasie,
- intrazerebrale Blutung, periventrikuläre Leukomalazie,
- persistierender Ductus arteriosus,
- Apnoe, Bradykardie,
- nekrotisierende Enterokolitis,
- erhöhte Infektionsdisposition, nosokomiale Sepsis,
- Hypothermie, Hypoglykämie,
- Frühgeborenenretinopathie, Taubheit,
- psychomotorische Retardierung, neurologische Schädigung.

In den letzten Jahren gibt es eine zunehmende Anzahl von experimentellen Untersuchungen sowie klinischen Beobachtungen und Studien, die eine Assoziation zwischen maternaler Chorioamnionitis und dem Auftreten einer bronchopulmonalen Dysplasie sowie Hirnblutungen bzw. periventrikulärer Leukomalazie nahelegen. Eine Chorioamnionitis lässt sich bei mehr als 50% aller sehr unreifer Frühgeborener in der Vorgeschichte nachweisen. Vermutlich führt die im Rahmen einer Chorioamnionitis beschriebene intrauterine Zytokinexposition des Feten zu einer Inflammationsreaktion in der kindlichen Lunge sowie zu einer ersten Schädigung der unreifen vaskulären Endothelstrukturen, dem sog. »first hit« (◻ Abb. 7.17). Treten unmittelbar nach der Geburt weitere schicksalshafte oder auch vermeidbare Ereignisse auf, die zu einer Veränderung der zerebralen Durchblutung und Fluktuationen des zerebralen Blutflusses führen, so kann eine Hirnblutung oder Minderperfusion vulnerabler Gehirnstrukturen auftreten. Die intrauterine pulmonale Inflammationsreaktion wird durch postnatale Sauerstofftoxizität, Baro-Volutrauma sowie Infektionen verstärkt und kann in eine bronchopulmonale Dysplasie einmünden.

Männliche Frühgeborene und **Mehrlinge** haben allerdings eine geringere Überlebenschance als weibliche Risikopatienten bzw. Einzelgeborene gleichen Gestationsalters.

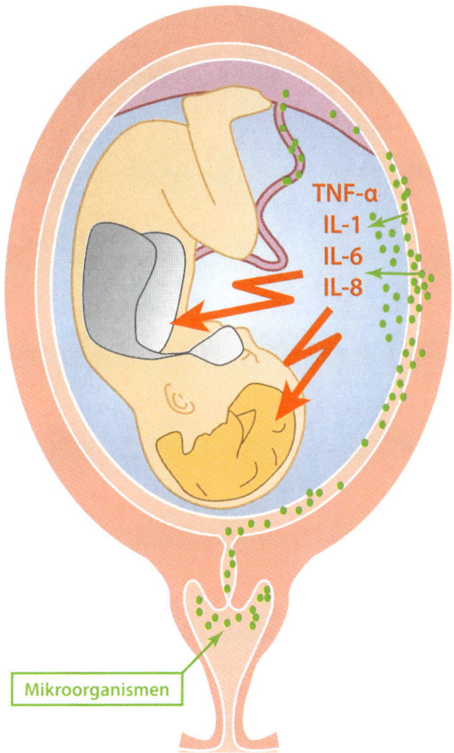

◻ **Abb. 7.17** Maternale Chorioamnionitis und intrauterine Zytokinexposition des Feten. Proinflammatorische Zytokine wie Tumornekrosefaktor-α (TNF-α) und die Interleukine 1, 6, 8 (IL-1, IL-6, IL-8) die im Rahmen einer Chorioamnionitis in das Fruchtwasser gelangen, können bereits intrauterin eine pulmonale Entzündungsreaktion des Feten auslösen. Dieses Ereignis ist vermutlich ein bedeutender Risikofaktor für die Entwicklung einer bronchopulmonalen Dysplasie. Darüber hinaus kann eine Chorioamnionitis eine systemische fetale Entzündungsreaktion induzieren, die mit einem erhöhten Risiko für zerebrale Schädigungen assoziiert ist

▪▪ Management

Für eine optimale Betreuung von Risikofrühgeborenen müssen eine Reihe von Bedingungen erfüllt sein. **Risikoschwangere** und **Frühgeborene** sollten nur in personell und technisch optimal ausgestatteten **Perinatalzentren** betreut werden. Ein **In-utero-Transport** eines gefährdeten Frühgeborenen ist mit ungleich geringeren Risiken verbunden als eine postnatale Verlegung. Die Inzidenz von bleibenden Behinderungen ist – wie in vielen Studien belegt – bei einer Behandlung in Perinatalzentren deutlich geringer als in kleinen Kinderkliniken, die über eine geringere Erfahrung in der Behandlung der Patienten und/oder eine unzureichende personelle bzw. apparative Ausstattung verfügen.

> **Bei einer drohenden Geburt vor der 34. Gestationswoche ist unter maximaler tokolytischer Therapie und kritischer Indikationsstellung eine Lungenreifungsbehandlung mit Betamethason oder Dexamethason durchzuführen.**

Die **Geburt** dieser Risikopatienten sollte so **atraumatisch** wie möglich erfolgen. Durch eine schonende Spontangeburt scheint die Komplikationsrate insbesondere zerebraler Schädigungen nicht erhöht zu sein. Eine primäre Sectio caesarea ist in jedem Fall bei Kindern mit Beckenendlage, drohender intrauteriner Asphyxie, Verdacht auf Amnioninfektionssyndrom sowie jedweder Form relevanter mütterlicher und kindlicher Pathologie indiziert. Während der **mütterlichen Anästhesie** muss eine intrauterine und postnatale Depression des Kindes unbedingt vermieden werden. Dies setzt eine enge Abstimmung von Anästhesieverfahren, chirurgischem Vorgehen und unmittelbar postnataler Versorgung der Frühgeborenen voraus.

Nach der **Erstversorgung der Frühgeborenen im Kreißsaal** erfolgt die weitere zeit- und personalaufwändige Behandlung und Pflege der Kinder auf einer **neonatologischen Intensivstation**. Die therapeutischen Maßnahmen zielen auf eine Stabilisierung und Korrektur von postnatal einsetzenden Organstörungen ab. Da **Frühgeborene** nicht in der Lage sind, die Körpertemperatur selbstständig aufrecht zu erhalten, werden die Kinder in einem **Inkubator** oder in speziellen Wärmeeinheiten gepflegt; die Temperatur wird den Bedürfnissen der Patienten (thermoneutrale Temperatur, ausreichende Luftfeuchtigkeit) angepasst. Zur Überwachung der Frühgeborenen werden **EKG- und Atmungsmonitore** eingesetzt, in Abhängigkeit vom postnatalen Verlauf (maschinelle Beatmung, Sauerstofftherapie) erfolgt eine kontinuierliche transkutane Messung des O_2- und CO_2-Partialdrucks, eine kontinuierliche Pulsoxymetrie, repetitive Blutgasanalysen, Blutdruckmessungen u. a. Sehr kleine Frühgeborene werden häufig parenteral (zentrale Katheter) und/oder mithilfe einer Magensonde ernährt.

Das Risiko an einer nosokomialen **Sepsis** und lokalen **nosokomialen Infektionen** zu erkranken ist hoch; in einigen Perinatalzentren erkranken bis zu 25% der Hochrisikopatienten an einer Sepsis. Die psychische Bindung zwischen Mutter und Frühgeborenem bzw. zwischen Vater und Frühgeborenem soll auch bei beatmeten, aber respiratorisch und zirkulatorisch stabilen Kindern so früh wie möglich erfolgen. Die sog. **Känguru-Methode** wird von den meisten Frühgeborenen außerordentlich gut toleriert (◻ Abb. 7.18).

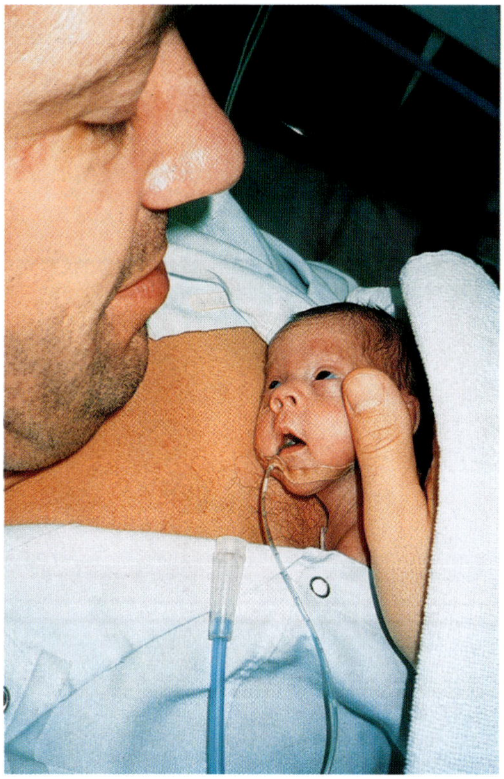

Abb. 7.18 Direkter Körper- und Blickkontakt zwischen Vater und Kind im Rahmen der Känguru-Methode. Frühgeborenes der 25. Gestationswoche, 660 g Geburtsgewicht, Spontangeburt, mittelschweres Atemnotsyndrom und transitorische chronische Lungenerkrankung ohne weitere Komplikationen; hier im Alter von 6 Lebenswochen

7.6.1 Das Atemnotsyndrom Frühgeborener

Die Surfactantsubstitution stellt einen entscheidenden Durchbruch in der Behandlung des Atemnotsyndroms Frühgeborener dar. Durch diese kausale Therapiemaßnahme konnten die akuten pulmonalen Komplikationen beatmeter Frühgeborener um 2/3 reduziert werden und die Sterblichkeit von Frühgeborenen mit Atemnotsyndrom nahezu halbiert werden.

Epidemiologie

Das Atemnotsyndrom Frühgeborener (RDS: »respiratory distress syndrome«; syn: hyalines Membranensyndrom) stellte vor Einführung der Surfactantsubstitution die **häufigste Todesursache** der Neonatalperiode dar. Ungefähr 1% aller Neugeborenen erkranken an einem RDS. Die **Inzidenz** steigt mit abnehmendem Gestationsalter: bis zu 60% der Frühgeborenen <30. Gestationswoche entwickeln ein RDS.

Pathogenese

Wesentliche Ursache des RDS ist der Mangel eines pulmonalen oberflächenaktiven **Surfactantsystems**, das die Oberflächenspannung der Alveolen vermindert und somit zur Stabilität des Alveolarsystems beiträgt; es beugt einem Alveolarkollaps in der Exspiration vor (Surfactant: **»surface active agent«**). Surfactant, das in Pneumozyten vom Typ II gebildet und in den Alveolarraum sezerniert wird, besteht überwiegend aus verschiedenen **Phospholipiden**.

Bei Patienten mit RDS ist die Surfactant-Hauptkomponente Dipalmitoylphosphatidylcholin (**Lecithin**) quantitativ vermindert,

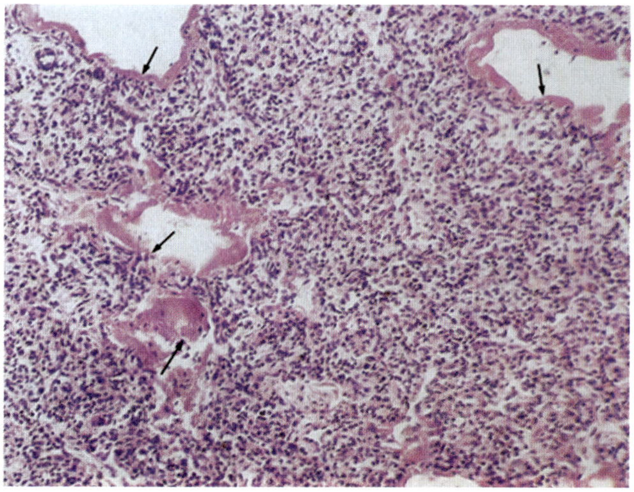

Abb. 7.19 Histologie des Atemnotsyndroms Frühgeborener: ausgedehnte Atelektasen, in den wenigen, überblähten Alveolen typische hyaline Membranen aus verschiedenen Proteinen, Fibrin und zellulärem Detritus (*Pfeile:* rosa gefärbte hyaline Membranen)

Phosphatidylcholin fehlt vollständig. Da eine ständige Sekretion von Surfactant in das Fruchtwasser stattfindet, kann durch eine Bestimmung des **L/S-Quotienten** (Lecithin/Sphingomyelin) die **Lungenreife** von Frühgeborenen abgeschätzt werden. Der Sphingomyelingehalt im Fruchtwasser bleibt im Verlauf der Schwangerschaft konstant. Ein L/S-Quotient von >2:1 weist auf ein ausgereiftes Surfactantsystem hin.

Neben Phospholipiden enthält Surfactant **Apoproteine** unterschiedlichen Molekulargewichts (SP: »surfactant protein«). Während die **hochmolekularen Apoproteine** (SP-A) vermutlich die zelluläre Sekretion und Wiederaufnahme der Phospholipide regulieren sowie lokale Abwehrfunktionen gegen verschiedenste mikrobielle Erreger übernehmen (SP-A, SP-D), kommt den **hydrophoben niedermolekularen Apoproteinen** (SP-B, SP-C) eine besondere funktionelle Bedeutung zu: sie verbessern die Absorption und Ausbreitung der Surfactantphospholipide.

Die Surfactantdefizienz wird typischerweise durch eine postnatal einsetzende intraalveoläre **Akkumulation von Plasmaproteinen** kompliziert, die nach Schädigung des Alveolarepithels und Kapillarendothels die Alveoli auskleiden und die Surfactantwirkung direkt inhibieren (**hyaline Membranen**; Abb. 7.19).

Eine ausreichende Surfactantsynthese besteht in der Regel von der 35. Gestationswoche an. Eine **verzögerte Lungenreifung** können Kinder diabetischer Mütter, Neugeborene mit Asphyxie oder schwerer Erythroblastose aufweisen. Eine **beschleunigte Lungenreifung** wird bei Präeklampsie und Wachstumsretardierung, bei intrauterinem Stress durch vorzeitigen Blasensprung (2–7 Tage) und durch ein mütterliches Amnioninfektionssyndrom beobachtet.

Pathophysiologie

Bei einem Surfactantmangel entwickeln sich in den Lungen der Frühgeborenen unmittelbar nach der Geburt zunehmende **diffuse Atelektasen**, die alveoläre Minderbelüftung führt zu einer **Hypoxämie/Hypoxie** und zu einem Anstieg des CO_2-Partialdruckes. Die Folgen sind eine **systemische Hypotension** und Vasokonstriktion der pulmonalen Gefäße, die eine **pulmonale Minderperfusion** sowie eine Ausbildung intrapulmonaler Shunts und eines Rechts-links-Shunts auf Vorhofebene (Foramen ovale) bzw. über den Ductus arteriosus nach sich ziehen. Der pulmonale Metabolismus

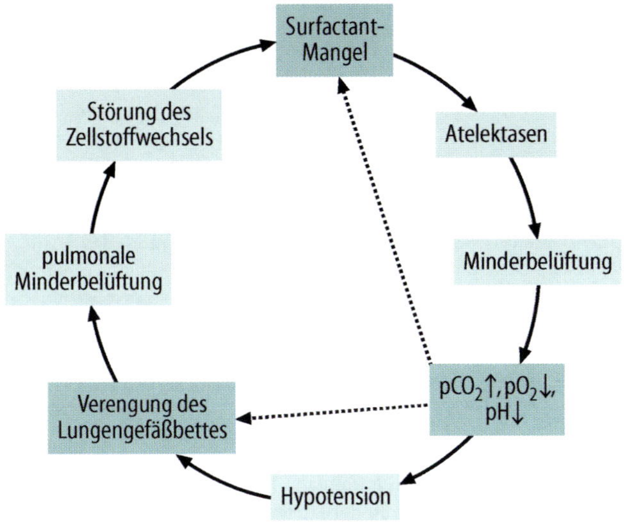

Abb. 7.20 Circulus vitiosus des Surfactantmangels

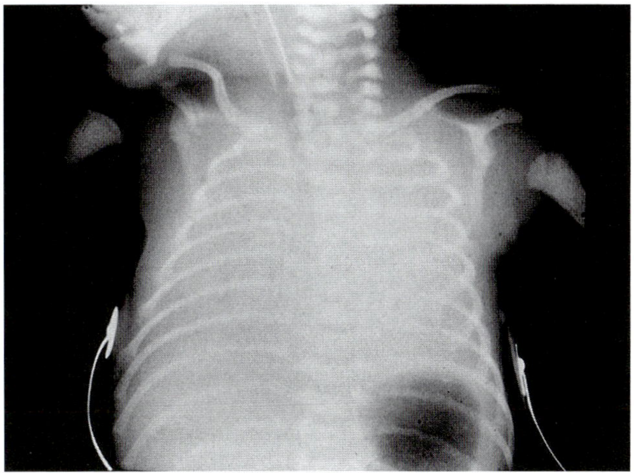

Abb. 7.21 Radiologische Veränderungen bei schwerem Atemnotsyndrom: verdichtetes Lungenparenchym, Auslöschung von Zwerchfell- und Herzkonturen, sog. »weiße Lunge«

wird erheblich eingeschränkt. Sowohl Azidose, Hypoxie und der veränderte Lungenstoffwechsel inhibieren die postnatal einsetzende De-novo-Synthese von Surfactant. In Abb. 7.20 ist der Circulus vitiosus des Atemnotsyndroms dargestellt.

Klinik

Klinische **Symptome** treten unmittelbar nach der Geburt oder innerhalb der ersten 3–4 Stunden post partum auf:

- Tachypnoe >60/min,
- Nasenflügeln,
- exspiratorisches Stöhnen,
- sternale und interkostale Einziehungen,
- abgeschwächtes Atemgeräusch,
- Mikrozirkulationsstörungen: blass-graues Hautkolorit,
- Temperaturinstabilität,
- evtl. Zyanose (bei insuffizienter Behandlung).

Bei der **röntgenologischen Untersuchung** des Thorax finden sich typische Veränderungen: unter zunehmender Verdichtung des Lungenparenchyms mit Auslöschung der Herz- und Zwerchfellkonturen entwickelt sich eine so genannte **»weiße Lunge«** (Abb. 7.21).

Cave
Eine neonatale Infektion mit β-hämolysierenden Streptokokken der Gruppe B kann sich unter klinischen und radiologischen Zeichen eines RDS manifestieren!

Komplikationen

Im Verlauf der Erkrankung können folgende Komplikationen auftreten:

- extraalveoläre Luftansammlung, pulmonales interstitielles Emphysem,
- Pneumothorax,
- Pneumomediastinum,
- Pneumoperitoneum,
- Pneumoperikard.

Als Folge der Lungenunreife, der Langzeitbeatmung und Sauerstofftoxizität in der Einatmungsluft kann sich bei Risikopatienten eine chronische Lungenerkrankung, die **bronchopulmonale Dysplasie** (BPD) entwickeln.

Symptomatische Therapie

Die Therapie des RDS wird vom Schweregrad der pulmonalen Erkrankung bestimmt:

- **Bei leichtem RDS**: Nasen-CPAP (»continuous positive airway pressure« über einen binasalen CPAP).
- **Bei deutlicher Ventilations- und Oxygenierungsstörung**: intermittierende oder kontrollierte maschinelle Beatmung der Patienten über einen trachealen Tubus.
- **Überwachung**: kontinuierliche transkutane Messung des pO_2 und pCO_2, kontinuierliche Pulsoxymetrie, regelmäßige Blutgasanalysen, engmaschige Blutdruckkontrollen, evtl. Plasma- bzw. Bluttransfusionen u. a. Maßnahmen.

Das Grundprinzip besteht im »minimal handling«, einer möglichst geringen Belastung des Frühgeborenen durch diagnostische und therapeutische Maßnahmen.

Surfactantsubstitutionstherapie

In den letzten 20 Jahren ist mit der Substitution mit natürlichem und synthetischem Surfactant als **kausaler Therapie** ein entscheidender Fortschritt in der Behandlung des Atemnotsyndroms Frühgeborener erzielt worden.

Natürliche Surfactantpräparate werden durch Lavage von Kälber- und Rinderlungen (Alveofact, Infasurf) oder Homogenisierung von Rinderlungen (Surfactant-TA, Survanta) oder Schweinelungen (Curosurf) extrahiert oder aber wurden für klinische Studien aus dem menschlichen Fruchtwasser isoliert. Die Präparate enthalten die Apoproteine SP-B und SP-C (ca. 1%), sie unterscheiden sich aber in der Zusammensetzung der Phospholipidfraktionen, der Konzentration und dem Applikationsvolumen.

Synthetische Surfactantpräparate sind apoproteinfrei. Wie in randomisierten Studien belegt wurde, überlebten mehr Frühgeborene mit RDS, die ein natürliches Surfactantpräparat erhielten; synthetische Surfactantpräparate stehen zur Zeit nicht mehr zur Verfügung.

Effekte der Surfactantsubstitution Unmittelbar nach **intratrachealer Applikation** natürlicher Surfactantpräparate konnte bei Frühgeborenen mit manifestem RDS in allen kontrollierten Studien eine – wenn auch recht unterschiedliche – **Verbesserung der Oxigenierung** und der **Beatmungssituation** erzielt werden.

Exkurs

Surfactantsubstitution – ein Meilenstein in der Neonatalmedizin

1959 konnten Avery und Mead, Boston, bei verstorbenen Frühgeborenen erstmals belegen, dass das hyaline Membranensyndrom mit dem Mangel des oberflächenaktiven Materials assoziiert war. 1967 gelang es Rufer, Göttingen, die mechanischen Eigenschaften surfactantdepletierter isolierter Tierlungen durch intrabronchiale Instillation einer oberflächenaktiven Substanz zu verbessern; ein Jahr später konnte er diesen positiven Effekt einer Surfactantwirkung an isolierten Lungen Frühgeborener erbringen, die an einem Atemnotsyndrom verstorben waren. Enhorning und Robertson, Toronto bzw. Stockholm, publizierten 1972 die vielbeachteten Ergebnisse einer Surfactantsubstitutionstherapie bei beatmeten frühgeborenen Kaninchen. 1980 berichteten Fujiwara et al., Akita, erstmals von Frühgeborenen mit manifestem Atemnotsyndrom, die nach intratrachealer Applikation eines Rindersurfactants deutliche Veränderungen des pulmonalen Gasaustausches zeigten. In der folgenden Dekade wurde die klinische Wirksamkeit der Surfactantbehandlung in sorgfältig geplanten multizentrisch kontrollierten und/oder randomisierten Studien eindrucksvoll belegt; weltweit wurden mehr als 10.000 Frühgeborene mit verschiedensten Surfactantpräparationen behandelt. Die Surfactantsubstitution ist damit die am besten untersuchte Therapie der Neonatalmedizin.

7

Sowohl nach **prophylaktischer** als auch **therapeutischer Surfactantgabe** konnte die **Pneumothoraxinzidenz** um 50–70% und die **Sterblichkeit** um ca. 40% reduziert werden. Alle anderen akuten und chronischen mit Atemnotsyndrom assoziierten Komplikationen wurden durch eine Surfactanttherapie nicht beeinflusst.

Neuere Untersuchungen weisen darauf hin, dass eine Surfactantbehandlung in der frühen Phase des Atemnotsyndroms einer Therapie in einer späteren Erkrankungsphase überlegen ist. Besonders Frühgeborene <28 Gestationswochen profitieren von einer prophylaktischen oder sehr frühen Surfactantapplikation. Wie Metaanalysen belegen, führt eine **Surfactantsubstitution innerhalb von 15 min nach der Geburt** zu einer geringen Ausprägung des Atemnotsyndroms, zu einer reduzierten Inzidenz der BPD und einer geringen Sterblichkeit in dieser Altersgruppe.

Empfehlungen zur postnatalen Surfactantbehandlung

- Möglichst frühzeitige Behandlung im Kreißsaal für sehr unreife Frühgeborene <28 Gestationswochen
- Frühe Surfactantsubstitution bei Frühgeborenen <32 Gestationswochen mit klinischen Zeichen des »respiratory distress syndrome«, maschineller Beatmung und O_2-Bedarf >40%
- Spätere Behandlung bei etwas »reiferen« Frühgeborenen mit RDS, maschineller Beatmung und einem O_2-Bedarf >50–60%
- Initialdosis für die prophylaktische Behandlung mit natürlichen Surfactantpräparaten ca. 100 mg/kg KG, bei manifestem RDS 100 bis maximal 200 mg/kg KG
- Innerhalb von 48 h wiederholte Surfactantgaben bei erneutem O_2-Anstieg >30% und maschineller Beatmung (kumulative Dosis: 400 mg/kg KG)
- Unabhängig von der Art der Surfactantpräparation muss der behandelnde Kinderarzt mit allen Aspekten der Surfactantapplikation, der maschinellen Beatmung sowie allen anderen Maßnahmen der neonatologischen Intensivmedizin vertraut sein

Surfactant-»Nonresponder« Eine Reihe von Grunderkrankungen können den Effekt einer Surfactanttherapie negativ beeinflussen. So muss bei Frühgeborenen mit **struktureller Lungenunreife** oder **Lungenhypoplasie**, z. B. nach längerem vorzeitigem Blasensprung sowie bei Kindern mit **konnataler** und **neonataler Pneumonie** mit einem fehlenden oder deutlich geringeren Therapieerfolg gerechnet werden. Aber auch die perinatale Hypoxie, Hypothermie und nicht zuletzt die systemische Hypotension haben unmittelbaren Einfluss auf die initiale Wirksamkeit der Surfactantbehandlung.

Eine nur transitorische Verbesserung der Oxygenierung und des Gasaustauschs wird bei Frühgeborenen beobachtet, die im Rahmen eines hämodynamisch signifikanten persistierenden Ductus arteriosus ein **intraalveoläres Ödem** entwickeln.

Nebenwirkungen Unmittelbare Nebenwirkungen einer Behandlung mit natürlichen Surfactantpräparaten sind – von Fehlern bei der Anpassung der maschinellen Beatmung abgesehen – bisher nicht beschrieben.

Cave
Nach Gabe natürlicher Surfactantpräparate kann eine akute Überblähung des Lungenparenchyms (»Hyperexpansion«) durch eine ungenügende Anpassung des Beatmungsdrucks zu ernsthaften Ventilations- und Zirkulationsproblemen der behandelten Kinder führen.

Eine Sensibilisierung gegen tierische, im Surfactant enthaltende Apoproteine wurde bei keinem Patienten beschrieben. In Nachuntersuchungen von Kindern, die mit natürlichen oder synthetischen Präparaten behandelt worden waren, konnte kein Unterschied in der somatischen oder neurologischen Entwicklung im Vergleich zu unbehandelten Kontrollpatienten festgestellt werden. Eine gehäufte Infektanfälligkeit oder gar ein Auftreten einer chronischen Slow-virus-Infektion wurde nach Behandlung mit natürlichen Surfactantpräparaten auch nach einer 23-jährigen Erfahrung mit diesem neuen Therapieprinzip bisher nicht beobachtet.

Andere Indikationen für eine Surfactanttherapie Neben dem neonatalen Atemnotsyndrom ist eine Surfactantbehandlung auch bei Erkrankungen vorstellbar, in deren Verlauf ein **sekundärer Surfactantmangel** auftritt. Zurzeit laufende kontrollierte randomisierte Studien evaluieren den Einfluss einer Surfactantbehandlung bei **konnataler Pneumonie, Mekoniumaspirationssyndrom** und **Zwerchfellhernie**.

▪▪ Prävention

Die sog. **Lungenreifungsbehandlung** durch Betamethason oder Dexamethason kann die Inzidenz und den Schweregrad des RDS Frühgeborener durch eine Enzyminduktion vermindern. Betamethason sollte der Schwangeren **möglichst 48 h vor der Geburt** verabreicht werden. Pränatale Kortikosteroide in Kombination mit der postnatalen Surfactantherapie (natürliches Surfactant) reduzieren die Sterblichkeit sowie die Inzidenz pulmonaler sowie extrapulmonaler Komplikationen (Hirnblutung). Allerdings ist von einer repetitiven Gabe, die noch in jüngster Vergangenheit in 8- bis 10-tägigen Abständen bis zum Zeitpunkt der Geburt erfolgte, abzuraten. Es gibt ernst zu nehmende Hinweise, dass die Entwicklung des fetalen Gehirns durch diese Strategie beeinträchtigt wird.

Als weiterer bedeutsamer Faktor in der Prävention des RDS ist eine **schonende Geburtseinleitung** und **optimale primäre Reanimation** der Risikokinder anzusehen.

Der besondere Fall

Anamnese. Nach unauffälligem Schwangerschaftsverlauf treten bei einer 24-jährigen Zweitgebärenden in der 29. Gestationswoche plötzlich vorzeitige Wehen auf, dazu rasche Muttermundseröffnung, unauffälliges kindliches CTG. Trotz sofortigen Beginns einer tokolytischen (wehenhemmenden) Therapie erfolgt nach einmaliger Kortisongabe die Spontangeburt wenige Stunden nach stationärer Aufnahme.
Befund und Erstversorgung. Weibliches Frühgeborenes der 29. Gestationswoche, Geburtsgewicht 1060 g, vital. Wegen unregelmäßiger Atmung wird nach kurzzeitiger Maskenbeatmung mit 40% O^2 ein stabiler klinischer Zustand erreicht mit O^2-Sättigung von 92%. Nach 45 min zeigt sich eine zunehmende Tachypnoe (Atemfrequenz um 70/min), »stöhnende« Atmung und beginnende juguläre und interkostale Einziehungen. Darauf folgt die endotracheale Intubation.
Verlauf. Unter maschineller intermittierender Beatmung nimmt der O^2-Bedarf weiter zu, im Alter von 3 h unter 80% inspiratorischem O_2-Gehalt normale Sättigung, Ventilation und systemischer Blutdruck.
Röntgenthorax. Diffuse feingranuläre Verdichtung des Lungenparenchyms mit beginnender Auslöschung des Herzrandes: RDS Grad III.
Therapie. Nach intratrachealer Applikation eines natürlichen Surfactantpräparats (100 mg Phospholipide/kg KG ≈1,25 ml Flüssigkeit/kg KG) kann innerhalb weniger Minuten eine Reduktion des inspiratorischen O_2-Gehaltes auf 30% erfolgen. Etwa 30 min später fällt dann eine rasch progrediente Verschlechterung der Oxygenierung und der Ventilationssituation auf (inspiratorische O_2-Konzentration 100%, pCO_2 65 mmHg). Radiologisch zeigte die Lunge eine massive Überblähung mit geringer Gefäßzeichnung. Durch drastische Senkung des inspiratorischen Spitzendrucks und Atemwegmitteldrucks normalisiert sich die Beatmungssituation, der kindliche Zustands stabilisiert sich. Die Extubation erfolgt am 5. Lebenstag. Im weiteren Verlauf treten keine pulmonalen und zerebralen Komplikationen (Hirnblutung) nach Atemnotsyndrom auf, die Entlassung eines gesunden ehemaligen Frühgeborenen erfolgt in der 10. Lebenswoche bei einem Gewicht von 2560 g.
Beurteilung. Typisches mittelschweres, durch Surfactantmangel bedingtes Atemnotsyndrom, erfolgreiche Surfactantsubstitutionsbehandlung. Durch die unterlassene Reduktion des Beatmungsdrucks nach Surfactantapplikation iatrogene Überblähung des Lungenparenchyms mit schwerer Ventilations- und Oxygenierungsstörung sowie Drosselung der pulmonalen Perfusion.

7.6.2 Persistierender Ductus arteriosus (PDA)

Ein hämodynamisch wirksamer persistierender Ductus arteriosus stellt das häufigste kardiovaskuläre Problem Frühgeborener dar.

▪▪ Pathogenese, Pathophysiologie

Bei reifen Neugeborenen setzt mit ansteigenden O_2-Partialdrucken nach der Geburt eine Konstriktion des Ductus arteriosus und ein konsekutiver Verschluss ein. Der Ductus arteriosus Frühgeborener reagiert schwächer auf die postnatalen Kontraktionsreize. Wesentliche Faktoren dürften die **unreife Muskulatur** des Ductus und der persistierende vasodilatatorische Effekt **hoher Prostaglandinkonzentrationen** (PGE_2) bei Frühgeborenen sein. Bei ausbleibendem Ductusverschluss entwickelt sich in der akuten Phase des RDS ein Shunt zwischen pulmonaler und systemischer Zirkulation (**Rechts-links-Shunt**).

Mit Rückbildung des RDS sinkt der pulmonale Gefäßwiderstand ab. In dieser Phase kann sich ein hämodynamisch signifikanter **Links-rechts-Shunt** über den PDA entwickeln. Die Folge ist eine akute pulmonale Überflutung mit **hämorrhagischem Lungenödem** und akuter kardialer Insuffizienz. Die Beatmungssituation der Patienten verschlechtert sich akut, durch Intensivierung der Beatmung und Erhöhung der inspiratorischen O_2-Konzentration nimmt die Lungenschädigung zu (bronchopulmonale Dysplasie). Auch bei protrahierter Manifestation eines PDA können u. a. ein interstitielles Lungenödem und Veränderungen der Organperfusion (Nieren, Magen-Darm-Trakt) auftreten.

▪▪ Klinik

Ein PDA manifestiert sich häufig zwischen dem 3. und 5. Lebenstag:
- präkordiale Hyperaktivität,
- systolisches Herzgeräusch, gelegentlich kontinuierlich,
- Pulsus celer et altus (»springende Pulse«), Tachykardie
- Verschlechterung der Beatmungssituation, evtl. feinblasige Rasselgeräusche,
- evtl. Hepatomegalie,
- renale Ausscheidungsprobleme,
- Zirkulationsstörungen.

Cave
Etwa 20% der Frühgeborenen mit hämodynamisch signifikantem persistierendem Ductus arteriosus haben kein Herzgeräusch!

Die klinische Verdachtsdiagnose wird durch die **Röntgenthoraxaufnahme**, die 2-dimensionale Echokardiographie und den direkten Shuntnachweis mithilfe der **Dopplertechnik** und Farbdopplerverfahren bestätigt.

▪▪ Therapie

Die wesentlichen Therapieprinzipien des symptomatischen PDA sind:
- Flüssigkeitsrestriktion,
- Prostaglandinsynthesehemmer (Indometacin, Ibuprofen),
- operativer PDA-Verschluss.

Durch die Hemmung der Prostaglandinsynthese wird der gefäßerweiternde Effekt von Prostaglandin E_2 antagonisiert. Kontraindikationen der Indometacinbehandlung sind: Thrombozytopenie, Serumkreatinin >1,8 mg/dl und Oligurie. Etwa 40% aller Indometacinbehandelten Frühgeborenen sprechen auf diese konservative Behandlung nicht an.

7.6.3 Wilson-Mikity-Syndrom

▪▪ Definition

Diese **chronisch-respiratorische Erkrankung** kann auch bei nicht beatmeten Frühgeborenen mit einem Gestationsalter von weniger als 32 Gestationswochen im postnatalen Alter von 10–14 Tagen auftreten. Die Kinder haben in der Regel keine oder nur eine milde Atemnotsymptomatik während der ersten Lebenstage. Der radiologische Befund ist durch **diffuse, zystisch erscheinende Areale** charakterisiert, die besonders in den oberen Lungenpartien auf-

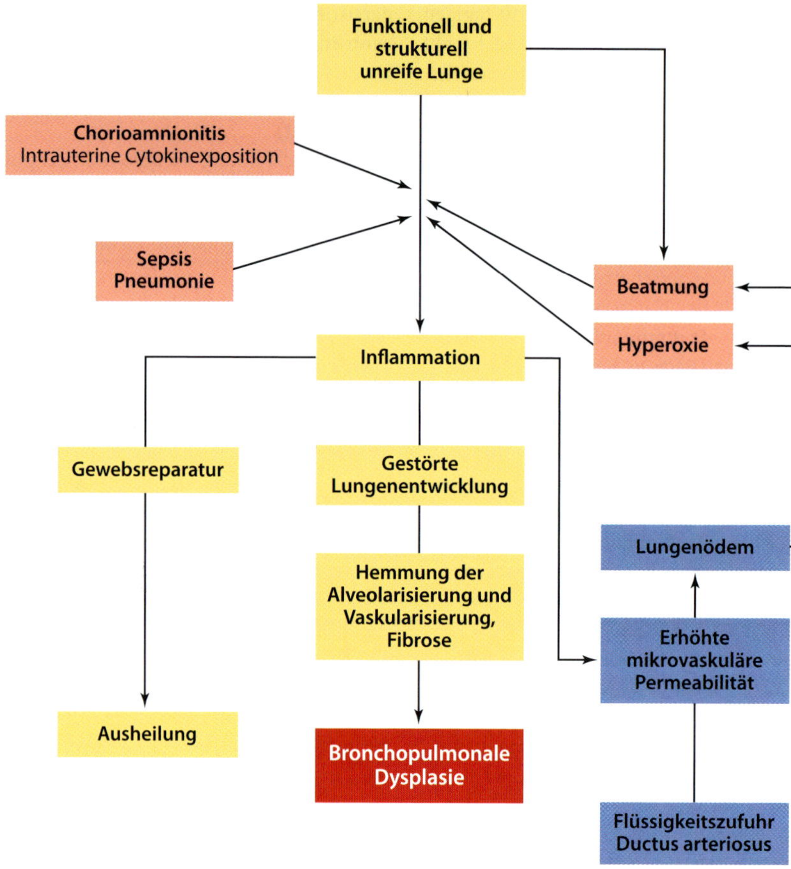

Abb. 7.22 Mögliche pathogenetische Sequenz der bronchopulmonalen Dysplasie

treten sollen. Bei dieser chronisch-pulmonalen Erkrankung dürfte es sich um eine der möglichen Verlaufsformen der »bonchopulmonalen Dysplasie (BPD)« Frühgeborener handeln.

Epidemiologie

Die Inzidenz des Wilson-Mikity-Syndroms ist nicht bekannt, da eine eindeutig klinische und radiologische Abgrenzung von der »BPD« nicht möglich ist.

Pathogenese

Wegweisende Untersuchungen zu pathogenetischen Mechanismen dieser chronischen Lungenerkrankung liegen nicht vor. Eine erhöhte Inzidenz von maternaler Chorioamnionitis bei Frühgeborenen mit Wilson-Mikity-Syndrom dürfte auf eine mögliche Rolle von **intrauterinen bzw. prä- und postnatalen Infektionen** hinweisen (s. Pathogenese der BPD). Bei japanischen Frühgeborenen mit Wilson-Mikity-Syndrom wurden erhöhte Gesamtkonzentrationen des Serumimmunglobulin M sowie erhöhte Aktivitäten der Granulozytenelastase im Tracheobronchialsekret nachgewiesen. Es ist vorstellbar, dass das bei der BPD vorhandene pulmonale Entzündungsgeschehen durch verschiedenste Infektionserreger ausgelöst oder aggraviert wird.

Klinik

Die betroffenen Frühgeborenen entwickeln um den 10.–14. Lebenstag langsam **progrediente Zeichen der Atemnot** (Tachypnoe, Dyspnoe etc.) und oftmals einen erhöhten O_2-Bedarf. Die Luftnotsymptomatik kann über mehrere Wochen und selten auch über mehrere Monate anhalten.

Cave

Durch suboptimale O_2-Sättigung und erniedrigten O_2-Partialdruck kann sich eine persistierende pulmonale Hypertonie entwickeln!

Therapie

Unter optimalen supportiven Maßnahmen (► Abschn. 7.6.4, Therapie) sollte diese Erkrankung in der Regel ohne Folgen ausheilen.

7.6.4 Bronchopulmonale Dysplasie

Grundlagen

1967 beschrieb Northway erstmalig eine Gruppe von Frühgeborenen, die nach maschineller Beatmung wegen eines Atemnotsyndroms keine Besserung der Lungenfunktion zeigten. Die Kinder blieben über lange Zeit respiratorabhängig oder verstarben unter der Beatmung. Diese vorher nicht beobachtete chronische Lungenkrankheit wurde als **bronchopulmonale Dysplasie (BPD)** bezeichnet.

Pathogenese

Die BPD ist eine chronische Lungenkrankheit Frühgeborener. Grundvoraussetzung für die Entstehung ist die **Unreife der Lunge**, welche sowohl die anatomischen Strukturen als auch funktionelle Systeme wie das Surfactantsystem betrifft. In der Frühphase liegt eine **pulmonale Inflammationsreaktion** vor, die durch ein maschinelles Beatmungstrauma die Sauerstofftoxizität in der Einatmungsluft oder eine pränatale Infektion im Rahmen einer Chorioamnionitis ausgelöst

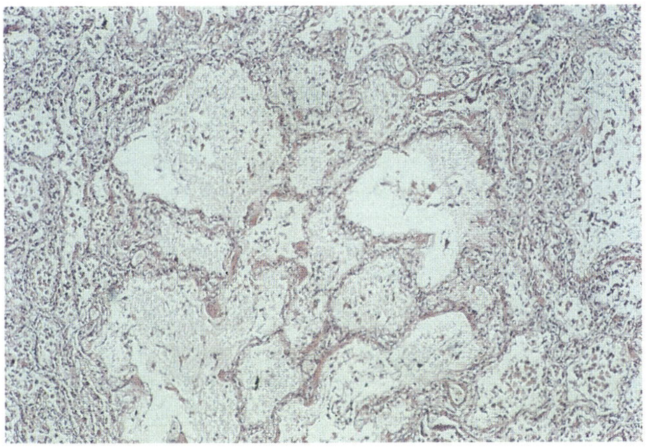

Abb. 7.23 Histologie der bronchopulmonalen Dysplasie: diffuse Atelektasen sowie ausgeprägte emphysematöse Bezirke, verbreitertes Interstitium

wird. Eine postnatale Infektion ist ebenfalls in der Lage, eine pulmonale Entzündung zu induzieren. Folge ist zunächst ein interstitielles und alveoläres Ödem. Bei anhaltender Exposition gegenüber den Noxen wird der normale Gewebsreparaturprozess in der Lunge gestört, es kommt zur Ausbildung einer **Fibrose** und eines **Lungenemphysems** (Abb. 7.22 und Abb. 7.23). Möglicherweise beeinflusst die **Inflammationsreaktion** die physiologische Sequenz des Lungenwachstums. Die Folge ist eine abnorme Lungenentwicklung mit einer **Beeinträchtigung der Alveolarisierung und der Vaskularisierung.**

> **Für die Entwicklung einer bronchopulmonalen Dysplasie ist häufig ein Atemnotsyndrom in den ersten Lebenstagen verantwortlich, es ist aber keine unbedingte Voraussetzung: ein Teil sehr unreifer Frühgeborener entwickelt eine BPD auch bei initial scheinbar gesunder Lunge.**

Pathophysiologie

Die Lungenfunktion ist durch ein niedriges Lungenvolumen sowie eine erniedrigte Compliance charakterisiert. Entwickelt sich in der Folge ein erhöhter Atemwegswiderstand, so liegt eine **Kombination von obstruktiver und restriktiver Ventilationsstörung** vor. Atelektasen und Emphysem führen zu einer Störung der Relation zwischen alveolärer Ventilation und Perfusion. Der resultierende **intrapulmonale Rechts-links-Shunt** ist die Ursache für die Hypoxämie bzw. den Sauerstoffbedarf. Aufgrund der Gefäßrarefizierung und einer Mediahypertrophie entwickelt sich bei fortgeschrittenem Krankheitsbild ein **pulmonaler Hypertonus**.

Klinik

Frühgeborene mit einer BPD zeigen folgende Charakteristika und klinische **Symptome**:

- Langzeitbeatmung, schwierige Entwöhnung von der maschinellen Beatmung
- nach der Extubation: eine **persistierende Atemnot mit anhaltendem Sauerstoffbedarf**, sternalen und kostalen Einziehungen und Tachypnoe.
- Kardiopulmonale Instabilität mit Neigung zu häufigen O_2-Sättigungsabfällen und Bradykardien.
- **Typisches radiologisches Bild:** fleckig-steifige röntgendichte Veränderungen in Abwechslung mit Regionen erhöhter Strahlentransparenz oder zystisch-emphysematösen Bereichen (Abb. 7.24).
- Auf Grund der erhöhten Atemarbeit: Gedeihstörung.

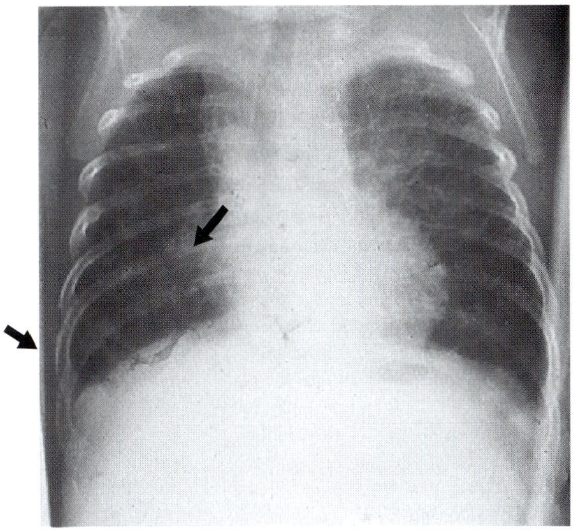

Abb. 7.24 Radiologischer Befund einer bronchopulmonale Dysplasie. Neben fibrotisch verdichteten und atelektatischen Arealen (↙) finden sich überblähte Bezirke (↘)

Tab. 7.9 Definition der BPD

Milde BPD	O_2 mit 28 Tagen, Raumluft mit 36 Wochen PMA oder bei Entlassung
Moderate BPD	<30% O_2 mit 36 Wochen PMA oder bei Entlassung
Schwere BPD	≥30% O_2 und/oder Beatmung/CPAP mit 36 Wochen PMA oder bei Entlassung

PMA postmenstruelles Alter

Diagnose

Der Schweregrad der BPD wird durch Sauerstoffbedarf bzw. Beatmungsform zu bestimmten Zeitpunkten definiert (Tab. 7.9).

Prävention

Prinzipiell ist die Prävention der BPD das erste Behandlungsziel.

Allgemeine Maßnahmen zur Prävention der bronchopulmonalen Dysplasie

- Pränatale Steroidbehandlung
- Frühzeitige Surfactanttherapie bei Atemnotsyndrom
- Frühzeitige Behandlung eines klinisch relevanten persistierenden Ductus arteriosus
- Vermeidung einer Flüssigkeitsüberladung
- Niedrigste mögliche Beatmungsunterstützung und Sauerstoffgabe zur Aufrechterhaltung eines ausreichenden Gasaustausches
- Falls möglich, Vermeidung einer maschinellen Beatmung
- Bei Beatmung frühzeitige Extubation und CPAP-Behandlung
- Gewährleistung einer ausreichenden Ernährung (parenteral/enteral) sowie Versorgung mit Spurenelementen und Vitaminen (Vitamin A)

Exkurs

Die Geschichte der Frühgeborenenretinopathie

Die Geschichte der Retinopathia praematurorum stellt ein erschreckendes Beispiel dar, wie dogmatisch getroffene medizinische Entscheidungen zu menschlichen Katastrophen führen können. Seit Beginn der 1940er Jahre wurden viele Frühgeborene mit zusätzlichem Sauerstoff (O_2) behandelt, die Konzentrationen lagen bei 70% O_2. Erst in den 1950er Jahren wurde von australischen Kinderärzten der freizügige Einsatz von O_2 als Ursache des epidemieartigen Auftretens der retrolentalen Fibroplasie (= ROP) und damit der Erblindung von relativ »reifen« Frühgeborenen identifiziert. Eines der berühmtesten Opfer ist Stevie Wonder, Jahrgang 1950, der in der 34. Gestationswoche geboren wurde. Aufgrund dieser alamierenden Ergebnisse wurden strenge Therapierichtlinien mit Limitierung der O_2-Gabe auf 40% eingeführt. Die Folge war ein dramatischer Rückgang der ROP. Dieses wurde als überzeugender Beweis für die Richtigkeit der These angesehen, dass Sauerstoff in der Tat die einzige notwendige und ausreichende Ursache der retinalen Erkrankung war. Jeder Fall von ROP-bedingter Blindheit wurde als Folge einer fehlerhaften Sauerstofftherapie angesehen und hatte entsprechende juristische Folgen.
In der Folge stiegen jedoch die Mortalität und Morbidität der Frühgeborenen drastisch an. Durch Einführung intensivmedizinischer Konzepte in die Neonatologie mit der Möglichkeit der Blutgasanalyse in den 1970er Jahren sank die Mortalität von Frühgeborenen, während die ROP-Inzidenz relativ niedrig war. Die Sauerstofftherapie wurde nach dem arteriell gemessenen pO_2 gesteuert, eine Hyperoxie schien so trotz Verabreichung höherer Sauerstoffkonzentrationen vermeidbar. Erneut galt die ROP als eine durch iatrogene Überdosierung von O_2 verursachte, vermeidbare Erkrankung. Aufgrund der zunehmenden Überlebensraten sehr unreifer Frühgeborener kam es in den 1980er Jahren jedoch zu einer deutlichen Wiederzunahme der Erkrankung, sodass von einer neuen 2. Epidemie gesprochen wurde. Es wurde nun jedoch klar, dass die ROP eine multikausale Erkrankung war, die ihre Hauptursache in der Unreife der Frühgeborenen hat. Während die Inzidenz der schweren ROP in den meisten westlichen Ländern erfreulicherweise rückläufig ist, erkranken gerade in den Schwellenländern wieder relativ reife Frühgeborene an dieser bedrohlichen Retinopathie.

7

▪▪ Therapie

Während der stationären Behandlung können folgende, gut belegte Behandlungsmaßnahmen sinnvoll sein:

- **Koffein.** Offenbar durch Verbesserung der Lungenmechanik sowie der diuretischen Wirkung führt die Behandlung mit Coffein zu einer Senkung der BPD-Rate.
- **Steroide.** Unter einer postnatalen Behandlung Frühgeborener mit Dexamethason kommt es zu einer Verminderung des pulmonalen Wassergehaltes, zu einer Verbesserung des Gasaustauschs, einer Abnahme der pulmonalen Inflammationsreaktion sowie der mikrovaskulären Permeabilität der Lunge. Die Therapie ermöglicht innerhalb von 2–5 Tagen bei der Mehrzahl der behandelten beatmeten Patienten eine Extubation. Dexamethason hat bei einer frühen postnatalen Behandlung eine Fülle von Nebenwirkungen und ungünstigen Langzeiteffekten.

> **Da das Risiko für die Entwicklung einer Zerebralparese bei der Behandlung mit Dexamethason erhöht ist, darf eine Therapie nur bei schwerer pulmonaler Insuffizienz eines Frühgeborenen erfolgen.**

- **Inhalative Kortikosteroide** wirken nicht prophylaktisch, haben jedoch einen Stellenwert bei etablierter BPD.
- **Sauerstoff.** Bei etablierter BPD, insbesondere bei schweren Verläufen, besteht eine deutliche Mediahypertrophie der Pulmonalgefäße. In dieser Situation sollte Sauerstoff nicht zu niedrig dosiert werden, um die Entwicklung bzw. Zunahme einer pulmonalen Hypertonie zu vermeiden (SO_2 >92%, pO_2 >55 mmHg). **Ausreichende Sauerstoffzufuhr** ist ebenfalls erforderlich für eine befriedigende Gewichtszunahme. Eine regelmäßige echokardiographische Überwachung zur Beurteilung des Lungengefäßwiderstandes ist notwendig.

▪▪ Prognose

In den meisten Fällen kommt es zu einer **Reparatur der pulmonalen Veränderungen**, dieses zeigt sich am Rückgang der Atemnotsymptomatik und des Sauerstoffbedarfs. Nur wenige Frühgeborene benötigen auch zum Zeitpunkt der Entlassung aus der Klinik noch Sauerstoff und erhalten eine entsprechende häusliche Therapie, die in der Regel nicht länger als 3–6 Monate erforderlich ist. Einzelne Kinder lassen sich nicht von der Beatmung entwöhnen.

Weiterhin haben Kinder mit BPD nicht selten ein **hyperreagibles Bronchialsystem** und erkranken innerhalb der ersten 2 Lebensjahre häufig an einer obstruktiven Bronchitis. Virale Infektionen, insbesondere die **RSV-Bronchiolitis**, können bei BPD-Patienten zu einem schwer verlaufenden Krankheitsbild führen. Auffälligkeiten der Lungenfunktion (reversible oder fixierte Obstruktionen, erhöhtes intrathorakales Gasvolumen) sind bis ins Erwachsenenalter nachweisbar. In der Regel sind die Kinder jedoch körperlich später gut belastbar und in der Lage, Sport zu treiben.

7.6.5 Retinopathia praematurorum

▪▪ Definition

Die Frühgeborenenretinopathie (»retinopathy of prematurity«, ROP) ist eine multifaktorielle **vasoproliferative Netzhauterkrankung**, deren Inzidenz und Schweregrad mit zunehmender Unreife zunimmt: 10% der Frühgeborenen mit einem Geburtsgewicht <1750 g, aber fast 50% aller Kinder <1000 g entwickeln irgendeine Form dieser Erkrankung. Sie ist die häufigste Ursache von Blindheit bei Kindern unter 6 Jahren.

▪▪ Pathogenese

Für die ROP-Entwicklung sind neben der Unreife postnatale Situationen als **Risikofaktoren** anzusehen, die entweder mit einer retinalen Minderperfusion oder einem erhöhten retinalen Sauerstoffangebot einhergehen:

- Hyperoxie,
- beatmungsbedingte Hypokapnie,
- Hypotension bei Sepsis,
- rezidivierende Apnoen,
- Fluktuationen der Sauerstoffsättigung
- intraventrikuläre Blutung,
- persisitierender Ductus arteriosus,
- Hyperkapnie.

Der **Schädigungsmechanismus** setzt vermutlich zum Zeitpunkt der Geburt sehr unreifer Frühgeborener ein (Abb. 7.25). Bereits die unmittelbare postnatale Exposition gegenüber erhöhten Sauerstoffkonzentrationen, aber auch Raumluft führt bei extrem unreifen

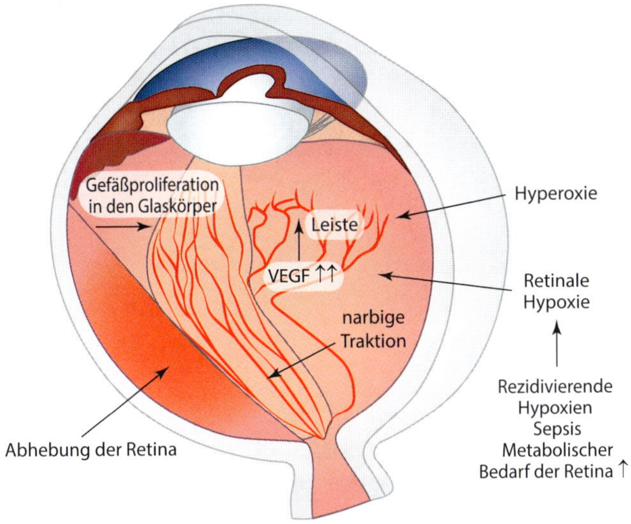

Abb. 7.25 Entstehungsmechanismus der Frühgeborenenretinopathie

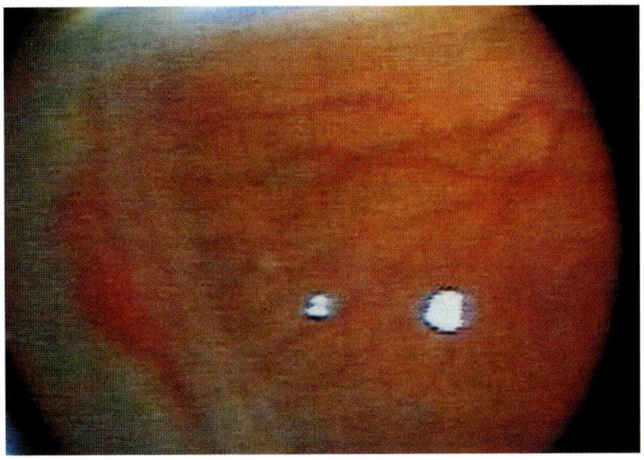

Abb. 7.26 Retinopathia praematurorum Stadium III: auf der rechten Seite vaskularisierte Netzhaut mit erweiterten Gefäßen, die in eine breite Proliferationsleiste übergehen. Peripher der Leiste Blutung im Bereich der avaskulären Netzhaut (weiße Punkte sind Spiegelungsartefakte)

Frühgeborenen zu einer **relativen Hyperoxie** der Retina. Dadurch wird ein wichtiger Wachstumsfaktor für die Gefäßentwicklung der Netzhaut VEGF (»**vascular endothelial growth factor**«) herabreguliert. Niedrige Konzentrationen von VEGF führen zu Arretierung des Gefäßwachstums und zu einer **retinalen Vasoobliteration**. Mit zunehmendem Wachstum der neuralen retinalen Strukturen steigt der metabolische Bedarf der Netzhaut an, es entsteht eine **relative Gewebshypoxie**. Hierzu können auch die genannten Risikofaktoren beitragen, die zu einer retinalen Minderperfusion führen. In dieser Phase induziert die Gewebshypoxie eine massive Überproduktion von angiogenetischen Faktoren wie VEGF, als Konsequenz resultiert eine **abnorme Neovaskularisierung** von retinalen Gefäßen. Die Gefäße wachsen in den Glaskörper ein, aufgrund einer vermehrten Permeabilität kann es zu Blutungen und Ödembildung kommen.

Cave
Durch narbige Traktion kann die Retina, an der das vaskulär-fibrotische Gewebe anheftet, abgehoben werden.

Klinik

Während der ROP-Entwicklung zeigen die Frühgeborenen keine typischen klinischen Symptome. Aus diesem Grund sind regelmäßige ophthalmologische Kontrolluntersuchungen zwingend notwendig. Der Zeitpunkt des Auftretens hängt von der retinalen Gefäßentwicklung und somit vom postkonzeptionellen Alter ab. Die ersten Veränderungen treten in der Regel in der 34. Woche auf und die ersten Gefäßproliferationen in der 36. Woche.

Um eine Retinopathie nicht zu übersehen, sollte die Erstuntersuchung bei Frühgeborenen mit einem Geburtsgewicht (GG) <1000 g im Alter von 6 Wochen oder in der 32. Woche p.c. erfolgen, bei Frühgeborenen mit einem GG zwischen 1000–1500 g im Alter von 4 Wochen.

Kontrolluntersuchungen werden je nach Befund alle 7–14 Tage oder in kürzeren Abständen durchgeführt. Die letzte Untersuchung erfolgt nach Abschluss der Netzhautvaskularisierung.

Klassifizierung

In die internationale Klassifizierung der ROP (ICROP, 1984) geht ein, dass die Erkrankung umso schwerer ist, je weiter posterior (d. h. zentral) und je ausgedehnter (d. h. Anzahl der betroffenen Sektoren) die Läsionen sind. Dann folgt die Beurteilung des Schweregrades an der Grenzlinie zwischen vaskularisierter und avaskulärer Retina sowie das Vorhandensein zusätzlicher aggravierender Zeichen (»plus disease«):

- **Lokalisation:** Zone 1–3 von zentral nach peripher,
- **Ausdehnung:** Angabe von betroffenen 30°-Sektoren (12 Stück) als Uhrzeiten, mit Sehnerv als Mittelpunkt.
- **Schweregrad***:*
  - Grad 1: dünne weiße Demarkationslinie zwischen vaskularisierter und avaskulärer Netzhaut,
  - Grad 2: erhabene rosagefärbte Proliferationsleiste,
  - Grad 3: extraretinale fibrovaskuläre Proliferationen (Abb. 7.26),
  - Grad 4: partielle Netzhautablösung, der Raum zwischen Netzhaut und Aderhaut füllt sich mit seröser Flüssigkeit:
  - Grad 5: komplette Netzhautablösung.
- **Plus Disease:** Auftreten vermehrter Gefäßdilatation und -schlängelung (Tortuositas).

Verlauf, Prognose

Die meisten Kinder mit Erkrankungen des Stadiums 1 und 2 zeigen eine Regression. In Stadium 3 hängt die Prognose von der Ausdehnung des Befundes ab, im Stadium 4, insbesondere bei Beteiligung der Makula, ist die Prognose sehr schlecht. Das **Risiko für eine Erblindung** beträgt bei Frühgeborenen unter 750 g 5–9%, unter 1000 g 2% und über 1000 g 0,1%. Die ROP erhöht das Risiko der Kinder für Myopie, Strabismus und andere Visusprobleme.

Prävention, Therapie

Eine sicher wirksame Prävention der ROP besteht nicht. Notwendig ist die **Überwachung der Sauerstoffzufuhr**. Dieses erfolgt bei kleinen Frühgeborenen vorzugsweise über den transkutan gemessenen pO_2, anzustreben ist ein **pO_2 50–70 mmHg**. Die pulsoximetrisch gemessene Sauerstoffsättigung sollte bei allen Frühgeborenen, die einen zusätzlichen Sauerstoffbedarf haben, zwischen 90 – 95% liegen.

Therapeutisch wird überwiegend die **Lasertherapie, seltener eine Kryotherapie** angewendet. Ziel der Photokoagulation oder Kryotherapie ist die Zerstörung von Gefäßproliferationen und des angiogenem Granulationsgewebe. Die Behandlung vermindert die Wahrscheinlichkeit eines Visusverlustes um über 50%. Zur Zeit wird in kontrollierten klinischen Studien der Einsatz einer anti-VEGF-

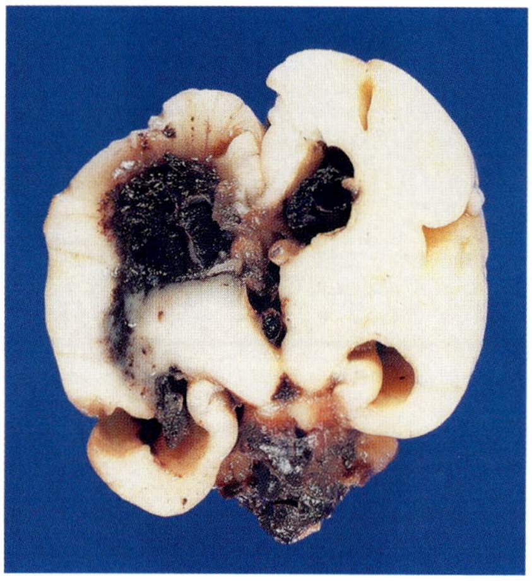

Abb. 7.27 Schwere intraventrikuläre Hirnblutung mit Ventrikeldilatation beidseits sowie rechtsseitige massive intraparenchymatöse Blutung

Therapie untersucht. Erste Daten bei schwersten Verlaufsformen der ROP lassen hoffen, dass sich die therapeutischen Möglichkeiten in der Zukunft verbessern werden.

7.6.6 Hirnblutungen des Frühgeborenen

7.6.7 Germinale Matrixblutung des Frühgeborenen

Neuropathologie und zerebrovaskuläre Architektur

Die typische Hirnblutung Frühgeborener entsteht in der **germinalen Matrix**, einer subventrikulär gelegenen Zone über dem Kopf des Nucleus caudatus. Von der germinalen Matrix wandern zerebrale Neuroblasten ab der 10.–20. Gestationswoche auf die Hirnoberfläche aus, gefolgt von den Glioblasten nach der 20. Woche. Das Matrixgewebe nimmt mit zunehmender Schwangerschaftsdauer an Ausdehnung ab, um die 34.–36. Schwangerschaftswoche kommt es zu einer Involution. Es ist sehr zellreich, von gelatinöser Konsistenz und reich vaskularisiert. Den Gefäßen fehlen Charakteristika von Arteriolen und Venolen, sie werden als **unreifes vaskuläres Netz** beschrieben. Die V. terminalis verläuft innerhalb der germinalen Matrix.

Gradeinteilung nach Ausdehnung

Nach einer Endothelläsion im Bereich der germinalen Matrix kann eine Blutung entstehen, die subependymal begrenzt bleiben kann oder in das Ventrikelsystem ausdehnen kann (**subependymale Hämorrhagie, Grad 1, intraventrikuläre Hämorrhagie, Grad 2**). Bei intraventrikulärer Ansammlung großer Mengen an Blut mit deutlicher **Dilatation des Ventrikels** liegt eine **Grad-3**-Blutung vor. Größere Ventrikelblutungen behindern den Abfluss aus der Vena terminalis und können zu einer Obstruktion mit resultierendem hämorrhagischen venösen Infarkt führen Abb. 7.27). Bei einer Ventrikelblutung ist der begleitende Infarkt in der Regel einseitig auf der Seite der ausgedehnteren Blutung zu finden (Abb. 7.28).

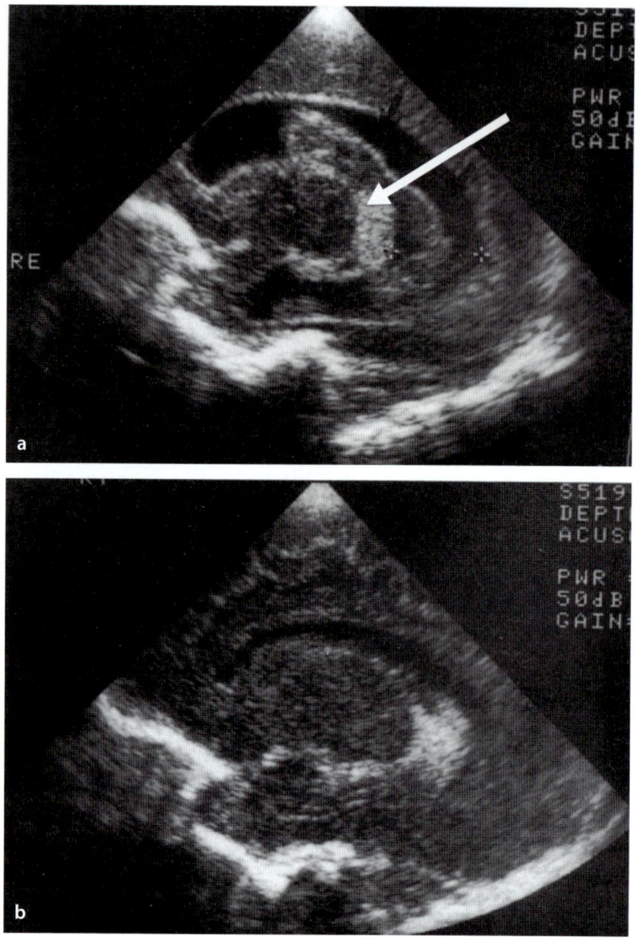

Abb. 7.28a, b Intraventrikuläre Blutungen. **a** Intraventrikuläre, dem Plexus aufsitzende Blutung, die sich bereits in Auflösung befindet (Schädelsonographie, Längsschnitt, *Pfeil*). **b** Sonographischer Befund nach Auflösung der intraventrikulären Blutung, nachweisbar ist nur noch eine leichte Erweiterung des Ventrikels

Exkurs

Intrazerebrale Blutung Frühgeborener

Die intrazerebrale Blutung ist eine typische und häufige Komplikation; Inzidenz und Schweregrad sind direkt abhängig von der Unreife der Frühgeborenen. Innerhalb der letzten Jahre ist die Häufigkeit der Hirnblutungen bei Frühgeborenen mit einem Geburtsgewicht <1500 g insgesamt zurückgegangen. Da zur gleichen Zeit die Mortalität der Frühgeborenen ebenfalls stark abgenommen hat, spiegelt dieses die erheblich gestiegene Qualität der neonatalen Versorgung wider. Somit gilt eine niedrige Mortalität in Verbindung mit einer niedrigen Hirnblutungsrate bei Frühgeborenen mit sehr niedrigem Geburtsgewicht als Qualitätsmaßstab einer neonatalen Versorgung. Untersuchungen der letzten 6–8 Jahre haben jedoch gezeigt, dass trotz anhaltend sinkender Mortalitätsziffern die Rate der Hirnblutungen in der Gruppe sehr unreifer Frühgeborener nicht weiter abgenommen hat. Dieses beruht darauf, dass heute vermehrt extrem unreife Kinder aus der 24.-26. Schwangerschaftswoche überleben. Bei diesen Kindern hängt das Risiko einer Hirnblutung offenbar mehr von pränatalen und unreifeassoziierten Faktoren als von einer weiteren Verbesserung der postnatalen Versorgungsqualität ab.

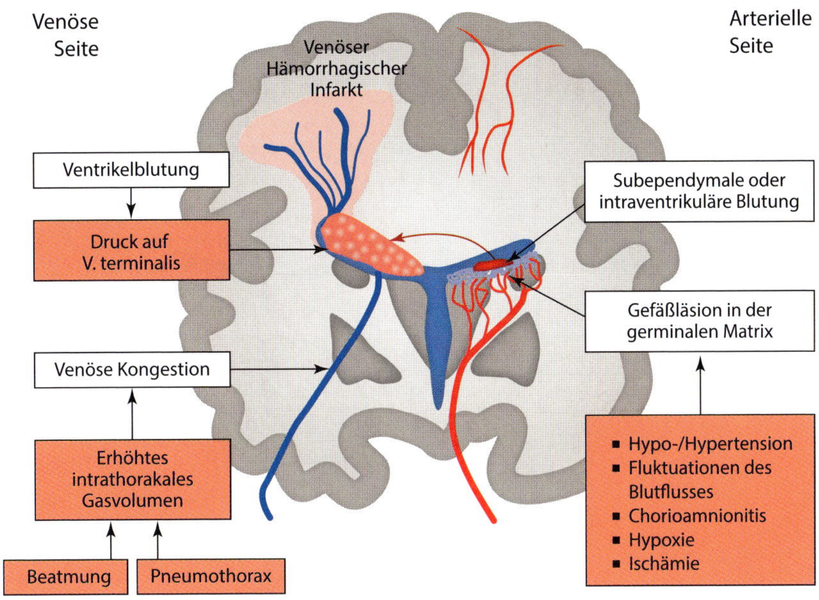

Abb. 7.29 Pathogenetische Faktoren, die an der Entstehung der periventrikulären und intraventrikulären Hirnblutung beteiligt sind

Komplikationen

Bei einer intraventikulärer Blutung kann es zu einer Behinderung des Liquorabflusses oder der Liquorresorption kommen. Die resultierende Ventrikeldilatation kann sich spontan zurückbilden, persistieren oder progressiv weiterentwickeln. Ein solcher **posthämorrhagischer Hydrozephalus** mit Druckentwicklung muss neurochirurgisch entlastet werden.

Pathogenese

Für die Entstehung einer Hirnblutung sind neben der Unreife des vaskulären Gefäßnetzes verschiedene Faktoren von Bedeutung (Abb. 7.29):

- postnatale Faktoren: Hypo- und Hypertension, Hypoxie, Ischämie, Azidose, maschinelle Beatmung, Pneumothorax, PDA, Sepsis, Gerinnungsstörungen, Volumenexpansion u. a.
- perinatale Faktoren: Zytokinexposition bei Chorioamnionitis, intrauterine Hypoxie

Aufgrund der Gefäßarchitektur liegt eine **gesteigerte Vulnerabilität der Mikrovaskulatur** im Bereich der germinalen Matrix sowohl bei Hypotension und bei Hypertension vor. Eine **zerebrale Hyperperfusion** kann zu einer mechanischen Ruptur der Matrixgefäße führen (Abb. 7.29). Eine **zerebrale Hypoperfusion**, eine **Azidose** oder **Hypoxie** führt zu einer ischämie-induzierten Läsion der Matrixgefäße. Bei einer Chorioamnionitis sind **proinflammatorische Zytokine** in der fetalen und neonatalen Zirkulation offenbar in der Lage, die Gefäße der germinalen Matrix zu schädigen und dadurch eine Hirnblutung zu induzieren. Neben einer gestörten Perfusion auf der arteriellen Seite ist ein erhöhter venöser Druck in der V. terminalis ebenfalls von Bedeutung. Beatmete Kinder haben ein höheres Risiko für eine Hirnblutung, insbesondere bei Entwicklung eines Pneumothorax (Abb. 7.29).

Durch Fortschritte in der neonatologischen Intensivtherapie sind die beschriebenen postnatalen Ursachen der Hirnblutungsgenese in den Hintergrund gerückt. Perinatale Faktoren haben eine zunehmende Bedeutung erlangt.

Klinik

Schwere intraventrikuläre und intraparenchymatose Hirnblutungen (Grad 3 und 4) führen bei sehr kleinen Frühgeborenen praktisch immer zu mehr oder weniger ausgeprägten klinischen Symptomen:

- plötzliche Änderung der Hautperfusion, »septisches Aussehen« mit blass-grauem oder marmoriertem Hautkolorit und verzögerter Kapillarfüllungszeit,
- plötzliche Änderung des respiratorischen Status mit erhöhtem Sauerstoffbedarf, Apnoen oder erhöhtem Ventilationsbedarf bei beatmeten Patienten,
- Instabilität des Blutdrucks,
- bei massiven Blutungen »gefüllte« oder gespannte Fontanelle,
- Krampfanfälle,
- Abfall von Hämoglobin bzw. Hämatokrit,
- muskuläre Hypotonie und Hypomotorik,
- Temperaturinstabilität.

Cave
Bei entsprechenden Symptomen gehört die zerebrale Sonographie zu einer Notfalluntersuchung, bei fehlender Blutung müssen andere Ursachen für die Zustandsverschlechterung gesucht werden.

80–90% der Hirnblutungen treten innerhalb der ersten 48 h nach der Geburt auf.

Diagnose

Die Diagnose wird durch die **zerebrale Sonographie** gestellt (Abb. 7.27), eine weitergehende bildgebende Diagnostik ist nicht indiziert. Die anfänglich echodichte Blutung wird im Verlauf zunehmend echoärmer als Zeichen der Liquefizierung, bis sie nicht mehr darstellbar ist. Zum Zeitpunkt der Entlassung aus dem Krankenhaus sind bei den meisten Frühgeborenen nach Hirnblutungen vom Grad 1 oder 2 keine Residuen nachweisbar. Bei ca. 30% der Patienten mit Ventrikelblutung kommt es zu einer Ventrikeldilatation (s. unten), venöse Infarkte im Parenchymbereich hinterlassen eine porenzephale Zyste .

Therapie, Prävention

Eine kausale Therapie der intrazerebralen Blutung gibt es nicht.

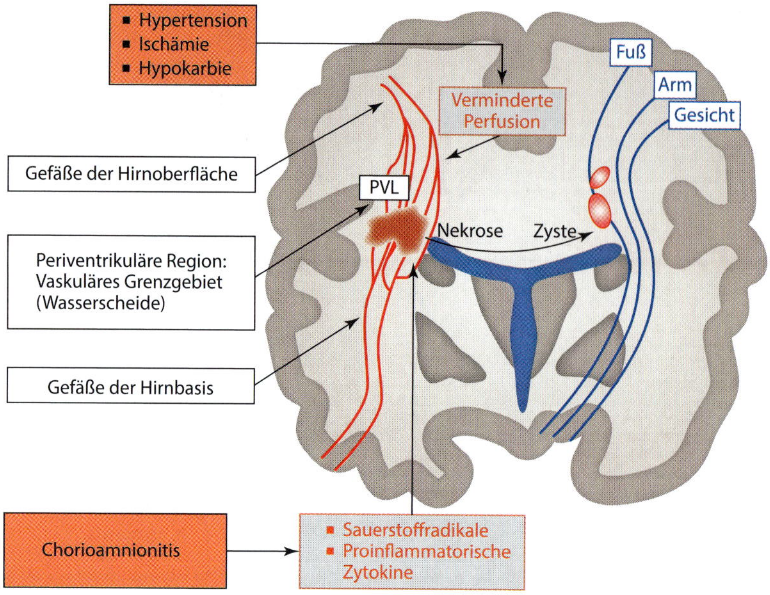

Abb. 7.30 Faktoren, die an der Pathogenese der PVL beteiligt sind

Ziel der symptomatischen Therapie ist es, die Kreislauffunktion, Hirnperfusion und Beatmungssituation zu stabilisieren und Fluktuationen der Organdurchblutung zu vermeiden. Ein hoher Qualitätsstandard der neonatalen Versorgung ist Grundvoraussetzung für die Prävention potenziell vermeidbarer Hirnblutungen. Diese betrifft das Vorhalten einer ausreichenden Anzahl gut geschulten Personals sowie die Regionalisierung von extrem unreifen Frühgeborenen in speziell ausgestatteten Zentren. Die **pränatale Behandlung mit Glukokortikoiden** und ein spätes Abnabeln der Kinder sind wohl die am besten belegten präventiven Maßnahmen.

Prognose

Die Prognose der intrazerebralen Blutung hängt vor allem vom Vorhandensein einer **Parenchymläsion** ab. Während neurologische Folgeschäden bei einer erst- oder zweitgradigen Blutung nur selten auftreten, zeigen ca. 1/3 der Frühgeborenen mit ausgeprägter intraventrikulärer Blutung neurologische Auffälligkeiten. Die **Ausdehnung** dieser Parenchymläsion hat jedoch ebenfalls einen Einfluss auf die Prognose. Ausgedehnte Läsionen mit Beteiligung der frontoparietookzipitalen Regionen gehen nahezu immer mit neurologischen Schädigungen und einer mentalen Retardierung einher. Bei lokalisierten Blutungen ist die Schädigungswahrscheinlichkeit geringer, frontal gelegene Blutungen sind prognostisch günstiger als okzipital gelegene.

Die typische neurologische Konsequenz der unilateralen Hirnparenchymblutung ist die **spastische Hemiparese**. Wegen der Nähe zum Tractus corticospinalis ist dabei ist die untere Extremität deutlich bevorzugt beteiligt (s. periventrikuläre Leukomalazie).

7.6.8 Andere intrazerebrale Blutungen bei Frühgeborenen

Ischämischer und hämorrhagischer Infarkt (»Stroke«)

Eine vaskuläre Minderperfusion oder Okklusion im Bereich der arteriellen Hirngefäße hat einen **ischämischen Infarkt** zur Folge, dessen Ausdehnung dem Versorgungsgebiet des betroffenen Gefäßes entspricht. Strömt nach Verschluss eines Arterienastes aus der Umgebung Blut in die nekrotische Region ein oder liegt ein venöser Gefäßverschluss vor, so entsteht ein **hämorrhagischer Infarkt**. Diese Läsionen betreffen sowohl Früh- als auch reife Neugeborene. Sie sind zu 90% unilateral mit Bevorzugung der linken Seite und betreffen vor allem die **A. cerebri media**. Als Folge des Infarktes entwickelt sich eine porenzephale Zyste. Selten führen pränatale bilaterale Verschlüsse zu einer Hydranenzephalie.

Die Diagnose wird durch die **zerebrale Ultraschalluntersuchung** gestellt. Bei einigen Kindern ist bereits intrauterin eine unilaterale porenzephale Zyste nachweisbar, andere zeigen zum Zeitpunkt der Geburt einen Infarkt an typischer Stelle im arteriellen Versorgungsgebiet . Diese isolierten (d. h. ohne Ventrikelblutung auftretenden) Parenchymläsionen sollten unbedingt von den oben beschriebenen Hirnblutungen vom Grad 4 unterschieden werden.

In einigen Fällen entstehen zerebrovaskuläre Infarkte **postnatal**. Die Gefäßverschlüsse können durch Thrombose (arteriell oder venös), Embolien, Vasospasmus oder Gefäßfehlbidung bedingt sein, häufig findet sich jedoch keine fassbare Ursache. Infarkte, die im Rahmen einer schweren arteriellen Hypotension auftreten, finden sich in der Regel nicht im Versorgungsgebiet der A. cerebri media.

Eine spezifische Therapie ist nicht möglich. Trotz der manchmal großen Ausdehnung des Defekts ist die **Prognose** unilateraler Gefäßverschlüsse meist erstaunlich gut, durch Hypotension oder Kreislaufschock bedingte Infarkte haben in der Regel eine sehr schlechte Prognose.

7.6.9 Periventrikuläre Leukomalazie

Grundlagen

Als periventrikuläre Leukomalazie (PVL) wird eine Nekrose mit nachfolgender zystischer Umwandlung der weißen Substanz lateral der Seitenventrikel bezeichnet, die durch eine Ischämie im Grenzgebiet vaskulärer Versorgungsgebiete entsteht.

Es ist eine typische Läsion Frühgeborener mit einem Maximum um die 28. Schwangerschaftswoche, die Inzidenz beträgt bei Frühgeborenen unter der 32. SSW zwischen 3 und 9%. Klinisch führt sie häufig zum Bild der spastischen Diplegie. Die Diagnose wird durch die zerebrale Ultraschalluntersuchung gestellt.

▪▪ Neuropathologie und zerebrovaskuläre Architektur

Die pathologischen Veränderungen der PVL bestehen aus einer fokalen periventrikulären Nekrose sowie einer diffusen Läsion der umgebenden weißen Substanz (▣ Abb. 7.30). Der fokalen, immer symmetrischen, bilateralen Läsion liegt eine **ischämiebedingte Nekrose** zugrunde, die sich innerhalb von 2–4 Wochen in **Zysten** umwandeln. Durch Proliferation von Astrozyten bilden sich diese zystischen Veränderungen innerhalb einiger Monate zurück. Diffuser Oligodendrogliaverlust, Beeinträchtigung der Myelinisierung, und Proliferation von Astroglia können zu einer Verminderung des Volumens der weißen Substanz führen, daraus resultiert als Spätfolge eine **Dilatation der Seitenventrikel**.

Die **Hauptorte** der fokalen Nekrose liegen in der weißen Substanz in Höhe der Foramina Monroi (anterior) sowie im Trigonumbereich (posterior). In diesem Bereich liegen die **Grenzgebiete der vaskulären Versorgung** langer penetrierender Arterien von der Hirnoberfläche und der Hirnbasis (▣ Abb. 7.30). Eine Ischämie in diesen so genannten »letzten Wiesen« wird als »**Wasserscheideninfarkt**« bezeichnet. Bei zunehmender Reife ändert sich die Blutversorgung. Aus diesem Grunde wird bei reifen Neugeborenen eine PVL nicht mehr beobachtet.

▪▪ Pathogenese

Für die Entstehung der PVL sind folgende Faktoren von Bedeutung (▣ Abb. 7.30):

- **anatomische Voraussetzungen:** spezielle zerebrovaskuläre Architektur (s. oben),
- Faktoren, die zu einer **zerebralen Ischämie** führen,
- eine **vermehrte Vulnerabilität** der weißen Substanz.

Eine zerebrale Ischämie kann bei Frühgeborenen durch eine Vielzahl von Faktoren bedingt sein, welche pränatal, perinatal oder postnatal ihren Ursprung haben. **Pränatale und perinatale** Ursachen sind **zirkulatorische Beeinträchtigungen** aufgrund maternaler Blutungen während der Schwangerschaft, Plazentalösungen oder Komplikationen bei Mehrlingsgravidität. In solchen Fällen zeigen sich bei der Ultraschalluntersuchung unmittelbar nach der Geburt bereits periventrikuläre Läsionen an typischer Lokalisation.

Am häufigsten entsteht eine PVL in Verbindung mit einer **Chorioamnionitis**. Vermutlich werden Oligodendrozyten im Rahmen einer fetalen Entzündungsreaktion durch proinflammatorische Zytokine und andere entzündliche Mediatoren geschädigt. Bei Frühgeborenen mit PVL finden sich zum Zeitpunkt der Geburt häufig erhöhte Serumkonzentrationen an proinflammatorischen Zytokinen (TNF α, Interleukin-6), die Hochrisikopatienten zeigen jedoch in der Regel keine Infektionssymptome.

> **Eine Chorioamnionitis spielt in der Pathogenese der periventrikulären Leukomalazie eine entscheidende Rolle.**

Im zerebralen Ultraschall lässt sich zum Zeitpunkt der Geburt bereits eine symmetrische periventrikuläre Echoverdichtung darstellen, die später in zystische Veränderungen übergeht (▣ Abb. 7.31).

Postnatal kann eine PVL bei schweren **kardiorespiratorischen Beeinträchtigungen** auftreten. Dazu gehören ein persistierender Ductus arteriosus, Blutdruckabfälle im Rahmen einer Sepsis, oder eine zerebrale Hirnminderdurchblutung aufgrund einer beatmungsbedingten ausgeprägten Hypokapnie oder schwerer Apnoen. In solchen Fällen sind periventrikuläre Echoverdichtungen erst später im Verlauf sonographisch darstellbar.

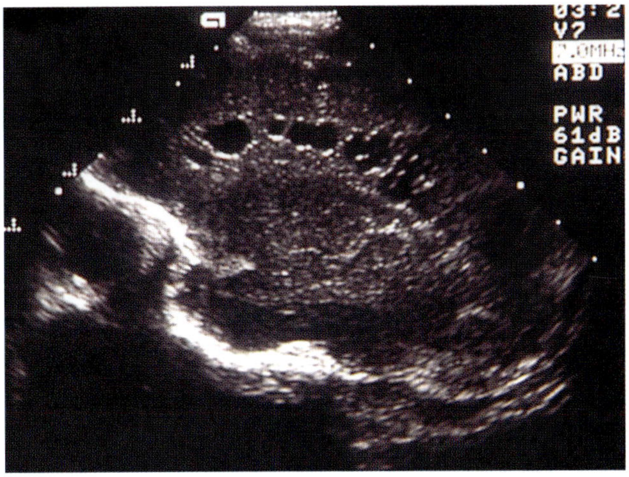

▣ **Abb. 7.31** Zystische Erweichungsherde bei periventrikulärer Leukomalazie (Schädelsonographie, Längsschnitt)

▪▪ Klinik

In den meisten Fällen von prä- und perinatal entstandener PVL sind die Kinder **asymptomatisch**. Eine muskuläre Hypotonie und Hypomotorik wird nur bei ausgedehnten Befunden beobachtet und zeigt sich auch bei kranken Frühgeborenen ohne PVL.

Die **klinischen Spätfolgen** der PVL sind durch die Lokalisation der Läsionen bedingt (▣ Abb. 7.30). Eine PVL betrifft vorwiegend die untere Extremität und führt zu einer **spastischen Diplegie**. Ein massiver Befund mit lateraler Ausdehnung kann auch zu einer Beeinträchtigung der Funktion der oberen Extremität und des Intellekts führen.

▪▪ Prävention

Eine Prävention der PVL ist zur Zeit nur bei den postnatal entstandenen Läsionen möglich und hier auch oft nur sehr bedingt. Sie besteht in der **Vermeidung der Hyperventilation** bei beatmeten Frühgeborenen sowie der adäquaten Therapie einer Hypotension, eines PDA oder schwerer Apnoen. Eine kausale Prävention der Chorioamnionitis-assoziierten PVL gibt es bisher nicht.

Der besondere Fall

Anamnese. Ein weibliches Frühgeborenes wurde spontan nach unaufhaltsamer Wehentätigkeit in der 29. Gestationswoche mit einem Geburtsgewicht von 1360 g geboren. Der Blasensprung erfolgte 4 Tage vor der Geburt, das Fruchtwasser war klar. Die Mutter zeigte keine Erhöhung des C-reaktiven Proteins, sie hatte kein Fieber. Die histologische Untersuchung der Plazenta aber zeigte deutliche Zeichen einer Chorioamnionitis mit massiver leukozytärer Infiltration der Eihäute.

Befunde. Postnatal zeigte das Frühgeborene eine rasche und gute cardiopulmonale Adaptation. Es entwickelte kein Atemnotsyndrom und keinen zusätzlichen Sauerstoffbedarf. Eine Ultraschalluntersuchung des Kopfes am 2. Lebenstag zeigte eine deutliche, scharf begrenzte Echoverdichtung beidseits frontal und lateral der Seitenventrikel. Eine Echoverdichtung im Bereich der germinalen Matrix oder innerhalb der Seitenventrikel fand sich nicht.

Klinischer Verlauf. Im Alter von 11 Tagen zeigte das Frühgeborene eine Serie von Apnoen, welche nach taktiler Stimulation sistierten. Der Muskeltonus war schlaffer als vorher, das Kind wies eine diskrete Marmorierung der Haut auf, der Blutdruck war instabil und bedurfte einer Volumengabe. Es wurde die Verdachtsdiagnose einer Sepsis gestellt und nach Abnahme von Blutkulturen eine antibiotische Therapie begonnen. Die Blutkultur zeigt ein Wachstum von Staphylococcus

▼

epidermidis. Nach einer Woche waren im Ultraschallbild zystische Veränderungen beidseits periventrikulär nachweisbar. Das Kind entwickelte eine spastische Diplegie bei unauffälliger mentaler Enticklung. **Beurteilung.** Das Kind zeigte die typischen sonographischen Befunde einer PVL. Die unmittelbar postnatal registrierten periventrikulären Echoverdichtungen weisen auf eine prä- oder perinatale Genese hin. Obwohl die Anamnese keine sicheren maternalen Infektionssymptome zeigte, lag histologisch eine Chorioamnionitis vor, welche wahrscheinlich mit der Entstehung einer periventrikulären Leukomalazie in Verbindung gebracht werden kann. Die Chorioamnionitis hatte zu keiner kindlichen Infektion geführt. Die Atem- und Kreislaufregulationsstörungen sind als Symptome der nosokomialen Sepsis zu deuten.

7.6.10 Apnoen bei Frühgeborenen

7

Grundlagen

Frühgeborene, insbesondere sehr unreife Kinder mit einem Geburtsgewicht <1000 g, zeigen nach der Geburt über eine lange Zeit eine ausgeprägte **kardiorespiratorische Instabilität**. Ohne Zeichen einer anderen Grunderkrankung treten plötzlich Apnoen, Bradykardien und Hypoxämien auf. Aufgrund der **Unreife zentraler Steuerungsstrukturen** sind solche Apnoen bei Frühgeborenen regelhaft zu beobachten und somit **physiologisch** (Frühgeborenenapnoen). Sie werden jedoch pathologisch durch ihre Dauer und den Schweregrad der begleitenden Hypoxämie und/oder Bradykardie. Apnoen mit relevanten Hypoxämien und Bradykardien sind behandlungsbedürftig. Da die Herzauswurfleistung bei Neugeborenen im Wesentlichen durch die Herzfrequenz bestimmt wird, kommt es bei solchen Ereignissen stets zu einer beträchtlichen Verminderung der Hirnperfusion.

Schwere Frühgeborenenapnoen können vermutlich das Risiko für ischämische Hirnläsionen sowie für die Entwicklung einer eine Retinopathie erhöhen.

Definitionen

Apnoen, Bradykardien und Hypoxämien werden in der Literatur recht unterschiedlich definiert, die folgenden Definitionen werden jedoch für Frühgeborene zunehmend akzeptiert:

- **Apnoe:** Atempause >20 s oder Atempause <20 s mit begleitender Bradykardie/Hypoxämie
- **Bradykardie:** Abfall der Herzfrequenz <80/min oder Abfall >1/3 des Basalwerts
- **Hypoxämie:** SO_2-Abfall <80%, Dauer ≥4 s

Pathogenese

Neben dieser unreifebedingten Genese von Apnoen können prolongierte Atempausen jedoch auch Symptome einer Grunderkrankung sein (**symptomatische Apnoen**). Insbesondere bei systemischen Infektionen oder anderen schweren Erkrankungen kommt es häufig zur Beeinträchtigung der Atemregulation.

Ursachen symptomatischer Apnoen

- Sepsis und Meningitis (besonders bei neuauftretenden Apnoen), NEC
- Persistierender Ductus arteriosus (Wiedereröffnung eines bereits verschlossenen Ductus arteriosus)
- Apnoen als Symptom einer beginnenden respiratorischen Insuffizienz bei Atemnotsyndrom, Pneumonie oder BPD
- Zentrale Atemregulationsstörung bei Asphyxie, Hirnblutung, Hirnfehlbildung
- Gastroösophagealer Reflux
- Obere Luftwegsobstruktion bei Choanalstenose, Pierre-Robin-Sequenz oder Stimmbandlähmung
- Fütterungsbedingte Bradykardien durch Vagusreiz

Cave
Prinzipiell sind Apnoen solange verdächtig auf eine Sepsis, bis das Gegenteil bewiesen ist.

Frühgeborenenapnoen, besser als **Apnoe-Bradykardie-Hypoxämie-Syndrom Frühgeborener** beschrieben, sind komplexer Genese. Zugrunde liegt eine Kombination unreifebedingter Ursachen ganz verschiedener Organsysteme: des Atemzentrums, der oberen Luftwege, des Thorax und der Lunge (Abb. 7.32). Das Atemzentrum in der Medulla oblongata sowie die peripheren Chemorezeptoren zeigen bei Frühgeborenen eine Persistenz fetaler Reaktionsweisen. Im Gegensatz zum reifen Neugeborenen, das verstärkt atmet, reagiert das Frühgeborene auf eine Hypoxie mit einer Apnoe (Abb. 7.32). Weiterhin liegt eine **verminderte CO_2-Responsivität**, d. h. es erfolgt nur eine geringe Atemstimulation bei Hyperkapnie. Ein Kollaps der oberen Luftwege kann ebenso wie Thoraxinstabilität oder eine Verminderung des Atemminutenvolumens bei periodischer Atmung eine intermittierende Hypoventilation mit Hypoxie zur Folge haben.

Diagnose

Mithilfe der gleichzeitigen Registrierung von thorakaler und nasaler Atmung, Herzfrequenz, und Sauerstoffsättigung (**Oxykardiorespirographie**) können bei Frühgeborenen die oben beschriebenen verschiedenen Formen der Atemregulationsstörung dargestellt werden:

- **Zentrale Apnoe:** thorakale Atmungsaktivität und nasaler Luftstrom sistieren parallel, Herzfrequenz und Sauerstoffsättigung fallen anschließend ab.
- **Obstruktive Apnoe: thorakale** Atmungsaktivität hält an, nasaler Luftstom sistiert, Herzfrequenz und Sauerstoffsättigung fallen ab.
- **Gemischte Apnoe:** erst obstruktive, dann zentrale Apnoe oder umgekehrt.
- **Primäre Hypoxämie:** primärer Abfall der Sauerstoffsättigung, dann Abfall von Herzfrequenz und Apnoe.

Aufgrund der Häufigkeit von Apoen, Bradykardien und Hypoxämien bei Frühgeborenen müssen die Vitalparameter dieser Kinder in der Regel über lange Zeit auf einer Intensivstation überwacht werden.

Therapie

Zur Behandlung des Apnoe-Bradykardie-Hypoxämie-Syndroms Frühgeborener stehen verschiedene Optionen zur Verfügung. Weiterhin hängt die Wahl der Therapiemaßnahme von der Häufigkeit und Schwere der Atemregulationsstörung ab.

Therapeutische Maßnahmen bei Frühgeborenenapnoe

- Taktile Stimulation: Taktile Maßnahmen wie Streicheln oder sanftes Schütteln führen in den meisten Fällen zur Wiederaufnahme der Atmung
- Atemstimulation durch Methylxanthine (Coffein, Theophyllin) oder Doxapram

▼

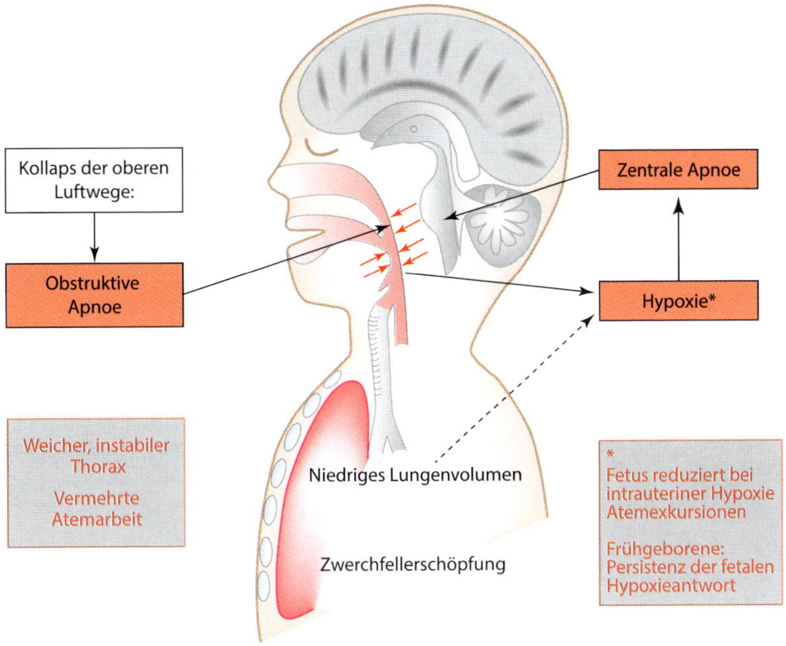

Abb. 7.32 Unreifebedingte Faktoren mit Bedeutung für die Genese von Apnoen, Bradykardien und/oder Hypoxämien bei Frühgeborenen

- Verminderung von Hypoxämien durch Nasen-CPAP und/oder geringfügige Anhebung der inspiratorischen Sauerstoffkonzentration (5%)
- Bei Versagen dieser Maßnahmen ist eine maschinelle Beatmung erforderlich

Es gibt zur Zeit keine sicheren Angaben, wie viele Apnoen und welcher Schweregrad toleriert werden können, und somit keine klaren Indikationen, wann die konservative Behandlung beendet und eine maschinelle Beatmung erfolgen soll. Wenn bei schweren Apnoen wiederholt eine **Maskenbeatmung** zur Behandlung der Bradykardie und Hypoxie notwendig ist, besteht in der Regel die Indikation zur maschinellen Beatmung.

Cave
Die auf den Intensivstationen übliche Überwachung der Sauerstofftherapie durch Pulsoxymeter ist nur für die Erfassung einer Hypoxie sinnvoll und eignet sich nicht gut für die Kontrolle einer Hyperoxie. Diese erfolgt besser durch die transkutane Messung des pO_2.

7.7 Lungenerkrankungen des Neugeborenen

7.7.1 Transitorische Tachypnoe

Definition

Die transitorische Tachypnoe (Synonym: transientes Atemnotsyndrom des Neugeborenen, »fluid lung«, Flüssigkeitslunge) entwickelt sich in den ersten Lebensstunden nach der Geburt überwiegend bei reifen Neugeborenen oder relativ »reifen« Frühgeborenen. Charakteristisch ist die deutlich **beschleunigte Atemfrequenz** mit minimalen Einziehungen und gelegentlich auftretender leichter Zyanose. Die Erkrankung bildet sich in der Regel innerhalb der ersten 2–3 Lebenstage spontan zurück.

Pathogenese

Die transitorische Tachypnoe wird vermutlich durch eine **verzögerte Resorption der kindlichen Lungenflüssigkeit** über die pulmonalen Lymph- und Blutgefäße oder aber einen vermehrten pulmonalen Flüssigkeitsgehalt ausgelöst. Die prädisponierenden Faktoren, die mit einer normalen Flüssigkeitsresorption interferieren oder aber zu einer Erhöhung des pulmonalen Flüssigkeitsgehalts führen, sind in der Übersicht dargestellt.

Faktoren, die mit verzögerter Flüssigkeitsresorption oder vermehrtem pulmonalem Flüssigkeitsgehalt einhergehen

- Sectio caesarea am wehenlosen Uterus
- »Wunsch«sectio vor der 39. Gestationswoche
- Perinatale Asphyxie
- Mütterlicher Diabetes
- Exzessive mütterliche Analgesie
- Oxytocin und vermehrte maternale Flüssigkeitszufuhr
- Polyglobulie (Polyzythämie) des Neugeborenen
- Erhöhter zentraler Venendruck des Neugeborenen
- Verspätetes »Abnabeln«

Klinik

Die Neugeborenen fallen durch eine kurze Zeit nach der Geburt einsetzende **Tachypnoe** (bis zu 120 Atemzüge/min) auf, die nur von geringen Einziehungen und wechselnd ausgeprägtem **inspiratorischem Stöhnen** begleitet ist; die Lungen sind häufig überbläht. Bei Hypoxämie ist in der Regel eine Zufuhr von 30–40% O_2 in der Inspirationsluft ausreichend, um eine suffiziente Oxygenierung zu erzielen. Das Röntgenthoraxbild zeigt typischerweise vermehrte **zentrale Verdichtungen** mit einer **peripheren Überblähung** der Lunge und gelegentlich interlobären Flüssigkeitsansammlungen oder kleinen Pleuraergüssen. Gelegentlich entwickelt sich auf dem Boden einer massiven pulmonalen Überblähung eine pulmonale Hypertonie mit Rechts-links-Shunt, die in das gefürchtete Krankheitsbild der **persistierenden pulmonalen Hypertonie** einmünden kann.

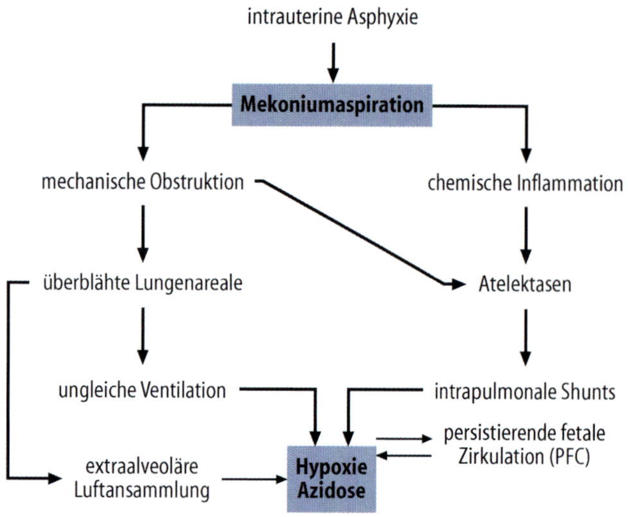

Abb. 7.33 Pathogenetische Sequenz der Mekoniumaspiration: neben mechanischen Faktoren, die zu einer schweren Beeinträchtigung der Lungenfunktion beitragen, begünstigt die chemische pulmonale Inflammationsreaktion die Entwicklung von Hypoxie und Azidose

▪▪ Diagnose

Die Diagnose der transitorischen Tachypnoe basiert häufig auf dem **Ausschluss anderer akuter pulmonaler Erkrankungen** und wird häufig erst retrospektiv gestellt. Neonatale Pneumonien, insbesondere mit β-hämolysierenden Streptokokken der Gruppe B können unter einer identischen initialen Dynamik verlaufen.

▪▪ Therapie

Bei Atemfrequenzen >80/min wegen Aspirationsgefahr keine orale Ernährung, intravenöse Flüssigkeitszufuhr, bei Bedarf O_2-Gabe; häufig ist eine kurzzeitige antibiotische Behandlung indiziert.

7.7.2 Mekoniumaspirationssyndrom

▪▪ Definition

Nach der Aspiration von Mekonium entwickelt sich eine pathogenetisch komplexe Erkrankung, die durch eine akute Atemnotsymptomatik der überwiegend **übertragenen oder reifen hypotrophen Neugeborenen** und einen kompatiblen radiologischen Lungenbefund charakterisiert ist. Mekoniumhaltiges Fruchtwasser ist bei 10–18% aller Geburten nachzuweisen.

▪▪ Epidemiologie

Die Inzidenz des schweren Mekoniumaspirationssyndroms liegt zwischen 0,2–6 erkrankten Neugeborenen/1000 Lebendgeborene. Es bestehen erhebliche geographische und regionale Unterschiede in der Erkrankungshäufigkeit.

▪▪ Ätiopathogenese

Mekonium besteht aus eingedickten intestinalen Sekreten und Zellen sowie löslichen und zellulären Fruchtwasserbestandteilen. Die **wasserlöslichen Festsubstanzen** bestehen u. a. aus Mukopolysacchariden, Plasmaproteinen, Proteasen, konjugiertem Bilirubin, die **fettlöslichen Bestandteile** u. a. aus Bilirubin, Bilirubinoiden, freien Fettsäuren, Cholesterin und Glykolipiden. Mekonium wird bereits von der 10.–16. Gestationswoche an im fetalen Gastrointestinaltrakt gefunden. Aufgrund einer intestinalen Hypomotorik wird nur selten ein Mekoniumabgang bei Frühgeborenen beobachtet. Die Häufigkeit des Auftretens von mekoniumhaltigem Fruchtwasser ist direkt mit der **Reife der Neugeborenen** verbunden und ist mit höheren Serumspiegeln des properistaltischen Hormons **Motilin** assoziiert. Bei fehlenden Hinweisen auf eine intrauterine oder subpartale Gefährdungssituation dürfte ein Mekoniumabgang vor allem ein reifeabhängiges Phänomen reflektieren. Eine **akute intrauterine** oder **subpartuale kindliche Hypoxie** kann, gerade in den letzten Gestationswochen, einen vorzeitigen Mekoniumabgang auslösen, der besonders bei einem Oligohydramnion ein sehr konsistentes »erbsbreiartiges« Fruchtwasser hinterlassen kann. Der Abgang von partikelhaltigem und dickflüssigem Mekonium prädisponiert zur Entstehung eines Mekoniumaspirationssyndroms und zu komplizierten Erkrankungsverläufen.

Die konnatale **Listerioseinfektion** kann eine Ursache für den vorzeitigen Mekoniumabgang bei Frühgeborenen sein.

▪▪ Pathophysiologie

Im Verlauf einer intrauterinen oder subpartualen Hypoxie, die zu einer Vasokonstriktion mesenterialer Gefäße, Darmischämie, konsekutiver Hyperperistaltik und Sphinkterrelaxation führt, tritt ein **frühzeitiger Mekoniumabgang** auf. Die Aspiration von Mekoniumpartikeln kann durch eine **hypoxieinduzierte vorzeitige Atemtätigkeit**, die ein bestimmtes Muster aufweist, bereits in utero erfolgen; häufiger findet die Aspiration von Mekonium jedoch unmittelbar nach der Geburt statt. Bei >50% aller Neugeborenen mit mekoniumhaltigem Fruchtwasser lassen sich Mekoniumbestandteile im Trachealaspirat nachweisen, die bei der Mehrzahl der Kinder folgenlos eliminiert werden. Größere Mekoniumpartikel, die mit den ersten Atemzügen in die kleineren Luftwege gelangen, führen zu einer partiellen Bronchusobstruktion und Verlegung der Alveolen. Die Folgen sind die Ausbildung von **Atelektasen**, überblähten emphysematösen Arealen (»**air trapping**«) und **extraalveoläre Luftansammlungen** (interstitielles Emphysem, Pneumothorax, Pneumomediastinum etc.; Abb. 8.3 Abb. 7.33).

Durch im Mekonium enthaltene Substanzen (z. B. Fettsäuren) entwickelt sich innerhalb von 24–48 h eine **chemische Pneumonie**. Darüber hinaus führen verschiedene Proteine und Phospholipasen zu einer direkten **Inaktivierung des Surfactantsystems**. Häufig bilden sich intrapulmonale Shunts und eine durch eine Konstriktion der Lungengefäße bedingte persistierende pulmonale Hypertonie aus, die zu einer Rekonstitution fetaler Zirkulationsverhältnisse führen kann.

▪▪ Klinik

Das klinische Bild wird vom Schweregrad der intrauterinen Asphyxie und dem Ausmaß der Mekoniumaspiration bestimmt. Die Neugeborenen fallen unmittelbar nach Geburt durch **schwere Atemdepression**, Schnappatmung, Bradykardie, Hypotonie, Schocksymptome auf; die Haut ist mit Mekonium bedeckt, Fingernägel und Nabelschnur können **grünlich verfärbt** sein. Neugeborene mit Spontanatmung weisen eine Tachypnoe, ausgeprägte Dyspnoezeichen und evtl. eine Zyanose auf. Die Röntgenthoraxaufnahme zeigt dichte fleckige Infiltrate neben überblähten Arealen, abgeflachte Zwerchfelle und häufig extraalveoläre Luft (Abb. 7.34).

▪▪ Prävention

Durch sorgfältiges **fetales Monitoring** sind die Warnzeichen der intrauterinen Hypoxie zu erkennen. Bestehen Hinweise auf eine kindliche Gefährdung, so ist die sofortige Geburtsbeendigung obligat. Bei allen Geburten, die durch mekoniumhaltiges Fruchtwasser

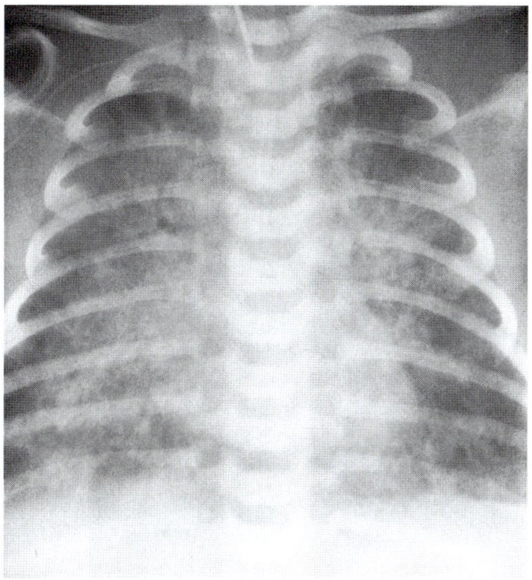

Abb. 7.34 Radiologische Veränderungen bei schwerem Mekoniumaspirationssyndrom: neben verdichteten dystelektatischen Arealen finden sich typische überblähte Lungenanteile

auffallen, sollte umgehend ein erfahrener Kinderarzt zur postnatalen Versorgung des Neugeborenen hinzugezogen werden.

Bei Abgang von mekoniumhaltigem Fruchtwasser muss bereits vor dem ersten Atemzug, d. h. nach der Geburt des kindlichen Kopfes, von Geburtshelfer oder Hebamme Mekonium aus dem Oropharynx entfernt werden.

Findet sich bei einem klinisch auffälligen Neugeborenen während der laryngoskopischen Inspektion des Kehlkopfes Mekonium unterhalb der Stimmbänder, so ist es unverzüglich mit einem dicklumigen Katheter oder evtl. direkt über einen Endotrachealtubus **abzusaugen**. Bei größeren Mengen erbsbreiartigen Mekoniums in den Luftwegen sollte eine **Bronchiallavage** durchgeführt werden. Tierexperimentelle Untersuchungen und einzelne klinische Erfahrungsberichte aus jüngster Zeit weisen darauf hin, dass eine Bronchiallavage mit einer verdünnten Lösung einer **natürlichen Surfactantpräparation** (ca. 5 mg Phospholipide/ml) zu einer deutlichen Verbesserung der Oxygenierung und Ventilation führen. Auf eine primäre Maskenbeatmung ist – wenn möglich – zu verzichten.

Therapie

Die zum Teil außerordentlich schwierige Behandlung Neugeborener mit Mekoniumaspirationssyndrom schließt, zur Behandlung der Hypoxämie, eine konventionelle Beatmungstherapie, die Hochfrequenzoszillationsbeatmung, die Surfactantsubstitutionstherapie und den Einsatz von Stickstoffmonoxid (NO) ein. Als Ultima-ratio-Therapie ist eine **extrakorporale Membranoxygenierung (ECMO)** zu erwägen. Einzelheiten der Therapie sind den Lehrbüchern der Neonatologie zu entnehmen.

7.7.3 Pneumothorax

Epidemiologie

Ein spontaner asymptomatischer Pneumothorax tritt bei ca. 0,5–1% aller Neugeborenen auf. Die Pneumothoraxinzidenz bei maschinell beatmeten Frühgeborenen mit Atemnotsyndrom betrug vor Einführung der Surfactanttherapie 15–30%. Inzwischen wird diese Komplikation bei 3–6% aller beatmeten Frühgeborenen beobachtet.

Ätiologie

Ein symptomatischer Pneumothorax kann bei einer Reihe **pulmonaler Erkrankungen** Früh- und Neugeborener auftreten: Atemnotsyndrom, Mekoniumaspiration, Lungenhypoplasie, kongenitale Zwerchfellhernie, transitorische Tachypnoe, Aspirationspneumonie, Staphylokokkenpneumonie mit Pneumatozele, lobäres Emphysem, nach Thorakotomie. Ebenso findet es sich nach unsachgemäßer Reanimation und maschineller Beatmung.

Pathogenese

Ein hoher intraalveolärer Druck, der durch erhöhten Spitzendruck und positiv endexspiratorischen Druck (»positive endexpiratory pressure«, PEEP) bei **maschineller Beatmung** entsteht oder aber von tachypnoeischen spontanatmenden Kindern durch einen erhöhten so genannten »Auto-PEEP« gebildet wird, kann besonders in ungleich belüfteten Lungenarealen zu einer Überblähung von Alveolen und zu einer möglichen Ruptur der Alveolarwand führen. Die extraalveoläre Luft ist in der Lage, durch das interstitielle Gewebe und entlang der perivaskulären Gefäßscheiden sowie der peribronchialen Lymphgefäße zu entweichen. In Abhängigkeit von der Ausbreitung der Luft ist mit einer Reihe von **Komplikationen** zu rechnen: interstitielles Emphysem, Pneumomediastinum, Spannungspneumothorax, Pneumoperitoneum, Pneumoperikard und subkutanes zervikales oder thorakales Emphysem.

Ein **Spannungspneumothorax** entwickelt sich bei einer druckwirksamen Ansammlung von Luft im Pleuraspalt. Ein einseitiger Spannungspneumothorax führt nicht nur zu einer schweren Ventilationsstörung der betroffenen, gelegentlich kollabierten Lungenseite, sondern durch die Mediastinalverlagerung auch der kontralateralen Lunge. Daneben wird durch Kompression der V. cava oder Torsion der großen Gefäße der venöse Rückfluss erheblich beeinträchtigt. Bei der Entstehung des **interstitiellen Emphysems** scheinen nicht nur physikalische Faktoren von Bedeutung zu sein, sondern auch pulmonale Entzündungsvorgänge und proteolytische Lungengerüstschädigungen, die u. a. nach pränatalen Infektionen beobachtet wurden.

Klinik

Die klinischen Leitsymptome des gefürchteten **Spannungspneumothorax** sind:

- plötzlich einsetzende Atemnot,
- Zyanose,
- Hypotension,
- Schocksymptome,
- Bradykardie,
- Thoraxasymmetrie,
- Verlagerung der Herztöne,
- seitendifferentes Atemgeräusch.

Gerade bei kleinen Frühgeborenen kann die Diagnose eines Spannungspneumothorax schwierig sein, da bei maschinell beatmeten Patienten nicht immer ein fehlendes oder abgeschwächtes Atemgeräusch nachweisbar ist.

Diagnose, Therapie

In lebensbedrohlichen Situationen darf keine Zeit durch Anfertigung einer Röntgenaufnahme vergehen, es ist eine sofortige Pleurapunktion mit Entlastung des Pneumothorax durchzuführen.

Anschließend wird eine **Pleuradrainage** unter optimalen Bedingungen gelegt. Die Transillumination des Thorax mit einer fiberoptischen Kaltlichtlampe erlaubt eine rasche Identifizierung des illuminierenden lufthaltigen Pleuraraumes (Abb. 7.35).

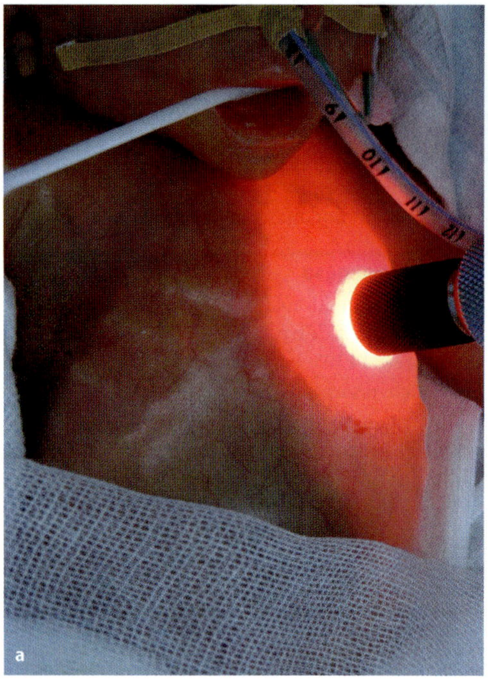

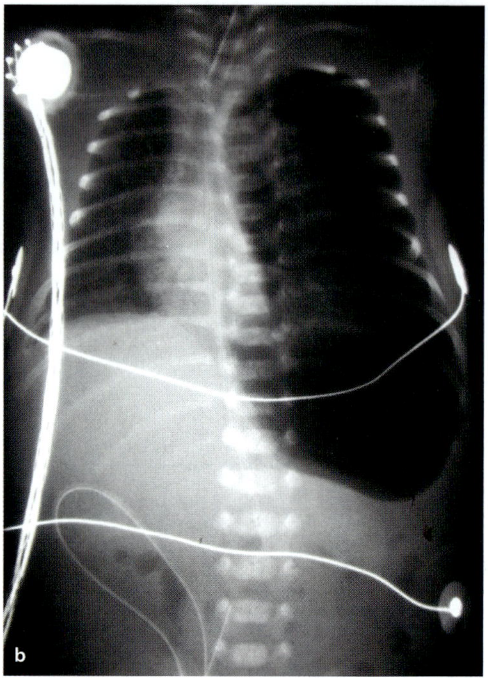

Abb. 7.35a, b Diagnose eines linksseitigen Pneumothorax durch Transillumination mit Hilfe einer Kaltlichtlampe (**a**); linksseitiger Spannungspneumothorax mit Verdrängung des Mediastinums nach rechts (Röntgen-Thorax) (**b**)

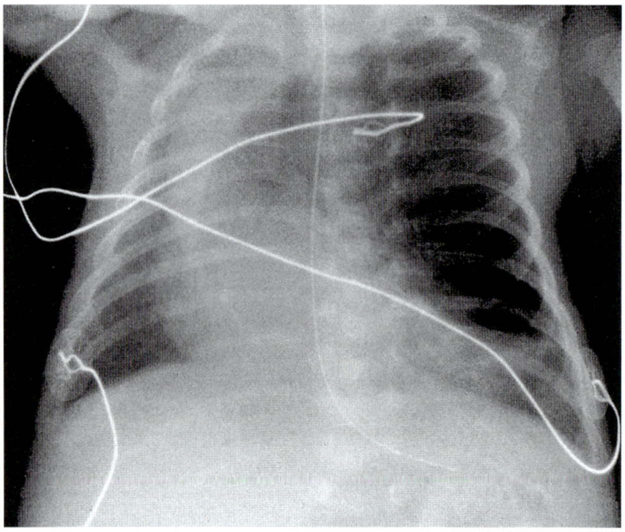

Abb. 7.36 Lobäres Emphysem des linken Lungenoberlappens bei einem 4 Wochen alten Frühgeborenen der 36. Gestationswoche: Mediastinalverschiebung nach rechts, Kompression des linken Unterlappens

7.7.4 Kongenitales lobäres Emphysem

Definition

Das kongenitale lobäre Emphysem ist durch eine **Überblähung einer oder mehrerer Lungenlappen** charakterisiert (Abb. 7.36). Meistens sind die Oberlappen oder der rechte Mittellappen betroffen. Ungefähr 10% der betroffenen Kinder haben zusätzlich ein Vitium cordis oder andere Fehlbildungen.

Ätiologie

Als Ursachen des lobären Emphysems, das mit der zunehmenden Überblähung auch normales Lungengewebe komprimiert, werden Störungen im **Aufbau der Bronchialwand** (z. B. Fehlen des bronchialen Knorpels), **intraluminale Bronchusobstruktionen** (eingedicktes Sekret, Schleimhautfalten) oder **extraluminale Bronchusobstruktionen** (z. B. Kompression durch aberrierende Gefäße) gefunden.

Klinik, Therapie

Häufig entwickelt sich die klinische Symptomatologie, die durch eine progrediente Tachypnoe und andere **Dyspnoezeichen** auffällt, innerhalb der ersten Lebenswochen. Einige Neugeborene erkranken allerdings unmittelbar postnatal an einer akuten progredienten Atemnotsymptomatik. Bei diesen Kindern ist eine sofortige **Bronchoskopie** und/oder **Resektion** des betroffenen überblähten Lungenteils lebensrettend. Bei vital milder, aber progredienter Symptomatik, ist eine chirurgische Therapie angezeigt. Nur bei asymptomatischen Kindern kann unter regelmäßiger Kontrolle auf eine invasive Behandlung verzichtet werden, da sich ein lobäres Emphysem gelegentlich zurückbilden kann.

7.7.5 Lungenhypoplasie

Definition

Eine Lungenhypoplasie ist entweder Ausdruck einer **gestörten Organanlage** oder einer **Ausreifungsstörung** der fetalen Lunge, die durch verschiedene mit der normalen Lungenentwicklung interferierende Faktoren ausgelöst werden kann.

Ätiopathogenese

Eine Anlagestörung der Lunge wird bei seltenen **Chromosomenaberationen** beobachtet. Wesentlich häufiger entwickelt sich eine Lungenhypoplasie im Rahmen **fetaler Grunderkrankungen** oder Störungen, die mit der normalen Ausbildung der Alveolen interferieren. Ein **Mangel an Fruchtwasser**, der zu einem Verlust intraalveolärer Flüssigkeit in der vulnerablen Phase der Lungenentwicklung (vor der 26. Gestationswoche) führt, kann eine schwere Lungenhypoplasie

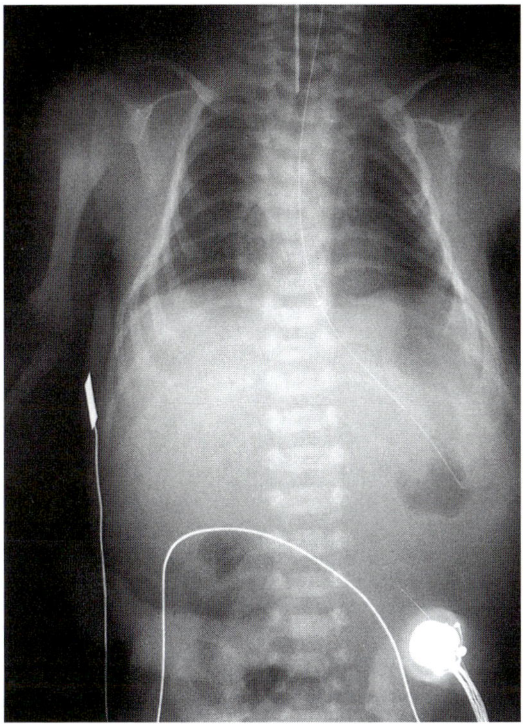

Abb. 7.37 Radiologischer Befund einer ätiologisch ungeklärten Lungenhypoplasie bei einem Frühgeborenem der 34. Gestationswoche

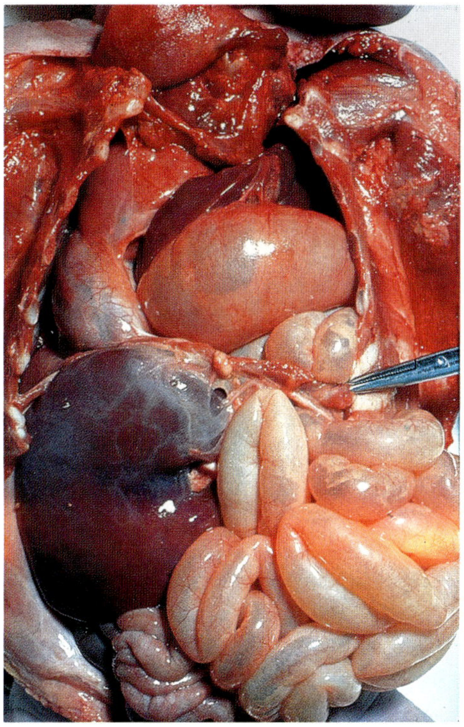

Abb. 7.38 Linksseitiger Zwerchfelldefekt mit intrathorakal gelegenem Magen und Darmanteilen, massive Verlagerung des Herzens nach rechts

nach sich ziehen. Eine bilaterale Nierenagenesie (Potter-Sequenz), Anhydramnie bei vorzeitigem Blasensprung oder Fruchtwasserverlust nach Amniozentese sind als Ursache der Lungenhypoplasie definiert. Aber auch **fehlende intrauterine Atembewegungen** der Feten, wie sie bei neuromuskulären Erkrankungen, Myasthenia gravis, Anenzephalie u. a. Erkrankungen beobachtet werden, können die normale Entwicklung nachhaltig beeinflussen. Eine Kompression der fetalen Lunge nach **Malformation des Thorax** führt bei verschiedenen Skeletterkrankungen (u. a. asphyxierende Thoraxdysplasie) zu einer Lungenhypoplasie. Auch andere Fehlbildungen wie die Zwerchfellhernie und Chylothorax können über eine Kompression des Lungengewebes die normale Wachstumsdynamik nachhaltig beeinträchtigen.

Klinik, Diagnose

Die schwere Lungenhypoplasie manifestiert sich entweder unter dem Bild einer Asphyxie oder aber **schwersten respiratorischen Insuffizienz**. Die hypoplastischen Lungen lassen sich häufig auch unter intensiven Beatmungsmaßnahmen nicht wirksam eröffnen. Häufig treten **bilaterale Pneumothoraces** auf; einige Patienten entwickeln auf dem Boden einer primären pulmonalen Hypertonie eine **persistierende fetale Zirkulation**. Bei ausgeprägten Formen der Lungenhypoplasie ist die **Prognose infaust**. Die Thoraxaufnahme zeigt typischerweise schmale Lungen mit einem glockenförmigen Thorax (Abb. 7.37). Die Diagnose ist allerdings häufig nur zu vermuten und wird anhand anamnestischer Risiken sowie des postnatalen Verlaufs nicht selten retrospektiv gestellt. Post mortem kann durch Bestimmung des Lungengewichts sowie mithilfe morphometrischer Techniken die Verdachtsdiagnose verifiziert werden.

Therapie

Nur bei weniger ausgeprägten Formen der Lungenhypoplasie kann durch differenzierte Beatmungstechniken, Einsatz von Stickstoffmonoxid NO und gegebenenfalls Surfactantsubstitution (sekundärer Surfactantmangel) eine nachhaltige Stabilisierung der Lungenfunktion erzielt werden.

7.7.6 Zwerchfellhernie (Enterothorax)

Epidemiologie

Die Inzidenz einer Zwerchfellhernie beträgt ca. 0,25/1000 Lebendgeborene, 80–90% der Hernien treten auf der linken Seite auf.

Pathogenese

Ein Zwerchfelldefekt kann zu einer **Verlagerung sämtlicher Bauchorgane** in die Thoraxhöhle führen (Abb. 7.38). Dieses Krankheitsbild ist ein dringlicher Notfall der Neugeborenenchirurgie (▶ Kap. 36). Infolge der Lungenkompression und Herzverlagerung kann sich eine schwerste, rasch progrediente, respiratorische und kardiozirkulatorische Insuffizienz mit **persistierender fetaler Zirkulation** entwickeln (Abb. 7.39).

> **Die operative Versorgung eines Neugeborenen mit Zwerchfellhernie sollte erst nach optimaler Stabilisierung der respiratorischen und kardiozirkulatorischen Funktionen erfolgen.**

Klinik

Die Leitsymptome der Zwerchfellhernie sind:
- zunehmende Atemnot,
- Zyanose,
- Schocksymptome,
- Verlagerung der Herztöne,
- ein asymmetrisch vorgewölbter Thorax ohne Atemexkursion,
- fehlendes Atemgeräusch,
- evtl. Darmgeräusche im Thorax,
- ein eingesunkenes »leeres« Abdomen.

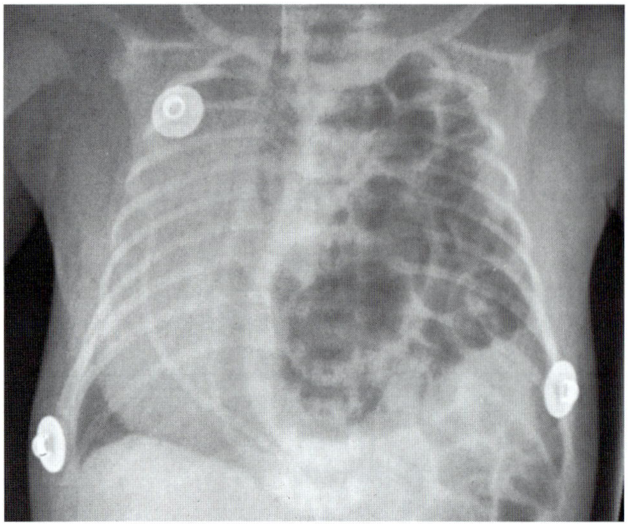

Abb. 7.39 Charakteristischer radiologischer Befund einer linksseitigen Zwerchfellhernie: luftgefüllte Darmschlingen, Verlagerung des Mediastinums und des Herzens nach rechts, verdichtete Lunge rechts

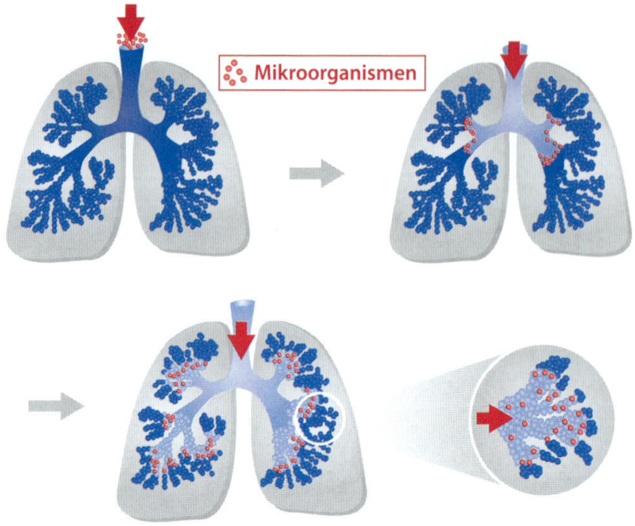

Abb. 7.40 Ätiopathogenese der neonatalen Pneumonie. Bakteriell infizierte Lungenflüssigkeit gelangt mit den ersten Atemzügen des Neugeborenen in die terminalen Atemwege

Therapie

Da mit zunehmender Luftfüllung des intrathorakal gelegenen Darmes Lunge, Herz und Mediastinum verdrängt werden und somit eine Spannungssymptomatik entstehen kann, ist eine primäre **Maskenbeatmung obsolet**. Die Neugeborenen werden umgehend **intubiert**, erhalten eine offene **Magensonde** und werden bereits im Kreißsaal auf die betroffene Seite gelagert.

Prognose

Die Prognose der Zwerchfellhernie wird entscheidend vom Grad der Lungenhypoplasie, der optimalen Erstversorgung, der chirurgischen Therapie und der anschließenden intensivmedizinischen Behandlung beeinflusst. Die Diagnose kann bei bereits zum Untersuchungszeitpunkt vorliegendem Enterothorax pränatal gestellt werden.

7.7.7 Neonatale Pneumonien

Definition

Eine neonatale Pneumonie entwickelt sich auf dem Boden einer intrauterinen, sub- oder postnatalen Infektion mit **mütterlichen oder nosokomialen Erregern**, u. a. durch Aspiration infizierten Fruchtwassers. Man kann davon ausgehen, dass bakteriell kontaminiertes Fruchtwasser oder infizierte Lungenflüssigkeit mit den ersten Atemzügen in die terminalen Atemwege gelangt und dort mit einer kurzen Latenz eine Entzündungsreaktion auslöst. Dieser Mechanismus erklärt das oftmals symptomfreie Intervall nach der Geburt (Abb. 7.40).

Pathogenese

Pathogenese, Risikofaktoren und Erregerspektrum sind im ▶ Abschn. 7.10.9 abgehandelt.

Beatmete und intensivmedizinisch behandelte Früh- und Neugeborene sind besonders gefährdet, eine Pneumonie mit **Pseudomonas**- oder **Klebsiellenspezies** zu akquirieren. **Chlamydien** und **Ureaplasmen** kommen ebenfalls als Erreger von Pneumonien Frühgeborener vor. Seltener treten Mykoplasmen als Erreger auf.

Bei langzeitbeatmeten Frühgeborenen, die über längere Zeit antibiotisch behandelt wurden, ist immer an eine Pilzpneumonie, insbesondere mit Candida spp. zu denken.

Klinik

Die klinische Symptomatik einer in den ersten Lebensstunden und Lebenstagen oder auch später auftretenden neonatalen Pneumonie verläuft häufig unter dem Bild eines **progredienten Atemnotsyndroms** mit Tachypnoe, Einziehungen und Nasenflügeln.

Therapie

Die primäre **antibiotische Behandlung** muss gegen die potenziellen Mikroorganismen gerichtet sein (s. Therapie der neonatalen Sepsis). Bei Atem- und/oder Kreislaufinsuffizienz der erkrankten Neugeborenen wird die erforderliche **Supportivtherapie** durchgeführt. Chlamydien- und Ureaplasmapneumonien werden mit Erythromycin behandelt, Pneumocystispneumonien mit Trimethoprim/Sulfamethoxazol.

7.7.8 Persistierende pulmonale Hypertonie (persistierende fetale Zirkulation)

Definition

Die persistierende pulmonale Hypertonie (PPH; syn: persistierende fetale Zirkulation) ist ein lebensbedrohliches Krankheitsbild, das auf dem Boden eines persistierenden erhöhten pulmonalen Gefäßdruckes durch einen signifikanten **Rechts-links-Shunt** über das offene **Foramen ovale**, über den persistierenden **Ductus arteriosus** und auch intrapulmonale Shunts ohne Hinweise auf eine strukturelle Herzerkrankung charakterisiert ist.

Ätiologie

Die PPH tritt überwiegend bei reifen und übertragenen Neugeborenen auf. Nach **intrauteriner und subpartualer Hypoxie**, mütterlicher **Aspirin- und Indometacineinnahme** während der Schwangerschaft, wurde eine Verdickung und Ausdehnung der Gefäßmuskulatur bis in kleine pulmonale Arterien hinein beschrieben. Am häufigsten entwickelt sich eine PPH sekundär bei Neugeborenen nach **Mekoniumaspiration**. Weitere Erkrankungen, in deren Folge sich eine PPH entwickeln kann, sind die subpartuale und postnatale Hypoxie, die neonatale Sepsis mit β-hämolysierenden Streptokokken der Gruppe B und Listerien, die Zwerchfellhernie, die Lungenhypoplasie, Pneumothorax, Hyperviskositätssyndrom, Hypoglykämie und Hypothermie sowie ein Atemnotsyndrom. Die PPH ist nicht selten idiopathisch. Die Prävalenz dieser Erkrankung wurde auf etwa 1 Neugeborenes pro 1000 Lebendgeborene geschätzt.

▪▪ Pathophysiologie

Bei intranataler oder postnataler Hypoxie entwickelt sich rasch eine **metabolisch-respiratorische Azidose**. Die normalerweise durch Anstieg des p_aO_2 und Abfall der p_aCO_2 unmittelbar nach der Geburt einsetzende Dilatation der Lungenarterien bleibt aus; die Azidose induziert über eine pulmonale Vasokonstriktion eine **pulmonale Hypertonie**, die über das Foramen ovale, den Ductus arteriosus Botalli und intrapulmonale Shunts die Entwicklung eines persistierenden **Rechts-links-Shunts** nach sich zieht. Es bildet sich eine zunehmende Sauerstoffuntersättigung des arteriellen Blutes aus, die mit der postnatal einsetzenden Vasodilatation interferiert (◘ Abb. 7.41). Bei einigen dieser Patienten liegen bereits pulmonale Gefäßveränderungen im Sinne einer **Mediahypertrophie** vor, die Ausdruck einer chronischen intrauterinen Hypoxie sein könnten (primärer pulmonaler Hochdruck; andere Kinder haben als Grunderkrankung eine mehr oder weniger ausgeprägte Lungenhypoplasie). Potente Stimuli der pulmonalen Vasokonstriktion sind Leukotriene und weitere Lipidmediatoren, deren Freisetzung bei allen sekundären Formen der PPH durch Hypoxie, Infektionen und die im Verlauf verschiedenster Grunderkrankungen einsetzenden Inflammationsreaktion gefördert wird.

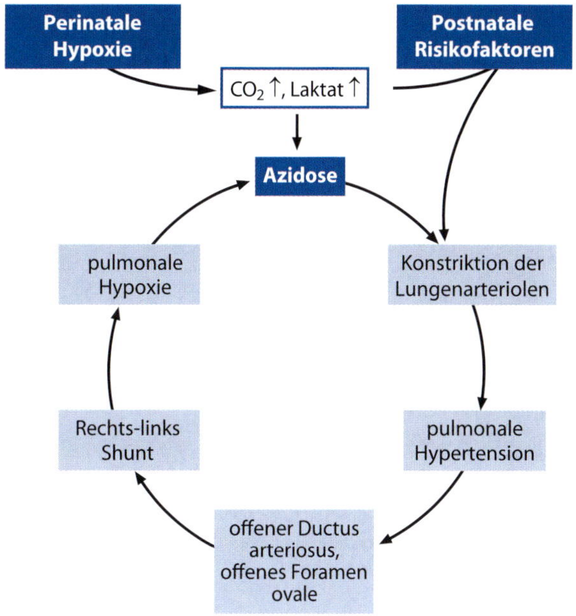

◘ **Abb. 7.41** Circulus vitiosus der perinatalen Hypoxie und postnataler Risikofaktoren, die zur Entwicklung einer pulmonalen Hypertonie und persistierenden fetalen Zirkulation führen

▪▪ Klinik

Die Neugeborenen erkranken in der Regel innerhalb der ersten 12 Lebensstunden. In Abhängigkeit von der Grunderkrankung stehen entweder die **Zyanose** (Polyzythämie, idiopatische PPH u. a.) oder die **schwere Atemnotsymptomatik** mit Zyanose (Mekoniumaspiration, Zwerchfellhernie u. a.) im Vordergrund. Die Patienten können innerhalb kurzer Zeit ein Multiorganversagen oder Myokardischämie entwickeln. Die klinische Verdachtsdiagnose einer PPH kann durch die **prä- und postduktale O_2-Differenz** und nicht zuletzt durch die **Echokardiographie** (einschließlich dopplersonographischer Diagnostik) bestätigt werden. Der Röntgenthoraxbefund ist bei einigen Erkrankungen unauffällig (Asphyxie, Hyperviskositätssyndrom etc.), bei anderen zeigt er die typischen Veränderungen der Grunderkrankung.

▪▪ Therapie

Zu einer optimalen Behandlung gehört – wenn immer möglich – eine **Korrektur der Grundproblematik** sowie eine gezielte **Supportivtherapie** und Behandlung aller im Verlauf der Erkrankung aufgetretenen Komplikationen, wie z. B. Hypotension, myokardiale Dysfunktion, Azidose. Die Kinder sind zu sedieren und gegebenenfalls zu relaxieren. Der entscheidende therapeutische Ansatz ist eine suffiziente maschinelle Beatmung mit ausreichender Oxygenierung. Die früher geübte Hyperventilationstherapie mit einem pCO_2 von 20–25 mmHg ist wegen der Drosselung der zerebralen Durchblutung heute obsolet. Zusätzlich wird das kurzzeitig wirksame und gut steuerbare **Prostazyklin** auch in inhalativer Form eingesetzt.

Als vielversprechender neuer therapeutischer Ansatz ist die **inhalative Behandlung mit NO** (»nitric oxide«, Stickstoffmonoxid) anzusehen. NO führt zu einer selektiven Vasodilatation der Pulmonalgefäße in den ventilierten Lungenarealen. Zurzeit verfügen nur einige Neonatalzentren über die Therapiemöglichkeit. Neugeborene, die auf keine dieser Maßnahmen ansprechen, werden einer **Hochfrequenzoszillationsbeatmungstherapie** zugeführt.

Reichen diese Maßnahmen nicht aus, um eine ausreichende Oxygenierung zu erreichen, so sollte der Patient mit einer **extrakorporalen Membranoxygenierung (ECMO)** behandelt werden. Die international anerkannten **Kriterien für ECMO-Therapie** sind: Gestationsalter >34 Wochen, Geburtsgewicht >2,0 kg, keine Gerinnungsstörung, fehlendes Ansprechen auf alle erwähnten therapeutischen Maßnahmen und das Vorliegen eines Oxygenierungsindex (OI) von 25–40 (mittlerer Atemwegsdruck [cmH_2O] × F_iO_2 × 100/ p_aO_2 [mmHg]).

▪▪ Prognose

Die neonatale Sterblichkeit der PPH liegt bei 20–30%. In den wenigen Langzeituntersuchungen der überlebenden Kinder wird deutlich, dass nur ca. 40% diese Erkrankung unbeschadet überstehen; die restlichen Patienten weisen **neurologische Folgeschäden** in unterschiedlichster Ausprägung auf. Bei 20% der Kinder wurde ein neurosensorischer **Hörverlust** diagnostiziert.

7.7.9 Lungenblutung

▪▪ Definition

Eine akute, **von den Alveolen ausgehende** Lungenblutung, tritt überwiegend bei Frühgeborenen und hypotrophen Neugeborenen auf, die an verschiedensten Erkrankungen der Neonatalperiode leiden.

▪▪ Epidemiologie

Während bei mehr als 10% verstorbener Neugeborener eine Lungenblutung autoptisch diagnostiziert wird, entwickelt sich dieses lebensbedrohliche Ereignis bei weniger als 5% aller Frühgeborenen mit

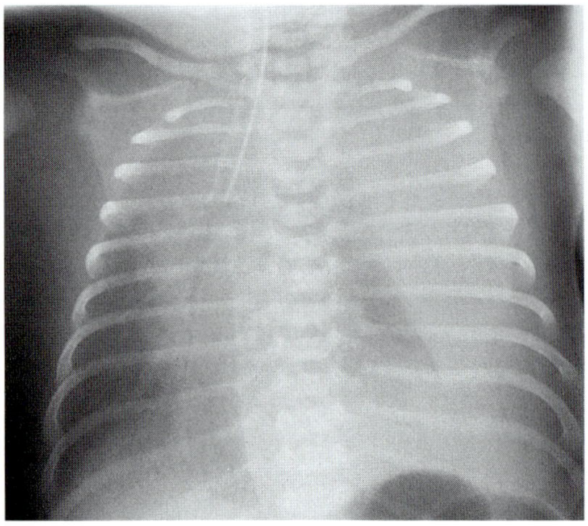

Abb. 7.42 Linksseitig ausgeprägter Pleuraerguss mit Mediastinalverlagerung nach rechts. Durch Punktion Nachweis von <90% mononukleären Zellen (Lymphozyten). Diagnose: linksseitiger Chylothorax

einem Geburtsgewicht <1500 g, die an einem Atemnotsyndrom erkrankt sind.

▪▪ Ätiologie

Prädisponierende Faktoren für eine Lungenblutung sind eine neonatale Streptokokkenpneumonie, die perinatale Asphyxie, Hypothermie, Azidose, Hypoglykämie, Gerinnungsstörungen, Herzversagen, schwere Erythroblastose, Surfactanttherapie und Sauerstofftoxizität.

▪▪ Klinik

Akute **Blutung aus Mund, Nase und den Atemwegen** mit rasch progredientem Kreislauf- und Atmungsversagen. In den Röntgenthoraxaufnahmen zeigt sich eine zunehmende Verdichtung der Lunge.

▪▪ Therapie

Unverzügliche Stabilisierung der Beatmungs- und Kreislaufsituation mit allen zur Verfügung stehenden **intensivmedizinischen Maßnahmen** sowie – wenn immer möglich – Behandlung der Grundproblematik.

7.7.10 Chylothorax

▪▪ Definition

Unter einem Chylothorax wird eine Ansammlung von chylöser Flüssigkeit im Pleuraraum verstanden (Abb. 7.42).

▪▪ Epidemiologie

Ein **angeborener** Chylothorax ist ein seltenes Ereignis; häufiger werden **erworbene** Ansammlungen chylöser Flüssigkeit nach kardiochirurgischen Eingriffen beobachtet. Als Folge parenteraler Langzeiternährung über einen zentralen Venenkatheter wurden Thrombosierungen der oberen Hohlvene mit sekundärem Chylothorax beschrieben.

▪▪ Ätiopathogenese

Die Ursache für die Entstehung eines angeborenen Chylothorax ist unklar; es wird ein angeborener **Defekt des Ductus thoracicus** vermutet. Bei Neugeborenen mit Down-, Noonan- und Turner-Syndrom sowie bei Hydrops fetalis tritt gelegentlich ein Chylothorax auf; ebenso wurde nach **Geburtstraumata** die Entwicklung chylöser Effusionen berichtet.

▪▪ Klinik, Diagnose

Die Neugeborenen fallen unmittelbar postnatal oder innerhalb der ersten Lebenstage durch mehr oder minder ausgeprägte Zeichen der **Atemnot** auf. Vor Beginn einer oralen Ernährung enthält die serumähnliche Pleuraflüssigkeit mehrere Tausend Leukozyten/µl, mehr als 90% sind mononukleäre Zellen (Lymphozyten). Nach Milchernährung nimmt die Pleuraflüssigkeit eine weißliche, typisch chylöse Farbe an.

▪▪ Therapie

Die **kontinuierliche Ableitung** der chylösen Flüssigkeit führt bei den meisten Kindern zu einer Ausheilung. Es treten aber z. T. erhebliche Eiweiß- und Antikörper- sowie Lymphozytenverluste auf. Eine orale Ernährung mit **mittelkettigen Triglyzeriden** reduziert die Chylusproduktion.

▪▪ Prognose

Bei den meisten Formen eines Chylothoraxes kann man von einer sich **selbstlimitierenden Erkrankung** ausgehen. Selten werden Versuche chirurgischer Korrekturmaßnahmen oder intraperitoneale Shuntableitung, allerdings mit unsicherem Ausgang nötig.

7.7.11 Obstruktion der oberen Atemwege

▪▪ Definition

Angeborene Obstruktionen der oberen Luftwege gehen häufig mit akuter unmittelbar postnatal auftretender Atemnot einher.

▪▪ Ätiopathogenese, Therapie

Da Neugeborene für eine suffiziente Atmung auf eine ungehinderte **Nasenatmung** angewiesen sind, führen sämtliche anatomischen und funktionellen Obstruktionen der oberen Luftwege zu einer akuten Atemnotsymptomatik. Trotz deutlicher Atemexkursionen unmittelbar nach der Geburt können Neugeborene mit **Choanalatresie** oder **Pierre-Robin-Sequenz** (Mikrognathie, Glossophtose, Gaumenspalte) kein adäquates Atemzugvolumen aufbauen (Abb. 7.43). Diese bedrohliche Situation ist durch Einführen eines passenden **Guedel-Tubus** häufig akut zu beheben. Die **Bauchlage** kann das Zurückfallen der Zunge bei Neugeborenen mit Pierre-Robin-Sequenz häufig verhindern und die Luftnotsymptomatik verbessern. Eine frühe individuelle **kieferorthopädische Behandlung** kann mit Hilfe einer Gaumenplatte und einem integrierten pharyngealen Sporn, der das Zurückfallen der Zunge verhindert, langfristig zu einer Ausheilung der Fehlbildung führen.

Larynx- und Trachealatresien verlaufen meistens letal. Der kongenitale laryngeale Stridor auf dem Boden einer **Laryngomalazie** heilt bei den meisten Kindern im Verlauf des ersten Lebensjahres aus. Schwieriger gestaltet sich die Behandlung einer kongenitalen oder häufig durch prolongierte Intubation oder Intubationsschäden erworbenen **subglottischen Stenose**. Bei dieser Problematik können langwierige tracheale Dilatationen, Lasertherapien oder auch laryngotracheale Rekonstruktionen angezeigt sein.

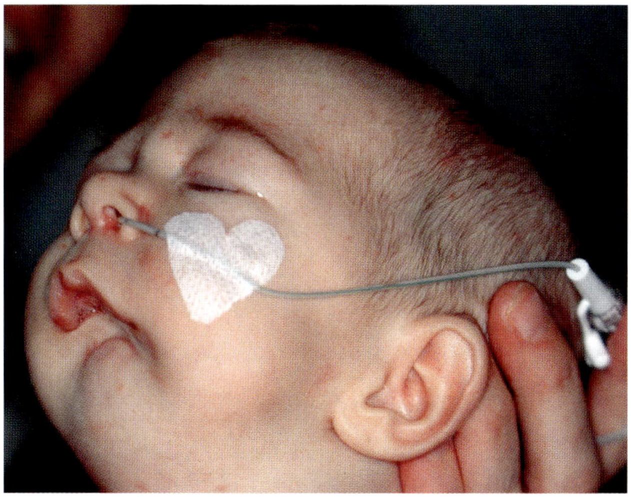

Abb. 7.43 3 Wochen altes Neugeborenes mit Pierre-Robin-Sequenz. Ausgeprägte Mikrognathie und Retrogenie mit rezidivierenden Episoden akuter Atemwegsobstruktion durch Glossophtose. Nach Anpassung einer speziellen Gaumenplatte mit distalem Sporn keine weiteren Hypoxieepisoden

7.8 Bluterkrankungen

7.8.1 Fetale Erythropoese

Physiologische Besonderheiten

Die Erythropoese, die am 20. Gestationstag beginnt, findet in der Fetalzeit überwiegend **in Leber und Milz** statt. Erst im letzten Trimenon wird das Knochenmark zum Hauptbildungsort der Erythropoese. Die **Hämoglobinkonzentration** steigt von 8–10 g/dl im Alter von 12 Gestationswochen auf 16,5–20 g/dl im Alter von 40 Gestationswochen an. Nach einem kurzen postnatalen Anstieg der Hämoglobinkonzentration innerhalb von 6–12 Lebensstunden fällt sie kontinuierlich auf 10 g/dl im Alter von 3–6 Monaten ab. Frühgeborene unterhalb der 32. Gestationswoche haben niedrigere Ausgangshämoglobinkonzentrationen und erfahren einen schnelleren Abfall der Hämoglobinkonzentration, der Tiefpunkt ist 1–2 Monate nach der Geburt erreicht. Während dieser **physiologischen Anämisierung** lässt sich kaum Erythropoetin im Plasma nachweisen.

Besonderheiten fetaler Erythrozyten

Fetale und neonatale Erythrozyten weisen eine **kürzere Überlebenszeit** (70–90 Tage) und ein **größeres mittleres korpuskuläres Volumen** auf (MCV 110 120 fl) als Erythrozyten Erwachsener. In den ersten Tagen nach der Geburt besteht in der Regel eine **Retikulozytose** von 50–120‰. Die Erythrozyten enthalten überwiegend **fetales Hämoglobin F**, das aus 2 α-Ketten und 2 γ-Ketten besteht. Unmittelbar vor der Geburt setzt bei einem reifen Neugeborenen die Synthese von β-Hämoglobinketten und damit adultem Hämoglobin ein (2 α-Ketten und 2 β-Ketten). Zum Zeitpunkt der Geburt haben die Erythrozyten reifer Neugeborener 60–90% fetales Hämoglobin; diese Konzentration sinkt bis zum Alter von 4 Monaten auf <5% ab.

Das **Blutvolumen** reifer Neugeborener beträgt ungefähr 85 ml/kg KG; Plazenta und Nabelgefäße enthalten ca. 20–30 ml/kg Blut.

Eine späte Abnabelung kann zu vorübergehendem Anstieg des neonatalen Blutvolumens führen (▶ Abschn. 7.8.4), eine zu frühe Abnabelung zur Anämie.

Um diese Komplikationen zu vermeiden, sollte die Abnabelung ca. 60 s nach der Geburt erfolgen.

Tab. 7.10 Ätiologie der neonatalen Anämie

Blutverlust	Verminderte Blutbildung	Hämolyse
Fetomaternale Blutung Plazenta prävia Vorzeitige Plazentalösung Fetofetale Transfusion Nabelschnureinriss Vasa praevia Neonatale Blutung: intrakraniell, gastrointestinal u. a.	Konnatale und perinatale Infektionen Blackfan-Diamond-Anämie Konnatale Leukämie Frühgeborenenanämie	Rh-Erythroblastose AB0-Erythroblastose Andere Blutgruppeninkompatibilitäten Erythrozytenmembrandefekte Erythrozytenenzymdefekte Selten: Hämoglobinopathien

7.8.2 Neonatale Anämie

Definition

Eine Anämie Neugeborener ist durch Hämoglobinkonzentrationen (Hb) <14 g/dl sowie einen Hämatokrit (Hkt) von <40% charakterisiert.

Ätiologie

Sie kann durch akuten oder chronischen Blutverlust, eine verminderte Bildung sowie durch eine immunologisch vermittelte oder nichtimmunologisch bedingte Hämolyse der Erythrozyten verursacht sein (Tab. 7.10).

Nach einem **akuten Blutungsereignis** sind die Hämoglobinkonzentration und der Hämatokrit Früh- und Neugeborener häufig normal und fallen erst im Rahmen der Hämodilution kontinuierlich ab. Das zirkulierende Blutvolumen kann jedoch bereits während der Blutungsereignisse bedrohlich vermindert sein. Ein **chronischer Blutverlust** kann u. a. durch fetomaternale Transfusion zustande kommen, die bei ca. 50% aller Schwangerschaften beobachtet wird; der fetale Blutverlust kann erheblich sein. Die Diagnose einer **fetomaternalen Transfusion** wird durch den Nachweis von HbF-haltigen kindlichen Erythrozyten im mütterlichen Blut erbracht.

Klinik

Leitsymptome der **akuten Blutungsanämie** sind Blässe, Tachykardie, schwache oder nicht tastbare periphere Pulse, Hypotension, Tachypnoe und bei massivem Blutverlust Schnappatmung und Schock. Die klinischen Symptome bei **chronischem Blutverlust** sind Blässe bei erhaltener Vitalität, Tachykardie und normaler Blutdruck. Häufig besteht eine Herzinsuffizienz mit Hepatomegalie. Die gelegentlich nachweisbare Splenomegalie ist Ausdruck der extramedullären Blutbildung. Selten entwickelt sich ein Hydrops fetalis. Eine neonatale Anämie, die durch eine verminderte Bildung von Erythrozyten verursacht wird, wie z. B. bei **Blackfan-Diamond-Anämie**, ist durch niedrige Retikulozytenzahlen und Fehlen von Erythrozytenvorstufen im Knochenmark charakterisiert. Häufigste Ursachen für eine immunologisch vermittelte **Hämolyse** bei Neugeborenen sind Inkompatibilitäten zwischen mütterlicher und kindlicher Blutgruppe (s. Rh-Erythroblastose, AB0-Erythroblastose etc.). Nichtimmunologische Erkrankungen, die mit einer Hämolyse einhergehen, sind Defekte der Erythrozytenmembran (hereditäre Sphärozytose), Erythrozytenenzymdefekte (Glukose-6-Phosphatdehydrogenase- und Pyruvatkinasemangel), seltene Hämoglobinopathien sowie die α-Thalassämie.

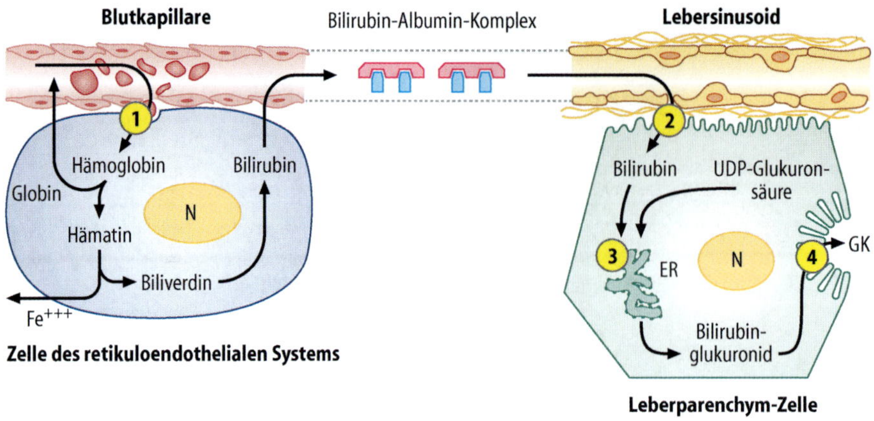

Abb. 7.44 Schematische Darstellung des Bilirubinstoffwechsels (*ER* endoplasmatisches Retikulum, *GK* Gallenkapillare; Erläuterungen s. Text)

7

Therapie

> **Neugeborene mit ausgeprägtem akutem Blutverlust (hämorrhagischer Schock, »weiße Asphyxie«) werden notfallmäßig mit 0 Rh-negativem Erythrozytenkonzentrat ohne vorherige Kreuzprobe transfundiert (Hepatitis B, Anti-HCV, TPHA (Lues), CMV, HIV negativ!).**

Bei allen anderen Indikationen ist vor der Transfusion eine kindliche **Blutgruppenbestimmung** und **Kreuzprobe** durchzuführen. Bei Verdacht auf Störung der Erythropoese und hämolytische Anämien ist vor Gabe von Blutprodukten kindliches Blut für die entsprechende **Spezialdiagnostik** abzunehmen (s. Rh-Erythroblastose u. a.).

7.8.3 Anämie Frühgeborener

Ein besonderes klinisches Problem stellt die Anämie Frühgeborener dar. Die meisten sehr kleinen Frühgeborenen entwickeln bereits während der ersten Lebenswochen eine mehr oder weniger ausgeprägte Anämie. Eine Reihe von Faktoren sind für die Entstehung der Anämie Frühgeborener verantwortlich, u. a. ein **Erythropoetinmangel**, der zu einer inadäquaten Erythropoese führt, sowie repetitive **diagnostische Blutentnahmen**. Seltener entwickelt sich eine hämolytische Anämie durch Vitamin-E-Mangel oder im Verlauf systemischer Infektionen.

Bei klinischen Zeichen einer akuten oder chronischen Anämie oder Hinweisen auf eine hämodynamisch signifikante Hypovolämie ist eine **Transfusion** mit bestrahltem CMV-negativen Erythrozytenkonzentrat unabdingbar. Eine **Erythropoetintherapie** kann, wie in mehreren randomisierten und kontrollierten Studien belegt, die Spätanämisierung Frühgeborener zu einem gewissen Grad verhindern. Da noch eine Reihe klinisch relevanter Fragen der Erythropoetinsubstitution ungeklärt sind (optimaler Zeitpunkt des Behandlungsbeginns, Dosis, Therapiedauer, optimale Eisensubstitution u. a.), kann diese Therapie allerdings nicht als Standardtherapie empfohlen werden.

7.8.4 Polyzythämie, Hyperviskositätssyndrom

Definition

Unter einer Polyzythämie (Synonym: neonatale Polyglobulie) wird ein venöser **Hämatokrit >65%** (Hämoglobin >22 g/dl) verstanden, der unter dem Bild eines Hyperviskositätssyndroms zu einem Anstieg der Blutviskosität, zur vaskulären Stase mit Mikrothrombosierung, zu Hypoperfusion und Ischämie von Organen führen kann.

Ätiologie

Etwa 3–5% aller Neugeborenen weisen nach der Geburt einen Hkt >65% auf. Risikokollektive sind reife oder postmature hypotrophe Neugeborene (intrauterine Wachstumsretardierung, chronische fetale Hypoxie), Patienten nach fetofetaler oder maternofetaler Transfusion, Neugeborene nach später Abnabelung, Kinder diabetischer Mütter, Nikotinabusus während der Schwangerschaft, Neugeborene mit Hyperthyreose oder Kinder mit angeborenen Erkrankungen (adrenogenitales Syndrom, Trisomie 21, Beckwith-Wiedemann-Syndrom). Bei einem Hämatokrit von >65% steigt die Blutviskosität exponenziell an.

Klinik

Die klinische Symptomatik ist außerordentlich vielfältig und reflektiert die **Mikrozirkulationsstörungen** und manifesten **Durchblutungsstörungen der betroffenen Organsysteme**. Die Neugeborenen fallen häufig durch ihr plethorisches oder auch blass-graues Hautkolorit und eine Belastungszyanose auf. Daneben finden sich Hyperexzitabilität, Myoklonien, Hypotonie, Lethargie und zerebrale Krampfanfälle. Bei einigen Kindern steht die **kardiopulmonale sowie renale Symptomatik** im Vordergrund: Atemnotsyndrom, persistierende pulmonale Hypertonie mit PFC-Syndrom, Herzinsuffizienz, Oligurie, Hämaturie und Nierenversagen. Die Neugeborenen können foudroyante Verlaufsformen einer **nekrotisierenden Enterokolitis** sowie einen Ileus entwickeln. Daneben treten zum Teil gravierende Thrombozytopenien, Hypoglykämien, Hypokalzämien und ausgeprägte Hyperbilirubinämien auf.

Therapie

Beim Auftreten erster Symptome muss unverzüglich eine **partielle modifizierte Austauschtransfusion** durchgeführt werden. Zur Senkung des Hkt auf 55% wird kindliches Blut gegen Plasma oder eine Albuminlösung simultan ausgetauscht (**Hämodilution**).

7.8.5 Icterus neonatorum und Hyperbilirubinämie

Bilirubinstoffwechsel Durch den Abbau von Hämoglobin (→ Biliverdin) im retikuloendothelialen System entsteht wasserunlösliches unkonjugiertes Bilirubin ①. Aus 1 g Hämoglobin werden ca. 35 mg

Bilirubin gebildet. Im Blut bindet sich das unkonjugierte Bilirubin an **Albumin**. Man geht davon aus, dass Albumin eine primäre und sekundäre Bindungsstelle mit unterschiedlicher Affinität für Bilirubin besitzt. Nach Transport zur Leberzelle dissoziiert das Bilirubin vom Albumin und wird aktiv mit Hilfe der **Transportproteine** Y und Z (Ligandine) in das Zellinnere geschleust ②. Dort erfolgt die Konjugation durch die **UDP-Glukuronyltransferase** ③; das an Uridin-5′-di-Phosphat-Glukuronsäure gekoppelte Bilirubin ist wasserlöslich und wird über das biliäre System in den Darm ausgeschieden (④; ◘ Abb. 7.44).

Besonderheiten beim Neugeborenen Der Bilirubinstoffwechsel des Neugeborenen weist im Vergleich zum Erwachsenen einige Besonderheiten auf, die die Entstehung des physiologischen Neugeborenenikterus erklären:

- eine 2- bis 3-fach **höhere Bilirubinproduktion** bedingt durch die höhere Erythrozytenzahl und Hämoglobinkonzentration,
- die **verkürzte Erythrozytenüberlebenszeit** (Neugeborene 70–90 Tage, Erwachsene 120 Tage),
- die Hydrolyse des in den Darm gelangten glukuronidierten Bilirubins durch intestinale Glukuronidasen und **vermehrte Rückresorption** des Bilirubins aus dem Darm (»enterohepatischer Kreislauf«).

Dieser Vorgang wird durch eine verzögerte Darmpassage des mekoniumhaltigen Darms und die fehlende intestinale Kolonisation mit Bakterien, die Bilirubin in Urobilinogen und Sterkobilinogen umwandeln, verstärkt. Weiterhin besteht eine relative Defizienz der hepatischen Transportproteine Y und Z sowie der Glukuronyltransferaseaktivität. Die Bindungskapazität des Albumins wird nicht nur von der Gesamtkonzentration des Transporteiweißes bestimmt, sondern auch von im Blut vorhandenen Faktoren, die mit Bilirubin um die Albuminbindungsstellen konkurrieren. Zu diesen Substanzen, die zu einer **Verdrängung des Bilirubins aus der Albuminbindung** führen können, gehören freie Fettsäuren, Steroidhormone und Medikamente (Sulfonamide, Salizylate u. a.); eine verminderte Bindungsaffinität des Albuminmoleküls wird bei Azidose beobachtet.

7.8.6 Physiologischer Ikterus

▪ ▪ Klinik

Unter normalen Bedingungen beträgt der Bilirubinspiegel im Nabelschnurblut 1–3 mg/dl. Vor dem Hintergrund der Besonderheiten des Bilirubinstoffwechsels entwickeln mehr als die Hälfte aller reifen Neugeborenen und nahezu 80% aller Frühgeborenen 2–3 Tage nach der Geburt einen physiologischen Ikterus, der am 4.–5. Lebenstag seinen Höhepunkt erreicht und dann langsam abklingt. Bis zu 7% aller Neugeborenen haben maximale indirekte Bilirubinspiegel von mehr als 13 mg/dl und nahezu 3% von mehr als 15 mg/dl. Bei diesen Kindern findet man häufig eine Reihe von **Risikofaktoren**: ethnische Zugehörigkeit (Chinesen, Koreaner, Japaner), Höhe über Meeresspiegel, Polyzythämie, männliches Geschlecht, Muttermilchernährung, starker Gewichtsverlust, verzögerte Stuhlentleerung u. a. Der Ikterus fällt in der Regel bei Bilirubinkonzentrationen von 5 mg/dl zuerst im Gesicht auf und breitet sich dann kaudal aus; die Kinder sind nicht beeinträchtigt. Bei **Frühgeborenen** kann der Ikterus ausgeprägter sein, das Maximum des Bilirubinanstieges tritt später auf und der Ikterus hält länger an. Viele Neugeborene erreichen nach ca. 14 Tagen mit Erwachsenen vergleichbare Serumbilirubinspiegel.

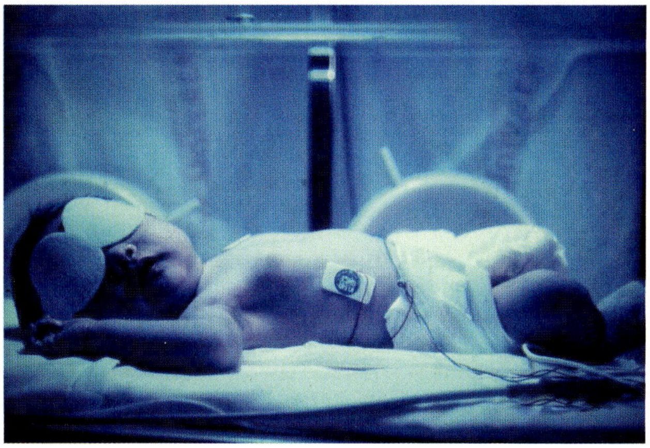

◘ **Abb. 7.45** Neugeborenes mit Hyperbilirubinämie während einer Phototherapie mit blauem Licht

▪ ▪ Therapie

Die meisten Neugeborenen mit physiologischem Ikterus bedürfen keiner speziellen Behandlung. Eine Phototherapie ist nur bei Überschreiten eines festgelegten Grenzwertes indiziert.

Phototherapie Durch **sichtbares Licht** (Wellenlänge 425–475 nm) wird das in der Haut vorhandene Bilirubin zu nichttoxischen Bilirubinisomeren umgeformt; diese wasserlöslichen Substanzen können ohne Glukuronidierung mit der Galle und dem Urin ausgeschieden werden. Eine optimale Isomerisierung des Bilirubins findet im Bereich des normalen Adsorptionsspektrums statt; **blaues Licht** mit einer Wellenlänge von 445 nm ist daher besonders zur Behandlung der Hyperbilirubinämie geeignet. Bei reifen Neugeborenen mit physiologischem Ikterus ohne weitere Risikofaktoren sollte eine Phototherapie nach dem 3. Lebenstag erst bei Bilirubinserumspiegeln von >16 mg/dl begonnen werden. Neuere deutschsprachige Richtlinien setzen die Behandlungsgrenze in dieser Patientengruppe bei **18 mg/dl** an.

Durch kritiklose Anwendung von speziell für hämolytische Erkrankungen erstellte Therapieschemata werden zu viele Neugeborene ohne klare Indikationsstellung einer Phototherapie unterzogen. **Nebenwirkungen** dieser Therapie sind Diarrhö, vermehrter Flüssigkeitsverlust, Temperaturinstabilität und Dehydratation.

Durch das blaue Licht der Phototherapielampe ist die Hautfarbe des Neugeborenen nicht mehr zu beurteilen; bedrohliche klinische Veränderungen und Erkrankungen (u. a. neonatale Infektion) werden möglicherweise trotz einer Monitorüberwachung zu spät erkannt. Die Neugeborenen müssen daher regelmäßig klinisch untersucht werden (◘ Abb. 7.45).

! Cave
Die zum Schutz von potenziellen Retinaschäden zu applizierenden Schutzbrillen können zur Verlegung der Nasenwege führen.

7.8.7 Muttermilchikterus

▪ ▪ Ätiologie

Ein länger bekanntes Phänomen ist der deutliche Anstieg des unkonjugierten, **indirekten Bilirubins** unter Muttermilchernährung. Obwohl die exakte Ursache dieser Ikterusform bis heute nicht geklärt ist, wird vermutet, dass entweder Pregnandiol oder nicht veresterte, langkettige Fettsäuren die konjugierende Aktivität der hepatischen Glukuronyltransferase kompetitiv hemmen. Erst vor Kurzem wurde eine erhöhte Aktivität von β-Glukuronidase in der Muttermilch nachgewiesen; ein erhöhtes enterohepatisches »Recycling« könnte ebenfalls die erhöhten Bilirubinkonzentrationen erklären.

▪▪ Verlauf, Therapie

Mit Muttermilch ernährte Neugeborene haben im Vergleich zu mit Formula ernährten Kindern häufiger höhere Bilirubinspiegel; therapeutische Konsequenzen ergeben sich bei den meisten Neugeborenen nicht. Allerdings entwickelt 1 von 200 mit Muttermilch ernährten Neugeborenen zwischen dem 4.–7. Lebenstag einen deutlichen Anstieg der Bilirubinkonzentration, das Maximum wurde bei einigen Neugeborenen erst in der 3. Lebenswoche erreicht. Nur wenige Neugeborene mit Muttermilchikterus sind mit **Phototherapie** zu behandeln, ein Unterbrechen des Stillens ist in der Regel nicht angezeigt.

7.8.8 Ikterus bei Frühgeborenen

▪▪ Ätiopathogenese

Eine Reihe von Beobachtungen deuten darauf hin, dass sehr kranke kleine Frühgeborene besonders gefährdet sind, eine **Bilirubinenzephalopathie** zu entwickeln. Die Albuminkonzentrationen sind im Vergleich zu reifen Neugeborenen häufig deutlich erniedrigt; verschiedene Faktoren wie Azidose, erhöhte Freisetzung von Fettsäuren während einer Hypothermie und Hypoglykämie interferieren mit der Bilirubin-Albumin-Bindung. Im Rahmen verschiedener Grunderkrankungen Frühgeborener kann eine erhöhte Permeabilität der Hirngefäße zu einem vermehrten Übertritt des Bilirubins in das Hirngewebe führen. Langsamer intestinaler Transport und Nahrungsaufbau sowie verzögerter Mekoniumabgang können zu einem Bilirubinanstieg beitragen.

▪▪ Therapie

Eine **Phototherapie** muss bei Frühgeborenen bereits bei niedrigeren Bilirubinspiegeln als bei Neugeborenen eingeleitet werden. Die differenzierten Indikationen sind in den Lehrbüchern der Neonatologie dargestellt.

7.8.9 Pathologische Hyperbilirubinämie

▪▪ Ätiopathogenese

Neben Erkrankungen, die mit einer **gesteigerten Hämolyse** einhergehen, können pathologische Erhöhungen des indirekten Bilirubins bei angeborenen Defekten der Glukuronidierung, bei erhöhtem Bilirubinanfall durch vermehrten Erythrozytenabbau sowie durch eine vermehrte enterale Rückresorption von Bilirubin erfolgen.

Ätiologie der indirekten Hyperbilirubinämie (Erhöhung des unkonjugierten Bilirubins)

- **Gesteigerte Hämolyse**
  - Blutgruppeninkompatibilität
    - Rh, AB0, Kell, Duffy u. a.
  - Neonatale Infektionen
    - Bakteriell
    - Viral
  - Genetisch bedingte hämolytische Anämien
    - Enzymdefekte: Glukose-6-Phosphatdehydrogenase, Pyruvatkinase
    - Membrandefekte: Sphärozytose u. a.
    - Hämoglobinopathien (homozygote a-Thalassämie)
- **Keine Hämolyse**
  - Verminderte Bilirubinkonjugation
    - Physiologischer Ikterus
    - Muttermilchikterus
    - Kinder diabetischer Mütter
    - Crigler-Najjar-Syndrom (genetisch bedingter Glukuronyltransferasemangel)
    - Gilbert-Meulengracht-Syndrom (verminderte Bilirubinaufnahme in Leberzelle)
    - Hypothyreose
    - Medikamente (Pregnandiol)
  - Vermehrter Bilirubinanfall
    - Polyzythämie
    - Organblutungen, Hämatome
  - Vermehrte enterale Rückresorption von Bilirubin
    - Intestinale Obstruktion
    - Unzureichende Ernährung (verminderte Peristaltik)

7.8.10 Morbus haemolyticus neonatorum

▪▪ Allgemeine Ätiopathogenese

Die häufigsten Ursachen für einen Morbus haemolyticus neonatorum sind **Blutgruppenunverträglichkeiten** zwischen Mutter und Fetus, die Rhesus-Inkompatibilität (Rh), die AB0-Erythroblastose und seltene Unverträglichkeiten gegen andere erythrozytäre Antigene (Kell, Duffy u. a.). Durch Übertritt von fetalen inkompatiblen Erythrozyten während der Schwangerschaft oder vorherige Transfusion mit nicht blutgruppengleichen Erythrozyten (**Sensibilisierung**) reagiert das mütterliche Immunsystem mit der Bildung spezifischer IgG-Antikörper. Diese **Immunglobuline** sind **plazentagängig** und binden sich nach Übertritt auf das Kind an spezifische Antigenstrukturen fetaler Erythrozyten. Die Folge ist ein vorzeitiger und vermehrter Abbau der fetalen Erythrozyten; der Fetus beantwortet diese **In-utero-Hämolyse** mit einer Steigerung vorwiegend der extramedullären Blutbildung (Leber, Milz), es gelangen unreife Erythrozyten (Erythroblasten) in die kindliche Blutbahn. Das durch die gesteigerte Hämolyse anfallende indirekte Bilirubin wird über die Plazenta transportiert und vom hepatischen Enzymsystem der Mutter glukuronidiert und biliär ausgeschieden, selbst bei schwerer fetaler Hämolyse sind die kindlichen Bilirubinkonzentrationen intrauterin kaum erhöht.

7.8.11 Kernikterus, Bilirubinenzephalopathie

▪▪ Ätiologie

Unkonjugiertes, nicht an Albumin gebundenes Bilirubin kann aufgrund seiner lipophilen Eigenschaften leicht in das **zentrale Nervensystem** eindringen. Es inhibiert den neuronalen Metabolismus (eine Hemmung der oxidativen Phosphorylierung) und hinterlässt eine irreversible Schädigung im Bereich der Basalganglien, des Globus pallidus, des Nucleus caudatus (Kernikterus), des Hypothalamus, einiger Kerngebiete von Hirnnerven und auch der Großhirnrinde (◘ Abb. 7.46). Bei einer erhöhten Permeabilität der Blut-Hirn-

Schranke (schwere Anämie, Hypoxie, Hydrops) kann auch an Albumin gebundenes Bilirubin in das Hirngewebe übertreten.

Pathogenese
Die Entstehung einer Bilirubinenzephalopathie wird von folgenden Faktoren beeinflusst: Lebensalter und Reifegrad der Kinder, Überschreiten der Albuminbindungskapazität durch zu hohe Bilirubinspiegel, Verminderung der Bindungskapazität bei Hypalbuminämie, Verdrängung des Bilirubins durch Gallensäuren, freie Fettsäuren (Hypoglykämie!) oder Medikamente und Veränderungen bzw. Schädigung der Blut-Hirn-Schranke nach Asphyxie, Hypoxie, neonataler Meningitis und anderen Erkrankungen.

Klinik
Die **Frühsymptome** der Bilirubinenzephalopathie sind: Apathie, Hypotonie, Trinkschwäche, Erbrechen, abgeschwächte Neugeborenenreflexe und schrilles Schreien. Danach fallen die Neugeborenen durch eine vorgewölbte Fontanelle, eine opisthotone Körperhaltung, muskuläre Hypertonie und zerebrale Krampfanfälle auf. Überlebende Kinder weisen häufig eine **beidseitige Taubheit, choreoathetoide Bewegungsmuster**, sowie eine **mentale Retardierung** auf.

Therapie
Keine therapeutische Maßnahme kann diese **irreversible Schädigung** rückgängig machen. In der heutigen Zeit sollte diese vermeidbare Komplikation nicht mehr auftreten. Gerade in den westlichen Industrienationen wird aber inzwischen eine zunehmende Anzahl von Kindern beobachtet, die an den Folgen einer Bilirubinenzaphalopathie leiden. Ziel aller in der Peri- und Neonatalmedizin tätigen Ärzte, Hebammen und Kinderkrankenschwestern muss es sein, die Früh- und Neugeborenen mit einem erhöhten Risiko für eine Hyperbilirubinämie frühzeitig zu identifizieren und einer adäquaten Therapie zuzuführen.

7.8.12 AB0-Erythroblastose

Epidemiologie
Mit einer AB0-Unverträglichkeit ist bei ca. 1 von 200 Neugeborenen zu rechnen.

Pathogenese
Im Gegensatz zur Rh-Inkompatibilität tritt die AB0-Erythroblastose häufig in der ersten Schwangerschaft auf. Mütter mit der Blutgruppe 0 haben **natürlich vorkommende** Anti-A- und Anti-B-**Antikörper** (Isoagglutinine), die zur Gruppe der IgM-Antikörper gehören und deshalb nicht die Plazenta passieren. Dennoch bilden einige Schwangere plazentagängige IgG-Antikörper, die gegen die kindliche Blutgruppeneigenschaft A, B oder AB gerichtet sind. Die mütterliche IgG-Antikörperbildung kann vermutlich durch exogene Ursachen, wie z. B. Darmparasiten stimuliert werden. Als weitere Ursache wird der Übertritt kindlicher Erythrozyten in die mütterliche Zirkulation vermutet, da die Antigenität der kindlichen Blutgruppeneigenschaften erst gegen Ende der Schwangerschaft voll ausgebildet ist, erklärt sich der im Vergleich zur Rh-Inkompatibilität **milde Verlauf** der hämolytischen Erkrankung beim ersten Neugeborenen, sowie die Tatsache, dass Frühgeborene nur extrem selten an einer AB0-Inkompatibilität erkranken. Der Schweregrad der hämolytischen Erkrankung Neugeborener nimmt bei nachfolgenden Schwangerschaften in der Regel nicht zu. Der Grund liegt vermutlich in einer Suppression der IgG-Antikörperbildung durch die natürlich vorkommenden IgM-Anti-A- oder Anti-B-Antikörper.

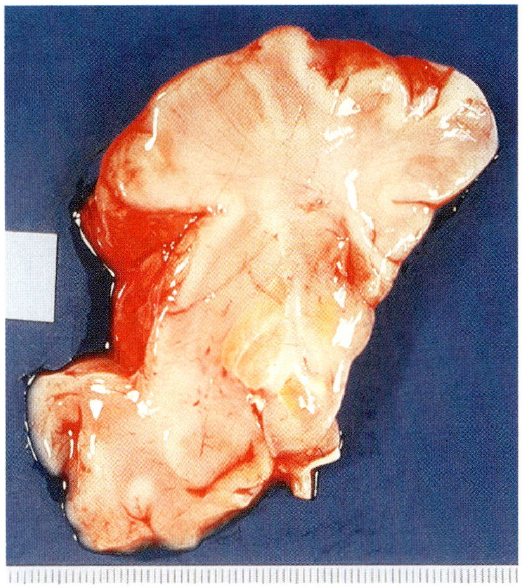

Abb. 7.46 Charakteristische Bilirubinablagerungen in den Stammganglien bei Bilirubinenzephalopathie

Klinik
Die Neugeborenen weisen meistens nur eine **geringgradige Anämie** auf; es besteht nur selten eine Hepatosplenomegalie; die Kinder entwickeln keinen Hydrops. Im peripheren Blut finden sich neben Retikulozyten und Erythroblasten als Ausdruck der gesteigerten Erythropoese Sphärozyten, die infolge der komplementvermittelten Hämolyse durch Fragmentation entstehen. Erkrankte Neugeborene sind lediglich durch die Hyperbilirubinämie und das damit verbundene **Risiko einer Bilirubinenzephalopathie** gefährdet.

Diagnose
Die wesentlichen diagnostischen Merkmale der AB0-Inkompatibilität im Vergleich zur Rh-Inkompatibilität sind in der Tab. 7.11 zusammengefasst.

Therapie
Durch eine rechtzeitig begonnene und konsequent durchgeführte **Phototherapie** können bei den meisten Kindern kritische Bilirubinserumkonzentrationen vermieden werden. Eine **Austauschtransfusion** ist nur extrem selten durchzuführen. Durch zirkulierende Antikörper kann sich in den ersten Lebenswochen eine in der Regel blande verlaufende Anämie entwickeln.

7.8.13 Rh-Erythroblastose

Epidemiologie
Ungefähr 15% der europäischen Bevölkerung sind Rh-negativ, ca. 5% der amerikanischen schwarzen Bevölkerung. Vor Einführung der **Anti-D-Prophylaxe** betrug die **Prävalenz** der Rh-Inkompatibilität 45 erkrankte Kinder pro 10.000 Lebendgeborene. Die Erkrankungshäufigkeit konnte um weit mehr als 90% reduziert werden.

Ätiopathogenese
Das erythrozytäre Rhesusantigensystem besteht aus 5 Antigenen: C, D, E, c und e; d hat keine antigenen Eigenschaften. Bei ca. 90% der Fälle von Rhesusinkompatibilität sensibilisiert das D-Antigen des Fetus die Rh(d)-negative Mutter, die in der Folge IgG-Antikörper (Anti-D-Antikörper) bildet. Da in der Frühschwangerschaft nur

Tab. 7.11 Unterschiede zwischen der Rh- und ABO-Inkompatibilität

	Inkompatibilität	
	Rh	ABO
Erkrankung bei erster Schwangerschaft	Selten	Häufig
Frühzeitige Anämisierung des Kindes	++	+
Hyperbilirubinämie während der ersten 24 h post partum	++	+
Erythroblasten	+++	+
Sphärozyten	±	++
Retikulozyten	++	+ bis ++
Direkter Coombs-Test (Kind)	+++	– bis +
Indirekter Coombs-Test (Mutter)	+++	±

ausnahmsweise kindliche Erythrozyten in den Kreislauf der Mutter gelangen, bildet die Mutter keine oder nur geringe Mengen an Anti-D-Antikörpern. Das **erste Kind** bleibt entweder gesund oder entwickelt nur eine hämolytische Anämie und/oder Hyperbilirubinämie, vorausgesetzt, dass eine frühere Sensibilisierung durch Aborte oder Bluttransfusionen ausgeschlossen ist. Unter der Geburt und bei der Plazentalösung kann eine größere Menge kindlicher Erythrozyten in die mütterliche Blutbahn übertreten. Die Rh-Erythroblastose bei unterlassener Rh-Prophylaxe manifestiert sich typischerweise während der **2. und weiteren Schwangerschaften** mit zunehmendem Schweregrad der fetalen Erkrankung, die in einen **Hydrops fetalis** einmünden kann.

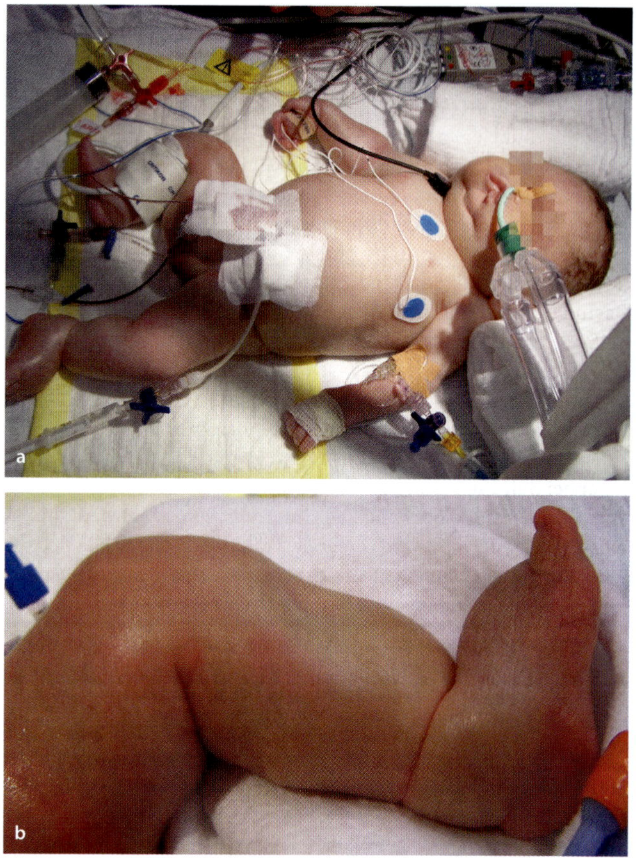

Abb. 7.47a, b Frühgeborenes der 35. Gestationswoche mit Hydrops fetalis bei Erythroblastosis fetalis. Übersicht (**a**), deutliche Ödeme der linken unteren Extremität (**b**). Neben generalisierten Ödemen wies das Frühgeborene einen ausgeprägten Aszites sowie beidseitige Pleuraergüsse auf

Klinik

In Abhängigkeit vom Schweregrad der Erkrankung bestehen: eine mehr oder weniger ausgeprägte **Anämie**, ein **Icterus praecox** (Gesamtbilirubin >7 mg/dl innerhalb der ersten 24 Lebensstunden), ein **Icterus gravis** (Gesamtbilirubin >15 mg/dl bei reifen Neugeborenen), und als Ausdruck der extramedullären Blutbildung eine **Hepatosplenomegalie**. Als Zeichen der gesteigerten Hämatopoese sind Erythroblasten und Retikulozyten im peripheren Blut in großer Zahl nachweisbar.

Hydrops fetalis Bei schwerer fetaler Anämie (Hämoglobin <8 g/dl) können sich eine intrauterine Hypoxie und Hypoproteinämie infolge einer verminderten Albuminsynthese entwickeln. Veränderungen der Zellpermeabilität und Verminderungen des onkotischen Drucks führen zu **generalisierten Ödemen**, Höhlenergüssen (Aszites, Pleuraerguss, Perikarderguss), Hypervolämie und Herzinsuffizienz (Abb. 7.47). Beim generalisierten Hydrops kann bereits ein intrauteriner Fruchttod oder eine irreparable zerebrale Schädigung auftreten.

Diagnose

Im Rahmen der Schwangerschaftsvorsorge wird bei allen Frauen im Verlauf der Schwangerschaft nach **irregulären Antikörpern** gesucht, um Inkompatibilitäten in Rh-, Duffy-, Kell- oder anderen Blutgruppensystemen zu erkennen. Mit dem **indirekten Coombs-Test** werden plazentagängige IgG-Antikörper nachgewiesen. Bei vorhandenen Antikörpern ist eine **engmaschige fetale Ultraschalldiagnostik** imperativ. Da keine Korrelation zwischen der Höhe vorhandener Antikörper und dem Schweregrad der möglichen kindlichen Erkrankung besteht, ist bei vorhandenen Antikörpern eine sequenzielle Bestimmung der fetalen zerebralen Durchblutung indiziert. Die dopplersonographische Messung der Flussgeschwindigkeit korreliert mit dem Grad der Anämisierung. Nur noch selten wird eine Fruchtwasseruntersuchung (Amniozentese) zur Bilirubinbestimmung durchgeführt. Das Ausmaß der Hämolyse lässt sich durch **spektrophotometrische Analyse der optischen Dichte** (450 nm) des Fruchtwassers ablesen (Liley-Diagramm). Durch Zuordnung in 3 Gefahrenzonen kann der kindliche Zustand beurteilt und entsprechende therapeutische Konsequenzen eingeleitet werden.

Nach der Geburt sind beim Neugeborenen unverzüglich folgende Bestimmungen durchzuführen:
- Hämoglobinkonzentration,
- Serumbilirubinspiegel,
- Blutgruppenbestimmung,
- Coombs-Test,
- Retikulozytenzahl,
- Blutausstrich.

Bei Neugeborenen mit Rh-Erythroblastose ist neben den beschriebenen hämatologischen Auffälligkeiten immer ein **positiver direkter Coombs-Test** zu finden (Nachweis von inkompletten, an kindliche Erythrozyten gebundene Antikörper). Unmittelbar nach der Geburt kann die Konzentration des indirekten Bilirubins stark ansteigen; es sind daher engstmaschige Bilirubinbestimmungen erforderlich.

Therapie

Intrauterine Therapie des Feten Bei ausgeprägter fetaler Anämie ist eine **intrauterine Transfusion** in die kindliche Bauchhöhle oder neuerdings durch Kordozentese in die Nabelvene erforderlich; bei ersten Zeichen eines Hydrops fetalis ist eine vorzeitige Beendigung der Schwangerschaft durch **Sectio caesarea** notwendig.

Phototherapie Bei leichten Verläufen (einer Rh-Inkompatibilität) kann eine Phototherapie unter Umständen in 2 Ebenen zur Behandlung der Hyperbilirubinämie ausreichen. Die Indikation für den Beginn einer Phototherapie hängt vom Gestationsalter, Lebensalter, Höhe der Bilirubinkonzentration, Dynamik des Bilirubinanstieges, von dem Ausmaß der Anämie und anderen Risikofaktoren ab.

Austauschtransfusion Zur Vermeidung der Bilirubinenzephalopathie wird nach wie vor eine **Austauschtransfusion** reifer Neugeborener bei Bilirubinserumkonzentrationen >20 mg/dl empfohlen; bei schweren Grunderkrankungen (Asphyxie, neonatale Sepsis, hämolytische Anämie u. a.) sowie einer Hyperbilirubinämie in den ersten 3 Lebenstagen liegt die Austauschgrenze in dieser Gruppe niedriger. Für **Frühgeborene** gelten **besondere Austauschgrenzen** (Frühgeborene mit einem Gewicht von >1500 g: >15 mg/dl, Frühgeborene >1000 g: >10 mg/dl). Der Blutaustausch erfolgt mit kompatiblem Spendervollblut in 5–20-ml-Portionen über einen liegenden Nabelvenenkatheter; durch diese Maßnahme wird das 2- bis 3fache Blutvolumen eines Neugeborenen ausgetauscht, d. h. ca. 90% der kindlichen Erythrozyten werden neben mütterlichen Antikörpern und verfügbarem Bilirubin eliminiert. Als **Komplikationen** der Blutaustauschtransfusion können Infektionen (u. a. Sepsis), Katheterperforation, Pfortaderthrombose, Hypotension, Azidose, nekrotisierende Enterokolitis und Elektrolytentgleisungen auftreten. Nach einem Blutaustausch besteht häufig eine Anämie und Thrombozytopenie; durch eine zusätzliche kontinuierlich durchgeführte Phototherapie kann die Zahl von mehrfachen Austauschtransfusionen gesenkt werden.

Prävention

Durch Gabe eines **Anti-D-Immunglobulins** innerhalb von 72 h nach der Geburt kann die Sensibilisierung einer Rh-negativen Mutter durch die Rh-positiven fetalen Erythrozyten häufig vermieden werden. Die Anti-D-Prophylaxe muss bei Rh-negativen Frauen auch nach Aborten, Amniozentesen oder unsachgemäßer Transfusion mit Rh-positivem Blut durchgeführt werden.

> **In der ersten Schwangerschaft kann eine maternale Immunglobulinprophylaxe in der 28. Gestationswoche und unmittelbar postnatal die Sensibilisierung auf weniger als 1% reduzieren.**

Nach bisherigen Kenntnissen scheint die im letzten Trimenon durchgeführte Anti-D-Prophylaxe beim Neugeborenen keine klinisch signifikante Hämolyse auszulösen.

Prognose

Trotz adäquater Initialbehandlung entwickeln die Kinder aufgrund der noch vorhandenen Anti-D-Antikörper häufig eine über mehrere Wochen anhaltende **Spätanämie**. Bei erhöhten Retikulozytenzahlen und asymptomatischem Kind ist keine weitere Therapie notwendig. Stellen sich eine persistierende Tachykardie sowie andere Zeichen der chronischen Anämie ein, so ist eine weitere Transfusion indiziert. Selten wird eine **Pfortaderthrombose** nach Austauschtransfusion beobachtet; diese schwerwiegende Komplikation ist therapeutisch nicht zu beeinflussen.

7.8.14 Weitere hämolytische Erkrankungen

Blutgruppenunverträglichkeiten gegen andere Erythrozytenantigene [c, E, Kell (K), Duffy u. a.] sind für weniger als 5% aller hämolytischen Erkrankungen der Neonatalperiode verantwortlich. Der direkte Coombs-Test ist bei diesen Unverträglichkeiten immer positiv. **Kongenitale Infektionen** mit verschiedenen Erregern sowie neonatale Infektionen können eine nichtimmunologische Hämolyse induzieren. Die homozygote **α-Thalassämie** kann sich ebenfalls unter dem Bild einer schweren hämolytischen Anämie mit Hydrops fetalis präsentieren; auch bei dieser und den folgenden Erkrankungen ist der direkte Coombs-Test negativ. Hämolytische Anämie und ausgeprägte Hyperbilirubinämie mit Gefahr der Bilirubinenzephalopathie werden bei Neugeborenen mit **hereditärer Sphärozytose** oder angeborenen **Enzymdefekten**, wie dem Pyruvatkinase- oder Glukose-6-Phosphatdehydrogenasemangel beobachtet.

7.8.15 Direkte Hyperbilirubinämie

Eine direkte Hyperbilirubinämie (direktes, **konjugiertes Bilirubin >2 mg/dl**) wird bei einer Reihe angeborener und erworbener **hepatischer sowie extrahepatischer Erkrankungen** gefunden. Größere Schwierigkeiten bereitet es, die extrahepatische **Gallengangsatresie** von der neonatalen Hepatitis abzugrenzen. Bei einigen Kindern konnte inzwischen belegt werden, dass eine Hepatitis der Entwicklung einer Gallengangsatresie vorausging. Eine nicht unerhebliche Anzahl Neugeborener mit prolongierter direkter Hyperbilirubinämie hat als Grunderkrankung einen **α_1-Antitrypsinmangel** (α_1-Proteinase-Inhibitor). Ebenso wird ein cholestatischer passagerer Ikterus häufig bei Früh- und Neugeborenen beobachtet, die eine langzeitige parenterale Ernährung erhalten. Als Ursache wird weniger die Infusion mit Lipiden, als die Gabe bestimmter Aminosäuren vermutet.

Ätiologie der direkten Hyperbilirubinämie (Erhöhung des konjugierten Bilirubins)

- **Intrahepatische Cholestase**
  - Neonatale Hepatitis (B)
  - Perinatale Infektionen (CMV u. a.)
  - Syndrom der eingedickten Galle
  - Parenterale Ernährung
  - α1-Antitrypsinmangel (= α1-Proteinasemangel)
  - Galaktosämie, Tyrosinose
  - Intrahepatische Gallengangshypoplasie (Alagille-Syndrom)
- **Extrahepatische Cholestase**
  - Gallengangsatresie
  - Choledochuszyste
  - Zystische Fibrose (Mukoviszidose)

7.8.16 Weißes Blutbild Neugeborener

Die peripheren Gesamtleukozytenzahlen sowie die Verteilung der einzelnen Leukozytensubpopulationen unterscheiden sich während der Neonatalperiode deutlich von denen späterer Lebensalter. Im Zusammenhang mit dem Geburtsvorgang werden physiologischerweise die **Knochenmarksreserven** der Früh- und Neugeborenen **mobilisiert**, d. h. die Zahl unreifer und reifer Granulozyten steigt in der Peripherie an. Das Maximum der **Granulozytose** ist 12 h post

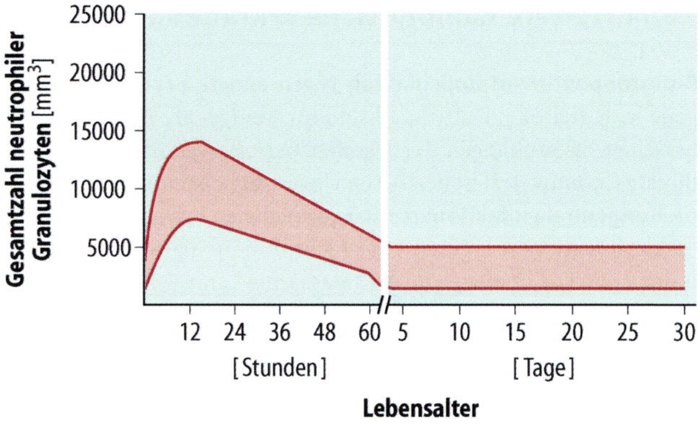

Abb. 7.48 Gesamtzahl der neutrophilen Granulozyten gesunder Neugeborener im Verlauf der ersten 28 Lebenstage

partum erreicht, im Verlauf der ersten 3 Lebenstage fällt die Zellzahl kontinuierlich ab. Eine stabile obere Normgrenze findet sich vom 5. Lebenstag an. In Abb. 7.48 sind die Gesamtzahl der neutrophilen Granulozyten und der unreifen Granulozyten (Stabkernige und jugendliche Formen) während der Neonatalperiode dargestellt.

Erniedrigte Gesamtzahlen der neutrophilen Granulozyten werden nach mütterlicher Hypertonie, EPH-Gestose und viralen konnatalen Infektionen beobachtet; sie sind möglicherweise Ausdruck einer verminderten Bildung von Granulozyten im kindlichen Knochenmark. Daneben tritt eine **Neutrozytopenie** häufig bei Neugeborenen mit neonataler Sepsis auf; im Verlauf der Erkrankung werden überwiegend periphere neutrophile Granulozyten verbraucht, die Knochenmarkreserven sind durch die geburtsbedingte Mobilisierung der Granulozyten erschöpft.

Nach Regeneration der Knochenmarksreserven entwickeln Neugeborene, die nach dem 3. Lebenstag an einer Sepsis erkranken, häufig eine Granulozytose. In der Regenerationsphase einer neonatalen Infektion kann gelegentlich eine leukämoide Reaktion beobachtet werden.

7.8.17 Neonatale Thrombozytopenie

Ätiologie

Die wesentlichen maternalen und kindlichen Ursachen und Erkrankungen, die eine neonatale Thrombozytopenie (<150.000 Thrombozyten/µl) auslösen können, sind in Tab. 7.12 dargestellt.

Maternale Ursachen Im Rahmen einer aktiven idiopatisch thrombozytopenischen Purpura (ITP) oder eines Lupus erythematodes können die maternalen Autoantikörper durch diaplazentaren Übertritt beim Neugeborenen eine **Immunthrombozytopenie** induzieren. Bei Müttern, die sich gegen Medikamente sensibilisiert haben, wurde nach Anlagerung des Antigen(Medikament)-Antikörper-Komplexes an fetale Blutplättchen von der Entwicklung einer Thrombozytopenie berichtet.

Kindliche Ursachen Unter den kindlichen Ursachen ist das **Wiskott-Aldrich-Syndrom** hervorzuheben. Aufgrund eines intrinsischen Thrombozytendefekts ist die Überlebenszeit der Blutplättchen deutlich vermindert. Die Thrombozyten sind bei dieser Erkrankung deutlich kleiner als bei allen anderen Formen der neonatalen Thrombozytopenie. Mithilfe moderner hämatologischer Analysegeräte sollte die Diagnose dieser komplexen Immundefizienzerkrankung noch vor Auftreten der typischen Manifestationszeichen gestellt werden.

Tab. 7.12 Ursachen der neonatalen Thrombozytopenie

Mütterliche Ursachen	Kindliche Ursachen
Idiopathisch thrombozytopenische Purpura der Mutter Lupus erythematodes der Mutter Medikamente während der Schwangerschaft Thrombozyten-Inkompatibilität: Alloimmunthrombozytopenie	Konnatale Infektionen: Toxoplasmose, Röteln, Zytomegalie, Herpes simplex, Lues Neonatale Infektionen: Sepsis neonatorum Disseminierte intravaskuläre Gerinnungsstörung nach Asphyxie, Schock etc. Nekrotisierende Enterokolitis Austauschtransfusion Selten: aplastische Anämie, kongenitale Leukämie, Wiskott-Aldrich-Syndrom, Riesenhämangiom u. a. Retardierung Polyzythämie

7.8.18 Neonatale Alloimmunthrombozytopenie

Definition

Bei der neonatalen Alloimmunthrombozytopenie handelt es sich um eine **fetomaternale Thrombozyteninkompatibilität**.

Pathogenese

Kindliche Thrombozyten, die spezifische inkompatible Antigene tragen und im Verlauf der Schwangerschaft in den mütterlichen Blutkreislauf gelangen, können bei den Müttern eine **humorale Immunantwort** gegen das fremde Plättchenantigen auslösen; die maternalen Thrombozyten weisen dieses Antigenmerkmal nicht auf. In der Folge treten die im mütterlichen Organismus gebildeten IgG-Iso-Antikörper diaplazentar auf das Kind über, binden an die kindlichen Thrombozyten und führen zu einem beschleunigten Abbau der Blutplättchen. Die maternalen Thrombozytenzahlen sind normal.

Epidemiologie

Die Inzidenz der Alloimmunthrombozytopenie wird mit 1:2–3000 Neugeborenen angegeben. Verantwortlich für die mütterliche Sensibilisierung ist in mehr als 75% der Fälle das **plättchenspezifische Antigen PL^{A1}**, das bereits in der 19. Schwangerschaftswoche von den fetalen Thrombozyten exprimiert wird. 98% der Bevölkerung besitzen PL^{A1}-positive Thrombozyten. Weitere Plättchenantigene, für die Sensibilisierungen beschrieben wurden, sind PL^{A2}, PL^{E1}, PL^{E2} u. a. Bis zu 15% der betroffenen Neugeborenen können an den Folgen einer zu spät erkannten Alloimmunthrombozytopenie versterben. Bei komplikationslosen Verläufen limitiert sich die Krankheit innerhalb der ersten 4–6 Lebenswochen durch Elimination der zirkulierenden Antikörper in der Regel von selbst. Eine Sensibilisierung mit Entwicklung der Thrombozyteninkompatibilität tritt im Verlauf der 1. Schwangerschaft bei ca. 50% der Risikokonstellationen auf, das **Wiederholungsrisiko** steigt bei weiteren Schwangerschaften auf 85% an.

Klinik

Klinisch symptomatische Neugeborene mit Alloimmunothrombozytopenie fallen durch **Petechien, Purpura** und gelegentlich **Schleimhautblutungen** auf. Neben renalen und gastrointestinalen Blutungen ist die gefürchtete Komplikation eine innerhalb der ersten

Lebenstage auftretende **Hirnblutung**. Einige Neugeborene sind auch bei ausgeprägten Thrombozytopenien symptomfrei.

▪▪ Diagnose
Die Diagnose wird durch Nachweis spezifischer Thrombozytenmerkmale und **Antikörpernachweis** bei Mutter und Kind gestellt.

▪▪ Therapie
Bei Thrombozytenzahlen <50.000/µl oder klinischen Blutungszeichen ist eine sofortige Transfusion eines kompatiblen **Thrombozytenkonzentrats** angezeigt. Ein Problem stellt jedoch die Selektion geeigneter Thrombozytenspender dar, da 98% der Bevölkerung PL^{A1}-positive Thrombozyten besitzen und somit als Spender ausscheiden. Eine Thrombozytentypisierung potenzieller Spender ist nur in wenigen Blutbanken vorhanden.

> **Als idealer Spender kompatibler Thrombozyten kommt daher nur die Mutter in Frage. Das Verfahren der Thrombozytenisolierung durch Zellseparation wird auch unmittelbar nach der Geburt von den Müttern gut toleriert.**

Einige Neugeborene sprechen auch auf eine hochdosierte intravenöse **Immunglobulintherapie** an.

Bei erneuter Schwangerschaft einer sensibilisierten Mutter besteht ein hohes Risiko für das Kind, an einer Alloimmunthrombozytopenie zu erkranken. Der durch Nabelschnurpunktion erfolgte Nachweis einer fetalen Thrombozytopenie kann eine repetitive **In-utero-Transfusion** von kompatiblen Thrombozyten erfordern. Der therapeutische Effekt einer hochdosierten mütterlichen Therapie mit Gammaglobulinpräparaten ist aufgrund der unzureichenden Datenlage noch nicht zu beurteilen.

7.8.19 Koagulopathien

In der Neonatalperiode werden nicht selten **Störungen der plasmatischen Blutgerinnung** beobachtet; sie können Ausdruck einer angeborenen Defizienz an Gerinnungsfaktoren (s. Hämophilie u. a.), eines Vitamin-K-Mangels oder einer disseminierten intravasalen Gerinnungsstörung (DIC: »disseminated intravascular coagulation«) sein. Neugeborene haben erniedrigte Plasmakonzentrationen nahezu aller Gerinnungsfaktoren, besonders die Synthese der vitamin-K-abhängigen Faktoren II, VII, IX und X ist gestört. Es gibt keinen diaplazentaren Übertritt von Gerinnungsfaktoren.

7.8.20 Morbus haemorrhagicus neonatorum (Vitamin-K-Mangel)

▪▪ Definition
Der Morbus haemorrhagicus neonatorum ist eine durch einen Vitamin-K-Mangel ausgelöste potenziell **lebensbedrohliche Erkrankung**, die durch präventive Vitamin-K-Substitution verhindert werden kann.

▪▪ Epidemiologie
Bei ca. 1 von 200 Neugeborenen, die keine postnatale Vitamin-K-Prophylaxe erhalten haben, tritt ein unerwartetes Blutungsereignis innerhalb der ersten Lebenswochen auf.

▪▪ Ätiologie
Vitamin K ist für die hepatische Synthese von Prothrombin, Faktor VII, IX und X verantwortlich. Ein Vitamin-K-Mangel kann sich bei Neugeborenen zu verschiedenen Zeitpunkten manifestieren:

Eine am **1. Lebenstag** aufgetretene Blutung wird nach mütterlicher **Medikamenteneinnahme** beobachtet. Phenytoin, Phenobarbital, Primidon, Salizylate, Antikoagulanzien u. a. beeinträchtigen den Vitamin-K-Metabolismus Neugeborener, eine mütterliche Heparinbehandlung dagegen hat keine Auswirkungen auf das kindliche Gerinnungssystem. Die typische Vitamin-K-Mangelblutung des reifen Neugeborenen tritt vom **3.–7. Lebenstag** überwiegend bei mit **Muttermilch** ernährten Kindern auf; Muttermilch hat nur einen geringen Vitamin-K-Gehalt. Bei allen Früh- und Neugeborenen, die einer antibiotischen Langzeitbehandlung oder einer parenteralen Ernährung unterzogen sind, können sich bei mangelnder Vitamin-K-Substitution im Verlauf der Neonatalperiode bedrohliche Blutungen entwickeln. Eine Spätmanifestation des Vitamin-K-Mangels **im Alter von 4–12 Wochen** kann bei mit Muttermilch ernährten Säuglingen, besonders aber bei Kindern mit einer **Vitamin-K-Malabsorption** auftreten (Mukoviszidose, cholestatischer Ikterus u. a. bei Gallengangsatresie, Wachstumshemmung der vitamin-K-produzierenden intestinalen mikrobiellen Flora durch Antibiotika).

▪▪ Klinik
Eine Vitamin-K-Mangelblutung ist immer dann zu vermuten, wenn ein gesund wirkendes Neugeborenes spontane Hämorrhagien entwickelt: Hämatemesis, gatrointestinale Blutung (Melaena vera), Epistaxis, Nabelschnur- und Hautblutungen, intrakranielle Blutung u. a.

▪▪ Differenzialdiagnose
Eine in den ersten Lebenstagen auftretende Hämatemesis oder Meläna kann auch durch mütterliches, bei der Geburt verschlucktes Blut verursacht sein.

> **Mithilfe des Alkaliresistenztests (Apt-Test) kann in kürzester Zeit entschieden werden, ob es sich um kindliches oder mütterliches Blut handelt.**

Kindliche Erythrozyten enthalten überwiegend alkaliresistentes Hämoglobin F, sie werden in einer Lösung von 1% Natronlauge nicht denaturiert, die Lösung bleibt rötlich gefärbt. Die mütterlichen, Hämoglobin A enthaltenen Erythrozyten dagegen werden sofort zerstört, die Lösung bekommt eine gelblich-braune Farbe.

▪▪ Prävention, Therapie
Bei manifester Vitamin-K-Mangelblutung (Risikopatienten, Vitamin-K-Malabsorption) muss unverzüglich **Vitamin K i.v.** appliziert werden, zusätzlich kann die Gabe von **Frischplasma** notwendig sein. Höhere Dosen von Vitamin K sind bei mütterlicher Medikamenteneinnahme oder Lebererkrankung des Neugeborenen indiziert. Der Verdacht, dass intramuskulär injiziertes Vitamin K zu einem erhöhten Krebsrisiko bei Kindern führt, konnte inzwischen eindeutig widerlegt werden.

> **Durch routinemäßig prophylaktische Gabe von Vitamin K an alle Neugeborenen unmittelbar post partum, sowie am 5. und 28. Lebenstag, lässt sich ein Morbus hämorrhagicus neonatorum vermeiden (jeweils 2 mg Vitamin K oral).**

7.9 Nekrotisierende Enterokolitis

▪▪ Grundlagen
Die nekrotisierende Enterokolitis (NEC) ist eine akut auftretende **inflammatorische Erkrankung des Dünn- und Dickdarms**, welche im Verlauf zu einem septischen Krankheitsbild mit disseminierten Darmnekrosen führt. Die Ursache ist multifaktoriell. Die NEC ist die

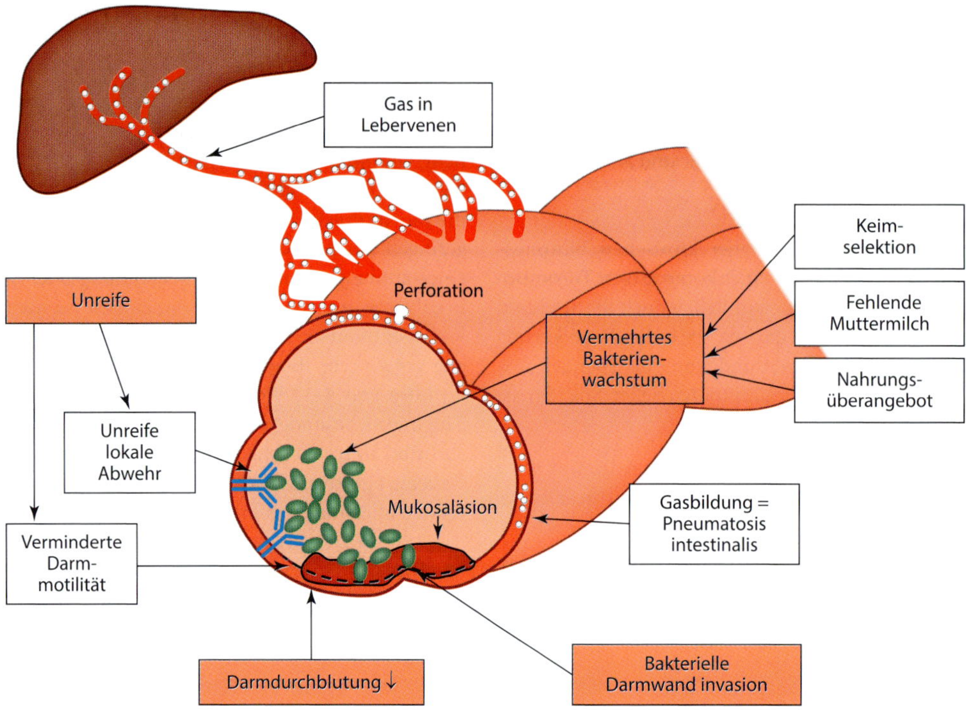

Abb. 7.49 Pathogenetische Faktoren bei der Entstehung der nekrotisierenden Enterokolitis

häufigste Ursache gastrointestinaler Notfallsituationen Neugeborener, vor allem erkranken Frühgeborene mit einem Geburtsgewicht unter 1500 g. Neben einzelnen sporadischen Fällen wird häufig ein gruppenweises Auftreten der Erkrankung beobachtet.

Pathogenese

Eine Erklärung der Genese der Erkrankung muss folgende Faktoren berücksichtigen: 90% der Fälle treten bei Frühgeborenen auf. Fast alle erkrankten Kinder sind oral ernährt worden. Die NEC tritt erheblich seltener auf bei Ernährung mit Muttermilch. Viele Fälle treten endemisch auf, ohne dass sich oft ein gemeinsamer Erreger isolieren lässt. Es ist somit offensichtlich, dass die NEC multifaktoriell verursacht wird. Dabei können verschiedene **pathogenetische Faktoren** identifiziert werden (Abb. 7.49):

- Unreife der intestinalen Abwehrmechanismen,
- bakterielle Überwucherung des Darmes,
- orale Ernährung.

Die **intestinale Abwehr** gegenüber pathogenen Erregern ist bei Frühgeborenen beeinträchtigt. Neben einer verminderten Konzentration des sekretorischen IgA auf der Darmschleimhaut, finden sich eine geringe Anzahl an intestinalen T-Lymphozyten, ein relativ hoher pH-Wert der Magensäure und weitere Defizienzen der lokalen Immunität. Die geringe Darmmotilität begünstigt ebenfalls die Bakterienadhäsion. Die herabgesetzte lokale Immunität ist einer der wesentlichen pathogenetischen Faktoren der NEC.

Die **bakterielle Besiedlung des Darmes** ist ebenfalls von Bedeutung. In der Tat lassen sich bei einer NEC häufig bakterielle Erreger, vor allem gramnegative Keime wie Klebsiella, Enterobacter- und Pseudomonas-Spezies oder Escherichia coli aus der Peritonealflüssigkeit, der Blutkultur oder aus dem Stuhl isolieren. Aber auch Infektionen mit Staphylokkokus epidermidis oder Rotaviren werden bei einer NEC beobachtet Die **Pneumatosis** als pathognomonisches Symptom entsteht durch intraluminale Ausbreitung der bakteriellen H_2-Bildung im Rahmen der Kohlenhydratvergärung des Darminhalts.

Die **orale Ernährung** ist ein weiterer pathogenetischer Faktor. Eine NEC tritt praktisch nur bei oral ernährten Neugeborenen auf. Eine zu rasche Steigerung der Nahrung (>20 kal/kg KG/Tag) kann bei der bestehenden Immaturität des Verdauungsapparats zu einer Verbesserung der Wachstumsbedingungen von Bakterien mit nachfolgender bakterieller Überwucherung führen. Bei Fütterung mit Frauenmilch kommt eine NEC seltener vor als bei Ernährung mit einer Kuhmilchpräparation. Dieses kann daran liegen, dass die lokale Schleimhautabwehr sowie die Verdauung der Nahrung durch Frauenmilch günstig beeinflusst wird.

Klinik

Kinder mit NEC präsentieren sich mit folgenden Symptomen:

- geblähtes, meist druckschmerzhaftes Abdomen,
- blutige Stühle,
- Erbrechen, Nahrungs- oder Sekretrückstau im Magen,
- häufig lokalisierte Resistenz im Abdomen,
- livide oder rötlich verfärbte Bauchhaut,
- bei fortschreitender Erkrankung mit diffuser Peritonitis: gesamte Bauchhaut glänzend und ödematös,
- fehlende Darmgeräusche.

Neben den lokalen Befunden zeigen die Kinder Symptome einer **systemischen Infektion**:

- Temperaturinstabilität,
- Apnoen,
- Muskelhypotonie,
- Hypomotorik bis Lethargie.
- Bei schweren Verläufen zusätzlich:
- Hypotension,
- Azidose,
- disseminierte intravasale Gerinnung mit Thrombozytopenie.

Die Erkrankung verläuft progressiv, klinisch hat sich eine Einteilung in **3 Stadien** bewährt (Tab. 7.13).

Tab. 7.13 Stadien der nekrotisierenden Enterokolitis (NEC) nach Bell

Stadium 1: Verdacht auf NEC	Systemische Symptome und Distension des Darmes (A ohne, B mit blutigen Stühlen)
Stadium 2: definitive NEC	Zunahme der systemischen Symptome, Ileus, als diagnostisches Symptom Nachweis einer Pneumatosis intestinalis. (A ohne, B mit deutlichen abdominellen Lokalbefunden – Abwehrspannung, Bauchwandinfiltration, abdominelle Resistenz, Aszites)
Stadium 3: fortgeschrittene NEC	Schwere systemische Infektionssymptome, sehr krankes Kind, deutliche Zeichen der Peritonitis (A ohne, B mit Darmperforation)

Labordiagnostik

Typische **laborchemische Befunde** gibt es nicht, sie entsprechen der **einer Sepsis** (Leukozytose oder Leukozytopenie, »Linksverschiebung«, im Verlauf erhöhte Serumkonzentrationen des C-reaktiven Proteins).

Röntgendiagnostik

Radiologisch findet sich in den frühen Stadien der Erkrankung eine **lokalisierte oder generalisierte Dilatation von Darmschlingen** sowie eine Verdickung der Darmwand. Das typische Symptom einer NEC ist die **Pneumatosis intestinalis** mit einer perlschnurartigen Ansammlung von Gasblasen in der Darmwand. Bei Extension dieser Gasansammlung über die Mesenterialgefäße in die Lebervenen lässt sich **intrahepatische Luft** nachweisen. Eine Perforation des Darms führt zum Auftreten freier Luft im Abdomen. Das **Pneumoperitoneum** imponiert in Rückenlage oft als rundliche strahlentransparente Figur in Bauchmitte, die Perforation lässt sich meist besser bei einer Aufnahme in Linksseitenlage als sichelartige Luftdarstellung über der Leber nachweisen.

Therapie

Die Behandlung der NEC hängt ab von der Schwere der Erkrankung, Bei Verdacht auf NEC erfolgt eine konservative Behandlung mit **Nahrungspause** (keine oralen Medikamente), **Magenablaufsonde** und breiter **antibiotischer Therapie**. Die **Flüssigkeits- und Elektrolyttherapie** ist von besonderer Bedeutung, da es zu erheblichen Verlusten von Flüssigkeit in den Darm kommen kann (sog. dritter Raum), in der Regel ist die Gabe von isotoner Elektrolytlösung erforderlich. Bei definitiver NEC oder Ileussymptomatik ist unbedingt eine Mitbeurteilung des klinischen Befundes durch einen Kinderchirurgen notwendig, um eine rechtzeitige Indikation zu operativem Vorgehen stellen zu können. Eine **Operationsindikation** ist gegeben bei Perforation, klinischen Peritonitissymptomen oder deutlichen Pneumatosiszeichen. Ein toxisches Krankheitsbild erfordert eine notfallmäßige operative Therapie.

7.10 Fetale und neonatale Infektionen

7.10.1 Besonderheiten des Immunsystems Neugeborener

Während der 2. Schwangerschaftshälfte entwickelt der Fetus die Fähigkeit zur zellulären und humoralen Immunabwehr, jedoch ist das **Immunsystem** des Feten in seiner Aktivität **supprimiert**, um Abstoßungsreaktionen zwischen Feten und Mutter zu vermeiden.

Tab. 7.14 Funktionseinschränkungen des neonatalen Immunsystem

Immunglobuline	IgG von der Mutter übertragen (Nestschutz) Evtl. Mangel an spezifischen Antikörpern IgG bei Frühgeborenen deutlich vermindert IgM-Produktion bei intrauteriner Infektion möglich
Komplementsystem	Serumspiegel nur 50–75% des Erwachsenen
Granulozyten	Geringe Knochenmarksreserven Verminderte Adhärenz und Chemotaxis
Makrophagen	Verringerte Chemotaxis und Aktivierbarkeit
T-Lymphozyten	Verringerte Mitogenstimulierbarkeit Verringerte Zytokinproduktion Verringerte Fähigkeit, B-Zellen und Makrophagen zu stimulieren

Die Umstellung des Immunsystems auf die aktive Bekämpfung von invasiven Erregern erfolgt erst postnatal. Deshalb sind viele immunologische Effektorsysteme beim Neugeborenen und noch ausgeprägter beim Frühgeborenen weniger funktionsfähig als beim Erwachsenen (Tab. 7.14).

Immunglobuline Fetale B-Lymphozyten sind in der Lage bei intrauterinen Infektionen IgM-Antikörper zu bilden. Die IgG-Antikörper des Neugeborenen sind dagegen IgG-Antikörper der Mutter, die über einen aktiven Transportmechanismus der Plazenta auf das Neugeborenen übertragen werden und ihm den so genannten **Nestschutz** vor Infektionen vermitteln. Der protektive Effekt von mütterlichen IgG-Antikörpern z. B. gegen β-hämolysierende Streptokokken der Gruppe B oder Herpes simplex ist eindeutig belegt. Dieser transplazentare Transport beginnt mit 20 Schwangerschaftswochen und führt zu mit dem Gestationsalter zunehmenden IgG-Konzentrationen beim Neugeborenen. Frühgeborene haben deshalb nur einen ungenügenden Nestschutz. IgA passiert die Plazenta nicht und ist beim Neugeborenen nicht nachzuweisen.

> **Beim Neugeborenen nachweisbares IgM ist ein Hinweis auf eine intrauterine Infektion, da mütterliche IgM-Antikörper wegen ihrer Größe die Plazenta nicht passieren.**

Komplementsystem Die Serumkonzentrationen der meisten Komplementfaktoren und Komplementaktivität betragen beim reifen Neugeborenen nur ca. 50% der Erwachsenenwerte. Dadurch ist die Opsonisierung von Erregern verringert und somit die **opsoninabhängige Phagozytose** eingeschränkt.

Granulozyten Das Neugeborene hat nur geringe Granulozytenreserven im Knochenmark. Die Granulozyten zeigen normales Phagozytoseverhalten und Bakterizidie, jedoch eine eingeschränkte Adhärenz und Chemotaxis.

Makrophagen Neonatale Makrophagen zeigen eine verringerte Chemotaxis und Aktivierbarkeit.

T-Lymphozyten Mit 15–20 Schwangerschaftswochen haben Feten eine nachweisbare T-Zell-Population im peripheren Blut. Diese ist allerdings in ihrer Aktivität supprimiert und zeigt eine verringerte

Tab. 7.15 Bedeutung der verschiedenen Infektionswege bei nichtbakteriellen konnatalen Infektionen

Erreger	Transplazentare Infektion	Perinatale Infektion	Postnatale Infektion
Toxoplasmose	++	–	–
HIV	+	++	+
Parvovirus	++	–	–
Hepatitis-B-Virus	+	++	+
Varicella-Zoster-Virus	++	+	+
Röteln	++	–	–
Zytomegalie	++	++	+
Herpes simplex	–	++	+

Mitogenstimulierbarkeit, eine verminderte Fähigkeit, B-Zellen und Makrophagen durch eine eingeschränkte Zytokinproduktion z. B. von γ-Interferon zu aktivieren.

7.10.2 Nichtbakterielle konnatale Infektionen

Grundlagen

Die nichtbakteriellen Erreger konnataler Infektionen werden häufig unter dem Merkwort **TORCH** zusammengefasst:

- **T** Toxoplasma gondii
- **O** Others (HIV, Varizella-Zoster-Virus, Hepatitis-B-Virus, Parvovirus-B19)
- **R** Rötelnvirus
- **C** Zytomegalievirus
- **H** Herpes-simplex-Virus Typ 1 und 2

Übertragung

Diese Erreger können auf verschiedenen Wegen von der Mutter auf das Kind übertragen werden (Tab. 7.15):

- **Transplazentare Infektion:** der Erreger im mütterlichen Blut durchdringt die Plazentaschranke und infiziert das Kind. Die Durchlässigkeit der Plazentaschranke hängt von der Art des Erregers und vom Zeitpunkt der Gestation ab; so wird die Plazenta z. B. mit zunehmendem Gestationsalter durchlässiger für Toxoplasmen.
- **Perinatale Infektion:** das Kind infiziert sich beim Durchtritt durch den Geburtskanal.
- **Postnatale Infektion:** die Infektion erfolgt durch Muttermilch oder Kontakt mit infektiösem Material von der Mutter.

Klinik

Die Symptomatik der TORCH-Infektionen reicht von der asymptomatischen Infektion bis zur tödlichen Erkrankung (Tab. 7.16).

Folgende Symptome bei Geburt sind verdächtig auf eine **intrauterin übertragene TORCH-Infektion**:

- Untergewicht,
- Mikrozephalie, intrazerebrale Verkalkungen, Krampfanfälle (Enzephalitis),
- Netzhautverkalkungen, Mikrophthalmie (Chorioretinitis),
- Anämie, Thrombozytopenie (Knochenmarkdepression),
- Hepatomegalie, Ikterus (Hepatitis).

Tab. 7.16 Symptome der nichtbakteriellen konnatalen Infektionen

Erreger	Symptomatik
Röteln	Embryopathie mit Trias Innenohrschwerhörigkeit, Herzfehler, Katarakt
Zytomegalie	90% bei Geburt asymptomatisch (Spätschäden psychomotorische Retardierung, Schwerhörigkeit) 10% bei Geburt symptomatisch (Enzephalitis, Hepatitis, Chorioretinitis, Wachstumsretardierung)
Herpes simplex (Typ 2)	Generalisiert-septische Infektion oder lokalisierte Herpesläsionen an Haut, Auge und Mund oder isolierte Enzephalitis
Varicella Zoster	Varizellenembryopathie (Hautnarben, Extremitätenhypoplasie), neonatale Varizellen
Hepatitis B	Hepatitis, häufig mit chronischem Verlauf
HIV	Bei Geburt meist asymptomatisch, in den ersten Lebensmonaten Lymphadenopathie, Gedeihstörung, rezidivierende Diarrhö oder Atemwegsinfektionen
Parvovirus B19	Transiente intrauterine Anämie
Toxoplasmose	90% bei Geburt asymptomatisch (Spätschäden Chorioretinits, psychomotor. Retardierung, Hydrozephalus) 10% bei Geburt symptomatisch (Enzephalitis, Hepatitis, Chorioretinitis, Gedeihstörung)

Diagnose

Diagnostisch stehen der direkte **Erregernachweis** in Urin, Speichel oder anderen Körpersekreten zur Verfügung, die Erregerausscheidung persistiert oft über Monate. Die Nachweis von IgM-Antikörpern gelingt oft nicht, deshalb sind Verlaufsuntersuchungen des IgG-Titers erforderlich.

7.10.3 Röteln

Epidemiologie

Das Risiko einer Rötelnembryofetopathie beträgt 30% bei einer mütterlichen Infektion vor der 12. Schwangerschaftswoche und 10% bei einer mütterlichen Infektion zwischen 13 und 20 Schwangerschaftswochen. Die Häufigkeit der Rötelnembryopathie hat in Deutschland durch die Impfung und die verbesserte pränatale Diagnostik auf 1 pro 10.000 Geburten abgenommen.

Pathogenese

Das Rötelnvirus wird während der mütterlichen Virämie **transplazentar** übertragen. 50% der infizierten Schwangeren sind selbst asymptomatisch. Bei unbeabsichtigter Rötelnimpfung einer Schwangeren kann es zwar selten zu einer kindlichen Infektion kommen, aber nicht zu einer Rötelnembryopathie.

Klinik

Typisch ist die **Rötelnembryopathie** mit der Fehlbildungstrias **Innenohrschwerhörigkeit**, **Herzfehler** (persistierender Ductus arteriosus) und **Katarakt**, die auch als Gregg-Syndrom bezeichnet wird. Es kann aber auch zum Abort, zur intrauterinen Infektion ohne Fehlbildung, zu transienten neonatalen Symptomen oder zur persistierenden Infektion mit permanenten Organschäden kommen.

Cave
Meningoenzephalitis, Chorioretinitis, Glaukom, Hepatitis etc.

Diagnose
Zur Diagnose tragen Anamnese und **Virusnachweis** in Speichel, Blut oder Urin bei. Die Virusausscheidung ist 1–3 Monate nach der Geburt am höchsten und kann bis zu 1 Jahr persistieren. Positives Röteln-IgM in der **Serologie**, persistierender oder ansteigender Röteln-IgG-Titer sind diagnostisch wegweisend.

Differenzialdiagnose
Zytomegalie, Toxoplasmose.

Therapie
Bei hohem Verdacht auf eine Rötelnembryopathie kann eine **Schwangerschaftsunterbrechung** erwogen werden.

Entscheidend ist die Sicherstellung des Rötelnimpfschutzes bei allen Mädchen vor Eintritt der Pubertät, denn bei intrauteriner Infektion ist keine spezifische Therapie möglich.

Prognose
Die Gesamtmortalität infizierter Neugeborener beträgt 10%, davon 35% im 1. Lebensjahr.

7.10.4 Zytomegalie

Epidemiologie
Die Zytomegalie ist die häufigste nichtbakterielle konnatale Infektion. 1% aller Neugeborenen sind bei Geburt mit dem Zytomegalievirus infiziert, 10% der infizierten Neugeborenen sind bei Geburt symptomatisch (► Kap. 15.4).

Pathogenese
Das Zytomegalievirus persistiert lebenslänglich in Lymphozyten und anderen Körperzellen (◘ Abb. 7.50). Die Infektion wird in der Schwangerschaft häufig reaktiviert. Bei einer **Erstinfektion der Mutter** in der Schwangerschaft kommt es zu einem wesentlich schwereren fetalen Krankheitsverlauf als bei transplazentarer Erregerübertragung im Rahmen einer in der Schwangerschaft reaktivierten Zytomegalieinfektion. Daneben ist auch eine perinatale Übertragung durch infektiöse Genitalsekrete und eine postnatale Übertragung durch Muttermilch oder eine Bluttransfusion möglich. Eine postnatale CMV-Infektion ist vermutlich nur für sehr unreife Frühgeborene problematisch, sie können von einem Sepsis-ähnlichen Krankheitsbild betroffen sein.

Klinik
90% der intrauterin infizierten Neugeborenen sind bei Geburt asymptomatisch, scheiden allerdings das Virus über Monate im Urin, Tränen, Blut und Rachensekret aus. 10% der bei Geburt symptomfreien Neugeborenen entwickeln im Verlauf Spätmanifestationen (Hörstörung, psychomotorische Retardierung). Die 10% bei Geburt symptomatischen Neugeborenen können verschiedenste Organschäden aufweisen (Enzephalitis mit periventrikulären Kalzifikationen; Mikrozephalie, Taubheit, Hepatitis, Wachstumsretardierung, Chorioretinitis, petechialer Hautausschlag, Thrombozytopenie) und entwickeln zu 90% **bleibende Organschäden**.

Komplikationen
Entwicklung von bleibenden Organschäden vor allem im **Gehirn** (◘ Abb. 7.50), Gehör und am **Auge** durch die persistierende Infektion.

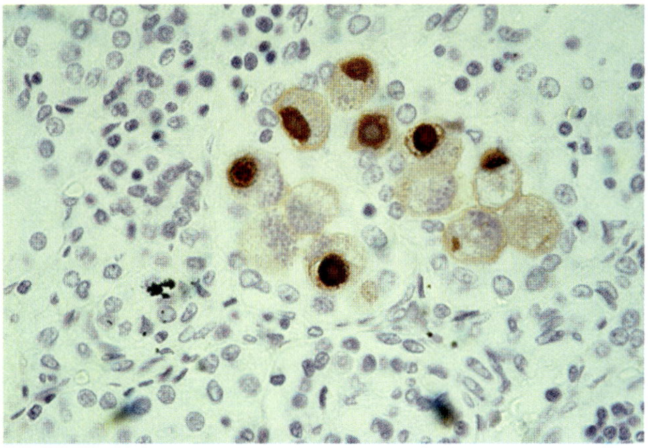

◘ **Abb. 7.50** Typische im Nierenparenchym gelegene Riesenzellen, die aus Virusaggregaten bestehende Zelleinschlusskörperchen (sog. Eulenaugenzellen) enthalten

Diagnose
Durch **direkten Erregernachweis** (Early Antigen, Virus-PCR) und Viruskultur von Urin, Speichel wird die Infektion nachgewiesen. IgM-Antikörper sind auch bei florider Zytomegalieinfektion nicht immer nachzuweisen, deshalb erfolgt die Kontrolle des IgG-Titerverlaufs.

Differenzialdiagnose
Konnatale Röteln, Toxoplasmose, bakterielle Sepsis.

Therapie
Eine mehrwöchige Behandlung mit **Ganciclovir** scheint den Grad der Schwerhörigkeit und möglicherweise auch der neurologischen Schädigung günstig zu beeinflussen.

Die konnatale Zytomegalieinfektion ist eine führende Ursache von geistiger Behinderung und Schwerhörigkeit.

7.10.5 Herpes simplex

Epidemiologie
Die Häufigkeit der konnatalen Herpes-simplex-Infektion beträgt 1 auf 7500 Neugeborene. In 85% der Fälle wird sie durch den Virustyp 2 (**Herpes genitalis**) verursacht (► Kap. 15.1).

Pathogenese
90% der Infektionen finden **perinatal** beim Durchtritt durch den Geburtskanal statt. Das Übertragungsrisiko ist bei einer primären Herpes-genitalis-Infektion der Mutter 10-mal höher (50%) als bei einer rekurrierenden mütterlichen Infektion. Die Herpes-simplex-Typ-1-Infektion (Herpes labialis) beim Neugeborenen wird meist postnatal durch Kontakt mit infektiösem Sekret übertragen.

Klinik
Bei der peri- oder postnatalen Infektion kann es zu einer generalisierten Infektion kommen, zur einer auf Haut, Augen und Mund beschränkten Infektion oder zur Enzephalitis. Die **generalisierte Infektion** hat unspezifische Symptome wie bei einer Sepsis (Apnoen, Lethargie oder Hepatosplenomegalie). Hauteffloreszenzen kommen nur bei 70–80% der Neugeborenen mit HSV-Sepsis vor. Die **lokalisierte Infektion** zeigt Herpesläsionen auf der Haut, Keratokonjunk-

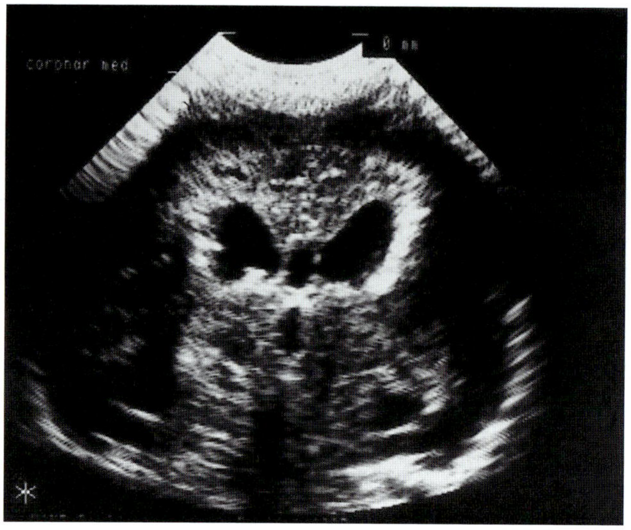

Abb. 7.51 Periventrikuläre Echogenitätsvermehrung und Hydrozephalus im zerebralen Ultraschall als Ausdruck einer Ventrikulitis/Enzephalitis bei neonataler Zytomegalieinfektion

tivitis und Chorioretinitis. Die isolierte **Enzephalitis** manifestiert sich mit Fieber, Irritabilität, Lethargie, Koma, fokalen und generalisierten Krampfanfällen und gespannter Fontanelle. Hautläsionen sind dabei selten. Im CT findet man typischerweise fokale Läsionen im Temporallappen.

▪▪ Komplikationen

Schock, disseminierte intravasale Koagulopathie.

▪▪ Diagnose

Zur Diagnose führen die charakteristischen Hauteffloreszenzen sowie der Virusnachweis aus Bläscheninhalt und Blut (Nachweis von HSV-Antigen und HSV-DNA). Bei der Enzephalitis lässt sich das Virus in 25–40% der Fälle im Liquor nachweisen. Die Serologie ist in der Regel nicht hilfreich.

▪▪ Differenzialdiagnose

Toxoplasmose, Zytomegalie, Röteln, intrakranielle Blutung, Sepsis.

▪▪ Therapie

Bei primärer Herpes-genitalis-Infektion der Mutter zum Zeitpunkt der Geburt sollte die Entbindung per **Kaiserschnitt** durchgeführt werden, um das Infektionsrisiko zu reduzieren. Beim geringsten klinischen Verdacht auf eine neonatale Herpesinfektion sollte eine antivirale Therapie mit **Aciclovir** begonnen werden. Die früh einsetzende antivirale Therapie verbessert die Prognose und eine Generalisierung kann verhindert werden.

▪▪ Prognose

Bei einer generalisierten Infektion beträgt die Letatlität 60%, Überlebende haben meist schwere **neurologische und okuläre Schäden**.

7.10.6 Varizella-Zoster-Virus

▪▪ Epidemiologie

Die Inzidenz mütterlicher **Windpocken** in der Schwangerschaft beträgt nur 1–5/10.000 Schwangerschaften. Bei mütterlichen Windpocken in der Schwangerschaft werden 25% der Feten infiziert.

▪▪ Pathogenese

Die frühe **transplanzentare Infektion** führt zur Varizellenembryopathie, die späte transplazentare Infektion in den letzten 3 Schwangerschaftswochen zu neonatalen Windpocken.

▪▪ Klinik

Die **Varizellenembryopathie** geht mit Enzephalitis, Chorioretinitis, Hypoplasie von Gliedmaßen und dermatombezogenen Hautnarben einher. **Neonatale Windpocken** verlaufen je nach Infektionszeitpunkt unterschiedlich schwer:

- Auftreten der mütterlichen Windpocken **5–21 Tage vor der Geburt**: Die Infektion erfolgt transplazentar. Die Inkubationszeit nach transplazentarer Infektion ist kürzer (10 statt 14 Tage) als nach Infektion über den Nasopharynx. Das Neugeborene zeigt innerhalb weniger Tage nach Geburt in der Regel **milde Symptome**, da es auch mütterliche Antikörper über die Plazenta bekommt.
- Auftreten der mütterlichen Windpocken **4 Tage vor dem Entbindungstermin bis 2 Tage nach Geburt**: Das Neugeborenes wird 5–10 Tage post partum symptomatisch. Die Erkrankung kann in 20% der Fälle **schwer verlaufen** mit sich rasch ausbreitendem hämorrhagischem Exanthem, Pneumonie, Enzephalitis und Tod, da das Neugeborene keine mütterlichen Antikörper mehr erhalten hat.
- **Postnatale Infektion**: Wird ein Neugeborenes/Säugling postnatal über den Nasopharynx infiziert hat es kein höheres Erkrankungsrisiko als ältere Kinder.

▪▪ Komplikationen

Nach neonatalen oder postnatalen Windpocken tritt in den ersten 10 Lebensjahren häufig ein **Zoster** auf.

▪▪ Diagnose

Anamnese und Nachweis des typischen Exanthems, Virusisolierung aus Effloreszenzen und Serologie ermöglichen die Diagnosestellung.

▪▪ Differenzialdiagnose

Konnatale Herpes-simplex-Virus-Infektion.

▪▪ Therapie

Bei mütterlichen Varizellen kurz vor dem Entbindungstermin erhält die Mutter sofort und das Kind nach der Geburt ein **Varizellen-Hyperimmunglobulin**, außerdem werden beide mit **Aciclovir** behandelt.

▪▪ Prognose

Die Letalität der Varizellenembryopathie beträgt 47%.

7.10.7 Weitere konnatale Virusinfektionen

Hepatitis B

▪▪ Epidemiologie

1% der Schwangeren sind HBs-Antigen positiv und etwa 6% ihrer Neugeborenen werden infiziert. Ist die Mutter HBs- und HBe-Antigen positiv, verzehnfacht sich das Infektionsrisiko für den Feten. 20–30% der infizierten Neugeborenen werden zu chronischen Hepatitis-B-Trägern.

▪▪ Pathogenese

Die Übertragung des Hepatitis-B-Virus erfolgt **perinatal**.

■■ **Diagnose**

Der Nachweis von **HBs-Antigen** bei der Mutter erfolgt im Rahmen der **Schwangerenvorsorge**.

■■ **Therapie**

Durch die unmittelbar postnatal durchgeführte **aktive und passive Immunisierung** des Neugeborenen gegen Hepatitis B lassen sich 80% der neonatalen Infektionen verhindern.

HIV-Infektion

■■ **Pathogenese**

Der wichtigste Infektionsmodus ist die **perinatale Infektion**, jedoch kann die Infektion auch transplazentar oder postnatal, z. B. durch Muttermilch, erfolgen.

■■ **Klinik**

Die Neugeborenen sind bei Geburt meist symptomfrei. In den ersten Lebensmonaten entwickeln sich Symptome wie Mikrozephalie, psychomotorische Retardierung, Gedeihstörung, persistierende Candidainfektionen oder Diarrhö, Lymphadenopathie oder rezidivierende Atemwegsinfektionen.

■■ **Diagnose**

Die Diagnose der HIV-Infektion beim Neugeborenen oder Säugling kann nur durch **HIV-PCR** oder Viruskultur geführt werden.

Cave

Der Nachweis von HIV-Antikörpern beim Neugeborenen ist nicht beweisend für eine HIV-Infektion, da es sich um mütterliche Leihantikörper handeln kann.

■■ **Therapie**

Durch die **antiretrovirale Behandlung** der Mutter ab 34 Schwangerschaftswochen, die **Kaiserschnittentbindung** mit 38 Schwangerschaftswochen und die sofortige postnatale **Azidothymidinbehandlung** des Neugeborenen konnte die Rate der perinatalen Infektionen auf unter 2% gesenkt werden. HIV-infizierte Mütter sollen nicht stillen.

Parvovirus-B19-Infektion

■■ **Pathogenese**

Parvovirus B19 wird transplazentar übertragen. Bei der Mutter verläuft die Infektion häufig subklinisch und nicht mit dem für den Parvovirus B19 typischen Exanthem der **Ringelröteln**.

■■ **Klinik**

Beim Feten führt die Infektion zu einer transienten Depression der Erythropoese und zur Entwicklung einer **intrauterinen Anämie**, die so ausgeprägt sein kann, dass sich ein Hydrops fetalis entwickelt.

■■ **Diagnose**

Parvovirus-B19-Serologie bei der Mutter, positives IgM beim Kind.

■■ **Therapie**

Bei nachgewiesener mütterlicher Infektion **engmaschige Ultraschallkontrolle** des Feten. Bei drohendem Hydrops fetalis Bestimmung des fetalen Hämatokrits und **intrauterine Transfusion**. Nach erfolgreicher intrauteriner Behandlung ist die Prognose der Kinder als gut anzusehen.

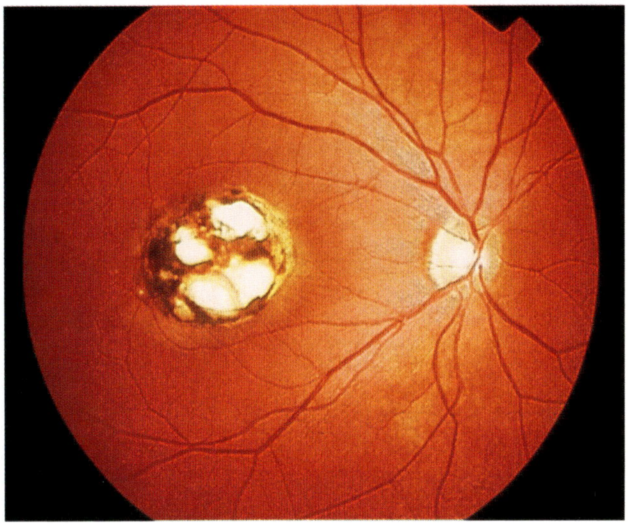

Abb. 7.52 Chorioretinitis bei konnataler Toxoplasmose

7.10.8 Toxoplasmose

■■ **Epidemiologie**

Die Häufigkeit der konnatalen Toxoplasmose beträgt 3–6 auf 1000 Lebendgeborene (► Kap. 17.7).

■■ **Pathogenese**

Die Erstinfektion führt beim Erwachsenen zu grippalen Symptomen mit Lymphknotenschwellungen. Bei einer **Erstinfektion in der Schwangerschaft** kommt es in ca. 50% der Fälle zu einer Infektion des Feten. Dabei überwindet der Erreger die Planzenta im 3. Trimenon leichter als im 2. Trimenon, die Erkrankung verläuft allerdings bei Infektion im 3. Trimenon wesentlich leichter.

■■ **Klinik**

10% der infizierten Feten entwickeln eine symptomatische **generalisierte Infektion** mit Enzephalitis, Hepatitis, Chorioretinitis (Abb. 7.52), Pneumonie und Myokarditis. 90% haben primär einen subklinischen Krankheitsverlauf und werden asymptomatisch geboren.

■■ **Komplikationen**

Rezidivierende Chorioretinitis.

■■ **Diagnose**

Im Vordergrund steht die serologische Diagnostik. In 70% der Fälle gelingt ein Nachweis von IgM-Antikörpern. Antigennachweise sind in Erprobung.

■■ **Differenzialdiagnose**

Zytomegalie, Röteln.

■■ **Therapie**

Bei mütterlicher Erstinfektion in der Schwangerschaft wird die Mutter mit Spiramycin, Sulfonamiden und Pyrimethamin behandelt. Dieselbe Therapie wird postnatal einem infizierten Neugeborenen verabreicht.

■■ **Prognose**

Ein Teil der asymptomatischen Neugeborenen entwickelt **postenzephalitische Spätschäden** (intrazerebrale Verkalkungen, Hydroze-

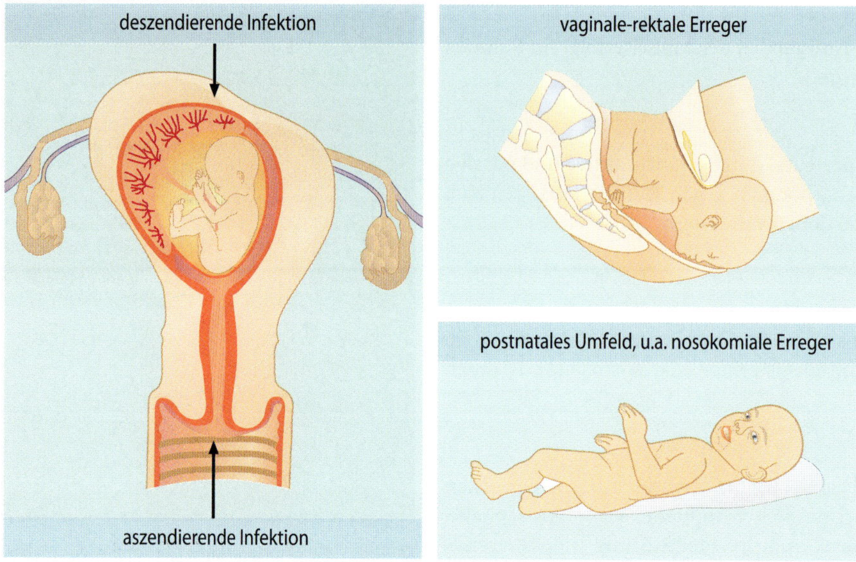

Abb. 7.53 Prä- und postnatale Infektionswege der neonatalen Sepsis

phalus und Chorioretinitis). Kinder mit angeborener Toxoplasmose sollten bis zum 10. Lebensjahr in regelmäßigen Abständen ophthalmologisch und neurologisch untersucht werden.

7.10.9 Neugeborenensepsis

▪▪ Definition

Die neonatale Sepsis stellt nach wie vor eines der Hauptprobleme der Neugeborenenmedizin dar; sie ist eine **disseminierte mikrobielle Erkrankung**, die durch die klinischen Symptome einer systemischen Infektion und die **Septikämie**, d. h. den kulturellen Nachweis pathogener Erreger in der Blutkultur charakterisiert ist. Im Rahmen des septischen Schocks kann sich ein Multiorganversagen ausbilden.

▪▪ Epidemiologie

In Westeuropa und den USA erkranken 1–4 Neugeborene/1000 Lebendgeborene/Jahr an einer neonatalen Sepsis, 10–25% der Patienten versterben an den Komplikationen dieser oftmals foudroyant verlaufenden Infektion, bis zu ¼ der Kinder entwickeln als Folge einer zu spät diagnostizierten Sepsis eine **eitrige Meningitis**. Diese Komplikation tritt in Deutschland inzwischen bei weniger als 10% der Früh- und Neugeborenen auf. Besonders kritisch ist die Situation auf neonatologischen Intensivstationen; hier kann bei 25% der Kindern im Verlauf der Intensivtherapie eine Sepsis nachgewiesen werden. Wie eine Reihe von epidemiologischen Untersuchungen belegen, hat die Inzidenz der neonatalen Sepsis in den letzten 20 Jahren zugenommen.

▪▪ Verlauf

Die neonatale Sepsis manifestiert sich in 2 Verlaufsformen:
- früheinsetzende Form (Frühsepsis),
- späteinsetzende Form (Spätsepsis).

Die **früheinsetzende Form** zeichnet sich durch den Krankheitsbeginn in den ersten Lebenstagen, das typische Erregerspektrum (s. unten) und die fulminante Verlaufsform aus. Häufig entwickelt sich die systemische Infektion auf dem Boden einer neonatalen **Pneumonie**. Bei vielen Kindern sind geburtshilfliche Risikofaktoren vorhanden.

Die **späteinsetzende Form** tritt in der Regel nach dem 5. Lebenstag auf, der klinische Verlauf kann entweder foudroyant oder langsamer fortschreitend sein; die Neugeborenen erkranken häufig an einer **Meningitis**. Die Erreger stammen häufig aus dem postnatalen Umfeld. Besonders intensivmedizinisch behandelte Früh- und Neugeborene sind gefährdet, an einer späteinsetzenden **nosokomialen** Sepsis zu erkranken.

▪▪ Pathogenese, Risikofaktoren

Die **geburtshilflichen Risikofaktoren** der früheinsetzenden Sepsis sind:
- vorzeitiger Blasensprung,
- Amnioninfektionssyndrom,
- Fieber, Bakteriämie der Mutter,
- Frühgeburtlichkeit.

Durch vorzeitigen Blasensprung, Aszension vaginaler Erreger (**aszendierende Infektion**) oder im Rahmen einer mütterlichen Bakteriämie (**deszendierende Infektion**) kann das Neugeborene bereits in utero infiziert werden und manifest erkranken (Abb. 7.53).

Bei einer mütterlichen vaginalen und rektalen Kolonisierung mit pathogenen Erregern kann ein Neugeborenes darüber hinaus **auf dem Geburtsweg** infiziert werden. Bis zu 30% der amerikanischen und westeuropäischen Schwangeren weisen eine vaginale Besiedlung mit **β-hämolysierenden Streptokokken** der Gruppe B auf, maximal 50% mit pathogenen **E. coli**. Nach einer vaginalen Geburt sind bis zu 70% der Neugeborenen mit diesen pathogenen Bakterien auf Haut- und Schleimhäuten kolonisiert. Das Ausmaß der Besiedlung erhöht das Risiko, an einer Sepsis zu erkranken. Man kann davon ausgehen, dass ca. 1 von 100 Neugeborenen, die mit β-hämolysierenden Streptokokken der Gruppe B besiedelt sind, an einer Sepsis erkrankt.

Eine Gruppe von **Risikopatienten** ist in einem hohen Maß gefährdet, eine nosokomiale Sepsis zu akquirieren: intensivmedizinisch behandelte Früh- und Neugeborene. Die gut belegten Risikofaktoren sind in Tab. 7.17 zusammengefasst.

Eine Übertragung von pathogenen Erregern erfolgt überwiegend durch unzureichende Handwaschpraktiken der betreuenden Schwestern und Ärzte.

Tab. 7.17 Risikofaktoren der nosokomialen Sepsis

Intensivmedizinische Maßnahmen	Endotracheale Intubation Maschinelle Beatmung Zentrale Katheter, Lipidinfusionen
Mangelhafte Stationshygiene	Unzureichende Handwaschpraktiken Überbelegung der Intensivstation Personelle Unterbesetzung
Kontamination	Inkubatoren Waschbecken Andere Gegenstände

Tab. 7.18 Wesentliche Erreger der früh oder spät einsetzenden neonatalen Sepsis

Früheinsetzende Sepsis	Späteinsetzende Sepsis
Streptokokken Gruppe B Escherichia coli Staphylococcus aureus Listeria monocytogenes Enterokokken u. a.	Escherichia coli Staphylococcus epidermidis Klebsiella-Enterobacter-Spezies Pseudomonas aeruginosa Proteus-Spezies Streptokokken Gruppe B Candida albicans u. a.

Exkurs

Erregerspektrum der Neugeborenensepsis

Eines der faszinierenden, aber immer noch nicht geklärten Phänomene neonataler Infektionen ist ein von Zeit zu Zeit auftretender Wechsel im bakteriologischen Spektrum.
So wurden in den USA in den 1930er-Jahren β-hämolysierende Streptokokken der Gruppe A als häufigste Erreger der neonatalen Sepsis identifiziert. In den nächsten Dekaden folgten Escherichia coli, Staphylococcus aureus, erneut E. coli und schließlich in den 1970er-Jahren β-hämolysierende Streptokokken der Gruppe B. Das Verschwinden von hämolysierenden Streptokokken der Gruppe A sowie von Staph. aureus in der vorantibiotischen Ära kann nicht auf medizinische oder hygienische Maßnahmen zurückgeführt werden. Das Auftreten von Streptokokken der Gruppe B fällt in eine Periode, in der Penicillin zum meist verwendeten Antibiotikum wurde; bis heute haben diese Erreger ihr Resistenzverhalten nicht verändert.
In Deutschland wurden β-hämolysierende Streptokokken der Gruppe B erstmals Ende der 70er-Jahre beobachtet; sie sind inzwischen in den meisten Regionen die häufigsten Erreger der neonatalen Sepsis. Weiterhin sind E. coli, Listerien, Enterokokken und Staph. aureus typische Erreger der Frühsepsis.
Es gilt jedoch festzustellen, dass nicht nur zwischen geographisch definierten Regionen, sondern auch zwischen einzelnen Hospitälern mit unterschiedlichen Infektionserregern zu rechnen ist. In vielen neonatologischen Zentren wird Staph. epidermidis als häufigster Erreger von späteinsetzenden nosokomialen Infektionen isoliert; dieser Erreger führt darüber hinaus immer wieder zu »Ausbrüchen« von Hospitalinfektionen. Daneben spielen Klebsiella-, Enterobacter- und Pseudomonas-Spezies, Staph. aureus und andere pathogene Mikroorganismen eine unveränderte Rolle als gefürchtete Erreger einer nosokomialen Spätsepsis.

In einzelnen amerikanischen Intensivstationen wurden bei 15% aller Hochrisikofrühgeborenen systemische Infektionen mit Candida spp. diagnostiziert. In Tab. 7.18 sind die wesentlichen Erreger der neonatalen Sepsis zusammengefasst.

▪▪ Klinik

Die klinische Symptomatik der Neugeborenensepsis ist uncharakteristisch und variabel; bleiben die oftmals diskreten klinischen Zeichen unerkannt, so kann sich innerhalb kurzer Zeit das Vollbild des **septischen Schocks** entwickeln. Einer der wichtigsten Hinweise ist das von einer erfahrenen Kinderkrankenschwester registrierte »schlechte Aussehen« des Neugeborenen. Neben Störungen der Temperaturregulation und der Atmungsfunktion, werden gastrointestinale Symptome beobachtet. Phasenweise nachweisbare Veränderungen des Hautkolorits weisen auf die im Rahmen der Bakteriämie auftretende Mikrozirkulationsstörung hin. Daneben können Hyperexzitabilität, Hypotonie, Apathie und zerebrale Krampfanfälle auftreten. Petechien, verstärkte Blutungsneigung, Hypotension und septischer Schock entwickeln sich im Verlauf der Erkrankung.

Wesentliche Symptome der neonatalen Sepsis

- **Temperaturinstabilität:** Hyper-, Hypothermie
- **Atemstörungen:** Tachypnoe, Dyspnoe, Apnoe
- **Gastrointestinale Symptome:** Trinkschwäche, Erbrechen, abdominelle Distension
- **Zirkulatorische Insuffizienz:** periphere Mikrozirkulationsstörungen, Blässe, grau-marmoriertes Hautkolorit, septischer Schock, Multiorganversagen, disseminierte intravasale Gerinnung
- **Neurologische Störungen:** Hyperexzitabilität, Lethargie, Krampfanfälle

Bei klinischen Warnzeichen muss solange der Verdacht auf eine neonatale Sepsis bestehen, bis das Gegenteil bewiesen ist, also eine Infektion ausgeschlossen oder eine andere Ursache für die Verschlechterung des kindlichen Zustandes gefunden wurde.

Der Verlauf der Neugeborenensepsis wird entscheidend vom Zeitpunkt der Diagnose bzw. des Behandlungsbeginns beeinflusst.

▪▪ Erregernachweis

Mit Blutkulturen (aerob, anaerob), gegebenenfalls Liquorkulturen, Urinstatus und -kultur, Haut- und Schleimhautabstrichen sowie Untersuchung von Magensekret erfolgt der Erregernachweis. Bei jedem isolierten Erreger ist eine Resistenztestung durchzuführen.

▪▪ Labordiagnostik

Verschiedene Entzündungsparameter können als Warnzeichen einer neonatalen Infektion angesehen werden und zur Früherkennung der neonatalen Sepsis beitragen.

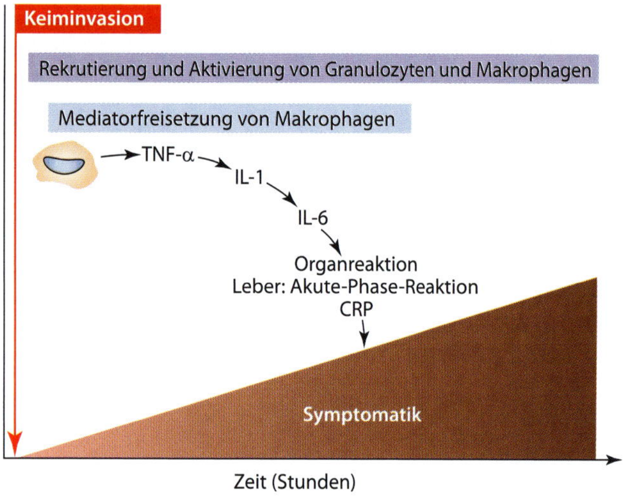

Abb. 7.54 Hypothetische Sequenz des Entzündungsgeschehens im Verlauf einer Sepsis: die Zytokine TNF-α, IL-1 und IL-6 stimulieren die Synthese von CRP in der Leber

Früherkennung und Warnzeichen neonataler Infektionen
- Geburtshilfliche Risikofaktoren
- Klinische Zeichen
- Entzündungsparameter:
  - Leukozytose (Gesamtzahl aller neutrophiler Granulozyten)
  - I/T-Quotient
  - CRP
  - Interleukin-6 u. a.
- Erregernachweis

Zu diesen **Entzündungsindikatoren** gehören die Gesamtzahl der Leukozyten am 1. Lebenstag (<10.000 Leukozyten/µl), die Gesamtzahl aller neutrophilen Granulozyten sowie der unreifen Granulozyten sowie der **I/T**-Quotient (**I**mmature/**T**otal neutrophils d. h. Gesamtzahl aller unreifen Granulozyten/Gesamtzahl aller Granulozyten >0,2). Eine Thrombozytopenie tritt bei ca. 30% der Neugeborenen mit neonataler Sepsis im Verlauf der Infektion auf.

Auch erhöhte Konzentrationen des C-reaktiven Proteins (CRP) und des Interleukin-6 (IL-6) weisen auf eine Infektion hin. Die Sensitivität und Spezifität dieser Entzündungszeichen wird von verschiedensten internationalen Arbeitsgruppen unterschiedlich beurteilt. Die Wertigkeit der verschiedenen Infektionszeichen als so genannte »Früherkennungsparameter« sollte auf keinen Fall überschätzt werden.

Der Stellenwert der einzelnen Parameter wird am ehesten deutlich, wenn man sich die **Sequenz des Entzündungsgeschehens** vor Augen führt (Abb. 7.54). Nach Keiminvasion werden mit einer kurzen Latenz neutrophile Granulozyten rekrutiert, die möglicherweise im Verlauf des initialen Abwehrgeschehens bereits verbraucht werden – die Patienten entwickeln eine Neutrozytopenie – oder aber es werden vermehrt unreife und reife Granulozyten aus dem Knochenmark freigesetzt. Erst im Rahmen der Makrophagenaktivierung werden der Tumornekrosefaktor, Interleukin-1 und Interleukin-6 sezerniert, diese immunologischen Hormone (Zytokine) stimulieren die Synthese des CRP in der Leber; sie lassen sich relativ früh und zum Teil nur innerhalb eines kurzen Zeitfensters sicher identifizieren. Mit einem Konzentrationsanstieg dieses Akutphaseproteins ist erst 4–6 h nach Keiminvasion oder lokaler Inflammation zu rechnen. Das CRP ist allerdings als idealer Verlaufsparameter einer neonatalen Infektion anzusehen.

Differenzialdiagnose

Verschiedene Erkrankungen Früh- und Neugeborener können sich unter nahezu identischer Symptomatologie manifestieren wie die neonatale Sepsis. Bei Frühgeborenen kann eine Infektion mit **Streptokokken der Gruppe B** unter dem Bild eines **Atemnotsyndroms** verlaufen. Weitere Erkrankungen: akute pulmonale Erkrankungen des Neugeborenen, persistierende fetale Zirkulation, Hyperviskositätssyndrom, kardiale Erkrankungen, nekrotisierende Enterokolitis, zerebrale Blutungen, metabolische Störungen, intrauterine Infektionen u. a.

Therapie

Nach Durchführung der Sepsisdiagnostik ist unverzüglich eine intravenöse antibiotische Therapie durchzuführen.

Antibiotische Therapie Bei der **Frühsepsis** wird von vielen klinischen Gruppen an einer Kombinationsbehandlung mit Ampicillin und einem Aminoglykosid (z. B. Gentamicin) festgehalten; alternativ wird eine empirische Therapie mit Ampicillin und einem Cephalosporin der 3. Generation (z. B. Cefotaxim) praktiziert. Beide Therapiestrategien wurden von der »American Academy of Pediatrics« empfohlen. Der Hauptgrund für die Gabe von **Ampicillin** ist die unzulängliche Aktivität der Cephalosporine gegen Listeria monocytogenes und Enterokokken. Bei Verdacht auf eine Staphylokokkeninfektion muss die verwendete Kombination um ein gegen Staphylokokken wirksames Mittel erweitert werden. Bestehen durch bakteriologische Untersuchungen der Mutter Hinweise auf einen seltenen Erreger der Frühsepsis (Klebsiella, Pseudomonas, Serratia etc.), sollte eine Kombinationstherapie mit einem Cephalosporin und einem Aminoglykosid gewählt werden. Nach Vorliegen der **bakteriologischen Resistenztestung** (Blut-, Liquorkulturen) werden die Patienten meist in einer Zweierkombination weiterbehandelt.

Vor einigen Jahren wurde im Rahmen einer Standardtherapie mit Cefotaxim eine rasche Selektion von cefotaximresistenten Enterobacter-Spezies (Enterobacter cloacae) nachgewiesen; diese Erreger waren auch gegen neuere Cephalosporine resistent.

> **Eine Anwendung von Cephalosporinen sollte daher nur unter strenger Indikationsstellung erfolgen.**

Bei Staph.-epidermidis-Sepsis kann eine Vancomycintherapie erforderlich sein. Infektionen mit Anaerobiern werden mit Metronidazol und Infektionen mit Candida spp. bzw. Aspergillus spp. mit 5–Fluorocytosin und Amphotericin B behandelt.

Die **Behandlungsdauer** für eine neonatale Sepsis ohne Meningitis oder andere schwere Begleitinfektionen beträgt in der Regel 10–14 Tage.

Supportivtherapie Eine optimale Supportivtherapie sämtlicher im Verlauf der Sepsis auftretender Funktionsstörungen von Organsystemen (Herz-Kreislauf, Atmung, Säure-Basen-Haushalt, Gerinnung u. a.) ist eine wesentliche Voraussetzung in der Behandlung dieser lebensbedrohlichen Erkrankung.

Ein Therapiekonzept sollte sich immer nach dem lokalen Erregerspektrum richten. Daher ist es sinnvoll, durch regelmäßige bakteriologische Untersuchungen von Patienten und Gegenständen der neonatalen Intensivstation Änderungen im Resistenzverhalten von Problemkeimen frühzeitig zu erfassen.

Prophylaxe

Eine Immunprophylaxe gegen das breite Erregerspektrum der neonatalen Sepsis existiert nicht. Die Entwicklung eines speziellen **Impfstoffes** gegen Streptokokken der Gruppe B dürfte erst in einigen Jahren gelingen.

Einen weiteren präventiven Ansatz stellt die sog. **Chemoprophylaxe** dar. Schwangere, die vaginal und zervikal mit B-Streptokokken besiedelt sind, zusätzlich vorzeitige Wehen und/oder einen vorzeitigen Blasensprung von >12 h haben, erhielten eine selektive intrapartale Chemoprophylaxe mit **Penicillin**. Durch diese Maßnahme konnte die Kolonisierung Neugeborener und die Sepsisinzidenz durch Streptokokken der Gruppe B eindeutig gesenkt werden. Allerdings ist diese Maßnahme nur dann wirksam, wenn die antibiotische Prophylaxe mindestens >4 h präpartal verabreicht wird.

Seit 1996 wird in den USA ein **generelles Screening** bei allen Schwangeren in der 35.–37. Gestationswoche durchgeführt, um eine maternale Kolonisierung mit B-Streptokokken zum Zeitpunkt der Geburt zu erfassen. Trotz der erheblichen Kosten und der potenziellen Risiken einer Penicillinallergie erhalten alle Schwangeren präpartal eine Penicillingabe. Durch diese Strategie konnte eine früh einsetzende neonatale Sepsis mit B-Streptokokken wirksamer verhindert werden als durch eine Identifizierung Schwangerer mit bekannten Risikofaktoren. Bis zu 60% aller reifen Neugeborenen mit B-Streptokokkenerkrankungen hatten symptomfreie Mütter, die keinen Risikofaktor aufwiesen. Durch die Screeningstrategie können bis zu 70% aller früh einsetzenden Septikämien mit B-Streptokokken verhindert werden.

7.10.10 Meningitis

Definition

Die neonatale Meningitis/Meningoenzephalitis ist eine **mikrobielle Infektion der Hirnhäute**, des Gehirns und häufig auch der Ventrikel; sie wird durch die typischen Erreger neonataler Infektionen verursacht.

Epidemiologie

Die Inzidenz der neonatalen Meningitis hat in den letzten 10 Jahren abgenommen; vermutlich haben die verbesserte Perinatalversorgung und Früherfassung neonataler Infektionen sowie die rechtzeitige antibiotische Behandlung zu diesem Rückgang beigetragen. Die durchschnittliche Erkrankungsrate liegt zwischen 0,1–0,4 pro 1000 Lebendgeborene.

Ätiologie

In Mitteleuropa und in Nordamerika werden bis zu 2/3 aller neonatalen Meningitiden durch **Streptokokken der Gruppe B** und **E. coli** verursacht. Für die in den ersten Lebenstagen auftretende Streptokokkenmeningitis sind überwiegend die Serotypen I und II verantwortlich; sie stammen aus der mütterlichen Vaginal- und Rektalflora. Bei der Spätform der Streptokokkenmeningitis wird der Serotyp III isoliert. Die verantwortlichen E. coli besitzen ein Kapselpolysaccharidantigen K1, das die Virulenz der Erreger erhöht (Elimination der Bakterien nur bei kompletter Opsonierung).

In einzelnen Regionen werden gehäuft Listerien (L. monocytogenes) als Meningitiserreger identifiziert. Eine nosokomiale Meningitis wird in Abhängigkeit vom lokalen Erregerspektrum am häufigsten durch Klebsiella- und Enterobacter-Spezies, Pseudomonas aeruginosa u. a. hervorgerufen. Bei intensivmedizinisch behandelten Frühgeborenen, die an einer unklaren systemischen Infektion erkrankt sind, muss immer an eine Candida-Meningitis gedacht werden. Wenn auch selten, so können doch die typischen Erreger der eitrigen Hirnhautentzündung im Kindesalter eine neonatale Meningitis verursachen.

Pathogenese, Risikofaktoren

Die bekannten geburtshilflichen, pränatalen und postnatalen Risikofaktoren der neonatalen Sepsis lassen sich uneingeschränkt bei der Meningitis Neugeborener nachweisen. Eine Meningitis entwickelt sich häufig als Folge einer zu spät diagnostizierten Sepsis. Ausgangspunkte für die **hämatogene Streuung** sind: Pneumonien, Hautinfektionen, infizierter Nabel, Harnwegsinfektionen, Otitis media etc.

> **Neugeborene mit Liquorshuntsystemen sind besonders gefährdet, über eine Bakteriämie eine Ventilinfektion zu entwickeln; der häufigste Erreger ist Staph. epidermidis.**

Klinik

Die klinischen Zeichen der neonatalen Meningitis sind unspezifisch und in der Regel nicht von den Symptomen der Neugeborenensepsis zu unterscheiden. Als zusätzliche Symptome können **Berührungsempfindlichkeit, spärliche Spontanbewegungen** und **schrilles Schreien** hinzukommen. Eine **gespannte Fontanelle**, die **opisthotone Körperhaltung** oder gar Nackensteifigkeit treten insgesamt selten und erst im fortgeschrittenen Stadium der Meningitis auf. **Krampfanfälle** werden bei ca. 15% der erkrankten Neugeborenen beobachtet.

Diagnose

Aufgrund der uncharakteristischen Symptomatologie sollte bei jedem Patienten, bei dem eine neonatale Sepsis zu vermuten ist, eine **Liquoruntersuchung** erfolgen. Bei ausgeprägter Instabilität der Kinder kann man jedoch gezwungen sein, die erforderliche Lumbalpunktion erst nach Therapiebeginn durchzuführen. Die Besonderheiten der Liquordiagnostik im Neugeborenenalter sind an anderer Stelle ausgeführt. Repetitive Sonographien und eventuell MRT-Untersuchungen sind zur Erfassung von Komplikationen durchzuführen.

Therapie

Die Prognose der neonatalen Meningitis wird entscheidend vom Therapiebeginn und der Wahl der **Antibiotika** bestimmt; die antibiotische Behandlung muss sich gegen das besondere Spektrum der zu vermutenden Erreger neonataler Infektionen richten (s. neonatale Sepsis). Eine zuverlässige Liquorgängigkeit sowie eine ausreichende Dosierung der Antibiotika ist unbedingt zu beachten; die Dosierung der verschiedenen Präparate liegt in der Regel höher als bei der neonatalen Sepsis.

Prognose

Die Prognose der neonatalen Meningitis ist trotz aller Behandlungsfortschritte immer noch als ernst anzusehen. Die Letalität beträgt 20–50%. Akute **Komplikationen** sind ein kommunizierender oder nicht-kommunizierender Hydrozephalus, subdurale Effusionen, Taubheit und Blindheit (▣ Abb. 7.55). Bis zu 70% aller Patienten mit E.-coli-Meningitis entwickeln eine Ventrikulitis. Selten werden Hirnabszesse beobachtet; sie treten u. a. bei Infektionen mit Citrobacter diversus, Proteus mirabilis und Enterobacter-Spezies auf.

Schwere **neurologische Spätschäden** (Zerebralparesen, Anfallsleiden, mentale Retardierung, Taubheit, Blindheit) sind bei ungefähr 10% der Patienten nachweisbar; ein Viertel aller erkrankter Kinder weist leichte bis mittelschwere neurologische und psychomentale Beeinträchtigungen auf. Über den Effekt einer im akuten

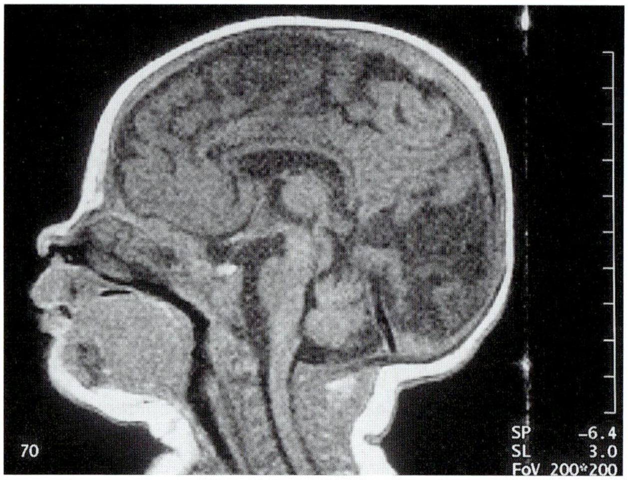

Abb. 7.55 Ausgeprägte, im MRT nachweisbare, überwiegend okzipital gelegene subkortikale Substanzdefekte bei einem Neugeborenem mit Meningoenzephalitis

Erkrankungsstadium durchgeführten Dexamethasontherapie auf die Komplikationsrate der neonatalen Meningitis liegen zurzeit noch keine Ergebnisse vor. Aspekte zur Prophylaxe der neonatalen Meningitis sind im Kapitel »neonatale Sepsis« abgehandelt.

7.10.11 Osteomyelitis und septische Arthritis

Epidemiologie, Ätiologie

Die Osteomyelitis und bakterielle Arthritis sind seltene Erkrankungen im Neugeborenenalter; verlässliche Angaben zur Inzidenz liegen nicht vor. **Staphylococcus aureus** wird bei bis zu 8% der Patienten mit Osteomyelitis als kausaler Erreger identifiziert. Daneben werden **Streptokokken** der Gruppen A und B, Staph. epidermidis und Streptococcus pneumoniae sowie eine Reihe gramnegativer Erreger nachgewiesen. Besonders bei der septischen Arthritis lassen sich neben Staph. aureus auch E. coli, Klebsiella- und Enterobacter-Spezies, Pseudomonas, Salmonellen, Serratia, Neisseria gonorrhoeae und auch Candida albicans isolieren.

Pathogenese

Aufgrund der besonderen ossären Gefäßversorgung bei Neugeborenen und Säuglingen treten Osteomyelitis und septische Arthritis häufig zusammen auf: **Diaphyse, Metaphyse und Epiphyse** werden über **gemeinsame Arterien** versorgt. Als Konsequenz können sich Erreger, die in die Metaphyse der langen Röhrenknochen gelangt sind, über diese Gefäßverbindungen zur Epiphyse ausbreiten und das Gelenk in das Infektionsgeschehen einbeziehen. Erst gegen Ende des ersten Lebensjahres werden diese Gefäßverbindungen und somit die ungehinderte Infektionsausbreitung unterbrochen.

Die meisten Osteomyelitiden treten **hämatogen** auf; systemische bakterielle Infektionen können ebenso wie lokale Infektionen (Pyodermie, Omphalitis, Mastitis u. a.) oder infizierte Infusionssysteme (Nabelgefäßkatheter, zentrale Silastic-Katheter u. a.) im Rahmen einer Bakteriämie zu einer Absiedlung von Erregern in Knochen und Gelenk führen. Bei einem Teil der Patienten lassen sich multiple Knochenherde nachweisen. Neben der hämatogenen Genese kann auch ein lokales Entzündungsgeschehen **per continuitatem** eine Osteomyelitis induzieren (Abszess, infiziertes Kephalhämatom etc.). Durch repetitive Fersenpunktionen zur kapillaren Blutentnahme kann sich eine Kalkaneusosteomyelitis entwickeln.

Klinik

Häufig finden sich eine lokalisierte **Schwellung** im Bereich der betroffenen Knochen bzw. Gelenke sowie eine **eingeschränkte Beweglichkeit** mit Schonhaltung der Extremität (sog. Pseudoparalyse). Am häufigsten sind die langen Röhrenknochen Femur, Humerus und Tibia betroffen. Aber auch die Maxilla und andere Schädelknochen können ebenso wie Finger- oder Wirbelknochen infiziert sein. Die häufigsten eitrigen Arthritiden treten in Hüft-, Knie- und Schultergelenken auf.

Diagnose

Blutkultur(en), Entzündungszeichen im Blut, röntgenologische Untersuchung, Szintigraphie und bei septischer Arthritis Sonographien und Gelenkpunktionen ermöglichen die Diagnosestellung. Bei der Differenzialdiagnose müssen neben Frakturen und Paresen Weichteilinfektionen sowie ossäre Veränderungen durch intrauterine Infektionen von der Osteomyelitis abgegrenzt werden.

Therapie, Prognose

Bei dem infrage kommenden Erregerspektrum empfiehlt sich eine **antibiotische** Initialbehandlung in Analogie zur **Sepsistherapie**, zusätzlich sollte in jedem Fall ein staphylokokkenwirksames Medikament (z. B. Oxacillin) eingesetzt werden.

Die **Langzeitprognose** der Neugeborenenosteomyelitis/Arthritis ist immer noch alles andere als zufriedenstellend. Eine chronische Osteomyelitis, Skelett- oder Knochendeformitäten und gestörtes Knochenwachstum sind bei 25–50% aller Kinder zu erwarten.

7.10.12 Haut- und Weichteilinfektionen

Klinik

Das Spektrum neonataler Hautinfektionen, die durch Bakterien, Viren oder Pilze hervorgerufen werden, reicht von unproblematischen lokalen Affektionen bis hin zu lebensgefährlichen Erkrankungen.

Pustulöse und bullöse Hautveränderungen Die **Impetigo neonatorum**, eine oberflächliche pustulöse Pyodermie ist die häufigste Hautinfektion der Neugeborenenperiode. Die Pusteln sind häufig in der Inguinalregion, periumbilikal, nuchal und retroaurikulär zu finden. Erreger: **Staph. aureus**. Lokale Behandlungsmaßnahmen sind ausreichend; Kontaktinfektionen sind unbedingt zu vermeiden. In der Differenzialdiagnose sind folgende Erkrankungen abzugrenzen: **Erythema toxicum neonatorum** (rötliche Flecken, die von einer gelblichen Pustel besetzt sein können, treten am ganzen Körper auf; Direktpräparat der Pustel: eosinophile Granulozyten), **Milien** (weißlich-gelbliche Talgretention an Nase, Wange oder Stirn).

Eine weitere Staphylokokkenerkrankung ist die **Impetigo bullosa** oder **Pemphigus neonatorum**. Durch intra- oder postnatale Besiedlung mit Staph. aureus (Phagengruppe II; Produktion des Exotoxins Exfoliatin) kann das Neugeborene diese ernste Hauterkrankung akquirieren. Es bilden sich größere, von einem roten Hof umgebene Blasen aus; diese hinterlassen nach Platzen gerötete, nässende Hautstellen. 3–5 Tage nach Erkrankungsbeginn tritt eine Desquamation von epidermalen Teilen auf (Nikolsky-Phänomen negativ). Die schwerste Verlaufsform einer durch Staph.-aureus-Enterotoxin ausgelösten Hautinfektion ist die **Dermatitis exfoliativa neonatorum** (Ritter von Rittershain; Abb. 7.56). Im Bereich großflächiger, unscharf begrenzter Erytheme entstehen nach Hautablösung große Wundflächen (Nikolsky-Phänomen positiv).

Differenzialdiagnose
Die Differenzialdiagnose umfasst vesikuläre Effloreszenzen bei neonataler Herpes simplex, Zytomegalie- und Varizelleninfektion sowie bullöse Veränderungen bei der Lues connata (Pemphigus syphiliticus).

Therapie
Die **antibiotische Behandlung** beider Verlaufsformen muss immer systemisch (intravenös) erfolgen. Die Supportivtherapie der Dermatitis exfoliativa erfolgt nach den Prinzipien der Verbrennungstherapie. Als Komplikationen sind die neonatale Sepsis, Meningitis, Osteomyelitis und andere Organmanifestationen gefürchtet.

7.10.13 Omphalitis

Ätiologie
Bevorzugter Erreger der Omphalitis ist **Staph. aureus**, aber auch andere Erreger der Neonatalperiode können eine **Nabelinfektion** auslösen. Durch konsequente prophylaktische Nabelhygiene ist diese Infektion selten geworden.

Klinik
Die eitrige Entzündung des Nabels manifestiert sich durch eine periumbilikale Rötung, derbe Infiltration und gegebenenfalls Ulzeration. Der Nabelgrund kann eitrig belegt sein, häufig entleert sich purulentes Sekret. Im Rahmen der Diagnostik werden Abstriche und Blutkulturen abgenommen sowie zur Verlaufskontrolle Entzündungszeichen bestimmt. Als Komplikationen können eine Nabelphlegmone, Nabelsepsis, Infektion der Nabelgefäße u. a. auftreten. Die Therapie besteht in einer Lokalbehandlung und systemisch intravenösen Antibiotikatherapie.

7.10.14 Mastitis

Epidemiologie
Eine Mastitis entwickelt sich in der Regel zwischen der 2. bis 3. Lebenswoche; weibliche Neugeborene erkranken häufiger als männliche. Diese Erkrankung tritt vermutlich wegen der noch nicht entsprechend entwickelten Brustdrüsen bei Frühgeborenen nicht auf. Eine beidseitige Affektion ist selten. Häufigster Erreger ist **Staph. aureus**, zunehmend auch E. coli und Streptokokken der Gruppe B. Der Entstehungsmechanismus ist unklar, es ist nicht auszuschließen, dass Manipulationen an der geschwollenen Brust die Infektion begünstigen.

Diagnose, Therapie
Direktpräparat des Brustdrüsensekrets und Abstriche. Die Therapie erfolgt immer mit **intravenösen Antibiotika**; bei ausgeprägten Befunden kann eine chirurgische Intervention notwendig werden. Langzeitnachuntersuchungen lassen nicht ausschließen, dass einige der erkrankten Mädchen ein **vermindertes Brustgewebe** auf der erkrankten Seite zurückbehalten.

Weitere recht häufige bakterielle **Lokalinfektionen des Neugeborenen** sind:
- Kopfschwartenabszess (Verletzung durch CTG-Elektroden, Erreger: Staph. aureus, Streptokokken der Gruppe B u. a. Erreger neonataler Infektionen),
- infiziertes Kephalhämatom (s. Kopfschwartenabszess),
- Paronychien (wichtigste Erreger: Staph. aureus, Streptokokken der Gruppe B).

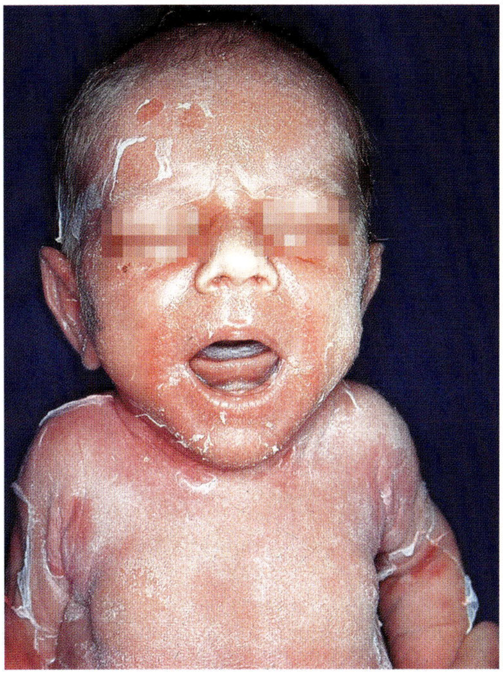

Abb. 7.56 Dermatitis exfoliativa neonatorum durch S. aureus

7.10.15 Lokale Candidainfektionen

Der **Mundsoor** ist eine häufig auftretende Lokalinfektion des Neugeborenen: weißliche Beläge, die im Gegensatz zu Milchresten nicht abwischbar sind, kleiden überwiegend die Wangenschleimhaut Neugeborener aus. Diese Infektion mit Candida albicans wird entweder unter der Geburt oder durch postnatale Kontamination von verschiedenen Gegenständen übertragen. Sie verheilt unter konsequenter lokaler antimykotischer Behandlung. Eine Candidiasis tritt häufig auch als **perianale intertriginöse Dermatitis** auf; neben blass-gelblichen makulösen Veränderungen finden sich feuerrote, leicht schälende Areale. Die Behandlung erfolgt durch orale und lokale Applikation von Antimykotika.

7.10.16 Neonataler Tetanus

In einigen Teilen der Welt stellt der neonatale Tetanus eine ernsthafte Bedrohung Neugeborener dar. Von einer Infektion des Nabels ausgehend entwickeln die Neugeborenen gegen Ende der ersten Lebenswoche **Trinkschwäche, muskuläre Hypertonie** und **generalisierte Spasmen**. Die akute Erkrankung kann nur durch neuromuskuläre Blockade und maschinelle Beatmung wirksam behandelt werden.

7.10.17 Ophthalmia neonatorum

▶ Kap. 33

7.11 Neugeborenenkrämpfe

Grundlagen
Von Krampfanfällen spricht man, wenn aufgrund einer vorübergehenden Beeinträchtigung der Hirnfunktion eine abnormale motorische und/oder vegetative Aktivität mit oder ohne Änderung der

Bewusstseinslage auftritt, die von einer paroxysmalen elektrischen Aktivität des Gehirns begleitet wird. Typisch für Neugeborene ist, dass nicht alle als Krampfanfall imponierende motorische Aktivitäten mit Veränderungen des EEG einher gehen. Da es bei Krampfanfällen zu einer Ausschüttung von Katecholaminen kommt, sind sie oft mit autonom-vegetativen Phänomenen wie Tachykardie und einem Blutdruckanstieg verbunden.

> **Im Gegensatz zu Krampfanfällen bei älteren Säuglingen und Kindern sind Krampfanfälle beim Neugeborenen in der überwiegenden Mehrzahl nicht idiopathisch, sondern beruhen auf einer akuten zerebralen Funktionsstörung.**

Die Inzidenz wird mit 0,5% aller Neugeborenen angegeben. Die klinische Diagnose neonataler Krämpfe ist nicht immer einfach, aus diesem Grund ist immer eine genaue Beobachtung und Beschreibung der registrierten Phänomene notwendig.

7

Klinik

Klinisch können spezifische **Typen neonataler Anfälle** unterschieden werden:

- **Klonische Krämpfe:** rhythmische Zuckungen mit einer Frequenz von 1–2 pro Sekunde, wobei Hin- und Rückbewegung von unterschiedlicher Geschwindigkeit sind (**meist schnelle Hin- und langsamere Rückbewegung**), auf einer oder beiden Körperseiten (**fokal oder generalisiert**).
- **Tonische Krämpfe:** fokale tonische Anfälle manifestieren sich als einseitige **anhaltende tonische Beugung oder Streckung einer Extremität**, des Halses oder Rumpfes. Bei der generalisierten Form betreffen diese Bewegungen beide Körperseiten, z. T. mit Streckung der Beine und Beugung der Arme.
- **Myoklonische Krämpfe:** Plötzlich einschießende **rasche Kontraktion eines Beugemuskels**, entweder fokal oder multifokal, d. h. asynchrone alternierende Myoklonien unterschiedlicher Körperteile. Myoklonische Krämpfe sind in der Regel ohne EEG-Veränderungen. Im Schlaf werden fokale Myoklonien bei Neugeborenen, insbesondere bei Frühgeborenen, sehr häufig gesehen. Diese **Schlafmyoklonien** sind **physiologisch** und kein Ausdruck einer Hirnfunktionsstörung; beim Erwecken der ,Neugeborenen sistieren sie unverzüglich.
- **Subtile Krämpfe:** orale **Automatismen**, stereotype komplexe Bewegungsmuster wie Pedalieren der Beine, tonische Augendeviation. Selten können sich Krämpfe auch als **Apnoe** präsentieren, die dann in der Regel mit einer **Tachykardie** einhergeht (differenzialdiagnostisch wichtiges Kriterium zu anderen Apnoeformen!).

Ätiologie, Diagnostik

Sehr verschiedene **Grundkrankheiten** können sich mit Krämpfen in der Neugeborenenperiode präsentieren, und die Prognose der Kinder wird in der Regel durch diese zugrundeliegenden Erkrankungen bestimmt. Die basale Diagnostik bei Neugeborenenkrämpfen umfasst neben der Anamnese und der klinischen Untersuchung bestimmte Laboruntersuchungen (Blutzucker, Elektrolyte, Kalzium, gr. Blutbild, Blutgasanalyse, CRP, Urinstatus), die Sonographie des Kopfes und das EEG. Weitere Untersuchungen erfolgen entsprechend spezifischer Auffälligkeiten.

Ursache von Neugeborenenkrampfanfällen

- **Akute metabolische Störungen**
  - Hypoglykämie
  - Hypokalzämie
  - Hyponatriämie
  - Hypernatriämie
  - Hypomagnesiämie
- **Asphyxie**
- **ZNS-Infektion**
  - Meningitis
  - Enzephalitis
- **Hirnblutung, Hirninfarkt**
- **Periventrikuläre Leukomalazie**
- **Sinusvenenthrombose**
- **Hirnfehlbildungen**
- **Angeborene Stoffwechselerkrankungen**
  - Aminoazidopathien
  - Organoazidurien
- **Benigne Neugeborenenkrämpfe**
  - Familiär
  - Fifth-day fits (Krämpfe am 5. Lebenstag)
  - **Pyridoxinabhängige Krämpfe**
- **Angeborene peroxisomale Erkrankungen**
- **Neurokutane Sydrome**
- **Toxine**
  - Bilirubin
  - Heroin
  - Kokain
  - Lokalanästhetika

Akute metabolische Störungen Eine unverzügliche Therapie dieser Störungen stellt die Erstmaßnahme bei Neugeborenenkrämpfen dar.

Asphyxie Dieses ist die **häufigste Ursache** für Krampfanfälle innerhalb der ersten 2 Lebenstage. Das frühe Auftreten innerhalb der ersten 4–6 h spricht für eine sehr schlechte Prognose.

ZNS-Infektion Bei nicht sicher einzuordnenden Krämpfen oder bei entsprechender klinischer Symptomatik ist immer eine **Liquorpunktion** indiziert. Bei pathologischen Befunden: differenzierte Diagnostik.

Hirnblutungen Sowohl traumatisch bedingte Hirnblutungen reifer Neugeborener als auch intrazerebrale Blutungen bei Frühgeborenen können mit Krampfanfällen einhergehen. Bei Frühgeborenen ist die sonographische Untersuchung ausreichend, bei Reifgeborenen ist meist ein CT oder MRT notwendig.

Hirnfehlbildungen Lissenzephalie, Holoprosenzephalie, Porenzephalie. Bei Verdacht im Ultraschallbild ist eine genaue weitergehende bildgebende Diagnostik erforderlich.

Angeborene Stoffwechselerkrankungen Dieses sind vor allem **Aminoazidopathien** (Ahornsirupkrankheit, Hyperglyzinämie) oder **Organoazidurien** (Propionaziämie). Aufgrund eines Abbau- oder Synthesedefektes kommt es zur Akkumulation toxischer Metabolite. Die Symptome treten dann auf, wenn die Kinder eine gewisse Nahrungsmenge erhalten haben oder sich in einer katabolen Stoffwechselsituation befinden (Abbau von körpereigenem Eiweiß). Toxinentfernung, Begrenzung der Eiweißzufuhr und Beseitigung der Katabolie sind die Hauptmaßnahmen. Diagnostik: Ammoniak, Laktat, Blutzucker im Serum, Ketonkörper im Urin, sofortige Asservierung von Urin zur spezifischen Diagnostik.

Benigne Neugeborenenkrämpfe Ein recht großer Anteil der Krämpfe in der Neugeborenenperiode sind benigner Natur. Sie treten in der ersten Lebenswoche auf, sind transient und die Kinder entwickeln sich unauffällig. Die Diagnose erfolg per Ausschluss anderer Ursachen. Eine **familiäre Form** wird autosomal-dominant vererbt, der Genort liegt auf Chromosom 20q. Eine weitere Sonderform sind Krämpfe, die typischerweise am 5. Lebenstag auftreten (**»fifth-day fits«**). Die Ursache ist ungeklärt, die Bedeutung eines Zinkmangels unklar. Ätiologisch unklare Krämpfe sollten als Neugeborenenkrämpfe ohne Dignitätsangabe bezeichnet werden, erst die unauffällige weitere Entwicklung erlaubt es, die Diagnose benigner Anfälle sicher zu stellen.

Pyridoxinabhängige Krämpfe Diesem seltenen Krankheitsbild liegt wahrscheinlich ein **GABA-Sythesedefekt** zugrunde. Die Krampfanfälle treten am ersten Lebenstag auf und sind gegenüber den üblichen Antikonvulsiva therapieresistent. **Vitamin B_6** stellt einen Cofaktor für die Sythese von GABA dar und ist therapeutisch wirksam. Trotz der Seltenheit dieses Krankheitsbildes ist bei therapieresistenten Krampfanfällen ein Behandlungsversuch mit Vitamin B_6 sinnvoll.

Angeborene peroxisomale Erkrankungen (Zellweger-Syndrom, neonatale Adrenoleukodystrophie) Klinisch finden sich bei diesen selteneren Erkrankungen in der Neonatalphase neben den Krampfanfällen eine kraniofaziale Dysmorphie, Muskelhypotonie, Trinkschwäche, Optikusatrophie oder Katarakt. Die Diagnose erfolgt über die Bestimmung biochemischer Marker im Blut, insbesondere den sehr langen Fettsäuren (VLFA).

Neurokutane Sydrome Diese angeborenen Erkrankungen können selten ebenfalls mit Krampfanfällen im Neugeborenenalter einhergehen. Klinisch ist auf kutane Depigmentierungen (**tuberöse Sklerose**), Café-au-lait-Flecken (**Neurofibromatose**) oder faziale Portwein-Naevi (**Sturge-Weber**) zu achten.

Toxine Die Bilirubinenzephalopathie ist eine Rarität geworden. Bei maternaler Heroineinnahme können Neugeborenenkrämpfe als **neonatales Entzugssyndrom** auftreten. Nach maternaler Kokaineinnahme kann es zu intrazerebralen Gefäßverschlüssen kommen. Die akzidentelle Injektion eines Lokalanästhetikums in den Fetus bei Pudendusanästhesie kann zu Krämpfen führen, klinisch finden sich eine muskuläre Hypotonie und dilatierte Pupillen.

▪▪ Therapie

Bei Neugeborenenkrämpfen muss Diagnostik und Therapie parallel erfolgen. Da die Hypoglykämie sofort behandelbar und ihre Folgen schwerwiegend sind, erfolgt als erste Maßnahme die **Bestimmung des Blutzuckers** als kapillärer Schnelltest und sofort nach Blutabnahme möglichst durch eine 2. Person Verabreichung von **Glukose 10% i.v.**, 2 ml/kg KG. Unter der Glukosezufuhr sollte der Krampfanfall beobachtet und beschrieben werden: Krampftyp, ein- oder beidseitig, vegetative Symptome, Dauer. Anschließend **Blutabnahme** für Kalzium, Natrium, Magnesium und Kalium. Wenn der Krampfanfall nicht innerhalb von einigen Minuten sistiert, werden intravenös **Antikonvulsiva** verabreicht (Mittel der ersten Wahl Lorazepam, Midazolam oder Clonazepam, dann Phenobarbital und Phenytoin). Findet sich keine Krampfursache, sollte bei persistierenden Krämpfen Pyridoxin (Vitamin$_{B6}$) verabreicht werden.

7.12 Metabolische Störungen

7.12.1 Hyperglykämie

Eine Hyperglykämie ist bei Neugeborenen wesentlich seltener als die Hypoglykämie.

▪▪ Pathogenese

Die neonatale Hyperglykämie kann verursacht werden durch eine zu hohe parenterale Glukosezufuhr, durch eine eingeschränkte Glukosetoleranz, z. B. bei Frühgeborenen oder bei neonataler Sepsis. Selten besteht ein transitorischer neonataler Diabetes mellitus.

▪▪ Klinik

Durch eine osmotische Diurese kommt es zur Dehydratation.

▪▪ Diagnose

Ein **Blutzucker >125 mg/dl** (7 mmol/l) ist eine Hyperglykämie. Ebenfalls bestimmt werden sollten Serumelektrolyte, Säure-Basen-Status, Urinzucker, Urinausscheidung und Veränderungen des Körpergewichts.

▪▪ Therapie

In der Regel durch eine Reduktion der Glukosezufuhr.

Cave
Eine Insulingabe sollte nur in Ausnahmefällen erfolgen, da die Insulintherapie bei Neugeborenen sehr schwer steuerbar ist.

7.12.2 Hypoglykämie

▪▪ Epidemiologie

Eine symptomatische Hypoglykämie ereignet sich bei 1–3 von 1000 Neugeborenen. Deutlich höher ist das Hypoglykämierisiko bei dystrophen Neugeborenen (5–15%) und bei Frühgeborenen. Weitere Risikofaktoren für eine Hypoglykämie sind Hypothermie, Hypoxie, mütterlicher Gestationsdiabetes oder Diabetes mellitus und Polyzythämie.

▪▪ Pathogenese

Hypoglykämien bei Neugeborenen können folgende Ursachen haben:

- Der Glukoseverbrauch übersteigt die Glukosezufuhr bzw die Glukoseproduktion. Da Neugeborene nur einen geringen Glykogenvorrat (1% des Körpergewichts) haben, kommt es bei **Ausbleiben einer exogenen Glukosezufuhr** rasch zu Hypoglykämien. Dies ist die häufigste Ursache von Hypoglykämien beim Neugeborenen.
- Ein **Hyperinsulinismus** liegt bei Kindern diabetischer Mütter (transient), beim Beckwith-Wiedemann-Syndrom und bei der Nesidioblastose (diffuse Inselzellhyperplasie) vor.
- **Kongenitale Stoffwechseldefekte:** Aminosäurestoffwechselstörungen (z. B. Ahornsirupkrankheit) stören die Glukoneogenese. Glykogenspeicherkrankheiten, Galaktosämie und Fruktoseintoleranz verringern die Verfügbarkeit von Glukose aus Glykogen.
- **Polyglobulie:** Die Ursache der Hypoglykämien bei Polyglobulie ist nicht bekannt.

Klinik
Die Symptome der Hypoglykämie sind **unspezifisch** und umfassen Zittrigkeit, Apathie, Krampfanfälle, Apnoen, muskuläre Hypotonie und Trinkschwäche.

Diagnose
Die Definition der Hypoglykämie beim Neugeborenen ist schwierig, da Neugeborene auch bei niedrigen Blutzuckerwerten häufig asymptomatisch sind.

Laborchemische Definition der Hypoglykämie
- **Frühgeborene/Reifgeborene (>24 h): Plasmaglukose** <35 mg/dl
- **Frühgeborene/Reifgeborene (>24 h): Plasmaglukose** <45 mg/dl

Risikokinder sollten eine **Blutzuckerbestimmung 1 h postnatal** erhalten und danach 3-stündliche Blutzuckerkontrollen für die nächsten 24 h. Bei persistierender Hypoglykämie sollte nach einem angeborenen Stoffwechseldefekt gesucht und Insulin, Kortisol und Wachstumshormon bestimmt werden.

Therapie
Bei einer Hypoglykämie mit klinischer Symptomatik erfolgt die intravenöse Gabe von **2 ml/kg KG Glukose 10%** über 10 min, gefolgt von einer Glukoseinfusion mit 8 mg Glukose/kg KG/min. Neugeborene mit besonderem Risiko für eine Hypoglykämie sollten eine **Frühfütterung** mit Glukose 5% oder Dextrinlösungen erhalten.

Prognose
Wenn die Hypoglykämie nur kurz dauert, ist die Prognose gut. Prolongierte oder tiefe Hypoglykämien sind mit **neurologischen Folgeschäden** assoziiert.

7.12.3 Fetopathia diabetica

Pathogenese
Bei optimaler Einstellung und Überwachung des **mütterlichen Diabetes mellitus** während der Schwangerschaft kann sich die fetale intrauterine Entwicklung völlig normal vollziehen. Bei schlechter Einstellung besteht ein deutlich erhöhtes Risiko für den Feten, intrauterin zu versterben; die Neugeborenen sind entweder **makrosom** oder **hypotroph** und weisen eine Reihe schwerwiegender postnataler Adaptionsstörungen auf. Da Glukose ungehindert durch die Plazenta diffundiert, führt eine anhaltende mütterliche Hyperglykämie zu erhöhten Blutzuckerkonzentrationen beim Feten, der als Folge mit einem kompensatorischen **Hyperinsulinismus** reagiert. Dieser Hyperinsulininismus ist für das typische Organwachstum der makrosomen Neugeborenen verantwortlich. Bei einer schweren **diabetischen Plazentainsuffizienz** können Neugeborene aber auch eine ausgeprägte **Hypotrophie** aufweisen. Die Neugeborenen sind postnatal extrem Hypoglykämiegefährdet, da sich der Hyperinsulinismus nur langsam zurückbildet.

Das klinische Bild ist äußerst eindrucksvoll und durch eine Reihe von Funktionsstörungen charakterisiert:
- Makrosomie, cushingoides Aussehen,
- Hepatomegalie, hypertrophe Kardiomyopathie (Glykogeneinlagerungen),
- Atemnotsyndrom durch beeinträchtigte Surfactantproduktion,
- Plethora, Polyzythämie, Hyperviskositätssyndrom, Hyperbilirubinämie,
- Geburtstraumatische Komplikationen: Plexuslähmung, Asphyxie u. a.,
- metabolische Entgleisungen: Hypoglykämie, Hypokalzämie, Hypomagnesiämie,
- evtl. Fehlbildungen: kaudales Regressionssyndrom, Mikrokolon, Vitium cordis.

Therapie
Zeitgerechte und konsequente Behandlung aller klinischen und metabolischen Störungen.

7.12.4 Hypokalzämie

Je unreifer ein Neugeborenes ist, desto häufiger tritt eine Hypokalzämie auf.

Pathogenese
Als Ursache für die **frühe Hypokalzämie** (Lebenstag 1–3) wird die nach der Geburt plötzlich ausbleibende hohe intrauterine Kalziumzufuhr angenommen. Ein erhöhtes Hypokalzämierisiko besteht bei Kindern diabetischer Mütter, bei Sepsis und nach Asphyxie. Die **späte Hypokalzämie** (nach dem 3. Lebenstag) kann durch hohe Phosphatzufuhr mit der Nahrung bei verfrühter Kuhmilchfütterung oder durch Vitamin-D-Mangel verursacht werden.

Klinik
Laborchemisch liegt eine Hypokalzämie vor, wenn das **Serumkalzium <1,8 mmol/l** ist. Die klinischen Symptome der Hypokalzämie sind unspezifisch (Zittrigkeit, Tremor, Hyperexzitäbilität oder Krampfanfälle). Die frühe Hypokalzämie ist meist asymptomatisch.

Differenzialdiagnose
Hypoglykämie, Hypomagnesiämie.

Therapie
Bei klinischer Symptomatik langsame intravenöse Gabe von **1–2 ml/kg KG Kalziumglukonat 10%**. Bei asymptomatischer Hypokalzämie Erhöhung der täglichen Kalziumzufuhr auf 5–10 ml/kg Kalziumglukonat.

Cave
Schnelle intravenöse Kalziumgabe führt zur Bradykardie. Paravenöse Kalziumgabe führt zu schweren Gewebsnekrosen.

Persistiert die Symptomatik trotz Kalziumsubstitution, kann eine Hypomagnesiämie vorliegen.

7.13 Spezielle Aspekte der Ernährung Früh- und Neugeborener

7.13.1 Nährstoffbedarf

Der **Flüssigkeitsbedarf** des Neugeborenen ist deutlich höher als beim Erwachsenen, weil der Wasserumsatz des Neugeborenen wegen der geringeren Konzentrationsfähigkeit der Niere, des hohen insensiblen Wasserverlustes über Haut und Lunge und des hohen Energieumsatzes sehr hoch ist.

Tab. 7.19 Bedarf an Flüssigkeit und Nährstoffen von Früh- und Neugeborenen in den ersten Lebenswochen im Vergleich zum Erwachsenen

	Frühgeborenes	Reifgeborenes	Erwachsener
Flüssigkeit [ml/kg KG/Tag]	180	130	40–50
Kalorien [kcal/kg KG/Tag]	130	110	30–40
Protein [g/kg KG/Tag]	3	2–3	0,8
Gewichtszunahme [g/kg KG/Tag]	15	8	0

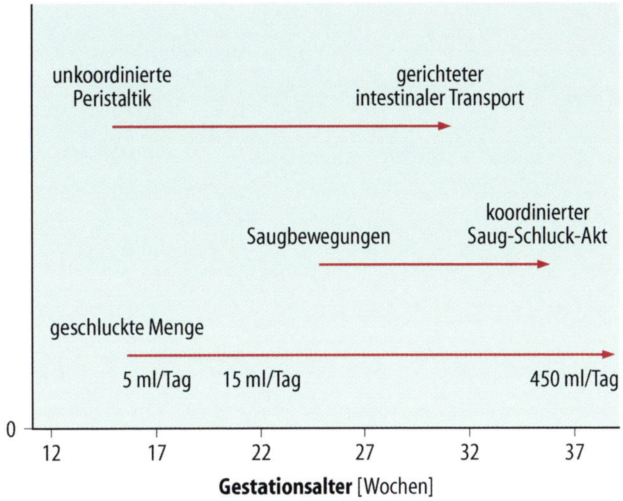

Abb. 7.57 Entwicklung der gastrointestinalen Motorik

Der **Kalorien- und Eiweißbedarf** des Neugeborenen ist wegen des raschen Wachstums ebenfalls höher als beim Erwachsenen (Tab. 7.19).

7.13.2 Ernährung des reifen Neugeborenen

Die optimale Ernährung für das reife Neugeborene ist **Muttermilch**. Um die Muttermilchproduktion anzuregen, soll das Neugeborene anfangs alle 3–4 h an beiden Brüsten saugen. Mit zunehmender Muttermilchmenge muss kein starrer Stillrhythmus mehr eingehalten werden, sondern das Kind wird dann angelegt, wenn es Hunger hat. Die Muttermilchmenge deckt in der Regel am Ende der 1. Lebenswoche den Bedarf des Neugeborenen.

Das reife Neugeborene soll in den ersten Lebenstagen zusätzlich zum regelmäßigen Anlegen an der Brust nur Flüssigkeit angeboten bekommen; bei normalem Anstieg der Muttermilchmenge ist keine Zufütterung von Milchnahrung notwendig.

7.13.3 Ernährung des Frühgeborenen

Aktivität von Verdauungsenzymen ist im Gastrointestinaltrakt bereits ab 20 Schwangerschaftswochen nachzuweisen. Deshalb ist die Resorption von kurzkettigen Kohlenhydraten und Protein auch bei unreifen Frühgeborenen gut. Fett wird allerdings von Frühgeborenen wegen geringer Lipaseaktivität und geringer Gallensäurenmenge nur unvollständig resorbiert.

Auch wenn Saugbewegungen intrauterin bereits mit 22 Gestationswochen stattfinden, wird eine effektive Saug-Schluck-Koordination erst mit 32–34 Gestationswochen erreicht. Auch die koordinierte antegrade Peristaltik im Magen-Darm-Trakt entwickelt sich in diesem Zeitraum erst allmählich (Abb. 7.25).

Bei unreiferen Frühgeborenen muss deshalb mit sehr **kleinen Nahrungsmengen** (3–5 ml pro Mahlzeit) begonnen und die Nahrung in den Magen **sondiert** werden, bis das Kind die Fähigkeit, selbst zu trinken, entwickelt hat.

Die beste enterale Nahrung ist auch für das Frühgeborene Muttermilch, die allerdings wegen des hohen Nährstoffbedarfs Frühgeborener mit Kalorien, Protein, und Mineralstoffen angereichert werden muss. Da Frühgeborene anfangs nur sehr kleine enterale Nahrungsmengen vertragen, ist eine **zusätzliche parenterale Ernährung** notwendig, bis der enterale Nahrungsaufbau vollständig ist.

Literatur

Blau N, van Spronsen FJ, Levy HL (2010) Phenylketonuria. Lancet 376: 1417–1427

Dargaville PA, Copness B, Mills JF et al. (2011) Randomized controlled trial of lung lavage with dilute surfactant for meconium aspiration syndrome. J Pediatr 158:383–389

Davis PG, Dawson JA (2012) New concepts in neonatal resuscitation. Curr Opin Pediatr 24:147–153

Doyle LW, Ehrenkranz RA, Halliday HL (2010) Dexamethasone treatment in the first week of life for preventing bronchopulmonary dysplasia in preterm infants: a systematic review. Neonatology 98:217–224

Kaplan M, Bromiker R, Hammerman C (2011) Severe neonatal hyperbilirubinemia and kernicterus: are these still problems in the third millennium? Neonatology 100:354–362

La Gamma EF, Paneth N (2012) Clinical importance of hypothyroxinemia in the preterm infant and a discussion of treatment concerns. Curr Opin Pediatr 24:172–180

Maier RF, Obladen M (2011) Neugeborenenintensivmedizin. Evidenz und Erfahrung, 8. Aufl. Springer, Berlin Heidelberg New York

Neu J, Walker WA (2011) Necrotizing enterocolitis. N Engl J Med 364: 255 264

Rath ME, Smits-Wintjens VE, Walther FJ, Lopriore E (2011) Hematological morbidity and management in neonates with hemolytic disease due to red cell alloimmunization. Early Hum Dev 87:583–588

Saugstad OD, Aune D (2011) In search of the optimal oxygen saturation for extremely low birth weight infants: a systematic review and meta-analysis. Neonatology 100:1–8

Saugstad OD, Speer CP, Halliday HL (2011) Oxygen saturation in immature babies: Revisited with updated recommendations. Neonatology 100 :217–218

Speer CP, Sweet DG (2012) Surfactant Replacement: Present and Future. In: Bancalari E (ed) The Newborn Lung, 2nd ed. Elsevier Saunders Philadelphia, pp 283–299

Strauss RG (2010) Anaemia of prematurity: pathophysiology and treatment. Blood Rev 24:221–225

Watchko JF, Maisels MJ (2010) Enduring controversies in the management of hyperbilirubinemia in preterm neonates. Semin Fetal Neonatal Med 15:136–140

Pädiatrische Intensiv- und Notfallmedizin

H. Schiffmann

C. P. Speer, M. Gahr (Hrsg), *Pädiatrie*,
DOI 10.1007/978-3-642-34269-1_8, © Springer-Verlag Berlin Heidelberg 2013

Einleitung

In der Notfallmedizin müssen Entscheidungen innerhalb weniger Sekunden oder Minuten getroffen werden. Das reibungslose Zusammenspiel verschiedener Disziplinen und Spezialisten ist Voraussetzung für die optimale Behandlung. Die Aufgabe des pädiatrischen Intensivmediziners besteht in der Koordination und Integration der verschiedenen Fachabteilungen. Als »Spezialist für kritisch kranke Kinder« leitet er die Intensivtherapie und behält als Kinderarzt alle Belange des Kindes und seiner Eltern im Auge. Das folgende Fallbeispiel spiegelt das breite Spektrum und den interdisziplinären Ansatz der pädiatrischen Intensivmedizin wider.

Der besondere Fall

Befund. Kinder beobachten, wie ein 3-jähriges Mädchen in einen kalten, schnell fließenden Bach fällt und abgetrieben wird. Erst gut 20 min nach dem Unfall gelingt es Erwachsenen, das Mädchen an einem Wehr zu bergen. Der gleichzeitig eintreffende Notarzt kann bei dem leblosen kalten Kind keine Herzaktion feststellen. Die Körpertemperatur beträgt 28°C.

Was soll der Notarzt tun? Soll er reanimieren? Wird das Mädchen dann womöglich mit einem schweren hypoxischen Hirnschaden weiterleben, der in einem apallischen Syndrom endet? Hat es überhaupt realistische Chancen zu überleben? Oder muss der Notarzt gerade in dieser speziellen, vermeintlich aussichtslosen Situation mit den Wiederbelebungsmaßnahmen beginnen? Die Entscheidung muss er in jedem Fall innerhalb von Sekunden treffen!

Der Notarzt tut das Richtige. Er beginnt umgehend mit der Wiederbelebung. Er intubiert das Mädchen und transportiert es unter Fortführen der Herzdruckmassage in die Klinik. Über Funk hatte er bereits die Rettungsleitstelle über das Vorgehen informiert, die das Notfallteam der Klinik alarmierte. Hier wird das Kind notfallmäßig an eine Herz-Lungen-Maschine angeschlossen, mit der es langsam erwärmt wird. Die Herzaktion kommt darunter spontan in Gang. Das Kind wird nun auf der pädiatrischen Intensivstation behandelt. Es benötigt kreislaufunterstützende Medikamente. Ein Lungenversagen macht für mehrere Tage eine maschinelle Beatmung erforderlich. Der intrakranielle Druck und die Hirnfunktion werden kontinuierlich überwacht. Die Beatmung kann nach einer Woche beendet werden. Die Hypothermie hatte einen neuroprotektiven Effekt.

Verlauf. Das Mädchen hat den Unfall gesund überlebt und entwickelt sich völlig normal.

8.1 Kardiopulmonale Reanimation im Kindesalter

Herz-Kreislauf-Stillstand Der kindliche Herz-Kreislauf-Stillstand unterscheidet sich in Ätiologie und Ablauf vom kardiopulmonalen Arrest älterer Menschen. Bei Erwachsenen ist in vielen Fällen eine Rhythmusstörung oder Kammerflimmern nach Myokardinfarkt das auslösende Ereignis. Bei Kindern liegt die Ursache meist in einer **Atemstörung**, die zu einer ausgeprägten Hypoxämie führt. Daraufhin entwickelt sich eine Bradykardie, die einen Minimalkreislauf aufrechterhält. Die Asystolie entsteht im weiteren Verlauf sekundär als Folge der protrahierten Hypoxämie. Wird ein Kind mit einer Nulllinie im EKG aufgefunden, so ist der Zeitpunkt des funktionellen Herz-Kreislauf-Stillstands auch anamnestisch nicht genau bestimmbar. Das auslösende Ereignis kann schon lange Zeit zurückliegen und die Hypoxie hat zu irreparablen neurologischen Defiziten geführt. Diese **protrahierte Kausalkette** erklärt die insgesamt schlechten neurologischen Ergebnisse der Reanimation im Kindesalter.

Basismaßnahmen der Wiederbelebung Mit Auffinden eines leblosen Kindes müssen die Basismaßnahmen der Herz-Lungen-Wiederbelebung sofort eingeleitet werden (Tab. 8.1). Entscheidend ist die frühzeitige und suffiziente **Beatmung**. Manchmal kommt schon durch die suffiziente Oxygenierung die Herz-Kreislauf-Funktion spontan wieder in Gang. Bei Kindern werden deshalb ohne Alarmierung des Rettungsdienstes zunächst die Basismaßnahmen der Reanimation durchgeführt. Die Rettungskette wird erst anschließend alarmiert.

> **Bei Kindern sofort reanimieren, nach 1 min den Rettungsdienst alarmieren: »Act first – phone fast!«**

In der Notfallsituation herrscht Zeitmangel, die anamnestischen Informationen sind oft lückenhaft. Eine ethisch und medizinisch »richtige« Entscheidung zu treffen kann sehr schwierig sein. Im Zweifel sind Reanimationsmaßnahmen immer sofort und mit ganzer Intensität zu beginnen. Davon kann abgewichen werden, wenn die Erziehungsberechtigten z. B. im Finalstadium chronischer Erkrankungen keine Einwilligung zur Durchführung der Wiederbelebungsmaßnahmen geben oder wenn sichere Todeszeichen bestehen.

Erweiterte lebensrettende Maßnahmen Die weiteren Reanimationsmaßnahmen werden von professionellen Helfern durchgeführt. Unter der Reanimation führen die Mund-zu-Mund-Beatmung oder die Maskenbeatmung innerhalb weniger Minuten zur Expansion des Abdomens, sodass die Beatmung ineffektiv wird. Beim nicht nüchternen Patienten führt die Beatmung immer über kurz oder lang zum Erbrechen, sodass Mageninhalt aspiriert werden kann. Daher

Tab. 8.1 Kardiopulmonale Reanimation im Kindesalter: Basismaßnahmen nach Empfehlungen des European Resuscitation Council 2010

	Kind >1 Jahr	Kind <1 Jahr	Neugeborene
Alarmierung	»phone fast«	»phone fast«	
Beatmung	Initial 5 »effektive« Beatmungen über 1–1,5 s		5 Beatmungen über 2–3 s dann 40/min
Pulskontrolle (nur professionelle Helfer)	A. carotis	A. brachialis	A. umbilicalis
Kompressionsort	Sternummitte	Fingerbreite unter Intermammilarlinie	
Kompressionsmethode	Handballen	2 Finger oder beide Daumen (2-Helfer-Methode)	2 Finger oder beide Daumen (2-Helfer-Methode)
Kompressionsfrequenz	100/min		120/min
Verhältnis Kompression: Beatmung	15:2, Laien 30:2	15:2	3:1
Atemwegsverlegung	5 Schläge auf Rücken, 5 abdominelle Kompressionen	5 Schläge auf Rücken, 5 thorakale Kompressionen	Absaugung, keine Schläge oder Druckstöße

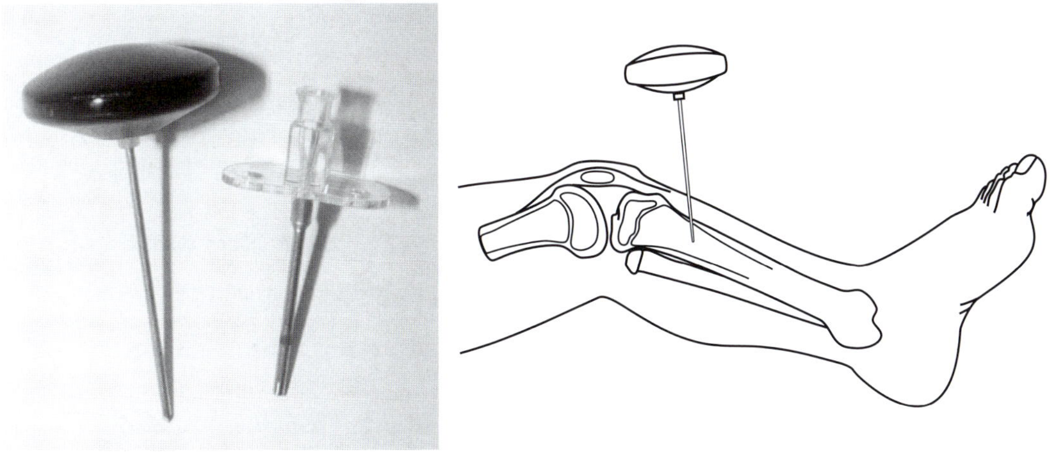

Abb. 8.1 Intraossäre Punktion der proximalen Tibia als Alternative zum intravenösen Zugang im Rahmen einer Reanimation

wird rasch **endotracheal intubiert**. Anschließend soll innerhalb von 90 s ein **peripherer intravenöser Zugang** etabliert sein. Gelingt dies nicht, wird mit einer intraossären Nadel die Tibia proximal medial punktiert (Abb. 8.1). Der **intraossäre Zugang** ist technisch einfach, dem peripher venösen Zugang gleichwertig und komplikationsarm.

Algorithmus Den Ablauf der erweiterten lebensrettenden Maßnahmen zeigt Abb. 8.2. Die Schleifen des Algorithmus werden solange durchlaufen, bis sich ein Erfolg einstellt oder die Reanimation abgebrochen wird. Im Team leitet ein erfahrener Arzt die Reanimationsmaßnahmen, sie sollen zügig aber ohne Hektik durchgeführt werden. Klare Anweisungen sind hilfreich, um die besondere Belastung der Situation zu reduzieren. Wenn möglich kümmert sich ein Helfer um die Angehörigen.

Für den Erfolg der erweiterten lebensrettenden Maßnahmen ist die Diagnose und Behandlung reversibler **Ursachen des Herz-Kreislauf-Stillstands** entscheidend. Die »4 H's und HITS« dienen als Merkhilfe:

- **4 H's**
  - **H**ypoxie
  - **H**ypovolämie
  - **H**yper-/**H**ypokaliämie
  - **H**ypothermie
- **HITS**
  - **H**erzbeuteltamponade
  - **I**ntoxikation
  - **T**hromboembolie
  - **S**pannungspneumothorax

> **Reversible Ursachen des Herz-Kreislauf-Stillstands während der Reanimation behandeln!**

Die Blindpufferung einer Azidose mit Natriumbikarbonat wird nur noch bei langen Reanimationen >30 min empfohlen. Eine Übersicht der verwendeten kreislaufwirksamen Medikamente findet sich in Tab. 8.2.

Ende der Reanimation Mit zunehmender Reanimationsdauer sinken die Erfolgschancen rapide, vor allem wenn es nicht gelingt, reversible Ursachen des Stillstands zu beheben. Über Dauer und Beendigung erfolgloser Reanimationsmaßnahmen können keine festen Regeln angegeben werden, hier ist die klinische Situation entscheidend. Wenn **nach 30 min** bei korrekt durchgeführter Technik kein Erfolg erkennbar ist – hierfür sprechen fehlende elektrische Spontanaktivität im EKG oder Zeichen der elektromechanischen Entkopplung – können die Maßnahmen eingestellt werden. Eine wichtige Ausnahme sind unterkühlte Kinder, Ertrinkungsunfälle und Intoxikationen, bei denen die Reanimationsmaßnahmen bis zur Wiedererwärmung oder Detoxikation fortgeführt werden müssen.

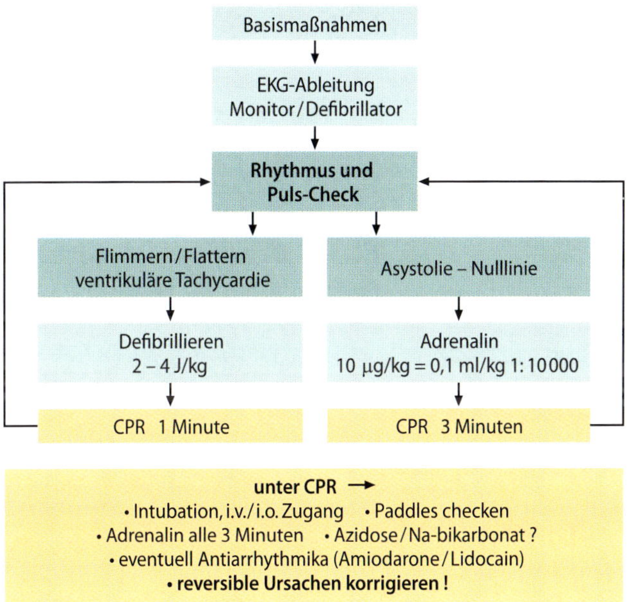

Abb. 8.2 Algorithmus der erweiterten lebensrettenden Maßnahmen

8.2 Intubation

Indikation zur maschinellen Beatmung Die endotracheale Intubation dient der **Sicherung der Atemwege** und ist Voraussetzung für eine effektive Beatmungstherapie. Die Indikation zur maschinellen Beatmung ist eine klinische Entscheidung, die durch eine **Blut-Gas-Analyse** untermauert werden kann. Liegt kein zyanotisches Vitium vor, ist ein arterielles $pO_2 < 50$ mmHg und ein $pCO_2 > 80$ mmHg, bei einem Sauerstoffanteil in der Inspiration über 60% eine absolute Indikation zur maschinellen Beatmung. Die Entscheidung muss

Tab. 8.2 Häufig verwendete kreislaufwirksame Medikamente in der pädiatrischen Intensiv- und Notfallmedizin

Medikament	Einzeldosis	Kontinuierlich	Indikation	Effekte	Nebenwirkungen
Adenosin	100–300 µg/kg KG i.v. rascher Bolus	–	Supraventrikuläre Tachykardie	Terminierung durch AV-Block	
Adrenalin	10 µg/kg KG i.v., i.o.; 100 µg/kg KG e.t.	0,01–0,3(–1) µg/ kg KG/min	Reanimation, Herzinsuffizienz	Positiv inotrop, Blutdruck ↑	Tachykardie, Arrhythmie
Amiodaron	2–5 mg/kg KG	1–6(–15) µg/kg KG/min	Reanimation, maligne Arrhythmie	Antiarrhythmisch	
Atropin	0,01–0,03 mg/kg KG	–	Bradykardie	Positiv chronotrop	Tachykardie
Dobutamin	0,01–0,3(–1) µg/ kg KG	5–15(–20) µg/kg KG/min	Herzinsuffizienz	Positiv inotrop, Blutdruck →	Arrhythmie
Dopamin	–	5–15(–20) µg/kg KG/min	Herzinsuffizienz, Hypotension	Positiv inotrop, Blutdruck ↑	Arrhythmie
Enoximon	0,5 mg/kg KG	5–15 µg/kg KG/min	Schwere Herzinsuffizienz	Positiv inotrop Nachlastsenkung	Thrombozytopenie
Lidocain	1–2 mg/kg KG	0,5–3 mg/kg KG/h	Ventrikuläre Arrhythmie	Antiarrhythmisch	Hypotonie
Noradrenalin	–	0,01–0,3(–1) µg/kg/min	Arterielle Hypotonie	Vasokonstriktion, Blutdruck ↑	Linksherzversagen
Natriumbikarbonat	1 mmol/kg KG (bei Blindpufferung)	Nur nach Blutgasanalyse	Azidose	Alkalisierung	Nekrosen bei Extravasaten

i.v. intravenös, *i.o.* intraossär, *e.t.* endotracheal

Tab. 8.3 Altersgerechte Tubusgrößen

Körpergewicht, Alter	Innendurchmesser [mm]
Frühgeborene <1500 g	2,5
1500–3000 g	3,0
Reife Neugeborene	3,5
6–12 Monate	4,0
1–2 Jahre	4,0–4,5
3–4 Jahre	4,5–5,0
5–6 Jahre	5,0–5,5
7–8 Jahre	6,0
9–10 Jahre	6,5
>10 Jahre	7,0

zeitgerecht erfolgen, um eine respiratorische Erschöpfung mit kardiopulmonaler Dekompensation zu vermeiden. **Nichtinvasive Atemhilfen** wie nasaler CPAP oder Maskenbeatmung können hilfreich sein.

Endotrachealer Tubus Bis zum Schulkindalter werden Kinder meist **nasotracheal** mit einem ungeblockten Tubus intubiert: auf diesem Wege ist die sichere Fixierung in der korrekten Position gewährleistet. Wird ein Tubus mit »Cuff« verwendet, so ist ganz besonders auf den korrekten Druck bei der Blockung des Tubus zu achten. Die Wahl des optimalen **Tubusdurchmessers** ist gerade bei kleinen Kindern mit ihren hohen Atemwegswiderständen von besonderer Bedeutung (Tab. 8.3). Um die Atemarbeit bei Spontanatmung zu erleichtern, sollte der Tubus einerseits den größtmöglichen Innendurchmesser aufweisen, und darf andererseits die empfindlichen Schleimhäute der Trachea nicht schädigen.

> **Eine schnelle Orientierung erlaubt der Blick auf den kleinen Finger: die Stärke des Mittelglieds entspricht der altersgerechten Tubusgröße.**

Narbige Stenosen oder Tracheomalazie sind gefürchtete Komplikationen der Intubation.

Technik der Intubation Zur Intubation wird der Patient in »**Schnüffelposition**« gelagert und präoxygeniert (Abb. 8.3). Instrumentarium und Medikation müssen vollständig bereitgestellt und überprüft sein. Altersabhängig wird ein gerader Spatel Typ Miller für Früh- und Neugeborene oder der gebogene McIntosh-Spatel gewählt. Die Intubation erfordert ein eingespieltes Team und muss gleichsam automatisiert ablaufen. Spezielle klinische Situationen, wie eine geringe respiratorische Reserve, ein voller Magen oder Intubationshindernisse stellen besondere Herausforderungen dar, die durch eine »**Rapid Sequence Intubation**« oder durch **fiberoptische Intubation** beherrscht werden können.

Eine **Tubusfehllage** ist klinisch und durch technische Hilfsmittel wie z. B. die exspiratorische CO_2-Messung sicher auszuschließen. In der Klinik muss eine radiologische Kontrolle der Tubusposition erfolgen. Kleine Kinder werden nur in Ausnahmefällen und bei Langzeitbeatmung tracheotomiert.

8.3 Analgosedierung

Indikation Zur Langzeitbeatmung, zur postoperativen Schmerztherapie, für kleinere diagnostische oder therapeutische Eingriffe ist eine Analgosedierung erforderlich. Schmerz und Angst sollen aufgehoben oder zumindest reduziert werden. Der intubierte Patient soll den endotrachealen Tubus und die maschinelle Beatmung tolerieren. Ein »Kampf gegen die Maschine« muss verhindert werden. Der Atemantrieb soll erhalten bleiben, sodass neben der maschinellen Beatmung, die Spontanatmung zur Optimierung von Ventilation und Oxygenierung beitragen kann. Die Analgosedierung kann kontinuierlich über einen Perfusor und/oder als Bolus verabreicht werden. Im Rahmen der Beatmungstherapie ist eine Relaxierung nur selten erforderlich und bleibt besonderen Situationen vorbehalten.

Auch der relaxierte Patient braucht eine Analgosedierung!

Auswahl der Medikation Zur Sedierung und Anxiolyse werden **Benzodiazepine**, zur Analgesie **Opioide** verwendet. Zur postoperativen Schmerztherapie ist eine Kombination mit Paracetamol oder Ibuprofen sinnvoll. Ist die Analgosedierung über viele Tage erforderlich, so tritt insbesondere bei Opioiden und Benzodiazepinen ein **Gewöhnungseffekt** ein, der eine Dosisanpassung erforderlich macht. Sinnvoll kann ein Wechsel der Substanzklassen sein.

Cave
Abruptes Absetzen der Analgosedierung kann zu einer Entzugssymptomatik mit erheblichen Unruhezuständen und vegetativen Symptomen führen.

Nach langer Analgosedierung müssen Opioide und Benzodiazepine daher ausgeschlichen werden. Zur Therapie eines ausgeprägten **Entzugssyndroms** hat sich die kontinuierliche Verabreichung des zentral dämpfenden α_2-Agonist Clonidin bewährt.

Schmerz-Score Zur Objektivierung von Schmerz und Angst können Scores verwendet werden, die vegetative Symptome wie die Herzfrequenz- oder Blutdruckanstieg, Tränenfluss oder subjektive Äußerungen des Patienten skalieren. In der Praxis ist die **klinische Beobachtung** entscheidend. Das verantwortlich betreuende Pflegepersonal kann oft am besten beurteilen, ob das Kind eine ausreichende Medikation erhält. Einen Überblick der häufig verwendeten Substanzen, sowie deren Vor- und Nachteile gibt ◘ Tab. 8.4.

8.4 Beatmung

Die maschinelle Beatmung zählt zu den wichtigsten therapeutischen Maßnahmen in der Intensivmedizin. Bis zum Schulkindalter benötigen Kinder **spezielle Beatmungsgeräte**. Die angewendeten Beatmungsverfahren unterscheiden sich vom Erwachsenenalter und sollen deshalb detaillierter besprochen werden.

Die künstliche Beatmung ist ein massiver Eingriff in die natürliche Atemphysiologie. Herz und Kreislauf, die Nierenfunktion und die Darmmotilität können beeinträchtigt werden, die Vigilanz wird durch sedierende Medikamente reduziert, die neurologische Beurteilung erschwert, Infektionen werden begünstigt.

8.4.1 Technik der maschinellen Beatmung

Bei der maschinellen Ventilation wird das Tidalvolumen durch Überdruck in die Alveolen gepresst, die Exspiration erfolgt passiv durch die elastischen Rückstellkräfte der Lunge und des Brustkorbs.

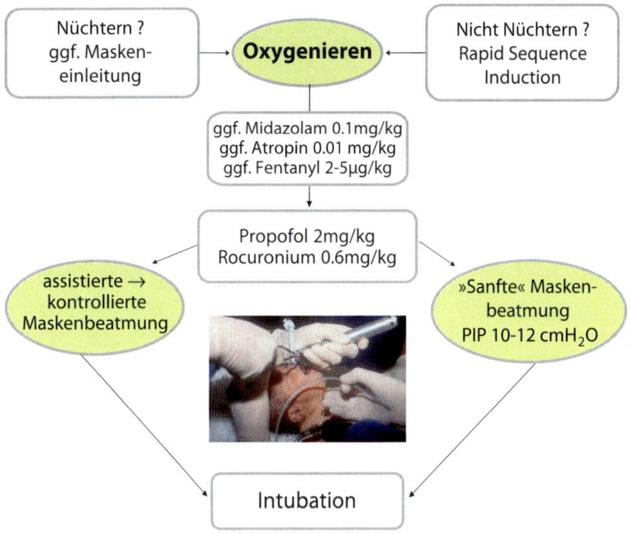

◘ **Abb. 8.3** Algorithmus der Intubation, Patient wird in »Schnüffelposition« gelagert

Bei kleinen Kindern ist die Relation von Tidalvolumen zu anatomischem und apparativem Todraum ungünstig, außerdem ist der Atemwegswiderstand groß. Deshalb werden bis zu einem Körpergewicht von etwa 15 kg und Tidalvolumina von 120 ml **zeitgesteuerte, druckkontrollierte Beatmungsgeräte** mit einem kontinuierlichen Bypass-Gasflow eingesetzt.

Das maschinelle Tidalvolumen wird appliziert, indem das Exspirationsventil am Respirator schließt, der Druck im Schlauchsystem entsprechend dem eingestellten Gasfluss bis zu einer vorgewählten Druckobergrenze rasch ansteigt und über den Druckausgleich zwischen Respirator und Alveolarraum das Tidalvolumen in die Lungen strömt. Die Exspiration erfolgt passiv. Damit die Alveolen am Ende der Exspiration nicht kollabieren, wird ein kontinuierlich positiver Atemwegsdruck von 3–5 cmH_2O eingestellt.

Durch Positive End-Expiratory Pressure = PEEP lässt sich der Alveolarkollaps verhindern.

Die Zeiten für In- und Exspiration werden vorgegeben und bestimmen die maschinelle **Beatmungsfrequenz**. Innerhalb eines vorgegeben Zeitfensters kann der maschinelle Beatmungshub durch Inspirationsanstrengung des Patienten ausgelöst werden. Dies ermöglicht eine bessere **Synchronisation von Patient und Gerät** und verbessert den Komfort des Patienten am Respirator. Der Respirator »erkennt« den Beginn einer Inspiration über einen tubusnahen Flowsensor und löst fast verzögerungsfrei die maschinelle Inspiration aus. Zwischen den maschinellen Beatmungshüben kann der Patient ohne maschinelle Unterstützung spontan atmen.

Die Synchronisation von Patient und Gerät reduziert den Bedarf an Analgosedierung. Ein weiterer Vorteil ist die **Reduktion von Baro- und Volutrauma**, nachteilig ist der größere Aufwand im Monitoring (◘ Tab. 8.5). Die applizierten Beatmungsvolumina und das Atemminutenvolumen können sich abhängig vom Krankheitsverlauf oder dem Wachheitsgrad des Patienten rasch ändern, sodass die Beatmungsintensität ständig an die klinische Situation adaptiert werden muss.

Terminologie In der pädiatrischen Intensivmedizin haben sich die angloamerikanischen Bezeichnungen zur Benennung der Beatmungsformen in der täglichen Arbeit durchgesetzt. Man nennt die **synchronisierte Beatmung** »Synchronized Intermittend Mandatory Ventilation« oder kurz »**SIMV-Beatmung**«

Tab. 8.4 Auswahl von Medikamenten zur Analgosedierung und Relaxation

Substanz	Einzeldosis	Kontinuierlich	Effekte	Nebenwirkungen
Hypnotika				
Etomidate	0,3 mg/kg KG	–	Hypnose	Myoklonien
Propofol	2–4 mg/kg KG	1–3 mg/kg KG/h	Hypnose	Hypotension, Hepathopathie
Thiopental	2–5 mg/kg KG	4–10 mg/kg KG/h	Hypnose	Bronchospasmus
Analgetika				
Fentanyl	10 µg/kg KG	0,5–5(–20) µg/kg KG/h	Analgesie	Atemdepression
Ketamin	1–2 mg/kg KG	2–8 mg/kg KG/h	Dissoziative Anästhesie, Bronchodilatation	Hypersalivation Hypertension
Metamizol	10 mg/kg KG	–	Analgesie, Antipyrese	Agranulozytose
Morphin	0,1 mg/kg KG	10–30(–100) µg/kg KG/h	Analgesie	Atemdepression
Piritramid	0,1 mg/kg KG	0,02–0,05 mg/kg KG/h	Analgesie	Atemdepression
Sedativa				
Chloralhydrat	60–100 mg/kg KG oral/rektal	–	Sedierung	
Clonidin		0,5–2 µg/kg KG/h	Reduktion der Entzugssymptome	Blutdruckabfall
Diazepam	0,1 mg/kg KG	–	Sedierung	Paradoxe Reaktion
Midazolam	0,1–0,3 mg/kg KG	0,3 mg/kg KG/h	Sedierung	
Muskelrelaxanzien				
Pancuronium	0,1 mg/kg KG	–	Nichtdepolarisierendes Muskelrelaxans	
Rocuronium	0,6 mg/kg KG	0,1 mg/kg KG/h	Nichtdepolarisierendes Muskelrelaxans	

Alle Dosierungen, wenn nicht anders angegeben, intravenös als Bolus oder kontinuierlich.

Tab. 8.5 Monitoring der maschinellen Beatmung

Methode	Technik	Vorteil	Nachteil
Klinische Beobachtung	Atemfrequenz, Thoraxexkursionen, Hautkolorit, Schaukelatmung	Einfach, beliebig wiederholbar	Klinische Erfahrung erforderlich, subjektiv
Blutgasanalyse	Kapilläre oder arterielle Blutprobe	Objektiver Globalparameter der Oxygenierung und Ventilation	Invasiv, schmerzhaft, nur punktuelle Analyse
Transkutane pO_2- und pCO_2-Messung	Elektrochemische Potenzialdifferenz	Kontinuierliches Monitoring, wenig invasiv	Kalibrierung erforderlich, »Drift«, Hautschäden
Transkutane O_2-Sättigung	Infrarotspektroskopie und optische Plethysmographie	Kontinuierliches Monitoring, nichtinvasiv	Bewegungsartefakte, reduzierte Hautperfusion oder Dyshämoglobinämie verfälschen Ergebnis
Kapnographie	Endexspiratorische pCO_2-Messung durch Infrarotspektroskopie im Haupt- oder Nebengasfluss	Kontinuierliches Monitoring, nichtinvasiv, Verifizierung der korrekten Tubuslage	Totraumvergrößerung, durch Hämodynamik beeinflusst
Lungenfunktion	Tidalvolumen, Atemgasflüsse, Compliance, Resistance	Objektive Parameter, nichtinvasiv	Respirator- bzw. geräteabhängig, nur z. T. in klinischer Routine einsetzbar
Röntgen	Thorax a.p., Computertomogramm	Regionale Ventilation darstellbar	Strahlenbelastung, punktuelle Analyse, technischer Aufwand

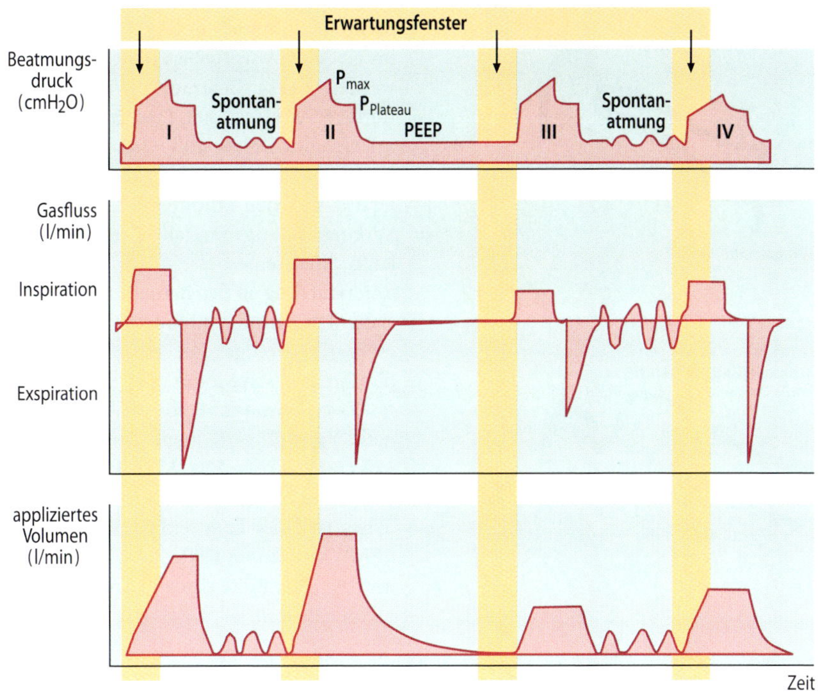

Abb. 8.4 Druck-, Flow- und Volumendiagramm bei SIMV-Beatmung. Abhängig von der Synchronisation und dem Druckplateau variiert das effektiv applizierte Tidalvolumen (untere Reihe). Tidalvolumen II ist größer als I, da der Patient unter der Inspiration »mitatmet«, Tidalvolumen III ist kleiner, da es außerhalb des Erwartungsfensters als maschineller Beatmungshub appliziert wird und der Patient »gegenpresst«, bei Atemzug IV wurde der Inspirationsdruck reduziert, es resultiert ein niedrigeres Tidalvolumen. *Pmax* Spitzendruck, *PPlateau* Plateaudruck, *PEEP* Positive Endexspiratory Pressure

Die Oxygenierung wird über die Erhöhung des Plateaudrucks, des PEEP oder eine längere Inspirationszeit verbessert, die Ventilation, d. h. die CO_2-Elimination kann über eine höhere Beatmungsfrequenz und den Plateaudruck gesteigert werden (Abb. 8.4).

Bei lungengesunden älteren Kindern können zur postoperativen Nachbeatmung auf der Intensivstation, wie bei Erwachsenen **volumenkontrollierte Beatmungsformen** eingesetzt werden. Dabei werden Tidalvolumen und Atemfrequenz vorgegeben, das Atemminutenvolumen liegt somit fest, eine Sicherheitsdruckgrenze schützt die Lunge vor Überblähung. Auch bei dieser Beatmungsform ist eine Synchronisation durch Triggerung möglich.

8.4.2 Spezielle Beatmungstechniken bei Atemversagen

Beim respiratorischen Versagen ist oft die **Compliance** der Lunge reduziert, sodass hohe Beatmungsspitzendrücke und ein hoher PEEP von bis zu 15 cmH_2O erforderlich sind, um einen Alveolarkollaps zu verhindern und den Gasaustausch zu gewährleisten. Bei Kindern und Erwachsenen werden deswegen spezielle druckkontrollierte, zeitgesteuerte Beatmungsformen angewandt, die zu einer gleichmäßigen Blähung der Lunge führen sollen.

> **BIPAP (Biphasic Positive Airway Pressure) ist eine spezielle druckkontrollierte, zeitgesteuerte Beatmungstechnik beim Atemversagen.**

Eine Sonderposition nimmt die **Hochfrequenzbeatmung** ein. Über eine Kolbenpumpe werden das Gasvolumen des Schlauchsystems und der Atemwege in hochfrequente Schwingungen versetzt. Diese Form der Hochfrequenzbeatmung wird als **High Frequency Oscillatory Ventilation = HFOV** bezeichnet. Sie ist definiert durch supraphysiologische Beatmungsfrequenzen (5–15 Hz) und Tidalvolumina unter dem Totraumvolumen (1–3 ml/kg KG). HFOV wird zunehmend bei kritisch kranken Früh- und Neugeborenen mit Atemnotsyndrom oder persistierender fetaler Zirkulation und auch bei älteren Kindern eingesetzt. Ziel ist die **Reduktion des Barotraumas**, der Scherkräfte und die Rekrutierung der Alveolen, um den Gasaustausch zu optimieren. Die Mechanismen des Gastransports unter Hochfrequenzoszillation sind nicht vollständig verstanden. Die Oxygenierung wird über den Atemwegsmitteldruck reguliert, die CO_2-Elimination über Amplitude und Oszillationsfrequenz.

> **Beim kindlichen Atemversagen wird auch die High Frequency Oscillatory Ventilation (HFOV) erfolgreich eingesetzt.**

8.4.3 Atemgasklimatisierung

Physiologie der Atemgasanfeuchtung Im Mittelpunkt der Atemgasklimatisierung steht die Mukosa der Atemwege, die physikalisch als Wasser- und Wärmespeicher aufgefasst werden kann. Die Klimatisierung der Atemgase gleicht einem Kreislauf für Wasser und Wärmeenergie. Bei der Inspiration werden die Atemgase durch Konvektion **erwärmt**, gleichzeitig wird durch Verdunstung von Wasser das Atemgas **mit Wasserdampf gesättigt**. Ein Teil des verdunsteten Wassers und der abgegebenen Energie wird bei der Exspiration durch Kondensation zurückgewonnen. Dennoch kommt es zu erheblichen Wasserverlusten von bis zu 250 ml/Tag. Durch die Intubation geht die Klimatisierungsfunktion der oberen Atemwege weitgehend verloren, daher ist die Anfeuchtung und Erwärmung der Atemgase ein wichtiger Bestandteil der maschinellen Beatmung.

Eine unzureichende Atemgasklimatisierung schädigt das respiratorische Epithel. Die **mukoziliare Clearance** wird gestört, der

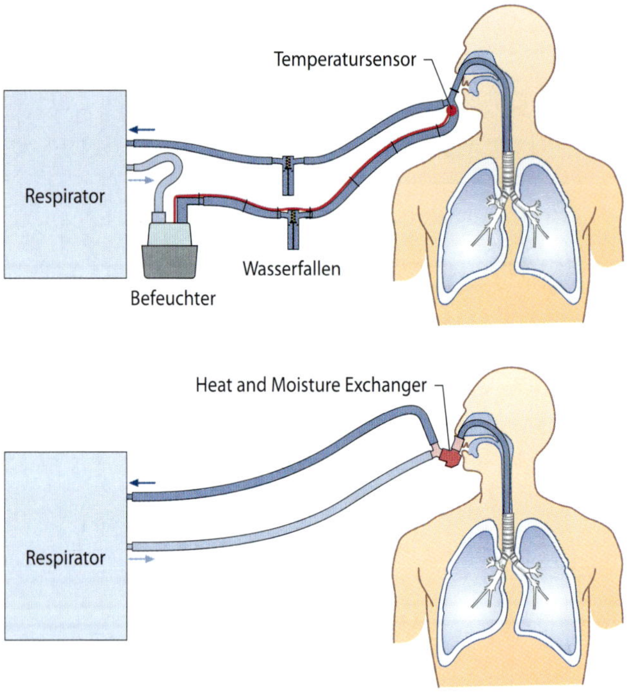

Abb. 8.5 Atemgasklimatisierung durch aktive Wasserverdunstung und Erwärmung der Atemgase über einen Verdampfertopf (*oben*) oder durch eine »künstliche Nase« als Wärme- und Feuchteaustauscher (*unten*)

Sekrettransport kommt zum Erliegen. Daraus resultieren Obstruktionen der Atemwege, Atelektasen und eine Verschlechterung des Gasaustauschs. Als Folge der Sekretretention kann es zur mikrobiellen Besiedelung der tieferen Atemwege und schließlich zur **Infektion** kommen.

Die Atemgasklimatisierung schützt das respiratorische Epithel und beugt beatmungsinduzierten Lungenschäden vor.

Technik Zur Atemgasklimatisierung werden **Wasserverdampfer** als aktive Anfeuchtung oder **Wärme- und Feuchteaustauscher** (**H**eat and **M**oisture **E**xchanger = **HME**) als passive Systeme eingesetzt (Abb. 8.5). HME werden auch als »künstliche Nasen« bezeichnet. Während der Exspiration wird Wasser und Wärme im HME gespeichert und in der Inspiration wieder abgegeben. In jüngerer Zeit konnte die Leistungsfähigkeit dieser passiven Klimatisierungssysteme erheblich verbessert werden, sodass sie auf Grund ihrer einfachen und sicheren Handhabung bei Erwachsenen und Kindern eingesetzt werden.

Ein besonderer Vorteil der HME liegt in der **Prävention ventilatorassoziierter Pneumonien**, die eine erhebliche Mortalität haben. Das feuchtwarme Milieu im Verdampfertopf und im Schlauchsystem aktiver Systeme ist ein idealer Nährboden für nosokomiale Erreger. Bei Verwendung von HME bleibt das Schlauchsystem des Respirators dagegen vollkommen trocken. In einer Studie konnte die Inzidenz der ventilatorassoziierten Pneumonie allein durch den Einsatz von HME signifikant gesenkt werden.

8.4.4 Entwöhnung von der Beatmung

Durch schrittweise Reduktion von Beatmungsdruck und -frequenz wird der Patient zu größerer **Spontanatmungsaktivität** veranlasst und so behutsam vom Respirator entwöhnt. Zur Erleichterung der Spontanatmung kann eine Druckunterstützung jedes Atemzuges bis zu einem vorgegeben Druckniveau (z. B. 10 cmH_2O) eingestellt werden Diese Beatmung wird als **P**ressure **S**upport **V**entilation = **PSV** bezeichnet. Die Unterstützung erfolgt durch einen dezelerierenden Flow und wird beendet, wenn dieser auf 6–25% des initialen Werts abgefallen ist. Allerdings kompensiert die Druckunterstützung den erhöhten Atemwegswiderstand des Tubus unter Spontanatmung nur teilweise. Eine **»elektronische Extubation«** kann durch eine bessere Anpassung der inspiratorischen Druckunterstützung an den aktuellen Gasfluss erreicht werden. Diese variable Druckunterstützung kompensiert die tubusbedingte Atemmehrarbeit weitgehend. Allerdings bieten derzeit nur wenige Respiratoren diesen Modus.

Zur Entwöhnung vom Tubus werden schrittweise die maschinelle Beatmungsfrequenz auf 12/min und der Plateaudruck auf <15 cmH_2O reduziert. Klinische Kriterien für die Extubation sind eine ausreichende Eigenatmung, der Reflexstatus und der Wachheitsgrad. Nach Langzeitbeatmung ist gelegentlich ein sog. **»nasaler CPAP«** = **C**ontinuous **P**ositive **A**irway **P**ressure als passagere nichtinvasive Atemhilfe sinnvoll und kann eine erneute Intubation vermeiden helfen.

8.4.5 Komplikationen von Intubation und maschineller Beatmung

Die potenziellen Komplikationen der maschinellen Beatmung sind vielfältig (Tab. 8.6). Insbesondere die Qualität der medizinischen und pflegerischen Versorgung und das technische Monitoring tragen entscheidend zur Reduktion von Komplikationen bei. Zwischenfälle wie z. B. eine Tubusverlegung oder ein Pneumothorax sind akut lebensbedrohlich, sodass rasch reagiert werden muss.

8.5 Respiratorisches Versagen

Atemstörungen zählen zu den häufigsten Notfällen im Kindesalter. Das respiratorische Versagen kann primär den Respirationstrakt betreffen oder sekundäre Folge einer anderen Erkrankung sein. Die Symptomatik ist vielfältig und reicht von Dyspnoe und Zyanose bis zu Störungen der Vigilanz. Bei Säuglingen und Kleinkindern führen ursächlich **Infektionen** der großen und kleinen Atemwege und des Lungenparenchyms zum Atemversagen:
- stenosierende Laryngotracheitis,
- RSV-Bronchiolitis,
- bakterielle oder atypische Pneumonien.

Die meisten Fälle sind durch die kausale Therapie, Inhalationstherapie, O_2-Applikation oder nichtinvasive Atemhilfen zu beherrschen. Nur wenige Kinder benötigen eine maschinelle Beatmung.

Symptomatik des respiratorischen Versagens
- Dyspnoe (Einziehungen, Nasenflügeln)
- Tachypnoe, Schnappatmung
- Stridor, trockene Rasselgeräusche
- Zyanose
- Unruhe, Schwitzen, Lethargie
- Tachykardie, terminal Bradykardie

Tab. 8.6 Komplikationen der maschinellen Beatmung und der endotrachealen Intubation

Akutkomplikationen	Maßnahmen	Langzeitkomplikationen	Maßnahmen
Tubusfehllage, -obstruktion	Lagekorrektur, Umintubation ggf. über Tubuswechsler	Trachealstenose, Treacheomalazie	Laserchirurgische Abtragung, Stents, Tracheotomie
»air leaks« (Pneumothorax, interstitielles Emphysem, Pneumoperikard)	Drainage, Modifikation der Ventilation mit PEEP und Plateaudruckreduktion	Bronchopulmonale Dysplasie	Sauerstofftherapie, Flüssigkeitsreduktion, Diuretika, kalorienreiche Ernährung
Interstitielles oder intraalveoläres Ödem durch exzessives Volumentrauma	Modifikation der Ventilation mit PEEP-Erhöhung und Plateaudruckreduktion	Lungenfibrose mit restriktiver Ventilationsstörung nach ARDS	Kortikosteroide
»Ventilatorassoziierte Pneumonie«	Antibiotische Therapie	Kognitive und affektive Störung nach ARDS bei Erwachsenen (Kinder?)	
»Low-cardiac-output-Syndrom« durch reduzierte Lungenperfusion und/oder Rechtsherzversagen	Volumengabe, Katecholamine	Durchgangssyndrom und Entzug nach langdauernder Analgosedierung	Langsame Reduktion der Medikation, Clonidin, Senkung des Atemmitteldruckes

Tab. 8.7 Definitionen des akuten respiratorischen Versagen

Referenz	Jahr	ARDS-Kriterien	Vorteil	Nachteil
Petty u. Ashbaugh	1971	Schwere Tachydyspnoe, therapierefraktäre Zyanose, reduzierte Lungencompliance, radiologisch diffuse alveoläre Infiltrate	Erstbeschreibung; erfasst die klinischen Symptome	Für systematische Erfassung z. B. für Studien ungeeignet
Murray et al.	1988	Vorbestehende direkte oder indirekte pulmonale Schädigung, Klassifizierung des Schweregrads, Multiorganversagen	4-stufiger Score spezifiziert klinische Ursache, berücksichtigt Multiorganversagen	Keine Outcomekriterien, Ausschluss kardiogener Ursachen nicht spezifiziert
Bernard et al. (American-European Consensus Conference on ARDS)	1994	Akuter Beginn, radiologisch bilaterale alveoläre Infiltrate, pulmonalarterieller Verschlussdruck <18 mmHg	Einfache Handhabung, geeignet für klinische Studien, berücksichtigt das klinische Spektrum	Spezifiziert nicht Ursache und radiologische Veränderungen, Multiorganversagen nicht berücksichtigt
		ALI wenn $p_aO_2/F_iO_2 \leq 300$		
		ARDS wenn $p_aO_2/F_iO_2 \leq 200$		

ALI Acute Lung Injury, *ARDS* Acute Respiratory Distress Syndrome

8.5.1 Definition und Epidemiologie des ARDS

Im Verlauf dieser Erkrankungen entwickelt sich in wenigen Fällen ein progressives Lungenversagen, das zunächst als **ALI** = **A**cute **L**ung **I**njury, bei weiterer Verschlechterung als **ARDS** = **A**cute **R**espiratory **D**istress **S**yndrome bezeichnet wird. Es wurde als »klinisches Syndrom« erstmals 1971 von Petty u. Asbaugh beschrieben (Tab. 8.7). Beim ARDS wird die Lunge direkt oder indirekt geschädigt (Tab. 8.8).

Das ARDS ist die gemeinsame Endstrecke pulmonaler oder extrapulmonaler Erkrankungen.

Infolge einer schweren Schädigung der alveolokapillären Integrität mit Ödem, Alveolitis und nachfolgender Fibrose kommt es zu einer ausgeprägten **Gasaustauschstörung**. Völlige Heilung ist grundsätzlich in jedem Stadium der Erkrankung möglich. Kinder aller Altersgruppen sind betroffen. Für das Kindesalter ist die Prävalenz des ARDS nicht genau bekannt, die Angaben schwanken zwischen 0,6–7% aller Aufnahmen pädiatrischer Intensivstationen. **Auslösende Faktoren** sind bei Kindern am häufigsten Pneumonie, Sepsis,

Tab. 8.8 Pulmonale und extrapulmonale Erkrankungen, die respiratorisches Versagen auslösen können

Direkte pulmonale Schädigung	Indirekte pulmonale Schädigung
Pneumonie (bakteriell, viral, selten durch Pilze)	Sepsis
Aspiration (Mageninhalt, Ertrinkungsunfall)	Schweres Trauma mit Schock Massentransfusion und Verbrauchskoagulopathie
Trauma, Lungenkontusion	Verbrennung
Inhalation toxischer Gase	Neurogen (Hirndruck)
Lungenembolien (Fett, Luft)	Intoxikation
Reperfusionsödem nach Transplantation	Nach Herzoperation mit extrakorporaler Zirkulation

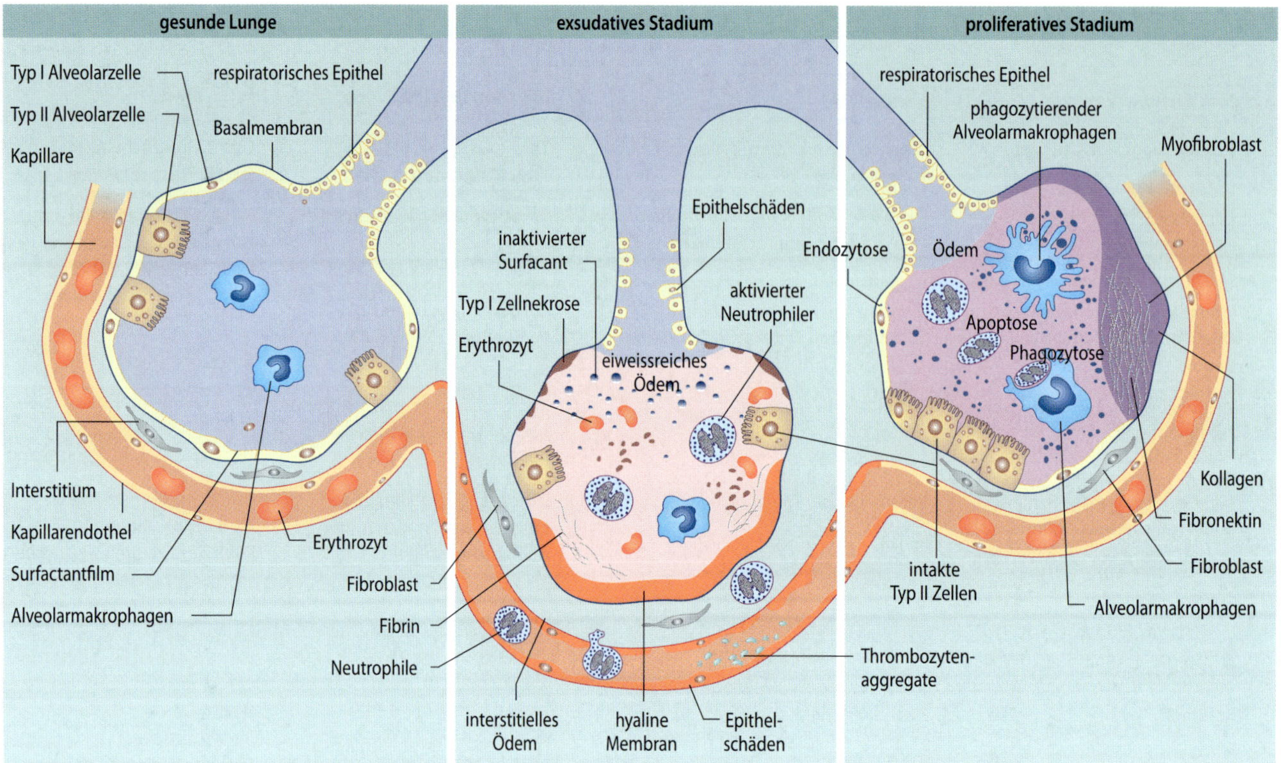

Abb. 8.6 Pathophysiologie des ARDS. In der exsudativen Akutphase des ARDS (Bildmitte) sezernieren Makrophagen proinflammatorische Interleukine und Tumornekrosefaktor α. Durch die Chemotaxis angelockt, wandern Neutrophile aus dem Gefäßsystem in den Alveolarraum und sezernieren ebenfalls Entzündungsmediatoren, wie Leukotriene, Proteasen und Platelet-activating-factor. Es resultiert ein Kapillarleck, eiweißreiches Exsudat strömt in die Alveolen, Surfactant wird inaktiviert und der Gasaustausch gestört. Das respiratorische Bronchialepithel wird teilweise zerstört. Es finden sich Nekrosen der Typ-I-Alveolarzellen und hyaline Membranen. Im proliferativem Stadium des ARDS (rechte Bildseite) entwickelt sich aus Kollagen, Fibronektin und Myofibroblasten eine alveoläre und interstitielle Fibrose. Im weiteren Verlauf wird die Alveolarflüssigkeit resorbiert. Alveolarmakrophagen phagozytieren apoptotische Neutrophile und Proteine. Lösliche Proteine werden durch Endozytose entfernt. Das Alveolarepithel regeneriert sich durch Proliferation und Differenzierung der Typ-I- und -II-Alveolarzellen. Durch diese Reparaturmechanismen können Anatomie und Funktion vollständig normalisiert werden

Trauma/Schock und Beinahe-Ertrinken. Das ARDS ist oftmals mit einem Multiorganversagen assoziiert. Die **Mortalität** ist hoch und wird von der Grunderkrankung und der Beteiligung anderer Organsysteme bestimmt. In einer Studie war die Mortalität bei isolierter Lungenerkrankung 12%, bei Beteiligung eines weiteren Organs 67% und bei 2 weiteren Organen 95%. Besonders schlecht ist die Prognose des ARDS bei Sepsis und nach Knochenmarktransplantation.

8.5.2 Pathogenese und Pathophysiologie des ARDS

Im Verlauf des ARDS können 2 Phasen unterschieden werden (Abb. 8.6).

Exsudative Phase In einer ersten exsudativen Phase findet sich eine ausgeprägte Permeabilitätserhöhung des Kapillarendothels und Alveolarepithels. Das Alveolarepithel wird von den Typ-I-Pneumozyten gebildet. Rasch entwickeln sich ein eiweißreiches interstitielles und alveoläres **Ödem** sowie **hyaline Membranen**. Daneben findet sich eine Schädigung der Typ-II-Pneumozyten mit Reduktion der Surfactantproduktion. Zudem inhibiert das eiweißreiche Ödem den Surfactant und verstärkt so den **Surfactantmangel**. In der Bronchiallavage von ARDS-Patienten finden sich hohe Konzentrationen proinflammatorischer Zytokine (TNF-α, IL-1, -6, -8). Die **Alveolitis** ist durch die Invasion aktivierter neutrophiler Granulozyten gekennzeichnet, die proteolytische Enzyme, O_2-Radikale und Leukotriene freisetzen. Die lokale Aktivierung der Gerinnungskaskade führt zu Mikrothromben, es resultiert eine **pulmonale Hypertension,** die durch Atelektasen und eine hypoxische Vasokonstriktion verstärkt wird.

Radiologisch entsteht das Bild eines nicht kardiogenen Lungenödems, im Verlauf finden sich ausgedehnte pulmonale Infiltrationen, Atelektasen und überblähte Areale (Abb. 8.7).

> **Beim ARDS entsteht die Hypoxämie aus einer Diffusionsstörung und der gestörten Ventilations-Perfusions-Ratio durch intrapulmonale Shunts.**

Fibroproliferative Phase Übersteht der Patient die Akutphase, entwickelt sich nach etwa 2 Wochen die fibroproliferative Phase des ARDS. Das alveoläre Ödem wird resorbiert. Histopathologisch finden sich jetzt eine Proliferation der Typ-II-Pneumozyten, Verdickung der Alveolarsepten, intra- und extraalveoläre Granulationen und Kollagenablagerungen. Die initiale Reduktion der Compliance durch das alveoläre und insterstitielle Ödem wandelt sich im Verlauf durch den fibroproliferativen Umbauvorgang der Lungenfibrose in eine restriktive Ventilationsstörung.

In jeder Phase des ARDS kann die Schädigung der Lunge durch eine inadäquate Beatmungsstrategie verstärkt werden: »**Ventilator Induced Lung Injury**«. Andererseits ist in jeder Phase eine vollständige Ausheilung möglich.

8.5.3 Therapie des ARDS

Grundlage einer erfolgreichen Behandlung des ARDS ist die **Therapie der Grunderkrankung**. Die **maschinelle Beatmung** ist eine supportive Maßnahme, welche die Oxygenierung und CO_2-Elimination sicherstellt. In der exsudativen Phase der Erkrankung ist die Rekrutierung atelektatischer und vom Ödem betroffener Alveolen das Ziel der Beatmung.

> »Open the lung and keep the lung open« (B. Lachmann)

Die Eröffnung atelektatischer Areale erfordert **hohe inspiratorische Spitzendrucke**. Bei älteren Kindern und Jugendlichen sind kurzzeitig Werte von bis zu 45 cmH_2O, bei Säuglingen von 30–35 cmH_2O erforderlich. Nach Eröffnung der Atelektasen, erkennbar an einem plötzlichen Anstieg des p_aO_2, muss das hohe Druckniveau rasch reduziert werden, um das Barotrauma gering zu halten. Diese Beatmungstechnik wird als »**Recruitment-Manöver**« bezeichnet. Nach Recruitment soll der Beatmungsdruck so gering wie möglich über dem **alveolären Verschlussdruck** liegen, um die Gefahr einer Lungenüberblähung, eines interstitiellen Emphysems oder eines Pneumothorax zu minimieren. Ein erneuter Alveolarkollaps wird auch durch **hohen PEEP** von bis zu 15 cmH_2O verhindert. Durch einen **zyklischen Alveolarkollaps** entstehen große Scherkräfte, die zur Zerreißungen der alveolären Basalmembran und des Epithels führen und so das Krankheitsgeschehen negativ beeinflussen können.

> Das optimale PEEP-Niveau wird als »Best PEEP« bezeichnet und verhindert den zyklischen Alveolarkollaps.

In der »ARDS-Lunge« finden sich Bezirke mit weitgehend gesunden Alveolen, neben atelektatischen oder überblähten Arealen. Kranke und gesunde Bezirke haben unterschiedliche physikalische Eigenschaften. Manche Areale entfalten sich rasch, andere brauchen eine längere Zeit zur Blähung. Die Lungenareale haben also unterschiedliche Zeitkonstanten. Die druckkontrollierte Ventilation eignet sich zur Beatmung des ARDS, weil sie im Vergleich zur volumengesteuerten Beatmung, die **regionalen Zeitkonstanten** besser berücksichtigt. Dabei wird die Inspirationszeit relativ lang, der inspiratorische Gasfluss dezelerierend eingestellt. Ferner muss die enge **Interaktion von Beatmung und Hämodynamik** bedacht werden. So können hohe Beatmungsdrucke die Lungenperfusion reduzieren und die Hypoxämie verstärken. Infolgedessen kann das Herz-Zeit-Volumen signifikant abfallen und eine arterielle Hypotonie mit systemischer Minderperfusion und Nierenversagen resultieren.

> **Cave**
> Exzessive Inspirationsdrucke und hoher PEEP können ein Rechtsherzversagen auslosen.

Einen ungünstigen Effekt auf den Verlauf und die Prognose des ARDS hat die Beatmung mit großen Tidalvolumina von 12–15 ml/kg KG, weil ein Volutrauma entsteht. In einer großen randomisierten Studie an erwachsenen ARDS-Patienten konnte gezeigt werden, dass eine **protektive Beatmungsstrategie mit niedrigen Tidalvolumina** von 4–6 ml/kg KG mit konsequenter Vermeidung von Baro- und Volutrauma, die Mortalität von 40% auf 31% senkt (ARDS Network 2000). Hohe CO_2-Werte von 65–85 mmHg werden im Sinne einer »**permissiven Hyperkapnie**« toleriert.

Eine protektive Beatmungsstrategie kann auch sehr gut mittels **Hochfrequenzoszillationsbeatmung** umgesetzt werden. Die konstante und homogene Blähung der Lunge in Verbindung mit den geringen Scherkräften in den Alveolen sind Vorteile der HFOV. Aus technischen Gründen kann HFOV bislang nur bei Kindern bis zu einem Körpergewicht von etwa 30 kg eingesetzt werden.

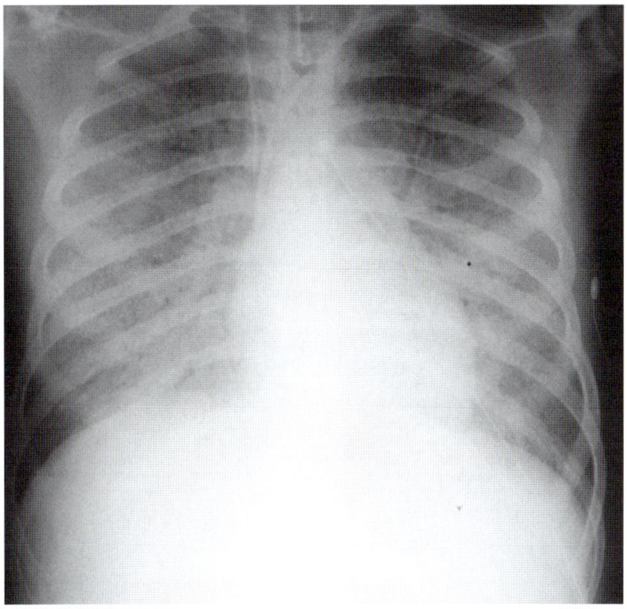

Abb. 8.7 Die Röntgenaufnahme des Thorax zeigt diffuse bilaterale Infiltrate im exsudativen Stadium des ARDS

Die **Flüssigkeitsrestriktion** ist ein wichtiger Bestandteil der ARDS-Therapie. Das pulmonale Ödem wird reduziert. Das intravaskuläre Volumen ist auf dem niedrigsten Level zu halten, das eine adäquate Organperfusion und O_2-Versorgung erlaubt. Die Organperfusion bzw. das Herz-Zeit-Volumen kann über die arteriovenöse O_2-Gehaltsdifferenz oder noch einfacher über die zentralvenöse Sauerstoffsättigung abgeschätzt werden. Sie sollte über 65% liegen.

Wie bei Erwachsenen kann bei Säuglingen und Kindern das Herz-Zeit-Volumen inzwischen kontinuierlich mittels einer **transpulmonalen Thermodilutionstechnik** weniger invasiv bestimmt werden.

Ein **Abfall des Herz-Zeit-Volumens** und niedrige Perfusionsdrucke können mehrere Ursachen haben:
- relativer Volumenmangel,
- hoher Widerstand der Pulmonalgefäße,
- Rechtsherzversagen.

Mit Hilfe der **Echokardiographie** kann eine Funktionsstörung des Herzens rasch erkannt werden. Insbesondere bei hohem Lungengefäßwiderstand muss die Myokardfunktion durch Katecholamine wie Dobutamin unterstützt werden.

> Zur Optimierung des Herz-Zeit-Volumens und der systemischen Perfusionsdrücke kann der Einsatz von Katecholaminen erforderlich sein.

Eine Reihe weiterer Maßnahmen können im Einzelfall erfolgreich sein, sind jedoch nicht durch größere randomisierte Studien belegt:
- Surfactantgabe,
- inhalativer Stickstoffmonoxid,
- pulmonale Vasodilatatoren,
- intermittierende Lagerung in Bauchlage,
- Antioxidanzien.

Als ultima ratio wird die **extrakorporale Membranoxygenierung (ECMO)** eingesetzt. Günstige Effekte von Kortikosteroiden wurden in der proliferativen Phase des ARDS beobachtet (Tab. 8.9).

Tab. 8.9 Diagnostische und therapeutische Maßnahmen in der exsudativen Phase des ARDS

Maßnahmen	Pulmonal	Kardiovaskulär	Andere
Initialphase	O_2-Vorlage	Volumensubstitution für adäquaten Perfusionsdruck	Mikrobielle Diagnostik
	Nichtinvasive Beatmung		
	Intubation		
Stabilisierung	Alveoläres Rekruitment durch atemmechanische Manöver bis p_aO_2 ansteigt, Surfactant erwägen	Flüssigkeitsrestriktion	Empirische antibiotische Therapie
	Spitzendruckreduktion bis p_aO_2 abfällt, nach erneutem Recruitment 2 cmH_2O über kritischem Verschlussdruck bleiben	Auf adäquate Organperfusion achten	Adäquate parenterale oder enterale Ernährung
	PEEP-Reduktion bis »best PEEP«	Zentralvenöse Sauerstoffsättigung bestimmen	Analgosedierung
	»Low-tidal-volume-Ventilation« mit permissiver Hyperkapnie		
Eskalation	Steigerung der Beatmungsdrucke bis auf altersabhängige Grenzwerte	Katecholamine	Relaxierung
	Inhalatives Stickstoffmonoxid erwägen	Pulmonale Vasodilatatoren	Intermittierende Bauchlagerung erwägen
	Hochfrequenzoszillationsventilation (HFOV) erwägen	Messung des Herz-Zeit-Volumens	
	Extrakorporale Membranoxygenierung (ECMO) erwägen		

8.6 Sepsis

Die Sepsis ist eine komplexe **systemische inflammatorische Reaktion des Organismus** auf eine Infektion. Verlauf und Schwere sind fließend und reichen von der Erregerinvasion, der Bakteriämie über die systemische Reaktion, die als **S**ystemic **I**nflammatory **R**esponse **S**yndrome = **SIRS** bezeichnet wird, bis zur manifesten Sepsis (▶ Kap. 16.1.1.). Eine **s**chwere Sepsis geht mit einer akuten Organdysfunktion, einer verminderten Organperfusion oder einem Blutdruckabfall einher.

Beim septischen Schock werden Vasopressoren zur Stabilisierung des Blutdrucks benötigt.

Diagnosekriterien für die Sepsis
- **Infektiologische Genese (Bakterien, Viren, Pilze)**
  - Mikrobiologischer Nachweis in der Blutkultur oder dringender klinischer Verdacht
  - **SIRS: systemische inflammatorische Antwort (mindestens 2 Kriterien)**
  - Fieber ≥38°C oder Hypothermie ≤36°C
  - Tachykardie
  - Tachypnoe bzw. Hyperventilation ($pCO_2 \leq 33$ mmHg)
  - Leukozytose ≥12.000/mm^3 oder Leukopenie ≤4000/mm^3 oder Linksverschiebung ≥10% unreife Neutrophile im Differenzialblutbild
- **Akute Organdysfunktion (mindestens 1 Kriterium)**
  - Akute Enzephalopathie (eingeschränkte Vigilanz, Desorientiertheit, Unruhe)
  - Arterielle Hypotension (<2 Standardabweichungen unter Altersnorm) trotz adäquater Volumenzufuhr, andere Schockursachen sind ausgeschlossen
  - –Thrombozytopenie (absolut <100.000/mm^3 oder Abfall >30% in 24 h)
  - Arterielle Hypoxämie mit p_aO_2 <75 mmHg bei Raumluft, p_aO_2/F_iO_2-Ratio ≤250 mmHg bei Ausschluss einer alleinigen kardialen oder pulmonalen Genese
  - Nierenversagen mit Diurese ≤0,5 ml/kg KG/h trotz ausreichender Volumensubstitution oder Anstieg des Serumkreatinins >2-fach über oberen altersgemäßen Normbereich
  - Metabolische Azidose mit BE≤-5 oder Laktat >1,5fach über oberen Normbereich
- **Differenzierung nach Schweregraden**
  - Sepsis: Kriterien I und II
  - Schwere Sepsis: Kriterien I–III
  - Septischer Schock: Kriterien I und II sowie arterielle Hypotension oder notwendiger Vasopressoreinsatz (Dopamin ≥5µg/kg KG/min oder Noradrenalin, Adrenalin, Vasopressin)

8.6.1 Inzidenz

Für pädiatrische Intensivstationen ist die Inzidenz der schweren Sepsis nicht genau bekannt. Für Erwachsene wird sie in Deutschland mit ca. 8% aller Intensivpatienten angegeben, dies wären etwa 90.000 Patienten pro Jahr. Eine aktuelle Studie aus den USA zeigte einen Anstieg der Inzidenz in den letzten 20 Jahren von 100 auf 300 Fälle pro 100.000 Einwohner. In der gleichen Zeit stieg der Anteil der Patienten mit Multiorganversagen von etwa 19% auf 30%, während die Letalität von durchschnittlich 30% auf 20% reduziert werden konnte. Die **Letalität** der schweren Sepsis und des septischen Schocks liegen bei 70%. Es wird geschätzt, dass in den USA und Europa zusammen täglich über 800 erwachsene Patienten an einer Sepsis versterben. Kinder haben eine günstigere Prognose, die Letalität liegt bei etwa 10%.

In vielen Fällen handelt es sich um **nosokomiale Infektionen**, denen durch peinliche Einhaltung der Hygienevorschriften begegnet werden muss. Die **sozioökonomische Bedeutung** der Sepsis ist groß. Die direkten und indirekten Kosten bewegen sich in Deutschland zwischen 5 und 11 Mrd. Euro. Diese Zahlen belegen die hervorragende Bedeutung **präventiver Hygienemaßnahmen** in der Intensivmedizin.

8.6.2 Diagnostik

Zur Diagnose und Therapie der Sepsis ist der **mikrobiologische Keimnachweis** von zentraler Bedeutung. Die häufigsten Erreger jenseits der Neugeborenenperiode sind in der Übersicht zusammengestellt. Fieber, Schüttelfrost, eine Hypothermie, eine Linksverschiebung im Differenzial-Blutbild in Verbindung mit einer Leukozytose oder Leukopenie sind Indikationen für die Gewinnung einer **Blutkultur**. Für einen sicheren Erregernachweis sind meist 2–3 Blutkulturen über eine frische Venenpunktion erforderlich. Liegt ein **zentraler Venenkatheter**, werden Blutkulturen über den liegenden Katheter entnommen, dieser wird entfernt und die Spitze bakteriologisch untersucht. Ein **Hautabstrich** der Punktionsstelle vervollständigt die Diagnostik. Intravasale Katheter werden nur bei Infektionsverdacht gewechselt oder entfernt.

Häufigste Erreger der Sepsis im Kindesalter

- **Bakterien**
  - Pneumokokken
  - Meningokokken
  - Streptokokken
  - Staphylokokken
  - E. coli u. a. gramnegative Erreger
- **Viren**
  - Enteroviren
  - Herpesviren
- **Immunsupprimierte Patienten**
  - Candida
  - Aspergillus
  - Gramnegative Erreger

> **Der routinemäßige Wechsel von zentralen Venenkathetern senkt nicht das Risiko der katheterinduzierten Sepsis.**

Eine **ventilatorassoziierte Pneumonie** (s. oben) kommt immer als Sepsisquelle in Frage. Die Diagnostik beinhaltet Blutkulturen, Kulturen und Ausstrich des Trachealsekrets sowie ein Röntgenbild des Thorax. Eine Bronchoskopie wird bei Kindern nicht als diagnostische Routinemaßnahme eingesetzt.

Eine **Urosepsis** findet sich v. a. bei Säuglingen mit und ohne Anomalien des Harntrakts. Neben der Blutkultur sind Urinstatus und -kultur beweisend. Bei Verdacht auf **postoperative Infektionen** im Operationsgebiet oder bei einem intraabdominellen Fokus sind ebenfalls Blutkulturen erforderlich. Eitrige Wundinfektionen erfordern Abstriche. Eine Koinfektion mit anaeroben Erregern ist immer möglich und muss entsprechend behandelt werden. Zur **abdominellen Fokussuche** eignet sich die Sonographie oder die Computertomographie. Anschließend sollte möglichst rasch eine chirurgische Sanierung erfolgen. Besonders bei immunsupprimierten Kindern ist neben gramnegativen Erregern (E. coli, Pseudomonas, Serratia u. a.) auch an eine Infektion mit Candida- oder Aspergillus-Spezies zu denken.

8.6.3 Therapie

Antibiotische Therapie Die Schwere der Erkrankung macht eine sofortige **empirische Antibiose** erforderlich. Die Wahl des Antibiotikums richtet sich nach dem zu erwartenden Keimspektrum. Meist wird eine Monotherapie mit einem Cephalosporin der 3. oder 4. Generation oder mit einem Carbapenem begonnen, diese zeigt die gleiche Wirksamkeit wie eine Kombinationstherapie aus einem β-Laktamantibiotikum und einem Aminoglykosid. Bei Verdacht auf eine katheterinduzierte Sepsis oder hoher Inzidenz von MRSA-Infektionen (methicillinresistente Staphylococcus aureus) kann primär eine Kombination mit Vancomycin eingesetzt werden. Eine routinemäßige Initialtherapie mit Antimykotika ist nicht indiziert. Ist der Erreger identifiziert und im Antibiogramm getestet, wird die antibiotische Therapie ggf. modifiziert.

> **Eine umgehende empirische antibiotische Therapie (nach Blutkultur!) reduziert die Letalität der Sepsis.**

Stabilisierung des Kreislaufs In der Sepsis führen Mediatoren zu einer peripheren Vasodilatation. Das rosige bis tiefrote Hautkolorit und die warmen Extremitäten sind klinische Zeichen des **hyperdynamen Kreislaufs (»warmer Schock«)**. Der intravasale Volumenmangel wird durch das Kapillarleck hervorgerufen oder verstärkt. Als Volumenersatz wird isotone Kochsalzlösung infundiert. Bei kardialer Dekompensation kann ein adäquates Herz-Zeit-Volumen nicht mehr aufrecht erhalten werden, der Kreislauf zentralisiert und die zentral-venöse Sättigung sinkt unter 70% (**»kalter Schock«**). Bei volumenrefraktärem Schockgeschehen muss eine differenzierte Therapie mit Katecholaminen erfolgen. Der Algorithmus der Herz-Kreislauf-Therapie ist in ◻ Abb. 8.8 dargestellt.

> **Entscheidend für die Prognose ist eine aggressive Volumen- und Kreislauftherapie.**

Beatmung Die Indikation zur maschinellen Beatmung wird bei einer Sepsis **frühzeitig** gestellt, um bei erhöhtem O_2-Bedarf in jedem Fall eine adäquate Versorgung zu gewährleisten. Dies ist bei Tachydyspnoe, Vigilanzstörung oder Hypoxämie trotz O_2-Vorlage der Fall. Sekundär kann sich eine »Acute Lung Injury« oder ein ARDS entwickeln, welches entsprechend zu behandeln ist (s. oben).

Adjuvante Therapien Im Katecholamin-resistenten Schock wird niedrig dosiertes Hydrocortison eingesetzt, um die relative Nebenniereninsuffizienz zu kompensieren.

> **Hochdosierte Steroide haben keinen positiven Effekt auf das Überleben bei Sepsis.**

Im Rahmen einer Sepsis kann es zu einer ausgeprägten Störung der Blutgerinnung kommen, die als **disseminierte intravasale Gerinnungsstörung** bezeichnet wird. Zur Prophylaxe von tiefen Venenthrombosen wird Heparin in einer Dosierung von 100 I.E./kg eingesetzt. Thrombosen können besonders bei der Meningokokken-Sepsis zu schweren Nekrosen führen (◻ Abb. 8.9). Durch Gabe von Protein C kann in manchen Fällen die Ausbildung von Nekrosen günstig beeinflusst werden.

Zu den supportiven Maßnahmen zählen weiterhin eine strenge Einstellung des Blutzuckers mit **Insulin** und eine **Stressulkusprophylaxe**. Die **enterale Ernährung** hat Vorteile gegenüber einer parenteralen Zufuhr.

> **Cave**
> **Säuglinge und Kleinkinder können mit besonders fulminanten und schweren Verläufen einer Sepsis erkranken.**

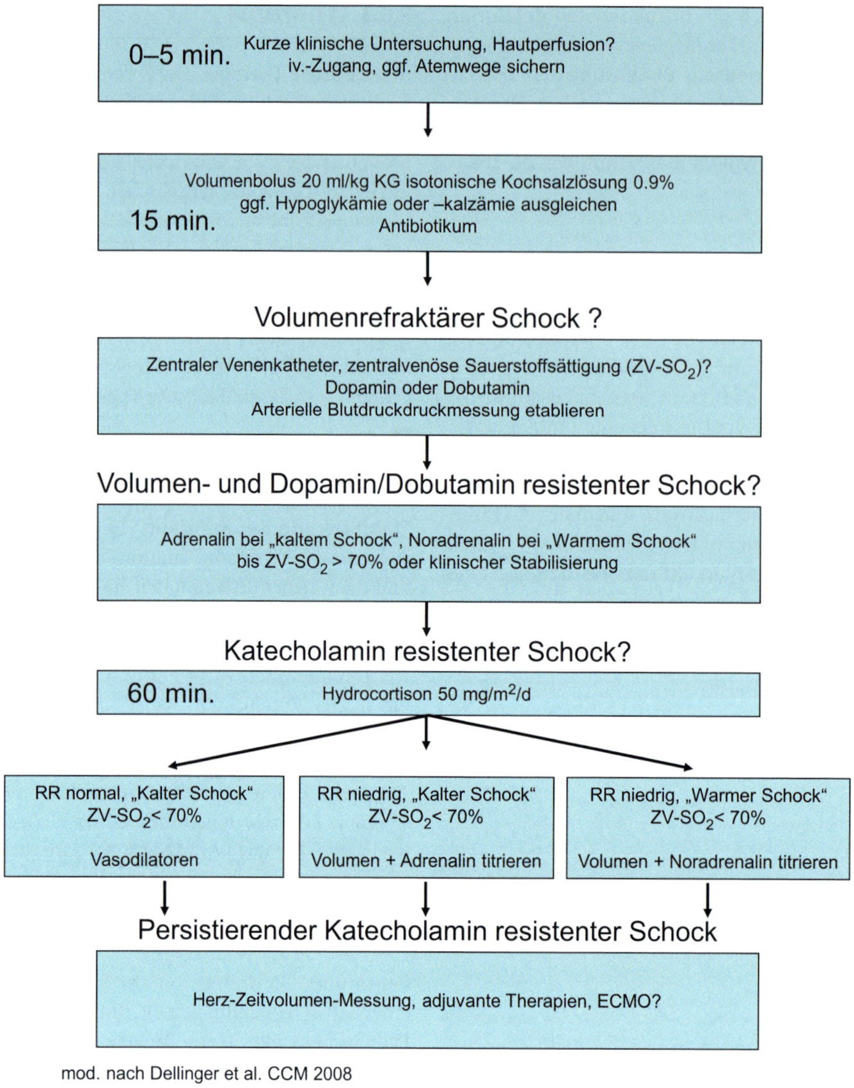

Abb. 8.8 Algorithmus der Herz-Kreislauf-Therapie der schweren Sepsis und des septischen Schocks

Der besondere Fall

Anamnese. Ein 15 Monate alter Junge mit einem Gewicht von 12 kg entwickelt nachts Husten, Schnupfen und Fieber >39°C. Nach Besserung im Verlauf des Tages stellt ihn die Mutter gegen 16.00 Uhr dem Kinderarzt vor, der bei Verdacht auf eine bakterielle Bronchitis Clarithromycin als Antibiotikum verschreibt. Gegen 18.00 Uhr tritt zu Hause erneut Fieber um 40°C auf. Das Kind ist jetzt somnolent und die Mutter bemerkt erstmals Petechien. Sie fährt umgehend in eine nahe gelegene Kinderklinik.

Befund. Bei Aufnahme ist die Hautperfusion reduziert, es findet sich eine Tachykardie mit einer Herzfrequenz >200/min, der Blutdruck wird mit 80/60 mmHg gemessen, die transkutane O_2-Sättigung beträgt 80%. In der Lumbalpunktion finden sich 10/3 Zellen.

Therapie, Diagnose. Das Kind erhält Cefotaxim 800 mg, Penicillin G 1,5 Mio. Einheiten. Zur Volumensubstitution werden 500 ml isotonische Kochsalzlösung infundiert. Gegen 20.00 Uhr erfolgt der Transport in ein Zentrum für Kinderintensivmedizin. Nach Ankunft wird das Kind umgehend intubiert und maschinell beatmet. Ein zentraler Venenkatheter und eine arterielle Blutdruckmessung werden etabliert. Nun besteht das Vollbild eines septischen Schocks mit disseminierter intravasaler Gerinnungsstörung und Nebennierenblutung. Diese Trias wird als **Waterhouse-Friderichsen-Syndrom** bezeichnet. Im weiteren Verlauf ist trotz Volumensubstitution und Katecholaminunterstützung ein prärenales Nierenversagen nicht zu verhindern, so dass eine Hämofiltration begonnen wird. Trotz Gabe von Heparin entwickeln sich ausgedehnte periphere Durchblutungsstörungen mit akralen Nekrosen, generalisierte zerebrale Anfälle, eine myokardiale Insuffizienz mit »Low-output-Syndrome« und später ein Bridenileus nach gedeckter Perforation.

Verlauf. Das Kind überlebt die Sepsis. Als Folge der akralen Nekrosen müssen einzelne Fingerendglieder und Zehen amputiert werden. Der Junge wird nach Wochen entlassen und weist bei den regelmäßigen Kontrolluntersuchungen erfreulicherweise nur ein geringes Entwicklungsdefizit auf.

8.7 Akutes Nierenversagen

Definition und Notfallmaßnahmen

Ein akutes Nierenversagen (ANV) droht bei einem Rückgang der **Urinproduktion <1 ml/kg KG/h**, bei Neugeborenen und Säuglingen <0,5ml/kg KG/h. Konsekutiv kommt es zu einem Anstieg der **Retentionswerte** Harnstoff-N und Kreatinin. Praktische Konsequenzen

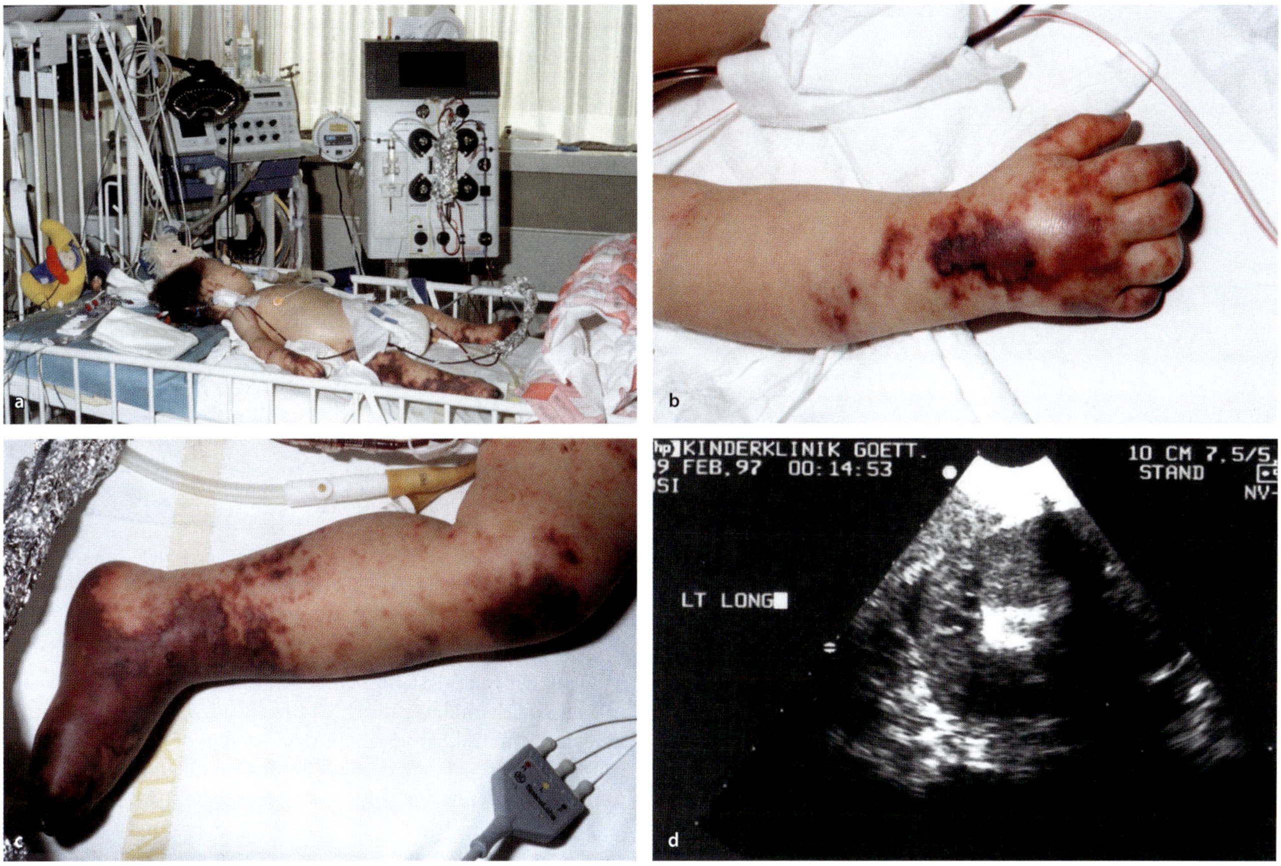

Abb. 8.9a–d Patient mit Waterhouse-Friderichsen-Syndrom. **a** Nierenersatztherapie im Rahmen der Intensivbehandlung. **b, c** Thrombosen führten zu Nekrosen der Haut und der Endphalangen von Hand und Fuß. **d** Sonographie einer Nebennierenblutung

hat eine Hyperkaliämie mit der Gefahr von Herzrhythmusstörungen, die sich rasch entwickeln kann, sofern die Kaliumzufuhr nicht umgehend gestoppt wird. Eine symptomatische **Hyperkaliämie** wird notfallmäßig durch

- Azidoseausgleich nach Blutgasanalyse mit Natriumbikarbonat,
- Kalziumglukonat 10% 1ml/kg KG sehr langsam i. v.,
- Glukose-Insulin-Perfusor: 0,1 E Insulin + 0,5 g/kg KG Glukose als Kurzinfusion, dann 1 E Insulin/3 g Glukose

behandelt. Kommt die Diurese nicht umgehend in Gang, muss dialysiert werden.

Das ANV kann prä-, intra- oder postrenale Ursachen haben. In der pädiatrischen Intensivmedizin ist vor allem das **prärenale Nierenversagen** als Folge einer absoluten oder relativen **Hypovolämie** durch hämorrhagischen Schock oder Sepsis sowie eine **kardiovaskuläre Insuffizienz** mit »Low-output-Syndrom« und Hypotension von Bedeutung.

Alle kritisch kranken Kinder müssen streng bilanziert werden.

Ursachen des akuten Nierenversagens (ANV)

- **Prärenales Nierenversagen**
  - Absolute oder relative Hypovolämie
  - Hypotension, »Low-output-Syndrome«
  - Aszites
- **Renale Ischämie**
  - Schockniere
  - Aortenisthmusstenose
  - Persistierender Ductus arteriosus des Frühgeborenen
  - Venöse oder arterielle Nierengefäßthrombose
- **Intrarenales Nierenversagen**
  - Medikamentös-toxisch
  - Hämolytisch-urämisches Syndrom
  - Hämoglobinämie, Myoglobinämie
  - Disseminierte intravasale Gerinnung (DIC)
- **Hormonelle Ursachen**
  - Inadäquate ADH-Sekretion
  - Intrarenale Prostaglandininhibition (Indometacin)
- **Postrenales Nierenversagen**
  - Artifiziell (verlegter Blasenkatheter)
  - Obstruktion (Urethralklappe)

Therapie

Ist ein bedeutsamer Rückgang der Urinproduktion zu registrieren, sind Gegenmaßnahmen in 3 Stufen einzuleiten:

- Optimierung der Hämodynamik,
- Stimulation der Diurese,
- Nierenersatztherapie.

Optimierung der Hämodynamik Vor der Gabe von Diuretika muss die Hämodynamik optimiert werden. Der **Ausgleich eines Volu-**

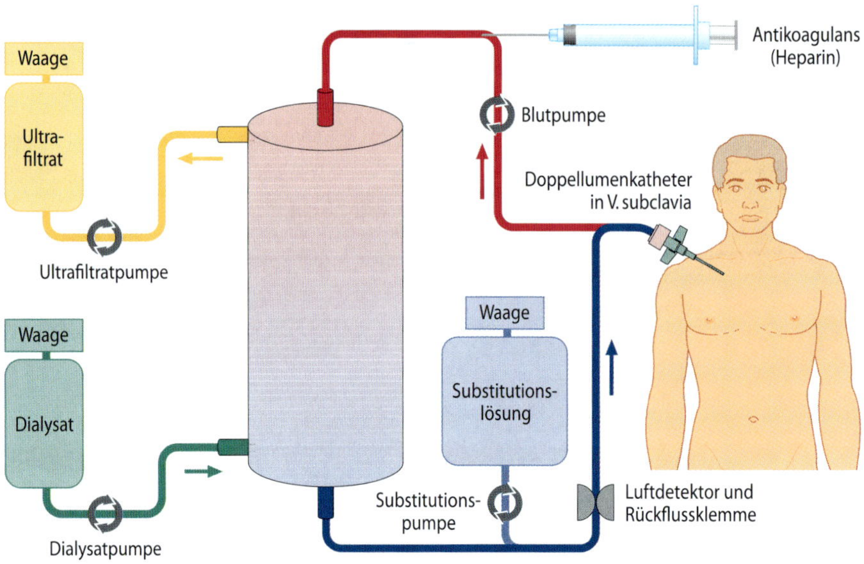

8

Abb. 8.10 Technik der Hämodiafiltration. Die Substitutionslösung kann auch vor dem Filter zugeführt werden (Prädilutionstechnik), um durch Blutverdünnung einem »Clotting« im Filter vorzubeugen

mendefizits, die Normalisierung der myokardialen Funktion, ein adäquates Herz-Zeit-Volumen und ein ausreichender Blutdruck können ein drohendes ANV abwenden. Der renale Perfusionsdruck kann durch **Vasopressoren** wie Dopamin oder Noradrenalin angehoben werden, allerdings bewirken diese auch eine Vasokonstriktion, sodass die effektive Nierenperfusion reduziert werden kann. Jüngst konnte auch gezeigt werden, dass ein präventiver Einsatz von Dopamin in »Nierendosis« mit 3 µg/kg KG/min mit Stimulation dopaminerger renaler Rezeptoren keinen positiven Effekt auf die Nierenfunktion hat.

Diuretische Therapie Eine medikamentöse Stimulation der Diurese ist bei einem Rückgang der Urinproduktion unter 2 ml/kg KG/h sinnvoll, sofern kardiovaskuläre Ursachen behandelt und die Flüssigkeitsbilanz positiv wird. Das Serumnatrium sollte im Normbereich liegen. Eingesetzt werden:

- Furosemid 0,5–1mg/kg KG als Einzeldosis, bis 10mg/kg/Tag,
- Theophyllin initial 5 mg/kg KG dann 0,5–1 mg/kg KG/h,
- Ethacrynsäure 0,5–1mg/kg KG/Tag,
- Mannitol 20% 0,25g/kg KG.

Furosemid ist Mittel der 1. Wahl. Durch Theophyllin konnte nach kardiochirurgischen Eingriffen die Häufigkeit des ANV bei Kindern signifikant reduziert werden. Mannitol führt zu einer osmotischen Diurese. Die osmotische Wirkung erhöht auch das zirkulierende Blutvolumen. Deswegen darf Mannitol nur gegeben werden, wenn noch keine Anurie vorliegt, da sonst die osmotisch induzierte Hypervolämie persistiert.

Nierenersatztherapie Vor allem bei herzinsuffizienten Patienten mit Hyperkaliämie (K^+ >6,0 mval/l) oder bei einer Volumenüberladung, muss die Indikation zur Nierenersatztherapie frühzeitig gestellt werden.

> **Die Indikation zur Dialyse wird in Abhängigkeit von der klinischen Situation gestellt.**

Bei der **Peritonealdialyse** wird das Peritoneum als »Dialysemembran« genutzt. Vorteilhaft ist die einfache Installation und Durchführung. Die Implantation des Tenckhoff-Katheters in das Abdomen kann auf der Intensivstation durchgeführt werden. Eine intraabdominelle Druckerhöhung durch vorbestehenden Aszites wird entlastet. Die Peritonealdialyse ist kreislauf- und gerinnungsneutral und kann auch bei Früh- und Neugeborenen problemlos angewendet werden. Das Peritonitisrisiko ist bei streng aseptischem Vorgehen gering. Es können laktat- oder bikarbonatgepufferte Lösungen eingesetzt werden. Bikarbonat ist vor allem bei einer metabolischen Azidose mit hohen Laktatspiegeln vorteilhaft. Begonnen wird mit 2,5–4,25% Glukosekonzentration. Der körperwarmen Lösung wird Heparin zugesetzt, sie ist zunächst kaliumfrei, bei normalem Serumkalium wird Kalium mit 2 mval/l Lösung zugesetzt. Die Einlaufmenge beträgt initial bis 20 ml/kg KG und kann in Abhängigkeit von der Kreislauf- und Beatmungssituation bis auf 40 ml/kg KG gesteigert werden, dabei ist auf ein Katheterleck zu achten. Die Verweildauer beträgt zunächst 30–60 min. Durch die Peritonealdialyse kommt es zu einer Glukoseaufnahme von bis zu 10 g/kg KG/Tag, etwa 100 mg/kg KG/Tag Aminosäuren gehen über das Dialysat verloren. Der Hauptvorteil der Peritonealdialyse ist neben der einfachen Anwendung, die rasche **Elimination von harnpflichtigen Substanzen und Kalium**. Der Flüssigkeitsentzug ist dagegen weniger effektiv.

Während die Peritonealdialyse nach dem osmotischen Prinzip funktioniert, wird bei der **Hämofiltration** über ein System feinster Kapillaren mit einer definierten Porengröße ein Ultrafiltrat abgepresst (Abb. 8.11).

Abhängig vom verwendeten Filter werden alle Substanzen <25.000–50.000 Dalton aus dem Blutplasma eliminiert. Die Menge des Ultrafiltrats wird über den Filterdruck gesteuert, entsprechend der angestrebten Bilanz wird das Ultrafiltrat teilweise durch eine Substitutionslösung ersetzt. Um einem »Clotting« im Filter vorzubeugen, wird kontinuierlich Heparin als Antikoagulans zugesetzt. Ein wesentlicher Vorteil der Hämofiltration ist der **gut steuerbare und rasche Flüssigkeitsentzug**. In der pädiatrischen Intensivmedizin wird ausschließlich die venovenöse Pumpentechnik eingesetzt. Inzwischen sind technisch ausgereifte Systeme erhältlich, die eine automatisierte Steuerung und Bilanzierung des Flüssigkeitsentzugs ermöglichen. Zur Kanülierung werden vorzugsweise doppellumige Katheter verwendet, die in der V. femoralis, V. Jugularis interna oder V. subclavia platziert werden.

Die **Hämodiafiltration** vereinigt durch ein Gegenstromprinzip die Vorteile der Dialyse und der Hämofiltration, sodass auch harn-

Tab. 8.10 Übersicht der Schockformen

Schockform	Pathophysiologie	Klinik
Volumenmangel	Zirkulierendes Blutvolumen reduziert	Blutung, »capillary leakage«, Volumenverschiebungen
Verteilungsstörung	Venöses Pooling, Störungen im regionalen Blutfluss	Sepsis, Anaphylaxie, spinaler Schock
Kardiogen	Störung der Myokardfunktion	Myokarditis, Kardiomyopathie, nach Herzoperation, Arrhythmie
Mechanische Obstruktion	Intrathorakale oder intravasale Druckerhöhung	Perikardtamponade, Spannungspneumothorax, Lungenembolie
O_2-Transport	O_2-Bindung an Hämoglobin gestört	Methämoglobinämie, CO- oder Zyanidvergiftung

pflichtige Substanzen rasch eliminiert werden können. Im Vergleich zur Peritonealdialyse ist die Hämofiltration vor allem für Neugeborene, Säuglinge und hämodynamisch instabile Patienten technisch aufwendiger. Sie ist kreislaufbelastender als eine Peritonealdialyse und erfordert eine Antikoagulation mit Heparin. Dennoch ist die venovenöse Hämo(dia)filtration inzwischen ein Standardverfahren zur Behandlung des akuten Nierenversagens. Sie kann die Prognose kritisch kranker Kinder entscheidend verbessern.

8.8 Polytrauma und Schock

Definition

Unfälle sind die häufigste Todesursache jenseits des ersten Lebensjahres. Schwere Unfälle führen oft zu multiplen Verletzungen. Unter einem **Polytrauma** versteht man die kombinierte Verletzung mehrerer Körperregionen oder Organsysteme, die als Einzelverletzung oder in Kombination **lebensbedrohlich** sind. Vor allem bei Schädel-Hirn-Traumata finden sich in mehr als 50% der Fälle assoziierte Verletzungen des Brustkorbs, des Bauches oder der Extremitäten. Schwere **intrathorakale Verletzungen** können auch ohne gravierende äußere Verletzungen auftreten, hierzu zählen:

- Lungenkontusion,
- Hämato- und Pneumothorax,
- mediastinales Emphysem,
- Contusio cordis,
- Perikardtamponade.

Ein schweres Thoraxtrauma kann zu einer **kardiopulmonalen Insuffizienz** führen. Nach einer Kontusionsverletzung des Herzens können sich neben der Perikardtamponade schwere Arrhythmien entwickeln. Im Abdomen werden Leber und Milz am häufigsten verletzt. An den Extremitäten können Frakturen und Weichteilverletzungen, sowie Gefäßabrisse zu erheblichen Blutverlusten führen.

Pathophysiologie

Beim Polytrauma führt die Gewebszerstörung zur Freisetzung von Mediatoren und anaeroben Metaboliten. Blutverlust und Schmerz werden als afferente Signale an Hirnstamm und Kortex gesendet und bewirken eine neuronale und humorale Aktivierung des autonomen Nervensystems. Die **Aktivierung des sympathischen Nervensystems** sichert kurzfristig das Überleben, langfristig wirkt sich dieser Reflex jedoch negativ auf die Prognose aus.

> **Pathophysiologisch finden sich beim Polytrauma Schädigungen verschiedener Organsysteme, deren Folgen über die Summe der Einzelverletzungen hinausgehen.**

Beim Polytrauma steht meist der **Volumenmangel** im Vordergrund des Schockgeschehens. Der massive Blutverlust führt zum **hämorrhagischen Schock**. Ein spinaler Schock kann zu Verteilungsstörungen und einem relativem Volumenmangel führen. Eine mechanische Obstruktion durch Herztamponade oder Spannungspneumothorax führt zu einem »Low-output-Syndrom« und Hypotension (Tab. 8.10).

Erstversorgung

Die Prognose des polytraumatisierten Patienten wird maßgeblich von der Versorgung in den ersten 30 Minuten nach Trauma bestimmt (Abb. 8.11). Primär stehen die Sicherung der Atemwege und ein adäquater Gasaustausch im Vordergrund der Versorgung.

Jeder Traumapatient muss als »nicht nüchtern« angesehen werden und wird durch **Rapid-Sequence-Intubation** intubiert. Beatmet wird mit 100% O_2 und PEEP. Bei einem einseitigen Atemgeräusch oder asymmetrischen Thoraxexkursionen besteht der Verdacht auf **Pneumo- oder Hämatothorax**, der umgehend durch eine Probepunktion bestätigt und ggf. durch Anlage einer Thoraxdrainage behandelt werden muss. Die frühzeitige maschinelle Beatmung erleichtert die suffiziente Analgosedierung der häufig agitierten Kinder und trägt zur Verbesserung der Prognose bei.

Parallel zum Airwaymanagement wird der **Kreislauf stabilisiert**. Ein hämorrhagischer Schock wird durch Kontrolle aktiver Blutungen, großlumige intravenöse Zugänge und aggressive Volumenzufuhr behandelt. Geeignet für eine rasche Punktion sind die Kubitalvenen, die V. jugularis externa oder die V. femoralis. Eine wichtige Alternative ist die intraossäre Punktion in den Markraum der Tibia (Abb. 8.1).

Präklinisch werden zur Schockbehandlung **kristalloide Flüssigkeiten** wie Ringer-Lösung oder **Plasmaexpander** z. B. Hydroxyäthylstärke (HAES) infundiert. Eine »Low-volume-resuscitation« mit hyperosmolarer NaCl-Lösung wird fur Kinder im Volumenmangelschock bislang nicht empfohlen. Das Ausmaß des Blutverlustes muss klinisch klassifiziert werden, da die Hämoglobinkonzentration erst nach »Verdünnung« mit Volumenersatz den wahren Blutverlust widerspiegelt (Tab. 8.11).

> **Bei Kindern führt erst ein Blutverlust von über 25% zu einem Abfall des systolischen Blutdrucks.**

Später wird in der klinischen Versorgung insbesondere im Schockstadium III und IV der Blutverlust durch gezielte Substitution mit **Blutprodukten** wie Erythrozytenkonzentrat, Fresh Frozen Plasma oder Thrombozytenkonzentrat behandelt.

Transport

Mit der Primärversorgung muss der Notarzt eine Entscheidung zur weiteren klinischen Versorgung treffen. Sofern Zustand und Trans-

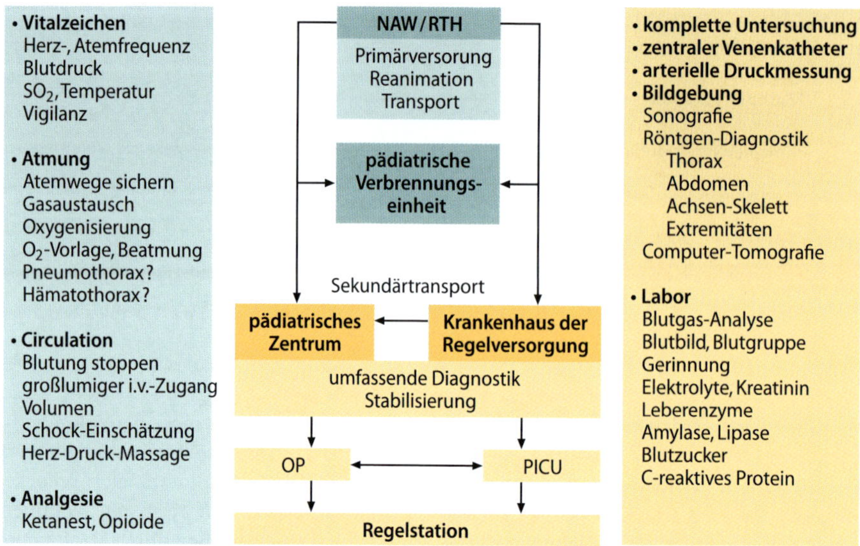

Abb. 8.11 Multidisziplinäre Versorgung eines polytraumatisierten Kindes. *NAW* Notarztwagen, RTH Rettungshubschrauber, *PICU* Pediatric Intensive Care Unit

Tab. 8.11 Schweregrade des hämorrhagischen Schocks

Grad I	Blutverlust bis 15% Leichte Tachykardie mit Pulsanstieg von 10–20% Normale Rekapillarisierungszeit
Grad II	Blutverlust bis 25% Ausgeprägte Tachykardie und Tachypnoe Verlängerte Rekapillarisierungszeit Abfall des systolischen Blutdrucks
Grad III	Blutverlust bis 35% Somnolenz, Erbrechen Oligurie, Anurie
Grad IV	Blutverlust >35% Fehlender Puls

portdauer dies gestatten, sollte ein **pädiatrisches Zentrum** angesteuert werden. Ein **multidisziplinäres Team** aus Pädiatrie, Anästhesie, Chirurgie, Neurochirugie und ggf. weiteren Fachdisziplinen entscheidet über Art und Umfang der Diagnostik und Therapie (Abb. 8.11).

> **Kinder mit hochgradigen oder großflächigen Brandverletzungen sollten primär in eine pädiatrische Verbrennungseinheit transportiert werden.**

Die hochspezialisierte und teure Behandlung brandverletzter Kinder wird nur von wenigen Kinderkliniken angeboten. Der Bettennachweis erfolgt durch die zentrale Bettenvermittlung für Schwerbrandverletzte in Hamburg.

Klinische Versorgung

In der Klinik zielt die primäre chirurgische Versorgung polytraumatisierter Patienten auf die Behandlung lebensbedrohlicher Verletzungen. Hierzu zählen schwere Blutungen und Organverletzungen. Die Stabilität des Patienten und das Ausmaß der Verletzungen bestimmen den Umfang **der operativen Erstversorgung**. Insbesondere Schädel-Hirn-Verletzungen (▶ Kap. 10.12) können zunächst die Versorgung von Begleitverletzungen limitieren, ebenso Gerinnungsstörungen oder ein respiratorisches Versagen. Lässt es der Zustand des Patienten zu, wird eine frühe osteosynthetische Versorgung von Frakturen angestrebt. In der weiteren Behandlung liegt die Aufgabe der pädiatrischen Intensivmedizin in der **Stabilisierung der Vitalfunktionen** und der Koordinierung von zweizeitigen chirurgischen Eingriffen in enger Abstimmung mit den beteiligten Fachdisziplinen.

8.9 Ertrinkungsunfall

Ein Sonderfall des Polytraumas ist das **Beinaheertrinken.** In Analogie zur angloamerikanischen Terminologie spricht man von Ertrinken (»drowning«), wenn der Patient innerhalb von 24 h nach dem Unfall verstirbt und von Beinaheertrinken (»near drowning«) wenn mehr als 24 h überlebt werden. Wie im Fallbeispiel zu Beginn dieses Kapitels geschildert, sind meist Kleinkinder Opfer eines Ertrinkungsunfalls.

In Abhängigkeit von der Wassertemperatur besteht fast immer eine **akzidentelle Hypothermie.** Nach Bergung des Kindes wird umgehend die Körperkerntemperatur gemessen. Aus dem Grad der Hypothermie kann auf die **Submersionszeit** geschlossen werden. Auf Grund ihrer großen Körperoberfläche in Relation zum Körpergewicht kühlen Kinder rascher aus als Erwachsene. Bei Kleinkindern findet sich zudem der »**Tauchreflex**«, eine bradykarde Kreislaufzentralisation auf die lebenswichtigen Organe Gehirn und Herz. Tauchreflex und Hypothermie wirken **neuroprotektiv**. Die Prognose, insbesondere das Ausmaß hypoxischer Folgeschäden, können am Unfallort fast nie mit ausreichender Sicherheit vorhergesagt werden, sodass bei akzidenteller Hypothermie alle lebensrettenden Maßnahmen solange fortgeführt werden müssen, bis der Patient aufgewärmt ist.

> **Cave**
> »No one is dead, until he is warm and dead«.

Bei tiefer Hypothermie unter 30°C Körpertemperatur und unzureichendem Kreislauf kann eine schonende Wiedererwärmung mit einer Geschwindigkeit von weniger als 1°C pro Stunde am besten an der **Herz-Lungen-Maschine** erreicht werden. Die Kanülierung gelingt rasch über die Femoralgefäße. Bei milder Hypothermie wird mit externer Wärmezufuhr und angewärmten Infusionslösungen gearbeitet. Auch hierbei ist auf einen kontrollierten langsamen Temperaturanstieg zu achten, um Reperfusionsschäden zu vermeiden. Die Wiedereröffnung der Körperperipherie kann zu einem erneuten Temperaturabfall führen, der als »**after drop**« bezeichnet wird. Die Vasodilatation kann auch einen Volumenmangel mit arterieller Hypotension auslösen. Während in der Hypothermie eine »physiologische« Azidose nicht ausgeglichen wird, kann nun das Einschwemmen saurer Valenzen aus der Körperperipherie Natriumbikarbonatgaben erforderlich machen. Der Patient wird auf eine Körpertemperatur von 36°C erwärmt, eine Hyperthermie muss unbedingt vermieden werden. Da das Ausmaß zerebraler Schäden zunächst unklar ist, folgt die weitere Intensivtherapie den Regeln der Neuroprotektion. Für Erwachsene konnte in Studien gezeigt werden, dass nach Reanimation eine zeitlich begrenzte milde therapeutische Hypothermie von 34°C, Vorteile für das neurologische Outcome hat. Dieses Vorgehen sollte auch für die Behandlung von Kindern nach prolongierten Reanimationen und nach akzidenteller Hypothermie erwogen werden, wenngleich kontrollierte Studie hierzu bislang fehlen.

Als Folge der **Wasseraspiration** kommt es nach Ertrinkungsunfällen häufig zu einem ARDS, das nach der o. g. Strategie behandelt wird. Begleitverletzungen, wie Frakturen oder ein Schädel-Hirn-Trauma müssen ausgeschlossen werden.

Die **Prognose** von Ertrinkungsunfällen ist abhängig von der Submersionszeit und dem Ausmaß der akzidentellen Hypothermie. Nach Eisunfällen ist gesundes Überleben selbst nach Submersionszeiten von bis zu 1 h beschrieben!

Literatur

ARDS Network (2000) Ventilation with lower tidal volumes as compared with traditional tidal volumes for acute lung injury and the acute respiratory distress syndrome. N Engl J Med 342: 1301–1308

Biarent D et al. (2010) European Resuscitation Council Guidelines for Resuscitation 2010, Section 6. Peaediatric Life Support. Resuscitation 81: 1364–1388

Dellinger RP et al. (2008) Surviving Sepsis Campaign: International guidelines for management of severe sepsis and septic shock: Crit Care Med 36: 296–327

Nichols DG (ed) (2008) Rogers Textbook of pediatric intensive care. Wolters Kluwer, Lippincott, Williams & Wilkins

Schiffmann H (2010) Beatmung in der Neonatologie und pädiatrischen Intensivmedizin. In: Rathgeber J (Hrsg.) Grundlagen der maschinellen Beatmung. Thieme, Stuttgart New York

Schiffmann H (2011) Reanimation bei Neugeborenen, Säuglingen und Kindern. In: Bundesärztekammer (Hrsg) Reanimation – Empfehlungen für die Wiederbelebung, 5. Auflage. Deutscher Ärzteverlag, Köln

Erkrankungen des Nervensystems

Epilepsie

H. Todt

C. P. Speer, M. Gahr (Hrsg), *Pädiatrie*,
DOI 10.1007/978-3-642-34269-1_9,

Einleitung

»Einen Theil dieser Zeit hindurch hatte die junge Patientin zum öfteren in der Zwischenzeit der großen Anfälle, kleine und ganz kurze, welche sich weiter durch nichts als durch einen augenblicklichen Verlust des Bewusstseyns, wobei ihr die Sprache verging, nebst einer ganz geringen Bewegung in den Augen, äußerten. Oefters, wenn sie wieder zu sich kam, brachte sie die Redensart, in deren Mitte sie unterbrochen worden war, zu Ende; ein ander mahl hatte sie dieselbe vergessen.«

S.A. Tissot beschrieb in seinem 1771 erschienenen Buch »Traite de l'epilepsie« typische Absencen in Kombination mit tonisch-klonischen Anfällen bei einem 14-jährigen Mädchen. Erst nach der Entdeckung und 1929 erfolgten Beschreibung der Elektroenzephalographie durch H. Berger konnte die epileptische Genese der Absencen bewiesen werden. EEG und moderne Untersuchungsmethoden, wie z. B. die Videodoppelbildaufzeichnung, ersetzen jedoch niemals eine akribisch und gegebenenfalls wiederholt erhobene Anamnese sowie eine exakte Anfallsbeobachtung. Beides ist nach wie vor unabdingbare Voraussetzung für die Abklärung anfallsartiger Zustände.

9.1 Zerebrale Anfälle

Grundlagen

Unter zerebralen Anfällen versteht man eine plötzliche, vorübergehende, meist kurz (Sekunden bis Minuten) dauernde Funktionsänderung eines Teiles oder des gesamten Gehirns mit sensorischen, motorischen, vegetativen oder psychischen Reiz- bzw. Hemmungserscheinungen.

Epidemiologie

Zerebrale Anfälle sind ein häufiges Ereignis. Etwa 4–5% aller Kinder erleiden im Laufe der Kindheit mindestens einen Anfall. In der überwiegenden Zahl handelt es sich um so genannte Gelegenheitsanfälle.

Systematik

Folgende Formen werden unterschieden:

- epileptische Anfälle,
- epileptische Reaktionen (Gelegenheitsanfälle),
- nichtepileptische Anfälle.

9.1.1 Epileptische Anfälle

Definition

Als Symptom einer Epilepsie gelten epileptische Anfälle nur dann, wenn sie **chronisch-rezidivierend** und weitestgehend unabhängig von äußeren Einflussfaktoren auftreten.

Epidemiologie

Mit einer Prävalenz von 5–10‰ und einer Inzidenz von etwa 0,4‰ gehören die Epilepsien zu den häufigsten chronischen Erkrankungen des Kindesalters. Die Hälfte der Epilepsien manifestiert sich vor dem 10. Lebensjahr, etwa 2/3 vor dem 20. Lebensjahr.

Pathophysiologie

Der **epileptische Anfall** ist Ausdruck einer abnormen und exzessiven elektrischen Entladung größerer Neuronenverbände. Basismechanismus ist dabei eine **paroxysmale Depolarisation** der Nervenzellmembran.

Dieser pathologische Entladungsvorgang wird u. a. ausgelöst durch:

- Imbalanzen zwischen inhibitorischen und exzitatorischen Transmittersubstanzen,
- Veränderungen der Membranrezeptoren und Ionenkanäle (Natrium- und Kalziumkanäle),
- Störungen des neuronalen Energiestoffwechsels.

Ätiologie

Epileptische Anfälle sind **multifaktoriell** bedingt. Die Manifestation resultiert aus dem Zusammenwirken von **genetischer Disposition** und **exogenen Realisationsfaktoren**: prä-, peri- und postnatale Hirnschäden, Phakomatosen, metabolisch-genetische Erkrankungen, chromosomale Aberrationen.

Klassifikation

Nach der gegenwärtig international gültigen Klassifikation werden epileptische Anfälle in **fokale** (partielle, herdbezogene) Anfälle mit einfacher und komplexer Symptomatik, fokale Anfälle mit sekundärer Generalisation, **generalisierte** (Absencen; myoklonische, klonische, tonische, atonische, tonisch-klonische Anfälle) und **nichtklassifizierbare Anfälle** unterteilt.

Grundsätzlich ist zwischen epileptischen Anfällen und epileptischen Syndromen zu unterscheiden.

Diese Differenzierung ist zweckmäßig, da unterschiedliche Anfälle bei gleichen Syndromen, bzw. gleiche Anfälle bei unterschiedlichen Syndromen auftreten können.

Einfache fokale Anfälle Beim einfach fokalen Anfall bleibt das Bewusstsein erhalten. Es finden sich motorische, sensible, sensorische, autonome und psychische Symptome. Die motorischen (Kloni) oder sensiblen Erscheinungen (Kribbeln, Taubheitsgefühl) treten an **umschriebenen Körperstellen** (Gesicht, Extremitäten) auf. Eine Ausbreitung auf die gesamte Körperhälfte (»**march of convulsion**«, **Jackson-Anfall**) oder Übergang in einen tonisch-klonischen Anfall (**fokales Grand mal**) ist möglich. Bei längerer Anfallsdauer kann es zu einer postparoxysmalen temporären Lähmung einer Extremität bzw. Körperseite kommen (**Todd'sche Lähmung**).

Komplexe fokale Anfälle Kernsymptom ist die **Bewusstseinsveränderung**. Häufig geht eine **Aura** (visuell, auditiv, gustatorisch, olfaktorisch, vertiginös) voraus. Nicht selten zeigen sich **Automatismen** (Schmatz-, Kau-, Schluckbewegungen, Nesteln, Treten und Scharren mit den Füßen), unartikulierte Laute oder szenische Ausgestaltung (Umherlaufen, An- und Auskleiden). Das Anfallsende ist meist gekennzeichnet durch eine über mehrere Minuten anhaltende Reorientierungsstörung.

Absencen Die Absence ist charakterisiert durch eine unvermittelt einsetzende und ebenso plötzlich endende **Bewusstseinspause** von 15–30 s. Das Kind unterbricht seine Tätigkeit, das Gesicht wird starr und leer. Die Augen sind halb geöffnet und meist leicht nach oben gerichtet.

Myoklonische Anfälle Myoklonische Anfälle äußern sich als blitzartige **symmetrische Muskelzuckungen** im Bereich von Schulter und Armen, gelegentlich auch unter Beteiligung der Beine. Bei heftigen Myoklonien kann es zum Sturz kommen.

Klonische Anfälle Unter klonischen Anfällen versteht man symmetrische **rhythmische Muskelkontraktionen**, wobei die Abfolge von längerer Dauer ist als bei Myoklonien. Das Verteilungsmuster entspricht dem der Myoklonien.

Tab. 9.1 Klassifikation der Epilepsiesyndrome

Fokale Epilepsien	Idiopathisch mit altersgebundenem Beginn	Benigne Epilepsie im Kindesalter mit zentrotemporalen Spikes und »sharp waves« Epilepsie im Kindesalter mit okzipitalen »sharp slow waves«
	Symptomatisch	
	Kryptogen	
Generalisierte Epilepsien	Idiopathisch mit altersgebundenem Beginn	Benigne familiäre Neugeborenenkrämpfe Benigne Neugeborenenkrämpfe Benigne myoklonische Epilepsie des Kleinkindalters Epilepsie mit pyknoleptischen Absencen (Pyknolepsie) Juvenile Absenceepilepsie Juvenile myklonische Epilepsie Aufwach-Grand-mal-Epilepsie
	Idiopathisch und/oder symptomatisch altersgebunden	Blitz-Nick-Salaam-Krämpfe (West-Syndrom) Lennox-Gastaut-Syndrom Epilepsie mit myoklonisch-astatischen Anfällen Epilepsie mit myoklonischen Absencen
	Symptomatisch	
Epilepsien, die nicht als fokal oder generalisiert bestimmbar sind	Mit sowohl generalisierten als auch fokalen Anfällen	Neugeborenenkrämpfe Schwere myoklonische Epilepsie des Kleinkindalters Epilepsie mit anhaltenden Spike-wave-Entladungen im synchronisierten Schlaf Aphase-Epilepsie-Syndrom (Landau-Kleffner-Syndrom)
	Ohne eindeutige generalisierte oder fokale Zeichen	
Spezielle Syndrome		Gelegenheitsanfälle (Fieberkrämpfe, Alkohol, Drogen, Schlafentzug) Oligoepilepsien (einzelne scheinbar unprovozierte Anfälle) Epilepsien mit speziellen Formen der Anfallsauslösung Chronisch progrediente Epilepsia partialis continua des Kindesalters

Tonische Anfälle Tonische Anfälle sind gekennzeichnet durch eine wenige Sekunden dauernde symmetrische **axorhizomelische Muskelverkrampfung** mit Beugung des Kopfs und Anheben der Arme. Beim Auftreten im Stehen ist plötzliches Hinstürzen möglich.

Atonische (astatische) Anfälle Bei atonischen Anfällen kommt es zu einem **plötzlichen Tonusverlust**, sodass die Kinder hinstürzen. Der Anfall ist so kurz, dass die Patienten rasch wieder aufstehen. Häufig geht der Atonie eine Myoklonie voraus (**myoklonisch-astatischer Anfall**).

Tonisch-klonische Anfälle Meist ohne Vorboten stürzen die Patienten zu Boden. Der Anfallsablauf gliedert sich in eine tonische und eine klonische Phase. Nach Abklingen der Kloni kommt es zur Erschöpfung und meist tiefem Schlaf. Begleitphänomene sind häufig Gesichtszyanose, Mydriasis, Anstieg von Blutdruck und Herzfrequenz, vermehrter Speichelfluss, Einnässen und seitlicher Zungenbiss.

> **Myoklonien, tonische, tonisch-klonische und atonische Anfälle können sowohl primär generalisierten als auch fokalen Ursprungs sein.**

9.1.2 Epileptische Syndrome

Klassifikation

Grundlage der Einteilung epileptischer Syndrome sind 2 unterschiedliche Dichotomien:

- **Anfallssymptomatik** (fokal, generalisiert),
- **Ätiopathogenese** (idiopathisch, symptomatisch).

Die Klassifikation der Epilepsiesyndrome ist aus Tab. 9.1 ersichtlich.

Benigne Partialepilepsie mit zentrotemporalen Spitzen (Rolandi-Epilepsie) Dies ist die häufigste Form kindlicher fokaler Epilepsien. Das Manifestationsalter liegt zwischen dem 2. und 12. Lebensjahr. Die Anfälle treten überwiegend im Schlaf auf. Charakteristisch sind Missempfindungen im Bereich von Mundhöhle, Zunge und Gesicht, gefolgt von hemifazialen Kloni unter Einbeziehung der **Kaumuskulatur** (typisch vermehrter Speichelfluss). Das Bewusstsein ist in der Regel erhalten, die Kinder können aber nicht sprechen. Das EEG zeigt zentrotemporale »sharp waves« (Abb. 9.1). Die Anfälle sistieren mit Beginn der Pubertät.

> **Bei Vorliegen eines bioelektrischen Status im Schlaf ist mit einer ungünstigen Entwicklung zu rechnen.**

Seltene Varianten sind das **Landau-Kleffner-Syndrom** (erworbene epileptische Aphasie) und das **Pseudo-Lennox-Syndrom**.

Epilepsie mit pyknoleptischen Absencen Der Erkrankungsgipfel liegt zwischen dem 5. und 9. Lebensjahr. Kennzeichnend ist das täglich gehäufte Auftreten von Absencen. Die Prognose ist günstig. Bei etwa 30% der Patienten können jedoch im Verlauf tonisch-klonische Anfälle hinzutreten. Abzugrenzen ist die frühkindliche und juvenile Absenceepilepsie. Das EEG zeigt während einer Absence generalisierte bilateral-synchrone, regelmäßige 3/s »spike-waves« (Abb. 9.2).

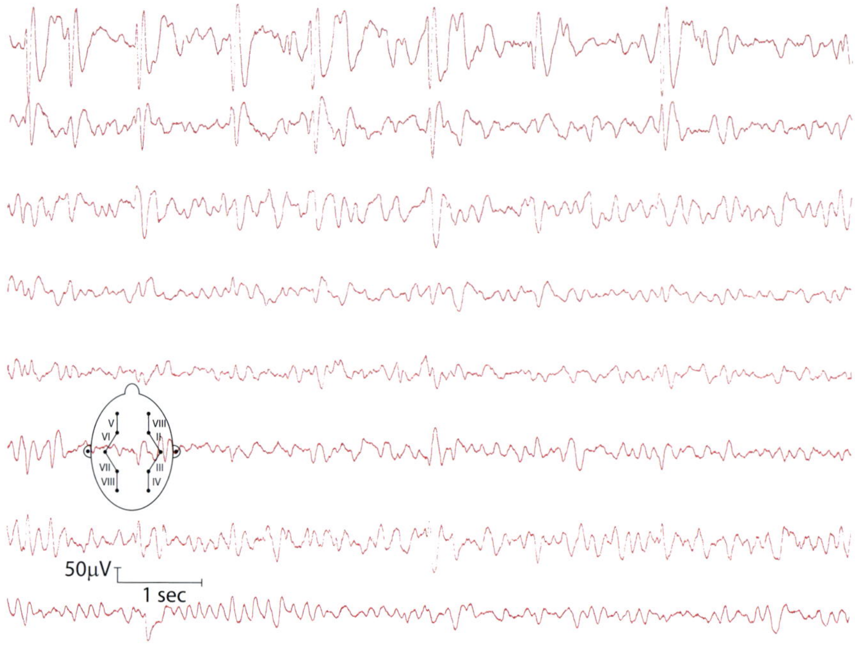

Abb. 9.1 Sharp-wave-Fokus links präzentral

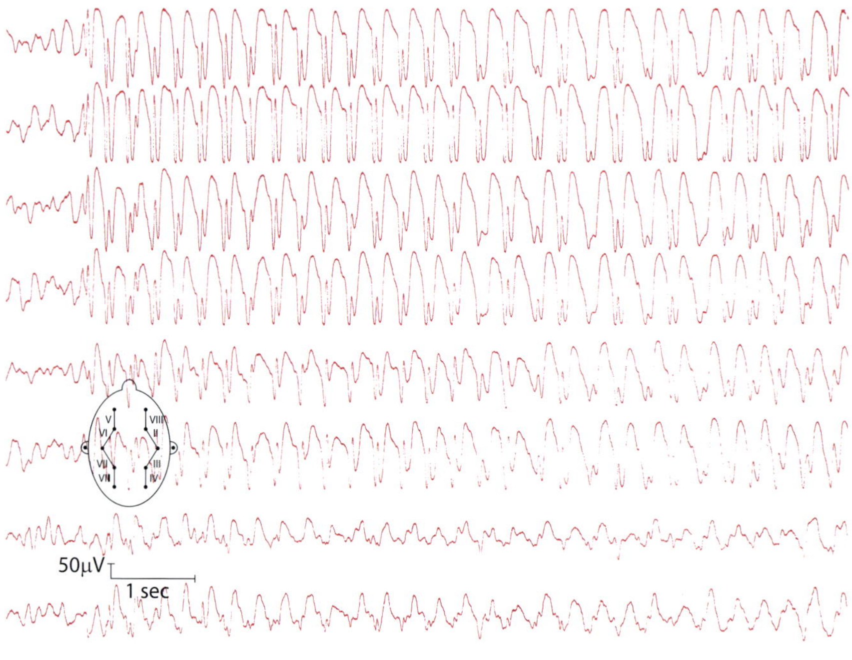

Abb. 9.2 EEG während einer Absence: generalisierte bilateral-synchrone 3/s »spike-waves«

Juvenile myoklonische Epilepsie Hauptmanifestationsalter ist das 12.–20. Lebensjahr. Bevorzugt nach dem morgendlichen Erwachen zeigen sich meist bilateral-synchron einzelne bzw. repetitive, teilweise sehr **heftige (impulsive) Myoklonien** im Bereich von Armen und Schultergürtel. Das Bewusstsein ist erhalten. Der Verlauf ist selbst bei Hinzukommen tonisch-klonischer Anfälle günstig. Im EEG finden sich kurze, generalisierte Paroxysmen von unregelmäßigen »spike-« und »polyspike-waves« (Abb. 9.3).

Aufwach-Grand-mal-Epilepsie Betroffen sind Jugendliche ab dem 10. Lebensjahr. Die Anfälle treten typischerweise in den beiden ersten Stunden nach dem Erwachen auf. Begünstigende Faktoren sind Schlafentzug, Stress, Alkoholgenuss, visuelle Reize (Fernsehen, Spielautomaten – **fotosensible Epilepsie**). Eine Kombination mit Myoklonien und Absencen ist nicht selten. Bei ordnungsgemäßer Therapie und geregelter Lebensführung ist die Prognose günstig.

Epilepsie mit Blick-Nick-Salaam-Krämpfen (BNS-Anfälle, West-Syndrom) Der Anfallsbeginn liegt zwischen dem 3. und 7. Lebensmonat. Es kommt zu blitzartigen Myoklonien mit Hochreißen der Arme, Anheben des Rumpfs und der Beine. Weitere Anfallsformen sind Nickanfälle und dem orientalischen Salaam-Gruß ähnelnde tonische An-

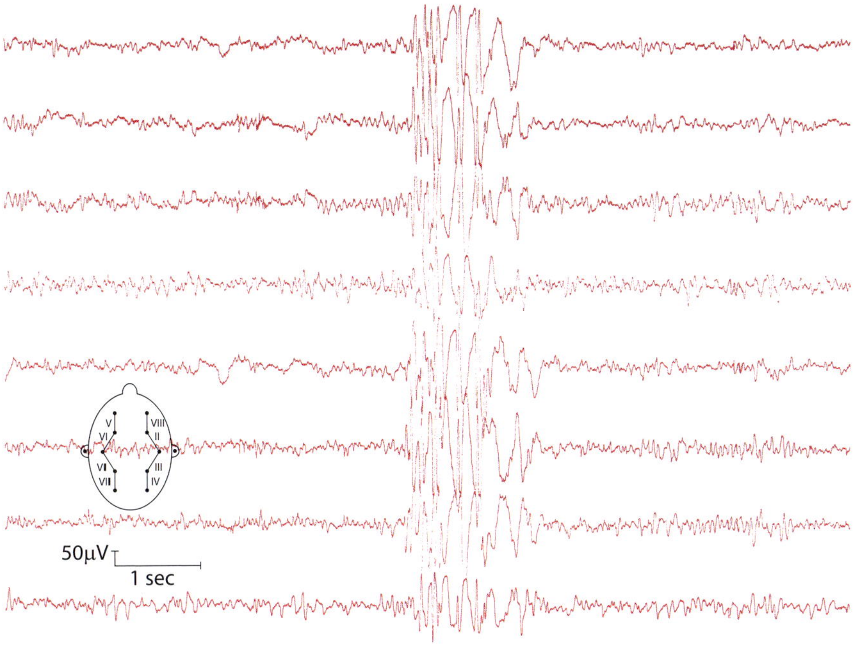

Abb. 9.3 Kurzer generalisierter Paroxysmus irregulärer »spike-« und »poly-spike-waves«

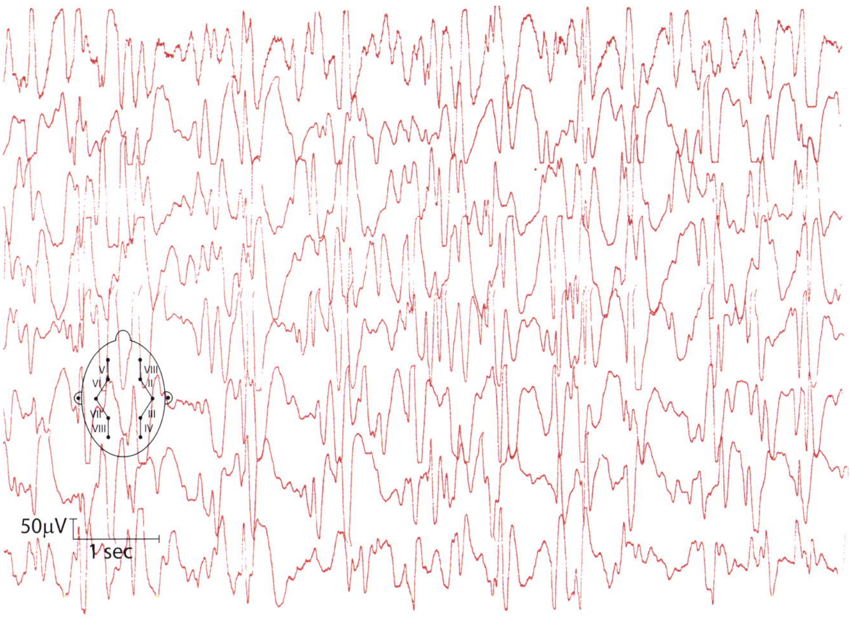

Abb. 9.4 Hypsarrhythmie

fälle. Charakteristisch ist das serienhafte Auftreten. Häufige Ursachen sind frühkindliche Hirnschäden, neurokutane Syndrome (tuberöse Hirnsklerose), ZNS-Fehlbildungen und metabolische Störungen. Bioelektrisches Korrelat ist die **Hypsarrhythmie** (diffuses Auftreten von spannungshohen Theta- und Deltawellen mit Einlagerung von »spikes«, »sharp waves«, unregelmäßigen »spike-waves« sowie »sharp-slow waves«; Abb. 9.4). Die Therapie ist schwierig, in den meisten Fällen zeigen die Patienten komplexe Entwicklungsstörungen.

Lennox-Gastaut-Syndrom Dieses Syndrom ist gekennzeichnet durch das Auftreten unterschiedlicher Anfallsformen (tonisch, tonisch-klonisch, tonisch-astatisch, myoklonisch-astatisch, Nick- und fokale Anfälle, atypische Absencen) zwischen dem 2. und 7. Lebensjahr. Bei ca. 20% der Fälle geht ein West-Syndrom voraus. Die Prognose ist sehr ungünstig. Neben Therapieresistenz findet sich häufig eine deutliche Retardierung. Das EEG ist charakterisiert durch meist generalisierte, frontal betonte, langsame 2–2,5/s »sharp-« bzw. »spike-slow waves«: **Spike-wave-Variant-Muster** (Abb. 9.5).

Epilepsie mit myoklonisch-astatischen Anfällen Leitsymptom sind myoklonische und atonisch-astatische Anfälle. Heftige Anfälle mit plötzlichem Hinstürzen sind nicht selten. Prädilektionsalter ist

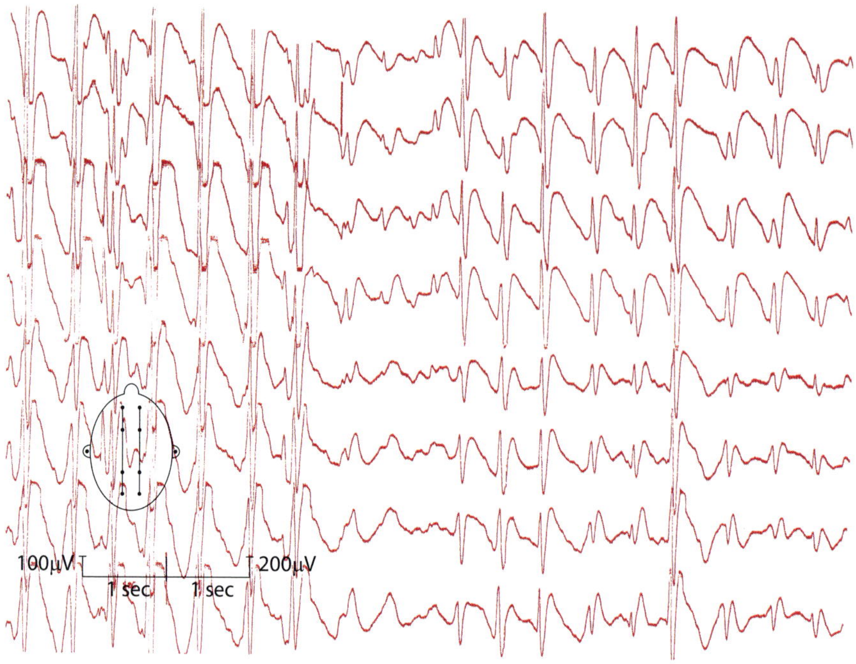

Abb. 9.5 Spike-wave-Variant-Muster bei Lennox-Gastaut-Syndrom

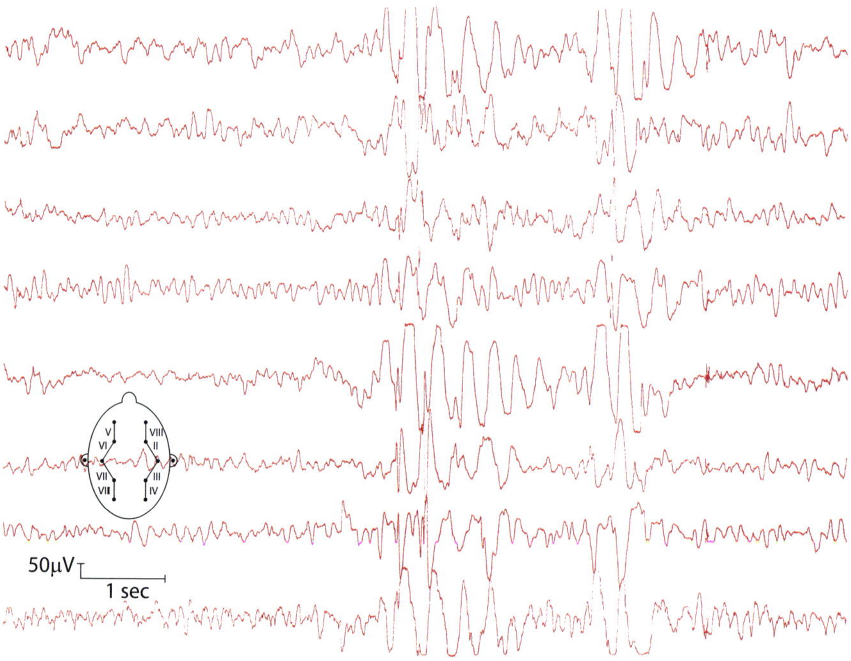

Abb. 9.6 Kurzer generalisierter Paroxysmus unregelmäßiger »spike-waves«

das 1.–5. Lebensjahr. Die Behandlung gestaltet sich meist problematisch. Im EEG zeigen sich kurze generalisierte Paroxysmen unregelmäßiger 2–3/s »spike-waves« (Abb. 9.6).

▪▪ Diagnostik

Wesentliche Voraussetzung für eine exakte Diagnosestellung ist eine akribisch und gegebenenfalls wiederholt erhobene **Anamnese**. Unerlässlich ist die Durchführung eines **Elektroenzephalogramms**. Bei fokalen Anfällen bzw. bei Verdacht auf eine symptomatische Genese ist der Einsatz **bildgebender Verfahren** erforderlich.

▪▪ Differenzialdiagnose

Differenzialdiagnostisch sind alle epileptischen Reaktionen (▶ Abschn. 9.1.4) und nichtepileptischen Anfälle (▶ Abschn. 9.4) zu berücksichtigen.

▪▪ Akuttherapie

Zur Unterbrechung des Anfalls erfolgt die langsame i.v.-Injektion von Lorazepam, **Diazepam** oder **Clonazepam** (Dosierung Abb. 9.7). Ist eine i.v.-Applikation nicht möglich, können alternativ Diazepam-rectal-Tube, Lorazepam, Clonazepam und Midozolam bukkal bzw. Midozolam intranasal verabreicht werden.

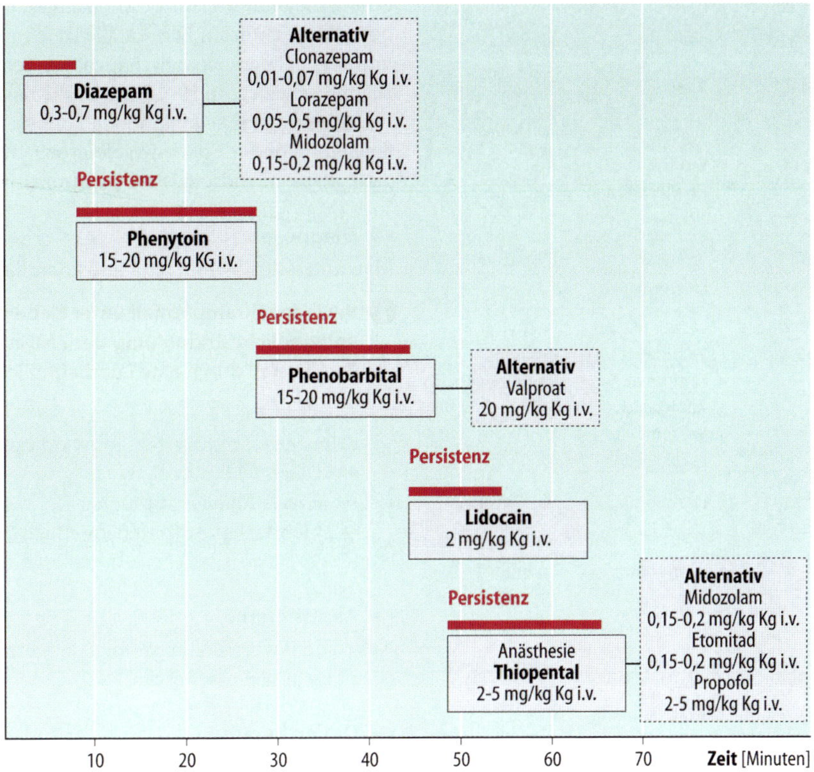

Abb. 9.7 Therapie des Status epilepticus

> **Nach dem ersten Anfall ist die Einleitung einer Langzeittherapie meist nicht indiziert.**

Langzeittherapie

Da es nur bei 65% der betroffenen Kinder zu wiederholten epileptischen Anfällen kommt und das individuelle Rezidivrisiko nicht eindeutig voraussagbar ist, kann nach einem ersten Anfall in der Regel mit einer Langzeittherapie zugewartet werden. Sofern die Indikation gegeben ist, muss zur Vermeidung gravierender Nebenwirkungen die Einstellung stufenweise erfolgen (bevorzugter Einsatz von Retardpräparaten). Eine allmähliche Beendigung der Therapie kann nach 3- bis 5-jähriger Anfallsfreiheit vorgenommen werden. Die zum Einsatz kommenden **Antiepileptika** sind Tab. 9.2 zu entnehmen.

Prognose

Anfallsfreiheit ist bei etwa 60%, eine deutliche Reduktion der Anfallsfrequenz bei weiteren 20% der Patienten erreichbar. Eine nicht unbedeutende Zahl mit therapieresistenten Anfällen profitiert von epilepsiechirurgischen Eingriffen oder einer Vagus-Nerv-Stimulation.

Soziale Aspekte

Neben der medikamentösen Therapie ist bei anfallskranken Kindern besonders auf eine ihrem Leistungsvermögen angepasste soziale Eingliederung und **Förderung** zu achten. Unnötige Restriktionen sind zu vermeiden. Gegen die Teilnahme am **Sport** bestehen grundsätzlich keine Bedenken (lediglich Sportarten mit Absturzgefahr sind nicht geeignet). Schwimmen sollte nur unter besonderer Aufsicht erfolgen.

> **Bis auf wenige Ausnahmen (sorgfältige Abwägung bei parenteraler Impfung gegen Typhus, Paratyphus, Gelbfieber und Cholera) können alle Impfungen durchgeführt werden.**

9.1.3 Status epilepticus

Definition

Unter einem Status epilepticus versteht man eine länger als 5 min (Generalisierter konvulsiver Status epilepticus) bzw. länger als 20 min (Generalisierter nichtkonvulsiver sowie fokaler konvulsiver und nichtkonvulsiver Status epilepticus) anhaltende epileptische Anfallstätigkeit. Bewusstseinseinengung, Stupor oder Dämmerzustand können das einzige Symptom des nichtkonvulsiven Status sein. Eine Erkennung ist dann nur durch das EEG möglich.

> **Cave**
> **Der Status epilepticus ist eine Notfallsituation und bedarf dringlich stationärer Behandlung.**

Therapie

Die grundsätzliche Vorgehensweise bei Status epilepticus besteht in:
- Erhaltung vitaler Funktionen,
- Unterbrechung des Status (Abb. 9.7),
- Behandlung systemischer Komplikationen (Hirndruck, Blutdruck, Blutzucker, Azidose, Elektrolyte),
- Abklärung der Ätiologie.

9.1.4 Epileptische Reaktionen

Definition

Als epileptische Reaktionen (**Gelegenheits- oder Okkasionskrämpfe**) werden Konvulsionen bezeichnet, die nur im Rahmen akuter

Tab. 9.2 Pharmakotherapie der Epilepsien

Anfalls- bzw. Epilepsieform	1. Wahl	2. Wahl	3. Wahl
Frühkindliche tonisch-klonische Anfälle	Valproat	Brom Phenobarbital	
Benigne Partialepilepsien	Sultiam Oxcarbazepin	Valproat Levetirazetam	Clobazam
Einfache und komplexe fokale Anfälle, fokales Grand mal	Oxcarbazepin Lamotrigin	Levetirazetam Valproat Topiramat Zonisamid Sultiam Lacosamid	Phenytoin Primidon Phenobarbital
Absencen	Valproat Ethosuximid	Lamotrigin	Mesuximid
Myoklonien, Aufwach-Grand-mal	Valproat	Lamotrigin	Primidon
BNS-Anfälle	Initialversuch mit Pyridoxin ACTH Kortikoide Vigabatrin	Sultiam Valproat Topiramat	Ketogene Diät
Myoklonisch-astatische Anfälle	Valproat	Ethosuximid Lamotrigin	Mesuximid
Lennox-Gastaut-Syndrom	Valproat	Lamotrigin ACTH Kortikoide Topiramat Rufinamid Felbamat	

zerebraler bzw. extrazerebraler Erkrankungen auftreten. Sie sistieren nach Behandlung oder Abklingen der jeweils auslösenden Situation.

Ätiologie

Wichtige **Ursachen** von Gelegenheitsanfällen sind:
- Fieber,
- intrakranielle Infektionen (Meningitis, Enzephalitis),
- Schädel-Hirn-Trauma,
- hypoxisch-ischämische Enzephalopathie,
- Elektrolytstörungen (Hypo-/Hypernatriämie, Hypokalzämie),
- metabolische Störungen (Hypoglykämie, angeborene Stoffwechseldefekte, Vitamin-B_6-Mangel).

9.2 Fieberkrämpfe

Als Fieberkrämpfe (Infektkrämpfe) werden Konvulsionen verstanden, die zwischen dem 6. Lebensmonat und dem 5. Lebensjahr im Rahmen hochfieberhafter Infekte auftreten.

Klinik

Fieberkrämpfe sind mit einem Anteil von 50% die häufigste Form der Gelegenheitskrämpfe. Fieber als Realisationsfaktor sowie eine genetische und Altersdisposition sind die wesentlichsten **pathogenetischen Faktoren**. Die Anfälle treten meist im Fieberanstieg auf und sind phänomenologisch nicht von tonisch-klonischen Anfällen zu unterscheiden. In 10–15% der Fälle zeigen sich fokale Symptome. Prolongierte Halbseitenkrämpfe können von neurologischen Ausfällen und fokaler Epilepsie gefolgt sein: **H**emikonvulsion-**H**emiplegie-**E**pilepsie-Syndrom (**HHE**-Syndrom).

Diagnose

Man unterscheidet **einfache** und **komplizierte Fieberkrämpfe**.

Bei jedem Krampfanfall unter Fieber ist stets an eine entzündliche Erkrankung des ZNS zu denken und im Zweifelsfall durch eine Lumbalpunktion auszuschließen.

Kriterien komplizierter Fieberkrämpfe
- Dauer >15 min
- Fokale Anfallssymptome
- Mehrfaches Auftreten innerhalb 24 h

Akuttherapie

Neben der Fiebersenkung erfolgt die Unterbrechung des Anfalls wie oben beschrieben (▶ Abschn. 9.1.2).

Dauertherapie

Eine Langzeittherapie sollte nur nach sorgfältiger Abwägung eingeleitet werden. Als engere **Indikationen** gelten:
- Anfallsdauer von mehr als 15 min,
- fokale Anfallssymptome,
- Anfallsserien,
- Kombination von mindestens 2 der o. g. Risikofaktoren.

Anfallsprophylaxe

Bei Temperaturen über 38°C erfolgt die prophylaktische
- Antipyrese,
- Gabe von Diazepam als Suppositorien für 2 Tage (8-stündlich bis 0,5 mg/kg KG; Säuglinge maximal 10 mg/Tag; Kleinkinder maximal 20 mg/Tag).

Prognose

Die Kinder nehmen in der Regel eine normale Entwicklung. Das Epilepsierisiko beträgt bei einfachen Fieberkrämpfen 1–2%, bei komplizierten 10–15%.

9.3 Neugeborenenkrämpfe

Die Neugeborenenkrämpfe werden in ▶ Kap. 7.11 beschrieben.

9.4 Nichtepileptische Anfälle

Nichtepileptische paroxysmale Phänomene können in ihrem Erscheinungsbild epileptischen Anfällen sehr ähnlich sein und somit fehlgedeutet werden. Eine Gegenüberstellung ist aus Tab. 9.3 ersichtlich.

Psychogene Anfälle Kennzeichnend ist reaktives, situationsgebundenes Auftreten, demonstrativ theatralischer Ablauf, Zusammensinken ohne Verletzungen, unkoordiniertes Umherschlagen und partiell erhaltene Reaktion. Im Gegensatz zu epileptischen

Tab. 9.3 Gegenüberstellung epileptischer und nichtepileptischer Anfälle

Epileptische Anfälle	Nichtepileptische Anfälle
Tonische Anfälle	Paroxysmale kinesiogene Choreoathetose, transitorische Dystonie des Säuglings, benigner paroxysmaler Tortikollis, alternierende Hemiplegie mit Dystonie des Kleinkindalters, Hyperekplexie, Sandifer-Syndrom
Atonische Anfälle	Synkopen, Affektkrämpfe, blasse Reflexsynkopen, benigne paroxysmale Vertigo
Myoklonien	Benigne Schlafmyoklonien des Säuglings, Tics, Schauderanfälle, Spasmus nutans, Muskelzittern des Neugeborenen (Jitteriness)
Absencen	Tagträumen
Einfach fokale Anfälle	Migräne mit Aura
Komplex fokale Anfälle	Pavor nocturnus, Somnabulismus, dysphrenische Migräne, Hyperventilationssyndrom, Wutanfälle, Bewegungsstereotypien (Jactatio, Masturbation), Narkolepsie

Anfällen findet sich in der Regel **keine Erhöhung des Prolaktinspiegels**.

Synkopen Unter Synkopen (**Kollaps, Ohnmacht**) versteht man Zustände kurzzeitiger Bewusstlosigkeit infolge kardiovaskulär bedingter zerebraler Ischämie. Bei **vagovasalen Synkopen** führen komplexe zentrale Reflexmechanismen, die über vagale Efferenzen vermittelt werden, zum Kreislaufversagen. Auslösende Situationen sind langes Stehen (**orthostatische Dysregulation**: allmähliches Hinsinken nach Vorboten wie Übelkeit, Schwindel, Schwarzwerden vor den Augen) bzw. Angst, Schreck oder Schmerz (z. B. Blutentnahmen). Im Einzelfall ist blitzartiges Hinstürzen begleitet von tonischer Haltung und Myoklonien möglich (**konvulsive Synkope**). Bei **kardialen Synkopen** ist u. a. an das Long-QT-Syndrom zu denken (Romano-Ward-Syndrom: autosomal-dominant; Jervell-Lange-Nielsen-Syndrom assoziiert mit Taubheit: autosomal-rezessiv).

Blasse Reflexsynkopen Bei meist banalen Kopftraumen stürzen die Kinder nach einem Aufschrei plötzlich zu Boden, sind blass und bewusstlos. Ursache ist ein hypersensitiver Vagusreflex, der über eine kurze Asystolie zu einer zerebralen Minderperfusion führt.

Affektanfälle Hauptmanifestationsalter ist das 2.–4. Lebensjahr. Hervorgerufen durch **emotionale Belastungen** (Trotz, Wut, Angst) kommt es zu heftigem Schreien und Anhalten der Atmung in Exspiration. Die Folge sind Zyanose, Bewusstseinstrübung und allmähliches Hinsinken. Dramatische Verläufe mit tonischen Streckkrämpfen und einzelnen Kloni sind möglich.

Pavor nocturnus Betroffen sind meist Knaben im Vorschul- und Schulalter. Etwa 1–2 h nach dem Einschlafen setzen sich die Kinder nach einem initialen lauten Schrei im Bett auf, gestikulieren und zeigen einen angstbesetzten Gesichtsausdruck. Zuspruch und Trost sind wirkungslos. Gewöhnlich schlafen die Kinder nach Abklingen der Symptome ruhig weiter. Als Begleiterscheinungen oder alleinige Manifestation kann es zu ziellosem Umherlaufen kommen (**Somnabulismus**).

Literatur

Doose H (1998) Epilepsien im Kindes- und Jugendalter. Desitin, Hamburg

Fröscher W, Blankenhorn V, Neher KD, Rambeck B (1996) Pharmakotherapie der Epilepsien. Schattauer, Stuttgart New York

Fröscher W, Vasella F (1994) Die Epilepsien. de Gruyter, Berlin New York

Gross-Selbeck G, Besser R (Hrsg) (1996) Epilepsiesyndrome – Therapiestrategien. Thieme, Stuttgart New York

Mattes A, Schneble HJ (1992) Epilepsien. Thieme, Stuttgart New York

Weinmann HM (1986) Ableitung und Beschreibung des kindlichen EEG. Zuckschwerdt, München Bern Wien San Francisco

Nervensystem

O. Ipsiroglu, I. Krägeloh-Mann, M. Schöning, S. Stöckler-Ipsiroglu

C. P. Speer, M. Gahr (Hrsg), *Pädiatrie*,
DOI 10.1007/978-3-642-34269-1_10,

Einleitung

Erkrankungen des Nervensystems können im Kindesalter vielschichtige Gründe haben: angeborene, genetische, infektiöse, toxische, ischämische, immunmediierte Ursachen sind möglich. Ähnlich vielschichtig sind die neurologischen Symptome, die sich in ihrer Art und Ausprägung häufig mit zunehmendem Kindesalter ändern. Besonderes Augenmerk verdient dabei der Verlauf der Symptome: so sind progressive Veränderungen etwa bei neurodegenerativen Veränderungen zu beobachten, während die Zerebralparese keine Verschlechterungstendenz aufweist. Damit sind eine genaue neurologische Beurteilung und dezidierte Anamnese von essenzieller Bedeutung bei der Diagnose dieser Erkrankungen.

10.1 Neurologische Beurteilung des Kindes

O. Ipsiroglu, S. Stöckler-Ipsiroglu

Allgemeines Die entwicklungsbedingte Änderung der Funktion des kindlichen Nervensystems hat zur Folge, dass die neurologische Untersuchung je nach Alter mit unterschiedlichen Techniken und Fragestellungen durchgeführt werden muss. Frühestens ab dem 5. Lebensjahr ist eine neurologische Untersuchung mit den Standardmethoden der Erwachsenenneurologie durchführbar.

Anamnese Die genaue Beschreibung der Art, Dauer und des Verlaufs der Probleme ist gerade bei der neurologischen Evaluation des Kindes von essenzieller Bedeutung. Weiterhin müssen in der neurologischen Erstanamnese Schwangerschaftsverlauf, Geburt (Apgar-Score, Geburtsgewicht, Länge, Kopfumfang), postpartale Periode und die **Meilensteine der psychomotorischen Entwicklung** erfasst werden. Oft ist ein schlechtes Trinkverhalten das erste Zeichen einer neurologischen Erkrankung.

> **Eine Entwicklungsstörung von Geburt an spricht für eine intrauterine oder perinatale Ursache. Ein Verlust bereits erworbener Fähigkeiten ist charakteristisch für degenerative Erkrankungen des Nervensystems.**

Beurteilung der psychomotorischen Entwicklung Zur groben Beurteilung der statomotorischen und psychomentalen Entwicklung im ersten Lebensjahr werden Kriterien der Grob- und Feinmotorik, des Sozialkontaktes (inkl. Spielverhalten und Wahrnehmung des eigenen Körpers) und der Sprache herangezogen. Die wichtigsten Orientierungskriterien sind in Tab. 10.1 zusammengefasst. Für eine objektive Beurteilung werden standardisierte Tests (Entwicklungs-Skalen) herangezogen (z. B. Denver Developmental Screening Test). In diesen Skalen werden die von einem Kind erreichten Entwicklungsmeilensteine mit einem Normalkollektiv verglichen. Hat ein Kind bestimmte Meilensteine in einem Alter nicht erreicht, in dem bereits 75–90% des Vergleichskollektives diese Meilensteine erreicht haben, besteht ein Verdacht auf Entwicklungsverzögerung. In diesem Fall sollte eine engmaschige Verlaufskontrolle (innerhalb von 3 Monaten) erfolgen. Eine eindeutige Entwicklungsverzögerung besteht, wenn das Kind seine Entwicklungsmeilensteine zeitlich so verzögert erreicht, dass dies eindeutig außerhalb des durch das Normalkollektiv vorgegebenen Rahmens liegt. Die Entwicklungsverzögerung kann einen einzelnen Teilbereich der Entwicklungsskala betreffen (z. B. isolierte Sprachentwicklungsverzögerung), oder sie kann mehrere Teilbereiche bis hin zur globalen Entwicklungsverzögerung, bei der alle Teilbereiche mitbeteiligt sind, betreffen. Das Ausmaß der Entwicklungsverzögerung kann als das aktuelle Entwicklungsalter, verglichen mit dem chronologischen Alter des Kindes, angegeben werden. Hat zum Beispiel ein Kind mit einem chronologischen Alter von 12 Monaten erst die Meilensteine des 6 Monate alten Normkollektives erreicht, hat dieses Kind ein aktuelles Entwicklungsalter von 6 Monaten.

Familienanamnese Die sorgfältige Erhebung der Familienanamnese ist Bestandteil jeder neurologischen Erstuntersuchung, v. a. wenn eine **genetische Ursache** der Erkrankung nicht von vorneherein ausgeschlossen werden kann. Bei der Erhebung der Familienanamnese ist darauf zu achten, dass die Eltern aufgefordert werden, jede Erkrankung anzugeben, auch wenn sie auf den ersten Eindruck nichts mit der Erkrankung des Kindes zu tun hat.

Beobachtung Die Beurteilung des sich unbeobachtet fühlenden Kindes im Spiel und in der Interaktion mit den Eltern stellt die wichtigste Informationsquelle über die psychomentale und psychosoziale Entwicklung sowie über die motorischen Funktionen des Kindes dar. Dieser Phase der Untersuchung muss daher gerade bei der (entwicklungs-)neurologischen Untersuchung genügend Platz eingeräumt werden.

Tab. 10.1 Meilensteine der frühkindlichen psychomotorischen Entwicklung (25–75%-Perzentile, Denver Developmental Screening Test II)

Alter [Monate]	Grobmotorik	Feinmotorik	Sozialkontakt	Sprache
3	Stützt sich in Bauchlage auf Unterarme	Beginnt zu greifen	Spontanes Lächeln, betrachtet eigene Hände	Variantenreiche Vokalisation, Lachen, Quietschen
6	Hält sich kurz im freien Sitz	Greift gezielt, gibt Objekte von einer Hand in die andere	Zeigt, wenn es etwas mag, verfolgt Personen mit Blick, nimmt Essen in den Mund	Imitieren von Sprachlauten, Vokalisation mit wechselndem Tonfall und Rhythmus, Gurren und Lippenlaute
9	Zieht sich zum Stand hoch	Pinzettengriff	Reagiert auf fremde Personen, winkt zum Abschied	Imitiert Sprachlaute, Doppelsilben
12	Steht alleine, geht mit Unterstützung an einer Hand	Lässt Objekt auf Aufforderung los, gibt Bauklotz in ein Gefäß	Spielt mit Untersucher Ball, imitiert Aktivitäten	1–2 Wörter
18	Treppaufgehen mit Hilfe, Rennen	Baut Turm mit 2 Bausteinen	Verwendet Gabel/Löffel, füttert Puppe, zieht sich aus	≥6 Wörter
24	Wirft Ball über dem Kopf, springt aus dem Stand	Baut Turm mit 6 Bausteinen	Spielt mit anderen, wäscht und trocknet Hände	2- bis 3-Wort-Sätze, benennt Körperteile

Tab. 10.2 Funktionen, Ausfallserscheinungen und spezielle Krankheitsbilder der 12 Hirnnerven

	Funktion bzw. Innervation	Ausfallerscheinungen und charakteristische Untersuchungsbefunde	Ursachen und spezielle Krankheitsbilder
I N. olfactorius	Riechen	Anosmie	Meningitis, Hydrozephalus
II N. opticus	Sehen	Optikushypoplasie, Optikusatrophie, Stauungspapille	Mittelliniendefekt, unspezifische Hirnchädigung, Hirndruck
III N. oculomotorius	M. rectus med., sup., inf., M. obliquus inf., M. levator palpebrae sup.	Ptose, Pupillendilatation, Deviation des Bulbus nach unten und außen	Externe Ophthalmoplegie: Ptose und Paralyse aller Augenmuskeln, normale Pupillenreaktion Interne Ophthalmoplegie: Pupillendilatation ohne Licht und Akkomodationsreflex Internukleäre Ophthalmoplegie (Hirnstammläsion, M. rectus medialis und Nystagmus): Adduktionshemmung und Nystagmus bei Adduktion
IV N. trochlearis	Musculus obliquus sup.	Deviation des Bulbus nach oben und außen	
VI N. abducens	Musculus rectus lat.	Deviation des Bulbus horizontal nach innen	
V N. trigeminus	Sensibler Gesichtsnerv; motorische Innervation der Masseter und Temporalmuskulatur	Ausfall des Kornealreflexes, Atrophie und Kraftminderung der Kaumuskulatur, bei Säuglingen durch Auslösung des Kinnreflexes objektivierbar	Kongenitale Kernaplasie, Raumforderung
VII N. facialis	Motorische Innervation der Gesichtsmuskulatur	Periphere Parese: ipsilateral Schwäche der perioralen, periorbitalen und Stirn Muskulatur Zentrale Parese: nur unterer Versorgungsteil (perioral) betroffen	Kongenitale Kernaplasie, Trauma, Infektion (Borrelien), Raumforderung Infarkt, Blutung
VIII N. statoaccusticus		Hypakusis, Vertigo	Intrauterine Infektionen, Dysmorphiesyndrome, familiäre Schwerhörigkeit, bakterielle Meningitis, toxisch, iatrogen (Aminoglykoside)
IX N. glossopharyngeus	Innervation der hinteren Pharynxwand (motorisch) und des hinteren Zungenbereichs (sensibel)	Fehlender oder asymmetrischer Würgereflex	Kernaplasie, neurodegenerative Erkrankungen, Raumforderung »Idiopathisch«
X N. vagus	Innervation des weichen Gaumens und der Stimmbänder	Schluckstörung, heisere Stimme durch Stimmbandlähmung	Postoperativ nach Thorakotomie, Chiari-II-Malformation
XI N. accessorius	Innervation des M. sternocleidomastoideus und M. trapezius	Untersuchung: Rotation des Kopfes und Reklination des Nackens gegen die Hand des Untersuchers	Motoneuronenerkrankung, Myasthenia gravis, myotone Dystrophie
XII N. hypo-glossus	Innervation der Zungenmuskulatur	Schwäche, Atrophie und Spontanaktivität (Faszikulationen) der Zungenmuskulatur. Bilaterale Schwäche: Herausstrecken der Zunge nicht möglich, Dysphagie	Motoneuronenerkrankung, kongenitale Anomalien im Bereich des Foramen magnum

Kopfumfang Die Messung des Kopfumfangs erfolgt mit einem Maßband, das von der Stirn aus über den größten Durchmesser des Kopfes gezogen wird. Liegen die Messwerte über der 97. oder unter der 3. Perzentile oder entfernen sich im Rahmen von Verlaufsuntersuchungen die Werte von der ursprünglichen Perzentile, muss ein **Makro-/Hydrozephalus** bzw. **Mikrozephalus** in Betracht gezogen werden.

Äußere Merkmale Vor allem bei genetischen, z. T. aber auch bei intrauterin erworbenen Erkrankungen können **Dysmorphiezeichen** diagnostisch eine Rolle spielen. Am Kopf sollten vor allem die Kopfform, Richtung und Abstand der Lidspalten, der Ansatz der Nasenwurzel, die Form der Nase und des Mundes sowie die Stellung und Modellierung der Ohrmuschel beachtet werden. Weitere differenzialdiagnostische Merkmale können die Beschaffenheit der Hautfalten an der Palma und Planta, der Brustwarzen, die Form des Genitales sowie die Form und Beweglichkeit der Extremitäten und des Stammskelettes sein. Kinder mit schweren neurologischen oder neuromuskulären Erkrankungen können aufgrund einer bereits intrauterin manifesten Haltungs- und Bewegungsstörung mit **fixierten Gelenkfehlstellungen** (Klumpfuß, Gelenkskontrakturen) zur Welt kommen.

Hirnnervenfunktionen Das Sehvermögen und somit auch die Funktion des **Nervus opticus (II)** kann bereits bei Frühgeburten ab der 28. Schwangerschaftswoche durch blinzeln und ab der 35. Schwangerschaftswoche durch anhaltenden Augenschluss bei Reizung mit einer Lichtquelle festgestellt werden. Bei Geburt wird eine Lichtquelle bereits fixiert und nachverfolgt. Mit 3 Jahren kön-

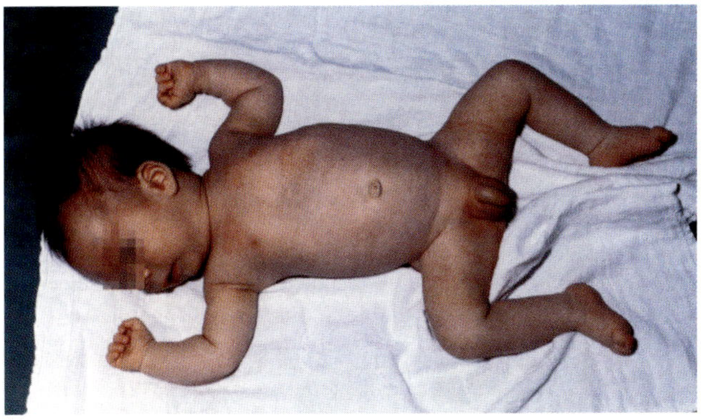

Abb. 10.1 Floppy-infant-Syndrom: 6 Monate alter männlicher Säugling mit ausgeprägter Muskelhypotonie an Stamm und Extremitäten mit unphysiologisch abduzierten Hüft- und Schultergelenken (Froschhaltung) bei mitochondrialem Atmungskettendefekt (Zytochrom-C-Oxidase)

Tab. 10.3 Beurteilung der Muskelkraft durch Angabe der Kraftgrade 0 bis 5

Kraftgrad 0	Keine Bewegung
Kraftgrad 1	Bewegung ohne Überwindung der Schwerkraft (z. B. Bewegung von Armen und Beinen auf der Liegeunterlage)
Kraftgrad 2	Bewegung gegen Schwerkraft möglich (z. B. Heben von Armen und Beinen)
Kraftgrad 3	Bewegung gegen leichten Widerstand
Kraftgrad 4	Bewegung gegen Widerstand
Kraftgrad 5	Volle Muskelkraft mit Bewegung gegen starken Widerstand

nen Objekte auf den üblichen Sehtafeln zur Prüfung der Sehschärfe erkannt werden.

Die Beurteilung der Okulomotorik und somit des **Nervus:oculomotorius (III), trochlearis (IV)** und **abducens (VI)** ist zur Feststellung des Schielens wichtig. Schielen kann wiederum Ursache für eine funktionelle Amaurose sein (▶ Kap. 33).

Angeborene Hörstörungen, und somit Funktionsdefizite des **Nervus statoacusticus (VIII)** kommen sehr häufig vor (Prävalenz international 1–2 pro 1000 Neugeborene). Die Früherkennung von Hörstörungen wird heute bereits vielerorts durch die Untersuchung von Neugeborenen mittels otoakustischer Emissionen durchgeführt (weitere Möglichkeiten ▶ Kap. 34).

Funktionen und Ausfallserscheinungen der 12 Hirnnerven sind in Tab. 10.2 dargestellt.

Untersuchung der Motorik Die Untersuchung des motorischen Systems umfasst eine Beurteilung von Muskeltrophik, Muskeltonus, Muskelkraft, von Haltungs- und Bewegungsmustern, sowie der Reflexe.

Die **Muskeltrophik** lässt sich bei jüngeren Kindern aufgrund des hohen Anteils an subkutanem Fettgewebe nur bei ausgeprägten Seitenunterschieden feststellen. Die Pseudohypertrophie der Wadenmuskulatur ist ein spezifisches Zeichen für eine proximale Muskelschwäche der Oberschenkel und Beckengürtelmuskulatur. Sie ist ein erstes Symptom bei Duchennscher Muskeldystrophie (▶ Kap. 11).

Der **Muskeltonus** wird durch den Widerstand bei passiver Bewegung bestimmt. Bei Muskelhypotonie ist der passive Widerstand der Muskulatur so gering, dass es zu einer ungewöhnlichen Überstreckbarkeit der großen und kleinen Gelenke kommt. In ausgeprägten Fällen (**Floppy-infant-Syndrom**) liegen die Kinder in Froschhaltung mit unphysiologisch abduzierten Hüft- und Schultergelenken (Abb. 10.1). Eine Erhöhung des Muskeltonus im Sinne einer **Spastik** liegt vor, wenn nach einem initial hohen Widerstand bei passiver Bewegung der Tonus plötzlich nachlässt (**Klappmesserphänomen**). Beim **Rigor** ist der Muskeltonus ebenfalls erhöht. Im Gegensatz zur Spastik kommt es jedoch bei passiver Bewegung nur zu einem ruckartigen Nachlassen des Muskeltonuns (**Zahnradphänomen**). Von einem **Opisthotonus** spricht man bei einer extremen Überstreckung des Rumpfes.

Die **Muskelkraft** wird in 6 Kraftgrade eingeteilt, die vom völligen Fehlen der aktiven Beweglichkeit (Kraftgrad 0) bis zur vollen Muskelkraft mit Bewegung gegen starken Widerstand reichen (Tab. 10.3).

Zur gezielten Beurteilung der Beckengürtel und Oberschenkelmuskulatur kann die Fähigkeit treppauf zu gehen herangezogen werden. Wenn sich Kinder beim Aufstehen aus der Bauchlage an den eigenen Oberschenkeln abstützen (**Gower-Zeichen**, Abb. 11.8), ist das ebenfalls ein Hinweis für eine Schwäche der Beckengürtel und Oberschenkelmuskulatur.

Störungen der **Bewegungs-** und **Haltungsmuster** können spastisch, ataktisch, choreatisch oder dyston-athetoid sein. Die Störungen können den Rumpf und/oder die Extremitäten betreffen. Eine klinische Beschreibung der hier aufgezählten abnormen Haltungs- und Bewegungsmuster findet sich in Tab. 10.4. Abb. 10.2 und Abb. 10.3 zeigen jeweils die typischen Haltungsmuster bei spastischer Tetraplegie und bei dyston-athetoider Bewegungsstörung.

Reflexe Die Untersuchung der Reflexe beinhaltet die Beurteilung von Muskeleigenreflexen, der pathologischen Reflexe und der Primitivreflexe:

Die wichtigsten **Muskeleigenreflexe** sind der Achilles-, Patellar-, Bizeps-, Trizeps- und Radiusperiostreflex. Der wichtigste pathologische Reflex ist der **Babinski-Reflex**, der normalerweise nicht auslösbar ist. Beim Vorhandensein von Pyramidenbahnläsionen kommt es beim Bestreichen der lateralen Fußsohle zu einer Extension der großen Zehe und zu einer fächerförmigen Spreizung der übrigen Zehen. Die Primitivreflexe (Such-, Greif-, tonischer Nackenreflex, Mororeflex) sind entwicklungsabhängig in den ersten Lebenswochen bis Monaten nachweisbar. Bei degenerativen Prozessen können Primitivreflexe auch im Erwachsenenalter wieder auftreten.

Sensibilität Die Überprüfung der klassischen Sensibilitätskriterien (Berührung, Temperatur, spitz/stumpf Diskrimination, Vibrationsempfinden) ist bei jüngeren und bei geistig retardierten Kindern aufgrund mangelnder Kooperation schwer möglich. Hier ist der Kinderarzt vor allem auf die anamnestischen Angaben durch die Eltern angewiesen. Angaben zu **Schmerz- und Temperaturempfindung** können üblicherweise von den Eltern gut gemacht werden.

Spezielle Diagnostik Spezielle **elektrophysiologische Diagnosemethoden** beinhalten das Elektroenzephalogramm (EEG), die visuell, akustischen und somatosensorischen evozierten Potenziale (VEP, AEP, SSEP), Nervenleitgeschwindigkeit und Elektromyogramm (EMG). Spezielle **bildgebende Verfahren** beinhalten die **Magnetresonanztomographie** (MRT), die **kranielle Computertomographie** (CCT) und die **Schädelsonographie.** Mit der Magnetresonanzspektroskopie (MRS) können metabolische Veränderungen

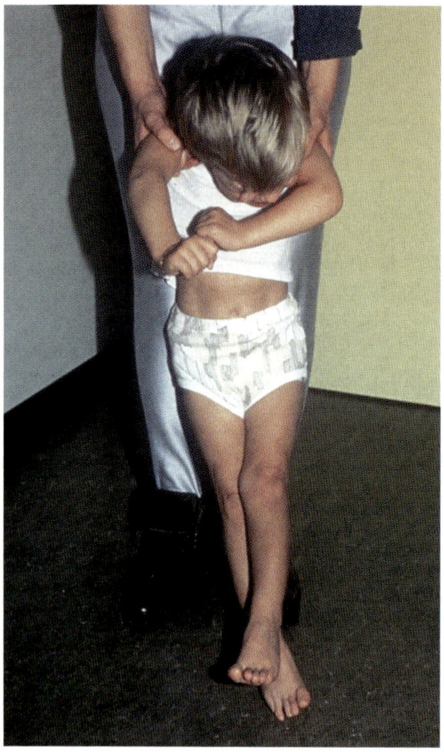

Abb. 10.2 Spastische Tetraplegie bei einem 32 Monate altem Mädchen mit metachromatischer Leukodystrophie: typisches scherenförmiges Überkreuzen der Beine (Adduktorentonus) beim Versuch zu laufen. Beugetonus und Faustschluss an der oberen Extremität

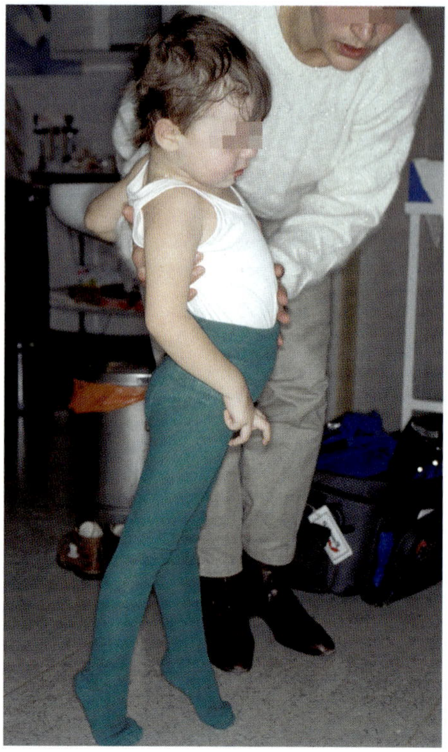

Abb. 10.3 Dyston athetoide Haltungs- und Bewegungsstörung: 36 Monate altes Mädchen mit dystoner Körperhaltung, Zehenspitzengang, bizarre (athetoide) Haltung der Hände und Finger. Grunderkrankung: bilateraler Basalganglieninfarkt im Rahmen einer metabolischen Dekompensation bei Methylmalonazidämie

im Gehirn festgestellt werden (als Beispiel Abb. 10.4). Die Untersuchung des **Liquor cerebrospinalis** ist vor allem bei Verdacht auf entzündliche Erkrankungen obligat (Tab. 10.14). Bei der Abklärung von ätiologisch unbekannten Erkrankungen kommen spezielle biochemische und molekulargenetische Untersuchungen in Harn, Blut, Liquor und sonstigen Geweben zur Anwendung.

Bei bestimmten Fragestellungen werden auch die **zerebrale Dopplersonographie** (Abb. 10.21) zur Messung von Blutflussgeschwindigkeiten, die Magnetresonanzspektroskopie (MRS; Abb. 10.4) zur Messung von zerebralen Stoffwechselprodukten, und die SPECT- und PET-Untersuchung zur Beurteilung von metabolischen und hämodynamischen Prozessen eingesetzt.

10.2 Fehlbildungen des Zentralnervensystems

O. Ipsiroglu

10.2.1 Neuralrohrdefekte (Dysraphien)

Definition

Die Ursache von Neuralrohrdefekten ist eine Störung des spontanen Neuralrohrverschlusses in der 3. bis 4. Schwangerschaftswoche.

Neuralrohrdefekte sind die häufigsten Fehlbildungen des Zentralnervensystems.

Prinzipiell können sie an der Haut, am subkutanen Bindegewebe, am Knochen, den Hirnhäuten, dem Myelon, dem Hirnparenchym und den übrigen Hirnstrukturen auftreten.

Tab. 10.4 Beschreibung der wichtigsten pathologischen Haltungs- und Bewegungsmuster

Spastik	Abnorm erhöhter Muskeltonus; abnorm gesteigerte Muskeleigenreflexe, positive Pyramidenzeichen (Babinski positiv); abnorme Haltungs- und Bewegungsmuster (Spitzfußstellung, Innenrotation und Adduktion des Hüftgelenks, Pronation und Flexion des Unterarmes und der Hand)
Dystonie	Abnorme, anhaltende Muskelkontraktion, die zu abnormen dystonen Stellungen der Extremitäten und des Rumpfes (Flexion, Pronation im Handgelenk bei Strecken der Finger oder Torsion des Rumpfes) sowie zu ausfahrenden unwillkürlichen Bewegungsabläufen führt
Choreoathetose	Unwillkürliche, überschießende (hyperkinetische) Bewegungsstörung bei normalem oder niedrigem Muskeltonus **Choreatisch**: irreguläre Zuckungen vor allem aus den großen Gelenken heraus **Athetoid**: abnorme geschraubte Bewegungen; ein kurzzeitiges Verharren in abnormer Position ist möglich
Ataxie	Im Bereich der oberen Extremität: Dysmetrie oder Intentionstremor; im Bereich der unteren Extremitäten und des Rumpfes: Gang- und Standataxie (breitbasig, schwankend); im Bereich der Mundmotorik: Dysarthrie

▪▪ Formen und Ausprägung

Die Minimalform der Neuralrohrdefekte ist die **Spina bifida occulta**, die durch einen fehlenden Schluss des knöchernen Wirbelbogens entsteht. Die Meningen, das Rückenmark und die Nervenwurzeln sind dabei intakt. Sie kommt bei relativ vielen Menschen besonders im unteren Lumbal- und oberen Sakralbereich vor. Dies kann mit Einziehungen der Haut (Dermalsinus), Pigmentanomalien, Behaarungen, Hämangiomen oder wulstartigen Vorwölbungen verbunden sein. Üblicherweise verursachen diese Veränderungen keinerlei klinisch relevanten Probleme. Beim Vorhandensein eines **Dermalsinus** ist jedoch zu beachten, dass dieser mit einer **Dermalfistel** zum Spinalkanal assoziiert sein kann. Eine schwerwiegende Komplikation sind eitrige Meningitiden, die typischerweise durch Escherichia-coli-Bakterien (Stuhlbakterien aus dem Windelbereich!) verursacht werden.

Bei der Spina bifida aperta wölben sich zusätzlich Rückenmarkshäute (**Meningozele**) und Rückenmarksgewebe (**Meningomyelozele**) durch den knöchernen Wirbelbogendefekt. Im klinischen Alltag kommt der Meningomyelozele aufgrund ihrer Häufigkeit und der Komplexität der klinischen Symptomatik die größte Bedeutung zu (s. unten).

Wenn der Neuralrohrdefekt die kraniale Anlage des Schädels und des Gehirns betrifft, spricht man im Gegensatz zur Spina bifida von **Cranium bifidum**. Die Defekte können entweder okkzipital oder nasofrontal auftreten. **Nasofrontale Meningozelen** können leicht rupturieren und sind dann Ursache für bakterielle Meningitiden.

Die ausgeprägteste Form einer dysrhaphischen Störung ist die **Anenzephalie**, bei der infolge einer Verschlussstörung über dem vorderen Neuralpol das primär angelegte Hirngewebe durch die Einwirkung des Fruchtwassers zerstört wird.

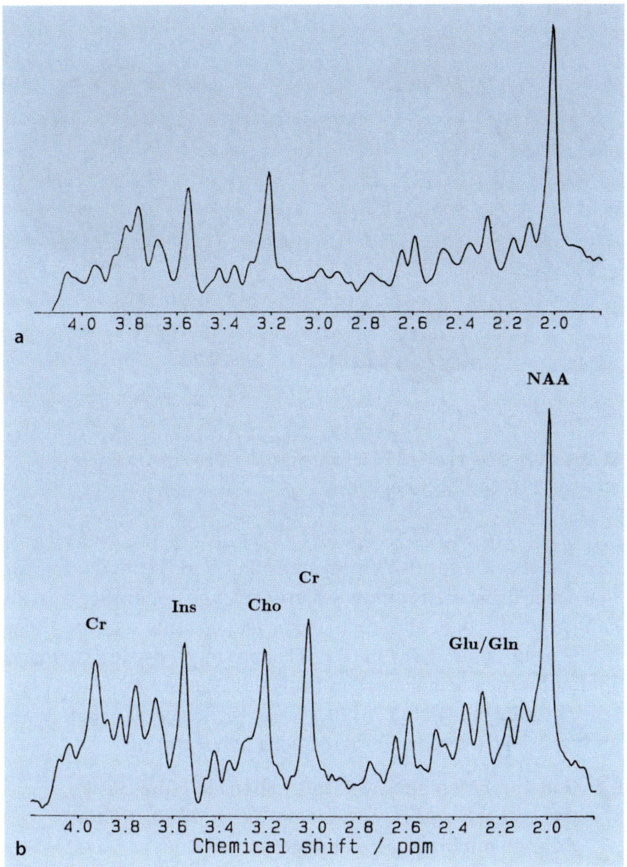

Abb. 10.4a, b In-vivo-Protonen-Magnetresonanzspektroskopie (1H-MRS) des Gehirns. **a** Fehlen der Kreatinresonanz bei sonst unauffälligem Metabolitenspektrum bei angeborenen Störungen der Kreatinsynthese, die mit Kreatinsubstitution gut behandelbar sind. **b** Normales Spektrum mit typischem Metabolitenmuster: *Cr* Kreatin; *Ins* Myoinnositol (Glia-Marker); *Cho* Cholin (Myelin-Marker); *Glu/Gln* Glutamat/Glutamin (erhöht bei Hyperammoniämie); *NAA* N-Acetylaspartat (Neuronenmarker)

10.2.2 Meningomyelozele

Die Meningomyelozele (MMC) ist der häufigste Neuralrohrdefekt. Aufgrund der multiplen primären und sekundären Störungen und Komplikationen erfordert die Betreuung von Kindern mit MMC einen **multidisziplinären Ansatz**. Aufgrund der großen praktischen Relevanz, wird die MMC beispielhaft für die Gruppe der Neuralrohrdefekte genauer beschrieben.

▪▪ Häufigkeit

Die Meningomyelozele (MMC) ist eine der häufigsten angeborenen Fehlbildungen (Inzidenz 1:2000 Neugeborene). Als Ursachen werden sowohl genetische als auch exogene Faktoren angenommen.

▪▪ Prophylaxe

Da ein Mangel oder eine verminderte Utilisation von Folsäure mit dem Entstehen einer MMC assoziiert sein kann, wird generell während der Schwangerschaft eine **orale Folsäuresubstitution** (400 µg pro Tag) empfohlen. Bei Risikoschwangerschaften, wenn bereits ein Kind mit MMC geboren wurden, wird eine Folsäureprophylaxe mit einer erhöhten Dosis (800 µg pro Tag) empfohlen. Da die MMC bereits in der Frühschwangerschaft entsteht, sollte die Folsäureprophylaxe idealerweise bereits präkonzeptionell beginnen. Der präkonzeptionelle Substitutionsbeginn ist vor allem bei Risikoschwangerschaften bei MMC-Anamnese in der Vergangenheit relevant.

▪▪ Pränatale Diagnose

Eine MMC kann bereits am Ende des 1. Schwangerschaftstrimenons mittels **Ultraschall** oder durch Bestimmung des **α_1-Fetoproteins** im mütterlichen Blut und in der Amnionflüssigkeit diagnostiziert werden.

▪▪ Klinik

Die klinische Hauptmanifestation der MMC ist die spinale **Querschnittsymptomatik**. Diese ist von der Lokalisation der Rückenmark- und Nervenwurzelschädigung abhängig. Die entsprechenden neurologischen Ausfälle sind in ◘ Tab. 10.5 zusammengefasst. Das klinische Vollbild der MMC umfasst eine Atrophie, schlaffe Lähmung und Areflexie der Beinmuskulatur, eine Sensibilitätsstörung, Stellungsanomalien der Gelenke der unteren Extremität, sowie Blasen- und Mastdarmfunktionsstörungen. Unter Umständen besteht eine Gibbusbildung oder eine Fehlbildungsskoliose der Wirbelsäule (◘ Abb. 10.5).

Zusatzbefunde Bei ausgeprägter MMC findet sich in ca. 90% der Fälle ein Hydrozephalus, der mit einer **Chiari-II-Malformation** assoziiert ist (Herniation des unteren Kleinhirns und Hirnstamms durch das Foramen occipitale magnum in den zervikalen Spinalkanal; ◘ Tab. 10.6).

▪▪ Komplikationen

Aufgrund der gestörten Temperaturempfindlichkeit ist zu beachten, dass sich Patienten mit MMC leicht **Hautverbrennungen** zuziehen können. Besteht eine Sphinkteratonie, kommt es zu einer Träufelblase. Besteht eine Spinkter-Detrusor-Dyssynergie kommt es zu

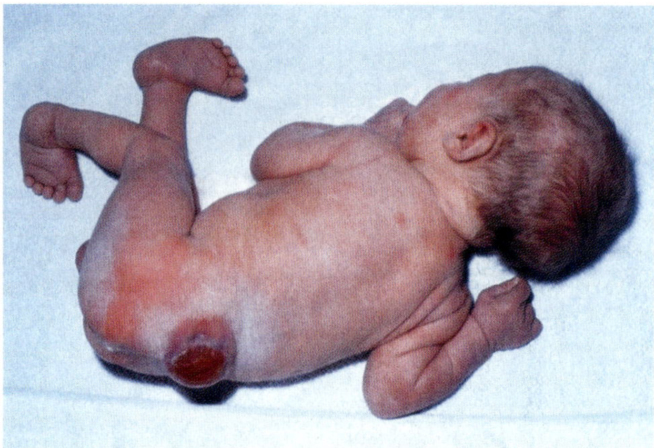

Abb. 10.5 Neugeborenes mit lumbosakraler Meningomyelozele und schweren Fehlstellungen des Beines

einer Überlaufblase mit Wandhypertrophie und Pseudodivertikeln. In jedem Fall hat die **neurogene Blasenstörung** ungünstige Auswirkungen auf die Nierenfunktion. Bei primär operativ verschlossenen MMC kann es durch sekundäre Verwachsungen des Rückenmarks am knöchernen Spinalkanal im Laufe des Wachstums zu mechanischer Zerrung und damit zu einer progredienten spastischen Bewegungsstörung kommen **(Tethered-cord-Syndrom).**

> **Kinder mit Meningomyelozele haben ein hohes Risiko, eine Latexallergie zu entwickeln, das von Selbsthilfegruppen mit bis zu 70% angegeben wird.**

Kinder mit MMC sollten daher nur mit latexfreien Materialien behandelt werden (z. B. Pflege mit latexfreien Handschuhen, Verwendung latexfreier Blasenkatheter und ventrikuloperitonealer Shuntsysteme).

Therapie

Liegt eine zystische oder offene MMC vor, erfolgt noch im Kreißsaal die sterile Abdeckung des defekten Hautareals. Ein **operativer Verschluss** sollte möglichst in den ersten Lebenstagen nach ausführlicher Aufklärung der Eltern stattfinden. Ziel der frühzeitigen Operation ist, bakterielle Infektionen der Meningen und damit des gesamten ZNS vorzubeugen.

Oft muss kurze Zeit nach der Zelenoperation eine liquorableitende **Shuntanlage** wegen eines rasch progredienten Hydrozephalus implantiert werden.

Bei Patienten mit Blasenrestvolumen muss mehrmals täglich ein **Blasenkatheter** gesetzt werden. Eine konsequente urologische Betreuung ist Voraussetzung zur Verhinderung einer Niereninsuffizienz.

Kinder mit Meningomyelozele sind aufgrund der unterschiedlichen Organbeteiligungen durch ein interdisziplinäres Team bestehend aus Neuropädiater, Orthopäde, Urologe, Neurochirurg, Physiotherapeut und Ergotherapeut zu betreuen. Der Pädiater ist üblicherweise der Casemanager, der die Aktivitäten der übrigen Spezialisten koordiniert. Sorgfältige Kontrollen müssen bis ins Erwachsenenalter fortgesetzt werden.

Prognose

Die mentale Entwicklung von Kindern mit MMC und shuntversorgtem Hydrozephalus ist häufig normal oder nur leicht eingeschränkt, nicht selten bestehen aber sog. Teilleistungsstörungen (▶ Kap. 42) Wenn durch entsprechende Prophylaxemaßnahmen (z. B. Blasenkatheterismus) Sekundärschäden verhindert werden können, können Patienten mittels mechanischer Hilfsmittel wie Rollstuhl, Stehapparat oder Schienen im Erwachsenenalter ein weitgehend selbständiges Leben führen.

Tab. 10.5 Neurologische Ausfälle bei Patienten mit Meningomyelozele unterschiedlicher Lokalisation

Oberstes betroffenes Rückenmarksegment	Neurologische Ausfälle
S2	Kleine Fußmuskeln, perianale Sensibilität, leichtere Blasenentleerungsstörungen
S1	Plantarflexoren des Fußes, partiell Hüftstrecker, Blasen- und Mastdarmentleerung, Sensibilitätsstörung im »Reithosenbereich«
L5	Kniebeuger und partiell Hüftgelenksadduktoren, Sensibilitätsstörung besonders dorsal und lateral an beiden Beinen
L4	Alle Hüftgelenksadduktoren und Hüftstrecker, Sensibilitätsstörungen auch im ventralen Oberschenkel
L3	Kniestrecker, Durchlaufblase, ausgedehnte Sensibilitätsstörung an beiden Beinen und perianal
L2	Hüftbeuger, Beckenboden und paraspinale Rückenmuskulatur
L1 und darüber	»Hoher Querschnitt« einschließlich der Bauch- und Rückenmuskeln

10.2.3 Andere spinale Fehlbildungen

Tethered-cord-Syndrom Beim »Syndrom des angehefteten Rückenmarks« handelt es sich um eine Beeinträchtigung der physiologischen Aszension der unteren Rückenmarkstrukturen im Wirbelsäulenkanal, die durch die unterschiedlichen Wachstumsgeschwindigkeiten von Rückenmark und umgebenden Strukturen bedingt ist. **Anheftungen des Rückenmarks** an der Duralwand können durch Verwachsungen der Meningen, Verkürzungen und Verdickungen des Filum terminale oder durch Lipome und Dermoide entstehen.

Klinische Symptome beinhalten bewegungsabhängige Rückenschmerzen, Blasen- und Mastdarmfunktionsstörungen, Fußfehlstellungen, Sensibilitätsstörungen an den Beinen und perianal sowie **spastische Bewegungsstörungen** an beiden Beinen.

> **Bei Patienten mit Meningomyelozele und zunehmender spastischer Bewegungsstörung muss an ein Tethered-cord-Syndrom gedacht werden, das mittels MRT dargestellt werden kann (Therapie durch operative Lösung der Verwachsungen).**

Anlagestörungen des Rückenmarks In unterschiedlichen Höhenlokalisationen, vor allem zervikal und thorakolumbal können zystische Hohlräume innerhalb des Rückenmarks als **Syringo-** oder **Hydromyelie** auftreten und unterschiedliche spinale Symptome hervorrufen. Bei der **Diastematomyelie** handelt es sich um eine inkomplet-

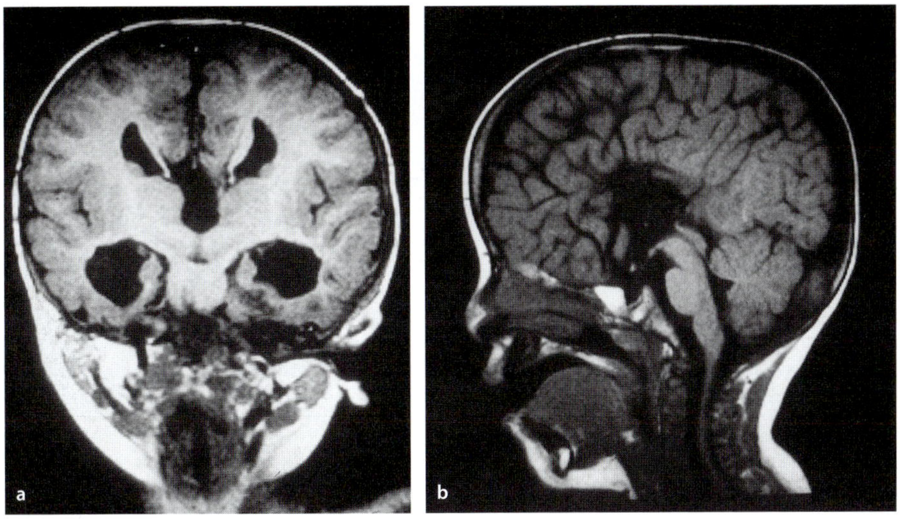

Abb. 10.6a, b Balkenagenesie bei einem 5-Jährigen mit mäßiger psychomentaler Retardierung ohne spezifische neurologische Ausfälle. **a** Koronarschnitt typische »Stierhornform«, **b** Sagittalschnitt

te oder vollständige Aufspaltung bzw. Duplikatur des Rückenmarks mit bindegewebigem oder knöchernem Sporn in der Mitte, der häufig mit schwerer Skoliose oder Gibbusbildung verbunden ist.

10.2.4 Dysplasien des ZNS

Mittellinienfehlbildungen

Viele Fehlbildungen des Gehirns manifestieren sich im Mittellinienbereich des vorderen Neuralpols (Telenzephalopathien).

Die häufigste Mittellinienfehlbildung ist die **Agenesie bzw. Hypoplasie des Corpus callosum (Balkenmangel)**, der Verbindungsstruktur zwischen den beiden Hemisphären. Sie kann isoliert oder kombiniert mit anderen Fehlbildungen auftreten. Die klinische Ausprägung des angeborenen Balkenmangels ist in der Regel von assoziierten Störungen des ZNS und nicht so sehr von der fehlenden Balkenstruktur gekennzeichnet (Abb. 10.6).

Cave
Anlagestörungen des Corpus callosum können mit Anlagestörungen des Hypothalamus und der Hypophyse assoziiert sein (endokrinologischer Ausschluss vor allem ADH-, TSH-, ACTH- und STH-Mangel!).

Die Minimalvariante des Mittelliniendefektes ist das **Fehlen des Septum pellucidum** zwischen den beiden Seitenventrikeln. Diese Anomalie hat in der Regel allein keine wesentlichen Folgen. Selten kann sich zwischen den beiden Lamellen des Septum pellucidum eine zunehmend größer werdende Zyste ausbilden, die zu einer Verlegung des Foramen Monroi und zu einem Hydrozephalus führen kann.

Die Maximalvariante des Mittelliniendefektes ist die **Holoprosenzephalie**, eine schwerwiegende zerebrale Fehlbildung der gesamten Mittellinienstrukturen. Sie geht in der Regel mit einem Hydrozephalus und schweren allgemeinen Entwicklungsstörungen einher. Als Ursache findet man häufig Chromosomenanomalien.

Seltene Formen von Mittellinienfehlbildungen können sich nur im Bereich der basalen Hirnstrukturen und der Sehbahnen manifestieren. So ist die **septooptische Dysplasie** (DeMorsier-Syndrom) durch eine Hypoplasie des Nervus opticus und eine Hypophyseninsuffizienz gekennzeichnet.

Kortikale Dysplasien

Ab dem 3. Schwangerschaftsmonat entwickelt sich die Oberflächenstruktur des Großhirns, bis zur Geburt hat sich die für die Neuronen zur Verfügung stehende Fläche vervielfacht.

Bei vollständigem Fehlen des Hirnwindungsreliefs spricht man von einer **Lissenzephalie** (glattes Hirn). Es bestehen zusätzlich ausgeprägte Migrationsstörungen der Neuronen, mit schwersten allgemeinen Entwicklungsstörungen, z. B. bei Chromosomenanomalien, kongenitaler Muskeldystrophie oder Stoffwechseldefekten.

Bei mangelnder Gyrierung spricht man von **Pachygyrie**, bei primär zu kleinen Gehirnwindungen von **Mikrogyrie**, bei einer abnormen Vermehrung von Hirnwindungen spricht man von **Polygyrie**. Solche Fehlanlagen sind oft asymmetrisch und mit komplexen Aufbaustörungen der kortikalen Nervenzellschichten verbunden (**Heterotopien**). Klinisch lassen sich seitenbetonte neurologische Symptome, vor allem zerebrale Anfallsleiden, Hemiparesen, sowie mental-kognitive Entwicklungsstörungen unterschiedlicher Ausprägung diagnostizieren. Ein wichtiges Beispiel hierfür ist die laterale Spaltbildung des Großhirns im Sinne einer **Schizenzephalie** (Abb. 10.7). Dysplastische Großhirnareale, die schwere Epilepsien verursachen, können in gewissen Fällen durch spezielle epilepsiechirurgische Maßnahmen ausgeschaltet werden.

10.2.5 Fehlbildungen von Strukturen der hinteren Schädelgrube

Angeborene Fehlbildungen können auch das Kleinhirn und den Hirnstamm betreffen.

Kleinhirnhypoplasie Diese Anlagestörung des Kleinhirns kommt im Rahmen von unterschiedlichen neurogenetischen Erkrankungen vor. Beim **CDG-Syndrom** (▶ Kap. 5.14) stellt die Kleinhirnhypoplasie neben einer Reihe anderer systemischer Manifestationen eine charakteristische Manifestation dar. Beim **Joubert-Syndrom** findet sich als Ausdruck der Kleinhirnhypoplasie und der Funktionsveränderungen im angrenzenden Hirnstamm die typische Symptomenkombination Opsoklonus (kurze, schnelle Augenbewegungen in unterschiedliche Richtungen) Nystagmus, Ataxie und periodische Atmung.

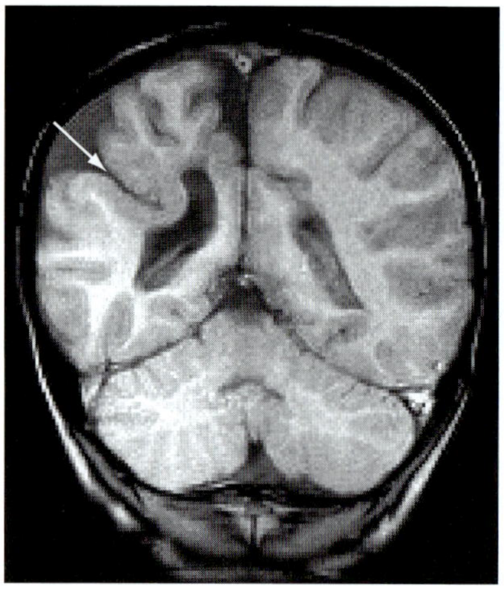

Abb. 10.7 Schizenzephalie im rechten Parietallappen (*Pfeil*) bei einem 6-jährigen Patienten

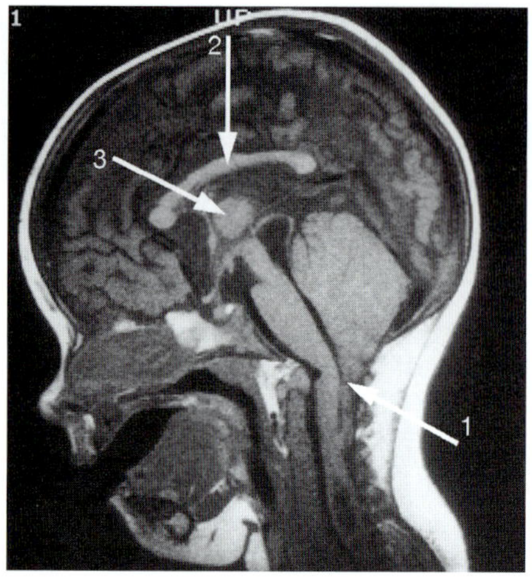

Abb. 10.8 MRT bei Arnold-Chiari-II-Syndrom bei einem 3-Jährigen: Herniation unterer Kleinhirnstrukturen (*1*) und des Hirnstamms durch das Foramen occipitale magnum, der Balken ist dysplastisch (*2*), die Massa interthalamica (*3*) deutlich verdickt

Dandy-Walker-Syndrom Charakteristischerweise besteht eine Fehlbildung des Kleinhirnwurmes mit zystischer Auftreibung des 4. Ventrikels und einem Hochstand des Tentoriums. Bei einer Behinderung der Liquorpassage kann ein Hydrozephalus entstehen. Therapeutisch muss in diesem Fall eine Drainage der Ventrikel oder der Dandy-Walker-Zyste erfolgen.

Chiari-Malformation Typisch ist eine Fehlbildung des Zerebellums, das in unterschiedlicher Ausdehnung (Typ I bis IV) in das Foramen occipitale magnum verlagert ist (Herniation des Hirnstammes). Am häufigsten ist der Typ II der Chiari-Malformation, der v. a. in Assoziation mit einer Meningomyelozele vorkommt (Abb. 10.8).

Herniationsbedingte Kompressionserscheinungen am Hirnstamm können zu Hirnnervenausfällen und zu Atemstörungen führen. Tab. 10.6 zeigt die unterschiedlichen Typen der Chiari-Malformationen.

Tab. 10.6 Verschiedene Formen der Chiari-Malformationen

Chiari Typ I	Kleinhirn-Tonsillen-Herniation um <5 mm ohne wesentliche Hirnstammveränderungen, selten Hydrozephalus, relativ häufig zervikale Syrinx. Erstsymptome oft Nacken- und Kopfschmerzen, evtl. auch neurologische Ausfälle
Chiari Typ II	Kaudale Herniation von Hirnstamm, Kleinhirnwurm und 4. Ventrikel durch das Foramen occipitale magnum, häufig mit Myelomeningozele, Hydrozephalus, verschiedenen Hirnanomalien und Syringomyelie verbunden
Chiari Typ III	Okzipitale Enzephalozele mit Kleinhirn- und Hirnstammdysmorphien
Chiari Typ IV	Hypoplasie oder Aplasie des Zerebellum

10.2.6 Fehlbildungen der Hirnnerven

Eine fehlende Anlage der Hirnnerven oder der zentralen Nuklei kann prinzipiell alle Hirnnerven betreffen. Beispiele sind die **Hypoplasie des Nervus opticus**, die meist beidseitig im Rahmen von Mittelliniendefekten vorkommen, sowie eine Anlagestörungen des **Nervus oculomotorius**, die meist zu einseitiger kongenitaler Ptose führt.

Patienten mit Innervationsstörungen des **Nervus facialis** haben eine Schwäche der gesamten Gesichtsmuskulatur. Im Säuglingsalter kann dies zu Trinkproblemen führen. Durch die verminderte Gesichtsmimik machen ältere Patienten den Anschein, als ob sie depressiv oder gar mental retardiert wären. Es ist zu beachten, dass diese Art von Gesichtsnervenlähmung nicht mit einer mentalen Retardierung einhergeht. Bei **Trigeminusfehlinnervation** treten während des Saugens Mitbewegungen im M. orbicularis und eine Tränenabsonderung auf (**Marcus-Gunn-Phänomen**). Das **Möbius-Syndrom** ist durch eine bilaterale Fazialisschwäche gekennzeichnet, die häufig mit einer zusätzlichen Abducenslähmung einhergeht.

10.2.7 Phakomatosen (neurokutane Syndrome)

Definition

Phakomatosen entstehen aus Störungen der Differenzierung der Anlagen für die Haut und das Nervensystem (**ektodermale Dysplasie**). Sie sind überwiegend genetisch fixiert. Sie folgen entweder einem autosomal dominanten Erbgang mit unterschiedlicher Penetranz und unterschiedlicher klinischer Expression oder entstehen aufgrund von Neumutationen. Betroffene Organe sind Haut, Gehirn, Auge, Herz und Nieren in Form von Gewebsdysplasien und Dystrophien mit **Tendenz zur neoplastischen Transformation**. Neurologische Leitsymptome bei Phakomatosen sind Störungen der statomotorischen und mentalen Entwicklung, Epilepsie und die Entstehung von Hirntumoren.

Neurofibromatose Typ 1 Die häufigste Phakomatose ist die Neurofibromatose Typ 1 (**von Recklinghausen**). An der Haut findet man bereits beim Neugeborenen multiple Café-au-lait-Flecken sowie mit zunehmendem Alter auch Neurinome und Neurofibrome. An den Augen finden sich typische knötchenförmige Pigmentveränderungen der Iris (Irishamartom, Lisch-Knötchen) und in seltenen Fällen sogar kongenitale Glaukome. Im Zentralnervensystem entwickeln

Tab. 10.7 Die wichtigsten Phakomatosen, klinische Leitsymptome und Genetik

Phakomatose (Synonym)	Klinische Symptome	Häufigkeit, Genetik
Neurofibromatose 1 (von Recklinghausen)	Café-au-lait-Flecken; Irishamartom (Lisch-Knötchen); Neurinome; Neurofibrome ZNS, spinale und zerebrale Tumoren (Optikusgliom, Astrozytome); Skelettveränderungen	1:4000, autosomal-dominant, Chromosom 17q12-17q22 NGFR-Gen (»nerv growth factor receptor«)
Neurofibromatose 2	Zentrale und periphere Neurinome, charakteristisch bilaterales Akustikusneurinom	1:6000, autosomal -dominant, Chromosom 22q12 NF2-Gen (Tumorsuppressorgen)
Tuberöse Sklerose (M. Bourneville-Pringle)	Leitsymptom: Epilepsie, mentale Retardierung; verkalkte Gliaknötchen im Bereich der Seitenventrikel; (Adenono)fibrome im Gesicht (Adenoma sebaceum), an den Nägeln (Koenen-Tumoren), hypopigmentierte Hautareale; Weichteiltumoren (Rhabdomyosarkom, renale Angiomyolipome)	1:29.000, Chromosom 9q34: TSC1-Gen; Chromosom 16p13: TSC2-Gen
Sturge-Weber-Syndrom (enzephalotrigeminale Angiomatose)	Angiom im Bereich des N. trigeminus; ausgedehnte intrakranielle Kalzifizierungen; kortikale Atrophie; zerebrale Anfälle, Hemiparese; Hemianopsie, Glaukom	Sporadisch (?)
Hippel-Lindau-Syndrom (retinozerebelläre Angiomatose)	Angioblastome in Retina, ZNS, inneren Organen	Sehr selten, autosomal dominant, Chromosom 3p25-3p26
Ataxia teleangiectasia (Louis-Bar-Syndrom)	Progressive zerebelläre Ataxie und Choreoatetose, okulomotorische Apraxie; okulokutane Teleangiektasien und Pigmentanomalien; Thymushypoplasie, Immundefekt; Erhöhung von α-Fetoprotein und karzinoembryonalem Antigen	1:40.000, sporadisch oder autosomal rezessiv, Chromosom 11q22-11q23

sich mit zunehmendem Alter **Hirntumoren** (v. a. Astrozytome). Durch Optikusgliome kann es zu einer progredienten Einschränkung des Sehfeldes und Erblindung kommen. In der Kernspintomographie finden sich häufig auch bei asymptomatischen Patienten v. a. periventrikulär und im Bereich der Stammganglien pathologische Signalintensitäten im Sinne von unspezifischen Gliaveränderungen. Typische **Skelettveränderungen** sind eine Verdünnung der Kortikalis der langen Röhrenknochen mit Pseudoarthrosen, Skoliose sowie eine erweiterte Sella turcica.

Andere Phakomatosen Leitsymptome und Genetik sind in Tab. 10.7 angegeben.

Therapie

Die Therapie der Phakomatosen erfolgt symptomatisch. Bei Hirntumoren und anderen raumfordernden Prozessen kommen je nach Indikation operatives Vorgehen, Chemotherapie und/oder Strahlentherapie in Frage.

10.2.8 Störungen der Massenentwicklung

Mikrozephalus

Bei einem Kopfumfang, der mehr als 2 Standardabweichungen unter dem Altersdurchschnitt für Geschlecht und ethnologische Herkunft liegt, spricht man von einem Mikrozephalus. Er ist in mehr als 90% mit einer **mentalen Entwicklungsstörung** verbunden.

Ein **primärer Mikrozephalus** liegt vor, wenn bereits intrauterin ein mangelndes Hirnwachstum besteht und die Kinder bereits mikrozephal zur Welt kommen. Ursachen für fetale Wachstumsstörungen des Gehirnes sind meist **genetisch bedingt** (z. B. bei Chromosomenanomalien) und können mit neuronalen Migrationsstörungen einhergehen (z. B. Heterotopien der grauen Hirnsubstanz), die man nur mittels zerebraler Kernspintomographie finden kann. Ein intrauterin manifester Mikrozephalus kann aber auch **exogen bedingt** sein durch intrauterine Infektionen (z. B. Zytomegalie, Röteln, Toxoplasmose) oder chemische Toxine wie Alkohol und Zytostatika.

> **Cave**
> **Bei einer ätiologisch ungeklärten Mikrozephalie sollte auch an eine mütterliche Phenylketonurie gedacht werden, da hohe Phenylalaninspiegel im mütterlichen Blut intrauterin zu Wachstums- und Entwicklungsstörungen des Gehirns führen (»maternale PKU«).**

Eine phenylalaninverminderte Diät von Beginn der Schwangerschaft an kann die embryofetale Entwicklungsstörung bei maternaler PKU verhindern.

Ein **sekundärer Mikrozephalus** liegt vor, wenn durch spätere Hirnschädigungen ein Wachstumsstillstand des Gehirns ausgelöst wird. Ursachen des sekundären Mikrozephalus können die hypoxisch ischämische Hirnschädigung nach peripartaler Asphyxie oder schwere bakterielle und virale Meningoenzephalitiden sein.

Makrozephalus

Als **Makrozephalus** wird ein Kopfumfang außerhalb von 2 Standardabweichungen über dem vergleichbaren Altersdurchschnitt definiert. Häufigste Ursache für einen Makrozephalus ist eine Erweiterung der Liquorräume im Sinne eines **Hydrozephalus**. Eine Makrozephalie kann aber auch durch eine abnorme Vermehrung der Hirnsubstanz ohne wesentliche Erweiterung der Liquorräume bedingt sein. In diesem Fall spricht man von einer **Megalenzephalie**. Diese kann durch embryofetale Proliferationsstörungen bei verschiedenen Syndromen wie dem Sotos-Syndrom und dem Wiedemann-Beckwith-Syndrom sowie bei chromosomalen Aberrationen (Fragiles X-Syndrom, ▶ Kap. 3) vorkommen. Auch bei neurokutanen Syndromen (Neurofibromatose Typ 1 von Recklinghausen, tuberöse Sklerose), neurometabolischen Erkrankungen (z. B. Mukopolysaccharidosen, Gangliosidosen, Morbus Canavan) werden Vermehrungen der Hirnsubstanz mit unterschiedlichen neurologischen Folgen beobachtet.

Bei der **benignen familiären Makrozephalie** besteht meist auch bei einem Elternteil ein Kopfumfang über der 97. Perzentile. Klinisch geht die familiäre Makrozephalie üblicherweise mit keinen weiteren Symptomen einher.

> **Eine Makrozephalie muss nicht immer mit einer manifesten Erkrankung verbunden sein.**

Dennoch sollte bei jedem Kind, bei dem ein vergrößerter Kopfumfang registriert wird, vor allem assoziiert mit einem Entwicklungsrückstand oder mit neurologischen Manifestationen, ein Hydrozephalus, Subduralerguss, eine neurometabolische Erkrankung, Hamartome oder Tumoren mit entsprechenden diagnostischen Mitteln (v. a. Sonographie, CT, Kernspintomographie) ausgeschlossen werden.

10.3 Hydrozephalus

O. Ipsiroglu

Definition

Ein Hydrozephalus liegt vor, wenn die intrakraniellen Liquorräume erweitert sind. Von einem **Hydrocephalus internus** spricht man, wenn die inneren Liquorräume erweitert sind. Von einem **Hydrocephalus externus** spricht man, wenn die externen Liquorräume erweitert sind.

Die Erweiterung der intrakraniellen Liquorräume kann entweder durch eine Vermehrung des Liquorvolumens (mit intrakranieller Hirndrucksteigerung bzw kompensatorischer Zunahme des Kopfumfanges) oder durch eine Verminderung des Hirnvolumens (generell ohne intrakranielle Hirndrucksteigerung) bedingt sein. Die Vermehrung des Liquorvolumens geht üblicherweise mit einer Erhöhung des Hirndrucks einher.

Ätiopathogenese

Ursachen können eine Störung der Liquorzirkulation (**Hydrocephalus obstructivus, occlusus**), der Liquorproduktion (**Hydrocephalus hypersecretorius**) oder der Liquorresorption (**Hydrocephalus aresorptivus**) sein.

> **Beim Säugling mit offenen Hirnnähten kann die intrakranielle Drucksteigerung mit einer Vergrößerung des Kopfumfanges (Makrozephalie) kompensiert werden. Klinische Hirndrucksymptome entwickeln sich daher nur sehr langsam.**

Bei älteren Kindern mit geschlossenen Schädelnähten entstehen bei einer Vermehrung des intrakraniellen Liquorvolumens hingegen rasch klinische Hirndrucksymptome.

20% aller Hydrozephalusformen sind überwiegend obstruktiv, z. B. bedingt durch eine Stenose des Aquädukts. Die **Aquäduktstenose** kann sowohl angeboren als auch erworben sein. Ursachen für erworbene Aquäduktstenosen können entzündlicher Natur (nach bakterieller Meningitis) sein oder aber auch durch Blutungen und Tumoren bedingt sein.

Häufigste Ursache eines Hydrocephalus internus bei Frühgeborenen ist eine abgelaufene intraventrikuläre Hirnblutung.

Subdurale Hygrome stellen eine besondere Form des Hydrocephalus externus dar. Ihre Lokalisation ist meist fronto-temporoparietal. Bei Vorhandensein von Hygromen muss differenzialdiagnostisch an eine resorbierte Blutung nach Schütteltrauma (s. Schädel-Hirn-Trauma) gedacht werden. Frontotemporale Liquoransammlungen sind auch typisch für Glutarazidurie Typ 1 (► Kap. 5.11.4).

Wachstum des Kopfumfangs Beim Säugling, bei dem die Schädelnähte noch offen sind, kann eine verstärkte intrakranielle Volumenzunahme zunächst durch eine Zunahme des Kopfvolumens ohne wesentliche Hirndrucksteigerung kompensiert werden. Typischerweise findet man folgende Zeichen:
- Rasche Zunahme des Kopfumfangs (Kreuzen der Wachstumsperzentile nach oben),
- vorgewölbte Fontanelle,
- klaffende Schädelnähte,
- Sonnenuntergangsphänomen (Deviation der Bulbi nach unten),
- Hirndrucksymptome entstehen erst im Spätstadium der Erkrankung.

Erhöhung des Hirndrucks Bei älteren Kindern mit weitgehend geschlossenen Schädelnähten manifestiert sich eine verstärkte intrakranielle Volumenzunahme mit einer primären Zunahme des Hirndrucks. Die Hirndrucksymptomatik entwickelt sich meist langsam. Erste Hinweise einer **kompensierten Hirndruckerhöhung** sind
- Kopfschmerzen,
- Nüchternerbrechen,
- unspezifische Verhaltensstörungen.
- Bei der klinischen Untersuchung kann man evtl eine Bradykardie, arterielle Hypertonie und Stauungspapille finden.

Zeichen einer **akuten Hirndruckerhöhung**, die auch als akute Dekompensation eines chronisch erhöhten Hirndrucks vorkommen kann, umfassen
- Bewusstseinsstörung (Somnolenz bis Koma),
- Pupillenanomalien,
- Hirnnervenausfällen,
- Atemstörung.

Diagnostik

Im Säuglingsalter ist die primäre Untersuchungsmethode bei Verdacht auf Hydrozephalus die zerebrale **Sonographie** durch die vordere Fontanelle. Bei älteren Kindern mit bereits geschlossener Fontanelle eignet sich für die Akutdiagnostik die Durchführung einer kraniellen **Computertomographie**. Die **Kernspintomographie** kann u. U. eine genauere Information über die Ursache der Hirndruckerhöhung geben.

Therapie

Wichtigstes Behandlungsziel ist die Vermeidung eines pathologisch erhöhten intrakraniellen Drucks. Weitaus am häufigsten ist als Therapie die operative Anlage eines **ventrikuloperitonealen bzw. -atrialen Shuntsystems** mit Druckventil notwendig (Abb. 10.9). Bei Frühgeborenen (<2000 g) und unter sonstigen speziellen Bedingungen (z. B. Infektionen, frische Blutung) sind vorübergehende **externe Liquordrainagen** über einen Ventrikelkatheter sinnvoll. In seltenen Fällen kann durch die medikamentöse Behandlung mit **Karboanhydrasehemmern** (Diamox) versucht werden, die Liquorproduktion und somit den Hirndruck zu reduzieren.

Prognose

Die Gesamtprognose von Kindern mit Hydrozephalus ist von der Grundkrankheit und von den möglichen shuntbedingten Komplikationen abhängig.

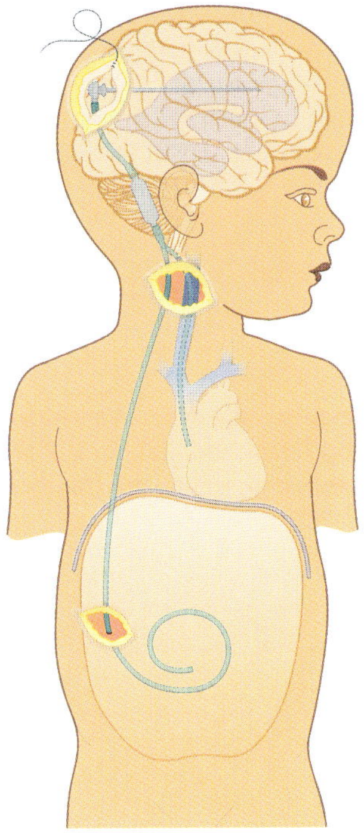

■ **Abb. 10.9** Ableitung eines Hydrozephalus mittels ventrikuloperitonealem oder ventrikuloatrialem Shunt

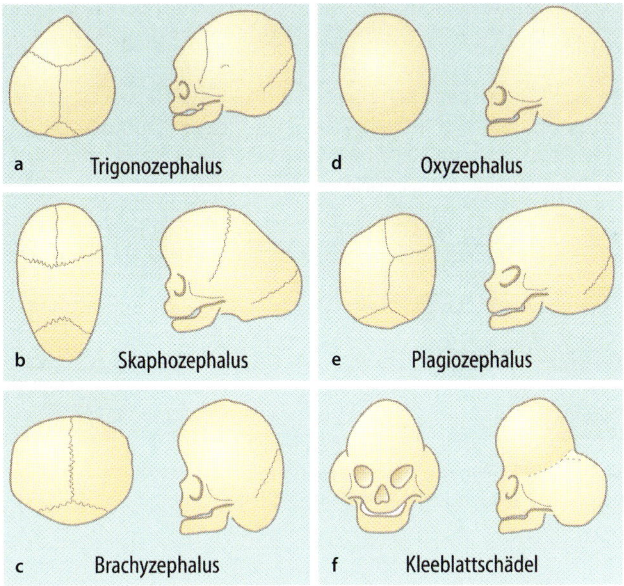

■ **Abb. 10.10a–f** Prämature Nahtsynostosen und daraus resultierende abnorme Schädelformen. **a** Trigonozephalus bei Synostose der Frontalnaht, **b** Skapholzephalus bei Sagittalnahtsynostose, **c** Brachyzephalus bei beidseitiger Koronarnahtsynostose, **d** Oxycepahalus (Turmschädel) bei multipler Nahtsynoston, **e** Plagiozephalus bei einseitiger Synostose der Koronarnaht, **f** Kleeblattschädel bei vorzeitigem Verschluss aller Nähte

■■ Komplikationen

Bei shuntversorgten Patienten besteht vor allem die Gefahr einer bakteriellen **Shuntinfektion**. Dann muss in der Regel der primäre Shunt explantiert, eine äußere Liquordrainage angelegt und eine Antibiotikatherapie durchgeführt werden. Bei Auftreten von Hirndrucksymptomen bei einem shuntversorgten Patienten muss an eine (meist mechanisch bedingte) **Shuntinsuffizienz** gedacht werden. Ursachen können in der Ventilmechanik, einer Verlegung oder gar eines Risses der zu- bzw. ableitenden Drainageschenkel liegen. In seltenen Fällen können sich um den abdominellen Ausgang des Drainageschenkels Zysten bilden, die einerseits zu einer Shuntinsuffizienz mit Hirndrucksymptomen und andererseits zu abdominellen Symptomen führen können.

Shuntsysteme können auch zu einer **Überdrainage** führen. Klinisch können die Symptome der Überdrainage wie Kopfschmerzen, Übelkeit, Erbrechen, Vertigo nicht eindeutig von Hirndrucksymptomen unterschieden werden. In der Bildgebung findet man bei Überdrainage jedoch meist stark eingeengte Ventrikel (**Schlitzventrikel**).

10.4 Kraniosynostosen

O. Ipsiroglu

■■ Definition

Das Wachstum der Hirnschädelknochen findet vor allem im Bereich der knorpeligen Nähte statt. Eine **vorzeitige Nahtverknöcherung** (**prämature Nahtsynostose**) kann zu unterschiedlich ausgeprägten Veränderungen der Schädelform führen. Wenn es dabei auch zu einer Erhöhung des intrakraniellen Drucks kommt, spricht man von einer **Kraniostenose**.

■■ Klinik

Am häufigsten ist die prämature **Sagittalnahtsynostose**, die schon bei der Geburt durch einen lang gezogenen »Kahnschädel« (Skaphozephalus) imponieren kann. Evtl. lässt sich im Pfeilnahtbereich eine leistenartige Verdickung palpieren, die Stirn ist relativ prominent, der Schädelinnendruck meist nur wenig erhöht. Bei einer prämaturen **Koronarnahtsynostose** besteht ein verbreiterter Kopf (Brachyzephalus), der sich u. U. weiter in einen Turmschädel (Turrizephalus) umwandeln kann (■ Abb. 10.10). Eine vorzeitige Verknöcherung aller Schädelnähte kann zur Ausbildung eines sog. **Kleeblattschädels** führen. Eine vorzeitige Verknöcherung der Frontalnaht führt zu einem **Trigonozephalus**.

■■ Ätiologie

Kraniosynostosen sind meist genetisch bedingt und können mit allgemeinen Entwicklungsstörungen und typischen syndromalen Erscheinungsbildern einhergehen, wie z. B **Crouzon-Syndrom** (Pansynostose, hypoplastischer Oberkiefer, Protrusio bulbi) und **Apert-Syndrom** (■ Abb. 10.11) (Koronarnahtsynostose und Syndaktylien an Händen und Füßen). Als Ursache für einige dieser primär genetischen Synostosen konnten Mutationen im Fibroblasten-Wachstumsfaktor-Rezeptor-Gen sowie in anderen Signaltransduktions- und Transkriptionsgenen nachgewiesen werden. Sekundäre Kraniosynostosen findet man bei diversen Knochenstoffwechselstörungen wie z. B. hypophosphatämischer Rachitis, Hyperthyreose, Mukopolysaccharidosen, Thalassämie, Sichelzellanämie.

■■ Therapie

Die Therapie der prämaturen Nahtsynostosen besteht in einer Operation des Schädelknochens bei Erhaltung der Dura mater, vor allem, wenn sie mit einer Steigerung des Hirndruckes einhergehen. Sekundäre Kraniosynostosen bedürfen meist keiner operativen Korrektur.

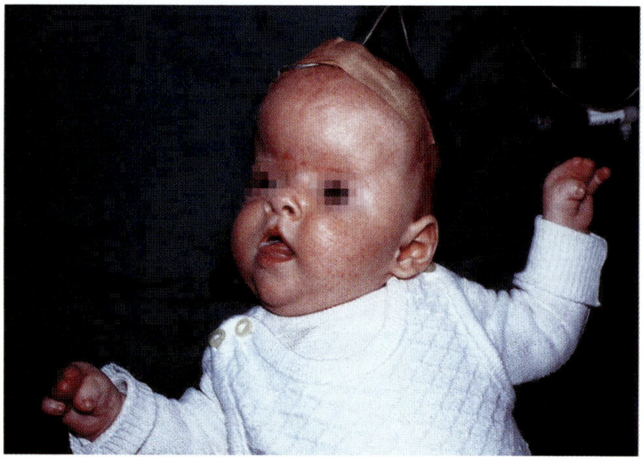

Abb. 10.11 Säugling mit Apert-Syndrom vor der ersten Korrekturoperation mit Brachyzephalus und beidseitigen Syndaktilien

10.5 Zerebralparesen

I. Krägeloh-Mann

Definition

Die Zerebralparesen (hier abgekürzt als CP) bilden zusammengenommen die häufigste Ursache für eine motorische Behinderung zerebraler Ursache im Kindesalter. Sie stellen kein einheitliches Krankheitsbild dar, sondern bilden eine **Gruppe von statischen Enzephalopathien** unter folgender Definition zusammengefasst:

- die Motorik in Haltung und Bewegung ist betroffen – neurologisch klar definiert als Spastik, Dyskinesie, Ataxie,
- die Störung ist bleibend, Änderungen im klinischen Bild sind möglich,
- sie entsteht durch eine nicht progrediente Erkrankung des unreifen, sich entwickelnden Gehirns,
- zusätzliche Störungen wie Lernbehinderung, geistige Behinderung, Sehstörungen, Epilepsie sind häufig assoziiert.
- Ausgeschlossen sind Erkrankungen des Gehirns, die progredienter Natur sind und nicht-zerebrale Erkrankungen.

Zerebralparesen stellen weder vonseiten der Ursachen, noch vonseiten der entstandenen Läsionen oder der Art der Bewegungsstörung ein einheitliches Krankheitsbild dar. Der Begriff ist vielmehr von praktischer Relevanz wegen der Häufigkeit dieser Behinderungen und da bei den betroffenen Kindern ähnliche medizinische, soziale und therapeutische Maßnahmen notwendig sind.

Epidemiologie

International liegt die CP-Prävalenz relativ einheitlich bei 2,0–2,5 pro 1000 Lebendgeburten. Die Prävalenz der CP steigt mit sinkendem Geburtsgewicht deutlich von 1,0 pro 1000 Lebendgeburten mit einem Geburtsgewicht über 2500 g bis zu 50–100 pro 1000 Lebendgeburten mit einem Geburtsgewicht <1500 g.

Ätiopathogenese

Der anfangs erwähnten phänomenologischen Definition wird häufig eine ätiologische zugeordnet, die für die Ursache der CP eine **prä-, peri- oder neonatal entstandene Gehirnläsion** des Gehirns angibt. Dieser Ansatz ist jedoch problematisch, da er impliziert, dass die Genese der CP immer eine läsionelle, d. h. erworbene sein muss. Tatsächlich können aber gerade die in der Frühschwangerschaft entstandenen Fehlbildungsmuster (s. unten) nicht erworben sondern genetisch bedingt sein.

Früher war die **Diagnose** der Läsion des Gehirns nur post mortem möglich und ist daher selten gestellt worden. Vorschnell ist zum Teil bei anamnestischen Hinweisen für eine gewisse Beeinträchtigung unter der Geburt (wie grünes Fruchtwasser oder Nabelschnurumschlingung) eine »frühkindliche Hirnschädigung durch Sauerstoffmangel unter der Geburt« diagnostiziert worden. Heute ermöglichen Fortschritte in der Bildgebung des Gehirns die Diagnose einer Gehirnläsion schon zu Lebzeiten. Es gilt folgender Grundsatz:

> **Pathogene Ereignisse, die das sich entwickelnde Gehirn betreffen, verursachen Fehlbildungen oder Läsionen, deren Muster abhängig ist von dem Stadium der Gehirnentwicklung.**

Assoziation Zeitpunkt der Schädigung und Art der Läsion In der Embryonal- und frühen Fetalperiode (**bis zur 20./24. Woche**) wird die »Grobarchitektur« des Gehirns entwickelt. Die Migration der neuronalen Zellen aus der Mittellinie zum zukünftigen Kortex prägt diesen Zeitraum. Störungen führen zu bestimmten **Fehlbildungsmustern**, sie können genetisch bedingt sein oder erworben (z. B. infektiös, toxisch oder hypoxisch-ischämisch; Tab. 10.8).

Ab dem 3. Trimenon entstehen bei Störungen der Gehirnentwicklung Schädigungsmuster im Sinn von **Defektbildungen**:

Bis etwa zur 36. Schwangerschaftswoche stehen periventrikuläre Läsionen im Vordergrund (Abb. 10.12), in Form der periventrikulären Leukomalazie oder von Parenchymdefekten nach Blutungen oder hämorrhagischer Infarzierung.

Beim reiferen Kind (**ab etwa der 37. Woche**) ist die **graue Substanz** Prädilektionsort einer Schädigung (z. B. Hypoxie/Ischämie). Verschiedene Muster sind beschrieben (Abb. 10.13): die parasagittale Schädigung, die Schädigung von Basalganglien und Thalamus, häufig kombiniert mit einer kortikosubkortikalen Schädigung der Zentralregion. Die schwerste Ausprägung einer solchen Schädigung wird als multizystische Enzephalomalazie beschrieben. Ein weiteres Läsionsmuster stellen Infarkte der großen Hirnarterien dar, vorwiegend der A. cerebri media. Ihre Entstehung wird ab der 30./32. Schwangerschaftswoche beschrieben.

Assoziation neurologisches Bild und Art der Läsion Bei den Kindern mit **bilateral-spastischer CP** findet sich bei über 80% ein Schädigungsmuster (Defektbildungen) des 3. Trimenon. Beim reifen Neugeborenen kann die Läsion im frühen 3. Trimenon (also intrauterin), oder im späten 3. Trimenon (also peri- und neonatal in Folge einer hypoxisch-ischämischen Enzephalopathie nach Asphyxie oder Schock) entstanden sein. Bei Frühgeborenen überwiegen Läsionsmuster des frühen 3. Trimenon.

Wie bei der bilateral-spastischen CP, findet sich auch bei Kindern mit **unilateral-spastischer CP (spastischer Hemiplegie)** zum Großteil (80%) ein Schädigungsmuster (Defektbildung) des 3. Trimenon. Bei den Reifgeborenen entspricht dies entweder Infarkten im Stromgebiet der A. cerebri media und/oder periventrikulären, häufig unilateralen Gliosen, deren Entstehung wahrscheinlich am ehesten im frühen 3. Trimenon zu sehen ist. Bei Frühgeborenen finden sich ebenfalls fast ausschließlich Läsionen des frühen 3. Trimenon einerseits in Form von unilateralen periventrikulären Parenchymdefekten nach Blutungen oder andererseits asymmetrischen periventrikulären Leukomalazien.

Auch die **dyskinetische CP** zeigt beim Reifgeborenen, bei dem sie vorwiegend auftritt, eine überwiegend läsionelle Genese. In mehr als 50% ist sie durch Läsionen im Thalamus und den Basalganglien

Tab. 10.8 Entstehungszeiten, Arten und mögliche Ursachen von Läsionen im ZNS

Entstehungszeitraum	Morphologie	Mögliche Ursachen
1. + 2. Trimenon	Fehlbildungen: Lissenzephalie, Pachygyrie, Schizenzephalie, Polymikrogyrie	Genetisch, infektiös, toxisch (Medikamente)
Frühes 3. Trimenon (24.–36. SSW)	Defektbildungen der weißen Substanz periventrikulär: nach intraventrikulärer Blutung, periventrikulärer Infarzierung, periventrikuläre Leukomalazie	Hypoxisch-ischämisch, hämorrhagisch, thromboembolisch, infektiös, toxisch (z. B. Basalganglienschädigung nach Kernikterus)
Spätes 3. Trimenon (36.–44. SSW)	Defektbildungen der grauen Hirnsubstanz: Kortikosubkortikale Schädigung (parasagittal, Gyrus prae/postcentralis), Basalganglien/Thalamusschaden, Mediainfarkt	

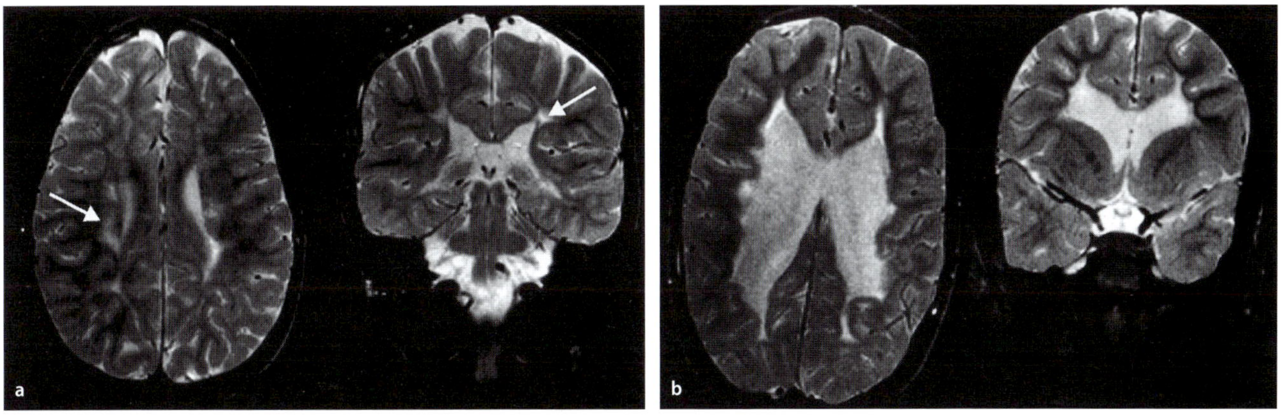

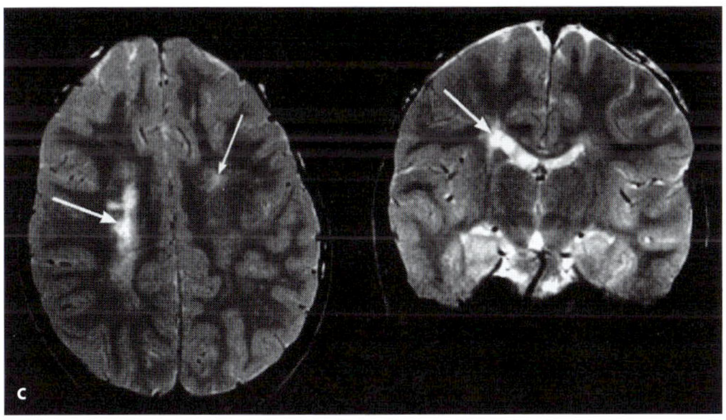

Abb. 10.12a–c Läsionsmuster des frühen bis mittleren 3. Trimenon (MRT). **a** Leichte periventrikuläre Leukomalazie ohne Marklagerreduktion (klinisch: leichte spastische Diplegie ohne kognitive Defizite), das rechte koronare Bild zeigt die Gliose im Bereich der Pyramidenbahn (Pfeil). **b** Schwere periventrikuläre Leukomalazie mit Marklagerreduktion, schwere Läsion im Pyramidenbahnbereich (klinisch schwere spastische Tetraparese und kognitive Defizite). **c** Asymmetrische, leichte periventrikuläre Leukomalazie, die nur einseitig die Pyramidenbahn betrifft, mit Folge einer spastischen Hemiplegie. (Mit freundlicher Genehmigung des Magnetic Resonance Research Center, Hvidovre, Kopenhagen)

bedingt, die typischerweise hypoxisch-ischämisch nach Asphyxie oder Schock entstehen. Eine dyskinetische CP nach **Kernikterus** ist heute sehr selten geworden.

Lediglich die **ataktische CP** unterscheidet sich bezüglich der Pathogenese deutlich, da läsionelle Muster hier die Seltenheit sind, und die Ursache, die insgesamt wohl sehr heterogen ist, in den meisten Fällen unklar bleibt. Diese CP-Form findet sich vorwiegend bei Reifgeborenen, zum Teil werden familiäre Fälle beschrieben. Die Bildgebung zeigt nur bei 30–40% eine ursächliche Veränderung z. B. im Sinne einer zerebellären Hypoplasie.

Zusammenfassend stehen also bei den meisten Formen der Zerabralparese (CP) tatsächlich Läsionsmuster, d. h. Defektbildungen, die Entstehungsmechanismen im 3. Trimenon (vor, unter oder kurz nach der Geburt) nahe legen, stark im Vordergrund. Fehlbildungen des Gehirns sind sehr selten, also Befunde, die für genetische und frühe Entstehungsmechanismen (im 1. oder 2. Trimenon der Schwangerschaft) sprechen. Eine Sonderform bildet bei der ätiologischen Aufarbeitung die ataktische CP, bei der offensichtlich genetisch bedingte Formen eine größere Rolle spielen.

Klinik

Prinzipiell ist das klinische Bild der CP einerseits durch die Art und Schwere der **motorischen Funktionsstörung** geprägt und andererseits ganz wesentlich dadurch, ob zusätzliche zerebrale Funktionsstörungen assoziiert sind. Letztere umfassen **Störungen der kognitiven Entwicklung** – von der Lernstörung bis zur schweren geistigen Behinderung – und **zerebrale Sehstörungen**. Epilepsien kommen vorwiegend bei kortikalen und kortexnahen Läsionen oder kortikalen Fehlbildungen vor. Hörstörungen sind selten. Patienten mit CP können daher zusätzlich zu den motorischen Defiziten schwere **Mehrfachbehinderungen** haben.

Die Veränderungen des Muskeltonus und der Bewegungsmuster können bei der CP im Rahmen von folgenden neurologischen Syndromen auftreten:

Bilateral-spastische CP (BS-CP) Üblicherweise wird hier zwischen einer beinbetonten Form oder Diplegie und einer kompletten Form oder Tetraparese/Tetraplegie unterschieden. Bei der erstgenannten Form sind die Beine mehr als die Arme betroffen. Da dies ein

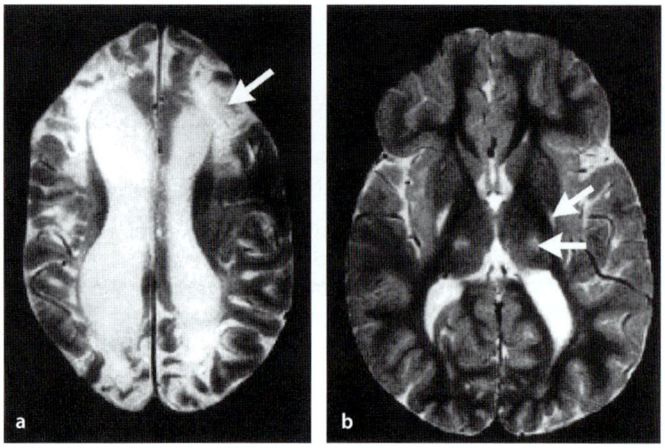

Abb. 10.13a, b Läsionsmuster des späten 3. Trimenon nach Hypoxie/Ischämie im MRT. **a** Periventrikuläre Marklagerschädigung (klinisch schwere spastische Tetraparese). **b** Bilaterale Basalganglien- und Thalamusschädigung (klinisch beinbetonte spastische Tetraparese mit deutlich dystoner Komponente). (Mit freundlicher Genehmigung der Abteilung für Neuroradiologie, Universitätsklinikum Tübingen)

subjektives, zwischen verschiedenen Untersuchern nicht stabiles Kriterium ist, ist eine Erfassung des funktionellen Schweregrades über standardisierte Scores Grob- und Feinmotorik empfehlenswert. Mehr als 2/3 der Kinder haben eine schwere motorische Behinderung (kein freies Gehen mit 5 Jahren). Ebenfalls mehr als 2/3 der Kinder haben Störungen der kognitiven Entwicklung, die Hälfte hat eine Epilepsie und etwa 10% schweren Sehstörung (blind oder fast blind).

Die bilateral spastische Zerebralparese ist die typische Form des ehemaligen Frühgeborenen.

Unilateral-spastische CP (spastische Hemiparese) Hier ist nur eine Körperseite von der Lähmung betroffen. Die motorische Behinderung ist selten schwer im oben definierten Sinn, ein Nichterlernen des freien Gehens ist sehr selten (unter 2%), über 50% erreichen ein fast normales Gehen, 30% hinken mäßig und 10% schwer. Die Handfunktion wird in 50% als noch gut, nur in 20% als schwer beeinträchtigt, d. h. ohne Funktion, beschrieben. Bis auf Epilepsien, die besonders bei Kindern mit kortikalen Fehlbildungen und kortikosubkortikalen Defekten auftreten, kommen meist keine zusätzlichen Behinderungen vor.

Dyskinetische CP Die dyskinetische Bewegungsstörung kann vorwiegend choreo-athetoid oder vorwiegend dyston sein. Sie ist immer **generalisiert** ausgeprägt; sie betrifft also nicht nur Beine und Rumpf sondern auch Arme, Schultergürtel und insbesondere das Gesicht. Aktivierung und Erregung können wahre **Bewegungsstürme** auslösen. Es ist daher oft sehr schwierig, bei den meist motorisch sehr schwer behinderten Kindern (wenige haben eine Rumpfkontrolle, noch weniger erlernen das freie Gehen) die kognitiven Fähigkeiten zu beurteilen, die vergleichsweise durchaus gut sein können. Bei der dyskinetischen CP zeigt sich häufig eine spastische Komponente.

Ataktische CP Die nicht progressive kongenitale Ataxie stellt ätiologisch eine sehr heterogene Gruppe dar. Im Vordergrund stehen die Zeichen der **zerebellären Ataxie**, die meist mit einer schweren motorischen und geistigen Entwicklungsstörung einhergeht. Rund 10% der betroffenen Kinder erlangen nicht die Fähigkeit, frei zu gehen. Auch hier entwickeln viele Patienten zusätzlich eine Epilepsie.

Sekundäre Komplikationen Als Folge der Veränderungen des Muskeltonus und der abnormen Bewegungsmuster kommt es bei der spastischen CP zu Veränderungen an Muskeln, Gelenken und Knochen: besonders häufig sind die **Spitzfußstellung** durch Verkürzung der Achillessehne, **Hüftluxation** durch Überwiegen der Adduktion und Innenrotation, Skoliosen sind seltener. Eine Inaktivitätsosteoporose prädisponiert zu Knochenfrakturen.

■■ Diagnose

Die Diagnose der CP wird immer klinisch gestellt. Die CP beschreibt eine Behinderung, deren Schädigungsmoment vor oder während der Geburt oder in den ersten 4 Wochen nach der Geburt eingetreten ist. Das klinische Erscheinungsbild entwickelt sich jedoch erst im Verlauf. Folgende Faktoren machen eine frühe Diagnosestellung schwierig:

Frühe neurologische Zeichen können **transitorisch** sein. Bei über 90% der Kinder mit neurologischen Auffälligkeiten im 1. Lebensjahr (wie Asymmetrien von Haltung und Tonus, Hyperexzitabilität und Muskelhypertonie, -hypotonie) normalisieren sich die Befunde. Wenn eine Retardierung der motorischen und/oder geistigen Entwicklung und eine sich entwickelnde Mikrozephalie vorliegt, ist eher mit einer bleibenden Symptomatik zu rechnen.

Frühe neurologische Zeichen können **Änderungen** aufweisen. Speziell ataktische oder dyskinetische Zeichen können fluktuieren, imponieren im 1., manchmal sogar 2. Lebensjahr oft als Hypotonie. Auch die typischen Tonus- und Haltungsveränderungen einer Spastik können im 1. Lebensjahr noch fehlen und durch unspezifische Vorboten angekündigt werden, wie Hyperexzitabilität, Retardierung, etc. Speziell bei spastischen Hemiparesen ist selbst bei Kenntnis um die verursachende Läsion in den ersten Monaten häufig keine sichere Asymmetrie zu sehen.

Der **Ausschluss eines progredienten Prozesses** bedarf einer gewissen Beobachtungsdauer.

Apparative Diagnostik Im Vordergrund steht die Bildgebung (**Ultraschall, Kernspintomographie**) mit der Fragestellung, ob typische Läsionsmuster oder Fehlbildungen des Gehirns vorliegen. Die Bildgebung ist nicht nur von Bedeutung zur Abklärung der Pathogenese der Erkrankung, sondern hat konkrete Konsequenzen für die Familien einerseits für eine genetische Beratung (z. B. Absicherung, dass es sich tatsächlich um eine erworbene Erkrankung handelt) und andererseits zur besseren Prognoseabschätzung (über Ausdehnung und Topographie einer Läsion zusammen mit dem aktuellen klinischen Bild).

Ist anhand der Anamnese und der Bildgebung eine läsionelle Entstehung im 3. Trimenon (prä-, peri- oder neonatal) eher unwahrscheinlich, sind **weitere diagnostische Schritte** indiziert, abhängig von evtl. zusätzlich vorliegenden Information des Bildgebungsbefundes wie: Abklärung intrauteriner Infektionen, Chromosomenanalyse, evtl. molekulargenetische Untersuchung, Stoffwechseldiagnostik bei Verdacht auf progredienten Verlauf, atypischer Neurologie. Bei Infarkten ist eine Abklärung bezüglich Thromboembolieentstehung angezeigt (Protein C und S, APC-Resistenz, Abklärung von immunologischer und evtl. entzündlicher Genese).

Sonstige Untersuchungen Zur Einschätzung von zusätzlichen Störungen sind folgende Untersuchungen sinnvoll: **Entwicklungsdiagnostik** zur Einschätzung der kognitiven und sprachlichen Entwicklung, ergänzt vor der Einschulung durch eine **psychologische Testung**, **Sehprüfung** inkl. komplette augenärztliche Untersuchung und **Hörprüfung**, **EEG-Diagnostik** bei klinischem Hinweis auf Anfälle und bei Kindern mit kortikalen/kortexnahen Läsionen oder kortikalen Fehlbildungen, **orthopädisches Konsil** in Anbetracht von Sekundärproblemen des Bewegungs- und Stützapparats.

■■ Differenzialdiagnose

Eine differenzialdiagnostische Abklärung ist insbesondere dann notwendig, wenn die differenzierte Bildgebung des Gehirns (heute üblicherweise Kernspintomographie) kein entsprechendes Läsions- oder Fehlbildungsmuster gibt, bzw. das klinische Bild durch das morphologische Bild nicht ausreichend erklärt wird. Dann sind besonders sorgfältig langsam verlaufende, früh beginnende **progrediente Erkrankungen** auszuschließen.

■■ Therapie

Zerebralparesen sind bleibende Erkrankungen, die zu Behinderungen führen.

> **Therapieziel ist, Sekundärfolgen der Zerebralparese zu vermindern und mögliche Entwicklungsvorgänge zu unterstützen.**

Die üblichen therapeutischen Möglichkeiten beinhalten Krankengymnastik, Ergotherapie, Logopädie, Heilpädagogik und Frühförderung. Es handelt sich dabei um Langzeittherapien mit **interdisziplinärer Ausrichtung**. Wichtig ist eine Anleitung der Eltern, die in der Regel die tägliche Betreuung der Kinder übernehmen.

Ziele der **Krankengymnastik** sind eine Verbesserung des motorischen Lernens im Rahmen der vorhandenen motorischen Fähigkeiten durch Reduktion des Muskeltonus, das Erlernen zielgerichteter Abläufe und das Vermeiden pathologischer Bewegungsabläufe sowie von Kontrakturen.

Hilfsmittel dienen der funktionellen Verbesserung der Bewegungsabläufe und der Vermeidung von Sekundärfolgen (z. B. Sitzschalen, Stehbrett, Rollstuhl, Rollator, Innenschuhe, Gehörthesen) und erleichtern die Pflege der Patienten (z. B. Badehilfe).

Medikamentös werden zur Beeinflussung der Spastik Baclofen (oral oder auch intrathekal) und Memantin eingesetzt; bei der Dystonie wird Dopamin oder Trihexyphenidyl empfohlen. Bei der spastischen CP ist Botulinumtoxin (lokal injiziert in die vorwiegend betroffenen Muskelgruppen) eine wichtige therapeutische Option.

Operative Maßnahmen können bei Kontrakturen oder Hüftluxationen erforderlich werden. Die dorsale Rhizotomie ist bei ausgeprägter, beinbetonter Spastik und relativ guter Funktion ggf eine therapeutische Option. Operative Maßnahmen sollten nur im Zusammenhang mit einer intensiven krankengymnastischen Vor- und Nachbetreuung durchgeführt werden.

Zusätzliche Therapiemöglichkeiten wie **Frühförderung**, **Ergotherapie** oder **Heilpädagogik** sind dann begleitend angezeigt, wenn zusätzliche kognitive Probleme und deutlich beeinträchtigte motorische Fähigkeiten und damit begrenzte Erfahrungsmöglichkeiten im spielerischen Bereich bestehen. Eine **logopädische Betreuung** kann nicht nur zur Unterstützung der Sprachentwicklung, sondern auch zur Verbesserung der Mundmotorik wichtig sein. Bei Kommunikationsproblemen in Folge einer massiven Dysarthrie können computerisierte Kommunikationshilfen indiziert sein. Eine erhebliche zerebrale Sehstörung macht die Einleitung einer Sehbehindertenförderung sinnvoll. Bei Auftreten einer Epilepsie gelten die Richtlinien für die symptomatische **Epilepsiebehandlung**.

Schwer mehrfach behinderte CP-Kinder zeigen sehr häufig ausgeprägte Essschwierigkeiten, woraus eine kalorische Unterversorgung, eine verminderte Gewichts- und auch Wachstumsentwicklung resultieren kann. Die Anlage einer **perkutanen endoskopischen Gastrostomie (PEG)** sollte daher in einer entsprechenden Situation frühzeitig diskutiert werden.

10.6 Neuro- und heredodegenerative Erkrankungen

S. Stöckler-Ipsiroglu

■■ Definition

Neuro- und heredodegenerative Erkrankungen gehen mit einer **progredienten Verschlechterung** neurologischer und/oder mental/kognitiver Funktionen einher. Dabei kann je nach Erkrankung der Beginn, die Art und auch die Geschwindigkeit der progredienten Verschlechterung variieren.

■■ Häufigkeit

In ihrer Gesamtheit stellen diese Erkrankungen im Kindesalter eine wichtige, da häufige Krankheitsgruppe dar. Ihre **Prävalenz** wird mit mindestens 1 pro 1000 angenommen.

■■ Ätiopathogenese

Neurodegenerative Erkrankungen sind meist **genetisch** bedingt. Aber auch **erworbene** Erkrankungen (z. B. die nach Maserninfektion auftretende subakut sklerosierende Panenzephalitis, ▶ Kap. 15) können einen neurodegenerativen Verlauf haben. Bei **angeborenen Stoffwechselstörungen** sind die degenerativen Prozesse im Nervensystem durch genetisch bedingte Enzymdefekte, die zur Akkumulation oder zu einem Mangel an stoffwechselaktiven Substanzen führen, bedingt. Viele der im ▶ Kap. 5 dargestellten Krankheitsbilder gehen wesentlich mit einer Gehirnbeteiligung einher und haben klinisch einen neurodegenerativen Verlauf (z. B. Erkrankungen aus dem Formenkreis der lysosomalen, mitochondrialen und peroxisomalen Stoffwechselstörungen, der Störungen im Stoffwechsel von Aminosäuren und von organischen Säuren sowie der Glykosylierungsstörungen).

Heredodegenerative Erkrankungen (hereditäre Systemdegenerationen) führen zu einem vorzeitigen Untergang von Neuronen oder Bahnen eines bestimmten Funktionssystems. Beispiele sind hereditäre degenerative Basalganglienerkrankungen (z. B. Torsionsdystonie, M. Huntigton), hereditäre spinozerebelläre Ataxien (z. B. Friedreich-Ataxie), familiäre spastische Paraplegien, Motoneuronenerkrankungen (z. B. spinale Muskelatrophien, familiäre amyotrophische Lateralsklerose), hereditäre sensorisch motorische/autonome Neuropathien.

Eine Übersicht über die wichtigsten neuro- und heredodegenerativen Erkrankungen ist in ◘ Tab. 10.9 dargestellt.

> **Die frühzeitige Diagnose ist vor allem für jene Erkrankungen bedeutsam, für die es kausale Therapieansätze gibt.**

■■ Therapie

Die allogene Knochenmark-/Stammzelltransplantation ist bei Adrenoleukodystrophie und Mukopolysaccharidose Typ 1 (Pfaundler-Hurler-Erkrankung) eine Therapie des Frühstadiums. Auf noch experimenteller Basis wird sie auch bei anderen sonst unheilbaren neurodegenerativen Erkrankungen angewendet (z. B. im Neugeborenenalter bei Morbus Krabbe). Äußerst effektiv sind die Therapien mit L-Dopa/Carbidopa für das Segawa-Syndrom und andere Erkrankungen der monoaminergen Neurotransmittersythese sowie die Therapie der Vitamin-B12-assoziierten Stoffwechselstörungen. Neuerdings steht auch eine medikamentöse Therapie für Morbus Niemann-Pick Typ C (Miglustat) zur Verfügung.

Tab. 10.9 Neurodegenerative Erkrankungen

Krankheitsgruppen nach neurologischer Leitsymptomatik	Spezielle Krankheitsbilder, Syndrome
Erkrankungen mit primär mentalem Abbau und im Vordergrund stehender Epilepsie	Neuronale Zeroidlipofuszinosen Gangliosidosen Mukopolysaccharidosen (v. a. Typ 1, Typ 2, Typ 3) M. Niemann-Pick Typ C Mitochondriale Erkrankungen
Stillstand/Aberration der frühkindlichen Entwicklung und Neurodegeneration	Rett-Syndrom Angelmann-Syndrom
Demyelinisierende Erkrankungen (Leukodystrophien)	Adrenoleukodystrophie Metachromatische Leukodystrophie M. Krabbe Vanishing white matter disease M. Canavan M. Alexander
Hypo-/dysmyelinisierende Erkrankungen	M. Pelizeus-Merzbacher
Erkrankungen mit charakteristischen extrapyramidalen Bewegungsstörungen (hereditäre Dystonien)	Segawa-Syndrom (Dopa-responsive Dystonie) Andere Defekte der monoaminergen Neurotransmitter Synthese Hereditäre Dystonien (z. B. Torsionsdystonie) Erkrankungen der Neurotransmittersynthese Chorea Huntington Pantothenatkinase-assoziierte Neurodegeneration (PKAN) M. Wilson
Heredodegenerative Ataxien/Neurpathien	Friedreich-Ataxie Ataxia teleangiectasia (Louis-Bar-Syndrom) Andere spinozerebelläre Ataxien (SCA) Episodische Ataxien Hereditäre motorisch sensorische Neuropathien (HMSN)
Dysautonomien	Hereditäre sensorisch autonome Neuropathien (HSAN) Hereditäre Dysautonomien (z. B. Riley-Day-Syndrom)
Motoneuronen Erkrankungen	Spinale Muskelatrophie Amyotrophe Lateralsklerose
Spezielle mitochondriale Erkrankungen	MELAS-Syndrom MERFF-Syndrom Leigh-Syndrom Alpers-Syndrom NARP-Syndrom
Erworbene neurodegenerative Erkrankungen	Subakut sklerosierende Panenzephalitis (SSPE) HIV Prionenerkrankun Nutritiver Vitamin-B_{12}-Mangel Methotrexatenzephalopathie

10.6.1 Erkrankungen mit primär mentalem Abbau

Bei diesen Erkrankungen ist primär die **graue Hirnsubstanz** vom Degenerationsprozess betroffen.

Neuronale Zeroidlipofuszinosen (NCL) Die Trias mentaler Abbau, Epilepsie und Erblindung bedingt durch Netzhautdegeneration ist charakteristisch für Erkrankungen aus dieser Krankheitsgruppe, die sich je nach dem zugrundeliegenden Gendefekt in unterschiedlichem Alter manifestieren (infantile, juvenile und adulte Formen) (► Kap. 5, Tab. 5.10).

Gangliosidosen (M. Tay-Sachs, M. Sandhoff)

Sie manifestieren sich in ihren klassischen Verlaufsformen bereits innerhalb des 1. Lebensjahres mit Entwicklungsstillstand, epileptischen Anfällen und progredienter spastischer Bewegungsstörung. Häufig findet man typische Netzhautveränderungen im Sinne eines »kirschroten Makulaflecks«. Bei der GM1-Gangliosidose findet man aufgrund der Gangliosidspeicherung im Knochen und Subkutangewebe auch **dysplastische Knochenveränderungen** und an andere Speichererkrankungen erinnernde vergröberte Gesichtszüge (► Kap. 5.15).

Mitochondriale Erkrankungen Sie sind entweder durch Mutationen in der mitochondrialen DNA oder durch Mutationen in nukleären DNA-Abschnitten, die für mitochondriale Funktionen kodieren, bedingt. Mitochondriale Erkrankungen können sich in fast allen Organen (Muskulatur, Herz, Leber, Nieren, Gastrointestinaltrakt) manifestieren (► Kap. 5.4 und Kap.11.9). Das **MELAS-Syndrom** (mitochondriale Myopathie, Enzephalopathie, Laktatazidose und »stroke-like-episodes«) und das **MERRF-Syndrom** (Myoklonus-Epilepsie mit »ragged red fibres«) führen nach Erstmanifestation zu einem raschen mentalen Abbau. Das Alpers-Syndrom beginnt typischerweise mit einem Status epilepticus am Ende des ersten Lebensjahres, gefolgt von einem rasch progredienten mentalen Abbau und progredienter Leberinsuffizienz. Ein mentaler Abbau ist auch Teil verschiedener anderer mitochondrialer Syndrome, wie zum Beispiel dem **NARP-Syndrom** (Neuropathie–Ataxie–Retinitis pigmentosa).

Rett-Syndrom Das **Rett-Syndrom** ist die häufigste Ursache von globaler Entwicklungsstörung und intellektueller Behinderung bei Mädchen. In den meisten Fällen finden sich Mutationen im MECP2-Gen, das auf Xq28 lokalisiert ist. Meist handelt es sich um spontane Mutationen. Klinisch ist das Krankheitsbild durch einen **phasenhaften Verlauf** mit progredienter Verschlechterung von intellektuellen und neurologischen Funktionen gekennzeichnet:
- **Phase 1**: Entwicklungsstillstand, Kommunikationsverlust, und Verminderung der Kopfwachstumsgeschwindigkeit ab dem 6.–12. Lebensmonat;
- **Phase 2**: kognitive Regression, Autismus und Verlust der Handfunktion (charakteristische wringende Handstereotypien (Abb. 10.14) und Hyperventilationsperioden im 2.–4. Lebensjahr;
- **Phase 3**: Ataxie, Spastizität und Epilepsie (bis zum 10. Lebensjahr);
- **Phase 4**: zunehmende Immobilität, Rollstuhlabhängigkeit, Skoliose, Kachexie nach der 1. Dekade.

Der mentale Abbau ist bei speziellen Erkrankungen mit psychiatrischen Symptomen als Erstmanifestation verbunden. Ein typisches Beispiel ist der **M. Niemann Pick Typ C,** der durch einen genetischen Defekt im zellulären Cholesterintransport bedingt ist.

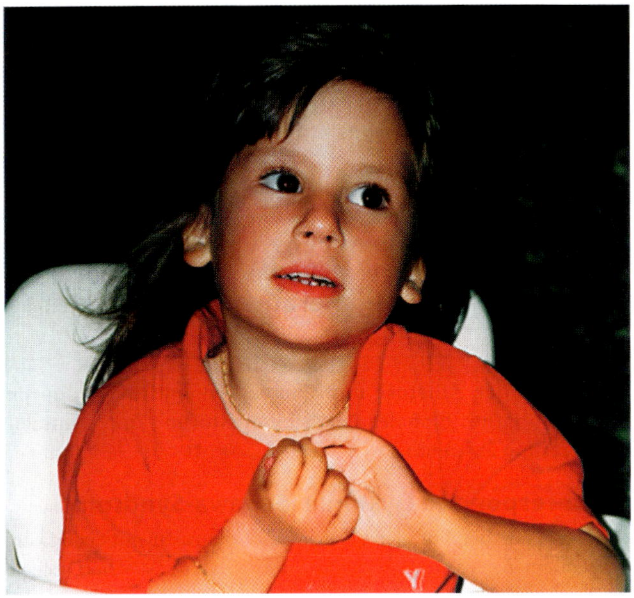

Abb. 10.14 Rett-Syndrom bei einem 5-jährigen Mädchen mit typischen wringenden Handstereotypien. (Mit freundlicher Genehmigung der Eltern)

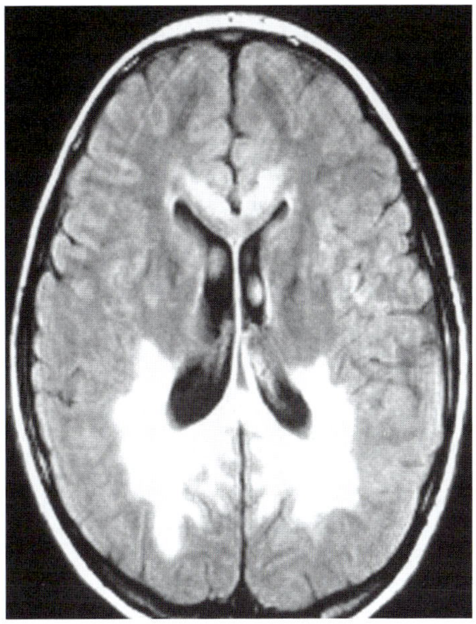

Abb. 10.15 MRT-Befund bei Adrenoleukodystrophie eines 8-jährigen Jungen. Okzipital betonte pathologische Signalintensität der weißen Hirnsubstanz, pathologische Signalintensität auch im rostralen Anteil des Corpus callosum. Klinisch bestehen zu diesem Zeitpunkt eine hyperaktive Verhaltensstörung sowie eine akustische und optische Wahrnehmungsstörung. 12 Monate später ist der Patient spastisch tetraplegisch und in einem vegetativen Zustand. Exitus letalis weitere 12 Monate später

Psychiatrische Verhaltensstörungen (Depression, Schizophrenie) in der Adoleszenz, vergesellschaftet mit mentalem Abbau und vertikaler Blickparese, sollten immer an die Niemann-Pick-C-Erkrankung denken lassen. Die Diagnose ist wichtig, da eine kausale Therapie (Miglustat) zur Verfügung steht.

10.6.2 Demyelinisierende Erkrankungen

Definition

Demyelinisierende Erkrankungen sind durch den Zerfall von primär grobstrukturell weitgehend normalen Myelinscheiden charakterisiert. Durch diverse pathogenetische Mechanismen (z. B. Abbaudefekte von bestimmten Myelinbestandteilen und Akkumulation pathogener Metabolite sowie lokale inflammatorische Reaktionen) kommt es nach unterschiedlich langer Latenzzeit zu einem **progredienten Zerfall der Myelinscheiden**, zu sekundärem Untergang von Neuronen und gliöser Parenchymveränderung.

Beispiele Die **Adrenoleukodystrophie (ALD)** ist eine X-chromosomal vererbte rasch progrediente demyelinisierende Erkrankung, die durch Mutationen im ABCD1-Gen und einen daraus folgenden Abbaudefekt von gesättigten **überlangkettigen Fettsäuren** bedingt ist. Die klinischen und biochemischen Charakteristika sind im ▶ Kap. 5.12.1 genauer beschrieben. Die Fallvignette beschreibt die typische klinische Verlaufsform. Die typische Lokalisation der Demyelinisierung ist in Abb. 10.15 dargestellt. Die Akkumulation der überlangkettigen Fettsäuren in der Nebennierenrinde kann zusätzlich zu einem **M. Addison** führen, der auch das erste und über längere Zeit das einzige Symptom sein kann. Die Erkrankung kann auch innerhalb derselben Familie eine sehr unterschiedliche Expressivität haben. Manifestiert sich die Erkrankung erst im Erwachsenenalter, führt dies primär zu einer Schädigung der langen Bahnen (**Adrenomyeloneuropathie**), die meist ohne Demenz einhergeht.

Der besondere Fall

Anamnese. Martin ist ein ganz normaler Schuljunge, der immer gute Noten hatte. Im letzten halben Jahr fällt der Lehrerin auf, dass Martin Dinge, die er bereits gut beherrscht hat, verlernt. Sein früher tadelloses Schriftbild ist unregelmäßig und ausfahrend geworden. Wird er im Unterricht etwas gefragt, scheint es dass er die Frage nicht verstanden hat. Eine Vorstellung beim Hals-Nasen-Ohrenarzt ergibt keinen Hinweis auf eine Hörstörung. Ein halbes Jahr später, nachdem Martin auch Gleichgewichtsstörungen entwickelt hat und sich bei einem Sturz vom Fahrrad eine Unterarmfraktur zugezogen hat, erfolgt erstmalig eine Vorstellung im Kinderkrankenhaus. Dort lässt die Schilderung der Probleme Martins durch die verzweifelten Eltern die Kinderärzte an eine neurodegenerative Erkrankung denken.
Diagnose. Die Untersuchung der Konzentration der überlangkettigen Fettsäuren im Blut ergibt schließlich die Diagnose »Adrenoleukodystrophie«. Ausgeprägte Veränderungen im kranialen MRT weisen auf ein fortgeschrittenes Stadium der Erkrankung hin (Abb. 10.15).
Verlauf. Innerhalb der nächsten Monate erleidet Martin einen Visusverlust sowie einen Status epilepticus. Martin wird innerhalb der nächsten Jahre alle seine intellektuellen Fähigkeiten verloren haben und aufgrund einer fortschreitenden Bewegungsstörung ein schwerer Pflegefall sein. Im fortgeschrittenen Stadium gibt es keine wirksame Therapie. Wird die Erkrankung in einem früheren Stadium erkannt, kann eine Knochenmarks/Stammzelltransplantation die Erkrankung zum Stillstand bringen. Ob die regelmäßige Gabe von Lorenzo-Öl (bestehend aus Ölsäure- und Erukasäure-haltigen Triglyzeriden, die die endogene Produktion von überlangkettingen Fettsäuren unterdrücken) zu einer Verzögerung und Abschwächung der schwersten klinischen Verlaufsformen führt, ist aufgrund mangelnder klinischer Studien nicht gut belegt.

Die »vanishing white matter disease« (VWM) ist durch eine **zystische Umwandlung der weißen Hirnsubstanz**, bedingt. Im Endsta-

Synthese der Neurotransmitter Dopamin und Serotonin sowie des Kofaktors Tetrahydrobiopterin (BH4)

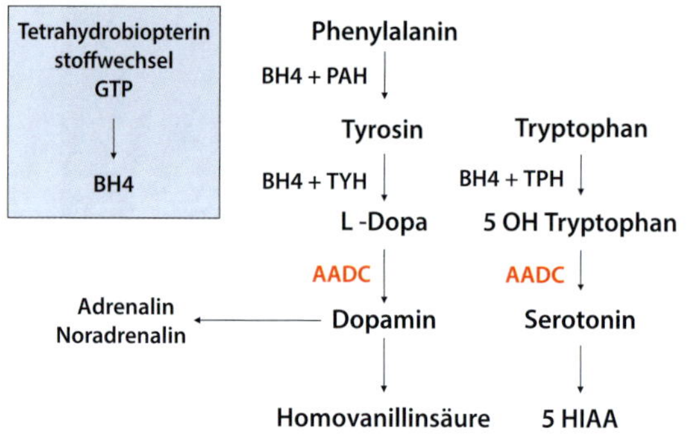

Abb. 10.16 Neurotransmittersynthese. Die Synthese von Dopamin und Serotonin erfolgt im Gehirn aus den Aminosäuren Tyrosin und Tryptophan. Phenylalaninhydroxylase (PAH) und Tyrosinhydroxylase (TYH) katalysieren Enzymreaktionen für die Synthese von Dopamin; Tryptophanhydroxylase / TPH) katalysiert eine Enzymreaktion in der Synthese von Serotonin. Tetrahydrobiopterin (BH4) ist ein essenzieller Kofakor für die Funktion dieser Enzyme. Die Ausgangssubstanz für die Bildung von BH4 ist Guanosintriphosphat (GTP). Bei Störung der BH4-Synthese kommt es zu einem kombinierten Mangel an Dopamin und Serotonin im Gehirn sowie – bedingt durch eine zusätzliche Funktionsstörung der Phenylalaninhydroxylase – zu einer Hyperphenylalaninämie (»atypische PKU«). Eine primäre Defizienz der Tyrosinhydroxylase führt zu einem isolierten Dopaminmangel. Eine primäre Defizienz der Tryptophanhydroxylase wurde bisher nicht beschreiben. Die aromatische Aminosäuredecarboxylase (AADC) katalysiert den letzten Schritt der Dopamin und Serotoninsynthese

dium ist der Bereich der gesamten weißen zerebralen und zerebellären Hirnsubstanz liquorgefüllt. Klinisch kommt es nach zunächst normaler Entwicklung im Rahmen von fieberhaften Infekten oder nach Traumen zu einer akuten Enzephalopathie. Rezidivierende Krisen führen im Langzeitverlauf zu einer progredienten **ataktisch dystonen Bewegungsstörung und zu kognitivem Abbau**. Der Krankheit liegen Mutationen auf unterschiedlichen Genen zugrunde, die alle eine Rolle in der Initiierung der Translation von Messenger-RNA spielen. Ihre Häufigkeit wird mit 1:10.000 geschätzt.

Morbus Canavan und Morbus Alexander gehen charakteristischerweise mit einem **Makrozephalus** (ohne Hydrozephalus) einher. Für beide Erkrankungen konnte in den letzten 10 Jahren die biochemische bzw. molekulargenetische Ursache geklärt werden. Der M. Canavan kann durch den Nachweis einer erhöhten **N-Acetylasparaginsäureausscheidung** im Harn biochemisch bestätigt werden.

10.6.3 Hypomyelinisierende und dysmyelinisierende Erkrankungen

Unter dieser Gruppe werden Erkrankungen zusammengefasst, die primär zu einer quantitativ und qualitativ veränderten Myelinbildung führen.

M. Pelizeus-Merzbacher ist die in dieser Gruppe am besten bekannte Erkrankung. Klinisch charakteristisch sind unwillkürliche langsam oszillierende Augen- und Kopfbewegungen (Nystagmus und Kopftremor), Muskelhypotonie und eine dyston-spastische Bewegungsstörung. Zusätzlich besteht eine mentale Retardierung. Je nach Manifestationsalter und Schweregrad der Symptomatik unterscheidet man die **klassische Form** mit Krankheitsbeginn innerhalb der ersten Lebensmonate, und die **konnatale Form** mit neonataler Hypotonie, Stridor, Trinkschwierigkeiten und Optikusatrophie. In 80% finden sich Veränderungen des X-chromosomalen **Proteolipid(PLP)-Gens**, das für ein Strukturprotein des Myelins kodiert. Es sind sowohl Punktmutationen, Insertionen als auch Deletionen bekannt. In vielen Fällen kann auch eine Duplikation des gesamten Gens vorliegen. Interessanterweise sind bestimmte Missense-Mutationen im PLP-Gen mit familiärer spastischer Paraplegie assoziiert.

10.6.4 Erkrankungen mit charakteristischen extrapyramidalen Bewegungsstörungen und heredodegenerative Erkrankungen der Basalganglien

Dystonie, Rigor, Athetose und Chorea können isoliert oder in Kombination mit globaler Entwicklungsstörung und mentaler Retardierung auftreten.

Dopa-responsive Dystonie (Segawa-Syndrom)

Die Krankheit beginnt meist vor dem 5. Lebensjahr mit zuerst vorwiegendem Betroffensein der Beine (kann als spastische Diplegie fehldiagnostiziert werden). Charakteristisch sind tageszeitliche Schwankungen mit **Verschlechterung im Tagesverlauf**. Während sich die Patienten in den ersten Tagesstunden noch vergleichsweise gut fortbewegen können, kommt es im Lauf des Tages zu einer Zunahme der Dystonie, die z. T. zu fortgeschrittener Tageszeit kein Gehen mehr möglich macht. Unbehandelt führt die Erkrankung zu schwerer motorischer Behinderung mit Gehverlust, Dystonie und Rigidität. Die Intelligenz ist normal.

Der Erkrankung liegt ein dominant vererbter Defekt in der Tetrahydrobiopterin-Synthese (GTP-Cyclohydrolase) zugrunde. Da Tetrahydrobiopterin ein essenzieller Kofaktor in der Dopaminsynthese ist, führt die Therapie mit **L-Dopa** (Vorstufe von Dopamin) bei den meisten Patienten zum völligen Verschwinden der Symptome.

Bei einer vor/im Kindergartenalter auftretenden, beinbetonten Dystonie bei normal intelligentem Kind und normaler Bildgebung des Gehirns sollte man immer an eine Dopa-responsive Dystonie denken und einen Therapieversuch mit Dopamin erwägen.

Störungen der Synthese von (monoaminergen) Neurotransmittern

Neben der Dopa-responsiven Dystonie gibt es eine Reihe anderer genetischer Defekte in der Bildung der monoaminergen Neurotransmitter Dopamin und Serotonin. Die Defekte können entweder die Bildung von Tetrahydrobiopterin (BH4) betreffen, das als Kofaktor für die Synthese von Dopamin und Serotonin benötigt wird, oder Gene, die die Synthese dieser Neurotransmitter direkt betreffen (z. B. Tyrosinhydroxylase) (Abb. 10.16). Bei allen Defekten stehen unterschiedlich schwer verlaufende dyskinetische Bewegungsstörungen und mentale Retardierung im Vordergrund. Bei ausgeprägter Hypo- und Akinesie spricht man von infantilem Parkinsonismus. Okulogyre Krisen (minuten- bis stundenlang dauernde Deviation der Augen nach oben) können als zerebrale Anfälle fehlinterpretiert werden. Periodisch wiederkehrende aseptische Fieberschübe und gastrointestinale Symptome gehören ebenfalls zum Bild.

Die Therapie umfasst ganz allgemein die Gabe von Dopamin- und Serotoninvorstufen (L-Dopa und 5-Hydroxytryptophan) kombiniert mit Carbidopa, um den peripheren Abbau dieser Substanzen zu hemmen. Da BH4 auch Kofaktor für die Phenylalaninhydroxylase ist, fallen bei Tetrahydrobiopterin-Synthesestörungen häufig schon im Neugeborenenscreening **erhöhte Blutphenylalaninwerte** auf (atypische PKU, ▶ Kap. 5.9.1). Die Gabe von Tetrahydrobiopterin führt zur Normalisierung von erhöhten Blutphenylalaninwerten. Da die Substanz nicht sehr gut liquorgängig ist, ist die Kombination mit Dopamin- und Serotoninvorstufen zur Korrektur der Neurotransmittersynthesestörung unerlässlich.

Hereditäre Dystonien

Die Torsionsdystonie (**Dystonia musculorum deformans**) ist eine von mehr als 15 hereditären Dystonien (DYT1–15), die sich vorwiegend im Erstmanifestationsalter, im Verteilungsmuster der Dystonie und in der Assoziation mit anderen neurologischen Manifestationen und Beteiligung von kognitiven Funktionen unterscheiden. Die Dystonie kann generalisiert oder (multi)fokal sein mit Tendenz zur Verschlechterung. Die Intelligenz bei der Torsionsdystonie ist normal.

Medikamentös werden Trihexiphenidyl, Tetrabenazin sowie Carbamzepin, Bromocriptin und Diazepam eingesetzt. Bei lokalisierten Dystonien (z. B. zervikale Dystonie) wird Botulinumtoxin erfolgreich eingesetzt. Bei therapieresistenten Fällen kann die tiefe Hirnstimulation zu guten Erfolgen führen.

Chorea Huntington

Bei dieser autosomal dominant vererbten Erkrankung stehen **choreatische Bewegungsstörung** und **präsenile Demenz** im Vordergrund. Die Erkrankung manifestiert sich typischerweise im mittleren Erwachsenenalter, in selteneren Fällen aber auch schon vor dem 10. Lebensjahr. Bei kindlichen Fällen stehen die Dystonie und Ataxie, eine therapieresistente Epilepsie sowie eine frühmanifeste mentale Retardierung mit rascher Progredienz im Vordergrund. In der zerebralen Bildgebung findet man eine progrediente Atrophie des Nucleus caudatus und des Putamens. Der zugrunde liegende Gendefekt ist durch eine multiple CAG-Expansionen im Huntingtin-Gen bedingt. Eine kausale Therapie steht nicht zur Verfügung.

10.6.5 Andere heredodegenerative Erkrankungen

Friedreich-Ataxie

Die Friedreich-Ataxie ist die häufigste genetisch bedingte Ataxie mit Erstmanifestation um das 10. Lebensjahr. Bei der neurologischen Untersuchung fallen eine Ataxie, Dysarthrie und ein frühzeitiger **Verlust der Muskeleigenreflexe** bei positivem Babinski-Zeichen (Degeneration der Pyramidenbahnen) sowie ein Verlust der Tiefensensibilität auf. Als Zeichen der Degeneration der langen sensiblen und motorischen Bahnen entsteht eine charakteristische Fußfehlstellung mit Hohlfuß und Hammerzehe (Friedreich'scher Fuß). Eine Skoliose gehört ebenfalls zum typischen klinischen Bild. Weiters entwickeln Patienten mit Friedreich-Ataxie eine **Kardiomyopathie**, die zu kongestivem Herzversagen führen kann, sowie eine erhöhte Glukosetoleranz und einen Diabetes mellitus.

Die Intelligenz ist normal, aufgrund der **ausgeprägten Dysarthrie** werden diese Patienten von Laien jedoch häufig für geistig behindert gehalten. Der Verlauf ist mäßig rasch progredient; die meisten Patienten können in der 3. Lebensdekade nicht mehr frei gehen.

Die Friedreich-Ataxie wird autosomal-rezessiv vererbt und ist molekulargenetisch durch eine GAA-Expansion im Frataxin-Gen bedingt. Frataxin ist ein mitochondriales Funktionsprotein, das eine Rolle in der intrazellulären Eisenhomöostase spielt.

Therapieversuche mit hochdosierten Antioxidanzien wie Vitamin E und mit Idebenone (einem synthetischen Coenzym Q) haben bislang keine Verbesserungen der neurologischen Symptomatik bewirkt.

> **Bei einer im Schulalter beginnenden Ataxie mit abgeschwächten/fehlenden Muskeleigenreflexen ist in erster Linie an das Vorliegen einer Friedreich-Ataxie zu denken.**

Neben der Friedreich-Ataxie gibt es eine Reihe von vorwiegend dominant vererbbaren hereditären Ataxien (SCA1–SCA26) die sich vorwiegend im Erstmanifestationsalter, in der Ausprägung der zerebellären Symptome sowie in der Assoziation mit anderen neurologischen Manifestationen und dem Verlust von kognitiven Funktionen unterscheiden.

> **Wichtig ist bei allen unklaren Ataxien der Ausschluss einer Vitamin-E-Defizienz, da sich sowohl nutritive als auch hereditäre Vitamin-E (Tokopherol)-Stoffwechselstörungen (Abetalipoproteinämie, primäre Vitamin-E-Defizienz) gut mit Vitamin-E-Substitution behandeln lassen.**

Episodische (paroxysmale) Ataxien

Sie sind durch Ataxieattacken, die einige Minuten bis einige Tage dauern, gekennzeichnet. Die Attacken werden u. a. durch körperlichen und psychischen Stress ausgelöst. Genetisch liegen Mutationen in Kalium- und Kalzium-Kanalproteinen vor. Therapeutisch können Azetazolamid und diverse Antikonvulsiva helfen.

Motoneuronenerkrankungen

Zu den primär degenerativen Erkrankungen des ZNS gehören auch die Motoneuronenerkrankungen. Bei den verschiedenen Formen der **spinalen Muskelatrophie (SMA)** ist vom Zelluntergang vor allem das 2. Motoneuron (motorische Vorderhornzellen) betroffen. Die schwerste Form der spinalen Muskelatrophie ist die vom Typ Werdnig-Hoffmann, die sich meist schon am Ende der Schwangerschaft in Form von verminderten Kindsbewegungen manifestiert. Die klinischen Symptome und andere Verlaufsformen der SMA sind im Kap. 11 erörtert.

Bei der **amyotrophischen Lateralsklerose (ALS)** ist neben dem 2. Motoneuron auch das 1. Motoneuron in der motorischen Hirnrinde von einem frühzeitigen apoptotischen Zelluntergang betroffen. Klinisch charakteristisch ist das gleichzeitige Vorhandensein von Zeichen der **Schädigung des 2. (spinalen) Motoneurons** (Muskelatrophie und Faszikulationen) und von Zeichen der **Schädigung des 1. (kortikalen) Motoneurons** (Spastizität, Hyperreflexie und positives Babinskizeichen). Die ALS ist vorwiegend eine Erkrankung des Erwachsenenalters und kommt meist sporadisch vor. Mutationen im Alsin-Gen sind für die autosomal-rezessive familiäre ALS (ALS2) verantwortlich, die sich bereits in der ersten Lebensdekade mit progredienter Muskelatrophie, Faszikulationen und gesteigerten Reflexen manifestiert.

Hereditäre Erkrankungen der peripheren Nerven

Die wichtigsten Erkrankungen aus dieser Gruppe sind die **hereditären motorisch sensorischen Neuropathien (HMSN)** vom Typ Charcot-Marie-Tooth. Die genauere Beschreibung dieser neuronalen Muskelatrophien befindet sich im ▶ Kap. 11. Krankheitsbilder und Verlaufsformen mit zusätzlicher Beteiligung des 1. Motoneurons (spastische Bewegungsstörung) oder mit Kleinhirnsymptomatik (Ataxie) sind bekannt.

Hereditäre sensorisch autonome Neuropathien (HSAN) sind durch einen progredienten Verlust der peripheren Sensibilität gekennzeichnet. Trophische Hauveränderungen (Lazeration, Ulzera, spontane Blasenbildung) an den Extremitäten, Selbstmutilation und neuropathische Gelenksveränderungen und Durchblutungsstörungen sind klinische Zeichen.

Exkurs

Angeborene Stoffwechselerkrankungen mit Retardierung

Zur Erfassung von kausal behandelbaren Stoffwechselerkrankungen sollte eine erweiterte Stoffwechseldiagnostik in das Untersuchungsprogramm eingeschlossen werden. Derzeit sind ca. 80 behandelbare Stoffwechselerkrankungen bekannt, bei denen Entwicklungs- und mentale Retardierung eine primäre Manifestation sind. Die Hälfte dieser Erkrankungen kann mit der Untersuchung von organischen Säuren, Kreatin, Guanidinoacetat, Purinen und Pyrimidinen, Glykosaminoglykanen und Oligosacchariden im Urin, sowie von Ammoniak, Laktat, Homozystein, Aminosäuren, Kupfer und Zöruloplasmin im Plasma erfasst werden. Für den Rest sind, abhängig von der klinischen Verdachtsdiagnose, spezielle biochemische oder genetische Tests erforderlich. Hilfe in der Differenzialdiagnose ist über Links im Internet erhältlich (z. B. www.treatable-id.org). Die meisten dieser Erkrankungen werden nicht im Neugeborenenscreening erfasst.

Systemische Dysautonomie-Syndrome

Bei systemischen Dysautonomie-Syndromen (z. B. familiäre Dysautonomie/Rilley-Day-Syndrom) bestehen zusätzlich zu peripher neuropathischen Symptomen Regulationsstörungen von Blutdruck und Körpertemperatur, gastrointestinale Motilitätsstörungen, Schluckstörungen, zyklisches Erbrechen, Blasenentleerungsstörungen, bis hin zu lebensbedrohlichen dysautomomen Krisen. Dysautonome Krisen und zyklisches Erbrechen können durch die Gabe von Diazepam attenuiert oder sogar unterbrochen werden.

10

10.6.6 Erworbene ZNS-Erkrankungen mit neurodegenerativem Verlauf

Infektiöse, parainfektiöse Ursachen Die **subakut sklerosierende Panenzephalitis (SSPE)** ist eine Slow-virus-Erkrankung, der immer eine Maserninfektion vorausgeht. Die **HIV-Infektion** bei Kindern führt zu einer progressiven Enzephalopathie, die zu einem Verlust der bereits erworbenen Fähigkeiten und zu einer fortschreitenden Bewegungsstörung führt. Die wichtigsten Erkrankungen dieser Gruppe sind in ▶ Kap. 15 zusammengefasst. Die **Prionenerkrankung** (übertragbare spongiforme Enzephalopathie) ist eine Variante der Creutzfeld-Jakob-Erkrankung, die bei Jugendlichen und jungen Erwachsenen zu einem Abbau aller mentalen und motorischen Fähigkeiten führt. Die wahrscheinliche Ursache ist ein infektionsartiges Geschehen mit einem konformationsveränderten Prionenprotein (▶ Kap. 15.23.4)

Vitamin-B_{12}-Mangel Alimentär bedingte Vitamin-B_{12}-Mangelzustände treten bei gestillten Säuglingen auf, deren Mütter strikt **vegane Diäten** (ohne tierisches Eiweiß) einhalten. Klinisch kommt es dabei zu einer zunehmenden Teilnahmslosigkeit/Apathie sowie zur Muskelhypotonie, Verlernen von motorischen Fähigkeiten und zerebralen Krampfanfällen. Da Vitamin B_{12}-Kofaktor im Stoffwechsel von Homozystein und Methylmalonsäure ist, findet man bei diesen Patienten als biochemische Hinweise eine erhöhte Ausscheidung von Methylmalonsäure im Harn sowie erhöhte Konzentrationen von Homozystein im Plasma.

> **Bei rechtzeitigem Erkennen der Ursache ist die Symptomatik unter Vitamin-B_{12}-Substitution reversibel. Bei lang andauernden Mangelzuständen ist allerdings auch mit nicht mehr korrigierbaren Hirnschäden zu rechnen.**

10.7 Globale Entwicklungsverzögerung und mentale Retardierung

S. Stöckler-Ipsiroglu

■■ Definition

Globale Entwicklungsverzögerung und die mentale Retardierung sind durch verzögerte oder ausbleibende Entwicklung von altersentsprechenden Fertigkeiten gekennzeichnet. Der Begriff »**globale Entwicklungsverzögerung**« wird bei Kindern unter 5 Jahren verwendet, wenn diese in zwei oder mehr als zwei Entwicklungsdomänen eine Verzögerung aufweisen (z. B. Grobmotorik, Feinmotorik, Sprachentwicklung, soziale Entwicklung). Von »**mentaler Retardierung**« spricht man ab einem Alter, in dem dieser Zustand mit einem IQ-Test beschrieben werden kann. Dies ist ab dem Alter von 5 Jahren der Fall. Der Begriff »**mentale Retardierung**« wird zunehmend, vor allem in englischen Sprachgebrauch mit »**intellectual disability/intellektuelle Behinderung**« ersetzt. Laut Definition der American Association on Intellectual and Developmental Disabilities sind für die Diagnose 3 Faktoren ausschlaggebend:

- verminderte intellektuelle Funktionen (Lernen, Problemlösen),
- verminderte adaptive Funktionen (soziale Anpassung, praktische Lebensfertigkeiten),
- Manifestation vor dem 18. Lebensjahr.

Diese Störungen sind sehr häufig und treten bei 2,5% der Gesamtbevölkerung auf.

■■ Ätiologie

Die Ursachen der intellektuellen Behinderung beruhen auf prä-, peri- oder postnatal eingetretenen Hirnschädigungen. Ätiologisch stehen genetische, toxische und infektiöse Ursachen im Vordergrund (◘ Tab. 10.10)

Die intellektuelle Behinderung kann isoliert vorkommen, oder mit anderen mit der jeweiligen Grunderkrankung einhergehenden Symptomen assoziiert sein (z. B. Dysmorphiezeichen, Epilepsie, Autismus, neurologische Funktionsstörungen).

■■ Diagnose

Zur Objektivierung des Ausmaßes der Entwicklungsverzögerung/mentalen Retardierung werden standardisierte Entwicklungs- und Intelligenztests durchgeführt.

Entwicklungstests erfassen die Grob- und Feinmotorik sowie die kognitive und sozial-emotionale Entwicklung und geben den allgemeinen Entwicklungsstand eines Kindes bezogen auf das chronologische Alter an. Die am häufigsten verwendeten Entwicklungstests sind die Bayley Scales of Infant Development und der Denver-II-Test.

Intelligenztests messen verschiedene kognitive Leistungen (z. B. logisches Denken, räumliches Vorstellungsvermögen, sprachliche Fertigkeiten). Die im deutschsprachigen Bereich am häufigsten verwendeten **Intelligenztests** sind der HAWIK III Hamburg-Wechsler-Intelligenztest für Kinder und der K-ABC Kaufman-Assessment Battery for Children. Der durchschnittliche Intelligenzquotient (IQ) der allgemeinen Bevölkerung liegt zwischen 90 und 109. Von einer unterdurchschnittlichen Intelligenz spricht man bei einem IQ von 80–89. Von Borderline-Intelligenz spricht man bei einem IQ von 70–79. Eine mentale Retardierung/intellektuelle Behinderung liegt bei einem IQ unter 70 vor.

Die **kausale Diagnostik** ist auf Grund der multifaktoriellen Ätiologie sehr komplex. In jedem Fall sollten neben einer detaillierten Anamnese und körperlichen Untersuchung ein Seh- und Hörtest sowie ein Hypothyreose-Screening durchgeführt werden. Weiters sollte sichergestellt werden, dass häufige behandelbare Stoffwechselerkrankungen wie die Phenylketonurie im Neugeborenenscreening ausgeschlossen wurden. Im Zweifelsfall empfiehlt es sich, die Neugeborenenscreening-Tests zu wiederholen.

Genetische Defekte werden in bis zu 50% der Fälle als Ursache einer intellektuellen Behinderung vermutet: Zur Klärung einer **genetischen Ursache** wird eine Chromosomen/Microarray-Analyse und ein molekulargenetischer Test für fragiles X-Chromosom bei Knaben und für Rett-Syndrom bei Mädchen durchgeführt. Mit diesen Untersuchungen werden die häufigsten genetischen Ursachen für Entwicklungs- und mentale Retardierung erfasst.

Obwohl primär behandelbare Erkrankungen zum Teil sehr selten sind, sollten sie aufgrund der Verfügbarkeit einer kausalen Behandlung in die diagnostische Abklärung der intellektuellen Behinderung eingeschlossen werden.

10.8 Fetale Alkoholspektrum-Störungen

Die **pränatale Alkoholexposition** ist eine der häufigsten erworbenen Ursachen für intellektuelle Behinderung. FAS steht für »fetal alcohol syndrome«, das klinische Vollbild, oder embryo-fetales Alkoholsyndrom, während FASD für »fetal alcohol spectrum disorder«, fetale-Alkoholspektrum-Störungen, steht. Die Prävalenzzahlen von 0,1–0,3% für FAS und 1–3 (5)% für FASD zeigen die Dimension einer gesundheitsökonomischen und gesellschaftspolitischen Herausforderung auf.

Das Vollbild des **FAS** umfasst folgende Manifestationen: verzögerte Entwicklung mit Kleinwuchs, Mikrozephalie, Organmalformationen (u. a. Herzfehler, Kiefer-Gaumenspalte, Retro- oder Mikrognathie, Ohrfehlbildungen etc.) und charakteristische Auffälligkeiten im Gesicht (schmale Lidspalte, und Epikanthusfalte, flaches Mittelgesicht mit kurzer Nase, niedrigem Nasenrücken, verstrichenem Philtrum, dünner Oberlippe).

Die Diagnose **FASD** wird durch folgende 4 Säulen unterstützt: Wachstumsverzögerung, Gesichtsdysmorphie, entwicklungsneurologisch/neuropsychologische Befundung und Alkoholanamnese in der Schwangerschaft definiert (4-Digit-Code).

Intellektuelle Behinderung, Verhaltensprobleme und/oder Lernschwierigkeiten können auch durch Missbrauch von anderen Drogen entstehen (Kokain, Marihuana). Für solche Fälle wird vor allem im englischen Sprachgebrauch der Ausdruck »prenatal substance exposure« verwendet.

Tab. 10.10 Mentale Retardierung: Ursachen und spezielle Krankheitsbilder

Ursachen mentaler Retardierung	Beispiele
Genetisch	Down Syndrom, Fragiles X-Chromosom und andere Formen der X-chromosomalen mentalen Retardierung, Angelmann-Syndrom, Rett Syndrom, Smith-Magenis-Syndrom, Prader-Willi-Syndrom
Stoffwechsel-erkrankungen	Unbehandelte Phenylketonurie, Kreatinsynthese- und Transportdefekte
Endokrinopathien	Unbehandelte konnatale Hypothyreose
Intrauterine Schädigung	Alkoholembryopathie, maternale Phenylketonurie, Infektionen
Peripartale Schädigung	Frühgeburtlichkeit, Geburtstrauma, Infektionen
Postpartale Schädigungen	Trauma, Enzephalitis

10.9 Vaskuläre Malformationen

M. Schöning

10.9.1 Arteriovenöse Malformationen

Grundlagen

Arteriovenöse Malformationen (AVM) des Gehirns sind kongenitale Fehlbildungen des arteriolär-kapillären Gefäßbetts. Sie bestehen aus einem **Gefäßkonvolut** unterschiedlicher Größe (»Nidus«), das von einer oder mehreren Arterien gespeist und von großen, oberflächlichen oder tiefen Venen drainiert wird (Abb. 10.17). Die Durchblutungsrate dieser arteriovenösen Kurzschlussverbindung ist deutlich erhöht. Nidus und drainierende Venen sind einem erhöhten intravasalen Druck ausgesetzt. Daraus resultiert die **Gefahr der Gefäßruptur** bzw. der intrakraniellen Druckerhöhung. Benachbarte Hirnregionen können ischämisch geschädigt werden (»Steal-Effekt«).

AVM sind meist in den zerebralen Hemisphären lokalisiert, seltener in den Basalganglien oder im Zerebellum. Nur zu ca. 20% manifestieren sie sich bereits im Kindes- und Jugendalter.

Klinik

Initialsymptome treten meist als Blutungen und fokale oder generalisierte Krampfanfälle auf, seltener in Form von migräneartigen Kopfschmerzen oder neurologischen Ausfallserscheinungen.

Cave
Die erste Blutung verläuft bei 10% tödlich und hinterlässt bei der Hälfte der Überlebenden bleibende neurologische Ausfallserscheinungen.

Bei 25% der Patienten kommt es innerhalb von 5 Jahren zu einer Zweitblutung. Kleine AVM bluten eher häufiger als große.

Diagnose

Oft ist ein pulsierendes systolisches Gefäßgeräusch über der Kalotte auskultierbar. Kernspintomographie und MR-Angiographie können Lage, Größe und Hauptversorgung der AVM auf-

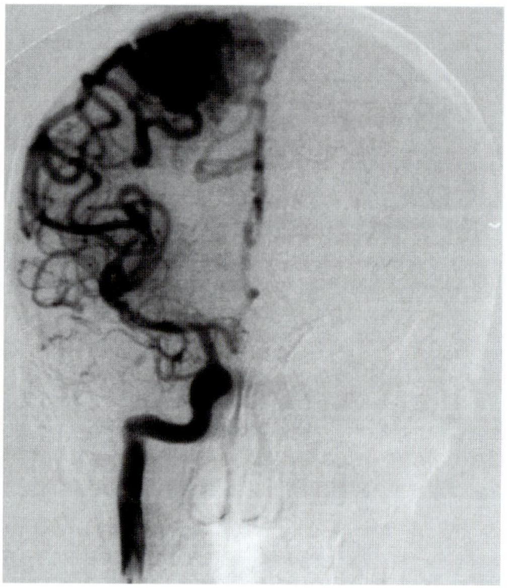

Abb. 10.17 Arteriovenöse Malformation versorgt von Ästen der rechten A. cerebri anterior und A. cerebri media (Karotisangiographie)

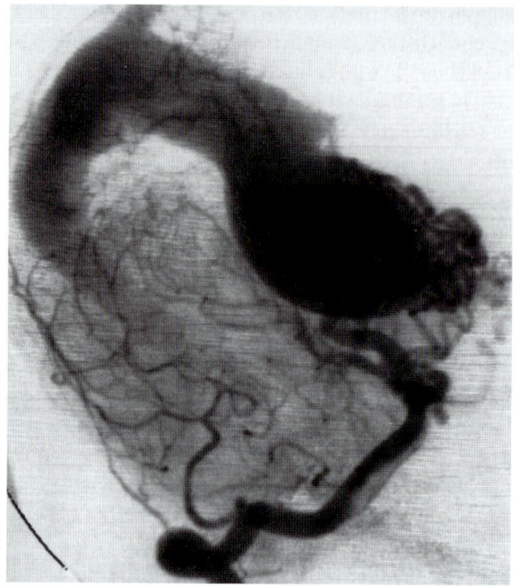

Abb. 10.18 Vena-Galeni-Malformation vom choroidalen Typ (Vertebralisangiographie seitlich)

zeigen. Vor Beginn einer Behandlung muss eine Katheterangiographie durchgeführt werden.

Therapie

Therapiemöglichkeiten bestehen in operativer Ausschaltung der AVM oder **Embolisation** der zuführenden Gefäße. Eine embolisatorische Vorbehandlung kann die Operabilität verbessern. Behandlungsziel ist die vollkommene Ausschaltung der AVM. Kleine, operativ unzugängliche AVM können mittels Protonenbestrahlung behandelt werden.

> **Angesichts des hohen Blutungsrisikos (85% in 25 Jahren) sollte bei Kindern immer eine Behandlung angestrebt werden.**

Eine embolisatorische Vorbehandlung kann die Operabilität verbessern. Behandlungsziel ist immer die vollkommene Ausschaltung der AV-Malformation.

10.9.2 Vena-Galeni-Malformation

Grundlagen

Bei der aneurysmatischen Malformation der V. Galeni handelt es sich um eine arteriovenöse Gefäßfehlbildung mit Persistenz des embryonalen Vorläufers der V. magna Galeni, der »V. prosencephalica«. Diese wird von einer bis wenigen arteriovenösen Fisteln (**muraler Typ**) oder multiplen Fisteln (**choroidaler Typ**) gespeist und mündet schräg ansteigend in den Sinus sagittalis superior (Abb. 10.18). Das hohe Shuntvolumen führt zu einer sackförmigen Erweiterung der V. prosencephalica im Mündungsbereich der Fisteln.

Klinik

Bei der **choroidalen Form** stehen postnatal die Zeichen der **kardialen Volumenbelastung** im Vordergrund: Herzgeräusch, Tachykardie, Kardiomegalie, Herzinsuffizienz. Über der Kalotte ist ein Gefäßgeräusch auskultierbar, die sichtbaren kranialen Venen sind gestaut. Die Herzinsuffizienz bestimmt Therapie und Prognose in dieser Phase. Die Mortalität ist hoch.

Die **murale Form** manifestiert sich meist in der Säuglings- und Kleinkindzeit. Pathogenetisch steht die venöse Abflussstörung des erhöhten Shuntvolumens im Vordergrund. Infolge des ansteigenden Drucks in den großen venösen Blutleitern nimmt die Liquorresorptionskapazität ab. Als Leitsymptom besteht eine **Makrozephalie bei Hydrocephalus internus**. Diapedeseblutungen sind möglich. Außerdem kann die venöse Hypertension zu Perfusionsstörung und Hypoxie des Hirnparenchyms mit Ausbildung von Verkalkungen im subkortikalen Marklager führen. Mögliche Folgen sind zerebrale Krampfanfälle und eine Entwicklungsstörung.

Diagnose

Die Diagnose kann durch Ultraschall gestellt werden: Es zeigt sich eine große, zentrale, zystische Formation, die **farbdopplersonographisch** durchflossen ist. MR-Tomographie und MR-Angiographie sind geeignet, die Veränderungen des Parenchyms, der Liquorräume und der Gefäßarchitektur detailliert darzustellen.

Therapie

Die interventionelle **Angiographie** mit **Embolisationsbehandlung** sollte in spezialisierten Zentren durchgeführt werden.

Die **Prognose** hat sich seit Einführung der Embolisationstherapie deutlich verbessert: Beim choroidalen Typ wird eine Heilungsrate von 50% berichtet, beim muralen Typ sogar bis zu 100%. Bei Vorliegen einer neonatalen Herzinsuffizienz wird die Indikation zur Embolisation jedoch erst nach Beherrschen der Herzinsuffizienz und Ausschluss schwerer enzephalomalazischer Veränderungen gesehen.

10.9.3 Kavernome

Grundlagen

Kavernome bestehen nur aus **sinusoidal erweiterten vaskulären Räumen** zwischen denen kein Hirngewebe liegt. Sie besitzen weder zuführende, dilatierte Arterien noch drainierende Venen und sind daher angiographisch okkult. Häufig liegen sie im frontalen oder parietalen Marklager, seltener im Pons. Multiple Kavernome kom-

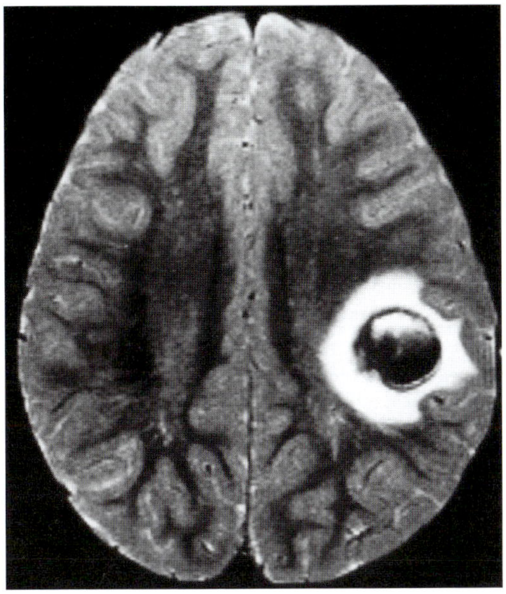

Abb. 10.19 MRT-Bild eines Kavernoms links parietal, zentral Hämosiderin, außen Ödem

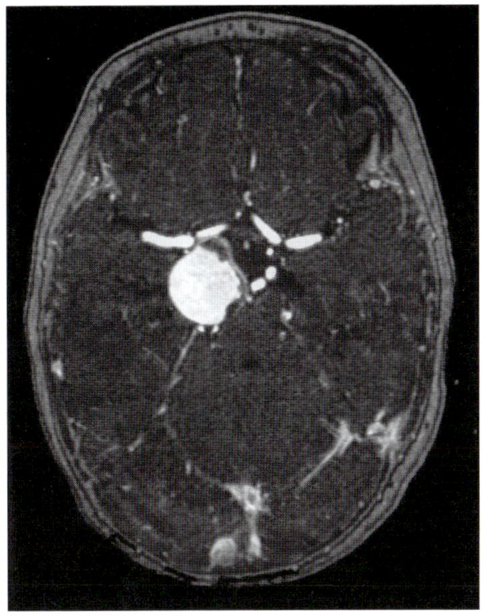

Abb. 10.20 Sackförmiges Riesenaneurysma der rechten A. communicans posterior im kontrastmittelangehobener MRT

men vor. Sporadische und familiäre (autosomal-dominant vererbte) Formen sind beschrieben.

▪▪ Klinik

Kavernome werden nur selten im Kindes- und Jugendalter symptomatisch, entweder aufgrund rezidivierender Einblutungen oder einer Größenzunahme. Führendes Symptom sind **fokale Krampfanfälle**. Die zunehmende raumfordernde Wirkung kann zu Kopfschmerzen und progressiven neurologischen Defiziten führen. Fatale Hämorrhagien sind sehr selten.

▪▪ Diagnose

Diagnostisch wegweisend ist die **Magnetresonanztomographie** des Gehirns. Nach wiederholter Blutung zeigt sich eine typische, mehrschichtige Läsion (Abb. 10.19).

▪▪ Therapie

Die mikrochirurgische Entfernung symptomatischer Kavernome stellt die Behandlung der Wahl dar. Die Prognose ist besser bei oberflächlichen als bei tiefen Kavernomen. Postoperativ sind 90% der Patienten anfallsfrei.

10.9.4 Aneurysmen

▪▪ Grundlagen

Als Aneurysmen werden umschriebene, beeren-, sack- oder spindelförmige **Gefäßerweiterungen** bezeichnet. Sie können sich an Teilungsstellen der Hirnarterien, vor allem im Bereich des Circulus arteriosus Willisii bilden und beruhen meist auf kongenitalen Defekten der Tunica media. Im Kindesalter werden sie sehr selten manifest.

▪▪ Klinik

Eine **Aneurysmaruptur** führt zur Subarachnoidalblutung, die mit stärksten Kopfschmerzen, Nackensteifigkeit und akuter Bewusstseinsstörung einhergeht. Komplikationen sind Liquorzirkulationsstörungen und **Vasospasmen** (mit möglicher Folge eines ischämischen Defizits). Die Prognose wird negativ beeinflusst durch das Ausmaß der Blutung und der initialen Bewusstseinsstörung. **Riesenaneurysmen** (Abb. 10.20) können sich primär auch durch isolierte Hirnnervenausfälle (vor allem Nn. II und III) und Zeichen der Hirnstammkompression bemerkbar machen.

▪▪ Diagnose

Bei Verdacht auf eine Subarachnoidalblutung wird sofort ein kraniales Computertomogramm veranlasst. Der Nachweis xanthochromen Liquors mittels Lumbalpunktion kann auch bei unauffälligen CT die Blutung beweisen. Zur Aneurysmasuche ist eine arterielle Vier-Gefäß-Angiographie erforderlich.

▪▪ Therapie

Die Behandlung des rupturierten Aneurysmas liegt in den Händen erfahrener Neurochirurgen (frühzeitige mikrochirurgische Clippung, ggf. Embolisation; Einsatz von Kalziumantagonisten und hypervolämisch-hypertensiver Therapie bei Vasospasmen).

10.10 Ischämische zerebrale Insulte

M. Schöning

▪▪ Grundlagen

Eine zerebrale Ischämie kann durch einen embolisch oder thrombotisch entstandenen Verschluss bzw. eine Stenose einer Hirnarterie oder durch einen hämodynamisch bedingten Abfall des zerebralen Perfusionsdrucks verursacht werden. Die daraus resultierende regionale oder globale Minderdurchblutung des Gehirns führt zu vorübergehenden oder dauerhaften neurologischen Ausfällen.

▪▪ Klassifikation

Die Klassifikation ischämischer zerebraler Insulte erfolgt nach unterschiedlichen Kriterien:

- nach der **Dauer** der neurologischen Ausfälle bis zur kompletten Rückbildung wird unterschieden zwischen einer transitorisch

Tab. 10.11 Ursachen ischämischer zerebraler Insulte des Kindes- und Jugendalters

Kardiogene Embolie	Zyanotische Herzfehler, Rechts-links-Shunts, rheumatische Herzerkrankungen, Myokarditis, Endokarditis, Vorhofmyxom, Mitralklappenprolaps, Überleitungsstörungen und Arrhythmien, künstliche Herzklappen, Operation komplexer Herzvitien
Gefäßerkrankungen	**Vaskuläre Dysplasien**: idiopathisches und erworbenes Moyamoya-Syndrom, Neurofibromatose Typ 1, fibromuskuläre Dysplasie, vaskuläre Malformationen **Bindegewebserkrankungen**: Marfan-Syndrom, Ehlers-Danlos-Syndrom, Pseudoxanthoma elasticum **Vaskulitis**: systemischer Lupus erythematodes, Panarteritis nodosa, Morbus Behçet, Takayasu-Erkrankung, Purpura Schönlein-Henoch, Kawasaki-Syndrom, hämolytisch-urämisches Syndrom **Traumatische und andere Gefäßerkrankungen**: Schädel- oder Halstrauma; Gefäßdissektion der A. carotis interna oder Vertebralarterien (traumatisch, idiopathisch oder familiär), perorales Stifttrauma der A. carotis interna, passagere vertebrale Okklusion bei übermäßiger Kopfdrehung
Hämatologische Erkrankungen und Gerinnungsstörungen	Sichelzellerkrankung, Polyzythämie, Thrombozytose (z. B. bei Eisenmangelanämie), Antithrombin-Mangel, Protein-C-Mangel, Protein-S-Mangel, APC-Resistenz, bei Faktor-V-Leiden-G169A-Mutation, Prothrombin-G20210A-Variante, disseminierte intravaskuläre Gerinnung, Antiphospholipidantikörpersyndrom, L-Asparaginasebehandlung bei Leukämien, methotrexatinduzierte Thrombose
Metabolische Erkrankungen	Dyslipoproteinämien, Erhöhung von Lipoprotein (a), mitochondriale Enzephalomyopathie mit Laktatazidose und Stroke (MELAS), Homozystinurie und Hyperhomozysteinamie z. B. bei Methylentetrahydrofolsäure-Reduktase-Mangel Propionazidämie, Carbohydrate-deficient-glycoprotein(CDG)-Syndrom, Harnstoffzykluserkrankungen, Sulfitoxidasemangel, Menkes-Disease, Fabry-Erkrankung
Infektiöse Ursachen	Bakterielle Meningitiden, tuberkulöse Meningitis, virale Erkrankungen (Post-Varizellen-Arteriopathie, Herpes zoster, HIV, Röteln, Coxsackie A9), Infektionen der Halsweichteile; vorausgehende (respiratorische) Infekte als Risikofaktor für Insulte
Verschiedenes	Insult bei Migräne, familiäre hemiplegische Migräne (CACNA1A-Gen), Kokain- und Lösungsmittelabusus, Bestrahlungsfolge (v.a. bei Tumoren der Hirnbasis), Fettembolie

ischämischen Attacke (TIA, max. 24 h), und einem prolongierten reversiblen ischämischen neurologischen Defizit (PRIND, max. 1 Woche) oder einem kompletten Infarkt mit persistierenden Symptomen,

- nach dem **klinischen Syndrom**, d. h. nach Art und Schwere der neurologischen Ausfälle (z. B. Hemiparese, Hemianopsie, Aphasie),
- nach **lokalisatorischen Gesichtspunkten** mit Angabe der betroffenen Gefäßregion (Media-, Anterior-, Posterior- oder vertebrobasiläres Stromgebiet),
- nach **Infarkttyp** (Territorial-, Endstrom-, Grenzzonen- oder lakunärer Infarkt),
- nach **pathogenetischer Einteilung** (In-situ-Thrombose, arterioarterielle oder kardiogene Embolie, hämodynamische Minderperfusion),
- nach **angiologischen Gesichtspunkten** (Makroangiopathie extra- oder intrakranieller Gefäße; Mikroangiopathie, z. B. bei Vaskulitis),
- nach der **Ätiologie** (Tab. 10.11).

Häufigkeit

Schlaganfälle im Kindes- und Jugendalter sind sehr selten (Inzidenz 2,5/100.000 pro Jahr). Es besteht keine Geschlechtspräferenz.

Pathogenese

Bei Unterschreiten eines Durchblutungsgrenzwerts von etwa 20 ml/min pro 100 g Hirngewicht treten Störungen der neuronalen Funktion auf, bei Werten unter 12 ml pro 100 g/min kommt es – abhängig von der Dauer der Mangelversorgung – schließlich zu irreversiblen morphologischen Schäden. Diese sind im Zentrum einer Infarktregion am stärksten ausgeprägt (Nekrose aller Gewebsbestandsteile). Dagegen ist in der Infarktperipherie, der so genannten »**Penumbrazone**«, der Strukturstoffwechsel zunächst noch erhalten und die Schädigung bei rechtzeitiger Reperfusion prinzipiell reversibel.

Der komplette Verschluss eines Stammastes führt zu einem **keilförmigen Territorialinfarkt** im zugehörigen distalen Versorgungsgebiet mit Beteiligung der Hirnrinde und des subkortikalen Marklagers. Eine hämodynamisch bedingte Minderperfusion kann einen **Wasserscheideninfarkt** verursachen, der sich vor allem im subkortikalen Grenzbereich zweier benachbarter Gefäßterritorien (z. B. zwischen Anterior- und Mediaversorgungsgebiet) manifestiert. Extrem selten im Kindesalter sind hämodynamische Low-flow-Infarkte im Versorgungsgebiet kleiner Endarterien, sowie lakunäre Infarkte auf der Basis mikroangiopathischer Veränderungen, z. B. der lentikulostriären Gefäße.

Ätiologie

Zur ätiologischen Zuordnung der überwiegenden Mehrheit kindlicher Insulte muss nach einer Vielzahl sehr seltener Krankheitsursachen gesucht werden (Tab. 10.11). **Kardiale Vorerkrankungen** liegen bei etwa 20% der Patienten vor. Bei vorher gesunden Insultpatienten werden signifikant gehäuft vorausgehende Infektionen oder ein Nacken- bzw. Schädeltrauma, eine frühere Varizella-Infektion, eine Anämie sowie eine Blutdruckerhöhung gefunden. **Veränderungen der Hals- oder Hirngefäße** lassen sich bei etwa 80% der Patienten nach einem Schlaganfall nachweisen.

Bei der Vielzahl seltener ischämischer Syndrome können nur einzelne Sonderformen etwas näher betrachtet werden:

Thrombophilie Mangel an **Protein C** oder dessen Kofaktor (**Protein S**) können ebenso wie die Resistenz auf aktiviertes Protein C (APC) zur Hyperkoagulabilität führen. Bei der **APC-Resistenz** liegt eine Punktmutation des Faktor-V-Leiden vor, wodurch der aktivierte Faktor V resistent gegen die inhibitorische Wirkung des Protein-C-Komplexes wird. Die daraus resultierende thrombogene Disposition kann als Triggerfaktor wirken und in Kombination mit anderen Ereignissen eine Thrombose induzieren.

Moyamoya-Erkrankung Diese Gefäßerkrankung zeichnet sich durch eine langsam progrediente Stenose und **Okklusion basaler Hirngefäße** aus, deren Genese unklar ist. Diese beginnt meist im Endabschnitt der A. carotis interna einer oder beider Seiten und bezieht die Stammsegmente der mittleren und vorderen, seltener auch der hinteren Hirnarterien ein. Es bilden sich vor allem im Stammganglienbereich Umgehungskreisläufe aus, die sich angiographisch »wie eine Rauchwolke« (japanisch: »moyamoya«) darstellen. Das sehr **variable Symptombild** kann mit transitorisch-ischämischen Attacken, fokalen Anfällen, Kopfschmerzen, Blutungen und einer kognitiven Entwicklungsstörung einhergehen.

▪▪ Diagnostik

Klinische Untersuchung Akut auftretende neurologische Defizite lassen **Rückschlüsse auf das betroffene Gefäßterritorium** zu: armbetonte Hemiparese und Aphasie bei Beteiligung der mittleren Hirnarterie, beinbetonte Hemiparese im Gebiet der vorderen Hirnarterien, Hemianopsie, Ataxie, Schwindel, Nystagmus und Hirnnervenausfälle im Versorgungsgebiet des hinteren Hirnkreislaufs.

Bei der klinischen Untersuchung ist u. a. zu achten auf Traumazeichen, Haut- und Schleimhautblutungen, Herzrhythmus und -geräusche, Blutdruck, Strömungsgeräusche über Kopf und Hals, Augenhintergrundveränderungen (Blutungen, Papillenödem). **Anamnestisch** wichtig sind Hinweise auf frühere ischämische Ereignisse, ein vorausgegangenes Trauma, ein bekanntes Vitium cordis, begleitende Entzündungen, Kopf- oder Nackenschmerzen.

Bildgebende Verfahren Die konventionelle MR-Tomographie (T1-, T2-Sequenzen) ist ebenso wie die kraniale CT in der Frühphase noch unergiebig; lediglich der Ausschluss einer Blutung ist möglich. Entscheidend sind **diffusionsgewichtete MR-Aufnahmen**, die den Infarktkern bereits in der ersten Stunde nach Ischämie darstellen. Perfusionsgewichtete MR-Sequenzen können zudem die Penumbrazone aufzeigen. Die **MR-Angiographie** erlaubt eine rasche Beurteilung basaler Hirngefäße (Stenosen, Verschluss). Die Darstellung intrakranieller Gefäße ist auch mit der Spiral-CT-Angiographie möglich. Eine invasive Angiographie ist heute nur noch selten erforderlich (z. B. vaskulitische Veränderungen distaler Gefäße, unklare Infarktrezidive). Verlaufskontrollen erfolgen ausschließlich mit den genannten MR-Techniken.

> **Die MRT ist hinsichtlich höherer Auflösung, besserer Abbildung von Hirnstammstrukturen und der Möglichkeit der Gefäßdarstellung der CT überlegen und sollte wegen der fehlenden Strahlenbelastung zu Verlaufskontrollen eingesetzt werden.**

Doppler- und farbduplexsonographische Untersuchungen der extra- und intrakraniellen hirnversorgenden Arterien können Hinweise auf Dissektionen, Gefäßstenosen oder -abbrüche geben.

Kardiologische Diagnostik Eine eingehende kardiologische Diagnostik muss zur Suche nach einer kardialen Emboliequelle veranlasst werden.

Labor Spezielle laborchemische Kontrollen umfassen einen kompletten Lipidstatus mit Lipoprotein(a), Homocystein, ausführliche Gerinnungsanalysen (inklusive Protein-C- und -S-Aktivität, APC-Resistenz, Antithrombin, Plaminogen, Fibrinogen, Faktor VII: C, Faktor XII: C, Lupus-Antikoagulans-Tests); Molekulargenetik auf Faktor-V-Leiden und Faktor II G 20210A; immunologische Untersuchungen (Antiphospolipid-Antikörper antinukleäre Faktoren); Serumlaktat und Ammoniak, Aminosäuren im Serum und Urin, organische Säuren im Urin sowie serologische Untersuchungen (Borrelien, Coxsackie, Mykoplasmen, Varizella u. a.); bei speziellen Indikationen auch Transferrin- und Hämoglobinelektrophorese sowie Liquoruntersuchung auf Laktat und Varizella-IgM.

▪▪ Differenzialdiagnose

> **Embolische Insulte setzen plötzlich mit bereits initial voll ausgeprägtem Funktionsverlust ein.**

Eine zerebrale Thrombose entwickelt sich langsamer, u. U. mit stotterndem Verlauf und führt zu fokal-neurologischen Zeichen und Hirndruck. Hirnblutungen gehen mit massiven Kopfschmerzen, Papillenödem und progressivem Funktionsverlust einher.

Die Abgrenzung gegen eine postkonvulsive Hemiparese (**Toddsche Lähmung**) fällt nicht schwer. Die Symptome einer **hemiplegischen Migräne** bilden sich meist innerhalb weniger Stunden komplett zurück. Bei langsam oder akut einsetzender Hemiparese ist auch an Enzephalitiden, Hirnabszesse, Hirntumoren und eine multiple Sklerose zu denken. Neben der Konstellation klinischer Symptome ist die kraniale MR-Untersuchung meist wegweisend.

▪▪ Therapie

Allgemeine Maßnahmen Eine optimale Versorgung in der Akutphase (auf Intensivstation) soll eine Vergrößerung des Infarktkerns verhindern: Kontrolle des Wasser- und Elektrolythaushaltes, Korrektur einer Hypo- oder Hyperglykämie, Vermeidung einer Hypoxie und arteriellen Hypotonie, fiebersenkende Maßnahmen (bereits ab 37,5°C) sowie Behandlung von Schmerzen, Herzrhythmusstörungen und zerebralen Anfällen.

Akuttherapie Zur **speziellen Akuttherapie** des ischämischen Insults gibt es im Kindesalter bisher keine allgemein verbindlichen Leitlinien. Im Erwachsenenalter kommt eine lokale oder systemische **Fibrinolysebehandlung mit rt-PA** (recombinant tissue plasminogen activator, Alteplase) bei einem thromboembolischen Gefäßverschluss grundsätzlich nur innerhalb der ersten 3 h nach Beginn der Symptome in Betracht. Sie wird unter Beachtung zahlreicher Ausschlusskriterien (u. a. Hirnblutung!) durchgeführt. Für das Kindesalter liegen nur Einzelbeschreibungen vor.

Antikoagulation Die primäre Antikoagulation erfolgt vorwiegend mit **niedermolekularem Heparin** (nach Ausschluss einer Hämorrhagie). Bei Patienten mit nachgewiesener kardiogener Embolie, Gefäßdissektionen, Gefäßstenose (>90%) und schwerer prothrombotischer Koagulopathie (APC-Resistenz, Protein-C- und -S-Mangel, Antithrombin-Mangel, Antiphopholipidsyndrom) wird anschließend eine längerfristige Antikoagulation (mit niedermolekularem Heparin oder Phenprocoumon) eingeleitet. In den übrigen Fällen ist **Acetylsalicylsäure** (3–5 mg/kg KG) zur Rezidivprophylaxe indiziert.

> **Das Risiko eines Schlaganfallrezidivs liegt bei etwa 6%; es ist erhöht bei Kindern mit Lipoprotein-(a)-Erhöhung, familiärem Protein-C-Mangel und bei Insulten vaskulärer Genese.**

Tab. 10.12 Indikation zur zerebralen Bildgebung bei Kindern mit Kopfschmerzen

Absolute Indikationen	Bei Erstmanifestation einer zentralen Parese, Ataxie, Dysarthrie, Hirnnervenausfall, Bewusstseinsveränderung oder (selten) epileptischen Krampfanfall Kopfschmerzen nehmen beim Husten oder Pressen zu (Sinusitis klinisch ausschließen) oder führen zu morgendlichem Erwachen- oder Nüchternerbrechen Persistierende oder häufig rezidivierende Kopfschmerzen einhergehend mit anhaltender Änderung des Verhaltens oder der kognitiven Funktionen
Relative Indikationen	Zunehmende Dauer, Intensität und Frequenz der Kopfschmerzen Kopfschmerz als Leitsymptom bei Kindern unter 6 Jahren

10.11 Sinus- und Hirnvenenthrombosen

M. Schöning

Pathogenese

Thrombosen zerebraler Venen sind seltener als arterielle Verschlüsse. Man unterscheidet blande und septische Thrombosen. Disponierende Faktoren für eine **blande** Sinus- oder Hirnvenenthrombose sind (einzeln oder kombiniert): prothrombotische Faktoren, Infektionen in HNO-Bereich, Schädeltrauma, Autoimmunerkrankungen, hämatologisch-onkologische Erkrankungen, akute Dehydratation, zyanotische Vitien, Katheterlage in der V. jugularis interna, sowie thrombosefördernde Medikamente. Die selteneren **septischen** Thrombosen können als Komplikation einer (invasiven) kranialen Infektion und bei neonataler Sepsis auftreten.

Pathophysiologie

Die partielle oder komplette Sinusvenenthrombose führt im vorgeschalteten Gefäßgebiet zur venösen Stase, zur Erhöhung des Kapillardrucks und zu fortschreitender Thrombosierung kortikaler Venen. Mögliche Folgen sind eine **hämorrhagische Infarzierung** des regionalen Hirnparenchyms, eine oberflächliche Blutung über der Haube und eine Erhöhung des intrakraniellen Drucks.

Klinik

Die Symptome entwickeln sich oft subakut oder schleichend. Fluktuierende Verläufe sind möglich. Eine hämorrhagische Infarzierung äußert sich in **fokal-neurologischen Ausfällen** (Hemiparese, Hemianopsie, Aphasie) und in epileptischen Anfällen. **Hirndruckzeichen** können sich in Form heftiger Kopfschmerzen, Bewusstseinsstörungen jeden Grades, Stauungspapille und Sehstörungen einstellen.

Eine Thrombose des **Sinus transversus** oder **sigmoideus** (z. B. Otitis media, Mastoiditis oder Schädelfraktur) kann bei ungehindertem kontralateralem Abfluss symptomarm verlaufen. Eine relevante Abflussstörung äußert sich vor allem in Hirndruckzeichen.

Thrombosen der **inneren Hirnvenen** führen zur hämorrhagischen Infarzierung der Thalami und können unter einem enzephalitisähnlichen Bild mit Koma, zerebralen Krampfanfällen und extrapyramidalmotorischen Störungen in Erscheinung treten.

Die gefürchtete septische **Sinus-cavernosus-Thrombose** geht meist auf eine Infektion der Orbita, der Nasennebenhöhlen oder der Haut im Mittelgesichtsbereich zurück. Sie manifestiert sich mit hohem Fieber, Chemosis, Protrusio bulb und Hirnnervenläsionen.

Diagnose

Im nativen, kranialen CT sieht man eine erhöhte Dichte des betroffenen Sinus, nach Kontrastmittelgabe ein »**Empty-delta-Zeichen**« mit Enhancement um den thrombosierten Sinus. Hämorrhagische Infarzierung und Hirnödem sind im MRT (und im CT) erkennbar, die MR-Phlebographie zeigt den Verschluss und im weiteren Verlauf die mögliche Rekanalisation auf. Bei der Lumbalpunktion findet sich nur zu etwa 50% ein pathologisches Resultat (Pleozytose, Eiweißerhöhung, gelegentlich hämorrhagischer oder xanthochromer Liquor).

Therapie

Für das Kindesalter fehlen noch evidenz-basierte Therapiestudien. Nach Ausschluss einer Blutung wird aktuell eine Behandlung mit **niedermolekularem Heparin** empfohlen. Je nach Dauer der Rekanalisation (MRT-Kontrollen) wird diese Therapie über 6 Wochen bis zu 6 Monaten durchgeführt.

> **Bei septischer Sinusthrombose ist eine breite antibiotische Therapie zwingend erforderlich.**

Prognose

Bei etwa 40% der Patienten bleiben neurologische Defizite zurück, die Mortalität beträgt 8%. Risikofaktoren für zerebrale oder systemische Thromboserezidive (Häufigkeit 6%) sind: unterlassene Antikoagulation, persistierender Gefäßverschluss und Faktor-II G20210-Mutation.

10.12 Kopfschmerzen und Migräne

M. Schöning

Kopfschmerzen gehören zu den häufigsten Beschwerden im Kindes- und Jugendalter. Über 50% der Schulkinder leiden gelegentlich oder häufig an Kopfschmerzen vom Spannungstyp. Die Migräneprävalenz liegt bei etwa 10%. Symptomatische Kopfschmerzen (z. B. bei Hirntumoren oder Entzündungen der Nasennebenhöhlen) sind dagegen vergleichsweise selten.

Es ist daher eine wichtige Aufgabe des Kinderarztes, bereits mittels einer exakten Anamnese- und Befunderhebung die seltenen Fälle **symptomatischer Kopfschmerzen** herauszufinden und einer bildgebenden Diagnostik (Tab. 10.12) sowie adäquaten Therapie zuzuführen, in der großen Mehrzahl der **idiopathischen Kopfschmerzfälle** aber die oft sehr beunruhigten Patienten und Eltern sicher zu beraten und zu beruhigen.

10.12.1 Migräne

Definition

Nach der International Headache Society (IHS) ist die Migräne eine Erkrankung, die mit intermittierenden Kopfschmerzattacken in Kombination mit **neurologischen und vegetativen Funktionsstörungen** einhergeht. Bei einigen Patienten und bei einigen Attacken geht den Kopfschmerzen eine Aura voraus.

Die IHS-Klassifikation der Migräne basiert auf der typischen Phänomenologie des Erwachsenenalters. Für das Kindesalter gibt es keine eigene Klassifikation. Im Absatz »Klinik« wird daher das etwas andere Spektrum der kindlichen Migränesymptomatik (in Klammern) berücksichtigt.

■■ Ätiologie, auslösende Faktoren

In 70–90% findet sich eine familiäre Migränebelastung mit multifaktoriellem Übertragungsmodus. Erwachsene Patienten geben zu 90% an, dass externe und interne Faktoren (Lärm, Flackerlicht, Kälte, Qualm; bestimmte Nahrungsmittel; starke Emotionen, Stress oder Entlastung nach Stress, Konfliktsituationen; Änderung des Wach-Schlaf-Rhythmus; körperliche Anstrengung; Menstruation) an der Auslösung einer Migräneattacke beteiligt sind. Im Kindesalter wirkt gelegentlich ein harmloses Schädeltrauma auslösend. Insgesamt kommt es also auf dem Boden einer genetischen Disposition durch Änderung interner Zeitgeber, des Hormonspiegels oder des adrenergen Systems zu einer Modulation der inneren Reaktionsbereitschaft, sodass idiosysnkratische **Triggerreize** eine Migräneattacke auslösen können.

■■ Pathogenese

Die komplexe Pathogenese einer Migräneattacke ist noch nicht ganz geklärt. Eine initiale Hemmung der kortikalen neuronalen Aktivität führt zur Aura. Regionale Durchblutungsmessungen während der Aura zeigen eine **initiale Durchblutungsabnahme**, die okzipital beginnt und sich sehr langsam (analog zum elektrophysiologischen Phänomen der »spreading depression« im Tierexperiment) nach parietal und temporal ausbreitet. Die Modulation neuronaler Aktivität im Locus coeruleus und in den Trigeminuskernen bewirkt eine Freisetzung potenter vasoaktiver Substanzen (calcitonin gene related substance und Substanz P) mit **konsekutiver Änderung des zerebralen Gefäßtonus** und Induktion einer aseptischen Entzündungsreaktion im perivaskulären Gebiet von Duragefäßen. Diese führt über eine **exzessive Aktivität trigeminaler Schmerzfasern** zum typischen Kopfschmerz. Die Mitbeteiligung weiterer Hirnstammzentren wie z. B. der Area postrema erklärt die vegetative Begleitsymptomatik (Übelkeit und Erbrechen).

Migräne ohne Aura Es handelt sich um wiederkehrende Kopfschmerzattacken, die unbehandelt 4–72 h (im Kindesalter 2–48 h) lang anhalten und mindestens 2 der folgenden Charakteristika aufweisen:

- **einseitige Lokalisation** (bei Kindern häufig bifrontale oder retrobulbäre Kopfschmerzen, manchmal auch Holokranie, nur in 20–30% typische Hemikranie),
- **pulsierende Schmerzqualität** (von jüngeren Kindern oft nicht zu beschreiben),
- **mittlere bis starke Schmerzintensität** mit Einschränkung der Arbeitsfähigkeit (Kinder legen sich oft freiwillig hin),
- **Verstärkung durch körperliche Belastung.**

Die Kopfschmerzen müssen von Übelkeit und/oder Erbrechen bzw. Licht- oder Lärmempfindlichkeit begleitet sein. Erst nach dem Auftreten von mindestens 5 gleichartigen Episoden kann die sichere Diagnose einer Migräne gestellt werden.

Den Kopfschmerzen können **unspezifische Prodromi** (wie Reizbarkeit, Mattigkeit, depressive oder euphorische Stimmung, innere Unruhe, Heißhunger, häufiges Gähnen) vorausgehen. Während der Attacke können weitere **vegetative Symptome** wie Tachykardie, Blässe, Schweißausbruch, Kältegefühl und Zittern, Gesichtsrötung, Tränenfluss, Miktionsdrang und Durchfall hinzukommen. Häufig beenden Ruhe und Schlaf die Kopfschmerzen. Im freien Intervall besteht Beschwerdefreiheit. Die Häufigkeit dieser Migräneform liegt bei 70%.

Migräne mit Aura Kennzeichen dieses in etwa 20% der Fälle auftretenden Migränetyps ist ein **biphasischer Verlauf**. Initial entwickeln sich innerhalb von 5–20 min fokale neurologische Zeichen (**Aura**), die nach spätestens 60 min wieder vollständig abklingen und unmittelbar darauf (bzw. bis nach maximal 1 h) von einer **akuten Kopfschmerzattacke** gefolgt werden. Kopfschmerzsymptomatik und vegetative Begleiterscheinungen gleichen denen der Migräne ohne Aura. Als Aurasymptome treten am häufigsten visuelle Phänomene auf (Flimmerskotome, Gesichtsfeldausfälle, verzerrte Wahrnehmung), weniger häufig sind periorale Parästhesien und Hemihypästhesien, seltener sind Sprachstörungen und motorische Paresen.

Als seltenere **Sonderformen der Migräne mit Aura** sind aufzuführen:

- Die **Basilarismigräne** geht mit neurologischen Funktionsstörungen des Hirnstamms und/oder beider Hemisphären einher. Eines oder mehrere der folgenden Auraphänomene sind vor einer Migräneattacke in einer Dauer von 5–60 min vorhanden: Dysarthrie, Schwindel, Tinnitus, Hörminderung, Doppelbilder, bilaterale Sehstörungen, Ataxie, Bewusstseinsstörung, simultane bilaterale Parästhesien; ein motorische Schwäche besteht nicht.
- Die **sporadische hemiplegische Migräne** geht mit vollständig reversibler motorischer Schwäche und einem der folgenden reversiblen Symptome einher: visuelle Phänomene oder Visusminderung, Parästhesien oder Taubheitsgefühl, Dysphasie. Seltene Sonderformen der **familiären hemiplegischen Migräne** sind als Ionenkanalerkrankungen einzuordnen und auf Mutationen im CACNA1A-Gen (Chromosom 19p13) oder ATP1A2-Gen (Chromosom 1) zurückzuführen.
- Die »**acute confusional migraine**« geht mit Verwirrungszustand, Agitation, Desorientierung (bis zu 24 h), Stupor und — Gedächtnisstörung einher.
- Die **typische Aura ohne Kopfschmerz** besteht aus isolierten, meist visuellen oder sensiblen Aurasymptomen.

Migränekomplikationen Einzelfälle von **ischämischen Insulten** im Rahmen einer Migräneattacke wurden beschrieben. Diese betreffen eher das Stromgebiet der A. cerebri posterior und zeigen im Kindesalter eine gute Erholungstendenz.

■■ Diagnose

> **Die typische, akute Kopfschmerzepisode (mit oder ohne Aura), die meist positive Familienanamnese und das beschwerdefreie Intervall führen zur richtigen Diagnose.**

Neurologischer Befund und Funduskopie sind in der Regel unauffällig. Das EEG kann eine unspezifische fokale Verlangsamung aufweisen. Die transkranielle Dopplersonograpie gibt keine spezifischen Hinweise. Eine Lumbalpunktion ist nicht indiziert. Bei Kopfschmerzen und Migräne ist die Rate pathologischer Befunde in Computer- oder Kernspintomographie des Gehirns sehr gering. In ◻ Tab. 10.12 sind absolute und relative Indikationen für eine zerebrale Bildgebung bei Kopfschmerzen aufgeführt.

■■ Therapie

Allgemeine Maßnahmen Die Aufklärung der Eltern und des Patienten, dass es sich um eine passagere Funktionsstörung des Gehirns (und nicht um einen Hirntumor) handelt, kann bereits zur deutlichen Reduktion der Anfallsfrequenz führen. Vor Beginn einer Behandlung und zur Evaluation der Therapiemaßnahmen ist das Führen eines **Kopfschmerzkalenders** unerlässlich.

Therapie der akuten Migräneattacke Für die Therapie der **akuten** Migräneattacke sind zunächst allgemeine, **reizabschirmende Maßnahmen** zu ergreifen: Rückzug in einen abgedunkelten, akustisch gedämpften Raum, Ruhelage, Kühlen der Stirn, ggf. lokales Einmassieren von Pfefferminzöl.

Zur **medikamentösen Behandlung** sollten frühzeitig **Antiemetika** eingesetzt werden. Sie lindern die vegetativen Begleitsymptome, regen die Darmperistaltik an und verbessern die Resorption der Analgetika. Bevorzugt wird Domperidon (z. B. Motilium®, 1 Tropfen pro kg KG/ED, max. 33 Tr/ED) eingesetzt; Metoclopramid (10 mg p. o., erst ab 14 Jahren) kann akute Dyskinesien verursachen (Antidot: Biperiden).

Als **Analgetikum** werden vorzugsweise Ibuprofen (10–15 mg/kg KG/ED) und Paracetamol (15–20 mg/kg KG/ED) verabreicht. Acetylsalicylsäure (10–15 mg/kg KG/ED) sollte wegen des gefürchteten (extrem seltenen) Reye-Syndroms erst ab 12 Jahren und nicht bei gleichzeitigen viralen Infekten zum Einsatz kommen.

Die Medikamente werden 15–20 min nach Gabe des Antiemetikums als Suppositorien, Kau- oder Brausetabletten appliziert. Retardformen wirken zu spät. Im Falle nachgewiesener Erfolglosigkeit der Analgetika kann **Sumatriptan**, ein 5-HT-Serotonin-Rezeptoragonist, als Nasenspray (Dosis 10–20 mg) zur Akuttherapie appliziert werden. Es ist ab 12 Jahren zugelassen und wurde in Studien bereits bei Kindern ab 6 Jahren erfolgreich eingesetzt.

Medikamentöse Dauerprophylaxe Sie ist nur indiziert bei mehr als 2 Attacken pro Monat, die auf adäquate Medikation unzureichend ansprechen, sowie bei unerträglicher Schmerzintensität. Bevorzugt werden **β-Rezeptorenblocker** wie Metoprolol und Propranolol eingesetzt (einschleichende Dosierung, Enddosis von 1–2 mg/kg KG/Tag, Kontraindikationen wie Asthma bronchiale und AV-Überleitungsstörungen sind zu beachten, Auslassversuch nach 3–6 Monaten). Weitere Optionen sind Flunarizin (5–10 mg/Tag), Acetylsalicylsäure 2–3 mg/kg KG/Tag) und Pestwurz (ein Phytotherapeutikum). Antikonvulsiva wie Topiramat und Valproinsäure werden bei Erwachsenen zur Intervallprophylaxe in niedriger Dosierung erfolgreich eingesetzt, sind aber für das Kindesalter hierfür noch nicht zugelassen.

Nichtmedikamentöse Prophylaxe Zur **nichtmedikamentösen Prophylaxe** werden auch verhaltenstherapeutische Maßnahmen (Biofeedback und Entspannungstechniken) erfolgreich eingesetzt. Kopfschmerztherapie-Programme mit Aufklärung der Patienten und der Eltern über die mögliche Schmerzgenese, Anleitung zu Schmerzbewältigung und Stressabbau, Elimination von individuellen Triggerfaktoren und Noxen (z. B. bestimmte Nahrungsmittel, Tabakrauch) sind von wesentlicher Bedeutung. In einigen Fällen kann bei vermuteter Nahrungsmittelintoleranz eine temporäre oligoantigene Diät versucht werden. Ausdauersport und roborierende Maßnahmen erscheinen sinnvoll.

▪▪ Prognose

Während der Pubertät kommt es bei ca. 60% zu einer spontanen Remission der Migräne, die im Mittel nur 2 Jahre anhält. Nur etwa 1/4 aller Kinder wird migränefrei vor dem 25. Lebensjahr, etwas mehr als die Hälfte leidet im Alter von 50 Jahren noch unter Migräneattacken.

10.12.2 Andere Kopfschmerzursachen

Spannungskopfschmerzen stellen bei Kindern und Erwachsenen die häufigste Kopfschmerzform dar. Auch hier handelt es sich um episodische Kopfschmerzen mit beschwerdefreiem Intervall. Die meist **bilateralen, häufig frontal lokalisierten Kopfschmerzen** von dumpfem Schmerzcharakter treten nicht attackenhaft auf. Beginn und Ende sind unscharf begrenzt, die Dauer beträgt Stunden bis mehrere Tage. Die leichte bis mittlere Schmerzintensität führt kaum zur Einschränkung der täglichen Aktivität. Vegetative Begleitsymptome sind selten. Auslöser sind u. a. emotionale Anspannung, Schlafmangel und Wetterwechsel.

Ein Kopfschmerzkalender sollte zur Bestandsaufnahme vor Therapie und zur Therapiebegleitung geführt werden. Zum Einsatz kommen vor allem **Ibuprofen** und **Paracetamol**. Bei häufigen Kopfschmerzen erscheinen Kopfschmerztherapie-Programme sinnvoll.

Von wesentlicher Bedeutung erscheinen **lebenspraktische Maßnahmen**: Stressvermeidung, geregelte Lebensführung, Elimination von Noxen (wie z. B. Tabakrauch), roborierende Maßnahmen, Ausdauersport, Entspannungstraining.

Symptomatische Kopfschmerzen treten bei entzündlichen kranialen Erkrankungen (z. B. Sinusitis) oder als Begleitsymptom intrakranieller Infektionen (Meningitis, Enzephalitis, Hirnabszess) auf. Zerebrale Raumforderungen äußern sich durch anhaltende, drückende Kopfschmerzen mit frontaler oder okzipitaler Betonung. Wie bei der Sinusitis nehmen die Schmerzen beim Vornüberbeugen und Pressen zu. Typisch sind Kopfschmerzen aus dem Schlaf heraus und Nüchternerbrechen! Oft zeigen sich **zusätzliche neurologische Symptome**, wie Ataxie, Hirnnervenausfälle und Paresen, die eine unbedingte Indikation für zerebrale Bildgebung (MRT) darstellen. Auch arteriovenöse Malformationen können einseitig lokalisierte, pulsierende Kopfschmerzen verursachen. Eine Subarachnoidalblutung geht mit maximalem Kopfschmerz (Vernichtungsschmerz) einher.

Seltene Kopfschmerzformen wie Clusterkopfschmerz, paroxysmale Hemikranie und Trigeminusneuralgie sind im Kindesalter extrem selten und zeichnen sich durch heftigste, streng unilaterale Kopfschmerzen aus.

10.13 Traumatische Schädigungen des Nervensystems

O. Ipsiroglu

10.13.1 Schädeltrauma

> **Von einem Schädeltrauma spricht man bei einer traumatischen Schädigung des Schädelknochens ohne zusätzliche Schädigung des Gehirns.**

Frakturformen

Bei 75% der Schädelfrakturen liegen **lineare Frakturen** (meist temporoparietal) vor. Lineare Frakturen heilen innerhalb von 1–2 Monaten, eine spezifische Behandlung ist nicht erforderlich. Dennoch besteht vor allem bei temporoparietalen oder sagittalnahtnahen Frakturen das Risiko für eine zusätzliche Epiduralblutung. Bei linearen Frakturen ist daher eine strenge Überwachung bzw. die prompte Durchführung eines CT notwendig.

Ein subkutanes Hämatom im Bereich des Mastoids ist ein Hinweis für eine **basale Schädelfraktur**. Bei Blutaustritt aus den Ohren muss an eine **Felsenbeinfraktur** gedacht werden. Der Verlust von liquorhaltiger Flüssigkeit aus der Nase ist ein Hinweis für eine frontobasale Schädelbasisfraktur.

Bei einer **Impressionsfraktur** ist wegen der Gefahr einer Verletzung des darunter liegenden Hirngewebes eine operative Anhebung des unter dem Niveau liegenden Knochenfragmentes notwendig. Bei der **wachsenden Fraktur** kommt es durch einen Durariss und eine Interposition von Hirnhäuten und Hirn zu einer kontinuierlichen Erweiterung des Frakturspaltes.

Cave
Ein Schädeltrauma kann zu einer Epidural- bzw. Subduralblutung führen.

Das Risiko einer Blutung ist bei einer Schädelfraktur wesentlich größer als ohne Fraktur. Daher sollte bei Kindern nach Sturz vom Hochbett, Wickeltisch etc., auch wenn sie klinisch neurologisch unauffällig sind, ein Schädelröntgen durchgeführt werden. Im Falle einer Fraktur sollte das Kind stationär aufgenommen und bis zu 24 h überwacht werden.

10.13.2 Schädel-Hirn-Trauma (SHT)

Schädel-Hirn-Verletzungen stellen bezüglich Morbidität und Mortalität ein gravierendes Problem dar. Zwei von 1000 Kindern erleiden pro Jahr eine Schädel-Hirn-Verletzung. Nach den Risiken der Prä- und Perinatalzeit und der Gefahr des plötzlichen Kindstods im 1. Lebensjahr sind es danach gerade Folgen eines Traumas, die das etwas ältere Kind bedrohen.

▪▪ Definition, Klassifikation

Man unterscheidet ein diffuses von einem umschriebenen Schädel-Hirn-Trauma (SHT). Das **diffuse SHT** ist durch eine Störung der Bewusstseinslage charakterisiert. Bei einem **umschriebenen SHT** stehen dagegen die neurologischen Ausfälle und lokalen Verletzungszeichen im Vordergrund. Die diffusen Schädel-Hirn-Traumen werden je nach Dauer der Bewusstseinsstörung und je nach dem zusätzlichen Vorhandensein von neurologischen Zeichen in **leichtes, mittleres und schweres Schädel-Hirn-Trauma (SHT 1–3)** eingeteilt.

Leichtes Schädel-Hirn-Trauma (SHT 1)

▪▪ Klinik

Klinisch kann beim leichten SHT die Bewusstseinsstörung bis zu 1 h reichen, neurologische Zeichen/Ausfälle sind üblicherweise nicht vorhanden. Die primäre, direkt posttraumatische Bewusstseinsstörung dauert jedoch üblicherweise nicht länger als 1 min. Die **retrograde Amnesie** (Erinnerungslücke für die Zeit vor dem Unfall) ist typischerweise kurz. Die **anterograde Amnesie** (Erinnerungslücke für die Zeit nach dem Umfall) kann zunächst einen etwas längeren Zeitraum umfassen, wird aber im zeitlichen Verlauf kürzer. Erbrechen und vegetative Regulationsstörungen im Sinne einer instabilen hypotonen Kreislauflage meist mit leichter Tachykardie und subjektiv empfundener Mattigkeit sind für ein leichtes SHT typisch aber nicht obligat. In seltenen Fällen können epileptische Sofort- und Frühanfälle auftreten, im weiteren Verlauf treten jedoch definitionsgemäß **keine weiteren neurologischen Zeichen** auf.

▪▪ Pathogenese

Pathophysiologisch liegt dem leichten SHT eine diffuse axonale, durch mechanische Scherkräfte bedingte Schädigung zugrunde. Grobstrukturelle Veränderungen (Ödem, Blutung) entstehen dabei nicht.

▪▪ Therapie

Therapeutisch erfordert das leichte, unkomplizierte SHT in der Regel **keine weiteren Maßnahmen**. Bei nachgewiesener oder vermuteter Bewusstseinsstörung sollte aber eine **24-stündige Überwachung** (Vigilanz, Atmung, Puls, Blutdruck, Pupillenreaktion) gesichert sein.

▪▪ Komplikationen

Als kurzfristige Folge eines leichten Schädel-Hirn-Traumas kann es zu Kopfschmerzen, Verhaltens- und Konzentrationsstörungen kommen. Dieser Verlauf wird häufig als **postkommotionelles Syndrom** bezeichnet. Außerdem können im Anschluss an ein leichtes SHT auch Manifestationen von vorbestehenden Erkrankungen (Migräne, Epilspsie) getriggert werden. In seltenen Fällen kann es zu einmaligen (transienten) Erscheinungen wie transitorische kortikale Amaurose oder **postraumatisches Einschlafsyndrom** kommen. Langzeitprobleme treten nach SHT-1 üblicherweise nicht auf.

Mittleres und schweres Schädel-Hirn-Trauma (SHT-2 und 3)

Definitionsgemäß gehen das SHT-2 und SHT-3 mit Bewusstseinsstörung zwischen 1 und 24 h (SHT-2) bzw. von mehr als 24 Stunden (SHT-3) einher. Meist liegen auch **spezifische neurologische Ausfälle** vor.

▪▪ Klinik

Für die klinische Beurteilung des Verlaufes der Bewusstseinsstörung wird üblicherweise die **Glasgow Coma Scale** verwendet: Dabei werden einfache Funktionen wie Augenöffnen (spontan bzw. auf Anruf oder auf Schmerzreize) sowie die beste verbale Reaktion und die beste motorische Reaktion (im optimalen Fall eben auf Aufforderung) jeweils mit einer bestimmen Anzahl von Punkten festgehalten. Die maximal erreichbare Punktezahl ist 15 (keine Bewusstseinsstörung), die minimal erreichbare Punktezahl ist 3. Bei einer Punktezahl von < 8 liegt ein Koma vor. In diesem Fall ist eine Verlegung auf eine Intensivstation notwendig. Beim leichten SHT liegt definitionsgemäß die Punktezahl zwischen 13 und 15. Beim schweren SHT sind Werte zwischen 3 und 8 zu erwarten.

▪▪ Diagnose

Für die Diagnose und Verlaufskontrolle kommen vor allem CCT, EEG, evozierte Potenziale und Dopplersonographie und evtl. invasive Druckmessung in Frage (Tab. 10.13).

▪▪ Therapie

Therapeutisch steht die Aufrechterhaltung des **zerebralen Perfusionsdrucks** im Zentrum des Interesses. Dieser hängt vom intrakraniellen Druck (Ausmaß des Hirnödems), vom systemischen Blutdruck und von der zerebralen Autoregulationskapazität ab. Die Stabilisierung des systemischen arteriellen Blutdrucks wird medikamentös und mittels Volumenbilanz gesteuert. Das Management des Hirnödems beinhaltet die Gabe von hyperosmolaren Lösungen, Volumenbilanz, kontrollierte Hyperventilation und evtl. osteoklastische Entlastung.

10.13.3 Sonstige Manifestationen von Schädeltraumen

Epiduralhämatome (Abb. 10.21) entstehen durch eine Verletzung und Blutung einer Meningealarterie, meist der A. meningea media, zwischen Knochen und Dura. Das Hämatom imponiert speziell im Kleinkindesalter nicht selten flach und relativ großflächig. Eine

Tab. 10.13 Diagnostische Hilfsmittel bei Schädel-Hirn-Trauma

Untersuchungsmethode	Fragestellung, Aussagekraft
CCT	Hirnödem, Hirnblutung, Verlaufskontrolle bei Verschlechterung
CCT mit Knochenfenster	Schädelfraktur (Impression, Schädelbasis)
EEG	Allgemeinveränderungen und Foci, differenzialdiagnostische Abgrenzung von einem Status epilepticus, Intoxikation als nicht traumatische Ursache
Evozierte Potenziale	Aussage über Hirnstammfunktion, wichtiges Kriterium zur Feststellung des Hirntods
Dopplersonographie (transfontanellär, transkraniell)	Feststellen und Überwachen des zerebralen Perfusionsdrucks bei Hirnödem
MRT	In der Akutphase selten notwendig. Im Vergleich zu CT ist die hintere Schädelgrube besser beurteilbar. Anwendung bei Verdacht auf primäre Hirnstammschädigung
Schädelsonographie	Einsatz limitiert bei Neugeborenen zur Verlaufskontrolle
Liquorpunktion	Primär kontraindiziert (**Cave**: Einklemmungssymptomatik bei Hirnödem)

zugrundliegende Fraktur ist nicht obligat. Klinisch kommt es oft nach einem **symptomarmen Intervall**, das manchmal länger als bei Erwachsenen ist, zu einer Bewusstseinsstörung bzw. zu neurologischen Ausfällen. Das Epiduralhämatom kommt in der CT klar zur Darstellung. Die therapeutische Versorgung des klinisch relevantan Epiduralhämatoms erfolgt durch den Neurochirurgen.

Akute subdurale Hämatome entstehen durch Läsionen der Brückenvenen. Sie sind nicht selten mit intrakraniellen Kontusionen oder Hämorrhagien verbunden. Auch sie kommen im CT klar zur Darstellung. Das Vorgehen ist dann unter Beachtung des computertomographischen und klinischen Befundes mit den Neurochirurgen zu besprechen.

Tentoriumrissblutungen kommen als schwere, meist letale Komplikation nach traumatischer Geburt vor.

Eine intrakranielle Druckerhöhung (z. B. aufgrund einer Blutung oder eines Ödems) kann zu **Herniation (Einklemmung)** von Hirngewebe führen. Der Tentoriumschlitz einerseits (in Höhe des Mittelhirns) und der kraniozervikale Übergang auf Höhe des Hinterhauptloches stellen die beiden wichtigsten Gefährdungsstellen dar.

Die Kenntnis der dann auftretenden Hirnstammsyndrome und deren Dynamik ist von großer Bedeutung für die richtige Einschätzung entsprechender Komplikationen. So stehen beim **dienzephalen Syndrom** die Bewusstseinsstörung, die Zeichen der pyramidalen bzw. extrapyramidalen Schädigung bis hin zu tonischen Beuge-Streck-Synergien bei erhaltenen Hirnstammreflexen und engen Pupillen im Vordergrund.

Die Verschlechterung des Zustands kann sich in der Entwicklung zu einem **pontomedullären Schädigungsbild** zeigen: der vorher erhöhte Muskeltonus wird schlaffer, die Atmung langsamer und

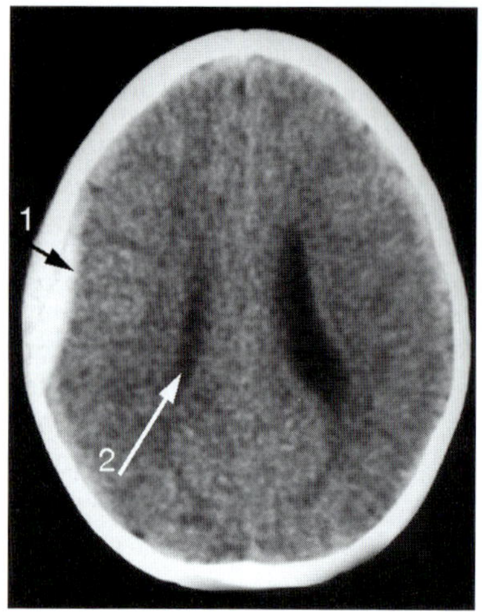

Abb. 10.21 CT eines epiduralen Hämatoms (*1*) mit raumforderndem Effekt und Ventrikelkompression (*2*)

unregelmäßiger, die weiteren autonomen Funktionen labiler, die Hirnstammreflexe erlöschen, die dann weiten Pupillen reagieren nicht mehr.

Das **Dornröschenschlaf-Syndrom** ist als ein psychoreaktiver Zustand beschrieben, der ein apallisches Syndrom vortäuschen kann. Im Rahmen der Reorientierung nach einem SHT können manche Kinder sich in einen **mutistisch-akinetischen Zustand** zurückziehen. Die Schwierigkeit, die bedrohlich erlebte intensivmedizinische Situation zu verarbeiten und das Erspüren des Verlusts der eigenen Autonomie dürften eine pathogenetische Rolle spielen.

10.13.4 Nicht akzidentelles Schädel-Hirn-Trauma

Bei SHT gilt es nicht nur, die Behandlung des Verletzten optimal zu gestalten, sondern auch den »Blick nach hinten« zu richten. Eine mit den Befunden (Art und Zeitpunkt der Verletzung) schwer kompatible Vorgeschichte, könnte ebenso wie das Vorliegen von weiteren, etwa **im Haut- und Weichteilbereich lokalisierten Auffälligkeiten** den Verdacht auf ein nicht akzidentelles Trauma (Kindesmisshandlung) wecken. Eine erweiterte röntgenologische Dokumentation ist dann indiziert.

Das **Schütteltrauma (Shaken-baby-Syndrom)** stellt eine besondere Verletzungsform des nicht akzidentellen Schädeltraumas kleiner Kinder dar. Es ist gekennzeichnet von subduralen Blutungen, und nicht selten auch intraparenchymatösen Läsionen (Abb. 10.22). Von augenärztlicher Seite können Fundusblutungen registriert werden.

Schädelfrakturen sind immer suspekt, wenn sie nicht linear sind und mit subduralen Hämatomen einhergehen (▶ Kap. 41.5 und 45.5).

10.13.5 Verletzungen von Rückenmark, Nervenwurzeln und peripheren Nerven

Querschnittlähmungen

Spinale Verletzungen führen meist zu Querschnittlähmungen, die komplett oder inkomplett sein können.

Typischerweise besteht unterhalb der Läsion durch Verletzung der langen Bahnen eine spastische Parese mit Sensibilitätsstörung und Dysfunktion von Blase und Mastdarm; auf Höhe der Läsion besteht durch Verletzung des 2. Motoneurons eine schlaffe Lähmung.

Eine hohe Querschnittlähmung ist u. a eine sehr seltene **geburtstraumatische Komplikation**. Da sich die kaudal der Läsion zu erwartende Spastizität klinisch nicht unmittelbar nach dem Trauma manifestiert, muss gerade bei Neugeborenen mit schlaffer Parese aller Extremitäten und Ateminsuffizienz an diese seltene geburtstraumatische Verletzung gedacht werden.

Die Darstellung der Läsion erfolgt mittels spinalem MRT. Wenn operative Maßnahmen indiziert sind (z. B. Dekompression), müssen diese zeitlich rasch nach dem Unfall/Trauma stattfinden um eine eventuelle Restfunktionen zu erhalten.

Plexusverletzungen

Verletzungen des **Plexus brachialis** sind meist geburtstraumatisch bedingt. Je nach Höhenlokalisation der betroffenen Segmente unterscheidet man eine **obere Plexuslähmung** (Erb'sche Lähmung C5 und C6) und die **untere Plexuslähmung** (Klumpke C7 und C8). Klinik und sonstige geburtstraumatische Läsionen des Nervensystems ► Kap. 7.

10.14 Entzündliche Erkrankungen des Nervensystems

S. Stöckler-Ipsiroglu

Entzündliche Reaktionen des Nervensystems können einerseits primär infektiös oder primär immunologisch bedingt sein.

In die **primär infektiösen** Erkrankungen des Nervensystems fallen vor allem die Meningitis, die primär infektiöse Enzephalitis/Enzephalomyelitis und die Hirnabszesse.

In die Gruppe der vorwiegend **immunologisch** mediierten Erkrankungen des Nervensystems fallen para- und postinfektiöse Erkrankungen wie Masernenzephalitis und Pertussisenzephalopathie, die akute entzündliche Polyradikuloneuritis (Guillain-Barré-Syndrom) und die subakut sklerosierende Panenzephalitis (SSPE). Auch bei der disseminierten Enzephalomyelitis (multiple Sklerose) und der akut disseminierten Enzephalomyelitis (ADEM) ist ein Autoimmunprozess anzunehmen, der möglicherweise durch vorangegangene Virusinfektionen getriggert wird.

Eine weitere Gruppe entzündlicher Erkrankungen des Nervensystems stellt die **zerebrale Vaskulitis** im Rahmen von rheumatischen Erkrankungen (z. B. Lupus erythematodes, Panarteritis nodosa) dar.

Die **Klinik** der entzündlichen Erkrankungen des Nervensystems ist heterogen. Sie hängt davon ab, ob es durch das auslösende Agens primär zu einer Schädigung der Neuronenzellen (Polioenzephalitis, Poliomyelitis) oder der Myelinscheiden (Leukenzephalitis) kommt und welche anatomischen Strukturen und Funktionseinheiten von der Entzündung betroffen sind (Zerebellitis, Myelitis, Radikuloneuritis). Ein weiteres Kriterium ist, ob es sich um eine akute, einmalige Manifestation mit oder ohne Residualsymptomatik (z. B. Meningitis, Enzephalitis) oder um einen chronisch progressiven (z. B. SSPE) oder rezidivierenden Verlauf (z. B. MS) handelt.

Diagnostisch kommt bei allen Formen der entzündlichen Erkrankungen des Nervensystems der Untersuchung des **Liquor cerebrospinalis** die größte Bedeutung zu. Die einzelnen Bestimmungsgrößen im Liquor und deren Bedeutung für die Diagnose von entzündlichen Erkrankungen des Nervensystems sind in Tab. 10.14 dargestellt.

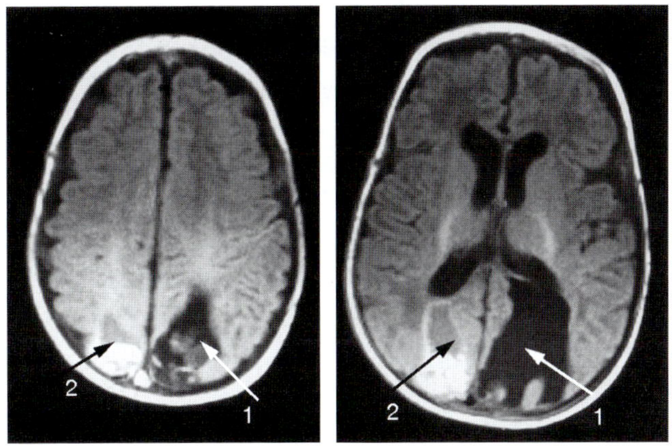

Abb. 10.22 MRT bei »battered child«: ältere und subakut imponierende Parenchymläsionen (jeweils links okzipital Parenchymnekrose (*1*) und rechts okzipital Blutung (*2*))

10.14.1 Meningitis

Definition

Die Meningitis ist eine Entzündung der Hirnhäute und der benachbarten Strukturen. Die **seröse Meningitis** ist durch eine Liquorpleozytose von < 1000/mm^3 mit vorwiegend lymphozytären Zellen gekennzeichnet. Sie wird meist von Viren hervorgerufen (Tab. 10.14). Dabei spielen Alter, Impfstatus und die Region des Landes oder der Welt, in der die Kinder leben, wichtige Rollen. Während bei Neugeborenen (► Kap. 7) und Säuglingen meist Herpes-simplex-Virus Typ I (HSV-1) und Typ II (HSV-2) als Erreger in Frage kommen, sind jenseits der Neugeborenenperiode und bei älteren Kindern meist folgende Viren Ursache von serösen Meningitiden: Varicella zoster, Masern, Rubella, Mumps, Epstein-Barr-Virus, Coxsackie, Echovirus, Picornavirus, Adenovirus, Flavivirus B, Respiratory-syncytial-Virus (RSV) und Zytomegalie (CMV).

Auch bakterielle Erreger wie Borrelien, Mykoplasmen und Tuberkelbakterien können im Liqour das Bild einer serösen Meningitis hervorrufen.

Da in diesem Fall eine spezifische Antibiotikatherapie obligat ist, muss beim Bild einer serösen Meningitis zusätzlich zur Virusdiagnostik immer eine gezielte Diagnostik für die genannten bakteriellen Erreger durchgeführt werden.

Die **eitrige (bakterielle) Meningitis** wird üblicherweise durch eine Liquorpleozytose von mehr als 1000/mm^3 vorwiegend polymorphkernigen Zellen definiert. Genau genommen ist jedoch eine Differenzierung der serösen von der eitrigen Meningits nicht nur durch die Zellzahl, sondern vor allem auch durch das Zellbild möglich.

Cave

Das Auffinden von segmentkernigen Granulozyten im Liquorzellausstrich muss daher auch bei einer Liquorpleozytose von weniger als 1000/mm^3 Zellen an eine bakterielle Genese der Meningitis denken lassen (z. B. Mykoplasmenmeningitis).

Die altersspezifischen Häufigkeiten der häufigsten Meningitiserreger sind in Tab. 10.14 zusammengefasst.

Tab. 10.14 Diagnostische Aussagekraft der gängigsten Untersuchungen im Liquor cerebrospinalis

Farbe	Normal	Farblos und klar
	Pathologisch	Trüb: eitrige Meningitis Xanthochrom: Extrem hoher Eiweißgehalt bei Sperrliquorsyndrom (Spinale Raumforderung, ältere Blutung) Blutig: blutige Punktion, Blutung (subarachnoidal)
Zellzahl, Zellbild	Normal	<5/mm^3
	Neugeborene	<15/mm^3
	Pathologisch	<1000/mm^3: seröse Meningitis bei viraler, tuberkulöser, Pilzmeningitis, Neuroborreliose, Mykoplasmen. Mäßige Lymphozytose auch bei demyelinisierenden und immunologischen Erkrankungen, sowie bei chemischen Noxen (z. B. intrathekales Methotrexat) >1000/mm$_3$: eitrige (bakterielle) Meningitis bei bakterieller Infektion **Cave**: überwiegen segmentkernige Granulozyten im Liquorzellausstrich (auch bei Zellzahl <1000/mm^3), spricht dies für eine bakterielle Ursache der Meningitis
Eiweiß	Normal	10–40 mg/dl
	Neugeborene	Bis 120 mg/dl
	Pathologisch	>40 (120) mg/dl: infektiöse, immunologische, vaskulitische, degenerative Prozesse
Glukose	Normal	60 mg/dl, Richtwert >2/3 des Blutzuckerspiegels
	Neugeborene	Bis 120 mg/dl
	Pathologisch	<2/3 des Blutzuckerspiegels bei bakterieller und tuberkulöser Meningitis; Glukosetransporterdefekt
Bakterienkultur, Gramfärbung	Häufige Erreger im Neugeborenenalter	Streptokokken der Gruppe B, E. coli, Listerien
	Häufige Erreger im Säuglings- und Kleinkindesalter	Hämophilus, Meningokokken, Pneumokokken
Virologie	Häufige Erreger im Neugeborenenalter	Herpes-simplex-Virus Typ I +II
	Häufige Erreger im Säuglings- und Kleinkindesalter	Varicella zoster, Masern, Rubella, Mumps, Epstein-Barr-Virus, Coxsackie, Echovirus, Picornavirus, Adenovirus, Flavivirus B, Respiratory-syncytial-Virus (RSV) und Zytomegalie (CMV), FSME
Immunglobuline (Ig) (IgG, IgM, IgA)		Durch Bestimmung der Ratio (Ig Liquor/Ig Plasma) lässt sich eine pathologische intrathekale Immunglobulinproduktion bei intrazerebralen entzündlichen Prozessen (Enzephalitis, Vaskulitis, Slow-virus-Infektionen) feststellen
Oligoklonale Banden		Die Bildung von oligoklonalen Immunglobulinen ist ein wichtiges diagnostisches Kriterium für multiple Sklerose
Sonstige Messgrößen Antikörper gegen diverse Bestandteile von Myelin (z. B. myelinbasisches Protein) erhöht bei entzündlichen und degenerativen Prozessen		Laktat: erhöht bei hypoxisch-ischämischen Ereignissen und bei Stoffwechselerkrankungen (v. a. Mitochondriopathien)

▪▪ Klinik

Die Leitsymptome der Meningitis unterscheiden sich bei Neugeborenen, Säuglingen oft von denen älterer Kinder und Jugendlicher. Bei Neugeborenen liegen meist allgemeine **Zeichen einer Sepsis** vor, es fehlen spezifische meningitische Zeichen. Bei Säuglingen und Kleinkindern äußert sich die Meningitis ebenfalls mit nur unspezifischen Symptomen wie Fieber und Nahrungsverweigerung. Die Fontanelle ist häufig vorgewölbt. Berührungsempfindlichkeit weist allgemein auf einen schlechten Allgemeinzustand hin. Bei älteren Kindern findet man neben den Allgemeinsymptomen (Fieber, Krankheitsgefühl, Abgeschlagenheit, Kopfschmerzen und Erbrechen) den **Meningismus** als typischen Hinweis.

▪▪ Diagnose

Das wichtigste diagnostische Zeichen der Meningitis ist der Meningismus. Der Meningismus entsteht durch Reizung der hinteren Nervenwurzeln, die im Bereich der HWS zur **Nackensteifigkeit** (Prüfung durch passives Anheben des Kopfes in Rückenlage) und im unteren Körperbereich zur **Streckhaltung** mit Schmerzen bei passiver Flexion. Objektiviert werden diese Symptome durch Auslösung des Kernig-, Brudzinski- und Lasègue-Zeichens (Abb. 10.23).

Cave

Bei Neugeborenen kann der Meningismus fehlen. Das Fehlen dieses Zeichens schließt bei Säuglingen und Kleinkindern eine Meningitis nicht aus.

Bei klinischem Verdacht auf Meningitis muss daher zur Verifizierung der Diagnose immer eine **Lumbalpunktion** durchgeführt werden (mögliche Befunde bei Meningitis Tab. 10.14).

▪▪ Differenzialdiagnose

Symptome wie Nackensteifigkeit und Kopfschmerzen, die immer an eine Meningitis denken lassen müssen, können auch durch Lymphadenitis colli, eine Pharyngitis oder durch muskuläre Probleme im Bereich der HWS (akuter Tortikollis) bedingt sein. Sorgfältige Anamnese und weitere klinische Befunde helfen bei der Differenzierung und können ggf. eine Lumbalpunktion erübrigen.

▪▪ Therapie

Beim Vorhandensein von >1000/mm^3 Zellen in der Kammerzählung bzw. bei Vorhandensein von polymorphkernigen Zellen im Ausstrich, jenseits der Neugeborenenperiode, sofortiger Therapiebeginn mit **Cefotaxim** oder **Ceftriaxon** und Anpassung des Antibiotikaregimes nach Ergebnis der Bakterienkultur. Zur Vermeidung eines Endotoxinschocks wird häufig vor Beginn der Antibiotikatherapie eine einmalige intravenöse Verabreichung von Kortikosteroiden empfohlen.

Bei viraler Meningitis genügen **Supportivmaßnahmen** wie Bettruhe, Antipyrese, intravenöse Flüssigkeitssubstitution.

▪▪ Prognose

Folgeschäden können vor allem nach bakterieller Meningitis auftreten. Am häufigsten treten Hörschäden, isolierte Hirnnervenlähmungen, fokale Krampfanfälle und Hydrozephalus auf. Auch Aufmerksamkeits-, Lern- und Verhaltensstörungen werden als Folgeproblem nach Meningitis berichtet.

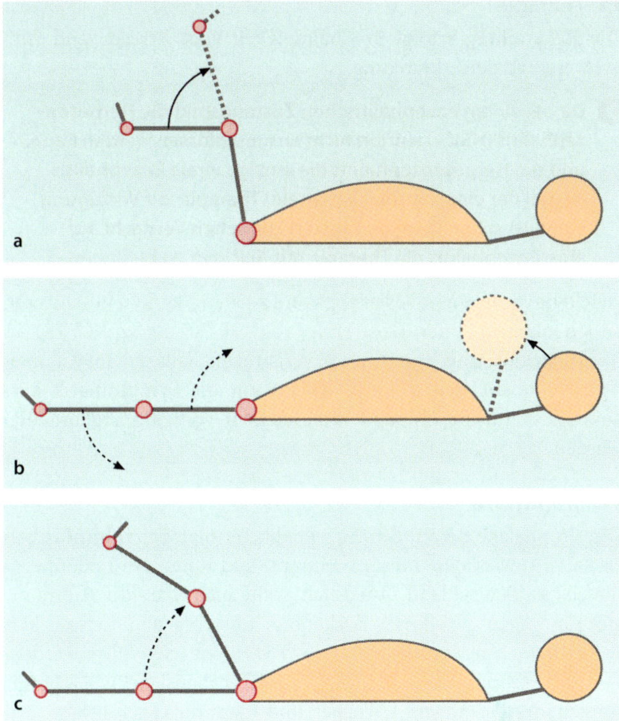

Abb. 10.23a–c Klinische Zeichen, die einzeln aber v. a. zusammen auf eine Meningitis hindeuten können. **a** Kernig-, **b** Brudzinski-, **c** Lasègue-Zeichen

10.14.2 Enzephalitis

▪▪ Definition

Die Enzephalitis ist eine primär entzündliche Erkrankung des Hirnparenchyms. Die primäre Ursache der Enzephalitis sind **virale Infektionen**. Die Erreger können eine akut entzündliche Reaktion hervorrufen (z. B. Herpesenzephalitis). Sie können aber auch nach primär asymptomatischem Befall im ZNS persistieren und erst zu einem späteren Zeitpunkt eine Krankheitsmanifestation mit einem subakut chronischen Verlauf hervorrufen (z. B. subakut sklerosierende Panenzephalitis nach Maserninfektion).

Bei **para- und postinfektiösen** Enzephalitiden stehen immunmediierte Prozesse, die als Reaktion auf eine vorhandene oder abgelaufene Virusinfektion entstanden sind, im Vordergrund (z. B. Rötel-, Mumps-, Masernenzephalopathie). Die histopathologischen Korrelate für immunmediierte Prozesse sind perivaskuläre inflammatorische Reaktionen und Demyelination.

▪▪ Ätiologie

Die wichtigsten Erreger der Enzephalitis sind **Herpesviren**. Weiterhin können Retroviren, Zytomegalie (CMV), Epstein-Barr-Virus (EBV), Papovaviren (Polyomavirus, Papillomavirus), Adenoviren eine Enzephalitis verursachen. In Ländern, in denen nicht routinemäßig gegen Masern geimpft wird, sind Masern die häufigste Ursache der postinfektiösen Enzephalitis. **Prionen** (Kuru-Kuru, Jacob-Creutzfeldt-Erreger) kommen als potenzielle Erreger einer chronischen Enzephalitis in Frage.

▪▪ Pathogenese

Viele Viren bevorzugen aus noch nicht gut verstandenen Gründen **bestimmte Regionen des ZNS**. So befällt beispielsweise das Poliovirus in erster Linie die grauen Vorderhornzellen des Rückenmarkes (Poliomyelitis) und das Herpes-simplex-Virus 1 den Temporallappen der Hemisphären. Andere Viren befallen bevorzugt die graue Substanz des Hirnmantels oder die Übergangszone von der grauen in die weiße Substanz. Die Viren können in Neuronen oder Ganglien des ZNS in einem Latenzstadium verharren und sich dort reaktivieren, replizieren und in andere Hirnteile ausbreiten (s. oben).

▪▪ Klinik

Eine akute virale Enzephalitis fällt fast immer durch eine **febrile Erkrankung** auf. Neben den Allgemeinsymptomen Fieber und Kopfschmerzen sind die häufigsten klinischen Zeichen **Bewusstseins- und Gedächtnisstörungen**, Desorientiertheit, Änderungen des Verhaltens und der Sprache sowie **neurologische Defizite** insbesondere fokaler Art, wie zerebrale motorische und/oder sensible Ausfälle und Paresen. Das EEG zeigt als Ausdruck eines fokalen elektrischen Status häufig periodische, lateralisierte epileptische Entladungen.

Nach Abklingen der akuten Entzündungsreaktion kann ein nicht progredienter **(Residual)defekt** den weiteren klinischen Verlauf bestimmen. In diesem Zusammenhang sind vor allem fokale Epilepsien, fokale motorische Ausfälle, häufig aber auch diffuse Defektsyndrome mit Verhaltens-, Aufmerksamkeits- und Lernstörungen zu nennen.

Im Falle eines postinfektiös immunmediierten enzephalitischen Geschehens ist mit einer Progredienz der Defektsymptomatik zu rechnen.

Die durch Persistenz von bestimmten Masernviren verursachte **subakut sklerosierende Panenzephalitis (SSPE)** manifestiert sich erst Jahre nach der primären (Masern-)Virusinfektion vor allem getriggert durch einen anderen interkurrenten viralen Infekt. Bei der SSPE liegt aufgrund einer progredienten Verschlechterung der klinischen Symptomatik ein neurodegenerativer Verlauf vor.

▪▪ Diagnose

Die Diagnose einer Enzephalitis wird durch die anamnestischen Symptome und klinischen Befunde vermutet und durch **Liquor- und serologische Untersuchungen** bestätigt. Weitere – aber unspezifische – diagnostische Hinweise sind das EEG, evozierte Potenziale, und Magnetresonanztomographie.

Therapie

Die Behandlung erfolgt in Abhängigkeit vom Erreger und vom Schweregrad der Erkrankung.

Da bei einem enzephalitischen Zustandsbild die Herpesenzephalitis (HSV 1) a priori nicht ausgeschlossen werden kann, und die Herpesenzephalitis die einzige virale Enzephalitis ist, bei der eine kausale (antivirale) Therapie zur Verfügung steht, ist schon beim geringsten klinischen Verdacht auf eine Enzephalitis die Therapie mit Aciclovir zu beginnen.

Aciclovir wir in einer Dosierung von 15–30 mg/kg KG, in schweren Fällen aber in einer Dosierung von 30–50 mg/kg KG/Tag in 3–4 Einzeldosen als Kurzinfusion verabreicht. Falls sich im Rahmen der Diagnostik eine andere Ursache für die Symptomatik herausstellt, kann die Therapie mit Aciclovir vorzeitig abgebrochen werden.

Prophylaxe

Die Prophylaxe der viralen Enzephalitis erfolgt durch **Impfungen** (► Kap. 19) wie Polio, Masern, Mumps, und Röteln. In Endemiegebieten (Süddeutschland, Österreich) sollte auch eine aktive Immunisierung gegen die durch Zeckenbiss übertragenen Erreger der Frühsommermeningoenzephalitis (FSME) durchgeführt werden. Die **FSME-Impfung** wird nach dem ersten Lebensjahr in 3 Teilimpfungen im Abstand von 4 Wochen und 1 Jahr durchgeführt.

Cave
Bei Exposition von nicht aktiv gegen FSME immunisierten Kindern wird von einer passiven Immunisierung mit Immunglobulinen aufgrund der Nebenwirkungen und des relativ geringen Risikos für einen folgenreichen ZNS-Befall abgeraten.

Von Impfgegnern wird häufig das Argument eines Impfschadens gebracht. Dem ist entgegenzuhalten, dass das Risiko einer ZNS-Komplikation nach spontaner Masernerkrankung mit 1/1000–1/2000 angegeben wird. Dieses Risiko wird durch die Masernimpfung etwa auf 1/1 Mio. gesenkt!

10.14.3 Poliomyelitis

Ätiologie

Die Poliomyelitis wird durch eine Infektion vor allem mit **Polioviren** (Gruppe Picornaviren), in seltenen Fällen auch von Cocksackie und Echoviren hervorgerufen. Polioviren sind Enteroviren und umfassen 3 immunologisch unterschiedliche (nicht kreuzreagierende) Typen. Die Infektion erfolgt über Sekrete des Nasopharyngealtrakts oder über fäkale Kontamination.

Pathogenese

Pathogenetisch steht bei Poliomyelitis ein primärer Virusbefall der **motorischen Vorderhornzellen** im Vordergrund. Dies steht im Gegensatz zu primär immunologischen Reaktionen bei Poliradikuloneuritis (Guillain-Barré-Syndrom), bei der primär die Nervenwurzeln betroffen sind.

Epidemiologie

In den Ländern (z. B. Europa, Nordamerika) mit flächendeckender Impfung gegen Poliomyelitis ist diese Erkrankung eine Seltenheit geworden. In Entwicklungsländern ist sie jedoch nach wie vor eine häufige Ursache von persistierenden Lähmungen bei Kindern und Erwachsenen.

Cave
Aufgrund der abnehmenden Impffreudigkeit unserer Bevölkerung, des zunehmenden Reisetourismus in Länder ohne wirksame Impfprogramme, und auch aufgrund der zunehmenden Migration sollte das klinische Bild der Poliomyelitis trotz ihrer gegenwärtigen Seltenheit nicht in Vergessenheit geraten.

Verlauf

Der klinische Verlauf der Poliomyelitis ist biphasisch.

In der **1. Phase** treten Fieber, Pharyngitis, und gastrointestinale Symptome auf.

In der **2. Phase** kommt es zu Nackensteifigkeit und Rückenschmerzen (im Sinne einer aseptischen Meningitis) sowie zu einer langsam progressiven charakteristischerweise **asymmetrischen Muskelschwäche** (im Sinne der Schädigung des 2. Motoneurons). Es sind vorwiegend die spinalen Motoneurone betroffen, bulbäre Motoneuronen (Hirnnervenlähmungen) sind selten betroffen.

Diagnose

Im **Liquor** findet sich eine monozytäre Pleozytose, das Liquoreiweiß kann geringfügig erhöht sein. Zum Erregernachweis muss eine Bestimmung der Virus-DNA erfolgen.

Therapie

Die Therapie ist supportiv. Motorische Defizite sind nach Poliomyelitis häufig und erfordern eine rehabilitative Langzeitbetreuung.

Prognose

Das **Postpoliosyndrom** kann Jahre nach der primären Infektion zu einer progressiven Atrophie und Verlust der Muskelkraft in den von der primären Infektion befallenen Muskelgruppen führen. Die Ursache für das Auftreten des Postpoliosyndroms ist nicht bekannt.

10.14.4 Transverse Myelitis

Die transverse Myelitis wird primär durch **Virusinfektionen** oder durch assoziierte **immunmediierte Prozesse** verursacht.

Klinik

Meist kommt es innerhalb weniger Stunden oder im Verlauf eines Tages zu einer akut oder subakut auftretenden **inkompletten Querschnittlähmung**. Diese kann auf jedem spinalen Niveau vorkommen. Bevorzugt ist der untere Bereich des Thorakalmarks betroffen. Typisch ist eine plötzlich auftretende Schwäche und Lähmung der Beine. Bei der klinisch-neuropädiatrischen Untersuchung fällt neben der Parese der Beine auch eine Hypo- oder Areflexie auf.

Da der gesamte Querschnitt des Myelons betroffen ist, sind neben den motorischen auch **sensible Ausfälle** im Sinne von Hypo- und/oder Parästhesien distal vom erkrankten Segment typisch. Weiterhin typisch sind akute Störungen der Spinkterfunktionen von Blase und Enddarm (Analreflex?).

Diagnose

Die diagnostischen Kriterien und die differenzialdiagnostische Abgrenzung der transversen Myelitis (Schädigung des gesamten Querschnitts des Myelons) von der Poliomyelitis (Schädigung der moto-

Tab. 10.15 Differenzialdiagnostische Abgrenzung der wichtigsten entzündlichen Erkrankungen des Rückenmarks

	Poliomyelitis	Transverse Myelitis	Poliradikuloneuritis
Ursache	Primär viral (Polioviren)	Primär viral oder immunmediiert nach abgelaufener Virusinfektion	Immunmediiert nach abgelaufener Virusinfektion
Ort der Schädigung	Spinale Motoneurone (selten bulbäre Motoneurone)	Myelon segmental	Nervenwurzeln und periphere Nerven, bulbäre Hirnnerven häufig mitbetroffen
Motorische Ausfälle	Asymmetrisch schlaffe Lähmung, MER negativ, Muskelatrophie	Symmetrische, zuerst schlaffe Lähmung, MER negativ, später distal des befallenen Segmentes spastische Lähmung, MER ++	Symmetrisch aufsteigende, schlaffe Lähmung, MER negativ
Sensible Ausfälle	Keine	Distal des befallenen Segmentes	Keine in typischen Fällen
Autonome Ausfälle	Keine	Distal des befallenen Segmentes	Keine
Sphinkterinsuffizienz (Blase, Mastdarm)	Keine	Vorhanden	Keine
Verlauf	Langsam einsetzende Lähmung	Rasch einsetzende Lähmung, Querschnittsymptomatik	Aufsteigende Lähmung bis bulbär
EMG, NLG	EMG: Denervierungsaktivität	Unspezifisch	NLG: pathologisch, Leitungsblock
Liquor	Monozytäre Pleozytose, Eiweiß (+)	Monozytäre Pleozytose, Eiweiß +	Zellzahl normal, Eiweiß +++
Therapie	Supportiv, Impfprophylaxe	Immunglobuline, Kortikosteroide	Immunglobuline, Kortikosteroide
Prognose	Bleibende motorische Defekte, Postpoliosyndrom	Restdefekte: Lähmungen, Sphinkterinsuffizienz, sensible Ausfälle	In den meisten Fällen Restitutio nach 2–4 Wochen

MER Muskeleigenreflexe, *EMG* Elektromyographie; *NLG* Nervenleitgeschwindigkeit

rischen Vorderhornzellen) und von der akuten Poliradikuloneuritis (Guillain-Barré-Syndrom, Schädigung der Nervenwurzeln) sind in Tab. 10.15 zusammengefasst.

Prognose

Die transverse Myelitis verursacht auch bei rascher Behandlung mit Kortikoiden und Immunglobulinen und konsequenter Physiotherapie in über 50% der Fälle Folgeschäden im Sinne von spastischen Lähmungen, anhaltenden Störungen der Sphinkterkontrolle oder dissoziierten Empfindungsstörungen distal von der betroffenen Region des Myelons führen.

10.14.5 Akute Polyradikuloneuritis (Guillain-Barré-Syndrom)

▶ Kap. 11.2 und Tab. 10.15.

10.14.6 Encephalomyelitis disseminata (multiple Sklerose)

Definition

Die Encephalomyelitis disseminata (multiple Sklerose, MS) ist eine primär entzündliche, **demyelinisierende Erkrankung** des ZNS unter Einbeziehung des N. opticus und des Myelons. Typisch ist ein chronisch rezidivierender Verlauf mit Remissionen und Relaps.

Epidemiologie

Die multiple Sklerose ist eine der häufigsten chronischen neurologischen Erkrankungen des Erwachsenenalters. Bis zu 10% aller MS-Fälle betreffen Kinder vor dem 16. Lebensjahr.

In der Pädiatrie unterscheidet man die echte **kindliche MS** mit Beginn vor dem 10. Lebensjahr und die **juvenile MS**, mit einem Häufigkeitsgipfel zwischen dem 10. und 15. Lebensjahr. 80% der kindlichen MS Fälle fallen in die letzte Kategorie.

Ätiologie

Ätiologisch werden primär immunologische, (post)infektiöse, toxische, genetische und Umweltfaktoren diskutiert. Unter anderem konnte gezeigt werden, dass der langfristige Aufenthalt in Gegenden mit niedrigen Temperaturen, hoher Luftfeuchtigkeit und Nebel mit einem erhöhten Risiko für die Entwicklung einer MS assoziiert ist. Genetisch konnte eine Assoziation mit bestimmten Subtypen des HLA-DR2-Lokus gefunden werden. Assoziationen mit Polymorphismen auf dem Tumornekrosefaktorgen, dem T-Zellrezeptorgen, dem myelinbasischen Protein u. a. werden ebenfalls diskutiert.

Pathogenese

Pathogenetisch wird derzeit die Hypothese vertreten, dass potenziell **autoaggressive T-Lymphozyten** bei bestimmten bakteriellen und viralen Infektionen aktiviert werden können und nach ihrem Eindringen in das ZNS durch Bindung an antigene Myelinstrukturen (myelinbasisches Protein) zu einer Entzündungskaskade führen. Histopathologisch führt dies dann zur Bildung der charakteristischen **Plaques** mit perivaskulären T-lymphozytären Infiltraten, Destruktion der Myelinscheiden und Gliose im Endstadium des entzündlichen Prozesses.

Klinik

Die MS ist definiert als eine Erkrankung des ZNS mit multiplen Läsionen, die charakteristischerweise zeitlich und örtlich getrennt auftreten und die mit einem charakteristischen Liquor- und MRT-Befund einhergehen.

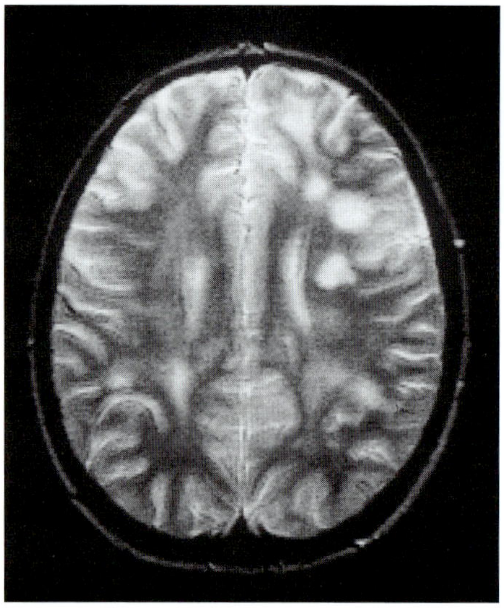

Abb. 10.24 Kernspintomographischer Befund (MRT) des Gehirnes eines 15-jährigen Mädchens mit multipler Sklerose (MS). Es sind multiple und unterschiedlich große rundliche Signalintensitäten der subkortikalen und tieferen weißen Substanz zu erkennen

Vielfältige **neurologische Ausfallerscheinungen** bilden ein buntes Spektrum von möglichen klinischen Symptomen und Zeichen: Störungen der Sensibilität äußern sich häufig mit für einige Tage andauernden Parästhesien, Hypo- oder Hyperästhesien. Störungen der Motorik äußern sich mit Schwäche von einzelnen Muskelgruppen und Extremitäten. Sehstörungen bedingt durch Augenmuskelschwäche äußern sich mit Diplopie, Sehstörungen bedingt durch eine Neuritis nervi optici äußern sich charakteristischerweise mit einer schleierartigen Trübung des gesamten Sehfelds. Auch Ataxie, Dysarthrie und Spinkterinsuffizienz oder Harninkontinenz gehören zum klinischen Spektrum der MS.

Im MRT findet man **disseminierte Läsionen**, vor allem in der zentralen weißen Hirnsubstanz (periventrikulär), im Balken, zerebellär, im Hirnstamm und im Myelon (Abb. 10.24). Im Liquor lassen sich **oligoklonale Banden** und Zeichen einer intrathekalen IgG-Produktion finden. Weitere diagnostische Hilfsmittel sind die evozierten Potenziale (vor allem VEP, AEP).

Verlauf

Der klinische Verlauf der MS ist durch einen **rezidivierend schubhaften (remitting-relapsing)** Verlauf mit völliger Rückbildung der neurologischen Symptomatik oder mit residualen Defiziten nach Abklingen des akuten Schubes gekennzeichnet. In selteneren Fällen verläuft die MS **primär progressiv** ohne Verbesserung nach dem initialen Schub und darauf folgender weiterer Verschlechterung. Die **sekundär progressive MS** ist durch einen anhaltend progredienten Verlauf nach initial schubhaft rezidivierenden Episoden gekennzeichnet.

Diagnose

Da es für die MS keine eindeutigen pathognomonischen Befunde gibt, kann die definitive Diagnose erst im Verlauf der Erkrankung und in Zusammenschau mit diversen klinischen und paraklinischen Befunden gestellt werden. Das entscheidende Kriterium für die Diagnose ist der Nachweis von zeitlich und örtlich-topographisch getrennt verlaufenden Ereignissen. Der Einsatz der Magnetresonanztomographie hat die diagnostische Empfindlichkeit und Treffsicherheit wesentlich verbessert.

Differenzialdiagnose

Abzugrenzen von der multiplen Sklerose ist aufgrund der akuten Symptome bei Beginn der Erkrankung vor allem die **akute disseminierte Enzephalomyelitis** (ADEM), die im Gegensatz zur MS durch einen transitorischen, selbstlimitierten multifokalen Prozess gekennzeichnet ist, zu deren Initialsymptomen obligatorisch auch enzephalopathische Erscheinungen (Verhaltensauffälligkeiten, Verwirrtheit, Lethargie, Koma) gehören. Das **klinisch isolierte Syndrom** (clinical isolated syndrome, CIS) ist durch eine einmalige akute mono- oder polysymptomatische inflammatorische demyelinisierende Attacke, jedoch ohne Enzephalopathie gekennzeichnet. Langzeitverlaufstudien deuten darauf hin, dass es Vorläufer einer sich später entwickelnden MS sein kann. Die **Neuromyelitis optica** ist eine weitere Form eines inflammatorisch demyelinisierenden Prozesses, die durch eine Neuritis nervi optici und eine akute Myelitis mit entsprechenden MRT-Veränderungen gekennzeichnet ist. Bei einem primär progressiven Verlauf der MS muss der chronisch progressive Verlauf einer Neuroborreliose ausgeschlossen werden.

Therapie

Die Therapie der MS bezieht sich vorwiegend auf die Behandlung der »Schübe« bei der rezidivierenden und remittierenden Verlaufsform sowie auf die Verringerung der Progressionsrate. Die Behandlung von Schüben erfolgt vor allem mit hochdosierten **Steroiden** (z. B. Pulstherapie mit Methylprednisolon i.v.). Das Ziel der **immunmodulatorischen und immunsuppressiven** Therapie ist die Reduktion der Häufigkeit von Relapsen und die Prävention der Progression der neurologischen Ausfallserscheinungen. Als immunmodulatorische Substanzen sind vor allem Interferon β (1b und 1a) und Glatirameracetat und Einsatz. Bei unzureichendem Ansprechen auf diese Therapie (Fortbestehen der Relapse und Progression der neurologischen Ausfallserscheinungen) kommen immunsuppressive Substanzen (z. B. Cyclophosphamid) zum Einsatz.

Entscheidend sind bei progressivem Verlauf auch konsequente physiotherapeutische Maßnahmen und sozialmedizinische Hilfen!

Prognose

Langzeitverlaufsstudien bei Patienten mit Erstmanifestation der MS im Kindes- und Jugendalter zeigen, dass eine relativ lange Latenzzeit (Median ca. 30 Jahre) vom Beginn der Erkrankung bis zum Einsetzen der sekundären Progression mit schwerer neurologischer Behinderung. Die meisten Patienten mit kindlicher und juveniler MS sind daher im frühen Erwachsenenalter voll beruflich aktiv mit nur milden neurologischen Beeinträchtigungen (»mild disability«). Bei primär progressiver MS und bei Eintreten der sekundären Progression sind die Patienten, vor allem aufgrund einer fortschreitenden Spastik, frühzeitig an den Rollstuhl gebunden.

10.14.7 Akute disseminierte Enzephalomyelitis

Die akute disseminierte Enzephalomyelits (ADEM) ist eine monophasische Erkrankung, die in der Folge von viralen Infekten auftritt. Eine Assoziation mit einer vorangegangenen Infektion mit Mykoplasma pneumoniae wird ebenfalls beschrieben.

Klinik

Klinisch geht die ADEM mit **multifokalen neurologischen Symptomen** und Zeichen einher. Im Unterschied zur MS treten die multifokalen Ausfälle gleichzeitig auf. Weiterhin gehören im Unterschied zur MS und zum klinisch isolierten Syndrom (CIS) auch enzephalopathische Erscheinungen (Verhaltensauffälligkeiten, Verwirrtheit, Lethargie, Koma) und zerebrale Anfälle zum Erscheinungsbild. Typisch ist auch eine Beteiligung des Rückenmarks. In ausgeprägten Fallen kann es bis zu einer kompletten **Querschnittsymptomatik** kommen. Bei der initial häufigen dramatischen Symptomatik kann die ADEM wie eine Virusenzephalitis (s. oben) imponieren. Dagegen kommt der Beginn einer MS eher »auf leisen Sohlen«. Im Liquor findet man ähnliche Befunde wie bei MS. Im MRT findet man großflächige, meist bilaterale Läsionen desselben Stadiums.

Therapie

Therapeutisch werden hochdosierte Kortikosteroide und Immunglobuline eingesetzt.

Prognose

Die ADEM kann trotz initial häufig schwerer neurologischer Symptomatik wieder **ganz abheilen** und keine oder nur geringe neurologische Symptome hinterlassen. In einigen Fällen gibt es jedoch auch schwere neurologische Residualsyndrome.

10.14.8 Zerebrale Vaskulitis

Definition

Eine Vaskulitis des ZNS kann in 4 unterschiedlichen Formen bzw. klinischen Zusammenhängen auftreten:
- als **isolierte** Erkrankung (primäre Angiitis des ZNS);
- als Komplikation einer **systemischen** Vaskulitis oder einer rheumatischen Erkrankung (▶ Abschn. 10.15.1);
- als Folge **infektiöser** (vor allem Varizellen) oder anderer Erkrankungen des ZNS;
- durch **toxische** Wirkungen von Medikamenten und Drogen.

Pathogenese

Pathogenetisch kommt es zur Akkumulation und Infiltration der Gefäßwände mit Leukozyten, zur Freisetzung von Zytokinen, Aktivierung der inflammatorischen Kaskade, Schädigung des Endothels und schließlich zur Zerstörung der Gefäßwände mit Thrombosen und distalen Gewebsinfarkten. In der Pathogenese scheinen **antineutrophile zytoplasmatische Antikörper (ANCA)** wichtige Rollen zu spielen.

Klinik

Anamnestische und klinische Symptome einer zerebralen Vaskulitis sind abhängig von der befallenen Hirnregion. Sind kortikale oder subkortikale Regionen betroffen, resultieren fokale neurologische Symptome und Defizite. Leitsymptome, die auf eine Vaskulitis des ZNS hinweisen können, sind akute zerebrale (meist fokale) Anfälle und Veränderungen des Verhaltens (»**seizures and psychiatric symptoms**«). Diese Symptome kommen ebenso bei der fokalen Enzephalitis (mit Vaskulitis) vor.

Diagnose

Den Beweis für die Diagnose einer zerebralen Vaskulitis oder Angiitis liefert die invasive **konventionelle Angiographie**, wobei auch diese nicht sensitiv genug ist und daher falsch negative Ergebnisse erbringen kann. Die nichtinvasive Kernspinangiographie kann nur bei Angiitis größerer Gefäße diagnostisch sein. Ein normaler Magnetresonanztomographiebefund sowie ein unauffälliger Liquorbefund schließen eine umschriebene zerebrale Vaskulitis nicht aus, wenngleich zahlreiche Kinder mit einer ausgeprägten Angiitis des Zerebrums kleine hypodense Zonen im MRT und ein erhöhtes Liquoreiweiß aufweisen. Somit gehören neben einer detaillierten Anamnese und sorgfältigen klinischen und neurologischen Untersuchung immer auch ein MRT und eine **Lumbalpunktion** zur Basisdiagnostik, ein Angiogramm zur erweiterten klinischen Diagnostik.

Zur **Labordiagnostik** gehört neben dem Nachweis von Eiweiß im Liquor (unspezifisch) die serologische Untersuchung auf Antikörper, die mit bestimmten Formen der zerebralen Vaskulitis assoziiert sein können (ANCA, Antiphospholipid-AK, Kardiolipin-AK, Faktor-VIII-Antigen, Lupus-Antikoagulans). In seltenen Fällen kann der Nachweis von vaskulitischen Veränderungen im **Biopsiematerial** erförderlich sein.

Therapie

Die Therapie der zerebralen Vaskulitis richtet sich ggf. in erster Linie auf die **Behandlung der Grunderkrankung** (antibakteriell, antiviral, antituberkulostatisch usw.). Gegen die postinfektiöse oder isolierte zerebrale Vaskulitis müssen bei Persistenz der Symptome **Steroide** eingesetzt werden. In vielen Fällen sind **zytostatisch** wirksame Medikamente wie Methotrexat (MTX) oder Cyclophosphamid erforderlich. In akuten Phasen kann bei systemischem Lupus erythematodes (SLE) mit zerebraler Beteiligung eine Plasmapherese oder die intravenöse Anwendung von Immunglobulinen indiziert sein.

Prognose

Die Prognose ist in erster Linie von der Grunderkrankung (z. B. Infektion) abhängig. Bei der postinfektiösen Vaskulitis (insbesondere nach Varizellen) kann es je nach betroffener Hirnregion bei vaskulitisch verursachten Hirninfarkten akut und dauerhaft zu schweren neurologischen Defiziten kommen: Hirnnerven- und Hemiparesen; Sprachstörungen; Ataxie; Lern- und Verhaltensstörungen.

10.15 Neurologische Mitbeteiligung bei systemischen Erkrankungen

S. Stöckler-Ipsiroglu

10.15.1 Neurologische Manifestationen bei rheumatischen Erkrankungen

Definition

Rheumatische Erkrankungen umfassen eine Gruppe von **Autoimmunerkrankungen**, denen das allgemeine Symptom der chronischen Arthritis gemeinsam ist. Zusätzlich besteht bei den einzelnen Erkrankungen dieser Gruppe ein Spektrum an nicht artikulären Manifestationen, wobei im Rahmen einer neurologischen Manifestation auch das zentrale, periphere und autonome Nervensystem betroffen sein kann.

Pathogenese

Pathogenetisch liegen den neurologischen Manifestationen von rheumatischen Erkrankungen entzündliche Prozesse der kleinen und mittleren Gefäße (zerebrale Vaskulitis), vaskuläre Immunkomplexdepositionen sowie thrombotische/thromboembolische Veränderungen zugrunde. Sekundäre Veränderungen im ZNS kommen

Tab. 10.16 ZNS-Manifestationen bei rheumatischen Erkrankungen.

Erkrankung	Mögliche ZNS-Manifestationen
Rheumatisches Fieber	Chorea Sydenham, Anfälle, Meningoenzephalitis, Pseudotumor cerebri, Papillenödem, akute Psychose
Systemischer Lupus erythematodes	Hypertensive Enzephalopathie bei Niereninsuffizienz, akute Psychose, Demenz, Chorea, Meningitis
Polyarteritis nodosa	Plötzlicher Visusverlust, Schlaganfall, Hemiparese
Primäre Angitis des ZNS	Fokal neurologische Ausfälle, Anfälle, Demenz

im Rahmen einer hypertensiven Enzephalopathie bei renaler Manifestation der rheumatischen Erkrankung (systemischem Lupus erythemathodes) vor. Zu Bewegungsstörungen können auch rheumatische Myositis (▶ Kap. 13.5) sowie Myelopathien im Rahmen einer fortgeschrittenen zervikalen Arthritis führen.

Klinik

ZNS-Manifestationen Die wichtigsten ZNS-Manifestationen bei rheumatischen Erkrankungen sind in Tab. 10.16 zusammengefasst.

Chorea Sydenham Neben den mannigfaltigen neurologischen Manifestationen, die bei rheumatischen Erkrankungen auftreten können, stellt die Chorea Sydenham auf Grund ihrer eindrücklichen **extrapyramidalen Symptomatik** ein spezifisches Krankheitsbild dar und wird daher an dieser Stelle exemplarisch herausgegriffen und genauer beschrieben.

Die Chorea Sydenham ist eine neurologische Komplikation, die als Folge einer Infektion mit **β-hämolysierenden Streptokokken** auftreten kann. Die Chorea kann dabei zusammen mit den typischen Manifestationen des **rheumatischen Fiebers** (Fieber, Arthritis, Endokarditis, Erythema marginatum, subkutane Noduli) auftreten, oder auch isoliert ohne jegliche Zeichen des rheumatischen Fiebers. Pathogenetisch liegt eine rheumatoid proliferierende **Endarteritis** kortikal, in den Basalganglien und meningeal zugrunde.

Die klinische Symptomatik ist charakterisiert durch schnelle, unwillkürliche distale Bewegungen (**Chorea**), allgemeine Muskelhypotonie und emotionale Labilität. Die choreiformen Bewegungen sind abrupt, nicht repetitiv und betreffen vor allem das Gesicht (Grimassieren), die Arme und die Beine. Die psychischen Veränderungen beinhalten **Hyperaktivität**, unkoordiniertes Verhalten und Konzentrationsprobleme in der Schule. Die Symptomatik entwickelt sich meist langsam und bildet sich im Regelfall nach 2–6 Monaten zurück.

Diagnose

Die Diagnose wird aufgrund der typischen klinischen Symptomatik, des **Antistreptolysin-O-Titers**, eines verkürzten PR-Intervalls im EKG und einer Erhöhung der Entzündungsparameter (CRP und Blutsenkungsreaktion) gestellt.

Therapie

Die Therapie besteht in der Gabe von **Penicillin** über 10 Tage und im Anschluss daran in einer Penicillinprophylaxe.

> **Die Penicillinprophylaxe muss bis ins Jugend- bzw. junge Erwachsenenalter eingehalten werden, da bei Reinfektion ein 50%iges Risiko für die Entwicklung einer rheumatischen Endokarditis besteht.**

Gegen die neurologische Symptomatik wird Phenobarbital, Diazepam, Valproinsäure, Chlorpromazin oder Haloperidol eingesetzt.

Prognose

Die **Prognose** ist gut. In den meisten Fällen bilden sich die Symptome völlig zurück. Selten können aber auch Residualsymptome im Sinne von motorischen, kognitiven oder neuropsychologischen Störungen bestehen bleiben.

10.15.2 Neurologische Manifestationen bei Herz-, Nieren und Lebererkrankungen

Herzerkrankungen

Pathogenese

Annähernd jedes 100. Neugeborene kommt mit einem **angeborenen Herzfehler** (Vitium) zur Welt. Mehr als 50% davon haben ein hämodynamisch wirksames Vitium, das innerhalb des 1. Lebensjahres einer operativen Korrektur bedarf. Neurologische Schäden stellen die häufigste extrakardiale Komplikation bei angeborenen Vitien dar.

Das pathogenetische Substrat für die zerebralen Schäden sind **hypoxische bzw. ischämische und Reperfusionsschäden**, die im Rahmen von fokalen vasookklusiven Insulten oder im Rahmen einer globalen zerebralen Hypoperfusion auftreten. Bei unkorrigierten Vitien stehen als Ursache für die Schädigung chronische Zyanose, Polyglobulie und Rechts-links-Shunt im Vordergrund. Bei Operationen an der Herzlungenmaschine sind intraoperative globale Perfusionsstörungen die Hauptursache für die zerebrale Morbidität. In der postoperativen Phase können Thromboembolien und kardiogener Schock zu weiteren neurologischen Schäden führen.

Klinik

Klinisch stehen im Falle von lokalisierten vasookklusiven Ereignissen neurologische **Herdsymptome** im Vordergrund (z. B. Hemiparese, fokale zerebrale Anfälle). Im Falle eines generalisierten Hypoxie/Ischämie/Reperfusionsschadens sind komplexe neurologische Bilder mit zusätzlicher **allgemeiner Entwicklungsretardierung** zu erwarten. Dieser Schädigungsmechanismus ist im Vergleich zu lokalisierten Ereignissen viel häufiger.

Eine spezifische Verlaufsform stellt die **postoperative Enzephalopathie** (nach Operationen an der Herzlungenmaschine) dar, die gekennzeichnet ist durch eine postoperative prolongierte Bewusstseinsstörung, zerebrale Anfälle und (meist choreoathetotische) Bewegungsstörungen. Zu 90% ist mit einer bleibenden Residualsymptomatik zu rechnen.

Neurologische Störungen in Assoziation mit Vitien können aber auch primär bei **genetisch bedingten Fehlbildungssyndromen** (z. B. im Rahmen von Chromosomenveränderungen) vorkommen. Beispiele sind das **Williams-Beuren-Syndrom** (Mikrodeletionssyndrom 7q11.2), das durch supravalvuläre Aortenstenose, periphere Pulmonalstenose, mentale Retardierung, IQ meist weniger als 55, typische Fazies gekennzeichnet ist (▶ Kap. 34 und 23). Eine relativ häufige Assoziation stellt auch das **CATCH-22-Spektrum** (22q11 del) mit diversen kardialen Defekten, Gaumenspalte, Thymushypoplasie, Hypoparathyreoidismus, hypokalzämischen Anfällen und allgemeiner mentaler Retardierung dar.

Nierenerkrankungen

Akutes Nierenversagen Beim akuten Nierenversagen führen **Hypervolämie und Elektrolytverschiebungen** zu Kopfschmerzen, Erbrechen, Bewusstseinsstörung (Apathie oder Agitation), Muskelfibrillationen und Muskelschwäche. Ähnliche Symptome können auch bedingt durch Osmolaritäts- und Volumenschwankungen vor allem im Rahmen der ersten Hämodialysesitzungen auftreten.

Chronisches Nierenversagen Spezifische, aber selten auftretende mit Hämodialyse assoziierte neurologische Komplikationen sind das **Dialyse-Dysäquilibrium-Syndrom** (Kopfschmerzen, Erbrechen, Sehverlust, Hirndrucksteigerung) und die **progressive Dialyseenzephalopathie** (Stakkatosprache, Paraplegie, Myoklonus, Intelligenzabbau).

Die **urämische Enzephalopathie** ist ein komplexer metabolischer Zustand, dem zusätzlich zu Volumen- und Elektrolytveränderungen auch die Akkumulation von toxischen, harnpflichtigen Substanzen zugrunde liegt. Ein frühes Zeichen ist ein charakteristischer Tremor, weiterhin können auch dyspraktische Sprachstörungen, die sog. urämische Amaurose, Choreoathetose, Gehörverlust, Myoklonien und zerebrale Anfälle assoziiert sein.

Die ebenfalls bei chronischem Nierenversagen vorkommende **hypertensive Enzephalopathie** ist bei Blutdrucksteigerungen um über die 4fache Standardabweichung des altersentsprechenden Normwertes zu erwarten. Sie ist pathogenetisch durch ein Versagen der zerebralen Autoregulation (Versagen der kompensatorischen Vasokonstriktion und perivaskuläres Ödem) bedingt. Klinisch neurologische Hinweise für das Vorliegen einer hypertensiven Enzephalopathie sind akute Hirndruckzeichen wie Kopfschmerzen, Erbrechen, Meningismus, Bewusstseinsstörung bis hin zum Koma sowie durch lokalisierte Infarkte hervorgerufene fokale Zeichen. Charakteristisch ist die **okzipitale Rindenblindheit**. Therapeutisch ist eine rasche Blutdrucksenkung mit Nifedipin, Natriumnitroprussid oder Captopril notwendig.

Lebererkrankungen

Die **hepatische Enzephalopathie** kann sowohl bei akutem als auch bei chronischem Leberversagen im Rahmen von Intoxikationen, Virushepatitis, oder chronisch metabolischer oder infektiöser Lebererkrankungen entstehen. Pathogenetisch liegen den ZNS-Erscheinungen erhöhte arterielle Ammoniakwerte, erhöhte Glutaminspiegel im ZNS sowie die Akkumulation von toxischen Substanzen und von bakteriellen Abbauprodukten von Eiweißen aus dem Darm zugrunde.

Weitere Enzephalopathiesyndrome, die in Assoziation mit akuten oder chronischen Lebererkrankungen auftreten, sind das **Reye-Syndrom** (Leberverfettung, Transaminasen- und Serumammoniakerhöhung, Koma), die **Bilirubinenzephalopathie (Kernikterus:** Choreoathetose, zerebelläre Ataxie und beidseitige Taubheit) und der M. Wilson (hepatolentikuläre Degeneration, autosomal rezessive Kupfertransport-ATPase-Störung mit Leberzirrhose, typischem Hand-Kopf-Tremor, Dystonie, Rigor, Demenz und Kayser-Fleischer-Kornearing).

10.16 Neurologische Manifestationen bei Intoxikationen

S. Stöckler-Ipsiroglu

Klinische und insbesondere neurologische Manifestationen bei diversen Intoxikation sind im ▶ Kap. 39 dargestellt. In ◘ Tab. 10.17 sind ergänzend dazu die wichtigsten neurologischen Intoxikationssyndrome dargestellt, die durch Hemmung bzw. Exzitat des autonomen Nervensystems entstehen.

◘ **Tab. 10.17** Häufige neurologische Intoxikationssyndrome

Neurotransmitterwirkung	Klinische Symptomatik	Wichtigste verursachende Substanzen
Anticholinerg	Periphere Symptome: Tachykardie, trockene Haut, Schleimhaut, weite Pupille, gastrointestinale Hypomobilität, Harnretention	Atropin, trizyklische Antidepressiva
	Zentrale Symptome: Halluzinationen, Agitation, Ataxie, Psychose	
Cholinerg	Bewusstseinsstörung, Koma, enge Pupillen, Faszikulationen, Speichelfluss, Bronchokonstriktion, Lungenödem, Bradykardie	Organische Insektizide, Nikotin
Sympathomimetisch	Ruhelosigkeit, Schlaflosigkeit, Mydriasis	Amphetamine, Koffein, Kokain, Nikotin
Serotoninerg	Peripher: Fieber, Flush, Schweißausbrüche	Serotoninreuptakehemmer
	Zentral: Myoklonus, Tremor, Ataxie, Hyperreflexie	
Antihistaminerg	Sedierung bis Koma, Bewegungsstörung	Antihistaminika
Opioid	Peripher: Bradykardie, Muskelschwäche	Opioide
	Zentral: stecknadelkopfgroße Pupillen, Koma	

Literatur und Links

Aksu F (2011) Neuropädiatrie. Diagnostik und Therapie neurologischer Erkrankungen im Kindes- und Jugendalter, 4. Aufl. Uni-Med, Bremen

Baumann T (2006) Atlas der Entwicklungsdiagnostik. Vorsorgeuntersuchungen U1 bis U19/J1, 2. Aufl. Thieme, Stuttgart

Heinen F, Boehmer J, Hufschmidt A, Berweck S, Christen HJ, Fiezek U, Kieslich M, Krieg S, Mall V, Mueller-Felber W (2009) Pädiatrische Neurologie: Diagnose und Therapie. Kohlhammer, Stuttgart

Swaiman KF, Ashwal S, Ferriero DM (2006) Pediatric neurology. Principles and Practice, 4th edn. Elsevier, Mosby St. Louis

Volpe JJ (2008) Neurology of the Newborn, 5th edn. Elsevier, Health Sciences

Treatable Intellectual Disability WebApp via www.treatable-id.org

Neuromuskuläre Erkrankungen

C. Hübner, A.M. Kaindl, M. Schülke

C. P. Speer, M. Gahr (Hrsg), *Pädiatrie*,
DOI 10.1007/978-3-642-34269-1_11, © Springer-Verlag Berlin Heidelberg 2013

Einleitung

Der Nobelpreisträger Sir Charles Scott Sherrington (1857–1952) definierte die funktionelle motorische Einheit: jede Muskelfaser wird von einem Motoneuron innerviert, und jedes Motoneuron innerviert mehrere Muskelfasern. Ein Aktionspotenzial eines Motoneurons führt zur Kontraktion aller von diesem innervierten Muskelfasern. Funktionsstörungen der verschiedenen Komponenten motorischer Einheiten führen zu neuromuskulären Erkrankungen (NME), bei denen das zentrale, sensible oder auch autonome Nervensystem und andere Organsysteme mitbetroffen sein können.

Die wichtigsten NME sind von proximal nach distal solche
- der motorischen Vorderhornzelle → spinale Muskelatrophien,
- des Axons oder der Schwannschen Zelle → Neuropathien,
- der motorischen Endplatte → Myasthenien,
- der Ionenkanäle der Muskelzelle → Myotonien,
- der Muskelzelle → Muskeldystrophien, Myopathien,
- der Mitochondrien → Mitochondriopathien.

Allen NME gemein ist eine Verminderung der groben Kraft mit meist progredienter degenerativer Muskelatrophie.

Weitere Informationen zu den einzelnen Erkrankungen sowie Querverweise auf hier nicht aufgeführte Differenzialdiagnosen können im Internet gefunden werden (www.ncbi.nlm.nih.gov/sites/entrez?db=OMIM und www.treat-nmd.eu). Myopathien können auch im Rahmen von Systemerkrankungen auftreten. Die Dermatomyositis mit entzündlich veränderter Muskelzelle wird im Kapitel der rheumatologischen Erkrankungen (▶ Kap. 14), Mitochondriopathien werden in ▶ Abschn. 11.9 abgehandelt.

11

! Cave
Bei Patienten mit einer Muskelerkrankung besteht ein erhöhtes Risiko einer malignen Hyperthermie, das bei jeder Narkose zu beachten ist.

11.1 Spinale Muskelatrophien

■■ Definition

Spinale Muskelatrophien (SMA) sind in erster Linie degenerative Erkrankungen der **motorischen Vorderhornzellen** im Rückenmark und ihrer **peripheren Axone**. Häufig ist der N. hypoglossus mitbetroffen mit dem Symptom einer **Zungenfaszikulation**.

■■ Epidemiologie

Die klassische autosomal-rezessive SMA stellt in der mitteleuropäischen Bevölkerung mit einer Inzidenz von 1:10.000 Lebendgeburten und einer Überträger- oder Heterozygotenfrequenz von 1:50 die zweithäufigste autosomal-rezessiv erbliche Erkrankung des Kindesalters nach der zystischen Fibrose.

■■ Pathogenese

Die autosomal-rezessiven SMA werden in ca. 96% der Fälle durch homozygote Deletionen/Genkonversionen des telomeren **SMN1-Gens** (Chromosom 5q13) verursacht, das das Survival-motor-neuron-1-Protein kodiert. Dies führt zu einem Verlust des **SMN1**-Produktes und zu einer SMA, deren Verlaufsform durch eine variable Anzahl zentromerer **SMN2**-Genkopien bestimmt wird. **SMN2** unterscheidet sich von **SMN1** durch einen stillen Basenaustausch im Exon 7 und nur wenige **SMN2**-Transkripte entsprechen einem funktionsfähigen SMN1-Protein. In der Regel gilt, je mehr **SMN2**-Kopien ein Patient besitzt, desto milder ist der Verlauf seiner SMA (**Gendosiseffekt**).

11.1.1 Spinale Muskelatrophien Typ 1–3 (SMA1–3)

■■ Klinik, Verlauf

Die autosomal-rezessive SMA des Kindes- und Jugendalters wird nach Zeitpunkt der Manifestation, Schweregrad und Prognose in 3 Verlaufsformen (SMA1–3) unterteilt.

SMA1 Bei der **frühinfantilen schweren** Verlaufsform **SMA1** (**Morbus Werdnig-Hoffmann**) berichten die Mütter oft von schwachen Kindsbewegungen während der Schwangerschaft. Die Kinder haben bereits bei Geburt eine generalisierte Muskelschwäche (»floppy infant«) mit proximaler Betonung oder zeigen bis zum 6. Lebensmonat erste Symptome. Eine symmetrische, **proximal betonte Muskelschwäche**, bei der die Beine mehr als die Arme betroffen sind, eine schlechte, meist **fehlende Kopfkontrolle**, eine wache aufmerksame Mimik, die auf eine relative Aussparung der fazialen Muskulatur weist, eine Atrophie der Interkostalmuskulatur mit **Tachypnoe** und paradoxer Schaukelatmung, bei der bei Inspiration sich die Rippen senken, Zungenfaszikulation und Polyminimyoklonien oder Tremor der Hände sind typische Symptome. Oft können die Säuglinge nur noch ihre Finger und Zehen bewegen, und das Trinken fällt ihnen schwer.

Das charakteristische Bild eines Glockenthoraxes beruht auf einer Atrophie der Interkostal- und Schultergürtelmuskulatur, die typische sog. **Froschschenkelhaltung** auf einer ausgeprägten Muskelschwäche der Beine (◘ Abb. 11.1). Die Muskeleigenreflexe sind erloschen. Den betroffenen Kindern ist freies Sitzen auch im fortgeschrittenen Alter nicht möglich. Aufgrund einer fortschreitenden respiratorischen Insuffizienz und Bulbärparalyse überleben nur 1/3 aller Kinder die ersten 2 Lebensjahre. Die durchschnittliche Überlebenszeit liegt bei 7–8 Monaten.

Auch eine **Arthrogryposis multiplex congenita** kann Folge einer pränatal manifesten SMA1 sein.

SMA2 Bei der **spätinfantilen intermediären SMA2** treten erste Symptome mit etwa 8, spätestens 18 Lebensmonaten auf. Die Patienten erreichen den motorischen Meilenstein des kurzzeitigen freien Sitzens, können aber nicht frei laufen. Die Muskelschwäche führt oft im Verlauf zu Skoliosen, Trichterbrust, Gelenkkontrakturen und einer eingeschränkten Lungenfunktion. Fast alle Patienten erreichen das 11. und viele (ca. 80%) das 20. Lebensjahr.

SMA3 Die **milde** Verlaufsform **SMA3** (**Morbus Kugelberg-Welander**) beginnt jenseits des 18. Lebensmonats und vor dem 30. Lebensjahr mit einer großen Variabilität der klinischen Symptome. Alle Patienten lernen, frei zu laufen, manche verlieren ihre Gehfähigkeit; viele führen ein unabhängiges Leben. Insbesondere die **proximale Oberschenkelmuskulatur** ist atroph (◘ Abb. 11.2a).

■■ Diagnose

Entscheidend für die Diagnose einer SMA sind das typische klinische Bild, eine normale oder nur geringfügig erhöhte Kreatinkinaseaktivität (CK) im Serum und der Nachweis einer homozygoten **SMN1-Deletion/Genkonversion** (Untersuchung einer EDTA-Blutprobe). Ist der Befund negativ, so ist eine SMA zwar noch nicht ausgeschlossen, doch sind Missense-Mutationen selten. Degenerationen der großen ventromedialen Vorderhornzellen mit Wallerscher Degeneration der Axone führen zu einem progredienten Ausfall der motorischen Einheiten und einer kompensatorischen kollateralen Aussprossung intakter Motoneurone. Im Elektromyogramm entspricht dies einem gelichteten Interferenzmuster (Lattenzaunmus-

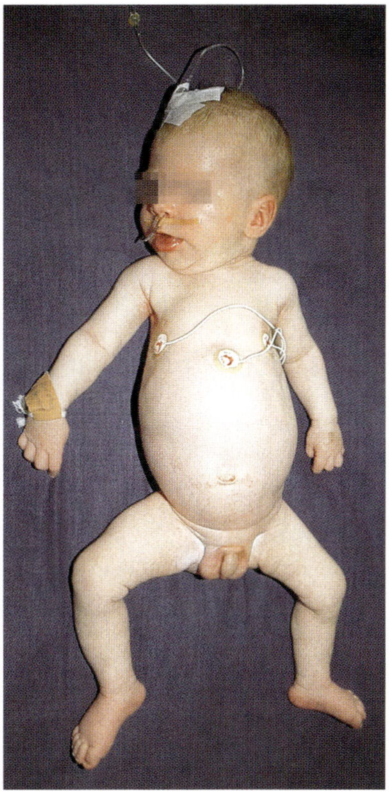

Abb. 11.1 »Floppy infant« mit einer frühinfantilen spinalen Muskelatrophie (SMA1): Atrophie der Schultergürtel- und Interkostalmuskulatur (Glockenthorax), vorgewölbtes Abdomen (paradoxe Schaukelatmung) und Froschschenkelhaltung

ter) und hoch- und breitamplitudigen, oft polyphasischen Aktionspotenzialen. Die histologische Untersuchung einer Muskelbiopsie zum Nachweis einer felderförmigen Muskelfaseratrophie und -hypertrophie ist in aller Regel obsolet.

Differenzialdiagnose Insbesondere kongenitale Muskeldystrophien, die kongenitale myotone Dystrophie, das **Prader-Willi-Syndrom**, Stoffwechselerkrankungen und weitere Formen der SMA kommen in Betracht. Symptome wie Diaphragmaschwäche (Zwerchfellhochstand im Röntgen-Thoraxbild), (olivo-)pontozerebelläre Hypoplasie (MRT) und eine deutlich erhöhte Kreatinkinaseaktivität (CK) im Serum (>10-facher Normalwert) schließen die Diagnose einer SMA sicher und eine deutlich erniedrigte Nervenleitgeschwindigkeit (NLG, <70% der Norm) in der Regel aus. Schwere Muskelhypotonie, Trinkschwäche und Zungenfaszikulationen werden auch bei der infantilen Verlaufsform der Glykogenose Typ II, **Morbus Pompe**, beobachtet.

▪▪ Therapie

Es gibt keine medikamentöse Therapie mit einem sicheren therapeutischen Effekt. Die Therapie beschränkt sich auf **Palliativmaßnahmen** wie physiotherapeutische und orthopädische Betreuung (Behandlung von Skoliose und Kontrakturen, Gehhilfe- und Rollstuhlversorgung) und intermittierende Maskenbeatmung bei den spätinfantilen Verlaufsformen. Die von der STIKO empfohlenen **Impfungen** sollten gerade wegen der erhöhten Gefährdung durch Atemwegsinfektionen wahrgenommen werden. Den Eltern des Patienten sollte eine **genetische Beratung** durch einen Humangenetiker angeboten werden.

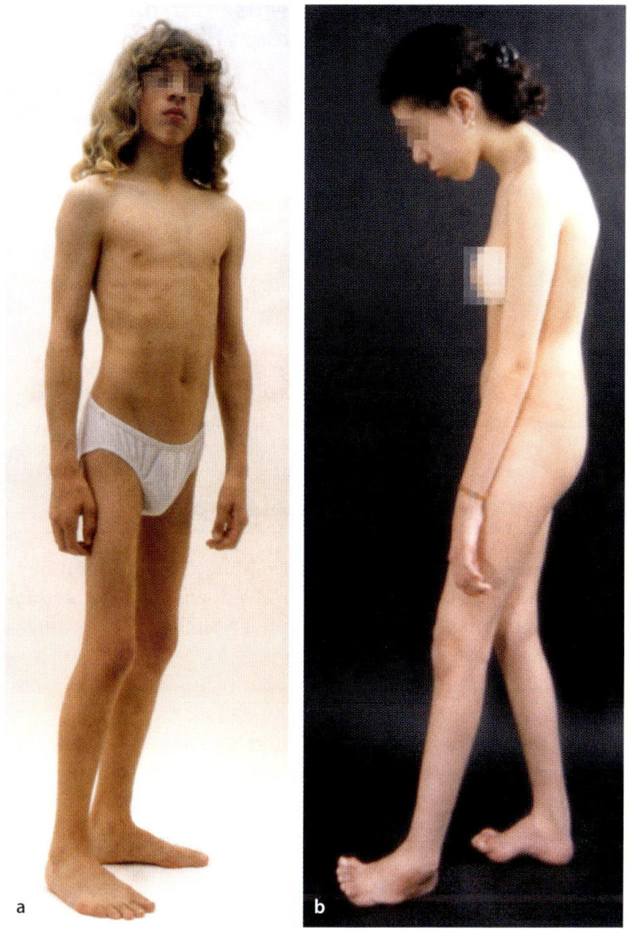

Abb. 11.2a, b Spinale und neurale Muskelatrophie. **a** Jugendlicher mit einer milden spinalen Muskelatrophie (SMA3): Atrophie der proximalen Oberschenkelmuskulatur. **b** Jugendliche mit einer Charcot-Marie-Tooth-Neuropathie (CMT1A): Atrophie der distalen Unterschenkel- und Zehenstreckermuskulatur (Hohlfuß)

11.1.2 Distale spinale Muskelatrophie Typ 1 (DSMA1)

▪▪ Pathogenese

Die autosomal-rezessive DSMA1 (SMA mit »respiratory distress« Typ 1, SMARD1) beruht auf Mutationen des **IGHMBP2-Gens**, das das »immunoglobulin μ binding protein 2« kodiert.

▪▪ Klinik

Eine oft kongenitale, immer distal betonte Muskelschwäche (Kontrakturen der Füße), inspiratorischer Stridor, leises Schreien, Trinkschwäche und rezidivierende Bronchopneumonien gehen einer in den ersten Lebensmonaten abrupt einsetzenden, rasch progredienten **Atemnot** voraus, die irreversibel zur Beatmungspflichtigkeit führt. Im Säuglingsalter kann es zu Apnoen mit **plötzlichem Kindstod** kommen. Während bei der SMA1 eine fortschreitende Atrophie der Interkostalmuskulatur und des proximalen Schultergürtels zu dem Bild eines Glockenthoraxes führt, fehlen diese Symptome bei der DSMA1, da hier das Diaphragma und die distalen Muskeln primär betroffen sind. Typisch ist ein **Hochstand** des atrophen **Zwerchfells** im Thorax-Röntgenbild.

11.1.3 Spinale und bulbäre Muskelatrophie (SMAX1, Kennedy disease)

■■ Pathogenese
Die X-chromosomal-rezessive SMAX1 hat ihre Ursache in einer **Expansion von CAG-Repeats im Androgenrezeptor-Gen (AR)**, die zu der Bildung eines neurotoxischen Polyglutaminfragments führen.

■■ Klinik
Neben einer Muskelschwäche der Beine, Muskelkrämpfen und einer Dysarthrie, leiden die männlichen Patienten auch unter endokrinen Störungen wie persistierende Gynäkomastie, Impotenz, Hodenatrophie und Infertilität. Im Unterschied zu anderen spinalen Muskelatrophien ist die CK im Serum oft massiv erhöht. Manifest wird die Erkrankung im jungen Erwachsenen-, selten im Jugendalter.

11.1.4 Andere spinale Muskelatrophien

Eine fetale Manifestation einer spinalen Muskelatrophie kann, ähnlich wie bei den fetalen Formen einer Myasthenie, zu einer **Arthrogryposis multiplex congenita** führen mit typischen Begleitsymptomen wie fetaler Hydrops und intrauterine Akinesie, Mikrognathie, tiefsitzende Ohren, multiple Pterygien, perinatale Frakturen, Lungenhypoplasie oder kongenitale Atemnot (»lethal congenital contracture syndrome«, LCCS). Andere spinale Muskelatrophien gehen mit einer **pontozerebellären Hypoplasie** oder einer **Myoklonus-Epilepsie** einher.

11

11.2 Akute Polyradikuloneuritis Guillain-Barré

■■ Epidemiologie
Die Inzidenz liegt bei etwa 1–2:100.000 pro Jahr.

■■ Pathogenese
Das **Guillain-Barré-Syndrom (GBS)** ist eine postinfektiöse Autoimmunerkrankung. In 80% der Fälle gehen eine **Infektion** des Respirations- oder Gastrointestinaltraktes voraus. CMV, EBV, Mykoplasmen, Haemophilus influenzae und insbesondere Campylobacter jejuni sind häufige Erreger. Die Immunantwort richtet sich nicht nur gegen Epitope der Erreger, sondern auch gegen solche des Axons und der Schwannschen Zelle (molekulares Mimikry). Bei einem Teil der Patienten werden Antikörper gegen Ganglioside gefunden. Sehr selten kann ein GBS auch nach einer Impfung auftreten (z. B. Influenza, Hepatitis).

■■ Klinik
Neben Rücken- und Beinschmerzen ist das erste Symptom eine **aufsteigende, meist symmetrische Muskelschwäche**, die oft in den Beinen beginnt. Diese Muskelschwäche kann zu einer vollständigen Lähmung der Extremitäten sowie Atemlähmung führen. Die Muskeleigenreflexe sind schwach oder nicht auslösbar. Störungen der Sensibilität mit Kribbelparästhesien oder Taubheitsgefühl, Herzrhythmusstörungen und erhebliche Schwankungen des Blutdrucks sind Ausdruck einer Mitbeteiligung des autonomen Nervensystems. Ein schwerer Verlauf mit **Beatmungspflicht** wird bei ca. 15% aller Patienten beobachtet und erfordert eine entsprechende Überwachung der Patienten. Bis zum Erreichen des Krankheitsgipfels der initialen progredienten Phase vergehen durchschnittlich 10 Tage (1–35 Tage), und nach ca. 5–10 Wochen können die Patienten in der Regel wieder frei laufen. Sonderformen des GBS sind das **Miller-Fischer-Syndrom** mit Ophthalmoplegie, Areflexie und Ataxie sowie die chronisch inflammatorische demyelinisierende Polyneuropathie.

■■ Diagnose
Diagnostische Symptome sind eine **rasch progrediente** (≤4 Wochen), meist symmetrische **Muskelschwäche** der Extremitäten sowie eine Abschwächung aller und Verlust wenigstens der distalen Muskeleigenreflexe, oft auch einhergehend mit Dys- oder Parästhesien. Weitere Befunde unterstützen die Diagnose: Fazialisschwäche und bulbäre Symptome, autonome Dysregulation, im **Liquor erhöhte Eiweißkonzentration** bei normaler Glukosekonzentration und Zellzahl (<10 mononukleäre Zellen/mm^3; zytalbuminäre Dissoziation) oder Pleozytose (<50 Zellen/mm^3), initial **kein Fieber** und normale Nervenleitgeschwindigkeit (NLG) sowie im Krankheitsverlauf Zeichen einer proximalen Demyelinisierung mit verlangsamter NLG, multifokalen Leitungsblöcken und Anomalien der F- und H-Antwort.

■■ Differenzialdiagnose
Blasen-/Mastdarmfunktionsstörungen, Restharn in der Blase und/oder fehlender Sphinkterreflex sind Symptome, die auch an einen spinalen raumfordernden oder entzündlichen Prozess (**Myelitis transversa**) denken lassen. Eine deutliche, anhaltende Asymmetrie der Paresen sind Symptome spinaler Tumoren, einer Syrinx, eines Tethered-cord-Syndroms oder auch einer Poliomyelitis. Eine Ptosis lässt an Botulismus denken. Liquorbefunde mit höherer Zellzahl oder sehr hohen Eiweißwerten weisen auf **ZNS-Infektionen** hin. Eine protrahierte initiale progrediente Phase (>4 Wochen) lenkt den Verdacht auf eine chronisch-entzündliche demyelinisierende Polyradikuloneuritis. Borreliose, Diphtherie, Mykoplasmeninfektion, spinale Form der multiplen Sklerose, systemischer Lupus erythematodes, Porphyrie und Lymphom (M. Hodgkin) sind weitere Differenzialdiagnosen.

■■ Therapie
Die Therapie der Wahl ist die Gabe von **7S-Immunglobulin G**. Sicher profitieren die Patienten von dieser Therapie im Sinne einer rascheren Rekonvaleszenz, die Langzeitprognose ist aber durch die Therapie nicht beeinflussbar. Eine Behandlungsalternative ist besonders bei Älteren die **Plasmapherese** oder **Immunadsorption**. Kortikosteroide sind in der Regel ohne Wirkung, ausgenommen in Fällen, in denen der Verdacht auf eine chronisch-entzündliche demyelinisierende Polyradikuloneuritis aufkommt oder der einer Myelitis transversa nicht ausgeschlossen werden kann. Antithrombose- und Physiotherapie sind oft notwendige Supportivmaßnahmen.

■■ Prognose
Die Prognose ist in der Kindheit besser als bei Erwachsenen und in der Regel gut. Nach 6 Monaten sind 92% der Patienten weitgehend beschwerdefrei und alle in der Lage, ohne Hilfen zu laufen. Ungünstig für die Langzeitprognose sind ein Manifestationsalter von <9 Jahren und eine rasche Progredienz der maximal erreichten Muskelschwäche. Ca. 20% aller Patienten zeigen noch nach 5 Jahren leichte neurologische Defizite.

11.3 Hereditäre Neuropathien

■■ Definition
Hereditäre motorisch-sensible Neuropathien (HMSN), auch **Charcot-Marie-Tooth-(CMT)-Neuropathien** genannt, bilden eine heterogene Gruppe von Erkrankungen der von den Schwannschen

Zellen gebildeten Markscheiden oder des Axons. Nach der historischen Klassifikation unterscheidet man 7 HMSN-Formen nach elektrophysiologischen und histopathologischen Kriterien (HMSN1 = demyelinisierende, HMSN2 = axonale Neuropathie), nach besonderem Krankheitsverlauf (HSMN3 = schwere demyelinisierende Form des frühen Kindesalters) und nach Zusatzsymptomen (HMSN4-7). Der genetischen Klassifikation folgend, werden die CMT-Neuropathien zusätzlich nach dem Erbgang eingeteilt.

▪▪ Epidemiologie

Einer von 2500 Menschen leidet unter einer Form der heterogenen HSMN. Die häufigste Form ist die autosomal-dominante demyelinisierende **CMT1A** (= HMSN1A).

▪▪ Pathogenese

Verschiedene Mutationen in für Myelinbestandteile kodierenden Genen wie dem Peripheral-myelin-protein-22kD-Gen (**PMP22**), dem Myelin-protein-zero-Gen (**MPZ**) und dem Gap-junction-protein-β1-Gen (**GJB1**) sind als Ursache verschiedener HSMN oder CMT beschrieben worden. Unterschiedliche Mutationen im selben Gen können zu unterschiedlichen Phänotypen führen. So wird das klinische Bild der **PMP22**-Mutationen von einem **Gendosiseffekt** bestimmt.

- Bei einer **Deletion** der Region (Gendosis = 50%) leidet der hemizygote Patient unter einer Neuropathie mit Neigung zu Druckläsionen (**HNPP**).
- Eine **heterozygote Duplikation** (Gendosis = 150%) ist Ursache der autosomal-dominanten **CMT1A**. Die Duplikation führt zu einer Überexpression des Proteins in den Schwannschen Zellen, histologisch zu chronischen De- und Remyelinisierungen mit Zwiebelschalenformationen und verdickten Nervensträngen und elektrophysiologisch zu einer reduzierten Nervenleitgeschwindigkeit (NLG).
- Eine **homozygote Duplikation** (Gendosis = 200%) und auch **Punktmutationen** im **PMP22**-Gen führen zu einer schwereren Verlaufsform aus der Gruppe der hypertrophen Neuropathien Déjérine-Sottas (**DSS, HMSN3**).

Charcot-Marie-Tooth-Neuropathie Typ 1 (CMT1) Die Hauptsymptome der 4 autosomal-dominanten, meist demyelinisierenden CMT1-Formen sind eine langsam progrediente, symmetrische, **distal** ausgeprägte **Muskelschwäche** und **-atrophie** mit dünnen Unterschenkeln (Storchenbeine, ◘ Abb. 11.2b). Früh betroffen sind die Handmuskeln mit einer Palmaratrophie (verstrichener Daumenballen), die Fußhebermuskeln, wodurch der Patient nicht auf den Hacken stehen oder laufen kann, die peronäale Muskelgruppe mit der Folge eines **Steppergangs** sowie die Zehenstrecker mit Ausbildung eines **Hohlfußes**. Erste Symptome treten bei 40–75% aller betroffenen Kinder bis zum 11., selten vor dem 4. Lebensjahr auf. Die Muskeleigenreflexe sind abgeschwächt oder erloschen, und die motorischen NLG aller Nerven sind auch bei noch gut erhaltener Muskeltrophik reduziert (N. medianus ≤38 m/s; normal >52 m/s). Weitere seltenere Symptome sind verdickt tastbare Nervenstränge (N. retroauricularis), leichter Tremor, propriozeptive Ataxie, distal symmetrisch ausgeprägte Sensibilitätsstörungen, vasomotorische Störungen wie Kältegefühl der Beine oder livide Marmorierung der Haut, Dysästhesien und Kyphoskoliose.

Déjérine-Sottas-Syndrom (DSS, HMSN3) Die diagnostischen Kriterien der demyelinisierenden Neuropathie DSS sind ähnlich denen der CMT1, unterscheiden sich aber von dieser durch eine **frühe Manifestation im Säuglings- und Kleinkindesalter** (meist im 2. Lebensjahr) und folgende Symptome: Skelettdeformitäten, verzögertes Erreichen der motorischen Meilensteine, häufig verdickte Nervenstränge, stark reduzierte motorische NLG (N. medianus ≤10 m/s), erloschene Muskeleigenreflexe, Ataxie und eine erhöhte Eiweißkonzentration im Liquor. Seltenere Symptome sind Sensibilitätsstörungen, Dysästhesien oder Schmerzen und Pupillenanomalien.

Charcot-Marie-Tooth-Neuropathie Typ 2 (CMT2) Der Phänotyp der axonalen, meist autosomal-dominant (selten rezessiv) vererbten CMT2-Formen ähnelt klinisch dem der CMT1-Formen. Die CMT2-Formen sind seltener, und die Patienten sind in der Regel älter und zeigen eine normale oder leicht verminderte NLG (N. medianus >35 m/s).

Hereditäre Neuropathie mit Neigung zu Druckläsionen (HNPP) Bei dieser autosomal-dominanten »hereditary neuropathy with liability to pressure palsies« (HNPP) kommt es durch geringe stumpfe Traumata, Druck oder Zug zu rezidivierenden, meist komplett reversiblen Lähmungen und **Parästhesien** (selten Schmerzen) peripherer Nerven (Schulterarm- und Unterschenkelbereich – z. B. nach längerem Sitzen auf einer Bank).

▪▪ Prognose

Die Prognose der Muskelatrophien vom Typ CMT1 und CMT2 sind bei einem langsam progredienten Verlauf meist **gut**, nur wenige Patienten sind schwer behindert oder berufsunfähig. Die Prognose der Neuropathie Déjérine-Sottas (DSS, HMSN3) reicht von der einer **schweren Behinderung** bis zu einer ähnlich langsamen Progredienz wie bei CMT1.

▪▪ Diagnose

Die Familienanamnese, das Manifestationsalter und der Schweregrad bieten Hinweise auf den Vererbungsmodus und den Subtyp. Elektrophysiologische Untersuchungen (NLG auch der Eltern) erlauben zum einen eine Zuordnung zur Gruppe der demyelinisierenden HMSN1/CMT1- oder axonalen HMSN2/CMT2-Neuropathien und zum anderen zu dominanten oder rezessiven Vererbungsmodi.

Die im Kindes- und Jugendalter häufigste Neuropathie ist die autosomal-dominante demyelinisierende CMT1A (◘ Abb. 11.2b) und wird bei entsprechend passenden klinischen, elektrophysiologischen und genetischen Befunden in aller Regel molekulargenetisch als erste abgeklärt. Ist der Befund negativ, so schließen sich weitere molekulargenetische Untersuchungen an. Bei der schweren demyeliniserenden Neuropathie DSS (HMSN3) wird zunächst nach Punktmutationen im **PMP22**- und **MPZ**-Gen gesucht, es folgen Untersuchungen des **EGR2**-Gens und weiterer Kandidatengene. Die HNPP wird durch Punktmutationen und Deletionen des **PMP22**-Gens verursacht.

▪▪ Differenzialdiagnose

Neben Polyneuropathien toxischer Genese verursacht eine Reihe von Stoffwechselerkrankungen eine Neuropathie. Hierzu gehört die familiäre isolierte Vitamin-E-Defizienz, die durch eine Bestimmung der α-Tocopherol-Konzentration im Plasma leicht abgeklärt werden kann und behandelbar ist.

▪▪ Therapie, Beratung

Allein eine molekulargenetisch gesicherte Diagnose erlaubt die Einschätzung der Prognose und ermöglicht damit die **Familien- und Berufsberatung**. Eine Heilung ist nicht möglich. Physiotherapie zur

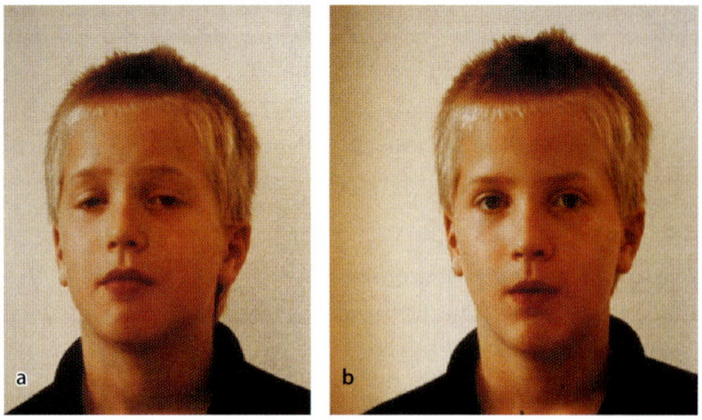

Abb. 11.3a, b Positiver Camsilon-Test bei Myasthenia gravis. **a** Der Patient versucht, seine beidseits ausgeprägte Ptosis mit der Stirnmuskulatur zu kompensieren (hochgezogene Augenbrauen). **b** Nach Gabe des AChE-Hemmers verschwindet die Ptosis vollständig

Kontrakturprophylaxe und orthopädische Maßnahmen zur Korrektur und Vorbeugung von Fehlstellungen plegischer Extremitätenabschnitte und einer Skoliose sind indiziert.

11.4 Myasthenien

Neuromuskuläre Übertragung Ein Aktionspotenzial/Nervenimpuls öffnet an der präsynaptischen Membran spannungsabhängige Kalziumkanäle, und die schlagartig in den Endkolben des Axons eindringenden Kalziumionen führen zu einer Freisetzung des **Neurotransmitters Azetylcholin** (ACh) aus seinen präsynaptischen Speichervesikeln. ACh bindet an die **postsynaptischen nikotinischen ACh-Rezeptoren** (AChR), die aus je 5 Untereinheiten (adulter Typ: 2α, β, ε, δ; fetaler Typ: γ statt ε) einen Kationenkanal bilden. Diese Kanäle werden durch ACh geöffnet und bauen Endplattenpotenziale auf, deren Amplitude proportional der Anzahl der mobilisierten ACh-Moleküle und angeregten AChR ist. Ab einer kritischen Amplitudenhöhe führen diese Endplattenpotenziale zur Muskelkontraktion. Eine kontrolliert rasche Beendigung der ACh-Wirkung auf den Rezeptor gewährleistet die **ACh-Esterase** (AChE), die im synaptischen Spalt ACh spaltet.

> **Myasthenien beruhen auf prä-, intra- oder postsynaptischen Defekten der neuromuskulären Erregungsübertragung.**

11.4.1 Myasthenia gravis

Epidemiologie

Die Prävalenz der Myasthenia gravis liegt bei 3–10:100.000 Einwohnern, und rund 10–15% aller Patienten sind jünger als 16 Jahre. Die bereits im präpubertären Alter bestehende Geschlechtswendigkeit von w:m = 2:1 steigt nach der Pubertät auf w:m = 14:1.

Pathogenese

Bei dieser **postsynaptischen** Autoimmunerkrankung beeinträchtigen **Antikörper** (AK) der IgG-Subklasse, die gegen Bestandteile des adulten **AChR** gerichtet sind, die neuromuskuläre Erregungsübertragung. Es wird ein Zusammenhang zwischen den bei 90% der Patienten vorhandenen Thymusveränderungen und der Entstehung der Myasthenia gravis (MG) diskutiert. Die AChR-AK-Titer korrelieren nicht mit der Schwere, jedoch häufig mit dem Verlauf der Erkrankung und dem Ansprechen auf eine Therapie. 10–20% aller MG-Patienten sind seronegativ für AChR-AK. In der Mehrzahl dieser Patienten (60–70%) lassen sich Antikörper gegen die postsynaptische muskelspezifische Rezeptor-Tyrosinkinase (**MUSK**) nachweisen, die eine essenzielle Rolle bei der Entwicklung des AChR spielt.

Während der Entwicklung werden von der 8. bis zur 33. Schwangerschaftswoche (SSW) fetale AChR (γ-Untereinheit) synthetisiert, die mit der Entwicklung schrittweise durch den adulten Typ des AChR (ε-Untereinheit) ersetzt werden. Durch den diaplazentaren Übertritt mütterlicher IgG-AK gegen den adulten Typ des AChR kann es zu einer **transienten neonatalen MG** des Kindes kommen. In seltenen Fällen sind mütterliche AK gegen den fetalen Typ des AChR gerichtet, was klinisch eine **Arthrogryposis multiplex congenita** zur Folge hat.

Klinik, Verlauf

Kardinalsymptom der MG ist eine abnorme Ermüdbarkeit der Muskulatur, die im Tagesverlauf zunimmt und sich nach Ruhepausen bessert. **Ptosis** und **Doppelbilder**, die auf einer Schwäche der äußeren Augenmuskeln beruhen, sind typische Frühsymptome, nasale Sprache und Schluckstörungen sind Zeichen einer Schwäche der Kau- und Schlundmuskulatur. Im Verlauf schreitet die Erkrankung über die Rumpfmuskulatur (**Atemprobleme**) bis zu den Extremitätenmuskeln fort.

> **Cave**
> **Infektionen, eine abrupte Beendigung einer Immunsuppression, muskelrelaxierende Substanzen und Medikamente wie Antibiotika können zu einer myasthenen Krise mit lebensbedrohlicher Ateminsuffizienz und hoher Mortalität führen.**

Die Hauptsymptome der **transienten neonatalen Myasthenia gravis** sind Saug-/Fütterprobleme, generalisierte Muskelhypotonie, Atembeschwerden, leises Schreien, Gesichtsmuskelschwäche und seltener eine Ptosis. Ähnlich der fetalen Manifestation einer spinalen Muskelatrophie ist die oft letale »fetale Myasthenia gravis« neben einer **Arthrogryposis multiplex congenita** charakterisiert durch fetalen Hydrops und intrauterine Akinesie, Mikrognathie, tief sitzende Ohren sowie Lungenhypoplasie und kongenitale Atemnot, nicht aber durch eine Myasthenie, da jenseits der 33. SSW die mütterlichen, gegen den fetalen AChR gerichteten AK ihre Antigene und damit Wirkung verloren haben.

Diagnose

Der klinischen Untersuchung folgen die Elektromyographie (EMG) unter niederfrequenter repetitiver Stimulation eines Nerven mit 3 Hz zum Nachweis eines pathologischen Dekrement des muskulären Summenaktionspotenzials, die Bestimmung der zirkulierenden AChR-AK und bei seronegativem Befund die der MUSK-AK. Eine Testung mit dem AChE-Hemmer Edrophoniumchlorid (**Camsilon-Test**) sollte unter Intubationsbereitschaft und nach Legen eines venösen Zugangs und Aufziehen von Atropin zur Antagonisierung von Nebenwirkungen (Brady-/Arrhythmie, Hypotonie) erfolgen (Abb. 11.3).

Differenzialdiagnose

Zu denken ist an Krankheiten wie kongenitale myasthene Syndrome, Schilddrüsenerkrankungen, Kearns-Sayre-Syndrom und die okulopharyngeale Muskeldystrophie. Dem **Lambert-Eaton-Myasthenie-Syndrom** liegen AK gegen die präsynaptischen Kalziumkanäle zugrunde, die zu einer verminderten ACh-Freisetzung führen. Eine Manifestation im Kindesalter ist selten und kann paraneoplastisch bedingt sein.

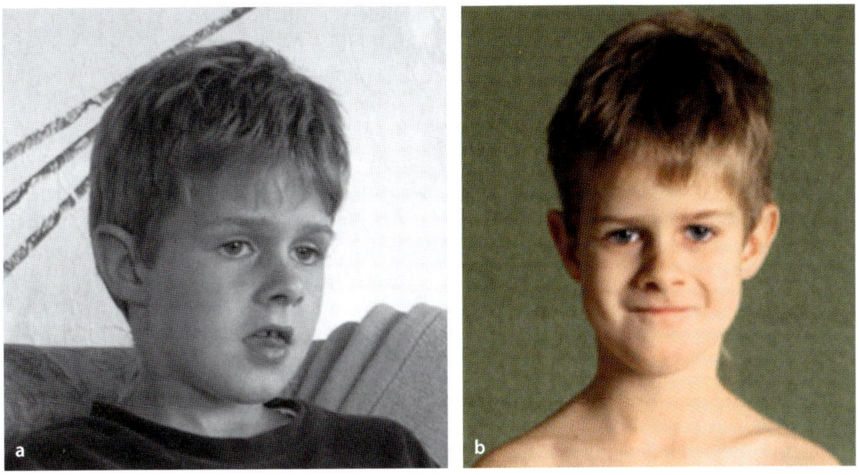

Abb. 11.4a, b Kongenitales myasthenes Syndrom (CMS; RAPSN-Mutation): leichte Ptosis, Facies myopathica mit offenem Mund vor (**a**) und nach (**b**) Therapie mit Pyridostigminbromid (aus: Schara et al. 2007) (Mit freundlicher Genehmigung der Eltern und des OmniMed-Verlags)

Therapie

Die Therapie basiert zum einen auf der **Verbesserung der neuromuskulären Übertragung** durch Hemmung der AChE an der neuromuskulären Synapse und zum anderen auf der **Inhibition der Autoimmunreaktion** durch Immunsuppressiva. Der AChE-Hemmer **Pyridostigminbromid** (Mestinon, Camsilon) ist das Medikament der ersten Wahl. Eine kombinierte Prednisolon- und Azathioprin-Therapie und die Gabe von Ciclosporin A oder Cyclophosphamid werden als Langzeittherapeutika eingesetzt. Plasmapherese und 7S-Immunglobulin-G-Infusionen helfen in Krisen und werden auch präoperativ eingesetzt. Eine **Thymektomie** ist bei jugendlichen Patienten sinnvoll. Zwei Drittel aller Patienten werden beschwerdefrei, und 1/3 erfährt innerhalb von 10 Jahren eine Besserung.

11.4.2 Kongenitale myasthene Syndrome (CMS)

Pathogenese

Den heterogenen CMS liegen Mutationen synapsenassoziierter Gene zugrunde. Die **präsynaptische** autosomal-rezessive **CMS mit episodischer Apnoe** beruht auf Mutationen des **CHAT**-Gens, dessen Produkt, die Cholin-Acetyl-Transferase, die Biosynthese von ACh katalysiert. Die autosomal-rezessive **synaptische** CMS mit **Endplatten-Acetylcholinesterase-Defizienz** ist verursacht durch Mutationen des **COLQ**-Gens, dessen Produkt die AChE mit der Basalmembran verankert. **Postsynaptische** CMS und autosomal-dominante **Slow-channel-Syndrome** haben ihre Ursachen in Mutationen der Gene, die die Untereinheiten des adulten Typs des AChR kodieren (**CHRNA1/B1/D/E**). Andere postsynaptische CMS beruhen auf Mutationen des **MUSK**- (▶ Abschn. 11.4.1, Pathogenese) oder Rapsyn-Gens (**RAPSN**), deren Produkte an der Entwicklung des AChR beteiligt sind. Mutationen des **CHRNG**-Gens, das die den fetalen AChR determinierende γ-Untereinheit kodiert, führen zu einer **Arthrogryposis multiplex congenita** mit multiplen Pterygien (**Escobar-Syndrom**) und den gleichen Symptomen, die auch mütterliche Antikörper gegen den fetalen AChR hervorrufen können (▶ Abschn. 11.4.1).

Klinik, Verlauf

Typisch sind eine Manifestation im Neugeborenen- bis Kleinkindesalter unterschiedlicher Schweregrade, die von einer leichten Muskelschwäche bis zur schweren Verlaufsform eines »floppy infant« reichen. Die Begleitsymptome sind wechselnd ausgeprägte **Ptosis**, Facies myopathica, leises Schreien sowie Schluck- und **Saugschwächen** (Abb. 11.4). Im Säuglingsalter kann es zu Apnoen mit **plötzlichem Kindstod** oder bei respiratorischen Infekten zu einer lebensbedrohlichen Ateminsuffizienz kommen. Im Jugendalter treten eine **abnorme Ermüdbarkeit der Muskulatur bei Belastung** mit Ptosis mit oder ohne Augenmuskellähmung und eine meist proximal betonte Muskelschwäche der Extremitäten in den Vordergrund. Bei einigen CMS kann es auch jenseits des Kleinkindesalters zu krisenhaften Verschlechterungen mit lebensbedrohlichen Atemmuskellähmungen kommen.

Diagnose

Neben der typischen klinischen Symptomatik mit Manifestation im Säuglings- oder Kindesalter sind der **fehlende Nachweis von AChR- und MUSK-Antikörpern** im Serum Voraussetzung für die Diagnose eines CMS. Im EMG zeigt sich unter der repetitiven Stimulation (▶ Abschn. 11.4.1, Diagnose) ein pathologisches Dekrement. **RAPSN- und CHRNE-Mutationen** sind relativ häufig und zuerst abzuklären.

Therapie, Prognose

In der Regel ist die Prognose gut. In vielen Fällen sprechen die Patienten auf den AChE-Hemmer **Pyridostigminbromid** an (Abb. 11.4), dies gilt nicht für Patienten mit einer **COLQ**-Mutation, bei denen AChE-Hemmer kontraindiziert sind. Eine Behandlungsalternative bietet das **3,4-Diaminopyridin**, durch das die ACh-Freisetzung erhöht wird und das auch in Kombination mit Pyridostigminbromid gegeben werden kann. Patienten mit einem Slow-channel-Syndrom profitieren von einer Therapie mit **Chinidin**. Eine solche Therapie kann bei anderen Formen der CMS zu einer Verschlechterung der Symptomatik führen. So ist die molekulargenetische Abklärung Voraussetzung eines gültigen Therapiekonzepts.

11.5 Myotonie, periodische Paralyse und Paramyotonie

Grundlagen

Endplattenpotenziale (▶ Abschn. 11.4, Grundlagen) öffnen Natriumkanäle des Sarkolemm. Deren Aktionspotenziale wiederum öffnen an der Triade des T-tubulären Systems und sarkoplasmatischen Retikulums Kalziumkanäle, Kalzium wird freigesetzt und die Muskelkontraktion findet statt.

Definition
Ionenkanaldefekte der Muskelzelle führen zu einer **Myotonie** (hyperexzitables Sarkolemm) mit verzögerter Erschlaffung der Muskulatur oder zu einer **Paralyse** (hypoexzitables Sarkolemm) mit temporär eingeschränkter Muskelfunktion. Durch wiederholte Muskelkontraktionen nimmt die Myotonie bei Chlorid- und weniger ausgeprägt bei Natriumkanaldefekten ab (**Warm-up-Phänomen**), während sie bei der **Paramyotonie** »paradox« zunimmt. Die **periodischen Paralysen** zeichnen sich durch spontan auftretende Episoden schlaffer Muskelschwäche aus.

Pathogenese
Die Myotonia congenita vom autosomal-rezessiven Typ Becker und vom dominanten Typ Thomsen sind verursacht durch Mutationen eines **Chloridkanals** (**CLCN1**-Gen). Nach willkürlicher Kontraktion kommt es bei diesen Patienten zu weiteren Muskelaktionspotenzialen, weil die vorwiegend stabilisierende Funktion des Chloridkanals eingeschränkt ist. Diese Dauererregung imponiert klinisch als Muskelstarre. Die hyperkaliämische periodische Paralyse und die Paramyotonia congenita sind verursacht durch Mutationen der α-Untereinheit eines **Natriumkanals** (**SCN4A**-Gen), die primäre hypokaliämische periodische Paralyse durch Mutationen der α_1-Untereinheit eines **Kalziumkanals** (**CACNA1S**-Gen), eines spannungsabhängigen **Kaliumkanals** (**KCNE3**-Gen) oder des **SCN4A**-Gens.

Eine Ausnahme bildet die seltene chondrodystrophische Myotonie (**Schwartz-Jampel-Syndrom**), die mit Kleinwuchs und Skelettfehlbildungen einhergeht und bei der die Myotonie nicht primär auf einem Ionenkanaldefekt beruht, sondern auf Mutationen des Perlecan-Gens.

11

> **Cave**
> **Ionenkanaldefekte der Muskelzelle gehen mit einem erhöhten Narkoserisiko einher.**

Myotonia congenita Becker und Thomsen Die generalisierte, autosomal-rezessive Myotonia congenita vom Typ Becker wird zwischen dem 3. und 30. Lebensjahr klinisch manifest. Die ersten Beschwerden beginnen in den Beinen und breiten sich in den folgenden Jahren auf die Arm-, Gesichts- und Nackenmuskulatur aus. Bei der Mehrzahl der Patienten folgt nach einer transienten Muskelschwäche der Arme oder Hände über mehrere Sekunden die **myotone Muskelversteifung**. Letztere hindert die Betroffenen an der Ausführung einer Bewegung und ist von einer anhaltenden Inaktivität gefolgt (Unfähigkeit, Hände nach repetitivem Faustschluss rasch zu öffnen). Viele Patienten entwickeln eine deutliche Hypertrophie ihrer Muskulatur. Typisch sind das **Warm-up-Phänomen** und sog. »**myotonic runs**« im Elektromyogramm (EMG). Die Symptome verstärken sich bei Kälte, in Stresssituationen und nach Ruhe.

Der **autosomal-dominante Typ Thomsen** stellt eine milde Verlaufsform dar. Das betroffene Neugeborene kann nach dem Schreien oder nach dem Waschen mit kaltem Wasser nicht die Augen öffnen, und im späteren Lebensalter bleibt bei Blickwendung nach unten das Augenweiß sichtbar, da das Oberlid verzögert mitgeht (»lid lag«, Graefe-Zeichen).

Hypokaliämische periodische Paralyse Die hypokaliämische periodische Paralyse manifestiert sich meist vor dem 16. Lebensjahr. Während es bei der milden Form nur vereinzelt zu Episoden mit generalisierten Muskelschwächeanfällen kommt, sind bei der schweren Form Anfälle so häufig, dass zwischen den Episoden keine normale Muskelkraft erlangt wird. Die mit einer Hypokaliämie verbundenen Anfälle treten typischerweise in der zweiten Nachthälfte und beim Aufstehen auf. Auslösende Faktoren sind hohe körperliche Belastung oder kohlenhydratreiche/natriumreiche Nahrung am Vortag. Unabhängig von der Häufigkeit der Anfälle kann sich eine chronisch progrediente Myopathie entwickeln. Myotone EMG-Veränderungen findet man in der Regel nicht. Ist der Kaliumspiegel im Serum auch zwischen den Anfällen erniedrigt, so kann es sich um eine **sekundäre hypokaliämische periodische Paralyse** mit renalem oder gastrointestinalem Kaliumverlust oder auch um eine **Thyreotoxikose** handeln.

Hyperkaliämische periodische Paralyse Das klinische Bild der hyperkaliämischen periodischen Paralyse ist variabler als das der hypokaliämischen Form. Patienten können von einer Myotonie mit entsprechenden Veränderungen im EMG oder einer Paramyotonie betroffen sein. Erste Schwächeanfälle treten innerhalb der ersten 10 Lebensjahre auf und nehmen typischerweise im Alter wieder ab. Die morgens auftretenden **Schwächeanfälle** sind häufiger und milder als bei der hypokaliämischen Form. Anfälle können durch kaliumhaltige Nahrung, Stress und Glukokortikoide provoziert werden. Im Anfall kann der Kaliumspiegel bis auf ca. 6 mmol/l ansteigen oder auch normal bleiben.

Paramyotonia congenita Hauptsymptom der Paramyotonia congenita sind das Auftreten bei **Kälteexposition** und die »**paradoxe**« **Zunahme der Myotonie** während einer muskulären Belastung. Prädilektionsorte sind Gesicht (Amimie bei Kälte) und distale obere Extremitäten. Die paramyotonen Symptome sind kongenital (Nichtöffnen der Augen des Neugeborenen nach dem Schreien oder Waschen mit kaltem Wasser) oder spätestens bis zum 10. Lebensjahr sichtbar, in der Regel nicht progredient und persistieren lebenslang. Muskelschwächeanfälle manifestieren sich während der Adoleszenz.

Diagnose
Die Reihenfolge der zu untersuchenden Gene richtet sich nach der Klinik, die allerdings nur erste Anhaltspunkte bieten kann, da die Symptome sich überlappen. Die häufigste Verlaufsform im Kindesalter ist die Myotonia congenita Becker, die durch Sequenzierung des **CLCN1**-Gens abgeklärt wird.

Therapie
Die molekulargenetische Abklärung ist eine Voraussetzung einer jeden Therapie, da in Abhängigkeit vom betroffenen Ionenkanal die verschiedenen Medikamente die Myotonie verschlimmern oder verbessern können. Eine Therapie der **Myotonia congenita** ist unter Berücksichtigung der potenziell erheblichen Nebenwirkungen vorhandener Substanzen nur bei schweren Verläufen indiziert. Das Medikament der ersten Wahl ist der Natriumkanalblocker Mexiletin. Medikamente der zweiten und dritten Wahl sind Carbamazepin und Phenytoin. Bei der **hypokaliämischen periodischen Paralyse** können Schwächeanfälle durch die perorale Einnahme ungesüßten Kaliumchlorids abgemildert werden. Kohlenhydratreiche Mahlzeiten sind ebenso zu vermeiden wie körperliche Belastung. Natrium, Antiphlogistika oder Lokalanästhetika können schwere Anfälle auslösen. Die Therapie mit Acetazolamid und anderen Medikamenten ist Aufgabe des Spezialisten.

Bei der **hyperkaliämischen periodischen Paralyse** wirken zahlreiche kohlenhydratreiche, kaliumarme Mahlzeiten präventiv. Bariumhaltige Kontrastmittel sind kontraindiziert. Schwächeanfälle können durch die perorale rasche Einnahme von Traubenzucker abgefangen werden. Präventive Maßnahmen zur Stabilisierung der Körpertemperatur und des Kaliumserumspiegels sind bei jedem

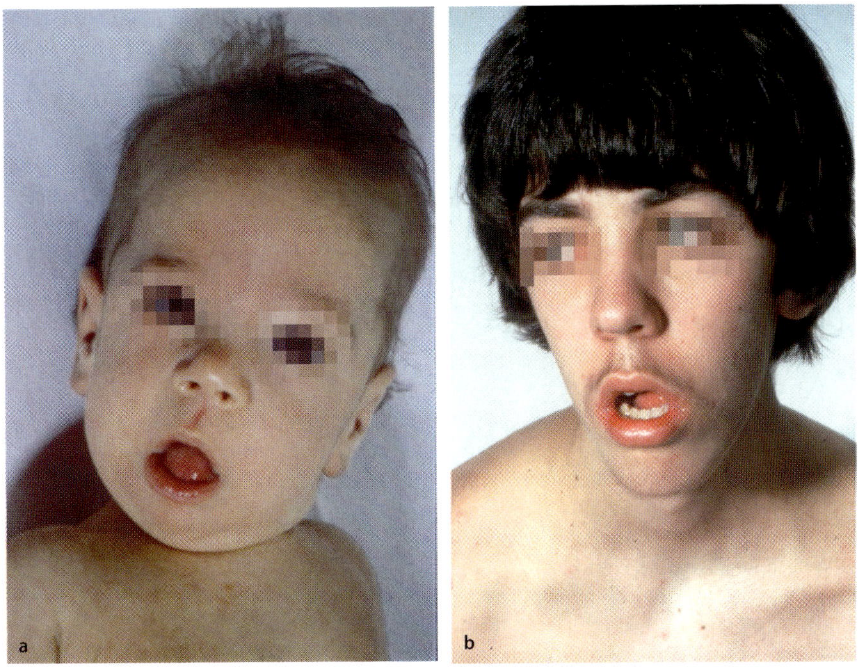

Abb. 11.5a, b Kongenitale myotone Dystrophie (DM1) bei Neugeborenem (**a**) und Jugendlichem (**b**): Facies myopathica, offener Mund und mentale Retardierung

Eingriff mit Narkose indiziert. Bei der **Paramyotonia congenita** sollten depolarisierende Muskelrelaxantien gemieden und eine Auskühlung des Körpers vermieden werden; eine Therapie ist meist überflüssig.

11.6 Myotone Dystrophien

Definition

Myotone Dystrophien (DM) sind **Multisystemerkrankungen**, bei denen neben dem Muskel (Myotonie und Muskeldystrophie) weitere Organsysteme beteiligt sind. Man unterscheidet zwei Formen, die myotone Dystrophie Typ 1 (DM1; Curschmann-Steinert-Krankheit) und die DM Typ2 (DM2; proximale myotone Myopathie, PROMM).

Epidemiologie

Die Inzidenz liegt bei 1:8.000 (DM1) und 1:20.000 (DM2).

Pathogenese

Die beiden Formen der DM sind autosomal-dominant und beruhen auf **Repeat-Expansionen**. Genetische Ursache der DM1 ist die Verlängerung eines CTG-Trinukleotid-Repeats auf >50 Repeats in der 3' nicht-translatierten Region des Myotonin-Protein-Kinase-Gens (**DMPK**) und bei der DM2 die eines CCTG-Repeats (ca. 5.000 Repeats, normal: 10–30 Repeats) im 1. Intron des Zinc-finger-protein-9-Gens (**ZNF9**). Die expandierten CUG- und CCUG-(RNA-) Repeats nehmen Einfluß auf die RNA-Prozessierung und Expression verschiedener Gene. So ist bei der DM1 die Myotonie durch eine defekte RNA-Prozessierung des intakten Chloridkanal-Gens **CLCN1** verursacht (▶ Abschn. 11.5, Pathogenese). Expandierte CTG-Repeats sind instabil und können von Generation zu Generation weiter zunehmen. Entsprechend können bei der DM1 das Manifestationsalter ab- und die Schwere der Erkrankung zunehmen (**Antizipation**). Eine solche Genotyp-/Phänotyp-Korrelation ist bei der DM2 deutlich weniger ausgeprägt.

Myotone Dystrophie Typ 1 (DM1) Die schwerste und **kongenitale Form** der DM1 mit >1.000 CTG-Repeats ist immer vererbt und dies nahezu ausschließlich von der Mutter, möglicherweise gehen Spermatozyten mit sehr hoher Repeatzahl zugrunde. Die Neugeborenen zeigen eine Facies myopathica, meist mit **hochgezogener Oberlippe**, und eine **generalisierte Hypotonie** (»floppy infant«) mit oft lebensbedrohlicher Ateminsuffizienz in den ersten Lebenswochen. Später halten diese Kinder den Mund geöffnet, was den Eindruck der vorhandenen mentalen Retardierung noch verstärkt (Abb. 11.5). Die Myotonie tritt erst nach dem 10. Lebensjahr auf.

Hauptsymptome der **juvenilen Form** sind Antriebsarmut, distal betonte Muskelschwäche, Myotonie, ausgeprägte **Facies myopathica**, Ptosis, Atrophie der Gesichtsmuskulatur, durch die der Patient einen abgezehrten, hageren Eindruck vermittelt. Die Myotonie kann durch eine Perkussion der Zunge und durch ein Elektromyogramm (EMG) nachgewiesen werden. Weitere Symptome der kongenitalen wie der juvenilen Formen sind **Katarakt** und Innenohrschwerhörigkeit, Schluckstörung und **Dysarthrie**, Symptome einer Schwäche der glatten Muskulatur mit Cholelithiasis, Obstipation oder Megakolon, eine Skoliose, periphere Neuropathien, Hypersomnie und Intelligenzminderung sowie eine Stirnglatze bei Männern. Kardiologisch sind **Kardiomyopathie**, Mitralklappenprolaps und **Herzreizleitungsstörungen,** die zum **plötzlichen Herztod** führen können, sorgfältig abzuklären. Häufige **endokrine Störungen** sind Hodenatrophie, Amenorrhö und erhöhte FSH- und **Insulinspiegel** im Serum, selten ein Diabetes mellitus.

Bei der **milden Form**, die sich meist im mittleren Alter manifestiert, stehen nicht die muskulären Symptome, sondern eine Dysarthrie und eine Katarakt im Vordergrund.

Myotone Dystrophie Typ 2 (DM2) DM2-Patienten leiden wie DM1-Patienten unter einer progredienten Muskelschwäche, Myotonie, kardialen Arrhythmie, Katarakt, Hodenatrophie und Insulinresistenz. Im Unterschied zur DM1 ist bei der DM2 bisher nur ein Casus mit kongenitaler Manifestation und verzögerter mentaler Entwicklung bekannt. Auch sind Antriebsschwäche, Hypersomnie und distal betonte und faziale Muskelschwäche der juvenilen DM1 nicht die Symptome, die den DM2-Patienten zum Arzt führen. Vielmehr sind **Muskelschmerzen oder -versteifung** oder **proximal betonte Muskelschwäche** der unteren Extremitäten isolierte erste Symptome. Die DM2 wird selten vor dem zweiten Lebensjahrzehnt manifest.

▪▪ Diagnose

Bei der kongenitalen und infantilen DM steht neben der des Kindes die Abklärung der nahezu immer betroffenen Mutter im Vordergrund (Facies myopathica, Dysarthrie, Katarakt). Eine molekulargenetische Untersuchung der CTG-Repeats im **DMPK**-Gen (DM1) und danach der CCTG-Repeats im ZNF9-Gen (DM2) schließen sich an.

▪▪ Differenzialdiagnose

Die Hypersomnie der DM1 wird leicht verwechselt mit einer Narkolepsie. Die Zeichen einer Myotonie im Säuglingsalter weisen auf eine Paramyotonia congenita oder eine Myotonia congenita Typ Thomsen, nicht auf eine kongenitale myotone Dystrophie, bei der die Myotonie erst später manifest wird. Eine Ptosis im Säuglingsalter findet man häufiger beim Möbius-Syndrom, bei einer Myasthenie oder auch einigen kongenitalen Myopathien.

▪▪ Therapie

Eine kausale Therapie ist nicht möglich. Bei Herzreizleitungsstörungen ist eine Indikation einer Versorgung mit einem Herzschrittmacher zu klären. Vor jeder Narkose muss der Anästhesist über die Diagnose und den pulmonalen und kardialen Befund informiert werden.

11

> **Cave**
> **Depolarisierende Relaxanzien und Neostigmin sind zu meiden. Barbiturate, Opiate und Benzodiazepine können zu einer schweren Apnoe führen.**

11.7 Muskeldystrophien

▪▪ Definition

Muskeldystrophien sind eine heterogene Gruppe hereditärer Erkrankungen, die durch **progrediente Muskelschwäche** gekennzeichnet sind und deren primärer Defekt in der Muskelzelle zu finden ist. Es sind mehr als 30 verschiedene Genorte für Muskeldystrophien bekannt. Allen Muskeldystrophien gemein sind eine Muskelfaserdegeneration und -regeneration und bereits im frühen Stadium eine endo- und perimysiale Fibrose.

▪▪ Diagnose

Die Diagnostik umfasst eine (Familien-)Anamnese (inkl. Stammbaum), eine kardiologische und neurologische Untersuchung und die Bestimmung der Kreatinkinaseaktivität (**CK**) im Serum und in manchen Fällen und insbesondere bei kongenitalen Muskeldystrophien eine Untersuchung des ZNS (MRT) inkl. der Augen. In der Regel schließt sich eine **Muskelbiopsie** zur weiterführenden Diagnostik an. Die Analysen der Histopathologie inkl. Immunhistochemie und der Proteine (Western-Blot) und ggfls. eine molekulargenetische Kopplungsanalyse aus EDTA-Blutproben der ganzen Familie, so Geschwister vorhanden sind, führen zur gezielten Sequenzierung von Kandidatengenen und Sicherung der Diagnose. Eine Ausnahme bildet die Abklärung der Muskeldystrophie Duchenne, bei der meist auf eine Muskelbiopsie verzichtet werden kann.

▪▪ Therapie

Eine kausale Therapie besteht nicht. Experimentelle Ansätze zur Gen- und Stammzelltherapie sind klinisch nicht etabliert. Im Vordergrund stehen eine symptomatische Therapie und die Behandlung von Komplikationen. Mit dem Ziel, Therapiemaßnahmen rechtzeitig einzuleiten, sollten regelmäßig neurologische, kardiologische (EKG, Echo), pulmonologische (Lungenfunktion, nächtliche Pulsoxymetrie) und orthopädische Untersuchungen erfolgen. Eine **Physiotherapie** dient der Vorbeugung von Gelenkkontrakturen und Verbesserung der respiratorischen Situation. Eine fortschreitende **Kardiomyopathie** oder Herzrhythmusstörungen sind frühzeitig zu behandeln. Die Indikation einer (Masken-)**Heimbeatmung** ist abzuklären bei anamnestischen Hinweisen auf eine **nächtliche Hypoventilation** wie Schnarchen, Mundtrockenheit beim Aufstehen, Kopfschmerzen und Tagesmüdigkeit. Eine **psychologische Betreuung** des Kindes und/oder der Familie sowie eine Beratung der Eltern durch einen Humangenetiker sind oft sinnvoll.

11.7.1 Dystrophinopathien

▪▪ Epidemiologie

Die beiden wichtigsten Verlaufsformen einer Dystrophinopathie sind die **Duchenne**- (DMD) und die **Becker-Muskeldystrophie** (BMD), sehr milde Formen, die nur mit einer erhöhten CK im Serum oder Myalgien einhergehen, sind selten. Die DMD ist die häufigste Muskeldystrophie und hat eine Inzidenz von ca. 1:3500 männlichen Lebendgeburten und eine Prävalenz von 32:1 Mio. Kinder. Die BMD ist mit einer Inzidenz von ca. 1:18.500 Neugeborenen seltener.

▪▪ Pathogenese

Ursache der X-chromosomal-rezessiven und damit in erster Linie das männliche Geschlecht betreffenden DMD und BMD sind Mutationen im **Dystrophin-Gen** (**DMD**; Xp21). Am häufigsten liegen Deletionen (60–65%), seltener Duplikationen (5–10%) oder Punktmutationen vor. In der Regel führen **DMD**-Mutationen, die den Leserahmen des Gens verschieben (**Nonsense**- oder **out-of-frame-Mutationen**), zur schweren Verlaufsform der DMD und DMD-Mutationen ohne Auswirkungen auf den Leserahmen (**Missense**- oder **In-frame-Mutationen**) zur milderen BMD. In der Skelettmuskelzelle verbindet der Dystrophin-Glykoprotein-Komplex (DGC; ◘ Abb. 11.6) die extrazelluläre Matrix mit dem Zytoskelett. Dabei fungiert Dystrophin als Kettenglied zwischen F-Actin und Dystroglycan. Fehlt Dystrophin, so kommt es wahrscheinlich während der Kontraktions- und Relaxationsphasen zu Schäden der Muskelfasern.

▪▪ Klinik, Verlauf

Erste Symptome werden bei der DMD meist im Kleinkindesalter beobachtet (bei >50% verzögerte statomotorische Entwicklung). Eindeutig manifest wird die zunächst symmetrisch **proximal betonte Muskelschwäche** meist erst ab einem Alter von 3–5 Jahren. Die Knaben fallen durch eine Fallneigung und Schwierigkeiten beim Rennen und Treppensteigen auf. Diagnostische Zeichen der Beckengürtelschwäche ist das **Gowers-Phänomen**, das »Hochklettern« an den eigenen Beinen beim Aufrichten aus dem Sitzen (◘ Abb. 11.7a). Durch die fortschreitende Verfettung und Fibrosierung der Muskulatur kommt es zu einer Induration und **Pseudohypertrophie der Muskeln**, die sich an den Waden leicht tasten lässt und später zu einer Spitzfußneigung und Kontraktur der Sprunggelenke führt. Mit fortschreitenden Lebensjahren entwickeln die Kinder einen Wat-

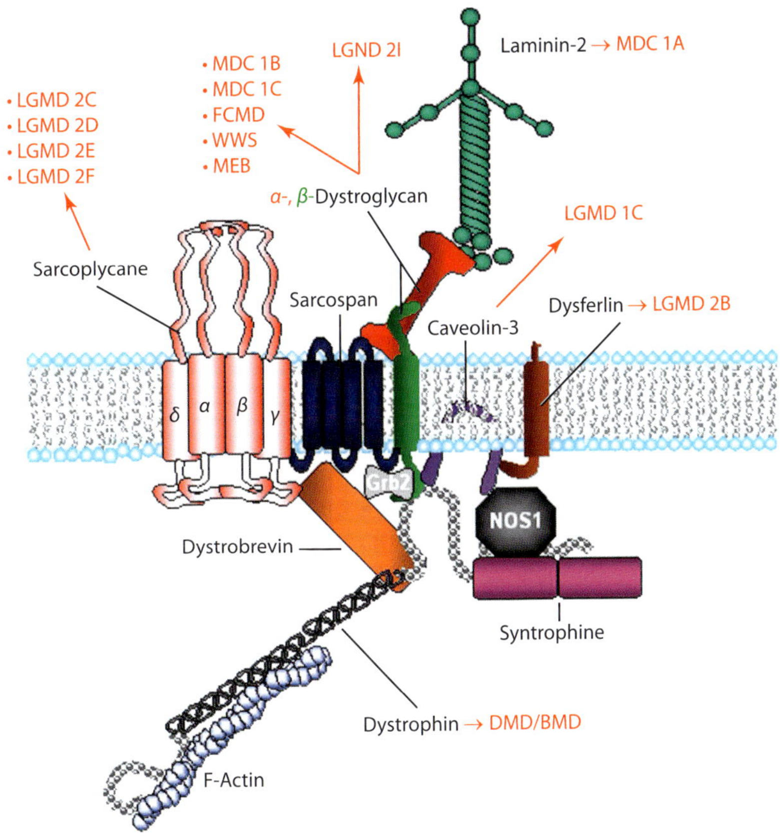

Abb. 11.6 Der Dystrophin-Glykoprotein-Komplex (DGC) verbindet das subsarkolemmale Zytoskelet mit der extrazellulären Matrix. Mutationen der die einzelnen Proteine kodierenden Gene führen zu Muskeldystrophien (*BMD* Becker-Muskeldystrophie; *DMD* Duchenne-Muskeldystrophie; *FCMD* »Fukuyama congenital muscular dystrophy«; *LGMD* »limb girdle muscular dystrophy«; *MDC* »muscular dystrophy congenital«; *MEB* »muscle-eye-brain disease«; *WWS* Walker-Warburg-Syndrom. (Mit freundlicher Genehmigung von Prof. Dr. V. Straub, Newcastle upon Tyne)

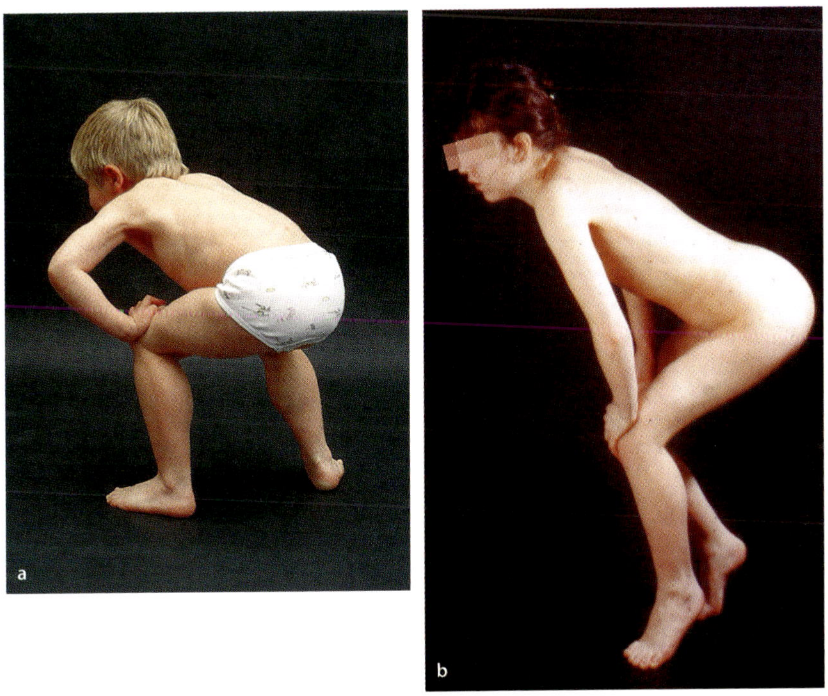

Abb. 11.7a, b Positives Gowers-Phänomen als Zeichen einer proximal betonten Muskelschwäche. **a** 8-jähriger Junge mit X-chromosomal-rezessiver Duchenne-Muskeldystrophie (DMD) und Pseudohypertrophie der Muskulatur. **b** 16-jährige Jugendliche mit einer autosomal-rezessiven Gliedergürtelmuskeldystrophie mit Mutation des Calpain-3-Gens (LGMD2A)

schelgang, eine deutliche Schultergürtelschwäche mit abstehenden Schulterblättern und eine Hyperlordose. Jenseits des 7. Lebensjahres nehmen die Fähigkeiten wie Treppensteigen und Laufen rasch ab, und die Kinder werden zwischen dem 10. und 13. Lebensjahr rollstuhlpflichtig. Komplikationen entwickeln sich durch Beugekontrakturen, eine Skoliose, eine zunehmende respiratorische Insuffizienz und eine Mitbeteiligung des Herzmuskels (**Kardiomyopathie**). In einem Drittel der Fälle ist eine nicht-progrediente kognitive Teilleistungsschwäche festzustellen. Das gelegentliche Auftreten von Blasenentleerungsstörungen, paralytischem Ileus und Magendilatation spricht für eine Beteiligung der glatten Muskulatur. Das Versagen der Atmung oder des Herzmuskels führen bei DMD meist vor dem 30. Lebensjahr zum Tod.

BMD-Patienten können je nach Mutation auch eine normale Lebenserwartung haben; sie bedürfen einer lebenslänglich regelmäßigen kardiologischen Untersuchung aufgrund der potenziellen Entwicklung einer Kardiomyopathie. Die Mütter der Patienten sind als Überträgerinnen in der Regel klinisch unauffällig, zeigen aber in 70% eine Erhöhung der CK im Serum und können eine Kardiomyopathie entwickeln.

▪▪ Diagnose

Muskelschwäche und eine deutlich erhöhte CK im Serum lenken bei einem **männlichen Kleinkind** schnell den Verdacht auf das Vorliegen einer **DMD**. Bei dieser Konstellation ist der erste diagnostische Schritt die Multiplex-PCR des **DMD**-Gens, wodurch 98% aller Deletionen und über 60% aller Patienten erfasst werden können. Es folgt bei fehlendem Mutationsnachweis die Durchführung einer Muskelbiopsie. Bleibt die Diagnose nach der immunhistochemischen Analyse von Dystrophin auf Gefrierschnitten unklar, so schließt sich eine Western-Blot-Untersuchung an. Es werden Muskelproteine der Größe nach aufgetrennt und mit spezifischen Antikörpern detektiert, wie z. B. auf Nonsense-Mutationen beruhende verkürzte Dystrophine. In Zweifelsfällen kann auch das Elektroretinogramm (ERG) hilfreich sein, das bei 60% der Patienten mit einer Dystrophinopathie einen Verlust der B-Welle aufweist.

11

▪▪ Differenzialdiagnose

Eine Schwäche der Schulter- und Beckengürtelmuskulatur inkl. Gowers-Phänomen zeigen auch Patienten mit einer **Gliedergürteldystrophie** (LGMD) und Patienten mit einer SMA3, letztere geht aber mit einer nicht oder nur gering erhöhten CK im Serum einher. Weitere Differenzialdiagnosen sind die Emery-Dreifuss- und die fazioskapulohumerale Muskeldystrophie und einige metabolische Myopathien, insbesondere die Glykogenosen Typ II und V (▶ Kap. 5.8).

▪▪ Therapie

Durch eine Behandlung mit **Prednisolon** kann die Progredienz der Muskelschwäche temporär verzögert werden. Aufgrund der Nebenwirkungen werden Steroide aber nicht in der Routineversorgung aller Patienten eingesetzt.

> **Es gibt bis heute keine Therapieform, durch die das Fortschreiten der Krankheit wesentlich beeinflusst wird.**

11.7.2 Gliedergürtelmuskeldystrophien

▪▪ Epidemiologie

Die Prävalenz der »limb-girdle muscular dystrophies« (LGMD) liegt bei etwa 1:100.000.

▪▪ Pathogenese

Die LGMD folgen einem autosomal-dominanten (LGMD1) oder rezessiven (LGMD2) Erbgang und sind verursacht durch Mutationen von Genen, die zum großen Teil Proteine der extrazellulären Matrix, des Sarkolemms und des subsarkolemmalen Zytoskeletts kodieren (■ Abb. 11.6) oder an der posttranslationalen Modifikation und Prozessierung von Proteinen beteiligt sind.

▪▪ Klinik, Verlauf

Leitsymptom ist ähnlich wie bei der DMD eine progrediente Muskelschwäche insbesondere im Bereich der Schulter- und Beckengürtelmuskulatur (»limb-girdle muscular dystrophy«, LGMD; ■ Abb. 11.7b). Die Muskelschwäche kann sich im Verlauf auf die distalen Abschnitte der Extremitäten ausdehnen. Es besteht eine große inter- und intrafamiliäre Variabilität des Phänotyps. Die LGMD nehmen meist einen milderen Verlauf als die DMD.

▪▪ Diagnose

Eine Manifestation im Kleinkindesalter und eine **dilatative Kardiomyopathie** kennzeichnen die Gruppe der autosomal-rezessiven Sarkoglykanopathien (LGMD2C-F). Eine Manifestation im 2. Lebensjahrzehnt und eine **Pseudohypertrophie der Waden** sind typisch für die autosomal-rezessive LGMD2A mit Mutation des **CAPN3**-Gens, das die muskelspezifische Protease Calpain 3 kodiert (■ Abb. 11.7b). Ein der DMD recht ähnliches klinisches Bild in Verbindung mit einer **Makroglossie**, die man bei DMD-Patienten nur selten sieht, sind Leitsymptome einer autosomal-rezessiven LGMD2I, die auf Mutationen des **FKRP**-Gens beruht. Kardiomyopathien mit **atrioventrikulärer Reizleitungsstörung** lenken den Verdacht auf eine autosomal-dominante LGMD1B. Schmerzhafter Zehenspitzengang oder **Muskelkrämpfe** und (durch den Reflexhammer leicht auslösbare) rasche, wellenartig sich ausbreitende Muskelkontraktionen (»**rippling**«) am M. quadriceps femoris, die von myotonen Reaktionen abzugrenzen sind, sind Leitsymptome einer autosomal-dominanten LGMD1C. In der Regel führt nicht allein der Phänotyp zum zugrundeliegenden Genotyp und damit zur Diagnose, sondern Analysen einer Muskelbiopsie und ggfls. eine Kopplungsanalyse, denen sich die Sequenzierung der in Frage kommenden Kandidatengene anschließt.

▪▪ Differenzialdiagnose

Neben den unter der DMD aufgeführten sind weitere Differenzialdiagnosen die sicher auszuschließenden Dystrophinopathien und kongenitale Muskeldystrophien.

11.7.3 Kongenitale Muskeldystrophien (MDC)

▪▪ Epidemiologie

Die geschätzte Prävalenz der MDC in der kaukasischen Bevölkerung unter 16 Jahren beträgt 2–3:100.000.

▪▪ Pathogenese

Die kongenitalen Muskeldystrophien (»muscular dystrophy congenital«, MDC) sind eine heterogene Gruppe autosomal-rezessiv vererbter Erkrankungen. α- und β-Dystroglycan sind Schlüsselelemente im Dystrophin-Glykoprotein-Komplex (■ Abb. 11.6). Beide Proteine werden von einem Gen transkribiert, posttranslational modifiziert und ubiquitär exprimiert. Das stark glykosylierte α-Dystroglycan dient als Rezeptor für Basalmembranproteine wie Laminine. Mutationen des Laminin-α2-Gens führen zu der häufigs-

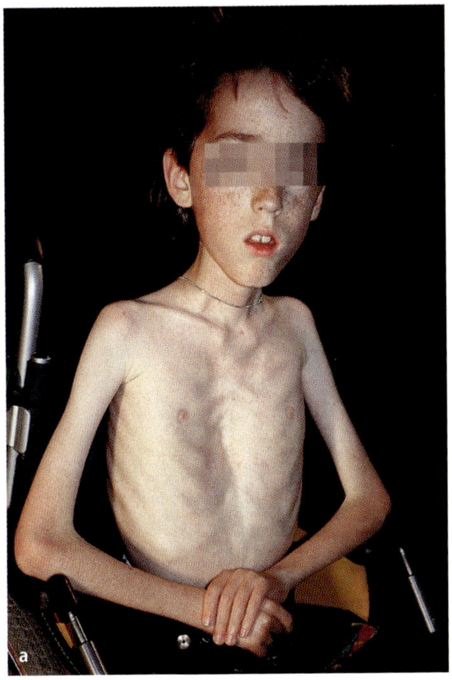

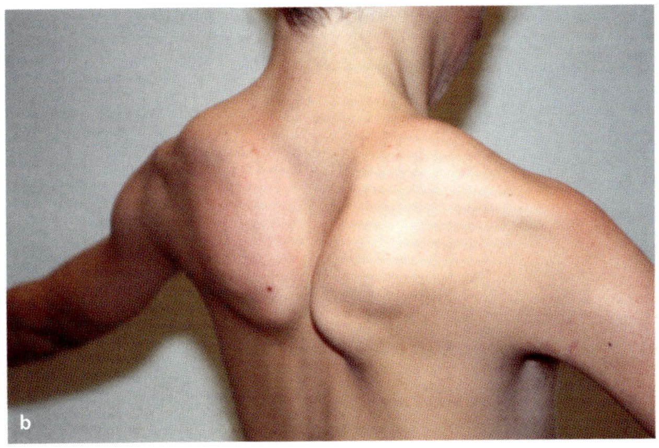

Abb. 11.8a, b Typische Verteilungsmuster einer Muskelatrophie bei Muskeldystrophien. **a** Kongenitale Muskeldystrophie mit Mutation des Laminin-α2-Gens (MDC1A): ausgeprägte Muskelatrophie mit konsekutiver Entwicklung einer Trichterbrust. **b** Aspekt des Schultergürtels eines 15-jährigen Jungen mit einer fazioskapulohumeralen Muskeldystrophie (FSHD), der seine Arme kaum bis in die Horizontale heben kann: Scapula alata, Schultergürtel-Muskelatrophie mit relativer Aussparung des M. deltoideus

ten MDC in der kaukasischen Bevölkerung (MDC1A; Abb. 11.8a). Mutationen in Glykosyltransferasen verursachen die »congential disorders of O-glycosylation« (CDG-Syndrome) oder α-Dystroglykanopathien (MDC1C, Walker-Warburg-Syndrom, muscle-eye-brain disease, Fukuyama MDC). Weitere MDC wie z. B. solche mit proximal betonten Kontrakturen beruhen auf Defekten extrazellulärer Proteine.

▪▪ Klinik

MDC zeichnen sich durch eine in der Regel frühe Manifestation (muskuläre Hypotonie, respiratorische Insuffizienz, Trinkschwierigkeiten, Kardiomyopathie, »**floppy infant**«) bei Geburt oder in den ersten Lebensmonaten aus. Sowohl eine **Arthrogryposis multiplex congenita** als auch eine abnorme **Überstreckbarkeit der Gelenke** werden beobachtet. Nicht selten sind das **periphere** oder **zentrale Nervensystem** (demyelinisierende Neuropathien, mentale Retardierung, Epilepsie, Migrationsstörungen wie Lissenzephalie, Pachy- oder Polymikrogyrie, Hydrozephalus, Leukodystrophie, Hirnstammhypotrophie, zerebelläre Zysten) und die vorderen und hinteren **Augenabschnitte** mitbeteiligt (Kararakt, Glaukom, retinale Dysplasien, Myopie, Optikusatrophie, Megakornea, Nystagmus, Ophthalmoplegie). Es besteht eine ausgeprägte Variabilität des Phänotyps, soweit bekannt, zeigen aber alle MDC-Formen einen **progredienten** Verlauf.

▪▪ Diagnose

Neben der neurologischen stehen augenärztliche und kardiologische Untersuchungen im Vordergrund. Es folgen eine Bestimmung der CK im Serum, elektrophysiologische Untersuchungen, eine Schädel-MRT, die immunhistochemische Analyse einer Muskelbiopsie und eine **Sequenzierung** der in Frage kommenden Kandidatengene. Die häufige MDC1A (Abb. 11.8a) ist meist mit einer **Leukenzephalopathie** vergesellschaftet. Eine ausgeprägte **Makroglossie** ist ein Leitsymptom der MDC1C, **Fehlbildungen des Hirns** oder der Augen lassen an eine MDC1C, Muscle-Eye-Brain-Disease, kongenitale Muskeldystrophie Fukuyama oder das Walker-Warburg-Syndrom denken, eine starre Wirbelsäule an eine »**Rigid-spine**«-Muskeldystrophie, und **Kontrakturen** der proximalen und **Überstreckbarkeit** der distalen Gelenke an eine MDC vom Typ Ullrich.

11.7.4 Fazioskapulohumerale Muskeldystrophie (FSHD)

▪▪ Epidemiologie

Die Prävalenz der FSHD beträgt ca. 1:20.000.

▪▪ Pathogenese

Die FSHD wird autosomal-dominant vererbt. Die deutlich höhere Penetranz bei Männern kann innerhalb einer Familie einen X-chromosomalen Erbgang vortäuschen. Ca. 10% der Patienten haben De-novo-Mutationen. Zur Erkrankung trägt eine Verkürzung eines extragen gelegenen **Tandem-Repeats** auf Chromosom 4q35 (D4Z4-Repeats) bei, die aber nicht allein für die Pathogenese der FSHD verantwortlich ist.

▪▪ Klinik und Verlauf

Die FSHD betrifft vorwiegend Jugendliche und Erwachsene. Die klinische Abgrenzung zu anderen Muskeldystrophien gelingt über die typische Verteilung der (oft initial asymmetrischen) **Muskelschwäche und -atrophie** im Bereich des **Gesichts** (Facies myopathica), des **Schultergürtels** (Scapula alata) und der **Oberarme** (Abb. 11.8b). Wegen der Schwäche der Gesichtsmuskulatur können die Patienten oft nicht pfeifen und haben Schwierigkeiten beim Augenschluss. Im weiteren Verlauf kommt es auch zur Schwäche der Unterarm-, Unterschenkel- und Beckengürtelmuskulatur. Eine **Hochton-Schwerhörigkeit** (bei 2/3 der Patienten) und retinale Teleangiektasien können assoziiert sein, sind aber selten symptomatisch. Die Patienten finden oft zum Arzt auf Grund ihrer **Muskelschmerzen**, erheblichen Probleme, die Arme über den Kopf zu heben (Abb. 11.8b), und einer Fußheberschwäche. Der Verlauf ist mit Ausnahme seltener schwer verlaufender infantiler Formen langsam progredient. Ca. 20% aller Patienten werden im fortgeschrittenen Alter rollstuhlabhängig, die Lebenserwartung ist fast normal.

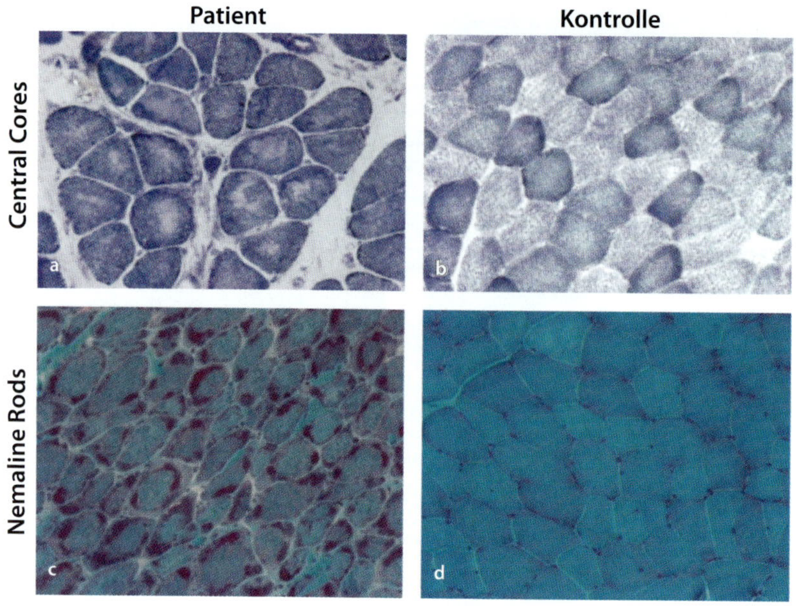

Abb. 11.9a–d Die Histopathologie der Strukturmyopathien Central Core Disease und Nemaline-Myopathie. **a** Central cores sind umschriebene Sarkomerläsionen, die infolge fehlender Mitochondrien in oxidativen Enzympräperationen als Substratdefekte sichtbar werden; **b** Normalbefund (NADH-Reaktion, 20x). **c** Nemaline rods sind intrazelluläre fadenförmige Stäbchen, die sich in der Gomori-Trichrom-Färbung purpurfarben darstellen; **d** Normalbefund (Gomori-Trichrom-Färbung, 20x; mit freundlicher Genehmigung von Prof. Dr. G. Stoltenburg, Berlin)

▪▪ Diagnose

Die klinische Verdachtsdiagnose wird durch den molekulargenetischen Nachweis von Deletionen auf Chromosom 4q35 gesichert.

11.7.5 Emery-Dreifuss-Muskeldystrophien (EDMD)

▪▪ Grundlagen

Die Gruppe der heterogenen EDMD werden X-chromosomal, autosomal-dominant oder selten auch autosomal-rezessiv vererbt. Ursache aller EDMD sind Mutationen von Genen (X-chromosomales **EMD**, autosomale **LMNA**, **SYNE-1/2**), deren Proteine alle miteinander interagieren und bei der Verknüpfung des Kern- mit dem Zytoskelett eine Rolle spielen (Emerin, Lamin-A/C, Nesprin-1 und -2).

▪▪ Klinik

Die heterogenen EDMD sind durch eine **langsam progrediente Muskelschwäche**, die häufig im Kindesalter beginnt, und durch **früh auftretende Kontrakturen** und eine **Kardiomyopathie** gekennzeichnet. Die Muskelschwäche zeigt ein humeroperonäales Verteilungsmuster, d. h. eine proximale Beteiligung im Bereich der oberen und eine distale im Bereich der unteren Extremitäten. Die Gehfähigkeit bleibt meist lange erhalten. Kontrakturen betreffen in erster Linie die Ellenbogen, die oberen Sprunggelenke und die Wirbelsäule (»**rigid spine**«). Eine **dilatative Kardiomyopathie** mit Reizleitungsstörungen und später lebensbedrohlichen ventrikulären Tachyarrhythmien (**plötzlicher Herztod**) wird meist im frühen Erwachsenenalter, seltener im Kindesalter beobachtet.

▪▪ Diagnose

Treten zu einem X-chromosomalen oder autosomal-dominanten Erbgang die Symptome humeroperonäale Muskelschwäche und kardiale Reizleitungsstörungen, ist die Diagnose suggestiv. Die CK ist oft leicht erhöht. Immunhistochemisch lassen sich das Fehlen einer Emerin-Synthese, nicht aber einer Lamin-A/C-Expression (da dominant vererbt und somit immer auch eine normale Kopie des Gens vorhanden) im Muskelgewebe nachweisen. Die Emerin-Synthese kann auch in Zellen der Mundschleimhaut oder an Hautzellen durch Western-Blot-Untersuchungen überprüft werden. Bei der X-chromosomalen Form können auch die weiblichen, meist klinisch unauffälligen Überträgerinnen an Herzrhythmusstörungen erkranken.

▪▪ Therapie

Es gibt keine kausale Therapie. Wichtig ist eine stringente Diagnosestellung zur rechtzeitigen Versorgung mit Herzschrittmacher, bei autosomal-dominanten **LMNA**-Mutationen inkl. implantierbarem Kardioverter-Defibrillator. Schwere dilatative Kardiomyopathien, die insbesondere bei **LMNA**-Mutationen auftreten, können eine Herztransplantation erfordern.

11.8 Kongenitale Strukturmyopathien

▪▪ Grundlagen

Kongenitale Strukturmyopathien sind heterogene Erkrankungen der Muskulatur, die oft **kongenital** mit autosomal-rezessivem oder dominantem Erbgang auftreten und in der Regel **nicht** oder nur **gering progredient** sind. Die X-chromosomale rasch progrediente myotubuläre Myopathie bildet hier eine Ausnahme.

▪▪ Klinik

Das klinische Spektrum dieser Erkrankungen ist geprägt von dem Bild eines »**floppy infant**« mit Atmungs- und Fütterungsproblemen. Manifestationen im späteren Alter sind möglich. Zu einer oft generalisierten Muskelschwäche und -hypotrophie können Symptome wie Kardiomyopathie, respiratorische Insuffizienz, Muskelschmerzen (nach Belastung), Kontrakturen, Skoliose, Skelettdeformitäten, kongenitale Hüftluxation und Ophthalmoplegie hinzutreten.

Diagnose

Die Kreatinkinaseaktivität (CK) im Serum ist nicht oder nur leicht erhöht. Der muskelhistologische Befund ermöglicht eine erste Zuordnung (Abb. 11.9), der sich die genetische Diagnostik anschließt. In Einzelfällen ist primär eine molekulargenetische Diagnostik gerechtfertigt.

11.9 Mitochondriopathien und Atmungskettendefekte

Grundlagen

In der **Atmungskette** werden energiereiche Substrate aus dem Zitratzyklus oxidiert und die freie Energie zur ATP-Bildung genutzt (**oxidative Phosphorylierung**). Eine Störung dieser Kopplung beeinträchtigt den aeroben Stoffwechsel, der bei erhöhtem ATP-Bedarf wie Stress, Belastung und Infektionskrankheiten dekompensiert, da sich der erhöhte Energiebedarf nur durch eine Steigerung der anaeroben Glykolyse gewinnen lässt. Als Endprodukt dieses Stoffwechselweges häuft sich **Laktat** an und führt zu einer **metabolischen Azidose**. Zwei weitere zentrale mitochondriale Stoffwechselabläufe, die Fettsäureoxidation und der Zitratzyklus sind im ▶ Kap. 6 abgehandelt.

Mitochondrien werden **maternal** durch die **Oozyte** vererbt, die bis zu 50.000 Mitochondrien enthalten kann. Eine weitere Besonderheit der mitochondrialen Vererbung besteht darin, dass sich in der Oozyte nebeneinander sowohl normale als auch mutierte Mitochondrien befinden können. Dies wird als **Heteroplasmie** bezeichnet. Der Heteroplasmiegrad bestimmt in der Regel die Schwere des hänotyps. Die **matrilineare Vererbung** gilt nur für **mtDNA-Mutationen**. Der überwiegende Teil der Atmungskettenkomplex-Untereinheiten wird **nukleär** kodiert, und deren Genmutationen folgen einem Mendelschen Erbgang.

Epidemiologie

Die geschätzte Inzidenz mitochondrialer Erkrankungen beträgt 2:10.000. Unter den mtDNA-Mutationen ist die 3243A>G-Mutation beim MELAS-Syndrom mit etwa 20% die häufigste Ursache eines Atmungskettendefektes.

Klinik

Aufgrund ihrer Schlüsselstellung im aeroben Energiestoffwechsel der Zelle führen funktionelle Störungen der Mitochondrien zu einem klinischen Mischbild, bei dem in erster Linie **Gewebe mit hohem Energiebedarf** betroffen sind. Im Vordergrund stehen meist eine Myopathie und/oder zentralnervöse Störungen.

- **Gehirn**: Epilepsie, Ataxie, mentale Retardierung, Schlaganfall-ähnliche Episoden, septo-optische Dysplasie, Kleinhirnhypoplasie, Hirnfehlbildungen (besonders beim Pyruvatdehydrogenase-Mangel), Hirnstammdysfunktion (Schlucken, Atmung),
- **peripheres Nervensystem**: axonale Neuropathie (CMT2A),
- **Sinnesorgane**: Retinitis pigmentosa, Optikusatrophie, Innenohrschwerhörigkeit,
- **Muskulatur**: Myopathie, Kardiomyopathie, »floppy infant«, Lähmung der äußeren Augenmuskeln
- **Niere**: nephrotisches Syndrom,
- **endokrine Organe**: Hypothyreose, Wachstumshormonmangel, Hypoparathyreoidismus, Diabetes mellitus, Diabetes insipidus.

> **Bei Erkrankung mehrerer Organsysteme mit hohem Energiebedarf ist immer an eine Mitochondriopathie zu denken.**

MELAS-Syndrom Das Akronym MELAS steht für die charakteristischen Symptome: »**M**itochondriale **E**nzephalopathie, **La**ktatazidose und einem **S**chlaganfall ähnliche Episoden«. In Abhängigkeit vom Heteroplasmiegrad kann die Symptomatik von migräneartigen Kopfschmerzen und episodischem Erbrechen bis hin zum Vollbild mit Muskelschwäche, Ataxie, Hörverlust, Epilepsie, Demenz und Diabetes mellitus reichen. Die schlaganfallähnlichen Episoden mit Hemiparese, Gesichtsfeldausfällen und bulbären Störungen beruhen nicht auf einem Gefäßverschluss, sondern auf einer lokalen Gewebsazidose mit konsekutiver Weitstellung der Hirnarterien. Diese Episoden können durch Infektionen, körperliche Belastung oder Medikamente ausgelöst werden. Im Gegensatz zum »echten« Schlaganfall sind die klinischen Symptome und kernspintomographischen Befunde im Hirn meist rückläufig. Das Manifestationsalter liegt zwischen 5 und 15 Jahren. Die Prognose wird durch die Schwere der Epilepsie bestimmt.

MERRF-Syndrom Das Akronym MERRF steht für »**M**yoklonus **E**pilepsie mit **R**agged-**R**ed-**F**ibers«. Diese »ragged red fibers« lassen sich durch eine Gomori-Trichrom-Färbung einer Muskelprobe nachweisen und sind degenerierte, mit geschwollenen Mitochondrien angefüllte Muskelfasern. Sie sind aber nicht MERRF-spezifisch, sondern finden sich bei einer Vielzahl von mtDNA-Mutationen, besonders aber bei Mutationen der mitochondrialen tRNA. Bei hohem Heteroplasmiegrad treten zu der Myoklonusepilepsie weitere Symptome wie Muskelschwäche, Ataxie, spastische Paresen und Innenohrschwerhörigkeit hinzu. Ein großes klinisches Problem ist die häufig **therapieresistente Myoklonusepilepsie**.

Kearns-Sayre-Syndrom Neben dem Symptomenkomplex einer Ophthalmoplegie, Retinitis pigmentosa und Kardiomyopathie sind weitere Symptome eine **Ptosis**, Muskelschwäche und Taubheit. Zu den zahlreichen **endokrinologischen Auffälligkeiten** zählen Kleinwuchs, Hypothyreose, Hypoparathyreoidismus, Diabetes mellitus I und Hypogonadismus. Wegen häufig auftretender Herzreizleitungsstörungen (AV Block) bedürfen die Patienten zur rechtzeitigen Herzschrittmacherversorgung einer lebenslänglichen **regelmäßigen EKG-Kontrolle**.

Pathogenese

Ein Großteil mitochondrialer Enzyme wird **nukleär** und nur 13 der insgesamt etwa 1600 Proteine werden **mitochondrial** (mtDNA) kodiert.

- **mtDNA-Mutationen:** Häufigste Ursache eines MELAS-Syndroms ist eine **Punktmutation** in der mitochondrialen Transfer-RNA (tRNA) für Leuzin. Während der Translation führt dies zu einer erniedrigten Bildungsrate leuzinreicher Proteine, die biochemisch häufig eine kombinierte Störung der Atmungskettenkomplexe I und IV verursacht. Beim MERRF-Syndrom führt – ähnlich wie beim MELAS-Syndrom – eine Punktmutation in der mitochondrialen tRNA-Lysin zu einem kombinierten Komplex-I/IV-Mangel. Beim Kearns-Sayre-Syndrom (KSS) werden **mtDNA-Deletionen** oder -Duplikationen von 2000–8000 Basenpaaren gefunden. Der Heteroplasmiegrad liegt meist bei 45–75% und korreliert mit der Schwere des Krankheitsbildes. Die meisten KSS-Krankheitsfälle sind auf eine Spontanmutation zurückzuführen. Eine zuverlässige genetische Beratung von Eltern mit einem betroffenen Kind ist praktisch unmöglich, da jede Oozyte der Mutter zwischen 0 und 100% mutierte Mitochondrien enthalten kann und das Wiederholungsrisiko daher nicht abschätzbar ist.
- **Mutationen in nukleär kodierten mitochondrialen Proteinen:** Der größte Teil der mitochondrialen Proteine sind nukleär

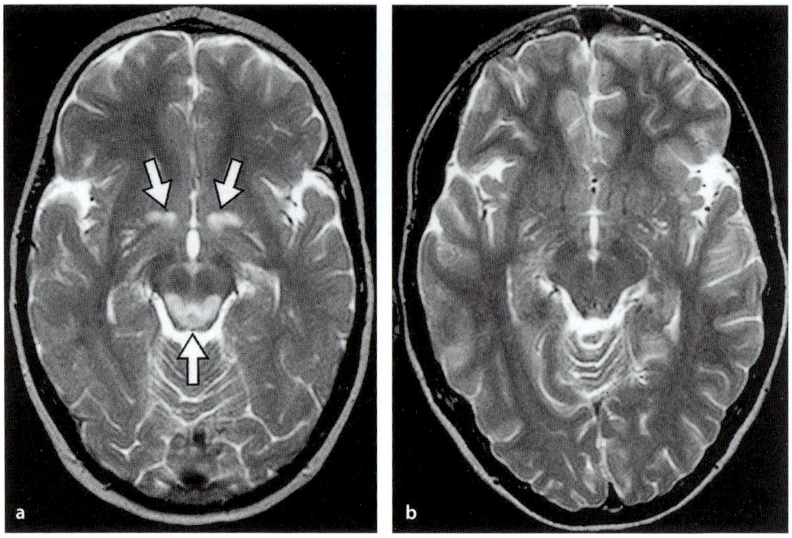

Abb. 11.10a, b Axiale MRT (T2) eines 4-jährigen Jungen mit Leigh-Syndrom. **a** Signalintense bilaterale Nekrosen in den Basalganglien (Pallidum) und hufeisenförmige Nekrose im dorsalen Hirnstamm (*Pfeile*). **b** Normalbefund

kodiert, werden am endoplasmatischen Retikulum translatiert und danach in das Mitochodrium importiert. Mutationen dieser nukleären Gene können auch zu Atmungskettendefekten führen. Dies betrifft sowohl Gene, die für strukturelle Untereinheiten der Atmungskettenkomplexe I, II, III und V kodieren, als auch Gene, die am Import und Zusammenbau (»assembly«) hochkomplexer Multiproteinstrukturen (z. B. **SURF1** oder **BCS1L**), am Einbau prosthetischer Gruppen und Metallionen wie Kupfer und Eisen in die Proteinkomplexe (z. B. **SCO1/2** und **COX10**) oder an der Synthese von Kofaktoren der Elektronentransportkette wie z. B. Ubichinon (z. B. **COQ2**, **PDSS1/2**) beteiligt sind.

Die klinischen Symptome dieser Genmutationen reichen von frühletalen Enzephalomyopathien bis hin zum **Leigh-Syndrom**. Das Leigh-Syndrom ist durch bilaterale Nekrosen der Basalganglien und des Hirnstamms gekennzeichnet (Abb. 11.10). Darüber hinaus findet sich oft eine Erhöhung der Liquorlaktatspiegel. Die Patienten werden klinisch durch Muskelschwäche, Trinkschwäche und periodisches Erbrechen auffällig. In fortgeschrittenen Stadien treten epileptische Anfälle und extrapyramidale Bewegungsstörungen hinzu. Bei Hirnstammnekrosen treten Atemstörungen auf, an denen die Patienten versterben.

▪▪ Diagnose

Nur wenige Atmungskettendefekte weisen ein idealtypisches Syndrom auf wie das MELAS-, MERRF- und Kearns-Sayre-Syndrom. Besteht der Verdacht auf eine dieser Erkrankungen, sollte man zunächst nach den entsprechenden Punktmutationen oder Deletionen fahnden. In der Regel genügt der Versand einer EDTA-Blutprobe an ein Speziallabor. Aufgrund **unterschiedlicher Gewebsheteroplasmie** ist der Defekt in peripheren Blutzellen aber manchmal nicht nachweisbar, und die **DNA-Präparation** sollte dann aus **Muskelgewebe** erfolgen. Ist das Mutationsscreening negativ und besteht die **klinische Verdachtsdiagnose** einer Mitochondriopathie fort (Störung **mehrerer Organsysteme** mit **hohem Energiebedarf**), muss man sich mit biochemischen Methoden an den molekulargenetischen Defekt herantasten. Ein erhöhter Laktat/Pyruvat-Quotient (>20) und eine erhöhte Alaninkonzentration im Serum erhärten den Verdacht auf einen Atmungskettendefekt. Nur eine Bestimmung der Komplex-I- bis -V-Aktivitäten in einer Muskelprobe kann die Zahl der Kandidatengene einengen. Bei einem **isolierten** Atmungskettenkomplex-Mangel liegt der Defekt meist in der **nukleären DNA** der entsprechenden Untereinheiten, bei einem **kombinierten** Mangel oft in den **mitochondrialen tRNA**. Mit Hilfe moderner Sequenzierungsverfahren (»next generation sequencing«, ► Kap. 3.9) können zahlreiche mitochondriale Gene parallel und kostengünstig sequenziert werden. Solch eine **Paneldiagnostik** findet zunehmend Eingang in die Routinediagnostik genetischer Krankheiten, die mit mehreren Gendefekten assoziiert sind und sich phänotypisch nicht gut unterscheiden lassen. Andere Krankheitsgruppen, bei denen solch eine Paneldiagnostik sinnvoll ist, sind erbliche Neuropathien, familiäre Taubheit oder kongenitale Myopathien.

▪▪ Therapie

Die Gabe von **Koenzym Q_{10}** und **Riboflavin** scheint den Verlauf von MELAS- und Kearns-Sayre-Syndrom günstig zu beeinflussen. Die supportive und symptomatische Therapie erfolgt nach den Richtlinien, die in ► Kap. 5 dargestellt wurden.

Cave

Viele Patienten mit Mitochondriopathie leiden an einer Epilepsie. Eine Valproat-Therapie ist bei diesen Patienten aufgrund der Gefahr schweren Leberfunktionsstörungen bis hin zum Reye-Syndrom kontraindiziert.

Literatur

Engel AG, Franzini-Armstrong C (eds) (2004) Myology, basic and clinical. Vol I & II. McGraw-Hill, New York

Spuler S, von Moers A (Hrsg) (2004) Muskelkrankheiten, Grundlagen, Diagnostik und Therapie. Schattauer, Stuttgart

Smeitink J, van den Heuvel L, DiMauro S (2001) The genetics and pathology of oxidative phosphorylation. Nat Rev Genet 2:342–352

Erkrankungen des Immunsystems

Immunologie

H. v. Bernuth, J. Roesler

C. P. Speer, M. Gahr (Hrsg), *Pädiatrie*,
DOI 10.1007/978-3-642-34269-1_12, © Springer-Verlag Berlin Heidelberg 2013

Einleitung

Bis vor einigen Dekaden sind Kinder mit angeborenen schweren Immunstörungen früh verstorben oder wurden zunächst in totaler Isolierung in einer keimdichten Plastikumhüllung mit gefilterter Luft am Leben erhalten (»bubble boy«, 1971–1984). Seither hat sich unser immunologisches Wissen enorm erweitert. Eine Reihe von klinischen Bildern bei Abwehrstörungen kann inzwischen als »klassisch« bezeichnet werden. Zusätzlich ist aber auch eine große Vielfalt von Manifestationen, klinischen Verläufen, diagnostischen Laboruntersuchungen und Therapien bekannt geworden bzw. eingeführt worden. Diese Komplexität der Immundefekte nebenbei zu bewältigen ist niemandem mehr möglich, so dass auch hier Spezialisierung bzw. die enge Zusammenarbeit mit den pädiatrisch immunologischen Spezialisten unumgänglich geworden ist.

12.1 Phagozytendefekte

12.1.1 Septische Granulomatose

▪▪ Definition

Diese Erkrankung (»chronic granulomatous disease«, CGD) wird durch den Defekt eines in der Phagozytenmembran befindlichen Enzymsystems (**NADPH-Oxidase**, enthält u. a. gp91-phox, Synonym NOX2) verursacht. Sie tritt mit einer Häufigkeit von 1:100.000 bis 1:300.000 auf.

▪▪ Pathogenese

Betroffenen Zellen (besonders Granulozyten und Monozyten, aber auch T-, B- und weiteren Zellen) fehlt die Fähigkeit, **reaktive Sauerstoffmetabolite** mit Hilfe der NADPH-Oxidase zu bilden. Ihre Produktion ist für die Abwehr bestimmter Bakterien (z. B. Staph. aureus) und Pilze (Aspergillen) und für normale Entzündungsregulationen wichtig.

Aus dem Defekt resultieren schwere, oft abszedierende Infektionen und überschießende, oft granulomatöse Entzündungsreaktionen, zum Teil auch ohne Infektion. In etwa 2/3 der Fälle ist das auf dem X-Chromosom kodierte gp91-phox betroffen. Bei autosomalen Formen sind p22-phox, p40phox, p47-phox, oder p67-phox betroffen.

▪▪ Klinik

Die Klinik ist sehr komplex und initiale Fehldiagnosen sind häufig. Einerseits treten eitrige, zum Teil abszedierende Infektionen von Lymphknoten, Lunge, Leber (▫ Abb. 12.1) (und weiteren inneren Organen), Weichteilen, Haut und Knochen (▫ Abb. 12.2) auf. Andererseits kommen klinische Bilder vor, die mit Mykobakteriosen, Sarkoidose, exogen allergischer Alveolitis, idiopathischer Lungenfibrose, Morbus Crohn, »Tumoren« (in Wirklichkeit Granulome) z. B. der ableitenden Harnwege, rheumatischen Erkrankungen (Fieberschübe) usw. verwechselt werden.

Cave
Besonders gefährliche Keime: Aspergillus nidulans, Burkholderia cepacia

Der häufigste **Erreger** ist Staph. aureus. Burkholderia cepacia kann akute, über eine gramnegative Sepsis rasch zum Tode führende Infektionen verursachen. Aspergillusinfektionen der Lunge können bei Inhalation sporenhaltiger Luft sowohl hochakut als auch bei allmählicher Gewebsinfiltration schleichend verlaufen und ebenfalls zum Tode führen. Weitere opportunistische Erreger kommen vor, es besteht jedoch keine allgemeine Abwehrschwäche gegenüber Bakterien oder Viren. Fehlregulierte Entzündungen können ohne Erreger zu Organversagen (z. B. Lungenfibrose) führen. Fisteln (z. B. perianal) und gestörte Wundheilung sind ebenfalls nicht selten.

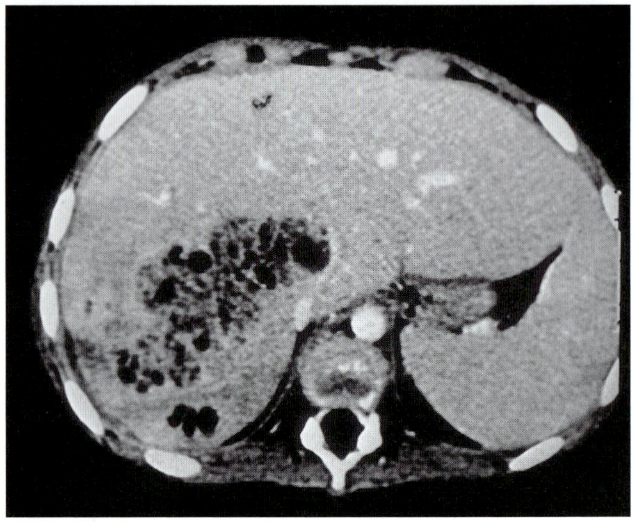

▫ **Abb. 12.1** CT Oberbauch: Leberabszess bei septischer Granulomatose, verursacht durch Staphylococcus aureus

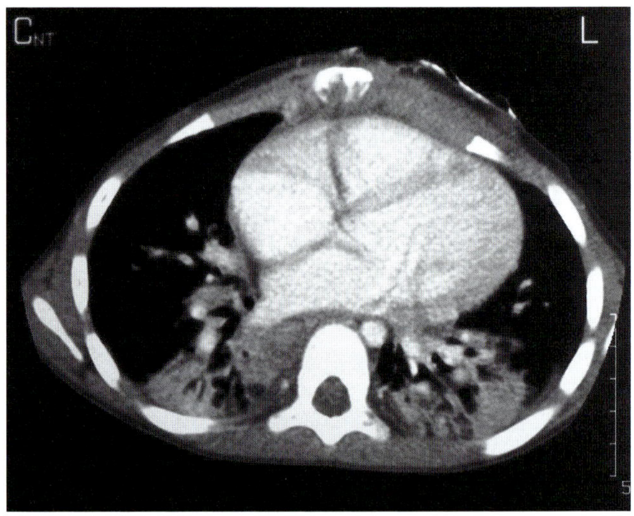

▫ **Abb. 12.2** CT Thorax bei septischer Granulomatose, verursacht durch Aspergillus nidulans: Sternumosteomyelitis mit entzündlicher Weichteilreaktion, beidseits dorsal pneumatische Infiltrate

Cave
Auch dysregulierte Entzündungen können zu Organversagen führen, z. B. Lungenfibrose.

Erste Symptome können sehr früh im Säuglingsalter (»Late-onset-Sepsis«) auftreten, aber – besonders bei Restaktivität der NADPH-Oxidase – auch erst später im Jugendlichen- oder Erwachsenenalter.

Histologisch findet man in betroffenen Organen Granulome mit Epitheloidzellen und Langerhans-Riesenzellen, was häufig zur Fehldiagnose »Tuberkulose« führt. Andererseits können Patienten mit CGD auch an Tuberkulose erkranken; besonders typisch ist das Vorkommen einer BCG-itis, einer Infektion nach Impfung gegen Tuberkulose mit BCG-Bakterien. Durch Granulome in der Wand von Hohlorganen wie Ureter, Ösophagus, Magen u. a. können Stenosierungen auftreten. In Familien mit X-chromosomalem rezessivem Erbgang können Heterozygote bei ungünstiger X-Inaktivierung (Lyonisierung) klinische Auffälligkeiten, wie rezidivierende aphthöse Stomatitiden, einen diskoiden Lupus erythematodes oder schwere CGD-typische Infektionen zeigen.

▪▪ Diagnose

Die Diagnose ist **biochemisch** durch die In-vitro-Messung reaktiver Sauerstoffmetabolite zu stellen. Dazu stehen mehrere Testverfahren zur Verfügung, wobei der durchflusszytometrische Dihydrorhodamin-123 (DHR)-Test die meisten Vorteile auf sich vereinigt. Da die korrekte Diagnose für das Leben des Patienten von großer Bedeutung ist, muss man fordern, dass sie durch zwei unabhängige Verfahren und aus zwei Blutproben bestätigt wird (z. B. DHR-Test von H_2O_2 und Chemolumineszenz oder Nitroblautetrazoliumreduktion zur Messung von O_2^-).

Eine **pränatale Diagnostik** ist aus Chorionzottenbiopsat mit molekulargenetischen Techniken möglich. Diese Techniken sind auch für die genetische Beratung und in Zukunft eventuell vor einer Gentherapie wichtig. Genetische oder serologische Analysen erfassen auch, ob durch eine große Deletion eine zusätzliche Anomalie der Erythrozytenmembran (Akanthozytose bei **McLeod-Phänotyp**) vorliegt.

! Cave

Kell-positives Blut darf den Patienten mit McLeod-Phänotyp wegen der Gefahr der Antikörperbildung nicht gegeben werden (vor geplantem Eingriff Einfrieren der eigenen Erythrozyten – Eigenblutspende!).

▪▪ Therapie

So komplex die klinische Präsentation ist, so komplex gestaltet sich auch die Therapie. Grundsätzlich sollten CGD-Patienten in einem spezialisierten Zentrum bzw. in Zusammenarbeit mit einem solchen Zentrum behandelt werden. Die meisten Patienten benötigen eine **prophylaktische Behandlung** (meist Cotrimoxazol und Itraconazol, dazu bei zusätzlicher Notwendigkeit IFN-γ s.c.). Alle 3 Monate sollte eine Kontrolluntersuchung stattfinden, die einen Ultraschall des Abdomen und bei entsprechendem Alter eine Lungenfunktionsprüfung mit einschließt. Entzündliche Infiltrate sollten, wenn immer vertretbar bioptisch und mikrobiologisch evaluiert werden (z. B. durch CT-gesteuerte Nadelbiopsie bei Infiltraten der Lunge). Infektionen werden lange und aggressiv mit Antibiotikakombinationen behandelt, wobei mindestens eines besonders gut zell- und gewebegängig sein sollte. Bei unbekanntem Erreger ist an **Burkholderia cepacia** zu denken, der auf viele häufig verwendete Antibiotika nicht anspricht, aber in wenigen Tagen zum Tode führen kann. Bei Aspergillusinfektionen ist Voriconazol wirksamer und nebenwirkungsärmer als Amphotericin B. Eine solche Therapie ist lange, z. B. über 6 Monate, durchzuführen. In schwerwiegenden Fällen kann die Therapie durch Granulozytentransfusionen ergänzt werden. Bei fehlregulierten oder überschießenden Entzündungsreaktionen mit und ohne Granulombildung sind unter gewissen Vorsichtsmaßnahmen Behandlungen mit Kortikosteroiden unerlässlich, in einigen Fällen sogar hochdosiert (2 mg/kg KG Prednisolon) und längerfristig. Ferner können chirurgische Interventionen notwendig sein.

Eine **kurative Therapieoption** ist die Knochenmark- oder Stammzelltransplantation, die einen HLA-identischen Spender (bevorzugt Geschwister) erfordert. Diese Therapiemaßnahme ist bei nicht optimalem Verlauf unter konservativer Therapie immer oder nach Meinung einiger Autoren sogar grundsätzlich für alle Fälle ohne Restaktivität der NADPH-Oxidase anzustreben (siehe Richtlinien der EBMT bei Immundefekten).

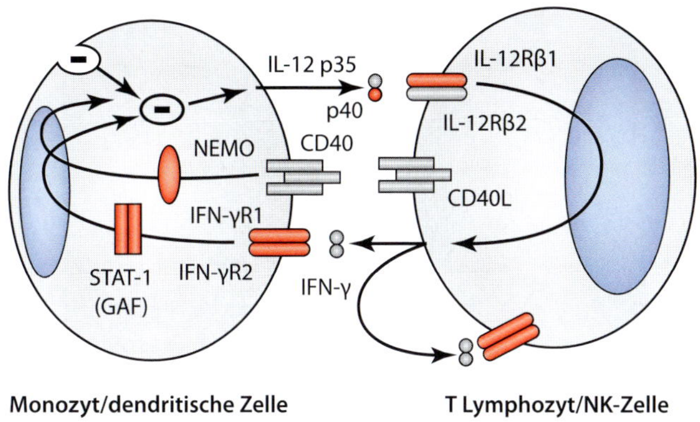

Abb. 12.3 Für die Abwehr von Mykobakterien entscheidende Signalwege. Es findet eine gegenseitige Aktivierung von Monozyten bzw. dendritischen Zellen und T-Lymphozyten/NK-Zellen über humorale und Rezeptor-Ligand-Interaktionen statt (einige Interaktionen wie die Antigenpräsentation wurden zur Verbesserung der Übersichtlichkeit herausgelassen). Mutationen in den 6 Genen für die rot markierten Strukturen führen zu vermehrter Anfälligkeit gegenüber Mykobakterien. (Nach Casanova)

▪▪ Prognose

Bei der klassischen Form der CGD war die Prognose früher sehr schlecht. Sie hat sich aber nach Einführung der Prophylaxe (s. oben), der intensiven Überwachung und der Stammzelltransplantation deutlich gebessert (40- bis 50-jährige Patienten sind keine extreme Ausnahme mehr).

12.1.2 Defekte in der Interferon-γ-Interleukin-12-Achse und verwandte Störungen

▪▪ Definition

Bei Defekten in der Interferon-γ-Interleukin-12-Achse handelt es sich um erbliche Störungen der Abwehr von Mykobakterien und weiteren intrazellulären Keimen. Überwiegend liegen dieser Krankheitsgruppe molekular nachweisbare **Defekte des γ-Interferon/IL-12-Signalwegs** in Monozyten/Makrophagen zugrunde, die entweder zu einer verminderten Bildung oder zu einer verminderten Wirkung von IFN-γ führen.

▪▪ Pathophysiologie

Normalerweise stimulieren Makrophagen spezifische T-Zellen parallel zur Antigen-Präsentation mit Interleukin-12/23 (IL-12/23). Die T-Zellen antworten u. a. durch Proliferation und Produktion von Interferon-γ (IFN-γ), das wiederum Makrophagen über einen sog. **Jak/Stat-Signalweg** aktiviert und dadurch die Abtötung von Mykobakterien ermöglicht (Abb. 12.3). Krankheitsauslösende genetische Veränderungen wurden in den Genen für die Rezeptoren von IFN-γ und IL-12, für STAT1 und IL-12p40 gefunden. Am häufigsten ist der Interleukin-12-Rezeptor-β1-Defekt, gefolgt vom partiellen Interferon-γ-Rezeptor-1-Defekt. Außerhalb des skizzierten Systems können auch Defekte in *NEMO, CYBB, IRF8, GATA2* und *ISG15* und weiteren noch unbekannten Genen zu einer erhöhten Anfälligkeit für disseminierte Mykobakteriosen führen. Störungen werden autosomal-dominant, X-chromosomal-rezessiv oder autosomal-rezessiv vererbt und können partiell oder vollständig sein. Bei partiellen Formen tritt überschießende Granulombildung auf, während bei vollständigen Abwehrschwächen die Granulombildung gestört ist.

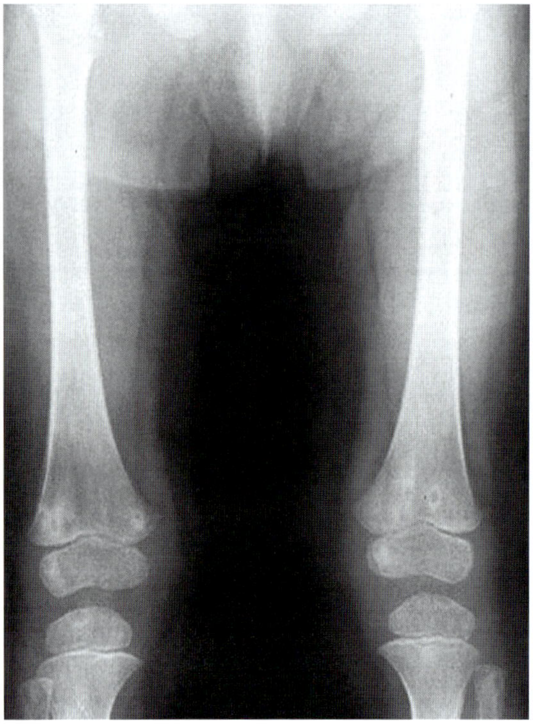

Abb. 12.4 Knochenläsionen an den distalen Femora und den proximalen Tibia und Fibula durch atypische Mykobakterien bei IFN-γ-Rezeptordefekt

Klinik

Wegen der variablen Pathophysiologie sind die klinischen Erscheinungsbilder trotz des relativ einheitlichen und begrenzten Erregerspektrums recht vielgestaltig, so dass die Erregerisolation wegweisend ist. Im Vordergrund stehen lokale und systemische **Infektionen mit** atypischen Mykobakterien, insbesondere Mycobacterium-avium-Komplex (MAC) und eine BCG-itis nach Tuberkuloseimpfung. Auch bei disseminiert verlaufender Tuberkulose und invasiven Infektionen durch S. enteritidis muss an diese Defekte gedacht werden. Listerien und Virusinfektionen (VZV, CMV, RSV) wurden nur in Einzelfällen beschrieben.

Es kommt entweder nur zu lokalem Befall oder zu ausgedehnten, auch systemischen Infektionen mit Fieberschüben, Hepatosplenomegalien, Pneumonien, Knochenläsionen (Abb. 12.4) und Darmbefall. Auch Lymphknotenbefall ist häufig, wobei aber der isolierte, oft anzutreffende einseitige Befall von Halslymphknoten durch MAC kaum jemals auf eine erbliche Störung zurückzuführen ist. Mehrfach sind, insbesondere bei partiellen Defekten mit erhaltener Granulombildung, Verwechslungen mit eosinophilem Granulom, chronisch rekurrierender multifokaler Osteomyelitis und Morbus Crohn vorgekommen.

Diagnose

Ein funktionelles Screening auf zelluläre Reaktionen nach Rezeptorstimulationen im Vollblutansatz gefolgt von genetischen Analysen ist zu empfehlen.

Therapie

Die **antimikrobielle Therapie** sollte danach ausgerichtet werden, ob es sich um langsam oder schnell wachsende atypische Mykobakterien oder echte Tuberkulose bzw. andere Erreger handelt. Zusätzliche pharmakologische Dosen von IFN-γ sind außer beim kompletten IFN-γ-Rezeptordefekt wirksam; bei kompletten IFN-γ Rezeptordefekten ist dagegen höchstens IFN-α mäßig effektiv (wegen sich überschneidender Signalwege von IFN-α und -γ; Einzelfallbeobachtungen).

Bei kompletten Defekten der IFN-γ-Achse ist eine **Knochenmarktransplantation** mit myeloablativer Konditionierung ohne T-Zelldepletion von einem HLA-identischen Spender (möglichst Geschwister) die einzige therapeutische Option, wobei besondere Komplikationsmöglichkeiten zu beachten sind: Hemmung von Spenderzellen durch hohe IFN-γ-Spiegel im Empfänger, Exazerbation durch persistierende Mykobakterien, überschießende Granulombildung z. B. im ZNS unter Rekonstitution mit Spenderzellen.

Prognose

Bei Defekten, die von einer IFN-γ-Gabe profitieren können in Abhängigkeit von der Schwere der Ersterkrankung meist gut, bei kompletten IFN-γ Rezeptordefekten nur bei gelungener **Knochenmarktransplantation** günstig.

12.1.3 Seltene Störungen der Phagozyten

Seltene Störungen der Phagozyten sind in Tab. 12.1aufgeführt.

12.2 Störungen der humoralen Immunität

12.2.1 X-chromosomal vererbte Agammaglobulinämie

Definition, Pathophysiologie

Die häufigste angeborene Form eines Antikörpermangelsyndroms wird X-chromosomal rezessiv vererbt (XLA, M. Bruton). Es wird mit einer Häufigkeit von 1:200.000 beobachtet. Der Defekt besteht in einer Störung der B-Lymphozytendifferenzierung, so dass fast keine reifen, sondern nur Prä-B-Lymphozyten vorhanden sind. Der **Mangel an reifen B-Lymphozyten** wird durch Mutation einer für diese Zellen spezifischen Tyrosinkinase (Btk) verursacht. In vivo und in vitro lässt sich ein **Defekt der Antikörperbildung** aller Immunglobulinklassen nachweisen.

Selten werden autosomal-rezessiv vererbte Formen einer Agammaglobulinämie beobachtet, von denen inzwischen mehrere molekulargenetisch charakterisiert werden konnten.

Klinik

Die Patienten fallen nach einem infektionsfreien Intervall von einigen Monaten bis zu einem Jahr (nach Verschwinden der diaplazentar übergetretenen mütterlichen IgG-Antikörper; Abb. 12.5) mit **bakteriell bedingten** Pneumonien, chronischen Bronchitiden, Sinusitiden, Otitis media und später durch Bronchiektasen (Abb. 12.6) und gastrointestinalen Erkrankungen, u. a. ausgelöst durch Lamblien, auf. Auch bestimmte **Virusinfektionen** (Enteroviren) verlaufen schwer. Nach einigen, heute nicht mehr verwendeten Impfungen mit Lebenderregern wurden schwere Komplikationen (Impfpoliomyelitis) beobachtet. Bei älteren Patienten wird eine Echovirusinfektion gesehen, die sich als dermatomyositisähnliches Bild äußert, aber auch als persistierende Meningoenzephalitis auftritt. Gelenkentzündungen, die wie eine leichte rheumatoide Arthritis wirken, und Malignome werden (trotz optimaler Therapie) im Verlauf der Erkrankung beobachtet.

Tab. 12.1 Seltene Defekte der Granulozyten und Makrophagen

Krankheit	Mutierte Gene	Vererbung	Klinisches Bild
Kostmann-Syndrom und andere angeborene schwere Neutropenien	*ELANE, GFI1* *CSF3R, WAS* *HAX1, SLC37A4, G6PC3, MAPBPIP*	AD (XL) AR	Schwere Neutropenie <500/µl Peridontitis/Gingivitis Erhöhtes Risiko für AML/MDS
Zyklische Neutropenie	*ELANE*	AD	Zyklische Schwankungen neutrophiler Granulozyten (Retikulozyten, Thrombozyten und Leukozyten) Erhöhtes Risiko für AML/MDS
Retikuläre Dysgenesie	*AK2*	AR	Sehr schwere Neutropenie <200/µl Lymphopenie Innenohrschwerhörigkeit
Leukozyten-Adhäsionsdefekte LAD 1, LAD 2, LAD 3	*INTGB2, SLC35C1, FERMT3*	AR	Leukozytose, chronische Hautulzera, verzögerte Wundheilung, Peridontitis (LAD 1–3) Verspäteter Abfall der Nabelschnur, (bei LAD 1 und LAD 3) Bombay-Blutgruppe (LAD 2)
Rac-2-Defekt	*RAC2*	AD	Verzögerte Wundheilung, Leukozytose
Spezifischer Granulamangel	*CEBPE*	AR	Neutrophile mit doppelt gelappten Kernen (Pelger-Huëtsche Kernanomalie)
Schwachmann-Diamond-Syndrom	*SBDS*	AR	Panzytopenie, Pankreasinsuffizienz, Chondrodysplasie
Weitere seltene Defekte: β-Aktin-Defekt, lokalisierte juvenile Parodontitis, Papillion-Lefèvre-Syndrome			

AD autosomal-dominant; *AR* autosomal-rezessiv; *XL* X-linked-rezessiv

Bei jedem Symptom einer Gelenkentzündung (Schwellung, Rötung, Schmerz, Überwärmung) ist eine bakterielle Ursache umgehend auszuschließen!

Diagnose

Zur Diagnose trägt die **Messung der Immunglobuline** bei, deren Konzentration in allen Klassen erniedrigt ist. Durchflusszytometrisch sind im peripheren Blut keine oder nur wenige reife B-Lymphozyten nachweisbar. Im Knochenmark sind Plasmazellen stark vermindert. Spezifische Antikörper, wie Isoagglutinine, Candida- und Impfantikörper fehlen. Impfungen mit totem Impfstoff sind möglich. Für Lebendimpfstoffe (z. B. Masern, Mumps, Röteln, Varizella Zoster) muss ausgeschlossen werden, dass dem Immunglobulinmangel ein T-Zelldefekt zugrunde liegt. Eine Antikörperantwort auf die Impfungen bleibt aus, während eine T-Zell-Antwort möglich ist, sofern die Impfstoffe nicht vollständig durch substituierte Immunglobuline neutralisiert werden. Die Wertigkeit der Impfungen bei Immunglobulinmangel wird noch kontrovers diskutiert.

Cave
Vor Lebendimpfungen muss ein ursächlicher T-Zell-Defekt ausgeschlossen sein.

Differenzialdiagnostisch muss bei Fehlen von IgG, IgA und IgM vor allem ein kombinierter T-Zelldefekt ausgeschlossen und bei Säuglingen an einen transitorischen Antikörpermangel (▶ Abschn. 12.2.5) gedacht werden.

Therapie

Die Therapie der Wahl ist die **Immunglobulinsubstitution** entweder mit intravenös zu applizierenden Präparaten (mindestens 400 mg/kg KG alle 3 Wochen) oder als subkutane Gabe (100 mg/kg KG einmal wöchentlich). Der Talspiegel im Serum sollte über 7 g/l liegen, da hochdosierte Substitution die Entwicklung von Bronchiektasen hinauszuzögern oder evtl. ganz zu verhindern scheint. Ein höherer Serumtalspiegel kann bei Vorliegen von Bronchiektasen sinnvoll sein. Jedoch können auch unter optimaler Substitution Infektionen im Bereich der Schleimhäute (Sinusitis) oft nicht vermieden werden, da das hier besonders wichtige Immunglobulin A (IgA) nicht ersetzt werden kann. Infektionen müssen intensiv antibiotisch behandelt werden.

Prognose

Die Prognose wurde früher durch das Auftreten nicht mehr beherrschbarer Infektionen und sekundärer pulmonaler Veränderungen durch die rezidivierenden Entzündungen bestimmt. Mit der heute durchführbaren Therapie stehen erhöhte Malignomneigung und chronische Infektionen mit Enteroviren im Vordergrund. Bronchiektasen, die selbst unter regelrechter Immunglobulinsubstitution auftreten können, stellen eine für die Prognose entscheidende Herausforderung dar.

12.2.2 Hyper-IgM-Syndrome

Definition, Pathogenese

Die X-chromosomal-rezessiv vererbte Form dieser Erkrankung umfasst etwa 70% der Hyper-IgM-Syndrome und ist durch rezidivierende Infektionen ähnlich denen bei X-chromosomal vererbter Agammaglobulinämie mit einer zusätzlichen Anfälligkeit für Infektionen durch Cryptosporidium spp. gekennzeichnet. Mit der Ausnahme von IgM (normal bis erhöht) finden sich ebenfalls erniedrigte Immunglobulinspiegel und erniedrigte Impfantikörpertiter.

Ursache sind Mutationen des Gens für den **CD-40-Liganden** (CD40 L), ein Membranprotein, das auf aktivierten T-Lymphozyten exprimiert wird und mit CD40 auf antigenpräsentierenden Zellen interagiert. Diese Interaktion ist für die Differenzierung von B-Lymphozyten und den Isotypen-Klassenwechsel von IgM zu IgG von Bedeutung.

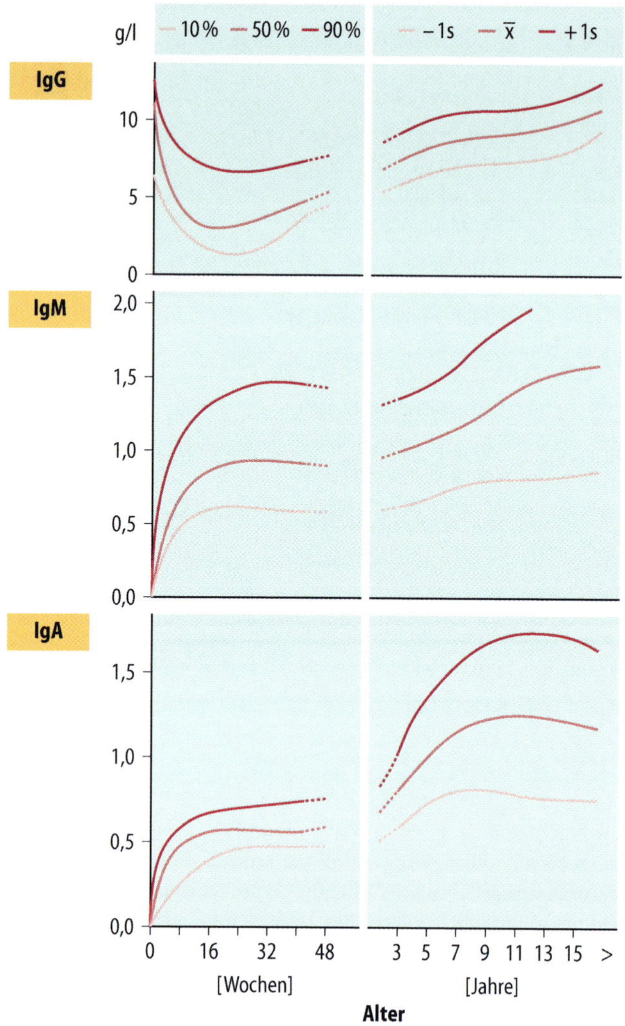

Abb. 12.5 Verlauf der Immunglobulinkonzentrationen während der ersten Lebensmonate und bis zum 15. Lebensjahr. Wegen der geringen Eigensynthese in den ersten Lebensmonaten und dem Abbau des mütterlichen IgG entsteht im Alter von 3–5 Monaten eine »physiologische« Erniedrigung des Immunglobulin G. (Nach Wahn et al. 1999)

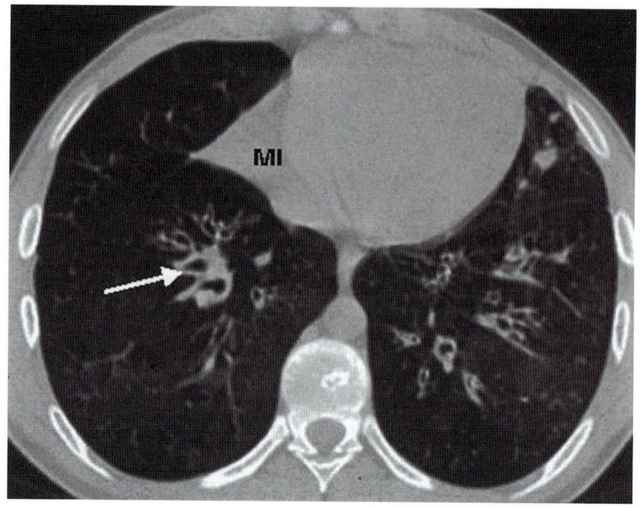

Abb. 12.6 CT Thorax bei Agammaglobulinämie Typ Bruton mit multiplen, z. T. schleimgefüllten Bronchiektasen (*Pfeil*) und Mittellappenatelektase (*MI*) rechts

Da die Langzeitprognose durch gehäufte Gallengangs- und andere Malignome schlechter ist als bei der X-chromosomal vererbten Agammaglobulinämie, wird eine frühzeitige Stammzelltransplantation empfohlen.

Es gibt eine Reihe weiterer genetischer Defekte, die zu einem Hyper-IgM-Syndrom führen, die sich aber in Klinik und Prognose vom CD40L-Mangel zum Teil unterscheiden können. Dazu gehören Mutationen in den Genen für NEMO (»NFk-B essential modulator«), CD40, AID (»activation-induced cytidine deaminase«), AID C terminal, UNG (»uracile DNA glycosylase«), PMS2 (»postmeiotic segregation increased 2«) und in weiteren bisher unbekannten Genen. Auch Erkrankungen mit eingeschränkter Reparaturkapazität von DNA-Doppelsträngen wie Ataxia telangiectatica und Nijmegen-Breakage-Syndrome können mit einer Hyper-IgM-Konstellation einhergehen. Allen gemeinsam ist ein defekter Klassenwechsel von IgM zu anderen Immunglobulinen.

Klinik

Lymphknoten und Tonsillen können spärlich entwickelt, manchmal aber auch hyperplastisch sein. Die Patienten leiden an erhöhter Anfälligkeit für **respiratorische Infekte** bakterieller Genese (Otitis, Pneumonie), es kommen aber auch Pneumocystis-jiroveci-Pneumonien, Durchfälle (Kryptosporidien?) und aufsteigende Infektionen der Gallenblase vor. Wahrscheinlich durch verstärkte Autoantikörperbildung bedingt, beobachtet man **Neutrozytopenien** (in 50% der Fälle), Thrombozytopenien und Anämien.

Diagnose

Die Diagnose wird durch den Nachweis von Mutationen des Gens für CD40L oder durch fehlende Expression dieses Proteins auf aktivierten T-Lymphozyten gestellt.

Therapie, Prognose

Die Therapie ist zunächst symptomatisch und besteht aus Immunglobulinsubstitution und der Gabe von Antibiotika. In den ersten Lebensjahren ist eine Prophylaxe gegen Pneumocystis-jiroveci-Infektionen mit Trimethoprim/Sulfamethoxazol indiziert.

12.2.3 Variables Immundefektsyndrom

Definition

Diese Form eines Immundefektes (Synonym: »common variable immunodeficiency«, CVID) ist charakterisiert durch
- das meist späte Auftreten der Symptome (typisch im jungen Erwachsenenalter, gelegentlich bei Schulkindern),
- die neben den üblichen Zeichen der Agammaglobulinämie beobachteten gastrointestinalen Symptome (Diarrhö, Malabsorption),
- die hohe Rate von Autoimmunerkrankungen.

Im Gegensatz zur X-chromosomal vererbten Agammaglobulinämie sind phänotypisch reife B-Lymphozyten vorhanden. Das variable Immundefektsyndrom gehört mit einer Inzidenz von 1:10.000–1:50.000 zu den häufigsten Immundefekten.

Ätiopathogenese

Ätiologie und Pathogenese sind nach wie vor meist unbekannt. Befunde bei verschiedenen Patienten zeigen ein heterogenens Bild, so werden sowohl Störungen der B-Lymphozytendifferenzierung als auch Defekte von T-Lymphozytenfunktionen beobachtet. Eine Einteilung des CVID nach Vorhandensein oder Fehlen von CD27+IgM-IgG-B-Gedächtniszellen und anderer B-Zellpopulationen im peripheren Blut, nach in vitro Immunglobulinproduktion durch B-Zellen und/oder nach T-Lymphozyten-Zahlen, ist möglich. In einer Minderzahl von CVID-Patienten wurden inzwischen Mutationen gefunden, u. a. in den Genen für ICOS, CD19, CD20, CD21, CD81, BAFFR und LRBA. Die pathophysiologische Bedeutung heterozygoter Mutationen im Gen für TACI für die Ausbildung eines CVID ist umstritten.

▪▪ Klinik

Neben Bronchitiden, Sinusitiden, Otitiden, Pneumonien und Lamblieninfektionen kommen vor: rheumatoide Arthritis, autoimmunhämolytische Anämie, Neutropenie und Thrombozytopenie, Hypothyreose (durch Autoantikörper bedingte Thyreoiditis), Vitiligo (Autoantikörper gegen Melanozyten) und perniziöse Anämie. Granulome und lymphoide Hyperplasie in Lunge, Milz, Leber und Haut ohne fassbare infektiöse Ursache und eine noduläre lymphoide Hyperplasie des Darms sind mögliche zusätzliche Symptome.

▪▪ Diagnose

Die Diagnose »CVID« bleibt, wenn sie nicht molekulargenetisch durch einen Defekt in den oben genannten Genen abgesichert werden kann, eine Ausschlussdiagnose. Ein CVID ist wahrscheinlich wenn

- der IgG Spiegel 2 Standardabweichungen unter der Altersnorm liegt und IgM oder IgA deutlich vermindert sind),
- die Erkrankung jenseits des 2. Lebensjahres beginnt,
- schwache oder abwesende Impfantikörper/Isohämagglutinine vorliegen und sekundäre Gründe für einen Antikörpermangel (insbesondere renaler oder enteraler Verlust) ausgeschlossen sind.

▪▪ Differenzialdiagnose

Differenzialdiagnostisch ist ein transitorisches Antikörpermangelsyndrom des Kleinkindalters definitionsgemäß erst jenseits des 2. Lebensjahres vom CVID abgrenzbar.

▪▪ Therapie, Prognose

Die Dauersubstitution mit intravenös oder subkutan zu applizierenden Immunglobulinpräparaten senkt nicht nur die Infektionsrate, sondern scheint auch die autoantikörperbedingten Symptome zu bessern. Die Prognose wird durch chronische Lungenveränderungen und durch später auftretende Lymphome bestimmt.

12.2.1 Selektiver Mangel von Immunglobulinen

IgA-Mangel

▪▪ Definition

Der selektive IgA-Mangel ist mit 1:400 bis zu 1:1300 häufig. Ihm kommt nur selten Krankheitswert zu. In fast allen Fällen ist auch das sekretorische IgA vermindert. Andere Störungen des Immunsystems finden sich in der Regel nicht (Kombinationen von IgA-Mangel mit IgG-Subklassendefekten: s. unten).

▪▪ Diagnose

Wegen der physiologisch niedrigen Immunglobulinwerte in den ersten Lebensjahren kann eine sichere Diagnose erst später gestellt werden. Der IgA-Mangel kann in einen CVID übergehen und kommt bei der familiären Form des CVID bei einigen Familienmitgliedern als Minimalvariante dieser Erkrankung vor.

▪▪ Klinik

Personen mit einem relativen, unvollständigen IgA-Mangel sind meist gesund. Man findet in dieser Gruppe aber statistisch gehäuft Patienten mit **rezidivierenden respiratorischen Infektionen** einschließlich Bronchiektasen, Zeichen von Atopie (allergische Rhinitis, Asthma, Urtikaria und Ekzem), **gastrointestinalen Symptomen** (Malabsorption, Zöliakie, Morbus Crohn, Colitis ulcerosa) und **Autoimmunerkrankungen** (juvenile rheumatoide Arthritis, systemischer Lupus erythematodes, Thyreoiditis).

▪▪ Therapie

Patienten mit dem viel selteneren selektiven, vollständigen IgA-Mangel können gegen zugeführtes IgA, das in Spuren auch in IgG-Ppräparaten enthalten ist, Antikörper bilden, die zu schweren Unverträglichkeitsreaktionen führen. Dieser Mechanismus erklärt allerdings nur einen Teil der seltenen IgG Unverträglichkeiten, die fast nur bei intravenöser, aber kaum bei subkutaner Gabe auftreten. Liegt ein zusätzlicher IgG-Subklassendefekt vor und besteht eine klinische Indikation, können IgG-Präparate unter entsprechenden Vorsichtsmaßnahmen zur IgG-Substitution gegeben werden. Der IgA-Mangel allein rechtfertigt keine IgG-Substitution.

> **Cave**
> **Da auch durch eine Bluttransfusion und andere Blutprodukte IgA übertragen wird, ist diese Maßnahme bei Patienten, die auf IgA reagieren, nur bei strenger Indikation und unter größtmöglicher Vorsicht statthaft.**

Hyperimmunseren oder Antikörperpräparate (z. B. zur Postexpositionsprophylaxe von Varizellen oder Hepatitis A) dürfen nur unter stationärer Beobachtung verabreicht werden.

IgG-Subklassendefekte

▪▪ Definition

Immunglobulin G besteht aus 4 Subklassen, die sich in der Zusammensetzung der schweren Ketten unterscheiden. Die Verteilung der IgG-Subklassen bei gesunden Erwachsenen ist:

- IgG_1 61%,
- IgG_2 30%,
- IgG_3 5%,
- IgG_4 4% des Gesamt-IgG.

Der **postnatale Anstieg** in der Synthese der einzelnen Immunglobulin-G-Klassen verläuft mit Ausnahme von IgG_4 parallel zum Gesamt-IgG.

Ist der Serumspiegel für eine oder mehrere IgG-Subklassen erniedrigt, liegt ein Subklassenmangel vor. Die erniedrigten IgG-Subklassenkonzentrationen scheinen nicht als solche zur Infektanfälligkeit zu führen, sondern sind eher Zeichen einer gestörten Immunregulation.

▪▪ Klinik

Mangel an verschiedenen Subklassen des Immunglobulins G kann mit rezidivierenden Infektionen verbunden sein. Der häufige **IgG4-Mangel** ist in den ersten Lebensjahren als isolierter Befund klinisch irrelevant. Bei einzelnen Patienten kann ein **IgG2-Mangel** (evtl. kombiniert mit IgG4-Mangel und ggf. mit einem IgA-Mangel) für rezidivierende respiratorische Infektionen mit bekapselten Erregern verantwortlich gemacht werden. Auch ein isolierter **IgG3-Mangel** kann mit pulmonalen Infektionen verbunden sein.

▪▪ Diagnose

Vor dem 2. Lebensjahr können isolierte Subklassendefekte nicht diagnostiziert werden. Wichtig ist, dass jenseits des 2. Lebensjahres trotz normaler Gesamt-IgG-Spiegel Subklassendefekte vorliegen kön-

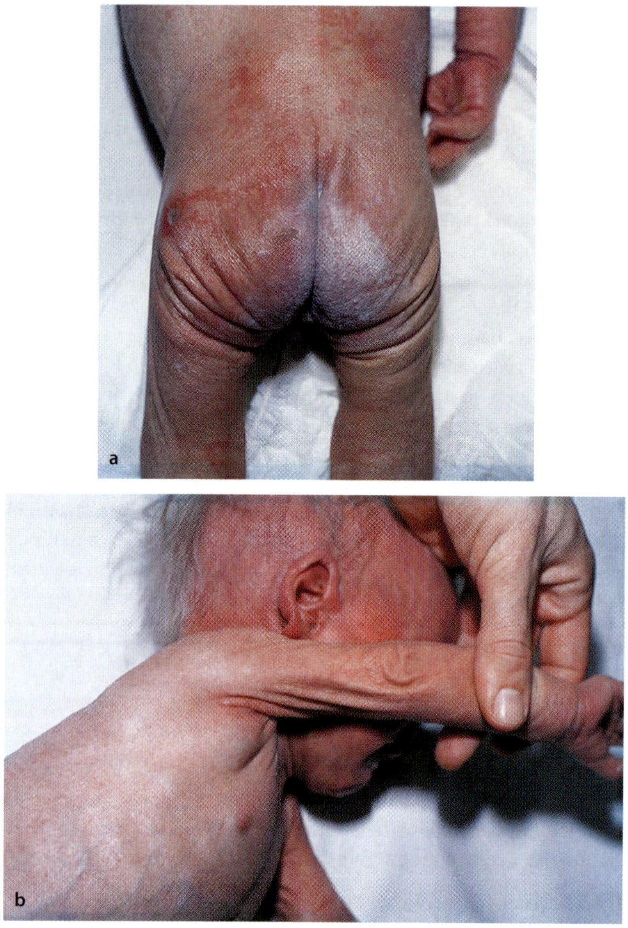

Abb. 12.7a, b Weiblicher Säugling mit schwerem kombiniertem Immundefekt. **a** Dystrophie, Ulkus nach BCG-Impfung am linken Oberschenkel. **b** Axilläre Lymphknotenschwellung als Ausdruck einer generalisierten BCG-Infektion

nen. Zu bedenken ist auch, dass sich bei Kleinkindern diagnostizierte Subklassendefekte z. T. im Schulalter normalisieren können. Eine diagnostische Impfung mit nichtkonjugiertem Pneumokokkenimpfstoff kann die Fähigkeit, Antikörper gegen Kapselpolysacharide zu bilden, überprüfen. Bei der Bewertung der Relevanz eines im Labor gefundenen Subklassendefektes spielt die Klinik, in erster Linie Infektionen der oberen und unteren Atemwege, eine entscheidende Rolle.

▪▪ Therapie

Wurde ein IgG-Subklassendefekt nachgewiesen, so ist bei entsprechendem klinischem Bild eine **Substitution** mit einem IgG-Präparat indiziert. Bei begleitendem vollständigem IgA-Mangel ist, wie bereits betont, bei den ersten Gaben eine besondere Überwachung notwendig.

12.2.5 Transitorischer Antikörpermangel

▪▪ Definition

Es handelt sich um einen vorübergehenden Mangel an Immunglobulinen.

▪▪ Klinik

Das transitorische Antikörpermangelsyndrom dauert gewöhnlich bis in das 2. oder 3. (selten bis zum Ende des 5.) Lebensjahr, ist selten mit vermehrter Infektionsanfälligkeit verbunden und scheint auf einer Verzögerung der eigenen Immunglobulinproduktion zu beruhen. Im Gegensatz zum kongenitalen Antikörpermangelsyndrom sind B-Lymphozyten nachweisbar. Schon vor Normalisierung der Immunglobulinspiegel sind die Kinder in der Lage Isohämagglutinine und Antikörper gegen Impfstoffe zu bilden. Wahrscheinlich handelt es sich insgesamt um eine Extremvariante der physiologischen Hypogammaglobulinämie des Säuglings. Zu beachten ist, dass trotz vorhandener Impfantikörper die erniedrigten Immunglobulinspiegel sehr selten auf einen T-Zelldefekt oder eine frühe CVID-Variante hindeuten können. Bei sehr niedrigen Immunglobulinspiegeln ist daher initial der Ausschluss eines T-Zelldefektes und die Kontrolle der Immunglobulinspiegel im Verlauf nötig.

Während bei reifgeborenen Kindern das Krankheitsbild selten ist, besteht ein transitorischer Antikörpermangel bei fast allen sehr kleinen Frühgeborenen.

▪▪ Prognose

Die Prognose des transitorischen Antikörpermangelsyndroms ist ausgezeichnet. Die Notwendigkeit einer Immunglobulinsubstitution ist eine Rarität.

12.3 T-Lymphozytendefekte

12.3.1 Schwere kombinierte Immundefekte

▪▪ Definition, Epidemiologie

Unter dem Begriff versteht man kombinierte Störungen, die sowohl B- wie T-Zellfunktionen betreffen und sich im ersten Lebensjahr manifestieren (»**severe combined immunodeficiency**«, **SCID**). Das Spektrum der möglichen Infektionen ist sehr breit. Ohne adäquate Stammzelltransplantation führen solche Infektionen meist schon innerhalb des ersten Lebensjahres zum Tode. Die Häufigkeit des SCID wird auf 1:25.000 geschätzt, variiert aber geographisch und mit der Verbreitung von Konsanguinität.

▪▪ Pathogenese

Allen SCID gemeinsam ist der schwere T-Zell-Defekt, der abhängig vom molekularen Defekt, in unterschiedlichem Maß T-Zellen, B-Zellen und NK-Zellen betrifft. Orientierend können so vier immunologische Phänotypen unterschieden werden: T-B-NK-SCID, T-B+NK-SCID, T-B-NK+SCID und T-B+NK+SCID. Am häufigsten sind Mutationen, die keine normale Expression der γ-Kette der Rezeptoren für IL-2, -4, -7, -9, -15 und -21 erlauben (»**common γ-chain deficiency**«, X-chromosomal). Dies verhindert die Ausreifung von T- und NK aber nicht die von B-Zellen (T-B+NK-SCID). Autosomale Vererbung findet man bei Fehlen der Adenosindeaminase-Aktivität (ca. 20% aller SCID-Fälle), bei Jak3-Mangel, Il-7-Rα-Mangel, RAG1- und -2-Mangel, Artemis-Defekt, Cernunos-Defekt, Ligase-IV-Defekt, CD3-Ketten-Defekten, ORAI-Defekt, STIM1-Defekt, CD45-Mangel, Coronin-1a- und ZAP70-Defekt.

▪▪ Klinik

Häufig ist die Familienanamnese positiv für unklare frühe Todesfälle und/oder Konsanguinität. Beim Vollbild des SCID sind die Kinder postnatal unauffällig und entwickeln dann innerhalb von Wochen eine charakteristische Trias aus

- hartnäckigen durchfälligen Stühlen mit zunehmender Gedeihstörung (Abb. 12.7),
- schwerer Pneumonie (oft durch Pneumocystis jirovecii),
- sich ausbreitendem mukokutanem Candida-Befall bzw. ausgeprägter Bronchitis.

Durch Übertritt mütterlicher T-Zellen kommt es nicht selten zu einer **Graft-versus-Host-Reaktion** der Haut, die sich durch ein morbilliformes Exanthem oder eine Erythrodemie vor dem 2. Lebensmonat unter Beteiligung der Fußsohlen und Handinnenflächen zeigt. Vielfältige polytope und persistierende oder rezidivierende Infektionen sind möglich. Sepsis, Meningitis, Mastoiditis, eitrige Konjunktivitis und Hautabszesse kommen ebenso vor, wie Infektionen mit Viren, insbesondere der Herpesgruppe (CMV, EBV, VSV; ◻ Abb. 12.8) Die Pneumocystis-jiroveci (früher: P. carinii)-Pneumonie ist akut lebensbedrohlich.

Ommen-Syndrom Zu den Symptomen, die auch sonst beim SCID auftreten, kommen ein generalisiertes schuppiges Ekzem mit Eosinophilie und hohem IgE hinzu. T-Zellen sind vorhanden, aber funktionell inadäquat. Häufig findet man Defekte im RAG1- oder RAG2-Gen (Rekombinase-aktivierendes Gen 1 oder 2).

Weitere Varianten Mutationen, die eine gewisse Restaktivität der betroffenen Struktur erlauben, können zu seltenen Varianten führen, die diagnostisch schwierig zu erfassen sind. So können SCID-typische Symptome später auftreten (s. u. a. auch beim Adenosindesaminase-Mangel) oder das klinische Bild kann sich wandeln: Die Infektanfälligkeit kann zumindest initial in den Hintergrund treten und das Krankheitsbild kann durch diverse Autoimmun- oder autoinflamatorische Phänomene, wie z. B. Granulombildung, gekennzeichnet sein. Sogar Impfantikörper können vorhanden sein und die Erkrankung kann sich erst im Kleinkindsalter oder noch später manifestieren. Hinweise geben Veränderungen der Zahl oder Funktion von T-Zellen.

▪▪ Diagnose

Das lymphatische Gewebe kann vermindert sein. Röntgenologisch und sonographisch erscheint der Thymus stark verkleinert (und ist histopathologisch atrophisch). Parameter wie Temperatur, Akutphaseproteine und Blutbildveränderung der Granulozyten verhalten sich wie bei Gesunden. Eine schwere Lymphopenie fehlt in etwa einem Drittel der Fälle. Die Phänotypisierung der Lymphozyten mit Hilfe der Durchflusszytometrie ist fast immer stark auffällig. Wenn Lymphozyten vorhanden sind, muss geprüft werden, ob sie funktionsfähig sind und ob es sich um mütterliche Zellen handelt.

Ungeachtet der verschiedenen Formen des SCID findet man eine verminderte Funktion der T-Lymphozyten, d. h. eine in vitro verminderte Proliferation auf Mitogene (Phythämagglutinin, Concanavalin A und Pokeweed-Mitogen) und Antigen (Candida) sowie das Fehlen von Antikörpern (Isoagglutinine, Candida-Antikörper). Nach Impfung mit z. B. Diphtherie- oder Tetanusantigen kommt es meist nicht zur Antikörperbildung (nur Totimpfstoffe sind erlaubt). Die Impfung mit attenuierten lebenden Rotaviren kann zu persistierenden Durchfällen führen.

▪▪ Differenzialdiagnose

Differenzialdiagnostisch sind pränatale Infektionen und Erkrankungen durch HIV-1 in Erwägung zu ziehen.

▪▪ Therapie

Die einzige kurative Therapie ist die Stammzelltransplantation. Eine überbrückende intensive antibakterielle, antimykotische und antivirale Therapie ist unerlässlich. Gegen **Pneumozystis jirovecii** und **Candida** sollte eine Prophylaxe mit Cotrimoxazol und Fluconazol schon bei Verdacht auf einen schweren kombinierten Immundefekt begonnen werden. Weitere **prophylaktische Maßnahmen** sind: keimarme Umgebung, Immunglobulingabe und Aciclovir. Die schwere Gedeihstörung ist mit parenteraler Ernährung zu behandeln.

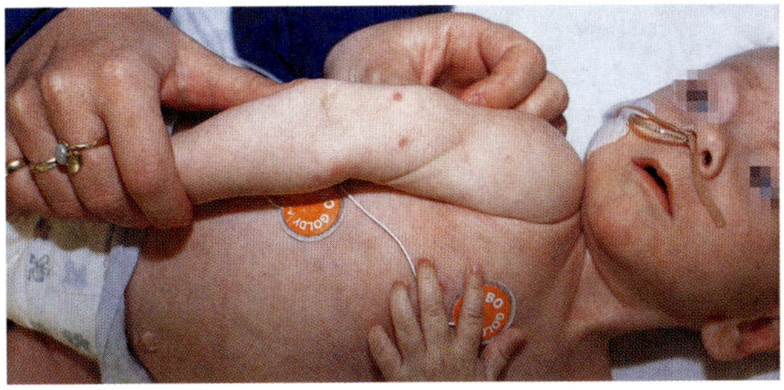

◻ **Abb. 12.8** Säugling mit schwerem kombiniertem Immundefekt und multiplen Papeln

Die **Transplantation von Stammzellen** eines HLA-identisches Spenders darf nicht verzögert werden. Trotz Prophylaxe ist jederzeit eine Infektion möglich, die die Prognose dramatisch verschlechtert. Daher wird empfohlen, frühzeitig Kontakt zu einem kompetenten Zentrum aufzunehmen. Bei haploidentischer, allerdings mit schlechterer Prognose verbundener Transplantation ist eine vollständige T-Zell-Depletion erforderlich.

In Bezug auf die immunologische Rekonstitution und soweit bisher beurteilbar auch auf die kurz- bis mittelfristige Gesamtprognose, ist die Gentherapie der haploidentischen Transplantation überlegen. Die langfristige Leukämiegefahr der Gentherapie ist bei den bisher eingesetzten viralen Vektoren und den meisten derzeit therapierten Gendefekten erheblich. Nur Patienten mit ADA-Mangel konnten bisher auch langfristig von einer Gentherapie profitieren. Beim ADA-Mangel gehört auch die Substitutionsbehandlung mit Adenosindesaminase zu den therapeutischen Optionen.

Cave
Wegen der Gefahr einer Graft-versus-Host-Reaktion müssen Blutpräparate vor Transfusion mit 30 Gy bestrahlt werden. Auch müssen sie CMV-negativ sein. Impfungen mit lebenden Erregern sind kontraindiziert.

12.3.2 T-Lymphozytendefekte mit gestörter Proliferation

Autoimmun-lymphoproliferatives Syndrom (ALPS)

Ist derzeit diagnostischer Standard und der Bestimmung doppelt negativer T-Zellen überlegen.

▪▪ Pathophysiologie

Dem Krankheitsbild (im eigentlichen Sinne keine Immundefizienz) liegen verschieden verursachte Störungen des programmierten Zelltodes (**Apoptosedefekte**) zu Grunde. Am häufigsten sind Mutationen im Gen für Fas/Apo1/CD95 (TNFRSF6). Ist die sog. intrazelluläre »death domain« betroffen, ergibt sich ein dominant negativer Effekt. Dagegen haben Defekte der extrazellulären und Transmembranregion eine geringere Penetranz und führen bei somatischer Zweitmutation oder aufgrund einer Haploinsuffizienz zur Erkrankung. Die Zellen reagieren vermindert oder gar nicht auf bestimmte Apoptosesignale, so dass unbrauchbare und autoreaktive Lymphozyten überleben.

▪▪ Klinik

Durch benigne Lymphoproliferation kommt es zu Splenomegalie und zu langsam an- (und ab-)schwellenden, unterschiedlich stark vergrößerten Lymphknoten (◻ Abb. 12.9). In diesen Lymphknoten und im peripheren Blut finden sich häufig vermehrt sog. doppelt negative T-Zellen (TCRαβ+, CD3+, CD4-, CD8-), was diagnostisch

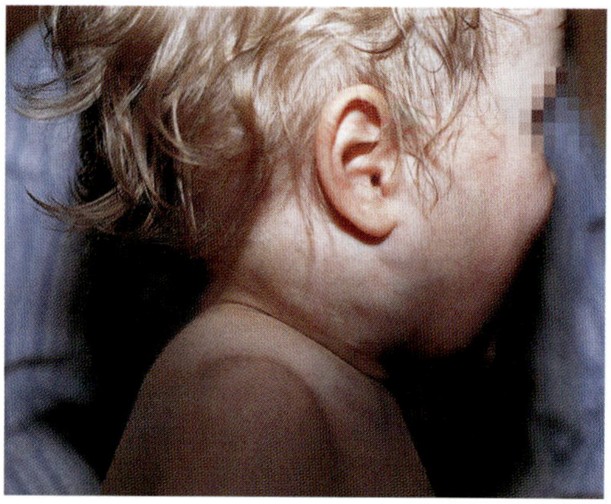

Abb. 12.9 Massive zervikale Lymphknotenvergrößerung bei Fas-Defizienz

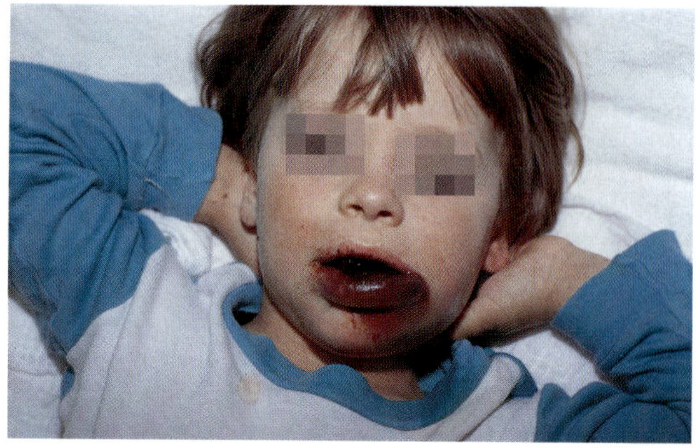

Abb. 12.10 Blutung nach Bagatelltrauma bei Wiskott-Aldrich-Syndrom

bedeutsam sein kann. Von Autoimmunphänomenen ist am häufigsten das hämatopoetische System mit Thrombo- und Neutropenien sowie hämolytischen Anämien betroffen. Es kommen aber auch Glomerulonephritis und andere Organmanifestationen vor. Das Risiko, ein malignes Lymphom zu entwickeln, ist deutlich erhöht.

Diagnose

Die Erhöhung von IL-10, sFASL und Vitamin B12 ist für die meisten Formen von ALPS pathognomonisch. Die Bestimmung dieser Parameter kann zur Diagnostik herangezogen werden.

Therapie

Steroide, Mykophenolat mofetil und Sirolimus sollten bei den Autoimmunmanifestationen erwogen werden. Wegen der Gefahr eines nachhaltigen Immunglobulin-Mangels sollte Rituximab dagegen gemieden werden. Die Indikation für eine **Splenektomie** ist sehr zurückhaltend zu stellen und eine Prophylaxe gegen bekapselte Erreger gründlich durchzuführen, da beim ALPS die Splenektomie besonders häufig zu plötzlichen überwältigenden systemischen Infektionen (selbst unter Prophylaxe) geführt hat.

Lymphoproliferatives (Purtilo-)Syndrom

Pathophysiologie

Dieses X-chromosomal-rezessiv vererbte Syndrom ist gekennzeichnet durch einen selektiven Immundefekt gegen **Epstein-Barr-Virusinfektionen**. Das für die Erkrankung verantwortliche Gen kodiert ein Protein (SAP), das die Signaltransduktion in T-Lymphozyten und in NK-Zellen reguliert. Auf EBV reagieren die Patienten mit einer unkontrollierten Antwort der zytotoxischen ($CD8^+$) T-Lymphozyten, die zu einer schweren Destruktion des lymphatischen Gewebes, der Leber und des Knochenmarkes führt.

Klinik

Die Patienten versterben an der ersten EBV-Infektion oft durch **Lebernekrose**. Daneben sind aplastische Anämien, Hämophagozytose, Hypogammaglobulinämien und B-Zelllymphome beschrieben worden, die in der Regel tödlich verlaufen. Wegen der gestörten Antikörperproduktion ist der Nachweis der EBV-Infektion durch serologische Methoden teilweise schwierig. Anfänglich besteht eine Dysgammaglobulinämie, im weiteren Verlauf kommt es zum Absinken der Immunglobulinkonzentrationen im Serum. Fast immer besteht eine ausgeprägte Lymphozytose mit atypischen Lymphozyten.

Therapie

Als einzige kurative Möglichkeit waren Knochenmarktransplantationen bei einigen Patienten erfolgreich.

Differenzialdiagnostisch müssen lymphohistiozytäre Erkrankungen (► Kap. 25), z. B. die familiäre Lymphohistiozytose, erwogen werden.

12.3.3 T-Lymphozytendefekte kombiniert mit anderen Störungen

Wiskott-Aldrich-Syndrom

> **Das X-chromosomal vererbte Wiskott-Aldrich-Syndrom ist charakterisiert durch die Trias Thrombozytopenie, Ekzeme und Infektanfälligkeit aufgrund gestörter B- und T-Lymphozytenfunktionen.**

Pathophysiologie

Das bei diesen Patienten defekte Gen kodiert ein Protein (WASP), das bei der Aktinpolymerisierung und bei der Bildung von Mikrovesikeln in Lymphozyten und Megakaryozyten eine regulatorische Rolle spielt. Die meist abnorm kleinen Thrombozyten haben eine verkürzte Überlebenszeit. Die Serumspiegel von IgA und IgE sind deutlich erhöht, wogegen die IgM-Werte erniedrigt sind. Typisch ist ein polysacharidspezifischer Immundefekt. Im Verlauf der Erkrankung entwickeln sich eine Lymphopenie und eine Funktionseinschränkung der T-Lymphozyten.

Klinik

Bei einigen Patienten kommt es durch die Thrombozytopenie zu schweren Blutungen (Abb. 12.10). Trotzdem ist die Indikation für eine Splenektomie wie beim ALPS zurückhaltend zu stellen. Infektionen werden u. a. durch bekapselte Erreger, Pneumocystis jirovecii und später durch Viren der Herpesgruppe verursacht. Das Ekzem wird leicht mit Neurodermitis verwechselt (Abb. 12.11). Autoimmunphänomene, wie Arthritiden, Vaskulitiden und Kolitis können sehr hartnäckig sein. Die Malignomgefahr wächst mit zunehmendem Alter.

Diagnose

Pathognomonisch ist eine Thrombozytopenie mit Auftreten volumengeminderter Thrombozyten (Mikrothrombozyten).

Therapie

Immunglobulingaben und prophylaktische antibiotische und antivirale Therapie können die Rate der Infektionen deutlich senken. Thrombozyten sind vor Transfusion mit 30 Gy zu bestrahlen. Mit einer HLA-identischen Stammzelltransplantation kann ein Teil der Patienten geheilt werden. Die Gentherapie zur Behandlung des Wiskott-Aldrich-Syndroms hat bisher experimentellen Charakter.

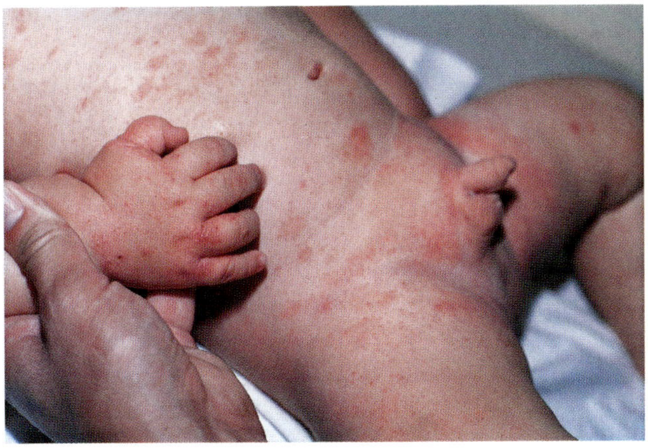

■ Abb. 12.11 Ekzem bei Wiskott-Aldrich-Syndrom

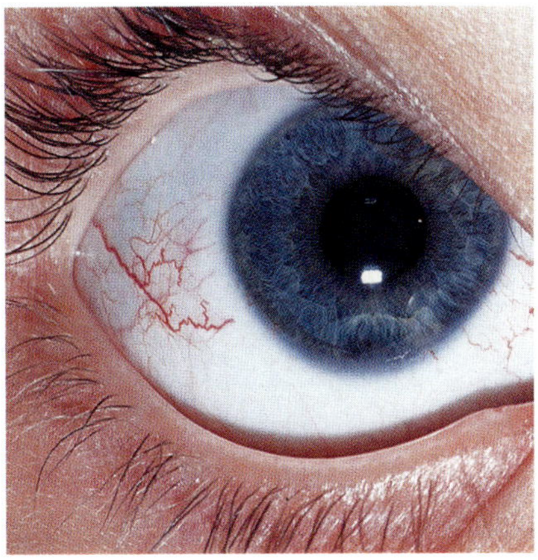

■ Abb. 12.12 Konjunktivale Teleangiektasien bei Ataxia teleangiectatica

■■ Prognose

Die Prognose ohne Transplantation wird im Wesentlichen durch das erhöhte Risiko (100-fach höher) an lymphoretikulären Tumoren zu erkranken und durch Hirnblutungen bestimmt.

Ataxia teleangiectatica (Louis-Bar-Syndrom)

■■ Charakteristika, Pathophysiologie

Dieses autosomal-rezessiv vererbte Syndrom ist durch eine Ataxie ab etwa dem 2. Lebensjahr, durch meist etwas später hinzutretende Teleangiektasien der Haut und der Konjunktiven (■ Abb. 12.12) sowie durch eine im Laufe des Lebens zunehmende neurologische Symptomatik gekennzeichnet. Ein B- und T-Zellen betreffender Immundefekt führt nur bei einem Teil der Patienten schon früh zu sinopulmonalen Infektionen. Mutationen im **ATM-Gen** verursachen die Erkrankung. Die funktionell intakte Version dieses Genes verlangsamt den Zellzyklus bis alle eventuell aufgetretenen DNA-Schäden repariert sind, während die gestörte mutierte Version die Weitergabe von veränderter DNA auf Tochterzellen zulässt.

■■ Klinik, Diagnose

Neben den aufgeführten Symptomen kann es zu schweren bronchopulmonalen Infektionen, Bronchiektasen, endokrinen Störungen und Störungen der Leberfunktion kommen. Mit zunehmendem Alter vermindern sich die intellektuellen Fähigkeiten und es wächst das Malignomrisiko. Auf Grund der erhöhten Strahlenempfindlichkeit sind **Röntgenstrahlenexpositionen** zu vermeiden. IgG-Mangel ist häufig; eine Hyper-IgM-Konstellation kommt vor. Ein erhöhtes α-Fetoprotein trägt neben der charakteristischen Klinik zur raschen Diagnose bei (altersabhängige Normwerte beachten).

■■ Therapie, Prognose

Die Therapie ist symptomatisch (Immunglobulingaben, Antibiotika). Blutprodukte sind zu bestrahlen. In einer sehr hohen Rate treten lymphoretikuläre Malignome auf. Auch Heterozygote (u. a. Eltern) sind gefährdet (z. B. durch Mammakarzinom), so dass eine Beratung erfolgen muss. Eine Stammzelltransplantation ist nicht indiziert.

Bei der Ataxia teleangiectatica ist folgendes zu beachten:

- Graft-versus-Host-Reaktion durch Transfusion unbestrahlter Blutprodukte möglich,
- Lebendimpfungen in Abhängigkeit vom Immundefekt,
- Röntgen nur in absolut zwingenden Fällen, MRT bevorzugen,
- gesamte Familie beraten.

12.4 Komplementdefekte

12.4.1 Primäre Komplementdefekte

■■ Pathophysiologie

Das Komplementsystem besteht aus einer Anzahl von Proteinen, die sich kaskadenartig, ähnlich der Blutgerinnung, aktivieren. Viele Komplementfaktoren sind Proteasen, die von der jeweils nachfolgenden Komponente ein Protein abspalten, das zusätzliche biologische Aktivität entfaltet. Das Komplementsystem kann auf 3 Wegen aktiviert werden, über den klassischen, den alternativen und den MBL-Weg (MBL, Mannose-bindendes Lektin).

Biologische Funktionen des Komplementsystems sind u. a. die Veränderungen der **Gefäßwandpermeabilität**, die **Aktivierung von Entzündungszellen** (u. a. im Sinne einer gesteigerten Chemotaxis), die Fähigkeit zur Opsonierung (d. h. der Verbesserung der Phagozytose von zu eliminierenden Partikeln) und die Zelllyse durch Membranporenbildung. Ebenfalls wichtig sind Funktionen bei der Eliminierung von Immunkomplexen, von apoptotischen Zellen und bei der Regulierung von B-Zellen.

Kongenitale Defekte fast aller Komponenten des Komplementsystems sind beschrieben worden. Der Tendenz nach zeigen Patienten mit funktionellem Verlust der in der Nummerierung niedrigen Komplementkomponenten eher autoimmunologische Symptome bis hin zu einem SLE-ähnlichen Krankheitsbild und seltener schwere bakterielle Infektionen (z. B. Pneumokokken), während es sich bei Verlust der höheren Komponenten umgekehrt verhält; (rezidivierende) Meningokokkeninfektionen sind hier am Häufigsten. Patienten mit Fehlen von bestimmten Komplementfaktoren können durchaus gesund sein (z. B. beim MBL-Mangel).

■■ Diagnose

Mit dem Test für die totale hämolytische Komplementaktivität CH50 besteht die Möglichkeit, alle 9 Komponenten des **klassischen Aktivierungswegs** funktionell zu messen. Defekte im **alternativen Aktivierungsweg** können durch eine der CH50-analoge Untersuchungsmöglichkeit der AP50 entdeckt werden. Ein Defekt des **Mannose-bindenden Lektins** ist nur in Kombination mit anderen Störungen klinisch relevant. Bei Verdacht auf hereditäres Angioödem kann die Diagnose nur durch Messung der Konzentration und Funktion des C1-Esteraseinhibitors sicher gestellt werden.

Tab. 12.2 Weitere angeborene Immundefekte

Syndrom	Mutierte Gene	Vererbung	Klinisches Bild	Therapie
Chronisch-mukokutane Candidiasis	*CARD9* *STAT1* *IL17RA* *IL17F*	AR AD AR AD	Candidainfektionen der Haut, Schleimhäute, Nägel	Symptomatisch Ketoconazol (Prophylaxe nur in schweren Fällen)
DiGeorge-Sequenz			Thymushypoplasie Nur in <5% mit relevantem Immundefekt vergesellschaftet, dann eingeschränkte zelluläre und humorale Immunität Mit und ohne Hypoparathyreoidismus, Vitium cordis, Gesichtsdysmorphie (Abb. 12.13)	Transplantation von fetalem Thymus
Hyper-IgE-Syndrome	*STAT3* *TYK2* *DOCK8*	AD AR AR	Dermatitis, Staphylokokken-Infektionen, Pneumatozelen (Abb. 12.14), IgE meist erhöht	Antibiotische Prophylaxe gegen Staphylococcus aureus

AD autosomal-dominant; *AR* autosomal-rezessiv

Therapie

Die therapeutischen Möglichkeiten sind mit Ausnahme des hereditären Angioödems beschränkt, da die Faktoren kurze Halbwertszeiten haben und bei Serumgabe die Gefahr der Sensibilisierung gegen allogene Komplementkomponenten besteht. Dennoch sollten Komplementdefekte möglichst frühzeitig diagnostiziert werden. Als Konsequenz sollte dann bei akuten, hochfieberhaften Erkrankungen sofort Meningokokken- bzw. Pneumokokken-wirksam behandelt werden.

12

Hereditäres Angioödem (C1-Esteraseinhibitormangel)

▶ Kap. 35.6.1.

12.4.2 Sekundäre Veränderungen des Komplementsystems

Manche Komplementkomponenten (z. B. C3) reagieren wie (träge) Akute-Phase-Proteine, was bei systemischen Entzündungen zu ihrer Erhöhung führen kann, aber nicht primär pathologisch ist. Eindeutige Erniedrigungen haben jedoch immer eine gewisse pathologische Bedeutung und deuten meist auf einen Komplementverbrauch hin. Beispiele für Erkrankungen mit einem solchen Verbrauch sind: Lupus erythematodes, bestimmte Formen der Glomerulonephritis, Verbrennungen und Sepsis.

12.5 Weitere angeborene Immundefekte

Weitere Immundefekte, die kombiniert mit anderen Störungen auftreten, sind in Tab. 12.2 aufgeführt (Abb. 12.13 und Abb. 12.14).

12.6 Sekundäre Immundefekte

Haben Kinder ein primär intaktes Immunsystem, das durch ein Ereignis beeinträchtigt wird, spricht man von einem sekundären Immundefekt. Sekundäre Immundefekte sind sehr unterschiedlich ausgeprägt, polyätiologisch und daher schlechter klassifizierbar als

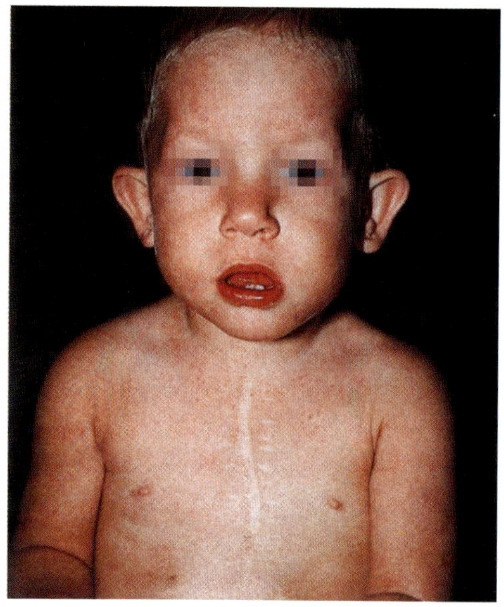

Abb. 12.13 Typische Fazies bei DiGeorge-Sequenz

die primären. Beispiele sind (chronische Unterernährung, z. B. Kwashiorkor), Verbrennungen und Zustand nach Splenektomie (▶ Kap. 24).

Eine Reihe von Viren induzieren eine verminderte Immunabwehr, wie z. B. **konnatale Röteln**, **Zytomegalie**, **Masern** und natürlich **HIV** (▶ Kap. 14). Erhebliche Eiweißverluste z. B. bei **exsudativer Enteropathie** können zu einem klinisch relevanten Immunglobulinmangel führen. **Lymphangiektasien** und **Verletzungen des Ductus thoracicus** mit ausgeprägtem Verlust an Lymphflüssigkeit können über den Immunglobulinmangel hinaus einen Abfall der Lymphozytenzahl zur Folge haben und so eine erhebliche Abwehrschwäche verursachen. Sekundäre Schädigungen des Knochenmarkes und des lymphatischen Systems (z. B. Strahlung, Chemikalien) sowie Autoimmun- und maligne Erkrankungen induzieren ebenfalls sekundäre Immundefekte. Schließlich seien als weitere Beispiele Chemotherapie und antientzündliche Therapien einschließlich Steroidtherapie als iatrogen verursachte Immunsuppression erwähnt.

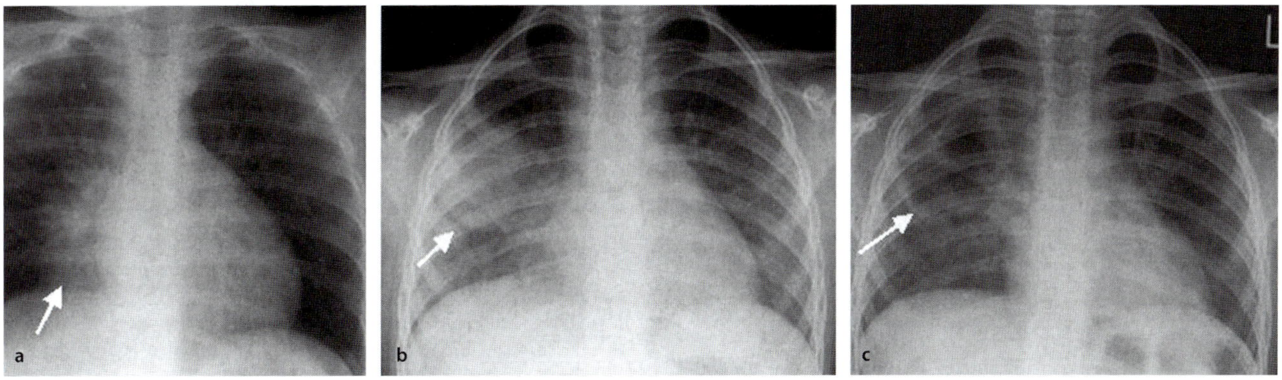

Abb. 12.14a–c Thorax-Röntgenverlaufsuntersuchungen bei Hyper-IgE-Syndrom mit Pneumonie rechts (**a**), Abszedierung (**b**) und Pneumatozelenentwicklung (**c**)

12.7 Praktische Hinweise bei Immundefekten

12.7.1 Abklärung rezidivierender Infektionen zum Ausschluss eines Immundefektes

Rezidivierende Infektionen bei Kindern sind für den Pädiater ein alltägliches Problem. In die Bewertung der Infektionen gehen Schwere, die Lokalisation und die Häufigkeit ein. Vielen Eltern ist nicht bekannt, dass ein Kleinkind physiologischerweise, besonders bei erstmaliger massiver Exposition (z. B. Besuch des Kindergartens) durchschnittlich 8 fieberhafte Infektionen pro Jahr haben kann.

Wird auf Grund der Anamnese ein Immundefekt vermutet, so können Art der Infektion und Erreger Hinweise auf die zugrunde liegende Störung geben (Tab. 12.3) In einer weiteren Tabelle sind einfache, in der pädiatrischen Praxis mögliche und weiterführende Untersuchungsmethoden für die einzelnen Komponenten des Immunsystems zusammengestellt (Tab. 12.4).

Alarmzeichen, die möglicherweise auf einen primären Immundefekt hindeuten, sind:
- positive Familienanamnese für angeborene Immundefekte (unklare, insbesondere frühkindliche, Todesfälle) und Konsanguinität,
- zwei oder mehr schwere Sinusitiden pro Jahr,
- zwei oder mehr Pneumonien innerhalb eines Jahres,
- antibiotische Therapie über zwei oder mehr Monate ohne Effekt,
- Impfkomplikationen bei Lebendimpfungen (insbesondere BCG und frühere Polioimpfungen nach Sabin),

Tab. 12.3 Typische Lokalisationen und Erreger von Infektionen bei verschiedenen Immundefekten, Beispiele

System	Ort der Infektion	Erreger
Phagozyten	Oberflächen (Haut, Schleimhaut, Monozyten-/Makrophagen-System (Leber, Lymphozyten)	Staphylococcus aureus, Escherichia coli, Aspergillus, Burkholderia cepacia, Serratia marcescens
Humoral		
– Antikörper	Schleimhaut (Sinusitis), Pneumonie, Gastrointestinaltrakt	Bakterien, Viren
– Komplement	Meningitis, Sepsis, Nephritis	Neisserien (Gonokokken, Meningokokken), Pneumokokken, Streptokokken
T-Lymphozyten	Gedeihstörung (schwere Dystrophie), Lungen- und Hautinfektionen	Bakterien, Pilze, Viren, Pneumocystis jirovecii

Tab. 12.4 Einfache Untersuchungen bei Verdacht auf Immundefekt, Beispiele

System	Einfach	Erweitert
Phagozyten	Zahl (absolut) der Granulozyten, Morphologie im Ausstrich, reaktive Sauerstoffmetabolite (Dihydrorhodamintest)	Chemotaxis, Bakterizidie, Adhäsionsproteine, Rezeptoranalyse (z. B. Interferon-γ-Rezeptor)
Humoral		
– Antikörper	Immunglobuline, Zahl der B-Lymphozyten, spezifische Impfantikörper	IgG-Subklassen, sekretorisches IgA, Isohämaglutinintiter, Antikörper gegen Kapselpolysacharide
– Komplement	CH50, C1-Inhibitor	AP/CH50, Einzelkomponenten, (MBL)
T-Lymphozyten	Zahl (absolut) der Lymphozyten, Hauttests	Subpopulationen, HLA-Antigene, Lymphozytenproliferation, Zytokinproduktion, Enzyme (z. B. Adenosindesaminase)

- Gedeihstörung im Säuglingsalter mit und ohne chronische Durchfälle,
- rezidivierende Lymphknoten- oder Organabszesse,
- zwei oder mehr viszerale Infektionen (Meningitis, Osteomyelitis, septische Arthritis, Empyem, Sepsis),
- über das normale Maß hinausgehende Candida-Infektionen an Haut oder Schleimhaut,
- chronische Graft-versus-Host-Reaktion (z. B. unklare Erytheme bei kleinen Säuglingen),
- rezidivierende systemische Infektionen mit bestimmten einzelnen Erregern (z. B. mit atypischen Mykobakterien).

Das Akronym **ELVIS** für Erreger, Lokalisation, Verlauf, Intensität und Summe stellt eine gute Zusammenfassung dar.

Solche klassischen Hinweise auf einen Immundefekt gelten durchaus weiterhin für den größeren Teil der Patienten. Daneben werden jedoch zunehmend Immundefekte beschrieben, die sich völlig anders präsentieren, wie z. B.:

- Erstmanifestation von schweren Infektionen erst im Schulkind- oder Erwachsenenalter,
- Erstmanifestation mit Autoimmun- oder autoinflammatorischen Symptomen oder mit einer Organfibrose,
- Auftreten nur einer schweren Infektion (z. B. Herpesenzephalitis) bei unauffälliger Vorgeschichte,
- Anfälligkeit gegenüber nur einem Erregertyp (z. B. Mykobakterien),
- Mimikry der Symptomatik anderer Erkrankungen, z. B. Sarkoidose usw.

Hier ist das Akronym **GARFIELD** für **G**ranulome, **A**utoimmunität, **r**ezidivierendes **Fi**eber, ungewöhnliche **E**kzeme, **L**ymphoproliferation, chronische **D**armentzündung hilfreich.

Pauschaltests, die eine immunologische Störung ausschließen, gibt es nicht. Auch die therapeutischen Optionen werden subtiler. Die Konsequenz aus der zunehmend bekannt werdenden Komplexität kann nur sein, auch in Zweifelsfällen die Kommunikation mit pädiatrisch immunologischen Spezialisten zu suchen.

12.7.2 Impfungen bei Immundefekten

Primäre Immundefekte Früher wurden Lebendimpfstoffe wegen teilweise tödlich verlaufender Impfinfektionen nach BCG-, Masern-, Pocken- und oraler Poliomyelitisimpfung als absolut kontraindiziert angesehen. Inzwischen wurden Richtlinien erarbeitet, in welchen Fällen Lebendimpfungen doch möglich oder sinnvoll sind. So sollten z. B. Patienen mit **septischer Granulomatose** normal geimpft werden, nur die BCG-Impfung ist kontraindiziert. Bei **T-Zelldefekten** ist die Gefährdung durch Lebendimpfstoffe vom Ausmaß abhängig. Die frühere Poliomyelitis-Lebendimpfung ist bei ausgeprägten **B-Zelldefekten** kontraindiziert. Mit Totimpfstoffen ist eine Impfung immer ohne Gefährdung möglich, aber je nach Art des Immundefektes ist der Impferfolg zweifelhaft. Erfolgreich sind Impfungen mit Totimpfstoffen bei **selektiven Immundefekten** (z. B. IgG-Subklassendefekt, IgA-Mangel und polysaccharidspezifischer Immundefekt);. Mit Totimpfstoffen kann die Kapazität und Funktionalität des Immunsystems überprüft werden, z. B. bei inkompletten Immundefekten. Bei guter Immunantwort ist dann fast immer auch die Impfung mit Lebendimpfstoffen möglich.

Sekundäre Immundefekte Bei **sekundären Immundefekten**, insbesondere bei HIV, nach Chemotherapie und Knochenmarktransplantationen gibt es ebenfalls ausgearbeitete Richtlinien für Lebend- und Totimpfstoffe, die unbedingt beachtet werden müssen.

Literatur

Bustamante J, Zhang SY, von Bernuth H, Abel L, Casanova JL (2008) From infectious diseases to primary immunodeficiencies. Immunol Allergy Clin North Am 28(2):235–58

Cunningham-Rundles C, Etzioni A, Hammartröm L, Nonoyama S, Ochs HD, Puck J, Roifman C, Seger R, Wedgwood J (2010) Primary immunodeficiencies: 2009 update. J Allergy Clin Immunol 124(6):771–3

Dorman SE, Picard C, Lammas D, Heyne K, van Dissel JT, Baretto R, Rosenzweig SD, Newport M, Levin M, Roesler J, Kumararatne D, Casanova JL, Holland SM (2004) Clinical features of dominant and recessive interferon gamma receptor 1 deficiencies. Lancet 364(9451):2113–21

Ochs HD, Smith CIE, Puck JM (2006) Primmary immunodeficiency diseases, 2nd ed. Oxford University Press, Oxford

Stiehm RE (2007) The four most common pediatric immunodeficiencies. Adv Exp Med Biol 601:15–26

Wahn U, Seger R, Wahn V, Hollander GA (2005) Pädiatrische Allergologie und Immunologie, 4. Aufl. Urban & Fischer, München

Allergologie

R. Urbanek, K. Nemat

C. P. Speer, M. Gahr (Hrsg), *Pädiatrie*,
DOI 10.1007/978-3-642-34269-1_13,

Einleitung

Aus der englischen Geschichte ist bekannt, dass Richard III. bei einer Ratssitzung absichtlich Erdbeeren bestellen ließ, weil er auf deren Genuss mit einem Ausschlag reagierte. Er nutzte seine Überempfindlichkeitsreaktion, die man als einen Vergiftungsversuch auslegte, zur Beseitigung seiner Gegner aus und wurde 1483 Thronfolger. Ähnlich wie Richard III. wissen auch heute betroffene Personen über ihre Überempfindlichkeiten meist gut Bescheid. Zusätzlich sind heute auch viele pathogenetische Mechanismen bekannt, die bei der überschießenden Immunreaktion auf ein Antigen bzw. Allergen eine Rolle spielen.

13.1 Allergie, Hyperreagibilität, Atopie

Morphologie Untersucht man das bei einer allergischen Erkrankung beteiligte Organ – am besten wurde es an der Mukosa der Atemwege dokumentiert – werden **Überwärmung, Rötung, Schwellung** und verstärkte **Reizbarkeit** gefunden. Die Atemwegsschleimhaut von Asthmatikern ist ödematös und mit zahlreichen inflammatorischen Zellen, vorwiegend eosinophilen Granulozyten und Lymphozyten infiltriert. Das Lumen der Bronchien ist mit zähem Schleim verstopft. Die im Bronchialschleim vorkommenden Proteine kommen teils aus den durchlässig gewordenen Gefäßen und teils, die Glykoproteine, aus den Epithelialzellen. Ähnliche Veränderungen und inflammatorische Zellen werden auch auf der Nasenschleimhaut bei allergischer Rhinitis und in der Haut bei atopischer Dermatitis gefunden.

Terminologie Die im Bereich der Allergologie unentbehrliche Terminologie ist in ◘ Tab. 13.1 aufgeführt.

13.2 Allergene

Als Allergene werden Stoffe bezeichnet, die eine IgE-vermittelte Reaktion hervorrufen. Es handelt sich um **Proteine** mit einem Molekulargewicht von 5.000–70.000 Dalton (◘ Tab. 13.2). Die Nomenklatur informiert über die Herkunft und den taxonomischen Namen (Gattung, Spezies) des Allergens.

Der Begriff »Allergen« bezieht sich auf die Allergenquelle (z. B. Birkenpollen, Erdnuss, Bienengift), Als »Allergenkomponenten« versteht man einzelne Allergie-auslösende Proteine. Mittlerweile können biotechnologisch gesonderte Allergenmoleküle, die ursprünglich in einem Allergenextrakt erkannt wurden, hergestellt wer-

◘ **Tab. 13.1** Terminologie

Terminus	Erklärung
Allergie	Krankhafte Veränderung der Reaktionsweise infolge wiederholter Auseinandersetzung mit dem Antigen/Allergen; die allergische Reaktion vom Soforttyp wird durch IgE-Antikörper vermittelt
Atopie	Zustand hereditärer Überempfindlichkeit von Haut und Schleimhäuten auf natürlich vorkommende Umweltstoffe, subsumiert das klinische Bild des allergischen Asthma bronchiale, der allergischen Rhinokonjunktivitis und der atopischen Dermatitis
Sensibilisierung	Nachweis einer spezifischen Überempfindlichkeit mittels Hauttest oder spezifischer IgE-Antikörper im Serum; etwa 20% der Gesamtpopulation ist sensibilisiert und weist klinische Symptome auf und 20%, trotz vorhandener Sensibilisierung, nicht
Spezifische Hyperreagibilität	Verstärkte Reaktion eines Organs/Systems auf eine Allergenexposition (z. B. bronchiale Hyperreagibilität auf Pollen)
Unspezifische Hyperreagibilität	Verstärkte Reaktion eines Organs/Systems auf unterschiedliche inhalative Noxen und Hyperventilation; entsteht infolge einer lang anhaltenden Entzündung, wird mittels inhalativer Testsubstanzen und/oder körperlicher Belastung bestimmt
Pseudoallergische Reaktion	Entspricht vom klinischen Ablauf einer allergischen Reaktion; eine immunologische Grundlage lässt sich aber nicht nachweisen

◘ **Tab. 13.2** Saisonale und perenniale Allergene, die oft zur Sensibilisierung führen

Allergen	Nomenklatur	Molekulargewicht [Dalton]	Expositionsart	Kontakt
Gräserpollen (z. B. Lieschgras)	Phl p 1–12	9.000–55.000	Inhalativ	Saisonal
Birkenpollen	Bet v 1	17.000	Inhalativ	Saisonal
Alternaria (Pilzsporen)	Alt a 1	30.000	Inhalativ	Saisonal
Hausstaubmilben	Der p 1–3, Der f	14.000–28.000	Inhalativ	Ganzjährig
Katzenepithelien	Fel d 1	35.000	Inhalativ	Ganzjährig
Bienengift-Phospholipase A2	Api m 1	16.000–20.000	Stich	Insekt
Erdnuss-Speicherprotein	Ara h 2	17.500	Oral, inhalativ sowie kutan möglich	Schleimhäute und Haut
Hühnerei-Ovalbumin	Gal d 2	44.000	Oral	Mund, Darm
Penicillin	BPL: Benzylpenicilloyl-poly-L-lysin	Niedermolekulares Hapten	Oral und Parenteral	Medikament

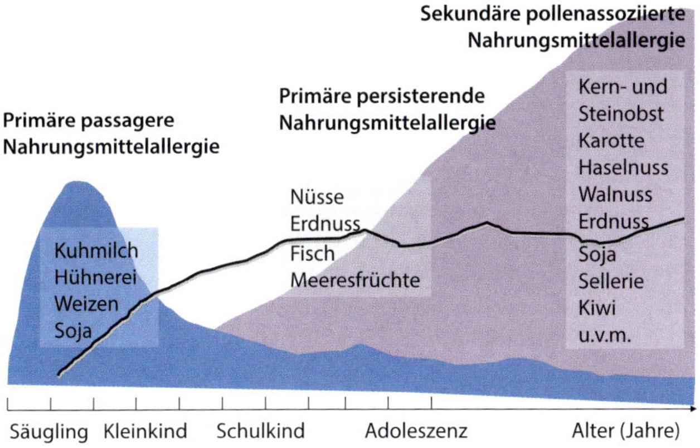

Abb. 13.1 Natürlicher Verlauf von Nahrungsmittelallergien im Kindesalter. (Mod. nach J. Kleine-Tebbe)

den. Diese sind sowohl strukturell als auch bezüglich ihrer immunbiologischen Eigenschaften mit dem natürlichen Vorbild vergleichbar und haben die allergologische Diagnostik und Therapie erweitert.

Die Allergenexposition bzw. eine Applikation eines Allergens kann auf folgenden Wegen erfolgen:

- inhalativ,
- oral,
- kutan,
- parenteral.

Zu den bedeutendsten **inhalativen Allergenen** gehören Gräser-, Baum- und Getreidepollen, Hausstaubmilben, tierisches Material wie Epithelien, Haare und Urinproteine sowie Sporen von Schimmelpilzen.

Wichtige **nutritive Allergene** sind Proteine aus der Kuhmilch, Eiklar, Fisch, Nüsse, Erdnuss, Weizenmehl und Soja,. Die Bedeutung der entsprechenden Nahrungsmittelallergien variiert mit dem Lebensalter (Abb. 13.1).

Insektengifte von Bienen und Wespen sowie Antibiotika sind die bekanntesten **parenteralen Allergene des Kindesalters**.

Eine Sensibilisierung gegenüber **Latex** kann sowohl über den Haut-/Schleimhautkontakt als auch inhalativ erfolgen, im Kindesalter waren früher vor allem Kinder mit Spina bifida, die in den ersten Lebenstagen operiert wurden und dadurch einen massiven Latex-Kontakt hatten, betroffen. Heute werden solche Kinder mit latexfreien Handschuhen und in einem latexfreien Operationssaal versorgt.

13.3 Immunglobulin E

Das eingedrungene Allergen löst eine spezifische IgE-Produktion aus. IgE-Antikörper sind Vermittler der biologischen Eigenschaften der **allergischen Reaktion vom Soforttyp** (Abb. 13.2). Im Nabelschnurblut findet man üblicherweise weniger als 0,5 IU/ml an IgE, da das IgE der Mutter nicht die Plazentabarriere überqueren kann. Die IgE-Moleküle haben ein Molekulargewicht von 188.000 Dalton.

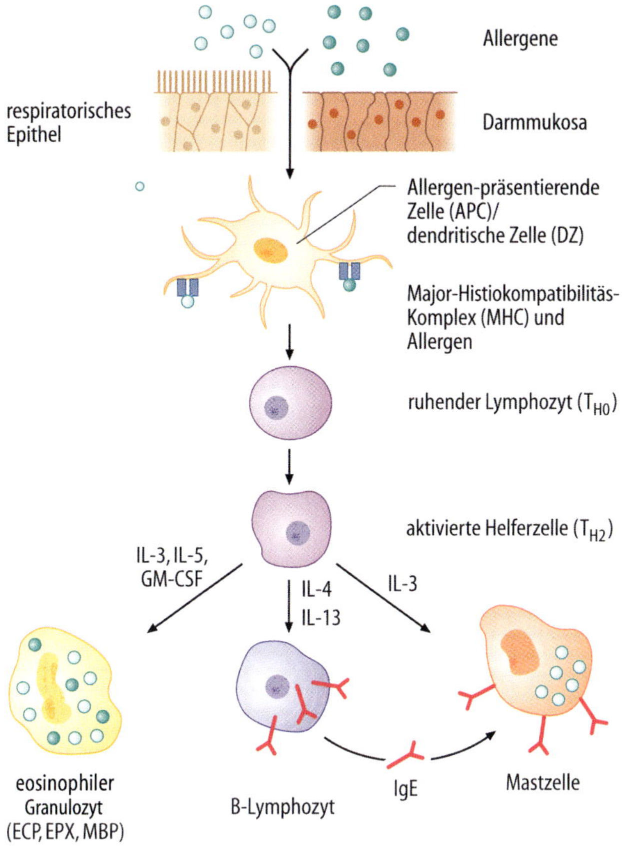

Abb. 13.2 Entstehung allergischer Entzündung mit beteiligten Zytokinen und Mediatoren

Im Laufe der Kindheit, als Ausdruck einer immunologischen Reaktion auf die erfolgte Allergenexposition, steigt die IgE-Konzentration an. Die höchsten Werte werden am Übergang vom 1. in das 2. Lebensjahrzehnt gemessen (Tab. 13.3).

Atopiker bilden höhere IgE-Spiegel als Nichtatopiker, wenn sie mit dem entsprechenden Antigen/Allergen in Kontakt kommen. Die **Regulation** der IgE-Synthese ist abhängig von der Vererbung, natürlicher Allergenexposition und der Natur des Allergens.

13.4 Zellen und Mediatoren allergischer Reaktion

Zahlreiche Zellen und Mediatoren sind bei der IgE-vermittelten Reaktion vom Soforttyp an der Entstehung einer allergischen Entzündung beteiligt. Wesentliche Bestandteile dieses immunologischen Geschehens sind:

- **Allergene** (nutritive A., inhalative A., Medikamente, Insektengifte),
- **allergenpräsentierende Zellen** (dendritische Zellen, Langerhans-Zellen),

Tab. 13.3 Die Gesamt-IgE-Konzentration im Serum nimmt mit dem Alter zu. Beim Überscheiten der oberen Normgrenze wird von einer atopischen Veranlagung ausgegangen

Alter	1–28 Tage	2–12 Monate	1–3 Jahre	4–6 Jahre	7–10 Jahre	11–14 Jahre
Obere Normgrenze [kU/l]	1,5	15	70	120	330	240

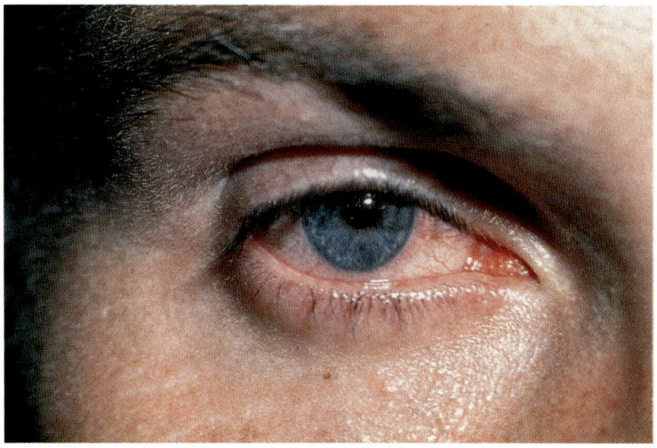

Abb. 13.3 Allergische Konjunktivitis mit injizierten Gefäßen und Lidschwellung nach Gräser- bzw. Getreideexposition

- **T-Lymphozyten** (mit ihren Zytokinen IL-2, -4, -5, -10, -13, -17 und IFN-γ),
- **B-Lymphozyten** (Bildung von allergenspezifischem IgE und IgG),
- **Effektorzellen** (basophile Granulozyten und Mastzellen mit ihren Mediatoren Histamin, Tryptase, Carboxypeptidase, Prostaglandine, Leukotriene und Zytokinen sowie Chemokinen),
- **eosinophile Granulozyten** mit ihren zytotoxischen Proteinen (eosinophiles kationisches Protein, eosinophiles Protein X).

13

13.5 Vererbung und Vorhersage

Atopische Erkrankungen treten **gehäuft familiär** auf. Neben der familiären Disposition tragen zur Entstehung der Sensibilisierung auch die Umweltbedingungen wie die Allergenexposition, das Rauchen der Schwangeren und passives Rauchen im 1. Lebensjahr bei. Demgegenüber weisen Nachkommen aus kinderreichen oder auf engem Raum lebenden Familien mit folgerichtig häufigeren Infekten in den ersten Lebensjahren oder Kinder, die auf dem Bauernhof aufwachsen, eine niedrigere Allergisierungsrate als Einzelkinder auf. Ein niedriger IgE-Spiegel wird offensichtlich dominant vererbt. Die mit dem Histokompatibilitätskomplex (HLA) des Menschen gekoppelte Immunantwort ist antigenspezifisch und betrifft nicht nur die IgE-Klasse.

Relevante **Faktoren zur Vorhersage** einer Allergie sind die **Familienanamnese** und die Bestimmung der **IgE-Konzentration im Nabelschnurblut** des Neugeborenen. Für Kinder mit allergischer Belastung der Eltern und erhöhtem Nabelschnurblut-IgE besteht ein Risiko von ca. 73–82% für eine spätere atopische Erkrankung. Bei negativer Familienanamnese und erhöhtem IgE-Spiegel wird das Risiko einer atopischen Erkrankung mit 62% angegeben. Ist die IgE-Konzentration niedriger als 0,9 kU/l und die Familienanamnese unauffällig, so wird von einem Risiko von nur 3% für eine spätere atopische Erkrankung ausgegangen.

> **Trotz aller Wahrscheinlichkeitsberechnungen zeigen aber Beobachtungsstudien, dass nahezu 2/3 kindlicher Allergiker Eltern ohne Atopien haben.**

Die niedrige Sensitivität wie auch die unzureichende Spezifität einer Vorhersage lässt derzeit ein allgemeines Allergiescreening als nicht sinnvoll erscheinen.

13.6 Klinische Manifestationen

13.6.1 Allergische Rhinokonjunktivitis

Grundlagen

Die allergische Rhinokonjunktivitis kann **saisonal** (durch Pollen) oder unregelmäßig sowie **ganzjährig** (durch Tierepithelien, Hausstaubmilben etc.) auftreten. Das in den Augen oder in der Nase deponierte Allergen führt über den IgE-Mechanismus eine Reizung der Bindehaut und der nasalen Schleimhaut herbei. Bei saisonalen Beschwerden steht die konjunktivale Beteiligung im Vordergrund.

Klinik

Die klinischen Symptome sind Bindehautrötung, Tränenfluss und Juckreiz (Abb. 13.3), im Bereich der Nase kommt es zu Niesanfällen, Schleimabsonderung infolge von wässriger **Rhinitis** und nasaler Obstruktion. Die Schwellung der Schleimhaut verursacht eine nasale Stimme. Subjektiv werden ein dumpfes Gefühl im Kopf, Hörminderung und Jucken des weichen Gaumens angegeben. Rhinitiden durch Innenraumallergene wie Hausstaubmilben oder Tierepithelien zeichnen sich durch eine nasale Obstruktion ohne Rhinorrhö aus. Allergiker haben oft eine hyperplastische Rachenmandel und eine geschwollene Schleimhaut in den Nasennebenhöhlen. Bakterielle Entzündungszeichen wie hohes Fieber, Beläge und erhöhte Blutsenkung, Leukozytose mit Linksverschiebung oder ein Anstieg der Akut-Phase-Proteine (CRP) fehlen.

Therapie

Therapeutisch steht eine Linderung der bestehenden Beschwerden durch Medikamente im Vordergrund: topische/orale **Antihistaminika**, lokal vasokonstriktorisch wirksame abschwellende Mittel, Prophylaktika wie topische/nasale Kortikosteroide und Cromoglycinsäure (DNCG). Bei Patienten mit Sensibilisierung gegen wenige Pollen ist auch eine spezifische **Immuntherapie/Hyposensibilisierungstherapie** wirksam.

13.6.2 Nahrungsmittelallergie

Pathogenese

Adverse Reaktionen auf Lebensmittel (Lebensmittelunverträglichkeiten) sind gekennzeichnet durch eine unvorhergesehene Antwort auf die Aufnahme eines Nahrungsmittels oder von Nahrungsmittelzusätzen. Man unterscheidet hierbei Überempfindlichkeiten von toxischen Reaktionen sowie klinischen Reaktionen aufgrund einer Malabsorption oder eines Enzymdefektes. Als **Nahrungsmittelallergie** im engeren Sinne ist eine immunologisch vermittelte Überempfindlichkeit definiert. Die immunologischen Mechanismen sind bisher nur bei der IgE-vermittelten Reaktion teilweise aufgeklärt. Ein Teil der Nahrungsmittelallergien wird offenbar über T-Zellen vermittelt, auch kombinierte IgE- und T-Zell-vermittelte allergische Reaktionen kommen vor, zum Beispiel bei Patienten mit atopischer Dermatitis. Die **Nahrungsmittelintoleranzen** sind nicht immunologisch vermittelt. Hierzu gehören auch sogenannte pseudoallergische Reaktionen auf Nahrungsmitteladditiva sowie natürliche Aromastoffe, bei welchen es zu einer nicht-IgE-vermittelten Mastzell-Degranulation kommt mit der Folge einer artgemäß allergischen Symptomatik.

Allergene Wichtige nutritive Allergene im Kindesalter sind Kuhmilch, Hühnerei, Nüsse, Erdnuss, Fisch, Weizenmehl und Soja, wobei die Bedeutung altersabhängig variiert (Abb. 13.1). Insbesondere Allergien gegen Kuhmilch und Hühnerei heilen in der Mehrzahl bis zum Vorschulalter vollständig aus. Ab dem Schulkindalter spielen auch Birkenpollen-homologe Allergene in pflanzlichen Nahrungsmitteln von z. B. Kern- (z. B. Äpfel) und Steinobst (z. B. Kirschen) eine wichtige Rolle. Prinzipiell können die allergenen Eigenschaften von Speisen durch Kochen und Backen verändert werden, sodass zum Beispiel bei manchen Nahrungsmittelallergikern Eier im rohen Zustand allergische Reaktionen auslösen, als Zutaten im Gebäck jedoch vertragen werden.

▪▪ Epidemiologie

Die Häufigkeit wird in den Ländern mit westlichem Lebensstil auf durchschnittlich 4–8% in der kindlichen Population geschätzt. Bei Säuglingen und Kleinkindern mit atopischer Dermatitis liegt sogar in einem Drittel der Fälle eine assoziierte Nahrungsmittelallergie vor.

▪▪ Klinik

Der zeitliche Ablauf allergischer Reaktionen auf Nahrungsmittel ist variabel. Man unterscheidet Frühreaktionen bis zu 2 Stunden nach Allergenkontakt und Spätreaktionen nach dieser Zeitspanne bis 24 oder 48 Stunden später.

- Die häufigsten klinischen Symptome werden bei Kindern im Bereich der **Haut** beobachtet, wobei lokale Reaktionen nach direktem kutanen Kontakt mit dem Nahrungsmittel von generalisierten Reaktionen abzugrenzen sind. Als systemische Frühreaktionen können generalisierter Juckreiz, Hautrötung, Urtikaria und Angioödem auftreten (◻ Abb. 13.4). Bei Patienten mit atopischer Dermatitis können neben reinen Frühreaktionen auch Spätreaktionen auftreten. Im Sinne einer Spätreaktion kommt es frühestens 6 Stunden nach Allergenkontakt, in der Regel aber 12–24 (–48) Stunden später zu einer Ekzemverschlechterung.
- Als **gastrointestinale Symptome** werden meist Bauchschmerzen oder -koliken, Übelkeit, Erbrechen, Schluckstörungen, Gedeihstörung und Durchfall berichtet. Im Säuglingsalter können insbesondere bei gestillten Kindern auch blutige Stühle als Symptom einer Nahrungsmittelallergie imponieren (eosinophile Proktokolitis). In den ersten Lebensjahren führt eine Nahrungsmittelprotein-induzierte Enterokolitis 2–4 h nach der Nahrungsmitteleinnahme – meist Zerealien, Kuhmilch, Soja und Hühnerfleisch – zum Erbrechen und schockähnlichen Symptomen. In den letzten Jahren wurden vermehrt Kinder mit eosinophiler Ösophagitis beschrieben, die unter chronischen epigastrischen Schmerzen, Reflux, Sodbrennen und Dysphagie litten.
- Mögliche **respiratorische Symptome** sind Rhinitis (teils mit Konjunktivitis), inspiratorischer Stridor bei beginnendem Larynxödem sowie bronchiale Beschwerden wie Husten, thorakales Engegefühl oder exspiratorisches Giemen. Bei Asthmatikern können im Rahmen einer Nahrungsmittelallergie auch erst 4–12 Stunden nach Allergenkontakt Symptome auftreten.
- **Anaphylaktischer Schock:** schwere **Reaktionen** mit Kreislaufhypotonie und Bewusstlosigkeit nach einem Verzehr von Nahrungsmitteln sind im Kindesalter selten.
- **Orales Allergiesyndrom (OAS) bzw. pollenassoziierte Nahrungsmittelallergie:** Bei Kindern und viel mehr bei Jugendlichen mit Allergien gegen Pollen treten nach dem Genuss bestimmter Nahrungsmittel wie Nüssen, Kern- und Steinobst sowie bestimmten Gemüsesorten Symptome im Bereich von Mund, Lippen und Rachen auf (Juckreiz, Rötungen, Schwellungen). Die Betroffenen haben sich dabei meist primär über die Atemwege gegenüber Baumpollen (vor allem dem Majorallergen der Birke »Bet v1«) sensibilisiert und zeigen später nach Kontakt mit homologen Strukturen in pflanzlichen Nahrungsmitteln allergische Beschwerden, die durch kreuzreagierende IgE-Antikörper vermittelt werden. Auch Personen mit Sensibilisierungen gegenüber Beifuß können auf bestimmtes Gemüse oder Gewürze (Sellerie, Pfeffer, Basilikum) Kreuzallergien zeigen. Beim oralen Allergiesyndrom im engeren Sinne handelt es sich um eine kontakturtikarielle Reaktion an der Mund-Rachen-Schleimhaut. Die verantwortlichen Nahrungsmittelallergene sind meist hitze- bzw. verdauungslabil, weswegen die Lebensmittel in gekochter/gebackener Form (z. B. Kompott, Apfelkuchen) häufig vertragen werden und nur selten systemische allergische Beschwerden auftreten.

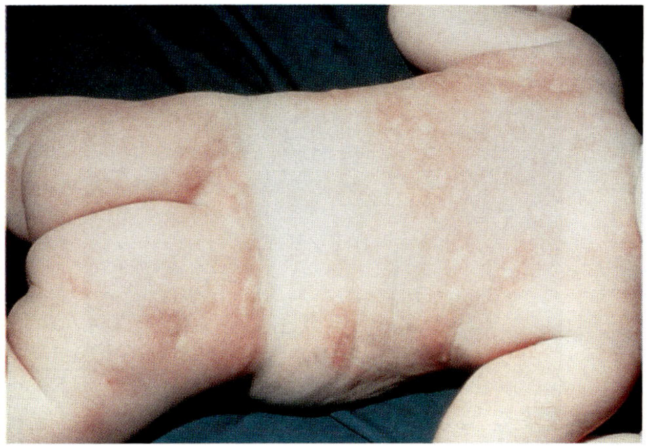

◻ **Abb. 13.4** Urtikarielle Reaktion nach Kuhmilchmahlzeit bei einem Säugling

13.6.3 Anaphylaxie

Unter Anaphylaxie versteht man eine schwere und potenziell lebensbedrohliche generalisierte allergische Reaktion. Im Kindesalter sind vor allem Nahrungsmittel (Erdnuss, Baumnüsse und Nahrungsmittel tierischen Ursprungs) und Insektenstiche Auslöser anaphylaktischer Reaktionen. Als **Frühzeichen** treten Juckreiz und Hitzegefühl auf, oft auch eine Rhinitis. Bei kindlichen Anaphylaxien werden in über 80% der Fälle kutane Symptome wie Urtikaria, Angioödem oder flüchtige Hautrötung beobachtet. Häufig sind auch respiratorische Symptome (Dyspnoe, Giemen, inspiratorischer Stridor, Husten), wogegen – im Vergleich zu anaphylaktischen Reaktionen Erwachsener - kardiovaskuläre Beschwerden und insbesondere die arterielle Hypotension seltener auftreten. Je kurzer der Zeitabstand zwischen Allergenkontakt und den ersten anaphylaktischen Symptomen ist, desto schwerer ist oft der Verlauf.

> **Die frühzeitige Therapie mit Adrenalin intramuskulär und Volumenersatzmitteln wird, je nach Symptomatik, durch die Gabe von inhalativen Adrenergika, Antihistaminika, Steroiden und Sauerstoff ergänzt.**

13.6.4 Insektengiftallergie

▪▪ Epidemiologie

Die wichtigsten Hymenopteren, nach deren einzigem Stich allergische Reaktionen auftreten können, sind **Biene** und **Wespe**. Systemische allergische Reaktionen treten bei 0,4–4% der Gesamtpopu-

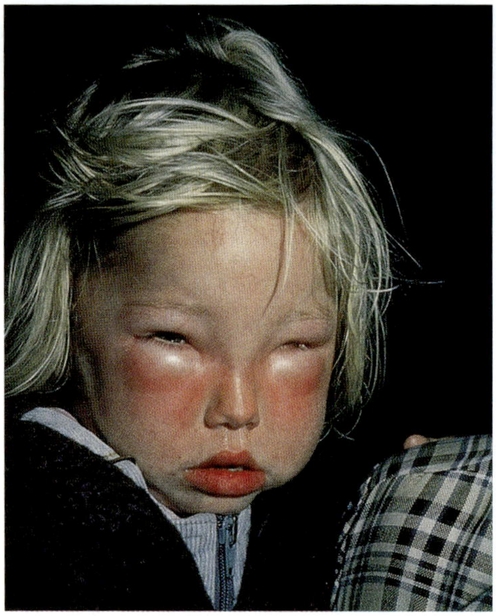

Abb. 13.5 Starke örtliche Schwellung (Quincke-Ödem) infolge einer allergischen Reaktion nach einem Bienenstich am Fuß

lation auf. Verstärkte Lokalreaktionen verlaufen verzögert und werden von 17% der Bevölkerung angegeben. Letale Komplikationen werden überwiegend bei Erwachsenen beobachtet. Von Bedeutung ist die bestehende Sensibilisierungsgelegenheit: 40% der Bienenstichallergiker haben einen Imker in der Familie oder in der unmittelbaren Nachbarschaft.

Klinik

Der **Schweregrad** und der zeitliche Ablauf der allergischen Reaktion auf Insektenstiche kann unterschiedlich sein; prinzipiell wird er unterteilt in:
- verstärkte Lokalreaktion,
- leichte Allgemeinreaktion,
- schwere anaphylaktische Reaktion.

Bei Kindern kommt es häufig zur spontanen Rückbildung der Bereitschaft, allergisch auf Insektengifte zu reagieren. Komplizierend wirken sich wiederholte Insektenstiche in kurzen Zeitabständen aus.

Der klinische Schweregrad bestimmt die symptomatische Behandlung. Bei Urtikaria, Juckreiz, Quincke-Ödem (Abb. 13.5) und Rhinokonjunktivitis reichen Adrenergika (Adrenalin) und Antihistaminika aus. Eine verstärkte Lokalreaktion – wie eine mehrere Stunden anhaltende Schwellung über 2 benachbarte Gelenke hinaus – lässt sich mit systemischen Kortikoiden gut beherrschen.

Therapie

Die Behandlung von Insektengiftallergien hat einen modellhaften Charakter. Die **Hyposensibilisierung** führt zu einem vollen Schutz innerhalb weniger Tage bei 96% der Patienten, sie muss jedoch mindestens über 3 Jahre fortgesetzt werden. Das Verhältnis zwischen den therapeutisch induzierten IgG- und den sensibilisierenden IgE-Antikörpern spiegelt zum Teil die Immunitätslage wider. Im Gegensatz zu den Bienengiftallergikern weisen Imker hohe IgG-Spiegel gegen Bienengift auf. Vor allem wenn sie über viele Jahre zahlreiche Stiche erhielten, reagieren Imker kaum auf einen Bienenstich.

13.6.5 Urtikaria und Quincke-Ödem

Grundlagen

Urtikaria (Nesselsucht) und Quincke-(Angio-)Ödem treten im Kindesalter vorwiegend in ihrer **akuten** Form auf und sind in der Mehrheit infektassoziiert. Von **chronischer Urtikaria** spricht man dann, wenn eine Urtikaria sich über mehr als 6 Wochen erstreckt. Im Kindesalter wird eine allergische **Urtikaria** und/oder **Quincke-Ödem** (Abb. 13.4 und Abb. 13.5) am häufigsten durch Nahrungsmittel ausgelöst sowie durch Medikamente (Antibiotika, nichtsteroidale Antiphlogistika/Analgetika), bei bestehender Inhalationsallergie (Tierepithelien, Pollen) nach entsprechendem Kontakt sowie im Rahmen Insektenstich-allergischer Reaktionen. Die Urtikaria bzw. das Angioödem kann dabei Teilsymptom einer anaphylaktischen Reaktion sein oder als einzige allergische Manifestation auftreten. **Physikalische Faktoren** wie Kälte oder Druck sind ebenfalls in der Lage, urtikarielle Effloreszenzen auszulösen.

Klinik

Das klinische Erscheinungsbild der generalisierten Urtikaria lässt in der Regel keine ursächlichen Rückschlüsse zu. Bei chronischer Urtikaria oder anamnestischem Verdacht auf eine allergische Ätiologie soll nach der Ursache gefahndet werden. Bei Vorliegen eines reinen Angioödems ohne Quaddeln ist das **hereditäre angioneurotische Ödem** abzugrenzen.

Therapie

Symptomatisch helfen bei akuter Urtikaria orale Antihistaminika und/oder Kortikosteroide. Bei chronischer Urtikaria wird eine ausreichend dosierte Langzeittherapie mit nicht-sedierenden Antihistaminika durchgeführt.

Bei hereditärem angioneurotischem Ödem wird C1-Inhibitor oder auch Frischplasma verabreicht.

13.6.6 Arzneimittelunverträglichkeit

Eine **allergische Reaktion** auf Medikamente wird durch den Nachweis einer spezifischen, immunologisch vermittelten Sensibilisierung diagnostiziert. Bei der **Intoleranz** besteht eine unerwünschte Empfindlichkeit auf die pharmakologische Substanz/Mischung und es liegt keine immunologisch vermittelte Überempfindlichkeit vor. Das klinische Bild kann aber bei beiden Erscheinungsformen ähnlich sein.

Unverträglichkeitsreaktionen auf Medikamente werden bei 2–5% der hospitalisierten Patienten beobachtet. Am häufigsten treten Exantheme wie Urtikaria auf. Die häufigste Ursache von allergischen, IgE-vermittelten Arzneimittelreaktionen stellen **Penicilline** dar. Sensibilisierend wirken die Haptendeterminanten der Moleküle, gebunden an Albumin. Die bekannteste Determinante ist das Penicilloyl-Polylysin.

Das Auftreten eines Exanthems nach **Ampicillingabe** wird auch bei gleichzeitigem Bestehen von viralen Infektionen (Epstein-Barr-Virus) beobachtet. Hierbei besteht kein Zusammenhang mit einer klassischen IgE-vermittelten Penicillinallergie. Ein spontanes Verschwinden innerhalb von Tagen ist zu erwarten, eine spätere Meidung von Antibiotika nicht erforderlich.

Bei Erwachsenen und seltener bei chronisch kranken Kindern und Jugendlichen kann die Einnahme von Beta-Blockern und ACE-Hemmern zu anaphylaktischen/allergischen Reaktion führen. Allergische Reaktionen oder Allergie-ähnliche Symptome wurden auch nach Gabe von Biologika beobachtet.

Bei Exanthemen auf **Analgetika** wird in der Regel kein immunologischer Mechanismus nachgewiesen. Im klinischen Bild überwiegen urtikarielle Effloreszenzen, polymorphe Exantheme und Juckreiz. Lebensbedrohliche Zwischenfälle, anaphylaktische Reaktionen oder medikamentöses Lyell-Syndrom (Syndrom der »verbrühten Haut«) sind im Kindesalter selten.

13.7 Allergiediagnostik

Das Alter des Kindes, die Zeit und der Ort des Auftretens, die klinische Symptomatik sowie die Umgebungsanamnese führen zum Verdacht auf das Bestehen einer Allergie. Eine Allergietestung macht aber nur dann einen Sinn, wenn allergieverdächtige Symptome berichtet werden; positive Allergiehauttests oder auch erhöhte allergenspezifische IgE-Spiegel (Sensibilisierung) kommen auch bei Kindern ohne Beschwerden oft vor und haben beziehungslos keine klinische Relevanz.

Unspezifische Reize wie Infekte, Rauchen und klimatische sowie emotionale Einflüsse müssen bei der **Eigen- und Familienanamnese** diagnostisch mit berücksichtigt werden. Mit In-vivo- und In-vitro-Verfahren zum Nachweis von Allergien werden anamnestische Angaben zu möglichen Unverträglichkeiten geprüft und gesichert.

13.7.1 In-vivo-Diagnostik

Hauttests Sensibilisierte Patienten reagieren mit ihrer Haut und Schleimhaut auf die natürliche sowie diagnostische Allergenexposition. Im Kindesalter dient der **Haut-Prick-Test** mit standardisierten Einmal-Prick-Nadeln zur Identifizierung der vorhandenen Sensibilisierung. Der Prick-Test weist eine ausreichende Reproduzierbarkeit auf und ist in jedem Alter anwendbar. Das in die Haut eingebrachte Allergen führt innerhalb von Minuten zur Quaddel mit umgebender Rötung, daher der Name »allergische Reaktion vom Soforttyp« (Abb. 13.6). Die **Hautreaktion** durch das Allergen wird mit der Reaktion auf Histamin (positive Kontrolle) und Lösungsmittel (negative Kontrolle) verglichen und erfolgt nach 15 min. Quaddeln, die die Ausmaße der Hautreaktion auf die Histaminkontrolle überschreiten, sind ein Hinweis für eine mögliche Sensibilisierung; die klinische Relevanz muss jedoch anamnestisch oder mit entsprechenden Expositionsuntersuchungen bestätigt werden. **Faktoren**, die die Hautreagibilität beeinflussen und daher anamnestisch erfasst werden müssen, sind Pharmaka (Antihistaminika, Steroide), Alter des Kindes, Zeitabstand zur letzten Allergenexposition und der Hautzustand (atopische Dermatitis verringert die Hautreagibilität)

Provokationstests Bleibt die Diagnose unsicher, so sind **Allergenexpositionen am Zielorgan** ein möglicher diagnostischer Vorgang. Diese Untersuchungen erfordern die Mitarbeit des Patienten, sie sind aufwendig und belastend. Je nach Applikation werden **konjunktivale, nasale, bronchiale, orale** und parenterale **Allergenexpositionen** unterschieden. Bei ihrer Bewertung muss berücksichtigt werden, dass die natürliche Allergenexposition nur bedingt nachgeahmt werden kann.

Provokationstests erfolgen im **Titrationsverfahren**, um eine übermäßige Reaktion zu verhindern. Wie im Hauttest wird auch bei konjunktivalen, nasalen oder bronchialen Provokationstest innerhalb von 10–20 min eine Schleimhautreizung mit Sekretabsonderung, Rötung, Schwellung und Obstruktion diagnostiziert. Der Sensibilisierungsgrad wird als Konzentration des zur Reaktion führenden Allergenextraktes (Schwellenkonzentration) angegeben. Bei der bronchialen oder nasalen Provokation werden mechanische Messgrößen im Bereich der Atemwege (FEV1, Atemwegswiderstand bzw. nasaler Atemfluss) registriert. Asthmatiker reagieren oft auf perenniale Allergene (z. B. Hausstaubmilbe) mit einer **Dualreaktion**, in den ersten 10–20 min mit einer bronchialen Konstriktion, die auf Adrenergika zurückgeht, dann wieder mit einer zweiten Obstruktion und Husten nach mehreren Stunden (Abb. 13.7).

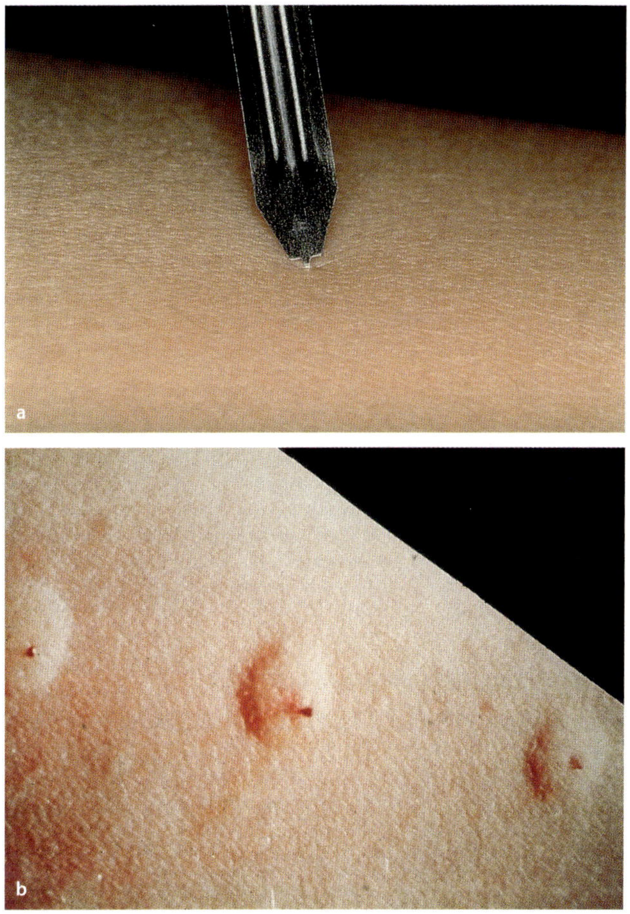

Abb. 13.6a, b Haut-Prick-Test. **a** Zuerst wird das gelöste Allergen mit der Prick-Nadel in die Haut eingebracht. **b** 15 min später wird die Quaddel und Rötung im Vergleich zu Lösungsmittel (negative Kontrolle) und Histamin (positive Kontrolle) bewertet

Bei **oralen Nahrungsmittel-Provokationen** finden ebenfalls titrierte Verfahren eine Anwendung, wenn eine klinische Frühreaktion zu erwarten ist. In Abhängigkeit von Sensibilisierungsgrad, Potenz des Allergens, individuellen Risikofaktoren und früheren Reaktionen werden die ersten Dosen angepasst. Sind wie zum Beispiel bei Kindern mit Neurodermitis und assoziierter Nahrungsmittelallergie auch Spätreaktionen zu erwarten, so muss die Nachbeobachtungszeit entsprechend lang gewählt werden (bis 72 Stunden) und teils innerhalb dieser Zeit wiederholt provoziert werden. Vor jeder Nahrungsmittelprovokation muss allerdings eine **diagnostische Eliminationsdiät** erfolgen, in welcher das zu testende Nahrungsmittel gemieden wird. Zeigt das Kind in dieser Zeit weiterhin eine bestehende Symptomatik, so handelt es sich nicht um eine Nahrungsmittelallergie und es kann auf die orale Provokation verzichtet werden. Kommt es allerdings unter diagnostischer Diät zu einer Verbesserung der zum Beispiel gastrointestinalen oder kutanen Symptome, so kann erst die Nahrungsmittelprovokation den endgültigen Nachweis der Allergie erbringen.

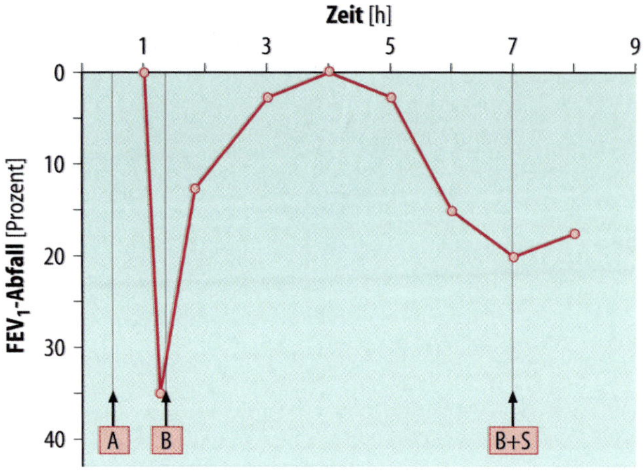

Abb. 13.7 Duale Reaktion auf bronchiale Belastung mit Hausstaubmilbenallergen (*A*). Die forcierte Exspiration eines vorher beschwerdefreien Asthmatikers fällt innerhalb von 10–20 min ab, bessert sich nach Inhalation von Bronchodilatatoren (*B:* Adrenergika) und sinkt nach 5–8 h wieder. Bei der 2. Bronchokonstriktion werden Bronchodilatatoren mit Steroid appliziert (*B + S*)

Unspezifische Hyperreagibilität

Die Reaktionsbereitschaft der nasalen sowie bronchialen Schleimhaut hängt auch vom Ausmaß der unspezifischen Hyperreagibilität ab, welche durch Inhalation mit **irritativen Substanzen** (Histamin, Metacholin, Carbachol, Kaltluft, destilliertes Wasser) oder **körperlicher Belastung** (Laufen) bestimmt wird. Unter Testbedingungen tritt die Reaktion, abhängig vom gewählten Provokationsreiz, innerhalb weniger Minuten ein und klingt innerhalb von 30 min wieder ab.

Die Pathogenese einer Sofort-, Spät- und/oder Dualreaktion ist unterschiedlich, woraus sich auch die verschiedenen medikamentösen Ansatzmöglichkeiten ergeben (Abb. 13.7, Tab. 13.4). Adrenergika helfen bei der Soforttypreaktion und Steroide vor allem bei der Spätreaktion.

> **Es gibt keine ideale Belastungsmethode und keine übergeordnete Untersuchungsparameter, die ohne Einschränkung oder Überlappungsbereich die krankhafte Reaktionsbereitschaft erfassen und dabei die Kranken von den Gesunden exakt trennen würden.**

13.7.2 In-vitro-Diagnostik

Da bei der allergischen Reaktion sowohl **spezifische Immunglobuline** als auch charakteristische Zellen beteiligt sind, konzentriert sich die Labordiagnostik auf ihren Nachweis und auf ihre Interaktion mit dem Allergen. Das für die allergische Reaktion vom Soforttyp charakteristische Immunglobulin E liegt im Serum ca. 10.000-mal niedriger konzentriert vor als Antikörper der Immunglobulinklasse G, weshalb empfindliche Nachweismethoden erforderlich sind. Die **Serum-IgE-Spiegel** korrelieren mit der Menge der IgE-Moleküle an der Oberfläche von basophilen Zellen und Mastzellen.

Gesamt-IgE-Spiegel Die Untersuchungen an nicht allergischen Kindern zeigen, dass die Gesamt-IgE-Spiegel im Laufe der Kindheit von kaum messbaren Werten bei Neugeborenen stetig auf maximale Werte im frühen Schulalter ansteigen (Tabelle 14.3).

Erhöhte IgE-Werte werden neben allergischen Krankheiten auch bei parasitären Infektionen durch Helminthen, allergischer

Tab. 13.4 Medikamente zur Behandlung allergischer Erkrankungen

Krankheits-erscheinung	Medikament	Wirkungsweise	
		Akut	Vorbeugend
Konjunktivitis, Rhinitis	Antihistaminika (t, o)	++	+
	Steroide (t)	+	+
	DNCG (t)	–	+
Asthma bronchiale	Adrenergika (i)	++	+
	Steroide (i, s)	+	++
	Leukotrienantagonisten (o)	–	+
Atopische Dermatitis	Rückfettende und hydratisierende Externa (t)	+	++
	Calcineurin-Inhibitoren (t)	+	+
	Steroide (t)	++	+
	Antihistaminika (o)	+	-
Anaphylaxie	Adrenalin (i.m.)	++	–
	Adrenergika (i)	+	–
	Volumenersatz (s)	+	–
	Steroide (s)	++	-
	Sauerstoff (i)		

DNCG Dinatriumcromoglycinsäure, *i* inhalativ, *i.m.* intramuskulär, *o* oral, *s* systemisch, *t* topisch

bronchopulmonaler Aspergillose, interstitiellen Nephritiden durch Medikamente und bei einigen Immundefekten (Wiskott-Aldrich-, Hyper-IgE-Syndrom) gemessen.

Die Bestimmung des Gesamt-IgE als Suchtest auf eine atopische Konstitution zeigt, dass die höchsten Spiegel bei mehrfachsensibilisierten Allergikern vorkommen. Als eine einfachere Entscheidungshilfe bei der ursächlichen Abklärung von Beschwerden wurden **Multi-Allergen-Suchtests** entwickelt. Mit diesem Verfahren kann eine Sensibilisierung auf eines oder mehrere der getesteten Allergene angenommen oder verneint werden.

Allergenspezifische IgE-Antikörper IgE-Antikörper kommen zwar im Gewebe als zytophile Antikörper vor, sie werden aber auch in vielen Sekreten wie Sputum, Tränen, Speichel und Nasenschleim gefunden. Die größte Bedeutung erlangt der Nachweis des zirkulierenden Anteils im Serum. Die Menge der zirkulierenden Antikörper ist proportional der Menge der über ihre Fc-Anteile an den Rezeptoren der Mastzellen und Basophilen fixierten IgE-Moleküle. Spezifische IgE-Antikörper können sowohl gegen inhalative, als auch gegen nutritive Allergene, Insektengifte und Arzneimittel bestimmt werden.

> **Die Resultate, ausgedrückt in Klassen oder Einheiten, spiegeln zwar die allergenspezifische IgE-Bildung wider, diese korreliert jedoch nur teilweise mit dem klinischen Sensibilisierungsgrad.**

Allergenspezifische IgG-Antikörper IgG-Antikörper sind hauptsächlich an der sekundären Immunantwort bei der Auseinandersetzung des Organismus mit einem Antigen/Allergen beteiligt und tragen zur Aufrechterhaltung der Abwehrlage bei. Die Bestimmung der allergenspezifischen IgG-Antikörper während der Hyposensibilisierungsbehandlung zeigt, dass nach einem anfänglichen Anstieg beider Immunglobuline, E und G, es zur partiellen Unterdrückung der IgE-Synthese bei gleichzeitiger Persistenz der IgG-Spiegel, vor allem IgG4, kommt. Eine Voraussage zum Schutz lässt sich aber nicht bei allen Patienten ableiten, weshalb sich die klinische Anwendung nicht durchgesetzt hat. In der Diagnostik von Nahrungsmittelallergien haben IgG- oder IgG4-Antikörper – trotz des häufigen Einsatzes in Laboren – keinen Stellenwert. Der Antikörper-Nachweis spiegelt lediglich den stattgehabten Allergenkontakt wider und sollte im Rahmen einer seriösen Diagnostik nicht durchgeführt werden.

Zelluläre Testverfahren Allergenspezifische IgE-Antikörper, die an Rezeptoren mediatorhaltiger Zellen gebunden sind, führen zur Degranulation und somit zur Freisetzung präformierter Mediatoren. Zum Nachweis einer IgE-vermittelten Histaminfreisetzung werden basophile Granulozyten aus dem Blut verwendet. Im **basophilen Degranulationstest** werden entweder Vollblut oder isolierte basophile Leukozyten mit unterschiedlichen Allergenmengen inkubiert und das freigesetzte Histamin kann aus den Zellüberständen biologisch, fluorimetrisch oder immunologisch gemessen werden. Die Allergenkonzentration, welche für eine bestimmte prozentuale Freisetzung des Gesamthistamingehaltes der Zellen erforderlich ist, wird als Maß für die **Zellsensitivität** angegeben.

Mit einem durchflusszytometrischen Verfahren lassen sich Aktivierungsmarker (CD 63, CD 203c) auf den basophilen Granulozyten nach einer Inkubation mit dem Allergen bestimmen. Obwohl CD 203c ein basophilenspezifischer Marker ist, korrelieren die Ergebnisse nicht mit dem berichteten Schweregrad der klinischen Reaktion. Weiters verliert nur ein Teil der erfolgreich mit Insektengift hyposensibilisierten Insektenstich-Allergiker im Verlauf der spezifischen Immuntherapie ihre allergeninduzierte Aktivierung. Auch wenn die Sensitivität der zellulären Tests hoch ist, bleibt die Spezifität des Verfahrens für die klinische Anwendung zu niedrig.

Auch die **Bildung von Sulpholeukotrienen** nach Inkubation mit dem Allergen wurde als ein In-vitro-Test etabliert. Die gewonnenen Resultate stimmen mit den Ergebnissen der spezifischen IgE-Bestimmung teils überein. Eine Aussage über den klinischen Schweregrad oder über die Prognose der allergischen Erkrankung ist mit keinem der Verfahren möglich.

Tryptase ist eine mastzellspezifische Protease, ihr Serumspiegel reflektiert die Gesamtzahl der Mastzellen im Körper oder deren basale Aktivierung. α-Tryptase wird kontinuierlich sezerniert, β-Tryptase erst nach Mastzellaktivierung, wie bei der anaphylaktischen Reaktion, freigesetzt. Dauerhaft erhöhte Tryptasekonzentrationen weisen Patienten mit Mastozytose auf. Bei akuter Anaphylaxie steigt Tryptase im Serum an, die höchste Konzentration wird 30 min bis 5 h nach dem Anaphylaxie-Zwischenfall gemessen.

Der **Lymphozyten-Transformationstest** (LTT) prüft, inwieweit kultivierte mononukleäre Zellen aus dem peripheren Blut in Gegenwart von Allergen vermehrt proliferieren. Eine Aussage über die Ätiologie der allergischen Reaktion ist mit diesem Verfahren nicht möglich, der Test hat daher keine Bedeutung für die klinische Diagnostik.

Interleukinsekretion in vitro kann mittels Immunoassay aus den Zellüberständen oder durch die Bestimmung der Zytokin- bzw. der Zytokinrezeptor-Expression im Zellsorter (FACS-Analyse) erfolgen, die bisherige Anwendung findet nur in der Erforschung allergischer Erkrankungen statt, nicht in der klinischen Diagnostik.

Eosinophile Granulozyten Bei Allergikern werden vermehrt aktivierte eosinophile Granulozyten gefunden. Ihre Produkte wie das **eosinophile kationische Protein (ECP)**, eosinophiles Protein X (EPX) haben eine zytotoxische Aktivität und können im Serum (ECP, EPX) oder im Urin (EPX) nachgewiesen werden. Obwohl die Aktivierung von eosinophilen Granulozyten und die Freisetzung ihrer gewebszerstörenden Moleküle nicht nur bei allergischen Erkrankungen vorkommen, lässt sich der Rückgang von ECP mit der Besserung des klinischen Krankheitsverlaufes korrelieren,

Gewebsuntersuchung Histologisch kann die allergische Reaktion anhand der vermehrten Gewebsinfiltration von eosinophilen Granulozyten, Plasmazellen, Makrophagen und T-Lymphozyten diagnostiziert werden. Vor allem die Schleimhaut der Nase, der Bronchien oder des Darms sowie befallene Hautbezirke können für diese Untersuchung herangezogen werden.

Exhaliertes Stickoxid (eNO) ist bei verschiedenen entzündlichen Atemwegserkrankungen erhöht und kann durch die antiinflammatorische Behandlung mit inhalativen Steroiden gesenkt werden. Die Messung ist von Umgebungsfaktoren abhängig und muss unter standardisierten Bedingungen, entweder aus der ausgeatmeten Luft oder aus dem Kondensat der abgekühlten exhalierten Luft der Bronchen, nicht der Nase, erfolgen. Die Messung des eNO hat einen potenziellen Stellenwert beim Monitoring des symptomfreien Kindes mit Asthma bronchiale unter oder nach Absetzen der antiinflammatorischen Therapie, um Asthmaexazerbationen frühzeitig zu erkennen. Eine Korrelation zwischen eNO und den Lungenfunktionsparametern oder bronchialer Hyperreagibiliät gibt es nicht. Im Gegensatz zu Kindern mit allergischem Asthma haben Patienten mit angeborener ziliärer Dyskinesie sehr niedrige und Kinder mit zystischer Fibrose erniedrigte eNO-Werte in der Ausatemluft.

13.8 Behandlungsmethoden

Therapeutische Ansatzpunkte werden vom Alter, dem klinischen Zustand, sowie der Mitarbeit des Patienten und vom Verlauf der Erkrankung (akut/rezidivierend/chronisch) bestimmt.

Allergenkarenz Die Vermeidung der krankheitsauslösenden Faktoren durch gezielte und ungezielte Allergenkarenz wird ergänzt durch **Maßnahmen zur Herabsetzung der unspezifischen Reizüberempfindlichkeit**. Zur Verminderung der Pollenexposition eignen sich Klimakuren in einem allergenarmen Milieu, am Meer oder im pollenarmen Hochgebirge. Tierepithel-Allergiker müssen auf Haustiere verzichten.

▪▪ Medikamentöse Therapie

Es wird unterschieden zwischen einer **Akutbehandlung** und einer **Dauertherapie**.

Unterschiedliche Medikamentengruppen (◻ Tabelle 14.4) kommen zum Einsatz. Das Alter und die zu erwartende Mitarbeit des Patienten bestimmen nicht nur die **Dosierung**, sondern auch den **Applikationsweg**. Bei rezidivierenden oder chronischen Beschwerden muss eine medikamentöse, vorbeugende Therapie erfolgen. Ihre Effizienz kann mithilfe von Patienteneintragungen über Symptome und Medikamentenverbrauch oder mit regelmäßigen einfachen Messungen (z. B. Atemstoßwert) kontrolliert werden. Solche **Symptomtagebücher** werden vor allem bei chronischem Asthma bronchiale oder bei chronischer atopischer Dermatitis verwendet.

Zur Verbesserung der inhalativen Effizienz können beim Asthma bronchiale spezielle »Vorsatzkammern« rezeptiert werden.

Exkurs

Verminderung der Allergenexposition

Um eine Verminderung des im Kindesalter in unseren Breiten wichtigen inhalativen Allergens zu erzielen, werden vor allem im Schlafbereich des Patienten **Sanierungsmaßnahmen in Bezug auf Hausstaubmilben** empfohlen. Dazu gehört Verzicht auf Staubfänger wie Teppichbodenbeläge, Stoffvorhänge, Federkern- und Rosshaarmatratzen. Sowohl für die Bettdecken als auch für die Matratzen gibt es spezielle antiallergische Bezüge zu kaufen (»Encasing«), die das Durchdringen der Zerfallsprodukte von Hausstaubmilben in die Atemluft und damit die Allergenkonzentration im Staub deutlich reduzieren. Niedrige Luftfeuchtigkeit und regelmäßiges Lüften tragen zusätzlich zur Verhinderung einer stets sich wiederholenden Allergen-Antikörper-Reaktion mit ihren entzündlichen Folgeerscheinungen bei. Diese Maßnahmen werden vor allem zu Beginn der Krankheit (tertiäre Prävention) oder für allergisch disponierte Kinder, bevor Sie erkranken (sekundäre Prävention), empfohlen.

Einfacher ist die **Meidung eines nutritiven Allergens**, dessen Geschmack oder Geruch (Erdnuss, Nüsse, Fisch) eine rasche Erkennung erlaubt. Allerdings zeigen manche Nahrungsmittelallergiker bereits nach Kontakt mit Spuren des Allergens klinische Symptome. Dies ist zum Beispiel für die schwere Erdnussallergie bekannt. Nach der europäischen Richtlinie zur Allergenkennzeichnung von 2005 müssen die 13 wichtigsten Nahrungsmittelallergene und Gluten in der Zutatenliste verpackter Lebensmittel deklariert werden. Dennoch bieten für Nahrungsmittelallergiker nicht-verpackte Lebensmittel oder Kontaminationen zum Beispiel im Rahmen der Zubereitung von Speisen immer noch das Risiko der versehentlichen Allergenaufnahme. In solchen Fällen müssen die Patienten, ihre Eltern und ihr Umfeld eine Beratung erhalten, wie sie sich im Falle einer doch stattfindenden versehentlichen Allergenaufnahme verhalten sollen. In Deutschland wurde hierfür ein Anaphylaxie-Schulungsprogramm entwickelt (AG Anaphylaxie Training und Edukation).

Darüber hinaus müssen jeweils der Patient und seine Eltern über die Anwendung und den richtigen Applikationsweg einzelner Medikamente geschult werden.

Hyposensibilisierung

Die Hyposensibilisierung, auch **Allergen-Immuntherapie** genannt, versucht mithilfe von kontinuierlich ansteigenden, später unverändert hohen Dosen eine bessere **Allergentolerierung** zu erreichen. Sie kommt nur bei den Allergikern in Betracht, die keinen Nutzen von Allergenkarenzmaßnahmen zu erwarten haben.

Zur Beurteilung der Sensibilisierungslage werden folgende Kriterien herangezogen:

- Nachweis einer spezifischen Sensibilisierung,
- eindeutige anamnestische Angaben, dass eine Meidung oder eine Belastung mit dem entsprechenden Allergen zum Sistieren oder Auftreten der beklagten Beschwerden führt,
- Ausschluss einer überwiegend unspezifischen Hyperreagibilität als Ursache der Organbeschwerden.

Verwendet werden **Allergenextrakte**, die mithilfe von biologischen sowie gentechnischen, immunchemischen Methoden gewonnen und standardisiert wurden. Vor allem die **parenterale subkutane Applikation** hat sich als wirksam erwiesen, eine sublinguale Hyposensibilisierung in Tabletten- oder Tropfenform wird mittlerweile auch verwendet.. Nach einer **Initialphase** mit wöchentlichen Injektionsintervallen oder täglichen sublingualen Applikationen mit ansteigenden Allergendosen erfolgt die **Dauerbehandlung** mit der Erhaltungsdosis über 3 Jahre in längeren Abständen. Die besten Erfolge sind bei einer Allergen-Immuntherapie mit Insektengiften oder Pollen zu erwarten. Eine Hyposensibilisierung mit Pilzsporenextrakten oder tierischen Allergenen ist beim Kind mangels Effizienz derweil nicht empfehlenswert.

Anti-IgE-Gabe

In klinischen Studien wurden **rekombinante monoklonale Antikörper gegen humanes IgE** bei allergischer Rhinokonjunktivitis, allergischem Asthma und Erdnussallergie getestet. Mit monatlichen oder 3 Wochen vor der Allergenexposition erfolgten subkutanen Anti-IgE-Injektionen ließ sich die allergische Symptomatik deutlich reduzieren und gleichzeitig auch die Effizienz der simultan durchgeführten Hyposensibilisierungstherapie mit Pollen steigern. Die therapeutische Anwendung von Anti-IgE ist derzeit nur bei schwerem allergischem Asthma bronchiale zugelassen.

13.9 Präventive Maßnahmen

Interventionsstudien haben in den letzten Jahrzehnten den Nutzen allergiepräventiver Maßnahmen untersucht. Ziel war dabei meist die **primäre Prävention** einer Allergieentwicklung beim Kind. In großen Geburtskohortenstudien wurden sowohl Kinder mit positiver Familienanamnese für atopische Erkrankungen (sogenannte Risikokinder) als auch Kinder ohne genetische Vorbelastung in der ersten Lebensdekade nachuntersucht. Der Begriff **sekundäre Allergieprävention** bezeichnet die Situation, wenn sich bereits eine Sensibilisierung entwickelt hat, allerdings noch keine Symptome bestehen und die Manifestation der allergischen Erkrankung verhindert werden soll.

Die Interventionen zur Primärprävention fokussieren vor allem auf folgende Bereiche:

- Lebensführung (z. B. Tabakrauchexposition),
- Allergenexposition (z. B. Hausstaubmilbenreduktion) und
- Ernährung (z. B. Meidung nutritiver Allergene).

Insgesamt zeigte sich, dass die Durchführung von Einzelmaßnahmen in der Prävention allergischer Sensibilisierungen oder Erkrankungen beim Kind nicht effektiv ist. Für multifaktorielle Präventionsprogramme konnte aber teilweise ein Nutzen belegt werden.

Aktuelle Empfehlungen zur primären Allergieprävention

- **Ausgewogene und nährstoffdeckende Ernährung in Schwangerschaft und Stillzeit.** Die Entwicklung von Nahrungsmittelsensibilisierungen beim Kind kann durch eine allergenreduzierte Diät der werdenden Mutter nicht vermieden werden. Es besteht vielmehr das Risiko eines Nährstoffmangels in der Schwangerschaft durch Eliminationsdiäten, dies gilt auch für die Stillzeit. Diäten sind daher nur zu empfehlen, wenn bei der Schwangeren bzw. Mutter selbst eine Nahrungsmittelunverträglichkeit besteht. Säuglinge

▼

13

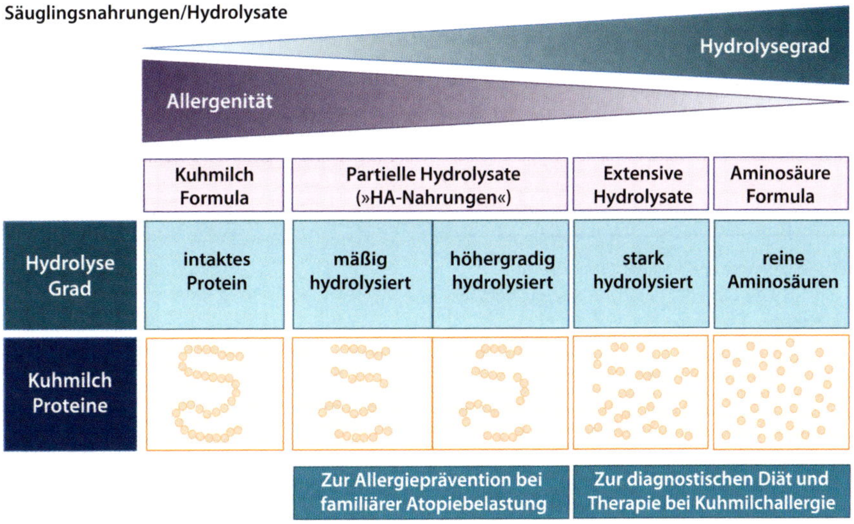

Abb. 13.8 Überblick Säuglings-Formelnahrungen und Hydrolysate

sollten, wenn möglich, 4 Monate ausschließlich gestillt werden, die Gesamtstilldauer über diese Zeit hinaus bestimmen Mutter und Kind. Ist das Stillen in den ersten 4 Monaten nicht oder nicht ausschließlich möglich, so sollten Risikokinder eine hydrolysierte Säuglingsnahrung (Abb. 13.8) erhalten und Kinder ohne familiäre Allergiebelastung eine herkömmliche Muttermilch-adaptierte Säuglingsmilch. Säuglingsnahrungen auf der Basis von Sojaeiweiß, Ziegen-, Stuten- oder anderen Tiermilchen sind zur Allergieprävention nicht geeignet.

- **Beikost** sollte im Zeitraum zwischen 5. und Beginn des 7. Monats eingeführt werden. Der Nutzen einer späten Beikosteinführung zur Allergieprävention konnte nicht belegt werden. Auch eine Meidung potenter Nahrungsmittelallergene im ersten Lebensjahr erwies sich als nicht hilfreich.
- Übergewicht soll bei Kindern vermieden werden. Ein erhöhter Body-Mass-Index ist ein Risikofaktor für die Entwicklung von Asthma bronchiale.
- **Günstiges Innenraumklima.** Die Exposition zu Innenraumschadstoffen (z. B. flüchtige organischen Verbindungen) kann das Risiko für atopische Erkrankungen, insbesondere Asthma bronchiale, erhöhen und ist möglichst gering zu halten. Dies ist bei der Anschaffung neuer Möbel und der Durchführung von Maler- und Renovierungsarbeiten zu berücksichtigen. Ein Innenraumklima, das Schimmelpilzwachstum begünstigt (hohe Luftfeuchtigkeit, mangelnde Durchlüftung) sollte ebenfalls vermieden werden.
- **Keine aktiven Maßnahmen der Hausstaubmilbenreduktion.** Hausstaubmilbensanierungsmaßnahmen haben sich nicht als protektiv bezüglich der primären Entstehung von Sensibilisierungen und Allergien erwiesen. Sie werden aber bei Kindern mit manifester Allergie wie Asthma bronchiale oder obstruktiver Rhinitis bei nachgewiesener Sensibilisierung auf Haustaubmilben angewendet (tertiäre Prävention).
- **Keine Einschränkung der Haustierhaltung** für Kinder ohne erhöhtes Allergierisiko. Der Effekt einer Haustierhaltung als Risikofaktor oder Schutzmaßnahme bezüglich der Allergieentstehung wird nach den bisherigen Erkenntnissen kontrovers diskutiert. Bei Risikokindern wird zumindest keine zusätzliche Anschaffung von felltragenden Haustieren als Präventionsmaßnahme empfohlen.
- **Umsetzung der aktuellen Impfempfehlungen** auch für Risikokinder. Impfungen erhöhen das Allergierisiko nicht, es gibt aber Hinweise, dass sie einen schützenden Effekt haben. Es wird daher empfohlen, alle Kinder, auch solche mit erhöhtem Allergierisiko, den aktuellen Empfehlungen entsprechend ab dem dritten Lebensmonat zu impfen.

13.10 Verzögert auftretende allergische Reaktionen

Eine Entzündungsreaktion infolge einer Überempfindlichkeit kann auch innerhalb von Stunden bis Tagen zur Symptommanifestation führen. Die im Folgenden beschriebenen Krankheitsbilder sind diesbezüglich von Bedeutung.

Serumkrankheit

Pathogenese, Klinik

Nach Verabreichung eines vom immunisierten Tier gewonnenen Antiserums (z. B. gegen humane Lymphozyten, Botulismus oder Diphtherie) kommt es zur Antikörperbildung, da es sich um ein artfremdes Eiweiß handelt. Die entsprechenden **Antigen-** (fremdes Protein) **Antikörper-Komplexe** aktivieren Komplement und lösen dann innerhalb von Stunden bis Tagen Symptome wie Fieber, Urtikaria, Lymphadenitis, Arthritis, Nephritis und Vaskulitis aus. Mit dem Abbau der Immunkomplexe kommt es zum Rückgang der Serumkrankheit.

Therapie

Therapeutisch sind Antihistaminika und Antiphlogistika, einschließlich Steroiden, wirksam.

Allergische Alveolitis

▶ Kap. 22.

Kontaktdermatitis

▶ Kap. 13 sowie ▶ Kap. 36.6.2.

Literatur

Busse WW, Holgate ST (eds) (1995) Asthma and Rhinitis. Blackwell

Liechtenstein LM, Fauci AS (eds) (1996) Current Therapy in Allergy, Immunology and Rheumatology. Mosby

Middleton E jr, Ellis EF, Yunginger JW, Reed Charles E, Reed CE, Adkinson NF, Busse WW (eds) (2007) Allergy, Principles & Practice. Mosby

Muche-Borowski C, et al. (2009) S3-Leitlinie Allergieprävention (AWMF-Leitlinie)

Niggemann B, Wahn U (2002) Pädiatrische Allergologie auf einen Blick. Uni-Med

Wahn U, Seger R, Wahn V (eds) (2005) Pädiatrische Allergologie und Immunologie. Urban & Fischer

Rheumatische Erkrankungen im Kindes- und Jugendalter

H.-I. Huppertz

C. P. Speer, M. Gahr (Hrsg), *Pädiatrie*,
DOI 10.1007/978-3-642-34269-1_14,

Einleitung

Im Kindes- und Jugendalter auftretende rheumatische Erkrankungen zeigen oft gänzlich unterschiedliche Manifestationen und Verlaufsformen als im Erwachsenenalter. Der M. Still, die systemische Form der juvenilen Arthritis, kommt im Erwachsenenalter extrem selten vor. Andere Erkrankungen, wie der systemische Lupus erythematodes oder die rheumafaktorpositive Polyarthritis ähneln dem Krankheitsbild Erwachsener. Wichtig ist jedoch, dass bei den therapeutischen Maßnahmen die besonderen Belange von Kindern und Jugendlichen (Psyche, Wachstum) berücksichtigt werden müssen.

14.1 Juvenile idiopathische Arthritis

▪▪ Definition

Unter der Bezeichnung »Juvenile idiopathische Arthritis« (JIA, früher »juvenile chronische Arthritis«, JCA, oder »juvenile rheumatoide Arthritis«, JRA) fasst man eine Gruppe von Gelenkentzündungen zusammen, die **vor dem 16. Lebensjahr** beginnen, länger als **6 Wochen** dauern und für die **keine andere Ursache** gefunden werden kann.

▪▪ Epidemiologie

Die Prävalenz beträgt 1 auf 1000 Kinder (bis zum 16. Lebensjahr). Das führende Symptom ist eine Arthritis im Sinne einer **chronischen Synovialitis** mit möglicher Beteiligung weiterer Gelenkstrukturen (Gelenkknorpel und subchondraler Knochen, ◘ Abb. 14.1). Daneben können bindegewebige Strukturen anderer Organe betroffen sein.

▪▪ Histopathologie

Histopathologisch finden sich wenige polymorphkernige Zellen sowie ein vornehmlich mononukleäres entzündliches Infiltrat, bestehend aus Lymphozyten, Plasmazellen und Makrophagen. Das Synovialgewebe ist hyperplastisch und stark vaskularisiert (→ **Gelenkerguss**). Ein Granulationsgewebe (Pannus) führt zu Erosionen des gesunden Knorpels und Knochens (→ **Gelenkzerstörung**).

▪▪ Klinik

Schon Tage vor Auftreten der Gelenksymptome können die Kinder abgeschlagen, blass und müde wirken (das gilt auch für Rezidive). Andererseits gibt es auch den Beginn der Arthritis aus völligem Wohlbefinden, wobei von den Eltern häufig Bagatelltraumen als vermeintliche Auslöser der Erkrankung angeführt werden.

Wichtigstes Symptom ist die **Arthritis**, eine nicht traumatisch bedingte Schwellung, Erguss oder schmerzhafte Bewegungseinschränkung in mindestens einem Gelenk. Selten kann die Schmerzhaftigkeit fehlen, und die Diagnose wird deshalb verzögert gestellt. Häufig findet sich eine Überwärmung der darüber liegenden Haut. Eine Rötung spricht eher für eine Phlegmone oder eine septische Arthritis. Das Symptom »Arthritis« ist ausschließlich durch die physikalische Untersuchung definiert und so am Patienten zu finden. Die **Gelenkuntersuchung** mit Inspektion, Palpation, Feststellung der Bewegungseinschränkung nach der Neutral-Null-Methode und Funktionsprüfung muss alle Gelenke umfassen, den unterschiedlichen physiologischen Bewegungsumfang in Abhängigkeit vom Alter berücksichtigen (je jünger desto beweglicher) und bedarf besonders beim Kleinkind der Übung und Erfahrung. Eine Morgensteifigkeit findet sich nicht so regelhaft wie bei der rheumatoiden Arthritis des Erwachsenen, mit der die juvenile idiopathische Arthritis außer bei der rheumafaktorpositiven Polyarthritis wenig gemeinsam hat.

Subtypen Eine Unterscheidung von verschiedenen Subtypen der juvenilen idiopathischen Arthritis ist sinnvoll, weil sie sich in Therapie, Komplikationen und Prognose unterscheiden (◘ Tab. 14.1). Nicht selten ist die Zuordnung eines Patienten zu einem Subtypus der juvenilen idiopathischen Arthritis nicht möglich.

Bei den **polyartikulären Verlaufsformen** (≥5 Gelenke mit Arthritis) wird eine rheumafaktornegative von der selteneren rheumafaktorpositiven Form unterschieden.

- Die **polyartikuläre Form ohne Rheumafaktor** kann prinzipiell alle Gelenke außer der lumbalen Wirbelsäule aber einschließlich der Halswirbelsäule, der Krikoarythenoidgelenke (Heiserkeit) und der Kiefergelenke betreffen. Oft ist das Muster **symmetrisch** und schließt neben großen Gelenken die kleinen Fingergelenke, besonders die Metakarpophalangealgelenke und

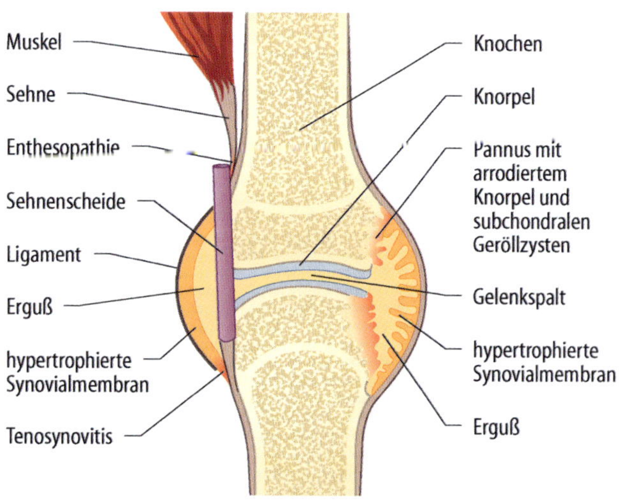

◘ **Abb. 14.1** Anatomische Strukturen und Gelenkveränderungen bei juveniler idiopatischer Arthritis (*rechts*) und juveniler Spondylarthritis (*links*). Bei letzter kommt es häufig zur Entzündung extraartikulärer Strukturen wie Sehnen- oder Ligamentansatz (Enthesitis) und Sehnenscheide (Tenosynovitis). Die periphere Arthritis ist selten erosiv und oft leichter als bei der juvenilen idiopathischen Arthritis

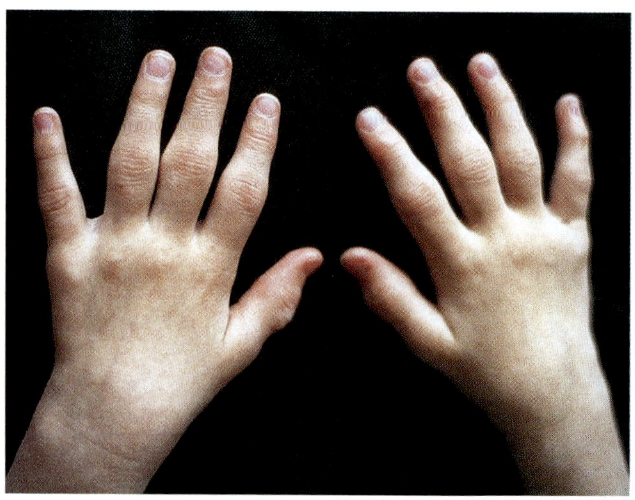

◘ **Abb. 14.2** Polyarthritis bei einem 10-jährigen Mädchen: Arthritis der proximalen Interphalangealgelenke (spindelförmiger Auftreibung, optisch verstärkt durch Atrophie der kleinen Handmuskeln), der Metakarpophalangealgelenke und der Handgelenke (quere Schwellung). Beginnende ulnare Deviation im Handgelenk als typische Fehlstellung der arthritischen kindlichen Hand

Tab. 14.1 Subtypen der juvenilen idiopathischen Arthritis und zum Vergleich die undifferenzierte juvenile Spondylarthritis

	Rheumafaktor-negative Polyarthritis	Rheumafaktorpositive Polyarthritis	(Frühkindliche) Oligoarthritis	Undifferenzierte juvenile Spondylarthritis	Still-Syndrom
Relative Häufigkeit	20%	<5%	40%	20%	5%
Rheumafaktor	–	+	–	–	–
Antinukleäre Antikörper	25% +	75%+	Bis zu 50% +	– (Außer Psoriasisarthritis)	–
Durchschnittsalter bei Beginn [Jahre]	5	12	2	10	4
Geschlechts-verteilung	w > m	w >> m	w >> m	m > w	w = m
HLA-Assoziation	Keine	DR4	DR5, DR8	B27	Keine
Uveitis	Selten	Keine	Bis zu 40%	Bis zu 20%	Keine
Sakroileitis	Keine	Keine	Keine	Möglich	Keine
Gelenkprognose	Im Einzelfall ungewiss	Gefahr der frühen Knorpelerosion mit bleibendem Verlust des Bewegungsumfangs	Gut	Gut	Progression möglich
Bemerkungen	Kann sich auch aus der frühkindlichen Oligoarthritis entwickeln (extended Oligoarthritis)	Entspricht adulter rheumatoider Arthritis	Bleibende Augenschäden in bis zu 10%	Übergang in ankylosierende Spondylitis möglich	Fieber, Ausschlag, Organomegalie, Lymphknotenschwellung

Die Internationale Klassifikation »Juvenile idiopathische Arthritis« umfasst als weitere Subgruppen die r Psoriasisarthritis und die Enthesitis-assoziierte Arthritis und überlappt dadurch mit der juvenilen Spondylarthritis (▶ Abschn. 14.2). Zudem wird die aus einer Oligoarthritis hervorgehende Polyarthritis als eigene Subgruppe aufgefasst. Schließlich gibt es die Gruppe der nicht zuzuordnenden oder mehr als einer Gruppe zuzuordnenden Fälle.

die proximalen Interphalangealgelenke ein (Abb. 14.2). Initial kann Fieber auftreten. Da beim Kind und Jugendlichen ein ausgesprochener Bewegungsdrang besteht und der Umgang mit Gleichaltrigen fast immer eine körperliche Betätigung beinhaltet (Spielplatz, Sportverein, Diskothek), führt die Erkrankung unbehandelt oft zu einer schweren **Beeinträchtigung der psychosozialen Entwicklung** mit Adaptationsphänomenen. Der Befall der Hand mit schmerzhafter ulnarer Fehlstellung im Handgelenk kann zur verminderten Schreibleistung führen.

- Die **rheumafaktorpositive Form** ähnelt in klinischem Bild, Verlauf und Prognose der rheumatoiden Arthritis des Erwachsenen. Eine rasche Knorpelerosion ist möglich.

Unter den Formen mit oligoartikulärem Befall (≤4 betroffene Gelenke) ist die **(frühkindliche) Oligoarthritis** die häufigste. Meist sind weibliche Kleinkinder betroffen. Die fast immer vorhandene Gonarthritis beeinträchtigt die eventuell gerade erworbene Fähigkeit zu laufen (Abb. 14.3). Bei Befall eines Kiefergelenks kommt es bei der Mundöffnung zum Abweichen des Unterkiefers zur betroffenen

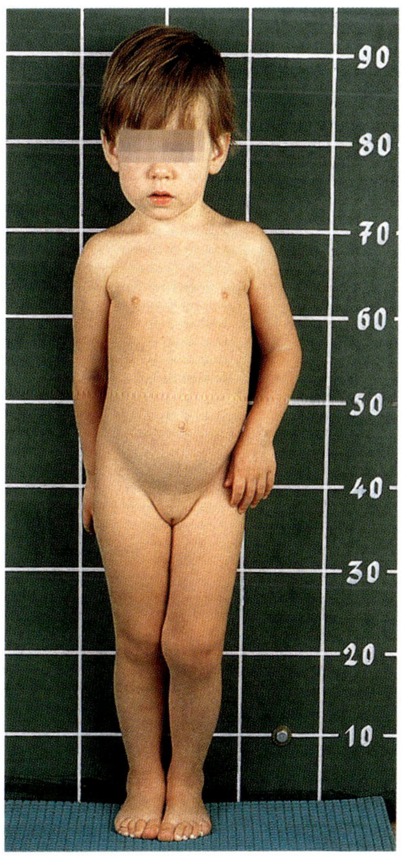

Abb. 14.3 Frühkindliche Oligoarthritis eines 2-jährigen Mädchens mit Befall des linken Kniegelenks (Schwellung, Erguss und Streckhemmung) und des linken Ellenbogengelenks (Erguss und Streckhemmung). Die Bewegungseinschränkung hat zu Beckenschiefstand mit Abkippung nach links, linkskonvexer Skoliose der LWS, Schulterhochstand links, rechtskonvexer Skoliose der HWS und beginnender Gesichtsskoliose geführt. Trotz der deutlichen Symptome kam es unter fachgerechter Behandung zur Ausheilung ohne bleibende Veränderungen ▶

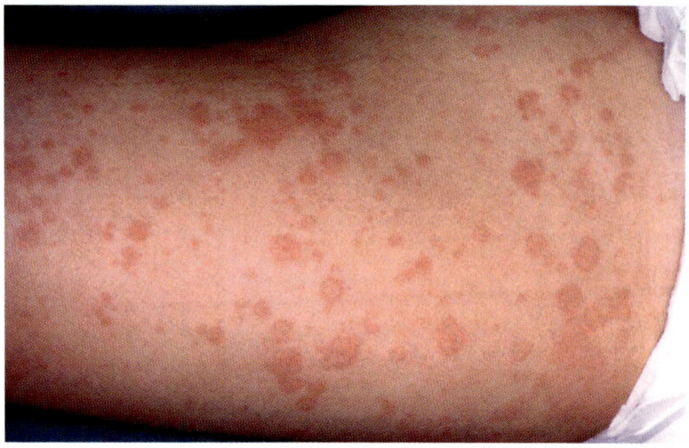

Abb. 14.4 Exanthem am Oberschenkel eines 9-jährigen Jungens mit seit 2 Wochen bestehendem intermittierenden Fieber bis 40°C, Hepatosplenomegalie und zervikalen Lymphknotenschwellungen. Das nur während des Fiebers sichtbare Exanthem ist stammbetont. Weitere Befunde: Leukozytose von 20.000/µl mit Granulozytose und Linksverschiebung, CRP 16 mg/dl, BSG 90 mm/h, Blutkulturen steril. Unter dem Verdacht eines M. Still erfolgte die Therapie mit Prednison 2 mg/kg KG, worunter Fieber und Erythem verschwanden. Die Verdachtsdiagnose bestätigte sich 5 Monate später durch das Auftreten einer chronischen Oligoarthritis, die trotz nichtsteroidaler Antiphlogistika rasch in eine Polyarthritis überging

Seite und mittelfristig zur Mikrogenie. Wichtig ist das häufige Vorkommen einer chronischen Iridozyklitis

Die **chronische Iridozyklitis** lässt sich vor Auftreten von Komplikationen wie Synechien oder Bandkeratopathie nur in der Spaltlampenuntersuchung erkennen, da das Auge unauffällig erscheint und die Kinder bei einseitigem Befall weiterhin lesen können.

> **Cave**
> **Bei zu später oder unzureichender Behandlung können die Kinder bleibenden Visusverlust erleiden oder erblinden.**

14

- Die mit dem HLA-Klasse-I-Antigen B27 assoziierte Enthesitis-verbundene Arthritis wird auch als **undifferenzierte juvenile Spondylarthritis** (▶ Abschn. 14.2) bezeichnet. Weiter wird die **Psoriasisarthritis** als eigenen JIA-Subgruppe abgegrenzt.
- Die **systemische Verlaufsform** (Morbus Still) beginnt mit extraartikulären Manifestationen:
  - über Wochen intermittierendes, hektisches (rasche Temperatursprünge) Fieber,
  - stammbetontes, flüchtiges, nur während des Fiebers sichtbares kleinfleckiges, konfluierendes, blassrosa Exanthem (Abb. 14.4),
  - Hepatosplenomegalie,
  - generalisierte Lymphadenopathie,
  - Pleuritis,
  - Perikarditis.
- Nur wenige Kinder haben initial Gelenksymptome. Nach Wochen oder Monaten und allmählichem Verschwinden der systemischen Manifestationen entwickeln die Kinder eine Oligo- oder Polyarthritis. Zunächst handelt es sich um »**Fieber ungeklärter Ursache**« und erst nach Auftreten einer chronischen Arthritis darf die Diagnose »juvenile idiopathische Arthritis« mit systemischem Beginn gestellt werden.

Diagnose

Die Diagnose wird klinisch gestellt durch den Nachweis der chronischen Arthritis und den Ausschluss anderer Ursachen.

Labor Es finden sich häufig **Entzündungszeichen** bei den Laboruntersuchungen: erhöhtes C-reaktives Protein, erhöhte Blutkörperchensenkungsgeschwindigkeit, beim Morbus Still auch Leukozytose mit Linksverschiebung im Differenzialblutbild.

> **Cave**
> **Besonders bei Befall nur eines oder weniger Gelenke können alle Laborwerte unauffällig sein.**

Bei länger dauernder Erkrankung kommt es zur Anämie mit niedrigem **Serumeisen** bei hohem Ferritin. Die Bestimmung des **Rheumafaktors** ist diagnostisch wenig hilfreich, da er nur bei wenigen Fällen von juveniler idiopathischer Arthritis nachzuweisen ist und meist auf andere Erkrankungen wie Kollagenose oder Infektion hinweist. Niedrigtitrige antinukleäre Antikörper finden sich häufig bei der frühkindlichen Oligoarthritis und sind mit erhöhtem Risiko für eine chronische Iridozyklitis assoziiert.

Gelenkpunktion Bei Beginn der Erkrankung, insbesondere bei Monarthritis, ist zum Ausschluss einer septischen Arthritis manchmal eine Gelenkpunktion indiziert. Wenn eine Osteomyelitis (mit lokalisiertem metaphysärem Druckschmerz) klinisch nicht ausgeschlossen werden kann, sollte, evtl. unter sonographischer Kontrolle ein subperiostaler Abszess zur Erregeranzucht punktiert werden. Dieser Eingriff ist sehr schmerzhaft und erfordert eine Analgosedierung.

Sonographie Sonographisch kann ein **Erguss** im Hüftgelenk oder anderen Gelenken nachgewiesen werden. Daneben können eine Tenosynovitis, Verdickung der Synovialis oder andere Weichteilveränderungen festgestellt werden.

Röntgen Röntgenaufnahmen der betroffenen Gelenke dienen bei Krankheitsbeginn vorwiegend dem Ausschluss von Osteomyelitis, Traumafolgen, Knochenerkrankungen, Tumoren und hämatologischer Systemerkrankung und im Verlauf der Erkrankung zur Dokumentation bleibender Schäden des Skeletts.

MRT Mittels Magnetresonanztomographie können alle Gelenkstrukturen dargestellt und das Ausmaß von Entzündung und Pannusbildung in der Gadolinium-Kontrastmittel-Darstellung beurteilt werden. Dadurch ist eine diagnostische Arthroskopie im Kindesalter häufig entbehrlich geworden.

Differenzialdiagnose

Im Vordergrund der differenzialdiagnostischen Überlegungen stehen septische oder tuberkulöse Arthritis, Osteomyelitis, akute transiente Arthritiden wie die Coxitis fugax, infektassoziierte Arthritiden wie reaktive Arthritis, Lyme-Arthritis, akutes rheumatisches Fieber und virale Arthritiden (▶ Kap. Infektionen), familiäres Mittelmeerfieber, Sepsis, akute lymphatische Leukämie, Neuroblastom, Kollagenosen und Schmerzverstärkungssyndrome wie die häufigen sog. »Wachstumsschmerzen«.

Therapie

Bei der Planung der Behandlung muss man beachten, dass der Verlauf der Erkrankung nicht vorhersehbar ist, Remissionen ohne Therapie möglich sind und bis zu 70% der Fälle nach teilweise jahrelangem Verlauf ausheilen können.

Deshalb ist der »Erfolg« einer bestimmten Behandlung, insbesondere das Erreichen einer Remission, kritisch zu werten und mögliche Nebenwirkungen der Therapie sind sorgfältig gegen die erwartete Effektivität abzuwägen. Allerdings können nach längerem

Verlauf **bleibende Schäden am Bewegungsapparat** mit Behinderung auftreten, die heute unter entsprechender rechtzeitiger und konsequenter Therapie fast immer vermeidbar sind.

> **Ziel der Therapie ist die Erhaltung oder Wiedergewinnung der Gelenkfunktion, die Zurückdrängung der Entzündung sowie die psychosoziale Reintegration des Kindes und der Familie.**

Der Erfolg der Behandlung wird durch Symptomlisten und Fragebögen zum Ausmaß der Beeinträchtigung am besten beschrieben. Kinder mit chronischer Arthritis sollten an einem darin erfahrenen Zentrum mit betreut werden.

Aufklärung Wichtig ist die ausführliche Aufklärung der Eltern und einsichtsfähiger Jugendlicher, bei denen die Nennung der Diagnose »Rheuma« zunächst Erstaunen und dann Angst auslöst. Es ist eine wichtige ärztliche Aufgabe darzustellen, dass trotz fehlender kausaler Therapie unter den heute verfügbaren Möglichkeiten der Behandlung die Erkrankung ohne bleibende Schäden ausheilen kann. Die Kinder sollen zu einem normalen Leben ermuntert werden. **Psychologische und soziale Beratung** der Eltern und/oder strukturierte Schulungen von Eltern und Schulkindern können sinnvoll sein. Längere Krankenhausaufenthalte oder Maßnahmen, die zur Immobilisierung von Gelenken führen, sind zu vermeiden.

Pharmakotherapie Die medikamentöse Therapie beginnt mit der Gabe **nichtsteroidaler Antirheumatika**. Erfahrungen im Kindesalter liegen für Naproxen, Ibuprofen, Diclofenac, Meloxicam und Indometacin vor. Erst nach 6–8 Wochen kann man ihre Wirksamkeit beurteilen. Nebenwirkungen sind vor der Pubertät selten und betreffen meist den Magen mit Bauchschmerzen, Übelkeit, Bluterbrechen und Teerstühlen. Außerdem sind Nebenwirkungen des Zentralnervensystems (Konzentrationsstörungen) und selten der Niere (Papillennekrose bei ungenügender Hydrierung) möglich. Auch wenn es meist zur Besserung der Arthritis kommt, reicht die Wirksamkeit der nichtsteroidalen Antirheumatika meist nur bei 1/3 der Fälle zur Beherrschung der Erkrankung aus.

Deshalb führt man ein weiteres Medikament ein. Bei Oligoarthritiden gibt man **intraartikuläre Steroide, eventuell in Kombination mit** langsam wirkende Medikamenten wie Methotrexat, **Sulfasalazin** oder **Hydroxychloroquin**. Bei Polyarthritiden hat sich **Methotrexat** 10–12 mg/m^2 Körperoberfläche, oral 1-mal wöchentlich, als wirksam erwiesen; höhere Dosen können besser wirksam sein, müssen aber subkutan verabreicht werden. Die Applikation intraartikulärer Steroide erfordert besondere Erfahrung und erfolgt häufig in Analgosedierung. Während die intraartikulären Steroide rasch fast immer zur Besserung führen, muss man bei den langsam wirkenden Medikamenten bis zu 3 Monate auf den Wirkungseintritt warten, der auch ausbleiben kann. **Nebenwirkungen** von Methotrexat betreffen den Gastrointestinaltrakt, die Leber und das blutbildende System. Wird bei Hydroxychloroquin eine Tagesdosis von 7,5 mg/kg KG nicht überschritten, ist auch in der Langzeitanwendung nicht mit Nebenwirkungen wie einer Schädigung der Retina zu rechnen.

Obwohl sicherlich am wirksamsten, sind **hochdosierte systemische Kortikosteroide** (Prednison, 2 mg/kg KG) aufgrund ihrer hohen Rate an Nebenwirkungen auf wenige Indikationen beschränkt: systemischer Verlauf, symptomatische Peri-/Myokarditis, chronische Iridozyklitis, die auf lokale Anwendung von Kortikosteroiden nicht anspricht. In anderen Fällen kommen neben der intraartikulären Gabe Kortikosteroide als hochdosierte **intravenöse Pulstherapie** mit Methylprednisolon, 20 mg pro kg Körpergewicht und Tag über 3 Tage oder niedrig unterhalb der Cushing-Schwelle dosiert (Prednison 0,25 mg/kg KG oral) zum Einsatz, wenn nichtsteroidale Antirheumatika und langsam wirkende Medikamente nicht ausreichen. Da Kortikosteroide rasch wirken, kann man durch ihre Gabe die Zeit bis zum Ansprechen auf langsam wirkende Medikamente überbrücken.

Wenn Methotrexat bei Patienten mit Polyarthritis nicht ausreichend wirksam ist, werden Biologicals eingesetzt, wie die subkutan zu applizierenden, zugelassenen **Tumornekrosefaktor-α-Inhibitoren** Etanercept oder Adalimumab, worunter es oft zur raschen Besserung kommt. Nebenwirkungen treten erstaunlich selten auf. Vor Beginn der Behandlung müssen eine Tuberkulose und eine Hepatitis B ausgeschlossen werden. Es besteht wohl keine erhöhte Malignomrate unter TNF-**α-Inhibitoren.**

Beim Morbus Still ist nach unzureichender Wirkung der Glukokortikoide eine Behandlung mit dem zugelassenen Interleukin (IL)-6-Antagonisten Tocilizumab indiziert. Alternativ können IL-1-Blocker wie Anakinra eingesetzt werden. Langzeituntersuchungen liegen bisher nur für Etanercept vor, was bei der Anwendung und Aufklärung zu berücksichtigen ist. Vor dem Einsatz immunsuppressiver Medikamente sollten möglichst alle von der STIKO empfohlenen Impfungen gegeben worden sein.

Physikalische Therapie Die meisten Kinder mit JIA benötigen zu bestimmten Zeiten Krankengymnastik. Ziele der Therapie sind: Erhaltung der Gelenkfunktion, wenn möglich Wiederherstellung des Bewegungsumfanges sowie Vermeidung der Osteoporose und der Inaktivitätsatrophie von Muskulatur und Bandapparat. Wiedererlernen von komplexen motorischen Abläufen wie das Laufen. Die Kinder sollen zur sportlichen Betätigung ohne Notenstress ermuntert werden. Bei Kindern mit Beteiligung des Kiefergelenkes sind kieferorthopädische Maßnahmen mit Tragen einer den Processus condylaris mobilisierenden Schiene indiziert.

Orthopädisch-chirurgische Maßnahmen Es ist bei allen chirurgischen Interventionen zu bedenken, dass eine Immobilisierung von Gelenken schädlich ist. Sehr selten ist bei therapieresistenten monarthritischen Formen eine **Synovektomie** indiziert. Bei Zerstörung des Hüftgelenks kann auch im Wachstumsalter eine **Totalendoprothese** notwendig werden.

Augenuntersuchung Zu jedem Zeitpunkt der Erkrankung und sogar Jahre nach ausgeheilter Arthritis kann bei Kindern mit frühkindlicher Oligoarthritis eine chronische Iridozyklitis auftreten, so dass diese Kinder mindestens bis zum 8. Lebensjahr alle 3 Monate vom Ophthalmologen an der Spaltlampe untersucht werden müssen.

Die **chronische Iridozyklitis** wird zuerst mit topischen Steroiden, Mydriatika und nichtsteroidalen Antirheumatika behandelt. Kommt es innerhalb von 2 Wochen zu keiner Besserung, so sind systemische Steroide einzusetzen, bei langfristiger Behandlung auch Methotrexat oder Adalimumab.

14.2 HLA-B27-assoziierte juvenile Spondylarthritiden

Definition

Zu den juvenilen Spondylarthritiden gehört eine Gruppe von Erkrankungen (Tab. 14.2), die neben einer peripheren Arthritis Folgendes gemeinsam haben:

- möglicher, aber im Kindes- und Jugendalter nur selten eintretender Befall des Achsenskeletts einschließlich der Iliosakralgelenke,

Tab. 14.2 Formen der juvenilen Spondylarthritis

Undifferenzierte juvenile Spondylarthritis	Nicht den anderen Spondylarthritisden zuzuordnen (▶ Übersicht)
Reaktive Arthritis	Arthritis nach intestinaler oder urogenitaler Infektion
Psoriasisarthritis	Arthritis bei Psoriasis oder psoriasiformem Ausschlag
Arthritis bei chronisch-entzündlicher Darmerkrankung	Arthritis bei Morbus Crohn oder Colitis ulcerosa
Juvenile ankylosierende Spondylitis	Radiologische Veränderungen der Iliosakralgelenke

- Entzündung periartikulärer Strukturen wie Sehnenansätze, Sehnenscheiden und Bänder,
- Assoziation mit dem HLA-B27.

Da es im Kindes- und Jugendalter nur selten zur klinischen Beteiligung des Achsenskeletts kommt, ist der Name der Erkrankung missverständlich und wird nach Aufklärung der Ätiopathogenese sicher geändert werden.

Undifferenzierte juvenile Spondylarthritis Bei der undifferenzierten juvenilen Spondylarthritis ist die Erkrankung (noch) nicht so weit fortgeschritten, dass eine der anderen juvenilen Spondylarthritisden diagnostiziert werden kann. Sie ist nach der frühkindlichen Oligoarthritis die zweithäufigste chronisch entzündliche Gelenkerkrankung im Kindes- und Jugendalter. Die Arthritis ist meist **asymmetrisch**, bevorzugt die untere Extremität und verläuft häufig ohne Knorpelerosion. Zusätzliche Symptome sind Fersenschmerzen (Enthesitis: Entzündung der Ansatzpunkte von Ligamenten, Sehnen und Faszien am Knochen), Tenosynovitis (Abb. 14.1), akute vordere Uveitis mit hochrotem Auge und Lichtscheu, und eine Karditis mit Aorteninsuffizienz. Die Diagnose wird häufig anhand der Kriterien der European Spondyloarthropathy Study Group (**ESSG**) gestellt. Zum Teil können diese Patienten auch als JIA bzw. Enthesitis-assoziierte Arthritis klassifiziert werden.

ESSG-Kriterien zur Diagnose einer Spondylarthritis

Entzündliche Rückenschmerzen **oder** periphere Arthritis (asymmetrisch oder überwiegend untere Extremität) **und** mindestens einer der folgenden Punkte:

- HLA B27-assoziierte Erkrankung in der Familienanamnese
- Psoriasis
- Entzündliche Darmerkrankung
- Urethritis/Zervizitis oder akuter Durchfall innerhalb eines Monats vor Arthritisbeginn
- Wechselseitige Gesäßschmerzen
- Enthesitis
- Radiologischer Nachweis einer Sakroileitis

Diese Kriterien wurden für Erwachsene erarbeitet. Der Beginn der Arthritis soll vor Vollendung des 16. Lebensjahres liegen

Reaktive Arthritis Die reaktive Arthritis tritt nach gastrointestinalen oder urogenitalen Infektionen durch **Yersinien, Shigellen, Salmonellen, Campylobacter** oder **Chlamydien** auf. Etwa 1–4 Wochen nach der Infektion kommt es zu einer oligoartikulären, gelegentlich auch polyartikulären asymmetrischen Arthritis. Die reaktive Arthritis kann sehr schmerzhaft sein und mit Fieber einhergehen. Bei Vorliegen von **Augenveränderungen**, wie Konjunktivitis, Keratitis oder Iritis spricht man auch von **Reiter-Syndrom**. Meist verschwindet die Erkrankung nach einigen Wochen bis Monaten, nur selten kommt es zu einem langfristigen Verlauf, bei dem die Erkrankung in eine ankylosierende Spondylitis übergehen kann.

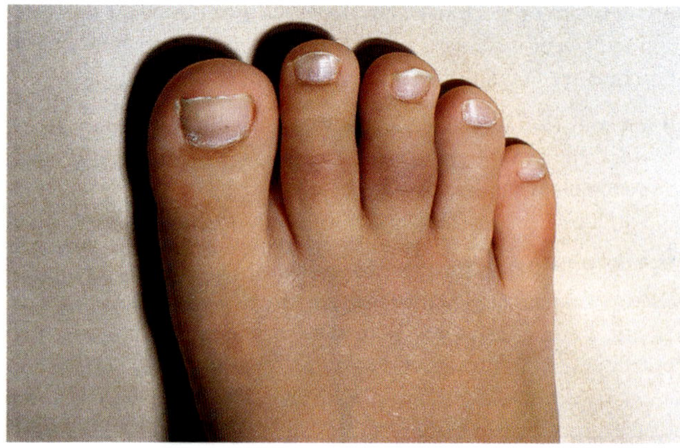

Abb. 14.5 Daktylitis der 2. und 3. Zehe mit Schwellung des ganzen Strahls und Rötung insbesondere über den proximalen Interphalangealgelenken eines 10-jährigen Jungen mit undifferenzierter Spondylarthritis und Arthritis von Hüft- und Sprunggelenk

Psoriasisarthritis Bei der juvenilen Psoriasisarthritis geht die Gelenkmanifestation nicht selten den Hauterscheinungen voraus, oder aber die kutanen Symptome, wie schuppende Erytheme am Haaransatz und Tüpfelnägel, reichen für die Diagnose einer Psoriasis (noch) nicht aus. Die Psoriasisarthritis zeigt eine familiäre Häufung, beginnt als **asymmetrische Oligoarthritis** und kann auch als Polyarthritis auftreten, oft mit Befall der distalen Interphalangealgelenke. Charakteristisch ist der Befall eines einzelnen kleinen Fingergelenks einer Hand und eine Daktylitis (Schwellung und evtl. Rötung eines ganzen Strahls mit Entzündung aller Weichteile einschließlich der Gelenke; Abb. 14.5). Die Zuordnung der Psoriasisarthritis zu den Spondylarthritiden ist umstritten, zumal die Assoziation mit dem HLA-B27 nur bei Patienten mit Befall der Wirbelsäule besteht.

Entzündliche Darmerkrankungen Bei **Colitis ulcerosa** und beim **Morbus Crohn** kommt es in etwa 10% der Fälle zu einer Beteiligung großer peripherer Gelenke. Die Stärke der Arthritis korreliert mit der Aktivität der Darmerkrankung. Mit erfolgreicher Therapie der Grunderkrankung wird auch die Arthritis positiv beeinflusst. Nur bei Kindern, die HLA-B27-positiv sind, kann sich eine juvenile ankylosierende Spondylitis entwickeln.

Morbus Bechterew Bei der **juvenilen ankylosierenden Spondylitis** (Morbus Bechterew) kommt es zu einer Entzündung der kleinen Wirbelgelenke und der Iliosakralgelenke mit nachfolgender Einsteifung der Wirbelsäule. Die Erkrankung kann in der Kindheit beginnen, gewöhnlich mit Entzündung großer peripherer Gelenke. Oft erst Jahre später kommt es dann zur charakteristischen Beteiligung der Sakroiliakalgelenke und der lumbodorsalen Wirbelsäule, die mit tiefen, oft nächtlichen Rückenschmerzen und einer zunehmenden Versteifung der Wirbelsäule einhergeht.

Exkurs

Lyme-Arthritis

Im Herbst 1975 berichteten 2 engagierte und kritische Mütter den Gesundheitsbehörden des Bundesstaates Connecticut an der Ostküste der USA, dass bei ihren und anderen Kindern »kindliches Rheuma« diagnostiziert worden sei, die Häufigkeit dieser Erkrankung übersteige jedoch das in der Literatur berichtete Maß bei Weitem. Der öffentliche Gesundheitsdienst übergab den Fall an einen jungen Rheumatologen der Universität Yale, Alan Steere, der sich mit dem Problem beschäftigte und zunächst eine Epidemie intermittierender Arthritiden nach Hautausschlag bei Kindern und Erwachsenen in der Gegend von Lyme feststellen konnte. Im weiteren Verlauf ergab sich, dass die Erkrankung durch die Spirochäte Borrelia burgdorferi (Erstbeschreiber des Erregers ist der Schweiz-Amerikaner Willi Burgdorfer) hervorgerufen wird, die wiederum von der Zecke Ixodes ricinus bei der Blutmahlzeit auf den Menschen übertragen wird.

Die Erkrankung war in Europa bereits seit mehreren Jahrzehnten als Erythema migrans, chronisch lymphozytäre Meningitis, Rheumatismus und Acrodermatitis chronica atrophicans beschrieben worden. Der Zusammenhang mit Zecken, die Übertragbarkeit, sowie die Behandelbarkeit mit Penicillin waren in Europa bekannt, es gelang jedoch nicht, all dies zusammen zu führen, was dann in den USA innerhalb von 15 Jahren erfolgte. Heute sind Epidemiologie, klinisches Bild, Diagnose, Therapie und Prävention der Lyme-Borreliose und ihrer späten Manifestation der Lyme-Arthritis bekannt. Patienten, Klinik und Forschung würden sich ähnliche Erfolgsgeschichten der wissenschaftlichen Aufklärung auch bei anderen Erkrankungen im Bereich der pädiatrischen Rheumatologie wünschen.

▪▪ Diagnose

Die **Entzündungszeichen** entsprechen denen bei juveniler idiopathischer Arthritis. Der **Rheumafaktor** ist immer negativ. Nur bei der Psoriasisarthritis können **antinukleäre Antikörper** vorkommen, einschließlich des Risikos einer chronischen Iridozyklitis. Der Nachweis des **HLA-B27** sollte die klinische Diagnose einer juvenilen Spondylarthritis nur bestätigen, sein Fehlen die Diagnose nicht in Zweifel ziehen. Das HLA-B27 ist ein genetischer Marker und kein Krankheitsindikator, der bei 6–10% der deutschen Bevölkerung vorhanden ist, während er bei 60% (reaktive Arthritis) bis 95% (ankylosierende Spondylitis) der Patienten mit juveniler Spondylarthritis gefunden wird.

Eine Sakroiliitis kann mittels Kernspintomographie nachgewiesen werden, die Sicherung einer ankylosierenden Spondylitis erfolgt röntgenologisch.

▪▪ Therapie

Die Behandlung entspricht im Wesentlichen der der juvenilen idiopathischen Arthritis. Charakteristischerweise kommt es zu einer raschen Besserung der Schmerzen bei Gabe **nichtsteroidaler Antirheumatika**. Sulfasalazin beeinflusst häufig die periphere Arthritis großer Gelenke günstig, besonders bei Vorhandensein des HLA-B27. Bei Befall des Achsenskeletts ist die wichtigste therapeutische Maßnahme die intensive **krankengymnastische Behandlung** der Wirbelsäule. Schwere Verläufe werden durch Tumornekrosefaktor-α-Inhibitoren günstig beeinflusst; Langzeitbeobachtungen stehen aus. Die akute vordere Uveitis wird mit topischen Steroiden behandelt und führt selten zu bleibenden Schäden.

14.3 Infektassoziierte Arthritiden

▪▪ Definition

Infektassoziierte Arthritiden haben im Gegensatz zu den bisher besprochenen Arthritiden eine bekannte Ätiologie, führen aber im Gegensatz zur septischen Arthritis nicht zur raschen Zerstörung des Gelenkes, wenn keine antibiotische Therapie durchgeführt wird.

▪▪ Pathogenese

Die Pathogenese infektassoziierter Arthritiden ist teilweise bekannt. Stoffwechselaktive Chlamydien lassen sich regelmäßig im Gelenk von Patienten mit Chlamydienarthritis nachweisen. Bei der Lyme-Arthritis ist die PCR im Gelenk oft positiv, bei der reaktiven Arthritis finden sich die Lipopolysaccharide der gramnegativen Bakterien im Gelenk, während beim akuten rheumatischen Fieber keine bakteriellen Produkte im Gelenk sind, da dabei molekulares Mimikry wirksam ist. Insofern gibt es ein pathogenetisches Spektrum mit abnehmender Erregerpräsenz im Gelenk.

▪▪ Klinik

Oft handelt es sich um eine selbstbegrenzte Arthritis, die unter dem Bild einer **akuten transienten Arthritis** (Arthritisdauer unter 6 Wochen) verläuft.

Die häufigste akute transiente Arthritis ist die Coxitis fugax (transiente Synovitis), bei der der Erreger allerdings noch unbekannt ist. Akut kommt es zu Humpeln und Schmerzen in Hüfte oder Knie, die nach einigen Tagen spontan verschwinden. Anfangs muss eine septische Koxitis ausgeschlossen werden. Bleibt die Bewegungseinschränkung bestehen, können sich auch eine chronische Arthritis oder ein Morbus Perthes herausstellen.

Die Rötelnvirusarthritis kann auch nach der Impfung, aber seltener als nach der Wildvirusinfektion, auftreten. Nach der Pubertät nimmt die Häufigkeit der Rötelnvirusarthritis beim weiblichen Geschlecht stark zu. Bei einer Monarthritis im Rahmen von Windpocken sollte man zunächst an eine septische Arthritis durch Staphylococcus aureus denken. Nach Infektion mit gramnegativen Darmkeimen, wie Yersinien, Salmonellen, Campylobacter oder Shigellen und nach einer Infektion mit Chlamydien kann es zur reaktiven Arthritis kommen. Die Chlamydienathritis findet sich bei sexuell aktiven Jugendlichen. Die Lyme-Arthritis ist eine späte Manifestation der Lyme-Borreliose und kann Monate bis Jahre nach der Infektion auftreten, meist als episodische Monarthritis des Kniegelenks.

▪▪ Diagnose

Oft ergibt sich die Diagnose aus **typischen Begleiterscheinungen**, z. B. Exanthem bei Parvovirus-B19-Arthritis oder vorangehender Durchfall bei reaktiver Arthritis. Im Zweifelsfall muss eine septische Arthritis ausgeschlossen werden. Wegen der Vielzahl möglicher Erreger (▪ Tab. 14.3) und den entsprechenden Kosten einer kompletten Diagnostik, begnügt man sich bei akuter transienter Arthritis häufig mit der Verdachtsdiagnose einer Infektarthritis. Die entsprechende Diagnostik sollte durchgeführt werden, wenn das Ergebnis eine therapeutische Konsequenz hat, wie die antibiotische Therapie bei der Lyme-Arthritis, oder die Prognose beeinflusst, wie bei einer juvenilen Spondylarthritis mit Nachweis der Yersinien-Infektion.

▪▪ Therapie

Die Behandlung ist zunächst symptomatisch und besteht in der Gabe von **nichtsteroidalen Antirheumatika**. Daneben sind bei

Tab. 14.3 Erreger der infektassoziierten Arthritis

Erkrankung	Erreger
Chlamydienarthritis	Chlamydien
Lyme-Arthritis	Borrelia burgdorferi
Reaktive Arthritis[a]	Yersinien, Salmonellen, Campylobacter, Shigellen
Akutes rheumatisches Fieber[b]	Streptokokken der Gruppe A
Virusarthritis	Rötelnvirus, Parvovirus B19, Mumpsvirus, Hepatitis-B-Virus, Varicella-Zoster-Virus, Ross-River-Virus, Hepatitis-C-Virus

[a] Wird auch der Gruppe der HLA-B27-assoziierten juvenilen Spondylarthritiden zugerechnet (▶ Abschn. 14.2)
[b] ▶ Abschn. 14.9.1

einigen Arthritiden **spezifische Therapien** möglich. Reaktive Arthritiden durch gramnegative Darmkeime bessern sich unter antibiotischer Therapie nicht, eine intraartikuläre Steroidtherapie kann jedoch sinnvoll sein. Die Chlamydienarthritis wird ab dem 10. Lebensjahr mit Doxycyclin, 200 mg/Tag behandelt. Nach einer Behandlung mit Ceftriaxon 50 mg/kg/Tag i.v. in einer Dosis für 14 Tage, haben etwa 80% der Patienten mit Lyme-Arthritis keine neuen Schübe mehr.

▪▪ Prognose

Die Prognose ist meist gut. Einige Fälle reaktiver Arthritis können in eine undifferenzierte juvenile Spondylarthritis übergehen. 10% der Patienten mit Lyme-Arthritis sprechen nicht auf antibiotische Therapieversuche an.

14

14.4 Systemischer Lupus erythematodes (SLE)

▪▪ Definition

Diese seltene Erkrankung ist charakterisiert durch in Schüben auftretende Entzündungsreaktionen in mehreren Organen und die Bildung von **Autoantikörpern**. Es kommt zur Ablagerung zirkulierender komplementbindender Immunkomplexe z. B. in den Glomerula. Unbehandelt ist der systemische Lupus erythematodes mit einer hohen Letalität belastet. Anfangssymptome sind Gewichtsverlust, Abgeschlagenheit, Fieber, Hepatosplenomegalie, generalisierte Lymphknotenvergrößerung und verschiedene Hautausschläge. Die häufigsten Organmanifestationen sind in Tab. 14.4 dargestellt.

▪▪ Diagnose

> **Die Diagnose eines systemischen Lupus erythematodes erfordert ein hohes Maß an Aufmerksamkeit für den wiederkehrenden Befall mehrerer Systeme.**

Labor Die Bestätigung der Diagnose erfolgt durch den Nachweis von hochtitrigen antinukleären Antikörpern (homogenes Muster) und **Antikörpern gegen Doppelstrang-DNA**, evtl. auch anderen spezifischen Autoantikörpern (Histon, Sm, SS-A, SS-B, Antiphospholipid). Die Erniedrigung des Komplementfaktors C3 ist ein Zeichen aktiver Erkrankung, besonders bei Patienten mit Nephritis.

Tab. 14.4 Organmanifestationen des systemischen Lupus erythematodes

Organsystem	Art der Schädigung
Haut und Schleimhaut	Schmetterlingsförmiges Erythem*, Photosensitivität*, Ulzera der Mund- oder Nasenschleimhaut*, Raynaud-Phänomen, diskoider Lupus* (Abb. 14.6)
Gelenke	Nichterosive Arthritis*
Serosa	Pleuritis oder Perikarditis*, Peritonitis
Herz	Endo-/Myokarditis
Niere	Glomerulonephritis* (Proteinurie oder Zylinder), nephrotisches Syndrom, Urämie, arterielle Hypertension
Zentralnervensystem Enzephalopathie* (Anfälle oder organisches Psychosyndrom)	
Auge	Retinopathie, Papillenödem
Blut bildendes System	Zytopenie* (Anämie, Thrombopenie, Leukopenie), Gerinnungsstörungen
Allgemeines	Fieber, Gewichtsabnahme, Organomegalie
Immunserologie	Hochtitrige antinukleäre Antikörper*, Antikörper gegen Doppelstrang-DNA oder Sm-Kernantigen*

Der Nachweis von 4 der 11 mit * gekennzeichneten Kriterien erlaubt die Diagnose »systemischer Lupus erythematodes« mit einer Sensitivität und Spezifität von jeweils 96%.

Während **Entzündungszeichen** wie BSG, CRP und Immunglobuline erhöht sind, zeigt das **Blutbild** eine Zytopenie.

Weitere Diagnostik Die weitere Diagnostik richtet sich nach dem Organbefall, z. B. Lumbalpunktion, EEG und Kernspintomographie des Schädels bei Befall des Zentralnervensystems. Bei Verdacht auf Lupus-Nephritis mit Nachweis von Erythrozyten, Eiweiß und Zylindern im Urin kann eine Nierenbiopsie bei der Therapieplanung hilfreich sein.

▪▪ Therapie

Angesichts des Fehlens einer spezifischen Therapie kann der Entzündungsprozess nur **symptomatisch** angegangen werden. Sonnenbestrahlung ist zu vermeiden. Die Intensität der pharmakologischen Behandlung richtet sich nach der Stärke der Erkrankung und soll bleibende Schäden, z. B. an Niere oder Zentralnervensystem verhindern. Der Erfolg der Behandlung wird an einer Normalisierung des Allgemeinzustandes, am Rückgang der Entzündungszeichen und bei Nierenbeteiligung an einer Normalisierung des C3-Komplementspiegels gemessen. Später fällt auch der Titer der Doppelstrang-DNA-Antikörper ab. Sein Wiederanstieg kündigt einen drohenden weiteren Schub der Erkrankung an. Die beste Beurteilung der Krankheitsaktivität erfolgt über Listen bewerteter Symptome und der Einschätzung der Situation durch Arzt und Eltern/Patient.

Systemische Gaben von **Kortikosteroiden** in einer Dosis von 2 mg Prednison/kg KG/Tag in verteilten Dosen sind häufig initial notwendig. Sobald wie möglich soll die Kortikosteroiddosis reduziert und eventuell alternierend (das heißt nur jeden 2. Tag) gegeben werden. Pulssteroide, **Azathioprin** und Mycophenolat-Mofetil (2 mg/kg KG) werden als steroidsparende Medikamente eingesetzt. Das akute Nierenversagen ist eine lebensbedrohliche Komplikation

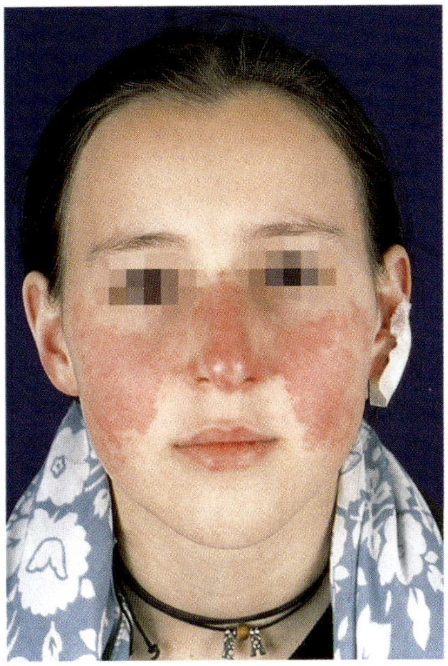

Abb. 14.6 Schmetterlingsförmiges Gesichtserythem bei 14 Jahre altem Mädchen. In der Vorgeschichte waren seit 1/2 Jahr Müdigkeit, Schwäche, gelegentliches Fieber und Abnahme der schulischen Leistungen beobachtet worden. Während eines Mallorca-Urlaubs trat das Erythems auf unter Verschlechterung des Allgemeinzustands. Bei der Abklärung fielen zusätzlich Haarausfall, orale Ulzera, Perikarderguss sowie im Labor eine Zytopenie und hochtitrige antinukleäre und Anti-Doppelstrang-DNA-Antikörper auf. Unter der Diagnose systemischer Lupus erythematodes zeigten Steroide zunächst eine Besserung, ein akutes Nierenversagen unter Glomerulonephritis machte dann eine erfolgreiche Therapie mit Pulssteroiden und Cyclophosphamid notwendig

und erfordert die intravenöse Gabe von **Cyclophosphamid**. Nichtsteroidale Antirheumatika sind bei Arthritis und Schmerzen sowie Fieber indiziert. In schweren Fällen kann der CD20-Antikörper Rituximab eingesetzt werden.

Verlauf, Prognose

Die Prognose ist durch den Einsatz der antiinflammatorischen und sonstigen symptomatischen Therapie deutlich gebessert worden. 5-Jahres-Überleben von über 90% sind an größeren Zentren die Regel. Die Langzeitprognose bleibt aber unsicher und wird durch den Befall von Niere, Herz und Zentralnervensystem und Komplikationen der Therapie wie Sepsis infolge Immunsuppression bestimmt.

Lupusähnliche Krankheitsbilder

Nach der Einnahme verschiedener Medikamente wie Sulfonamide, Hydralazin und Antikonvulsiva wird ein **medikamenteninduzierter Lupus** beobachtet, der milder verläuft und nach Absetzen der Medikamente reversibel ist. Neugeborene von Müttern mit systemischem Lupus erythematodes oder Sjögren-Syndrom können durch transplazentar übertragene Antikörper Symptome eines **neonatalen Lupus** entwickeln. Die Symptome an der Haut (an einen diskoiden Lupus erinnernd mit erythematösen, leicht schuppenden Effloreszenzen, die zentral abblassen und so einen ringförmigen Charakter haben) und die Zytopenie bilden sich in den ersten Lebensmonaten zurück. Hingegen können die mütterlichen Anti-Ro-Antikörper am Herzen des Feten zum **AV-Block** führen, der irreversibel ist und eine Therapie mit α-Sympathikomimetika und Herzschrittmacher notwendig machen kann. Gelegentlich führt erst die Erkrankung des Neugeborenen zur Diagnose der mütterlichen Kollagenose, die Mutter kann aber auch asymptomatische Trägerin der Anti-Ro-Autoantikörper sein.

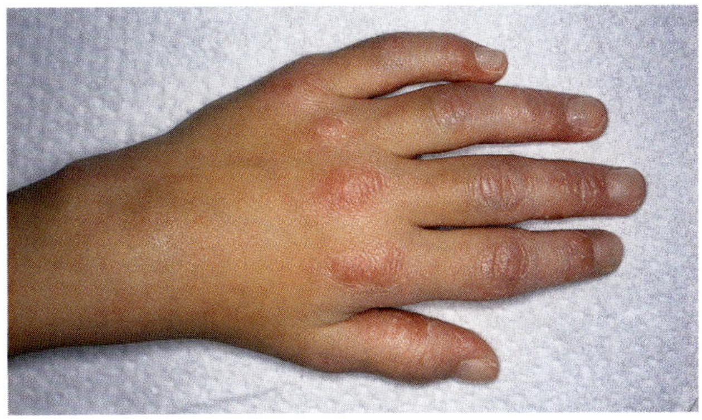

Abb. 14.7 Schuppendes Erythem über den Metakarpophalangeal- und Interphalangealgelenken der linken Hand eines 4-jährigen Mädchens mit juveniler Dermatomyositis

14.5 Juvenile Dermatomyositis

Definition

Die juvenile Dermatomyositis ist eine entzündliche Erkrankung unbekannter Ursache von Muskel und Haut, selten weiterer Organe. Im Gegensatz zur Dermatomyositis des Erwachsenen gibt es keine Assoziation mit Malignomen.

Klinik

Die Symptome beginnen schleichend über viele Wochen oder Monate oder akut, und umfassen allgemeines Krankheitsgefühl, Fieber und Ermüdbarkeit. Typisch ist die **Muskelschwäche** mit Bevorzugung der proximalen Muskulatur. An den Oberlidern treten bläulich-livide Verfärbungen und im Gesicht Erytheme und ödematöse Schwellungen auf. Über Ellenbogen, Knien und Malleoli und besonders über den Metakarpophalangeal- und proximalen Interphalangealgelenken kommt es zu erythematösen schuppenden **Hautveränderungen** (Abb. 14.7). Haut- und Muskelsymptome können mit einer zeitlichen Differenz auftreten, die isolierte Polymyositis ist im Kindesalter aber sehr selten. Subkutane und intermuskuläre Verkalkungen können nach schwerem Verlauf auftreten und prognosebestimmend werden, wenn sie zur Immobilisierung führen. Nekrosen über subkutanen Kalkplatten oder sehr schmerzhafte, Kalk absondernde Hautulzera sind möglich.

Diagnose

Die **Muskelkraft** muss semiquantitativ mit einer Skala von 0/5 (keine Muskelkontraktion) bis 5/5 (Bewegung gegen starken Widerstand möglich) gemessen werden, besonders in den schulter- und beckennahen Muskeln sowie in den Nackenbeugern beim liegenden Patienten. Als Zeichen der Myositis kommt es zum Anstieg der **muskelspezifischen Enzyme** (GOT, Kreatinkinase und Aldolase). Die Myositis kann mittels Kernspintomographie (T_2-gewichtetes Bild) und **Muskelbiopsie** (lymphozytäre Infiltration) gesichert werden. Das EMG ist oft nicht richtungweisend. Häufig sind antinukleäre Antikörper nachweisbar. Die typischen Hautveränderungen zusammen mit den Muskelsymptomen machen die Diagnose leicht. **Differenzialdiagnostisch** kommen virale Myositiden oder neuromuskuläre Erkrankungen in Betracht.

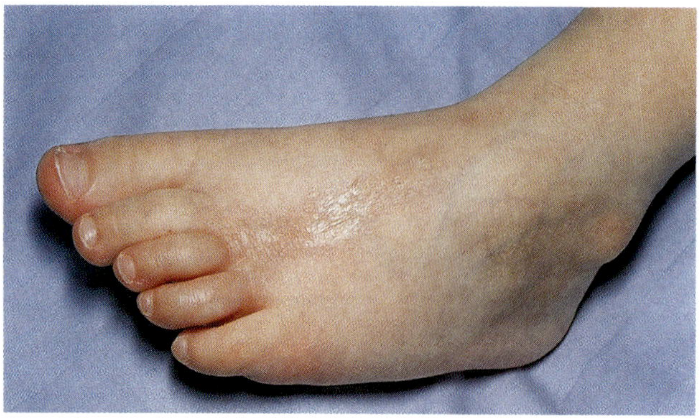

Abb. 14.8 Bandförmige zirkumskripte Sklerodermie bei einem 4-jährigen Mädchen. Unter Methotrexattherapie kam es zum Stillstand der nach proximal aufsteigenden Läsion und zum Abblassen des narbigen Gewebes. Allerdings blieben die in der Durchblutung eingeschränkten Zehen 3 und 4 größenvermindert. Labor bis auf niedrigtitrige antinukleäre Antikörper unauffällig

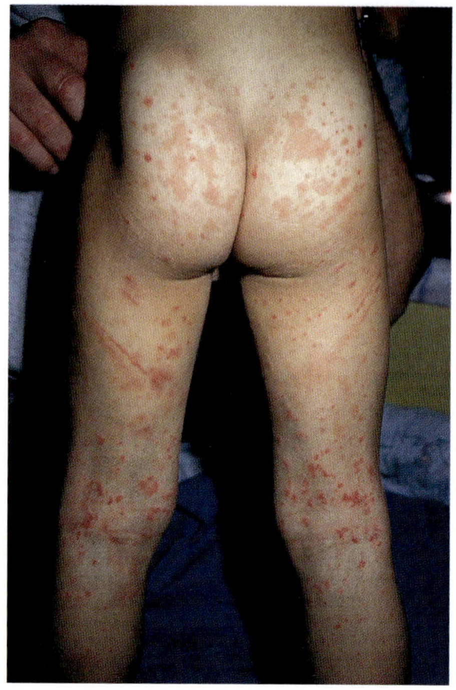

Abb. 14.9 Palpable Purpura an Gesäß und Beugeseiten der Beine eines 6-jährigen Jungen mit Purpura Schönlein-Henoch

Therapie

Hautpflege, Mobilisierung und Krankengymnastik sind besonders bei bereits längerem Verlauf wichtig. **Kortikosteroide** sind effektiv in der Unterdrückung der Entzündung. Die anfänglich hohe Dosis kann nach Besserung der Symptome langsam reduziert werden, oft ist eine mehrjährige Therapie notwendig. Die Steroid-Puls-Therapie in Kombination mit niedrigdosierten oralen Steroiden ist ebenso wirksam, aber nebenwirkungsärmer. **Hydroxychloroquin** wirkt sich günstig auf die Hautveränderungen aus, intravenöse Immunglobuline können steroidsparend wirken. Mit Rezidiven oder einem Wiederaufflackern der Entzündung während der allmählichen Verminderung der Steroiddosis ist zu rechnen, dann kommen Medikamente wie Methotrexat zum Einsatz.

Prognose

Unbehandelt hat die Erkrankung eine schlechte Prognose. Durch Beteiligung der Schlund- und Atemmuskulatur oder gastrointestinale Perforation können lebensgefährliche Situationen auftreten, die Intensivpflege und **Respiratorbehandlung** erfordern. Meist heilt die Erkrankung nach jahrelangem Verlauf aus.

14.6 Sklerodermie

Klinik

Die **zirkumskripte/lokalisierte Sklerodermie** ist eine chronisch-entzündliche Erkrankung der Haut und darunter liegender Strukturen mit nachfolgender Atrophie. Die Hautsymptome können asymmetrisch **herdförmig (Morphea)** oder in einer **bandförmigen Anordnung (lineare Sklerodermie)** vorkommen (Abb. 14.8). Bei der **systemischen Sklerose** finden sich neben symmetrischen Hauterscheinungen systemische Befunde:

- Synovitis,
- Lungenfibrose,
- pulmonale Hypertonie,
- ösophageale Dysfunktion,
- Perikarditis,
- Raynaud-Phänomen mit akraler Nekrosen
- Nephritis mit Hochdruck und eingeschränkter Nierenfunktion.

Die häufigere lokalisierte Form kann zur Zerstörung von Extremitäten und zur Entstellung des Gesichtes führen, die systemische Sklerose kann durch renale, pulmonale oder kardiale Komplikationen tödlich enden.

Diagnose

Typische Laborbefunde existieren nicht, entzündliche Zeichen fehlen. Oft sind die antinukleäre Antikörper, eventuell mit nukleolärem Muster, und Scl-70-Antikörper positiv.

Therapie

Eine spezifische Therapie ist nicht bekannt. Methotrexat scheint aber einen positiven Einfluss zu haben. Wichtig sind intensive Hauptpflege und die Vermeidung von einem Vasospasmus auslösenden Faktoren wie Kälte. Nifedipin wird zur Behandlung des Raynaud-Phänomens und ACE-Hemmer bei Nierenbefall eingesetzt. Eine pulmonale Hypertonie kann mit Endothelin-Antagonisten, Prostaglandinen und Phosphatdiesterase-Inhibitoren therapiert werden. Wichtig ist der Einsatz der Physiotherapie, um Kontrakturen durch die narbigen Veränderungen zu vermeiden.

14.7 Mischkollagenose

Diese Erkrankung, auch »**mixed connective tissue disease**« oder Sharp-Syndrom genannt, vereint Symptome des systemischen Lupus erythematodes, der juvenilen idiopathischen Arthritis, der juvenilen Dermatomyositis und der systemischen Sklerose.

Das klassische **Sharp-Syndrom** ist definiert durch den Nachweis von Antikörpern gegen extrahierbares ribonukleäres Protein (Anti-RNP-Antikörper) unter den antinukleären Antikörpern. Die Behandlung entspricht der des systemischen Lupus erythematodes.

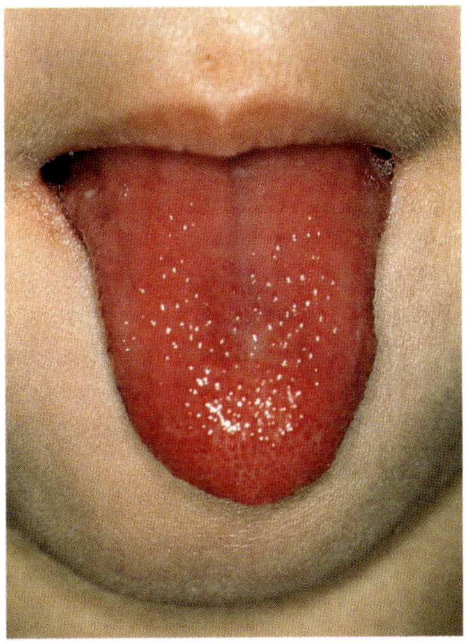

Abb. 14.10 Himbeerzunge eines 3-jährigen Jungen bei Kawasaki-Erkrankung

Tab. 14.5 Kriterien zur Diagnose eines Kawasaki-Syndroms. Die Diagnose kann gestellt werden, wenn 5 der 6 Kriterien vorhanden sind. Bei Koronararterienaneurysmen reichen 4 von 6 Kriterien, bei Säuglingen sogar 3 Kriterien. Fieber ist obligat

Symptome	Häufigkeit
Fieber (>4 Tage)	100%
Hautveränderungen der Extremitäten: – Palmar-/Plantarerythem (früh) – Schuppung (spät)	70%
Exanthem (polymorph)	80%
Orale Veränderungen: – Trockene rote (Lack)lippen mit vertikaler Fissur – Himbeerzunge – Erythem der Mundschleimhaut	90%
Konjunktivitis (bilateral ohne Exsudat)	85%
Lymphknotenvergrößerung (zervikal, evtl. unilateral)	70%

14.8 Vaskulitissyndrome

Eine Vaskulitis, d. h. eine Entzündung in der Wand oder Umgebung der Blutgefäße wird als **begleitendes Symptom** bei den meisten rheumatischen Erkrankungen gefunden. Eine Gruppe von Erkrankungen zeigt die Vaskulitis als **Hauptsymptom**.

Nach Ausschluss anderer rheumatischer Erkrankungen kann die Diagnose »Vaskulitis« vermutet werden, wenn mehrere Organsysteme auf sonst nicht erklärliche Weise im Verlauf einer Erkrankung befallen werden und wenn Myalgien, Arthralgien, Hauteffloreszenzen, Bauchschmerzen, Nephritis, Hochdruck, neurologische Manifestationen, Lungeninfiltrate, nasale Symptome oder ungewöhnliche kardiale Symptome, wie Erkrankung der Herzkranzgefäße oder unerklärtes Herzversagen auftreten. Die klassischen Vaskulitiden sind Periarteriitis nodosa, Wegener-Granulomatose (Granulomatose mit Polyangiitis), Churg-Strauss-Erkrankung und Takayasu-Arteriitis, die selten auch im Kindesalter vorkommen können. Im Folgenden werden 2 gut definierte, im Kindesalter häufige Vaskulitiden vorgestellt.

14.8.1 Purpura Schönlein-Henoch

Definition

Diese auch **anaphylaktoide Purpura** genannte Vaskulitis ist charakterisiert durch Hauterscheinungen mit typischer Lokalisation und einem charakteristischen Muster von Organbeteiligungen. Immunhistologisch lassen sich vorwiegend an Kapillaren, aber auch an Arteriolen und Venolen IgA-haltige Immunkomplexe nachweisen. Per definitionem sind die Hauterscheinungen für die Diagnose unerlässlich.

Klinik

Die **Hautläsionen** sind an den unteren Extremitäten, dem Glutäalbereich, seltener auch an den Streckseiten der oberen Extremitäten und am Stamm lokalisiert. Die Einzeleffloreszenz kann vielgestaltig sein. Meistens beginnt sie als makulopapulöses Erythem mit einem Durchmesser von 1–3 mm, in die es zur petechialen oder flächenhaften Blutung kommt, sodass die charakteristische palpable Purpura entsteht, die zu großen Purpurabezirken konfluieren kann (Abb. 14.9). Die in der Regel symmetrisch auftretenden Erscheinungen jucken nicht. **Angioödeme** können im Bereich der Extremitäten, aber auch im Gesicht auftreten. Schmerzhafte transiente **Gelenkschwellungen**, besonders der Sprunggelenke, und ausgeprägten periartikulären Schwellungen, auch am Fußrücken, entwickeln sich in etwa 2/3 der Fälle.

Eine **gastrointestinale Beteiligung** in Form kolikartiger Bauchschmerzen, Erbrechen und blutiger Stühle kann auf eine gehäuft vorkommende Invagination hinweisen. Eine **renale Beteiligung** mit Erythrozyturie kommt in etwa 1/4 der Fälle vor. Ein kleiner Teil dieser Patienten entwickelt eine chronische Nierenerkrankung (s. auch ▶ Kap. 29). Sehr selten ist eine **Beteiligung des Zentralnervensystems** (Anfälle, Paresen). Gelegentlich tritt die Purpura Schönlein-Henoch rezidivierend auf.

Therapie

Eine Therapie mit **Kortikosteroiden** ist bei schwerer intestinaler Beteiligung indiziert in der Absicht, eine Invagination zu verhindern. Die Glomerulonephritis mit Halbmondbildung nach Purpura Schönlein-Henoch kann durch Pulssteroide günstig beeinflusst werden. Die Prognose ist bis auf die wenigen Fälle mit schweren gastrointestinalen Komplikationen oder chronischer Glomerulonephritis gut.

14.8.2 Kawasaki-Erkrankung

Definition

Diese auch **mukokutanes Lymphknotensyndrom** genannte Vaskulitis ist charakterisiert durch hohes, lang anhaltendes Fieber und weitere typische Befunde (Tab. 14.5; Abb. 14.10).

Klinik

Weitere Erscheinungen sind Urethritis, Arthritis, aseptische Meningitis, Durchfall, Gallenblasenhydrops und Verschlussikterus. Während in der Akutphase der Erkrankung Myokarditis, Herzinsuffizienz und Perikarditis vorkommen, sind die im weiteren Verlauf auftretenden Folgen der echokardiographisch zu untersuchenden **Koronararteriitis** (Infarkt, Stenose, Aneurysma) für die Gesamtprognose der Erkrankung entscheidend. Bei Säuglingen sind die Befunde häufig wenig charakteristisch ausgebildet und manchmal weist erst der Nachweis von Koronaraneurysmen auf die Kawasaki-Erkrankung hin.

Tab. 14.6 Jones-Kriterien zur Diagnose eines akuten rheumatischen Fiebers. Die Diagnose »akutes rheumatisches Fieber« erfordert das Vorhandensein von 2 Hauptkriterien oder einem Haupt- und 2 Nebenkriterien und den Nachweis der vorangegangenen Streptokokkeninfektion (Antistreptolysintiter erhöht, Rachenabstrich mit A-Streptokokken, oder Scharlach).

Hauptkriterien	Nebenkriterien
Karditis	Fieber
Polyarthritis	Arthralgie
Chorea minor	Vorausgegangenes rheumatisches Fieber
Erythema marginatum	CRP oder BSG entzündlich verändert
Subkutane Knötchen	PR-Verlängerung im EKG

Diagnose

Die Diagnose eines Kawasaki-Syndroms sollte immer erwogen werden, wenn therapieresistentes Fieber bei einem jungen Kind auftritt.

Die klinischen Symptome ermöglichen die Diagnose. **Laborauffälligkeiten** sind eine Leukozytose mit erhöhter Blutsenkungsgeschwindigkeit und erhöhtem CRP, eine Thrombozytose (in der 2. Krankheitswoche beginnend) und eine sterile Pyurie.

Therapie

Durch eine hochdosierte **intravenöse Immunglobulingabe** (2 g/kg KG, einmalig über 8–16 h) kann der Entzündungsprozess rasch unter Kontrolle gebracht und die Rate von kardialen Komplikationen deutlich gesenkt werden. Bei Nichtansprechen können Salizylate (80–100 mg/kg KG) unter Blutspiegelkontrolle, erneute Immunglobuline oder Steroide gegeben werden. In der Abklingphase der Erkrankung ist wegen der Gefahr der Koronarthrombose eine Thrombozytenaggregationshemmung mit **Acetylsalicylsäure** 3 mg/kg KG/Tag wichtig.

Alle Kinder mit Kawasaki-Erkrankung sollen klinisch und echokardiographisch nachuntersucht werden (zeitliches Maximum der Koronarveränderungen 4. Krankheitswoche). Späte Todesfälle aufgrund einer Herzbeteiligung kommen vor.

14.9 Weitere rheumatische Erkrankungen

14.9.1 Akutes rheumatisches Fieber

Grundlagen

Das akute rheumatische Fieber ist eine entzündliche Erkrankung, die sich an Gelenken, Herz, Zentralnervensystem und Haut manifestiert. Eine Infektion mit Streptokokken der Gruppe A, z. B. als Tonsillitis, geht den Erkrankungserscheinungen 2–5 Wochen voraus.

Epidemiologie, Pathophysiologie

In allen Fällen von akutem rheumatischem Fieber wird ein erhöhter oder ansteigender **Antistreptolysintiter** gefunden, während der Nachweis der Streptokokken aufgrund der Latenzperiode zwischen Tonsillitis und akutem rheumatischen Fieber nicht immer gelingt. In Nordwesteuropa ist diese Erkrankung sehr selten geworden, unter schlechten sozioökonomischen Bedingungen spielt sie eine wichtige Rolle.

Es handelt sich um eine **Autoimmunerkrankung** mit Kreuzreaktivität zwischen Streptokokkenantigenen und menschlichen Bindegewebsstrukturen, sodass sich durch die Streptokokkeninfektion hervorgerufene Antikörper bei prädisponierten Patienten an Wirtsantigene binden.

Klinik

Die klinischen Erscheinungen sind vielgestaltig und können in verschiedenen Kombinationen auftreten:

- Neben **Fieber** sind **Gelenkerscheinungen** die häufigsten Symptome (75%); sie können als Arthralgien oder als Schwellung der Gelenke mit Rötung und Überwärmung auftreten. Die Schmerzen sind häufig schwerer, als der klinische Befund vermuten lässt. Charakteristisch ist das rasche Wechseln der betroffenen großen Gelenke.
- Eine **Herzbeteiligung** (40%) kann sich in Tachykardie, Auftreten von Geräuschen (holosystolisches Geräusch als Zeichen einer Mitralklappenbeteiligung, Diastolikum bei Aorteninsuffizienz), Herzvergrößerung, Perikarditis oder Herzversagen äußern.
- Die **Chorea minor** (10–15%) beginnt als psychische Labilität, Verschlechterung der Schulleistungen und geht über in choreatische Bewegungsstörungen der Extremitäten, des Rumpfes und der Gesichtsmuskulatur.
- **Rheumaknötchen** sind subkutan gelegene erbsgroße, derbe, schmerzlose Knoten, die bevorzugt über Knochenvorsprüngen liegen.
- Charakteristisch ist das flüchtige, blassrosa **Erythema marginatum** (5%).
- Es finden sich eine erhöhte Konzentration von C-reaktivem Protein (CRP), eine beschleunigte Blutsenkungsgeschwindigkeit und eine Leukozytose.

Diagnose

Die Diagnose ist wahrscheinlich, wenn die in Tab. 14.6 genannten **Kriterien** vorhanden sind und der vorangehende Streptokokkeninfekt nachgewiesen wurde.

Therapie

Man gibt **Acetylsalicylsäure** in einer Dosierung von 80–100 mg/kg KG/Tag unter Spiegelkontrolle oder ein nichtsteroidales Antirheumatikum. Bei schwerer Herzbeteiligung werden Kortikosteroide empfohlen. Stark erregten Kindern mit Chorea minor helfen Diazepam oder Tiaprid.

Sofort nach Diagnosestellung soll, auch wenn keine Streptokokken nachweisbar sind, eine orale **Penicillintherapie** in einer Dosierung von 50.000 E/kg KG für 10 Tage begonnen werden. Um Rezidive zu verhindern, ist anschließend eine **Antibiotikaprophylaxe** mit intramuskulärer Gabe von 1,2 Mio. Einheiten Benzathin-Penicillin alle 3–4 Wochen indiziert. Die Dauer der Prophylaxe ist umstritten.

Prognose

Die Prognose des akuten rheumatischen Fiebers wird durch die Ausprägung der Karditis und ein nachfolgendes Mitral- oder Aortenvitium bestimmt.

14.9.2 Familiäres Mittelmeerfieber

Diese autosomal-rezessiv vererbte **Multisystemerkrankung** betrifft meist Kinder aus der Türkei, Griechenland oder Israel. Es kommt zu rezidivierenden, wenige Tage anhaltenden Fieberschüben mit starken Bauchschmerzen (sterile Peritonitis), Brustschmerzen (Pleuritis), Arthritiden oder erysipelartigen Hautausschlägen. Während des Fiebers bestehen eine Granulozytose und CRP-Erhöhung.

Tab. 14.7 Periodische Fiebererkrankungen

Syndrom	Besonderheiten
Familiäres Mittelmeerfieber (FMF)	► Text; Fieberdauer bis 2–3 Tage
Hyper-IgD-Syndrom (HID)	IgD im Serum während Fieber und im Intervall nicht immer erhöht; Fieberdauer 4–6 Tage; autosomal-rezessiv vererbter partieller Defekt der Mevalonatkinase
Familiäre Kälteurtikaria (FCAS)[1]	Beginn im 1. Lebensjahr, kälteinduziert, nicht juckendes Exanthem, Schüttelfrost, Fieber, Arthralgien, Myalgien, Kopfschmerzen
Muckle-Wells-Syndrom (MWS)[1]	Kälte triggert Symptome nicht, sensoneurale Schwerhörigkeit, sonst wie FCAS
CINCA- oder NOMID-Syndrom (chronisches infantiles neurologisch-kutan-artikuläres Syndrom)[1]	Beginn bereits in den ersten Lebensmonaten; aseptische Meningitis, Papillenödem, Retardierung, Uveitis, destruktive epiphysäre Veränderungen, sonst wie MWS
Tumornekrosefaktorrezeptor assoziiertes periodisches Fiebersyndrom (TRAPS)	Fieberdauer länger 1 Woche; Behandlung mit Steroiden oder Etanercept, Anakinra oder Tocilizumab kann versucht werden
Periodisches Fieber – Aphthöse Stomatitis-Pharyngitis – Lymphadenitis-colli-Syndrom (PFAPA)	Symptome verschwinden nach einigen Jahren; Abortierung der Attacken mit Steroiden möglich; Behandlungsversuch mit Cimetidin oder Tonsillektomie
Zyklische Neutropenie	Alle 3–4 Wochen Fieber mit oralen Ulzera; mit G-CSF behandelbar

[1] FCAS, MWS und CINCA stellen ein Spektrum zunehmender Krankheitsschwere dar auf der Basis von Gain-of-function-Mutationen des NLRP3 Gens für Cryopyrin, einem Rezeptor, der das angeborene Immunsystem und Entzündungsmediatoren stimuliert. IL-1 Blocker wie Canakinumab sind wirksam.

Im Intervall sind die Kinder unauffällig. Häufig wird vor Stellung der richtigen Diagnose eine Appendizitis vermutet, die histologische Untersuchung der Appendix zeigt jedoch bei unauffälliger Mukosa eine Entzündung der Serosa.

Die Diagnose kann durch den Nachweis von homozygoten oder compound heterozygoten **Mutationen im MEFV-Gen**, das in Granulozyten das Pyrin kodiert, bewiesen werden. Durch die Gabe von **Kolchizin** können die schmerzhaften Fieberschübe unterdrückt und die Entwicklung einer Nierenamyloidose mit nachfolgendem nephrotischem Syndrom verhindert werden.

Bei rezidivierenden Fieberschüben ohne Erregernachweis sind neben dem familiären Mittelmeerfieber weitere **periodische Fiebererkrankungen** in Erwägung zu ziehen (Tab. 14.7).

14.9.3 Erythema nodosum

Das Erythema nodosum ist eine Pannikulitis und zeigt sich als überwärmte, rote, schmerzhafte **Hautinduration**, 3–5 cm im Durchmesser, häufig symmetrisch angeordnet über den Extensorenseiten der Unterschenkel. Fieber und Arthralgien können die Hauterscheinungen begleiten. Im Verlauf der Erkrankung verändern sie ihre Farbe zu lila bis blau. Sie verschwinden gewöhnlich nach 3 Wochen, können aber wieder aufflackern.

Auslösende Faktoren sind Infektionen mit Streptokokken, Mycobacterium tuberculosis, Yersinien, Pilzen und Medikamente sowie orale Kontrazeptiva oder eine chronisch-entzündliche Darmerkrankung. Häufig findet sich keine Ursache. Eine Therapie ist meist nicht notwendig, die begleitenden Gelenkbeschwerden können symptomatisch behandelt werden.

14.9.4 Juveniles Sjögren-Syndrom

Das Sjögren-Syndrom (SjS) ist eine Autoimmunerkrankung, die u. a. durch Autoantikörper gegen die Ro- (SS-A) und La- (SS-B) Antigene vermittelt wird und vornehmlich in exokrinen Drüsen und drüsenähnlichen Geweben zu einer chronischen, vorwiegend mononukleären Entzündung führt. Die Autoimmunität kann sich jedoch auch gegen andere Organe (Pankreatitis, Nephritis, Pneumonitis, Thyreoiditis, Vaskulitis, Neuritis n. optici, Myelitis transversa) richten. Vom primären SjS als autoimmune Grunderkrankung wird das sekundäre SjS im Rahmen einer anderen Autoimmunerkrankung, wie z. B. SLE oder JIA unterschieden. Das primäre juvenile SjS betrifft Mädchen 7- bis 10-fach häufiger als Jungen.

Klinik

Das häufigste Leitsymptom ist eine rezidivierende beidseitige Parotitis, oft mit regionaler Lymphknotenschwellung. Das echte Sicca-Syndrom ist beim juvenilen SjS jedoch seltener als beim adulten SjS. Starke Karies kann sich bei juvenilem SjS auch ohne schwere Sicca-Symptomatik bilden. Renale tubuläre Azidose kann akut durch Hypokaliämie zu Schwäche und Lähmung führen und chronisch zu Minderwuchs und Skelettveränderungen.

Diagnose

Die diagnostischen SS-A/SS-B-Autoantikörper liegen bei ca. 70% der pädiatrischen Patienten vor. Häufig, aber weniger spezifisch, sind auch hochtitrige antinukleare Antikörper, positiver Rheumafaktor, und erhöhte Serumspiegel von Immunglobulin G und Amylase. Am objektivsten ist der Nachweis von chronischen mononuklearen Entzündungsinfiltraten in einer Biopsie der kleinen Speicheldrüsen, die an der Innenseite der Unterlippe leicht durchgeführt werden kann.

Therapie

Künstliche Tränen und Mundbefeuchtung sind hilfreich. Auf gute Zahnpflege ist zu achten. Systemische Symptome werden primär mit NSAR und Kortikosteroiden behandelt. Analog zu SLE ist Hydroxychloroquin als Basismedikament oft wirksam. Bei schwerem Organbefall, z. B. von Niere oder ZNS, ist eine effektive Immunsuppression (z. B. Ciclosporin, Cyclophosphamid) essenziell.. In der Behandlung von schweren Krankheitsverläufen. ist die Depletion von B-Lymphozyten mit monoklonalem Anti-CD20-IgG (Rituximab) vielversprechend.

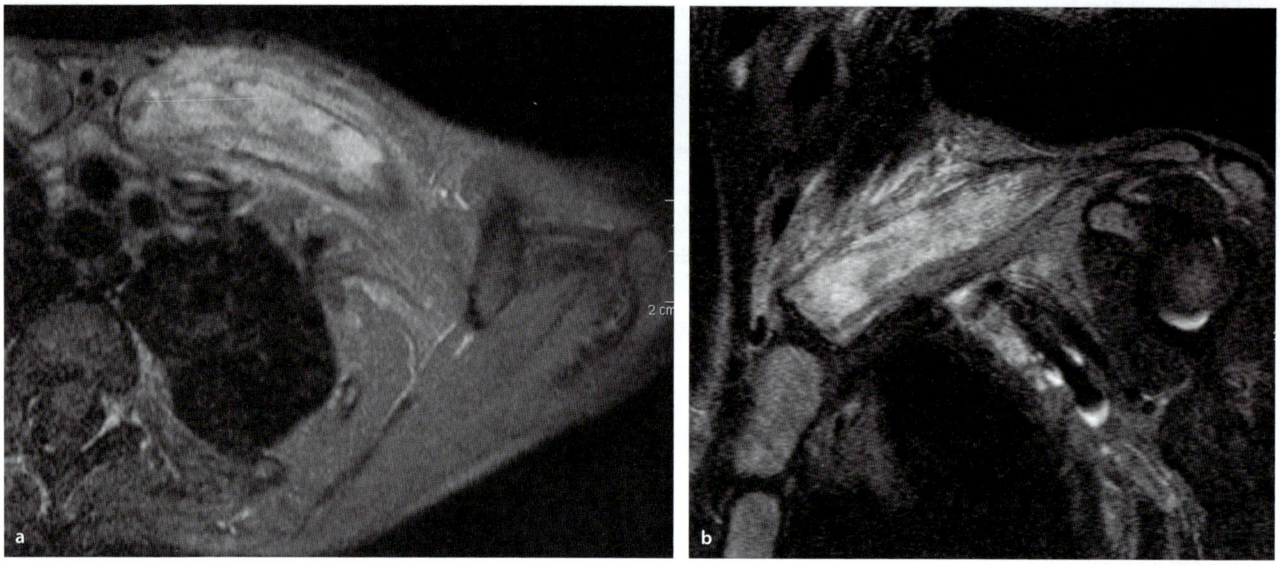

Abb. 14.11a, b MRT der linken Klavikula bei CRMO mit pathologischem Kontrastmittel-Enhancement (a) in den transversalen T1-gewichteten Sequenzen und (b) signalreiche Auftreibung in den koronaren TIRM-Sequenzen

14.9.5 Sarkoidose

Die Sarkoidose ist eine chronische granulomatöse Erkrankung unbekannter Genese. Die frühkindliche Form (»Vorschulsarkoidose«) besteht oft aus der Trias Exanthem, Uveitis und Arthritis. Im späteren Kindes- und Jugendalter ähnelt die Erkrankung mehr der adulten Verlaufsform, bei welcher hiliäre Lymphadenopathie und eine restriktive Lungenerkrankung im Vordergrund stehen. Als Löfgren-Syndrom bezeichnet man das Zusammentreffen von hilärer Lymphadenopathie mit Erythema nodosum und Polyarthritis. Neben organspezifischen Komplikationen kann es bei Sarkoidose auch zu Hyperkalziämie kommen. Im Serum sind ACE und/oder Lysozym bei 60–75% der Patienten erhöht. Die Behandlung erfolgt primär mit Kortikosteroiden und Methotrexat. Die Prognose ist meist gut, bis zu 80% der pädiatrischen Patienten gehen in permanente Remission.

14.9.6 Chronisch rezidivierende multifokale Osteomyelitis

Definition, Pathophysiologie

Die chronisch rezidivierende multifokale Osteomyelitis (CRMO) ist eine in der Regel multifokal verlaufende Osteomyelitis unbekannter Ätiologie und vermutlich autoimmunologischer Pathogenese. Am Ort der Entzündung können keinerlei Krankheitserreger nachgewiesen werden. Auch die histologischen Befunde sprechen eher gegen eine bakterielle Genese (die Erkrankung erinnert in ihrem rekurrierenden Verlauf an chronisch autoinflammatorische Erkrankungen). Bei etwa 10% der Patienten mit CRMO finden sich an Hand- und Fußflächen Hauterscheinungen im Sinne einer palmoplantaren Pustulose und bei 3% eine Psoriasis. Außerdem werden in den Familien der Betroffenen gehäuft Autoimmunerkrankungen, wie z. B. M. Crohn, Hashimoto-Thyreoiditis oder Sarkoidose beobachtet.

Klinik

Führendes Symptom sind lokalisierte Schmerzen, auch mit Schwellung und häufig ohne Fieber. An mehreren Stellen des Skelettsystems finden sich entzündliche Herde, überwiegend in den Metaphysen der großen Röhrenknochen. Prinzipiell kann aber jeder Knochen betroffen sein, so z. B. auch typischerweise die Klavikula (Abb. 14.11). Auch ein unilokulärer Befall ist möglich.

Diagnose

Die Diagnose wird aufgrund der Klinik, Bildgebung (MRT) und oft Biopsie mit lymphozytärer Infiltration gestellt. Schwierig ist die Diagnosestellung bei unilokulären Befall. Hier kann die Abgrenzung zu einer chronisch bakteriellen Osteomyelitis schwierig sein kann. Dies ist auch die häufigste Differenzialdiagnose, zu der auch der Ausschluss maligner Knochenprozessen gehört.

Therapie

Mittel der Wahl ist eine antiphlogistische Therapie mit nichtsteroidalen Antirheumatika zur Bekämpfung von Schmerzen und Entzündungen. Bei häufigen Rezidiven oder Befall von wichtigen Skelettteilen ist eine kurzzeitige Therapie mit Kortikoiden als effektiv beschrieben worden. Es gibt Einzelberichte über den Einsatz von TNF-α-Antagonisten und Bisphosphonaten.

Prognose

Die Prognose der CRMO ist im Allgemeinen gut. Der Verlauf kann jedoch sehr unterschiedlich sein und reicht von Spontanremission zu immer wieder rezidivierenden Verläufen. Das Knochenwachstum ist nicht beeinträchtigt, Wirbelkörperfrakturen sind möglich.

Literatur

Cassidy JT, Petty RE, Laxer R, Lindsley C, (2011) Textbook of pediatric rheumatology, 6th ed. Saunders, Philadelphia

Wagner N, Dannecker G (2007) Pädiatrische Rheumatologie. Springer, Berlin Heidelberg New York

Wahn U, Seger R, Wahn V, Holländer GA (2005) Pädiatrische Allergologie und Immunologie, 4. Aufl. Elsevier, München

Wahn V, Oppermann J, Huppertz HI, Zepp F (2001) Rheumatische Erkrankungen im Kindes- und Jugendalter. Marseille Verlag, München

Infektiologie

Virusinfektionen

V. Schuster, H.W. Kreth

C. P. Speer, M. Gahr (Hrsg), *Pädiatrie*,
DOI 10.1007/978-3-642-34269-1_15, © Springer-Verlag Berlin Heidelberg 2013

Einleitung

1968 konnten das Ehepaar Henle und Volker Diehl erstmals zeigen, dass das Epstein-Barr-Virus der Erreger der infektiösen Mononukleose ist: ein Labormitarbeiter, der mit EBV gearbeitet hatte, entwickelte die typische klinische Symptomatik der Mononukleose. Mehrere Serumproben vor und nach der Erkrankung ergaben eine Serokonversion für Antikörper gegen EBV. Durch die Fortschritte der Molekularbiologie sind heute die meisten Erreger viral bedingter Kinderkrankheiten bekannt und sehr genau definiert. Oft stehen Impfungen zur Verfügung, um die Infektion zu verhindern oder abzumildern. Meist ist jedoch keine spezifische antivirale Therapie möglich. Viele Viren sind noch nicht identifiziert, ihre Pathogenese und klinische Relevanz noch unklar.

15.1 Herpes-simplex-Virus-Infektionen

■■ Epidemiologie

Infektionen mit dem Herpes-simplex-Virus (HSV) treten ubiquitär auf. Die Ansteckung erfolgt bei Kindern überwiegend durch **virushaltige Körperflüssigkeiten (Speichel)** und engen Körperkontakt, seltener auch durch Organtransplantation. Die Durchseuchung von HSV-1 schwankt zwischen 30% (Länder mit höherem Lebensstandard) und 90% (ärmere Länder). Die Häufigkeit von HSV-2-Infektionen korreliert mit der sexuellen Aktivität der jeweils untersuchten Bevölkerungsgruppe. Die **Inkubationszeit** beträgt 2–12 Tage (Median 4 Tage).

■■ Ätiopathogenese

Es existieren 2 Herpes-simplex-Viren, Typ 1 (HSV-1) und Typ 2 (HSV-2):

- Infektionen mit HSV-2 sind häufig mit Erkrankungen im **Genitalbereich** assoziiert. Insbesondere sind Infektionen des Feten oder **Neugeborenen** meist durch HSV-2 verursacht.
- HSV-1-Infektionen sind überwiegend im **Gesichtsbereich** lokalisiert.

HSV repliziert sich in Mukosazellen (v. a. Rachenraum, Genitalschleimhaut). Anschließend dringt das Virus in die Nervenendigungen von **peripheren sensorischen Nerven** ein und wandert in ihnen retrograd bis zu den **spinalen Hinterstrangganglien** (bei HSV-1 meist Ganglion des N. trigeminus, bei HSV-2 häufig Sakralganglien; ◘ Abb. 15.1). An diesem Ort liegt HSV in **latenter Form** vor (= keine Produktion von infektiösem Virus) und **persistiert lebenslang** im Wirt. Durch verschiedene Faktoren (z. B. Immunsuppression, Stress) kann das Virus jederzeit **reaktiviert** werden.

Nach einer solchen Reaktivierung »wandert« HSV anterograd über die peripheren sensorischen Nerven zur Mukosaoberfläche des entsprechenden Dermatoms und führt dort zur **Bläschenbildung** mit aktiver Virusreplikation (Herpes labialis, rekurrierender Herpes genitalis). Entscheidend für die immunologische Bewältigung einer HSV-Infektion ist die **zelluläre Immunität**. Diaplazentar übertragene HSV-neutralisierende Antikörper können bei exponierten Neugeborenen eine HSV-Infektion u. U. verhindern oder zumindest die Schwere der Erkrankung abmildern. Dagegen können HSV-spezifische Antikörper weder rekurrierende HSV-Erkrankungen noch exogene HSV-Infektionen verhindern.

Neonatale HSV-Infektionen Das Risiko einer HSV-Infektion für ein vaginal geborenes Neugeborenes beträgt im Falle einer **primären** HSV-Infektion der Mutter ca. 30–50%, im Falle einer **rekurrierenden** HSV-Infektion der Mutter <3%. Die Übertragung erfolgt in bis zu 80% sub partu im Geburtskanal.

> **Cave**
> **Neonatale HSV-Infektionen sind immer symptomatisch und verlaufen häufig fatal.**

Man unterscheidet 3 Formen:

- **Lokalisierte Infektionen** von Haut (bläschenförmiges oder bullöses Exanthem), Augen (Keratokonjunktivitis) und Schleimhäuten (Bläschen, Aphthen) treten bei maximal 70% der Neugeborenen auf.
- Eine **Enzephalitis** findet sich in 35% der neonatalen HSV-Infektionen (60% mit und 40% ohne zusätzliche Hautbeteiligung): neurologisch fallen die betroffenen Kinder durch fokale oder generalisierte Krampfanfälle, Hyperexzitabilität, Lethargie, Tremor, Spastik, Koma und Temperaturlabilität auf.
- Die **disseminierte systemische Infektion** (insgesamt **25%** aller neonatalen HSV-Infektionen) ist eine Multiorganerkrankung und betrifft das ZNS (60–75%), die Lungen, die Leber, die Nebennieren, die Haut und/oder die Schleimhäute (ca. 80%).

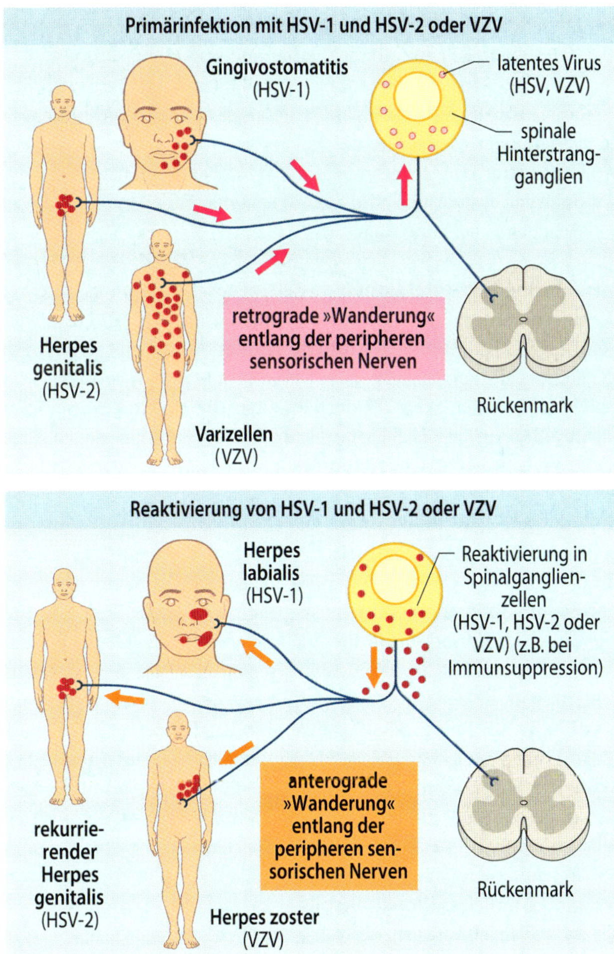

◘ **Abb. 15.1** Pathogenese des Herpes zoster und des rekurrierenden Herpes simplex. Oben: Nach Abklingen der Primärinfektion mit VZV (Varizellen) oder HSV (Gingivostomatitis oder primärer Herpes genitalis) wandern die Viren retrograd entlang der sensorischen Nerven zu den Spinalganglien des Rückenmarks, wo die Viren lebenslang persistieren. Unten: durch verschiedene Faktoren (z. B. Immunsuppression) kann VZV und HSV reaktiviert werden. Beide Viren wandern anschließend entlang der sensorischen Nerven zu Haut- bzw. Schleimhaut (Dermatom), wo es zur lokalen Virusvermehrung und Ausbildung von Bläschen kommt: Herpes zoster bei VZV, Herpes labialis oder genitalis bei HSV

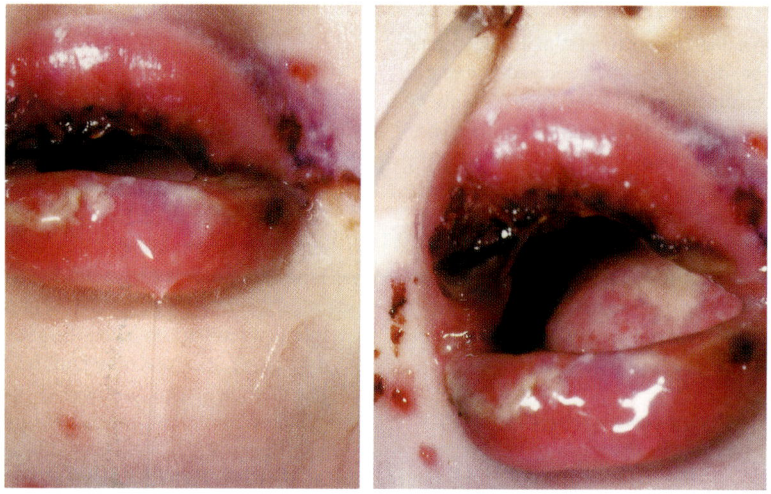

Abb. 15.2 Gingivostomatitis (Stomatitis aphthosa) bei einem 5 1/2 Jahre alten Knaben

Diese schwerste Verlaufsform manifestiert sich klinisch durch Irritabilität, Krampfanfälle, Lethargie, Erbrechen, Apnoen, Zyanose, Ateminsuffizienz, schwere Blutungen, Ikterus, Schock sowie häufig durch ein bläschenförmiges, z. T. zosterähnliches, generalisiertes Exanthem.

- Der Erkrankungsbeginn liegt meist in der 1. Lebenswoche, Spätmanifestationen sind aber in seltenen Fällen bis zur 6. Lebenswoche möglich.

Intrauterine HSV-Infektionen In seltenen Fällen kann es zu einer diaplazentaren, hämatogenen HSV-Infektion des Feten (überwiegend HSV-2) kommen. Betroffene Kinder sind meist hypotroph (85%), fast alle zeigen kurz nach Geburt ein bläschenförmiges oder bullöses Exanthem. Bei 2/3 der Patienten findet sich eine schwere **Mitbeteiligung des ZNS** (Mikrozephalus, Krampfanfälle, intrakranielle Verkalkungen, Chorioretinitis).

Mukokutane HSV-Infektionen Die **Gingivostomatitis** (Stomatitis aphthosa; Abb. 15.2) tritt meist im Kleinkindesalter auf. Nach einer Inkubationszeit von nur wenigen Tagen beginnt eine akute, oft hochfieberhafte Erkrankung mit ausgeprägter submandibulärer und zervikaler **Lymphadenopathie**. Zeitgleich treten zahlreiche Bläschen, schmerzhafte Aphthen und Ulzerationen auf der Wangenschleimhaut, dem Zahnfleisch, der Zunge, dem Gaumen sowie auf den Lippen und perioral auf. Betroffene Kinder verweigern Essen und Trinken aufgrund der bestehenden **Schmerzhaftigkeit**. Die akute Symptomatik dauert im allgemeinen 4–5 Tage an und bildet sich dann langsam zurück. Die Kinder können allerdings für bis zu 3 Wochen infektiöses Virus über den Speichel ausscheiden. Bei älteren Jugendlichen kann eine HSV-Primärinfektion auch ein **mononukleoseähnliches Krankheitsbild** verursachen.

In **vorgeschädigten Hautarealen** (Verletzung, Verbrennung) kann es nach Kontakt mit infektiösem HSV-haltigem Material zu lokalen, unterschiedlich schweren Hautinfektionen mit Ausbildung von HSV-typischen, in Gruppen stehenden linsengroßen bläschenförmigen Effloreszenzen kommen, die verkrusten, eintrocknen und meist innerhalb einer Woche verschwinden. Bei vorbestehender **Neurodermitis** kann sich ein **Ekzema herpeticatum** (Abb. 15.3) ausbilden. Gefürchtet sind bakterielle Superinfektionen der Effloreszenzen.

Die **HSV-Keratokonjunktivitis** geht klinisch einher mit vermehrtem Tränenfluss, Chemosis und Lichtscheu. Gefürchtet ist v. a. die Mitbeteiligung der Hornhaut (Narbenbildung).

> **Bei der HSV-Keratokonjunktivitis ist immer ein Ophthalmologe hinzuzuziehen.**

Eine primäre symptomatische **HSV-Infektion im Genitalbereich** (Vulvovaginitis, Balanitis), die klinisch mit Fieber, lokalen Bläschen und Ulzera sowie lokaler Lymphadenopathie einhergeht, betrifft überwiegend ältere Jugendliche und Erwachsene. Die Ansteckung mit dem Virus (meist HSV-2) erfolgt praktisch ausschließlich durch Geschlechtsverkehr.

Herpesenzephalitis Dieses schwerste Krankheitsbild tritt nach einer HSV-Primärinfektion (ca. 30%) oder häufiger nach einer HSV-Reaktivierung (ca. 70%) auf. In den meisten Fällen handelt es sich um eine Infektion mit HSV-1, bei Neugeborenen auch mit HSV-2. Die Infektion beginnt mit unspezifischen Symptomen (Fieber, Kopfschmerzen, Krankheitsgefühl). Nach 1–7 Tagen kommt es zu einer **progressiven neurologischen Symptomatik** (fokale oder generalisierte Krampfanfälle, Verhaltensauffälligkeiten, Vigilanzstörungen) bis hin zum Koma. Unbehandelt versterben 70% der Patienten. Verschiedene genetische Faktoren prädisponieren für eine Herpesenzephalitis (u. a. Mutationen in den Genen STAT1, NEMO, TLR3, TRAF3, TRiF und UNC-93B).

Bildgebende Verfahren (kraniales CT oder MR) und EEG zeigen im »typischen« Fall fokale Veränderungen uni- oder bilateral v. a. im Bereich der Temporallappen. Im **Liquor** findet sich meist eine Pleozytose (überwiegend Lymphozyten) und eine starke Eiweißerhöhung. In bis zu 85% ist der Liquor als Folge der ausgedehnten Nekrosen im ZNS hämorrhagisch. Im Frühstadium einer HSV-Enzephalitis kann der Liquor noch vollkommen unauffällig sein.

Die **Aciclovirtherapie** hat die Letalität auf ca. 29% gesenkt. Eine vollständige Ausheilung ohne Residualfolgen findet sich in 38% der mit Aciclovir behandelten Enzephalitispatienten, bei Kindern liegt der Prozentsatz höher. Bei unbehandelten Patienten mit einer Herpesenzephalitis dagegen kommt es nur in 2,5% der Fälle zu einer Restitutio ad integrum. Chronisch rezidivierende Verläufe, auch bei mit Aciclovir behandelten Patienten, kommen gelegentlich vor.

Herpesmeningitis In seltenen Fällen führt eine HSV-Infektion (meist HSV-2) auch zu einer aseptischen lymphozytären **Meningitis** (Mollaret-Meningitis), die rekurrieren kann, meist aber eine gutartige Prognose hat.

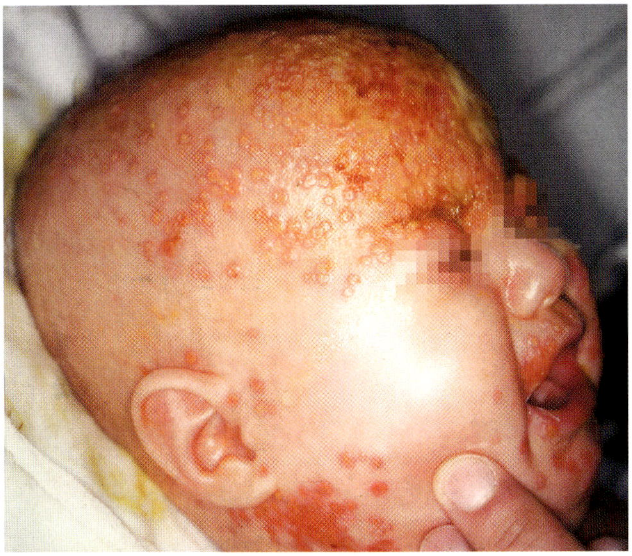

Abb. 15.3 Ekzema herpeticatum bei einem 5 Monate alten weiblichen Säugling

Rekurrierende HSV-Infektionen Nach Primärinfektion (Gingivostomatitis, Keratokonjunktivitis, Herpes genitalis) persistiert HSV lebenslang in latent infizierten sensiblen Spinalganglien (Abb. 15.1). Hier kann das Virus jederzeit reaktiviert werden, mit der klinischen Folge eines **Herpes labialis** (Abb. 15.4), einer **Keratitis dendritica** oder eines **rekurrierenden Herpes genitalis**.

HSV-Infektionen bei immunsupprimierten Patienten Bei Kindern mit eingeschränkter zellulärer Immunität (z. B. immunsuppressive Therapie) können sowohl HSV-Primärinfektionen als auch -Reaktivierungen schwer und disseminiert verlaufen. Häufig sind der Ösophagus, der Gastrointestinaltrakt, der Respirationstrakt (Pneumonie), das ZNS (Enzephalitis) und andere Organe (Leber, Nieren, Milz, Nebennieren) betroffen.

Diagnose

Häufig kann die Diagnose einer Herpesinfektion der Haut oder der Schleimhäute aufgrund der typischen Herpeseffloreszenzen **klinisch** gestellt werden. In Zweifelsfällen wird HSV leicht aus Bläscheninhalt, Schleimhautabstrichen und bioptischem Material isoliert. Methode der Wahl für die Diagnose einer HSV-Enzephalitis ist der **HSV-Genomnachweis im Liquor** mittels Polymerasekettenreaktion.

Der serologische Nachweis von spezifischen **HSV-Antikörpern** im Serum oder Liquor spielt in der Frühdiagnostik von HSV-Infektionen nur eine sekundäre Rolle. Bei einer unklaren Enzephalitis kann der Nachweis von intrathekal produzierten HSV-Antikörpern am Tag 7–10 nach Auftreten der Symptome die Ursache der Erkrankung nachträglich beweisen.

Therapie

Mittel der Wahl bei HSV-Infektionen im Kindesalter ist das Nukleosidanalogon **Aciclovir**.

Zur Behandlung von **neonatalen HSV-Infektionen** sowie der **Herpesenzephalitis** wird Aciclovir in einer Dosierung von 3-mal 15 (–20) mg/kg KG/Tag i.v. (Frühgeborene nur 2-mal 10 mg/kg KG/Tag i.v.) für mindestens 14, besser 21 Tage eingesetzt. Bei zu kurzer Aciclovirtherapie einer HSV-Enzephalitis (<14 Tage) kann es zu Rezidiven kommen. Neugeborene mit HSV-Infektion und neurologischer Beteiligung sollten im Anschluss an die intravenöse Aciclovirtherapie eine Suppressionstherapie mit 3×300 mg/m^2 KÖ Aciclovir über 6 Monate erhalten. Hierdurch wird das Outcome hinsichtlich der neurologischen Entwicklung verbessert.

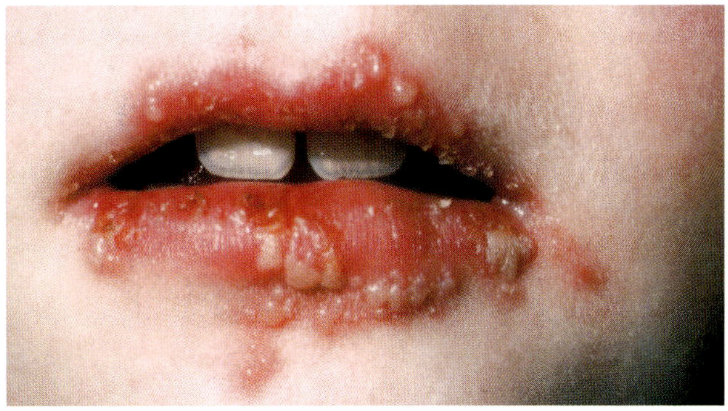

Abb. 15.4 Herpes labialis (8 Jahre altes Mädchen)

Bei klinischem Verdacht auf Herpesenzephalitis beginne man sofort mit einer ausreichend hoch dosierten intravenösen Aciclovirtherapie, ohne die endgültige Labordiagnostik abzuwarten.

Eine **Stomatitis aphthosa** oder ein **Herpes labialis** beim immunkompetenten Kind wird im Normalfall nur symptomatisch (z. B. mit Bepanthen-Lösung oder -salbe) behandelt. Bei allen komplizierten HSV-Infektionen einschließlich dem Herpes genitalis ist Aciclovir derzeit das Mittel der Wahl (intravenös, oral, topisch). Bei aciclovirresistenten HSV-Stämmen (immunsupprimierte Patienten) kann ein Therapieversuch mit Foscarnet unternommen werden.

Für die topische Behandung einer **HSV-Keratokonjunktivitis** stehen verschiedene wirksame Medikamente zur Verfügung wie Aciclovir-Augensalbe und Trifluridin-Augentropfen. Die Therapie muss immer in enger Zusammenarbeit mit einem diesbezüglich erfahrenen Augenarzt erfolgen. Bei Patienten >18 Jahren kann ein genitaler Herpes (Primärinfektion, Rezidive) auch mit Famciclovir oder Valaciclovir behandelt werden.

Prophylaxe

Bei **Schwangeren** mit **aktiver** genitaler Herpesinfektion (sowohl HSV-Erstinfektion als auch -Rezidiv) am Geburtstermin sollte die Geburt durch **Kaiserschnitt** erfolgen, sofern der Blasensprung nicht länger als 4–6 h zurückliegt. Bei Frauen mit rezidivierendem Herpes genitalis in der Spätschwangerschaft senkt eine orale Aciclovir- oder Valganciclovir Therapie die Häufigkeit von HSV-2-Rezidiven zum Zeitpunkt der Geburt. Mütter mit florider HSV-1-Infektion dürfen nur dann stillen, wenn die Brust frei von frischen HSV-Effloreszenzen ist und andere aktive Läsionen abgedeckt sind. Familienangehörige mit floridem Herpes labialis müssen beim Besuch eines Neugeborenen immer einen Mundschutz tragen und dürfen das Kind nicht küssen. Die labialen Herpesläsionen müssen außerdem vorher mit Aciclovir-Salbe abgedeckt werden. Eine **Langzeitchemoprophylaxe** mit Aciclovir kann bei immunsupprimierten und transplantierten Patienten die Häufigkeit (und Schwere) von HSV-Infektionen und -Reaktivierungen signifikant senken.

15.2 Varizella-Zoster-Virus-Infektionen

Epidemiologie

Varizella-Zoster-Virus (VZV) kommt ubiquitär vor und ist **hochkontagiös**. Eine Krankheitshäufung findet sich in den späten Win-

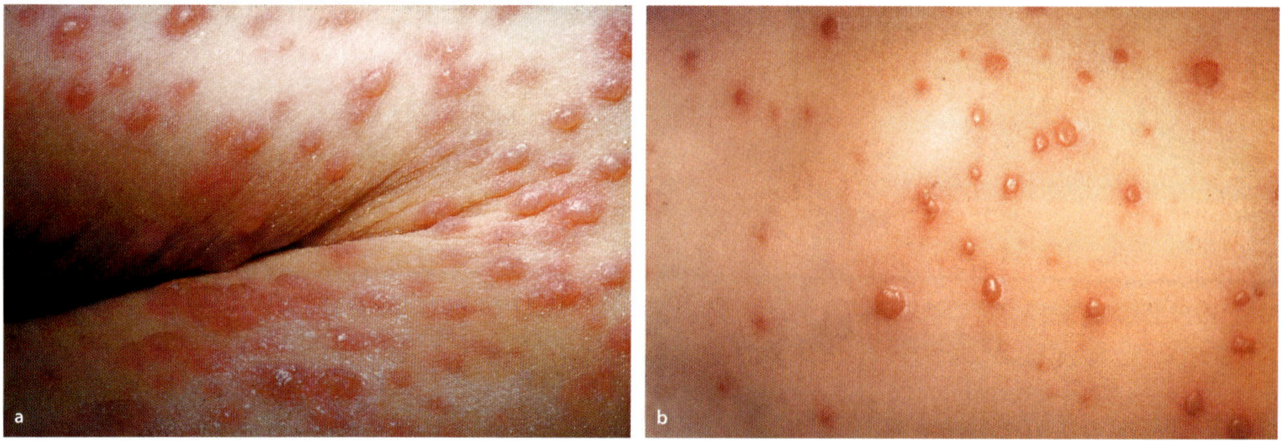

Abb. 15.5a, b Varizelleneffloreszenzen. **a** Bei einem 6-Jährigen; **b** Bei einem 5-Jährigen

termonaten und im Frühjahr. Varizellen treten vorwiegend im Kindesalter auf; bis zum 16. Lebensjahr sind über 90% aller Kinder infiziert.

Die **Ansteckung** mit VZV erfolgt meist durch direkten Kontakt von Mensch zu Mensch, seltener aerogen. Die **Infektiosität** bei Varizellen beginnt 1–2 Tage vor Auftreten des Exanthems und endet ca. 5 Tage nach Exanthemausbruch (immunkompetente Kinder). Der Herpes zoster ist weniger kontagiös als Varizellen. Der Kontakt mit einem Zoster-Patienten führt bei einer seronegativen Person zu Windpocken. Die **Inkubationszeit** bei Varizellen beträgt meist **2 Wochen** (10–28 Tage).

▪▪ Ätiopathogenese

VZV gehört zur Gruppe der **Herpesviren**. Eintrittspforte für VZV sind die Schleimhäute der oberen Atemwege. Nach initialer Virusvermehrung tritt nach 3–4 Tagen eine erste **Virämie** auf. Hierbei wird VZV in **T-Zellen** über den Blutstrom im ganzen Körper verteilt. In Leber und Milz findet anschließend eine massive Virusvermehrung statt. Am Tag 6–7 post infectionem kommt es zur 2. Virämie: hierbei wird VZV auch in die Peripherie zur Haut und zu den Schleimhäuten transportiert. Infizierte **Haut- und Schleimhautzellen** gehen bei der Infektion zugrunde, es bilden sich die typischen **Bläschen** mit virushaltigem Inhalt.

Nach Abklingen der Varizellen wandert VZV retrograd entlang der peripheren **sensorischen Nerven** zu den **Spinalganglien** des Rückenmarks (N. trigeminus, thorakale Ganglien u. a.), wo das Virus lebenslang **persistiert** (◘ Abb. 15.1). In diesen Spinalganglien liegt eine latente VZV-Infektion vor, d. h. es wird kein komplettes Virus produziert. VZV kann bei nachlassender zellulärer Immunität sowie durch noch unbekannte Mechanismen jederzeit **reaktiviert** werden: VZV wandert nun entlang der sensorischen peripheren Nerven anterograd an die Hautoberfläche, wo es im Bereich der betroffenen Dermatome zur Virusvermehrung mit Bläschenbildung (Herpes zoster) kommt.

Im Gegensatz zu **Varizellen**, bei denen es im Rahmen der 2. Virämie zu einem schubweisen Auftreten von Bläschen kommt (**Sternenhimmelbild** mit verschiedenen Stadien von Effloreszenzen), befinden sich die Bläschen beim **Herpes zoster** im gleichen Entwicklungsstadium: es liegt ein **uniformes Exanthem** vor.

Für die immunologische Kontrolle einer VZV-Infektion ist das **zelluläre Immunsystem** entscheidend. VZV-neutralisierende Antikörper können die Schwere des Verlaufs von Varizellen abmildern und u. U. auch eine VZV-Infektion verhindern, insbesondere dann, wenn sie vor Eintritt der primären Virämie verabreicht werden.

> **Windpocken treten nur einmal im Leben auf. Zweiterkrankungen sind sehr selten (ca. 1–2%).**

Varizellen (Windpocken) Meist manifestieren sich Windpocken als typisches **bläschenförmiges Exanthem** (◘ Abb. 15.5) mit nur leichtem Fieber in den ersten 2–3 Krankheitstagen. Die Effloreszenzen treten zunächst v. a. im Gesicht, am behaarten Kopf, und am Stamm auf, weniger häufig kommt es zu einer zentrifugalen Ausbreitung auf die Extremitäten. Die Handinnenflächen sind meist ausgespart.

Frisch aufgetretene **Bläschen**, die klare virushaltige Flüssigkeit enthalten, trocken rasch ein und bilden häufig **Krusten**. Daneben treten immer wieder neue Bläschen auf. Diese Hautveränderungen entwickeln sich **schubweise** mit einer Dauer von bis zu 8 Tagen und sind oft von einem starken Juckreiz begleitet. Durch Kratzen kann es in betroffenen Hautregionen zu Exkoriationen und späterer Narbenbildung kommen.

> **Charakteristisch für Varizellen ist das Nebeneinander von alten, eingetrockneten und frischen Effloreszenzen unterschiedlicher Größe (»Sternenhimmelmuster«).**

Neben der Haut sind auch die Mund- und Genitalschleimhaut sowie die Konjunktiven häufig betroffen. Häufigste **Komplikationen** bei Varizellen sind:

- **bakterielle Superinfektionen** der VZV-Effloreszenzen (v. a. Staphylococcus aureus, Streptococcus pyogenes)
- Atemwegserkrankungen (Pneumonie, Bronchitis) und Otitis media,
- neurologische Komplikationen (Meningitis, Zerebellitis, Enzephalitis, zerebrale Insulte).

Die **Zerebellitis** (Häufigkeit ca. 1:5000) manifestiert sich in Form einer mehr oder weniger ausgeprägten Ataxie am Ende der 1. oder zu Beginn der 2. Woche nach Auftreten der ersten Varizelleneffloreszenzen. Die Prognose ist gut, die Symptome können u. U. einige Wochen andauern.

Bei der **Enzephalitis** (Häufigkeit ca. 1:40.000), die bereits früher im Verlauf der Varizellen auftritt und die im Allgemeinen eine schlechtere Prognose hat, kommt es zu schweren Krampfanfällen und Bewusstlosigkeit mit Exitus letalis oder ausgeprägten Defektheilungen. **Zerebrale Insulte** in Form von akut auftretenden Hemiplegien können erst nach monatelanger Latenz nach einer VZV-Infektion auftreten. Andere seltene Komplikationen sind peri-/parainfektiöse thrombozytopenische Purpura (ITP), Purpura fulminans, Myokarditis, Arthritis, Nephritis und Reye-Syndrom.

15

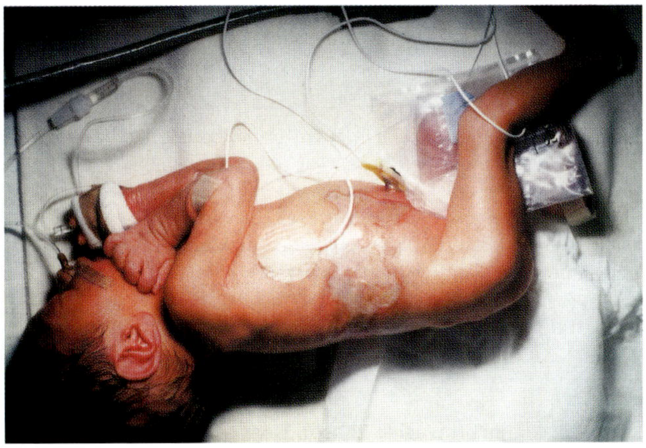

Abb. 15.6 Varizellenembryofetopathie bei einem männlichen Neugeborenen: Hautnarben im Bereich abdomineller Dermatome rechts

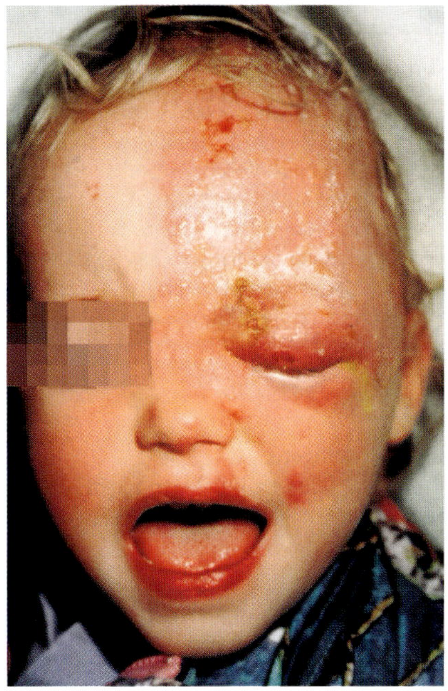

Abb. 15.7 Herpes zoster im Versorgungsbereich des N. trigeminus bei einem Kleinkind mit akuter lymphatischer Leukämie

Bei **zellulären Immundefekten** und **Immunsuppression** (Organtransplantation, HIV-Infektion, immunsuppressive Therapie, maligne Grunderkrankungen) kommt es bei Kindern häufig zu schweren progressiven Varizellen mit viszeraler Beteiligung wie Pneumonie, Meningoenzephalitis, Hepatitis und Pankreatitis. Die Letalität beträgt bis zu 20%.

Konnatale Varizellen ► Kap. 7.10.6.

Varizellenembryofetopathie (konnatales Varizellensyndrom) Varizellen im 1. und 2. Schwangerschaftstrimenon (v. a. in der 13.–20. Schwangerschaftswoche) führen in bis zu 2% zu einem konnatalen Varizellensyndrom (CVS) mit Hautnarben, Gliedmaßenhypoplasien, Dystrophie, Katarakt sowie ZNS-Schädigungen (Abb. 15.6). Varizellen während der Schwangerschaft (v. a. in der 16.–33. Schwangerschaftswoche) können außerdem (in über 1%) zum Auftreten eines Herpes zoster im ersten Lebensjahr führen. Ein Herpes zoster bei einer immunkompetenten Schwangeren dagegen führt nur extrem selten zu einer konnatalen oder neonatalen VZV-Infektion.

Herpes zoster Der Herpes zoster (Abb. 15.7) ist die klinische Manifestation einer **VZV-Reaktivierung**. Er kommt bei Kindern sehr viel seltener vor als bei Erwachsenen. In den meisten Fällen tritt der Zoster unilateral in Form von multiplen uniformen Bläschen in einem oder mehreren Dermatomen auf. Häufig sind die Versorgungsgebiete der thorakalen Nerven (»**Gürtelrose**«) oder des N. trigeminus (Zoster ophthalmicus, Zoster oticus) betroffen. Neuralgiforme Schmerzen können dem Exanthem um mehrere Tage vorausgehen. Weitere systemische Manifestationen außer leichtem Fieber sind selten. Der Verlauf ist meist gutartig. Die **postzosterische Neuralgie** ist bei Kindern selten.

Ein Herpes zoster wird gehäuft bei seropositiven Kindern mit Leukämien, Lymphomen sowie fortgeschrittener HIV-Infektion beobachtet. Ein **disseminierter Herpes zoster** (Zoster generalisatus) kann bei immunsupprimierten Patienten auftreten. Gefürchtet ist die viszerale Beteiligung mit Pneumonie, Meningoenzephalitis und Hepatitis.

▪▪ Diagnose

Die Diagnose von Windpocken oder eines Herpes zoster wird **klinisch** gestellt. VZV kann aus Bläscheninhalt oder virushaltigen Körperflüssigkeiten (Liquor, Blut) mittels Polymerasekettenreaktion oder durch kulturelle Anzucht nachgewiesen werden. Die serologische Untersuchung auf VZV-spezifische Antikörper erfolgt mittels ELISA oder indirekter Immunfluoreszenz.

▪▪ Therapie

Gegen den Juckreiz hilft **symptomatisch** die lokale Anwendung von Lotio alba, falls erforderlich auch die Gabe eines Antihistaminikums.

Wirksames Virostatikum bei VZV-Infektionen ist **Aciclovir**. Aufgrund der geringen Bioverfügbarkeit (15–30%) muss die Substanz immer ausreichend hoch dosiert werden, d. h. 3-mal 10(–15) mg/kg KG/Tag i.v. (maximal 2,5 g/Tag) oder in Ausnahmefällen 4-mal 20 mg/kg KG/Tag p.o. (maximal 3,2 g/Tag) für 5–10 Tage. Varizellen bei immunkompetenten Kindern werden im Allgemeinen nicht virostatisch behandelt. Bei zu erwartenden schweren Varizellen kann durch frühzeitige Behandlung mit Aciclovir innerhalb der **ersten 24 h** nach Auftreten des Exanthems die Schwere der Erkrankung deutlich gemildert werden. Durch Aciclovirgabe in der späten Inkubationszeit (Tag 6–10) kann der Ausbruch von Varizellen u. U. unterdrückt werden bzw. es treten nur noch mitigierte Varizellen auf.

Indikationen für eine Aciclovirtherapie sind:
- Varizellen bei **Frühgeborenen** in den ersten 6 Lebenswochen,
- neonatale Varizellen mit Exanthembeginn zwischen dem 5. und 12. Lebenstag,
- floride Varizellen bzw. ein Herpes zoster bei **immunsupprimierten** Kindern und Jugendlichen.

Bei Patienten über 18 Jahren kann ein Herpes zoster auch mit **Famciclovir** oder **Valaciclovir** behandelt werden.

▪▪ Prophylaxe

VZV-Immunglobulin kann eine VZV-Infektion entweder verhindern oder abmildern, sofern es innerhalb von 24 h bis maximal 72 h nach Exposition verabreicht wird. Es sollte nach Möglichkeit ein intravenös zu applizierendes Präparat eingesetzt werden. Folgender Personenkreis sollte nach Varizellenexposition eine Prophylaxe erhalten:

Exkurs

Entdeckung von EBV

Das Krankheitsbild der infektiösen Mononukleose (Fieber, Lymphadenopathie, Tonsillopharyngitis) wurde bereits Ende des letzten Jahrhunderts durch Filatow (1885) und Pfeiffer (1889; »Pfeiffersches Drüsenfieber«, »glandular fever«) beschrieben. Aufgrund der typischen Blutbildveränderungen (Leukozytose, aktivierte Lymphozyten) erfolgte die Bezeichnung »infektiöse Mononukleose« durch Sprunt und Evans (1920), die sich bis heute weitgehend durchgesetzt hat. Ein erster Schritt in Richtung einer serologischen Diagnose der infektiösen Mononukleose erfolgte durch Paul und Bunnell (1932): sie konnten bei einem Großteil von älteren Patienten sog. heterophile Antikörper im Blut nachweisen, d. h. Antikörper, die Schafserythrozyten agglutinieren. Vereinzelt wird dieser Test auch heute noch als »Mononukleose-Schnelltest« angewendet. 1964 identifizierten Achong, Epstein und Barr ein neues Herpesvirus (Epstein-Barr-Virus) in Tumorzellen des afrikanischen Burkitt-Lymphoms. 1968 konnten Henle und Volker Diehl dann zeigen, dass das Epstein-Barr-Virus der Erreger der infektiösen Mononukleose ist.

- seronegative Schwangere,
- Neugeborene von Müttern, bei denen Varizellen um den Geburtszeitpunkt (5 Tage vor bis 2 Tage nach Entbindung) auftreten,
- Frühgeborene seronegativer Mütter sowie alle sehr unreifen Frügeborenen (<28 Gestationswochen und/oder <1000 g) innerhalb der ersten 6 Lebenswochen,
- seronegative abwehrgeschwächte Kinder.

Stationäre Kinder mit floriden Varizellen (aber auch mit Herpes zoster) sind bis zur Verkrustung aller Effloreszenzen zu **isolieren** (oder zu kohortieren). Seronegative Patienten müssen vom 8.–21. (–28.) Tag nach einer VZV-Exposition isoliert, oder – sofern medizinisch vertretbar – nach Hause entlassen werden.

Alle Kinder sollten ab dem 11. Lebensmonat gegen Windpocken (2 Dosen) geimpft werden (▶ Kap. 19).

Das früher häufig praktizierte »Lüften« nach Besuch eines Patienten mit floriden Varizellen ist eine sinnlose Maßnahme. Wichtigste Maßnahme ist die **Händedesinfektion**!

Varizellen sind seit 2012 meldepflichtig!

15

15.3 Epstein-Barr-Virus-Infektionen

Epidemiologie

Epstein-Barr-Virus (EBV) kommt ubiquitär vor. Abhängig von Lebensstandard und Hygieneverhältnissen infiziert sich in ärmeren Ländern ein Großteil der Bevölkerung bereits im frühen Kleinkindesalter, während in reichen Industrieländern eine EBV-Infektion gehäuft erst im Adoleszentenalter (»Kusskrankheit«) auftritt. Eine infektiöse Mononukleose tritt nur einmal im Leben auf, Zweitmanifestationen sind extrem selten.

Die Ansteckung erfolgt überwiegend durch infektiösen **Speichel**, selten durch **Organtransplantation** oder **Bluttransfusionen**. Die Ausscheidung von infektiösem EBV im Speichel kann auch nach Verschwinden der Krankheitssymptome noch Monate oder Jahre andauern. Diaplazentar übertragene mütterliche Antikörper gegen EBV bilden einen gewissen Nestschutz des Säuglings während des 1. Lebenshalbjahrs. Konnatale EBV-Infektionen nach einer Primärinfektion einer Schwangeren sind eine Rarität. Die **Inkubationszeit** schwankt zwischen **10–50 Tagen**.

Ätiopathogenese

EBV gehört zur Gruppe der **Herpesviren**. Eintrittspforte für EBV ist der Rachenraum (Waldeyer-Rachenring, Tonsillen), wo das Virus zu einer sog. lytischen Infektion des lymphoepithelialen Gewebes (B-Zellen, Epithelzellen) mit anschließender Produktion von infektiösem EBV führt (**invasive Phase**). Im weiteren Verlauf (nach ca. 2 Wochen) kommt es zur **Virämie** oder mehreren virämischen Phasen. Hierbei werden EBV-infizierte B-Zellen über den Blutstrom in andere Organe (Leber, Milz, Knochenmark, Lymphknoten, evtl. ZNS) transportiert, erst nach einer Inkubationszeit von 10–50 Tagen treten die klinische Symptome auf.

In den im Blut **zirkulierenden B-Zellen** kommt es zunächst noch zu einer lytischen EBV-Infektion mit Produktion von infektiösem Virus, später liegt nur noch eine sog. **latente Infektion** vor, d. h. es werden nur noch wenige Virusantigene (Kernantigene EBNA1-6 und Membranantigene LMP1 und 2) exprimiert. Diese B-Zellen werden hierdurch zu lymphoblastoiden Zellen »**transformiert**« und erwerben die Fähigkeit zur unbegrenzten Teilung und Vermehrung (**Immortalisation**).

Beim immunkompetenten Menschen werden nach einer EBV-Infektion rasch aktivierte **zytotoxische T-Zellen** vom $CD8^+$-Typ gebildet, die selektiv nur die EBV-infizierten B-Zellen weitestgehend eliminieren. Diese aktivierten T-Zellen bilden einen großen Anteil der typischen »**Pfeiffer-Zellen**« (syn.: lymphatische Reizformen, »Virozyten«) und der teilweise extremen **Lymphozytose** im Blutbild von Patienten mit akuter infektiöser Mononukleose (◻ Abb. 15.8).

Nach durchgemachter EBV-Infektion **persistiert** EBV lebenslang in ruhenden **B-Zellen** im Knochenmark. EBV kann in diesen Zellen jederzeit **reaktiviert** werden. Bei eingeschränkter zellulärer Immunität (z. B. nach medikamentöser Immunsuppression, AIDS) können sich diese B-Zellen – abhängig vom Ausmaß der Immunsuppression – expandieren und so zu schweren **lymphoproliferativen Krankheitsbildern** und **B-Zelllymphomen** führen.

Klinik

Die Ausprägung und die Dauer der klinischen Symptomatik bei infektiöser Mononukleose sowie assoziierter Komplikationen ist in erster Linie von der **Immunreaktion des Wirts** abhängig. Bei Patienten mit eingeschränkter Immunität kann die Symptomatik schwächer ausgeprägt sein oder gänzlich fehlen. Weiterhin ist die Symptomatik altersabhängig: bei kleinen Kindern kann eine EBV-Primärinfektion wie ein hochfieberhafter Infekt oder auch völlig inapparent verlaufen.

Akute infektiöse Mononukleose (Pfeiffersches Drüsenfieber). Die infektiöse Mononukleose ist vor allem eine Erkrankung des Adoleszenten und jungen Erwachsenen (Altersgipfel 15–19 Jahre), die das Allgemeinbefinden für Wochen stark beeinträchtigen kann. In dieser Altersgruppe manifestiert sich die Erkrankung nach einer häufig ca. 2-wöchigen Inkubationszeit typischerweise durch hohes re- oder intermittierendes Fieber für wenige Tage bis 2 Wochen, in seltenen Fällen auch bis zu 6 Wochen. Hinzu kommt immer eine generalisierte Lymphknotenschwellung, die im Halsbereich und im Kieferwinkel besonders ausgeprägt ist (»Stiernacken«; ◻ Abb. 15.9).

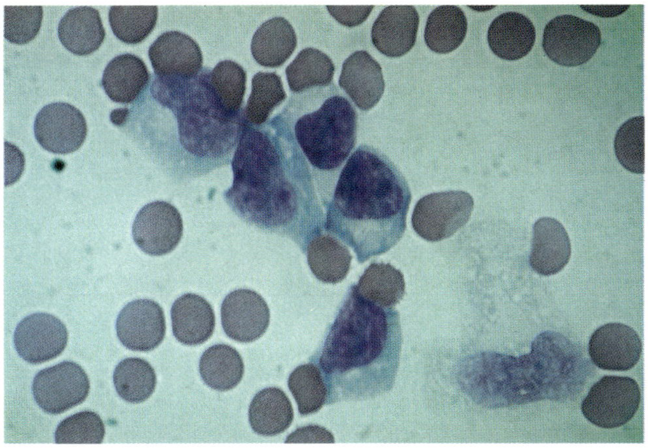

Abb. 15.8 Aktivierte T-Lymphozyten (Pfeiffer-Zellen, lymphatische Reizformen) im Liquor bei einem Patienten mit schwerer infektiöser Mononukleose und EBV-Meningoenzephalitis

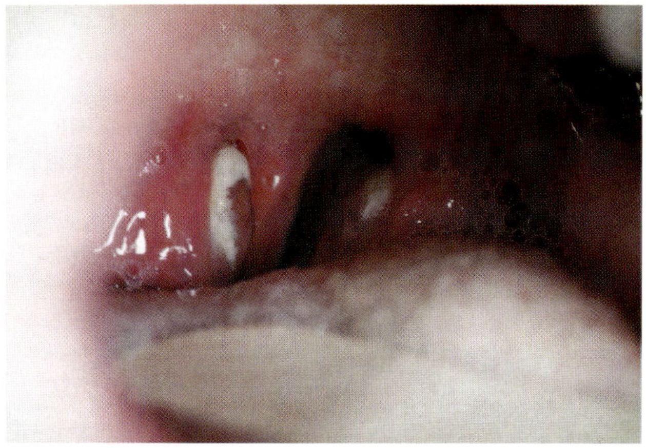

Abb. 15.10 Tonsillopharyngitis mit Fibrinbelägen bei einem Patienten mit infektiöser Mononukleose

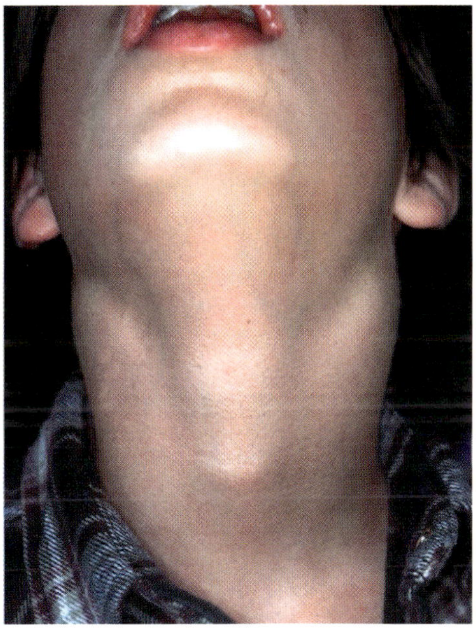

Abb. 15.9 Zervikale Lymphknotenschwellung bei einem 18 Jahre alten Patienten mit akuter infektiöser Mononukleose

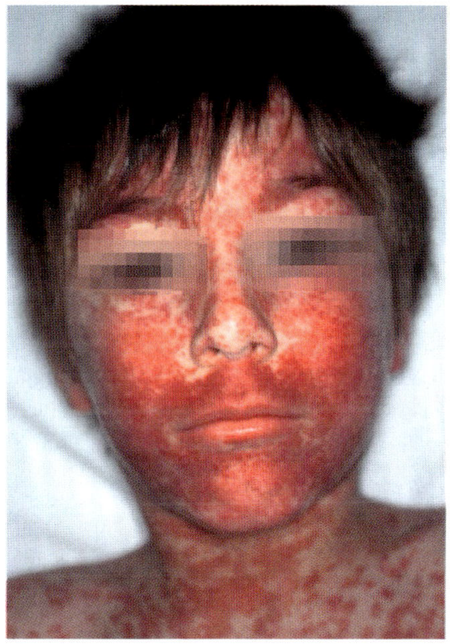

Abb. 15.11 Ampicillininduziertes Exanthem bei einem 14 Jahre alten Patienten mit akuter infektiöser Mononukleose

Die **Lymphadenopathie** bildet sich im Allgemeinen nach der 2. Krankheitswoche langsam zurück.

In 70–90% tritt initial eine ausgeprägte **Tonsillopharyngitis** mit Fibrinbelägen (Abb. 15.10) auf, die in der 2. Krankheitswoche meist rasch abheilt. Eine Splenomegalie findet sich bei 50–60% der Patienten in der 2. und 3. Krankheitswoche. Seltener (15–25%) ist eine Hepatitis mit und ohne Ikterus. In 5–10% treten meist flüchtige morbilliforme Exantheme auf.

Cave
Werden Patienten mit Mononukleose mit **Ampicillin** behandelt, tritt in bis zu 100% ein meist sehr ausgeprägtes makulopapulöses Exanthem auf (Abb. 15.11).

Komplikationen

Komplikationen einer infektiösen Mononukleose können praktisch alle Organsystem betreffen (Tab. 15.1). Das ZNS ist dabei am häufigsten betroffen (ca. 5%).

Akute fatale Mononukleose In seltenen Fällen verläuft eine infektiöse Mononukleose im Kindesalter fulminant und tödlich. In fast 90% tritt hierbei eine schwere Hepatitis auf, sehr häufig ist auch eine **Meningoenzephalitis**. Sind Knaben betroffen, kann als Prädisposition für diese schwere Verlaufsform der Immundefekt »X-chromosomale lymphoproliferative Erkrankung« (XLP) vorliegen.

Chronisch-aktive EBV-Infektion Die chronisch-aktive EBV (CAEBV)-Infektion, die überwiegend im asiatischen Raum beobachtet wird, ist durch eine **rezidivierende Mononukleosesymptomatik** über viele Monate bzw. Jahre, dem zusätzlichen Auftreten von ungewöhnlichen Komplikationen wie z. B. Koronaraneurysmen, Überempfindlichkeit gegenüber Moskitostichen und einer Hydroa vacciniforme sowie einem stark erhöhten Lymphomrisiko charakterisiert. Die Prognose ist schlecht. Eine etablierte Therapie existiert nicht.

Lymphoproliferative Krankheitsbilder Kinder und Jugendliche mit **angeborenen zellulären Immundefekten** (schwerer kombi-

Tab. 15.1 Komplikationen bei infektiöser Mononukleose

Blut	Hämolytische und aplastische Anämie, Thrombozytopenie, Granulozytopenie, virusassoziiertes Hämophagozytosesyndrom (VAHS)
ZNS	Meningoenzephalitis, Zerebellitis, Guillain-Barré-Syndrom, Hirnnervenparesen, Neuritiden, Querschnittsmyelitis, psychotische Krankheitsbilder (»Alice-im-Wunderland-Syndrom«)
Herz	Myo- und Perikarditis
Respirationstrakt	Obere Atemwegsobstruktion, lymphozytäre interstitielle Pneumonie (LIP), Pleuritis
Haut	Exanthem (v. a. nach Ampicillingabe), Kälteurtikaria, Vaskulitis, Akrozyanose, Gianotti-Crosti-Syndrom
Nieren	Interstitielle Nephritis, Glomerulonephritis
Leber	Hepatitis, Leberversagen
Milz	Ruptur
Intestinaltrakt	Pankreatitis
Immunsystem[a]	Anergie, Hypo- und Hypergammaglobulinämie, lymphoproliferative Krankheitsbilder, maligne B- und T-Zelllymphome

[a] Meist in Verbindung mit einer bereits bestehenden (primären oder sekundären) Immundefizienz

nierter Immundefekt, SCID; X-chromosomale lymphoproliferative Erkrankung, XLP u. a.), aber auch mit **erworbener Immundefizienz** (Organtransplantation, immunsuppressiver Therapie, HIV-Infektion) zeigen eine eingeschränkte Immunkompetenz gegenüber EBV. Hierdurch kommt es zu einer Verschiebung des Virus-Wirt-Gleichgewichts zugunsten des Virus. EBV-infizierte B-Zellen können daher unkontrolliert auswachsen und zu poly-oligoklonalen B-Zell-Lymphoproliferationen bis hin zu monoklonalen malignen Lymphomen führen. Die Häufigkeit dieser Komplikationen ist direkt abhängig von der Schwere der Immunsuppression.

EBV-assoziierte maligne Erkrankungen EBV findet sich zu 100% in Tumorzellen des endemischen **Burkitt-Lymphoms** und des Nasopharynxkarzinoms. Darüber hinaus lässt sich das Virus in geringerer Häufigkeit auch in anderen Malignomen (M. Hodgkin, B- und T-Zell-Lymphome) nachweisen. Die Rolle von EBV in der Tumorentstehung und/oder -progression ist noch weitgehend unbekannt.

▪▪ Diagnose

Die infektiöse Mononukleose kann meist **klinisch** diagnostiziert werden.

Labor Im **Blutausstrich** lassen sich typischerweise zahlreiche aktivierte T-Lymphozyten (Pfeiffer-Zellen) nachweisen (Abb. 15.8). In Zweifelsfällen wird bei immunkompetenten Patienten die Diagnose **serologisch** gesichert (Abb. 15.12). Der Mononukleose-Schnelltest zum Nachweis von heterophilen Antikörper ist im Kindesalter sehr wenig sensitiv und spielt in der Pädiatrie keine Rolle. Die Bestimmung der **Viruslast im Blut** mittels Polymerasekettenreaktion ist bei immunsupprimierten Patienten mit EBV-assoziierten lymphoproliferativen Krankheitsbildern sinnvoll.

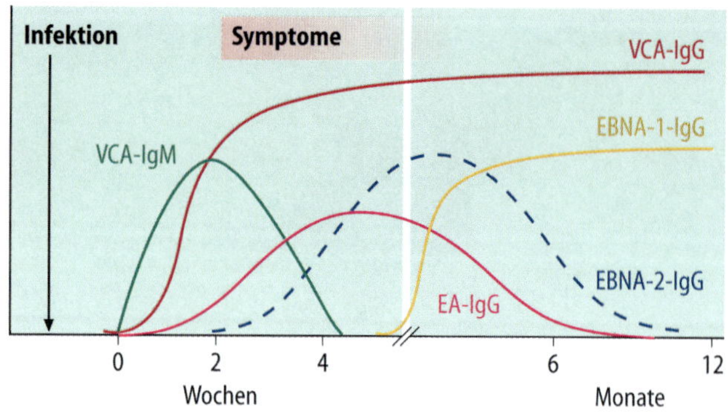

Abb. 15.12 Auftreten spezifischer Antikörper während und nach einer unkomplizierten EBV-Primärinfektion

▪▪ Therapie, Prävention

Eine kausale virostatische Therapie gibt es nicht. Patienten mit unkomplizierter infektiöser Mononukleose werden rein **symptomatisch** behandelt. Eine Isolierung von Kindern mit infektiöser Mononukleose ist nicht erforderlich. Die kurzzeitige Gabe von **Kortikosteroiden** kann bei bestimmten Komplikationen einer Mononukleose (ausgeprägte Atemwegsobstruktion, Enzephalitis, Myokarditis, Thrombozytopenie etc) wirksam sein. Bei **schwerer EBV-assoziierter Hämophagozytose (VAHS)** kann ein frühzeitiger Therapieversuch mit **Etoposid (VP-16)** zur Remission führen. Bei der sehr seltenen Milzruptur ist häufig eine Splenektomie erforderlich.

Immunsupprimierte Patienten. Bei angeborenen Immundefekten (XLP etc.) kann eine **frühzeitige Stammzelltransplantation** (Nabelschnurblut, Knochenmark) zu einer Immunrekonstitution führen und so spätere Komplikationen durch EBV verhindern. Bei Auftreten von EBV-Lymphomen im Rahmen einer **immunsuppressiven Therapie** führt die rechtzeitige **Reduktion der Medikamentendosis** häufig noch zu einer Rückbildung der Tumoren. Der Einsatz von monoklonalen Anti-B-Zellantikörpen (anti-CD20 Rituximab) führt bei EBV-assoziierten lymphoproliferativen Krankheitsbildern in bis zu 60% zu einer kompletten Remission.

Die präsymptomatische Therapie mit **Ganciclovir** kann bei Kindern nach **Organtransplantationen** (v. a. Lebertransplantation) wahrscheinlich die Häufigkeit von EBV-assoziierten lymphoproliferativen Komplikationen reduzieren. Bei organtransplantierten Patienten kann die Infusion von EBV-spezifischen zytotoxischen T-Zellen des Organspenders EBV-positive Lymphome zur Rückbildung bringen oder die Neuentstehung von Lymphomen verhindern (sog. »adoptiver Immuntransfer«).

15.4 Zytomegalievirusinfektionen

▪▪ Epidemiologie

Die Durchseuchungsrate mit dem Zytomegalievirus (CMV) in der Bevölkerung ist v. a. abhängig vom Alter und Lebensstandard. In Deutschland sind ungefähr 50% der erwachsenen Gesamtbevölkerung seropositiv für CMV. CMV-Infektionen als Folge von Organtransplantationen treten meist nach 4 Wochen bis 4 Monaten auf, als Folge einer Bluttransfusion bereits nach 3–12 Wochen.

CMV wird **horizontal** über infektiöse Körperflüssigkeiten (Speichel, Urin, Muttermilch), Blut, Blutprodukte oder transplantierte Organe, sowie **vertikal** (konnatale Infektion) übertragen. CMV-positive Säuglinge und Kleinkinder können über Wochen infektiöses CMV ausscheiden.

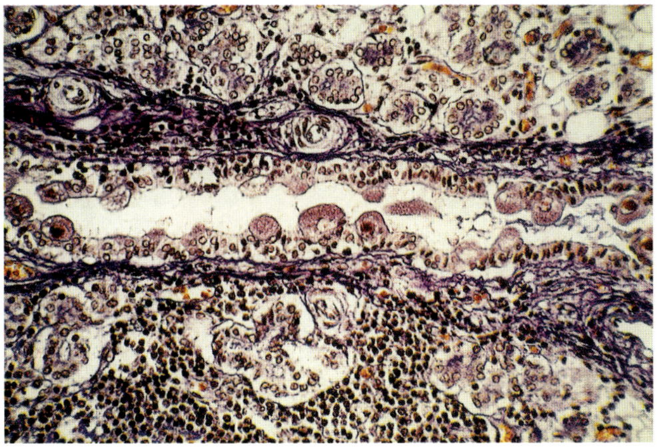

Abb. 15.13 Eulenaugenzellen in der Parotis eines verstorbenen Kindes mit konnataler Zytomegalie

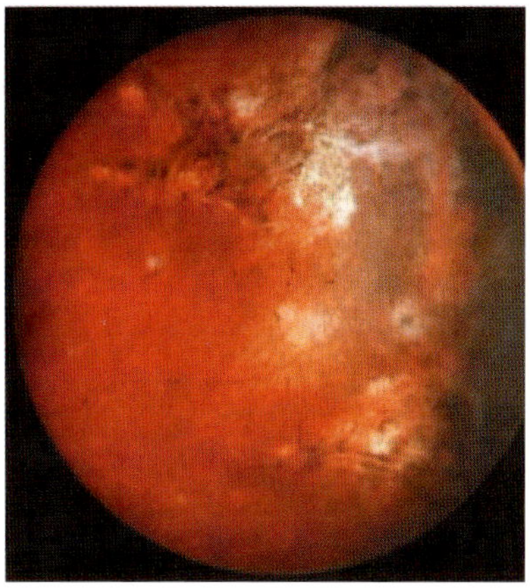

Abb. 15.14 CMV-Chorioretinitis bei einem 14 Jahre alten Patienen unter immunsuppressiver Therapie (freundlicherweise zur Verfügung gestellt von Prof. Dr. Handrick, Frankfurt/Oder)

Ätiopathogenese

CMV gehört zur Gruppe der **Herpesviren**. CMV repliziert sich in **epithelialen Zellen** der Speicheldrüsen und der Nieren, bei schweren generalisierten Infektionen auch in Leber, Genitaltrakt, Lungen und anderen Organen. Die produktive CMV-Infektion führt in diesen Zellen zu typischen intranukleären Einschlüssen (»**Eulenaugenzellen**«; Abb. 15.13) und zu massiver Vergrößerung der infizierten Zellen (»**Zytomegalie**«). Während der virämischen Phase(n) findet sich CMV überwiegend zellassoziiert in der Fraktion der **polymorphkernigen Granulozyten** (Abb. 15.16).

Nach einer Primärinfektion **persistiert** CMV lebenslang im Blut in **Monozyten/Makrophagen** sowie in anderen infizierten Organen (Speicheldrüsen, Nieren). Das Virus kann bei Immunsuppression jederzeit **reaktiviert** werden. Bei der immunologischen Bewältigung einer CMV-Infektion spielt die **zelluläre Immunität** (u. a. CMV-spezifische CD8+-T-Zellen) eine entscheidende Rolle. **Neutralisierende CMV-spezifische Antikörper** können bei einer CMV-Infektion die Schwere einer CMV-Erkrankung abmildern.

CMV-Infektionen bei immunkompetenten und -supprimierten Personen Die meisten CMV-Infektionen verlaufen bei immunkompetenten Personen asymptomatisch bzw. subklinisch. In seltenen Fällen (1:1000) manifestiert sich eine CMV-Infektion als **mononukleoseähnliches Krankheitsbild** mit ähnlichen klinischen Symptomen und Blutbildveränderungen (Lymphozytose, atypische Lymphozyten).

Cave

Bei Patienten mit eingeschränkter T-Zellreaktivität (Organtransplantation, immunsuppressive Therapie, HIV-Infektion) führt eine CMV-Primärinfektion oder -Reaktivierung gehäuft zu schweren Krankheitsbildern mit Chorioretinitis (Abb. 15.14), Enzephalitis, interstitieller Pneumonie, Hepatitis und gastrointestinalen Komplikationen (Ösophagitis, Kolitis).

Das Risiko und die Schwere einer CMV-Erkrankung korreliert mit dem Ausmaß der Immunsuppression, der Virusmenge im Blut und anderen Faktoren, die eine Reaktivierung von CMV begünstigen (akute Graft-versus-Host-Erkrankung, Infektion mit anderen Herpesviren, CMV-seronegativer Transplantatempfänger eines CMV-positiven Organs).

Konnatale CMV-Infektionen Die Zytomegalie ist die **häufigste** konnatale Infektion (ca. 0,2–0,4% aller Neugeborenen).

Eine **CMV-Primärinfektion** in der Schwangerschaft führt bei ca. 7–10% der infizierten Kinder zu einer schweren generalisierten CMV-Erkrankung. Eine **CMV-Reaktivierung** (oder CMV-Zweitinfektion) in der Schwangerschaft führt dagegen nur sehr selten zu einer symptomatischen Zytomegalie beim Kind.

Das Risiko für eine symptomatische konnatale Zytomegalie scheint direkt mit der Höhe von maternalen neutralisierenden CMV-spezifischen Antikörpern sowie der CMV-Virusmenge im Blut zu korrelieren.

Exkurs

Historische Entwicklung der Zytomegalieforschung

Die Erstbeschreibung der Zytomegalie erfolgte 1881 durch den Pathologen Hugo Ribbert (1855–1920). Ribbert berichtete am 23.06.1881 über einen »Fall von partieller kompensatorischer Hypertrophie des Harnkanälchenepithels bei fleckweiser interstitieller Nephritis eines tot geborenen luischen Kindes.« Anhand der histopathologischen Befunde sprach Ribbert von einer »Krankheit mit protozoenartigen Zellen«. Seine Beobachtungen veröffentlichte Ribbert 1904 im Zentralblatt für Pathologie (Band 15, S. 945–948) unter dem Titel: »Über protozoenartige Zellen in der Niere eines syphilitischen Neugeborenen und in der Parotis von Kindern«. Im gleichen Jahr publizierten auch die Dermatologen Jesionek und Kiolemenoglou ihre ähnlichen Befunde in der Münchner Medizinischen Wochenschrift (Band 51, S. 1905–1907): »Über einen Befund von protozoenartigen Gebilden in den Organen eines hereditär-luetischen Foetus.« Heute wissen wir, dass es sich hierbei um die bei der Zytomegalie typischen Riesenzellen mit Einschlusskörperchen (»Eulenaugenzellen«) handelt. Der Name »Zytomegalie« wurde 1921 von Goodpasture und Talbot eingeführt. Erste experimentelle Hinweise dafür, dass die Zytomegalie eine Viruserkrankung ist, publizierten Cole und Kuttner in der Zeitschrift Journal of Experimental Medicine (Band 44: S. 855–873): »A filtrable virus present in the submaxillary glands of guinea pigs.« Die Bezeichnung »Speicheldrüsenviruskrankheit« (»Salivary gland virus disease«) geht auf Farber und Wolbach (1932) zurück.

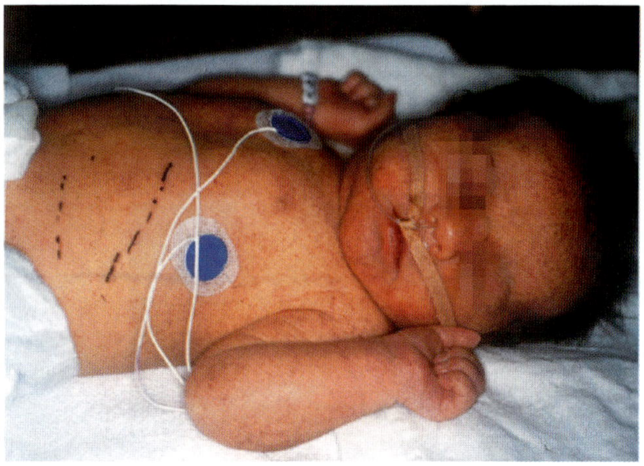

Abb. 15.15 Konnatale Zytomegalie: Frühgeborenes mit Ikterus, Petechien und Hepatosplenomegalie

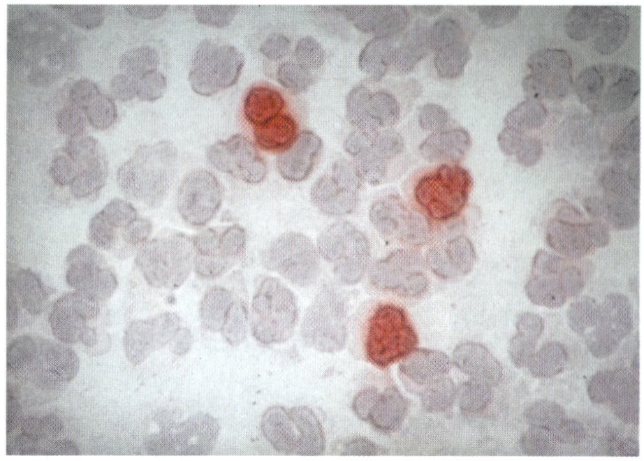

Abb. 15.16 Nachweis des CMV-Antigens pp65 in Granulozyten (APAAP-Methode). (Mit freundlicher Genehmigung von Dr. J. Podlech, Institut für Virologie, Universität Mainz)

Etwa 90% aller Neugeborenen mit konnataler CMV-Infektion sind bei Geburt klinisch symptomfrei. Ein Teil dieser Kinder (7–15%) kann aber später eine bleibende Hörstörung entwickeln. Aus diesem Grund sollten bei allen Kindern mit konnataler CMV-Infektion **wiederholt Hör- und Sehprüfungen** veranlasst werden.

Eine symptomatische konnatale Zytomegalie (nach CMV-Erstinfektion in der Schwangerschaft) ist eine **Multisystemerkrankung** mit hoher Morbidität und Letalität. Erkrankte Kinder (Abb. 15.15) zeigen eine ausgeprägte intrauterine Wachstumsretardierung, Ikterus, Hepatosplenomegalie, Thrombozytopenie mit Petechien (77%), Pneumonie sowie **schwerste ZNS-Schädigungen** (bis zu 70%) mit Mikrozephalus (53%), intrazerebralen Verkalkungen, Chorioretinitis, späterer Taub- und Blindheit und geistiger Behinderung. Die **Letalität** liegt bei bis zu **30%**. Für die Einschätzung von späteren neurologischen Defiziten scheint ein Schädel-CT oder MRT die derzeit sensitivste Methode zu sein. Der Nachweis von CMV-DNA sowie eine Eiweißerhöhung im Liquor ist wahrscheinlich mit einer schlechteren Prognose hinsichtlich der neurologischen Entwicklung assoziiert. Die schlechteste Prognose haben konnatale CMV-Infektionen häufig dann, wenn sie im 1. Trimenon auftreten.

Peri- und postnatale CMV-Infektionen Infektionen, die durch CMV im Zervikal- und Vaginalsekret bzw. durch infektiöse Muttermilch übertragen werden, verlaufen bei reifgeborenen, immunkompetenten Kindern **meist asymptomatisch** oder mild.

CMV-Infektionen bei Frühgeborenen Bei sehr kleinen Frühgeborenen kann eine perinatale CMV-Infektion (via CMV-positive Blutprodukte oder Muttermilch) eine schwere interstitielle Pneumonie, Hepatosplenomegalie und ein sepsisähnliches Krankheitsbild verursachen. Die Letalität liegt bei 24%.

▪▪ Diagnose

Sensitive und spezifische Parameter für eine floride CMV-Infektion sind der quantitative Nachweis des **CMV-Antigens pp65** (Abb. 15.16) oder des **CMV-Genoms (PCR)** im Blut (oder anderen Körperflüssigkeiten). Beide Methoden erlauben eine Bestimmung der Viruslast und somit auch das **Monitoring einer virostatischen Therapie** mit Ganciclovir. Der »klassische Nachweis« von CMV besteht in der Isolierung aus verschiedenen Körperflüssigkeiten (Urin, Speichel etc.; Abb. 15.17).

> **Die Diagnose einer CMV-Erkrankung erfordert neben der klinischen Symptomatik auch den Nachweis einer aktiven CMV-Infektion (hohe CMV-Antigenämie, hohe Viruslast im Blut) oder den CMV-Nachweis im symptomatischen Organ (bronchoalveoläre Lavage, Liquor).**

Mit **serologischen Methoden** (ELISA, indirekte Immunfluoreszenz) kann eine CMV-Primärinfektion anhand einer Serokonversion dokumentiert werden. Diesbezüglich wäre es wünschenswert, wenn bei allen Frauen im gebährfähigen Alter der CMV-Antikörperstatus untersucht würde: Bei allen CMV-seropositiven Frauen besteht im Falle einer CMV-Infektion (-Reaktivierung) in der Schwangerschaft nur ein sehr geringes Risiko für eine symptomatische CMV-Infektion des Feten.

> **Cave**
> **Bei symptomatischen Frühgeborenen und Neugeborenen kann die Serologie (Anti-CMV-IgM) negativ sein. In diesem Fall ist der Nachweis von CMV im Urin, Blut und/oder Liquor entscheidend.**

▪▪ Therapie

Konnataler Therapieversuch bei Zytomegalie Beim Management einer symptomatischen konnatalen CMV-Infektion ergeben sich mehrere grundsätzliche **Probleme**, die derzeit noch ungelöst sind:
- Ein Großteil der Kinder mit konnataler symptomatischer CMV-Infektion zeigen bei Geburt schwere neurologische Auffälligkeiten, die zu diesem Zeitpunkt bereits irreversibel sind.
- Die CMV-Replikation persistiert auch nach Geburt über mehrere Jahre, mögliche neurologische Komplikationen können sich u. U. erst später in den ersten Lebensjahren manifestieren.

Bei symptomatischer pränatal erworbener CMV-Infektion (konnatale Zytomegalie) ist zur Vermeidung einer progredienten Innenohrschwerhörigkeit eine 6-wöchige Behandlung mit intravenösem **Ganciclovir** (2×4–6 mg/kg/Tag i.v.) oder oral applizierbarem **Valganciclovir**, 2×16 mg/kg/Tag p.o.) sinnvoll (evidenzbasierte Empfehlungen). Beide Substanzen sind für Kinder und Jugendliche allerdings nicht zugelassen, der Einsatz ist daher nur als **off-label use** möglich.

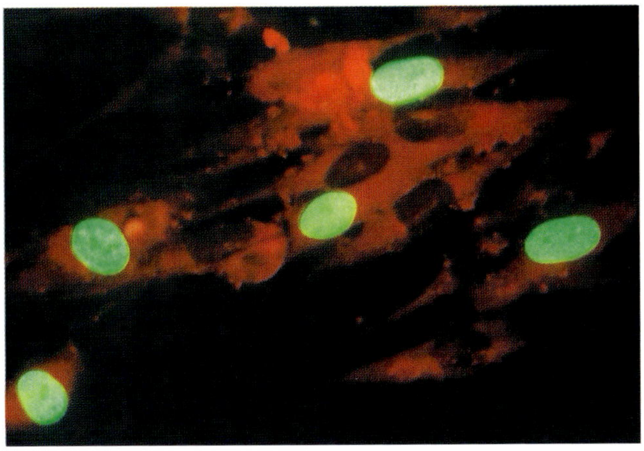

Abb. 15.17 Nachweis von CMV mittels Immunfluoreszenztest (IFT). CMV aus Patientenmaterial (Urin etc.) wird auf humanen embryonalen Lungenzellen (HEL) angezüchtet und mit Hilfe eines fluoreszenzmarkierten Antikörpers nachgewiesen (grüne Fluoreszenz in den Zellkernen)

Die Gabe von CMV-Immunglobulin kann wahrscheinlich bei Schwangeren das Risiko einer CMV-Primärinfektion einerseits, sowie die Folgen einer CMV-Infektion für den Feten andererseits, reduzieren.

Therapie bei immunsupprimierten Patienten Bei der Therapie der **CMV-Retinitis** sind **Ganciclovir, Valganciclovir, Foscarnet** und **Cidofovir** teilweise wirksam. Die Erfahrungen bei Kindern sind noch sehr begrenzt. Die Prognose einer CMV-Pneumonie oder CMV-Enzephalitis ist trotz Therapie mit Ganciclovir und/oder Foscarnet mit und ohne zusätzliches **CMV-Immunglobulin** meist sehr schlecht. Bei Infektionen durch ganciclovirresistente CMV-Isolate kann ein Therapieversuch mit Foscarnet unternommen werden.

Prophylaxe

Transfusionspflichtige Früh- und Neugeborene sowie immunsupprimierte Patienten sollten nur **leukozytenfreie, gefilterte Blutprodukte** von möglichst CMV-seronegativen Spendern erhalten. CMV-seronegative Transplantatempfänger sollten möglichst das Organ eines **CMV-negativen Spenders** erhalten. Das hohe Infektionsrisiko durch CMV-positive Muttermilch bei sehr kleinen Frühgeborenen kann durch **Pasteurisierung der Muttermilch** reduziert werden. Durch prophylaktische oder frühzeitige Gabe von wirksamen **Virostatika** (Ganciclovir, ggf. Foscarnet oder Cidofovir) kann die Inzidenz von symptomatischen CMV-Erkankungen bei Patienten mit AIDS oder nach Organtransplantationen herabgesetzt werden. Bei knochenmarktransplantierten Patienten kann die Infusion von CMV-spezifischen zytotoxischen $CD8^+$-T-Zellen des Organspenders zu einem immunologischen Schutz vor späten CMV-Komplikationen führen (»**adoptiver Immuntransfer**«).

Durch strikte **hygienische Maßnahmen** (Händedesinfektion!) muss das Risiko einer CMV-Infektion von seronegativen Schwangeren (medizinisches Personal, Patientinnen, Besucherinnen) und immunsupprimierten Personen minimiert werden. Kinder, die CMV ausscheiden, dürfen Kindergarten und Schule besuchen, eine Isolierung im Krankenhaus ist im Allgemeinen nicht gerechtfertigt.

Bei Schwangeren mit einer primären CMV-Infektion kann die frühzeitige Gabe von CMV-Immunglobulin das Risiko einer schweren konnatalen Zytomegalie beim Feten wahrscheinlich senken.

Exkurs

Identifikation des Erregers

Das klinische Krankheitsbild einer symptomatischen HHV-6-Infektion wurde erstmals 1910 von Zahorsky in den USA beschrieben und als »Roseola infantilis«, bzw. später als »Roseola infantum« bezeichnet. Bereits damals wurde eine Virusätiologie vermutet. 1921 wurden von Veeder und Hempelmann die typischen Blutbildveränderungen (Leukopenie, relative Lymphozytose) bei einer HHV-6-Infektion erstmals beschrieben. 1986 wurde von Salahuddin et al. (Science 234: 596–601, 1986) ein neues humanes Herpesvirus (HBLV) identifiziert, welches später als Herpesvirus Typ 6 (HHV-6) bezeichnet wurde. 1988 gelang Yamanishi et al. (Lancet 1: 1065–7, 1988) erstmals der Nachweis, dass HHV-6 der Erreger des Exanthema subitum ist.

15.5 Herpesvirus-Typ-6-Infektionen

Epidemiologie

Herpesvirus Typ 6 (HHV-6) kommt ubiquitär vor. Die Durchseuchung in der Bevölkerung liegt zwischen 80 und 100%. Die meisten HHV-6-Infektionen treten bereits im **1. Lebensjahr** auf. Neutralisierende mütterliche Antikörper gegen HHV-6 bieten nur einen unvollständigen Nestschutz. Für die immunologische Bewältigung spielen **HHV-6-spezifische $CD8^+$-T-Zellen** eine wichtige Rolle. Die Übertragung erfolgt meist über infektiösen **Speichel,** möglicherweise auch aerogen durch Tröpfchen. Die **Inkubationszeit** beträgt **5–15 Tage**.

Ätiopathogenese

HHV-6 gehört zur Gruppe der Herpesviren. Es gibt 2 Serotypen (6A und 6B), von denen meist Typ 6B mit Krankheiten assoziiert ist. Während der klinischen Symptomatik (Erythema subitum) kann HHV-6 im Plasma und zellassoziiert **($CD4^+$-T-Zellen)** nachgewiesen werden. Später findet sich das Virus nur noch in Makrophagen, wo das Virus lebenslang persistiert. HHV-6 kann jederzeit **reaktiviert** werden, z. B. durch Immunsuppression oder durch andere Virusinfektionen.

Exanthema subitum Das Exanthema subitum (Dreitagefieber, Roseola infantum, »sixth disease«) ist eine Erkrankung des Säuglings- und frühen Kleinkindesalters und wird in den meisten Fällen durch eine HHV-6-Primärinfektion (seltener durch HHV-7) verursacht. Der Verlauf ist charakterisiert durch **akut auftretendes Fieber** (39,4–41,2°C), welches meist nach 2–5 Tagen abrupt abfällt. Das makulöse oder leicht makulopapulöse **Exanthem** tritt häufig **bei Entfieberung** auf. Dies ist überwiegend im Bereich von Stamm und Nacken lokalisiert. Es kann konfluieren und sich auf Extremitäten und Gesicht ausbreiten. Der Hautausschlag blasst normalerweise nach 3 Tagen ab.

Zu den **Begleitsymptomen und Komplikationen**, die meist schon im Frühstadium (Tag 1–4) auftreten, gehören Gastroenteritis (55–70%), Lidödeme (bis 30%), Nagayama-Flecken (Papeln auf dem weichen Gaumen und der Uvula 65%), Husten (50%), zervikale Lymphadenopathie (30–35%), vorgewölbte Fontanelle (26–30%) sowie Fieberkrämpfe (5–35%). Die Angaben über die Häufigkeit eines Exanthema subitum nach einer Primärinfektion mit HHV-6 schwanken stark. Primärinfektionen mit HHV-6 stellen insgesamt eine häufige Ursache von hochfieberhaften Infekten (mit und ohne Exanthem) bei Kleinkindern dar.

Fieberkrämpfe und andere klinische Manifestationen Während einer HHV-6-Primärinfektion kommt es nicht selten zu einer Invasion des Virus in das ZNS. Bei bis zu 40% von Kindern mit florider

HHV-6-Infektion kann das Virus im Liquor nachgewiesen werden, wobei entzündliche Liquorveränderungen (Pleozytose, Eiweißvermehrung) fehlen. **Fieberkrämpfe** treten in bis zu 35% auf. Zu den seltenen neurologischen Komplikationen gehören die **Meningoenzephalitis** und das **Guillain-Barré-Syndrom**. In wenigen Fällen kann eine HHV-6-Infektion, vor allem bei älteren Kindern, auch mit einer mononukleoseähnlichen Symptomatik, einer fulminanten Hepatitis, einem schwer verlaufenden Hämophagozytosesyndrom sowie mit der Verschlimmerung einer idiopathischen Thrombozytopenie (ITP) assoziiert sein.

HHV-6-Infektionen bei immunsupprimierten Patienten Nach **Organtransplantation** kommt es häufig (in bis zu 80%) zu einer **Reaktivierung** von HHV-6, die möglicherweise zu einer vermehrten Transplantatabstoßung führt. Nach HHV-6-Infektion bzw. -Reaktivierung können folgende klinische **Komplikationen** auftreten: interstitielle Pneumonie, Graft-versus-Host-Erkrankung (GvHD) mit und ohne Exanthem, Enzephalopathie und Knochenmarksuppression (nach Knochenmarktransplantation). Inwieweit diese Komplikationen tatsächlich ursächlich nur durch HHV-6, oder möglicherweise erst in Verbindung mit zusätzlichen Infektionen (HIV, CMV und andere Herpesviren) hervorgerufen werden, ist derzeit nicht bekannt.

▪▪ Diagnose

Die Diagnose eines Exanthema subitum kann bei typischer Ausprägung **klinisch** gestellt werden.

Labor Am 3. und 4. Fiebertag fällt im Blutbild häufig eine **Leukopenie** mit **relativer Lymphozytose** (bis zu 90%) auf. Eine vermutete HHV-6-Primärinfektion wird durch den serologischen Nachweis von HHV-6-spezifischen Antikörpern (**Anti-HHV-6-IgM** und/oder **Anstieg von Anti-HHV-6-IgG**) bestätigt. Eine HHV-6-Reaktivierung bei immunsupprimierten Kindern kann bei akut ansteigenden Anti-HHV-6-Antikörpertitern (bei bekannten Ausgangstitern) vermutet werden. **HHV-6-DNA** kann mittels **PCR** nachgewiesen werden (Speichel, Blut, Plasma, Liquor, Urin).

> **Cave**
> **Die Interpretation einer positiven HHV-6-Serologie und/oder -PCR kann u. U. sehr schwierig sein: sie darf daher immer nur in Verbindung mit dem klinischen Bild gewertet werden.**

▪▪ Therapie, Prophylaxe

Eine spezifische Therapie existiert nicht. Bei hohem Fieber erfolgt eine adäquate symptomatische Fiebersenkung. Bei (immunsupprimierten) Patienten mit schweren HHV-6-assoziierten Komplikationen (Pneumonie, Enzephalitis) ist ein **Therapieversuch** mit **Foscarnet** und/oder **Ganciclovir**, zu erwägen.

15.6 Herpesvirus-Typ-7-Infektionen

▪▪ Epidemiologie

Auch Herpesvirus Typ 7 (HHV-7) kommt ubiquitär vor. Die Durchseuchung in der Bevölkerung liegt z. T. bei über 90%. In den ersten 6 Lebensmonaten ist eine HHV-7-Infektion sehr selten, am Ende des 1. Lebensjahr sind bis zu 30%, am Ende des 6. Lebensjahres bis zu 86% der Kinder seropositiv. Die Primärinfektion mit HHV-7 erfolgt im Allgemeinen deutlich später als die mit HHV-6. Die Übertragung erfolgt über **infektiösen Speichel**, u. a. innerhalb der Familie, und möglicherweise auch über infizierte Muttermilch.

▪▪ Ätiopathogenese

HHV-7 gehört zur Gruppe der Herpesviren. Die Pathogenese ist ähnlich wie bei der HHV-6-Infektion.

▪▪ Klinik

HHV-7 ist (neben HHV-6) der Erreger des **Exanthema subitum (Dreitagefieber, Roseola infantum)**. Im Vergleich zu HHV-6 scheint HHV-7 insgesamt in einer höheren Frequenz zu **Fieberkrämpfen** zu führen. Das mittlere Alter bei symptomatischen HHV-7-Infektionen liegt bei 26 Monaten, bei HHV-6-Infektionen bei ca. 9 Monaten. Gelegentlich führt eine HHV-7-Infektion bei älteren Kindern auch zu einem **mononukleoseähnlichen Krankheitsbild**. In den meisten Fällen verlaufen HHV-7-Infektionen allerdings subklinisch oder gehen mit einem unspezifischen fieberhaften Infekt einher.

▪▪ Diagnose, Therapie

Die Diagnose eines Exanthema subitum erfolgt bei typischer Symptomatik **klinisch**. Nur in Ausnahmefällen scheint eine weitere virologische Abklärung gerechtfertigt. HHV-7 kann mittels Polymerasekettenreaktion im Speichel, im peripheren Blut, in lymphatischem Gewebe und teilweise auch in der Muttermilch nachgewiesen werden. Der Nachweis von HHV-7-spezifischen Serumantikörpern erfolgt mittels indirekter Immunfluoreszenz oder ELISA. Zu berücksichtigen ist hierbei, dass Antikörper gegen HHV-7 teilweise auch mit HHV-6 kreuzreagieren können.

Eine spezifische Therapie oder eine Impfung gegen HHV-7 gibt es nicht. Bei schwerem klinischem Verlauf erfolgt eine entsprechende symptomatische Therapie.

15.7 Herpesvirus-Typ-8-Infektionen

▪▪ Epidemiologie

Das Herpesvirus Typ 8 (HHV-8) kommt ebenfalls ubiquitär vor. Die Seroprävalenz in der Bevölkerung ist in afrikanischen Ländern und in Japan (bis zu 100%) deutlich höher als in Europa und in den USA (20–30%).

> **Praktisch alle Patienten mit Kaposi-Sarkom sowie homosexuelle HIV-positive Männer sind HHV-8-seropositiv.**

HHV-8 wird überwiegend **(homo)sexuell** übertragen. Die Ansteckung von Kindern und Jugendlichen erfolgt wahrscheinlich über **infektiösen Speichel**. Bei **Nierentransplantationen** kann eine Transmission von HHV-8 in bis zu 10% erfolgen.

▪▪ Ätiologie

HHV-8 gehört zur Gruppe der **Herpesviren.** HHV-8 zeigt in vitro und teilweise auch in vivo einen Tropismus zu **$CD19^+$-B-Zellen**, zu endothelialen Zellen und Ganglienzellen.

Mit HHV-8 assoziierte Krankheitsbilder HHV-8 ist wahrscheinlich an der Entstehung des **Kaposi-Sarkoms** beteiligt. Betroffen sind überwiegend immunsupprimierte Personen (vor allem Patienten mit Aids). In bestimmten Regionen Afrikas kommt das HHV-8-assoziierte Kaposi-Sarkom auch in endemischer Form bei immungesunden Kindern vor. Weiterhin ist HHV-8 mit bestimmten **B-Zelllymphomen** und der Castleman-Krankheit assoziiert. Diese Erkrankungen treten überwiegend im Erwachsenenalter auf.

Bei immunkompetenten Kindern manifestiert sich eine HHV-8-Primärinfektion wahrscheinlich durch ein **fieberhaftes Krankheitsbild mit makulopapulösem Exanthem** oder ein Mononukleose-ähnliches Krankheitsbild.

Diagnose, Therapie

Die Diagnose eines Kaposi-Sarkoms und der HHV-8-assoziierten Lymphome erfolgt klinisch/pathohistologisch. HHV-8 kann ggf. mittels PCR im Speichel, im Blut oder in Tumorgewebe nachgewiesen werden. Eine spezifische Therapie existiert nicht. Kaposi-Sarkome sprechen teilweise auf eine Therapie mit Interferon-α oder Chemotherapeutika an.

15.8 Hepatitis A

Epidemiologie

Die Hepatitis A ist eine **weltweit verbreitete** Virusinfektion. In südlichen Ländern und Ländern der Dritten Welt findet sich eine bis zu 100%ige Durchseuchung bereits im Kindesalter, in Industrieländern liegt die Seroprävalenz im Erwachsenenalter bei ca. 10–30%, bei Jugendlichen unter 18 Jahren bei 5–10%.

Die **Übertragung** erfolgt meist auf **fäkal-oralem** Weg, selten parenteral über infizierte Blutprodukte. Infektionsquellen sind u. a. kontaminiertes Wasser und verunreinigte Nahrungsmittel (z. B. Muscheln, Meeresfrüchte) sowie Kontakt mit infektiösen Personen. Kleinepidemien können vor allem in Kindergärten, Tagesstätten, Schulen und anderen Gemeinschaftseinrichtungen auftreten.

Die **Virusausscheidung** im Stuhl beginnt am Ende der Inkubationszeit. Sie ist kurz vor Auftreten der klinischen Symptome am stärksten und dauert nach Krankheitsausbruch (v. a. Ikterus) im Allgemeinen nur noch wenige Tage bis 2 Wochen. Während der Inkubationszeit und der frühen Erkrankungsphase (bis ca. 1 Woche nach Erkrankungsbeginn) ist auch eine Virämie nachweisbar. Die **Inkubationszeit** beträgt im Durchschnitt **4 Wochen** (Streubreite 14–48 Tage).

Ätiologie

Das Hepatitis-A-Virus (HAV) gehört zur Familie der **Picornaviren** (pico = klein). HAV selbst scheint nur gering zytopathisch zu sein, die Leberschädigung und die daraus resultierende klinische Hepatitis wird wahrscheinlich überwiegend durch die **Immunreaktion des Wirts** (v. a. zytotoxische T-Zellen) verursacht.

Klinik

Die meisten HAV-Infektionen im Kindesalter verlaufen **subklinisch**. Die klinisch manifeste Hepatitis A beginnt meist **abrupt** mit **unspezifischen** Symptomen wie Fieber, Übelkeit, Erbrechen, Abgeschlagenheit, Durchfall und Bauchschmerzen. Nach einigen Tagen tritt vor allem bei älteren Kindern der typische **Ikterus** auf, die Allgemeinsymptome bilden sich zeitgleich schnell zurück. Bei den ikterischen Kindern ist der Stuhl entfärbt, der Urin dunkel. Die Leber ist vergrößert und druckschmerzhaft. Die Symptomatik bildet sich meist innerhalb von 4 Wochen wieder vollständig zurück.

Zwei- und **mehrphasige Verläufe** über Monate kommen in 4–20% vor. Die Hepatitis heilt aber auch in diesen Fällen praktisch immer folgenlos aus. Chronische Erkrankungen und ein asymptomatischer HAV-Trägerstatus sind nicht bekannt. **Extrahepatische klinische Manifestationen** bei Hepatitis A wie Arthritis, hämolytische Anämie, Nierenversagen oder Meningoenzephalitis sind in Einzelfällen beschrieben worden.

Cave
Eine **fulminante Hepatitis** tritt in 0,5–1% aller HAV-Infektionen auf.

Gefährdet sind u. a. Patienten mit gleichzeitig bestehender chronischer Hepatitis C. Das Krankheitsbild ist gekennzeichnet durch ein schnell zunehmendes Leberversagen. Die Letalität ist hoch.

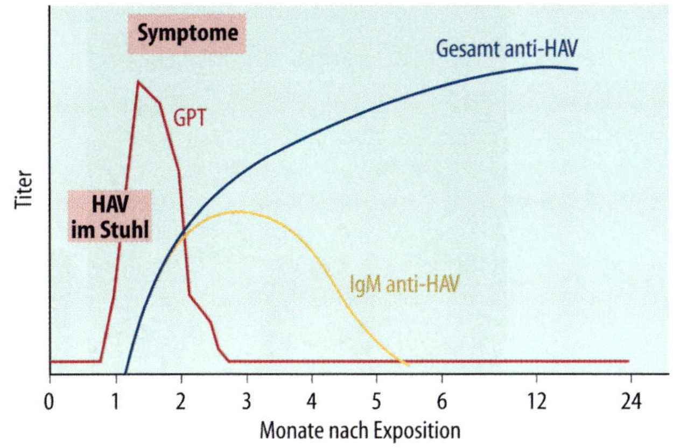

Abb. 15.18 Verlauf einer akuten Hepatitis A

Diagnose

Die Diagnose einer HAV-Infektion sollte immer erwogen werden, wenn bei mehreren Familienangehörigen oder anderen Kontaktpersonen ein Ikterus und gastrointestinale Begleitsymptome auftreten.

Labor Die Diagnose eine HAV-Infektion wird durch den Nachweis von **virusspezifischen Antikörpern** im Serum (Anti-HAV-IgM positiv und/oder Anstieg von Anti-HAV-IgG) gesichert (Abb. 15.18). Mit Ausbruch der Erkrankung werden Anti-HAV-IgM-Antikörper gebildet, die für 3–12 Monate im Blut nachweisbar sein können. Die Anti-HAV-IgG-Antikörper persistieren (wahrscheinlich) lebenslang und sind Ausdruck von Immunität.

Therapie

Eine spezifische Therapie gibt es nicht. Bettruhe und spezielle Diäten haben keinen Einfluss auf den Krankheitsverlauf und sind nicht indiziert. Symptomatische Maßnahmen richten sich nach den jeweiligen Beschwerden. Im seltenen Fall einer fulminanten Hepatitis ist eine **Lebertransplantation** zu erwägen.

Prophylaxe

Die **Hepatitis-A-Impfung** (2 Injektionen im Abstand von 6 Monaten; für Kinder zugelassen ab dem 2. Lebensjahr) kann bei rechtzeitiger Gabe eine symptomatische Wildvirusinfektion wirksam verhindern. Sie wird **allen potenziell gefährdeten immungesunden Personen** (u. a. seronegatives Personal in medizinischen Einrichtungen und Kindertagestätten, Reisende in Regionen mit hoher HAV-Pravalenz, Patienten mit chronischer Hepatitis C) empfohlen. Bereits 2 Wochen nach der 1. Impfung sind über 95% der Geimpften geschützt. Diese Impfung schützt z. T. auch dann noch, wenn sie in der frühen Inkubationszeit gegeben wird (sog. **Inkubations- oder »Riegelungsimpfung«**).

Nach einer vorausgegangenen Wildvirusexposition kann durch frühzeitige einmalige Gabe von Immunglobulinen der Ausbruch einer Hepatitis A verhindert oder der Verlauf abgemildert werden (**postexpositionelle Prophylaxe**). Werden die Immunglobuline erst nach einem Intervall von 10(–14) Tagen gegeben, ist keine Wirkung mehr zu erwarten.

Im Durchschnitt gelten Patienten in einem Zeitraum von 2 Wochen vor bis 2 Wochen nach Ausbruch der Erkrankung als ansteckend. Hospitalisierte Kinder mit einer Hepatitis A sollten, sofern dies aus medizinischer Sicht vertretbar ist, nach Diagnosestellung schnellstmöglich nach Hause entlassen werden. Ansonsten erfolgt

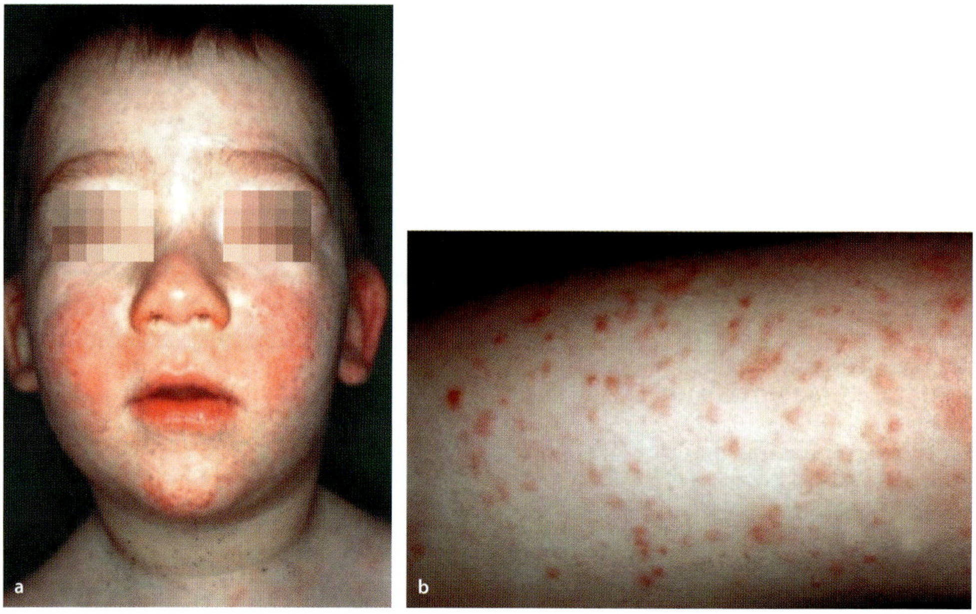

Abb. 15.19a, b Exanthem bei Hepatitis-B-Infektion. **a** Gianotti-Crosti-Syndrom **b** Detail. (Mit freundlicher Genehmigung von Prof. Dr. Handrick, Frankfurt/Oder)

eine **Isolierung** (Einzelzimmer, Kohortierung) für max. 2 Wochen. 2 Wochen nach den ersten Krankheitssymptomen dürfen Kinder wieder die Schule oder den Kindergarten besuchen. Zur Vermeidung von Schmierinfektionen gehören allgemeine **Hygienemaßnahmen** wie gute Körperhygiene, sorgfältiges Händewaschen und die Desinfektion von kontaminierten Gegenständen. Für alle akuten Virushepatitiden besteht eine Meldepflicht bei Krankheitsverdacht, Erkrankung und Tod.

15.9 Hepatitis B

▪▪ Epidemiologie

Das Hepatitis-B-Virus ist weltweit sehr verbreitet, schätzungsweise 300–500 Mio. Menschen sind HBsAg-Träger und stellen eine fortwährende Infektionsquelle dar. Hinsichtlich der Durchseuchung in der Bevölkerung bestehen große geographische Unterschiede. In Nordeuropa einschließlich Deutschland sowie den USA sind ca. 0,1–0,5% der Bevölkerung Träger des HBsAg, in Westafrika sind dies bis zu 20%.

Wichtigste Infektionsquelle für Kinder ist die **vertikale Infektion sub partu**. Die Infektionsrate des Neugeborenen liegt bei 70–90%, wenn die Mutter HBeAg-positiv ist. Ist die Mutter HBeAg-negativ, liegt das Infektionsrisiko für das Kind bei 20–25%. Die **horizontale** Übertragung von HBV erfolgt durch Kontakt mit **virushaltigem Blut oder Blutprodukten** sowie bei sexuell aktiven Jugendlichen und Erwachsenen durch **Geschlechtsverkehr**.

> **Für eine HBV-Infektion reichen minimale Blutmengen aus, eine Übertragung ist daher auch über kleine Haut- und Schleimhautläsionen möglich.**

HBV findet sich bei infektiösen Patienten in allen Körperflüssigkeiten, Sekreten und Exkreten. Die höchste Viruskonzentration findet sich im Blut. Die Übertragung von HBV durch Bluttransfusionen oder durch Gabe von Plasmafaktoren ist aufgrund der hohen standardisierten Sicherheitsmaßnahmen in Deutschland jedoch sehr selten.

Die **Inkubationszeit** schwankt zwischen 45 und 160 Tagen, sie liegt im Mittel bei ca. **120 Tagen**.

▪▪ Ätiopathogenese

Das Hepatitis-B-Virus gehört zur Familie der **Hepadna-Viren** (Abkürzung für Hepatitis und DNA). HBV enthält eine zirkuläre, teilweise doppelsträngige DNA sowie 3 wichtige Antigene:
- das **Hepatitis-B-Virus-Oberflächenantigen (HBsAg)** in der Virushülle,
- das **Hepatitis-B-Virus-Core-Antigen (HBcAg)** im Viruskern,
- das **Hepatitis-B-e-Antigen (HBeAg)**, welches nach proteolytischer Spaltung aus dem HBcAg entsteht.

Das Hepatitis-B-Virus infiziert menschliche **Hepatozyten**, ohne selbst direkt zytopathogen zu sein. Die Leberschädigung (und die daraus resultierende klinische Symptomatik) im Rahmen einer HBV-Infektion wird durch die mehr oder weniger starke **Immunreaktion des Wirts** (u. a. **$CD8^+$-zytotoxische T-Zellen**) hervorgerufen. In der Mehrzahl der Fälle führt die humorale und zelluläre Immunität zu einer akuten Hepatitis und zur anschließenden vollständigen Elimination aller Virusantigene und des Virusgenoms. Die pathogenetischen Mechanismen für das Auftreten einer chronischen Hepatitis B oder von asymptomatischen infektiösen HBsAg-Trägern sind allerdings noch weitgehend ungeklärt.

Für das Auftreten von **Begleiterkrankungen** im Rahmen einer Hepatitis B wie z. B. Glomerulonephritis, Polyarthralgien etc. werden **zirkulierende Immunkomplexe**, die u. a. das HBsAg enthalten, mitverantwortlich gemacht. Bestimmte Virusmutanten, v. a. Prä-Core-Mutanten, stehen im Verdacht, gehäuft für das Auftreten von fulminanten oder schweren chronischen Verläufen verantwortlich zu sein.

Akute Hepatitis B In den meisten Fällen (70–75%) verläuft eine HBV-Infektion asymptomatisch oder subklinisch. Klinisch ähnelt die Hepatitis B der Hepatitis A.
- Vor der klinischen Manifestation einer Hepatitis treten bei einem Teil der Patienten ca. 6–7 Wochen nach Infektion unspezifische **Prodromalsymptome** auf wie tage- und manchmal wochenlanges Abgeschlagensein, große Müdigkeit, Übelkeit, Erbrechen, Bauchschmerzen, Durchfall, Arthralgien und ver-

Exkurs

Hepatitis-B-Mutationen

Die **Mutationsrate** des Hepatitis-B-Virus ist hoch, deshalb sind HBV-Mutanten nicht selten. Besonders zu erwähnen ist die **Prä-Core-Mutante**. Patienten, die mit diesem Virus infiziert sind, können kein HBe-Antigen und folglich auch keine Anti-HBe-Antikörper bilden. In diesem Fall ist bei Verdacht auf eine chronische Hepatitis B der Virusgenomnachweis im Blut oder im Lebergewebe erforderlich. Kinder, die mit Hepatitis-B-Mutanten, die das HBs-Antigen betreffen **(S-Varianten)** infiziert werden, sind durch eine normale Hepatitis-B-Impfung (rekombinantes Wildtyp-HBs-Antigen) u. U. nicht geschützt.

schiedene **Exantheme** (u. a. urtikariell, makulopapulös, Gianotti-Crosti-Syndrom; ◘ Abb. 15.19).
- Etwa 8 Wochen nach Infektion tritt bei ca. 25% ein **Ikterus** auf, der 4 Wochen lang persistiert (◘ Abb. 15.20). Die Leber ist vergrößert und bei der Palpation von weicher Konsistenz. Häufig besteht zusätzlich eine Splenomegalie und Lymphadenopathie. Die Krankheitssymptome dauern im allgemeinen 6–8 Wochen an. In den meisten Fällen heilt eine akute Hepatitis B vollständig aus.

Chronische Hepatitis B Persistieren HBsAg und HBV-Genom im Serum **länger als 6 Monate**, spricht man von einer chronischen Hepatitis B (◘ Abb. 15.21). Klinische Symptome können sich, in Abhängigkeit von der Immunreaktion des Wirts, in einer schweren oder nur leichten Hepatitis manifestieren oder aber auch vollkommen fehlen (asymptomatische HBsAg-Träger). Bei Immunsupprimierten verläuft eine HBV-Infektion häufig klinisch milder, allerdings mit einem erhöhten Risiko für einen chronischen Verlauf.

> **Das Risiko für eine chronische HBV-Infektion ist insgesamt altersabhängig, es ist bei HBV-infizierten Neugeborenen am höchsten (bis zu 90%) und nimmt bis zum Erwachsenenalter (5–10%) kontinuierlich ab.**

Pathohistologisch unterscheidet man die **chronisch-aktive Hepatitis B** mit ausgeprägter Entzündungsaktivität (»Mottenfraßnekrosen«) von der meist milderen **chronisch-persistierenden Hepatitis B**. Im Verlauf kommt es bei einem Teil der Patienten zu einer Serokonversion von HBeAg zu anti-HBe, bei diesen Patienten ist die Viruslast niedrig. Eine komplette Viruselimination (Nachweis von anti-HBs) ist sehr selten.

Zu den **Langzeitkomplikationen** einer chronischen Hepatitis B gehören **Leberzirrhose** (5–20%) und die Entstehung eines **Leberzellkarzinoms**.

Diagnose

Die Diagnose und der Verlauf einer HBV-Infektion lässt sich meist sehr genau am Erscheinen und Verschwinden der **viralen Antigene** (HBsAg, HBcAg, HBeAg) und **antiviralen Antikörper** (anti-HBs, anti-HBc, anti-HBe) überprüfen. Anhand des **»Profils«** der im Serum nachgewiesenen Virusantigene und -antikörper können Aussagen über den Zeitpunkt der Infektion, Aktivität und mögliche Chronizität der Erkrankung gemacht werden (◘ Abb. 15.20 und ◘ Abb. 15.21):
- Die Diagnose einer **frischen HBV-Infektion** erfolgt durch den Nachweis von HBsAg und IgM-Antikörpern gegen HBc (◘ Abb. 15.20).
- Das Auftreten von Anti-HBs-Antikörpern (meist nach 6 Monaten) deutet auf eine komplikationslos **ausgeheilte Infektion** hin.

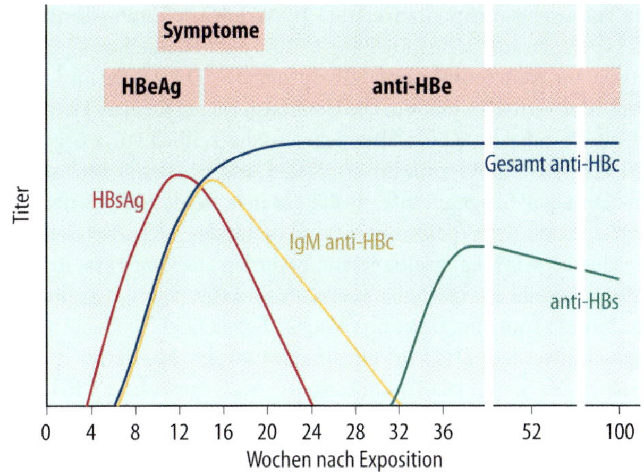

◘ **Abb. 15.20** Verlauf der unkomplizierten akuten Hepatitis B

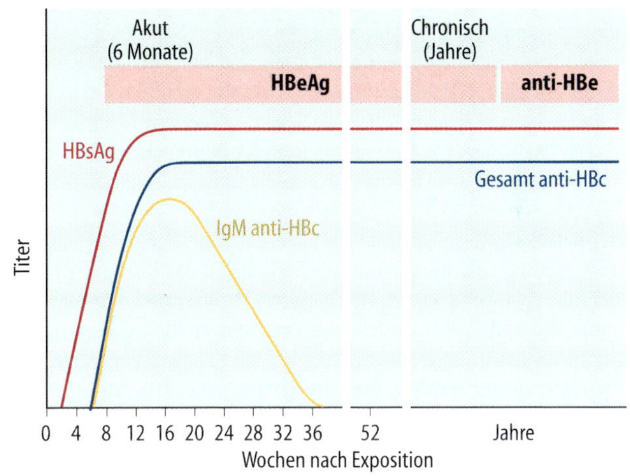

◘ **Abb. 15.21** Virologische Parameter bei chronischer Hepatitis B

- Die Persistenz von HBsAg, HBeAg und Virus-DNA z. T. in hohen Konzentrationen im Blut sowie das Ausbleiben von anti-HBs- und anti-HBe-Antikörpern sind ein indirekter Hinweis für eine **chronisch-aktive** oder **chronisch-persistierende Hepatitis B** (◘ Abb. 15.21) und zeigen außerdem an, dass der Patient infektiös ist.

Immuntolerante, asymptomatische HBsAg-positive Kinder weisen im Blut teilweise ebenfalls hohe Konzentrationen von HBeAg und Virus-DNA auf, sie sind in diesen Fällen **hochinfektiös**.

> **Bester Parameter für die Infektiosität bei chronischen symptomatischen und asymptomatischen HBV-Infektionen ist die Viruslast im Blut (und in der Leber).**

Therapie

Eine etablierte virostatische Therapie für die chronische Hepatitis B bei Kindern existiert noch nicht. Die **symptomatische Behandlung** richtet sich nach den allgemeinen Beschwerden. Hepatotoxische Medikamente sowie Kortikosteroide (erhöhtes Risiko für Viruspersistenz) sollten vermieden werden.

Interferon-α-Therapie Die Therapie mit Interferon-α führt bei Erwachsenen und Kindern mit einer chronischen Hepatitis B zu einer

– im Vergleich zum Spontanverlauf – **höheren Serokonversionsrate** von HBeAg zu anti-HBe (30–40%). 6–10% der behandelten Kindern werden im weiteren Verlauf HBsAg-negativ. Dieser Befund entspricht der Viruselimination. Die Hauptargumente für eine Therapie mit Interferon-α im Kindesalter liegen in der zeitlich vorgezogenen Anti-HBe-Serokonversion im Erfolgsfall und der damit verbundenen deutlich niedrigeren Infektiosität. Man hofft, dass die Dauer der progredienten Krankheitsaktivität und damit das Leberzirrhoserisiko reduziert wird. Langzeitergebnisse werden allerdings erst in frühestens 10 Jahren verfügbar sein. Alternativ kann pegyliertes Interferon-α (nur eine Dosis pro Woche, derzeit noch »off label use«) eingesetzt werden. Das **Wirkungsmaximum** des Interferon-α liegt zwischen der 8. und 16. Behandlungswoche. Gegenwärtig wird eine Dosis von 5 Mio. Einheiten/m^2 KO (Maximaldosis 10 Mio. Einheiten pro Dosis), 3-mal pro Woche über 6 Monate empfohlen. **Prognostisch günstig** für eine Interferon-α-Behandlung sind eine niedrige HBV-DNA-Konzentration im Serum, hohe Transaminasenwerte sowie eine histologisch nachgewiesene aktive Hepatitis.

Nukleosidanaloga Eine Monotherapie mit dem Nukleosidanalogon **Lamivudin** (»off label use«) über ein Jahr hat sich auch bei Kindern mit chronischer HBV-Infektion als wirksam erwiesen. Allerdings kommt es hierunter schnell zu einer Selektion von lamivudinresistenten HBV-Stämmen. Der Einsatz von weiteren Nukleotidanaloga (Adefovir, Famciclovir u. a.) befindet sich noch im Erprobungsstadium.

▪▪ Prophylaxe

Das Screening aller Blutspender auf HBsAg hat das Risiko der HBV-Infektion drastisch gesenkt. **Hygienische Maßnahmen** können perkutane und mukokutane Infektionen verhindern. Beim Umgang mit Blut und anderem infektiösem Material sind Handschuhe und Einmalgeräte zu verwenden. Eine Isolierung von HBs-Ag-positiven Patienten im Krankenhaus ist nicht erforderlich. Infektiöse Schwangere sollten allerdings in einem separaten Kreißsaal entbinden. HBsAg-positives Krankenhauspersonal stellt für Patienten insgesamt ein geringes Risiko dar. HBsAg-positive Kinder dürfen Gemeinschaftseinrichtungen (Kindergarten, Schule) im Allgemeinen besuchen. Empfohlen wird hierbei, alle übrigen Gruppenmitglieder – falls noch nicht im Rahmen der Grundimmunisierung bereits geschehen – aktiv zu impfen.

Die **Aktivimpfung** mit rekombinantem HBsAg gehört seit 1996 zu den allgemein empfohlenen Impfungen bei Säuglingen, Kleinkindern und Adoleszenten bis zum 18. Lebensjahr (s. Impfkalender ► Kap. 18). Weitere Indikationen sind seronegative Risikopersonen, z. B. Angestellte im Gesundheitswesen. Die Impfung schützt nicht vor Infektionen mit HBV-Varianten mit Mutationen im HBsAg.

> **Cave**
> **Bei allen Schwangeren muss ein Screening auf HBsAg durchgeführt werden.**

Neugeborene HBsAg-positiver Mütter erhalten am besten noch im Kreißsaal, ansonsten innerhalb der ersten 12 h post partum simultan 0,5 ml Hepatitis-B-Impfstoff i.m. sowie auf der kontralateralen Seite 0,5 ml/kg KG Hepatitis-B-Immunglobulin i.m. Nach 4 Wochen und 6 Monaten erfolgt **eine weitere Impfung**. Geimpfte Neugeborene dürfen gestillt werden. Mutter und Kind müssen nach Geburt nicht isoliert oder voneinander getrennt werden.

Bei nichtimmunen Personen mit fehlenden oder erniedrigten Anti-HBs-Antikörpern wird nach Kontakt mit virushaltigem Blut oder Sekret schnellstmöglich (spätestens innerhalb von 12 h) Hepatitis-B-Immunglobulin i.m. verabreicht (**Postexpositionsprophylaxe**). Gleichzeitig sollte möglichst auch aktiv geimpft werden.

15.10 Hepatitis C

▪▪ Epidemiologie

HCV-Infektionen kommen ubiquitär vor. Die Durchseuchung in der Gesamtbevölkerung liegt in Deutschland bei ca. 0,4%, in den USA bei 1,8%. Ähnlich wie bei Hepatitis-B-Infektionen findet sich auch für HCV-Infektionen eine deutlich erhöhte Seroprävalenz bei **Risikogruppen** wie Drogenabhängigen, Hämophilie- und Dialysepatienten sowie Personen mit häufig wechselnden Sexualpartnern. Die Übertragung erfolgt überwiegend **parenteral** durch virushaltige(s) Blut- oder Blutprodukte und transplantierte Organe sowie bei Drogenabhängigen durch kontaminierte Spritzen. Selten erfolgt eine Ansteckung durch Geschlechtsverkehr. Kontaktpersonen von HCV-Infizierten haben ebenfalls ein leicht erhöhtes Erkrankungsrisiko.

Eine **vertikale Infektion** erfolgt bei durchschnittlich 5% der Kinder von Müttern mit aktiver HCV-Infektion. Ist die Mutter **zusätzlich mit HIV** infiziert, steigt das Risiko für eine HCV-Infektion des Kindes auf ca. 15%. Eine Ansteckung des Kindes durch Muttermilch ist bisher nicht beschrieben worden. Die **Inkubationszeit** liegt im Durchschnitt bei **6–7 Wochen** (Streubreite 2 Wochen bis 6 Monate).

▪▪ Ätiopathogenese

HCV ist ein RNA-Virus aus der Familie der **Flaviviren**. Anhand der Nukleinsäuresequenzen kann man mindestens **6 HCV-Genotypen** unterscheiden. Durch eine **hohe Mutationsrate** während der Virusreplikation kommt es zu einer großen genetischen Heterogenität. Die Leberschädigung bei einer HCV-Infektion wird wahrscheinlich sowohl durch den zytopathischen Effekt des Virus als auch durch die lokale Immunreaktion des Wirts verursacht.

▪▪ Klinik

Klinisch kann eine Hepatitis C nicht von einer Hepatitis A oder B unterschieden werden. Die meisten Infektionen im Kindesalter verlaufen symptomlos. Symptomatische Infektionen sind meist mild und im Beginn schleichend. Ein Ikterus tritt nur in 25% der Fälle auf. Eine fulminante Hepatitis ist extrem selten.

Die Chronifizierungsrate bei Hepatitis C liegt bei mindestens 60%. Die Inzidenz der **Leberzirrhose** bei längerem Verlauf über 10 Jahre wird zwischen 2 und maximal 10% angegeben.

> **Ein Teil der Patienten mit Leberzirrhose entwickelt langfristig ein primäres Leberzellkarzinom.**

Bei Patienten mit chronischer Hepatitis C kommt es häufig zur Bildung von Autoantikörpern und zu **extrahepatischen Krankheitsmanifestationen** (z. B. Arthritis, Polyarteriitis nodosa, Sjögren-Syndrom, membranoproliferative Glomerulonephritis, Kryoglobulinämie).

▪▪ Diagnose

Die Diagnose einer HCV-Infektion erfolgt üblicherweise durch den Nachweis von **virusspezifischen Antikörpern** im Blut (Abb. 15.22). In den ersten 1–3 Monaten einer akuten Hepatitis C kann der Antikörpernachweis noch negativ verlaufen. Die HCV-Serologie ist daher v. a. für die Diagnose von bereits einige Zeit zurückliegenden oder chronischen HCV-Infektionen geeignet.

Das **HCV-Genom** kann mittels PCR im Blut oder in der Leberbiopsie nachgewiesen werden. Die Bestimmung der **Viruslast** im Blut (und ggf. auch im Leberbioptat) sowie eine **Genotypisierung** der vorliegenden HCV-Variante ist hinsichtlich der Indikation für eine Interferon-α-Therapie sowie für das anschließende Monitoring wichtig.

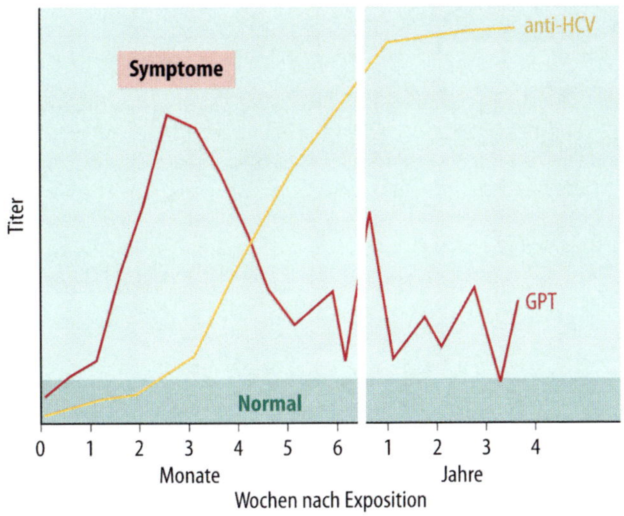

Abb. 15.22 Klinische und serologische Parameter bei akuter und chronischer Hepatitis C

▪▪ Therapie

Für eine antivirale Therapie der **akuten Hepatitis C** liegen für Kinder und Jugendliche bisher keine Daten vor. Da von einer hohen Chronifizierungsrate ausgegangen werden muss, sollte wie bei Erwachsenen vorgegangen werden. Eine PEG-Interferon-α-Therapie 3 Monate nach Erkrankungsbeginn bei positiver HCV-RNA über 24 Wochen ist empfehlenswert (S3-Leitlinie, AWMF-Register-Nr.: 021/012).

Die Kombinationstherapie mit normalem oder pegyliertem (= retardiertem) Interferon-α (zugelassen bei Kindern ab 3 Jahren) plus Ribavirin ist derzeit auch bei Kindern die Standardtherapie der **chronischen Hepatitis C**. Prädiktoren für einen Therapieerfolg sind der HCV-Genotyp (v. a. Typ 2 und 3), die Dauer der Krankheit und möglicherweise die HCV-Konzentration im Serum.

▪▪ Prophylaxe

> **Eine Impfung gegen HCV oder eine Immunprophylaxe gibt es nicht. Blutprodukte sollten möglichst von einem seronegativen und HCV-RNA-negativen Spenderpool stammen und virusinaktiviert sein.**

Mütter mit alleiniger HCV-Infektion dürfen stillen, sofern keine Entzündungen oder Verletzungen der Mamille vorliegen. Koinfektionen mit HIV und HCV sowie aktiver Drogenkonsum stellen dagegen Kontraindikationen gegen das Stillen dar (S3-Leitlinie, AWMF-Register-Nr.: 021/012).

Es gelten die prophylaktischen Sicherheitsmaßnahmen wie bei einer Hepatitis B. Patienten mit chronischer Hepatitis C haben wahrscheinlich insgesamt ein erhöhtes Risiko, an einer fulminanten Hepatitis A zu erkranken. Sie sollten deshalb frühzeitig gegen Hepatitis A geimpft werden.

15.11 Hepatitis D

▪▪ Epidemiologie

Das Hepatitis-D-Virus (HDV) kommt weltweit vor. Die Übertragungsmechanismen entsprechen denen des HBV und führen entweder zu einer gleichzeitigen **Koinfektion** oder zu einer **Superinfektion** von chronischen **HBsAg-Trägern**. In Deutschland ist im Kindesalter mit einer Durchseuchung von ca. 3% zu rechnen. Die meisten Infektionen werden **horizontal** übertragen. Die Inkubationszeit bei einer Superinfektion durch HDV beträgt 2–8 Wochen. Bei einer Koinfektion liegt die Inkubationszeit wie bei HBV-Infektion bei 45–160 (im Mittel bei 120) Tagen.

▪▪ Ätiopathogenese

Das HDV ist die einzige Art der Gattung **Deltavirus**. Das defekte RNA-Virus ist zu seiner Replikation auf HBV angewiesen. HDV selbst ist zytopathogen. Die Koinfektion mit HDV ist immer mit einer Verstärkung der entzündlichen Aktivität der Hepatitis B verbunden.

▪▪ Klinik

Die insgesamt sehr seltene akute Hepatitis infolge einer **HDV-Koinfektion** verläuft klinisch meist schwerer als eine »normale« Hepatitis B. Durch eine **HDV-Superinfektion** kann sich bei HBsAg-Trägern relativ schnell eine chronisch-aktive Hepatitis entwickeln, darüber hinaus kann es auch zu einer fulminanten Hepatitis kommen.

> **Langfristig muss mit einer unterschiedlich progredienten Lebererkrankung gerechnet werden, die auch das Risiko einer Leberzirrhose birgt.**

▪▪ Diagnose

Die Diagnose einer HDV-Infektion wird meist serologisch durch den Nachweis von **Anti-HDV-Antikörpern** gesichert.

▪▪ Therapie, Prophylaxe

Eine wirksame Therapie bzw. Immunprophylaxe gibt es nicht. Die **Impfung gegen Hepatitis B** schützt auch vor einer Hepatitis D. Die sonstigen prophylaktischen Maßnahmen sind identisch wie bei der Hepatitis B.

15.12 Hepatitis E

▪▪ Epidemiologie

Epidemien sind häufig im Mittleren und Fernen Osten, v. a. in Regionen mit schlechten hygienischen Verhältnissen. In Nordeuropa und in den USA treten HEV-Infektionen nur sehr selten nach Einschleppung auf. Die Übertragung erfolgt vorwiegend auf **fäkal-oralem** Weg. Die **Inkubationszeit** beträgt im Mittel 40 (15–60) Tage.

▪▪ Ätiologie

Das Hepatitis-E-Virus gehört zur Familie der **Caliciviren**.

▪▪ Klinik

Das klinische Bild ähnelt dem der Hepatitis A, der Verlauf ist allerdings häufig schwerer, insbesondere bei Schwangeren. Chronische Infektionen kommen nicht vor. Die höchste Inzidenz findet sich im Alter von 15–34 Jahren.

▪▪ Diagnose, Therapie

Der Nachweis von virusspezifischen Antikörpern und des Erregers ist nur in Speziallabors möglich. Eine spezifische Therapie und Immunprophylaxe gibt es nicht. Es gelten die Hygienemaßnahmen wie bei Hepatitis A. Schwangere sollten nicht in endemische Gebiete reisen.

> **Exkurs**
>
> **Erstbeschreibung der Parvovirus-B19-Infektionen**
>
> Nach einer beobachteten Epidemie in Gießen erfolgte 1899 durch Berberich (Dissertation, Gießen 1899 und Sticker (Z Prakt Ärzte 8: 353, 1899) die erste klare Beschreibung des Krankheitsbildes und Namensbezeichnung des »Erythema infectiosum«. 1975 wurde von Cossart et al. (Lancet 1: 72–73, 1975) ein »neues« Parvovirus (spätere Bezeichnung: Parvovirus B19) im Serum von klinisch gesunden Blutspendern identifiziert. 1982 konnten Anderson et al. bei Kindern mit einer Sichelzellanämie während einer aplastischen Krise IgM-Antikörper gegen Parvovirus B19 nachweisen (J Hyg Lond 88: 309–324). Nunoue et al. konnten 1985 erstmals zeigen, dass Parvovirus B19 der Erreger des Erythema infectiosum (Ringelröteln) ist (J Pediatr 107: 38–40, 1985).

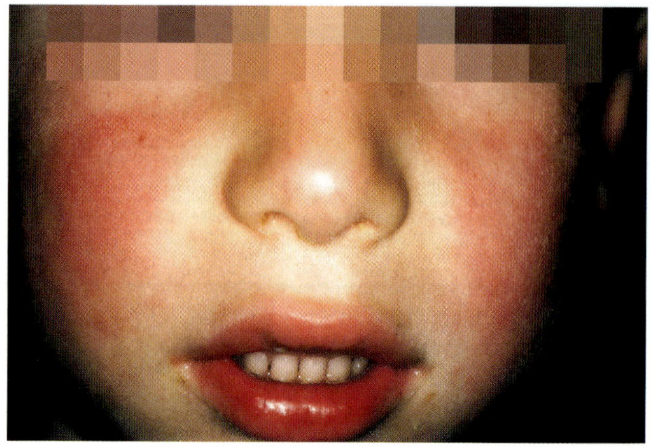

Abb. 15.23 Ringelröteln: typisches konfluierendes Exanthem im Bereich beider Wangen (»slapped cheek«) mit perioraler Blässe

15.13 Infektionen mit weiteren hepatotropen Viren

Seit 1995 wurden 3 weitere hepatotrope Viren, nämlich das **Hepatitis-G-Virus**, das **TT-Virus** und das **SEN-Virus**, identifiziert. Die Pathogenese und die klinische Relevanz von Infektionen mit diesen Erregern sind noch weitgehend ungeklärt. Entsprechend gibt es auch keine Empfehlungen hinsichtlich therapeutischer oder prophylaktischer Maßnahmen.

15.14 Parvovirus-B19-Infektionen

Epidemiologie

Parvovirus B19 kommt ubiquitär vor. Die Übertragung erfolgt durch Tröpfcheninfektion, durch kontaminierte Hände und (selten) durch virusinfizierte Blutprodukte. Die Infektiosität ist in den ersten 4–10 Tagen nach Inokulation mit Parvovirus B19 am höchsten. Patienten mit Exanthem sind (praktisch) nicht mehr ansteckend. Die **Inkubationszeit** beträgt 4–14 (max. 21) Tage. Kleinepidemien treten v. a. im Winter und Frühling auf. Die meisten Infektionen verlaufen inapparent, nur in ca. 25% treten klinische Symptome auf.

Die Seroprävalenz beträgt bei Kindern und Jugendlichen im Alter von 10–15 Jahren 40–50% und bei 20–30 Jährigen 60–70%. Eine Parvovirusinfektion vermittelt beim immunkompetenten Menschen im Allgemeinen eine **lebenslange Immunität**.

Ätiopathogenese

Parvovirus B19, das kleinste bekannte humanpathogene Virus, gehört zur Familie der Parvoviren (parvus = klein) und zum Genus Erythrovirus. Parvovirus B19 vermehrt sich v. a. in **Erythroblasten**. Diese gehen dabei zugrunde, wobei die Erythropoese kurzzeitig unterbrochen wird. Eintrittspforte für Parvovirus B19 ist der obere Respirationstrakt. Nach 4–5 Tagen kommt es zu einer **Virämie**, begleitet von einer **Retikulozytopenie**. Etwa 1 Woche nach der Virämie tritt meist das typische Exanthem auf, möglicherweise hervorgerufen durch Antigen-Antikörper-Komplexe.

Die Entstehung eines **Hydrops fetalis** nach intrauteriner Parvovirus-B19-Infektion wird v. a. mit der Infektion von fetalen Erythroblasten und der daraus resultierenden **Anämie** erklärt. In bestimmten Fällen kann möglicherweise auch die Infektion des fetalen Myokards mit Parvovirus B19 zu einer eingeschränkten Herzfunktion mit der Folge eines Hydrops fetalis führen.

Klinik

Ringelröteln Diese typische »Kinderkrankheit« (Synonyma: Erythema infectiosum, 5. Krankheit, epidemisches Megalerythem, Großfleckfieber, Kinderrotlauf) wird in 15–20% aller frisch infizierten Personen beobachtet. Nach einem 2–3 Tage andauernden **Prodromalstadium** mit unspezifischen Symptomen wie Fieber, Kopfschmerzen und Schüttelfrost (zeitgleich mit der Virämie) und einem anschließenden **beschwerdefreien Intervall** von ca. 1 Woche tritt im Bereich der **Wangen** ein hochrotes, leicht erhabenes **konfluierendes Exanthem** auf (Abb. 15.23). Gleichzeitig kann eine periorale Blässe wie beim Scharlach bestehen. An den folgenden Tagen treten an den Extremitäten und am Rumpf makulopapulöse Effloreszenzen auf, die konfluieren. Durch zentrales Abblassen entstehen die typischen **girlanden-netzförmigen Muster** (Abb. 15.24).

In den folgenden Tagen und Wochen können immer wieder neue pleomorphe Exantheme auftreten, teilweise provoziert durch Sonnenlicht oder hohe Temperatur. Das Allgemeinbefinden der Patienten ist meist nur wenig beeinträchtigt. Andere **Begleitsymptome** (Juckreiz, Kopfschmerzen, Fieber, Gelenkbeschwerden, Bauchschmerzen) sind bei Kindern eher selten. Bei Adoleszenten und jungen Erwachsenen kommen auch vaskulitische Exantheme vor mit strenger Begrenzung auf die Hände und Füße (»Handschuh-Socken-Syndrom«). Die Parvovirus-B19-assoziierte **Polyarthritis**, die bevorzugt Knie-, Fuß- und die proximalen Interphalangealgelenke befällt und häufiger bei Mädchen und jungen Frauen auftritt, ist praktisch immer selbstlimitierend.

Hydrops fetalis Eine Parvovirus-B19-Primärinfektion in der Schwangerschaft führt in bis zu 35% auch zu einer Infektion des Feten. In den allermeisten Fällen ist diese **fetale Infektion** klinisch stumm, in bis zu 5% der Fälle kommt es zum **Abort** (meist innerhalb von 3–6 Wochen nach der mütterlichen Infektion). Die Entwicklung eines **Hydrops fetalis** nach einer mütterlichen (und fetalen) Parvovirus-B19-Infektion ist insgesamt selten, sie liegt bei ca. 4%. Trotzdem ist die Parvovirus-B19-Infektion wahrscheinlich die häufigste Ursache des nicht immunologisch bedingten Hydrops fetalis. Die fetalen Komplikationen sind am höchsten bei einer Parvovirus-B19-Infektion zwischen der 13. und 20. Gestationswoche.

Aplastische Krise Bei Patienten mit **hämolytischen Anämien** und infolgedessen verkürzter Lebensdauer der Erythrozyten (Sphärozytose, Thalassämie u. a.) führt eine Parvovirus-B19-Infektion u. U. zu einer lebensbedrohlichen aplastischen Krise **(Retikulozytopenie)**.

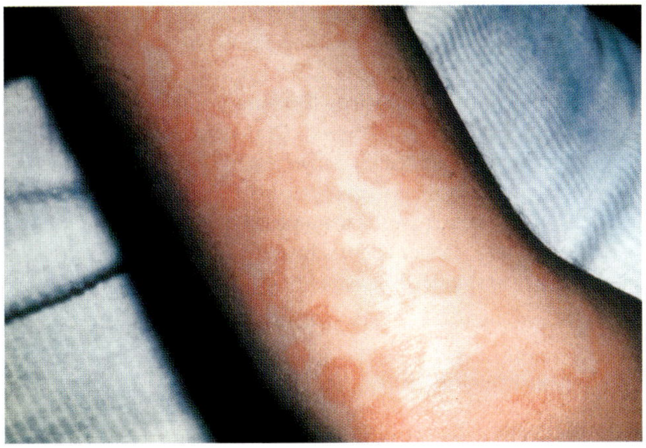

Abb. 15.24 Girlandenförmige Exantheme bei Ringelröteln

Zum Teil ist auch die Regeneration der weißen Reihe und der Thrombozyten beeinträchtigt: in diesem Fall kommt es bei dem Patienten zu einer Panzytopenie (aplastische Anämie).

Eine aplastische Krise durch Parvovirus B19 ist oft die Erstmanifestation einer Sphärozytose.

Chronische Anämien Bei **immundefizienten** Patienten (Immundefekt, akute lymphatische Leukämie, HIV-Infektion) kann es zu chronisch-persistierenden Parvovirus-B19-Infektionen mit der Folge einer chronisch-rezidivierenden hyporegeneratorischen Anämie kommen, nicht selten auch zu Granulozyto- und Thrombozytopenie.

Seltene Parvovirus-B19-assoziierte Erkrankungen Bei Kindern (<5 Jahren) kann eine **fulminante Hepatitis** wahrscheinlich durch eine akute Parvovirus-B19-Infektion ausgelöst werden. Die Prognose ist gut. Parvovirus B19 wird weiterhin als Ursache von Myokarditiden und Enzephalitiden angeschuldigt.

Diagnose

Die Diagnose von Ringelröteln kann bei Auftreten des typischen Exanthems **klinisch** gestellt werden. In unklaren Fällen, vor allem, wenn die genaue Diagnose mögliche Konsequenzen nach sich zieht (Infektion in der Schwangerschaft), sollte eine frische Parvovirus-B19-Infektion **serologisch** gesichert werden. Bei immundefizienten Kindern, bei Neugeborenen mit einem nicht immunologisch bedingten Hydrops fetalis sowie bei chronischen Krankheitsverläufen wird eine Parvovirus-B19-Infektion am sichersten durch den direkten Nachweis des **Virusgenoms im Blut oder Knochenmark** mittels Polymerasekettenreaktion gesichert.

Therapie, Prophylaxe

Eine spezifische Therapie existiert nicht. Kinder mit hämolytischer Anämie plus akuter aplastischen Krise oder immunsupprimierte Kinder mit chronischer virusbedingter Anämie müssen ggf. **transfundiert** werden. Bei immuninsuffizienten Patienten mit chronischer Anämie und Parvovirus-B19-Persistenz sollten Immunglobuline therapeutisch eingesetzt werden.

Prophylaxe

Einen Impfstoff gegen Parvovirus B19 gibt es nicht. Immunkompetente Kinder mit Exanthem sind bereits nicht mehr ansteckend und brauchen deshalb nicht isoliert zu werden. Immundefiziente Kinder mit Parvovirus-B19-Infektion sind häufig über einen längeren Zeitraum infektiös und sollten **isoliert** werden. Während einer aplastischen Krise im Rahmen einer Parvovirus-B19-Infektion sind Kinder mit vorbestehender hämolytischer Anämie hoch infektiös. Sie sollten deshalb von potenziell gefährdeten Patienten fern gehalten werden. Transfusionen bei Risikopersonen (seronegative Schwangere, immunsupprimierte Kinder) sollten möglichst nur mit Parvovirus-B19-freiem Blut durchgeführt werden. Parvoviren sind außerordentlich stabil. Gründliches Händewaschen ist wichtig, um nosokomiale Infektionen zu verhindern.

Bei einer serologisch gesicherten Parvovirus-B19-Infektion in der Schwangerschaft sind wöchentliche Ultraschallkontrollen (Dopplersonographie) zum Ausschluss einer fetalen Anämie und eines Hydrops fetalis angezeigt. Bei Auftreten eines Hydrops fetalis nach der 20. Gestationswoche werden bei Nachweis einer schweren fetalen Anämie **intrauterine Erythrozytentransfusionen** durchgeführt, um das Leben des Kindes zu retten.

15.15 Gastrointestinale Virusinfektionen

15.15.1 Rotavirusinfektionen

Epidemiologie

Rotaviren sind ubiquitär verbreitet.

Rotavirusinfektionen sind insgesamt die häufigste Ursache von akuten Gastroenteritiden bei Säuglingen und Kleinkindern.

Infektionen treten gehäuft in den Wintermonaten auf. Nicht selten kommt es zu **endemischen** Infektionen in Krankenhäusern (v. a. Neugeborene) und Kindergärten. Die Übertragung erfolgt durch Schmierinfektion auf **fäkal-oralem** Weg. Infektionsquelle sind nicht nur infizierte symptomatische Kinder, sondern häufig auch subklinisch erkrankte Erwachsene. Die Virusausscheidung im Stuhl dauert im Allgemeinen eine, maximal 2 Wochen. Bei Frühgeborenen und immunsupprimierten Kindern kann Rotavirus über mehrere Wochen und Monate im Stuhl nachgewiesen werden.

Rotaviren sind **hochinfektiös**, bereits wenige Viruspartikel können zu einer symptomatischen Infektion führen. Die Infektion erfolgt praktisch immer nur von Mensch zu Mensch. Spezifische IgA-Antikörper im Kolostrum geben bei gestillten Kindern einen gewissen Nestschutz in den ersten Lebensmonaten. Die Infektion hinterlässt nur eine Teilimmunität, **Reinfektionen** kommen regelmäßig vor. Die **Inkubationszeit** dauert 1–4 Tage.

Ätiopathogenese

Rotaviren fallen im Elektronenmikroskop auf durch ihre charakteristische radspeichenähnliche Struktur (rota = Rad; Abb. 15.25). Sie enthalten eine doppelsträngige RNA. Rotaviren infizieren praktisch nur ausdifferenzierte **Enterozyten** an der Spitze der **Dünndarmzotten**. Diese Zellen enthalten Enzyme zur Spaltung von komplexen Kohlenhydraten und spielen darüber hinaus eine wichtige Rolle in der Homöostase von Sekretion und Resorption von Wasser und Elektrolyten.

Nach einer Infektion mit Rotavirus gehen die Enterozyten zugrunde. Dies führt zu einem ausgeprägten **Flüssigkeits-** und **Elektrolytverlust** beim infizierten Wirt mit der Folge von Durchfall, Exsikkose und u. U. auch einer Elektrolytverschiebung. Histologisch findet sich zu diesem Zeitpunkt im Dünndarm eine **Zottenatrophie** sowie eine lokale Infiltration von **mononukleären Zellen**. Nach einigen Tagen hat sich die Schleimhaut im Allgemeinen wieder vollständig regeneriert.

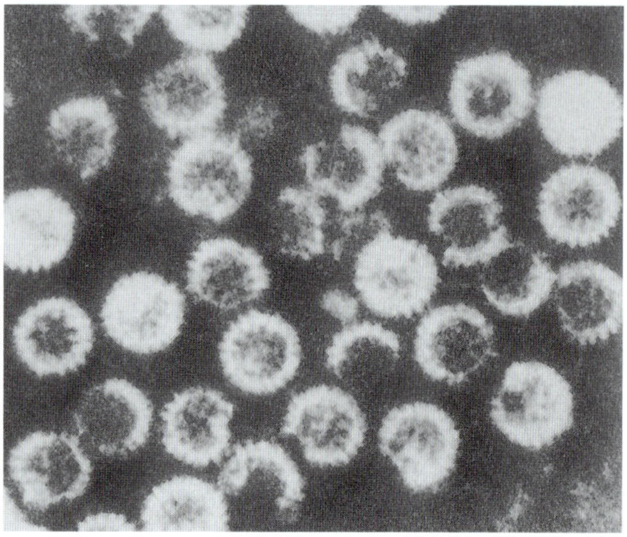

Abb. 15.25 Elektronenmikroskopisches Bild von Rotaviren mit der charakteristischen Radspeichenstruktur

Klinik

Eine Rotavirusinfektion führt bei kleinen Kindern praktisch immer zu **Fieber**, **Erbrechen** sowie **Enteritis** mit häufigen **wässrigen, nicht blutigen Stühlen**. Die Durchfälle können bis zu 5–7 Tage andauern. In der Mehrzahl der Fälle kommt es hierbei zu einer unterschiedlich ausgeprägten, meist isotonen, selten einer hypertonen **Dehydratation**. Ein Teil der Kinder zeigt zusätzliche klinische Symptome wie leichte Vergrößerung der zervikalen Lymphknoten, Otitis und Rhinitis.

Bei **immunsupprimierten Kindern** kann eine Rotavirusinfektion **chronisch** und teilweise **sehr schwer** verlaufen. In sehr seltenen Fällen können Rotavirusinfektionen auch zu einer Enzephalitis und zu Krampfanfällen mit und ohne Fieber führen.

Diagnose

Die praktikabelste und schnellste Methode zum Nachweis einer Rotavirusinfektion ist der **Rotavirusantigennachweis im Stuhl** (EIA).

Therapie

Die Behandlung beschränkt sich auf symptomatische Maßnahmen. Im Vordergrund steht der **Ausgleich des Flüssigkeits- und Elektrolytverlusts**, in leichten Fällen p.o. oder via Magensonde. Bei schwerer Dehydratation erfolgt die Flüssigkeitssubstitution über eine Infusion. Nach initialer vollständiger Rehydrierung kann bei den meisten Kindern direkt wieder auf eine normale altersentsprechende Nahrung übergegangen werden. Nur in Ausnahmefällen ist eine **laktosearme Nahrung** für einige Tage sinnvoll. Vorher gestillte Kinder sollten möglichst weiter gestillt werden.

Prophylaxe

Rotaviren sind bereits in geringster Konzentration hochkontagiös. Intensives Händewaschen sowie die Entfernung bzw. Desinfektion von kontaminierten Gegenständen können die Übertragungsrate von Rotavirusinfektionen senken. Im Krankenhaus sollten erkrankte Kinder wie bei anderen infektiösen Gastroenteritiden **isoliert** werden (Einzel-/Kohortenpflege, Benutzung von Schutzkitteln). Für die Normalpflege ist die hygienische Händedesinfektion ausreichend, beim Wechseln von Windeln sollten möglichst Einmalhandschuhe getragen werden. Die Eltern betroffener Kinder müssen über die notwendigen Hygienemaßnahmen ausreichend informiert werden.

Nosokomiale Rotavirusinfektionen auf Neugeborenenstationen werden häufig durch weniger pathogene Virusstämme verursacht, sie bedürfen meist keiner zusätzlichen hygienischen und therapeutischen Maßnahmen. Betroffene Kinder erkranken später seltener an schweren Rotavirusinfektionen. **Oral verabreichte Probiotika (Lactobacillus GG)** können die Schwere und Dauer einer Rotavirusinfektion abmildern.

Seit kurzem stehen **zwei wirksame Rotavirus-Schluckimpfstoffe** zur Verfügung, die vor allem schwere Komplikationen und Hospitalisationen verhindern können.

> **Rotavirusinfektionen sind seit dem 01.01.2001 namentlich meldepflichtig.**

15.15.2 Weitere Viren, die bei Gastroenteritiden gefunden werden

Norovirusinfektionen Das Norovirus ist ein RNA-Virus aus der Familie der Caliciviren. Noroviren werden häufig als Erreger von endemisch auftretenden viralen Gastroenteritiden bei älteren Kindern und Erwachsenen gefunden. Nach Rotaviren sind Noroviren die zweithäufigste Ursache von viralen Gastroenteritiden bei Kleinkindern.

Astrovirusinfektionen Elektronenmikroskopisch fallen diese kleinen RNA-Viren durch ihre **zentrale sternförmige Struktur** (astro = Stern) auf. Die klinische Symptomatik bei Astrovirusenteritiden ist im Vergleich zu Rotavirusinfektionen meist sehr viel **milder**.

Enterische Adenoviren Sie sind insgesamt der **dritthäufigste Erreger** von viralen Gastroenteritiden bei Kindern und Kleinkindern (▶ Abschn. 15.16).

Sonstige Viren Bei endemischen Gastroenteritiden wurden im Stuhl von betroffenen Patienten z. T. noch andere Viren nachgewiesen, u. a. Coronaviren. Es ist allerdings nicht bekannt, inwieweit diese Viren tatsächlich ursächlich für die klinische Symptomatik verantwortlich sind. Enteroviren (ECHO-, Coxsackie-Viren) sind insgesamt keine häufigen Erreger bei Gastroenteritiden.

15.16 Adenovirusinfektionen

Epidemiologie

Adenoviren sind ubiquitär und rufen **Epidemien** (Winter, Frühling, früher Sommer), Endemien und sporadische Infektionen hervor. Die Inzidenz ist am höchsten im Alter von 6 Monaten bis 5 Jahren. Maternale neutralisierende Antikörper scheinen einen relativ guten Nestschutz in den ersten Lebensmonaten zu bieten. Adenovirusinfektionen im Kindesalter werden verantwortlich gemacht für bis zu 11% der oberen Atemwegsinfekte, bis zu 10% der Pharyngitiden, bis zu 9% des Infektkrupps, bis zu 11% aller Bronchitiden, bis zu 10% der Bronchiolitis und bis zu 10% der Pneumonien sowie bis zu 15% der akuten Gastroenteritiden. Adenovirusinfektionen des **Respirationstrakts** werden meist durch die Serotypen 1–3 und 5 verursacht, bei **Gastroenteritiden** durch Adenoviren finden sich am häufigsten die Typen 40 und 41.

Die Durchseuchung im Kindesalter liegt (je nach Serotyp) bei bis zu 80%. Erwachsene sind praktisch zu 100% seropositiv für die Typen 1–7. Die Übertragung erfolgt über **Tröpfcheninfektion** und direkten **Kontakt** mit virushaltigem Material (virushaltiger Stuhl, kontaminiertes Wasser, Hände, kontaminierte medizinische Instrumente). Die **Inkubationszeit** variiert von 2–14 Tagen.

15

Tab. 15.2 Klinisches Spektrum bei Adenovirusinfektionen

Krankheitsbild	Besonderheiten	Virustypen
Respirationstrakt		
Nasopharyngitis, Pharyngitis, Tonsillitis	Häufig, Dauer meist 5–7 Tage	1–5, 14, 15
Pneumonie	Dritthäufigste (nach RSV und Parainfluenza) Viruspneumonie bei Kleinkindern	1–7, 21, 35
	Schwere Verläufe mit Bronchiektasen und Lungenfibrose (Letalität bis zu 10%)	V. a. 3, 7, 21
Akute Laryngotracheitis	Meist nur leichte Kruppsymptomatik	1–3, 5–7
Pertussisähnliches Krankheitsbild	Selten, meist Kinder <36 Monate	1–3, 5, 12, 19
Akute Bronchiolitis	5% aller Bronchiolitiden im Kindesalter	7, 21
Akute Respirationstrakterkrankungen	Epidemisch auftretende Infektionen, v. a. bei Adoleszenten	2–5, 7, 8, 11, 14, 21
Gastrointestinaltrakt		
Gastroenteritis	Epidemisch und sporadisch, häufig; z. T. zusätzlich Infektion des Respirationstrakts	40 und 41 (50%); 1–7, 31
Lymphadenitis mesenterialis		1–7
Hepatitis	Selten	1–7
Genitaltrakt		
Hämorrhagische Zystitis, Nephritis, Orchitis	Selten	3, 4, 7, 11, 21
ZNS		
Enzephalitis	Selten, bei immunsupprimierten Kindern	1–3, 5–7, 12, 32
Herz		
Myokarditis, Perikarditis	Selten	7, 21
Augen		
Keratoconjunctivitis epidemica	Schmierinfektion, häufiger bei Erwachsenen	Epidemisch v. a. 8, 19, 37
Pharyngokonjunktivales Fieber	Häufig, epidemisch und sporadisch	V. a. 3 und 7
Follikuläre Konjunktivitis	Häufig, meist unilateral	1–7, 9–11, 15–17, 19, 20, 22, 37
Haut		
Exantheme (morbilli-, rubelli- und roseolaform)		1–4, 7
Multiorganerkrankung		
Disseminierte Infektion (Pneumonie, Hepatitis und andere Organe)	Insgesamt selten, häufiger bei immunsupprimierten Kindern, hohe Letalität	3, 5, 7, 11, 34, 35

▪▪ Ätiopathogenese

Adenoviren sind relativ stabile Viren ohne eine lipidhaltige Hülle, die eine doppelsträngige DNA enthalten. Es sind über **51 Stämme (Serotypen)** bekannt, die sich u. a. auch in ihrer Virulenz und ihrem Organtropismus unterscheiden.

Eintrittspforte für Adenoviren ist meist der **obere Respirationstrakt**, wo sich das Virus in den **Schleimhäuten** vermehrt. Abhängig von der Virulenz kann sich das Virus von hier aus in tiefere Regionen des Respirationstrakts ausbreiten und zu einer Laryngotracheitis oder Pneumonie führen. Darüber hinaus kann die Virusausbreitung auch durch virusinfizierte **mononukleäre Zellen** (wahrscheinlich Lymphozyten) während der **virämischen Phase** erfolgen und zu einer Krankheitsmanifestation an der Haut (Exantheme), Leber (Hepatitis), Harnblase (Zystitis) und ZNS (Enzephalitis) führen. Die Infektion des Gastrointestinaltrakts erfolgt wahrscheinlich durch verschlucktes infektiöses Virus.

Adenoviren **persistieren** in lymphatischem Gewebe (Tonsillen). Die Virusinfektion führt zum Zelluntergang der infizierten Zellen, reaktiv kommt es zu einer Infiltration mit mononukleären Zellen (v. a. Lymphozyten). Adenovirale Erkrankungen gehen häufig mit starken Entzündungszeichen einher (Leukozytose, hohe BSG, erhöhtes CRP).

▪▪ Klinik

Ein **Großteil** der Adenovirusinfektionen (ca. 50%) verläuft **asymptomatisch**. Das durch Adenoviren hervorgerufene Krankheitsspektrum ist sehr variabel und vom Lebensalter, Erregertyp und Organmanifestation abhängig (Tab. 15.2).

Erkrankungen des Respirationstrakts Sie stellen die häufigste klinische Manifestation von Adenovirusinfektionen bei Kindern und Erwachsenen dar. Häufig treten diese Infektionen epidemisch auf. Vor allem die Serotypen 1–6 führen zu meist leichten **fieberhaften Luftwegsinfektionen**, oft begleitet von einer Otitis media. Ein Teil dieser Kinder hat gleichzeitig eine Gastroenteritis. **Nasopharyngitis**, **Pharyngitis** und **Tonsillitis** sind akute fieberhafte Infektionen v. a. durch die Serotypen 1–5 und 7.

Eine Pharyngotonsillitis in den ersten 3 Lebensjahren ist fast immer durch Adenoviren und so gut wie nie durch hämolysierende Streptokokken verursacht!

Die regionalen Lymphknoten sind häufig reaktiv angeschwollen. Die Infektion kann sich weiter ausbreiten und zu einer Laryngotracheitis, Bronchitis oder Pneumonie führen. Die Krankheitsdauer beträgt meist ca. 1 Woche. **Pneumonien** sind insgesamt selten, sie betreffen besonders Säuglinge und Kleinkinder.

Besonders schwere Krankheitsbilder werden durch die Serotypen 3, 7 und 21 verursacht. Die Letalität beträgt bis zu 10%, Langzeitkomplikationen sind Bronchiektasen, Bronchiolitis obliterans und Lungenfibrose. Teilweise kommt es zu Spätkomplikationen mit Bronchiektasenbildung. Die **akute Laryngotracheitis** wird durch die Serotypen 1–3 und 5–7 verursacht. Die klinische Kruppsymptomatik ist meist nicht sehr schwer.

Gastrointestinale Infektionen Adenoviren sind in bis zu 15% der Fälle der ursächliche Erreger einer **akuten Gastroenteritis** im Kindesalter. In über 50% finden sich die Serotypen 40 und 41. Als Begleitsymptome können eine Lymphadenitis mesenterialis, Appendizitis und Hepatitis auftreten. Gelegentlich werden auch **Invaginationen** beobachtet.

Augeninfektionen Die akute **follikuläre Konjunktivitis** tritt nach einer Inkubationszeit von 5–7 Tagen meist einseitig mit vermehrtem Tränenfluss, Brennen, Fremdkörpergefühl und starker Rötung der follikulär und hyperplastisch veränderten Konjunktiven auf. Die Erkrankung ist meist nach 10 Tagen ausgeheilt.

Das **pharyngokonjunktivale Fieber** führt zu einer ein- oder beidseitigen follikulären Konjunktivitis und Pharyngitis und geht einher mit ausgeprägtem Krankheitsgefühl, hohem Fieber und lokaler oder generalisierter Lymphadenopathie. Die Krankheitssymptome sind meist nach einer Woche abgeklungen. Epidemische Infektionen (vor allem Serotyp 3) erfolgen durch kontaminierte Gewässer oder Swimmingpools.

Die **Keratoconjunctivitis epidemica** betrifft vorwiegend Erwachsene, seltener Kinder, und wird vor allem durch die Serotypen 8, 19 und 37 verursacht. Die Infektion wird neben Schwimmbadinfektionen häufig iatrogen (Augenkliniken, Arztpraxen) übertragen. Die Inkubationszeit beträgt meist 5–10 Tage, in Ausnahmefällen 2 Tage bis 2 Wochen. Nach initialer häufig beidseitiger Konjunktivitis kommt es häufig zu einer Keratitis. Länger anhaltende Hornhauttrübungen sind möglich.

Andere Organmanifestationen Akute **hämorrhagische Zystitiden**, **Nephritiden** und **Orchitiden** sind insgesamt seltene Manifestationen einer Adenovirusinfektion. Die klinische Symptomatik ist leicht und selbstlimitierend. Gelegentlich kann es nach einer Adenovirusinfektion zu einer Myo- oder Perikarditis oder einer Meningoenzephalitis kommen.

Adenovirusinfektionen bei Immunsuppression Bei immunsupprimierten Kindern (angeborene Immundefekte, HIV-Infektion, maligne Erkrankungen, Organtransplantationen) führen Adenovirusinfektionen (v. a. mit den Typen 1–7, 11, 31–35) gehäuft zu schweren, **fulminanten Krankheitsbildern**, die einer bakteriellen Sepsis ähneln. Zum Teil kommt es zu generalisierten Infektionen mit Pneumonie, Hepatitis, Zystitis und Enzephalitis. Das Risiko für lebensbedrohliche systemische Adenovirusinfektionen ist bei Kindern nach T-Zell-depletierter Stammzelltransplantation besonders hoch.

■■ Diagnose

Eine vermutete Adenovirusinfektion kann durch den **Erregernachweis** (Virusanzucht, Antigen- oder Virusgenomnachweis) in Patientenmaterial (Nasopharyngealaspirat, Trachealsekret, Blut, Stuhl etc.) gesichert werden. Die quantitative PCR (Viruslast) aus EDTA-Blut oder Serum kann besonders bei Immunsupprimierten diagnostisch hilfreich sein. Antikörpernachweise zur Diagnose einer frischen Adenovirusinfektion haben nur eine untergeordnete Bedeutung.

■■ Therapie

Im Allgemeinen ist die Prognose günstig. Die Behandlung – falls erforderlich – beschränkt sich auf **symptomatische Maßnahmen**. Eine spezifische Therapie existiert nicht. Bei schweren Adenovirusinfektionen, z. B. unter immunsuppressiver Therapie oder nach T-Zell-depletierter Stammzelltransplantation, ist ein Therapieversuch mit **Cidofovir** angezeigt.

Cave
Bei einer Konjunktivitis durch Adenoviren sollten steroidhaltige Augentropfen vermieden werden.

■■ Prophylaxe

Impfstoffe gegen Adenovirusinfektionen sind in Deutschland nicht zugelassen.

Geeignete **hygienische Maßnahmen** wie intensives Händewaschen nach Kontakt mit infektösen Patienten sowie ausreichende Desinfektion von kontaminierten medizinischen Instrumenten (Augenärzte!) sind erforderlich, um eine mögliche weitere Ausbreitung der Infektionen zu verhindern. Bei **Gastroenteritiden** durch Adenoviren ist, wie bei anderen Erregern auch, eine **enterische Isolation** erforderlich. Patienten mit epidemischer Konjunktivitis dürfen während der floriden Infektion und zusätzlich für mindestens weitere 2 Wochen keinen (öffentlichen) Swimmingpool benutzen.

Meldepflicht besteht nur für den direkten Nachweis von Adenoviren im Konjunktivalabstrich.

15.17 Rhinovirusinfektionen

■■ Epidemiologie

Rhinoviren kommen ubiquitär vor. Es finden sich jahreszeitliche Häufungen von Rhinovirusinfektionen am **Herbstanfang** und **Winterende**. Die Übertragung erfolgt über **virushaltige Aerosole** durch Niesen, Husten und Sprechen, daneben durch **Schmierinfektion** mit virushaltigen Sekreten. Die Ansteckungsfähigkeit entspricht in etwa der klinischen Krankheitsdauer. In den ersten Lebensjahren treten durchschnittlich 1–2 Rhinovirusinfektionen auf, anschließend nimmt die Frequenz bis ins hohe Lebensalter kontinuierlich ab. Rhinovirusinfektionen hinterlassen eine (wahrscheinlich kurzlebige) serotypspezifische Immunität. Die **Inkubationszeit** beträgt 2–3, seltener bis 7 Tage.

■■ Ätiopathogenese

Rhinoviren sind RNA-Viren aus der Familie der **Picornaviren** (pico = klein). Rhinoviren infizieren v. a. die **Schleimhäute** der Nase und des oberen Respirationstrakts, seltener auch die unteren Atemwege. Hier vermehrt sich das Virus im Zytoplasma. Anschließend werden die neu gebildeten Rhinoviren in großer Menge (bis zu 10^6 Viruspartikel pro ml Nasensekret), vor allem in den ersten 3 Tagen der Erkältung, sowie meist noch 2–3 Wochen danach ausgeschieden. Während einer Rhinovirusinfektion kommt es meist nur zu **minimalen Epithelsschäden** ohne Zilienverlust sowie zu einer lokalen Infiltration mit Granulozyten und Monozyten.

▪▪ Klinik

In den meisten Fällen führt eine Rhinovirusinfektion zu einer »**Erkältung**« der oberen Luftwege (»**common cold**«) mit einer nur geringen allgemeinen klinischen Beeinträchtigung. Hauptsymptome sind **Schnupfen**, **Husten** und **Halsschmerzen**. Die regionalen **zervikalen Lymphknoten** sind in ca. 50% vergrößert. Eine meist leichte **Otitis media** tritt in ca. 20% der Fälle auf. Die klinischen Beschwerden sind in den ersten 3 Tagen am ausgeprägtesten, in den meisten Fällen bilden sie sich innerhalb einer Woche, seltener nach 2 Wochen zurück.

Vor allem bei jüngeren Kindern können Rhinovirusinfektionen auch zu schweren Verläufen mit **Bronchiolitis, Bronchopneumonie** und **obstruktiver Bronchitis** führen. Todesfälle sind beschrieben worden.

> **Neben RS-Viren spielen Rhinoviren möglicherweise eine wichtige Rolle in der Pathogenese eines hyperreagiblen Bronchialsystems und bei der Entstehung des infektionsassoziierten Asthma.**

▪▪ Diagnose

Die Diagnose kann **klinisch** vermutet werden. Ähnliche klinische Symptome werden allerdings auch durch andere Respirationstraktviren (RSV, Parainfluenza etc.) verursacht. Ein Erregernachweis ist in den meisten Fällen nicht erforderlich.

▪▪ Therapie

Eine spezifische Therapie gibt es nicht. Bei ausgeprägten katarrhalischen Beschwerden können physiologische Kochsalzlösung oder abschwellende **Nasentropfen** (z. B. Xylometazolin) für einige Tage verabreicht werden.

▪▪ Prophylaxe

Ein Impfstoff steht nicht zur Verfügung. Zur Vermeidung der Übertragung während der Pflege ist hygienisches Händewaschen im Allgemeinen ausreichend.

15.18 Respiratory-Syncytial-Virus-Infektionen

▪▪ Epidemiologie

Infektionen mit dem Respiratory Syncytial Virus (RSV) treten weltweit auf. In gemäßigten Regionen findet sich eine saisonale Häufung von RSV-Infektionen in den **Wintermonaten** Oktober bis März. Die meisten primären RSV-Infektionen erfolgen im Alter von 6 Wochen bis 2 Jahren. Spätere Reinfektionen sind häufig, sie verlaufen aber im Allgemeinen weniger schwer als Primärinfektionen. Bis zu 2% aller Kinder mit RSV-Infektion müssen aufgrund der Schwere der klinischen Symptomatik hospitalisiert werden. Die Letalität dieser hospitalisierten Kinder liegt bei bis zu 1,5%.

> **RSV ist in bis zu 75% der Fälle ursächlicher Erreger einer Bronchiolitis.**

Tab. 15.3 Altersabhängigkeit der klinischen Manifestationen von RSV-Infektionen

Neugeborene	Infekte der oberen Luftwege
Säuglinge <6 Monate	Bronchiolitis, Pneumonie
Kleinkinder, Schulkinder	Pharyngitis, Bronchitis, Infektkrupp, Pneumonie, Otitis media
Jugendliche, Erwachsene	Subklinische Infektionen (mit Virusausscheidung)
Ältere Menschen	Bronchitis, Pneumonie

RSV ist **hochkontagiös**. Die Übertragung erfolgt vor allem durch direkten Kontakt mit RSV-haltigem Sekret aus dem Respirationstrakt (meist Hand-zu-Nase- oder Hand-zu-Auge-Inokulation, selten primär aerogene Ausbreitung). Die Virusausscheidung beginnt bereits 24–48 h vor Auftreten der ersten klinischen Symptome und persistiert für ca. 1 Woche (ältere Kinder und Erwachsene) bis 4 Wochen (Neugeborene). Bei unreifen Frühgeborenen und immunsupprimierten Kindern kann die Virusausscheidung noch länger andauern. Die **Inkubationszeit** beträgt meist 3–5 Tage.

▪▪ Ätiopathogenese

RSV ist ein RNA-Virus aus der Familie der **Paramyxoviren** (Genus **Pneumovirus**). Zwei Glykoproteine spielen für die Infektiosität von RSV eine wichtige Rolle:

- Für die Anheftung von RSV an die Wirtszelle ist das **G-Protein** erforderlich (»attachment protein«).
- Das **F-Protein** (Fusionsprotein) vermittelt die Viruspenetration in die Wirtszelle und die spätere Zellfusion von benachbarten Zellen (Synzytienbildung).

RSV infiziert Flimmerepithelzellen. Es kommt zur **Nekrose der infizierten Zellen** mit konsekutiver reaktiver peribronchialer Infiltration mit Lymphozyten, Plasmazellen, eosinophilen Granulozyten und Makrophagen sowie einem Schleimhautödem. Dies führt zu einer mehr oder weniger ausgeprägten **peripheren Atemwegsobstruktion**. Die mukoziliäre Clearance erholt sich meist erst nach 2–3 Wochen.

RSV-Infektionen hinterlassen nur eine Teilimmunität (humoral und zellulär). Reinfektionen sind daher häufig.

▪▪ Klinik

Bei Kindern unter 2 Jahren verläuft die RSV-Primärinfektion in ca. 40% der Fälle symptomatisch, meist mit den klinischen Zeichen einer Infektion der unteren Atemwege. Am häufigsten manifestiert sich die RSV-Primärinfektion als **Pneumonie**, etwas seltener als **Bronchiolitis**. In ca. 5% findet sich eine **Krupp-Symptomatik**. Das klinische Bild einer RSV-Infektion zeigt eine deutliche Altersabhängigkeit (Tab. 15.3).

In den meisten Fällen entwickeln die betroffenen Kinder einen zunehmenden **keuchenden Husten und Dyspnoe** bei häufig nur leicht erhöhten Temperaturen. In schweren Fällen findet sich eine Tachypnoe mit Nasenflügelatmen und thorakalen Einziehungen, eine Zyanose sowie eine Tachykardie. Das Atemgeräusch kann (als indirektes Zeichen der Überblähung bei Atemwegsobstruktion) abgeschwächt sein. Die Röntgenaufnahme der Lunge zeigt als typischen Befund bei einer Bronchiolitis eine **Überblähung der Lungen** und ggf. einige Infiltrate. Die Blutgasanalyse ergibt häufig eine leichte bis mäßige Hypoxie, eine Hyperkapnie ist Ausdruck der zunehmenden Ateminsuffizienz, die einer dringenden intensivmedizinischen Betreuung bedarf.

Bei **Früh-** und **Neugeborenen** kann eine RSV-Infektion mit plötzlich auftretenden teils massiven **Apnoen**, **Irritabilität**, **Trinkverweigerung** und **Lethargie** – ohne äußere Zeichen eines Atemwegsinfektes – einhergehen. **RSV-Reinfektionen** verlaufen im Allgemeinen milder und manifestieren sich häufig als oberer Atemwegsinfekt oder Tracheobronchitis. Bei Kindern mit schweren Grunderkrankungen (bronchopulmonale Dysplasie, Herzfehler, Immundefizienz) kann jede RSV-Infektion zu einem lebensbedrohlichen Krankheitsbild führen.

▪▪ Diagnose

Die Diagnose einer RSV-Infektion basiert auf der klinischen Symptomatik, auf dem zeitlichen Hintergrund (Winterhalbjahr? bekannte RSV-Epidemie?), auf der Altersverteilung (Kind < 2 Jahre) und der positiven Virusdiagnostik.

Für den klinischen Alltag sind **RSV-Antigen-Tests** zum Virusnachweis in Nasopharyngealsekret von großer praktischer Bedeutung. Daneben ist der Nachweis von RSV durch Anzucht in der Zellkultur oder mittels PCR möglich. Die serologische Diagnostik spielt in der Praxis keine Rolle.

▪▪ Therapie

Im Vordergrund steht die **intensivmedizinische Betreuung** (u. U. kontrollierte Beatmung) der meist schwer kranken Kinder. **Symptomatisch** können β_2-Sympathomimetika, racemisches Epinephrin oder Adrenalin verabreicht werden. Kortikosteroide, Theophyllin und Mukolytika sind unwirksam.

Ribavirintherapie Als einziges wirksames **Virostatikum** steht Ribavirin zur Verfügung. Aufgrund unterschiedlicher, z. T. enttäuschender Studienergebnisse hinsichtlich der Wirksamkeit, der umständlichen Applikationsform mittels Inhalation sowie der potenziellen Nebenwirkungen (Teratogenität) ist die Indikation für einen Behandlungsversuch mit Ribavirin seit 1996 stark eingeschränkt worden.

▪▪ Prophylaxe

RSV-positive Kinder sollten im Krankenhaus kohortiert und von eigenem Pflegepersonal betreut werden. Weiterhin ist auf strikte Händedesinfektion nach jedem Kontakt mit diesen Kindern zu achten. Bei Kleinkindern unter 2 Jahren mit chronischer Lungenerkrankung (bronchopulmonale Dysplasie) oder hämodynamisch relevantem Herzfehler führt die prophylaktische Gabe von **Palivizumab**, einem monoklonalen humanisierten Antikörper gegen das F-Protein von RSV, zu einer signifikanten Abnahme von Krankenhaushospitalisationen aufgrund schwerer RSV-Infektionen. Die Prophylaxe mit Palivizumab soll nur während der RSV-Saison (Oktober bis Mai) und nach strenger Indikationsstellung erfolgen (AWMF-Leitlinie 048/012). Ein Impfstoff zur aktiven Immunisierung steht bisher nicht zur Verfügung.

15.19 Infektionen durch humane Papillomaviren (HPV)

▪▪ Epidemiologie

Hautwarzen an Händen und Füßen sind im Kindesalter häufig, bis zu 50% der Schulkinder können betroffen sein. Die Ansteckung erfolgt häufig durch direkten Kontakt. Eine Autoinokulation durch Kratzen ist möglich. Papillomaviren sind sehr stabil und können daher auch über kontaminierte Fußböden und Matten (Schwimmbäder!) übertragen werden. Die Inkubationszeit liegt bei 6 Monaten bis 2 Jahren. **Larynxpapillome** treten insgesamt selten auf. 80% der Patienten sind unter 7 Jahre alt, 5–30% der Kinder erkranken bis zum 6. Lebensmonat. Die Übertragung erfolgt in diesem Fall unter der Geburt durch die genitale HPV-Infektion der Mutter. **Genitale HPV** werden meist durch Geschlechtsverkehr, seltener durch Schmierinfektion übertragen. Die Inkubationszeit beträgt 4 Wochen bis mehrere Monate.

▪▪ Ätiopathogenese

Papillomaviren sind kleine, recht stabile DNA-Viren aus der Familie der **Papovaviren**. Papillomaviren infizieren nur Epithelzellen (Basalzellschicht), hier findet eine meist langsame lokale Replikation statt. Die HPV-Infektion bewirkt eine vermehrte **Proliferation der Epithelzellen**, 1–6 Monate nach Infektion kommt es zu einer sichtbaren Warzen- bzw. Papillombildung. Häufig persistiert das Virus monate- bis jahrelang ohne klinische Symptomatik. Hautwarzen können sich spontan zurückbilden, bei immunsupprimierten Kindern treten Rezidive gehäuft auf. Über die Immunreaktion bei HPV-Infektionen ist nur wenig bekannt. Anhand der unterschiedlichen Genomstruktur sind bisher über **100 verschiedene Genotypen** bekannt, die sich teilweise auch hinsichtlich der klinischen Manifestation und der Krankheitslokalisation unterscheiden. Bestimmte Virustypen (HPV Typ 16, 18, 31, 45 u. a.) besitzen bei genitaler Infektion ein **onkogenes Potenzial**.

▪▪ Klinik

Humane Papillomaviren verursachen Haut- und Genitalwarzen sowie Papillome im Larynx- und Mundbereich.

- **Gemeine Warzen** (Verrucae vulgares, HPV-Typen 1, 2, 4, 7) manifestieren sich als oft **gruppiert** auftretende, schuppig verhornende, papulöse Effloreszenzen (◘ Abb. 15.26), die v. a. an den Fingern, Händen, Ellenbogen und Knien lokalisiert sind. Besonders unangenehm und oft schmerzhaft sind diese Warzen, wenn sie periungual auftreten.
- Von den gemeinen Warzen abzugrenzen sind **Mollusca contagiosa** (**Dellwarzen**), die durch die Infektion mit einem Pockenvirus hervorgerufen werden (◘ Abb. 15.27).
- Gestielte **filiforme Warzen** sind eine Variante der gemeinen Warzen. Sie finden sich häufig an Lippen, Augenlidern und Nase.
- **Plantarwarzen** (Verrucae plantares, HPV-Typen 1, 2, 4, 7) manifestieren sich häufig als schmerzhafte, nach außen meist nur wenig erhabene **Dornwarzen der Fußsohle**. Betroffen sind gehäuft Kinder und Jugendliche zwischen 5 und 15 Jahren (Benutzung von Gemeinschaftsduschen, öffentlichen Schwimmbädern etc.).
- Plane oder juvenile Warzen (**Verrucae planae juveniles**, HPV-Typen 3, 10, 29) sind kleine (<3 mm), weiche, leicht erhabene Warzen von rosa bis brauner Färbung, die meist in großer Anzahl im Gesicht, am Hals und auf den Handrücken lokalisiert sind. Bei länglichen Hautläsonen (z. B. nach Kratzen) können sie **perlschnurartig** angeordnet sein. Sie finden sich häufig bei Kindern und Jugendlichen.
- **Larynxpapillome** (HPV-Typen 6, 11; ◘ Abb. 15.28) treten bei infizierten Kindern meist zwischen dem 1. und 5. Lebensjahr auf. Die Primärinfektion erfolgt **unter der Geburt**. Klinisch können Larynxpapillome z. T. gravierende Atembeschwerden mit inspiratorischem **Stridor** sowie **Husten** und **Heiserkeit** hervorrufen. Die Schwere der Symptomatik ist abhängig von der Ausdehnung und Lokalisation der Papillome.

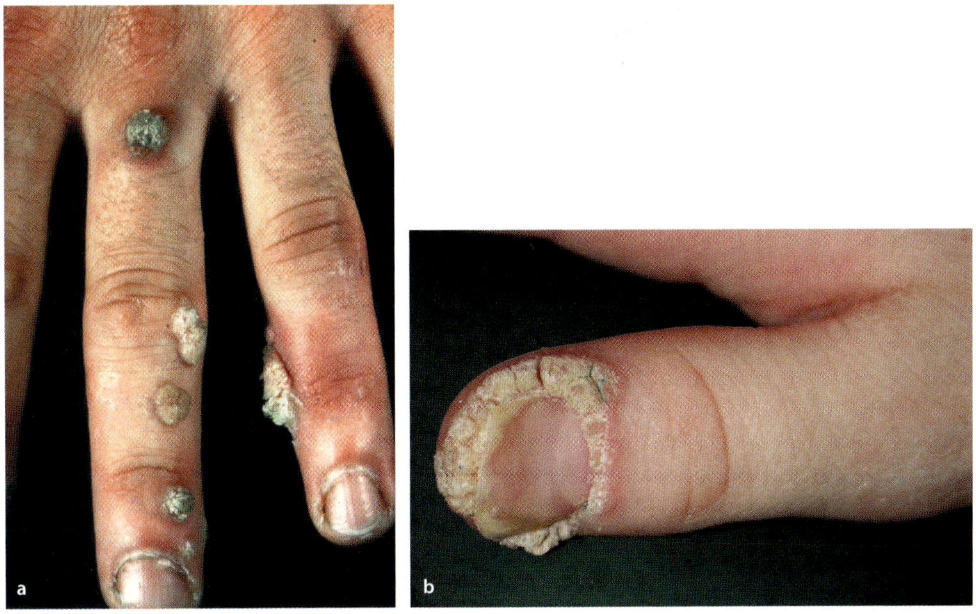

Abb. 15.26a, b Verrucae vulgares. **a** Im Bereich der Hand. (Mit freundlicher Genehmigung von Prof. Dr. Sticherling, Hautklinik der Universität Erlangen). **b** Periungual. (Mit freundlicher Genehmigung von Prof. Dr. Höger, Kinderkrankenhaus Wilhelmstift, Hamburg)

- **Orale Papillome** (HPV-Typ 1 und 13) treten multipel in der Mundschleimhaut auf und sind überwiegend asymptomatisch.
- **Genitale Papillomavirusinfektionen** (meist HPV-Typ 6, 11, 16 und 18) treten in bis zu 40% bei sexuell aktiven Adoleszenten auf, häufig in Form von **Condylomata acuminata** (syn.: Feigwarzen, genitale Warzen; Abb. 15.29) oder nur mit Hilfe des Essigtests erkennbaren Dysplasien. Condylomata acuminata sind exophytisch wachsende, meist multipel auftretende, häufig gelappte, hautfarbene, papillomatöse Effloreszenzen, die bevorzugt im Genital- und Analbereich auftreten. Neben der Perianalzone und der Analschleimhaut kann bei Mädchen der gesamte Genitaltrakt, vor allem die Vulva, seltener die Harnröhre betroffen sein. Bei Knaben ist vor allem die Penisspitze eine bevorzugte Lokalisation. Dysplasien sind das häufigste klinische Erscheinungsbild der Papillomavirusinfektion der Cervix uteri oder Vulva.

Frühere HPV-Infektionen sind die häufigste Ursache des Zervixkarzinoms.

In über 90% lässt sich in Tumorgewebe HPV nachweisen. Zu den kanzerogenen Typen gehören v. a. HPV-16 und HPV 18.

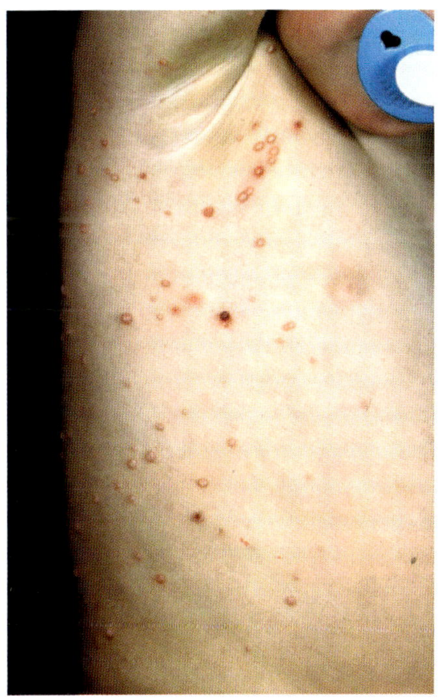

Abb. 15.27 Mollusca contagiosa (Dellwarzen). (Mit freundlicher Genehmigung von Prof. Dr. Sticherling, Hautklinik der Universität Erlangen)

Diagnose

Die Diagnose erfolgt in den allermeisten Fällen **klinisch** anhand der typischen Manifestation (Warzen, Papillome). In unklaren Fällen sollte immer eine **histologische Abklärung** erfolgen.

Der Nachweis und die Typisierung von Papillomaviren im Bioptat erfolgt – falls überhaupt erforderlich – mit molekularbiologischen Techniken. Bei genitaler Krankheitslokalisation sind immer auch andere Geschlechtskrankheiten auszuschließen. Bei kleinen Kindern sollte auch an einen sexuellen Missbrauch gedacht werden. Larynxpapillome verursachen bei Kindern eine mehr oder weniger ausgeprägte Dyspnoe, die Diagnose erfolgt mittels Laryngo- oder Bronchoskopie.

Therapie

Vor jeden Therapieentscheidung ist die hohe Spontanremissionrate von Warzen im Kindesalter zu bedenken! **Hautwarzen** werden durch **Kontaktvereisung** mit Flüssigstickstoff oder durch eine keratolytische und antiproliferative Lokalbehandlung mit Salicylsäure- und 5-Fluorouracil-haltigen Präparaten (z. B. Verrumal®) behandelt. Die früher durchgeführte Warzenentfernung mittels Elektrokauter ist wegen der Schmerzhaftigkeit und der möglichen Narbenbildung obsolet. Filiforme Warzen können chirurgisch im Hautniveau exzidiert werden. **Larynxpapillome** werden, vor allem bei entsprechenden Atembeschwerden, mittels **Laser- oder Kryotherapie** behandelt. Unterstützend kann zur Proliferationshemmung lokal oder systemisch Interferon α appliziert werden.

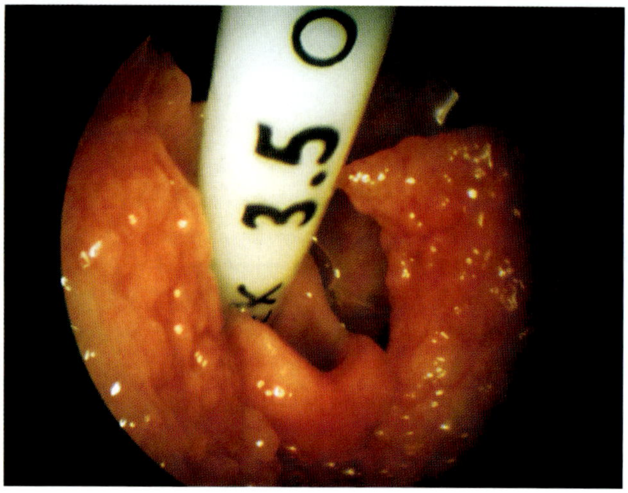

Abb. 15.28 Larynxpapillome bei einem Säugling

Die Behandlung von **genitalen Warzen** kann sehr schwierig sein und sollte immer von einem erfahrenen Gynäkologen durchgeführt werden. Die Lokalbehandlung erfolgt u. a. mit Podophyllinlösung (5–25%), Kryotherapie sowie mittels CO_2-Laser.

Prophylaxe

Allgemeine Empfehlungen zur Verhütung von Papillomavirusinfektionen gibt es nicht. Das Aufkratzen von Warzen sollte wegen der Gefahr von Autoinokulationen vermieden werden. Bei Schwangeren mit Condylomata acuminata sollten 4 Wochen vor Geburt die Läsionen abgetragen werden. Aktive HPV-Läsionen im Genitalbereich bei der Mutter zum Geburtszeitpunkt sind nach derzeitigem Kenntnisstand keine Indikation für eine Entbindung durch Sectio. Sexuell aktive Jugendliche mit Warzen im Genitalbereich sollten zum Schutz des nichtinfizierten Partners rechtzeitig über geeignete präventive Maßnahmen (Kondom, Entfernung der Warzen) informiert werden. Seit März 2007 empfielt die STIKO eine generelle Impfung gegen humane Papillomaviren (Typen HPV16, 18) für alle Mädchen im Alter von 12–17 Jahren als Prophylaxe vor HPV16- und HPV18-induziertem Zervixkarzinom.

15.20 Masern

Epidemiologie

Masern sind weltweit verbreitet. Durch konsequente Impfprogramme konnten Masern in einigen Ländern fast vollständig eliminiert werden (z. B. in Nord- und Südamerika, Schweden und Finnland).

> **Aufgrund mangelnder Durchimpfungsraten treten in Deutschland immer wieder regionale Ausbrüche von Masern auf, wie z. B. in Frühjahr 2006 in Nordrheinwestfalen mit 1750 Erkrankten.**

Die **Übertragung** erfolgt durch direkten Kontakt über Tröpfchen, in seltenen Fällen aerogen durch Luftzug über weitere Entfernungen. Die Patienten sind 3–5 Tage vor Ausbruch des Exanthems bis 4 Tage danach infektiös. Die **Inkubationszeit** (Intervall zwischen Exposition und Auftreten der Prodromi) beträgt 8–12 Tage. Überstehen der Erkrankung hinterlässt eine lebenslange Immunität. Die passive Immunität bei Säuglingen, deren Mütter die Erkrankung durchmachten, hält etwa 6 Monate lang an.

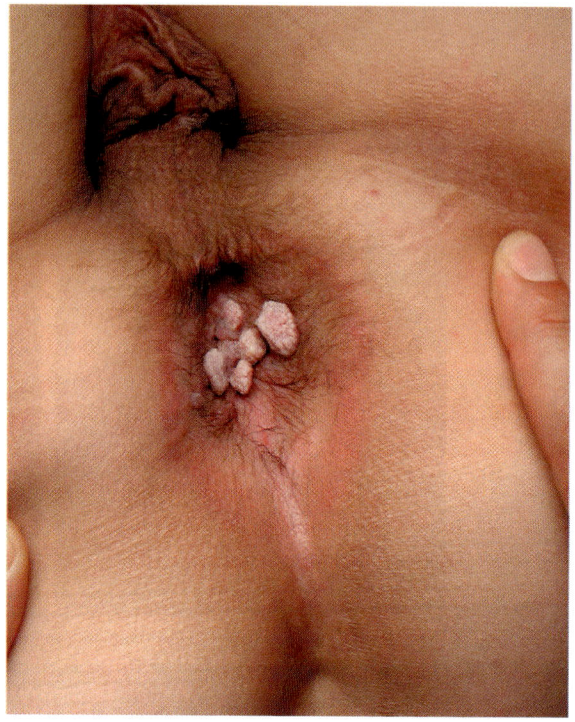

Abb. 15.29 Condylomata acuminata im Anogenitalbereich. (Mit freundlicher Genehmigung von Prof. Dr. Höger, Kinderkrankenhaus Wilhelmstift, Hamburg)

Ätiopathogenese

Das Masernvirus ist ein umhülltes RNA-Virus aus der Familie der **Paramyxoviren**. Das Virus ist lympho- und neurotrop und besitzt einen ausgeprägten immunsuppressiven Effekt.

Eintrittspforten des Virus sind der Nasen-Rachen-Raum oder die Konjunktiven. Nach initialer Virusvermehrung im oberen Respirationstrakt kommt es 2–4 Tage p. i. zur **primären Virämie**. Dadurch wird das Virus in entferntere lymphatische Organe abgesiedelt, wie Tonsillen, Thymus, Milz, Knochenmark, Lymphknoten, Peyer-Plaques u. a., wo eine massive Virusvermehrung stattfindet. Etwa 7 Tage post infectionem erfolgt von hier aus die **sekundäre Virämie** mit Virusaussaat in Schleimhäute, Haut und kleine Gefäße. Das Masernvirus hat die Fähigkeit, Zellen zu fusionieren, wodurch **mehrkernige Riesenzellen** (Synzytien) mit häufig >100 Kernen auftreten.

Die Prodromi mit Fieber und katarrhalischen Symptomen (8–12 Tage post infectionem) signalisieren den Beginn der immunologischen Abwehrreaktion. So ist auch das Exanthem Folge der explosiven Auseinandersetzung zwischen virusspezifischen T-Zellen und virusinfizierten Epithel- und Endothelzellen. Spezifische Antikörper scheinen bei der Überwindung der akuten Phase keine Rolle zu spielen.

> **Masern gehen immer mit einer vorübergehenden, 4–6 Wochen dauernden Immunschwäche einher.**

Hauttests vom verzögerten Typ (Tuberkulintest!) werden vorübergehend negativ. Außerdem kommt es durch die Immunschwäche zu bakteriellen Zweiterkrankungen oder zur Aktivierung chronischer Krankheitsprozesse.

Die Pathogenese der para-(post-)infektiösen **Masernenzephalitis** ist bisher nicht geklärt. Histopathologisch finden sich im Gehirn perivaskuläre Demyelinisierungen und perivaskuläre Lymphozyteninfiltrate. Virale Antigene oder RNA-Sequenzen lassen sich aber nicht

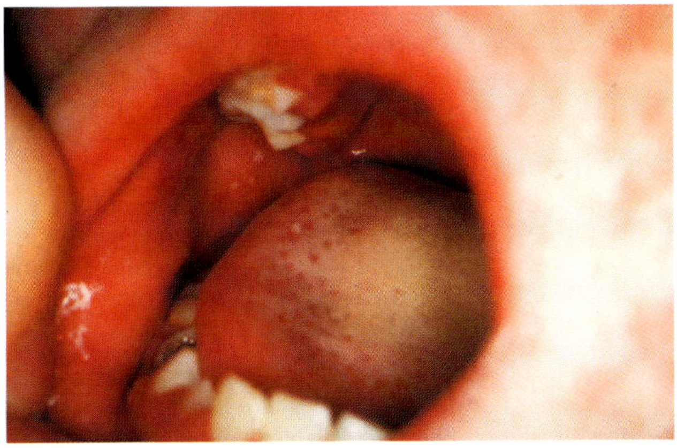

Abb. 15.30 Koplikische Flecken

nachweisen. Deshalb wird zurzeit ein **immunologischer Pathomechanismus** vermutet, der allerdings bisher nicht bewiesen wurde.

Klinik

Die Erkrankung beginnt mit hohem Fieber und uncharakteristischen katarrhalischen Symptomen, wie Schnupfen, Halsschmerzen, Heiserkeit und bellendem Husten **(Prodromalstadium)**. Die Patienten sind aufgrund einer Konjunktivitis und einer (milden) Keratitis ausgesprochen **lichtscheu**. Gleichzeitig oder 1–2 Tage später treten feine, kalkspritzerartige Stippchen, bevorzugt an der Wangenschleimhaut gegenüber den Molaren, auf (**Koplikische Flecken**; Abb. 15.30). Außerdem entwickelt sich ein fleckiges, dunkelrotes Enanthem am weichen Gaumen.

Nach leichtem Fieberabfall geht das Prodromalstadium 3–4 Tage später unter erneutem hohem Fieberanstieg in das **Exanthemstadium** über. Das makulopapulöse Exanthem beginnt hinter den Ohren (Abb. 15.31) und im Gesicht und breitet sich weiter zentrifugal über den ganzen Körper bis zu den Füßen aus (Abb. 15.32). Nach dem 3. Exanthemtag folgt bei unkomplizierten Verläufen rasche Entfieberung und Abblassen des Exanthems. Meist besteht eine **generalisierte Lymphadenopathie**, wobei auch die hilären, paratrachealen und mesenterialen Lymphknoten betroffen sind. Bei ca. 50% der Infizierten treten pathologische EEG-Veränderungen auf, die sich später in den allermeisten Fällen zurückbilden.

Besondere Verlaufsformen

- **Mitigierte Masern** treten bei jungen Säuglingen auf, die noch maternelle Antikörper besitzen und auch bei Kindern nach Gabe von Immunglobulinen.
- **Atypische Masern** werden heutzutage nur noch bei jungen Erwachsenen beobachtet, die in ihrer Kindheit mit Maserntotimpfstoffen immunisiert wurden. Charakteristisch für atypische Masern sind: sehr hohes Fieber, ein distal an den Extremitäten beginnendes und sich zentripetal ausbreitendes Exanthem und hartnäckige, pneumonische Infiltrate.
- Bei Patienten mit schweren T-Zelldefekten kann das Exanthem völlig fehlen (»**weiße Masern**«). Es entwickelt sich eine **Riesenzellpneumonie**, die fast immer zum Tode führt.

Komplikationen

Am häufigsten sind **bakterielle Sekundärinfektionen**; und zwar Bronchopneumonien, Otitis media und Diarrhö. Weitere Komplikationen betreffen das zentrale Nervensystem.

Im Vordergrund steht die akute **Masernenzephalitis** mit einer Häufigkeit von 1:500–1:2000. Die Masernenzephalitis tritt bevorzugt am 3.–9. Tag nach Exanthembeginn auf. Typisch sind Bewusstseinsstörungen (Somnolenz, Koma), zerebrale Krampfanfälle, neurologische Herdsymptome (Hemiplegien, Hirnnervenparesen) und gelegentlich auch myelitische Symptome. Die Masernenzephalitis hat auch heute noch eine Letalität von 30% und eine Defektheilungsrate von ca. 20%. Eine weitere seltenere Komplikation ist die **subakute sklerosierende Panenzephalitis** (▶ Abschn. 15.23.1).

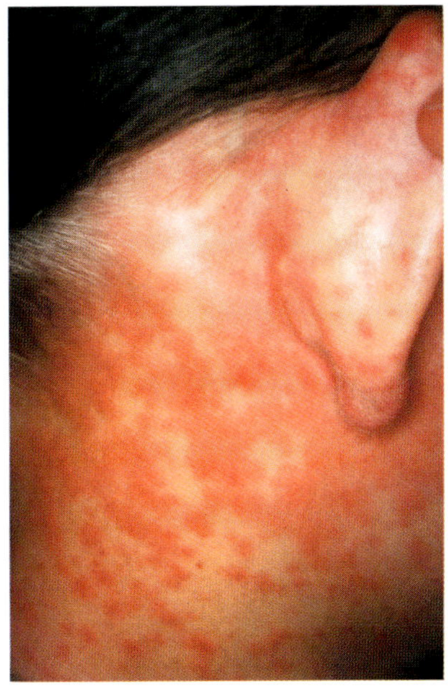

Abb. 15.31 Masernexanthem bei einem 8-jährigen Knaben (hinter den Ohren beginnend)

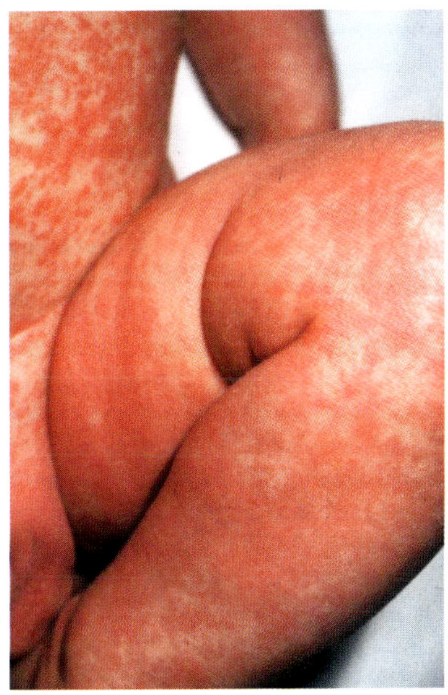

Abb. 15.32 Generalisiertes Masernexanthem bei einem älteren Säugling

Cave
Masern sind immer eine ernste und gefährliche Krankheit.

Todesfälle kommen besonders im Säuglingsalter, bei älteren Probanden und besonders bei immundefizienten Patienten vor. Die Krankheit verläuft besonders schwer in Entwicklungsländern bei unterernährten Kindern.

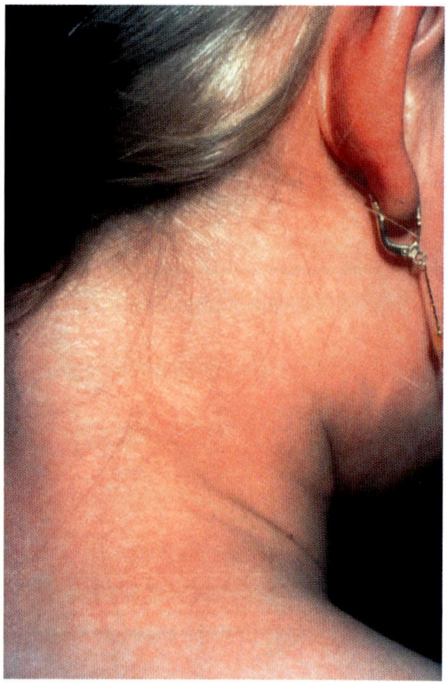

Abb. 15.33 Feinfleckiges Rötelnexanthem bei einem 13-jährigen, bisher nicht geimpften Mädchen

Diagnose

Im Rahmen einer Epidemie wird die Diagnose meistens **klinisch** gestellt.

Labor Ein typischer Laborbefund ist die **Leukopenie** mit Erniedrigung sowohl der Granulozyten als auch der Lymphozyten. Bei Einzelerkrankungen sollte die Diagnose **serologisch** bestätigt werden. Das **masernspezifische IgM** ist in der Regel bereits nach den ersten 3 Exanthemtagen mittels Enzymimmunoassay (ELISA) nachweisbar. Bei trotz Impfung an Masern Erkrankten ist nur ein 4facher Titeranstieg im IgG-ELISA oder im Hämagglutinationshemmtest (HHT) diagnosesichernd (bei Geimpften findet sich oft keine IgM-Antwort).

In fraglichen Fällen, z. B. bei immunsupprimierten Patienten oder bei Verdacht auf Riesenzellpneumonie ist zur Diagnosestellung der **Virusdirektnachweis** (PCR oder Virusisolierung) erforderlich. Die Diagnose einer **Masernenzephalitis** beruht allein auf dem zeitlichen Zusammenhang der Enzephalitis mit einer akuten Maserninfektion (IgM-Nachweis!), da sich im Liquor in der Regel weder das Virus noch eine intrathekale Antikörpersynthese nachweisen lassen.

Therapie

Es gibt keine spezifische Therapie. Da das Virostatikum **Ribavirin** die Virusreplikation in vitro hemmt, wurde in Einzelfällen Ribavirin i. v. zusammen mit Immunglobulinen bei der Masernpneumonie eingesetzt. Es gibt allerdings keine kontrollierten Studien.

In den Ländern der Dritten Welt wird **Vitamin A** bei akuten Masern verabreicht (Dosierung: maximal 200.000 IE p. o. über 2 Tage). Dadurch konnte die Letalität beträchtlich gesenkt werden. **Bakterielle Zweitinfektionen** erfordern den Einsatz von Antibiotika.

Prophylaxe

Alle Kinder mit Ausnahme von Patienten mit schweren Störungen der T-Zell-Immunität sollen unbedingt 2-mal gegen Masern geimpft werden (▶ Kap. 18.2.8). Durch den **Lebendimpfstoff** kann auch der Ausbruch von Wildmasern wirksam unterdrückt werden, wenn dieser innerhalb der ersten 3 Tage nach Exposition verabreicht wird **(Inkubationsimpfung)**. Bei abwehrgeschwächten Patienten und chronisch kranken Kindern ist die Prophylaxe von Masern auch mit humanen **Immunglobulinen** möglich. Durch Gabe von 0,25–0,5 ml/kg KG Standardimmunglobulin i.m. (oder 1–2 ml/kg KG eines i. v. zu verabreichenden normalen Immunglobulins) innerhalb von 2–3 Tagen nach Kontakt kann die Erkrankung mit relativ großer Wahrscheinlichkeit verhütet werden. Bei späterer Gabe bis zum 6. Tag ist noch Mitigierung der Erkrankung möglich. Inkubierte Patienten sind im Krankenhaus vom 7. Tag p. i. bis zum 5. Exanthemtag zu isolieren.

Seit dem 01.01.2001 sind der Verdacht auf Masern, die Erkrankung und der Tod sowie der Erregernachweis nach dem Infektionsschutzgesetz meldepflichtig.

15.21 Röteln

Epidemiologie

Die **Übertragung** erfolgt durch Tröpfchen oder direkten Kontakt (vertikale Übertragung in der Schwangerschaft, ▶ Kap. 6.10.3). Die Patienten sind bereits 7 Tage vor Auftreten des Exanthems bis 7 Tage danach infektiös. Der genaue Zeitpunkt der Infektion ist daher bei Rötelnkontaktpersonen oft schwer bestimmbar.

Vor der Impfära lag der Altersgipfel der Infektion bei den 5- bis 9-Jährigen. Infolge unzureichender Durchimpfungsraten verschiebt sich der Infektionszeitpunkt ins höhere Lebensalter zu den Adoleszenten und jungen Erwachsenen. In Deutschland besitzen ca. 3% der Frauen im gebärfähigen Alter keine spezifischen Antikörper. Die **Inkubationszeit** (Intervall zwischen Exposition und Exanthembeginn) beträgt in der Regel 14–21 Tage. Röteln hinterlassen eine lebenslange Immunität. Reinfektionen kommen in seltenen Fällen vor.

Ätiopathogenese

Das Rötelnvirus ist ein RNA-Virus aus der Familie der **Togaviridae**. Das Virus ist lymphotrop, mitunter neurotrop und nur geringfügig oder gar nicht zytopathogen. Im Gegensatz zu Masern kommt es nach Röteln zu keiner vorübergehenden Immunsuppression. Eintrittspforte des Virus ist der obere **Respirationstrakt**. Nach initialer Virusvermehrung in der Mukosa kommt es **lymphogen** zur Infektion der zervikalen und okzipitalen Lymphknoten. Infektiöses Virus kann frühestens 7–9 Tage post infectionem im Blut und Nasopharyngealsekret nachgewiesen werden. Im Rahmen der **Virämie** gelangt das Virus auch in die Haut und andere Organe, wie z. B. die Gelenke. Das Exanthem ist Ausdruck der immunologischen Interaktion.

Klinik

In 25–50% der Fälle verläuft die Infektion klinisch stumm. Bei symptomatischen Verläufen kommt es ca. 7 Tage post infectionem zu einer symmetrischen Schwellung der zervikalen und **nuchalen Lymphknoten** mit mäßigen Allgemeinerscheinungen **(Prodromi)** wie leichtem Fieber, Kopf- und Gliederschmerzen, Halsschmerzen und Konjunktivitis. Einige Tage später folgt dann ein zartrosa gefärbtes, kleinfleckiges **Exanthem**, das hinter den Ohren beginnt und sich rasch über den Körper ausbreitet (Abb. 15.33). Verläufe ohne Exanthem, aber mit Fieber und Lymphadenopathie sind möglich.

Besondere Verlaufsformen und Komplikationen

Bei bis zu 60% der älteren Mädchen und jungen Frauen tritt eine transiente **Polyarthralgie/Polyarthritis** auf. Finger- und Kniegelenke sind bevorzugt betroffen. Die Beschwerden, die durch direkte Erregerinvasion und/oder Ablagerung von Immunkomplexen bedingt sind, verschwinden in der Regel nach einigen Wochen. Weitere Komplikationen sind: **Postinfektiöse, thrombozytopenische Purpura** und **akute Rötelnenzephalitis.** In sehr seltenen Fällen wurde auch eine **progressive Rötelnpanenzephalitis** (PRP) als Folge einer postnatalen Rötelninfektion beobachtet. Die Hauptkomplikation von Röteln bei Schwangeren ist die **Rötelnembryofetopathie** (► Kap. 6.10.3).

▪▪ Diagnose

Wegen der Ähnlichkeit mit anderen viralen und nichtviralen Exanthemen ist die klinische Diagnose oft schwierig. Charakteristische Blutbildveränderungen (Leukopenie mit relativer Lymphozytose und Auftreten von Plasmazellen) können von diagnostischer Bedeutung sein. Ansonsten muss die Infektion **serologisch** bestätigt werden. Beweisend sind ein 4-facher Titeranstieg im **Hämagglutinationshemmtest** (aus 2 Serumproben) oder der Nachweis von **rötelnspezifischem IgM** mittels Enzymimmunassay (ELISA). Je nach Empfindlichkeit der Testmethode sind spezifische IgM-Antikörper mitunter lange (bis zu einem Jahr) im Serum nachweisbar. Um zwischen einer primären Infektion und der (seltenen) Reinfektion bei Schwangeren zu unterscheiden, stehen spezielle Tests zur Verfügung.

Bei der akuten Rötelnenzephalitis findet man im **Liquor** eine leichte lymphozytäre Pleozytose. Das Liquoreiweiß ist normal. Virale RNA und oligoklonale Banden lassen sich in der Regel nicht nachweisen.

▪▪ Therapie, Prophylaxe

Es gibt keine spezifische Therapie. Alle Kinder (Jungen und Mädchen) sollen 2-mal gegen Röteln geimpft werden. Hinzu kommt die Überprüfung der **Rötelnserologie** bei allen Frauen im gebärfähigen Alter.

> **Cave**
> **Bei seronegativen Frauen im gebährfähigen Alter muss die Impfung mit Erfolgskontrolle erfolgen!**

Ein Titer von ≥1:32 im HHT gilt als sicherer Schutz. Ob eine Rötelninfektion durch passive Immunisierung (z. B. nach Rötelnkontakt in der Frühschwangerschaft) verhindert werden kann, gilt als unsicher.

Kinder mit Röteln werden im Krankenhaus bis zum 7. Tag nach Exanthembeginn **isoliert**. Säuglinge mit konnatalen Röteln müssen bis zum Ende des 1. Lebensjahrs als infektiös betrachtet werden.

> **Seit 2012 sind Röteln meldepflichtig.**

15.22 Mumps, Parotitis epidemica

▪▪ Epidemiologie

Mumps ist ubiquitär. Der Mensch ist das einzige Erregerreservoir. Vor der Impfära lag das Prädilektionsalter für Mumps zwischen dem 2. und 15. Lebensjahr. **Knaben** erkranken häufiger als Mädchen. Nach Einführung der Mumpsvakzine ging die Erkrankungshäufigkeit drastisch zurück . In den letzten Jahren ist es auch in Deutschland wieder zu lokalen Mumpsausbrüchen gekommen, z. B. in Nordbayern, ebenso in europäischen Ländern sowie in Nordamerika. Die Übertragung erfolgt vor allem **aerogen** durch Tröpfchen und durch **direkten Kontakt**. Der Speichel ist hochkontagiös. Die Patienten sind 3–5(–7) Tage vor Auftreten der Parotitis bis max. 9 Tage danach infektiös. Die **Inkubationszeit** variiert von 12–25 Tagen (16–18 Tage). Mumps hinterlässt eine lebenslange Immunität.

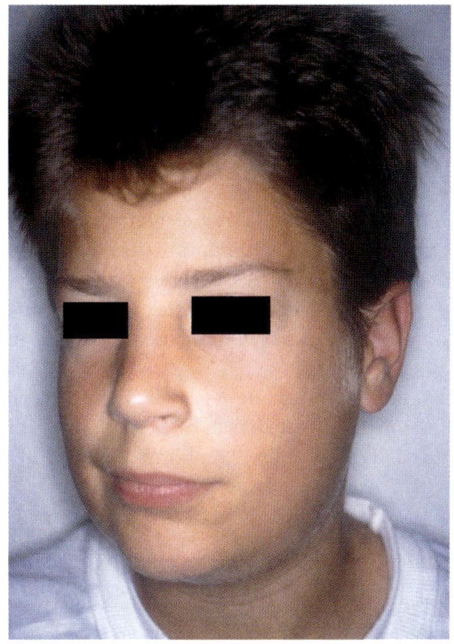

Abb. 15.34 Linksseitige Parotisschwellung bei einem 12-jährigen Knaben mit Mumps

▪▪ Ätiopathogenese

Mumpsvirus ist ein RNA-Virus aus der Familie der **Paramyxoviridae**. Es sind 12 verschiedene Genotypen bekannt. Die Eintrittspforte ist der **obere Respirationstrakt**. Nach initialer Virusvermehrung in den Schleimhäuten und regionalen Lymphknoten kommt es zu einer **Virämie** mit sekundärer Infektion von Speicheldrüsen, Tränendrüsen, Schilddrüse, Brustdrüsen, Pankreas, Testes, Ovarien und Nieren. Auch Innenohr, Gelenke, Herz und Leber können betroffen sein. Virale **Neuroinvasion** ist die Regel! Bis zu 70% der Mumpsfälle zeigen eine Liquorpleozytose ohne die typischen Zeichen der Mumpsmeningitis. In infizierten Organen finden sich diskrete, virusbedingte Parenchymschäden. Diese lösen heftige entzündliche Reaktionen aus. Die Krankheitssymptome werden vermutlich hauptsächlich durch die immunologischen Wirtsreaktionen verursacht, wobei **spezifische T-Zellen** eine entscheidende Rolle spielen. Sind die immunologischen Abwehrfunktionen gestört, wie bei Patienten unter zytostatischer/immunsuppressiver Therapie, verläuft die Infektion in den allermeisten Fällen subklinisch.

Mumps ist in den meisten Fällen eine akute, selbstlimitierende Erkrankung. Chronische Erkrankungen wurden nur vereinzelt beschrieben. Nach Mumps können zwar in vereinzelten Fällen **transitorische Glukoseverwertungsstörungen** und Inselzellantikörper auftreten. Nach heutiger Auffassung besteht dennoch kein direkter, kausaler Zusammenhang zwischen Mumps und Diabetes mellitus Typ 1.

▪▪ Klinik

Mumps zeigt eine große **Variabilität** im klinischen Erscheinungsbild und in der Reihenfolge der Organmanifestationen. In bis zu 50% der Fälle verläuft die Infektion entweder klinisch stumm oder unter dem Bild einer **grippalen Infektion** mit Fieber und leichten katarrhalischen Symptomen. Nur in ca. 30–40% der Fälle tritt 16–18 Tage nach Infektion eine bilaterale oder (weniger häufig) unilaterale **Parotitis** auf (Abb. 15.34), begleitet von Fieber über 3–4 Tage. Nicht selten sind auch die anderen Speicheldrüsen betroffen. Eine Pharyngitis fehlt fast immer.

Häufig besteht auch eine **Pankreatitis**. Sie äußert sich klinisch durch Appetitlosigkeit, Erbrechen, Oberbauchschmerzen, Steatorrhö, mitunter transitorische Glykosurie und Azetonurie. Die Serumamylase ist erhöht. In ca. 4–6% der Fälle tritt eine **aseptische (seröse) Meningitis** auf. Sie kann bereits eine Woche vor Ausbruch oder bis zu 3 Wochen nach Beginn der Parotitis manifest werden oder nicht selten isoliert auftreten.

Die **Mumpsorchitis** manifestiert sich erst während oder nach der Pubertät in bis zu 30% der mumpsinfizierten Adoleszenten und jungen Männer. Sie beginnt in der Regel am Ende der ersten Krankheitswoche unter erneutem Fieberanstieg mit starker Schwellung und Druckschmerzhaftigkeit (oft nur einseitig). Eine vorangehende Parotitis kann auch fehlen.

Weitere **seltene Manifestationen** sind: Mumpsenzephalitis (mit Bewusstseinsstörungen, zerebralen Krampfanfällen, Hirnnervenlähmungen und Hemiplegien), Oophoritis, Thyreoiditis, Uveitis, Myokarditis und Arthritis.

Bei jeder aseptischen Meningitis sollte auch an eine Mumpsinfektion gedacht werden!

Nach Mumpsmeningitis kann in ca. 1:10.000 Fällen eine Innenohrschwerhörigkeit (oft nur partiell oder unilateral) auftreten.

Eine Mumpsinfektion im 1. Drittel der Schwangerschaft kann zum Absterben der Frucht und zum **Abort** führen. Eine Mumpsembryopathie ist nicht bekannt.

▪▪ Diagnose

Die akute Infektion kann durch die Bestimmung **spezifischer IgM-Antikörper** mittels ELISA nachgewiesen werden. In besonderen Fällen ist auch die Virusanzucht aus Rachenabstrich, Speichel, Liquor, Urin oder Biopsiematerial möglich oder der Nachweis von **Mumps-RNA** mittels spezieller PCR.

Bei Mumpsmeningitis zeigt der **Liquor** eine mäßige lymphozytäre Pleozytose (10–2.000 Zellen/μl) bei normalem bis leicht erhöhtem Eiweiß und normalem bis leicht erniedrigtem Liquorzucker. Im Liquor treten 2–3 Wochen später virusspezifische oligoklonale Mumpsantikörper auf als Ausdruck einer intrathekalen Immunreaktion.

▪▪ Therapie, Prophylaxe

Eine spezifische Therapie existiert nicht. Auch eine symptomatische Behandlung ist selten erforderlich. Bei schweren Verläufen (Mumpsenzephalitis, Orchitis) sind u. U. Kortikosteroide indiziert.

Alle Kinder (und noch seronegative Adoleszenten und Erwachsene) sollten 2-mal gegen Mumps geimpft werden (▸ Kap. 18.2.8). Spezielle Immunglobuline zur passiven Immunisierung stehen nicht zur Verfügung. Gemeinschaftseinrichtungen dürfen 9 Tage nach Beginn der Parotitis wieder besucht werden.

Seit 2012 ist Mumps meldepflichtig.

15.23 Slow-Virus-Erkrankungen

Diese Erkrankungen sind **charakterisiert** durch:
- monate- bis jahrelange Inkubationszeit,
- ein zum Exitus letalis führender, langsam progredienter Krankheitsverlauf,
- Beschränkung der Infektion auf eine Spezies und ein Organ, bzw. Organsystem.

Zu den Slow-Virus-Erkrankungen werden heute folgende **Krankheitsbilder** gezählt:
- subakute sklerosierende Panenzephalitis (SSPE),
- progressive Rötelnpanenzephalitis (PRP),
- progressive multifokale Leukoenzephalopathie (PML),
- klassische und neue Variante der Creutzfeldt-Jakob-Krankheit (CJK),
- Gerstmann-Sträussler-Scheinker-Syndrom (GSS),
- fatale familiäre Insomnie (FFI).

15.23.1 Subakute sklerosierende Panenzephalitis

▪▪ Epidemiologie

Die subakute sklerosierende Panenzephalitis (SSPE) kommt weltweit vor. Nach neueren Untersuchungen liegt die Häufigkeit mit 7–11 Fällen pro 100.000 Masernerkrankte höher als bisher angenommen. Knaben sind 3-mal so häufig betroffen wie Mädchen. Zwischen der vorausgegangenen Maserninfektion und dem Erkrankungsbeginn liegen in der Regel 5–10 Jahre. Das durchschnittliche **Erkrankungsalter** wird mit **8–11 Jahren** angegeben. Der jüngste bisher beschriebene Patient erkrankte nach einer perinatalen Infektion im Alter von 4 Monaten. In Ländern mit einer konsequenten Impfpolitik und einem drastischen Rückgang der natürlichen Masern ist die SSPE fast verschwunden.

▪▪ Ätiopathogenese

Wie das Masernwildvirus ursprünglich in das ZNS gelangt und wodurch die lange Inkubationszeit zwischen der akuten Maserninfektion und dem Ausbruch der SSPE bestimmt wird, ist nach wie vor **nicht klar**. Fast immer lässt sich anamnestisch eine vorausgegangene Maserninfektion erfassen. In einem hohen Prozentsatz (ca. 50%) der an SSPE Erkrankten erfolgte die Maserninfektion vor dem 2. Lebensjahr. Weitere Risikofaktoren sind nicht bekannt.

Es gibt bisher keine Hinweise für einen spezifischen zellulären oder humoralen Immundefekt. Im Gegenteil, Patienten mit SSPE besitzen in der Regel hohe Titer an neutralisierenden Antikörpern, die man sowohl im Serum als auch im Liquor oder Hirngewebe nachweisen kann.

Bei dem im Gehirn persistierenden Masernvirus ist die **virale Genexpression eingeschränkt**. Es werden relativ große Mengen der internen viralen Proteine (Nukleokapsid, Phosphorprotein) produziert, während das Matrixprotein und die äußeren Proteine (Fusionsprotein, Hämagglutinin) entweder gar nicht oder in nur sehr kleinen Mengen exprimiert werden. Vollinfektiöses Virus wird nicht gebildet.

▪▪ Klinik

Die Krankheit zeigt eine große Variabilität hinsichtlich ihrer klinischen Manifestationen. Der Verlauf wird in **3 Stadien** eingeteilt:
- Das **Stadium I** ist gekennzeichnet durch Verhaltensauffälligkeiten, Persönlichkeitsveränderungen und ein Nachlassen intellektueller Leistungen. Mitunter finden sich in diesem Stadium charakteristische Augenhintergrundveränderungen als Folge der zentralnervösen Masernvirusinfektion.
- Im **Stadium II** treten neurologische Symptome auf, vor allem Myoklonien, abrupt einsetzende rhythmische Zuckungen an einzelnen Gliedern oder am ganzen Körper sowie zerebrale Anfälle.
- Das **Stadium III** (Abb. 15.35) zeigt eine zunehmende, extrapyramidale Tonussteigerung sowie zentrale, vegetative Regulationsstörungen bis hin zu einem Zustand der Dezerebration. In ca. 80% der Fälle finden sich charakteristische EEG-Muster,

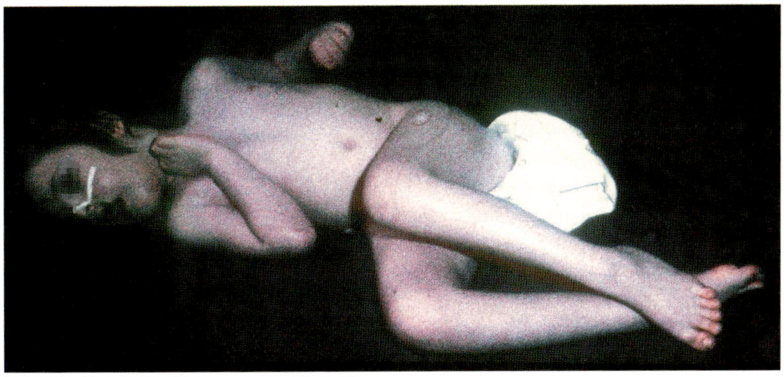

Abb. 15.35 14-jähriger Patient mit subakut sklerosierender Panenzephalitis im Stadium III

periodische, hochvoltige **Slow-wave-Komplexe (»Radermecker-Komplexe«)**, die nach Intervallen von 3,5–12 s wiederkehren.

Die Erkrankung führt meistens innerhalb von 3–5 Jahren nach Krankheitsbeginn zum Tode. Darüber hinaus gibt es auch sehr rasch progrediente und extrem langsame Verläufe. In ca. 5% werden auch Spontanremissionen beobachtet.

▪▪ Diagnose

Die Diagnose basiert auf der klinischen Symptomatologie, den charakteristischen EEG-Veränderungen und dem Nachweis hoher Titer masernvirusspezifischer Antikörper im Serum und Liquor. Der Liquor ist bis auf eine Erhöhung der Immunglobuline normal. Das **Liquor-IgG** ist oligoklonal und besteht zu 70–80% aus masernvirusspezifischen Antikörpern. Im kranialen MRT lassen sich bei fortgeschrittener Erkrankung hyperintense Läsionen v. a. in den Marklagern nachweisen.

▪▪ Therapie, Prophylaxe

Es existiert bisher keine spezifische Therapie. Steroide führen meist zu einer Verschlechterung des Krankheitsbildes. In Einzelfällen wurde über eine klinische Besserung unter Therapie mit α-Interferon, Ribavirin und Isoprinosin berichtet. Die **Masernimpfung** schützt mit großer Sicherheit vor dem Auftreten einer SSPE.

15.23.2 Progressive Rötelnenzephalitis (PRP)

Diese chronisch progrediente, entzündliche ZNS-Erkrankung tritt als seltene Folge einer konnatalen oder postnatal erworbenen Rötelninfektion auf. Die Krankheit ist **extrem selten**. Die neurologischen Symptome, die in der Regel 8–12 Jahre nach Infektion auftreten, zeigen große Ähnlichkeit mit denen einer SSPE. Im Serum und Liquor lassen sich hohe Titer rötelnvirusspezifischer Antikörper nachweisen. Im Unterschied zur SSPE zeigt der Liquor meistens eine mäßige, lymphozytäre Pleozytose. Die Prognose der Erkrankung ist ungünstig. Es existiert keine spezifische Therapie.

15.23.3 Progressive multifokale Leukoenzephalopathie

▪▪ Grundlagen

Die progressive multifokale Leukoenzephalopathie (PML) ist eine stets tödlich verlaufende, subakute demyelinisierende Erkrankung bei **Patienten mit schwerer zellulärer Immuninsuffizienz**. Die Erkrankung wurde vereinzelt bei Kindern mit angeborenen Immundefekten beschrieben. Vor Einführung der hochaktiven antiretroviralen Therapie trat sie hauptsächlich bei Kindern und Erwachsenen mit fortgeschrittener HIV-Infektion auf. Verantwortlicher Erreger ist **Polyomavirus JC**. Die Seroprävalenz im Erwachsenenalter liegt bei ca. 80–90%.

▪▪ Klinik

Die Infektion verläuft bei immunkompetenten Individuen immer asymptomatisch. Bei Patienten mit schwerer Immuninsuffizienz kommt es infolge Primärinfektion (bei Kindern) oder lokaler Reaktivierung (bei Erwachsenen) zur zytolytischen Infektion der Oligodendrozyten mit nachfolgender **Demyelinisierung**. Die Krankheit beginnt schleichend mit Wesensveränderung, kognitiven Dysfunktionen und motorischen Störungen in Form von Ataxien, Hemiparesen und bulbären Symptomen. Die Krankheit führt meistens innerhalb von 12–24 Monaten zum Tode.

> **Wenn bei einem Patienten mit schwerer zellulärer Immuninsuffizienz neurologische Auffälligkeiten auftreten, sollte immer an eine PML gedacht werden!**

▪▪ Diagnose

Diagnostische Methode der Wahl ist der Nachweis von **Polyomavirus** JC im Liquor mittels PCR.

▪▪ Therapie

Es existiert keine spezifische Therapie.

15.23.4 Übertragbare spongiforme Enzephalopathien (Prionerkrankungen)

▪▪ Definition

Übertragbare spongiforme Enzephalopathien (sog. Prionkrankheiten) sind **infektiöse, neurodegenerative Erkrankungen** des ZNS, die nach kurzem klinischem Verlauf innerhalb von 2 Monaten bis 2 Jahren zum Tode führen. Dazu gehören beim Menschen die Creutzfeldt-Jakob-Krankheit, Scrapie beim Schaf und die bovine spongiforme Enzephalopathie (BSE).

▪▪ Epidemiologie

Die **Creutzfeldt-Jakob-Krankheit (CJK)** tritt mit einer Häufigkeit von 1:1 Mio. Einwohner weltweit auf. Man unterscheidet zwischen einer sporadischen (ca. 90%) und einer familiären Form (ca. 10%).

Exkurs

Prionen

Prion ist das Akronym für »proteinaceous infectious particles«. Prionprotein (oder Präamyloid) ist bei Mensch und Tier in der »gesunden« Isoform ein normaler Membranbestandteil von Neuronen, Astrozyten und anderen Zellen. Die Prionhypothese geht davon aus, dass aus dieser Form durch Konformationsänderung eine infektiöse abnorme Isoform (Prionprotein vom Scrapie-Typ) hervorgehen kann. Mutationen scheinen diese Umlagerung zu begünstigen. Offenbar kann der »Erreger« seine pathologische Konformation auf normales Präamyloid weitergeben und so zur Pseudovermehrung des infektiösen und krankmachenden Prinzips führen. Die abnorm gefalteten infektiösen Prionproteine sind außerordentlich stabil. Sie weisen vor allem eine hohe Hitze-, Detergenzien- und Strahlenresistenz auf und lassen sich weder durch Formalin noch durch Alkohol inaktivieren.

Bis auf wenige Ausnahmen sind ältere Menschen betroffen (Altersgipfel bei 65 Jahren). Die **Inkubationszeit** beträgt in der Regel 10(–30) Jahre. CJK ist keine ansteckende Krankheit im üblichen Sinn. Der Erreger wird von den Erkrankten nicht ausgeschieden. Lediglich nach therapeutischen Eingriffen (Dura mater- oder Hornhauttransplantationen, Verwendung kontaminierter Instrumente, Substitution von erregerhaltigem Wachstumshormon) wurde von einer Übertragung berichtet. Neben der seit langem bekannten klassischen Form wurde 1996 in England erstmalig eine neue **Variante** der Creutzfeldt-Jakob-Krankheit bei Jugendlichen und jungen Erwachsenen beschrieben. Es ist nicht auszuschließen, dass es sich bei dieser neuen Variante um eine BSE-Infektion beim Menschen handelt (durch Verzehr von prionenverseuchtem Rindfleisch).

▪▪ Ätiologie

Nach heutiger Auffassung handelt es sich bei den infektiösen Erregern um Prionen, infektiöse Eiweißmoleküle mit einem Molekulargewicht von 28 kd und der Fähigkeit zur Selbstreplikation ohne eigenes nukleinsäurehaltiges Genom.

Neuropathologie Durch die Vermehrung des infektiösen Erregers im Gehirn kommt es zum **Absterben von Neuronen**, zu ausgeprägter astrozytärer Gliose und zur Bildung von Mikrovesikeln. Dadurch entsteht eine schwammartige Auflockerung des Hirnparenchyms. Charakteristisch sind ferner regional unterschiedliche Ablagerungen vom Amyloid. Die neue Variante der CJK geht mit besonders auffälligen und extensiven **Amyloidablagerungen** einher. Bemerkenswert ist das Fehlen jeglicher lokaler (und systemischer) Entzündungsreaktionen.

▪▪ Klinik

Im Frühstadium der **klassischen CJK** stehen psychopathologische Symptome im Vordergrund, wie Gedächtnis-, Konzentrations- und Merkfähigkeitsstörungen, erhöhte Reizbarkeit und ängstlich agitierte oder depressive Zustandsbilder. Darauf tritt eine **progrediente Demenz** immer mehr in Erscheinung. Hinzu kommen vielfältige neurologische Symptome (Myoklonien, visuelle oder zerebelläre Veränderungen, pyramidale und extrapyramidale Symptome u. a.). Mitunter finden sich typische EEG-Veränderungen in Form von periodischen scharfen Wellen.

Das Gerstmann-Sträussler-Scheinker-Syndrom und die tödliche familiäre Insomnie sind besondere klinische Verlaufsformen der CJK.

▪▪ Diagnose

Die Diagnose wird in der Regel nach **klinischen Symptomen** und dem **EEG-Befund** gestellt. (Klassifikationskriterien nach Masters, modifiziert nach WHO 1998). Gestützt wird die Diagnose durch den Nachweis von neuronalen Destruktions- und glialen Aktivierungsmarkern im **Liquor** (neuronenspezifische Enolase, Proteine 14-3-3, S100-β-Protein). Die genannten Marker sind allerdings nicht spezifisch für CJK. Ansonsten ist der Liquor unauffällig. Eine definitive Diagnose kann nur durch die Untersuchung von Hirngewebe gestellt werden.

▪▪ Therapie

Es gibt bisher keine wirksame Therapie. Iatrogene Übertragungen durch chirurgische Instrumente können durch **adäquate Dekontaminationsmaßnahmen** vermieden werden (z. B. Dampfautoklavieren bei 134°C für 1 h, Behandlung mit 2,5–5%iger Natriumhypochloritlösung oder 1–2 N Natronlauge für 1 h. **Prionenverseuchte Nahrungsmittel** dürfen auf keinen Fall in den Verkehr gebracht werden. Humane spongiforme Enzephalopathien – außer familiär-hereditären Formen – sind **meldepflichtig**.

15.24 Tollwut (Rabies, Lyssa)

▪▪ Epidemiologie

Tollwut ist eine weltweit verbreitete **Zoonose**. Das Tollwutvirus wird durch infektiösen Speichel bei Kratz- und Bisswunden von infizierten Tieren (Füchse, Hunde, Fledermäuse, Katzen u. a.) übertragen. Die jährliche Inzidenz von Tollwut beim Menschen wird weltweit auf 40.000–100.000 Fälle geschätzt. Die **Inkubationszeit** beträgt 5 Tage bis mehrere Jahre. Sie ist abhängig von der Lokalisation der Bissstelle (Cave: Gesicht, Augenregion!) und der inokulierten Virusmenge. Bei Kindern ist die Inkubationszeit kürzer.

▪▪ Ätiologie

Lyssaviren sind RNA-Viren aus der Familie der Rhabdoviridae.

▪▪ Klinik

Bei ca. 20–50% der von einem mit Tollwutvirus infizierten Tier gebissenen Personen kommt es zu einer manifesten Tollwuterkrankung. Die klinische Symptomatik beginnt mit unspezifischen **Symptomen am Inokulationsort** (lokale Schmerzen, Parästhesien u. a.). Später kommen starke Kopfschmerzen, Übelkeit, Erbrechen und Fieber hinzu. Mit fortschreitender Erkrankung treten generalisierte motorische Unruhe, Erregungszustände, Halluzinationen, Muskelkrämpfe und Tremor auf. **Tollwutverdächtige Symptome** sind Hypersalivation, Hydro- und Aerophobie, Photophobie und aggressive Beißbewegungen. Nach wenigen Tagen stellt sich ein **paralytisches Stadium** mit schlaffen Paresen ein. Ohne intensivmedizinische Maßnahmen dauert die manifeste klinische Symptomatik meist 2–6 Tage an, Todesursachen sind zentrale oder periphere Ateminsuffizienz oder Herzversagen aufgrund einer Myokarditis.

Eine manifeste Tollwuterkrankung endet immer letal!

15

▪▪ Diagnose
Die Verdachtsdiagnose einer Tollwutinfektion ergibt sich u. a. aus den Begleitumständen der Infektion (auffälliges Verhalten des beißenden Tieres) und der klinischen Symptomatik. Das Tollwutvirus kann in der Haut (oberhalb des Nackens), im Speichel, im Liquor und (post mortem) im Hirngewebe nachgewiesen werden. Lyssaspezifische Serumantikörper lassen sich erst ab dem 10. Krankheitstag nachweisen. Bei mit Tollwut infizierten Tieren endet die Krankheit innerhalb 4–8 Tagen tödlich.

> **Wenn irgend möglich, sollte ein verendetes tollwutverdächtiges Tier veterinärmedizinisch untersucht werden.**

▪▪ Therapie, Prophylaxe
Mangels einer antiviralen Therapie ist nur eine **symptomatische** Linderung der neurologischen Beschwerden möglich.

Nach jeder potenziellen **Tollwutexposition** muss die Bisswunde gründlich mit Wasser und Seife gereinigt und mit einem alkoholhaltigen oder jodhaltigen Desinfektionsmittel desinfiziert werden. Ggf. muss eine Wundexzision durchgeführt werden. Anschließend erfolgt – bei hohem Erkrankungsrisiko – sofort **simultan** eine passive und aktive Immunisierung mit:
- Tollwut-Immunglobulin (z. B. Berirab oder Tollwutglobulin Mérieux P), 20 IE/kg KG) 50%, um die Bisswunde infiltrieren, 50% intragluteal injizieren,
- Tollwutimpfstoff (z. B. Rabipur) je 1 Dosis an den Tagen 0, 3, 7, 14, 28 intramuskulär in den M. deltoideus (bei Kleinkindern in den M. vastus lateralis).

Das beißende Tier sollte – wenn möglich – 10 Tage lang eingesperrt werden. Ein mit Tollwut infiziertes Tier muss nach dieser Zeit typische Tollwutsymptome zeigen und nach einigen Tagen verenden.

> **Die Verletzung eines Menschen durch ein tollwutkrankes, -verdächtiges oder -ansteckungsverdächtiges Tier sowie die Berührung eines solchen Tieres oder Tierkörpers ist meldepflichtig.**

15.25 Poliomyelitis

▪▪ Epidemiologie
Die Poliomyelitis kommt weltweit vor. Durch weltweite Impfprogramme ist die Erkrankung heute in vielen Ländern verschwunden. In Deutschland tritt die Poliomyelitis zurzeit nur noch als **»importierte« Form** (letzter gemeldeter Fall: 1992) auf. Die Übertragung des Virus erfolgt meist auf **fäkal-oralem** Weg. Infektiöses Virus wird im Rachen 1 Woche, im Stuhl 3–6 Wochen lang ausgeschieden. Nach einer Poliowildvirusinfektion besteht in der Regel lebenslange Immunität. Die klinische Symptomatik einer Poliovirusinfektion ist altersabhängig: Je älter ein Patient ist, umso schwerer ist im Allgemeinen die Erkrankung (paralytische Form). Die **Inkubationszeit** beträgt in der Regel 7–14 Tage (3–35 Tage).

▪▪ Ätiologie
Polioviren gehören zur Gruppe der **Enteroviren** (▶ Abschn. 15.26) und zur Familie der Picorna-Viren (Pico-RNA-Viren). Es existieren **3 Serotypen**, von denen Typ I am virulentesten ist.

▪▪ Klinik
In 90–95% der Fälle verläuft eine Poliovirus-Infektion asymptomatisch. In 4–8% tritt, v. a. bei Kleinkindern, nach einer Poliovirusinfektion eine **abortive Poliomyelitis** (»minor illness«) mit Fieber von 1–3 Tagen Dauer, Abgeschlagenheit, Halsschmerzen sowie oft Durchfall und Erbrechen auf. Etwa 5–10% dieser Patienten, vor allem ältere Kinder und Erwachsene, entwickeln nach einem beschwerdefreien Intervall von ca. 1 Woche eine **2. Krankheitsphase** mit folgenden 2 Krankheitsbildern (»major illness«):
- **nichtparalytische Poliomyelitis** in Form einer aseptischen Meningitis,
- **paralytische Poliomyelitis** (bis zu 1% aller Poliomyelitisinfektionen).

Bei der paralytischen Form treten meist einige Tage nach der lymphozytären Meningitis nicht selten abrupt **schlaffe Lähmungen**, Adynamie und oft erhebliche Schmerzen auf. Die Lähmungen sind meist in den proximalen Muskelgruppen der unteren Extremitäten lokalisiert und **asymmetrisch** verteilt. Bei Beteiligung der Interkostalmuskulatur, des Zwerchfells und des Hirnstammes (bulbopontine und bulbäre Form) kann es zur **Atemlähmung** kommen. Bei den bulbopontinen und bulbären Formen treten darüber hinaus Schluckstörungen und vegetative Symptome (Tachykardie, Hypertonie, Schweißausbrüche) auf. Bei Beteiligung weiterer Rückenmarksegmente können auch Blasen- (20%) und Mastdarmfunktion beeinträchtigt sein.

▪▪ Prognose
Die **abortiven** und **nichtparalytischen** Formen der Poliomyelitis heilen innerhalb weniger Tage (bis 2 Wochen) folgenlos aus. Bei der **paralytischen** Poliomyelitis kommt es in ca. 50% zu einer Restitutio ad integrum. Etwa 25% der Patienten leiden unter milden, ca. 25% unter schweren **permanenten Muskelschwächen bzw. Lähmungen**. Die Rückbildung der Symptomatik kann bis zu 2 Jahre beanspruchen, die ersten 6 Monate nach Erkrankung sind allerdings prognostisch entscheidend. Die **Letalität** der paralytischen Poliomyelitis beträgt ca. 1–4%, bei der bulbären Verlaufsform bis zu 10%. Nach 2–3 Jahrzehnten kann es bei einem Teil der Patienten mit durchgemachter paralytischer Poliomyelitis erneut zu Muskelschwund, Ermüdungserscheinungen und Schmerzen in betroffenen und vorher nicht betroffenen Muskelpartien kommen (sog. **Postpoliomyelitissyndrom**). Die Ursache ist noch nicht geklärt.

▪▪ Diagnose
Charakteristisch für die schwere paralytische Form ist der **doppelgipflige Fieberverlauf** (»Dromedarkurve«). Die Diagnose wird gesichert durch den **serologischen** Nachweis von Poliovirus-Serumantikörpern und den **Erregernachweis** (Isolierung, RT-PCR) aus Stuhl, Rachenspülwasser und Liquor. Die Liquoruntersuchung ergibt meist eine lymphozytäre Pleozytose (20–300 Zellen/µl) bei leicht erhöhtem Proteingehalt.

▪▪ Therapie
Eine etablierte antivirale Therapie existiert nicht. Die Behandlung ist rein symptomatisch. Bei Schluck- und Atemstörungen ist eine frühzeitige **intensivmedizinische Betreuung** erforderlich. Bei der paralytischen Form sollten immer geeignete **Rehabilitationsmaßnahmen** folgen. Patienten mit Poliomyelitis sowie asymptomatische Poliovirusausscheider sind enterisch zu isolieren.

▪▪ Prophylaxe
Eine Poliomyelitis kann durch eine **aktive Immunisierung** zu 100% verhindert werden.

Tab. 15.4 Erkrankungen durch Enteroviren (Coxsackie- und ECHO-Viren, Enteroviren 68–71)

Krankheitsbild	Virustypen
Fieberhafte morbilliforme, rubeoliforme, urtikarielle oder petechiale Exantheme	Coxsackie A4, A9, B5, ECHO 4, 9, 16; Enterovirus Typ 71
Herpangina	Coxsackie A2, A4–A6, A8, A10
Hand-Fuß-Mund-Krankheit	Coxsackie A16 (Abb. 15.36)
Pleurodynie (Bornholm-Erkrankung)	Coxsackie B1-B6, ECHO 6, 9
Myositis, Polymyositis	Coxsackie A2, A9; ECHO 18
Myokarditis, Perikarditis	Coxsackie B1–B5, A4, A9; ECHO 6, 9
Schlaffe Muskellähmungen	Coxsackie A4, A7, A9, B2, B3; ECHO 9, 11, 20; Enterovirus Typ 70 und 71
Akute hämorrhagische Konjunktivitis	Meist Enterovirus 70
Meningitis	Coxsackie A7, A9, B2, B4, B5; ECHO 4, 6, 9, 11, 30, 33
Enzephalitis	Coxsackie A9, B2, B4, B5; ECHO 3, 4, 6, 9, 11, 30; Enterovirus Typ 71
Zerebelläre Ataxie	Coxsackie A4, A7, A9; ECHO 9
Orchitis	Coxsackie B2, B4, B5
Schwere Neugeborenenerkrankungen	Coxsackie B1–B5, ECHO 9, 11, 17, 19, 31
Chronische Meningoenzephalitis bei Agammaglobulinämie	ECHO 6, 9, 11, 18 u. a.

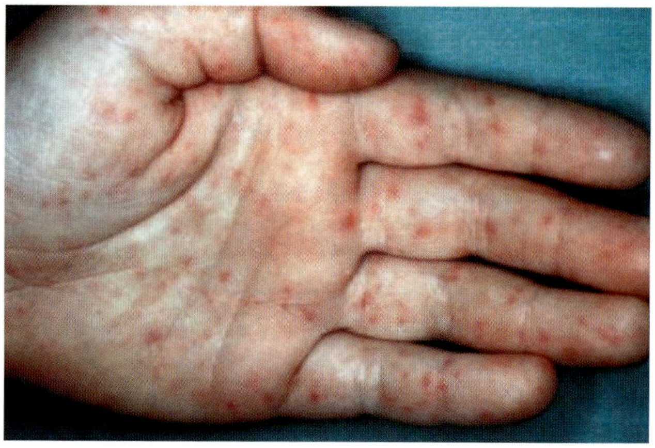

Abb. 15.36 Hauteffloreszenzen bei Hand-Fuß-Mund-Krankheit. (Mit freundlicher Genehmigung von Prof. Dr. Handrick, Frankfurt/Oder)

15

Zur aktiven Immunisierung wird in Deutschland nur noch die inaktivierte trivalente Poliovirusimpfung nach Salk empfohlen (► Kap. 18.2.6).

Meldepflichtig bei Poliovirusinfektionen sind Verdacht, Erkrankung und Tod.

15.26 Enterovirusinfektionen

Epidemiologie

Enteroviren sind ubiquitär vorhanden. Enterovirusinfektionen treten in temperierten Klimazonen vor allem in den Sommermonaten auf. Der Mensch stellt das einzige Erregerreservoir dar. Die Ansteckung erfolgt überwiegend auf **fäkal-oralem** Weg, selten auch oral-oral (respiratorisch). Enteroviren können bis zu 6 Wochen nach Beginn der Infektion im Stuhl ausgeschieden werden. Eine Enterovirusinfektion hinterlässt wahrscheinlich eine lebenslange, (allerdings nur) **typenspezifische Immunität**. Die **Inkubationszeit** beträgt in der Regel 3–6 Tage (2–35 Tage).

Ätiologie

Enteroviren sind kleine, nicht umhüllte RNA-Viren aus der Familie der **Picornaviridae**. Zum Genus Enterovirus zählen:

- Poliovirus: (3 Serotypen, ► Abschn. 15.25),
- Coxsackievirus A (23 Serotypen),
- Coxsackievirus B (6 Serotypen),
- ECHO-Virus (29 Serotypen) und
- neue Enteroviren 68–71 und 73–78.

Klinik

Infektionen mit nicht polioviralen Enteroviren (Coxsackie-, ECHO- und Enterovirustypen 68–71 und 73–78) sind im Kindesalter sehr häufig. In den meisten Fällen (> 95%) verlaufen sie **subklinisch**.

Enterovirusinfektionen manifestieren sich klinisch meist als unspezifische fieberhafte **Erkrankungen der oberen Luftwege** mit Kopf- und Gliederschmerzen, Pharyngitis, Tonsillitis, Lymphadenopathie und Bronchitis. Weiterhin können Enterovirusinfektionen eine Vielzahl von spezifischen Krankheitsbildern verursachen (Tab. 15.4, Abb. 15.36).

Diagnose

Beweisend für eine Enterovirusinfektion ist die **Virusisolierung** (mit anschließender Typisierung) aus Liquor, Blut, Rachenspülwasser, Bläscheninhalt oder Biopsiematerial. Der Virusnachweis allein im Stuhl ist für die Diagnose unzureichend. Enterovirus-RNA kann darüber hinaus auch mit **molekularbiologischen Methoden** nachgewiesen werden. Serologische Untersuchungen sind überhaupt nur dann indiziert, wenn bereits ein gezielter Verdacht auf eine Infektion mit einem bestimmten Serotyp vorliegt. Ein mindestens 4-facher Titeranstieg in der Komplementbindungsreaktion oder im Neutralisationstest spricht für eine frische Infektion.

Eine »ungerichtete« Serodiagnostik auf Enteroviren ist bei der Vielzahl der Erreger völlig sinnlos.

Therapie

Eine wirksame virusspezifische Therapie steht derzeit nicht zur Verfügung. Bei Patienten mit Agammaglobulinämie, die an einer chronischen ECHO-Virusinfektion leiden, kann ein Behandlungsversuch mit möglichst hochtitrigen typenspezifischen **Antikörpern** evtl. in Verbindung mit Interferon sinnvoll sein.

Bei leichteren Krankheitsverläufen ist die Behandlung rein **symptomatisch**. Steroide sollten bei einer akuten Enterovirusinfektion, vor allem bei Myokarditis, nicht verabreicht werden.

Prophylaxe

Impfstoffe gegen Enteroviren (mit Ausnahme von Polioviren) existieren nicht. Bei Ausbrüchen von schweren Enterovirusinfektionen

(Myokarditis, Meningitis) auf Neugeborenenstationen ist eine Prophylaxe mit **Immunglobulinen** für die gesunden Kindern zu erwägen. Zu berücksichtigen ist hierbei allerdings, dass man oft nicht weiß, ob überhaupt ausreichende Mengen an spezifischen Antikörpern gegen den ursächlichen Serotyp in dem verwendeten Immunglobulinpräparat enthalten sind. Zur Vermeidung von nosokomialen Infektionen ist gründliches Händewaschen äußerst wichtig. Patienten mit akuter Enterovirusinfektion sind enterisch zu isolieren.

15.27 Infektionen mit Parechoviren

Parechoviren (PeV) gehören zur Familie der Picornaviren. Parechoviren können Gastroenteritiden und Erkrankungen des oberen und unteren Respirationstrakts verursachen (v. a. PeV1 und 2). Daneben werden sie zunehmend als Auslöser von sepsisähnlichen Krankheitsbildern mit neurologischer Beteilung, insbesondere in der Neonatalperiode, identifiziert (v. a. PeV3). Das Parechovirus-Genom kann mittels RT-PCR in respiratorischem Sekret, Stuhl oder Liquor nachgewiesen werden. Die Therapie ist rein symptomatisch.

15.28 Hantavirusinfektionen

Epidemiologie

Hantaviren (aus der Familie der **Bunyaviridae**) sind in weiten Teilen Eurasiens endemisch, u. a. Skandinavien, Russland, Balkanregion. Die natürlichen Wirte der Hantaviren sind chronisch infizierte Mäuse und Ratten. Jeder Virustyp hat seinen ganz speziellen Nager als Wirt. Der in Deutschland vorherrschende Virustyp, das Puumalavirus, wird durch die Rötelmaus übertragen. Die **Übertragung** auf den Menschen erfolgt wahrscheinlich durch infektiöse Aerosole der Nagerexkremente (staubhaltige Luft in alten Scheunen, Dachböden etc.) oder durch Biss von infizierten Nagern. Es besteht eine saisonale Häufung im Herbst und Winteranfang. Die Inkubationszeit beträgt in der Regel 12–16 Tage.

Klinik

Hantaviren verursachen, je nach auslösendem Hantavirussubtyp und geographischer Region, folgende Krankheitsbilder:
- hämorrhagisches Fieber mit renalem Syndrom (Subtypen Hantaan, Seoul),
- Nephropathia epidemica (Subtyp Puumala; kommt auch in Deutschland vor),
- hantavirusvermitteltes pulmonales Syndrom (meistens Subtyp Sin Nombre).

Es wird vermutet, dass 90% der Hantavirusinfektion (Puumala-Subtyp) in Deutschland asymptomatisch verlaufen. Die Letalität beträgt ca. 1%.

Bei Kindern mit **Nephropathia epidemica** stehen unspezifische grippale Symptome, abdominelle Schmerzen (u. a. Nierenlager), Oligurie und Blutdruckerhöhung im Vordergrund. Laboruntersuchungen ergeben am häufigsten eine Protein- und/oder Hämaturie, Erhöhung der Nierenretentionswerte sowie eine Thrombozytopenie. Hämorrhagische Symptome mit Petechien oder gastrointestinale Blutungen sind selten. Die Entwicklung eines schweren Nierenversagens mit Dialysepflichtigkeit ist die Ausnahme.

Diagnose, Therapie

Die Verdachtsdiagnose einer Hantavirusinfektion (Epidemiologie, Klinik) kann durch den serologischen Nachweis von virusspezifischen **Antikörpern** (vor allem IgM) erhärtet werden. Die Therapie von leichter verlaufenden Hantavirusinfektionen ist rein symptomatisch. Bei schweren Verläufen kann ein Therapieversuch mit **Ribavirin** erwogen werden. Impfstoffe oder spezielle Immunglobuline stehen bisher nicht zur Verfügung. Bei allen Formen des viral bedingten hämorrhagischen Fiebers sind Verdacht, Erkrankung und Tod **meldepflichtig**.

15.29 Frühsommermeningoenzephalitis, Zeckenenzephalitis, zentraleuropäische Enzephalitis

Epidemiologie

Die Frühsommermeningoenzephalitis (FSME) kommt europaweit, vor allem in Russland, im Balkan sowie in Zentral- und Nordeuropa vor. Die **Endemiegebiete** in Deutschland liegen hauptsächlich in Bayern, Baden-Württemberg und im Saarland. FSME-Erkrankungen treten v. a. in den Monaten April-November auf. Das FSME-Virus wird überwiegend durch **Zeckenstiche** übertragen. Wichtigster Überträger ist Ixodes ricinus, der »Gemeine Holzbock«.

> **In Endemiegebieten sind ca. 0,1–1% der Zecken durchseucht.**

Etwa 12–15% aller FSME-Erkrankungen betreffen das Kindesalter. Die **Inkubationszeit** beträgt in der Regel 10 Tage (3–28 Tage). Nach einer FSME-Infektion besteht lebenslange Immunität.

Ätiopathogenese

Das FSME-Virus gehört zur Familie der **Flaviviren**. Über die Pathogenese ist relativ wenig bekannt. Nach der Infektion kommt es zu einer starken Virusvermehrung im retikuloendothelialen System und in Gefäßendothelien. Während der **Virämie** (3–14 Tage nach Zeckenstich) können bei dem Patienten grippeähnliche Symptome auftreten. Nach **ZNS-Invasion** des FSME-Virus und anschließender lokaler Virusreplikation kann es in einer 2. Krankheitsphase zum Auftreten neurologischer Symptome kommen.

Klinik

In 70–90% verläuft eine FSME-Infektion asymptomatisch. Bei 10–30% der Infizierten kommt es nach meist ca. 10 Tagen zu einem **grippeähnlichem Krankheitsbild** für ca. 3–7 Tage (»Sommergrippe«). Bei ca. 10% dieser Personen tritt nach einem kurzem beschwerdefreien Intervall eine **2. Krankheitsphase** mit Fieberanstieg und folgender neurologischer Symptomatik auf:
- Meningitis (60%),
- Meningoenzephalitis (30%),
- Meningoenzephalomyelitis (10%).

Die **Restitutionsphase** beginnt nach etwa 3 Tagen mit kontinuierlicher klinischer Besserung im Verlauf von 1–3 Wochen. Eine Defektheilung (Kopfschmerzen, Konzentrationsstörungen, motorische Lähmungen, Muskelschwäche) tritt vor allem bei älteren Menschen in ca. 10% auf. Die **Letalitätsrate beträgt ca. 1%** (beim östlichen FSME-Virussubtyp ca. 20%). Kinder und Jugendliche haben in der Regel leichtere (meningitische) Krankheitsverläufe.

Diagnose

Bereits anhand der Anamnese (Zeckenstich, Endemiegebiet, Jahreszeit) und der klinischen Symptomatik (biphasischer Krankheitsverlauf) ergibt sich der Verdacht auf eine FSME-Erkrankung. Die Diagnose wird durch den serologischen Nachweis von **FSME-spezifischen Serumantikörpern** gesichert. Die **Liquoruntersuchung** in der

2. Krankheitsphase ergibt typischerweise eine lymphozytäre Pleozytose (< 100–5000 Zellen/mm^3) sowie eine Liquoreiweißerhöhung.

■ ■ Therapie, Prophylaxe

Eine antivirale Therapie existiert nicht. Die Behandlung ist rein symptomatisch. Zur **aktiven Immunisierung** steht ein Impfstoff auch für Kinder zur Verfügung.

> **Zielgruppe für eine FSME-Impfung sind alle Personen, die sich in Endemiegebieten vermehrt im Freien aufhalten.**

Meldepflichtig sind Erkrankung und Tod nach einer FSME-Infektion.

15.30 HIV-Infektionen

■ ■ Epidemiologie

Die Zahl der HIV-Infizierten in Deutschland seit 1982 wird auf 100.000 (Stand: 2011) geschätzt, darunter befinden sich weniger als 400 Kinder. Seit 1982 bis Dezember 2008 sind ca. 35.200 Personen an AIDS erkrankt, darunter befinden sich weniger als 200 Kinder (Robert-Koch-Institut, Stand 31. Dezember 2008).

Insgesamt machen vertikale HIV-Infektionen (Mutter-Kind) weniger als 1% aller HIV-Infektionen aus. Adoleszenten, die sich durch ungeschützten Geschlechtsverkehr oder bei Drogenabusus durch kontaminierte Nadeln infizieren sowie Kinder und Jugendliche mit einer Hämophilie, die nach 1985 Gerinnungsprodukte erhielten, spielen heute bei Neuerkrankungen zahlenmäßig keine große Rolle mehr.

Die **vertikale Transmissionsrate** bei HIV-infizierten Schwangeren lag in Deutschland ursprünglich bei ca. 19%. Die Transmissionsrate kann durch eine Entbindung per **elektiver Sectio** (vor Blasensprung und Einsetzen der Wehen) und einer antiviralen Therapie mit Zidovudin für Mutter und Kind auf < 2% gesenkt werden. Ein wichtiger Risikofaktor für eine vertikale HIV-Infektion ist eine hohe Viruslast bei der Mutter.

Die **Inkubationszeit** beträgt bei horizontal infizierten Kindern durchschnittlich 8–10 Jahre. Bei vertikal infizierten Kindern liegt die Inkubationszeit bis zum Auftreten erster klinischer Symptome im Mittel bei 2–3 Jahren.

> **Eine vertikale HIV-Übertragung durch Muttermilch spielt in Europa praktisch keine Rolle, da HIV-infizierten Müttern vom Stillen abgeraten werden muss.**

■ ■ Ätiopathogenese

Das »human immunodeficiency virus« (HIV) gehört zur Gruppe der **Retroviren**. Es existieren 2 Haupttypen (HIV-1 und HIV-2). In Europa und Nordamerika kommen praktisch nur HIV-1-Varianten vor, in Teilen Afrikas findet sich auch HIV-2 bei einem großen Teil der Bevölkerung.

HIV benutzt zur Infektion einer Zelle das **Hüllprotein gp120**, mit dem es sich an den **CD4-Rezeptor** und Co-Rezeptor (CCR5 oder CXCR4) der Zielzelle (T-Helferzellen, Makrophagen, Monozyten, Gliazellen u. a.) anheftet. Anschließend fusioniert die HIV-Hülle mit der Zellmembran, 2 RNA-Stränge und mehrere Virusenzyme werden in das Zytoplasma freigesetzt. Mittels des viralen Enzyms **reverse Transkriptase** (RT) wird die RNA in doppelsträngige DNA »übersetzt« (Provirus). Diese DNA wird anschließend durch das viral kodierte Enzym Integrase in das Wirtsgenom im Zellkern eingebaut (**Viruslatenz**). Durch verschiedene aktivierende Faktoren kommt es zu einer ausgeprägten Virusreplikation mit Freisetzung von neuen HIV-Partikeln in die Blutbahn. Der Verlust der T-Zellfunktion führt zu einem zunehmenden **zellulären und humoralen Immundefekt** mit der Folge von schweren opportunistischen Infektionen und dem Auftreten von Lymphomen.

■ ■ Klinik

Die klinische Symptomatik bei **horizontal** HIV-infizierten Jugendlichen (Infektion durch Geschlechtsverkehr oder durch kontaminierte Blutprodukte) entspricht im Wesentlichen dem Bild bei Erwachsenen. Der natürliche Verlauf bei **vertikal** HIV-infizierten Kindern variiert sehr stark. Ohne Therapie erkranken bereits 25–30% dieser Kinder sehr früh, meist schon innerhalb des 1. Lebensjahres, an AIDS-definierenden Krankheiten (Kategorie C, ■ Tab. 15.5). Sie haben eine schlechte Prognose. Dagegen tritt bei einem großen Teil der Kinder die klinische Verschlechterung erst im Grundschul- oder Schulalter auf. Prädiktive Parameter für eine schlechte Prognose sind u. a. eine hohe Viruslast im Blut und ein schneller Abfall der CD4$^+$-T-Zellen.

Die **Schwere einer HIV-Infektion** bei Kindern wird anhand klinischer Symptome und eines immunologischen Parameters (CD4$^+$-Zellen im Blut) klassifiziert (CDC-Klassifikation). Klinische Frühsymptome einer vertikalen HIV-Infektion sind meist noch unspezifisch (Kategorie A). Bei fortschreitender Infektion und Störung im Immunsystem treten klinische Zeichen hinzu, die schon eher an einen Immundefekt denken lassen (Kategorie B). Bei den **AIDS-definierenden Erkrankungen** (Kategorie C; ■ Tab. 15.5) dominieren im Kindesalter Pneumocystis-jiroveci-Pneumonie und lymphoide interstitielle Pneumonie (LIP), gefolgt von Candidose und schweren rezidivierenden bakteriellen Infektionen (Pneumonie, Meningitis, Osteomyelitis, Sepsis u. a.).

Frühsymptome der kindlichen HIV-Infektion (Kategorie A gemäß CDC-Klassifikation)

- Lymphadenopathie
- Hepatosplenomegalie
- Dermatitis
- Bilaterale Parotisschwellungen
- Rezidivierende oder persistierende Infektionen der oberen Luftwege

Mäßig schwere Symptome der kindlichen HIV-Infektion (Katorie B gemäß CDC-Klassifikation)

- Persistierendes Fieber, Dauer >1 Monat
- Einzelne schwere bakterielle Infektionen
- Mundsoor > 2 Monate Dauer bei Kindern älter als 6 Monate
- Nokardiose
- CMV-Infektion, Beginn im 1. Lebensmonat
- HSV-Stomatitis (>2 Episoden/Jahr)
- HSV-Bronchitis, Pneumonitis, Ösophagitis, Beginn im 1. Lebensmonat
- Herpes zoster (>2 Episoden an >1 Dermatom)
- Disseminierte Varizellen
- Lymphoide interstitielle Pneumonie (LIP)
- Toxoplasmose, Beginn im 1. Lebensmonat
- Anämie, Neutropenie, Thrombozytopenie
- Kardiomyopathie, Karditis
- Diarrhö (rezidivierend oder chronisch)
- Hepatitis
- Nephropathie
- Leiomyosarkom

Diagnose

Virologische Diagnostik Als sicherer Nachweis einer Infektion gelten **wiederholt positive HIV-Kulturen**, wiederholte Nachweise des **p24-Antigens** oder der **HIV-RNA** (RT-PCR). Die letztere Methode erlaubt die Bestimmung der Viruslast und hilft mit bei der Indikationsstellung für eine antiretrovirale Therapie und beim Therapiemonitoring.

Erst der wiederholte Nachweis von HIV-Antikörpern (ELISA, Immunoblot) nach dem 18. Lebensmonat beweist eine HIV-Infektion. Bereits vorher nachgewiesene HIV-Antikörper können von der Mutter diaplazentar übertragen worden sein.

Immunologische Diagnostik Im Rahmen einer HIV-Infektion kommt es im Verlauf zu einem zunehmend schweren kombinierten (zellulären und humoralen) **Immundefekt**. Im Rahmen der initialen Statusdiagnostik und späterer Verlaufskontrollen sollten bei allen HIV-infizierten oder -exponierten Kindern u. a. folgende Parameter im Blut bestimmt werden:
- quantitative Bestimmung der $CD4^+$-Zellen,
- Serumimmunglobuline (IgG, IgA und IgM),
- Impfantikörper nach erfolgter Grundimmunisierung (DTP, Hib, HBV, Polio-Salk),
- Antikörper gegen verschiedene Herpesviren (nach stattgehabter Infektion)!

Diese Untersuchungen sollten möglichst immer nur am selben immunologisch ausgewiesenen Speziallabor durchgeführt werden. Die Viruslast eines Patienten muss immer mit derselben Bestimmungsmethode quantifiziert werden!

Eine nachlassende Immunkompetenz (Abfall der $CD4^+$-Zellen im peripheren Blut, fehlende Produktion oder Verlust von spezifischen Antikörpern, Hypergammaglobulinämie) sind relativ frühe Indikatoren für eine **Progression** der HIV-Infektion.

Therapie

Derzeit ist eine Heilung von AIDS und die Eliminierung des HIV bei Kindern und Erwachsenen noch nicht möglich.

> **Therapieziel ist eine Lebensverlängerung und eine Verbesserung der Lebensqualität.**

Für eine **antiretrovirale Therapie** stehen z. Z. folgende Substanzklassen zur Verfügung, einige der Substanzen sind bei Kleinkindern allerdings noch nicht zugelassen:
- **nukleosidische Reverse-Transkriptase-Hemmer (NRTI)**: Zidovudin (AZT), Stavudin (D4T), Zalcitabin (DDC), Didanosin (DDI), Lamivudin (3TC), Abacavir, Tenofovir (TDF), Emtricitabin (FTC)
- **nichtnukleosidische Reverse-Transkriptase-Hemmer (NNRTI):** Efavirenz, Nevirapin, Etravirin,
- **Proteasehemmer**: Indinavir, Ritonavir, Saquinavir, Nelfinavir, Amprenavir, Lopinavir, Atazanavir, Fosamprenavir, Tipranavir, Darunavir
- **Fusionsinhibitoren**: Enfuvirtide
- **Integraseinhibitoren**: Raltegravir, Elvitegravir
- **Entryinhibitoren**: Maraviroc

Die Betreuung sowie die antivirale Therapie von HIV-infizierten Kindern erfordert viel Erfahrung und Kenntnisse und sollte nur in einem spezialisierten Zentrum durchgeführt werden. Bei der Auswahl und Kombination der Medikamente richte man sich unbedingt nach den Empfehlungen der entsprechenden Arbeitsgemeinschaften: Pädiatrische Arbeitsgemeinschaft Aids (PAAD), Pediatric European Network for Treatment of Aids (PENTA).

Tab. 15.5 AIDS-definierende Erkrankungen bei Kindern unter 13 Jahren, Kategorie C gemäß CDC-Klassifikation

Bakterielle Infektionen	>1 schwere kulturell nachgewiesene Infektion mit gewöhnlichen Bakterien innerhalb von 2 Jahren Tuberkulose Atypische Mykobakteriosen (extrapulmonal, disseminiert)	
Pilzinfektionen	Candidiasis (Ösophagus, Trachea, Bronchien, Lunge) Extrapulmonale Kryptokokkose Disseminierte oder extrapulmonale Histoplasmose Pneumozystis-jirovecii-Pneumonie	
Virusinfektionen	Herpesviren	HSV-bedingte mukokutane Ulzera (Dauer >1 Monat) oder Bronchitis, Pneumonie, Ösophagitis bei Kindern >1 Monat EBV-assoziierte lymphoide interstitielle Pneumonie CMV: Retinitis, Ösophagitis, Kolitis bei Kindern >1 Monat
	HIV	Enzephalopathie Kachexie (Wasting-Syndrom)
	JC-Viren	Progressive multifokale Leukoenzephalopathie (PML)
Parasitäre Infektionen	ZNS-Toxoplasmose bei Kindern >1 Monat alt Kryptosporidiose, chronisch intestinal (Durchfälle dauern >1 Monat) Isosporidiasis, chronisch intestinal (Durchfälle dauern >1 Monat)	
Maligne Tumoren	Lymphome (einschließlich ZNS) Kaposi-Sarkom (HHV-8-assoziiert)	

Die lymphoide interstitielle Pneumonie (LIP) ist in Kategorie B aufgeführt; sie gilt aber unverändert als AIDS-definierend.

Vertikale HIV-Infektionen Zur Senkung der vertikalen Transmissionsrate sollten nach den derzeitigen Empfehlungen alle bisher nicht behandelten HIV-positiven Schwangeren **ab der 32. SSW** mit **Zidovudin** (AZT, 500 mg/Tag p.o.) oder einer Kombinationstherapie behandelt werden. In der 36. SSW sollte die Geburt durch eine **elektive Sectio** erfolgen. Unter der Geburt erhält die Mutter Zidovudin per infusionem (2 mg/kg KG über 1 h, anschließend 1 mg/kg KG/h bis zur Geburt. Die postnatale Chemoprophylaxe des Neugeborenen erfolgt je nach Transmissionsrisiko entweder mit Zidovudin allein oder in Kombination mit anderen antiretroviralen Medikamenten (Lamivudin, Nevirapin). Die aktuellen Empfehlungen können unter http://www.rki.de/ abgerufen werden.

Hygienemaßnahmen Eine Isolierung im Krankenhaus ist im Allgemeinen nicht erforderlich (Ausnahmen: kontagiöse Sekundärinfektionen, wie z. B. eine offene Tbc). Bei der Pflege sollten bei Kontakt mit Blut **Handschuhe** getragen werden. Blutspritzer lassen sich durch alkoholische Desinfektionsmittel desinfizieren. Nach Stich-/Schnittverletzungen mit HIV-haltigem Material liegt das Infektionsrisiko bei ca. 0,5%. In einem solchen Fall wird allgemein eine **antiretrovirale Prophylaxe** (z. B. mit 2 Nukleosidanaloga und einem Proteasehemmer) für 4 Wochen empfohlen. Die aktuellen Empfehlungen können beim Robert-Koch-Institut in Berlin abgerufen werden: http://www.rki.de.

Immunglobuline Bei nachgewiesenem B-Zelldefekt sollten HIV-infizierte Kinder alle 3–4 Wochen Immunglobuline (400 mg/kg KG) per infusionem erhalten. Hierdurch lässt sich die Rate von bakteriellen und viralen Infektionen signifikant senken. Immunglobuline (1 g/kg KG per infusionem) helfen meist auch bei der HIV-assoziierten Autoimmunthrombozytopenie.

Chemoprophylaxe Die früher häufigste opportunistische Infektion, die **Pneumocystis-jiroveci-Pneumonie**, lässt sich durch orale Gabe von Cotrimoxazol (Trimethoprim 150 mg/m^2 KOF an 3 aneinander folgenden Tagen pro Woche) zu fast 100% vermeiden.

Allgemeine Schutzimpfungen Nur bei einer noch **asymptomatischen** HIV-Infektion wird eine Masern- oder MMR-Impfung empfohlen. Auch gegen Varizellen kann geimpft werden, sofern die relative CD4-Zellzahl ≥25% liegt. Ansonsten sollten **keine Lebendimpfungen** erfolgen. Im Übrigen sollten HIV-infizierte Kinder entsprechend dem Impfkalender mit **inaktivierten Impfstoffen/Toxoiden** (Polio-Salk-Impfstoff, Hepatitis B, Hib, DPT) und zusätzlich gegen **Pneumokokken, Meningokokken** und **Influenza** geimpft werden. Bei Kindern, die regelmäßig mit Immunglobulinen behandelt werden, sind Aktivimpfungen dagegen nicht mehr sinnvoll.

Sexuelle Übertragung Kondome schützen vor einer Infektion durch Geschlechtsverkehr mit einem HIV-positiven Partner.

> **Eine HIV-Infektion ist namentlich nicht meldepflichtig. Es besteht nur eine anonyme Labormeldepflicht.**

15.31 Influenza (Grippe)

Epidemiologie

Influenzainfektionen sind ubiquitär. Alle 3–5 Jahre treten Influenza-**Epidemien** durch **Antigendrift** der zirkulierenden Influenzasubtypen bei nachlassender Immunität der exponierten Bevölkerung auf. In größeren Zeitabständen (10–20 Jahre) treten durch Rekombination zwischen humanen und animalen Influenza-A-Virusstämmen neue Subtypen auf **(Antigenshift)**, die zu schweren **Pandemien** führen können. In unseren Breiten tritt die Influenzagrippe üblicherweise in den Monaten Dezember bis April auf. Die Übertragung erfolgt überwiegend durch **Tröpfcheninfektion** (Niesen, Husten), seltener durch Kontaktinfektion. Die Kontagiosität ist kurz vor Ausbruch der klinischen Symptome am höchsten, sie dauert bis zu 1 Woche an. Die **Inkubationszeit** beträgt in der Regel 2–3 Tage (1–7 Tage).

Ätiopathogenese

Influenzaviren gehören zur Familie der **Orthomyxoviren**. Es existieren **3 Typen** (A, B, C). Influenzaviren enthalten 8 RNA-Segmente, die von einer Hülle von Strukturproteinen umgeben sind. Diese enthält Spikes aus **Hämagglutinin** (H) und **Neuraminidase** (N). Gegenwärtig zirkulieren die Influenza-A-Subtypen H3N2 und H1N1. Influenzaviren führen zu einer **lytischen Infektion des respiratorischen Epithels**. Hierdurch kommt es zu einem Verlust der Zilienfunktion, zu einer verminderten Schleimproduktion sowie zur Nekrose der Epithelschicht. Es folgt eine Entzündungsreaktion mit Infiltration von Lymphozyten, Histiozyten und Granulozyten. In den folgenden 2 Wochen kommt es wieder zur Regeneration und Erholung der Epithelzellschicht. Die klinische Symptomatik wie Fieber, Abgeschlagenheit, Kopf- und Gliederschmerzen ist immunologisch bedingt (u. a. durch Freisetzung von Zytokinen).

Klinik

Bei **älteren Kindern** und **Erwachsenen** führt eine Influenzainfektion typischerweise zur klassischen **Virusgrippe** mit hohem Fieber, Kopf- und Gliederschmerzen, Abgeschlagenheit, trockenem Husten, Pharyngitis und Konjunktivitis. Nach einigen Tagen tritt meist Entfieberung ein, gefolgt von einer bis zu wochenlangen Rekonvaleszenzphase. Bei 10% der Patienten finden sich klinische und radiologische Zeichen einer pulmonalen Beteiligung.

Bei **kleinen Kindern** manifestiert sich eine Influenzainfektion klinisch meist nicht unterscheidbar von Infektionen durch andere Respirationstraktviren (RSV, Adenoviren, Parainfluenzaviren u. a.), unter dem Bild einer **Bronchiolitis**, einer obstruktiven **Bronchitis**, einer **Pneumonie**, einer akuten subglottischen **Laryngotracheobronchitis** (Infektkrupp) oder einer unspezifischen Atemweginfektion. Darüber hinaus können bei kleinen Kindern **gastrointestinale Symptome** (Durchfall, Erbrechen) auftreten. Häufig kommt es auch zu Fieberkrämpfen.

> **Bei Neugeborenen kann sich eine Influenzavirusinfektion in Form eines sepsisähnlichen Krankheitsbildes manifestieren.**

Bei Kindern mit chronischen Grunderkrankungen (z. B. zystische Fibrose, Immunsuppression) können Influenzainfektionen sehr schwer verlaufen.

Komplikationen

Zu den Komplikationen einer Influenzainfektion gehören:
- Pneumonie (primär viral und/oder durch bakterielle Superinfektion bedingt),
- Myokarditis,
- Myositis,
- Enzephalopathie,
- Reye-Syndrom (v. a. in Verbindung mit der Einnahme von **Salizylaten**).
- Meningitis, Guillain-Barré-Syndrom (selten).

Diagnose

Sie ergibt sich häufig bereits aus dem Kontext einer bestehenden Grippe-Epidemie und der aktuellen klinischen Symptomatik.

Labor Eine Virusisolierung ist in den ersten 3 Krankheitstagen möglich. **Influenza-A-Schnelltests** (ELISA) haben eine Sensitivität von ca. 80%. Eine Influenzainfektion kann darüberhinaus anhand eines signifikanten Anstiegs influenzavirusspezifischer Serumantikörper diagnostiziert werden.

Therapie

Wirksam gegen Influenza A und B sind zwei **Neuraminidasehemmer**: Oseltamivir (zugelassen ab einem Alter von 1 Jahr, Anwendung per os) und Zanamivir (zugelassen ab einem Alter von 5 Jahren, Anwendung per inhalationem). Beide Substanzen sollten innerhalb von 48 h nach Auftreten der ersten Krankheitszeichen für 5 Tage gegeben werden. Über den Einsatz dieser neuen Substanzen bei Kindern liegen bisher nur wenige Erfahrungen vor.

Ansonsten wird eine Grippeerkrankung rein **symptomatisch** behandelt. Besonders bei Kindern ist auf eine ausreichende **Flüssigkeitszufuhr** zu achten. Zur medikamentösen Fiebersenkung sollten immer nur salizylatfreie **Antipyretika** (z. B. Paracetamol, Ibuprofen) verwendet werden. Bei Hinweisen für eine bakterielle Superinfektion (erneute klinische Verschlechterung nach 2 Tagen, prolongiertes Fieber) ist eine adäquate staphylokokkenwirksame antibiotische Behandlung indiziert.

Prophylaxe

Die wirksamste Prophylaxe ist die **Impfung** mit inaktivierter oder lebend attenuierter Influenzavakzine. Letztere ist besonders für Kinder geeignet (intranasale Anwendung, höhere Immunogenität).

Alle zugelassenen Influenza-Impfstoffe werden jedes Jahr den aktuell vorliegenden epidemischen Subtypen angepasst. Der Impfschutz beginnt 2 Wochen post vaccinationem (▶ Kap. 18). Bei ungeimpften oder zu spät geimpften Risikopersonen ist während einer Influenza-A- oder -B-Epidemie auch eine **Chemoprophylaxe mit Neuraminidasehemmern** möglich.

Hospitalisierte Patienten mit Influenza sollten mindestens 1 Woche lang isoliert (einzeln, kohortiert) werden. Bei engem Kontakt mit Influenzapatienten wird das Tragen eines Mundschutzes empfohlen. Auf ausreichende Händedesinfektion ist zu achten.

Der direkte Nachweis von Influenzaviren ist namentlich meldepflichtig.

15.32 Parainfluenzavirusinfektionen

Epidemiologie, Ätiologie

Bis zu einem Alter von 3 Jahren haben fast alle Kinder eine Infektion mit Parainfluenzaviren (Typ 1–3) durchgemacht. Die **Übertragung** erfolgt durch virushaltige Aerosole und Tröpfchen (Niesen, Husten) oder durch Kontakt mit virushaltigem Sekret. Die Virusausscheidung dauert meist 4–7 Tage, in seltenen Fällen auch länger, vor allem bei immunsupprimierten Patienten. Die **Inkubationszeit** beträgt 2–4 Tage. Parainfluenzaviren gehören zur Familie der **Paramyxoviren**. Sie sind im Gegensatz zu den Influenzaviren genetisch stabil. Man unterscheidet **4 Typen**.

Klinik

Parainfluenzavirusinfektionen betreffen fast ausschließlich die **Atemwege**. Folgende Krankheitsbilder können auftreten:

- akute Laryngotracheobronchitis (Infektkrupp). Bei Säuglingen und Kleinkindern ist Parainfluenzavirus Typ 1 in ca. 75% für dieses Krankheitsbild verantwortlich.
- Bronchiolitis, Pneumonie (v. a. bei Kindern <1 Jahr, überwiegend durch Parainfluenzavirus Typ 3),
- Rhinitis,
- Pharyngitis,
- Otitis media.

Die meisten Erkrankungen verlaufen insgesamt gutartig. Bei immunsupprimierten Kindern können Erkrankungen mit Parainfluenzaviren äußerst schwer und u. U. letal verlaufen (Riesenzellpneumonie).

Diagnose

Eine spezifische Diagnostik ist meist nur bei schweren Krankheitsverläufen erforderlich. Parainfluenzaviren können im Nasopharynxsekret nachgewiesen werden (Immunfluoreszenztest, ELISA, RT-PCR). Der serologische Nachweis von parainfluenzavirusspezifischen Antikörpern spielt im klinischen Alltag keine Rolle.

Therapie, Prophylaxe

Eine spezifische antivirale Therapie oder eine Impfung existieren nicht. Die Behandlung der klinischen Beschwerden ist **symptomatisch**. Bei immunsupprimierten Kindern mit schwerer Parainfluenzavirusinfektion (Pneumonie) kann ein Therapieversuch mit **Ribavirin** unternommen werden. Bezüglich Hygienemaßnahmen gelten die gleichen Empfehlungen wie für RSV-Infektionen.

... Weitere humanpathogene Viren, die mit Atemwegsinfektionen assoziiert sind

Das **humane Metapneumovirus (HMPV)**, das erst 2001 entdeckt wurde, ist bei Kindern der zweithäufigste Erreger der Bronchiolitis. Darüberhinaus verursacht HMPV auch Bronchitiden und Pneumonien. Die Hospitalisierungsrate ist wahrscheinlich ähnlich hoch wie bei RSV- und Influenza-Infektionen.

Das **humane Bocavirus (hBoV)** wurde im Sommer 2005 am Karolinska Institutet Stockholm entdeckt. Besonders bei kleinen Kindern führt eine hBoV-Infektion zu Erkrankungen des oberen (Husten, Rhinitis, Pharyngitis) und unteren Respirationstrakts (obstruktive Bronchitis, Bronchiolitis, Pneumonie).

Infektionen mit **humanen Coronaviren (HCoV)** können v.a. bei Kleinkindern zu Erkrankungen der unteren und oberen Luftwege führen. Nicht selten finden sich Ko-Infektionen mit anderen Respirationstraktviren. Bei Säuglingen kann HCoV auch zu Gastroenteritiden führen.

Der Nachweis aller drei Erreger in infektiösen Körperflüssigkeiten gelingt meist mittels Polymerasekettenreaktion. Die Therapie ist in allen Fällen symptomatisch. Ein attenuierter HMPV-Lebendimpfstoff befindet sich derzeit in der Entwicklung.

Literatur

Cornberg M, Protzer U, Petersen J, et al. (2011) AWMF. [Prophylaxis, diagnosis and therapy of hepatitis B virus infection - the German guideline]. Z Gastroenterol 49(7):871–930

Deutsche Gesellschaft für Pädiatrische Infektiologie (2009) DGPI Handbuch Infektionen bei Kindern und Jugendlichen, 5. Aufl. Thieme, Stuttgart

Doerr HW, Gerlich WH (2009) Medizinische Virologie. Grundlagen, Diagnostik, Prävention und Therapie viraler Erkrankungen. 2. Auflage, Thieme, Stuttgart New York

Feigin RD, Cherry ZD, Demmler GZ, Kaplan SL (2009) Textbook of pediatric infections diseases, 6th edn. Saunders, Philadelphia

Friese K, Kachel W (1998) Infektionserkrankungen der Schwangeren und des Neugeborenen, 2. Auf. Springer, Berlin Heidelberg New York Tokio

Katz SL, Gershon AA, Hotez PJ (1998) Krugmans infectious diseases of children, 10th edn. Mosby, St. Louis

Niehues T, Baumann U, Buchholz B, Dunsch D et al. (2010) G5 Empfehlungen zur antiretroviralen Therapie bei HIV-infizierten Kindern. Stand: 12/2010; http://www1.us.elsevierhealth.com/LLKJM/chapter_G005.php

Pickering LK (ed) Red Book 2009. Report of the Committee on Infectious Diseases, 28th edn. American Academy of Pediatrics

Remington JS, Klein JO (2011) Infectious diseases of the fetus and newborn infant, 7th edn. Saunders, Philadelphia

Sarrazin C, Berg T, Ross RS, et al. (2011) Update der S3-Leitlinie Prophylaxe, Diagnostik und Therapie der Hepatitis-C-Virus(HCV)-Infektion, AWMF-Register-Nr.: 021/012. Z Gastroenterol 48(2):289–351

Bakterielle Infektionen

D. Nadal, C. Berger

C. P. Speer, M. Gahr (Hrsg), *Pädiatrie*,
DOI 10.1007/978-3-642-34269-1_16, © Springer-Verlag Berlin Heidelberg 2013

Einleitung

Vor der Einführung von Antibiotika führten schwere bakterielle Infektionen wie Sepsis, Diphtherie und Meningitis fast zwangsläufig zum Tod. Heute meist folgenlose Erkrankungen wie Typhus, Scharlach oder bakterielle Gelenksinfektionen führten früher zu Tod oder schweren Behinderungen. Gefahren gehen heute v. a. durch Resistenzentwicklungen gegen Antibiotika (z. B. bei der Tuberkulose) und durch mangelnde Impffreudigkeit (z. B. bei Diphtherie) aus. So sind bakterielle Infektionen weiterhin nicht zu verharmlosen.

16.1 Systemische Infektionen

16.1.1 Bakteriämie, Sepsis

C. Berger

▪▪ Grundlagen

Bakterien in der Blutbahn (**Bakteriämie**) aktivieren Abwehrmechanismen des Wirtes und werden durch diese rasch eliminiert. Je nach Virulenz und Zahl der Bakterien sowie Abwehrlage und -reaktion des Patienten entwickelt sich eine systemische Entzündungsreaktion (**systemic inflammatory response syndrome: SIRS**). Diese schreitet unabhängig von der Grundinfektion fort und kann über mehrere Stadien der **Sepsis** (◘ Tab. 16.1) zum septischen Schock und Multiorganversagen führen.

▪▪ Epidemiologie

Bakteriämien sind am häufigsten beim Kleinkind im Alter bis 3 Jahre. Sie manifestieren sich beim deutlich kranken Kleinkind mit den Zeichen invasiver bakterieller Infektionen wie z. B. Meningitis, Pneumonie oder Arthritis oder beim hochfebrilen Kleinkind in reduziertem Allgemeinzustand mit Gefahr der Entwicklung einer Sepsis. Die okkulte Bakteriämie, welche bei etwa 3% der Kinder im Alter von 3 Monaten bis 3 Jahren mit gutem Allgemeinzustand und Fieber ohne Fokus beschrieben wurde, ist viel seltener geworden (<1%) in Populationen von Kindern, welche mit Konjugatimpfstoffen gegen Haemophilus influenzae Typ b und vor allem gegen Pneumokokken geimpft sind (s. unten),

> **Die Inzidenz der Sepsis scheint im Rahmen intensivierter medizinischer Therapien (z. B. Onkologie) eher zu- als abzunehmen.**

Sie zeigt ihren Häufigkeitsgipfel bei Neugeborenen (0,8%) und Säuglingen. Wenn auch seltener nach dem 1. Lebensjahr, ist die Sepsis in den USA bei Kindern im Alter von 1–14 Jahren dennoch an zweiter Stelle der Todesursachen. In der Hälfte der Fälle ist sie vergesellschaftet mit einer schweren Grundkrankheit. Ihre Mortalität konnte

Exkurs

Die Ballade von der Typhoid Mary

Am frühen Morgen des 11. Januar 1868 tauchte im Schneewirbel ein Schiff auf, das die New Yorker Hafenbehörde erst sichtete, als es die Meile überschritten hatte, die vorgeschrieben war. Es war nicht nur die schlechte Sicht auf die schwärzliche See, Dämmerung und Schneesturm eben, – da war noch etwas anderes ungewohntes, das verblüffte: Kein Jubelgeschrei, wie es sonst von jedem Schiff mit Immigranten aus Europa der Fall war, weckte die schläfrige Küstenwache. Ein Offizier, Remigius Farrell, schilderte in einem Rapport an die Emigrationsbehörde: »Der Anblick war so leblos wie ein schwarzer Scherenschnitt. Die Segel waren zerfetzt und ein Mast gebrochen. Wir waren noch zwölf Yards entfernt, als uns der Wind einen Gestank entgegenfegte, in den sich Fäkalien- und Leichengeruch mischten. Fast alle Emigrantenschiffe stinken, wie wir wissen, doch dies war fast unerträglich.«
So beginnt Jürg Federspiels »Die Ballade von der Typhoid Mary«. Sie war eine irische Emigrantin namens Mary Mallon, die sich als ungefähr 14-jähriges Mädchen unter den Einwanderern auf der Leibnitz befand, diesem »zum Wrack gewordenen Segelschiff«, und sich als Tochter des Kochs ausgab. Er war der Einzige der Besatzung, der gestorben war. Mary Mallon, die spektakulärste Typhusträgerin aller Zeiten, verdingte sich als bildhübsche Herrschaftsköchin in New York und wirkte als Todesengel. Während der Jahre 1900–1907 infizierte sie mit ihren Puddings und Kuchen 22 New Yorker mit Typhusbakterien. Einer von ihnen starb daran. Sie wurde nach epidemiologischer Detektivarbeit gestellt und zum Schutz der Bevölkerung auf Manhattan's North Brother Island isoliert. Nach 3 Jahren wurde sie unter dem Versprechen, nicht mehr zu kochen, frei gelassen. Als sie weitere 25 Menschen infiziert hatte, von denen 2 verstarben, wurde Mary Mallon am Sloan Maternity Hospital aufgespürt, wo sie als Köchin arbeitete. Es folgte erneut die Isolation auf North Brother Island, wo sie 23 Jahre später verstarb. Ihre sterblichen Überreste wurden vom Spital in beinahe hysterischer Eile auf den St. Raimonds Friedhof des Stadtteils Bronx überführt und verscharrt.

◘ **Tab. 16.1** Stadien der systemischen Entzündungsreaktion bei Kindern

Begriff	Definition	Messgröße
Bakteriämie ⇓	Bakterien im Blut	Bakterienwachstum in Blutkulturen
Sepsis ⇓	Klinische Zeichen einer Infektion und systemische Entzündungsreaktion (SIRS)	Hyper-/Hypothermie, Tachykardie, Tachypnoe Blutbild- und CRP-Veränderungen
Schwere Sepsis ⇓	Sepsis plus mindestens ein Zeichen eingeschränkter Organperfusion Ansprechen auf i.v.-Volumentherapie	Reduktion von >3 Punkten in Glasgow Coma Scale Rekapillarisation ↓, Oligurie (<0,5 ml/kg KG/h) Hypoxämie, Hypotonie, Laktaterhöhung
Septischer Schock ⇓	Schwere Sepsis plus Hypotonie	Systolischer Blutdruck <5. Perzentile Nicht sofort reversibel auf Volumentherapie und/oder Bedarf an Vasopressoren
Multiorganversagen	Organdysfunktion bei Sepsis	Disseminierte intravasale Gerinnung, ARDS (»acute respiratory distress syndrome«), Nieren-, Leberversagen, Bewusstseinsstörung

Tab. 16.2 Erreger von Sepsis in Relation zu Alter und Hintergrund

Neugeborene	
Early-onset-Sepsis (vor 4. Lebenstag)	Gruppe-B-Streptokokken Gramnegative Enterobakterien (z. B. E. coli, Klebsiella spp.) Seltener: Listeria monozytogenes Enterokokken
Late-onset-Sepsis (nach 4. Lebenstag bis 4–6 Wochen) und Late-late-onset-Sepsis (6 Wochen bis 3 Monate)	Zusätzlich nosokomiale Infektionen
Kinder >3 Monate	
	Streptococcus pneumoniae Neisseria meningitidis Escherichia coli Staphylococcus aureus Seltener: Salmonella spp. Haemophilus influenzae Typ b
Besondere Prädisposition	
Nosokomiale Infektionen	Staphylococcus epidermidis Staphylococcus aureus
Asplenie/Sichelzellanämie	Streptococcus pneumoniae Salmonella spp.
Abwehrschwäche	Escherichia coli, Pseudomonas, Serratia und andere gramnegative Enterobakterien sowie nosokomiale Infekte
Nephrotisches Syndrom	Streptococcus pneumoniae

durch frühe Erkennung und Therapie gesenkt werden und liegt bei früher Therapieeinleitung bei 5–10%, beträgt aber bis zu 30% bei verzögertem Management und manifestem septischem Schock.

▪▪ Ätiologie

Die Bakteriämien und Sepsis verursachenden Bakterien sind je nach Alter, Immunfunktion und mikrobieller Umgebung des Kindes verschieden (Tab. 16.2). Bei abnehmendem mütterlichem Schutz (diaplazentar übertragene Antikörper) und je nach Impfstatus sind es nach dem 3. Lebensmonat vor allem **bekapselte Bakterien** (Pneumo-, Meningo-, Streptokokken), **Staphylococcus aureus,** seltener **Escherichia coli** oder Salmonellen. Haemophilus influenzae Typ b (Hib) kommt praktisch nur noch beim ungeimpften Kind vor.

Die in den 1970er Jahren beschriebene okkulte Bakteriämie wurde meist durch **Streptococcus pneumoniae,** seltener durch Hib oder Neisseria meningitidis verursacht. In Populationen mit Konjugatimpfstoffen gegen Pneumokokken und Hib geimpfter Kleinkinder (<4 Jahre) hat sich dies geändert: Bakteriämien sowohl bei Fieber ohne Fokus wie auch bei Sepsis werden in ähnlicher Zahl durch E. coli (oft mit zugrunde liegender Harnwegsinfektion) oder durch nicht in der Impfung enthaltene Pneumokokken verursacht. Staphylococcus aureus, Meningokokken und Salmonellen werden seltener isoliert.

Kinder mit einem Grundleiden (**Abwehrschwäche, Asplenie**) haben ein erhöhtes Risiko für invasive Infektionen mit bekapselten Erregern, gramnegativen Bazillen und S. aureus. Die Sepsis bei **nosokomialer Infektion**, wie beispielsweise über einen zentralvenös liegenden Katheter, zeigt ein anderes Erregerspektrum.

▪▪ Pathogenese

Die Kolonisation der Mukosa und der Durchtritt durch die Mukosabarriere ist abgesehen von transkutan eingelegten Kathetern oder andern Installationen die häufigste Quelle für Bakteriämien. In die **Blutbahn eingedrungene Bakterien** werden in der Regel durch die Abwehr des Wirts rasch eliminiert. Je nach Erregerspezies, Alter und Immunfunktion des Wirts sowie Therapie entfacht sich eine mehr oder weniger ausgeprägte **Reaktion** mit entsprechendem Schaden für den Wirt. Zur **direkten Gewebeschädigung** führen einerseits Bakterien und Bakterienprodukte (Exo-, Endotoxine, Enzyme), insbesondere aber auch die physiologischen Reaktionen des Wirts auf die bakteriellen Eindringlinge.

Ziel der Antwort des Wirtsorganismus auf eine Infektion ist es, die bakterielle Invasion zu begrenzen und Reparaturvorgänge im betroffenen Gewebe auszulösen. Bei der Sepsis ist diese Antwort generalisiert und betrifft auch normales Gewebe fern vom Ort der Infektion. Eine wichtige Rolle spielen die Makrophagen, welche mikrobielle Strukturen über sog. »pattern recognition receptors« (z. B. Toll-like-Rezeptoren) erkennen und binden, was zur Aktivierung von Komplement und proinflammatorischen **Zytokinen** wie Tumornekrosefaktor-α (TNF-α) und Interleukin (IL)-1 führt. Diese induzieren Fieber, Hypotension und die Akutphasenreaktion. Ziel ist die lokale Beseitigung der Pathogene. Je ausgeprägter der Anstieg proinflammatorischer Mediatoren (TNF-α, IL-1 und IL-6), desto eher kommt es zu einer sich ausbreitenden systemischen Reaktion (Sepsis) und desto höher ist die Letalität der Sepsis. Die Wechselwirkungen zwischen mikrobiellen Produkten und proinflammatorischen Mediatoren aktivieren verschiedene **biochemische und immunologische Kaskaden** (Tab. 16.3), welche einerseits die bakterielle Invasion und andererseits die physiologische Abwehrreaktion begrenzen. Wenn der Wirt Letztere nicht frühzeitig gegenreguliert, kann der Krankheitsprozess zum **Multiorganversagen** fortschreiten (Abb. 16.1).

Eine endogene antiinflammatorische Gegenregulation soll die überschießenden toxischen Effekte begrenzen, bremst aber auch die Abwehr der Infektion. Die gesamte Antwort auf die Infektion mit ihren Wechselwirkungen ist individuell unterschiedlich und entspricht einer genetisch bestimmten Anfälligkeit. Letztendlich bestimmt die aus dieser systemischen Reaktion bei Sepsis resultierende Zellschädigung die Organdysfunktion, welche auf einer verminderter O_2-Aufnahme und mitochondrialer Dysfunktion beruht.

Der septische Schock ist allein durch das Kriterium definiert, dass die Mitochondrien der Endorgane ungenügend mit Sauerstoff versorgt werden. Dadurch entsteht aufgrund der anaeroben Stoffwechsellage eine Laktatazidose (bei u. U. noch normalen Blutdruckwerten, aber reduzierter peripherer Perfusion). Im Gegensatz zu Erwachsenen, welche meist einen erniedrigten Gefäßwiderstand aufweisen (**warmer Schock**), zeigen Kinder (v. a. Neugeborene und Kleinkinder) oft und insbesondere in der Frühphase einen erhöhten Widerstand (**kalter Schock**); der Blutdruckabfall ist ein Spätzeichen im Rahmen der möglichst zu verhindernden Dekompensation.

▪▪ Klinik

Eine Bakteriämie kann transient und ohne Krankheitswert oder als Folge einer sich ausdehnenden Organinfektion auftreten.

Die klinischen Zeichen sind durch die Organinfektion, den metastatischen Infektfokus (Endokarditis, Meningitis etc.) und die

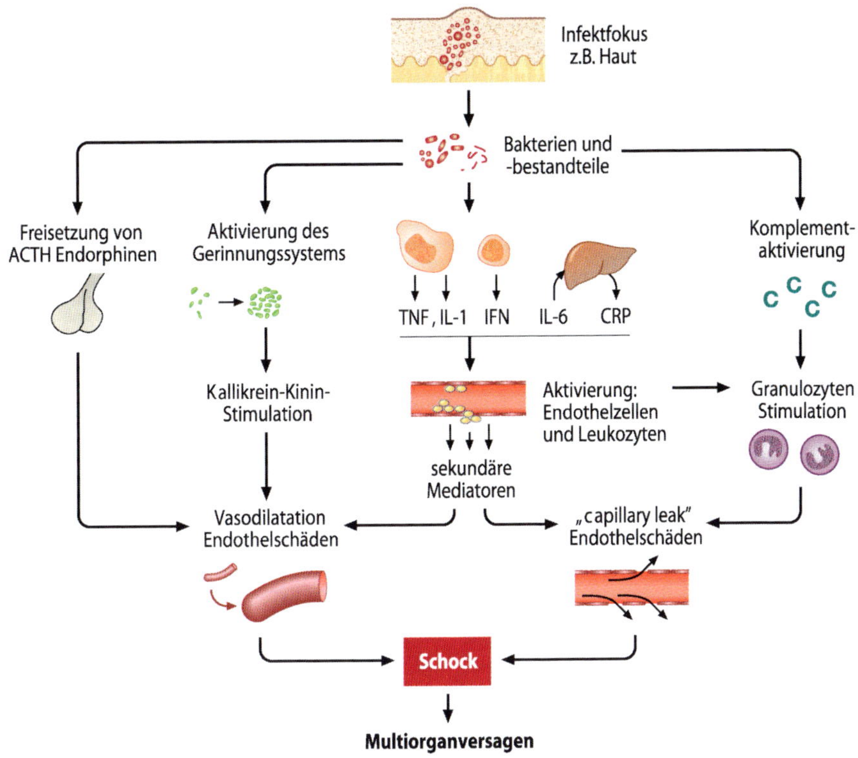

Abb. 16.1 Pathophysiologische Schritte in der Entwicklung des septischen Schocks

Tab. 16.3 Mediatoren und Prozesse, die zur Pathophysiologie der Sepsis beitragen

Komplementaktivierung	AK-Bindung, Phagozytose, Granulozytenstimulation	Pulmonale Leukostase (bis zum ARDS)
Primäre Mediatoren TNF-α, IL1, Interferon und andere	Aktivierung von Leukozyten Endothelzellen Sekundäre Mediatoren (PAF, Interleukine)	Granulozytenstimulation »Capillary leak«/Endothelschaden Vasodilatation/Endothelschaden
Aktivierung des Gerinnungssystems	Hageman-Faktor Kallikrein-Kinin-Stimulation	Bradikinin Vasodilatation/Hypotonie
ACTH/Endorphin-Freisetzung	Vasodilatation/»capillary leak« Endothelschädigung	Hypotonie
Granulozytenaktivierung	Phagozytose, Degranulation	Endothelschaden, »capillary leak«, Gewebeläsion
Granulozytenadhäsion	Freisetzung von Proteasen, O_2-Radikale	

systemische Antwort wie Fieber (rektal gemessene Temperatur >38,0°C) oder speziell beim jungen Säugling auch Hypothermie (<36,0°C) geprägt.

Die Leitsymptome **Fieber und Petechien** weisen in 20% auf eine schwere, invasive bakterielle Infektion hin, welche in knapp der Hälfte durch Neisseria meningitidis verursacht ist.

Reduktion des Allgemeinzustandes oder Manifestation einer Organinfektion können Zeichen einer invasiven, bakteriellen Infektion sein.

Schüttelfrost, Fieber, Petechien, Übelkeit, Erbrechen und Durchfall sind Zeichen für eine **Sepsis** oder mit Organdysfunktion Zeichen der schweren Sepsis.

Eine verminderte periphere Perfusion ist ein Warnzeichen, das einen **septischen Schock** beim Kind ankündigt. Die verlängerte Rekapillarisationszeit (>2 s) ist das wichtigste klinische Zeichen. Weitere unspezifische Warnzeichen sind kalte Extremitäten, marmorierte Haut, Bein- Muskel- und Gelenkschmerzen. Zur Früherkennung des Kindes im noch kompensierten (kalten) septischen Schock sollen die Vitalparameter kurzfristig überwacht und neben der verminderten Rekapillarisation, Tachykardie, Tachypnoe oder ungenügende Diurese früh erfasst werden. Diese Maßnahmen sollen eine Stabilisierung ermöglichen: am besten bevor oder sofort wenn als weitere Zeichen eine arterielle Hypotension oder Bewusstseinseintrübung eintreten und möglichst die Dekompensation bzw. den septischen Schock verhindern.

▪▪ Diagnose

Erregernachweis **Direktpräparate** (Färbungen nach Gram, Giemsa, Acridin-Orange), Antigenschnelltests und **Kulturen** von Blut, Liquor, Urin und potenziell infiziertem Gewebe oder Flüssigkeiten

Tab. 16.4 Empirische Antibiotikatherapie bei Bakteriämie/Sepsis

	Erste Wahl	Alternative/Spezialfälle
Säuglinge <3 Monate	Amoxicillin und Aminoglykosid	Cefotaxim (plus Penicillin bis Listerien + Enterokokken ausgeschlossen) Bei nosokomialer Infektion Glykopeptid statt Amoxicillin
Ab 3 Monaten	Amoxicillin und Aminoglykosid oder Ceftazidim	Bei Verdacht auf Meningitis Ceftriaxon Bei Verdacht auf nosokomiale Infektion plus Glykopeptid
Immungeschwächte Kinder oder nosokomiale Infektion	Meropenem oder Ceftazidim plus Aminoglykosid (und Glykopeptid)	Bei Verdacht auf Anaerobier: Meropenem oder zusätzlich Clindamycin oder Metronidazol Bei Verdacht auf nosokomiale Infektion plus Glykopeptid

decken die bakterielle Ätiologie auf. Sie können durch molekularbiologische Tests wie z. B. die Polymerasenkettenreaktion (PCR) ergänzt werden.

Labor Leukozytose, Linksverschiebung, erhöhte Akutphasenproteine wie C-reaktives Protein (CRP) oder Procalcitonin und Blutsenkungsreaktion spiegeln Ausmaß und Verlauf der Sepsis wider. Thrombozytopenie, Verlängerung von Quick-Wert und PTT sowie der Nachweis von Fibrinspaltprodukten dokumentieren eine **disseminierte intravasale Gerinnung**. Metabolische Azidose, Anstieg von Laktat, Leber- und Nierenwerten geben das Ausmaß der Hypoperfusion an.

Differenzialdiagnose

Beim Kind mit Fieber ohne Fokus stehen selbstlimitierende Infektionskrankheiten **viraler Ätiologie** im Vordergrund.

Bei Kindern mit Sichelzellanämie muss an ein **Chest-Syndrom** gedacht werden: Fieber, Thoraxschmerz, Leukozytose und Verschattung im Thorax-Röntgenbild bessern sich schon innerhalb von 24 h, die Ätiopathogenese bleibt oft unklar, kann infektiös sein oder einer pulmonalen Embolie oder Sequestration entsprechen.

SIRS und **Schock** sind unspezifische aber charakteristische Zeichen und Folgen einer systemischen Reaktion des Körpers auf eine Schädigung, die auch immunologischer, allergischer, traumatischer, endokrinologischer oder toxischer Natur sein kann.

Therapie

Bei Kindern mit Risiko für eine Bakteriämie sollen Blutkulturen abgenommen weden; ist es bei gutem Allgemeinzustand nicht hospitalisiert, soll es am folgenden Tag oder aber sicher bei Erhalt des Blutkulturresultats klinisch neu beurteilt werden. Bei klinischer Persistenz oder Verschlechterung, muss der mögliche Fokus der Infektion, sei es eine Meningitis, eine Pneumonie, Arthritis, Osteomyelitis oder Harnwegsinfektion gesucht bzw. ausgeschlossen und eine stationäre antimikrobielle Therapie begonnen werden (Tab. 16.4).

Lokalisiert sich die Infektion im Verlauf, bestimmt die **Organmanifestation** die Therapie.

Die Therapie der Sepsis folgt 3 Prinzipien:

- frühe Erkennung und früher Therapiebeginn bei drohendem septischem Schock,
- Stabilisierung von Kreislauf und Gewebeoxygenierung,
- Eradikation des Erregers und Sanierung des Infektfokus.

Die frühe Erkennung eines drohenden septischen Schocks erlaubt die rasche Therapie-Einleitung. Diese besteht in der Anlage eines guten Gefäßzugangs und der Hospitalisation, wenn möglich auf einer Intensivstation. Der Gefäßzugang erlaubt die sofortige Volumentherapie zu beginnen. Die **Schocktherapie** und **Kreislaufstabilisierung** muss früh einsetzen und hat absolute Priorität. Ziel ist es, das Verhältnis von O_2-Transport zu O_2-Bedarf zu verbessern. Der O_2-Transport ist eine Funktion von Herzminutenvolumen, Hämoglobin und arterieller O_2-Sättigung. Im Sinne der »goal-directed therapy« umfasst dies Volumengabe, Einsatz von Katecholaminen bei fehlendem Ansprechen, Aufrechterhalten einer Hämoglobinkonzentration initial von 100 g/l, und großzügige Intubation und Beatmung, insbesondere bei erhöhter Atemarbeit (Reduktion des O_2-Verbrauchs).

Die **antimikrobielle Therapie** erfolgt empirisch nach Abnahmen von Blutkulturen möglichst früh. Die Wahl der Antibiotika hängt ab vom Alter des Patienten, Lokalisation der Infektion (Gewebegängigkeit, Toxizität), und Art wie diese erworben wurde (zuhause oder nosokomial).

Von den pathophysiologischen Erkenntnissen abgeleitete Ansätze zur **Immunmodulation**, z. B. gegen Bakterienprodukte, Zytokine, Leukozyten-Endothel-Interaktionen sind experimentell und klinisch (noch) nicht anwendbar. Der Einsatz von Kortikosteroiden oder Immunglobulinen zeigt generell keine klaren Erfolge und bleibt Spezialfällen vorbehalten.

Komplikationen

Cave

Kinder mit Meningokokkämie können eine derart fulminante Sepsis und Schock mit hoher Letaliät entwickeln, dass es nicht mehr zur Ausbildung einer Meningitis kommt.

Die Komplikationen der **Sepsis** entsprechen der durch Hypoperfusion, disseminierte Blutungen und durch die septische mikrobielle Streuung verursachte Schädigung der einzelnen Organsysteme.

Prognose

Die Letalität **invasiver bakterieller Infektionen** im Kindesalter liegt bei etwa 4%, jene der **Sepsis** wird mit 10–50% angegeben und hängt vom Alter und der Grundkrankheit des Patienten, dem Erreger und vom frühen Auftreten und Schweregrad des Schockzustandes ab. Die wichtigsten 3 Faktoren zur Reduktion der sepsisassoziierten Letalität sind erstens frühzeitige Erkennung, zweitens die frühzeitige und großzügige intravenöse Gaben von Volumen und wenn nötig Katecholaminen und drittens die frühzeitige wirksame Antibiotikatherapie.

16.1.2 Toxische Schocksyndrome

D. Nadal

Grundlagen

Exotoxine von **Staphylococcus aureus** oder von **Streptococcus pyogenes** können von Exanthem begleitete, rasch fatale Multiorganerkrankungen verursachen.

Epidemiologie

Rund 60% der Fälle von **Staphylokokken-toxischem-Schock-Syndrom (TSS)** treten während der Menstruation (bei Verwendung von Tampons) auf. Individuen ohne vorherigen Kontakt mit dem Staphylokokken-TSS-Toxin-1 **(TSST-1)** und daher ohne schützende Antikörper (jüngere Kinder) ein höheres Erkrankungsrisiko. Dieses wird auch bei Schädigung der Schleimhaut der Atemwege durch Influenzavirus (bahnt den Weg für Infektion mit **S. aureus**) erhöht. Das **Streptokokken-TSS** entwickelt sich meist in Zusammenhang mit Verletzungen der Haut (Varizellen) oder tieferer Gewebe (nekrotisierende Fasziitis nach Trauma oder Chirurgie).

Ätiologie

Ursächlich liegt eine Infektion (Wunde, Furunkel, Tampon, Pneumonie, postchirurgisch) mit einem **TSST-1** bildenden Stamm von **S. aureus** oder mit **pyrogene Exotoxine** A oder B sezernierenden β-hämolysierenden Streptokokken der Gruppe A (**S. pyogenes**, am häufigsten Stämme mit M-Protein 1, 3, 12 oder 28) vor.

Pathogenese

TSST-1 von **S. aureus** sowie die pyrogenen Exotoxine von **S. pyogenes** wirken als **Superantigene** auf T-Lymphozyten und stimulieren dadurch eine enorme **Ausschüttung von Zytokinen** wie Tumornekrosefaktor α und β, Interleukin (IL)-1, IL-2, IL-6 und γ-Interferon. Sie erhöhen die Permeabilität der Kapillaren. Schock und Organversagen folgen.

Klinik

Zwischen Staphylokokken-TSS und Streptokokken-TSS bestehen gewisse klinische Unterschiede (Tab. 16.5).

Tab. 16.5 Vergleich von toxischem Schocksyndrom (TSS) durch Staphylokokken und Streptokokken

	Staphylokokken-TSS	Streptokokken-TSS
Primäres Toxin	TSS-Toxin-1	Pyrogenes Exotoxin A, B
Prodromi (Dauer)	Erbrechen, Diarrhö (Stunden)	Grippale Symptome (Tage)
Schwere der Prodromi	+++	+
Fokale Infektion	+	++
Schmerzen/ Hyperästhesie	–	+++
Exanthem	Erythrodermie	Skarlatiniform/keines
Schock	Voraussehbar Behandelbar	Nicht voraussehbar Nicht behandelbar
Multiorganversagen	Voraussehbar Behandelbar	Nicht voraussehbar Nicht behandelbar
Positive Blutkulturen	–	+
Koagulopathie	+	++
Komplikationen während Hospitalisation	+	+++
Gangrän	+	+++
Letalität	+	+++

Staphylokokken-TSS Das Staphylokokken-TSS ist gekennzeichnet durch **akutes Auftreten** von Fieber, diffuses stammbetontes makulöses Erythem, Halsschmerzen, Hyperämie der Schleimhäute, Myalgie, Hypotension und Multiorganbefall (Niere, Leber, Blut, Zentralnervensystem). Außerdem treten konjunktivale Hyperämie, geröteter Pharynx und Erdbeerzunge sowie häufig eine profuse Diarrhö und möglicherweise auch Erbrechen auf.

Streptokokken-TSS Der Beginn des Streptokokken-TSS ist oft charakterisiert durch Halsschmerzen, Pneumonie und Wund- oder Weichteilinfektion. Danach können **3 Phasen** der Erkrankung folgen:
- **Phase I:** Myalgie, Malaise, Schüttelfrost, Fieber, Nausea, Erbrechen und Diarrhö,
- **Phase II:** Tachykardie, Fieber, Tachypnoe und bei nekrotisierender Fasziitis lokale Schmerzen,
- **Phase III:** persistierendes Fieber, qualvolle Schmerzen an der Infektionsstelle und Zeichen von Schock und Organversagen.

Rund 60% der Patienten zeigen eine Eintrittspforte an Haut (z. B. Varizellen) oder Schleimhäuten. Die nekrotisierende Fasziitis kommt mit oder ohne Myonekrose vor. Bei 40% der Patienten vermutet man eine Infektion nach vom Pharynx ausgehender Bakteriämie.

Diagnose

Staphylokokken-TSS Die Diagnose des Staphylokokken-TSS erfolgt klinisch (▶ Übersicht).

Hauptkriterien zur Falldefinition des Staphylokokken-toxic-shock-Syndroms gemäß der Centers for Diseases Control

1. Temperatur ≥38,9°C
2. Diffuse makulöse Erythrodermie
3. Desquamation v. a. an Handflächen und Fußsohlen nach 1–2 Wochen
4. Hypotonie ≤90 mmHg systolisch oder unter der 5. Perzentile; orthostatischer Abfall des diastolischen Blutdrucks ≥15 mmHg; orthostatische Synkope; orthostatischer Schwindel
5. Mitbeteiligung von ≥3 der folgenden Organsysteme: Magen-Darm-Trakt, Muskeln, Schleimhäute, Nieren, Leber, Blut und Zentralnervensystem

Die **Diagnose ist wahrscheinlich**,
- wenn 4 der 5 Hauptkriterien erfüllt,
- Blut- und Liquorkulturen steril (Wachstum von **S. aureus** ist selten) und die
- Serologien negativ für Masern, Ehrlichia, Leptospiren und »Rocky Mountain spotted fever« sind.

Rund 10–30% aller Gesunden tragen S. aureus in Nase oder auch Vagina, wiederum rund 30% dieser Träger zeigen TSST-1-Bildung.

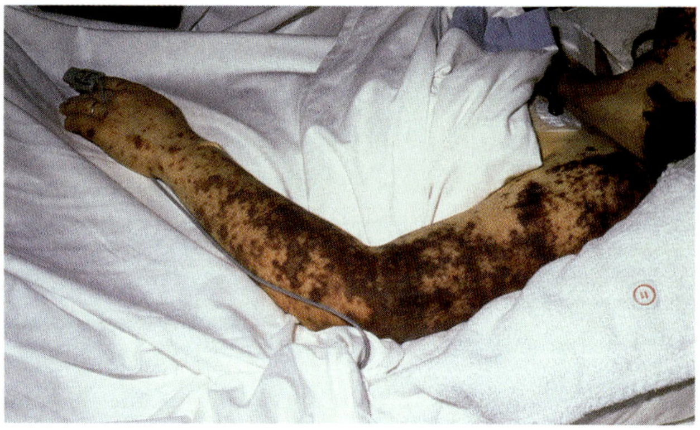

■ Abb. 16.2 Disseminierte intravasale Gerinnung bei toxischem Schocksyndrom durch Staphylococcus aureus bei einem 14 Jahre alten Mädchen: ausgedehnte Hämatome am linken Arm

> **Der Nachweis von TSST-1 bildenden S. aureus genügt daher nicht zur Diagnose von TSS.**

Streptokokken-TSS Die Diagnose des Streptokokken-TSS wird aufgrund klinischer Kriterien und ergänzender Laborbefunde gestellt (▶ Übersicht).

- **Eindeutiger Fall**: Kriterien 1A und 2 (A und B) erfüllt.
- **Möglicher Fall**: Kriterien 1B und 2 (A und B) erfüllt, ohne andere Ätiologie.
- **Laborbefunde**: Linksverschiebung mit 40–50% unreifen Formen im weißen Blutbild, Thrombozytopenie, Azotämie, Hypokalzämie, Hypalbuminämie, Hämaturie und erhöhte Serumkreatinkinase.
- **Blutkulturen**: steril oder Wachstum von S. pyogenes.

Falldefinition des toxischen Schocksyndroms durch Streptokokken

- **1. Isolation von Gruppe-A-Streptokokken**
  - A. Von sonst sterilem Ort (z. B. Blut, Liquor, Peritonealflüssigkeit, Gewebebiopsie, chirurgische Wunde usw.)
  - B. Von einer nicht sterilen Stelle (z. B. Rachen, oberflächliche Hautläsion usw.)
- **2. Klinische Zeichen des Schweregrads**
  - A. Hypotension: systolischer Blutdruck ≤90 mmHg oder <5. Perzentile und
  - B. 2 oder mehr der folgenden Zeichen:
    - Eingeschränkte Nierenfunktion: Serumkreatinin ≥2fache Altersnorm
    - Koagulopathie: Thrombozyten ≤100 G/l oder disseminierte intravasale Gerinnung
    - Leberbeteiligung: Serum-ALT (GPT), -AST (GOT) oder Bilirubin ≥2-fache Altersnorm
    - »Acute respiratory distress syndrome«
    - Generalisiertes Exanthem: erythematös, fleckförmig, evtl. mit Desquamation
    - Weichteilnekrose (nekrotisierende Fasziitis, Myositis oder Gangrän)

■■ Differenzialdiagnose

Sie umfasst folgende Erkrankungen: Kawasaki-Syndrom, Scharlach, Masern, Meningokokkensepsis, Leptospirose, Ehrlichiose, Rocky-Mountain-Fleckfieber und andere febrile Krankheiten mit mukokutanen Zeichen oder Hypotension.

■■ Therapie

Notfallmaßnahmen **Ausgedehnter** i.v.-Flüssigkeitsersatz sowie nach Bedarf Vasopressiva sind zur Prophylaxe und Therapie des hypovolämischen Schocks imperativ.

> **Antibiotika und Fokussanierung bilden die Eckpfeiler der Therapie bei toxischem Schocksyndrom.**

Antibiotika Gegen **S. aureus** bzw. **S. pyogenes** wirksame **Betalaktame** wie Flucloxacillin bzw. Amoxicillin (jeweils 100 mg/kg KG/Tag i.v. 3- bis 4-mal) zur Elimination des toxinbildenden S. aureus und Verminderung des Risikos für ein Rezidiv. **Clindamycin** (25–40 mg/kg KG/Tag i.v.) ist wirksamer als Betalaktamantibiotika, möglicherweise wegen Hemmung der bakteriellen Protein- und damit der Toxinsynthese sowie Hemmung der Synthese von M-Protein und dadurch Erleichterung der Phagozytose von **S. pyogenes**, Unterdrückung der Synthese von am Auf- und Abbau der Bakterienzellwandsynthese beteiligten penicillinbindenden Proteine und möglicherweise Unterdrückung der Synthese von Tumornekrosefaktor α durch Monozyten. Diese Hemmung erfolgt unabhängig von Inokulumgröße oder Wachstumsstadium der Bakterien. Im Falle einer **nekrotisierenden Fasziitis** empfiehlt sich – solange die Ätiologie noch unklar ist – die Kombination eines Breitspektrumpenicillins oder Cephalosporins mit Clindamycin und einem Aminoglykosid.

Elimination des Infektfokus Entfernung eines liegenden vaginalen Tampons oder prompte und aggressive Exploration und Débridement verdächtigter Infektionen der tiefen Weichteile.

Intravenöse Immunglobuline **Immunglobuline** (0,5 g/kg KG/Tag i.v. für 5 Tage) können in schweren Fällen hilfreich sein und bei Streptokokken-TSS die Letalität senken.

■■ Komplikationen, Prognose

Störungen wie Schock und Multiorganversagen, prolongierter Schock, disseminierte intravasale Gerinnung (■ Abb. 16.2) oder »adult respiratory distress syndrome« (ARDS) können relativ fulminant eintreten. Die **Letalität** des Staphylokokken-TSS beträgt bei prompter aggressiver Therapie <5%, jene des Streptokokken-TSS >70%.

16.1.3 Botulismus

D. Nadal

■■ Grundlagen

Botulismus wird durch **kontaminierte Speisen** und nicht von Mensch zu Mensch übertragen. Von **Clostridium botulinum** sezernierte Toxine induzieren daraufhin eine Neuroparalyse.

■■ Pathogenese

Der sporenbildende, grampositive anaerobe Bazillus **Clostridium botulinum** synthetisiert die an der Pathogenese beteiligten Neurotoxine A, B, E und F. Die **Neurotoxine** gelangen auf enteralem oder parenteralem Weg in die Blutbahn und von hier aus an die Wirkungsorte (motorische Endplatten und parasympathische Synapsen), wo sie die **Freisetzung von Azetylcholin blockieren**. Sowohl stimulusabhängige als auch spontane Erregungen der ganglionären und postganglionären Synapsen sowie anderer neuromuskulärer Endplatten werden gehemmt.

Aufgrund der beteiligten Toxine und der Entstehung werden **3 Formen** unterschieden:

16

- Nahrungsmittelbotulismus (Toxine A, B, E und F),
- Säuglingsbotulismus (Toxine A, B und G),
- Wundbotulismus (Toxine A und B).

Nahrungsmittelbotulismus Beim Nahrungsmittelbotulismus stehen anfangs abrupt innerhalb von Stunden oder graduell über mehrere Tage nach Einnahme der kontaminierten Speise **gastrointestinale Symptome** im Vordergrund: Übelkeit, Völlegefühl, Erbrechen, Obstipation oder auch Durchfall.

Es folgen **charakteristische neurologische Symptome**:
- symmetrische, deszendierende schlaffe Lähmung der bulbären und später der somatischen Muskeln,
- generalisierte Schwäche und Hypotonie (bei raschem Verlauf),
- Doppelbilder, verschwommenes Sehen (ältere Kinder),
- trockener Mund, quälender Durst,
- Dysphagie, Dysphonie und Dysarthrie.

Das Bewusstsein bleibt bei Patienten mit Botulismus klar!

Säuglingsbotulismus Der Säuglingsbotulismus tritt vorwiegend im Alter <6 Monaten auf. Die Symptome beginnen 3–30 Tage nach Exposition mit **sporenhaltigem Honig** und äußern sich durch Obstipation, Lethargie, Trinkschwäche, kraftloses Schreien mit veränderter Tonlage, geringgradige Augenmuskellähmungen, Lidptose, generalisierte Schwäche und Muskelhypotonie mit Verlust der Kopfkontrolle.

Bei Patienten mit Botulismus besteht kein Fieber.

Wundbotulismus Der Wundbotulismus tritt 4–14 Tage nach Trauma auf. Die Klinik ähnelt jener des Nahrungsmittelbotulismus. Gastrointestinale Symptome fehlen jedoch.

Diagnose

Bei Nahrungsmittelbotulismus erkranken oft mehrere Personen gleichzeitig. Das **Botulismustoxin** lässt sich im Serum, Magensaft, Stuhl oder verdächtigen Nahrungsmitteln (Toxin-Neutralisations-Bioassay bei Mäusen) nachweisen. Die **Kultur von C. botulinum** aus Magensaft, Erbrochenem, Stuhl oder Speiseresten auf Selektivmedien sollte unbedingt angestrebt werden. Die **Elektromyographie** kann hilfreich sein. Evozierte Muskelpotenziale mit über 20 Zyklen/s bei hochfrequenter Nervenstimulation sind möglich. Beim Säuglingsbotulismus findet man oft kurze, kleine, häufige motorische Aktionspotenziale.

Der Nachweis von Toxin im Serum gelingt bei 1% der Fälle und nur in den ersten 3 Tagen nach Symptombeginn. Später sind Magensaft und Stuhl ergiebiger. Bei Obstipation gewinnt man Stuhl mithilfe eines sterilen, nicht bakteriostatischen Einlaufs.

Differenzialdiagnose

Wenige andere Erkrankungen kommen in Betracht: primäre neuromuskuläre Störungen (Familienanamnese), Myasthenia gravis oder ein Guillain-Barré-Syndrom.

Therapie

Sofortmaßnahmen bestehen in der sofortigen Entleerung von Magen und Darm, in der Sicherung und Überwachung der Vitalfunktionen, speziell der Atmung und in der Gabe von **Antitoxin** (sobald als möglich).

Cave
Antiserum kann schwere Überempfindlichkeitsreaktionen verursachen (Quelle: Pferd). Deshalb muss zunächst immer eine Testdosis verabreicht werden.

Nach der Testdosis werden 250 ml unter Beachtung der Kreislaufsituation langsam i.v. infundiert, anschließend weitere 250 ml als Dauertropfinfusion. Je nach klinischem Bild folgen 4–6 h nach erster Gabe weitere 250 ml Antitoxin.

Bei Säuglings- und Nahrungsmittelbotulismus verwendet man Antibiotika nur zur Therapie sekundärer bakterieller Infektionen, da die Lyse von intraluminalem C. botulinum die Abgabe von absorbierbarem Toxin begünstigt. Aminoglykoside können die Wirkungen des Toxins verstärken. Nur beim Wundbotulismus wird Penicillin G, 500.000 IE/kg KG/Tag i.v. für 10–14 Tage verabreicht.

Chirurgische Behandlung **Wundtoilette** mit Abtragung oberflächlicher Nekrosen ist beim Wundbotulismus indiziert.

Komplikationen, Prognose

Komplikationen betreffen die **Atmung** und **allergische Reaktionen**: Atemlähmung und Aspirationspneumonie, allergische und anaphylaktische Reaktionen auf das Antitoxin und sekundäre Infektionen. Die autonome Dysfunktion ist selten lebensgefährlich (**Letalität <1%**), wenn die supportiven Maßnahmen vor der Hypoxie einsetzen.

16.1.4 Diphtherie

D. Nadal

Definition

Diphtherie ist eine durch **Toxin** bedingte Erkrankung. Sie spielt sich an Schleimhaut, Haut und eventuell am Herzen sowie Nervensystem ab. Letale Verläufe ergeben sich am häufigsten beim jungen Kind und alten Menschen. Die Einführung der Impfung nach dem 2. Weltkrieg bewirkte eine drastische Abnahme der Fälle. Ausbrüche von Diphtherie kommen heute in Gemeinschaften mit Impfraten <80% vor. In manchen Entwicklungsländern ist Diphtherie noch endemisch.

Epidemiologie

Der Mensch ist das einzige Reservoir für **Corynebacterium diphtheriae**, das mittels Tröpfchen oder direkten Kontakt mit kontaminiertem respiratorischem Sekret oder Wundsekret übertragen wird. Die Trägerrate für toxigene Stämme unter Gesunden beträgt in Endemiegebieten 3–5%.

Ätiologie

Es handelt sich um eine Infektion mit einem **Exotoxin bildenden Stamm von C. diphtheriae**, einem sich irregulär färbenden grampositiven, nicht Sporen bildenden, unbeweglichen Bazillus.

Pathogenese

Das **Toxin** bindet sich mit seinem Segment A an die Wirtszelle. Sein danach abgespaltenes Segment B dringt in diese ein, **inaktiviert** die **Transfer-RNA-Translokase** und **hemmt** dadurch die **Proteinbiosynthese**. Die Zelle stirbt. An den Luftwegen bewirkt das Toxin innerhalb von wenigen Tagen ein nekrotisches Koagulum bestehend aus Bakterien, Epithelzellen, Fibrin, Leukozyten und Erythrozyten.

Tab. 16.6 Dosierung des equinen Anti-Diphtherietoxin-Serums

Diphtherieform	Dosis	Applikation
Lokal begrenzt	250 IE/kg KG	i.m.
Progredient	500 IE/kg KG	i.m.
Prätoxisch	750–1.000 IE/kg KG	i.m.
Toxisch	1.000–2.000 IE/kg KG	i.m.
Krupp	10.000 IE total	i.m.

Wenn die Therapie nach dem 3. Tag einsetzt, muss die Dosis verdoppelt werden! Eine Wiederholung der Dosis muss bei verzögerter Membranabstoßung erwogen werden

Daraus entsteht eine grau-bräunliche adhärente **Pseudomembran**. Auch **Lähmungen** der lokalen Muskulatur sind möglich. Absorption des Toxins führt zu Nekrosen an Nierentubuli und Leberparenchym, aregenerativer Thrombopenie und bedeutungsvoller zu **Kardiomyopathie** und **Demyelinisierung** von Nerven.

Lokal begrenzte Formen Sie beginnen graduell über 1–2 Tage. Die **Tonsillen-/Rachendiphtherie** zeigt anfänglich gerötete Tonsillen, die später das Bild einer Angina lacunaris mit grau-weißen konfluierenden Belägen manifestieren. Typisch sind die Pseudomembranen, die sich schwer ablösen lassen und blutende Schleimhaut freigeben, und der süßliche Foetor ex ore. Die besonders beim Kleinkind häufige **Nasendiphtherie** präsentiert sich mit blutig-serösem Schnupfen und ebenfalls Pseudomembranen. Charakteristisch für die **Kehlkopfdiphtherie (Krupp)** sind zunehmende Heiserkeit bis Aphonie, bellender Husten, inspiratorischer Stridor mit jugulären und interkostalen Einziehungen, Zyanose, Unruhe und Angst. Fieber fehlt oder ist nur geringgradig. Die **kutane**, **vaginale**, **konjunktivale** oder **otische Diphtherie** weist neben Pseudomembranen gräulich belegte Ulzerationen auf.

Maligne systemische Formen Die **primär toxische Diphtherie** entwickelt sich nach scheinbar harmlosem Beginn innerhalb von Stunden. Mund und Rachen schwellen ödematös an und werden von grün-braun-schwarzen Membranen überzogen. Die Schwellung kann zum so genannten Zäsarenhals anwachsen.

Bei der **sekundär toxischen Diphtherie** weiten sich die Beläge an den Tonsillen aus und färben sich bräunlich. Peritonsilläre und glanduläre Ödeme sowie Blutungen (Nase, Urin, Stuhl), Kreislaufinsuffizienz und Myokarditis treten auf. Neurologische Störungen wie Lähmung des Gaumensegels (nach 1–2 Wochen), der Augenmuskeln und des **N. facialis** (3.–4. Woche) können sich manifestieren.

Diagnose

Sie wird mittels **Kultur** von Membranen oder unterhalb von ihnen entnommenen Abstrichen gesichert. Das Labor sollte zur Bereitstellung der benötigten Spezialmedien vorher benachrichtigt werden. Isolierte Stämme von C. diphtheriae müssen auf deren Produktion von **Toxin** geprüft werden.

Man unterscheidet **3 Falldefinitionen**:
- Diphtherie**verdachtsfall,**
- **wahrscheinlicher** Diphtherie**fall,**
- **bestätigter** Diphtherie**fall.**

Differenzialdiagnose

Sie umfasst obstruktive Infektionen der Luftwege wie exsudative Pharyngitis (**S. pyogenes**, Adeno- oder Epstein-Barr-Virus), Epiglottitis, schwere virale Laryngotracheobronchitis und bakterielle Tracheitis.

Therapie

> **Sobald klinisch die Verdachtsdiagnose gestellt wird, sollte ohne Abwarten der Kulturresultate zur möglichst raschen Neutralisation des Toxins Antitoxin verabreicht werden (Tab. 16.6).**

Wegen möglicher anaphylaktischer Reaktionen auf equines Antiserum sollte vorher intrakutan eine Probedosis von 0,1 ml des 1:10 verdünnten Antitoxins injiziert werden.

Antibiotika zur Elimination des C. diphtheriae: Penicillin G i.v. (100.000–150.000 IE/kg KG/Tag in 4 Einzelgaben) oder bei Allergie Erythromycin p.o. oder i.v. (40–50 mg/kg KG/Tag, maximal 2 g/Tag) für 14 Tage.

> **Cave**
> **Antibiotika ersetzen die Gabe von Antitoxin nicht!**

In den ersten 3–4 Wochen oder nach Bedarf länger sind **Bettruhe** und das Vermeiden von Aufregung und Anstrengung anzuordnen. Das Baden oder das Aufsetzen zum Essen sind auf ein Minimum zu reduzieren. Hautwunden sind mit Seife und Wasser gut zu reinigen. Patienten mit Rachendiphtherie müssen **strikt isoliert** werden, solche mit Hautdiphtherie bedürfen nur einer Kontaktisolation.

Die **Elimination** von C. diphtheriae wird anhand von 2 negativen Kulturen nach Therapieende dokumentiert. Zur Verhütung sekundärer Fälle sind Haushalt und enge Kontakte zu untersuchen sowie prophylaktische Maßnahmen einzuleiten.

Komplikationen

Sie sind vielfältig und beinhalten
- **Obstruktion** der oberen **Atemwege** durch ausgeprägte Membranbildung,
- **Myokarditis**, vasomotorischer Schock, Arrhythmie und Stauungsleber,
- **Nierenbeteiligung** mit Albuminurie und Ausscheidung hyaliner Zylinder und Tubulusepithelien,
- **Neurologische Affektionen**: Stimmbandparese, aszendierende Paralyse wie bei Guillain-Barré-Syndrom mit Parästhesien (Landrysche Paralyse), Schluck- und Zwerchfelllähmung.

Prognose

Sie hängt von der Virulenz des beteiligten C.-diphtheriae-Stamms, von Alter und Impfstatus des Patienten, von der Lokalisation der Infektion und der Latenz bis zur Antitoxingabe ab. Die **Letalität** bei Befall des Respirationstraktes beträgt rund 10% und **bei Herzbeteiligung bis 100%**. Falls die Wirkungen des Toxins überstanden werden, ist die Prognose gut.

> **Cave**
> **Nicht alle Patienten entwickeln nach der Erkrankung Immunität. Deshalb muss diese getestet und je nach Resultat mittels Impfung induziert werden.**

16

16.1.5 Tetanus

D. Nadal

Grundlagen

Wundstarrkrampf (Tetanus) ist eine durch Tetanospasmin hervorgerufene, peinigende neuromuskuläre Erkrankung.

Epidemiologie

Tetanus kommt bei uns dank der aktiven Impfung selten vor, ist aber in Entwicklungsländern noch gefürchtet und eine häufige Ursache der neonatalen Letalität. Ursache ist das ubiquitäre sporenbildende, anaerobe grampositive **Clostridium tetani**.

Pathogenese

Voraussetzung ist die Kontamination einer Wunde oder beim Neugeborenen der Nabelschnur mit C. tetani. Dieses sezerniert das **Exotoxin Tetanospasmin**, welches über die Blutbahn und entlang der peripheren Nervenaxone ins Rückenmark und Gehirn gelangt. An den neuromuskulären Endplatten der Skelettmuskulatur und den neuronalen Membranen des Rückenmarks **hemmt** das Toxin die motorischen Impulse an die **Motoneuronen**. Die reflektorische Erregbarkeit wird erhöht. Es treten weder Gewebeschaden noch entzündliche Reaktion auf.

Klinik

Vier Formen werden unterschieden:

- **Generalisierte Form**: Sie manifestiert sich 2 Tage bis 2 Monate (im Schnitt 10 Tage) nach Wundinfekt mit graduellem Beginn über 1–7 Tage von Trismus, Dysphagie und schweren tonischen Muskelspasmen und paroxysmalen Kontraktionen. Die Spasmen, oft durch exogene Stimuli verschlimmert, persistieren eine und mehr und bei Überlebenden sogar mehrere Wochen.
- **Lokalisierte Form**: Sie kann der generalisierten vorausgehen und zeigt Spasmen der Muskeln nahe der Wunde.
- **Zerebrale Form**: Falls die Wunde am Kopf oder Hals liegt, ist eine Dysfunktion der Hirnnerven möglich.
- **Neugeborenentetanus**: Er tritt 5–14 Tage nach Geburt auf mit Schwierigkeiten beim Saugen und Schlucken, anhaltendem Schreien, tonischer Starre und Spasmen der Muskulatur (Beugehaltung der Extremitäten und Faustbildung).

Komplikationen

Sie spielen sich an folgenden Organen ab:

- **Luftwege**: Obstruktion, Sekretstau, Pneumonie, Atelektase, Ateminsuffizienz,
- **Autonomes Nervensystem**: Blutdruckschwankungen, periphere Durchblutungsstörungen und Schweißausbrüche,
- **Bewegungsapparat**: Frakturen der Thoraxwirbel bei simultanen Spasmen von Flexoren und Extensoren, Rhabdomyolyse.

Diagnose

Sie wird **klinisch** nach Ausschluss von hypokalzämischer Tetanie, Phenothiazin-Reaktion, Strychninvergiftung und Hysterie gestellt. Die Kultur eines Abstrichs der Wunde ergibt **Nachweis von C. tetani** in 1/3 der Fälle.

Differenzialdiagnose

Hypokalzämische Tetanie, Meningitis und Krämpfe, Stiffman-Syndrom (progressive fluktuierende Muskelspasmen) sowie Strychninvergiftung und dystone Reaktion auf Medikamente.

Therapie

Wunden müssen gründlich gesäubert und débridiert werden. Beim Neugeborenen ist eine breite Exzision des Nabelstumpfes jedoch nicht nötig.

Humanes **Tetanus-Hyperimmunglobulin** wird i.m. und ein Teil der Dosis lokal um die Wunde injiziert (Neugeborene 500 E, ältere Kinder 3000–6000 E). Ist solches nicht erhältlich, soll equines Hyperimmunglobulin nach Ausschluss von Hypersensitivität (50.000–100.000 E), ein Teil davon (20.000 E) i.v. verabreicht werden. Falls beide nicht zur Hand, verwendet man i.v. Gammaglobulin (0,4 g/kg KG). Da die Infektion keine Immunität hinterlässt, sollte **simultan aktiv** gegen Tetanus geimpft werden. Orales (oder i.v.) **Metronidazol** (30 mg/kg KG/Tag in 4 Einzelgaben für 10–14 Tage) ist das Antibiotikum der Wahl zur Reduktion vegetativer Formen von C. tetani. Alternativ bietet sich Penicillin G (100.000 E/kg KG/Tag in 4–6 Einzelgaben) an.

Symptomatische Therapie Essenziell zur Kontrolle der Spasmen sind die **supportiven Maßnahmen** wie Isolation in reizarme Umgebung mit Abdunkelung, Prophylaxe von Dekubitus, Lungeninfektionen etc., Sedierung mit Diazepam und/oder Barbituraten und eventuell Muskelrelaxation. Bei beginnender Ateminsuffizienz müssen **Intubation und mechanische Beatmung** erfolgen. Die parenterale Flüssigkeitszufuhr und Ernährung sind zu sichern.

Prognose

Die Letalität, vor allem jene durch respiratorische Insuffizienz und kardiovaskuläre Komplikationen, hängt von der Inkubationsdauer ab und beträgt 25–60%.

Cave
Die Krankheit hinterlässt keine bleibende Immunität!

16.1.6 Typhus

C. Berger

Definition

Typhus ist eine systemische Erkrankung durch Infektion mit **Salmonella typhi** oder selten andere Salmonellen. Typhus (»enteric fever«) ist die häufigste Salmonelleninfektion in Entwicklungsländern mit einer Inzidenz von 0,5% und hoher Letalität bei Vorliegen von Malnutrition, Grundleiden oder Komplikationen.

Epidemiologie

Im Gegensatz zu nicht typhoiden Salmonellen ist nur der Mensch Wirt für Salmonella typhi. Die Übertragung geschieht **fäkal-oral** oder über **kontaminierte Nahrungsmittel**. Salmonelleninfektionen sind häufiger in den ersten 5 Lebensjahren mit dem Maximum im 1. Jahr.

Pathogenese

Salmonellen sind bewegliche gramnegative Bazillen, die keine Laktose spalten. Sie dringen in die **Lamina propria des Dünndarms** ein, wo sie eine Entzündung, aber keine größeren Schleimhautulzerationen auslösen. Salmonella typhi führt zu einer monozytären Entzündung und immer zur **Bakteriämie**. Die phagozytierten Bakterien widerstehen der intrazellulären Abtötung und werden so in die Peyerschen Plaques und mesenterialen Lymphknoten, allenfalls Leber und Myokard transportiert, wo sie **monozytäre Infiltrate** und später Nekrosen bewirken.

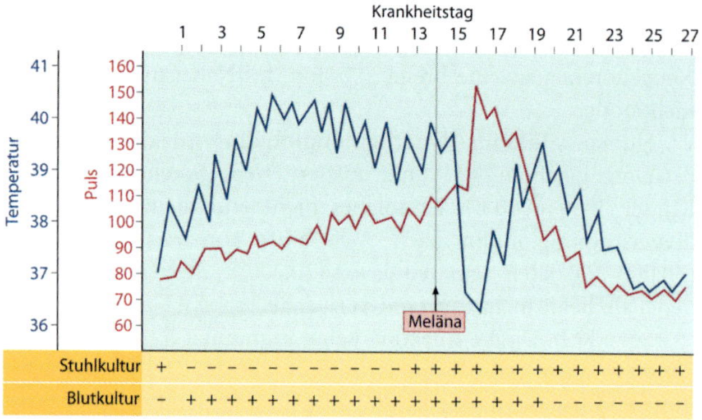

Abb. 16.3 Klinischer Verlauf bei Typhus

Tab. 16.7 Genospezies von Borrelia burgdorferi und assoziierte Erkrankungen

Genospezies	Borrelia burgdorferi sensu lato		
	B. burgdorferi sensu stricto	B. garini	B. afzelii
Vorkommen	Nordamerika, Europa	Europa	Europa
Assoziierte Erkrankungen	ECM, Arthritis	Neuroborreliose	ECM, ACA

ECM Erythema chronicum migrans; *ACA* Acrodermatitis chronica atrophicans

Klinik

Nach einer **Inkubationszeit** von 8–14 Tagen beginnt die Krankheit allmählich mit Fieber, Kopfschmerzen, Husten, Appetitlosigkeit, Nausea, selten Diarrhö. Nach einer Woche tritt eine **Fieberkontinua** (39°C) auf, die persistiert, zusammen mit einer relativen Bradykardie, einer Wesensveränderung (Somnolenz, Halluzinationen), Bauchschmerzen, Hepatosplenomegalie und typischerweise am Stamm **kleinen Roseolen** (1–6 mm große Makulae).

Komplikationen

Bereits Ende der ersten Woche können **intestinale Blutungen** (1–10%) und Dünndarmperforationen (0,5–3%) auftreten. Die Aussaat der Bakteriämie kann zu Lokalinfektionen wie Osteomyelitis, Arthritis oder Meningitis führen. Ein Rückfall nach Absetzen der antibiotischen Therapie ist nicht selten, verläuft aber meist milder. Die Ausscheidung von Salmonellen kann nach der Infektion persistieren und zu **asymptomatischen Dauerausscheidern** führen. Die Gallenblase ist oft das Erregerreservoir. Ein Eradikationsversuch kann mit Ampicillin (6 Wochen), Amoxicillin plus Probenezid oder eher Chinolonen versucht werden (Antibiogramm beachten).

Diagnose

Kulturen aus Blut, Stuhl und Urin. Die Erreger können auch in den Roseolen und noch nach der Bakteriämie im Knochenmark nachgewiesen werden (Abb. 16.3).

Differenzialdiagnose

In der Initialphase grippeähnliche virale Infektionen, Bronchitis, je nach Symptomatik auch Gastroenteritis. Ohne Diarrhö kommen andere Infektionen mit intrazellulären Erregern (Brucellen, Tuberkulose, Malaria, Pilze) infrage.

Therapie

Neben Ampicillin oder Cotrimoxazol für 2 Wochen sind heute je nach Resistenzlage Fluoroquinolone (Ofloxacin, Ciprofloxacin) für 7 Tage auch für Kinder Mittel erster Wahl für unkomplizierten Typhus. Gegen multiresistente Salmonellen sind Fluoroquinolone, Cefixime (14 Tage) oder Azithromycin (7 Tage) erforderlich, bei Nalidixinsäure-Resistenz die letzteren beiden. Die Therapie erfolgt in den meisten Fällen, wenn es der Zustand des Patienten erlaubt, oral. Schwere Fälle mit Hospitalisation werden 14 Tage parenteral mit Ceftriaxon oder Fluoroquinolonen behandelt. Metastatische Infektfoci erfordern eine längere Therapiedauer (4–6 Wochen). Bei kritisch kranken Patienten mit Delirium oder Schock zeigte die prompte Gabe von Dexamethason (3 mg/kg KG) einen günstigen Effekt.

Cave
Antipyretika können zu Temperaturabfall und Schock führen und sollten deswegen vermieden werden.

Prognose

Unter adäquater Therapie liegt die Letalität <1%, unbehandelt bei 20–30%. Besonders gefährdet sind Säuglinge, unterernährte Kinder und solche mit einer schweren Grundkrankheit. Die Ausscheidung nach einer Infektion hält bei Kindern unter 5 Jahren (45% nach 12 Wochen) länger an als bei älteren Kindern und Erwachsenen.

16.1.7 Lyme-Borreliose

D. Nadal

1982 identifizierten Willy Burgdorfer und seine Mitarbeiter in den USA eine neue Spezies von Borrelien, die sich als die Ursache einer ganzen Reihe, seit anfangs des 20. Jahrhunderts in Europa und Mitte der 1970er in den USA beschriebenen Erkrankungen verschiedener Organsysteme entpuppen sollte.

Epidemiologie

Die Borreliose ist die häufigste von **Zecken** im Norden und Westen Europas (**Ixodes ricinus**) und gewissen Teilen Nordamerikas (**I. scapularis** und **I. pacificus**) übertragene Erkrankung. Da Zecken in der warmen Jahreszeit aktiv sind, werden Neuerkrankungen im Sommer beobachtet. Der Mensch ist nur ein zufälliger Wirt. Das Reservoir für Borrelien sind Mäuse und andere Nagetiere.

Ätiologie

Der Erreger ist das gramnegative, mit Flagellen ausgestattete, bewegliche und nur auf Spezialmedien kultivierbare Bakterium **Borrelia burgdorferi**, das wie Treponemen und Leptospiren zur Familie der Spirochäten gehört. Heute werden 3 Genospezies von B. burgdorferi unterschieden. Jede Spezies scheint nur gewisse Erkrankungen auslösen zu können (Tab. 16.7).

Pathogenese

Nach einem **Zeckenstich** regurgitiert die infestierte Zecke B. burgdorferi aus ihrem Magen in die **Hautwunde**. Die Bakterien vermehren sich lokal oder gelangen über die Lymphe oder Kapillaren in den Blutkreislauf, von wo sie in verschiedene Organe wie Zentralnervensystem, Herz, Gelenke und zurück zur Haut **disseminieren** können. Die Borrelien verursachen eine Entzündung, welche die organspezische Symptomatik auslöst.

Tab. 16.8 Stadien der Lyme-Borreliose

Stadium	Haut	Nervensystem	Herz	Gelenke
Früh lokalisiert (3–32 Tage)	ECM			
Früh disseminiert (3–10 Wochen)	LCB	Meningitis, Fazialisparese	Karditis	Arthritis
Spät disseminiert (2–12 Monate)	ACA	Enzephalopathie	Karditis	Arthritis

ECM Erythema chronicum migrans; *LCB* Lymphadenosis cutis benigna; *ACA* Acrodermatitis chronica atrophicans

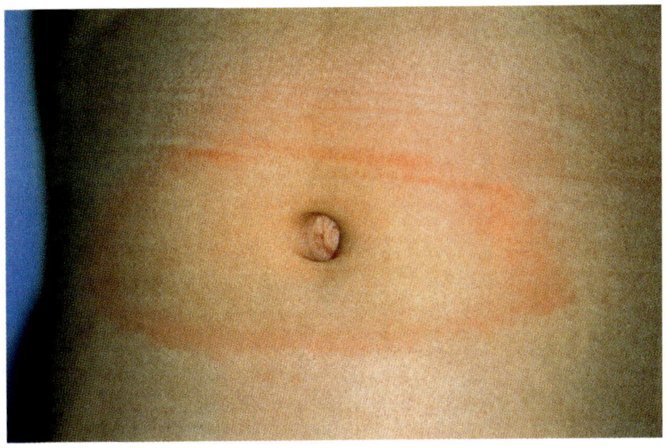

Abb. 16.4 Erythema chronicum migrans periumbilikal bei einer 6-Jährigen: typische zentrale Abblassung

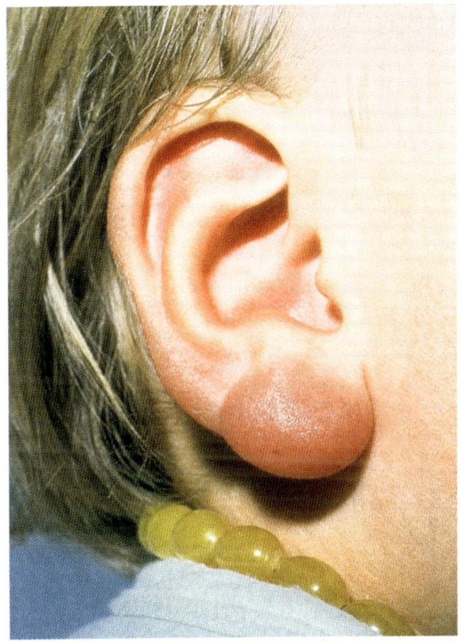

Abb. 16.5 Lymphadenosis cutis am Ohrläppchen bei einem 2-Jährigen

Klinik

Die klinischen Symptome hängen vom Organbefall ab (Tab. 16.8).

- Das **Erythema chronicum migrans** (Abb. 16.4) tritt 7–10 Tage nach der Infektion auf und ist durch eine erythematöse makulopapulöse Effloreszenz am Ort des Zeckenstichs charakterisiert. Sie breitet sich ringförmig zentrifugal aus. Das Zentrum blasst ab. Der Rand kann leicht erhaben sein.
- Bei **Disseminierung** der Borrelien können unspezifische grippale Symptome mit Fieber, Malaise, Muskel- und Gelenkschmerzen auftreten.
- Die **Lymphadenosis cutis benigna** (Abb. 16.5) lokalisiert sich typischerweise am Ohrläppchen oder an der Mamille. Histologisch handelt es sich um lymphohistiozytäre Infiltrate.
- **Acrodermatitis chronica atrophicans** (Abb. 16.6) ist eigentlich eine Spätmanifestation. Die Haut zeigt Pigmentverschiebungen, atrophiert und wird dünn wie Zigarettenpapier. Die darunter liegende Muskulatur kann ebenfalls atrophieren.
- Die **Neuroborreliose** manifestiert sich meist als Meningitis oder isolierte periphere Fazialisparese mit Befall aller 3 Äste.
- **Arthritiden** manifestieren sich meist als Monarthritis, vorwiegend des Knies oder der Hüfte.
- Die seltene **Karditis** bewirkt Rhythmusstörungen (AV-Block 1. Grades oder komplett) oder Zeichen der Myokarditis (▶ Kap. 23).

Komplikationen

Unbehandelt und bei gewisser genetischer Konstitution kann es zur **Chronifizierung** der Manifestationen an Haut, Zentralnervensystem, Herz und Gelenken kommen.

Diagnose

Ein Zeckenstich in der Anamnese ist nicht obligat, da er häufig nicht bemerkt wird.

Die kutanen Manifestationen lassen sich gut **klinisch** diagnostizieren. Eine **serologische** Bestätigung ist höchstens bei der Acrodermatitis chronica atrophicans notwendig (sehr hohe Antikörpertiter!). Die Verdachtsdiagnose muss auch bei den anderen Manifestationen klinisch gestellt werden. Der Nachweis von Antikörpern bestätigt sie.

Cave
Die Interpretation von Antikörpertests ist nicht einfach, da oft eine von einer früheren Infektion stammende Seronarbe nicht ausgeschlossen werden kann.

Bei der **Neuroborreliose** beweist der Nachweis spezifischer **intrathekaler Antikörper** die aktive Infektion im zentralen Nervensystem. Im Liquor findet sich in diesen Fällen immer eine Pleozytose. Ebenfalls beweisend für die aktive Infektion ist der Nachweis des Erregers selbst. Er ist vor allem bei Arthritiden von Nutzen. Hierzu bewährt sich die Polymerasekettenreaktion an Synoviabiopsien oder an der Haut, jedoch nicht im Liquor cerebrospinalis (Sensitivität <20%). Die Kultur von B. burgdorferi wird nur in gewissen Laboratorien durchgeführt.

Beim Erythema chronicum migrans kann die Serologie noch negativ sein, da die Antikörperantwort erst 4–6 Wochen nach Infektion aufgebaut wird.

Differenzialdiagnose

Jene der **Fazialisparese** beinhaltet Virusinfektion (Herpes-simplex-Virus, Paramyxovirus, etc.), idiopathische (Bellsche Parese) und Tumoren. Für die Differenzialdiagnose der Meningitis, Arthritis und Karditis vergleiche ▶ Abschn. 16.7.1, ▶ Abschn. 16.7.2, ▶ Abschn. 16.6.2; ▶ Kap. 14.1 und ▶ Kap. 23.

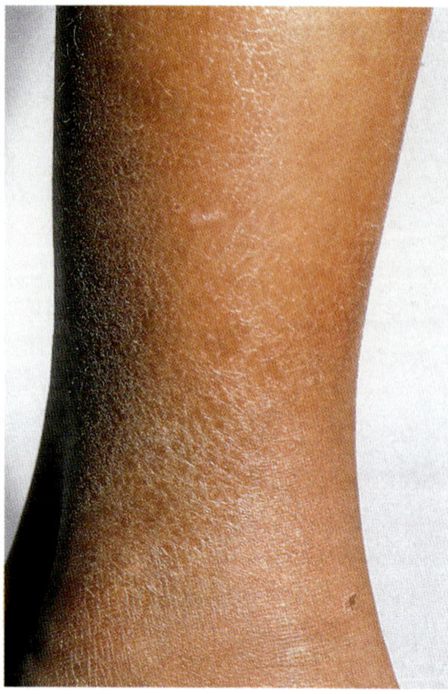

Abb. 16.6 Acrodermatitis chronica atrophicans bei einem 10 Jahre alten Jungen: Pigmentverschiebungen und Atrophie der Haut

Therapie, Prognose

Die Wahl des **Antibiotikums** und die Therapiedauer richten sich nach der Klinik (Tab. 16.9). Bei korrekter Antibiotikatherapie ist die Prognose gut. **Chronische Arthritiden** entwickeln sich trotz antimikrobieller Behandlung in 3% der Fälle.

16.2 Oberer Respirationstrakt und Hals

D. Nadal

Die Schleimhäute des oberen Respirationstrakts und der Augen bieten sich als Eintrittspforten für **aerogen** oder durch Kontakt übertragene Erreger an. Obwohl der Respirationstrakt von der Nase bis zu den Alveolen ein Kontinuum darstellt, bevorzugen gewisse Pathogene ausgesprochen ganz bestimmte Abschnitte.

Rhinitis ▶ Kap. 15.17 und ▶ Kap. 21.3)

16

16.2.1 Pharyngitis, Tonsillitis

Definition

Eine Pharyngitis ist die Entzündung irgendeiner Struktur des Pharynx. Die **Tonsillen** – falls vorhanden – sind am häufigsten betroffen. Führende Ursache ist eine Virusinfektion (>70%).

> **Wichtig ist aber die Erkennung einer Infektion durch β-hämolysierende Streptokokken der Gruppe A (Streptococcus pyogenes), da deren Therapie eitrige und gewisse nichteitrige Komplikationen verhindert.**

Epidemiologie

Eine Pharyngitis durch **Streptokokken der Gruppe A** kommt in jedem Alter, jedoch mit 5–11 Jahren gehäuft vor. Enge Kontakte wie in der Familie oder Schule begünstigen die Ausbreitung von S. pyogenes, das aerogen in großen Tropfen oder durch Kontakt mit kontaminiertem Sekret übertragen wird. Die Inkubationszeit beträgt 2–5 Tage. Unbehandelte sind in den ersten 2 Wochen nach Infektion kontagiös.

Streptokokken der Gruppen C und **G** werden vorwiegend via Nahrungsmittel übertragen und lösen wie der grampositive Bazillus **Arcanobacterium haemolyticum** Erkrankungen vor allem bei älteren Kindern und Jugendlichen aus. Die durch toxigene Stämme von **Corynebacterium diphtheriae** verursachte und bei uns praktisch eliminierte **Diphtherie** ist anfangs der 1990er Jahre in Russland wieder aufgetaucht. Pharyngitis durch **Neisseria gonorrhoeae** wird nur nach Sexualkontakten beobachtet.

Ätiologie

Nur gewisse Bakterien verursachen eine Pharyngitis (Tab. 16.10). Gruppe-A-Streptokokken bedingen 15–20% der Tonsillopharyngitiden.

Pathogenese

Bei der Infektion mit **Gruppe-A-Streptokokken** spielt das **M-Protein** (>80 Serotypen bekannt) der Zellwand eine entscheidende Rolle. Es wirkt antiphagozytär und beeinflusst zusammen mit bakteriellen Enzymen die Invasivität des Erregers. Lipoteichonsäure (Adhäsin) und Hyaluronsäure stellen zusätzliche Virulenzfaktoren dar. Erythrogene (oder pyrogene) exotoxinbildende Stämme können Scharlach verursachen. Die zytotoxischen Störungen bei Infektion mit **C. diphtheriae** werden durch sezerniertes **Exotoxin** induziert.

Klinik

Der Patient mit **Streptokokkenpharyngitis** präsentiert sich typischerweise im Spätwinter oder Frühling mit plötzlich einsetzendem Fieber, Halsschmerzen, häufig zusätzlich Kopfschmerzen, Unwohlsein, Nausea und Erbrechen. **Charakteristisch**, jedoch nicht spezifisch sind **hochroter** Pharynx, Gaumen und Tonsillen, flächenhafte Exsudate an der Oberfläche der Tonsillen, Petechien am Gaumen (nicht immer), Erdbeerzunge, bedingt durch Rötung und Schwellung der Zungenpapillen sowie schmerzhaft vergrößerte zervikale Lymphknoten.

> **Von Scharlach darf nur gesprochen werden, wenn bei Streptokokken-A-Pharyngitis zusätzlich ein feinfleckiges diffuses, rötliches Exanthem vorliegt.**

Dieses beginnt am Gesicht, spart das Munddreieck aus (**zirkumorale Blässe** kontrastiert die ausgesprochen roten Wangen) und generalisiert innerhalb 24 h. Das an den Beugefalten besonders akzentuierte Exanthem fühlt sich samtig an und verschwindet auf Druck. Nach 2 Tagen beginnt es abzublassen. Eine Woche später setzt am Gesicht eine sich kaudalwärts ausbreitende, an Fingerspitzen und Händen oft **lamelläre Desquamation** ein. Eine Infektion mit **Arcanobacterium haemolyticum** sieht ähnlich wie Scharlach aus.

Die klinischen Hauptmerkmale der **Diphtherie** sind unspezifische Zeichen wie Anorexie, Unwohlsein, geringes Fieber, Halsschmerzen und klassische Zeichen wie gräuliche Membranen an Tonsillen und Rachen. In 1–2 Tagen bilden sich Membranen, die sich auf Larynx und Trachea ausdehnen. Vergrößerte Zervikallymphknoten ergeben den Aspekt eines Zäsarenhalses.

Diagnose

Die ätiologische Diagnose gestaltet sich dann schwierig, wenn kein spezifisches Syndrom vorliegt (Tab. 16.10). Die Erkennung einer Infektion mit Gruppe-A-Streptokokken oder einer Diphtherie ist vorrangig. Ätiologische Bestätigung durch Laboruntersuchungen ist auch bei typischen Zeichen wie Scharlachexanthem anzustreben. Goldstandard zum Nachweis von Gruppe-A-,-C- und -G-Streptokokken sowie von A. haemolyticum aus dem **Rachen- und Tonsil-**

Tab. 16.9 Therapie der Lyme-Borreliose

Stadium	Haut	Nervensystem	Herz	Gelenke
Früh lokalisiert	A oder D 14–21 Tage			
Früh disseminiert	A oder D 14–21 Tage	C oder D 21–28 Tage	C oder P 14–21 Tage	A oder D 14–21 Tage
Spät disseminiert	C oder P 14–21 Tage	C oder P 14–21 Tage	C oder P 14–21 Tage	C oder P 14–21 Tage

A Amoxicillin; *D* Doxycyclin (>8 Jahre); *C* Ceftriaxon; *P* Penicillin

Tab. 16.10 Ätiologie und Befunde der akuten bakteriellen Pharyngitis

Erreger	Alter		Bemerkungen
	<5 Jahre	≥5 Jahre	
Streptococcus pyogenes	+	+++	10–20% der akuten Pharyngitiden, plötzlicher Beginn, Exsudat auf Tonsillen, Petechien am Gaumen, zervikale Lymphadenitis, eventuell Scharlachexanthem
Arcanobacterium haemolyticum	–	++	Scharlachähnliches Exanthem
Corynebacterium diphtheriae	±	±	Bei Reisenden und nicht Geimpften daran denken. Oft milde Pharyngitis, aber graue pharyngeale Membranen typisch. Toxische Erkrankung schwer verlaufend
Haemophilus influenzae	++	±	Epiglottitis
Borrelia vincenti und fusiforme Stäbchen	+	+++	Plaut-Vincent-Angina: am häufigsten bei Adoleszenten und Erwachsenen
Neisseria gonorrhoeae	+	+	Ulzerative oder exsudative Pharyngitis. Meist asymptomatisch, nach orogenitalem Kontakt

+++, häufige Ursache; ++, gelegentliche Ursache, + seltene Ursache, ± sehr seltene Ursache, – keine Ursache

lenabstrich ist die Kultur. Sie dauert 18–48 h. Gruppe-A-Streptokokken können auch mittels **Antigenschnelltests** in <30 min detektiert werden (Spezifität >95%, Sensitivität 70–85%).

Falsch-negative Resultate von Gruppe-A-Streptokokken-Schnelltests sind häufig. Bei deren Anwendung empfiehlt sich die Abnahme zweier Abstriche. Der 2. dient bei negativem Test zur Inokulation der Kultur.

Cave
Ein positiver Antigentest bei einem asymptomatischen Patienten unter Antibiotikatherapie unterscheidet nicht zwischen toten und lebensfähigen Bakterien.

Die Bestimmung von Antikörpern gegen extrazelluläre Produkte von S. pyogenes (z. B. Streptolysin O) ist während der akuten Erkrankung wertlos, da der Antikörperanstieg erst nach 3–4 Wochen erfolgt. Blutsenkungsreaktion (oft >30 mm in der 1. Stunde) und C-reaktives Protein sind meist erhöht. Das Blutbild hilft trotz bestehender Leukozytose nicht für die ätiologische Zuordnung.

Die Diagnose der **Diphtherie** erfordert die Kultur von Material unterhalb der Membran auf Spezialmedien und den Nachweis von Toxinproduktion durch den isolierten C.-diphtheriae-Stamm.

Differenzialdiagnose

Epidemiologische und klinische Kriterien helfen zur Unterscheidung der Gruppe-A-Streptokokken-Pharyngitis gegenüber einer Pharyngitis anderer Ätiologie (Tab. 16.10 und Tab. 16.11). **Scharlach** muss vom Kawasaki-Syndrom, von Masern und vom Staphylokokken-toxisches-Schock-Syndrom unterschieden werden.

Exkurs

Therapiekontrolle

Trotz Empfindlichkeit der Gruppe-A-Streptokokken auf Penicillin beträgt die Rate bakteriologischer Versager (Bakterien im Rachen nach Therapie) bis zu 25%. Sie entsprechen nicht unbedingt »klinischen Versagern«. Manche Patienten wurden durch einen anderen M-Typ infiziert oder sind chronische Träger. Oft liegt aber eine virale Infektion vor. Da viele bakteriologische Versager am Ende der Therapie asymptomatisch sind, sollten zur Vermeidung von Unsicherheiten Abstriche am Ende der Therapie unterlassen werden. Bei rheumatischem Fieber sind sie aber indiziert, da hier der rheumatogene Stamm zur Verhinderung von dessen Ausbreitung eradiziert werden muss.

Therapie

Die **kausale Behandlung** ist bei Infektion mit **Gruppe-A-Streptokokken** zur Verhinderung des rheumatischen Fiebers immer indiziert. Dies gelingt auch bei Beginn 9 Tage nach Einsetzen der Klinik. Antibiotika mindern die Rate an Glomerulonephritis nicht, reduzieren aber jene eitriger Komplikationen und beenden innerhalb von 24 h die Kontagiosität. Mittel der Wahl ist **orales Penicillin V** für 10 Tage (Tab. 16.12). Intramuskuläre Penicillininjektionen sind schmerzhaft und sollten nur bei schlechter Compliance angewendet werden. Bei Infektion mit Gruppe-C- oder -G-Streptokokken gehen die Meinungen zur Notwendigkeit von Antibiotika auseinander. **Erythromycin** bewährt sich bei Infektion mit A. haemolyticum besser als Penicillin.

Tab. 16.11 Unterscheidungsmerkmale der Streptokokken-Gruppe-A-Pharyngitis und viraler Pharyngitis

	»Klassische« Streptokokkenpharyngitis	Virale Pharyngitis
Jahreszeit	Spätwinter oder früher Frühling	Alle Jahreszeiten
Alter	Häufigkeitsspitze: 5–11 Jahre	Alle Altersstufen
Symptome	Plötzlicher Beginn Halsschmerzen können sehr stark sein Fieber meist hoch Kopfschmerzen Bauchschmerzen, Nausea, Erbrechen	Beginn unterschiedlich: plötzlich oder langsam Halsschmerzen meist mild Fieber kann variieren Myalgie, Arthralgie Bauchschmerzen möglich bei Influenza A und Epstein-Barr-Virus
Befunde	Pharyngeales Erythem und Exsudat Schmerzhaft vergrößerte vordere zervikale Lymphknoten Petechien am Gaumen Tonsillenhypertrophie Scharlachexanthem möglich Fehlen von Husten, Rhinitis, Heiserkeit, Konjunktivitis und Diarrhö	Gewöhnlich kein Exsudat, Ulzera möglich, meist kleine, nicht schmerzhafte Lymphadenopathie Charakteristische Enantheme Tonsillengröße variiert je nach Erreger Charakteristische Exantheme oft mit Husten, Rhinitis, Heiserkeit, Konjunktivits oder Diarrhö

Tab. 16.12 Therapie der akuten Streptokokkenpharyngitis

Antibiotikum	Dosis	Dauer
Standard		
Penicillin V	<27 kg: 2- bis 3-mal 125 mg p.o. ≥27 kg: 2- bis 3-mal 250 mg p.o.	10 Tage
Benzathin-Penicillin G	<27 kg: 600.000 Einheiten i.m. ≥27 kg: 1.200.000 Einheiten i.m.	1-mal
Penicillinallergie		
Cephalosporine[a]	je nach Präparat p.o.	10 Tage
Erythromycin – Ethylsuccinat[b] – Estolat	 40 mg/kg/Tag in 2- bis 3-mal p.o. 20–40 mg/kg/Tag in 2- bis 3-mal p.o.	 10 Tage 10 Tage
Clarithromycin[c]	15 mg/kg/Tag in 2-mal p.o.	10 Tage
Azithromycin[d]	12 mg/kg/Tag 1-mal p.o.	5 Tage
Clindamycin[e]	10–25 mg/kg/Tag in 3-mal p.o.	10 Tage

[a] Cephalosporine der 1. Generation (z. B. Cephalexin, Cefadroxil) sind zu bevorzugen und die Kreuzallergierate zu Penicillinen von 6% zu beachten (keine Anwendung bei anaphylaktischer Reaktion auf Penicillin)
[b] Maximaldosis 1000 mg/Tag
[c] Maximaldosis 500 mg/Tag
[d] Maximaldosis am 1. Tag 500 mg, danach 250 mg
[e] Maximaldosis 450 mg/Tag

Tab. 16.13 Komplikationen der Streptokokkenpharyngitis

Eitrige	Nichteitrige
Retropharyngealabszess Peritonsillarabszess und Zellulitis Zervikale Adenitis Otitis media Sinusitis Mastoiditis Bakteriämie mit septischen Metastasen	Akutes rheumatisches Fieber Akute Glomerulonephritis Reaktive Arthritis Toxinvermitteltes Streptokokken-toxisches-Schock-Syndrom

Die Therapie der **Diphtherie** besteht in Penicillin oder Erythromycin und equines Antitoxin, das in Verdachtsfällen vor der Bestätigung der Diagnose durch das Labor verabreicht werden muss ▶ Abschn. 16.1.4). Zur Therapie der **Gonorrhö** werden Ceftriaxon oder Ciprofloxacin empfohlen.

▪▪ Komplikationen

Bei der Gruppe-A-Streptokokken-Pharyngitis unterscheidet man eitrige und nicht eitrige Komplikationen (Tab. 16.13).

Die **Eradikation** kann bei Familien mit einem »**Ping-Pong-Effekt**« der Gruppe-A-Streptokokken-Ausbreitung erwogen werden. Empfohlen werden Benzathin-Penicillin i.m. und Rifampicin p.o. [20 mg/kg/Tag in 2 Gaben (maximal 600 mg/Tag) für 4 Tage oder Clindamycin 20 mg/kg/Tag (maximal 450 mg) in 3 Gaben für 10 Tage].

Die Ursache für das häufige chronische Trägertum von **S. pyogenes** (bis 20%) ist unklar. Das Risiko für rheumatisches Fieber ist hier zu vernachlässigen.

Manche Kinder neigen zu **rezidivierender Pharyngitis**. Die Therapie von durch Gruppe-A-Streptokokken bedingten Episoden mindert die Symptome und eradiziert das Bakterium. Der Wert der Tonsillektomie ist umstritten. Die Komplikationen der Diphtherie werden in ▶ Abschn. 16.1.4 beschrieben.

▪▪ Prognose

Echte Rückfälle der Pharyngitis durch Gruppe-A-Streptokokken sind selten. Sie unterscheiden sich nicht von **Neuinfektionen. Rheumatisches Fieber** kommt bei uns zurzeit sehr selten vor. Epidemien können jedoch erneut aufflackern. Erkrankungen mit Streptokokken der Gruppen C und G heilen von selbst und verursachen wie A. haemolyticum kein rheumatisches Fieber.

16.2.2 Otitis media

▪▪ Grundlagen

Rund 40% der Konsultationen beim Kinderarzt erfolgen wegen Otitis media. Dieser Begriff fasst verschiedene entzündliche Prozesse des Mittelohrs zusammen. Beginn, Symptome, Eigenschaft des Mittelohrergusses und Dauer erlauben die Einteilung der Otitis media in verschiedene Stadien (Abkürzungen Tab. 16.14).

Tab. 16.14 Klassifikation und Definitionen der Otitis media

Otitis media ohne Erguss (AOM)	Entzündung der Mittelohrmukosa; das Trommelfell kann gerötet und matt sein, ist aber normal beweglich
Akute Otitis media mit Erguss (AOME)	Rascher Beginn von Symptomen und Klinik einer Entzündung des Mittelohrs. Ohrschmerzen, Vorwölbung des Trommelfells und eitriges Exsudat charakterisieren die Frühphase der Infektion. Die Klinik kann sich rasch erholen, der Mittelohrerguss persistiert oft länger
Otitis media mit Erguss (OME)	Asymptomatischer nach AOME oder de novo entstehender Mittelohrerguss. Synonyme: stille oder sekretorische Otitis media
Chronische Otitis media mit Erguss (COME)	>3 Monate persistierender Mittelohrerguss. Dieser ist mukoider, was zur Bezeichnung »glue ear« (leimig) geführt hat
Chronisch eitrige Otitis media (CEOM)	>6 Wochen anhaltende Drainage durch perforiertes Trommelfell

Tab. 16.15 Relative Häufigkeit der einzelnen Bakterien bei Otitis media

Bakterienspezies	Häufigkeit in%
Streptococcus pneumoniae	35–48
Nicht typisierbarer Haemophilus influenzae	20–29
Moraxella catarrhalis	12–23
Streptococcus pyogenes	4–5
Staphylococcus aureus	<1

Epidemiologie

Kinder im Alter von 6–18 Monaten zeigen die höchste Inzidenz. Im 1. Lebensjahr rechnet man mit 1,1–1,2 Episoden, im Alter von 5 Jahren mit 0,7 Episoden pro Jahr. Kinder mit ≥6 AOME bis zum Alter von 6 Jahren gelten als »**Otitis prone**«. Die AOME kommt im Winter häufiger als im Sommer vor.

Ätiologie

Die akute Otitis media mit Erguss (**AOME**) wird meist durch Bakterien aus den oberen Atemwegen verursacht (Tab. 16.15). Aus 10–40% der Mittelohrergüsse bei AOME werden keine Bakterien isoliert. Die **COME** wird durch die gleichen Bakterien wie die AOME verursacht, jedoch in geringeren Raten (maximal 12%) und mit weniger Dominanz von **S. pneumoniae**. In 1–2% finden sich **S. aureus** oder **S. pyogenes**. Ein Großteil (25–66%) der Ergüsse ist steril. Im Sekret bei **CEOM** werden meist mehrere Bakterienspezies nachgewiesen, wobei gramnegative wie **Pseudomonas** spp. überwiegen. Die Rolle von Anaerobiern ist ungeklärt.

Pathogenese

Anatomie, Physiologie und Mikrobiologie des Nasopharynx spielen sehr wichtige Rollen. Verschiedene **Risikofaktoren** tragen zur **AOME** bei. Den postnatal erworbenen kommt größere Bedeutung zu. Wegen ihrer Schutzfunktion für das Mittelohr (Ventilation, Drainage und Verhinderung von Reflux) stellt die **Tube** die kritische Struktur dar. Ihre abnorme Funktion prädisponiert bei Vorliegen von Mittelohrpathogenen im Nasopharynx zu AOME. **Virale Infektionen** der oberen Atemwege sind der wichtigste Faktor für eine Tubendysfunktion. Sie schädigen die Mukosa, begünstigen die Kolonisierung mit Bakterien, stimulieren die Sekretion und verlängern die Dauer von Symptomen (51% der gemischt bakteriell-viralen AOME haben einen prolongierten Verlauf, aber nur 35% der rein bakteriell bedingten). Die **OME** tritt spontan bei Infektion der oberen Atemwege oder nasaler Allergie auf und schließt sich häufig an die symptomatische Phase der AOME an. Die Persistenz von **Flüssigkeit im Mittelohr** über mehrere Monate scheint durch Entzündungsmediatoren bedingt zu sein. Die Pathogenese der **CEOM** ist unklar. Sie stellt ein chronisches Stadium der AOME dar, bei dem eine Perforation entsteht und persistiert.

Risikofaktoren für rezidivierende Otitis media mit Erguss

- **Angeborene Risikofaktoren**
  - Kraniofaziale Anomalie
  - Anomalie der Tube
  - Familiäre Belastung
  - Immundefekt
  - Männliches Geschlecht
  - Rassische Risikogruppe
- **Erworbene Risikofaktoren**
  - Allergie
  - Keine Ernährung mit Muttermilch
  - Geschwister, Betreuung in Hort
  - Dysfunktion der Tube
  - Frühe Erstepisode
  - Frühe nasopharyngeale Kolonisierung mit Mittelohrpathogenen
  - Virale Luftwegsinfektion
  - Rauchen der Eltern

Diaplazentar erworbene Antikörper bedingen sehr wahrscheinlich die niedrige Inzidenz von Otitis media in den ersten 6 Lebensmonaten, denn in den ersten 2 Lebensjahren besteht eine umgekehrte Korrelation von Antikörperspiegel und Empfänglichkeit für AOME. »Otitis-prone«-Kinder bilden gegen Pathogene des Mittelohrs geringere Antikörpertiter als nicht zu Otitis neigende Kinder.

Klinik

Viele Symptome und Zeichen der AOME passen auch zu einem unspezifischen Infekt der oberen Atemwege. Die Otalgie (68%) äußert sich sich bei jüngeren Kindern in Schreien oder Unruhe, weiterhin durch Weinen/Reizbarkeit verbunden mit Koryza. Bei Otorrhö nach **Spontanperforation** (<10% der Fälle) des Trommelfells tritt eine plötzliche Linderung der Schmerzen ein. Weitere Symptome sind Fieber, ans Ohr greifen und Schlafstörung.

Cave
Säuglinge mit Otitis media zeigen in bis zu 50% der Fälle keine Symptome.

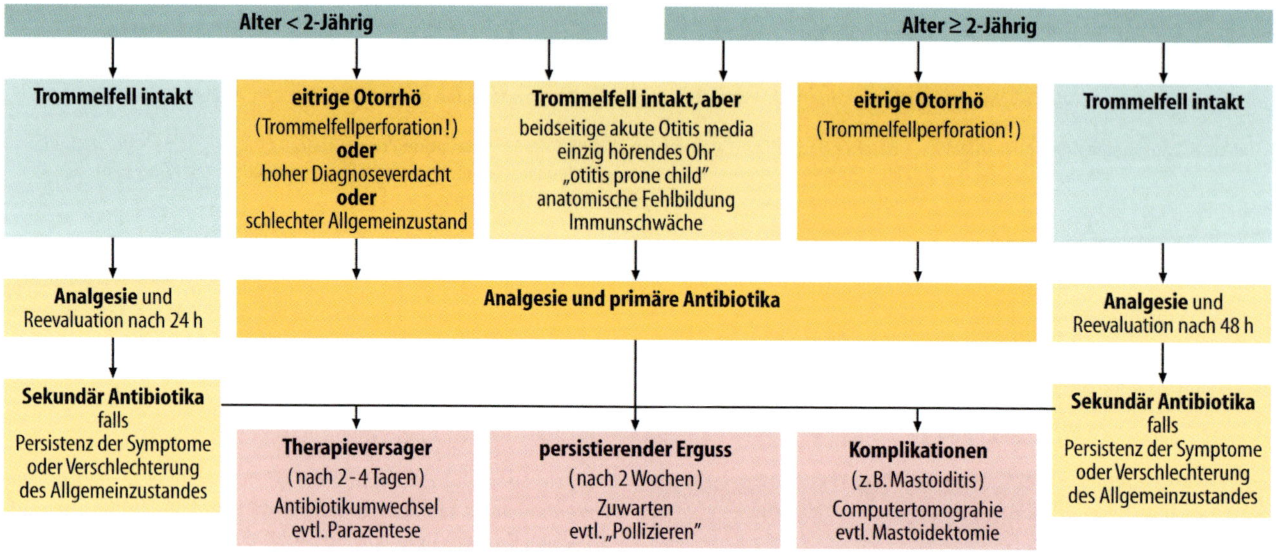

Abb. 16.7 Therapie der akuten Otitis media

Eine gleichzeitige Konjunktivitis deutet auf Infektion mit nicht typisierbarem **H. influenzae** hin (**Konjunktivitis-Otitis-media-Syndrom**).

Diagnose

Sie wird anhand der Klinik vermutet und anhand der **Otoskopie** bei Sichtung eines entdifferenzierten (entfärbt, verdickt und matt) Trommelfells von rötlicher oder gelber Farbe gestellt.

Otoskopische Befunde Die sorgfältige Untersuchung beider Ohren ist notwendig, da 50% der Fälle von AOME sich **bilateral** abspielen. Der Gehörgang sollte frei von Zerumen sein, um den Einblick auf das ganze Trommelfell zu gewähren. Dieses zeigt sich im gesunden Zustand farblos bis weiß, dünn und beweglich und mit den Umrissen der dagegen drückenden Malleus und Umbo.

Charakteristisch für die **AOME** sind Vorwölbung und aberrierender oder fehlender Lichtreflex des Trommelfells. Bullae an seiner Oberfläche sind für kein spezifisches Bakterium pathognomonisch. Verminderte Beweglichkeit des Trommelfells (pneumatische Otoskopie!) ist für einen Mittelohrerguss, eine Perforation für eine bakterielle AOME diagnostisch.

OME und **COME** werden häufig wegen fehlender Symptome verzögert diagnostiziert. Das dünne und wenig entfärbte Trommelfell weist zuweilen einen Luft-Flüssigkeits-Spiegel auf und ist bei chronischen Prozessen retrahiert.

CEOM wird bei symptomfreier Otorrhö ohne vorherige AOME diagnostiziert. Die Otorrhö kann intermittierend, eine Schallleitungsschwerhörigkeit häufig sein.

Weitere Untersuchungen Nur die **Tympanozentese** mit nachfolgender mikrobiologischer Untersuchung des Ergusses erlaubt die zuverlässige Bestimmung der Ätiologie von AOME. Der Eingriff wird in der Regel einzig zur Linderung heftigster Schmerzen, zur Identifikation der Pathogene (bei Neugeborenen, Immunkompromittierten oder auf Antibiotikatherapie nicht bessernde Patienten) und als Teil der Therapie bei akuter Mastoiditis angewendet. Kulturen von Nasopharyngealsekret sind im Vergleich zu Kulturen des Ergusses mit einer Sensitivität und Spezifität in der Bestimmung beteiligter Mittelohrpathogene von 85% bzw. 52% wenig geeignet. Die Polymerasekettenreaktion zur Identifikation von Erregern im Mittelohrerguss ist zu wenig evaluiert. Kann die pneumatische Otoskopie nicht durchgeführt werden, bietet sich die **Tympanometrie** zur Bestätigung eines Ergusses an. Laboruntersuchungen wie Blutbild und C-reaktives Protein helfen nicht in der Diagnose der AOME. Blutkulturen sind in <1% der Fälle positiv.

Differenzialdiagnose

Bei akuten Episoden stehen virale Infektionen der oberen Atemwege im Vordergrund.

Therapie

Die Gabe von Antibiotika wird kontrovers diskutiert, da der natürliche Verlauf der AOME je nach Pathogen verschieden ist. Während die Mehrzahl der durch H. influenzae oder M. catarrhalis bedingten Otitiden Spontanheilung zeigt, geschieht dies nur bei der Minderzahl jener durch S. pneumoniae oder Gruppe-A-Streptokokken bedingten. Insgesamt erfolgt eine **Spontanheilung** in 50% der Fälle: Besserung der Schmerzen und Entfieberung innerhalb von 3 Tagen bei 60–92%, Verschwinden aller Symptome innerhalb von 7–10 Tagen bei 68–87%, Auflösung des Ergusses innerhalb von 30 Tagen bei 48–65%.

Die initiale Therapie mit **Antibiotika** ist nicht obligat (Abb. 16.7). Die klinische Nachkontrolle initial nicht mit Antibiotika behandelter Patienten erlaubt die Erkennung der wegen fortschreitender Symptome Therapiebedürftigen.

Oral verabreichtes **Amoxicillin** wird aufgrund von Pharmakokinetik und Wirkungsspektrum als Therapie erster Wahl für **AOM** und **AOME** empfohlen (Tab. 16.16). Eine Dauer von 5 Tagen genügt in der Regel bei über 2 Jahre alten Kindern, bei Kindern bis 2 Jahren eine von 10 Tagen. Die Inzidenz von Resistenzen gegenüber Amoxicillin aufgrund der Bildung von Betalaktamase beträgt für H. influenzae 20–60% und für M. catarrhalis >75%. Die Rate resistenter S. pneumoniae variiert geographisch. Die optimale Therapie bei Penicillinresistenz ist nicht bekannt.

> **Rund 43% aller penicillinresistenten Isolate von S. pneumoniae verhalten sich kombiniert resistent gegenüber Erythomycin und Cotrimoxazol.**

Der Vorteil einer Antibiotikatherapie bei **OME** sowie die Einlage von Röhrchen werden kontrovers beurteilt. Die Initialtherapie der **CEOM**

Tab. 16.16 Antibiotikatherapie der akuten Otitis media und der Otitis media mit Erguss

Antibiotikum		Dosierung
Akute Otitis media 1. Wahl	Amoxicillin	50 mg/kg/Tag in 2–3 Dosen für 5 Tage**
Akute Otitis media 2. Wahl	Amoxicillin-Clavulansäure Cefpodoximproxetil Cefuroximaxetil Clarithromycin* Azithromycin* Trimethoprim-Sulfamethoxazol	50 mg/kg/Tag in 2–3 Dosen für 5 Tage** 5 mg/kg/Tag in 2 Dosen für 5 Tage** 30 mg/kg/Tag in 2–3 Dosen für 5 Tage** 15 mg/kg/Tag in 2 Dosen für 5 Tage** 10 mg/kg/Tag in 1 Dosis für 3 Tage 6 mg Trimethoprim und 30 mg Sulfamethoxazol/kg/Tag in 2 Dosen für 5 Tage
Rezidivierende Otitis media	Amoxicillin Sulfisoxazole	20 mg/kg/Tag in 1–2 Dosen für 3–6 Monate 75 mg/kg/Tag in 1–2 Dosen für 3–6 Monate
Otitis media mit Erguss	Antibiotikum	Gleiche Dosierung wie für akute Otitis media, aber für 14–21 Tage

* Alternative bei Penicillinallergie. ** Bei Alter <2 Jahre, bei Trommelfellperforation oder Otitis-prone-Kind für 10 Tage.

besteht in topischen, gegen die im ausfließenden Sekret isolierten Erreger gerichteten Antibiotika. Hartnäckige Fälle bedürfen oft einer täglichen Ohrtoilette. Parenterale Antibiotika gegen Pseudomonas spp., andere gramnegative Bazillen oder resistente S. aureus können notwendig sein.

Symptomatische Therapie **Analgetika** bilden den wesentlichsten Bestandteil der Behandlung bei **AOM**. Nasentropfen sollten bei Rhinitis verabreicht, die Verwendung von Ohrentropfen aber vermieden werden.

▪▪ Komplikationen

Ihre Rate beträgt bei AOME <0,5%. Gefürchtet sind Mastoiditis, Fazialisparese, Thrombose des lateralen Venensinus sowie Meningitis. Die Perforation des Trommelfells heilt oft innerhalb von 2 Wochen. Eine chirurgische Revision ist bei lang dauernder Perforation oder COME erforderlich. Ein Hörverlust ist meist transient.

Komplikationen der Otitis media

- **Mittelohr**
  - Schallleitungsschwerhörigkeit
  - Fazialisparese
  - Schädigung der Gehörknöchelchen
  - Trommelfellperforation
- **Intrakraniell**
  - Hirnabszess
  - Epiduralabszess
  - Lateralsinusthrombose
  - Meningitis
  - Hydrozephalus
  - Subduralabszess
- **Temporalknochen**
  - Mastoiditis
  - Petrositis
- **Innenohr**
  - Labyrinthitis
  - Schallempfindungsschwerhörigkeit

Rezidive von AOME innerhalb von 30 Tagen treten bei 28–33% der behandelten Kinder auf. Früh einsetzende Rezidive häufen sich in der kalten Jahreszeit und bei Kindern mit vermehrten Episoden von AOME. Der Mittelohrerguss kann den gleichen Keim wie bei der ersten Episode enthalten oder steril sein (persistierende Entzündungsreaktion). Überwiegender Erreger sich früh manifestierender Rezidive ist nicht typisierbarer H. influenzae. Bei Heilung wird das Trommelfell dünner und der eitrige Mittelohrerguss serös oder mukoid. Er persistiert nach 1 Monat in 40%, nach 2 Monaten in 20% und nach 3 Monaten in 10%. Bei jüngeren Kindern ist die Rate der Persistenz höher als bei älteren.

▪▪ Prognose

Rezidive in der gleichen Periode von AOME werden in 20–28% und schwere Komplikationen in <0,5% der unbehandelten Kinder beobachtet. Obwohl sich die Mehrzahl der Kinder mit AOME nach 3–4 Tagen Antibiotikatherapie rasch erholt, bleiben 10–25% trotz adäquater Wahl des Antibiotikums krank. Die OME erholt sich langsam über mehrere Monate. COME und CEOM können bei ungenügender Therapie bleibende Schäden im Mittelohr bewirken und dadurch die **Sprachentwicklung** stören. Bei Perforation oder Retraktionstaschen kann ein **Cholesteatom** entstehen.

16.2.3 Otitis externa

▶ Kap. 34

16.2.4 Mastoiditis

▪▪ Grundlagen

Die akute Mastoiditis stellt eine heute selten gewordene ausschließliche **Komplikation der akuten Otitis media** dar. Von besonderer Bedeutung ist die Mastoiditis wegen ihrer gefürchteten extra- und intrakraniellen Komplikationen.

▪▪ Epidemiologie, Ätiologie

Die Inzidenz nahm mit der Einführung der Antibiotika markant ab. In großen Kliniken werden gegenwärtig 2–5 Erkrankungen/Jahr beobachtet. In der **akuten Form** prädominieren S. pneumoniae, S. pyogenes und S. aureus, in der **chronischen** Enterobakterien, Pseudomonas und Anaerobier.

▪▪ Pathogenese

Anatomie und Physiologie von Tube, Mittelohr und Mastoid (◘ Abb. 16.8) bieten die Grundlage für die Entstehung einer Masto-

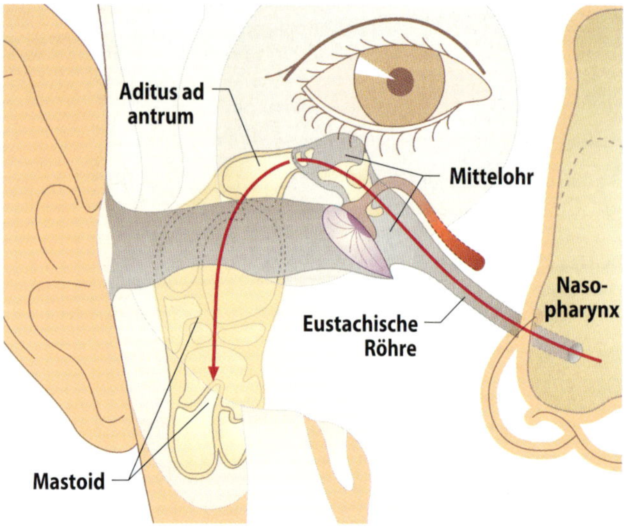

Abb. 16.8 Anatomische Beziehungen zwischen Mittelohr und Mastoid und Entstehung der Mastoiditis

iditis. Das Mastoid besteht bei Geburt aus einer einzelnen, mit dem Mittelohr durch den engen Kanal Aditus ad antrum verbundenen Zelle. Mit dem Alter pneumatisiert das Mastoid zunehmend. Miteinander verbundene und mit modifiziertem respiratorischem Epithel ausgekleidete Luftzellen entstehen.

Bei akuter Otitis media breitet sich die **Entzündung** oft auf das **Epithel des Mastoids** aus. Mit Abheilung der Otitis normalisieren sich auch die Funktion der Tube und das Epithel in Mittelohr und Mastoid. Ausnahmsweise persistiert die Entzündung. Seröses und eitriges **Sekret** sammelt sich **im Mittelohr und Mastoid** an. Erhöhter Lokaldruck zerstört die Septen zwischen den Luftzellen. Bildung von Abszesshöhlen oder **Durchbruch** der Infektion **in benachbarte Strukturen** können folgen. Durch den Aditus ad antrum tretender Eiter fließt ins Mittelohr, entleert sich via Tube und führt zur Abheilung oder gelangt nach Perforation des Trommelfells in den äußeren Gehörgang. Erodiert der Eiter den lateralen Kortex des Mastoids, ergibt sich ein **subperiostaler Abszess** mit Schwellung oder Fluktuation des oberen Teils der Aurikel beim Kleinkind oder hinter dem unteren Teil des Ohrläppchens über dem Mastoid beim älteren Kind.

Die **chronische Mastoiditis** entsteht meist aus einer chronisch eitrigen Otitis media und selten nach nicht adäquater Therapie einer akuten Mastoiditis. Das lädierte Trommelfell erlaubt den Eintritt von den äußeren Gehörgang kolonisierenden Bakterien ins Mittelohr und schließlich ins Mastoid. Sie verursachen geringe Entzündung mit wenig Schmerzen ohne Fieber.

Klinik

Die Symptome werden durch Alter des Patienten und Stadium der Osteitis bestimmt. Die unkomplizierte akute Mastoiditis manifestiert sich mit Fieber, Otalgie (häufig als Reizbarkeit erkennbar), **abstehende Ohrmuschel** (Kind <2 Jahre: nach unten und lateral, Kind >2 Jahre: nach oben und lateral; Abb. 16.9) und retroaurikuläre Schmerzen, Schwellung und Rötung.

Eine fluktuierende Schwellung deutet auf einen subperiostalen Abszess hin.

Otoskopische Befunde sind:
- Otorrhö oder Vorwölbung des matten und unbeweglichen Trommelfells,
- Vorfall der posterosuperioren Wand des äußeren Gehörgangs.

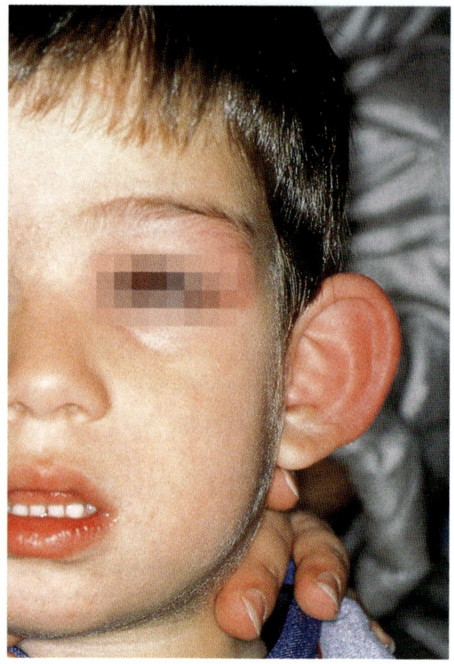

Abb. 16.9 Abstehende Ohrmuschel bei Mastoiditis

Cave
Die Infektion im Mittelohr kann bereits abgeheilt sein, während die Verlegung des Aditus ad antrum die Entleerung des Eiters aus dem Mastoid verhindert.

Die »**maskierte Mastoiditis**« kann bei persistierendem Mittelohrerguss oder ungenügend antibiotisch behandelten rezidivierenden Episoden von akuter Otitis media auftreten. Fieber, Otalgie, abnormes Trommelfell manifestieren sich bereits mit Komplikationen der Mastoiditis, jedoch ohne deren eigene klassische Zeichen.

Die **chronische Mastoiditis** zeichnet sich durch über 6 Wochen anhaltende schmerzlose Otorrhö durch ein lädiertes Trommelfell (Perforation oder Röhrchen) aus, die nicht auf die bei Otitis verschriebenen Antibiotika anspricht.

Komplikationen

Nur selten bricht der Prozess durch und bedingt:
- Bezold-Abszess (vom Ansatz des M. sternocleidomastoideus entlang der digastrischen Muskeln),
- Petrositis,
- Osteomyelitis des Os calvarium (Citilli-Abszess),
- Labyrinthitis,
- Fazialisparese,
- Meningitis, epiduraler, subduraler oder Hirnabszess,
- Abszesse des Temporallappens und des Kleinhirns,
- Thrombose der venösen Sinus,
- Cholesteatom (bei chronischer Mastoiditis).

Diagnose

Sie kann meist klinisch gestellt werden.

Bildgebende Verfahren **Röntgenaufnahmen**: einziges diagnostisches Zeichen ist die Auflösung der dünnen Knochensepten (kommt nur bei der Minderheit der Patienten vor).

Cave
Eine wolkige Verschattung des Mastoids ist diagnostisch nicht beweisend, da sie auch bei Otitis media vorkommen kann!

Die **Computertomographie** erlaubt die Erkennung der Ausbreitung oder einer »maskierten Mastoiditis«. Die Zeichen sind Auflösung der Mastoidränder sowie Verlust oder Verminderung scharf gezeichneter Knochensepten (◘ Abb. 16.10). Lytische Läsionen des Temporalknochens und Weichteilabszesse können auch erkannt werden.

Bei Verdacht auf vaskuläre Komplikationen sind Computertomographie mit Kontrastmittel oder Magnetresonanz mit Gadolinium indiziert.

Eine **Knochenszintigraphie** ist bei unklaren Knochenprozessen zu erwägen.

Erregernachweis Proben sollten durch Tympanozentese oder durch bestehende Öffnungen (liegende Paukenröhrchen, Perforation) nach sorgfältiger Sterilisation umliegender Strukturen gewonnen werden. Der Abszess sollte perkutan aspiriert werden, wenn keine Operation vorgesehen ist. Die Proben müssen aerob und anaerob kultiviert werden. Eine **Lumbalpunktion** ist nur bei Meningitis indiziert. Blutkulturen bleiben meist steril.

Die Diagnose der **chronischen Mastoiditis** beruht auf der typisch schmerzlosen, auf konventionelle Antibiotika nicht bessernden Otorrhö. Otoskopisch gewinnt man Proben für mikrobiologische und mögliche histologische Untersuchungen.

▪▪ Differenzialdiagnose

Sie hängt vom Stadium und Ausbreitung ab.

- **Akute Mastoiditis**: Meningitis (bei meningealen Zeichen) und Hirnabszess, subdurales Empyem (bei fokalen neurologischen Zeichen).
- **Chronische Mastoiditis**: Otitis externa mit Otorrhö (Tragus druckschmerzhaft, Trommelfell intakt) und Neoplasien (Rhabdomyosarkom oder Neuroblastom).

Akute Mastoiditis Unkomplizierte Fälle behandelt man mit intravenösen **Antibiotika** und Myringotomie mit Einlage von **Paukenröhrchen**. Dies gilt auch bei Vorliegen einer Fazialisparese als einziger Komplikation. Initial eignen sich **Amoxicillin-Clavulansäure oder Cephalosporine** wie Cefuroxim. Bei Penicillinallergie kann auf Cephalosporine oder Clindamycin ausgewichen werden. Letzteres ist gegen H. influenzae nicht optimal. Je nach Resultat der mikrobiologischen Untersuchung muss die Therapie modifiziert werden. Die Therapie sollte intravenös mindestens 7–10 Tage oder bis zur eindeutigen klinischen Besserung erfolgen und für 3 Wochen mittels oraler Medikation fortgeführt werden.

Tritt innerhalb von 48 h keine Besserung der systemischen und lokalen Symptome und Zeichen ein, ist die **Mastoidektomie** indiziert. Ein **subperiostaler Abszess** erfordert neben Antibiotika eine einfache Mastoidektomie und Tympanozentese mit Einlage von Röhrchen. Die radikale Mastoidektomie ist obligat bei trotz einfacher Mastoidektomie ausbleibender Besserung (persistierende Otorrhö).

Chronische Mastoiditis Den Grundstein der Therapie der chronische Mastoiditis bilden die gründliche **tägliche Ohrtoilette** und **topische Antibiotika** (Polymyxin B, Neomycin oder Gentamicin). Die Otorrhö verebbt in der Regel nach wenigen Tagen. Versagt die

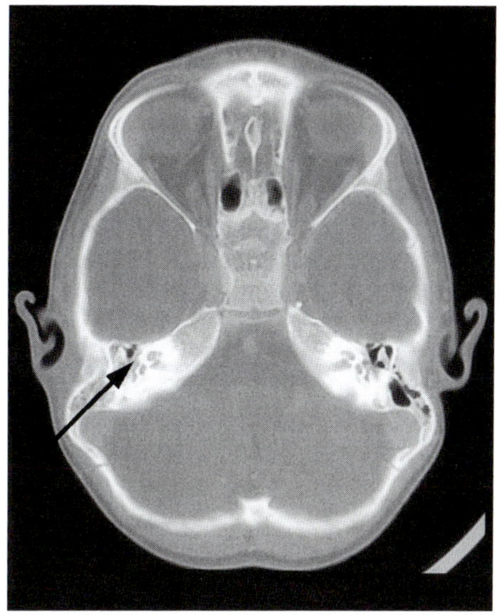

◘ **Abb. 16.10** Computertomographie bei Mastoiditis rechts (*Pfeil*): Flüssigkeitsansammlung in den Mastoidzellen

topische Therapie, ist eine intravenöse Therapie bis 7 Tage nach Beendigung der Otorrhö indiziert. Dafür eignen sich gegen Pseudomonas wirksame Penicilline mit oder ohne Betalaktamasehemmer (z. B. Ticarcillin und Clavulansäure 4-mal 240 mg/kg KG/Tag) oder Cephalosporine der 3. Generation wie Ceftazidim (3-mal 150 mg/kg KG/Tag). Die tägliche Ohrtoilette zum Debridement und zur Erfassung der beendeten Otorrhö muss fortgeführt werden. Danach wird eine **Prophylaxe** mit Amoxicillin oder Cotrimoxazol für mehrere Monate empfohlen. Wenn die Otorrhö trotz parenteraler antibiotischer Therapie persistiert oder in Kürze rezidiviert, muss eine einfache Mastoidektomie durchgeführt werden.

16.2.5 Sinusitis

▪▪ Grundlagen

Die **Infektion der Paranasalsinus** stellt meist eine Komplikation eines viralen Infekts der oberen Luftwege dar. Die Diagnose ist nicht immer einfach.

▪▪ Epidemiologie

Eine akute Sinusitis kompliziert 5–10% der Infektionen der oberen Atemwege beim Kind. Da Kinder pro Jahr 6–8 solcher Infektionen erfahren, stellt die akute Sinusitis ein **häufiges Problem** in der Kinderarztpraxis dar.

▪▪ Ätiologie

Die wichtigsten bakteriellen Erreger der akuten Sinusitis sind **S. pneumoniae** (30–40%), **H. influenzae** und **M. catarrhalis** (je 20%). Einzig bei schweren Symptomen oder **subakuter/chronischer Sinusitis** werden **S. aureus**, Anaerobier und andere vergrünende Streptokokken als S. pneumoniae häufiger isoliert.

▪▪ Pathogenese

Eine **Virusinfektion** der oberen Atemwege beeinträchtigt die Mukosa der Nase (Rhinitis) sowie der angrenzenden Sinus und führt zu

- Obstruktion der Sinusostien,
- Dysfunktion des mukoziliären Apparats,
- Änderung von Quantität und Qualität des Sekrets.

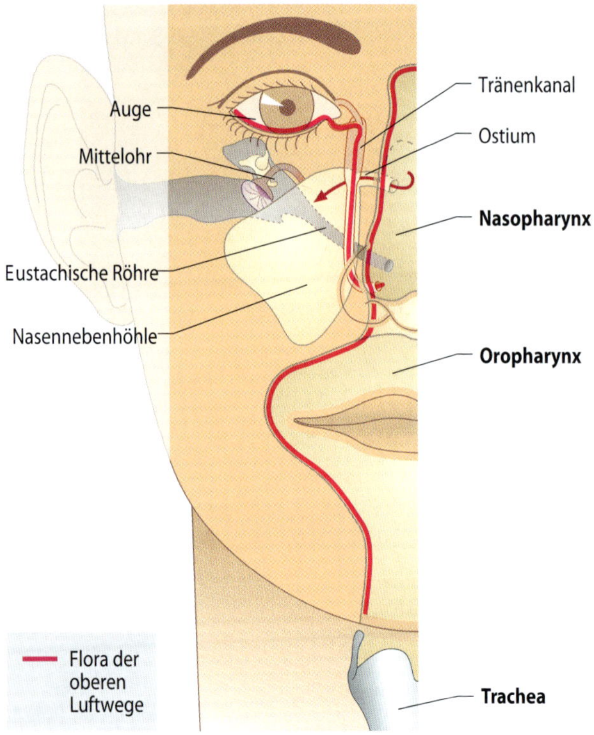

Abb. 16.11 Anatomische Beziehungen der oberen Atemwege, Lokalisation der Flora und Entstehung der Sinusitis

Der Druck in den Sinus steigt an. Die Mukosa resorbiert rasch den Sauerstoff der Luft im Sinus. Ein gegenüber dem normalen atmosphärischen Druck der Nase **negativer Druck** entsteht. Mit Bakterien beladener Mukus wird aus Nase und Nasopharynx aspiriert (Abb. 16.11). Auch Niesen, Schnieben, Schnäuzen begünstigen durch Änderung des intrasinusoidalen Drucks die **bakterielle Kontamination** der Paranasalhöhlen. Der gestörte mukoziliäre Apparat befördert die Bakterien nicht heraus. Eine starke **Entzündungsreaktion** wird angeregt. Die Verlegung der Ostien begünstigende Faktoren werden eingeteilt in Mukosa anschwellende (als Folge systemischer oder lokaler Erkrankungen) und mechanisch obstruierende (Tab. 16.17).

16

Klinik

Respiratorische Symptome sind am häufigsten. Das Nasensekret ist dünn oder dick, serös oder eitrig; der Husten ist am Tage trocken oder produktiv und verstärkt sich meist nachts. Foetor ex ore, **Gesichts- und Kopfschmerzen** sind selten. Schmerzlose morgendliche Augenschwellung ist möglich. Die Kinder wirken nicht schwer krank und haben nur geringes Fieber.

> **Auf eine akute Sinusitis deutet eine Infektion der oberen Atemwege >10 Tage ohne Besserung hin.**

Weniger häufig manifestiert sich die Sinusitis als eine schwerer als üblich verlaufende Erkältung (Tab. 16.18. Hohes Fieber (>39,0°C) und eitrige Rhinorrhö für >3 Tage deuten auf sekundäre bakterielle Infektion der Paranasalsinus hin. Dauer der Symptome >30 Tage weist auf eine **subakute** oder **chronische Sinusitis** hin. Halsschmerzen gesellen sich häufig als Folge von Mundatmung bei nasaler Obstruktion hinzu. Rhinorrhö, Kopfschmerzen und Fieber sind selten. Eiterstraßen an der Rachenhinterwand, eine gerötete oder blasse Nasenschleimhaut und eine geringe Entzündung des Rachens finden sich vor. Zuweilen zeigt sich zusätzlich eine akute Otitis media mit oder ohne Erguss.

Tab. 16.17 Risikofaktoren für die Obstruktion der Sinusostien

Schwellung der Mukosa		Mechanische Behinderung
Systemerkrankung	Viraler Atemwegsinfekt Allergische Entzündung Zystische Fibrose Immundefekt Ziliendyskinesie	Choanalatresie Septumdeviation Nasenpolypen Fremdkörper Tumor
Lokale Störung	Gesichtstrauma Schwimmen, Tauchen Medikamentöse Rhinitis	Ethmoidbullae

Tab. 16.18 Klinik der akuten Sinusitis

Persistierende Symptome	Nasale Sekretion und/oder Husten >10 Tage ohne Besserung
Schwere Symptome	Hohes Fieber (>39°C) und eitriges Nasensekret >3 Tage

Komplikationen

Die häufigsten Komplikationen sind subperiostale Abszesse der Orbita und intrakranielle Abszesse.

Wichtigste Komplikationen der Sinusitis

- **Orbitale Komplikationen**
  - Entzündliches (präseptales) Lidödem
  - Subperiostaler Abszess
  - Orbitazellulitis
  - Orbitaabszess
  - Optikusneuritis
  - Apex-orbitae-Syndrom
  - Frontale oder maxilläre Osteomyelitis
- **Intrakranielle Komplikationen**
  - Epiduralabszess
  - Subduralempyem
  - Thrombose des Sinus cavernosus
  - Meningitis
  - Hirnabszess

Diagnose

Die Verdachtsdiagnose wird klinisch gestellt.

Bildgebende Verfahren **Konventionelle Röntgenaufnahmen** (anterioposterior, seitlich und halbaxial okzipitomental) zeigen diffuse Verschattung, Verdickung der Mukosa (>4 mm) oder einen Luft-Flüssigkeits-Spiegel. Diese Zeichen sind nicht spezifisch für die akute Sinusitis. Bei chronischer Sinusitis wird eine osteoblastische Reaktion in betroffenen Sinuswänden beobachtet.

> **Cave**
> **Sinusaufnahmen sind bei 88% der Kinder <6 Jahren mit persistierenden respiratorischen Symptomen abnorm und sollten deshalb zur Bestätigung der Sinusitis nur bei schweren Symptomen und bei älteren Kindern mit vermuteter Sinusitis veranlasst werden.**

Tab. 16.19 Therapie der akuten Sinusitis beim Kind

	Dosierung	
	Total mg/kg KG/Tag	Einzeldosen
Amoxicillin	50	2–3
Amoxicillin-Clavulansäure	50	2–3
Cefpodoximproxetil	5–12	2
Cefuroximaxetil	30	2–3
Azithromycin	12	1
Clarithromycin	15	2

Tab. 16.20 Altersabhängige relative Frequenz der häufigsten bei Lymphadenitis colli ursächlichen Bakterien

Erreger	Alter des Patienten			
	0–1 Monat	2–12 Monate	1–4 Jahre	5–18 Jahre
Gruppe-A-Streptokokken	–	+	+	++
Gruppe-B-Streptokokken	++	+	–	–
Staphylococcus aureus	+	++	++	++
Nicht tuberkulöse Mykobakterien	–	+	++	+
Anaerobier	–	–		++
Bartonella henselae	–	–	+	+

Die **Computertomographie** sollte auf 3 Indikationen beschränkt werden:

- komplizierte Sinusitis (orbitale oder zentralnervöse Beteiligung),
- Patienten mit mehrfachen Rezidiven,
- protrahierte sowie auf Therapie nicht ansprechende Symptome.

Transnasale Aspiration Die transnasale Aspiration des Maxillarsinus kann in Lokalanästhesie oder Kurznarkose durch einen geübten Hals-Nasen-Ohren-Spezialisten ambulant durchgeführt werden. **Indikationen** sind:

- keine Besserung auf mehrere Antibiotikatherapien,
- schwere Gesichtsschmerzen,
- Orbita- oder intrakranielle Komplikationen,
- Evaluation bei immunkompromittiertem Kind.

Aspiriertes Material sollte nach Gram gefärbt sowie quantitativ aerob und anaerob kultiviert werden. Nachweis von **>10^4 Keimen/ml** spricht für eine echte Infektion.

Differenzialdiagnose

Es sollte gedacht werden an Erkrankungen der Nasennebenhöhlen im Zusammenhang mit allergischer Rhinitis, zystischer Fibrose, Adenoidhyperplasie, Fremdkörper oder Ziliendyskinesie.

Therapie

Obschon die Spontanheilungsrate rund 40% beträgt, bilden **Antibiotika** den Hauptpfeiler der Therapie (Tab. 16.19). Bei unkomplizierter Sinusitis ist **Amoxicillin** das Antibiotikum erster Wahl. Antibiotika mit **breiterem Wirkungsspektrum** sind indiziert bei

- ausbleibender Besserung auf Amoxicillin,
- lokal epidemiologisch hohe Rate an Betalaktamase bildenden H. influenzae,
- frontaler oder sphenoidaler Sinusitis,
- komplizierte Ethmoiditis,
- Symptome >30 Tage.

Ein zunehmendes Problem sind **penicillinresistente Pneumokokken**, da sie oft auch gegen andere Antibiotika wie Cotrimoxazol oder Makrolide resistent sind. Therapeutische Optionen sind Clindamycin, Chloramphenicol und Rifampicin. Cephalosporine können nur bei moderater Resistenz verwendet werden.

Verabreichung eines geeigneten Antibiotikums führt zu promptem klinischem Ansprechen. Fieber (falls vorhanden), Husten und Rhinorrhö bessern sich innerhalb von 48 h. Bleibt die Besserung aus, empfehlen sich wegen möglicher Betalaktamasebildung oder Penicillinresistenz ein **Wechsel des Antibiotikums** (s. oben) oder eine Sinusaspiration zur bakteriologischen Diagnostik. Die Dauer der Therapie wird bei raschem Ansprechen auf 10 Tage beschränkt, bei langsamem auf 7 Tage nach Beschwerdefreiheit ausgedehnt.

> **Bei rezidivierenden Sinusitiden sollten Grunderkrankungen bedacht werden.**

Chirurgische Behandlung Sie ist nur bei orbitalen oder zentralnervösen Komplikationen nötig. Bleibt eine maximale Antibiotikatherapie erfolglos, sollte ein **endoskopischer Eingriff** (z. B. Schaffung eines nasoantralen Fensters) erfolgen. Adenotonsillektomie ist nur bei Obstruktion mit Sekretstau indiziert.

16.2.6 Lymphadenitis colli

Grundlagen

Die **Vergrößerung von Halslymphknoten** erzeugt bei Eltern, Patient und Arzt oft Angst vor einem malignen Prozess. Die Ursache ist aber in >95% der Fälle infektiös. Sie lassen sich trotz gewisser Überlappung meist in akute bilaterale, akute unilaterale und subakute oder chronische Lymphadenitis einteilen. Eine Lymphadenitis colli kann in **jedem Alter** auftreten.

Ätiologie

Sie variiert je nach Alter des Patienten (Tab. 16.20). In 40–80% der **akut unilateral** entzündeten Lymphknoten finden sich **S. aureus** oder **S. pyogenes**. Andere Streptokokken, Anaerobier, Francisella tularensis, Pasteurella multocida, Yersinien und Nokardien werden weit seltener isoliert. Als bakterielle Erreger der **akuten bilateralen** Lymphadenitis lassen sich **Mycoplasma pneumoniae** und **Corynebacterium diphtheriae** nachweisen. Eine **subakute** oder **chronische unilaterale** Lymphadenitis verursachen **Bartonella henselae**, nicht tuberkulöse Mykobakterien und viel seltener Mycobacterium tuberculosis, Actinomyces israelii, Nocardia spp. und Bacille-Calmette-Guérin.

Pathogenese

Die Vergrößerung von Lymphknoten kommt durch Invasion des Erregers und nachfolgende **entzündliche Reaktion** oder indirekt durch **reaktive Vermehrung** von **Lymphozyten** zustande. Bakterien dringen auf **hämatogenem** oder viel häufiger von einem regionären

Tab. 16.21 Klinische Merkmale und Diagnostik der bakteriellen unilateralen Lymphadenitis colli

Bakterienspezies	Klinik	Diagnostik
Staphylococcus aureus und Streptococcus pyogenes	Alter 1–4 Jahre Akut, Größe 2–6 cm Zellulitis, Fluktuation in bis zu 33%	Rachenabstrich für S. pyogenes, Kultur des Aspirats oder Eiters
Gruppe-B-Streptokokken	Alter 2–6 Wochen Zellulitis-Adenitis-Syndrom Ipsilaterale Otitis media	Blutkultur oder Kultur von Aspirat des Knotens oder der Haut
Anaerobier	Ältere Kinder Karies, Periodontitis	Kultur von Aspirat oder Blutkultur
Bartonella henselae	Katzenkontakt Inokulationspapel Okuloglanduläres Syndrom	Serologie
Nicht-tuberkulöse Mykobakterien	Alter 1–5 Jahre Keine systemischen Symptome	Kultur oder molekularbiologischer Nachweis aus Exstirpat
Mycobacterium tuberculosis	Alter >5 Jahre Tuberkuloseexposition Thoraxröntgen meist pathologisch	Ziehl-Neelsen-Färbung und Kultur von Magensaft (und Sputum) Tuberkulinhauttest Interferon-γ-in-vitro-Test erst nach Alter >4 Jahre aussagekräftige Resultate, unterscheidet wie Tuberkulinhauttest nicht zwischen aktiver und latenter Tuberkulose

Fokus auf **lymphogenem Weg** in die Lymphknoten ein. Je nach Erreger bilden sich **Abszesse** oder **Granulome**.

Klinik

Lokale Beschwerden und Lokalbefund prägen meist das klinische Bild (Tab. 16.21).

Die gründliche körperliche Untersuchung mit besonderer Beurteilung aller Lymphknotenstationen sowie von Leber- und Milzgröße ist essenziell.

Akute Lymphadenitis Die akute **unilaterale Lymphadenitis** zeigt teigige, ödematöse, prallelastische, feste bis harte oder fluktuierende Schwellung von in der Regel 2–10 cm Durchmesser, **Schmerzen, Rötung und Überwärmung** unterschiedlichen Ausmaßes und Fieber, Dysphagie und Tortikollis in variierender Ausprägung.

Die akute **bilaterale Lymphadenitis** stellt vorwiegend eine lokalisierte Reaktion auf eine akute Pharyngitis (S. pyogenes) dar oder ist Teil einer generalisierten lymphoretikulären Antwort auf eine systemische Infektion (Mykoplasmen). Die Lymphknoten präsentieren sich oft **klein, weich**, wenig oder nicht schmerzhaft und ohne Überwärmung und Rötung der darüberliegenden Haut.

Subakute und chronische Lymphadenitis Die subakute oder chronische Lymphadenitis (Abb. 16.12 und Abb. 16.13) manifestiert sich als **nicht oder kaum schmerzhafte** Schwellung mit rosa bis livid verfärbter, dünner darüber liegender Haut, im fortgeschrittenen Stadium mit den Lymphknoten verbackene Haut, und mit Fluktuation und eventuell spontaner Perforation.

Komplikationen

Spontanperforation und Fistelbildung mit kosmetisch störender Narbenbildung oder Rezidive können auftreten.

Diagnose

Genaue **Anamnese** mit Angaben zur Dauer der Schwellung, zu Vor- oder Grunderkrankung, zu Fieber, Exanthem, Gewichtsverlust, Nachtschweiß, Kontakt mit Tieren und zum klinischen Befund bilden die Grundlage. **Routineuntersuchungen** wie Differenzialblutbild, C-reaktives Protein, Blutsenkungsreaktion sowie in unklaren Fällen gezielte Laboruntersuchungen wie Rachenabstrich bei Verdacht auf S.-pyogenes-Infektion, Serologien, Tuberkulinhauttest, Ultraschall (Frage nach Ausdehnung und Liquefizierung) und Thoraxröntgenbild können ätiologisch weiterführen.

Biopsie oder besser diagnostische **Exstirpation** sind manchmal bei fehlender Regredienz für geeignete mikrobiologische und histopathologische Untersuchungen indiziert (Tab. 16.21).

Differenzialdiagnose

Sie umfasst andere **infektiöse Ursachen**:
- Viren (bilateral),
- Parasiten, Pilze (unilateral),
- PFAPA-Syndrom (periodisches Fieber, Aphthen, Stomatitis, Pharyngitis, zervikale Lymphadenitis),
- Kawasaki-Syndrom (mukokutanes Lymphknotensyndrom)
- sowie die viel selteneren (primär) **nichtinfektiösen Ursachen**:
- kongenitale Zysten (sekundär infizierte),
- Malformationen der (Lymph)gefäße, Speicheldrüsen, Schilddrüse,
- benigne Lymphoproliferationen (Rosai-Dorfman, Kikuchi-Fujimoto),
- Autoimmunprozesse,
- Malignome (Hodgkin-, Non-Hodgkin-Lymphome, Sarkome, Karzinome).

Therapie

Bei der akuten **unilateralen Lymphadenitis** zielt die antibiotische Therapie auf Staphylokokken, Streptokokken und Anaerobier. Dazu eignen sich Amoxicillin-Clavulansäure, betalaktamasefeste Cephalosporine oder Clindamycin. Inzision und Drainage drängen sich bei Fluktuation, Spontanperforation oder schlechtem Ansprechen auf Antibiotika auf.

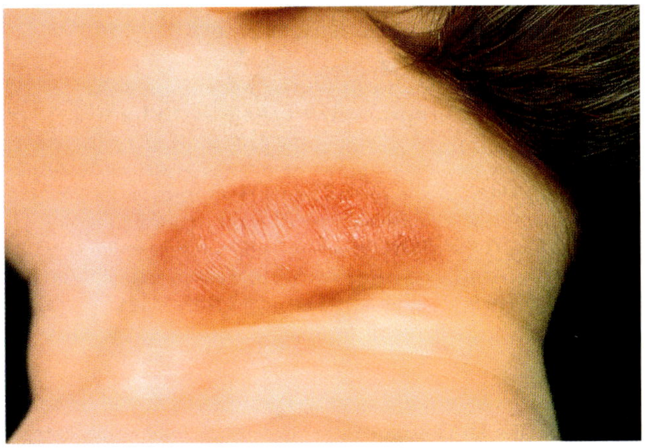

Abb. 16.12 Subakute Lymphadenitis bei einem 18 Monate alten Knaben mit Infektion durch nichttuberkulöse Mykobakterien

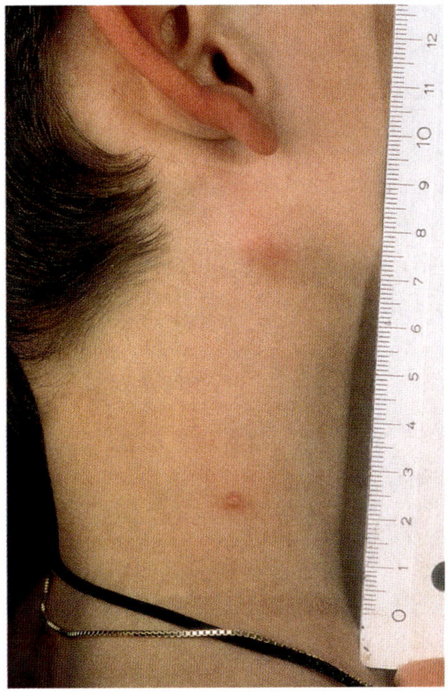

Abb. 16.13 Chronische Lymphadenitis am Hals bei einem 13-Jährigen mit Katzenkratzkrankheit: Beachte die initiale Verletzung durch die Katze (*unten*)

Die **akute bilaterale** Lymphadenitis bei Pharyngitis mit Gruppe-A-Streptokokken wird mit Penicillin (▶ Abschn. 16.2.1) und jene bei Infektion mit Mykoplasmen mit einem Makrolid behandelt.

Bei der **subakuten** oder **chronischen unilateralen** Lymphadenitis richtet sich die Therapie nach dem nachgewiesenen oder höchst wahrscheinlichen Erreger. Die Infektion mit **Bartonella henselae** (Katzenkratzkrankheit) bedarf in der Regel keiner Antibiotika, jene mit nicht tuberkulösen Mykobakterien nur falls keine totale Exstirpation erfolgt. Hier hat sich die Kombination von Rifabutin und einem Makrolid wie Clarithromycin über 3–6 Monate ausgezeichnet bewährt.

Symptomatische Therapie Je nach Ausprägung der Symptomatik sollte die Gabe von Antiphlogistika, Antipyretika oder Analgetika erwogen werden.

16.3 Unterer Respirationstrakt

D. Nadal

16.3.1 Keuchhusten

Grundlagen

Keuchhusten (Pertussis) erzeugt beim Säugling und Kleinkind oft qualvolle und schwächende respiratorische Symptome. Sie wirken auf Eltern beängstigend.

Epidemiologie

Die Erkrankung kann in jedem Alter auftreten, befällt in der klassischen Form aber vorwiegend nichtimmune Säuglinge. Da die Infektion **keine lang anhaltende Immunität** hinterlässt, sind im Laufe des Lebens wiederholte, jeweils immer weniger typische Episoden möglich. Erwachsene und vor allem ältere Personen spielen eine wichtige Rolle bei der Übertragung. Diese erfolgt durch Tröpfchen bei engem Kontakt.

Ätiopathogenese

Das kleine, unbewegliche gramnegative, eine Reihe von Toxinen bildende Stäbchen **Bordetella pertussis** verursacht das klassische Bild des Keuchhustens (s. unten). Die mit **B. pertussis** verwandten **B. parapertussis** und seltener **B. bronchiseptica** induzieren keuchhustenähnliche Erkrankungen.

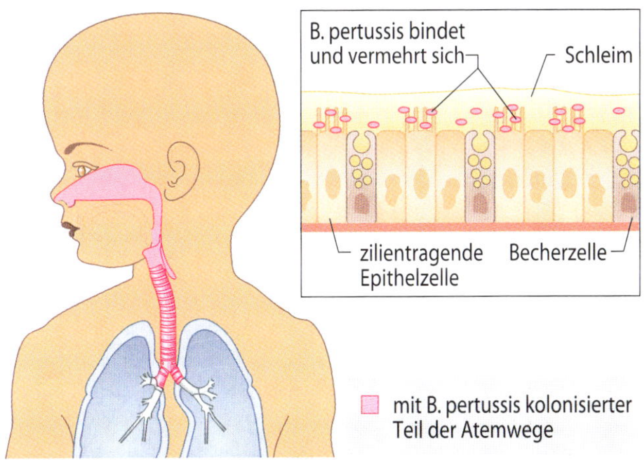

Abb. 16.14 Tropismus von Bordetella pertussis für zilientragendes Epithel

Bordetella pertussis produziert eine ganze Reihe von **Toxinen und Virulenzfaktoren** (Tab. 16.22) und zeigt einen spezifischen Tropismus zu Zilien tragenden Epithelzellen des Respirationstrakts (Abb. 16.14). Die Bindung an Zilien wird vorwiegend durch filamentöses Hämagglutinin, gewisse Agglutinogenen, Pertaktin und möglicherweise auch Pertussistoxin bedingt. Die auf die Vermehrung des Pathogens folgenden Prozesse sind in ihren Einzelheiten nicht bekannt.

Klinik

Die klassische Erkrankung dauert relativ lange und läßt sich in **3 Stadien** einteilen:

- **Stadium catarrhale**: Setzt nach 7–14 Tagen Inkubation mit Zeichen einer Infektion der oberen Atemwege ein und dauert 1–2 Wochen. Fieber fehlt.
- **Stadium convulsivum**: Charakterisiert durch an Häufigkeit zunehmenden, in Serie auftretenden Hustenstößen (Stakkatohu-

Tab. 16.22 Toxine und andere Virulenzfaktoren von Bordetella pertussis

Komponente	Lokalisation	Biologische Aktivität
Pertussistoxin	Extrazellulär	Begünstigt die Bindung an respiratorisches Epithel Sensibilisiert auf Histamin Induziert Lymphozytose Verursacht Proliferation von T-Lymphozyten Stimuliert die Bildung von Interleukin 4 und IgE Hemmt die Phagozytosefunktion von Leukozyten
Filamentöses Hämagglutinin (FHA)	Zelloberfläche	Begünstigt die Bindung an respiratorisches Epithel
Pertactin	Äußere Zellmembran	Begünstigt die Bindung an respiratorisches Epithel
Agglutinogen	Zelloberfläche	Begünstigt die Bindung an respiratorisches Epithel
Adenylatzyklase-Toxin	Extrazytoplasmatisch	Hemmt die Phagozytosefunktion von Leukozyten Verursacht Hämolyse in vitro
Endotoxin	Intrazellulär	Assoziiert mit Fieber und Lokalreaktionen (im Mausmodell)
Trachealzytotoxin	Extrazellulär	Verursacht Stase der Zilien
Hitzelabiles Toxin	Intrazellulär	Verursacht ischämische Nekrosen (im Mausmodell)

sten) mit anschließendem inspiratorischen Ziehen und häufigem terminalem Erbrechen. Äußere Reize wie die Berührung des Rachens mit dem Zungenspatel können neue Attacken provozieren. Zäher Schleim kann sich während des Hustens entleeren. Auch hier fehlt das Fieber. Die Dauer beträgt 4–6 Wochen.
- **Stadium decrementi**: Die Hustenanfälle klingen über mehrere Wochen ab.

Infektionen mit B. parapertussis oder B. bronchiseptica verlaufen ähnlich, jedoch in der Regel milder.

Ältere Kinder und Erwachsene präsentieren meist nicht das klassische Bild, sondern eher einen chronischen Husten.

Komplikationen

Die **Pneumonie** ist die häufigste Komplikation. Sie tritt in 10–15% der stationär behandelten Patienten auf. Eine andere häufige Komplikation stellt die **Otitis media** bei sekundärer Infektion mit Mittelohrpathogenen dar. Am gefürchtetsten ist die hypoxisch bedingte **Enzephalopathie** mit Krämpfen. Die wiederholten Hustenanfälle können **subkonjunktivale Blutungen** verursachen.

Diagnose

Sie wird bei typischer Klinik im Stadium convulsivum vermutet. Das Differenzialblutbild zeigt eine ausgeprägte Leukozytose von 20.000–30.000/µl, welche durch eine **Lymphozytose** von 60–80% bedingt ist. Der Erreger kann aus Nasopharyngealsekret kulturell auf Spezialmedium (Bordet-Gengou-Agar) oder mittels **Polymerasekettenreaktion** (PCR) nachgewiesen werden. Die PCR ist sensitiver als die Kultur, aber manchmal mit Spezifitätsproblemen belastet. Bei älteren Kindern oder Erwachsenen dagegen ist die **Serologie** sensitiver als der Erregernachweis, da der Krankheitsprozess bei Diagnosestellung schon länger andauert und die Bildung spezifischer IgM, IgA und IgG bereits erfolgt ist.

> **Exkurs**
>
> **Antibiotika bei Keuchhusten**
>
> Die antibiotische Therapie beendet die Kontagiosität. Die Klinik wird nur bei Therapiebeginn im Stadium catarrhale oder in der sehr frühen Phase des Stadium convulsivum günstig beeinflusst. Deshalb sollte die Antibiotikatherapie bei begründetem Verdacht auf Pertussis vor Erhalt der mikrobiologischen Diagnose eingeleitet werden. Bei Ausbrüchen von Pertussis gelingt einzig durch die niedrigschwellige Verordnung von Antibiotika bei Zeichen eines Infekts der oberen Atemwege die Beendigung der Epidemie.

Cave
Im frühen Stadium convulsivum ist die Serologie noch negativ.

Differenzialdiagnose

Ähnliche Krankheitsbilder können durch **Virusinfektionen** (Respiratory-syncytial-Virus, Influenza), Infektionen mit **Chlamydia trachomatis, Chlamydophila pneumoniae** oder **Mycoplasma pneumoniae** oder Fremdkörperaspiration verursacht werden.

Therapie

Die Therapie der Wahl ist **Erythromycin** für 2 Wochen. Kürzere Behandlungen sind häufiger von Rezidiven gefolgt. Die Therapie mit den neueren Makroliden Clarithromycin und Azithromycin dauert 7 bzw. 5 Tage. Als Alternative bietet sich Cotrimoxazol für 14 Tage an.

Empfänglichen Kontaktpersonen des Indexfalls (wie Familienmitglieder) sollten für 5 bzw. 7 Tage eine **Chemoprophylaxe** mit Azithromycin bzw. Clarithromycin verabreicht werden. Nicht vollständig geimpfte Kinder profitieren von einer Booster-Impfung (► Kap. 19).

Symptomatische Therapie In einigen Studien haben sich Salbutamol oder Kortikosteroide bei Säuglingen mit schwerem Verlauf bewährt. Antitussiva dagegen bleiben wirkungslos. Neuroleptika und Sedativa sind sehr umstritten.

Prognose

Sie ist in der Regel gut. Bei verspäteter Diagnose können jedoch insbesondere bei Säuglingen **letale Verläufe** beobachtet werden.

16.3.2 Tuberkulose

Epidemiologie

Weltweit betrachtet verursacht die Tuberkulose mehr Todesfälle als jede andere einzelne Infektionskrankheit. Über eine Million Kinder <15 Jahre werden jedes Jahr neu infiziert, die überwiegende Zahl von ihnen in Entwicklungsländern. Die Inzidenz der Tuberkulose ist in entwickelten Ländern allerdings rückläufig. Die jährliche Infektionsrate bei Kindern beträgt hier etwa 0,03–0,1%. Die Inzidenz bei aus Ländern mit endemischer Tuberkulose eingewanderten Kindern liegt rund 4-mal höher. Schlechte sozioökonomische und hygienische Verhältnisse sowie Wohnen auf engem Raum begünstigen die Übertragung. Diese geschieht von Mensch-zu-Mensch auf **aerogenem Weg** durch Inhalation kontaminierter Tröpfchen, die von einem an Lungentuberkulose Erkrankten ausgehustet werden. Infektionsquelle für Kinder sind einzig Erwachsene.

▪▪ Ätiologie

Der Erreger ist das aerobe, nicht Sporen bildende, nicht bewegliche, säurefeste und polymorphe Stäbchen **Mycobacterium tuberculosis**. Es wächst langsamer als die meisten anderen Bakterien und nur auf Spezialmedien.

▪▪ Pathogenese

In >95% der Fälle stellt die Lunge die Eintrittspforte dar. Tuberkelbazillen enthaltende inhalierte Tröpfchen von <5 μm Durchmesser gelangen bis zu den terminalen Bronchiolen und in die Alveolen. Hier werden die Bakterien phagozytiert, jedoch nicht abgetötet. Innerhalb von 2–10 Wochen vermehren sich die Bakterien **in loco**, locken Granulozyten und Lymphozyten an und induzieren die Proliferation von Epitheloidzellen. So entsteht ein kirschgroßer Tuberkel mit Riesenzellen. Makrophagen transportieren Mykobakterien über die Lymphe in regionäre Lymphknoten, wo sich die entzündlichen Vorgänge wiederholen. Der so genannte **Primärkomplex**, bestehend aus Primärherd in der Lunge und affektierten regionären Lymphknoten, hat sich entwickelt. Der Tuberkulinhauttest wird positiv. Eine **Bakteriämie** mit Aussaat der Mykobakterien in andere Organe kann bereits in diesem Stadium erfolgen (▫ Abb. 16.15).

Alter des Patienten und Abwehrlage sowie die Größe des Bakterien-Inokulums bestimmen, ob der Prozess zum Einhalt kommt oder zur Krankheit fortschreitet. Besonders anfällig für eine Erkrankung (**Primärtuberkulose**) sind Säuglinge, Kleinkinder und Pubertierende sowie immundefiziente oder unterernährte Kinder. Sie entwickelt sich bei Kindern in bis zu 40% und bei Erwachsenen in 5–10% der Infizierten. Dabei vergrößern sich die regionären Lymphknoten. Es entsteht das Bild der **Bronchial-** oder **Hiluslymphknotentuberkulose**. Über die Lymphe erreichen die Mykobakterien weitere Lymphknotenstationen. Von hier aus kann eine Aussaat ins Blut erfolgen und zu **extrapulmonalen Streuherden** führen. Die **Miliartuberkulose** ist die schlimmste Form der hämatogenen Aussaat.

Pulmonale und extrapulmonale Herde sind aktiv oder latent; die Reaktivierung latenter Herde ist auch nach Jahren bei Schwächung der Abwehrlage möglich.

Brechen vergrößerte Hiluslymphknoten in einen Bronchus ein, entstehen als Folge der bronchogenen Streuung Lungeninfiltrate (**Tuberkulosepneumonie**), Atelektasen und im Extremfall **Kavernen** (bei Kindern selten). Diese Patienten sind besonders kontagiös, da die Tuberkulose »offen« ist und die Bazillen über die Bronchien ausgehustet werden. Vergrößerte Lymphknoten brechen selten auch direkt in benachbarte Organe des Mediastinums ein. Herde nahe an der Pleura verursachen eine **Pleuritis**.

▪▪ Klinik

Die pulmonale Infektion verläuft asymptomatisch. Entwickelt sich eine Primärtuberkulose, sind die charakteristischen Symptome **subfebrile Temperaturen (Nachtschweiß)**, Müdigkeit, Inappetenz, Gewichtsverlust.

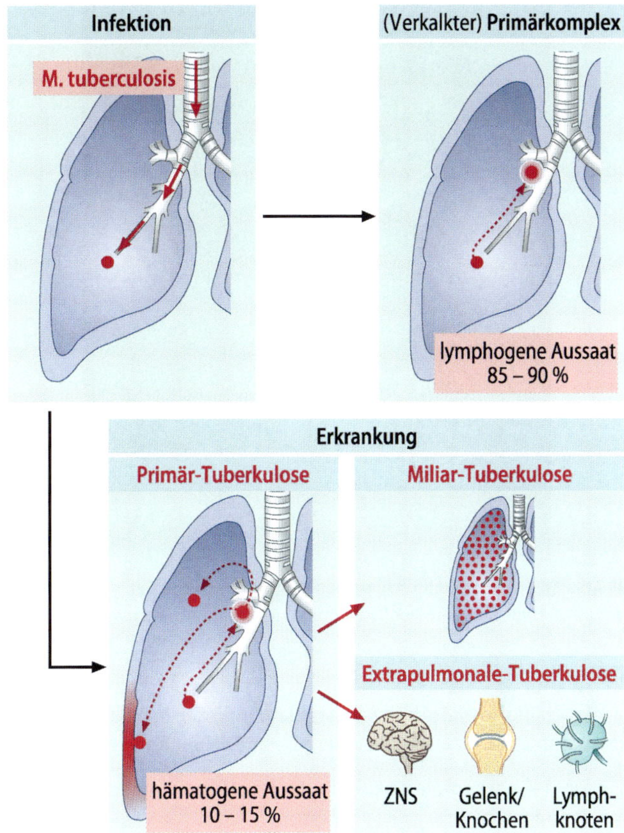

▫ **Abb. 16.15** Pathogenese der Tuberkulose

Cave
Bei jungen Kindern können alle Symptome fehlen. Husten ist selten!

Die Symptomatik der bei Säuglingen und Kleinkindern häufiger auftretenden Miliartuberkulose ist völlig unspezifisch und besteht meist in hohem Fieber und Schwäche.

Die Vergrößerung der Hilus- oder Bronchiallymphknoten kann **hartnäckigen Husten**, Stridor oder Bronchospasmen auslösen. Eine Tuberkulosepneumonie manifestiert sich ähnlich wie eine Pneumonie anderer Ätiologie.

▪▪ Komplikationen

Die schwerste Komplikation stellt die **hämatogene Disseminierung** dar: Miliartuberkulose, extrapulmonale Tuberkulose (Zentralnervensystem, Knochen, Gelenke, Lymphknoten, innere Organe wie Darm und Niere). Ebenfalls schwerwiegend sind **lokale Komplikationen** wie Bronchusobstruktion, Kavernenbildung, Pneumothorax, Empyem und Schwarten- oder Fistelbildung.

▪▪ Diagnose

Wichtige Hinweise können sich aus der **Anamnese** bei bekanntem Kontakt mit einem Tuberkulosekranken ergeben. Da diese aber häufig wegen der unspezifischen, geringen oder fehlenden klinischen Symptome (oft lange) unerkannt bleiben, hilft die Anamnese selten.

Bildgebende Verfahren Die Verdachtsdiagnose wird meistens aufgrund eines pathologischen Befundes in der **Röntgenaufnahme des Thorax** gestellt (▫ Abb. 16.16). Charakteristisch ist die überwiegend einseitige Vergrößerung der Hilus- oder Mediastinallymphknoten.

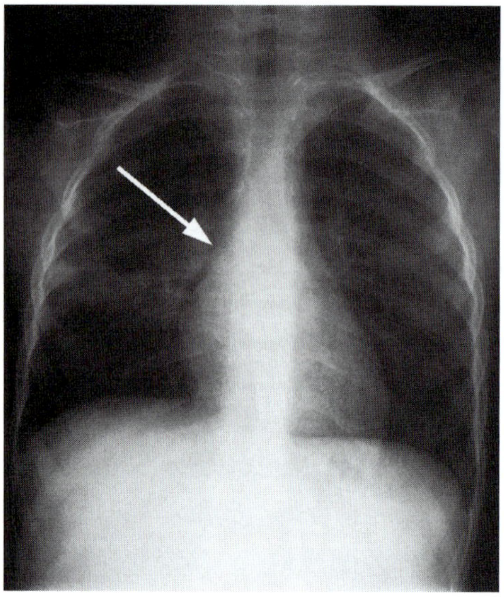

Abb. 16.16 Röntgenthoraxbild bei Tuberkulose: rechtsseitig vergrößerter Hilus mit pleuraler Reaktion des Mittellappens rechts (*Pfeil*)

Verkalkungen zeigen sich frühestens 6 Monate nach der Infektion. Andere radiologische Bilder sind miliare Infiltrate in beiden Lungen, Pneumonie, Atelektasen, Pleuraerguss und selten Kavernen.

> **Der Primärkomplex bleibt in der Regel radiologisch inapparent.**

Die **Computertomographie** hilft bei der Evaluation vergrößerter Lymphknoten. Es bestehen nun erste Erfahrungen mit Magnetspinspektrometrie: Der Nachweis von Lipidspektren in Flüssigkeiten von Raumforderungen im Zentralnervensystem, aber auch in anderen Organe, scheint ein spezifischer Hinweis für das Vorliegen einer aktiven Tuberkulose zu sein. Die Lipidspektren erlauben auch eine Abgrenzung gegenüber bakteriellen Abszessen, die Acetat- oder Succinatspektren (Stoffwechelsprodukte der Bakterien) zeigen.

Tuberkulinhauttest Ausgenommen bei der miliaren Tuberkulose und bei tuberkulösen Kavernen mit großer Anzahl von Bazillen fällt der Tuberkulinhauttest positiv aus. Der Tuberkulinhauttest beruht auf einer allergischen Reaktion vom verzögerten Typ auf streng intrakutan injizierte 0,1 ml gereinigten Tuberkulins (PPD). Die applizierte Menge an PPD beträgt in der Regel 2 Tuberkulineinheiten. Eine Induration (zelluläre Infiltration) der Haut von **>10 mm Durchmesser** nach 72 h gilt als positives Resultat. Bei BCG-geimpften deutet eine **Induration** >15 mm auf eine Infektion mit M. tuberculosis hin (Abb. 16.17).

Ein positiver Tuberkulinhauttest erlaubt keine Unterscheidung zwischen Infektion und Erkrankung. Er fällt auch bei erfolgreicher Impfung mit BCG (Bacille-Calmette-Guérin) positiv aus.

Interferon-γ-in-vitro-Test Ist wie der Tuberkulinhauttest ein indirektes Diagnostikum, ist aber spezifischer, weil keine Kreuzreaktion mit nicht-tuberkulösen Mykobakterien und nach BCG-Impfung besteht. Die Sensitivität ist aber bei Kindern unter 4 Jahren nicht gut, so dass der Test in dieser Altersstufe keine Vorteile gegenüber dem Tuberkulinhauttest bringt.

Erregernachweis Der Beweis einer Infektion mit **M. tuberculosis** wird mit dem Nachweis des Erregers erbracht. Als Untersuchungsmaterial eignen sich Sputum, Magensaft, Aspirate oder bronchoalveoläre Spülflüssigkeit. **Sputum** kann allenfalls bei Adoleszenten gewonnen werden. Der mikroskopische Nachweis säurefester Stäbchen im Sputum definiert die Tuberkulose als »offen«. Da Kinder Sputum statt zu expektorieren schlucken, hat sich bei ihnen **Magensaft** für die mikrobiologische Diagnostik etabliert. An 3 aufeinander folgenden Tagen morgendlich aspirierte Proben ergeben die höchste diagnostische Ausbeute. Die Mikroskopie ist wenig sensitiv. **Kulturen** des neutralisierten Magensafts zeigen frühestens nach 7–10 Tagen Wachstum von M. tuberculosis. Dieses kann bei Anwendung von DNA-Sonden schneller (innerhalb von 2 Tagen) detektiert werden.

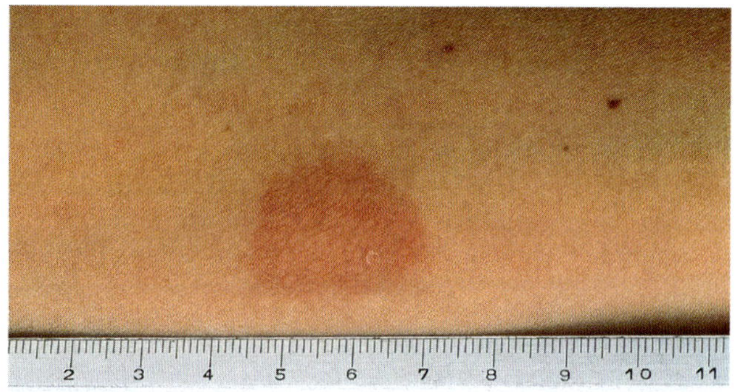

Abb. 16.17 Tuberkulinhauttest (Mantoux): die Induration >20 mm ist eindeutig positiv

Differenzialdiagnose

In Betracht müssen andere Formen der Bronchitis, Pneumonie oder Pleuraergüsse, Fremdkörperaspiration, Neoplasien, Sarkoidose (sehr selten!) gezogen werden.

Therapie

Die in der Regel **ambulante Standardtherapie** besteht in der Kombination von Isoniazid, Rifampicin und Pyrazinamid für 2 und von Isoniazid und Rifampicin für weitere 4 Monate (Tab. 16.23). Die Dauer der Therapie begründet sich auf die relativ langsame Replikation der Bazillen (20 h/Generation). Bei Verdacht auf Vorliegen einer Resistenz wird eine 4. Substanz hinzugefügt. Die Therapie wird gemäß dem Resultat des Antibiogramms angepasst. Die miliare Tuberkulose erfordert eine Therapie von 12 Monaten.

Prognose

Früherfassung und Therapie verhüten Komplikationen. Ohne deren Auftreten ist die Prognose gut. Sonst wird sie von der Komplikation diktiert.

16.4 Bakterielle Infektionen des Urogenitaltrakts

D. Nadal

Infektionen der ableitenden Harnwege gehören zu den häufigsten bakteriellen Infektionen im Kindesalter und sind das häufigste nephrologische Problem in der pädiatrischen Praxis.

> **Urethritis und Vulvovaginitis weisen vor und nach der Pubertät verschiedene Erregerspektren auf und können ein Alarmzeichen sein.**

Tab. 16.23 Antituberkulöse Therapie

Substanz	Tagesdosis (mg/kg KG)	Maximaldosis
Isoniazid (INH)[a]	10–15 p.o.	300 mg
Rifampicin[a]	10–20 p.o./i.v.	600 mg
Pyrazinamid[b]	30–40 p.o.	2 g
Streptomycin[c, d]	20–40 i.m.	1 g
Ethambutol[c, e]	15–25 p.o.	2,5 g

[a] Für 6 Monate
[b] für 2 Monate
[c] eines davon bei unbekannter Resistenzlage dazugeben
[d] dringt nur in ZNS ein bei entzündeten Meningen
[e] dringt nicht ins ZNS ein, kann Retrobulbärneuritis auslösen!

Tab. 16.24 Klinik der Urethritis durch Gonokokken oder andere Bakterien

Parameter	Gonokokken	Nicht Gonokokken
Inkubationszeit	2–6 Tage	2–3 Wochen
Beginn	Abrupt	Allmählich
Dysurie	Ausgeprägt, dauernd	Mild, wechselnd
Ausfluss	Profus, fehlt in <10%	Wenig, kann fehlen

16.4.1 Urethritis, Vulvovaginitis, Zervizitis

Grundlagen

Eine Vulvovaginitis ist vor und nach der Pubertät häufig. Ätiologie, Pathogenese und Therapie unterscheiden sich in beiden Altersgruppen. Vaginitis und Vulvitis stellen vor der Pubertät eine Einheit, später aber getrennte Krankheitsbilder dar.

Epidemiologie

Die isolierte **Urethritis** findet sich fast nur bei sexuell aktiven Adoleszenten und ist häufigstes sexuell übertragenes Syndrom. **Vulvovaginitis** ist vor und nach der Pubertät ein häufiges gynäkologisches Problem.

Ätiologie

Im Vordergrund der **sexuell übertragenen Bakterien** stehen **Chlamydia trachomatis** und **Neisseria gonorrhoeae**. Andere Erreger wie gramnegative Bazillen sind seltener.

Die **Vaginosis** bei Adoleszenten verursachen **Gardnerella vaginalis**, genitale Mykoplasmen und Anaerobier, die **präpubertale Vulvovaginitis** Gruppe-A-Streptokokken oder Darmbakterien.

Pathogenese

Prädisponierend für eine **präpubertale Vulvovaginitis** sind die Nähe zum Rektum, schlechte Hygiene, Fehlen von schützendem Labialfett und Pubes sowie das Vorhandensein von undifferenziertem kubischem Epithel. Der Mangel an Östrogen bewirkt einen neutralen pH, der das Wachstum potenzieller Pathogene aus dem Darm oder der Umgebung begünstigt.

Tab. 16.25 Unterscheidung von Urethritis, akuter bakterieller Zystitis und Vulvovaginitis beim adoleszenten Mädchen

	Urethritis	Bakterielle Zystitis	Vulvovaginitis
Anamnese	Neuer Sexualpartner	Frühere Episode, Symptome innerhalb 24 h nach Sexualverkehr	Frühere Episode, Antibiotikatherapie, Sexualpartner mit Genitalerkrankung
Symptome	Dysurie	Innere Dysurie, Harndrang, Pollakisurie, Hämaturie	Äußere Dysurie, Vaginalausfluss, vulväres Brennen und Jucken
Symptomdauer	Meist >7 Tage	Meist <4 Tage	Variabel
Befunde	Mukopurulente Zervizitis mit oder ohne Schmerzen an Adnexen und Läsionen an Vulva	Suprapubische Schmerzen	Läsionen und Entzündung an Vulva, vaginaler Ausfluss

Tab. 16.26 Symptome und Befunde der präpubertalen Vulvovaginitis

Symptome	Befunde
Vaginalausfluss	Entzündung des Genitale
Vulvabrennen/-reizung	Sichtbarer Ausfluss
Pruritus, Dysurie	Perianale Verschmutzung
Blutung	Fauliger Geruch
Abdominalschmerzen	Warzen am Genitale

Klinik

Nur die Hälfte der Mädchen manifestiert bei **Urethritis** Symptome. Bei adoleszenten Knaben finden sich Dysurie, urethraler Ausfluss und urethraler Pruritus. Die Urethritis durch **N. gonorrhoeae** unterscheidet sich klinisch von jener anderer Genese (Tab. 16.24). Die Symptome und Befunde von Urethritis, Zystitis und Vulvovaginitis bei adoleszenten Mädchen finden sich in Tab. 16.25 und jene für die präpubertale Vulvovaginitis in Tab. 16.26.

Komplikationen

Infektionen mit sexuell übertragbaren Pathogenen können bei Mädchen zu Adnexitis und »pelvic inflammatory disease« mit **sekundärer Sterilität**, bei Knaben zu **Epididymitis** und **Orchitis** führen.

Diagnose

Die Untersuchung des Urethraabstrichs sichert die Diagnose einer **Urethritis**. Zum Nachweis von Gonokokken dienen ein Grampräparat und bei nicht klarem Befund eine Kultur auf Spezialmedium. **C. trachomatis** werden mittels Kultur, Antigendetektion oder molekularbiologisch nachgewiesen. Eine Leukozyturie findet sich auch

Tab. 16.27 Prädisposition für und Ätiologie der bakteriellen Epididymitis und Orchitis

Prädisponierende Faktoren		Ätiologie
Präpubertale Knaben	Strukturelle oder neurologische Abnormitäten des Urogenitale	Koliforme Bakterien, Pseudomonas aeruginosa
	Hämatogene Aussaat von einem primären Fokus	Haemophilus influenzae Typ b, Pneumokokken, Meningokokken, Salmonellen, andere
Adoleszente	Urethritis	Chlamydia trachomatis, Gonokokken, koliforme Bakterien, Pseudomonaden
	Hämatogene Aussaat von einem primären Fokus	Pathologie des Urogenitale

bei asymptomatischer Urethritis. Bei Mädchen sollte auch ein Zervixabstrich untersucht werden.

Sexuell übertragbare Infektionen verursachen nicht immer Symptome.

Differenzialdiagnose

Sie ist je nach vorliegender Störung verschieden. Die Vaginitis bei adoleszenten Mädchen kann auch verursacht sein durch Candida und Trichomonaden. Nicht primär bakterielle Ursachen der präpubertalen Vulvovaginitis sind **Fremdkörper**, Kontaktdermatitis und allergische Reaktionen.

Cave
Werden sexuell übertragbare Pathogene bei Kindern vor der Pubertät nachgewiesen, muss aktiv nach sexuellem Missbrauch gesucht werden.

Therapie, Prophylaxe

Sie richtet sich nach dem (vermuteten) Pathogen:

- **N. gonorrhoeae**: Ceftriaxon i.m.,
- **C. trachomatis**:≥8 Jahre: Doxycyclin p.o. für 10 Tage; <8 Jahre Clarythromycin p.o. für 14 Tage,
- **bakterielle Vaginose**: Metronidazol p.o. (2-mal 500 mg/Tag während 7 Tagen oder 2 g als Einzeldosis).
- Bei Nachweis von **Gruppe-A-Streptokkoken:** 10 Tage Penicillin V.

Bei Nachweis sexuell übertragbarer Keime müssen die Sexualpartner zur Vermeidung eines Ping-Pong-Effekts gleichzeitig behandelt werden.

Bei Schmerzen sind **Analgetika** angebracht. **Hygiene** trägt zur rascheren Heilung der präpubertalen Vulvovaginitis bei.

Prophylaxe

Je nach der vorliegenden Störung sind **Aufklärung** über Risiken des ungeschützten Sexualverkehrs, Instruktion über Schutzmöglichkeiten bzw. Erziehung zu verbesserter Hygiene und Vermeidung physikalischer Reize.

16.4.2 Epididymitis, Orchitis, Prostatitis

Grundlagen

Bakterielle Epididymitis und Orchitis sind vor der Pubertät selten. Sie werden meist bei sexuell aktiven Adoleszenten beobachtet. Eine Prostatitis ist sehr rar.

Ätiologie

Beteiligt sind **Enterobakterien**, Pseudomonas, bekapselte Bakterien und bei sexueller Aktivität **C. trachomatis** und **N. gonorhoeae** (Tab. 16.27).

Pathogenese

Die Krankheitsbilder entstehen als Komplikation einer urethralen Infektion oder nach hämatogener Aussaat von Bakterien aus einem Fokus (Tab. 16.27).

Klinik

Die Manifestationen der meist **unilateralen Epididymitis** und **Orchitis** sind sehr ähnlich:

- schmerzhaftes Erythem und Schwellung des Skrotums,
- Dysurie und zuweilen urethraler Ausfluss,
- eventuell Fieber,
- **Prehnsches Zeichen**: Schmerzlinderung bei Entlastung des Hodens,
- Pyurie und eventuelle periphere Leukozytose.

Komplikationen

Hodenabszesse, chronische Epididymitis und testikuläre Infarzierung können auftreten.

Diagnose

Sie wird anhand der mikroskopischen (Gram, Immunfluoreszenz) und kulturellen Untersuchung des Urins sowie eines Urethralabstrichs gestellt.

Differenzialdiagnose

Hodentorsion und virale Orchitiden müssen ausgeschlossen werden. Bei **Hodentorsion** sind die Schmerzen ausgeprägter und urethraler Ausfluss, Leukozytose, Pyurie und Kremasterreflex fehlen. Die Dopplersonographie zeigt einen verminderten Blutfluss.

Cave
Eine Hodentorsion ist ein chirurgischer Notfall!

Therapie

Wenn **sexuell übertragbare Bakterien** vermutet werden, ist die empirische Therapie mit einer Einzelgabe von Ceftriaxon i.m. (125 mg) und eine 10-tägige Therapie mit Doxycyclin (2-mal 200 mg/Tag) bis Vorliegen der Laborresultate angebracht. Schlägt sie innerhalb von 3 Tagen fehl, empfehlen sich die Reevaluation und eventuell eine Hospitalisation. Werden andere als sexuell übertragbare Bakterien vermutet, richtet sich die Therapie gegen koliforme Bakterien und Pseudomonaden. Weitere Untersuchungen zum **Ausschluss anatomischer oder neurologischer Abnormitäten** drängen sich auf. Die **symptomatische Therapie** ist äußerst wichtig und beinhaltet Bettruhe, Analgetika und Antiphlogistika.

Prognose

Bei rechtzeitiger Antibiotikatherapie sind Drainage eines skrotalen Abszesses oder Orchidektomie selten nötig. Infertilität ist äußerst selten.

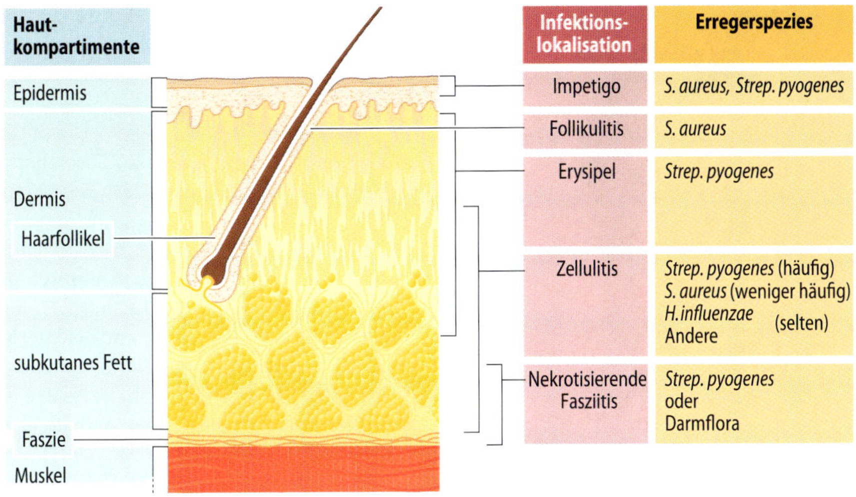

Abb. 16.18 Anatomie der Haut und Erreger bakterieller Infektionen

16.5 Haut- und Weichteile

D. Nadal

Die Haut bildet nebst den Schleimhäuten die größte Grenzfläche des Menschen zur Umwelt und dadurch eine wichtige potenzielle Eintrittspforte für Bakterien.

16.5.1 Oberflächliche Hautinfektionen und Zellulitis

Grundlagen

Oberflächliche Hautinfektionen beschränken sich auf die Epidermis und/oder Dermis. Die entzündliche Reaktion kann sich bis in die Subkutis ausdehnen. Die Läsionen an der Oberfläche sind in der Regel klein, die vorhandene Rötung lokalisiert und Gewebsnekrose, Gangräne oder Abszessbildung minimal oder fehlend. Es entwickeln sich wenig oder keine systemischen Manifestationen.

Die **Hautflora** besteht aus ansässiger und transienter Flora. Letztere stammt von der Umgebung und haftet an nicht integerer Haut. Wichtigste Bakterien der **transienten Flora** sind **Streptococcus pyogenes** und **Staphylococcus aureus**.

Ätiopathogenese

Abb. 16.18 gibt die Anatomie der Haut, die Lokalisation der bakteriellen Infektionen und die ursächlichen Erregerspezies wieder. Letztere und die resultierenden Läsionen sind in Tab. 16.28 zusammengefasst.

Das Gleichgewicht zwischen Wirtsabwehr und Virulenz der Organismen ist die Hauptdeterminante. Temperatur, Feuchtigkeit, Haut- oder systemische Erkrankung, junges Alter und Antibiotikatherapie verändern die ansässige Flora und begünstigen die **transiente Kolonisierung** durch pathogene Keime wie S. pyogenes und S. aureus. Die Kolonisierung des Epithels beinhaltet die **irreversible Bindung an einen spezifischen Rezeptor** auf der Wirtszelle. Auf der normalen Haut finden sich keine Rezeptoren. Dies ist möglicherweise der Grund, warum S. pyogenes und S. aureus intakte Haut nicht kolonisieren. Streptococcus pyogenes bindet mit dem M-Protein an Keratinozyten und mit dem F-Protein an Langerhans-Zellen. Nach erfolgreicher Kolonisierung müssen die **Schutzmechanismen** der Haut durchbrochen werden, bevor eine Infektion entstehen kann.

Tab. 16.28 Bakterielle oberflächliche Hautinfektionen

Erkrankung	Erregerspezies	Hautläsionen
Anthrax	Bacillus anthracis	Papel, Vesikel, Bulla
Blasenbildende distale Daktylitis	Streptococcus pyogenes, Staphylococcus aureus	Vesikel
Diphtherie	Corynebacterium diphtheriae	Papel, Vesikel, Ulkus
Ecthyma	S. pyogenes	Pustel, Plaque, Ulkus
Erysipel	S. pyogenes	Plaque, Vesikel, Bulla
Erysipeloid	Erysipelothrix rusopathiae	Makula
Erythrasma	Corynebacterium minutissimum	Makula
Follikulitis	S. aureus, Pseudomonas aeruginosa	Papel
Furunkel, Karbunkel	S. aureus	Knötchen
Impetigo	S. aureus, S. pyogenes	Vesikel, Bulla, Pustel, Makula
Paronychie	Gemischt aerob und anaerob	Papel
Perianale Dermatitis	S. pyogenes	Makula, Papel
Schweißdrüsenabszess	S. aureus, Streptococcus milleri, Escherichia coli und anaerobe Streptokokken	Knötchen
Zellulitis	S. aureus, S. pyogenes	Makula

16.5.2 Blasenbildende distale Daktylitis

Klinik, Diagnose

Im Vordergrund steht die **Blasenbildung an der volaren Oberfläche** der distalen Fingerphalanx. Mehrere Phalangen sowie Zehen und die Handfläche können betroffen sein. Die **Diagnose** wird auf-

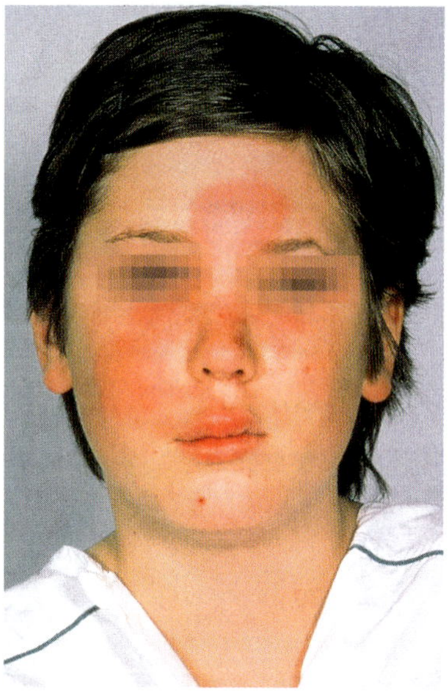

Abb. 16.19 Erysipel des Gesichts

grund der Klinik gestellt. Die Punktion der Blasen zeigt purulente Flüssigkeit und Mikroorganismen in Mikroskopie und Kultur.

▪▪ Therapie

Therapie der Wahl sind **Inzision** und systemische Therapie mit einem penicillinasefesten **Penicillin** oder einem Cephalosporin der 1. Generation oder bei Allergie Makrolide oder Clindamycin über 10 Tage. Ohne Behandlung kann das Paronychium miterfasst werden.

16.5.3 Ecthyma

▪▪ Klinik

Die initiale Läsion besteht in einer **Vesikel** oder einer **Pustel** mit rotem Grund, die bald durch die Epidermis zur Dermis erodiert und zu einer verkrusteten **Ulzeration** mit erhöhtem Rand (bis 4 cm Durchmesser) und damit zur chronischen Infektion anwächst. Läsionen entstehen vorwiegend an den Beinen, an Orten mit Pruritus und Kratzern.

▪▪ Therapie, Komplikationen

Wie bei Impetigo (► Abschn. 16.5.7). Die **Ecthyma gangraenosum** ist eine nekrotische Ulzeration. Sie ist im Allgemeinen durch **Pseudomonas aeruginosa** oder seltener andere Bakterien oder Pilze bei aplastischer Anämie oder Leukämie mit Neutropenie bedingt.

16.5.4 Erysipel

Die **Streptokokken** dringen durch eine Eintrittspforte wie traumatische Läsionen, Ulzera, Fissuren und Dermatosen ein. Lymphgefäße sind mitbetroffen.

▪▪ Klinik

Der Beginn ist abrupt mit **Fieber**, **Schüttelfrost** und **Unwohlsein**. Nach 1–2 Tagen folgen die Hautsymptome. Ein kleines brennendes und rotes Hautareal entwickelt sich zur überwärmten, hellroten Makula mit bräunlichem und verrunzeltem Aussehen. Der **scharfe Rand** ist leicht erhaben (Abb. 16.19). Vesikel, hämorrhagische Blasen, Ecchymosen an der Makula, regionäre Lymphadenitis sowie bei Abheilung Desquamation können auftreten.

▪▪ Komplikationen

Bakteriämie, Abszesse, Gangrän, Thrombophlebitis und bei Streptokokken, die pyrogenes Toxin bilden, Septikämie und toxischer Schock.

▪▪ Diagnose, Therapie

Die Diagnose wird vorwiegend klinisch gestellt. Die Kultur des Abstrichs aus der Eintrittspforte hilft, den Erreger zu identifizieren. Die **Hautbiopsie** zeigt Ödem und erweiterte Gefäße in der Dermis und der oberen Subkutis sowie zuweilen Mikroorganismen in Lymphgefäßen. Mittel der Wahl ist **Penicillin** für 10 Tage, in schweren Fällen in den ersten 3 Tagen parenteral und danach peroral.

16.5.5 Erysipeloid

▪▪ Pathogenese

Inokulation von **Erysipelothrix rusopathiae** durch kontaminierte Tiere, Vögel, Fische und deren Produkte.

▪▪ Klinik

Man unterscheidet 3 Formen:

- **Lokalisierte kutane Form** (am häufigsten): gut abgegrenzte rötliche bis livide Läsionen in **Diamantenform** an der Eintrittspforte. Nach einigen Wochen können die Läsionen spontan verschwinden und Wochen bis Monate später an anderen Stellen rezidivieren.
- **Diffuse kutane Form**: zusätzlich zur ursprünglichen Läsion mehrere andere auf den ganzen Körper verteilte Läsionen.
- **Systemische Form**: sie entsteht nach hämatogener Streuung, Allgemeinsyptome sind möglich.
- **Komplikationen** bei der systemischen Form sind Endokarditis, pyogene Arthritis, zerebrale Infarkte und Abszesse, Meningitis und Pleuraergüsse.

▪▪ Diagnose, Therapie

Hautbiopsie und Kultur mit Nachweis des Erregers bestätigen die Diagnose. Die **Therapie** der Wahl ist Penicillin oder ein Makrolid.

16.5.6 Follikulitiden

Bei den Infektionen des Haarfollikelostiums unterscheidet man **oberflächliche** (Follikulitis) und **tiefe Formen** (Furunkel, Karbunkel).

▪▪ Ätiologie

Sie werden in den meisten Fällen durch S. aureus verursacht. Gramnegative Erreger findet man bei Akne und Vortherapie mit Breitspektrumantibiotika, Pseudomonaden nach Exposition in heißen Bädern.

▪▪ Pathogenese

Feuchtigkeit, Mazeration, schlechte Hygiene und Drainage nah gelegener Wunden oder Abszesse begünstigen die Entstehung. Das Haar wirkt als Hebel und verletzt die Epidermis im Bereich des Ostiums. Dringen Bakterien ein, entwickelt sich eine **Follikulitis**. Gelangen sie tiefer in den Follikel, nekrotisiert dieser bei schwerer Entzündung, es entsteht ein **Furunkel**. Sind mehrere Follikel nebeneinander befallen, ergibt sich ein **Karbunkel**.

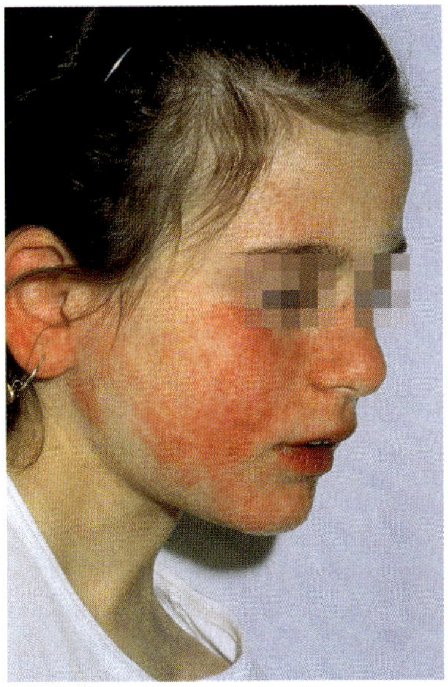

Abb. 16.20 Impetigo contagiosa im Gesicht

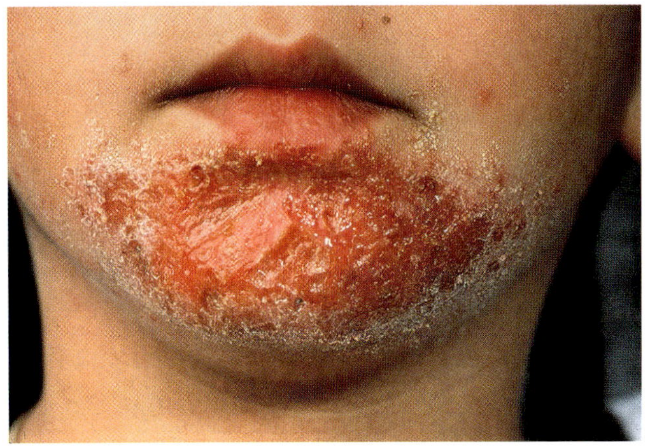

Abb. 16.21 Impetigo contagiosa am Kinn

Klinik, Diagnose

Die oberflächliche Follikulitis manifestiert sich als **rundliche erhabene Pustel** auf rotem Grund am Ostium des Talgdrüsenkanals. Typische Lokalisationen sind Kopfhaut, Gesäß und Extremitäten. Der ursächliche Erreger kann anhand des **Grampräparats** und der Kultur aus dem purulenten Material vom Ostium der Drüse identifiziert werden.

Therapie

In milden Fällen genügen **topische antimikrobielle Lösungen** (Chlorhexidin, Hexachlorophen). Schwere Fälle bedürfen einer systemischen Therapie mit penicillinasefesten Penicillinen oder bei Allergie einem Makrolid oder Clindamycin. Bei Nachweis gramnegativer Erreger richtet sich die Therapie nach deren Empfindlichkeit. Zusätzlich topisches Neomycin oder Bacitracin kann hilfreich sein. Tiefere und größere Zysten müssen inzidiert und drainiert werden. Das Trägertum von S. aureus in den Nares kann mit Mupirocin-Salbe während 5 Tagen eliminiert werden. Hygieneinstruktion und Verwendung antibakterieller Seifen können helfen, Rezidive zu verhüten.

16.5.7 Impetigo

Pathogenese

Von **S. aureus** sezerniertes **Epidermolysin** proteolysiert die Desmosomen der Keratinozyten; dies führt zur Akantholyse. Flüssigkeit sammelt sich in den Zwischenräumen der sich trennenden Zellen und bildet eine Blase (bullöse Form). Breitet sich der Prozess aus, entsteht das Syndrom der verbrühten Haut (Synonym: »**staphylococcal scalded skin syndrome**«).

Klinik

Man unterscheidet eine **nichtbullöse** (70%) von einer **bullösen Impetigo** (30%) (Abb. 16.20 und Abb. 16.21). Erste wird hauptsächlich durch **S. aureus** verursacht. Klinisch kann nicht unterschieden werden, ob S. aureus oder **S. pyogenes** der Erreger ist. Während S. aureus Impetigo in allen Altersstufen bedingt, tut es S. pyogenes häufiger im Vorschul- und vor allem im Kleinkindesalter. Die Stämme von S. pyogenes bei Impetigo und bei Pharyngitis sind unterschiedlich. Die bullöse Form kann bei ausgeprägter Ausdehnung das **Syndrom der verbrühten Haut** hervorrufen.

Komplikationen

Bei der nichtbullösen Form tritt in 10% der Fälle und bei der bullösen Form seltener eine **Zellulitis** auf. S. pyogenes kann zu Lymphangitis, eitriger Lymphadenitis, Psoriasis guttata sowie Scharlach und, falls die Stämme nephritogen sind, nach 18–21 Tagen zu Glomerulonephritis führen.

Therapie

Topisches **Mupirocin** 3-mal täglich während 7–10 Tagen eignet sich für einfache Fälle. Alternativ kann systemisch **Clarithromycin** (2-mal 7,5 mg/kg/Tag während 8–10 Tagen) verabreicht werden. Resistenz gegenüber Clarithromycin kommt in 10–20% von S. aureus und sporadisch bei S. pyogenes vor. Die Indikation für eine systemische Therapie stellen schwere Fälle, ausgedehnte Ausbreitung, periorale Läsionen, vorherige Zellulitis, Furunkulose, Abszessbildung oder eitrige Lymphadenitis. Alternativen zu Clarithromycin sind Azithromycin, Clindamycin, Flucloxacillin, Amoxicillin-Clavulansäure oder Cephalosporine der 1. Generation.

> **Patienten mit rezidivierender Impetigo sollten auf Trägertum von S. aureus in der Nase untersucht werden (Eradikation mit Mupirocin-Nasensalbe für 5 Tage).**

16.5.8 Paronychie

Pathogenese

In der Regel geht eine **Verletzung des Nagelfalzes** voraus. Deshalb ist die Läsion besonders häufig bei Kindern, welche an ihren Fingern saugen oder ihren Nägeln oder Cuticula beißen oder bei schlechter Hygiene.

Klinik, Diagnose

Der laterale Nagelfalz zeigt die **klassischen Entzündungszeichen** Überwärmung, Rötung, Schwellung und Schmerzen. Die charakteristische Klinik erlaubt die Diagnose und die Kultur bei Inzision die Ermittlung des Erregers.

Differenzialdiagnose

Ein durch Herpes-simplex-Virus verursachter Umlauf kann bei Fehlen von Bläschen sehr ähnlich aussehen.

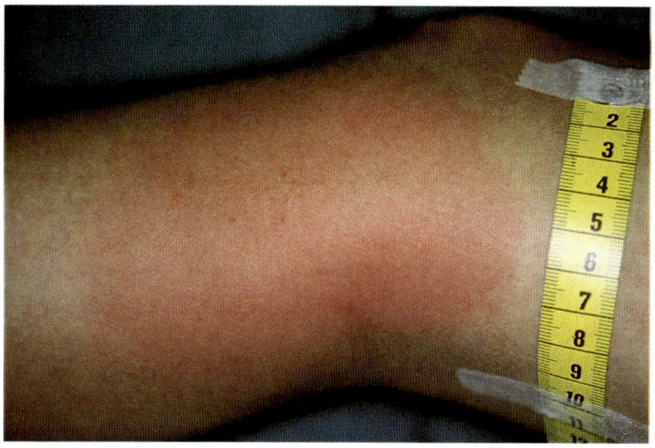

Abb. 16.22 Zellulitis des Unterschenkels: die Rötung ist weniger scharf begrenzt als bei Erysipel

Therapie

In leichten Fällen genügen **warme Umschläge**. Tiefere Läsionen erfordern Inzision, Drainage und eine Therapie mit Amoxicillin-Clavulansäure oder Clindamycin.

16.5.9 Perianaldermatitis

Epidemiologie

Die Inzidenz beträgt 1:2000–1:200 ambulant konsultierter Kinder. Knaben (70%) im Alter von 6 Monaten bis 10 Jahren sind vorwiegend betroffen. **Familiäre Häufung** wird bei Benützung des gleichen Badewassers beobachtet.

Klinik, Diagnose

Perianales Erythem (90%) und **Pruritus** (80%) sind typisch. Etwa 50% der Patienten gibt **rektale Schmerzen** (Brennen im Anus bei Defäkation) an, ein Drittel zeigt Blutauflagerungen im Stuhl. Der oberflächliche Ausschlag ist gerötet, gut umschrieben, nicht induriert und konfluiert vom Anus gegen außen. Schmerzhafte Fissuren, schleimige Sekretion und psoriasiforme Plaques mit gelben peripheren Krusten entstehen. Die Rötung blasst ab. Bei Mädchen bestehen oft **Vulvovaginitis**, gerötete Vulva und vaginaler Ausfluss. Der Nachweis von **S. pyogenes** im Perianalabstrich (89%) bestätigt die Diagnose.

Differenzialdiagnose

Sie umfasst Psoriasis, seborrhoische Dermatitis, Candidose, Oxyureninfestation, **sexueller Missbrauch** und entzündliche Darmerkrankung.

Therapie

Eine Behandlung mit **Penicillin** oder bei Allergie mit einem Makrolid oder Clindamycin für 10 Tage genügt in den meisten Fällen. **Rezidive** treten in bis 50% der Fälle auf. Sie erfordern hygienische Beratung.

16.5.10 Schweißdrüsenabszesse (Hidradenitis suppurativa)

Schweißdrüsenabszesse treten meist in der Pubertät oder beim jungen Erwachsen auf.

Ätiologie, Pathogenese

Wichtigste Erreger sind **S. aureus**, **Streptococcus milleri**, **Escherichia coli** und anaerobe Streptokokken. Man nimmt an, dass die chronische eitrige Entzündung der apokrinen Drüsen durch Verstopfung des Ausführungsgangs mit keratinösem Debris eingeleitet wird. Entzündung und Gewebszerstörung der Drüsen folgen.

Klinik

Sie manifestieren sich als einzelne oder multiple schmerzhafte, weiche, fluktuierende, gerötete **Knoten**, die auf die Areale mit apokrinen Drüsen (axillär, anogenital, kranial und seltener retroaurikulär, mammillär, periumbilikal) begrenzt sind. Oberflächlich bildet sich eine Kruste.

Therapie

Die empirische systemische Therapie beim Kind >8 Jahre beginnt mit **Tetrazyklinen** und beim jüngeren Kind mit **Clindamycin** oder Cephalosporinen. Danach sollte sich die antimikrobielle Therapie nach dem Resultat der Kultur und des Antibiogramms richten. Früh im Verlauf kann die intraläsionale Applikation von Triamcinolon acetonid (5–10 mg/ml) hilfreich sein. Oft sind eine Langzeitbehandlung und chirurgische Maßnahmen nötig.

Komplikationen

Sie beinhalten Phlegmone, Ulzeration, Abszessbildung mit Gefahr der Fistelentstehung.

16.5.11 Zellulitis

Ätiopathogenese

Häufigste Erreger sind **S. aureus** und **S. pyogenes**. Bei immungeschwächten Kindern können auch andere Bakterien nachgewiesen werden. **Verletzung der Haut** durch Trauma oder Dermatose prädestiniert zur Zellulitis. Jene durch H. influenzae Typ b, S. pneumoniae oder Salmonellen können auch ohne Verletzung entstehen. Die tieferen Lagen der Haut (**Dermis und subkutanes Gewebe**) werden in den infektiösen Prozess miteinbezogen.

Klinik

Typisch sind ein **unscharf begrenztes Areal mit Ödem**, **Überwärmung**, **Rötung** und **Schmerz** (Abb. 16.22). Regionäre Lymphknotenschwellung und Allgemeinsymptome wie Fieber, Schüttelfrost und Unwohlsein sind häufig.

Komplikationen

Die Infektion mit S. pyogenes kann eine Lymphangitis, Arthritis, Osteomyelitis, Thrombophlebitis, Bakteriämie und Fasziitis verursachen.

Diagnose, Therapie

Die Diagnose wird **klinisch** gestellt. Der Erreger kann in 25% der Fälle durch Aspiration, Hautbiopsie oder Blutkulturen ermittelt werden. Die **empirische Therapie** richtet sich gegen S. aureus und S. pyogenes und erfolgt ambulant mit Flucloxacillin oder einem Cephalosporin der 1. Generation. Eine parenterale Therapie drängt sich bei Fieber und Komplikationen auf. Eine Therapie über 10 Tage reicht meist aus.

> **Zellulitis bei Immunschwäche, Verbrennung, Trauma oder Insektenstich muss mit Antibiotika breiteren Wirkungspektrums behandelt werden.**

16

Tab. 16.29 Bakterielle Infektionen der Skelettmuskeln

Form	Erreger	Klinik
Transiente akute Myositis	Mycoplasma pneumoniae	Muskelschmerzen, meist in Begleitung eines Atemwegsinfekts
Abszedierende Pyomyositis	Staphylococcus aureus (95%), Gruppe-A-Streptokokken, gramnegative Bakterien	Endemisch in den Tropen, sonst sporadisch; große Muskeln von Stamm und Extremitäten
Nekrotisierende Myositis	Gruppe-A-Streptokokken, seltener anaerobe Streptokokken oder polymikrobielle Infektion	Fieber, Schmerzen, Schwellung, Spasmus
Myonekrose	Clostridium perfringens, seltener Clostridium septicum, Borrelia burgdorferi	Fulminante Infektion im Rahmen eines toxischen Schocksyndroms; Fieber, Schmerzen, Verwirrung; manchmal Varizellen vorausgehend Komplikation bei kontaminierter Wunde, rasche Degeneration des Muskels, Krepitationen aufgrund von Gasbildung
Chronisch-entzündliche Myositis		Selten, jedoch meist nur bei Generalisierung; in der Nähe betroffener Haut, Gelenke oder Nerven lokalisiert

16.5.12 Bakterielle Myositis

Grundlagen

Skelettmuskeln sind relativ resistent gegenüber Infektionen durch Bakterien. Die Einteilung in transiente akute Myositis, Pyomyositis und chronisch entzündliche Myositis erleichtert Management und Diagnose.

Epidemiologie, Ätiologie

Bakterielle Myositiden sind beim Kind recht selten. Die eitrige Myositis ist in den Tropen (»**tropische Pyomyositis**«) häufiger als bei uns. Erreger sind hierzulande meist **S. aureus** gefolgt von Streptokokken und seltener anderen Bakterien (Tab. 16.29).

Pathogenese

Bei der **transienten akuten Myositis** scheinen autoimmune Phänome eine Rolle zu spielen. **Pyomyositiden** stellen sehr wahrscheinlich eine Komplikation einer transienten Bakteriämie dar. Nur in 25% der Fälle geht ein als Eintrittspforte dienendes Trauma voraus. Die Häufung in den Tropen scheint mit Malnutrition oder Parasitosen zusammenzuhängen. Bilden beteiligte **S. pyogenes** pyrogene **Exotoxine**, kann sich ein toxisches Schocksyndrom entwickeln. Die **Gasgangrän durch Clostridium perfringens** entsteht durch die zytolytische Wirkung der zwei durch dieses Bakterium produzierten Toxine. Bei der **chronisch-entzündlichen Myositis** regen in den Muskel eingedrungene **Borrelia burgdorferi** die Einwanderung mononukleärer Entzündungszellen an.

Klinik

Die wichtigsten Charakteristika sind in Tab. 16.29 aufgeführt. Bei der **Pyomyositis** ist der Quadrizepsmuskel am häufigsten befallen. Einzelne Abszesse überwiegen. **Muskelschmerzen** gehen dem **Fieber** und der **Schwellung** um mehrere Tage bis Wochen voraus. Der Muskel fühlt sich hart wie Holz an. Später folgt Fluktuation. Wegen der in der Regel tiefen Lage des Prozesses werden klassische Entzündungszeichen selten beobachtet.

Komplikationen

Ohne Therapie können septische Metastasen entstehen.

Diagnose

- **Laborbefunde**: Leukozytenzahl, Blutsenkungsreaktion und C-reaktives Protein sind erhöht. Blutkulturen zeigen nur in 5% Wachstum. Trotz der Muskelnekrose ist die Kreatinkinase außer beim toxischen Schock durch Streptokokken normal.
- **Bildgebung**: Ultraschall und Computertomographie zeigen Abszesse auf, schließen andere Ursachen aus und dienen der gesteuerten Nadelaspiration für Grampräparat und Kulturen.

Differenzialdiagnose

Im Vordergrund stehen Hämatome, Thrombophlebitis und Weichteilsarkome.

Therapie

Transiente akute Myositis: Behandlung der Mykoplasmeninfektion mit Makroliden oder Tetrazyklinen (Kinder >8 Jahre).

Pyomyositis: Drainage des Abszesses und systemische Therapie mit einem penicillinasefesten Penicillin. Antibiotikatherapie reicht für nicht fluktuierende Läsionen meist aus.

Beim **toxischem Schocksyndrom** bringen zusätzliches Clindamycin und die Gabe intravenöser Immunglobuline sehr wahrscheinlich Vorteile. Promptes und radikales Débridement der beteiligten Muskulatur bilden bei der **Gasgangrän** neben systemischem Penicillin G und Clindamycin die Eckpfeiler der Therapie. Hyperbarer Sauerstoff kann das Wachstum von C. perfringens und damit die Bildung von Toxin verzögern. Die Therapie der **chronisch-entzündlichen Myositis** durch **B. burgdorferi** entspricht jener der Lyme-Borreliose im Stadium der Generalisierung.

16.6 Knochen und Gelenke

D. Nadal

16.6.1 Osteomyelitis

Grundlagen

Eine Osteomyelitis ist eine meist unifokale Infektion des Knochens. Sie verläuft **akut** (Anamnese 2 Wochen), **subakut** (3–4 Wochen) oder **chronisch** (1–6 Monate).

Epidemiologie

Eins von 5000 Kindern erfährt bis zum Alter von 13 Jahren eine akute Osteomyelitis. Die Hälfte der Fälle tritt in den ersten 5 Lebensjahren auf. Knaben sind 2-mal häufiger betroffen als Mädchen. Die

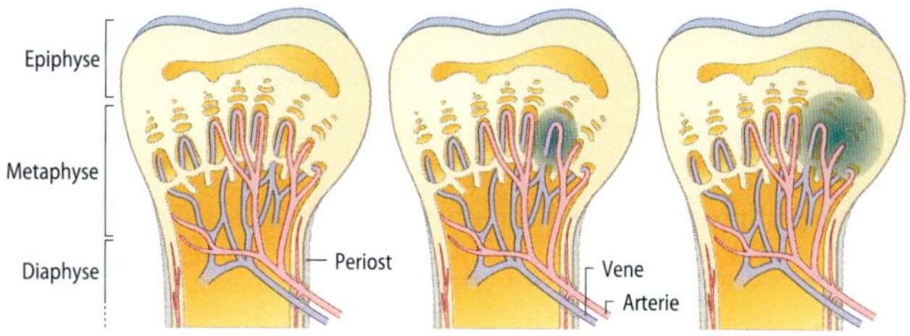

Abb. 16.23 Pathophysiologie der Osteomyelitis

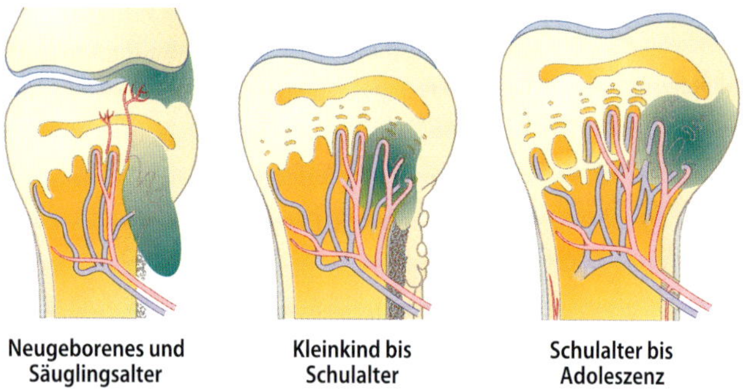

Abb. 16.24 Altersabhängige Gefäßversorgung und Ausbreitung der Osteomyelitis

viel seltenere chronische multifokale Osteomyelitis wird häufiger bei Mädchen beobachtet.

Ätiologie

S. aureus bedingt >95% der Osteomyelitiden. Seltener werden **Gruppe-A-Streptokokken**, Streptococcus pneumoniae, Kingella kingae oder Bartonella henselae nachgewiesen. Koagulasenegative Staphylokokken findet man fast nur als Komplikation medizinischer Eingriffe, Pseudomonaden nach penetrierender Verletzung der Fußknochen und H. influenzae Typ b bei nicht gegen diesen Erreger geimpften Kindern unter 3 Jahren. Befall des Knochens durch **Mycobacterium tuberculosis** erfolgt in <1% der Infekte.

Pathogenese

Bakterien finden auf 3 Arten den Weg zum Knochen:
- hämatogen bei Bakteriämie (deren Ursprung oft unbekannt bleibt),
- durch penetrierende Verletzung oder chirurgischen Eingriff,
- per continuitatem aus einem angrenzenden Infektionsfokus.

Der **hämatogene** Eintritt der Bakterien geschieht am häufigsten. Er erfolgt über die A. nutritia zu den metaphysären Kapillarschlingen und den venösen Sinusoiden (Abb. 16.23). Der hier verlangsamte Blutfluss prädisponiert zu traumatisch bedingten **Mikrothromben** und Infarkten. Sie bieten anlagernden **Bakterien** einen geeigneten Nidus. Diese **proliferieren**, vor der Wirtsabwehr weitgehend geschützt, breiten sich entlang der Gefäßkanäle aus und leiten eine **entzündliche Reaktion** ein. Angesammeltes Exsudat erhöht den lokalen Druck. Gefäße verschließen sich, Knochen nekrotisiert und Exsudat wird entlang dem Havers-System, den Volkmann-Kanälen und in die Kortikalis gepresst.

> **Altersbedingte Unterschiede in Anatomie und Blutversorgung bestimmen die Klinik.**

Bei **Kindern <18 Monaten** besteht zwischen Meta- und Epiphyse noch eine Gefäßverbindung (Abb. 16.24; ▶ Kap. 6). Die Infektion greift leicht auf **Epiphyse und Gelenk** über. Ischämie schädigt die Wachstumsfuge. **Vor der Pubertät** ist das Periost nicht fest auf dem darunter liegenden Knochen verankert. Der Infekt kann sich subperiostal einen Weg zur **Diaphyse** bahnen. Umfasst die Gelenkkapsel die Metaphyse, besteht die Gefahr eines Durchbruchs der Infektion ins Gelenk.

Subakute und **chronische Osteomyelitis** weisen eine ähnliche Pathogenese auf. Die Abwehr des Wirtes scheint den Erreger länger weitgehend zu kontrollieren.

Klinik

Lange Röhrenknochen sind häufiger befallen als platte Knochen (Abb. 16.25). Ein gleichzeitiger Befall mehrerer Knochen kommt in rund 5% der Fälle vor. Für die **akute Osteomyelitis** charakteristisch sind plötzlich einsetzendes (hohes) Fieber, Reduktion des Allgemeinzustandes, lokale Entzündungszeichen (Schmerzen, Schwellung, Überwärmung, Rötung) und Schonung der betroffenen Extremität oder Pseudoparalyse (beim Säugling).

Pseudoparalyse entspricht einem Frühzeichen bei kleineren Kindern. Bei älteren Kindern fehlen zuweilen systemische Zeichen. Schmerzen und Fieber lassen sich anamnestisch nicht selten bis zu 2 Wochen zurückverfolgen.

Subakute und **chronische Osteomyelitis** erzeugen selten systemische Zeichen und bedingen lokal weniger ausgeprägte Entzündungszeichen.

Komplikationen

Späte Diagnose und unkorrekte Behandlung fördern die Sequester- und Fistelbildung. Gefürchtet ist die Zerstörung der Wachstumsfuge und nachfolgend **beeinträchtigtes Längenwachstum** des betroffenen Knochens. Rezidivierende Osteomyelitis oder außergewöhnliche Erreger rufen nach einer immunologischen Abklärung, insbesondere der Phagozytenfunktion.

Diagnose

Sie gestaltet sich beim älteren Kind einfacher als beim Säugling und Kleinkind. **Anamnese** und **Klinik** führen rasch zur Verdachtsdiagnose.

Labor Die Laborparameter verhalten sich wie folgt:
- Leukozytose und Linksverschiebung (1/3 der Fälle),
- erhöhtes C-reaktives Protein (98%),
- erhöhte Blutsenkungsreaktion (90%),
- positive Kultur (Blut, Knochen- und Gelenkpunktat kombiniert 50–80%).

> **Die Punktion betroffener Knochen und Gelenke muss für die Isolierung und Identifizierung des Erregers, die Erstellung eines Antibiogramms und die Wahl der adäquaten Therapie unbedingt angestrebt werden!**

Bildgebende Verfahren **Radiologische Veränderungen** des Knochens treten meist 10–14 Tage nach Beginn der Infektion auf. Sie reflektieren Entzündung, Destruktion und Bildung neuen Knochens. Dennoch helfen Leeraufnahmen auch in der Frühphase. Schon in den ersten 3 Tagen nach Beginn der Symptome zeigen sich Veränderungen der tiefen, am Knochen anliegenden Weichteile wie die **Verwischung normaler Fettstrukturen**. **Osteopenie** oder **Osteolyse** ergeben sich bei Demineralisierung von >50%. **Abhebung des Periosts** stellt ein untrügliches Zeichen dar.

Ergibt das Röntgenbild keine eindeutigen Befunde, drängen sich weitere Untersuchungen auf: Die **^{99}Technetium-Knochenszinti-**

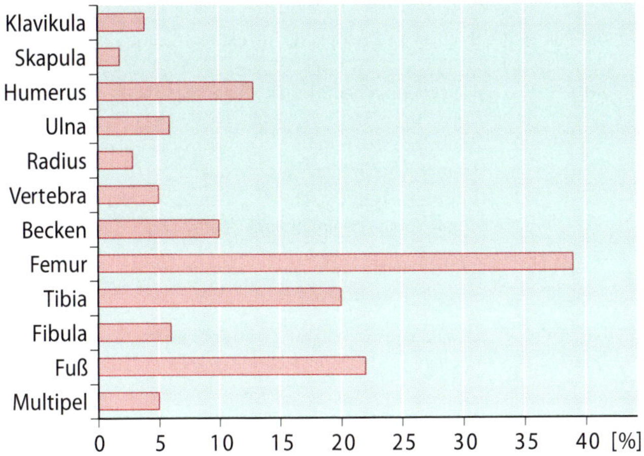

Abb. 16.25 Lokalisation der akuten Osteomyelitis

Tab. 16.30 Antibiotische Therapie der Osteomyelitis

Patienten	Ätiologie	Standard
Kleinkinder (<5 Jahre)	Unbekannt	Flucloxacillin plus Amoxicillin oder Cefuroxim
	Haemophilus influenzae	Cefuroxim oder Amoxicillin-Clavulansäure
Ältere Kinder	Staphylokokken (>95%), Streptokokken	Flucloxacillin oder Clindamycin
	Salmonellen	Ampicillin oder Ceftriaxon
	Pseudomonaden	Ceftazidim oder Ciprofloxacin

graphie verhält sich in der Frühphase sehr sensitiv (84–100%) und erweist sich bei Prozessen an schwer zugänglichen Stellen wie Wirbel und Becken sowie zur Aufdeckung multifokaler Herde als ausnehmend wertvoll.

Die **Magnetresonanztomographie** verfügt über eine Sensitivität von 92–100%. Infiziertes Knochenmark ergibt geringere Signalintensität in T_1- und höhere in T_2-gewichteten Aufnahmen. Diese Zeichen sind nicht spezifisch. Sie entstehen auch bei Tumor, Infarkt und Fraktur. Osteomyelitis und Zellulitis lassen sich jedoch eindeutig voneinander unterschieden.

Cave
Die ^{99}Technetium-Knochenszintigraphie ist nicht absolut spezifisch für Osteomyelitis. Ähnliche Befunde manifestieren sich auch bei pyogener Arthritis, Infarzierung, Trauma, Fraktur und Tumor.

Differenzialdiagnose

Bei Fieber und Schmerzen an Extremitäten umfasst sie Infektionen (Sepsis, pyogene Arthritis und Zellulitis), entzündliche Geschehen (rheumatisches Fieber und Thrombophlebitis), Neoplasien (Ewing-Sarkom, Neuroblastom, Leukämie), Knocheninfarkte bei Sichelzellanämie und toxische Synovitis. Bei subakuter/chronischer Osteomyelitis stehen differenzialdiagnostisch **Neoplasien** im Vordergrund.

Therapie

Antibiotikatherapie Optimale Behandlungsschemata liegen nicht vor. Die Wahl des geeigneten Antibiotikums ist kritisch und muss Alter des Kindes, Grunderkrankung, wahrscheinlichstes oder nachgewiesenes Pathogen und dessen Resistenz berücksichtigen. Die meisten **Betalaktamantibiotika** und **Clindamycin** erzielen therapeutische Konzentrationen im Knochen. Zu empfehlende initiale parenterale Behandlungen sind in Tab. 16.30 zusammengefasst. Die initiale Antibiotikatherapie sollte **immer parenteral** erfolgen. Die Gründe sind Verhütung von bakterieller Aussaat und Unabhängigkeit von der enteralen Resorption zur Sicherung genügend hoher Medikamentenspiegel im Gewebe.

Die minimale **Dauer** der Antibiotikatherapie beträgt bei Staphylokokken 3 und bei anderen Bakterien 2 Wochen. Bessern sich Klinik und Laborwerte (C-reaktives Protein) nicht rasch, verlängert sich die Therapiedauer. Eine chirurgische Intervention ist zu erwägen. Subakute und chronische Osteomyelitis erfordern eine Therapie von mindestens 6 Wochen.

Symptomatische Therapie Über die Notwendigkeit einer Immobilisierung oder Gipsschienung der Extremität muss von Fall zu Fall entschieden werden. Die Indikation für einen **chirurgischen Eingriff** ergibt sich bei Versagen der konservativen Therapie, bei Abszess, Sequester oder Pseudomonasinfektion.

Eine adäquate und frühzeitige Therapie sichert eine gute Prognose.

16.6.2 Pyogene Arthritis

Grundlagen

Die Entzündung eines Gelenks gleicht einem Alarmzeichen für eine lokale oder systemische Erkrankung. Die akute pyogene Arthritis ist ein **orthopädischer Notfall** und eine gründliche Abklärung ist angesagt, da der Knorpel auf dem Spiel steht.

Epidemiologie

Der Häufigkeitsgipfel der pyogenen Arthritis liegt in den ersten 3 Lebensjahren. Sie tritt doppelt so häufig als die Osteomyelitis auf. Immundefekt, Hämoglobinopathie, Diabetes oder rheumatoide Arthritis erhöhen das Risiko.

Ätiologie, Pathogenese

Ähnlich wie bei der Osteomyelitis bestimmen Alter und Grundleiden des Patienten die Prädilektion für gewisse Bakterien (Tab. 16.31). Wie die Osteomyelitis entsteht auch die pyogene Arthritis meist **hämatogen**. Bakterien gelangen direkt oder indirekt über die infizierte Metaphyse des angrenzenden Knochens in den subsynovialen Kapillarplexus ein, wo sie sich vermehren und von wo sie in die Gelenkhöhle eindringen. Die Ausschüttung von **Entzündungsmediatoren** wird ausgelöst. Diese regen Chondrozyten und Synovialzellen zur Produktion von Proteinasen an. Sie fördern die Einwanderung von Granulozyten, die proteolytische Enzyme sezernieren. Diese bauen den Knorpel ab. Erhöhter Druck im Gelenk und damit versiegende Blutversorgung schränkt die Ernährung des Knorpels ein.

Klinik

Klassischerweise manifestiert sich die Arthritis mit **systemischen Symptomen** (Fieber, Unwohlsein, Appetitverlust, Reizbarkeit), **lokalen Symptomen** am Gelenk (Schmerzen, Schwellung, Rötung)

Tab. 16.31 Häufigste Ätiologie der bakteriellen Arthritis und Prädilektionen

Erreger	Prädilektionsalter	Grund für hohes Risiko
Staphylococcus aureus	Jedes Alter	Phagozytenstörung
Haemophilus influenzae	6 Monate–5 Jahre	Fehlende Impfung
Streptococcus pneumoniae	>2 Monate	
Neisseria meningitidis	<5 Jahre, >15 Jahre	Komplementdefekt
Kingella kingae	<5 Jahre	
Borrelia burgdorferi	>2 Jahre	Zeckenexposition
Mycoplasma pneumoniae	>10 Jahre	
Ureaplasma	>5 Jahre	
Salmonella spp.		Sichelzellanämie
Pseudomonas spp.		Neutropenie
Mycobacterium tuberculosis	<5 Jahre	Tuberkulose

sowie Hinken, Gehverweigerung an den unteren und Pseudoparalyse an den oberen Extremitäten, Schmerzen bei Untersuchung des Gelenks und eingeschränkter Bewegung.

Die Erkennung der **Koxarthritis** kann sich wegen kaum sichtbarer Schwellung sowie der beim Säugling und Kleinkind unspezifischen Zeichen recht schwierig gestalten. Die Hüfte wird flektiert, nach außen rotiert und abduziert gehalten.

Komplikationen

Späte Diagnose und falsche Therapie bergen die Gefahr für eine ischämische Nekrose, für den vorzeitigen Verschluss der Wachstumsfuge, für eine Dysplasie, Dislokation, Subluxation und Pseudarthrose.

Diagnose

Die Klinik weist die Richtung. Folgendes **Vorgehen** drängt sich auf: Blutkultur, -bild, -senkungsreaktion, C-reaktives Protein, Röntgen, Ultraschall, Gelenkpunktion für Gramfärbung, Zytologie, Kultur; eventuell Drainage, Antigentest im Urin und eventuell eine Szintigraphie.

Labor Leukozytose und Linksverschiebung finden sich in höchstens 2/3, eine erhöhte Blutsenkungsreaktion in >90% der Fälle. Blutkulturen weisen in 40%, Gelenkpunktate in 40–60% Wachstum auf.

Bildgebende Verfahren Das **Röntgenbild** zeigt eine Verbreiterung des Gelenkspalts, Schwellung der Weichteile, Verwischung der Fettstrukturen und eventuell Osteomyelitis. Die Indikation zur **Sonographie** zum Nachweis eines Ergusses ergibt sich bei tief liegenden Gelenken wie Hüfte und Schulter. Situationen ohne eindeutig ausschließbare Osteomyelitis erfordern eine Szintigraphie.

Tab. 16.32 Empirische Therapie der pyogenen Arthritis

Alter	Wahrscheinlicher Erreger	Antibiotikum
≤5 Jahren	Staphylococcus aureus Haemophilus influenzae Gruppe-A-Streptokokken Streptococcus pneumoniae	Amoxicillin-Clavulansäure oder Cefuroxim oder Ceftriaxon
>5 Jahren	Staphylococcus aureus Gruppe-A-Streptokokken	Flucloxacillin
Adoleszente	Neisseria gonorrhoeae möglich	Ceftriaxon

Gelenkpunktion Nur die Punktion des Gelenks kann eine pyogene Arthritis ausschließen. Die Punktion sollte wegen möglicher Induktion von Anreicherung nach einer geplanten Szintigraphie erfolgen. Bei der pyogenen Arthritis beträgt die Zahl der Leukozyten 25.000–250.000/µl Punktat. Davon sind 90% polynukleär.

Die Blutserologie erhärtet die Vermutung einer Infektion mit **Borrelia burgdorferi**. Bewiesen wird sie durch Erregernachweis in der Synoviabiopsie mittels molekularbiologischer Methoden. Bei Verdacht auf Tuberkulose sollten entsprechende Kulturen angeordnet werden.

Differenzialdiagnose

Sie hängt auch vom Gelenk und Alter des Kindes ab: Trauma (beim Säugling und Kleinkind schwieriger abzugrenzen), Gelenkschnupfen (insbesondere bei der Hüfte), aseptische Knochennekrose, Epiphysiolyse, reaktive, rheumatoide oder juvenile chronische Arthritis, Purpura Schoenlein-Henoch, Hämarthrose bei Hämophilie, Sichelzellkrise und Leukämie.

Therapie, Prognose

Die klassische Behandlung beinhaltet die Entleerung des Eiters und **Spülung des Gelenks** sowie die parenterale Verabreichung adäquater Antibiotika (Tab. 16.32). Die **Ruhigstellung** des Gelenks ist erforderlich. Bei adäquater und rechtzeitiger Therapie sind keine Folgeschäden zu erwarten.

16.6.3 Spondylitis, Diszitis

Grundlagen

Unter **Spondylitis** versteht man die Entzündung eines Wirbels, unter **Diszitis** jene von Zwischenwirbelscheiben und/oder von Wirbelendplatten und unter **Spondylodiszitis** die Kombination beider Entitäten. Sie können rein entzündlich oder bakteriell bedingt sein und mit bleibender Deformität oder Invalidität enden.

Epidemiologie

Spondylitis macht 1–3% aller Fälle von akuter Osteomyelitis aus. Die Inzidenz der Diszitis ist gering und wird auf 1–2 Fälle pro 30.000 Klinikkonsultationen geschätzt. Es handelt sich vorwiegend um Kinder <6 Jahren. Betroffen ist meistens nur eine **thorakale oder lumbale Bandscheibe**.

Ätiologie

Spektrum und Häufigkeit der Erreger der Spondylitis entsprechen jenen der Osteomyelitis (▶ Kap. 14.6.1). Bei Diszitis werden selten Erreger isoliert, vor allem **S. aureus** und weit seltener koagulasenegative Staphylokokken, Kingella kingae, gramnegative Enterobakterien und Streptococcus pneumoniae.

Pathogenese

Die Infektion erfolgt vorwiegend **hämatogen**, seltener **per continuitatem** oder nach chirurgischer Inokulation. Begünstigend wirkt die beim jüngeren Kind im Vergleich zum älteren **Kind** und zum Erwachsenen unterschiedliche **Gefäßversorgung** von Wirbelkörper und Bandscheibe. Bis zum Alter von 8 Jahren bestehen noch zahlreiche Anastomosen zwischen den intraossären Arterien mit vermehrter Blutzufuhr zu den Endplatten (Abb. 16.26). **Septische Embolien** infarzieren kleine Areale der Endplatten. Der Wirbelkörper kann davon verschont bleiben. Histologische Veränderungen sind nicht obligat.

Klinik

Die Beschwerden sind sehr **variabel und unspezifisch**: Rücken- oder Bauchschmerzen, paravertebrale Muskelspasmen, schiefe Haltung von Wirbelsäule oder Becken und Ileus oder Harnverhalten. Fieber sowie milde systemische Zeichen treten nur bei jedem 6. Patienten auf.

Komplikationen

Knochendestruktion vermag Instabilität der Wirbelsäule und Subluxation der Wirbel nach sich zu ziehen. Ausbreitung auf die umliegenden Weichteile kann Abszesse ergeben. Besonders gefürchtet sind deren **Einbrechen in den Spinalkanal** sowie dessen Verschmälerung durch abgleitende Wirbel. Invalidisierende Paraparese oder Hemiplegie können resultieren.

Diagnose

Sie ist wegen der unspezifischen Symptomatik oft mit erheblichen Schwierigkeiten verbunden. Nur selten besteht die **klassische Trias**:
- symptomatische Verengung des Zwischenwirbelraums,
- Fieber,
- erhöhte Entzündungsparameter und/oder Leukozytose.

Bildgebende Verfahren **Röntgenaufnahmen** decken bei bis zu 80% der Patienten eine Osteolyse oder Verschmälerung von Wirbeln oder ihrer Zwischenräume auf. Die **Szintigraphie** stellt in 70–90% den entzündlichen Prozess dar. Seine Ausdehnung vermitteln **Computer-** oder **Magnetresonanztomographie** am besten.

Labor Die **Kultur von Punktaten** des Knochens, der Bandscheibe und des umliegenden Gewebes ergibt in 30–60% und **Blutkulturen** noch seltener bakterielles Wachstum.

Differenzialdiagnose

Sie fächert sich außerordentlich breit: Trauma, Störungen des Gastro- und Urogenitaltrakts, rheumatische Erkrankungen, Neoplasie.

Therapie

Die **antibiotische Therapie** folgt den gleichen Kriterien und Prinzipien wie für die akute Osteomyelitis (▶ Abschn. 16.6.1). Traditionelle Maßnahmen bestehen in Bettruhe, **Gipskorsett** und mechanischem Zug.

Prognose

Die Prognose wird von der Prozessausdehnung bei Therapiebeginn bestimmt. Destruktion mehrerer Wirbel kann **bleibende Deformationen** nach sich ziehen.

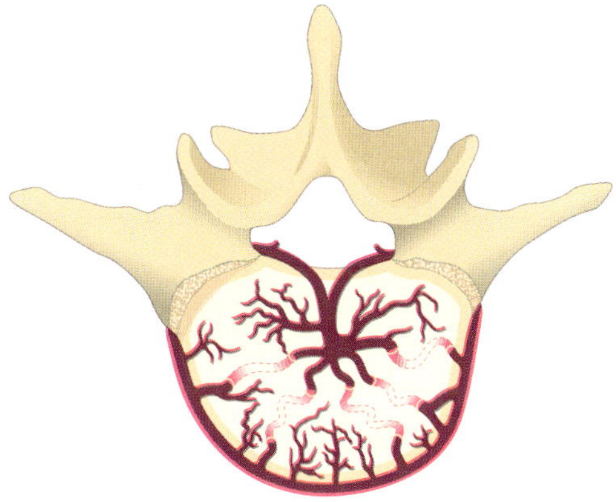

Abb. 16.26 Blutzufuhr der Endplatten

16.7 Nervensystem

D. Nadal

16.7.1 Akute bakterielle Meningitis

Die bakterielle Infektion der Meningen ist ein medizinischer und oft sogar ein intensivmedizinischer Notfall. In der vorantibiotischen Ära war die Prognose infaust. Sie besserte sich mit der Verfügbarkeit liquorgängiger Antibiotika zwar markant, die Rate an **neurologischen Schäden** bleibt aber sehr hoch.

Epidemiologie

Die akute bakterielle Meningitis manifestiert sich sporadisch oder epidemisch, kommt in der kalten Jahreszeit gehäuft vor und weist bei Kindern im Alter <5 Jahren die höchste Inzidenz auf.

Ätiologie

Sie hängt vom **Alter** und **Grundleiden** des Patienten ab. Nach der Einführung der Impfung gegen Haemophilus influenzae Typ b sind heute die bei uns wichtigsten 2 Organismen beim sonst gesunden Kind **Neisseria meningitidis** Typ B oder C und **Streptococcus pneumoniae** (Tab. 16.33).

Pathogenese

Nur selten dringen Bakterien aus einem Infektfokus **per continuitatem** in das Zentralnervensystem (ZNS) ein. Weitaus häufiger geschieht dies auf **hämatogenem Weg**. Dem geht die **Kolonisation des Nasopharynx** mit Bakterien voraus. Deren **Zutritt in die Blutbahn** begünstigen Kapselbestandteile des Erregers durch Verhinderung der Opsonisation durch Komplement (klassischer Weg) und somit der Phagozytose sowie die Alteration der schützenden Schleimhautbarriere (z. B. bei Virusinfektion).

Bakterien aus dem Blut dringen via **Plexus choreoideus** in den Liquorraum ein. Bestandteile der Bakterienzellwand lösen im **Subarachnoidalraum** lokal eine Entzündungsreaktion mit Sekretion von **Mediatoren** (Chemokine wie IL-8) aus.

Platelet-activating-Faktor (PAF) führt zur Aggregation von Thrombozyten und Thrombose, lockt chemotaktisch Granulozyten an, erhöht die Permeabilität der Blut-Hirn-Schranke und verursacht dadurch Hirnödem. **NO** erweitert die Gefäße, wirkt toxisch auf Endothelzellen, ändert so den zerebralen Blutfluss und erhöht ebenfalls die Permeabilität der Blut-Hirn-Schranke. **Zytokine**, freie **O_2-Radikale**, **Zellwandbestandteile der Bakterien**, **Proteasen** und mehrfach ungesättigte **Fettsäuren** aus Leukozyten schädigen das

Tab. 16.33 Häufigste Erreger der eitrigen Meningitis nach Alter oder Kondition des Patienten

	Mikroorganismen
Patientenalter	
Neugeborene und Säuglinge (<3 Monate)	Streptokokken Gruppe B Gramnegative Enterobakterien Listerien (Cave: evtl. mononukleäre Pleozytose)
Säuglinge (≥3 Monate) und Kleinkinder	Haemophilus influenzae Typ b Neisseria meningitidis Streptococcus pneumoniae
Patientenkondition	
Liquorrhö (Ohr, Nase)	Streptococcus pneumoniae Haemophilus influenzae Typ b
Ohrfistel	Streptococcus pneumoniae
Dermalsinus, Myelomeningozele	Staphylokokken Gramnegative Enterobakterien
Komplementdefekt	Neisseria meningitidis
Asplenie	Streptococcus pneumoniae Neisseria meningitidis Salmonella spp.
Antikörpermangel	Haemophilus influenzae Typ b Neisseria meningitidis Streptococcus pneumoniae
T-Zelldefekt, Immunsuppression	Listeria monocytogenes

Kapillarendothel. Im Liquor zeigen sich Pleozytose und erhöhte Proteinkonzentration. **Ischämie** und **toxische Mediatoren** (z. B. TNF-α) schädigen angrenzendes Hirngewebe.

Klinik

Zur charakteristischen initialen Präsentation gehören Fieber (94%), Erbrechen (82%) und Meningismus (77%).

Meningismus (Nackensteifigkeit) wird reflektorisch ausgeübt, um bei der Dehnung der entzündeten Hirnhäute entstehende Schmerzen zu vermeiden.

Weitere Symptome sind Kopf- und Rückenschmerzen, Lethargie, Reizbarkeit, Lichtscheu und Anorexie.

Verlaufsformen Zwei verschiedene Verlaufsformen werden beobachtet

- **Akuter**, zuweilen **fulminanter Verlauf**: innerhalb von Stunden entwickeln sich Zeichen von Sepsis (kardiovaskuläre Symptome, erythematöses, makulopapulöses Exanthem oder Petechien) und Meningitis.
- **Subakuter Verlauf**: Fieber und unspezifische Symptome treten wie bei einem viralen Infekt graduell über mehrere Tage auf. Der eigentliche Beginn der Meningitis lässt sich nur schwierig ausmachen.

Zerebrale Krampfanfälle, vorgewölbte Fontanelle und/oder Trübung des Bewusstseins bis zum Koma treten seltener und eher im weiteren Verlauf auf. Je nach Ort der initialen Entzündung manifestieren sich früh fokale Zeichen wie **Paresen der Hirnnerven** (v. a. N. III und N. VI), motorische oder sensible Störungen.

Komplikationen

Sie sind vielfältig und unterschiedlich gravierend: Hirnödem (vasogen und zytotoxisch), erhöhter Hirndruck, Herniation von Gehirn oder Kleinhirn, Bewusstseinsstörung (Somnolenz, Sopor, Koma), zerebrale Krampfanfälle, fokale motorische und sensible Störungen, Paresen der Hirnnerven, Sinusvenenthrombose, Subduraleffusion oder -empyem, Hirnabszess und inadäquate ADH-Sekretion.

Diagnose

Klinische Untersuchung Die **klinische Untersuchung** beachtet vorerst Allgemeinzustand, Kreislauf, Atmung und Haut (Petechien, Exanthem). Darauf folgt die Prüfung von Brudzinski-, Kernig-, Lasègue-, Dreifußzeichen und Kniekuss-Phänomen.

Cave
Je jünger das Kind, desto häufiger fehlt der Meningismus. Neugeborene und Säuglinge zeigen oft nicht die typischen Symptome.

Anamnese Die Anamnese des Impfstatus (H. influenzae Typ b) oder erfolgter Kontakte mit an Meningokokkeninfektionen oder an Meningitis erkrankten Individuen liefert wichtige Hinweise auf den möglichen Erreger.

Lumbalpunktion Eine Lumbalpunktion drängt sich bei jedem Verdacht auf Meningitis auf. Sie sollte **nicht** durchgeführt werden bei:

- erhöhtem intrakraniellem Druck,
- fokal neurologischen Zeichen (Indikation zu CT oder MRT!),
- Herz-Kreislauf-Insuffizienz,
- Koagulopathie,
- Infektion an der Punktionsstelle.

Labor Die Laboruntersuchung umfasst:

- **Liquor**: Die Untersuchung des Liquors sichert die Diagnose: Grampräparat und Kultur, Zellzahl und Zelltyp, Antigentest, Glukose- und Eiweißkonzentration, evtl. Laktat (Tab. 16.34),
- **Blut**: Kultur, Differenzialblutbild, C-reaktives Protein, Blutgasanalyse, Glukose, Elektrolyte, Gerinnung.

Cave
Bei Neutropenie fehlt im Liquor trotz Meningitis die Pleozytose!

Differenzialdiagnose

Verschiedene intrakranielle Prozesse wie Subarachnoidalblutung, Hirnnervenparesen, Abszess, Neoplasie und **extrakranielle** Prozesse wie zervikale Lymphadenitis, Tonsillopharyngitis, Tortikollis, Retropharyngealabszess, ganz selten Pneumonie, Pyelonephritis, Typhus müssen bedacht werden.

Cave
Meningismus beruht nicht immer auf entzündeten Meningen.

Die Indikation zur Durchführung eines Elektroenzephalogramms und zur Ableitung evozierter Potenziale stellt sich bei zerebralen Krampfanfällen.

Therapie

Notfallmaßnahmen **Sicherung der Vitalfunktionen** durch Stabilisierung von Atmung und Kreislauf und Beginn einer **empirischen Antibiotikatherapie** (Tab. 16.35 und Tab. 16.25) sofort nach Abnahme diagnostischen Untersuchungsmaterials bilden die Eckpfeiler der initialen Behandlung.

16

Tab. 16.34 Liquorbefunde bei bakterieller Meningitis*

Erreger	Leukozyten (Total/µl)	Neutrophile (%)	Eiweiß (g/l)	Glukose (mmol/l)	Druck (mm H_2O)
Bakterien eitrig	100–20.000	>75	1,0–5,0	<2,5	100–300
Bakterien serös	10–1.000	25–75	0,5–2,0	<2,5	

* außer Neugeborene

Tab. 16.35 Empirische Antibiotikatherapie bei akuter eitriger Meningitis

Patienten	Therapie	Kommentar
Neugeborene und Säuglinge bis 3 Monate	Amoxicillin, 200 mg/kg/Tag i.v. 3-mal + Gentamicin 2,5–7,5 mg/kg/Tag i.v. 1- bis 3-mal je nach Gestationsalter Oder Cefotaxim 100–150 mg/kg/Tag i.v. 2- bis 4-mal (gute Alternative, falls aminoglykosidresistente nosokomiale Erreger vermutet) für 14 Tage und bei gramnegativen Enterobakterien 21 Tage	Bei Streptokokken Gruppe B sensibel auf Amoxicillin kann Gentamicin gestoppt werden Bis Listerien oder Enterokokken ausgeschlossen zusätzlich Penicillin G 150.000–225.000 IU/kg/Tag i.v. 2- bis 6-mal je nach Gestationsalter
Kinder >3 Monate	Ceftriaxon 100 mg/kg/Tag i.v. 1- bis 2mal, maximal 4 g/Tag Oder Cefotaxim 200–300 mg/kg/Tag i.v. in 4-mal für 7 Tage	Sind Meningokokken ursächlich, an Umgebungsprophylaxe denken: Rifampicin (4 Dosen à 10 mg/kg p.o. alle 12 h oder für Erwachsene Ciprofloxacin 1-mal 250 mg p.o.

Symptomatische Therapie Vorteile der **antiinflammatorischen Therapie** mit Dexamethason (0,4 mg/kg KG i.v. alle 12 h während 2 Tagen, erste Dosis 10–15 min vor Gabe des Antibiotikums) sind bisher nur bei der Meningitis durch H. influenzae gut belegt. Krampfanfälle erfordern eine **antikonvulsive Therapie** mit Phenobarbital (300 mg/m²/Dosis i.v.; Erhaltung 150 mg/m²/Tag). **Intensivüberwachung und -therapie** haben zum Ziel, sekundäre Schädigungen des Gehirns durch Hypoxie, Hypoperfusion, erhöhten Hirndruck und zerebrale Krampfanfälle zu verhindern. Neben Sicherung von Atmung und Kreislauf spielen adäquate Flüssigkeitszufuhr und -bilanzierung (zur Verhinderung von Hypovolämie mit verminderter zerebraler Durchblutung) eine essenzielle Rolle.

▪▪ Prognose

Sie wird von Erreger und Alter des Patienten bestimmt. **Spätfolgen** treten vermehrt bei Kindern <6 Monaten, hoher Konzentration von Bakterien im Liquor und Patienten mit Krampfanfällen >4 Tage nach Therapiebeginn auf. Häufigste neurologische Folgen sind **Hörschädigung** durch Labyrinthitis und Entzündung der Kochlea oder des Hörnervs. Die Rate hängt vom Erreger der Meningitis ab (S. pneumoniae 30%, H. influenzae 5–20%, N. meningitidis 10%).

Schwere **entwicklungsneurologische Defizite** zeigen sich bei 10–20%, leichte neurologische oder **Verhaltensstörungen** bei 50% der Fälle. Krämpfe können sich bis 8 Jahre nach der Meningitis manifestieren. Die **Letalität** beträgt 1–8%. Sie ist bei Meningitis durch S. pneumoniae am höchsten.

16.7.2 Tuberkulöse Meningitis

▪▪ Grundlagen

Die Meningitis ist die schwerste Komplikation der Tuberkulose beim Kind.

Tab. 16.36 Dauer der antibiotischen Therapie in Abhängigkeit des Erregers

Erregerspezies	Therapiedauer (Tage)
Haemophilus influenzae	7
Neisseria meningitidis	7
Streptococcus pneumoniae	7
Listeria monocytogenes	14–21
Streptokokken Gruppe B	14–21
Gramnegative Enterobakterien	14–21

▪▪ Epidemiologie

Die tuberkulöse Meningitis wird als Komplikation bei rund 0,5% der unbehandelten primären Tuberkulose im Kindesalter beobachtet, tritt meist 2–6 Monate nach der initialen Infektion auf, ist selten beim Säugling <4 Monaten und zeigt den Häufigkeitsgipfel im Alter zwischen 6 und 48 Monaten.

▪▪ Pathogenese

Früh nach der primären pulmonalen Infektion mit **Mycobacterium tuberculosis** siedeln sich diese Bazillen nach **lymphohämatogener Disseminierung** u. a. im zerebralen Kortex an. Lokal bildet sich eine verkäsende Läsion. Sie nimmt an Größe zu und gibt Bazillen in kleinen Mengen in den Subarachnoidalraum ab. Entstehendes Exsudat infiltriert kortikale oder meningeale Blutgefäße. Es folgen Entzündung und Obstruktion mit anschließender **Infarzierung der Hirnrinde**. Hirnbasis und damit die Hirnnerven III, VI und VII sind oft betroffen. Interferiert das Exsudat mit der Zirkulation von Liquor in den basalen Zisternen, entsteht ein kommunizierender **Hydroze-**

Tab. 16.37 Therapie der tuberkulösen Meningitis

Substanz	Tagesdosis (mg/kg KG)	Maximaldosis
Isoniazid (INH)[a]	10–15 p.o.	300 mg
Rifampicin[a]	10–20 p.o./i.v.	600 mg
Pyrazinamid[b]	20–40 p.o.	2 g
Streptomycin[c, d]	20–40 i.m.	1 g
Ethambutol[c, e]	15–25 p.o.	2,5 g

[a] Für 12 Monate
[b] für 2 Monate
[c] eines davon bei unbekannter Resistenzlage dazugeben
[d] dringt nur in ZNS ein bei entzündeten Meningen
[e] dringt nicht ins ZNS ein, kann Retrobulbärneuritis auslösen!

phalus. Vaskulitis, Infarkte, zerebrales Ödem und Hydrozephalus bestimmen die Schwere des sich graduell oder schnell ergebenden Schadens. Inadäquat sezerniertes ADH trägt durch Hyponaträmie und Volumenexpansion wesentlich zur Pathophysiologie bei.

▪▪ Klinik

Die Symptomatik kann rasch oder graduell auftreten.

Der **rasche Verlauf** tritt meist bei Säuglingen und Kleinkindern auf; Krämpfe und Hirnödem können mehrere Tage vor dem Hydrozephalus auftreten.

Der **graduelle Verlauf** ist häufiger; Symptome und pathologische Befunde entwickeln sich über Wochen und können in 3 Stadien eingeteilt werden:

- **Stadium I**: Dauer 1–2 Wochen, unspezifische Symptome (Fieber, Schwindel, Kopfschmerzen, Reizbarkeit). Fokale neurologische Zeichen fehlen. Säuglinge können Meilensteine der Entwicklung verlieren.
- **Stadium II**: Beginn meist abrupter: Lethargie, Nackensteife, auslösbare Kernig- und Brudzinski-Zeichen, Krämpfe, Hypertonie, Erbrechen, Hirnnervenstörungen und andere fokale Zeichen, manchmal Zeichen von Enzephalitis wie Desorientierung, abnorme Motorik und Sprachstörung.
- **Stadium III**: Gekennzeichnet durch Koma, Hemi- oder Paraplegie, Hypertension, Dezerebrations- oder Dekortikationshaltung, progressive Abnormitaten der vitalen Zeichen und schließlich Exitus letalis.

▪▪ Komplikationen

- **Tuberkulom**: Es kann paradoxerweise unter effektiver antituberkulöser Therapie auftreten und sich mit unter der Behandlung neu auftretenden fokalen neurologischen Symptomen und Zeichen manifestieren. Ein neu auftretendes Tuberkulom kann einer Immun- oder Entzündungsreaktion entsprechen und muss nicht unbedingt ein Misserfolg der Therapie bedeuten. Kortikosteroide führen zur (oft langsamen) Regression.
- **Zerebrale oder spinale Infarkte** bewirken Paresen, fokale neurologische Störungen oder Hirnschlag mit schweren Folgeschäden.
- **Hydrozephalus**: Fast immer kommunizierend und mit erweiterten Seitenventrikeln. Die Einlage eines Shunts mag notwendig sein.
- **Tuberkulöse Hirnabszesse**: Zerebritis mit wenig Granulombildung, aber mit polymorphnukleären Infiltraten (eher bei immundefizienten Erwachsenen).

▪▪ Diagnose

Die rasche Bestätigung kann sich extrem schwierig gestalten:

Liquor Ziehl-Neelsen- oder Auraminpräparat, Mycobacterium-tuberculosis-Direct (MTD)-Test (molekularbiologischer Nachweis) und Kultur, Zellzahl und Zelltyp, Glukose- und Eiweißkonzentration, evtl. Laktat. Im Liquor finden sich total 10–500 Zellen/µl, anfangs überwiegend polynukleäre, später mononukleäre Zellen. Die Konzentration von Glukose beträgt in der Regel 2,5–4,2 mmol/l (auch <1,8 mmol/l sinkend), die von Eiweiß ist erhöht (>0,4 g/l).

Bildgebende Verfahren **Folgende radiologische Verfahren kommen in Frage:**

- **Kraniales CT oder MRT**: Sie müssen **bei Verdacht auf Hirndruck der Lumbalpunktion vorgezogen** und immer sowohl nativ wie nach Gabe von Kontrastmittel zur Suche nach Tuberkulomen, basaler Anreicherung mit kommunizierendem Hydrozephalus, Zeichen von Hirnödem und fokaler Ischämie durchgeführt werden.
- **Thoraxröntgen**: Zur Suche nach Primärkomplex oder Miliaris.

Tuberkulinhauttest (Mantoux-Test) Die Hypersensitivitätsreaktion wird 48–72 h nach streng intrakutaner Injektion von 2 Tuberkulineinheiten »purified protein derivative« (PPD) in den volaren Unterarm anhand des Durchmessers der Induration und der Höhe der Infiltration bestimmt. Beim immunkompetenten Kind gilt eine **Induration ≥10 mm** als positiv.

Erregernachweis Die notwendigen Untersuchungen sind Ziehl-Neelsen-Färbung und Mikroskopie, MTD-Test und Kultur auf **M. tuberculosis**. Unter den erwachsenen Kontaktpersonen muss nach der **Infektionsquelle** gesucht werden.

> **Cave**
> **Mikroskopisch lassen sich Tuberkelbazillen im Liquor in höchstens 30%, kulturell nur in rund 70% der Fälle nachweisen.**

Der Tuberkulinhauttest ist in bis zu 40% der Fälle negativ, das Thoraxröntgenbild in bis zu 50% normal.

▪▪ Differenzialdiagnose

Siehe akute bakterielle Meningitis (▶ Abschn. 16.7.1).

▪▪ Therapie

Zu den Erstmaßnahmen (Notfallmaßnahmen) gehört die empirische Einleitung einer **antituberkulösen Therapie** (Tab. 16.37) bei jedem Kind mit basaler Meningitis und Hydrozephalus oder Befall von Hirnnerven ohne andere erkennbare Ätiologie.

Kortikosteroide können durch Reduktion von Vaskulitis, Entzündung und intrakraniellem Druck die Letalität und Häufigkeit schwerer Folgeschäden mindern. Prednison wird in 1–2 mg/kg KG/Tag für 4–6 Wochen verabreicht und danach während 2–3 Wochen ausgeschlichen. **Pyridoxin** wird zur Prophylaxe von Vitamin-B6-Mangel bei Gabe von Isoniazid (Tagesdosis <12 Jahre: 1–3 mg/kg KG; >12 Jahre 25–100 mg) verabreicht. Die symptomatische Behandlung entspricht der der akuten bakteriellen Meningitis (▶ Abschn. 16.7.1).

▪▪ Prognose

Die **Prognose** hängt vom Stadium bei Beginn der Therapie ab (Tab. 16.38).

Tab. 16.38 Prognose der tuberkulösen Meningitis in Abhängigkeit des Stadiums bei Beginn der antituberkulösen Therapie

Stadium	Schwere Folgeschäden[a] bei Überlebenden	Letalität
I	21%	6%
II	67%	22%
III	78%	21%

[a] Erblindung, Ertaubung, Paraplegie, Diabetes insipidus und mentale Retardierung

16.7.3 Fokale eitrige ZNS-Infektionen

Grundlagen

Fokale eitrige Infektionen des ZNS sind beim Kind selten. Deren Prognose hängt vom Zeitpunkt der Diagnose und dem Beginn einer adäquaten Therapie ab. Großzügiger Einsatz moderner Bildgebung wie Computertomographie und Magnetresonanz erlauben Früherkennung und Überwachung der Behandlung.

Epidemiologie

Hirnabszesse kommen in entwickelten Ländern seltener als in Entwicklungsländern vor. Unterschiede im sozioökonomischen Status und in prädisponierenden Faktoren scheinen dafür verantwortlich. In Europa gehen 1/3, in China fast 2/3 der Fälle auf eine **Otitis media** zurück. Fast 1/4 aller Fälle entwickeln sich vor dem 16. Lebensjahr mit Häufung im Alter zwischen 4 und 7 Jahren. Neugeborene erkranken selten an einem Hirnabszess, ausgenommen bei Meningitis durch gramnegative Erreger. Hauptrisikofaktor für **subdurales Empyem** ist die Meningitis durch **H. influenzae** Typ b. Mit der Impfung gegen diesen Erreger erfuhren Hirnabszess und Empyem einen markanten Rückgang.

Ätiologie

Die Frequenzen der am häufigsten isolierten Bakterien sind in Tab. 16.39 aufgelistet.

Pathogenese

Vordergründig beim Hirnabszess steht die **hämatogene bakterielle Invasion** und seltener jene **per continuitatem** oder direkte Inokulation (Trauma oder chirurgischer Eingriff). **Prädisponierend** für den hämatogenen Eintritt sind zyanotische angeborene Herzvitien, Ohrinfektionen, Meningitis, Sinusitis, zystische Fibrose, Bronchiektasen und andere Infektionen (dental, orbital, ossär etc.).

Subdurale Empyeme entstehen gewöhnlich durch direkte Ausbreitung der Infektion von den Meningen zur anfänglich sterilen subduralen Effusion (bei jungen Kindern) oder durch Einbruch von Bakterien aus extrakraniellen Prozessen durch die Venae emissariae (ältere Kinder). **Kranielle Abszesse** gehen meist nach Eintritt von Bakterien aus benachbarten Infektionen, **spinale Abszesse** demgegenüber eher nach hämatogener bakterieller Besiedlung hervor.

Klinik

Charakteristisch ist der **schleichende Beginn** der Trias Kopfschmerzen (oft lateralisert), Erbrechen und Fieber. Bald folgen reduziertes Allgemeinbefinden und, je nach Lokalisation des Prozesses, unterschiedliche fokale neurologische Ausfälle. Zerebrale Krampfanfälle und Störung des Bewusstseins manifestieren sich recht häufig.

Tab. 16.39 Prozentuale Häufigkeit einzelner Erreger fokaler eitriger Infektionen im ZNS

Spezies	Hirnabszess	Subdurales Empyem	Epiduralabszess	
			Kranial	Spinal
Streptokokken	50–70	40–60	40–60	5–10
Staphylokokken	10–30	10–20	10–20	60–80
Enterobakterien	10–25	5–15	5–15	5–20
Anaerobier	20–30	10–20	10–20	5–10
Meningitiserreger	5–10	60–70	5–10	<1
Polymikrobiell	20–30	5–10	5–10	5–10
Steril	10–25	20–30	20–30	5–10

Cave
Nur 2/3 der Patienten zeigen meningitische Zeichen.

Beim **subduralen Empyem** als Komplikation einer Meningitis persistieren das Fieber sowie bei Säuglingen die Vorwölbung der Fontanelle. Neue fokale neurologische Symptome sowie erneute Hirndruckzeichen treten trotz adäquater Antibiotikatherapie auf. **Kraniale Epiduralabszesse** manifestieren sich ähnlich, **spinale Epiduralabszesse** hingegen meist mit fokalen neurologischen Defiziten.

Komplikationen

An vorderster Stelle der Komplikationen stehen prolongierte zerebrale Krämpfe, ausgedehnte Blutungen, Durchbruch ins Ventrikelsystem und Schädigung von Hirnparenchym bei chirurgischer Ausräumung.

Diagnose

Anamnese und gründliche klinische Untersuchung lassen den Verdacht aufkommen. Die Bilddiagnostik mittels **Computer-** oder **Magnetresonanztomographie** stellt den Eckpfeiler dar. Die Indikation für weitere Untersuchungen wie Elektroenzephalogramm oder Szintigraphie wird je nach Klinik und Befunden individuell gestellt. Blutbild, Blutsenkungsreaktion und C-reaktives Protein können auf die infektiöse Genese hinweisen.

Cave
Die Liquorpunktion ist wegen möglicher Hernierung des Hirnstamms bei erhöhtem intrakraniellem Druck potenziell gefährlich, selten diagnostisch hilfreich und dadurch in den allermeisten Fällen kontraindiziert.

Den **Erregernachweis** erbringt die allfällige neurochirurgische Eiterpunktion.

Differenzialdiagnose

Folgende Krankheitsbilder kommen differenzialdiagnostisch in Betracht: Hirntumor, Enzephalitis, Blutung und Infarkt.

Therapie

Empirische Antibiotikatherapie (Tab. 16.36) und **neurochirurgische Ausräumung des Eiters** (eventuell durch mehrmalige Punktionen) müssen sofort erfolgen. Die Antibiotikatherapie wird nach Isolation des Erregers diesem angepasst. Einzig bei Prozessen von

<3 cm im Durchmesser kann eine rein konservative Therapie erfolgreich sein. Die minimale Dauer der Antibiotikatherapie beträgt 5–6 Wochen. Der Wert von Steroiden zur Reduktion des Hirnödems bleibt umstritten.

▪▪ Prognose

Zerebrale Krampfanfälle, neurologische Ausfälle und Störungen des Verhaltens werden in 30–40%, **letale Verläufe in <10%** der Fälle beobachtet. Schwere Grundkrankheit, ausgeprägter Hirndruck, Koma und ausgedehnte Zerstörung von Hirngewebe stellen prognostisch ungünstige Faktoren dar.

16.7.4 Liquorshuntinfektionen

Ventrikuloperitoneale oder ventrikuloatriale Shunts bieten für Bakterien eine geeignete Haftfläche. Sie entstammen meist der Haut und gelangen bei dessen Einlage zum Shunt. Das Risiko für eine bakterielle Kontamination wird durch kombinierte systemische und intrathekale perioperative Prophylaxe gemindert.

▪▪ Epidemiologie, Ätiologie

Rund 10–15% der Liquorshunts sind betroffen. **Staphylococcus aureus** und koagulasenegative Staphylokokken sind häufiger als gramnegative oder anaerobe Bakterien verantwortlich.

▪▪ Pathogenese

Der Keim dringt meist bei der operativen Einlage des Shunts ein, haftet an diesem und vermehrt sich in Wochen bis Monaten zu entzündliche Reaktion und zuweilen Dysfunktion des Shunts erzeugenden Quantitäten.

▪▪ Klinik

Der Beginn erfolgt **häufig schleichend** mit subfebrilen Temperaturen, Zeichen des Hirndrucks, Reizbarkeit und Lethargie. Bei gestörter Funktion des Shunts entwickeln sich die Symptome sehr rasch. In seltenen Fällen dominieren Zeichen der Sepsis oder Peritonitis die Klinik.

▪▪ Komplikationen

Rezidive kommen vor. Selten entwickeln sich intrazerebrale entzündliche Läsionen, intraabdominale Passagestörungen oder Perforation des Darmes oder immunkomplexbedingte Glomerulonephritis.

▪▪ Diagnose

Zytologische, biochemische und mikrobielle **Untersuchung von Liquor** aus dem perkutan punktierten Shunt stellt die diagnostische Methode der Wahl dar. Zusätzliche **Blutkulturen** und Bestimmung der **Entzündungsparameter** erweisen sich oft als hilfreich. Die **Differenzialdiagnose** entspricht jener der akuten bakteriellen Meningitis.

▪▪ Therapie

Wenn möglich soll vorerst die **In-vivo-Dekontamination** mit systemischer und lokaler (Shuntreservoir oder externe Liquorableitung) Antibiotikagabe versucht werden. Führt dies nicht zum Erfolg, muss der Shunt **entfernt** werden.

▪▪ Prognose

Die Letalität bei Shuntinfektion liegt bei <5%.

Literatur

▶ Literatur zu Kap. 17.

Parasitosen und Mykosen

R. Bialek

C. P. Speer, M. Gahr (Hrsg), *Pädiatrie*,
DOI 10.1007/978-3-642-34269-1_17,

Einleitung

Die Prävalenz parasitärer Infektionen korreliert mit dem Hygienestandard einer Bevölkerung. Während im 19. Jahrhundert intestinale Helmintheninfektionen auch in Deutschland weit verbreitet waren, ist heute die Entdeckung von Würmern im Stuhl oder die Regurgitation von Larven ein eher sensationelles Ereignis. Weltweit gehören intestinale Parasitosen dagegen zu den häufigsten Infektionen. Schätzungsweise 1/5 der Weltbevölkerung trägt Haken-, Spul- oder Peitschenwürmer im Darm, weitere 200 Mio. Menschen sind Schistosomenträger. Dagegen sind invasive Mykosen eher akzidentelle, seltene Erkrankungen, die überwiegend durch veränderte Wirtsbedingungen, wie Abwehrschwäche oder Verletzungen, auftreten. Die Zunahme opportunistischer und invasiver Mykosen ist auf die verbesserten, aber auch aggressiveren Therapiemöglichkeiten in der Medizin zurückzuführen.

17.1 Intestinale Protozoeninfektionen

▪▪ Grundlagen

Darminfektionen mit Einzellern (Protozoen) sind überwiegend **asymptomatisch** oder verursachen **unspezifische Allgemeinsymptome**. Nur in Einzelfällen führen sie zu lebensbedrohlichen Krankheitsbildern, wie dem Amöbenleberabszess. Da sie **fäkal-oral** übertragen werden, begünstigt ein geringer Hygienestandard die Transmission. Intestinale Protozoeninfektionen sind im Säuglingsalter eine Rarität und betreffen ohne besondere Reiseanamnese insbesondere Klein- und Schulkinder. Pro Jahr werden dem Robert Koch-Institut bis zu 1000 Nachweise von Kryptosporidien und etwa 4000 Lambliennachweise von Patienten aller Altersgruppen aus Deutschland gemeldet.

▪▪ Diagnose

Intestinale Parasitosen können durch den lichtmikroskopischen Nachweis von Parasitenstadien in **angereicherten Stuhlproben** diagnostiziert werden. Anreicherungsverfahren bieten den Vorteil, zeitgleich auf viele Erreger untersuchen zu können, während sensitive Antigennachweisverfahren jeweils erregerspezifisch sind. Zunehmend werden PCR-Verfahren in der Diagnostik eingesetzt, da sie sensitiver als die Mikroskopie sind. Eine **Eosinophilie** (>450 eosinophile Granulozyten/µl bei Jugendlichen und Erwachsenen, >900–1200/µl bei Schul- und Kleinkindern) im peripheren Blut kann bei der Cystoisosporiasis (früher: Isosporiasis) und der Dientamoeba-fragilis-Infektion nachweisbar sein.

Da die Ausscheidung von Parasitenstadien intermittierend ist, werden bei 1-maliger Stuhluntersuchung nur ca. 50% der Parasitenträger entdeckt.

> **Zum Ausschluss parasitärer Darminfektionen sollten 3 Stuhlproben von 3 Tagen mithilfe von Anreicherungsverfahren untersucht werden.**

17.1.1 Amöbiasis

▪▪ Epidemiologie

Laut Schätzungen der Weltgesundheitsorganisation sind 500 Mio. Menschen mit **Entamoeba histolytica** infiziert, die nur molekularbiologisch und biochemisch von der lichtmikroskopisch identischen, aber stets apathogenen **Entamoeba dispar** unterschieden werden kann. Die fäkal-orale Infektion wird durch einen geringen sozioökonomischen Standard begünstigt, sodass sie in vielen subtropischen und tropischen Ländern endemisch ist.

Die Trophozoiten (**Minutaform**) vermehren sich im Darm und wandeln sich in die umweltresistenten, infektiösen Zysten um. Unter bisher ungeklärten Voraussetzungen können **Magnaformen** entstehen. Sie besitzen phagozytierende, proteo- und zytolytischen Eigenschaften und sind für die invasive Amöbiasis verantwortlich.

▪▪ Klinik

Folgende klinische Verlaufsformen werden beobachtet:
- **asymptomatisches Trägertum** von Zysten und Trophozoiten,
- **Amöbenkolitis** mit langsam zunehmenden abdominellen Schmerzen entlang des Kolonrahmens und blutig-schleimiger Diarrhö,
- **Amöbenleberabszess**, gekennzeichnet durch plötzlich einsetzendes Fieber und Leberschmerzen unter dem rechten Rippenbogen oder retrosternal; Gewichtsverlust, Übelkeit, Erbrechen und Abgeschlagenheit.

▪▪ Komplikationen

Als Komplikationen können Perforationen bei der Amöbenkolitis und Rupturen u. a. in die Pleura beim Leberabszess auftreten. Selten entstehen durch **hämatogene Aussaat** Abszesse in Lunge, Gehirn und Nieren. Eine ebenfalls seltene Komplikation ist das submukös gelegene, granulomatöse Amöbom.

Erregernachweis, Labor Die intestinale Amöbiasis wird durch den Nachweis der 1- bis 4-kernigen und >10 µm großen Zysten und **Trophozoiten** in angereicherten Stuhlproben diagnostiziert. Ein spezifisches **Trophozoitenantigen** kann im Stuhlüberstand mithilfe immundiagnostischer Verfahren detektiert werden. Die Erythrozyten phagozytierenden, bis zu 60 µm großen und als Magnaformen bezeichneten Trophozoiten werden typischerweise im frischen nativen Stuhl, insbesondere in geleeartigen Stuhlarealen, gefunden. Beim Leberabszess sind häufig keine Amöben im Stuhl nachweisbar, sodass die Diagnose nur über den Nachweis **spezifischer Antikörper** gestellt wird. Die PCR stellt eine gute, sehr sensitive Alternative zum Nachweis spezifischer DNA in Stuhlproben dar.

Bildgebende Verfahren Leberabszesse stellen sich **sonographisch** als rundlich-ovale, echoarme Areale ohne signifikante Randechos dar. Sie liegen häufig zwerchfellnah im rechten oberen Leberquadranten. In sehr frühen Phasen gelingt der Nachweis nur mittels Computertomographie.

▪▪ Therapie

Zur Therapie der asymptomatischen intestinalen Amöbiasis wird **Paromomycin**, in einer Dosierung von wenigsten 25–35 mg/kg KG/Tag für mindestens 7–10 Tage, eingesetzt. Als Alternative kommt das in Deutschland nicht zugelassene **Diloxanidfuroat**, in einer Dosierung von 3×7 mg/kg KG/Tag für 10 Tage in Betracht. Invasive Erkrankungen werden mit **Metronidazol** in einer Dosierung von 3-mal 10 mg/kg KG (maximal 3×800 mg/Tag) für 10 Tage oder jenseits des 6. Lebensjahres auch mit **Tinidazol**, in einer Dosierung von 20–30 mg/kg KG als Einmaldosis pro Tag für 5 Tage behandelt. Die anschließende Therapie mit Paromomycin oder Diloxanidfuroat eliminiert die Darmlumenformen und beugt Rezidiven vor.

Eine **chirurgische Intervention** ist nur bei drohender Ruptur oder Perforation erforderlich. Der Leberabszess wird bei erfolgreicher Therapie im Sonogramm innerhalb von Tagen kleiner, bleibt aber als Läsion meist noch über Monate nachweisbar.

Exkurs

Invasive Parasiten

Invasive Parasiten entziehen sich dem menschlichen Immunsystem u. a. durch Tarnung, indem die Oberfläche mit menschlichen Proteinen bedeckt wird. Der »Abwurf« von Oberflächenstrukturen nach Anheften von Antikörpern verhindert bei einigen Parasiten die sonst für sie letale Komplementaktivierung. Eine Elimination gelingt daher meist nur durch den natürlichen, altersbedingten Tod der Parasiten oder durch geeignete Medikamente. Da die Parasiten erhebliche Gesundheitsstörungen verursachen können und ihre Lebenszeit von Monaten bei Spulwürmern bis zu 40 Jahren beim Pärchenegel betragen kann, sollte bei Parasitennachweis stets eine antiparasitäre Therapie erwogen werden.

17.1.2 Fakultativ pathogene und apathogene Protozoen

Neben den bekannten pathogenen Protozoen werden gelegentlich folgende weitere Einzeller in Stuhlproben nachgewiesen, über deren Behandlungsbedürftigkeit im Einzelfall entschieden werden muss.

- **Dientamoeba fragilis** kann eine eosinophile Kolitis verursachen, die durch akute oder chronische Diarrhö, abdominelle Beschwerden und labortechnisch durch eine Eosinophilie gekennzeichnet ist. Paromomycin oder Metronidazol in o. a. Dosierung werden erfolgreich in der Therapie eingesetzt.
- **Blastocystis hominis** gilt als fakultativ pathogen. Bei anhaltenden abdominellen Beschwerden kann eine Behandlung mit Paromomycin in o. a. Dosierung für 10 Tage versucht werden.
- **Balantidium coli** ist ein Darmkommensale des Hausschweins. Nach oraler Aufnahme von Zysten durch kontaminierte Nahrung verursachen diese Ziliaten eine meist asymptomatische Infektion beim Menschen. In einzelnen Fällen kann es zu einer Kolitis mit blutiger Diarrhö kommen, die mit Metronidazol oder Tetrazyklin therapiert wird.

Als apathogen werden **Entamoeba coli, E. dispar, E. hartmanni, Endolimax nana, Jodamoeba bütschlii**, und die Flagellaten **Chilomastix mesnili** und **Trichomonas hominis** angesehen, deren Nachweis häufig unter »Nachweis apathogener Amöben« zusammengefasst wird.

17.1.3 Giardiasis

Epidemiologie, Pathophysiologie

Die durch **Giardia lamblia** (syn. **G. intestinalis**, **Lamblia intestinalis**) verursachte Dünndarminfektion ist weltweit verbreitet. Der zu den Flagellaten gehörende Einzeller kommt bei vielen Tierarten vor. Die Zysten sind ausgesprochen umweltresistent und bleiben über Monate, z. B. in Gewässern, lebensfähig. Nach Ingestion exzystieren die Flagellaten im Magen und die **Trophozoiten** (Abb. 17.1) haften am Epithel des oberen Dünndarms an. Die Vermehrung durch Zweiteilung führt zu einem tapetenartigen Auskleiden des Darms mit nachfolgender Malabsorption und osmotischer Diarrhö. Im Rahmen von Epidemien wurde eine Inkubationszeit von 15–30 Tagen gefunden. Die Enzystierung, Ausscheidung und erneute fäkal-orale Übertragung komplettiert den Lebenszyklus.

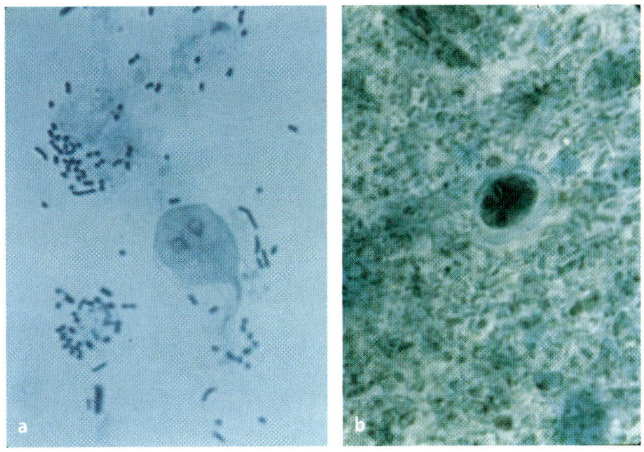

Abb. 17.1a, b Giardia intestinalis. **a** Trophozoiten, **b** Zysten

Klinik

Symptome der Giardiasis sind:

- asymptomatisches Trägertum,
- breiige, stinkende Diarrhö,
- Flatulenz und Meteorismus,
- Malabsorptionssyndrom,
- selten Fieber.

Bei chronischer Infektion stehen Gesundheitsstörungen durch die **Malabsorption** im Vordergrund, wie Eisenmangelanämie, Steatorrhö, Vitaminmangel bis hin zur Gedeihstörung und dem klinischen Bild einer Zöliakie.

Diagnose

Die Diagnose wird über den Nachweis von Giardia lamblia oder eines spezifischen Antigens in **Stuhlproben** gestellt. In Dünndarmbiopsien und im Duodenalsekret können die Trophozoiten auch nachgewiesen werden, jedoch ist diese **invasive Diagnostik** der mehrfachen Stuhluntersuchung nicht überlegen. Spezifische Antikörper im Serum haben nur epidemiologische Bedeutung.

Therapie

Die Therapie wird mit 3-mal 5 mg **Metronidazol**/kg KG pro Tag für 5–7 Tage durchgeführt. Alternativ kann bei Kindern ab dem 2. Lebensjahr das aus der Schweiz zu importierende Tinidazol als einmalige Therapie oder zweimal an zwei aufeinanderfolgenden Tagen mit jeweils 30–50 mg/kg KG (maximal 2 g/Dosis) verwendet werden. Weitere Alternativen sind die in Deutschland nicht zugelassenen, aber aus den USA importierbaren Substanzen **Furazolidon**, das ab dem 2. Lebensmonat mit 1,25–2 mg/kg KG 4-mal täglich (6–8 mg/kg KG pro Tag) dosiert über 7–10 Tage gegeben wird, und **Nitazoxanid**, das bei Kindern von 1–4 Jahren mit 2-mal 100 mg/Tag, von 4–12 Jahren mit 2-mal 200 mg/Tag und ab 13 Jahren mit 2-mal 500 mg/Tag für jeweils 3 Tage dosiert wird.

Die **Indikation** zur Therapie wird unterschiedlich beurteilt, da die Infektion als selbstlimitierend angesehen wird. Molekularbiologische Untersuchungen sprechen für eine unterschiedliche Virulenz mikroskopisch identischer Isolate, jedoch gibt es noch keine routinemäßig durchgeführte Differenzierung. Da eine chronische Infektion zu selektiver Malabsorption, z. B. von Spurenelementen wie Zink, führen kann, sollte in jedem Fall eine Sanierung überlegt werden. Da noch über Wochen abgetötete Lamblien ausgeschieden werden, deren Vitalität mithilfe der üblichen Färbemethoden nicht zu beurteilen ist, sollte der **Therapieerfolg** erst 6 Wochen später kontrolliert werden.

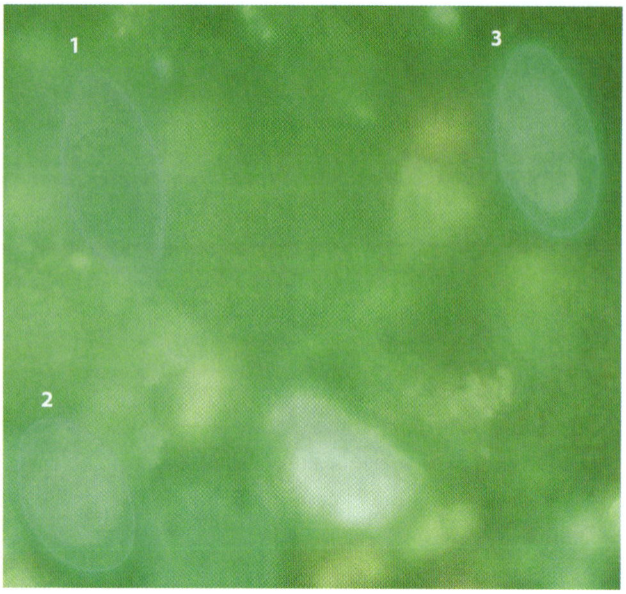

Abb. 17.2 Autofluoreszierende unsporulierte (*1*), teilweise (*2*) und komplett sporulierte (*3*) Oozysten von Cystoisospora (ehemals: Isospora) belli unter Violettanregung (405 nm) in 1000-facher Vergrößerung

> **Bei intestinalen Parasitosen sollte der Therapieerfolg stets durch neuerliche parasitologische Stuhluntersuchungen 6 Wochen später kontrolliert werden.**

17.1.4 Kryptosporidiose, Zystoisosporidiose, Mikrosporidiose

Die fäkal-oral übertragenen Darminfektionen mit den zu den Kokzidien zählenden **Cryptosporidium parvum** und **Cystoisospora** (ehemals: Isospora) **belli** verursachen bei Immungesunden üblicherweise eine selbstlimitierende Diarrhö. Bei Immunsupprimierten verursachen sie chronische Diarrhö mit Gewichtsverlust.

Die einfachen, obligat intrazellulär lebenden und Sporen bildenden Mikrosporidien, wie **Septata intestinalis** und **Enterocytozoon bieneusi** verursachen bei Patienten mit Immunsuppression unter anderem persistierende Enteritiden. Molekularbiologische Untersuchungen ergaben, dass die Mikrosporidien den Pilzen zuzuordnen sind.

▪▪ Diagnose

Während Cystoisospora belli in Duodenalsaft (Abb. 17.2) oder angereicherten Stuhlproben mit Jod angefärbt und dargestellt werden kann, sind zum Nachweis von Kryptosporidien eine modifizierte Ziehl-Neelsen-Färbung des Stuhls oder andere **Spezialfärbungen** erforderlich. Alternativ kann ein Antigennachweis im Stuhl versucht werden. Der Nachweis von Mikrosporidien im Stuhl gelingt mithilfe von Trichrom- oder Fluoreszenzfärbungen oder mittels Elektronenmikroskopie von Darmbiopsien. Sehr sensitiv und daher als Alternative anzusehen ist der Nachweis spezifischer DNA mittels PCR im Stuhl.

▪▪ Therapie

Die Zystoisosporidiose wird mit **Cotrimoxazol** therapiert, bei persistierenden Infektionen sollte eine Therapie mit **Pyrimethamin** für mindestens 6 Wochen versucht werden. Zur Therapie der Mikrosporidiose wurden Albendazol, Nitazoxanid und Fumagillin mit unterschiedlicher Effektivität eingesetzt. Eine kausale Therapie der Kryptosporidiose ist bisher nicht bekannt.

17.2 Intestinale Nematodeninfektionen

▪▪ Epidemiologie

Intestinale Infektionen mit **Fadenwürmern** (Nematoden) werden fäkal-oral oder fäkal-transkutan übertragen. Bei der **Spulwurminfektion** (Askariasis) kommt es nach Ingestion infektiöser Eier im oberen Dünndarm zur Freisetzung von Larven (Abb. 17.3), die die Darmwand durchwandern und mit dem Blutstrom in die Lunge gelangen. Beim Peitschenwurm und Madenwurm findet der gesamte Entwicklungszyklus im Darm statt (Abb. 17.3).

Ein wesentlicher Aspekt für die erfolgreiche Übertragung intestinaler Helmintheninfektionen ist die in tropischen Gebieten weit verbreitete **Geophagie**. Dieses bereits im Kindesalter beobachtete Essen von bestimmten Erdsorten ist möglicherweise ein archaischer Reflex, der durch Mangelzustände ausgelöst wird. Insbesondere Spurenelemente, wie Zink, aber auch hohe Eisenkonzentrationen werden in den bevorzugten Erdmaterialien gefunden, bei unzureichender Hygiene jedoch auch Wurmeier.

Larven sind das infektiöse Stadium bei Hakenwürmern und beim Zwergfadenwurm (Abb. 17.6). Sie leben auf dem Erdboden, penetrieren die intakte Haut und gelangen über Blut- und Lymphe in die Lunge, wo sie, wie bei der Askariasis, die Alveolenwand durchbrechen (Abb. 17.3). Dann wandern sie retrograd den Bronchialbaum hinauf, um in den Darm zu gelangen, wo sie geschlechtsreif werden und sich paaren.

▪▪ Klinik

Die Mehrzahl der intestinalen Wurminfektionen verursacht **keine Symptome**. Bei den transkutan übertragenen Hakenwurminfektionen und der Strongyloidiasis kann es am Ort der Penetration zu einer selbstlimitierenden pruriginösen und erythematösen **Dermatitis** kommen und selten zu Sekundärinfektionen. Einige Tage nach der Infektion kann die Larvenwanderung in der Lunge zu Hustenreiz mit Auswurf, asthmoiden Beschwerden, Dyspnoe und Fieber führen. Gelegentlich ist im Röntgenbild ein flüchtiges, wanderndes **Infiltrat** (Löffler-Syndrom) erkennbar. Die adulten Würmer können **abdominelle Beschwerden**, evtl. Obstipation, selten Diarrhö verursachen.

▪▪ Diagnose

Die Diagnose wird über den mikroskopischen Nachweis von Eiern oder Larven in angereicherten Stuhlproben gestellt. Bei den Hakenwurm- und Zwergfadenwurminfektionen sind Kulturen zum Larvennachweis erforderlich.

▪▪ Therapie

Die Therapie besteht aus:
- **Pyrantelembonat** 10 mg/kg KG als Einmaldosis ohne Altersbeschränkung,
- bei schwerem Befall **Pyrantelembonat** 10 mg/kg KG an 3 aufeinander folgenden Tagen oder
- bei Kindern über 2 Jahren: **Mebendazol** 2-mal 100 mg/Tag für 3 Tage.

> **Parasitäre Darminfektionen hinterlassen keine protektive Immunität, sodass Reinfektionen nur durch verbesserte Hygiene verhindert werden können.**

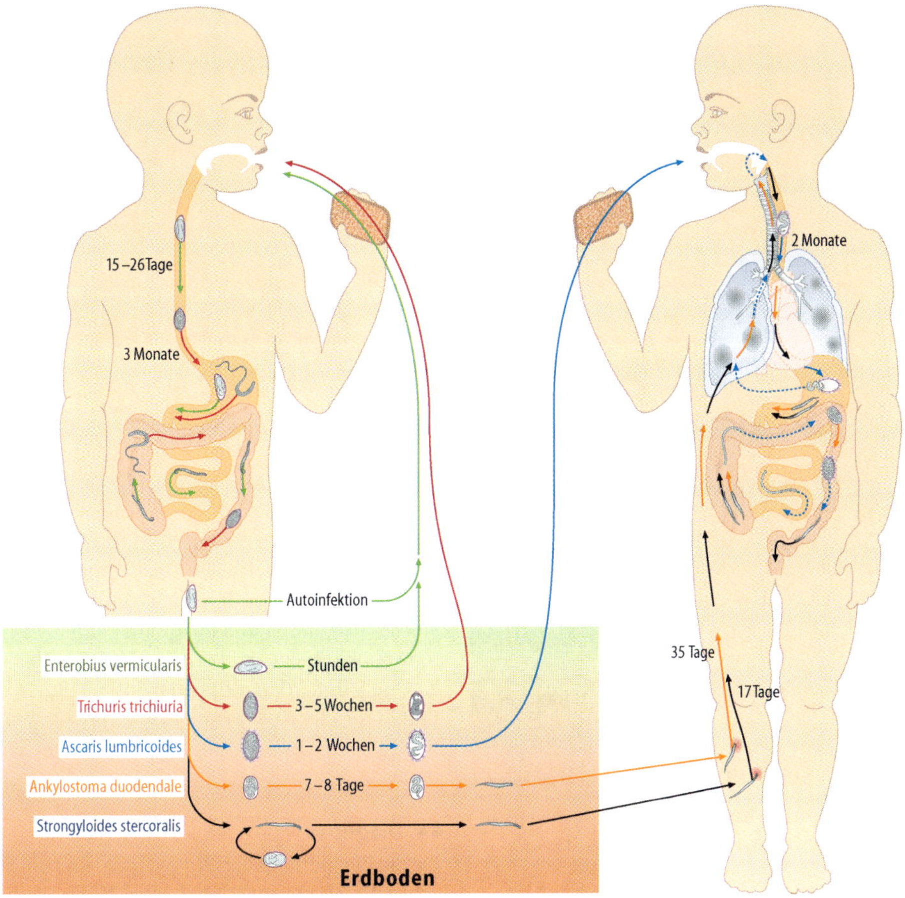

Abb. 17.3 Entwicklungszyklus intestinaler Nematoden

17.2.1 Ankylostomiasis (Hakenwurminfektion)

Epidemiologie, Pathophysiologie

Nach Angaben der Weltgesundheitsorganisation sind weltweit etwa 750 Mio. Menschen mit Hakenwürmern infiziert. **Ancylostoma duodenale** ist in Europa, Nordafrika, Indien sowie Südostasien verbreitet, **Necator americanus** in Amerika, Zentral- und Westafrika, Ozeanien und Südostasien. Die erwachsenen Hakenwürmer heften sich an der Dünndarmmukosa fest und nehmen Blut auf (0,1–0,3 ml Blut pro Tag pro Wurm). Ein adultes Weibchen kann bis zu 30.000 Eier pro Tag ablegen. Aus den mit dem Stuhl ausgeschiedenen Eiern entwickeln sich innerhalb von 5 bis 10 Tagen über mehrere Stadien bewegliche 600 μm lange Larven, die monatelang infektiös bleiben. Sie komplettieren den Infektionszyklus durch die Penetration intakter menschlicher Haut, sodass Barfußgehen auf kotkontaminiertem Boden die Infektion begünstigt. Bei ausgeprägtem Befall können **enterale Blut- und Eiweißverluste** zu Ödemen, Apathie und Herzinsuffizienz führen.

17.2.2 Askariasis

Epidemiologie, Pathophysiologie

Der Spulwurm **Ascaris lumbricoides** ist weltweit verbreitet. Die mit dem Stuhl eines Infizierten ausgeschiedenen Eier reifen nach etwa 2 Wochen in der Außenwelt zu monate- bis jahrelang infektiösen, embryonierten **Eiern** heran, die über kontaminierte Nahrungsmittel aufgenommen werden. Im oberen Dünndarm wird eine **Larve** freigesetzt, die die Darmmukosa durchdringt und mit dem Blutstrom in die Lunge gelangt, wo sie die Alveolenwand durchbricht, um retrograd über das Bronchialsystem in den Darm zu wandern. Auch adulte Spulwürmer können durch retrograde Wanderung aus dem Darm in den Rachenraum gelangen oder, insbesondere nach Therapie, peranal abgehen.

Neben der o. a. klinischen Symptomatik können folgende **Komplikationen** auftreten:
- bei massivem Befall Ileus,
- Volvulus,
- Invagination,
- Appendizitis,
- **biliäre Askariasis:** retrograd eingewanderte Larven und adulte Würmer verursachen eine Cholangitis oder Leberabszesse und die abgelegten Eier eine granulomatöse Hepatitis.

Diagnose

Die Diagnose wird über den lichtmikroskopischen **Nachweis von Wurmeiern** in angereicherten Stuhlproben gestellt. Bei Expektoration, Regurgitation oder Defäkation von Würmern kann die Diagnose anhand der Morphologie gestellt werden. Gelegentlich gelingt der sonographische Nachweis eines Spulwurmes im Dünndarm als Zufallsbefund (Abb. 17.4).

Differenzialdiagnose

Die pulmonale Symptomatik zu Beginn der Infektion und die abdominellen Beschwerden sind uncharakteristisch. Bei der biliären Askariasis müssen Bakterien-, Protozoeninfektionen und insbe-

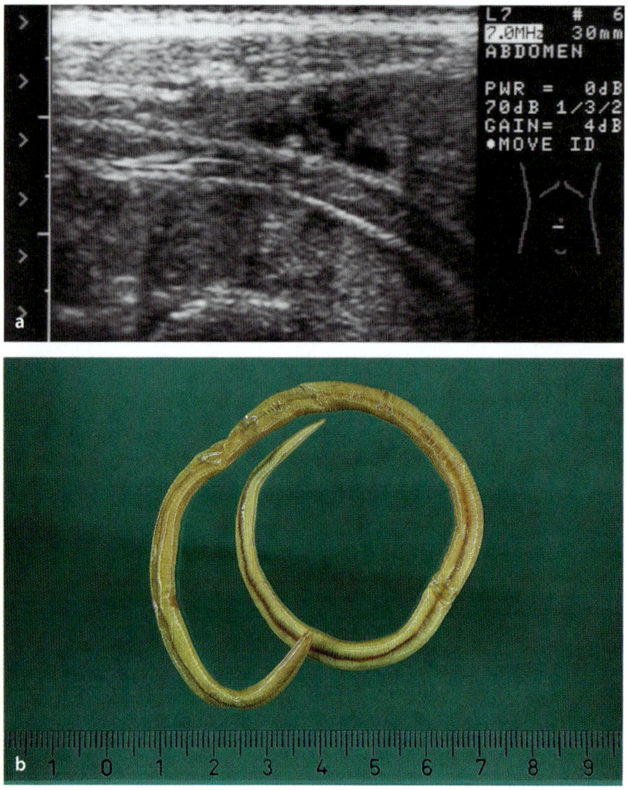

Abb. 17.4a, b Zufälliger sonographischer Nachweis eines Spulwurms im Dünndarmlumen. **b** Derselbe Wurm nach Ausscheidung unter Therapie

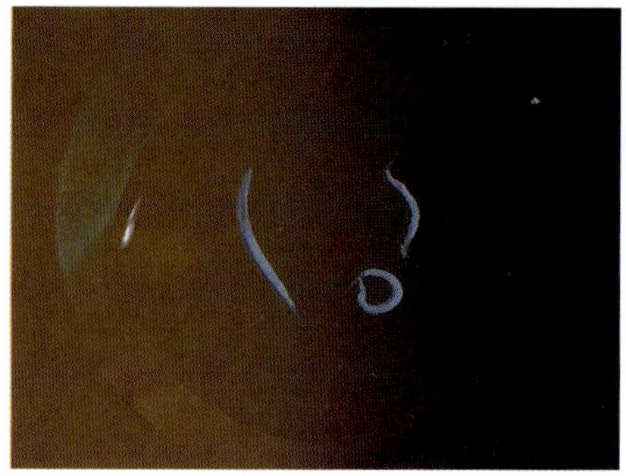

Abb. 17.5 Adulte Madenwürmer (Enterobius vermicularis)

sondere eine invasive Amöbiasis mit Auftreten eines Leberabszesses differenzialdiagnostisch berücksichtigt werden.

17.2.3 Enterobiasis (Oxyuriasis)

Epidemiologie

Die **Madenwurminfektion** (Enterobiasis) ist die häufigste Helmintheninfektion in Westeuropa und in den USA. Sie tritt bei Kindern im Kindergarten- und Schulalter auf. Gruppen- und insbesondere Familieninfektionen sind häufig.

Der gesamte Entwicklungszyklus von **Enterobius vermicularis** findet im Darm statt. Die Weibchen wandern vom Hauptaufenthaltsort Zökum aus dem Anus, wo die bis zu 15.000 unreifen Eier auf der perianalen Haut abgelegt oder durch Zerstörung des Wurmes freigesetzt werden. Durch atmosphärischen Sauerstoff angeregt, reifen die Larven in den Eiern bei Körpertemperatur innerhalb von 6 h heran. Bei geringen Temperaturen und hoher Luftfeuchtigkeit bleiben sie tagelang infektiös, verlieren ihre Infektiösität hingegen im warmen und trockenen Klima innerhalb von 2 Tagen. Die Eier werden im wesentlichen durch kontaminierte Finger übertragen, eher seltener über kontaminierte Kleidung,Bettwäsche oder eierhaltigen Staub auf Kleidern, Betten und Möbeln. Zur Autoinfektion kommt es fäkal-oral über die eigenen Hände oder durch eine retrograde Wanderung von Larven, die als Eier perianal abgelegt wurden.

Klinik

Die Infektion ist entweder asymptomatisch oder es steht ein **analer Pruritus** im Vordergrund, der insbesondere nachts auftritt. Damit können Unruhe, Schlaflosigkeit, Konzentrationsstörungen sowie Gewichtsverlust und Enuresis verbunden sein. In neueren Arbeiten werden aber auch chronische Bauchschmerzen, chronische Diarrhöen und sogar rezidivierende Abgänge von Blut bei der Oxyuriasis beschrieben. Histologisch zeigt sich häufig eine unspezifische Colitis. Sekundär können bakterielle Infektionen und ekzematöse Veränderungen der perianalen Haut auftreten.

Oxyuren können durch retrograde Wanderung in die Vagina zu einer pruriginösen **Vulvovaginitis** führen und sogar bis in die Peritonealhöhle gelangen. Letzteres ist auch über Darmperforationen, z. B. im Rahmen einer Appendizitis möglich. Abgestorbene Würmer und Eier rufen eine granulomatöse Entzündung im weiblichen Genitaltrakt, retroperitoneal und in seltenen Fällen bei Kindern auch perianal hervor.

Diagnose

Da die Eier perianal abgelegt werden, sind die üblichen parasitologischen Stuhluntersuchungen zum Nachweis ungeeignet. Vor dem morgendlichen Aufstehen und Waschen sollte ein durchsichtiger **Klebestreifen** mit der klebenden Seite auf die Haut um den Anus gedrückt, abgezogen und erneut mit der Klebeseite nach unten auf einen Objektträger geklebt werden, um ihn anschließend zu mikroskopieren. Die wiederholte Untersuchung erhöht die Sensitivität. Häufiger berichten die Eltern über die Beobachtung von kleinen weißlichen sich bewegenden Würmern im Stuhl der Kinder (Abb. 17.5).

Therapie

Zur Therapie werden 10 mg **Pyrantelembonat**/kg KG oder 100 mg **Mebendazol** oder 5 mg **Pyrviniumembonat**/kg KG als Einzeldosis 2-mal im Abstand von 14 Tagen gegeben. Asymptomatische Infektionen bei anderen Familienmitgliedern sind aufgrund der ausgeprägten Infektiösität wahrscheinlich.

> **Für eine erfolgreiche Bekämpfung der rezidivierenden Oxyuriasis ist eine antiparasitäre Therapie 3-mal im Abstand von je 2 Wochen zeitgleich bei allen im Haushalt lebenden Personen erforderlich.**

Die **Rezidivprophylaxe** umfasst mehrere Maßnahmen:
- Die Bettwäsche und die Kleidung, insbesondere Nachtwäsche, sollten im Anschluss an die Therapie gewechselt und mit gewöhnlichen Waschmitteln gewaschen werden.
- Auf Ausschütteln der Bettwäsche sollte unbedingt verzichtet werden, um den Hausstaub nicht mit infektiösen Eiern anzureichern.
- Zusätzlich sollten die Fingernägel aller Haushaltsmitglieder geschnitten und gebürstet werden.

Bei erneuten Rezidiven wird die Gabe des Anthelminthikums an alle Haushaltsmitglieder im Abstand von zwei Wochen für insgesamt

Tab. 17.1 Charakteristika intestinaler Nematodeninfektionen

Erkrankung	Ankylostomiasis	Askariasis	Enterobiasis (Oxyuriasis)	Strongyloidiasis	Trichuriasis
Erreger	Necator americanus und Ancylostoma duodenale (A. d., Hakenwurm)	Ascaris lumbricoides (Spulwurm)	Enterobius vermicularis (Madenwurm)	Strongyloides stercoralis (Zwergfadenwurm)	Trichuris trichiura (Peitschenwurm)
Wurmlänge (Durchmesser)	8–13 mm (0,5 mm)	15–35 cm (0,2–0,6 cm)	2–13 mm (0,5 mm)	2,5 mm (40–45 µm)	30–50 mm (0,5 mm)
Übertragungsweg	Fäkal-transkutan (A. d. selten auch fäkal-oral)	Fäkal-oral	Fäkal-oral	Fäkal-transkutan	Fäkal-oral
Präpatenz (Reifungszeit im Menschen)	50 Tage	60 Tage	15–26 Tage	10–28 Tage	60–90 Tage
Reifungsorte	Lunge und Darm	Lunge und Darm	Darm	Lunge und Darm	Darm
Lebensspanne adulter Würmer	Bis 5 Jahre	Bis 2 Jahre	Bis 3 Monate	Jahre (Jahrzehnte?)	Bis 3 Jahre
Ausgeschiedenes Parasitenstadium	Eier, aus denen nach 7–8 Tagen infektiöse Larven schlüpfen, selten bei A. d. Reifung der Larven im Darm	Eier, die nach 1–2 Wochen infektiös werden	Eier, die innerhalb von Stunden infektiös werden	Larven, die innerhalb von Stunden infektiös werden oder bereits infektiös sind	Eier, die nach 3–5 Wochen infektiös werden
Autoinfektion	Bei A. d. möglich	Nein	Häufig	Möglich	Nein

16 Wochen empfohlen. In besonders hartnäckigen Fällen kann die Gabe von **Albendazol** (400 mg für Erwachsene und für Kinder 15 mg/kg KG bis zur Höchstdosis von 400 mg) im Abstand von 2–3 Wochen für insgesamt 6 Monate versucht werden.

In Tab. 17.1 sind die Charakteristika verschiedener Nematodeninfektionen aufgeführt.

17.2.4 Strongyloidiasis

Grundlagen

Die Infektion mit dem Zwergfadenwurm **Strongyloides stercoralis** ist vorwiegend in den Tropen und Subtropen verbreitet. Auf dem Boden lebende infektiöse Larven penetrieren die intakte Haut, gelangen in die Lunge, reifen heran und wandern retrograd über die Atemwege in den Darm. Die Weibchen bohren sich in die Darmwand, um Eier abzulegen, aus denen rhabditiforme Larven schlüpfen. Diese wandern in das Darmlumen und werden mit dem Kot ausgeschieden (Abb. 17.6). Diese Larven können zu **infektiösen filariformen Larven** oder adulten frei lebenden Würmern heranreifen. Diese paaren sich, setzen Eier ab, aus denen Larven schlüpfen.

Da die Reifung zu infektiösen filariformen Larven auch bereits im menschlichen Darm stattfinden kann, sind Autoinfektionen und fäkal-orale Übertragungen von Mensch zu Mensch möglich. Ebenso können die filariformen Larven sowohl Haut als auch Schleimhaut penetrieren, sodass es zu einer disseminierten Erkrankung mit ektopen Larven kommen kann, was insbesondere bei Immunsupprimierten beobachtet wird. Dieses als **Hyperinfektionssyndrom** bezeichnete allergische Krankheitsbild kann tödlich verlaufen.

Klinik

Die typische Symptomatik der intestinalen Strongyloidiasis besteht aus **Urtikaria, Diarrhö und Bauchschmerzen**. Die initiale Hautpenetration kann zu einer lokalen Dermatitis führen, ebenso wie die

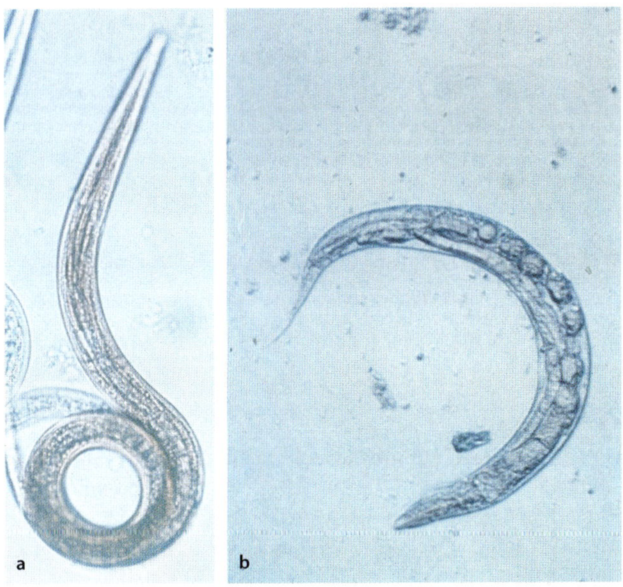

a b

Abb. 17.6a, b Infektiöse Larven. **a** Hakenwürmer. **b** Strongyloides stercoralis

perianale Hautinvasion ausgeschiedener Larven (**Larva currens**). Die Lungendurchwanderung kann das klinische Bild einer **eosinophilen Pneumonie** verursachen und gelegentlich führen aberrante Larven in anderen Organen zu einer klinischen Symptomatik. Das invasive Stadium kann eine generalisierte allergische Reaktion mit ausgeprägter Eosinophilie verursachen.

Diagnose

Die Diagnose der intestinalen Strongyloidiasis wird über den **Nachweis von Larven** im Duodenalsaft, in angereicherten Stuhlproben oder in der Stuhlkultur geführt. Typisch ist eine **ausgeprägte Eosinophilie**. Beim Hyperinfektionssyndrom gelingt der Larvennach-

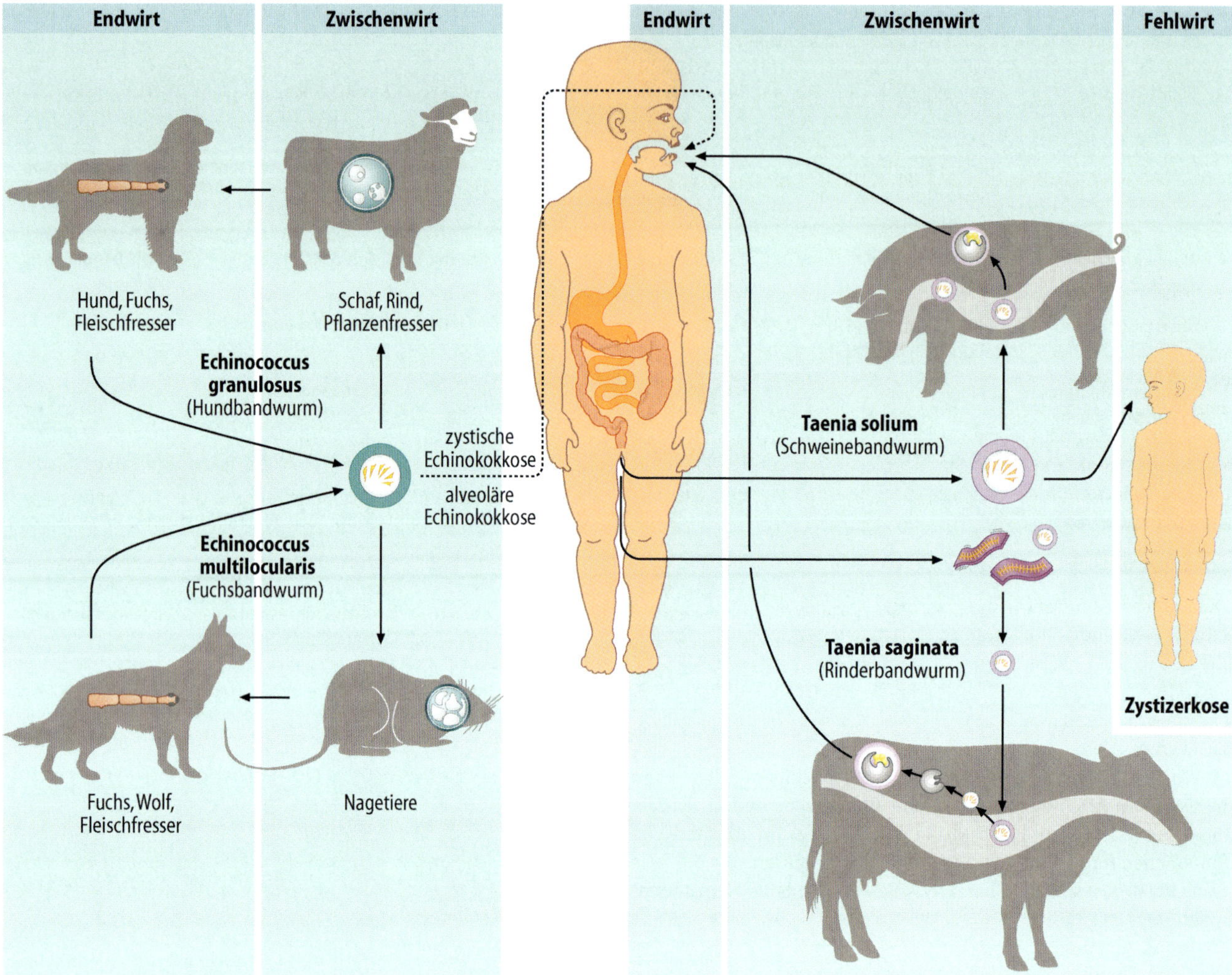

Abb. 17.7 Entwicklungszyklen humanpathogener Zestoden (Bandwürmer)

weis gelegentlich aus dem Sputum oder bei ZNS-Befall auch aus dem Liquor.

▪▪ Therapie

Die Therapie wird mit **Albendazol** in einer Dosierung von 2-mal 7,5 mg/kg KG/Tag für 7 Tage durchgeführt. Die Anwendung bei Kindern unter 6 Jahren ist wegen fehlender Erfahrung beschränkt. Alternativ 150–200 μg Ivermectin/kg KG, das in Deutschland nicht zugelassen ist.

17.2.5 Trichuriasis

▪▪ Epidemiologie, Pathophysiologie

Der Peitschenwurm **Trichuris trichiura** ist mit geschätzten 500 Mio. Infizierten weltweit ein häufiger Darmparasit, der bevorzugt das Mukosaepithel im Zökumbereich invadiert. Bei ausgeprägtem Befall sind Jejunum und Kolon ebenfalls besiedelt. Ein Weibchen produziert pro Tag etwa 20.000 Eier, die 3–5 Wochen nach Ausscheidung infektiös werden.

▪▪ Klinik

Die Symptomatik ist abhängig von der Anzahl der Parasiten. Bei starkem Befall werden Bauchschmerzen, blutig schleimige Diarrhö und häufig ein Analprolaps beobachtet. Bevorzugt tritt dieses »**Trichuris-Dysenterie-Syndrom**« bei 2- bis 10-Jährigen auf. Die Kolitis und Jejunitis können zur Eisenmangelanämie, Hypoproteinämie und Wachstumsretardierung führen. Eine Therapie mit 2 × 100 mg Mebendazol für 3 Tage erzielt Heilungsraten von 90–100%.

17.3 Taeniasis und Hymenolepiasis

▪▪ Epidemiologie, Pathophysiologie

Der Mensch ist Endwirt und Reservoir der weltweit verbreiteten Rinder- (**Taenia saginata**) und Schweinebandwürmer (**T. solium**).

Nach Ingestion von finnenhaltigem Schweine- oder Rindfleisch stülpt sich die Kopfanlage aus der Zyste und saugt sich an der jejunalen Mukosa fest (▫ Abb. 17.7). In 8–12 Wochen reift der Bandwurm heran, der aus dem Skolex (Kopf), wenigen Halssegmenten und hunderten identischen, einige Zentimeter langen Gliedern, den Proglottiden, besteht. Diese beinhalten Uteri mit bis zu 60.000 infektiösen Eiern. Die aus 800–1000 Proglottiden bestehenden **Schweinebandwürmer** werden bis zu 3 m, der **Rinderbandwurm** mit 1000–2000 Gliedern bis zu 12 m lang. Ihre Lebensspanne kann bis zu 25 Jahre betragen. Mit Faezes ausgeschieden werden Eier und bewegliche Proglottiden, aus denen dann infektiöse Eier freigesetzt werden. Nach Ingestion durch Rinder oder Schweine wird aus den Eiern ein Embryo freigesetzt, der die Darmwand penetriert und mit dem Blutstrom bevorzugt in die Muskulatur transportiert wird. Dort bildet er eine Zyste mit Kopfanlagen aus, die als Finne bezeichnet wird.

Der Zwergbandwurm **Hymenolepis nana** wird fäkal-oral als Schmierinfektion von Mensch zu Mensch oder über kontaminierte Nahrungsmittel übertragen, selten durch das Verschlucken infizierter Zwischenträger (Flöhe, Käfer). Im Gegensatz zur Taeniasis läuft der gesamte Entwicklungszyklus in einem Wirt ab. Die aus den Eiern schlüpfende Hakenlarve (Onkosphäre) reift in der Darmmukosa zu einem Zystizerkoid, das nach 5–6 Tagen wieder ins Darmlumen wandert. Der Skolex stülpt sich dann hervor. In 2–3 Wochen wächst der adulte 2–6 cm lange, 0,8 mm durchmessende und aus bis zu 200 Proglottiden bestehende Wurm heran. Jede reife Proglottide beinhaltet 80–200 infektiöse Eier. Wie bei der Taenia-solium-Infektion kann es durch die Ausscheidung infektiöser Eier zur Autoinfektion kommen. Betroffen sind insbesondere Kinder in tropischen und subtropischen Ländern.

▪▪ Klinik

Die Mehrheit der Bandwurmträger ist asymptomatisch. **Unspezifische Symptome** wie abdominelle Beschwerden, Übelkeit, Schwächegefühl, Gewichtsverlust, selten gesteigerter Appetit, Obstipation und Diarrhö oder analer Pruritus können auftreten. Eine hohe Parasitenzahl kann durch die Gewebsinvasion bei der Hymenolepiasis zu einer ausgeprägten **Enteritis** führen.

▪▪ Komplikationen

Eine Komplikation der Taenia-solium-Infektion ist die Autoinfektion oder Schmierinfektion von Mensch zu Mensch mit infektiösen Eiern, aus denen gewebsinvasive Hakenlarven im oberen Dünndarm freigesetzt werden. Diese führen, wie sonst beim Zwischenwirt, zu Finnen in der Haut und im Gehirn, seltener in anderen Organen. Diese durch die Larven (Zystizerken) verursachte **Zystizerkose** führt am häufigsten zu subkutanen Knoten ohne wesentlichen Krankheitswert. Der Befall des ZNS, die **Neurozystizerkose**, verursacht in Abhängigkeit von der Lokalisation neurologische Ausfälle und insbesondere Krampfanfälle. Ursache für die neurologische Symptomatik ist die durch das Absterben der Larven verursachte ausgeprägte Entzündungsreaktion.

▪▪ Diagnose

Die Diagnose des intestinalen Befalls wird über den Nachweis von Eiern oder Proglottiden im Stuhl gestellt. Die Zystizerkose wird über den Nachweis **spezifischer Antikörper** diagnostiziert, jedoch kommt es insbesondere bei verkalkten Zysten im ZNS auch zu negativen immundiagnostischen Befunden. In der Computer- und Kernspintomographie kommen die Zysten zur Darstellung. Bei der Hälfte der Patienten ist im Liquor eine geringe lymphozytäre Pleozytose nachweisbar.

▪▪ Therapie

Zur Therapie wird die jeweils einmalige Gabe von 10 mg **Praziquantel**/kg KG bei der Taeniasis und 25 mg/kg KG bei der Hymenolepiasis empfohlen. Alternativ kommt **Niclosamid** in Betracht, das jedoch nur auf die adulten Würmer wirkt, sodass die Therapie bei der Hymenolepiasis über 7 Tage durchgeführt und nach 3 Wochen wiederholt werden muss. Bei Kindern mit Obstipation sollten vor Therapiebeginn **Laxanzien** gegeben werden, um ein längeres Verweilen abgestorbener Schweinebandwürmer, das Freisetzen infektiöser Eier und damit eine mögliche Zystizerkose zu verhindern.

Zur Therapie der **Neurozystizerkose** wird in erster Linie **Albendazol** (15 mg/kg KG/Tag verteilt auf 2 Dosen) für 7–14 Tage empfohlen, alternativ 50 mg **Praziquantel**/kg KG/Tag für 15 Tage. Da die erfolgreiche Therapie zur Exazerbation der Entzündung und damit der Symptomatik führen kann, wird die gleichzeitige Kortisontherapie angeraten.

> **Bei bereits beobachteten Krampfanfällen ist eine antikonvulsive Prophylaxe erforderlich.**

17.4 Echinokokkose

▪▪ Epidemiologie, Pathophysiologie

Die Infektion mit Larven des nur 3–6 mm langen Hundebandwurmes, **Echinococcus granulosus**, führt beim Menschen zur **Hydatidenkrankheit**, die auch als **zystische Echinokokkose** bezeichnet wird und weltweit verbreitet ist.

Die Larven des 3 mm langen Fuchsbandwurmes **Echinococcus multilocularis** verursachen beim Menschen die **alveoläre Echinokokkose**, die in Mitteleuropa (Süddeutschland, Tirol), Asien (GUS-Staaten, China) und Nordamerika (Kanada, Alaska) endemisch ist. Der Mensch ist ein Fehlwirt, der durch die zufällige orale Aufnahme von Wurmeiern infiziert wird (▣ Abb. 17.7). Nach Monaten bis Jahren bilden sich bei nur wenigen der infizierten Menschen **Zysten** bevorzugt in der Leber aus, bei der zystischen Echinokokkose auch in der Lunge, seltener in Niere, Gehirn und Knochen. Die Larven des Hundebandwurms induzieren eine einzelne nach innen wachsende, das gesunde Gewebe verdrängende Zyste mit vielen Kopfanlagen (endogene Sprossung). Bei der alveolären Echinokokkose kommt es zur exogenen Sprossung, d. h. die aus dem Keimepithel der Larve wachsenden Tochterzysten lagern sich außen an, sodass ein **infiltrierender, destruierender Prozess** mit multiplen kleinen Zysten entsteht.

▪▪ Klinik

Die klinische Symptomatik ist abhängig von der Lokalisation und Größe der Zysten. **Leberzysten** sind häufig ein sonographischer Zufallsbefund. Nur etwa die 1/2 der Patienten beklagt abdominelle Symptome, Leberschmerzen oder entwickelt sogar einen Verschlussikterus. **Knochenzysten** führen frühzeitig durch eine Reizung des Periost zu Beschwerden, während **Lungenzysten** meist symptomlos sind. Differenzialdiagnostisch kommen dysontogenetische Zysten und Tumoren in Betracht.

▪▪ Diagnose

Die Diagnose wird über den Nachweis **spezifischer Antikörper** im Serum gestellt. Bei etwa 6–10% der Infizierten, insbesondere bei ausgeprägter Verkalkung der Zysten, ist die Immundiagnostik negativ. Die Diagnose kann über die **Zystenpunktion** mit mikroskopischem Nachweis von Kopfanlagen (Skolices) gesichert werden.

> **Cave**
> **Eine Punktion von Leberzysten ist ohne Medikamentenschutz kontraindiziert, da es zur Zystenruptur und Aussaat des Keimepithels mit nachfolgender Metastasierung und Anaphylaxie kommen kann.**

Bei der zystischen Echinokokkose werden Skolices häufig nachgewiesen, bei der alveolären Echinokokkose fast nie.

▪▪ Therapie

Zur Therapie wird in erster Linie **Albendazol** in einer Dosierung von 2-mal 7,5 mg/kg KG/Tag (bis 2-mal 400 mg/Tag) oder **Mebendazol**

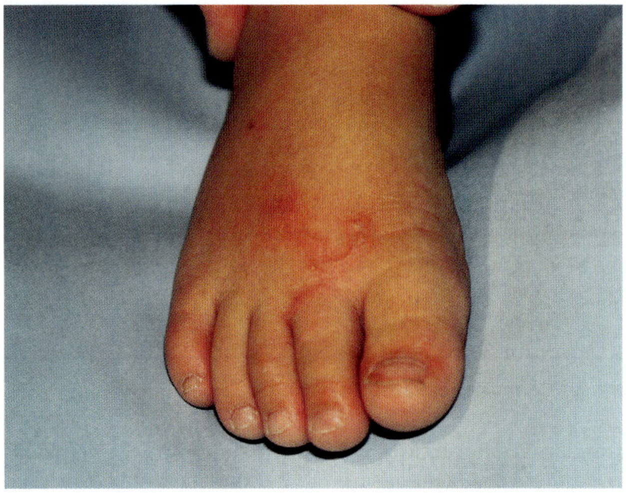

Abb. 17.8 Larva migrans cutanea am Fußrücken eines 2-Jährigen nach Strandurlaub in der Karibik

3-mal 20 mg/kg KG/Tag (Kontrollen der Serumkonzentration erforderlich) eingesetzt. Bei der zystischen Echinokokkose kommt je nach Aktivitätsstadium und Lokalisation der Zyste eine Operation unter Albendazolgabe oder zunächst die alleinige medikamentöse 3- bis 6-monatige Therapie in Betracht, die erst bei fehlenden Zeichen der Rückbildung ggf. durch eine Operation ergänzt wird.

Zystenpunktion Unter bestimmten Voraussetzungen kann bei der zystischen Echinokokkose das so genannte **PAIR-Verfahren** erwogen werden, bei dem die Zyste unter sonographischer Kontrolle **p**unktiert, der Inhalt **a**spiriert, 1/3 des Volumens in Form von Alkohol oder hochprozentiger Natriumchloridlösung **i**nstilliert und etwa 30 min belassen wird, um dann **r**easpiriert zu werden.

Bei der **alveolären Echinokokkose** ist eine **lebenslange Therapie** mit Albendazol oder Mebendazol erforderlich. Sofern von der Lokalisation möglich, stellt die radikale Operation die Therapie der Wahl dar. Die kumulative Letalität der unbehandelten Erkrankung beträgt 40–70% nach 5 Jahren.

Prophylaxe

Die regelmäßige **Entwurmung der Hunde** ist eine geeignete Prophylaxe der zystischen Echinokokkose. Risikofaktoren für eine alveoläre Echinokokkose sind landwirtschaftliche Aktivitäten, wie Heuen, insbesondere entlang von Wasserläufen. Hingegen stellte in allen epidemiologischen Studien in Europa der gezielt erfragte Verzehr von Waldbeeren kein Risiko dar!

17.5 Kutane Larva migrans

Die Infektion mit den Larven der bei Katzen und Hunden verbreiteten Hakenwürmer **Ancylostoma brasiliensis** und **A. caninum** führt bei Menschen zum **Hautmaulwurf**.

Klinik

Die serpiginöse, erhabene, rötliche und insbesondere stark juckende Hauteffloreszenz kennzeichnet den Irrweg der Larve, die nicht in tiefere Hautschichten vordringen kann (Abb. 17.8). Nach Kontakt mit Katzen- oder Hundekot kontaminierten Böden, bevorzugt Sandstrand, kommt es nach Tagen bis Wochen zu diesem Krankheitsbild, das spontan nach Monaten ausheilt. Die Diagnose kann meist anhand der Anamnese und des Befundes gestellt werden.

Therapie

Zur Therapie wird die 2-mal tägliche Applikation von 10–15% **Tiabendazol- oder Albendazolsalbe** für 1 Woche empfohlen, bei ausgeprägtem Befall zusätzlich die, einmalige, orale Gabe von 150–200 μg **Ivermectin**/kg KG. In der Literatur wird eine lokale Therapie mit Kältesprays angegeben, die jedoch die Gefahr von Erfrierungen insbesondere bei Kleinkindern birgt. Operative Extraktionsversuche sind obsolet, da die mikroskopisch kleinen Larven meist nicht gefunden und extrahiert werden können.

Da **differenzialdiagnostisch**, insbesondere bei Lokalisation am Gesäß, eine **Larva currens** (Abb. 17.9), verursacht durch Strongyloidiasis stercoralis, und eine Infektion mit humanpathogenen Hakenwurmlarven in Betracht kommen, sollten vorsorglich parasitologische Stuhluntersuchungen durchgeführt werden.

17.6 Toxokariasis (Larva migrans visceralis)

Epidemiologie

Nach Ingestion von Eiern der Hunde- und Katzenspulwürmer **Toxocara canis** und **T. cati** durch kontaminierte Nahrung, Erde oder Wasser kommt es zur Freisetzung der Larven, die die Darmwand durchwandern. Im Gegensatz zu den Larven von A. lumbricoides gelangen sie nicht in die Lunge, sondern »wandern in den Eingeweiden«, können sich in jedem Organ, u. a. auch im Auge festsetzen und zu einem **eosinophilen Granulom** führen.

Klinik

Die Symptomatik ist abhängig von der Lokalisation und reicht von unspezifischen Allgemeinsymptomen und Bauchschmerzen bis zur Sehbeeinträchtigung bei **Augenbefall** und zentralnervösen Störungen.

Diagnose

Typisch für die Toxokariasis sind eine **Eosinophilie** und nachweisbare spezifische **Antikörper**. Aufgrund möglicher kreuzreagierender Antikörper gegen andere Nematodenantigene und gelegentlich fehlender Eosinophilie ist der sichere Nachweis selten möglich.

Therapie

Zur Therapie wird **Albendazol** in einer Dosierung von 15 mg/kg KG pro Tag für 4 Wochen empfohlen.

> **Cave**
> **Ein Augenbefall sollte stets vor Therapiebeginn ausgeschlossen werden, da andernfalls Kortison zur Vermeidung einer ausgeprägten Entzündungsreaktion zusätzlich zu geben ist.**

17.7 Toxoplasmose

Epidemiologie

Die durch das Protozoon **Toxoplasma gondii** verursachte Toxoplasmose ist weltweit verbreitet. Endwirt ist die nichtimmune Katze, in deren Darm die geschlechtliche Vermehrung stattfindet. Die Katze scheidet für mehrere Wochen **Oozysten** aus, die erst nach 1–2 Tagen an der Außenwelt infektiös werden und es monatelang bleiben. Nach Ingestion werden Sporozysten freigesetzt, die die

17

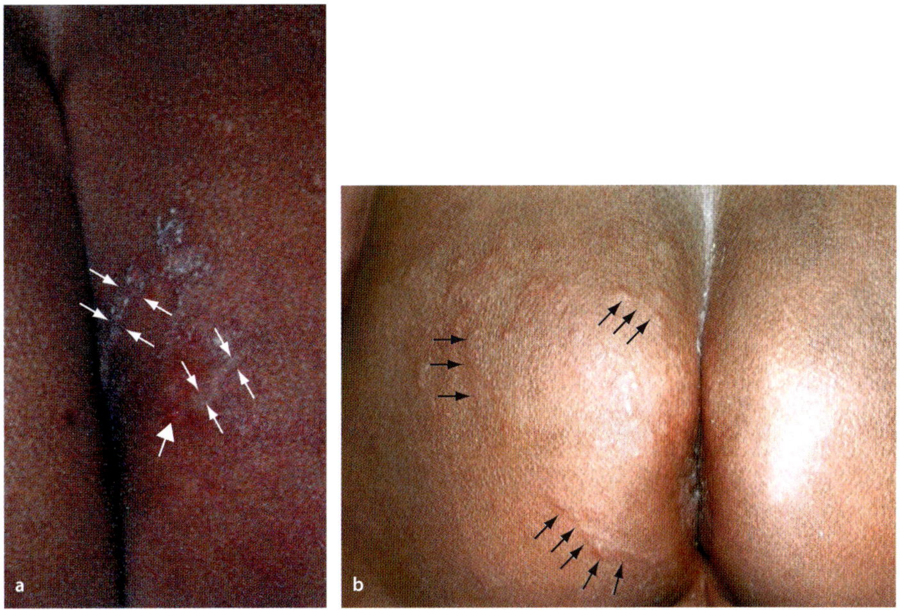

◻ Abb. 17.9a, b Perianale Larva currens bei kulturell nachgewiesener intestinaler Strongyloidiasis. **a** Bei einem 3-Jährigen zeigen sich nach Aufenthalt in Ghana strichförmige erhabene Effloreszenzen (*Pfeile*), initial besteht häufig ein Bläschen, aus dem sich dann seröse Flüssigkeit entleert (*dicker Pfeil*). **a** Bei einem 18 Monate alten nepalesischen Mädchen finden sich multiple erythematöse erhabene Läsionen (*Pfeile*)

Darmwand durchwandern und in jeglichem Gewebe Zysten hervorbringen können. Der Mensch infiziert sich durch die Ingestion, möglicherweise auch Inhalation der Oozysten über mit Katzenkot kontaminierte Erde oder Nahrungsmittel. Die Infektion kann durch Ingestion von Zysten in unzureichend erhitztem Fleisch von Pflanzenfressern (Schweine-, Schaf-, selten Rindfleisch) oder diaplazentar übertragen werden.

Die **Infektionsrate** Erwachsener variiert zwischen 10–90% in Abhängigkeit von Ernährungsgewohnheiten und Katzenkontakt. In Deutschland entspricht die Prävalenz in etwa dem Alter, d. h. etwa 10% der 10-Jährigen sind infiziert.

▪▪ Klinik

Die Mehrzahl der erworbenen Infektionen verläuft asymptomatisch. Selten tritt ein **mononukleoseartiges Krankheitsbild** mit Fieber, Abgeschlagenheit, Myalgien, zervikaler oder generalisierter Lymphadenopathie und Hepatosplenomegalie auf.

Es wird von einer lebenslangen Persistenz des Erregers in Zysten ausgegangen, die bei **Immunsuppression** zu einem Rezidiv oder zu einer **Reaktivierung** führen können. Bei der HIV-Infektion kommt es typischerweise zu einer **Toxoplasma-gondii-Enzephalitis**, verursacht durch eine intrazerebral gelegene Zyste, während bei Immunsupprimierten anderer Genese eine **disseminierte Infektion** durch die Reaktivierung von Zysten in Muskulatur, Niere oder anderen Körpergeweben entsteht. Symptome sind Krampfanfälle und neurologische Störungen bei der Enzephalitis, während Fieber und eine generalisierte Erkrankung bei der disseminierten Toxoplasmose im Vordergrund stehen.

▪▪ Diagnose

Die Diagnose der postnatal erworbenen Toxoplasmose gelingt über den Nachweis **spezifischer Antikörper**.

Beim HIV-Infizierten ist der Nachweis einer oder weniger **intrazerebraler hypodenser Areale** mit Kontrastmittelenhancement im Computertomogramm verdächtig, insbesondere wenn eine ausgeprägte Immunsuppression von typischerweise weniger als 100 CD4-positiven T-Lymphozyten vorliegt. Die Besserung unter Therapie bestätigt retrospektiv die Diagnose. Bei anderen Immunsupprimierten kann der Erregernachweis mittels Mikroskopie, Kultur oder Tierversuch sowie der DNA-Nachweis mittels PCR aus Gewebe, Blut oder Bronchiallavage bei Pneumonie versucht werden.

▪▪ Therapie

Eine Therapie ist bei der erworbenen Toxoplasmose meist nicht erforderlich. Zur Therapie der reaktivierten Toxoplasmose wird eine Kombination aus **Pyrimethamin** und **Sulfadiazin** für 6 Wochen empfohlen sowie zusätzlich die Gabe von **Folinsäure**. Bei HIV-Infizierten schließt sich eine lebenslange Prophylaxe mit Pyrimethamin oder Cotrimoxazol an.

17.7.1 Konnatale Toxoplasmose

▪▪ Epidemiologie

Die Häufigkeit der konnatalen Toxoplasmose korreliert mit dem Schwangerschaftsalter bei Infektion, während die Schwere der kindlichen Erkrankung damit negativ korreliert. Es werden weniger als 10% der Embryos bei Erstinfektion der Schwangeren in den ersten 8 Schwangerschaftswochen (SSW), aber etwa 50% der Feten bei Infektion ab der 30. SSW und mehr als 80% bei Infektion ab der 36. SSW infiziert. Intrakranielle Läsionen (typischerweise Verkalkungen) werden bei 40% der Kinder von Müttern mit Erstinfektion im ersten Trimenon beobachtet, aber bei weniger als 10% bei Infektion ab der 30. SSW mit sinkendem Prozentsatz bei noch späterer maternaler Infektion. Das Risiko für Augenveränderungen beträgt unabhängig vom Zeitpunkt der Infektion gleichbleibend 20–30%. Diese können auch erst nach Jahren auftreten, bestehen meist aus narbigen Veränderungen in der Netzhautperipherie und führen nur selten zu einer deutlichen Visusbeeinträchtigung. Pro Jahr werden etwa 20 Fälle von konnataler Toxoplasmose dem Robert-Koch-Institut gemeldet.

Klinik

Die Infektion in der frühen Schwangerschaft führt zu der klassischen **Trias** der konnatalen Toxoplasmose bestehend aus
- Hydrozephalus,
- intrazerebrale Verkalkungen,
- Chorioretinitis.

Weitere Symptome sind intrauterine Wachstumsverzögerung, Anophthalmie, Mikrozephalus, Hepatosplenomegalie, Thrombozytopenie und ein sepsisartiges Krankheitsbild mit Purpura und Ikterus bei Geburt. Insbesondere bei Infektion im letzten Schwangerschaftstrimenon sind bei Geburt häufig keinerlei Symptome nachweisbar.

Diagnose

Die intrauterine Infektion wird über den Nachweis spezifischer IgA- oder IgM-Antikörper im Serum des Kindes diagnostiziert. Ebenfalls versucht werden kann der Erregernachweis mittels Kultur und/oder Tierversuch sowie indirekt über die Amplifikation spezifischer DNA (PCR) aus dem (fetalen) Blut und ggf. Liquor.

Therapie

Bei symptomatischer Infektion bei Geburt wird vorsorglich eine Therapie mit **Pyrimethamin**, 1 mg/kg KG pro Tag und **Sulfadiazin** (50-)100 mg/kg KG aufgeteilt in 2 Gaben pro Tag für mindestens 6 und bis zu 12 Monaten durchgeführt. Bei Nebenwirkungen wird ein Wechsel von 4 Wochen Therapie und 4 Wochen Therapiepause für 12 Monate durchgeführt. Zur Prävention eines Folsäuremangels werden zusätzlich 2-mal pro Woche 5 mg **Folinsäure** während der Therapie gegeben. In mehreren europäischen Studien konnte nicht nachgewiesen werden, dass diese Therapie unabhängig von der Dauer (4 Wochen bis zu 12 Monate) einen Einfluss auf die Ausbildung von Symptomen der konnatalen Toxoplasmose hatte. Die Gabe von Antiparasitika wirkt auf die schnell proliferierenden Tachyzoiten, die sich bei Erstinfektion innerhalb von 14 Tagen in lebenslang persistierende Bradyzoiten-haltige Zysten umwandeln. Aus letzteren können bei Abwehrschwäche jederzeit Tachyzoiten entstehen, die an anderer Stelle eine Entzündung verursachen. Die Bradyzoiten können jedoch nicht eliminiert werden. Daher kann bei asymptomatischer konnataler Toxoplasmose auch auf die Medikamentengabe verzichtet werden. Unabhängig davon sollten zunächst vierteljährlich, ab 3. Lebensjahr halbjährlich, ab Schulalter jährliche augenärztliche Kontrollen durchgeführt werden. Bei Auftreten von Augenveränderungen im Sinne einer reaktivierten Toxoplasmose ist ebenso wie bei Auftreten von Symptomen eine antiparasitäre Therapie in o. a. Dosierung für 4–6 Wochen durchzuführen.

17.8 Trichinose

Grundlagen

Durch die Fleischbeschau ist die weltweit vorkommende Infektion mit dem Fadenwurm **Trichinella spiralis** selten geworden. Beim Verzehr von rohem oder unzureichend gegartem Schweine- oder Wildschweinfleisch werden die Larven der Trichinen aufgenommen, die im Dünndarm heranreifen. Etwa 4–7 Tage später beginnen die Weibchen des nur 4 mm langen Wurms mit der Ablage von Larven. Dazu durchbohren sie die Darmmukosa und setzen Larven frei, die über den Blutstrom in alle Gewebe gelangen, aber nur in der quer gestreiften Muskulatur enzystieren. Sie bleiben jahrelang vital, obwohl es zur Fibrose und Verkalkung der Larven in der Muskulatur kommt.

Klinik

Die Symptomatik ist insbesondere von der Anzahl aufgenommener Parasiten abhängig. Die adulten Würmer und die Larvenfreisetzung führen zu einer **eosinophilen Darmentzündung** und zu **Diarrhö**. Die etwa 1 Woche nach Infektion auftretende Larvenwanderung verursacht eine ausgeprägte Entzündungsreaktion und eine **Eosinophilie**. Die enzystierenden Larven verursachen durch die Entzündungsreaktion starke **Muskelschmerzen**. Dazu können Fieber, Gesichtsödeme, Konjunktivitis, Exantheme und in Abhängigkeit von dem Ausmaß der pulmonalen, kardialen und zentralnervösen Beteiligung auch weitere **organspezifische Störungen** auftreten.

Diagnose

Die Diagnose wird über den seltenen Nachweis von Larven im gefilterten peripheren Blut versucht. Sie kann durch **Muskelbiopsien** gesichert werden. Die Eosinophilie und der Anstieg der Kreatininkinase geben Hinweise. In der 2.–3. Krankheitswoche werden spezifische Antikörper nachweisbar. Typischerweise werden Gruppenerkrankungen beobachtet.

Therapie

Zur Therapie werden **Albendazol** 2-mal 7,5 mg/kg KG/Tag oder **Mebendazol** 3-mal 20 mg/kg KG/Tag (max. 1500 mg/Tag) für 14 Tage eingesetzt. Bei schwerer Erkrankung wird initial zusätzlich Kortison empfohlen.

Prophylaxe

Eine Prophylaxe ist durch die Trichinenschau und durch mindestens 3-wöchiges Einfrieren bei mindestens –15°C möglich.

17.9 Epizoonosen

Das typische Symptom aller Epizoonosen, mit Ausnahme des Zeckenbefalls, ist der Juckreiz. Durch Kratzen eingebrachte Bakterien können zu Sekundärinfektionen führen.

17.9.1 Flöhe

Nach Stichen von Katzen-, Hunde- oder Menschenflöhen (**Pulex irritans**) kommt es zu pruriginösen, urtikariellen Papeln oder Blasen, die typischerweise in Gruppen angeordnet sind oder dem Verlauf eines Blutgefäßes folgen. Zur symptomatischen **Therapie** werden lokal oder systemisch Kortison eingesetzt. Sekundärinfektionen müssen ausgeschlossen oder mit Antibiotika behandelt werden. Je nach Ursprung ist die Behandlung der Haustiere oder das Sprühen von Insektiziden im Haushalt erforderlich.

Die Weibchen des in warmen Ländern weit verbreiteten Sandflohs (**Tunga penetrans**, Tungiasis) graben sich nach der Befruchtung in die weiche Haut, insbesondere der Zehenzwischenräume und unter den Nägeln, ein, um Blut zu saugen. Das Hinterende mit Genital- und Atemöffnung ragt heraus, erkennbar an einer zentralen Öffnung des prall-elastischen, erbsgroßen, meist juckenden und druckschmerzhaften Hautknötchens. Eine Entfernung unter aseptischen Bedingungen ist erforderlich.

17.9.2 Läuse (Pedikulose)

- Die Kopflaus (**Pediculus capitis**) saugt nur im Kopfbereich und klebt ihre 1 mm langen grauweißen Eier (Nissen) an die Haare unmittelbar an der Kopfhaut. Die Pediculosis capitis

wird durch Kontakt von Haar zu Haar übertragen. Eine Übertragung durch Gegenstände wie Kopfkissen, Mützen und Kämme kann nicht gänzlich ausgeschlossen werden, ist in Studien jedoch eine Rarität und hat epidemiologisch für die Ausbreitung keinerlei Bedeutung.
- Die Kleiderlaus (**Pediculus humanus**) sitzt der Kleidung an und spart Kopf- und Genitalregion aus. Zur Übertragung kommt es durch engen Körperkontakt oder gemeinsame Benutzung von Kleidung.
- Die Filzlaus (**Pthirus pubis**) befällt ausschließlich die Anogenitalregion und wird vor allem beim Geschlechtsverkehr, aber auch durch gemeinsame Benutzung von Bettwäsche, Kleidung und Badetüchern übertragen.

Die **Therapie** wird mit Permethrin- oder anderen **Pyrethroidlösungen**, alternativ mit Dimeticon-haltigen Präparaten durchgeführt. Letztere verursachen über eine Störung der Lipidhülle der Insekten eine letale Störung des Wasserhaushaltes. Zur Entfernung von Nissen und Läusen werden die Haare mit Wasser oder Haarspülung angefeuchtet und dann mit einem metallenen Kamm mit engstehenden Zähnen ausgekämmt. Bei Kleider- und Filzlausbefall ist eine Reinigung der Wäsche durch Auskochen oder Desinfektion erforderlich.

17.9.3 Milben

Der Befall mit Tier- oder Grasmilben kann zu ausgeprägtem Juckreiz führen und eine symptomatische Therapie erforderlich machen, jedoch ist eine antiparasitäre Therapie nicht erforderlich.

Diese ist jedoch bei der **Skabies**, dem Befall mit der nur beim Menschen vorkommenden Krätzemilbe (**Sarcoptis scabiei**), erforderlich. Enger Kontakt führt zur Übertragung, seltener gemeinsame Benutzung von Kleidung und Bettwäsche, da die Milben nur 2 Tage ohne Menschenkontakt überleben. Die weiblichen 0,3–0,4 mm langen Krätzemilben graben bis zu 10 mm lange Gänge in die Haut, um ihre Eier abzulegen. Aus ihnen schlüpfen nach 3–5 Tagen Larven, die sich innerhalb von 20 Tagen zu geschlechtsreifen Adulten entwickeln. Typisches Symptom sind die juckenden gelegentlich **serpiginösen Gänge** in Interdigitalräumen, im Bauch- und Anogenitalbereich sowie in den Achseln und den Ellenbeugen. Durch Kratzen kommt es zu Exkoriationen, Schorfbildung und Sekundärinfektionen. Bei intensiver Körperpflege und spärlichem Befall kann die klinische Diagnose schwierig sein (gepflegte Skabies), dagegen kann der Befall bei Immunsuppression generalisiert sein (Skabies norvegica).

Zur **Therapie** werden u. a. antiparasitäre Substanzen, wie **Permethrinlösung**, eingesetzt. Bei ausgeprägtem Befall wird die einmalige orale Gabe von **Ivermectin** 150–200 µg/kg KG empfohlen. Ivermectinhaltige Dermatika sind als sehr wirksam in der Literatur beschrieben, aber bisher nicht erhältlich.

17.9.4 Zecken

Von der 0,6 mm großen Nymphe bis zur geschlechtsreifen 5 mm großen erwachsenen Zecken muss jedes Stadium zur Weiterentwicklung einmal Blut saugen.

Schildzecken, wie **Ixodes ricinus**, sind Überträger von **Borrelien** und dem **FSME-Virus**. Sie leben auf Gräsern und Sträuchern, von denen sie bei Berührung abgestreift werden und auf die Haut gelangen. Der für den Menschen schmerzlose Saugakt verläuft meist unbemerkt. Während der besonders aktiven Zeit im Frühling und Herbst wird daher die genaue Inspektion nach einem Waldaufenthalt empfohlen. Zecken finden sich bevorzugt im Bereich des behaarten Kopfes, der Ohren, in Arm- und Kniebeugen, inguinal sowie im Bereich der Unterschenkel, Füße und Hände.

> **Da die Transmissionsrate der Borreliose von der Dauer des Saugaktes abhängig ist, wird eine sofortige Entfernung der Zecke empfohlen.**

Dazu wird die Zecke so nah wie möglich am Ansatzpunkt in der Haut, also im Schildbereich mit einer Pinzette gefasst. Eine Kompression des weichen Körpers am Hinterende ist zu vermeiden, da es zum Ausdrücken von Darminhalt und damit zur Infektionsübertragung führt. Die Zecke kann ohne Drehbewegung einfach herausgezogen werden. Eventuell verbleibende Mundwerkzeuge oder Kopfteile haben für die Infektionsübertragung keine Bedeutung. Die Applikation von Klebern, Alkohol oder ähnlichen Substanzen hat auf die Extraktion keinen Einfluss (▶ Kap. 15.28).

17.10 Mykosen

Mit über 100.000 bekannten Arten stellen die Pilze neben Pflanzen und Tieren ein eigenes Reich dar. Es gelten zwar etwa 300 Arten als humanpathogen, aber für nur wenige von ihnen stellt der Mensch überhaupt einen geeigneten Lebensraum dar. **Keratinophile Pilze** nutzen das Keratin von Haut, Haaren und Nägel als Stickstoffquelle, während **lipophile Pilze** Fettbestandteile der menschlichen Haut als Kohlenstoffquelle verwenden. Da sie die Nährstoffe auf der Oberfläche finden, invadieren diese Pilze typischerweise nicht, sondern verursachen Infektionen der Haut- und Hautanhangsgebilde. Iatrogen oder akzidentell können sie jedoch in die Blutbahn gelangen und bei Immunsuppression zur invasiven Mykose führen.

Die ubiquitäre Hefe **Malassezia furfur**, verursacht typischerweise bei Jugendlichen eine harmlose Hauterkrankung, die Pityriasis versicolor. Bei akzidenteller intravenöser Inokulation zusammen mit Fettemulsionen kann dieser Erreger bei Frühgeborenen eine schwere systemische Mykose verursachen.

Saprophytisch lebende Pilze sind Fäulniserreger, die keine Substanzen lebender Organismen nutzen. Sie gelangen meist über eine traumatische Inokulation in die Haut oder durch Inhalation in die Atemwege. Wenn sie der Abwehrreaktion des Wirtes erfolgreich widerstehen, wachsen sie, indem sie den durch die Entzündung entstandenen Detritus als Nahrungsquelle nutzen. Typisch sind sich langsam entwickelnde, chronische, überwiegend lokale Erkrankungen oder generalisierte Infektionen bei Immunsuppression.

Nach **klinischen Gesichtspunkten** können unterschieden werden:
- oberflächliche Mykosen,
- subkutane Mykosen,
- systemische Mykosen.

Die Dermatophytosen, Dermato- und Onychomykosen gehören zu den Hauterkrankungen. Die subkutanen Mykosen werden typischerweise durch traumatische Inokulation von verschiedenen, auf Pflanzenteilen lebenden Pilzspezies verursacht. Sie sind zwar weltweit verbreitet, treten aber bevorzugt bei barfuß laufenden Bevölkerungsteilen in tropischen und subtropischen Regionen auf. Die granulomatösen oder eiternden, fibrosierenden und nekrotisierenden Infektionen bleiben meist auf die Eintrittspforte und das umliegende Gewebe beschränkt. Die **Madura-, Chromoblasto- und Phaeohyphomykosen** werden jeweils von mehreren Pilzspezies verursacht. Sie verlaufen chronisch über Monate bis Jahre und sind bei Kindern eine Rarität. Bei nicht heilenden Hautulzerationen, -granulomen und Hyperkeratosen müssen sie bei entsprechender Exposition differenzialdiagnostisch berücksichtigt werden.

17.11 Opportunistische Mykosen

Einige Pilze leben als Kommensalen des Menschen ohne Krankheitserscheinungen hervorzurufen. Eine Verminderung der lokalen oder systemischen Abwehrkraft ist die Voraussetzung für die ungehemmte Vermehrung oder den Wechsel der Wuchsform, die zur Erkrankung führen. Die Zunahme opportunistischer Mykosen wird zurückgeführt auf aggressivere Therapieformen, die mit ausgeprägter **Immunsuppression** einhergehen, und auf verbesserte Überlebenschancen immunschwacher Kinder, wie sehr unreife Frühgeborene und Patienten mit angeborenen Immundefekten.

17.11.1 Aspergillose

▪▪ Grundlagen

Schimmelpilze der Gattung Aspergillus sind ubiquitär im Erdboden verbreitet. Die Infektion wird durch Inhalation von Sporen erworben. Mehr als 95% der Aspergillosen werden durch **A. fumigatus**, **A. niger** und **A. flavus** verursacht. Neben der asymptomatischen Besiedelung werden verschiedene Krankheitsbilder beschrieben, die vom Immunstatus und Grunderkrankungen abhängig sind.

▪▪ Klinik, Diagnostik

Allergische bronchopulmonale Aspergillose Die allergische bronchopulmonale Aspergillose wird insbesondere bei **vorgeschädigter Lunge**, z. B. bei Mukoviszidose- und Asthmapatienten beobachtet. Sie verursacht Fieber, Husten, Atemwegsobstruktion sowie Husten mit bräunlichem, meist zähem Auswurf. Die Erreger können aus dem Sputum kultiviert werden. Charakteristisch sind eine **Eosinophilie** und eine **IgE-Vermehrung**. Im Röntgenbild sind wandernde Infiltrate und zentrale Bronchiektasen typisch.

Invasive Aspergillose Die invasive Aspergillose mit Befall der Lunge und sekundärer Dissemination tritt typischerweise bei **neutropenischen** Patienten auf. Disponierende Faktoren sind **Immunsuppression** nach Organtransplantationen, akute Leukämie und die septische Granulomatose. Verdächtig ist anhaltendes Fieber trotz Antibiotikatherapie, Dyspnoe und eventuell Husten mit Auswurf.

Die negative Kultur von Sputum und Bronchiallavageflüssigkeit schließt die **Diagnose** keineswegs aus. Ebenso wenig ist der Nachweis von Aspergillus im Sputum beweisend, da Kontaminationen möglich sind. Der Nachweis von spezifischen Antikörpern versagt bei Immunsupprimierten. Die Sensitivität und Spezifität von Antigennachweisen im Blut sind unzureichend. Die radiologischen Lungenveränderungen, singuläre oder multiple, evtl. konfluierende Verschattungen sind bei mehr als 10% der postmortal diagnostizierten Aspergillosen nicht nachweisbar.

> **Bei der schwer zu stellenden Diagnose kann die hohe Letalität (je nach Patientengruppe über 80%), derzeit nur durch eine frühzeitige Antimykotikagabe und Beseitigung der Neutropenie verbessert werden.**

Weitere **Organmanifestationen** durch Dissemination im Rahmen der invasiven Erkrankung sind die zerebrale Aspergillose, Leber- und Milzherde. Seltenere Formen der Aspergillose sind die Osteomyelitis bei Kindern mit septischer Granulomatose, sowie die Endo- und Myokarditis nach Herzoperationen, die Endophthalmitis nach Dissemination bei invasiver Aspergillose oder fortgeleitet bei Sinusitis.

▪▪ Therapie

Zur Therapie werden **Amphotericin B**, ggf. in liposomaler Form, **Azolderivate**, wie Itraconazol und Voriconazol, sowie **Echinocandine**, wie Caspofungin, eingesetzt. Bei der allergischen bronchopulmonalen Aspergillose werden Steroide und Bronchodilatatoren verwendet.

17.11.2 Candidiasis

▪▪ Pathogenese

Hefepilze der Gattung Candida sind ubiquitär verbreitet und gehören beim Gesunden zur Darm- und Hautflora. Erst bei Immunsuppression können verschiedene invasive Erkrankungen auftreten, die ohne Therapie letal verlaufen können.

▪▪ Klinik

Die erste Auseinandersetzung mit Hefepilzen, typischerweise **C. albicans** führt zur **Windeldermatitis** oder bzw. gleichzeitig zum **oropharyngealen Soor**. Klinisch eindrucksvoll sind die weißlich-beigen Beläge im Mund und Pharynx und die rötlichen, zunächst einzelnen, später konfluierenden Effloreszenzen mit Schuppung perianal, meist auch in der Genital- und Inguinalregion, die zudem noch Satelliteneffloreszenzen aufweisen. Die Diagnose wird meist klinisch gestellt und eine Therapie mit Miconazol eingeleitet.

Die **oropharyngeale Candidiasis** bei Kindern mit **zellulärem Immundefekt**, Diabetes mellitus oder Antibiotikatherapie kann typische weißliche Beläge aufweisen oder aber auf eine Rötung beschränkt sein. Klinisch stehen Schmerzen und Schluckbeschwerden bzw. Kauunlust mit Nahrungsverweigerung im Vordergrund. Eine orale Therapie mit Miconazol kann versucht werden, bei ausgeprägter oder anhaltender Symptomatik kann eine systemische Therapie mit Fluconazol erforderlich werden.

Die **ösophageale Candidiasis** führt ebenfalls zu ausgeprägten Schluckbeschwerden und Nahrungsverweigerung. Da in etwa 30% keine oropharyngealen Veränderungen nachweisbar sind, muss bei Verdacht eine Endoskopie durchgeführt werden. Diese erlaubt Abstriche und Biopsien, um andere Ätiologien nachzuweisen. Die Therapie wird mit Fluconazol, Itraconazol, Caspofungin oder Amphotericin B durchgeführt.

Die **disseminierte Candidiasis** kann bei Neutropenie als akute oder chronische fieberhafte Erkrankung auftreten. Die Erste geht mit einer persistierenden Fungämie, multiplen kutanen und viszeralen Läsionen sowie einem sepsisartigem Krankheitsbild einher. Die chronische Form ist durch hepatolienale Pilzherde ohne nachweisbare Fungämie gekennzeichnet. Die Organherde werden sonographisch meist erst bei Wiederanstieg der Neutrophilenkonzentrationen sichtbar. Die Prognose ist eher günstig. Beide Erkrankungen werden mit Amphotericin B in Kombination mit Flucytosin oder Fluconazol behandelt.

Endophthalmitis, Meningitis, Osteomyelitis, Arthritis, Endokarditis, Nephritis, urogenitale und vulvovaginale Candidiasis sind weitere mögliche, insbesondere bei Neutropenie beobachtete **Organmanifestationen** der Infektion mit Candida spp.

▪▪ Diagnose

Die Diagnose wird über den mikroskopischen oder kulturellen Nachweis versucht. Verfahren zum Antigen-, Antikörper oder DNA-Nachweis werden je nach Krankheitsbild und Untersuchungsmaterial mit unterschiedlichem Erfolg eingesetzt.

17

Therapie

Die Beseitigung des Immundefektes ist neben der Gabe von Amphotericin B, Flucytosin, Caspofungin oder Azolderivaten, wie Itra-, Vori- und Fluconazol, ein wesentlicher Bestandteil der erfolgreichen Therapie.

17.11.3 Pneumocystis-jiroveci-Infektion

Grundlagen

Der Erreger galt lange Zeit als Einzeller, musste jedoch aufgrund seiner DNA-Homologie den Pilzen zugeordnet werden. Da er keine ergosterolhaltige Zellmembran besitzt, wie bei Pilzen üblich, ist Amphotericin B in der Therapie unwirksam. **Pneumocystis spp**. sind bei vielen Tierarten nachgewiesen worden. DNA-Analysen und Tierexperimente zeigen, dass es sich um verschiedene Spezies handelt. Die humanpathogenen Pneumozysten, die früher als **P. carinii** f. s. humanus bezeichnet wurden, werden ihrem Entdecker O. Jirovec zu Ehren **P. jiroveci** genannt. Als Reservoir gilt insbesondere und möglicherweise ausschließlich der Mensch. Es wird davon ausgegangen, dass es nach meist inapparenter Infektion im Säuglingsalter zu einer persistierenden latenten Infektion kommt, die bei zellulärem Immundefekt zur Erkrankung führt. Lebenszyklus, Ort der Persistenz und Übertragungswege sind noch immer ungeklärt.

Die häufigste Manifestation ist die **Pneumocystis-Pneumonie** (PcP), die durch Husten, Belastungsdyspnoe und evtl. Fieber gekennzeichnet ist. Extrapulmonale Infektionen, z. B. Sinusitiden, kommen selten vor. Voraussetzung ist eine **Störung der zellulären Immunität**, die durch eine Therapie oder eine HIV-Infektion erworben oder wie beim Hyper-IgM-Syndrom angeboren sein kann.

Diagnose

Die Diagnose wird über den **mikroskopischen Nachweis** mittels Giemsa-, Grocott-Färbung oder Immunfluoreszenz in der Bronchiallavageflüssigkeit gestellt. Das **Röntgenbild** kann eine typische, basal betonte streifige Zeichnung aufweisen, rundliche Infiltrate bieten oder komplett unauffällig sein (Abb. 17.10).

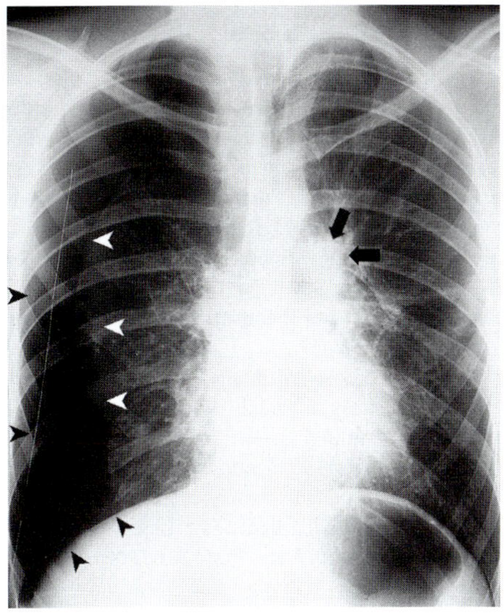

Abb. 17.10 Ungewöhnliche Manifestation einer bioptisch gesicherten Pneumocystis-carinii-Pneumonie in Form eines linksseitigen hilusnahen Rundherds. Spontanpneumothorax rechts als typische Komplikation

Therapie

Die Therapie der Wahl ist **Cotrimoxazol** in einer Dosierung von 120 mg/kg KG/Tag für 21 Tage. Initial ist bei schwerem Krankheitsbild und zur Vermeidung allergischer Reaktionen eine Kombination mit Kortison sinnvoll. Alternativ zum Cotrimoxazol können Primaquin und Clindamycin, Pentamidin oder bei mäßig schwerem Krankheitsbild Atovaquon eingesetzt werden.

Bei anhaltendem Immundefekt ist eine **Prophylaxe** mit Cotrimoxazol, 25 mg/kg KG als Einmaldosis an 3 Tagen der Woche durchzuführen. Alternativ kommen andere Sulfonamide oder Pyrimethamin in Betracht.

Ein **Pneumothorax** als Komplikation der PcP wird insbesondere bei AIDS-Patienten beobachtet. Als Therapie muss meist neben konservativen Maßnahmen eine Pleurodese durch Instillation von Medikamenten, z. B. Tetrazykline, durchgeführt werden.

17.12 Systemische Mykosen

Grundlagen

Erreger systemischer Mykosen sind **dimorphe Pilze**, die bei Umgebungstemperaturen als Myzel wachsen und als Mikrokonidien bezeichnete Sporen ausbilden. Diese werden durch den Wind verbreitet und vom Wirt inhaliert. Die Lunge ist die natürliche Eintrittspforte fast aller dimorphen, humanpathogenen Pilzarten. Aufgrund der höheren Temperatur im Körper wachsen sie als Hefezellen. Sie verursachen beim Menschen Lungenerkrankungen und nach Dissemination Haut-, Knochen- sowie andere Organerkrankungen, aber auch **generalisierte Erkrankungen** bei Immunsuppression. Die Krankheitsbilder der verschiedenen Pilzarten ähneln sich, wenngleich die einzelnen Arten bevorzugte Organmanifestationen und bestimmte Endemiegebiete haben. Die systemischen Mykosen sind vor allem von der Tuberkulose abzugrenzen.

Die vorwiegend in Nordamerika und Afrika endemischen Histoplasmose (**Histoplasma capsulatum, H. duboisii**) und Blastomykose (**Blastomyces dermatitides**), die in Kalifornien und Südamerika endemische Kokzidioidomykose (**Coccidioides immitis**), die in Südamerika endemische Parakokzidioidomykose (**Paracoccidioides brasiliensis**) und die weltweit verbreitete Kryptokokkose (**Cryptococcus neoformans**) können asymptomatisch oder als spontan heilende Pneumonie verlaufen. Selten, aber insbesondere bei Kindern, auch ohne Immundefekt, kommt es zur generalisierten Erkrankung mit Hepatosplenomegalie und Lymphadenopathie. Durch Immunsuppressionen kann es wie bei der Tuberkulose zur Reaktivierung und Disseminierung kommen. Organmanifestationen betreffen die Haut und Knochen bei der Histo- und Blastomykose, die Meningen bei Kryptokokkose und Kokzidioidomykose sowie Haut und Schleimhäute bei der Parakokzidioidomykose. Auch die vorwiegend als kutane Infektion mit lymphogener Aussaat verlaufende Sporotrichose kann generalisieren. Deren Erreger **Sporothrix schenckii** zählt ebenfalls zu den dimorphen Pilzen.

Diagnose

Die Diagnose wird über den mikroskopischen, histologischen oder kulturellen Nachweis der Hefezellen gestellt. Verfahren zum Antigen-, Antikörper- oder DNA-Nachweis sind bis auf die Kryptokokkosediagnostik Speziallabors vorbehalten.

Therapie

Bei lebensbedrohlicher Infektion wird **Amphotericin B**, auch in liposomaler Form, eingesetzt, andernfalls, zur Fortsetzung der Therapie und zur Prophylaxe bei Immunsupprimierten Azolderivate, wie Fluconazol und Itraconazol.

Literatur

Deutsche Gesellschaft für pädiatrische Infektiologie (2009) Handbuch. Infektionen bei Kindern und Jugendlichen, 5. vollständig überarbeitete Auflage, Georg Thieme Verlag Stuttgart

Jeffrey HC, Leach RM (1975) Atlas of medical helminthology and protozoology, 2nd edn. Churchill Livingstone, Edinburgh London New York

Laws H-J, Lehrnbecher T (Hrsg) (2005) Therapie von Infektionen in der Kinderonkologie. Klinische Pädiatrie, Supplement-Band 217:S1–S174

Leitlinie der Deutschen Gesellschaft für Tropenmedizin und Internationale Gesundheit. Diagnostik und Therapie der Amöbenruhr http://leitlinien.net/042-002.htm

Leitlinie der Deutschen Gesellschaft für Tropenmedizin und Internationale Gesundheit. Diagnostik und Therapie des Amöbenleberabszesses. http://leitlinien.net/042-003.htm

The SYROCOT (Systematic review on congenital toxoplasmosis) study group (2007) Effectiveness of prenatal treatment for congenital toxoplasmosis: a meta-analysis of individual patients' data. Lancet 369:115–122

Toxoplasmose – RKI-Ratgeber für Ärzte. Stand 22.06.2009. www.rki.de

Das fiebernde Kind

H.-I. Huppertz

C. P. Speer, M. Gahr (Hrsg), *Pädiatrie*,
DOI 10.1007/978-3-642-34269-1_18,

Einleitung

Es ist Freitagabend und Sie sind Dienst habender Arzt. Eine stark beunruhigte Mutter stellt Ihnen ihr 15 Monate altes Kind vor, das nach dem Mittagsschlaf krank wirkte und 40,1°C Fieber entwickelte. Dabei habe das Kind gezittert, zeigte blaue und kalte Füße und sei zwischenzeitlich sehr schläfrig gewesen. Sie sollen nun entscheiden, was mit dem Kind zu geschehen hat: Ist die Situation bedrohlich oder nicht, muss das Kind ins Krankenhaus eingewiesen werden oder kann es zu Hause weiter behandelt werden? Im folgenden Kapitel soll beschrieben werden, wie Sie mit solchen Situationen umgehen.

18.1 Definition

Fieber ist eines der wichtigsten und häufigsten Symptome, die zur Vorstellung eines Kindes beim Arzt führen. **Fieber** ist meist definiert als eine Erhöhung der rektal gemessenen Körpertemperatur auf über 38,0°C.

Fieber ist keine Diagnose, sondern ein Symptom, das der weiteren Abklärung bedarf.

Vom Fieber abgegrenzt werden muss eine **physiologische Temperaturerhöhung**, die bei Kleinkindern nach altersgemäßer körperlicher Aktivität, besonders am Nachmittag und abends auftreten und 38,0°C überschreiten kann. Wenn eine solche Messung auftritt, sollte die Temperatur nach einer 1/2 h körperlicher Ruhe erneut gemessen werden. Andere Ursachen einer physiologischen Temperaturerhöhung können eine eiweißreiche Mahlzeit und bei postpubertären Mädchen die Ovulation sein.

Die oral gemessene Temperatur ist 0,3–0,6°C niedriger als die rektal gemessene.

Dasselbe gilt für die axillär gemessene, die aber – wie die Messung im Gehörgang – großen Schwankungen unterliegt. Standard ist die rektale Messung.

18.2 Diagnose

Bei akut beginnendem hohen Fieber eines zuvor gesunden Kindes kommt es zunächst darauf an, durch Untersuchung aller Organsysteme eine eventuell therapiebedürftige **fokale bakterielle Infektion oder sogar eine Sepsis** auszuschließen oder wahrscheinlich zu machen.

18

Anamnese Man fragt nach Umgebungsinfekten, Fernreisen, Impfstatus (z. B. Pneumokokken), Zeitpunkt des Beginns des Fiebers, Höhe und Art der Messung des Fiebers, begleitenden Symptomen wie Hautausschlag, Schnupfen, Husten, Erbrechen oder Durchfall und Schmerzangaben. Bei Rückkehr aus einem Endemiegebiet müssen sofort ein dicker Tropfen und ein Blutausstrich zum Ausschluss einer Malaria angefertigt werden.

Körperliche Untersuchung Die physikalische Untersuchung beginnt mit der Inspektion der Haut (Exanthem, Petechien), der Suche nach Schonhaltungen und der Einschätzung der Vigilanz.

Weitere Maßnahmen sind:

- Überprüfung auf Nackensteifigkeit als Ausdruck einer Meningitis,
- Untersuchung der Schleimhäute des Nasen-Rachen-Raums mit Lampe und Spatel, der Konjunktiven und der Trommelfelle mit einem Otoskop. Man sucht nach Rötung der Schleimhäute, Sekret oder Eiterproduktion, Tonsillitis oder Paukenerguss. Zusätzlich folgt eine Palpation der Halslymphknoten.
- Auskultation der Lunge zum Nachweis einer obstruktiven Bronchitis oder einer Pneumonie.
- Palpation des Abdomens, eine Milzvergrößerung kann auf eine EBV-Infektion hinweisen, Auskultation einer eventuell bereits vor Beginn einer Diarrhö hochgestellten Peristaltik.
- Orientierendes Durchbewegen der Extremitäten zum Ausschluss einer septischen Osteomyelitis oder Arthritis.

Weitere Diagnostik Falls sich keine klare Ursache des Fiebers findet, sind klinisch-chemische und eventuell apparative Untersuchungen notwendig.

- **Untersuchung des Urins auf Leukozyten und Bakterien:** Dabei ist es wichtig, einen **Mittelstrahlurin** zu gewinnen. Falls dies beim Säugling oder Kleinkind nicht möglich ist und ein mittels Beutel aufgefangener Urin ein zweifelhaftes Ergebnis liefert, muss eine suprapubische Blasenpunktion oder eine Blasenkatheterisierung vorgenommen werden. Dabei ist die **suprapubische Blasenpunktion** weniger invasiv, da die Katheterisierung zu einer iatrogenen bakteriellen Kontamination der Blase führen kann und bei einer Katheterisierung die Gefahr einer mechanischen Schädigung der Harnröhre des jungen männlichen Säuglings besteht.
- Um die Unterscheidung zwischen einer bakteriellen oder viralen Ursache des Fiebers zu erleichtern, können ein **Blutbild** angefertigt und das C-reaktive Protein bestimmt werden:

Leukozytose (> 15.000/µl), Erhöhung der Stabkernigen (> 5% oder > 500/µl) und hohes CRP (> 5 mg/dl) sprechen für eine bakterielle Ursache. Eine **Leukopenie** (< 5.000/µl) kann viral bedingt, Folge einer iatrogenen Immunsuppression sein, aber auch auf eine schwere Sepsis hinweisen.

Cave

Unauffällige Laborwerte schließen eine beginnende Sepsis nicht aus.

- **Pneumonien** sind nicht immer auskultatorisch fassbar, insbesondere zentrale Pneumonien und basale Pneumonien. In diesem Fall kann eine **Röntgenaufnahme des Thorax** notwendig werden.
- Bei Verdacht auf Sepsis oder fokalen bakteriellen Prozess sollen **Blutkulturen** entnommen werden.
- Bei Verdacht auf Meningitis oder Meningoenzephalitis wird **Liquor** gewonnen (lumbal) und mikrobiologisch mittels Färbung und Kultur untersucht. Zellzahl/µl, Zellart (Granulozyten oder mononukleäre Zellen) und Eiweißkonzentration werden bestimmt. Bei besonders akutem Verlauf einer Meningitis kann die Zellzahl unauffällig sein, der Liquor aber viele Bakterien enthalten, weshalb auch eine sofortige Darstellung von Bakterien mittels Gram- oder Methylenblaufärbung erfolgen soll. Ist der Liquor artifiziell blutig, kann man durch Vergleich der gemessenen Werte im Liquor mit den Werten des peripheren Blutes (Zahl der Erythrozyten und Leukozyten und das Verhältnis von Granulozyten zu mononukleären Zellen) das Ausmaß der Beimischung von Blut zum Liquor abschätzen und die Ergebnisse doch diagnostisch verwerten.
- Bei Verdacht auf **Osteomyelitis** kann an der (meist metaphysären) Stelle des maximalen lokalen Druckschmerzes in Analgosedierung die subperiostale Flüssigkeit punktiert werden.

- Bei Verdacht auf septische **Arthritis** wird das Gelenk punktiert. Die Synovialflüssigkeit wird mikrobiologisch untersucht. Zellzahl, Zellart und Eiweißkonzentration werden bestimmt.
- Schwer zu erkennen ist die **okkulte Bakteriämie** bei Kindern zwischen 3 und 36 Monaten. Die Kinder haben dabei Fieber ohne erkennbaren Fokus, sehen aber primär nicht septisch aus. Die okkulte Bakteriämie kann von selbst verschwinden oder zu einer septischen Absiedlung wie Meningitis oder Osteomyelitis führen. Die prophylaktische Gabe oraler Antibiotika verhindert die Absiedlung nicht. Durch die allgemeine Impfung von Säuglingen sind systemische Infektionen mit Haemophilus influenzae b weitgehend verschwunden und mit **Pneumokokken** und Meningokokken C deutlich seltener geworden. Umso schwieriger ist es, die wenigen verbliebenen Fälle durch Meningokokken B, Streptokokken, Staphylokokken und andere zu erkennen.

Der besondere Fall

Anamnese und Befund. Bei einem 3 Jahre alten Jungen trat Fieber auf, das zunächst als viral bedingt gedeutet wurde. Etwa 8 h später entwickelten sich rötlich-bläuliche bis schwärzliche Hautflecken, die sich rasch ausbreiteten und konfluierten (◘ Abb. 18.1). In der Blutkultur fand sich Neisseria meningitidis Typ B.

Therapie und Verlauf. Unter der Diagnose einer Meningokokkensepsis wurde eine antibiotische Therapie begonnen, verbunden mit maschineller Beatmung und massiver Volumengabe bei Schock und disseminierter intravasaler Gerinnung. Das Kind überlebte, zeigte jedoch Hautnekrosen an den Unterschenkeln, die plastisch gedeckt werden mussten.

Bewertung. Septische Zustände sind initial oft schwer zu erkennen, häufig wird die Diagnose erst nach rapider Verschlechterung des Allgemeinzustandes klar.

Technische Untersuchungen. Zur Lokalisation eines entzündlichen Prozesses reichen oft Sonographie und konventionelle Radiologie aus, gelegentlich sind CT, MRT oder nuklearmedizinische Methoden notwendig.

18.3 Besondere Hinweise

Durstfieber Bei Säuglingen kann ein so genanntes Durstfieber bei höhergradiger Dehydratation (>5% des Körpergewichtes) auftreten, das oft alleine schon durch die notwendige, meist parenterale Flüssigkeitszufuhr sinkt.

Eingeschränkte Abwehrkapazität Ein abwartendes Verhalten bei neu auftretendem Fieber ist unter besonderen Situationen nicht erlaubt. Dies betrifft:
- Kinder mit angeborenen oder erworbenen **Immundefekten,**
- Kinder mit einer **malignen Erkrankung** mit und ohne Chemotherapie,
- Kinder unter **Immunsuppression** mit Glukokortikoiden oder zytotoxischen Medikamenten.

Da diese Kinder häufig nicht in der Lage sind, bakterielle Infekte zu lokalisieren, kommt es bei ihnen häufiger zu Bakteriämie und Sepsis, was jedoch klinisch nicht sofort auffällt. Bei diesen Kindern ist in der Regel bei Auftreten hohen und ungeklärten Fiebers eine stationäre Einweisung erforderlich.

Bei Kindern mit **Neutropenie** (< 1500/µl) tritt häufig akut Fieber auf. Wegen der verminderten Fähigkeit, Eiter zu bilden, sind Symptome wie Schwellung und Sekretion oft abgemildert. Infektionen können sich innerhalb von Stunden rasch ausbreiten und gehen frühzeitig in eine Sepsis über.

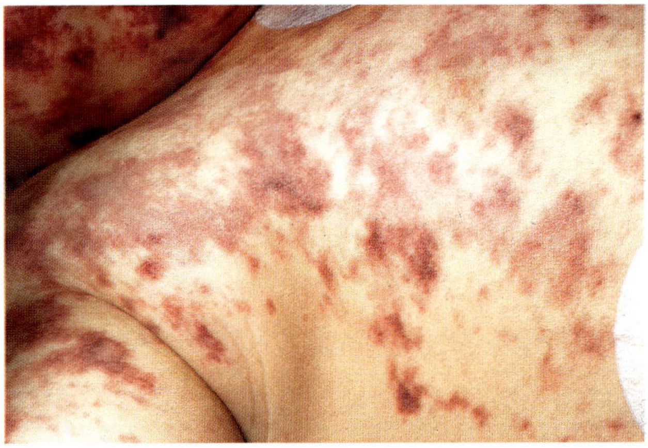

◘ **Abb. 18.1** Drei Jahre alter Junge mit Meningokokken-B-Sepsis: Die schwärzlichen Veränderungen entsprechen septischen Embolien mit nachfolgender Hautnekrose

Deshalb gelten die unten genannten Regeln nicht für diese Patienten. Vielmehr muss man in Abhängigkeit vom Ausmaß der Gefahr eventuell **sofort** nach Abnahme von Blut für die Blutkultur und für Laborwerte eine **antibakterielle Behandlung** beginnen.

Cave
Die von einer Neutrozytopenie ausgehende Gefahr ist umso größer, je niedriger die Granulozyten im peripheren Blut sind (< 500/µl) und je länger die Neutropenie dauert (> 1 Woche).

Eine ähnliche Situation liegt bei **Früh- und Neugeborenen** sowie Säuglingen bis zum 3. Lebensmonat vor, bei denen man in Abhängigkeit vom Reifealter ebenfalls nur eine geringe lokale Symptomatik erwarten kann und mit einer frühzeitig auftretenden Sepsis rechnen muss.

Eine sofortige Abklärung des Fiebers ist auch erforderlich bei Kindern mit Herzfehlern, hämolytischer Anämie, Hämosiderose, kurz zurückliegender Operation oder wenn der Patient Träger von Fremdmaterial, z. B. eines ventrikuloperitonealen Shunts ist.

18.4 Differenzialdiagnose

Meist liegt dem neu aufgetretenen Fieber eine infektiöse Ursache zugrunde. Selten gibt es auch **nichtinfektiöse Ursachen**, bei denen zunächst das Fieber im Vordergrund steht, ohne dass weitere Befunde auf die eigentliche Ursache hinweisen (◘ Tab. 18.1). Diese Erkrankungen können akut auftreten. Eine rasche Stellung der Diagnose ist wichtig bei Vergiftungen und akutem rheumatischen Fieber. Oft werden aber diese Erkrankungen differenzialdiagnostisch erst interessant, wenn das Fieber einige Tage bestanden hat.

18.5 Vorgehen

Wenn man sich unsicher ist, ob eine meist harmlose virale Infektion vorliegt oder ein eventuell schwerwiegendes Krankheitsbild, muss man den Patienten je nach Alter einige Stunden später **erneut untersuchen.** Laborwerte sind in dieser Situation meist wenig hilfreich, da die so genannten Entzündungsparameter dem klinischen Befund mit Fieberbeginn hinterherhinken können.

Tab. 18.1 Nichtinfektiöse Ursachen von Fieber bei Kindern (mit * gekennzeichnete Ursachen sollten bereits am 1. Krankheitstag erwogen werden)

Entzündliche Erkrankungen	Kawasaki-Erkrankung Chronisch-entzündliche Darmerkrankung Still-Syndrom Akutes rheumatisches Fieber* Purpura Schönlein-Henoch* Systemischer Lupus erythematodes Sarkoidose
Neoplastische Erkrankungen	Neuroblastom Akute lymphatische Leukämie Lymphom Ewing-Sarkom
Vergiftungen	Atropin* Anticholinergika* Salizylate* Kokain*
Metabolische Erkrankungen	Durstfieber* Entgleister Diabetes mellitus* Thyreotoxikose* Maligne Hyperthermie*

Wenn sich, was am häufigsten der Fall ist, ein vermutlich viraler Infekt der oberen Luftwege findet, sind keine weiteren diagnostischen Maßnahmen notwendig, die Therapie ist symptomatisch. Allerdings sollte das Kind bei Verschlechterung sofort erneut vorgestellt und ein weiterer Untersuchungstermin vereinbart werden.

18.6 Therapie

Fiebersenkung Die Therapie des Fiebers kann symptomatisch sein. Dabei sollte man beachten, dass Fieber ein wichtiger Mechanismus in der Abwehr viraler Infektionen ist. Auf der anderen Seite führen sehr hohe Temperaturen bis zur Hyperpyrexie (rektale Temperatur > 41°C) zur starken Beeinträchtigung des Allgemeinbefindens oder des Kreislaufs und schwächen über eine metabolische Entkoppelung das Kind. Deshalb sollte bei **Temperaturen ab 39,5°C** eine symptomatische Fiebersenkung durchgeführt werden.

Bei Kindern mit der Neigung zu **Fieberkrämpfen** wird auch schon bei Temperaturen über 38°C eine Fiebersenkung empfohlen, obwohl dies keine effektive Prophylaxe gegen das Auftreten von Fieberkrämpfen darstellt. Die pharmakologische Fiebersenkung kann mit Paracetamol, nichtsteroidalen Antirheumatika wie Ibuprofen oder Metamizol erfolgen.

Antipyretika **Paracetamol** ist ein gutes und bewährtes Antipyretikum, das auch schmerzlindernde Eigenschaften aufweist. Es steht als Tablette, Saft oder Suppositorium sowie zur i.v. Gabe zur Verfügung, die Dosierung beträgt 10–15 mg/kg KG bis zu 4-mal pro Tag.

Cave
Diese Dosierungsempfehlung bei Paracetamol sollte keinesfalls überschritten werden, da Paracetamol eine geringe therapeutische Breite hat und die Paracetamolintoxikation die häufigste Ursache des akuten Leberversagens im Kindesalter darstellt.

Das Antidot ist Acetylcystein. Bei ambulanter Therapie, unzuverlässigen Eltern, suizidalen Tendenzen oder unsicherer Aufbewahrung des Medikamentes sollte Paracetamol nur zurückhaltend verschrieben werden.

Unter den nichtsteroidalen Antirheumatika hat sich **Ibuprofen** als Antipyretikum bewährt, das zudem auch gut analgetisch und antiinflammatorisch wirksam ist. Es steht als Tablette, Zäpfchen oder als Saft bei einer Dosierung von 7,5–10 mg/kg KG bis zu 4-mal am Tag zur Verfügung. Frühere Befürchtungen vermehrter gastrointestinaler Nebenwirkungen haben sich bei Kindern nicht bestätigt; günstig ist die gute therapeutische Breite.

Metamizol steht als Tablette, Tropfen oder als i. v.-Injektionslösung zur Verfügung. Es gilt als Reservemedikament, wenn andere Maßnahmen nicht zur Fiebersenkung ausreichend waren. Wenn die i. v.-Injektion nicht langsam vorgenommen wird, können Schockzustände auftreten.

Wegen der geringen therapeutischen Breite und der Möglichkeit eines **Reye-Syndroms** bei Vorliegen von Influenza oder Varizellen wird **Acetylsalicylsäure** heute nicht mehr antipyretisch eingesetzt. Zudem sind die die antipyretische Wirkung überdauernde Gerinnungshemmung und mögliche gastrointestinale Blutungen zu beachten.

Physikalische Maßnahmen Neben der pharmakologischen Fiebersenkung ist auch eine physikalische Fiebersenkung möglich. Während der Patient bei Schüttelfrost im Fieberanstieg warm eingepackt werden sollte, muss bei einer Kontinua oder Fieberabfall ein Wärmestau vermieden werden: der Patient benutzt nur ein Laken als Decke oder kann sogar aufgedeckt werden. Dabei kann man den Wünschen des wachen und orientierten Kindes folgen. Außerdem können **Wadenwickel** zur raschen Temperatursenkung beitragen (allerdings nicht bei Zentralisierung!).

Bei Fieber besteht ein erhöhter Flüssigkeitsbedarf, der besonders bei Säuglingen eventuell nur parenteral gedeckt werden kann.

Weitere mögliche Maßnahmen Antibiotika sind kein Fiebertherapeutikum. Wenn sich aber keine fokale Ursache des Fiebers findet und der Zustand des Patienten sich dramatisch verschlechtert, darf man nach Anlage von Blut-, Liquor-, Urin- und Rachenabstrichkulturen eine **empirische Antibiotikatherapie** beginnen. Dies kann auch beim Fieber ungeklärter Ursache der Fall sein. Wenn dies nach mehreren Tagen zu keiner Besserung führt, kann nach Ausschluss einer malignen Systemerkrankung auch eine systemische Therapie mit **Glukokortikoiden** erwogen werden.

18.7 Chronisches rezidivierendes Fieber

Fieber unklarer Ursache, FUO Wenn das Fieber 7 Tage oder länger besteht, ohne dass eine Ursache gefunden worden ist, spricht man von Fieber unklarer Ursache (»fever of unknown origin«, FUO), das eine umfangreiche **weitere Abklärung** erfordert, die im Allgemeinen unter stationären Bedingungen vorgenommen werden sollte.

Oft liegt dem Fieber nicht eine seltene Ursache zugrunde, sondern eine relativ häufige Ursache, die sich bei dem zu behandelnden Kind nur in ungewöhnlicher Gestalt zeigt.

In Tab. 18.2 sind Erkrankungen aufgeführt, die rasch diagnostiziert oder ausgeschlossen werden müssen, weil sie behandelbar sind und andernfalls zu bleibenden Schäden führen können. Die erweiterte Diagnostik ergibt dann meist doch eine Infektion (Tab. 18.3), eine Autoimmunerkrankung oder eine maligne Erkrankung.

Tab. 18.2 Mögliche Ursachen von Fieber ungeklärter Ursache, die rasch untersucht werden müssen, um eine drohende Verschlechterung oder bleibende Schäden zu verhindern

Diagnose	Gefahr bei Nichterkennen dieser Diagnose
Septische Erkrankung	Definitive fokale Schäden, Schock, Tod
Endokarditis	Klappenzerstörung
Meningitis	Taubheit, Krampfleiden, Hydrozephalus, Tod
Osteomyelitis	Osteolyse
Arthritis	Knorpelzerstörung, Arthrose
Pyelonephritis	Sepsis, Hypertonie, Verlust von Nierenfunktion
Peritonitis	Ileus, Schock, Tod, Briden
Mastoiditis	Meningitis, Sinusvenenthrombose
Typhus	Intestinale Blutung/Perforation, Endokarditis, Meningitis, Schock, Tod
Tuberkulose	Miliartuberkulose, Hydrozephalus, Tod
Kawasaki-Erkrankung	Koronararterienaneurysmen, Herzinfarkt, Tod
Systemischer Lupus erythematodes	Akutes Nierenversagen, zerebrale Krise, Tod
Leukämie	Schlechtere Prognose
Lymphom	Aussaat
Neuroblastom	Schlechtere Prognose

Vorgehen bei chronischem/rezidivierendem Fieber Wenn Fieber länger als einige Tage besteht, werden meist behandelnder Arzt und/oder Eltern besorgt und fragen sich nach der Ursache. Das fortbestehende Fieber kann folgende Ursachen haben:

- Die initial gestellt Diagnose ist richtig, aber die Therapie war falsch. **Beispiel**: Bei Streptokokkentonsillitis wurde orales Penicillin verordnet, die Gabe erfolgte in ml statt in ML (1 Messlöffel entspricht 5 ml), oder der mit Cotrimoxazol behandelte Harnwegsinfekt war durch resistente Escherichia coli verursacht. Die Verordnung, die Durchführung der Therapie und die Compliance müssen überprüft werden.
- Diagnose und Therapie sind richtig, aber die Erkrankung dauert lange. **Beispiel**: Eine durch Epstein-Barr-Virus-Infektion verursachte Tonsillitis. Gelegentlich besteht beim Säugling oder jungen Kleinkind für einige Tage nach einem Infekt noch eine so genannte »postinfektiöse Hyperthermie«. Oder es ist eine Komplikation der richtig diagnostizierten und behandelten Erkrankung aufgetreten, zum Beispiel ein Peritonsillarabszess nach Streptokokkenangina. Das komplette Spektrum möglicher Krankheitsverläufe einschließlich der Komplikationen muss in Erwägung gezogen werden.
- Die Diagnose ist falsch. **Beispiel**: Es wurden zwar Streptokokken im Rachen nachgewiesen, dem Fieber liegt jedoch tatsächlich eine Mononukleose zugrunde. Die bisherige Diagnose muss infrage gestellt werden.

Tab. 18.3 Infektiöse Ursachen von Fieber ungeklärter Ursache

Infektionen (Beispiele)	Diagnostik
Viren	
Epstein-Barr-Virus, Zytomegalie-Virus	Serologie
Hepatitis-Viren, humanes Immundefizienzvirus (HIV)	Virennachweis durch Polymerasekettenreaktion bei HCV und HIV
Bakterien	
Leptospiren, Brucellen, Yersinien	Anzucht, Serologie
Borrelia recurrentis	Reiseanamnese, Ausstrich während Fieber
Salmonella typhi	Blutkultur, Serologie
Bartonella (Katzenkratzkrankheit)	Serologie
Tularämie	Tierkontakt, Serologie
Mycobacterium tuberculosis	Mendel-Mantoux-Hauttest, Anzucht, Färbung, Interferon-Gamma-Freisetzungs-Test
Chlamydien (Psittakose), Rickettsien (Q-Fieber, Coxiella)	Serologie
Mykoplasmen	Serologie, Kälteagglutinine
Endokarditiserreger (besonders subakut)	Echokardiographie, Anzucht
Adnexitis-, Pyelonephritis-, Mastoiditis-, Sinusitis-, Cholangitiserreger	Bildgebung (MRT, Röntgen, Ultraschall)
Osteomyelitiserreger	MRT, Punktion
Abszesse: Gehirn, Kiefer/Zähne, peritonsillar, subdiaphragmal, intrahepatisch, perinephritisch, retroperitoneal, perityphlitisch	Bildgebung

Bei rezidivierendem Fieber ohne Hinweise für entsprechende Erreger müssen auch periodische Fiebererkrankungen in Erwägung gezogen werden (▶ Kapitel 14).

Literatur

Michalk D, Schönau E (2011) Differenzialdiagnose Pädiatrie, 3. Auflage. Elsevier, München

Impfungen

U. Heininger

C. P. Speer, M. Gahr (Hrsg), *Pädiatrie*,
DOI 10.1007/978-3-642-34269-1_19,

Einleitung

Die großen Impferfolge dieses Jahrhunderts finden in der Allgemeinbevölkerung, aber auch bei Studierenden der Medizin und Ärztinnen und Ärzten, nicht immer die verdiente Anerkennung. Sie werden oftmals sogar grundsätzlich infrage gestellt. Die Gründe dafür sind vielfältig: Wissens- und Ausbildungsdefizite in Studium und Weiterbildung sowie mangelhafte Fortbildungsbereitschaft aufseiten der Ärzteschaft; unbegründete Ängste vor schwerwiegenden Nebenwirkungen und die Befürchtung, die »Abwehrkräfte des Kindes würden nicht genügend durch Wildinfektionen trainiert« aufseiten der Patienteneltern. Die kritische bis ablehnende Einstellung gegenüber Impfungen wird zudem dadurch begünstigt, dass gerade wegen des Impferfolges einige Erkrankungen kaum noch gekannt werden und deshalb die Notwendigkeit eines Impfschutzes nicht eingesehen wird. Leidtragende sind die dem Krankheitsrisiko ausgesetzten, nicht geimpften Patienten.

19.1 Grundlagen

19.1.1 Immunität

Definition

Immunität ist definiert als Schutz vor einer Infektionskrankheit. Man unterscheidet die **angeborene** von der **erworbenen** Immunität.

Angeborene, unspezifische Immunität Intakte Haut und Schleimhäute sind für die meisten Krankheitserreger eine Barriere und schützen somit den Organismus vor Infektionen. Darüber hinaus neutralisieren lösliche Substanzen wie das **Lysozym** in Körpersekreten und **phagozytierende Zellen** wie Monozyten und neutrophile Granulozyten die meisten eingedrungenen pathogenen Mikroorganismen.

Erworbene, spezifische Immunität Diese entspricht der gegen einen bestimmten, spezifischen Infektionserreger gerichteten Immunabwehr. Sie wird durch eine Infektion induziert, unabhängig davon, ob diese symptomatisch oder asymptomatisch verläuft. Bei Erstkontakt mit dem Erreger bzw. seinen Antigenen werden im zeitlichen Ablauf von wenigen Wochen zunächst Antikörper (Immunglobuline) der Klasse M, später der Klasse G gebildet (**primäre Immunantwort**).

Die IgG-Antikörper persistieren oft lebenslang und verleihen Schutz vor erneuter Infektion und/oder Erkrankung. Die IgM-Antikörper sind dagegen nach wenigen Wochen bis Monaten nicht mehr nachweisbar. Bei erneutem Kontakt mit dem gleichen Infektionserreger ist ein ausgeprägter IgG-Antikörperanstieg als Ausdruck der erworbenen Immunität nachweisbar (**sekundäre Immunantwort**). Infektionserreger lösen neben der **humoralen** auch eine **zelluläre** Immunantwort aus, indem sie u. a. T-Helferzellen ($CD4^+$) oder zytotoxische T-Lymphozyten ($CD8^+$) stimulieren. Die Induktion von B- und T-Memory Zellen ist die Basis für eine anhaltende Immunität.

19

19.1.2 Passive Immunisierung

Die **Gabe von Immunglobulinen** bewirkt einen sofortigen, aber nur wenige Wochen andauernden Schutz vor Infektionskrankheiten. Sie wird deshalb als **Notfallmaßnahme** bei fehlendem aktiven Schutz eingesetzt. Ferner finden sie Anwendung zur **Immunmodulation** z. B. bei bestimmten Autoimmunkrankheiten, Rhesus-Inkompatibilität des Neugeborenen und Kawasaki-Syndrom.

Immunglobuline In den meisten Fällen handelt es sich um Immunglobuline menschlicher Spender (vorwiegend vom IgG-Typ).

- **Standardimmunglobuline** richten sich gegen zahlreiche verschiedene Infektionserreger und finden Verwendung zur Substitution bei Hypo- oder Agammaglobulinämie.
- **Hyperimmunglobuline** sind hochtitrig gegen spezifische Erreger gerichtet. Sie werden präexpositionell (z. B. CMV-Immunglobulin vor Transplantation bei Patienten ohne nachweisbare eigene CMV-Antikörper) oder postexpositionell (z. B. Hepatitis-B-Immunglobulin) angewendet.

Applikation Immunglobuline werden in Abhängigkeit vom Produktionsverfahren i.m. oder i.v. appliziert. Präparate zur i.m.-Gabe werden wegen des oft erheblichen Volumens (5 ml und mehr) bevorzugt in die Gesäßmuskulatur appliziert.

Cave

Patienten mit IgA-Mangel dürfen nur Präparate erhalten, die frei von IgA sind. Anderenfalls kann es zu einer Sensibilisierung und späteren anaphylaktischen Reaktionen kommen.

Obwohl alle Immunglobulinpräparate von klinisch gesunden, gut untersuchten Spendern stammen, kann es in seltenen Fällen zur unerwünschten Übertragung von Infektionserregern kommen.

Die Indikation zum Einsatz von Immunglobulinen ist streng zu stellen!

19.1.3 Aktive Immunisierung

Sie führt zum Aufbau einer anhaltenden Immunität. Dazu werden dem Impfling **spezifische Antigene** verabreicht, die das Immunsystem wie bei einer Infektion stimulieren, jedoch ohne dass es zur Erkrankung kommt.

Lebendimpfstoffe Sie bestehen aus abgeschwächten **(attenuierten) Infektionserregern**, die vermehrungsfähig sind. Nach Applikation findet eine Vermehrung der Erreger statt, die eine Immunantwort hervorruft, die qualitativ der nach Wildinfektion entspricht. Sie hinterlässt im Allgemeinen eine lange, oft lebenslang anhaltende Immunität (z. B. Masern-Mumps-Röteln-Impfung). Impfschutz besteht nach Ablauf der primären Immunantwort, d. h. nach ca. 2 Wochen.

Da diaplazentar auf den Säugling übertragene Serumantikörper vom IgG-Typ attenuierte Impferreger neutralisieren können, sind Lebendimpfungen im 1. Lebenshalbjahr i. d. R. erfolglos.

Totimpfstoffe (inaktivierte Impfstoffe) Sie bestehen entweder aus abgetöteten, kompletten Infektionserregern oder aus einem oder mehreren spezifischen Antigenen. Auch wenn Totimpfstoffen Hilfsstoffe zugesetzt werden, welche die Immunantwort steigern (sog. Adjuvanzien), sind zum Aufbau eines tragfähigen Impfschutzes meist 2 oder 3 Impfungen notwendig. Ferner sind nach dieser **Grundimmunisierung** oftmals **Auffrischimpfungen** zur Aufrechterhaltung des Schutzes erforderlich.

Simultanimpfungen Darunter versteht man die zeitgleiche Gabe von Immunglobulinen und Antigenen an unterschiedlichen Körperstellen. Der Vorteil liegt in der Vermittlung eines sofortigen passiven Schutzes bei gleichzeitigem Beginn oder Vervollständigung des aktiven, eigenen Schutzes. Dabei darf jedoch aus o. g. Gründen zur

Tab. 19.1 Zeitabstände zwischen aktiven Lebendimpfstoffen, die nicht zeitgleich appliziert werden

1. Impfung	2. Impfung Gelbfieber	2. Impfung MMR	2. Impfung Typhus p.o.	2. Impfung VZV
Gelbfieber	–	4 Wochen	Keiner	4 Wochen
MMR	4 Wochen	4 Wochen	Keiner	4 Wochen
Typhus p.o.	Keiner	Keiner	2 Tage	Keiner
VZV	4 Wochen	4 Wochen	Keiner	4 Wochen

VZV Varicella-Zoster-Virus. *MMR* Masern, Mumps, Röteln

aktiven Immunisierung kein Lebendimpfstoff verwendet werden. Simultanimpfungen sind nur in besonderen Situationen indiziert (Tab. 19.3).

Kombinationsimpfungen Grundsätzlich können zu einem Impftermin beliebig viele Impfungen gemeinsam durchgeführt werden, wobei aus Praktikabilitätsgründen jedoch einzuschränken ist, dass mehr als 2 oder 3 Injektionen in einer Sitzung für den Impfling bzw. die Begleitperson belastend sein können. Kombinationsimpfstoffe erlauben eine Reduktion von Einzelinjektionen und führen dadurch insgesamt zu weniger Nebenwirkungen, geringeren Kosten und geringeren Abfallmengen.

Cave
Es ist dringend davor zu warnen, selbstständig verschiedene Impfstoffe vor Applikation zu mischen, da dadurch ein neues Produkt entsteht und jegliche Haftung bezüglich Wirksamkeit und Verträglichkeit von Seiten der Hersteller verloren geht.

19.1.4 Zeitabstände zwischen Impfungen

Im Rahmen einer Grundimmunisierung mit Totimpfstoffen sind die vom jeweiligen Hersteller empfohlenen Zeitabstände als **Mindestabstände** zu beachten. Eine Verlängerung des empfohlenen Intervalls ist aus immunologischer Sicht unbedenklich. Dies bedeutet, dass auch bei verzögerten Impfintervallen die Impfserie nicht von neuem begonnen werden muss! Die Verzögerung ist dennoch von Nachteil für den Impfling, da der Impfschutz verspätet einsetzt.

Wenn **verschiedene Impfstoffe** nicht am selben Tag verabreicht werden können, so gelten folgende Regeln:

- Zwischen 2 Totimpfstoffen ist kein Mindestabstand notwendig.
- Zwischen einem Lebend- und einem Totimpfstoff ist ebenfalls kein Mindestabstand notwendig.
- Zwischen 2 Lebendimpfstoffen sind die in Tab. 19.1 angeführten Mindestabstände einzuhalten, da ansonsten der Erfolg der nachfolgenden Impfung durch immunologische Interferenz gefährdet ist.

19.1.5 Applikation von Impfstoffen

Impfstoffe werden gemäß den Angaben des Herstellers entweder oral (»Schluckimpfstoff«) verabreicht oder intramuskulär (i.m.) bzw. subkutan (s.c.) injiziert. Subkutane Injektionen können an nahezu jeder beliebigen Körperstelle durchgeführt werden. In der Praxis bewährt haben sich Oberarm und -schenkel.

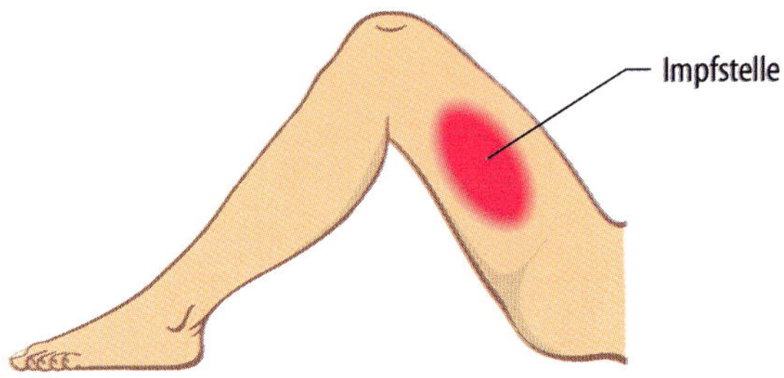

Abb. 19.1 Impfstelle für i.m.-Injektionen im Säuglingsalter

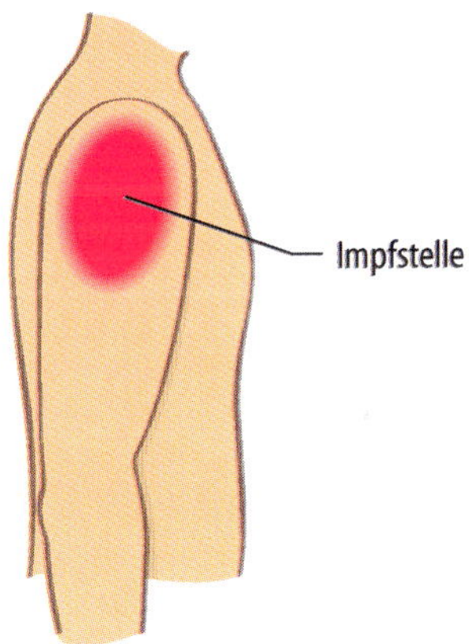

Abb. 19.2 Impfstelle für i.m.-Injektionen jenseits des Säuglingsalters

Nach dem Aufziehen des flüssigen Impfstoffes bzw. Auflösen eines lyophilisierten Impfstoffs muss vor der Injektion die Kanüle gewechselt werden, da ansonsten Impfstoffbestandteile an der Außenseite der Kanüle zu Reaktionen im Stichkanal (sterile Abszesse, Fremdkörpergranulome) führen können.

Eine **kleine Kanüle** (Luer Nr. 18) ist für s.c.-Injektionen immer ausreichend, ebenso für i.m.-Injektionen bei schlanken Kindern und Jugendlichen.

Für **i.m.-Injektionen** eignen sich folgende Lokalisationen:

- anterolateraler Oberschenkel bei Säuglingen (Abb. 19.1),
- M. deltoideus am Oberarm, ab dem gehfähigen Alter (Abb. 19.2).

Cave
Impfungen ins Gesäß sind wegen der Verletzungsgefahr des N. ischiadicus zu vermeiden!

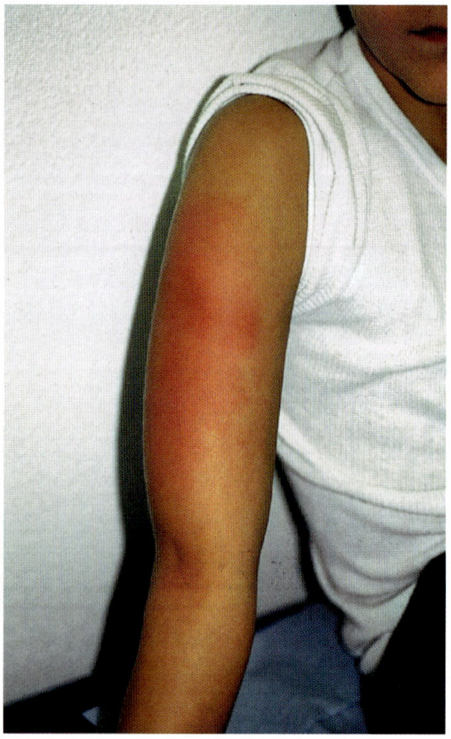

■ **Abb. 19.3** Rötung und Schwellung nach 5. DTPa-IPV-Impfung ohne Begleitsymptome; spontanes Abklingen nach 48 h

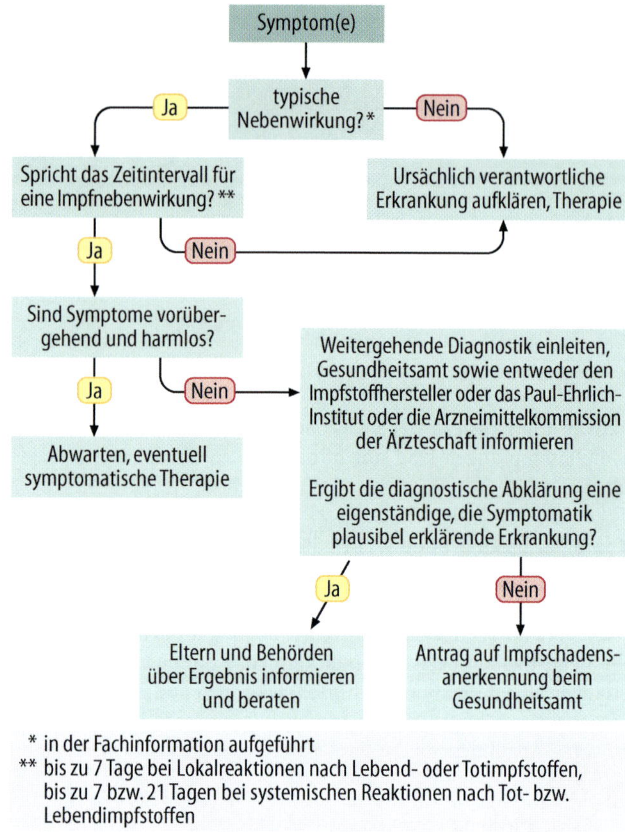

■ **Abb. 19.4** Vorgehensweise zur Abklärung vermeintlicher Impfkomplikationen

19.1.6 Wirksamkeit und Nebenwirkungen von Impfstoffen

Wirksamkeit Sie lässt sich auf verschiedene Weisen bestimmen und wird in Prozent angegeben. Kann für eine bestimmte Vakzine ein serologisches Korrelat angegeben werden (d. h. ab einer bestimmten Antikörperhöhe im Serum des Impflings besteht Schutz), so ist durch Bestimmung der **postvakzinalen Serumantikörper** bei einer genügend großen Stichprobe die Wirksamkeit eines Impfstoffs einfach festzustellen. In allen anderen Fällen muss er klinisch ermittelt werden. Dies geschieht, indem man die **Inzidenzen der Erkrankung** bei Geimpften mit der bei ungeimpften Kontrollen vergleicht. Die prozentuale Verringerung der Erkrankungshäufigkeit bei den Geimpften ergibt die Wirksamkeit des Impfstoffs.

Lokale Nebenwirkungen Oral oder nasal anzuwendende Vakzinen zeigen in geringem Ausmass lokale Nebenwirkungen. Gelegentlich treten vorübergehend Beschwerden im Respirations- bzw. Gastrointestinaltrakt auf. Injektionsimpfungen führen an der Impfstelle in unterschiedlicher Häufigkeit vorübergehend zu geringgradiger Rötung, Schwellung oder Schmerzen. Ausgeprägtere Reaktionen sind selten (<1%), treten vor allem nach Auffrischimpfungen auf und sind im Allgemeinen gut tolerierbar (■ Abb. 19.3). Abszesse sind sehr selten.

Systemische Nebenwirkungen Am häufigsten treten **Fieberreaktionen** auf. Die Inzidenz ist von der Art des Impfstoffs (z. B. azelluläre Pertussisvakzinen 2–5%, Masern-Mumps-Röteln-Impfung 10–15%) und dem Alter des Impflings (je jünger desto häufiger!) abhängig. Wenn es zu Fieber kommt, so beginnt es bei **Totimpfstoffen** meistens am 1. oder 2. postvakzinalen Tag und dauert etwa 12–24 h. Nach **Lebendimpfungen** zeigt sich das Fieber nach Ablauf der Inkubationszeit etwa zwischen dem 5. Und 12. postvakzinalen Tag und dauert ebenfalls nur kurz (1–2 Tage) an. Bei prädisponierten Impflingen kann dadurch ein **Fieberkrampf** ausgelöst werden.

Andere systemische Nebenwirkungen wie Unleidlichkeit, Appetitmangel oder Kopfschmerzen treten in sehr unterschiedlicher Häufigkeit auf und sind weniger gut objektivierbar.

»Schwerwiegende Nebenwirkungen« Sehr selten treten nach Impfungen schwerwiegende Gesundheitsstörungen auf. Dazu zählen: allergische Reaktionen (Urtikaria u. a.), aber auch ZNS-Störungen (z. B.Neuritiden, Guillain-Barré-Syndrom, zerebrale Krampfanfälle) u. a.

Es stellt sich dabei grundsätzlich die Frage, ob diese ursächlich durch die Impfung(en) ausgelöst sind oder zufällig zeitlich koinzidieren. Dies erfordert in jedem einzelnen Fall eine **gründliche Abklärung**. Das Fließschema in ■ Abb. 19.4 dient hierfür als Orientierung.

19.1.7 Formale Grundlagen

Impffähigkeit und Kontraindikationen Vor jeder Impfung ist der Impfling auf Impffähigkeit hin zu untersuchen. Dadurch soll eine bislang nicht erkannte oder **beginnende Erkrankung ausgeschlossen** werden, die sich postvakzinal bemerkbar machen und zu schwierigen differenzialdiagnostischen Überlegungen Anlass geben könnte. Akut erkrankte Personen sollten von einer Impfung vorübergehend zurückgestellt werden. »Banale Infektionen« (ohne Fieber oder nennenswerte Beeinträchtigung des Allgemeinbefindens) gelten nicht als Kontraindikation für Impfungen. Eine **frühere aller-**

Tab. 19.2 Allgemein empfohlene Impfungen im Kindes- und Jugendalter (Stand Juli 2012)

Impfung	Geburt	2 Monate	3 Monate	4 Monate	Ab 11 Monaten	5–6 Jahre	9–17 Jahre
Hepatitis B	1[a]	1	2	3	4		1–2–3[b]
DTPa (Dosen 1–4) bzw. Tdap (Dosen 5 und 6)		1	2	3	4	5	6
Hib		1	2	3	4		
IPV[c]		1	2	3	4		5
Pneumokokken		1	2	3	4		
MenC[d]					1		
MMR/VZV					1+2		
HPV[e]							1–2–3

[a] Bei HBs-Ag-positiven Müttern 1. aktive Impfung in den ersten 12 h nach Geburt gemeinsam mit HB-Immunglobulin. Bei unbekanntem HBs-Status der Mutter ebenfalls 1. aktive Impfung in den ersten 12 h nach Geburt. 1 und 6 Monate später folgen 2. und 3. aktive Impfung.
[b] Bei bislang nicht geimpften Jugendlichen: 3 Impfungen im Abstand von 1 und 6 Monaten.
[c] 4 Impfungen nur bei Verwendung von DTPa-IPV (Hib)-Kombinationsimpfstoffen. Bei Verwendung von IPV-Einzelimpfstoffen 2 oder 3 Impfungen (s. entsprechende Fachinformationen).
[d] Ab 12 Monaten.
[e] Bei Mädchen im Alter von 12–17 Jahren.

gische Reaktion auf einen Impfstoffbestandteil stellt eine Kontraindikation für weitere Impfungen mit Vakzinen dar, welche die entsprechende Substanz enthalten.

> **Keine Kontraindikationen für Impfungen sind banale Infektionen, Frühgeburtlichkeit, Zustand nach peripartalen Komplikationen, chronische Grundkrankheiten und medikamentös gut eingestellte zerebrale Anfallsleiden.**

Aufklärung und Einverständniserhebung Vor jeder Impfung müssen der Impfling bzw. seine Sorgeberechtigten über Nutzen und Risiken aufgeklärt werden. Obwohl ein mündliches Einverständnis (am besten in Gegenwart eines Zeugen) ausreichend ist, ist es in **schriftlicher Form** vorzuziehen. Jugendliche, spätestens ab dem Alter von 16 Jahren, gelten als allein einwilligungsfähig.

Impfdokumentation Jede(r) Ärztin/Arzt ist verpflichtet, durchgeführte Impfungen in den eigenen Unterlagen sowie in einem Impfdokument (»**Impfpass**«) für den Impfling zu bescheinigen. Dies umfasst Name, Chargennummer und Dosis des Impfstoffes sowie Datum und Applikationsart.

19.2 Allgemein empfohlene Impfungen

In **Deutschland** sprechen die obersten Gesundheitsbehörden der einzelnen Bundesländer Empfehlungen zur Durchführung von Impfungen aus. Diese beruhen i. d. R. auf den regelmäßig aktualisierten Empfehlungen der sog. Ständigen Impfkommission (STIKO).

> **Hält sich die Ärztin/der Arzt an die Empfehlungen der STIKO, so übernimmt der Staat im Falle eines Impfschadens die dadurch entstehenden Kosten.**

In **Österreich** werden die Impfempfehlungen vom Nationalen Impfgremium ausgesprochen, in der **Schweiz** von der »Eidgenössischen Kommission für Impffragen«.

Impfplan für Deutschland Der derzeit in Deutschland gültige Impfkalender (Stand Juli 2012) ist in Tab. 19.2 dargestellt. Bei den Altersangaben handelt es sich um den jeweils frühestmöglichen Zeitpunkt, der für die jeweilige Impfung angestrebt werden sollte.

Impfplan für Österreich Der Österreichische Impfplan ist dem in Deutschland sehr ähnlich (http://bmg.gv.at/home/Schwerpunkte/Praevention/Impfen/Oesterreichischer_Impfplan_2012).

Impfplan für die Schweiz Der Schweizer Impfplan unterscheidet sich ebenfalls nur geringfügig von dem der Bundesrepublik Deutschland (http://www.bag.admin.ch/infekt/impfung/plan/d/index.htm).

> **Frühgeborene erhalten alle Impfungen in gleicher Dosis und im gleichen chronologischen (nicht biologischen!) Alter wie Reifgeborene!**

In der Schweiz erhalten Frühgeborene (<33. SSW oder Geburtsgewicht <1500 g) die Standardimpfungen im Alter von 2, 3 und 4 (statt 2, 4, und 6) Monaten und zusätzlich die Influenzaimpfung in den ersten beiden Lebensjahren.

Unbekannter Impfstatus Bei unbekanntem Impfstatus ist davon auszugehen, dass kein Impfschutz besteht und alle empfohlenen Impfungen deshalb nachzuholen sind (▶ www.stiko.de, Impfplan Tabelle 3).

19.2.1 Hepatitis B

Impfstoffe Alle bei uns verfügbaren Hepatitis-B-Impfstoffe bestehen aus rekombinant hergestelltem Hepatitis-B-surface(HBs)-Antigen.

Impfschema Die Impfung gegen Hepatitis B ist seit 1995 in Deutschland **generell empfohlen**, nachdem die selektive Impfung von Risikogruppen nicht den gewünschten epidemiologischen

Erfolg zeigte. Geimpft werden sollen alle Säuglinge sowie bislang nicht geimpfte Jugendliche im Alter von 9–17 Jahren (3-mal i.m., ◘ Tab. 19.2).

Auffrischimpfungen, alle 10 Jahre, sowie postvakzinale Titerkontrollen sind nur für Risikogruppen empfohlen.

Vermutlich hält der Schutz nach einer erfolgreichen Grundimmunisierung lebenslang an: selbst wenn die Serumantikörper im Laufe der Zeit wieder absinken, bleibt im Falle einer Wildvirusinfektion wegen der langen Inkubationszeit (2–6 Monate) ausreichend Zeit für die erneute Antikörperproduktion durch B-Gedächtniszellen und die dadurch erzielte Verhinderung einer chronischen Hepatitis B, dem eigentlichen Impfziel.

Cave
Neugeborene von HBs-Ag-positiven Müttern bzw. Müttern mit unklarem HBs-Ag-Status erhalten die 1. Hepatitis-B-Impfung in den ersten 12 h nach Geburt simultan mit Hepatitis-B-Immunglobulin.

Wirksamkeit und Verträglichkeit Nach 2 Impfungen beträgt der Impfschutz etwa 50–70%, nach der 3. Impfung >95%. Die Verträglichkeit der Hepatitis-B-Impfung ist ausgezeichnet.

19.2.2 Haemophilus influenzae Typ b (Hib)

Impfstoffe Impfstoffe gegen Hib bestehen aus dem Kapselpolysaccharid (Polyribosylphosphat, PRP) sowie einem Trägerprotein. Das Polysaccharid allein ist – insbesondere in den ersten beiden Lebensjahren – nur unzureichend immunogen. Die Bindung von PRP an das Trägerprotein vermittelt eine T-zellabhängige Immunantwort.

Impfschema Im 1. Lebensjahr werden 2 (bei Verwendung von Kombinationsimpfstoffen: 3) Injektionen i.m. verabreicht, gefolgt von einer weiteren im 2. Lebensjahr (◘ Tab. 19.2). Weitere Auffrischimpfungen sind nicht notwendig, da offenbar natürliche Kontakte mit dem Bakterium diese Funktion übernehmen.

Wirksamkeit und Verträglichkeit Nach den Impfungen im Säuglingsalter beträgt der Impfschutz vor invasiven Hib-Infektionen (Meningitis, Sepsis, Epiglottitis u. a.) etwa 90%, nach der Impfung im 2. Lebensjahr nahezu 100%. Die Verträglichkeit der Hib-Impfung ist ausgezeichnet.

19.2.3 Diphtherie

Impfstoffe Diphtherie-Impfstoffe bestehen aus inaktiviertem Diphtherietoxin (= **Toxoid**). Dieses stammt von pathogenen Corynebacterium-diphtheriae-Stämmen, welche das auf Phagen kodierte Toxin exprimieren. Diphtherie-Impfstoffe sind einzeln, in Kombination mit Tetanus und darüber hinaus mit weiteren Antigenen (Pertussis, inaktivierte Poliomyelitis = IPV, Hib und Hepatitis B) erhältlich. Sie enthalten 20–30 I.E. Diphtherietoxoid (»D«). Ab dem Alter von 5–6. Jahren sind aufgrund der besseren Verträglichkeit Diphtherie-Impfstoffe mit reduziertem Toxoidgehalt (2–4 I.E.) zu verwenden (»d«).

Impfschema Im 1. Lebensjahr werden 3 (bei Verwendung von Impfstoffen ohne Pertussiskomponente, was selten indiziert ist: 2) Injektionen i.m. verabreicht, gefolgt von einer weiteren im 2. Lebensjahr (◘ Tab. 19.2). Weitere Auffrischimpfungen sind vor Einschulung und danach in 10-Jahres-Abständen jeweils in Kombination mit Tetanustoxoid (und ggf. Pertussis) als »Td(ap)-Impfung« notwendig.

Wirksamkeit und Verträglichkeit Der Impfschutz richtet sich nicht gegen **Corynebacterium diphtheriae**, sondern gegen das Diphtherietoxin und beträgt nach der Grundimmunisierung etwa 90–95%. Impfschutz besteht, wenn der Impfling im Serum einen Antidiphtherietoxingehalt von mindestens 0,01 I.U./ml, besser 0,1 I.U./ml (= 100 I.U./l) aufweist. Da in unseren Regionen gegenwärtig kaum toxinbildende Corynebakterien zirkulieren, ist der Infektionsdruck gering und die wenigen von Zeit zu Zeit auftretenden Erkrankungsfälle betreffen praktisch ausschließlich ungeimpfte oder unzureichend geimpfte Personen bzw. werden von dem verwandten Bakterium **Corynebacterium ulcerans** ausgelöst. Die Verträglichkeit von Diphtherie-Impfstoffen ist gut.

19.2.4 Tetanus

Impfstoffe Tetanusimpfstoffe bestehen aus inaktiviertem Tetanustoxin (= Toxoid) des Bakteriums **Clostridium tetani**. Sie sind – wie Diphtherie-Impfstoffe – einzeln oder in Kombination mit anderen Impfstoffen erhältlich.

Eine Impfdosis beinhaltet 20–40 I.E. Tetanustoxoid.

Impfschema ▶ Abschn. 19.2.3.

Wirksamkeit und Verträglichkeit Der Impfschutz richtet sich gegen das Tetanustoxin. Er beträgt nach den ersten Impfungen praktisch 100%. Vor der ersten Impfung im Alter von 2 Monaten besteht i. d. R. eine zuverlässige maternale Leihimmunität (»Nestschutz«). Das Vorgehen im Falle einer möglichen Tetanusinfektion nach Verletzung bei unvollständigem bzw. nicht aktuellem Impfschutz ist in ◘ Tab. 19.3 dargestellt.

Die Verträglichkeit ist relativ gut, vorübergehende **Lokalreaktionen** treten gelegentlich auf.

Cave
Bei zu häufigen Tetanusimpfungen kann es zu heftigen Lokalreaktionen mit starker Rötung und Schwellung der betroffenen Extremität (meist Oberarm) kommen. Ursache ist eine Typ-III-Allergie (Arthus-Reaktion).

19.2.5 Pertussis (Keuchhusten)

Impfstoffe Die heutigen Pertussisimpfstoffe sind sog. **azelluläre Vakzine** (aP). Sie enthalten 2 (Pertussistoxoid = PT, Filamentöses Hämagglutinin = FHA) oder mehr (zusätzlich Pertaktin und evtl. Fimbrien) gereinigte Schlüsselantigene des Bakteriums **Bordetella pertussis.** Einzelne Hersteller bieten aP-Vakzine nicht nur in unterschiedlicher Zusammensetzung, sondern auch in unterschiedlichen Antigenmengen an. Sie sind in Kombination mit weiteren Komponenten zur Standardimpfung in den ersten Lebensjahren sowie für Auffrischimpfungen bei Jugendlichen und Erwachsenen verfügbar.

Impfschema Die Impfserie besteht aus 3 Dosen i.m. im 1. Lebensjahr und einer 4. Impfdosis im 2. Lebensjahr (◘ Tab. 19.2). Weitere Dosen werden im Alter von 5–6 und 9–17 Jahren sowie einmalig bei

Tab. 19.3 Vorgehensweise bei unzureichendem Tetanusimpfschutz nach Verletzung

Zahl bisheriger aktiver Impfungen	Saubere, geringfügige Wunden[a]		Alle anderen Wunden	
	DTP bzw. Tdap[b]	Tetanusimmunglobulin	DTP bzw. Tdap[b]	Tetanusimmunglobulin
Unbekannt	Ja	Nein	Ja	Ja[d]
≤1	Ja	Nein	Ja	Ja[d]
2	Ja	Nein	Ja	Nein[f]
≥3	Nein[c]	Nein	Nein[e]	Nein

[a] Oberflächlich, nicht verschmutzt. [b] Kombinationsimpfstoff (altersabhängig, ggf. weitere Komponenten!). [c] Vorausgesetzt, die letzte Immunisierung liegt <10 Jahre zurück. [d] Simultan mit DTP bzw. Tdap. [e] Vorausgesetzt, die letzte Immunisierung liegt <5 Jahre zurück. [f] Vorausgesetzt, die Verletzung liegt <24 h zurück.

Erwachsenen empfohlen. Bei unvollständig oder nicht geimpften Personen soll die Pertussisimpfung nachgeholt werden.

Wirksamkeit und Verträglichkeit Nach 3 Impfungen besteht zuverlässiger Schutz (> 85%) vor typischer Erkrankung. Die Schutzrate gegenüber weniger typischen Krankheitsformen (Husten von weniger als 3 Wochen Dauer, fehlende Begleitsymptome) ist geringer (um 70%). Azelluläre Pertussisimpfstoffe sind sehr gut verträglich.

Eine seltene, Eltern und unwissende Ärztinnen und Ärzte stark beunruhigende Nebenwirkung nach Kombinationsimpfstoffen mit oder ohne Pertussiskomponenten ist die **hypoton-hyporesponsive Episode**. Sie tritt einige Minuten bis wenige Stunden nach Impfung in Erscheinung. Der Impfling ist blass und apathisch in einem schockähnlichen Zustand, ohne dass ein solcher vorläge. Nach wenigen Minuten bis Stunden kommt es zur vollständigen Erholung ohne Residuen. Die Ursache ist ungeklärt, das Wiederholungsrisiko bei nachfolgenden Impfungen ist sehr gering.

Für die Existenz der früher postulierten »Pertussis-Impfenzephalopathie« gibt es keine Evidenz. Keinem Patienten sollte deshalb die Pertussisimpfung vorenthalten werden!

19.2.6 Poliomyelitis (Kinderlähmung)

Impfstoffe Es gibt 2 Arten von Poliomyelitisimpfstoffen: die **oral** anzuwendende, welche aus attenuierten Poliomyelitisviren der Typen 1, 2 und 3 besteht (= OPV nach Sabin) sowie die **parenteral** anzuwendende, welche aus inaktivierten Poliomyelitisviren der Typen 1, 2 und 3 besteht (= IPV nach Salk). Wegen der nach Gabe von OPV (nicht aber von IPV!) auftretenden **»vakzineassoziierten paralytischen Poliomyelitis« (VAPP)** beim Impfling selbst (ca. 1:5 Mio. Impfungen) oder einer Kontaktperson (ca. 1:15 Mio. Impfungen) wird dieser Impfstoff heute in den meisten Ländern nicht mehr verwendet.

IPV wird als Monoimpfstoff entsprechend den Angaben des jeweiligen Herstellers entweder in 2 Dosen im Abstand von 8 Wochen oder in 3 Dosen mit 4–8 Wochen und 12 Monaten Abstand i.m. bzw. s.c. appliziert. Wird IPV in Kombination mit anderen Impfstoffen verwendet, so sind 3 Dosen im 1. Lebensjahr und eine 4. im 2. Lebensjahr angezeigt (Tab. 19.2). Im Alter von 9–17 Jahren ist eine Auffrischung indiziert.

Wirksamkeit und Verträglichkeit Sowohl OPV als auch IPV führen zu einem Schutz vor Poliomyelitis in nahezu 100% aller Impflinge nach 2–3 Immunisierungen. OPV und IPV werden im Allgemeinen sehr gut vertragen.

19.2.7 Pneumokokken und Meningokokken

Impfstoffe Wesentlicher Virulenzfaktor beider Bakterien ist das Kapselpolysaccharid (PS). Bis zum Alter von 5 Jahren stehen eine 10- und eine 13-valente Konjugatvakzine zur Verfügung, die gemäß Serotypenverteilung in Deutschland bis zu ca. 80% der invasiven Infektionen in den ersten 5 Lebensjahren verhindern können. Eine PS-Pneumokokken-Vakzine (23 verschiedenen Serotypen, die für einen etwa gleich hohen Anteil der invasiven Erkrankungen bei Kindern verantwortlich sind) kann ab dem Alter von 2 Jahren verwendet werden, wird aber nur noch jenseits von 5 Jahren empfohlen.

Meningokokken-Gruppe-C-Konjugatimpfstoffe sind für alle Altersgruppen ab 2 Monaten zugelassen. Ferner stehen ab dem Alter von 2 Jahren Meningokokken-PS-Impfstoffe (Serogruppen A, C, bei einem Produkt zusätzlich Y und W 135) und ab dem Alter von 1 Jahr quadrivalente Meningokokken-Konjugatimpfstoffe (Serogruppen A, C, Y und W 135) zur Verfügung. Damit lassen sich bis zu 30% der invasiven Meningokokken-Infektionen in Deutschland verhindern.

Impfschemata Siehe Fachinformationen.

Wirksamkeit und Verträglichkeit Die Schutzraten gegenüber invasiven Infektionen durch die in den **Konjugatvakzinen** enthaltenen Subtypen bzw. -gruppen sind gut (Pneumokokken: 97%, Meningokokken 90–95%). Ferner können mit dem Pneumokokken-Konjugatimpfstoff akute Otitis media und Pneumonien durch die im Impfstoff enthaltenen Serotypen verhindert werden. Die genaue Schutzdauer ist nicht bekannt; epidemiologischen Beobachtungen zufolge beträgt sie aber mindestens 6 Jahre.

Die **Pneumokokken-PS-Vakzine** schützt vor Pneumonien mit begleitender Bakteriämie, die **Meningokokken-PS-Vakzinen** vor eitrigen Meningitiden durch die in den Impfstoffen enthaltenen Typen. Die Schutzdauer beträgt jeweils nur wenige Jahre; Auffrischimpfungen sind nur eingeschränkt wirksam (»Immuntoleranz«).

Die Verträglichkeit der Impfstoffe ist gut. Zu frühe Auffrischungen führen zu ausgeprägten Lokalreaktionen.

Seit Sommer 2006 sind die Pneumokokken- (Alter 2 Monate bis 2 Jahre) und Meningokokken-Impfung Gruppe C (ab 1 Jahr) mit **Konjugatimpfstoffen** allgemein empfohlen. Beide Impfungen sind

Tab. 19.4 Indikationen zur Impfung gegen Pneumokokken (P) und Meningokokken (M)

Indikationen	Beispiele
Angeborene oder erworbene Immundefekte mit T- und/oder B-zellulärer Restfunktion	Hypogammaglobulinämie, Komplement- und Properdindefekte (P, M) Bei funktioneller oder anatomischer Asplenie (P, M) Bei Sichelzellenanämie (P) Bei Krankheiten der blutbildenden Organe (P) Bei neoplastischen Krankheiten (P) Bei HIV-Infektion (P) Nach Knochenmarktransplantation (P)
Chronische Krankheiten	Herz-Kreislauf-Krankheiten (P) Krankheiten der Atmungsorgane (P) Diabetes mellitus oder andere Stoffwechselkrankheiten (P) Chronische Nierenkrankheiten, nephrotisches Syndrom (P) Neurologische Krankheiten (P) Liquorfistel (P) Vor Organtransplantation und vor Beginn einer immunsuppressiven Therapie (P)
Schüler und Studenten vor Langzeitaufenthalten in Ländern mit allgemein empfohlener Impfung für diese Altersgruppen (M)	
Gefährdetes Laborpersonal (M)	
Für bisher ungeimpfte enge Kontaktpersonen (Haushaltskontakte oder enge Kontakte mit haushaltsähnlichem Charakter) eines Erkrankten mit einer impfpräventablen invasiven Infektion (M)	

Exkurs

Die MMR-Impfung

Die MMR-Impfung ist ein »Sorgenkind« der deutschen (und europäischen) Präventivmedizin. Trotz der potenziell gefährlichen Komplikationen dieser Krankheiten – Masernenzephalitis, Schwerhörigkeit oder Infertilität durch Mumps, Rötelnembryopathie u. a. – gelingt es bislang nicht, mehr als 95% aller Kinder zweimal dagegen zu impfen, was aus epidemiologischen Gründen für die Eliminierung dieser Infektionskrankheiten erforderlich wäre. Woran liegt das? Viele Eltern (und Ärzte!) glauben, diese «Kinderkrankheiten« seien günstig für die weitere Entwicklung. Dafür gibt es jedoch keine wissenschaftlichen Belege. Belegt ist dagegen, dass im Rahmen von Epidemien die o. g. Komplikationen der Wildinfektionen regelmäßig in Erscheinung treten. Diese werden von den Impfgegnern als schicksalhafte Ereignisse akzeptiert. Der in England von einem Forscher voreilig erhobene Vorwurf, die MMR-Impfung führe zu Autismus bzw. chronisch-entzündlichen Darmerkrankungen, konnte widerlegt werden.

Die Empfehlung, alle Kinder ein 2. Mal MMR zu impfen, findet noch geringere Akzeptanz als die erste Impfung (ca. 80–90% versus 90–95%). Es handelt sich dabei **nicht** um eine Auffrisch-, sondern um eine Wiederimpfung. Wer bei der 1. Impfung nicht reagiert hat, bekommt so eine 2. Chance! Die generelle 2. Impfung ist wesentlich kostengünstiger als durch aufwändige serologische Untersuchungen die »Impfversager« zu identifizieren.

zudem für Personen mit bestimmten chronischen Krankheiten und dadurch erhöhter Gefährdung empfohlen (Tab. 19.4).

19.2.8 Masern, Mumps und Röteln (MMR)

19

Impfstoffe Masern-, Mumps- und Rötelnimpfstoffe sind ausschließlich als Kombinationsimpfstoffe (MMR mit oder ohne Varicella-Zoster-Virus, VZV)) verwendet werden. Es handelt sich dabei um Lebendimpfstoffe, die bei immundefizienten Patienten und in der Schwangerschaft kontraindiziert sind. Nicht geimpften Patienten kann im Falle einer Exposition bei Bedarf ein Standardimmunglobulin verabreicht werden.

Cave
Da die Impfviren auf Hühnerfibroblasten gezüchtet werden, ist bei Patienten, die auf Hühnereiweiß anaphylaktisch reagieren, vor Gabe von MMR ein Prick-Test mit der Vakzine durchzuführen!

Ist dieser negativ, darf geimpft werden. Andernfalls sollte unter Einhaltung von Vorsichtsmaßnahmen fraktioniert geimpft werden.

Impfschema Die 1. MMR-Impfung ist ab dem Alter von 11 Monaten, in Zeiten von Epidemien ab 9 Monaten, indiziert. Die 2. MMR-Impfung (vorzugsweise im Alter von 15–23 Monaten) soll bei den Impflingen, die nach der 1. MMR-Impfung gegen eine oder mehrere der Impfkomponenten nicht reagierten, diese Lücke(n) schließen.

Wirksamkeit und Verträglichkeit Nach der 1. MMR-Impfung besitzen jeweils etwa 95–98% der Impflinge Schutz vor Masern und Röteln, gegen Mumps sind es 80–85%. Nach der 2. Impfung sind es > 99% (Mumps: 85–90%). Der Schutz hält vermutlich lebenslang an. Die MMR-Impfung wird gut vertragen. Lokalreaktionen sind selten. Etwa ab dem 5. postvakzinalen Tag kann es zu einer **Fieberreaktion** (10–15%), bei prädisponierten Kindern auch zum Fieberkrampf (ca. 1 : 3000) kommen. Bei 5% der Impflinge können nach etwa einer Woche milde, 1–2 Tage andauernde »Impfmasern«, »Impfmumps« oder »Impfröteln« auftreten. Diese sind **nicht kontagiös**. Seltene Nebenwirkungen sind Thrombozytopenien sowie Arthralgien insbesondere bei älteren Mädchen durch die Rötelnkomponente.

19.2.9 Varizellen (Windpocken)

Impfstoff und -schema Die Vakzine enthält attenuierte Varicella-Zoster-Viren. Neben 2 monovalenten Impfstoffen steht auch eine Kombinationsvakzine mit Masern-, Mumps-, und Rötelnkomponenten (MMRV) zur Verfügung (ab dem Alter von 9 bzw. 12 Monaten; 0,5 ml s.c.). Die Impfserie umfasst 2 Dosen im Abstand von mindestens 4 Wochen. Die 2. Dosis führt, anders als bei den MMR-Impfviren, zu einem deutlichen (ca. 40-fach!) Anstieg der VZV-IgG Antikörper und führt dadurch auch zu einem höheren und besseren Schutz vor Varizellen.

Wirksamkeit und Verträglichkeit Die Wirksamkeit beträgt gegenüber jeglichen Varizellen ca. 80% (1 Dosis) bzw. >95% (2 Dosen) und gegenüber schwer verlaufenden Varizellen schon nach einer Dosis >95%; die genaue Schutzdauer nach 2 Impfdosen ist noch nicht bekannt. Die Verträglichkeit ist gut. Fieberreaktionen kommen gelegentlich vor, ebenso abgeschwächte »Impfvarizellen«. Diese sind potenziell kontagiös, was aber klinisch nicht bedeutsam ist (attenuierte Viren!). Die etwas höhere Fieberrate nach MMRV- im Vergleich zu MMR- und Varizellenimpfung separat und dadurch auch höhere Rate an Fieberkrämpfen (ca. 1:2000 statt 1:3000) hat dazu geführt, dass derzeit für die 1. Impfung von der STIKO vorzugsweise MMR und Varizellen separat empfohlen werden.

Indikation Seit 2004 ist die Varizellenimpfung ab dem Alter von 11 Monaten Bestandteil des Standardimpfprogramms in Deutschland. Ferner ist sie für ungeschützte Kinder und Jugendliche mit Leukämien oder soliden malignen Tumoren, schwerer Neurodermitis sowie vor geplanter medikamentöser Immunsuppression sowie alle ungeschützten Angehörigen dieser Risikopatienten und medizinisches Personal als Indikationsimpfung empfohlen.

Alle bislang ungeimpften Kinder und Jugendlichen sollen mit 2 Dosen gegen Varizellen geimpft werden!

19.2.10 Humanpathogene Papillomaviren (HPV)

Impfstoff und -schema Es stehen 2 Vakzinen zur Verfügung (Cervarix und Gardasil); sie enthalten virusähnliche Partikel (VLP) aus den gentechnisch hergestellten L1-Proteinen der beiden häufigsten (ca. 70%) onkogenen HPV-Typen 16 und 18, Gardasil ferner die 90% aller Genitalwarzen verursachenden Typen 6 und 11, sowie beide auch ein Adjuvans. Das Impfschema umfasst 3 Dosen (je 0,5 ml i.m.) im Abstand von 4 Wochen (Cervarix) bzw. 2 Monaten (Gardasil), die 3. Dosis folgt nach 6 Monaten.

Die STIKO empfiehlt die HPV-Impfung für alle Mädchen vorzugsweise im Alter von 12–17 Jahren, möglichst vor Beginn der sexuellen Aktivität.

Durch die HPV-Impfung lässt sich zukünftig ein Großteil der etwa 6500 jährlichen Zervixkarzinome und dadurch auch 2000 Todesfälle in Deutschland verhindern.

Wirksamkeit und Verträglichkeit Mit beiden Impfstoffen können sowohl persistierende Infektionen als auch Krebsvorstufen (CIN, zervikale intraepitheliale Neoplasien) der Zervix (bzw. Genitalwarzen durch HPV-6 und -11) wie auch anderer HPV-assoziierter Neoplasien durch die im Impfstoff enthaltenen HPV-Genotypen zu fast 100% verhindert werden. Ferner werden weitere 5–10% der Krebsvorstufen durch Kreuzimmunität gegen verwandte HPV-Typen verhindert. Bislang ungeklärt sind Notwendigkeit und ggf. Zeitpunkt von Auffrischimpfung(en).

Die Impfstoffe sind sehr immunogen; für beide Impfstoffe lassen sich kurz nach der 3. Dosis bis zu 100-fach höhere Serum-Antikörperwerte als nach natürlicher Infektion nachweisen, die auch 3–10 Jahre nach der Impfung noch bis zu 17-fach höher sind. Klinische Langzeitdaten zeigen einen anhaltenden Impfschutz analog zur Antikörperpersistenz.

Die Impfung wird gut vertragen. Leichte Schmerzen an der Injektionsstelle waren in den Zulassungsstudien die häufigste lokale und Kopfschmerzen die häufigsten systemischen Beschwerden, jedoch nicht häufiger als in den Kontrollgruppen. Es handelt sich demnach eher um koinzidierende Ereignisse als Nebenwirkungen.

19.2.11 Rotavirus

Impfstoff und -schema Es stehen 2 Vakzinen zur Verfügung: Rotarix, ein monovalenter, oraler Lebendimpfstoff, der im Alter von 6–24 Wochen in 2 Dosen zu 1 ml oral im Abstand von mindestens 4 Wochen gegeben wird, und Rotateq, ein pentavalenter, oraler Lebendimpfstoff, der im Alter von 6–32 Wochen in 3 Dosen zu 2 ml oral im Abstand von mindestens 4 Wochen gegeben wird.

Die SIKO (Sächsische Impfkommission) empfiehlt die Rotavirus-Impfung für alle Säuglinge im Alter bis zu 6 Monaten, wohingegen die STIKO bislang keine Empfehlung ausgesprochen hat.

Wirksamkeit und Verträglichkeit Mit beiden Impfstoffen können mit einer Wirksamkeit von bis zu ca. 85% gegen alle Rotavirusinfektionen sowie von bis zu 100% gegen schwere Infektionen in den ersten beiden Lebensjahren Gastroenteritiden durch Rotavirus relativ zuverlässig verhindert werden. Die Impfungen werden gut vertragen. Ereignisse wie Erbrechen, Durchfall, und Fieber nach der Impfung treten kaum häufiger auf als es die spontane Auftretenswahrscheinlichkeit erwarten ließe. Es handelt sich auch hier demnach eher um koinzidierende Ereignisse als Nebenwirkungen.

19.3 Indikationsimpfungen

Manche Impfungen für Kinder und Jugendliche sind nicht allgemein, sondern nur für bestimmte Risikopersonen, Patienten bzw. deren Angehörige, oder vor Reisen in Regionen mit erhöhter Krankheitsgefährdung indiziert. Während Indikationsimpfungen wie allgemein empfohlene Impfungen eine **Kassenleistung** darstellen, müssen die Kosten für Reiseimpfungen von den Impflingen im Allgemeinen selbst getragen werden.

19.3.1 Influenza (Virusgrippe)

Indikation Alle Personen mit **chronischen Krankheiten** und dadurch erhöhter gesundheitlicher Gefährdung oder mit **erhöhter Expositionsgefahr** (medizinisches Personal!) sollten sich jährlich gegen Grippe impfen lassen.

Impfstoffe und -schema Es handelt sich um Totimpfstoffe, die derzeit **3 inaktivierte Influenzaviren** enthalten, wobei die Zusammensetzung jährlich den epidemiologischen Entwicklungen angepasst wird. Seit vielen Jahren handelt es sich um 2 Influenza-A-Subtypen (H1N1 und H3N2) und 1 Influenza-B-Virus. Bei erstmaliger Impfung im Kindesalter sind 2 Dosen im Abstand von 4 Wochen für einen optimalen Impfschutz notwendig. In den darauf folgenden Jahren genügt jeweils eine Dosis, vorzugsweise im Herbst. Kinder im Alter von 6 Monaten bis 3 Jahren erhalten jeweils eine halbe Impfdosis (0,25 ml) i.m., Personen im Alter über 3 Jahren erhalten 0,5 ml. Neben den Injektionsimpfstoffen ist seit Herbst 2012 auch ein nasaler Lebendimpfstoff im Alter von 2–17 Jahren zugelassen und verfügbar.

Wirksamkeit und Verträglichkeit Die Schutzrate gegenüber den in der Vakzine enthaltenen Influenzavirustypen beträgt je nach klinischem Endpunkt, Alter und immunologischer Kompetenz bei Kindern und Jugendlichen bis zu ca. 70–90%. Die Verträglichkeit ist gut. Bei Patienten mit anaphylaktischer Reaktion auf Hühnereiweiß ist die Impfung mit Impfstoffen auf Hühnereibasis kontraindiziert.

19.3.2 Hepatitis A

Indikation Die aktive Immunisierung ist für Personen mit erhöhter Gefährdung bzw. Expositionsgefahr (z. B. Heimunterbringung, chronische Leberkrankheit, Hämophilie sowie vor Reisen in Hepatitis-A-Endemiegebiete) ab dem Alter von 1 Jahr indiziert.

Impfstoffe und -schema Hepatitis-A-Impfstoffe enthalten inaktivierte Viren. Das Impfschema ist vom Alter des Impflings und dem gewählten Impfstoff abhängig (s. Fachinformationen). Es besteht ferner die Möglichkeit, eine **kombinierte Hepatitis-A- und -B-Impfung** durchzuführen.

Wirksamkeit und Verträglichkeit Die Wirksamkeit beträgt nahezu 100%. Der Schutz beginnt bereits 1–2 Wochen nach der 1. Impfdosis. Er hält nach kompletter Grundimmunisierung mindestens 20–25 Jahre an. Die Verträglichkeit ist sehr gut.

19.3.3 Rabies (Tollwut)

Indikation Eine Tollwutimpfung ist nach Kontakt mit bzw. Verletzung durch ein tollwutverdächtiges Tier indiziert und vor Reisen in Risikogebiete, z. B. in Asien oder Afrika.

Impfstoffe und -schema Tollwutimpfstoffe enthalten **abgetötete Lyssa-Viren**, die auf Hühnerfibroblasten bzw. anderen Zellkulturen gezüchtet wurden. Postexpositionell ist so bald wie möglich die 1. aktive Impfung (1,0 ml i.m.) **und simultan** die Gabe von spezifischem **Immunglobulin** (20 I.E./kg KG) notwendig. Weitere aktive Immunisierungen folgen an den Tagen 3, 7, 14 und – falls der Tollwutverdacht des Tieres nicht ausgeräumt wurde – 28. Präexpositionell umfasst das Impfschema 3 Impfdosen an den Tagen 0, 7 und 21 oder 28. Nach Exposition muss dann zusätzlich an den Tagen 0 und 3 mit 2 weiteren Impfdosen der Impfschutz optimiert werden.

Wirksamkeit und Verträglichkeit Die Wirksamkeit beträgt postexpositionell praktisch 100%, wenn die erste Impfung innerhalb von wenigen Tagen nach Exposition erfolgt und die empfohlenen nachfolgenden Impfdosen ebenfalls zeitgerecht erfolgen. Die Verträglichkeit der Impfung ist gut.

19.4 Reiseimpfungen

19.4.1 Frühsommermeningoenzephalitis (FSME)

Indikation Alle Personen, die sich vorübergehend oder dauerhaft in einem FSME-Endemiegebiet aufhalten (Süddeutschland, Österreich, Südosteuropa u. a.), sollten Impfschutz besitzen.

Impfstoffe und -schema Die aktive Immunisierung (ab dem Alter von 12 Monaten) besteht aus **inaktivierten FSME-Viren**. Es sind 3 Impfdosen (Zeitpunkte 0, 1, 5–12 bzw. 9–12 Monate) erforderlich; Auffrischungen sind alle 3–5 Jahre indiziert. Für dringende Indikationen gibt es eine Schnellimmunisierung (siehe Fachinformationen).

Wirksamkeit und Verträglichkeit Die Wirksamkeit beträgt vermutlich >90%. Die Verträglichkeit ist gut; allerdings werden bei der 1. Impfdosis vor dem Alter von 3 Jahren häufig (um 20–30%) vorübergehende Fieberreaktionen berichtet. Vereinzelt gemeldete **postvakzinale neurologische Erkrankungen** (selten im Kindesalter) wie z. B. periphere Neuritiden, Guillain-Barré-Syndrom u. a. sind nicht ursächlich der vorausgegangenen FSME-Impfung zuzuordnen.

19.4.2 Typhus

Indikation Die Impfung ist vor Reisen in Endemiegebiete für **Salmonella-typhi-Infektionen** indiziert. Dazu zählen Asien, weite Teile Afrikas und Südamerika. Das Infektionsrisiko ist von der Art der Reise, den Ernährungsgewohnheiten und der Dauer des Aufenthalts abhängig.

Impfstoffe und -schema Es gibt 2 Arten von Typhusimpfstoffen: die oral anzuwendenden Kapseln, welche attenuierte Typhussalmonellen enthalten sowie die Injektionsvakzine, welche das Kapselpolysaccharid »Vi« des Erregers enthält. Die **Lebendvakzine**, ab dem Alter von 1 Jahr zugelassen, wird als Kapsel an 3 Tagen mit jeweils einem Tag Abstand eingenommen. Es darf zeitgleich kein gegen Salmonellen wirksames Antibiotikum eingenommen werden. Zu einer evtl. Malariaprophylaxe sind 3 Tage Abstand einzuhalten. Bei Immundefizienz ist sie kontraindiziert. Die **Totvakzine** wird ab dem Alter von 2 Jahren einmalig i.m. injiziert (0,5 ml).

Wirksamkeit und Verträglichkeit Die Wirksamkeit der Lebendvakzine beträgt 50–90%, beginnt 10 Tage nach der 3. Dosis und hält etwa 1 Jahr an. Danach ist bei erneuter Expositionsgefahr die Serie zu wiederholen. Die Schutzrate der Totvakzine beginnt ebenfalls nach etwa 10 Tagen, beträgt 60–70% und hält 3 Jahre an. Die Verträglichkeit beider Vakzinen ist gut.

19.4.3 Gelbfieber

Indikation Die Impfung ist vor Reisen in Endemiegebiete Afrikas und Südamerikas empfohlen.

Impfstoff und -schema Es handelt sich um einen Lebendimpfstoff, der **attenuierte Gelbfieberviren** enthält. Er ist ab dem Alter von 6 Monaten zugelassen und darf nur von zugelassenen Impfstellen (Auskunft: örtliches Gesundheitsamt) verabreicht werden. Eine Impfdosis (0,5 ml s.c.) ist ausreichend. Bei Patienten mit Immundefizienz oder Hühnereiweißallergie ist die Impfung kontraindiziert.

Wirksamkeit und Verträglichkeit Die Wirksamkeit beträgt 90–95% und beginnt 5–10 Tage postvakzinal. Sie hält vermutlich lebenslang an, allerdings darf zur Einreise in ein Endemiegebiet die Impfung nicht länger als 10 Jahre zurückliegen (erfordert ggf. eine Auffrischimpfung). Lokale Nebenwirkungen sind selten, gelegentlich tritt nach einigen Tagen kurz anhaltendes Fieber auf.

Literatur

Heininger U (2009) Nachholimpfungen und Impfungen von Ungeimpften. Monatsschr Kinderheilkd 157:751–7

Heininger U (2013) Impfratgeber. Impfempfehlungen für Kinder, Jugendliche und Erwachsene, 7. Aufl. UNI-MED, Bremen

Spiess H, Heininger U, Jilg W (2010) Impfkompendium, 7. Aufl. Thieme, Stuttgart

Tropen- und Reisemedizin

R. Bialek, G. Dostal

C. P. Speer, M. Gahr (Hrsg), *Pädiatrie*,
DOI 10.1007/978-3-642-34269-1_20, © Springer-Verlag Berlin Heidelberg 2013

Einleitung

Die Pädiatrie ist aufgrund der Bevölkerungsstruktur und des Hauptmanifestationsalters vieler Infektionskrankheiten ein wesentlicher Bestandteil der Medizin in den Tropen. In Abhängigkeit von den lokalen Möglichkeiten, die sich insbesondere an den verfügbaren Finanzmitteln orientieren, kann eine Individualmedizin wie in Westeuropa durchgeführt werden. Andernfalls muss eine breit angelegte Präventivmedizin als vorrangig angesehen werden. Diese versucht mit Impfprogrammen, Gesundheitserziehung sowie dem Aufbau einer medizinischen Basisversorgung das Überleben und den Erhalt der Gesundheit möglichst vieler Kinder zu erreichen. Daher gibt es eigentlich keine spezielle Pädiatrie in den Tropen, vielmehr sind die jeweiligen Schwerpunkte des Fachgebietes situationsbedingt umzusetzen. Ferntourismus und Migration ganzer Bevölkerungsgruppen führen dazu, dass Beratung über Gesundheitsrisiken in den Tropen ebenso wie tropenspezifische Krankheitsbilder mittlerweile zur pädiatrischen Praxis in Deutschland gehören.

20.1 Malaria

R. Bialek

▪▪ Epidemiologie, Pathophysiologie

Mit jährlich 150–250 Mio. Neuerkrankungen ist die Malaria die **weltweit häufigste Infektionskrankheit**. Am stärksten betroffen ist das tropische Afrika südlich der Sahara, wo pro Jahr schätzungsweise 500.000 Kinder unter 5 Jahren an der Malaria tropica sterben. Aus **Deutschland** werden dem Robert-Koch-Institut in Berlin pro Jahr **60–80 Malariafälle** bei Kindern unter 14 Jahren gemeldet. Etwa 75% der Kinder stammen aus **Endemiegebieten** oder erwerben die Erkrankung im Rahmen von Verwandtenbesuchen. Die Ergebnisse einer ESPED-Studie zu parasitären Tropenkrankheiten bei Kindern in Deutschland zeigten, dass weniger als 10% der importierten Malaria tropica im Rahmen touristischer Unternehmungen erworben wurden. Die Malaria ist in tropischen und subtropischen Gebieten Afrikas, Süd- und Zentralamerikas sowie auf dem indischen Subkontinent, in China und Südostasien endemisch.

▪▪ Pathogenese

Die 4 humanpathogenen Plasmodienarten werden durch Stechmücken der Gattung **Anopheles** übertragen. Es verursachen

- **Plasmodium falciparum** die Malaria tropica,
- **P. vivax** und **P. ovale** die Malaria tertiana,
- **P. malariae** die Malaria quartana.

Seit ein paar Jahren werden zudem Malariafälle durch die in Südostasien bei Affen vorkommenden Spezies **P. knowlesi** beobachtet. In den Mücken findet die geschlechtliche Vermehrung der **Plasmodien** statt. Beim Saugakt gelangen mit dem Speichel infektiöse Sporozoiten in den menschlichen Blutkreislauf. Diese werden innerhalb von Stunden in der **Leber** aufgenommen, wo sie Gewebsschizonten bilden. Nach frühestens 5, im Mittel 7–10 Tagen, gelegentlich auch erst nach Jahren werden Merozoiten aus rupturierenden Gewebsschizonten frei. Sie befallen Erythrozyten, in denen sie über Trophozoiten (Ringformen) zu Schizonten heranreifen. Diese teilen sich in Merozoiten, die nach **Lyse des parasitierten Erythrozyten** erneut rote Blutkörperchen invadieren.

Bei Infektionen mit **P. ovale** und **P. vivax** werden in der Leber so genannte Hypnozoiten gebildet. Diese Gewebsschizonten komplettieren nach unterschiedlich langen Ruhephasen den **extraerythrozytären Entwicklungszyklus**, setzen Merozoiten frei und beginnen die **erythrozytäre Entwicklung** neu.

▪▪ Klinik

Typischerweise treten Fieberschübe bei der **Malaria tertiana** alle 48 h und bei der **Malaria quartana** alle 72 h auf. Bei der **Malaria tropica** weist das Fieber keinen Rhythmus auf, da es nicht zu einer Synchronisation der Parasitenvermehrung kommt. Die Dauer des erythrozytären Zyklus beträgt bei P. knowlesi nur 24 h, so dass Fieber täglich oder unregelmäßig auftritt.

Weitere Symptome Typische, aber unspezifische Symptome sind Kopf-, starke Nacken- und Gliederschmerzen, seltener abdominale Beschwerden, u. a. auch Diarrhö.

Verlauf Bei der Malaria wird nach wiederholten Erkrankungen eine **Teilimmunität** aufgebaut, die gegen schwere Verläufe schützt. Dieser während der Kindheit in einem Endemiegebiet erworbene Schutz vermindert sich bei längerem Aufenthalt außerhalb dieser Regionen, sodass insbesondere nach Besuchen in Heimatländern schwerere Verläufe der Malaria wieder beobachtet werden. Einen gewissen Schutz stellen **Thalassämien und Sichelzellkrankheit** dar, jedoch kommen schwere Verläufe auch bei Kindern mit diesen angeborenen Hämoglobinopathien vor.

▪▪ Komplikationen

Die Milz kann vergrößert sein und rupturieren. Im Gegensatz zur Malaria quartana können die Malaria tropica und die P.-knowlesi-Infektion rasch tödlich verlaufen. Bei der Malaria tertiana sind letale Verläufe durch z. B. Milzruptur selten. Die Malaria tropica ist als **lebensbedrohlich** anzusehen, so dass der Patient umgehend intensivmedizinisch zu betreuen und eine supportive Therapie einzuleiten ist, bei Vorliegen mindestens einer der folgenden Befunde:

- Bewusstseinseintrübung, zerebraler Krampfanfall,
- respiratorische Insuffizienz, unregelmäßige Atmung, Hypoxie,
- Hypoglykämie (BZ <40 mg/dl),
- Schocksymptomatik,
- Spontanblutungen,
- Azidose (Basendefizit >8 mmol/l), Hyperkaliämie (>5,5 mmol/l).

Eine Malaria tropica ist als **bedrohlich** anzusehen, so dass der Patient engmaschig zu überwachen ist, bei Vorliegen mindestens einer der folgenden Befunde:

- schwere Anämie (Hb <8 g/dl)
- Niereninsuffizienz (Ausscheidung <400 ml/24 h und/oder Kreatinin >2,5 mg/dl bzw. im Verlauf rasch ansteigende Kreatinin- oder Cystatin-C-Werte),
- Transaminasenerhöhung (>3-fache der oberen Normgrenze)
- Ikterus (Bilirubin >3 mg/dl bzw. >50 µmol/l),
- Hyperparasitämie (>5% der Erythrozyten von Plasmodien befallen oder >100.000 Plasmodien/µl).

Ist die Malaria als lebensbedrohlich oder bedrohlich anzusehen, wird sie als **komplizierte Malaria tropica** eingestuft.

Eine Sonderform der komplizierten ist die **zerebrale Malaria tropica**, die durch ein nicht erweckbares Koma gekennzeichnet ist (Pediatric Glasgow Coma Scale <4).

▪▪ Diagnostik

Parasitennachweis Die Diagnose wird durch den Nachweis von Parasiten im panoptisch gefärbten »**dicken Tropfen**« und im **Blutausstrich** gestellt (▫ Abb. 20.1). Alternativ kommen initial ein Schnelltest in Betracht, der jedoch durch die Mikroskopie ergänzt

20

werden muss sowie PCR-Verfahren zum Nachweis spezifischer DNA im peripheren Blut.

Weitere Laborbefunde Weitere Befunde sind hämolysebedingt initial verminderte Haptoglobin- und erhöhte LDH-Konzentrationen und eine Thrombozytopenie. Im weiteren Verlauf steigen die Konzentrationen der Akutphaseproteine, wie Haptoglobin und CRP an.

▪▪ Therapie

Eine Malaria aus Gebieten ohne Chloroquinresistenz kann unverändert mit Chloroquin therapiert werden, während die in Gebieten mit Chloroquinresistenz erworbene unkomplizierte Malaria tropica mit **Atovaquon/Proguanilhydrochlorid, Artemether/Lumefantrin** oder **Mefloquin** zu therapieren ist. Seit November 2011 ist zudem das von der WHO empfohlene Kombinationspräparat **Piperaquintetraphosphat/Dihydroartemisinin** auch in Europa zugelassen. Bei Diagnose einer komplizierten Malaria tropica ist eine intravenöse Therapie mit **Chinin**, evtl. in Kombination mit **Clindamycin/Doxycyclin** oder mit **Artesunat** erforderlich, was bei limitierter Verfügbarkeit von Chinin und Artesunat den Kontakt zu einer tropenmedizinischen Einrichtung unabdingbar macht. In Anbetracht der seltenen Diagnose, der nicht vorhersehbaren Resistenzentwicklungen sowie der regelmäßigen Überarbeitung wird hinsichtlich der Dosierung und Medikamentenwahl auf die regelmäßig aktualisierten Empfehlungen zur Therapie der Malaria der Deutschen Gesellschaft für Tropenmedizin und Internationale Gesundheit verwiesen (www.dtg.org oder www.awmf.org).

Therapiekontrolle Die Parasitenmenge wird 12 h nach Therapiebeginn und dann alle 24 h bis zum Verschwinden kontrolliert, um eine mögliche Therapieresistenz zu entdecken. Nach initialem Anstieg fällt die **Parasitenkonzentration** (ungeschlechtliche Formen, wie Trophozoiten und Schizonten) nach 48 h deutlich ab und ist spätestens am 7. Tag nicht mehr nachweisbar. Der Nachweis so genannter geschlechtlicher Formen (Gametozyten oder »Bananenform«) gelingt gelegentlich noch nach mehreren Wochen, hat aber keinen Krankheitswert.

Rezidivprophylaxe Zur Elimination der Hypnozoiten und damit zur Rezidivprophylaxe der Malaria tertiana wird eine 2-wöchige orale Therapie mit Primaquin in einer Dosierung von 0,5 mg/kg pro Tag (max. 30 mg/Tag) an die Chloroquintherapie angeschlossen. Bei konnataler Malaria oder Infektion über Bluttransfusion werden keine Hypnozoiten gebildet, sodass die Primaquingabe nicht erforderlich ist.

20.1.1 Konnatale Malaria

Unabhängig von der klinischen Symptomatik bei der Mutter kann eine Malaria konnatal übertragen werden. Je nach Endemiegebiet und Nachweismethode wird eine Transmissionsrate von bis zu 15% angegeben. Selten und dann überwiegend bei Frühgeborenen tritt bereits in den ersten Lebenstagen ein **septisches Krankheitsbild** auf. Typisch treten Krankheitssymptome wie Anämie, Trinkschwäche oder Fieber erst im 2.–4. Lebensmonat, selten später auf.

Da die neonatale Parasitämie spontan sistieren kann, ist der alleinige Nachweis von Plasmodien im Nabelschnurblut nicht behandlungsbedürftig. Der fehlende Nachweis von Plasmodien im Nabelschnurblut schließt jedoch die konnatale Infektion nicht aus.

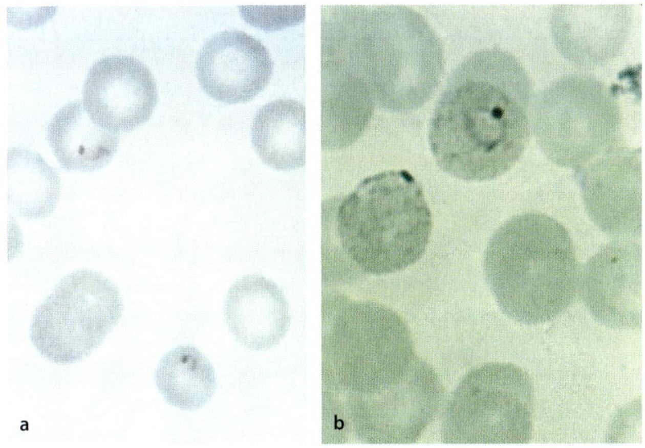

Abb. 20.1a, b Im Blutausstrich mit Giemsa gefärbte Plasmodien. **a** Einheitlich geformte, rundliche Trophozoiten (»Siegelringform«) von Plasmodium falciparum, die parasitierten Erythrozyten sind nicht vergrößert und ohne Tüpfelung. **b** Unregelmäßig geformte Trophozoiten von P. vivax, die parasitierten Erythrozyten sind größer als nicht befallene und weisen eine deutliche Schüffnersche Tüpfelung auf

Die Therapie wird oral oder intravenös mit einem der o. a. Medikamente nach Leitlinie der DTG (www.dtg.org) durchgeführt.

Der besondere Fall

Anamnese. Ein knapp 5 Monate alter Säugling wird wegen Fieber und Diarrhö, die seit einer Woche bestehen, ambulant vorgestellt. Er stammt aus Kamerun und lebt seit 2 Wochen in Deutschland.

Befund. Somnolenter männlicher Säugling mit schwarzem Hautkolorit im deutlich reduzierten Allgemeinzustand, Körpertemperatur 40°C, Fontanelle im Niveau, tastbare Hepatosplenomegalie, verminderter Hautturgor, periphere Ödeme, sonst unauffälliger Untersuchungsstatus. Laborchemisch ausgeprägte mikrozytäre Anämie mit Hb 5,3 g/dl, Hkt 17%, Erythrozyten 2,94 Mio/µl, MCV 58 fl, Thrombozyten 136.000/µl, weißes Blutbild unauffällig, Plasmodium-falciparum-Trophozoiten 223.000/µl (7,8% parasitierte Erythrozyten), CRP 16,4 mg/dl, LDH 634 U/l, Gesamtbilirubin 1,35 mg/dl, Natrium 129 mmol/l, Leberwerte, übrige Elektrolyte und Blutgasanalyse im Normbereich.

Verlauf. Intravenöse Therapie mit Chinin- und Clindamycin und einmalige Transfusion eines Erythrozytenkonzentrats. Darunter Abfall der Parasitenkonzentration auf 1% des Ausgangswertes nach 48 h und nach 60 h waren keine asexuellen Parasitenstadien mehr nachweisbar. Es kam zur spontanen Entfieberung, zum spontanen Sistieren der gastrointestinalen Symptomatik, die Laborparameter normalisierten sich und ab dem 4. Tag konnte nach erfolgreichem Nahrungsaufbau die Therapie oral für weitere 6 Tage fortgeführt werden. Wöchentliche Kontrollen bis 4 Wochen nach Therapieende ergaben keinen Hinweis auf eine Rekrudeszenz. Zum Ausschluss einer Hämoglobinopathie bei auffälliger Mikrozytose wurde eine Hämoglobinelektrophorese empfohlen.

Beurteilung. Gastrointestinale Symptome sind bei der Malaria im Kindesalter häufig. Aufgrund der Hyperparasitämie und der ausgeprägten Anämie wurde die Diagnose einer komplizierten Malaria tropica gestellt und entsprechend eine intravenöse Chinintherapie in Kombination mit Clindamycin begonnen. In diesem Fall kann nicht zwischen konnataler und postnatal erworbener Malaria unterschieden werden. Bei Kindern aus Endemiegebieten muss bei Fieber immer eine Malaria differenzialdiagnostisch berücksichtigt werden.

20.2 Schistosomiasis

R. Bialek

Epidemiologie

Die mit geschätzen 230 Mio. infizierten Menschen häufigste **Trematodeninfektion** ist in Nordafrika, im tropischen Afrika, auf der arabischen Halbinsel, in Südostasien, China, im Osten Brasiliens sowie in Venezuela und auf einigen Karibikinseln endemisch. Als humanpathogen gelten **Schistosoma haematobium, S. mansoni, S. intercalatum, S. japonicum** und **S. mekongi**.

Pathogenese

Aus den mit Urin oder Faezes vom Menschen ausgeschiedenen Wurmeiern schlüpfen Wimpernlarven (Mirazidien), die in Schnecken als Zwischenwirten über mehrere Larvenstadien zu **infektiösen Gabelschwanzlarven (Zerkarien)** heranreifen. Diese schwimmen frei im oberflächennahen Wasser und durchbohren bei Kontakt die intakte menschliche **Haut**. Über die Blutbahn gelangen sie in die Lunge und andere Organe. In den **Mesenterialvenen** und im Venengeflecht der Harnblase reifen sie zu adulten Würmern heran, paaren sich und verbleiben als Paar gemeinsam 3 bis 10 und in Einzelfällen bis zu 40 Jahre im Gefäß liegen. Pro Tag gibt ein Weibchen bis zu 3500 Eier ab, die aktiv durch das Gewebe ins Organlumen wandern, um ausgeschieden zu werden. Die im **Gewebe verbleibenden Eier** verursachen eine eosinophile, granulomatöse Entzündung.

Zerkariendermatitis Innerhalb von 24 h nach Kontakt mit Zerkarien kann an der Eintrittspforte eine juckende Dermatitis auftreten, die nach wenigen Tagen spontan sistiert. Bei Kontakt mit Zerkarien tierpathogener Schistosomen, die auch in Deutschland verbreitet sind, kann es ebenfalls zu dieser auch als **Badedermatitis** bezeichneten, spontan heilenden Hautreizung kommen.

Katayama-Fieber 2–10 Wochen nach Infektion können hohes Fieber, Schüttelfrost, Kopfschmerzen und Husten sowie Urtikaria, Ödeme, Arthralgien, Übelkeit oder Diarrhö auftreten, die labortechnisch häufig von einer **Eosinophilie** aber nur gering auffälligen Entzündungsparametern begleitet wird. Diese durch wandernde Larven verursachte allergische Reaktion persistiert meist innerhalb von Tagen bis Wochen, kann jedoch in Einzelfällen tödlich verlaufen.

Akute Schistosomiasis Frühestens 8–10 Wochen nach der Infektion beginnt die **Eiausscheidung**. Damit können abdominale Beschwerden, eine Diarrhö und eine Makrohämaturie verbunden sein, die meist spontan sistieren.

Chronische Schistosomiasis Diese Krankheitsphase kann **über Jahre** anhalten mit relativ geringen Beschwerden, die jedoch jederzeit exazerbieren können. Bei Infektionen mit S. mansoni, S. japonicum, S. mekongi und S. intercalatum kann es zu einer **hepatolienalen Schistosomiasis** mit portaler Hypertension und Splenomegalie kommen, die durch die granulomatösen und fibrotischen Veränderungen in der Leber, insbesondere im Hilusbereich entstehen. Die **urogenitale Schistosomiasis** insbesondere durch S. haematobium verursacht, kann zur Infertilität führen. Der bevorzugte Sitz der Granulome im Blasentrigonum kann Ureterstenosen und eine Hydronephrose verursachen. Bei der Blasenbilharziose ist das **Karzinomrisiko** signifikant erhöht. Aberrante Eier jeglicher Spezies können zur **zentralnervösen Schistosomiasis** führen, deren Symptomatik von der Lokalisation der Eigranulome abhängig ist.

20

Diagnose

Die Diagnose des Katayama-Fiebers wird anhand der Exposition, der **Eosinophilie** und dem Nachweis spezifischer Antikörper vermutet und erst später durch den Nachweis von Parasitenstadien aus Stuhl- und Urinproben gesichert. Bei der akuten Schistosomiasis gelingt meistens der **mikroskopische Einachweis** in angereicherten Stuhlproben oder im Filtrat des 24-h-Sammelurins. Zusätzlich kann ein Mirazidienschlüpfversuch aus Stuhlproben versucht werden. Die chronische Schistosomiasis wird über den Nachweis von spezifischen **Antikörpern** und von Parasitenstadien diagnostiziert. **Antigennachweise** in Stuhl- und Urinproben können versucht werden, sind aber überwiegend für Endemiegebiete bei Patienten mit ausgeprägten Infektionen evaluiert worden.

Therapie

Die Zerkariendermatitis und das Katayama-Fieber werden **symptomatisch** mit Antihistaminika und ggf. mit Kortison behandelt.

> **Cave**
> **Eine antiparasitäre Therapie des Katayama-Fiebers kann durch Parasitenzerfall und Antigenfreisetzung die Symptomatik verschlechtern.**

Die akute und die chronische Schistosomiasis werden mit **Praziquantel**, in einer Dosierung von 40 mg/kg KG pro Tag, für 1–3 Tage behandelt. Während bei einmaliger Praziquantelgabe die Heilungsrate bei etwa 75–90% liegt, wird sie mit über 90% bei der 3-tägigen Therapie angegeben. In jedem Fall ist eine **Kontrolle** nach sechs Monaten und dann jährlich erforderlich, um eine persistierende Infektion nicht zu übersehen.

Prophylaxe

Süßwasserkontakt in Endemiegebieten, insbesondere Baden in Seen und Waten in der Uferzone von Flüssen unabhängig von deren Fließgeschwindigkeit sollten vermieden werden. Eine Kontrolle nach entsprechender Exposition wird angeraten.

Der besondere Fall

Anamnese. Nach Rucksackurlaub in Malawi wird ein 11-jähriger deutscher Knabe wegen subfebriler Temperaturen, Reizhusten, abklingender Urtikaria und vorübergehend beobachteter Lidödeme ambulant vorgestellt.

Befund. Der Untersuchungsbefund ergibt mit Ausnahme eines wenig beeinträchtigten Allgemeinzustandes einen altersentsprechenden Status.

Diagnostik. Blutbild mit Ausnahme einer Eosinophilie von 945/µl unauffällig, dicker Tropfen und Fluoreszenz-Mikrohämatokritanreicherung negativ, Haptoglobinkonzentration im Normbereich, Abdomensonographie unauffällig, Röntgenbild des Thorax unauffällig.

Verlauf. Aufgrund der Exposition (hier Baden im Malawisee), der Symptomatik und der Eosinophilie wurde die Verdachtsdiagnose eines Katayama-Fiebers gestellt und zunächst keine Therapie durchgeführt. Es waren Antikörper gegen Schistosomen und 6 Wochen später Schistosoma-haematobium-Eier im Sammelurin nachweisbar, wodurch die Diagnose bestätigt wurde. Vor Therapiebeginn mit Praziquantel in o. a. Dosis wurde eine makroskopische Hämaturie als Ausdruck der akuten Schistosomiasis beobachtet. Im weiteren Rückgang der Beschwerden, jedoch blieb der Reizhusten für etwa 12 Monate bestehen. Die parasitologischen Kontrolluntersuchungen ergaben keinen Hinweis auf eine behandlungsbedürftige chronische Schistosomiasis.

Beurteilung. Bei Fieber nach Tropenaufenthalt müssen eine Malaria, eine invasive Amöbiasis und ein Typhus abdominalis zunächst diffe-

▼

renzialdiagnostisch berücksichtigt werden, da sie unbehandelt rasch tödlich verlaufen können. In diesem Fall machten fehlende Parasitämie, normale Thrombozyten- und Haptoglobinkonzentration und normale Milzgröße eine Malaria eher unwahrscheinlich, sonographisch war kein Leberabszess nachweisbar und die Eosinophilie und unauffällige CRP-Konzentration sprachen gegen einen Typhus abdominalis. Die pulmonale Symptomatik bei der Schistosomiasis wird vermutlich durch wandernde Larven hervorgerufen. Sie kann über Monate persistieren und muss ggf. symptomatisch behandelt werden.

20.3 Leishmaniasis

R. Bialek

Epidemiologie

Protozoen der Gattung **Leishmania** werden durch Schmetterlingsmücken (**Phlebotomus** und **Lutzomya spp.**) übertragen. Die verschiedenen humanpathogenen Leishmanien sind rund um das Mittelmeer, im Mittleren Osten, in Indien, im Nordosten Chinas, in Afrika südlich der Sahara sowie in Zentral- und Südamerika verbreitet. Neben Menschen stellen Hunde, Schakale, Füchse und Nagetiere, in Südamerika auch Faultiere und Ameisenbären, Reservoire dar.

Die Erkrankung ist histologisch durch **chronisch-entzündliche Infiltrationen**, fokale Nekrosen und eine Fibrose charakterisiert. Das Ausmaß der Erkrankung wird von der Leishmanienart und von der Immunität des Wirtes bestimmt.

Klinik

Kutane Leishmaniasis (Aleppo- oder Orientbeule) 2–4 Wochen nach dem Insektenstich kommt es lokal zu einer meist juckenden **Papel**, die sich in ein indolentes **Ulkus** von 2–4 cm Größe mit erhabenen Randwall umwandelt (Abb. 20.2). Ohne Therapie kommt es innerhalb von 1–2 Jahren zur spontanen Heilung mit Narbenbildung dieser meist einzelnen, gelegentlich an mehreren Körperstellen auftretenden Ulzera. Bevorzugt sind exponierte Körperteile, wie Gesicht, Arme und Beine. Alle humanpathogenen Leishmanien kommen als Ätiologie in Betracht.

Etwa 5% der durch Leishmania tropica verursachten Läsionen rezidivieren und persistieren als **Leishmaniasis recidivans**, die in Abhängigkeit von der Lokalisation auch zu erheblichen Entstellungen durch die **Narbenbildung** führen kann.

Bei Infektionen mit **L. aethiopica** in Äthiopien und Kenia und bei Infektionen mit Arten des **L.-mexicana**-Komplexes in Zentral- und Südamerika kann es zu einer **diffusen kutanen Leishmaniasis** kommen, die durch eine progrediente, diffuse, generalisierte lepraartige Hautverdickung charakterisiert ist.

Mukokutane Leishmaniasis (Espundia) Bei Infektionen mit Leishmanienarten, die in Südamerika verbreitet sind, vor allem die des **L.-brasiliensis**-Komplexes, kann es Monate bis Jahre nach Abheilung der kutanen Läsion zu einer **Gewebedestruktion des Nasenknorpels** und Ulzerationen der Nasen- und Mundschleimhaut kommen. Die Protozoen gelangen hämatogen oder lymphogen in den Nasopharynx, von wo aus sich die Läsionen bis in die Trachea fortsetzen können. Die mukokutane Verlaufsform wird selten auch bei Infektionen mit Leishmanienarten im Mittelmeerraum und in Indien beobachtet.

Viszerale Leishmaniasis (Kala-Azar) Bei Infektionen mit Leishmania donovani, L. infantum, L. chagasi, aber auch viszerotropen Formen von L. amazonensis, L. mexicana und L. tropica kann es zu einer generalisierten Ausbreitung der Leishmanien im Monozyten-Makrophagen-System kommen (Abb. 20.3). Es kann wochen- bis monatelanges, im Tagesverlauf sattelförmiges Fieber auftreten. Durch **Befall des Knochenmarks** und Verdrängung kommt es zur Panzytopenie und damit zu Sekundärinfektionen, Blutungsneigung und Anämie bedingten Allgemeinsymptomen. Typisch sind eine Hepatosplenomegalie und laborchemisch neben der **Panzytopenie** eine Hypergammaglobulinämie durch unspezifische B-Zellstimulation. Unbehandelt verlaufen mehr als 90% der manifesten Infektionen tödlich. Es muss jedoch von einer großen Anzahl klinisch inapparenter Infektionen ausgegangen werden, die erst bei Immunsuppression klinisch manifest werden, wie die zunehmende Zahl von viszeraler Leishmaniasis bei HIV-Infizierten in Südeuropa zeigt.

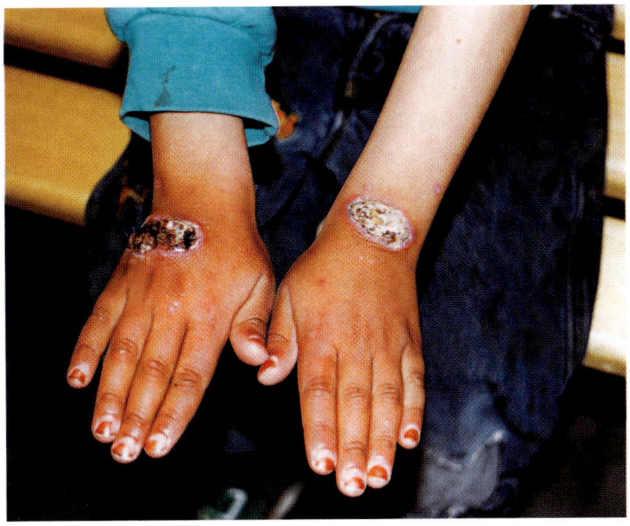

Abb. 20.2 Kutane Leishmaniasis bei einem afghanischen Knaben

Konnatale Leishmaniasis Unabhängig von der klinischen Symptomatik bei der Schwangeren, also auch bei klinisch inapparenter Infektion, kommt es sehr selten zur **intrauterinen Übertragung** von Leishmanien. Die infizierten Säuglinge entwickeln erst im Laufe des 1. Lebensjahres Allgemeinsymptome wie Trinkschwäche, Gedeihstörungen, evtl. Fieber, eine Panzytopenie und Hypergammaglobulinämie sowie eine Hepatosplenomegalie.

Diagnostik

Erregernachweis Die Diagnose wird über den Nachweis von Leishmanien, typischerweise in Makrophagen gelegen, im histologischen Präparat gestellt. Geeignet sind Abstriche oder besser Biopsien von Hautulzera oder Schleimhautläsionen sowie von Hautknoten bei der diffusen kutanen Leishmaniasis. Bei der viszeralen Leishmaniasis gelingt der Erregernachweis im Knochenmark sowie in Milz- und Leberbiopsien (Abb. 20.3).

Weitere Diagnostik Neben histologischen Untersuchungen kann die Anzucht in spezialisierten Labors versucht werden. Die PCR kann zum Nachweis ergänzend oder alternativ eingesetzt werden. Sie ist vor allem bei kutanen und mukokutanen Verlaufsformen zur Erregeridentifikation unabdingbar, da sich die Therapie an der ursächlichen Leishmanienart orientiert.

Der Nachweis von spezifischen Antikörpern kann bei Verdacht auf eine viszerale Leishmaniasis hilfreich sein, ist jedoch bei den kutanen Formen meist negativ.

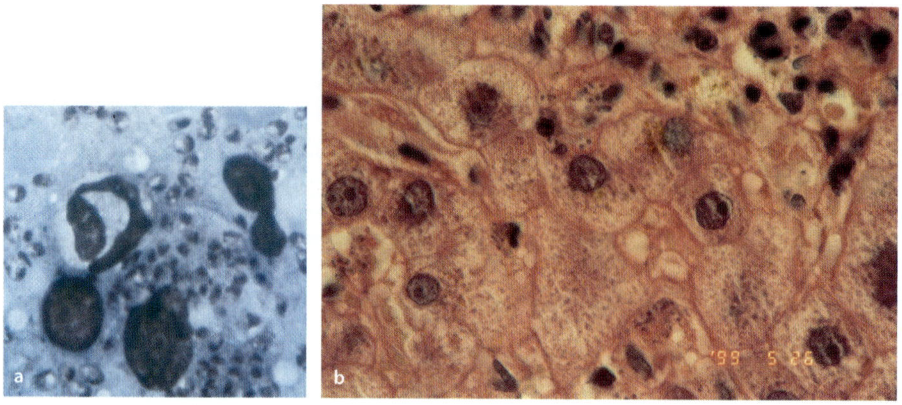

Abb. 20.3a, b Leishmanien bei Kala-Azar. a Im Knochenmark. b Massenhaft in der Leber

Tab. 20.1 Charakteristika einiger unter Filariasis zusammengefassten invasiven Nematodeninfektionen

	Onchozerkose (Flussblindheit)	Lymphatische Filariasis
Erreger	Onchocerca volvulus	Wuchereria bancrofti, Brugia malayi, B. timori
Endemiegebiet	Tropisches Afrika südlich der Sahara, Jemen, Zentral- und Südamerika	Tropisches Afrika, Indien, China, Südostasien, Lateinamerika
Weltweite Prävalenz	37 Millionen	120 Millionen
Lokalisation der adulten Würmer	Subkutane Knoten	Lymphbahnen der unteren Extremitäten und der Bauchhöhle
Lokalisation der Mikrofilarien	Haut	Blut
Klinik	Dermatitis mit ausgeprägtem Pruritus, Sehbeeinträchtigung bis Blindheit	Fieberhafte Lymphangitis und -adenitis, Lymphödeme der Genitalien und unteren Extremitäten, Elephantiasis

Exkurs

Tierfilarien

Gelegentlich treten Infektionen mit tierpathogenen Filarien, wie Dirofilaria immitis und D. repens, auch in Europa auf. Sie rufen **Hautgranulome**, bevorzugt im Bereich der Augen hervor. Die chirurgische Exstirpation ist kurativ, da keine Mikrofilarien gebildet werden.

▪▪ Therapie

Die Therapie der kutanen Leishmaniasis richtet sich nach der verursachenden Leishmanienspezies. Neben wiederholten intraläsionalen Injektionen von fünfwertigen **Antimonpräparaten** kommt in einigen Fällen eine **Kryotherapie** oder das wiederholte Auftragen von 15% **Paromomycin** und 12% **Methylbenzethoniumchlorid** in Salbenpräparation als Therapie in Betracht, ebenso wie eine orale Therapie mit Miltefosin. Vor Therapie sollte die im November 2010 aktualisierte gemeinsame Leitlinie mehrerer Fachgesellschaften konsultiert werden (www.dtg.org oder www.awmf.org).

Die viszerale Leishmaniasis, die mukokutane Leishmaniasis und die südamerikanische kutane Leishmaniasis werden systemisch mit **liposomalem Amphotericin B**, 2–3 mg/kg KG pro Tag, für 10 Tage behandelt. Alternativ kommt das nebenwirkungsreichere und weniger gut wirksame fünfwertige Antimon in einer Dosierung von 2-mal 10 mg/kg KG pro Tag für wenigstens 30 Tage in Betracht. Eine weitere Therapieoption für die viszerale Leishmaniasis und abhängig von der verursachenden Leishmanienart auch für mukokutane und kutane Verlaufsformen ist das oral applizierbare **Miltefosin**. Es ist zur Therapie ab 3 Jahre zugelassen. Die Dosis von 2,5 mg/kg KG/Tag ist auf volle 10 mg auf- oder abzurunden und sollte nicht überschritten werden. Die Behandlungsdauer beträgt 28 Tage.

20.4 Filariasis

R. Bialek

Die durch extraintestinal lebende Nematoden (**Fadenwürmer**) hervorgerufenen Infektionen werden unter dem Begriff Filariasis zusammengefasst (Tab. 20.1).

▪▪ Diagnose

Die Diagnose wird über den **Nachweis von Mikrofilarien** im filtrierten peripheren Blut bei der lymphatischen Filariasis, aus kleinen dermalen Biopsien (»skin snips«) bei der Onchozerkose versucht und durch Wurmnachweis in subkutanen Knoten. Richtungweisend ist eine **Eosinophilie** und der Nachweis von Antikörpern gegen Nematodenantigene. Nach Ausschluss einer okulären Onchozerkose kann ein **Provokationstest mit Diethylcarbamazin** (DEC) versucht werden. Die Gabe von DEC führt zum Absterben von Mikrofilarien und zur Freisetzung von Antigenen, was einen Pruritus, Ödeme und allergische Exantheme verursacht (Mazzotti-Reaktion).

▪▪ Therapie

Zur Therapie werden Diethylcarbamazin, Ivermectin und Albendazol einzeln oder besser in Kombinationen eingesetzt.

Exkurs

Konnatale afrikanische Trypanosomiasis

Unabhängig vom Erkrankungsstadium der Schwangeren, also auch in der asymptomatischen hämolymphatischen Krankheitsphase, kann es zu einer **vertikalen Transmission** kommen. Die Raten sind unbekannt. Infizierte Neugeborene können Fieber, eine Hepatosplenomegalie, neurologische Symptome wie hypertone Muskulatur, Zittern, abnorme Bewegungen, Bewusstseinsstörungen und Krampfanfälle entwickeln oder asymptomatisch sein. Die Diagnose kann über den mikroskopischen Nachweis der Erreger in Liquor und Blut versucht werden. Zur Therapie wird **Suramin** eingesetzt.

20.5 Trypanosomiasis

R. Bialek

20.5.1 Afrikanische Trypanosomiasis

Die afrikanische Trypanosomiasis (Schlafkrankheit) wird durch die Hämoflagellaten **Trypanosoma brucei rhodesiense** und T. b. gambiense verursacht, die durch die Tsetsefliege übertragen werden. Während der erstgenannte Erreger in Ost- und Zentralafrika vorkommt und ein eher **akutes Krankheitsbild** hervorruft, führt **T. brucei gambiense** in westafrikanischen Ländern südlich der Sahara zu einem eher **chronischen Krankheitsverlauf**. Jährlich erkranken etwa 150.000 Menschen.

▪▪ Klinik

Die initiale subkutane Vermehrung der durch Stich der **Tsetsefliege** übertragenen Trypanosomen führt zu einer Induration oder Ulzeration (**Trypanosomen-Schanker**). Nach einigen Tagen kommt es zur **Lymph- und Blutinvasion**, die durch intermittierendes Fieber, lokale oder generalisierte Lymphadenopathie, Hepatosplenomegalie, Kopfschmerzen, Hyperästhesie und Gelenkschmerzen, Unwohlsein, Pruritus und Hautrötung sowie Gesichts- und Lidödemen führen kann. Zusätzlich kann sich eine **Pankarditis** mit Dysrhythmien und Herzinsuffizienz entwickeln. Dieses erste, hämolymphatische Stadium kann spontan sistieren, latent über Monate bis Jahre persistieren oder auch klinisch inapparent bleiben. Nach Wochen bei der T.-b.-rhodesiense- und erst nach Monaten mitunter erst nach Jahren bei der T.-b.-gambiense-Infektion kommt es zum **Befall des Zentralnervensystems**, dem zweiten, meningoenzephalitischen Stadium mit Wesensänderungen, Schlafbedürfnis am Tage und Unruhe während der Nacht und weiteren progredienten Verhaltensauffälligkeiten, die in Apathie und Lethargie münden und das unbehandelt innerhalb von Monaten tödlich verläuft.

▪▪ Diagnose

Die Diagnose wird über den mikroskopischen **Nachweis von Trypanosomen** in der Primärläsion, im Blut, in Lymphknoten oder später im Liquor gestellt. Weitere Methoden sind Antigen- und Antikörpernachweisverfahren.

▪▪ Therapie

In der Therapie werden in Abhängigkeit vom Erregertyp und Stadium der Erkrankung Pentamidin, Suramin, Melarsoprol (organisches Arsenderivat) und Eflornithin eingesetzt.

Exkurs

Konnatale Chagas-Krankheit

In 4–10% kommt es unabhängig vom Stadium der mütterlichen Erkrankung zur vertikalen Transmission. Bei Geburt können Zeichen der **neonatalen Sepsis** vorhanden sein oder fehlen und Symptome entwickeln sich erst innerhalb der ersten Lebensmonate.
Diagnose und Therapie entsprechen den oben stehenden Angaben. Unbehandelt hat die vertikale Infektion eine Letalität von über 40% in den ersten 3 Lebensmonaten.

20.5.2 Amerikanische Trypanosomiasis (Chagas-Krankheit)

Die amerikanische Trypanosomiasis (Chagas-Krankheit) wird durch Trypanosoma cruzi verursacht, die durch **Raubwanzen** übertragen werden. Die Erkrankung ist in Zentral- und Südamerika endemisch.

▪▪ Klinik

Die akute Infektion kann Fieber, Lidödeme, eine Hepatosplenomegalie und eine Lymphadenitis verursachen, jedoch werden mehrheitlich die unspezifischen Symptome nicht beachtet, die innerhalb von 2 bis 4 Wochen komplett sistieren. In seltenen Fällen treten eine **Myokarditis** und **Meningoenzephalitis** auf, die eine Letalität von 10% haben. Etwa 10–30% der Infizierten entwickeln eine chronische Infektion, die nach 5–20 Jahren eine Kardiomyopathie, seltener einen **Megaösophagus** oder ein **Megakolon** verursachen.

▪▪ Diagnose

Die Diagnose wird durch den Nachweis spezifischer Antikörper, von Trypanosomen im peripheren Blut mithilfe von Anreicherungsverfahren (»Dicker Tropfen«, Fluoreszenzanreicherung), durch PCR oder mittels **Xenodiagnose** gestellt. Letzteres erfordert die Zucht trypanosomenfreier Raubwanzen, die zeitweise zum Saugen auf die Haut gesetzt werden und deren Kot regelmäßig auf die Ausscheidung von Trypanosoma cruzi untersucht wird.

▪▪ Therapie

Die Therapie der akuten Infektion wird mit Nifurtimox (10–20 mg/kg bei Kindern, 8–10 mg/kg/Tag bei Jugendlichen und Erwachsenen, oral in 3 Dosen) oder **Benznidazol** (10 mg/kg/Tag für Kinder <12 Jahre, sonst 5–7 mg/kg/Tag, oral in 2 Dosen) für 60–90 Tage durchgeführt.

20.6 Reisemedizin

R. Bialek

Immer mehr Familien unternehmen Urlaubsreisen in tropische und subtropische Regionen oder leben dort berufsbedingt für längere Zeit. Nach Klärung der so genannten Tropentauglichkeit sind spezielle **Gesundheitsrisiken** und Vorsorgemaßnahmen zu erläutern. Es ist davon auszugehen, dass ein gesundes Kind aus gemäßigten Klimazonen auch in den Tropen leben kann. Dennoch sollte Eltern vor Urlaubsreisen das Infektionsrisiko, die Belastungen durch erforderliche Impfungen, Chemoprophylaxe der Malaria, Zeitumstellungen und Flugreisen dargestellt werden.

Cave
Die Weltgesundheitsorganisation rät von Urlaubsreisen mit Kindern unter 5 Jahren in Malaria-Endemiegebiete ab.

20.6.1 Vorsorgeuntersuchungen

Vor und nach Urlaubsreisen in tropische Länder sind bei gesunden Kindern generell keine Vorsorgeuntersuchungen erforderlich.

Bei Erkrankungen nach dem Urlaub ist eine symptomorientierte Diagnostik unter Berücksichtigung möglicher Expositionen erforderlich.

Tropentauglichkeit Im Rahmen von arbeitsbedingten Auslandsaufenthalten der gesamten Familie wird häufig eine Bescheinigung der sog. Tropentauglichkeit der mitreisenden Kinder verlangt. Auf der Grundlage der Verordnung zur arbeitsmedizinischen Vorsorge (ArbmedVV) geben die Berufsgenossenschaften Durchführungsempfehlungen ab (BG-Grundsatzes G 35: Arbeitsaufenthalt im Ausland unter besonderen klimatischen und gesundheitlichen Belastungen), die eine Untersuchung vor einem mehr als dreimonatigen sowie nach einem mehr als einjährigen Auslandsaufenthalt vorsieht. Diese Untersuchungen werden auch für die mitreisenden Kinder empfohlen. Da der Abschluss des Arbeitsvertrages von der Tropentauglichkeit aller mitreisenden Familienmitglieder abhängig gemacht wird, trägt der Arbeitgeber häufig die Untersuchungs- und Impfkosten, jedoch ist er dazu nicht wie beim Arbeitnehmer verpflichtet. Die Frage nach der Tropentauglichkeit kann bei einem regelmäßig untersuchten, gesunden Kind ohne weitere Labordiagnostik bejaht werden.

Einschränkungen der Tropentauglichkeit könnten sich bei **Krampfleiden** ergeben, da die Mehrzahl der zur Malariaprophylaxe verwendeten Präparate die Krampfbereitschaft erhöht. Da die Familien häufig in Großstädten ohne Malariarisiko leben, verhindert die Epilepsie eines Familienmitgliedes nicht zwangsläufig den Arbeitsvertrag. Andere **chronische Erkrankungen** wie Diabetes mellitus, Nierenerkrankungen, Mukoviszidose und Immundefekte können aufgrund der notwendigen ärztlichen Überwachung oder der erhöhten Infektionsgefahr die Tropentauglichkeit einschränken.

Das Ergebnis der Untersuchung (keine, befristete, unter bestimmten Voraussetzungen keine oder dauernde gesundheitliche Bedenken gegen Auslandsaufenthalte unter besonderen klimatischen und gesundheitlichen Belastungen) wird dem Arbeitgeber ohne Nennung von Diagnosen oder Befunden mitgeteilt.

Untersuchung nach Heimkehr Nach dem Auslandsaufenthalt sollte eine ausführliche **Anamnese** zu den Aufenthaltsorten, den damit verbundenen Expositionen, zu Erkrankungen während des Aufenthaltes und dem aktuellem Impfstatus erhoben werden. Eine ausführliche **körperliche Untersuchung** ist erforderlich und ggf. mit einer anstehenden Vorsorgeuntersuchung zu kombinieren. Zum Ausschluss von Gesundheitsstörungen wird die folgende **Labordiagnostik** empfohlen: Blutbild, BSG, γ-GT, GPT, Blutglukose und Kreatinin. In Abhängigkeit von der Anamnese können **immundiagnostische Tests** bezüglich invasiver Nematoden- und Trematodeninfektionen, insbesondere einer Schistosomiasis, HIV-Infektionen, Lues, Hepatitis A und B erforderlich sein. Zusätzlich sollten **3 Stuhlproben** parasitologisch und ggf. bakteriologisch untersucht und ein Urinstatus erhoben werden. Ergeben sich aufgrund der Anamnese und Untersuchungsergebnisse Hinweise auf weitere Erkrankungen sind weitere Untersuchungen im Ermessen des Arztes, ggf. in Rücksprache mit dem Unternehmen zwecks Kostenübernahme, durchzuführen. Die Familie ist auf die Möglichkeit von **Spätsymptomen** hinzuweisen.

20.6.2 Malariaprophylaxe

Die Malariavorbeugung besteht aus der Chemo- und der Expositionsprophylaxe, die sich ergänzen und nicht als Alternativen anzusehen sind.

Expositionsprophylaxe Da die weiblichen Anophelesmücken das menschliche Hämoglobin ausschließlich für ihre Nachkommenschaft benötigen und für die Larvenentwicklung Wasser erforderlich ist, stechen die Mücken insbesondere während und nach **Regenzeiten**. Zu diesen Jahreszeiten besteht daher das höchste Malariarisiko. Da die Anophelesmücke **dämmerungs- und nachtaktiv** ist, schützen körperbedeckende Kleidung ab den Abendstunden und Bettnetze vor Stichen.

Insektizide, vornehmlich Pyrethroide, werden als Sprays mit geringer Wirkdauer oder besser als so genannte »moscito-coils« verwendet. Letztere verdampfen langsam über Nacht. Da sie häufig Nebenprodukte, wie Schwermetalle, Phenole und Kresole in unterschiedlicher Menge beinhalten, können sie zu Reizungen der Atemwege führen. Auf den Philippinen z. B. steigert die regelmäßige Anwendung das Asthmarisiko für Kinder so wie die Anwesenheit eines rauchenden Erwachsenen im Haushalt.

Auf die Haut aufzutragende **Repellents** beinhalten als Wirkstoff Picaridin (Bayrepel), DEET (N,N-diethyl-3-methylbenzamid) oder Naturöle. Im Zusammenhang mit DEET wurden in 40 Jahren Anwendung etwa ein Dutzend Fälle von Enzephalopathien beschrieben. Intoxikationen treten bei Ingestion oder Injektion auf, hervorgerufen durch die zur Lösung des DEET erforderlichen Alkohole. Bei Kleinkindern sollten daher vorsorglich Körperteile, die abgeleckt werden könnten, nicht oder nicht zu häufig eingerieben werden. Naturöle haben eine geringere Wirksamkeitsdauer und eine vergleichbare Toxizität bei Ingestion.

Chemoprophylaxe Die Chemoprophylaxe wird in Abhängigkeit vom Endemiegebiet durchgeführt mit:
- **Mefloquin** 5 mg/kg KG pro Woche
  - Beginn 1–3 Wochen vor Aufenthalt im Endemiegebiet bis 4 Wochen danach

oder
- **Atovaquon/Proguanil** (Kindertabletten mit 62,5 mg und 25 mg Wirkstoff, entsprechend einem Viertel der Tabletten für Erwachsene) in der Dosierung von
  - 1/2 Tablette pro Tag bei einem Körpergewicht von 5–8 kg,
  - 3/4 Tablette pro Tag bei einem Körpergewicht von >8 bis <11 kg
  - 1 Tablette pro Tag bei einem Körpergewicht von 11–20 kg,
  - 2 Tabletten pro Tag bei einem Körpergewicht von 21–30 kg,
  - 3 Tabletten pro Tag bei einem Körpergewicht von 31–40 kg,
  - ab 40 kg KG Erwachsendosis mit 1 Tablette für Erwachsene (250 mg Atovaquon und 100 mg Proguanil) pro Tag,
  - Beginn 1 Tag vor Aufenthalt im Endemiegebiet bis 7 Tage danach

oder
- **Doxycyclin** 2 mg/ kg KG (max. 100 mg) pro Tag für Kinder ab 8 Jahren.
  - Beginn 1–2 Tage vor Abreise bis 4 Wochen nach Verlassen des Endemiegebiets.

Für Kinder mit Anwendungsbeschränkungen oder Kontraindikationen oben angeführter Medikamente kommt die sonst nicht mehr empfohlene Kombination

- **Chloroquin** 5 mg/kg KG pro Woche in 1 oder 2 Dosen **und**
- **Proguanil** 3 mg/kg KG pro Tag in 2 Dosen in Betracht.
  - Beginn eine Woche vor Reise bis 4 Wochen nach Verlassen des Endemiegebiets.

Bei Beratungen sind die **aktuelle Resistenzlage** und die aktuellen Empfehlungen der Deutschen Gesellschaft für Tropenmedizin und Internationale Gesundheit e.V. (DTG) zu berücksichtigen, die im Internet unter http://www.dtg.org angesehen und heruntergeladen werden können.

Notfallmedikation Wie bei Erwachsenen wird bei Reisen in entlegene Gebiete eine Notfallmedikation, die sogenannte **Stand-by-Medikation** empfohlen. Sie entspricht der sonst üblichen oralen Malariatherapie.

Die Einnahme der Notfallmedikation wird empfohlen, wenn typische Symptome einer Malaria, wie Schüttelfrost, Fieber, Nacken- und Kopfschmerzen auftreten und innerhalb von 24 h kein Arzt erreichbar ist, der eine Diagnose stellen kann. Der Beginn der Malariatherapie ersetzt aber nicht den Arztbesuch, damit die Therapie anderer in Betracht kommender Erkrankungen, wie etwa einer Meningitis, nicht verzögert wird.

Cave
Bei Fieber nach Tropenaufenthalt müssen eine Malaria, eine invasive Amöbiasis und ein Typhus abdominalis als Erstes differenzialdiagnostisch berücksichtigt werden, da diese Erkrankungen unbehandelt schnell tödlich verlaufen können.

20.7 Unfälle durch Gifttiere in Reiseländern

G. Dostal

Urlaub wird in den entlegensten Winkeln der Erde gemacht. Oft sind dies Rückzugsorte und Lebensräume für viele Gifttiere, wie Schlangen, Spinnen, Skorpione etc. In Unkenntnis über deren Existenz und Lebensgewohnheiten kann es unbeabsichtigt zu Kontakt mit diesen Tieren kommen. Es wird ein Überblick über die relevanten Gifttiere, über die Wirkung der Gifte, die Symptome, die möglichen Erste-Hilfe-Maßnahmen und die weitere Therapie gegeben.

20.7.1 Schlangen

Das Gift der Schlangen mit seinen verschiedenen Funktionen dient dem Erlegen von Beutetieren. Die Schlangengifte wirken schnell und führen auch beim Menschen zu Vergiftungssymptomen.

Bei den giftigen Schlangen unterscheidet man zwischen **Elapiden** (z. B. Kobra, Korallenschlagen, Taipan) und **Viperiden** (z. B. Kreuzotter, Klapperschlange, Hornviper). Die Gifte dieser Schlangenfamilien haben unterschiedliche Zusammensetzungen, damit verschiedene Eigenschaften und erfordern unterschiedliche Therapiemaßnahmen.

Nicht alle Bisse führen zu einer Vergiftung. Abwehrbisse sind häufig Trockenbisse. Der relativ langsame Verlauf bei einer tatsächlichen Vergiftung (Stunden bei Elapidenbissen und Tage bei Vipernbissen bis zum Symptombeginn), die Effizienz der Notfallmedizin und die verfügbaren Antiseren, sorgen in ernsten Fällen für gute Überlebenschancen.

Gutes Schuhwerk und die Beine schützende Kleidung (weite lange Hosen) sind bei Gefährdung durch Schlangen auf jeden Fall sinnvoll.

Leichtsinniges Einfangen oder Spielen mit den Tieren soll in jedem Fall unterbleiben. Eine Tetanusimmunisierung sollte vor Reiseantritt gewährleistet sein.

Der Vollständigkeit halber sei noch die Schlangenfamilie der **Nattern** (Colubriden) erwähnt, deren Arten zum größten Teil zwar ungiftig sind, mit Ausnahme der sog. Trugnattern. Die gefährlichste Art ist hier die afrikanische Baumschlange (Boomslang). Ihr Gift ist hämatotoxisch, aber aufgrund ihres überwiegenden Aufenthaltes im Kronenbereich der Bäume und ihrer Scheu sind sie medizinisch nicht relevant.

In Afrika sind **Erdvipern** anzutreffen, deren Gift gefäßaktive Peptide enthält. Diese Atractaspis-Arten haben Zähne, die seitlich aus dem geschlossenen Maul herausgeklappt werden können. Fünf Minuten nach einem Biss können sich starke Symptome bis hin zu Kreislaufproblemen entwickeln, die dringend ärztlicher Behandlung bedürfen.

Elapiden

Die Elapiden (Giftnattern) sind in tropischen und subtropischen Breitengraden zu Hause (◘ Abb. 20.4). Zu ihnen zählen sehr giftige Schlangen, wie Mamba und Kobra in Afrika, Kobra und Krait in Indien, Taipan und alle weiteren giftigen Schlangen in Australien, Korallenschlange in Mittelamerika und Seeschlangen, die vor allem im Indopazifik vorkommen (◘ Abb. 20.5). In Europa gibt es nur in zoologischen Gärten und bei privaten Haltern Elapiden.

Vorkommen

Die **Kobras** (Naja spp. und weitere) sind mit ihren verschiedenen Arten in ganz Afrika und im südlichen Asien bis China verbreitet. Es sind in der Regel große und kräftige Schlangen. Sie schüchtern ihre Feinde ein, indem sie den Kopf hoch aufrichten und ihren Hals zu einem Schild auseinanderspreizen. Die Königskobra ist die größte Giftschlange. Sie wird bis zu 6 m lang und kann ihren Kopf bis 1,3 m über den Boden heben.

Die **Mambas** (Dendroaspis spp.) treten nur in Afrika südlich der Sahara, in Ostafrika entlang der Küste bis Südafrika und in Westafrika auf. Sie leben überwiegend in Zweigen von Bäumen und Sträuchern trockener Savannen und Bergwälder. Werden sie von einem Menschen erschreckt, versuchen sie ihn zu vertreiben, indem sie mit offenem Maul drohen. Es gilt Ruhe zu bewahren, bis sich das Tier zurückgezogen hat, denn provoziert durch Bewegung können sie zubeißen. Dies erfolgt dann ins Gesicht oder in den Oberkörper und führt u. U. zu einem letalen Ausgang. Die Tiere sind je nach Art entweder einfarbig grün (Dendroaspis angusticeps, D. viridis, D. jamesoni) oder grau bis oliv (Dendroaspis polylepis). Letztere ist als Schwarze Mamba bekannt.

Kraits (Bungarus spp.) sind im tropischen Südostasien mit Ausnahme der Philippinen verbreitet. Sie verursachen jährlich zahlreiche Todesfälle. Die Tiere sind bodenlebend und bevorzugen lichte Wälder, buschiges Gelände und Reisfelder. Bissunfälle geschehen vor allem in der Dämmerung und nachts, wenn auf die zu dieser Zeit aktiven Tiere versehentlich getreten wird. Häufig erfolgt der Biss auch im Schlaf, wenn die Tiere nachts in die Häuser kommen. Wie für Elapiden typisch, wird der Biss dabei oft nicht bemerkt. Ein Biss der **Korallenschlange** (Micrurus spp.), die im tropischen und subtropischen Amerika vorkommt, kann innerhalb von 24 h tödlich verlaufen.

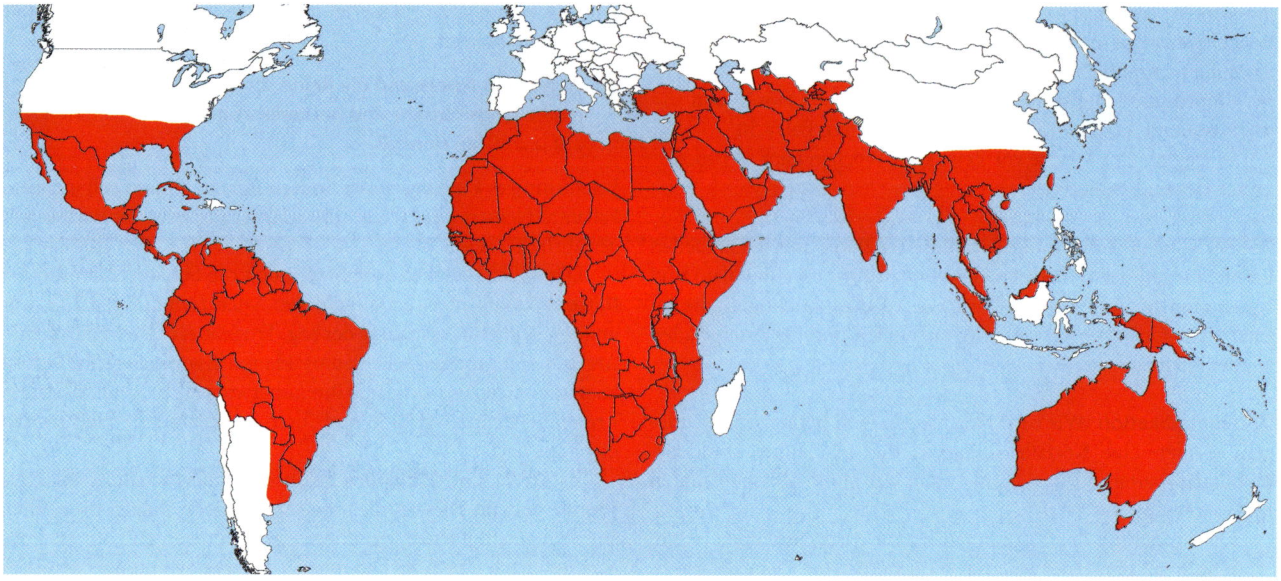

Abb. 20.4 Verbreitung der Elapiden. (Mod. nach Dostal)

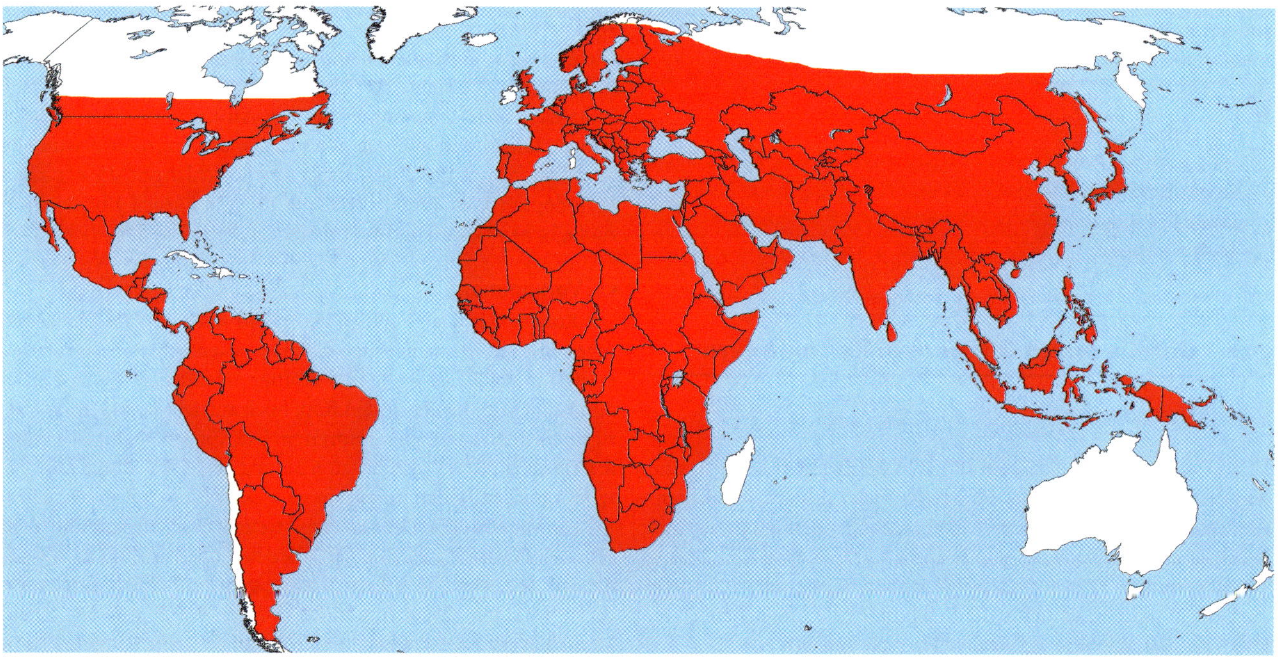

Abb. 20.5 Verbreitung der Seeschlangen. (Mod. nach Dostal)

Der australische **Taipan** zählt zu den gefährlichsten Schlangen. Sein Gift hat die höchste Toxizität (LD_{50} beträgt 0,025 mg/kg) unter den Schlangen. Er beißt nur zu, wenn er sich bedroht fühlt. Die Mortalitätsrate liegt bei vier Todesfällen im Jahr. Weitere Elapiden in Australien sind Todesotter, Tigerschlange, Schwarzotter, Mulgaschlange und Braunschlange.

Letale Verläufe ereignen sich in 3% der Bisse mit Todeseintritt nach 2,5–24 h.

80% der Bisse sind harmlos. Sind nach 12 h noch keine Symptome aufgetreten, wie z. B. Lähmung, Muskelschmerz und Myolyse, so ist keine Gefährdung mehr zu erwarten.

Giftzusammensetzung und -wirkung

Das Gift der Elapiden besteht aus einer Anzahl von **Neurotoxinen.** Diese sind u. a. Phospholipasen A_2 (Enzyme), die Phospholipide in unterschiedlicher Zusammensetzung hydrolysieren. Sie greifen an der prä- und postsynaptischen Membran der Nervenendplatte an und bewirken eine neuromuskuläre Blockade. Dies führt u. a. zu einer Lähmung der Muskulatur. Daneben besitzt das Gift myotoxische und hämatotoxische Eigenschaften. Die **Myotoxine** greifen direkt an der quergestreiften Muskulatur an und lösen diese im Sinne einer Vorverdauung auf. Die **Hämatotoxine** bewirken hingegen eine Störung des Gerinnungssystems bis hin zur Verbrauchskoagulopathie. Das Gift der Speikobras enthält einen besonders hohen Anteil gewebezerstörender Substanzen, die bei Augenkontakt zur Erblindung führen können.

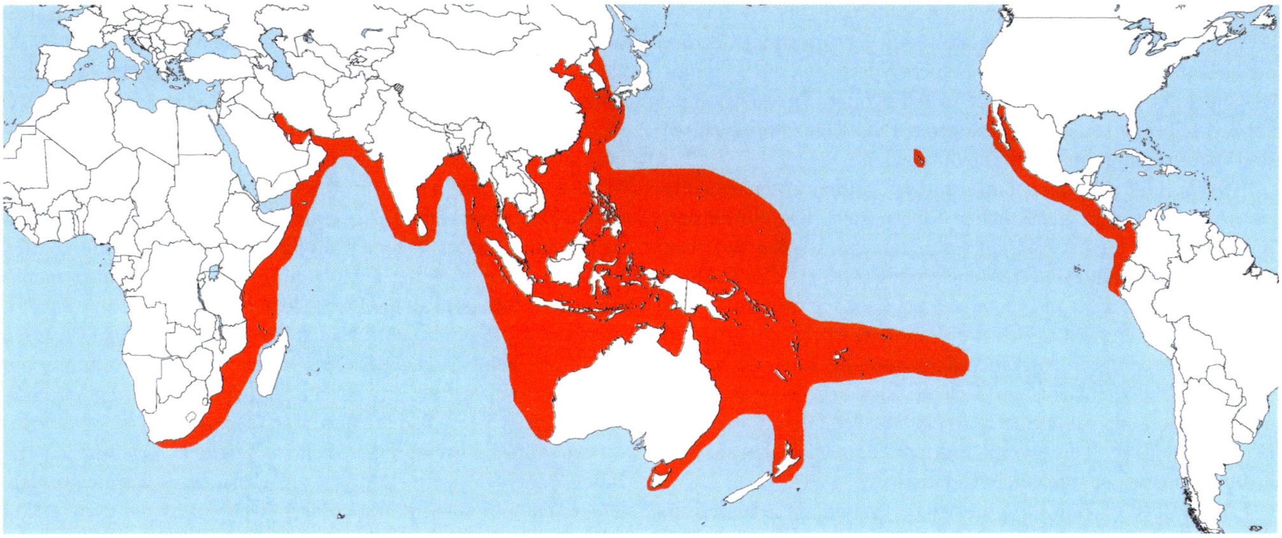

Abb. 20.6 Verbreitung der Viperiden. (Mod. nach Dostal)

Klinik

Häufig wird der Biss nicht bemerkt, lokale Reaktionen, wie Schmerz und Schwellung fehlen, und Bissmarken sind schwer zu entdecken. 5–15 Minuten nach Biss treten aber dann die ersten Symptome wie Benommenheit, Übelkeit und Erbrechen auf. Darauf folgen Kopfschmerzen, druckschmerzhafte Lymphknoten in der Umgebung der Bissstelle sowie Bauchschmerzen. Zudem ist vor allem bei Kindern mit plötzlicher Bewusstlosigkeit und Krämpfen, bis zu 15 Minuten anhaltend, zu rechnen. Ohne adäquate Erstversorgung folgen Lähmungserscheinungen, die sich durch Doppeltsehen, schwere Zunge, Artikulationsschwierigkeiten, Ptosis, starrer Blick, Schluck- und Atembeschwerden bemerkbar machen. Die Lähmung der Atemmuskulatur führt dann in der Regel zum Tod.

Bei den Krait-Arten kann dieser Ablauf deutlich verzögert sein. Nach teilweise mehreren Stunden Symptomfreiheit treten sehr rasch heftigste Beschwerden auf.

Das Gift vieler Elapiden enthält einen Prothrombinaktivator, der die Umwandlung von Prothrombin in Thrombin katalysiert und rasch zu einer **Verbrauchskoagulopathie** führt. Die Störung der Blutgerinnung zeigt sich in unstillbaren Blutungen aus Wunden und Zahnfleisch und als Nasenbluten. Es kann auch zu Bluterbrechen und blutigem Urin kommen. Plötzliche Krämpfe und Bewusstlosigkeit können die Folge von intrazerebralen Blutungen sein. Braunschwarzer Urin ist auf ausgeschiedenes Hämoglobin zurückzuführen. Muskelschwäche kann einerseits durch die oben beschriebene Lähmung, aber auch durch die Myotoxine, d. h. die Zerstörung von Muskelfasern bedingt sein. Mit dem Nachweis von Kalium und Kreatinkinase als Indikator kann die Myolyse überprüft werden. Freies Myoglobin schädigt die Tubuluszellen der Nieren, was ein Nierenversagen zur Folge haben kann.

Therapie

Nach erfolgtem Biss ist körperliche Schonung einzuhalten. Bis zum Eintreffen des Rettungsdienstes kann ein Immobilisations-Kompressionsverband proximal der Bissstelle angelegt werden. Dadurch soll der Vergiftungsverlauf bis zum Eintreffen ärztlicher Hilfe und bis zur Antiserumgabe verzögert werden. Bei den Giften der Elapiden ist diese Methode probat, da sie kaum lokale Reaktionen (Ödem) hervorrufen. Die Bissstelle sollte nicht gereinigt werden, da Giftspuren auf der Haut eine Identifizierung der Schlange ermöglichen können. Auf die Vitalparameter ist zu achten und rechtzeitig mit einer Beatmung zu beginnen, vor allem wenn Anzeichen einer beginnenden Lähmung der Atemmuskulatur erkennbar sind.

Jeder Elapidenbiss ist in den ersten 4–12 h als potenziell lebensbedrohlich zu betrachten. Sind nach 12–24 h noch keine Symptome aufgetreten, wie z. B. verlängerte Prothrombinzeit, erhöhte Kreatinkinasewerte, Lähmungserscheinungen (starrer Gesichtsausdruck), brauner Urin und Muskelschmerzen, kann ein Patient entlassen werden. Kommt es aber zu Symptomen, die rasch fortschreiten, ist die Gabe eines Antiserums angezeigt. In Australien steht zur Identifizierung der Schlange ein »Venom Detection Kit« zur Verfügung, das Giftspuren an der Bissstelle, in Blut und Urin nachweisen kann. Dies ermöglicht die korrekte Gabe eines monovalenten Antiserums. In schweren Fällen werden mehrere Ampullen benötigt. Ist der Patient mit einem Immobilisations-Kompressionsverband vorversorgt, so soll dieser erst nach der intravenösen Antiserumgabe entfernt werden. Die chirurgische Versorgung eines Kompartmentsyndroms wird nötig bei Fällen, die verspätet einer medizinischen Behandlung zugeführt werden. Nekrotisches Gewebe sollte erst nach Tagen abgetragen werden. 8–10 Tage nach Gabe eines Antiserums kann eine allergische Reaktion (Serumkrankheit) auftreten.

Viperiden

Die Viperiden sind über alle Kontinente, mit Ausnahme Australiens, verbreitet (Abb. 20.6). Die gefährlichsten Vertreter dieser Schlangenfamilie sind die Sandrasselottern (Echis spp.) und die Puffottern (Bitis spp.), die in Afrika, dem Nahen und Mittleren Osten vorkommen. Weitere bekannte und auch sehr gefährliche Vertreter dieser Familie sind die Klapperschlangen (Amerika), die Hornvipern (Nordafrika und mittlerer Osten) und im südlichen Asien die Kettenviper. Der Biss der europäischen Vipern (z. B. Kreuzotter, Aspisviper) erscheint im Vergleich zu diesen relativ harmlos.

Vorkommen

Die europäischen Giftschlangen zählen alle zu den Viperiden. Nach Kreuzotterbissen können beim Menschen durchaus ernsthafte Komplikationen, wie z. B. chronisches Lymphödem und langanhaltende Sensibilitätsstörungen in der betroffenen Extremität auftreten. Die sehr seltenen Todesfälle treten bei Kindern auf.

Die **Aspisviper** (Vipera aspis), die Sandviper (Vipera ammodytes), die Stülpnasenotter (Vipera latasti), die Levanteotter (Macrovipera lebetina), die Palästinaviper (Vipera palestinae), die Wiesenotter (Vipera ursinii), die Kleinasiatische Bergotter (Vipera xanthina) können teilweise stärkere Reaktionen als die Kreuzotter auslösen, sind aber in Symptomen und Therapie gleich.

Afrika, die arabische Halbinsel und der Mittlere Osten beheimaten eine Reihe sehr gefährlicher Vipernarten. Die **Hornvipern** (Cerastes spp.), die bis Pakistan verbreitet sind, werden ca. 70 cm lang. Ihr Lebensraum sind trockene, steinige Gebiete. Die **Sandrasselottern** (Echis spp.) in Indien und Sri Lanka verbreitet, werden 50–80 cm lang. In Afrika gelten sie als die gefährlichsten Schlangen. Sie leben bevorzugt in trockenen Regionen und auch in landwirtschaftlich genutzten Gebieten. Gefährdet sind bei diesen Schlangen hauptsächlich auf den Feldern arbeitende Personen. Sowohl die Hornvipern als auch die Sandrasselottern können mit den stark gekielten Schuppen ein rasselndes Geräusch erzeugen.

Die **Puffottern** (Bitis spp.), die sich bei Bedrohung aufblasen und zischend die Luft ausstoßen, gehören zu den größten Vipern Afrikas. Sie erreichen eine Länge von 1,5 m, haben einen kräftigen Körper (bis zu 30 cm Umfang) und können blitzschnell zubeißen. Sie leben je nach Art in Trockengebieten, Flussniederungen, im Gebirge (gewöhnliche Puffotter) und in den Wäldern West-, Zentral- und Ostafrikas (Gabunviper, Nashornviper).

Die **Kettenviper** (Daboia russelli), die als die gefährlichste Schlange Asiens gilt, ist verbreitet auf den indischen Subkontinent, Myanmar, Thailand, Südchina, Taiwan und vereinzelt in Indonesien.

Klapperschlangen (Crotalus spp.), **Zwergklapperschlangen** (Sistrurus spp.), **Mokassinschlangen** und **Kupferköpfe** (Agkistrodon spp.) sind vor allem in Nord- und Zentralamerika verbreitet. Sie bevorzugen trockene steinige Gebiete und ziehen sich in Steinspalten und Höhlen zurück. Ihre Bisse können sehr gefährlich werden und tödlichen Ausgang haben.

▪▪ Giftzusammensetzung und -wirkung

Das Gift der Vipern enthält **Hämato- und Neurotoxine.** Bei der Wirkung des Gifts steht die Hämatotoxizität im Vordergrund. Das Gift enthält in hoher Aktivität Gerinnungsenzyme, die Einfluss auf die Blutgerinnung nehmen. Als thrombinähnliche Enzyme spalten sie von Fibrinogen ein Peptid ab und bewirken die Polymerisation zum Fibrin. Andere Enzyme aktivieren Faktor V und X und führen zur Gerinnung des Blutes. Als Reaktion auf die vermehrte Fibrinbildung wird das körpereigene fibrinolytische System aktiviert und die sich bildenden Gerinnsel werden umgehend aufgelöst. Dadurch wird Fibrinogen aufgebraucht, es resultiert daraus eine Verbrauchskoagulopathie und eine unstillbaren Blutung aus den Wunden oder ins Gewebe. Fibrinogenasen führen zu einem Fibrinogen-Verbrauch. Die hochspezifischen Proteasen im Schlangengift provozieren zusätzlich Blutungen ins Gewebe, indem sie durch Hydrolyse die Basalmembran der Gefäßwände in den Kapillaren für Erythrozyten durchlässig werden lassen. Die Gabe von Antiserum ist die einzig wirksame Maßnahme, um diese Reaktionen zu stoppen. Disintegrine fördern ebenso die Blutung ins umliegende Gewebe, da sie verhindern, dass Blutplättchen die Löcher in den Kapillaren verschließen. Kininogenasen setzen Bradykinin frei, das einen raschen Blutdruckabfall bewirkt. Das Schlangengift der Viperiden enthält ein hochkonzentriertes Verdauungssekret, das Symptome wie Einblutungen, Aufplatzen der Haut sowie eine Auflösung der Muskulatur bewirkt.

▪▪ Klinik

Ist 1–2 h nach Biss keine Schwellung um die Bissstelle zu erkennen, so ist entweder kein Gift appliziert worden (Trockenbiss), oder es handelt sich dabei um den Biss einer ungiftigen Schlange. Lokal zu sehen sind zwei symmetrische ca. 1 cm voneinander entfernte Bissstellen. Ein initialer Schmerz wird nicht immer bemerkt, ist er allerdings vorhanden, so hält er Minuten an. Ein Ödem tritt in der Regel rasch auf und erreicht sein Maximum am dritten Tag. Die Schwellung an der Bissstelle kann im weiteren Verlauf eine hämorrhagische Verfärbung annehmen, die in eine lokale Nekrose unterschiedlicher Größe übergehen kann. Die gesamte betroffene Extremität kann bis zum Rumpf anschwellen, einschließlich einer schmerzhaften Lymphknotenschwellung, Lymphangitis, Parästhesien, Thrombophlebitis und Nekrosen an der Bissstelle. Als Folge der Gerinnungsstörung treten Proteinurie und Hämaturie auf. Bei den gefährlicheren Viperiden, wie z. B. der Klapperschlange, kann sich mitunter ein Kompartmentsyndrom entwickeln, während dies bei den europäischen Vipern, wie z. B. der Kreuzotter, sehr selten ist.

An Allgemeinsymptomen können Übelkeit, Erbrechen, Diarrhöen, Bauchschmerzen und Schweißausbrüche beobachtet werden. Die systemische Giftwirkung im Herz-Kreislauf-System manifestiert sich in Form von Tachykardie, Hypotonie, Schock und Dyspnoe. Bei Kindern kann ein hypovolämischer Schock auftreten. Manche Patienten reagieren zudem allergisch auf Schlangengifte, was zu Bronchospasmus oder Quincke-Ödem führen kann. Als Spätfolge eines Vipernbisses kann es zu einer über Wochen persistierenden venösen Insuffizienz mit Schwellung und Verfärbung der betroffenen Extremität kommen.

Eine hämorrhagische Diathese mit Thrombozytopenie oder eine Hämolyse wird bei den europäischen Arten selten beobachtet. Bei Bissen durch Echis- und Bitis-Spezies werden Somnolenz, Schwindel, Arrhythmien, Krampfanfälle, Hirnnervenausfälle und Parästhesien beobachtet. Nach Daboia-Biss führt eine Aktivierung des Renin-Angiotensin-Systems zur Ischämie und Funktionsstörung der Niere.

Bei Echis-Bissen zeigen sich unstillbare Blutungen aus Bisswunde und Schleimhäuten. Lokale hämorrhagische Reaktionen mit der Folge von Gewebsnekrosen werden auch durch eine optimal durchgeführte Antiserumtherapie nicht entscheidend beeinflusst. Eine lokale Applikation um die Bissstelle bleibt erfolglos. Experimentelle Befunde bestätigen, dass erste Schäden schon wenige Minuten nach einem Echis-Biss eintreten und in der Folge kaum mehr zu beeinflussen sind.

▪▪ Therapie

Cave
Der Patient soll sich nach dem Schlangenbiss möglichst ruhig verhalten. Die betroffene Extremität soll nicht bewegt werden, um die Verteilung des Gifts im Körper zu verlangsamen.

Eine Manipulation der Bissstelle durch Aussaugen, Ausschneiden bzw. Ausbrennen sollte unterbleiben, da Gefahr einer Superinfektion besteht oder das Gift rascher in ein größeres Blutgefäß gelangen kann. Am besten lässt man den Patienten vor Ort vom Rettungsdienst abholen. Eine milde Sedierung durch Benzodiazepine und eine Analgesie ist sinnvoll. Eine stationäre Überwachung ist nach jedem Vipernbiss angezeigt. Dies gilt insbesondere für Kinder und Jugendliche. Tritt innerhalb von 8 h keine Schwellung oder sonstige lokale Reaktion auf, kann der Patient entlassen werden. Bei Symptomen muss der Patient mindestens 24 h in der Klinik verbleiben. Eine Schwellung kann über einen Zeitraum von drei Tagen zunehmen. Tritt eine rasch zunehmende Schwellung der gesamten Extremität auf, ist rechtzeitig mit der Gabe eines Antiserums zu beginnen, um ein mögliches Kompartmentsyndrom zu verhindern. Wegen der besseren Verträglichkeit sollte bei den europäischen Vipern bevorzugt ein Antiserum mit Antigen-bindenden Fragment mit Antikörper verabreicht werden.

20.7.2 Skorpione

Die Skorpione zählen zu der Klasse der Spinnentiere. Es gibt ca. 1500 Skorpionarten, von denen etwa 20–25 Arten, die zu der Familie der Buthiden zählen, in der Lage sind genügend Gift zu produzieren, um beim Menschen ernsthafte Beschwerden zu verursachen. Die meisten Skorpione können nur leichte lokale Reaktionen hervorrufen.

Ernsthafte Unfälle durch Skorpionstiche, auch mit Todesfolge, ereignen sich im Nahen Osten, in Indien, in Nord-, Zentral- und Südafrika und in Amerika in Brasilien, Mexiko und in den Südstaaten der USA.

Zu Stichen kommt es, wenn sich die Tiere bedroht fühlen. Skorpione sind nachtaktiv und begeben sich gerne in abgelegte Schuhe oder Kleidung.

In den genannten Regionen sind vor dem Anziehen Schuhe und Kleidung zu untersuchen oder kräftig auszuschütteln.

Tagsüber vergraben sie sich im Sand und sind mit einer dünnen Schicht Sand bedeckt. Mit nackten Füßen laufen kann hier gefährlich werden, festes Schuhwerk ist bei Safaris und Wanderungen unerlässlich.

▪▪ Vorkommen

Buthus occitanus (Feldskorpion) in Europa verursacht bei Stich leichte lokale Symptome, vergleichbar einem Wespenstich. In Afrika, Naher und Mittlerer Osten können sich Stiche von **Mesobuthus, Androctonus, Leiurus quinquestriatus und Parabuthus** ereignen. In Asien können Mesobuthus und Buthus angetroffen werden.

Die **Centruroiden** und **Tityiden** sind in Amerika vom 40. nördlichen Breitengrad (südliche USA) bis zum Äquator verbreitet. Todesfälle ereignen sich zwischen April bis Juli. Weniger als 1% aller Stichunfälle verlaufen tödlich und dies ausschließlich bei Kindern, die erst 3 h oder später nach einem Stich ärztlich versorgt werden.

▪▪ Giftzusammensetzung und -wirkung

Das Gift der Skorpione ist ein Gemisch lokal wirksamer Polypeptid-Toxine mit kardio- und neurotoxischen Eigenschaften. Der Hauptangriffspunkt ist der Natriumkanal. Die Interaktionen weiterer Giftkomponenten verursachen eine Ausschüttung von Katecholaminen und Acetylcholin.

▪▪ Klinik

Die Freisetzung von Acetylcholin führt zu Hypotonie, Erbrechen, Speichelfluss, Schweißausbruch, Bradykardie und Priapismus. Die Katecholaminfreisetzung verursacht Hypertonie, Tachykardie und Hyperglykämie. Kinder unter 10 Jahren werden häufiger gestochen und zeigen ein heftiges Beschwerdebild. Der Schweregrad der Vergiftung hängt auch von Skorpionart, Alter und Größe des Tieres ab. Oft ergeben sich nur lokale Reaktionen in Form von Parästhesien und Schmerzen um die Stichstelle. Im EKG können Ischämiezeichen sichtbar werden. Labor-chemisch kann ein erhöhtes C-reaktives Protein, Troponin T und CKMB vorliegen. Bei Kindern fällt Ruhelosigkeit und Hyperaktivität auf.

▪▪ Therapie

Nach einem Stich muss die betroffene Extremität ruhig gestellt und der Patient beruhigt werden. Erwachsene mit leichten Symptomen und Kinder sollen auf jeden Fall 24 h stationär überwacht werden. Bei erstem Auftreten von systemischen Beschwerden sollte ein Antiserum rasch gegeben werden, da das Antiserum bereits eingetretene Symptome nicht mehr beeinflussen kann.

20.7.3 Spinnen

Spinnen sind Räuber und ihre großen Kieferwerkzeuge (Cheliceren), dienen zum Ergreifen der Beutetiere. Die Chelizeren enden mit einer Klaue, an deren Spitze Gift austritt. Sie immobilisieren und töten damit ihre Beute. Die wenigsten sind in der Lage, mit ihren Chelizeren die menschliche Haut zu durchdringen. In manchen Regionen stellen Spinnenbisse ein schmerzhaftes und gefährliches Ereignis dar. Nach Bissen der australischen **Trichternetzspinne** (»funnel-web spider«, lat.: Atrax spp.) treten gelegentlich Todesfälle auf.

Die **Wolfsspinnen** (z. B. die Tarantel) und die **Vogelspinnen** werden als relativ harmlos eingestuft, da ihre Bisse Symptome vom Schweregrad eines Bienenstiches hervorrufen können.

▪▪ Giftzusammensetzung und -wirkung

Das Spinnengift ist eine komplexe Mischung aus toxischen Peptiden und Proteinen. Von einer Spinne zur anderen besteht ein großer Unterschied bezüglich der Toxizität. Einige Spinnengifte enthalten starke **Neurotoxine**, die eine kontinuierliche Stimulation der Muskulatur und der Schmerzrezeptoren bewirken. Das Gift mancher Gattungen enthält starke **Nekrotoxine** und **hämolytisch wirksame Substanzen**.

Echte Witwen (Latrodectus spp.)

Vertreter der Echten Witwen finden sich auf allen Kontinenten zwischen 50° Nord und 45° Süd. Von den ca. 50 Arten sind neun von medizinischer Bedeutung. Diese Spinnen sind von Natur aus nicht aggressiv, beißen aber, sobald sie sich bedroht fühlen. Die ersten Symptome stellen sich dann nach 10–15 Minuten ein. Eine stationäre Beobachtung vor allem bei Kindern ist angezeigt. Treten systemische Beschwerden auf, ist an eine Antiserumgabe zu denken.

Bekannte Vertreter sind, die **Schwarze Witwe** (Latrodectus mactans) in den USA, Mexiko, Mittel- und Südamerika, die **Redback spider** (Latrodectus hasselti) in Australien und Indien, die **Latrodectus tredecimguttatus** (Malmignatte bzw. Karakurte) in Südeuropa rund ums Mittelmeer, auf den atlantischen Inseln, in Südosteuropa, Nordafrika, Klein- und Zentralasien und in großen Teilen Afrikas und Asiens. Die **Braune Witwe** (Latrodectus geometricus) ist weltweit verbreitet.

▪▪ Klinik

Der Biss wird kaum wahrgenommen und führt zu einer lokalen Reaktion. Nach 10 Minuten setzt ein Schmerz ein, der sich über den ganzen Körper ausdehnen kann. In schweren Fällen treten Muskelkrämpfe, Hypertonie und Ruhelosigkeit auf. Das Gesicht ist gerötet und durch Grimassen verzerrt (Facies latrodectissima).

▪▪ Therapie

Die Behandlung des Spinnenbisses hängt von der Schwere der Symptome ab. Sind die Patienten nach 6 h stationärer Beobachtung ohne Symptome, können sie entlassen werden. Treten Symptome auf, ist meist eine Behandlung mit Analgetika und Benzodiazepine im Vordergrund. Die meisten Bisse verlaufen schmerzhaft, bleiben aber komplikationslos und klingen innerhalb von 12 h ab. Die Indikation für das Latrodectus-Antiserum ist gegeben, wenn die symptomatische Behandlung von Hypertonie und Schmerzes nicht ausreichend ist.

Speispinnen (Loxosceles spp.)

▪▪ Vorkommen

Speispinnen sind in Nord, Zentral- und Südamerika heimisch. **Loxosceles reclusa** kommt in den zentralen und südlichen Staaten der USA und in Teilen Mexikos vor. Die **Loxosceles laeta** ist in unzusammenhängenden begrenzten Gebieten über ganz Südamerika verteilt. Sie sind die giftigsten Vertreter ihrer Gattung. Ihr Gift hat **nekrotoxische** und **hämolytische** Komponenten und ruft neben ausgedehnten, lokalen Hautnekrosen auch systemische Reaktionen wie hämolytische Anämie, mit Hämoglobinurie und Hämaturie, sowie nachfolgendem Nierenversagen hervor.

Es wird von Fällen berichtet, bei denen die Spinnen sich in Kleider verkrochen hatten und es beim Anziehen zu Bissen kam. Die Tiere halten sich gerne in dunklen Ecken und trockenen Abflussrohren von Duschen und Waschbecken auf. Nach einem Biss der Loxosceles werden erst Stunden später Symptome bemerkt.

Von Amerika wurden sie nach Australien, Asien und Afrika verschleppt. Die im Mittelmeerraum heimisch vorkommende Loxosceles rufescens gilt als harmlos. Allerdings wird aus Israel von Bissen dieser Art berichtet, die mit nekrotischen Hautveränderungen einher gingen.

▪▪ Klinik

Die Reaktionen auf einen Biss der medizinisch relevanten amerikanischen Arten können in **drei Schweregrade** eingeteilt werden:

- Wird nur wenig Gift injiziert, tritt um die Bissstelle eine kleine erythematöse Papel, verbunden mit einer urtikariellen Reaktion, auf.
- Nach einem zunächst trivial wirkenden Biss, tritt nach 2–8 h Blasenbildung, lokale Blutung und Ulzerationen auf. Es entwickelt sich eine violette Nekrose umgeben von einer ischämischen Blässe mit einem äußeren Erythem. Wenn Fettgewebe betroffen ist, entwickelt sich eine ausgeprägte Narbe. Die Patienten leiden an Brechreiz, Kopfschmerzen, Benommenheit, verschwommenes Sehen und Gelenkschmerzen.
- Eine systemische Manifestation mit Fieber, generalisierten Ödemen, Arthralgie, petechiale Blutungen, Rhabdomyolyse, Gerinnungsstörungen (speziell DIC) und Nierenversagen hat bei Kindern zu Todesfällen geführt.

▪▪ Therapie

Bei Grad 1 bedarf es einer symptomatischen Behandlung mit Abklärung des Tetanus-Status. Bei Grad 2 ist eine allgemeine Wundversorgung und symptomatische Therapie angezeigt. Zur Behandlung systemischer Symptome (Grad 3) steht ein Antiserum zur Verfügung.

Sackspinnen (Cheiracanthium spp.)

▪▪ Vorkommen

Sackspinnen kommen weltweit in 150 Arten vor, die ein unterschiedliches Beschwerdebild auslösen können. Auch aus Asien (östlich des Kaspischen Meeres, China, Korea und Japan) und den USA (Neuengland und Hawaii) wird von Fällen berichtet. Sie verstecken sich in den Kleidern und beißen sofort, wenn sie sich gestört fühlen. Die meisten Zwischenfälle ereignen sich während des Schlafes oder beim Anziehen.

Die **Dornfingerspinne** (C. punctorium) ist in Europa neben der schwarzen Witwe die einzige Spinne, die für Vergiftungen beim Menschen in Frage kommt.

▪▪ Klinik

An der Bissstelle tritt sofort ein heftig brennender Schmerz auf. Die Haut um die Bissstelle wird erythematös und bleibt gelegentlich über mehrere Tage gefühllos. An der Bissstelle kann sich eine Hautnekrose bilden. Die Wunde heilt innerhalb von 2–3 Wochen. Allgemeinreaktionen in Form von Schüttelfrost, Übelkeit, Erbrechen, Kopfschmerzen und Beklemmungsgefühl (vor allem bei Kindern) klingen innerhalb eines Tages ab.

▪▪ Therapie

Bei der Therapie ist es wichtig durch sorgfältige Wundtoilette Sekundärinfektionen vorzubeugen. Auch auf Tetanusimmunisierung ist zu achten. Ein Antiserum steht nicht zur Verfügung.

Bananenspinnen (Phoneutria spp.)

▪▪ Vorkommen

Diese Spinnenarten, auch brasilianische Wanderspinnen genannt, sind in Südamerika beheimatet und gelten als sehr aggressiv. Meist werden Arbeiter von den Spinnen gebissen, wenn sie Bananenstauden ernten und transportieren. Gelegentlich gelangen die Tiere mit Bananentransporten in die Abnehmerländer.

▪▪ Klinik

Von der Bissstelle breitet sich ein starker Schmerz über den ganzen Körper aus. Zudem tritt an der Bissstelle eine Schwellung auf. Hypertonie, Hyperthermie, Tachykardie, Tränen- und Speichelfluss und allgemeine Müdigkeit sind Symptome, die verschwinden, wenn der Schmerz innerhalb von 24–48 h abklingt. Schwere Vergiftungen, bei denen es zu Schock, Lungenödem und Kreislaufversagen kommt, sind sehr selten. Seit 1926 sind in Brasilien acht Todesfälle beschrieben, in den meisten Fällen waren Kinder betroffen.

▪▪ Therapie

Behandlung mit Lokalanästhetika oder Analgetika sind meist ausreichend. Das verfügbare Antiserum wird in Brasilien bei Kindern unter sieben Jahren angewendet.

Trichternetzspinnen (Atrax spp., Hadronyche spp.)

▪▪ Vorkommen

Atrax- und **Hadronychearten** (Funnel Web Spiders) kommen in Australien, Neuguinea und den Südpazifischen Inseln vor. In Australien treten sie an der Ostküste zwischen Sydney und Brisbane auf, sind aber an vereinzelten Stellen auf dem ganzen Kontinent und auf Tasmanien anzutreffen.

Beide gelten als sehr gefährlich für den Menschen. Einzelne Todesfälle sind aus früheren Jahren bekannt. Ihre Chelizeren sind mit kräftigen Klauen versehen, die leicht die menschliche Haut durchdringen können.

▪▪ Giftzusammensetzung und -wirkung

Das Gift der Trichternetzspinnen setzt sich aus Proteinen und Polypeptiden, mit Hauptbestandteil Robustoxin, zusammen. Letzteres führt an den motorischen Synapsen zur spontanen Transmitterfreisetzung.

▪▪ Klinik

Der Biss verursacht starke Schmerzen, die mindestens 30 Minuten anhalten. Schwitzen, Piloerektion und Muskelfaszikulieren werden sichtbar als Zeichen der cholinergen Erregung mit nachfolgender Parästhesie.

Zehn Minuten bis eine Stunde nach dem Biss treten periorale Parästhesien mit Schwitzen, Speichelfluss, Zungenspasmen, Übelkeit, Erbrechen und Bauchkrämpfe. Unbehandelt folgt eine Reflexsteigerung, Krämpfe, Angst, Verwirrtheit, Delir, Koma und Muskelfaszikulieren an Kiefer- und Nackenmuskulatur, aber keine

Muskellähmung. Anfangs zeigt sich am Auge Miosis, später Mydriasis mit nachfolgender Dyspnoe, Lungenödem und Bronchorrhö. Im Verlauf kommt es zu Verbrauchskoagulopathie mit Azidose und CK-Anstieg und nachfolgendem Nierenversagen.

■■ Therapie

Nach eingetretenem Biss muss der Patient die betroffene Extremität ruhig halten. Der Patient muss auf jeden Fall 24 h stationär überwacht werden. Die Behandlung von kardialen und parasympathischen Symptomen und Muskelspasmen erfolgt symptomatisch, wenn nötig steht das »Funnel-web spider antivenom« zur Verfügung. Die Dosierung ist für Kinder und Erwachsene identisch, eine Wiederholung nach 15 Minuten bis zur Besserung kann eventuell bis zu 8–18 Ampullen nötig machen. Selbst bei einem komatösen Zustandsbild bessern sich die Symptome nach Antiveningabe rasch.

20.7.4 Nesseltiere

Eine ernste Gefahr stellen die freischwimmenden Nesseltiere, d. h. Quallen und Galeeren dar. Die Tentakel dieser Tiere sind mit Nesselzellen (Nematozysten) besetzt. Bei Berührung einer Nesselzelle wird der darin enthaltene Nesselschlauch mit seiner harpunenartigen Spitze in die Haut des Opfers gestoßen und darüber Toxine injiziert.

Cave
Auch tote Tiere bzw. abgetrennte Tentakeln sind gefährlich, da sie trotz Eintrocknen noch aktive Nesselkapseln enthalten können.

Wieder befeuchtet, können sie sich entladen und sogar chirurgische Gummihandschuhe durchdringen. Kinder sind beim Spielen besonders gefährdet. Jedes Jahr stirbt mindestens ein Kind an den Folgen einer Nesselverletzung.

In allen Fällen ist als Erstmaßnahme das sofortige Verlassen des Wassers angezeigt.

Würfelqualle (Box-Jellyfish)

Die Gifte in den Nesselzellen der Würfelquallen gehören zu den stärksten Giften bei den Tieren. Bei Kontakt mit den Tentakeln der australischen Würfelqualle (Chironex fleckeri) kann ein Kind in weniger als einer Stunde sterben. Die Tentakel können bis zu 3 m lang sein. Stinger suits und Stoffbekleidung können vor Nesselverletzungen schützen.

■■ Giftzusammensetzung und -wirkung

Die Nesselzellen enthalten ein komplexes Gemisch toxischer Proteine. Diese enthalten zytotoxische, die Zellmembran schädigende, hämolytisch und kardiotoxisch wirkende Proteine. Die kardiotoxische Wirkung des Gifts führt in den schwerwiegenderen Fällen zu einem raschen tödlichen Verlauf durch Herz-Kreislaufversagen.

■■ Klinik

Nach Hautkontakt mit den Tentakeln wird ein starker brennender Schmerz bemerkt, der sich über die nächsten 15 Minuten in Wellen verstärkt. Die betreffende Hautregion zeigt striemenartige bläulich-braune Verletzungen oder abgesetzte leiterähnliche Hauteruptionen. Ödeme, Hautrötung und Blasenbildung treten in schwereren Fällen auf. Entlang der Verletzungen können sich Nekrosen bilden, die langsam unter Narbenbildung abheilen. Eine Hautreaktion kann zwei Wochen anhalten und über Monate wiederkehrend auftreten. Die Ausprägung der Symptome hängt von der Größe der Qualle ab.

Bei ausgedehnter Vernesselung (Länge der Striemen über 6 m, bei Kindern bereits 2–4 m) kann Bewusstlosigkeit innerhalb von Minuten eintreten. Ist keine adäquate Hilfe zur Stelle, tritt der Tod durch Herz-Kreislaufversagen rasch ein.

■■ Therapie

Nach Kontakt muss das Wasser sofort verlassen werden, um ein Ertrinken zu verhindern.

Die noch aktiven Nesselkapseln an den anhaftenden Tentakeln werden durch Spülen mit Haushaltsessig oder Auftragen von Sand inaktiviert und mit einem scharfkantigen Gegenstand oder Stöckchen vorsichtig von der Haut abgelöst.

Bei Kindern dürfen selbst kleinste Verletzungen nicht unterschätzt werden, sie können lebensbedrohlich werden. Atmung und Kreislauf müssen engmaschig kontrolliert werden, um noch vor Eintreffen der Rettungskräfte sofort eine Reanimation durchführen zu können. Eine stationäre Überwachung ist notwendig. Bei Bewusstlosigkeit, Atem- oder Herz-Kreislaufprobleme kann ein Antiserum, das »**Box Jellyfish Antivenom**«, verabreicht werden.

Portugiesische Galeere (Physalia spp.)

Physaliae treiben an der Wasseroberfläche und ziehen ihre viele Meter langen Tentakeln hinter sich her. Auch Taucher können vor allem beim Auftauchen mit dem ungeschützten Kopf mit ihnen in Kontakt kommen. Akutes Herz-Kreislauf-Versagen war Ursache der wenigen bisher beschriebenen Todesfälle.

■■ Giftzusammensetzung und -wirkung

Das Gift enthält toxische Proteine, die eine starke Schmerzwirkung und Hautreaktionen hervorrufen und den Herzmuskel direkt angreifen.

■■ Klinik

Unmittelbar bei Kontakt tritt ein starker Schmerz ein. An den betroffenen Stellen bilden sich Urtikarien, die sich je nach Kontraktionszustand der Tentakel entweder als ovale aneinandergereihte Male oder als Striemen zeigen. Es kann zum Anschwellen der Lymphknoten kommen. Allgemeinsymptome, wie Übelkeit, Erbrechen, Fieber, Bewusstseinstrübung, schockähnliche Zustände und vor allem Kreislaufbeschwerden, bis hin zum Herzstillstand können auftreten. In leichten Fällen verschwinden diese Symptome innerhalb von 24 h. In seltenen Fällen treten geringfügige Nekrosen auf. In schwereren Fällen kann es zur Blasenbildung kommen. Ein wiederkehrendes Auftreten von Urtikarien an den betroffenen Stellen kann sich über mehrere Wochen hinziehen.

■■ Therapie

Nach Verlassen des Wassers ist die nächste Maßnahme die Entfernung von Tentakelresten durch Abzupfen oder Abheben. Anschließend die Haut großzügig mit Meerwasser spülen. Zur Linderung der lokalen Symptome können Kühlpackungen und Analgetika verwendet werden. Falls die Augen betroffen sind, so sind diese großzügig mit temperiertem Leitungswasser über mindestens 15 Minuten zu spülen.

20.7.5 Fische

Es wird hier exemplarisch auf zwei Fische mit Knochenstacheln und Giftdrüsen eingegangen. Verletzungen mit dem **Petermännchen** kommen relativ häufig im europäischen Raum vor. Der **Steinfisch** gilt als der giftigste Fisch.

Daneben sind noch einige Fische, die nicht unerwähnt bleiben sollen wie z. B. der Rotfeuerfisch, Welse, Skorpionfisch, Himmelsgucker und Doktorfisch. Sie alle besitzen Stacheln mit Giftdrüsen und können schmerzhafte Verletzungen mit lange anhaltenden Beschwerden zufügen, die wie eine Verletzung nach einem Petermännchenstich versorgt werden. Nur in Ausnahmefällen kommt es zu lebensbedrohlichen Situationen.

Petermännchen (Echiichthys spp.)

▪▪ Vorkommen

Petermännchen kommen in der Nordsee, an der Atlantikküste, im Mittelmeer, im Schwarzen Meer und entlang der Westküste Afrikas vor. In Europa gelten sie als die giftigsten Fische. Zur Laichzeit im Frühjahr und Sommer suchen sie flache Gewässer und Küsten auf und graben sich in den Sand ein.

> **! Cave**
> **Tritt man bei einem Spaziergang versehentlich auf einen eingegrabenen Fisch, kann sich dessen Rückenstachel durch die Haut bohren und Gift in den Körper injizieren.**

Im Allgemeinen ist hier nach einem Stich mit lokalen, aber langanhaltenden Symptomen zu rechnen. Deshalb ist es gerade für Kinder empfehlenswert, Strandschuhe zu tragen.

▪▪ Giftzusammensetzung und -wirkung

Das Gift enthält hitzelabile, großmolekulare Proteine, die offenbar auch die Träger der Toxizität sind. Desweiteren ist Serotonin enthalten und es wird Histamin freigesetzt. Die toxischen Proteine werden bei ca. 40 °C denaturiert.

▪▪ Klinik

Die betroffene Extremität ist sofort schmerzhaft, wobei das Schmerzmaximum nach einem Tag erreicht wird. Ein für Tage anhaltendes Taubheitsgefühl kommt hinzu. Die Stichumgebung ist anfangs ödematös und blass oder zyanotisch mit geringer Blutung. Innerhalb von 6–12 h treten Rötung und Ekchymosen ein. Eine Ödemzunahme an der Extremität ist über 7–10 Tage möglich. Schmerzen und Taubheitsgefühl bestehen in seltenen Fällen bis zu einem Jahr. Akut treten Kopfschmerzen, Übelkeit, Erbrechen und Hypotonie bis hin zum Kollaps auf.

▪▪ Therapie

In der Wunde steckende Stacheln und Gewebereste müssen entfernt werden. Die Wunde kann mit mildem Seifenwasser gereinigt werden.

Da das Gift hitzelabil ist, kann eine Überwärmungstherapie, d. h. das Eintauchen der betroffenen Extremität in heißes Wasser, angewendet werden. Einige offizielle Stellen empfehlen dies, um die Schmerzen zu lindern. Die klinische Erfahrung zeigt, dass diese Methode bei Schmerzen hilfreich ist, wenn sie richtig angewendet wird. Bei weiter andauerndem starkem Schmerz sind Analgetika oder auch leichte Sedativa anzuwenden. Zur weiteren Beobachtung bei systemischen Beschwerden ist eine stationäre Überwachung angezeigt.

Steinfisch (Synanceia spp.)

Der Steinfisch, vorkommend im Indopazifik, besitzt eine kompakte plumpe Körperform. Er ist oft nur schwer vor dem Untergrund zu erkennen und passt sich seiner Umgebung hervorragend an.

▪▪ Giftzusammensetzung und -wirkung

Das Steinfischgift verursacht Arryhthmien, Hypotonie und Lähmung der quergestreiften Muskulatur. Dies wird durch eine massive Freisetzung von Neurotransmittern, aber auch durch eine direkte Schädigung von Nerven und Muskulatur verursacht. Das Gift des Steinfisches enthält eine aktive Hyaluronidase, die als sogenannter Spreading factor die Zellzwischenräume erweitert und so die Ausbreitung des Giftes erleichtert.

▪▪ Klinik

Die Verletzung ist sofort extrem schmerzhaft. Um die Stichstelle bildet sich ein Ödem, das auf die gesamte Extremität übergeht. An der geröteten Haut bilden sich Hautblasen und kleine Wundnekrosen. Als Symptome treten Kopfschmerzen, gastrointestinale Beschwerden, Arrhythmien und Hypotonie, bis hin zum Kollaps auf. Der Heilungsprozess kann durch Sekundärinfektion verzögert werden.

▪▪ Therapie

Bei der ersten Hilfe nach einem Unfall ist zunächst wie beim Petermännchen (Heißwassermethode, Analgetika und Sedativa) vorzugehen. Bei Exazerbierung der Symptomatik kann hier das verfügbare Antiserum eingesetzt werden. Dies führt in der Regel zu einer raschen und deutlichen Besserung der Symptome.

20.7.6 Echsen

Von den über 2000 Echsenarten sind nur die Krustenechsen (Gilamonster) giftig. Sie kommen im Süden des nordamerikanischen Kontinents und in Nordmexiko vor.

▪▪ Giftzusammensetzung und -wirkung

Das Gift des Gilamonsters ist ein **Gemisch aus Proteinen** und enthält ein Enzym, das Hyaluronsäure polymerisiert und als Spreadingfactor das Vordringen des Giftes im Gewebe erleichtert. Ein weiteres Enzym setzt Bradykinin frei, das stark blutdrucksenkend und schmerzauslösend wirkt.

▪▪ Klinik

Um die Bissstelle entwickelt sich meist ein massives Ödem. Zugleich breitet sich über die betroffene Extremität ein starker, pochender Schmerz aus. Kurz nach dem Biss kommt es zu plötzlich eintretenden schockähnlichen Symptomen wie Blutdruckabfall, Schweißausbruch, Blässe, Übelkeit, Durchfall, und Erbrechen.

▪▪ Therapie

Aufgrund eines möglichen schweren Beschwerdebildes sollte eine stationäre Überwachung für mindestens 6 h Fall erfolgen und bei Symptomen bis zum Abklingen der Beschwerden. Die Vergiftung ist symptomatisch gut zu versorgen. Auf eine ausreichende Tetanusimmunisierung ist zu achten.

Sollte sich das Gilamonster nach Biss nicht vom Opfer lösen, sollte zuerst die gebissene Extremität mit Gilamonster in kaltes Wasser getaucht werden. Zeigt dies nicht die gewünschte Wirkung, so sollte vorsichtig ein Keil ins Gebiss geführt werden, der das Gebiss so weit aufspreizt, bis das Gilamonster von der Extremität abfällt. Da die Zähne des Gilamonsters leicht abbrechen, muss die Wunde sorgfältig inspiziert und gereinigt werden.

Die ◘ Tab. 20.2 bis ◘ Tab. 20.6 geben einen Überblick über die Gifttiere der verschiedenen Kontinente und mögliche Antiseren.

Tab. 20.2 Gifttiere in Europa und die Behandlungsoption mit einem Antiserum

	Gifttier	Antiserum
Schlangen	Kreuzotter, Aspisviper, Levanteotter, Sandviper, Stülpnasenotter	Viperatab, European Viper Venom Antiserum
Skorpion	Feldskorpion	Nicht erforderlich
Spinnen	Dornfingerspinne, Wolfsspinnen, Vogelspinnen	Nicht erforderlich
Nesseltiere	Portugiesische Galeere, Feuerqualle	Nicht erforderlich
Fische	Petermännchen	Nicht erforderlich
Echsen	Feuersalamander	Nicht erforderlich

Tab. 20.3 Gifttiere in Afrika und ihre Behandlungsoption mit einem Antiserum

	Gifttier	Antiserum
Schlangen	Mamba, Kobra, Sandrasselotter, Puffotter Hornviper, Krötenotter, Buschviper, Erdviper	Polyvalente Antiseren
Skorpione	Buthus occitanus, Mesobuthus, Androctonus Leiurus quinquestriatus, Parabuthus	Polyvalente Antiseren
Spinnen	Braune Witwe, Wolfsspinne, Vogelspinne	Antiserum für braune Witwe vorhanden
Fische	Süßwassersstechrochen, Skorpionfisch	Nicht vorhanden

Tab. 20.4 Gifttiere Asiens und ihre Behandlungsoption

	Gifttiere	Antiserum
Schlangen	Krait, Kobra, Kettenviper, Sandrasselotter, asiatische Lanzenotter, malayische Grubenotter	Polivalentes Antiserum Monovalentes Antiserum
Skorpion	Androctonus, Mesobuthus, Buthus	Monovalentes Antiserum
Spinnen	Schwarze Witwe, Loxosceles, Wolfsspinne, Vogelspinne	Für schwarze Witwe und Loxosceles monovalentes Antiserum
Fische	Skorpionfisch	Nicht vorhanden

Tab. 20.5 Gifttiere in Australien und die Behandlungsoption mit einem Antiserum

	Vertreter	Antiserum
Schlangen	Taipan, Todesotter, Tigerschlange, Braunschlange, Schwarzotter	Polyvalentes Antiserum Monovalentes Antiserum
Spinnen	Trichternetzspinne	Funnel-web antivenin
Nesseltiere	Würfelqualle, Portugisische Galeere	Chironex-Antiserum
Fische	Steinfisch, Rotfeuerfisch	Stonefish- Antivenin

Tab. 20.6 Tabelle 20.5. Gifttiere in Amerika und die Behandlungsoption mit einem Antiserum

	Vertreter	Antiserum
Schlangen	Klapperschlange, Lanzenotter, Buschmeister Kupferköpfe, Korallenschlange	Polyvalentes Antiserum
Fische	Drachenkopf	Evtl. Stonefish-Antiserum
Spinnen	Wolfsspinne, Vogelspinne, Schwarze Witwe Loxosceles, Bananenspinne	Monovalentes Antiserum
Skorpion	Centruroides, Tityus	Monovalentes Antiserum
Echsen	Gilamonster	Nicht erforderlich
Nesseltiere	Portugiesische Galeere	Nicht vorhanden

Literatur

Literatur zu Kap. 20.1 bis 20.6

DTG (2012) Empfehlungen zur Malariavorbeugung. DTG Infoservice, Postfach 400466, 80704 München oder http://www.dtg.org

Löscher T, Burchard G-D (Hrsg) (2010) Tropenmedizin in Klinik und Praxis mit Reise- und Migrationsmedizin. 4. komplett überarbeitete und erweiterte Auflage, Thieme, Stuttgart

Leitlinien der Deutschen Gesellschaft für Tropenmedizin und Internationale Gesundheit (DTG). www.awmf.org Diagnostik und Therapie der Malaria; Diagnostik und Therapie der viszeralen Leishmaniasis (Kala-Azar); Diagnostik und Therapie der kutanen und mukokutanen Leishmaniasis in Deutschland

Literatur zu Kap. 20.7

Brent J, Wallace K, Burkhart K.K, Phillips S.D, Donavan J.W. Critical Care Toxicology, Dignosis and Management of the Critically Poisoned Patient 1. Auflage Elsevier Mosby 2005

Clinical Toxinology Resources [Internet]. Adelaide: University of Adelaide (Australia). c2001–2007 – [zitiert Januar 2010]. Verfügbar unter: http://www.toxinology.com

Felgenhauer N, Hohe M, Ganzert M, Zilker T (2009) Long-Term Sequelae after Bites by Vipera berus. Clin Toxicol 47 (5): 462 (abstract)

Habermehl GG (1994) Gift-Tiere und ihre Waffen, 5. Auflage. Springer, Berlin Heidelberg New York

The Hawaiian Lifeguard Association (2010) In Hawaii's Ocean Waters. Some dangerous and venomous organisms. Verfügbar unter: http://www.aloha.com/~lifeguards/critters.html [zitiert Januar 2010]

Mebs D (2010) Gifttiere Ein Handbuch für Biologen, Toxikologen, Ärzte und Apotheker, 3. Auflage. Wissenschaftliche Verlagsgesellschaft, Stuttgart

Munich AntiVenom INdex (MAVIN) [Internet]. München: Toxikologische Abteilung der II. Medizinischen Klinik der Technischen Universität München. [zitiert Januar 2010]. Verfügbar unter:http://www.toxinfo.org/antivenoms/

Schmidt G (1993) Giftige und gefährliche Spinnentiere. Die Neue Brehm-Bücherei Bd. 608. Westarp Wissenschaften, Magdeburg, Essen

Toxinfo-Datenbank [Internet]. München: Toxikologische Abteilung der II. Medizinischen Klinik der Technischen Universität München. [zitiert Januar 2010]. Verfügbar unter: http://www.toxinfo.org/frameset.php?class=2&hauptframe=/tier/index.html

Wikipedia – Die freie Enzyklopädie [Internet]. San Francisco: Wikimedia Foundation Inc. [zitiert Januar 2010]. Verfügbar unter:http://de.wikipedia.org

Zilker T (2008) Animal and Plant Toxins. In: Greim H, Synder R (eds) Toxicolgy and Risk Assessment A Comprehensive Introduction. West Sussex: John Wiley & Sons, pp635–645

Zilker T (2007) Schlangenbisse und Insektenstiche. In: Reinhardt D (Hrsg) Therapie der Krankheiten im Kindes- und Jugendalter, 8. Auflage. Springer, Berlin Heidelberg New York, S. 1924–1930

Pneumologie

Erkrankungen der Atemwege und der Lunge

M. Kopp, C. Vogelberg

C. P. Speer, M. Gahr (Hrsg), *Pädiatrie*,
DOI 10.1007/978-3-642-34269-1_21,

Einleitung

Der italienische Arzt Girolamo Cardano (1501–1576), der zu seiner Zeit als einer der größten Gelehrten und Ärzte in ganz Europa galt, wurde im Jahre 1552 von John Hamilton, dem Erzbischof von St. Andrews in Edinburgh, zur Konsultation eingeladen. Hamilton, der Bruder des Regenten von Schottland, litt seit mehreren Jahren an Husten, Dyspnoe und Expektoration, die nach Ansicht der königlichen Leibärzte von einem kalten und feuchten Hirn herrührten, in dem sich durch Destillation Phlegma anhäufte, das anschließend durch die Luftröhre in die Lunge absank. Cardano beobachtete seinen Patienten 40 Tage lang und kam zu dem Schluss, dass asthmatische Beschwerden durch eine Unverträglichkeit von Bettfedern mitverursacht werden. Heute ist bekannt, dass Allergien – wie in diesem Fall die Hausstaubmilbenallergie – oft an der Auslösung des kindlichen Asthma bronchiale beteiligt sind. In Mitteleuropa ist das Asthma mittlerweile die häufigste chronische Erkrankung im Kindes- und Jugendalter. Maßnahmen der Allergenkarenz sind auch heute noch von essenzieller Bedeutung.

21.1 Anatomische und physiologische entwicklungsabhängige Besonderheiten

C. Vogelberg

Die **Atemfrequenz eines Kindes ist von seinem Alter abhängig:** Neugeborene atmen 35- bis 55-mal pro Minute, 6-Jährige hingegen etwa 25-mal pro Minute. Der noch weitgehend horizontale Verlauf der Rippen beim Säugling lässt eine wirksame Erweiterung des Thorax nicht zu, sodass Neugeborene und Säuglinge auf eine **Zwerchfellatmung** angewiesen sind und eine Atemregulation im Wesentlichen nur über die Frequenz möglich ist. Einziehungen beim Neugeborenen mit Atemnot entstehen dann, wenn die Lungen weniger beweglich als die Brustwand werden. Während der Inspiration entwickelt das Kind kräftige diaphragmatische Kontraktionen, um die Lunge mit Luft zu füllen. Dies lässt einen starken negativen intrapleuralen Druck entstehen; als Folge kollabiert die Brustwand nach innen an Punkten kleinsten Widerstandes: **Einziehungen** interkostal, subkostal, substernal und jugulär resultieren.

> **Neugeborene und Säuglinge sind obligate Nasenatmer, daher kann ein Schnupfen im Säuglingsalter zu einer erheblichen Beeinträchtigung des Kindes führen und wird gelegentlich sogar Anlass zur Krankenhausaufnahme.**

Stöhnen wird dann gehört, wenn das Neugeborene – aber auch ein Patient mit einer Kollapsneigung der intrathorakalen Atemwege – zur Steigerung des endobronchialen Drucks am Beginn der Ausatmung kurz die Glottis verschließt und nach deren Öffnung die Luft mit einem »stöhnenden« Geräusch entweicht.

In Abhängigkeit vom Voranschreiten der Entwicklung des bronchopulmonalen Systems ergeben sich bei Kindern **altersspezifische physiologische Besonderheiten** der Lungenfunktion, die auch für die weitere Entstehung und den Verlauf von Erkrankungen von besonderer Bedeutung sind.

Vorrangig zu nennen ist dabei die Tatsache, dass bis etwa zum 5. Lebensjahr die **peripheren Atemwege** (ab 15. Generation) **disproportional eng** sind und dementsprechend ihre Durchlassfähigkeit [Conductance (G_{aw})] gegenüber den zentralen Atemwegen unerwartet niedrig ist. Sie tragen in diesem Alter noch zu ca. 50% des gesamten Atemwegswiderstandes bei. Erst nach dem 4. Lebensjahr kommt es zu einer raschen Größenzunahme der Atemwege (Vergrößerung des Radius!), die mit einer sprunghaften Vergrößerung der Conductance bzw. Verringerung der Resistance der peripheren Atemwege verbunden ist.

Auf der Basis dieser Besonderheit wird jeder Infekt der Atemwege bei Säuglingen und Kleinkindern einen größeren Einfluss auf die Conductance der peripheren Atemwege haben als im späteren Leben. Es kommt zu erheblichen **Störungen hinsichtlich Belüftung** (Giemen!) und Gasaustausch. Beim größeren Kind bzw. beim Erwachsenen werden Störungen mit gleicher Lokalisation (z. B. im Rahmen von Bronchitis, Bronchiektasen oder Mukoviszidose) dagegen oft »stumm« bleiben. Die Tendenz der jungen Kinder zur schnellen Obstruktion der kleinen Atemwege ist auch der Grund dafür, dass in diesem Altersbereich Atelektasen und rezidivierende Infektionen häufiger zu beobachten sind.

Als weitere entwicklungsabhängige Besonderheiten und **Risikofaktoren** für die Entstehung und den Verlauf von bronchopulmonalen Erkrankungen **im frühen Kindesalter** sind zu nennen:

Weichheit des Knorpels von Larynx und großen Bronchien, sodass bei größeren Druckschwankungen in den Atemwegen eine Kollapsneigung besteht.

- Die Bronchien junger Kinder besitzen relativ viele Schleimdrüsen. Entzündungen oder Irritationen führen deshalb zu einer stärkeren sekretbedingten Obstruktion.
- Ein **inadäquater Hustenmechanismus** (= schwacher Reflex, horizontale Rippenstellung) und die beschriebene Kollapsneigung verhindern eine optimale Bronchialreinigung.

21.2 Angeborene Fehlbildungen

M. Kopp

21.2.1 Angeborene Fehlbildungen von Larynx, Trachea und Bronchien

Stridor congenitus

■■ Pathogenese

Kongenitale Fehlbildungen, die den Kehlkopfeingang, das Kehlkopflumen oder die Trachea einengen, führen postnatal – bei geringerer Ausprägung auch erst im Rahmen des ersten Luftwegsinfektes – zu einem **ziehenden, juchzenden** oder **schnarchenden Atemgeräusch**.

> **Dieser Stridor tritt bei extrathorakal gelegenen Hindernissen (häufigste Lokalisation) bei der Inspiration, bei unterhalb der oberen Thoraxapertur liegenden Stenosen (unteres Drittel der Trachea, Hauptbronchien) exspiratorisch auf.**

Prinzipiell kann es sich um dynamische (**Malazie**) und fixierte **Stenosen** handeln. Weitere Ursachen eines kongenitalen Stridors, die differenzialdiagnostisch berücksichtigt werden müssen, sind in ◻ Tab. 21.1 dargestellt.

■■ Klinik

Neben dem meist inspiratorischen, manchmal »gackernden« **Stridor** kann es in Abhängigkeit vom Grad der Einengung bis zum schweren inspiratorischen Ziehen mit tiefen jugulären, sternalen und epigastrischen **Einziehungen** kommen. Ein hinzukommender Luftwegsinfekt verschlimmert in der Regel die Situation. Der Stridor ist oft lageabhängig mit Besserung in Bauchlage oder beim Überstrecken des Halses. Eine Verschlechterung bei Nahrungsaufnahme kann auf eine Tracheomalazie hindeuten.

Tab. 21.1 Differenzialdiagnose des Stridors

Pharynxbereich	Angeboren	Laryngomalazie Laryngozele oder -zyste Hämangiom, Lymphangiom
	Erworben	Krupp Epiglotittis Rekurrensparese
Trachea – Bronchien	Angeboren	Tracheomalazie Bronchomalazie Hämangiom, Lymphangiom Gefäßfehlbildung
	Erworben	Fremdkörper Tumoren
Andere	Angeboren	Makroglossie, Glossoptose Mikrognathie
	Erworben	Tonsillenhyperplasie

▪▪ Diagnose

Bei einer leichten Form des Stridor congenitus mit Beginn in den ersten Lebenswochen, der nicht mit einer Gedeihstörung einhergeht, ist eine weitere Diagnostik zunächst verzichtbar. Die Babyplethysmographie ist eine sensitive Untersuchungsmethode, um eine reine Laryngomalazie mit einem typischen »Sägezahnmuster« bei der Inspiration von anderen Ursachen eines Stridors zu differenzieren. Bleibt die Interpretation unklar, so muss mittels flexibler Bronchoskopie, Echokardiographie und ggf. Schnittbildgebung die Ätiologie eines persistierenden Stridors zweifelsfrei geklärt werden.

▪▪ Therapie

Leichte bis mittelschwere Verläufe auf der Basis einer Malazie von Epiglottis, Kehlkopf oder Trachea bedürfen **keiner besonderen Therapie**. Verschlechterungen im Rahmen akuter Infekte sollten u. U. stationär überwacht werden. Schwere Verläufe machen eine Beatmung oder in seltenen Fällen eine **Tracheotomie** nötig. Eine nicht-invasive nächtliche CPAP-Atemunterstützung (= continuous positive airway pressure) kann in Einzelfällen die Tracheotomie umgehen. Andere Ursachen (z. B. primäre und sekundäre Stenosen, Tumoren, Zysten) können operativ beseitigt werden. Bei Hämangiomen kann eine laserchirurgische Abtragung erfolgen.

Cave
Bei der Bronchoskopie müssen Hämangiome aufgrund der Blutungsgefahr mit äußerster Vorsicht inspiziert werden.

▪▪ Prognose

Die Weichheit des Knorpels von Kehlkopf oder Trachea nimmt mit zunehmendem Lebensalter ab, sodass der Stridor bei den meisten Kindern nach 6–18 Monaten abklingt.

Stenosen durch Fehlbildungen von großen Gefäßen

▶ Kap. 23.

21.2.2 Angeborene Fehlbildungen der Lunge

Agenesie, Hypoplasie, Separation

▪▪ Pathogenese

Die **Agenesie/Aplasie** einer Lunge (meist links) ist mit dem Leben vereinbar, geht aber oft mit gehäuften bronchopulmonalen Infekten einher. Die Kinder sind vermindert belastbar. Begleitende Fehlbildungen (besonders Herz, Ösophagus u. a.) finden sich in 50–75% der Fälle. Die Therapie beschränkt sich auf die Bekämpfung der **rezidivierenden Infektionen** in dem fehlgebildeten Lungenabschnitt.

Eine **Hypoplasie** (▶ Kap. 7.7.5) der Lunge kann sowohl durch primäre teratogene Schädigungen, eine Hypo- oder Aplasie der A. pulmonalis wie aber auch durch Einwirkungen von außen entstehen, die die weitere Entwicklung einer primär normal angelegten Lunge behindern (z. B. Zysten, Zwerchfellhernien). Fast immer wird die Hypoplasie des Lungengewebes von einer Hypoplasie der zuständigen Arterie begleitet, und oft bestehen **Fehlbildungen in anderen Organen** (Herz, Zwerchfell, Niere). Die verminderte Durchblutung und Belüftung des hypoplastischen Areals bedingt eine erhöhte Gefahr für virale und bakterielle Infektionen, deren Behandlung (Antibiotika, Physiotherapie, Inhalationen) die wesentlichste Aufgabe bei der Betreuung dieser Patienten ist.

Die **Separation von Lungengewebe** kann in Form einer **Nebenlunge** vorliegen, die man als **normales Lungenparenchym** mit Bronchusanlagen intrathorakal aber auch intraabdominal finden kann.

Bei der **Lungensequestration** besitzt der vom normalen Lungengewebe anatomisch und funktionell völlig getrennte Teil eine **amorphe histologische Struktur**. Besteht keine Verbindung zur gleichseitigen Lunge und ist eine eigene Pleura vorhanden, spricht man von **extralobärer** – im Gegensatz zur **intralobären – Sequestration**.

Bedeutsam ist für Diagnose und Operation, dass die versorgende Arterie immer direkt aus der Aorta entspringt (in 25% dabei aus der Aorta abdominalis)!

▪▪ Diagnose

Klinisch machen sich diese Fehlbildungen durch rezidivierende Pneumonien, Lungenabszesse oder unter dem Bild von Bronchiektasen bemerkbar, die meist im Unterlappen (links > rechts) ablaufen. Mithilfe von Thoraxröntgenbild, CT, **retrograder Aortographie** (wichtig für den Operateur) und eventueller Bronchographie kann die Diagnose gesichert werden (Abb. 21.1).

▪▪ Therapie

Die Behandlung ist **chirurgisch**, wobei meist chronisch entzündetes umgebendes Lungengewebe mit entfernt werden muss.

Zystische Lungenfehlbildungen

Beim vorsprossenden Wachstum der embryonalen Anlage für Atemwege und Lunge kann es durch ungleichmäßiges Wachstum oder Versprengung von Zellen zu einer Vielzahl zystischer Fehlbildungen in den verschiedensten Bereichen kommen. In der frühen Entwicklungsphase entstehen **Trachealzysten**. Später entwickeln sich **bronchogene Zysten** und ein **lobäres Emphysem**, gefolgt von **Zystenlunge, Wabenlunge** und kongenitaler **zystisch-adenomatoider Malformation** der Lunge.

Bronchogene Zysten Vom Bronchialsystem ausgehende Zysten sind **intra-** oder **extrapulmonal** gelegene, kugelförmige Hohlräume

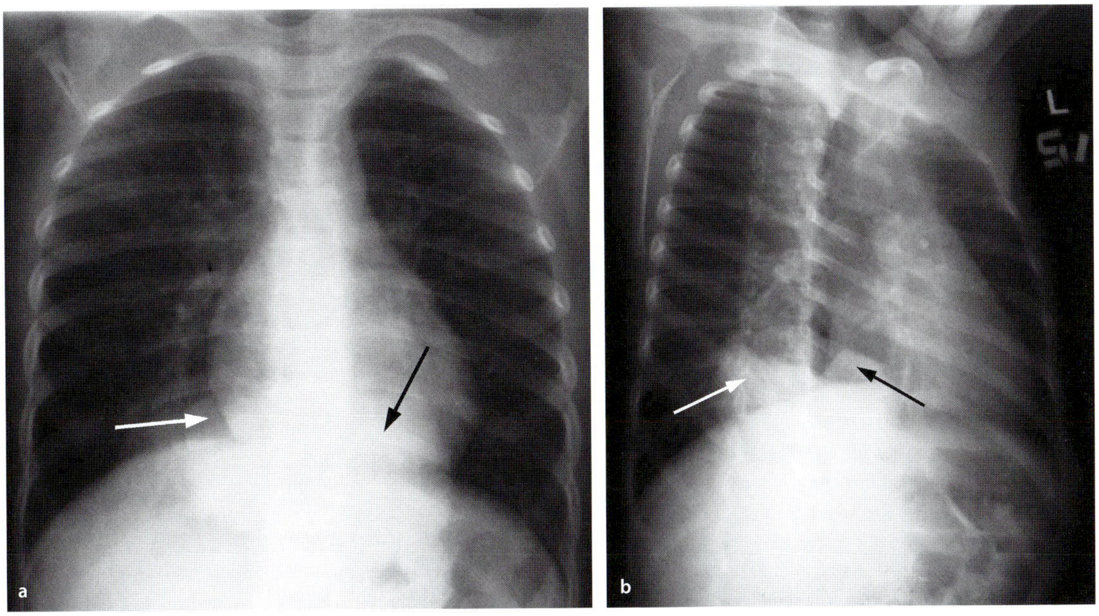

Abb. 21.1a, b Rundliche Verschattungen beidseits der Wirbelsäule (*Pfeile*) bei doppelseitiger Lungensequestration: **a** posterior-anteriorer, **b** schräger Strahlengang

von wechselnder Größe. Sie können Luft oder Flüssigkeit enthalten und haben primär eine Verbindung zum Bronchialbaum, die meist aber obliteriert ist. Bronchogene Zysten machen etwa die **Hälfte aller Lungenfehlbildungen** aus.

Die extrapulmonalen Zysten (meist solitär) entstehen in der **4.–5.**, die intrapulmonalen (meist multipel) in der **8. Embryonalwoche** wohl durch vermehrte Ausknospung oder Wachstum von versprengten Zellen.

Bronchogene Zysten können lange Zeit **symptomlos** bleiben und werden teilweise auch zufällig bei einer Röntgenaufnahme entdeckt. Bedeutung erlangen sie durch **Kompression** von Bronchien oder Lungenparenchym (Reizhusten, Stridor, chronische Bronchitis) bzw. durch **rezidivierende Infektionen** (Pneumonie).

Die **Therapie** erfolgt durch chirurgische Entfernung aller extrapulmonalen Zysten. Bei intrapulmonaler Lage ohne Zeichen für Kompression und Infektion kann unter Beobachtung abgewartet werden.

Kongenitales lobäres Emphysem Unter einem lobären Emphysem versteht man eine Überblähung eines oder auch mehrerer Lungenlappen. Dies kommt durch einen Ventilmechanismus zustande: Bei der Inspiration tritt Luft in den betroffenen Bereich ein, die bei der Exspiration nicht mehr entweichen kann. Ursachen hierfür können u. a. eine Knorpeldysplasie, Gefäßanomalien oder Stenosierungen von außen z. B. durch eine bronchogene Zyste oder ein Teratom sein. Histologisch findet man eine normale Lungenarchitektur mit überblähten Alveolen.

Im Unterschied dazu findet man bei dem sog. **lobulären Emphysem** alveoläre Strukturanomalien. Die klinische Symptomatik beginnt fast immer direkt in der Neonatalzeit, wenn die Kinder mit einer progredienten Tachypnoe und Dyspnoe auffallen.

Angeborene Fehlbildungen des Zwerchfells

Kongenitale Zwerchfellhernie ▶ Kap. 36).

21.3 Angeborene Lungenerkrankungen

M. Kopp

Zystische Fibrose ▶ Kap. 22.

21.3.1 Primäre ziliäre Dyskinesie

▪▪ Definition

Die primäre Ziliendyskinesie (»primary ciliary dyskinesia«, PCD) ist eine phänotypisch und genetisch heterogene Erkrankung, die überwiegend autosomal-rezessiv vererbt wird. Die Erkrankung ist charakterisiert durch eine Fehlfunktion respiratorischer Flimmerhärchen (Zilien), embryonaler Zilien und Spermienschwänze. Im Respirationstrakt kommt es hierdurch zu einer gestörten Mukus-Clearance und rezidivierenden bzw. chronischen Infektionen der oberen und unteren Atemwege. Männliche Infertilität auf Grund einer Spermiendysmotilität wird ebenfalls oft bei einer PCD beobachtet (~ 60%). Die embryonale Ziliendysfunktion ist dafür verantwortlich, dass die Hälfte der PCD-Patienten einen **Situs inversus** (**Kartagener-Syndrom**) aufgrund einer zufälligen Anordnung der Links/Rechts-Körperasymmetrie aufweist. Neben den angeborenen Formen kann es im Rahmen von chronisch-entzündlichen Erkrankungen der Atemwege auch zu einer sekundären Fehlfunktion der Zilien kommen.

▪▪ Epidemiologie

Die Inzidenz liegt zwischen 1:15.000 und 1: 20.000 in der weißen Bevölkerung.

▪▪ Klinik

Der individuelle Krankheitsverlauf der PCD ist sehr heterogen. Die pulmonalen Beschwerden bei PCD Patienten sind durch die gestörte mukoziliäre Clearance erklärbar. Hierdurch kommt es zu einem unzureichenden Transport von Mukus aus den Atemwegen. Dies führt schließlich zu einer Besiedelung mit verschiedenen Erregern. So

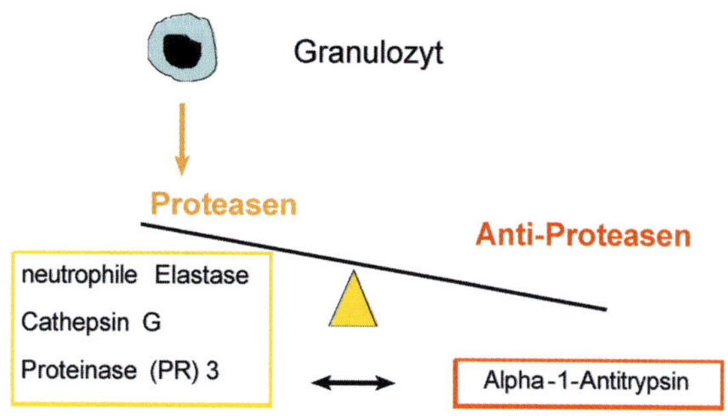

Abb. 21.2 Pathophysiologie des A1-AT-Mangels

kommt es zu rezidivierenden bzw. chronischen Infektionen wie Otitis media, Sinusitis, Bronchitiden und Pneumonien mit chronischem, oft produktivem Husten. Die pulmonalen Beschwerden und Veränderungen sind ähnlich wie bei der zystischen Fibrose. Im fortgeschrittenen Stadium kann es zur Emphysem- und zur Bronchiektasenbildung kommen. Die Männer sind oft infertil. Bei der Hälfte der Patienten mit PCD liegt ein Situs inversus vor. Der Befund des Situs inversus hat für den Patienten keinen zusätzlichen Krankheitswert, führt jedoch bei gleichzeitig vorliegenden respiratorischen Symptomen häufig zur früheren Diagnosestellung. Die klassische Trias des Kartagener-Syndroms besteht aus: Situs inversus, chronische Sinusitis und Bronchiektasen.

Diagnose

Rezidivierende oder chronische Erkrankungen der Atemwege wie Rhinitis, Otitis, Sinusitis oder Bronchitis sowie das Vorliegen eines Situs inversus können hinweisend auf eine PCD sein. Die Diagnose der PCD kann jedoch nur elektronenmikroskopisch an Hand von **Schleimhautbiopsien** oder an spezialisierten Zentren auch mit hochauflösenden **immunfluorezenzmikroskopischen Untersuchungstechniken** nach einfachem Bürstenabstrich des Nasenepithels gesichert werden.

PCD ist eine genetisch heterogene Erkrankung, die i. d. R. autosomal-rezessiv vererbt wird. Für autosomal-rezessiv vererbte PCD-Varianten mit Defekten des äußeren Dyneinarmes wurden bislang 4 Genorte auf den Chromosomen lokalisiert.

Differenzialdiagnostisch müssen andere schwere Lungenerkrankungen wie z. B. die zystische Fibrose ausgeschlossen werden.

Therapie

Eine kausale Therapie der PCD gibt es nicht. Ziel von symptomatischen Therapiemaßnahmen muss die Vermeidung von pulmonalen Komplikationen sein. Zu den zur Verfügung stehenden **symptomatischen Maßnahmen** zählen u. a. die Physiotherapie, Sekretolytika, Inhalationstherapie mit hypertoner Kochsalzlösung und antiinflammatorischen sowie antiobstruktiven Medikamenten, Impfungen und eine gezielte antibiotische Therapie bei Infektionen. Patienten mit einer Zilienfunktionsstörung sollten in einer spezialisierten Ambulanz in regelmäßigen Abständen von einem Kinderpneumologen betreut werden.

21.3.2 Alpha-1-Antitrypsinmangel

Definition

Alpha-1-Antitrypsin (A1-AT) ist ein Akute-Phase-Protein, das in der Leber synthetisiert wird und verschiedene Proteinasen hemmt (Abb. 21.2). Ein Mangel an Proteaseinhibitoren führt zur Leberzirrhose und zum Lungenemphysem. Das Strukturgen ist auf Chromosom 14q31–32.2 lokalisiert. Von dem Glykoprotein sind mehr als 75 Allele bekannt. Der Austausch von wenigen Aminosäuren führt zu einer veränderten Tertiärstruktur des Proteins; hierdurch wird offenbar die Ausschleusung aus den Hepatozyten gehemmt. Die genotypischen Varianten wurden nach ihrer elektrophoretischen Mobilität benannt (Pi-Typisierung). Der homozygote Pi-Typ ZZ hat in der mitteleuropäischen Bevölkerung eine Häufigkeit von etwa 1:2000–1:5000. Er geht mit einer Serumrestaktivität von 10–20% der Norm einher (Tab. 21.2).

Tab. 21.2 A1-AT-Phänotyp, A1-AT-Serumspiegel und Emphysemrisiko

Phänotyp	Serumspiegel in mg/dl	Emphysemrisiko
MM	150–350	Nicht erhöht
SS	100–140	Nicht erhöht
MZ	90–150	Nicht erhöht
SZ	45–80	20–50%
ZZ	15–50	80–100%
Null-Null	0	100%

Pathogenese

A1-AT inaktiviert Proteasen aus aktivierten Neutrophilen. Ein Überschuss an Proteasen, insbesondere der neutrophilen Elastase, führt zur Zerstörung extrazellulärer Strukturproteine wie dem Elastin. Ein Ungleichgewicht zwischen Proteasen und A1-AT führt daher zur Destruktion von Lungengewebe mit irreversiblem Verlust der elastischen Rückstellkraft, Überdehnung der Alveolarwände und Ausbildung eines Emphysems.

Klinik

Die emphysematischen Veränderungen der Lunge führen erst dann zu Symptomen, wenn etwa bereits 25% der Lunge umgebaut sind. Dies ist in der Regel erst bei Jugendlichen nach dem 12. Lebensjahr zu erwarten. Dann können Atemnot, eine chronische Bronchitis oder ein unproduktiver Husten auftreten. Weitere Symptome des A1-AT-Mangels sind bronchiale Hyperreaktivität und rezidivierende Pneumonien.

Bei einem Icterus gravis bzw. prolongatus oder einer unklaren pulmonalen Symptomatik sollte ein A1-AT-Serumspiegel bestimmt werden.

Diagnose

Diagnoseweisend ist die Bestimmung von A1-AT im Serum. Bei Serumspiegeln unter 120 mg/dl sollte eine PI-Typisierung veranlasst werden. Mit Hilfe der Lungenfunktionsprüfung können Veränderungen, die durch einen Verlust der elastischen Rückstellkraft bedingt sind, erfasst werden. Hier fallen initial eine Erhöhung des Residualvolumens und reduzierte Flussraten auf.

Therapie

Für Erwachsene ist die i.v. Behandlung mit A1-AT zugelassen. Auch bei Kindern ist wohl eine Substitution sinnvoll, auch wenn keine Daten über Langzeitverläufe vorliegen. Bei einem fortgeschrittenen Stadium ist eine Transplantation von Lunge und Leber indiziert.

Tabakrauch hemmt die Aktivität von Antiproteasen wie A1-AT. Bei einem bestehenden Mangel an A1-AT kommt es daher zu einer Aggravierung der Symptome. Raucher mit einem homozygoten A1-AT-Mangel weisen einen schnelleren Abfall der Lungenfunktion auf und haben eine deutlich geringere Lebenserwartung als betroffene Nichtraucher.

21.4 Akute und chronische Entzündung der oberen Luftwege

M. Kopp

21.4.1 Akute Rhinitis

Die akute Rhinitis (▶ Kap. 15) ist eine virale (u. a. durch Rhino-, Parainfluenza-, Influenza-, RS-, oder Adenoviren verursachte) Entzündung der oberen Atemwege, die mit wässriger Rhinorrhö, nasaler Obstruktion und gelegentlich weiteren Allgemeinsymptomen (Abgeschlagenheit, Gliederschmerzen) einhergeht. Die Diagnose wird klinisch gestellt. Eine Virusanzüchtung aus dem Nasensekret ist i. d. R. überflüssig, serologische Untersuchungen sind unzuverlässig.

21.4.2 Chronische Rhinitis

▪▪ Definition

Die chronische Rhinitis ist eine chronische Entzündung der Nasenschleimhaut, die oft mit purulenter Rhinorrhö und/oder nasaler Obstruktion einhergeht.

▪▪ Ätiopathogenese

Im Kindesalter kann eine chronischen Entzündung der Nasenschleimhaut u. a. durch große adenoide Vegetationen (Rachenmandelhyperplasie), durch eine anatomische Fehlanlage (Choanalatresie, Lippen-Kiefer-Gaumenspalte) durch Polypen, Nasennebenhöhleninfektionen, durch Aeroallergene oder durch einen Fremdkörper hervorgerufen werden. Sie kann auch im Rahmen von Systemerkrankungen (PCD, zystische Fibrose, Sarkoidose, Wegenersche Granulomatose) auftreten. Schließlich kann der chronische Abusus von toxischen Substanzen (wie z. B. abschwellende Nasentropfen) zu einer chronischen Rhinitis führen (**Privinismus**).

Bei einer chronischen Rhinitis wird eine diagnostische Abklärung empfohlen. Dabei sind insbesondere auf eine Rachenmandelhyperplasie oder eine anatomische Fehlanlage zu achten. Bei einer einseitigen Symptomatik muss immer an einen nasalen Fremdkörper gedacht werden.

▪▪ Diagnose

Die Diagnose wird klinisch gestellt.

Cave
Im Säuglings- und Kleinkindesalter führt eine dauerhafte Behinderung der Nasenatmung zu einer chronischen Mundatmung. In der Folge davon verändert sich die Position der Zunge, es kommt zu einer maxillären und mandibulären Fehlstellung mit Ausbildung der sog. adenoiden Fazies.

▪▪ Therapie

Die Therapie ist zunächst symptomatisch und besteht aus abschwellenden Nasentropfen (3–5 Tage). Ggf. kommen topische Steroide zum Einsatz. Das weitere therapeutische Vorgehen richtet sich nach der Ursache der chronischen Rhinitis. Die Besonderheiten der Therapie der allergischen Rhinitis sind in ▶ Kap. 13.6.1 dargestellt.

21.5 Akute und chronische Entzündung der Trachea und des Bronchialsystems

C. Vogelberg, M. Kopp

21.5.1 Stenosierende Laryngotracheitis (Pseudokrupp)

▪▪ Definition

Die stenosierende Laryngotracheitis (Synonyme: viraler Krupp, Pseudokrupp) ist ein akutes Krankheitsbild mit der klassischen Symptomtrias des inspiratorischen Stridors, dem bellenden Husten und der Heiserkeit, sowie je nach Schweregrad einer Dyspnoe.

▪▪ Ätiopathogenese

Pathophysiologisch liegt eine Schleimhautschwellung vor, die von den Stimmbändern aus bis weit in die Trachea reichen kann. Die häufigsten Erreger sind Parainfluenza-Viren Typ I–III (66%), RS (Respiratory Syncytial)-Viren (10%) sowie gelegentlich Influenza A und B.

▪▪ Klinik

Die Symptome beginnen meistens nachts oder in den frühen Morgenstunden. Oft geht für 1–3 Tage ein Infekt der oberen Atemwege mit Rhinitis und mildem Fieber voraus. Je nach Schweregrad tritt die Symptomtrias nur bei Aufregung oder bereits in Ruhe auf. Der Allgemeinzustand ist in der Regel wenig beeinträchtigt. Bei schweren Verläufen werden Dyspnoe mit subkostalen, interkostalen und jugulären Einziehungen, Zyanose oder Blässe beobachtet. Betroffen sind vor allem Kleinkinder, im Schulkindesalter ist die stenosierende Laryngotracheitis selten. Häufig kommt es bereits in der Häuslichkeit nach Hochnehmen des Kindes und während der Fahrt ins Krankenhaus zu einem Nachlassen der Symptome.

Im Gegensatz zur Epiglottitis ist beim Pseudokrupp der Allgemeinzustand oft nur wenig beeinträchtigt, das begleitende Fieber nur mäßig hoch, es bestehen keine Schluckbeschwerden und kein Speichelfluss.

▪▪ Diagnose

Neben der Anamnese, zu der insbesondere auch die Erhebung des Impfstatus gehört (insbesondere Diphtherie, HiB) ist die klinische Untersuchung entscheidend. Hier werden die Vitalparameter inklusive der transkutanen Sauerstoffsättigung und der Temperatur erhoben. Wenn es der klinische Zustand erlaubt, sollte man sich mit invasiven Maßnahmen wie z. B. Blutabnahme oder Infusionsanlage zurückhalten, da dies die Dyspnoe verstärken kann. Eine Erregerdiagnostik ist beim unkomplizierten Infektkrupp nicht notwendig.

▪▪ Differenzialdiagnose

Hierzu zählen die Epiglottitis, Diphtherie, EBV-Tonsillitis mit »kissing tonsils«, Fremdkörperaspiration, tonsilläre oder retropharyngeale Schwellung durch Abszedierung, Hämangiom, Laryngomalazie, allergisches Glottisödem, Hypokalzämie, bakterielle Tracheitis und eine mediastinale Raumforderung.

▪▪ Therapie

Die Therapie richtet sich nach der Ausprägung der Symptomatik (◻ Tab. 21.3). Der positive Effekt einer Steroidgabe bei stenosieren-

Tab. 21.3 Symptomatik der stenosierenden Laryngotracheitis

Stadium	Symptomatik	Therapie
I	Bellender Husten, Heiserkeit, leiser Stridor bei Erregung	Feuchte, kühle Luft Beruhigung 2 mg/kg KG Prednisolon oder 0,15 mg/kg KG Dexamethason p.o. (bei ungünstiger oraler Applikationsmöglichkeit 100 mg Rectodelt Supp.) Ausreichend Flüssigkeit
II	Stridor in Ruhe, beginnende Dyspnoe, leichte juguläre Einziehungen	Inhalation mit Adrenalin (z. B. Infectokrupp 1 ml der gebrauchsfertigen Lösung, bei HF >180/min beenden) 2 mg/kg KG Prednisolon oder 0,15 mg/kg KG Dexamethason p.o. (bei ungünstiger oraler Applikationsmöglichkeit 100 mg Rectodelt Supp.) Ab diesem Stadium in der Regel stationäre Aufnahme
III	Ruhe-Dyspnoe, deutliche thorakale Einziehungen, Blässe, Tachykardie >160/min	Stets stationäre Aufnahme Inhalation mit Adrenalin (z. B. Infectokrupp 1 ml der gebrauchsfertigen Lösung, bei HF >180/min beenden), ggf. Inhalation wiederholen 2 mg/kg KG Prednisolon oder 0,15 mg/kg KG Dexamethason p.o. oder i.v./i.m., ggf. Steroidgabe wiederholen BGA und Überwachung des Blutdruckes
IV	Hochgradige Dyspnoe mit zunehmender Ateminsuffizienz, Zyanose, Erstickungsgefahr, Bradykardie, Somnolenz	Intensivmedizinische Überwachung Venöser Zugang, O_2-Gabe, evtl. Sedierung Ggf. Intubation, Tracheotomiebereitschaft Inhalation mit Adrenalin (z. B. Infectokrupp 1 ml der gebrauchsfertigen Lösung), ggf. Inhalation wiederholen 0,6 mg/kg KG Dexamethason oder 2–5 mg/kg KG Prednisolon i.v., ggf. Steroidgabe wiederholen

der Laryngotracheitis ist klar belegt. Folgende Punkte sind dabei zu beachten: Bei rektaler Anwendung ist die Resorption mit 20–80% sehr variabel. Es wird daher auch bei Säuglingen die hohe Dosis von 100 mg Prednisolon oder Prednison empfohlen. Maximale Blutspiegel werden nach 2–5 h erreicht. Bei einem Stadium IV ist die frühzeitige und ggf. wiederholte Gabe von systemischen Steroiden die am besten abgesicherte Therapieform. Auch die topische Applikation von Budesonid (2 mg über Düsenvernebler) führt zu einer Verbesserung der klinischen Symptome bei leichteren Formen. Die Inhalation von Adrenalin wirkt über eine α-sympathomimetisch bedingte Schleimhautabschwellung innerhalb von wenigen Minuten für die Dauer von etwa 2 h. Der mittelfristige Verlauf wird durch die Adrenalin-Inhalation nicht beeinflusst, so dass die gleichzeitige Steroidgabe sinnvoll ist.

Wiederholte Inhalationen maximal 1- bis 2-stündlich sind möglich, wichtig ist die Überwachung der Nebenwirkungen (Tachykardie >180/min in Ruhe, Übelkeit, Blässe, Unruhe). Bei einem viralen Krupp besteht keine Indikation zu einer antibiotischen Therapie.

▪▪ Prognose

Rund 15% aller Kinder erkranken einmalig an einem Krupp, bis 15% der Kinder benötigen eine stationäre Behandlung.

21.5.2 Epiglottitis

▪▪ Definition

Bei der Epiglottitis handelt es sich um eine Entzündung der Epiglottis meist durch **Haemophilus influenzae Typ b**, selten durch andere Bakterien. Aufgrund der einsetzenden **Bakteriämie** kommt es zu einer generalisierten Erkrankung, die immer ein medizinischer Notfall ist.

▪▪ Pathogenese

Die Entzündung und damit das Anschwellen der Epiglottis nach bakterieller Infektion ist die Hauptursache dieses sehr akuten Krankheitsbildes. Die entzündlich vergrößerte Epiglottis verlagert sich nach hinten und verlegt so den Larynxeingang und die Atemwege. Der akute Atemwegsverschluss kann zur Erstickungen führen.

▪▪ Klinik

Meist **binnen Stunden** entwickeln sich hohes Fieber, Schluckschmerzen, **deutlich reduzierter Allgemeinzustand**, heisere Stimme mit inspiratorischem Stridor, Speichelfluss, kloßige Sprache (»hot potatoe voice«), karchelnde Atmung. Das Kind wird dann ruhig, will vor allem sitzen mit Abstützen der Arme nach vorne (»tripode position«) als Ausdruck des **Einsatzes der Atemhilfsmuskulatur**, und verhindert jegliches Sprechen (Schmerzen). Die Untersuchung ergibt sofortige Druckdolenz über dem Kehlkopf bei leichter Berührung, hohes Fieber und blass-graues Hautkolorit.

▪▪ Diagnose

Anamnese und Klinik mit hohem Fieber, Schluckschmerzen, inspiratorischem Stridor, Speichelfluss, »hot potatoe voice«, sitzende Körperhaltung sind wegweisend.

Cave
Jede Manipulation oder Inspektion ohne Intubations- und Narkosebereitschaft ist strikt zu unterlassen! Das Kind muss mit ärztlicher Begleitung unter dauernder O_2-Gabe in die Klinik eingewiesen werden.

▪▪ Differenzialdiagnose

In Tab. 21.4 sind verschiedene Differenzialdiagnosen und die dazu gehörigen Leitsymptome aufgeführt.

Die Epiglottitis ist viel seltener als die stenosierende Laryngotracheitis; wegen der Bedrohlichkeit darf die Diagnose jedoch nicht verpasst werden.

Betroffen sind eher ältere (>2 Jahre) Kinder, die mit hohem Fieber, Speicheln, kloßiger Sprache und Schluckstörung sowie deutlich reduziertem Allgemeinzustand auffallen.

Therapie

Die Inspektion des Rachens darf nur von einem erfahrenen Intensivmediziner in Intubationsbereitschaft erfolgen. Eine unkontrollierte Racheninspektion kann zu einer kritischen Atemwegsobstruktion führen.

Neben der Sicherung der Atemwege ist eine intravenöse antibiotische Therapie, i. d. R. mit einem Cephalosporin, über 4–7 Tage indiziert.

Prognose

Bei rechtzeitiger Therapie ist die Prognose sehr gut. Die **Immunisierung** gegen Haemophilus influenzae Typ b im Rahmen des Grundimmunisierungsprogrammes ist die beste Prophylaxe. Rezidive sind selten. Die Krankheit kann auch im Erwachsenenalter (sehr viel seltener) auftreten.

Tab. 21.4 Differenzialdiagnosen der Epiglottitis mit zugehörigen Symptomen

Symptomkomplex	Mögliche Ursache
Mundgeruch, Halslymphknoten, Angina-Anamnese	Retropharyngealer Abszess
Schluckbeschwerden, reduzierter Allgemeinzustand, hohes Fieber, kloßige Sprache, Speicheln	Epiglottitis (HiB-Impfung?)
Süßlicher Mundgeruch	Diphtherie (Diphtherie-Impfung?)
Allergie-Anamnese	Glottisödem
Älteres Kind, Epiglottitis-Symptome, grobblasige Rasselgeräusche	Tracheitis mit Pus
Chronisch rezidivierender Verlauf	Fremdkörper im Larynx, Reflux
Bellender Husten	Pseudokrupp

21.5.3 Akute Bronchitis

Definition

Die akute Bronchitis ist eine Erkrankung der Bronchialmukosa mit einer Symptomdauer von weniger als 4–6 Wochen.

Epidemiologie

Die Epidemiologie der akuten Bronchitis ist vor allem für die Abschätzung des Ansteckungsrisikos innerhalb von bestimmten Gruppen, wie z. B. Kindergärten, Schulen und bestimmten Berufsgruppen von Bedeutung. **Saisonale Schwankungen** des Auftretens von verschiedenen Viren können so abgeschätzt und evtl. Immunisationsprogramme geplant werden (z. B. Grippeimpfung).

Pathogenese

Überwiegend findet eine primäre Infektion mit Viren (>90%), seltener mit Bakterien statt; letztere wird häufiger im Rahmen von Grunderkrankungen beobachtet. Die allergische akute Bronchitis ist eher unter das Krankheitsbild des Asthmas einzuordnen. **Toxische** akute Bronchitis, z. B. nach Exposition von Rauch in Brandherden, ist anamnestisch einfach zu erfassen.

Pathophysiologie

Die Grundlage bildet eine Entzündung mit Schwellung der Mukosa, Abschilferung und Zerstörung des Bronchialepithels, Hypersekretion der Becherzellen, interstitiellem Ödem sowie leukozytärer und lymphozytärer Infiltration des Stromas. Bei Infiltration in die weitere Umgebung und Einbezug des ganzen Lungengewebes spricht man von **Bronchopneumonie**, bei Beteiligung der Pleura von **Pleuropneumonie**.

Klinik

Eine akute banale Bronchitis sieht man meist im Zusammenhang mit einem **viralen Infekt** der oberen und mittleren Atemwege. Die häufigsten Erreger sind RSV, Adeno-, Rhino-, Influenza- und Parainfluenzaviren. Husten ist das vorherrschende Symptom, meist in Kombination mit seröser Rhinitis und leichtem Fieber. Der **Husten** ist vorerst eher trocken und löst sich dann in einer Phase von Hypersekretion (feuchter Husten). Das Allgemeinbefinden ist nur wenig beeinträchtigt, die Dauer der Erkrankung beträgt 7–14 Tage.

Diagnose

Diese ist anhand der Klinik und Anamnese einfach. Der Rachenraum kann etwas gerötet sein, über den Lungenfeldern hört man **mittel- bis grobblasige Rasselgeräusche**. Weitergehende Untersuchungen erübrigen sich.

Differenzialdiagnose

In der Differenzialdiagnose muss an die beginnende, protrahiert chronisch verlaufende Bronchitis, das Asthma, die toxische akute Bronchitis nach Inhalation von Gasen oder Flüssigkeit (Aspiration), eine Fremdkörperaspiration oder auch an eine Pertussiserkrankung gedacht werden.

Therapie, Prognose

Diese ist meist **symptomatisch** und besteht aus fiebersenkenden Maßnahmen, genügender Flüssigkeitszufuhr, evtl. Gabe von Antitussiva und Inhalation von isotoner Kochsalzlösung.. Die häufig verordneten Mukolytika und Antihistaminika sind in ihrer Wirkung umstritten. Bei Verdacht auf bakterielle Superinfektion ist eine antibiotische Therapie gerechtfertigt.

In der Regel ist die Prognose bei unkompliziertem Verlauf sehr gut. Ein Übergang in eine **chronisch verlaufende Bronchitis** ist möglich (z. B. bei weiterbestehender Irritation und Rauchen). Die Entstehung von Bronchiektasien nach akuter unkomplizierter Bronchitis wird kaum beobachtet.

21.5.4 Chronische Bronchitis

Grundlagen

Der bakterielle Superinfekt als Komplikation bei akuter viraler Bronchitis kann Ursache einer prolongierten Bronchitis mit Übergang in ein chronisches Stadium sein.

> **Von chronischer Bronchitis spricht man dann, wenn die Symptome der Bronchitis, vor allem Husten und Auswurf, über mehr als 3 Monate anhalten.**

Epidemiologie

Chronische Bronchitis sehen wir im Kindesalter vor allem bei ständiger Exposition von Luftschadstoffen (vor allem **Zigarettenrauch**). Eine chronische Bronchitis kann aber Zeichen einer anderen zugrunde liegenden Krankheit sein und bedarf daher immer der erweiterten diagnostischen Abklärung.

■■ Pathogenese

Der Startpunkt kann eine **bakterielle Superinfektion** nach akuter viraler Bronchitis sein. Dabei kommen vor allem Staphylokokken, Pneumokokken, Haemophilus influenzae und Moraxella catharralis infrage. Seltener sind eine primäre bakterielle Infektion oder prädisponierende Grundkrankheiten (z. B. zystische Fibrose) als Ursache zu finden.

■■ Pathophysiologie

Das durch die Wegbereiter (Viren, toxische Substanzen, Allergene) verletzte Bronchialepithel kann die **lokalen Abwehrmechanismen** wie Zilienschlag und Immunabwehr (z. B. sekretorisches IgA) nicht aufrechterhalten. Es erfolgt eine bakterielle Invasion mit leukozytärem Infiltrat, Ödem und Hypersekretion und Bildung von fibrinösen Ablagerungen. Die Reparation erfolgt über Fibroblasten, was zu einer signifikanten **Narbenbildung** führen kann. Der Aufbau des Bronchialepithels mit zilienschlagenden Zellen ist damit beeinträchtigt, ein Circulus vitiosus beginnt.

■■ Klinik

Der chronische, meist gegen Morgen akzentuierte Husten mit Schleimproduktion ist das vorherrschende Symptom. Das vorerst noch bestehende Fieber verschwindet nach einigen Tagen, der Auswurf wird gelb, gelb-grün oder grün-bräunlich, leichte Blutbeimischungen (**Hämoptoe**) kommen vor. Der Husten kann dauernd oder in Konvulsionen vorhanden sein. Meist besteht wenig Atemnot. Über den Lungenfeldern auskultiert man grob- bis mittelblasige Rasselgeräusche, **Giemen und Pfeifen**.

■■ Komplikationen

Akute Komplikationen sind vor allem als **Pneumonie** oder **Pleuraerguss** in Folge der Ausdehnung eines Infektes zu sehen. Je nach Grundkrankheit ist mit anderen Komplikationen wie Hämoptoe größeren Ausmaßes, Atelektasen, Pneumothorax oder akuter Ateminsuffizienz zu rechnen.

■■ Diagnose

Diese beruht vor allem auf der Anamnese und der auffallenden Klinik des lange andauernden Hustens. Die **radiologische Untersuchung** ergibt meist Transparenzminderungen im Hilusbereich mit Doppelkonturen entlang der mittleren und größeren Bronchien. Dieses als Peribronchitis benanntes visuelles Phänomen kommt durch Verdichtung der Bronchialwände durch Infiltration und reparative Fibrose zustande.

Da bei chronischem Husten die Differenzialdiagnose weiter gefasst werden muss, empfiehlt sich eine **weitergehende Diagnostik** mit Blutbild, Blutsenkungsreaktion, CrP, Tuberkulinhauttest, Serumimmunglobulinbestimmung evtl. mit Subklassenbestimmung, Bestimmung von α_1-Antitrypsin, Schweißtest, Lungenröntgenbild, HNO-Konsil, Lungenfunktionsmessung mit Bestimmung der statischen und dynamischen Lungenvolumina und evtl. der Diffusionskapazität, kapilläre oder arterielle Blutgasanalyse, Bronchoskopie und Computertomographie. Diese Analysen sind entsprechend der klinisch-anamnestischen Wahrscheinlichkeit in einem zeitlichen Stufenverfahren vorzunehmen. Eine Pertussis-Infektion ist auszuschließen.

■■ Differenzialdiagnose

In der Differenzialdiagnose des chronischen Hustens und Auswurfs muss im Kindesalter an Aspiration (Reflux!), Rauchexposition, beginnendes allergisches Asthma, zystische Fibrose, Bronchiektasen (z. B. im Rahmen eines Kartagener-Syndroms), eine persistierende bakterielle Bronchitis, Immundefekt, α_1-Antitrypsin-Mangel (sehr selten), Sarkoidose, allergische Alveolitis, Ziliäre Dyskinesie, idiopathische Lungenfibrose und pulmonale Hypertension gedacht werden. Eine **chronische Infektion**, wie z. B. Tuberkulose, Pseudomonas-aeruginosa-Infektion oder eine Pilzinfektion (Immundefekte) muss ausgeschlossen werden.

■■ Therapie

Diese richtet sich nach der Grundkrankheit.

> **Das Entfernen von toxischen Quellen (Zigarettenrauch) oder Allergenen ist von entscheidender Bedeutung.**

Bei fehlender Grundkrankheit ist meist eine 10–14 Tage dauernde **Antibiotikatherapie**, am besten entsprechend einem bakteriellen Antibiogramm aus dem Bronchialsekret (Auswurf, angehusteter Rachenabstrich) durchzuführen. Eine **Inhalationstherapie** mit β_2-Agonisten oder Ipatropiumbromid in NaCl hilft meist, die Symptomatik zu lindern. Ohne klare Indikation ist die Verabreichung von inhalativen Steroiden sinnlos. Mukolytika sind von fraglicher Wirksamkeit.

■■ Prognose

Diese hängt weitgehend von der zugrunde liegenden Krankheit ab. Bei protrahiertem Verlauf nach akuter Bronchitis und entsprechender antibiotischer Behandlung der bakteriellen Superinfektion ist eine restitutio ad integrum zu erwarten. Die Entfernung der Reizquellen der Bronchialschleimhaut bestimmt die Prognose entscheidend.

21.5.5 Bronchiolitis

■■ Definition

Die obstruktive Bronchitis ist eine entzündliche Erkrankung der Schleimhäute der Bronchien mit zum Teil erheblicher Schleimhautschwellung, Hypersekretion und mit unterschiedlich ausgeprägtem Bronchospasmus, der besonders in den ersten drei Lebensjahren bedeutsam ist.

Die Ursache ist in über 90% der Erkrankungen eine Virusinfektion. In den ersten 2–9 Monaten liegt der obstruktiven Bronchitis sehr häufig eine Infektion mit RS-Viren zu Grunde. Bei 2–3% dieser Säuglinge kommt es zu einer besonders schweren Entzündung vor allem der kleinen Bronchien und Bronchiolen mit erheblicher Schleimhautschwellung und intraluminaler Zelldesquamation (Bronchiolitis im eigentlichen Sinn).

Die Übergänge zwischen obstruktiver Bronchitis und Bronchiolitis sind fließend. Eine Unterscheidung wird im deutschen Sprachraum (nicht im angloamerikanischen) aufgrund des klinischen Hauptbefundes getroffen:

- **Bronchiolitis:** erhebliche Lungenüberblähung mit endexspiratorischen feinblasigen Rasselgeräuschen (stille Obstruktion),
- **Obstruktive Bronchitis:** Überblähung und deutliches Giemen.

■■ Epidemiologie

Da bei einer Bronchiolitis fast immer **RS-Viren** die Ursache sind und diese in wiederkehrendem, meist 2-Jahresrhythmus während der Wintermonate auftreten, können kleinere **lokale Epidemien** (>5% aller Hospitalisationen) vorkommen. Diese Tatsache ist vor allem im Hinblick auf die heute möglichen Immunisierungsprogramme von Bedeutung.

■■ Pathogenese

Wie der Terminus beschreibt, werden vor allem die **Bronchioli terminales** betroffen. Auslöser ist fast ausschließlich (80%) das

RS-Virus. Weshalb eine solche spezifische Tropie im frühen Kindesalter für dieses Virus für diese spezielle bronchiale Region besteht, ist nicht bekannt. In den restlichen 20% der Bronchiolitiden sind Parainfluenza Typ III, Adenoviren und selten Mykoplasmen für die Infektion verantwortlich. Immerhin können viral bedingte histologische Veränderungen auch in den größeren Bronchien und in der Trachea und nicht nur in den Bronchioli gesehen werden. Meist handelt es sich um **lymphoplasmazelluläre Infiltrationen** mit Bronchialnekrose, Zelldesquamation und Ödembildung.

> **Kinder aus atopischen Familien scheinen für eine Bronchiolitis anfälliger zu sein. Man nimmt auch an, dass eine Bronchiolitis für späteres Asthma prädisponiert.**

Klinik

Das Krankheitsbild beginnt meist langsam als banaler Schnupfen über 2–3 Tage. Dann beherrschen **zunehmende Atemnot**, Dyspnoe, Tachypnoe, Husten, in- und exspiratorisches Stöhnen, inspiratorisch beobachtbare interkostale, subkostale und suprasternale **Einziehungen**, Nasenflügeln und wechselnde Zyanose das klinische Ausdrucksbild. Aufgrund der vermehrten Atemarbeit kommt es auch zu einem abdominellen Meteorismus mit Beeinträchtigung der Zwerchfellbeweglichkeit. Fieber kann, muss aber nicht vorhanden sein. Die Säuglinge können sich sehr rasch pulmonal erschöpfen und brauchen unter Umständen Atemhilfe inkl. Intubation. Durch die Anoxie des Gehirns kommt es unter Umständen zu einer **Bewusstseinstrübung**.

Komplikationen

Akute Komplikationen sind vor allem durch die sich entwickelnde **Ateminsuffizienz** programmiert: Intubation, Beatmung, Pneumothorax, Herzinsuffizienz.

Diagnose

Das **klinische Bild**, das Alter, der Zeitpunkt der Präsentation (Wintermonate) und die Anamnese sind wegweisend für die Diagnose. Es besteht eine deutliche Atemnot, **auskultatorisch** imponieren Giemen und verlängertes Exspirium zum Teil mit Knisterrasseln. Durch die vorherrschende Überblähung der Lungen durch bronchiale Obstruktion und Verdrängung des Zwerchfelles nach kaudal wird meist die Leber palpabel. Das Blutbild ist meist normal oder »viral«. Im **Röntgenbild** finden sich die auffallenden Zeichen der Lungenüberblähung mit tief liegendem, horizontal abgrenzbarem Zwerchfell, horizontal gestellten Rippen und interkostalen Vorwölbungen nach außen. Multiple kleinere subsegmentale Dys- oder Atelektasen und eine peribronchiale Strukturvermehrung sind oft vorhanden. Die kompromittierte Sauerstoffaufnahme wird durch Tachypnoe kompensiert und führt damit zu einem Absinken des **kapillären pCO_2**. Steigt dieser an, muss an die beginnende globale Ateminsuffizienz gedacht werden.

Differenzialdiagnose

Alle zu einer akuten Atemsymptomatik im Säuglingsalter führenden Ursachen können eine Bronchiolitis vortäuschen: erster Asthmaanfall, beginnende virale oder bakterielle Pneumonie, zystische Fibrose, Aspiration, Keuchhusten, Fremdkörperaspiration etc.

Therapie

Säuglinge mit Zyanose, Tachydyspnoe (>60/min), arteriellem (kapillärem) pCO_2 >45 mmHg oder pO_2 <60 mmHg unter Zimmerluft müssen dringend überwacht werden und brauchen vorerst **angefeuchteten Sauerstoff**. Dabei kann die perkutan gemessene O_2-Sättigung (Pulsoxymetrie) als Orientierungshilfe (92% als Grenze) gelten. Auf eine genügende Flüssigkeitszufuhr (Magensonde oder i.v.) ist zu achten. Während eine **Inhalation** mit Bronchodilatatoren meist wenig Linderung verschafft, ist die Inhalation mit hypertoner Kochsalzlösung (3%ig) in der Regel effektiv. Die Inhalation mit Steroiden ist sehr wahrscheinlich nicht entscheidend für den Verlauf. Die systemische Gabe von Steroiden (0,6–6 mg/kg KG/Tag Prednisolon-Äquivalent) hingegen lässt positive Effekte erwarten. Eine antivirale Therapie mit Ribavirin, Anti-RSV-Antikörpern etc. ist bedingt wirksam. Bei schweren Verlaufsformen (Bronchiolitis) kann die Anwendung einer Atemhilfe (z. B. CPAP) hilfreich sein.

Besonders gefährdete Säuglinge (z. B. Frühgeborene <28. SSW mit bronchopulmonaler Dysplasie) sollten in den Wintermonaten durch die passive Immunisierung mit einem RSV-AK (Palivizumab) geschützt werden.

Tab. 21.5 Physiologische Infekthäufigkeit

Alter (Jahre)	Respiratorische Infekte pro Jahr	Standardabweichung	Maximum
<1	6,1	±2,6	11,3
1–2	5,7	±3,0	11,7
3–4	4,7	±2,9	10,5
5–9	5,5	±2,6	8,7
10–14	2,7	±2,2	7,2

Prognose

Die meist selbstlimitierende Erkrankung dauert in der Regel 4–7 Tage; komplizieren können den Verlauf eine **bakterielle Superinfektion** oder die schwere Ateminsuffizienz mit der Notwendigkeit der Intubation und Beatmung.

21.5.6 Rezidivierende Infekte der Atemwege – Infektanfälligkeit

Wiederholte Atemwegserkrankungen sind im Kleinkindesalter sehr häufig. Im Praxisalltag stellt sich daher oft die Frage, ob bei einem Kind Häufigkeit und Schweregrad der Erkrankungen im Rahmen der »physiologischen Infektanfälligkeit« liegen. Als »normal« wird in den einzelnen Altersgruppen die in Tab. 21.5 aufgeführte Infekthäufigkeit gesehen.

Berücksichtigt man zusätzlich, dass die meisten Virusinfektionen zu Schleimhautschäden führen, deren Ausheilung 4–6 Wochen dauert, so ergeben sich hieraus in der kalten Jahreszeit lange Krankheitsepisoden. Bei Kindern mit intensiven sozialen Kontakten (Gemeinschaftseinrichtung) ist zusätzlich die Reinfektionsgefahr groß. Mit diesen Informationen kann man die oft sehr besorgten und auch belasteten Eltern etwas beruhigen.

Umgekehrt sollten folgende Faktoren Anlass sein, über die Differenzialdiagnose eines Immundefektes nachzudenken: rezidivierende tiefe Haut- oder Organabszesse, eine persistierende Candidainfektion nach dem 1. Lebensjahr, eine Gedeihstörung oder eine positive Familienanamnese mit einem primären Immundefekt (unklare Todesfälle im Kleinkindesalter eingeschlossen). Weitere Verdachtsmomente sind:

- ≥8 Otitiden/Jahr,
- ≥2 Sinusitiden/Jahr,

Tab. 21.6 Häufigste Erreger der Pneumonie im Kindesalter in den einzelnen Altersgruppen. (Mod. nach DGPI-Handbuch, 4. Auflage)

	Viren	Bakterien	Pilze
Neugeborenenpneumonie	RSV Parainfluenzaviren, Adenoviren CMV, HSV, VZV	B-Streptokokken E. coli Klebsiellen L. monozytogenes S. aureus Chlamydia trachomatis	
Ambulant erworbene Pneumonie	RSV Parainfluenza-, Influenzaviren Adenoviren	S. pneumoniae H. influenzae M. pneumoniae B. pertussis	
Nosokomial erworbene Pneumonie	RSV Parainfluenza-, Influenzaviren Adenoviren CMV, HSV, VZV	E. coli, Klebsiellen S. aureus H. influenzae	Candida albicans Aspergillus
Aspirationspneumonie		Gram-negative Bakterien und Anaerobier (z. B. Bacteroides, Peptostreptococcus)	
Pneumonie bei Immundefizienz	CMV, VZV, HSV, HHV-6	S. aureus P. aeruginosa »Opportunisten«	Candida albicans Aspergillus

- ≥2 Major-Infektionen (Sepsis, Osteomyelitis, Meningitis, septische Arthritis, Empyem, Organabszesse),
- ≥2 Pneumonien/Jahr,
- eine lange antibiotische Therapie (>2 Monate) ohne Effekt (▶ Kap. 13).

Der wichtigste Rat an die Eltern ist, einem Kind mit rezidivierenden Atemwegsinfektionen genügend Zeit zur Erholung zu lassen. Antibiotika sind nur in Ausnahmefällen indiziert.

21.6 Akute und chronische Entzündung der Lunge

M. Kopp, C. Vogelberg

21.6.1 Pneumonie

Definition

Die Pneumonie ist definiert als eine Entzündung des Lungengewebes, die auf eine Infektion mit Krankheitserregern zurückgeht. Sie kann akut oder chronisch verlaufen.

Die meisten Pneumonien im Kindesalter, insbesondere in der Altergruppe von 6 Monaten bis 3 Jahre, werden durch Viren (RSV, Parainfluenza-, Adeno-, und Influenza-Viren) verursacht. Bei den bakteriellen Pneumonien gibt es für die unterschiedlichen Altersgruppen ein charakteristisches Erregerspektrum (Tab. 21.6).

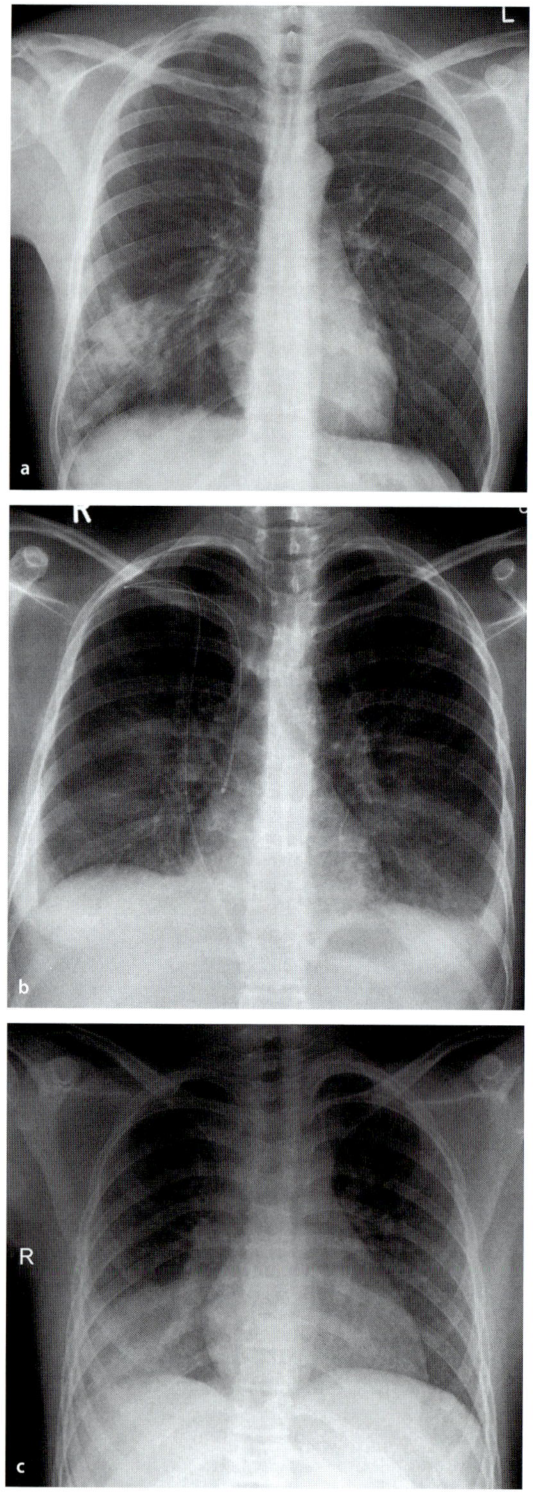

Abb. 21.3a–c Radiologische Beispiele für Pneumonien. **a** Bronchopneumonie, **b** interstitielle Pneumonie, **c** Lobärpneumonie

Einteilung

Neben den in Tab. 21.6 aufgeführten Einteilungen nach Verlauf (akut/chronisch) oder Erreger (viral/bakteriell) berücksichtigt die pathologisch-anatomische Einteilung die Lokalisation. In Abb. 21.3 sind klassische Befunde einer Bronchopneumonie, einer interstitiellen Pneumonie und einer Lobär- oder Segmentpneumonie dargestellt. Für das Säuglings- und Kleinkindesalter ist die Broncho-

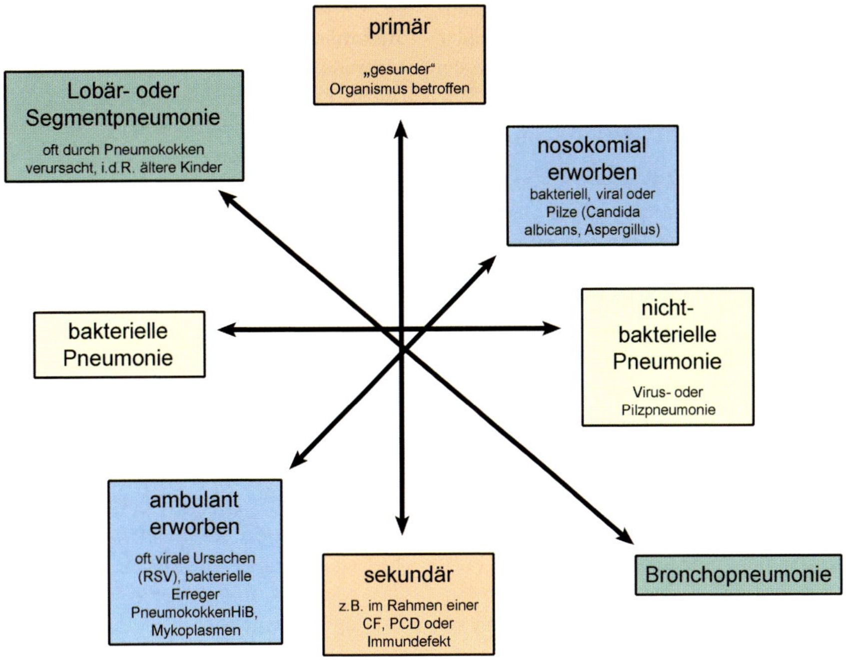

Abb. 21.4 Vier Dimensionen, nach denen Pneumonien eingeteilt bzw. beurteilt werden können

pneumonie typisch, während ältere Kinder häufiger an einer meist durch Pneumokokken verursachten Lobär- oder Segmentpneumonie erkranken. Primär abszedierende Pneumonien werden oft durch S. aureus verursacht.

Schließlich wird eine primäre Pneumonie, bei der ein gesundes Individuum erkrankt, von einer sekundären Pneumonie aufgrund eines Immundefektes oder einer Grundkrankheit (CF, PCD) unterschieden. Je nach Art der Grundkrankheit findet sich ein charakteristisches Keimmuster, z. B. bekapselte Erreger bei humoralen Immundefekten, und Pilze, Viren oder Parasiten (Pneumocystis jirovecii) bei T-Zelldefekten.

In Abb. 21.4 sind die wichtigsten Dimensionen zur Beurteilung bzw. Einteilung von Pneumonien im Kindesalter aufgeführt.

Epidemiologie

Im Kindes- und Vorschulalter beträgt die Inzidenz etwa 40 Pneumonien/1000 Kinder pro Jahr, im Schulkindesalter etwa 10–15 Pneumonien/1000 Kinder pro Jahr.

Ätiopathogenese

Die meisten relevanten Erreger der Pneumonie kolonisieren auch bei gesunden Kindern den Nasopharyngealtrakt, ohne dass es zu einer Erkrankung kommt. Durch Aspiration oder Inhalation gelangen die pathogenen Keime in die tieferen Atemwege. Bei besonderer Virulenz des Erregers oder durch Überwindung der Schutzbarriere der Atemwegsschleimhaut kommt es schließlich zur Pneumonie. Zu den vielfältigen Schutzmechanismen zählen u. a. die ziliäre Clearance, sekretorisches IgA, Surfactant, Alveolarmakrophagen oder vasoaktive Mediatoren. Hieraus wird deutlich, dass bestimmte Bedingungen zur Pneumonieentstehung prädisponieren, wie etwa schlechter Ernährungszustand, Aspirationen z. B. im Rahmen eines gastro-ösophagealen Refluxes, einer anatomischen Fehlbildung oder eine verminderte Immunabwehr. Bei bestimmten Grundkrankheiten fallen diese Abwehrmechanismen ganz oder teilweise aus, wie z. B. bei der zystischen Fibrose oder der primären ziliären Dyskinesie.

Prädisponierende Erkrankungen für bakterielle Pneumonien sind auch neuromuskuläre Erkrankungen sowie Herzfehler, bei denen ein Links-rechts-Shunt mit vermehrter Lungendurchblutung besteht. Schließlich können virale Infektionen (Influenza, Masern) eine bakterielle Pneumonie bahnen.

Klinik

Bei Neugeborenen und jungen Säuglingen stehen **unspezifische Allgemeinsymptome** im Vordergrund: Trinkunlust oder Trinkverweigerung, Erbrechen, Apathie, Temperaturinstabilität mit Hypothermie oder Fieber, kühle Akren oder ein geblähtes Abdomen.

Im Kleinkind- und Schulkindesalter ist die klinische Präsentation anders: Zu den Allgemeinsymptomen zählen in dieser Altergruppe Fieber, z. T. mit Schüttelfrost, allgemeines Krankheitsgefühl, Unruhe, Brust- und/oder Bauchschmerzen. So kann z. B. eine basale Pneumonie mit Erguss von der Symptomatik wie eine akute Appendizitis imponieren.

Bei den **organspezifischen Symptomen** besteht in beiden Altersgruppen fast immer eine Tachypnoe, Dyspnoe (Nasenflügeln, juguläre und/oder interkostale Einziehungen), eine Tachykardie, Husten und ggf. eine Zyanose.

> **Der Auskultationsbefund kann bei zentralen Pneumonien unauffällig sein. Die klinischen Beschwerden gehen den radiologischen Veränderungen einige Tage voran.**

Diagnose

Körperliche Untersuchung Der Verdacht einer Pneumonie ergibt sich aus dem klinischen Befund. Neben den oben dargestellten Symptomen treten bei der körperlichen Untersuchung klassischerweise feinblasige, ohrnahe, hochfrequente Rasselgeräusche, ein abgeschwächtes Atemgeräusch und bei lobärem Befall eine Klopfschalldämpfung auf. Bei der Auskultation können aber auch zahlreiche andere Befunde erhoben werden, z. B. mittel- bis grobblasige Rasselgeräusche als Ausdruck der intrabronchialen Sekretstase.

An eine Mykoplasmen-Infektion muss bei begleitendem Exanthem, Krämpfen oder Bewusstseinstrübung sowie einer milder Begleithepatitis oder Arthritis gedacht werden. Umgekehrt ist bei Kindern unter 3 Jahren und einer Fieberdauer von ≤ 2 Tagen eine Mykoplasmen-Infektion sehr unwahrscheinlich.

Röntgen-Thorax Die Röntgen-Thoraxaufnahme im sagittalen Strahlengang ist nach wie vor der Goldstandard in der Diagnostik der Pneumonie. Eine Seitaufnahme ist nur dann notwendig, wenn die Übersichtsaufnahme nicht ausreichend beurteilbar ist. Die radiologischen Veränderungen hinken der Klinik um einige Tage hinterher. Umgekehrt bilden sich die radiologischen Veränderungen erheblich langsamer zurück als die Beschwerden. Ist eine abschließende Röntgenkontrolle indiziert, so sollte diese daher nach unkompliziertem Verlauf erst nach 4–6 Wochen erfolgen.

Die verschiedenen radiologischen Charakteristika der Pneumonie sind in ◘ Abb. 21.3 dargestellt.

Labor Im Blutbild findet sich je nach Ätiologie eine Leukozytose mit Linksverschiebung oder eine Lymphozytose. Die Blutsenkungsgeschwindigkeit und das CrP sind in der Regel erhöht. Weiterhin sind eine Blutkultur und eine kapilläre Blutgasanalyse abzunehmen.

Erregerdiagnostik Zum Nachweis einer bakteriellen Pneumonie kann neben der Blutkultur, die nur bei einem kleinen Teil der Patienten positiv ist, ein Rachenabstrich, ein Nasopharyngealsekret oder bei älteren Kindern auch ein induziertes Sputum gewonnen werden. Die Bronchoskopie kann zur Gewinnung von Sekret aus den tiefen Atemwegen bei nosokomialen Pneumonien mit schwerem Verlauf oder bei immundefizienten Patienten indiziert sein. Zum Erregernachweis bei viralen Pneumonien ist für RS-, Adeno- oder Influenzaviren der Antigennachweis aus dem Nasopharyngealsekret hilfreich. Die Polymerasekettenreaktion (PCR) als Genamplifikationsverfahren gewinnt in der molekularbiologischen Diagnostik vor allem für die Mikroorganismen große Bedeutung, die nur schwer oder gar nicht anzüchtbar sind, wie beispielsweise Mykoplasmen oder Aspergillen. Eine serologische Diagnostik ist in der Regel wenig aussagekräftig.

Weitere Diagnostik Bei allen persistierenden Verschattungen, bei Patienten mit zusätzlichen Symptomen (Gewichtsverlust, Nachtschweiß) muss eine Tuberkulose ausgeschlossen werden.

> **Cave**
> **Trockener, quälender Reizhusten und septisches Fieber müssen bei immunsupprimierten Kindern an eine Pneumocystis-jirovecii-Pneumonie denken lassen.**

Differenzialdiagnose

Differenzialdiagnosen der bakteriellen Pneumonie sind zunächst virale bzw. durch Pilze verursachte Pneumonien. Nichtinfektiöse Ursachen, die radiologisch wie eine Pneumonie imponieren, lassen sich in der Regel durch die Anamnese und Laborparameter von einer Pneumonie abgrenzen. Ursachen hierfür können u. a. sein:

- Fremdkörperaspiration,
- Atelektase,
- Asthma bronchiale,
- Inhalation toxischer Substanzen (»Pneumonitis«),
- Raumforderungen (Thymus, Tumoren),
- interstitielle Lungenerkrankungen.

Therapie

Stationäre versus ambulante Therapie Zunächst muss über die Notwendigkeit einer stationären Therapie entschieden werden. Leichte Pneumonien können ambulant zu Hause behandelt werden. Die Indikation zu einer primären stationären Aufnahme ist in der Regel gegeben, wenn eines der folgenden Kriterien erfüllt ist:

- Säugling < 6 Monate,
- unzureichende orale Aufnahme des Antibiotikums,
- deutliche Allgemeinbeeinträchtigung,
- Notwendigkeit von intravenöser Rehydratation oder Sauerstoffzufuhr.

Indikation einer antibiotischen Therapie Die zweite Entscheidung betrifft die Indikation zu einer antibiotischen Therapie. Diese ergibt sich nicht allein aus dem Röntgenbild oder aufgrund von Entzündungswerten (z. B. CRP). In der Bewertung der vorliegenden Befunde spielt der klinische Gesamtzustand die entscheidende Rolle. So sprechen z. B. Giemen beim Kleinkind, eine begleitende seröse Rhinitis und/oder Konjunktivitis sowie ein unspezifisches Exanthem eher für virale Infektionen. Hochfieberhafte Erkrankungen mit allgemeinem Krankheitsgefühl, Einziehungen und Tachypnoe sprechen eher für eine bakterielle Infektion.

Auch der Nachweis von bakteriellen Erregern im Nasopharyngealsekret (Pneumokokken, Haemophilus influenzae, Moraxella catarrhalis) repräsentiert zunächst lediglich die vermehrte Kolonisation auf einem – möglicherweise durch die Virusinfektion vorgeschädigten – respiratorischen Epithel und ist nicht per se als Hinweis auf eine bakterielle Genese zu bewerten.

Anhaltspunkte für eine kalkulierte antibiotische Therapie finden sich in ◘ Tab. 21.7. Die Dauer der antibiotischen Therapie beträgt in der Regel 7–10 Tage bzw. 5 Tage über Entfieberung hinaus, bei Mykoplasmen-Pneumonie 14 Tage.

Supportive Therapie Hierzu zählen folgende Maßnahmen:

- Gabe von angefeuchtetem Sauerstoff bei einer transkutanen Sättigung <95%,
- Antipyrese bei Fieber >39°C,
- reichlich Flüssigkeitszufuhr (1,5× Tagesbedarf),
- rasche Mobilisierung, ggf. Physiotherapie,
- Inhalation mit 0,9% NaCl, oder bei Indikation mit β_2-Sympathomimetikum.

Komplikationen

Der parapneumonische Erguss und das parapneumonische Empyem haben eine Inzidenz, die etwa zwischen 0,5–5 pro 100.000 Kinder liegt und gehäuft während der Wintermonate beobachtet wird. Die meisten parapneumonischen Ergüsse sind durch S. pneumoniae und S. aureus bedingt. Etwa ein Drittel der Kinder klagen über Thoraxschmerzen und/oder Bauchschmerzen. Kleine Ergüsse können mit einer symptomatischen Therapie und durch Gabe von Antiphlogistika rein konservativ therapiert werden. Größere Ergüsse erfordern in der Regel ein interdisziplinäres Vorgehen mit Punktion des Ergusses und ggf. thoraxchirurgischer Intervention. Die Prognose ist im Kindesalter gut, in der Regel haben die Kinder keine funktionellen Beeinträchtigungen.

Prognose

In der Regel heilen ambulant erworbene Pneumonien bei einer adäquaten Therapie ohne Residuen aus. Während in Entwicklungsländern Pneumonien unter den Haupttodesursachen sind, liegt die Letalität in Deutschland weit unter 1%. Hier haben vor allem nosokomial erworbene Pneumonien bei Patienten mit primärem oder

Tab. 21.7 Initialtherapie bei bakterieller Pneumonie

Altersstufe	Antibiotikum		Dosierung
Neugeborene 0–4 Wochen	1. Wahl	Piperacillin/Netilmicin	Nach Sepsisschema
Säuglinge 1–6 Monate	1. Wahl	Cefotiam	100 mg/kg/Tag i.v. in 3 ED
	2. Wahl	Ampicillin/Sulbactam	125 mg/kg/Tag i.v. in 3 ED
Säuglinge 6 Monate bis Kinder 9 Jahre	1. Wahl	Ampicillin	100 mg/kg/Tag i.v. in 3 ED
	2. Wahl	Cefotiam	100 mg/kg/Tag i.v. in 3 ED
Kinder >9Jahre	1. Wahl	Ampicillin	100 mg/kg/Tag i.v. in 3 ED
	2. Wahl	Doxycyclin	Initial 4 mg/kg/Tag i.v. in 1 ED, dann 2 mg/kg/Tag i.v. in 1 ED
Bei Verdacht auf atypische Pneumonie			
Kinder ≤9 Jahre	1. Wahl	Erythromycin	50 mg/kg/Tag p.o. in 3 ED
Kinder >9 Jahre	1. Wahl	Doxycyclin	Initial 4 mg/kg/Tag i.v. in 1 ED, dann 2 mg/kg/Tag i.v. in 1 ED
	2. Wahl	Erythromycin	50 mg/kg/Tag p.o. in 3 ED
Bei Pleuraempyem oder abszedierender Pneumonie			
Altersunabhängig	1. Wahl	Cefotiam	100(–150)mg/kg/Tag i.v. in 3 ED

sekundärem Immundefekt eine höhere Komplikationsrate. Als Möglichkeiten der Prophylaxe sind vor allem die Impfungen gegen Haemophilus influenzae Typ B, Pneumokokken und Influenza zu nennen. Die Impfung gegen H. influenzae schützt allerdings nicht gegen nichtbekapselte Stämme.

21.6.2 Asthma bronchiale

Definition

Asthma bronchiale ist definiert als eine chronisch **entzündliche** Erkrankung der Atemwege mit **reversibler Obstruktion** wechselnder Intensität ausgelöst durch unterschiedliche Stimuli auf dem Boden einer bronchialen **Hyperreagibilität**. Diese Definition beinhaltet wesentliche Aspekte für das pathophysiologische Verständnis, die Diagnostik und die Therapie dieser Erkrankung.

Zentral für das Verständnis des Asthmas ist die chronische Entzündungsreaktion der Atemwege. Dies impliziert für die Therapie die herausragende Bedeutung einer langfristigen antiinflammatorischen Therapie, bei der heute die topische Applikation von inhalativen Steroiden an erster Stelle steht. Die reversible Obstruktion wechselnder Intensität bedeutet, dass ein Asthmatiker in Ruhe oder im symptomfreien Intervall in der Lungenfunktion völlig unauffällig sein kann. Erst eine Provokationstestung führt bei diesen Patienten zu einer messbaren Verengung der Atemwege mit Abfall der Fluss-Volumen-Parameter. Mit diesen Untersuchungen gelingt es, die als bronchiale Hyperreaktivität bezeichnete Überempfindlichkeit der Atemwegsschleimhaut zu quantifizieren. Hierbei wird mit Hilfe der Lungenfunktionsprüfung erfasst, in wie weit körperliche Anstrengung oder eine Inhalation (z. B. mit Histamin) zu einer schnelleren und ausgeprägteren Obstruktion der Atemwege führt als bei Gesunden.

Von einer Reversibilität der Obstruktion spricht man, wenn es nach Inhalation mit einem Bronchodilatator zu einer Verbesserung eines Obstruktionsparameters, z. B. der Ein-Sekunden-Kapazität FEV1 kommt. Mit dem Definitionsmerkmal »reversible Obstruktion« ist das Asthma bronchiale von anderen Atemwegserkrankungen differenzialdiagnostisch abzugrenzen, bei denen eine fixierte Verengung der Atemwege vorliegt (COPD, Bronchiolitis obliterans).

Tab. 21.8 Häufigkeit (%) von Asthmasymptomen und -diagnosen in Deutschland bei Kindern verschiedener Altersgruppen (1995/96)

Symptome in den letzten 12 Monaten	München		Dresden	
	5–7 Jahre	9–11 Jahre	5–7 Jahre	9–11 Jahre
Giemen	9,0	8,6	6,9	7,9
Morgendliches Husten	15,5	12,4	10,0	11,8
Arztdiagnose				
Jemals	10,0	10,3	5,8	7,9
Gegenwärtig	4,7	5,1	3,1	4,0

Bei Kindern liegt bei etwa 85% eine allergische Mitbeteiligung vor. Die anamnestische Erfassung »exogener Stimuli« beinhalten daher Fragen nach dem tageszeitlichen Höhepunkt der Beschwerden, saisonalen Schwankungen und der Haustierhaltung. Neben den Allergien spielen überwiegend virale Atemwegsinfektionen als Auslöser eine Rolle.

Epidemiologie

Die Häufigkeit von Asthma bronchiale schwankt weltweit ganz erheblich zwischen 2% und 20%. Sie ist besonders gering in Ländern mit niedrigem sozioökonomischem Lebensstandard. Es zeigt sich eine deutliche Abhängigkeit von Faktoren des »westlichen Lebensstils«, sodass mit dessen Verbreitung in den letzten 40 Jahren auch eine **Zunahme der Erkrankung** zu verzeichnen ist.

Die punktuelle (zum Zeitpunkt der Untersuchung) und kumulative **Prävalenz** (alle Probanden, die irgendwann in ihrem Leben einmal unter Asthmasymptomen gelitten haben) geht aus Tab. 21.8 hervor.

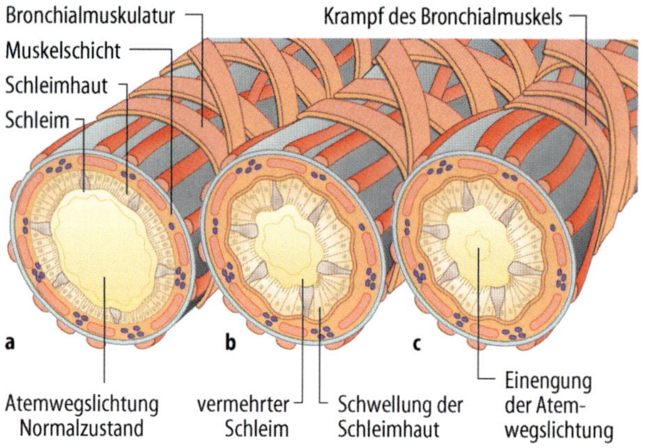

Abb. 21.5 Pathogenese der Atemwegsobstruktion bei Asthma bronchiale

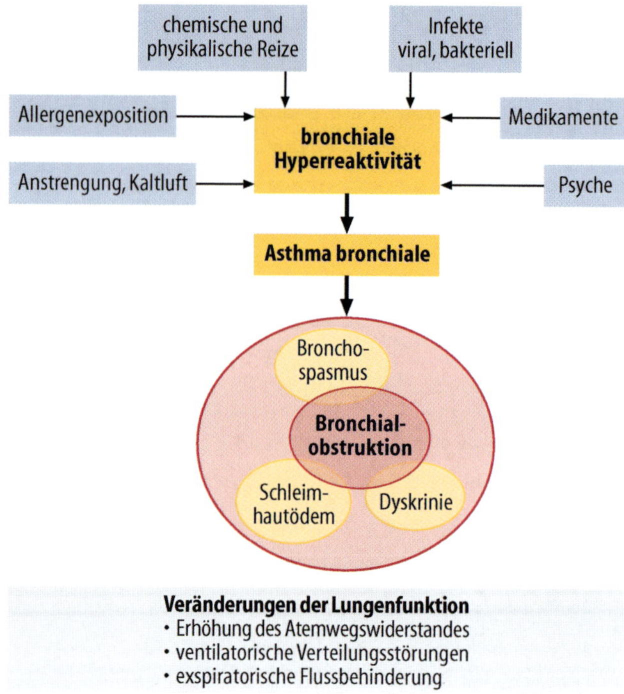

Abb. 21.6 Auslösung und Pathophysiologie eines Asthmaanfalls

> **Mit diesen Zahlen ist das Asthma in Mitteleuropa die häufigste chronische Erkrankung im Kindesalter.**

Dabei sind bis zum Ende der Pubertät doppelt so viel Knaben wie Mädchen betroffen. Im späteren Leben sind beide Geschlechter annähernd gleich betroffen.

Mehr als die Hälfte aller **Ersterkrankungen** an Asthma fällt in das Kindesalter. Bei 80% der kindlichen Asthmatiker manifestiert sich die Erkrankung bereits bis zum 1. Schuljahr, bei 45% bereits im 1. Lebensjahr. Andererseits ist nicht jede obstruktive Bronchitis in den ersten 3 Lebensjahren bereits ein Bronchialasthma. Wir können davon ausgehen, dass sich bei etwa 15–30% der Säuglinge mit »giemender« Bronchitis auch später ein Asthma nachweisen lässt.

Ätiologie

Eine **genetische Steuerung** für das Auftreten des Asthma bronchiale ist wahrscheinlich. Dabei können 2 zumindest primär voneinander unabhängige Faktoren zur Erkrankung führen, die sich sekundär jedoch gegenseitig verstärken. Ein Faktor ist die **bronchiale Hyperreaktivität**, der andere die **allergische Disposition** (Atopie). Bis zu 16% aller Menschen (je nach Alter und Nachweismethode) lassen Hinweise für eine bronchiale Überempfindlichkeit erkennen. Allerdings nur die Hälfte dieser Personen erkrankt manifest. Im Rahmen einer chronischen Entzündung der Bronchialschleimhaut kann die Hyperreaktivität auch neu erworben werden.

Die allergische Disposition in Form einer **überschießenden Immunantwort des IgE Systems** (Typ-I-Allergie) ist ebenfalls genetisch verankert. Aber auch hier gilt, dass nur ein Teil der sensibilisierten, d. h. spezifisches IgE bildenden Individuen manifest erkrankt. Dieser wird allerdings umso größer sein, je stärker die Belastung ist (z. B. Zahl und Erkrankungsart bei Verwandten 1. Grades). Die familiäre und eigene **Atopiebelastung** scheint auch der entscheidende Faktor zu sein, ob aus einer obstruktiven Bronchitis im frühen Kindesalter (»wheezy babys«) ein Asthma bronchiale wird.

Nach ätiologischen Gesichtspunkten lassen sich folgende, am häufigsten anzutreffende **Asthmaformen** herausstellen:

- **Extrinsic Asthma**: Exogen-allergisches Asthma bronchiale, bei dem IgE-Antikörper die alleinige Ursache der Symptome sind (ca. 20%).
- **Intrinsic Asthma**: Endogenes Asthma ohne Hinweis für allergische Ursache. Auslösung meist durch Virusinfekte oder andere Triggermechanismen (5–10%).
- **Mischformen**: Häufigste Asthmaform im Kindesalter, bei der allergische Mechanismen, aber auch andere Faktoren zur Anfallsauslösung führen (ca. 65%).

Da körperliche Belastungen – insbesondere Rennen, schnelle Ballspiele, Skilanglauf – bei der Mehrzahl der asthmatischen Kinder als Ausdruck der bronchialen Hyperreaktivität zu einer **belastungsinduzierten Bronchialobstruktion** führen, ist es nicht sinnvoll, noch ein eigenständiges **Anstrengungsasthma** (»exercise-induced asthma«) abzugrenzen.

Pathogenese, Pathophysiologie

Die Atemnot eines Asthmapatienten kommt über eine **Strömungsbehinderung** durch Obstruktion in den Atemwegen zustande. Diese wird verursacht durch (Abb. 21.5):

- Kontraktion der glatten Bronchialmuskulatur,
- Hyperämie, Ödem und entzündliche Infiltration der Schleimhaut,
- Verstopfung des Atemwegslumen durch Schleim (Hyperkrinie) und abgelöste Bronchialepithelzellen.

Basis der Obstruktion ist die bronchiale Hyperreaktivität, über die verschiedene **Auslösungsfaktoren** zur Wirkung kommen (Abb. 21.6). Für den kindlichen Asthmatiker sind dabei von besonderer Bedeutung:

- Allergenkontakt (z. B. Pollen, Hausstaubmilben, Tierhaare),
- Infekte der Atemwege,
- körperliche Belastungen.

Durch diese **Triggermechanismen** kommt es zu einer **Stimulation von intraepithelial gelegenen Mastzellen**, Basophilen und alveolären Makrophagen, die über immunologische Prozesse (Brückenbildung zwischen 2 IgE-Antikörpern auf einer Mastzelle) oder rezeptorgesteuerte Mechanismen (adrenerg, cholinerg) **Mediatoren** freisetzen. Bereits vorhandene, präformierte Mediatoren (z. B. Histamin) führen nach einem Allergenkontakt innerhalb von wenigen Minuten zu einer bronchialen **Sofortreaktion** unter dem Bild einer akuten Bronchialobstruktion (Abb. 21.7).

Parallel zum Degranulationsvorgang der Mastzellen kommt es aber auch zur Neugenerierung von Lipidmediatoren, die in ihrer biologischen Wirkung die des Histamins um ein Vielfaches übertreffen und zu einer länger anhaltenden Bronchokonstriktion führen. Es sind dies insbesondere die **Leukotriene** C_4, D_4, E_4 (= »slow reacting substance of anaphylaxis«) sowie **Prostaglandin** D_2 und der **plättchenaktivierende Faktor** (PAF). Gleichzeitig setzen Mastzellen und auch andere Zellen, wie Eosinophile, Makrophagen und Thrombozyten, chemotaktisch wirkende Mediatoren frei, die eine 2. Phase, nämlich die **Spätreaktion** einleiten.

Durch die **chemotaktisch** wirkenden Mediatoren – in erster Linie Leukotrien B_4, neutrophiler-chemotaktischer Faktor (NCF), eosinophiler-chemotaktischer Faktor (ECF) und plättchenaktivierender Faktor (PAF) – werden Entzündungszellen, wie Neutrophile, Eosinophile und Makrophagen, angelockt. Sie wandern in die Bronchialschleimhaut ein, setzen eigene Mediatoren frei und halten dadurch den Entzündungsprozess aufrecht. Die **chronische asthmatische Entzündung** wird zu einem weiteren Anstieg der bronchialen Hyperreaktivität führen.

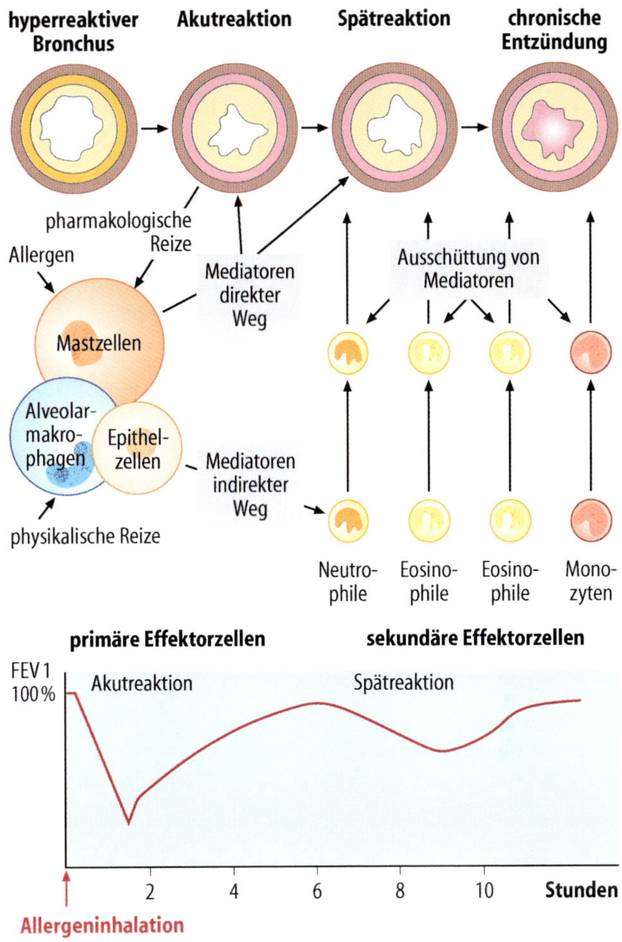

Abb. 21.7 Schematische Darstellung des Reaktionsablaufs einer asthmatischen Reaktion am Bronchus mit Akut- und Spätreaktion

Klinik

Die Leitsymptome sind anfallsartige, vorwiegend exspiratorische Atemnot mit Husten, Kurzatmigkeit und Giemen. Gelegentlich können anstrengungsinduzierte Beschwerden oder ein persistierender, oft nächtlicher Husten das einzige Symptom sein. Im klinischen Alltag begegnen uns dabei unterschiedliche Erscheinungsformen:
- chronische Bronchitis,
- chronischer Husten,
- Asthmaanfall und
- Status asthmaticus.

Chronische Bronchitis Die chronische Bronchitis ist eine besondere Verlaufsform und häufig die erste klinische Asthmamanifestation bei jungen Kindern. Allerdings wird nicht aus jeder chronischen (obstruktiven) Bronchitis in den 3 ersten Lebensjahren ein Bronchialasthma. Die relative Neigung zu Atemwegsobstruktion bei Infekten ist in dieser Altersgruppe vorwiegend durch anatomische und funktionelle Besonderheiten bedingt und verliert sich bei einem Großteil der Kinder wieder. Der **Übergang in ein Asthma** – bei 15–30% zu beobachten – ist besonders zu erwarten bei familiärer Atopiebelastung, eigener Disposition (atopische Dermatitis, erhöhtes IgE und positive Allergietests in den ersten Lebensjahren) und über das 3./4. Lebensjahr hinaus anhaltenden Beschwerden.

Das **klinische Erscheinungsbild** ist gekennzeichnet durch eine Verlängerung des Exspiriums meist im Verein mit exspiratorischen Atemnebengeräuschen (Giemen, Brummen), die teilweise schon auf Distanz, auf jeden Fall aber bei der Auskultation des meist überblähten Thorax zu hören sind. Die Beeinträchtigung des Allgemeinbefindens kann sehr unterschiedlich sein und reicht vom »fröhlichen Giemer« bis zum schwer kranken Kind.

Chronischer Husten An die Möglichkeit, dass ein anfallsweise auftretender, schwer stillbarer **Reizhusten** die alleinige klinische Erscheinungsform des Asthma bronchiale darstellen kann, wird nicht immer gedacht. Typischerweise tritt er dann in besonderen Situationen auf: nachts im Schlaf, bei körperlichen Belastungen, bei Wetter- oder Temperaturwechsel sowie bei Nebel und hoher Luftverschmutzung.

Asthmaanfall Der Asthmaanfall beginnt in der Regel ebenfalls mit Husten (die Kinder »husten sich in die Atemnot hinein«) und ist vor allem durch eine plötzlich einsetzende und sich vielfach bis zur bedrohlichen Atemnot steigernde **exspiratorische Dyspnoe** gekennzeichnet. Die Patienten reduzieren ihre körperliche Aktivität und stützen oft zur Fixierung des Schultergürtels die Arme auf, um damit den Einsatz der Atemhilfsmuskulatur zu ermöglichen (**Orthopnoe**). Der Thorax ist überbläht und die heftigen Atemanstrengungen führen zu **Einziehungen** (intercostal, jugulär, epigastrisch) bei der Einatmung. Die Kinder haben einen ängstlichen Gesichtsausdruck, sehen blass, im fortgeschrittenen Stadium zyanotisch aus. Auskultatorisch hört man ein raues, oft aber auch ein sehr leises und von Giemen überdecktes Vesikuläratmen. Zeitweise ist über einzelnen Lungenabschnitten das **Atemgeräusch völlig aufgehoben**, bedingt durch die regional unterschiedliche Ausprägung der bronchialen Obstruktion (ventilatorische Verteilungsstörung). Die Exspirationsphase ist verlängert. Pfeifende, giemende und brummende Geräusche können zu hören sein, manchmal auch klingende Rasselgeräusche. Eindrucksvoll ist infolge der starken Blähung der hypersonore bis tympanitische Klopfschall.

Status asthmaticus Der Status asthmaticus ist definiert als schwerer Anfall, der über **mehr als 24 h** anhält und in dieser Zeit nicht auf adäquate Therapiemaßnahmen anspricht. Der Status asthmaticus ist ein intensivmedizinischer Notfall.

Cave
Das Leiserwerden von Atem- und Nebengeräuschen im Rahmen eines schweren Asthmaanfalls ist ein Alarmsignal für die weitere Verschlechterung.

Abzugrenzen vom Status asthmaticus sind die **malignen Asthmakrisen** im Jugendalter. Dabei kommt es ohne Vorboten zu akuten, schwersten peripheren Obstruktionen mit ausgeprägter Hypoxie bis zum Bewusstseinsverlust mit hypoxisch bedingten zerebralen Krampfanfällen. Ursache ist meistens eine unzureichende antiinflammatorische Dauertherapie. Die Mortalität der malignen Asthmakrise ist hoch. Betroffen sind davon fast ausschließlich Patienten mit einem intrinsischen Asthma.

▪▪ Komplikationen

Durch den Einriss überblähter Alveolen kann es zum Pneumomediastinum und/oder **Pneumothorax** kommen. Gelegentlich bilden sich bei starker Schleimhautschwellung und Sekretverlegung auch Atelektasen aus. Bei einem **chronischen Asthmaverlauf** – insbesondere durch nicht ausreichende Therapie – besteht meist über längere Zeit eine Flussbehinderung für den Atemstrom, sodass die erhöhte Zwerchfellaktivität einen verstärkten Zug auf das Thoraxskelett ausübt. Folge davon ist eine Verformung im Sinne des **Glocken- oder Fassthorax** bzw. verstärkter seitlicher Furchen.

▪▪ Diagnose

Zur Einschätzung eines **akuten Asthmaanfalles** sind erforderlich:
- kurze Anamnese (Asthmatyp?, Auslöser?, bisherige Therapie?, Einsatz von Betamimetika?),
- klinische Untersuchung (Tachy-/Dyspnoe?, seitengleiches Atemgeräusch?, endexspiratorisches Giemen?, transkutane Sättigung?),
- Bestimmung der Blutgase, des Blutbildes und CrP,
- Röntgen-Thorax (Überblähung? Pneumothorax? Pneumonie? Fremdkörper?).

Die **Basisdiagnostik** bei Verdacht auf Asthma bronchiale sollte folgende Schritte enthalten:
- **Differenzierte Anamnese:** Bei der Anamnese sind drei Themenkomplexe zu erfragen:
  - »Beeinträchtigung im Alltag«: Besteht nächtlicher Husten? Besteht morgendlicher Husten? Kann das Kind durchschlafen? Schnarcht das Kind nachts?
  - »Beeinträchtigung bei körperlicher Anstrengung«: Besteht Husten bei Anstrengung? Muss das Kind beim Sport pausieren? Wie belastet sich das Kind beim Sport?
  - »Umgebungsanamnese«: Wer ist in der Familie von atopischen Erkrankungen betroffen? Gibt es zu Hause Tiere? Besteht eine Passivrauchexposition? Wie oft werden Medikamente genommen (β2-Mimetika)? Gibt es Hinweise für das Vorliegen einer atopischen Dermatitis oder einer allergischen Rhinitis?
- Bei der **körperlichen Untersuchung** sollten auch die oberen Atemwege mit im Fokus sein. Hier ist z. B. auf die Behinderung der Nasenatmung bei Kindern mit allergischer Sensibilisierung gegen Hausstaubmilben, Tierhaare und Pollen zu achten.
- **Lungenfunktionsprüfung** zur Einschätzung der Obstruktion und Überblähung der Atemwege. Die Lungenfunktion bietet sich zur Überprüfung des Therapieerfolges im Verlauf an. Die Reversibilität einer vorhandenen Obstruktion kann mit dem **Bronchospasmolysetest** (Inhalation eines schnell wirkenden β-Sympathomimetikums) geprüft werden (z. B. 2 Hübe Salbutamol Dosieraerosol). Ist die Lungenfunktion in Ruhe normal, kann das Verhalten der Werte, z. B. nach 6 min freiem Rennen Aufschluss über die Gefahr eines Belastungsasthmas geben. Bestehen Zweifel an der Diagnose Asthma, lässt sich durch eine **inhalative Provokation** mit Histamin oder Metacholin direkt die bronchiale Reaktivität bestimmen.
- **Exhaliertes Stickstoffmonoxid** zur Einschätzung der bronchialen Inflammation. Diese Methode macht aber nur bei einem allergischen Asthma Sinn und ist auch nicht bei jedem Patienten aussagekräftig.
- **Allergologische Laboruntersuchungen:** Sie umfasst Hauttestungen (Prick-, selten Intrakutantest), Serumuntersuchungen (spezifische IgE-Antikörper) sowie u. U. Provokationstests an bestimmten Organen (Auge, Nase, Bronchien). Dabei sollte möglichst klar werden, ob erkannte Sensibilisierungen auch klinisch bedeutsam sind.
- **Röntgenuntersuchung:** Röntgenaufnahmen von Thorax und Nasennebenhöhlen sind nur bei der initialen Untersuchung bzw. ganz konkreten Fragestellungen (z. B. Pneumothorax?) indiziert.
- **Differenzialdiagnostische Untersuchungen:** Schweißtest, α1-Antitrypsin, bei spezieller Fragestellung ggf. Immunglobuline mit Subklassen und Impfantikörper (Immundefekt).

▪▪ Differenzialdiagnose

- chronische Bronchitis, Bronchiolitis obliterans,
- exogen allergische Alveolitis,
- zystische Fibrose,
- Primäre ziliäre Dyskinesie,
- Fremdkörperaspiration,
- rezidivierende Entzündungen bei Immundefekt,
- exogene Kompression der Atemwege (Lymphome, Lymphknoten, Gefäße),
- strukturelle Atemwegsdefekte (z. B. Bronchomalazie)
- funktionelle Atemstörungen (z. B. Stimmlippendysfunktion).

▪▪ Therapie

Um langfristig ein therapeutisches Bündnis mit den Patienten und den Eltern einzugehen, ist es wichtig, dass Asthma bronchiale als eine chronische Erkrankung der Atemwege verstanden wird. Eine kurzzeitige, rein symptomatische Therapie ist daher auf lange Sicht unwirksam. Oft ist es dabei hilfreich, sich über die Ziele der Asthmatherapie zu verständigen. Wichtig ist dabei auch die Information, dass mit den unten dargestellten Maßnahmen bei ca. 90% der Asthmatiker diese Ziele auch zu erreichen sind.

Ziele der Asthmatherapie sind:
- Symptomfreiheit,
- altersentsprechende Belastbarkeit,
- normale Lungenfunktion,
- keine notfallmäßigen Arztvorstellungen,
- keine Medikamentennebenwirkungen,
- normale psychische und psychosoziale Entwicklung

Die **Grundsätze der Therapie** umfassen drei Säulen:
- Meidung von Triggerfaktoren,
- medikamentöse Therapie, bestehend aus
  - antiobstruktiver Bedarfsmedikation für den Notfall und
  - antiinflammatorischer Basismedikation,
- spezifische Immuntherapie (SIT).

Meidung von Triggerfaktoren Bei Kindern mit einem exogen-allergischen Asthma ist die Allergenmeidung eine wichtige Therapiesäule. Dies betrifft vor allem Patienten, die eine klinisch relevante Sensibilisierung auf Innenraumallergene haben. Bei einer Sensibilisierung gegen Katzen- oder Hundeepithelien muss der Kontakt mit den entsprechenden Tieren vermieden werden. Bei einer Sensibilisierung gegen Hausstaubmilben sind Veränderungen im Wohnbereich erforderlich. Hierzu zählen: Umhüllung der Matratze mit

Tab. 21.9 Stufenplan der Therapie des Asthma bronchiale bei Kindern

Schweregrade	Merkmale	Therapie bei Bedarf	Dauertherapie
Stufe 1: Intermittierend	Intermittierend Husten, leichte Atemnot Symptomfreies Intervall > 2 Monate Lungenfunktion: Nur intermittierend obstruktiv, Lungenfunktion dann oft noch normal. Im Intervall ohne pathologischen Befund	Inhalatives kurz wirksames β_2-Sympathomimetikum	Keine
Stufe 2: Persistierend geringgradig	Intervall zwischen Episoden <2 Monate Lungenfunktion nur episodisch obstruktiv, dann pathologisch: FEV_1 <80% Lungenfunktion im Intervall meist noch ohne pathologischen Befund: FEV_1 >80%	Inhalatives kurz wirksames β_2-Sympathomimetikum	Therapie der 1. Wahl: niedrig dosierte inhalative Kortikosteroide oder Montelukast (Wirksamkeit nach 4–8 Wochen endgültig beurteilen)
Stufe 3: Persistierend mittelgradig	An mehreren Tagen/Woche und auch nächtliche Symptome Lungenfunktion: auch im Intervall obstruktiv: FEV_1 <80%	Inhalatives kurz wirksames β_2-Sympathomimetikum	Mittlere Dosis der inhalativen Kortikosteroide, oder add on lang wirksames β_2-Sympathomimetikum (LABA) und/oder Montelukast
Stufe 4: Persistierend schwergradig	Anhaltende tägliche Symptome, häufig auch nachts Lungenfunktion: FEV_1 <60% Variabilität >30%	Inhalatives kurz wirksames β_2-Sympathomimetikum	Hohe Dosis inhalativer Steroide plus LABA und Montelukast Bei ungenügender Wirkung andere Therapieformen: – systemische Steroide – Omalizumab (Anti-IgE-AK) – Retard-Theophyllin

einem milbendichten Überzug, Waschen von Kuscheltieren, Kissen und Decken alle 3–4 Monate, wöchentliches Wechseln der Bettwäsche. Sind Nahrungsmittel (Nüsse) als Auslöser von Atemwegsobstruktionen bekannt, ist eine strikte Allergenkarenz obligat. Unspezifische Triggerfaktoren wie Tabakrauch sind ebenfalls zu meiden.

Medikamentöse Therapie Mit der medikamentösen Therapie werden 2 grundlegende Strategien verfolgt. Unabhängig vom Schweregrad der Erkrankung soll bei akut auftretenden Beschwerden eine schnelle und sichere **Beseitigung der Bronchialobstruktion** erzielt werden. Geeignet und empfohlen sind dafür kurz wirksame β-Mimetika, die in der Regel inhalativ verabfolgt werden (**Bedarfsmedikation**).

Die **Dauermedikation** (Basistherapie) besteht in der regelmäßigen Anwendung von Medikamenten mit dem Ziel, die asthmatische Entzündungsreaktion zu unterdrücken und dadurch langfristig eine Kontrolle der Symptome und einen günstigen Krankheitsverlauf zu erreichen. Beginn und Umfang der Basistherapie hängen vom Schweregrad der Erkrankung ab, sodass ein entsprechender **Stufenplan** (Tab. 21.9) entwickelt worden ist. Steuerungselement zur Intensivierung (step up) oder Reduzierung (step down) der Therapie ist dabei die erreichte Asthmakontrolle.

Die Behandlung sollte auf der Stufe einsetzen, die dem augenblicklichen Schweregrad des Krankheitsbildes entspricht. Der entscheidende Schritt im Schema ist, ab Stufe 2 konsequent Entzündungshemmer einzusetzen. Dafür eignen sich in erster Linie niedrig dosierte **inhalative Kortikosteroide**. Deren Einsatz hat eine völlig neue Qualität der Asthmatherapie eingeleitet. Um jedoch mögliche Nebenwirkungen (vor allem bei Dosierungen >400 µg/Tag) zu vermeiden bzw. frühzeitig zu erkennen, ist es erforderlich, folgende Grundsätze zu beachten:

- Anwendung 1- bis 2-mal pro Tag,
- Benutzung einer Vorschaltkammer (Spacer) bei Verwendung eines Dosieraerosols (Abb. 21.8),
- Ausspülen des Mundes (oder Zähneputzen) nach der Inhalation,
- Kontrolle der jährlichen Wachstumsrate,
- Einhaltung der niedrigsten, noch wirksamen Dosis (Tab. 21.10).

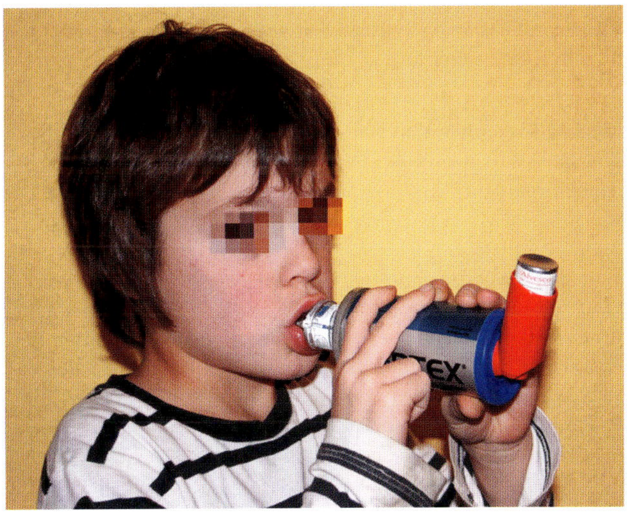

Abb. 21.8 Inhalation mittels Dosieraerosol und großvolumiger Vorratskammer (Spacer) zur Überbrückung der Koordinationsschwierigkeiten bei der Inhalation. Das in die Vorratskammer versprühte Medikament wird mit einigen tiefen Atemzügen von dort aus inhaliert

Auch ein primärer Therapieversuch mit dem **Leukotrienantagonisten** Montelukast ist vor allem bei Kindern möglich, sollte aber nach 4–8 Wochen hinsichtlich seiner Effektivität kritisch beurteilt werden. Bei ungenügendem Therapieerfolg muss dann auf ein inhalierbares Kortikosteroid umgestellt werden.

Wurde dieses primär eingesetzt und wird darunter keine adäquate Kontrolle erreicht bzw. lag gleich ein höherer Schweregrad vor, können zusätzlich **lang wirkende β_2-Sympathomimetika** (LABA) und/oder **Leukotrienantagonisten** (Montelukast) gegeben

Tab. 21.10 Dosisbereich inhalativer Kortikoide für Kinder (Tagesdosis in µg)

Wirkstoff	Niedrige Dosis	Mittlere Dosis	Hohe Dosis
Beclometason Pulver	<400	400 (Pulver)	>400
Beclometason-HFA	<200	200 (löslich)	>200
Budesonid	<400	400	>400
Fluticason	<200	200	>200

werden, bevor die Dosis des topischen Steroids weiter angehoben und über den Einsatz von Retard-Theophyllin nachgedacht wird. **Orale Steroide** als Dauertherapie (Stufe 4) sind als letzte Option zu betrachten und beim kindlichen Asthma glücklicherweise nur noch extrem selten erforderlich. Seit einigen Jahren ist ein monoklonaler Anti-IgE-Antikörper (Omalizumab) für die Therapie des schweren allergischen Asthma bronchiale (Stufe 4) ab 6 Jahren zugelassen. Dieses hochwirksame Therapieprinzip reduziert die Anzahl der Asthmaexazerbationen und den Bedarf von Steroiden.

Bei der zu bevorzugenden inhalativen Applikation der Asthmamedikamente müssen in Abhängigkeit von Alter und Kooperationsbereitschaft der einzelnen Patienten geeignete Inhalationssysteme ausgesucht werden. **Tab. 21.11** gibt dazu einen Überblick.

Die Inhalationstechnik des Patienten muss kontinuierlich überprüft werden.

Kausale Therapieoption Die **spezifische Immuntherapie** (Hyposensibilisierung, »Allergie-Impfung«) ist die einzige kausale Behandlungsmöglichkeit bei einem allergischen Bronchialasthma. Die spezifische Hyposensibilisierung ist dann indiziert, wenn ein als krankheitsauslösend erkanntes Allergen nicht gemieden werden kann und die übliche Therapie einen ungenügenden Therapieerfolg zeigt. Sie kann auch erwogen werden, wenn eine »Etagenerweiterung« (z. B. Entwicklung eines Asthmas aus einer allergischen Rhinitis) oder mögliche Sensibilisierungen durch weitere Allergene vermieden werden sollen. **Geeignete Allergene** sind in erster Linie Pollen (Gräser, Roggen Birke etc.) und Hausstaubmilben. Die Behandlung erfolgt in der Regel durch anfangs wöchentliche, später 4-wöchentliche subkutane Injektionen (ab 5. Lebensjahr), wobei die Dosis stufenweise gesteigert wird. Andere Applikationsformen (sublingual, inhalativ) können aktuell nicht generell empfohlen werden. Die Wirksamkeit jedes eingesetzten Präparates sollte im Rahmen von aussagekräftigen klinischen Studien ausreichend belegt sein.

Tab. 21.11 Altersentsprechende Auswahl der Inhalationssysteme

Alter [Jahre]	Inhalationssystem	Akutbehandlung	Dauerbehandlung
<2	Düsenvernebler mit Kompressor Dosieraerosol (DA) mit Spacer und Maske	Fenoterol Salbutamol	Inhalierbare Steroide
2–4	DA mit Spacer Düsenvernebler mit Kompressor	Terbutalin Ipratropiumbromid	
>4	DA mit Spacer Pulverinhalatoren (i. d. R. ab Schulalter) Düsenvernebler mit Kompressor (bestimmte Indikationen, z. B. Exazerbation)		Inhalierbare Steroide und langwirkende β_2-Sympathomimetika

Therapie des akuten Asthmaanfalles Tab. 21.12.

Prognose

Die Prognose des Asthma bronchiale im Kindesalter gilt heute im Allgemeinen als **gut**. Todesfälle kommen sehr selten vor. Ein Teil der Kinder verliert seine Beschwerden spontan bis zur Pubertät (40–50%), andere sind aufgrund einer adäquaten Therapie praktisch beschwerdefrei. Trotzdem lässt sich bei vielen von ihnen mit entsprechenden Methoden noch eine – gegenüber dem primären Ausmaß vielleicht etwas reduzierte – bronchiale Hyperreaktivität nachweisen. Langzeitstudien zeigen, dass bei einem bedeutsamen Teil dieser Patienten jedoch **nach dem 22. Lebensjahr erneut Beschwerden** auftreten. Bis zu 76% der asthmatischen Kinder waren danach auch im Erwachsenenalter noch oder wieder symptomatisch.

Die Spätprognose ist schlechter bei Beginn der Beschwerden < 2 Jahre und bei Mädchen. Weitere die Prognose verschlechternde Faktoren sind ein schweres Krankheitsbild, ausgeprägte Lungenfunktionsstörung, eine begleitende atopische Dermatitis und eine familiäre Belastung.

Exkurs

Patientenschulung

Ein wesentlicher Bestandteil der Behandlung ist die Asthmaschulung, bei der Patienten und Eltern handlungsrelevantes Wissen über die Krankheit und die zum Einsatz kommenden Medikamente vermittelt bekommen. Sie wird als Gruppenschulung unter ärztlicher Anleitung interdisziplinär nach einem standardisierten Programm der Arbeitsgemeinschaft Asthmaschulung im Kindes- und Jugendalter e.V. durchgeführt.

Wesentliche **Schulungsinhalte** sind:
- Aufklärung über Krankheitsmechanismen, auslösende Stimuli und Beschwerden,
- Körperselbstwahrnehmung,
- richtige Inhalationstechnik,
- Verhaltenstraining, Asthmasport und Atemübungen,
- Unterscheidung zwischen Dauer- und Bedarfsmedikation,
- Erkennen einer Asthmaexazerbation und möglichst auch der Auslöser,
- Peak-flow-Messung, Dokumentation von Symptomen und Medikamentenverbrauch,
- Selbsthilfemaßnahmen und Selbstmedikation,
- Umgang mit emotionalen Auswirkungen,
- Asthma und sozialer Bereich (z. B. Familie, Schule, Freunde).

Tab. 21.12 Therapie des akuten Asthmaanfalls

Symptome	Therapie
Mittelschwerer Anfall	
Unvermögen einen längeren Satz während eines Atemzuges zu vollenden, Gebrauch der akzessorischen Atemmuskulatur, Atemfrequenz unter 30/min, Herzfrequenz unter 120/min	2–4 Hübe eines kurzwirksamen β_2-Sympatominetikums (z. B. Salbutamol), ggf. alle 10 min, evtl. 2–3 l/min Sauerstoff über Maske oder Nasensonde (Ziel SaO_2 >92%), evtl. 1–2 mg/kg KG Prednisolon oral
Schwerer Anfall	
Unvermögen zu sprechen oder Nahrung aufzunehmen, sitzende Haltung, Arme seitlich abgestützt Atemfrequenz über 5 Jahre: >30/min, 2–5 Jahre >40/min Herzfrequenz über 5 Jahre >120/min, 2–5 Jahre >130/min SaO_2 <90% unter Raumluft	2–4 Hübe eines kurzwirksamen β_2-Sympatominetikums (Salbutamol), ggf. alle 10 min 1–3 l/min Sauerstoff über Maske oder Nasensonde, 1–2 mg/kg KG Prednisolon oral oder i.v. (evtl. mit höherer Dosis rektal) Ggf. muss diese Therapie eskaliert werden und schließt dann eine parenterale Flüssigkeits- und Elektrolytzufuhr sowie die i.v. Gabe von Theophyllin und/oder eines β_2-Sympatominetikums mit ein Bei mangelndem Ansprechen auf die β_2-Sympatominetika-Therapie kann wiederholt zusätzlich Ipratropiumbromid inhaliert werden

21.6.3 Exogen-allergische Alveolitis

C. Vogelberg

Synonyme

Synonym wird dieses Krankheitsbild auch als allergische Alveolitis, Hypersensitivitätspneumonitis oder unter Bezug auf die Herkunft der verantwortlichen Allergene z. B. als Vogelhalterlunge oder Farmerlunge bezeichnet.

Definition

Es handelt sich um eine **allergische Reaktion gegenüber organischen Stäuben**, die zu einer nichtinfektiösen, immunologischen Entzündungsreaktion im Interstitium, an den terminalen Bronchioli und den Alveolen führt. In Abhängigkeit von Art und Ausmaß der Allergenexposition verläuft die Erkrankung in **akuten Schüben** (z. B. jeweils nach dem Säubern eines Taubenschlages) oder **chronisch** (z. B. bei Dauereinwirkung von Schimmel im Haus). In beiden Fällen kommt es zu einer fortschreitenden Verschlechterung der Lungenfunktion, und der Übergang in eine Lungenfibrose ist möglich.

Epidemiologie

Die exogen-allergische Alveolitis (EAA) ist im Kindesalter eine **seltene** Erkrankung. Für Kinder wurde in Deutschland eine Prävalenz von 0,05% errechnet, wobei aber noch eine hohe Dunkelziffer angenommen wird. Man kann davon ausgehen, dass 15% aller Patienten Kinder sind.

Ätiopathogenese

Die wichtigsten **Antigene** sind Schimmelpilze, tierische Eiweiße (z. B. Vogelkot), Bakterien (Thermoaktinomyzeten) und Arzneimittel (Nitrofurantoin, Carbamazepin). Die Erkrankung beruht auf einer hyperergischen Reaktion, an der die Immunreaktionen des Typs III und IV beteiligt sind. Zum Typ III – **verzögerte Immunreaktion** mit neutrophiler Alveolitis – gehört die Bildung von Antikörpern vorwiegend der Klasse IgG, die mit den Antigenen unter Anlagerung von Komplementfaktoren **Immunkomplexe** bilden.

Klinik

Die bei Erwachsenen bekannten, akuten Krankheitsformen, die oft im Rahmen einer beruflichen Allergenexposition auftreten, stellen im Kindesalter eher die Ausnahme dar. Es kommt dabei etwa **4–6 h nach Exposition** (z. B. Spielen in feuchtem Heu) zu Husten, Atemnot und Fieberanstieg. Bei deutlicher Beeinträchtigung des Allgemeinbefindens ähnelt das Krankheitsbild dem einer bakteriellen Pneumonie, zumal auch feinblasige Rasselgeräusche bei der Auskultation zu hören sind.

Bei Kindern verläuft die Erkrankung **überwiegend schleichend** mit zunehmender Leistungsminderung, Gewichtsverlust und anderen, uncharakteristischen Symptomen. In der Anamnese berichten diese Patienten häufig über Belastungsdyspnoe und Husten. Klinisch bestehen Tachypnoe, eventuell Hinweise für eine Zyanose, und man hört meist diskrete, feinblasige Rasselgeräusche über den Unterfeldern.

Diagnose

Bei der **akuten Verlaufsform** kommt es zu einer **Leukozytose** mit Linksverschiebung und einem Anstieg des CrP sowie der BSG. Die chronischen Formen gehen meist mit normalen Leukozytenzahlen einher. Von den Immunglobulinen ist insbesondere das IgG erhöht. Charakteristisch für die Krankheit ist die Bildung **spezifischer Antikörper** der Klassen IgG und teilweise IgA gegen das jeweilige Antigen.

Diagnostisch wertvoll sind sowohl die präzipitierenden Antikörper (Doppeldiffusionstest nach Ouchterlony) wie auch die nicht präzipitierenden (ELISA). Zu beachten sind aber 2 Besonderheiten:

Bei entsprechend Exponierten können Antikörper ohne jegliche Krankheitserscheinungen vorhanden sein.

> **Je hoher der Antikörpertiter, desto wahrscheinlicher ist jedoch die allergische Alveolitis.**

Wiederholt wurde das Fehlen von Antikörpern bei klinisch sicheren Fällen beschrieben. Trotz fehlender Antikörper kann also eine EAA vorliegen.

Unter Antigenkarenz kommt es zum Abfall der Antikörperkonzentration, der in den ersten 2 Monaten rasch, später verlangsamt verläuft.

Inhalative Provokationsproben sind im Kindesalter in der Regel entbehrlich, da keine arbeitsmedizinische Fragestellung vorliegt.

Die Vermehrung von Zellen in der **bronchoalveolären Lavageflüssigkeit** ist neben der Alveolarwandverdickung im histologischen Bild das zuverlässigste diagnostische Kriterium. Besonders betroffen sind davon die T-Lymphozyten.

Die **Lungenfunktionsprüfung** ergibt bei der Mehrzahl der Kinder eine **restriktive Ventilationsstörung** mit Verminderung aller

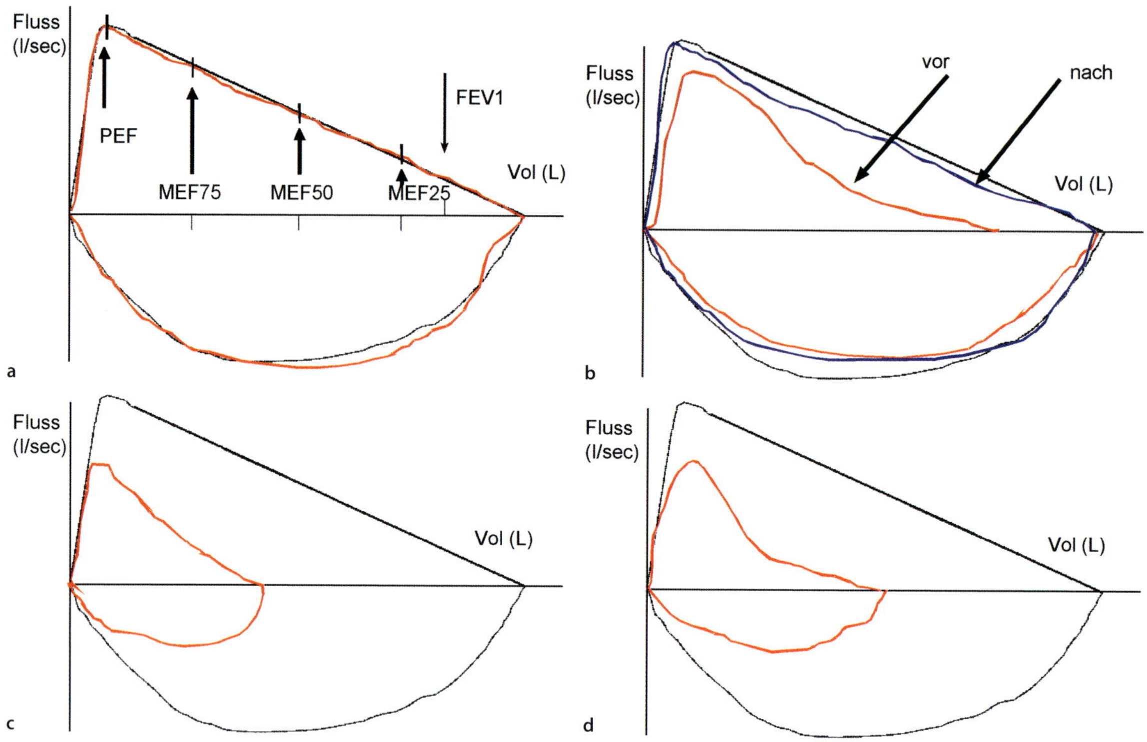

Abb. 21.9a–d Lungenfunktionsprüfung. Die schwarze Kurve stellt den Sollwert dar. **a** Normale Flussvolumenkurve. Hier wird der Atemfluss in l/sec gegenüber dem Volumen aufgetragen. PEF: exspiratorischer Spitzenfluss. MEF: maximaler exspiratorischer Fluss, d. h. Atemwegsfluss, wenn noch 75% (bzw. 50%, 25%) des Volumens auszuatmen sind. Der Parameter MEF 50% wird in der Pädiatrie als Maß für die Obstruktion der kleinen Atemwege verwendet. FEV1: forciert ausgeatmetes Volumen in der ersten Sekunde: Maß für die globale Obstruktion der Atemwege. **b** Die rote Flussvolumenkurve zeigt eine charakteristische obstruktive Ventilationsstörung. Nach Inhalation mit einem Betamimetikum ist die Obstruktion teilweise reversibel (blaue Kurve). **c** Die rote Flussvolumenkurve zeigt eine charakteristische restriktive Ventilationsstörung, z. B. im Rahmen einer exogen-allergischen Alveolitis. Als Parameter für die Erkennung der Restriktion dient die Totale Lungenkapazität. **d** Die rote Flussvolumenkurve zeigt eine gemischte restriktive und obstruktive Ventilationsstörung, z. B. bei einer zystischen Fibrose

statischen Lungenvolumina (Abb. 21.9). Die Steifheit der Lunge führt zur Verminderung der Compliance. Die Diffusionsleistung ist eingeschränkt, erkennbar an einem erniedrigten Transferfaktor und dem (weiteren) Absinken des pO_2 unter körperlicher Belastung.

Im Rahmen der **Quellensuche** ist es bei Verdacht auf Auslösung der Erkrankung durch Kontakt mit Schimmelsporen sinnvoll, entsprechende Platten in der Wohnung des Patienten aufzustellen. Diese Messung sollte auch nach Sanierungsmaßnahmen wiederholt werden.

Konventionelle **Röntgenaufnahmen** (Thoraxübersicht) können das gesamte Spektrum interstitieller Muster zeigen, aber auch unauffällig sein. Am häufigsten werden gefunden:
- noduläre Schatten,
- milchglasartige Trübungen,
- retikuläre Zeichnung.

Das **hochauflösende CT** (HR-CT) ist bei exogen-allergischer Alveolitis konventionellen Thoraxaufnahmen deutlich überlegen.

Differenzialdiagnose

Interstitielle, atypische Pneumonien bei Infektionen mit Viren, Mykoplasmen, Chlamydien und Rickettsien können in ihrem Verlauf dem akuten Bild der EAA entsprechen. Die chronische Verlaufsform wird anfangs oft als rezidivierende Bronchitis oder grippale Infektion mit allgemeiner Leistungsminderung fehlgedeutet.

Differenzialdiagnostisch beachtet werden müssen interstitielle Prozesse, die durch toxische Schädigung (Medikamente), im Rahmen systemischer Erkrankungen (z. B. Lupus erythematodes) oder aus bisher unbekannter Ursache (z. B. idiopathische Lungenfibrose) auftreten.

Therapie

Die wichtigste therapeutische Maßnahme ist die **Meidung des Allergenkontaktes**. Das kann schwieriger als erwartet sein, wenn die Allergenzufuhr indirekt und manchmal unbeeinflussbar weiter anhält. Tauben und Hühner in der Nachbarschaft, Vogelantigen im Teppichfußboden oder Schimmelpilze im Haus sind nicht immer im gewünschten Ausmaß zu entfernen. Gelegentlich ist auch bei Kindern das Tragen einer **Atemschutzmaske** unter besonderen Bedingungen erforderlich. Die Karenz sollte sich auch auf potenzielle Antigene erstrecken, da bei diesen Patienten eine erhöhte Sensibilisierungsbereitschaft besteht.

Bei chronischen Verlaufsformen genügt meistens nicht nur die Karenz. Hier muss durch eine systemische Therapie mit **Kortikosteroiden** (anfangs z. B. 2 mg Prednisolon/kg KG/Tag) eine Abschwächung und Verkürzung der Symptomatik erreicht werden. Dosis und Dauer der Gesamtbehandlung müssen anhand von Entzündungsparametern, Werten der Lungenfunktionsprüfung und Titerverlauf der Antikörper entschieden werden.

Prognose

Die Prognose hängt entscheidend davon ab, ob die Diagnose rechtzeitig (vor einer möglichen Fibrosierung) gestellt wird und ob es gelingt, das Antigen konsequent auszuschalten.

Cave
Ohne rechtzeitige Diagnose kann der mögliche Übergang in eine Fibrose zur pulmonalen Insuffizienz führen.

21.7 Bronchiolitis obliterans

M. Kopp

Definition

Unter einer Bronchiolitis obliterans versteht man die gemeinsame Endstrecke unterschiedlicher Krankheitsprozesse, die mit einem irreversiblen Umbau der kleinen Atemwege einhergehen. Im Kindesalter sind folgende Auslöser beschrieben:

- parainfektiös (u. a. nach RSV, Influenza-, Parainfluenza oder Adenoviren, Mykoplasmen-Infektionen),
- chronische Abstoßungsreaktion nach Lungentransplantation,
- graft-versus-host-disease (GvHD) nach Knochenmarkstransplantation,
- Toxische oder irritative Auslöser: inhalative Noxen, Medikamente, Bestrahlung,
- Zustand nach Autoimmunreaktionen,
- in Assoziation mit interstitiellen Lungenerkrankungen,
- rezidivierende Aspirationen z. B. im Rahmen eines Refluxes.

Pathogenese, Pathophysiologie

Für das Krankheitsbild ist hauptsächlich eine Einschränkung der Sauerstoffaustauschfläche durch fibröse Umwandlung und Vernarbung der bronchioalveolären Einheit verantwortlich. Die Ursache dieser Defektheilung ist unklar. Möglicherweise spielen lokal wirksame Faktoren (**Chemokine, Zytokine, Interleukine**) eine entscheidende Rolle. Dies zeigt sich auch durch die bekannte Beeinflussung dieser Gewebsreaktion durch Steroide, wie man sie bei der akuten Abstoßungsreaktion kennt.

Der Verdacht auf eine Bronchiolitis obliterans muss gestellt werden, wenn sich nach einer akuten Bronchitis/Bronchiolitis eine auf Bronchodilatatoren resistente fixierte Obstruktion mit Sauerstoffabhängigkeit entwickelt.

Klinik

Eine »nicht ausheilende obstruktive Bronchitis« mit Beschwerden wie einem überwiegend expiratorisches Giemen (»wheezing«), rascher Erschöpfbarkeit mit Anstrengungsdyspnoe und ggf. begleitender Zyanose oder einem Sauerstoffbedarf können Ausdruck einer Bronchiolitis obliterans sein. Initial sind die Symptome oft unspezifisch. Der Verlauf der Erkrankung kann schleichend oder rasch progredient sein.

Diagnose

Neben der klinischen Symptomatik können bei der klinischen Untersuchung folgende Befunde auffallen: leises Atemgeräusch, obstruktiver Auskultationsbefund, Tachypnoe, Dyspnoe, verminderte transkutane Sauerstoffsättigung. In der Lungenfunktionsprüfung zeigt sich eine Reduktion der exspiratorischen Flussraten, in der Blutgasanalyse sieht man eine Hypoxie und ggf. Hyperkapnie. In der konventionellen Röntgen-Thoraxaufnahme können Dys- oder Atelektasen oder eine Überblähung auffallen. Wegweisend ist die CT-Thoraxuntersuchung: Hier zeigt sich ein charakteristisches mosaikartiges Verteilungsmuster mit z. T. konsolidierten und z. T. überblähten Lungenarealen. Die definitive Diagnose kann mit Hilfe einer Lungenbiopsie erfolgen. Oft ist hierbei jedoch die Sensitivität einer transbronchialen Biopsie nur sehr niedrig, die offene Lungenbiopsie geht mit einer nicht unerheblichen Morbidität einher.

Differenzialdiagnostisch kommen eine protrahierte bakterielle Superinfektion nach akuter Bronchiolitis sowie andere seltene chronische Lungenerkrankungen wie z. B. die idiopathische Lungenfibrose in Betracht.

Therapie

Initial muss versucht werden, den Auslöser der Erkrankung zu identifizieren und ggf. zu beseitigen. Hierunter fallen vor allem die exogen ausgelösten Formen der Erkrankung (Medikamente, Noxen, Aspirationen). In der Regel wird nach Sicherung der Diagnose ein initialer Therapieversuch mit systemischen Steroiden (Prednison 2–4 mg/kg KG/Tag) über 4–6 Wochen vorgenommen. Therapeutische Alternativen stellen z. B. der Einsatz von Cyclophosphamid oder Ciclosporin dar. Im Management der Bronchiolitis obliterans nach Lungentransplantation wird dem Makrolid Azithromycin eine therapeutische Wirkung zugeschrieben.

Prognose

Die Prognose einer Bronchiolitis obliterans als Ausdruck einer chronischen Abstoßungsreaktion nach Lungentransplantation ist ernst. Günstiger sind Verläufe nach viral bedingter akuter Bronchiolitis. Allerdings erstrecken sich die Reparationsprozesse über Monate bis Jahre.

21.8 Bronchiektasen

C. Vogelberg

Definition

Bronchiektasen sind **irreversible Erweiterungen der Bronchien**, die entsprechend ihrer Morphologie als **zylindrisch, sackförmig** oder **varikös** beschrieben werden.

Sie sind von Bronchialdilatationen und der deformierenden Bronchitis (Wandunregelmäßigkeiten der Bronchien) abzugrenzen, da diese reversibel sein können. **Ursache** der Erweiterung ist eine angeborene (selten!) oder erworbene Destruktion der Bronchialwand, die mit einer chronischen Bronchitis und dem Verlust der bronchoziliären Clearance verbunden ist. Bronchiektasen können **lokalisiert** oder **generalisiert** auftreten.

Epidemiologie

Genaue Angaben zur Häufigkeit von Bronchiektasen sind schwer zu machen, da asymptomatische Patienten und Patienten mit milden Beschwerden oft gar nicht untersucht werden sowie gelegentlich auch unterschiedliche Definitionen in Gebrauch sind. Die **Inzidenz** ist sehr niedrig, sie soll in Industrieländern gegenwärtig bei 0,1 pro 100.000 Kinder liegen. In bronchopneumologischen Spezialambulanzen leiden 1–2% der betreuten Kinder an Bronchiektasen.

Die Erkrankungshäufigkeit ist in den letzten Jahrzehnten deutlich rückläufig. Das wird überwiegend auf den Rückgang von Tuberkulose, Masern und Keuchhusten sowie die bessere Behandlung der Infektionen der tiefen Atemwege zurückgeführt (Breitbandantibiotika).

Pathogenese

Der wesentliche **Grundmechanismus** scheint das Wechselspiel zwischen Infektion und Obstruktion zu sein, wobei deren Ausgangspunkt auf unterschiedlichen Ebenen liegen kann (Tab. 21.13). Beide Faktoren beeinflussen sich gegenseitig und münden schließlich

Tab. 21.13 Ursachen für Sekretstau und Entzündung bei der Entstehung von Bronchiektasen

Angeborene Erkrankungen der Bronchialwand	Bronchusstenosen/-malazien Mukoviszidose Kartagener-Syndrom/Syndrom der immotilen Zilien
Erworbene Störungen der Bronchialwand	Pertussis, Masern Infektion mit Adenoviren, Herpesviren, Mykoplasmen, Aspergillus fumigatus
Erworbene Bronchusstenosen	Tuberkulose Fremdkörper Tumoren
Andere Grunderkrankungen	Asthma bronchiale (intrinsic) Immundefekte Persistierende Atelektasen Intoxikationen (Lampenöl, Heroin)

in einen Circulus vitiosus mit chronischer Entzündung und Destruktion der Bronchialwand, exspiratorischem Kollaps, erhöhtem mechanischen Zug des Lungenparenchyms, Ausbildung von Atelektasen und Pneumonien. Im weiteren Verlauf kommt es zum peribronchialen fibrotischen Umbau mit Schrumpfung und Funktionsverlust der befallenen Lungenareale.

Angeborene Bronchiektasen sind sehr selten und scheinen im Rahmen einer Entwicklungsabnormalität mit zystischer Deformierung der Atemwege zu entstehen.

Klinik

Bis auf einzelne Patienten mit symptomlosen Bronchiektasen sind folgende Symptome typisch:
- Husten (besonders morgens),
- Auswurf,
- giemende/pfeifende Atmung,
- Thoraxschmerz,
- Hämoptysis,
- Dyspnoe.

Diagnose

Bei der **klinischen Untersuchung** findet man in der Regel konstant Rasselgeräusche über der betroffenen Region, die auch nach Hustenmanövern nicht verschwinden. Bei ausgeprägten Bronchiektasen leiden auch Gewichts- und Größenentwicklung, und es sind **Zeichen der Hypoxämie** (Zyanose, Uhrglasnägel, Trommelschlegelfinger) zu beobachten.

Die **Thoraxübersichtsaufnahme** trägt meist nur wenig zur Aufklärung bei. Eine vermehrte Streifenzeichnung und so genannte Doppelkonturierungen (Darstellung der verdickten Bronchialwände) sind indirekte Hinweise. Der Nachweis von Bronchiektasen gelingt in der Regel mit der **HR-Computertomographie**.

Differenzialdiagnose

Das Leitsymptom »chronisch produktiver Husten« wird häufig als chronische Bronchitis gedeutet. Diese beruht im Kindesalter in der Regel auf einer Grunderkrankung, nach der mit entsprechenden Methoden gefahndet werden muss.

Erkrankungen mit dem Symptom »chronischer, produktiver Husten« bei Kindern
- **Entzündliche Lungenerkrankungen**
  - Bronchiektasen
  - Tuberkulose
  - Lungenabszess
  - Bronchopulmonale Aspergillose
  - Chronischer Fremdkörper
- **Angeborene Lungenerkrankungen**
  - Mukoviszidose
  - Ziliendyskinesie
  - Bronchiektasen
  - Lungenzysten

Therapie

Bei **lokalisierten**, poststenotischen **Prozessen** (z. B. nach Fremdkörperaspiration) wird man sich schneller zu einer **Segment- oder Lappenresektion** entschließen, da die übrige Lunge in der Regel gesund ist (muss nachgewiesen werden), die Kinder danach geheilt sind und ihnen eine Langzeittherapie erspart werden kann.

Bei **generalisierten Bronchiektasen** ist eine **konservative Therapie** angezeigt mit dem Ziel, die Bronchien möglichst frei von Sekret und bakteriellen Infektionen zu halten. Der Sekretentfernung dienen Sekretolytika oral und inhalativ, Inhalationen mit NaCl (auch hyperton) und β-Sympathomimetika. Ebenso bedeutsam ist die kontinuierliche Durchführung einer **Physiotherapie** (autogene Drainage, Flutter, Vibrationsmassage).

Antibiotika sollten gezielt – nach Antibiogramm – oder kalkuliert bei **akuten Exazerbationen** eingesetzt werden. Vorliegende Grunderkrankungen müssen zusätzlich behandelt werden (z. B. Immundefekte).

Prognose

Die Prognose ist vom Ausmaß der Erkrankung abhängig. Unilokuläre Bronchiektasen beeinträchtigen die Lebenserwartung praktisch nicht mehr bzw. können durch eine Resektion völlig beseitigt werden. Bei multilokulärem Befall ist die Prognose mit der heute möglichen antibiotischen und intensiven Physiotherapie ebenfalls sehr gut, wenn nicht eine besondere Grundkrankheit (z. B. Mukoviszidose) vorliegt.

21.9 Interstitielle Lungenerkrankungen

M. Kopp

Grundlagen

Interstitielle Lungenerkrankungen fassen eine heterogene Gruppe von Lungenerkrankungen unterschiedlicher Ursachen zusammen, die im Kindesalter insgesamt jedoch selten sind. Gemeinsam ist diesen Erkrankungen eine Lungenfibrose im Endstadium. In der Übersicht sind die Erkrankungen mit interstitieller Lungenbeteiligung aufgeführt. Epidemiologische Daten über die exakte Prävalenz im Kindesalter fehlen.

Interstitielle Lungenerkrankungen (Erkrankungen mit interstitieller Beteiligung der Lunge)

- **Idiopathische Formen**
  - Idiopathische, diffuse Lungenfibrose (Hamman-Rich-Syndrom)
  - Idiopathische Lungenhämosiderose mit Lungenfibrose inkl. Herz- oder Nierenbeteiligung (Goodpasture-Syndrom)
  - Interstitielle lymphoplasmazelluläre Pneumonie Liebow
- **Begleitformen bei**
  - Allergischer Alveolitis (exogen allergische Alveolitis)
  - Zystischer Fibrose
  - Nach Lipidaspiration (Ölaspirationspneumonie)
  - Sarkoidose
  - Phakomatosen (tuberöse Hirnsklerose, Sturge-Weber)
  - Xanthomatosen (Hand-Schüller-Christian, Gaucher, Niemann-Pick, Abt-Letterer-Siwe, Amyloidose)
  - Kollagenosen/rheumatische Erkrankungen: Sklerodermien, LE, Periarteriitis nodosa, Dermatomyositis, rheumathoide Arthritis
  - Pneumonien mit interstitieller Beteiligung: Viren (Masern, Varizellen, Zytomegalie, kong. Röteln), Mykoplasmen, Chlamydien, Toxoplasmose, Treponemen, Listerien

▪▪ Pathogenese

Diese ist in den meisten Fällen nicht geklärt. Ein Nebeneinander von akuten und chronischen Entzündungszeichen mit fokaler oder diffuser Infiltration der Lunge und **Fibrosebildung** im Interstitium und in den Alveolarsepten charakterisieren das histologische Bild.

▪▪ Pathophysiologie

Die Entzündung und Fibrose des Interstitiums führen zu dem charakteristischen interstitiellen Muster, das vor allem radiologisch auffällt und zur Verdachtsdiagnose führt. Ein **fein- oder grobretikuläres Muster** dominiert das Lungenröntgenbild, wobei aber auch granuläre oder mikro- und makronoduläre Bilder gesehen werden. Unter **desquamativer interstitieller Pneumonie** versteht man histologisch die Abschilferung von Zellen und deren Proliferation ins Alveolarlumen. Ist diese Abschilferung von einer deutlichen Infiltration und Proliferation von Lymphozyten mit Lymphfollikelbildung in den Alveolarsepten begleitet, spricht man von interstitieller lymphatischer Pneumonie (LIP), z. B. bei HIV-Infektion.

▪▪ Klinik

Akuter oder langsamer Beginn mit **Dyspnoe**, die vor allem bei Anstrengung zuerst auffällt, Husten, Schwächezustände, evtl. Fieber und Thoraxschmerzen herrschen vor. Dies sind zwar **unspezifische Symptome**, müssen aber in der Differenzialdiagnose an eine interstitielle Lungenerkrankung denken lassen, insbesondere bei länger andauernder und progredienter Symptomatik. In späteren Stadien besteht dann auch Sauerstoffbedarf, zuerst bei Belastung, dann auch in Ruhe.

▪▪ Diagnose

Die Diagnose wird gestellt durch Ausschluss häufigerer pulmonaler Erkrankungen wie u. a. der zystischen Fibrose, α1-Antitrypsinmangel oder einer primären ziliären Dyskinesie. Wegweisend können neben der protrahierten Beschwerdesymptomatik Veränderungen im **Thorax-Röntgenbild** sein. Charakteristisch sind hier eine interstitielle Zeichnungsvermehrung und später das Auftreten der »Wabenlunge« (»honey comb lung«). Initial kann das Thorax-Röntgenbild jedoch keine oder nur minimale Veränderungen aufweisen. Spezifischer ist das **Lungen-CT**, das retikuläre Verdichtungen und zystische Aufhellungen zeigt.

In der **Lungenfunktionsprüfung** sind die Vital- und Totalkapazität sowie die Compliance deutlich vermindert.

Die **Blutgasanalyse** zeigt insbesondere nach Anstrengung einen verminderten pO_2 mit metabolisch kompensierter respiratorischer Alkalose und initial tiefem pCO_2. Im terminalen Krankheitsstadium kommt es zur Hyperkapnie.

Die definitive Diagnose wird an Hand des charakteristischen **histologischen Befundes** nach offener Lungenbiopsie gestellt. Die Differenzialdiagnosen gehen aus der Übersicht hervor.

▪▪ Therapie

Nach histologischer Sicherung der Diagnose ist die Möglichkeit der **Ausschaltung eines identifizierten auslösenden Agens** von entscheidender Bedeutung. Ansonsten ist die Behandlung mit systemischen Steroiden die Therapie der Wahl. Allgemein gültige Therapieschemata gibt es nicht. Als Ausweichpräparate werde Immunsuppressiva und Zytostatika eingesetzt.

▪▪ Prognose

Diese ist meist als ernst zu beurteilen, besonders bei den idiopathischen Formen. Nach Pneumonien ist die Prognose deutlich besser. In der Regel wird die Prognose durch das Grundleiden bestimmt.

21.10 Systemkrankheiten mit Beteiligung der Lunge

M. Kopp, C. Vogelberg

21.10.1 Sarkoidose

▪▪ Definition

Bei der Sarkoidose handelt es sich um eine chronische, mehrere Organsysteme betreffende, granulomatöse Systemerkrankung unbekannter Ätiologie. Im Kleinkindalter sind vor allem Haut, Gelenke und Augen befallen, selten findet sich eine Lungenbeteiligung. Bei Adoleszenten und Erwachsene sind Lunge, Lymphknoten und Augen involviert. Eine kardiale Beteiligung ist wegen möglicher Reizleitungsstörungen besonders ernst zu nehmen. Die Inzidenz beträgt etwa 0,29/100.000 Personenjahre.

Cave
Im Kleinkindesalter ist bei der Sarkoidose selten die Lunge betroffen. Wichtig ist es, frühzeitig eine mögliche kardiale Beteiligung zu erkennen (Rhythmusstörungen!).

▪▪ Ätiopathogenese

Die Ursache der Sarkoidose ist unbekannt. Die typische Läsion besteht in einem nicht-verkäsenden Granulom, das multipel in nahezu allen Organen des Körpers vorkommen kann. Die Granulombildung wird als immunologische Reaktion auf die Präsentation eines Antigens durch Makrophagen an T-Lymphozyten angesehen.

▪▪ Klinik

Neben Allgemeinbeschwerden wie Müdigkeit, Abgeschlagenheit, Gewichtsverlust (45%) und Fieber (35%) sind organspezifische Beschwerden charakteristisch, die in ▪ Tab. 21.14 aufgeführt sind.

Tab. 21.14 Symptomatik der Sarkoidose

Organ	Symptome
Augen	Granulomatöse Uveitis mit Rötung, tränenden Augen und Lichtscheu (etwa 25%) Konjunktivaler Befall mit blassgelben Knötchen
Parotis	Parotitis (gemeinsam mit Uveitis auch als Heerfordt-Syndrom bekannt)
Lymphknoten	Periphere Lymphadenopathie (40%)
Haut	Erythema nodosum (etwa 30%) Papulöse, nodöse z. T. plaqueförmige Hautveränderungen, oft im Gesicht Makulopapuläre Hautrötung (Kleinkinder)
Lunge	Husten Restriktive Ventilationsstörung, selten begleitende obstruktive Ventilationsstörung Charakteristisches Thorax-Röntgenbild mit bilateraler hilärer Lymphknotenvergrößerung
Herz	Rhythmusstörungen (30% der Erwachsenen)
Leber, Milz	Hepatosplenomegalie Transaminasenerhöhung
Muskel/Skelett	(Monoartikuläre) Arthritis Gelenkschmerzen, Erguss
Neurologische Symptome	Kopfschmerzen (20%) Periphere Neuropathie, Hydrozephalus
Labor	Hyperkalzämie und Hyperkalziurie

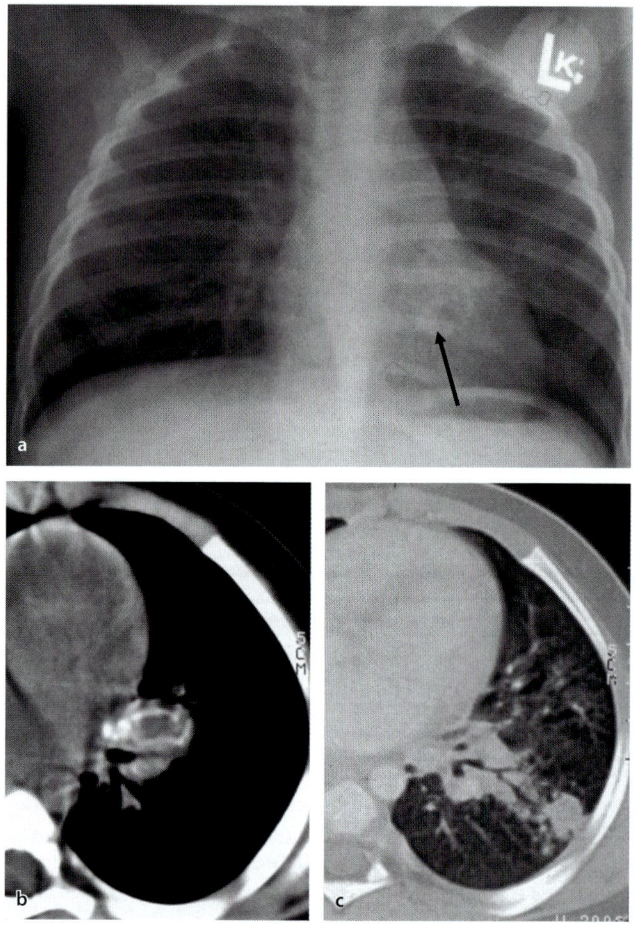

Abb. 21.10a–c Hiläre Adenopathie mit Verkalkungen links bei Primärkomplex einer pulmonalen Tuberkulose. Im Röntgenbild (**a**) kaum sichtbar links retrokardial. Im CT Nachweis von verkalkten Lymphknoten (**b**) und Primärherd (**c**) in linken Unterlappen

Diagnose

Zu den empfohlenen diagnostischen Maßnahmen gehören:

- Anamnese und körperliche Untersuchung mit Fokus auf die Organsysteme Haut, Auge, Lymphknotenstatus, Lunge, Herz, Leber und Gelenkstatus,
- Augenärztliche Untersuchung,
- Blutbild und klinische Chemie. Charakteristisch sind eine erhöhte Blutsenkung, Hyperkalzämie, Hypergammaglobulinämie, Hyperkaliämie, erhöhte alkalische Phosphatase. So genannte Aktivitätsmarker wie die Bestimmung von ACE (»angiotensin converting enzyme«) sind unspezifisch, die Wertigkeit im Kindesalter ist unklar.
- Röntgen-Thorax und Lungenfunktion. Hier findet sich überwiegend eine restriktive Ventilationsstörung (50%), seltener eine Obstruktion (15%),
- EKG und Echokardiographie,
- Biopsie.

Die Diagnose muss mittels Biopsie gesichert werden, die an Lymphknoten, an der Haut, in der Lunge oder der Leber erfolgen kann.

Differenzialdiagnose

Diese ist aufgrund des Multiorgangeschehens äußerst groß. Alle möglichen Erkrankungen, die mit einer hilären Adenopathie (Abb. 21.10) mit oder ohne pulmonale Infiltrate einhergehen, sind in Betracht zu ziehen. Ein malignes Geschehen ist primär bioptisch auszuschließen. Nicht verkäsende Granulome können bei sehr vielen Erkrankungen vorkommen: bei Mykobakteriosen, Lymphomen, allergischer Alveolitis, Toxoplasmose, Pilzinfektionen, Katzenkratzkrankheit, chronischer Granulomatose, Histiozytosis X, Polyarthritis, Morbus Crohn, Wegener-Granulomatose, um nur einige zu erwähnen.

Therapie

Die Behandlung richtet sich nach dem Befall der Lunge, des Herzens und der Augen. Steroide sind Therapie der Wahl. Man beginnt i. d. R. mit einer Prednisontherapie mit 1 mg/kg KG/Tag und reduziert die Dosis über mehrere Monate, sobald die klinischen Beschwerden zurückgehen. Weitere Optionen sind die Therapie mit Methotrexat oder Azathioprin. Im Kindesalter fehlen jedoch kontrollierte Studien über entsprechende therapeutische Effekte.

Prognose

In einer Gruppe von knapp 50 dänischen Kindern mit Sarkoidose kam es bei 78% nach 6 Monaten bis etwa 6 Jahren zu einer kompletten Remission. 11% hatten weiterhin eine chronisch-aktive Sarkoidose. In dieser Population ging das Erythema nodosum mit einer günstigen Prognose einher.

21.10.2 Neuromuskuläre Erkrankungen und Ateminsuffizienz

▪▪ Definition

Von respiratorischer **Globalinsuffizienz** spricht man, wenn paO_2 erniedrigt und $paCO_2$ erhöht ist. Bei einer **Partialinsuffizienz** findet sich eine Hypoxämie, aber noch keine Hyperkapnie.

▪▪ Ätiologie

Eine Ateminsuffizienz kann bei fast allen krankhaften Zuständen vorkommen; sie kann auftreten wegen:

- des Versagens der respiratorischen Kontrolle (**Atemantrieb und Ventilation**),
- der Insuffizienz der Mechanik (**Ventilation**),
- der Beeinträchtigung der Lunge selbst (**Oxygenation**).

Die häufigen Ursachen einer Ateminsuffizienz sind in ◘ Tab. 21.15 aufgeführt.

◘ **Tab. 21.15** Ursachen der Ateminsuffizienz

Respiratorische Kontrolle	Mechanik	Lunge
(Atemantrieb, Ventilation)	(Ventilation)	(Oxygenation)
Intoxikationen (Medikamente)	Kyphoskoliose	Asthma
ZNS-Läsion (Medulla)	Rippenserienfraktur	Pneumonie
Adipositas (Apnoe)	Adipositas	Zystische Fibrose
Metabolische Störungen	Poliomyelitis	Interstitielle Fibrose
Schädel-Hirn-Trauma	Muskeldystrophien	Lungenödem
Hirndruck (Tumoren)	Guillain-Barré-Syndrom	Aspiration
Tetanus	Para-Tetraplegie	Hyaline Membranen, ARDS

▪▪ Pathogenese, Pathophysiologie

Allen Formen der Ateminsuffizienz ist terminal eine schwere **alveoläre Hypoventilation** gemeinsam. Diese entsteht entweder auf direktem Weg durch eine Lähmung der Atemmuskulatur oder durch eine zentrale Störung des Atemantriebes oder auf indirektem Weg über eine konsumierende Grundkrankheit mit progredienter Einschränkung der Funktion der Atemhilfsmuskulatur (z. B. bei schwerer Kyphoskoliose mit Atelektase und Belüftungsstörung).

Damit unterscheiden wir als Ursache für die Hypoventilation eine Form mit **mechanischer** Behinderung **oder** eine Form mit **neuromuskulärer Behinderung**. Da die alveoläre Hypoventilation nicht schlagartig auftritt, sondern sich über Jahre entwickelt (z. B. bei Muskeldystrophie, Polio, Skoliosen etc.), kann sich der Körper an die sich langsam entwickelnde Hypoxämie und Hyperkapnie gewöhnen. Das Zusammenspiel von **Atemkontrolle** über die Chemorezeptoren und das **Atemzentrum**, die Aufrechterhaltung der Thoraxbeweglichkeit über die mechanische Pumpe (Muskeln, Zwerchfell, Skelett) und die Funktionstüchtigkeit des Gasaustauschapparates (Ventilation, Diffusion, Perfusion) sind komplexer Natur und von entscheidender Bedeutung zum Überleben. Auf jeder Stufe dieses Steuerungsapparats kann ein Defekt oder Teilausfall vorkommen und in der Kette der ineinander greifenden Prozesse zu einer Ateminsuffizienz führen. Nicht zu vergessen ist, dass sich fast immer auch eine **Herzinsuffizienz** einstellt, die mit der Ateminsuffizienz parallel entsteht.

▪▪ Klinik

Bei langsam sich einstellender Insuffizienz der Atmung sind zuerst vor allem **bei Anstrengung** Symptome zu erwarten, die sich in einem Leistungsabfall oder -knick, in Müdigkeit, vermehrtem Schlafbedürfnis am Tag, Unruhe, Schwitzen, Zittern, Angstgefühl und Depression, Tachy- und Dyspnoe äußern. Später kommen Ruhedyspnoe, Gewichtsverlust, rezidivierende (Stress-)Ulzera des Magen-Darm-Kanals, Zyanose, Ödeme, Kopfschmerzen, Schwindelanfälle und Bewusstlosigkeit dazu.

! Cave

Jede Art einer akuten Komplikation, sei diese infektiöser, pulmonaler, kardialer oder neurogener Ursache, können für den Patienten lebensbedrohlich werden.

▪▪ Diagnose

Die Werte der **Blutgase,** evtl. tags und nachts, geben Auskunft über den Schweregrad der Hypoventilation. Bei einer Hyperkapnie (p_aCO_2 >45 mmHg) ist immer eine Mangelbelüftung der Alveolen vorhanden. Als Verlaufsparameter kann die in Abständen gemessene transkutane O_2-Sättigung verwendet werden.

Die **Lungenfunktion** kann Auskunft geben über die Restkapazität der Lunge, wobei vor allem die statischen Lungenvolumina interessieren: so findet man eine Verminderung der Vitalkapazität (VC), eine restriktive Ventilationsstörung (FVC, TLC, FRC vermindert) als Ausdruck der verminderten muskulären Dehnung des Thorax. In Zeiten von zusätzlich komplizierenden Infekten kommt dann eine Obstruktion dazu, die auf die vermehrte Sekretstase als Folge der verminderten Exspirationskraft (Husten) zurückzuführen ist.

Im **EKG** zeigen sich die Zeichen des Cor pulmonale, das **Röntgenbild** gibt z. B. Auskunft über das Ausmaß einer Minder- oder Unterbelüftung (Atelektasen, Infiltration). Terminal wird meist ein pulmonaler Infekt das Schicksal des Patienten bestimmen.

▪▪ Differenzialdiagnose

Diese ist sehr breit und in ◘ Tab. 21.15 in reduzierter Form dargestellt. Nicht eingeschlossen sind Formen der neonatalen Fehlbildungen, die schon sehr früh zur Ateminsuffizienz und zum Tod führen können. Nicht aufgeführt sind auch alle Formen der angeborenen Fehlbildungen der Lunge, wie z. B. Hypoplasien, Aplasien, Sequester etc., die auch mit Ateminsuffizienz verbunden sein können.

▪▪ Therapie

Von Bedeutung sind der Entstehungsmechanismus und die Geschwindigkeit des Auftretens der Ateminsuffizienz. Generell ist die **Sicherstellung der Atmung** »per se« mit Gabe von Sauerstoff, Atemhilfe mit Ventilation (Maskenbeatmung, Intubation) und Sicherstellung genügender O_2-Träger (Erythrozyten) zu garantieren. Das Ziel ist, die alveoläre Hypoventilation zu beheben. Das weitere Vorgehen richtet sich aber immer nach den **Ursachen der Ateminsuffizienz**: die Therapiebedürftigkeit bei langsam sich entwickelnder Ateminsuffizienz, z. B. als Folge einer Muskeldystrophie, richtet sich dann nach den Blutgasanalysewerten, der verbleibenden Vitalkapazität und dem subjektiven Befinden des Patienten und erstreckt sich über die Verabreichung von O_2 mittels Nasenkatheter bis zur mechanischen Beatmung. Heute kommen verschiedene **Methoden der Atemhilfe** wie z. B. nasaler CPAP (»continuous positive airway pressure«) bis zur Heimbeatmung infrage.

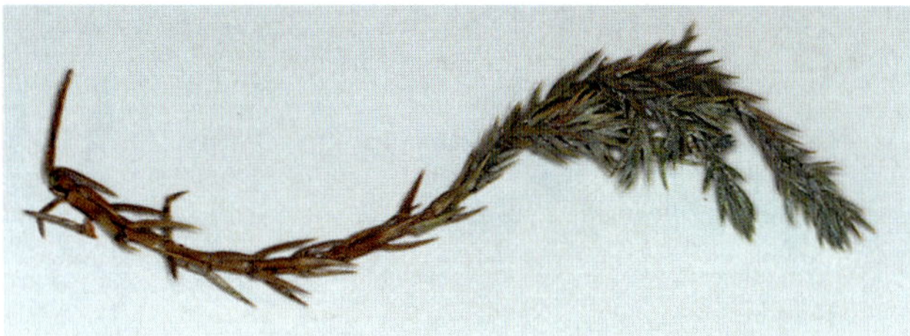

Abb. 21.11 Die Aspiration eines Tannenzweiges in den rechten Unterlappenbronchus hat bei einer 4-jährigen Patientin zu einer protrahierten Symptomatik mit Husten und rezidivierenden, hochfieberhaften Pneumonien geführt. Bronchoskopisch konnte dieser organische Fremdkörper aufgrund seiner Mazeration nur partiell entfernt werden, so dass in diesem Fall schließlich eine Operation mit Lobektomie notwendig wurde

Tab. 21.16 Die häufigsten Symptome und radiologischen Befunde bei Kindern mit einer gesicherten Fremdkörperaspiration

Klinische Symptome	Häufigkeit	Radiologische Befunde	Häufigkeit
Husten	50%	Atelektase	14%
Fieber	30%	Air trapping	64%
Kurzatmigkeit	26%	Pneumonie	13%
»Wheezing«	26%	Sichtbarer Fremdkörper	4%
Ohne initiale Beschwerden	2%	Unauffälliger Befund	12%

Prognose
Diese richtet sich nach der Grundkrankheit und deren Progression. Die akute Ateminsuffizienz z. B. als Folge eines Unfallgeschehens ist anders zu beurteilen als diejenige bei progressiver Muskeldystrophie, bei hoher Querschnittslähmung oder bei zystischer Fibrose.

21.11 Aspiration

M. Kopp

Aspiriert werden können Flüssigkeiten und Fremdkörper. Die Schwere der Beeinträchtigung der Lungenfunktion und damit auch des klinischen Zustandsbildes wird entscheidend geprägt durch:
- die Art des aspirierten Materials (z. B. Mageninhalt, infiziertes Fruchtwasser, Nahrung),
- die Menge, Größe und Beschaffenheit des aspirierten Materials (z. B. fest, flüssig, obstruierend),
- das Alter und eine eventuelle Vorschädigung des Kindes.

21.11.1 Fremdkörperaspiration

Definition
Als Fremdkörperaspiration wird jede unbeabsichtigte Inhalation fester Gegenstände in den Tracheobronchialbaum bezeichnet.

Epidemiologie
Die Aspiration von Fremdkörpern ist bei Kindern im Alter von 6 Monaten bis zu 4 Jahren kein allzu seltenes Ereignis. Bevorzugtes Alter ist das **2. und 3. Lebensjahr** (ca. 50% der Ereignisse).

Epidemiologie
Bevorzugtes Alter für die Fremdkörperaspiration ist das 2. und 3. Lebensjahr (ca. 50% der Ereignisse im Kindesalter). Etwa 85% der Ereignisse treten bis zum 5. Lebensjahr auf.

Pathogenese
Die Art der aspirierten Fremdkörper ist sehr vielfältig. Am häufigsten sind vegetabile Fremdkörper (Erdnüsse), danach folgen Gegenstände aus Kunststoff (Spielzeugteile), Gummi oder metallische Fremdkörper (Schrauben) (Abb. 21.11).

Ältere Säuglinge und Kleinkinder stecken die verschiedensten kleinen Gegenstände gerne in den Mund. Eine Aspiration kann ohne äußeren Anlass erfolgen. Häufig sind aber plötzliche Gemütsreaktionen (Schreck, Freude) der Auslöser für das Ereignis. Statt zu schlucken, setzt das Kind zum Schreien an: Mit dem ersten, tiefen Atemzug gelangt der Fremdkörper dabei in die tiefen Atemwege.

Pathophysiologie
Obwohl kleinere Partikel bis in die Subsegmentbronchien gelangen können, liegen die allermeisten Gegenstände doch in den Haupt- und Zwischenbronchien, wobei die rechte Seite etwas häufiger betroffen ist (Abgang steiler!). In der Regel kommt es durch den Fremdkörper zu einer **Obstruktion** der Atemwege, wobei unterschiedliche Mechanismen zu beobachten sind. Wird das Lumen nicht vollständig verschlossen, bildet sich meist eine **Ventilstenose** aus, die zu einer distalen Überblähung führt. Bei vollständigem Verschluss (primär oder allmählich durch entzündliche Anschwellung der Schleimhaut) kommt es zu einer distalen Minderbelüftung bzw. **Atelektase**.

> **Bei einer akuten Hustensymptomatik muss immer auch an die Möglichkeit einer Fremdkörperaspiration gedacht werden!**

Meistens haben die Eltern dabei ein Aspirationsereignis nicht selbst beobachtet.

Klinik
Oft tritt unmittelbar nach der Aspiration ein akuter, anfallsartiger Reizhusten auf. Daneben können Stridor, Dyspnoe und ggf. auch eine Zyanose beobachtet werden (Tab. 21.16). Akut kann es durch eine Verlegung von Larynx oder Trachea zu einer zum Tode führenden Asphyxie kommen. Diese oft dramatische Initialsymptomatik kann von einem symptomarmen oder sogar symptomfreien Intervall gefolgt sein. Wird der Fremdkörper nicht unmittelbar entfernt, bilden sich Symptome einer chronischen Fremdkörperaspiration aus: durch Granulombildung und Infektion kommt es zu rezidivierenden Pneumonien mit Fieber und letztendlich zu einer Destruktion des betroffenen Lungensegmentes.

Diagnose
Bei der **klinischen Untersuchung** kann ein abgeschwächtes Atemgeräusch, ein hypersonorer Klopfschall bei bestehendem Ventilmechanismus bzw. ein gedämpfter Klopfschall bei einer Atelektase auffallen. Ggf. kann ein i. d. R. einseitiges Giemen auskultierbar sein.

Bei Verdacht auf Fremdkörperaspiration muss eine Röntgenaufnahme von der Zahnleiste bis zum Abdomen veranlasst werden. Bei laryngealer oder trachealer Lage ist ein Seitbild hilfreich, um eine Lage im Ösophagus auszuschließen. Da nur die wenigsten aspirierten Fremdkörper schattengebend sind, muss man auf indirekte radiologische Veränderungen achten wie einseitige Überblähung, Dys- oder Atelektase.

Differenzialdiagnose

Anamnese und Krankheitsbild der **akuten Fremdkörperaspiration** sind meist so typisch, dass kaum andere Ursachen infrage kommen. In seltenen Fällen kommen differenzialdiagnostisch infrage:
- Epiglottitis,
- Krupp,
- Asthma bronchiale,
- allergische Ödeme im Larynx,
- Pertussis,
- Nahrungsmittelallergie (Nüsse!).

Mehr differenzialdiagnostische Probleme bereitet hingegen die **chronische Fremdkörperaspiration**, die unter folgenden Bildern auftreten kann:
- chronische Bronchitis,
- Asthma bronchiale,
- rezidivierende Pneumonien (besonders im selben Gebiet),
- endobronchiale Tuberkulose.

> **Cave**
> Ein unauffälliger klinischer Befund und ein normales Röntgenbild schließen eine Fremdkörperaspiration nicht aus. Daher muss bei jedem begründeten Verdacht auf ein Aspirationsereignis eine Bronchoskopie durchgeführt werden!

Therapie

Jeder Verdacht auf eine Fremdkörperaspiration sollte zur **sofortigen Bronchoskopie** Anlass geben. Bei Kindern verwendet man dazu in der Regel ein starres Bronchoskop, mit dem die gesamten Atemwege sorgfältig abgesucht werden. Größere und feste Fremdkörper werden meist unter Sicht mit der Zange gefasst und extrahiert. Kleine Partikel können nach Spülung abgesaugt werden. Sehr selten sind **chirurgische Maßnahmen** zur Fremdkörperentfernung nötig.

Die Notwendigkeit einer **Nachbehandlung** hängt von der konkreten Situation ab. Fremdkörper, die innerhalb der ersten 24 h entfernt werden, hinterlassen kaum Schleimhautschäden, sodass weitere Maßnahmen nicht erforderlich sind. Ist es zu Reaktionen am Bronchialsystem gekommen, sind Inhalationen und eine Therapie mit Antibiotika zu empfehlen. Beim geringsten Verdacht auf verbliebene Fremdkörperreste bzw. bei chronischer Aspiration sind Kontrollbronchoskopien erforderlich.

Prognose

Bei zeitgerechter Extraktion des Fremdkörpers ist die Prognose gut. Bei chronischer Fremdkörperaspiration kann es zu pulmonalen Spätkomplikationen kommen, die eine regelmäßige Verlaufskontrolle (ggf. mit Kontrollbronchoskopie und/oder CT) notwendig machen.

21.11.2 Aspiration von Flüssigkeiten

Pathogenese

Aspirationen von Flüssigkeit treten am häufigsten in der Neugeborenenperiode auf. Bereits unter der Geburt kann es zur **Fruchtwasseraspiration** kommen, die besonders folgenreich ist, wenn dieses infiziert oder mekoniumhaltig ist. Neugeborene und Säuglinge neigen in stärkerem Maße zum Spucken und Erbrechen, sodass die Aspiration von Mageninhalt möglich ist. In Abhängigkeit vom pH-Wert (besonders $<3{,}0$) entwickelt sich dabei eine **chemische Pneumonie** (Mendelson-Syndrom). Zum gleichen Befund führt oft auch die akzidentelle Aspiration von halogenierten Kohlenwasserstoffen (z. B. Lampenöl-Intoxikation).

Prädisponiert für eine Aspiration sind auch Kinder mit **angeborenen Fehlbildungen** (Atresien und Stenosen im Gastrointestinaltrakt, ösophagotracheale Fisteln) und funktionellen Störungen des Schluckmechanismus (ZNS-Störungen).

Klinik

In Abhängigkeit von Art und Menge des aspirierten Materials kann das klinische Bild **sehr variabel** sein. Es reicht von völliger Symptomlosigkeit über Husten und Dyspnoe bis zur akuten respiratorischen Insuffizienz. Rezidivierend können pneumonische Befunde beobachtet werden.

Diagnose

Die entscheidende diagnostische Maßnahme ist die Anfertigung eines **Thoraxröntgenbildes** sowie die Erkennung der eventuell vorhandenen Grundkrankheit.

Therapie

Je nach Ausprägung des Befundes sind die Sicherung der Vitalfunktion und eine antibiotische Therapie erforderlich. Daneben sollte möglichst die Grundkrankheit behandelt werden. Ist eine normale Ernährung nicht gefahrlos möglich, muss eine Nahrungszufuhr per Magensonde oder PEG erwogen werden.

21.12 Thoraxtrauma und Erkrankungen der Pleura

C. Vogelberg

Thoraxtraumata sind im Kindesalter selten und kommen bei Verkehrsunfällen, direktem Schlag oder iatrogen (Reanimation, Pleuradrainage, diagnostische Eingriffe) vor. Meist sind kombinierte Verletzungen der intrathorakalen Strukturen vorhanden.

21.12.1 Geschlossene Brustkorbverletzungen

Commotio und Contusio thoracis Durch kurzzeitige Einwirkung stumpfer Gewalt entsteht eine Druckwelle, die zu einer Erschütterung der intrathorakalen Organe führt und reflektorisch ein **Schockgeschehen** auslösen kann. Contusionen sind darüber hinaus durch Verletzungen der Brustwand und **pathologisch-anatomische Organveränderungen** gekennzeichnet.

Rippenfrakturen Einzelfrakturen sind als so genannte **pathologische Frakturen** im Rahmen von pathologischen Knochenprozessen möglich. Bei einem Trauma kommt es öfter aufgrund der großen Elastizität zu Infraktionen, aber auch **Serienfrakturen** sind möglich. Bei letzteren treten paradoxe respiratorische Bewegungen des Thorax auf (Innenbewegung der Thoraxwand bei Inspiration, Außenbewegung bei Exspiration). Schmerzen und Atemnot sind die wesentlichsten Symptome. Eine Ruhigstellung der Thoraxwand (elastischer Verband) genügt meistens.

21.12.2 Pneumothorax

Pathogenese, Klinik

Aufgrund des Entstehungsmechanismus unterscheidet man einen **inneren** und einen **äußeren Pneumothorax**:

- Defekt der Pleura visceralis → innerer Pneumothorax,
- Defekt der Pleura parietalis → äußerer Pneumothorax.

Ein Pneumothorax kann **traumatisch** bedingt sein (dabei oft auch ein Hämatothorax vorliegend), aber auch Punktionen und Biopsien an Pleura und Lunge führen gelegentlich zum **iatrogenen Pneumothorax**. Auch andere ärztliche Maßnahmen (Gefäßpunktionen der A. subclavia, Beatmung mit hohen Drücken) können Ursache dieses Ereignisses sein.

Ein **primärer Spontanpneumothorax** hat seine Ursache meistens in bisher unbekannten, apikal gelegenen, subpleuralen **Zysten oder Bullae**, wobei Beziehungen zu Schwankungen des atmosphärischen Drucks bestehen. Der Pneumothorax entwickelt sich meistens unter Ruhebedingungen bzw. im Rahmen von Hustenattacken. Die Patienten spüren gelegentlich einen leichten Schmerz und sind vielleicht etwas dyspnoisch. Bei der klinischen Untersuchung beobachtet man lediglich eine mäßige Tachykardie, und die Atembeweglichkeit auf der befallenen Seite ist geringer. Perkutorisch hört man hypersonoren Klopfschall, die Atemgeräusche sind vermindert oder aufgehoben. Bei primärem Spontanpneumothorax besteht ein deutlich erhöhtes Rezidivrisiko.

Ein **sekundärer Spontanpneumothorax** kann im Rahmen chronischer Lungenerkrankungen (Asthma bronchiale, Mukoviszidose) oder bei einer akuten Infektion im Sinne einer (Pleuro)pneumonie auftreten.

Eine Sonderform ist der **Spannungspneumothorax**, bei dem aufgrund eines Ventilverschlusses im Bereich der Fistel zwar jeweils Luft bei der Einatmung in den Pleuraraum einströmt, diese aber bei der Ausatmung nicht mehr entweichen kann. Der zunehmende Überdruck verdrängt Herz und Mediastinum nach der Gegenseite, sodass die Blutzirkulation in den großen Gefäßen und die Ventilation der gesunden Seite erheblich beeinträchtigt werden.

Diagnose

Die **Röntgenaufnahme des Thorax** – möglichst in voller Exspiration – lässt in der Regel Art und Ausdehnung des Pneumothorax erkennen. Im Zweifelsfalle sollte eine Computertomographie erfolgen, die vor allem zur Suche von Zysten und Bullae wichtig ist. Bei Säuglingen und jungen Kindern kann auch die Durchleuchtung mit einer zentrierten starken Lichtquelle (**Diaphanoskopie**) diagnostisch hilfreich sein.

Therapie

Bei geringer Ausdehnung des Pneumothorax (20–25% der Lunge betroffen), normaler Atemfrequenz und fehlender Zunahme kann eine **abwartende Haltung** eingenommen werden. Durch kontinuierliche **O_2-Applikation** (Nasensonde) kann der Stickstoffpartialdruck in der Lunge gesenkt und damit die N_2-Absorption aus der pleuralen Luftansammlung verbessert werden.

> **Bei symptomatischen Patienten, bei ausgedehnterem Pneumothorax und natürlich sofort beim Spannungspneumothorax muss eine Saugdrainage gelegt werden.**

Führt diese innerhalb von 7 Tagen nicht zum gewünschten Effekt, sind invasivere Methoden indiziert (Thorakoskopie, u. U. mit Verklebung der Fistel oder Entfernung weiterer Bullae).

Prognose

Nicht selten gelangt bei einem Pneumothorax Luft durch das Lungeninterstitium in das Mediastinum und von dort bis in die Halsweichteile (Mediastinal- und Weichteilemphysem). An der Einstichstelle für den Pleurakatheter kann es ebenfalls zum Hautemphysem in der Thoraxwand kommen. Bedeutsam ist die relativ **hohe Rezidivrate** – bis zu 50% – sowohl beim Spontan- wie vor allem beim sekundären Pneumothorax.

21.12.3 Pleuritis

Im Kindesalter dominieren sekundäre Miterkrankungen der Pleura bei Prozessen an anderen Organen (Lunge, Herz, Abdominalorgane) bzw. im Rahmen von Systemerkrankungen (z. B. Lupus erythematodes visceralis).

Pleuritis sicca Diese Form der Entzündung ist gekennzeichnet durch eine geschwollene, mit Fibrinauflagerungen bedeckte Pleura, die bei den Atembewegungen aneinander reibt und typische Symptome hervorruft:

- Schmerzen bei der Atmung (einseitig),
- verminderte Atemexkursion der betroffenen Seite,
- typisches in- und exspiratorisches **Reibegeräusch** (Verstärkung durch Druck auf Thoraxwand, keine Beeinflussung durch Husten).

Der Befund kann sich zurückbilden, aber auch in eine exsudative Pleuritis übergehen. Pleurareiben und Schmerz verschwinden dann oft.

Pleuritis exsudativa Zu einer Flüssigkeitsansammlung im Pleuraraum ohne Trauma kann es entweder durch eine Erhöhung des hydrostatischen Druckes, durch eine Erniedrigung des onkotischen Druckes oder durch beide Mechanismen kommen. Flüssigkeit, die so entsteht, heißt **Transsudat**. Veränderungen der Pleuraoberfläche durch Entzündung, Tumor oder Infiltrationen können ohne Mitbeteiligung des onkotischen oder hydrostatischen Druckes zu einem Erguss führen. Solche Ergüsse heißen **Exsudat**.

Die Übersicht gibt über mögliche Ursachen von Exsudaten und Transsudaten Auskunft. Die größte Bedeutung haben **infektiös hervorgerufene Exsudate**. Dabei können die Erreger sich primär direkt an der Pleura ansiedeln und – wie bei der tuberkulösen Pleuritis – unter Vermittlung einer hyperergen Reaktion zu einem serösen Erguss führen. Häufiger liegt aber ein parapneumonischer Erguss vor, unter dem wir eine pleurale Flüssigkeitsansammlung verstehen, die topographisch und zeitlich mit einer Pneumonie, einem Lungenabszess oder Bronchiektasen assoziiert ist. Dabei kann die einfachste Form als steriler pleuraler Begleiterguss auftreten. Der komplizierte **parapneumonische Erguss** (Anzüchtung eines pathogenen Keimes aus der Pleuraflüssigkeit) und das **Pleuraempyem** (Nachweis von Eiter im Pleuraraum) gehen auf eine **Invasion** des Pleuraraumes durch Bakterien oder andere Erreger zurück.

Ursachen von Exsudat und Transsudat im Pleuraraum

- **Exsudat**
  - Infektiös
    - Tuberkulose
    - Viral, bakteriell
    - Pilzbedingt

▼

- Maligne
  - Lymphome
  - Karzinome
  - Leukämien
- Kollagenosen
- Urämie
- Abszess (subphrenisch)
- Pankreatitis
- Chylothorax
- Hämatothorax
- Nach Bestrahlung
- Sarkoidose
- Medikamentös
- **Transsudat**
  - Herzinsuffizienz
  - Hypoproteinämie
    - Nephrotisches Syndrom
  - Leberzirrhose
  - Pneumothorax mit Erguss
  - Atelektase mit Erguss
  - Peritonealdialyse
  - Iatrogen

Klinik

Typische Symptome und Befunde sind:

- atemabhängige, einseitige Schmerzen,
- Atemnot (inspiratorisches Stöhnen),
- Fieber,
- verminderte Atemexkursion der betroffenen Seite (Schonhaltung),
- **Pleuritis sicca**: atemsynchrones Reibegeräusch,
- **Pleuritis exsudativa**: Klopfschalldämpfung. Atemgeräusch aufgehoben oder abgeschwächtes bronchovesikuläres (»Kompressions-«)Atemgeräusch. Abschwächung der Schallleitung (Bronchophonie und Stimmfremitus).

Diagnose

Im Vordergrund steht die p.-a. und seitliche **Thoraxröntgenaufnahme** im Stehen oder Sitzen (Abb. 21.12). Beim frischen, nicht abgekapselten Erguss findet man meist eine seitlich ansteigende **Verschattung des Lungenfeldes**, die von unten nach oben abnimmt und fließend in die normale Lungenzeichnung übergeht. Aber auch nur ein kleiner Winkelerguss (bei dann meist gut sichtbarer pneumonischer Infiltration) oder aber eine homogene Totalverschattung einer Seite sind mögliche Befunde. Ein horizontaler Ergussspiegel mit darüber liegender Luftblase zeigt eine Fistel zum Bronchialsystem an.

Abgekapselte Ergüsse lassen sich mit Hilfe eines **Computertomogramms** besser darstellen. Dabei gelingt auch eine Abgrenzung pleuraler von pulmonalen Prozessen. Mit der **Pleurasonographie** kann die Ausdehnung des Ergusses (auch beliebig oft) kontrolliert und damit die günstigste Stelle für die Einlage der Pleuradrainage festgelegt werden.

Die **Pleurozentese** (diagnostisch oder im Rahmen der Therapie) dient der differenzialdiagnostischen Exploration des Ergusses. Zuerst muss entschieden werden, ob es sich um ein Transsudat oder Exsudat handelt (Tab. 21.17). Parallel dazu müssen Erregerdiagnostik (Gramfärbung und Kultur), laborchemische Analyse (pH-Wert, Glukose, LDH, Eiweißgehalt, spezifisches Gewicht, Zellzahl und Differenzierung) veranlasst werden.

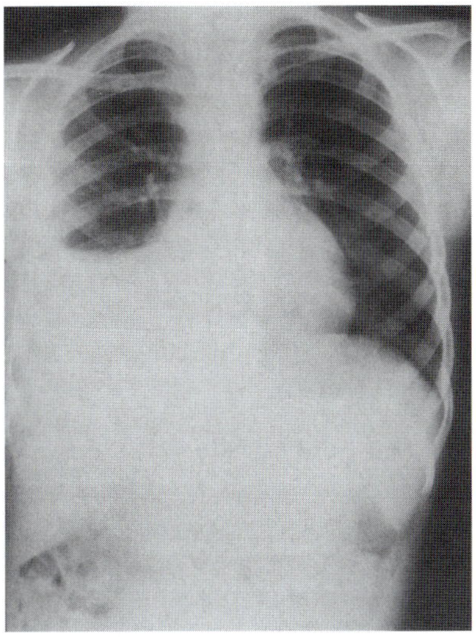

Abb. 21.12 Pleuropneumonie im rechten Unterfeld mit Pleuraerguss bei einem Patienten mit Muskeldystrophie, Fieber, Husten, Dyspnoe

Tab. 21.17 Differenzialdiagnose der Flüssigkeitsansammlung im Thorax

	Hydrothorax		Hämatothorax	Chylothorax
	Transsudat	Exsudat		
Farbe	Durchsichtig	Trüb	Blutig	Milchig
Zellzahl	<1000/mm³	>1000/mm³	Viele	Lymphozyten
Gesamteiweiß	<3 g/dl	>3 g/dl	4–8 g/dl	2–6 g/dl
Spezifisches Gewicht	<1016	>1016	>1016	>1016
Eiweißquotient[a]	<0,5	>0,5	>0,5	>0,5
LDH	<200 IU	>200 IU	Serumwert	Serumwert
LDH-Quotient[b]	<0,6	>0,6	>0,6	>0,6

[a] Gesamteiweiß Pleuraerguss/Gesamteiweiß Serum
[b] LDH im Pleuraerguss/LDH im Serum

Differenzialdiagnose

Durch die Analyse der Punktionsflüssigkeit sind ein Hämatothorax und ein Chylothorax auszuschließen (Tabelle 22.20). Die Abgrenzung eines Lungenabszesses von einem Empyem gelingt meist durch das Computertomogramm.

Therapie

Kleinere parapneumonische Ergüsse bedürfen keiner Punktion oder Drainage. Über einen Randwinkelerguss hinausgehende Flüssigkeitsansammlungen sollten zur weiteren Diagnostik punktiert werden. Die Entscheidung zur Anlage einer **Thoraxdauerdrainage** kann dann anhand des makroskopischen Bildes (Eiter?), der mikro-

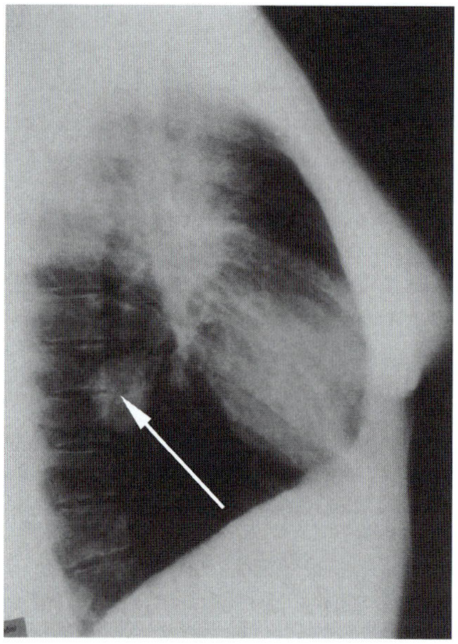

Abb. 21.13 Metastase eines Lymphoms in der Lunge, Röntgen-Thorax, rechtsseitig anliegend

biellen sowie der laborchemischen Analyse der Ergussflüssigkeit gefällt werden. Bei kompliziertem parapneumonischem Erguss bzw. Empyem liegt eine entsprechende Indikation vor. Dabei kann auch eine **Spül-Saug-Drainage** sinnvoll sein.

Die **antibiotische Grundbehandlung** richtet sich nach dem nachgewiesenen oder vermuteten Erreger des pleuropneumonischen Prozesses.

Prognose

Die Prognose – selbst des Pleuraempyems – ist im Kindesalter meist gut, wenn die Grundkrankheit behandelbar ist. **Pleuraschwarten**, die anfangs durchaus zu Skoliosen führen können, bilden sich in der Regel sehr gut zurück. Dekortikationen sind praktisch nicht mehr nötig.

21.13 Tumoren der Lunge und der Pleura

M. Kopp

Primäre Tumoren der Lunge und der Pleura sind im Kindesalter sehr selten.

21.13.1 Gutartige Neoplasien

Das **Fibroxanthom** ist ein entzündlicher Pseudotumor. Der Altersgipfel liegt zwischen 8 und 12 Jahren. Nur etwa die Hälfte der Kinder entwickelt Symptome mit Husten, Fieber, einer Anämie und Thrombozytose. Auf dem Röntgenbild sieht man einen solitären Tumor, der oft Verkalkungen zeigt. Die Pathogenese der Erkrankung ist bislang nicht geklärt. Die Therapie besteht in einer chirurgischen Exzision, die Prognose ist nach der Operation sehr gut.

21.13.2 Maligne Tumoren

Bei den **malignen Tumoren der Lunge** handelt es sich überwiegend um Metastasen (Abb. 21.13), z. B. bei Wilms-Tumor, dem Hepatoblastom, Osteosarkom, Ewing-Sarkom und Rhabdomyosarkom. In der Regel werden die Lungenmetastasen im Rahmen der Primärdiagnostik entdeckt, selten sind sie klinisch symptomatisch.

Auch **Tumoren der Pleura** sind vorwiegend Metastasen im Rahmen der oben aufgeführten Tumorerkrankungen. Hier kommt es öfter zur Ausbildung eines Pleuraergusses mit atemabhängigen Schmerzen, Dyspnoe und Husten. Sehr selten im Kindesalter ist das maligne Pleuramesotheliom.

> **Nicht selten werden Raumforderungen im Thoraxbereich als Zufallsbefund einer Röntgen-Thoraxuntersuchung gefunden. Sie müssen mit allen zur Verfügung stehenden bildgebenden Verfahren bis hin zur offenen operativen Exploration abgeklärt werden.**

Literatur

Nolte D (1998) Asthma, 7. Aufl. Urban & Schwarzenberg, München
Reinhardt D (2007) Asthma bronchiale im Kindesalter, 3. Aufl. Springer, Berlin Heidelberg New York Tokio
Rieger C, von der Hardt H, Sennhauser FH, Wahn U, Zach M (Hrsg) (2004) Pädiatrische Pneumologie. Springer, Berlin Heidelberg New York
Rühle KH (2002) Pleura-Erkrankungen. Kohlhammer, Stuttgart Berlin Köln
Taussig LM, Landau LF, LeSouef PN, Sly PD (1999) Pediatric respiratory medicine. Mosby, USA

Zystische Fibrose

H. Hebestreit, A. Hebestreit

C. P. Speer, M. Gahr (Hrsg), *Pädiatrie*,
DOI 10.1007/978-3-642-34269-1_22,

Einleitung

Die zystische Fibrose ist eine der Erkrankungen, bei der es in den vergangenen Jahren sehr große Fortschritte im Verständnis der Pathogenese und in der Entwicklung innovativer Therapien gegeben hat. Ein Höhepunkt dieser Entwicklung ist das erste mutationsspezifische Medikament, welches die bei zystischer Fibrose gestörte Chloridleitfähigkeit in der Zellmembran von Betroffenen mit der Mutation G551D steigert. Damit ist die zystische Fibrose eine Modellerkrankung für die sog. personalisierte Medizin.

Die zystische Fibrose (»cystic fibrosis« = CF), die im deutschen Sprachraum oft auch als **Mukoviszidose** bezeichnet wird, ist eine autosomal-rezessiv vererbte **Multiorganerkrankung** mit einer **Inzidenz** in Deutschland von ca. 1:2500 bis 1:4000. Damit gehört die CF zu der Gruppe der sog. **seltenen Erkrankungen**. Trotz großer Fortschritte in der Behandlung und Betreuung in hochspezialisierten Zentren ist die CF auch heute noch nicht heilbar. Die Lebenserwartung der ca. 7500 Betroffenen in Deutschland ist deutlich reduziert, wobei es sehr große interindividuelle Unterschiede gibt. So versterben immer noch einzelne an CF Erkrankte vor dem 18. Geburtstag, während andere das 70. Lebensjahr erreichen. Der Median der Überlebenswahrscheinlichkeit lag 2010 in Deutschland bei mindestens 41,6 Jahren.

22.1 Pathophysiologie

Der CF liegt ein Defekt im sog. »**Cystic-Fibrosis-Transmembrane-Regulator**«-**(CFTR)-Chloridkanal** zugrunde. Dieser Kanal findet sich beim Gesunden u. a. apikal in der Zellmembran von Epithelien verschiedener Gangsysteme wie Bronchien, Darm, Pankreas- und Gallengängen sowie Vasa deferentia. Ein Fehlen bzw. Funktionsverlust des CFTR-Kanals resultiert in einer eingeschränkten bzw. fehlenden **transepithelialen Sekretion von Chlorid** und damit Wasser in die jeweiligen Gangsysteme (◘ Abb. 22.1). Dadurch kommt es zu zähflüssigen Sekreten, zur Störung des Sekrettransports und durch Inflammationsvorgänge zur Zerstörung der Gänge.

In den **Schweißdrüsen** dient der CFTR-Chloridkanal nicht der Abgabe von Chlorid in den Schweiß sondern zur Rückresorption von Chlorid aus dem Primärschweiß, um Elektrolytverluste beim Schwitzen gering zu halten. Bei eingeschränkter oder fehlender CFTR-Funktion findet sich daher ein salzhaltiger Schweiß.

Das CFTR-Protein hat neben seiner Bedeutung als Chloridkanal noch eine Reihe weiterer Funktionen. So ist bei CF u. a. auch die pankreatische Bikarbonatsekretion gestört.

Das für das CFTR-Protein kodierende Gen ist eines der größten im menschlichen Genom und liegt auf Chromosom 7. Mittlerweile sind über **1800 Mutationen** beschrieben, wobei in Deutschland die sog. **ΔF508-Mutation** – eine Deletion von Phenylalanin an Position 508 des Proteins - mit einer Frequenz von fast 70% aller Mutationen mit Abstand am häufigsten vorkommt. Damit sind fast 50% aller Patienten mit CF in Deutschland homozygot für diese Mutation.

Die verschiedenen Mutationen im CFTR-Gen werden auf der Basis ihrer Auswirkungen zu unterschiedlichen **Mutationsklassen** zusammen gefasst (◘ Abb. 22.2). Diese Klassifizierung ist hilfreich für das Verständnis mutations(klassen-)spezifischer Medikamente.

22.2 Manifestationen der zystischen Fibrose

Bei der CF können multiple Organsysteme betroffen sein:
- Atemwege (von der Nase und den Nasennebenhöhlen bis hin zu den Bronchien),
- Pankreas,
- Darm,
- Leber und Gallenwege,
- Schweißdrüsen,
- Vasa deferentia.

Über eine primäre Beteiligung von Knochen und Muskulatur bei CF wird zur Zeit diskutiert.

Atemwege Die Erkrankung der unteren Atemwege beginnt direkt nach Geburt und äußert sich klinisch oft bereits im ersten Lebensjahr durch eine bronchiale Obstruktion und zum Teil **produktiven Husten**. Es gibt jedoch auch Betroffene, bei denen eine pulmonale Symptomatik erst sehr spät im Laufe der Erkrankung einsetzt.

> **Insgesamt ist die bronchopulmonale Erkrankung bei CF heute die Hauptursache für Morbidität und Mortalität der Erkrankung.**

Ursächlich für die bronchopulmonale Erkrankung bei CF ist die eingeschränkte mukoziliäre Clearance mit **Sekretretention in den Atemwegen**. Bei einer kompletten Verlegung eines Atemwegs mit Sekret (»mucoid impaction«) entstehen **Atelektasen** (◘ Abb. 22.3). Zusammen mit Infektionen und Inflammationsvorgängen führt die Sekretretention zur **bronchialen Obstruktion**, meist zunächst besonders der kleinen Atemwege. Dies verursacht im Verlauf eine zunehmende **pulmonale Überblähung**, die sich klinisch durch einen **Fassthorax** mit **Brustkyphose** und nach vorne gezogenen Schultern äußert. Die Überblähung lässt sich auch radiologisch (◘ Abb. 22.3) und mittels Bodyplethysmographie (◘ Abb. 22.4) nachweisen.

Infektionen und Inflammationsvorgänge führen im Verlauf zur progredienten Zerstörung der Bronchialwände, zur Ausbildung von **Bronchiektasen** und, durch Instabilität der Bronchien, zum **Bronchialkollaps**. Eine **Hämoptoe** bzw. ein **Pneumothorax** werden als lebensbedrohliche Komplikationen bei fortgeschrittener Lungenerkrankung beobachtet.

Neben den unteren Atemwegen sind bei CF oft auch die Nase und die Nasennebenhöhlen betroffen. Nicht selten kommt es durch Sekretverhalt zur chronischen Sinusitis und durch die chronische Inflammation zur Ausbildung von Nasenpolypen, die die Nasengänge verlegen. Auch sind die oberen Atemwege mit den Nasennebenhöhlen ein Keimreservoir.

Pankreas und Darm Die früheste klinisch erkennbare Manifestation einer CF ist der **Mekoniumileus**, der bei ca. 15% der Betroffenen vorliegt und in den ersten Lebenstagen mit den klassischen Symptomen eines Ileus wie distendiertem Abdomen und (galligem) Erbrechen auffällt. Pränatal kann ein sonographisch hyperechogener Dünndarm auf einen Mekoniumileus hinweisen. Die Genese des Mekoniumileus ist multifaktoriell, meist liegt eine **Pankreasinsuffizienz** vor. Dazu kommen aber wohl noch ein auffälliger Proteingehalt des Mekoniums sowie abnorme Sekretionsvorgänge in der Darmmukosa, die zu einem Mekoniumpfropf im distalen Ileum vor der Bauhin´schen Klappe führen. Therapeutisch muss oft eine chirurgische Intervention erfolgen.

Auch jenseits der Neugeborenenperiode kann bei Nahrungsumstellung oder geringer Flüssigkeitszufuhr ein Mekoniumileus-ähnliches Bild entstehen, das sogenannte **distale intestinale Obst-**

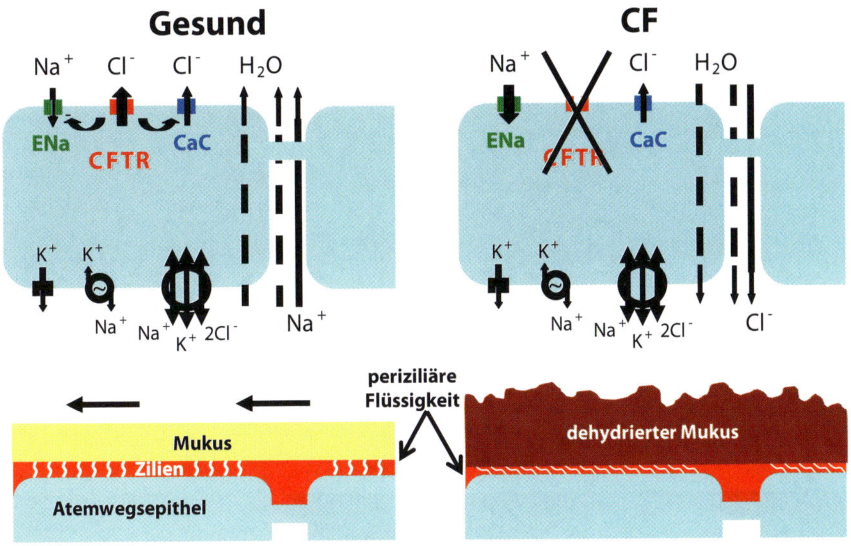

Abb. 22.1 Regulation der transepithelialen Flüssigkeitssekretion am Beispiel des Atemwegsepithels. In einer Zelle des respiratorischen Epithels eines Gesunden finden sich apikal funktionsfähige CFTR-Chloridkanäle, alternative, Kalzium-aktivierte Chloridkanäle (*CaCC*) und epitheliale Natriumkanäle (*ENaC*). Die ENaC-Känale werden durch CFTR-Kanäle inhibiert. Der Chloridausstrom über die CFTR- und CaCC-Kanäle sowie eine relativ moderate Natriumaufnahme über den ENaC führen zu einer Elektrolyt- und damit Wassersekretion. Die Sekretion von Wasser in den periziliären Raum erhält eine periziliäre Flüssigkeitsschicht, die den Zilien einen Sekrettransport nach oral erlaubt. Das Sekret ist gut hydriert und damit nicht zäh. Bei CF kann über den fehlenden bzw. funktionslosen CFTR-Chloridkanal keine Chloridsekretion stattfinden. Gleichzeitig fällt die Hemmung der ENaC-Kanäle weg. Insgesamt kommt es dadurch zur Elektrolyt- und damit Wasserresorption aus den Atemwegen. Durch die schmalere periziliäre Flüssigkeitsschicht kommt der Sekrettransport zum Erliegen. Die Sekrete akkumulieren und werden aufgrund der Dehydratation zäh. Sie stellen einen guten Nährboden für Keime dar und verhindern eine Elimination durch Zellen und Faktoren der »innate immunity«

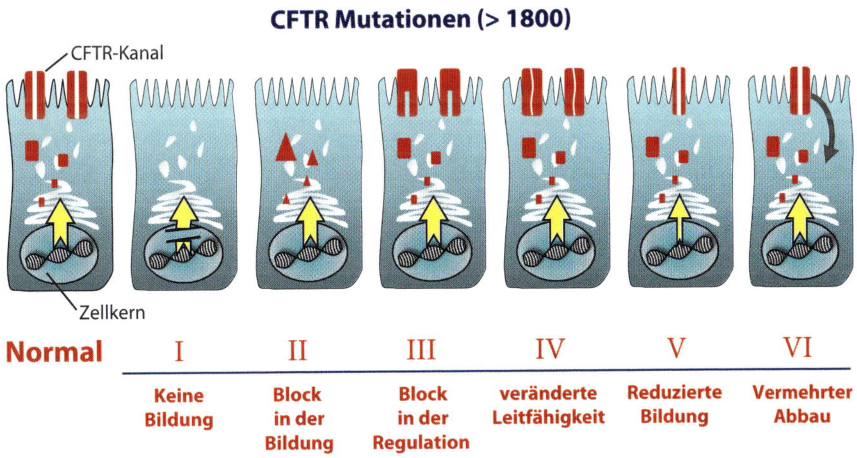

Abb. 22.2 Klassifizierung der CFTR-Mutationen nach ihren Auswirkungen auf die Bildung, Prozessierung, Regulation und Leitfähigkeit sowie Zahl der in der apikalen Zellmembran verfügbaren CFTR-Kanäle. Mutations Klasse I: Es wird keine messenger-RNA gebildet (z. B. Stop-Mutationen wie G542X). Mutationsklasse II: Das Protein wird falsch gefaltet und daher in der Zelle gleich wieder abgebaut (z. B. bei der Mutation ΔF508). Mutationsklasse III: Die CFTR-Kanäle in der apikalen Zellmembran haben aufgrund einer Störung der Kanalregulation eine geringe Öffnungswahrscheinlichkeit (z. B. bei der Mutation G551D). Mutationsklasse IV: Die Leitfähigkeit der einzelnen Kanäle ist reduziert (z. B. bei der Mutation R117H). Mutationsklasse V: Aufgrund einer reduzierten Bildung voll-funktionsfähiger Kanäle gibt es weniger CFTR-Kanäle in der Zellmembran (z. B. bei Splicing-Mutationen wie 3849+10kb C→T). Mutationsklasse VI: Der Abbau normal funktionierender Kanäle ist gesteigert (z. B. bei der Mutation Q1412X)

ruktionssyndrom (= DIOS). Diese Situation lässt sich meist durch konservative Maßnahmen beherrschen.

Bei mehr als 80% aller Betroffenen mit CF liegt eine **exokrine Pankreasinsuffizienz** vor. Diese fällt klinisch durch eine **Gedeihstörung**, oft trotz relativ hoher Kalorienzufuhr, und voluminöse, **fettglänzende und übelriechende Stühle** auf. Neben der reduzierten Aufnahme von Nahrungsfett werden auch die **fettlöslichen Vitamine** A, D, E und K nicht ausreichend resorbiert. Dies fällt klinisch oft nicht auf, kann jedoch in Einzelfällen zu massiven Mangelzuständen bis hin zu Nachtblindheit und Gerinnungsproblemen führen. Das mit der Verdauungsstörung häufig einhergehende Untergewicht sowie ein Vitaminmangel können sich zudem negativ auf den Verlauf der Lungenerkrankung auswirken, so dass die Ernährung in der Therapie der CF eine große Rolle spielt.

Aufgrund von Ablagerungen und Umbauvorgängen im Pankreas entwickelt sich bei vielen Betroffenen im Laufe der Jugend oder des Erwachsenenalters eine verzögerte und **reduzierte Insulinsekretion**, die zusammen mit einer wohl sekundären inflammationsasso-

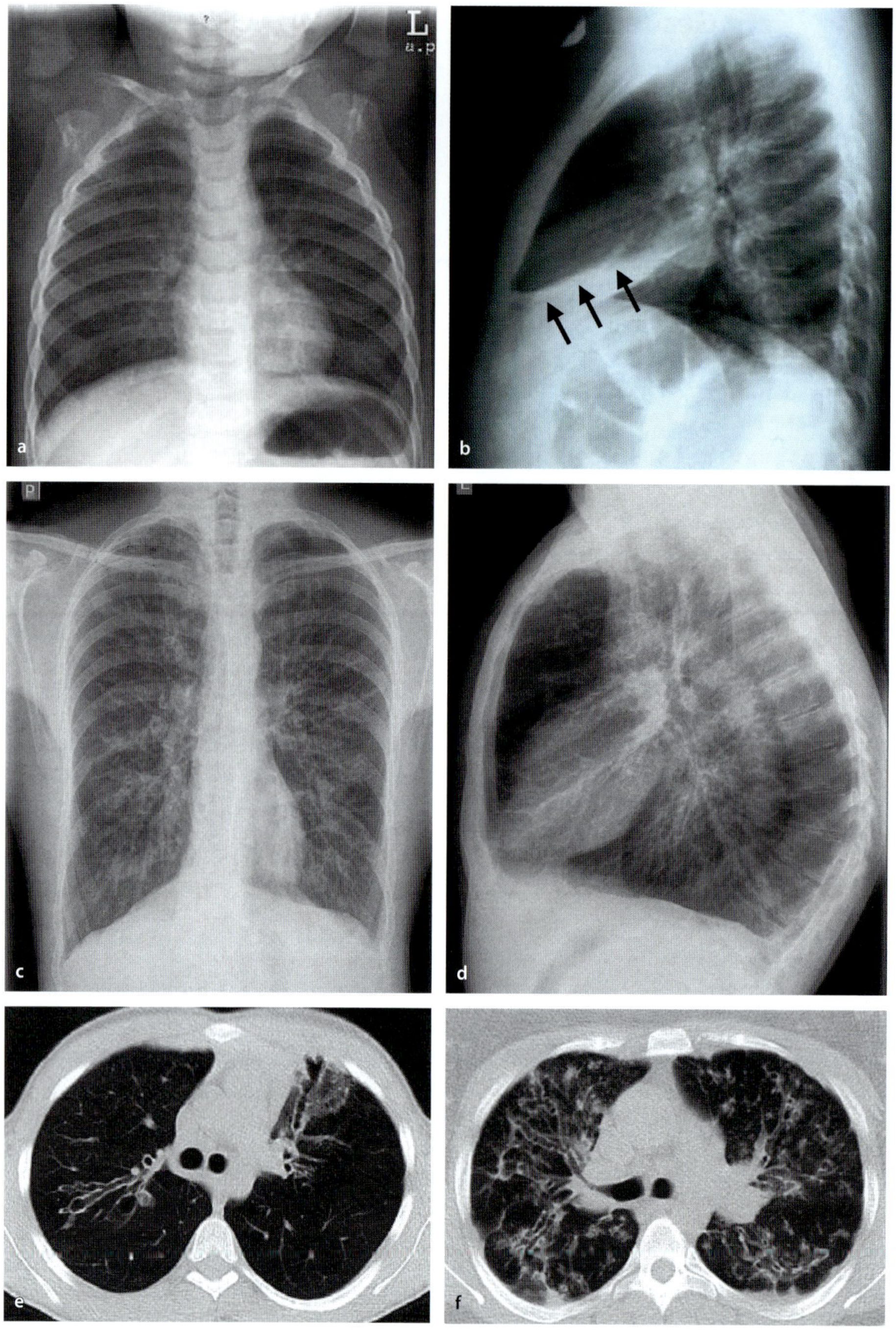

Abb. 22.3a–f Radiologische Thoraxbefunde bei zystischer Fibrose. **a** Röntgen-Thoraxbild bei einem 18 Monate alten Mädchen mit tiefstehenden Zwerchfellen als Zeichen der Überblähung und streifiger Zeichnungsvermehrung v. a. rechts parakardial. **b** Plattenatelektase (*Pfeile*) des Mittellappens bei einem 5-jährigen Mädchen. **c, d** Fortgeschrittene Lungenerkrankung mit deutlicher Überblähung, Fassthorax und Brustkyphose sowie streifig-fleckigen Verdichtungen im Lungenparenchym. **e** Low-dose-CT des Thorax (Lungenfenster) bei moderater Lungenerkrankung mit deutlichen, z. T. sackförmigen Bronchiektasen. **f** Low-dose-CT des Thorax (Lungenfenster) bei deutlich fortgeschrittener Lungenerkrankung und massiver Bronchiektasie

ziierten **Insulinresistenz** zunächst als **pathologische Glukosetoleranz** und später als **Diabetes mellitus** imponiert. Die konsequente Behandlung des Diabetes kann die Gewichtsentwicklung und die Lungenfunktion positiv beeinflussen.

Rezidivierende Pankreatitiden werden fast ausschließlich bei Personen mit erhaltener Pankreasfunktion beobachtet.

Leber und Gallenwege Eine Behinderung des Galletransportes, die sich durch Bildung von **Gallensteinen** und Erhöhung von γGT, AP und Transaminasen im Serum äußert, ist bei CF häufig. Langfristig kommt es zum **Leberumbau** mit **Fibrosierung**. Die Lebererkrankung bei CF ist jedoch nur bei einzelnen Betroffenen so gravierend, dass eine Lebertransplantation erforderlich wird.

Schweißdrüsen Die Sekretion eines auffällig salzhaltigen Schweißes ist ein Kardinalsymptom der CF, das sich bei ca. 98% aller Betroffenen nachweisen lässt. Bei den wenigen Fällen einer CF mit relativ normalem Schweißelektrolytgehalt liegt in der Regel eine leichtere Verlaufsform mit erhaltener exokriner Pankreasfunktion vor.

Der **hohe Chloridgehalt im Schweiß** wird heute diagnostisch genutzt (s. unten, Schweißtest). Im Mittelalter sollen Hebammen am salzigen Geschmack eines Kindes beim Kuss auf die Stirn auf eine sehr geringe Lebenserwartung geschlossen haben.

Vasa deferentia Beim Mann mit CF sind meist die Samenleiter verklebt, so dass eine **Azoospermie** vorliegt. Bei Kinderwunsch können Spermien durch eine Hodenpunktion gewonnen werden. Die Befruchtung erfolgt dann in vitro durch intrazytoplasmatische Injektion der Spermien (ICSI) in zuvor gewonnene Eizellen.

22.3 Diagnostik

In Deutschland führt der typische Weg zur Diagnose einer CF über den klinischen Verdacht, der sich meist aufgrund einer gastrointestinalen Symptomatik (Mekoniumileus, Gedeihstörung, Fettstühle, Analprolaps), rezidivierender (obstruktiver) Bronchitiden, einer Leberaffektion oder Elektrolytentgleisung in der Hitze ergibt.

> **Zur Sicherung bzw. zum Ausschluss der (Verdachts-)-Diagnose CF wird als Goldstandard ein Schweißtest durchgeführt.**

Schweißtest Durch **Pilocarpin-Iontophrorese** am Unterarm wird zunächst die Schweißproduktion lokal angeregt (Abb. 22.5). Anschließend wird über 30 min der Schweiß gesammelt und dann auf seinen Chloridgehalt hin untersucht. Bei Gesunden liegt der Chloridgehalt in der Regel unter 30 mmol/l; ein Wert bis 60 mmol/l gilt als auffällig, ein Wert über 60 mmol/l als pathognomonisch für CF. Allerdings können einzelne CF-Betroffene einen unauffälligen Schweißtest haben. Umgekehrt gibt es eine Reihe von klinischen Bedingungen wie Dehydratation, Unterernährung oder Ekzem, bei denen der Schweißtest auffällig oder pathologisch sein kann, ohne das eine CF vorliegt. Ebenso ist die Chloridkonzentration im Schweiß bei einigen Krankheitsbildern wie z. B. Pseudohypoaldosteronismus, nephrotischem Syndrom oder Fucosidose erhöht. Diese Erkrankungen lassen sich aber in der Regel einfach von der CF abgrenzen.

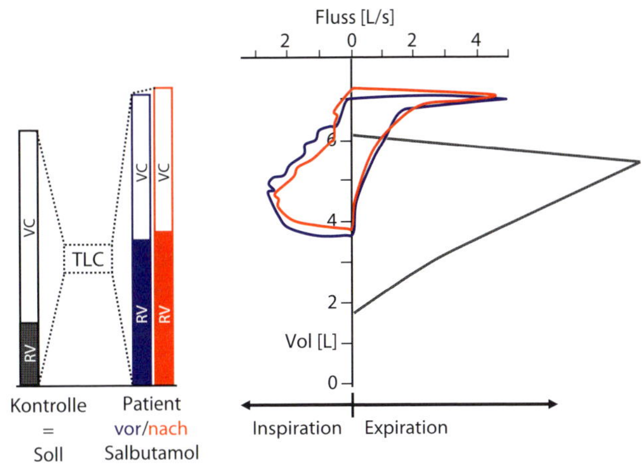

Abb. 22.4 Mittels Bodyplethysmographie und Spirometrie bestimmte Lungenvolumina und Fluss-Volumen-Kurven eines Betroffenen mit CF und fortgeschrittener Lungenerkrankung. Die Sollwerte sind in schwarz dargestellt, die Messwerte des Patienten ohne vorherige Inhalation in blau und nach Inhalation mit dem β_2-Mimetikum Salbutamol in rot. Das Residualvolumens (*RV*) als Maß für die Überblähung ist auf ca. 230% des Sollwertes gesteigert. Dadurch wird die Vitalkapazität (*VC*) trotz Zunahme der Gesamtlungenkapazität (*TLC*) auf 75% des Sollwertes reduziert. In der exspiratorischen Fluss-Volumen-Kurve besteht ein deutlich reduzierter Fluss, der sich auch auf die Inhalation eines β_2-Mimetikums nicht bessert

Molekulargenetische Untersuchung Genetische Untersuchungen spielten in der Vergangenheit zur Sicherung der Diagnose CF nur eine untergeordnete Rolle, da mittels der verfügbaren Screeningverfahren nur eine begrenzte Zahl von Mutationen erfasst wurde. Folglich ließ sich die Diagnose nur bei einem Teil der Patienten ge-

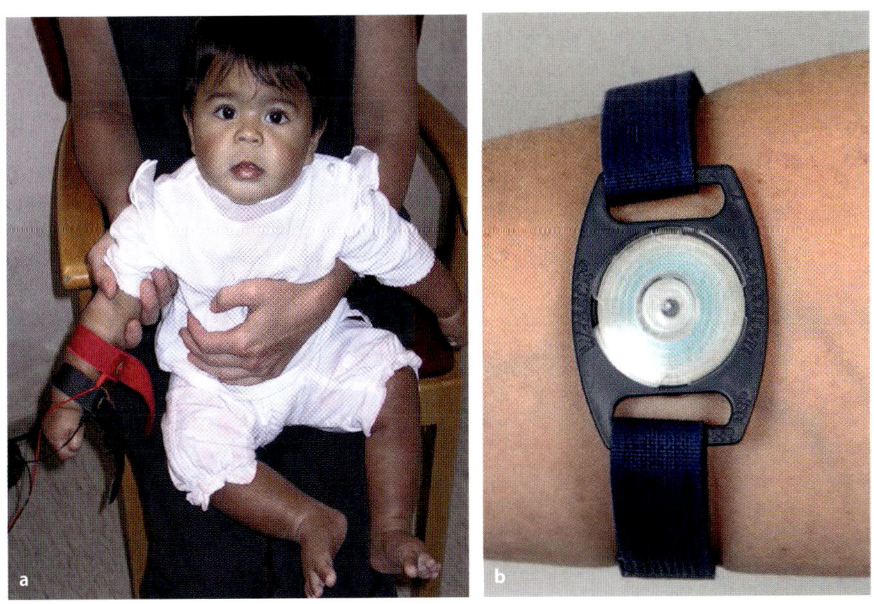

Abb. 22.5a, b Durchführung eines Schweißtests. **a** Mittels Iontophorese von Pilocarpin am Unterarm wird die Schweißsekretion lokal stimuliert. **b** Der Schweiß wird in einer Kapillare gesammelt. Die Blaufärbung zeigt die Menge des bereits gewonnenen Schweißes an. Anschließend wird der Chloridgehalt im Schweiß bestimmt

netisch sichern. Mittels **Gensequenzierung** können heute jedoch fast alle Betroffene auch molekulargenetisch diagnostiziert werden. Auch gibt es aktuell Entwicklungen hin zu Medikamenten, die spezifisch bei bestimmten Mutationen wirken, so dass die molekulargenetische Diagnostik eine direkte klinische Relevanz besitzt und daher heute meist durchgeführt wird.

Ergänzende elektrophysiologische Methoden Bei diagnostisch unklaren Fällen kann die Funktion der CFTR-Chloridkanäle in vivo an der Nasenschleimhaut durch Messung der **transepithelialen nasalen Potenzialdifferenz** untersucht werden. Hier wird die Änderung der elektrischen Potenzialdifferenz zwischen der Zelloberfläche und dem Gewebe bei Applikation von Substanzen auf die Nasenschleimhaut gemessen, die die Ionenkanäle einschließlich der CFTR-Kanäle hemmen oder stimulieren. Weiterhin kann eine Messung der Aktivität bzw. Aktivierbarkeit der Ionenkanäle und insbesondere des CFTR-Kanals in vitro an **Rektumschleimhautbiopsaten** erfolgen.

Neugeborenenscreening In den meisten westlichen Ländern wurde zwischenzeitlich ein Neugeborenenscreening auf CF etabliert. In Deutschland ist so ein Screening im Jahr 2012 noch nicht flächendeckend verfügbar. Es gibt jedoch eine grundsätzlich positive Entscheidung des Gemeinsamen Bundesausschusses zugunsten der Einführung des Screenings, so dass mit einer Einführung in den nächsten Jahren zu rechnen ist.

Für das Screening wird Kapillarblut des Neugeborenen benutzt. Bei den meisten Verfahren werden die Konzentrationen von Proteinen aus dem Pankreas wie dem **immunreaktiven Trypsinogen (IRT)** oder dem **Pankreatitis-assoziierten Protein (PAP)** gemessen, die bei CF erhöht sind. Teilweise werden diese Messungen mit einer molekulargenetischen Untersuchung kombiniert. Bei Auffälligkeiten im Screening werden die Kinder rasch in einem Zentrum zum Schweißtest vorgestellt, um die Diagnose einer CF zu bestätigen oder auszuschließen.

CFTR-assoziierte Erkrankungen Es gibt eine Reihe von Krankheitsbildern wie z. B. das kongenitale beidseitige Fehlen der Vasa deferentia, isolierte Bronchiektasen oder rezidivierende Pankreatitiden, bei denen sich Veränderungen im CFTR-Gen auf beiden Chromosomen 7 nachweisen lassen. Diese früher teilweise unter dem Begriff der »**atypischen**« **CF** geführten Krankheitsbilder werden heute als »CFTR-assoziierte Erkrankungen« (CFTR-related disorders) bezeichnet, wenn die Schweißchloridkonzentration ≤60 mmol/l beträgt. Bei Chloridwerte >60 mmol/l im Schweiß würde man auch bei einer milden klinischen Symptomatik die Diagnose einer CF stellen.

22.4 Therapie

Behandlung der Maldigestion Die Betroffenen mit zystischer Fibrose werden angehalten, sich **hochkalorisch** und **fettreich** zu ernähren, um den erhöhten Kalorienverbrauch im Rahmen der Erkrankung sowie den erhöhten Verlust an Kalorien über den Stuhl zu kompensieren. Bei einzelnen Patienten, die es nicht schaffen, ihren Kalorienbedarf oral zu decken, kann ein endoskopisch eingebrachtes **perkutanes Gastrostoma** mit zusätzlicher Sondierung von Nahrung notwendig sein.

> **Die medikamentöse Therapie bei exokriner Pankreasinsuffizienz erfolgt mit Pankreasenzymen, die nach ihrem Lipasegehalt dosiert werden.**

In der Regel werden pro Gramm Nahrungsfett 2000–3000 Einheiten Lipase zusammen mit der Mahlzeit eingenommen. Die Enzyme werden heute durch eine Mikroverkapselung vor der Zerstörung im Magen geschützt. Für die Freisetzung ist ein alkalisches Milieu im Dünndarm erforderlich. Bei zu geringer pankreatischer Bikarbonatsekretion kann daher manchmal eine Therapie mit **Protonenpumpeninhibitoren** erforderlich sein.

> **Die fettlöslichen Vitamine A, D, E und K müssen auch bei suffizienter Einnahme von Pankreasenzymen substituiert werden.**

Behandlung der Lungenerkrankung

Die Behandlung der Atemwege hat das Ziel, die gestörte mukoziliäre Clearance möglichst wieder herzustellen und Infektionen sowie Inflammationsreaktionen in den Atemwegen möglichst gering zu halten.

Verbesserung der mukoziliären Clearance Zur Stärkung des periciliaren Flüssigkeitsfilms auf den Atemwegsepithelien sowie zur Steigerung der Hydratation der Sekrete und damit Reduktion der Viskosität wird die **Inhalation hypertoner Kochsalzlösung** (meist NaCl 6% oder 7%) eingesetzt. Aktuell steht weiterhin die Inhalation von speziell aufbereitetem **Mannitol-Pulver** zur Verfügung, das wie die hypertone NaCl-Lösung auf osmotischem Wege Wasser in die Atemwege zieht. Ein weiterer therapeutischer Ansatz ist die Inhalation von **Dornase alpha**, die die DNA zugrunde gegangener Leukozyten in den Atemwegen spaltet und damit die Viskosität der Sekrete reduziert.

Hygiene und antibiotische Therapie Infektionen der Atemwege u. a. mit **Staphylococcus aureus, Pseudomonas aeruginosa, Burkholderia-cepacia-Komplex** und **atypischen Mykobakterien** sind mit einem schnelleren Verlust von Lungenfunktion assoziiert. Daher wird bei Betroffenen mit CF versucht, durch eine gute **Handhygiene** und Trennung der Betroffenen voneinander (**Segregation**) eine Kolonisation mit Risikokeimen zu vermeiden. Weiterhin wird empfohlen, den Kontakt zu Problemkeimen in der Umwelt zu meiden. So sollen die Betroffenen z. B. nicht in Seen baden, da in diesen Pseudomonas aeruginosa vorkommt. Auch wird alle 1–3 Monate gezielt nach einer Kolonisation mit Keimen mittels **Sputumuntersuchung** oder **Rachenabstrich** gesucht und bei Nachweis behandelt.

> **Grundsätzlich werden für die antibiotische Therapie bei CF meist höhere Dosierungen und längere Behandlungszyklen gewählt. Auch wird nicht erst behandelt, wenn klare Symptome einer Infektion vorliegen.**

Bei einer frühzeitigen und konsequenten Therapie gelingt oft die **Eradikation** eines Problemkeims.

Bei chronischer Kolonisation mit Problemkeimen wie Pseudomonas aeruginosa ist eine dauerhafte **inhalative antibiotische Therapie** sowie meist eine intermittierende intravenöse Therapie nach Antibiogramm erforderlich.

Therapeutisch stehen zur Behandlung einer bakteriellen Kolonisation bzw. Infektion der Atemwege neben den üblichen oralen und intravenös zu gebenden Antibiotika auch inhalative Darreichungsformen von **Tobramycin**, **Colistin** und **Aztreonam** zur Verfügung. Diese lassen sich über Vernebler gezielt in die Bronchien oder auch die oberen Atemwege incl. der Nasennebenhöhlen bringen, so dass relativ hohe lokale Wirkspiegel bei geringer systemischer Wirkung erreicht werden. Durch Entwicklung von inhalierbaren Antibiotikapulvern steht für die Betroffenen weiterhin eine leichter zu handhabende Darreichungsform zur Verfügung.

Auch Infektionen mit Pilzen wie **Aspergillus fumigatus** und **Candida albicans** können ein Problem bei CF darstellen. Besonders bedeutsam ist eine allergische Reaktion auf Aspergillus fumigatus, die **allergische bronchopulmonale Aspergillose**. Diese Erkrankung macht den Einsatz systemischer Steroide, oft über einen längeren Zeitraum, erforderlich.

Antiinflammatorische Therapie Die langfristige und hochdosierte Gabe von **Ibuprofen** hat bei Betroffenen mit milder und moderater Lungenerkrankung einen positiven Effekt auf die Entwicklung der Lungenfunktion gezeigt. Allerdings haben Sorgen vor potenziellen Nebenwirkungen den Einzug des Medikaments in die Standardtherapie der CF verhindert. Auch der längerfristige Einsatz systemischer Steroide muss trotz nachgewiesener positiver Effekte auf das Fortschreiten der Lungenerkrankung gegen die potenziellen Nebenwirkungen abgewogen werden. Für die Wirkung inhalativer Steroide gibt es trotz ihres häufigen Einsatzes bei der CF keine klare Evidenz. Andere antiinflammatorische Therapeutika wie z. B. Leukotrienantagonisten haben zwar in kleineren Studien positive Effekte gezeigt, größere Langzeituntersuchungen stehen jedoch aus.

Physiotherapie und Sport **Physikalische Maßnahmen** zur Reinigung der Atemwege von Sekreten gehören heute zur Standardtherapie bei CF. Neben besonderen Atemtechniken, die Sekrettransport und Expektoration fördern wie u. a. der **autogenen Drainage**, werden auch Geräte zur Erzeugung von Vibrationen in den Atemwegen eingesetzt. Weiterhin gibt es Hilfsmittel zur Erhöhung des endobronchialen Drucks bei der Exspiration zur Erweiterung der Atemwege.

Sportliche Aktivität hat ebenfalls eine Reihe nachweislicher positiver Effekte auf die Lungenerkrankung bei CF. Hierzu tragen neben der mechanischen Reinigung der Atemwege durch verstärkte Ventilation und Erschütterungen wohl auch direkte Effekte der Belastung auf den transepithelialen Flüssigkeitstransport bei.

Neue Therapieansätze Die **Gentherapie** zur Behandlung der CF konnte bislang trotz großer Hoffnungen nach der Entdeckung des Genlokus auf Chromosom 7 nicht etabliert werden. Vielversprechender ist die Suche nach Substanzen, die bei bestimmten Mutationen oder Mutationsklassen der CF die Zahl funktionstüchtiger Kanäle in der apikalen Zellmembran von Epithelzellen erhöht oder aber die Öffnungswahrscheinlichkeit der Kanäle steigert. Eine solche Substanz ist **Ivacaftor**, das bei der **Mutation G551D** die Chlorid-Leitfähigkeit der in der Zellmembran vorhandenen, aber »geschlossenen« CFTR-Kanäle steigert. In einer Phase-III-Studie konnte Ivacaftor den Chloridgehalt im Schweiß bei Betroffenen mit G551D-Mutation von ca. 100 mmol/l auf unter 60 mmol/l senken. Gleichzeitig stieg die Einsekundenkapazität der Betroffenen um 10% des Vorhersagewertes an. Eine Zulassung dieses Medikaments erfolgte für Europa im Juli 2012. Weitere solche Substanzen für andere Mutationen bzw. Mutationsklassen befinden sich in klinischen Prüfungen.

Maßnahmen bei fortgeschrittener Lungenerkrankung Weitere therapeutische Optionen bei fortgeschrittener Lungenerkrankung sind die Gabe zusätzlichen Sauerstoffs, eine **nicht-invasive Beatmung** über eine Gesichtsmaske sowie die **Lungentransplantation**.

22.5 Zentrumsversorgung bei zystischer Fibrose

Die Versorgung von Betroffenen mit zystischer Fibrose erfolgt heute neben der Betreuung durch Kinder- und Jugendärzte sowie Physiotherapeuten vor Ort meist in spezialisierten Zentren, in denen sich ein Team aus Ärzten, Ernährungsberatern, Physiotherapeuten, Sporttherapeuten, Pflegekräften, Sozialpädagogen und Psychologen gemeinsam um den Betroffenen und seine Angehörigen kümmern.

> **Diese hochspezialisierte Betreuung hat nachweislich einen positiven Effekt auf den Gesundheitszustand der Betroffenen.**

Eine Vorstellung im Zentrum sollte wenigstens alle 3 Monate erfolgen. Im Rahmen der Vorstellungen wird jeweils die Ernährungssituation erfasst, die Lungenfunktion und das Erregerspektrum in den Atemwegen untersucht und die gesamte Therapie auf Optimierungsmöglichkeiten hin überprüft.

Literatur

Boucher RC (2004) New concepts of the pathogenesis of cystic fibrosis lung disease. Eur Respir J 23:146–158

Castellani C, Southern KW, Brownlee K, Dankert Roelse J, Duff A, Farrell M, Mehta A, Munck A, Pollitt R, Sermet-Gaudelus I, Wilcken B, Ballmann M, Corbetta C, de Monestrol I, Farrell P, Feilcke M, Férec C, Gartner S, Gaskin K, Hammermann J, Kashirskaya N, Loeber G, Macek M Jr, Mehta G, Reiman A, Rizzotti P, Sammon A, Sands D, Smyth A, Sommerburg O, Torresani T, Travert G, Vernooij A, Elborn S (2009) European best practice guidelines for cystic fibrosis neonatal screening. J Cyst Fibros 8:153–173

De Boeck K, Wilschanski M, Castellani C, Taylor C, Cuppens H, Dodge J, Sinaasappel M; Diagnostic Working Group (2006) Cystic fibrosis: terminology and diagnostic algorithms. Thorax 61:627–635

Flume PA, Van Devanter DR (2012) State of progress in treating cystic fibrosis respiratory disease. BMC Med. 2012 Aug 10; 10:88. doi: 10.1186/1741-7015-10-88

Kerem E, Conway S, Elborn S, Heijerman H for the Consensus Committee (2005) Standards of care for patients with cystic fibrosis: A European consensus. J Cyst Fibros 4:7–26

Sloane PA, Rowe SM (2010) Cystic fibrosis transmembrane conductance regulator protein repair as a therapeutic strategy in cystic fibrosis. Curr Opin Pulm Med 16:591–597

Herz-Kreislauf-System

Erkrankungen des Herzens und der Gefäße, Herzrhythmusstörungen, kardiologische Intensivmedizin

D. Kececioglu, C. Rose

C. P. Speer, M. Gahr (Hrsg), *Pädiatrie*,
DOI 10.1007/978-3-642-34269-1_23,

Einleitung

1944 lag die kleine Eileen tiefzyanotisch in einer Kinderklinik. Zu dieser Zeit waren die Kinder mit einem sog. blue-baby syndrome (meist einer Fallot-Tetralogie oder Pulmonalatresie) zum Tode verurteilt, denn außer der Behandlung im Sauerstoffzelt gab es keine Hilfe. Die Kinderkardiologin Helen B. Taussig (1898–1986) am Johns Hopkins Hospital (Baltimore) erkannte zwar in der verringerten Lungendurchblutung die Ursache der Zyanose bei Eileen, aber wie konnte die Lungendurchblutung gesteigert werden?
Zur gleichen Zeit beschäftigte sich – ebenfalls in Baltimore – der Herzchirurg Alfred Blalock (1899–1964) mit den Folgen der Aortenabklemmung, die bei Operation einer Aortenisthmusstenose notwendig war. Als diskutiert wurde, dass die A. carotis als ein Bypass mit der Aorta distal der Stenose anastomosiert werden könnte, wandte Helen B. Taussig ein: »Falls die A. carotis mit der deszendierten Aorta verbunden werden könnte, warum sollte nicht die A. subclavia mit der Pulmonalarterie verbunden werden?« Tatsächlich hatte Alfred Blalock einige Jahre zuvor bei einem Hund die A. subclavia mit der Pulmonalarterie – allerdings um eine pulmonale Hypertonie zu erzeugen – anastomosiert. Das Konzept, mit der A. subclavia die Lungendurchblutung zu steigern, verfolgten Alfred Blalock und sein Assistent Vivien T. Thomas weiter und entwickelten ein neues Operationsverfahren.
Am 29.11.1944 wurde Eileen als weltweit erstes Kind mit diesem Operationsverfahren behandelt: Sie erholte sich von der Operation und sah deutlich rosiger aus. In den folgenden Jahren konnten mit der sog. Blalock-Taussig-Anastomose viele »blue babies« vor dem sicheren Tod gerettet werden. Nochmals Jahre später stand diesen, zunächst nur palliativ behandelten Kindern nach der Erfindung der Herz-Lungen-Maschine auch der Weg zur endgültigen Korrektur offen.

23.1 Genetik, Morphologie und Häufigkeit von Herzfehlern

D. Kececioglu

Epidemiologie

Angeborene **Herzfehler** treten bei etwa 10 von 1000 Neugeborenen auf und sind somit eine der **häufigsten** Organfehlbildungen. Die Ätiologie ist nicht einheitlich und bleibt meist ungeklärt. Unterschiedliche Einflüsse können die komplizierte Embryonalentwicklung des Herzens (vulnerable Phase 14.–60. Tag) stören.

Ätiologie

Wahrscheinlich ist die Mehrzahl der Herzfehler **multifaktoriell** ausgelöst (ca. 80–90%), dann folgen **chromosomale** Aberrationen (ca. 10%), **monogene** Erbstörungen (ca. 5%) und selten **teratogene** Faktoren (Alkohol, Diabetes mellitus, Phenylketonurie, Antiepileptika, Rötelnvirus).

Chromosomale Aberrationen Häufig mit Herzfehler kombinierte chromosomale Aberrationen sind:
- Trisomie 21 (Down-Syndrom),
- AVSD, VSD, ASD,
- Trisomie 18 (Edwards-Syndrom),
- VSD, PDA,
- Trisomie 13 (Pätau-Syndrom),
- VSD, PDA,
- XO (Ullrich-Turner-Syndrom),
- Aortenisthmusstenose.

Monogen bedingte Herzfehler Einige Beispiele für monogen bedingte Herzfehler:
- Deletion 22q11 (Di-George-Syndrom),
- VSD,
- Deletion 7q11.23 (Williams-Beuren-Syndrom),
- SVAS,
- Deletion 14q1 (schwere Kette des β-Myosin),
- HOCM,
- Deletion 11p15.5 (Romano-Ward-Syndrom),
- QT-Syndrom.

Wiederholungsrisiko Das Risiko, mit einem angeborenen Herzfehler auf die Welt zu kommen, liegt bei rund 1%. Wenn ein Geschwisterkind betroffen ist, steigt das Risiko bei weiteren Kindern auf 2–4%. Bei einem betroffenen Elternteil wird das Wiederholungsrisiko für die Nachkommen mit 5–15% unterschiedlich hoch angegeben. Bei Herzfehlern mit bekanntem autosomal-rezessivem bzw. autosomal-dominantem Erbgang liegt das Wiederholungsrisiko bei 25 bzw. 50%.

Häufigkeit angeborener Herzfehler Die relative Häufigkeit der angeborenen Herzfehler ist der ◻ Tab. 23.1 zu entnehmen.

Morphologie

Die genaue Beschreibung eines Herzfehlers erfolgt durch die Bestimmung von:
- Lage des Herzens im Brustkorb und der inneren Organe im Körper,
- normaler oder abnormer Verbindung der einzelnen Herzabschnitte.

Situs Zunächst wird die Lage der inneren Organe im Thorax und Abdomen (Situs) beurteilt. Ein Situs solitus bezeichnet die normale Lage, der Situs inversus eine »spiegelbildliche« Anordnung der Organe. Bei einer nicht eindeutigen Zuordnung der Lagebeziehung der inneren Organe zueinander (z. B. bei Mittellage der Leber) liegt ein Situs ambiguus vor.

Dextrokardie bezeichnet die Lage des Herzens in der rechten Thoraxseite (◻ Abb. 23.1), der Begriff **Lävokardie** die pathologische linksseitige Lage des Herzens bei einem Situs inversus.

◻ **Tab. 23.1** Häufigkeit von angeborenen Herzfehlern in %

Herzfehler	%
Ventrikelseptumdefekt	49
Vorhofseptumdefekt	17
Pulmonalstenose	6
Persistierender Ductus arteriosus	4
Fallotsche Tetralogie	3
Aortenstenose	2
Aortenisthmusstenose	4
»Double inlet ventricle«	3
Atrioventrikulärer Septumdefekt	3
Triskuspidalatresie	2
Transposition der großen Arterien	2
Hypoplastisches Linksherzsyndrom	1
Andere Herzfehler	4

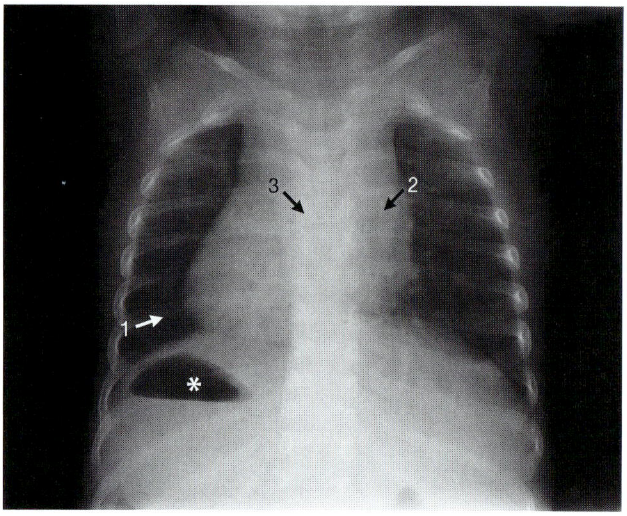

Abb. 23.1 Röntgen-Thoraxaufnahme eines Neugeborenen mit einem Situs inversus totalis. Das Herz liegt in der rechten Thoraxhälfte, die Herzspitze weist nach rechts (*1*). Der steile Abgang des linken Hauptbronchus (*2*) und der stumpfwinklige Abgang des rechten Hauptbronchus (*3*) lässt eine spiegelbildliche Anordnung der Lungen vermuten (Situs inversus thoracalis). Im rechten Oberbauch gelegene Magenblase zeigt den Situs inversus abdominalis an (*Stern*)

Herzanatomie

Zur Beschreibung der Herzanatomie wird systematisch analysiert:

- Verbindung der Hohlvenen normalerweise mit dem rechten Vorhof, Verbindung der Lungenvenen mit dem linken Vorhof,
- Verbindung des rechten Vorhofes normalerweise mit dem rechten Ventrikel, des linken Vorhofes mit dem linken Ventrikel (sog. **atrioventrikuläre Konkordanz**),
- Verbindung des rechten Ventrikels normalerweise mit der Pulmonalarterie, des linken Ventrikels mit der Aorta (sog. **ventrikuloarterielle Konkordanz**).

Eine fehlerhafte Verbindung liegt vor, wenn z. B. der rechte Vorhof mit dem linken Ventrikel oder der rechte Ventrikel mit der Aorta verbunden ist. Man spricht dann von einer atrioventrikulären bzw. ventrikuloarteriellen **Diskordanz**.

Als **Stenose** werden Einengungen von Herzklappen oder Gefäßen bezeichnet. Einengungen können die Klappe selbst (valvuläre Stenose), die Region unterhalb der Klappe (subvalvuläre Stenose) oder die Region oberhalb der Klappe (supravalvuläre Stenose) betreffen. Eine **Atresie** ist ein vollständiger Verschluss einer Herzklappe bzw. eines herznahen Gefäßes. Eine **Herzklappeninsuffizienz** beschreibt den undichten Klappenschluss.

> **Stenosen und/oder Insuffizienzen können an allen 4 Herzklappen einzeln oder kombiniert auftreten.**

23.2 Fetaler Kreislauf und perinatale Umstellung

Prinzipien des Fetalkreislaufs Im fetalen Kreislauf hat die Plazenta eine zentrale Funktion. Sie versorgt den Fetus mit Sauerstoff. Besonderheiten des fetalen Kreislaufes sind (Abb. 23.2):

- (intra- und extrakardiale) Shuntverbindungen (Ductus arteriosus, Foramen ovale)
- hoher Lungengefäßwiderstand (keine Lungenatmung)
- 40% des gemeinsamen Ventrikelauswurfes fließt zur Plazenta (niedriger Gefäßwiderstand)
- beide Ventrikel sind parallel geschaltet und werfen fast das gesamte Blut in die Aorta (ascendens und descendens) aus.

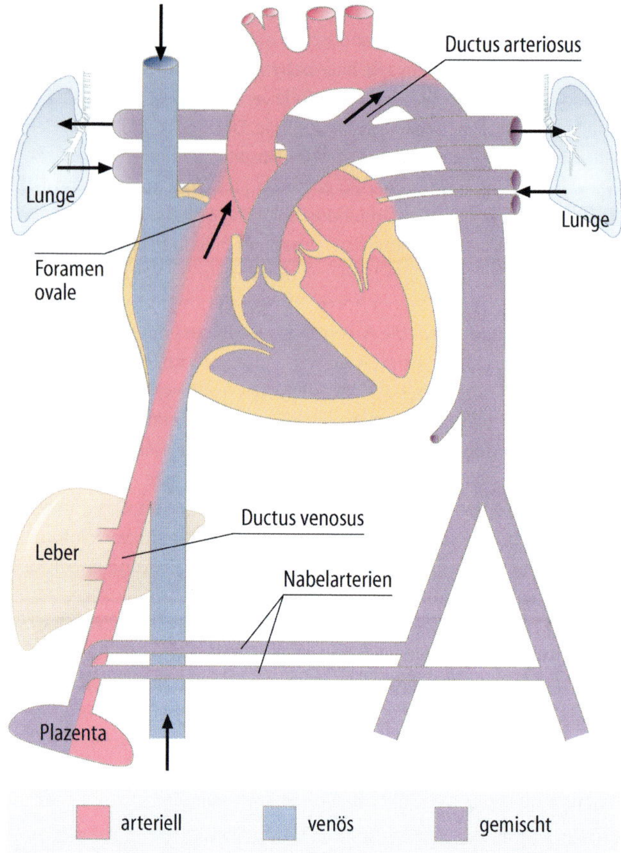

Abb. 23.2 Fetaler Kreislauf: Das arterialisierte Blut aus der Plazenta fließt über die Nabelvene und den Ductus venosus in die untere Hohlvene. Hier vermischt sich das Blut mit dem venösen Zufluss aus der unteren Hohlvene und gelangt in den rechten Vorhof. Fast die Hälfte des Herzzeitminutenvolumens fließt über das Foramen ovale in die linke Herzseite. Vom Auswurf des rechten Ventrikels gelangt nur ein kleiner Anteil in die Pulmonalarterie, der größere Anteil strömt über den Ductus arteriosus in die deszendierende Aorta. Demnach unterstützen beide Ventrikel den Körperkreislauf

Fetalkreislauf Das arterialisierte Blut (80% O_2-Sättigung) gelangt von der Plazenta über die Nabelvene und den Ductus venosus in die untere Hohlvene. Der Großteil des Blutes aus der unteren Hohlvene (ca. 46% des kombinierten Herzzeitvolumens) fließt über das Foramen ovale in die linke Herzseite, so dass arterialisiertes Blut für die Durchblutung der oberen Körperhälfte (15% des Herzzeitvolumens) und damit des Gehirns zur Verfügung steht. Vom Auswurf des rechten Ventrikels fließt nur ein kleiner Anteil (12% des Herzzeitvolumens) in die Pulmonalarterie, der größere über den Ductus arteriosus als Re→Li (30% des Herzzeitvolumens) in die deszendierende Aorta. Folglich unterstützen beide Ventrikel den Körperkreislauf, sie sind somit parallel geschaltet.

Die gleichmäßige **Oxygenierung** und die **Parallelschaltung** der **Ventrikel** (die nicht belastete Kammer kann die Pumpleistung der belasteten Kammer kompensieren) erlauben eine normale Entwicklung des Feten, so dass viele Herzfehler sich pränatal nicht nachteilig auswirken.

Postnatale Veränderungen Sofort nach der Geburt ändern sich mit Einsetzen der Atmung die Kreislaufverhältnisse grundlegend:
- Fehlender Plazentakreislauf und Anstieg des Systemwiderstandes,
- Abfall des Widerstandes im Lungenkreislauf bei einsetzender Atmung,
- Lungen- und Körperkreislauf sind in Serie geschaltet, der rechte Ventrikel pumpt in die Pulmonalarterie, der linke Ventrikel in die Aorta,
- **Verschluss** des:
  - Ductus venosus (Ausfall des Nabelvenenflusses),
  - Ductus arteriosus (Vasokonstriktion durch Anstieg des arteriellen pO_2),
  - Foramen ovale (Druckerhöhung im linken Vorhof).

Diese postnatalen Veränderungen mit seriell geschaltetem Lungen- und Körperkreislauf führen bei den entsprechenden Herzfehlern zur Entstehung einer Zyanose, zur Druck- und/oder Volumenbelastung betroffener Herzabschnitte.

23.3 Untersuchungstechniken

Anamnese Zeichen einer **Herzinsuffizienz** sind bei Säuglingen
- schlechtes Gedeihen,
- verstärktes Schwitzen,
- Kurzatmigkeit,

und bei älteren Kindern
- eingeschränkte körperliche Belastbarkeit,
- geringe Ausdauer,
- Infektneigung.

Eine vorübergehende oder konstante **Zyanose** kann auf einen Herzfehler oder eine kardiale Erkrankung hinweisen. Ein plötzlicher **Bewusstseinsverlust** (Synkope) kann im Rahmen eines hypoxämischen Anfalls bei einer Fallotschen Tetralogie (gehäuft nach dem Aufwachen), bei einer Aortenstenose (während körperlicher Anstrengungen) oder bei Herzrhythmusstörungen (sowohl in Ruhe als auch unter Belastung) auftreten.

Inspektion und Palpation Der Ernährungszustand, eine Lippenzyanose, eine Stauung der Halsvenen (erhöhter Venendruck bei Rechtsherzinsuffizienz), eine erschwerte und beschleunigte Atmung oder ein Herzbuckel (durch Herzvergrößerung bedingte Vorwölbung des Thorax) können beobachtet werden. Ein Schwirren (präkordial oder im Jugulum bzw. über den Karotiden) ist bei Klappenstenosen oder einem Ventrikelseptumdefekt zu fühlen. Sorgfältig sollten die Radialis- und Femoralarterienpulse (abgeschwächt oder fehlend bei einer Aortenisthmusstenose) getastet werden.

Auskultation Durch die Auskultation mit einem für Kinder geeigneten Stethoskop werden die **Herztöne** (der 1. Herzton wird durch den Schluss der Trikuspidal- und Mitralklappe, der 2. Herzton durch den Schluss der Aorten- und Pulmonalklappe hervorgerufen) und **Herzgeräusche** (Systolikum zwischen dem 1. und 2. Herzton, Diastolikum zwischen dem 2. und dem 1. Herzton) beurteilt. Der Ort der größten Lautstärke, der Klangcharakter und die Fortleitung des Herzgeräusches geben Hinweise auf die betroffene Klappe oder den Herzabschnitt. Zusätzlich zum Präkordium sollte auch am Rücken zwischen den Schulterblättern (Aortenisthmusstenose, Pulmonalstenose) sowie über beiden Nieren (Nierenarterienstenose) und am Schädel (arteriovenöse Fisteln im Gehirn) auskultiert werden.

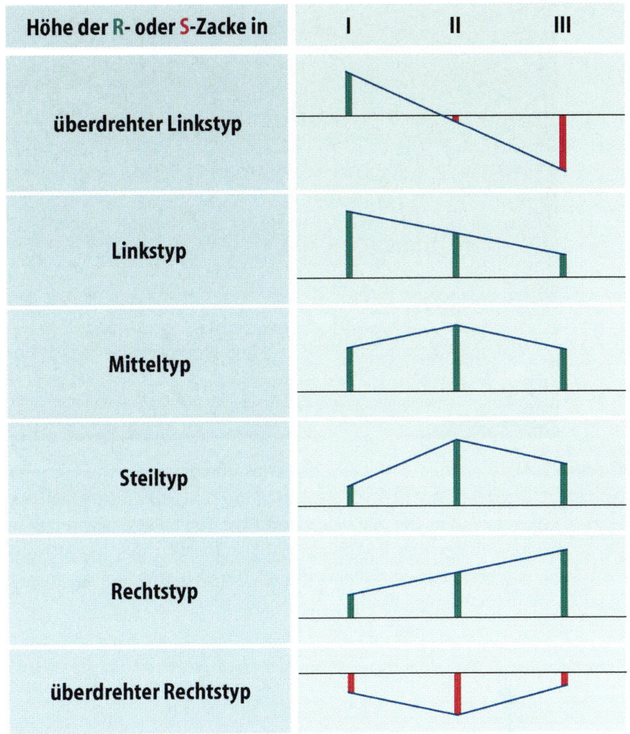

Abb. 23.3 Vereinfachtes Schema zur EKG-Lagetypbestimmung: Die Verbindungslinie durch die Spitze der R-Zacken in den Ableitungen I–III steigt beim Linkstyp nach links (in Richtung Ableitung I), beim Rechtstyp nach rechts (in Richtung Ableitung III) an

Elektrokardiographie Im EKG werden beurteilt
- Lagetyp,
- Rhythmus,
- Hypertrophiezeichen,
- Repolarisationsstörungen.

Zur Bestimmung des **Lagetyps** hat sich das folgende, vereinfachte Schema bewährt (Abb. 23.3). Der **regelrechte Rhythmus** des Herzens wird durch den **Sinusknoten** vorgegeben und ist durch **positive Vorhofwellen** (P-Wellen) in den EKG-Ableitungen I und II zu erkennen. Der **atrioventrikuläre Ersatzrhythmus** mit **negativen P-Wellen** (vor, in oder hinter den Kammerkomplexen) entsteht im AV-Knoten und hat eine niedrigere Herzfrequenz als der Sinusknoten.

Zeichen einer **Myokardhypertrophie** im EKG sind:
- **Linkshypertrophie**: S-Zacke in V2 + R-Zacke in V5 >4 mV (Säugling), >6mV (Kleinkinder); Q-Zacke in V6,
- **Rechtshypertrophie**: R-Zacke in V1 >1,5 mV; M-förmiger QRS-Komplex in V1 mit größerer 2. R-Zacke).

Repolarisationsstörungen sind als Ausdruck einer Myokardischämie zu werten
- Rechtsventrikulär: positive T-Wellen in V1 (normal im Kindesalter: negative T-Wellen),
- Linksventrikulär: ST-Streckensenkung und negative T-Wellen in V5 und V6.

Nur bei wenigen Herzfehlern (z. B. bei der Trikuspidalatresie) sind die EKG-Veränderungen diagnostisch wegweisend.

Bei Herzrhythmusstörungen ist das EKG das wichtigste Diagnosemittel. Hier ermöglicht besonders das **24-h-Langzeit-EKG** mit der

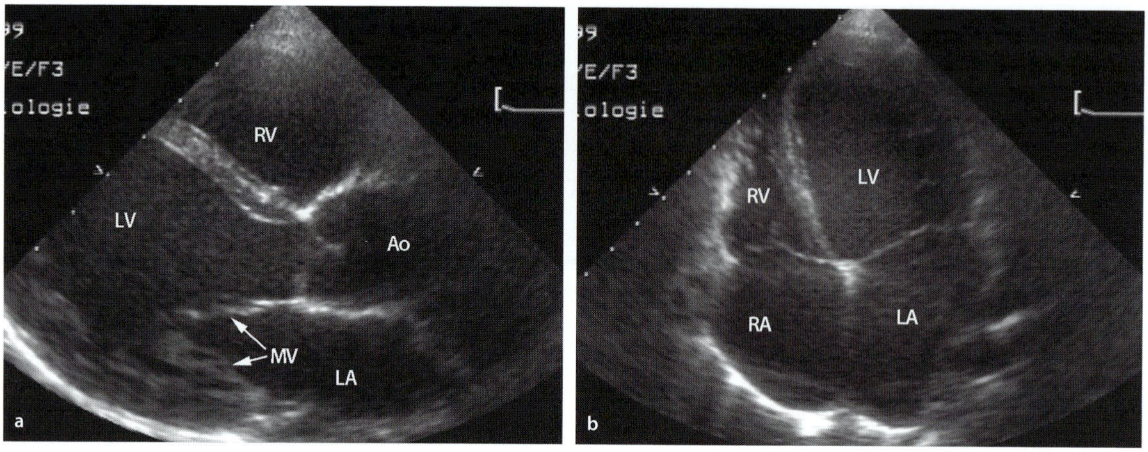

Abb. 23.4a, b Zweidimensionale *(2D)* Echokardiographie. **a** Das Herz ist in der »langen Achse« *(links)* dargestellt; der Schallkopf wird links parasternal aufgesetzt. Die Herzspitze ist links, die Aorta *(Ao)* rechts. Der rechte Ventrikel *(RV)* liegt vor dem linken Ventrikel *(LV)*, zwischen beiden kann das Ventrikelseptum erkannt werden. Die Mitralklappe *(MV)* ist durch *Pfeile* gekennzeichnet. *LA* linker Vorhof. **b** Das Herz ist im Vierkammerblick *(rechts)* dargestellt; der Schallkopf wird am Apex (Herzspitzenstoß) aufgesetzt. Beide Ventrikel liegen nebeneinander (*RV* – rechter Ventrikel; *LV* – linker Ventrikel), hinter den Ventrikeln *(unten)* sind die Vorhöfe dargestellt (*RA* rechter Vorhof; *LA* linker Vorhof). Zwischen *RA* und *RV* ist die Trikuspidalklappe, zwischen *LV* und *LA* die geschlossene Mitralklappe sichtbar

Aufzeichnung des EKG über einen langen Zeitraum die Erfassung von selten auftretenden Arrythmien.

Röntgenuntersuchung Die Röntgenaufnahme des Thorax zeigt die **Lage** des Herzens im Brustkorb (Lävokardie, Dextrokardie), die **Größe** (vergrößert bei Herzinsuffizienz) und **Konfiguration** (z. B. Vorwölbung des rechten Vorhofes oder Dilatation der Pulmonalarterie). Der Füllungsstand der **Lungengefäße** (vermehrte Lungendurchblutung bei z. B. Ventrikelseptumdefekt oder Vorhofseptumdefekt) wird beurteilt. Die Lage der Magenblase gibt Hinweise auf den Situs der Abdominalorgane (Abb. 23.1).

Echokardiographie Die Ultraschalluntersuchung des Herzens ist heute die **wichtigste Methode** in der Diagnostik angeborener Herzfehler. Innerhalb der Echokardiographie stehen verschiedene Techniken zur Auswahl.

- Die **zweidimensionale Echokardiographie** stellt das Herz in Form von **Schnittbildern** dar und erlaubt eine rasche Orientierung über den Aufbau des Herzens (Abb. 23.4). Je nach Lage des Schallkopfes (parasternal, apikal, subkostal, jugulär) können unterschiedliche Schnittbilder der jeweils interessierenden Herz-Gefäßabschnitte erzeugt werden.
- Bei der **eindimensionalen** (M-Mode-)**Echokardiographie** sind genaue Distanzmessungen und Beurteilung der Bewegungsabläufe (z. B. der Herzklappen) bei schlechterer räumlicher Orientierung möglich.
- Bei der **dreidimensionalen Echokardiographie** kann das Herz bzw. einzelne Herzabschnitte mit speziellen Schallsonden als dreidimensionaler Volumendatensatz in Echtzeit aufgenommen werden. Diese Methode erlaubt eine verbesserte Volumenbestimmung irregulär geformter linker und vor allem rechter Ventrikel sowie eine bessere morphologischen Beurteilung der Herzklappen und/oder von komplexen Herzfehlern.
- Mit der **Doppleruntersuchung** können die Flussphänomene innerhalb des Herzens und der großen Gefäße analysiert werden. Auch hier stehen verschiedene Techniken zur Verfügung. Mit dem **gepulsten** und/oder **kontinuierlichen** Dopplerverfahren können in definierten Herzabschnitten die jeweils exakte **Blutflussgeschwindigkeit** bestimmt und nach dem Bernoulli-Prinzip der Druckgradient ($\Delta p=4\times V_{max}^2$) errechnet werden. Die **farbkodierte Doppleruntersuchung** erlaubt eine **flächenhafte Darstellung des Blutflusses** im Herzen (Abb. 23.5). Die Farben rot und blau geben einen auf den Schallkopf zu- bzw. vom Schallkopf fortgerichteten Blutfluss wieder. Mit der Farbdopplersonographie ist ähnlich wie mit der zweidimensionalen Echokardiographie eine rasche räumliche Orientierung der Flussphänomene im Herzen (z. B. bei Klappeninsuffizienz) möglich. Analog zur Messung von Blutflussgeschwindigkeiten kann mit dem **Gewebedoppler** die Bewegungsgeschwindigkeit des Myokards gemessen werden. Mit dem Gewebedoppler können die systolische und diastolische Funktion des linken und rechten Ventrikels beschrieben werden.
- Die sog. **Deformationsanalyse** (»speckle tracking«) beschreibt eine Formänderung von bestimmten Myokardarealen durch eine komplexe Verfolgung von Echosignalen (speckles) während der Systole und Diastole des Herzens. Diese Methode ist im Prinzip unabhängig von der Geometrie des Herzens und daher auch zur Funktionsbeurteilung bei komplexen Herzfehlern mit stark veränderter Ventrikelmorphologie eingesetzt werden.

Herzkatheteruntersuchung und Angiokardiographie Bei der Herzkatheteruntersuchung wird zumeist nach Punktion der Femoralvene und/oder Femoralarterie ein 1,3–2 mm dünner, flexibler Schlauch in das Gefäßsystem eingeführt und (unter Röntgen-Durchleuchtungskontrolle) bis zum Herzen vorgeschoben.

Mit dem Herzkatheter kann gezielt in den einzelnen Herz- und Gefäßabschnitten durchgeführt werden (Abb. 23.6):

- **Blutdruckmessung** (damit auch Nachweis von Druckgradienten bei Klappenstenosen)
- Messung der **Sauerstoffkonzentration** (mit Hilfe dieser Werte kann nach dem Fickschen Prinzip eine Shuntberechnung durchgeführt werden)
- **Kontrastmittelinjektion** (durch das Kontrastmittel werden kurzfristig die jeweiligen anatomischen Strukturen, z. B. zur Beurteilung von Klappeninsuffizienzen und/oder zum Nachweis von Septumdefekten angefärbt. Die Dokumentation der Angiographien erfolgt auf digitalen Medien.

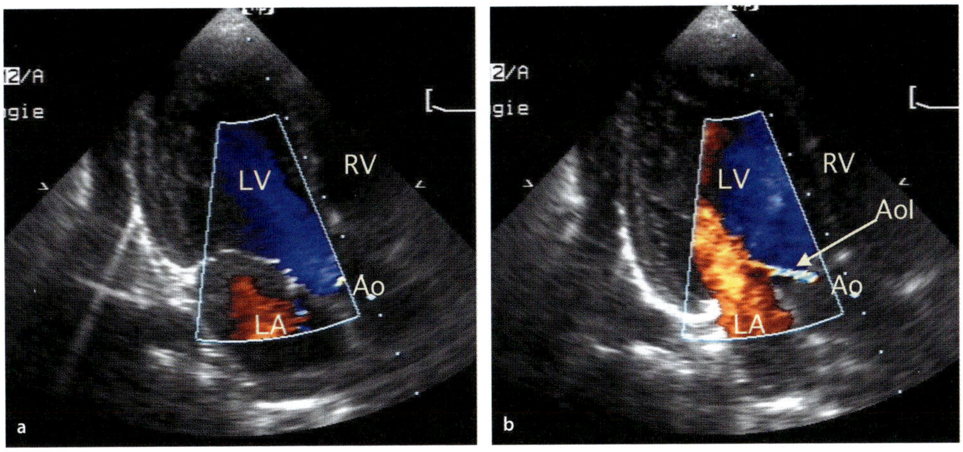

Abb. 23.5a, b Die farbkodierte Doppleruntersuchung erlaubt eine flächenhafte Darstellung der Blutflüsse im Herzen. Die Farben *rot* und *blau* geben einen auf den Schallkopf zu- bzw. vom Schallkopf fortgerichteten Blutfluss wieder. Hier ist das Herz in der apikalen langen Achse dargestellt; der Schallkopf wurde apikal aufgesetzt. **a** In der Systole besteht ein blauer Blutfluss vom linken Ventrikel in die Aorta. **b** Diastolisch findet sich ein roter Einstrom von Blut durch die Mitralklappe in den linken Ventrikel. Zusätzlich kann diastolisch eine geringe Aorteninsuffizienz *(Pfeil)* erkannt werden (*LV* linker Ventrikel, *RV* rechter Ventrikel, *LA* linker Vorhof, *Ao* Aorta, *AoI* Aorteninsuffizienz)

Zusätzlich zu diesen diagnostischen Anwendungen wird bei bestimmten Erkrankungen der Herzkatheter auch **therapeutisch** zur Aufweitung von verengten Herzklappen und Gefäßen (Ballondilatation) oder zum Verschluss von pathologischen Gefäßverbindungen (z. B. persistierendem Ductus arteriosus oder von Vorhofseptum- oder Ventrikeldefekten) eingesetzt.

Kernspintomographie Dieses Verfahren ist eine nichtinvasive, bildgebende Untersuchungsmethode, die sich besonders gut zur Darstellung der Anatomie des Herzens und der großen herznahen Gefäße eignet. Zudem erlaubt sie eine exakte Bestimmung der Herzvolumina, der Herzfunktion und der Shuntmenge bei Shuntvitien. Sie setzt jedoch wegen der relativ langen Aufnahmedauer die Kooperation oder die Sedierung des Kindes voraus.

Neben der Auskultation ist die Echokardiographie die wichtigste diagnostische Methode.

Die Kernspintomographie wird zunehmend häufiger eingesetzt, die Herzkatheteruntersuchung ist indiziert bei komplexen Herzfehlern in der Regel vor Herzoperationen oder zur Behandlung von speziellen Herzfehlern.

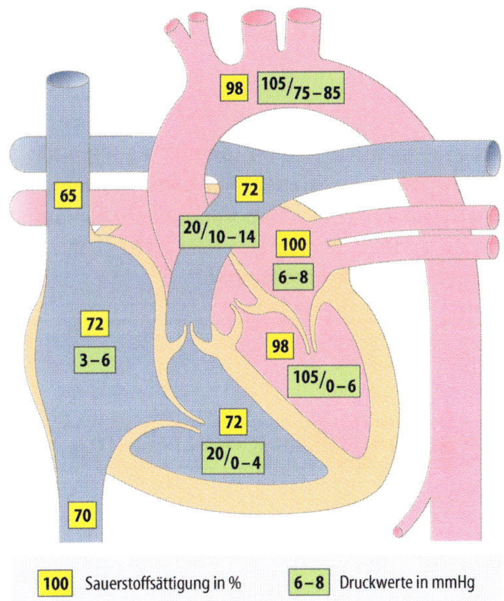

Abb. 23.6 Herzschema. Das Herz ist schematisch dargestellt. Die Druckwerte im normalen Herzen sind in mmHg angegeben, die Sauerstoffsättigungen in %

23.4 Harmlose Herz-Gefäßgeräusche

Diese Herz- bzw. Gefäßgeräusche werden bei herzgesunden Kindern und Jugendlichen auskultiert. Die Häufigkeit dieser harmlosen Geräusche wird mit bis zu 50–75% angegeben. Diese vorwiegend systolischen Herzgeräusche sind eher leise und schwächen sich meist im Sitzen ab.

Still-Geräusch Dieses früh- bis mittelsystolische Geräusch wird bevorzugt zwischen dem 2. und 7. Lebensjahr nachgewiesen. Es hat einen musikalischen Klangcharakter (vibrierendes, nicht raues Geräusch) mit größter Lautstärke im 3. und 4. ICR links parasternal. Als Ursache werden aberrierend verlaufende Sehnenfäden in der Herzkammer diskutiert.

Pulmonales Strömungsgeräusch Dieses systolische Geräusch hat einen Häufigkeitsgipfel zwischen dem 10. und 14. Lebensjahr. Es ist von kurzer Dauer und wird über dem Pulmonalareal im 2. ICR links parasternal gehört. Wahrscheinlich entsteht dieses Geräusch im Bereich der (morphologisch nicht veränderten) Pulmonalklappe.

Arterielles Gefäßgeräusch Dieses Gefäßgeräusch wird nach einem kurzen Zeitintervall im Anschluss an den ersten Herzton über den Karotiden nachgewiesen und durch eine kardiale Hyperaktivität erklärt.

Venöses Gefäßgeräusch (Nonnensausen) Dieses Gefäßgeräusch kann über dem 2. ICR rechts und links parasternal als ein weiches, kontinuierliches (systolisch-diastolisches) Geräusch gehört werden. Wahrscheinlich wird dieses Geräusch durch einen beschleunigten venösen Blutfluss in der V. jugularis hervorgerufen. Daher ver-

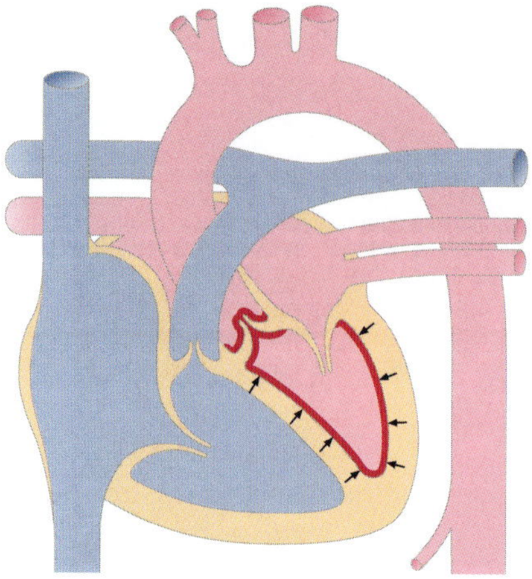

Abb. 23.7 Druckbelastung des Ventrikels. Ein Hindernis im Blutstrom führt zu einer Druckerhöhung der vorgeschalteten Herzkammer und zu einer Hypertrophie der Kammerwand

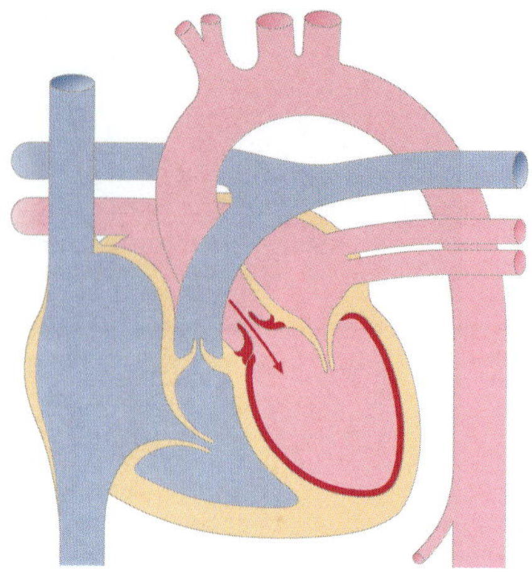

Abb. 23.8 Volumenbelastung des Ventrikels. Bei einer undichten Herzklappe fließt während der Diastole das Blut aus dem nachgeschalteten Gefäß in die Herzkammer zurück. Dies führt zu einer Erniedrigung des diastolischen Blutdruckes im Gefäß und Erhöhung des enddiastolischen Blutdruckes in der Herzkammer

stärken alle Manöver, die den venösen Rückstrom zum Herzen begünstigen, das Geräusch (Sitzen, Inspiration, kontralaterale Kopfdrehung, Kompression der kontralateralen Jugularvene).

> **Auch wenn der Auskultationsbefund für ein harmloses Herz- oder Gefäßgeräusch spricht, sollte durch die Echokardiographie ein angeborener Herzfehler ausgeschlossen werden, da harmlose Geräusche auch zufällig mit Herzfehlern auftreten können.**

Harmlose Herz- und/oder Gefäßgeräusche können bei vielen herzgesunden Kindern auskultiert werden.

23.5 Hämodynamik von Herzfehlern

23.5.1 Druckbelastung

Einengende Strömungshindernisse führen zu einer Druckbelastung der jeweils vorgeschalteten Herzkammer (Abb. 23.7). Ursachen für eine Druckbelastung können eine stenosierte Herzklappe und/oder Einengungen im Bereich der Ausflusstrakte der Ventrikel oder Einengungen im Bereich der herznahen Gefäße sein. Zur Aufrechterhaltung des Blutkreislaufes muss die Herzkammer diese Auswurfbehinderung überwinden. Um das gleiche Schlagvolumen durch die Stenose zu fördern, muss der Druck in der Herzkammer ansteigen. Der Druckunterschied vor und hinter dem Hindernis wird als **Druckgradient** bezeichnet. Bei normaler Funktion der Herzkammern ist er direkt proportional zum Schweregrad der Einengung. Die vermehrte Druckbelastung führt als Kompensationsmechanismus zu einer Zunahme der Herzmuskelmasse (Hypertrophie). Bei hochgradigen Stenosen ist jedoch dieser Kompensationsmechanismus überfordert; als Ausdruck einer Dekompensation dilatieren die Herzkammern.

23.5.2 Volumenbelastung bei Klappeninsuffizienz

Wie bei Klappenstenosen können auch bei Insuffizienzen alle 4 Herzklappen isoliert oder kombiniert betroffen sein. Bei einer Aorten- oder Pulmonalklappeninsuffizienz strömt während der Diastole Blut aus der Aorta bzw. aus der Pulmonalarterie in die jeweilige Kammer zurück (Abb. 23.8). Durch den Abstrom des Blutes sinkt der diastolische Blutdruck in den großen Arterien ab. Der Blutrückfluss in die Herzkammer führt zur Dilatation der Herzkammer und zur Erhöhung des enddiastolischen und systolischen Druckes der Herzkammer. Mit jeder Systole muss die Herzkammer zusätzlich zum normalen Schlagvolumen auch die zurückgeflossene Blutmenge auswerfen. Diese zusätzlich von der Herzkammer ausgeworfene Blutmenge führt zu einer Erhöhung des systolischen Blutdruckes in den Gefäßen. Der erhöhte systolische und erniedrigte diastolische Druck in den Arterien bei einer Aorteninsuffizienz kann bei der Palpation des Arterienpulses als Pulsus celer et altus (»schneller und hoher« Puls) getastet werden.

Ab einem bestimmten Dilatationsgrad der Herzkammer kann es über die Dilatation des Klappenringes zu einer Mitral- bzw. Trikuspidalklappeninsuffizienz und damit zu einer zusätzlichen Volumenbelastung der Herzkammern kommen.

23.5.3 Volumenbelastung bei Links-rechts-Shunt

Auch Verbindungen zwischen dem Körper- und Lungenkreislauf können zu einer Volumenbelastung führen. Da das Blut immer dem Druckgefälle folgt und in der Regel die Druckwerte der linken Herzseite bzw. in der Aorta höher sind als der rechten Seite, resultiert ein Links-rechts-Shunt (Abb. 23.9). Die Größe des Links-rechts-Shunts ist abhängig von der Größe der Verbindung und vom Verhältnis des Gefäßwiderstandes zwischen Körper- und Lungenkreislauf. Die Shuntverbindung kann auf 4 Ebenen erfolgen:

- **Venen**: Fehlmündung von Lungenvenen in die V. cava oder in den rechten Vorhof
- **Vorhof**: Vorhofseptumdefekte
- **Kammer**: Ventrikelseptumdefekte
- **Arterien**: Ductus arteriosus Botalli oder aortopulmonales Fenster und AV-Fisteln

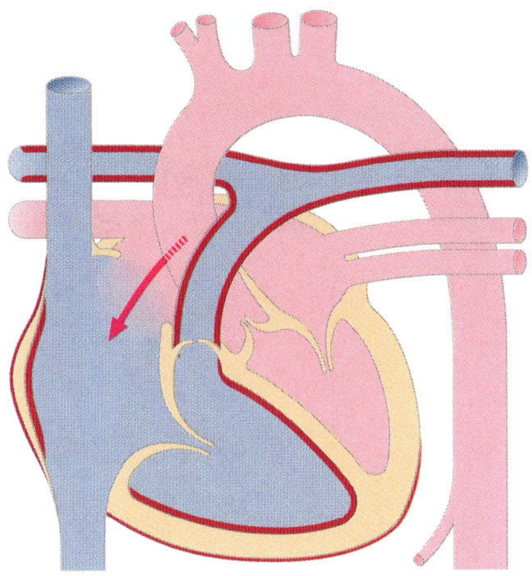

Abb. 23.9 Volumenbelastung durch einen Links-rechts-Shunt. Je nach Lokalisation des Septumdefektes kommt es zu einer Volumenbelastung und Erweiterung der nachgeschalteten Herzhöhlen und Gefäße (hier des rechten Vorhofes, des rechten Ventrikels und der Pulmonalarterie)

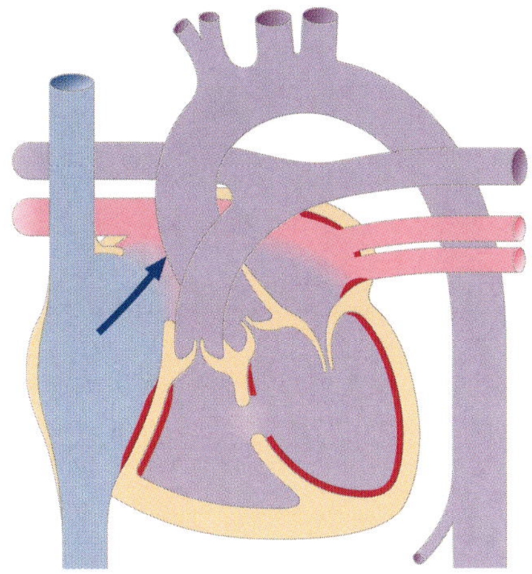

Abb. 23.10 Volumenbelastung durch einen Rechts-links-Shunt. Die Lokalisation und das Ausmaß der verengten Herzklappe sowie die Lokalisation des Septumdefektes bestimmen die Volumenbelastung der nachgeschalteten Herzhöhlen und Gefäße. Bei einem Rechts-links-Shunt ist die Sauerstoffsättigung des arteriellen Blutes durch venöse Zumischung in der Regel deutlich erniedrigt

Die Volumenbelastung der Herzabschnitte bei den jeweiligen Herzfehlertypen sind der Tab. 23.2 zu entnehmen. Als Maß für die Größe des Links-rechts-Shunts wird das Verhältnis Qp:Qs zwischen dem Blutfluss durch den Lungenkreislauf (Qp) und dem durch den Körperkreislauf (Qs) herangezogen. Quotienten von Qp:Qs >1,5:1 werden als hämodynamisch bedeutsam angesehen und rechtfertigen einen operativen oder katheterinterventionellen Verschluss des entsprechenden Defektes. Während ein Vorhofseptumdefekt im Kindesalter zu keiner nennenswerten Erhöhung des rechtsventrikulären und pulmonalarteriellen Blutdruckes führt, können größere Ventrikelseptumdefekte bzw. breite Verbindungen zwischen der Aorta und der A. pulmonalis zu einem Anstieg des Blutdruckes im rechten Ventrikel bzw. in der Pulmonalarterie bis hin zu völligem **Druckangleich** auf dem Niveau des aortalen bzw. linksventrikulären Druckes führen (pulmonale Hypertension).

Tab. 23.2 Volumenbelastung der Herzabschnitte bei verschiedenen Herzfehlern

Ebene	Herzfehler	Volumenbelastung
Venen	Lungenvenenfehlmündung	RA, RV, PA
Vorhof	Septumdefekt	RA, RV, PA, (LA)
Kammer	Septumdefekt	(RV), PA, LA, LV
Gefäße	Persistierender Ductus arteriosus, aortopulmonales Fenster	PA, LA, LV, Ao

RA/RV rechter Vorhof und Ventrikel; *LA/LV* linker Vorhof und Ventrikel; *PA* Pulmonalarterie; *Ao* Aorta

23.5.4 Volumenbelastung bei Rechts-links-Shunt

Ein Rechts-links-Shunt entsteht, wenn zusätzlich zu einer Kurzschlussverbindung zwischen beiden Kreisläufen ein Flusshindernis im Bereich des rechten Herzens bzw. der Pulmonalarterie besteht (Abb. 23.10).

Ein Rechts-links-Shunt kann auf 4 Ebenen auftreten:

- **Venen**: Verbindung der Hohlvene mit dem linken Vorhof,
- **Vorhof**: Vorhofseptumdefekt mit Trikuspidalstenose oder -atresie,
- **Kammer**: Ventrikelseptumdefekt und höhergradige Pulmonalstenose bzw. Pulmonalatresie,
- **Vorhof/Kammer/Arterien**: entsprechender Defekt und widerstandsbedingte pulmonale Hypertonie = Eisenmenger-Reaktion.

Bei einem Rechts-links-Shunt sinkt die Lungendurchblutung zugunsten der Körperdurchblutung, so dass der Quotient Qp:Qs <1 beträgt. Das Ausmaß des Rechts-links-Shunts bestimmt den Schweregrad der entstehenden Zyanose.

23.5.5 Gefäßwiderstände

Die Hämodynamik vieler Herzfehler hängt neben den morphologischen Besonderheiten (wie Defektgröße und Klappenstenose bzw. -insuffizienz) von funktionellen Größen wie den Gefäßwiderständen im großen Kreislauf und im Lungenkreislauf ab. Der Widerstand eines Gefäßbettes wird durch den Gesamtquerschnitt seiner kleinen Arterien bestimmt. Eine Engstellung dieser Arterien bewirkt eine Erhöhung des Gefäßwiderstandes, eine Weitstellung die Absenkung des Gefäßwiderstandes. Der Gefäßwiderstand des Körperkreislaufs (Rs) ist bei gesunden Kindern etwa 5- bis 10-mal so hoch wie der des Lungenbettes (Rp). Folglich ist das Verhältnis zwischen dem Lungenkreislauf und Körperkreislauf Rp:Rs <0,2. Durch Veränderung der Gefäßwiderstände kann man positiv auf die Hämodynamik von Herzfehlern Einfluss nehmen. Bei einer Aortenklappen- und Mitralklappeninsuffizienz kann durch medikamentöse Senkung des Gefäßwiderstandes im Körperkreislauf (durch gefäßdilatierende Medikamente) die Insuffizienz verringert werden. Bei speziellen Kreislaufsituationen (z. B. duktusabhängiger bzw. shuntabhängiger Durchblutung der Lunge aus der Aorta) kann es je nach Kreislaufsituation erforderlich sein, die Lungendurchblutung zu verbessern (durch Senkung des Lungengefäßwiderstandes) oder die Körper-

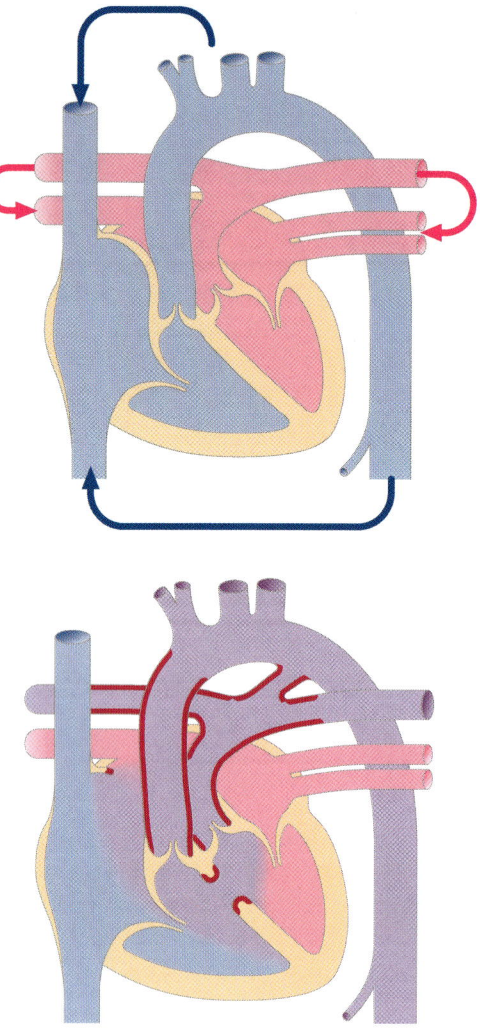

a

b

■ **Abb. 23.11a, b** **a** Parallelschaltung der Kreisläufe bei Transposition der großen Arterien. Venöser und arterieller Blutkreislauf bilden in sich geschlossene Kreise. Sauerstoffarmes Blut gelangt somit nicht zur Sauerstoffaufnahme in den Lungenkreislauf, sauerstoffreiches Blut gelangt nicht in den Körperkreislauf, somit sind Sauerstoffaufnahme und -transport nicht möglich. **b** Shuntmöglichkeiten bei Transposition der großen Arterien. Ein Vorhof-, Ventrikelseptumdefekt und/oder ein persistierender Ductus arteriosus erlauben eine Durchmischung arteriellen und venösen Blutes und die lebensnotwendige Sauerstoffaufnahme und den Sauerstofftransport

kreislaufdurchblutung zu verbessern (durch Senkung des Gefäßwiderstandes im Körperkreislauf).

23.5.6 Fehlkonnektion der großen Arterien

Bei Fehlabgang der Aorta aus dem rechten Ventrikel und einem Fehlabgang der Pulmonalarterie aus dem linken Ventrikel (sog. **Transposition der großen Arterien**) liegt eine besondere Kreislaufsituation vor. Im Gegensatz zu der üblichen Hintereinanderschaltung des Lungen- und Körperkreislaufs sind bei diesem Herzfehler Lungen- und Körperkreislauf parallel geschaltet (■ Abb. 23.11a). Venöses Blut fließt durch den rechten Vorhof und Ventrikel in die Aorta und über die Hohlvenen wieder zurück zum rechten Vorhof. Analog fließt sauerstoffreiches, lungenvenöses Blut durch den linken Vorhof und linken Ventrikel in die Pulmonalarterie und dann

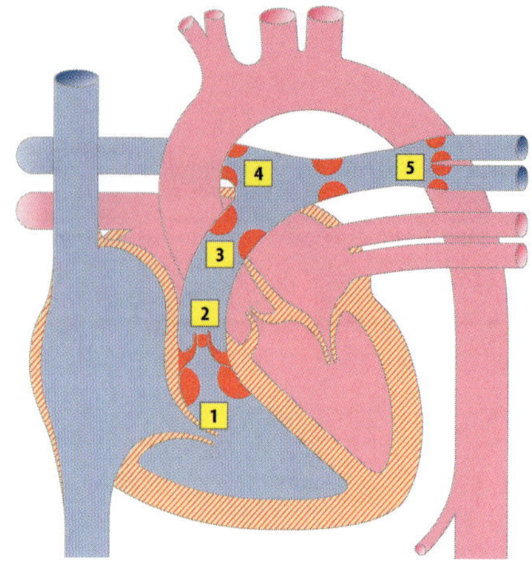

■ **Abb. 23.12** Formen der Pulmonalstenose. Je nach Lage der Einengung werden die subvalvulär-infundibuläre *(1)*, valvuläre *(2)*, supravalvuläre *(3)* und periphere Pulmonalstenose *(4, 5)* unterschieden

nach Lungenpassage über die Lungenvenen erneut zum linken Vorhof. Diese Kreislaufsituation mit Parallelschaltung der beiden Kreisläufe führt zu einer schweren **Zyanose** und kann nicht überlebt werden. Erst Querverbindungen auf Vorhofebene (Vorhofseptumdefekt), Ventrikelebene (Ventrikelseptumdefekt) und auf der Ebene der großen Arterien (persistierender Ductus arteriosus) ermöglichen über einen kombinierten Rechts-links- und Links-rechts-Shunt eine Durchmischung von venösem und arteriellem Blut und damit eine O_2-Aufnahme und einen O_2-Weitertransport (■ Abb. 23.11b).

23.6 Rechtsherzobstruktion

23.6.1 Pulmonalstenose (PS)

■■ Morphologie, Hämodynamik

Einengungen im Bereich der rechtsventrikulären Ausflussbahn bzw. der Pulmonalarterie können auf verschiedenen Ebenen auftreten (■ Abb. 23.12):

- subvalvulär (rechtsventrikulärer Ausflusstrakt),
- valvulär (Pulmonalklappe),
- supravalvulär (Hauptstamm der Pulmonalarterie),
- peripher (Bifurkation der Pulmonalarterie bzw. noch weiter peripher).

Isolierte Pulmonalstenosen treten mit einer Häufigkeit von 6% auf, kombiniert mit anderen Herzfehlern mit einer Häufigkeit von knapp 21%. Bei der isolierten valvulären Pulmonalstenose sind die Kommissuren der Taschenklappe miteinander verklebt, so dass sich systolisch die Klappe nicht vollständig öffnen kann. Supravalvuläre Pulmonalstenosen können den Hauptstamm, die Bifurkation zur rechten und linken Lungenarterie oder weiter peripher die Lappen- und Segmentarterien betreffen. Die subvalvuläre Pulmonalstenose (Infundibulumstenose) wird meist durch hypertrophierte Muskelbündel, die den rechtsventrikulären Ausflusstrakt (vorwiegend in der Systole) einengen, hervorgerufen. Alle Formen führen zu einer Auswurfbehinderung des Blutflusses vom rechten Ventrikel zur Pulmonalarterie. Abhängig vom Schweregrad der Stenosierung entwickelt sich eine Druckbelastung und eine kompensatorische Hypertrophie der rechten Herzkammer.

▪▪ Klinik

Leichte bis mittelgradige Pulmonalstenosen sind klinisch stumm und die Entwicklung der Kinder ist normal. Hochgradige valvuläre Pulmonalstenosen können zu einer erheblichen Erhöhung des rechtsventrikulären Druckes (z. T. auf suprasystemische Druckwerte mit höheren Drücken im rechten Ventrikel als im linken Ventrikel) und zu einer akuten kardialen Dekompensation führen (sog. kritische Pulmonalstenose). Die betroffenen Kinder sind sehr krank: Dys-/Tachypnoe, Lebervergrößerung, Zyanose (Rechts-links-Shunt auf Vorhofebene bei höheren Druckwerten im rechten Vorhof als im linken Vorhof). Bei starker Belastung können präkordial die kräftigen **Pulsationen** des rechten Ventrikels als Hyperaktivität tastbar sein (»hebt die aufgelegte Hand hoch«). In Abhängigkeit vom Stenosegrad lässt sich ein zunächst immer lauter werdendes Systolikum über dem 2. und 3. ICR links parasternal nachweisen. Bei leichteren Stenosen kann die ruckartige Öffnung der Pulmonalklappe (wie das Schlagen eines Segels bei plötzlich auftretendem Wind) als ein frühsystolisches Klick-Geräusch (**Pulmonalklappenöffnungston**) wahrgenommen werden.

▪▪ Diagnose

Im **EKG** können Rechtshypertrophiezeichen (hohe R-Zacken >1,5mV in der Brustwandableitung V1 und V2) sowie ein P dextrokardiale (erhöhte P-Zacke >0,3 mV) nachgewiesen werden. **Röntgenologisch** kann die poststenotische Dilatation des Pulmonalarterienhauptstammes bei valvulärer Pulmonalstenose als prominentes Pulmonalsegment imponieren, die Lungengefäßzeichnung ist vermindert. **Echokardiographisch** kann im zweidimensionalen Schnittbild zunächst der Ort der Einengung lokalisiert werden (z. B. verdickte und schlecht bewegliche Pulmonalklappenblätter bei einer valvulären Pulmonalstenose). In der Farbdopplersonographie weist eine turbulente Strömung auf eine Stenose hin. Mit Hilfe der Dopplersonographie kann über die Erhöhung der Blutströmungsgeschwindigkeit der Druckgradient an der Stenose zuverlässig bestimmt werden.

Während eine subvalvuläre und valvuläre Pulmonalstenose echokardiographisch sicher diagnostiziert werden kann, sind eine **Herzkatheteruntersuchung** und **Angiographie** für die Diagnostik von supravalvulären und peripheren Pulmonalstenosen nach wie vor angezeigt. Angiographisch lässt sich die Pulmonalarterie bis weit in die Peripherie der Lungen sehr gut abbilden. Mit der Kernspintomographie kann das Pulmonalgefäßsystem in guter Bildqualität abgebildet werden.

▪▪ Therapie

Die Therapie der Wahl einer valvulären Pulmonalstenose ist heute die **Ballondilatation** der eingeengten Klappe (◘ Abb. 23.35c). Praktisch bei allen Kindern kann durch die Ballondilatation eine effektive Reduzierung des Druckgradienten erreicht werden, lediglich bei morphologisch stark veränderten Klappen führt die Ballondilatation zu keinem Erfolg. In diesen Fällen muss chirurgisch eine **Kommissurotomie** oder, falls dies nicht möglich ist, eine (Teil-)Resektion der Pulmonalklappe erfolgen. Supravalvuläre und periphere Pulmonalstenose sind in aller Regel unzureichend durch die Ballondilatation zu behandeln. Hier muss die Engstelle operativ mit einem Patch erweitert werden. Alternativ kann katheterinterventionell eine Stenose im Bereich der Bifurkation der Pulmonalarterie mit einem Ballonkatheter dilatiert und der Dilatationserfolg mit einem Stent (aufdehnbares Metallgitter zur inneren Schienung des Gefäßes) gesichert werden.

Einengungen des rechtsventrikulären Ausflusstraktes durch eine Infundibulumstenose werden durch die Resektion der hypertrophierten Muskelbündel und eventuell eine Patcherweiterung des rechtsventrikulären Ausflusstraktes chirurgisch behandelt.

Nach einer Ballondilatation oder operativen Kommissurotomie einer valvulären Pulmonalstenose ist der weitere Verlauf günstig. Restgradienten steigen in aller Regel nicht erneut an, sondern können im Gegenteil weiter abnehmen.

23.6.2 Trikuspidalstenose (TS)

▪▪ Morphologie, Hämodynamik

Eine isolierte Trikuspidalklappenstenose ist im Kindesalter sehr selten. Die Klappensegel der Trikuspidalklappe können stark verdickt und an den Rändern zusammengewachsen sein, oder der Klappenring selber kann eng sein und dadurch den Blutstrom vom rechten Vorhof in den rechten Ventrikel behindern.

▪▪ Klinik

Je nach Schweregrad der Stenose können schon schwere Symptome bei Neugeborenen auftreten. Hier kommt es bei gleichzeitig vorliegender Vorhofverbindung über einen Rechts-links-Shunt zu einer Zyanose.

▪▪ Diagnostik

Im **EKG** kann ein P dextroatriale nachgewiesen werden. Röntgenologisch kann ein betonter rechtsatrialer Vorhofbogen auf eine Dilatation hinweisen. Mit der **Echokardiographie** kann das Ausmaß der Trikuspidalklappenstenose und, für die Weiterbehandlung sehr wichtig, die Größe des rechten Ventrikels bestimmt werden. Die **Herzkatheteruntersuchung** zeigt eine überhöhte rechtsatriale a-Welle (Vorhofkontraktion gegen eine verengte Klappe); des Weiteren können die Größe des rechten Ventrikels und die Weite der Pulmonalarterien angiographisch dargestellt werden.

▪▪ Therapie

Bei isolierter Trikuspidalklappenstenose und gut entwickeltem rechten Ventrikel kann die Klappenöffnungsfläche durch eine Kommissurotomie vergrößert werden. Bei unterentwickeltem rechten Ventrikel kommen chirurgische Verfahren mit Schaffung einer Fontan-Zirkulation (▶ Abschn. 23.10.2) in Betracht.

23.7 Linksherzobstruktion

23.7.1 Aortenstenose

▪▪ Morphologie, Hämodynamik

Unter dem Begriff »Aortenstenose« (2% der angeborenen Herzfehler im Neugeborenenalter) werden Obstruktionen des linksventrikulären Ausflusstraktes, der Aortenklappe und der Aorta ascendens zusammengefasst. Morphologisch werden entsprechend der Lokalisation der Stenose die subvalvuläre, valvuläre und supravalvuläre Aortenstenose unterschieden (◘ Abb. 23.13):

- **Subvalvuläre Aortenstenose**:
  - fibröse Leiste unterhalb der Aortenklappe,
  - muskuläre Einengung im Rahmen einer hypertrophen Kardiomyopathie.
- **Valvuläre Aortenstenose**: verdickte und miteinander verwachsene Klappentaschen. Die Aortenklappe kann dabei trikuspidal (dreitaschig), häufiger bikuspidal, selten unikuspidal (keine Kommissur abgrenzbar) angelegt sein. Als begleitende Herzfehler finden sich oft eine Aortenisthmus-

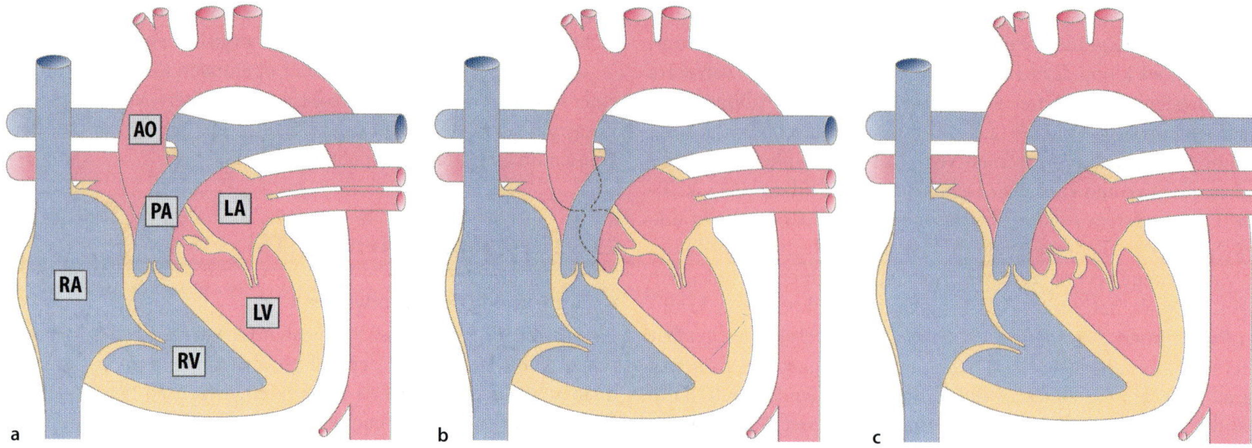

Abb. 23.13a–c Aortenstenose. Dargestellt sind die verschiedenen Formen der Aortenstenose. **a** Valvuläre Aortenstenose. Die Klappe ist verdickt und zeigt eine Domstellung. **b** Supravalvuläre Aortenstenose, hier besteht eine Einengung der Aorta oberhalb des Aortenbulbus. Die Koronararterien liegen prästenotisch. **c** Fibröse Subaortenstenose. Unterhalb der Aortenklappe im linken Ventrikel findet sich fibröses Gewebe, das zu einer subvalvulären Einengung führt. *RA* rechter Vorhof, *RV* rechter Ventrikel, *LA* linker Vorhof, *LV* linker Ventrikel, *AO* Aorta, *PA* Pulmonalarterie

stenose, ein Ventrikelseptumdefekt und Fehlbildungen der Mitralklappe.

- **Supravalvuläre Aortenstenose**: fast immer mit dem Williams-Beuren-Syndrom assoziiert, das durch eine typische Fazies (»Kobold«), eine mentale Beeinträchtigung und eine Kyphoskoliose charakterisiert ist. Genotypisch liegt eine Mutation des Elastin-Gens zugrunde. Zusätzlich bestehen oft periphere Pulmonalstenosen, Stenosen der Aortenbogengefäße und der Nierenarterien.

Hämodynamisch kommt es bei allen Formen durch die Einengung des linksventrikulären Ausflusstraktes zu einer Druckbelastung des linken Ventrikels, die durch eine linksventrikuläre Hypertrophie kompensiert wird (Abb. 23.7). Bei höhergradiger Stenose kommt es schließlich zur subendokardialen Ischämie und linksventrikulären Dekompensation. Eine besondere Form stellt die »kritische Aortenstenose des Neugeborenen« dar, es handelt sich um eine hochgradige valvuläre Aortenstenose mit Herzversagen. Weil der linke Ventrikel vor der Geburt nur die obere Körperhälfte versorgen muss (die untere Körperhälfte wird über den Ductus arteriosus Botalli vom rechten Ventrikel versorgt), kommt es nach der Geburt, wenn sich der Ductus verschließt, zur raschen Dekompensation.

Klinik

Die Klinik unterscheidet sich nach dem Schweregrad und dem Ausmaß der Kompensation:

Bei einer **hochgradigen (»kritischen«) Aortenstenose** kommt es schon in den ersten Lebenstagen bis -wochen zur Dekompensation des linken Ventrikels. Das Herzgeräusch ist leise, weil das Herzzeitvolumen kritisch vermindert ist. Die Pulse sind allseits kaum tastbar.

- Bei der **kompensierten Aortenstenose** finden sich selten Zeichen einer eingeschränkten körperlichen Belastbarkeit, oft fehlen Symptome, und der Herzfehler fällt nur durch das Herzgeräusch auf. Da die verdickte Aortenklappe keinen normalen Schlusston erzeugt, ist das Aortensegment des 2. Herztones oft leise. Häufig kann ein frühsystolischer Klick als Extraton gehört werden. Das Herzgeräusch ist meist laut und erreicht Grad $^3/_6$–$^5/_6$. Es handelt sich um ein rauhes, mittel- bis niederfrequentes Holosystolikum, das im 2.–3. ICR rechts am lautesten ist und in die Karotiden fortgeleitet wird. Ein spätes, aber alarmierendes Symptom der Aortenstenose ist die Synkope. Bei oder nach Ausdauerbelastungen und isometrischen Belastungen kann es zur subendokardialen Ischämie und zum Kammerflimmern kommen. Der Patient kann akut versterben! Bei Patienten mit Aortenstenose muss vor körperlichen Belastungen (kein Leistungssport!) ausdrücklich gewarnt werden.

Diagnose

Im **EKG** finden sich die Zeichen der Linkshypertrophie (Sokolow-Index über der Altersnorm, verzögerte endgültige Negativitätsbewegung). Als Zeichen der subendokardialen Ischämie können linksventrikuläre Repolarisationsstörungen mit Senkung der ST-Strecke und negativem T in den linkspräkordialen Brustwandableitungen auftreten. Im **Röntgenbild** des Thorax kann auch eine schwere Aortenstenose übersehen werden. Bei dekompensierter Aortenstenose zeigt sich neben einer Lungenvenenstauung bzw. einem Lungenödem meist eine Kardiomegalie mit Verlagerung der Herzspitze nach unten außen.

Das **Echokardiogramm** zeigt die Lokalisation und die Morphologie der Stenose. Der Schweregrad wird dopplerechokardiographisch bestimmt: ein Mitteldruckgradient >50 mmHg stellt eine Indikation zur Therapie dar. Auch das Ausmaß der linksventrikulären Hypertrophie wird erfasst, eine zunehmende Linkshypertrophie stellt eine Indikation zur Therapie dar. Begleitende Fehlbildungen wie eine Aortenisthmusstenose, ein Ventrikelseptumdefekt oder Fehlbildungen der Mitralklappe können ausgeschlossen werden.

Eine diagnostische **Herzkatheteruntersuchung** ist heute nur in besonderen Situationen indiziert, z. B. bei divergierenden Befunden oder bei begleitenden Fehlbildungen.

Therapie

Bei der »**kritischen Aortenstenose des Neugeborenen**« besteht die initiale (Notfall-)Therapie im Offenhalten des Ductus Botalli durch die Infusion von Prostaglandin E1 (Startdosis10–50 bis maximal 100 ng/kg/min, Erhaltungsdosis 5–10 ng/kg/min). Der rechte Ventrikel versorgt dann – wie im fetalen Kreislauf – über den Ductus Botalli die untere Körperhälfte und entlastet den dekompensierten linken Ventrikel. Sauerstoffgaben sollten vermieden werden, eine Hyperkapnie durch Hypoventilation oder CO_2-Beimischung zum

Atemgas sind wünschenswert, damit der pulmonale Widerstand erhöht wird und dadurch der Körperkreislauf begünstigt wird. Eine Therapie der Herzinsuffizienz mit Digitalis und Diuretika ist immer indiziert, evtl. auch mit Katecholaminen (Dobutamin, Adrenalin).

Die **Ballondilatation** der valvulären Aortenstenose stellt eine effektive Therapiemaßnahme dar. Das Risiko liegt in der Entstehung einer Aorteninsuffizienz, deshalb wird die Ballondilatation bei einer vorbestehenden, ausgeprägten Aorteninsuffizienz nicht durchgeführt. Als operative Maßnahme kommt die offene Kommissurotomie in Frage. Auch die Kommissurotomie kann zu einer Aorteninsuffizienz führen. Sind diese Maßnahmen unzureichend, kommt nur ein Ersatz der Aortenklappe in Frage.

Bei der **kompensierten Aortenstenose** stellt die Ballondilatation der valvulären Aortenstenose eine therapeutische Option dar, die einem operativen Vorgehen ebenbürtig zu sein scheint. Chirurgisch kommt die Kommissurotomie in Frage, langfristig ist meist ein Klappenersatz notwendig, insbesondere wenn zusätzlich eine Aorteninsuffizienz vorliegt. Bei der sub- und supravalvulären Aortenstenose erfolgt operativ die Resektion der fibrösen Leiste bzw. die Erweiterungsplastik der supravalvulären Einengung.

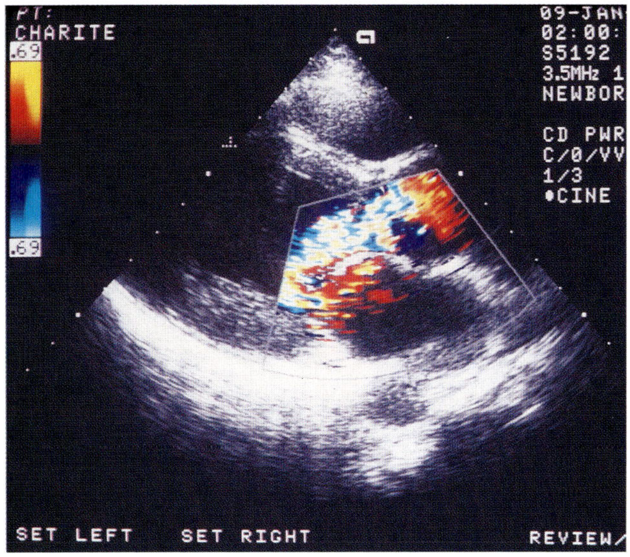

Abb. 23.14 Dopplerechokardiographie einer Aorteninsuffizienz. Diastolisch ist die deutliche Regurgitation durch die Aortenklappe in den linken Ventrikel sichtbar (Abb. 23.4a)

23.7.2 Aorteninsuffizienz

Morphologie, Hämodynamik

Zu einer Aorteninsuffizienz kommt es am häufigsten im Gefolge einer chirurgischen oder interventionellen Therapie einer Aortenstenose, so dass meist ein »kombiniertes« Aortenvitium vorliegt. Eine isolierte Aorteninsuffizienz ist selten und tritt z. B. beim Marfan-Syndrom, durch den Prolaps einer Aortenklappentasche in einen unmittelbar subaortal gelegenen Ventrikelseptumdefekt und bei einer fibrösen Subaortenstenose auf. Eine erworbene Aorteninsuffizienz kann im Rahmen einer Endokarditis, eines rheumatischen Fiebers und des Kawasaki-Syndroms entstehen.

Hämodynamisch fließt ein Teil des Blutes, das vom linken Ventrikel in die Aorta gepumpt wurde, durch die schlussunfähige Aortenklappe wieder zurück (Abb. 23.8). Es kommt zur linksventrikulären Volumenbelastung, Vorwärtsschlagvolumen und diastolischer Blutdruck fallen ab, der diastolische Ventrikeldruck steigt an.

Klinik

Die Klinik hängt vom Schweregrad der Aorteninsuffizienz ab. Bei einer milden Aorteninsuffizienz werden keine Symptome beobachtet. Bei höhergradiger Aorteninsuffizienz kommt es zur verminderten Belastbarkeit und Dyspnoe bei Belastung. Beim Säugling fallen vermehrtes Schwitzen, Trinkunlust und eine Gedeihstörung auf. Bei einer akuten schweren Aorteninsuffizienz, wie bei einer akuten Aortenendokarditis, kann ein kardiogener Schock entstehen.

Mit der zunehmenden Schlussunfähigkeit der Aortenklappe werden ein Pulsus celer et altus, eine große Blutdruckamplitude und ein erniedrigter diastolischer Blutdruck klinisch auffällig. Bei der Auskultation zeigt sich die Aorteninsuffizienz in einem eher leisen (Grad $^2/_6$–$^3/_6$) Herzgeräusch. Das gießende **Diastolikum** wird am besten am sitzenden oder vornübergebeugten Kind im 4. ICR links gehört, es beginnt sofort nach dem Aortenklappenschlusston.

Diagnose

Im **EKG** finden sich die Zeichen der Linkshypertrophie bzw. linksventrikulären Volumenbelastung, oft auch ein P sinistroatriale. Bei schwerer Aorteninsuffizienz können Repolarisationsstörungen (ST-Senkungen, T-Inversionen) auftreten, die auf der eingeschränkten Koronarperfusion und Ventrikelüberdehnung beruhen. Das **Röntgenbild** zeigt nur bei schwerer Aorteninsuffizienz verwertbare Veränderungen (Kardiomegalie). Das **Echokardiogramm** ist diagnostisch (Abb. 23.14). Die Aorteninsuffizienz kann im Farbdoppler dargestellt werden und ihr Schweregrad semiquantitativ bestimmt werden (mild – Regurgitation nur unmittelbar unterhalb der Aortenklappe, moderat – Regurgitation bis zur Spitze der Mitralsegel, schwer – Regurgitation bis in die Herzspitze). Bei Jugendlichen kann die transösophageale Echokardiographie hilfreich sein. Eine diagnostische **Herzkatheteruntersuchung** ist meist zur Erfassung der Hämodynamik vor einem operativen Vorgehen indiziert.

Therapie

Bei einer leichten Aorteninsuffizienz besteht keinerlei Therapieindikation. Bei einer mäßigen Aorteninsuffizienz (Grad 2–3) wird durch einen Nachlastsenker (ACE-Hemmer, z. B. Captopril, Enalapril) das Vorwärtsschlagvolumen gesteigert und damit die Regurgitation vermindert. Bei einer ausgeprägten Aorteninsuffizienz (Grad 3–4), besonders, wenn es zur zunehmenden Vergrößerung des linken Ventrikels kommt, stellt der Klappenersatz meist die einzige Therapieoption dar. Verschiedene Verfahren stehen zur Verfügung:

- Kunstklappe: Einfach verfügbar, lange Lebensdauer der Klappe, die Klappe wächst jedoch nicht mit, und es ist eine systemische Antikoagulation erforderlich.
- Xenograft (tierische Klappe): Einfach verfügbar, eine Antikoagulation ist nicht erforderlich, jedoch wächst die Klappe nicht mit und degeneriert schnell, so dass schon nach 3–5 Jahren ein erneuter Klappenersatz notwendig werden kann.
- Homograft (menschliche Klappe): Keine Antikoagulation erforderlich, die Verfügbarkeit ist begrenzt, die Klappe wächst nicht mit, so dass es schnell zur erneuten Klappenstenose und -insuffizienz kommen kann.
- Ross-Operation: Die Pulmonalklappe des Patienten wird in Aortenposition implantiert. Diese Klappe wächst mit, eine Antikoagulation ist nicht erforderlich. Es muss jedoch ein Homograft (s. oben) in Pulmonalisposition implantiert werden.

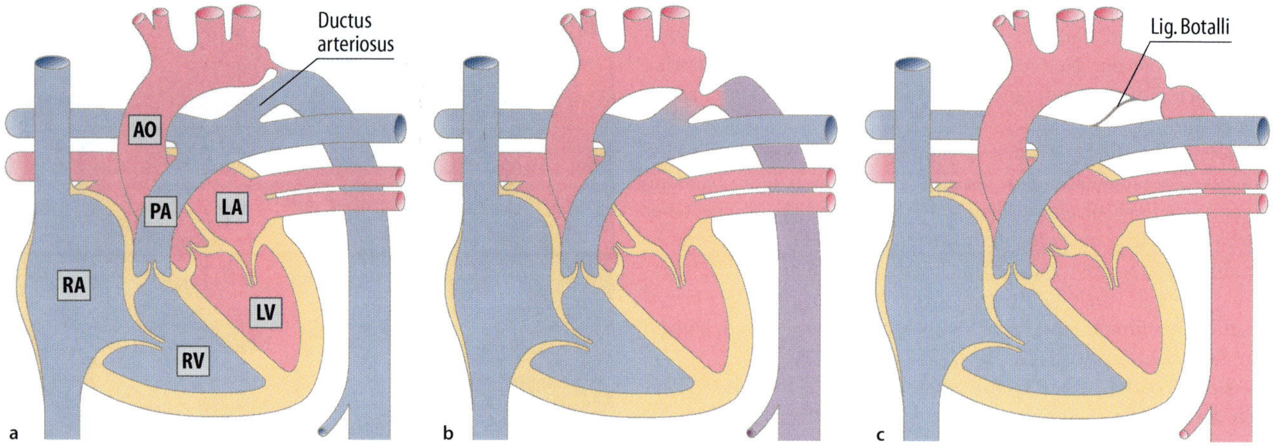

Abb. 23.15a–c Aortenisthmusstenose. **a** Schematische Darstellung der präduktalen Aortenisthmusstenose, die Einengung liegt vor dem Ductus Botalli. Der Ductus ist offen, die untere Körperhälfte wird über den Ductus versorgt. **b** Juxtaduktale Aortenisthmusstenose, die Einengung liegt dem Ductus unmittelbar gegenüber. Solange der Ductus offen ist, kann Blut aus dem Aortenbogen in die Aorta descendens und Blut aus dem Ductus in die Aorta descendens gelangen. In **c** ist eine postduktale Aortenisthmusstenose dargestellt. Diese findet sich fast ausschließlich bei älteren Kindern und Jugendlichen. Die Einengung liegt hinter dem verschlossenen Ductus Botalli (Lig. Botalli). Meist finden sich ausgeprägte Kollateralen, über die eine Durchblutung der unteren Körperhälfte erfolgt. *RA* rechter Vorhof, *RV* rechter Ventrikel, *LA* linker Vorhof, *LV* linker Ventrikel, *AO* Aorta, *PA* Pulmonalarterie

23.7.3 Aortenisthmusstenose – Coarctatio aortae

Morphologie, Hämodynamik

Als Aortenisthmus wird die Region des distalen Aortenbogens im Bereich der Einmündung des Ductus arteriosus bezeichnet. Eine Aortenisthmusstenose (Koarktation) ist eine Stenose im Bereich des Aortenisthmus (ca. 4% aller angeborenen Herzfehler). Oft findet sich »versprengtes« Ductusgewebe in der Stenose, das sich nach der Geburt kontrahiert und zur Zunahme der Einengung führt. Vor der Geburt sind eine Aortenisthmusstenose und sogar eine Atresie des Aortenisthmus bedeutungslos, weil die Perfusion der unteren Körperhälfte schon normalerweise über den Ductus Botalli erfolgt.

Bei der Aortenisthmusstenose liegt meist eine umschriebene, »sanduhrförmige« Stenose vor, seltener eine streckige, »tubuläre« Stenose. Manchmal besteht zusätzlich eine »tubuläre Hypoplasie« des Aortenbogens mit einem verminderten Durchmesser des Aortenbogens. Morphologisch werden je nach Lagebeziehung des Ductus arteriosus zur Stenose die folgenden Formen unterschieden (Abb. 23.15):

- **präduktale Aortenisthmusstenose:** die Stenose liegt proximal vom Ductus,
- **juxtaduktale Aortenisthmusstenose**: die Stenose liegt dem Ductus gegenüber,
- **postduktale Aortenisthmusstenose**, die Stenose liegt distal vom Ductus.

Bei der präduktalen und juxtaduktalen Aortenisthmusstenose erfolgt die Durchblutung der unteren Körperhälfte vor und unmittelbar nach der Geburt über den Ductus Botalli. Kommt es in den ersten Lebenstagen zum Verschluss des Ductus Botalli, wird die Stenose wirksam. Die untere Körperhälfte wird nicht oder vermindert perfundiert; es kommt zur akuten Druckbelastung des linken Ventrikels.

Bei der postduktalen Aortenisthmusstenose liegt die Stenose distal vom Ductus, so dass die Durchblutung der unteren Körperhälfte nicht über den Ductus Botalli erfolgen kann. Eine Durchblutung der unteren Körperhälfte kann nur über Kollateralgefäße (A. mammaria, obere Interkostalarterien) erfolgen.

An begleitenden Fehlbildungen finden sich oft eine bikuspidale Aortenklappe. Eine begleitende Aortenstenose, ein Ventrikelseptumdefekt, eine Abgangsstenose der linken A. subclavia und eine A. lusoria (die rechte A. subclavia geht als letztes Gefäß aus dem Aortenbogen ab) kommen gehäuft vor.

Klinik

Die klinischen Symptome sind altersabhängig. Die **neonatale Aortenisthmusstenose** wird zwischen dem 2.–14. Lebenstag klinisch auffällig. Meist liegt eine prä- oder juxtaduktale Form vor. Mit dem Verschluss des Ductus Botalli kommt es zur lebensbedrohlichen Dekompensation des linken Ventrikels mit Dyspnoe, schwerer Herzinsuffizienz und prärenalem Nierenversagen.

Jenseits der Neugeborenenperiode sind die Symptome meist unspezifisch: vermehrte Infektanfälligkeit und verminderte Belastbarkeit. Bei fehlenden oder abgeschwächten Femoralarterienpulsen wird oft die Verdachtsdiagnose bei einer Vorsorgeuntersuchung gestellt. Wegweisende Symptome können im Kleinkindesalter Kopfschmerzen, häufiges Nasenbluten und auffallend kalte Füße sein, seltener Wadenschmerzen bei körperlicher Belastung. Beim Schulkind kann eine Claudicatio intermittens auftreten. Nach dem 12. Lebensjahr kann als gefürchtete Komplikation ein zerebraler Insult aufgrund des Hypertonus eintreten.

> **Das Leitsymptom der Aortenisthmusstenose ist ein arterieller Hypertonus der oberen Extremitäten und ein verminderter Blutdruck der unteren Extremitäten.**

Die Diagnose wird durch die Palpation der Pulse gestellt: Pulsus celer et altus an den oberen Extremitäten, **kaum tastbare oder fehlende Pulse an den unteren Extremitäten**. Wegen einer möglichen Abgangsstenose der linken A. subclavia kann auch der Blutdruck am linken Arm vermindert sein.

> **Die Blutdrucke müssen immer an allen 4 Extremitäten gemessen werden.**

Die **Auskultation** ergibt links parasternal ein systolisches Strömungsgeräusch, das laut in den Rücken fortgeleitet wird. Das Holosystolikum ist mittellaut (Grad $^2/_6$–$^3/_6$), spindelförmig und reicht bis in die frühe Diastole. Kollateralgefäße können ein systolisch-diastolisches Strömungsgeräusch (oft am Rücken) verursachen.

■■ Diagnose

Das **EKG** zeigt bei der neonatalen Aortenisthmusstenose eine Rechtsbelastung, weil der rechte Ventrikel über den offenen Ductus Botalli die untere Körperhälfte mitversorgen muss. Jenseits der Neugeborenenperiode wird eine zu erwartende Linkshypertrophie beobachtet. Im **Echokardiogramm** kann die Morphologie der Aortenisthmusstenose dargestellt werden, der Stenosegradient wird mittels Dopplerechokardiographie bestimmt. Bei ausgeprägter Kollateralisierung kann der Druckgradient in Ruhe niedrig sein, ein abgeflachtes Flussprofil in der Aorta abdominalis ist dann wegweisend. Das **Röntgenbild** ist unspezifisch, erst beim Schulkind zeigen sich eine prä- und poststenotische Dilatation der Aorta sowie »Rippenusuren« durch stark erweiterte Interkostalarterien.

Eine **Herzkatheteruntersuchung** und Angiographie ist beim Neugeborenen nicht immer indiziert, beim größeren Kind jedoch fast immer erstrebenswert. Eine Alternative stellt die **Kernspintomographie** dar.

■■ Therapie

Bei der »**neonatalen Aortenisthmusstenose**« besteht die Notfalltherapie im Offenhalten des Ductus Botalli durch die Infusion von Prostaglandin E1. Der rechte Ventrikel versorgt dann über den Ductus Botalli die untere Körperhälfte und entlastet den dekompensierten linken Ventrikel. Eine Therapie der Herzinsuffizienz erfolgt mit Digitalis und Diuretika, zusätzlich eignen sich Adrenalin (Suprarenin) und Dobutamin (Dobutrex) im Rahmen der Intensivtherapie.

Interventionelle Therapie Die Ballondilatation der Aortenisthmusstenose stellt jenseits der Neugeborenenperiode eine Alternative zum operativen Vorgehen dar. Beim Neugeborenen ist ein operatives Vorgehen vorzuziehen, weil es wesentlich seltener zu Restenosen kommt. Bei einer Restenose nach operativer Korrektur einer Aortenisthmusstenose ist die Ballondilatation die Standardtherapie. Schließlich stellt bei Jugendlichen und Erwachsenen die Stent-Implantation in den Aortenisthmus eine vielversprechende therapeutische Alternative dar. Mögliche Komplikationen der Ballondilatation sind eine paradoxe Hypertension mit krisenhaften Blutdrucksteigerungen (s. unten), ein Aortenaneurysma bis hin zur Aortenruptur, eine Aortendissektion und ein arterieller Gefäßverschluss (nach retrograder Katheterisierung).

Chirurgische Therapie Eine Vielzahl von operativen Methoden steht zur Verfügung, am häufigsten erfolgt die Resektion der Stenose mit nachfolgender End-zu-End-Anastomose. Alternativ wird bei der Subclavian-Flap-Plastik die linke A. subclavia zur Erweiterung des Aortenisthmus verwendet. Bei einer tubulären Hypoplasie des Aortenbogens muss eine Patcherweiterung durchgeführt werden.

Seltene, aber typische **Komplikationen** des operativen Vorgehens sind der Chylothorax durch Verletzung des Ductus thoracicus, die Phrenikusparese, das Horner-Syndrom und die postoperative »paradoxe« Hypertension (früh postoperativ kommt es zur krisenhaften Blutdrucksteigerung, die auf eine Fehlregulation der Barorezeptoren zurückgeführt wird). Die schwerwiegendste Komplikation der operativen Therapie ist eine Paraplegie (0,4%) durch eine intraoperative Ischämie des Rückenmarks.

23.7.4 Unterbrochener Aortenbogen

Während bei der Aortenisthmustenose die Kontinuität des Aortenbogens erhalten ist, geht diese beim unterbrochenen Aortenbogen verloren – ein Segment des Aortenbogens fehlt. Nur über einen offenen Ductus Botalli ist ein Überleben nach der Geburt möglich. Oft liegen gleichzeitig ein Ventrikelseptumdefekt und eine Subaortenstenose vor. Klinik und Diagnostik entsprechen meist der bei Aortenisthmusstenose. Bei der Operation wird eine direkte Anastomose der Aorta nach entsprechender Mobilisierung durchgeführt. Entspringen nur beide Karotiden **vor** und die rechte und linke A. subclavia **hinter** der Unterbrechung, besteht keine Puls- oder Blutdruckdifferenz zwischen den Armen.

23.7.5 Hypoplastisches Linksherzsyndrom (HLHS)

■■ Morphologie, Hämodynamik

Beim hypoplastischen Linksherzsyndrom (21,4% der angeborenen Herzfehler) ist der linke Ventrikel hypoplastisch und hat oft nur eine Größe von wenigen Millimetern (◘ Abb. 23.16). Die Aorten- und Mitralklappe sind eingeengt (stenotisch) oder ganz verschlossen (atretisch). Allein der rechte Ventrikel funktioniert normal und versorgt den Kreislauf mit Blut. Schon **intrauterin** übernimmt der rechte Ventrikel die Funktion des linken und versorgt sowohl die Lungenarterien als auch die Aorta über den offenen Ductus arteriosus mit Blut. Die Aorta ascendens wird retrograd perfundiert und bleibt unterentwickelt, denn sie versorgt allein die Koronargefäße.

Nach der Geburt nimmt der Blutfluss durch die Lungen stark zu, die Durchblutung des Körpers wird kritisch vermindert. Das Blut aus den Lungenvenen kann nur über einen Defekt im Vorhofseptum zum rechten Vorhof gelangen. Arterialisiertes und venöses Blut durchmischen sich, es entsteht eine Mischungszyanose. Als begleitende Fehlbildung findet sich oft eine Aortenisthmusstenose.

■■ Klinik

Klinisch kann ein Neugeborenes mit hypoplastischem Linksherzsyndrom in den ersten Stunden nach der Geburt vollkommen unauffällig sein. Mit dem Abfall des Lungenwiderstandes kommt es entweder zur zunehmenden Lungenüberflutung und zur Herzinsuffizienz (Tachypnoe, Dyspnoe, Schwitzen, Trinkschwäche, Hepatomegalie). Häufiger fallen die Neugeborenen bei Verschluss des Ductus Botalli auf: es kommt zur akuten, lebensbedrohlichen Zyanose. Durch den Verschluss des Ductus Botalli sistiert die Durchblutung des Körperkreislaufes. Schwache Pulse, Dyspnoe, verminderte Hautdurchblutung sind typisch. Die **Auskultation** ist wenig hilfreich, ein typisches Herzgeräusch kann nicht gehört werden. Liegt zusätzlich eine Aortenisthmusstenose vor, sind die Pulse (und Blutdrucke) an den oberen Extremitäten niedriger als an den unteren Extremitäten, umgekehrt zur Aortenisthmusstenose bei normaler Durchblutung der Aorta.

■■ Diagnose

Im **EKG** findet sich eine schwere Rechtsherzhypertrophie. Die T-Welle in Ableitung V1 bleibt nach den ersten 24–36 Stunden nah der Geburt positiv. Links präkordial fehlen R-Zacken als Ausdruck der Linksherzhypoplasie. Das **Röntgenbild** ist untypisch, das Herz oft vergrößert (der Herz-Thorax-Quotient darf jedoch beim Neugeborenen bis zu 0,65 betragen!).

Die **Echokardiographie** ist diagnostisch: Sie zeigt den hypoplastischen linken Ventrikel, den Defekt im Vorhofseptum, die hypo-

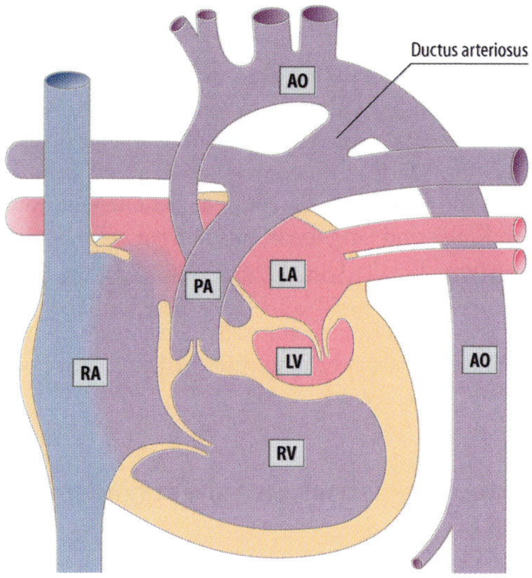

Abb. 23.16 Hypoplastisches Linksherzsyndrom. Das hypoplastische Linksherzsyndrom ist durch eine Hypoplasie des linken Ventrikels *(LV)* und der Aorta ascendens *(AO)* gekennzeichnet. Der rechte Ventrikel *(RV)* ist der einzige funktionsfähige Ventrikel. Die Perfusion der atretischen Aorta ascendens und der Aorta descendens erfolgt über den Ductus Botalli. *RA* rechter Vorhof, *LA* linker Vorhof, *PA* Pulmonalarterie

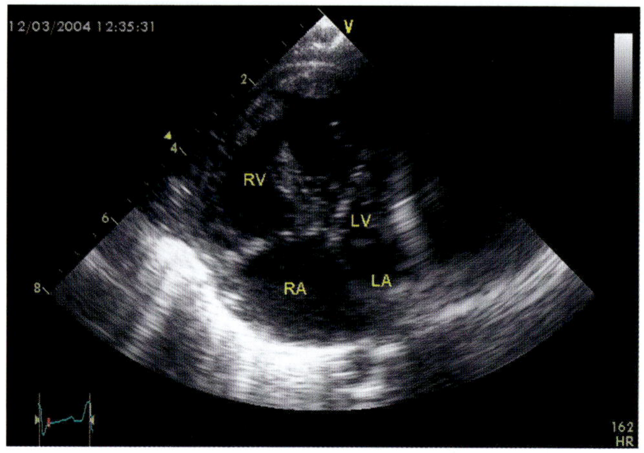

Abb. 23.17 2D-Echokardiogramm bei hypoplastischem Linksherzsyndrom. Das Herz ist im Vierkammerblick dargestellt. Man erkennt den großen rechten Ventrikel und den hypoplastischen linken Ventrikel. Der linke Ventrikel erreicht nicht die Herzspitze (RV: rechter Ventrikel, LV: linker Ventrikel, RA: rechter Vorhof, LA: linker Vorhof)

plastische Aorta und die Aorten- bzw. Mitralklappe (Abb. 23.17). Die Doppler- und Farbdopplerechokardiographie zeigen den retrograden Fluss in der Aorta ascendens und ggf. den Gradienten über das Vorhofseptum. Eine **Herzkatheteruntersuchung** ist meist nicht indiziert, die echokardiographische Diagnose ist sicher genug. Das Risiko einer angiographischen Diagnostik ist wegen des instabilen Kreislaufes nicht unerheblich.

Therapie

Neben einem **Offenhalten des Ductus Botalli** (Infusion von Prostaglandin E_1; Minprog) muss das erste Therapieziel in einer Steigerung des Lungengefäßwiderstandes bestehen, um einem »Abfluss« des Blutes in die Lungenstrombahn entgegen zu wirken und den Blutfluss in den Körperkreislauf zu verbessern. Die Gabe von Sauerstoff ist deshalb kontraindiziert, die Sauerstoffsättigungen sollten unter 80–85% liegen. Intensivmedizinisch wird heute eine Steigerung des arteriellen pCO_2 durch eine Hypoventilation oder eine CO_2-Beimischung zum Atemgas vorgenommen, um den pulmonalen Widerstand anzuheben.

Interventionelle Therapie Als interventionelle Therapie kann eine Stent-Implantation in den Ductus erfolgen, um die Nebenwirkungen einer Langzeittherapie mit Prostaglandin zu verhindern. Eine Ballonatrioseptostomie sollte nicht erfolgen, denn sie führt regelhaft zum Abfall des pulmonalen Widerstandes, zur Lungenüberflutung und zur klinischen Verschlechterung.

Chirurgische Therapie Als chirurgische Therapie wird heute die **Norwood-Operation** angeboten: Aus dem Pulmonalarterienstamm und dem hypoplastischen Aortenbogen wird eine »neue Aorta« konstruiert. Die Pulmonalarterienbifurkation wird verschlossen und über einen aortopulmonalen Shunt mit der Aorta verbunden. Diese Operation hat an großen Herzzentren mit entsprechender Erfahrung eine Mortalität von unter 5%. Als »definitive Palliation« erfolgt eine kavopulmonale Anastomose in zwei Operationsschnitten (▶ Abschn. 23.10.2).

23.7.6 Mitralvitien und linksventrikulärer Einflusstrakt

Morphologie, Hämodynamik

Angeborene Mitralvitien sind selten, alle Anteile der Mitralklappe können betroffen sein: der Klappenring, die Klappensegel, die Sehnenfäden und die Papillarmuskeln. Auch ein supravalvulärer »Ring« aus fibrösem Gewebe kommt vor und führt funktionell zu einer Mitralstenose.

Als Ursachen für **erworbene Mitralvitien** kommen vor allem das rheumatische Fieber und die Endokarditis vor (▶ Abschn. 23.12.1). Das rheumatische Fieber ist in den westlichen Industrienationen selten geworden, stellt aber in Entwicklungsländern die wichtigste Ursache für eine Herzerkrankung im Kindes- und Jugendalter dar (▶ Abschn. 23.1, Tab. 23.1). Die Karditis führt zu bleibenden Schäden, wobei alle Anteile des Herzens (Herzklappen, Myokard, Perikard, Reizleitungssystem) beteiligt sein können, am häufigsten jedoch die Mitralklappe.

Fehlbildungen der Mitralklappe können hämodynamisch zu einer Mitralstenose oder -insuffizienz führen. Beiden gemeinsam sind eine Überdehnung des linken Vorhofes, eine pulmonalvenöse Stauung, ein erhöhter pulmonalarterieller Druck und schließlich eine eingeschränkte rechtsventrikuläre Funktion. Bei der Mitralinsuffizienz besteht eine Volumenbelastung des linken Ventrikels aufgrund des Pendelvolumens durch die Schlussunfähigkeit der Mitralklappe. Sowohl eine Mitralstenose als auch eine Mitralinsuffizienz begrenzen das Herzzeitvolumen und damit die körperliche Belastbarkeit.

Klinik

Die Klinik hängt ganz von der individuellen Anatomie, dem funktionellen Schweregrad und dem Lebensalter ab. Bei den kongenitalen Mitralstenosen treten die Symptome schon beim Neugeborenen auf: Dyspnoe, Tachypnoe, oft ein trockener Husten, eine vermehrte Infektneigung, Zeichen der Herzinsuffizienz und eine schwere Gedeihstörung. Bei den meisten Kindern kommt es zur Steigerung des pulmonalen Widerstandes und zur **Rechtsherzinsuffizienz**. Eine Hepatomegalie und Ödeme sind die Folge.

Bei einer mäßigen Mitralstenose und -insuffizienz kann das Herzzeitvolumen bei körperlicher Belastung nicht ausreichend gesteigert werden mit der Folge einer verminderten Belastbarkeit. Wegen der Vorhofüberdehnung kommt es nach dem Säuglingsalter zu supraventrikulären Rhythmusstörungen, insbesondere zu Vorhofflattern und -flimmern.

Die **rheumatische Mitralstenose** ist eine der häufigsten Herzerkrankungen in Entwicklungsländern. Symptome sind eine verminderte Belastbarkeit, Husten und respiratorische Infekte. Oft fallen »Mitralbäckchen« auf: gerötete Wangen, die einen besonders gesunden Eindruck vortäuschen.

Diagnose

Die **Auskultation** ergibt bei der Mitralstenose ein Diastolikum, bei der Mitralinsuffizienz ein Systolikum. Die Mitralstenose äußert sich in einem rumpelnden, dumpfen und niederfrequenten Diastolikum, das verzögert nach dem 2. Herzton beginnt. Das Diastolikum beginnt nach einem »**Mitralöffnungston**«. Das Mitralstenosegeräusch ist leise (Grad $^2/_6$–$^3/_6$) und am lautesten am Erbschen Punkt (4. ICR links parasternal) zu hören. Je kürzer das Zeitintervall zwischen dem 2. Herzton und Mitralöffnungston ist, je höhergradiger ist die Stenose. Eine Mitralinsuffizienz zeigt sich in einem »gießenden«, bandförmigen Holosystolikum. Im Kindesalter hat das Geräusch oft einen »quietschenden« Beiklang (»Möwenschrei«). Die Lautstärke beträgt meist Grad $^2/_6$–$^3/_6$. Das Geräusch ist über der Herzspitze am lautesten und strahlt in die Axilla aus. Kommt es zur Steigerung des pulmonalarteriellen Druckes, ist der 2. Herzton betont und verliert seine normale, atemabhängige Spaltung.

Das **EKG** zeigt ein P sinistroatriale (auch »P mitrale« genannt: zweigipflige P-Wellen mit erhöhtem 2. Gipfel), die P-Dauer liegt über 100–120 msec. Bei überwiegender Mitralinsuffizienz besteht wegen der Volumenbelastung des linken Ventrikels eine Linkshypertrophie. Bei einer überwiegenden Mitralstenose entstehen durch die pulmonalvenöse Stauung Rechtshypertrophiezeichen.

Die **Doppler-** und **Farbdopplerechokardiographie** zeigt die Fehlfunktion der Klappe: es können der Druckgradient an der Mitralklappe und gegebenenfalls ein erhöhter rechtsventrikulärer Druck über den Dopplergradienten an der Trikuspidalinsuffizienz bestimmt werden. Bei größeren Kindern und Jugendlichen sollte wegen der besseren Auflösung ein transösophageales Echokardiogramm vorgenommen werden.

Im **Röntgenbild** findet sich bei der Mitralinsuffizienz eine Kardiomegalie, bei der Mitralstenose bleibt das Herz dagegen klein.

> **Typisch für Mitralvitien ist die Vergrößerung des linken Vorhofes (Aufspreizung der Trachealbifurkation, Impression des Ösophagus).**

Bei hämodynamisch bedeutsamen Mitralvitien finden sich Zeichen der Lungenstauung. Typisch sind eine zentrale, milchglasartige Transparenzminderung und sog. Kerley-Linien (horizontale, laterale Linien).

Eine **Herzkatheteruntersuchung** ist bei symptomatischen Patienten indiziert. Zum Ausschluss einer pulmonalen Hypertension erfolgt die Messung der rechtsventrikulären und pulmonalarteriellen Drucke. Der linksatriale Druck wird entweder nach transseptaler Punktion direkt gemessen oder es wird der sog. »pulmonary wedge pressure« bestimmt (ein endoffener Ballonkatheter wird in eine periphere Lungenarterie eingebracht und der Ballon inflatiert, so dass der linksatriale Druck im Kapillarbett gemessen wird). Die Messung des linksventrikulären Druckes schließt eine gestörte diastolische Funktion des linken Ventrikels aus, die ebenfalls zu einer Steigerung des linken Vorhofdruckes führen kann (▶ Abschn. 23.13).

Therapie

Mitralinsuffizienz Bei einer geringgradigen **Mitralinsuffizienz** ist keinerlei Therapie notwendig. Erst bei einer mittelgradigen Mitralinsuffizienz erfolgt eine therapeutische Nachlastsenkung, z. B. mit einem ACE-Hemmer (Captopril, Enalapril). Durch die Senkung der Nachlast wird der Auswurf des Blutes in die Aorta erleichtert und das Regurgitationsvolumen vermindert. Bei symptomatischen Patienten kann eine Therapie mit Digitalis und Diuretika erfolgen, um den Operationszeitpunkt hinauszuschieben. Bei erfolgloser, konservativer Therapie ist die Operation nicht zu vermeiden. Als **chirurgische Therapie** ist bei der Mitralinsuffizienz eine chirurgische Klappenrekonstruktion durch Klappenraffung oder die Naht eines Schlitzes in der Mitralklappe möglich. Falls eine Klappenrekonstruktion fehlschlägt, muss die Mitralklapppe durch eine mechanische Klappe ersetzt werden.

Mitralstenose Bei einer Mitralstenose besteht meist ein Therapiebedarf. Eine Therapie mit positiv inotropen Substanzen darf auch bei Herzinsuffizienz nicht oder nur sehr vorsichtig erfolgen, weil die Rekompensation des rechten Ventrikels zum akuten Lungenödem führen kann. Als effektive Therapie bietet sich die **Ballondilatation** an, das Risiko besteht in einer Mitralinsuffizienz.

Chirurgisch kann bei der Mitralstenose eine Kommissurotomie der Mitralklappe vorgenommen werden. Oft bleibt nur der Mitralklappenersatz durch eine Kunstklappe. Eine konsequente **Antikoagulation** ist danach erforderlich (INR 3,0–3,5).

23.8 Herzfehler mit Links-rechts-Shunt

23.8.1 Persistierender Ductus arteriosus (PDA)

Morphologie, Hämodynamik

Der Ductus arteriosus ist eine Gefäßverbindung zwischen Pulmonalarterie und Aorta. Der Ductus arteriosus ist pränatal eine lebensnotwendige Verbindung (▶ Abschn. 23.2). Nach der Geburt verschließt sich der Ductus Botalli durch die aktive Kontraktion seiner glatten Muskulatur und eine Intimaproliferation in den ersten Lebenstagen. Der Ductusverschluss wird durch den postnatalen pO_2-Anstieg getriggert. Von einem **»persistierenden Ductus arteriosus« (PDA)** wird gesprochen, wenn dieser normale Verschluss des Ductus ausbleibt (ca. 4% aller angeborenen Herzfehler).

Hämodynamisch hängt der Blutfluss durch den persistierenden Ductus Botalli ganz vom pulmonalen Widerstand ab. Da der pulmonale Widerstand in den ersten Lebenswochen auf Normalwerte abfällt, kommt es in diesem Zeitraum über einen zunehmenden Links-rechts-Shunt zur Herzinsuffizienz. Zusätzlich hängt das Ausmaß des Links-rechts-Shunts vom Durchmesser und der Länge des Ductus arteriosus ab (Hagen-Poiseullesches Gesetz).

Klinik

Die Symptomatik unterscheidet sich nach dem Lebensalter:

- Bei großem Ductus Botalli kommt es beim **Säugling** zur zunehmenden Herzinsuffizienz mit Tachypnoe, Dyspnoe, Trinkschwäche, Gedeihstörung und vermehrtem Schwitzen.
- Bei **Frühgeborenen** kommt es durch einen offenen Ductus Botalli zur Überflutung der Lungenstrombahn, die pulmonalen Veränderungen (Beatmungspflichtigkeit, Sauerstoffbedarf, später bronchopulmonale Dysplasie) stehen im Vordergrund.
- Bei **größeren Kindern** ist der persistierende Ductus Botalli oft ein Zufallsbefund (Routineuntersuchung), selten werden Symptome wie eine vermehrte Infektanfälligkeit beobachtet.

Wegweisend für die Diagnose ist der Befund eines Pulsus celer et altus, also eines hebenden, kräftigen Pulses bei der Palpation. Die **Auskultation** ergibt (nach der Neugeborenenperiode) **ein systolisch-diastolisches Maschinengeräusch** im 2. ICR links, das Geräusch kann meist auch paravertebral am Rücken gehört werden. Bei Früh- und Neugeborenen findet sich dagegen ein reines Systolikum, weil der Lungengefäßwiderstand noch erhöht ist. Kommt es sekundär zu einer pulmonalen Widerstandssteigerung, also zu einer **Eisenmenger-Reaktion**, verschwindet die diastolische Komponente des Geräusches. Das Maschinengeräusch wandelt sich zum reinen Systolikum, der zweite Herzton ist laut und singulär, hat also seine physiologische Spaltung verloren.

▪▪ Diagnose

Das **EKG** zeigt bei bedeutsamem Links-rechts Shunt eine Linkshypertrophie und ein P sinistroatriale (P-Welle >100 msec). Bei einem erhöhten Druck in der Pulmonalarterie findet sich eine biventrikuläre Hypertrophie. Das **Röntgenbild** zeigt bei einem großen Links-rechts-Shunt eine Kardiomegalie und Vergrößerung des linken Vorhofes. Im **Echokardiogramm** kann der Ductus direkt dargestellt werden, die Farbdopplerechokardiographie zeigt den Blutfluss über den Ductus, die Dopplerechokardiographie erlaubt die Messung des Gradienten über den Ductus. Unter einem »**silent duct**« wird ein kleiner Ductus ohne hämodynamische Bedeutung verstanden, der ein Zufallsbefund der Farbdopplerechokardiographie ist und kein Geräusch verursacht. Eine diagnostische **Herzkatheteruntersuchung** ist zur Diagnose eines persistierenden Ductus arteriosus nicht notwendig.

▪▪ Differenzialdiagnose

»Nonnensausen« (harmloses akzidentelles Herzgeräusch), aortopulmonales Fenster, Truncus arteriosus communis, Koronarfisteln und andere arteriovenöse Fisteln.

▪▪ Therapie

Bei **Früh- und Neugeborenen** wird ein medikamentöser Verschluss des noch reagiblen Ductus mit **Indometacin** durchgeführt:
- Flüssigkeitsrestriktion für 48 h
- diuretische Therapie mit z. B. Hydrochlorothiazid (Esidrix) 2–4 mg/kg/Tag
- Indometacin oder Ibuprofen (Prostaglandin-Antagonist); Nebenwirkungen: Niereninsuffizienz, Oligurie, Darmperforation, und nekrotisierende Enterokolitis, gastrointestinale Blutungen und Thrombozytopenie.

Gelingt der medikamentöse Verschluss nicht, erfolgt der operative Verschluss.

Bei **kleinem Ductus** kann das Säuglingsalter abgewartet werden, ob noch ein Spontanverschluss eintritt.

Interventionelle Therapie Der interventionelle Verschluss erfolgt mit ablösbaren Coils (Metallspiralen; ◘ Abb. 23.36b) oder mit anderen, speziellen Implantaten. Mögliche **Komplikationen** sind die Embolisation des Implantates in die Pulmonalarterie oder die Arterien der unteren Körperhälfte, eine durch das Implantat bedingte Stenose der linken Pulmonalarterie und eine Hämolyse bei Restshunt.

Chirurgische Therapie Doppelte Ligatur und Durchtrennung des Ductus Botalli nach linkslateraler Thorakotomie. Wird der Ductus nur ligiert, muss mit einer hohen Inzidenz von Restshunts gerechnet werden (>10%).

Pulmonale Hypertension Kommt es beim großen Ductus durch die pulmonale Widerstandserhöhung zur pulmonalen Hypertension (Eisenmenger-Reaktion), wandelt sich das systolisch-diastolische Maschinengeräusch zum reinen Systolikum, der zweite Ton ist dann laut und singulär. Schließlich kommt es zur »**Shuntumkehr**«: der Druck in der Lungenarterie überschreitet den Aortendruck, es kommt zum Rechts-links-Shunt mit Zyanose (Differenzialzyanose mit rosiger oberer Körperhälfte und Zyanose der unteren), Uhrglasnägeln und Trommelschlegelzehen. Im **EKG** zeigt sich eine zunehmende Rechtshypertrophie, das Röntgenbild zeigt kräftige zentrale Lungengefäße, während die Peripherie vermehrt transparent und ohne sichtbare Gefäße ist (»Kalibersprung«). Die **Echokardiographie** zeigt einen vergrößerten rechten Ventrikel und einen Rechts-links-Shunt über den Ductus Botalli sind gering. In diesem Stadium sind die Patienten nicht mehr operabel. Als einzige Therapieoption steht eine Lungentransplantation mit PDA-Verschluss zur Wahl.

23.8.2 Vorhofseptumdefekt

▪▪ Morphologie, Hämodynamik

Pränatal kommt einem Vorhofseptumdefekt keine hämodynamische Bedeutung zu, denn das Foramen ovale ist schon normalerweise offen und leitet das Blut aus dem Ductus venosus in das linke Herz. Beim Vorhofseptumdefekt liegt ein Gewebedefekt im Vorhofseptum vor (17% der angeborenen Herzfehler, Geschlechtswendigkeit 1,4:1 weiblich zu männlich).

Morphologisch werden die folgenden Defekte unterschieden (◘ Abb. 23.18):
- **Vorhofseptumdefekt vom Sekundumtyp (ASD II)**: Der Defekt liegt zentral im Bereich der Fossa ovalis und ist allseits von Vorhofseptum umgeben.
- **Oberer Sinus-venosus-Defekt**: Der Defekt liegt im kranialen Vorhofseptum, also im Bereich der Einmündung der rechten (oberen) Lungenvenen und der oberen Hohlvene.
- **Unterer Sinus-venosus-Defekt**: Der Defekt liegt tief im Vorhofseptum, also im Bereich der Einmündung der rechten, unteren Lungenvenen und der unteren Hohlvene.
- **Sinus-coronarius-Defekt**: Der Defekt liegt im Bereich des Sinus coronarius.
- **Vorhofseptumdefekt vom Primumtyp (ASD I)**: Der Defekt liegt im unteren, klappennahen Vorhofseptumanteil. Zwischen Defekt und Atrioventrikularklappe findet sich keinerlei Vorhofseptumgewebe. Fast immer liegt ein »Spalt« in der Mitralklappe vor, der zur Mitralinsuffizienz führt.

Hämodynamisch führt der Vorhofseptumdefekt zu einem Links-rechts-Shunt auf Vorhofebene und zu einer Volumenbelastung des rechten Ventrikels und zur pulmonalen Rezirkulation, weil ein Teil des Blutes aus den Lungenvenen erneut in den rechten Ventrikel fließt.

▪▪ Klinik

Im Neugeborenen- und Säuglingsalter bestehen nur ausnahmsweise Symptome; treten sie dennoch auf, müssen assoziierte Fehlbildungen als Ursache einer verstärkten Rezirkulation ausgeschlossen werden. Ab dem Kleinkindesalter bestehen meist nur diskrete Symptome, am häufigsten fällt eine vermehrte Infektanfälligkeit auf. Deutliche klinische Symptome treten erst im Jugendlichen- bis Erwachsenenalter auf: verminderte Belastbarkeit, supraventrikuläre Rhythmusstörungen (Vorhofflattern, -flimmern).

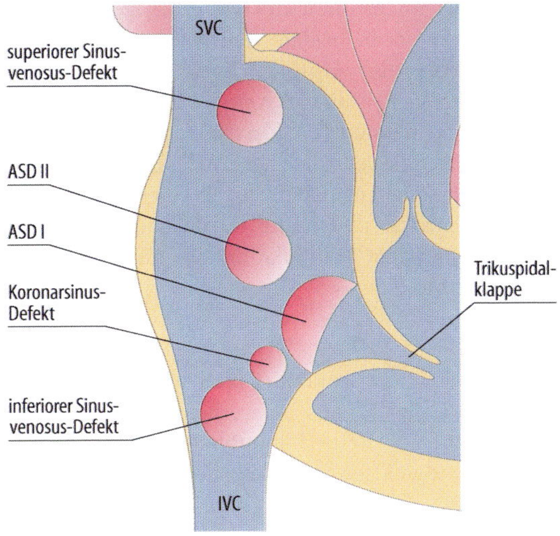

Abb. 23.18 Vorhofseptumdefekte. Die verschiedenen Formen der Vorhofseptumdefekte sind schematisch dargestellt. Der superiore Sinus-venosus-Defekt liegt an der Einmündung der oberen Hohlvene *(SVC)*, der inferiore Sinus-venosus-Defekt an der Einmündung der unteren Hohlvene *(IVC)*. Im Bereich der Einmündung des Koronarvenensinus findet sich der Koronarsinusdefekt. Am häufigsten ist der Vorhofseptumdefekt vom Sekundumtyp *(ASD II)*, dieser liegt meist im Bereich der Fossa ovalis relativ zentral im Vorhofseptum. Der Vorhofseptumdefekt vom Primumtyp *(ASD I)* liegt unmittelbar oberhalb der Klappenebene

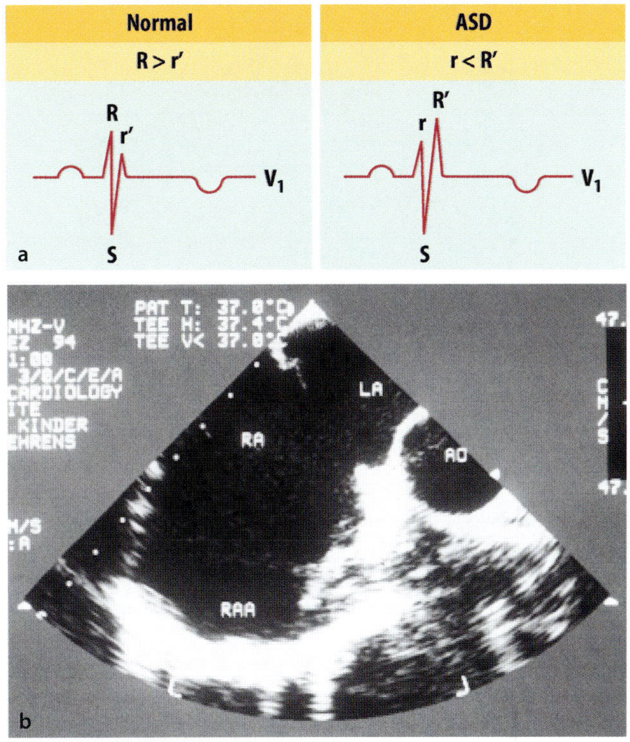

Abb. 23.19a, b Vorhofseptumdefekt. **a** Das EKG beim Vorhofseptumdefekt ist durch die Zeichen der rechtsventrikulären Volumenbelastung gekennzeichnet. Im Kindesalter ist eine zweite R-Zacke in V1 normal. Dann ist die zweite R-Zacke immer niedriger als die erste R-Zacke. Beim Vorhofseptumdefekt ist dies umgekehrt, typischerweise ist die zweite R-Zacke höher als die erste R-Zacke (r<R′). **b** Transösophageales Echokardiogramm eines Vorhofseptumdefektes. Der Schallkopf liegt in der Speiseröhre unmittelbar hinter den Vorhöfen. Zwischen dem rechten und linken Vorhof kann praktisch kein Vorhofseptumgewebe erkannt werden, es liegt also ein großer Vorhofseptumdefekt vor. *RA* rechter Vorhof, *LA* linker Vorhof, *AO* Aorta, *RAA* rechtes Herzohr

Bei Erwachsenen können paradoxe Embolien (ein venöser Embolus tritt z. B. beim Pressen durch den Defekt in den Körperkreislauf über) zur Diagnose führen.

Allein der Vorhofseptumdefekt vom Primumtyp führt typischerweise schon im Kleinkindesalter zu Symptomen, weil der Links-rechts-Shunt durch die Mitralinsuffizienz verstärkt wird.

Geradezu diagnostisch beweisend ist die weite und fixierte (also nicht atemvariable) Spaltung des 2. Herztones bei der Auskultation.

Zusätzlich kommt es durch den stark vergrößerten Blutfluss im rechten Herzen zum Strömungsgeräusch an der Pulmonalklappe (Grad $^2/_6$–$^3/_6$ Systolikum im 2.–3. ICR links) und an der Trikuspidalklappe (rumpelndes, dumpfes Diastolikum).

Diagnose

Im **EKG** besteht eine Rechtsherzhypertrophie mit rechtsventrikulärer Erregungsausbreitungsverzögerung, die über die Altersnorm hinausgeht. In Ableitung V1 findet sich ein rsR'-Muster (die zweite R-Zacke ist höher als die erste, Abb. 23.19a). Das **Röntgenbild** ist oft normal, bei großem Shunt findet sich eine verstärkte Lungengefäßzeichnung. Der rechte Ventrikel und das Pulmonalsegment sind vergrößert. Im **Echokardiogramm** wird der Defekt direkt dargestellt (Abb. 23.19b), der rechte Ventrikel ist vergrößert. Die Einmündungen der Lungenvenen können ebenfalls dargestellt werden. Die Farbdopplerechokardiographie zeigt den Links-rechts-Shunt durch den Defekt und den Blutfluss aus den Lungenvenen. Eine Indikation zur diagnostischen Herzkatheteruntersuchung besteht nur z. B. bei Verdacht auf fehleinmündende Lungenvenen.

Beim **Vorhofseptumdefekt vom Primumtyp** zeigt die Echokardiographie die Lage des Defektes unmittelbar über der AV-Klappenebene. Meist kann ein Spalt in der Mitralklappe dargestellt werden, die Farbdopplerechokardiographie zeigt dann meist eine Mitralinsuffizienz. Zusätzlich zu den Geräuschphänomenen beim Vorhofseptumdefekt kann dann ein gießendes Mitralinsuffizienzgeräusch über der Herzspitze und in der Axilla gehört werden. Im **EKG** finden sich typischerweise ein überdrehter Linkstyp und eine Rechtsherzbelastung mit rechtsventrikulärer Erregungsausbreitungsverzögerung.

Therapie

Bei großen Defekten oder ungünstiger Lage erfolgt ein **operativer Verschluss** (Direktnaht oder Perikardpatchverschluss), bei vielen Patienten kann der Defekt **katheterinterventionell** verschlossen werden (z. B. mit dem Amplatzer-System oder Implantaten anderer Hersteller). Der Verschluss erfolgt ab dem 2. Lebensjahr, wenn eine rechtsventrikuläre Volumenbelastung und ein Links-rechts-Shunt über 1,5:1 vorliegen. Beim Vorhofseptumdefekt vom Primumtyp und Sinus-venosus-Defekt kommt ein interventioneller Verschluss nicht in Frage: hier erfolgt der operative Defektverschluss mit einem Patch und die Naht des Schlitzes in der Mitralklappe (Primumtyp). Fehleinmündende Lungenvenen werden operativ durch einen Patch zum linken Vorhof umgeleitet (Sinus-venosus-Defekt).

Pulmonale Hypertension Beim Vorhofseptumdefekt kann es erst im Verlauf von Jahrzehnten zur pulmonalen Hypertension mit Rechts-links-Shunt und Zyanose kommen.

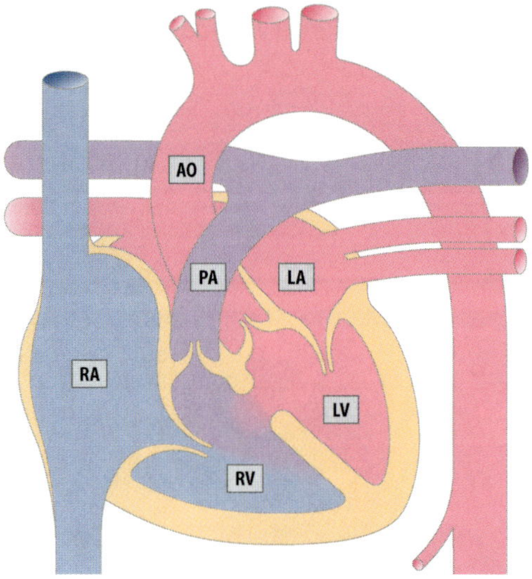

Abb. 23.20 Ventrikelseptumdefekt. Schematische Darstellung eines Ventrikelseptumdefektes. Im muskulären Ventrikelseptum findet sich ein Defekt, über den es ohne zusätzliche Fehlbildungen zu einem Links-rechts-Shunt vom linken Ventrikel *(LV)* zum rechten Ventrikel *(RV)* kommt. *RA* rechter Vorhof, *LA* linker Vorhof, *AO* Aorta, *PA* Pulmonalarterie

23.8.3 Partielle Lungenvenenfehlmündung

Eine oder mehrere Lungenvenen münden fehl, also nicht in den linken Vorhof. Die Orte der Fehleinmündung sind unterschiedlich: V. anonyma, obere Hohlvene, rechter Vorhof, Koronarvenensinus oder untere Hohlvene (Abb. 23.29). Oft findet sich ein begleitender Vorhofseptumdefekt. Die Hämodynamik gleicht der beim Vorhofseptumdefekt: rechtsventrikuläre Volumenbelastung und pulmonale Rezirkulation.

23.8.4 Ventrikelseptumdefekt (VSD)

Morphologie, Hämodynamik

Ventrikelseptumdefekte machen etwa 49% aller angeborenen Herzfehler im Neugeborenenalter aus. Sie werden nach ihrer Lage im Ventrikelseptum unterschieden (Abb. 23.20):

- **Perimembranöse Defekte**: Sie liegen vom linken Ventrikel betrachtet unmittelbar unter der Aortenklappe, vom rechten Ventrikel aus unter dem septalen Trikuspidalsegel (ca. 20% aller VSD).
- **Muskuläre Defekte**: Diese sind im muskulären Septum gelegen (ca. 60% aller VSD),
- »**Einlass**«**-Defekte**: liegen im Einflusstrakt, unterhalb bzw. zwischen den AV-Klappen (ca. 10% aller VSD),
- »**Auslass**«**-Defekte**: liegen im rechtsventrikulären Ausflusstrakt (ca. 10% aller VSD).

Ventrikelseptumdefekte kommen isoliert, aber auch multipel vor, vor allem muskuläre Defekte treten oft multipel auf. Ist das Ventrikelseptum von unzähligen Defekten durchsetzt, spricht man vom »Schweizer-Käse«-Defekt.

Für die **Hämodynamik** sind die Größe des Defektes und die Widerstände im kleinen und großen Kreislauf wichtig. Ein großer Ventrikelseptumdefekt oder multiple Defekte trennen beide Herzkammern nicht mehr adäquat, so dass sich die Drucke in beiden Kammern angleichen (»nicht drucktrennender« bzw. »druckangleichender« Defekt). Ein kleiner Defekt führt dagegen nicht zu einem Druckangleich zwischen beiden Ventrikeln (»drucktrennender« Defekt). Pränatal ist selbst ein großer Defekt nicht nachteilig, weil die Drucke in beiden Ventrikeln gleich sind. Fällt jedoch in den ersten Lebenswochen der pulmonale Widerstand ab, sinkt der rechtsventrikuläre unter den linksventrikulären Druck. Es kommt zum Links-rechts-Shunt. Blut aus dem linken Ventrikel fließt durch den VSD in den rechten Ventrikel und weiter in die Lungenstrombahn. Es kommt zur **pulmonalen Rezirkulation** und zur linksventrikulären **Volumenbelastung**.

Klinik

Die Klinik der Ventrikelseptumdefekte hängt von der Anatomie, Defektgröße und den Widerstandsverhältnissen im kleinen und großen Kreislauf ab. Beim **hämodynamisch unbedeutenden Ventrikelseptumdefekt** ist der Defekt klein und führt zu keinerlei Symptomen.

> **Ein großer Teil dieser Defekte kann sich spontan verschließen, insbesondere kleinere Defekte im muskulären Ventrikelseptum (>90%).**

Bei der Auskultation hört man ein lautes, scharfes systolisches Geräusch (Grad $^{2}/_{6}$–$^{4}/_{6}$) im 3.–4. ICR links parasternal. Der zweite Herzton ist atemvariabel gespalten. Als »Morbus Roger« wird ein solcher kleiner VSD bezeichnet: »Viel Lärm um nichts« kennzeichnet die hämodynamische Bedeutung.

Beim »**drucktrennenden**« **Ventrikelseptumdefekt** kann der Links-rechts-Shunt bedeutsam sein (Links-rechts-Shunt >30%, Qp: Qs >1,5), der Defekt ist aber »drucktrennend«. Die Anamnese ist oft leer, manchmal bestehen eine vermehrte Infektanfälligkeit und leicht verminderte Belastbarkeit. Ein Spontanverschluss ist möglich. Bei der Auskultation fällt das holosystolische Geräusch (Grad $^{3}/_{6}$–$^{5}/_{6}$) über dem 3.–4. ICR links auf. Oft besteht ein deutliches **Schwirren**, der zweite Ton ist betont, zeigt aber eine normale Spaltung.

Beim **großen, »nicht drucktrennenden« Ventrikelseptumdefekt** besteht ein großer Links-rechts-Shunt und Druckgleichheit zwischen den Ventrikeln. Mit dem Abfall des Lungenwiderstandes nehmen Links-rechts-Shunt und Symptome (Dyspnoe, Schwitzen, Gedeihstillstand, rezidivierende Atemwegsinfekte) innerhalb der ersten Lebenswochen zu. Bei Säuglingen ist eine ausgeprägte **Trinkschwäche** typisch. Bei der Untersuchung fällt präkordiales Schwirren auf, das Herzgeräusch ist laut (meist Grad $^{4}/_{6}$), oft nicht so eindeutig im 3.–4. ICR links lokalisiert, sondern strahlt weit aus. Der 2. Ton ist betont und die Spaltung des 2. Herztones kaum mehr auszumachen; manchmal kann der 2. Herzton getastet werden. Meist ist ein dumpfes, diastolisches Mitralströmungsgeräusch im Sinne einer relativen Mitralstenose bei erhöhtem Blutfluss vorhanden.

Hämodynamisch unbedeutender Ventrikelseptumdefekt EKG und Röntgenbild sind normal, echokardiographisch kann der VSD oft nur im Farbdoppler dargestellt werden. Die Doppleruntersuchung zeigt einen Gradienten >70 mmHg zwischen rechtem und linkem Ventrikel. Eine Herzkatheteruntersuchung ist nicht indiziert.

»Drucktrennender« Ventrikelseptumdefekt Das EKG zeigt eine geringe Linkshypertrophie, das Röntgenbild eine leicht vermehrte Lungengefäßzeichnung bei normaler Herzgröße. Der linke Vorhof kann leicht vergrößert sein. Echokardiographisch zeigt sich eine Vergrößerung von linkem Vorhof und Ventrikel. Der Defekt kann dargestellt werden, sein Durchmesser liegt meist zwischen 3–5mm. Dopplerechokardiographisch kann ein Druckgradient >50 mmHg über dem Defekt gemessen werden. Eine Herzkatheteruntersuchung zur Shunt- und Widerstandsberechnung ist indiziert, wenn keine Tendenz zum Spontanverschluss besteht und eine linksventrikuläre Volumenbelastung nachweisbar sind.

Großer, »nicht drucktrennender« Ventrikelseptumdefekt Im EKG findet sich eine biventrikuläre Hypertrophie, oft ein P sinistroatriale. Das Röntgenbild zeigt eine Kardiomegalie, ein prominentes Pulmonalsegment, eine vermehrte Hilus- und Lungengefäßzeichnung sowie eine Vergrößerung des linken Vorhofs. Echokardiographisch sind der linke Vorhof und Ventrikel vergrößert, der Defektdurchmesser liegt meist >5 mm. Der Druckgradient über den Defekt ist gering (<30 mmHg), der rechtsventrikuläre Druck also erhöht. Eine Herzkatheteruntersuchung ist meist zur Klärung der Hämodynamik und zum Ausschluss zusätzlicher Fehlbildungen sinnvoll.

▪▪ Therapie

Beim **hämodynamisch unbedeutenden Ventrikelseptumdefekt** ist eine Therapie nicht erforderlich, beim **»drucktrennenden« Ventrikelseptumdefekt** sind eine spontane Verkleinerung des Defektes oder sogar ein Spontanverschluss (70–80%) möglich, es kann zunächst abgewartet werden. Eine Herzinsuffizienztherapie ist selten notwendig. Der operative Defektverschluss erfolgt, wenn keine spontane Verschlusstendenz besteht und der Links-rechts-Shunt Qp/Qs >1,5:1 liegt, ab dem Ende des ersten Lebensjahres.

Beim **großen, »nicht-drucktrennenden« Ventrikelseptumdefekt** erfolgt die Therapie der Herzinsuffizienz mit Digitalis und Diuretika, nachlastsenkenden Medikamenten (Captopril, Enalapril) und/oder mit β-Blockern. Bei einigen Säuglingen kann eine Stabilisierung und ein Gedeihen erreicht werden. Kommt es nicht zur spontanen Defektverkleinerung, erfolgt der Defektverschluss im ersten Lebensjahr, meist unter 6 Monaten. Ein interventioneller Defektverschluss ist nur in besonderen Fällen möglich, so dass üblicherweise der operative Defektverschluss durch einen Patch-Verschluss erfolgt. Als seltene aber wichtige **Komplikation** muss der postoperative totale AV-Block durch eine Verletzung des Hisschen Bündels beim operativen Verschluss genannt werden (permanente Herzschrittmacherimplantation). Die Mortalität tendiert gegen 0%.

Pulmonale Hypertension Bei großem Links-rechts-Shunt kommt es durch die pulmonale Rezirkulation zum Umbau der Lungenarteriolen und schließlich zur **Eisenmenger-Reaktion**. Der pulmonale Widerstand steigt an, der Links-rechts-Shunt über den VSD nimmt ab und sistiert schließlich, wenn sich die Drucke in beiden Ventrikeln angeglichen haben. Bei einem weiteren Anstieg des pulmonalen Widerstandes übersteigt der rechtsventrikuläre Druck den linksventrikulären, es kommt zum Rechts-links-Shunt (Shuntumkehr) und damit zur Zyanose.

Bevor es zum Rechts-links-Shunt und damit zur Zyanose kommt, geht es den Patienten besser, sie haben weniger Beschwerden, weil der Links-rechts-Shunt zurückgeht. Auch das Herzgeräusch wird leiser, ein Schwirren fehlt. Typisch und diagnostisch ist der extrem laute zweite Herzton, der keinerlei Spaltung zeigt. Im EKG tritt eine zunehmende Rechtshypertrophie auf, das Röntgenbild zeigt ein kräftiges Pulmonalissegment und weite zentrale (hiläre) Lungengefäße, während die Lungenperipherie gefäßarm und transparent (»**Kalibersprung**«) wird.

Cave
Bei einer ausgeprägten Eisenmenger-Reaktion ist die Operation kontraindiziert: Der Widerstand im Lungenstrombett ist fixiert; der Verschluss des Defektes würde dem rechten Ventrikel sein »Überlaufventil« nehmen und zu einer lebensbedrohlichen Rechtsherzinsuffizienz führen.

Die Klärung, ob ein Defektverschluss doch noch möglich (und sinnvoll) ist, erfordert heute eine diffizile Abklärung der Reagibilität der Lungenstrombahn unter Beatmung mit reinem Sauerstoff, Hyperventilation, Infusion von Prostazyklinderivaten und unter NO-Beatmung.

Bei fehlender Reagibilität der Lungengefäße bleibt als einzige Therapieoption nur noch die Lungen- bzw. Herz-Lungentransplantation mit immer noch erheblich eingeschränkter Lebenserwartung. Daher muss die Entwicklung einer Eisenmenger-Reaktion unter allen Umständen rechtzeitig erkannt und verhindert werden.

23.8.5 Atrioventrikulärer Septumdefekt (AVSD)

▪▪ Morphologie, Hämodynamik

Die Gruppe der AV-Septumdefekte (ca. 3% der angeborenen Herzfehler) bildet ein Spektrum von Fehlbildungen mit unterschiedlicher Ausprägung. Der AVSD ist durch ein Fehlen des Septumgewebes oberhalb und unterhalb der AV-Klappenebene gekennzeichnet, so dass ein zusammenhängender Defekt im Vorhof- und Ventrikelseptum entsteht. Die AV-Klappen sind ebenfalls beteiligt und als gemeinsame Klappe angelegt. Unterschieden werden:

- **Vorhofseptumdefekt vom Primumtyp (ASD I)**: s. Vorhofseptumdefekte
- **Einlass-VSD**: ▶ Ventrikelseptumdefekte
- **Intermediärer AVSD**: Vorhofseptumdefekt vom Primumtyp (ASD I), Spalt in der Mitralklappe, kleiner (drucktrennender) VSD-Anteil.
- **Kompletter AVSD**: der Defekt betrifft Vorhof- und Ventrikelseptum. Ein Vorhofseptumdefekt (ASD I) geht in einen VSD (Einlass-VSD) über, es liegt eine gemeinsame AV-Klappe vor, die Segel beider AV-Klappen gehen ineinander über (▣ Abb. 23.21).

Die Hämodynamik entspricht der beim Vorhofseptum- bzw. Ventrikelseptumdefekt, der Links-rechts-Shunt wird durch die oft vorliegende Mitralklappeninsuffizienz verstärkt.

▪▪ Klinik

Wegen des weiten Spektrums dieses Herzfehlers variiert die Symptomatik stark. Beim Vorhofseptumdefekt vom Primumtyp und dem intermediären AVSD gleichen die Symptome denen beim Vorhofseptumdefekt mit großem Links-rechts-Shunt. Ein kompletter AVSD fällt dagegen schon früh im Säuglingsalter auf, weil es mit dem Abfall des pulmonalen Widerstandes innerhalb der ersten Lebenswochen zur schweren Herzinsuffizienz kommt.

Der AVSD kommt oft bei Patienten mit Down-Syndrom vor.

Die klinische Untersuchung entspricht beim ASD I und intermediären AVSD der beim Vorhof- bzw. Ventrikelseptumdefekt, Unterschiede ergeben sich nur durch eine begleitende Mitralinsuffizienz. Beim kompletten AVSD ergibt die Auskultation ein holosystolisches Geräusch wie bei einem großen Ventrikelseptumdefekt. Das Geräusch ist laut (Grad $^3/_6$–$^5/_6$) und etwas weicher als beim »einfachen« VSD. Ein diastolisches Strömungsgeräusch kann meist gehört werden, das hochfrequente Mitralinsuffizienzgeräusch kann vom lauten Holosystolikum durch den VSD überlagert sein.

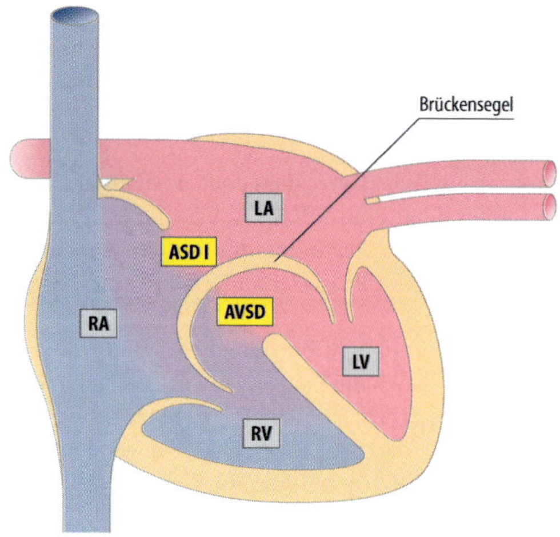

Abb. 23.21 Atrioventrikularer Septumdefekt. Dargestellt ist ein AV-Kanal. Es findet sich ein Defekt im Vorhofseptum *(ASD I)* und ein Defekt im Ventrikelseptum. Die Klappenentwicklung ist gestört, die septalen Segel der Trikuspidal- und Mitralklappe gehen ineinander über (sog. Brückensegel). *RA* rechter Vorhof, *RV* rechter Ventrikel, *LA* linker Vorhof, *LV* linker Ventrikel

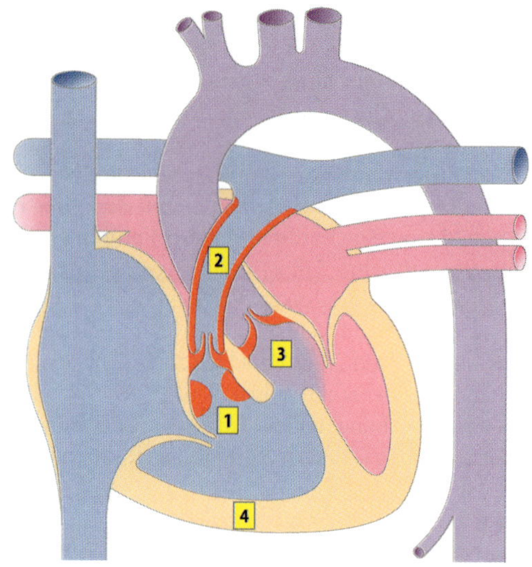

Abb. 23.22 Fallotsche Tetralogie. Kombination einer Pulmonalstenose (infundibulär, valvulär und supravalvulär) *(1, 2)* mit Ventrikelseptumdefekt und überreitender Aorta *(3)* und rechtsventrikulärer Hypertrophie *(4)*

Diagnose

Im **EKG** findet sich als wegweisender Befund ein überdrehter Linkstyp. Bei überwiegendem ASD I besteht eine Rechtshypertrophie, bei einem überwiegenden VSD eine Linkshypertrophie. Oft besteht ein P sinistroatriale oder P biatriale. Das **Röntgenbild** ist untypisch: vermehrte Hilus- und Lungengefäßzeichnung, Herzvergrößerung, Vergrößerung des linken Vorhofes. Die **Echokardiographie** zeigt die individuelle Anatomie detailliert: typischerweise inserieren beide AV-Klappen auf gleicher Höhe und gehen unmittelbar ineinander über, während die Trikuspidalklappe bei Gesunden ca. 3 mm tiefer als die Mitralklappe inseriert. Beim AVSD liegt unmittelbar oberhalb und unterhalb der AV-Klappenebene ein Defekt im Vorhof- und Ventrikelseptum vor, die gemeinsamen AV-Klappensegel ziehen durch diesen Defekt (Abb. 23.21). Der besondere Wert der Echokardiographie liegt darin, dass die exakte Darstellung der AV-Klappen und ihrer Sehnenfäden möglich ist. Der Links-rechts-Shunt und Insuffizienzen der AV-Klappen werden mit der Farbdopplerechokardiographie erfasst. Der Druck im rechten Ventrikel kann dopplerechokardiographisch durch den Gradienten über den Ventrikelseptumdefekt bzw. den Gradienten über eine Trikuspidalinsuffizienz erfasst werden. Eine Herzkatheteruntersuchung und Angiographie sind nur bei Verdacht auf zusätzliche Fehlbildungen oder bei einem erhöhten pulmonalen Widerstand indiziert.

Therapie

Die **operative Korrektur** ist immer angezeigt, da ein spontaner Defektverschluss ausgeschlossen ist. Zunächst erfolgt die Therapie der Herzinsuffizienz mit Digitalis, Diuretika und ggf. einem ACE-Hemmer, um eine Stabilisierung und ein Gedeihen zu erreichen. Wegen der Fehlbildung der AV-Klappen kann die Operation technisch schwierig sein, weil eine Trennung und Rekonstruktion der AV-Klappen notwendig ist. Die operative Korrektur erfolgt bevorzugt im 1. Lebensjahr, die Mortalität beträgt < 5%. Nicht selten besteht postoperativ eine Störung der AV-Klappenfunktion, vor allem eine Mitralinsuffizienz. Da das Hissche Bündel am Rand des Ventrikelseptumdefektes verläuft, kann es postoperativ zum kompletten AV-Block kommen.

Pulmonale Hypertension Beim AVSD ist das Risiko, eine pulmonale Hypertension zu entwickeln, deutlich höher als beim einfachen Vorhofseptumdefekt oder Ventrikelseptumdefekt. Die operative Korrektur sollte deshalb im 1. Lebenshalbjahr erfolgen. Nur beim ASD I kann bis zum 3. Lebensjahr gewartet werden.

23.9 Herzfehler mit Rechts-links-Shunt

23.9.1 Fallotsche Tetralogie (FT)

Morphologie, Hämodynamik

Die Fallotsche Tetralogie betrifft etwa 2,5% aller angeborenen Herzfehler. Der von Fallot 1888 beschriebene Herzfehlerkomplex umfasst folgende Herzfehler (Abb. 23.22):

- Pulmonalstenose (subvalvulär, valvulär, supravalvulär),
- Ventrikelseptumdefekt,
- überreitende Aorta,
- rechtsventrikuläre Hypertrophie.

> **Die Hämodynamik wird bestimmt vom Ausmaß der Pulmonalstenose, denn diese regelt die Lungendurchblutung.**

Mit zunehmendem Schweregrad der Pulmonalstenose nimmt der Rechts-links-Shunt über den Ventrikelseptumdefekt, begünstigt durch das Überreiten der Aorta, zu. Die Pulmonalstenose kann auf mehreren Ebenen lokalisiert sein: Fast immer liegt eine valvuläre Pulmonalstenose (mit normal weitem oder engem Pulmonalklappenring) vor. Die subvalvuläre Pulmonalstenose (Infundibulumstenose) entsteht durch Hypertrophie von Muskelbündeln im rechtsventrikulären Ausflusstrakt und kann mit dem Alter zunehmen. Bei ausgeprägten Formen sind die Pulmonalgefäße unterentwickelt (hypoplastisch). Das Überreiten der Aorta kann ebenfalls verschieden stark ausgeprägt sein bis hin zum Überreiten von 50%, wobei in diesem Fall die Aorta je zur Hälfte aus dem linken und aus dem rechten Ventrikel entspringt (bei stärkerem Überreiten der Aorta über 50% wird ein sog. »double outlet right ventricle« diagnostiziert).

Assoziierte Fehlbildungen sind ein Vorhofseptumdefekt, eine Aplasie der Pulmonalklappe (Fehlen bzw. rudimentäre Anlage der Pulmonalklappe), Fehlen der linken Pulmonalarterie sowie ein rechter Aortenbogen (rechts von der Trachea verlaufend).

Klinik

Abgesehen von extremen Formen einer Pulmonalstenose sind die Neugeborenen und jungen Säuglinge zunächst azyanotisch. Erst mit Zunahme der rechtsventrikulären Obstruktion kann in den ersten Lebenswochen bis -monaten eine Zyanose auftreten. Gefürchtet sind die sogenannten hypoxämischen Anfälle bei ausgeprägter **infundibulärer Stenose**. Besonders nach längerer, körperlicher Ruhe (z. B. nach dem Schlaf) kann mit Beginn der körperlichen Aktivität (z. B. beim Stillen) ein anfallsartiger Zustand mit plötzlicher Hautblässe und Bewusstseins Verlust auftreten, eventuell begleitet von Krampfanfällen. Vermutlich wird der **hypoxämische Anfall** durch eine plötzliche Verminderung der Lungendurchblutung ausgelöst. Als Gegenmaßnahme eignen sich Manöver, die den Widerstand im Körperkreislauf erhöhen und dadurch die Lungendurchblutung steigern (Abnahme des Rechts-links-Shunts zu Gunsten des Links-rechts-Shunts): Hockstellung bei älteren Kindern, bei Säuglingen Pressen der in Knie und Hüfte gebeugten Beine gegen den Unterkörper, medikamentös mit Noradrenalin (Erhöhung des Systemgefäßwiderstandes).

Symptome einer chronischen Zyanose wie Trommelschlegelfinger und Uhrglasnägel werden heute bei früh durchgeführter Korrekturoperation nicht mehr beobachtet. Auskultatorisch ist über dem 2. und 3. ICR links parasternal ein raues systolisches $^{2}/_{6}$–$^{4}/_{6}$ Geräusch zu hören, das auch in den Rücken fortgeleitet wird.

Diagnose

Im **EKG** findet man meistens eine rechtsventrikuläre Hypertrophie mit hohen R-Zacken sowie Erregungsrückbildungsstörungen mit positiven T-Wellen in den Ableitungen V1 und V2. **Röntgenologisch** kann durch die Hypertrophie des rechten Ventrikels die Herzspitze angehoben sein und bei Unterentwicklung der Pulmonalgefäße das Bild des Holzschuhformherzens entstehen. **Echokardiographisch** kann leicht die über einem großen Ventrikelseptumdefekt überreitende Aorta (◘ Abb. 23.23) und die rechtsventrikulär-pulmonalarterielle Einengung dargestellt werden. Mit der **Herzkatheteruntersuchung** und **Angiographie** können ergänzend zu dem echokardiographischen Befund Informationen über die Anatomie der Pulmonalarterien und Koronararterien gewonnen werden (über den rechtsventrikulären Ausflusstrakt verlaufende Koronararterien können die Korrekturoperation komplizieren).

Therapie

Unbehandelt versterben etwa 30% der Patienten im 1. Lebensjahr, rund 90% bis zum 20. Lebensjahr.

Zur **Vermeidung von hypoxämischen Anfällen** können β-Rezeptorenblocker (z. B. Propanolol 1–3 mg/kg in 3 ED, Atenolol 1–2 mg/kg in 2 ED) eingesetzt werden.

Die **chirurgische Therapie** ist abhängig vom Ausmaß der **Hypoplasie** der **Pulmonalarterien**. Sind die Lungengefäße gut ausgebildet, kann die Korrekturoperation mit dem Einsetzen der Zyanose auch im Säuglingsalter durchgeführt werden, bei der azyanotischen Form ist eine elektive Korrekturoperation bis zur Vollendung des 1. Lebensjahres akzeptiert. Bei hypoplastischen Pulmonalarterien sollte zunächst eine aortopulmonale Shuntoperation (bevorzugt als sog. modifizierte **Blalock-Taussig-Anastomose** mit Interponat einer Kunststoffgefäßprothese zwischen der A. subclavia und der Pulmonalarterie) durchgeführt werden, um das Wachstum der Pulmonalarterie zu fördern und die Zyanose zu mindern. Alternativ kann durch eine Ballondilatation der Pulmonalklappe die Lungendurchblutung und das Gefäßwachstum gefördert werden.

Die **Korrekturoperation** besteht aus dem Patchverschluss des Ventrikelseptumdefektes und der Beseitigung der Pulmonalstenose. Je nach Ausprägung genügt eine Kommissurotomie der eingeengten Pulmonalklappe, häufiger müssen die hypertrophierten Muskelbündel des rechtsventrikulären Ausflusstraktes reseziert werden. Bei engem Pulmonalklappenring oder bei Einengung der Pulmonalarterie muss dieser Bereich mit einem Patch erweitert werden. Die resultierende Pulmonalklappeninsuffizienz wird in der Regel gut toleriert. Die Korrekturoperation hat, abgesehen von komplizierten Formen, eine Letalität deutlich von unter 5%. Die Lebenserwartung nach der Korrekturoperation ist insgesamt gut. Als Spätkomplikationen sind Reoperationen wegen Restdefekten (Restventrikelseptumdefekt, Pulmonalstenose bzw. -insuffizienz) und Herzrhythmusstörungen (ventrikuläre Tachykardien) zu nennen.

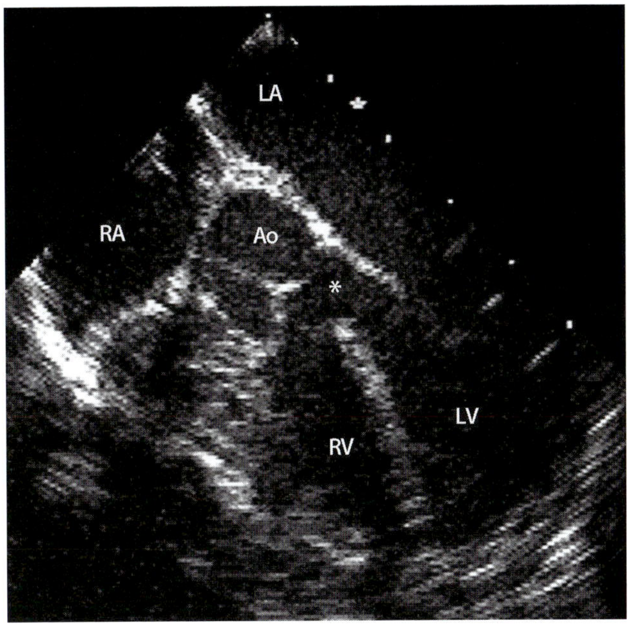

◘ **Abb. 23.23** Fallotsche Tetralogie – Echo. Echokardiographisch kann das für die Fallotsche Tetralogie typische Überreiten der Aorta *(Ao)* über dem Ventrikelseptumdefekt *(Stern)* dargestellt werden. *LA* linkes Atrium; *RA* rechtes Atrium; *LV* linker Ventrikel; *RV* rechter Ventrikel

23.9.2 Pulmonalatresie mit Ventrikelseptumdefekt (PA mit VSD)

Morphologie, Hämodynamik

Dieser Herzfehler ist mit 1% aller kongenitalen Herzfehler selten und wird von einigen Autoren wegen der bestehenden morphologischen Ähnlichkeiten als eine Extremvariante der Fallotschen Tetralogie angesehen. Andererseits rechtfertigen verschiedene Merkmale, diesen Herzfehler als ein eigenständiges Krankheitsbild zu behandeln. Die morphologische Gemeinsamkeit mit der Fallotschen Tetralogie ist ein großer subaortaler VSD mit überreitender Aorta. Es fehlt eine Verbindung des rechten Ventrikels mit der Pulmonalarterie (Pulmonalatresie). Das Ausmaß des atretischen Herz- und Gefäßabschnittes und die Ausbildung der Pulmonalarterie variieren. Ausgehend vom Ausbildungsgrad der zentralen Pulmonalarterien erfolgt eine Einteilung in 4 Typen (◘ Abb. 23.24):

- **Typ I**: gut entwickeltes, zentrales Pulmonalarteriensystem mit Hauptstamm und linker und rechter Pulmonalarterie; Blutversorgung der Lunge über den Ductus arteriosus
- **Typ II**: fehlender Pulmonalishauptstamm, jedoch miteinander verbundene linke und rechte Pulmonalarterie; Blutversorgung der Lunge über den Ductus arteriosus

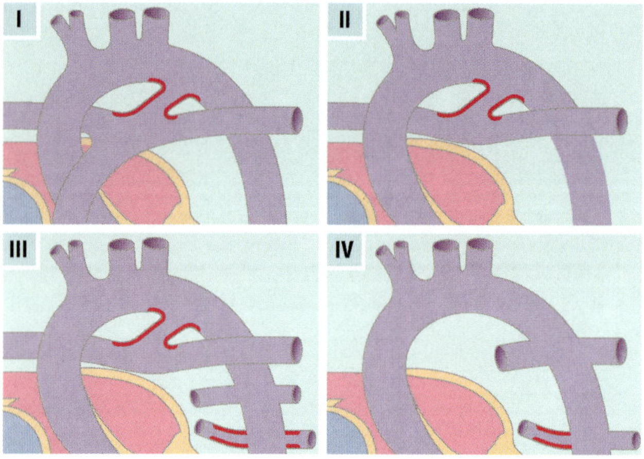

Abb. 23.24 Lungengefäßversorgung bei Pulmonalatresie. Bei den Typen I und II erfolgt die Lungendurchblutung über einen offenen Ductus arteriosus, bei den Typen III und IV vorwiegend über aortopulmonale Kollateralen

- **Typ III**: hypoplastische, zentrale Pulmonalarterien; Blutversorgung der Lunge teils über einen schmalen Ductus arteriosus, jedoch überwiegend durch aortopulmonale Kollateralen
- **Typ IV**: fehlende zentrale Pulmonalarterien; Blutversorgung der Lunge ausschließlich über aortopulmonale Kollateralen.

Die Hämodynamik wird bestimmt vom Ausmaß der Lungendurchblutung, die bei einem weiten Ductus arteriosus bzw. stenosefreien Kollateralgefäßen gesteigert sein kann. Dann ist die Zyanose meist nur leicht. Ein kontinuierliches Strömungsgeräusch (persistierender Ductus arteriosus, Kollateralgefäß) kann mit Absinken des Pulmonalgefäßwiderstandes zu hören sein.

Diagnose

Röntgenologisch fällt eine angehobene Herzspitze mit einem nicht ausgefüllten Pulmonalissegment auf (fehlender oder hypoplastischer Hauptstamm). **Echokardiographisch** kann man den großen Ventrikelseptumdefekt, die überreitende Aorta und die fehlende Verbindung zwischen dem rechtsventrikulären Ausflusstrakt und der Pulmonalarterie nachweisen. Bei relativ gut entwickelten Lungengefäßen ist deren Darstellbarkeit meist gut, jedoch sind hypoplastische, nur wenige Millimeter dünne Pulmonalgefäße echokardiographisch nicht zuverlässig genug darstellbar. Auch der Nachweis von Kollateralen ist nur unzureichend möglich. Mit der **Herzkatheteruntersuchung** und der **Angiographie** lässt sich die Anatomie der Pulmonalgefäße und vor allen Dingen die Versorgung der einzelnen Lungenabschnitte durch zentrale Pulmonalgefäße oder durch aortopulmonale Kollateralgefäße exakt klären (Abb. 23.25).

Zudem sind der Blutdruck und Widerstand der Lungengefäße für die Planung etwaiger chirurgischer Maßnahmen von besonderer Bedeutung.

Therapie

Die meisten Patienten überleben unbehandelt nicht die Säuglingszeit. Postnatal ist bei ausschließlicher oder überwiegender, **duktusabhängiger Lungendurchblutung** der Verschluss dieses Gefäßes mit **Prostaglandinen** zu verhindern, bis die Lungendurchblutung über eine **aortopulmonale Shuntoperation** gesichert ist.

Eine **Korrekturoperation** ist bei einem ausgebildeten rechtsventrikulären Ausflusstrakt und dem Nachweis eines Pulmonalishauptstammes durch Resektion der Atresie unter Wiederherstellung einer rechtsventrikulär-pulmonalarteriellen Verbindung und dem Verschluss des Ventrikelseptumdefektes möglich. Dazu können eine Erweiterung des rechtsventrikulären Ausflusstrakts mit einem Patch, die Resektion der atretischen Pulmonalklappe und eine Patcherweiterung der zentralen Lungengefäßabschnitte notwendig sein. Die klappenlose Verbindung zwischen dem rechten Ventrikel und der Pulmonalarterie führt über eine Klappeninsuffizienz zu einer Volumenbelastung des rechten Ventrikels. Die Korrektur kann auch unter Verwendung eines klappentragenden Conduits erfolgen. Dies hat jedoch den Nachteil, dass dieser nach wenigen Jahren wegen einer Degeneration und eines fehlenden Wachstums erneut ausgetauscht werden muss. Im Einzelfall kann bei günstigen anatomischen Verhältnissen (kurzstreckige Pulmonalatresie) die atretische Pulmonalklappe mit einem Hochfrequenzkatheter perforiert und das entstandene Loch ballondilatiert werden.

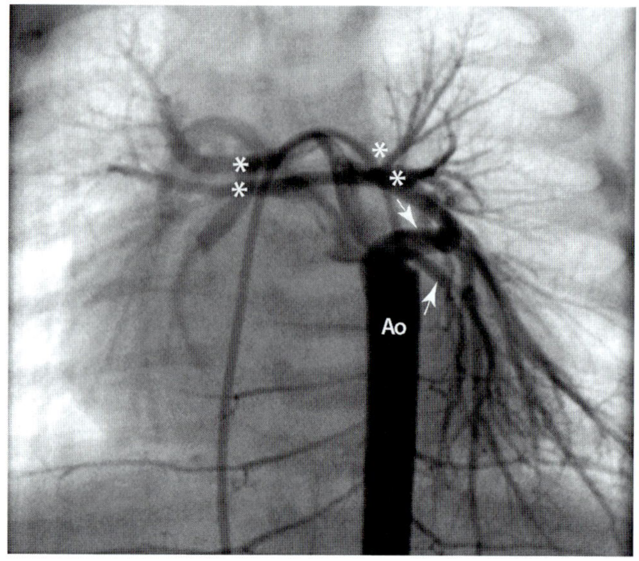

Abb. 23.25 Pulmonalatresie. Angiographie der Aorta descendens *(Ao)*. Aus der Aorta entspringende Kollateralgefäße *(Pfeile)* färben die sehr schmalen Pulmonalarterien *(Sterne)* an. Die rechte Lunge ist deutlich schlechter versorgt als die linke

Wesentlich komplizierter und risikoreicher (Operationsletalität bis zu 30%) ist die chirurgische Therapie bei Pulmonalatresie mit multifokaler Lungendurchblutung (Blutversorgung der Lungen aus mehreren Quellen wie Ductus arteriosus und Kollateralen). Hier ist es notwendig, zunächst die aorto-pulmonalen Kollateralen mit vorhandenen zentralen Pulmonalgefäßen zu verbinden und so die spätere Korrekturoperation vorzubereiten.

23.9.3 Pulmonalatresie mit intaktem Ventrikelseptum (PA mit IVS)

Morphologie, Hämodynamik

Dieser Herzfehler ist selten (< 1% aller kongenitalen Herzfehler). Die Pulmonalklappe ist vollständig verschlossen (Atresie = fehlende Öffnung). Der rechtsventrikuläre Ausflusstrakt bzw. Teile der Pulmonalarterie können ebenfalls atretisch sein. Das Ventrikelseptum ist intakt. Da zwar über die Trikuspidalklappe Blut in den rechten Ventrikel eindringt, aber keinen Ausfluss findet, bleibt der rechte Ventrikel in seiner Größenentwicklung deutlich zurück. Oft ist der rechte Ventrikel bereits intrauterin und postnatal ausgesprochen hypoplastisch. Lediglich bei einer deutlich ausgeprägten Trikuspidalinsuffizienz mit entsprechend großem Pendelblutvolumen kann der rechte Ventrikel eine annähernd normale Größe erreichen. Der Druck im rechten Ventrikel erreicht oft höhere Werte als im linken Ventrikel. Diese Druckbelastung führt zu einer starken Wandhypertrophie. Ein Teil des venösen Rückflusses gelangt über den rechten Vorhof diastolisch in den rechten Ventrikel und fließt systolisch über die Trikuspidalinsuffizienz wieder in den rechten Vorhof zurück. Letztlich kann das venöse Blut nur über ein überdehntes Foramen ovale bzw. über einen Vorhofseptumdefekt vom rechten Vorhof in den linken Vorhof (Rechts-links-Shunt; Zyanose) fließen. Die Lungendurchblutung wird über einen persistierenden Ductus arteriosus gesichert.

▪▪ Klinik

Trotz des obligaten Rechts-links-Shunts auf Vorhofebene kann das Ausmaß der resultierenden Zyanose durch die Größe der Lungendurchblutung gemildert werden. Ein sehr weiter Ductus arteriosus kann bei entsprechend gesteigerter Lungendurchblutung (Qp:Qs>2:1) nur zu einer milden Zyanose mit Werten zwischen 85% und 90% führen. Bei einem sich verschließenden Ductus bzw. einem hohen Lungengefäßwiderstand ist die Lungendurchblutung stark reduziert mit der Folge einer erheblichen Zyanose und lebensbedrohlicher Hypoxämie. Der 2. Herzton ist bei fehlendem Pulmonalklappenschlusston als einzelner Ton zu hören. Oft ist gerade bei einem weiten Ductus arteriosus kein Herzgeräusch nachweisbar. Abhängig vom Ausmaß der Trikuspidalklappeninsuffizienz wird ein $^{2}/_{6}$–$^{3}/_{6}$°-Systolikum im 4. ICR rechts parasternal auskultiert.

▪▪ Diagnose

Da die linksventrikuläre Masse deutlich überwiegt, können im **EKG** Linkshypertrophiezeichen nachweisbar sein. Bei starker Trikuspidalinsuffizienz und Volumen- und Druckbelastung des rechten Vorhofes kann ein P dextrokardiale (schmale, spitzenhohe P-Welle) auftreten. Während das EKG und Röntgen-Thoraxbild diagnostisch nicht wegweisend sind, kann **echokardiographisch** die zugrunde liegende Morphologie detailliert beschrieben werden. Die atretische Membran zwischen rechtem Ventrikel und der Pulmonalarterie kann in der zweidimensionalen Echokardiographie dargestellt werden. Ebenso können die Größe des rechten Ventrikels und das Fehlen eines Ventrikelseptumdefektes dokumentiert werden. Das Ausmaß der Trikuspidalklappeninsuffizienz wird farbdopplersonographisch beurteilt, dopplersonographisch kann über die Trikuspidalinsuffizienz der rechtsventrikuläre Druck abgeschätzt werden. Ebenso werden echokardiographisch die Größe der Vorhoflücke sowie die Weite des persistierenden Ductus arteriosus bestimmt.

Die Größe des rechtsventrikulären Volumens und die Weite des rechtsventrikulären Ausflusstraktes sowie der Pulmonalarterien können **angiographisch** beurteilt werden. Gleichzeitig kann mit der Herzkatheteruntersuchung bei zu kleiner Vorhoflücke eine Ballonatrioseptostomie durchgeführt werden, nicht jedoch, wenn eine biventrikuläre Korrektur geplant wird.

▪▪ Therapie

Unbehandelt versterben fast alle Kinder in den ersten Lebensmonaten. Nur die **Persistenz** des **Ductus arteriosus** kann das Überleben der Kinder sichern. Sofort nach Diagnosestellung (optimal nach pränataler Diagnose des Herzfehlers) ist der Verschluss des Ductus durch die intravenöse Gabe von **Prostaglandin E_1** zu verhindern. Die Größe des rechten Ventrikels entscheidet, ob eine Korrektur mit 2 Herzkammern möglich ist oder alternativ – bei stark unterentwickeltem rechtem Ventrikel – eine totale kavopulmonale Anastomose durchgeführt werden muss (▶ Abschn. 23.10.2). Bei ausreichend entwickeltem rechtem Ventrikel kann als **interventionelle Therapie** die atretische Pulmonalklappe mit einem Hochfrequenzkatheter perforiert und das entstandene Loch ballondilatiert werden. Wenn mit dieser Maßnahme die Zyanose nicht ausreichend gemildert werden kann und die Lungendurchblutung ungenügend ist, kommen als **chirurgische Alternative** eine aortopulmonale Anastomose und die Schaffung einer Verbindung zwischen dem rechtsventrikulären Ausflusstrakt und der Pulmonalarterie in Frage.

Bei hypoplastischem rechtem Ventrikel kann eine biventrikuläre Korrektur nicht durchgeführt werden, dann muss palliativ eine kavopulmonale Anastomose angelegt werden.

23.9.4 Trikuspidalatresie (TA)

▪▪ Morphologie, Hämodynamik

Die Trikuspidalatresie gehört mit einer Häufigkeit von 1% zu den seltenen kongenitalen Herzfehlern. Durch die Atresie der Trikuspidalklappe fehlt eine Verbindung zwischen dem rechten Vorhof und dem rechten Ventrikel. Da der rechte Ventrikel nur über einen Ventrikelseptumdefekt Blut erhalten kann, hängt seine Entwicklung von der Größe des Ventrikelseptumdefektes ab. Die großen Arterien können normal (ventrikuloarterielle Konkordanz) oder auch transponiert (ventrikuloarterielle Diskordanz) aus den jeweiligen Ventrikeln entspringen (◘ Abb. 23.26).

Ist der Ventrikelseptumdefekt groß, können sich der rechte Ventrikel und das abgehende Gefäß besser entwickeln (obgleich der rechte Ventrikel immer hypoplastisch bleibt, da der Einlassteil fehlt). Ein Rechts-links-Shunt auf Vorhofebene über ein überdehntes Foramen ovale oder einen Vorhofseptumdefekt ist für den Abfluss des venösen Blutes aus dem rechten Vorhof obligat. Die vom rechten Ventrikel entspringende Arterie kann eine Einengung aufweisen (Pulmonalstenose bzw. hypoplastische Pulmonalarterien oder hypoplastische Aorta und/oder Aortenisthmusstenose). Ein offener Ductus arteriosus kann das Ausmaß der Zyanose mildern.

▪▪ Klinik

Bei der Mehrzahl der Patienten besteht eine **Zyanose** aufgrund des **Rechts-links-Shunts** auf **Vorhofebene**. Eine Pulmonalstenose kann ein Herzgeräusch über der Herzbasis erzeugen, bei einer Aortenisthmusstenose (bei Transpositionsstellung der Arterien) ist ein Geräusch mit Fortleitung im Rücken nachweisbar; hier können die Femoralispulse fehlen oder stark abgeschwächt sein.

▪▪ Diagnose

Die Trikuspidalatresie ist einer der wenigen Herzfehler, bei dem das **EKG** diagnostisch wegweisend ist. Die Kombination eines P dextroatriale in Verbindung mit einem Linkslagetyp ist für diesen Herzfehler kennzeichnend. In Abhängigkeit von dem Maß der Lungendurchblutung kann das Herz **röntgenologisch** vergrößert sein. Wie bei vielen angeborenen Herzfehlern spielt die zweidimensionale **Echokardiographie** in der nichtinvasiven Diagnostik eine wichtige Rolle. Leicht kann man die fehlende Verbindung zwischen dem rechten Vorhof und rechten Ventrikel nachweisen, ebenso die Größe des rechten Ventrikels und des Ventrikel- und Vorhofseptumdefekts beurteilen. Ferner ist der Ursprung der großen Arterien zu beachten und die Frage zu klären, ob Stenosen (Pulmonalstenose, Aortenisthmusstenose) vorliegen. Bei der **Herzkatheteruntersuchung** zeigt die Druckregistrierung im rechten Vorhof eine betonte a-Welle (Vorhofkontraktion gegen die geschlossene Trikuspidalklappe). Es kann zusätzlich der

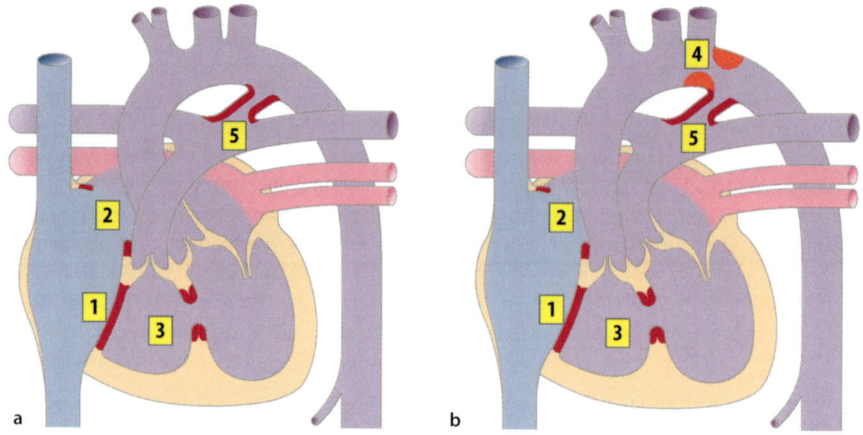

Abb. 23.26a, b Trikuspidalatresie. Verschlossene Trikuspidalklappe *(1)*. Das venöse Blut fließt aus dem rechten Vorhof durch den Vorhofseptumdefekt *(2)* in den linken Vorhof. Der (kleine) rechte Ventrikel erhält Blut aus dem linken Ventrikel über einen Ventrikelseptumdefekt. Die großen Arterien können in normaler Stellung (**a**) oder in Transpositionsstellung (**b**) aus dem jeweiligen Ventrikel entspringen. Gelegentlich ist eine Aortenisthmusstenose *(4)* oder ein offener Ductus *(5)* nachweisbar

Mitteldruckgradient zwischen dem linken und rechten Vorhof gemessen und somit die Weite der Kommunikation zwischen den Vorhöfen bestimmt werden. Bei einem engen Foramen ovale kann in der gleichen Sitzung eine Ballonatrioseptostomie (Rashkind-Manöver) durchgeführt und damit der Rechts-links-Shunt erleichtert werden.

▪▪ Therapie

Unbehandelt versterben etwa 75% der Patienten im ersten Lebensjahr. Liegt eine **duktusabhängige Lungendurchblutung** vor (Trikuspidalatresie mit kleinem Ventrikelseptumdefekt und Ursprung der Pulmonalarterie aus dem rechten Ventrikel), muss die Lungendurchblutung zunächst durch den **Ductus arteriosus** (offengehalten mit Prostaglandin E1), später dauerhaft durch einen **aortopulmonalen Shunt** mit Hilfe einer Gefäßprothese gesichert werden. Da bei der Trikuspidalatresie lediglich eine Herzkammer vollständig ausgebildet und mit dem Vorhof verbunden ist, ist analog zum DIV (»double inlet ventricle«) eine Korrekturoperation im engen Sinn nicht möglich. Eine Kreislauftrennung und damit die Beseitigung der Volumenbelastung und der Zyanose werden mit der **Fontan-Operation** (kavopulmonale Anastomose) erreicht (▶ Abschn. 23.10.2).

23.10 Herzfehler mit Fehlkonnektion der Gefäße

23.10.1 Transposition der großen Arterien (TGA)

▪▪ Morphologie, Hämodynamik

Die Ursache der TGA (2–3% aller Herzfehler) ist nicht bekannt, eine Risikoerhöhung wird bei mütterlichem Diabetes mellitus angegeben. Die Aorta entspringt vollständig aus dem rechten Ventrikel, die Pulmonalarterie aus dem linken Ventrikel (ventrikuloarterielle Diskordanz; ◘ Abb. 23.11a). Begleitende Herzfehler können ein Ventrikelseptumdefekt, eine Obstruktion der links- oder rechtsventrikulären Ausflussbahn oder eine Aortenisthmusstenose sein. Die **Hämodynamik** der TGA ist durch die **Parallelschaltung** der beiden Kreisläufe gekennzeichnet, die keine Sauerstoffaufnahme oder -abgabe erlaubt. Nur die Möglichkeit der Durchmischung des lungen- und systemvenösen Blutes über einen gekreuzten Shunt erlaubt das Überleben einer solchen Kreislaufsituation. Derartige Shuntverbindungen auf Vorhofebene sind ein offenes Foramen ovale oder ein Vorhofseptumdefekt, auf Ventrikelebene ein Ventrikelseptumdefekt und auf Gefäßebene ein persistierender Ductus arteriosus (◘ Abb. 23.11b).

▪▪ Klinik

In der Regel entwickelt sich wenige Stunden nach der Geburt durch den allmählichen Verschluss des PDA eine **Zyanose**. Bei sehr großen Shuntverbindungen (z. B. großer VSD, ASD oder PDA) ist die Sauerstoffuntersättigung gering ausgeprägt und wird oft nicht bemerkt. Hier können Herzinsuffizienzzeichen wie vermehrtes Schwitzen, schnelle Atmung oder Trinkunlust erst Wochen nach der Geburt auftreten. Ein Herzgeräusch ist selten zu hören und meist uncharakteristisch.

▪▪ Diagnose

Das **EKG** ist nicht wegweisend, lediglich bei großen Shuntverbindungen können Hypertrophiezeichen nachgewiesen werden. **Röntgenologisch** ist das Herz häufig eiförmig. Durch die Fehlstellung der großen Arterien ist das Mediastinum verschmälert. Die korrekte Diagnose kann fast vollständig mittels **Echokardiographie** gestellt werden. Insbesondere der Fehlabgang der beiden großen Arterien und auch begleitende Herzfehler können sicher erkannt werden. Die für die Korrekturoperation ebenfalls wichtige Frage des Abgangs der Koronararterien lässt sich in der Mehrzahl der Patienten echokardiographisch beantworten. Die **Herzkatheteruntersuchung** und **Angiographie** sind daher routinemäßig vor der Korrekturoperation nicht mehr erforderlich. Lediglich bei morphologischen Unklarheiten oder auch therapeutischer Notwendigkeit besteht eine Indikation zur Herzkatheteruntersuchung. Insbesondere bei schwerer Sauerstoffuntersättigung unter 70% kann mittels eines speziellen Ballonkatheters die Atrioseptostomie (Rashkind-Manöver) zur Vergrößerung der Vorhoflücke durchgeführt werden (▶ Abschn. 23.14.5).

▪▪ Therapie

Unbehandelt versterben 90% der Kinder im Säuglingsalter. Die chirurgische Behandlung hat sich in den letzten 25 Jahren grundlegend verändert. Die früher übliche, **funktionelle Korrektur** durch Umleitung des Blutflusses auf Vorhofebene (Methode nach Senning oder Mustard oder atrial-switch) wurde seit den 1980er-Jahren durch die **anatomische Korrektur** durch Umsetzen der großen Arterien (arterial-switch-Operation) ersetzt. Diese Operation erfordert als technische Schwierigkeit auch das Umsetzen der Koronararterien. Begleitende Herzfehler wie ASD oder VSD werden gleichzeitig behoben. Die Operation, die in den ersten 2 Lebenswochen durchgeführt werden muss, hat eine Operationsletalität von etwa 2%. Die kurz- und mittelfristigen Ergebnisse sind gut, die körperliche Leistungsfähigkeit der Kinder in der Regel normal. Gelegentlich zwingt eine Stenose im Bereich der Pulmonalarterienanastomose zur Reoperation. Alternativ kann die Pulmonalstenose auch mittels Ballondilatation, eventuell ergänzt durch eine Stent-Implantation, behandelt werden.

23.10.2 Double inlet ventricle (DIV)

▪▪ Morphologie, Hämodynamik

Dieser Herzfehler zählt mit 2% aller angeborenen Herzfehler zu den seltenen Fehlbildungen. Bei diesem Herzfehler münden eine oder beide AV-Klappen in eine gemeinsame Hauptkammer (daher auch nach einer anderen Nomenklatur die Bezeichnung »singulärer Ventrikel«; ◘ Abb. 23.27).

Daneben existiert meist noch ein rudimentärer Ausflusstrakt, der über einen Ventrikelseptumdefekt mit der Hauptkammer verbunden ist. Diese rudimentäre Herzkammer hat keine Verbindung zu der AV-Klappe, und somit konnten sich während der Herzentwicklung auch kein Einflusstrakt und kein Cavum ausbilden. Die großen Arterien können in normaler Stellung, aber auch in Transpositionsstellung aus dem jeweiligen Ventrikel entspringen (bei letzterer entspringt die Aorta häufig aus einem vorne und rechts stehenden Ausflusstrakt, der einem rudimentären rechten Ventrikel entspricht).

Die **Hämodynamik** wird durch mögliche Einengungen im Bereich des pulmonalen oder aortalen Stromgebietes bestimmt. Bei ungehindertem pulmonalen Blutfluss (Fehlen einer wirksamen Pulmonalstenose) wird das Blut aufgrund des zunächst niedrigen pulmonalen Gefäßwiderstandes bevorzugt in den Lungenkreislauf fließen. Obwohl eine Mischungszyanose vorliegt (beide Vorhöfe münden in eine gemeinsame Kammer), kann bei gesteigerter Lungendurchblutung die Sauerstoffuntersättigung nur gering ausgeprägt sein (Sauerstoffsättigungswerte 85–90%). Bei ungehinderter Lungendurchblutung führt die Volumenbelastung zur Herzinsuffizienz. Bei höhergradiger Pulmonalstenose und reduzierter Lungendurchblutung kann dagegen das Ausmaß der Zyanose erheblich sein (Sauerstoffsättigungswerte unter 75%). Im Falle einer Aortenisthmusstenose sind die Körperdurchblutung behindert und die Femoralarterienpulse schwach bzw. gar nicht tastbar.

Bei diesem Herzfehler sind extrakardiale Missbildungen häufig anzutreffen wie Lageanomalien des Herzens (Dextrokardie) oder Lageanomalien der inneren Organe (Situs inversus oder Situs ambiguus).

▪▪ Diagnose

Die **EKG**-Veränderungen sind wie auch die **Röntgenzeichen** unspezifisch. Röntgenologisch kann bei vermehrter Volumenbelastung die Herzgröße zunehmen. Außerdem ist mit Hilfe der Röntgendiagnostik die Beurteilung der Herzlage und auch der Lage der inneren Organe möglich. Die genaue morphologische Beschreibung des Herzfehlers erfolgt mit Hilfe der **Echokardiographie**. Zunächst wird die Lage der inneren Organe im Abdomen einschließlich des Verlaufs der abdominellen Aorta und der V. cava inferior bestimmt (Situs abdominalis). Dann kann das Kennzeichen dieses Herzfehlers, nämlich die univentrikuläre atrioventrikuläre Konnektion, nachgewiesen werden: Eine gemeinsame oder beide AV-Klappen öffnen sich in eine Hauptkammer. Oft gelingt der Nachweis einer rudimentären Auslasskammer. Wichtig ist auch die Beurteilung und Größe der interventrikulären Kommunikation über den Ventrikelseptumdefekt. Des Weiteren kann der Schweregrad einer Pulmonalstenose ebenso wie das Vorliegen einer Aortenisthmusstenose festgestellt werden. Die **Herzkatheteruntersuchung** ist vor operativen Maßnahmen indiziert, weil nur mit ihr eine Messung des Pulmonalarteriendruckes und die Bestimmung des Lungengefäßwiderstandes möglich sind (außerordentlich wichtig für die weitere Therapieplanung). Zusätzliche Anomalien, z. B. des lungenvenösen Rückflusses zum Herzen, sind **angiographisch** in der Regel besser zu beurteilen als echokardiographisch.

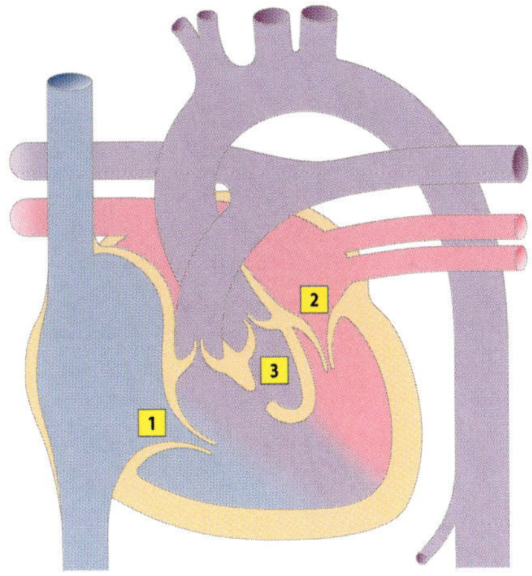

◘ **Abb. 23.27** Univentrikuläre, atrioventrikuläre Konnektion (»double inlet ventricle«). Trikuspidalklappe *(1)* und Mitralklappe *(2)* öffnen sich in eine gemeinsame Herzkammer. Eine der großen Arterien (hier Aorta ascendens) entspringt aus einer unterentwickelten Nebenkammer *(3)*

▪▪ Therapie

Der natürliche Verlauf hängt von der Kombination und Balance der Herzfehler ab; unbehandelt stirbt die Mehrzahl der Patienten in den ersten Lebensjahren.

Die morphologische Besonderheit dieses Herzfehlers mit einer voll entwickelten Herzkammer und einer nur rudimentär entwickelten zweiten Herzkammer schließt von vornherein eine operative Korrektur im engeren Sinn aus. Lediglich palliative, d. h. die hämodynamische Situation verbessernde Eingriffe stehen zur Verfügung. Dabei wird zunächst unterschieden, ob ein **ungebremster Lungenfluss** oder eine **verminderte Lungendurchblutung vorliegen**. Bei fehlender Pulmonalstenose (Lungenüberflutung, pulmonale Hypertension) muss zur Drosselung des Blutflusses eine **Bändelung** (Banding) der **Lungenschlagader** oder eine **Verschluss der Pulmonalarterie** mit begleitender Anlage eines modifizierten Blalock-Taussig-Shunts (bessere Kontrolle des Lungenblutflusses und -druckes) durchgeführt werden. Bei stark **verminderter Lungendurchblutung** (hochgradige Pulmonalstenose, starke Zyanose) muss die Lungendurchblutung durch Anlage einer **Shuntverbindung** zwischen dem Körperkreislauf und dem Lungenkreislauf verbessert und damit das Ausmaß der Zyanose reduziert werden.

Die weitere Therapie hängt von dem **Lungenarteriendruck** und dem **-gefäßwiderstand** ab. Ein niedriger Lungengefäßwiderstand ist die Voraussetzung für eine Trennung des Lungen- und Körperkreislaufs. Diese wird erreicht durch eine direkte Zufuhr des venösen Blutes zur Pulmonalarterie, indem die V. cava superior und inferior mit der Pulmonalarterie anastomosiert werden. Diese Ope-

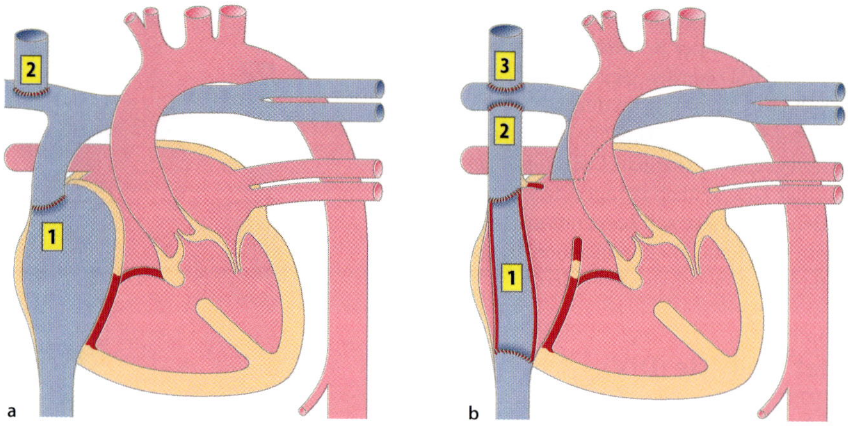

Abb. 23.28a, b Verschiedene Modifikationen der Fontan-Operation. **a** Zuleitung des venösen Blutes in die Lungenzirkulation durch direkte Anastomose des rechten Vorhofes *(1)* mit dem Hauptstamm der Pulmonalarterie (atriopulmonale Anastomose) sowie zusätzliche Anastomose der oberen Hohlvene mit der rechten Pulmonalarterie (Glenn-Anastomose) *(2)*. **b** Zuleitung des venösen Blutes in das Lungengefäß über eine tunnelförmige Verbindung der unteren Hohlvene mit der oberen Hohlvene durch den rechten Vorhof *(1)* und Verbindung des kaudalen *(2)* und kranialen Endes *(3)* der V. cava superior mit der rechten Pulmonalarterie (sog. totale kavopulmonale Anastomose)

ration wird in der Regel in 2 Schritte aufgeteilt. Zunächst wird im Alter von etwa 6 Monaten die V. cava superior mit der rechten Pulmonalarterie anastomosiert, die Pulmonalarterie an der Herzbasis verschlossen und die untere Hohlvene am rechten Vorhof belassen, so dass zunächst nur das Blut der oberen Körperhälfte in den Lungenkreislauf fließt (**birektionale Glenn-Anastomose**). Im Alter von etwa 2 Jahren wird auch das Blut der unteren Hohlvene durch einen Tunnel im rechten Vorhof ebenfalls zur rechten Pulmonalarterie umgeleitet (**totale kavopulmonale Anastomose**; Abb. 23.28). Nach dieser vollständigen Kreislauftrennung fließt venöses Blut ohne zwischengeschaltete Pumpe (ein rechter Ventrikel steht ja als Pumpkammer nicht zur Verfügung) direkt in die Pulmonalarterie. Die Lungendurchblutung entsteht in Folge des Druckgefälles zwischen den Hohlvenen und dem linken Vorhof (diese Druckdifferenz beträgt 7–10 mmHg). Nach Sauerstoffaufnahme in der Lunge kehrt das nun vollgesättigte Blut über die Lungenvene zum Herzen zurück und wird dann in den Körperkreislauf weitergepumpt. Die Folgen dieser letztlich palliativen Operation sind eine **Volumenentlastung** des Herzens und eine (fast vollständige) **Beseitigung** der **Zyanose**. Unter alltäglichen Bedingungen ist zwar die körperliche Belastbarkeit nicht eingeschränkt, doch ist sie unter körperlicher Belastung nicht im gleichen Maße wie bei Gesunden steigerbar. Mögliche Spätkomplikationen sind Herzrhythmusstörungen (supraventrikuläre Tachykardien), eine erneute Zyanose (venovenöse Fisteln in der Lunge), Ergüsse (Pleura, Aszites) und eine progrediente Herzinsuffizienz.

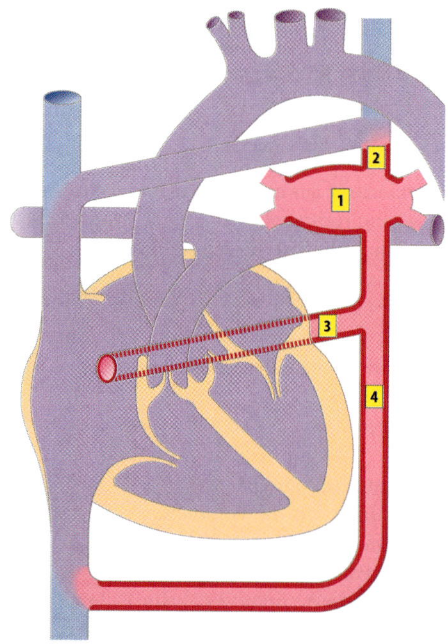

Abb. 23.29 Totale Lungenvenenfehlmündung. Die Lungenvenen vereinigen sich in einem Sammelgefäß *(1)*. Von hier kann das lungenvenöse Blut über eine Vertikalvene in die V. anonyma *(2)*, in die V. cava inferior bzw. die Pfortader *(4)* oder direkt in den Koronarvenensinus *(3)* abfließen

23.10.3 Totale Lungenvenenfehlmündung (TAPVR)

Morphologie, Hämodynamik

In einem frühen Stadium der Embryonalentwicklung bestehen Verbindungen zwischen dem lungenvenösen und körpervenösen System. Wenn der Anschluss der Lungenvenen zum linken Vorhof misslingt, erfolgt der Abfluss des Lungenvenenblutes über die noch vorhandenen Verbindungen zum körpervenösen System mit der Folge der Entwicklung einer totalen Lungenvenenfehlmündung. Bei diesem Herzfehler vereinigen sich die Lungenvenen zu einem Sammelgefäß, das über ein Gefäß (V. verticalis) mit dem körpervenösen System in Verbindung steht. Je nach Lage dieser Verbindung erfolgt die Einteilung von Lungenvenenfehlmündungen (Abb. 23.29):

- **Suprakardialer Typ**: Fehlmündung in die obere Hohlvene oder Vena anonyma (45%)
- **Kardialer Typ**: Fehlmündung in den Koronarsinus oder direkt in den rechten Vorhof (26%)
- **Infrakardialer Typ**: Fehlmündung in die untere Hohlvene oder in die Pfortader (24%)
- **Gemischter Typ**: (z. B. Fehlmündung in die obere Hohlvene und Koronarsinus (5%).

Hämodynamisch liegt zunächst ein kompletter Links-rechts-Shunt vor. Allerdings ist ein Rechts-links-Shunt (meist auf Vorhofebene

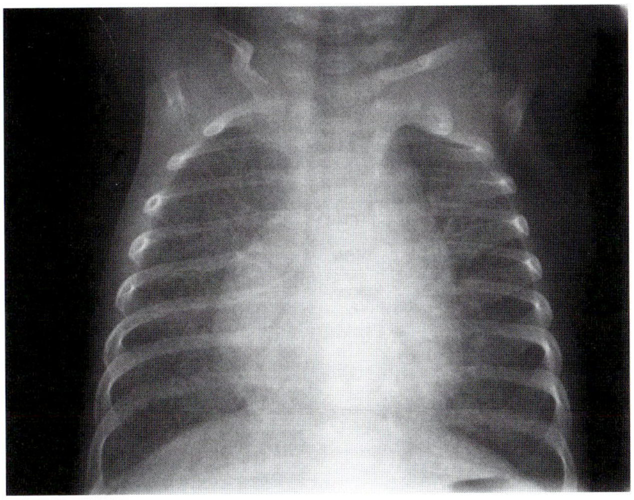

Abb. 23.30 Lungenödem bei Stenose der Lungenveneneinmündung. Homogene Zeichnungsvermehrung bis in die Peripherie beider Lungen als Zeichen eines Lungenödems

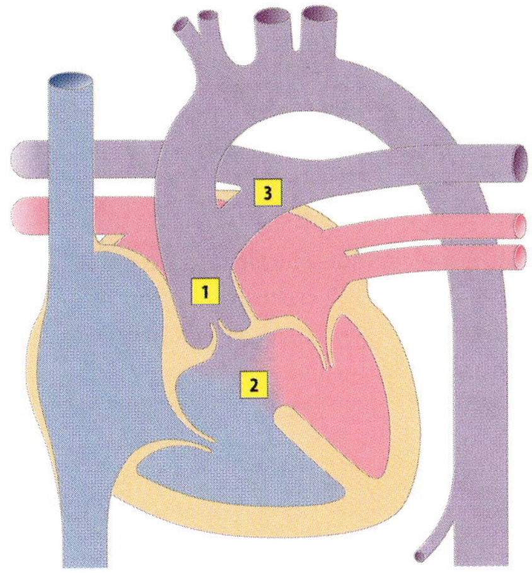

Abb. 23.31 Truncus arteriosus communis. Das gemeinsame *(1)* entspringt aus dem Herzen über einem Ventrikelseptumdefekt *(2)*. Abgang der Pulmonalarterie an der Hinterwand des es *(3)*

über einen Vorhofseptumdefekt) obligat, damit Blut in den Körperkreislauf gelangen kann. Aufgrund des niedrigen Gefäßwiderstandes im Lungenkreislauf führt dieser Herzfehler zu einer deutlichen Steigerung der Lungendurchblutung (z. T. auf das 3- bis 5-fache). Bei Obstruktion der Lungenvenenmündung kann aber auch die Lungenperfusion stark behindert sein mit der Folge einer erheblichen Zyanose.

▪▪ Klinik

Bei fehlender Lungenvenenobstruktion fallen die Kinder in den ersten Lebensmonaten mit den Zeichen einer Herzinsuffizienz auf. Durch den vermehrten Fluss kann über der Pulmonalklappe ein relatives Pulmonalstenosegeräusch ($^2/_6$ Systolikum über dem Pulmonalareal) auftreten. Die Lungenvenenobstruktion ist eine Notfallfallsituation. Die betroffenen Neugeborenen sind schwer krank mit Zyanose und erschwerter Atmung.

▪▪ Diagnose

Im **EKG** finden sich Zeichen einer rechtsventrikulären Hypertrophie. **Röntgenologisch** können das Herz bei Lungenüberflutung vergrößert und die Pulmonalarterien dilatiert sein. Bei lungenvenöser Obstruktion erkennt man oft eine charakteristische, netzartige Lungengefäßzeichnung sowie eine Trübung der zentralen Lungenabschnitte im Sinne eines Lungenödems (▣ Abb. 23.30).

Echokardiographisch erkennt man oft eine erhebliche Dilatation des rechten Vorhofs und des rechten Ventrikels in Folge der Volumenbelastung. Oft gelingt die Darstellung der in das Sammelgefäß fehlmündenden Lungenvenen und der Drainage über die Vertikalvene. Bei echokardiographisch eindeutiger Konstellation kann auf eine **Herzkatheteruntersuchung** verzichtet werden. Im Zweifelsfall muss zur Diagnosesicherung und zur Lokalisation der Drainage der Lungenvenen eine **Angiographie** durchgeführt werden.

▪▪ Therapie

Unbehandelt liegt die Mortalität dieses Krankheitsbildes bei etwa 80% im 1. Lebensjahr. Daher ist die operative Korrektur insbesondere bei Lungenvenenobstruktion ohne Zeitverlust durchzuführen. Wegen der Nähe des Sammelgefäßes zum linken Vorhof gelingt meistens eine direkte **Seit-zu-Seit-Anastomose** dieses Gefäßes mit dem **linken Vorhof**. Die drainierende Vertikalvene wird unterbunden. Postoperativ gefürchtet sind in den ersten Tagen nach dem Eingriff die **pulmonalhypertensiven Krisen** mit plötzlichen Anstiegen des Pulmonalarteriendruckes. Die postoperative Letalität wird mit 10% angegeben, wobei die Korrektur des infrakardialen Typs das höchste Operationsrisiko aufweist. Im Spätverlauf kann eine Einengung der Anastomose zwischen dem Sammelgefäß und dem linken Vorhof eine erneute Operation notwendig machen. Insgesamt ist jedoch die Prognose gut.

23.10.4 Truncus arteriosus communis (TAC)

▪▪ Morphologie, Hämodynamik

Bei diesem Herzfehler entspringt aus dem Herzen nur ein einziges arterielles Gefäß, der Truncus arteriosus communis. Beide Ventrikel sind über einen großen Ventrikelseptumdefekt miteinander verbunden und der Truncus arteriosus »reitet« meist über diesem VSD, so dass er Blut aus beiden Ventrikeln erhält. Die Pulmonalarterie entspringt an der Dorsalseite des Truncus entweder als einzelnes Gefäß oder getrennt in die rechte und linke Pulmonalarterie (▣ Abb. 23.31). Somit ist bei diesem Herzfehler nur eine Taschenklappe, die sog. Trunkusklappe, angelegt. Diese Klappe kann sowohl stenotisch als auch insuffizient sein. Wenn der Abgang der Pulmonalarterie(n) nicht durch eine Stenose eingeengt ist, resultiert aufgrund des niedrigen Lungengefäßwiderstandes eine vermehrte Lungendurchblutung sowie eine pulmonale Hypertension. Zusätzlich zu dieser Volumenbelastung kann eine insuffiziente Truncusklappe die Volumenbelastung des Herzens (beider Herzkammern) erhöhen. Daher ist mit einer frühzeitigen Entwicklung einer Herzinsuffizienz zu rechnen.

▪▪ Diagnose

Bei Stenose bzw. Insuffizienz der Trunkusklappe ist ein Systolikum bzw. Diastolikum über der Herzbasis zu hören. Das **EKG** kann biventrikuläre Hypertrophiezeichen aufweisen. **Röntgenologisch** wirkt das Herz vergrößert mit den Zeichen einer vermehrten Lungendurchblutung. **Echokardiographisch** kann man leicht den großen Ventrikelseptumdefekt und das Überreiten des es nachweisen. Sorgfältig sollten die aus dem Trunkus abgehenden Pulmonalgefäße untersucht werden. Dopplersonographisch kann die Funktion der Trunkusklappe (Schweregrad der Stenose und Insuffizienz) geprüft werden. Die **Herzkatheteruntersuchung** und **Angiographie** können bei zweifelhaften Befunden, z. B. der Frage des Abgangs der Pulmonalarterien, der Funktionseinschränkung der Trunkusklappe (insbesondere Abschätzung der Klappeninsuffizienz) und bei älteren Kindern zur Bestimmung des Lungengefäßwiderstandes (und damit der Operabilität), wertvolle Informationen geben.

Therapie

Die sich rasch entwickelnde Herzinsuffizienz und die pulmonale Hypertonie erfordern eine Korrekturoperation zwischen den 2. und 4. Lebensmonat. Hierbei wird der Ventrikelseptumdefekt mit einem Patch derart verschlossen, dass das ursprüngliche Blut aus dem linken Ventrikel erhält. Die Pulmonalarterie wird von der Dorsalwand des es abgetrennt und über eine biologische klappentragende Gefäßprothese mit dem rechten Ventrikel verbunden. Bei schwerer Insuffizienz der Trunkusklappe muss diese ebenfalls durch eine Klappe ersetzt werden. Die Operationsletalität beträgt je nach dem Ausmaß des operativen Eingriffes etwa 5%. Im Verlauf der Entwicklung kann die biologische Klappe aufgrund der fehlenden Wachstumspotenz relativ zu klein werden und es können degenerative Prozesse die Funktion im Sinne einer Stenose und Insuffizienz verschlechtern, so dass später diese Klappe ausgetauscht werden muss.

23.11 Herzrhythmusstörungen

Herzrhythmusstörungen im Kindesalter betreffen oft Kinder mit angeborenen Herzfehlern. Sie entstehen häufig nach operativen Eingriffen. In der Beurteilung von kindlichen Herzrhythmusstörungen ist die im Vergleich zu Erwachsenen erhöhte **normale Herzfrequenz** im Kindesalter zu beachten: Säuglinge 80–200, Kleinkinder 60–180, Schulkinder 50–170/min.

- Die Herzrhythmusstörungen werden nach verschiedenen Kriterien eingeteilt: Nach dem **Ort** der entstehenden Herzrhythmusstörungen unterscheidet man zwischen einer **supraventrikulären** (Vorhofebene) und **ventrikulären** (Kammerebene) Arrhythmie oder man bezeichnet noch gezielter den Ort (z. B. Sinusbradykardie oder AV-Knotentachykardie).
- Des Weiteren wird nach der **Herzfrequenz** zwischen einer **Tachykardie** (über die Altersnorm erhöhte Herzfrequenz) und **Bradykardie** (unter der Altersnorm gelegenen Herzfrequenz) differenziert.
- Eine **Extrasystole** bezeichnet eine vorzeitige Herzaktion, eine **Ersatzsystole** oder Ersatzrhythmus tritt auf, wenn der reguläre Herzrhythmus ausfällt.

23.11.1 Supraventrikuläre Extrasystolie/Tachykardie

Bei dieser Form der Herzrhythmusstörung unterscheidet sich die Form der QRS-Komplexe weder der Extrasystolen noch der Tachykardie von denen bei Normalrhythmus. In der Regel sind supraventrikuläre Extrasystolen harmlos, sie kommen bei vielen herzgesunden Kindern vor.

Supraventrikuläre Tachykardien Sie sind (bei normalen elektrischen Leitungsverhältnissen) durch im Vergleich zum regulären Rhythmus **nicht veränderte QRS-Komplexe** charakterisiert (■ Abb. 23.32a). Elektrophysiologisch liegt bei der Mehrzahl der supraventrikulären Tachykardien eine sog. kreisende Erregung (**Reentry-Mechanismus**) zugrunde. Zusätzlich zu der regulären Verbindung zwischen dem Vorhof und der Kammer über den AV-Knoten existiert eine oder mehrere AV-Knoten-nahe oder AV-Knoten-ferne, zusätzliche, **akzessorische Leitungsbahn(en)** zwischen den Vorhöfen und Herzkammern. Diese zusätzliche Leitungsbahn ermöglicht in besonderen Situationen die kreisende, elektrische Erregung und damit das Auftreten von Tachykardien. Die dabei auftretenden Herzfrequenzen liegen je nach Alter des Kindes zwischen 140 und 250/min. Während ältere Kinder und Jugendliche die Tachykardie als schnellen Herzschlag oder unangenehmes Gefühl verspüren, sind die Symptome bei Kleinkindern und Säuglingen eher Hautblässe, Trinkunlust und vermehrtes Schwitzen. Je nach Höhe der Tachykardiefrequenz und der Dauer der Tachykardie kann eine Herzinsuffizienz nach wenigen Stunden auftreten und lebensbedrohend sein.

Als erste therapeutische Maßnahme können Manöver, die eine **Vagusstimulation** hervorrufen, versucht werden. Sehr effektiv zur Beendigung einer Tachykardie ist das Abdecken des Gesichtes mit einem nasskalten Waschlappen für 20–30 s (sog. **Tauchreflex**). Bei Erfolglosigkeit sollte ohne Zeitverlust **Adenosin** in steigender Dosierung (100–500 μg/kg KG) bis zur Unterbrechung der Tachykardie injiziert werden. Bei anhaltender Tachykardie ist eine externe **elektrische Kardioversion** mit 0,5–1 Watt/kg in Kurznarkose angezeigt. Zur **Rezidivprophylaxe** können β-Rezeptorenblocker oder andere Antiarrhythmika (z. B. Propafenon) eingesetzt werden. Bei häufigen Rezidiven und älteren Kindern kann als oft endgültige Behandlung eine Hochfrequenz-Katheterablation der akzessorischen Leitungsbahn mit einer Erfolgsrate von über 90% eingesetzt werden.

Vorhofflattern Das Vorhofflattern (■ Abb. 23.32b) tritt im Kindesalter selten auf. Die **klinische Symptomatik**, d. h. die Entwicklung einer Herzinsuffizienz hängt von den **Überleitungsverhältnissen** ab. Bei einer 1:1-Überleitung (Überleitung jeder Vorhoferregung auf die Kammer) resultiert eine Tachykardie. Günstiger ist eine 2:1- oder 3:1-Überleitung, weil dadurch die Kammerfrequenz dann annähernd normal sein kann. Das Vorhofflattern kann ohne erkennbare Ursache bei herzgesunden Neugeborenen und Kindern mit insgesamt guter Prognose auftreten. In der Regel sistiert sie nach einmaliger externer Kardioversion und vorübergehender prophylaktischer, antiarrhythmischer Behandlung. Wesentlich hartnäckiger ist das Vorhofflattern bei zugrunde liegender organischer Störung (z. B. nach bestimmten Operationen im Vorhofbereich: bei der früher durchgeführten Mustard-Operation bei Transposition der großen Arterien): Hier tritt oft das Vorhofflattern als Folge einer gestörten Sinusknotenfunktion auf, so dass auch nach primär erfolgreicher Kardioversion und medikamentöser Prophylaxe die Rezidivquote aufgrund der zugrunde liegenden Störung erhöht ist.

23.11.2 Ventrikuläre Extrasystolie und Tachykardie

Ventrikuläre Extrasystolie Vereinzelte ventrikuläre Extrasystolen sind bei vielen herzgesunden Kindern nachweisbar und ohne krankhafte Bedeutung. Auch häufig auftretende Extrasystolen, die unter körperlicher Belastung seltener werden, sind harmlos. Prognostisch ungünstiger sind ventrikuläre Extrasystolen, die mit **verschiedener QRS-Morphologie** auftreten, in **Salven** aufeinanderfolgend vorkommen oder unter Belastung häufiger werden. Bei solchen höhergradigen Extrasystolien, besonders, wenn sie neu auftreten, müssen Herzerkrankungen wie **Myokarditis** oder eine **Kardiomyopathie** ausgeschlossen werden.

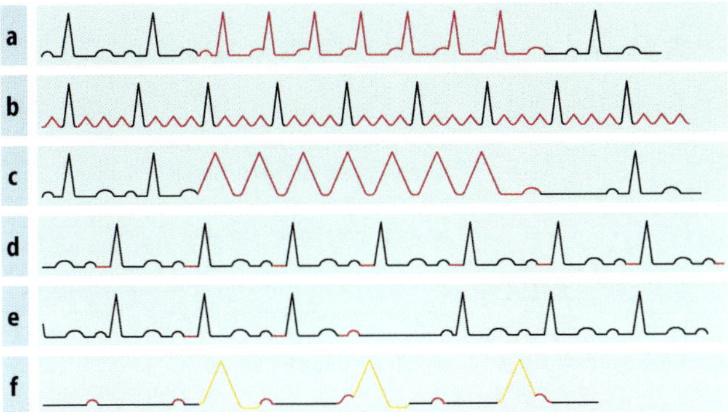

Abb. 23.32a–f Herzrhythmusstörungen. **a** Supraventrikuläre Tachykardie. Im Anschluss an eine supraventrikuläre Extrasystole kurze supraventrikuläre Tachykardie. Die Breite und die Form der QRS-Komplexe bleiben im Vergleich zum Grundrhythmus unverändert. **b** Vorhofflattern. Sägezahnartige Veränderung der EKG-Grundlinie durch die Vorhofflatterwellen, wobei hier jede 3. Flatterwelle auf die Herzkammer übergeleitet wird (3:1-Überleitung). **c** Ventrikuläre Tachykardie. Die QRS-Komplexe sind während der Tachykardie im Vergleich zum Grundrhythmus verbreitert. **d** AV-Block I°. Verlängerte atrioventrikuläre Überleitungszeit (PQ-Zeit) ohne Ausfall der Überleitung. **e** AV-Block II°. Die AV-Überleitungszeit verlängert sich progressiv bis eine P-Welle nicht übergeleitet wird (Wenckebach-Typ). **f** AV-Block III°. Die atrioventrikuläre Überleitung ist komplett blockiert. Die Vorhoferregungen (rote P-Wellen) werden nicht auf die Kammern übertragen. Es besteht ein Kammerersatzrhythmus mit verbreiterten QRS-Komplexen und niedriger Frequenz

Ventrikuläre Tachykardie Ventrikuläre Tachykardien sind im Kindesalter sehr selten. Oft treten sie bei herzoperierten Kindern oder im Rahmen einer Myokarditis bzw. Kardiomyopathie auf (Abb. 23.32c). In Abhängigkeit von der Tachykardiefrequenz und -dauer tritt unterschiedlich rasch eine Herzinsuffizienz auf. Die Tachykardie kann **medikamentös** (z. B. mit Propafenon oder Lidocain) oder **elektrisch** unterbrochen werden. Auch eine Ablationsbehandlung im Herzkatheterlabor kann im Einzelfall erwogen werden. Bei lebensbedrohlichen Symptomen oder nach Reanimation ist die Implantation eines **antitachykarden Schrittmachers/Defibrillators** indiziert.

23.11.3 AV-Block

Es werden 3 Formen der atrioventrikulären Blockierung unterschieden.

Atrioventrikulärer Block I° Dieser Block ist durch eine **Verlängerung** der **atrioventrikulären Überleitung** mit einer PQ-Zeit >0,12 s (junge Säuglinge) bzw. >0,17 s (Kleinkinder) charakterisiert (Abb. 23.32d). Da jedoch trotz verzögerter Überleitung jeder elektrische Impuls vom Vorhof auf die Kammer übergeleitet wird, entsteht keine Störung des Herzrhythmus. Bei erhöhtem Vagotonus (z. B. während des Nachtschlafes) ist eine AV-Blockierung I° bei vielen gesunden Kindern nachweisbar. Gelegentlich tritt ein AV-Block I° im Rahmen einer Myokarditis oder als Nebenwirkung bei Behandlung mit Digitalispräparaten auf.

Atrioventrikulärer Block II° Bei dieser Form fällt die **Überleitung** der elektrischen Impulse von dem Vorhof zur Kammer **intermittierend** aus (Abb. 23.32e). Beim **Wenckebach-Typ** verlängert sich die PQ-Zeit kontinuierlich, bis eine AV-Überleitung ausfällt; beim **Mobitz-Typ** fällt die Überleitung ohne vorzeitige PQ-Verlängerung aus. Je nach Blockierungsgrad (Verhältnis zwischen den übergeleiteten und blockierten elektrischen Impulsen) wird die Kammerfrequenz unterschiedlich stark gesenkt.

Atrioventrikulärer Block III° Hier liegt eine **komplette Blockierung** der atrioventrikulären Überleitung vor (Abb. 23.32f): Vorhöfe und Herzkammern schlagen unabhängig voneinander. Die Herzkammern schlagen mit einem niedrigen Ersatzrhythmus. Dieser Block kann angeboren oder erworben sein. Die angeborene, schon intrauterin nachweisbare Form kann durch transplazentalen Übergang von mütterlichen Antikörpern (z. B. im Rahmen eines Lupus erythematodes) bedingt sein und aufgrund der Bradykardie zu einer schweren Herzinsuffizienz des ungeborenen Kindes führen (Hydrops fetalis). In solchen Fällen und auch bei den in der Regel postoperativ erworbenen Formen (Verletzung des Hisschen Bündels während der Herzoperation) ist wegen der niedrigen Herzfrequenz eine dauerhafte **Herzschrittmachertherapie** nicht zu umgehen.

23.11.4 Langes QT-Syndrom

Definition

Das lange QT-Syndrom ist durch eine **deutliche QT-Verlängerung** im EKG gekennzeichnet. Da der Normbereich des QT-Intervalls herzfrequenzabhängig ist, wird sie auf die Herzfrequenz korrigiert angegeben (korrigierte QT-Zeit = QT/√RR) und sollte **0,46 s** nicht überschreiten.

Pathogenese

Mittlerweile sind als Ursache über 10 Mutationen der Kalium- und Natriumkanäle (z. B. am Locus 11p15.5; 7q35–36; 3p21–24; 4q25–27) molekulargenetisch gesichert worden. Neben Spontanmutationen gibt es auch familiär vererbte Formen (autosomal-dominanter Erbgang bei **Romano-Ward-Syndrom**, autosomal-rezessiver Erbgang in Kombination mit Innenohrschwerhörigkeit beim **Jervell/Lange-Nielsen-Syndrom**).

> Plötzlich auftretender Bewusstseinsverlust (**kardiale Synkope**) bei **psychischer Erregung** oder **körperlicher Belastung** oder ventrikuläre Tachykardien sollten den Verdacht auf ein langes QT-Syndrom lenken und entsprechende Untersuchungen (Ruhe-EKG, Langzeit-EKG und Belastungs-EKG) veranlassen.

Therapeutisch haben sich der Einsatz von β-Blockern und der Schutz vor zu langsamen Herzfrequenzen in Form einer Herzschrittmachertherapie bewährt. Bei schwer belasteter Familienanamnese (Todesfälle bei nahen Verwandten) und nach Reanimation des Patienten ist die Implantation eines **antitachykarden Schrittmachers/Defibrillators** indiziert.

23.12 Entzündliche Herzerkrankungen

23.12.1 Endokarditis

Morphologie, Ätiologie, Hämodynamik

Als Endokarditis wird eine Infektion des Endokards bezeichnet. Betroffen werden können die Herzklappen, ein Ventrikelseptumdefekt, Ductus Botalli und operativ (oder katheterinterventionell) implantiertes Fremdmaterial. Als Erreger kommen in erster Linie **Bakterien** (Enterokokken, Staphylokokken, Streptokokken etc.), aber viel seltener auch **Pilze** (Candida) oder **Parasiten** in Frage. Der Endokardi-

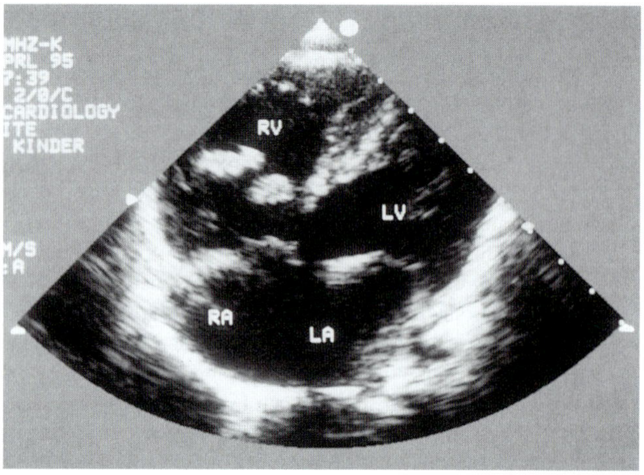

Abb. 23.33 Echokardiographie bei Endokarditis. *LA* linkes Atrium; *RA* rechtes Atrium; *LV* linker Ventrikel; *RV* rechter Ventrikel. Die beiden hellen Bezirke im rechten Ventrikel sind endokarditische Vegetationen an der Trikuspidalklappe

Tab. 23.3 Risikosituationen für eine Endokarditis

Zahnärztliche Maßnahmen	Zahnextraktionen, peridontale Prozeduren, Zahnimplantationen, Wurzelbehandlungen, subgingivale Einlagen, intraligamentäre Lokalanästhesie, Zahnreinigung mit zu erwartender Zahnfleischblutung
Respirationstrakt	Tonsillektomie, Adenektomie, Operationen an der respiratorischen Mukosa
Gastrointestinaltrakt	Manifeste Infektionen
Urogenitaltrakt	Manifeste Infektionen

tis geht eine Bakteriämie voran, die z. B. durch Entzündungen oder operative Eingriffe im HNO-Bereich ausgelöst werden kann.

> **Einen wichtigen Risikofaktor stellen zahnärztliche Eingriffe (Zahnextraktionen, Wurzelbehandlungen) dar.**

Prädisponiert sind Patienten mit angeborenen Herzfehlern und nach Herzoperationen. Es kommt zur Ausbildung von Vegetationen auf den Klappen und zur Zerstörung des Klappengewebes.

Klinik

Unterschieden werden die akute Endokarditis, die als lebensbedrohliche Erkrankung verläuft, und die subakute Endokarditis (sog. »Endokarditis lenta«), die einen mehr chronisch-schleichenden Verlauf nimmt. Bei der **akuten Endokarditis** bestehen hohes Fieber und eine schwere Beeinträchtigung des Allgemeinbefindens. Die Auskultation kann hilfreich sein, wenn ein Herzgeräusch neu auftritt oder seinen Klangcharakter ändert: neues Diastolikum bei Aorteninsuffizienz, neues Systolikum über dem Apex bei Mitralinsuffizienz. Es finden sich eine Hepatosplenomegalie und oft Hautembolien an den Extremitäten und subungual (Oslersche Knötchen), die etwas größer als Petechien und etwas erhaben sind. Der Urin ist durch eine Erythrozyturie bzw. Hämaturie oft rötlich verfärbt. Bei foudroyantem Verlauf kann es durch die akute Zerstörung der Aorten- bzw. Mitralklappe zum kardialen Schock kommen (bei akuter Aorten- oder Mitralinsuffizienz). Die Embolisation von Vegetationen kann zur dramatischen Verschlechterung führen, wenn es z. B. zum Mediainfarkt kommt.

Eine **subakute Endokarditis** ist durch einen schleichenden, uncharakteristischen Krankheitsverlauf mit subfebrilen Temperaturen, intermittierendem Fieber und unspezifischen Symptomen (länger dauernde Abgeschlagenheit) gekennzeichnet. Wegweisend ist die Anamnese eines angeborenen Herzfehlers; bei länger dauernden subfebrilen Temperaturen muss an diese Diagnose gedacht werden.

Diagnose

Im **Blutbild** besteht eine Leukozytose mit Linksverschiebung (oft Monozytose!), eine Thrombopenie und stark erhöhte Blutsenkung (>100 mm in der ersten Stunde). Im Urinstatus lässt sich häufig eine Proteinurie und Erythrozyturie nachweisen. EKG und Röntgenbild des Thorax helfen wenig weiter, die Verdachtsdiagnose wird echokardiographisch durch den Nachweis von Vegetationen gestellt (Abb. 23.33). Der **Erregernachweis** ist der entscheidende diagnostische Schritt, es sollten mindestens 6 (bis 12) Blutkulturen angelegt werden.

> **Eine eventuelle antibiotische Therapie muss 24–36 h vor Blutentnahme abgesetzt werden. Bei ca. 10% der Patienten gelingt ein Erregernachweis nicht.**

Therapie

Wird die klinische Diagnose einer Endokarditis gestellt, erfolgt die initiale **antibiotische Therapie** (nach der Gewinnung von Blutkulturen!) mit Ampicillin, Tobramycin und Vancomycin intravenös, bis der Erreger isoliert wurde. Bei bekanntem Erreger erfolgt gezielt die antibiotische Therapie nach dem Antibiogramm.

Bei einer Endokarditis an implantiertem Fremdmaterial ist ein operatives Vorgehen unumgänglich: das Fremdmaterial muss zur Ausheilung entfernt werden. Bei einer foudroyanten Endokarditis mit Zerstörung einer Herzklappe ist ebenfalls die Indikation zum frühen operativen Klappenersatz gegeben.

23.12.2 Endokarditisrisiko und Endokarditisprophylaxe

Bei Patienten mit angeborenem Herzfehler besteht ein erhöhtes Endokarditisrisiko, so dass in Risikosituationen (Bakteriämie) eine Endokarditisprophylaxe erfolgen muss. Das **Endokarditisrisiko** wird durch implantiertes Fremdmaterial erhöht. Das Risiko für eine Endokarditis wird unterschiedlich hoch bewertet. Mögliche Risikosituationen sind in Tab. 23.3 zusammengefasst, als zusätzlicher Faktor sollte eine schlechte Mundhygiene erwähnt werden.

Medikamentöse Endokarditisprophylaxe bei Patienten mit besonderer Risikokonstellation

- Patienten mit Klappenersatz (mechanische und biologische Prothesen)
- Patienten mit rekonstruierten Klappen unter Verwendung von alloprothetischem Material in den ersten 6 Monaten nach Operation
- Patienten mit überstandener Endokarditis
- Patienten mit angeborenen Herzfehlern
  - Zyanotische Herzfehler, die nicht oder palliativ mit systemisch-pulmonalem Shunt operiert sind

▼

Tab. 23.4 Endokarditisprophylaxe bei zahnärztlichen und oralen Eingriffen sowie bei Eingriffen am Respirationstrakt und Ösophagus

Situation	Antibiotikum	Zeitpunkt	Dosis	Maximale Dosis
Standardprophylaxe	Amoxicillin	1 h vorher	50 mg/kg oral	2,0 g oral
Orale Einnahme nicht möglich	Ampicillin	30 min vorher	50 mg/kg i.m. oder i.v.	2,0 g i.m. oder i.v.
Penicillin- oder Ampicillin-Allergie	Clindamycin *oder* Cephalexin *oder* Cefadroxil *oder* Azithromycin *oder* Clarithromycin	1 h vorher	20 mg/kg oral 50 mg/kg oral 50 mg/kg oral 15 mg/kg oral 15 mg/kg oral	600 mg oral 2,0 g oral 2,0 g oral 500 mg oral 500 mg oral
Allergie und orale Einnahme nicht möglich	Clindamycin *oder* Cefazolin	30 min vorher	20 mg/kg i.m. oder i.v. 25 mg/kg i.m. oder i.v.	600 mg i.m. oder i.v. 1,0 g i.m. oder i.v.

Tab. 23.5 Endokarditisprophylaxe bei Eingriffen am Urogenital- und Gastrointestinaltrakt bei manifesten Infektionen

Situation	Zeitpunkt	Antibiotikum	Gabe	Dosis	Maximale Dosis
Hohes Risiko	30 min vorher	Ampicillin plus Gentamycin	i.v. oder i.m.	50 mg/kg 1,5 mg/kg	2,0 g 120 mg
	6 h nach dem Eingriff	Ampicillin oder Amoxicillin	i.v. oder i.m., oral	25 mg/kg 25 mg/kg	1,0 g 1,0 g
Hohes Risiko und Penicillinallergie	Gabe komplett 30 min vorher	Vancomycin plus Gentamycin	Infusion in 1–2 h i.v.	20 mg/kg 1,5 mg/kg	1,0 g 120 mg

  - Operierte Herzfehler mit Implantation von Conduits (mit oder ohne Klappe) oder residuellen Defekten, d. h, turbulenter Blutströmung im Bereich des prothetischen Materials
  - Alle operativ oder interventionell unter Verwendung von prothetischem Material behandelten Herzfehler in den ersten 6 Monaten nach Operation
- Herztransplantierte Patienten, die eine kardiale Valvulopathie entwickeln

Die antibiotische **Prophylaxe** richtet sich nach der Lokalisation (unterschiedliches Keimspektrum) des Eingriffes: Eingriffe im Mundbereich, am Respirationstrakt und im Ösophagus erfordern einen geringeren Aufwand (Tab. 23.4), während Eingriffe am Gastrointestinaltrakt (ohne Ösophagus) und Urogenitaltrakt (Tab. 23.5) eine aufwändigere antibiotische Prophylaxe notwendig machen.

23.12.3 Myokarditis

Die Myokarditis ist durch eine entzündliche Infiltration des Myokards charakterisiert. Neben den entzündlichen Infiltraten treten Myozytolysen auf, es kommt zur Störung der Myokardfunktion und zur Ventrikeldilatation. Häufig ist das Perikard mitbefallen, so dass eine Begleitperikarditis auftritt. Die Genese ist meist viral, besonders Coxsackie-Viren, Adenoviren, Echo- und Influenzaviren, neuerdings auch Parvovirus B19 kommen in Frage. Selten ist eine Myokarditis durch Protozoen, Rickettsien oder Bakterien bedingt.

▪▪ Klinik

Unterschieden werden die akute und die chronische Myokarditis. Bei der akuten Myokarditis finden sich oft unspezifische Prodromi (Infekt der oberen Luftwege, Grippe, Gastroenteritis), bevor es zur akuten Erkrankung kommt, die foudroyant bis hin zum Tod innerhalb weniger Tage verlaufen kann. Es kommt zur schweren Herzinsuffizienz mit peripheren Ödemen, Pleuraergüssen, einer Hepatomegalie und einem Lungenödem. Auch eine periphere Zyanose kann beobachtet werden. Die Auskultation ergibt leise Herztöne, oft einen 3. und 4. Herzton (Galopprhythmus) und ein Mitralinsuffizienzgeräusch über der Herzspitze.

▪▪ Diagnose

Das **EKG** zeigt unspezifische Erregungsrückbildungsstörungen mit ST-Hebungen und -Senkungen, T-Negativitäten oder »gekerbten« T-Wellen. Eine Niedervoltage und AV-Überleitungsstörungen kommen vor. Das **Röntgenbild** des Thorax zeigt eine Kardiomegalie und Vergrößerung des linken Vorhofes, meist finden sich Zeichen eines Lungenödems (zentrale, milchglasartige Eintrübung), oft besteht ein Pleuraerguss. In der **Echokardiographie** ist die Kontraktion des Herzens stark eingeschränkt, der linke Ventrikel dilatiert und oft ist ein Perikarderguss nachweisbar. **Laborchemisch** sind die CK, CK-MB sowie das Troponin-I erhöht. Serologische Untersuchungen helfen nur retrospektiv durch einen Titeranstieg. Erhöhte Transaminasen und Retentionswerte (Kreatinin, Harnstoff) weisen auf ein beginnendes Multiorganversagen. Die Blutgasanalyse ergibt meist eine metabolische Azidose, die teilweise durch eine Hyperventilation kompensiert wird. Eine Indikation zur **Herzkatheteruntersuchung** ergibt sich nur, wenn Anomalien der Koronararterien ausgeschlossen werden müssen oder wenn die Diagnose durch eine Myokardbiopsie gesichert werden muss.

▪▪ Therapie

Die Therapie der **akuten Myokarditis** erfolgt auf der Intensivstation und besteht in der hochdosierten Gabe von Immunglobulinen, die möglichst früh erfolgen sollte (2 g/kg über 12–24 h). Eine strenge Bettruhe erfolgt für 10–14 Tage. Die Therapie mit Digitalis und Katecholaminen muss wegen des Risikos von Herzrhythmusstörungen vorsichtig erfolgen, die Digitalistoxizität ist erhöht. Bei unbeherrschbarer Herzinsuffizienz kann durch Implantation eines kreislaufunterstützenden Systems (»assist-device«) die Zeit bis zur Ausheilung der Myokarditis oder bis zur Transplantation überbrückt werden.

Für die **Therapie** der **chronischen Myokarditis** ist eine Differenzierung in Formen mit oder ohne Viruspersistenz wahrscheinlich wichtig. Lässt sich bioptisch eine Viruspersistenz sichern, kommt eine Behandlung mit Interferon in Frage; liegt eine Myokarditis ohne Viruspersistenz vor, steht die immunsuppresive Therapie im Vordergrund.

23.12.4 Perikarditis

▪▪ Morphologie, Ätiologie, Hämodynamik

Die Perikarditis ist durch eine Entzündung des Perikards gekennzeichnet, bei der oft das Epikard mitbetroffen ist.

Meist liegt ein Perikarderguss vor, der **hämorrhagisch, serös oder purulent** sein kann. Seltener kommt es zu keiner Ergussbildung: **Pericarditis sicca**.

Die Genese ist meist viral (z. B. Coxsackie-Viren), jedoch kann eine bakterielle Perikarditis im Rahmen einer Sepsis auftreten (z. B. Staphylokokken, Hämophilus influenzae).

Eine wichtige Ursache stellt das **Postperikardiotomie-Syndrom** dar, das ca. 1–3 Wochen nach einem herzchirurgischen Eingriff auftritt. Die Erkrankung ist selbstlimitierend. Schließlich treten seröse Begleitergüsse bei vielen Autoimmunerkrankungen, bei Urämie und bei Anorexia nervosa auf. Die tuberkulöse Perikarditis und ein Perikarderguss aufgrund eines Malignoms stellen eine Rarität dar.

Hämodynamisch ist bei der Perikarditis die Ergussbildung entscheidend, weil diese die Ventrikelfüllung bis hin zur Perikardtamponade behindern kann. Bei einer Perikardtamponade kann das Herzzeitvolumen nicht mehr aufrechterhalten werden, es kommt zum kardiogenen Schock. Für die Entstehung einer Perikardtamponade ist der Zeitraum, in dem der Perikarderguss zunimmt, entscheidend und nicht allein die Ergussmenge. Das Perikard hat eine hohe »Plastizität«, d. h. es kann sich bei langsamer Ergussbildung stark ausdehnen, jedoch nicht bei einer schnellen.

▪▪ Klinik

Durch den Herzbeutelerguss kommt es zur Einflussstauung mit gestauten Halsvenen, Lidödemen, Hepatomegalie, Aszites und oft Pleuraergüssen. Die Herztöne sind abgeschwächt. Bei der Pericarditis sicca findet sich ein ohrnahes Reibegeräusch wie bei Pleurareiben (»Schmirgelpapiergeräusch«), klinisch bestehen starke Schmerzen. Die Schmerzen lassen nach und das Perikardreiben verschwindet, wenn es zur Ergussbildung kommt.

▪▪ Diagnose

Im **EKG** findet sich oft eine Niedervoltage (niedrige QRS-Komplexe) und ST-Hebungen als Zeichen der Außenschichtschädigung. Das **Röntgenbild** zeigt bei langsamer Ergussbildung und entsprechender Ergussmenge eine deutliche Kardiomegalie; allerdings wird ein schnell entstandener, zur Tamponade führender Erguss nicht sicher erkannt. Von entscheidender diagnostischer Bedeutung ist das **Echokardiogramm**, der Perikarderguss und seine hämodynamische Bedeutung können sicher beurteilt werden (▪ Abb. 23.34). Bei einer Perikardtamponade (Therapie!) und bei Verdacht auf einen purulenten Perikarderguss (Erregernachweis!) ist die **Perikardpunktion** unter echokardiographischer Kontrolle indiziert.

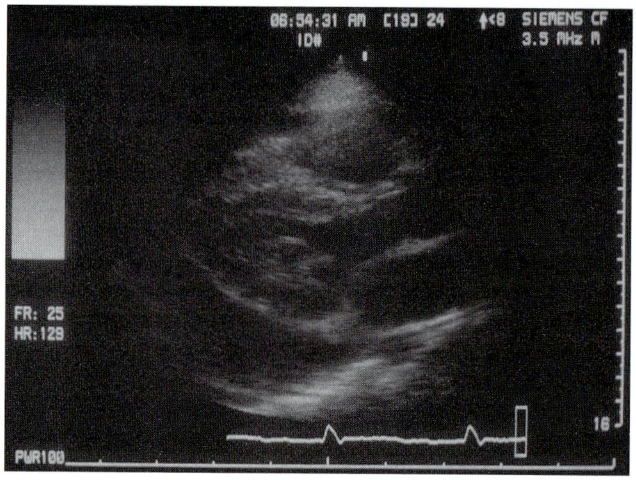

▪ **Abb. 23.34** Perikarderguss (Sonogramm)

▪▪ Therapie

Eine **Perikardtamponade** wird durch die notfallmäßige **Perikardpunktion** unter echokardiographischer Kontrolle behandelt. Bei einer bakteriellen Perikarditis erfolgt nach der Isolierung des Erregers (Perikardpunktion) die hochdosierte, gezielte antibiotische Therapie, eventuell unterstützt durch eine antibiotische oder antiseptische Spülung des Perikards. Begleitend ist eine Therapie mit Diuretika und Salizylaten (zur Ödemausschwemmung) und/oder Steroiden (zur Unterdrückung der Entzündungsreaktion) sinnvoll.

23.12.5 Mukokutanes Lymphknotensyndrom (Kawasaki-Syndrom)

▪▪ Definition

Das Kawasaki-Syndrom (»mukokutanes Lymphknotensyndrom«) ist eine hochfieberhafte Erkrankung unklarer Genese, die einige Gemeinsamkeiten mit den Vaskulitiden und dem toxischen Schocksyndrom aufweist.

▪▪ Pathogenese

Es kommt zur Vaskulitis der Koronararterien, aber auch peripherer Arterien wie z. B. der Aortenbogengefäße, die zunächst zu einer Gefäßerweiterung (Aneurysmabildung) führen kann. Neben seltenen Rupturen dieser Aneurysmen kann es zu thrombotischen Auflagerungen bis hin zum thrombotischen Gefäßverschluss kommen. Wegen des häufigen Befalls der Koronararterien droht ein akuter Herzinfarkt. Neben den Gefäßen können die Mitral- und Aortenklappe befallen sein (Klappeninsuffizienz). Die Koronaraneurysmen können sich später narbig umwandeln und zur Koronarstenose mit Angina pectoris führen.

▪▪ Klinik

Die Erkrankung ist durch einen meist akuten Krankheitsbeginn mit hohem **Fieber** gekennzeichnet. Das Fieber spricht nicht auf Antibiotika an und bleibt für mehr als 5 Tage bestehen. Typische klinische Zeichen sind:

- beidseitige Konjunktivitis,
- »Lacklippen«,
- »Himbeerzunge«,
- generalisierte Lymphadenopathie,
- variables Exanthem.

Diagnostisch wegweisend ist oft die Beteiligung von Händen und Füßen: Es kommt zu Schwellungen, Rötungen und später einer feinen Schuppung, ausgehend von den Fingerspitzen. Die Letalität beträgt 1–2%.

▪▪ Diagnose

Laborchemisch findet sich eine Leukozytose mit Linksverschiebung, typisch ist eine ausgeprägte Thrombozytose im Verlauf. Die Blutsenkungs- und CRP-Werte sind stark erhöht, das Komplement ist normal oder erhöht. Im **EKG** finden sich oft unspezifische Veränderungen wie bei einer Myokarditis, bei Myokardinfarkt pathologische Q-Zacken, ein R-Verlust und ST-Veränderungen. Das **Röntgenbild** gibt keine Zusatzinformation. Entscheidend ist der Nachweis von Koronaraneurysmen mit der **Echokardiographie**. Nur im Zweifelsfall ist eine **Herzkatheteruntersuchung** zum Nachweis von Koronaraneurysmen indiziert.

▪▪ Therapie

Es sollte eine möglichst frühzeitige Gabe von Immunglobulinen in einer Dosis von 2 g/kg erfolgen. Zusätzlich wird eine Therapie mit Acetylsalicylsäure begonnen, die Serumspiegel sollten bei 20–30 mg% liegen. Beim akuten Myokardinfarkt kommt die systemische oder lokale Lyse mit rt-PA in Frage, wahrscheinlich ist eine mechanische Rekanalisation günstiger. Kommt es zur Ausbildung von signifikanten Koronarstenosen, kommen therapeutisch interventionelle Therapieverfahren (Ballondilatation, Stent-Implantation) und operative Verfahren (Mammaria-Bypass) in Frage.

23.13 Kardiomyopathien

▪▪ Morphologie, Ätiologie, Hämodynamik

Unterschieden werden die dilatative, hypertrophe und restriktive Kardiomyopathie.

- Die **dilatative Kardiomyopathie** ist durch eine Dilatation des linken Ventrikels und eine schwere Einschränkung der systolischen Kontraktion gekennzeichnet. Eine wesentliche Myokardhypertrophie ist gering oder fehlt. Die Ursache bleibt oft ungeklärt, ursächlich kommen familiäre Formen (über 20 bekannte Mutationen z. B. LMNA, MYH7, TNNT2 bekannt) und Kardiomyopathien bei Myopathien, Stoffwechselerkrankungen, neurodegenerativen Erkrankungen, Autoimmunerkrankungen und Intoxikationen in Frage. Wie oft eine abgelaufene Myokarditis oder chronisch persistierende Myokarditis die Ursache darstellt, ist nicht geklärt.
- Die **hypertrophe Kardiomyopathie** ist durch eine starke Myokardhypertrophie gekennzeichnet. Bisher wurden über 9 Genmutationen (die häufigsten sind MYH7 und MYBPC3) als Ursache der Erkrankung nachgewiesen. Histologisch ist das Bild des »myocardial fiber disarray« typisch, die Herzmuskelfasern verlaufen vollkommen ungeordnet. Oft findet sich im Bereich des subaortalen Ventrikelseptums eine umschriebene Myokardverdickung, die zur Subaortenstenose führen kann, man spricht dann von einer »**hypertrophen, obstruktiven Kardiomyopathie**«. Hämodynamisch ist die hypertrophe Kardiomyopathie durch eine gestörte diastolische Funktion und durch die eben erwähnte Subaortenstenose gekennzeichnet, die unter Belastung oder medikamentöser Steigerung der Kontraktilität kritisch zunehmen kann. Ursächlich sind Gendefekte kardialer Strukturproteine bekannt (▶ Abschn. 23.1), daneben kommen vergleichbare Krankheitsbilder bei Neugeborenen diabetischer Mütter und Neugeborenen mit Nesidioblastose (insulinproduzierende Tumoren) vor, bei Speichererkrankungen (z. B. Morbus Pompe), Myopathien (z. B. Emery-Dreifuss, myotone Dystrophie) und Mitochondriopathien.
- Die **restriktive Kardiomyopathie** ist hämodynamisch durch eine gestörte Dehnbarkeit der Ventrikel in der Diastole gekennzeichnet. Die Kontraktion ist normal. Anatomisch sind die Ventrikel auffallend klein, das Myokard ist stark fibrosiert. Als echokardiographisch wegweisende Auffälligkeit sind die Vorhöfe aufgrund der stark erhöhten Füllungsdrucke meist massiv dilatiert. Die Ätiologie bleibt fast immer unklar.

▪▪ Klinik

Die klinischen Manifestationen hängen von der Form ab:

- Bei der **dilatativen Kardiomyopathie** variiert das Manifestationsalter zwischen dem Neugeborenenalter und dem Erwachsenenalter, auch bei schwerer Funktionseinschränkung können Symptome lange fehlen. Die Symptome sind unspezifisch: Infektanfälligkeit, verminderte Belastbarkeit und auffallende Lustlosigkeit. Bei der Untersuchung findet sich oft ein Herzbuckel als Zeichen der langdauernden Herzvergrößerung. Bei der Auskultation fallen oft ein 3. und 4. Herzton (Galopprhythmus) und ein Mitralinsuffizienzgeräusch über der Herzspitze auf. Nicht selten äußert sich die Erkrankung erstmalig durch eine akute Dekompensation mit peripheren Ödemen, Pleuraergüssen, einer Hepatomegalie und einem Lungenödem.
- Auch bei der **hypertrophen Kardiomyopathie** variiert das Manifestationsalter stark. Im Kindesalter können Symptome fehlen und die Untersuchungsbefunde normal sein, weil sich die Erkrankung erst im späteren Lebensalter manifestiert. Typisch sind Zeichen der kardialen Stauung (Infektanfälligkeit, Dyspnoe bei Belastung) und ein systolisches Herzgeräusch aufgrund der Subaortenstenose im 4. ICR links, das in die Karotiden ausstrahlen kann. Beim Jugendlichen kann das erste Symptom hochdramatisch sein: Sekundenherztod oder Synkope bei körperlicher Belastung.
- Auch die **restriktive Kardiomyopathie** variiert stark in ihrem Verlauf, die Erkrankung beginnt meist in den ersten Lebensjahren, oft schon im 1. Lebensjahr. Klinisch stehen kardiale Stauungszeichen mit Lungenödem, Pleuraergüsse, Aszites, Hepatomegalie und Ödeme im Vordergrund. Gefürchtet sind thromboembolische Komplikationen. Der Verlauf variiert stark: Die Erkrankung kann im Säuglingsalter zum Tode führen oder stationär bleiben, selten kann es im Schulkindesalter zur Besserung bis hin zur fast vollständigen Normalisierung der Befunde kommen. Bei mehr chronischem Verlauf treten oft Herzrhythmusstörungen (Vorhofflattern, -flimmern) durch die Vorhofüberdehnung und rezidivierende Pleuraergüsse in den Vordergrund.

▪▪ Diagnose

- Bei der **dilatativen Kardiomyopathie** finden sich im EKG meist eine Linkshypertrophie und Repolarisationsstörungen. Oft besteht ein P sinistroatriale. Im Röntgenbild fällt eine Herzvergrößerung, oft mit kardialer Stauung und vergrößertem linken Vorhof, auf. Echokardiographisch ist der linke Ventrikel dilatiert und die linksventrikuläre Funktion stark eingeschränkt. Eine Herzkatheteruntersuchung ist zur Vornahme einer Myokardbiopsie (Ausschluss einer chronischen Myokarditis) und zum Ausschluss von Koronaranomalien meist indiziert. Die Diagnostik muss zugrunde liegende Erkrankungen wie Myopathien, Stoffwechselerkrankungen, neurodegenerative Erkrankungen, Autoimmunerkrankungen und Intoxikationen ausschließen.

- Bei der **hypertrophen Kardiomyopathie** findet sich im EKG eine massive Linkshypertrophie, oft fehlen die Q-Zacken. Das Röntgenbild ist in der Regel normal. Das Echokardiogramm weist die schwere Myokardhypertrophie nach, ohne dass sich hierfür eine anatomische Ursache, wie z. B. eine Aortenstenose oder Aortenisthmusstenose, findet. Auch eine asymmetrische Myokardhypertrophie und dadurch bedingte Subaortenstenose werden echokardiographisch erfasst. Eine Herzkatheteruntersuchung ist zur Erfassung der Hämodynamik indiziert, es sollte eine Myokardbiopsie zum Ausschluss von Systemerkrankungen und zum Nachweis der typischen Histologie erfolgen.
- Bei der **restriktiven Kardiomyopathie** finden sich im EKG ein P biatriale und eine rechtsbetonte, biventrikuläre Hypertrophie mit unspezifischen Repolarisationsstörungen. Oft treten supraventrikuläre Rhythmusstörungen (Vorhofflattern und -flimmern) auf. Im Röntgenbild zeigt sich eine Kardiomegalie durch den vergrößerten rechten und linken Vorhof sowie eine chronische Stauung. Im Echokardiogramm fallen die oft massiv vergrößerten Vorhöfe auf, während beide Ventrikel auffallend klein sind. Oft ist das Endokard stark echogebend. Die Herzkatheteruntersuchung ergibt stark erhöhte Vorhofdrucke. Wegen des verdickten Endokards kann bei der Myokardbiopsie oft nur Endokard und kein Myokard gewonnen werden.

Therapie

- **Dilatative Kardiomyopathie**: Auch bei asymptomatischen Patienten sollte zur Entlastung des linken Ventrikels eine Therapie mit einem Nachlastsenker (z. B. Captopril, Enalapril) eingeleitet werden. Beim symptomatischen Patienten ist eine Therapie mit Digitalis, Diuretika und β-Blockern (Metoprolol) indiziert. Bei kardialer Dekompensation erfolgt eine Intensivtherapie mit Katecholaminen (Dobutamin, Adrenalin), Phosphodiesterasehemmern (Enoximone) und Nachlastsenkern (Natriumnitroprussid). Bei dyssynchroner Kontaktionsabfolge des linken Ventrikels eine spezielle elektrische Stimulation durch eine Schrittmacher den Ablauf der Kontraktion und damit die Herzinsuffizienz verbessern (kardiale Re Synchronisationstherapie CRT). Kann die Dekompensation nicht beherrscht werden, bleibt letztlich nur die Implantation eines kreislaufunterstützenden Systems (»assist-device«) als Überbrückung bis zu einer Herztransplantation. Die einzige »kurative« Therapie ist derzeit die Herztransplantation.
- **Hypertrophe, obstruktive Kardiomyopathien**: Eine positiv inotrope Therapie ist streng kontraindiziert, sie kann wie die übermäßige körperliche Belastung zum Sekundenherztod führen. Zur Verbesserung der diastolischen Füllung und Verminderung der Subaortenstenose erfolgt eine hochdosierte Therapie mit β-Blockern. Die chirurgische Resektion der subaortalen Muskulatur (Myotomie nach Bigelow) bei Subaortenstenose führt oft zu guten Ergebnissen. Postoperativ kommt es zum Linksschenkelblock, nicht selten auch zum kompletten AV-Block. Als Alternative zur operativen Myotomie wird im Erwachsenenalter zunehmend die katheterinterventionelle Embolisation des ersten Septalastes der linken Koronararterie durchgeführt.
- **Restriktive Kardiomyopathien**: Neben der Herztransplantation als »kurativer« Therapie existiert keine gesicherte Therapie. Allein die konsequente Therapie der regelhaft auftretenden Rhythmusstörungen ist klar indiziert, weil Rhythmusstörungen die diastolische Funktion weiter verschlechtern.

23.14 Spezielle Therapie bei Herzerkrankungen

23.14.1 Herzinsuffizienztherapie

Allgemeine Therapiemaßnahmen Allgemeine Maßnahmen bestehen in der **Hochlagerung** des Oberkörpers, um die Atmung zu erleichtern, die Vorlast zu senken und Ödeme in die unteren Extremitäten zu verlagern. **Bettruhe** wird die körperlichen Aktivitäten an das stark reduzierte Herzzeitvolumen anpassen. Durch eine milde **Sedierung** kann der Sauerstoffverbrauch weiter gesenkt werden, besser ist die Schaffung einer ruhigen, warmen Umgebung. Oft ist es hilfreich, dem Säugling die Belastung des Saugens und Trinkens vorübergehend durch die **Sondierung der Nahrung** abzunehmen. Häufige Mahlzeiten und ein »Andicken« der Nahrung erleichtern die Ernährung.

Medikamentöse Herzinsuffizienztherapie **Digitalis** führt zu einer Steigerung der Inotropie und Verminderung der Herzfrequenz. Die notwendige Digitalisdosierung variiert individuell und muss individuell angepasst werden, indem die Serumspiegel kontrolliert werden. Ein geeignetes Medikament ist z. B. das β-Methyldigoxin (Lanitop), das bei oraler Verabreichung nahezu vollständig (>90%) resorbiert wird. Bei Früh- und Neugeborenen bis zu einem Alter von 4 Wochen beträgt die Sättigungsdosis 0,03 mg/kg KG. Ab dem 2. Lebensmonat erfolgt die Berechnung der Sättigungsdosis nach der Körperoberfläche, sie beträgt 1,0 mg/m^2.

Praktisch erfolgt zunächst die »Aufsättigung«, indem am 1. Tag 50%, am 2. Tag 50% und am 3. Tag 30% der Sättigungsdosis gegeben werden. Danach wird die »Erhaltungsdosis« (20% der Vollsättigung in 2 Einzeldosen) gegeben (ab dem 4. Tag).

Die **Nebenwirkungen** sind Nausea, Erbrechen, Gelbsehen, Herzrhythmusstörungen (Bigeminus) und eine verlängerte AV-Überleitung, sie werden durch eine Hypokaliämie begünstigt. Die Digitalistoxizität ist bei Myokarditis, einigen Rhythmusstörungen und pulmonaler Hypertension erhöht. Bei einer **Digitalisintoxikation** hilft die Gabe von Digitalis-Antidot (FAB, 80 mg binden 1 mg Digoxin/Digitoxin).

Durch die Gabe eines **Diuretikums** wird die Flüssigkeitsretention behandelt, also die Hepatomegalie, Ödeme und eine Lungenstauung. Meist wird Furosemid (Lasix) verwendet (Dosierung: initial 0,1–1 mg/kg in 3 Einzeldosen) und wegen des Kaliumverlustes mit Spironolacton (Aldactone) kombiniert (Dosierung: 1–3 mg/kg), das als Aldosteronantagonist den Kaliumverlust vermindert. Eine Hypokaliämie muss wegen der erhöhten Digitalistoxizität vermieden werden. Nebenwirkungen der Therapie mit Furosemid liegen in der Nephrotoxizität (Nephrokalzinose) und einem ototoxischen Effekt (selten Innenohrschwerhörigkeit).

Eine pharmakologische **Senkung der Nachlast** ist bei einem chronischen Myokardversagen (Kardiomyopathie, geschädigter linker Ventrikel) indiziert. Auch bei einer Aorten- und Mitralinsuffizienz ist die Therapie mit einem Nachlastsenker indiziert: das Vorwärtsschlagvolumen wird gesteigert, das Regurgitationsvolumen nimmt ab. Geeignet sind ACE-Hemmer (Captopril, Enalapril), die Dosis wird unter Kontrolle des Blutdruckes langsam gesteigert. Als

Nebenwirkung tritt oft ein unangenehmer Reizhusten auf. Eine Senkung der rechtsventrikulären Nachlast ist bei einigen Herzfehlern mit der Gabe von Sauerstoff möglich. Zusätzlich kann die einschleichende Behandlung mit einem β-Blocker (Metoprolol) durch Hemmung der **sympathischen Aktivierung** von Vorteil sein (Senkung der Herzfrequenz, Zunahme der Herzfrequenzvariabilität, Reduzierung von Herzrhythmusstörungen).

Herzinsuffizienztherapie auf der Intensivstation Die Intensivtherapie des herzkranken Kindes erfordert ein intensives Monitoring: Überwachung der Kreislaufparameter wie arterieller Blutdruck, zentraler Venendruck, Herzfrequenz und -rhythmus, der arteriellen und zentralvenösen Blutgase und der Urinausscheidung. Die echokardiographische Überwachung der Ventrikelfunktion ist häufig von entscheidender Bedeutung für eine differenzierte Intensivtherapie.

Die **positiv inotrope Therapie** mit Digitalis wird durch Katecholamine wie Adrenalin (Suprarenin) und Dobutamin (Dobutrex) erheblich verbessert. Auch Dopamin führt zu einer Steigerung der Inotropie, es wird aber vor allem zur Verbesserung der Nierenperfusion verwendet. Durch Phosphodiesterasehemmer wie Milrinon (Corotrop) kann die Wirkung der Katecholamine gesteigert werden, indem der Abbau von cAMP gehemmt und die Nachlast durch Vasodilatation gesenkt wird (»Inodilator«).

Neben einer Steigerung der Kontraktionskraft des Herzens steht eine **Optimierung von Vor- und Nachlast** im Vordergrund. Durch eine Steigerung der **Vorlast** wird nach dem Gesetz von Frank-Starling das Schlagvolumen gesteigert. Da aber oft bereits eine Hypervolämie besteht, kann eine Vorlastsenkung z. B. durch Nitroglyzerin und Diuretika erforderlich sein. Eine Senkung der **Nachlast** mit Natriumnitroprussid, Nitroglyzerin oder Nifedipin führt zu einer Verbesserung der linksventrikulären Funktion.

Bei einer dekompensierten Herzinsuffizienz kommt es regelhaft zur schweren **metabolischen Azidose**. Da die Kontraktionskraft des Herzens und die Wirksamkeit der Katecholamine bei einer azidotischen Stoffwechsellage herabgesetzt sind, ist der Ausgleich (»Pufferung«) einer metabolischen Azidose notwendig (z. B. mit Natriumbikarbonat).

23.14.2 Pharmakologische Therapie des Ductus Botalli

Fast alle angeborenen Herzfehler sind vor der Geburt, also unter fetalen Kreislaufbedingungen, kompensiert. Erst wenn es nach der Geburt zum Verschluss des Ductus arteriosus kommt, tritt bei vielen komplexen Herzfehlern die Dekompensation ein. Derartige Herzfehler werden als **»duktusabhängige« Herzfehler** bezeichnet. Bei diesen Herzfehlern kann durch die Eröffnung bzw. Weitstellung des Ductus arteriosus mit **Prostaglandin E_1** die Hämodynamik verbessert werden. Die Nebenwirkungen von Prostaglandin E_1 bestehen in Apnoen, Blutdruckabfall, Bradykardie und einer Senkung des pulmonalen Gefäßwiderstandes, so dass es für eine chronische Therapie nur begrenzt geeignet ist.

Eine entgegengesetzte Problematik liegt bei **Frühgeborenen** vor, weil der Verschluss des unreifen Ductus Botalli ausbleibt. Fällt der Lungenwiderstand nach der Geburt ab, kommt es zum Links-rechts-Shunt über den Ductus und zur pulmonalen Überflutung. Eine respiratorische Insuffizienz und die Entwicklung einer bronchopulmonalen Dysplasie sind die Folge. Die Therapie erfolgt zunächst konservativ durch eine Flüssigkeitsrestriktion, oft verschließt sich der Ductus dann spontan. Des Weiteren kann der pharmakologische Verschluss mit einem Prostaglandinsynthesehemmer (Indometacin) versucht werden. Nebenwirkungen dieser Therapie sind eine Oligurie, Wasserretention und -intoxikation sowie gastrointestinale und zerebrale Blutungen.

23.14.3 Beeinflussung des pulmonalen Widerstandes

Bei vielen angeborenen Herzfehlern ist der pulmonale Widerstand von entscheidender Bedeutung für die Hämodynamik. Bei einer **duktusabhängigen Lungendurchblutung** ist meist eine Senkung des pulmonalen Widerstandes indiziert; dagegen ist bei einer **duktusabhängigen Perfusion des Körperkreislaufes** meist eine Steigerung des Lungengefäßwiderstandes sinnvoll, um einem »Abfluss« des Blutes in die Lungenstrombahn entgegenzuwirken und so den Blutfluss in den Körperkreislauf zu fördern.

Therapie bei duktusabhängiger Perfusion der Lungenstrombahn Eine duktusabhängige Perfusion der Lungenstrombahn liegt vor, wenn die Pulmonalarterie atretisch oder kritisch eingeengt ist, so dass allein durch den Ductus Botalli Blut (aus der Aorta) in die Lungenstrombahn gelangen kann. Die Lungendurchblutung über den Ductus wird verbessert, wenn der pulmonale Gefäßwiderstand gesenkt und der arterielle Blutdruck gesteigert werden. Eine arterielle Sauerstoffsättigung über 70–75% sollte angestrebt werden:
- Infusion von Prostaglandin E_1 zum Offenhalten des Ductus Botalli
- Steigerung des peripheren Widerstandes z. B. mit Noradrenalin (Arterenol),
- Senkung des pulmonalen Gefäßwiderstandes durch Sauerstoffgabe und Hyperventilation
- pharmakologische Senkung des pulmonalen Gefäßwiderstandes durch die Infusion von Prostazyklin oder Beatmung mit NO.

Therapie bei duktusabhängiger Perfusion des Körperkreislaufs Bei einer duktusabhängigen Durchblutung des Körperkreislaufs fließt das Blut aus dem rechten Ventrikel sowohl in die Pulmonalarterie als auch in den Körperkreislauf. Die Widerstände in der Lungenstrombahn und dem Körperkreislauf bestimmen die Blutverteilung. Therapeutisch muss einem »Abfluss« des Blutes in die Lungenstrombahn entgegengewirkt werden, also der pulmonale Gefäßwiderstand gesteigert werden. Die Gabe von Sauerstoff ist in dieser Situation falsch, weil der pulmonale Widerstand zuungunsten des Körperkreislaufes gesenkt wird. Ein ausgewogenes Verhältnis zwischen Lungenperfusion und Körperdurchblutung besteht bei einer arteriellen Sauerstoffsättigung von 70–85% und wird durch die folgenden Maßnahmen erreicht:
- Infusion von Prostaglandin E_1 zum Offenhalten des Ductus Botalli
- da eine Hypoventilation (pCO_2-Werte bis 50–65 Torr) günstig ist, sollte eine Intubation vermieden werden
- die Gabe von Sauerstoff sollte unterbleiben
- ist eine Intubation unvermeidlich, kann der Lungenwiderstand durch eine Erhöhung des positiv endexpiratorischen Druckes (PEEP) oder durch CO_2-Beimischung zum Atemgas (1–3% CO_2) gesteigert werden, denn hierdurch wird der pCO_2 gesteigert und der Sauerstoffgehalt gesenkt.

Tab. 23.6 Übersicht der gebräuchlichen operativen und katheterinterventionellen Behandlungsverfahren

Herzfehler		Hämodynamik	Operation/Intervention
Pulmonalstenose		RVp	Ballondilatation, Kommissurotomie, Klappenersatz
Aortenstenose		LVp	Kommissurotomie, Ballondilatation, Klappenersatz
Aortenisthmusstenose		LVp	Resektion und End-zu-End-Anastomose/Patcherweiterung, Ballondilatation, Stent-Implantation
Ductus Botalli (PDA)		Li→Re	Coil/Schirm-Verschluss/Ligatur und Durchtrennung/Indometacin (Frühgeborene)
Vorhof- und Ventrikelseptumdefekt		Li→Re	Direkt- oder Patchverschluss (Katheterintervention)
AV-Septum-Defekt (AVSD)		Li→Re	Patchverschluss, Rekonstruktion AV-Klappe
Fallotsche Tetralogie		Li←Re RVp	Kommissurotomie/Resektion der Infundibulumstenose/Patcherweiterung/VSD-Patchverschluss
Pulmonalatresie mit Ventrikel-Septumdefekt	RV-normal	Li←Re (VSD) Li→Re (PDA) RVp	Biventrikuläre Korrektur (VSD-Patch; Konnektion RV → PA)
	RV-klein	Li←Re (VSD) Li→Re (PDA) RVp Einkammerherz	Fontan/TCPC
Trikuspidalatresie		Li←Re (ASD) Einkammerherz	Fontan/TCPC
d-Transposition der großen Arterien		≠ Arterien Li↔Re (ASD/VSD/PDA)	Arterieller Switch
Double inlet ventricle		≠ AV-Klappe(n) Li↔Re Einkammerherz	Fontan/TCPC
Totale Lungenvenenfehlmündung		≠ Lungenvenen (Li→Re) Li←Re (ASD)	Konnektion Sammelgefäß → LA
Truncus arteriosus communis		≠ Arterien Li↔Re (VSD)	VSD-Patch/Konnektion RV → PA
Hypoplastisches Linksherzsyndrom		Li→Re (ASD) Li←Re (PDA) Einkammerherz	Norwood, dann Fontan/TCPC
Lungenhypoperfusion		Qp ↓↓	Modifizierte Blalock-Taussig-Anastomose
Lungenhyperperfusion		Qp	Pulmonalarterienbanding (wenn Korrektur nicht möglich)
Terminales Herzversagen		Qp ↓↓ und Qs ↓↓	Herztransplantation

Li→Re Links-Rechts-Shunt; *Li←Re* Rechts-links-Shunt; *Li↔Re* bidirektionaler Shunt; *RVp* Rechtsherzobstruktion; *LVp* Linksherzobstruktion; ≠ Fehlkonnektion; *Qp* ↓↓ Lungendurchblutung stark vermindert; *Qp* Lungendurchblutung stark vermehrt, *TCPC* totale kavopulmonale connection

23.14.4 Beeinflussung der Blutgerinnung

Nach Operationen und Katheterinterventionen ist oft eine vorübergehende **Antikoagulation** erforderlich, bis implantiertes Material (chirurgischer Patch oder Conduit, Stents, Schirmchen) von körpereigenem Gewebe umschlossen ist. Während des Eingriffes bzw. des stationären Aufenthaltes erfolgt die Antikoagulation durch die Infusion oder subkutane Gabe von **Heparin** (Dosierung: 200–400 E/kg/24h). Die Wirkung wird durch die **partielle Thromboplastinzeit (PTT)** bzw. aktivierte »Clotting-time« (ACT) kontrolliert.

Zur oralen Thrombozytenaggregationshemmung sind **Acetylsalicylsäure** oder Dipyridamol (Dosierung 2–3 mg/kg oral) geeignet. Nebenwirkungen beschränken sich auf verstärktes Nasenbluten und eine Neigung zu »blauen« Flecken, aber nicht zu bedrohlichen Blutungen.

> **Thrombozytenaggregationshemmer sollten mindestens 14 Tage vor operativen Eingriffen abgesetzt werden.**

Eine Therapie mit **Vitamin-K-Antagonisten** (z. B. Marcumar, Warfarin) ist nach der Implantation von mechanischen Herzklappen erforderlich. Durch die häusliche Selbstkontrolle des Quick-Wertes bzw. der INR mit dem Coagu-Check-Gerät ist die Therapiekontrolle wesentlich erleichtert worden.

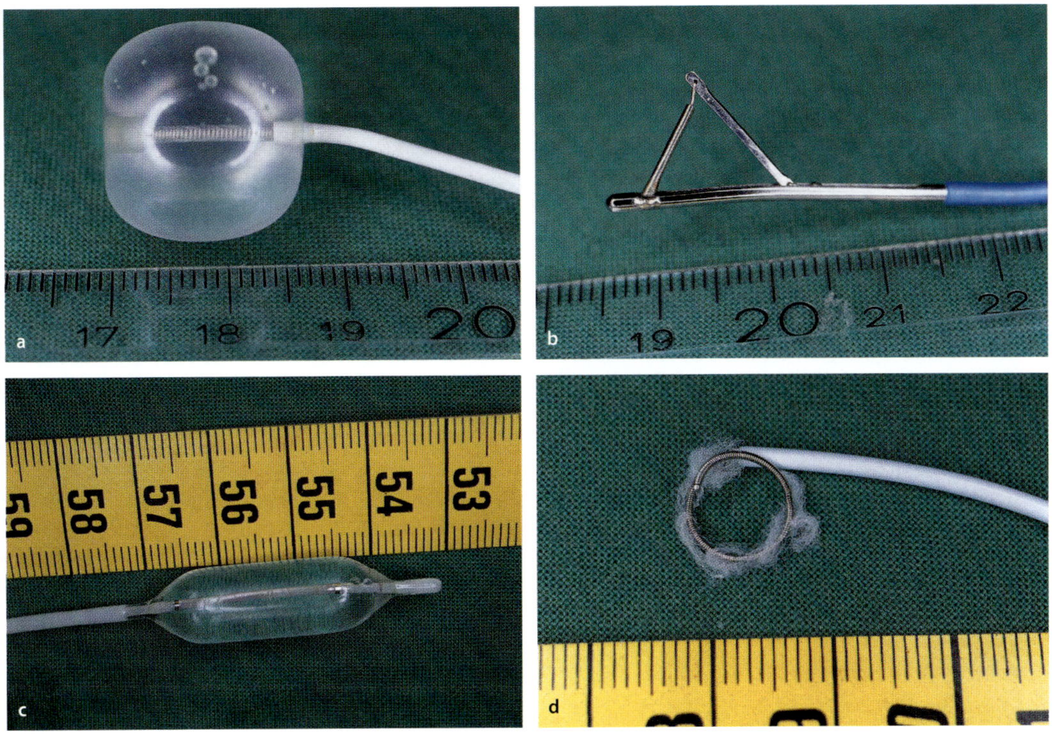

Abb. 23.35a–d Interventionelle Kardiologie. Der Rashkind-Ballon (**a**) wird durch das Foramen ovale in den linken Vorhof eingeführt, dort wird der Ballon inflatiert und durch ruckartiges Zurückziehen des Ballons das Vorhofseptum eingerissen (»Ballonatrioseptostomie«). Bei größeren Kindern ist eine Ballonatrioseptostomie nicht mehr wirksam, dann wird ein »Blade«5-Katheter (**b**) verwendet, bei dem ein kleines Messer ausgeklappt werden kann. Verengte Klappen und stenosierte Gefäße werden durch Ballondilatation behandelt, indem in der Verengung ein Ballonkatheter (**c**) inflatiert wird. Ein einfaches Verschlusssystem stellen Coils dar. Coils werden gestreckt durch einen Katheter eingeführt (**d**) und nehmen außerhalb des Katheters ihre Spiralform wieder an. Um die Thrombogenität zu steigern, ist der Coil mit Dacron *(helle Fäden)* versehen

23.14.5 Katheterinterventionelle Therapie

Die therapeutischen Möglichkeiten des Kinderkardiologen sind durch interventionelle Therapieverfahren (Transkatheterverfahren) wesentlich erweitert worden (Tab. 23.6). Das Risiko interventioneller Therapieverfahren ist, verglichen mit einem Eingriff an der Herz-Lungen-Maschine, geringer. Die interventionelle Therapie stellt eine wesentliche Indikation zur Herzkatheteruntersuchung dar.

Atrioseptostomie Diese Maßnahme ist eine interventionelle Vergrößerung eines Defektes im Vorhofseptum mit einem Latex-Ballon (Abb. 23.35a). Der Ballonkatheter wird über die Nabelvene oder die V. femoralis durch das Foramen ovale in den linken Vorhof eingeführt, der Ballon dort mit Flüssigkeit gefüllt und das Vorhofseptum durch ruckartiges Zurückziehen in den rechten Vorhof eingerissen. Der Eingriff kann unter echokardiographischer Kontrolle auf der Intensivstation vorgenommen werden. Bei größeren Kindern erfolgt die Blade-Septostomie mit einem Park-Blade-Septostomie-Katheter (Abb. 23.35b). Dieser Katheter hat ein kleines, ausklappbares Messer, mit dem das Vorhofseptum eingeschnitten wird.

Ballondilatation Klappen- und Gefäßstenosen können durch die Dilatation mit einem Ballonkatheter erweitert werden. Der Ballon besteht aus einem kaum dehnbaren Kunststoffmaterial (Abb. 23.35c), so dass der Ballon einer Stenose nicht wie ein Latex-Ballon durch Deformation ausweichen kann. Es werden Drucke von 3–20 atm verwendet, um Gefäßstenosen (»Angioplastie«) und Klappenstenosen (»Valvuloplastie«) zu behandeln. Dabei erfolgt ein Einriss der Klappe an ihrer schwächsten Stelle bzw. ein Wandeinriss im stenosierten Gefäß.

Stent-Implantation Ein Stent ist eine »Gefäßstütze«, durch die eine elastische Stenose offen gehalten wird. Meist werden sog. »slotted-tube stents« verwendet, das sind aufdehnbare Metallröhrchen, die auf einen Ballonkatheter gedrückt und dann mit dem Ballon aufgedehnt und implantiert werden (Abb. 23.36a, b). Stents werden bei ineffektiver Ballondilatation einer Gefäßstenose verwendet, sie haben sich im systemvenösen und pulmonalarteriellen Gefäßgebiet bewährt. Die Stent-Implantation in den Ductus Botalli bei duktusabhängigen Vitien stellt eine therapeutische Alternative zur Operation dar.

Perforation von Atresien Auch atretische, also komplett verschlossene Klappen sind einer interventionellen Therapie zugänglich, indem diese mit einem Hochfrequenzkatheter perforiert und dann mit einer Ballondilatation erweitert werden. Bei speziellen anatomischen Situationen (fibromuskuläre Atresie) kann eine Stent-Implantation notwendig sein.

Rekanalisierung von Gefäßen Bei »frischen« thrombotischen Gefäßverschlüssen (<14 Tage), kann der Verschluss oft mit einem konventionellen Führungsdraht passiert und dann durch eine Ballondilatation erweitert werden. Alternativ kommt eine Lyse des Thrombus in Frage, die jedoch mit einem Blutungsrisiko verbunden ist. Bei chronischen Gefäßverschlüssen kann eine Rekanalisierung mittels Hochfrequenzperforation oder mit einer speziellen transseptalen Punktionsnadel vorgenommen werden. Da die Ballondilatation bei chronischen Gefäßverschlüssen oft nicht ausreichend ist, um ein adäquates Lumen zu schaffen, wird meist eine Stent-Implantation notwendig.

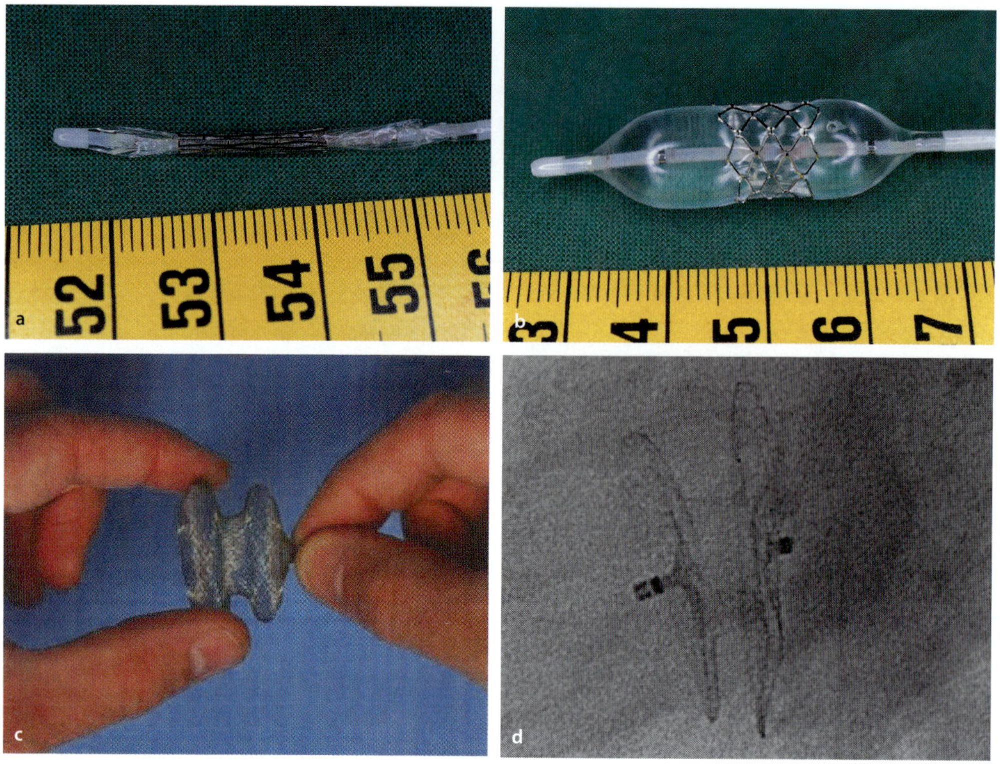

Abb. 23.36a–d Interventionelle Kardiologie, Implantate. Die Abbildung zeigt verschiedene Implantate. Stents (**a**) werden zur Implantation auf einen Ballon (Abb. 24.35c) montiert (»gecrimped«). Durch die Inflation des Ballons (**b**) wird der Stent expandiert und in die Engstelle implantiert. Zum Verschluss von Defekten im Herzen werden vor allem Systeme, die aus einem Drahtgeflecht bestehen und dessen Mittelteil im Defekt einklemmt werden, verwendet: das Occlutech-System (**c**) und das implantierte Amplatzer-System im Durchleuchtungsbild (**d**)

Verschluss von Gefäßverbindungen Kleinere, pathologische Gefäßverbindungen (Durchmesser <4–6 mm) werden mit sog. »Coils« (Metallspiralen) verschlossen (Abb. 23.35d). Diese Spiralen werden gestreckt in einen Katheter eingebracht und nehmen nach dem Austritt aus dem Katheter wieder ihre ursprüngliche Spiralenform ein. Zur Erhöhung der Thrombogenität werden oft Fasern (z. B. aus Dacron) am Coil befestigt. Ein wichtiges Anwendungsgebiet sind der Verschluss des kleinen persistierenden Ductus Botalli (Durchmesser <4 mm), arteriovenöser Fisteln und der Verschluss aortopulmonaler Kollateralen.

Verschluss von Defekten im Herzen Für den Verschluss größerer Gefäße und von Defekten im Herzen wurden verschiedene Systeme entwickelt. Die größte Bedeutung kommt dem Cardioseal- bzw. Starflex-System (Abb. 23.36c) und dem Amplatzer-System (Abb. 23.36d) zu. Diese Implantate zum Verschluss von geeigneten Vorhof- und Ventrikelseptumdefekten werden im Verlauf vom körpereigenen Gewebe umschlossen. Die Positionierung der Implantate erfolgt unter echokardiographischer und radiologischer Kontrolle.

Fremdkörperentfernung Eine Vielzahl an Kathetern steht für die Entfernung von »Fremdkörpern« aus dem kardiovaskulären System zur Verfügung. Diese »Fremdkörper« sind vor allem Katheterteile, die bei der chirurgischen oder anästhesiologischen Implantation versehentlich embolisiert sind.

Ablation von Herzrhythmusstörungen Durch elektrophysiologische Untersuchungstechniken können pathologische Leitungsbahnen, insbesondere beim WPW-Syndrom, lokalisiert und durch die temperaturgesteuerte Hochfrequenz- oder Kryo(Kälte)applikation zerstört werden. Damit können Rhythmusstörungen kausal und definitiv behandelt werden.

23.15 Arterielle Hypertension

C. Rose

▪▪ Definition

Der normale Blutdruck ist definiert als systolischer und diastolischer Druck unter der 90. Perzentile für Größe und Geschlecht. Als hochnormal wird der Blutdruck bezeichnet, wenn der systolische und diastolische Druck im Mittel auf oder über der 90. und unter der 95. Perzentile liegt. Eine arterielle Hypertonie liegt vor, wenn der Mittelwert des systolischen oder diastolischen Blutdrucks auf oder über der 95. Perzentile für Körpergröße und Geschlecht bei mindestens dreimaliger Messung zu unterschiedlichen Zeitpunkten liegt.

▪▪ Messmethoden

Blutdruckmessung Die **auskultatorische Messung** des Blutdrucks am rechten Oberarm in Höhe des Herzens im Liegen oder Sitzen ist der Goldstandard der Gelegenheitsblutdruckmessung. Die Breite der Blutdruckmanschette sollte 40% des Armumfanges in der Mitte des Oberarms betragen. Nach Aufblasen der Manschette über den erwarteten systolischen Druck wird der Manschettendruck langsam reduziert, während mit dem Stethoskop in der Fossa cubitalis auskultiert wird. Das Auftreten der Korotkoff-Töne gibt den systolischen, das Verschwinden den diastolischen Druck an.

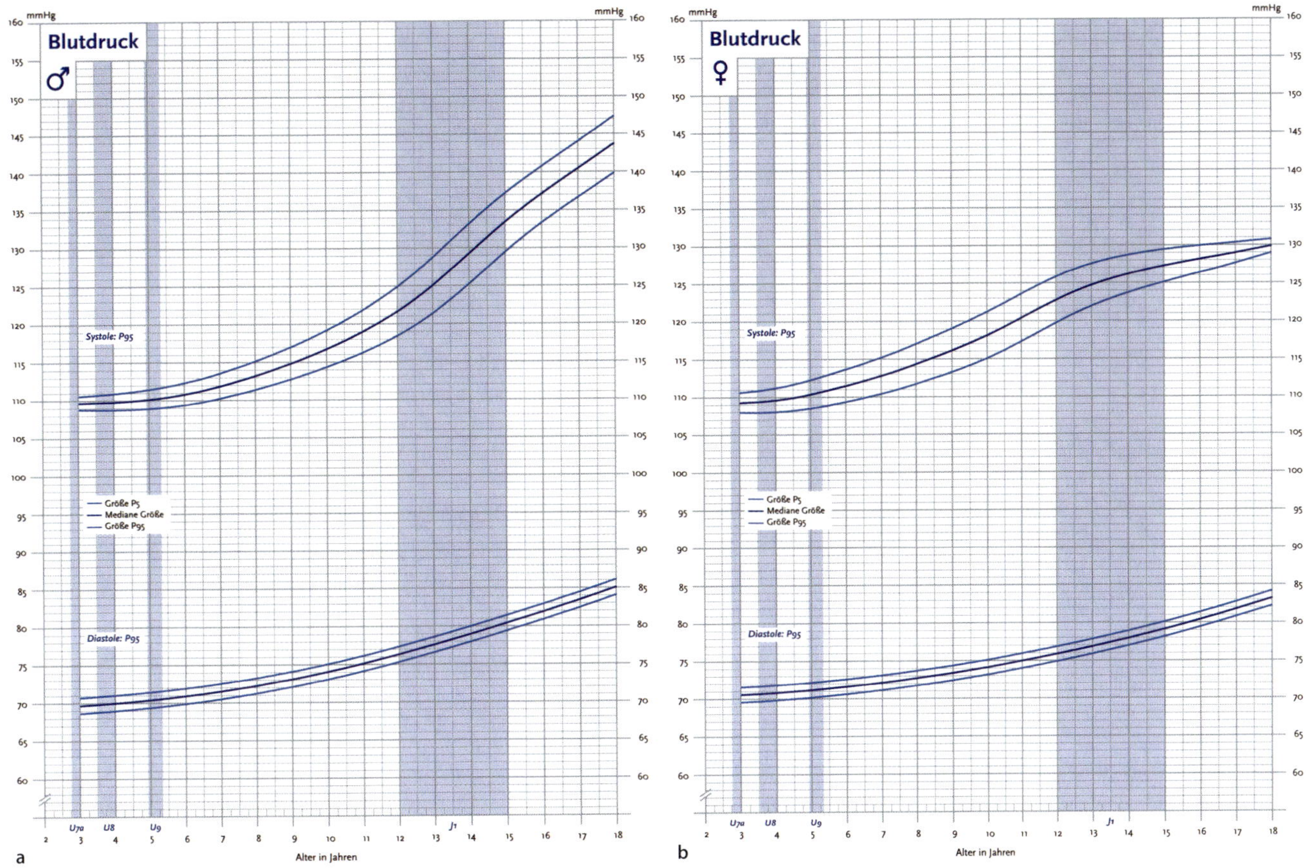

Abb. 23.37a,b Die 95. Perzentile des systolischen und diastolischen Blutdrucks ist für Jungen (**a**) und Mädchen (**b**) getrennt dargestellt. Die gestrichelten Linien beziehen sich auf die 5. bzw. 95. Perzentile des Längenwachstums, die durchgezogene Linie gilt für die 50. Perzentile. (Aus: Robert-Koch-Institut 2011, mit freundlicher Genehmigung der Autoren)

Die **oszillometrische Messmethode** beruht auf der Transmission der arteriellen Pulsationen auf die Blutdruckmanschette. Das Maximum der Pulsationen entspricht dem arteriellen Mitteldrucks, der systolische und der diastolische Druck werden über einen Algorithmus errechnet. Da die Oszillationen bei Kindern kürzer sind als bei Erwachsenen dürfen nur speziell für Kinder geeichte Geräte verwendet werden.

Langzeit-Blutdruckmessung Unter Verwendung der oszillometrischen Methode werden in festgelegten zeitlichen Abständen Messungen durchgeführt. Die Werte werden gespeichert und anschließend analysiert.

Der Vorteil der Langzeit-Blutdruckmessung liegt darin, dass situative Einflussgrößen auf den Blutdruck weitgehend eliminiert werden und so maskierte Hypertonieformen diagnostiziert werden können. Die sog. **Weißkittelhypertonie** (erhöhter Blutdruck nur in der Arztpraxis) ist insbesondere bei jüngeren und ängstlich agitierten Patienten von Bedeutung. Unterschiedliche Studien geben die Häufigkeit zwischen 1–44% an. Die **maskierte Hypertonie** (Normotonie beim Arzt bei pathologischer Langzeitblutdruckmessung) ist mit ca. 10% ebenfalls bedeutungsvoll. Beide Hypertonieformen sind mit einer höheren linksventrikulären Masse assoziiert und daher nicht unbedingt als harmlos zu interpretieren. Nächtliche Hypertonieformen (fehlendes Dipping) können ein Hinweis auf eine sekundäre (renale) Hypertonie sein.

Der Blutdruck gesunder Kinder ist vom Alter, Geschlecht und Körpergröße abhängig sowie von der Situation zum Zeitpunkt der Messung. Im Rahmen der großangelegten Querschnittsstudie KIGGS 2003–2006 fanden sich Hinweise auf eine Verschiebung der Perzentilen zu höheren Blutdruckwerten im Vergleich zu vorangegangenen Untersuchungen. Dieser Trend begründet sich maßgeblich durch den zunehmenden Anteil adipöser Kinder und Jugendlicher an der Durchschnittsbevölkerung. Sinnvollerweise sollten daher Normwerte verwendet werden, bei denen Übergewichtige ausgeschlossen werden (Abb. 23.37). Generell sollten Kinder ab dem Alter von drei Jahren im Rahmen der ärztlichen Konsultation eine Blutdruckmessung erhalten. Diese sollte mindestens einmal an beiden Armen durchgeführt werden, um Druckunterschiede auszuschließen.

Zwei Multicenterstudien belegen an Autopsien, dass ein erhöhter Blutdruck in der Kindheit für atherosklerotische Veränderungen prädisponiert. Weitere Studien belegen ein sog. Tracking des Blutdrucks, d. h. dass Kinder mit erhöhtem Blutdruck ihren Perzentilenrang auch im Erwachsenenalter beibehalten und so früher an kardiovaskulären Ereignissen erkranken, so dass eine frühzeitige therapeutische Intervention bei kindlicher Hypertonie gerechtfertigt erscheint.

Ätiologie, Pathophysiologie

Entsprechend der zugrundeliegenden Ätiologie der arteriellen Hypertonie wird in **primäre (essenzielle)** und **sekundäre Hypertonie** unterschieden. Während man früher annahm, der weit überwiegende Teil der Hypertonien im Kindesalter sei Folge anderer Erkrankungsprozesse, wird in den letzten Jahren die Hypertonie vermehrt als eigenständiges Krankheitsgeschehen betrachtet.

Ursachen der sekundären arteriellen Hypertonie

- **Renoparenchymatös**
  - Glomerulonephritis
  - Pyelonephritis
  - Obstruktive Uropathie
  - Dysplastische (polyzystische) Nieren
  - Wilms-Tumor
  - Diabetische Nephropathie
- **Renovaskulär:** Nierenarterienstenosen bei
  - Takayashu-Arteriitis
  - Wiliams-Beuren-Syndrom
  - Idiopathisch
- **Kardiovaskulär**
  - Aortenisthmusstenose
  - Coarctatio abdominalis
  - Williams-Beuren Syndrom
  - Aorteninsuffizienz
  - Offener Ductus arteriosus Botalli
- **Endokrin**
  - Phäochromozytom, Neuroblastom
  - Cushing-Syndrom
  - Hyperaldosteronismus
  - Kongenitale Nebennierenhyperplasie
  - Hyperthyreoidismus
- **Zentral**
  - Erhöhter Hirndruck
  - Guillain-Barré-Syndrom
  - Poliomyelitis
  - Schlafapnoe-Syndrom
- **Medikamenteninduziert**
  - Metylphenidat
  - Antikonzeptiva
  - Kortikosteroide und ACTH
  - Katecholamine
  - Cyclosporin
  - Amphetamine
  - Kokain
  - Schwermetallvergiftung
  - Entzug von Antihypertensiva

Die häufigste Ursache der sekundären Hypertonie ist **renal**. Hier sind renoparenchymatöse Erkrankungen von renovaskulären zu unterscheiden. Während bei ersteren die reduzierte glomeruläre Filtration im Vordergrund steht, ist bei den renovaskulären Erkrankungen die Aktivierung des Renin-Angiotensin-Systems, durch den verminderten arteriellen Druck der entscheidende pathogenetische Faktor. Diese Hypertonieformen weisen meist einen aufgehobenen Tag/Nachtrhythmus und einen erhöhten systolischen und diastolischen Druck auf. Auf dem gleichen pathophysiologischen Prinzip beruht auch die Pathogenese des arteriellen Hypertonus bei der **Aortenisthmusstenose**, der **Coarctatio abdominalis** und **Vaskulopathien** wie Periarteriitis und Takayashu-Arteriitis. Allerdings spielt bei diesen Erkrankungen auch eine erhöhte Steifigkeit der Gefäßwand eine wesentliche Rolle. Dies erklärt, warum trotz erfolgreicher Therapie einer Gefäßstenose die arterielle Hypertonie fortbestehen kann. Diese Art der arteriellen Hypertonie ist ähnlich wie bei **Herzfehlern** mit einem Windkesselleck, z. B. Aortenklappeninsuffizienz und persistierender Ductus arteriosus, durch einen Anstieg des systolischen Blutdrucks bei normalen oder niedrigem diastolischen Druck charakterisiert.

Endokrinopathien und **Katecholamin-sezernierende Tumoren** beeinflussen die Blutdruckregulation über erhöhte Plasmaspiegel vasoaktiver Substanzen (Katecholamine, Kortisol, Aldosteron, Thyroxin). Zerebrale Prozesse können über neuroendokrine Stimulation ebenfalls Einfluss auf die Katecholaminausschüttung und die Blutdruckregulation nehmen.

Ein **Schlafapnoe-Syndrom** ist häufig mit einer arteriellen Hypertonie assoziiert, insbesondere bei übergewichtigen Kindern. Es ist jedoch ungeklärt, ob es sich hierbei um einen unabhängigen Faktor handelt.

Von den verschiedenen **Medikamenten**, die Einfluss auf den arteriellen Blutdruck haben, kommt im Kindes und Jungendalter dem Methyphenidat eine besondere Bedeutung zu, da es weitverbreitet ist und der arterielle Hypertonus häufig eine Therapiereduktion, -unterbrechung oder eine Komedikation mit einem Antihypertensivum erforderlich macht.

Das metabolische Syndrom Zwischen der Zunahme der arteriellen Hypertonie und Adipositas besteht ein enger Zusammenhang. Das sog. metabolische Syndrom fasst phänomenologische und pathophysiologische Befunde mit dem Leitsymptom Übergewicht zusammen.

Inzwischen liegt eine Definition des Krankheitsbildes für das Kindesalter vor. Leitsymptome sind neben dem erhöhten Blutdruck, eine vermehrte abdominelle Fettleibigkeit quantifiziert durch ein pathologisches Verhältnis zwischen Körpergröße und Bauchumfang (>0,5) oder ein Bauchumfang über der 90. Perzentile. Laborchemisch finden sich erhöhte Triglyzeride (>150 mg/dl), ein erniedrigtes HDL-Cholesterin (<40 mg/dl) und ein erhöhter Nüchternblutzuckerwert (>100 mg/dl) bzw. ein pathologische Glukosetoleranztest.

Diagnostik

Am Anfang der diagnostischen Abklärung steht die ausführliche Familienanamnese hinsichtlich einer familiären Belastung oder einer genetischen Erkrankung. Der Verdacht einer arteriellen Hypertonie ist dann durch wiederholte Gelegenheitsblutdruckmessungen zu erhärten und ggf. mit einer Langzeit-Blutdruckmessung zu vervollständigen. Es sollte immer eine Blutdruckmessung an allen vier Extremitäten erfolgen, da dies ein wichtiger Hinweis auf eine Aortenisthmusstenose oder eine Coarctatio abdominalis sein kann.

Die Diagnostik (► Übersicht) sollte die gezielte Suche nach Endorganschäden einschließen:

- **Herz**: Die linksventrikuläre Hypertrophie ist ein unabhängiger Risikofaktor für kardiovaskuläre Ereignisse und kann mit Hilfe der Echokardiographie dargestellt werden.
- **Gefäße**: Eine erhöhte Gefäßsteife ist ein früher Hinweis auf beginnende arteriosklerotische Veränderungen.
- **Niere**: Hinweis auf eine gestörte Nierenfunktion gibt eine reduzierte glomeruläre Filtrationsrate und eine Mikroalbuminurie.
- **Gehirn und Auge**: Krampfanfälle, Sehstörungen und Schlaganfälle sind seltene Ereignisse bei hypertensiven Kindern. In der Fundoskopie finden sich jedoch häufig Hinweise wie eine Verengung der Arteriolen.

Diagnostische Maßnahmen bei arterieller Hypertonie

- **Familienanamnese**
  - Arterielle Hypertonie
  - Kardiovaskuläre Erkrankungen
  - Hyperlipidämie
  - Übergewicht

▼

- Genetische Erkrankungen
- Schlafanamnese
  - Schnarchen
  - Apnoe
  - Tagesmüdigkeit
- Nierenerkrankungen
- Polydypsie, Polyurie
- Kopfschmerzen
- Medikamente und Drogen
- Rauchen

- **Körperliche Untersuchung**
  - Größe, Gewicht, BMI, Bauchumfang
  - Blutdruck an beiden Armen (und Beinen)
  - Herzgeräusche, Herzinsuffizienzzeichen
  - Neurologische Symptome
- **Labor**
  - Blutbild, Elektrolyte
  - Harnstoff, Kreatinin
  - nüchtern Blutzucker, HbA1c
  - Gesamt-Eiweiß
  - Cholesterol, LDL, HDL Cholesterol, Triglyzeride
  - T3, T4, TSH
  - Kortisol, Renin, Aldosteron
  - Urin: Mikroalbumin, Proteine
- **Echokardiographie**
  - Linksventrikuläre Hypertrophie
  - Coarctatio
- **Echographie** der Nieren mit Gefäßdoppler der Nierenarterien
- **Augenärztliche Untersuchung**
  - Fundoskopie

Therapie

Die Therapie richtet sich in erster Linie nach der zugrundeliegenden Erkrankung.

> **Ist eine kausale Therapie möglich, hat diese immer Vorrang.**

In der Therapie der chronischen arteriellen Hypertonie sollte zunächst eine Modifikation des Lebensstils angestrebt werden, bei adipösen Patienten steht die **Gewichtsreduktion** an erster Stelle. Der Steigerung der körperlichen Aktivität kommt hierbei eine Schlüsselrolle zu. Ausdauersportarten sind kurzzeitigen maximal Leistungen vorzuziehen. Am effektivsten gestaltet sich das Training, wenn die körperliche Aktivität so eingestellt wird, dass die Herzfrequenz zwischen 65% und 75% des Maximalwertes (220 – Lebensalter) liegt. Eine solche Aktivität 3- bis 5-mal/Woche für 40 min hilft effektiv den Blutdruck zu senken. Ferner ist eine gewichtsreduzierende Diät anzustreben, die eine Einschränkung der Zufuhr von Zucker, Softdrinks, gesättigter Fette und Salz und eine vermehrte Zufuhr von Obst, Gemüse und Vollkornprodukten beinhaltet. Diese Empfehlungen sind am effektivsten, wenn sie die gesamte Familie miteinbeziehen und realistische Zielvorgaben für die jungen Patienten machen.

Trotz weiter Verbreitung **antihypertensiver Medikamente** in der Therapie erwachsener Patienten, gibt es nur sehr wenig Therapiestudien, die den Einsatz bei Kinder überprüfen. Angiotensin-converting-Enzym-Inhibitoren sind die am besten untersuchte Substanzgruppe für diesen Einsatz, insbesondere gibt es Studien für Captopril, Enalapril, Fosinopril und Lisinopril, sowie Ramipril bei renaler und primärer Hypertonie mit chronischem Nierenversagen.

Seit kurzem etehen auch Studien zum Einsatz von Angiotensinrezeptor-Blockern bei Kinder zur Verfügung, Ein positiver Effekt konnte von Lorsartan, Irbesartan und Candesartan in kleinen Studien nachgewiesen werden. Betablocker werden ebenfalls eingesetzt. Studien die Ihre Effektivität bei Kindern belegen gibt es jedoch nur für Metoprolol. Kalziumantagonisten sind im Kindesalter zur Behandlung der arteriellen Hypertonie wenig untersucht. Einzig Amlodipine ist in einer Multicenterstudie untersucht und seine Effizienz bewiesen.

> **Eine Kombinationstherapie unterschiedlicher Medikamente hilft, hohe Dosen einzelner Medikamente zu vermeiden und Nebenwirkungen zu minimieren und erhöht die Effizienz.**

Da Studien zu Kombinationstherapie bei Kindern nicht existieren, orientiert man sich zwangsläufig an den bei Erwachsenen eingesetzten Kombinationen:

- Diuretika und ACE-Inhibitoren bzw. AT1-Antagonisten
- Dihydropyridin-Kalziumantagonisten und Betablocker
- Kalziumantagonisten und ACE-Inhibitoren bzw. AT1-Antagonisten
- Kalziumantagonisten und Diuretika
- Betablocker und Diuretika

Eine Übersicht über die Dosierungen der häufig im Kindesalter eingesetzten Medikamente gibt Tab. 23.7.

Eine **hypertensive Krise** liegt vor, wenn der Blutdruck oberhalb der 99. Perzentile für die Körpergröße liegt und Hinweis auf begleitende Organschädigungen vorliegen, beispielsweise eingeschränkte Nierenfunktion, zerebrale Ischämie oder Linksherzversagen.

Die Therapie muss umgehend eingeleitet werden und erfordert eine intensivmedizinische Betreuung. Aufgrund der besseren Steuerbarkeit empfiehlt sich die Verwendung parenteraler Medikamente. Therapieziel ist es eine Senkung des arteriellen Mitteldrucks um etwa 25% in etwa 3–4 h zu erzielen. Eine raschere Reduktion des Blutdrucks muss unbedingt vermieden werden, da sie zur schweren Schäden führen kann. Verschiedene Medikamente kommen hierbei zu Einsatz. Am weitesten verbreitet ist wegen seiner guten Steuerbarkeit das Natrium-Nitroprussid (0,5–1 µg/kg/min i.v. initial, kann bis 8 µg/kg/min gesteigert werden) und Labetalol (Bolus 0,2 mg/kg, kann bis 1 mg/kg gesteigert werden; Dauerinfusion 0,25–2 mg/kg/h).

Ein **hypertensiver Notfall** besteht, wenn noch keine Organschädigungen vorliegen. Hier kann eine orale Dosiseinstellung vorgenommen werden.

23.16 Neurokardiogene Synkopen

C. Rose

Grundlagen

Eine Synkope ist ein plötzliches Ereignis mit transientem Bewusstseinsverlust. Die Ursachen von Sykopen sind sehr unterschiedlich (▶ Übersicht), gemeinsam ist jedoch die pathophysiologische Endstrecke einer zerebralen Hypoxie. Bei Synkopen im Kindesalter ist meistens das autonome Nervensystem involviert. Kardiogene oder neuronale Synkopen sind seltener. Es wird geschätzt, dass etwa jedes zweite Kind in der Jugend einmal eine Synkope durchlebt. Oft werden die Ereignisse als harmlos erlebt. Es wird geschätzt, dass nur etwa 126 Fällen von 100.000 zu einer ärztlichen Konsultation führen.

> **Die neurokardiogene Synkope ist die häufigste Form des Bewusstseinsverlustes im Kindesalter.**

Tab. 23.7 Antihypertensive Dauertherapie

Medikament (orale Applikation)	Handelsname (Beispiel)	Indikation	Dosis [mg/kg/d]		Anzahl der Einzeldosen
			Initial	Maximal	
ACE-Hemmer					
Enalapril	Xanef, Pres	Medikamente der ersten Wahl bei dauerhaft erhöhtem Blutdruck, Nierenparenchymerkrankungen, Vorsicht bei Nierenarterienstenosen	0,08	0,6	1–2
Captopril	Lopirin		Kinder: 1	2	3
			Neugeborene: 0,03–0,15	2	1–3
Fusinopril	Dynacil		0,1	0,6	1
Lisinopril	Acerbon		0,08	0,8	1
Ramipril	Arelix		2,5	6	1–2
Betablocker					
Metoprolol	Beloc	Medikamente der ersten Wahl bei Blutdruckspitzen und starken Blutdruckschwankungen, Belastungshypertonus	0,5	5	1–3
Atenolol	Tenormin		1	8	1–2
Bisoprolol	Concor		0,02	0,14	1–2
Propranolol	Dociton		1	8	2–4
AT-II-Rezeptorenblocker					
Lorsatan	Lorzaar	Bei Unverträglichkeit von ACE-Hemmern	0,8	1	1
Candesartan	Atacand		0,16	0,5	1
Valsartan	Diovan		2	2	1
Isbertan	Aprovel		75	100	1
Alpha-Agonist					
Clonidin	Catapressan	Als Reservemedikament	0,05–0,1	0,5–0,6	4
Kalzium-Kanalblocker					
Amlodipin	Norvasc	Als Reservemedikament	0,06	0,3	1
Nifedipin	Adalat		0,25	0,5	1–2
Diuretika					
Furosemid	Lasix	Bei Hypervolämie bei Nierenparenchymerkrankungen in Kombinationstherapie	1	10	2–6
Hydrochlorothiazid	Esidrix		1	2–3	2
Spironolacton	Aldactone		1	3	2–4

Klassifikation der Synkopen nach der Ätiologie

- **Autonome Synkopen**
  - Neurokardiogene Synkope
    - Kardioinhibitorischer Typ
    - Vasodepressiorischer Typ
    - Gemischter Typ
  - Reflexsynkope
  - Affektkrämpfe
  - Defäkation und Miktionssynkope
  - Orthostatische Synkope
    - Dysautonomie
- **Kardiale Synkopen**
  - Arrhythmie
    - Tachykardien (supraventrikuläre Tachykardien, Vorhofflattern, Vorhofflimmern, ventrikuläre Tachykardien, Kammerflimmern)
    - Bradykardien (Sinusbradykardien, Asystolie, AV-Block, Schrittmacherdysfunktion)
  - Obstruktion
    - Ausflusstrakt (Aortenstenose, Subaortenstenose, Pulmonalstenose)
    - Einflusstrakt (Mitralstenose, Tamponade, Pericarditis constructiva, Myxome)
  - Pulmonale Hypertension
  - Myokardial
    - Koronaranomalien
    - Kardiomyopathie
    - Mitralklappenproplaps
- **Neurologische Synkopen**
  - Krampfanfälle
  - Migräne
  - Tumor
- **Psychogene Synkopen**
  - Hyperventilation
  - Hysterische Synkopen
- **Metabolische Synkopen**
  - Hypoglykämie

Der besondere Fall

Anamnese. Ein 13-jähriger Patient wird zur Einstellung eines Krampfleidens eingewiesen. Seit 6 Jahren treten bei dem Jungen rezidivierend Synkopen auf, teilweise mit myoklonen Entladungen. Es besteht eine familiäre Belastung mit Synkopen bei mehreren Familienmitgliedern väterlicherseits.

Befund. Aufgrund von Zeichen neuronaler Erregbarkeit im EEG unter Hyperventilation und dem klinischen Bild myoklonischer Anfälle wurde eine antiepileptische Therapie begonnen. EKG und LZ-EKG waren unauffällig, die durchgeführte neurologische Diagnostik ergab keinen pathologischen Befund. Im Schellong-Test zeigte sich nach 10 Minuten Stehen eine Asystolie mit Synkope und anschließenden Myoklonien. Die Synkope kann im Kipptisch-Test reproduziert werde, wobei sowohl ein Abfall des Blutdrucks als auch der Herzfrequenz zu beobachten ist (gemischter Typ).

Therapie. Nach Beendigung der antiepileptischen Therapie und Beginn einer Therapie mit Fludrocortison und Metoprolol wurden über einen Zeitraum von 2 Jahren kein Synkopen mehr beobachtet.

▪▪ Physiologie

Durch Lagewechsel vom Liegen zum Stehen kommt es zur Verschiebung von etwa 25% des Blutvolumens in die unteren Körperpartien. Hierdurch nehmen kurzfristig das Schlagvolumen und der arterielle Mitteldruck ab. Dies führt zu Aktivierung der Barorezeptoren im Karotissinus mit nachfolgender Sympathikus-Aktivierung, die zu einem ausgleichenden Anstieg der Herzfrequenz und zur Zunahme des peripherem Widerstandes führt. So wird nach etwa 1–2 Minuten ein Gleichgewicht wieder hergestellt. Bei längerem Stehen kommt es zur Aktivierung des Renin-Angiotensin-Systems, das den Anstieg des peripheren Widerstandes weiter unterstützt.

▪▪ Klassifikation, Pathogenese

Die Pathophysiologie ist nicht in allen Details geklärt. Durch Abfall der ventrikulären Füllung und des verminderten Auswurfs kommt es zu einer Stimulation im Ventrikelmyokard oder der Barorezeptoren in den großen Gefäßen. Die sympatikotone Stimulation führt zu einer zentralen Hemmung im Vasomotorzentrum mit Steigerung des Vagotonus und nachfolgender Bradykardie und Vasodilatation (**Bezold-Jarisch-Reflex**). Diese Hypothese ist allerdings durch Beobachtungen von vasovagalen Synkopen bei Patienten mit denervierten Herzen (z. B. nach Transplatation) in Zweifel gezogen worden, so dass zumindest die Rolle der Rezeptoren im Ventrikelmyokard angezweifelt wird. Außerdem wurde belegt, dass eine zerebrale Hypoxie den hämodynamischen Veränderungen vorausgeht, was auf einen primär zentralen Mechanismus hindeutet. Der Abfall des peripheren Widerstandes kann sowohl auf zirkulierenden vasoaktiven Substanzen beruhen oder auf einem primär neurogenen Prozess. Die Bradykardie ist ein spätes Symptom. Weder Atropin noch Schrittmacher könne das Auftreten von Synkopen verhindern.

Eine Einteilung der Synkopen nach ihrer Ätiologie ist in der ▶ Übersicht aufgeführt (s. oben). Die neurokardiogenen Synkopen werden nach den Reaktionstypen bei der Kipptischuntersuchung unterschieden: Dem **vasodepressorische Typ** liegt eine inadäquate Hypotension zugrunde. Während die Herzfrequenz leicht ansteigt fällt der systolische Blutdruck kontinuierlich ab. Beim **kardioinhibitorischen Typ** kommt es nach einem initialen Herzfrequenzanstieg zu einer progredienten Bradykardie bis hin zur Asystolie. Der **gemischte Typ** enthält beide Komponenten. Zunächst steigt die Herzfrequenz an, dann fällt der Blutdruck ab und es kommt zu Bradykardie mit Asystolie.

Eine Sonderform ist das **posturale orthostatische Tachykardiesyndrom** (POTS), bei dem es zu einem Anstieg der Herzfrequenz um mindestens 30 Schläge pro Minute innerhalb von 10 min nach Lagewechsel kommt. Der Blutdruck bleibt gleich oder fällt geringfügig ab. Im Kindes- und Jugendalter ist diese Erkrankung selten. Offensichtlich scheint ein Unvermögen, den peripheren Widerstand dauerhaft zu erhöhen (Renin-Angiotensin-System), für die Symptomatik verantwortlich zu sein.

Die sog. **Reflexsynkopen** führen über eine Vagusstimulation zur Bradykardie. Auslöser kann hierfür der Anstieg des intrathorakalen Druckes (Husten oder ekzessives Schreien z. B. bei sog. Affektkrämpfen) oder bei Miktion oder Defäkation sein.

Dysautonomie oder **orthostatische Hypotonie**: anhaltender Blutdruckabfall innerhalb von 3 min nach Aufstehen; systolisch um 20 mmHg und diastolisch um 10 mmHg. Im Kindesalter findet man dies Erkrankung eigentlich nur im Rahmen einer familiären Dysautonomie oder im Rahmen von neurologischen Erkrankungen (z. B. Guillian-Barré-Syndrom).

▪▪ Diagnose, Differenzialdiagnose

Die Beschreibung der präsynkopalen Situation, der Prodromi und der Synkope selbst ist diagnostisch richtungsweisend. Typischerweise treten die Ereignisse nach längerem Stehen oder Sitzen oder nach (nicht aber während) körperlicher Belastung auf. Die Ereignisse kündigen sich mit einer (oft nur kurzen) prodromalen Phase an, in der vegetative Symptome führend sind: Schwindel, Kaltschweißigkeit, Schwarz werden vor Augen, Palpitationen. Meist stürzen die Patienten nicht abrupt zu Boden, sondern sacken in sich zusammen. Verletzungen sind daher selten. Die Synkope selbst dauert meist nur Sekunden bis Minuten, eine Reanimation erübrigt sich meist. Gelegentlich werden myoklonische Zuckungen beobachtet, die eine Abgrenzung zu Krampfanfällen schwierig machen. Einnässen oder Einkoten ist jedoch für die untypisch.

Differenzialdiagnostisch sind andere Ursachen der Synkopen von den neuokardiogenen abzugrenzen:

- **Kardiogene Synkopen** treten in der Regel ohne Prodromi auf, Sturz und Bewusstseinsverlust sind schlagartig. Oft sind kardiale Vorerkrankungen bekannt, die die zerebrale Perfusion beeinträchtigen können. Herzrhythmusstörungen oder Obstruktionen des linksventrikulären Ausflusstraktes können zu einer plötzlichen zerebralen Hypoperfusion führen. Bei zyanotischen Vitien kann der Anstieg des pulmonalvaskulären Widerstandes zu einer Senkung des Sauerstoffgehaltes in den zerebralarteriellen Gefäßen führen mit konsekutiver zerebraler Unterversorgung.
- **Epileptische Anfälle** haben oft eine Aura, eine generalisierte tonisch-klonische Aktivität und eine postiktale Phase. Absencen und astatische Anfälle können jedoch sehr ähnlich wie neurokardiogene Synkopen imponieren. Synkopale Migräneattacken sind meist mit heftigen Kopfschmerzen assoziiert.
- Bei **psychogenen Synkopen** geht eine Phase mit Hyperventilation der Synkope voraus. Es kommt über eine Erniedrigung des Bikarbonats zu einer zerebralen Hypoperfusion. Bei hysterischen Synkopen ist der demonstrative Charakter richtungweisend.
- **Metabolische Synkopen** sind mit Hypoglykämien oder Elektrolytverschiebungen assoziiert. Sie sind im Kindesalter selten und treten meist im Zusammenhang mit Stoffwechselstörungen auf. Muskelschwäche, Heißhunger und vegetative Symptome stehen im Vordergrund. Der Bewusstseinsverlust ist ein Spätsymptom.

Das diagnostische Programm sollte immer ein EKG beinhalten. EEG und weitere neurologische Diagnostik sind bei entsprechender Begleitsymptomatik zu empfehlen.

Tab. 23.8 Medikamente zur Behandlung der orthostatischen Dysregulation

Medikament	Handelsname (Beispiel)	Wirkungsprinzip	Dosis
Fludrocortison	Astonin H	Natrium- und Wasserretention, erhöht das intravasale Volumen	0,1 mg 2× täglich Maximum 1 mg/Tag
Midodrin	Gutron	Alpha-Agonist: erhöht den peripheren vaskulären Widerstand und den venösen Gefäßtonus	2,5–10 mg 3× täglich Maximum 40 mg/Tag
Atenolol	Tenormin	Betablocker: reduziert kardiale Inotropie und Mechanorezeptor-Aktivierung, unterbricht den Bezold-Jarisch-Reflex, blockiert vaskuläre β2-Rezeptoren, Anstieg des peripheren Widerstandes	1–2 mg/kg/Tag
Metoprolol	Beloc zok		1–2 mg/kg/Tag
Pindolol	Visken		2,5–5 mg 2–3× täglich
Fluoxetin	Fluctin	Selektiver Serotonin-Aufnahme-Inhibitor: reduziert den postsynaptischen Serotonineffekt	5–20 mg 1× täglich
Sertalin	Gladem		25–100 mg 1× täglich

Schellong-Test Der Blutdruck und die Herzfrequenz wird im Liegen und anschließend im Stehen gemessen. Die Dauer der Liege und Stehphase sind nicht standardisiert ebenso wenig das Messintervall. Eine Liege- und Stehphase sollten jeweils mindesten 10 Minuten betragen, eine halbautomatische Messung in einminütigen Abständen und eine simultane EKG Registrierung ermöglicht ein frühzeitiges Erkennen und eine genaue Dokumentation von Veränderungen. Der Test ist sinnvoll als Screeninguntersuchung. Als positives Testergebnis ist ein dauerhafter Blutdruckabfall, eine anhaltende Bradykardie oder ein überschießender Anstieg der Herzfrequenz bzw. das Auslösen einer Synkope zu werten. Ein negativer Test schließt eine neurokardiogene Synkope nicht aus.

Kipptischuntersuchung Die Patienten werden auf einem Tisch festgeschnallt, es erfolgt ein kontinuierliches Monitoring der Herzfrequenz und des nicht-invasiven Blutdrucks über eine geeichte Fingerpulskurve während der gesamten Untersuchung. Empfohlen wird eine waagerechte Ruhezeit von 20 Minuten, eine Kippung um 60–80° und eine Provokation für 40 Minuten. Anschließend kann der Test nach Provokation mit unterschiedlichen Medikamenten wiederholt werden. Dies erhöht zwar die Sensitivität des Testes, vermindert aber seine Spezifität. Mit einer Kipptischuntersuchung sollten unklare oder rezidivierende Synkopen und Patienten mit hohem Leidensdruck untersucht werden.

Vor einer medikamentösen Therapie ist eine Kipptischuntersuchung sinnvoll, da die Reaktionstypen eventuell ein unterschiedliches therapeutisches Vorgehen erfordern.

Therapie

Da die Pathophysiologie nicht eindeutig geklärt ist, gibt es auch kein gesichertes kausales Konzept zur Therapie. In erster Linie sollte der Patient über die gute Prognose der Erkrankung aufgeklärt werden. Auf eine adäquate tägliche Flüssigkeits- und Salzzufuhr ist zu achten, ferner sollte der Patient die Prodromi der Synkope ernst nehmen und sich entsprechend verhalten um einen Kollaps zu vermeiden. Als Präventivmaßnahmen können aerobe Belastung und physikalische Maßnahmen wie Wechselduschen und Bürstenmassagen eingesetzt werden. Eine medikamentöse Therapie erübrigt sich dann meist.

Das früher häufig verwendete Therapiekonzept mit Betaadrenergika ist als obsolet zu betrachten. In Tab. 23.8 sind einige Medikamente zusammengestellt, die derzeit therapeutisch eingesetzt werden. Fludrocortison und Betablocker sind die zurzeit am häufigsten verwendeten Medikamente. Es werden aber auch mit Serotonin-Wiederaufnahme-Hemmern gute Ergebnisse erzielt. Klinische Studien zur Wirksamkeit der Medikamente sind durch die breite Variabilität des Krankheitsbildes, einen hohen Placeboeffekt und der Effektivität symptomatischer Maßnahmen schwierig durchzuführen. Es gibt derzeit keine Medikation, die evidenzbasierte Kriterien erfüllt. Kardiale Schrittmacher werden bei Patienten empfohlen, die trotz anderer Maßnahmen weiterhin synkopieren und einen überwiegend kardioinhibitorischen Reaktionstyp aufweisen. Es lässt sich jedoch auch hiermit nicht in jedem Fall das Auftreten von Synkopen verhindern.

23.17 Pulmonalarterielle Hypertension

D. Kececioglu

Grundlagen

Der pulmonalarterielle Hochdruck ist im Kindesalter eine seltene Erkrankung. Der nach der Geburt physiologisch erhöhte pulmonalarterielle Druck fällt in den ersten Lebenswochen ab. Der pulmonalarterielle Blutdruck kann nur invasiv mit Hilfe eines Katheters gemessen werden. Ein Lungenhochdruck liegt vor, wenn der mittlere Druck in den Lungengefäßen über 25 mmHg liegt.

Ätiologie, Pathophysiologie

Ein Lungenhochdruck kann als Folge eines unbehandelten angeborenen Herzfehlers (z. B. großer Ventrikelseptumdefekt oder persistierender Ductus arteriosus), einer persistierenden pulmonalen Hypertonie des Neugeborenen, einer idiopathischen, familiären Erkrankung oder einer Lungenerkrankung (z. B. bronchopulmonale Dysplasie oder zystische Fibrose) auftreten.

Diagnose

Die Familienanamnese gibt Hinweise auf eine familiäre oder genetische Belastung. Rasche Ermüdung, Luftnot und Synkopen bei Belastung können anamnestische Hinweise sein. Im EKG können rechtsventrikuläre Hypertrophiezeichen und Erregungsrückbildungsstörungen nachweisbar sein. Echokardiographische Zeichen sind eine Dilatation des rechten Ventrikels und der Pulmonalarterie sowie eine Vorwölbung des Ventrikelseptums in den linken Ventrikel. Über eine Trikuspidalinsuffizienz kann der rechtsventrikuläre Druck dopplersonographisch indirekt bestimmt werden. Diagnostisch beweisend ist aber der invasiv über einen Herzkatheter gemessene Blutdruck in der Pulmonalarterie mit einem Mitteldruck von über 25 mmHg. Gleichzeitig kann eine mögliche Gefäßreagibilität im Hinblick auf eine weitere Therapie mit Inhalation von Sauerstoff, NO und Iloprost getestet werden.

■■ Therapie, Prognose

Wenn möglich sollten behandelbare Ursachen wie z. B. ein operativ oder interventionell verschließbares Shuntvitium sicher ausgeschlossen werden. Zur spezifischen medikamentösen Therapie stehen verschiedene Wege zur Verfügung. Bei erhaltener Gefäßreagibilität können zur Senkung des pulmonal-arteriellen Druckes Kalziumantagonisten (Amlodipin) eingesetzt werden. Phosphodiesterasehemmer wie Sildenafil steigern das intrazelluläre NO und führen zu einer Gefäßdilatation. Ein weiteres Wirkprinzip ist die Aktivierung des Prostazyklinweges durch inhalativ oder intravenös applizierbare Prostanoide (z. B. Iloprost). Schließlich kann eine Blockade von Endothelinrezeptoren durch spezifische Antagonisten wie z. B. Bosentan den Krankheitsverlauf abmildern und verlangsamen. In schweren Fällen können die genannten Medikamente auch kombiniert werden. Letztendlich ist eine pulmonale Hypertonie eine fortschreitende Erkrankung mit ungünstiger Prognose. In schweren medikamentös nicht beherrschbaren Verläufen kann eine Lungentransplantation erwogen werden, wenngleich zurzeit die Überlebensraten mittelfristig unbefriedigend sind.

Weiterführende Literatur

Allen HD, Gutgesell HP, Clark EB, Driscoll DJ (2001) Moss and Adams' Heart disease in infants, children and adolescents. Including the fetus and young adult. 6th edition. Lippincott Williams & Wilkins

Haas NA, Kleideiter U (2011) Kinderkardiologie. Klinik und Praxis der Herzerkrankungen bei Kindern, Jugendlichen und jungen Erwachsenen. 1. Auflage. Thieme, Stuttgart

Johnstrude CL (2000) Current Aproach to Pediatic Syncope. Pediatr Cardiol 21:522–531

Lurbe E, Cifkova R, Cruickshank JK, Dillon MJ, Ferreira I, Invitti C, Kuznetsova T, Laurent S, Mancia G, Morales Olivas F, Rascher W, Redon J, Schaefer F, Seeman T, Stergiou G, Wühl E, Zanchetti A (2009) Management of high blood pressure in children and adolescents: recommendations of the European Society of Hypertension. J Hypertension 27:1719-1742

Neuhauser HK, Thamm M, Ellert U, Hense HW, Schaffrath Rosario A (2011) Blood Pressure Percentiles by Age and Height from Nonoverweight Children and Adolesents in Germany. Pediatrics 127: e978–988

Scott WA (2001) Synkope and the assessment of the autonomic nervous system. In: Allen HD, Gutgesell HP, Clark EB, Driscoll DJ (eds) Moss and Adams' Heart disease in infants, children and adolescents. Including the fetus and young adult. 6th edition. Lippincott Williams & Wilkins

Update on the 1987 Task Force Report on High Blood Pressure in Children and Adolescents: a working group report from the National High Blood Pressure Education Program (1996). National High Blood Pressure Education Program Working Group on Hypertension Control in Children and Adolescents. Pediatrics 98:649–658

Wühl E, Witte K, Soergel M, Mehls O, Schäfer F for the German Working Group on Pediatric Hypertension (2002) Distribution of 24-h Ambulatory Blood Pressure in Children: Normalized Reference Values and Role of Body Dimensions. J Hypertension 20:1995–2007

Gastroenterologie

Verdauungssystem/ Gastroenterologie

C. P. Braegger, J. Henker, S. Wirth, K.-P. Zimmer

C. P. Speer, M. Gahr (Hrsg), *Pädiatrie*,
DOI 10.1007/978-3-642-34269-1_24, © Springer-Verlag Berlin Heidelberg 2013

Einleitung

Erkrankungen des Verdauungssystems weisen im Kindesalter ein deutlich anderes Krankheitsspektrum auf als im Erwachsenenalter. So ist die Kardiainsuffizienz ein typisches, meist harmloses Krankheitsbild des Säuglings (Speikind), dagegen ist die hypertrophische Pylorusstenose des Neugeborenen oft nur operativ zu beheben. Klinisch verhalten sich gastroenterologische Erkrankungen im Kindesalter anders. Durchfall und Erbrechen führen viel schneller zu einer bedrohlichen Dehydratation, sodass häufiger eine parenterale Flüssigkeitssubstitution notwendig ist.

24.1 Mund

K.-P. Zimmer

Durch eine sorgfältige Mundinspektion ist es möglich, charakteristische Symptome zahlreicher Krankheitsbilder zu erkennen. Andererseits können die einsehbaren Organe (Lippe, Mundschleimhaut, Zunge, Gaumenmandeln und Zähne) selbst im Vordergrund der Erkrankung stehen.

24.1.1 Mundhöhle

Symptome und Erkrankungen der Lippe Das **Peutz-Jeghers-Syndrom** zeichnet sich durch pathognomonische Pigmentierungen der Lippen, des Zahnfleisches und der Wangenschleimhaut aus, die in der Regel von der Säuglingszeit an nachweisbar sind. Die Teleangiektasien des **Morbus Osler-Rendu** treten meist erst in der Pubertät im Bereich der Lippen-, Nasen- und Zungenschleimhaut auf. Beide Erkrankungen werden autosomal-dominant vererbt. Die **multiple endokrine Adenopathie (MEA) IIB** zeichnet sich durch kleine Neurome im Bereich der Lippen- und Mundschleimhaut aus.

Eine **Cheilitis** kommt häufig durch exogene (wetterbedingte) Faktoren zustande. Die Bläschen des Herpes-simplex-Virus treten typischerweise im Bereich der Lippen auf. **Allergische Reaktionen** z. B. gegenüber Nahrungsmitteln (orales Allergie-Syndrom), das hereditäre Angioödem (C1-Esteraseinhibitor-Mangel), das Sjögren-Syndrom, die atopische Dermatitis, die Impetigo contagiosa und die Purpura Schönlein-Henoch gehen gelegentlich mit einer Beteiligung der Lippen einher.

Beim **Kawasaki-Syndrom** stellen hochrote, trockene und eingerissene Lippen zusammen mit Exanthem und Erdbeerzunge ein diagnostisches Kriterium dar.

Die **Cheilitis granulomatosa** tritt u. a. beim Melkersson-Rosenthal-Syndrom, Morbus Crohn und bei der Sarkoidose auf.

Mundsoor Der Mundsoor ist im Neugeborenen- und Säuglingsalter nicht ungewöhnlich und entsteht peripartal durch Infektion im Geburtskanal oder postpartal durch (nosokomiale) Kontaminationen. Meist ist Candida albicans nachweisbar. Die Schleimhaut von Mund und Pharynx ist bedeckt mit **weißen Belägen**. Im Gegensatz zu Milchresten sind sie eher schwer abwischbar; die darunter liegende Schleimhaut ist hämorrhagisch entzündet. Behandelt werden symptomatische Fälle (insbesondere bei inadäquater Nahrungsaufnahme) mit **Nystatin** topisch über 4 Tage.

Nach dem Säuglingsalter tritt Mundsoor insbesondere **bei immunsupprimierten Patienten** (z. B. Knochenmarkaplasie im Rahmen einer zytostatischen Therapie) auf. Er kann auf einen angeborenen oder erworbenen Immundefekt hinweisen. Die lokale Therapie hat die Aufgabe, eine systemische Candidiasis zu verhindern. Auch bei Unterernährung und antibiotischer Behandlung entwickelt sich gelegentlich Mundsoor.

Stomatitis Eine Stomatitis wird im Rahmen infektiöser (Enteroviren) und entzündlicher Erkrankungen, unter zytostatischer Chemotherapie, bei der Akrodermatitis enteropathica (Zinkmangel) und beim Stevens-Johnson-Syndrom beobachtet. **Aphthen** stellen umschriebene schmerzhafte Defekte der Mundschleimhaut dar, die von erythematösen Herden ausgehen und mit einem fibrinösen Exsudat versehen sind. Meist sind sie idiopathisch (familiär), traumatisch oder infektiös bedingt. Die **Stomatitis aphthosa** wird typischerweise durch Herpes-simplex- (HSV-1) oder Coxsackie-Virus A16 (Hand-Fuß-Mund-Syndrom) verursacht. Sie ist mit hohem Fieber und Nahrungsverweigerung verbunden. Die **lokale Behandlung** sollte eine Lösung mit anästhesierender Wirkung (Lidocain, z. B. ACOIN®) einschließen. Eine Stomatitis kann jedoch auch auf einen Eisenmangel, Lupus erythematodes, Morbus Crohn, Morbus Behçet oder eine Zöliakie hinweisen.

Symptome der Zunge Die Lingua geographica (**Landkartenzunge**) wird isoliert oder zusammen mit Allergien, Anämie, Diabetes mellitus, seborrhoischer Dermatitis oder Morbus Reiter beobachtet und bereitet in der Regel keine Beschwerden. Eine **Makroglossie** findet man beim Beckwith-Wiedemann- und Down-Syndrom, bei der Hypothyreose, Akromegalie, infantilen GM_1-Gangliosidose, beim Morbus Pompe und Hurler. **Ektopes Schilddrüsengewebe** am Zungengrund kann auf eine Hypothyreose hinweisen. Bei der familiären Dysautonomie sind die fungiformen Papillen nicht oder in verminderter Zahl vorhanden. Bei Vitamin-B_2 (Riboflavin)-, Vitamin-B_{12}- und Vitamin-B_6-Mangel, Pellagra (Nikotinsäure-Mangel) und Akrodermatitis enteropathica (Zinkmangel) kann sich eine **Glossitis** ausbilden. Ein **Geschmacksverlust** tritt im Rahmen einer Fazialisparese (nach Epstein-Barr-Virus- oder Borrelien-Infektion) und beim Sjögren-Syndrom auf. Ein feines **Faszikulieren** der Zunge ist häufig bei spinalen Muskelatrophien festzustellen.

> **Fehl- und Mangelernährung können zu folgenden Veränderungen der Mundhöhle und Lippe führen: Karies, Zahnschmelzdefekte, ulzerative Gingivitis, Gingivahyperplasie und -blutung (Vitamin-C-Mangel), Cheilitits und Glossitis (Eisen- und Vitamin-B_{12}-Mangel), Acrodermatitis enteropathica (Zinkmangel) und oralen Ulzera (Mukoviszidose, Anorexie, Bulimie).**

24.1.2 Zähne und Kiefer

Erkrankungen der Zähne und Kiefer Der Kinderarzt ist in der Lage, durch sorgfältige Inspektion Zahn- und Kiefererkrankungen sowie Zahnstellungsanomalien frühzeitig festzustellen, ihre Veränderungen bei der Zuordnung von Syndromen zu nutzen und so Prävention und Therapie zu gewährleisten.

Zahnentwicklung Ein Meilenstein in der somatischen Entwicklung des Säuglings stellt der **Durchbruch der ersten Milchzähne** dar, der zwischen dem 5. und 8. Monat mit den mittleren, unteren Incisivi beginnt und in der Regel nach dem 2. Lebensjahr abgeschlossen ist. Unter den permanenten Zähnen bricht der erste Molar ab dem 6. Lebensjahr durch.

Zahnanomalien bei Systemerkrankungen Eine **fehlende Ausbildung** von Zähnen wird bei Skelettdysplasien wie der Albright-

Osteodystrophie und der ektodermalen Dysplasie beobachtet. Eine **Überzahl an Zähnen** tritt u. a. beim Gardner- und Hallermann-Streiff-Syndrom auf. Bereits **bei Geburt vorhandene Zähne** (Häufigkeit 1:2000) sind oft assoziiert mit Kieferspalten, Pierre-Robin- und Hallermann-Streiff-Syndrom.

Lippen- und Kieferspalten Sie treten mit einer Häufigkeit bis zu 1:600 auf – häufig zusammen mit Chromosomenanomalien, z. B. Mikrodeletionssyndrom 22q11.2 (Catch-22-Syndrom, DiGeorge-Syndrom, Shprintzen-Syndrom), Van-der-Woude-Syndrom, Pierre-Robin-Sequenz, Apert-Syndrom, Crouzon-Syndrom, Treacher-Collins-Syndrom (Franceschetti-Syndrom) u. a. Unter den exogenen Ursachen spielen in der Schwangerschaft neben Nikotinabusus, Folsäuremangel und Hyperhomozysteinämie vor allem der Alkoholabusus eine Rolle. Im Vordergrund stehen Ernährungsprobleme, gehäufte Mittelohrentzündungen mit der Gefahr der Hör- und Sprachstörung sowie Zahn- bzw. Gebissentwicklungsstörungen. Im Rahmen eines Mittelliniendefektes kann eine (mediane) Lippen-Kiefer-Gaumen-Spalte mit einer Hypophyseninsuffizienz (z. B. Wachstumshormonmangel, Diabetes insipidus) vergesellschaftet sein. Neben der Anpassung einer Gaumenplatte (erste Lebenstage), Verschluss von Lippe (3. Lebensmonat) und Gaumen (bis zum 12. Lebensmonat) sind u. U. sekundäre operative Korrekturen (Zahnfehlstellungen, Paukenröhrchen, Velopharyngoplastik u. a.) in einem interdisziplinären Therapiekonzept (z. B. Therapie nach Castillo-Morales) erforderlich.

Gebissentwicklungsstörungen **Zahnschmelzveränderungen** treten nach Frühgeburtlichkeit, prä- und postnatalen Infektionen und bei Hypothyreose, Bulimie, Niereninsuffizienz und Malassimilation wie Mukoviszidose und Zöliakie auf. Die Zahnbeinbildung ist bei der Osteogenesis imperfecta gestört; die Zähne sehen durchscheinend und bläulich verfärbt aus. Der **Zahndurchbruch** ist u. a. bei Hypophyseninsuffizienz, Hypothyreose, Dysostosis cleidocranialis, Trisomie 21 und Vitamin-D-Mangel verzögert; er ist bei Pubertas präcox und Hyperthyreose beschleunigt. Als Ursachen für eine veränderte **Zahnfarbe** kommen Icterus neonatorum, Porphyrie und Verabreichung von Tetrazyklinen (vor dem 8. Lebensjahr) infrage.

Karies Karies wird durch Störungen im Zusammenspiel von Zahnoberfläche, (häufig zugeführten) Kohlenhydraten (insbesondere Rohrzucker) und Bakterien der Mundhöhle (Streptococcus mutans) begünstigt. Ein **erhöhtes Risiko** für Kariesbildung besteht u. a. bei Störungen der Speicheldrüsenfunktion (Sjögren-Syndrom), gastroösophagealem Reflux, beim Prader-Willi-Syndrom und bei psychomotorischer Retardierung. Als **Komplikationen** der Karies treten Pulpitis, Zahnabszess, Zellulitis und Sepsis auf.

Cave
Säuglinge und Kleinkinder sollen wegen der Gefahr der Kariesbildung insbesondere der Frontzähne keine zuckerhaltigen Getränke (Tee, Säfte) erhalten bzw. nicht ständigen Kontakt mit der entsprechend gefüllten Flasche haben (Nursing-bottle-Syndrom).

Zur Vermeidung von Karies hat sich die präventive **Fluoridzufuhr** entsprechend der Deutschen Akademie für Kinderheilkunde und Jugendmedizin bewährt: Fluoridgabe in der Dosierung von 0,25 mg/Tag im 1. Lebensjahr zusammen mit Vitamin D, im 2. und 3. Lebensjahr alleine; Verwendung von fluoridiertem Speisesalz. Wichtig ist die Einschränkung Saccharose-haltiger Nährstoffe zwischen den Mahlzeiten und die regelmäßige Zahnpflege. Fluoridierte Zahnpasta sollte erst ab dem 5. Lebensjahr eingesetzt werden, wenn das Kind Zahnpasta nach dem Zähneputzen regelmäßig ausspucken kann.

Gingivahyperplasie Ciclosporin und Phenytoin können eine Gingivahyperplasie induzieren. Auch bei behinderten Kindern und Kindern mit akuter myeloischer Leukämie wird gelegentlich eine Gingivahyperplasie beobachtet. Die durch Herpes simplex bedingte Stomatitis bezieht auch die Gingiva mit ein.

24.1.3 Speicheldrüsen

Die häufigste Erkrankung der Speicheldrüsen im Kindesalter wird durch das Mumpsvirus verursacht. Weitere infektiöse Ursachen für eine **Parotitis** sind Coxsackie-A-Virus, Influenza, Parainfluenza 1 und 3, EBV, CMV, HIV und Staphylococcus aureus (eitrige Parotitis). Besonders bei der eitrigen Parotitis sind Speichelsteine auszuschließen.

Die **rekurrierende Parotitis** manifestiert sich meist unilateral, ist nicht schmerzhaft und klingt spontan ab. Eine **benigne Vergrößerung** der Speicheldrüsen findet man gelegentlich bei Schilddrüsenerkrankungen und Diabetes. Neben Keratokonjunktivitis, Xerophthalmie und Xerostomie imponiert beim Sjögren-Syndrom eine schmerzlose, ein- oder beidseitige Vergrößerung der Speicheldrüsen.

24.2 Ösophagus

K.-P. Zimmer

Die Symptomatik der Ösophaguserkrankungen gibt erste Hinweise für ihre diagnostische Einordnung. **Erbrechen** ist ein häufiges Symptom im Säuglings- und Kleinkindesalter. Atonisches Erbrechen (Regurgitation) mit passivem Herauslaufen von Nahrung aus dem Mund (»Spucken«) ist typisch für die Kardiainsuffizienz. Säuglinge, die von der 2. Lebenswoche an schwallartiges Erbrechen entwickeln, leiden typischerweise an einer hypertrophischen Pylorusstenose. Schaumiges Herauswürgen der Milch von den ersten Fütterungsversuchen an spricht für eine Obstruktion des Ösophagus z. B. durch eine Ösophagusatresie. Ösophagusvarizen im Rahmen einer portalen Hypertension, eine hämorrhagische Gastritis, ein Ulcus ventriculi/duodeni, ein Mallory-Weiss-Syndrom (mit longitudinalen ösophagealen Schleimhauteinrissen), Boerhaave-Syndrom (Ösophagusruptur) oder eine Ösophagitis u. a. manifestieren sich als **Hämatemesis**.

Die **Dysphagie** bei der Zufuhr von flüssigen bzw. festen Nahrungsbestandteilen weist auf Stenosen im Bereich des Ösophagus hin. Schmerzen beim Schlucken (**Odynophagie**) oder retrosternale Schmerzen äußern die Patienten bei der Ösophagitis und Fremdkörperingestion. Die verschiedenen Verlaufsformen der Epidermolysis bullosa verursachen nicht nur (schubweise) Aphthen sondern auch eine Odynophagie bzw. Dysphagie, die durch teils hochgradige **Ösophagusstenosen** bedingt sind und eine Gedeihstörung oder eine Obstipation (als Folge einer unzureichenden Flüssigkeitszufuhr) verursachen (Abb. 24.1).

Die anstrengungslose **Rumination** (Wiederkäuen), d. h. das erneute Kauen und Schlucken von regurgitiertem Mageninhalt, wird bei behinderten Kindern, beim gastroösophagealen Reflux und beim Sandifer-Syndrom beobachtet; sie ist nicht selten mit einer Gedeihstörung verbunden. Als psychogene Form weist sie auf eine Deprivation hin.

24.2.1 Kongenitale Anomalien

Ösophagusatresie (▸ Kap. 37.3)

Diaphragmale Hernien Eine **Hiatusgleithernie** ist bei vielen Patienten nachweisbar. Nicht selten liegt gleichzeitig ein gastroösophagealer Reflux vor. Eine Therapienotwendigkeit besteht jedoch lediglich für den mit Komplikationen einhergehenden Reflux (»Refluxkrankheit«). Seltener sind die Hernien **paraösophageal**, retrosternal (Morgagni) und posterolateral (Bochdalek) gelegen, die einer operativen Korrektur bedürfen. Die angeborene (posterolaterale) Zwerchfellhernie mit Enterothorax stellt einen Notfall für den Neonatologen und Kinderchirurgen dar.

Seltene Fehlbildungen im Bereich des Ösophagus Selten sind kongenitale Stenosen (»Webs«) Ursache einer früh manifesten Dysphagie. Kongenitale Anomalien des Aortenbogens (A. lusoria) können mit Erbrechen verbunden sein.

24.2.2 Motilitätsstörungen

Schluckstörungen Störungen in der **oralen und pharyngealen Phase des Schluckaktes** treten anatomisch bedingt bei Kiefer-Gaumen-Spalten, Makroglossie, Mikrognathie und neuromuskulär vermittelt bei der infantilen Zerebralparese, der Arnold-Chiari-Fehlbildung, Myasthenia gravis und myotonen Dystrophie auf. Die Patienten fallen durch Speichelretention im Pharynx, Würgen und wiederholte Aspirationen auf. **Diagnostische** Methode der Wahl ist der videofluoroskopische Kontrastmittelschluck. **Therapeutisch** ist neben der kausalen Behandlung (einschließlich Saug-, Kau- und Schlucktraining z. B. nach Castillo-Morales) oft die Indikation zur perkutanen endoskopischen Gastrostomie (PEG) gegeben. Prolongierte Ernährung über orale oder nasale Sonden ohne konsequentes Konzept zur Sondenentwöhnung (mit Stimulation des Kau- und Schluckaktes) kann zu schweren Fütterungsproblemen führen.

Achalasie Bei der Achalasie entsteht im Bereich der Kardia eine relative Obstruktion aufgrund einer **fehlenden Erschlaffung des unteren Ösophagussphinkters**. Ganglienzellen sind in diesem Bereich vermindert ausgebildet. Die Achalasie manifestiert sich überwiegend erst bei Jugendlichen und Erwachsenen. Ist die Achalasie mit einer ACTH-Resistenz und einer Alakrimie assoziiert, so spricht man von einem Triple-A- oder Allgrove-Syndrom, bei der eine progressive Neuropathie vorliegt. Führendes Symptom der Achalasie ist die **Dysphagie**. Die Diagnose wird röntgenologisch und manometrisch gestellt. Einige Patienten sprechen auf **Nifedipin** an. Die endoskopische Applikation von **Botulinustoxin** stellt eine Alternative zur pneumatischen Dilatation des Ösophagus dar. Oft ist ein dauerhafter Therapieerfolg erst operativ (Heller-Myotomie) zu erreichen.

Eine seltene Motilitätsstörung stellt der **Kardiospasmus** (infantile Achalasie) dar, der beim Neugeborenen zu Erbrechen führt. Auch bei Kollagenosen (Sklerodermie und Dermatomyositis) kann es zu Motilitätsstörungen des Ösophagus kommen.

24.2.3 Gastroösophagealer Reflux

Grundlagen

Der gastroösophageale Reflux (GÖR) kommt durch transiente Relaxation des unteren Ösophagussphinkters ohne peristaltische Welle zustande. Die **passagere Kardiainsuffizienz** des Säuglings äußert sich durch atonisches Erbrechen und Regurgitieren. Eine Gedeihstörung (»Speikinder sind Gedeihkinder«) oder eine Ösophagitis liegen nicht vor. Nachdem die Kinder sitzen und laufen gelernt haben, bildet sich die Symptomatik meist zurück.

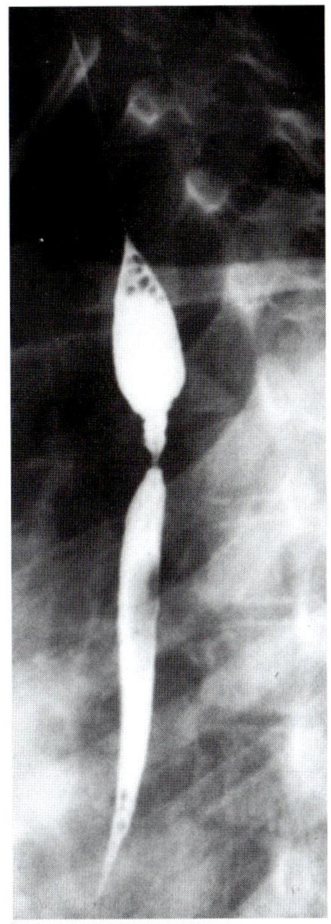

Abb. 24.1 Ösophagusstenose bei 9-jährigem Mädchen mit Dysphagie seit dem 1. Lebensjahr, oralen Aphthen, genitoanaler Dermatitis, Hämatochezie und Obstipation. Diagnose: Epidermolysis bullosa

Pathogenese

Pathologische Formen des gastroösophagealen Refluxes führen zu einer progredienten Symptomatik (**Refluxkrankheit**). Patienten mit psychomotorischer Retardierung sind sehr häufig davon betroffen. Bei Patienten mit **Sandifer-Sutcliffe-Syndrom** ist häufig neben dystonen Bewegungsstörungen von Kopf und oberer Extremität und Opisthotonus ein gastroösophagealer Reflux nachweisbar. Beim schweren gastroösophagealen Reflux ist nicht selten eine Magenentleerungsverzögerung ausgebildet.

Klinik

Die Symptomatik ist nicht obligat mit Erbrechen oder Regurgitieren verbunden. Auch die Häufigkeit des Erbrechens gibt keine Auskunft über den Schweregrad des gastroösophagealen Refluxes.

> **Bei schweren Formen der Refluxkrankheit stellt die Gedeihstörung ein führendes Symptom dar, oder die Anamnese enthält rezidivierende Aspirationspneumonien und (asthmoide) Bronchitiden.**

Es wird vermutet, dass auch rezidivierende Otitiden, Pharyngitiden oder Larynxödeme in der Folge einer Refluxkrankheit auftreten. Hat sich als Folge des gastroösophagealen Refluxes bereits eine Ösophagitis entwickelt, so ist das Erbrochene häufig hämatinhaltig und es bestehen retrosternale Schmerzen.

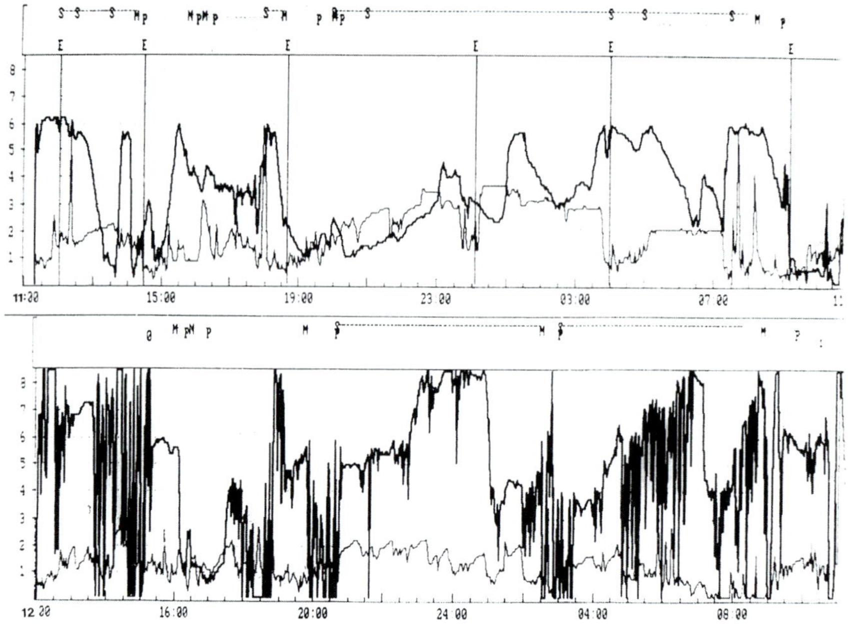

Abb. 24.2 pH-Metrie: die obere Kurve zeigt lange, die untere zahlreiche kurze Phasen eines gastroösophagealen Refluxes

▪▪ Diagnose

Ein **Ösophagusbreischluck** und eine sonographische Untersuchung liefern lediglich Momentaufnahmen, bei denen der gastroösophageale Reflux nicht zwingend mit erfasst wird, aber strukturelle Veränderungen nachweisbar sind. Die **Ösophagus-pH-Metrie** und noch besser die pH-unabhängige **Impedanzmessung** ermöglichen mit ihren quantitativen Angaben, den Schweregrad des Refluxes über 24 h zu beurteilen (Abb. 24.2). Duodenogastroösophageale (alkalische) Refluxe bestehen aus Galle und Pankreassaft, werden von der pH-Metrie nicht miterfasst, sind aber bei der Entwicklung einer Ösophagitis beteiligt. Die Verdachtsdiagnose Ösophagitis wird ösophagoskopisch/bioptisch nachgewiesen bzw. ausgeschlossen. **Differenzialdiagnostisch** kommen insbesondere andere Ursachen des Erbrechens infrage (u. a. Gastritis, Enteropathie, Magenentleerungsstörung, Infekte, Überfütterung, Nahrungsmittelintoleranzen).

▪▪ Therapie

Bei leichten Formen des gastroösophagealen Refluxes beginnt die Therapie mit Hochlagern des Oberkörpers, **Eindicken der Nahrung** (bei Säuglingen) und Verabreichen kleiner und häufigerer Mahlzeiten. Medikamente (Salbutamol, Sildenafil u. a.) können den unteren Ösophagustonus reduzieren. Bei mittelschweren Formen mit nachgewiesenem gastroösophagealem Reflux kann bei älteren Kindern Metoclopramid (cave: extrapyramidale Bewegungsstörungen) und Domperidon verabreicht werden. Erythromycin (3 mg/kg KG/Tag) ist bereits bei kleinen Kindern verwendbar und wirkt insbesondere im oberen Gastrointestinaltrakt.

Gibt es Hinweise für eine Ösophagitis, kann der **Protonenpumpenhemmer** Omeprazol in einer Dosis von 1(–3) mg/kg KG/Tag p.o. eingesetzt werden; alternativ steht bei älteren Kindern Ranitidin zur Verfügung. Die Symptomatik des Sandifer-Sutcliffe-Syndroms bildet sich unter erfolgreicher Therapie des gastroösophagealen Refluxes häufig zurück. Der gastroösophageale Reflux verhält sich jedoch vor allem bei den Patienten mit psychomotorischer Retardierung und Anfallsleiden therapierefraktär. Bei diesen Patienten ist häufig eine **operative Behandlung** (Hiatusplastik, Fundoplicatio) des Refluxes erforderlich.

24.2.4 Ösophagitis

▪▪ Ätiopathogenese

Ausgangspunkt einer Ösophagitis ist meist ein gastroösophagealer Reflux (s. oben). **Candida albicans** stellt unter den Infektionen die häufigste Ursache einer Ösophagitis dar; ein Mundsoor muss nicht ausgebildet sein. Andere typische Erreger einer Ösophagitis sind **Herpes simplex** und **CMV**, die insbesondere im Rahmen eines Immundefektes oder bei Immunsuppression unter zytostatischer Therapie auftreten.

Seltener entsteht eine Ösophagitis durch Ingestion insbesondere von Laugen (▶ Kap. 40.4), Retention von Nahrung bei stenosierenden Prozessen der Speiseröhre (z. B. Achalasie) und durch starkes Erbrechen bei der Anorexia nervosa. Erstsymptom einer eosinophilen Ösophagitis kann eine Dysphagie (mit Bolusobstruktion der Speiseröhre) sein.

▪▪ Klinik

Epigastrische und retrosternale Schmerzen, Odynophagie, Übelkeit, Erbrechen und Singultus stellen Symptome der Ösophagitis dar, die nicht selten silent verläuft. Dysphagische Beschwerden weisen auf eine sekundäre Stenosierung hin. Die Ösophagitis ist gelegentlich mit Hämatemesis und Eisenmangelanämie verbunden.

▪▪ Diagnose

Die **Ösophagoskopie**, zusammen mit der histologischen Beurteilung von Biopsien aus dem unteren Ösophagusdrittel, führt in den allermeisten Fällen zu einer Diagnose. Sie ist nicht nur Bestandteil einer ursächlichen Abklärung, sondern ermöglicht auch, den Schweregrad der Ösophagitis zu beurteilen und eine Barrett-Ösophagitis mit Ulkus, Stenosen und Ausbildung eines Brachyösophagus zu erkennen.

▪▪ Therapie

Die Behandlung der Ösophagitis richtet sich im Wesentlichen nach dem Grundleiden und den Prinzipien der gastroösophagealen Refluxkrankheit.

24.2.5 Ingestion von Fremdkörpern und ätzenden Substanzen

Fremdkörper ‚Die meisten akzidentell verschluckten Fremdkörper gehen spontan ab. Fremdkörper, die bereits den Magen erreicht haben, brauchen in der Regel nicht entfernt zu werden; eine Ausnahme bilden spitze, scharfe Fremdkörper (z. B. offene Sicherheitsnadeln), Fremdkörper mit einer Länge >5 cm (bei kleinen Kindern >3 cm) und toxische Fremdkörper, wie z. B. Knopfbatterien.

Cave
Fremdkörper (Münzen, Batterien etc.) im Ösophagus müssen innerhalb weniger Stunden endoskopisch entfernt werden, da sich sehr schnell Ulzera der Ösophagusschleimhaut ausbilden.

Aus dem Magen werden Münzen endoskopisch erst entfernt, wenn sie sich dort bereits über 2 Wochen befinden. **Knopfbatterien** sollten im Magen nicht länger als 48 h und im Darm nicht länger als 5 Tage verweilen.

Bezoare stellen Ansammlungen von exogenem, im Magen retiniertem Material dar. Trichobezoare bestehen aus Haaren, Phytobezoare aus Pflanzenanteilen. Sie nehmen teilweise eine beachtliche Größe an und verursachen Obstruktionssymptome. Sie werden insbesondere bei Patienten mit psychischen oder neurologischen Störungen gefunden.

Ingestion von ätzenden Substanzen ► Kap. 40.4.

24.2.6 Ösophagusvarizen

Kinder mit **portaler Hypertension** entwickeln ähnlich wie im Erwachsenenalter häufig Ösophagusvarizen unterschiedlichen Grades, die sich meist mit Hämatemesis und Teerstühlen manifestieren. Pathogenese, Klinik, Diagnostik und Therapie der Ösophagusvarizen werden in ► Kap. 37 behandelt.

24.3 Magen

K.-P. Zimmer

Leitsymptome von Magenerkrankungen sind epigastrische Schmerzen, Erbrechen, Gewichtsverlust, Hämatemesis und Meläna.

24.3.1 Kongenitale Anomalien

Mit Ausnahme der hypertrophischen Pylorusstenose kommen kongenitale Anomalien des Magens, wie z. B. die pylorische Atresie und Stenosen des Antrums (»Webs«) **sehr selten** vor; die pylorische Atresie ist gelegentlich mit der Epidermolysis bullosa assoziiert. Auch Duplikationen der Magenwand und der Magenvolvulus stellen Raritäten dar. Die meisten kongenitalen Anomalien des Magens verursachen das klinische Bild einer **Magenausgangsobstruktion** mit Erbrechen.

24.3.2 Hypertrophische Pylorusstenose

▪▪ Epidemiologie

Die hypertrophische Pylorusstenose ist mit einer Inzidenz von etwa 1:800 eine häufige Erkrankung Neugeborener bzw. junger Säuglinge, die sich vor allem bei **Knaben** im Alter der 2.–15. Lebenswoche manifestiert.

▪▪ Pathogenese

Für eine **genetische Disposition** spricht, dass diese Erkrankung vermehrt familiär und bei monozygoten Zwillingen nachweisbar ist; Kinder mit der Blutgruppe B und 0 sind häufiger betroffen. Andere kongenitale Anomalien, wie z. B. die tracheoösophageale Fistel sind gelegentlich mit der hypertrophischen Pylorusstenose assoziiert. Letztlich ist die Ätiologie dieser Erkrankung unklar. Pathogenetisch liegt eine **Wandverdickung der Ringmuskulatur** im Pyloruskanal vor.

▪▪ Klinik

Die hypertrophische Pylorusstenose manifestiert sich in den meisten Fällen mit einer charakteristischen Symptomatik.

Cave
Erbrechen großer Mengen angedauter, säuerlich riechender Milch im Schwall bei einem männlichen Säugling nach der 3. Lebenswoche ist hochverdächtig auf eine hypertrophische Pylorusstenose.

Die Kinder sind unzufrieden, zeigen einen ernsten Gesichtsausdruck mit Stirnrunzeln. Infolge Hypochlorämie entsteht eine metabolische Alkalose. Im weiteren Verlauf kommt es zur **Dehydratation**, Pseudoobstipation, zum Gewichtsverlust mit Hyponatriämie und Hypokaliämie. Gelegentlich lässt sich der Pylorus durch die Bauchdecken (am ehesten nach Erbrechen) tasten oder seine Peristaltik ist von links nach rechts periumbilikal (am besten nach dem Füttern) zu erkennen. Kinder mit dieser Erkrankung zeigen häufiger einen Ikterus. Gelegentlich besteht ferner ein verstärkter gastroösophagealer Reflux (Roviralta-Sequenz).

▪▪ Diagnose

In den meisten Fällen bestätigt der **sonographische** Befund mit einem verdickten Pylorus (äußerer Durchmesser >4 mm) und einem verlängerten Pyloruskanal (>14 mm) die klinische Verdachtsdiagnose (◘ Abb. 24.3), sodass eine weitere (röntgenologische) Diagnostik nicht erforderlich ist.

▪▪ Differenzialdiagnose

Differenzialdiagnostisch kommen in dem entsprechenden Lebensalter Fütterungsschwierigkeiten, gastroösophagealer Reflux (atonisches Erbrechen), AGS, angeborene Stoffwechseldefekte (Harnstoffzyklusdefekte, Organoazidurien), Gastroenteritis und andere kongenitale Ursachen einer gastralen oder duodenalen Obstruktion infrage.

▪▪ Therapie

Als Erstmaßnahme ist der Flüssigkeits-, Elektrolyt- und Basenhaushalt zu korrigieren. Die **konservative Therapie** einschließlich der mit Atropinderivaten führt zwar nach einer oft mehrwöchigen Behandlungsdauer zu einer spontanen Rückbildung der Pylorushypertrophie. Die **chirurgische Therapie** mit Durchtrennen der Ringmuskulatur ohne Verletzung der Schleimhaut (**Pyloromyotomie** nach Weber-Ramstedt) ist jedoch die Therapie der Wahl, da der orale (postoperative) Nahrungsaufbau damit wesentlich schneller erzielt wird.

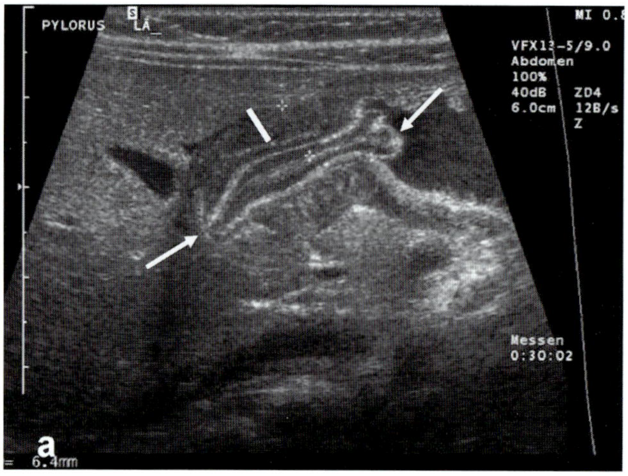

Abb. 24.3 Ultraschalluntersuchung des Oberbauches mit Darstellung der verdickten Muskulatur (Strich) des Pylorus und verlängerten Pyloruskanals (*Pfeile*) bei hypertropher Pylorusstenose

24.3.3 Gastritis, Magen- und Duodenalulkus

Ätiopathogenese

Die Gastritis ist im Kindesalter überwiegend eine **Antrumgastritis (Typ-B-Gastritis)**, die von einer Helicobacter-pylori-Infektion verursacht wird (▶ Kap. 25.3.4). Die **(atrophische) Typ-A-Gastritis**, die autoimmuner Genese und mit Diabetes mellitus Typ 1 assoziiert ist, führt zu einer Vitamin-B_{12}-Malabsorption führt. Sie ist ebenso wie die **Gallerefluxgastritis (Typ-C-Gastritis)** im Kindesalter ungewöhnlich. Die mit Schmerzen, Nausea, Erbrechen und Hypoproteinämie einhergehende **Riesenfaltengastritis (M. Ménétrier)** des Kleinkindes wird meist durch Infektionen (Zytomegalie-Virus, Helicobacter pylori) ausgelöst und ist bildet sich in der Regel spontan zurück. Bei der akuten Gastroenteritis (▶ Kap. 25.11) bestehen Symptome einer Gastritis; ursächlich beteiligte Viren befallen die Magenschleimhaut jedoch nicht.

Die **Ulkuskrankheit** kommt bei Kindern sehr selten, aber in jedem Alter vor. Man unterscheidet primäre (peptische) und sekundäre Ulzera. In der Pathogenese der **peptischen Ulzera** sind Magenazidität, die Blutgruppe 0, hohe Serumspiegel Pepsinogen I und eine genetische Disposition von Bedeutung. Bei **sekundären Ulzera** wird die Mukosa durch schleimhautunabhängige Faktoren (u. a. Medikamente wie Steroide, Acetylsalicylsäure und andere nichtsteroidale Antirheumatika, Noxen wie Alkohol, Säuren, Laugen) beeinträchtigt. Auch Patienten mit Niereninsuffizienz, Stauungsgastritis bei portaler Hypertension, Morbus Crohn, M. Behçet, eosinophiler Gastritits, Zollinger-Ellison-Syndrom und intensivmedizinisch betreute Patienten (z. B. Stressulkus nach großen operativen Eingriffen am ZNS oder nach Asphyxie beim Neugeborenen) können eine Ulkuskrankheit entwickeln.

Klinik

Die chronische Gastritis verursacht **epigastrische Schmerzen**, die durch Nahrungszufuhr eher verstärkt werden. Das Beschwerdebild beim Duodenalulkus besteht in epigastrischen Schmerzen, die durch Nahrungszufuhr abgeschwächt und Nüchternheit verstärkt werden und beispielsweise nachts auftreten. Ferner können Appetitlosigkeit, Erbrechen und Gewichtsverlust bestehen. Die Symptomatik der Gastritis und des Magenulkus ist insbesondere bei jungen Kindern eher **unspezifisch**. Das blutende Ulkus verursacht neben Bauchschmerzen, teils blutigem Erbrechen und Teerstühlen eine Eisenmangelanämie durch den häufig okkulten Blutverlust.

> **Exkurs**
>
> **Helicobacter pylori**
>
> Obwohl **Helicobacter pylori** als spiralförmiges gramnegatives Bakterium bereits vor der Jahrhundertwende entdeckt wurde, haben Warren und Marshall erst 1983 nachgewiesen, dass dieses Stäbchenbakterium mit 2–6, an einem Pol entspringenden Flagellen eine chronische Gastritis verursacht. Die daraus erstandene (antibiotische) Therapiemöglichkeit führte zu einer drastischen Abnahme notfallmäßig zu versorgender Ulzera des Magens und Duodenums.

Diagnose

Die **Endoskopie** ist der röntgenologischen Diagnostik bei Verdacht auf Gastritis oder Magenulkus weit überlegen.

> **Die Gastritis ist eine histologische Diagnose, ausgeprägte Formen einer Gastritis sind bereits makroskopisch im Endoskop zu erkennen.**

Differenzialdiagnose

Die **Differenzialdiagnose** der rezidivierenden Bauchschmerzen ist insbesondere im Kindesalter komplex; lediglich eine Minderheit dieser Kinder leidet an einer Gastritis oder einer Ulkuskrankheit. Bei rezidivierendem Erbrechen ist an **zyklisches Erbrechen**, eine funktionelle Störung mit heftiger Übelkeit und unstillbarem Erbrechen bis zu mehreren Tagen, zu denken; dabei müssen verschiedene Ätiopathogenesen (u. a. Stoffwechselerkrankungen) ausgeschlossen werden.

Therapie

Die **Endoskopie** ermöglicht neben der diagnostischen Abklärung eine lokale Blutstillung mittels Epinephrin, Sklerosierung und Fibrinklebung (u. a. auch Therapie mit Laser und Elektrohydrothermosonden).

Die **symptomatische Therapie** beinhaltet Antazida, Sucralfat, H_2-Rezeptorantagonisten (Ranitidin) und Protonenpumpenhemmer (Omeprazol). Bei den sekundären Ulzera ist die kausale Therapie (Absetzen bzw. Dosisreduzierung von Medikamenten, Behandlung des Grundleidens) auch im Sinne einer Prävention wichtig. Misoprostol wird teilweise bei der Prävention von Ulzera durch nichtsteroidale Antirheumatika eingesetzt.

Die **eosinophile Gastritis** erfordert nach erfolgloser Anwendung einer Eliminationsdiät und von Dinatriumcromoglicin oder Montelukast den Einsatz von Steroiden.

24.3.4 Helicobacter-pylori-Gastritis

Epidemiologie

Helicobacter pylori ist weltweit verbreitet. Die Infektion mit Helicobacter pylori hängt von Alter, sozioökonomischen Faktoren und ethnischer Zugehörigkeit ab (4–5% der deutschen Kinder und 20–30% der Kinder von Immigranten). Ein Reservoir bei Tieren existiert nicht. Die Infektion erfolgt durch **Schmierinfektion** von Mensch zu Mensch bzw. intrafamiliär; die meisten Infektionen werden in den ersten 3 Lebensjahren erworben. Selten wird die Infektion spontan (möglicherweise im Rahmen der antibiotischen Behandlung anderer Infektionen) überwunden. Die überwiegende Mehrzahl von Gastritiden, Ulzera von Magen und Duodenum sind durch Helicobacter pylori (Abb. 24.4) verursacht.

Pathogenese

Helicobacter pylori besitzt eine besondere Affinität zum Magenepithel des Antrums. Der Keim bildet **Urease**, die diagnostisch nutzbar ist. Die durch Urease bedingte Produktion von Ammoniak ermöglicht Helicobacter pylori eine alkalische Umgebung in der Schleimschicht des Magens. Durch die verminderte Freisetzung von Somatostatin aus der entzündeten Magenmukosa steigt die Gastrin- und Säuresekretion an. Letztere führt zur **gastralen Metaplasie** der Duodenalschleimhaut und ermöglicht die dortige Ansiedlung des Keimes. Bei (gewöhnlich älteren) Kindern führt die Helicobacter-pylori-Infektion typischerweise zu einer chronischen Gastritis oder einem Duodenalulkus. Ob eine Säuresuppression bei der Therapie einer Refluxösophagitis eine Helicobactergastritis aggraviert oder umgekehrt eine Helicobacterinfektion vor der Ausbildung einer Refluxerkrankung schützt, wird kontrovers diskutiert.

Klinik

Die chronische Gastritis verursacht **unspezifische Symptome** wie rezidivierende Bauchschmerzen, einem häufigen Symptom bei Kindern, dem nur in einem geringen Prozentsatz eine Helicobacter-pylori-Gastritis zugrunde liegt. Rekurrierende abdominelle Schmerzen, die bei etwa 10–15% der Kinder im Alter zwischen 4 und 16 Jahren auftreten, oder dyspeptische Beschwerden scheinen nicht kausal mit einer nicht-ulzerösen Helicobactergastritis zu korrelieren. Auch beim peptischen Duodenalulkus werden nur bei älteren Kindern charakteristische Beschwerden angegeben. Nicht selten besteht eine Eisenmangelanämie. Bei Vorliegen einer idiopathischen thrombozytopenischen Purpura scheint eine Helicobacter-pylori-Gastritis gehäuft vorzukommen. Das Risiko eines HP-bedingten MALT-Lymphoms liegt im Erwachsenenalter bei <1%.

Diagnose

Der **^{13}C-Harnstoff-Atemtest** ist ein nichtinvasiver Test, der ab dem Kleinkindesalter durchführbar und anderen Testverfahren wie Histologie (einschließlich Helicobacter-pylori-Schnelltest), Kultur und Serologie in Sensitivität und Spezifität überlegen ist. Bei diesem Test wird oral zugeführter ^{13}C-markierter Harnstoff durch Urease des Helicobacter pylori gespalten, falls dieser im Magen vorhanden ist, und als $^{13}CO_2$ in der Ausatemluft des Patienten nachgewiesen. Der ^{13}C-Harnstoff-Atemtest weist eine Infektion und eine Besiedlung des Magens mit Helicobacter pylori nach, beide sind jedoch nicht obligat mit einer Gastritis oder einem Ulkus verbunden. Bei einer Besiedelung mit Helicobacter heilmannii, einem Keim mit einem Reservoir im Magen von Katzen und Hunden, der bei Kindern sehr selten zu einer Gastritis führt, verhält sich der Atemtest meist negativ.

Eine **Ösophagogastroduodenoskopie** verbunden mit einer histologischen Beurteilung ermöglicht nicht nur die therapeutische Relevanz einer Helicobacter-Infektion zu beurteilen, sondern auch eine differenzialdiagnostische Abklärung einer Dyspepsiesymptomatik zu vervollständigen. Endoskopisch fällt bei Kindern in etwa 80% der Fälle eine Nodularität des Antrums und in etwa 6–7% der Fälle ein Ulkus auf; letzteres tritt mit dem Alter häufiger auf. Mindestens ein Antrumbiopsat sollte für die kulturelle oder molekulargenetische Resistenzbestimmung genutzt werden. Der auf monoklonalen Antikörpern basierende Enzymimmunassay weist Helicobacter pylori auch im Stuhl mit hoher Sensitivität und Spezifität nach. Antibiotika und Protonenpumpeninhibitoren sollten vor Durchführung der Diagnostik abgesetzt werden. Helicobacter Heilmannii ist mikroskopisch durch seine spiralförmige Konfiguration erkennbar, während sich der Atemtest negativ verhält.

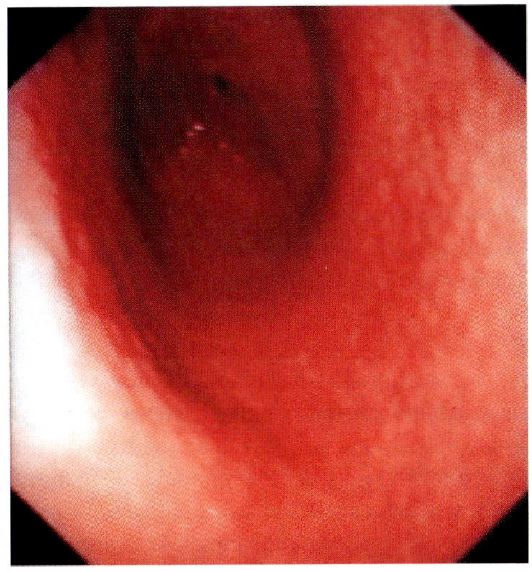

Abb. 24.4 Endoskopisches Bild einer Helicobacter-pylori-positiven Antrumgastritis

Therapie

Nutzen bzw. Symptomfreiheit nach Behandlung einer nicht-ulzerösen Helicobacter-pylori-Infektion sind bisher nicht belegt. Es wird nicht die (alleinige) Infektion, sondern die Gastritis und das Ulkus durch Eradikation behandelt. Die »Test-and-treat-Strategie«, d. h. die Durchführung eines nicht-invasiven Tests auf eine Infektion und die Behandlung im positiven Fall, wird abgelehnt, weil die überwiegende Zahl der Infizierten lebenslang asymptomatisch bleibt und die Therapie mit Nebenwirkungen und Resistenzbildung versehen ist. Eine eindeutige Therapieindikation stellen bei Kindern das Ulkus und die komplizierte Gastritis dar. Die **Tripeltherapie** (oder sequenzielle Therapie) mit Amoxicillin, Clarithromycin oder Metronidazol und Omeprazol führt in der überwiegenden Mehrheit der Fälle zur Keimeradikation und hat die Prognose insbesondere der Ulkuserkrankung dramatisch verbessert.

> **Der Therapieerfolg sollte mit einem nichtinvasiven Test (Atemtest, Stuhltest) dokumentiert werden.**

Da Resistenzen gegenüber Metronidazol (25–33%) und Clarithromycin (20%) bei Kindern nicht selten vorhanden sind, empfiehlt sich der kulturelle Nachweis mit Resistenztestung aus dem Magenbiopsat. Bei einem doppelresistenten Stamm ist eine Hochdosis-Tripletherapie über 2 Wochen angezeigt. Screeninguntersuchungen für Helicobacter pylori oder eine Mitbehandlung infizierter asymptomatischer Familienmitglieder sind in der Regel nicht indiziert (Ausnahme: Familienmitglieder von Patienten mit Magenkarzinom).

24.3.5 Magenentleerungsstörungen

Grundlagen

Mit den Verdauungsprozessen des Magens sind rhythmische (antegrade aber auch retropulsive) Bewegungen ausgehend von Kontraktionen (3/min) eines Schrittmachers im Bereich der großen Kurvatur bzw. Cajal-Zellen verbunden, so dass feste Speisen erst ab einer Partikelgröße von <1 mm den Magen verlassen.

Ätiopathogenese

Neben einer Obstruktion (Pylorushypertrophie ▶ Kap. 25.3.2) kann eine verzögerte Magenentleerung durch Stoffwechsel- oder Elektrolytentgleisungen (Azidose, Hypokaliämie, Hypothyreose u. a.), Neuropathie (Zerebralparese, diabetische Neuropathie, operationsbedingte Läsion des N. vagus, Mangel an Cajal-Zellen, neurogene intestinale Pseudoobstruktion), Myopathie (Muskeldystrophie, myogene Pseudoobstruktion), Kollagenose (Sklerodermie), Infektion (Zytomegalie-Virus, Herpes-Zoster-Virus u. a.), Nahrungsmittelallergie oder medikamentös (Atropin, Ondansetron u. a.) bedingt sein. Eine beschleunigte Magenentleereung (**Dumping-Syndrom**) kann sich nach Fundoplikatio, Vagotomie, Pyloroplastik, Magenhochzug oder bei angeborener Mikrogastrie entwickeln.

▪▪ Klinik

Die Gastroparese verursacht Übelkeit, Völlegefühl, Sättigungsgefühl, postprandiale Schmerzen und Erbrechen. Folgen sind Gewichtsverlust, Refluxösophagitis und u. U. Alkalose und Hypokaliämie. Beim **Früh-Dumping** entwickeln sich die Symptome 30–60 min postprandial (Schwitzen, Übelkeit, Tachykardie, Kollaps, Blässe, Würgen, Durchfälle, Bauchschmerzen) und beim **Spät-Dumping** 90 min bis 5 h postprandial (Hypoglykämie, Schwindel, Herzklopfen, Kaltschweißigkeit, Krampfanfall).

▪▪ Diagnose

Sonographie und Magen-Darm-Passage liefern vor allem Hinweise für strukturelle Ursachen der Magenentleerungsstörung. Die funktionelle Störung kann mit Hilfe der Szintigraphie oder von Atemtests (^{13}C-Acetat und ^{13}C-Oktanoat) quantifiziert werden. Eine Dysrhythmie kann mit der Elektrogastrographie festgestellt werden. Beim Dumping-Syndrom fällt der orale Glukosetoleranztest pathologisch aus.

▪▪ Therapie

Neben der Behandlung der Grundkrankheit stehen diätetische, medikamentöse und chirurgische Maßnahmen im Vordergrund. Bei der Magenentleerungsstörung sind kleine fettreduzierte oder flüssige Mahlzeiten ohne Ballaststoffe, u. U. eine jejunale Sonde oder sogar eine parenterale Ernährung angezeigt; ferner werden Prokinetika und Protonenpumpenhemmer (bei gastroösophagealem Reflux) eingesetzt. Beim Dumping-Syndrom werden komplexe Kohlenhydrate (ungekochte Stärke, Reisflocken, Maisstärke, Gries, Johannisbrotkernmehl) in häufigen kleinen Mahlzeiten mit niedriger Osmolarität (evtl. kontinuierlich intraduodenal) zugeführt.

24.4 Dünndarm

K.-P. Zimmer

Physiologie Der Dünndarm erfüllt zahlreiche **bedeutende** Funktionen für den Körper. Neben **Motilität** und **Immunabwehr** bestehen seine Funktionen hauptsächlich in der **Sekretion** von Glykoproteinen (Verdauungsenzyme, Muzine) und **Resorption** von Proteinen, Kohlenhydraten, Fetten, Elektrolyten, Vitaminen, Spurenelementen und Wasser.

Der Dünndarm erreicht durch seine Länge und den Aufbau in Kerckringsche Falten, Villi und Mikrovilli eine enorme **Resorptionsfläche**, die beim Erwachsenen 400 m^2 beträgt. Beim Neugeborenen ist bereits etwa 1/3 der Darmlänge des Erwachsenen (etwa 5 m) vorhanden. Die Leistung des Dünndarms wird daran deutlich, dass pro Tag beim Erwachsenen etwa 9 l (einschließlich 2,5 l Pankreassaft) passieren, von denen 8 l bis zur Ileozökalklappe wieder resorbiert werden.

Enterozyten Die kurzlebigen Enterozyten absorbieren nicht nur die aufgespaltenen Proteine, Zucker und Lipide, sondern produzieren auch Enzyme (Saccharase-Isomaltase) zur Verdauung von Nahrungsprodukten und nehmen aufgrund ihrer Fähigkeit der **Antigenpräsentierung** auch immunologische Funktionen wahr. Die epitheliale Zellschicht des Dünndarms, die durch den junktionalen Komplex die »**intestinale Barriere**« gewährleistet, enthält neben den zahlenmäßig überwiegenden Enterozyten Becherzellen (Schleimproduktion), endokrine Zellen (Bildung von Sekretin, Enteroglukagon, Motilin, Neurotensin, Serotonin, Cholezystokinin, Substanz P), Paneth-Zellen (Synthese von Lysozym) in den Krypten und γ/δ-T-zellrezeptorpositive intraepitheliale Lymphozyten.

Resorption und Motilität Resorption und Motilität des Dünndarms werden von einem komplexen **neurohormonalen System** des Darms reguliert, das mit dem zentralen Nervensystem in Verbindung steht. Ferner übernehmen Hormone der ortsständigen endokrinen Zellen eine parakrine Funktion. Die intestinale Motilität beeinflusst das Resorptionsvermögen des Dünndarms.

Immunologische Funktion Der Dünndarm übernimmt wichtige immunologische Funktionen (Erkennen von Fremdproteinen und Mikroorganismen), die sich aus der großen Resorptionsfläche gegenüber der Außenwelt ergeben. Im Darm befinden sich 70–80% aller immunglobulinproduzierender Zellen. Täglich werden etwa 66 mg IgA (34 mg IgG) pro kg KG produziert, wobei der Großteil des IgA im **mukosaassoziierten Immunsystem** des Dünndarms hergestellt wird. Eine zentrale Rolle in der Abwehr von Mikroorganismen kommt den M-Zellen und den Peyerschen Plaques zu. Die Entwicklung einer oralen Toleranz gegenüber zahlreichen exogenen Antigenen stellt einen aktiven Prozess des intestinalen Immunsystems dar.

24.4.1 Anomalien des Dünndarms

Meckel-Divertikel Das Meckel-Divertikel entsteht aus **Resten des Ductus omphaloentericus** und stellt die häufigste kongenitale Darmfehlbildung dar. Im Sektionsgut ist es bei etwa 2% aller Menschen nachweisbar, ohne dass es bei den meisten symptomatisch wird. Es stellt eine 3–6 cm große Ausstülpung etwa 50–75 cm oberhalb der Ileozökalklappe dar. Das Meckel-Divertikel manifestiert sich als akute (schmerzlose) **untere gastrointestinale Blutung**, wenn eine Ulzeration der benachbarten Ileumschleimhaut durch die säureproduzierende Mukosaektopie entsteht. Magenschleimhaut ist in etwa 30% der Meckel-Divertikel nachweisbar. Das Meckel-Divertikel kann sich auch als **Ileus** infolge einer Invagination oder Volvulus und als Divertikulitis mit der Gefahr einer Perforation manifestieren. Insbesondere bei Säuglingen und Kleinkindern ist bei Ileus oder unterer gastrointestinaler Blutung immer ein Meckel-Divertikel auszuschließen. Diagnostisch ist die **^{99m}Technetiumpertechnetatszintigraphie** mit einer Sensitivität von 50–70% hilfreich. Oft wird die Diagnose erst operativ gestellt. Die Komplikationen des Meckel-Divertikels werden chirurgisch behandelt.

Weitere Fehlbildungen des Dünndarms ▶ Kap. Kinderchirurgie.

24.4.2 Malabsorption

▪▪ Pathophysiologie

Ein führendes Symptom der Malabsorption ist der **Durchfall**. Er ist definiert durch vermehrten Verlust von Flüssigkeit und Elektrolyten über den Stuhl, weniger durch Stuhlfrequenz und -konsistenz. (Normbereich Säuglinge entwickeln weniger als 5–10 g/kg KG Stuhl pro Tag; die Stuhlmenge steigt bis zum Erwachsenenalter auf 200 g pro Tag.)

Mangelnde Resorption von Zuckern führt zur **osmotischen Diarrhö** (Nachweis reduzierender Substanzen im Stuhl); diese bilden nach bakterieller Degradierung kurzkettige Fettsäuren (Milchsäure, Buttersäure, Propionsäure) und verursachen einen sauren pH-Wert im Stuhl. In westlichen Ländern ist die **sekretorische Diarrhö** (Cholera, VIPom) im Kindesalter selten. Sie führt im Gegensatz zur osmotischen Diarrhö zu wesentlich größeren Stuhlvolumina, die auch unter Fasten nicht abnehmen.

Unter den Malabsorptionssyndromen unterscheidet man partielle und globale Formen. Pathogenetisch liegt der **globalen Malabsorption** ein generalisierter Mukosaschaden zugrunde, der meist entzündlich oder infektiös bedingt ist. Ist selektiv die Resorption eines Nahrungsstoffes aus dem Darmlumen oder ein molekular definierter Resorptionsmechanismus der Mukosa defekt, so spricht man von **partieller Malabsorption** (z. B. Saccharase-Isomaltase-Mangel).

■ ■ Klinik

Charakteristische Symptome bei Dünndarmerkrankungen mit Malabsorption sind:

- Bauchschmerzen,
- Meteorismus,
- Durchfall,
- Meläna,
- Mangelzustände für Vitamine und Spurenelemente.

Je nach Ausprägung der Malabsorption ist auch die somatische, motorische und psychosoziale Entwicklung des Kindes beeinträchtigt.

Neben einer **Gedeihstörung** können bei Kindern mit einer chronischen Durchfallerkrankung vermindertes subkutanes Fettgewebe, muskuläre Hypotonie, Misslaunigkeit, Ödeme und ausladendes Abdomen vorliegen. Aufgrund der intestinalen Kompensationsmöglichkeiten zeigen die Malabsorptionssyndrome im Verlauf gelegentlich eine larvierte oder wechselnde Symptomatik.

■ ■ Diagnose

Viele Kinder werden in der kinderärztlichen Praxis mit Verdacht auf **chronische Durchfallerkrankung** vorgestellt. Die Differenzialdiagnose der chronischen Durchfallerkrankungen ist im Kindesalter besonders komplex. Die diagnostische Abklärung beginnt mit der Einordnung von Beschwerdebild und Nahrungsmittelanamnese. Es interessiert u. a., ob die Durchfallerkrankung seit der Geburt besteht oder sich mit der Einführung bestimmter Nahrungsmittel (glutenhaltige Produkte, Milch, Obst) entwickelte. ◘ Abb. 24.5 gibt einen Überblick über Labordiagnostik und Vorgehensweise bei der differenzialdiagnostischen Abklärung einer chronischen Durchfallerkrankung.

Die infektiösen Enteritiden werden im ► Kap. 25.11 unter akuter Durchfallerkrankung behandelt.

Die **Maldigestionen**, unter denen die Mukoviszidose und Pankreaserkrankungen (Shwachman-Diamond-Syndrom) die wichtigste Rolle spielen, werden in ► Kap. 23 und ► Kap. 25.6 dargestellt. Sie führen letztlich zu Malabsorptionszuständen. Das Hauptsymptom der Maldigestion ist die Steatorrhö.

Kleinkinder leiden nicht selten unter **Colon irritable** (»**toddler's diarrhea**«), ► Kap. 25.8.

Malabsorptionssyndrome

Globale Malabsorptionssyndrome Globale Malabsorptionssyndrome kommen wesentlich häufiger als partielle vor.

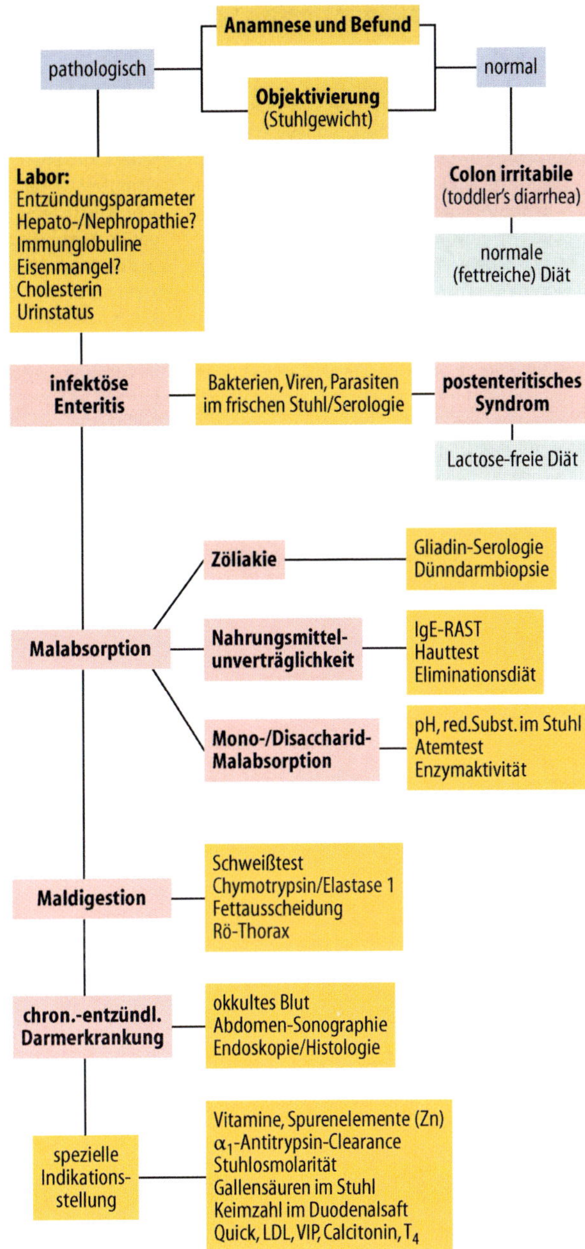

◘ **Abb. 24.5** Differenzialdiagnose der chronischen Durchfallerkrankung im Kindesalter

Im Kindesalter ist die Zöliakie die am meisten verbreitete Ursache einer Malabsorption (► Kap. 25.4.3).

Eine globale Malabsorption liegt auch bei den chronisch-entzündlichen Darmerkrankungen (z. B. Morbus Crohn, ► Kap. 25.8.3) vor. Andere **immunologisch bedingte Dünndarmerkrankungen** wie die Nahrungsmittelallergie, eosinophile Gastroenteropathie und autoimmune Enteropathie zeichnen sich in unterschiedlichem Ausmaß ebenfalls durch eine globale Malabsorption aus.

Bei der **autoimmunen Enteropathie** ist ein enterozytenspezifischer Antikörper fluorenszenzmikroskopisch nachweisbar; sie ist häufig mit anderen Autoimmunerkrankungen (Diabetes mellitus Typ 1) vergesellschaftet. Die Behandlung ist immunsuppressiv (Steroide, Azathioprin).

Die **eosinophile Gastroenteropathie** führt nicht nur zu Durchfall, Blutverlust und Eiweißverlust sondern auch zu Obstruktions-

Exkurs

Geschichte der Zöliakie

Bereits 200 n. Chr. beschrieb Aretaeus von Cappadocien eine chronische Durchfallerkrankung bei Kindern, wobei es sich um Fälle mit einer Zöliakie gehandelt haben mag. Von einem Leitsymptom dieser Erkrankung, dem großen Bauch, ist die Krankheitsbezeichnung abgeleitet worden: griech.: κοιλιν= Bauchhöhle. Vincent Ketelaer bezeichnete 1669 ein Krankheitsbild, das mit Verdauungsstörungen und aphthösen Mundschleimhautveränderungen einherging, als Sprouw (niederl.: Schwamm, im weiteren Sinne Bläschen bzw. Aphthe). Noch heute wird die Zöliakie des Erwachsenen als **Sprue** bezeichnet.

Die erste detaillierte Beschreibung der Zöliakie stammt von Sir Samuel Jones Gee vom St. Bartholomew's Hospital in London (1888). Herter (1908) sprach vom intestinalen Infantilismus, Heubner (1909) von der schweren Verdauungsinsuffizienz jenseits des Säuglingsalters. 1928 beschrieb Fanconi, der die Obst-Gemüse-Diät benutzte, in seiner Habilitationsschrift erste Erfolge in der Behandlung dieser gefürchteten Erkrankung durch den Einsatz des Birchermüsli in einer privaten Klinik.

Von entscheidender Bedeutung waren die Erkenntnisse des Holländers Wilhelm Dicke, dass der Verzehr von Brot und Biskuit zur Verschlimmerung der Symptome bei Zöliakiepatienten führt. Es ist überliefert, dass Dicke bei einem Teil der Kinder mit chronischem Durchfall und Gedeihstörung unter der Brotrationierung während der deutschen Besatzung im 2. Weltkrieg eine deutliche Verbesserung feststellte und bei den gleichen Kindern nach der Verteilung von Brot durch die amerikanische Befreiungsarmee ein Rückfall eintrat. Aufgrund dieser Beobachtung hat er als erster – lange vor der Entdeckung der PKU-Diät – durch eine gezielte Diät eine bis dahin meist tödlich verlaufende Erkrankung systematisch und mit Erfolg behandelt. Diese 1947 auf dem Kinderärztekongress in New York vorgetragene Beobachtung fand jedoch kaum Beachtung. In den folgenden Jahren konnte aber von der Utrechter Arbeitsgruppe mit Dicke, Weijers und van de Kamer das schädliche Agens, die alkohollösliche Fraktion des Klebereiweißes Gluten, identifiziert werden. In der Folgezeit wurde bewiesen, dass die glutenfreie Ernährung sämtliche Symptome und Komplikationen der Zöliakie beseitigt bzw. verhindert.

symptomen, wenn eine muskuläre Hypertrophie der Darmwand ausgebildet ist. Eine Nahrungsmittelallergie (Milch) ist nur bei einem Teil der Patienten, insbesondere Säuglingen und Kleinkindern nachweisbar. Eine Bluteosinophilie oder eine IgE-Erhöhung sind nicht obligat ausgebildet. Die in den Darmbiopsien sichtbare Vermehrung der eosinophilen Leukozyten ist wesentlich ausgeprägter als bei anderen entzündlichen Darmerkrankungen. Falls die therapeutischen Möglichkeiten einer Eliminationsdiät oder eine Behandlung mit Cromoglycinsäure (DMCG), Antihistaminika und Montelukast ausgeschöpft sind, werden Steroide eingesetzt.

Eine globale Malabsorption stellt sich (sekundär) auch in der Folge von **Infektionen** (Lamblien) und **Immundefekten** (T-Zelldefekte) ein. Im Rahmen von (wiederholten) infektiösen Enteritiden wird gelegentlich eine vorübergehende Diarrhö teilweise mit Gedeihstörung beobachtet, die sich meist auf eine laktosefreie Ernährung hin bessert (**postenteritisches Syndrom**).

Partielle Malabsorptionssyndrome Zu den partiellen Malabsorptionssyndromen rechnet man u. a. die kongenitale Diarrhö, die Fruktosemalabsorption und die Abetalipoproteinämie.

Zu den **kongenitalen Diarrhöen** zählen u. a. die Chloriddiarrhö, Mikrovillusatrophie, »Tufting-Enteropathie« und Glukose-Galaktose-Malabsorption. Der **Saccharase-Isomaltase-Mangel** ist ein Disaccharidasendefekt, bei dem die Patienten nach Zufuhr von saccharosehaltigen Nahrungsmitteln Blähungen, Bauchkrämpfe und Durchfall entwickeln. Im Stuhl sind (nach Hydrolyse) reduzierende Substanzen nachweisbar; der Atemtest nach Saccharosebelastung ist pathologisch und die Enzymaktivität der Saccharase-Isomaltase in der Duodenalbiopsie isoliert vermindert.

Eine Unverträglichkeit gegenüber Milch, die sich insbesondere nach dem Abstillen manifestiert und mit dem Lebensalter eher zunimmt, spricht für die **adulte Form eines Laktasemangels**, der auch Hypolaktasie des Erwachsenen genannt wird. Bevor diese genetisch bedingte Form des Laktasemangels diagnostiziert wird, muss eine **sekundäre Laktoseintoleranz**, die häufig nach Infektionen oder Entzündungen des Dünndarms auftritt, ausgeschlossen werden. Der Laktasemangel vom adulten Typ ist bei der Mehrzahl der und insbesondere bei Afroamerikanern und Südostasiaten nachweisbar ist. Der Nachweis des LCT-13910C/C-Genotyps ohne symptomatische Laktosebelastung (Atemtest) ist ohne therapeutische Relevanz. Bei symptomatischer Laktosebelastung und Villusschaden des Dünndarms ist eine sekundäre Form der Laktosemalabsorption auszuschließen.

Bei der **Fruktosemalabsorption** entstehen vermutlich durch die verminderte Kapazität des GLUT5-Transporters im Bürstensaum der Enterozyten nach Zufuhr von fruktose- und sorbithaltigen Nahrungsmitteln (z. B. Honig, klarer Apfelsaft, Pflaumen) Bauchkrämpfe, Blähungen und Durchfall. Sie ist differenzialdiagnostisch gegenüber funktionellen Bauchschmerzen, Colon irritable und einer chronischen Durchfallerkrankung abzugrenzen. Eine Fruktosemalabsorption entsteht auch sekundär bei Dünndarmerkrankungen. Ferner wird die Resorptionskapazität für Fruktose bei einem hohen Prozentsatz von Gesunden vermindert gemessen, sodass vor Diätempfehlung die klinische Relevanz (symptomatischer Atemtest) kritisch geprüft wird.

Cave

Vor Durchführung einer Fruktosebelastung im Atemtest sollte auf jeden Fall eine hereditäre Fruktoseintoleranz ausgeschlossen werden. Bei Verdacht auf Fruktoseintoleranz (Anamnese) darf kein Atemtest durchgeführt werden.

Die **Abetalipoproteinämie** zeichnet sich durch erniedrigte Triglyzeride und Cholesterin im Serum sowie durch das Fehlen von Chylomikronen, LDL und VLDL aus (Defekt des Apolipoprotein B). Klinisch imponiert eine Fettmalabsorption mit Vitamin-E-Mangel, Neuropathie und Akanthozytose.

Eine **Fettmalabsorption** steht auch im Vordergrund bei intestinalen Lymphangiektasien, cholestatischen Erkrankungen und Maldigestionen. Es gibt eine Vielzahl weiterer selektiver Resorptionsdefekte u. a. für Kupfer (**Morbus Menke**), Zink (**Acrodermatitis enteropathica**), neutrale Aminosäuren einschließlich Tryptophan (**Hartnup-Krankheit**); diese kommen jedoch sehr selten vor.

24.4.3 Zöliakie

Epidemiologie

Die Zöliakie stellt in den entwickelten Ländern die **häufigste Ursache einer primären Malabsorption** dar. In den meisten Ländern Europa (u. a. Italien und Finnland) und Nordamerikas wurde eine Prävalenz von etwa 1% festgestellt. In Deutschland mithilfe des En-

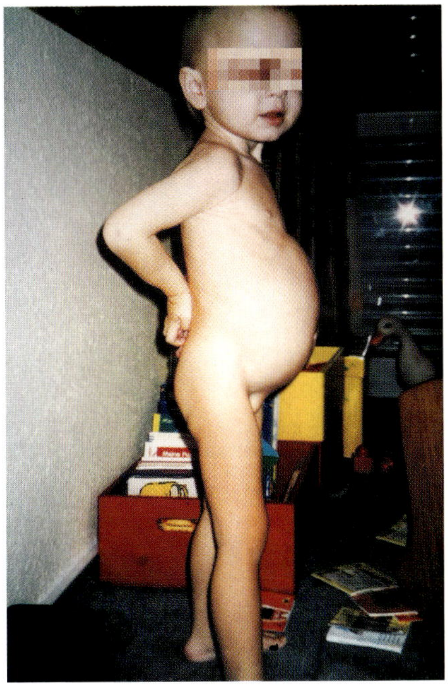

Abb. 24.6 Zöliakiepatient mit ausladendem Abdomen und reduziertem Fettgewebe

domysiumantikörpers durchgeführte Screeninguntersuchungen weisen daraufhin, dass diese Erkrankung möglicherweise etwas seltener vorkommt.

Pathogenese

Die Zöliakie ist eine genetisch disponierte, systemische Autoimmunerkrankung, die lebenslang besteht, aber durch eine strikte glutenfreie Ernährungsweise in Remission gelangt. Die hochmolekularen **Glutenine** und **Gliadin**, die alkohollösliche Fraktion des Weizenklebers **Gluten**, lösen als exogene Faktoren die Zöliakie aus. Neben Weizen sind auch Roggen, Gerste und Hafer für die Dünndarmschleimhaut toxisch. Es gibt Hinweise für eine geringere Toxizität des Hafers. Diese Substanzen verursachen einen Schleimhautentzündung mit konsekutiver **Zottenatrophie**, bei der die Resorptionsfähigkeit des Darmes eingeschränkt wird. Zur Ausbildung der Erkrankung ist eine **genetische Disposition** erforderlich. Die Zöliakie ist bei 5–10% der erstgradigen Verwandten nachweisbar. Da die häufigsten HLA-Konstellationen von Zöliakiepatienten (serologisch HLA-DQ2 und HLA-DQ8, genotypisch HLA-DQβ1*0201/α1*0501 und HLA-DQβ1*0302/α1*0301) auch bei 25–30% aller Gesunden nachweisbar sind, eignen sich diese lediglich zum Ausschluss einer Zöliakie.

Beim Zustandekommen des Mukosaschadens sind zahlreiche zelluläre und humorale Immunprozesse beteiligt, die bei vielen Autoimmunerkrankungen beschrieben wurden. Der **Endomysiumantikörper** ist gegen die Gewebstransglutaminase 2, das Autoantigen der Erkrankung, gerichtet. Ob die zöliakieassoziierten Autoantikörper gegen Gliadin und Transglutaminase von pathogenetischer Bedeutung sind, ist umstritten, da sich beispielsweise auch bei IgA-Mangel eine Zöliakie entwickeln kann. Viele Untersuchungen sprechen jedoch dafür, dass die unstrittige Interaktion zwischen Gliadin und Transglutaminase über eine Entmaskierung von Epitopen oder eine Deaminierung von Glutamin dazu beiträgt, dass diese Antigene T-Lymphozyten präsentiert werden. Es werden weitere Faktoren (z. B. Adenovirus-, Rotavirus- oder Candida-Infektion) vermutet, die bei der Pathogenese dieser Erkrankung beteiligt sind.

Tab. 24.1 Typische Symptome der Zöliakie

Gastrointestinale Symptome	Durchfall, Erbrechen, Appetitlosigkeit, Bauchschmerzen, ausladendes Abdomen
Psychomotorische Symptome	Müdigkeit, Misslaunigkeit, Entwicklungsretardierung, muskuläre Hypotonie
Somatische Entwicklung	Wachstumsretardierung, Kleinwuchs, Gewichtsstillstand, -abnahme, Gedeihstörung
Mangelzustände	Eisen, Folsäure, Vitamin K und D, Kalzium, Phosphat, Eiweiß, Zink, Magnesium
Dermatologische Symptome	Dermatitis herpetiformis Duhring

Neben Weizen sind Roggen, Gerste und Hafer für die Dünndarmschleimhaut des Zöliakiepatienten toxisch.

Klinik

Die **klassische Zöliakie** manifestiert sich meist vor dem 2. Lebensjahr bzw. nach Einführung von Gliadin in die Ernährung mit Durchfall, Erbrechen, ausladendem Abdomen (Abb. 24.6), Bauchschmerzen, Gewichtsabnahme, Gedeihstörung, muskulärer Hypotonie, Müdigkeit, Misslaunigkeit, psychomotorischer Retardierung und Appetitlosigkeit. **Oligosymptomatische Formen** (monosymptomatische und silente Zöliakie) werden aufgrund der verbesserten (serologischen) Diagnostik und möglicherweise in Folge einer intensiveren Stillpraxis häufiger festgestellt. Die Diagnose Zöliakie wird zunehmend erst im Kleinkindes- und Schulalter gestellt.

Die am häufigsten vorkommenden Symptome bei Zöliakiepatienten sind in Tab. 24.1 zusammengestellt. Sie sind jedoch nicht obligat ausgeprägt und kommen nicht selten isoliert vor. Nicht alle Zöliakiepatienten leiden an Durchfall und Gewichtsabnahme, auch das ausladende Abdomen ist nicht immer vorhanden. Eine Obstipation schließt eine Zöliakie nicht aus.

Im **Kleinkindesalter** manifestiert sich die Zöliakie bevorzugt mit Erbrechen, Gedeihstörung, Durchfällen, vorgewölbten Abdomen, Infektanfälligkeit und Misslaunigkeit, während bei **Schulkindern** Kleinwuchs, rezidivierende Bauchschmerzen und Eisenmangelanämie häufiger zur Verdachtsdiagnose Zöliakie führen.

Assoziierte Erkrankungen Bei Patienten mit selektivem IgA-Mangel, Diabetes mellitus Typ 1, Turner-, Williams-Beuren- und Down-Syndrom sowie auch autoimmunen Erkrankungen (u. a. Thyreoiditis, Sjögren-Syndrom) tritt die Zöliakie gehäuft auf. Die **Dermatitis herpetiformis** wird als (extraintestinale, atypische) Variante der Zöliakie angesehen und reagiert gut auf eine glutenfreie Ernährung; sie wird meist bei älteren Kindern und Erwachsenen beobachtet (Abb. 24.7). Bei Frauen mit unbehandelter bzw. undiagnostizierter Zöliakie wurden vermehrt Infertilität, Fehlgeburten und dystrophe Neugeborene beschrieben. Weitere **atypische (extraintestinale) Verlaufsformen** der Zöliakie manifestieren sich als neurologische (Ataxie, Gobbi-Syndrom, Epilepsie, Kopfschmerzen, ADHS), pulmonale (Heiner-Syndrom), hepatologische oder nephrologische (IgA-Nephropathie) Erkrankungen.

Diagnostik

Labor Beschwerdebild und Untersuchungsbefund einschließlich Ernährungs- und Stuhlanamnese, körperlicher und psychosomatischer Entwicklung weisen auf das Vorliegen einer Zöliakie hin. Die

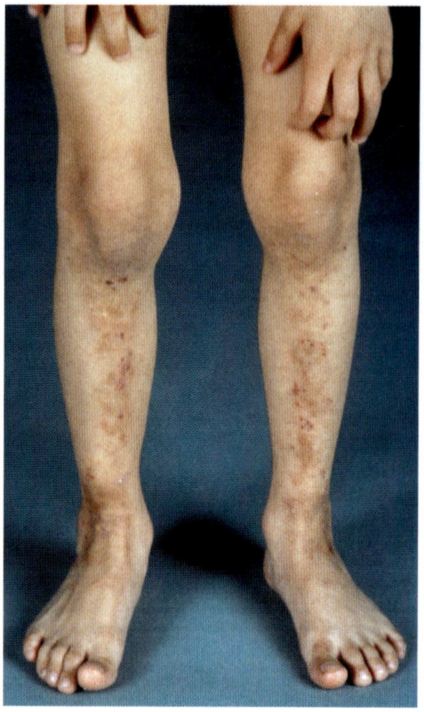

Abb. 24.7 Herpetiform gruppierte Bläschen bei einem Patienten mit Zöliakie als Manifestation einer Dermatitis herpetiformis Duhring

komplette **Zöliakie-Serologie** (Gesamt-IgA, Transglutaminase- oder Endomysium-Antikörper; Abb. 24.8) eignet sich als Screeningmethode und hilft, den Zeitpunkt einer Duodenalbiopsie festzulegen. Sie bietet sich auch zur Überprüfung der Diätcompliance an und besitzt eine hohe Sensitivität und Spezifität. Solange jedoch für die vielen auf dem Markt befindlichen Antikörper-Assays noch keine Standardisierung besteht, ist zu empfehlen, diese in einem Labor durchzuführen, das kontinuierlich an einer Qualitätskontrolle teilnimmt.

Serologisches Screening der Zöliakie

- Dermatitis herpetiformis
- Erstgradige Verwandte
- Selektiver IgA-Mangel
- Turner-Syndrom
- Down-Syndrom
- Williams-Beuren-Syndrom
- Autoimmune Thyreoiditis
- Diabetes mellitus Typ 1
- Autoimmunhepatitis
- Bei unklarer Ätiopathogenese:
  - Eisenmangelanämie
  - Kleinwuchs
  - Neuropathie
  - Infertilität
  - Osteoporose

Eine positive Zöliakie-Serologie zusammen mit einer typischen (gastrointestinalen) Symptomatik reicht im Sinne der Kriterien der »European Society for Pediatric Gastroenterology, Hepatology and Nutrition« (ESPGHAN; Tab. 24.2) für den sicheren Nachweis einer Zöliakie nicht aus – es sei denn, der Patient ist HLA-DQ2- oder

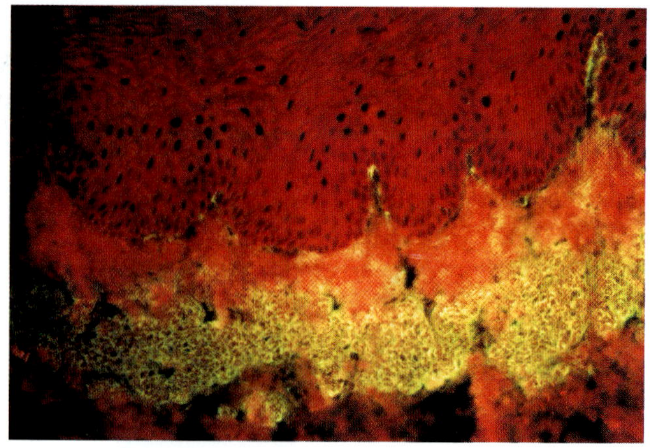

Abb. 24.8 Positiver Endomysiumantikörper: unterhalb des roten Plattenepithels der Ösophagusschleimhaut wird die Lamina muscularis mucosae durch das Serum eines Zöliakiepatienten grün gefärbt

-DQ8-positiv, der Transglutaminase-Antikörpertiter 10-fach über dem Cutoff und der Endomysium-Antiköper positiv. Bei einem IgA-Mangel (und u. U. bei Kindern unter dem 2. Lebensjahr) ist der Nachweis von IgG-Antikörpern gegen deamidierte Gliadin-Peptide (IgG-anti-DGP) angezeigt. Da die neuesten ESPGHAN-Leitlinien sehr komplex und differenziert sind, empfiehlt sich bei der Zöliakie-Diagnostik die Vorstellung beim Kinder-Gastroenterologen. Die Eltern sollten nicht mit der glutenfreien Ernährung beginnen, bevor die Dünndarmbiopsie durchgeführt wurde. Eine diagnostische Relevanz zöliakieassoziierter Antikörper im Stuhl oder Speichel und Antikörpern gegen native Gliadin im Serum ist nicht gegeben. Der »Point-of-care«-Test (BIOCARD), der als Selbsttest offeriert wird, ist nicht als effizienter und validierter Screening-Test anzusehen.

Bei HLA-DQ2- bzw. -DQ8-Negativität ist eine Zöliakie sehr unwahrscheinlich. Bei nicht wenigen Patienten liegt eine latente Zöliakie (HLA-DQ2/8-positiv, aber uneinheitliche klinische, serologische und bioptische Befunde) vor, bei denen durch eine konsequente glutenhaltige Ernährung (≥15 g Gluten/Tag) im Verlauf eine eindeutige diagnostische Aussage für oder gegen eine lebenslange glutenfreie Ernährung getroffen werden kann.

Bei der Interpretation der Zöliakie-Serologie ist immer ein IgA-Mangel auszuschließen, der bei bis zu 10% der Zöliakiepatienten vorliegt. Ein negativer Endomysium-/Transglutaminase-Antikörper (IgA-Antikörper!) spricht bei IgA-Mangel nicht gegen die Verdachtsdiagnose Zöliakie.

Die weiterführende Labordiagnostik richtet sich danach, ob klinische Hinweise für Mangelzustände bestehen. Für die Dünndarmbiopsie ist eine Gerinnungsstörung, insbesondere ein Vitamin-K-Mangel, auszuschließen. Am häufigsten besteht ein Eisen- und Folsäuremangel.

Duodenalbiopsie Diese wird inzwischen überwiegend endoskopisch zur Differenzialdiagnostik und gezielten Biospieentnahme in Analgosedierung entnommen; aus dem Bulbus soll eine und aus dem Duodenum sollen 4 Biopsie-Proben (cave: »patchy lesions«) gewonnen werden. Bereits lupenmikroskopisch ist zu prüfen, ob eine Zottenatrophie vorliegt. Nach Lamblien muss mit dem Phasenkontrastmikroskop gesucht werden. Histologisch zeigt die Duodenalschleimhaut des Zöliakiepatienten charakteristischerweise eine **Zottenatrophie** mit hyperplastischen, elongierten Krypten, eine erhöhte Mitoserate der Epithelzellen, eine gesteigerte Anzahl int-

Tab. 24.2 ESPGHAN-Kriterien für die Zöliakie-Diagnostik von 2011

Nachweis von	Symptomen der Zöliakie HLA-DQ2 oder -DQ8. Zöliakie-Antikörpern Dünndarmschleimhautveränderungen der Zöliakie	Unter glutenhaltiger Ernährung
Rückbildung der	Symptome der Zöliakie Zöliakie-Antikörper	Unter glutenfreier Ernährung
Glutenbelastung	Zweifel an der Diagnose (unvollständige Diagnostik)	

raepithelialer Lymphozyten (>30 IEL/100 Enterozyten, Normwert: <20 IEL/100 Enterozyten) und ein lymphoplasmazelluläres Infiltrat der Lamina propria. Diese Veränderungen, die teilweise nur diskret nachweisbar sind, werden auch bei anderen Erkrankungen (u. a. Enteritiden und Nahrungsmittelallergien) nachgewiesen und sind daher nur unter Einbezug der Symptomatik und der Zöliakie-Serologie und der HLA-Typisierung diagnostisch wegweisend. Eine fehlende Zottenatrophie (endoskopisch) schließt eine (latente) Zöliakie nicht aus.

Erforderlich für eine differenzierte Beurteilung der Histologie ist die **Typisierung nach MARSH**, in der verschiedene Ausprägungsmuster der Darmmukosa bei der Zöliakie beschrieben werden (z. B. »infiltrativer Typ-1« ohne Ausbildung einer Zottenatrophie). Eine Typ-2-Läsion nach MARSH (»hyperplastischer Typ«) mit Kryptenhyperplasie und Vermehrung der intraepithelialen Lymphozyten, ohne dass eine Zottenatrophie vorhanden ist, reicht im Gegensatz zu einer Typ-1-Läsion zur Diagnose einer Zöliakie aus, wenn die übrigen ESPGHAN-Kriterien erfüllt sind.

> **Da weder Serologie noch Duodenalbiopsie einen Goldstandard in der Zöliakiediagnostik darstellen, gehört zu einem regelrechten diagnostischen Nachweis einer Zöliakie sowohl die kombinierte Beurteilung von klinischer Symptomatik, HLA-Typsierung, serologischem und bioptischem Befund als auch die Rückbildung von Symptomatik und Serologie unter glutenfreier Ernährung.**

Glutenbelastung Die ESPGHAN-Kriterien geben die Indikation zur Glutenbelastung an (Tab. 24.2). Es wird eine altersentsprechende Mindestmenge an Gluten (5–20 g/Tag) zugeführt und deren Effekt klinisch, serologisch und bioptisch beurteilt. Dabei entsprechen 10 g Gluten etwa 4 Scheiben Brot. Wenn bei HLA-DQ2/8-positiven Kindern unter dem 2. Lebensjahr ein positiver Endomysium-Antikörper nachweisbar war, ist nach der neuesten ESPGHAN-Leitlinie keine Glutenbelastung mehr bis zur Einschulung erforderlich. Vor Durchführung einer Glutenbelastung sind eine HLA-Typisierung und eine histologisch Befundung der duodenalen Mukosa empfehlenswert. Eine Glutenbelastung wird nicht unterhalb es 5. Lebensjahres bzw. während der Pubertät empfohlen; auch bei HLA-DQ2/8-Negativität und glutenfreier Ernährung ohne Diagnose ist sie nicht angebracht. Bei der sehr seltenen »seronegativen« Zöliakie kann auf eine Glutenbelastung nicht verzichtet werden.

Differenzialdiagnose

Im Rahmen der Zöliakiediagnostik sind insbesondere eine Kuhmilchallergie und prolongierte (infektiöse) Enteritiden auszuschließen. Auch ein Colon irritabile des Kleinkindes kommt differenzialdiagnostisch in Betracht. Die (frühere) Diagnose »transiente Glutenintoleranz/Zöliakie« bei Kindern unterhalb des 2. Lebensjahres ist bei Nachweis von HLA-DQ2/8- und Endomysium-Antikörpern ausgeschlossen.

Therapie

Glutenfreie Ernährung Der Zöliakiepatient darf Nahrungsprodukte, die Weizen, Roggen, Gerste und Hafer (s. unten) einschließlich Dinkel und Malz enthalten, nicht essen. Glutenhaltige Zusatzstoffe in zahlreichen Nahrungsmitteln sind mithilfe von Listen der Deutschen Zöliakie-Gesellschaft in Stuttgart zu identifizieren. Unter der Diät erholen sich die Patienten schnell, auch wenn die Stühle erst nach Wochen eine normale Konsistenz erhalten. Entschließen sich die Eltern nach Aufklärung über die Studienlage, Hafer in die glutenfreie Ernährung aufzunehmen, ist auf Intoleranzreaktionen im Rahmen von regelmäßigen Verlaufskontrollen zu achten. Eine glutenfreie Ernährungweise aufgrund der Diagnose »Gluten-Sensitivität«, bei der serologische und bioptische Befunde unauffällig sind, ist (ohne Doppelblind-Belastung) kontraindiziert.

> **Die glutenfreie Ernährung ist strikt und lebenslang durchzuführen.**

Diätcompliance Mit zunehmendem Alter halten sich die Zöliakiepatienten schlechter an die Diätvorschriften, insbesondere wenn ein oligosymptomatisches Beschwerdebild vorliegt. Sind die Patienten gut über Krankheit und Diätvorschriften informiert, ist die Diätcompliance in der Regel besser.

Komplikationen bei Diätincompliance Zöliakiepatienten entwickeln ab dem 40. Lebensjahr vermehrt Malignome (insbesondere **Lymphome**). Bei Patienten, die sich strikt an die Diätvorschriften halten, wurde kein erhöhtes Malignomrisiko festgestellt.Auch das erhöhte Osteoporoserisiko der Zöliakie ist durch eine glutenfreie Diät vermeidbar. Die Mortalität ist bei unbehandelter Zöliakie ebenfalls erhöht.

24.4.4 Ileus

► Kap. 37, Kinderchirurgie.

24.4.5 Kurzdarmsyndrom

Ursachen des Kurzdarmsyndroms sind ausgedehnte Darmresektionen, beispielsweise nach nekrotisierender Enterokolitis, Morbus Crohn, Volvulus (Abb. 24.9) und intestinalen Hypoganglionosen. Eine Dünndarmlänge <15 cm mit erhaltener Ileozökalklappe oder <40 cm ohne Ileozökalklappe ist nicht mit einer ausschließlich enteralen Ernährung vereinbar. Das Kurzdarmsyndrom führt zu **Malabsorption** und Gedeihstörung. Ferner besteht oft eine bakterielle Überbesiedlung des Darmes (D-Laktatazidose).

Therapeutisch ist eine komplette parenterale Ernährung oft über mehrere Jahre erforderlich. Die Kinder sind durch Komplikationen der parenteralen Ernährung gefährdet (cholestatische Lebererkrankung, Kathetersepsis, Thrombosen). Eine partielle Regeneration des Darmes (intestinale Adaptation) ist möglich. Mithilfe der Bianchi-Operation bzw. der segmentalen Transversoenteroplastik (STEP) kann in einigen Fällen die Dünndarmlänge verdoppelt bzw. verlängert, die parenterale Ernährung beendet und der orale Nahrungsaufbau erfolgreich durchgeführt werden.

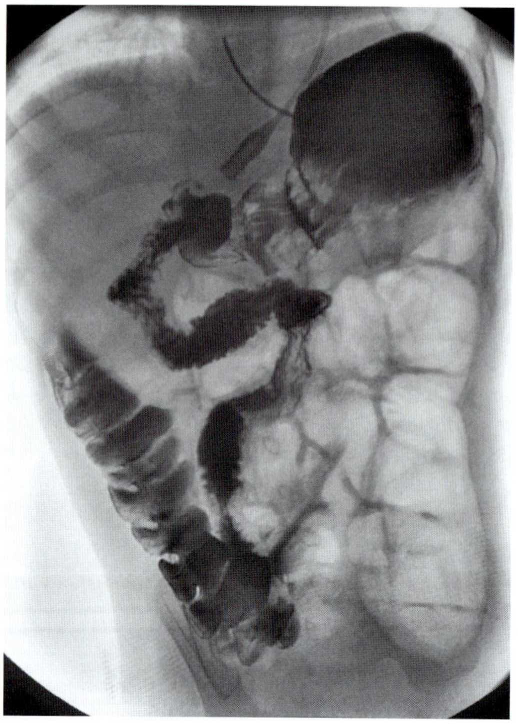

Abb. 24.9 Kurzdarmsyndrom als Folge eines kongenitalen Dünndarmvolvulus

24.4.6 Intestinale Pseudoobstruktion

Definition, Pathogenese

Unter intestinaler Pseudoobstruktion versteht man neurogen, myogen oder hormonell bedingte **Motilitätsstörungen des Darmes** (einschließlich Dünndarm) unter Ausschluss des Morbus Hirschsprung und umschriebener Stenosen; es handelt sich um seltene Erkrankungen. Familiäre Formen wurden beschrieben.

Die umstrittene **neuronale intestinale Dysplasie** (NID) soll sich durch eine Hyperplasie der Plexus submucosus mit verstärkter Acetylcholinesterasereaktion und nachweisbaren Ganglienzellen auszeichnen; beim Typ A scheint es sich um eine Reifungsstörung zu handeln. Das **Megazystis-Mikrokolon-intestinales-Hypoperistaltik-Syndrom** und das **Prune-Belly-Syndrom** zeigen eine unterschiedliche Geschlechtsverteilung, aber gleichen sich phänotypisch.

Klinik

Die intestinalen Pseudoobstruktionen imponieren durch (teils galliges) Erbrechen, geblähtes Abdomen, chronische Obstipation mit Enkopresis, Bauchschmerzen, Malabsorption mit Gedeihstörung und Dysphagie. Die Symptomatologie ist sehr unterschiedlich ausgeprägt. Sie beginnt neonatal oder in einem späteren Lebensabschnitt. Eine **bakterielle Überbesiedlung**, verbunden mit einer D-Laktatazidose, trägt zur paradoxen Diarrhö, Enterokolitis oder Sepsis bei. Myogene Formen sind oft mit rezidivierenden Harnwegsinfekten bzw. Megazystis verbunden. Nicht immer fehlen Darmgeräusche.

Diagnose

Neben der funktionellen Diagnostik ist eine histologische Beurteilung erforderlich. **Transmurale Biopsien**, die unfixiert und frisch für die enzymhistochemische Aufarbeitung verwendbar sind, eignen sich hierfür in besonderem Maße.

Differenzialdiagnose

Die differenzialdiagnostische Abgrenzung gegenüber Morbus Hirschsprung, Brideníleus und Reifungsstörung der intestinalen Motilität gestaltet sich oft schwierig. **Systemische Erkrankungen** sind auszuschließen, u. a. Virusinfektionen (CMV, EBV, Herpes zoster), familiäre Dysautonomie, Phäochromozytom, myotone Dystrophie, Hypothyreose, Sklerodermie und Amyloidose. Medikamente (Morphin, Clonidin, Neuroleptika, Atropin, Ketamin, Vincaalkaloide) können ebenfalls eine intestinale Pseudoobstruktion bedingen. Die **intestinale Ganglioneuromatose**, die intramurale Knoten neuraler Elemente innerhalb der Darmwand entwickelt, findet man bei der Neurofibromatose und bei der multiplen endokrinen Adenopathie Typ IIb.

Therapie

Die Patienten sind oft nur **parenteral zu ernähren**. In einigen Fällen gelingt im weiteren Verlauf der orale Nahrungsaufbau in kleinen Portionen oder unter kontinuierlichem Fluss. Medikamentöse Behandlungsversuche (Prokinetika, Prostigmin) verlaufen meist enttäuschend. **Chirurgische Optionen** sind mit Zurückhaltung in Erwägung zu ziehen, sie erfordern ein differenziertes diagnostisches und/oder therapeutisches Konzept. Ein Ileostoma oder eine Kolektomie können einerseits die intestinale Passage verbessern, andererseits aber auch zu einem erheblichen Flüssigkeits- und Elektrolytverlust führen.

24.5 Erkrankungen der Leber- und Gallenwege

S. Wirth

24.5.1 Diagnostik bei Lebererkrankungen

Klinische Untersuchung Neben der **Anamnese** ist eine sorgfältige klinische Untersuchung erforderlich. Ein wichtiger klinischer Befund ist die **Hepatomegalie**, eventuell eine Konsistenzvermehrung der Leber und eine Splenomegalie. Bei chronischen Lebererkrankungen insbesondere mit Cholestase können sich **lebertypische Hautzeichen** wie Teleangiektasien im Gesicht, Spidernaevi und Palmarerythem finden.

Nicht selten fehlen klinische Befunde, und die Lebererkrankungen verlaufen symptomfrei. Daher sind biochemische und immunologische Untersuchungsdaten unentbehrlich.

Bildgebende Verfahren Ergänzend wird in der Regel die **Sonographie** der Leber und Milz durchgeführt. Sie eignet sich zur Beurteilung der Lage, Form und Struktur der Organe. Zur Erfassung von schattengebenden Gallensteinen und Verkalkungen im Bereich der Leber kann bei Bedarf eine **Röntgenzielaufnahme** durchgeführt werden.

Bei Verdacht auf raumfordernde Prozesse liefert die Computertomographie bzw. die MRT exaktere Informationen. Zur Diagnostik von Ösophagusvarizen ist die Endoskopie indiziert. Zur Bestimmung der Gallesekretion kann die Leberfunktionsszintigraphie (z. B. bei Gallengangatresie) durchgeführt werden. Zur Beurteilung des Gallen- und Pankreasgangsystems wurde die **Magnetresonanzcholangiopankreatikographie (MRCP)** entwickelt.

Invasive diagnostische Verfahren sind die selten durchgeführte perkutane transhepatische Cholangiographie (PTC), die endoskopisch retrograde Cholangiopankreatikographie (ERCP) sowie die intraoperative Cholangiographie.

Leberbiopsie Eine primäre Laparoskopie mit gezielter Leberbiopsie ist bei Kindern nur ausnahmsweise notwendig. Üblicherweise wird Lebergewebe durch eine **Leberblindpunktion** gewonnen. Das Biopsat sollte licht- und ggf. elektronenmikroskopisch untersucht werden.

24.5.2 Störungen des Bilirubinstoffwechsels

Unkonjugierte Hyperbilirubinämie (indirekte Bilirubinerhöhung)

Das klinische Symptom der unkonjugierten Hyperbilirubinämie ist der **Ikterus** (▶ Kap. 8). Diese rötlich erscheinende (da noch nicht konjugiert) Gelbfärbung von Haut, Konjunktiven und anderen Geweben wird auch als **Rubinikterus** bezeichnet, im Gegensatz zum **Verdinikterus** bei Cholestase. Wenn dem Untersucher ein Ikterus auffällt, liegen bei Neugeborenen Werte von etwa 6–7 mg/dl und bei älteren Kindern 2,5–3 mg/dl Bilirubin im Serum vor.

> **Für die Differenzialdiagnose ist es von großer Bedeutung, ob ausschließlich indirektes (unkonjugiertes) oder gleichzeitig auch direktes (konjugiertes) Bilirubin nachweisbar ist.**

Die möglichen Ursachen einer unkonjugierten Hyperbilirubinämie sind in ◘ Tab. 24.3 zusammengefasst. Im Gegensatz zur konjugierten Hyperbilirubinämie sind nicht alle unkonjugierten Formen pathologisch. Der **physiologische Neugeborenenikterus** ist dafür ein Beispiel und wird in ▶ Kap. 8.8.6 behandelt. Wenn keine **hämolytische Erkrankung** vorliegt, muss an eine originäre Störung des Bilirubinstoffwechsels gedacht werden.

◘ **Tab. 24.3** Differenzialdiagnose der unkonjugierten Hyperbilirubinämie

Erhöhter Bilirubinanfall	(Kongenitale) hämolytische Erkrankung, Infektion, ausgedehntes Hämatom, Polyzythämie (z. B. fetale Transfusion)
Gestörter Bilirubinstoffwechsel	Crigler-Najjar Typ I und Typ II, Morbus Gilbert-Meulengracht, Lucey-Driscoll-Syndrom Endokrine Ursachen (Hypothyreose), Galaktosämie Medikamente (Antibiotika, Digitalis, Furosemid, Sedativa) Chronische Herzerkrankung, Hypoxie Sepsis, Azidose, Hypoglykämie
Gestörte enterohepatische Bilirubinrezirkulation	Muttermilchikterus Intestinale Obstruktion (z. B. Morbus Hirschsprung, zystische Fibrose)

Morbus Gilbert-Meulengracht Diese **gutartige, unkonjugierte Hyperbilirubinämie** mit variabler Vererbung kommt bei etwa 2–7% der Bevölkerung vor und wird häufig erst im späten Kindes- oder Adoleszentenalter diagnostiziert. Ursächlich besteht eine Verminderung der Bilirubin-UDP-Glukuronyl-Transferase auf ca. 30% der normalen Aktivität. Diesem liegt ein genetischer Defekt im UGT1-Gen zugrunde; der Erbgang kann autosomal-dominant oder rezessiv sein. Die Bilirubinwerte fluktuieren und können bei Infekten, vor allem nach längeren Fastenpausen, deutlich erhöht sein.

Manche Patienten klagen über Oberbauchbeschwerden, Müdigkeit und andere, **unspezifische Krankheitszeichen**. Auch psychische Belastungen können zu einer Verstärkung des Ikterus führen. Jungen sind häufiger betroffen als Mädchen.

Die Erkrankung ist gutartig, die Leberfunktionsproben und die Leberhistologie sind normal. Die Bilirubinserumkonzentration liegt in der Regel zwischen 2 und 5 mg/dl. **Nahrungskarenz** über 24 h führt meist zu einer Erhöhung und kann diagnostisch eingesetzt werden.

Eine Behandlung ist nicht erforderlich. Die Betroffenen können zu Gallensteinen neigen.

Crigler-Najjar-Syndrom Beim Crigler-Najjar-Syndrom liegt ebenfalls eine **Mutation im UGT1-Gen** vor. Sie ist homozygot und führt zu einer dramatischen Reduktion der Glukuronyltransferase-Aktivität. 2 genetische Subtypen (I und II) sind bekannt. Die Leberhistologie ist in beiden Fällen normal. Die Vererbung erfolgt autosomal-rezessiv.

Typ-I-Patienten, die der Originalbeschreibung entsprechen, weisen einen **kompletten Mangel des Enzyms** auf. Die Serumbilirubinwerte liegen mit 20–40 mg/dl sehr hoch und können in jedem Alter zu einem **Kernikterus** führen. Die Erkrankung ist ausgesprochen selten, muss aber bei Neugeborenen mit extensiver Hyperbilirubinämie bedacht werden. Im Neugeborenenalter sind Austauschtransfusionen und eine Intensivphototherapie erforderlich.

Später wird versucht, mit intermittierender Phototherapie und Cholestyramin die Werte unter 15 mg/dl zu halten. Im späteren Lebensalter wird die Phototherapie weniger effektiv. Da die Kinder zerebrale Dysfunktionen erleiden können, muss rechtzeitig evaluiert werden, ob eine Lebertransplantation indiziert ist.

Patienten mit Typ II haben einen **partiellen Mangel** an Bilirubinglukuronyltransferase. Die Bilirubinwerte sind deutlich niedriger und liegen zwischen 9 und 20 mg/dl. Neurologische Störungen treten nicht auf. Die Medikation von Phenobarbital senkt den Bilirubinspiegel.

Muttermilchikterus ▶ Kap. 8.8.7, Neonatologie

Konjugierte Hyperbilirubinämie

Eine **konjugierte Hyperbilirubinämie** ist im Kindesalter stets **pathologisch**. Im Säuglingsalter liegt der Grenzwert bei 1,2, später bei 1,5 mg/dl. Meistens sind neben dem konjugierten Bilirubin auch andere Gallebestandteile, insbesondere die Gallensäuren erhöht. Dies wird als **Cholestase** bezeichnet. Einige seltene Krankheitsbilder beziehen sich auf den Transport des Bilirubinglukuronyls und sind durch eine gemischte Hyperbilirubinämie charakterisiert.

Dubin-Johnson-Syndrom Diese autosomal-rezessiv vererbte Erkrankung (Defekt im Gen für das cMOAT-ABCC2-Protein) ist durch eine chronische, benigne, konjugierte Hyperbilirubinämie und eine **melaninähnliche Pigmentablagerung** in der Leber charakterisiert. Die präzise Herkunft des Pigments ist letztlich nicht geklärt. Das Manifestationsalter kann in der frühen Kindheit, aber auch im frühen Erwachsenenalter sein. Die Bilirubinwerte können bis zu 25 mg/dl betragen, 25–75% des Bilirubins sind konjugiert. Durch **Belastungssituationen** wie Trauma, Operationen, Schwangerschaft oder Medikamenteneinnahme kann die Gelbfärbung verstärkt werden. Es besteht kein Juckreiz. Andere Zeichen einer Lebererkrankung außer einer milden Hepatomegalie in manchen Fällen bestehen nicht; lediglich uncharakteristische Krankheitszeichen wie Bauchschmerzen, Übelkeit oder Abgeschlagenheit können vorkommen. Eine Behandlung ist nicht erforderlich.

Rotor-Syndrom Diese Erkrankung ist familiär und ähnelt dem Dubin-Johnson-Syndrom, wobei eine Pigmentablagerung in den

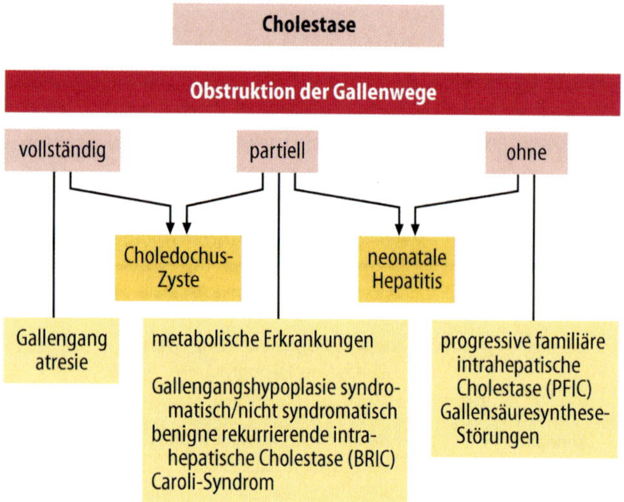

Abb. 24.10 Systematik der cholestatischen Lebererkrankungen im Kindesalter

Hepatozyten nicht nachweisbar ist. Die genetische Basis ist noch nicht bekannt; die Vererbung erfolgt ebenfalls autosomal-rezessiv. Die gemischte Hyperbilirubinämie ist **milder** und erreicht Werte bis maximal 10 mg/dl. Auch hier sind die Leberfunktionsproben normal.

> **Cave**
> **Eine Erhöhung des direkten Bilirubin ist stets pathologisch und bedarf der Abklärung.**

24.5.3 Cholestase

Die Cholestase ist durch eine chronische **Retention von Galle** und Ablagerung von Gallepigmenten in den Hepatozyten charakterisiert. Je nach Ausprägung entstehen Gallethromben in den Gallekapillaren und kleineren Gallegängen. **Ätiologisch** kann in Störungen auf hepatozellulärer Ebene und im Bereich der intra- und extrahepatischen Gallenwege eingeteilt werden. Die Cholestase kann ohne, mit partieller oder mit kompletter Obstruktion einhergehen. In Abb. 24.10 ist die Systematik der Cholestaseformen dargestellt. Es ist von großer Bedeutung, eine extrahepatische Gallenwegsobstruktion rasch zu diagnostizieren, da hier operativ behandelt werden muss. Die übrigen Cholestaseformen werden in der Regel konservativ therapiert.

24.5.4 Extrahepatisch bedingte Cholestase

Die **Gallengangsatresie** ist das Ergebnis eines progredienten idiopathischen destruktiv-entzündlich immunologischen Prozesses, der die **extrahepatischen** und im Verlauf auch die **intrahepatischen Gallenwege** obliteriert. Unbehandelt ist die Folge immer eine biliäre Leberzirrhose. Die Erkrankung ist in Europa mit einer Inzidenz von etwa 1:12.000–24.000 relativ selten, aber doch die häufigste Ursache der extrahepatischen neonatalen Cholestase.

Ätiopathogenese

Neben der infektiösen Genese wird ein **Defekt in der Morphogenese** des extrahepatischen Gallenwegssystems angenommen und scheint durch die Häufigkeit der assoziierten Fehlbildungen des Gastrointestinaltrakts mit 10–30% bestätigt. Als **infektiöse Agenzien** wurden Reoviren oder Rotaviren vermutet. Auch eine Autoimmunität kann bei der Entwicklung der Gallengangsatresie eine Rolle spielen.

In den meisten Fällen obliterieren die extrahepatischen Gallenwege erst nach der Geburt vollständig, da postpartal ikterusfreie Intervalle und normal gefärbte Stühle beobachtet werden.

Es gibt zahlreiche **anatomische Varianten** der extrahepatischen Gallengangsatresie, wobei in 80–90% Ductus hepaticus communis, dexter und sinister betroffen sind.

Klinik

Nach normalem, altersgerechtem Gedeihen in den ersten Lebenswochen beginnt der **Ikterus in der 2.–3. Lebenswoche**. In Fällen, die bereits intrauterin entstanden sind, kann die gemischte Hyperbilirubinämie bereits in den ersten Lebenstagen nachweisbar sein. In den ersten Wochen tritt eine **Hepatomegalie** auf, während eine Splenomegalie erst nach der 4. Lebenswoche nachweisbar wird. In Abhängigkeit von der Progredienz sind die Stühle hell gefärbt bis acholisch, der Urin ist dunkel gefärbt. Mit zunehmender Cholestase tritt Juckreiz auf und es kommt zu einer chronischen Gedeihstörung mit **Malabsorption** von fettlöslichen Vitaminen. Unbehandelt entwickelt sich innerhalb eines Jahres eine **biliäre Leberzirrhose**, und die Kinder versterben vor Ende des 2. Lebensjahres an Leberversagen oder Komplikationen wie Varizenblutungen oder Infektionen.

Diagnose

> **Die Diagnose muss unverzüglich gestellt werden, da einerseits das Ergebnis der operativen Behandlung vom Cholestase- und Fibrosegrad abhängt, andererseits metabolisch bedingte Ursachen der Cholestase mit ähnlichem klinischem Bild nicht übersehen werden dürfen.**

Die Diagnose wird nach zusammenfassender Beurteilung der Anamnese, der klinischen, biochemischen und morphologischen Befunde gestellt.

Die wesentlichen **Laborbefunde** sind die konjugierte Hyperbilirubinämie, erhöhte Serumleberfunktionsproben mit der Erhöhung der Cholestaseenzyme sowie die Erhöhung der Serumgallensäuren. In der Frühphase können die Serumtransaminasen noch normal sein.

Im nüchternen Zustand ist in der Regel die Gallenblase nicht nachweisbar. In der **Leberfunktionsszintigraphie** tritt in der Exkretionsphase des Nuklids keine Aktivität in den Darm über, und die Leber zeigt eine ausgeprägte Anreicherung.

Die **Leberhistologie** hängt von der Progredienz der Erkrankung ab. Als zuverlässigste Kriterien gelten Gallengangsproliferationen, Gallethromben und Galleseen in den Portalfeldern sowie eine zunehmende portale Fibrose bei erhaltener Läppchenarchitektur. Die Leberhistologie muss aber nicht beweisend sein. Es ist daher durchaus sinnvoll, im Zweifelsfall eine **diagnostische Laparotomie** und intraoperative Cholangiographie durchzuführen. Bei positivem Befund kann dann in gleicher Sitzung der therapeutische Eingriff vorgenommen werden. Als alternative Techniken können eine endoskopisch-retrograde Cholangiographie (ERC) oder eine Magnetresonanzcholangiographie (MRC) versucht werden.

Differenzialdiagnostisch kommen andere cholestatische Erkrankungen des Neugeborenen- und Säuglingsalters infrage (Tab. 24.4).

Therapie

Zur operativen Korrektur wird eine **Hepatoportoenterostomie** (nach Kasai) durchgeführt. Wenn die **Operation vor der 8. Woche** erfolgt, ist die Prognose günstiger. Die Sinnhaftigkeit eines Eingriffs nach dem Alter von 4 Monaten scheint zumindest fraglich, da in diesem Alter mit dem Eintreten eines Galleflusses postoperativ kaum noch zu rechnen ist. In diesen Fällen wird primär eine Lebertransplantation angestrebt.

Man kann davon ausgehen, dass in 30–50% der operierten Fälle eine Besserung mit Abfall des Bilirubins und einem Sistieren der fibrotischen Progredienz eintritt. Trotzdem entwickelt sich bei vielen Kindern im Laufe von Jahren eine Leberzirrhose mit portaler Hypertension, sodass im späteren Alter eine **Lebertransplantation** durchgeführt werden muss. Bei primär nicht suffizientem Gallefluss und zunehmendem Leberumbau wird die Lebertransplantation in der Regel bis zum 18. Lebensmonat erforderlich.

▪▪ Komplikationen

Wesentliche Komplikationen sind die **Gedeihstörung** und die Malabsorption von fettlöslichen Vitaminen sowie die portale Hypertension mit der Entstehung von **Ösophagusvarizen**. Es muss initial eine hochkalorische Ernährung mit 150% der altersgemäßen Energiezufuhr durchgeführt werden. Die fettlöslichen Vitamine sind eventuell parenteral zu substituieren.

24.5.5 Choledochuszyste

Bei der sehr seltenen Choledochuszyste handelt es sich um eine zystische Dilatation variabler Größe, wobei insgesamt 5 Typen nach Todani unterschieden werden. Die **Pathogenese** ist unbekannt. Es wird eine Schwäche der Gallengangswand oder eine entwicklungsbedingte Insuffizienz des Sphinkter Oddi mit Reflux von Pankreasenzymen mit anschließender Entzündung und Dilatation diskutiert.

Choledochuszysten können in jedem Alter symptomatisch werden und zeigen nur bei vollständiger Obstruktion des Ductus choledochus eine Cholestase. Bauchschmerzen sind häufig der Anlass für eine **Ultraschalluntersuchung**, bei der die Diagnose gestellt wird. Die Behandlung besteht in der Regel in der Operation. Es wird eine **Choledochojejunostomie** angestrebt. Komplikationen sind Cholangitis und in seltenen Fällen die Perforation der Zyste. Auch postoperativ müssen die Kinder über Jahre kontrolliert werden. Das Risiko zur Entwicklung eines Cholangiokarzinoms ist erhöht. Eine vollständige Entfernung der Zyste ist daher notwendig.

Caroli-Syndrom Hier handelt es sich um eine sehr seltene, angeborene, meistens **sackförmige Dilatation der intrahepatischen Gallengänge**, deren Ursache eine angeborene Dysplasie der Gallengangswand ist (Typ 5 der Gallengangszysten nach Todani). Es liegt eine Leberfibrose vor. Komplikationen sind Cholangitiden mit Fieberschüben, Bauchschmerzen und variablem Ikterus sowie Gallensteine.

24.5.6 Intrahepatische Cholestase

Neonatale Hepatitis (Riesenzellhepatitis) Die neonatale Hepatitis ist eine cholestatische Lebererkrankung, die innerhalb der ersten Lebensmonate beobachtet wird. Meistens handelt es sich um eine Infektion. Da aber auch nichtinfektiöse Ursachen diese Erkrankung hervorrufen können, reflektiert diese Krankheitsbezeichnung eine Reihe **unterschiedlicher Ätiologien**. Die Leber des Neugeborenen reagiert mit einem uniformen histologischen Bild, das als Charakteristikum neben der gestörten Leberläppchenarchitektur Leberzellnekrosen und Riesenzellen mit einer portalen entzündlichen Infiltration und Cholestase aufweist.

Tab. 24.4 Differenzialdiagnose der intrahepatischen Cholestase im Säuglingsalter

Infektion	Viral (z. B. CMV, EBV, Hepatitis A–E, HIV, Herpes, Coxsackie, Parvo) Bakterien (z. B. Listeriose) Protozoen (z. B. Toxoplasmose) Sepsis
Genetisch-metabolisch	α1-Antitrypsin-Mangel, zystische Fibrose, Gallensäuresynthesestörungen, Gallensäureexkretionsstörungen (PFIC), Kohlehydratstoffwechselstörungen (Galaktosämie, hereditäre Fruktoseintoleranz, Glykogenosen), CDG-Syndrome, Aminosäurestoffwechselstörungen (z. B. Tyrosinämie), Lipidstoffwechselstörungen (M. Gaucher, M. Wolman), Mitochondriopathie, peroxisomale Erkrankungen (z. B. Zellweger-Syndrom), neonatale Hämochromatose, Morbus Niemann-Pick (Typ C), Citrin-Mangel, Harnstoffzyklusdefekte, Chromosomenaberrationen (Down-Syndrom), Alagille-Syndrom
Endokrin	Hypothyreose, Hypopituitarismus
Sonstige	Parenterale Ernährung, medikamentös, kongenitale Leberfibrose, Gefäßfehlbildungen, idiopathisch

Als **Erreger** kommen vorzugsweise CMV, EBV, HSV, Coxsackie-Viren, Röteln, Echoviren, HIV, Toxoplasmose und Listerien infrage.

Das **klinische Bild** ist durch Ikterus, möglicherweise helle Stühle, dunklen Urin und Hepatosplenomegalie charakterisiert. Meistens liegt eine **inkomplette Cholestase** vor. Häufig ist das Krankheitsbild mit einer Gedeihstörung verbunden. Die konjugierte Hyperbilirubinämie erreicht Bilirubinwerte um 5–15 mg/dl mit einem direkten Anteil von etwa 50–70%. Die Transaminasen schwanken. Als Zeichen einer Proteinsynthesestörung kann die Blutgerinnung pathologisch sein.

Die **Diagnose** wird durch die Laborwerte, ergänzt durch eine Ultraschalluntersuchung, die in der Regel eine gefüllte Gallenblase nachweisen kann, sowie die histologische Untersuchung gestellt.

Der **Verlauf** ist außerordentlich variabel. Die Erkrankung kann Wochen bis Monate dauern und spontan ausheilen. Bei einigen Kindern verläuft sie fulminant, sodass eine Lebertransplantation erforderlich ist. Bei anderen Patienten ist der Krankheitsverlauf progressiv und geht in eine biliäre Leberzirrhose über. Regelmäßige Verlaufskontrollen sind daher erforderlich. Während der chronischen Krankheitsphase muss insbesondere auf **Komplikationen** durch die Cholestase und bei portaler Druckerhöhung auf die Entstehung von Ösophagusvarizen geachtet werden.

> **Cave**
> **Bei allen cholestatischen Erkrankungen müssen wegen des variablen klinischen Verlaufs regelmäßige Verlaufskontrollen durchgeführt werden.**

Störungen der Gallensäurensynthese und -exkretion Die Gallensäurensynthese ist ein aufwändiger Prozess, deren Ausgangssubstanz Cholesterin ist. Sieben angeborene Störungen der Gallensäurensynthese sind bisher bekannt und können zu einer Akkumulation von Metaboliten und einer progredienten Lebererkrankung führen. Beispiele sind der δ-4-3-Oxosteroid-5-β-Reduktase- und Oxysterol-7α-Hydroxylase-Mangel.

Eine weitere Krankheitsgruppe sind die **Gallensäurentransportstörungen**. Die Gallensäurenexkretion ist ATP-abhängig an die

Tab. 24.5 Lebererkrankungen mit defekten kanalikulären Membrantransportproteinen

Erkrankung		Funktion des Proteins	Chromosom	Genetischer Defekt	γ-GT	Gallensäuren im Serum
Progressive familiäre intrahepatische Cholestase (PFIC)	Typ 1 (Morbus Byler)	Aminophospholipidtransport	18q21–q22	Mutationen im FIC1-Gen (p-ATPase)	Normal	Hoch
	Typ 2 (BSEP-Mangel)	Gallensäurentransport	2q24	Mutationen im BSEP-Gen	Normal	Hoch
	Typ 3 (MDR3-Mangel)	Transport von Phosphatidylcholin (Phospholipid)	7q21	Mutationen im MDR3-Gen	Hoch	Hoch
Benigne rekurrierende intrahepatische Cholestase (BRIC)		Aminophospholipidtransport	18q21–q22	Mutationen im FIC1-Gen (p-ATPase)	Normal	Hoch
Dubin-Johnson-Syndrom (MRP2-Mangel)		Organischer Anionentransport (z. B. Bilirubindiglukuronid)	10q23	Mutationen im MRP2-Gen	Normal	Normal

koordinierte Aktivität verschiedener kanalikulärer Transportproteine (ABC-Transporter) gebunden. Der Transport erfolgt gegen ein Konzentrationsgefälle. Eine Substratretention hat eine toxische Wirkung auf den Hepatozyten.

In Tab. 24.5 sind verschiedene Typen der **progressiven familiären intrahepatischen Cholestasen (PFIC)** zusammengefasst. Abb. 24.11 zeigt die Anordnung der kanalikulären Transportproteine im Hepatozyten. Der **Morbus Byler**, eine progrediente, familiäre, intrahepatische Cholestase, die in eine biliäre Leberzirrhose übergeht, wird als PFIC 1 bezeichnet. Bei allen Erkrankungen sind die Gallensäuren im Serum hoch. Meist haben die Kinder starken Juckreiz, die Transaminasen sind ebenfalls erhöht, die γ-GT ist bei der PFIC 1 und 2 normal, bei der PFIC 3 erhöht.

Die **Therapie** ist konservativ und entspricht den Grundsätzen der Cholestasebehandlung. Insbesondere ist auf eine **ausreichende Kalorienzufuhr** und die **Supplementation der fettlöslichen Vitamine** zu achten. Gegen den Juckreiz kann Rifampicin gegeben werden. Ein operativer Therapieversuch mit der Ableitung der Galle durch ein Dünndarminterponat nach außen wurde durchgeführt und kann vorteilhaft sein. Bei Progredienz der Erkrankung ist eine Lebertransplantation indiziert.

Die rekurrierende, benigne, intrahepatische Cholestase (**Summerskill-Walsh-Syndrom**) wird auch als BRIC bezeichnet. Sie ist die gutartigste Erkrankung in dieser Gruppe, deren Gendefekt interessanterweise auf dem gleichen Chromosom wie die Byler-Erkrankung lokalisiert ist.

Intrahepatische Gallengangshypoplasie Die Erkrankung ist durch eine numerische Verminderung der portalen Gallengänge und Cholestase charakterisiert. Man unterscheidet eine syndromatische Form (arteriohepatische Dysplasie, Alagille-Syndrom) von nicht syndromatischen Formen.

Beim **Alagille-Syndrom** handelt es sich um eine autosomal-dominant vererbte Erkrankung mit variabler Expression und reduzierter Penetranz. Es konnte ein Defekt auf dem Jag1-Gen des Chromosoms 20p12 identifiziert werden. Die Erkrankung wird mit einer Häufigkeit von 1:40.000 angegeben. Assoziierte Anomalien sind eine charakteristische Fazies mit hoher breiter Stirn, Hypertelorismus und relativ spitzem Kinn. Bei 85% der Patienten findet sich ein Vitium cordis, wobei periphere Pulmonalstenosen am häufigsten sind. Zusätzlich werden Wirbelkörperfehlbildungen im Sinne von Schmetterlingswirbeln und ein Embryotoxon posterius beobachtet. Neben der Cholestase sind zur Diagnosestellung 2 weitere Symptome erforderlich.

Die **Therapie** ist symptomatisch und entspricht den Regeln der Cholestasebehandlung. Die **Prognose** ist für die überwiegende Anzahl der Patienten nicht ungünstig, da mit zunehmendem Alter die Hypercholesterinämie und die Cholestase abnehmen. Ein Teil der Patienten entwickelt allerdings eine biliäre Leberzirrhose und muss transplantiert werden. Die Prognose kann auch durch die kardiale Beteiligung bestimmt werden.

Nichtsyndromatische Formen einer Gallengangshypoplasie werden bei Kindern mit neonataler Hepatitis, Gallensäurestoffwechselstörungen oder bei α_1-Antitrypsinmangel beobachtet. Histologisch zeigen sich Zeichen einer chronischen Entzündung im Lebergewebe mit Riesenzellen und Fibrosezeichen. Auch hier besteht die Möglichkeit zur Progredienz, sodass engmaschige Kontrollen notwendig sind.

Kongenitale Leberfibrose Kinder mit dieser autosomal-rezessiv vererbten Lebererkrankung fallen durch eine Hepatosplenomegalie klinisch auf. Regelmäßig entwickelt sich eine portale Hypertension. Häufig sind polyzystische Nieren oder eine Pankreasfibrose assoziiert.

24.5.7 Stoffwechselerkrankungen mit intrahepatischer Cholestase

Stoffwechselerkrankungen, die mit einer Cholestase verbunden sein können, sind in Tabelle 23.3 aufgeführt. Aufgrund der Heterogenität und Vielfalt ist es nicht immer einfach, die Erkrankungen voneinander abzugrenzen. So können Störungen im Harnstoffzyklus, Kohlehydratstoffwechsel (Galaktosämie, hereditäre Fruktoseintoleranz) und Aminosäurestoffwechsel vorliegen.

> **Diese Stoffwechselerkrankungen sollten zügig diagnostiziert werden, da sich ein Teil der Erkrankungen durch eine diätetische oder medikamentöse Behandlung (z. B. Tyrosinämie) bessern lässt.**

α_1-Antitrypsinmangel Das Glykoprotein α_1-Antitrypsin ist für die Hemmung von extrazellulären Proteasen verantwortlich und wird zum größten Teil im Lebergewebe synthetisiert. Dem α_1-Antitrypsinmangel liegt eine **genetische Mutation** im PI-Gen auf Chromoson 14 zugrunde. Zahlreiche genetische Varianten sind bekannt. Der häufigste Phänotyp ist PI-MM, der einem Normalbefund entspricht. Der **homozygote Phänotyp PI-ZZ**, der sich regional unterschiedlich in einer Häufigkeit von 1:1000 und 1:5000 nachweisen lässt, ist mit Krankheitszeichen verbunden. Außerdem gibt es heterozygote PI-MZ-, PI-SZ- oder PI-MS-Phänotypen, die leicht erniedrigte α_1-Antitrypsinwerte aufweisen. Der Phänotyp PI-ZZ ist mit der stärksten Erniedrigung des α_1-Antitrypsins verbunden; 5–10% dieser Säuglinge erkranken unter dem Bild einer neonatalen Hepatitis mit Cholestase.

Die **Diagnose** wird durch die Bestimmung des α_1-Antitrypsins gestellt. Darüber hinaus ist die α_1-Globulinfraktion in der Serumelektrophorese erniedrigt. Anschließend erfolgt die Bestimmung des Phänotyps. In der Leberbiopsie lassen sich charakteristische Einschlüsse in den Hepatozyten nachweisen.

Der **Verlauf** der Erkrankung ist variabel und kann mit einer progredienten Lebererkrankung verbunden sein. Einige Fälle müssen transplantiert werden. Der überwiegende Anteil der Kinder mit Cholestase stabilisiert sich und behält mäßig erhöhte Leberwerte ohne Zeichen der Leberinsuffizienz. Bei erwachsenen Patienten treten gehäuft primär **hepatozelluläre Karzinome** auf. Rund 90% entwickeln im Erwachsenenalter eine **chronisch-obstruktive Lungenerkrankung**, die vor allem durch inhalativen Tabakgenuss verschlechtert wird. Eine kausale Therapie existiert nicht. Bei pulmonaler Manifestation kann α_1-Antitrypsin, welches gentechnologisch hergestellt wird, intravenös substituiert werden.

Morbus Wilson (hepatolentikuläre Degeneration) Der Morbus Wilson ist eine genetische **Erkrankung des Kupferstoffwechsels**, wobei sich in Leber und Gehirn Kupfer anreichert und zu **hepatologischen und neurologischen Störungen** führt. Die Akkumulation des Kupfers basiert auf einem angeborenen Defekt in der hepatobiliären Exkretion von Kupfer. Die Erkrankung wird autosomal-rezessiv vererbt und hat eine Häufigkeit von 1:30.000–1:100.000. Es finden sich Mutationen des Wilson-Gens auf dem langen Arm des Chromosoms 13.

> **An einen Morbus Wilson sollte bei allen Kindern ab dem vollendeten 3. Lebensjahr mit einer unklaren hepatologischen Erkrankung gedacht werden.**

Ggf. besteht nur eine leichte Transaminasenerhöhung. Meistens bestehen keine wesentlichen Symptome. Lebertypische Hautveränderungen, Hepatosplenomegalie oder andere Komplikationen treten selten vor der Adoleszenz auf. Gelegentlich kommen akutes Leberversagen und hämolytische Krisen vor. Pathognomonisch ist der durch Kupferablagerung entstehende **Kayser-Fleischersche Kornealring**. Neurologische Symptome wie Verhaltensstörungen, Stimmungslabilität, Schulschwierigkeiten, Sprach- und Schreibstörungen sowie extrapyramidale Auffälligkeiten treten erst später auf.

In der Regel liegen abnorme Leberfunktionsproben vor. Das Serumkupfer ist erniedrigt, normal oder erhöht. Bei 95% der homozygoten Patienten mit Morbus Wilson sind die Zäruloplasminwerte erniedrigt (Normalwerte 20–50 mg/dl). Die **Kupferausscheidung im Urin** übersteigt 100–200 µg/24 h und kann durch den Chelatbildner D-Penicillamin auf Werte von über 1000 µg/24 h gesteigert werden. Die **Kupferkonzentration im Leberparenchym** übersteigt 50 µg/g Trockengewicht mindestens um das 4- bis 5fache, zumeist wesentlich mehr (>250 µg/g). Die Kupferbestimmung im Lebergewebe gilt als Standarduntersuchung. **Histologisch** kann in einer frühen Krankheitsphase das Lebergewebe normal sein. Später treten Zeichen der Verfettung, portale Fibrose und Befunde der chronisch-aktiven Hepatitis auf. Jede unklare Leberverfettung ist zunächst verdächtig. Bei der Abklärung unklarer Hepatopathien ist es wichtig, an einen Morbus Wilson zu denken und die diagnostischen Schritte konsequent durchzuführen.

Bei einem akuten Leberversagen muss eine **Lebertransplantation** durchgeführt werden. Ansonsten besteht die medikamentöse Therapie in der Gabe von **D-Penicillamin** in einer Dosis von 1–2 g/24 h p.o. sowie die Substitution von Vitamin B_6 und Vermeidung von Nahrungsmitteln mit hohem Kupfergehalt. Additiv oder als Alternative zur Primärtherapie können Zinksalze eingesetzt werden, wobei D-Penicillamin zu bevorzugen ist. Des Weiteren stehen Trientin und Tetrathiomolybdat (USA) zur Verfügung.

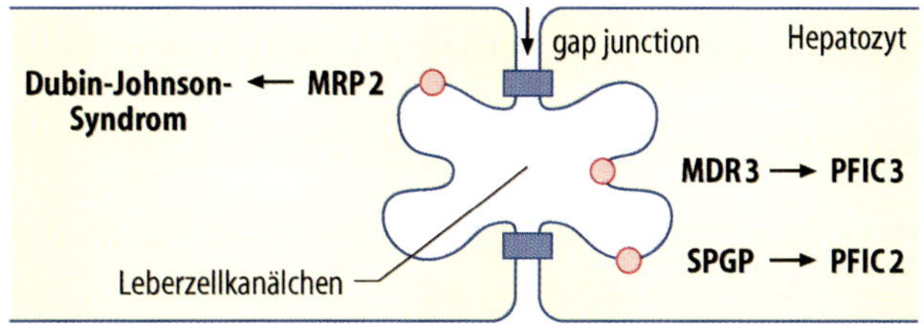

Abb. 24.11 Kanalikuläre Transportproteine des Hepatozyten: *MDR3* Multidrug-resistance-3-P-glycoprotein, *MRP2* Multidrug-resistance-associated Protein, *BSEP* bile salt excretory pump

Setzt die Therapie im frühen bzw. asymptomatischen Stadium ein, lassen sich weitergehende Organschäden verhindern. Eine starke Leberfibrose oder beginnende Leberzirrhose kann sich teilweise zurückbilden.

Reye-Syndrom Die akute Erkrankung ist durch eine **Enzephalopathie** mit zerebralem Ödem und einer Leberfunktionsstörung mit feintropfiger Verfettung der Leber charakterisiert. Die Erkrankung ist sehr selten geworden und betrifft meist Klein- und Schulkinder. Ätiologisch war eine Klärung bisher nicht möglich, jedoch wurde **Acetylsalicylsäure als Trigger** diskutiert. Darüber hinaus fanden sich Assoziationen mit Viruserkrankungen wie Influenza, Varizellen, Herpes.

Meistens **nach banalen Infekten** treten plötzlich Erbrechen, eine Bewusstseinstrübung, Atemstörung und andere neurologische Symptome auf. In kurzer Zeit entwickelt sich als Ausdruck des erhöhten intrakraniellen Drucks eine **progrediente Bewusstseinsstörung**. Die Leber ist variabel vergrößert; die Transaminasen, die Kreatininphosphokinase und das Ammoniak im Serum sind erhöht, fast regelmäßig besteht eine Hypoglykämie. Intoxikationen, Enzephalitiden, Zustand nach prolongiertem Krampfanfall oder auch Stoffwechselerkrankungen müssen ausgeschlossen werden.

Die **Behandlung** ist **symptomatisch** und schließt eine intensivmedizinische Überwachung mit dem Versuch der Senkung des erhöhten intrakraniellen Drucks ein. Ein wesentliches Ziel ist, die pathologischen Stoffwechselveränderungen zu korrigieren und Komplikationen wie Nieren- und Lungenversagen (hepatorenales Syndrom) zu verhindern. Die **Letalität** ist hoch; bei etwa der Hälfte der Überlebenden bleiben neurologische Spätfolgen zurück.

24.5.8 Portale Hypertension

Pathogenese

Ein **erhöhter Druck im Pfortadersystem** kann prähepatische, intrahepatische und posthepatische Ursachen haben. Am häufigsten liegt eine Leberzirrhose zugrunde. **Prähepatische** Gründe können eine Pfortaderthrombose oder Gefäßanomalien sein. Ein so genannter **posthepatischer** Block entsteht bei einer Thrombose der unteren Hohlvene (Budd-Chiari-Syndrom) oder bei einer Perikarditis constrictiva (Tuberkulose) und einer chronischen Rechtsherzinsuffizienz.

Klinik
Patienten mit einer portalen Hypertension können durch spezifische Symptome der Lebererkrankung beeinträchtigt oder aber auch symptomlos sein. Am häufigsten ist eine **asymptomatische Splenomegalie** mit oder ohne Zeichen eines Hypersplenismus. Häufig liegen **Ösophagus- oder Fundusvarizen** vor. **Aszites** kann langsam im Verlauf der Erkrankung oder bei einer akuten Verschlechterung, z. B. im Rahmen einer Infektion, auftreten.

Diagnose
Die Diagnose wird klinisch und mittels der Lebersonographie gestellt. **Dopplersonographisch** lassen sich zuverlässige Aussagen über die Durchblutungsverhältnisse und den Pfortaderdruck machen. Mittels der sonographischen Elastographie (z. B. Fibroscan) kann das Ausmaß der Fibrose ermittelt werden.

Therapie, Verlauf
Therapeutische Maßnahmen schließen die Behandlung der Grunderkrankung und die Behandlung der Komplikationen, vor allem der Varizenblutung und des Aszites, ein. Die prophylaktische Gabe eines Betablockers (z. B. Propanolol) ist empfehlenswert. Die **Behandlung von blutenden Ösophagusvarizen** erfolgt durch die Varizengummibandligatur. Bei akuter Varizenblutung kann mit intravenöser Gabe von **Somatostatin** oder dessen synthetischem Analogon **Octreotid**, ggf. in Kombination mit anderen pfortaderdrucksenkenden Medikamenten wie Terlipressin oder Vasopressin behandelt werden In einzelnen Fällen kann über die Anlage eines **transjugulären intrahepatischen Shunts (TIPPS)** diskutiert werden.

Die Anlage eines chirurgischen **portosystemischen Shunts** wird nur noch bei Patienten nach erfolgloser Sklerotherapie bei extrahepatischem Pfortaderblock oder palliativ bei Patienten mit einer Kontraindikation für eine Lebertransplantation in Erwägung gezogen. Die **Behandlung des Aszites** erfolgt durch Salz- und Flüssigkeitsrestriktion in Kombination mit Furosemid und Spironolacton.

Prognose
Die **Prognose** ist abhängig von der Grunderkrankung, dem Ansprechen der Ösophagusvarizenbehandlung und der Entstehung weiterer Komplikationen, wie z. B. dem hepatopulmonalen Syndrom. In den meisten Fällen wird langfristig eine **Lebertransplantation** erforderlich.

24.5.9 Lebertransplantation

> **Die Lebertransplantation hat sich in den letzten Jahren im Kindesalter zu einer Standardtherapie bei akuten und chronischen, dekompensierten Lebererkrankungen entwickelt. Die 5-Jahres-Überlebensrate liegt bei über 85%.**

Indikation Eine Indikation besteht dann, wenn die zugrunde liegende Erkrankung mittel- oder kurzfristig zum endgültigen **terminalen Leberversagen** oder zu einer anderen, lebensbedrohenden Komplikation führt.

Die häufigste Indikation ist die Leberzirrhose nach Gallengangsatresie. Weitere Indikationen sind Stoffwechselerkrankungen, progrediente cholestatische Lebererkrankungen, Leberzirrhosen anderer Genese und das akute Leberversagen.

Prognose Die **Prognose** ist vom Allgemeinzustand des zu transplantierenden Patienten abhängig. Ein schlechter Ernährungszustand und eine dekompensierte Leberfunktion sind mit einer schlechteren Erfolgsrate verbunden. Unter günstigen Voraussetzungen liegt die 10-Jahres-Überlebensrate bei über 90%.

Leberspende Bei einer **Fremdleberspende** wird in der Regel der linkslaterale Leberlappen einem Kind übertragen und die rechte Leber einem Erwachsenen transplantiert. Bei der **Lebendspende** wird der linkslaterale Leberlappen eines Verwandten, meistens eines Elternteils, reseziert und dem Kind transplantiert.

Postoperative Behandlung Postoperativ muss nach heutigem Kenntnisstand eine lebenslange **immunsuppressive Therapie** durchgeführt werden, um Abstoßungsreaktionen des eigenen Organismus gegen das transplantierte Organ zu verhindern. In der Regel wird diese mit Prednison, Tacrolimus, Ciclosporin A und Mycophenolat mofetil durchgeführt.

Komplikationen Späte Komplikationen umfassen Nebenwirkungen der immunsuppressiven Behandlung, CMV oder EBV-Infektionen, Strikturen der Gallenwege, arterielle oder venöse Thrombosen und eine posttransplantationslymphoproliferative Erkrankung (PTLD). Auch kann eine De-novo Autoimmunhepatitis auftreten.

24.5.10 Cholelithiasis

Pathogenese
Gallensteine können in allen Altersgruppen des Kindes- und Jugendalters vorkommen. Sie sind im Vergleich zu Erwachsenen selten und haben eine Häufung bei Mädchen im Schul- und Pubertätsalter (Gesamt 0,13%, bei Mädchen 0,27%). **Prädisponierende Erkrankungen** sind hämolytische Anämien, Übergewicht, Hämoglobinopathien, zystische Fibrose, chronisch-entzündliche Darmerkrankungen, parenterale Ernährung und cholestatische Lebererkrankungen. Bei sonst unbeeinträchtigten und gesunden Kindern bleibt die Ätiologie meistens ungeklärt. Für die Entstehung ist die lithogene Galle Voraussetzung. Es kommen nicht schattengebende Cholesterinsteine und kalkhaltige Kalziumbilirubinatsteine vor.

Klinik
Häufig werden Gallensteine erst im Rahmen einer **Gallenkolik** diagnostiziert. Aber auch bei intermittierenden Oberbauchschmerzen, Übelkeit, Erbrechen und Fettintoleranz muss an Gallensteine gedacht werden. Die wichtigsten Komplikationen sind die Gallenwegsobstruktion mit Verschlussikterus und die Cholezystitis.

Diagnose
Die Diagnose wird durch die **sonographische Untersuchung** zuverlässig gestellt. Wenn sonographisch die Unterscheidung zwischen kalkhaltigen und nicht kalkhaltigen Gallensteinen schwierig ist, kann eine ergänzende Röntgenzielaufnahme durchgeführt werden.

Therapie
Generell wird bei ruhenden Gallensteinen zugewartet. Bei Beschwerden sollte allerdings eine konsequente Therapie durchgeführt werden.

Bei nicht schattengebenden Konkrementen kann eine **orale Gallensteinauflösung** mit Urso- und Chenodesoxycholsäure mindestens über 6 Monate versucht werden. Bei häufig fehlendem Erfolg und bei kalkhaltigen Konkrementen und rekurrierenden Beschwerden wird auch im Kindesalter die **Cholezystektomie** empfohlen. Sie kann laparoskopisch durchgeführt werden.

Tab. 24.6 Diagnostisch relevante Serumautoantikörper bei Autoimmunhepatitis

Abkürzung	Antikörper
ANA	Antinukleäre Antikörper
SMA	Antikörper gegen glatte Muskulatur
Anti-LC1	Antikörper gegen Leberzytosol
Anti-LKM1	Antikörper gegen mikrosomales Antigen aus Leber und Niere
SLA	Antikörper gegen lösliches Leberantigen
Anti-LP	Leber-Pankreas-Antikörper

24.5.11 Autoimmune Lebererkrankungen

Autoimmunhepatitis

Ätiopathogenese

Die Ätiologie der sehr seltenen Autoimmunhepatitis ist bisher nicht geklärt. Autoimmunvorgänge spielen eine zentrale Rolle. Die Diagnose lässt sich durch die Bestimmung **zirkulierender Autoantikörper** stellen. Als auslösende Faktoren werden exogene Einflüsse wie Infektionserreger, z. B. hepatotrope Viren und genetische Faktoren diskutiert. Es findet sich eine Assoziation mit den humanen Leukozytenantigenen HLA-B8, -DR3 oder -DR4. Zwei Haupttypen der Autoimmunhepatitis, die ANA-positive und die LKM1-positive Form werden voneinander abgegrenzt.

Das morphologische Bild der Autoimmunhepatitis entspricht meist einer **chronisch-aktiven Hepatitis**. Neben den erheblichen, entzündlichen Infiltraten finden sich beginnende Umbauzeichen mit unterschiedlich ausgeprägter Fibrose bzw. Zirrhose.

Klinik

Die Erkrankung tritt akut oder mit schleichendem Beginn in Erscheinung, 15% sind asymptomatisch. Die häufigsten Krankheitszeichen sind **uncharakteristisch** und umfassen Anorexie, Müdigkeit, Abgeschlagenheit, Erbrechen, Bauchschmerzen und Fieber.

Es können extrahepatische **Begleiterkrankungen** wie Thyreoiditis, immunhämolytische Anämie und Arthritis auftreten. Konstantere Befunde sind die Hepatosplenomegalie und ein Ikterus in 50%.

Diagnose

Neben einer beschleunigten BSG und variabel erhöhten Serumtransaminasen findet sich meist eine ausgeprägte **Erhöhung der Gammaglobuline** und des **IgG**. Normale Gammaglobuline und ein normales IgG sind aber kein Ausschlusskriterium. Zusätzlich sind Serumautoantikörper nachweisbar (Tab. 24.6). Aufgrund der **Autoantikörper** können verschiedene Untergruppen klassifiziert werden, die in Tab. 24.7 dargestellt sind. Eine Leberbiopsie ist obligatorisch.

Differenzialdiagnostisch müssen andere virusinduzierte Hepatitiden und andere Hepatopathien, insbesondere auch ein Morbus Wilson, ausgeschlossen werden.

Therapie, Prognose

Die Erkrankung wird **immunsuppressiv** mit Glukokortikoiden oder einer Kombination von Steroiden mit Azathioprin behandelt. Über 80% der Kinder reagieren zufriedenstellend. Bei Nichtansprechen kann Ciclosporin oder Mycofenolat mofetil eingesetzt werden. Da die Rezidivrate nach Absetzen der Behandlung sehr hoch ist, wird ein Therapiezeitraum von mindestens 5 Jahren empfohlen, bevor ein Auslassversuch durchgeführt werden sollte.

Tab. 24.7 Klassifizierung der Autoimmunhepatitis

AIH-Typ	ANA	SMA	LKM1	LC1	SLA
Typ 1	+	(+)			
SMA+		+			
SLA+		(+)			+
Typ 2			+	(+)	

Unter suffizienter immunsuppressiver Therapie ist die Prognose zunächst gut. Trotz konsequenter Behandlung geht die Erkrankung allerdings bei vielen Patienten in eine **Leberzirrhose** über. In Einzelfällen kann ein hepatozelluläres Karzinom auftreten. Langfristig wird sich bei einigen Kindern mit einer progredienten Erkrankung eine Lebertransplantation im frühen Erwachsenenalter nicht vermeiden lassen.

Bei einigen Patienten kann laborchemisch und histologisch keine klare Differenzierung zwischen Autoimmunhepatitis und autoimmuner sklerosierender Cholangitis (ASC) getroffen werden. Die ASC wird auch immunsuppressiv behandelt. Zur Abgrenzung zur AIH wird daher die Durchführung einer Magnetresonanzcholangiographie (MRC) empfohlen.

Cave

Bei jeder unklaren Hepatopathie dürfen in der Differenzialdiagnose eine Autoimmunhepatitis und ein Morbus Wilson nicht vergessen werden.

Primär sklerosierende Cholangitis (PSC)

Definition, Pathogenese

Die primär sklerosierende Cholangitis ist eine chronische Lebererkrankung unklarer Ätiologie mit Cholestasezeichen und einer Entzündung und zunehmender **Fibrose der intra- und extrahepatischen Gallengänge**. Die Folge ist eine fortschreitende Stenosierung bis zur Obliteration der Gallengänge mit der Entwicklung einer Leberzirrhose. Die Erkrankung ist häufig mit einer chronisch entzündlichen Darmerkrankung (v. a. Colitis ulcerosa) assoziiert.

Diagnose

Serologisch sind meistens **Antikörper** gegen zytoplasmatische Antigene der neutrophilen Granulozyten (p-ANCA) nachzuweisen. Zusätzlich zur **Leberhistologie** wird eine ERC (endoskopisch retrograde Darstellung der Gallenwege) oder eine MRC (Magnetresonanzcholangiographie) durchgeführt (Abb. 24.12), um die Unregelmäßigkeiten des Wandprofils bzw. Stenosen der Gallengänge nachzuweisen. Die Krankheitszeichen unterscheiden sich nicht wesentlich von der Autoimmunhepatitis.

Komplikationen

Langfristig muss mit Komplikationen wie Gallensteinen oder auch rezidivierenden Cholangitiden gerechnet werden. Häufig geht die Erkrankung in eine Leberzirrhose über. Nach vielen Jahren Krankheitsdauer ist das Cholangiokarzinomrisiko erhöht.

Therapie

Eine spezifische Behandlung existiert nicht. Es ist nachgewiesen, dass die Gabe von **Ursodeoxycholsäure** mit einer deutlichen Besse-

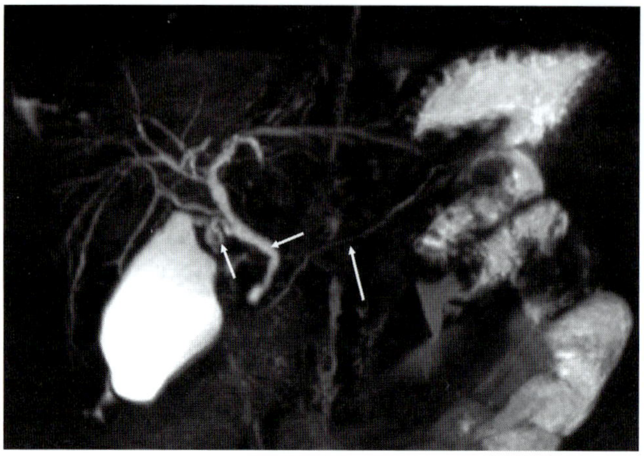

Abb. 24.12 MRT der Gallenwege (MRCP) mit Darstellung des dilatierten Ductus cysticus (*Pfeil links*), des unregelmäßig begrenzten Ductus choledochus (*Pfeil Mitte*) und des normalen Ductus pancreaticus (*Pfeil rechts*) bei primär sklerosierender Cholangitis im Rahmen einer Colitis ulcerosa

rung des Krankheitsbildes und zumeist mit der Normalisierung der Leberwerte verbunden ist. Juckreiz und Müdigkeit bessern sich. Die Behandlung muss über Jahre beibehalten werden.

24.6 Pankreaserkrankungen

J. Henker

Das Pankreas ist eine endokrine und exokrine Drüse. Im **endokrinen Anteil** werden Insulin, Glukagon, Somatostatin, pankreatisches Polypeptid (PP) und vasoaktives intestinales Polypeptid (VIP) synthetisiert. Der **exokrine Anteil** besitzt eine hydrokinetische und eine ekbolische (griech: ek-balo, auswerfen) Funktion. Die hydrokinetische Funktion umfasst die Bildung von Wasser, Bikarbonat und Elektrolyten und vollzieht sich in den zentroazinären Zellen und Gangepithelien. Die Enzymsynthese ist in den Azinuszellen lokalisiert. Die Enzyme werden als Schutz vor Autodigestion in Form inaktiver Vorstufen (Zymogene/Proenzyme) oder auch als bereits aktive Enzyme (Lipase, Colipase, Amylase u. a.) synthetisiert.

Ein Erwachsener sezerniert etwa 1,5–3 Liter enzym- und elektrolythaltigen, alkalischen (pH-Wert 8–8,3) **Pankreassaft** pro Tag, der der Neutralisierung und Alkalisierung des sauren Magenchymus dient und zusammen mit dem Bikarbonat des Gallensaftes und des Darmes ein pH-Optimum für die Wirksamkeit der hydrolytisch wirksamen Enzyme im Duodenum schafft. Sowohl die interdigestive als auch die postprandiale Sekretion werden neurohormonal gesteuert.

24.6.1 Fehlbildungen

Durch **embryonale Entwicklungsstörungen**, vor allem durch Drehungs- und Verschmelzungsdefekte der ventralen und dorsalen Anlage, entstehen Malformationen wie das Pancreas anulare, das Pancreas divisum oder eine lange, gemeinsame Mündungsstrecke von Ductus pancreaticus und Ductus choledochus (»long common channel«).

Beim **Pancreas anulare** liegt das Pankreas ringförmig um das Duodenum, komprimiert es und führt zum klinischen Bild einer Duodenalstenose mit meist galligem Erbrechen. Röntgenologisch ist das »Double-bubble-Zeichen« zu sehen, das durch den lufthaltigen Magen und eine 2. Luftblase im proximalen Duodenum zustande kommt.

Beim **Pancreas divisum** mündet der Rest des Ganges der dorsalen Anlage (Ductus Santorini) meist zusätzlich mit einer akzessorischen Papille im Duodenum.

24.6.2 Exokrine Pankreasinsuffizienz

Pathogenese

Aufgrund der »Luxussekretion« des Pankreas sind Symptome einer intraluminalen Verdauungsstörung (**Maldigestion**) mit Auftreten einer Steatorrhö und/oder Azotorrhö erst bei einer Verminderung der Sekretionsleistung unter 10% der Norm zu beobachten, d. h. erst bei einer schweren Pankreasinsuffizienz. Somit muss Pankreasinsuffizienz nicht zwangsläufig Verdauungsinsuffizienz bedeuten.

Ursachen einer exokrinen Pankreasinsuffizienz

- **Angeboren**
  - Angeborene Pankreasaplasie/-hypoplasie
  - Kongenitale, isolierte Enzymdefekte incl. Enteropeptidasemangel
  - Mukoviszidose
  - Shwachman-Diamond-Syndrom (Shwachman-Bodian-Diamond-Syndrom)
  - Johanson-Blizzard-Syndrom (Pankreasinsuffizienz verbunden mit angeborenen Anomalien und psychomotorischer Retardierung
  - Pearson-Syndrom (»Pearson's bone marrow pancreas syndrome«)
  - Hämochromatose
  - Hereditäre Pankreatitis
- **Erworben**
  - Zustand nach Pankreasresektion
  - Pankreatitis: akut, chronisch, autoimmunologisch, idiopathisch, tropisch
  - Sekundäre (meist passagere) Insuffizienz bei Dünndarmerkrankungen und Gallesekretionsstörungen
  - Insulinmangeldiabetes
  - Zustand nach Pankreastrauma (meist passager)
  - Kwashiorkor
  - Neoplastische Erkrankungen

Klinik

Folgen der Maldigestion können sein:

- Beeinträchtigung der körperlichen Entwicklung bis zur Abmagerung,
- Leistungsminderung,
- verzögerte Pubertät,
- Mangelerscheinungen durch Resorptionsstörung fettlöslicher Vitamine, von Vitamin B_{12} und essenzieller Fettsäuren,
- Bauchbeschwerden (Meteorismus, Flatulenz, Schmerzen),
- pathologische Stuhlentleerungen mit Steatorrhö und Azotorrhö.

Mukoviszidose Die Mukoviszidose oder zystische Fibrose (CF) ist die häufigste Ursache einer exokrinen Pankreasinsuffizienz im Kindesalter. Über weitere Details dieses Krankheitsbildes ▶ Kap. 23.

Shwachman-Syndrom Hierbei handelt es sich um eine **Multiorganerkrankung** mit den Merkmalen exokrine Pankreasinsuffizienz,

Skelettveränderungen (metaphysäre Dysplasie, Verkürzung der Rippen, Klinodaktylie) und Minderwuchs, hämatologische Auffälligkeiten (insbesondere zyklische oder persistierende Neutropenie, Anämie, Thrombozytopenie), mentale Retardierung und Infektanfälligkeit. Zugrunde liegen Mutationen im SBDS-Gen (kodiert für ein Kernprotein). Die exokrine Pankreasinsuffizienz ist durch eine Hypo- oder Aplasie des exkretorischen Parenchyms und Ersatz durch Fettgewebe bedingt. Der inkretorische Pankreasanteil ist nicht betroffen. Die Behandlung des Shwachman-Syndroms ist rein symptomatisch.

Kongenitale isolierte Enzymdefekte Diese sehr selten vorkommenden, **partiellen Pankreasinsuffizienzen** können nur durch direkten Nachweis des vermindert sezernierten Enzyms mithilfe von direkten Funktionstests diagnostiziert werden. Bekannt sind der Mangel an Lipase, Kolipase, Trypsinogen und α-Amylase. Auch der Enteropeptidase- (Enterokinase-)Mangel, der zu einer gestörten Eiweißverdauung infolge mangelhafter Aktivierung proteolytischer Enzyme führt, kann hierzu gerechnet werden. Die Behandlung der **Enzymdefekte** besteht in einer Enzymsubstitution.

Funktionsdiagnostik des exokrinen Pankreas

Es lassen sich **direkte** und **indirekte** Funktionstests unterscheiden. Die in Tab. 24.8 dargestellten Tests haben sich in der Praxis bewährt.

Bei den **direkten Funktionstests** wird die Sekretionsleistung des Pankreas unmittelbar basal und nach Stimulation bestimmt. Solche Testverfahren werden in der Routinediagnostik kaum noch angewandt, da sie einerseits eine Sondierung des Duodenums erfordern und andererseits die Analytik des gewonnenen Pankreas- bzw. Duodenalsaftes zeit- und kostenintensiv ist. Sie stellen jedoch den Goldstandard in der Pankreasfunktionsdiagnostik dar, an dem jeder neue Test hinsichtlich Sensitivität und Spezifität zu evaluieren ist. Da Cholezystokinin-Analoga nicht mehr verfügbar sind, kann der früher verwendete Sekretin-Pankreozymin-Test nur noch als Sekretin-Test durchgeführt werden. Stimulationen mit Nährstoffen (Lundh-Mahlzeit, Fettsäuren, Aminosäuren u. a.) werden kaum noch praktiziert.

Stuhlfettbestimmung Beim Kind jenseits des 1. Lebensjahres beträgt die Stuhlfettausscheidung genau wie beim gesunden Erwachsenen weniger als 7 g/Tag. Aus den Größen

- Fettaufnahme mit der Nahrung und
- Stuhlfettausscheidung

lässt sich der Fettresorptionskoeffizient berechnen:
Fettresorptionskoeffizient (%) =

$$\frac{(\text{Fettaufnahme (g)} - \text{Fettausscheidung (g)})}{(\text{Fettaufnahme (g)})} \times 100$$

Er beträgt beim Gesunden mehr als 93%, d. h. eine Stuhlfettausscheidung von mehr als 7% der verzehrten Fettmenge weist auf eine Fettverdauungsstörung (Maldigestion oder Malabsorption) hin.

Für die **quantitative Stuhlfettbestimmung** sind folgende Methoden gebräuchlich:

- chemische Analyse (meist nach der Van-de-Kamer-Methode),
- Nahe-Infrarot-Spektroskopie,
- Steatokrit bzw. Acid-Steatokrit,
- mikroskopische Beurteilung der Fetttropfen (Größe, Zahl) nach Sudanfärbung und Erhitzen.

Die **Nahe-Infrarot-Spektroskopie** ist eine ausgezeichnete Alternativmethode im Vergleich zu der aufwändigeren chemischen Analyse.

Tab. 24.8 Pankreasfunktionstests

Direkter Funktionstest	Sekretin-Test
Indirekte Funktionstests	Stuhl (quantitative Stuhlfettbestimmung, mikroskopische Beurteilung der Fetttropfen, Acid-Steatokrit, Elastase 1; Lipase, Trypsin, Chymotrypsin) Blut (p-Isoamylase, Lipase, Trypsinogen, pankreatisches Polypeptid) Urin (Pankreolauryltest) ^{13}C-Atemtests

Vorteilhaft ist außerdem, dass in einem Analysengang außer dem Fett- auch der Eiweiß- und Wassergehalt im Stuhl bestimmt werden können. **Steatokrit** bzw. **Acid-Steatokrit** sowie mikroskopische Beurteilung der Fetttropfen nach Sudanfärbung und Erhitzen sind einfach durchführbare Methoden zur orientierenden Diagnostik.

Weitere Methoden Die Bestimmung der fäkalen Konzentration **pankreatischer Elastase 1** ist mit einer Sensitivität und Spezifität von 90% der beste indirekte Suchtest für eine exokrine Pankreasinsuffizienz..

Bei den **Atemtests** werden stabile Isotope in Form von ^{13}C-markierten Substanzen verwendet. Nach oraler Aufnahme und intraduodenaler Hydrolyse durch entsprechende Pankreasenzyme sowie Metabolisierung wird die Konzentration von $^{13}CO_2$ in der Exhalationsluft massenspektroskopisch oder mittels Infrarot-Spektroskopie gemessen. Als **Tracer** stehen zur Verfügung: 1,3-Distearyl-2-^{13}C-Octanoyl-Glyzerin, Cholesteryl-^{13}C-Octanoat, ^{13}C-Tripalmitin, ^{13}C-Hiolein, ^{13}C-Trioctanoin und ^{13}C-Triolein. Die Atemtests besitzen eine hohe Sensitivität, d. h. bereits geringe Störungen der Pankreasfunktion werden angezeigt, sind jedoch für das Kindesalter noch nicht hinreichend evaluiert.

Der **Pankreolauryltest** ist wegen seines Aufwands (Urinsammlung oder mehrere Blutabnahmen, Testwiederholung nach 2 Tagen) und der für das Kindesalter fehlenden Normwerte wenig geeignet.

Bildgebende Verfahren Ergänzt wird die Funktionsdiagnostik durch bildgebende Verfahren [Sonographie, Computertomographie, Magnetresonanztomographie, endoskopische retrograde Cholangiopankreatikographie (ERCP), Magnetresonanzcholangiopankreatikographie (MRCP)], die vor allem der Ursachensuche und Verlaufskontrolle dienen.

■■ Therapie

Eine schwere exokrine Pankreasinsuffizienz mit Verdauungsinsuffizienz ist eine Indikation für die Substitution mit **Pankreasenzymen**. Die höchste Effektivität besitzen säuregeschützte, mikrosphärische (Mikrotabletten oder -pellets), darmlösliche Präparate. Der Säureschutz löst sich oberhalb eines pH-Wertes von 5,5 – also erst im Duodenum. Bei eingeschränkter pankreatogener Bikarbonatsekretion ist diese Voraussetzung nicht immer gegeben. Dann sollten adjuvant und zeitlich begrenzt Magensäureblocker versucht werden.

> **Als Richtwerte zur Dosierung von Pankreasenzympräparaten gelten 1000–2000 Lipaseeinheiten für 1 g Nahrungsfett bzw. 8000–10.000 Lipaseeinheiten/kg KG und Tag.**

Tab. 24.9 Ursachen und prädisponierende Faktoren bei akuter Pankreatitis

Mechanisch	Gallenwegserkrankungen, Gallensteine Angeborene oder erworbene Pankreassekretabflussstörung bzw. Druckerhöhung im Pankreasgangsystem Trauma (posttraumatisch, postoperativ)
Infektionen	Viral Bakteriell Parasitär
Systemische und metabolische/toxische Erkrankungen	Medikamente/Toxine Hypertriglyzeridämie Hyperkalzämie Mukoviszidose mit exokriner Pankreassuffizienz Malnutrition (»refeeding pancreatitis«) Nierenerkrankungen Organtransplantation Hypothermie Diabetes mellitus Schock, Hypoxie Organoazidurien Reye-Syndrom Hämolytisch-urämisches Syndrom Kawasaki-Syndrom Chronisch-entzündliche Darmerkrankungen Systemischer Lupus erythematodes
Vaskulär	Vaskulitis Purpura Schönlein-Henoch
Autoimmunpankreatitis	
Hereditäre Pankreatitis	
Unbekannt/idiopathisch	

24.6.3 Akute Pankreatitis

Definition

Die akute Pankreatitis ist ein akuter Entzündungsprozess der Bauchspeicheldrüse durch eine enzymvermittelte Selbstverdauung. Es werden eine **milde** und eine **schwere** akute Pankreatitis unterschieden. **Pathologisch-anatomisch** findet man bei der milden Form ein interstitielles Ödem sowie weniger ausgeprägte, mikroskopisch kleine Nekrosen. Das pathologische Korrelat der schwer verlaufenden Pankreatitis ist die makroskopisch sichtbare, fokale oder diffuse peri- und intrapankreatische Fettgewebsnekrose sowie Gewebseinblutungen. Entsprechend wurde bisher die milde, akute Pankreatitis als **interstitiell-ödematöse Pankreatitis** (80–90% der Fälle bei Erwachsenen; Mortalität: 1–5%) und die schwere Verlaufsform als **hämorrhagisch-nekrotisierende Pankreatitis** (ca. 10% der Fälle bei Erwachsenen; Mortalität: 10–30%) bezeichnet.

Das Kriterium für eine schwer verlaufende akute Pankreatitis ist mindestens eine lokale oder systemische Komplikation. Als lokale Komplikation kommen Nekrosen, Infektionen, Abszesse oder eine Pseudozyste in Frage, systemische Komplikation können ein Organversagen (respiratorisches, renales, kardiovaskuläres Multiorganversagen), eine Koagulopathie oder eine gastrointestinale Blutung sein.

Im Erwachsenenalter sind 70–80% der Fälle von akuter Pankreatitis durch Gallensteinleiden und Alkohol bedingt, der Hauptgrund dafür, dass diese Erkrankung im Kindesalter seltener ist. Nach neueren Studien muss man für Kinder eine Neuerkrankungsrate von 1–6/50.000 Kinder und Jugendliche annehmen, wobei die Tendenz scheinbar steigend ist. Eine der häufigsten Ursachen in dieser Altersgruppe ist das **Bauchtrauma**.

Pathogenese

Die akute Entzündung wird durch eine **Autodigestion des Pankreas** infolge vorzeitiger Aktivierung von Verdauungsenzymen durch Freisetzung von Entzündungsmediatoren aus Sternzellen und Azinuszellen eingeleitet. Die **Triggermechanismen** inkl. Medikamente, die diesen Prozess in Gang setzen können, sind in der Übersicht und in Tab. 24.9 aufgeführt. Aus Trypsinogen aktiviertes Trypsin aktiviert weitere Enzyme (Chymotrypsin, Elastase, Phospholipase, Prokolipase), was neben entzündlichen Veränderungen Selbstverdauung mit Nekrosenbildung und Hämorrhagien zur Folge hat.

Bei der schweren, akuten Pankreatitis mit ausgedehnten Nekrosen kommt es durch Freisetzung von vasoaktiven und toxischen Substanzen zu **systemischen Komplikationen** bis hin zum Multiorganversagen (SIRS = »systemic inflammatory response syndrome«).

Arzneimittel, die eine akute Pankreatitis induzieren können
- L-Asparaginase
- Azathioprin
- Cisplatin
- Didanosin
- Furosemid
- Kortikoide
- 6-Merkaptopurin
- Nichtsteroidale Antiphlogistika
- Nitrofurantoin
- Östrogene
- Statine
- Sulfonamide
- Sulfasalazin
- Tetrazykline
- Thiazide
- Valproinsäure
- Vincristin

Klinik

Leitsymptom der akuten Pankreatitis ist der plötzlich beginnende, anhaltende, heftige abdominale Schmerz, verbunden mit Übelkeit und Erbrechen. In der Regel beginnen die **Schmerzen im Epigastrium** oder periumbilikal und können in den linken und rechten Unterbauch und zum Rücken ausstrahlen. Leichtes bis mäßiges Fieber, Hypotension und Tachykardie sind regelmäßige Begleitsymptome. Palpatorisch besteht neben Druckschmerzhaftigkeit eine lokalisierte, eindrückbare Spannung (»**Gummibauch**«) im linken Oberbauch. Ekchymosen an den Flanken (Grey-Turner-Zeichen) oder periumbilikal (Cullen-Zeichen) weisen auf einen schweren Verlauf hin. Die Darmperistaltik ist spärlich bis aufgehoben. Bei einer schweren Pankreatitis besteht praktisch immer ein paralytischer Ileus.

Diagnostik

Labor Bestätigt wird die klinische Verdachtsdiagnose durch den Nachweis der Erhöhung (3-fach über der Norm) der pankreatischen Serumamylase und -lipase. Beide Enzyme besitzen eine hohe Spezifität und Sensitivität. Auch wenn eine alleinige Lipasebestimmung für ausreichend gehalten wird, sollten beide Enzyme gemeinsam bestimmt werden, um einerseits den Aussagewert zu erhöhen, andererseits steigt die **Amylase** rascher an und fällt eher ab als die **Lipase**. Gelegentlich ist eine Erhöhung pankreasspezifischer Enzyme ohne typische klinische Symptomatik zu beobachten. Eine solche »biochemische Pankreatitis« oder Begleitpankreatitis kann bei abdominalen und retroperitonealen operativen Eingriffen oder anderen Prozessen im Bauchraum beobachtet werden. Die Serumaktivität der Pankreasenzyme überschreitet dabei nur selten das Dreifache der Norm.

Ein wichtiger Parameter zur Diskriminierung einer milden und einer schweren (hämorrhagisch-nekrotisierenden) Pankreatitis ist das C-reaktive Protein.

Übersteigt das CRP einen Wert von 100 mg/l, ist dies ein Hinweis auf eine nekrotisierende Pankreatitis. Das CRP sollte anfangs täglich bestimmt werden, da der maximale Anstieg erst nach 2–3 Tagen zu erwarten ist.

Bildgebende Verfahren Ergänzt wird die Labordiagnostik durch bildgebende Verfahren, insbesondere, um Pankreasnekrosen zu erfassen.

Von den lokalen Gegebenheiten ist es abhängig, ob eine **kontrastmittelgestützte Sonographie**, **Magnetresonanztomographie** oder **Computertomographie** (CECT = contrast enhanced CT) durchgeführt wird. Letztere wird bezüglich des der Aussagekraft immer noch am höchsten eingeschätzt. Wegen der Strahlenbelastung beim CT und da sich die Nekrosen erst nach 3 (–7) Tagen markieren, sollte die CECT mit strenger Indikation (erhöhtes CrP, Hinweise auf Komplikationen) und ggf. erst nach Tagen durchgeführt werden.

Die **Sonographie** dient weniger der Differenzierung der beiden Pankreatitisformen als mehr der ätiologischen Klärung (Cholelithiasis!), der Verlaufsbeurteilung (akute Flüssigkeitsansammlungen; Pseudozysten) sowie der differenzialdiagnostischen Abklärung eines »akuten Abdomens«. Eine konventionelle **Röntgenthoraxaufnahme** dient dem Ausschluss oder Nachweis eines (meist linksseitigen) Pleuraergusses. Bei einer rezidivierenden Pankreatitis ist eine **ERCP** ebenso wie eine **genomische Diagnostik** zum Ausschluss einer hereditären Pankreatitis indiziert.

Therapie

Aufgrund der pathophysiologischen Unklarheiten gibt es bisher keine spezifische Behandlungsmöglichkeit, die Therapie ist rein **symptomatisch** und sollte anfangs immer konservativ sein.

Die vier wichtigsten Therapiemaßnahmen sind:

- Kreislaufstabilisierung und ausreichende Volumensubstitution,
- Kalorienzufuhr,
- Schmerzbekämpfung,
- gegebenenfalls die Behandlung von Komplikationen.

Der Schockbehandlung bzw. -vermeidung gilt größte Aufmerksamkeit, um vor allem ein akutes Nierenversagen zu verhindern. Großzügig sollten Infusionen mit **Albumin** verabreicht werden. Albumin ist nicht nur kreislaufstabilisierend, sondern wirkt möglicherweise auch durch Bindung von freien Fettsäuren, Toxinen, Entzündungs- und Schockmediatoren.

Eine adäquate Energiezufuhr ist bei dem hyperkatabolen Zustand essenziell. Die orale/enterale **Ernährung** sollte so früh wie möglich begonnen werden und orientiert sich am Beschwerdebild des Patienten, nicht am Pankreasenzymverlauf im Serum Zunächst sollte die Verträglichkeit mit Tee und Zwieback überprüft werden und dann der Nahrungsaufbau mit einer (fettreduzierten) Wunschkost oder einer Sondennahrung über eine gastrale oder transpylorische Sonde erfolgen.

Die **Schmerzbekämpfung** erfolgt bei geringen Beschwerden mit Paracetamol. Starke Schmerzen erfordern Tramadol, Metamizol, und Pethidin. Bei starken Schmerzen hat sich eine Therapie mit einem Pethidin-Perfusor über 24 h bewährt, bei Bedarf in Kombination mit Metamizol.

Cave
Morphin ist wegen seiner Druckerhöhung am Sphinkter Oddi ungeeignet.

Die Gabe von Proteasenhemmern oder die medikamentöse Hemmung der Pankreassekretion haben sich bisher bei der Behandlung der akuten Pankreatitis als wirkungslos erwiesen. Gefürchtet ist die Infektion von Parenchymnekrosen mit nachfolgender Sepsis. Infektionserreger sind meist aszendierende aerobe und anaerobe Darmkeime, aber auch Candidapilze. Infektions- bzw. Keimnachweis sollten durch eine computergestützte transkutane Feinnadelpunktion versucht werden. Das ist wichtig, da infizierte Nekrosen operativ anzugehen sind. Ansonsten ist eher Zurückhaltung bei operativen Maßnahmen im Rahmen einer akuten Pankreatitis geboten. Auch wenn der Vorteil einer **prophylaktischen antibiotischen Therapie** bei (noch) sterilen Nekrosen umstritten ist, sollte diese im Kindesalter durchgeführt werden. Bei dem zu erwartenden Keimspektrum bietet sich eine Behandlung mit Imipenem oder Meropenem oder die Kombination eines Gyrasehemmers (Ciprofloxazin, Ofloxazin) mit Metronidazol an. Trotz des gelegentlichen Candidanachweises wird die zusätzliche Verabreichung eines Fungistatikums bisher nicht empfohlen.

Komplikationen

Gefürchtete Komplikationen sind der hypovolämische Schock, die Infizierung der Pankreasparenchymnekrosen sowie systemische Komplikationen bis hin zum Multiorganversagen. Die **systemischen Komplikationen** sind sehr wahrscheinlich auf aktivierte Pankreasenzyme, freigesetzte vasoaktive und toxische Substanzen sowie eine systemische Entzündungsreaktion zurückzuführen. Besonders gefürchtet sind das akute Nierenversagen, die respiratorische Insuffizienz, eine dissiminierte intravasale Gerinnung sowie die pankreatische Enzephalopathie.

Kriterien für eine ernste Prognose bei akuter Pankreatitis im Kindesalter

- Systolischer Blutdruck <90 mmHg
- Tachykardie >130/min
- p_aO_2 unter 8 kPa
- Urinproduktion unter 1 ml/kg KG/h
- Serumkalzium unter 2 mmol/l
- Serumalbumin unter 32 g/l
- CRP über 100 mg/l
- Serumkreatinin über 177 µmol/l (nach Rehydrierung)
- α_2-Makroglobulin unter 1,5 g/l
- Blutzucker über 12 mmol/l
- Antithrombin III erniedrigt

Eine weitere Komplikation einer akuten Pankreatitis stellen **Pankreaspseudozysten** dar (akute Pseudozyste; meist parapankreatisch, chronische Pseudozyste meist intrapankreatisch gelegen). Im Gegensatz zu den meist angeborenen, mit Epithel ausgekleideten, echten Zysten sind Pseudozysten flüssigkeitsgefüllte und enzymhaltige **Hohlräume ohne Epithelauskleidung**. Es wird zwischen akuter Pseudozyste und akuter Flüssigkeitsansammlung als Vorstufe der Pseudozyste unterschieden. Einziges Unterscheidungsmerkmal ist

Tab. 24.10 Ätiologie der chronischen Pankreatitis im Kindesalter

Kalzifizierende Pankreatitis	Obstruktive (nichtkalzifizierende) Pankreatitis
Juvenile tropische Pankreatitis	Trauma
Hereditäre Pankreatitis	Angeborene Anomalien des Pankreas und Gallenwegsystems
	Dysfunktion des Sphinkter Oddi
	Nierenerkrankungen; sklerosierende Cholangitis
Mukoviszidose mit Pankreassuffizienz	Idiopathische fibrosierende Pankreatitis
Idiopathisch	Autoimmunpankreatitis

der Wall aus Granulations- oder Bindegewebe um die Pseudozyste, der bei der akuten Flüssigkeitsansammlung fehlt. Von einer akuten Pseudozyste kann deshalb in der Regel erst 4 Wochen nach Beginn der Erkrankung gesprochen werden.

Pseudozysten können rupturieren, einbluten, sich infizieren oder auch Nachbarorgane komprimieren. Meist bilden sich die Pseudozysten spontan zurück oder verkleinern sich.

> **Bestehen Pankreaspseudozysten >6 Wochen und sind sie >5 cm, ist kaum mit einer Spontanheilung zu rechnen. Dann sollte aktiv in Form von Punktionen oder Drainagen nach innen oder außen vorgegangen werden.**

24.6.4 Chronische Pankreatitis

Definition

Bei der chronischen Pankreatitis handelt es sich um einen **chronisch fortdauernden oder rekurrierenden irreversiblen Entzündungsprozess** (Ausnahme: obstruktive, chronische Pankreatitis: reversibel bei rechtzeitiger Beseitigung der Ursache), der mit rezidivierenden oder persistierenden Bauchschmerzen einhergeht und in einer exokrinen und endokrinen Pankreasinsuffizienz mündet. Die chronische Pankreatitis ist im Kindesalter eine seltene Erkrankung, wobei keine Angaben zur Prävalenz existieren.

Ätiologie

Die Ursachen der chronischen Pankreatitis im Kindesalter sind in Tab. 24.10 dargestellt. Bei der **hereditären Pankreatitis** (auch: familiäre, chronisch-kalzifizierende Pankreatitis) handelt es sich um eine autosomal-dominant vererbte Erkrankung häufig mit einer Mutation im kationischen Trypsinogen-Gen auf dem langen Arm des Chromosoms 7 (7q35). Weitere Mutationen auch ohne familiäre Belastung sind bekannt. Möglicherweise kommt es durch die anhaltende Aktivierung des mutierten Trypsinogens und damit weiterer Enzymaktivierungen zur Autodigestion des Pankreas. Die Symptomatik beginnt meist schon im Kindesalter mit chronisch-rezidivierenden Bauchschmerzen.

Diagnose

Diagnostiziert wird die chronische Pankreatitis mithilfe von Pankreasfunktionstests und bildgebenden Verfahren.

Therapie

Die Therapie umfasst die **Pankreasenzymsubstitution**, gegebenenfalls eine Diabetesbehandlung sowie die Schmerzbekämpfung. Diätetisch sind gehäufte, kleine Mahlzeiten mit normaler Zusammensetzung der Kalorienträger und Vermeidung blähender Speisen zu empfehlen. Eine **Vitaminsubstitution** sollte gezielt erfolgen. Pankreasabhängige Defizienzen sind bei den fettlöslichen Vitaminen A, D, E und K sowie beim Vitamin B_{12} zu erwarten. Vitamin B_{12} ist erst nach Abspaltung und Inaktivierung des R-Proteinkomplexes durch pankreatische Proteasen resorbierbar. Alkohol- und Nikotin müssen strikt gemieden werden.

24.7 Erkrankungen des Peritoneums

J. Henker

24.7.1 Peritonitis

Grundlagen

Eine **Entzündung des Bauchfells** kann als akute oder chronische, lokalisierte oder diffuse Peritonitis ablaufen. Sie ist meist bakteriell bedingt, kann aber auch **abakteriell-chemisch** verursacht sein, z. B. durch Mekonium, Galle, Blut, Urin oder Pankreasenzyme aus einer rupturierten Pankreaspseudozyste. Die **bakterielle** Peritonitis kann sich manifestieren:

- als primäre (spontane) Peritonitis auf hämatogenem Weg,
- als sekundäre Peritonitis
  - als Folge einer Perforation eines Hohlorgans der Bauchhöhle (Appendix, Meckel-Divertikel, Gallenblase, Magen- und Darmulzera, nekrotisierende Enterokolitis),
  - durch transmurale Penetration von Bakterien aus Bauch- und Beckenorganen (Omphalitis des Neugeborenen!),
  - durch Keimeinschleppung von außen und
  - durch endoskopische und chirurgische Eingriffe einschließlich Peritonealdialyse.

Die häufigsten **Erreger** sind gramnegative Stäbchen, grampositive Kokken und Anaerobier. Der Keimnachweis sollte aus Blutkulturen oder einer Bauchhöhlen- bzw. Aszitespunktion versucht werden. Bei einer primären Peritonitis besteht häufig eine Abwehrschwäche (Zustand nach Splenektomie!), eine Nephrose oder Leberzirrhose mit Aszites.

Klinik

Leitsymptome der akuten Peritonitis sind Fieber, Bauchschmerzen, brettharter Bauch, Übelkeit und Erbrechen, in manchen Fällen schleimige Durchfälle. Die Kinder sind schwer krank und haben eine gemischte oder thorakale Atmung durch eine eingeschränkte Zwerchfellbeweglichkeit sowie eine meist begleitende metabolische Azidose. Die Zunge ist trocken, belegt. Zunehmend entwickelt sich das Bild eines paralytischen Ileus.

Paraklinisch bestehen deutliche Entzündungszeichen mit anfangs nur geringer Leukozytose, jedoch Linksverschiebung im Differenzialblutbild (»Peritonitisblutbild«). **Differenzialdiagnostisch** sind insbesondere eine akute Appendizitis, eine akute Pankreatitis, eine basale Pneumonie und eine Pseudoperitonitis beim ketoazidotischen diabetischen Koma oder einer akuten Porphyrie abzugrenzen.

Therapie

Das Behandlungskonzept einer Peritonitis sollte immer gemeinsam vom Pädiater und Kinderchirurgen festgelegt werden. Bei einer

sekundären Peritonitis ist stets **chirurgisch** vorzugehen, um die Infektionsquelle auszuschalten.

Bei einer **primären Peritonitis** steht die **antibiotische** Therapie im Vordergrund. Bei unbekanntem Erreger empfiehlt sich die intravenöse Behandlung mit einem Breispektrumantibiotikum. Gleichzeitig ist eine Kreislaufstabilisierung und ein Ausgleich von Imbalancen im Elektrolyt- und Säure-Basen-Haushalt durchzuführen. Außerdem ist der Magen-Darm-Trakt mit einer nasogastralen Sonde und einem Darmrohr zu entlasten.

Frühkomplikationen sind der paralytische Ileus, der peritoneale Schock durch Endotoxinämie und Sepsis sowie Abszessbildungen (subphrenisch, perityphlitisch, Douglas-Abszess). Später können Verwachsungen und Bridenbildungen zu einem mechanischen Ileus führen.

24.7.2 Aszites

▪▪ Ätiopathogenese

Aszites bedeutet **Flüssigkeitsansammlung in der freien Bauchhöhle**. Die Ursachen für bedeutsame Aszitesformen im Kindesalter sind in ◻ Tab. 24.11 dargestellt. Pathophysiologisch spielen dabei ein erhöhter hydrostatischer Druck in den Kapillaren des Splanchnikusgebietes, ein verminderter onkotischer Druck und eine erhöhte Kapillarpermeabilität eine mehr oder minder große Rolle. Auch wenn in pathogenetischer Hinsicht noch Unklarheiten bestehen, ist so viel bekannt, dass eine vermehrte renale Natrium- und Wasserrückresorption eine zentrale Rolle bei der Entstehung des Aszites spielen.

Folgende pathogenetische Vorstellungen werden derzeit favorisiert: **vasoaktive Substanzen** führen zu einer peripheren **arteriellen Vasodilatation** im systemischen Kreislauf und im Splanchnikusgefäßsystem. Die Folge ist eine verminderte Gefäßfülle, insbesondere im Splanchnikusgebiet. Kompensatorisch werden Substanzen wie Renin, Angiotensin, Aldosteron (Renin-Angiotensin-Aldosteron-System), Katecholamine, Prostaglandine und das atriale natriuretische Peptid aktiviert bzw. stimuliert, sodass es zu einer **gesteigerten tubulären Natriumrückresorption** kommt. Dieser Mechanismus scheint sich vor allem beim hepatogenen Aszites mit portaler Hypertension abzuspielen. Beim malignen, entzündungsbedingten und pankreatischen Aszites steht mehr die **gesteigerte Gefäßpermeabilität** im Vordergrund.

▪▪ Klinik, Diagnose

Leitsymptom ist das vergrößerte Abdomen mit verstrichenem Nabel und ausladenden Flanken (◻ Abb. 24.13). Bestätigt wird der Aszites **sonographisch**. Zur Primärdiagnostik gehören Laboruntersuchungen (Leberwerte, Serum-Gesamteiweiß und -Albumin, Serum- und Urinelektrolyte, Nierenfunktion).

Zur Differenzierung des Aszites ist eine diagnostische Parazentese erforderlich mit laborchemischer, zytologischer und bakteriologischer Analytik des Punktates. Im Gegensatz zum Transsudat sind beim entzündlich bedingten Aszites der Eiweißgehalt (über 25 g/l) und die Leukozytenzahl (überwiegend Segmentkernige) erhöht. Der pankreatische Aszites ist durch einen hohen Amylasegehalt gekennzeichnet. Typisch für den chylösen Aszites sind das trübe bis milchige Aussehen (◻ Abb. 24.13b), der hohe Eiweiß- und Lymphozytengehalt sowie die hohe Triglyzeridkonzentration (>200 mg/dl). Ein hämorrhagischer Aszites kann insbesondere ein Hinweis für Malignität, oder eine Pankreatitis sein.

▪▪ Therapie

Nach Möglichkeit sollte die auslösende Ursache beseitigt werden, was allerdings oft nicht sofort oder gar nicht möglich ist. Basistherapie ist eine **Kochsalz- und Flüssigkeitsrestriktion**, bei Aszites durch Leberzirrhose noch eine **eiweißreiche Ernährung**. Eine Flüssigkeitsrestriktion ist bei einem Serumnatriumwert <125 mmmol/l erforderlich. Bei einem deutlich erniedrigten Serumalbumingehalt ist eine **Albuminsubstitution** indiziert. Weitere Therapiemaßnahmen sind Bettruhe und behutsame Aszitesausschwemmung (messbar durch Gewichtsreduktion). Die Behandlung muss stationär durchgeführt werden. Bei der **diuretischen Therapie** ist der Aldosteronantagonist Spironolacton (einschleichend mit 1 mg/kg KG/Tag und steigern bis maximal 5 mg/kg KG) erste Wahl. Eine Kombination mit dem Saluretikum Xipamid ist möglich. Schleifendiuretika (Furosemid, Torasemid) sollten bei ungenügender Steigerung der renalen Natriumausscheidung (fraktionelle Natriumelimination <0,2%) zusätzlich verabreicht werden. Die **fraktionelle Natriumelimination (FENa$^+$)** errechnet sich nach der Formel

$$FENa+ = ([Na+]\ Urin\ /\ [Na+]\ Serum) / ([Kreatinin]\ Urin\ /\ [Kreatinin]\ Serum)$$

Voraussetzung ist, dass wenigstens 2 Tage keine Diuretika verabreicht wurden. Eine Monotherapie mit Schleifendiuretika ist wegen der zusätzlichen renalen Kaliumverluste und nachfolgender Hypokaliämie sowie des Reboundeffekts hinsichtlich Natrium nicht indiziert. Eine Kontraindikation für Diuretika ist eine Hyponatriämie (<125 mmol/l). Deshalb ist eine regelmäßige Kontrolle der Serumelektrolyte und des Serumkreatinins notwendig. Nur bei ungenügendem medikamentösen Therapieerfolg ist eine **Punktion** unter gleichzeitiger intravenöser Volumensubstitution indiziert.

◻ **Tab. 24.11 Ursachen eines Aszites im Kindesalter**

Portale Hypertension	Leberzirrhose Pfortaderthrombose Pfortadermalformation Lebervenenverschlusskrankheit Pericarditis constrictiva (Rechts-)Herzinsuffizienz
Hypalbuminämie	Nephrotisches Syndrom Kwashiorkor
Entzündung	Peritonitis
Sonstige Ursachen	Neonataler Aszites (immunologische und nicht immunologische Ursachen), meist im Rahmen eines Hydrops congenitus Pankreatogen (Pseudozysten, Fisteln) Hypothyreose Maligner Aszites (Peritonealkarzinose, intraabdominale Tumoren)

24.8 Erkrankungen des Dickdarms

C.P. Braegger

24.8.1 Obstipation

▪▪ Definition, Vorkommen

Obstipation bezeichnet eine **Stuhlretention** infolge unvollständiger Stuhlentleerung. Eine Definition über die Stuhlfrequenz ist bei Kindern wenig sinnvoll, da diese stark abhängig ist vom Alter und

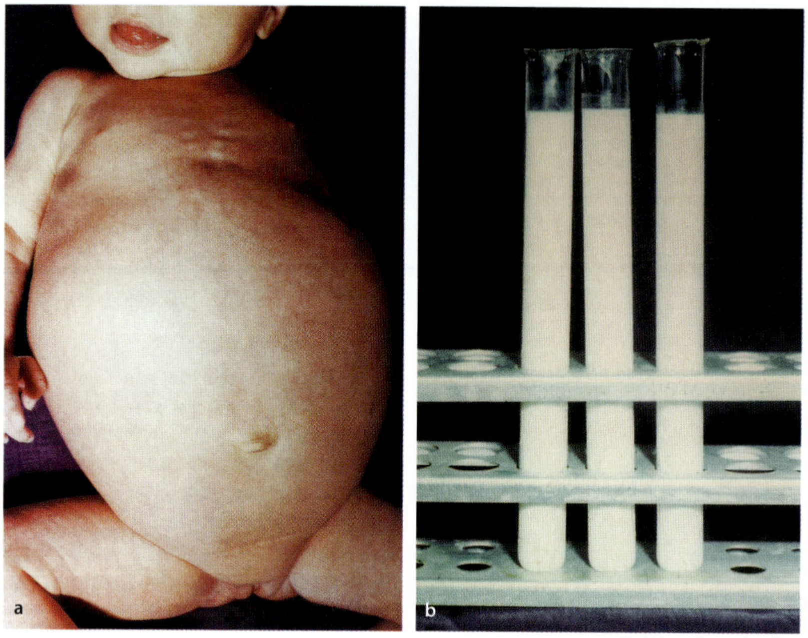

Abb. 24.13a, b 10 Wochen alter Säugling mit Chylaskos bei intraoperativ nachgewiesenem Mesenterium ileocolicum commune und Malrotation des Dünndarms sowie Leck der gestauten Cysterna chyli (Kinderchirurgische Klinik des Universitätsklinikums der TU Dresden). **a** Klinischer Aspekt vor der Operation. **b** Punktierter chylöser Aszites

der Ernährung. Bei gestillten Säuglingen kann die **Stuhlfrequenz** physiologisch von 7-mal täglich bis einmal alle 7 Tage variieren. Bei nicht gestillten Säuglingen und älteren Kindern ist die Variationsbreite geringer. Drei Stuhlentleerungen pro Woche sind bei fehlenden Beschwerden immer noch als normal anzusehen.

▪▪ Ätiopathogenese

Den retinierten Fäzes wird Wasser entzogen, was zu hartem Stuhl und schmerzhafter Defäkation führt. Die harten Stuhlmassen können überdies Rhagaden verursachen, welche den Defäkationsschmerz weiter verstärken und Blutauflagerungen auf dem Stuhl verursachen. In der Folge entsteht eine Überdehnung des Rektums mit Verlust des Defäkationsreizes. Ungenügende Flüssigkeitszufuhr sowie ballaststoffarme Ernährung können zur Obstipationssymptomatik beitragen.

Im Kindesalter ist die Obstipation meist funktionell bedingt und wird ausgelöst durch ein Retentionsverhalten, das wahrscheinlich im Rahmen der normalen Sauberkeitserziehung entsteht.

Organische Ursachen der Obstipation sind selten. Eine **angeborene Analstenose** manifestiert sich oft im frühen Säuglingsalter; charakteristisch sind sog. »Bleistiftstühle«. Die Diagnose kann klinisch durch die Rektaluntersuchung gestellt werden. Bei frühem Beginn einer Obstipation muss differenzialdiagnostisch ein **Morbus Hirschsprung** in Betracht gezogen werden (▶ Kapitel 37.7.6).

Andere seltene organische Ursachen sind Rückenmarkläsionen (Myelomeningozele, Verletzungen), mechanische Passagebehinderungen (Stenosen, Atresien), muskuläre Erkrankungen (Muskeldystrophie) sowie psychomotorische Retardierung infolge von Hirnschädigungen.

Hypothyreose, Elektrolytverschiebungen (Hypokaliämie) und Medikamentennebenwirkungen (Eisensubstitution, Opiate) können ebenfalls mit einer Obstipation einhergehen. Rein psychogene Faktoren als Ursache der Obstipation sind selten.

▪▪ Klinik

Im Vordergrund steht eine zu seltene, **schmerzhafte Defäkation**. Im Rahmen der Rhagadenbildung können Blutauflagerungen festgestellt werden. Bei chronischer Obstipation mit ausgedehnter Überdehnung des Rektums kann eine **Überlaufsenkoprese** mit Stuhlschmieren entstehen. Infolge des Verlustes des Defäkationsreizes sowie der durch die Dehnung induzierten Sensibilitätsstörungen kommt es dabei zu ungewolltem und unbemerktem Abgang von kleinen Mengen an flüssigem Stuhl, welche die harten Stuhlmassen im Rektum umfließen.

Begleitsymptome der Obstipation sind Meteorismus und Bauchschmerzen. Eine schwere Obstipation mit Überlaufsenkoprese kann **sekundär zu Verhaltensstörungen** führen.

▪▪ Diagnose

Die habituelle Obstipation wird **klinisch** diagnostiziert. Zur Untersuchung gehört eine Abdomenpalpation, Anusinspektion und ggf. Rektaluntersuchung (bei Verdacht auf Analstenose). In diesem Zusammenhang ist auch die **Anamnese** bezüglich Miktionsstörungen wichtig. Mit röntgenologischer Bestimmung der **Kolontransitzeit** kann das Ausmaß der Retention erfasst werden.

▪▪ Therapie

Außerordentlich wichtig ist eine ausführliche und detaillierte **Aufklärung** von Eltern und Kind über Physiologie und mögliche Störungen der Darmentleerung, sowie die Entstehung von Rhagaden und schmerzhafter Defäkation.

Bei einer schweren Obstipation kann als initiale Behandlung eine gründliche Kolonentleerung mittels **Einläufen** notwendig werden. Eine anterograde Entleerung mit Senna-Präparaten oder Polyethylenglykol-Elektrolyt-Lösungen ist jedoch meist vorzuziehen, um ein psychische Traumatisierung durch häufige Einläufe zu vermeiden.

Eine erneute Stuhlretention wird durch konsequentes **Toilettentraining** verhindert, bevorzugt unter Ausnützung des gastrokoli-

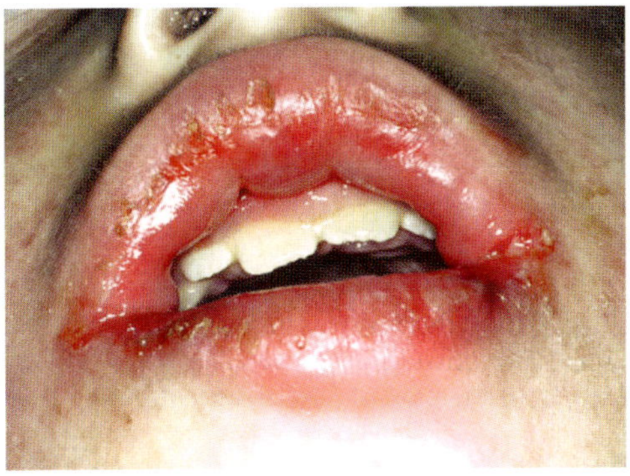

Abb. 24.14 Oraler Befall bei M. Crohn

schen Reflexes sowie durch ballaststoffreiche Ernährung und ausreichende Flüssigkeitszufuhr. Zudem werden **Laxanzien** verwendet, am häufigsten osmotisch wirksame Laktulosepräparate, Polyethylenglykol-Elektrolyt-Lösungen und Paraffinölpräparate.

Schmerzhafte Rhagaden werden lokal mit pflegenden und lokalanästhesierenden Präparaten behandelt.

24.8.2 Kleinkinderdiarrhö

Die **Definition** der Kleinkinderdiarrhö (»toddler's diarrhea«) ist wenig präzis. Häufig haben die betroffenen Kleinkinder flüssige Stühle, jedoch keine erhöhte Stuhlfrequenz. Wachstum und Gewichtszunahme sind nicht beeinträchtigt. Die Ursache ist unbekannt.

Differenzialdiagnostisch muss eine gastrointestinale Infektion (z. B. Giardia lamblia), eine Zöliakie sowie eine Kuhmilchproteinintoleranz in Betracht gezogen werden. Ob die Kleinkinderdiarrhö in Zusammenhang mit dem Reizdarmsyndrom (Colon irritabile) des Erwachsenen steht, ist ungeklärt.

In der Regel ist **keine Therapie** notwendig. Wichtig ist, die Eltern zu beruhigen. Bei ausgeprägter Symptomatik kann für einige Tage eine Therapie mit Loperamid (0,1 mg/kg KG pro Tag) versucht werden.

24.8.3 Chronisch-entzündliche Darmerkrankungen

Die Inzidenz von chronisch-entzündlichen Darmerkrankungen (»inflammatory bowel disease«) hat in den letzten Jahrzehnten zugenommen. Bei ungefähr einem Viertel der Patienten beginnt die Erkrankung während der Kindheit. Die häufigsten und am besten definierten Formen der chronisch-entzündlichen Darmerkrankungen sind Morbus Crohn und Colitis ulcerosa.

▪▪ Ätiopathogenese

Chronisch-entzündliche Darmerkrankungen entstehen durch eine inadäquate Aktivierung des intestinalen Immunsystems mit Entzündung der Darmwand. Der Auslöser dieser **inadäquaten Immunreaktion** ist unbekannt. Die Krankheiten treten ethnisch und familiär gehäuft auf. Die jüdische Bevölkerung ist stärker betroffen. Eineiige Zwillinge haben eine signifikant höhere Konkordanz als zweieiige Zwillinge.

Vor Kurzem konnte gezeigt werden, dass **Mutationen des CARD-15-Gens** auf Chromosom 16, welches in der Erkennung von bakteriellen Toxinen eine wichtige Rolle spielt, mit einem 20-fach erhöhten Risiko einen Morbus Crohn zu entwickeln, einhergehen. Es wird spekuliert, dass die **intestinale Flora** eine Rolle spielt.

Verschiedene **Umweltfaktoren** konnten ebenfalls identifiziert werden. Zigarettenrauchen bei Erwachsenen erhöht das Risiko für Morbus Crohn, hat aber offenbar einen protektiven Effekt bei der Colitis ulcerosa. Ein weiterer protektiver Faktor für die Entwicklung der Colitis ulcerosa ist eine frühe Appendektomie.

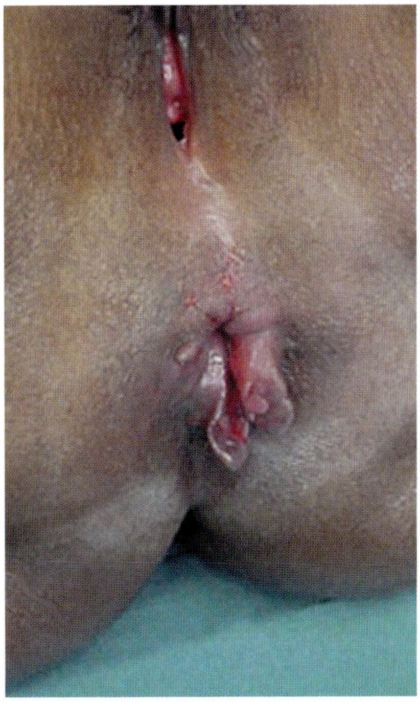

Abb. 24.15 Anale Ulzerationen bei M. Crohn

Morbus Crohn Auffallende Symptome beim Morbus Crohn sind chronische oder **rezidivierende Bauchschmerzen**, Wachstums- und Entwicklungsverzögerung, ungenügende Gewichtszunahme respektive Gewichtsverlust sowie Diarrhö. Hinzu kommen entzündliche **Veränderungen von Lippen und Mundschleimhaut** (Schwellung, Aphthen, granulomatöse Ulzerationen; Abb. 24.14). Bei **perianaler Beteiligung** bilden sich Rhagaden, Ulzerationen und Fisteln (Abb. 24.15).

Komplikationen des Morbus Crohn sind Abszesse und Fisteln, die sich zwischen Darmabschnitten sowie zwischen Darm und anderen Organen (Harnblase, Vagina, Abdominalwand, Perianalregion) bilden können.

Colitis ulcerosa Die typischen klinischen Symptome der Colitis ulcerosa sind krampfartige Bauchschmerzen sowie chronische Diarrhö mit oft **blutig-schleimigen Stühlen**. Die Verzögerung von Wachstum und Entwicklung ist weniger ausgeprägt als beim Morbus Crohn. Eine mögliche Komplikation ist das **toxische Megakolon**.

▪▪ Diagnose

> **Eine chronisch-entzündliche Darmerkrankung kann aufgrund von klinischer Symptomatik, Laborbefunden, Ultraschall- und Röntgenuntersuchungen vermutet werden, entscheidend für die Diagnose sind jedoch die Endoskopie und Histologie.**

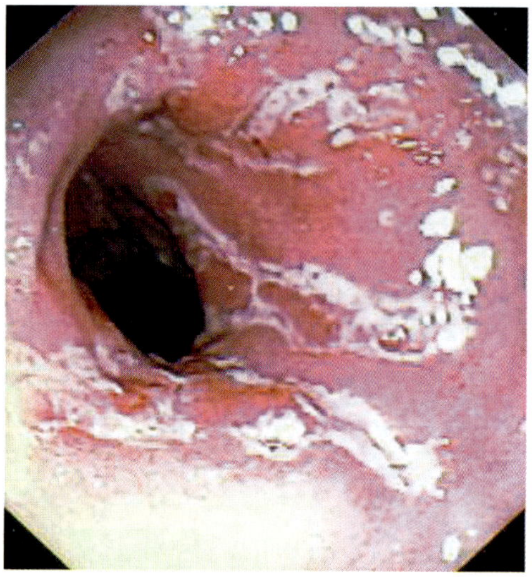

Abb. 24.16 Landkartenartige, fibrinbedeckte Ulzerationen der Kolonschleimhaut bei M. Crohn

Morbus Crohn Beim Morbus Crohn kann der **gesamte Gastrointestinaltrakt** von Lippen bis Anus betroffen sein. Am häufigsten sind das terminale Ileum und das Zökum befallen. Der Befall ist **diskontinuierlich** mit entzündeten Anteilen neben gesunder Mukosa. Typisch sind aphthoide Läsionen und landkartenartige Ulzerationen (Abb. 24.16). Tiefe **Ulzerationen** sind charakteristisch und führen zu einer transmuralen Entzündung. Das endoskopische und radiologische Bild des **Pflastersteinreliefs** entsteht durch Fissuren und Ulzerationen in intakter Mukosa. Stenosen und **Fisteln** sind häufige Komplikationen. Histopathologisch charakteristisch sind Granulome, die jedoch in den Biopsien oft nicht dargestellt werden können.

Colitis ulcerosa Die Colitis ulcerosa ist **auf das Kolon beschränkt**. Der Befall ist **kontinuierlich** aufsteigend. Die Entzündung beginnt immer distal im Rektum und ist oft proximalwärts an Intensität abnehmend. Die Entzündung ist oberflächlich und auf die Mukosa begrenzt. Endoskopisch imponieren ein granuläres Erythem mit samtartiger Mukosaoberfläche und fehlender Gefäßzeichnung. Oberflächliche Ulzerationen sind oft von Fibrin und Eiter belegt. Häufig werden spontane Blutungen und Pseudopolypen beobachtet. **Histopathologisch** charakteristisch sind die ausgeprägte Störung der Kryptenarchitektur sowie Granulozyteninfiltrate, Kryptenabszesse und Verlust von Becherzellen.

Differenzialdiagnose

Differenzialdiagnostisch müssen **infektiöse Kolitiden** und – bei Säuglingen – die **kuhmilchinduzierte Kolitis** in Erwägung gezogen werden. Eine endoskopisch und histologisch charakteristische Spezialform der infektiösen Kolitis ist die durch Clostridium difficile verursachte **pseudomembranöse Kolitis**. Die kuhmilchinduzierte Kolitis kommt vorwiegend bei Säuglingen vor und wird durch Kuhmilchproteine in der Nahrung ausgelöst. Sie tritt auch häufig bei gestillten Säuglingen auf, wahrscheinlich ausgelöst durch Kuhmilchproteine in der Muttermilch. Seltene Kolitisformen sind die choleretische Kolitis (verursacht durch Gallensäuren bei Unterbrechung des enterohepatischen Kreislaufs nach Ileumresektion), mikroskopische Kolitis, kollagenöse Kolitis, »diversion colitis« (nach Ausschalten der Kolonkontinuität infolge einer Ileostomie), Strahlenkolitis und ischämische Kolitis.

Therapie

Die **medikamentöse Therapie** der chronisch-entzündlichen Darmerkrankungen besteht aus entzündungshemmenden und immunsuppressiven Medikamenten.

Medikamente wie Mesalazin oder Sulfasalazin sind bei leichter bis mittelgradiger Colitis ulcerosa indiziert. Ihre Wirkung beim Morbus Crohn ist weniger gut dokumentiert. Kortikosteroide werden eingesetzt, falls die **entzündungshemmende Therapie** ungenügend ist. Bei Steroidresistenz respektive Steroidabhängigkeit stehen andere **immunsuppressive Medikamente** zur Verfügung. Am meisten Erfahrung besteht für das Azathioprin sowie seinen Metaboliten 6-Mercaptopurin. Alternativ kann Methotrexat verwendet werden, wobei bisher bei Kindern kaum Studienresultate vorliegen. Bei Patienten mit schwerem, Therapie-resistentem Morbus Crohn oder bei ausgeprägter Fistelbildung können der **monoklonale Anti-TNF-Antikörper** (z. B. Infliximab, Adalimumab) eingesetzt werden.

Antibiotika (Metronidazol, Clarithromycin, nach Abschluss des Wachstums auch Ciprofloxacin) sind bei Patienten mit Morbus Crohn und Kolonbefall und bei Fistelbildung indiziert.

Eine ausschließlich **enterale Ernährung** kann bei Patienten mit Morbus Crohn eine Remission induzieren. Diese muss wegen Akzeptanzproblemen über eine nasogastrische Sonde durchgeführt werden. Dadurch kann die Compliance beeinträchtigt werden.

Eine **chirurgische Therapie** ist bei Komplikationen wie Fisteln, Abszessen, Strikturen und Blutungen bei Patienten mit Morbus Crohn indiziert. Etwa 50–75% der Patienten mit Morbus Crohn müssen sich innerhalb der ersten 10–15 Jahre nach Diagnosestellung einem operativen Eingriff unterziehen.

Indikation für eine **totale Kolektomie** bei Patienten mit Colitis ulcerosa sind Therapieresistenz, massive intestinale Blutung oder Perforation. Rund 10–25% der Kinder mit Colitis ulcerosa benötigen eine Kolektomie innerhalb von 5 Jahren nach Diagnosestellung.

24.8.4 Infektiöse Kolitis

Salmonellen Unterschieden werden typhoide (Salmonella typhi, Salmonella paratyphi, u. a.) und die nichttyphoiden Salmonella enteritidis, von denen über 200 Serotypen existieren. Das Reservoir für die nichttyphoiden Salmonellen sind verschiedene Tierarten, in Europa am wichtigsten ist der Befall des Geflügels. Die Hauptübertragungsquelle sind deshalb Lebensmittel aus Hühnerfleisch und Eiern.

> **Nichttyphoide Salmonellen sind die häufigsten Erreger der bakteriellen Enteritis in der westlichen Welt.**

Oft kommt es bei dieser Infektion auch zu einer Kolitis. Typische **Symptome** sind Diarrhö, Bauchkrämpfe und Fieber. Bei Kolonbeteiligung können blutige Stühle auftreten. Die **Diagnose** wird durch Bakteriennachweis im Stuhl (oder Essensresten) gestellt.

Eine Salmonellenenteritis wird in der Regel nicht antibiotisch behandelt, da der Krankheitsverlauf damit nicht abgekürzt wird und die Ausscheidungsdauer von Salmonellen verlängert werden kann. In folgenden Situationen ist jedoch eine **antibiotische Behandlung** mit Cotrimoxazol, Amoxicillin oder Cephalosporinen indiziert:

- Säuglinge <2 Monate,
- immunsupprimierte Patienten,
- Patienten mit anderen gastrointestinalen Grunderkrankungen,
- Patienten mit einer schweren, salmonelleninduzierten Kolitis.

Shigellen Im Gegensatz zu den Salmonellen ist der Mensch der einzige Wirt von Shigellen. **Infektionsquelle** sind menschliche Fäzes.

Tab. 24.12 Pathogene Escherichia-coli-Stämme

E.-coli-Stamm	Pathogenese	Epidemiologie	Klinik
Enteropathogen (EPEC)	Adhärenz	Säuglinge und Kinder Epidemien	Wässrige Diarrhö
Enterotoxisch (ETEC)	Adhärenz Enterotoxine	Säuglinge und Kinder in Entwicklungsländern Reisediarrhö	Wässrige Diarrhö Wässrige Diarrhö
Enteroinvasiv (EIEC)	Adhärenz Mukosainvasion Zytotoxin	Kinder und Erwachsene Nahrungsmittelintoxikation Trinkwasserverunreinigung	Blutig-schleimige Diarrhö Fieber
Enterohämorrhagisch (EHEC)	Zytotoxin Adhärenz	Kinder und Erwachsene Nahrungsmittelintoxikation (Hamburger)	Blutige Diarrhö Hämolytisch-urämisches Syndrom
Enteroaggregativ (EaggEC)	Adhärenz	Kinder in Entwicklungsländern	Akute wässrige und chronische Diarrhö
Diffus adhärent (DAEC)	Adhärenz	Kinder in Entwicklungsländern	Akute und chronische Diarrhö

Die Infektion tritt deshalb vor allem bei schlechten hygienischen Verhältnissen auf. Fliegen können als Vektoren auftreten.

Shigelleninfektionen des Dünndarms verursachen Diarrhö, Fieber und Kopfschmerzen, während sich Infektionen des Dickdarms vorwiegend mit Bauchkrämpfen, Tenesmen und blutig-schleimigen Stühlen manifestieren. Seltene **Komplikationen** sind hämolytisch-urämisches Syndrom, Sepsis, Reiter-Syndrom, Darmperforation und die fulminant verlaufende toxische Enzephalopathie.

Die **Diagnose** wird durch Bakteriennachweis im Stuhl erhärtet. Eine **antibiotische Therapie** kürzt die Krankheitsdauer ab und eliminiert die Erreger aus dem Stuhl. Cotrimoxazol ist das Antibiotikum der ersten Wahl. Die Therapiedauer beträgt 5 Tage. Bei einem ausschließlichen Dünndarmbefall ist die spontane Krankheitsdauer limitiert auf 2–3 Tage, sodass eine antibiotische Therapie im Gegensatz zur Kolitis nicht nötig ist.

Escherichia coli Bakterien der Spezies Escherichia coli bilden einen großen Teil der **normalen menschlichen Darmflora**. Sechs verschiedene Stämme von E. coli können bei entsprechender Disposition jedoch pathogen werden und Enterokolitiden sowie andere Erkrankungen verursachen (Tab. 24.12).

Die **Diagnose** ist schwierig, da die Enterokolitis verursachenden E. coli mit traditionellen Nachweismethoden nicht von den in der normalen Stuhlflora vorhandenen Coli-Bakterien abgegrenzt werden können. In speziellen Situationen (Epidemien, hämolytisch-urämisches Syndrom) kann eine Serotypisierung durchgeführt werden.

Säuglinge mit EPEC-induzierter Diarrhö können oral mit nichtabsorbierbaren **Antibiotika** (Neomycin, Garamycin) oder Cotrimoxazol behandelt werden. Bei systemischen Infektionen muss eine parenterale Antibiotikatherapie durchgeführt werden.

Eine in der Pädiatrie klinisch wichtige Komplikation einer Infektion mit EHEC ist das **hämolytisch-urämische Syndrom**, welches oft durch den Stamm E. coli O157:H7 verursacht wird.

Pseudomembranöse Kolitis Sporen von **Clostridium difficile** werden aus der Umgebung akquiriert oder fäkaloral von Mensch zu Mensch übertragen. Säuglinge und Kleinkinder sind mit Clostridium difficile besiedelt, ohne dass klinische Symptome auftreten. Nach dem Alter von 2 Jahren sinkt die Kolonisationsrate deutlich ab. Die pseudomembranöse Kolitis wird durch Infektion mit **toxinproduzierenden** Clostridium difficile verursacht.

Ein wichtiger Risikofaktor für die Entwicklung einer pseudomembranösen Enterokolitis ist die Verwendung von systemischen Antibiotika, welche die physiologische Darmflora verändern.

Die **klinischen Symptome** sind Diarrhö, Bauchkrämpfe, Fieber, abdominale Abwehrspannung sowie blutig-schleimige und teilweise eitrige Stühle. Endoskopisch findet sich eine gerötete Mukosa mit 2–5 mm großen, gelblichen, erhabenen Plaques.

Die **Diagnose** kann endoskopisch gestellt werden oder durch Nachweis von Clostridien und Toxinen im Stuhl. Die **Behandlung** besteht in einem Abbrechen der auslösenden Antibiotikatherapie und Gabe einer spezifischen Therapie gegen Clostridium difficile: Metronidazol oral oder intravenös sowie Vancomycin oral sind die Medikamente der Wahl. Die Therapiedauer ist 10 Tage. Rezidive sind häufig.

Virale Gastroenteritis ▶ Kapitel 25.11, Protozoen (Amöbenkolitis) ▶ Kap. 18.1, Würmer (Oxyureninfektion) ▶ Kap. 18.2.

24.8.5 Nichtinfektiöse akute Kolitis

Kuhmilchproteininduzierte Kolitis Im Rahmen einer Kuhmilchproteinintoleranz im **Säuglingsalter** kann sich eine Kolitis entwickeln. **Klinische Symptome** sind blutiger und schleimiger Stuhlabgang bei sonst klinisch unauffälligen Säuglingen. **Endoskopisch** findet sich eine gerötete, fragile Schleimhaut im Rektum und distalen Kolon. Gelegentlich finden sich auch oberflächliche aphthoide Ulzerationen und Blutungsneigung. **Histopathologisch** zeigt sich eine zelluläre Infiltration mit vermehrten eosinophilen Granulozyten und Kryptenabszessen.

Die **Therapie** besteht in einer strikt kuhmilchproteinfreien Ernährung der stillenden Mutter und des betroffenen Säuglings. Für Säuglinge stehen dafür extensiv hydrolysierte oder Aminosäurenbasierte Säuglingsnahrungen zur Verfügung. Die Therapie wird in der Regel für mehrere Monate durchgeführt, höchstens jedoch bis zum Ende des 1. Lebensjahres. Praktisch immer werden Milchprodukte von den Betroffenen zu einem späteren Zeitpunkt wieder gut vertragen.

Purpura Schönlein-Henoch Diese akut auftretende, gelegentlich schubweise verlaufende, immunologisch ausgelöste Vaskulitis von

Tab. 24.13 Wichtige intestinale Polypen

	Juvenile Kolonpolypen	Familiäre adenomatöse Polyposis (FAP)	Peutz-Jeghers-Syndrom	(Generalisiertes) juveniles Polyposis-Syndrom
	(Hamartom)	(Adenome)	(Hamartom)	(Hamartom)
Lokalisation	Kolon	Kolon, Magen, Dünndarm	Gesamter Magen-Darm-Trakt	Gesamter Magen-Darm-Trakt (bevorzugt: Rektosigmoid)
Erblichkeit	Keine	Autosomal-dominant	Autosomal-dominant mit unterschiedlicher Penetranz	Autosomal-dominant
Klinik	Hämatochezie, Bauchschmerzen, Diarrhö, Obstipation	Diarrhö, Bauchschmerzen, Hämatochezie	Bauchschmerzen, Anämie durch gastrointestinale Blutungen	Hämatochezie, Anämie, Diarrhö, Bauchschmerzen, Invagination
Prädilektionsalter	2–5 Jahre	Adoleszenz bis 30. Lebensjahr	Schulalter, Adoleszenz	Vorschul- und Schulalter
Entartungsrisiko	Keines	Obligate Präkanzerose (Kolon)	Ja (Duodenum, Jejunum, Kolon)	Etwa in 50%
Therapie	Polypektomie	Kolektomie	Polypektomie	Polypektomie

kleinen und mittleren Gefäßen führt typischerweise zu Hautmanifestationen (Purpura, Suffusionen) und Gelenkschwellungen. Eine Darmbeteiligung mit Vaskulitis im Dünn- und Dickdarm ist nicht selten und führt zu **Darmkoliken und -blutungen**. Weniger häufig ist die Nierenbeteiligung (Hämaturie), sehr selten die ZNS-Beteiligung (Krämpfe). Die Ursache der Vaskulitis ist unklar. Die Prognose ist ausgezeichnet, außer bei Komplikationen mit schwerer Darm-, Nieren- oder ZNS-Beteiligung. ▶ Kap. 15.8.1.

24.8.6 Darmpolypen

Gastrointestinale Polypen kommen während der Kindheit gelegentlich vor. In der Regel präsentieren sie sich durch **rektale Blutung**. Meistens handelt es sich um singuläre Kolonpolypen. Einzelheiten weiterer, seltener intestinaler Polypen sind in Tab. 24.13 aufgeführt.

24.9 Die akute gastrointestinale Blutung

J. Henker

Grundlagen

Eine massive, akute gastrointestinale Blutung ist immer ein Notfall und muss stationär behandelt werden. Hämodynamische Auffälligkeiten treten bei einer schweren Blutung mit Verlust von mehr als 20% des intravasalen Blutvolumens auf (Hypotonie, Tachykardie). Liegt die Blutungsquelle vor der Flexura duodenojejunalis, spricht man von einer **oberen gastrointestinalen Blutung**, im anderen Falle von einer **unteren gastrointestinalen Blutung**. Die Blutung kann makroskopisch sichtbar oder okkult sein.

Typisches Zeichen einer oberen Magen-Darm-Trakt-Blutung ist das Bluterbrechen (**Hämatemesis**), meist als **kaffeesatzartiges Hämatinerbrechen** durch die Umwandlung des Hämoglobins zu Häminchlorid unter dem Einfluss der Magensalzsäure. Abgang von Blut mit dem Stuhl wird als **Hämatochezie** bezeichnet. Zur **Meläna** (Teerstuhl) kommt es bei einer oberen gastrointestinalen Blutung oder durch bakterielle Prozesse im Dickdarm, wenn das Blut dort länger verweilt.

Angaben zum Umfang des Blutverlustes sind meist unsicher, sodass besser der Zustand des Patienten (Kreislaufverhältnisse) und die Hämoglobin- und Hämatokritwerte beurteilt werden sollte.

Bei der **Anamneseerhebung** ist wichtig, die Beschaffenheit des Blutes (schaumig, hell- oder dunkelrot, schwärzlich, dem Stuhl aufgelagert oder mit diesem vermischt), Begleitsymptome (Bauchschmerzen, Erbrechen, Fieber, Verletzungen, Hämaturie, Petechien an der Haut, kutane Hämangiome) sowie Medikamenteneinnahme (nichtsteroidale Antirheumatika, Antikoagulanzien, Thrombozytenaggregationshemmer) zu erfragen. Die wichtigsten Ursachen für eine akute gastrointestinale Blutung sind in Tab. 24.14 dargestellt.

Diagnostik

Labor Folgende paraklinische Parameter sollten sofort bestimmt werden: Blutbild einschließlich Thrombozyten,Thromboplastinzeit (Quick-Wert, INR), partielle Thromboplastinzeit, Blutgasanalyse, Elektrolyte, Serumkreatinin, Blutgruppe.

Blutungslokalisation Geeignete Maßnahmen zur Blutungslokalisation sind die obere und untere Endoskopie, die Szintigraphie und die Angiographie. Sonographie und Radiographie dienen eher der Ursachenfindung. Eine schwere Blutung mit hämodynamischen Auswirkungen erfordert aus diagnostischen, zum Teil auch aus therapeutischen Gründen immer eine **Notfallendoskopie** (innerhalb von 12 h von Beginn der Symptomatik an). Gelingt vorher die Kreislaufstabilisierung nicht, ist eine Laparotomie zu erwägen. Bei der **Szintigraphie** wird entweder der Blutaustritt in den Gastrointestinaltrakt mit ^{99m}Tc-markierten Eigenerythrozyten erfasst; die Blutung muss wenigstens 0,1 ml/min betragen. Oder es wird Technetium-^{99m}Pertechnetat zum Nachweis eines Meckel-Divertikels mit ektoper Magenschleimhaut verwendet. Ein **Meckel-Divertikel**, Rest des Ductus omphaloentericus, haben 1,5–3% der Bevölkerung. 90% der Divertikel sind mit Dünndarmschleimhaut ausgekleidet, 10% mit ektopem Gewebe (Magen-, Duodenal- oder Kolonschleimhaut, selten Pankreasgewebe). Im Falle ektoper Magenschleimhaut kann es durch die Säure- und Pepsineinwirkung zu Ulzeration und Blu-

Tab. 24.14 Ursachen einer akuten Gastrointestinalblutung im Kindesalter

Schleimhautläsion	Ulkus, Mallory-Weiss-Syndrom, Meckel-Divertikel, Darmduplikatur, Tumor (inkl. Polyp), Entzündung, Verletzung, Fissur
Koagulopathie	Hämophilie, Antikoagulanzien, Vitamin-K-Mangel
Vasopathie	Purpura Schönlein-Henoch (»Purpura abdominalis«), hämolytisch-urämisches Syndrom, Angiodysplasie
Sonstiges	Ösophagusvarizen, Hämorrhoiden, Invagination, intestinale Malrotation und Malformation, vorgetäuschte Blutung (Meläna spuria durch verschlucktes maternales Blut; Dunkelfärbung des Stuhles durch Nahrungsmittel oder Medikamente)

tung kommen. Die so symptomatischen Patienten sind meist jünger als 16 Jahre. Ein blutendes Meckel-Divertikel ohne ektope Magenschleimhaut ist eine Rarität.

Bei der Methode mit Technetium-^{99m}Pertechnetat gibt es in Bezug auf ein Meckel-Divertikel sowohl falsch-positive als auch falsch-negative Ergebnisse. So kann eine **zystische Darmduplikatur** identische Befunde ergeben, was jedoch für das therapeutische Vorgehen belanglos ist. In beiden Fällen muss die Blutungsquelle chirurgisch entfernt werden.

Eine **Angiographie** im Rahmen einer akuten gastrointestinalen Blutung ist im Kindesalter selten notwendig. Sie ist dann indiziert, wenn mit Endoskopie und Szintigraphie keine Klärung des Blutungsorts möglich ist. Um die Blutungsquelle lokalisieren zu können, ist ein Blutaustritt in das Darmlumen von mindestens 0,5 ml/min notwendig.

24.9.1 Gastrointestinalblutung im Säuglings- und Kleinkindesalter

Diagnose

Eine Blutung in diesem Alter ist eine besondere diagnostische Herausforderung. Bei einer Hämatochezie interessiert die Art der Ernährung (Muttermilch oder Formula), die Beschaffenheit und Häufigkeit des Stuhles sowie gegebenenfalls Beimengungen. Die Vitamin-K-Prophylaxe ist zu kontrollieren, um insbesondere Spätblutungen bei gestillten Kindern auszuschließen.

Bei der **klinischen Untersuchung** sollte bei der Analinspektion auf Rhagaden oder Fissuren geachtet, der Sphinktertonus und die Ampulle (leer beim höhersitzenden Morbus Hirschsprung) beurteilt werden. Bei gestillten Kindern ist die mütterliche Brust auf Rhagaden oder ein Wundsein hin zu untersuchen. Mithilfe des **Apt-Testes** ist fetales und maternales Blut und damit eine Hämatochezia vera und spuria zu unterscheiden. Der Test beruht darauf, dass fetales Hämoglobin gegenüber Alkali resistenter ist als adultes Hämoglobin. Voraussetzung für den Test ist das Vorhandensein von intaktem Hämoglobin; d. h. er ist nicht geeignet bei Teerstuhl oder Hämatin.

Mikrobiologische Stuhluntersuchung Mikrobiologische Stuhluntersuchungen dienen dem Ausschluss oder Nachweis einer Enterokolitis durch pathogene Keime.

Exkurs

Durchführung des Apt-Tests

- Ein Teil bluthaltiger Stuhl wird mit 5 Teilen (destilliertem oder Leitungs-) Wasser in einem Reagenzglas verdünnt und damit die Erythrozyten lysiert.
- Nach Zentrifugation 1–2 min bei 2000 rpm wird der rosafarbene Überstand mit dem Hämoglobin gewonnen und ggf. filtriert.
- 5 ml der Hämoglobinlösung werden mit etwa 1 ml 1%iger (= 0,25 N) Natronlauge gemischt.
- Nach 2 min wird die Farbe beurteilt: Farbumschlag von rosa zu braun-gelb bei adultem Hämoglobin, unveränderte rosa Farbe bei fetalem Hämoglobin.

Bei einer gastrointestinalen Verlaufsform einer **Fremdeiweißintoleranz** (Kuhmilcheiweiß, Sojaeiweiß) kann es zu einer Kolitis mit blutigen, schleimigen Stühlen kommen. Auch bei vollgestillten Kindern können über die Muttermilch Bruchstücke von Nahrungsproteinen, z. B. von Kuhmilch, Eiern und Fleisch eine allergische Kolitis mit zum Teil schweren, aphthösen und ulzerösen Veränderungen induzieren. Meist findet man histologisch und im Differenzialblutbild eine Vermehrung der eosinophilen Granulozyten daher auch der Name »eosinophile Proktokolitis«.

Bei Verdacht auf eine durch **Innervationsstörung** bedingte Enterokolitis sind die anorektale Manometrie, eine Trochoskopie und die Bestimmung der Kolontransitzeit durchzuführen. Bestätigt wird eine Innervationsstörung durch eine Rektumstufenbiopsie mit histologischer und biochemischer Untersuchung der Biopsien.

Bei einer **oberen gastrointestinalen Blutung** sollte bei Brech- und Spuckneigung an einen gastroösophagealen Reflux bzw. an ein Mallory-Weiss-Syndrom gedacht werden. Selten ist ein Magen- oder Duodenalulkus in diesem Alter die Ursache einer Hämatemesis.

Nekrotisierende Enterokolitis (▶ Kap. 7.9) und Darminvagination (▶ Kap. 36.7.8) als Ursachen für eine **untere gastrointestinale Blutung** werden an anderer Stelle beschrieben.

24.10 Chronisches Bauchschmerzsyndrom

J. Henker

Definition

Das chronische Bauchschmerzsyndrom, an dem etwa 15% der Kinder leiden, ist Teil der kürzlich neu definierten funktionellen gastrointestinalen Beschwerden bei Kindern im Alter von 4–18 Jahren, auch als Rom-III-Kriterien bezeichnet. Es ist definiert als episodisch oder kontinuierlich bestehende Beschwerden, die wenigstens 1-mal/Woche über wenigstens 2 Monate auftreten. In diesen Phasen ist die körperliche Aktivität eingeschränkt.

Pathogenese

Pathophysiologisch wird das chronische Bauchschmerzsyndrom derzeit mit einer Irritation des intestinalen Nervensystems (»gut brain«) durch Motilitätsstörungen und Hyperalgesie auf verschiedene Reize wie Dehnung, Essen, Hormone oder psychologischen Stress erklärt.

Anatomische, metabolische, infektiöse, entzündliche oder neoplastische Ursachen müssen ausgeschlossen werden. Auch die abdominale Migräne und das irritable Kolonsyndrom (funktionelle Bauchschmerzen mit Stuhlauffälligkeiten) gehören nicht zum chronischen Bauchschmerzsyndrom.

▪▪ Diagnose

Bei Kindern mit funktionellen Bauchschmerzen besteht oft ein Leidensdruck durch Probleme in der Schule oder in der Familie. Häufig lässt sich eine positive Familienanamnese hinsichtlich chronischer, auch maligner Erkrankungen, insbesondere des Magen-Darm-Traktes, erheben. Die Diagnostik zum Ausschluss organischer Ursachen sollte sparsam und stufenweise durchgeführt werden.

Diagnostik bei chronisch-rezidivierenden Bauchschmerzen im Kindesalter

- Anamnese
- Klinische Untersuchung (auch ano-digital)
- Laboruntersuchungen (u. a. Blutbild, Entzündungsparameter, Urinstatus, Leberwerte, Gesamteiweiß, Albumin, Kreatinin, Eisenstatus, Stuhl: pathogene Keime, Parasiten, okkultes Blut, fäkale Elastase 1)
- Abdomensonographie
- Bestimmung zöliakiespezifischer und anderer intestinaler Antikörper
- H_2-Atemtests
- Gynäkologische Untersuchung
- Endoskopie, Dünndarmbiopsie, pH-Metrie
- Röntgen (Thorax, Magen-Darm-Passage)

Empfehlenswert ist die Durchführung einer Abdomensonographie, da sich mit dieser nichtinvasiven, kaum belastenden Methode Änderungen von Größe und Textur der Organe, raumfordernde Prozesse, Darmwandverdickungen, Lageanomalien der Abdominalorgane, Konkremente und Pankreaspseudozysten gut erkennen lassen.

Wasserstoffatemtests erlauben Rückschlüsse auf die Kohlenhydratverdauung und eine mögliche bakterielle Überwucherung im Dünndarm. Bei positivem Zöliakie-Antikörpernachweis (Endomysium-Antikörper, Antikörper gegen Gewebstransglutaminase) sollte eine glutensensitive Enteropathie noch durch eine Dünndarmbiopsie bestätigt werden. Gegebenenfalls sollten seltene metabolische Bauchschmerzursachen, wie eine Hyperlipidämie, Porphyrie, Ketoazidose, Makroamylasämie oder hämolytische Krisen durch entsprechende laborchemische Untersuchungen ausgeschlossen werden.

Hinweise auf andere, nicht funktionelle Ursachen sind:

- Gedeihstörung,
- verzögerte Pubertät,
- Schmerzen entfernt vom Nabel,
- Dysphagie,
- persistierendes Erbrechen,
- gastrointestinaler Blutverlust (Hämatin-/Bluterbrechen, Meläna/Hämatochezie),
- nächtlicher Durchfall,
- positive Familienanamnese: chronisch-entzündliche Darmerkrankung, Zöliakie,
- Aufwachen durch nächtliche Bauchschmerzen,
- begleitende Arthritis,
- Mundaphthen, perianale Läsionen,
- unklares Fieber.

Therapie Die Therapie des chronischen Bauchschmerzsyndroms besteht vor allem in der Beruhigung der Eltern und des Kindes, dass keine ernsthafte Erkrankung vorliegt Konflikt- bzw. Belastungssituationen sollten nach Möglichkeit beseitigt, zumindest aber besprochen werden. Gegebenenfalls ist ein Psychologe in den Behandlungsplan einzubeziehen.

24.11 Akute Gastroenteritis

J. Henker

▪▪ Ätiologie

Die akute Gastroenteritis ist infektiöser Natur. Von Bedeutung sind folgende Erreger:

- **Viren**: Rota-, Noro-, Adeno-, Entero- und Astro -Viren.
- **Bakterien**: Salmonellen, Shigellen, enteropathogene, enterotoxische und enterohämorrhagische E.-coli-Bakterien, Campylobacter jejuni, Yersinien, Clostridium difficile, Choleravibrionen und selten Staphylococcus aureus,
- **Protozoen**: Lamblien (Giardia intestinalis), Entamoeba histolytica, Kryptosporidien.

> **Virale Enteritiden und die meisten der durch bakterielle Toxine bedingten Gastroenteritiden sind selbstlimitierend und bedürfen nur einer symptomatischen Behandlung.**

Blutige oder eitrige Durchfälle sind dagegen Folge einer invasiven Infektion, die auch durch den Nachweis von Fäkalleukozyten erkannt werden kann.

Häufigster Erreger einer akuten Gastroenteritis – bei Kindern bis zum 4. Lebensjahr in etwa 40% aller Fälle – ist das hoch kontagiöse **Rotavirus**. Jährlich versterben weltweit (Entwicklungsländer!) ca. 0,5 Mio. Kinder in den ersten 5 Lebensjahren an einer rotavirusbedingten Gastroenteritis. Mit der Einführung der Rotavirusschluckimpfung ist die Zahl der Rotaviruserkrankungen insgesamt, aber vor allem die schweren Erkrankungen mit Hospitalisierung zurückgegangen. Mancherorts führen jetzt die Noroviren die Ursachenstatistik der akuten Gastroenteritis an.

▪▪ Pathophysiologie

Leitsymptom der akuten Gastroenteritis sind pathologische Stuhlentleerungen hinsichtlich Frequenz, Konsistenz, Farbe, Geruch und Beimengungen (Blut, Schleim Eiter) in fast allen Fällen verbunden mit Erbrechen (**Brechdurchfall**).

Normalerweise diffundiert das Wasser aus dem Darmlumen passiv durch die Darmwand in die Blutzirkulation entsprechend einem osmotischen Gradienten. Beim Zustandekommen dieses Gradienten ist maßgeblich die **Natriumpumpe** (Na^+, K^+-ATPase) in den Enterozyten beteiligt, die intrazelluläres Na^+ ständig aus der Zelle befördert. Störungen dieses Mechanismus durch Einwirkung von Enterotoxinen von E. coli, Salmonellen, Shigellen, Campylobacter jejuni und Yersinien lösen eine **sekretorische Diarrhö** aus. Die Stuhlwasserosmolalität ist dabei >400 mosmol, im Gegensatz zur **osmotischen Diarrhö**, wo sie <300 mosmol beträgt. Ursache einer osmotischen Diarrhö ist der morphologisch fassbare Zellschaden bis hin zur (partiellen oder totalen) Zottenatrophie, ausgelöst durch Viren, Bakterien oder Protozoen.

> **Während die osmotische Diarrhö bei Nulldiät sistiert, ist die Stuhlmenge bei einer sekretorischen Diarrhö dadurch kaum beeinflussbar.**

Je nachdem, in welchem Verhältnis die Salz- und Wasserverluste stehen, unterscheidet man eine

- isotonische oder isonatriämische Dehydratation (Salzverlust = Wasserverlust; Serumnatrium 130–150 mmol/l),
- hypotone oder hyponatriämische Dehydratation (Salzverlust > Wasserverlust; Serumnatrium <130 mmol/l),
- hypertone oder hypernatriämische Dehydratation (Salzverlust < Wasserverlust, Serumnatrium >150 mmol/l).

Klinik

Das klinische Bild der akuten Gastroenteritis ist sehr variabel und hängt vor allem vom Grad der Dehydratation ab.

Danach ist eine **leichte Gastroenteritis** (Dyspepsie, Brechdurchfall) ohne wesentliche Dehydratation mit einem Flüssigkeitsverlust bis 3% des Körpergewichtes von einer **schweren (Prä-) Toxikose** mit erheblichem Wasserverlust bis zum hypovolämischen Schock und zum Koma zu unterscheiden.

Bei der **akuten Gastroenteritis ohne Dehydratation** sind die Kinder zunächst wenig beeinträchtigt; es zeigt sich als »Morgenröte« der Erkrankung ein Wundsein im Anogenitalbereich als Folge der Dyschylie. Rasch kommt es zum Erbrechen und zur Entleerung häufiger, dünner bis wässriger, spritzender, übel riechender, zum Teil blutiger und schleimiger Stühle. Die Körpertemperatur ist meist nur mäßig erhöht, hohes Fieber ist die Ausnahme. Eine gezielte Diagnostik in Form von **mikrobiologischen Stuhluntersuchungen** ist nicht zwingend notwendig. Sie sollte aber immer bei sehr jungen Säuglingen, bei Kindern mit blutigen oder eitrigen Durchfällen, bei kürzlichem Aufenthalt in Risikoländern, bei Verdacht auf eine nosokomiale Infektion bei Patienten mit einem schweren Grundleiden, bei septischen Verläufen oder bei onkologischen und immunsuppremierten Patienten durchgeführt werden, gegebenenfalls muss der Erregernachweis auch in Blutkulturen versucht werden.

Bei der **akuten Gastroenteritis mit Flüssigkeitverlust >3%** ist die klinische Symptomatik vom Grad der Exsikkose abhängig (Tab. 24.15). Der zunehmende Wasserverlust durch Erbrechen, Diarrhö und Fieber mit Perspiratio sensibilis und insensibilis führt zur Hypovolämie mit **Minderdurchblutung lebenswichtiger Organe**. Durch verstärkte anaerobe Glykolyse und die eingeschränkte Entgiftungsfunktion von Niere und Leber, insbesondere für saure Stoffwechselprodukte, kommt es zur **metabolischen Azidose** und reflektorisch zu einer vertieften, frequenten, thorakalen Atmung.

Oft ist eine Kaliumerhöhung als Folge einer Verschiebung aus dem Intrazellularraum (Transmineralisation infolge Versagens der Natriumpumpe) in das Blut auffällig. Je nach Natriumkonzentration im Serum ist eine isotone/hypotone von einer hypertonen Dehydratation zu differenzieren.

Die **hypertone Dehydratation** beschreibt einen pathophysiologischen Zustand, dem außer einer akuten Gastroenteritis auch andere Ursachen zugrunde liegen können (hohe orale Natriumaufnahme, fehlerhafte Infusionsbehandlung, exzessives Schwitzen). Die erhöhte Natriumkonzentration im Extrazellulärraum führt zur erhöhten Osmolalität in der Extrazellularflüssigkeit mit der Folge eines Wasserausstroms aus der Zelle.

Die Hirnnervenzellen wirken dem durch Bildung von osmotisch wirkenden Substanzen (Aminosäuren, speziell Taurin) entgegen. Da deren Abbauzeit 8–12 h beträgt, ist die Infusionstherapie so zu steuern, dass der Serum-Natriumwert wegen der Gefahr eines Dysäquilibriumsyndroms nur langsam gesenkt wird.

> **Kinder mit einer hypertonen Dehydratation sind meist unruhig, krampfbereit und zeigen in der Regel einen teigigen, aber nicht reduzierten Hautturgor.**

Therapie

Je nach Schweregrad umfasst die Therapie:
- Rehydratation- und Kreislaufstabilisierung,
- Ausgleich von Imbalanzen im Elektrolyt- und Säure-Basen-Haushalt,
- rasche Realimentation.

Tab. 24.15 Klinische Beurteilung einer Dehydratation

	Gewichtsverlust	Symptome
Leichte Dehydratation	<3% des KG	Durstig, unruhig
Mittelschwere Dehydratation	3–8% des KG	Apathisch, trockene Schleimhäute, graues Hautkolorit, Hyperventilation, halonierte Augen, seltener Lidschlag, Hautturgor reduziert, Oligurie, eingesunkene Fontanelle, Kapillarfüllung verlängert
Schwere Dehydratation (Toxikose)	≥9% des KG	Zusätzlich: deutliche Bewusstseinstrübung bis zum Koma, stehende Bauchhautfalte, Schocksymptomatik, Kapillarfüllung stark verlängert

Akute Gastroenteritis ohne Dehydratation Die akute Gastroenteritis ohne Dehydratation erfordert keine spezielle Behandlung; die Nahrungszufuhr muss nicht unterbrochen werden. Gestillte Säuglinge erhalten weiterhin Muttermilch, formulaernährte Säuglinge unverändert diese Nahrung. Bei Kleinkindern hat sich der Beginn mit Zwieback, Röstbrot, Grießbrei, Möhrensuppe oder -brei bewährt.

Akute Gastroenteritis mit Dehydratation Besteht eine Dehydratation, muss zunächst rehydriert werden. Fast immer ist die **Flüssigkeitszufuhr** oral/enteral möglich, nur in Ausnahmefällen intravenös. Die orale Rehydrierung sollte mit fertigen Oralytlösungen (ORL) in kleinen Portionen über 3–4 h durchgeführt werden. ORL enthalten Elektrolyte und Glukose. Der Natriumgehalt sollte 75 mmol/l nicht überschreiten. Bei einer **(Prä-)Toxikose** ist die intravenöse Flüssigkeitszufuhr Methode der Wahl.

Bei der Infusionstherapie der hypertonen Dehydratation ist eine langsame Absenkung des Serum-Natriumwertes und ein behutsame Anhebung des mehr oder minder erniedrigten pH-Wertes durchzuführen. Bei Natriumwerten über 160 mmol/l ist deshalb mit einer isotonen (0,9%) NaCl-Lösung zu beginnen, bei niedrigeren Natriumwerten genügt eine 2/3 isotone NaCl-Lösung.

> **Cave**
> **Besondere Erfahrung erfordert die Flüssigkeits- und Elektrolyttherapie der hypernatriämischen Dehydratation (Vermeiden von zu schneller Rehydrierung und Senkung der Hypernatriämie), da die Gefahr von Ganglienzellschäden im Gehirn und Krampfanfällen besteht.**

Eine **antibiotische Behandlung** ist bei den meist selbstlimitierenden Gastroenteritiden nicht notwendig. Sie ist bei bakteriell bedingten Infektionen nur dann indiziert, wenn es sich um einen septischen Verlauf handelt oder der betroffene Patient ein schweres Grundleiden hat. Auch bei Säuglingen im ersten Trimenon ist eine Antibiose zu erwägen.

In Studien konnte nachgewiesen werden, dass eine adjuvante Therapie mit **Probiotika** die Durchfallsdauer um bis zu 50 h reduzieren kann. Auch die Verabreichung des Sekretionshemmers Racecadotril verkürzt die Durchfallsdauer.

Zur **Prävention einer Rotavirus-Infektion** stehen in Deutschland 2 Schluckimpfstoffe zur Verfügung: ein monovalenter Impfstoff und ein pentavalenter gegen 5 Rotavirus-Serotypen.

▪▪ Prognose

Die Prognose ist gut bei Kindern aus Ländern mit gutem Sozial- und Lebensstandard. Sehr selten kommt es zum **postenteritischen Syndrom**, d. h. zu einer Persistenz der Durchfälle, meist verbunden mit einer Gedeihstörung. Ursachen können Schädigung der Darmschleimhaut (z. B. bei Rotavirusinfektion) mit folgender Intoleranz für Disaccharide, eine durch die bei geschädigter Schleimhaut vermehrte Aufnahme von Kuhmilcheiweiß bedingte Kuhmilcheiweißallergie oder eine bakterielle Überwucherung mit entsprechenden Folgen durch eine Störung der lokalen Darmimmunität sein. Nach Elimination dieser Nahrungsbestandteile kann nach 3–4 Wochen wieder normal ernährt werden.

In **Entwicklungsländern** sind Gastroenteritiden mit hoher Mortalität verbunden. Gründe sind unzureichender Ernährungszustand, mangelnde Hygiene, mangelndes Wissen und unterentwickelte medizinische Versorgung.

Literatur

Apt L, Downey WS (1955) »Melena« neonatorum: the swallowed blood syndrom, a simple test for the differentiation of adult and fetal hemoglobin in bloody stools. J Pediatr 47:6–12

Gerbes AL, Gülberg V, Sauerbruch T et al. (2011) S3-Leitlinie »Aszites, spontan bakterielle Peritonitis, hepatorenalesSyndrom«. Z Gastroenterol 49:749–779

Henker J (2012) Akute Pankreatitis im Kindesalter und pathologische Pankreasenzymwerte. Teil 1: Akute Pankreatitis im Kindesalter. Päd Praktische Pädiatrie 18: 198–202

Henker J (2012) Akute Pankreatitis im Kindesalter und pathologische Pankreasenzymwerte. Teil 2: Pathologische Pankreasenzymwerte. Päd Praktische Pädiatrie 18: 242–243

Henker J (2012) Exokrine Pankreasinsuffizienz im Kindesalter. Ernährungsumschau. 5: 294–301

Huber W, Schmidt RM (2007) Akute Pankreatitis: evidenzbasierte Diagnostik und Therapie. Dtsch Ärztebl 104:C1555–C1564

Husby S, Koletzko S, Korbonai-Szabo I, Mearin ML, Phillips A, Shamir R, Troncone R, Giersiepen K, Branski D, Catassi C, Lelgeman M, Maki M, Ribes-Koninckx C, Ventura A, Zimmer KP (2012) European Society for Pediatric Gastroenterology, Hepatology, and Nutrition Guidelines fort he Diagnosis of Coeliac Disease. JPGN 54: 136–160

Hyams JS (1996) Crohn's disease in children. Pediatr Clin North Am 43: 255–277

Krawinkel MB, Scholz D, Busch A, Kohl M, Wessel LM, Zimmer KP (2012) Chronisches Darmversagen im Kindesalter. Dtsch Ärztebl Int 109: 409–15

Leitlinien der Gesellschaft für Pädiatrische Gastroenterologie und Ernährung (GPGE) (2010) AWMF-Leitlinien-Register Nr. 068/020. Entwicklungsstufe: 1. Mukoviszidose (Cystische Fibrose): Ernährung und exokrine Pankreasinsuffizienz

Lifschitz CH (2002) Pediatric gastroenterology and nutrition in clinical practice. Marcel Dekker, New York Basel

Rasquin A, Di Lorenzo C, Forbes D, Guiraldes E, Hyams JS, Staiano A, Walker LS (2006) Childhood functional gastrointestinal disorders: child/adolescent. Gastroenterology 130:1527–1537

Rodeck B, Zimmer KP (Hrsg) (2012) Pädiatrische Gastroenterologie, Hepatologie und Ernährung, Springer, Berlin Heidelberg New York

Zimmer KP, Branski D (2011) Rare Inborn Defects Causing Malabsorption. In: Kliegman RM, Stanton B, St. Geme J, Schor N, Behrman RE (eds) Nelson Textbook of Pediatrics. 19th ed. Elsevier, Philadelphia, pp 1319–1322

Zimmer KP, Naim HY (2008) Genetically Determined Disaccharidase Deficiency Disaccharidases. In: Kleinman RE, Sanderson IR, Goulet O, Sherman PM, Mieli-Vergani G, Shneider BL (eds) Walker's Pediatric Gastrointestinal Disease. 5th ed, BC Decker, Hamilton, pp 275–287

Hämatologie – Onkologie

Hämatologie

C. M. Niemeyer, M. Lauten, U. Nowak-Göttl, A. Krümpel, R. Knöfler

C. P. Speer, M. Gahr (Hrsg), *Pädiatrie*,
DOI 10.1007/978-3-642-34269-1_25,

Einleitung

Trotz der Komplexität des hämatopoetischen Systems ist es möglich, bei der Mehrzahl aller Erkrankungen des Blutes und der blutbildenden Organe bei Kindern und Jugendlichen allein durch Anamnese, körperlichen Untersuchungsbefund und sorgfältige Analyse des Blutbildes einschließlich der mikroskopischen Betrachtung des Blutausstrichs zu einer Diagnose des Krankheitsbildes zu kommen. Weiterführende Untersuchungen machen in schwierigen Fällen, wie z. B. bei unbekannten Proteindefekten, nicht nur die Diagnose möglich, sondern auch die Entdeckung neuer pathophysiologischer Prinzipien hämatologischer Erkrankungen, wie an der nachfolgenden Begebenheit exemplarisch gezeigt wird.

25.1 Physiologie der Hämatopoese

25.1.1 Fetale und embryonale Blutbildung

Die Blutbildung beginnt ab dem 12. Gestationstag extraembryonal im Mesoderm des Dottersackes. Sie führt zunächst zur Bildung von großen kernhaltigen roten Blutkörperchen, ab der 8. Woche auch zu enukleierten Erythrozyten. Durch Auswanderung von pluripotenten Stammzellen der embryonalen Hämatopoese aus dem Dottersack über die Blutbahn in die Leber beginnt die definitive Hämatopoese ab Ende des 2. Monats in der Leber. Vom 3. bis 5. Monat ist die Leber das Hauptorgan der Hämatopoese. Blutbildung findet außerdem in der Milz, den Lymphknoten und im Thymus statt. Die Hämatopoese im Knochenmark beginnt ab dem 4. bis 5. Monat und ist der entscheidende Ort der Blutbildung in den letzten 3 Gestationsmonaten.

25.1.2 Hämatopoetische Stamm- und Progenitorzellen

Stammzellen sind **pluripotent**, d. h. sie haben die Eigenschaft zur Selbsterneuerung wie auch die Fähigkeit zur Differenzierung in reifere Zellen. Hämatopoetische Stammzellen können nicht nur in Blutzellen, sondern auch in Zellen anderer Gewebe ausreifen (Plastizität). Sie sind morphologisch nicht von Lymphozyten zu unterscheiden, lassen sich aber durch die Expression von Oberflächenantigenen wie CD34 und CD133 immunphänotypisch beschreiben.

Hämatopoetische Stammzellen differenzieren zu **Progenitorzellen**, aus denen ein oder mehrere Zellreihen hervorgehen (◘ Abb. 25.1). Aus der pluripotenten Stammzelle geht eine lymphatische Progenitorzelle hervor, deren Nachkommen letztendlich reife Lymphozyten des T- und B-Zellsystems bilden. Aus einer anderen sehr frühen Progenitorzelle (CFU-GEMM) gehen Erythro-, Myelo- und Thrombopoese hervor. Im Gegensatz zu Stammzellen haben Progenitorzellen die Fähigkeit zur Selbsterneuerung verloren. In semisoliden In-vitro-Kultursystemen bilden sie je nach Differenzierungsstufe Kolonien aus weißen und roten Blutkörperchen und werden diesbezüglich z. B. als »**colony-forming unit granulocyte**« (CFU-G) oder »**burst-forming unit erythroid**« (BFU-E) bezeichnet (◘ Abb. 25.1).

25.1.3 Vorstufen und reife Blutzellen

Aus den Progenitoren gehen die morphologisch erkennbaren unreifen Vorstufen (»precursor«) der einzelnen Zellreihen wie Proerythroblasten, Promyelozyten etc. hervor (◘ Abb. 25.1 und ◘ Abb. 25.2). Diese Vorstufen proliferieren und differenzieren in reife Blutzellen.

In der **Erythropoese** ist die erste morphologisch erkennbare Vorstufe der Proerythroblast mit großem, etwas exzentrisch gelegenen Kern und sehr basophilen Zytoplasma mit kleiner perinukleärer Aufhellung (◘ Abb. 25.2). Über mehrere Reifungsstufen, in denen sich der Kern zuerst kondensiert, dann ausgestoßen wird, und Hämoglobin angesammelt wird, entwickeln sich reife, zirkulierende Erythrozyten. Ein Erythroblast kann durchschnittlich 8 Erythrozyten bilden, die Transitzeit beträgt ca. 5 Tage. Die Überlebenszeit von Erythrozyten in der Blutbahn ist ca. 120 Tage.

In der **Granulopoese** charakterisieren Myeloblasten, Promyelozyten und Myelozyten die unreifen Vorstufen, während Metamyelozyten und stab- und segmentkernige Granulozyten das große Reifungs- und Speicherkompartiment darstellen, das bei Infektionen rasch mobilisierbar ist.

Nur ein kleiner Teil der Granulozyten zirkuliert im Blut. Die Halbwertszeit von Granulozyten im Blut beträgt ca. 6–7 h. Die große Menge der Granulozyten sitzt als Speicherkompartiment im Knochenmark, hier beträgt die Transitzeit ca. 14 Tage. Pro Minute werden ca. 1 Million Granulozyten pro kg Körpergewicht gebildet.

25.1.4 Knochenmarkstroma und Wachstumsfaktoren der Hämatopoese

Das Knochenmark besteht aus einem dichten Netz von Blutgefäßen mit sinusoidalen Kapillaren (Marksinus) in einem Gerüst von reti-

Exkurs

Hämoglobin Oldenburg

1947 wurde in der Deutschen Medizinischen Wochenschrift von Hörlein und Weber eine Familie beschrieben, bei der über 4 Generationen eine Zyanose beobachtet wurde. Die erste Kranke war bis auf die Zyanose immer gesund und starb im hohen Alter von 84 Jahren. Ein männliches Mitglied dieser Familie wurde 1870/71 wegen eines Herzfehlers vom Militär entlassen. Ein weiteres Mitglied war trotz körperlicher Leistungsfähigkeit vom Militärdienst befreit. Dessen Sohn, von kräftiger körperlicher Konstitution, war Sportler, der viele Schwimmpreise holte. In der Familie bestand die feste Überzeugung, dass es sich um einen angeborenen Herzfehler mit Defekt der Vorhofscheidewand handelt. Der Stammbaum wies auf einen autosomal-dominanten Erbgang hin. Die Untersuchung der drei 1947 zur Verfügung stehenden Mitglieder dieser Familie zeigte, dass weder klinisch, noch röntgenologisch, noch elektrokardiographisch ein auffälliger Herzbefund vorlag. Den Ärzten fiel auf, dass die seit frühester Kindheit bestehende Zyanose einen leicht bräunlichen Ton hatte. Das Blut der Patienten zeigte ebenfalls eine bräunliche Verfärbung bei unauffälliger Farbe des Serums. Absorptionskurven für Hämoglobin ergaben den Befund eines ungewöhnlichen Methämoglobins. Die Autoren konnten durch einfache Versuche zeigen, dass der Defekt dieses Hämoglobins in den Globinketten zu lokalisieren war. Sie haben somit als Erste ein anomales Hämoglobin beschrieben und gezeigt, dass ein Proteindefekt vorlag. Dieses anomale Hämoglobin wurde später nach dem Herkunftsort dieser Familie »Hämoglobin Oldenburg« benannt und gehört zur Gruppe der M-Hämoglobine.

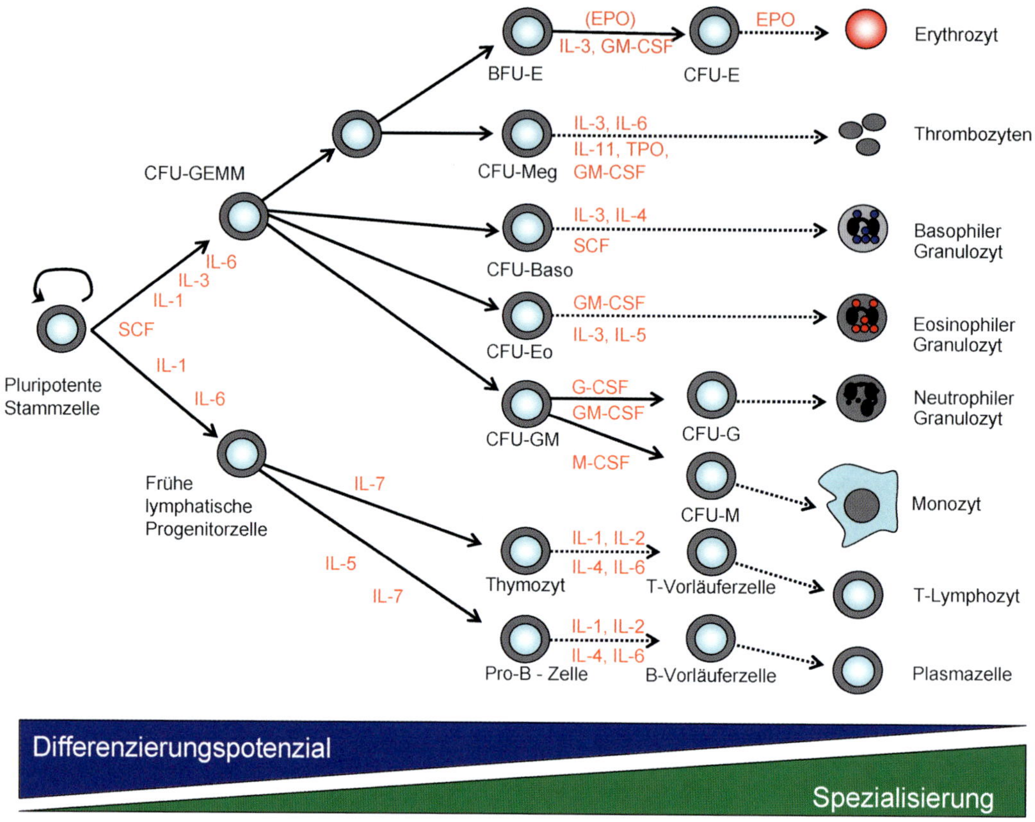

Abb. 25.1 Pluripotente Knochenmarkstammzelle mit Differenzierung in determinierte Progenitorzellen unterschiedlicher Zellreihen (durchgezogene Linie). Aus Progenitorzellen entwickeln sich über morphologisch erkennbare Vorläuferzellen die reifen Blutzellen (gestrichelte Linie). Diese Differenzierung ist u. a. abhängig von hämatopoetischen Wachstumsfaktoren. Progenitorzellen: *CFU* colony-forming unit, *E* erythroid, *BFU*: »burst forming unit«, *Eo* eosinophile, *GEMM* granulocyte, erythroid, monocyte, megakaryocyte, *GM* granulocyte, monocyte, *M* monocyte, *Meg* megakaryocyte. Wachstumsfaktoren: *CSF* colony stimulating factor, *EPO* erythropoietin, *GM* granulocyte, macrophage, *G* granulocyte, *I* interleukin, *M* monocyte, *SCT* stem cell factor

kulären Fasern, Fibroblasten und Fettzellen. Die Blutbildung findet zwischen den Marksinus in unmittelbarer Nachbarschaft zu den Stromazellen (Fibroblasten, Endothelzellen, Makrophagen) statt. Die Zellen des Knochenmarkstromas ermöglichen die Adhäsion der hämatopoetischen Zellen und produzieren wichtige **Wachstumsfaktoren** wie Stammzellfaktor (»stem cell factor«, SCF), Granulozyten-Makrophagen-Kolonie-stimulierender Faktor (GM-CSF) und Granulozyten-Kolonie-stimulierender Faktor (G-CSF) (Abb. 25.1). Die **Interleukine** werden hauptsächlich von Stromazellen (IL-1, IL-6, IL-5, IL7) und/oder Lymphozyten (IL-2, IL-3) produziert, **Erythropoetin** (EPO) wird hingegen in der Niere, **Thrombopoetin** (TPO) in der Leber gebildet.

Wesentlich für die Determinierung des Schicksals der Stamm- und Progenitorzellen ist neben der Anwesenheit dieser Zytokine die zeitliche Abfolge der Expression von bestimmten **Transkriptionsfaktoren** wie z. B. RUNX-1, GATA-1, c-MYB u. a. In den Blutinseln reifen so aus einer myeloischen Progenitorzelle durch Zellteilung und -differenzierung neutrophile, eosinophile und basophile Granulozyten. Die ausgereiften Blutzellen treten durch Öffnungen zwischen Endothelzellen in die Marksinus über und werden von hier in das venöse Gefäßsystem eingeschleust.

25.1.5 Postnatale Hämatopoese und Normwerte

Die physiologische Entwicklung des hämatopoetischen Systems ist mit der Geburt nicht abgeschlossen. Nachdem die Hämoglobinkonzentration zunächst bis zur Geburt kontinuierlich angestiegen ist, fällt sie postnatal bis zum Alter von 3–6 Monaten ab (**Trimenonreduktion**), um dann bis zum Erwachsenenalter langsam wieder anzusteigen. Erythrozyten sind pränatal in der embryonalen Hämatopoese zunächst sehr groß (Makroblasten), ihre Größe nimmt dann in der definitiven Hämatopoese bereits prä- und später auch postnatal bis zum Alter von 1–2 Jahren ab, bevor sie wie der Hämoglobinwert bis zum Erwachsenenalter langsam wieder ansteigt (Abb. 25.3). Nach zunächst embryonalen Formen des Hämoglobins mit ε- und θ-Ketten wird in der fetalen Leber hauptsächlich **fetales Hämoglobin** (HbF) bestehend aus 2 α- und 2 γ-Ketten ($\alpha_2\gamma_2$) gebildet (Tab. 25.1). Das Neugeborene zeigt noch 60–90% HbF. Postnatal fällt die Synthese von HbF rasch ab, es wird hauptsächlich Hämoglobin A_1 mit 2 α- und 2 β-Ketten ($\alpha_2\beta_2$) gebildet.

> **Bei Erkrankungen mit Knochenmarkversagen und in Phasen der deutlich gesteigerten Regeneration (z. B. nach Chemotherapie, Blutung oder Erythroblastopenie) werden vorübergehend ähnlich wie in der Fetalzeit Erythrozyten mit hohem MCV und HbF gebildet (sog. Stresserythropoese).**

Die Zahl der **Leukozyten** und **neutrophilen Granulozyten** zeigt nach Geburt innerhalb von 12 h einen raschen Anstieg gefolgt vom Abfall auf Ausgangswerte bis zum Alter von 5 Tagen. Im Alter von 2 Wochen bis 1 Jahr und bei afrikanischer Abstammung liegen die absoluten Granulozytenzahlen etwas niedriger als im späteren Leben bzw. als bei kaukasischen Vorfahren.

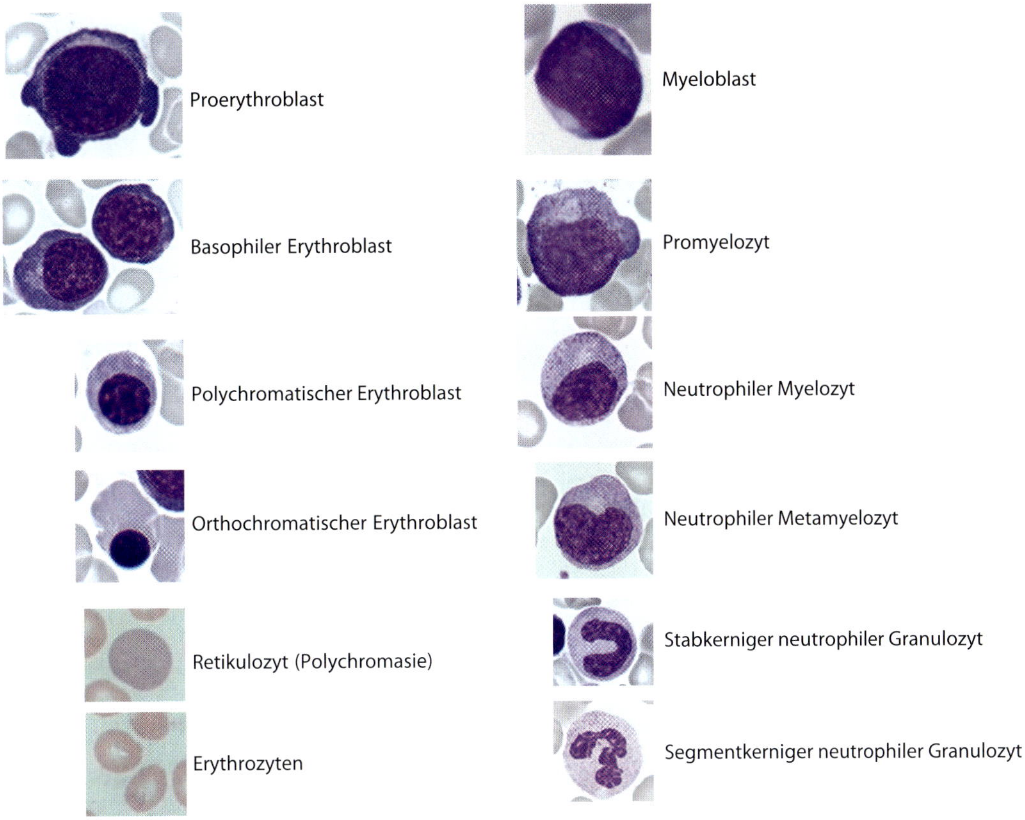

Abb. 25.2 Morphologie erythropoetischer und neutrophiler granulozytärer Vorstufen und reifer Blutzellen

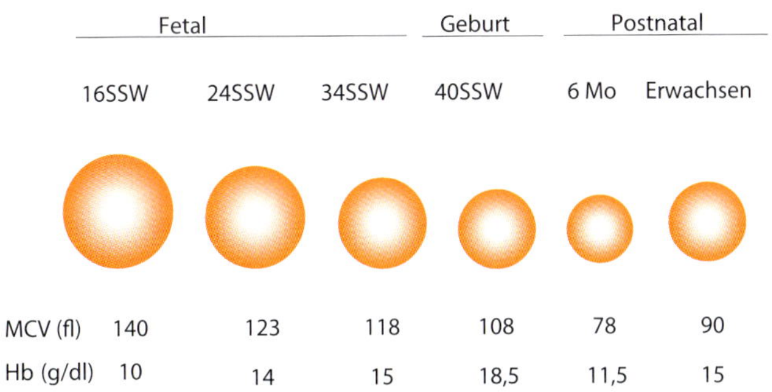

Abb. 25.3 Altersabhängigkeit des mittleren korpuskulären Volumens (MCV) der Erythrozyten und der Hämoglobinkonzentration

Tab. 25.1 Physiologische Hämoglobine

	Globinkette	Hämoglobin
Embryo	$\xi_2\varepsilon_2$ $\xi_2\gamma_2$ $\alpha_2\varepsilon_2$	Gower 1 Portland Gower 2
Fetus	$\alpha_2\gamma_2$	HbF
Erwachsene	$\alpha_2\beta_2$ $\alpha_2\delta_2$ $\alpha_2\gamma_2$	HbA_1 (96–98%) HbA_2 (1,5–3%) HbF (0,5–0,8%)

Die Normwerte für **Thrombozyten** sind in jedem Lebensalter >130.000–150.000/μl. Bei Frühgeborenen und Kleinkindern mit Infektionen finden sich nicht selten Werte >1 Mio./μl), ohne dass ein Thromboserisiko oder ein Handlungsbedarf besteht.

Im Säuglings- und Kleinkindalter findet die Hämatopoese nahezu im gesamten Knochenmarkraum des Körpers statt. Im Laufe der Kindheit beginn jedoch ein struktureller Umbau mit Ersatz durch Fettgewebe, so dass im Erwachsenenalter die Hämatopoese hauptsächlich im Axialskelett stattfindet. Bei Erkrankungen mit maximal gesteigerter Blutbildung kann die Hämatopoese jedoch auch im späteren Leben wieder an Orten reaktiviert werden, an denen während der Embryogenese und im frühen Kindesalter Blut gebildet wurde. Zu diesen Orten der extramedullären Hämatopoese gehören insbesondere Leber, Milz, Lymphknoten und das thorakale Paravertebralgewebe.

25.2 Hämatologische Untersuchungstechniken

Auch in der Hämatologie wird durch Anamnese und körperliche Untersuchung eine Verdachtsdiagnose gestellt, die durch eine gezielte Labordiagnostik bestätigt oder widerlegt werden kann. Traditionsgemäß dient dem praktisch tätigen Arzt hierfür in erster Linie die zytomorphologische Beurteilung des Blut- oder Knochenmarkausstrichs mit dem Lichtmikroskop, mit dessen Hilfe Zellen nach Anzahl, Aussehen, Form und Anfärbbarkeit beurteilt werden können. Bei dem Verdacht auf eine maligne Zellpopulation kommen Immunphänotypisierung, Zytogenetik und Nachweis von spezifischen chromosomalen Veränderungen mittels Fluoreszenz-in-situ-Hybridisierung (FISH) oder Polymerasekettenreaktion (PCR) hinzu.

Das Blutbild Ein »Blutbild« wird aus venös oder kapillär entnommenem Blut erstellt. Als »**kleines Blutbild**« wird in der Regel die

Tab. 25.2 Erythrozytenindizes

Name	Abkürzung	Einheit	Definition
Mittleres korpuskuläres Volumen	MCV	fl	Hkt × 10/Ery
Mittleres korpuskuläres Hämoglobin	MCH	pg	Hb × 10/Ery
Mittlere korpuskuläre Hämoglobinkonzentration	MCHC	g/dl	Hb × 100/Hkt

HKT Hämatokrit, *Ery* Erythrozytenzahl, *Hb* Hämoglobinkonzentration

ausschließliche Bestimmung des Hämoglobingehalts und der Leukozyten- und Thrombozytenzahl bezeichnet. Das »**große Blutbild**« umfasst im Allgemeinen zusätzlich die Bestimmung des Hämatokrits, der Erythrozytenzahl, der Erythrozytenindizes und die Differenzierung kernhaltiger Zellen in durchflusszytometrischen Automaten oder mit Hilfe des Mikroskops im gefärbten Blutausstrich. Die Retikulozytenzahl wird im Ausstrichpräparat nach Anfärbung (des im Retikulozyten noch vorhandenen endoplasmatischen Retikulums) mit Brilliantkresylblau abgeschätzt oder ebenfalls durchflusszytometrisch gemessen. Aus den Messungen für Erythrozytenzahl, Hämoglobinkonzentration und Hämatokrit können die Erythrozytenindizes **mittleres korpuskuläres Volumen** (MCV), **mittleres korpuskuläres Hämoglobin** (MCH) und **mittlere korpuskuläre Hämoglobinkonzentration** (MCHC) bestimmt werden (Tab. 25.2). Das MCV ist für die differenzialdiagnostische Einteilung der Anämien in mikro-, normo- und makrozytäre Formen besonders hilfreich.

Knochenmarkaspiration und -biopsie Neben der Beurteilung des Blutbildes ist die Untersuchung des Knochenmarks durch eine Knochenmarkaspiration und/oder -biopsie von besonderer Wertigkeit (Abb. 25.4). Einige hämatologische Erkrankungen gehen mit mehr oder weniger spezifischen Reifungsstörungen einer oder mehrerer Zellreihen einher, die nur durch eine Knochenmarkuntersuchung zytomorphologisch erkannt werden können. Ebenso ist die Knochenmarkuntersuchung zur Diagnose einer hämatopoetischen Neoplasie, einer Infiltration durch knochenmarkfremde Tumorzellen bzw. Speicherzellen oder zum Nachweis einer Faservermehrung (Myelofibrose) unabdingbar. Da die Knochenmarkaspiration den Zellverband im Knochenmark zerreißt, sind Aussagen zur Anordnung der Zellen und zur Zellularität nur in einer Knochenmarkbiopsie sicher möglich. Während nach einer Knochenmarkpunktion die Aspiratausstriche meist direkt vom Hämatologen beurteilt werden, geschieht die zusätzliche Beurteilung der Biopsie in Deutschland traditionsgemäß durch den Pathologen.

Im jungen Säuglingsalter wird das Knochenmark am leichtesten durch eine Punktion der Tibia entnommen. Im späteren Leben ist die Punktion des hinteren (Spina iliaca posterior superior) oder vorderen (Spina iliaca anterior superior) Beckenkamms die Methode der Wahl. Die Punktion des Sternums ist wegen der erhöhten Verletzungsgefahr obsolet.

Andere Gewebeflüssigkeiten Neben dem Knochenmark ist die zytomorphologische Beurteilung des **Liquor cerebrospinalis** für die tägliche Diagnostik unersetzlich. Auch Aszites, Gelenk- und Pleuraergüsse werden mit der Fragestellung nach An- bzw. Abwesenheit von Erythrozyten (blutiger Erguss) und zur Anzahl und Differenzierung der Leukozyten (Lymphozyten oder Granulozyten) mikroskopisch untersucht.

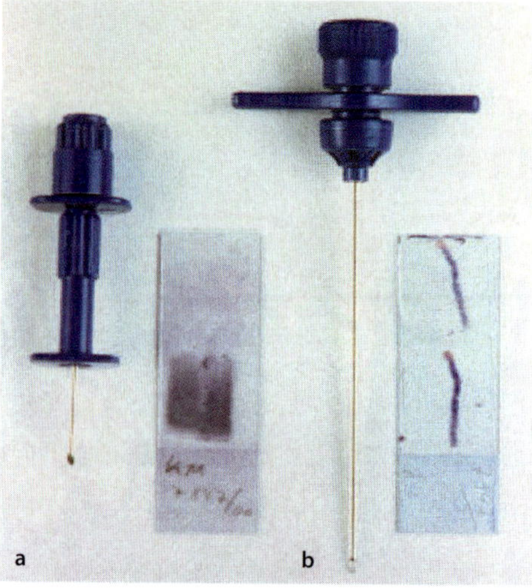

Abb. 25.4a, b Knochenmarkaspiration und -biopsie. **a** Knochenmarkaspirationsnadel und Knochenmarkausstrich mit kleinem Markbröckel. **b** Knochenmarkbiopsienadel nach Jamshidi und 2 histologische Schnitte

25.3 Panzytopenien durch Bildungsstörungen

Eine Panzytopenie ist eine Erniedrigung aller 3 Zellreihen im peripheren Blut. Eine Panzytopenie kann Ausdruck sein

- einer intrinsischen Bildungsstörung hämatopoetischer Zellen,
- einer Verdrängung des normalen Knochenmarks durch Leukämiezellen, knochenmarkfremde Tumorzellen, Speicherzellen oder Faservermehrung (Fibrose),
- eines gesteigerten Verbrauchs reifer Blutzellen.

Dieses Kapitel beschreibt die angeborenen und erworbenen Blutbildungsstörungen, die mit einer Panzytopenie einhergehen und auch als aplastische Anämien bezeichnet werden.

25.3.1 Angeborene Erkrankungen mit Knochenmarkversagen

Unter angeborenen Störungen mit Knochenmarkversagen fasst man eine Gruppe von Erkrankungen zusammen, die sich bei Geburt oder im späteren Leben als Mono-, Bi- oder Panzytopenie präsentieren und im Lauf der Jahre oft in eine schwere **Panzytopenie** übergehen. Der Begriff »angeboren« ist hier im Sinne von genetisch (»genetic«) oder vererbt (»hereditary«) zu verstehen. Unterschiedliche molekulare Defekte wurden bei den einzelnen Erkrankungen in den letzten Jahren beschrieben (Tab. 25.3). Die beobachtete Anämie ist in der Regel makrozytär, das HbF erhöht.

Angeborene Erkrankungen mit Knochenmarkversagen haben ein erhöhtes Risiko, in myeloische Neoplasien wie ein myelodysplastisches Syndrom (MDS) oder eine akute myeloische Leukämie (AML) überzugehen.

Die allogene hämatopoetische Stammzelltransplantation (HSZT) ist die wesentliche kurative Therapieoption.

Die wichtigsten angeborenen Erkrankungen, die mit einer Panzytopenie einhergehen sind die Fanconi-Anämie, das Shwachman-

Tab. 25.3 Genetisch bedingte Bildungsstörungen mehrerer oder einer Zellreihe im Knochen

	Erkrankung	Mutierte Gene	Kumulative Inzidenz myeloischer Neoplasien
Panzytopenien	Fanconi-Anämie	FANCA bis FANCN (DNS-Reparatur)	30–40%
	Shwachman-Diamond-Syndrom	SBDS (ribosomaler RNS-Stoffwechsel)	30–40%
	Dyskeratosis congenita	DKC1, TERC u. a. (Telomerasekomplex)	5%
	Kongenitale amegakaryozytäre Thrombozytopenie	Mpl (Thrombopoetinrezeptor)	–
Zytopenien einzelner Zellreihen	Diamond-Blackfan-Anämie	RSP19, RSP24 u. a. (ribosomale Gene)	5%
	Schwere kongenitale Neutropenie	HAX1, LEF1 u. a. (u. a. Mitochondrienstoffwechsel)	15%
	Thrombozytopenie mit fehlendem Radius	Nicht bekannt	–

Diamond-Syndrom, die Dyskeratosis congenita und die amegakaryozytäre Thrombozytopenie (Tab. 25.3). Sehr seltene genetische Formen wie das Dubowitz-Syndrom, das Seckel-Syndrom, die retikuläre Dysgenesie und die familiäre aplastische Anämie können ebenfalls mit aplastischer Anämie einhergehen. Die isolierten angeborenen Bildungsstörungen einer Zellreihe wie die Diamond-Blackfan-Anämie (DBA), die schwere kongenitale Neutropenie (SCN), und die Thrombozytopenie mit fehlendem (»absent«) Radius (TAR) werden in den jeweiligen Kapiteln zu Anämien, Neutropenien bzw. Thrombozytopenien beschrieben.

Fanconi-Anämie

Definition

Die Fanconi-Anämie ist eine heterogene, meist autosomal-rezessiv vererbte Erkrankung, die durch angeborene Fehlbildungen, zunehmendes Knochenmarkversagen und eine Prädisposition für Neoplasien gekennzeichnet ist.

Pathogenese

Der Fanconi-Anämie liegen **DNS-Reparaturdefekte** zugrunde. Zurzeit sind 13 verschiedene Untergruppen (A, B, C, D1, D2, E, F, G, I, J, L, M und N) mit ihren jeweils betroffenen **FANC-Proteinen** bekannt (Abb. 25.5). Einige der FANC-Proteine bilden einen nukleären Komplex, der eine Ubiquitin-Ligase, FANCL, aktiviert, und so das FANCD2-Protein modifiziert. Das ubiquitinierte FANCD2-Protein interagiert mit weiteren FANC-Proteinen und bildet sog. nukleäre Foci, die Orten der Reparatur von DNS-Doppelstrangbrüchen und Crosslinks entsprechen.

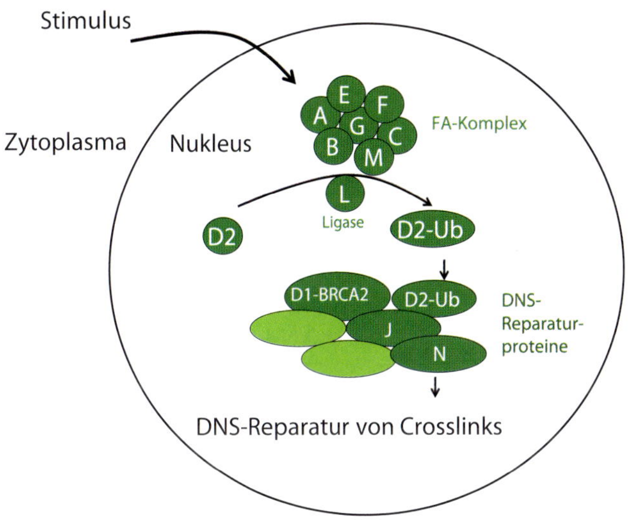

Abb. 25.5 Schematische Darstellung des Fanconi-Anämie-Signaltransduktionswegs mit Darstellung der einzelnen FANC-Proteine. *BRCA2* breast cancer type 2 susceptibility protein, entspricht FANCD1

Epidemiologie

Die Fanconi-Anämie ist die häufigste angeborene Panzytopenie mit einer Heterozygotenfrequenz von 1:200. Über 60% der deutschen Patienten gehören der Gruppe FANCA an.

Diagnose

Zellen von Patienten mit Fanconi-Anämie zeigen eine erhöhte Chromosomeninstabilität und eine Hypersensitivität für DNA-quervernetzende Substanzen (»crosslinker«) wie Mitomycin C oder Diepoxybutan. Die erhöhte Chromosomenbruchrate in Lymphozyten nach Zugabe dieser Substanzen ist Diagnose weisend.

Klinik

Die Fanconi-Anämie hat eine große klinische Variabilität innerhalb einer Untergruppe und einer betroffenen Familie. Die häufigsten klinischen nicht-hämatologischen Auffälligkeiten sind Pigmentveränderungen der Haut, Kleinwuchs, fehlender oder hypoplastischer Radius/Daumen, Mikrozephalie und Nierenfehlbildungen. Ca. 40% der Betroffenen zeigen jedoch phänotypisch keine Fehlbildungen.

Das Knochenmarkversagen beginnt in der Regel mit Thrombozytopenie und makrozytärer Anämie, eine Granulozytopenie schließt sich an. Im Alter von 40 Jahren haben 90% der Patienten eine ausgeprägte Panzytopenie, 30% sind an einem MDS/Leukämie und weitere 30% an einer nicht-hämatologischen Neoplasie (Plattenepithelkarzinome des Kopf-Hals-Bereichs, Anogenitalregion, Haut) erkrankt.

Therapie

Bei Knochenmarkversagen werden supportiv Androgene und Transfusionen eingesetzt. Die **HSZT** ist die bisher einzige kurative Therapie für die hämatopoetischen Veränderungen. Sie stellt eine besondere Herausforderung dar, da die Konditionierung der erhöhten Zytotoxizität von Alkylanzien und Bestrahlung Rechnung tragen muss. Auch nach erfolgreicher HSZT bleibt ein erhöhtes Karzinomrisiko, weshalb engmaschige Vorsorgen angezeigt sind.

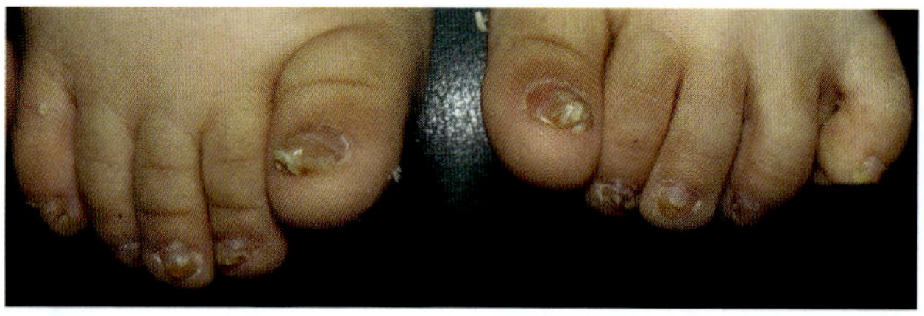

Abb. 25.6 Dysplasien der Fußnägel bei einem Kind mit Dyskeratosis congenita

Shwachman-Diamond-Syndrom

Das Shwachman-Diamond-Syndrom ist eine autosomal-rezessiv vererbte Erkrankung, die sich durch Neutropenie, exokrine Pankreasinsuffizienz (Gedeihstörung! ► Kap. 24) und Skelettdysplasien auszeichnet. Anstelle der isolierten Neutropenie kann auch eine Bi- oder Panzytopenie vorliegen bzw. sich entwickeln. Ursächlich sind **Mutationen im SDBS-Gen** (Tab. 25.3), dessen Protein im zellulären RNS-Metabolismus und beim Aufbau der Ribosomen eine Rolle spielt. Neben einer Substitution von Pankreasenzymen kann je nach Schwere der Neutropenie eine Therapie mit dem hämatopoetischen Wachstumsfaktor G-CSF indiziert sein.

Dyskeratosis congenita

Die Dyskeratosis congenita ist eine Multisystemerkrankung, bei der neben der Hämatopoese das ektodermale System besonders betroffen ist. Abnorme Hautpigmentierung, Nageldystrophie (Abb. 25.6), Leukoplakie der Schleimhäute und progredientes Knochenmarkversagen stehen im Vordergrund. Lebensbegrenzend können v.a. sekundäre Probleme aufgrund der Panzytopenie sein sowie sekundäre maligne Neoplasien und eine schwere Lungenerkrankung. Ursächlich sind Mutationen in Genen, die für nukleäre Proteine und RNA-Komponenten des **Telomerasekomplexes** kodieren (Tab. 25.3). Pathogenetisch kommt es zu einer reduzierten Aktivität der Telomerase mit verringerter Synthese von repetitiven Sequenzen an Chromsosomenenden. Dementsprechend haben Patienten mit Dyskeratosis congenita verkürzte Telomere. Bei der X-chromosomal vererbten Form ist das nukleäre Protein **Dyskerin** (Gen DKC1) betroffen, bei einer autosomal-dominanten Form die RNS-Komponente der Telomerase **hTERC**.

Kongenitale amegakaryozytäre Thrombozytopenie

Die kongenitale amegakaryoztäre Thrombozytopenie wird durch inaktivierende Mutation in **Mpl**, dem Rezeptor für Thrombopoetin, verursacht (Tab. 25.3). Mpl wird auf der Zellmembran von Progenitorzellen, Megakaryozyten und Thrombozyten exprimiert. Ein intakter Thrombopoetin-Mpl-Signaltransduktionsweg ist für das Überleben von Progenitorzellen wesentlich. Außerdem führt die Bindung von Thrombopoetin an Mpl zur Stimulation der Thrombopoese. Bei Geburt präsentieren sich die Patienten in der Regel mit einer isolierten Thrombozytopenie, die innerhalb weniger Monate oder Jahre in eine zunehmende lebensbedrohliche Panzytopenie übergeht.

25.3.2 Erworbene aplastische Anämie

Definition

Die erworbene aplastische Anämie ist eine erworbene Aplasie des Knochenmarks mit konsekutiver Panzytopenie im peripheren Blut. Im Kindesalter liegt meist eine schwere aplastische Anämie (SAA) vor. Die SAA ist definiert durch

- absolute Neutrophilenzahl (ANZ) <500/µl [ANZ = Leukozytenzahl × (%Segmentkernige +%Stabkernige):100)],
- Thrombozytenzahl <20.000/µl,
- Anämie mit einer Retikulozytenzahl <20.000/µl,
- Zellgehalt im Knochenmark <25% der Altersnorm.

Von sehr schwerer aplastische Anämie (vSAA) spricht man bei einer ANZ <200/µl.

Pathogenese

Eine erworbene Panzytopenie kann durch verschiedenste Ursachen wie **Medikamente** (Phenbutazon, Indomethazin, Chloramphenicol, Antikonvulsiva), **Toxine** (Pestizide, Benzol, Farben), **ionisierende Strahlen** oder **Infektionen** verursacht werden. Bei über 90% der Erkrankten wird allerdings kein Auslöser gefunden, es liegt eine **idiopathische aplastische Anämie** vor. Bei etwa 5% dieser Patienten steht das Auftreten der aplastischen Anämie in zeitlichem Zusammenhang mit einer **Hepatitis**, die manchmal bis zum akuten Leberversagen führt. In der Regel kann für die Hepatitis kein Erreger nachgewiesen werden; es wird für Leber- und Knochenmarkversagen ein gemeinsamer autoimmunologischer Prozess angenommen. Pathogenetisch liegen der idiopathischen aplastischen Anämie aktivierte T-Lymphozyten zugrunde, die das Knochenmark der Patienten infiltrieren und zur zellulären Suppression der Hämatopoese führen.

Diagnose

Das Blutbild zeigt eine normozytäre Anämie (MCV normal) mit Retikulozytopenie (hyporegeneratorische Anämie), eine ausgeprägte Thrombozytopenie und eine Leukopenie mit Neutropenie. Im Knochenmarkaspirat finden sich nur wenige oder keine Vorstufen, die Knochenmarkbiopsie zeigt eine stark verringerte Zellularität mit Vermehrung von Fettmark.

Klinik

Das klinische Bild ist durch Anämie (Blässe, Müdigkeit), Neutropenie (Infektion) und Thrombozytopenie (Blutungen) gekennzeichnet. Schwere bakterielle Infektionen und systemische Pilzinfektionen können trotz intensiver antiinfektiöser Therapie tödlich verlaufen.

Im Gegensatz zur akuten Leukämie, die ein ähnliches klinisches Erscheinungsbild hervorrufen kann, findet sich bei der schweren aplastischen Anämie in der Regel keine Hepatosplenomegalie (leukämische Organinfiltration).

Differenzialdiagnose

Angeborene Erkrankungen mit Knochenmarkversagen wie die Fanconi-Anämie sind auszuschließen (Chromosomenbrüchigkeitstest, Fehlbildungen, frühere Blutbilder). Auch Virusinfektionen (EBV, CMV) können zu einer passageren Knochenmarkaplasie mit Panzytopenie führen. Infiltrationen des Knochenmarks durch akute Leukämien, Lymphome oder solide Tumoren (Neuroblastom, Rhabdomyosarkom, Ewing-Sarkom) werden durch die Knochenmarkbiopsie ausgeschlossen.

Therapie

Nach einer Beobachtungszeit von ca. 2 Wochen wird eine immunsuppressive Therapie mit Antithymozytenglobulin (ATG) und Ciclosporin durchgeführt. Während die Serumtherapie nur 5 Tage dauert, wird Ciclosporin langfristig über Monate eingesetzt. Bei vSAA kann ein therapeutischer Versuch mit dem Zytokin G-CSF unternommen werden.

Prognose

Im Kindesalter sprechen 90% der Patienten innerhalb von Wochen oder Monaten auf eine immunsuppressive Therapie an, bei Erwachsenen ist das Ansprechen deutlich geringer. Die Rezidivrate und die Gefahr der Entwicklung klonaler maligner Knochenmarkerkrankungen sind hoch. Bei Vorhandensein eines HLA-identen Geschwisterspenders wird primär die HSZT empfohlen.

25.4 Erkrankungen der roten Zellreihe

Krankheiten, die mit Veränderungen der roten Zellreihe einhergehen sind häufig und können vielfältige Ursachen haben. Mit dem Blutbild werden in der Regel die Parameter Hämoglobinkonzentration, Erythrozytenzahl und der Hämatokrit bestimmt. Konventionell wird die Hämoglobinkonzentration in g/dl oder g/l angegeben. Die Angabe in SI-Einheit (mmol/l) hat sich international bisher nicht durchgesetzt, ist aber in den östlichen Bundesländern in Deutschland oft gebräuchlich (mmol/l × 1,611 = g/dl). Veränderungen des Hämatokrits verlaufen mit denen des Hämoglobingehalts weitgehend parallel. Die Erythrozytenzahl spielt als Laborparameter eine untergeordnete Rolle.

Erythrozytenindizes Unter den Erythrozytenindizes mittleres korpuskuläres Volumen (MCV), mittleres korpuskuläres Hämoglobin (MCH) und mittlere korpuskuläre Hämoglobinkonzentration (MCHC) (Tab. 25.2) spielt das MCV für die differenzialdiagnostische Einteilung der Anämien eine besondere Rolle. Allerdings ist der Wert eine gemittelte Messgröße und ersetzt die Beurteilung der Erythrozytenmorphologie im Blutausstrich nicht. Während die Größe der Erythrozyten in der anschließenden mikroskopischen Beurteilung des gefärbten Blutausstrichs nur schwer abschätzbar ist, imponiert das MCH durch den Färbegehalt (Chromie) der roten Blutkörperchen: Hypo-, normo- oder hyperchrome Formen lassen sich lichtmikroskopisch differenzieren. In der Regel gehen MCV und MCH parallel, mikrozytäre Erythrozyten sind hypochrom, makrozytäre hyperchrom. Das MCHC schwankt in engeren Grenzen und ist bei Anwesenheit vieler Sphärozyten erniedrigt.

Retikulozyten Die Zahl der Retikulozyten ist ein Maß für die Nachbildung roter Blutkörperchen im Knochenmark. Retikulozyten sind bis zu 3 Tage junge Erythrozyten, die noch ein endoplasmatisches Retikulum besitzen und damit in der üblichen Färbung nach Pappenheim (= May-Grünwald- + Giemsa-Färbung) polychromatisch (bläulich) erscheinen (Abb. 25.2). Ihre RNS färbt sich in einer Brilliantkresylblau-Färbung als Netz dunkel-blauer klumpig-fädiger Filamente an (Abb. 25.7). Besonders bei normozytärer Anämie ist die Retikulozytenzahl differenzialdiagnostisch hilfreich und lässt hyporegenerative Anämien (z. B. Erythroblastopenie des Kindesalters, Niereninsuffizienz) von hyperregenerativen Anämien (z. B. bei Hämolyse) unterscheiden (Tab. 25.4).

Blutausstrich Die obligate Mikroskopie des Blutausstrichs gibt wichtige differenzialdiagnostische Hinweise. In der Färbung nach Pappenheim werden Veränderungen der Größe (**Anisozytose**), der Form (**Poikilozytose**) und der Anfärbbarkeit (**Chromie**) der Erythrozyten beurteilt (Abb. 25.7). **Targetzellen** finden sich besonders bei Thalassämien, **Akanthozyten** bei Lebererkrankungen und **Fragmentozyten** bei mechanischer Schädigung an Gefäßwänden wie beim hämolytisch-urämischem Syndrom. Pathognomonisch für eine funktionelle Asplenie sind **Howell-Jolly-Körperchen** (Chromatinreste). Hingegen lässt sich eine **basophile Tüpfelung** (ribosomale Präzipitate) bei Thalassämien, Schwermetallvergiftung oder Alkoholismus beobachten (Abb. 25.7).

Tab. 25.4 Einteilung der Anämien nach Größe der Erythrozyten (MCV)

Mikrozytär		Eisenmangel Thalassämiesyndrome Bleivergiftung Chronische Entzündung Sideroblastische Anämie
Normozytär	Mit Retikulozytose	Regeneration nach akuter Blutung Immunhämolytische Anämien Erythrozytäre Membran- und Enzymdefekte Sichelzellanämie Erythrozytenfragmentierung (HUS, DIC, LE)
	Ohne Retikulozytose	Akute Blutung Erythroblastopenie (TEC) Niereninsuffizienz Infektion Milzvergrößerung Aplastische Anämie Leukämie
Makrozytär		»Stress-Erythropoese« (nach Chemotherapie/Aplasie/Blutung) Diamond-Blackfan-Anämie Vitamin-B_{12}-Mangel Folsäuremangel Myelodysplastisches Syndrom

25.4.1 Einteilung der Anämien

Eine Anämie ist eine Verminderung der Hämoglobinkonzentration unter die 2. Standardabweichung der Altersnorm (Tab. 25.5). Die klinischen Symptome der Anämie wie Müdigkeit und Abgeschlagenheit ergeben sich weniger aus der Höhe der Hämoglobinkonzentration als aus der Geschwindigkeit des Hämoglobinabfalls (Kreislaufbelastung). Die Blässe, Folge der verringerten Durchblutung mit roten Blutkörperchen, lässt sich am besten an Schleimhäuten wie den Konjunktiven beurteilen. Stark anämische Patienten haben oft ein aschfahles Aussehen, was fälschlicherweise als Ikterus gedeutet werden kann.

Neben Anamnese und Untersuchungsbefund ist das Blutbild mit der Bestimmung der **Retikulozytenzahl** wegweisend. Differenzialdiagnostisch ist das **MCV** hilfreich, das die Größe der Erythrozyten in mikro-, normo- oder makrozytär beschreibt (Tab. 25.4). In seltenen Fällen muss die Diagnostik einer isolierten Anämie durch die Beurteilung des Knochenmarks ergänzt werden.

Neben der im klinischen Alltag sehr hilfreichen Einteilung der Anämien anhand von Erythrozytengröße (MCV) und Retikulozytenzahl ist auch eine Ordnung in angeborene und erworbene Formen mit unterschiedlicher Pathophysiologie möglich.

> **Mit Kenntnis der altersabhängigen Normwerte kann jede Anämie anhand von Hämoglobinkonzentration, MCV, Retikulozytenzahl und Mikroskopie des Blutausstrichs eingeordnet werden.**

Weitere Laboruntersuchungen dienen ausschließlich dazu, die gestellte Verdachtsdiagnose zu beweisen.

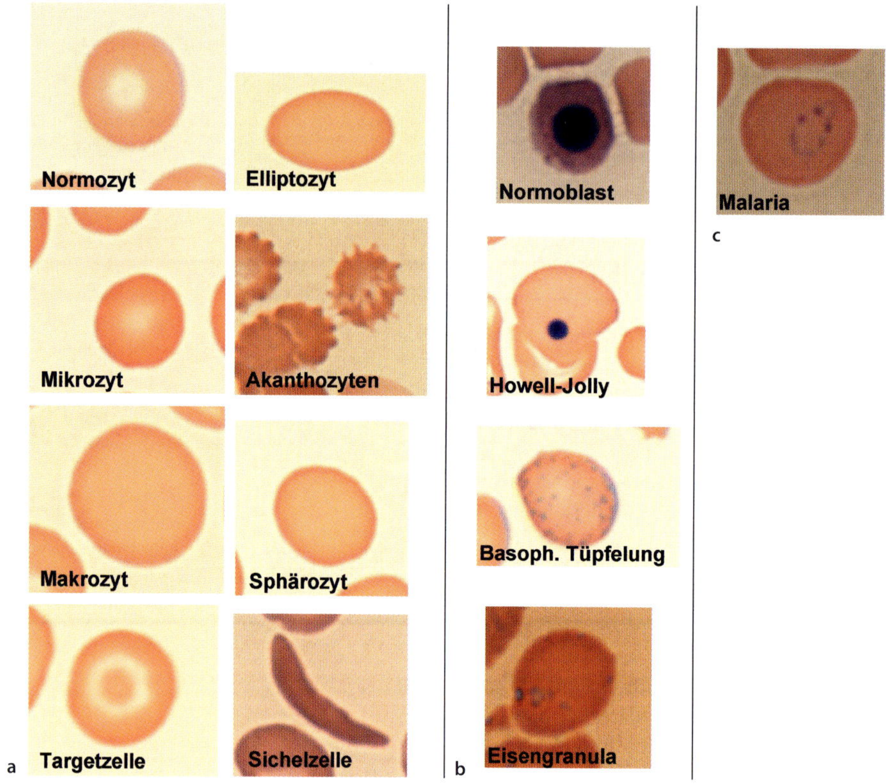

Abb. 25.7a–c Erythrozyten und Retikulozyten. **a** Häufige im Blutbild beobachtete Veränderungen der Größe (Anisozytose), der Form (Poikilozytose) und des Hämoglobingehalts (Chromie). **b** Unter pathologischen Bedingungen im peripheren Blut auftretende Erythrozyteneinschlüsse. **c** Malaria, Ringform von Plasmodium falciparum; Brilliantkresylblaufärbung: Retikulozyten mit RNS, Heinz-Körperchen (denaturiertes Hämoglobin)

Tab. 25.5 Altersbezogene Normwerte für Hämoglobinkonzentration und mittleres korpuskuläres Volumen (MCV). Angegeben sind die Mittelwerte (MW) und 2 Standarddeviationen (SD)

Alter	Hämoglobin (g/dl)			MCV (fl)		
	+2 SD	MW	–2 SD	+2 SD	MW	–2 SD
Geburt	19,5	16,5	13,5	118	108	98
1–3 Tage	22,5	18,5	14,5	121	108	95
1 Woche	21,5	17,5	13,5	126	107	88
2 Wochen	20,5	16,5	12,5	124	105	86
1 Monat	18,0	14,0	10,0	123	104	85
2 Monate	14,0	11,5	9,0	115	96	77
3–6 Monate	13,5	11,5	9,5	108	91	74
0,5–2,0 Jahre	13,5	12,0	10,5	84	78	70
2–6 Jahre	13,5	12,5	11,5	87	81	75
6–12 Jahre	15,5	13,5	11,5	95	86	77
12–18 Jahre (weiblich)	16,0	14,0	12,0	102	90	78
12–18 Jahre (männlich)	16,0	14,5	13,0	108	88	78
18–49 Jahre (weiblich)	16,0	14,0	12,0	100	90	80
18–49 Jahre (männlich)	17,5	15,5	13,5	100	90	80

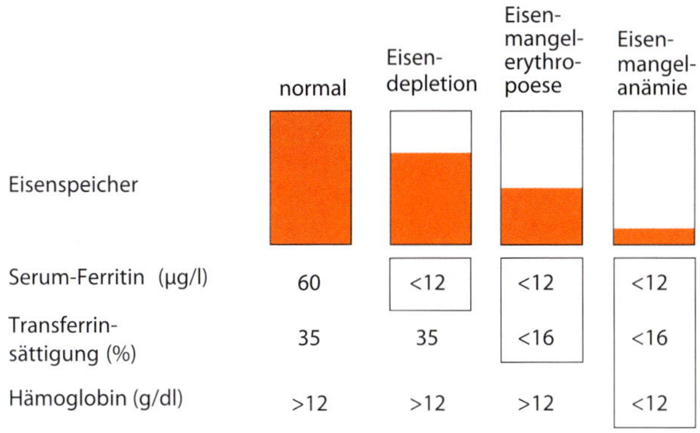

Abb. 25.8 Schweregrade eines Eisenmangels

25.4.2 Eisenmangelanämie

Definition

Die Eisenmangelanämie ist weltweit die häufigste Anämie. Sie manifestiert sich als mikrozytäre hypochrome Anämie mit Retikulozytopenie und ist Zeichen einer ausgeprägten Verminderung von Eisen im Organismus.

Ätiologie

Ursache der Eisenmangelanämie (Abb. 25.8) ist meist eine ungenügende Eisenaufnahme bei raschem Wachstum. Neben Frühgeborenen sind Kleinkinder bis zum 2. Lebensjahr und Adoleszente, besonders in der Pubertät, betroffen. Obwohl heute vielen Nahrungsmitteln Eisen zugesetzt ist, kann eine einseitige Ernährung zum klinisch manifesten Eisenmangel führen. Außerhalb der Zeiten schnellen Wachstums (Säuglinge, Kleinkinder, Pubertät) ist ein Eisenmangel in der Regel durch anhaltende erhöhte Blutverluste im Darm (entzündliche Darmerkrankungen, Meckel-Divertikel, Zöliakie, Refluxösophagitis besonders bei Kindern mit zentralnervöser Schädigung, Helicobacter-pylori-Gastritis), im Urin oder durch eine verstärkte Menstruation bedingt (Tab. 25.6).

Klinik

Neben den klassischen Anämiezeichen wie Blässe, Müdigkeit und Leistungsknick können sich bei Eisenmangel Zeichen epidermaler Störungen wie rissige, spröde Fingernägel, Haarausfall, Lippenrhagaden, Zungenbrennen, retrosternale Schmerzen durch Atrophie der Ösophagusschleimhaut, atrophische Gastritis finden. Eisen ist ein zentrales Atom vieler Enzymsysteme, so dass auch die Muskelkraft und zentralnervöse Funktionen reduziert sind. Ungewöhnliche Nahrungswünsche (Pica) können sich z. B. im Essen von Erde äußern.

Diagnose

Die Erythrozytenmorphologie zeigt eine Hypochromasie, Mikrozyten, gelegentlich Targetzellen sowie eine Aniso- und Poikilozytose (Abb. 25.9). Die Retikulozytenzahl ist im Verhältnis zum Ausmaß der Anämie zu niedrig, während die Thrombozyten gelegentlich deutlich erhöht sein können (>500.000/µl). Laborchemisch spiegelt das **Serumferritin** das Körperspeichereisen wider. Da es ein Akut-Phase-Protein ist, sprechen erhöhte Ferritinspiegel nicht gegen einen Eisenmangel. Das Eisen im Serum ist bei Eisenmangel meist niedrig-normal, während das eisenbindende Protein Transferrin deutlich erhöht und damit die **Transferrinsättigung** erniedrigt (<30%) ist. Erniedrigtes Serumferritin und eine verringerte Transferrinsättigung sind beweisend für einen Eisenmangel.

Tab. 25.6 Ursachen des Eisenmangels und der Eisenmangelanämie

Verminderte Aufnahme	Einseitige Ernährung, Übermaß an Komplexbildnern (z. B. Eistee) Zöliakie, chronische Enteritis
Erhöhter Bedarf	Wachstum (Frühgeborene, Säuglinge, Pubertät) Neugeborene: – Placenta praevia – Fetomaternale oder fetofetale Transfusion – Melaena neonatorum – Häufige Blutentnahmen bei Intensivtherapie – Sekundäre Polyglobulie bei zyanotischem Herzfehler
Erhöhter Verlust aus dem Gastrointestinaltrakt	Colitis ulcerosa, Morbus Crohn Meckel-Divertikel Gastritis Ösophagitis Hiatushernie Vaskuläre Malformation
Anderweitiger Blutverlust	Epistaxis Menorrhagie Nierenblutungen (traumatische Erschütterungen bei Hochleistungssportlern, Bilharziose)

Die Eisenmangelanämie ist die schwerste Form eines Eisenmangels.

Therapie

Neben dem Ausschalten der Ursachen für Mangelernährung oder Blutverlust wird therapeutisch zweiwertiges Eisen (Fe^{2+}) als Eisensulfat, -fumarat oder -glukonat mit 2–6 mg/kg/Tag in 2–3 Dosen oral verabreicht. Die Einnahme erfolgt morgens und abends eine halbe Stunde vor den Mahlzeiten. Fruchtsäfte und Vitamin C erhöhen die Eisenaufnahme, während Kaffee, Tee, Milch oder Eier sie durch Komplexbildung verringern. Eine Substitution muss über die Normalisierung der Hämoglobinkonzentration hinaus bis zum Auffüllen des Eisenspeichers für mindestens 3 Monate durchgeführt werden. Die Compliance der Behandlung einer Eisenmangelanämie sollte dokumentiert werden. Bei adäquater Eisensubstitution ist nach 5–10 Tagen eine Retikulozytose und nach 3 Wochen ein Hämoglobinanstieg zu beobachten. Frühgeborene werden prophylaktisch, in der Regel ab der 2. Lebenswoche, mit Eisen substituiert werden. Eine intravenöse Eisentherapie (z. B. 1,5 mg/kg als Infusion über 30 min.) ist im Kindesalter nur in extremen Ausnahmefällen indiziert (z. B. Resorptionsstörung bei chronisch entzündlicher Darmerkrankung oder Epidermolysis bullosa).

25.4.3 Seltene mikrozytäre Anämien

Unterschiedliche Störungen der Hämoglobinsynthese können zu mikrozytären Anämien führen. Ursächlich sind in erster Linie ein erworbener Eisenmangel (► Abschn. 25.4.3) oder eine angeborene Produktionsstörung von Globinketten (► Abschn. 25.4.5). Andere angeborene Defekte der Hämoglobinsynthese sind selten. Bei den **kongenitalen sideroblastischen Anämien** (auch als sideroachestische Anämien bezeichnet) imponieren Eisengranula ringförmig um den Zellkern in einer Berlinerblau-Färbung. Diese sog. **Ringsideroblasten** liegen Ablagerung von Eisen in Mitochondrien zugrunde. Ringsideroblasten können auch bei einigen Formen des **erworbe-**

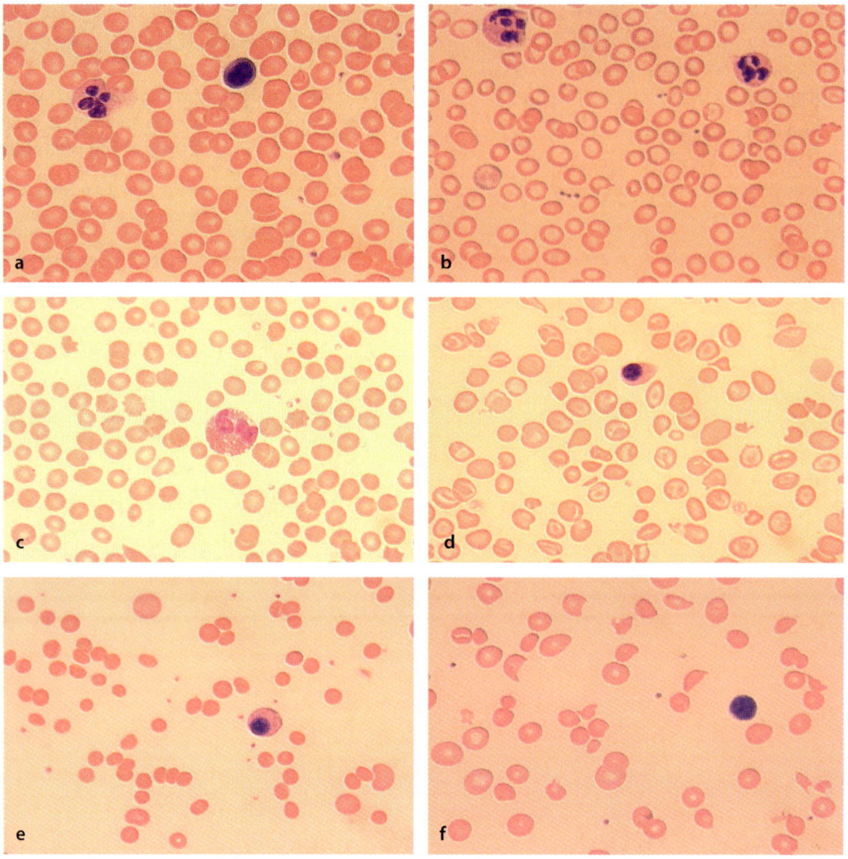

Abb. 25.9a–f Blutausstriche. **a** Normaler Blutausstrich mit regelrechter Erythrozytenmorphologie, **b** hypochrome mikrozytäre Anämie mit Aniso-Poikilozytose bei Eisenmangel, **c** Sichelzellanämie, **d** hypochrome mikrozytäre Anämie mit starker Aniso- und Poikilozytose, Targetzellen und einem Normoblasten bei homozygoter β-Thalassämie, **e** Sphärozyten bei Autoimmunhämolyse, **f** Fragmentozyten bei hämolytisch-urämischen Syndrom

nen myelodysplastischen Syndroms (MDS) beobachtet werden. Bei chronischen Bleivergiftungen (z. B. Verzehr von bleihaltigen Farbresten bei Kleinkindern) verdrängt Pb^{2+} das Eisen aus dem Häm. Die mikrozytäre Anämie ist durch eine ausgeprägte basophile Tüpfelung charakterisiert (RNS-Reste; Abb. 25.7). Die Anämie der chronischen Entzündung ist im Kindesalter meist normozytär; mikrozytäre Formen finden sich z. B. bei Patienten mit rheumatischen Erkrankungen.

25.4.4 Megaloblastäre Anämien bei Vitamin-B_{12}- und Folsäuremangel

Ein Mangel an Vitamin B_{12} (Cobalamin) oder Folsäure kann durch Störung der DNS-Synthese eine makrozytäre Anämie mit megaloblastären Veränderungen und vorzeitigem Zelluntergang im Knochenmark (megaloblastäre Anämie) verursachen. Andere betroffene Organsysteme sind der Gastrointestinaltrakt und das Zentralnervensystem.

Nutritiver Vitamin-B_{12}-Mangel Gestillte Kinder von Müttern mit **langfristig vegetarischer Ernährung** ohne Fleisch, Fisch, Milch, Käse und Ei sind besonders gefährdet, einen nutritiven Vitamin-B_{12}-Mangel zu entwickeln. Intrauterin kommt es durch eine verringerte plazentare Zufuhr nur zu einer unzureichenden Füllung der Vitamin-B_{12}-Speicher in der Leber des Kindes, dessen Mangelsituation durch die Aufnahme der an Cobalamin verarmten Muttermilch verschärft wird.

Während der Vitamin-B_{12}-Mangel bei der Mutter klinisch oft asymptomatisch ist, fällt der Säugling nach zunächst regelhafter Entwicklung im Alter von wenigen Monaten durch Irritabilität, Gedeihstörung, Entwicklungsverzögerung und später Verlust von motorischen Fertigkeiten auf. Hämatologisch finden sich eine makrozytäre Anämie, später Thrombozytopenie und Neutropenie mit hypersegmentierten Granulozyten. Auch Säuglinge von Müttern mit gelegentlich unerkannter perniziöser Anämie können einen nutritiven Vitamin-B_{12}-Mangel entwickeln. Da die gegen den Intrinsic-Faktor gerichteten Antikörper plazentar übertragen werden, kann es bei diesen Kindern auch zur **Resorptionsstörung von Cobalamin** kommen. Während sich bei nutritivem Vitamin-B_{12}-Mangel das Blutbild unter parenteraler/oraler Cobalamin-Substitution rasch normalisiert, kann die neurologische Schädigung irreversibel sein. Eine valide Empfehlung bezüglich der Therapiedauer existiert für das Kindesalter nicht. Die Art der Verabreichung (enteral oder parenteral) richtet sich nach dem klinischen Schweregrad des Krankheitsbildes.

Vitamin-B_{12}-Stoffwechseldefekte Im Gegensatz zum nutritiven Vitamin-B_{12}-Mangel fallen Kleinkinder mit angeborenen Defekten des Cobalamin-Transports im Enterozyten erst nach dem ersten Lebensjahr auf, da ihre Vitamin-B_{12}-Speicher intrauterin ausreichend gefüllt wurden. Ähnliche Symptome des Vitamin-B_{12}-Mangels trotz normaler Serumkonzentrationen finden sich auch bei einigen autosomal-rezessiv vererbten Enzymdefekten des intrazellulären Vitamin-B_{12}-Stoffwechsels.

Tab. 25.7 Die häufigsten Thalassämieformen

	Klinik	Verteilung der Hämoglobine [%]			
		HbA_1	HbA_2	HbF	Andere
Normal	Keine	95–98	<3	<2	
α-Thalassämie					
α-Thalassaemia minima[a] [–α/αα]	Keine	95–98	<3	<2	
α-Thalassaemia minor [–α/–α] oder [– –/αα]	Keine Anämie; Mikrozytose, Hypochromie	95–98	<3	<3	
Hämoglobin H-Krankheit [– –/–α]	Anämie, Heinzsche Innenkörper, mittelschwerer Verlauf	60–70	2–5	2–5	HbH (β4) 30–40%
Homozygot[b] [– –/– –]	Totgeburt (Hydrops fetalis)	–	–	–	HbH (β4) 80%; HbBarts (γ4) 20%
β-Thalassämie					
Homozygot [β thal°/β thal°]	Schwere Anämie, Dauertransfusionsregime	0	2–5	95	
Homozygot [β thal⁺/β thal⁺]	Wie oben, etwas geringere Transfusionsbedürftigkeit	Sehr niedrig	2–5	20–80	
Heterozygot [β/β thal°] bzw. [β/β thal⁺]	Geringe oder keine Anämie, Mikrozytose, Hypochromie	90–95	3–7	2–10	

[a] «silent carrier«
[b] Hämoglobin Barts – Hydrops-fetalis-Syndrom

Folsäure Ein Folsäuremangel tritt heute in den Industrieländern auch bei Erkrankungen mit erhöhtem Umsatz (hämolytische Anämien) nahezu nicht mehr auf, da Folsäure vielen Nahrungsmitteln zugesetzt wird. Angeborene Störungen im Folsäuremetabolismus sind extrem selten.

Andere Stoffwechseldefekte Die hereditäre Orotazidurie (Defekt im Pyrimidinstoffwechsel) und die Thiamin-sensitiven Anämien (Defekte der Phosphorylierung von Thiamin) sind weitere sehr seltene Ursachen megaloblastärer Anämien.

25.4.5 Hämoglobinopathien

Hämoglobinopathien sind angeborene Defekte einer oder mehrer Hämoglobinketten. Normales Hämoglobin besteht aus 4 Globinketten. Jenseits der ersten 3 Lebensmonate sind dies beim gesunden Kind oder Erwachsenen 2α- und 2β-Ketten (Hb A_1). Eine kleine Zahl der Erythrozyten enthält Hb A_2 ($\alpha_2\delta_2$) und Hb F ($\alpha_2\gamma_2$) (Tab. 25.1). Hämoglobinopathien finden sich vor allem in tropischen und subtropischen Regionen, was schon früh zur Hypothese führte, dass heterozygote Genträger einen selektiven Überlebensvorteil bei Infektionen mit **Malaria** haben.

Thalassämien

Thalassämien sind eine heterogene Gruppe von angeborenen Störungen der Hämoglobinsynthese mit verringerter Produktion einer oder mehrerer Globinketten. Die jeweilige Globinkette kann gar nicht (**α^0- oder β^0-Thalassämie**) oder nur verringert (**α^+- oder β^+-Thalassämie**) produziert werden (Tab. 25.7). Die Pathophysiologie ergibt sich aus der Überschussbildung der jeweils anderen Globinketten mit Präzipitation als instabile Proteine. Es kommt zur Membranschädigung und Hämolyse peripherer Erythrozyten (vorwiegend bei den β-Thalassämien) oder zum vorzeitigen Untergang von Erythroblasten im Knochenmark (vorwiegend bei den α-Thalassämien). Das Verbreitungsgebiet der α- und β-Thalassämien (Asien, Afrika und Mittelmeerraum) überlappt mit Regionen, in denen auch strukturelle Hämoglobinvarianten wie die Sichelzellerkrankung (HbS) oder Hämoglobin C (HbC) vorkommen. Dadurch ergibt sich eine Vielfalt von Vererbungsmöglichkeiten und klinischen Ausprägungsformen. Heterozygote Genträger der Thalassämien sind meist symptomlos, während schwer betroffene Patienten entweder homozygot oder gleichzeitig heterozygot für die α- und β-Thalassämie oder für eine der anderen Hämoglobinopathien sind (Compound-Heterozygotie).

β-Thalassämien

Ätiologie, Definition

Für die β-Thalassämien wurde eine Vielzahl von verschiedenen **Mutationen im β-Globin-Gen** auf Chromosom 11 beschrieben. Nach klinischen Gesichtspunkten erfolgt die Einteilung in Thalassaemia minor (heterozygote β-Thalassämie), Thalassaemia major (in der Regel homozygote oder compound-heterozygote β-Thalassämie mit Transfusionsabhängigkeit) und Thalassaemia intermedia (meist homozygote oder compound-heterozygote β-Thalassämie mit zusätzlichen genetischen Veränderungen, die zu einer Abmilderung der für die Thalassaemia major typischen Symptome führen).

Heterozygote β-Thalassämie Heterozygote Genträger sind nicht krank. Sie haben eine leichte Anämie (Hb 10–12 g/dl) mit Mikrozytose (MCV 60 70 fl). Um wiederholte Verwechslungen mit einer Eisenmangelanämie zu vermeiden, ist die Diagnose einer heterozygoten β-Thalassämie u. a. durch eine Hämoglobinelektrophorese mit Erhöhung von HbA_2 auf das doppelte der Norm und einer moderaten Erhöhung von HbF sicher zu dokumentieren. Eine genetische Beratung ist angezeigt, die pränatale Diagnostik bei Kenntnis der Gendefekte möglich.

Thalassaemia major oder intermedia Homozygote oder compound-heterozygote Genträger haben eine deutlich verkürzte Erythrozytenüberlebenszeit und eine ineffektive Erythropoese mit Zelluntergang von Erythroblasten im Knochenmark. Da in Erythrozyten mit HbF der α-Ketten-Überschuss durch die Bindung an die γ-Ketten teilweise kompensiert wird, kommt es zur Selektion dieser Erythrozyten mit HbF, das 20–90% des Gesamthämoglobins beträgt. Bei unbeeinträchtigter Produktion der δ-Ketten ist auch der Anteil von HbA_2 deutlich erhöht.

Kinder mit β-Thalassaemia major (**Cooley-Anämie**) fallen meist im 1. Lebensjahr mit Anämie (Hb 2–8 g/dl), Mikrozytose (MCV 40–60 fl), Hypochromie, Formveränderungen der Erythrozyten, Ausschwemmung von Normoblasten und moderater Retikulozytose auf (▣ Abb. 25.9). Die Milz und die Leber sind durch die extramedulläre Hämatopoese vergrößert, das Knochenmark zeigt eine ausgeprägte erythropoetische Hyperplasie. Ohne adäquate Transfusionstherapie kommt es zur schweren Gedeihstörung mit zunehmender Hepatosplenomegalie und ausgeprägter Erweiterung des Markraums besonders im Bereich der Kalotte (radiologisch »Bürstenschädel«), des Stirnbeins und Oberkiefers (Mittelgesichtsverbreiterung).

▪▪ Therapie

Mit regelmäßigen, ca. 3- bis 4-wöchentlichen **Erythrozytentransfusionen** bei Hämoglobinwerten von >9 g/dl vor Transfusion, kann meist bis zur Pubertät ein regelmäßiges Wachstum erzielt werden. Um die Folgen der transfusionsbedingten Hämosiderose wie Kardiomyopathie, Diabetes mellitus, Hypothyreose und Hypophyseninsuffizienz zu vermeiden, wird meist ab dem 3. Lebensjahr eine konsequente **Chelattherapie** notwendig. Klassischerweise wird eine Behandlung mit Deferoxamin über 8–12 h kontinuierlich subkutan nachts durchgeführt. Präparate zur oralen Chelattherapie wie Deferiprone und Deferasirox sind neuerdings verfügbar, ihr Stellenwert wird weiter in klinischen Studien geprüft. Bei Patienten mit einem HLA-identischen Geschwisterspender besteht frühzeitig ab dem 2. bis 3. Lebensjahr die Indikation zur **HSZT**. Eine Fremdspendertransplantation kann bei Vorhandensein eines Spenders mit vollständiger HLA-Übereinstimmung diskutiert werden.

> **Die Lebenserwartung bei Thalassaemia major ist abhängig von der Compliance der täglich durchzuführenden Chelatbehandlung.**

Kinder mit einer Thalassaemia minor sind gesund, sollten sich aber im Rahmen der Familienplanung genetisch beraten lassen.

α-Thalassämien

Mit 2 α-Genen auf jedem Chromosom 16, d. h. 4 α-Genen (αα/αα), ist die Genetik der α-Thalassämien komplexer als die der β-Thalassämien. Gleichzeitig kann die Pathophysiologie als einfacher Gen-Dosis-Effekt verstanden werden. Bei dem homozygoten Status der α^0-Thalassämie (--/--) ohne Produktion von α-Ketten werden Tetramere aus γ-Ketten (**Hämoglobin Bart**) gebildet, die als Homotetramere keine allosterischen Veränderungen durchmachen können und so keinen Sauerstoff abgeben. Die Konstellation führt zum **Hydrops fetalis**. Eine Compound-Heterozygotie für die α^0- und α^+-Thalassämie (--/α-) geht mit weniger schwerer Imbalance einher und ist mit dem Leben vereinbar. Es bilden sich Homotetramere der β-Kette (**HbH-Krankheit**), die eine variable hämolytische Anämie bedingen. Ein Heterozygotenstatus für die α^0-Thalassämie (--/αα) und ein Homozygotenstatus für die α^+-Thalassämie (-/-) sind mit einer milden hämolytischen Anämie assoziiert.

Sichelzellanämie

▪▪ Pathophysiologie

Die Sichelzellanämie ist eine angeborene Hämoglobinopathie, die eine hämolytische Anämie, rezidivierende Gefäßverschlüsse und eine erhöhte Infektionsanfälligkeit zur Folge hat. Betroffen sind v. a. Patienten aus dem Mittelmeerraum, dem vorderen Orient, Asien und Afrika. Ursächlich liegt der Erkrankung eine **Punktmutation im Gen der β-Globinkette** zu Grunde, die an Position 6 zum Austausch von Glutaminsäure gegen Valin führt ($\alpha_2\beta_2$ Glu→Val). Das resultierende HbS-Molekül zeigt eine veränderte Ladung und unterliegt bei Deoxygenierung der intrazellulären längsgerichteten Polymerisation.

Ein Heterozygotenstatus für die Punktmutation die nur mit der Veränderung von einer der beiden β-Globinketten einhergeht, resultiert in 20–40% HbS (und 60–80% HbA) und ist im Allgemeinen ohne Krankheitswert, da bei normaler Oxygenierung keine Polymerisation der Hämoglobinmoleküle auftritt. Bei Homozygotie (SS-Patienten) mit 90% HbS (und 10% HbF) treten rezidivierend akute Gefäßverschlusskrisen mit heftigsten Schmerzattacken auf. Compound-heterozygote Sichelzellerkrankungen (Sichelzell-β-Thalassämie, HbSC-Erkrankung s. unten) zeigen in der Regel einen etwas milderen Phänotyp.

▪▪ Klinik

Vasookklusive Schmerzkrisen als Folge der Ischämien nach Verschluss der Mikrozirkulation durch irreversible formveränderte Sichelzellen (▣ Abb. 25.9) spielen sich besonders in den Knochen, Knochenmark, Lunge, Leber, Milz, Gehirn und Penis (Priapismus) ab. Im Kleinkindesalter finden sich die **avaskulären Knochennekrosen** häufig in den kleinen Knochen der Hände und Füße, wo sie als schmerzhafte Schwellung imponieren. Durch multiple, häufig subklinische Milzinfarkte kommt es schon in den ersten Lebensjahren zum Funktionsverlust der Milz (**Autosplenektomie**) mit hohem Risiko einer schweren Sepsis mit Kapselbakterien (overwhelming postsplenectomy infection, OPSI). Auch Osteomyelitiden (Salmonellen, Staphylokokken) werden vermehrt beobachtet. Vor der Autosplenektomie können lebensbedrohliche Milzsequestrationskrisen mit hypovolämischen Schock auftreten. Ein akutes Thoraxsyndrom – oft Folge von Fettembolien aus dem Knochenmark kann nach vorausgegangener Schmerzkrise oder nach Hypopnoe bei operativen Eingriffen auftreten.

▪▪ Therapie, Prognose

Bei Sichelkrisen ist neben der Hydrierung und einer konsequenten Schmerztherapie (oft Opiate) die Behandlung der auslösenden Faktoren, v. a. der **Infektion**, dringlich. Abgesehen von einer obligaten Penicillin-Prophylaxe im Vorschulalter und der Immunisierung gegen Pneumokokken, Haemophilus influenzae und Meningokokken sind Infektionen frühzeitig antibiotisch zu behandeln. Erythrozytentransfusionen sind nur in Ausnahmefällen (ZNS-Infarkt, Priapismus, akutes Thoraxsyndrom) indiziert. Rezidivierende Schmerzkrisen und chronische Organschäden sind die Ursache einer deutlich reduzierten Lebensqualität und Lebenserwartung von HbSS-Patienten. Eine langfristige Behandlung mit **Hydroxyurea** kann über eine HbF-Synthesesteigerung und eine Veränderung der Oberflächeneigenschaften der Erythrozyten die Häufigkeit und Schwere von Schmerzkrisen und akuten Thoraxsyndromen reduzieren. Die allogene HSZT bleibt Einzelfällen vorbehalten.

> **Cave**
> **Vasookklusive Krisen bei Sichelzellanämie führen zu starken Schmerzen, deren Intensität regelmäßig unterschätzt wird.**

Das Ausmaß der Knochennekrosen ist in der Bildgebung erst Wochen später evident.

Seltene Hämoglobinopathien

Während HbS und HbC zu einer erhöhten Hämoglobinaggregation führen, gibt es eine Vielzahl anderer struktureller Hämoglobinvarianten, die zu einer mehr oder weniger ausgeprägten Instabilität des Komplexes mit Hämolyse führen. Das dabei präzipitierte Hämoglobin ist als Heinz-Körperchen mit Brilliantkresylblau anfärbbar

(◘ Tab. 25.7). Andere Hämoglobinvarianten gehen mit erhöhter Sauerstoffaffinität (z. B. Hämoglobin-M-Varianten) einher und können klinisch zur Polyglobulie führen.

25.4.6 Hypoplastische Anämien

Die hypoplastischen Anämien sind angeborene und erworbene Blutbildungsstörungen der roten Reihe. Neben der Anämie mit Retikulozytopenie sind sie durch eine Verminderung oder ein völliges **Fehlen erythrozytärer Vorläuferzellen** in einem sonst normalen Knochenmark charakterisiert. Im Gegensatz zu den aplastischen Anämien ist die Ausreifung und Zahl der Leukozyten und Thrombozyten in der Regel nicht gestört.

Kongenitale hypoplastische Anämie (Diamond-Blackfan-Anämie)

▪▪ Definition

Die kongenitale hypoplastische Anämie (nach ihren Erstbeschreibern auch Diamond-Blackfan-Anämie genannt) ist eine angeborene hypoplastische Anämie, die in der Regel im ersten Lebensjahr diagnostiziert wird. Die Inzidenz liegt bei 1–7 pro 1 Million Lebendgeburten.

▪▪ Pathogenese

Es finden sich **Mutationen in ribosomalen Genen** (◘ Tab. 25.3), wobei das am häufigsten mutierte Gen (RPS19) für das **ribosomale Protein S19** kodiert. Neben diesen Gendefekten müssen modulierende Faktoren eine Rolle spielen, da sich die Mutationen in einigen Fällen auch bei hämatologisch gesunden Familienmitgliedern nachweisen lassen. Ca. 25% der Erkrankungen treten familiär auf, die restlichen Fälle sind sporadisch.

▪▪ Diagnose

Es finden sich eine makrozytäre Anämie mit Retikulozytopenie, erhöhtem HbF (Stresserythropoese) bei selektivem Fehlen von roten Vorstufen im Knochenmark. Etwa die Hälfte der Patienten haben einen assoziierten Kleinwuchs und Fehlbildungen besonders der oberen Extremität (triphalangeale Daumen, andere Fehlbildungen des radialen Strahls des Unterarms), des Kopfes und innerer Organe (Niere, Herz).

▪▪ Therapie

Eine **Steroidtherapie** in der Regel beginnend mit Prednison 2 mg/kg KG/Tag führt bei ca. 2/3 der Patienten zu einem Anstieg der Hämoglobinkonzentration. Nach langsamer Reduktion bis auf Prednisondosierungen von <0,5 mg/kg KG/Tag bleiben die meisten dieser Patienten langfristig steroidabhängig. Patienten, die auf Steroide nicht ansprechen, sind transfusionsabhängig oder können, soweit ein HLA-identer Geschwisterspender oder Fremdspender zur Verfügung steht, einer **allogenen HSCT** zugeführt werden. Um die negativen Effekte einer längeren höher dosierten Steroidbehandlung auf das Körperwachstum zu vermeiden, wird auf einen Steroidversuch im ersten Lebensjahr verzichtet, die Säuglinge werden bis zum Ende des 1. Lebensjahrs alle 3–4 Wochen mit **Erythrozytenkonzentrat** 10–15 ml/kg KG transfundiert. Auch bei schwangeren Patienten mit Diamond-Blackfan-Anämie sollte auf eine Prednisontherapie verzichtet werden.

▪▪ Prognose

Je 40% der Patienten sind steroidabhängig oder müssen regelmäßig transfundiert werden, 20% benötigen keine Therapie oder zeigten eine spontane Remission. Bei den transfusionsabhängigen Patienten steht die Hämosiderose im Vordergrund, allerdings kann sich über die Jahre auch eine zunehmende Aplasie der weißen Zellreihe und der Megakaryopoese einstellen. Das Risiko für eine myeloische Neoplasie oder einen soliden Tumor (insbesondere Osteosarkom) ist moderat erhöht (◘ Tab. 25.3).

Transitorische Erythroblastopenie des Kindesalters

▪▪ Definition, Pathogenese

Die transitorische Erythroblastopenie (Erythroblastophthise) des Kindesalters (»transient erythroblastopenia of childhood«, TEC) ist eine häufige, selbstlimitierende Erkrankung des sonst hämatologisch gesunden Kleinkindes. Die Pathogenese ist bislang nicht geklärt. Es gibt jedoch Hinweise, dass es sich – in Analogie zu anderen Autoimmunzytopenien – um einen **postviralen Prozess** handelt, bei dem humorale Inhibitoren gegen erythrozytäre Progenitoren gebildet werden, die zum Sistieren der bis dahin regelrechten Erythropoese führen. Erst durch die Bildung von antiidiotypischen Antikörpern kann es dann zur langsamen Erholung kommen. Andere Berichte lassen einen autosomal dominanten Erbgang eines bislang nicht identifizierten Genes vermuten.

▪▪ Klinik, Diagnose

Die Kinder präsentieren sich im mittleren Alter von 23 Monaten mit oft ausgeprägter Blässe (Hämogobinkonzentrationen von <7 g/dl) bei gutem Allgemeinzustand. Aufgrund der Überlebenszeit normaler Erythrozyten von ca. 120 Tagen kommt es beim Sistieren der Erythropoese zum langsamen Abfall des Hämogobinwertes mit gleichzeitiger Kreislaufadaptation. Hämatologisch findet sich eine normozyäre, normochrome Anämie mit Retikulozytopenie und Normwerten für Leukozyten und Thrombozyten. Selten besteht eine leichte Leuko- und Thrombozytopenie, welches die Differenzialdiagnose zur akuten Leukämie erschwert. Im Knochenmark findet man bei der transitorischen Anämie ein selektives, meist komplettes Fehlen der Erythroblasten. Nicht wenige Patienten präsentieren sich jedoch, wenn die spontane Erholungsphase mit Retikulozytose schon eingesetzt hat.

▪▪ Prognose

Die Erkrankung ist selbstlimitierend. Eine Transfusion wird nur notwendig, wenn eine Einschränkung der Kreislaufsituation vorliegt (in der Regel bei Hämogobinwerten <5 g/dl) und noch keine Retikulozytose besteht. Es besteht kein erhöhtes Risiko für spätere hämatologische oder immunologische Erkrankungen.

Aplastische Krise bei Parvovirus-B19-Infektion

▪▪ Definition, Pathogenese

Eine klinisch relevante aplastische Krise bei Parvovirus-B19-Infektion (Ringelröteln) tritt nur bei Patienten auf, bei denen eine verkürzte Überlebenszeit der Erythrozyten vorliegt, z. B. bei einer hereditären Sphärozytose. Nach Infektion mit Parvovirus B19 gelangt das Virus in erythropoetische Progenitoren, in denen es einen Zellzyklusarrest in der G2-Phase sowie eine vermehrte Apoptose induziert. Bis zum Einsetzen der Antikörperantwort kommt es für 5–10 Tage zu einem Ausreifungsstop der Erythropoese. Beim hämatologisch Gesunden mit einer durchschnittlichen Überlebenszeit der Erythrozyten von 120 Tagen findet sich kein signifikanter Abfall der Hämoglobinkonzentration. Liegt jedoch eine deutlich verkürzte Überlebenszeit der roten Blutkörperchen vor, tritt eine aplastische Krise auf.

▪▪ Diagnose

Es liegt eine normozytäre, normochrome Anämie mit Retikulozytopenie vor, gelegentlich findet sich auch eine leichte Leukopenie. Die Serologie und/oder der Nachweis von Virus-DNS im Knochenmark sind Diagnose weisend.

▪▪ Klinik, Prognose

Je nach Schwere der vorbestehenden Hämolyse kann eine aplastische Krise sehr rasch zum Hämoglobinabfall mit Kreislaufinsuffizienz führen. In diesen Fällen ist eine einmalige Transfusion notwendig, bis es zur spontanen Erholung kommt. Kinder mit aplastischer Krise sind **infektiös** und sollten daher nicht von schwangerem Pflegepersonal versorgt werden.

> **Da das Parvovirus B19 beim Immunkompetenten eine lebenslange Immunität hinterlässt, machen Patienten mit schwerer Hämolyse nur einmal in ihrem Leben eine Parvovirus-B19-induzierte aplastische Krise durch.**

Parvovirus-B19-Infektion bei Immunkompromittierten und in der Schwangerschaft Bei Patienten mit angeborenen oder erworbenen Immundefekten (HIV, Chemotherapie) kann bei Parvovirus-B19-Infektion durch Ausbleiben der Immunantwort eine chronische hyporegeneratorische Anämie (»pure red cell aplasia«) auftreten, die durch Zufuhr von polyvalenten Immunglobulinen erfolgreich behandelt werden kann. Eine maternale Infektion mit Parvovirus B19 kann zum Hydrops fetalis führen. Intrauterine Bluttransfusionen können indiziert sein, es wird jedoch auch von spontanen Besserungen berichtet.

25.4.7 Hämolytische Anämien

▪▪ Pathogenese

Anämien, die aufgrund eines beschleunigten Abbaus der Erythrozyten entstehen, werden als hämolytische Anämien bezeichnet. Dabei kann die normale Erythropoese um ein Vielfaches gesteigert werden, bevor klinische Zeichen der Anämie auftreten (kompensierte Hämolyse).

Bei ausgeprägter Hämolyse und effektiver Erythropoese, z. B. bei hereditärer Sphärozytose, kommt es zu einer **deutlichen Erhöhung der Retikulozytenzahl** im Blut. Im Gegensatz hierzu sind die Retikulozyten bei hämolytischen Anämien mit einem hohen Anteil ineffektiver Hämatopoese (Zerstörung der Erythrozytenvorläufer im Knochenmark, z. B. bei Thalassaemia major) normal bis vermindert.

Erythrozyten werden bei hämolytischer Anämie wie unter physiologischen Bedingungen von Zellen des Monozyten-Makrophagen-Systems in der Milz, der Leber und im Knochenmark abgebaut. Nur bei massiver Hämolyse (Glukose-6-Phosphatdehydrogenase-Mangel, schwere Autoimmunhämolyse, paroxysmale nächtliche Hämoglobinurie, Fehltransfusion) kommt es zur intravasalen Hämolyse mit Auftreten von freiem Hämoglobin im Blut und Hämoglobinurie.

▪▪ Klinik, Diagnose

Die klinischen Symptome der Anämie ergeben sich weniger durch die Höhe der Hämoglobinkonzentration als durch die **Geschwindigkeit des Hämoglobinabfalls.** Besonders autoimmunhämolytische Anämien können innerhalb weniger Stunden zur Herzinsuffizienz und zum Tode führen. Ein Sklerenikterus ist in der Regel evident, bei einigen hämolytischen Anämien findet sich auch eine Splenomegalie.

> **Bei Verdacht auf hämolytische Anämie ist die mikroskopische Beurteilung des Blutausstrichs zwingend, da sie wichtige Hinweise auf die Ätiologie der Hämolyse geben kann.**

Die Erythrozytenmorphologie kann bei Membrandefekten (z. B. Sphärozyten, Elliptozyten), mechanisch bedingten Hämolysen (Fragmentozyten), Immunhämolysen (Sphärozyten, Agglutination) und Hämoglobinopathien (Mikrozyten, Targetzellen, Sichelzellen) oft auf die Diagnose hinweisen (Abb. 25.9). Erythrozytenenzymdefekte gehen hingegen mit regelrechter Erythrozytenmorphologie einher. Die klassischen laborchemischen Befunde ergeben sich aus dem gesteigerten Abbau und einer verstärkten Produktion von Erythrozyten.

Laborbefunde bei hämolytischen Anämien

- **Gesteigerter Abbau von Erythrozyten**
  - Erhöhung von
    - indirektem Bilirubin im Serum
    - Urobilinogen im Urin
    - Stercobilinogen im Stuhl
    - Laktatdehydrogenase im Serum
    - Verbrauch von freiem Haptoglobin im Serum
  - Bei ausgeprägter Hämolyse: Hämoglobinurie
- **Gesteigerte Produktion von Erythrozyten**
  - Retikulozytose im Blut (bei effektiver Hämatopoese)
  - Hyperplasie erythropoetischer Vorstufen im Knochenmark

Membrandefekte

Die Erythrozytenmembran besteht aus einer äußeren Lipidschicht und einer darunterliegenden Proteinformation, dem Zytoskelett (Abb. 25.10). Wesentliche Strukturproteine des Zytoskeletts sind Heterodimere aus α- und β-Spektrinketten. Ankyrine und andere Erythrozytenmembranproteine wie Aktin, Bande 4.1 und Bande 3 verankern das Zytoskelett in der äußeren Fettschicht. Mutationen in den verschiedenen Proteinen können zur Membraninstabilität und damit zur hämolytischen Anämie führen. Die Einteilung der hämolytischen Anämien bei Membrandefekten erfolgt entsprechend der Formveränderung der Erythrozyten im Blutausstrich. Der wichtigste Vertreter dieser Erkrankungsgruppe ist die hereditäre Sphärozytose.

Hereditäre Sphärozytose (Kugelzellanämie)

Die hereditäre Sphärozytose (Kugelzellanämie) ist die häufigste hämolytische Anämie in Nordeuropa (Inzidenz 3:10.000). Sie wird autosomal-dominant oder -rezessiv vererbt und ist durch **Kugelzellen** (Sphärozyten) im Blutausstrich gekennzeichnet (Abb. 25.9). Auf molekularer Ebene liegen ihr unterschiedliche Mutationen (besonders in Ankyrin, Spektrinen und Bande 3) zugrunde, die jeweils eine geschwächte vertikale Verankerung der äußeren Lipidschicht mit dem Zytoskelett zur Folge haben. Durch Mikrovesikelbildung der Lipidschicht kommt es zum Membranverlust mit zunehmender Kugelform und verringerter Verformbarkeit der Erythrozyten. Dies führt besonders im Kapillarbett der Milz zur Stase der Kugelzellen und zur Phagozytose durch wandständige Makrophagen (**extravaskuläre Hämolyse**).

▪▪ Diagnose

Der Membranverlust führt zu einem verringerten Verhältnis von Oberfläche zu Volumen. Dadurch verringert sich auch die Möglichkeit des Erythrozyten, Wasser aufzunehmen. Laborchemisch kann dies als verminderte osmotische Resistenz, d. h. frühzeitige

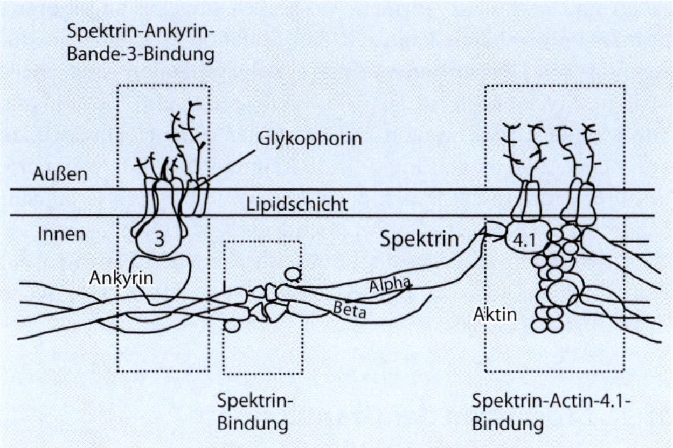

Abb. 25.10 Schematische Darstellung der Erythrozytenmembran

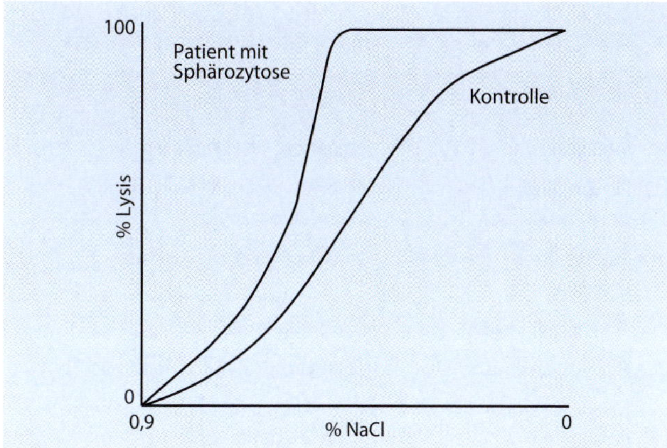

Abb. 25.11 Verringerte osmotische Resistenz bei Sphärozytose

Hämolyse in absteigenden Verdünnunsreihen von Kochsalzlösung (Abb. 25.11), nachgewiesen werden. Im Blutausstrich finden sich Kugelzellen (Abb. 25.9).

Klinik

Die Ausprägung der Anämie bei hereditärer Sphärozytose kann sehr unterschiedlich sein. Bei schwerer Anämie zeigt sich klinisch meist eine **Splenomegalie mit Ikterus**, der sich laborchemisch in der indirekten Hyperbilirubinämie wieder findet. Langfristig bilden sich häufig Gallensteine. Wie auch bei anderen chronischen hämolytischen Anämien können sich Patienten mit einer **akuten aplastischen Krise** (Parvovirus B19, ▶ Abschn. 25.4.6) präsentieren. Während eine aplastische Krise (Hämoglobinabfall, Retikulozytopenie, kein Ikterus) nur einmal im Leben vorkommt, treten hämolytische Krisen bedingt durch eine gesteigerte Hämophagozytose (Hämoglobinabfall, Retikulozytose, zunehmender Ikterus) bei einer Vielzahl von Virusinfektion ab dem Grundschulalter vermehrt auf.

Therapie

Bei einem Großteil der Patienten ist keine Therapie notwendig. Bei wiederholten hämolytischen Krisen, besonders bei moderater oder schwerer Anämie, kann eine **Splenektomie** indiziert sein. Wegen der Gefahr einer rasch tödlich verlaufenden Sepsis durch Kapselbakterien (OPSI) wird die Indikation zur Splenektomie selten vor dem 6. Lebensjahr gestellt. Wenn chirurgischerseits möglich, ist eine Teilsplenektomie für die Freiheit von hämolytischen Krisen und Normalisierung der Hämoglobinwerte ausreichend. Die präoperative Impfung gegen Pneumokokken, Haemophilus influenza und Meningokokken ist in jedem Fall obligat.

Hereditäre Elliptozytose und Ovalozytose

Membranveränderungen, die zur hereditären Elliptozytose (1% der Bevölkerung in Westafrika) oder Ovalozytose (15% der Bewohner in einigen Regionen in Neuguinea) führen, gehen ähnlich wie einige Erythrozytenenzymdefekte mit einer erhöhten Resistenz gegenüber Malaria einher und werden meist autosomal-dominant vererbt.

Enzymdefekte

Da der Erythrozyt weder Zellkern noch Mitochondrien, Ribosomen oder andere Zellorganellen besitzt, fehlt ihm die Kapazität zur Zellreplikation, Proteinsynthese und oxidativen Phosphorylierung. Die einzige Energiequelle ist die Glykolyse mit Produktion von ATP. Eine verringerte Produktion oder eine defekte Funktion der einzelnen Enzyme der Glykolyse können daher ursächlich für eine hämolytische Anämie sein.

Pyruvatkinasemangel Der häufigste Erythrozytenenzymdefekt ist der Pyruvatkinasemangel. In seiner schweren Form wird er im Neugeborenenalter diagnostiziert, kann eine lebenslange Tranfusionsbedürftigkeit bedeuten und wird durch eine Splenektomie nur geringgradig gebessert. Eine Option, den klinischen Verlauf medikamentös zu beeinflussen, existiert nicht.

Glukose-6-Phosphat-Dehydrogenase-Mangel Die Glukose-6-Phosphat-Dehydrogenase (G6PD) ist ein Enzym, das ubiquitär produziert wird. Die pathophysiologischen Konsequenzen eines G6PD-Mangels finden sich jedoch ausschließlich in Erythrozyten, weil diese als Sauerstoffträger einer oxidativen Schädigung besonders ausgesetzt sind. Die Vielzahl der Varianten des G6PD-Mangels wird X-chromosomal vererbt. Im Regelfall liegt bei den betroffenen Jungen keine Anämie vor, eine Hämolyse kann sich jedoch bei oxidativem Stress rasch entwickeln. Auslöser können Infektionen, Medikamente (Antimalaria-Mittel, Sulfonamide, Nitrofurantoin, Vitamin K, Acetylsalicylsäure) und der Verzehr von Fava-Bohnen sein. In der Neonatalperiode wird häufig eine ausgeprägte Hyperbilirubinämie beobachtet. Der G6PD-Mangel ist die häufigste Ursache des Kernikterus in Afrika und Südostasien, wo der Enzymdefekt eine hohe Prävalenz besitzt.

Immunhämolytische Anämien

Definition, Pathogenese

Immunhämolytische Anämien können durch **Allo-** (z. B. Blutgruppenunverträglichkeit) oder **Autoantikörper** induziert werden. Jenseits der Neugeborenenperiode mit Rhesus-Inkompatibilität durch Alloantikörper der Mutter (in der Regel Anti-D) finden sich hauptsächlich autoimmunhämolytische Anämien. Die Mehrzahl der Autoantikörper sind **IgG-Wärmeantikörper**, gelegentlich auch IgG- oder IgM-Kälteantikörper mit Komplementbindung. Autoimmunhämolytische Anämien folgen meist Virusinfektionen; IgM-Antikörper werden nach Mykoplasmen-Pneumonien oder infektiöser Mononukleose beobachtet.

Diagnose

Der direkte Anti-Globin-Test (**Coombs-Test**) ist generell positiv, bei Anwesenheit von ungebundenen Antikörpern im Patientenserum auch der indirekte Anti-Globin-Test. Im Blutausstrich zeigen sich bei IgG-Wärmeantikörpern häufig Sphärozyten (Membranverlust durch Phagozytose der Antikörper- bzw. Komplementbesetzten Erythrozytenoberfläche). Ferner besteht eine Retikulozytose, gelegentlich werden Normoblasten ins Blut ausgeschwemmt.

Tab. 25.8 Ursachen einer Erhöhung neutrophiler Granulozyten

Mechanismus	Beispiel
Infektion	Bakterien, Pilze, Parasiten
Entzündung, Gewebsnekrosen	Myositis, Vaskulitis, Herzinfarkt, Glomerulonephritis
Stoffwechsel-entgleisungen	Urämie, Eklampsie, Azidose
Adrenerger Stress	Steroidtherapie, Sport
Hyposplenismus	Splenektomie, Autosplenismus
Überschießende Produktion	Behandlung mit G-CSF, Regeneration nach Chemotherapie
Maligne Myeloproliferation	Chronisch-myeloische Leukämie (CML)
Knochenmarkinfiltration	Osteopetrose, Osteomyelofibrose

Therapie, Prognose

Eine schnelle Hämolyse mit raschem Hämoglobinabfall tritt besonders bei IgG-Wärmeantikörpern auf und führt hier frühzeitig zu Symptomen der Anämie und Herzinsuffizienz. Therapeutisch werden **Steroide** eingesetzt, bei niedrigen Hämoglobinwerten ist die **Transfusion von Erythrozyten** frühzeitig indiziert. Die Erkrankung ist im Kleinkindalter meist selbstlimitierend, bei älteren Patienten kann sie im Rahmen von Kollagenosen wie dem Lupus erythematodes auftreten.

Cave
Eine autoimmunhämolytische Anämie kann durch einen raschen Hämoglobinabfall innerhalb von Stunden tödlich verlaufen.

Die autoimmunhämolytische Anämie stellt einen der wenigen Notfälle in der Hämatologie dar. Patienten sind unverzüglich in ein Zentrum mit Blutbank vor Ort zu verlegen.

Mechanisch bedingte Hämolysen

Mikroangiopathien wie bei hämolytisch-urämischem Syndrom (HUS), thrombotisch-thrombozytopenischer Purpura (TTP), disseminierter intravasaler Gerinnung (z. B. bei Meningokokkensepsis), Präeklampsie oder maligner Hyperthermie können wie künstliche Oberflächen (Herzklappen, Gefäßimplantate) zu mechanisch bedingter Hämolyse und damit zu Fragmentozyten im Blutausstrich führen (Abb. 25.9).

25.4.8 Anämien durch Blutverlust und -sequestration

Im Rahmen eines traumatischen bzw. iatrogenen akuten Blutverlustes oder im Rahmen akuter Milzsequestrationskrisen bei Sichelzellanämie kann es zur akuten Kreislaufbelastung mit letalem Ausgang kommen.

25.4.9 Polyzythämien

Von einer Polyzythämie kann ausgegangen werden, wenn der Hämoglobinwert dauerhaft über der 2. Standardabweichung des altersentsprechenden Mittelwerts liegt und die Erythrozytenmasse erhöht ist. Man unterscheidet primäre (Defekt in erythropoetischer Zelle) und sekundäre Formen. Ursächlich für eine **angeborene primäre Polyzythämie** kann z. B. eine Mutation im Erythropoetinrezeptor sein. **Erworbene primäre Polyzythämien** sind meist maligne Myeloproliferationen (Polycythaemia vera). Sekundären Formen können z. B. zyanotische Herzfehler, Hämoglobinvarianten mit hoher Sauerstoffaffinität (z. B. Hämoglobin M), vermehrte Erythropoetinproduktion (z. B. in Angiomen bei Hippel-Lindau-Syndrom) oder exogene Erythropoetingaben zugrunde liegen.

Die differenzialdiagnostische Aufarbeitung von Patienten mit Polyzythämien ist meist langwierig und sollte eher hämatologischen Zentren vorbehalten sein.

25.5 Störungen der Granulopoese und Granulozytenfunktion

Granulozyten und Monozyten gehen aus einer gemeinsamen myeloischen Progenitorzelle hervor (Abb. 25.1). Unter dem Einfluss unterschiedlicher Zytokine (»colony-stimulating factors«, CSF) kommt es in der Granulopoese zur Differenzierung in die neutrophile, eosinophile und basophile Zellreihe.

25.5.1 Neutrophile Granulozyten

Nach Ausschwemmung aus dem Knochenmark sind neutrophile Granulozyten (kurz Neutrophile genannt) nur für wenige Stunden als Gefäßwand-naher Pool (sog. **marginaler Pool**) oder als **zirkulierender Pool** im peripheren Blut vorhanden, bevor sie, durch Chemotaxis angelockt, in Entzündungsherde wandern und dort Mikroorganismen phagozytieren und intrazellulär abtöten. Das Knochenmark stellt eine gewaltige Reserve an sich teilenden und reifen Neutrophilen dar, die besonders im Rahmen von akuten Infektionen sehr rasch in das periphere Blut eingeschleust werden können.

Neutrophilie

In den ersten 3 Lebenstagen liegen die neutrophilen Granulozyten physiologischerweise zwischen 8–15×10⁹/l und fallen in den Folgetagen schnell auf 1,5–5×10⁹/l ab. Eine Zunahme der neutrophilen Granulozyten (Granulozytose, Neurophilie) später im Leben kann Folge einer verstärkten Mobilisation aus dem marginalen in den zirkulierenden Pool sein. Adrenerge Stimuli (oder Steroidgaben) führen hierbei zur verminderten Adhäsion der Granulozyten an die Gefäßwand. Ein etwas langsamerer Anstieg der Neutrophilen wird bei der oft gleichzeitig stattfindenden Ausschwemmung von Granulozyten aus der Knochenmarkreserve beobachtet. Bei **Infektionen** geht eine Neutrophilie meist mit einer »Linksverschiebung« myeloischer Zellen im Blut einher, d. h. im Differenzialblutbild prozentual mehr Stabkernigen, gelegentlich Metamyelozyten und Myelozyten, selten auch mal Myeloblasten. Eine **chronische Neutrophilie** ist in der Regel Folge einer prolongierten Stimulation der Produktion durch eine lang anhaltende Steroidtherapie, chronische Infektionen und inflammatorische Prozesse. Nach Splenektomie oder bei funktionellem Hyposplenismus ist die Neutrophilie Folge des verminderten Abfangens von Neutrophilen durch die Milz (Tab. 25.8). Ausgeprägte Leukozytosen mit starker Linksverschiebung werden gelegentlich auch als **»leukämoide Reaktion«** bezeichnet.

Neutropenie

Definition

Eine Neutropenie ist eine absolute Verringerung der Zahl zirkulierender Neutrophilen. Die absolute Neutrophilenzahl (ANZ) errechnet sich aus% (stabkernige + segmentkernige Granulozyten) × Leukozytenzahl : 100. Symptome treten meist erst ab einer ANZ von **<1000/µl** auf und werden mit sinkender Neutrophilenzahl rasch gravierender. Eine Neutropenie mit einer ANZ von 500–1000/µl ist eine moderate Neutropenie, eine ANZ <500/µl beschreibt eine schwere Neutropenie.

Cave

Der Schweregrad und die Dauer der Neutropenie korrelieren hochsignifikant mit dem Risiko für lebensbedrohliche Infektionen.

Ätiologie

Eine Vielzahl von Ursachen kann eine Neutropenie zur Folge haben (Tab. 25.9).

Tab. 25.9 Erkrankungen mit schwerer chronischer Neutropenie

Angeborene Erkrankungen mit Neutropenie	Isolierte Erkrankungen der Granulopoese	Schwere kongenitale Neutropenie Zyklische Neutropenie Myelokathexis Retikuläre Dysgenesie
	Panzytopenien	Fanconi-Anämie Dyskeratosis congenita Schwachman-Diamond-Syndrome
	Stoffwechselerkrankungen	Glykogenose Typ 1b
	Immundefekterkrankungen	Hyper-IgM-Syndrom Griscelli-Syndrom
	Syndrome assoziiert mit Neutropenie	Chediak-Higashi-Syndrom Barth-Syndrom
Erworbene Erkrankungen mit Neutropenie	Immunneutropenien	Alloimmunneutropenie des Neugeborenen Autoimmunneutropenie
	Infektionsbedingt	
	Medikamenten-induziert	
	Malnutrition	
	Idiopathische Neutropenie	

Klinik

Bakterielle Infektionen sind die häufigsten Komplikationen einer Neutropenie. Schwere, länger andauernde Neutropenien führen zu Infektionen im Mund und Rachenbereich, perianalen Infektionen und Septikämien, häufig mit für Gesunde apathogenen Keimen wie z. B. Staphylococcus epidermidis. Auch Pneumonien und Weichteilabszesse treten auf. Im Gegensatz zu isolierten Neutropenien gehen Neutropenien im Rahmen von Panzytopenien bei Knochenmarkaplasien (z. B. nach intensiver Chemotherapie, nach HSZT, bei angeborenen oder erworbenen Krankheiten mit Knochenmarkversagen, ▶ Abschn. 25.3) auch mit Infektionen durch Pilze, Viren und Parasiten einher.

Therapie

Bei schwerer Neutropenie ist in der Regel bei Fieber eine sofortige breite intravenöse **antibiotische Therapie** notwendig. Bei fehlendem Erregernachweis ist eine zusätzliche antifungale Therapie meist angezeigt. In einigen Fällen kann die Applikation von **rekombinantem G-CSF** (Abb. 25.1) indiziert sein. Die Transfusion von allogenen Granulozyten (▶ Abschn. 25.8.3) bleibt Ausnahmefällen vorbehalten.

Schwere kongenitale Neutropenie Eine autosomal-rezessiv vererbte schwere kongenitale Neutropenie wurde zuerst von dem schwedischen Arzt Kostmann beschrieben (**Kostmann-Syndrom**). Heute sind verschiedene genetische Defekte des myeloischen Reifungsprozesses mit unterschiedlichem Vererbungsmodus bekannt. Für die von Kostmann beschriebene Variante sind **Defekte im HAX1-Gen**, das ein ubiquitäres mitochondriales Protein kodiert, verantwortlich. Im Knochenmark zeigen Patienten mit schwerer kongenitaler Neutropenie eine deutliche Verminderung der Granulopoese, z. T. mit Ausreifungsstop auf Promyelozytenebene. Vor Einführung des Granulozyten-Kolonie-stimulierenden Faktor (G-CSF) (Abb. 25.1) starben die betroffenen Patienten im frühen Kindesalter an schweren bakteriellen Infektionen. Obwohl die endogenen G-CSF-Serumspiegel normal und die Signaltransduktion durch den G-CSF Rezeptor regelrecht ist, zeigen unter einer **s.c. Therapie mit rekombinantem G-CSF** mehr als 90% der Patienten einen Anstieg der Neutrophilenzahlen auf >1000/µl und werden nahezu infektionsfrei. Wie bei anderen angeborenen Erkrankungen mit Knochenmarkversagen findet sich auch bei der schweren kongenitalen Neutropenie ein deutlich erhöhtes Risiko für sekundäre myeloische Neoplasien (Tab. 25.3). Die **allogene HSZT** ist bei Patienten mit fehlendem Ansprechen auf G-CSF oder myeloischer Neoplasie indiziert.

Zyklische Neutropenie Die häufigste kongenitale Neutropenie ist die zyklische Neutropenie, die durch zyklische Schwankungen von neutrophilen Granulozyten im Blut definiert ist. Alle 18–22 Tagen kommt es zur Ausbildung einer 4–8 Tage andauernden Neutropenie. Dabei können Neutrophilenwerte <500/µl auftreten, während sonst niedrig normale bis normale Werte vorliegen. Auch Erythrozyten und Thrombozyten können in ihrer Zahl oszillieren. Ursächlich sind **Mutationen in der neutrophilen Elastase** (ELA2). Das aberrante ELA2-Protein induziert den sog. »unfolded (oder misfolded) protein response« im endoplasmatischen Retikulum und führt zur Apoptose. Auch Patienten mit zyklischer Neutropenie sprechen auf eine **G-CSF-Therapie** an.

Neutropenien bei anderen angeborenen Störungen Neben der schweren kongenitalen Neutropenie und der zyklischen Neutropenie können eine Reihe anderer angeborener Defekte zu einer chronischen Neutropenie führen (Tab. 25.9). Die **Myelokathexis** geht mit apoptotischen Veränderungen im Zellkern und Zytoplasma reifer Granulozyten einher. Der **retikulären Dysgenesie** liegt ein Defekt einer myeloischen und lymphatischen Stammzelle zugrunde, den betroffenen Patienten fehlt auch lymphatisches Gewebe. Andere Immundefekte, die mit Neutropenie einhergehen, sind das **Hyper-IgM-Syndrom** und das **Griscelli-Syndrom** (u. a. Hypomelanose). Patienten mit **Glykogenose Typ 1b** können, soweit notwendig, ebenfalls erfolgreich mit G-CSF behandelt werden. Beim **Chediak-Higashi-Syndrom** (Störung der Fusion von Vesikeln) und **Barth-Syndrom** (Mitochondriopathie) können neben anderen Symptomen auch schwere Neutropenien auftreten.

Immunneutropenien Die **primäre Autoimmunneutropenie** im Kindesalter wird meist zwischen dem 5. und 15. Lebensmonat diagnostiziert. Die Neutrophilenzahl war vor Beginn der Erkrankung

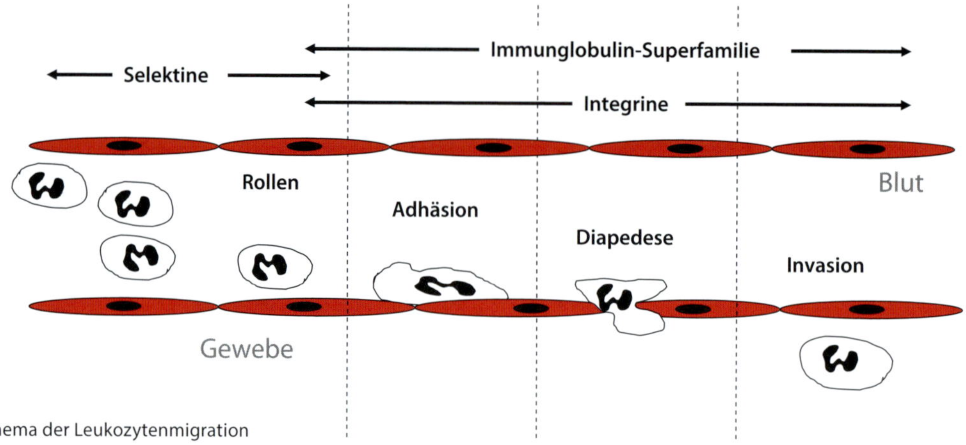

Abb. 25.12 Schema der Leukozytenmigration

normal. Bei über 80% der Patienten können Autoantikörper gegen Neutrophile nachgewiesen werden. Das Knochenmark zeigt eine Hyperplasie der Myelopoese mit reduzierter Zahl reifer Granulozyten. In der Regel liegt eine ANZ <500/µl vor. Im Gegensatz zur schweren kongenitalen Neutropenie (Produktionsstörung) geht die Autoimmunneutropenie (Verbrauch von Granulozyten) selten mit schweren Infektionen einher.

> **Die Autoimmunneutropenie des Kleinkindes ist die häufigste chronisch verlaufende schwere Neutropenie im Kindesalter. Sie ist selbstlimitierend und verläuft ohne schwere Infektionen.**

Sekundäre Autoimmunneutropenien treten in Verbindung mit systemischen Autoimmunerkrankungen (z. B. Lupus erythematodes, rheumatoide Arthritis) auf. Ihre Prognose wird durch die Grunderkrankung bestimmt.

Bei der **neonatalen Alloimmunneutropenie** kommt es ähnlich wie bei der alloimmunhämolytischen Anämie und der Alloimmunthrombopenie des Neugeborenen zum plazentaren Übertritt mütterlicher Antikörper in den kindlichen Kreislauf. Betroffen sind ca. 3% aller Neugeborenen.

Neutropenien im Rahmen von Infektionen Im Kindesalter gehen Virusinfektionen (RSV, Influenza, Varizellen, EBV, Parvovirus B19, Hepatitis A und B, EBV) häufig mit Neutropenie einher. Die Neutropenie ist in der Regel mit der Phase der Virämie assoziiert. Sie ist meist Folge eines gesteigerten Verbrauchs und normalisiert sich nach wenigen Tagen. Schwere Neutropenien bei Septikämien können auch Folge eines toxischen Markschadens sein. Peripherer Verbrauch und Knochenmarkschädigung als Ursache einer Neutropenie bei Infektion sind oft nicht zu differenzieren. Auch Tuberkulose, Brucellose, Typhus, Malaria und Rickettsiose gehen häufig mit Neutropenie einher.

Medikamenteninduzierte Neutropenie Abgesehen von Zytostatika ist die Pathogenese einer medikamenteninduzierten Neutropenie meist unklar. Antikonvulsiva (Carbamazepin, Phenytoin), antiinflammatorische Substanzen (Ibuprofen, Phenylbutazon, Indomethazin), Protonenpumpenhemmer (Cimetidin, Ranitidin), Virostatika (Aciclovir), Antibiotika (Penicilline, Sulfonamide) und viele andere Medikamente können über unterschiedliche Mechanismen eine Neutropenie im peripheren Blut bewirken.

25.5.2 Eosinophilie

Eine Eosinophilie kann vielfältige Ursachen haben. Es können Allergien, Parasiten (Toxocara canis), Malignome (Morbus Hodgkin, Non-Hodgkin-Lymphom, Leukämien), Medikamente (Captopril, Carbamazepin), Hauterkrankungen (atopische Dermatitis, akute Urtikaria, Dermatitis herpetiformis) und Gastrointestinale Störungen (Morbus Crohn, Colitis ulcerosa, akutes Leberversagen) zugrunde liegen. In der Erholungsphase von schweren fieberhaften Infektionen kann es ebenfalls zu einer Vermehrung der Eosinophilen im Blut als Ausdruck einer durch GM-CSF und/oder Interleukin-5 -bedingten Aktivierung der Myelomonopoese kommen (**Morgenröte der Infektion**).

Ein **hypereosinophiles Syndrom** ist durch eine Blut- und Knochenmarkeosinophilie sowie eosinophile Infiltrate in verschiedenen Organen (Herz, Lunge, Leber, ZNS) gekennzeichnet. Werden klonale Chromosomenveränderungen nachgewiesen, handelt es sich um eine chronische eosinophile Leukämie. Bei letzterer liegt am häufigsten ein Rearrangement zwischen Fip1-like 1 (FIP1L1) und dem »platelet derived growth factor receptor A« (PDGFRA) vor. Das Fusionstranskript hat Tyrosinaseaktivität und kann durch Inhibitoren wie Imatinib gehemmt werden.

25.5.3 Granulozytenfunktionsstörungen

Grundlagen

Granulozytenfunktionsstörungen sind Störungen der Adhärenz an das Endothel, der Migration, der Chemotaxis, der Erkennung und Ingestion von Mikroben, der Degranulation oder des oxidativen Metabolismus von Granulozyten.

An der Leukozytenadhärenz und Migration sind 3 Familien von Adhäsionsmolekülen beteiligt: die Selektine, die Integrine und die Immunglobulin-Superfamilie (Abb. 25.12). **Selektine** finden sich auf der Endothel- und Granulozytenoberfläche. Sie vermitteln den ersten punktförmigen Kontakt zwischen den im Blut zirkulierenden Granulozyten (L-Selektin) und dem Endothel (P- und E-Selektin). Es resultiert ein langsames Rollen der Granulozyten entlang des Endothels. Die nachfolgende Aktivierung der **Integrine** erlaubt die festere Adhäsion und die Migration durch die Gefäßwand. Integrine sind eine große Familie von Molekülen, die in den verschiedensten Geweben exprimiert werden. Sie sind heterodimere Moleküle, bestehend aus einer α- und einer β-Kette, für die es verschiedene Subtypen (z. B. β_1 und β_2) gibt. Die Integrine auf der Granulozytenoberfläche binden an Moleküle der **Immunglobulin-**

Superfamilie auf der Endothelzelloberfläche. Diese sind Liganden wie ICAM (»intercellular cell adhesion molecule«), VCAM (»vascular cell adhesion molecule«) und PECAM (»platelet-endothelial cell adhesion molecule«). PECAM befindet sich auf der Endothelzelloberfläche, wo 2 benachbarte Endothelzellen zusammenstoßen. Es wird mit dem Vorgang der Diapedese (Hindurchtreten zwischen den Endothelzellen in den extravaskulären Raum) in Verbindung gebracht.

Leukozytenadhäsionsdefekte

LAD I Beim Leukozytenadhäsionsdefekt I (LAD I) wird die gemeinsame β-Kette (CD18) der **β_2-Integrinfamilie** nicht gebildet, so dass die damit assoziierten α-Ketten (CD11a, b, c, d) ebenfalls nicht zur Expression kommen. Neben der verringerten Adhäsion und Migration durch das Endothel ist auch die Bindung an opsonierte Bakterien gestört, da der Komplementrezeptor CR3 (CD11b/CD18) ebenfalls betroffen ist.

LAD II Beim Leukozytenadhäsionsdefekt II ist der **Golgi-GDP-Fukose-Membran-Transporter** defekt, was zu einem generalisierten Verlust der Expression von fukoslyierten Glykanen auf der Zelloberfläche führt. Betroffen sind z. B. die Selektine.

LAD III Es handelt sich um unterschiedliche Defekte der durch die Aktivierung von Integrin ausgelösten intraplasmatischen Signaltransduktion.

▪▪ Klinik

Das erste Symptom kann ein später Abfall der Nabelschnur sein (normal innerhalb von 2 Wochen). Wiederholte Infektionen, wenig Eiterbildung, Leukozytose sind charakteristisch. Da auch die Thrombozytenaggregation betroffen ist, kommt es zu Thrombozytenfunktionsstörungen (Blutungszeichen bei normalen Thrombozytenwerten).

▪▪ Diagnose

LAD I und II können durch Fehlen der entsprechenden Oberflächenmoleküle in der FACS-Analyse diagnostiziert werden.

▪▪ Therapie

Bei ausgeprägten Formen ist die HSZT angezeigt.

Chronisch granulomatöse Erkrankung (septische Granulomatose)

▶ Kap. 12.

25.6 Erkrankungen des Monozyten-Makrophagen-Systems

Die Monozyten des Bluts gehören dem Monozyten-Makrophagen-System und damit dem retikulendothelialen (histiozytären) System an. Sie spielen eine wichtige Rolle bei der unspezifischen Abwehr (Phagozytose), aber auch als antigenprozessierende und antigenpräsentierende Zellen (z. B. Langerhans-Zellen der Haut). Der Prototyp der professionellen antigenpräsentierenden Zelle ist die **dentritische Zelle**, die aus CD34-positiven Knochenmark-Progenitorzellen, aber auch aus Blutmonozyten unter dem Einfluss der Zytokine GM-CSF, IL-4 und TNFα hervorgehen kann.

Tab. 25.10 Einteilung der Histiozytosen

Klasse I	Erkrankungen von dendritischen Zellen	Langerhanszell-Histiozytosen Juvenile Xanthogranulomatose
Klasse II	Erkrankungen von Makrophagen	Hämophagozytische Lymphohistiozytose Sinushistiozytose mit massiver Lymphadenopathie (Rosai-Dorfman)
Klasse III	Maligne histiozytäre Erkrankungen	Akute Monoblastenleukämie Maligne Histiozytose

25.6.1 Monozytose

Eine Erhöhung der Monozytenzahl im Blut findet sich bei einer Reihe von chronischen bakteriellen, granulombildenden Infektionen wie Tuberkulose und Brucellose sowie bei Protozoeninfektionen wie Toxoplasmose oder Leishmaniose. Im Kindesalter können aber auch viele Virusinfektionen (Zytomegalie, Herpes, Parvovirus B19) von einer Monozytose begleitet sein. Eine Erhöhung von morphologisch atpyischen Blutmonozyten findet sich als wichtiges diagnostisches Merkmal bei der juvenilen myelomonozytären Leukämie (JMML).

25.6.2 Histiozytosen

Histiozytosen sind Erkrankungen, die mit Infiltration und Akkumulation dendritischer Zellen oder Zellen des Monozyten-Makrophagen-Systems in verschiedene Organe einhergehen. Die internationale Histiozytose-Gesellschaft hat die Krankheitsbilder in 3 Klassen eingeteilt (Tab. 25.10) und in diesem Rahmen ehemalige Bezeichnungen wie eosinophiles Granulom, Histiocytosis X, Hand-Schüller-Christian-Krankheit u. a. zugunsten einer ätiologischen Eingruppierung abgeschafft. In Klasse I sind Erkrankungen zusammengefasst, die aus dendritischen Zellen hervorgehen, in Klasse II solche aus Histiozyten/Makrophagen. Erkrankungen mit eindeutig malignen Eigenschaften sind in Klasse III beschrieben.

Langerhanszell-Histiozytose Die Langerhanszell-Histiozytose geht mit einer granulomatösen Infiltration histiozytärer Zellen vom Langerhanszell-Phänotyp in verschiedene Organe einher. Sie verläuft klinisch sehr variabel mit unterschiedlichem Erscheinungsbild und Verlauf. Am häufigsten ist der Knochen (Schädel, Wirbelsäule) betroffen. Radiologisch sieht man scharf demarkierte **osteolytische Areale**, die darüberliegenden Weichteile sind geschwollen (Abb. 25.13). Ein Hautbefall imponiert oft als diffuses **makulopapulöses Exanthem**. Es kann im Rahmen eines Multiorganbefalls auftreten oder – besonders bei Säuglingen – auch die einzige Präsentation darstellen. Darüber hinaus können Leber, Lunge, Knochenmark und das ZNS (Diabetes insipidus) befallen werden. Während Single-System-Erkrankungen prognostisch günstig sind, liegt die Mortalität bei Multisystembefall trotz zytostatischer Therapie bei ca. 20%.

Juveniles Xanthogranulom Die Krankheit präsentiert sich häufig schon bei der Geburt mit kleinen Hauttumoren von gelblicher oder

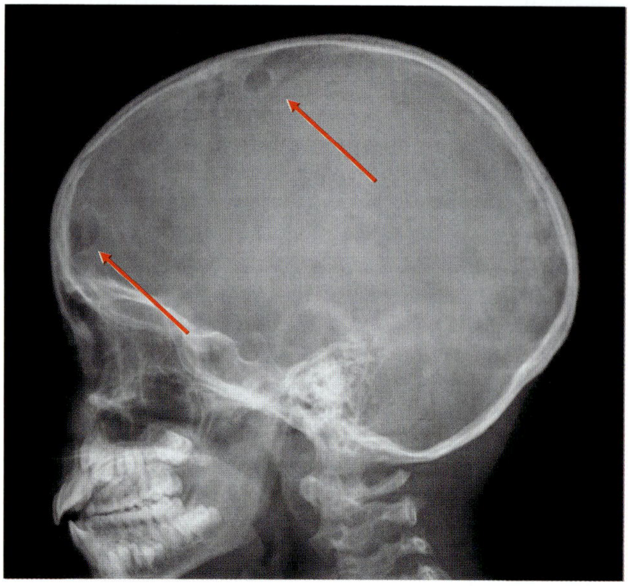

Abb. 25.13 Röntgenbild eines 7 Jahre alten Mädchens mit Langerhans-zell-Histiozytose. »Ausgestanzte« Osteolysen im Os parietale und im Os frontale (*Pfeile*)

livider Farbe, bevorzugt am Kopf und der oberen Körperhälfte. Es können jedoch auch andere Organe betroffen sein.

Hämophagozytose, hämophagozytische Lymphohistiozytose Hämophagozytose von Zellresten, aber auch von intakten Thrombozyten, Erythrozyten und Granulozyten durch Makrophagen kann im Knochenmarkausstrich Gesunder gelegentlich morphologisch beobachtet werden. Im Rahmen unterschiedlichster Infektionen (z. B. EBV, CMV, Syphilis) kann es zu einer massiven Steigerung der Hämophagozytose mit konsekutiver Zytopenie im Blut kommen. Eine krankhafte Hämophagozytose, die im Rahmen von Infektionen auftritt, wird auch als **infektassoziiertes hämophagozytisches Syndrom** bezeichnet. Tritt sie im Rahmen von rheumatischen Erkrankungen auf, spricht man auch von **Makrophagenaktivierungssyndrom** (MAS).

Die primäre hämophagozytische Lymphohistiozytose (HLH) wird durch Veränderungen im Perforingen oder anderen Genen hervorgerufen, deren Proteine in der Zytotoxizität von NK- und T-Zellen eine Rolle spielen. Die sekundäre HLH kann klinisch von der primären (genetischen) Form nicht unterschieden werden. Sie wird meist durch Infektionen oder andere schwere Systemerkrankungen hervorgerufen. Die HLH wird durch Hämophagozytose und Hyperzytokinämie charakterisiert. **Klinische Symptome** sind ein im Allgemeinen deutlich reduzierter Allgemeinzustand mit Irritabilität (schrilles Schreien bei Säuglingen), hohem Fieber und eine (Hepato-)Splenomegalie. Es besteht eine Panzytopenie, laborchemisch zeigt sich eine Hypertriglyzeridämie, Hypofibrinogenämie, ein stark erhöhtes Ferritin, eine deutliche Erhöhung des cCD25 (lösliche α-Kette des IL-2-Rezeptors) und eine fehlende Zytotoxizität von NK-Zellen. Ohne eine zunächst **immunsuppressive Behandlung** und nachfolgende **allogene HSZT** verläuft die primäre HLH schnell tödlich. Sekundäre Formen sind gelegentlich durch die Therapie der zugrunde liegenden Infektion beherrschbar.

Sinushistiozytose mit massiver Lymphadenopathie (Rosai-Dorfman) Bei dieser Erkrankung mit unklarer Ätiologie kommt es zu einer länger bestehenden, schmerzlosen, bilateralen zervikalen Lymphadenopathie (»**Cäsarenhals**«) oder zu Hyperplasien anderer Lymphknotenstationen. Die Krankheit kann mit Fieber, Leukozytose, Anämie und deutlich gesteigerter Blutsenkungsgeschwindigkeit assoziiert sein. Die Mehrzahl der Patienten hat einen benignen Krankheitsverlauf, spontane Remissionen sind häufig.

25.7 Die Milz und ihre Rolle bei hämatologischen Erkrankungen

Die Hauptfunktion der Milz ist die Beseitigung von gealterten Blutzellen und die Abwehr von Bakterien und Protozoen. Blutzellen müssen sich in der Milz durch enge Sinus schlängeln, wobei die Sinus-Endothelzellen Howell-Jolly-Körperchen, Heinz-Körperchen, Siderosomen (Abb. 25.7), Erythrozytenmembrananteile (z. B. bei Sphärozytose) und ganze Erythrozyten (extravasale Hämolyse) sowie Thrombozyten und Granulozyten phagozytieren. Bei asplenischen Patienten finden sich daher mehr gealterte Erythrozyten in der Zirkulation und – einfach erkennbar – **Howell-Jolly-Körperchen im Blutausstrich**.

Die Phagozytose von Bakterien findet vorzugsweise in der roten Milzpulpa statt, während die Antigenpräsentation und Proliferation der Lymphozyten hauptsächlich in den Keimzentren der weißen Pulpa stattfindet. Milzzellen produzieren auch spezifischen **Opsonine**, die bei gleichzeitiger Gegenwart von Antikörpern besonders bei der Phagozytose von Kapselbakterien, wie Pneumokokken, Meningokokken und Haemophilus influenzae, wichtig sind.

25.7.1 Primäre Milzerkrankungen

Primäre Erkrankungen der Milz sind sehr selten. Es kann sich dabei um eine kongenitale Asplenie (Ivemark-Syndrom), ein Polysplenie-syndrom, Milzzysten oder vaskuläre Fehlbildungen handeln.

25.7.2 Splenomegalie und Hypersplenismus

Eine klinisch relevante Splenomegalie liegt vor, wenn das Organ unterhalb des linken Rippenbogens in der Medioklavikularlinie tastbar ist. Eine tastbare Milz ist in jedem Lebensalter pathologisch. Die Gründe für eine Splenomegalie sind vielfältig (Tab. 25.11). Die häufigste Ursache einer Milzvergrößerung im Kindesalter sind **EBV-** und **CMV**-Infektion. Besonders im Kleinkindalter ist bei gleichzeitigem Vorliegen einer Hämophagozytose mit Thrombozytopenie immer auch an eine **Leishmaniose** zu denken. Die **hereditäre Sphärozytose** ist die häufigste hämatologische Ursache einer Splenomegalie. Extreme Milzvergrößerungen mit einer Milz im kleinen Becken kann man bei **chronisch-myeloischer Leukämie** (CML), der **juvenilen myelomonozytären Leukämie** (JMML), bei **Speicherkrankheiten** und dem **autoimmunlymphoproliferativen Syndrom** (ALPS). ALPS umfasst eine Gruppe von Erkrankungen mit angeborenen oder erworbenen Defekten der FAS-induzierten Apoptose von Lymphozyten.

Eine Splenomegalie kann mit einem Hypersplenismus, d. h. einer Überfunktion der Milz mit vermehrter Phagozytose von Blutzellen und konsekutiver Zytopenie im Blut einhergehen. Seltener tritt ein Hypersplenismus ohne Milzvergrößerung durch eine funktionell erhöhte Speicher- und Abbaukapazität des milzeigenen Makrophagensystems auf. Im Rahmen von angeborenen hämolytischen Anämien, vor allem im Rahmen von Sichelzellanämien, kann ein Hypersplenismus akut dekompensieren und sich in Form von Sequestrationskrisen klinisch als **hypovolämischer Schock** manifestieren (▶ Abschn. 25.4.5).

25.7.3 Splenektomie

Der häufigste Grund für eine Splenektomie ist eine Milzruptur im Rahmen eines Traumas. Spontane Rupturen können bei Infektionen (infektiöse Mononukleose) und Sequestrationskrisen (Sichelzellanämie) auftreten. Eine elektive Splenektomie zur Korrektur eines Hypersplenismus kann bei hereditärer Sphärozytose oder Autoimmunthrombozytopenie (ITP) indiziert sein.

In den ersten 14 Tagen nach Splenektomie entwickelt sich eine Thrombozytose, die mit einem leicht erhöhten Thromboserisiko einhergeht, so dass eine prophylaktische Gabe von Acetylsalicylsäure indiziert ist. Wichtiger ist jedoch das Risiko für eine lebensbedrohliche Infektion mit den Kapselbakterien Pneumokokken, Meningokokken und Haemophilus influenzae. Die Mortalität dieser **»overwhelming postsplenectomy infection«** (OPSI) liegt bei 50%. Das Risiko, an einer solchen foudroyant verlaufenden Sepsis zu erkranken, besteht lebenslang, ist jedoch besonders hoch bei Kleinkindern. Daher wird eine Splenektomie selten vor dem Schulalter durchgeführt.

> **Vor einer elektiven Splenektomie und bei allen Patienten mit funktioneller Asplenie ist eine Immunisierung gegen Pneumokokken, Haemophilus influenzae und Meningokokken durchzuführen.**

Das Risiko einer OPSI besteht auch bei Patienten mit funktioneller Asplenie, wie z. B. bei Sichelzellanämie, kongenitaler Asplenie, Graft-versus-host-Erkrankung (GvHD) nach HSZT und nach Milzbestrahlung (M. Hodgkin). Da auch eine Immunisierung gegen Kapselbakterien eine OPSI nicht in jedem Fall verhindert, wird eine tägliche **antibiotische Prophylaxe** zumindest im Kindesalter in den meisten Leitlinien empfohlen. Spätestens bei Fieber ist eine prophylaktische Antibiotikagabe vor einem Arztbesuch indiziert. Je nach lokaler Resistenzlage von Pneumokokken werden Penicillin, Ampicillin oder Erythromycin eingesetzt.

Zur Vermeidung des Risikos für OPSI hat sich bei hereditärer Sphärozytose in den letzten Jahren eine **partielle Splenektomie** durchgesetzt. Nach Hypertrophie des belassenen Gewebes des unteren Milzpols kann sich die Milzfunktion wieder normalisieren, ohne dass erneut ein Hypersplenismus auftritt.

Tab. 25.11 Ursachen der Splenomegalie bei Kindern und Jugendlichen

Benigne hämatologische Erkrankungen	Hämolytische Anämien (z. B. hereditäre Sphärozytose) Sichelzellanämie (vor Milzinfarzierung) Thalassaemia major Histiozytosen
Maligne hämatologische Erkrankungen	Akute Leukämien (ALL, AML) Chronische Leukämien (CML) Myeloproliferative Erkrankungen (JMML, Osteomyelofibrosen) Maligne Lymphome (M. Hodgkin, Non-Hodgkin-Lymphome)
Immunologische Erkrankungen	Autoimmunlymphoproliferatives Syndrom (ALPS)
Infektionen	Virusinfektionen: EBV, CMV Bakterielle Sepsis Leishmaniose Malaria Schistosomiasis Syphilis Typhus Bruzellose Tuberkulose
Speicherkrankheiten	M. Gaucher M. Niemann-Pick Mukopolysaccharidosen
Zirkulationsstörungen im Pfortaderbereich	Herzinsuffizienz Leberzirrhose Thrombose der V. hepatica, V. lienalis, V. portae (z. B. nach Nabelvenenkatheter in der Neonatalperiode)

25.8 Therapie mit Blutkomponenten

Blutkomponenten werden aus Vollblutspenden mit nachfolgender Separierung von Erythrozyten, Thrombozyten und Plasma oder mittels Zellseparatoren (Thrombozyten, Granulozyten oder Plasma) hergestellt. Die Indikation für eine Transfusion von Blutprodukten ist immer streng zu stellen.

Infektionsrisiko In Deutschland wird im Allgemeinen bei Transfusion von Erythrozyten- und Thrombozytenpräparaten freiwilliger Spender das Risiko für eine transfusionsbedingte Infektion mit HIV mit 1:1.000.000 und mit einem der Hepatitis-Viren mit 1:50.000 angegeben. Das Infektionsrisiko für diese Viren nach Transfusion von Präparaten mit Einzelfaktoren, Immunglobulinen oder Albumin ist ebenfalls gering, aber nicht Null. Andere übertragbare Erreger sind CMV, HHV8, HTLV I/II, Toxoplasmen, Leishmanien, Malaria, Trypanosomen (Schlafkrankheit) und Prionen (Jakob-Creutzfeld-Erkrankung).

Transfusionsreaktionen Febrile Reaktionen als Antwort auf lösliche Zytokine im Plasma (IL-1β, IL-6, IL-8 und TNF) findet sich bei bis zu 30% aller Thrombozytentransfusionen. Akute allergische Transfusionsreaktionen auf lösliche Plasmabestandteile treten seltener auf und präsentieren sich klinisch mit Urtikaria, Bronchospasmus oder anaphylaktischer Reaktion. Sie sind **meldepflichtig**.

Leukozytendepletion Erythrozyten- und Thrombozytenkonzentrate werden in der Regel bei der Herstellung Leukozyten depletiert, um das Risiko einer Immunisierung gegen Leukozytenantigene (HLA-Antigene) zu verringern. Damit wird auch das Risiko einer Übertragung zellständiger Viren (CMV, HHV-8, HTLV-I/II) weitestgehend reduziert. Nach derzeitigem Kenntnisstand ist die Leukozytendepletion zur Prävention der transfusionsassoziierten CMV-Infektion der Testung von Blutspendern gleichwertig, so dass CMV-negative immundefiziente Patienten auch Erythrozyten- und Thrombozytenkonzentrate CMV-positiver Spender erhalten können.

Bestrahlung Die Transfusion kontaminierender vermehrungsfähiger, immunkompetenter T-Lymphozyten kann bei immunkompromittierten Patienten zu einer tödlich verlaufenden Graft-versus-host-Erkrankung (GvHD) führen. Bei kompatibler HLA-Konstellation, vor allem bei Blutverwandten, kann in seltenen Fällen eine GvHD auch ohne Immunsuppression auftreten. Die Proliferation der T-Zellen und damit die GvHD kann durch Bestrahlung zellulärer Blutprodukte mit 30 Gy verhindert werden. Plasmaprodukte müssen nicht bestrahlt werden, da kontaminierende Lymphozyten durch den Gefrierprozess absterben.

Tab. 25.12 Kompatibilität im AB0-System für Transfusionen von Erythrozyten und Gefrierplasma

	Blutgruppe des Patienten	Kompatible Blutgruppe
Erythrozyten-konzentrate	A	A oder 0
	B	B oder 0
	AB	AB, A, B oder 0
	0	0
Gefrierplasma	A	A oder AB
	B	B oder AB
	AB	AB
	0	0, A, B oder AB

Früh- und Neugeborene mit Verdacht auf Immundefizienz, Kinder mit schwerem Immundefektsyndrom, Kinder mit Immunsuppression unter zytostatischer Therapie und Patienten mit gerichteten Blutspenden von Verwandten erhalten ausschließlich bestrahlte Erythrozyten- und Thrombozytenpräparate.

Gerichtete Verwandtenspende Die gerichtete Verwandtenspende wird (auch bei gleicher Blutgruppe und CMV-Negativität) nach den Richtlinien der Bundesärztekammer aufgrund des im Vergleich zum freiwilligen Spender angenommenen erhöhten Infektionsrisikos nicht empfohlen. Bei allogener HSZT kann eine vorausgegangene Transfusion vom HLA-ähnlichen Familienspender auch zur Immunisierung und späteren Abstoßung führen.

Eigenblutspenden Wie im Erwachsenalter, können diese bei hämatologisch gesunden jugendlichen Patienten vor elektiver Operation sinnvoll sein.

Aus Sicherheitsgründen werden auf vielen kinderonkologischen Stationen ausschließlich bestrahlte zelluläre Blutprodukte eingesetzt.

25.8.1 Erythrozytenkonzentrate

Herstellung Erythrozytenkonzentrate enthalten in der Regel ca. 250 ml und haben einen Hämatokrit von 60–75%. Sie müssen bei 4°C in Blutkühlschränken rüttelfrei gelagert werden. Beim Transport darf die Kühlkette nicht unterbrochen werden.

Indikation Vor Transfusion eines Erythrozytenkonzentrats muss bei jedem Patienten mit Anämie die Ursache möglichst geklärt und, falls möglich, beseitigt werden. Die Transfusion ist nur angezeigt, wenn die betroffenen Patienten ohne Transfusion einen gesundheitlichen Schaden erleiden würden und eine alternative gleichwertige Therapie nicht möglich ist. Eine Transfusionsindikation ist daher bei Mangelanämien mit fehlender oder milder klinischer Symptomatik nicht gegeben, wenn diese durch eine entsprechende Substitution (Eisen, Vitamin B_{12}) behandelbar sind. Ganz generell reicht ein niedriger Hämoglobinwert allein als Indikation für eine Erythrozytentransfusion nicht aus. So besteht bei einer chronischen Anämie meist eine längerfristige Kreislaufadaptation, während akute Anämien rasch lebensbedrohlich werden können.

Erythrozytenkonzentrat wird in der Regel mit einer Dosierung von **10–15 ml/kg KG** transfundiert. Sind im Rahmen eines akuten Geschehens mehrere Erythrozytentransfusionen in rascher Abfolge notwendig, kann zeitgleich auch Frischplasma gegeben werden, um eine kritische Erniedrigung von Gerinnungsfaktoren zu vermeiden. Dies ist desto wichtiger, je unreifer ein Kind (Frühgeborenes) ist, und je wahrscheinlicher eine Produktionsstörung der Leber, z. B. im Rahmen eines Schocks, ist.

Neugeborene Die Sauerstoffaffinität von Hämoglobin ist bei Früh- und Neugeborenen deutlich erhöht und nimmt erst im Verlauf der ersten beiden Lebensmonate auf Erwachsenenwerte ab. Transfusionsgrenzen bei Neonaten sind daher von Reife, Alter und Risikofaktoren der vorhandenen Erkrankungen abhängig. Sie liegen deutlich höher als im späteren Kindesalter. Erythrozytenkonzentrate können für Säuglinge portioniert werden (**Babybeutel**), um bei wiederholter Transfusion eine Exposition mit mehreren Spendern zu vermeiden.

Kompatibilität Erythrozyten müssen **AB0-** und **Rhesus(D)-kompatibel** transfundiert werden (Tab. 25.12). Patienten mit vorhersehbar langzeitiger Transfusionsbehandlung oder nachgewiesenen Auto- bzw. irregulären Allo-Antikörpern sollten nach Möglichkeit Rh-Formel- und Kell-übereinstimmend transfundiert werden. Das Rhesus-Merkmal D ist wegen seiner starken Immunogenität stets zu berücksichtigen. Aus diesem Grund sollen Rhesus(D)-negative Empfänger kein Rhesus(D)-positives Blut erhalten. Rhesus(D)-positive Empfänger können auch Rhesus(D)-negatives Blut erhalten.

Die **serologische Verträglichkeitsprobe** (Kreuzprobe) sichert die Verträglichkeit zwischen dem zu transfundierenden Präparat und Patientenblut. Sie wird in der Transfusionsmedizin durchgeführt und ist im Allgemeinen 3 Tage ab Abnahmedatum der Patientenprobe gültig.

Unmittelbar vor Transfusion ist vom transfundierenden Arzt der **AB0-Identitätstest** (Bedside-Test) am Empfänger vorzunehmen. Fehltransfusion durch Unterlassung des AB0-Identitätstests führen zu akuten oft tödlich verlaufenden Hämolysen.

Cave
Der AB0-Identitätstest ist für die Überprüfung der Patienten-Blutgruppe zwingend vorgeschrieben und auch im Notfall unverzichtbar. Eine Unterlassung durch den transfundierenden Arzt ist grob fahrlässig.

Austauschtransfusion Eine Austauschtransfusion kann akut im Rahmen von **hämolytischen Krisen** (M. haemolyticus neonatorum, autoimmunhämolytische Anämie) oder bei Patienten mit **Sichelzellanämie** (z. B. ZNS Infarkt, vor großen Operationen) indiziert sein. Bei Neugeborenen sollte ein Austauschvolumen von etwa dem 2-fachen Blutvolumen, also von ca. 170–200 ml/kg KG gewählt werden. Die Austauschtransfusion kann über einen Zeitraum von etwa 2 h durchgeführt werden, die Effektivität des Austausches nimmt mit ihrer Länge zu.

25.8.2 Thrombozytenkonzentrate

Herstellung Thrombozytenkonzentrate werden aus Vollblutspenden (Einzelspenderpräparate, Poolpräparate) oder durch Thrombozytapherese hergestellt. Ein **Einzelspenderpräparat** enthält 60–80×10^9 Thrombozyten in 40–80 ml Plasma. Es entspricht 1/4 bis 1/6 der therapeutischen Dosis eines Erwachsenen. Deshalb werden sog. **Poolpräparate** durch das Zusammenführen von 4–6 Einzelspenderpräparaten hergestellt. **Apheresepräparate** enthalten in der Regel 200–400×10^9 Thrombozyten eines Einzelspenders in 200–300 ml Plasma. Da Apheresepräparate nur das Infektions- und Immunisierungsrisiko eines Spenders haben, ist es einem Poolpräparat vorzuziehen. Thrombozytenbeutel werden bei Raumtemperatur auf einem Rüttler gelagert. Thrombozyten sollten, wie Erythrozyten, blutgruppenkompatibel transfundiert werden, im Notfall können jedoch auch AB0-nichtkompatible Thrombozyten verabreicht werden.

Indikation Der kritische Grenzwert von Thrombozyten, dessen Unterschreitung in der Abwesenheit anderer Risikofaktoren (z. B. Blutung, Sepsis, Beatmung, geplante Operation) in der Regel eine Thrombozytentransfusion erforderlich macht, beträgt ca. **10.000/µl**. Dabei ist zu berücksichtigen, dass die Thrombozytenzählung in Vollautomaten bei Werten unter 30.000/µl sehr ungenau ist. Die Halbwertszeit transfundierter Spenderthrombozyten ist sehr variabel, beträgt aber nicht mehr als ca. 7 Tage.

Immunthrombozytopenien Patienten mit einer **Autoimmunthrombozytopenie** (ITP) außerhalb der Neugeborenenperiode erhalten Thrombozytentransfusionen nur bei lebensbedrohlichen Blutungen oder während operativer Eingriffe. Da es sich bei ITP um Antikörper gegen ubiquitäre Thrombozytenoberflächenantigene handelt, werden auch die transfundierten Thrombozyten mit Antikörper beladen und rasch phagozytiert. Neugeborene mit **Alloimmunthrombozytopenie** sollten, wenn immer möglich, mütterliche Thrombozyten oder Thrombozyten eines kompatiblen Fremdspenders erhalten.

25.8.3 Granulozytenkonzentrate

G-CSF-mobilisierte Granulozyten gesunder Spender können durch Zytapherese gewonnen und Patienten mit **schwerer Neutropenie** und **lebensbedrohlicher Infektion** transfundiert werden. Bei einer Überlebenszeit transfundierter Granulozyten von 5–9 h werden z. T. tägliche Transfusionen durchgeführt, die Indikation zur Transfusion von Granulozyten bleibt jedoch Einzelfällen vorbehalten. Granulozytenkonzentrate sollen, wie Erythrozyten, **blutgruppenkompatibel** sein, da sie sowohl Erythrozyten als auch Plasma enthalten. Da Granulozyten nach durchgemachter **CMV-Infektion** Virusgenom tragen, dürfen CMV-negative Empfänger nur Granulozyten von CMV-negativen Spendern erhalten.

25.8.4 Gefrierplasma

Gefrierplasma (»fresh frozen plasma«, FFP) muss wegen der darin enthaltenen Isoagglutinine AB0-Blutgruppen kompatibel verabfolgt werden (Tab. 25.12). Da es nach Auftauen keine intakten zellulären Bestandteile mehr enthält, sind weder eine Bestrahlung noch ein Leukozytendepletion notwendig.

> **Als Faustregel gilt, dass 1 ml Gefrierplasma/kg KG den Faktoren- und Inaktivatorengehalt des betroffenen Patienten um etwa 1–2% anhebt.**

Im Notfall werden initial 15–20 ml/kg KG Plasma transfundiert und je nach Klinik mehrfach wiederholt.

Indikation Indikationen zur Transfusion von Gefrierplasma bestehen vor allem bei globaler Störung der Gerinnung. Bei der Indikationsstellung zur Transfusion von Gefrierplasma in der Neonatologie ist die physiologisch geringere Gerinnungsaktivität in Globaltests sowie die physiologisch geringere Aktivität von Einzelfaktoren zu berücksichtigen. Eine isolierte Verringerung des Quick-Wertes bei ansonsten altersentsprechenden Gerinnungsparametern kann in der Regel durch Gabe von Vitamin K ausreichend behandelt werden und bedarf keiner Substitution von Gerinnungsfaktoren. Die wichtigsten Indikationen zur Transfusion von Gefrierplasma sind:
- Blutungen bedingt durch Störungen der plasmatischen Gerinnung,
- vor invasiven Eingriffen bei einem Quick <50%,
- als Ersatz von Einzelfaktoren falls keine entsprechenden Konzentrate zur Verfügung stehen (z. B. bei Faktor-V- und -XI-Mangel),
- als Plasmaersatz bei Plasmapherese,
- bei Verbrauchskoagulopathie,
- im septischen Schock mit gesteigertem Verbrauch von Gerinnungsfaktoren,
- als Plasmaersatz bei Transfusion von mehreren Erythrozytenkonzentraten in rascher Abfolge.

25.9 Hämostaseologie

U. Nowak-Göttl, A. Krümpel, R. Knöfler

Die Lehre von der **Blutstillung** oder **Hämostaseologie** umfasst das Zusammenspiel von Gefäßwand, Thrombozyten, plasmatischen Gerinnungsfaktoren und Fibrinolysemechanismen. Das Ergebnis ist eine primäre Blutstillung durch den **Plättchenthrombus**, gefolgt von der **Fibrinbildung**, die den Thrombus vergrößert und verfestigt. Der Thrombus wird später organisiert und überflüssiges Fibrin wird durch das fibrinolytische System wieder aufgelöst.

Die Bildung von Fibrin kann sowohl über das **endogene** als auch über das **exogene** Gerinnungssystem erfolgen, beide sind sowohl miteinander als auch mit der Thrombozytenaktivierung verknüpft. Da mehrere Gerinnungsfaktoren auf der Oberfläche von Thrombozyten aktiviert werden und damit die Voraussetzung für die Entstehung einer massiven lokalen Thrombinbildung (Thrombin burst) schaffen, spricht man auch vom zellulären Modell der Hämostase. Unter dem Einfluss von Thrombin wird Fibrinogen in Fibrin umgewandelt.

Das exogene System Das exogene System wird durch die Freisetzung von **Gewebsthrombokinase** aktiviert. Hierdurch erfolgt eine langsame Aktivierung der **Gerinnungsfaktoren** IX und X. Die so aktivierten Gerinnungsfaktoren IX und X, der Faktor VII und der Faktor Xa in Anwesenheit von Phospholipiden, Kalziumionen und Faktor V beschleunigen die **Umwandlung von Prothrombin zu Thrombin**.

Thrombin bildet unter Einwirkung von Faktor XIII kovalente Bindungen zwischen benachbarten Fibrinmonomeren und damit ein gefestigtes Fibringerinnsel. Dieses ist gegen den fibrinolytischen Abbau durch Plasmin weitgehend geschützt.

Das endogene System Im **endogenen System** nimmt der Faktor XII eine zentrale Rolle ein. Nach Adsorption an subendotheliale Kollagenfasern wird er durch Kallikrein aktiviert. Mithilfe der Faktoren XI, IX, Kalziumionen und Faktor VII wird der Gerinnungsfaktor X aktiviert. Die weitere Aktivierung der Gerinnungskaskade erfolgt analog dem exogenem Ablauf.

Zu den wichtigen **Inhibitoren** dieser Gerinnungskaskade gehören die Antithrombine, Antithrombin und Heparin Kofaktor II,

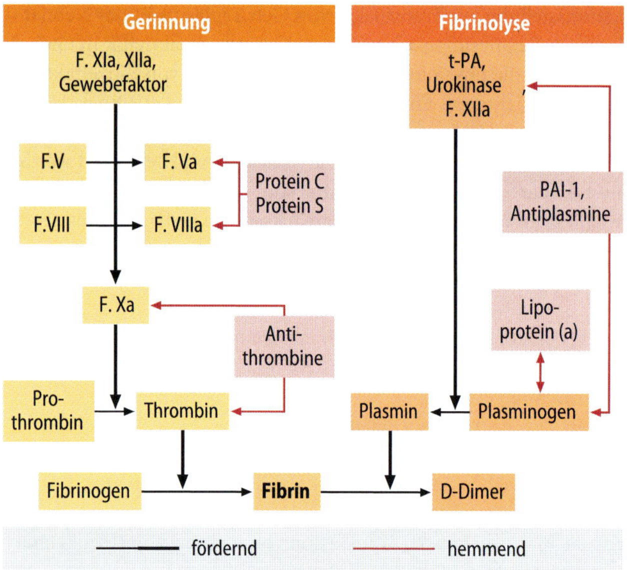

Abb. 25.14 Physiologisches Zusammenspiel zwischen Gerinnung und Fibrinolyse

Protein C und Protein S. Antithrombine haben ihre Ansatzpunkte am Thrombin und den aktivierten Gerinnungsfaktoren Xa, IXa, XIa und XIIa, Kallikrein und Plasmin. Heparin beschleunigt die Bindung von Antithrombin an diese Enzyme. Aktiviertes Protein C inaktiviert mit seinem Kofaktor Protein S die Gerinnungsfaktoren Va und VIIIa.

Das fibrinolytische System Die Aktivierung der Fibrinolyse erfolgt über Faktor XII, Gewebeplasminogenaktivator (t-PA) und Plasminogenaktivator vom Urokinasetyp (scu-PA) sowie indirekt über eine Hemmung des Plasminogenaktivator-Inhibitors (PAI)-1 durch Protein C.

Gerinnung und Fibrinolyse stehen unter physiologischen Bedingungen in einem Gleichgewicht, das unter pathologischen Bedingungen erhebliche Störungen aufweist: es kann dabei sowohl eine **Blutungsneigung** als auch eine **Thromboseneigung** resultieren. Abb. 25.14 zeigt in vereinfachter Form den Zusammenhang zwischen Gerinnung und Fibrinolyse.

25.9.1 Diagnose von Hämostasestörungen im Kindesalter

Anamnese

Die Diagnose von Hämostasestörungen im Kindesalter setzt eine ausführliche Eigen-, Familien- und Medikamentenanamnese voraus. Zur Anamneseerhebung eignet sich die Verwendung eines standardisierten Fragebogens, der von den Eltern gemeinsam mit dem Kinderarzt ausgefüllt werden sollte. Hierdurch kann häufig schon zwischen plasmatischen und thrombozytären Hämostasestörungen unterschieden oder der Verdacht auf eine erworbene Gerinnungsstörung geäußert werden.

Klinik

Ebenso wie flohstichartige, punktförmige Blutungen (**Petechien**) an Haut und Schleimhäuten, die nicht mit einem Glasspatel wegdrückbar sind, weisen kleinflächige, scharf begrenzte Hautblutungen (**Ekchymosen**) auf eine thrombozytäre Blutungsneigung oder eine Vasopathie hin. Eine vasogene Ursache von Petechien ist u. a. dann anzunehmen, wenn diese durch den Glasspateldruck verschwinden. Bei flächenhaften subkutanen Blutungen sind Störungen der plasmatischen Gerinnung zu vermuten, dies gilt auch für Gelenk-, Muskel- und ausgedehnte Weichteilblutungen. Ausgeprägte Menstruationsblutungen sind typisch für das Vorliegen eines Von-Willebrand Syndroms oder einer thrombozytär bedingten Gerinnungsstörung.

Untersuchungsmethoden

Zur Abklärung einer Hämostasestörung stehen verschiedene Labormethoden zur Verfügung, die in Tab. 25.13 aufgeführt sind. In Tab. 25.14, Tab. 25.15, Tab. 25.16 und Tab. 25.17 sind die wichtigsten altersabhängigen **Normalwerte** als Median und Range für die plasmatische Gerinnung und Fibrinolyse im Kindesalter und die Halbwertszeiten der Gerinnungsfaktoren aufgeführt.

25.9.2 Thrombozytopenien

Pathogenese

Eine Thrombozytopenie entsteht durch eine **verminderte Neubildung** von Thrombozyten im Knochenmark (keine oder wenige Megakaryozyten im Knochenmarkausstrich = Bildungsstörung) oder durch einen **vermehrten Untergang** bzw. Abbau von Thrombozyten in der Peripherie, wie z. B. in der Milz.

> **Spontane Blutungen können bei Thrombozyten <30.000/µl auftreten, wobei für die Einschätzung des Risikos bedrohlicher Blutungen die Genese der Thrombozytopenie berücksichtigt werden muss.**

Klinik

Die Klinik der Thrombozytopenie variiert in Abhängigkeit von der Thrombozytenzahl und der Genese der Thrombozytopenie. Typisch ist das Auftreten von **petechialen Blutungen** an Haut und Schleimhäuten. Innere Organe, Schleimhäute des Magen-Darm-Traktes und Meningen können ebenfalls betroffen sein. Selten auftretend, jedoch lebensbedrohlich sind Hirnblutungen, massive Blutungen aus dem Magen-Darm-Trakt oder Blutungen in solide Organe.

Diagnose

Blutbild mit Zellzahlbestimmung einschließlich Thrombozyten- und Retikulozytenzahl sowie bei gerätetechnischer Verfügbarkeit der immaturen Plättchenfraktion (IPF), mikroskopische Beurteilung des Blutausstrichs, ggf. Knochenmarkbeurteilung, Rumpel-Leede-Test. Globaltests der Gerinnung sind normal. Thrombozytenfunktionstests sind bei ausgeprägter Thrombozytopenie <50.000/µl nicht indiziert.

Hereditäre Thrombozytopenien

Zu den erblichen Thrombozytopenien gehören die autosomal-rezessive **Fanconi-Anämie** und das autosomal-dominante bilaterale **Radiusaplasie-Thrombozytopenie-Syndrom** (TAR-Syndrom: amegakaryozytäre Thrombozytopenie, Radiusaplasie. Autosomal-dominant werden die Makrothrombozytopenien bei Veränderung des Zellstrukturproteins nichtmuskuläres Myosin vom Typ IIa mit Nachweis von Riesenthrombozyten und granulozytären Einschlusskörpern wie die **May-Hegglin-Anomalie**, das **Sebastian-Platelet-Syndrom**, das **Fechtner-Syndrom** (Kombination mit interstitieller Nephritis, angeborener Katarakt, neurosensorischer Taubheit) und

Tab. 25.13 Orientierende Untersuchungsmethoden zur Abklärung von Störungen der Hämostase

Test	Beschreibung des Tests	Erkrankung
Thrombozytenzahl	Normal: 100.000–500.000/µl	Thrombozytopenie Thrombozytose
Thrombozytengröße	Medianwert der Größe: 6,0 µm^3 (1,7–25,6)	Kleine Thrombozyten: – Wiskott-Aldrich-Syndrom – Grey-platelet-Syndrom – Nach Herz-Lungen-Maschine
		Große Thrombozyten: – Hereditäre Makrothrombozytopenie (z. B. May-Hegglin-Anomalie, Fechtner-Syndrom) – Bernard-Soulier-Syndrom – Myeloproliferative Erkrankungen
In-vivo-Blutungszeit	Z. B. Methode nach Simplate: Nach Anlegen einer Blutdruckmanschette mit 40 mmHg am Oberarm wird nach 1 min mit einem Einmalschnäpper ein kleiner oberflächlicher Hautschnitt gesetzt. Mit einem Filterpapier wird alle 30 s geprüft, ob noch Blut aus der Wunde austritt. Werte >12 min sind als sicher pathologisch anzusehen	Von-Willebrand-Syndrom Thrombozytopathien (bei leichten Formen Normalbefund möglich!) Thrombozytopenie
In-vitro-Blutungszeit	(Platelet Function Analyzer: PFA-100) Beim Durchfluss von gepuffertem, zitratantikoaguliertem Vollblut durch eine mit Kollagen/Epinephrin oder Kollagen/ADP beschichtete Membranöffnung wird die Verschlusszeit gemessen	Von-Willebrand-Syndrom Thrombozytopathien (bei leichten Formen Normalbefund möglich!) Thrombozytopenie
Kapillarresistenz	Test nach Rumpel-Leede: Nach 4–5 min Staudruck am Oberarm (60 mmHg) treten in der Ellenbeuge unterhalb der Staubinde bis zu 10 Petechien auf. Ein früheres Auftreten, sowie eine massive Ausprägung bei normaler Thrombozytenzahl weisen auf eine Vasopathie hin	Angeborene Vasopathien Vaskulitis
Thrombozytenaggregation	Aggregationsvermögen der Thrombozyten wird photometrisch in einem Aggregometer nach Zusatz von Thrombozytenaktivatoren (z. B. ADP, Arachidonsäure, Kollagen und Ristocetin) bestimmt	Thrombozytopathien
(TPZ; Quick-Wert, Prothrombinzeit; »prothrombin time«)	Misst extrinsischen und gemeinsame Endstrecke der Gerinnungsaktivierung (Faktor VII, X, V, II, Fibrinogen)	Störungen Vitamin-K-abhängiger Faktoren Verbrauchskoagulopathie
Aktivierte partielle Thromboplastinzeit (aPTT; »partial thromboplastin time«)	Misst intrinsischen und gemeinsame Endstreckeder Aktivierung (Faktor XII; XI, IX, VIII, X, V, II, Fibrinogen, Prekallikrein)	Hämophilie Von-Willebrand-Syndrom Verbrauchskoagulopathie
Thrombinzeit (TZ)	Bildung von Fibrin aus Fibrinogen	A-, Hypo- und Dysfibrinogenämie Verbrauchskoagulopathie

Tab. 25.14 Altersabhängige Normalwerte der Gerinnung (Median und Range)

	Frühgeborenes	Neugeborenes	3. Monat	6. Monat	1–5 Jahre	Erwachsene
TPZ [s]	13 10,6–16,2	13 10,1–16	12,3 10–14,6	12.5 10–15	11 10,6–11,4	12 11–14
aPTT [s]	53 27–79	42 31–54	42 25–60	37 27–50	30 24–36	33 27–40
Faktor VII [%]	67 21–113	66 28–104	83 21–45	95 47–151	82 55–116	105 67–143
Faktor VIII [%]	110 50–213	100 50–178	80 50–125	78 50–109	90 60–142	99 50–150
vWF [%]	136 78–210	153 50–278	115 75–190	105 50–197	82 60–120	92 50–158
Faktor IX [%]	35 19–65	53 15–91	63 25–93	84 50–120	73 47–104	109 55–163
Fibrinogen [mg/dl]	240 150–373	280 167–99	260 150–400	250 150–370	275 170–405	278 156–400

vWF von-Willebrand-Faktor

Tab. 25.15 Altersabhängige Normalwerte von Inhibitoren der Gerinnung (Median und Range)

	Frühgeborenes	Neugeborenes	3. Monat	6. Monat	1–5 Jahre	Erwachsene
AT [%]	38 14–62	63 39–87	65 48–121	90 52–128	111 82–139	105 79–131
Protein C [%]	28 12–44	35 17–53	40 18–62	57 35–83	66 40–92	96 64–128
Protein S [%]	26 12–38	36 12–60	60 30–90	85 50–120	86 55–118	92 60–124
APC (Ratio)	3,4 2,4–4,5	3,3 2,2–4,0	3,25 2,2–3,9	3,2 2,4–4,2	3,3 2,4–3,0	3,0 2,4–3,0

AT Antithrombin

Tab. 25.16 Altersabhängige Normalwerte der Fibrinolyse (Median und Range)

	Frühgeborenes	Neugeborenes	3. Monat	6. Monat	1–5 Jahre	Erwachsene
Plasminogen [%]	45 32–72	57 36–78	54 34–76	85 58–110	98 78–118	99 77–12
α_2-Antiplasmin [%]	78 40–116	85 55–115	95 60–123	115 77–140	105 93–117	102 68–136

Totale Homozysteinkonzentration bei gesunden Kindern zwischen 6 Monaten und 12 Jahren: Median 5,5 mmol/l mit einem Range von 3–8,5 mmol/l (mit der HPLC-Methode gemessene Nüchternwerte).

Tab. 25.17 Biologische Halbwertzeiten von Plasmagerinnungsfaktoren

Name	Faktor	Halbwertzeit [h]
Fibrinogen	I	72–120
Prothrombin	II	67–106
Proakzelerin	V	36
Prokonvertin	VII	4–6
Antihämophiles Globulin A	VIII	8–12
Antihämophiles Globulin B	IX	12–24
Stuart-Prower-Faktor	X	40–60
Plasmathromboplastin-Antezedent	XI	50–84
Hagemann-Faktor	XII	50–60
Fibrinstabilisierender Faktor	XIII	70–160
Von-Willebrand-Faktor	vWF	6
Antithrombin	AT	36
Protein C	PC	6–8

das **Epstein-Syndrom** (Kombination mit interstitieller Nephritis, Taubheit und Einschlusskörper in den Granulozyten) vererbt. Zu den X-chromosomal-rezessiven Thrombozytopenien gehören das **Wiskott-Aldrich-Syndrom** mit Thrombozytopenie, ekzematösen Hautveränderungen und einem Immundefekt sowie die X-chromosomale Thrombozytopenie.

Erworbene Thrombozytopenien
Störung der Megakaryopoese

Eine Thrombozytopenie mit fehlendem oder deutlich vermindertem Nachweis von Megakaryozyten im Knochenmarkausstrich kommt bei **Verdrängen** der normalen **Thrombopoese** bei Leukämie, Non-Hodgkin-Lymphom, Neuroblastom, Histiozytose oder bei Knochenmetastasen vor. Ebenso ist diese Form der Thrombozytopenie nach **Strahlenexposition** sowie nach **chemisch-toxischer Einwirkung** z. B. durch Zytostatika und andere Arzneimittel beschrieben. Sie tritt auch als Begleitphänomen bei der **aplastischen Anämie** auf. Die Therapie richtet sich nach der Grunderkrankung, das Auftreten lebensbedrohlicher Blutungen muss durch die Substitution bestrahlter Thrombozytenkonzentrate verhindert werden.

Heparininduzierte Thrombozytopenie (HIT)

▪▪ Pathogenese

Die HIT ist eine bei Kindern sehr selten auftretende bedrohliche Nebenwirkung einer Heparinbehandlung insbesondere mit unfraktioniertem Heparin. Beim **nichtimmunologischen Typ I** führt die direkte Interaktion von Heparin mit Thrombozyten zu einer verkürzten Lebenszeit der Thrombozyten und einer mäßigen Thrombozytopenie, die rasch bis 5 Tage nach Heparingabe beginnt. Beim **immunologischen Typ II** entwickeln sich Antikörper gegen den Plättchenfaktor 4/Heparin-Komplex, welche die Thrombozyten aktivieren und somit zur Bildung von Thrombozytenaggregaten führen. Die Thrombozytopenie beim Typ II beginnt meist 5–10 Tage nach Beginn der Heparinbehandlung.

▪▪ Klinik

Beim Typ I treten keine klinischen Symptome auf; beim Typ II besteht ein hohes Risiko des Auftretens arterieller oder venöser Gefäßverschlüsse.

Diagnose

Eine HIT Typ II sollte vermutet werden, wenn unter Heparintherapie die Thrombozytenanzahl abfällt, besonders wenn gleichzeitig eine Thrombose auftritt. Sepsis, Verbrauchskoagulopathie etc. können das Auftreten einer HIT II begünstigen. Der Nachweis von HIT-Antikörpern und der Antikörperrelevanz in einem funktionellen Test sind bei entsprechender Klinik beweisend.

Therapie

Die wichtigste therapeutische Maßnahme bei Verdacht auf HIT Typ II ist das Absetzen aller Heparine. Da eine weitere Antikoagulation jedoch unbedingt erforderlich ist, muss auf ein synthetisches **Heparinoid** (Danaparoid-Natrium, Orgaran: 10 E/kg KG in 12 h; Kreuzresistenz <10%) oder auf einen reinen Thrombinantagonisten, **Hirudin** (Bolus 0,07 mg/kg KG, dann 0,05 mg/kg KG/h), umgestellt werden.

Alloimmunthrombozytopenie des Neugeborenen

Pathogenese

Bei dieser Erkrankung handelt es sich um das thrombozytäre Äquivalent der Rh-Erythroblastose des Neugeborenen. Die Mutter bildet in der Schwangerschaft IgG-Antikörper gegen **Membraneigenschaften fetaler Thrombozyten** (auf Thrombozyten von Vater und Kind vorhanden, nicht jedoch den mütterlichen Thrombozyten). Diese Alloantikörper (am häufigsten gerichtet gegen HPA-1a) gehen **diaplazentar** auf das Kind über.

Klinik

Diese Form der Thrombozytopenie manifestiert sich bereits intrauterin oder in den ersten Stunden postpartal mit multilokulären petechialen Hautblutungen. 10–20% der Fälle werden durch das Auftreten einer **Hirnblutung** bereits intrauterin auffällig. Nabelblutungen, Hämaturie und Meläna werden selten beobachtet.

Differenzialdiagnose

Als **Differenzialdiagnose** muss bei einer Thrombozytopenie im Neugeborenenalter neben einer infektassoziierten Thrombozytopenie auch an den diaplazentaren IgG-Übertritt mütterlicher Plättchenautoantikörper gedacht werden, wenn die Mutter an einer chronischen ITP leidet. Eine weitere Differenzialdiagnose ist das von Willebrand-Syndrom Typ 2B.

Therapie

Bei Neugeborenen mit Thrombozyten <25.000/μl oder klinischen Zeichen der Blutung werden spezifische Thrombozytenantigen-negative **Thrombozytenkonzentrate** (alternativ: mütterliche, gewaschene Thrombozyten; bei hohem Blutungsrisiko und Nichtverfügbarkeit Thrombozytenantigen-negativer Thrombozyten auch Gabe eines unausgewählten Thrombozytenkonzentrates möglich) oder i.v. Gammaglobuline (400 mg/kg/Tag, 1–5 Tage) verabreicht. Weil ein hohes Wiederholungsrisiko besteht, kann durch pränatale Punktion der Nabelschnur die Thrombozytenzahl gemessen werden und es können gegebenenfalls pränatal Thrombozytenantigen-negative Thrombozytenkonzentrate transfundiert werden.

Idiopathische thrombozytopenische Purpura (ITP)

> **Die akute ITP ist die im Kindesalter häufigste erworbene Blutungskrankheit.**

Akute ITP Sie ist ein Krankheitsbild unbekannter Ätiologie, das durch eine ausgeprägte Thrombozytopenie bei normaler oder vermehrter Anzahl von Megakaryozyten im Knochenmark und durch den Ausschluss von Thrombozytopenien bekannter Ursache definiert ist. In über 80% der Fälle geht der Erkrankung ein Virusinfekt voraus. Bei der akuten ITP kommt es zu einem gesteigerten Plättchenuntergang im Monozyten-Makrophagen-System vorwiegend der Milz, weil mit IgG-Antikörpern gegen ein auf der Thrombozytenmembran adsorbiertes Antigen beladene Thrombozyten vermehrt phagozytiert werden. Die Überlebenszeit der Plättchen ist bis auf wenige Stunden verkürzt. Der gesteigerte Abbau führt kompensatorisch zu einer gesteigerten Thrombozytopoese im Knochenmark. Betroffen sind in der Regel 2- bis 6-jährige Kinder.

Auffallend ist der **gute klinische Allgemeinzustand**, bei dem plötzlich über den ganzen Körper verteilt **Petechien** auftreten. Zusätzlich ist heftiges **Nasenbluten** möglich. Wird dieses Blut verschluckt, kann es zu **Bluterbrechen** oder zu **Teerstühlen** kommen. Die Milz ist nicht vergrößert. Innerhalb von 6 Monaten kommt es bei 60–70% der Patienten zur **Spontanheilung**, bei 90% der Patienten mit akuter ITP sind innerhalb von 12 Monaten die Thrombozytenzahlen normalisiert.

Die Gabe von **Steroiden** (Prednison 1 mg/kg KG/d p.o. über 2–3 Wochen) oder die i.v. Gabe von **Gammaimmunglobulinen** (1 g/kg KG über 4 Tage) wird in der Literatur angesichts der hohen spontanen Remissionsrate von 60–90% kontrovers diskutiert. Beide Therapieregime sind gleichwertig (Tab. 25.18). Laut der im August 2011 erschienenen S2-Leitlinie der AWMF zur ITP im Kindes- und Jugendalter ist die Indikation zur Behandlung zurückhaltend zu stellen und sollte vor allem von der Blutungssymptomatik abhängig gemacht werden.

Tab. 25.18 Empfehlung zur Therapie der akuten ITP im Kindesalter laut S2-AWMF-Leitlinie 2011

Schweregrad	Symptome	Therapie
Leicht	Petechien, Hämatome, keine Schleimhautblutungen	Keine
Mittel	Zusätzlich Schleimhautblutungen (intermittierend), sistiert spontan bzw. auf Druck	Keine, (Steroid)
Schwer	Persistierende Schleimhautblutungen, Nasentamponade, Transfusionsnotwendigkeit	Steroid, IVIG
Lebensbedrohlich	Intrakranielle oder sonstige innere Blutung	Steroid, IVIG, Thrombozytenkonzentrat

Chronische ITP In 10% der Fälle geht eine akute ITP in eine chronische Form über. Hier sind die IgG-Antikörper gegen die Membranantigene der eigenen Plättchen gerichtet (Autoaggressionskrankheit). Diese Form der ITP tritt bei 10- bis 30-Jährigen auf mit deutlichem Überwiegen bei Mädchen und jungen Frauen. Bei unbeeinträchtigtem Allgemeinzustand entwickelt sich die Blutungsbereitschaft schleichend. Diese Form der Purpura tritt in Schüben auf. Ein vorausgehender Virusinfekt wird oft nicht gefunden. Die Milz ist nur selten vergrößert. Die Behandlung der chronischen ITP entspricht der Therapie der akuten ITP. Die Anwendung hoher i.v. Dosen eines Gammaglobulins blockiert den Thrombozytenabbau im RES und ist der Prednisontherapie nicht überlegen.

Tab. 25.19 Auswahl wichtiger hereditärer Thrombozytopathien (Thrombozytenfunktionsstörungen)

	Defekt, Pathophysiologie	Diagnose, Gerinnungsbefunde	Begleitsymptome, Therapiemöglichkeiten
Thrombasthenie Glanzmann	Defekt des Fibrinogenrezeptors Glykoprotein IIb/IIIa	Durchflusszytometrischer Nachweis des Rezeptordefektes, verlängerte Blutungszeit, fehlende Thrombozytenadhäsion und Aggregation mit allen Aktivatoren (Ausnahme: Ristocetin)	HLA-gematchtesTK, Faktor VIIa (NovoSeven)
Bernard-Soulier-Syndrom	Defekt des Glykoprotein-Ib-V-IX-Komplexes	Durchflusszytometrischer Nachweis des Rezeptordefektes, Riesenplättchen, Thrombozytopenie, verlängerte Blutungszeit, fehlende Aggregation mit Ristocetin	Faktor VIIa, DDAVP[a], (TK)
Storage-pool-Defekte	Störungen der Freisetzung von Substanzen aus den thrombozytären Speicherorganellen		
– Hermansky-Pudlak-Syndrom	Verminderung der »dense bodies«	Kollagen-induzierte Aggregation vermindert, verminderte Freisetzung von Substanzen aus »dense bodies« (z. B. luminometrische Bestimmung der ATP-Freisetzung)	Okulokutaner Albinismus, Lungenfibrose, granulomatöse Kolitis, Kardiomyopathie; DDAVP[a], (TK)
– Chediak-Higashi-Syndrom	Störung der »dense bodies«	Kollagen-induzierte Aggregation vermindert, ATP-Freisetzung vermindert	Okulokutaner Albinismus, Infektanfälligkeit; DDAVP[a], (TK)
– Grey-platelet-Syndrom	Fehlen von α-Granula	vergrößerte Thrombozyten, Thrombin- und Kollagen-induzierte Aggregation pathologisch, schwankende Thrombozytenzahlen	Myelofibrose; DDAVP[a], (TK)

TK Thrombozytenkonzentrat (Gabe nur bei bedrohlichen Blutungen)
[a] nach Austestung der Wirksamkeit

Differenzialdiagnose der ITP Differenzialdiagnostisch muss neben den hereditären Formen an Begleitthrombozytopenien (Evans-Syndrom, Lupus erythematodes, Herzvitien, Infektionen, Medikamente wie Valproat, Kasabach-Merritt-Syndrom, Immundefekte) gedacht werden. Ein hämolytisch-urämisches Syndrom (HUS) ist bei begleitendem akutem Nierenversagen auszuschließen, ebenso wie die thrombotisch-thrombozytopenische Purpura (TTP). Die TTP (Morbus Moschcowitz) ist ein Syndrom, bestehend aus Thrombozytopenie, Mikroangiopathie, neurologischen Symptomen, Nierenversagen und Fieber und tritt häufig bei Erwachsenen, aber auch bei Jugendlichen auf.

25.9.3 Thrombozytopathien

Thrombozytopathien sind durch eine Neigung zu Haut- und Schleimhautblutungen, Purpura, Epistaxis, periinterventionelle Blutungen und Menorrhagien gekennzeichnet. Die angeborenen Formen stellen eine seltene und heterogene Gruppe von Erkrankungen dar, welche meist durch eine leichte bis mittelschwere Blutungsneigung auffallen (Tab. 25.19). Erworbene Thrombozytopathien durch Medikamenteneinnahme (Acetylsalicylsäure, nichtsteroidale Antirheumatika u. a.) und Erkrankungen wie die Urämie sind bei Kindern seltener als bei Erwachsenen, jedoch ist beim Vorliegen einer unklaren Blutungsneigung auch daran zu denken. Aufgrund der meist komplizierten und zeitaufwändigen Teste ist die Thrombozytenfunktionsdiagnostik auf spezialisierte Zentren begrenzt. Daher werden mit hoher Wahrscheinlichkeit eine erhebliche Anzahl von Kindern mit klinisch relevanten Thrombozytopathien übersehen.

25.9.4 Vasopathien

Zu den angeborenen Vasopathien gehören die hämorrhagische **Teleangiektasie Osler-Rendu** (Schwund elastischer Gefäßstrukturen im Bereich von Arteriolen und Venolen) mit autosomal-dominantem Erbgang und das autosomal-dominant bzw. -rezessiv vererbte **Ehlers-Danlos-Syndrom** (Defekt des kollagenen Bindegewebes). Die **Möller-Barlowsche Blutungsbereitschaft** wird durch einen Vitamin-C-Mangel ausgelöst.

Erworbene Vasopathien (Purpura Schönlein-Henoch): ▶ Kap. 14.8.1.

25.9.5 Koagulopathien

Die mangelnde Aktivität einzelner oder mehrerer plasmatischer Gerinnungsfaktoren bei unbeeinträchtigter primärer Hämostase verursacht eine unzureichende Fibrinbildung. Es entsteht ein charakteristischer Blutungstyp, der je nach Schweregrad und Erkrankung eine unterschiedliche Ausprägung haben kann: Bei der schweren Hämophilie A oder B stehen primär Gelenk- und Weichteilblutungen im Vordergrund, während beim schweren von-Willebrand-Syndrom Schleimhautblutungen und Weichteilblutungen häufiger sind, aber auch schwere Gelenkblutungen vorkommen können. Man unterscheidet erbliche (Tab. 25.20) von erworbenen Koagulopathien.

Hereditäre Koagulopathien

Hämophilie

Die Bluterkrankheit ist charakterisiert durch eine verminderte oder fehlende Aktivität der Gerinnungsfaktoren VIII (Hämophilie A) oder IX (Hämophilie B).

Tab. 25.20 Defektkoagulopathien

Defekt	Erbgang
Afibrinogenämie	Rezessiv-autosomal
Hypoprothrombinämie	Rezessiv-autosomal
Hypoproakzelerinämie	Rezessiv-autosomal
Hypoprokonvertinämie	Rezessiv-autosomal
Hämophilie A	Rezessiv-X-chromosomal
Hämophilie B	Rezessiv-X-chromosomal
Stuart-Prower-Faktor-Mangel	Rezessiv-autosomal
PTA-Faktor-Mangel	Rezessiv-autosomal
Hagemann-Faktor-Mangel	Rezessiv-autosomal
Mangel an fibrinstabilisierendem Faktor	Rezessiv-autosomal
Protein-Z-Mangel	??

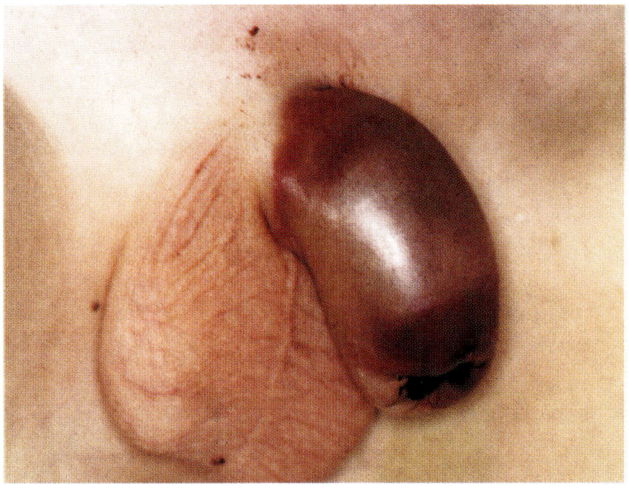

Abb. 25.15 Blutung nach Zirkumzision bei einem Kind mit bisher unerkannter Hämophilie A

Epidemiologie, Pathogenese

Die Prävalenz der Erkrankung beträgt 1:10.000 mit einem Verhältnis Hämophilie A zu B von 5:1. Die Vererbung erfolgt **X-chromosomal-rezessiv**. In der Regel erkranken nur Männer, Frauen sind Konduktorinnen und können bei ungünstiger Lyonisierung ebenfalls niedrige Faktor-VIII- und -IX-Aktivitäten und Blutungssymptome haben.

Diagnose

Die Diagnosestellung erfolgt durch die **Faktorenbestimmung**. In den meisten Fällen ist auch die aPTT verlängert. Fast ausnahmslos ist heute die zur Erkrankung führende Mutation nachweisbar. Bei Verdacht auf eine Hämophilie A muss immer ein von Willebrand-Syndrom (s. unten) ausgeschlossen werden.

Die Diagnose Hämophilie wird heute bei etwa 50–60% der Patienten innerhalb des ersten Lebensmonats aufgrund einer positiven Familienanamnese gestellt. Weitere 30% der Erkrankten fallen durch Blutungen bei invasiven Eingriffen (z. B. Zirkumzision, Abb. 25.15) bzw. bei präoperativen Gerinnungsuntersuchungen auf. Entsprechend der Restaktivität der Faktoren VIII oder IX unterscheidet man **4 Schweregrade** der Hämophilie: schwer <1%, mittelschwer 1–5%, leicht >5–15% und Subhämophilie >15–35%.

Klinik

Die Geburt und Säuglingsperiode verlaufen bei den Patienten bis auf wenige Ausnahmen (dann meist intrakranielle Blutungen) ohne gravierende klinische Symptome. Mit zunehmender Aktivität der Kinder (Stehen, Laufen) können dann **Blutungssymptome** auftreten. Bei Patienten mit schwerer Hämophilie sind besonders **Spontanblutungen** gefürchtet.

Blutungen manifestieren sich hauptsächlich an den **großen Gelenken** (Sprung-, Knie-, Ellenbogengelenk, seltener auch andere) und führen bei ungenügender Behandlung zu Gelenkdeformitäten. Weitere klassische Symptome sind Weichteil- und Muskelblutungen (Bewegungseinschränkungen durch Muskelverkürzungen, Vortäuschen einer Appendizitis durch Blutung in den M. iliopsoas). Bei Hämaturie ist eine Blutung im harnableitenden System, bei Bewusstseinsstörungen eine intrakranielle Blutung auszuschließen. Bei unerkannten Hämophilen können im Rahmen von Operationen und Zahnextraktionen schwere Blutungen auftreten.

Therapie

Zur Behandlung der Hämophilie stehen virusinaktivierte plasmatische oder gentechnisch hergestellte **Faktor-VIII- bzw. Faktor-IX-Konzentrate** zur Verfügung. Ziele der Behandlung sind die Verhütung und Behandlung von Blutungen und deren Folgeschäden, die Erhaltung und/oder Wiederherstellung der Gelenkfunktionen und die normale soziale Integration der Patienten.

Es gibt 2 Behandlungsstrategien. Die **prophylaktische Substitution** von Gerinnungsfaktoren (1- bis 3-mal 20–40 I.E./kg KG/Woche) wird meist bei Kindern mit schwerer Hämophilie und häufigen Blutungsereignissen durchgeführt, die **Bedarfsbehandlung** im akuten Blutungsfall in der Regel bei leichteren Verlaufsformen der Hämophilie. Vor elektiven Eingriffen ist bei Patienten mit leichter oder Subhämophilie A auch die Gabe von Desmopressin, einem Analogon des antidiuretischen Hormons, in einer Dosis von 0,3 µg/kg KG als Kurzinfusion über mindestens 30 min möglich.

Cave
Bei einer akuten Blutung ist die unverzügliche Behandlung wichtig, um Folgeschäden gering zu halten.

Die zu injizierende Faktorendosis richtet sich nach Art und Ausmaß der Blutung (Tab. 25.21). Bei der Dosisberechnung kann man näherungsweise davon ausgehen, dass 1 I.E. Faktor VIII oder IX/kg KG den Plasmaspiegel um 1% anhebt. Die Entscheidung, welche Behandlungsstrategie angewandt wird, sollte von einem erfahrenen Arzt in einem Hämophiliezentrum getroffen werden. Viele Eltern bzw. ältere Kinder sind in der Lage, die i.v. Injektionen selbst durchzuführen.

Ist eine über mehrere Tage notwendige Therapie mit Faktorenkonzentrat abzusehen (Operation, schwere Gelenkblutung) wird durch den betreuenden pädiatrischen Hämostaseologen in Abhängigkeit des geplanten Eingriffs ein individueller Substitutionsplan erstellt: auch hier sollte die Behandlung möglichst in einem Zentrum erfolgen.

Eine schwere **Therapiekomplikation** ist das Auftreten von Hemmkörpern gegen Faktor VIII oder Faktor IX, wobei dies insbesondere bei der Hämophilie A (bei etwa 25% der Patienten) auftritt. Bemerkt wird dies durch ungenügende Wirksamkeit einer adäquaten Behandlung oder dem Ausbleiben eines erwarteten Plasmaspiegelanstiegs nach Substitution einer definierten Faktorenmenge (Wiederfindungsrate, Recovery).

Tab. 25.21 Dosierung von Gerinnungsfaktorenkonzentraten

Lokalisation der Blutung	Erforderlicher Faktorenspiegel[a]	Dauer der Substitution
Gelenkblutung	15–30%	2 Tage
Muskel-/ausgedehnte Weichteilblutungen	40–50%	2–3 Tage
Iliopsoas, Unterschenkel, Unterarmmuskulatur	40–50%	3–5 Tage
Mundhöhle, Zahnextraktion, kleine Operationen	30–50%	5 Tage – evtl. länger (Wundheilung beachten)
Zerebrale, thorakale, abdominale Blutung; Frakturen der großen Röhrenknochen	50–100%	4–14 Tage (Wundheilung beachten)
Große Operationen, Operation im ZNS, Geburtshilfe	50–100%	2–3 Wochen (Wundheilung beachten)

[a] Als Faustregel gilt, dass 1 I.E. Faktor VIII oder IX/kg KG den Plasmaspiegel um 1% anhebt.

Tab. 25.22 Einteilung des von-Willebrand-Syndroms

Klassifikation		Ausprägung
Typ 1		Klinisch milde Form; Konzentration und Funktion des von-Willebrand-Faktors sind vermindert (ca. 80% der Fälle)
Typ 2		Variable klinische Symptomatik; funktionelle Defekte, Konzentration des von Willebrand-Faktors kann vermindert sein (20% der Fälle)
	Typ 2A	Störung von Funktion und Struktur des Faktors – in Thrombozyten und im Plasma fehlen große und/oder mittelgroße Multimere
	Typ 2B	Funktionsstörung des von Willebrand-Faktors, im Plasma fehlen große Multimere – verstärkte Thrombozytenaggregation
	Typ 2M	Funktionsstörung des Faktors, die Multimerenstruktur ist normal
	Typ 2N (Normandie)	Störung der Faktor-VIII-Bindung des Faktors, dadurch Verminderung des Faktor VIII: C (Pseudohämophilie); wichtige Differenzialdiagnose zur Hämophilie A
Typ 3		Klinisch schwerste Form (Blutungen wie bei Hämophilie), völliges Fehlen des von-Willebrand-Faktors. Sehr selten

Zur Behandlung akuter Blutungen bei Hemmkörperhämophilie stehen **aktivierte Prothrombinkomplexpräparate (FEIBA)**, 50–100 I.E./kg KG alle (6–)12 h, **oder rekombinanter Faktor VIIa** (NovoSeven) 90 µg/kg KG alle 2 h (kurze HWZ) oder 270 µg/kg als Einmalgabe zur Verfügung. Die Eliminierung der Hemmkörper wird durch hochdosierte Faktorensubstitution (Immuntoleranztherapie) angestrebt.

Cave
Trotz hoher Virussicherheit auch der plasmatischen Präparate sollten alle Patienten mit einer Hämophilie gegen Hepatitis A und B immunisiert werden.

Zur Schmerzbehandlung und Fiebersenkung sollte vorrangig Paracetamol eingesetzt werden. Acetylsalicylsäure-haltige Medikamente sind kontraindiziert. Bei Blutungen in der Mundhöhle und bei ausgedehnten Operationen ist neben der Faktorensubstitution eine antifibrinolytische Therapie angezeigt.

Von-Willebrand-Syndrom

▪▪ Pathogenese

Das von-Willebrand-Syndrom ist das häufigste hereditäre Blutungsübel. Der Erbgang ist autosomal-dominant oder rezessiv (Typ 3 und einige Subtypen vom Typ 2). Ursache des von-Willebrand-Syndroms sind quantitative und qualitative Defekte des **von-Willebrand-Faktors**. Der von-Willebrand-Faktor ist ein großes multimeres Plasmaprotein, das im Verletzungsfall die Thrombozytenadhäsion am Kollagen des Subendothels und die Thrombozytenaggregation unter »shear stress« vermittelt.

Der von-Willebrand-Faktor (vWF) bindet Faktor VIII und schützt ihn damit vor vorzeitiger Proteolyse. Daraus resultiert bei von-Willebrand-Syndrom vom Typ 3 ein schwerer Faktor-VIII-Mangel und damit auch eine Störung der sekundären Hämostase. Zur Einteilung des von-Willebrand-Syndroms **Tab. 25.22**.

▪▪ Klinik

Häufigste Symptome sind **Hämatome** und **Schleimhautblutungen** (Epistaxis, Zahnfleisch, Menorrhagien, Hämaturie). Nach Tonsillektomien, Adenotomien und Zahnextraktionen können erhebliche Nachblutungen auftreten. Gelenk- und Muskelblutungen kommen in der Regel nur beim schweren von Willebrand-Syndrom vor.

▪▪ Diagnose

Durch Bestimmung von vWF-Antigen, vWF-Ristocetin-Kofaktor oder vWF-Kollagenbindungsaktivität, aPTT, Faktor-VIII-Aktivität, Thrombozytenzahl, In-vitro-Blutungszeit (PFA-100-Test) und unter Berücksichtigung der Blutgruppe (Träger der Blutgruppe »0« mit physiologischerweise leicht erniedrigten Werten für vWF-Antigen, vWF-Ristocetin-Kofaktor und vWF-Kollagenbindungsaktivität) kann in der Regel die Diagnose gestellt werden.

Die **erweiterte Diagnostik** umfasst die vWF-Multimerenanalyse, die Ristocetin-induzierte Plättchenagglutination, die Analyse des thrombozytären von-Willebrand-Faktors, die Faktor-VIII-Bindungsaktivität des von-Willebrand-Faktors und den Mutationsnachweis.

Die meisten Subtypen des von-Willebrand-Syndroms Typ 2 sind mit der Multimerenanalyse klassifizierbar. Das von-Willebrand-Syndrom Typ 2B kann mit einer erniedrigten Thrombozytenzahl einhergehen und wird durch die Bestimmung der Ristocetin-induzierten Plättchenagglutination mit deren Auslösen durch eine sehr niedrigen Ristocetin-Konzentration identifiziert. Patienten mit dem Typ 2N fallen durch eine verminderte Faktor-VIII-Bindungsaktivität des von-Willebrand-Faktors auf. Der Mutationsnachweis hat vor allen bei den Typen 2A, B und N Bedeutung.

Cave
Eine normale aPTT schließt das Vorliegen eines von Willebrand Syndroms nicht aus!

■■ Therapie
Sie ist abhängig vom Schweregrad und Typ des von-Willebrand-Syndroms und dem zu erwartenden Blutungsrisiko bei Operationen. Wichtig ist die **lokale Blutstillung** mit Tamponade, Antifibrinolytika, Hämostyptika und die Gabe von Kontrazeptiva. Durch Desmopressin wird der von Willebrand-Faktor aus endogenen Speichern im Gefäßendothel freigesetzt werden, wobei die Wirksamkeit darauf interindividuell sehr unterschiedlich ist und daher eine einmalihe Testung empfohlen wird. Die Gabe von Desmopressin ist nicht sinnvoll beim Typ 3 und kontraindiziert beim Typ 2B. Auch sollte Desmopressin nicht bei Kindern unter drei Jahren sowie bei zerebralem Anfallsleiden verabreicht werden.

Bei schweren Blutungen und vor elektiven invasiven Eingriffen ist eine Substitution mit einem vWF-haltigen Faktor-VIII-Präparaten (z. B. **Haemate,** oder **Wilate**) oder einem reinen vWF-haltigen Konzentrat (Willfact) notwendig, mit Anhebung des vWF-Spiegels in Abhängigkeit von der Klinik oder dem geplanten Eingriff auf 30–80%. Die Berechnung der erforderlichen Dosis erfolgt analog zu den Faktor-VIII-Präparaten. Schmerzmittel, die auch auf Thrombozyten wirken können (Aggregationshemmer), sind kontraindiziert. Für Patienten mit schwerem von-Willebrand-Syndrom kann die regelmäßige prophylaktische Gabe eines vWF-haltigen Konzentrates erforderlich werden.

◘ Tab. 25.21 gibt Richtwerte zur Substitution von Einzelfaktorkonzentraten bei Hämophilie A und B und bei schwerem von-Willebrand-Syndrom in Abhängigkeit von Lokalisation und Schweregrad der Blutung.

Protein-Z-Mangel
Als seltene Blutungsursache wird der Mangel an Protein Z (Vitamin-K-abhängig) sowohl bei Erwachsenen als auch bei Kindern beschrieben, wobei die klinische Relevanz des Protein Z-Mangels in Fachkreisen kontrovers diskutiert wird. Normale Plasmaspiegel liegen bei Erwachsenen bei 2680±490 µg/l, bei Kindern können diese Werte deutlich niedriger liegen. Typische Blutungssymptome sind Hämatome, postoperative Blutungen und ein positiver Rumpel-Leede-Test. Als möglicher Pathomechanismus wird vermutet, dass ein Mangel an Protein Z die Ankopplung von Thrombin an Gefäßwand-Phospholipide verhindert. Die Behandlung erfolgt mit **PPSB-Konzentraten** oder **aktivierten Prothrombinkomplexkonzentraten**, die eine Protein-Z-Konzentration zwischen 70 und 220 µg/ml Protein Z enthalten.

Erworbene Koagulopathien
■■ Pathogenese
Erworbene Koagulopathienmit Beteiligung mehrerer Gerinnungsfaktoren werden bei Leberzellschädigungen (infektiös oder toxisch, z. B. Paracetamol, Valproat, Knollenblätterpilz; Gallengangsatresie), Leberunreife (Frühgeborenes), Vitamin-K-Mangel, Cumarin-Therapie und parenteraler Ernährung beobachtet. Auch die Bildung von Antikörpern gegen einzelne Gerinnungsfaktoren ist möglich. Deutlich erhöhte Scherkräfte, wie sie z. B. im Rahmen von bestimmten Herzfehlern (Aortenstenose) auftreten und myeloproliferative Erkrankungen (essenzielle Thrombozythämie) wie sie sehr selten bei Kindern vorkommen, können Auslöser eines erworbenen VWS mit klinisch relevanter Blutungsneigung sein.

Eine latente Blutungsneigung ist erst bei einem Absinken einzelner Gerinnungsfaktoren unter 40% der Altersnorm zu beobachten.

> **Eine spontane manifeste Blutungsneigung tritt in der Regel erst bei einem Abfall auf Werte von unter 10% auf.**

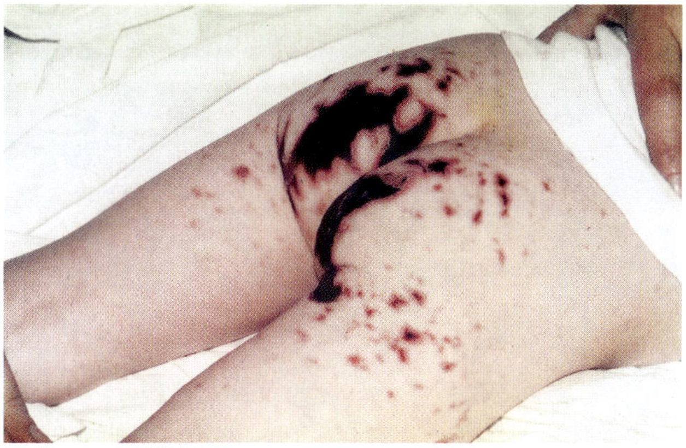

◘ **Abb. 25.16** Hautnekrose mit Einblutung bei Waterhouse-Friedrichsen-Syndrom

■■ Klinik
Es werden Haut-, Schleimhaut- und Weichteilblutungen beobachtet.

■■ Therapie
Die Therapie besteht in der Behandlung der Grunderkrankung sowie der supportiven Plasma- und/oder Einzelfaktorensubstitution bei deutlicher Blutungsneigung und vor elektiven Eingriffen. In Ausnahmefällen kann bei nicht lebendsbedrohlichen Blutungen und Erniedrigung der Viitamin-K-abhängigen Gerinnungsfaktoren vor Gabe von PPSB ein Versuch mit Vitamin K i.v. durchgeführt werden.

Verbrauchskoagulopathie, disseminierte intravasale Gerinnung (DIC)
■■ Definition
Eine Sonderform einer erworbenen Koagulopathie ist die Verbrauchskoagulopathie. Sie ist definiert als eine Umsatzsteigerung von **Gerinnungsfaktoren** und **Thrombozyten** mit einer initialen Phase (Stadium I) der **Hyperkoagulabilität**, gefolgt von einer **Hypokoagulopathie** mit hämorrhagischer Diathese (Stadium II) und vollständigem Aufbrauch von Gerinnungsfaktoren mit **reaktiver Fibrinolyse** (Stadium III). Das morphologische Substrat der DIC ist eine **Mikrothrombosierung** in der Gefäßperipherie (Niere, Nebenniere, Hypophyse, Leber etc.).

■■ Pathogenese
Pathophysiologisch ist durch plötzliche massive Gerinnungsaktivierung das Gleichgewicht zwischen Gerinnung und Fibrinolyse gestört. Als mögliche Trigger kommen Schock (traumatisch, gramnegative Sepsis), Scharlach, Masern, Varizellen, Meningokokken (Waterhouse-Friderichsen-Syndrom), Kasabach-Merritt-Syndrom (Verbrauch von Thrombozyten in Gefäßmalformationen), akute myeloische Leukämie (primäre Hyperfibrinolyse bei der Promyelozytenleukämie) etc. infrage.

■■ Klinik
Neben Schockzeichen kommt es im weiteren Verlauf z. B. beim **Waterhouse-Friderichsen-Syndrom** (◘ Abb. 25.16) zu einer ausgeprägten Blutungsneigung vom gemischten Typ, d. h. sowohl petechiale Haut- und Schleimhautblutungen als auch flächenhafte Weichteilblutungen können nebeneinander auftreten. Zusätzlich wird eine Thrombenbildung beobachtet mit nachfolgender Einblutung in die von der Blutzufuhr abgeschnittenen Organgebiete. Die Progredienz der Hautblutungen/Mikrothrombosen, das Ausmaß des Schocks und der zentralvenösen Symptome sind für die Prognose entscheidend.

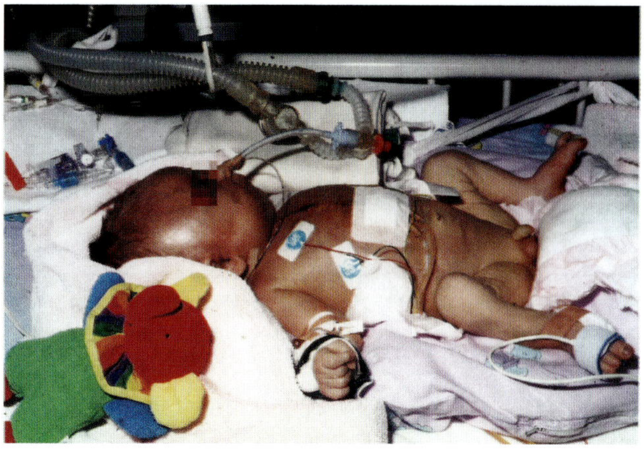

Abb. 25.17 3 Monate alter Säugling mit katheterassoziierten Thrombose der V. cava superior. Auffallend sind der ödematöse aufgequollene Kopf und Rumpf. Genetisch liegen Homozygotie für die MTHFR-TT677-Mutation kombiniert mit erhöhten Lipoprotein(a)-Konzentrationen vor

Therapie

Die Therapie richtet sich auch hier nach der **Grunderkrankung**. Neben einer Breitbandantibiose und Katecholamingabe ist eine supportive Gerinnungstherapie erforderlich.

Für Kinder gibt es keine evidenzbasierten Daten zur Therapie der DIC mit Gerinnungskonzentraten. Diese besteht je nach Stadium der Erkrankung in der Gabe von virusinaktiviertem **Fresh-frozen-Plasma, Antithrombin,Thrombozyten** (Stadium II und III) und ggf. von nichtaktiviertem Protein C-Konzentrat (Ceprotin). Besondere Vorsicht ist bei der Heparinisierung geboten. Es besteht in der Regel eine gestörte renale Clearance, Heparin kumuliert und es tritt eine zusätzliche Blutungsneigung auf (ab Stadium II). Lediglich im Stadium I kann eine Low-dose-Heparinisierung mit 100 E/kg/Tag von Nutzen sein.

25.9.6 Thrombophilie

Definition

Eine Thrombose ist definiert als völliger oder partieller Verschluss eines Blutgefäßes durch ein Blutgerinnsel; eine Thromboembolie als Obstruktion eines Gefäßes durch Thrombusanteile, die sich an anderer Stelle im Organismus gebildet haben und von dort disloziert sind. Spontane Thrombosen sind Gefäßverschlüsse ohne zugrunde liegende Begleiterkrankung (exogene Risikofaktoren). Von sekundären Thrombosen spricht man, wenn ein Gefäßverschluss auf dem Boden von Begleiterkrankungen, therapeutischen Interventionen oder nach Medikamentengabe entsteht. Hierbei kommen genetische oder erworbene Risikofaktoren (z. B. Lupus-Antikoagulanzien, erworbener Protein-C-, Protein-S- oder Antithrombinmangel) in Betracht.

Epidemiologie

Inzidenz Ersterkrankung Venöse und arterielle Gefäßverschlüsse im Kindesalter sind seltene Ereignisse und treten spontan hauptsächlich innerhalb der Neugeborenenperiode auf, mit einer weiteren Häufung zu Beginn der Pubertät. Symptomatische thromboembolische Ereignisse in der weißen Bevölkerung werden für alle Kinder mit 0,07/10.000 pro Jahr, für pädiatrische Patienten im Krankenhaus mit 5,3/10.000 pro Jahr und für **Neugeborene**, häufig im Zusammenhang mit der Anlage eines zentralen Katheters (Abb. 25.17) mit 24/10.000 pro Jahr angegeben. Venöse oder arterielle Thrombosen im Kindesalter können spontan oder aber bei einer Reihe von Grunderkrankungen (Asphyxie, maternaler Diabetes, Dehydratation, Trauma, Malignome, Erkrankungen aus dem rheumatoiden Formenkreis, angeborene Herzerkrankungen etc.) auftreten. Nach dem 1. Lebensjahr treten Thrombosen ohne eine weitere Grunderkrankung selten auf. Erst in der **Pubertät** wird ein zweiter Häufigkeitsgipfel erreicht. Auslöser sind der Nikotinkonsum und die Einnahme von Ovulationshemmern.

Tab. 25.23 Risikofaktoren der Thrombophilie im Kindesalter

Gerinnung	Fibrinolyse
APC-Resistenz	Hypo-/Dysplasminogenämie
Protein-C-Mangel	Lipoprotein a >30 mg/dl
Protein-S-Mangel	
Antithrombinmangel	
Weitere Risikofaktoren: Dysfibrinogenämie, Faktor V G1691A, Prothrombin G20210A, erhöhte Faktor V III:C -Werte, Hyperhomozysteinämie >10 µmol/l, Lupus-Antikoagulanz, Antiphospholipid-Antikörper	

Inzidenz Rezidiv Die kumulative Rezidivhäufigkeit venöser Thromboembolien im Kindesalter beträgt nach heutigen Erkenntnissen 3% für Kinder mit Erstthrombose im Neugeborenenalter, 8% für ältere Kinder mit einem genetischem Defekt und 21% nach Absetzen der oralen Antikoagulation bei Kindern und Jugendlichem mit Kombinationsdefekten, z. B. der heterozygoten Faktor-V-G1691A-Mutation kombiniert mit einem Protein-C-, Protein-S-, Antithrombinmangel oder erhöhten Werten für Lipoprotein(a).

Pathophysiologie

Tab. 25.23 führt Störungen auf, die für eine Thromboseneigung im Kindesalter in homozygoter oder heterozygoter Form eine Rolle spielen können. Das Risiko bedingt durch eine familiäre Thrombophilie nach Absetzen der Antikoagulation an einem Zweitereignis zu erkranken, ist für Träger der heterozygoten Faktor-II-Mutation, Protein-C-, Protein-S-, Antithrombinmangel und Kombinationsdefekten gegenüber einem Nicht-Merkmalsträger erhöht. Träger der heterozygoten Faktor-V-G1691A-Mutation sowie Träger erhöhter Werte von Lipoprotein(a) haben kein erhöhtes Risiko im Kindesalter an einer zweiten Thrombose zu erkranken.

Defekte im Protein-C-Pathway

Defekte im Protein-C-System, die mit einer **familiären Thromboseneigung** einhergehen, sind:
- Protein-C-Mangel,
- Protein-S-Mangel,
- APC-Resistenz (APCR).

Alle diese Defekte können sich schon bei Neugeborenen manifestieren. Homozygote Merkmalsträger des Protein-C-Mangels können an einer **Purpura fulminans** erkranken.

Protein-C-Mangel Von Protein-C-Mangel spricht man, wenn die Protein-C-Aktivität und/oder die Protein-C-Konzentration nach

Ausschluss von Leberparenchymerkrankungen oder einer Cumarin-Therapie unterhalb des altersentsprechenden Normalwertes gemessen werden. Man unterscheidet einen **Typ-I-Mangel** (verminderte Aktivität und vermindertes Antigen) von einem **Typ-II-Mangel** (verminderte Aktivität bei normaler Konzentration). In Familien mit Thromboseneigung wird die Erbanlage autosomal-dominant vererbt; es sind aber auch autosomal-rezessive Erbgänge beschrieben (Thrombosen nur bei homozygoten Merkmalsträgern). Die **Diagnostik** erfolgt beim Patienten und in der Familienuntersuchung durch die Bestimmung von Protein-C-Aktivität und Antigen jenseits der Akutphase einer Thrombose. Zusätzlich besteht die Möglichkeit des molekulargenetischen Nachweises der zugrunde liegenden Mutation. Die Patienten können auf individueller Basis mit **Protein C-Konzentrat** (homozygoter Mangel), oraler **Cumarin-Therapie** (homozygoter Mangel) oder mit **niedermolekularem Heparin** behandelt werden. Entscheidend ist dabei das Ausmaß der Thrombosen und die Thromboseneigung in der Familie.

Protein-S-Mangel Als Kofaktor für aktiviertes Protein C ist das Vitamin K-abhängige Protein S direkt in die Thrombinbildung eingebunden. Zusätzlich zu einem Protein-S-Mangel Typ I und II (s. oben) wird ein Typ III beschrieben (verminderte Aktivität, vermindertes freies Protein-S-Antigen und vermindertes gesamtes Protein S-Antigen). Für die Diagnostik wird in der Regel das freie und gesamte Protein S-Antigen bestimmt. Mutationen können nachgewiesen werden. Akut kann **Fresh-frozen-Plasma** und **niedermolekularem Heparin** gegeben oder eine Dauerantikoagulation mit **Cumarin** erwogen werden.

APC-Resistenz Wird Plasma von APC-resistenten Patienten (nach Ausschluss eines Protein S-Mangels oder eines Lupus-Antikoagulans) gereinigtes aktiviertes Protein C zugesetzt, kommt es nicht zu einer verlängerten Gerinnungszeit (aPTT). Dem klinischen Phänotyp der APCR liegt in den meisten Fällen eine Mutation im **Faktor-V-Gen (G1691A)** zugrunde. Die Diagnostik wird heute funktionell durchgeführt und kann molekulargenetisch bestätigt werden. Die APCR bei pädiatrischen Patienten mit klinisch manifesten Thrombosen ist häufig mit zusätzlichen weiteren genetischen Defekten (Protein C, Protein S, Antithrombin, erhöhte Werte für Lipoprotein(a)) gekoppelt.

> **Aufgrund der Kopplung verschiedener Defekte sollte im Kindesalter eine komplette hämostaseologische Abklärung der Thromboseneigung durchgeführt werden.**

Antithrombinmangel

Patienten mit erniedrigten Antithrombinaktivitäten und/oder Konzentrationen (nach Ausschluss einer Leberparenchymerkrankung) werden als Antithrombinmangel-Patienten bezeichnet. Ebenso wie bei Protein C kommt ein Typ I und ein Typ II vor.

Weitere Risikofaktoren

Weitere genetische Anlagevarianten die mit einer Thromboseneigung im Kindesalter einhergehen, sind die heterozygote **Faktor-II-(Prothrombin)-G20210A-Mutation**. Reproduzierbar erhöhte Werte für Nüchtern-Homozystein (>10 µmol/l) jenseits der Akutphase einer Thrombose (>3–6 Monate) sind im Kindes – und Jugendalter mit einem ca. 4-fach erhöhten Risiko für thromboembolische Ereignisse assoziiert. Erhöhte Werte für **Lipoprotein(a)** >30 mg/dl Faktor-VIII-Aktivität >180% die Dysfibrinogenämie und Hypo-/oder Dysplasminogenämie sind ebenfalls bei Kindern mit Thrombosen beschrieben worden.

Die Durchführung einer genetischen Untersuchung zur Abklärung einer Thromboseneigung sollte nicht aus prädiktiven Gründen durchgeführt werden, sondern um die Intensität und Dauer der initalen Thrombosetherapie und die erforderliche Sekundärprophylaxe zu planen.

Erworbene Ursachen für eine Thromboseneigung

Neben den genetischen Ursachen für eine familiäre Thromboseneigung können erworbene Inhibitoren, die gegen einzelne Gerinnungsfaktoren und ihre Inhibitoren gerichtet sind Auslöser für eine Thrombose sein. **Lupus-Antikoagulanzien** sind die häufigsten erworbenen Inhibitoren, sie gehören wie die **Antikardiolipin-Antikörper** zur Gruppe der Phospholipidantikörper und hemmen alle phospholipidhaltigen Gerinnungstests. Leitsymptom ist eine deutlich verlängerten **aPTT** ohne klinische Blutungsneigung. Die weiterführende Diagnostik ist im Speziallabor z. B. mit Plasmatauschversuch möglich. Lupus-Antikoagulanzien werden u. a. bei Autoimmunerkrankungen, lymphoproliferativen Erkrankungen, Infektionen oder auch spontan beobachtet. Im Vergleich zu erwachsenen Patienten sind tiefe Venenthrombosen durch Lupusantikoagulanzien oder Antikardiolipin-Antikörper im Kindesalter sehr selten, häufiger beobachtet man ein passageres Auftreten bei Kindern mit postinfektiösem **ischämischen Schlaganfall**.

▪▪ Klinik

Venöse Thrombosen fallen durch Extremitätenschwellung, livide Verfärbung der Haut oder aber durch das Vorhandensein eines Umgehungskreislaufes auf. Lungenembolien machen sich durch Tachydyspnoe, Schmerzen und Rechtsherzbelastung bemerkbar. Bei **arteriellen peripheren Thrombosen** sind die Pulse abgeschwächt oder nicht nachweisbar, die Haut ist blass und kühl. Ältere Kinder mit **Schlaganfall** zeigen je nach Ausprägung u. a. Hemiparesen, Aphasien oder sind komatös. Kinder mit Thrombosen im Bereich der **ableitenden großen Hirnvenen** klagen über starke Kopfschmerzen und Erbrechen; sie können Hemiparesen zeigen und ebenfalls Krampfanfälle aufweisen. Todesfälle mit sekundärer Einblutung sind beschrieben.

Sonderformen

Als Sonderformen kindlicher thromboembolischer Ereignisse ist der **»neonatale Schlaganfall«** zu erwähnen (▫ Abb. 25.18). Perinatal erworbene Thrombosen (Nierenvenen, V. cava) können im Rahmen des Geburtsvorganges abreißen und zu Embolien führen. Klinisch fallen diese Neugeborenen durch Neugeborenenkrämpfe auf oder erst nach 5–6 Monaten durch eine Hemiparese. Auch die so genannte Porenzephalie ist u. a. auf eine Thrombose zurückzuführen. Embolien werden auch im Bereich der Extremitäten beschrieben. Der **ischämische Schlaganfall** des älteren Kindes entsteht häufig im Zusammenhang mit einem kardialen Vitium (Herzkatheteruntersuchung), einem noch offenen Foramen ovale oder lokal im Zusammenhang mit einer Gefäßerkrankung (Moya-Moya oder fibromuskuläre Dysplasie). Eine Sonderform ist die **Sinusvenenthrombose** (▫ Abb. 25.19). Sie tritt gehäuft bei Kindern mit akuter lymphoblastischer Leukämie auf, die mit einer Kombination aus Asparaginase, Steroiden und intrathekaler Methotrexatgabe behandelt werden. In der Pubertät kommen Nikotin und Ovulationshemmer als Auslöser in Frage.

▪▪ Diagnose

Als geeignete **Nachweisverfahren** bei klinischem Thromboseverdacht kommen Dopplersonographie, Angio-MR, Angiographie, Spiral-CT in Betracht.

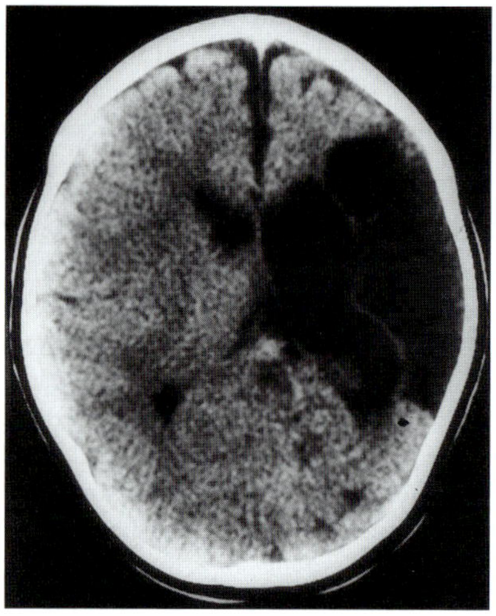

Abb. 25.18 Typisches Computertomogramm eines thromboembolischen Schlaganfalls (Hirninfarkt Links) bei heterozygoter Mutation im Faktor-V-G1691A-Gen und erhöhten Werten von Lipoprotein(a). Intrauterin bestand eine Thrombose der Nierenvene und der V. cava inferior

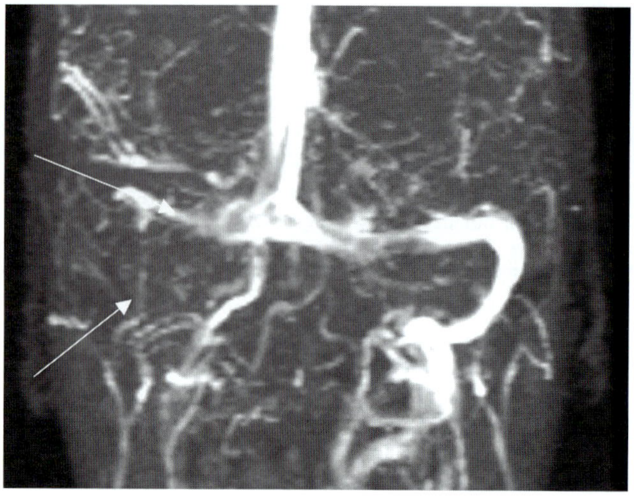

Abb. 25.19 Sinusvenenthrombose bei ALL eines 10-jährigen Patienten. Verschluss (*Pfeile*) von Sinus sigmoideus, rectus und V. jugularis rechts. (Mit freundlicher Genehmigung von G. Hahn, Kinderradiologie Universitätsklinikum Dresden)

Tab. 25.24 Thromboserisikoscore bei Kindern mit Zustand nach erstem Thromboseereignis

Risikofaktor	Punkte
Positive Familiengeschichte	1
Spontane TVT	2
Einzelne Thrombophilie	1
Kombinierte IT/APS	2
TVT Unterschenkel	0
TVT Oberschenkel	1
TVT Becken	2
TVT zerebral	3
LE	2
Rekanalisierung vollständig	0
Rekanalisierung partiell	1
Rekanalisierung keine	2
Niedrig	≤2
Mittel	3–5
Hoch	≥6

APS Antiphospholipid-Syndrom, *LE* Lungenembolie, *TVT* tiefe Venenthrombose, IT inherited thrombophilia

▪▪ Therapie

Die **Akuttherapie** einer Thrombose im Kindesalter richtet sich nach dem Alter der Thrombose, der Schwere der Grunderkrankung und nach der Lokalisation des Gefäßverschlusses. Bei frischen venösen oder arteriellen Thrombosen (gilt nicht für Schlaganfallpatienten und für Kinder mit Sinusvenenthrombosen) mit vitaler Bedrohung des Patienten (drohender Extremitäten- oder Organverlust) können eine **Thrombolysetherapie** (Urokinase oder rekombinanter »tissue-type«-Plasminogenaktivator, rt-PA) oder eine **Thrombektomie** diskutiert werden. Bei älteren Thrombosen oder nicht vital bedrohliche Ereignissen wird in der Regel heparinisiert (niedermolekulares Heparin oder unfraktioniertes Heparin).

Nach der Akutphase schließt sich eine **Thromboseprophylaxe** an, die mit niedermolekularem Heparin oder Cumarinen je nach Schwere der initialen Thrombose und den zugrunde liegenden prothrombotischen Risikofaktoren über 6 Monate oder länger (spontane Thrombose, genetische Kombinationsdefekte, Rezidivthrombose) durchgeführt werden muss. Eine Thromboseprophylaxe im Kindesalter mit ASS oder Clopidogrel kann bei arteriellen Thrombosen mit begleitender Gefäßmalformation versucht werden. Die Dauer der antikoagulatorischen Behandlung kann anhand eines pädiatrischen Risikoscores abgeschätzt werden: bei einem Score von ≤2 drei Monate, bei einem Score zwischen 3 und 5 sechs bis zwölf Monate und bei einem Score von ≥6 mindestens zwölf Monate (Tab. 26.25). Dieser Score sollte etwa 3 Monate nach dem Akutereignis unter Verwendung von Befunden der Thrombophiliediagnostik und der Bildgebung für den Patienten erstellt und mit einem pädiatrischen Hämostaseologen abgestimmt werden (Leitlinien auf der homepage http://paediatrie.uni-muenster.de abrufbar; Adressen pädiatrischer Hämostaseologen im Netzwerk der GTH nach Postleitzahlen unter »www.gth-online.org«).

Literatur

Andrew M et al. (1992) Maturation of the hemostatic system during childhood. Blood 80:8

Bartels M, von Depka M (Hrsg) (2003) Das Gerinnungskompendium. Thieme, Stuttgart New York

Blanchette VS et al. (1994) Randomized trial of intravenous immunglobulin G, intravenous anti-D, and oral prednisone in childhood acute thrombocytopenic purpura. Lancet 344:703

Gadner H, Niemeyer C, Gaedicke G, Ritter J (2005) Pädiatrische Hämatologie und Onkologie. Springer, Berlin Heidelberg New York Tokio

George NJ et al. (1996) Idiopathic thrombocytopenic purpura: practice guideline developed by explicit methods for the American Society of Hematology. Blood 88:3

Halimeh S, et al. (2011) Long-term secondary prophylaxis in children, Thromb Haemost. Apr;105(4):597–604.

Hathaway WE, Goodnight SG (2001) Disorders of hemostasis and thrombosis. A clinical guide, 2nd ed. McGraw-Hill, New York

Hoffbrand AV, Pettit JE, Moss PAH (2001) Essential haematology, 4th ed. Blackwell, Oxford

Kempkes-Matthes B et al. (2000) Rolle von Protein Z in der Blutgerinnung. Med Welt 51:321–325

Kenet G, et al. (2011) Impact of persistent antiphospholipid antibodies on risk of incident symptomatic thromboembolism in children: a systematic review and meta-analysis Semin Thromb Hemost 37(7):802–9

Kenet G, et al. (2010) Impact of thrombophilia on risk of arterial ischemic stroke or cerebral sinovenous thrombosis in neonates and children: a systematic review and meta-analysis of observational studies. Circulation. 121(16):1838–47

Kleihauer E, Kulozik AE (1994) Pädiatrische Hämatologie. Enke, Stuttgart

Lilleyman JS, Hann IM, Blanchette VS (eds) (1999) Paediatric haematology, 2nd ed. Churchill Livingstone, Edinburgh

Löffler H, Rastetter J (1999) Atlas of clinical hematology, 5th ed. Springer, Berlin Heidelberg New York Tokio

Monagle P, et al. (2012) Chest. Antithrombotic Therapy and Prevention of Thrombosis, 9th ed: American College of Chest Physicians Evidence-Based Clinical Practice Guidelines. 141(2 Suppl):e737S-801S

Nathan DG, Orkin SH, Ginsburg D, Look AT (2003) Nathan and Oski's hematology of infancy and childhood, 6th ed. Saunders, Philadelphia

Nowak-Göttl U, Kurnik K, Manner D, Kenet G (2011) Thrombophilia testing in neonates and infants with thrombosis. Semin Fetal Neonatal Med 16(6): 345–8

Pötzsch B et al. (Hrsg) (2008) Hämostaseologie. Molekulare und zelluläre Mechanismen, Pathophysiologie und Klinik. Springer, Berlin Heidelberg New York Tokio

Wickramasinghe SN, McCullough J (2003) Blood and bone marrow pathology. Churchill Livingstone, Edinburgh

Young G, et al. (2008) Impact of inherited thrombophilia on venous thromboembolism in children: a systematic review and meta-analysis of observational studies. Circulation 118(13):1373–82

Onkologie – Knochenmarktransplantation

G. Henze, T. Klingebiel, P.G. Schlegel

C. P. Speer, M. Gahr (Hrsg), *Pädiatrie*,
DOI 10.1007/978-3-642-34269-1_26,

26

Einleitung

Noch vor etwa 40 Jahren waren die Heilungsaussichten für krebskranke Kinder denkbar ungünstig. Dies hat sich – insbesondere durch die Einführung der Chemotherapie – deutlich geändert. Aber auch neu entwickelte diagnostische Verfahren und Techniken haben einen wesentlichen Anteil an der Verbesserung der Behandlungsergebnisse. Eine rasante Entwicklung hat in den letzten Jahren auch die Stammzelltransplantation im Kindesalter genommen, so dass diese heute bei einer Reihe von systemischen malignen und nichtmalignen Erkrankungen als kurative Therapieoption eingesetzt werden kann. Mit den heute verfügbaren Diagnose- und Therapieverfahren überleben etwa 80% der betroffenen Kinder und Jugendlichen ihre Krankheit, und die meisten von ihnen führen ein weitgehend normales Leben von guter Qualität.

26.1 Leukämien

G. Henze

■■ Grundlagen

Leukämien sind Erkrankungen des Knochenmarks. Der Name Leukämie bedeutet »weißes Blut« und wurde etwa in der Mitte des 19. Jahrhunderts von Rudolf Virchow geprägt. Pathogenetisch liegt den Leukämien eine ungehemmte klonale Proliferation genetisch abnormer hämatopoetischer Vorläuferzellen zugrunde. Je nachdem, ob es sich um lymphatische oder myeloische Vorläuferzellen handelt, werden Leukämien in lymphoblastische (oder auch lymphatische) und myeloische eingeteilt. Die Leukämiezellen verdrängen die normale Hämatopoese und führen zu einer funktionellen Knochenmarkinsuffizienz.

■■ Epidemiologie

In Deutschland erkranken, wie in anderen Industrieländern der Welt, jährlich etwa 4–5 pro 100.000, d. h. insgesamt ca. 600 Kinder und Jugendliche an Leukämien. In den vergangenen Jahren hat sich nach den Daten des Deutschen Kinderkrebsregisters eine statistisch signifikante Zunahme um 0,7% pro Jahr feststellen lassen; die Ursache hierfür ist bisher unklar. Der **Altersgipfel** der Erkrankungshäufigkeit liegt zwischen dem **1. und 5. Lebensjahr**. Jungen erkranken etwa 1,3- bis 1,5-mal häufiger als Mädchen.

> **Im Kindes- und Jugendalter kommen fast ausschließlich akute Leukämien vor.**

Die häufigste akute Leukämie ist mit 80% die **akute lymphoblastische Leukämie** (ALL); etwa 15% sind **akute myeloische Leukämien** (AML).

Chronische Leukämien sind bei Kindern ausgesprochen selten. Es handelt sich entweder um die chronische myeloische Leukämie (CML) vom Erwachsenentyp oder um die »juvenile CML«, heute aber besser als **juvenile myelomonozytäre Leukämie (JMML)** bezeichnet.

> **Die chronische lymphatische Leukämie gibt es bei Kindern nicht.**

Unbehandelt sterben Kinder mit einer akuten Leukämie innerhalb weniger Wochen bis Monate. Patienten mit einer chronischen Leukämie können auch ohne Behandlung Monate bis Jahre überleben.

■■ Prädisponierende Faktoren

Prädisponierende Faktoren für das Auftreten einer Leukämie sind angeborene oder erworbene Störungen des Immunsystems, wie z. B. Ataxia teleangiectatica (Louis-Bar-Syndrom), Bloom-Syndrom, Agammaglobulinämie, schwerer kombinierter Immundefekt, Common-variable-Immundefekt und Wiskott-Aldrich-Syndrom. Deutlich häufiger als andere Kinder erkranken auch solche mit **chromosomalen Störungen**, wie z. B. mit Down-Syndrom, Fanconi-Anämie und Krankheiten, bei denen DNA-Reparaturprozesse be-

Exkurs

Geschichtlicher Überblick

Noch in seinem Lehrbuch der Pädiatrie aus dem Jahre 1972 beschrieb Guido Fanconi die Prognose der Leukämie im Kindesalter als fast ausnahmslos infaust. Seit dieser Zeit hat sich in der pädiatrischen Onkologie und Hämatologie eine fast unglaubliche Entwicklung vollzogen. Bereits in den 1960er-Jahren gelang es, mithilfe von weitgehend empirisch entwickelten Behandlungsplänen die Therapie so zu konzipieren, dass bei fast jedem Kind mit einer akuten lymphoblastischen Leukämie (ALL), der häufigsten Leukämie im Kindesalter, eine Remission erzielt werden konnte. Zur Aufrechterhaltung der einmal eingetretenen Remission war eine etwa 2-jährige Dauertherapie erforderlich. Dennoch verstarben die meisten Kinder an Krankheitsrückfällen im Zentralnervensystem, weil offenbar die Leukämiezellen in diesem Extrakompartiment durch die Blut-Liquor-Schranke vor der Wirkung der Zytostatika geschützt waren. Donald Pinkel führte daher am St. Jude's Children's Research Hospital die präventive Bestrahlung des Zentralnervensystems früh nach erreichter Remission in die Behandlungspläne ein. Damit gelang es ihm, bei etwa 1/3 der Kinder langfristig andauernde Krankheitsfreiheit zu erzielen, die, wie wir heute wissen, eine Heilung von der Leukämie bedeutete.

Eine geradezu dramatische Verbesserung der Behandlungsergebnisse wurde durch eine Intensivierung der Chemotherapie erreicht, die Hansjörg Riehm 1970 erstmals bei seinen Patienten in Berlin anwendete. Früh zeigte sich, dass damit eine wesentlich bessere Heilungschance verbunden war, und daher übernahmen als Erste die Universitäts-Kinderkliniken in Frankfurt und Münster dieses erfolgversprechende Therapiekonzept. Diese 3 Kinderkliniken bildeten den Kern der BFM (Berlin-Frankfurt-Münster) Studiengruppe, der heute die Mehrzahl aller deutschen Kinderkliniken angehört. Darüber hinaus werden in ganz Europa und in vielen anderen nicht europäischen Ländern Kinder nach den Plänen der BFM-Studiengruppe behandelt, denn die Behandlungsergebnisse sind durch die Weiterentwicklung der Therapie, die heute angepasst an das Rückfallrisiko der Patienten erfolgt, weltweit führend. Etwa 80% der Kinder mit einer ALL bleiben nach einmaliger Behandlung rückfallfrei, und bei ca. 50% der Kinder mit einem Krankheitsrezidiv ist mit entsprechend konzipierter Rezidivtherapie noch eine Heilung möglich. Es überleben also mit den heute verfügbaren Therapiemöglichkeiten insgesamt etwa 90% der betroffenen Kinder. Weniger günstig ist die Prognose für Kinder mit einer akuten myeloischen Leukämie. Etwa 90% von ihnen erreichen eine Remission, die Heilungsrate beträgt 60%.

Parallel zur zytostatischen Therapie wurden auch die Supportivtherapie und die Diagnostik weiterentwickelt. Die Behandlung ist zwar auch heute noch risikoreich, aber die Nebenwirkungen lassen sich in der Regel durch eine konsequente Supportivtherapie entweder vermeiden oder beherrschen. Mithilfe morphologischer, immunologischer und molekulargenetischer Methoden können die Leukämien sehr genau klassifiziert werden. Dies ist eine unabdingbare Voraussetzung für die korrekte Wahl der Therapie und auch für die Ermittlung der individuell erforderlichen Therapieintensität.

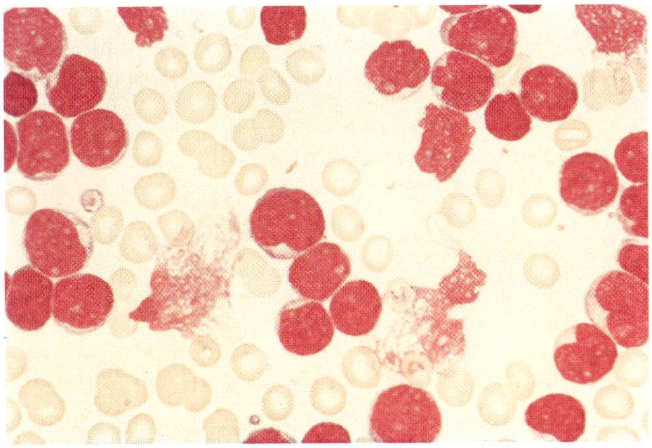

◘ **Abb. 26.1** Akute Lymphoblastenleukämie Typ FAB-L1: praktisch vollständige Metaplasie des Knochenmarks durch morphologisch uniforme Zellen mit großem Kern und schmalem Zytoplasmasaum

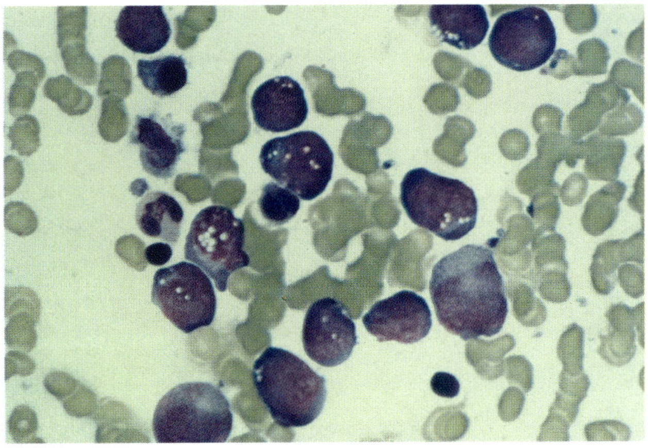

◘ **Abb. 26.2** Akute Lymphoblastenleukämie Typ FAB-L3. Dieser Subtyp der ALL entspricht der »reifen« B-ALL: die Zellen sind bereits zur Produktion von Oberflächenimmunglobulinen befähigt. Die Leukämiezellen sind groß, haben ein stark basophiles Zytoplasma, deutlich sichtbare Nukleolen und meist zahlreiche Vakuolen

einträchtigt sind. Für eine **genetische Komponente** bei der Leukämieentstehung spricht auch die Tatsache, dass das relative Erkrankungsrisiko bei monozygoten Zwillingen wesentlich höher ist als bei Geschwistern eines leukämiekranken Kindes. Die Wahrscheinlichkeit einer Leukämieerkrankung beträgt bei unter 5 Jahre alten eineiigen Zwillingen etwa 25%.

▪▪ Pathogenese

Leukämien entstehen durch ein Zusammenwirken von genetischen, immunologischen und wachstumsregulierenden Vorgängen, beeinflusst von Umgebungsfaktoren. Bisher ist aber ungeklärt, wie der Prozess der **klonalen Proliferation** der Leukämiezellen zustande kommt. Als eine Möglichkeit wird eine verminderte Antigenexposition in der frühen Kindheitsphase diskutiert, die zu einer verstärkten Proliferation prämaligner Zellklone führen könnte, und dass erst z. B. eine spätere Infektion die Zellen definitiv zu Leukämiezellen transformiert.

▪▪ Klassifizierung

Die wichtigste und einfachste Methode zur Klassifizierung der Leukämien ist nach wie vor die **Zytomorphologie.** Blut- oder Knochenmarkausstriche werden nach panoptischer Färbung (zumeist nach Wright) im Lichtmikroskop beurteilt.

Bei der ALL unterscheidet man nach der **French-American-British (FAB)-Klassifizierung** die Typen FAB L1–L3. Lediglich der Typ FAB L3 entspricht einem definierten immunologischen Subtyp von Lymphoblasten, einer Vorstufe von reifen B-Zellen, die bereits zur Produktion von Oberflächenimmunglobulinen befähigt sind (◘ Abb. 26.1 und ◘ Abb. 26.2).

Die **AML** wird in die Typen FAB M0–M7 eingeteilt. Diese Einteilung orientiert sich an den Reifungsstufen der normalen Knochenmarkzellen (◘ Tab. 26.1, ◘ Abb. 26.3 und ◘ Abb. 26.4).

> **Leukämien sind klonale Erkrankungen. Bei bestimmten Leukämien lassen sich spezifische zytogenetische oder molekulargenetische Veränderungen nachweisen.**

Zytochemie Zusätzlich zur panoptischen Färbung angefertigte **zytochemische Färbungen** erlauben in der Regel eine eindeutige diagnostische Einordnung der Leukämie. Bei der ALL sind die Perjodsäure-Schiff (PAS)- und die Saure-Phosphatase-Reaktion, bei der AML die Esterase- und Peroxidasereaktion von Bedeutung.

◘ **Tab. 26.1** FAB-Klassifikation der AML

Klasse	Beschreibung
FAB-M0	Akute Myeloblastenleukämie völlig unreif (AMbL)
FAB-M1	Akute Myeloblastenleukämie (AMbL)
FAB-M2	Akute Myeloblastenleukämie mit Ausreifung
FAB-M3	Akute Promyelozytenleukämie mit starker Granulation (APL)
FAB-M4	Akute myelomonozytäre Leukämie (AMML)
FAB-M5a	Akute Monoblastenleukämie (AMoL)
FAB-M5b	Akute Monoblastenleukämie mit Differenzierung
FAB-M6	Erythroleukämie (EL)
FAB-M7	Megakaryozytenleukämie

Immunphänotypisierung Wichtiger für die Subtypisierung der Leukämien ist – besonders bei der ALL – die Immunphänotypisierung, d. h. die Untersuchung der Leukämiezellen nach **Anfärbung mit monoklonalen Antikörpern** im Durchflusszytometer. Auf Leukämiezellen lassen sich z. T. die gleichen Differenzierungsantigene wie auf normalen unreifen hämatopoetischen Vorläuferzellen nachweisen. Normale Reifungs- und Differenzierungsschritte finden aber bei Leukämiezellen nicht statt. Auch unterliegt die Proliferation der Leukämiezellen nicht der normalen Kontrolle durch Zytokine oder Wachstumsfaktoren.

Je nach dem Reaktionsmuster mit den entsprechenden Antikörpern lassen sich die in ◘ Tab. 26.2 aufgelisteten Untergruppen der ALL definieren. Das Spektrum der Antikörper zur Subtypisierung der AML ist deutlich geringer. Die Reaktionsmuster sind ebenfalls in ◘ Tab. 26.2 dargestellt.

▪▪ Genetik

Wesentlich für die Klassifizierung von Leukämien sind heute die Zytogenetik und **Molekulargenetik**. Diese Methoden liefern den Beweis dafür, dass Leukämien genetisch abnorme, klonale Erkran-

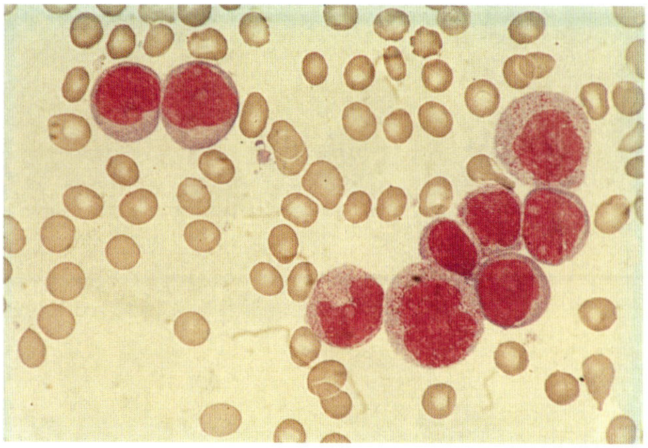

Abb. 26.3 Akute myeloische Leukämie FAB-M2. Die Zellen entsprechen nach ihrem Reifungsgrad myeloischen Zellen im Promyelozyten/Myelozytenstadium; vollständige Metaplasie des Knochenmarks

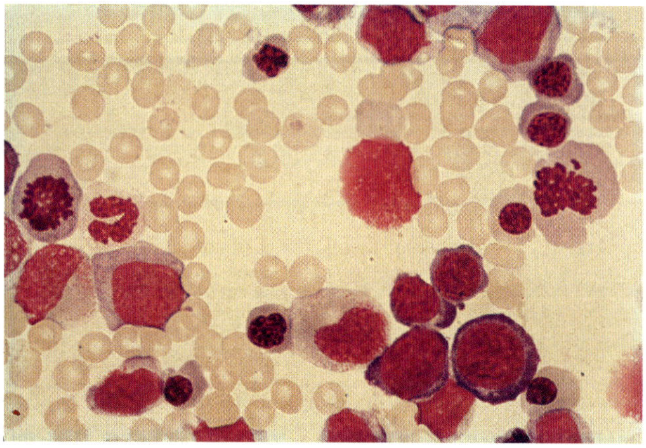

Abb. 26.4 Akute myeloische Leukämie FAB M6: erythropoetisch differenzierte Leukämiezellen mit starken Atypien

Tab. 26.2 Immunologische Klassifizierung der akuten Leukämien (EGIL-Klassifikation: European Group for the Immunological Characterization of Leukemias)

Akute lymphoblastische Leukämien	
1. B-Linien ALL	2 von 3 positiv: CD19, CD79a, CD22; meist auch TdT+, HLA-DR+ (nicht B IV)
B I: Pro-B-ALL	Keine Expression anderer B-Zell-Differenzierungsantigene
B II: Common ALL	CD10+
B III: Pre-B-ALL	Zytoplasmatisches IgM+
B IV: Mature B-ALL	Zytoplasmatisches oder Oberflächen-κ oder λ +
2. T-Linien ALL	Zytoplasmatisches/Membran-CD3+, meist TdT+, HLA-DR-, CD34-
T I: Pro-T-ALL	CD7+
T II: Pre-T-ALL	CD2 und/oder CD5 und/oder CD8+
T III: kortikal T	CD1a+
T IV: mature T	Membran-CD3+, CD1a-
α/β + T-ALL (Gruppe a)	Anti-TCR α/β +
λ/δ + T-ALL (Gruppe b)	Anti-TCR γ/δ +
3. ALL mit Expression myeloischer Antigene	My + ALL
Akute myeloische Leukämien	
1. Myelomonozytär	≥2 positiv: Anti-MPO, CD13, CD33, CDw65 und/oder CD117
2. Erythroid (FAB M6)	Unreif: keine Marker; reif: Anti-Glykophorin A+
3. Megakaryozytär (FAB M7)	CD41+ und/oder CD61+ (Membran oder zytoplasmatisch)
4. Unreif myeloisch (FAB M0)	Wie myelomonozytär aber Zytochemie und lymphatische Marker CD3, CD79a, CD22 negativ
5. TdT positive AML	
6. AML mit Expression lymphatischer Antigene	Ly + AML

kungen sind. Bei definierten Subtypen der akuten Leukämien finden sich **spezifische Translokationen**, durch die Fusionsgene entstehen. Typische Befunde sind bei der ALL die t(12;21), t(9;22), t(1;19), t(8;14) t(1;14), t(11;14), und t(4;11), bei AML die t(15;17), t(8;21) und inv(16).

Die Translokation t(9;22), das Philadelphia-Chromosom, ist typisch für die chronische myeloische Leukämie (CML).

Im Gegensatz zur CML, bei der das durch die Translokation entstehende Fusionsgen, das bcr-abl-Gen, 210 kD (M-bcr-abl) lang ist, ist bei der Philadelphia-Chromosom-positiven ALL das Fusionsgen nur 180 kD lang (m-bcr-abl). Die Genprodukte der durch diese Translokationen entstehenden Fusionsgene haben häufig wachstumsregulierende Funktionen. Es können aber durch solche Translokationen auch Gene aktiviert, deaktiviert oder dysreguliert werden und so der Zelle ein abnormes Wachstumsverhalten verleihen.

Neben diesen spezifischen Translokationen kommen in Leukämiezellen auch andere **Aberrationen**, wie z. B. Inversionen, Deletionen, oder auch in etwa 40% der Fälle numerische Anomalien, zum größten Teil Hyperdiploidien durch überzählige Chromosomen 21, X, 14 und 4, gelegentlich auch Hypodiploidien vor, deren Bedeutung bisher unklar ist. Zur Charakterisierung der Klonalität der Leukämiezellen dienen bei der ALL weiterhin Umordnungen (**Rearrangements**) von Immunglobulin- und T-Zellrezeptorgenen. Sie sind aber infolge der Tatsache, dass es sich bei Leukämiezellen um aberrante Zellen handelt, nicht linienspezifisch. Solche Veränderungen können mithilfe von Amplifikationsverfahren (Polymerasekettenreaktion) auch zum Nachweis von minimaler residueller Erkrankung verwendet werden. Auf diese Weise lassen sich residuelle Leukämiezellen noch in einer Verdünnung von bis zu 10^{-5}–10^{-6} nachweisen. Häufige wiederkehrende zyto- und molekulargenetische Befunde bei akuten Leukämien im Kindesalter sind in Tab. 26.3 aufgelistet.

Pathophysiologie

Die ungehemmte klonale Proliferation der Leukämiezellen im Knochenmark führt zu einer **Knochenmarkmetaplasie** und damit zu einer Verdrängung der normalen Hämatopoese. Daraus resultiert eine **funktionelle Knochenmarkinsuffizienz**. Einbezogen in den

Krankheitsprozess sind aber auch andere Organe, die durch Leukämiezellen infiltriert sind.

▪▪ Klinik

Erste, uncharakteristische Symptome, wie Mattigkeit und Spielunlust treten bei akuten Leukämien nach einer kurzen, etwa 2–6 Wochen dauernden Anamnese auf. Die **Leitsymptome** sind:

- Blässe,
- Blutungsneigung (Hämatome und Petechien) und
- Fieber.

Sie entstehen durch die Verdrängung der normalen Blutbildung im Knochenmark. Das Ausmaß der durch die Beeinträchtigung der Blutbildung verursachten Symptome ist variabel. Ein weiteres wichtiges und oft übersehenes oder fehlgedeutetes Symptom sind **Knochenschmerzen**.

Bei der körperlichen Untersuchung findet sich eine deutliche Schwellung der Lymphknoten (> 3 cm) bei knapp 20%, eine Hepatosplenomegalie bei etwa 60% und eine Vergrößerung des Thymus bei etwa 7% der Kinder. Eine durch Leukämiezellen verursachte Liquorpleozytose, anfangs meist ohne Symptome, ist bei ca. 3% aller Kinder mit einer ALL nachweisbar. Leukämische Haut- oder Gingivainfiltrate sind selten, man findet sie eher bei myeloischen Leukämien. Bei sehr hohen Leukozytenzahlen, wie z. B. bei der CML, kann bei Jungen einmal ein Priapismus auftreten. Bei der CML findet sich auch meist eine ausgeprägte Splenomegalie.

> **An das Vorliegen einer JMML ist besonders bei Kindern im 1. und 2. Lebensjahr zu denken, wenn Hautinfiltrate, Hämorrhagien und eine Hepatosplenomegalie bestehen.**

Tab. 26.3 Häufige zyto- und molekulargenetische Veränderungen bei akuten Leukämien im Kindesalter

Translokation	Subtyp der Leukämie	Involviertes Onkogen bzw. neues Fusionsgen	
Akute lymphoblastische Leukämien			
Konstante Veränderungen			Variable Veränderungen
t (8;14)	B-ALL, Burkitt-	c-myc	Translokationen und Deletionen von Chromosom 12 oder 9, DNA-Aneuploidien bei 40% der ALL, Rearrangements von Immunglobulin- und T-Zellrezeptorgenen bei >90%
Auch t (2;8),	Typ NHL	c-myc	
t (8;22)		TEL-AML1	
t (12;21)	B-Vorläufer ALL	BCR-ABL	
t (9;22)	Ph1-positive ALL	E2A-PBX1	
t (1;19)	Pre-B-ALL	TTG1-TTG2	
t (11;14)	T-ALL	TAL1/	
t (1;14)	T-ALL	SCL-TCL5	
t (4;11)	Pro-B-ALL	AF4-MLL	
Akute myeloische Leukämien			
Konstante Veränderungen			Variable Veränderungen
t (8;21)	FAB-M_2	AML1/ETO	Deletionen von Chromosom 7, Trisomie 8
t (15;17)	FAB-M_3	PML-RARα	
inv (16)	FAB-M_4	CBFβ-	
t (6;9)	FAB-M_2 oder M_4	MVHII	
t (9;11)	FAB-M_5	DEK-CAN	

▪▪ Diagnostik

Blutbild Nach der Erhebung einer ausführlichen Anamnese und der körperlichen Untersuchung ist in der Regel die Diagnose durch das Blutbild zu stellen. Essenzielle Parameter sind:

- Hämoglobinkonzentration,
- Erythrozytenzahl,
- Leukozytenzahl,
- Thrombozytenzahl,
- Retikulozytenzahl,
- Differenzialblutbild.

Die Befunde der Blutbilddiagnostik sind sehr variabel. Eine **normochrome Anämie** mit Hb-Werten unter 10 g/dl besteht bei etwa 80% aller Patienten. Selten liegt eine hochgradige Anämie vor. Meistens besteht auch eine **Neutro- und Thrombozytopenie**, seltener dagegen eine hohe Leukozytose. Im Median liegt die initiale Leukozytenzahl bei 10.000/µl.

Anhand der Leukozytenzahl allein lässt sich also eine Leukämie beim Kind nicht ausschließen. Auch die automatisierte Differenzialblutbilddiagnostik ist nicht ausreichend, es muss eine manuelle, mikroskopische Beurteilung erfolgen.

Bei Kindern mit einer **CML vom Erwachsenentyp** ist in der chronischen Phase infolge der erhöhten Proliferationsaktivität des Knochenmarks sowohl die Zahl der Leukozyten als auch der Thrombozyten erhöht. Im Differenzialblutbild finden sich Granulozyten aller Reifungsstufen und eine Vermehrung der basophilen Granulozyten. Das Blutbild sieht ähnlich aus wie das Knochenmark. Beim Übergang in einen Blastenschub steigt der Anteil von Blasten an, und es kommt schließlich zu einer hämatopoetischen Insuffizienz wie bei den akuten Leukämien. Die Blasten können dabei einen myeloischen oder auch einen lymphatischen Phänotyp aufweisen.

Knochenmarkpunktion Beweisend für die Diagnose ist die Knochenmarkpunktion. Sie wird bei Kindern in der Regel am hinteren Beckenkamm durchgeführt. Außer für die morphologische Diagnostik wird Knochenmark für andere spezielle Untersuchungen entnommen.

Bei Kindern mit einer **ALL** findet sich in aller Regel eine über 80%ige Metaplasie mit Leukämiezellen bei einer funktionell weitgehend erloschenen normalen Hämatopoese. Schwieriger ist die Beurteilung des Knochenmarks bei **myeloischen Leukämien**, insbesondere bei den differenzierteren Formen, da die Leukämiezellen morphologisch nicht eindeutig von normalen hämatopoetischen Vorläuferzellen zu unterscheiden sind. Typisch sind aber die **Monomorphie des Zellbildes** und das Fehlen oder die Verminderung von Erythro- und Megakaryozytopoese. Bei Erythroleukämien ist die Erythropoese dysplastisch und deutlich von der normalen roten Blutbildung zu unterscheiden.

Im Knochenmark von **CML**-Patienten findet man in der chronischen Phase eine **erhöhte Proliferation aller Zellstränge** mit einer Vermehrung von eosinophilen und basophilen Granulozyten. Im Blastenschub steigt der Anteil von Blasten bis zur vollständigen Knochenmarkmetaplasie. Die Zellen können dann sowohl morphologisch als auch immunphänotypisch alle Charakteristika von Lymphoblasten einer common ALL aufweisen. Die Abgrenzung gegen die c-ALL ist nur durch die Kenntnis der Anamnese und ggf. durch den Nachweis des Philadelphia-Chromosoms, bzw. seines molekulargenetischen Äquivalents, des M-BCR-ABL-Fusionsgens, möglich.

Zur Initialdiagnostik gehört weiterhin eine **Lumbalpunktion**, die nur durch einen erfahrenen Untersucher erfolgen darf. Ein Befall des ZNS wird diagnostiziert, wenn im Liquor mindestens

5 Zellen/mm³ nachweisbar sind, die mikroskopisch als leukämische Blasten imponieren.

Die Diagnose wird durch die Knochenmarkpunktion gestellt; auch eine Lumbalpunktion ist stets erforderlich.

Differenzialdiagnose

Reaktive Leukozytosen z. B. bei bakteriellen oder auch bei viralen **Infektionen** können das Bild einer Leukämie vortäuschen. Besonders ist die infektiöse Mononukleose zu erwähnen, bei der neben vergrößerten Lymphknoten und einer Hepatosplenomegalie auch eine Immunthrombozytopenie mit hämorrhagischer Diathese bestehen kann. Hochgradige Lymphozytosen mit Leukozytenzahlen bis zu 100.000/µl, allerdings mit reifen Lymphozyten und ohne Zeichen einer hämatopoetischen Insuffizienz, gibt es auch bei der Pertussis und bei der infektiösen Lymphozytose.

Bei Leukämien mit besonders niedriger Leukozytenzahl ist immer eine Knochenmarkpunktion zur Abgrenzung von der schweren **aplastischen Anämie** erforderlich. Knochenschmerzen, die oft ein wesentliches Symptom der Leukämie darstellen, führen häufig zunächst zur Fehldiagnose einer rheumatoiden Arthritis. Eine rasche Klärung ist durch eine sorgfältige körperliche Untersuchung und ein Blutbild möglich.

Knochenschmerzen sind häufig und werden oft als »Rheuma« fehlgedeutet.

Weitere klinische Differenzialdiagnosen sind Infektionskrankheiten, wie die Toxoplasmose, Zytomegalie oder auch Adenovirusinfektionen, sowie bei Säuglingen und Kleinkindern die Langerhans-Zell-Histiozytose und bei älteren Kindern maligne Non-Hodgkin-Lymphome oder der Morbus Hodgkin.

Bei der Knochenmarkdiagnostik können andere **metaplastische Knochenmarkveränderungen**, z. B. durch metastasierende Tumoren (Neuroblastome, Rhabdomyosarkome, Ewing-Sarkome, noch seltener durch Medullo- oder Retinoblastome) Anlass zur Verwechslung mit einer Leukämie geben.

Therapie der akuten Leukämien

Unabdingbare Voraussetzung für die Wahl der Therapie ist eine korrekte Diagnose.

Die Behandlung erfolgt dann entsprechend der Art und dem Subtyp der Leukämie und außerdem adaptiert an das Rückfallrisiko des Patienten.

In Deutschland werden nahezu alle Patienten im Rahmen von multizentrischen, kooperativen Studien behandelt. Für die Behandlung der ALL existieren 2 **Studiengruppen**, die Berlin-Frankfurt-Münster (BFM) und die Hamburger COALL-Studiengruppe. Kinder mit einer AML werden nach Protokollen der BFM-Gruppe behandelt.

Die Behandlung gliedert sich in mehrere **Phasen**.

Induktionstherapie Erstes Ziel ist es, eine **Remission** zu induzieren, d. h. eine Wiederherstellung der normalen Blutbildung im Knochenmark durch die Elimination der Leukämiezellen.

In Deutschland erfolgt bei der **ALL** in der Regel eine 5 Wochen dauernde Induktionstherapie mit 4 Medikamenten (Prednison, Vincristin, Daunorubicin und l-Asparaginase). Damit lässt sich bei 98% der Kinder eine Remission erreichen. Die normale Blutbildung setzt nach etwa 14 Tagen wieder ein.

Bei der **AML** wird eine noch intensivere Induktionstherapie durchgeführt. Sie besteht in Deutschland aus der Kombination von Cytosin-Arabinosid, einem Anthrazyklin (Idarubicin) und Etoposid. Diese Medikamente werden über einen Zeitraum von 8 Tagen verabreicht. Die Remissionsrate liegt damit bei etwa 90%, und die Zeit bis zur Regeneration der normalen Knochenmarkfunktion beträgt etwa 3 Wochen.

Weitere Therapie Nach der Induktionstherapie wird die Behandlung mit verschiedenen Therapieelementen (**Konsolidierung, präventive Behandlung des Zentralnervensystems, Reinduktion**) fortgesetzt.

Eine **präventive Behandlung des Zentralnervensystems** (ZNS), die früher bei allen Kindern in Form einer Bestrahlung des Hirnschädels erfolgte, ist wegen des klinisch inapparenten Befalls der Meningen zur Verhütung eines ZNS-Rezidivs stets erforderlich. Ohne eine präventive Behandlung treten ZNS-Rezidive bei etwa 50% aller Patienten auf. Sie wird heute mit einer Kombination aus intrathekaler Therapie mit Methotrexat (MTX) und systemisch verabreichtem MTX in hoher Dosierung durchgeführt, weil sich dadurch Langzeitfolgen am ZNS und auch die Entstehung von Hirntumoren als strahleninduzierte Zweitneoplasien vermeiden lassen. Bei der ALL gilt zurzeit eine Strahlenbehandlung in Deutschland nur noch bei Kindern mit erhöhtem Rückfallrisiko, bei unter 10% aller Patienten (T-ALL mit hoher Leukozytenzahl), als erforderlich. Bei der AML gilt die ZNS-Bestrahlung international als entbehrlich und wird wegen der Spätfolgen nicht durchgeführt.

An die intensiveren Behandlungsphasen während etwa des ersten halben Jahres schließt sich die **remissionserhaltende Dauertherapie**, bei der ALL bis zu einer Gesamtdauer von mindestens 2 Jahren an. Wesentliche Medikamente während dieser Behandlungsphase sind Antimetabolite, bei der ALL 6-Mercaptopurin täglich und MTX 1-mal wöchentlich oral. Bei der AML werden für 1 Jahr 6-Thioguanin täglich oral und Cytosin-Arabinosid alle 4 Wochen über je 4 Tage 1-mal täglich s.c. verabreicht. Die meisten internationalen Protokolle sehen eine Dauertherapie bei der AML nicht vor.

Die Behandlung erfolgt in mehreren Phasen. Eine präventive Behandlung des Zentralnervensystems ist zur Verhütung von ZNS-Rezidiven erforderlich.

Prognose bei akuten Leukämien Anhand von bestimmten, zum Zeitpunkt der Diagnose erhebbaren Parametern ist es möglich, das individuelle Rezidivrisiko eines Patienten abzuschätzen. Solche **Prognosefaktoren** werden zur Therapiestratifizierung verwendet. Wichtige **Prognosefaktoren bei der ALL** sind die Leukozytenzahl im Blut, das Alter, der immunologische Subtyp, der initial erkennbare Befall des Zentralnervensystems, der Nachweis eines Philadelphia-Chromosoms oder der Translokation t (4;11), die häufig bei Säuglingen zu finden ist.

Bei der **AML** gelten als prognostisch ungünstig ein komplexer Karyotyp sowie auch eine Hyperleukozytose (>100.000/µl) und der Subtyp FAB-M5. Diese Kinder sind stark durch Hirnblutungen während der Induktionstherapie gefährdet, sie erleiden auch häufiger als andere Rezidive.

Als wesentlicher und übergeordneter Prognosefaktor hat sich das frühe Ansprechen auf die Therapie erwiesen.

Ein sehr sensitives Verfahren ist bei der ALL der **Nachweis von residuellen Leukämiezellen** im Knochenmark mit molekulargenetischen Methoden oder mit Hilfe der Durchflusszytometrie. Das Ansprechen auf die Therapie dient heute in nahezu allen Studien als wichtigstes Stratifizierungsmerkmal für die Wahl der individuell erforderlichen Behandlungsintensität.

Bei der AML wird das Ansprechen auf die Therapie morphologisch anhand des Knochenmarkbefundes am Tag 15 ermittelt.

> **Die Behandlung erfolgt risikoadaptiert im Rahmen von kooperativen Therapiestudien. Frühes Ansprechen auf die Therapie signalisiert eine günstige Prognose.**

Komplikationen der Therapie Die zur Behandlung der akuten Leukämien bei Kindern erforderliche Therapieintensität bedingt ein breites Spektrum von möglichen Nebenwirkungen und Komplikationen. Zu unterscheiden ist zwischen **akuten Nebenwirkungen**, die während der Therapie auftreten, und **Spätfolgen**, die u. U. erst Jahre nach der erfolgreichen Behandlung der Leukämie manifest werden.

Fast immer kommt es durch die zytostatische Therapie zum Auftreten einer **Alopezie**. Bei der ALL-Behandlung, während der längerfristig Glukokortikoide verabreicht werden, stellt sich vorübergehend ein **Cushing-Syndrom** ein.

Bei Kindern mit sehr hoher Leukämiezellmasse (hohe Leukozytenzahl, starke Organvergrößerung) kann es infolge eines raschen Ansprechens auf die Therapie zu einem **Tumorlysesyndrom** mit Elektrolytentgleisungen und Nierenversagen kommen. In diesen Fällen muss die Therapie behutsam eingeleitet werden. Wegen des Risikos für das Auftreten einer Uratnephropathie ist auf eine ausreichende Hydrierung zu achten und ggf. Uratoxidase zu verabreichen. Bei Kindern mit einer AML und Hyperleukozytose (>100.000/μl) kann es durch die Freisetzung von proteolytischen Enzymen aus den Leukämiezellen zu schweren Blutgerinnungsstörungen und Blutungskomplikationen kommen. Zur Vermeidung solcher Komplikationen muss u. U. ein Blutaustausch erfolgen, um die Leukozytenzahl zu senken.

> **Cave**
> **Sowohl die Verabreichung von Glukokortikoiden als auch die kombinierte zytostatische Therapie führen zu einer schweren Immunsuppression, die die Patienten während der gesamten Dauer der Behandlung gefährdet.**

Am Anfang der Behandlung sind die Kinder besonders von **bakteriellen Infektionen** bedroht. Meist sind es endogene, durch Darmbakterien verursachte Infektionen. Begünstigt werden sie in dieser Anfangsphase durch die bereits bestehende funktionelle Knochenmarkinsuffizienz (Agranulozytose), den starken Appetit, verursacht durch die Glukokortikoide, die durch Vincristin bedingte verringerte Motilität des Darms (Obstipation) und die u. U. durch Daunorubicin verursachten Schleimhautläsionen. Ein weiterer Schrittmacher für die vom Darm ausgehenden Infektionen ist die **exokrine Pankreasinsuffizienz**, die auf die Behandlung mit l-Asparaginase zurückzuführen ist.

Da l-Asparaginase auch die endokrine Pankreasfunktion beeinträchtigt, kommt es infolge der gleichzeitigen Gabe von Glukokortikoiden nicht selten zu einer **insulinpflichtigen diabetischen Stoffwechsellage**. Eine weitere Nebenwirkung von l-Asparaginase ist eine **Synthesestörung von Gerinnungsfaktoren**, die entweder zu Blutungskomplikationen (Hypofibrinogenämie) oder auch zu **thrombembolischen Komplikationen** (AT-III-Mangel) führen kann, besonders dann, wenn außerdem eine Thrombophilie besteht. Das Auftreten von Blutungskomplikationen wird durch eine gleichzeitig bestehende Thrombozytopenie begünstigt.

Mit zunehmender Immunsuppression steigt das Risiko für das Auftreten von Infektionen mit **opportunistischen Erregern**, wie z. B. Pneumocystis jiroveci (früher: carinii) oder auch Viren der Herpes-Gruppe. Zu den schweren, durch die langfristige Immunsuppression bedingten Komplikationen gehören auch Pilzinfektionen.

Im Rahmen der hochdosierten Methotrexattherapie kann es zu **Nierenfunktionsstörungen** mit verzögerter MTX-Ausscheidung kommen. Diese Behandlung muss daher unter allen Umständen genau überwacht werden. Insbesondere ist auf die zeitgerechte Gabe des Antidots, Kalziumfolinat, zu achten, weil es sonst bei den verabreichten Dosen zu einer letalen **MTX-Toxizität** kommen würde. Sowohl während der MTX- als auch während der l-Asparaginasetherapie können zerebrale Krampfanfälle auftreten, die aber meist ohne bleibende Folgen sind.

Wenn eine **Strahlentherapie** durchgeführt wird, so haben die Kinder häufig Kopfschmerzen und Übelkeit. Etwa 6–8 Wochen nach dem Ende der Strahlentherapie tritt bei der Mehrzahl der Kinder ein etwa 14 Tage dauerndes Somnolenz- oder **Apathiesyndrom** auf. Sie haben während dieser Zeit einen sehr schlechten Appetit, sind matt und haben ein ausgeprägtes Schlafbedürfnis.

> **Nur durch eine parallel zur zytostatischen Therapie durchgeführte Supportivtherapie und durch ein gut ausgebildetes und erfahrenes Behandlungsteam lässt sich das Risiko für das Auftreten von schweren oder gar lebensbedrohlichen Komplikationen angemessen begrenzen.**

Mit adäquater unterstützender Behandlung, insbesondere auch der rechtzeitigen präventiven Gabe von gut wirksamen **Antiemetika** und ggf. auch **Analgetika**, ist die Therapie aber relativ gut durchführbar und auch für die Kinder gut erträglich. Die früher hohe therapieassoziierte Letalität ließ sich trotz zunehmender Intensität der Behandlung bei der ALL auf etwa 2% und bei der AML auf 5–10% senken.

▪▪ Therapie der chronischen Leukämien

Juvenile myelomonozytäre Leukämie (JMML) Bis heute existieren für diese seltene Form der Leukämie, die am häufigsten bei Kleinkindern auftritt, keine wirksamen Chemotherapiepläne. Die einzige Heilung versprechende Maßnahme ist derzeit die **allogene Stammzelltransplantation**.

Chronische myeloische Leukämie vom Erwachsenentyp Mit der Chemotherapie ist eine kurative Behandlung nicht möglich. Zytostatika sind zwar wirksam, bewirken jedoch lediglich eine **Reduktion der Zellzahl**. Verwendet werden Hydroxyharnstoff, Busulfan, Melphalan oder Triethylenmelamin. Eine neue Dimension hat die Einführung der Tyrosinkinase-Inhibitoren (TKI) eröffnet. Bereits früh wird der TKI Imatinib eingesetzt, der die BCR-ABL-kodierte Tyrosinkinase hemmt, während der chronischen Phase lange wirksam ist und geringe Nebenwirkungen hat. Die Gabe von natürlichem oder rekombinantem **Interferon** α vermag in der chronischen Phase in mehr als der Hälfte der Fälle Remissionen zu induzieren. Bei einem Blastenschub mit myeloischem Phänotyp sollte eine Behandlung wie bei der AML durchgeführt werden, bei lymphatischem Phänotyp eine ALL-Therapie.

Eine kurative Behandlung ist nur mit der allogenen **Stammzelltransplantation** möglich. Sie sollte am besten in der ersten chronischen Phase erfolgen, da zu diesem Zeitpunkt die Heilungsaussichten am günstigsten sind.

▪▪ Prognose

Überlebenswahrscheinlichkeit Mit den heute verfügbaren Behandlungsmöglichkeiten bleiben nach einmaliger Therapie etwa 80–85% aller Kinder mit einer ALL in anhaltender Remission; bei der AML sind es etwa 60–70%.

Rezidiv Bei etwa 20% der ALL- und 30% der AML-Patienten kommt es zu einem Rezidiv, d. h. zum Wiederauftreten der Leukämie an irgendeinem Ort. Am häufigsten treten Rezidive im Knochenmark auf. Sie können sich aber auch an anderen Organen, wie im ZNS, bei Jungen im Hoden oder auch an der Haut oder in Lymphknoten manifestieren.

> **Die Diagnose eines Rezidivs muss zweifelsfrei sein. Es muss also in jedem Fall eine Sicherung durch eine Biopsie an geeigneter Stelle erfolgen.**

Auch nach einem Rezidiv ist oft noch eine **kurative Behandlung** möglich. Einige Kinder sind mit erneuter Chemotherapie heilbar, bei anderen, insbesondere bei früh auftretenden ALL-Knochenmark- und AML-Rezidiven, ist eine **Stammzelltransplantation** erforderlich. Immerhin überleben nach einem ALL-Rezidiv etwa 40–50%, bei der AML etwa 20–30% der Kinder, so dass mit erfolgreicher Erst- und Zweitbehandlung insgesamt etwa 85–90% aller ALL- und 75% der AML-Patienten Langzeitüberlebende sind.

Kinder mit einer JMML haben mit einer Stammzelltransplantation eine Überlebenschance von etwa 50%. Für Kinder mit einer CML liegt die Prognose, wenn eine Knochenmarktransplantation möglich ist, bei etwa 70%.

Spätfolgen der Behandlung Da die **Hirnschädelbestrahlung** in den letzten 10–15 Jahren schrittweise aus den Behandlungsplänen eliminiert worden ist, sind auch die dadurch bedingten Spätfolgen, wie Teilleistungsschwächen im neuropsychologischen Bereich, endokrine Störungen (z. B. vermindertes Größenwachstum durch eine veränderte zirkadiane Sekretion von Wachstumshormon) und auch das Auftreten von Hirntumoren als Sekundärneoplasien selten geworden.

Nach einer AML-Behandlung kann es wegen der Höhe der kumulativ verabreichten **Anthrazyklindosen** zu einer dilatativen **Kardiomyopathie** kommen, die u. U. zu einer akuten Myokardinsuffizienz führt. Latente Kardiomyopathien sind bei einem Teil der AML-Patienten nachweisbar, klinisch manifeste aber selten.

Das Risiko für das Auftreten einer **Sekundärneoplasie** ist gegenüber der Normalbevölkerung erhöht. Kumulativ liegt es nach 15 Jahren bei einer medianen Beobachtungsdauer der Patienten von 5,7 Jahren (1,5–18 Jahre) bei 3,6%. Die erhöhte Inzidenz von Sekundärneoplasien ist partiell auf die Behandlung aber wohl auch auf andere Faktoren, wie z. B. eine erhöhte genetisch bedingte Prädisposition, zurückzuführen.

Im Allgemeinen haben Kinder, die von ihrer Leukämie geheilt sind, eine erfreulich normale Lebensqualität. Im täglichen Leben sind sie meist nicht erkennbar beeinträchtigt. Zahlreiche Patienten befinden sich bereits im Erwachsenenalter und sind in der Lage, ein normales Berufsleben zu führen. Zum Teil sind diese ehemaligen Patienten auch bereits Eltern gesunder eigener Kinder.

26.2 Maligne Lymphome

G. Henze

Maligne Lymphome sind bösartige Erkrankungen des lymphatischen Systems. Etwa 60% sind **Non-Hodgkin-Lymphome** (NHL), bei Kindern fast immer von hoher Malignität, und 40% **Hodgkin-Lymphome** (M. Hodgkin, ältere Bezeichnung auch Lymphogranulomatose). Insgesamt stellen sie etwa 13% aller Krebserkrankungen bei Kindern und Jugendlichen dar.

26.2.1 Non-Hodgkin-Lymphome

Epidemiologie

Es erkranken in Deutschland etwa 9 pro 1 Million Kinder und Jahr. Der Altersgipfel liegt bei ca. 7 Jahren, und Jungen sind 3-mal so häufig betroffen wie Mädchen. Bei Kindern mit angeborenen oder erworbenen **Immundefekten** ist das Erkrankungsrisiko deutlich erhöht. In Äquatorialafrika ist das Epstein-Barr-Virus- assoziierte Burkitt-Lymphom die häufigste maligne Erkrankung bei Kindern.

> **NHL sind bei Kindern und Jugendlichen fast immer hoch maligne.**

Pathogenese

Bei vielen NHL der B-Zellreihe (ca. 60% der NHL) hat das **Epstein-Barr-Virus** eine Schrittmacherfunktion. Häufig findet sich eine **chromosomale Translokation**, in die das c-myc-Onkogen auf Chromosom 8 (t(8;14)) involviert und dadurch dereguliert ist. Auch bei T-Zell-NHL spielt EBV (oder auch andere Viren) eine Rolle. Häufig sind bei T-NHL Translokationen in der Region 14q11 und eine Einbeziehung des Proto-Onkogens bcl-2.

Klassifizierung

Die Einteilung der NHL erfolgt nach Kriterien, die die Analogie zwischen der Lymphomzelle und der korrespondierenden normalen Zelle des Immunsystems (B-, T- und großzellig-anaplastische NHL) und den Reifegrad (unreif oder Precursor und reif oder periphere Vorläufer) berücksichtigen. B-NHL sind überwiegend reife Neoplasien, die bereits zur Immunglobulinsynthese und -sekretion befähigt sind, während T-NHL in der Mehrzahl lymphoblastische, also Precursor-NHL darstellen. Großzellig-anaplastische NHL (»anaplastic large cell lymphoma«, ALCL) sind relativ selten, exprimieren meist neben T-Zellmarkern das Oberflächenantigen CD30 (auch Ki-1 genannt), und es ist häufig eine Translokation t(2;5), ALK/NPM-Fusion (»anaplastic lymphoma kinase/nucleophosmin«) nachweisbar.

Klinik

B-Zelllymphome sind überwiegend in der Ileozoekalregion lokalisiert und führen zu einer **Raumforderung**, manchmal Schmerzen, einem Aszites oder auch einem Ileus. Sie können aber auch zervikal oder an anderen Orten auftreten. Bei Kindern mit T-NHL findet man meist einen Tumor im oberen vorderen Mediastinum (Thymus), oft mit begleitendem Pleuraerguss. Sind die Trachea oder die Bronchien komprimiert so kommt es zu stridoröser Atmung und Luftnot, die lebensbedrohend sein kann. Bei diesen Kindern besteht ein **erhebliches Narkoserisiko**.

Sowohl B- als auch T-NHL breiten sich rasch hämatogen aus und führen so zur **Dissemination** mit Infiltration verschiedener Organe (Lymphknoten, Leber, Milz, Nieren) und auch des Knochenmarks (KM). Bei einer KM-Infiltration von mindestens 25% spricht man definitionsgemäß von einer Leukämie. Auch ein Befall des Zentralnervensystems ist nicht selten. ALCL haben keine ausgesprochenen Prädilektionsorte, und ihre Tendenz zur Dissemination ist geringer.

Diagnose

Die Diagnose wird durch die **immunhistochemische Untersuchung** eines an geeigneter Stelle entnommenen Biopsats oder – bei Vorliegen eines Pleuraergusses, eines Aszites oder einer Knochenmarkinfiltration – durch die immunzytologische Untersuchung des **frisch aufgearbeiteten** Materials gestellt. Eine Knochenmark- und Lumbalpunktion ist obligat.

▪▪ Differenzialdiagnose

Differenzialdiagnostisch sind der M. Hodgkin und reaktive Lymphknotenschwellungen, wie z. B. bei infektiöser Mononukleose, abzugrenzen.

▪▪ Therapie

Die Behandlung der hoch malignen lymphatischen Neoplasien besteht aus einer intensiven **Kombinationschemotherapie**. Die Behandlung der T-NHL ist weitgehend identisch mit der der ALL. B-NHL bedürfen einer völlig anderen, sehr intensiven und toxischen Chemotherapie. ALCL werden ähnlich wie B-NHL behandelt. Eine Strahlentherapie ist in der Regel bei den NHL nicht erforderlich.

Cave
Besonders bei den rasch proliferierenden B-NHL mit hohem Zellumsatz kann es durch den starken therapieinduzierten Zellzerfall zu einem Tumorlysesyndrom mit Entgleisungen im Wasser- und Elektrolythaushalt und Nierenversagen kommen.

Die Behandlung muss daher in spezialisierten Zentren erfolgen, in denen man diese Komplikationen kennt und darauf eingerichtet ist.

▪▪ Prognose

Mit entsprechender Therapie können etwa 90% aller Kinder mit B- und T-NHL geheilt werden. Wenn Rezidive auftreten, so geschieht dies früh, bei B-NHL in der Regel innerhalb des ersten Jahres nach Diagnosestellung. Die Erfolgsaussichten einer kurativen Behandlung nach einem Rezidiv sind ausgesprochen schlecht.

26.2.2 Morbus Hodgkin

▪▪ Epidemiologie

Der M. Hodgkin ist bei Kindern und Jugendlichen etwas seltener als die NHL. Bei Kleinkindern (<3 Jahren) kommt er fast nie vor. Jungen erkranken etwa 2- bis 3-mal häufiger als Mädchen.

▪▪ Pathogenese

Ebenso wie bei den NHL findet sich auch beim M. Hodgkin eine Assoziation mit dem Epstein-Barr-Virus. Die genaue Rolle des Virus für die Entstehung des Lymphoms ist aber unklar. Während bei den NHL die »Tumormasse« durch Tumorzellen gebildet wird, handelt es sich beim M. Hodgkin um ein pauzizelluläres Lymphom, d. h., die Vergrößerung der befallenen Lymphknoten wird nur von wenigen Tumorzellen (etwa 1% sind Hodgkin- und Reed-Sternberg-Zellen) und ganz überwiegend von normalen, unter dem Einfluss von Zytokinen eingewanderten Lymphozyten verursacht. Die Reed-Sternberg-Zelle ist groß und mehrkernig (Riesenzelle) und meist klonal aus einer B-Zelle entstanden. Sie exprimieren das Oberfächenantigen CD30.

▪▪ Klassifizierung

Man unterscheidet nach der **Rye-Klassifikation** 4 histologische Subtypen. Am häufigsten ist die noduläre Sklerose (2 Malignitätsgrade), gefolgt von der gemischten Zellularität und deutlich seltener der lymphozytenreichen und lymphozytenarmen Form. Eine besonders gutartige Form ist das noduläre, lymphozytenprädominante Hodgkin-Lymphom (Paragranulom).

▪▪ Klinik

Überwiegend findet sich eine Manifestation **zervikal** in Form einer schmerzlosen Lymphknotenschwellung, wobei es sich in aller Regel um ein Lymphknotenkonglomerat handelt. Der Tastbefund lässt sich mit dem von »Nüssen im Sack« vergleichen. Nicht selten besteht außerdem ein Befall **mediastinaler Lymphknoten**, der röntgenologisch als Mediastinalverbreiterung (nicht wie beim T-NHL im vorderen oberen Mediastinum) imponiert. An anderen Orten ist die Manifestation sehr selten.

▪▪ Stadieneinteilung

Die Stadieneinteilung (**Ann-Arbor-Klassifikation**) ist beim M. Hodgkin von besonderer Bedeutung, weil die Ausbreitung lymphogen (von Station zu Station) erfolgt und befallene Regionen häufig einer Strahlentherapie unterzogen werden müssen. Deshalb muss bereits bei der Diagnosestellung das Stadium exakt festgelegt werden.

Sind 2 oder mehr Lymphknotenstationen auf derselben Seite des Zwerchfells betroffen, so liegt ein Stadium II vor. Bei einem Befall auf beiden Seiten des Zwerchfells wird ein Stadium III diagnostiziert. Sind extralymphatische Strukturen (z. B. Knochenmark, Lunge, Leber) ausgedehnt befallen, so handelt es sich um ein Stadium IV. Liegt lediglich eine angrenzende Infiltration extralymphatischer Strukturen vor, so fügt man dem Stadium das Suffix E (z. B. II_E) hinzu. Ist beim Stadium III die Milz befallen, so bezeichnet man das Stadium als III_S. Zusätzlich wird zwischen A- und B-Stadien unterschieden. Ein B-Stadium wird dann diagnostiziert, wenn Allgemeinsymptome wie Fieber (> 38,5°) und/oder Gewichtsverlust (> 10% des Körpergewichts) und/oder Nachtschweiß bestehen.

▪▪ Diagnose

Die Diagnose wird durch die **immunhistochemische Untersuchung** eines an geeigneter Stelle entnommenen Lymphknotens gestellt. Für die Festlegung des Stadiums werden bildgebende Verfahren (MRT, CT, Sonographie und Positronenemissionstomographie) verwendet.

▪▪ Differenzialdiagnose

Differenzialdiagnostisch sind NHL sowie reaktive Lymphknotenschwellungen, wie z. B. bei infektiöser Mononukleose, abzugrenzen.

▪▪ Therapie

Die Behandlung des M. Hodgkin erfolgt heute immer mit einer **Kombinationschemotherapie**. Alkylanzien werden nach Möglichkeit vermieden, weil ihre Anwendung mit dem Auftreten von Sekundärneoplasien (akute myeloische Leukämien) assoziiert ist. Gonadotoxizität nach Procarbacin bei Jungen lässt sich deutlich reduzieren, wenn es durch Dacarbacin ersetzt wird. Der Verzicht auf eine Strahlentherapie, die zu Wachstumsstörungen im Bereich der bestrahlten Region führen kann, ist bei etwa 50% der Patienten möglich, wenn das Ansprechen auf die Chemotherapie gut ist (Rückbildung der Tumoren und negative FDG-PET). Trotz der heute geringen Strahlendosen (20–30 Gy) treten mit gewisser Regelmäßigkeit strahleninduzierte Zweitmalignome auf. Dies sind z. B. Schilddrüsenkarzinome und bei jungen Frauen auch Mammakarzinome. Die Behandlung verfolgt das Ziel einer möglichst hohen Heilungsrate bei minimaler Akut- und Spättoxizität.

▪▪ Prognose

Mit der heute durchgeführten Therapie liegt die Heilungsrate beim M. Hodgkin nach einmaliger Behandlung bei ca. 90%. Da die Möglichkeiten zur kurativen Behandlung von Kindern mit einem Rezidiv immer noch sehr gut sind, beträgt die Überlebensrate insgesamt annähernd 100%.

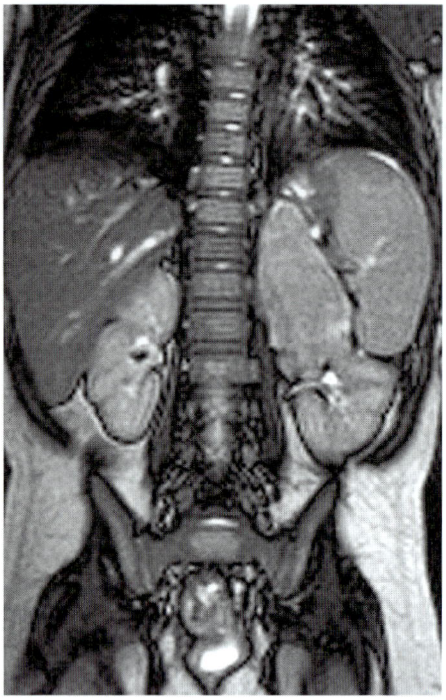

Abb. 26.5 Darstellung eines von der linken Nebenniere ausgehenden Neuroblastoms mittels MRT

26.3 Solide Tumoren

T. Klingebiel[1]

Die pädiatrische Onkologie hat in den letzten 30 Jahren eine rasante Entwicklung erlebt, die nur wenig Vergleichbares in der modernen Medizin findet. Galten noch um 1960 viele der soliden Tumoren lediglich durch radikale chirurgische Maßnahmen als behandelbar, hat sich das Bild heute gänzlich gewandelt. Nach dem Vorbild der Leukämien wurden von der Gesellschaft für pädiatrische Onkologie (GPO; heute Gesellschaft für Pädiatrische Onkologie und Hämatologie, GPOH) kooperative Studien organisiert, die mittlerweile alle wichtigen soliden Tumoren erfassen und den Stellenwert von Chemotherapie, Strahlentherapie und Chirurgie systematisch erforscht und definiert haben. Zum einen ist es gelungen, aus unheilbaren Erkrankungen heilbare zu machen, zum anderen, Nebenwirkungen und Folgen der Therapien zu reduzieren. Das folgende Kapitel fasst die gesicherten Erkenntnisse, die aus dieser intensiven Studienarbeit resultieren zusammen, muss jedoch aus prinzipiellen Gründen darauf verzichten, die jeweils aktuellsten Therapieprotokolle wiederzugeben.

26.3.1 Neuroblastom

Grundlagen

Das Neuroblastom ist der **häufigste extrakranielle solide Tumor** im Kindesalter. Trotz unzähliger Forschungsergebnisse sind viele seiner Rätsel ungelöst.

Epidemiologie

7,2% der malignen Erkrankungen im Kindesalter (<15 Jahre) sind Neuroblastome, 90% der Patienten sind jünger als 6 Jahre und 1/3 erkranken im 1. Lebensjahr. Die Inzidenz beträgt ca. 13,7/1.000.000 Kinder unter 15 Jahren. Das Verhältnis Jungen zu Mädchen beträgt 1,18:1 (Daten aus dem Jahresbericht 2010 des Kinderkrebsregisters; www.kinderkrebsregister.de).

Pathologie

Das Neuroblastom ist ein maligner **embryonaler Tumor** und entsteht aus den **Zellen der Neuralleiste**. Da aus diesen Zellen die Ganglien des sympathischen Nervensystems und das Nebennierenmark hervorgehen, findet man Neuroblastome entlang des Grenzstrangs (zervikal, thorakal, abdominal) und in der Nebenniere (Abb. 26.5). Eine Besonderheit ist das Einwachsen nach intraspinal als sog. Sanduhrtumor.

Histopathologische Einteilung

Das Neuroblastom gehört zur Gruppe der Tumoren, die sich durch **»kleine, blaue und runde« Zellen** auszeichnen; typischerweise können sie rosettenförmig angeordnet sein (**Homer-Wright-Rosetten**). Die histopathologische Einteilung erfolgt in Deutschland **nach Hughes** in 3 Malignitätsgrade entsprechend dem Ausreifungsgrad; die **Shimada-Klassifikation** führt die Einteilung nach dem Gehalt und Stromazellen und dem Differenzierungsgrad der Neuroblasten durch. Mittlerweile hat die International Neuroblastoma Pathology Classification (INPC) die Shimada-Klassifikation international abgelöst und unterscheidet stromaarme Neuroblastome, Ganglioneuroblastome und Ganglioneurome. Diese Einteilung berücksichtigt die Ausreifungsmöglichkeit der Tumoren: mit zunehmendem Anteil an reifen Ganglienzellen liegt ein Ganglioneuroblastom oder ein Ganglioneurom vor. Unerlässlich zur Einschätzung der Prognose und damit zur Therapiesteuerung sind molekulargenetische Untersuchungen. Folgende Veränderungen sind mit einer **schlechten Prognose** assoziiert:
- NMYC-Amplifikation,
- Verlust an Chromosom 1p = LOH 1p,
- Verlust von chromosomalem Material an Chromosom 11q oder 3p,
- niedrigere Expression des Neurotrophinrezeptors TrkA,
- niedrigere Expression des Adhäsionsmoleküls CD44.

Stadieneinteilung

Die Stadieneinteilung wird nach dem System INSS (International Neuroblastoma Staging Systeme) in **4 Stadien** vorgenommen. Stadium 1–3 sind lokalisierte Tumoren; Stadium 4 ist durch eine Aussaat ins Knochenmark, ins Skelett, in entfernte Lymphknoten und in andere Organe definiert (Tab. 26.4). Davon zu unterscheiden ist das Stadium 4S, das bei Säuglingen vorliegt, wenn zu einem lokalisierten Primärtumor (Stadium 1 oder 2) Metastasen in Haut Leber und/oder Knochenmark hinzukommen (nicht jeder Säugling mit disseminiertem Neuroblastom hat aber ein Stadium 4S). Der Knochenmarkbefall ist minimal (<10%), ein Knochenbefall muss ausgeschlossen werden. Mehr als 50% aller Neuroblastome sind bei Diagnosestellung bereits metastasiert (Abb. 26.6 und Abb. 26.7).

Im Jahr 2009 wurde für lokoregionale Tumoren ein alternatives Stagingsystem vorgestellt, das radiologisch definierbare Risikofaktoren durch die präoperative Bildgebung erfasst (»image defined risk factors«), um für eine Operation eine Voraussage des operativen Risikos treffen zu können.

1 Ich danke Herrn Prof. Dr. T. Vogl für die Bereitstellung von Röntgenbildern, CT- und MRT-Abbildungen und Herrn Prof. Dr. Grünwald für szintigraphische und PET-CT-Darstellungen. Frau Sibylle Wehner danke ich für die umfangreiche Hilfe bei Recherchearbeiten.

Tab. 26.4. Stadieneinteilung beim Neuroblastom nach INSS (International Neuroblastoma Staging System

Stadium	Ausdehnung
1	Lokalisierter Tumor, komplette chirurgische Entfernung möglich mit oder ohne mikroskopische Reste; ipsilaterale, nonadhärente Lymphknoten negativ
2 A	Lokalisierter Tumor, komplette chirurgische Entfernung nicht möglich; ipsilaterale, nonadhärente Lymphknoten negativ
2 B	Lokalisierter Tumor, komplette chirurgische Entfernung möglich oder nicht möglich; ipsilaterale, nonadhärente Lymphknoten positiv. Vergrößerte kontralaterale Lymphknoten müssen negativ sein
3	Nichtresektabler, einseitiger Tumor der infiltrierend über die Mittellinie wächst mit oder ohne regionale Lymphknotenbeteiligung. Oder lokalisierter unilateraler Tumor mit kontralateraler Lymphknotenbeteiligung; oder Mittellinientumor mit beidseitiger Ausdehnung durch infiltratives Wachstum oder Lymphknotenbeteiligung
4	Jeder Primärtumor mit Dissemination in entfernte Lymphknoten, Knochen, Knochenmark, Leber, Haut und/oder andere Organe außer es handelt sich um ein Stadium 4S
4 S	Lokalisierter Primärtumor (wie für Stadium 1, 2A oder 2B definiert) mit Ausbreitung in die Leber, die Haut oder das Knochenmark (kann nur Kinder unter 1 Jahr betreffen); der Knochenmarkbefall muss >10% bezogen auf die kernhaltigen Zellen des Knochenmarks sein

Nicht jeder Säugling mit disseminiertem Neuroblastom hat ein Stadium 4S. Knochenmetastasen müssen mit großer diagnostischer Sorgfalt ausgeschlossen werden, der Knochenmarkbefall muss zuverlässig unter 10% liegen.

Screening

Früherkennungsprogramme sind aufgrund der **Katecholaminausscheidung** im Urin prinzipiell möglich. Sie wurden in mehreren Ländern darunter in einer nationalen, prospektiven Studie in Deutschland (1995–2000) auf ihren Nutzen hin untersucht. Obwohl das Screening erst am Ende des 1. Lebensjahres durchgeführt wurde, kam es zu einer Zunahme der Neuroblastome niedriger Stadien in den Screeninggebieten, ohne dass gleichzeitig die Rate der metastasierten Neuroblastome verringert werden konnte.

Klinik

Die Symptomatik hängt vom Sitz des Tumors und der Ausbreitung ab. Lokalisierte Primärtumoren können symptomlos bleiben, sich als tastbare Raumforderung darstellen oder aber auch zu schwerwiegenden Folgen führen wie **Luftnot** bei intrathorakalem Sitz oder **Harnabflussstörung** bei intraabdomineller Lage. Eine dramatische Symptomatik ist eine rasch sich entwickelnde **Querschnittslähmung**, die von Tumoren ausgelöst wird, die durch die Foramina intervertebralia nach intraspinal vorwachsen (sog. **Sanduhrtumoren**). Angesichts der häufigen Metastasierung in das Skelett können auch Metastasen in der Wirbelsäule zum Druck auf das Rückenmark führen. Zervikale Tumoren verursachen zu 15–20% eine **Horner-Symptomatik**. Selten werden arterielle Hypertonie, chronische Diarrhö und eine infantile myoklonische Enzephalopathie beobachtet.

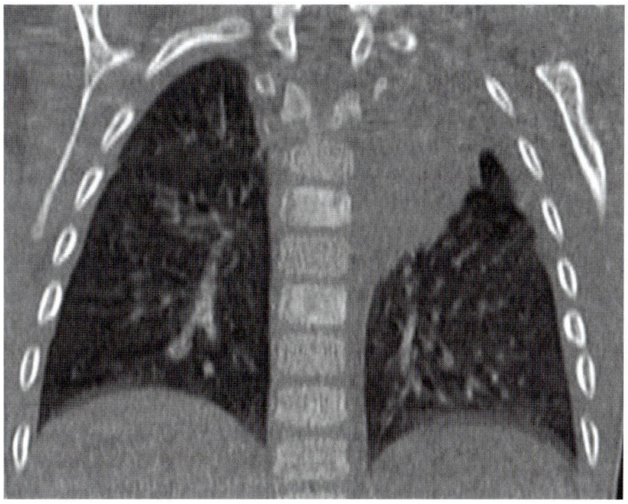

Abb. 26.6 CT-Darstellung eines Neuroblastoms bei einem 2 Jahre alten Mädchen: großer Tumor im hinteren Mediastinum mit Wirbelkörpermetastasen von BWK 5 und BWK 7

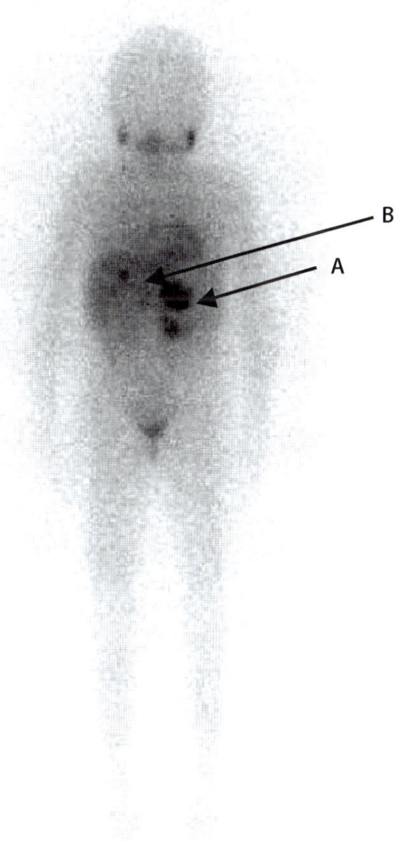

Abb. 26.7a, b Szintigraphische Darstellung der Ausdehnung eines Neuroblastomrezidivs mittels ^{123}Jod-MIBG. **a** Rezidiv des Primärtumors. **b** Lebermetastase. Die übrigen Speicherorte nehmen ^{123}Jod-MIBG unspezifisch auf. (Zur Verfügung gestellt von Prof. Dr. Grünwald, Klinik für Nuklearmedizin der Universität Frankfurt/Main)

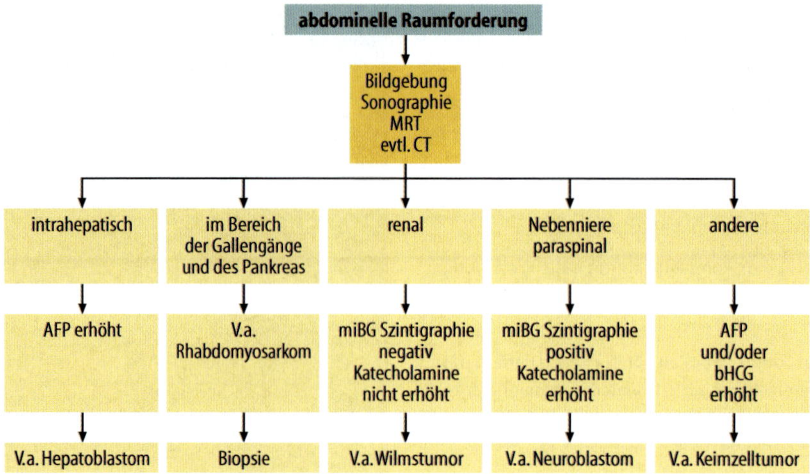

Abb. 26.8 Diagnostisches Vorgehen bei Verdacht auf einen Bauchtumor

Tab. 26.5 Tumordiagnostik

Basisdiagnostik bei allen Tumoren	Erweiterte Diagnostik bei Verdacht auf oder Vorliegen von	
Eingehende Anamnese	mIBG-Szintigraphie	Neuroblastom
Klinische Untersuchung	Katecholaminabbauprodukte in Serum und Urin; NSE, LDH im Serum	Neuroblastom
Ultraschalluntersuchung der betroffenen Region	Technetiumskelettszintigraphie	Neuroblastom, Knochentumoren
Röntgenaufnahme des Thorax in 2 Ebenen	α-Fetoprotein im Serum	Keimzelltumoren, Hepatoblastom
MRT der Tumorregion	β-HCG im Serum	Keimzelltumoren
CT-Thorax bei Verdacht auf Lungenmetastasen	Knochenmarkpunktion und Knochenstanze	Neuroblastom, Weichteilsarkom, Ewing-Tumor
MRT/CT Schädel	Tumorbiopsie mit Referenzbefundung	Neuroblastom (biologische Marker), Knochentumoren, Weichteilsarkom, Keimzelltumoren
	Röntgen der Tumorregion in 2 Ebenen	Knochentumoren

Patienten mit metastasiertem Neuroblastom leiden oft unter erheblichen Skelettschmerzen und Allgemeinerscheinungen wie Fieber, Blässe, Inappetenz und Leistungsabfall. Charakteristisch sind sog. Brillenhämatome, die durch retrobulbäre Infiltrationen bei disseminierten Tumoren entstehen. Manchmal fallen diese Kinder auch durch die Metastasen beispielsweise am Schädelskelett auf.

Diagnose

Die Sicherung der Diagnose erfordert neben der Klärung der Natur des Tumors die Erfassung des Ausmaßes des Tumorbefalls und der biologischen Eigenschaften des Tumors (Tab. 26.5, Abb. 26.8). Eine wichtige Rolle spielt die Labordiagnostik. Als **Tumormarker** dienen **Katecholaminabbauprodukte** in Serum und Urin (Homovanillinsäure, Vanillinmandelsäure). Sie liefern sowohl zur Diagnosesicherung als auch zur Verlaufskontrolle wertvolle Hinweise. Unspezifische aber wichtige Laborparameter sind die Laktatdehydrogenase (LDH), die bei Erhöhung den Verdacht auf einen schnell wachsenden Tumor lenkt, Serum-Ferritin und neuronenspezifische Enolase (NSE). Bei Kindern mit Knochenmarkbefall kann es auch zu einer normochromen Anämie kommen.

Primärtumor und regionaler Lymphknotenbefall werden in erster Linie durch **Sonographie** und **Kernspintomographie** diagnostiziert. Das Ausmaß des Tumorbefalls zeigen spezifisch szintigraphische Untersuchungen mit ^{123}Jod-Metajodbenzylguanidin (mIBG) und neuerdings mit radioaktiv markiertem antiGD2. Bei Verdacht auf Skelettmetastasierung ist ein Technetium-Szintigramm unverzichtbar.

Die Entscheidung darüber, ob ein Neuroblastom vorliegt oder nicht, wäre ohne **Biopsie** möglich. Die angemessene Einstufung in ein therapeutisches Konzept erfordert jedoch unbedingt eine bioptische Sicherung, um die wichtigsten biologischen Risikofaktoren zu bestimmen. Wenn der Zugang gefahrlos möglich ist, wird die Biopsie in der Regel als Tumorstanze ausgeführt (Abb. 26.9). Eine **molekulargenetische Untersuchung** des Biopsiematerials (MYCN-Amplifikation, 1p-Deletion) ist unerlässlich. Unbedingt erforderlich ist eine **Knochenmarkpunktion**, die an 2–4 Stellen erfolgen sollte. **Differenzialdiagnostisch** muss ein Nephroblastom ebenso ausgeschlossen werden ebenso wie Lymphome und Sarkome (Abb. 26.8).

Therapie

Die Behandlung ist **stadien- und altersabhängig**. Bei Säuglingen und Kindern bis 2 Jahren mit lokoregionärem Befall ohne Nachweis von biologischen Hochrisikomerkmalen wird heute bei Fehlen bedrohlicher Symptome und bei Progressionsfreiheit auf eine weitergehende chirurgische Therapie und auf eine Chemotherapie verzichtet. Diese therapeutische Strategie beruht auf der nicht nur bei Säuglingen sondern auch jenseits des Säuglingsalters beobachteten Fähigkeit des Neuroblastoms zur Spontanregression.

Bei älteren Kindern unterscheidet man Standard- und Hochrisikopatienten. Merkmale von Hochrisikokonstellationen sind ein disseminierter Befall und/oder das Vorhandensein von biologischen Risikoparametern. **Hochrisikopatienten** erhalten eine sehr intensive Chemotherapie (Ifosfamid, Cisplatin, Adriamycin, Vincristin, Dacarbazin, Etoposid) unter Einschluss einer Hochdosistherapie und einer Dauerbehandlung mit 13-cis-Retinsäure, die sich in randomisierten Prüfungen in USA und Deutschland dem Kontrollarm überlegen gezeigt hatte. Die Rolle des Antikörper anti-GD2 CH14.18 wird seit lange diskutiert; neure Daten zeigen eine Überlegenheit eines Therapiekonzepts, das nach einer Hochdosistherapie den Antikörper mit dem Zytokin GM-CSF und Interleukin-2 kombiniert.

Prognose

Die Prognose ist stadienabhängig: während im Stadium 1 und 2 nach 5 Jahren noch 90% der Patienten am Leben sind, sind es beim Stadium 3 etwa 70% und im Stadium 4 ca. 50%.

Nachsorge

Patienten mit Neuroblastom bedürfen einer intensiven Nachsorge unter Einschluss von Röntgenverfahren, MRT und Sonographie ebenso wie Blutuntersuchungen (LDH, NSE) und der Bestimmung der Katecholaminmetabolite im Urin. Die Nachsorge dient gleichzeitig der frühen Diagnose eines Rezidivs, da selbst nach Rezidiv eines Patienten mit einem Hochrisikoneuroblastom eine zweite Behandlung auch unter Einschluss einer erneuten Hochdosistherapie sinnvoll sein kann. Gleichzeitig müssen Langzeitfolgen der Therapie (z. B. Hochtonschwerhörigkeit, tubuläre Nierenschädigung, kardiale Schädigung) sorgfältig erfasst werden ebenso wie eine sekundäre Neoplasie (kumulative Inzidenz nach 20 Jahren 2,4%).

Ausblick

Der Einsatz einer Mikroarray-Gen-Vorhersage-Analyse (»prediction analysis for microarrays« – PAM) auf der Basis von 144 Genen verbessert die Risikoeinschätzung und damit die Therapieauswahl vor allem für Patienten aus dem Nicht-Hochrisiko Bereich. Solche und ähnliche Verfahren werden in den nächsten Jahren Eingang in den klinischen Alltag finden.

26.3.2 Weichteilsarkome (insbesondere Rhabdomyosarkome)

Grundlagen

Weichteilsarkome (WTS) stellen eine heterogene Gruppe maligner Tumoren dar, die primär in den Weichteilen entstehen und mesenchymaler Herkunft sind. Der wichtigste bei Kindern auftretende Tumor aus der Gruppe der WTS ist das Rhabdomyosarkom (RMS).

Epidemiologie

Jährlich erkranken in Deutschland etwa 110 Kinder und Jugendliche bis zum Alter von 15 Jahren an einem Weichteilsarkom (WTS; 6,1% aller malignen Neuerkrankungen/Jahr), dem zweithäufigsten extrakraniellen Tumor nach dem Neuroblastom. 55% dieser Patienten haben ein Rhabdomyosarkom. Das entspricht einer Inzidenz von 5,4 auf 1.000.000 Kinder unter 15 Jahren. 2/3 der Kinder sind 6 Jahre oder jünger, Jungen sind etwas häufiger als Mädchen betroffen (1,2:1). Die meisten Fälle treten sporadisch auf, allerdings ist bekannt, dass RMS im Rahmen bestimmter **familiärer Syndrome** wie Neurofibromatosen oder Li-Fraumeni-Syndrom vorkommen können.

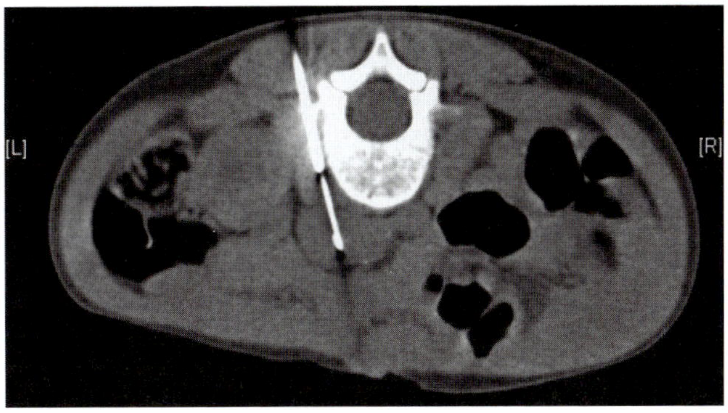

Abb. 26.9 CT-gesteuerte Punktion eines Neuroblastoms mittels »Tru-cut«-Technik

Pathologie

Die häufigsten histologischen Entitäten im Kindesalter sind das Rhabdomyosarkom (RMS) mit 55%, extraossäre Ewing-Sarkome (EES) und periphere neuroektodermale Tumoren (PNET) mit 8%, Synovialsarkome (SS) 7%, Neurofibrosarkome (4%), Fibrosarkome (ca. 3%) und Leiomyosarkome (ca. 2%).

Histologisch handelt es sich bei den Weichteilsarkomen um Tumoren, die sich durch »**kleine, runde, blaue Zellen**« auszeichnen. Die Diagnose Rhabdomyosarkom gelingt durch den Nachweis der Querstreifung, wie sie für Skelettmuskel typisch ist. Die histologische Abgrenzung zwischen der embryonalen und der alveolären Variante erfordert den Nachweis des typischen alveolären Musters von Zellen, die entlang von Hohlräumen Strukturen bilden, die Lungenalveolen ähneln. Dabei genügt der Nachweis eines einzigen typischen Musters zur Kategorisierung als alveolär. Unerlässlich zur pathologischen Diagnostik gehört eine **immunhistochemische Untersuchung** (z. B. Desmin, Vimentin, Myoglobin, Aktin, NSE, S-100, MIC2). In der Abgrenzung zwischen den beiden auch prognostisch unterschiedlichen Formen spielt die Molekularbiologie allerdings eine immer wichtigere Rolle. Rhabdomyosarkome werden entsprechend der internationalen Rhabdomyosarkom-Klassifikation in drei prognostisch unterschiedliche Subgruppen eingeteilt:

- Rhabdomyosarkome mit intermediärer Prognose. Dabei handelt es sich um das »klassische« embryonale Rhabdomyosarkom.
- Rhabdomyosarkome mit ungünstiger Prognose: Es handelt sich um alveoläre Rhabdomyosarkome einschließlich der sog. soliden Variante
- Rhabdomyosarkome mit günstiger Prognose: diese Gruppe fasst die Tumoren des botryoiden Typs und den Spindelzelltyp des embryonalen Rhabdomyosarkoms zusammen.

Das **alveoläre RMS** zeichnet sich durch eine charakteristische Translokation zwischen dem langen Arm des Chromosoms 2 und dem langen Arm des Chromosoms 13 aus [t (2;13)(q35;q14)]. Molekulargenetisch entspricht dieser Translokation das Rearrangement des PAX3-Genes und des FOXO1-Genes. Es wird vermutet, dass dieses Rearrangement zu einer Aktivierung der Transkription von Genen führt, die an dem abnormen Phänotyp beteiligt sind.

Das »klassische« **embryonale RMS** wird von den Tumoren abgegrenzt, die zu den Rhabdomyosarkomen mit günstiger Prognose oder zu den alveolären Histotypen gehören. Es zeichnet sich nicht durch einheitliche genetische Veränderungen aus; bekannt ist einen sog. Verlust von Heterozygotät (»loss of heterozygosity«) am 11p15-Lokus. Dabei geht maternales Genmaterial verloren, sodass eine Disomie des väterlichen Genmaterials vorliegt. Es wird vermutet,

Tab. 26.6 Stadieneinteilung klinisch und postchirurgisch nach IRS (► Text)

Stadium	Ausdehnung
I	Lokalisierte Erkrankung, komplett reseziert (tumorfreie Ränder) Regionale Lymphknoten nicht beteiligt – Lymphknoten Biopsie erforderlich bei Kopf-Hals-Tumoren
II	Makroskopisch entfernter Tumor mit mikroskopischen Resten
III	Inkomplette Entfernung mit makroskopisch residueller Erkrankung
IV	Fernmetastasen schon bei Diagnose vorhanden (z. B. Lunge, Leber, Knochen, Knochenmark, Gehirn, entfernten Lymphknoten und Muskeln; Nachweis von Tumorzellen in Liquor, Pleura- oder Aszitesflüssigkeit)

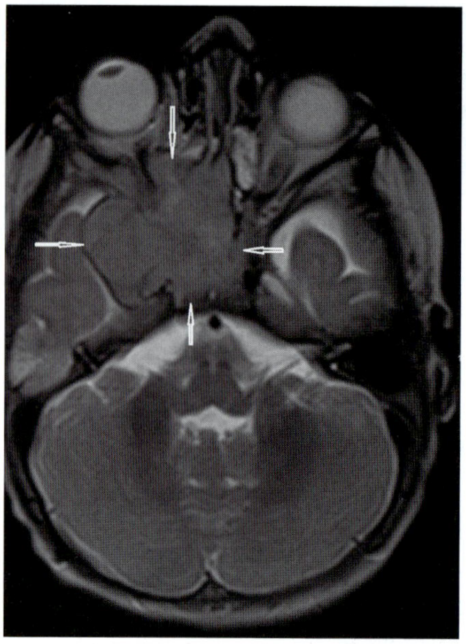

Abb. 26.10 MRT des Schädels (transversale TIRM-Sequenz) mit Rhabdomyosarkom an der Schädelbasis rechts bei einem 12-jährigen Jungen

dass diese Veränderung entweder zu einem Verlust eines Tumorsuppressorgens oder der Überexpression eines Wachstumsgens führt. Eine weitere molekulargenetische Veränderung betrifft die Mutation des Onkogens RAS.

Angesichts der Komplexität der diagnostischen und therapeutischen Strategien wird im Folgenden lediglich auf die rhabdomyosarkomartigen Weichteilsarkome eingegangen (RMS, EES, PNET, SS).

▪▪ Stadieneinteilung

Für vergleichende Analysen wird vorwiegend das Stadieneinteilungssystem der früher Intergroup Rhabdomyosarcoma Study (IRS) genannten Studiengruppe (jetzt: Soft Tissue Sarcoma Committee der Childrens Oncology Group) verwendet. Dieses Stagingsystem beruht auf einer Einteilung, die nach der ersten chirurgischen Maßnahme als Synthese aus klinischer Ausdehnung, Resezierbarkeit und histopathologischer Beurteilung erfolgt. Tumoren im IRS-Stadium I können vollständig ohne mikroskopische und makroskopische Reste entfernt werden; Tumoren im IRS-Stadium II sind makroskopisch vollständig entfernt, jedoch findet der Pathologe noch mikroskopische Reste. Beim Stadium III ist keine vollständige Entfernung des Tumors und in der Regel nur eine Biopsie möglich; dieses Stadium liegt auch vor, wenn ein maligner Erguss in einer angrenzenden Körperhöhle gefunden wird. Ein Stadium IV wird dann festgestellt, wenn bei Diagnose Fernmetastasen im Skelett, im Knochenmark oder soliden Organen und/oder ein Befall nicht mehr regionärer Lymphknoten diagnostiziert wird (Tab. 26.6).

▪▪ Klinik

Angesichts der Vielfalt der möglichen Lokalisationen von WTS ist eine einheitliche Symptomatik nicht zu erwarten. Vielmehr sind die Symptome abhängig von der Lokalisation und dort von der vom Tumor ausgehenden raumfordernden Wirkung. Je weniger das gesunde Gewebe ausweichen kann, desto eher werden Obstruktion, Verlegung von Gangsystemen und Hohlräumen eintreten. So können Patienten mit WTS im Kopf-Hals-Bereich (Abb. 26.10) völlig unbeeinträchtigt sein oder aber durch Schmerzen, Schwellungen, Hirnnervenparesen, Verlegung der Atemwege und Erbrechen erheblich geschädigt.

Orbitatumoren machen sich aufgrund der besonderen anatomischen Lage frühzeitig durch Störungen der Bulbusbeweglichkeit bemerkbar. Tumoren im Urogenitaltrakt werden üblicherweise durch Bauchschmerzen, Hämaturie, Dysurie, Hodenschwellung oder Obstipation auffällig. An den Extremitäten manifestieren sich WTS durch schmerzhafte oder auch indolente Schwellungen (Abb. 26.11 und Abb. 26.12).

▪▪ Diagnose

Ziel der Diagnostik ist es die Tumorgröße und das Tumorvolumen festzulegen, darüber hinaus die Beziehung zu den Nachbarorganen und -strukturen zu definieren und Metastasen zu erkennen (Tab. 26.5, Abb. 26.8). Die **bildgebende Diagnostik des Primärtumors** baut heutzutage auf der Sonographie auf, da die meisten Lokalisationen, in denen ein RMS auftreten kann, der Sonographie zugänglich sind. Der nächste Schritt in der präoperativen Bildgebung ist ein Schnittbildverfahren mit definierter Schnittführung. Bei Kindern sollte die Kernspintomographie in der Regel das Verfahren der Wahl sein. Die **Ausbreitungsdiagnostik** wird komplettiert durch ein Thoraxröntgenbild und evtl. eine Computertomographie des Thorax sowie eine Skelettszintigraphie. Im Einzelfall sind weitere Untersuchungen erforderlich z. B. PET oder eine Liquordiagnostik. Bei ausgedehntem Primärtumor muss auch eine Knochenmarkpunktion erfolgen.

> **Eine Diagnosestellung ist ohne Biopsie nicht möglich. Punktionen sind meistens nicht aufschlussreich, sodass in der Regel eine offene Probeentnahme erfolgt.**

Nach internationaler Übereinkunft sollten RMS immer einer Region zugeordnet werden (Orbita, Kopf-Hals-Region, Blase-Prostata-Region, urogenital aber nicht Blase/Prostata, Extremitäten, andere Regionen).

> **Cave**
> **Eine zunehmende Weichteilschwellung ohne Erklärung durch adäquates Trauma sollte immer Anlass zu einer Biopsie geben.**

▪▪ Therapie

Die Therapie des RMS hat das Problem zu lösen, den Tumor lokal und systemisch zu kontrollieren. Grundsätzlich sollte die Therapie

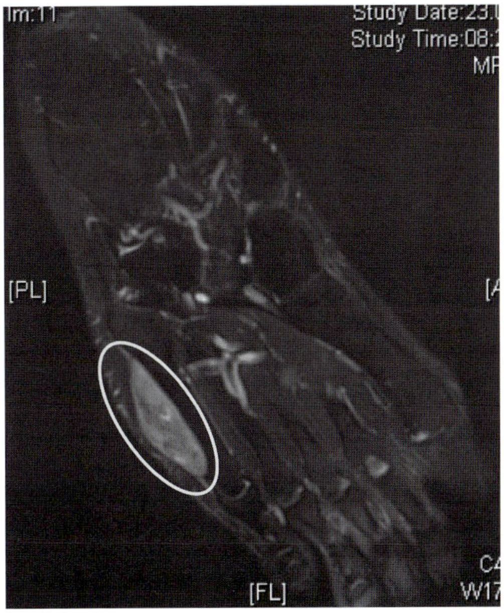

Abb. 26.11 MRT-Darstellung eines alveolären Rhabdomyosarkoms des Fußes bei einem 21-jährigen Patienten

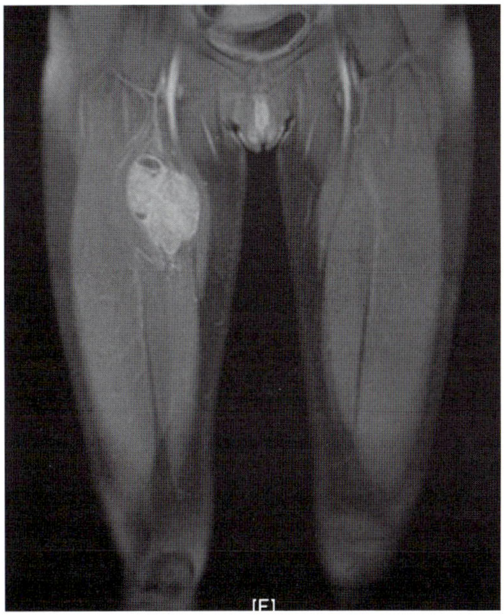

Abb. 26.12 In der Muskulatur des Oberschenkels gelegenes extraossäres Ewing-Sarkom: MRT mit Kontrastmittel bei einem 13 Jahre alten Mädchen

im Rahmen kontrollierter Studien erfolgen. Zur **lokalen Kontrolle** stehen die Mittel und Möglichkeiten der Chirurgie und Strahlentherapie zur Verfügung, zur **systemischen Kontrolle** die Mittel der Chemotherapie. Überdies erleichtert eine adäquate Chemotherapie die Lokalkontrolle.

Die **chirurgische Therapie** ist immer dann Mittel der Wahl, wenn es möglich ist, den Tumor onkologisch radikal ohne Verstümmelung zu entfernen. Eine primäre Resektion eines ausgedehnten WTS ist nur selten möglich. Verstümmelnde Ersteingriffe sind in jedem Fall zu vermeiden. Eine bloße Reduktion des Tumors hat keinen Vorteil für den Patienten und sollte unterbleiben.

Die optimale Kombination der 3 Therapieprinzipien ist Gegenstand systematischer klinischer Studien und abhängig von Tumorausdehnung, Histologie, Tumorregion, Resezierbarkeit und Stadium. In den deutschen CWS (Cooperative Weichteilsarkom Studie seit 1981) Studien wurde zudem das Kriterium des Ansprechens des lokalen Tumors auf die Chemotherapie eingeführt. In diesen Behandlungsstudien erfolgt neben einer stadienabhängigen Chemotherapie die Radiotherapie. Auf die **Radiotherapie** kann bei embryonalen RMS nur dann verzichtet werden, wenn es gelingt, den Tumor primär oder sekundär mikroskopisch komplett zu resezieren. Die Strahlendosis richtet sich nach Lokalisation, Ansprechen und Histologie und beträgt in den CWS-Studien zwischen 32 und 54 Gy.

Die **Chemotherapie** ist eine Kombinationschemotherapie und baut auf Medikamenten auf, die als Einzelmedikamente ein befriedigendes Ansprechen erreichen konnten. Eingesetzt werden Vincristin, Anthrazykline, Cyclophosphamid und Ifosfamid, Actinomycin D, Carboplatin und Etoposid.

Bei der Behandlung von Patienten mit Stadium IV Tumoren hat sich die Hochdosistherapie nicht durchsetzen können. Die CWS Gruppe empfiehlt daher gegenwärtig für Patienten jenseits des Höchstrisikos (für die neue Wege gesucht werden müssen) eine metronomische Therapie mit oral einzunehmenden Medikamenten.

Prognose

Die Prognose ist abhängig von Histologie, Lokalisation, Ansprechen und Stadium. In der Studie CWS 91 betrug die rezidivfreie Überlebensrate nach 5 Jahren für alle Patienten mit lokalisierten Tumoren zwischen 59 und 64%.

Nachsorge

Ähnlich wie bei anderen Tumoren erfolgt eine krankheits- und ein Spätfolgen bezogene Nachsorge, um Langzeitfolgen ebenso frühzeitig zu erkennen wie Rezidive und Zweitmalignome (kumulative Inzidenz 3,0% nach 20 Jahren). Die Behandlung von Rezidiven ist sinnvoll und umso erfolgreicher, je später der Rückfall auftritt und je kleiner der Primärtumor war.

26.3.3 Nephroblastom (Wilms-Tumor)

Definition

Das Nephroblastom ist ein maligner embryonaler Tumor der Niere.

Epidemiologie

Die Inzidenz beträgt 9,9/1.000.000 Kindern unter 15 Jahren. 5,5% aller malignen Tumoren im Kindesalter sind Nephroblastome. Der Häufigkeitsgipfel liegt zwischen dem 2. und 3. Lebensjahr; 85% der betroffenen Kinder sind jünger als 5 Jahre. Mädchen erkranken ein einem Verhältnis von 1,1:1 etwas häufiger als Jungen.

> **Das Nephroblastom ist der der häufigste Nierentumor im Kindesalter.**

Pathologie

Es handelt sich um einen **embryonalen Tumor**, der histologisch in die Subtypen niedrigmaligne (10%), intermediär (75–80%) und hochmaligne (10–15%) unterteilt wird. Bei der pathologisch-anatomischen Klassifikation muss beachtet werden, ob sie an einer Niere nach erfolgter Chemotherapie oder nach primärer Operation erfolgt. So zählt der blastemreiche Typ nach primärer Operation zur niedrigen Malignität, nach präoperativer Chemotherapie jedoch zur hohen Malignitätsgruppe. Die **Stadieneinteilung nach SIOP** (Tab. 26.7) berücksichtigt die Intaktheit der Niere, die Entfernbar-

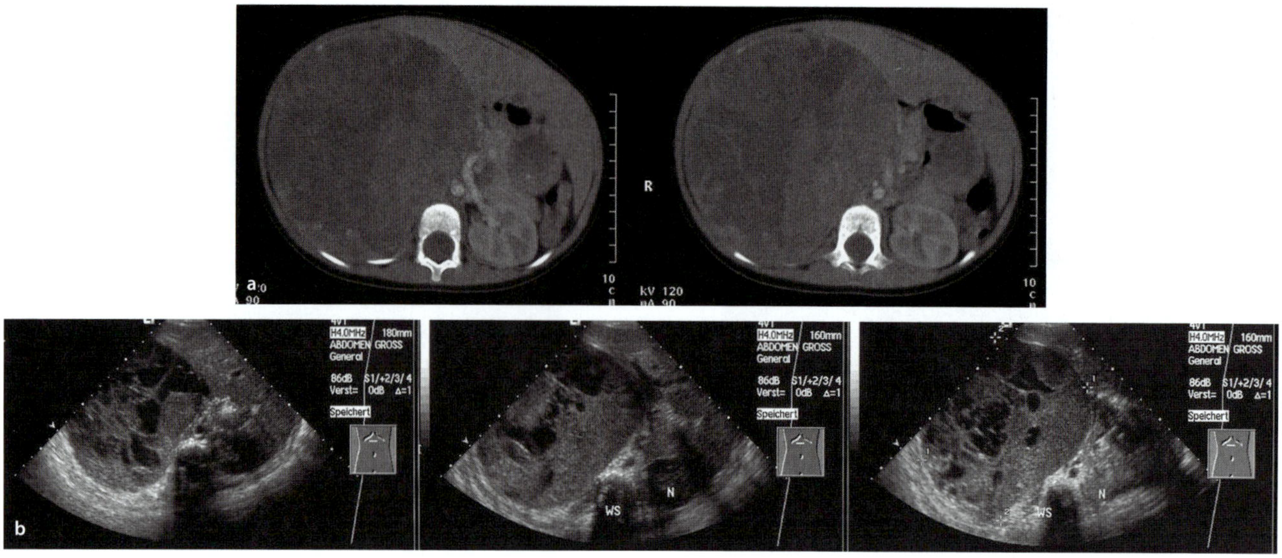

Abb. 26.13a, b Wilms-Tumor. **a** Computertomogramm. **b** Sonogramm

Tab. 26.7 Stadieneinteilung beim Nephroblastom

Stadium	Ausdehnung
I	Tumor auf die Niere beschränkt, vollständig entfernbar
II	Tumor reicht über die Niere hinaus, vollständig entfernbar
III	Unvollständige Tumorentfernung
IV	Fernmetastasen
V	Bilaterales Nephroblastom

keit, das Vorhandensein von Lymphknotenmetastasen und Fernmetastasen (Stadium IV), die vor allem in der Lunge, aber auch im Skelett und im Gehirn auftreten. Eine Besonderheit ist das synchron **bilateral** auftretende Nephroblastom, das als Stadium V klassifiziert wird und bei rund 5% der Kinder auftritt.

In Tumorzellen von 10–30% der Wilms-Tumoren lässt sich eine Deletion im Bereich des kurzen Arms des Chromosoms 11 nachweisen; dort liegt das sog. **Wilms-Tumor-Suppressorgen** (WT1). Eine Assoziation mit dem WAGR-Syndrom (**W**ilms-Tumor, **A**niridie, urogenitale Fehlbildung wie **G**onadoblastom, geistige **R**etardierung) kommt vor. Wilms-Tumoren treten überhaupt gehäuft bei Kindern mit Fehlbildungssyndromen auf (z. B. Beckwith-Wiedemann-Syndrom [Exomphalos, Makroglossie und Gigantismus], Denys-Drash-Syndrom [Wilms-Tumor, Pseudohermaphroditismus, Glomerulopathie], Perlman-Syndrom und Neurofibromatose Recklinghausen).

▪▪ Stadieneinteilung

Unterschieden werden 5 Stadien, wobei immer das lokale Stadium des Primärtumors (in der Regel nach präoperativer Chemotherapie) angegeben wird. Beim Stadium I ist der Tumor auf die Niere begrenzt und hat die Nierenkapsel oder die Tumorpseudokapsel nicht durchbrochen. Im Stadium II finden sich vitale Tumoranteile außerhalb der Tumorpseudokapsel, sind aber vollständig entfernt. Im Stadium III ist eine unvollständige Tumorresektion erfolgt und/oder es liegt eine Befall von Lymphknoten vor. Ein Stadium III wird auch diagnostiziert, wenn es zu einer prä- oder intraoperativen Tumorruptur gekommen ist. Beim Stadium IV werden Fernmetastasen (Lunge, Leber, Skelett, Gehirn) gefunden und beim Stadium V sind beide Nieren von einem Wilms-Tumor befallen.

▪▪ Klinik

Das Hauptsymptom ist die **schmerzlose Tumorschwellung** (Abb. 26.13). Hämaturie wird bei ca. 15% beobachtet; weitere Symptome wie Hypertonus oder Schmerzen sind selten. Rund 10% der Kinder sind symptomfrei und werden bei Vorsorgeuntersuchungen zufällig diagnostiziert. Es ist nicht ungewöhnlich, dass Großeltern oder anderen Personen, die das Kind längere Zeit nicht gesehen haben, eine Schwellung des Bauchs auffällt. Eltern, die das Kind ja täglich sehen, entgeht eine solche allmähliche Veränderung in der Regel.

▪▪ Diagnose

Das Ziel des diagnostischen Vorgehens ist die eindeutige Zuordnung des Tumors unter Verzicht auf eine Biopsie. Dazu ist vor allem eine gute **bildgebende Diagnostik** erforderlich (Tab. 26.5, Abb. 26.8). Neben der abdominellen Sonographie erfolgt die Magnetresonanztomographie (MRT) und bei nicht ausreichender diagnostischer Sicherheit ist eine Computertomographie nötig. Zur Beurteilung der Ausbreitung ist ein Thoraxröntgenbild obligat, ein Thorax-CT bei Verdacht auf Metastasen. Zur Abgrenzung gegenüber dem Neuroblastom sind Katecholaminbestimmungen im Urin und ein mIBG-Szintigramm erforderlich. Wichtig ist, dass die kontralaterale Niere immer dargestellt wird und sicher beurteilt werden kann, ob sie tumorfrei ist. In der Regel kann die Diagnose durch ein solches systematisches Vorgehen sicher gestellt werden, vor allem wenn die in der Pädiatrischen Onkologie geübte Praxis der Einholung einer Referenzbeurteilung eingehalten wird. Nur in selteneren Fällen ist die bioptische Sicherung nötig.

> **Bei Kindern jenseits des 6. Lebensmonats ist das Ziel der Diagnostik, die Therapie ohne histologische Sicherung beginnen zu können.**

Dazu sind eine sorgfältige Aufarbeitung der diagnostischen Bildgebung und eine sichere Abgrenzung gegenüber anderen infrage kommenden Bauchtumoren unerlässlich.

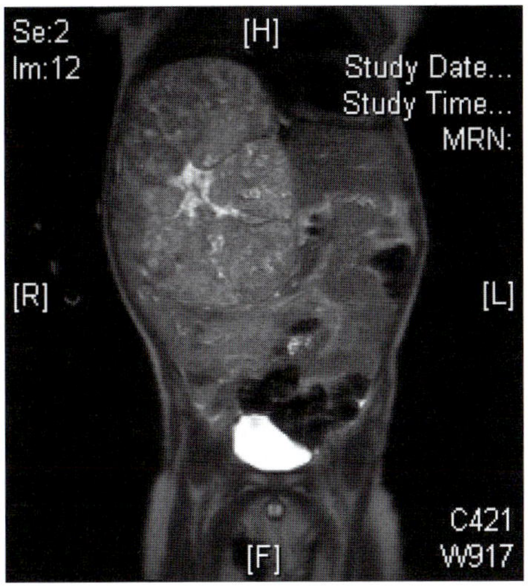

Abb. 26.14 MRT des Abdomens (T2-gewichtet) bei einem $1^{10}/_{12}$ Jahre alten Jungen mit einem Hepatoblastom mit Überschreitung der Mittellinie und Zwerchfellhochstand rechts

Tab. 26.8 Histologische Klassifikation des Nephroblastoms

Malignitätsgrad	Befund	
1	Günstige Histologie (niedrige Malignität)	Konnatales mesoblastische Nephrom Multizystisches Nephroblastom Fibroadenomatöses Nephroblastom
2	Standardhistologie (intermediäre Malignität)	Mischtyp Blastemisch, epithelial oder stromareich
3	Ungünstige Histologie (hohe Malignität)	Nephroblastom mit Anaplasie Klarzellensarkom Maligner Rhabdoidtumor der Niere

Differenzialdiagnose

Differenzialdiagnostisch müssen vor allem das Neuroblastom, aber auch Zystennieren ausgeschlossen werden. Abzugrenzen ist der Wilms-Tumor außerdem von einem kongenitalen mesoblastischen Nephrom, einem Tumor der Perinatalperiode, der durch operative Entfernung geheilt werden kann, einem Klarzelltyp des Wilms-Tumors, der einer intensiveren Therapie bedarf, einem Rhabdoidtumor, einem bei Kindern sehr seltenen Nierenzellkarzinom und einer Nephroblastomatose, die auch beidseitig auftreten kann.

Therapie

Die Behandlung beruht auf dem Einsatz von Chemotherapie, Operation und Radiotherapie. Nach den derzeitigen Therapiestandards beginnt die Therapie nach der eindeutigen, bildgebend gestellten Diagnose mit der präoperativen **Chemotherapie**, die nach der Tumorentfernung als postoperative Chemotherapie in Abhängigkeit vom lokalen Tumorstadium und von der Histologie des Tumors fortgesetzt wird. Nach der **Tumorentfernung** erfolgt die histologische Einordnung, die in der Regel Einfluss auf die weitere Chemotherapie hat (Tab. 26.8). Die Chemotherapie ist nach Dauer und Intensität stadienabhängig und bezieht die Medikamente Vincristin, Actinomycin D, Adriamycin und in höheren Stadien auch Etoposid, Carboplatin und Ifosfamid ein. Die **Radiotherapie** ist ebenfalls stadienabhängig und richtet sich nach Histologie und dem Stadium bei Operation. Die Dosis beträgt 15–30 Gy.

Prognose

Die Prognose ist gut. Die rezidivfreie Überlebensrate liegt nach 5 Jahren für alle Patienten bei 80%, in den lokoregionären Stadien I bis III bei ca. 90%.

Nachsorge

Ähnlich wie bei anderen Tumoren erfolg die Nachsorge krankheits- und spätfolgenbezogen. Die kumulative Inzidenz an Zweimalignomen liegt bei 1,8% nach 20 Jahren. Die Behandlung von Rezidiven auch unter Einschluss der Hochdosistherapie führt zu ermutigenden Ergebnissen.

26.3.4 Maligne Tumoren der Leber

Hepatoblastom

Epidemiologie

Das Hepatoblastom (Abb. 26.14) ist mit einer Inzidenz von 1,9 auf 1.000.000 Kinder unter 15 Jahren der häufigste Lebertumor im Kindesalter und macht 1% aller malignen Tumoren des Kindesalters aus. Der Altersgipfel liegt zwischen 1/2 Jahr und 3 Jahren.

Pathologie

Die Hepatoblastomzellen ähneln primitiven Leberparenchymzellen, allerdings können zusätzliche mesenchymale Zellen vorhanden sein. Man unterscheidet das rein epitheliale Hepatoblastom vom gemischten epithelial mesenchymalen Tumor. Die epithelialen Zellen können wie »embryonale« oder wie »fetale« Zellen erscheinen, die mesenchymale Komponente kann als Osteoid-Inseln oder Knorpel- bzw. Muskeldifferenzierung imponieren.

Stadieneinteilung

Im Rahmen kooperativer Studien in Deutschland und den USA werden je nach Resezierbarkeit die postchirurgischen Stadien I bis III definiert. Dabei bedeutet Stadium I eine primäre komplette Resektion, II mikroskopische und III makroskopische Reste. IV bedeutet Fernmetastasen; Metastasen treten vor allem in der Lunge auf, können jedoch auch das Skelett betreffen.

Klinik

In der Regel fällt der Tumor durch die **Schwellung** auf, die er im Abdomen verursacht. Dazu treten Fieber und **Störung des Allgemeinbefindens**, das sich bei den meist betroffenen Säuglingen in der Regel als Gedeihstörung zeigt.

Diagnose

Neben der **Bildgebung** (Sonographie, MRT oder CT des Abdomens) spielt die Labordiagnostik eine wesentliche Rolle (Tab. 26.5, Abb. 26.8). Im Zusammenhang mit einem Lebertumor ist bei Kindern zwischen 1/2 Jahr und 3 Jahren eine Erhöhung des **α-Fetoproteins** (AFP) über 1000 ng/ml nahezu beweisend für das Vorliegen eines Hepatoblastoms. Neben der Bedeutung für die Diagnostik ist das AFP auch für den Verlauf wichtig. Differenzial-

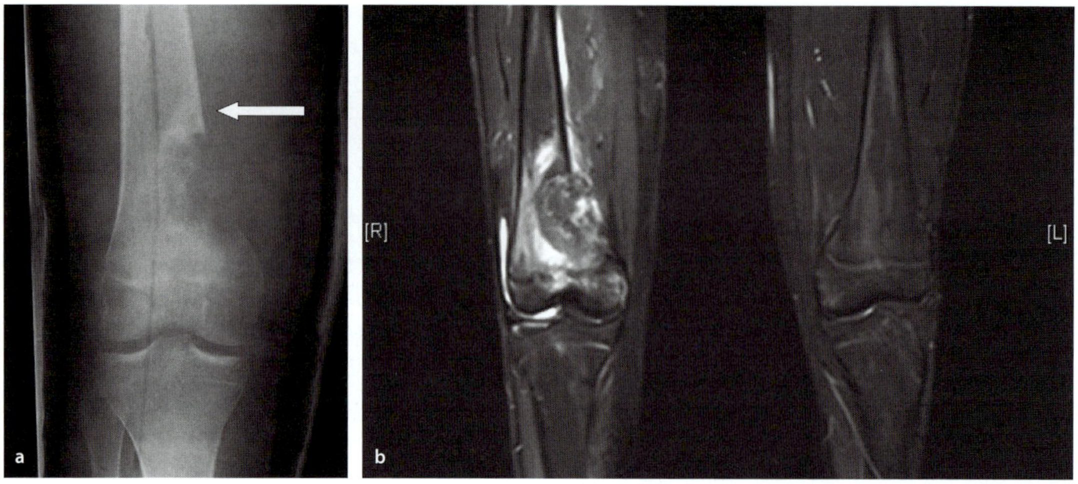

Abb. 26.15a, b Osteosarkom. **a** Darstellung eins hochmalignen Osteosarkoms im Röntgenbild des rechten Oberschenkels. Man sieht die ausgeprägte Osteolyse, die Zerstörung der Kortikalis und die Abhebung des Periosts (*Pfeil*). **b** MRT mit Darstellung eines hochmalignes Osteosarkom des rechten Oberschenkels bei einem 17 Jahre alten Jungen; in der Tirm-Sequenz stellt sich ein Tumor in der rechten distalen Meta- und Epiphyse dar, der die Kortikalis destruiert, zu einer Periostreaktion und zu einem Gelenkserguss geführt hat

diagnostisch wichtig sind das hepatozelluläre Karzinom, das Neuroblastom und der Wilms-Tumor.

▪▪ Therapie
Die Therapie sollte in kontrollierten Studien erfolgen und stellt eine Kombination aus Chemotherapie und chirurgischer Tumorentfernung dar. Nach Diagnosestellung erfolgt dann die **primäre Tumorentfernung**, wenn der Tumor klein und sicher auf einen Leberlappen beschränkt ist. Erscheint der Tumor nicht primär komplett entfernbar, erfolgt eine primäre **Chemotherapie**. Diese Chemotherapie sollte Cisplatin und Adriamycin enthalten. Bei primärer Resektion ist eine adjuvante Chemotherapie sinnvoll.

▪▪ Prognose
Mit dem kombinierten Verfahren können 70–75% der Patienten geheilt werden.

Hepatozelluläres Karzinom

▪▪ Epidemiologie
Das hepatozelluläre Karzinom (HZK) ist der zweithäufigste maligne Lebertumor im Kindesalter und tritt vorwiegend bei Jungen auf. Die Inzidenz beträgt 0,3 auf 1.000.000 Kinder. Das mediane Erkrankungsalter beträgt 12 Jahre.

▪▪ Pathologie
Der Tumor gleicht dem des Erwachsenen. Es liegt eine Assoziation zur **Hepatitis-B-Virusinfektion** vor. Kinder mit hereditärer Tyrosinämie erkranken gehäuft an HZK.

▪▪ Klinik
Leitsymptom ist die abdominelle Schwellung. Gewichtsverlust, Ikterus und weitere Allgemeinsymptome sind häufiger als beim HB.

▪▪ Diagnose
Das diagnostische Vorgehen gleicht dem beim Hepatoblastom.

▪▪ Therapie
Wichtigstes Therapieprinzip ist die **komplette Tumorentfernung**. Die Chemotherapie spielt eine untergeordnete Rolle. Mit ihr lassen sich nur Teilremissionen erzielen.

▪▪ Prognose
Die Prognose (5-Jahres-Überlebensrate) ist abhängig von der Resezierbarkeit und liegt bei 30–35%.

26.3.5 Osteosarkom

▪▪ Definition
Das Osteosarkom ist der häufigste Knochentumor im Kindes- und Jugendalter, der vorwiegend die Metaphysen der langen Röhrenknochen befällt.

▪▪ Epidemiologie
Die Inzidenz beträgt 2–3/1.000.000 Kinder <15 Jahre. Prädilektionsalter ist die 2. Lebensdekade. Jungen erkranken 1,6-mal häufiger als Mädchen.

▪▪ Pathologie
Charakteristisches histologisches Merkmal ist die Bildung von **unreifer Knochenmatrix** oder Osteoid. Hauptsitz sind die Metaphysen der langen Röhrenknochen. Pathologisch-anatomisch werden die Osteosarkome nach der WHO-Klassifikation in verschiedene Subtypen unterscheiden. Überwiegend (80–90%) liegt ein konventionelles hochmalignes Osteosarkom vor, das chondroblastisch, osteoblastisch oder fibroblastisch differenziert sein kann. Daneben gibt es weitere hochmaligne, seltenere Formen (teleangiektatisches Osteosarkom, hochmaligenes Oberflächenosteosarkom) und noch seltener niedrig maligne Formen (parossale Osteosarkom). Osteosarkome metastasieren vorzugsweise in die Lunge. Skelettmetastasen kommen vor. Wichtig sind sog. »**skip-lesions**«: dies sind Tumorzellnester proximal des Primärtumors ohne nachweisbare Verbindung im Markraum. Neben der histologischen Diagnose ist die Aufgabe der Pathologie die Beurteilung des Ansprechens nach vorausgegangener Chemotherapie.

Osteosarkome können als Zweittumoren nach vorausgegangener maligner Erkrankung, insbesondere nach Retinoblastomen auftreten.

▪▪ Klinik
Leitsymptom der Erkrankung sind **Schmerzen und Schwellung** in der betroffenen Extremität oder Region. Manchmal wird der

Schmerz auch eine »Etage« höher (z. B. Lage des Osteosarkoms kniegelenksnahe jedoch Schmerz im Hüftgelenk) lokalisiert. Oft sind die Beschwerden auch so uncharakteristisch, dass viel Zeit (im Mittel 2 Monate) bis zur Diagnose vergeht. Allgemeinsymptome sind selten.

■■ Diagnose

Die Diagnostik von Knochentumoren erfordert eine interdisziplinäre Zusammenarbeit von pädiatrischen Onkologen, Radiologen, Chirurgen/Orthopäden und Pathologen. Alle Beteiligten müssen besondere Erfahrungen in der Diagnostik und Therapie von Knochentumoren im Kindes- und Jugendalter mitbringen.

Die Diagnostik erfordert neben der präzisen Dokumentation des Tumors und seiner Ausdehnung durch konventionelle Röntgenaufnahmen eine Abbildung des gesamten betroffenen Knochens durch eine MRT-Darstellung (▣ Abb. 26.15b). Eine Einschätzung des Ansprechens auf Chemotherapie ermöglicht ein Vergleich eines prächemotherapeutisch und präoperativ durchgeführten dynamischen MRT. Weiterhin ist eine szintigraphische Untersuchung des betroffenen Skelettabschnitts und des gesamten Skeletts erforderlich (3-Phasen-Technik). Unerlässlich ist eine CT-Untersuchung der des Thorax zum Ausschluss von Lungenmetastasen (▣ Abb. 26.16). Zur Diagnosesicherung ist immer eine **Biopsie** des Primärtumors unerlässlich, die als offene Inzisionsbiopsie von dem Chirurgen durchgeführt werden sollte, der auch die definitive operative Versorgung vornehmen wird. Eine Referenzbeurteilung der Histologie ist immer erforderlich.

Differenzialdiagnostisch wichtig sind das Ewing-Sarkom, andere maligne (Chondrosarkome, Fibrosarkome, Riesenzelltumoren, Non-Hodgkin-Lymphom, Morbus Hodgkin, Histiozytose) und benigne (Osteochondrom, Osteoblastom, aneurymatische Knochenzyste) Knochenläsionen. Sicher ausgeschlossen werden müssen auch eine fibröse Dysplasie, vermehrte Kallusbildung nach Trauma und eine Osteomyelitis.

■■ Stadieneinteilung

Die Stadieneinteilung erfolgt nach der TNM-Klassifikation der UICC. Danach liegt ein T1-Tumor bei einer Ausdehnung ≤8 cm, ein T2-Tumor bei Tumoren >8 cm und T3-Tumor bei Skipmetastasen vor.

■■ Therapie

Die Behandlung von Kindern und Jugendlichen mit Osteosarkomen ist eine multidisziplinäre Aufgabe und sollte immer in kontrollierten Studien erfolgen. Die Rolle der **Chemotherapie** zur Verhinderung einer manifesten Metastasierung ist bei hochmalignen Osteosarkomen gesichert. Trotz optimaler chirurgischer Versorgung erleiden ohne Chemotherapie ca. 85% der Patienten eine Metastasierung v. a. in die Lunge (▣ Abb. 26.16). Gute Chemotherapieresultate wurden mit Kombinationen aus Methotrexat, Cisplatin, Ifosfamid und Adriamycin erzielt. Heutzutage erfolgt die Chemotherapie teilweise präoperativ, um den tumorverkleinernden Effekt für die optimale lokale chirurgische Versorgung auszunutzen.

Für die weitere individuelle Therapie und die Entwicklung neuer Therapiestrategien hat sich das histopathologische Tumoransprechen als hilfreich erweisen. Ein gutes Ansprechen auf eine präoperative Chemotherapie liegt vor, wenn der Pathologe ein histopathologisches Ansprechen Grad 1 (kein vitaler Resttumor), Grad 2 (vitaler Resttumor <1%) oder Grad 3 (vitaler Resttumor <10%) findet. Ein schlechtes Ansprechen muss diagnostiziert werden, wenn der Pathologe zwischen 10 und 50% vitalen Resttumor (Grad 4), >50% (Grad 5) oder gar kein Ansprechen auf die Chemotherapie findet.

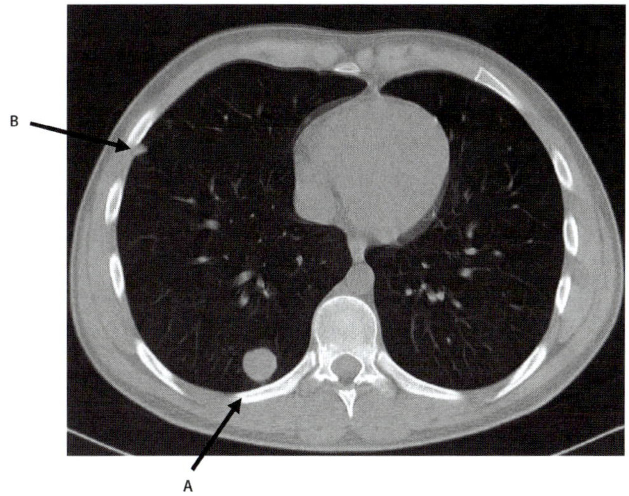

▣ **Abb. 26.16** Darstellung einer Lungenmetastase im nativen CT bei einem Patienten mit Osteosarkom. Die Abbildung zeigt eine parenchymatöse Metastase (*A*) und eine pleuraständige Metastase (*B*)

Zur Heilung ist eine komplette **Tumorentfernung im Gesunden** erforderlich. Wenn immer möglich wird die Operation extremitätenerhaltend durchgeführt. Der Knochendefekt kann dabei mit einer Endoprothese überbrückt werden. Möglich sind auch rekonstruktive Verfahren mit Verwendung von eigenen Skelettmaterial oder auch sog. Umkehrplastiken bei kniegelenknahen Tumoren.

■■ Prognose

Die Überlebenswahrscheinlichkeit liegt nach 5 Jahren bei 65%.

26.3.6 Ewing-Sarkom

■■ Definition

Die Gruppe der Ewing-Sarkome umfasst morphologisch ähnliche Typen, die als klassisches Ewing-Sarkom (ES), atypisches Ewing-Sarkom und maligner peripherer neuroektodermaler Tumor (MPNET) bezeichnet werden. Ihre Zusammenfassung wird gerechtfertigt durch den Nachweis einer einheitlichen molekulargenetischen Veränderung bei allen zugehörigen Tumoren.

■■ Epidemiologie

Ewing-Sarkome sind die zweithäufigsten malignen Knochentumoren im Kindes- und Jugendalter. Der Häufigkeitsgipfel liegt zwischen 10. und 15. Lebensjahr. Es erkranken 3/1.000.000 <15 Jahren und 6/1.000.000 in der Bevölkerung mit männlicher Prädisposition (1,5:1).

■■ Pathologie

Es handelt sich um einen Tumor, der sich, ähnlich wie andere hochmaligne Tumoren im Kindesalter, durch **»kleine, runde blaue« Zellen** auszeichnet. In der Abgrenzung zu anderen Tumoren ist es wesentlich, Glykoproteinen durch die PAS-Reaktion und ggf. neuronale Marker (NSE, S-100) nachzuweisen. Von großer Bedeutung sind **zytogenetische Untersuchungen**, mit deren Hilfe in 85% die Translokation t(11;22) (q24;q12) (betrifft die Gene EWS und FLI1), und in 10% die Translokation t (11;22) (q22;q12) (betrifft die Gene EWS und ERG) gefunden wird. Diese Untersuchungen sind nicht nur für die exakte Diagnose selbst, sondern auch für die Beurteilung

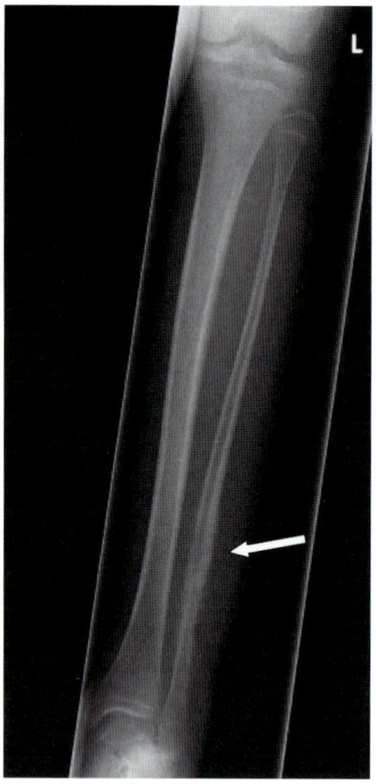

Abb. 26.17 Röntgendarstellung eines Ewing-Sarkoms in der linken distalen Fibula

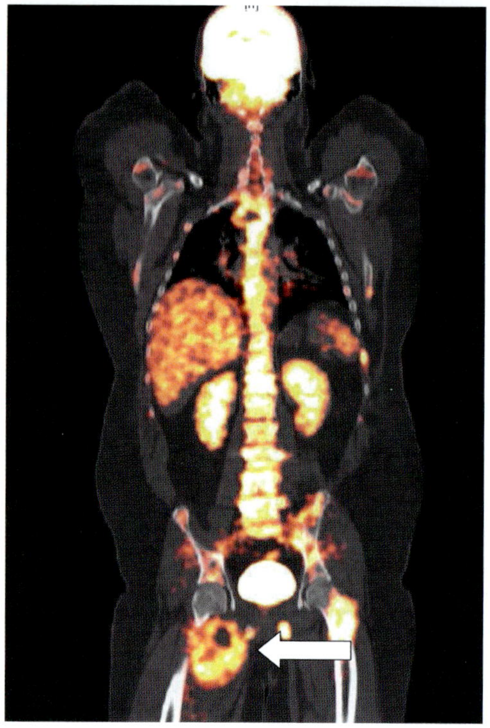

Abb. 26.18 PET-CT mit diffusem Wirbelsäulenbefall durch ein Ewing-Sarkom; Primärtumor im rechten Oberschenkel

des Verlaufs (Nachweis von minimaler Resterkrankung) hilfreich. Aufgabe des Pathologen ist es auch, das Ansprechen auf die Therapie zu beurteilen. Ein Anteil von ≤10% vitaler Tumorzellen nach Ende der prä-operativen Therapie gilt als »good response«, >10% gelten als »poor response«.

Stadieneinteilung

Die Stadieneinteilung erfolgt analog zum Osteosarkom.

Klinik

Leitsymptome der Erkrankung sind der lokale Schmerz, gefolgt von Schwellung und Funktionsverlust. Die Anamnese kann lang sein, da vor allem Beckentumoren wegen geringerer Beschwerden erst spät zum Arzt führen.

Im Gegensatz zum Osteosarkom, das vorzugsweise in den Epiphysen langer Röhrenknochen auftritt, befällt das Ewing-Sarkom vor allem die Diaphysen der Röhrenknochen und die platten Knochen wie Becken, Wirbelkörper, Skapula und Rippen.

Diagnose

Abgegrenzt wird die **lokoregionäre Erkrankung** von der Erkrankung mit **Metastasierung** in Lungen und/oder Skelett, da eine solche Ausbreitung mit einer wesentlich schlechteren Prognose verbunden ist. Die bildgebenden Verfahren stehen naturgemäß im Mittelpunkt der Diagnostik (lokales Röntgen; Abb. 26.17, CT und MRT, Sonographie der Abdominalorgane, Szintigraphie des Skeletts, CT der Lunge). Ergänzend kann bei Verdacht auf Metastasierung in das Skelett ein PET-CT sinnvoll sein (Abb. 26.18). Ergänzt wird die Diagnostik durch **Serumuntersuchungen** (LDH, Ferritin, CRP, BSG). Die definitive Diagnosestellung ist nur durch Biopsie möglich. Ähnlich wie beim Osteosarkom sollte die Biopsie durch den Chirurgen vorgenommen werden, der die endgültige Operation vornimmt.

Differenzialdiagnostisch muss ein Osteosarkom ausgeschlossen werden, darüber hinaus entspricht die Differenzialdiagnose der des Osteosarkoms.

Cave

Bei jeder Osteomyelitis muss an ein Ewing-Sarkom gedacht werden. CRP-Anstieg und erhöhte BSG bieten differenzialdiagnostisch ebenso wenig Sicherheit wie ein Ansprechen auf eine antibiotische Therapie: beides kann ebenso beim Ewing-Sarkom auftreten.

CRP-Anstieg und erhöhte BSG bieten differenzialdiagnostisch ebenso wenig Sicherheit wie ein Ansprechen auf eine antibiotische Therapie: beides kann ebenso beim Ewing-Sarkom auftreten.

Therapie

Die Behandlung besteht aus der systemischen und lokalen Therapie. Ohne Chemotherapie liegt trotz adäquater Behandlung des Primärtumors bei nicht-metastasierter Erkrankung das Langzeitüberleben unter 10%. Nach bioptischer Sicherung der Diagnose wird eine **initiale Chemotherapie** durchgeführt. Die lokale Therapie erfolgt durch **Operation**, durch Strahlentherapie oder durch die Kombination beider Maßnahmen. Das Ewing-Sarkom ist im Gegensatz zum Osteosarkom strahlensensibel. Die Rolle der Hochdosistherapie und die optimale Behandlung von Patienten mit primärer Metastasierung ist Gegenstand von Studien.

Prognose

Mit den modernen Therapieprotokollen können 55–70% der Patienten mit lokoregionärer Erkrankung geheilt werden. Patienten mit primärer Fernmetastasierung haben mit 15–20% eine wesentlich schlechtere Prognose.

26.3.7 Keimzelltumoren

Grundlagen

Keimzelltumoren entwickeln sich aus pluripotenten Keimzellen, die in den Gonaden oder extragonadal zu benignen oder malignen Tumoren heranwachsen.

Epidemiologie

4,6/1.000.000 Kinder <15 Jahren sind betroffen, das Verhältnis Mädchen zu Jungen beträgt 1:0,8. Im Deutschen Kinderkrebsregister machen diese Tumoren 2,9% aus. Der Altersgipfel liegt im **1. Lebensjahr**, mit starker Abnahme bis zum Alter von 4 Jahren.

Pathologie

Die Aufgabe des Pathologen ist es, die Teratome, d. h. die nichtbösartigen Tumoren von den bösartigen Keimzelltumoren zu unterscheiden. Die histopathologische Diagnose beruht auf der WHO Klassifikation, die im Kindes- und Kleinkindalter Teratome und Dottersacktumoren unterscheidet und im Adoleszenten- und Erwachsenenalter zwischen Teratomen, Seminomen (Synonym: Dysgerminom bei Auftreten im Ovar und Germinom beim Auftreten im ZNS) und malignen Nichtseminomen (Synonym: sezernierende Keimzelltumoren) differenziert.

30% der Keimzelltumoren enthalten mehr als eine Entität, wobei sich die Beurteilung immer nach dem Tumoranteil mit der höchsten Malignität richtet.

Stadieneinteilung

Zur Stadieneinteilung gibt es verschiedene Klassifikationen. In Deutschland wird zur Einteilung von Hodentumoren für präpubertäre Patienten die Lugano-Klassifikation angewendet, für postpubertäre die UICC-Klassifikation. Ovarialtumoren werden entsprechen der Internationalen FIGO-Klassifikation eingeordnet. Bei Steißbeinteratomen und allen anderen Lokalisationen kommt die internationale TNM-Klassifikation zum Einsatz.

Klinik

Die Symptomatik ist abhängig von der Lokalisation des Tumors. **Testikuläre Tumoren** fallen durch eine schmerzlose Schwellung auf. **Ovarialtumoren** können endokrin aktiv sein und dadurch in Erscheinung treten (Pubertas praecox). Bei fehlender endokriner Aktivität sind es meist unklare abdominelle Beschwerden oder erst die Zunahme des Bauchumfangs, die zur Diagnose führen. **Thorakale Keimzelltumor** führen entsprechend ihrer Lage nicht selten zur Obstruktion der oberen Luftwege oder zu einer oberen Einflussstauung. **Sakrokokzygeale Tumoren** sind häufig schon vor der Geburt im Ultraschall sichtbar und werden manchmal so groß, dass sie ein Geburtshindernis darstellen. **Intrakranielle Keimzelltumoren** führen neben Zeichen der Raumforderung wie Kopfschmerzen, Schwindel, Erbrechen, Parinaud-Syndrom, Hemiparese und Gangstörungen auch zu neuroendokrinologischen Störungen wie Diabetes insipidus oder Pubertas praecox.

Diagnose

Im Vordergrund der diagnostischen Maßnahmen stehen die bildgebende Darstellung (Sonographie und MRT) der jeweiligen Tumorregion (■ Abb. 26.19). Daneben haben der Nachweis der **Tumormarker** α-Fetoprotein (AFP) und β-HCG einen hohen Wert. Diese Marker können sowohl im Serum als auch im Liquor cerebrospinalis nachgewiesen werden. Zu beachten sind die physiologisch erhöhten AFP-Werte in den ersten beiden Lebensjahren. AFP ist erhöht beim

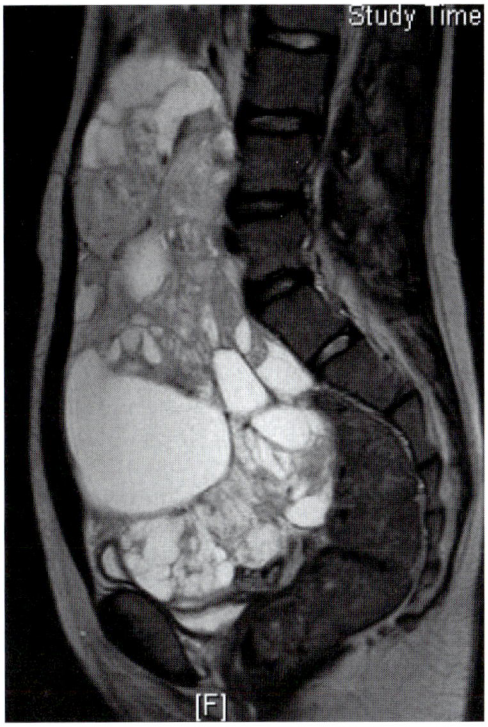

■ **Abb. 26.19** Sezernierender Keimzelltumor des Ovars bei einem 11 Jahre alten Mädchen AFP und β-HCG waren deutlich erhöht; in der T2-gewichteten sagittalen Aufnahme kommen die typischen großen Zysten (in der Darstellung hell) zur Darstellung

Dottersacktumor und seltener beim potenziell malignen unreifen Teratom, β-HCG beim Chorionkarzinom und seltener beim malignen Seminom bzw. Germinom.

> **Die Diagnose kann bei typischer Tumorlokalisation (z. B. Pinealis, Hypophyse, kleines Becken, vorderes Mediastinum) durch adäquate Bildgebung bei erhöhten Tumormarkern eindeutig gestellt werden. Auf eine histologische prätherapeutische Sicherung kann in solchen Fällen verzichtet werden.**

Therapie

Die Therapie ist abhängig von der Lokalisation und der Histologie. Prinzipiell sollte sie angesichts der Seltenheit dieser Tumoren im Rahmen kontrollierter Therapiestudien erfolgen. Eine komplette Tumorresektion ist anzustreben; eine inkomplette Resektion verschlechtert die Prognose, daher sollte bei absehbarer inkompletter Operabilität nur eine Biopsie erfolgen. Eine präoperative Chemotherapie ist bei malignen Tumoren dann hilfreich, wenn der Tumor primär nicht komplett reseziert werden kann. **Chemotherapeutika**, die sich als nützlich erwiesen haben, sind vor allem Cisplatin, aber auch Etoposid, Ifosfamid, Vinblastin und Bleomycin. Sakrokokzygeale Tumoren werden immer mitsamt dem Steißbein entfernt, da sonst Rezidive auftreten können. Strahlenempfindlich sind Seminome (Dysgerminome und Germinome), sodass bei diesen Tumoren, vor allem bei intrakraniellem Sitz auch eine **Radiotherapie** eingesetzt wird.

Prognose

Die Prognose hängt vom Alter, der Lokalisation und dem Stadium ab. Die Überlebenswahrscheinlichkeit nach 5 Jahren liegt für die

Gesamtgruppe bei 85%. Hodentumoren haben die günstigste Prognose (99%), intrakranielle die ungünstigste (65%).

26.3.8 Retinoblastom

▪▪ Grundlagen

Retinoblastome sind maligne Tumoren der Retina, die gleich häufig sporadisch oder familiär auftreten.

▪▪ Epidemiologie

2,3% aller bösartigen Erkrankungen im Deutschen Kinderkrebsregister sind Retinoblastome, die Inzidenz beträgt 4,4 pro 1.000.000 Kinder <15 Jahre, wobei der Erkrankungsgipfel bei den Kindern unter 4 Jahren liegt. Jenseits dieses Alters ist ein Retinoblastom extrem selten.

▪▪ Pathologie

Auch das Retinoblastom gehört zu den Tumoren mit kleinen, runden blauen Zellen, die Pseudorosetten bilden können. Ursächlich spielt das auf Chromosom 13 gelegene RB-Gen eine zentrale Rolle. Liegt es mutiert in der Keimbahn vor, können entsprechend der »Two-hit«-Hypothese zur Entstehung maligner Tumoren durch ein zweites genetisches Ereignis familiäre und multifokale bzw. bilaterale Tumoren auftreten. Bei einer somatischen Mutation handelt es sich um einseitige, unifokale Tumoren.

▪▪ Stadieneinteilung

Man unterscheidet 4 Tumorstadien. Stadium I und II sind intraokulär lokalisierte Stadien, III beschreibt die extraokuläre Ausdehnung und IV eine Erkrankung mit Fernmetastasierung.

▪▪ Klinik

Oft nehmen Eltern einen hellen, weißlichen Fleck in der der Pupille war. Eine Sehminderung wird angesichts des Auftretens im frühen Kindesalter oft nicht bemerkt. Protrusio bulbi und Schmerzen sind Zeichen für sehr fortgeschrittene Tumoren.

▪▪ Diagnose

Klinische augenärztliche Untersuchung in Narkose, Sonographie und MRT Untersuchungen ermöglichen die sichere Diagnosestellung. Eine präoperative Biopsie erfolgt in der Regel nicht.

▪▪ Therapie

Neben der chirurgischen Therapie der Entfernung des erkrankten Auges bei einseitigen Retinoblastomen kommt die Strahlentherapie (Brachytherapie, Photonentherapie, Protonenbestrahlung) vor allem bei zwei betroffenen Augen zum Einsatz. Die Chemotherapie spielt bei ausgedehnteren Tumoren.

▪▪ Prognose

Eine dauerhafte Heilung gelingt bei 80% der Kinder, in den lokalen Stadien I und II bei mehr als 90%.

▪▪ Nachsorge

Kinder mit Retinoblastomen benötigen eine langfristige Nachsorge, da sie ein erhöhtes Risiko für sekundäre maligne Erkrankungen haben.

26.4 Stammzelltherapie

P.G. Schlegel

26.4.1 Allgemeine Definitionen

Stammzelltransplantation (SZT) SZT ist ein Therapieverfahren, bei dem nach erfolgtem Auslöschen des eigenen Knochenmarks (► Abschn. 26.4.2, Konditionierung) eine Transplantation hämatopoetischer Stammzellen durchgeführt wird mit der Absicht, die Hämatopoese des Empfängers aus diesen transplantierten Zellen regenerieren zu lassen.

Arten der Transplantation In Abhängigkeit vom **Spender**, von der **Herkunft** der Stammzellen sowie der **Aufbereitung** des Transplantats (engl. graft) können Stammzelltransplantationen wie folgt unterteilt werden:

- **Einteilung aufgrund des Spenders**: autolog – allogen
  - Entstammt das Transplantat einem Familien- oder Fremdspender, spricht man von **allogener Transplantation**. Werden hingegen die eigenen Stammzellen des Empfängers zu einem früheren Zeitpunkt gewonnen, eingefroren und in der Folge an den Empfänger zurückgegeben, so handelt es sich dabei um eine **autologe Transplantation**.
- **Einteilung aufgrund der Herkunft**: Knochenmarkstammzellen – periphere Blutstammzellen – Nabelschnurblut
  - Stammzellen können aus dem Knochenmark (»Knochenmarkstammzellen«), aus dem peripheren Blut (»periphere Stammzellen«) oder aus dem Nabelschnurblut (»Nabelschnurblutstammzellen«) gewonnen werden. Die Transplantation peripherer Blutstammzellen hat gegenüber der Transplantation von Knochenmarkstammzellen in den letzten Jahren zunehmend an Bedeutung gewonnen. Zur Gewinnung von **Stammzellen aus dem peripheren Blut** ist die Vorbehandlung des Spenders über einen Zeitraum von 5–6 Tagen mit G-CSF oder GM-CSF erforderlich, um die Stammzellen aus dem Knochenmarkraum in das periphere Blut zu »mobilisieren«.
- **Einteilung aufgrund der Aufbereitung**: Unmanipuliert – aufgereinigt
  - Jedes Stammzellpräparat beinhaltet neben den eigentlichen hämatopoetischen Stammzellen eine Vielzahl weiterer Zellen. Meist wird das gesamte Präparat in toto eingesetzt (**unmanipuliertes Stammzellpräparat**). In bestimmten Situationen muss jedoch die eigentliche Stammzellfraktion durch spezielle Techniken selektioniert werden, sodass lediglich diese **»hochaufgereinigte« Fraktion** transplantiert werden kann. Als Marker für die Aufreinigung hämatopoetischer Stammzellen dienen die Oberflächenantigene CD34 und AC133 (► Abschn. 26.4.6).

HLA-Merkmale bei allogener Stammzelltransplantation Wird ein allogenes Transplantat eines Geschwisterspenders oder eines Fremdspenders eingesetzt, sollte dabei ein Spender gewählt werden, dessen HLA-Merkmale HLA-A, B, C_W, DRB1 und DQB1 (mit jeweils 2 Allelen) mit denen des Empfängers übereinstimmen. Spender und Empfänger sind somit im Hinblick auf vorgenannte Loci **HLA-identisch**. Dies ist von großer Bedeutung, um das Risiko einer Transplantat-gegen-Empfänger-Erkrankung (► Abschn. 26.4.4, GVHD) möglichst gering zu halten.

Bei Fehlen eines HLA-identischen Spenders, kann in bestimmten Situationen auf ein Elternteil als Stammzellspender zurückge-

Exkurs

Entwicklung der Stammzelltherapie im Kindesalter

Die Stammzelltherapie hat in den vergangenen 15 Jahren rasante Fortschritte erfahren. Die Stammzelltransplantation (SZT) steht heute an der Schnittstelle der klinischen Bereiche Hämatologie und Onkologie und der Basiswissenschaften Immunologie und Molekularbiologie. Dieses neuartige Therapiekonzept geht auf frühe Beobachtungen im Mausmodell zurück, die erstmalig zeigen konnten, dass letal bestrahlte Mäuse von der strahleninduzierten Knochenmarkaplasie durch Abschirmung der Milz bzw. durch die Infusion von Knochenmarkzellen anderer Mäuse gerettet werden konnten. 1959 wurde von Sir Donnall Thomas und Mitarbeitern in Seattle die erste Knochenmarktransplantation von einem eineiigen Geschwisterspender durchgeführt. 1975 erfolgte die erste KMT in Deutschland. Weitere Meilensteine in der Entwicklung dieses jungen Feldes waren der Einsatz von Knochenmark eines HLA-identischen Fremdspenders, der Aufbau von nationalen Fremdspenderdateien und die Suche nach weiteren alternativen Quellen von Stammzellen. Dazu zählen in jüngster Zeit der Einsatz von Nabelschnurblutzellen und von haploidentischen hochaufgereinigten hämatopoetischen Stammzellen.

griffen werden. In diesem Fall darf jedoch – wegen der Gefahr einer massiven GVHD – lediglich die hochaufgereinigte Stammzellfraktion (s. oben) transplantiert werden. Das HLA-Muster eines Elternspenders stimmt in der Regel lediglich zur Hälfte mit dem des Kindes überein, der Elternspender ist »**haploidentisch**«.

26.4.2 Phasen einer Transplantation

Der zeitliche Verlauf einer Transplantation gliedert sich in 3 Phasen (◘ Abb. 26.20):

- Konditionierung,
- Transplantation,
- Aplasie.

Konditionierung Die Phase der Konditionierungsbehandlung dauert in der Regel 4–7 Tage und umfasst die sequenzielle Gabe verschiedener Chemotherapeutika mit oder ohne fraktionierte Ganzkörperbestrahlung (TBI, »total body irradiation«). Ziele dieser intensiven Behandlung sind zum einen die **Zerstörung residualer Tumor-/Leukämiezellen**, zum anderen die **Ausschaltung der körpereigenen Immunabwehr** des Empfängers, sodass neues Knochenmark nicht mehr abgestoßen werden kann. **Chemotherapeutika** beinhalten vornehmlich Substanzen der Gruppe der Alkylanzien. Der Einsatz **fraktionierter Ganzkörperbestrahlung** im Kindesalter wird wegen ihrer negativen Auswirkungen auf Wachstum, endokrine Organe, Fertilität und wegen der späten Induktion von Zweittumoren im Kindesalter (>3 Jahren) nur bei Hochrisikopatienten eingesetzt. Bei Fremdspendertransplantationen und bei Transplantation von nicht HLA-identischen Familienspendern wird zur Hochdosistherapie **Antilymphozytenglobulin** (ATG) als zusätzliche Prophylaxe gegen eine mögliche Abstoßungsreaktion eingesetzt. In ◘ Tab. 26.9 sind die wichtigsten Nebenwirkungen der zur Konditionierung eingesetzten Chemotherapeutika wiedergegeben.

Transplantation Die Transplantation selbst beinhaltet die **intravenöse Infusion** entweder des gesamten Knochenmarks oder der aufgereinigten Stammzellfraktion über einen zentralvenösen Katheter. Die infundierten Spenderstammzellen finden über eine Kaskade bestimmter Adhäsions- und Homing-Rezeptoren den Weg in den nun »leeren« Knochenmarkraum, siedeln sich im Stroma des Knochenmarkraumes an und beginnen – vermittelt durch Signale des lokalen Stroma – sich zu teilen und zu differenzieren (◘ Abb. 26.20).

Aplasie Gefolgt werden die beiden vorangegangenen Zeitabschnitte durch die Phase der Aplasie. In dieser Phase **teilen sich die infundierten Stammzellen** in Tochterstammzellen und in Progenitorzellen, die sich sowohl in die verschiedenen Blut bildenden Linien

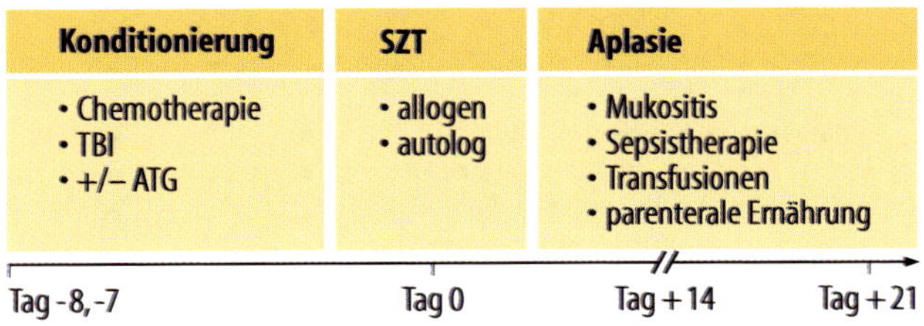

◘ **Abb. 26.20** Phasen einer Stammzelltransplantation (SZT). *TBI:* Ganzkörperbestrahlung, *ATG:* Antilymphozytenglobulin

◘ **Tab. 26.9** Chemotherapeutika und ihre wichtigste Nebenwirkungen

Cyclophosphamid	Hämorrhagische Zystitis, Kardiotoxizität
Etoposid	Hypotension, allergische Reaktionen, Fieber, Hautschäden
Busulfan	Veno-occlusive disease (Leber), Krampfanfälle, interstitielle Lungenfibrose
Thiotepa	Mukositis, Erythem
Melphalan	Mukositis, Erythem
Carboplatin	Niereninsuffizienz, Ototoxizität

aufteilen als auch zu antigenpräsentierenden Zellen differenzieren. Insgesamt ist ein Zeitraum von ca. 12–14 Tagen (autologe SZT) bzw. 14–21 Tagen (allogene SZT) nötig, bis eine Leukozytenzahl >1000/µl bzw. eine Granulozytenzahl >500/µl im peripheren Blut erreicht wird.

Während der Aplasiephase kommen die **toxischen Nebenwirkungen** der Konditionierungstherapie zeitverzögert zur Ausprägung. Diese können beinhalten:

- Mukositis (Entzündung der Schleimhäute des Magen-Darm-Traktes mit schmerzhaften Ulzerationen, Durchfällen, Elektrolytstörungen, Blutungsneigung),
- kompletter Ausfall der Hämatopoese (Anämie, Thrombozytopenie, Neutropenie),
- passagere Niereninsuffizienz (Ausscheidungsstörung, Ödembildung, Hypertonus),
- Verlust der Immunabwehr, bedingt durch Neutropenie und durch Zerstörung der intakten Haut-Schleimhaut-Barriere (bakterielle Sepsis, virale Infektionen, invasive Aspergillose),
- toxische Beeinträchtigung der Funktion weiterer Organe (Leber, Lunge, Herz u. a.).

Tab. 26.10 Übersicht: Indikationen zur Stammzelltransplantation im Kindesalter

Grunderkrankungen		Allogen		Autolog
		Sib/UD[a]	AD[b]	
Maligne Erkrankungen				
Erkrankungen des Knochenmarks	ALL CR1 Hochrisiko	•		
	ALL CR2	•	•	
	ALL >CR2	•	•	
	AML Nonresponder	•	•	
	AML CR1	(•)	–	
	AML CR2	•	•	
	MDS	•	•	
	CML CP, AP	•		
Solide Tumoren	Neuroblastom	(•)		•
	Rhabdomyosarkom	(•)		•
	Ewing-Sarkom	(•)		•
ZNS-Tumoren	Medulloblastom			•[d]
	PNET[e]			•[d]
	Hirnstammtumoren			•[d]
Nichtmaligne Erkrankungen				
Syndrome mit Knochenmark-insuffizienz	SAA[f]	•	•	
	Blackfan-Diamond	•	•	
	Fanconi-Anämie	•	•	
Hämoblobin-opathien	β-Thalassaemia major	•		
	Sichelzellerkrankung (SS)	•		
Immundefekte	SCID[g]	•	•	
	Wiskott-Aldrich-Syndrom	•	•	
Selektive Autoimmun-erkrankungen	Multiple Sklerose			•[d]
	Juvenile rheumatoide Arthritis			•[d]

[a] »sibling donor« (HLA-identischer Geschwisterspender), »unrelated donor« (HLA-identischer Fremdspender); [b] »alternative donor« (Fremdspender oder HLA-nichtidentischer Familienspender); [c] AML in CR1 : nur bei Vorliegen bestimmter Mutationen; [d] zurzeit in Behandlungsprotokollen spezialisierter Zentren; [e] primitiver neuroektodermaler Tumor; [f] schwere aplastische Anämie; [g] schwerer kombinierter Immundefekt

Während der Phase der Aplasie ist eine **intensivmedizinische Betreuung** in speziell belüfteten Einzelzimmern mit Schleuse erforderlich. Insgesamt erstreckt sich die stationäre Betreuung transplantierter Kinder über einen Zeitraum von 4–6 Wochen.

Cave
Leukozytenarme Erythrozyten- und Thrombozytenkonzentrate müssen zur Vermeidung einer transfusionsassoziierten GVHD bestrahlt (2500 cGy) werden. Knochenmark und Stammzellen hingegen dürfen nie bestrahlt werden!

Nachsorge Nach dem Anwachsen des neuen Knochenmarks wird eine längerfristige ambulante Betreuung erforderlich, die sich über einen Zeitraum von 100 Tagen bei autolog transplantierten Kindern und von 6–12 Monaten bei allogen transplantierten Patienten erstreckt. Während der ersten 30–90 Tage benötigen einige Kinder noch **Thrombozytensubstitutionen**. In dem Zeitraum bis zu 12 Monaten erfolgt die allmähliche Rückkehr der immunologischen Funktionen von T- und B-Zellen, die sich in einer besseren Infektabwehr widerspiegelt. Die **Neuformung des Immunsystems** nach Transplantation erfolgt dabei mit einer bestimmten zeitlichen Abfolge: NK-Zellen (natürliche Killerzellen, $CD56^+$) rekonstituieren dabei als erste immunologische Effektorzellen in den ersten 3–4 Wochen nach SZT. Nach Zunahme dieser Zellen folgt ein allmähliches Ansteigen des T- und B-Zellpools, wobei noch bis zu 12 Monate nach Transplantation ein inverses CD4/CD8-Verhältnis und eine reduzierte T-Zellfunktion beobachtet werden können. Während dieses Zeitraums drohen **2 Gefahren**, die im Zentrum jeder Nachbetreuung stehen:

- systemische Infektionen (bakteriell, viral, fungal) mit fulminantem Verlauf,
- Rezidiv der Grunderkrankung.

Aus diesen Gründen wird in den meisten Transplantationszentren eine **engmaschige molekularbiologische Überwachung** während des ersten Jahres nach Transplantation durchgeführt, um Patienten mit einem drohenden Rezidiv frühzeitig zu erkennen und einer Therapie (s. unten) zuzuführen.

Diese molekularbiologische Überwachung erfolgt mittels:

- **Chimärismus-Analyse**: Mit dieser Technik kann der prozentuale Anteil von Spender- zu Empfängerzellen im peripheren Blut in engmaschigen Abständen (zunächst wöchentlich, später monatlich) kontrolliert werden. Spender- und Empfängerzellen unterscheiden sich dabei in der Länge so genannter Minisatellitenregionen (engl. VNTR, »variable number of tandem repeats«). Dabei identifiziert ein zunehmender gemischter Chimärismus diejenigen Patienten, bei denen mit hoher Wahrscheinlichkeit ein offenes hämatologisches Rezidiv droht.
- **Analyse der minimalen Resterkrankung**: Mit dieser Technik kann die spezifische Restlast residualer Leukämiezellen (z. B. bcr-abl-positiver CML-Blasten, Nachweis des spezifischen klonalen Rearrangements der variablen (V), diversen (D), joining (J) und konstanten (k) Regionen des leukämischen Klons) in der Regel im Knochenmark erfasst werden. Die Restlast (MRD, »minimal residual disease«) sollte im Verlauf nach SZT durch die Graft-versus-leukemia-Reaktion (s. unten) abnehmen und im Verlauf des ersten Jahres nach SZT verschwinden.

26.4.3 Indikationen im Kindesalter

Die Indikationen zur Knochenmark- bzw. Stammzelltransplantation umfassen eine Reihe maligner und nichtmaligner Systemerkrankungen im Kindesalter (Tab. 26.10). Erstere beinhalten sowohl maligne Erkrankungen des hämatopoetischen Systems (akute Leukämien), des lymphatischen Systems (Lymphome) als auch solide Tumoren.

Hämatopoetische und lymphatische Malignome

Akute lymphatische Leukämie (ALL) Kinder mit ALL haben mit modernen Behandlungsprotokollen eine Heilungschance von über 80% und sind deshalb primär **keine** Kandidaten für eine Stammzelltransplantation (SZT). Hingegen fallen Kinder mit schlechtem Ansprechen auf die Therapie sowie Kinder mit dem Vorliegen spezieller Translokationen (t[9; 22][q43; q11] mit Rearrangement der bcr- und abl-Gene; t[4;11] [q21; q23] mit Entstehung des AF4-MLL-Fusionsgens) oder persistierendem Knochenmarkbefall in den **Hochrisikoarm** der ALL-Behandlung und können aufgrund ihrer schlechteren Prognose bereits in erster kompletter Remission (**CR1**) transplantiert werden, sofern sie über einen HLA-identischen Geschwisterspender (Sib, »sibling donor«) oder Fremdspender (UD, »unrelated donor«) verfügen.

ALL-Rezidiv Die Mehrzahl der Studien, die den Einsatz von Chemotherapie bei Kindern mit ALL-Rezidiv untersuchen, ergeben eine rezidivfreie Überlebensrate von 25–40%. Im Gegensatz dazu resultiert die allogene SZT bei ALL-CR2 in Überlebensraten von 40–65%. Ein signifikanter Unterschied zugunsten der allogenen SZT wurde dabei vor allem bei **frühen Rezidiven** (<6 Monate nach Ende der Dauertherapie) gefunden.

Akute myeloische Leukämie (AML) Derzeit können ca. 60% aller Kinder mit einer AML in den gegenwärtigen intensiven Behandlungsstrategien dauerhaft geheilt werden. Von einer allogenen Stammzelltransplantatioon profitieren Kinder mit einer primär refraktären oder einer sekundären AML sowie bei De-novo-AML mit bestimmten Risikokonstellationen.

Chronisch myeloische Leukämie (CML) Für Kinder mit CML wird die allogene SZT nach einer Vorphase der Behandlung mit einem Tyrosinkinase-Inhibitor durchgeführt.

Andere Beim Morbus Hodgkin ist die Prognose im Kindesalter generell sehr gut, sodass die autologe SZT lediglich für die sehr seltenen Rezidive eingesetzt wird. Für rezidivierende Non-Hodgkin-Lymphome (NHL) wird die allogene SZT empfohlen. Hingegen ist bei Kindern mit einem myelodysplastischen Syndrom (MDS) oder chronisch myelomonozytärer Leukämie die Aussicht auf Heilung durch konventionelle Chemotherapie derart gering, dass der allogenen Transplantation (Geschwister- oder Fremdspender) der Vorzug gegeben werden sollte.

Solide Tumoren

> **Hochdosistherapiekonzept: durch die anschließende Reinfusion eingefrorener autologer Stammzellen (als Rescue) kann die Chemotherapiedosis bei der Behandlung solider Tumoren um ein Vielfaches gegenüber konventioneller Chemotherapie gesteigert werden.**

Dieser Hochdosistherapieeffekt verbesserte die 4-Jahresüberlebenswahrscheinlichkeit von Kindern mit **Neuroblastom** (Stadium IV, >1 Jahr) von 19% im Chemotherapieerhaltungsarm auf 49% nach autologer SZT. Zwei Untergruppen von Kindern profitierten dabei besonders: Kinder mit **Stadium IV** und Kinder, deren Tumor die Amplifikation des N-myc-Gens aufwies.

Hingegen ist noch nicht hinreichend geklärt, ob Kinder mit metastasiertem **Rhabdomyosarkom** bei Diagnosenstellung, mit parameningealem Befall oder mit einem Rezidiv der Erkrankung von der Hochdosistherapie profitieren können.

Kinder mit regional begrenztem **Ewing-Sarkom** haben mit Chemotherapie eine rezidivfreie Überlebenswahrscheinlichkeit von bis zu 70% und sind keine Kandidaten für eine autologe SZT. Eine Untergruppe von Kindern mit Knochen- oder Knochenmarkmetastasen bei Diagnose verfügen über eine wesentlich schlechtere Prognose und sollten einer Hochdosistherapie zugeführt werden.

1992 wurde das Hochdosiskonzept erstmalig mit Erfolg bei Kindern mit rezidivierendem **Medulloblastom** angewandt. In der Folge konnte bei Kindern mit rezidivierendem Medulloblastom durch eine sequenzielle Therapie aus autologer SZT gefolgt von lokaler Bestrahlungstherapie der Fossa posterior eine 31-Monateüberlebensrate von 50% erzielt werden. Ferner scheinen junge Kinder mit primärer Metastasierung bei Diagnosestellung von der Hochdosistherapie zu profitieren. **Primitive neuroektodermale Tumoren** (PNET), die histologisch dem Medulloblastom ähneln, sind Tumoren mit supratentorieller Lokalisation. Obgleich primär chemotherapiesensibel, weisen diese Tumoren nach einem Rezidiv in aller Regel einen letalen Verlauf auf. Nach neuesten Untersuchungen können möglicherweise junge Kinder durch die Tandem-Hochdosischemotherapie eine Remission erfahren.

Nichtmaligne Erkrankungen Für eine Reihe pädiatrischer Patienten mit Knochenmarkinsuffizienz (»bone marrow failure syndromes«), Hämoglobinopathien und Immundefekten stellt die Transplantation allogener hämatopoetischer Stammzellen zurzeit die einzige kurative Behandlungsmöglichkeit dar. Sie wird in spezialisierten Behandlungszentren durchgeführt.

26.4.4 Frühe Komplikationen

Abstoßungsreaktion

▪▪ Grundlagen

In seltenen Fällen kann das neue Knochenmark von wenigen überlebenden immunologischen Effektorzellen des Empfängers **als fremd erkannt** werden und abgestoßen werden, sodass entweder primär kein Anwachsen der neuen Stammzellen erfolgt oder nach vorübergehendem Anwachsen der neuen Zellen eine Abstoßung im zeitlichen Intervall eintritt. Verantwortlich für beide Prozesse sind sowohl T-Lymphozyten als auch NK-Zellen des Empfängers. Diese Komplikation ist relativ selten (3–5%). Häufiger wird sie bei **polytransfundierten HLA-sensibilisierten Patienten** beobachtet (Patienten mit schwerer aplastischer Anämie oder β-Thalassaemia major).

▪▪ Klinik

Bei primärem Nichtangehen persistiert die Phase der **Aplasie**. Bei sekundärer Abstoßung kommt es zum vorübergehenden Ansteigen der Granulozyten, gefolgt von einem erneuten Absinken der Leukozytenzahlen mehrere Tage nach zunächst erfolgreicher hämatopoetischer Regeneration. Begleitet wird diese Episode oft von einer vorübergehenden relativen Lymphozytose und Fieber.

▪▪ Therapie

Immunologische Rekonditionierung und erneute Transplantation.

▪▪ Prognose

Erfolgsquote ca. 70%

Rezidiv

> **Das leukämische Rezidiv ist die häufigste Todesursache nach zunächst erfolgreicher Stammzelltransplantation.**

▪▪ Grundlagen

Das Rezidiv leitet sich von wenigen **leukämischen Blasten** mit extensiver Teilungs- und Proliferationskapazität ab, die die vorausgehende Konditionierung durch Chemotherapeutika und/oder TBI überlebt haben. Der Einfluss **unterschiedlicher Konditionierungsregime** auf die Rezidivhäufigkeit ist noch unvollständig geklärt; Regime mit höherer Ganzkörperstrahlendosis (1575 cGy TBI vs.

1200 cGy) und/oder mit Einsatz von Etoposid haben eine geringere Rezidivrate.

Für die **immunologische Überwachung** residualer Blasten nach Transplantation ist der Gehalt an immunologischen Effektorzellen von großer Bedeutung. So weisen Transplantationen mit klassischer T-Zelldepletion eine höhere Rate an Rezidiven auf.

■ ■ Häufigkeit

10–30%.

■ ■ Klinik

Häufig kündigt ein **Abfall der Thrombozytenzahl** ein drohendes hämatologisches Rezidiv an. Im Knochenmark finden sich dabei >5% Blasten, meist verbunden mit dem Ausschwemmen unreifer Vorstufen in das periphere Blut.

■ ■ Therapie

Verschiedene Therapieansätze kommen in unterschiedlichen Situationen zum Einsatz:

- **Absetzen der Immunsuppression**: Eine immunsuppressive Therapie ist während der ersten 100–150 Tage nach allogener nicht T-zelldepletierter Stammzelltransplantation erforderlich, um eine Graft-versus-host-Erkrankung (s. unten) möglichst zu vermeiden. In frühen Stadien eines Rezidivs kann – in einzelnen Fällen – durch Absetzen der Immunsuppression eine Remission erzielt werden. Die Gefahr der Induktion einer überschießenden akuten GVHD ist relativ hoch.
- **Chemotherapie**: Durch Chemotherapie wird versucht, eine **erneute Remission** zu erreichen. Je später das Rezidiv nach Transplantation auftritt, desto günstiger ist dabei dieser Versuch. Patienten mit einem Rezidiv innerhalb der ersten 100 Tage nach Transplantation können nur äußerst selten in eine erneute Remission gebracht werden und leiden an ausgesprochen starker Toxizität.
- **Zytokine**: Eingesetzt werden dabei im Rahmen klinischer Studienprotokolle **Interferon α** bei rezidivierender CML, **Interleukin 2** zur Aktivierung zytotoxischer T- bzw. NK-Zellen bei ALL.
- **Zweittransplantation**: Eine Zweittransplantation stellt den therapieintensivsten Versuch dar, die rekurrierende Grunderkrankung zu eliminieren. Der Erfolg hängt wesentlich vom Zeitintervall zur Ersttransplantation ab sowie von Stadium und Aggressivität der Leukämie und vom Allgemeinzustand des Patienten.
- **Spenderlymphozyten** (»donor lymphocyte infusion«, DLI): Durch frühzeitige Gabe von Spenderlymphozyten kann ein Rezidiv günstig beeinflusst werden. Dies trifft vor allem auf Patienten mit CML zu. In neueren Studien, die pädiatrische Patienten mit akuten Leukämien (AML, ALL) prospektiv verfolgen, kann auch bei dieser Patientengruppe ein drohendes Rezidiv, das molekularbiologisch erkannt wird, abgewandt werden.

■ ■ Prognose

Die Prognose ist ernst und wesentlich abhängig vom Zeitintervall zur vorausgegangenen Transplantation.

Infektionen während der Phase der Aplasie

■ ■ Grundlagen

Bei allogenen Stammzellempfängern kann die Transplantationsperiode im Hinblick auf Infektionen in 2 Abschnitte unterteilt werden. Während der **Phase der Aplasie (1. Phase)** finden sich gehäuft **bakterielle** Infektionen, ausgelöst durch Neutropenie und durch Zerstörung wichtiger Haut- und Schleimhautbarrieren. Es handelt sich dabei sowohl um gramnegative als auch grampositive Erreger.

■ ■ Klinik

Bakterielle Infektionen Bei **Fieber** ohne gesicherten Fokus muss bei neutropenischen Patienten von einer bakteriellen Infektion ausgegangen werden. Weitere Hinweise sind eine Verschlechterung des klinischen Allgemeinzustandes, Blutdruckabfall und Ausscheidungsstörung, laborchemisch ein Ansteigen unspezifischer Entzündungsparameter (C-reaktives Protein, Fibrinogen).

> **Cave**
> **Bei bis zu 70% aller Patienten kann in der Blutkultur kein Keimnachweis erbracht werden.**

Fungale Infektionen Therapieresistentes Fieber für 3–5 Tage trotz adäquat durchgeführter antibiotischer Therapie erfordert weitere diagnostische Maßnahmen zum Nachweis einer fungalen oder viralen Infektion. Der Nachweis einer **fungalen** Infektion ist in der Regel schwierig und basiert auf klinischen Parametern (therapierefraktäres Fieber, Verschlechterung des Allgemeinzustandes) und laborchemischen Parametern (therapierefraktäres CRP, positiver Nachweis von Candida-Ag oder Aspergillus-Ag im Serum und einer positiven Aspergillus-PCR im Serum oder dem direkten Nachweis in der Bronchiallavage). In der Bildgebung finden sich Aspergillusherde typischerweise im CT von Thorax (noduläre Fleckschatten, in bis zu 1/3 der Fälle mit Kavitation) oder Nasennebenhöhlen, oder in der sonographischen Untersuchung abdominaler Organe.

■ ■ Therapie

Bakterielle Infektionen Die Therapie bakterieller Infektionen erfolgt als **empirische Kombinationstherapie** mit mehreren Antibiotika, die sowohl gramnegative als auch grampositive Erreger einschließen sollten. Kombinationen im klinischen Einsatz beinhalten beispielhaft Azlozillin, Flucloxazillin und Gentamycin, Ceftazidim, Vancomycin und Amikacin.

Fungale Infektionen Bei dringendem klinischen Verdacht oder bei gesichertem Nachweis erfolgt die Therapie mittels Amphotericin B.

Infektionen während der Phase der Immunrekonstitution

■ ■ Grundlagen

Nach erfolgtem Anwachsen des neuen Knochenmarks (engl. »Take«) beginnt infektiologisch die **2. Phase (Phase der Immunrekonstitution)**. Bis zum Ende des ersten Jahres nach Transplantation sind T- und B-Zellfunktionen transplantierter Kinder noch deutlich erniedrigt, was wesentlich zu einer erhöhten Infektionsrate beiträgt. In dieser Phase finden sich gehäuft **virale** Infektionen. Als Erreger kommen dabei vor allem CMV (zumeist endogene Reaktivierung bei seropositivem Stammzellspender und/oder Empfänger), HSV, VZV, HHV6 und Adenovirus in Betracht.

■ ■ Klinik

Eine endogene **CMV-Virusreaktivierung** kann zu einer lebensbedrohlichen Erkrankung führen. Das klinische Bild umfasst Fieber, eventuell ein flüchtiges Exanthem mit unspezifischer Pneumonie. Der diagnostische Nachweis erfolgt durch den Nachweis des CMV-Virus im Urin und durch eine positive CMV-PCR im Blut. Der PCR-Nachweis ermöglicht eine frühzeitige Therapie, bevor es zum vollen klinischen Erscheinungsbild kommt.

Exkurs

Graft-versus-host-Reaktion

Der Ausdruck »Graft-versus-host-Reaktion« wurde ursprünglich 1958 von Simonsen in Tierstudien eingeführt. In der Folge definierte Billingham in seiner berühmten Harvey Lecture die 3 immunologischen Grundvoraussetzungen, die für das Entstehen einer GVHD im Wesentlichen auch heute noch zutreffen:

- Das Transplantat muss immunkompetente Zellen enthalten.
- Der Empfänger muss dem Transplantat als »fremd« erscheinen.
- Der Empfänger muss in seiner Immunabwehr derart geschwächt sein, dass der Angriff des Transplantats nicht abgewehrt werden kann.

▪▪ Therapie

Ganciclovir, Foscarnet; gegebenenfalls Zidofovir.

Transplantat-gegen-Empfänger-Reaktion

▪▪ Grundlagen

Reife **T-Lymphozyten im Transplantat** erkennen neben Antigenstrukturen residualer maligner Zellen auch Antigenstrukturen gesunder Gewebe des Empfängers als »fremd«. Durch den Kontakt mit den Antigenen des Transplantatempfängers werden diese T-Zellen aktiviert, proliferieren und führen über multiple primäre und sekundäre Mechanismen zum **immunologischen Angriff auf gesundes Gewebe**, der so genannten Transplantat-gegen-Empfänger-Erkrankung (Graft-versus-host-Erkrankung, GVHD).

▪▪ Klinik

Die akute GVHD stellt eine der wichtigsten Komplikationen nach allogener Knochenmark- bzw. Stammzelltransplantation dar, deren Häufigkeit trotz immunsuppressiver Therapie und trotz HLA-Identität in verschiedenen Studien zwischen 27 und 83% liegt und deren **Letalität bis zu 50%** betragen kann.

Die GVHD tritt klinisch in 2 unterschiedlichen **Manifestationsformen** auf:

- Die **akute GVHD** stellt eine lebensbedrohliche Erkrankung dar, die die Zielorgane **Haut, Intestinum und Leber** betrifft und **während** der ersten 100 Tage nach SZT auftritt.
- Die **chronische GVHD** tritt gewöhnlich **nach** den ersten 100 Tagen auf und beschreibt ein autoimmunartiges Krankheitsbild mit sklerodermieartigen Hautveränderungen, Atrophie und chronischer Entzündungen der Mukosa vor allem im Bereich der Schleimhäute und der Konjunktiven.

Akute GVHD Sie tritt innerhalb der ersten 100 Tage nach Transplantation auf.

- **Haut**: Erythem der Haut (mit Prädilektionsstellen an Fußsohlen – ◘ Abb. 26.21 – und Handtellern und Ausbreitung über den gesamten Körper; ◘ Abb. 26.22), eventuell mit Blasenbildung und Epidermolyse.
- **Gastrointestinaltrakt**: Ausgeprägte blutig-schleimige Durchfälle mit Flüssigkeits- und Elektrolytverlusten, Gerinnungsstörungen, sekundärer Anämie bis hin zu irreparabler Zerstörung der gesamten Mukosa und damit letalem Ausgang (◘ Abb. 26.23).
- **Leber**: Anstieg des direkten Bilirubins, der alkalischen Phosphatase, Synthesestörungen mit Abfall von Serumalbumin und Gerinnungsparametern.

Chronische GVHD Die cGVHD tritt in der Regel nach den ersten 100 Tagen nach Transplantation auf. Sie kann sich aus einer akuten

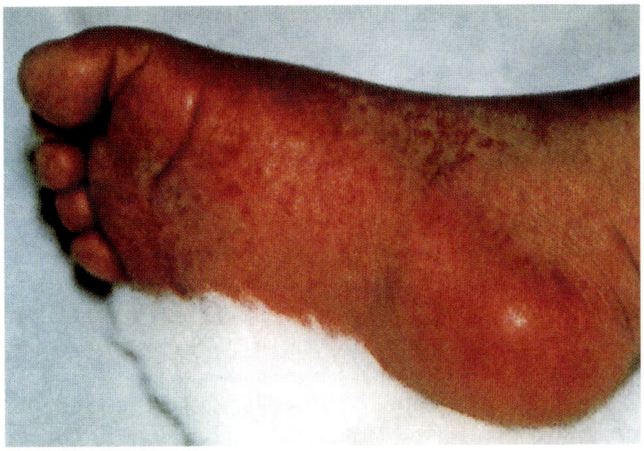

◘ **Abb. 26.21** Makulopapulöses Exanthem der Fußsohle als kutane Manifestation der Graft-versus-host-Erkrankung. (Mit freundlicher Genehmigung: Thomas ED, Blume KG, Formann SJ (2004) Hematopoietic cell transplantation. Blackwell, Oxford/UK)v

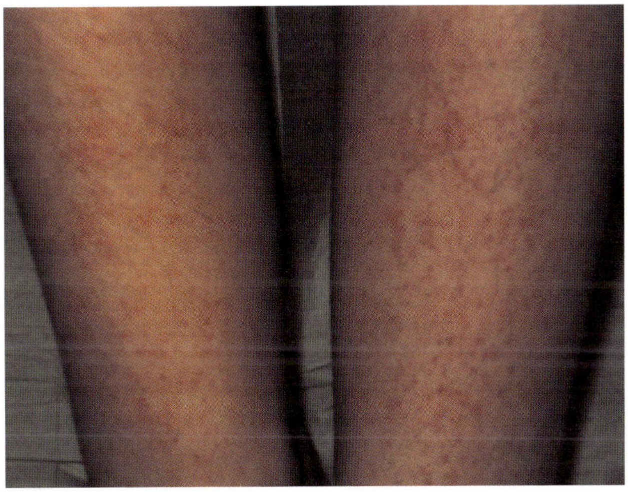

◘ **Abb. 26.22** Makulopapulöses Exanthem der Extremitäten als kutane Manifestation der Graft-versus-host-Erkrankung

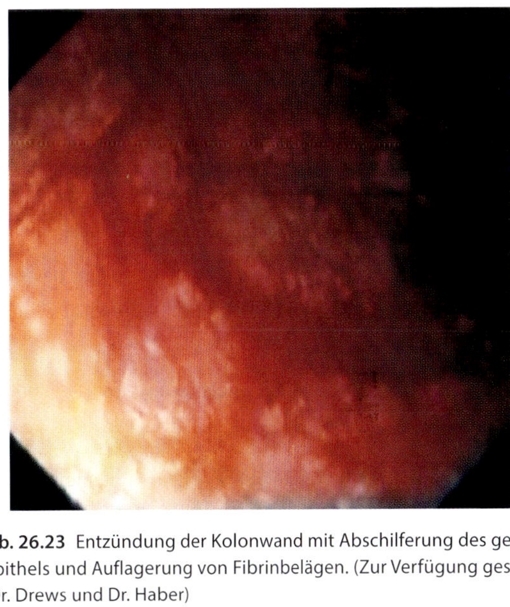

◘ **Abb. 26.23** Entzündung der Kolonwand mit Abschilferung des gesamten Epithels und Auflagerung von Fibrinbelägen. (Zur Verfügung gestellt von Dr. Drews und Dr. Haber)

Form heraus entwickeln, kann jedoch auch als eigenständiges Krankheitsbild auftreten. Die chronische Form betrifft vor allem **Haut und Schleimhäute** mit chronischer Entzündung, Induration und Sklerosierung, begleitet von Episoden **sekundärer Infektion** (viral (HSV) und bakteriell). Der Verlauf ist variabel und kann sich über Monate und Jahre erstrecken.

▪▪ Prophylaxe

Die Wahl der optimalen GVHD-Prophylaxe ist in zahlreichen Studien intensiv untersucht worden und wird bislang von verschiedenen Zentren unterschiedlich gehandhabt. Agenzien, die in der Prävention zurzeit eingesetzt werden, sind Ciclosporin A, Prednison, Methotrexat, FK506, und Mycophenolat Mofetil.

Die **Inzidenz** der akuten GVHD bei HLA-identischen Geschwisterspendern beträgt bei der Mehrzahl dieser pharmakologischen Regime 10–40%. Neuere **Immunsuppressiva** (Rapamycin und dessen Derivate) werden derzeit präklinisch getestet. Entscheidender Nachteil aller dieser Kombinationen ist ihr generalisierter Effekt der Immunsuppression, der zu einer erhöhten Rate an lebensbedrohlichen Infektionen nach allogener Transplantation führt und möglicherweise auch die immunologische Erkennung und Überwachung residualer Leukämiezellen durch das Transplantat negativ beeinflusst.

▪▪ Therapie

Tritt trotz GVHD-Prophylaxe eine akute GVHD auf, so umfasst die Therapie – je nach Schweregrad der Erkrankung – die Gabe von **Decortin** in steigender Dosierung (2–10 mg/kg/Tag) sowie gegebenenfalls die Verabreichung eines **Antikörpers**, der gegen den T-Zellrezeptor (OKT3) oder gegen den Interleukin-2-Rezeptor CD25 oder gegen das proinflammtorische Zytokin TNF-α gerichtet ist. Neue Ansätze wie beispielsweise die Infusion von immunmodulatorisch wirkenden mesenchymalen Stromazellen (MSC) oder die extrakorporale Photopherese werden derzeit getestet.

▪▪ Prognose

Sie ist abhängig vom Ausprägungsgrad und vom Ansprechen auf Decortin. Die Mortalität steroidresistenter Verläufe beträgt bis zu 80%.

Veno-occlusive disease (VOD)

▪▪ Grundlagen

Ausgelöst wird die Erkrankung durch einen Endothelzellschaden der terminalen hepatischen Venolen. Dieser Schaden entsteht entweder als direkte Folge der zytotoxischen Medikamente während der Konditionierungsphase oder sekundär vermittelt durch Zytokinfreisetzung. In der Folge kommt es zur (nichtthrombotischen) **Obliteration schmaler hepatischer Venolen** und zur Zerstörung der umgebenden zentrolobulären Hepatozyten (Zone 3 des Leberazinus). Die Erkrankung kann fortschreiten bis zum Multiorganversagen.

▪▪ Klinik

Beginn der Erkrankung während der ersten 4 Wochen nach Transplantation. Charakteristische **Symptome** sind:

- Ikterus,
- schmerzhafte Lebervergrößerung,
- Gewichtszunahme (durch Flüssigkeitsretention),
- Aszites.

Differenzialdiagnostisch müssen eine GVHD zum einen, virale Erkrankungen zum anderen und ein CSA-induzierter Bilirubinanstieg erwogen werden. Dopplersonographisch ist eine Flussreduktion, ein Pendelfluss oder Umkehrfluss in der V. portae beweisend für das Vorliegen einer VOD.

Die prophylaktische Gabe von Low-dose-Heparin (100 E/kg/Tag) als Dauerinfusion vermag die Rate an VOD signifikant zu senken.

▪▪ Therapie

- Defibrotide,
- rekombinanter Tissue Plasminogen Activator (**r-tPA**) in Verbindung mit Low-dose-Heparin. Nebenwirkung: ausgeprägte Blutungsneigung,
- Prostaglandin E_1 als Dauerinfusion. Nebenwirkung: Capillary-leak-Syndrom.

26.4.5 Späte Komplikationen

Die Stammzelltransplantation ermöglicht erstmalig das Überleben von Kindern mit fortgeschrittenen malignen Erkrankungen, die noch vor kurzer Zeit keine Chance auf ein längerfristiges Überleben hatten. Die notwendige intensive Konditionierung (Chemotherapie und/oder TBI) führt jedoch zu einer ganzen Reihe von **Langzeitfolgen**, die in ihrer Bedeutung erst in den letzten Jahren durch längere prospektive Nachsorgeuntersuchungen erkannt wurden.

- **Augen**: Katarakt (nach TBI), Sicca-Syndrom (im Rahmen einer cGVHD),
- **ZNS**: kognitive Langzeitfolgen (noch unbekannt),
- **Zähne**: v. a. junge Kinder: dentale Hypoplasien, erhöhte Prädisposition für Karies,
- **Lunge**: restriktive und/oder obstruktive Lungenveränderungen; Pneumonitis wenige Wochen nach Transplantation mit sekundären fibrotischen Veränderungen,
- **Hormonelle Störungen**: Hypothyreose, Wachstumsretardierung, gonadale Dysfunktion,
- **Zweittumoren**: Lymphome, meistens EBV-assoziiert (1. Jahr), Therapie: EBV-spezifische T-Zellklone; solide Tumoren (3–5%), Zweitleukämien (nach 7–15 Jahren).

26.4.6 Neue Ansätze

Die Stammzelltransplantation ist ein sich rasch entwickelndes Feld. Neue Therapieansätze, hervorgegangen aus der Grundlagenforschung, finden mit rascher Geschwindigkeit ihren Einzug in die klinische Anwendung. Einige der wichtigsten neuen Entwicklungen werden im Folgenden kurz dargestellt.

Zellanreicherungsverfahren

Ziel dieses Ansatzes ist die hochselektive **Anreicherung** humaner **hämatopoetischer Stammzellen**. Diese Stammzellpopulationen sind positiv für die Marker CD34+ und/oder AC133+ und negativ für linienspezifische Marker reiferer Zellpopulationen. Im autologen Setting dient diese Aufreinigung der **Entfernung kontaminierender Tumorzellen**. Im allogenen Setting wird diese Methode durchgeführt, um reife immunkompetente T-Zellen und B-Zellen aus dem Transplantat zu entfernen. Die **Entfernung der T-Zellen** führt zu einer Reduktion der GVHD-Inzidenz auf 0%, während die **B-Zelldepletion** entscheidend zur Verringerung EBV-assoziierter Lymphome im ersten Jahr nach Transplantation beiträgt.

Neben diesen positiven Selektionsverfahren werden in jüngster Zeit **negative Depletionsverfahren** weiterentwickelt, mit deren Hilfe aus einem haploidentischen Stammzelltransplantat lediglich reife T- und B-Zellen entfernt werden, während neben Stammzellen weitere lymphatische Progenitoren und dendritische Zellen im Transplantat erhalten bleiben. Dieses neue Verfahren trägt aller Voraussicht nach mit dazu bei, die Regeneration des Immunsystems nach Transplantation zu beschleunigen. Es findet Anwendung bei Kindern und Jugendlichen, die über keinen konventionellen HLA-identischen Spender verfügen.

Immunmodulation in der frühen Post-KMT-Phase

Durch engmaschiges molekularbiologisches Monitoring (serielle Chimärismusanalyse des Blutes) können diejenigen Patienten prospektiv identifiziert werden, bei denen ein Rückfall unmittelbar bevorsteht. Dabei kommt ein PCR-gesteuertes Stufenkonzept zum Einsatz, in dem in der ersten Stufe zunächst auf die **Immunsuppression verzichtet** wird und bei zunehmenden positiven Empfängersignal **Spenderlymphozyten** in steigender Dosierung verabreicht werden. Durch diesen Ansatz kann es bei bis zu 60% der Patienten gelingen, ein drohendes Rezidiv zu verhindern.

Stammzelltransplantation bei ausgewählten Autoimmunerkrankungen

Autoimmunerkrankungen werden durch ein Repertoire autoreaktiver T- und B-Zellklone unterhalten, die – möglicherweise getriggert durch molekulare Mimikry zwischen viralen und körpereigenen Epitopen – initial einige wenige körpereigene Antigene als fremd erkennen und dagegen reagieren. In der weiteren Folge einer Erkrankung kommt es zum »epitope spreading«, der Ausweitung des Spektrums der Erkrankung auf andere Autoantigene. Basierend auf Studien im Mausmodell konnte in wenigen experimentellen Pilotstudien für Patienten mit **multipler Sklerose** (MS) und mit therapierefraktärer **juveniler rheumatoider Arthritis** durch Transplantation aufgereinigter autologer Stammzellen eine langandauernde Remission induziert werden.

Literatur zu Kap. 26.1, 26.2 und 26.4

Blume KG, Forman SJ, Appelbaum FR (2004) Thomas' hematopoietic cell transplantation, 3rd edn. Blackwell, Oxford
Gadner H, Gaedicke G, Niemeyer C, Ritter J (2006) Pädiatrische Hämatologie und Onkologie. Springer, Berlin Heidelberg New York Tokio
Gutjahr P, Alzen G (2004) Krebs bei Kindern und Jugendlichen: Klinik und Praxis der pädiatrischen Onkologie, 5. Aufl. Deutscher Ärzte-Verlag, Köln
Pinkerton CR, Plowman PN, Pieters R (2004) Paediatric oncology, 3rd edn. Hodder Arnold P, London
Pizzo PA, Poplack DG (2002) Principles and practice of pediatric oncology, 4th edn. Lippincott-Raven, Philadelphia

Literatur zu Kap. 26.3

Admiraal R et al. (2010) High-dose chemotherapy for children and young adults with stage IV rhabdomyosarcoma (Review). The Cochrane Library Issue 12
Berthold F et al. (2005) Myeloablative megatherapy with autologous stem-cell rescue versus oral maintenance chemotherapy as consolidation treatment in patients with high-risk neuroblastoma: a randomised controlled trial. Lancet Oncol 6: 649–658
Dantonello TM et al. (2009) Cooperative trial CWS-91 for localized soft tissue sarcoma in children, adolescents, and young adults. J Clin Oncol 27: 1446–1455
Jürgens H, Dirksen U (2011) Ewing sarcoma treatment. Eur J Cancer 47 (Suppl 3) S366–367 (Review)
Kaste SC et al. (2008) Wilms tumour: prognostic factors, staging, therapy and late effects. Pediatr Radiol 38: 2–17
Ritter J and Bielack SS (2010) Osteosarcoma Ann Oncol. 21 (Suppl 7): vii320–325 (Review)
Schilling F et al. (2002) Neuroblastoma screening at one year of age. N Engl J Med 346: 1047–1053
Schneider DT et al. (2004) Epidemiologic analysis of 1,442 children and adolescents registered in the German germ cell tumor protocols. Pediatr Blood Cancer 42:169–175
von Schweinitz D (2012) Hepatoblastoma: recent developments in research and treatment. Semin Pediatr Surg 21: 21–30
Yu A et al. (2010) Anti-GD2 antibody with GM-CSF, Interleukin-2, and Isotretinoin for neuroblastoma. N Engl J Med 363: 1324–1334
Zhang J et al. (2012) A novel retinoblastoma therapy from genomic and epigenetic analyses. Nature 481: 329–334

Hirntumoren

S. Rutkowski, P.-G. Schlegel

C. P. Speer, M. Gahr (Hrsg), *Pädiatrie*,
DOI 10.1007/978-3-642-34269-1_27,

27

Einleitung

Hirntumoren im Kindesalter weisen in Bezug auf ihr histologisches Spektrum und ihre Häufigkeit, aber auch aufgrund ihrer teils günstigeren Prognose erhebliche Unterschiede im Vergleich zu denen Erwachsener auf. So treten die beiden häufigsten Hirntumoren des Kindesalters, das pilozytische Astrozytom und das Medulloblastom, bei Erwachsenen nur selten auf. Die Lebensqualität, die intellektuelle Leistungsfähigkeit und das psychosoziale Verhalten von Kindern mit Hirntumoren werden häufig durch Folgen der Tumorerkrankung, aber auch durch die Therapie beeinträchtigt. Der kombinierte, zunehmend risikoadaptierte und altersabhängige Einsatz von Operation, Strahlentherapie und Chemotherapie in Therapieoptimierungsstudien führte bei vielen Hirntumoren zu einer Verbesserung der Prognose und zur Verminderung therapiebedingter Spätfolgen. Ziel der Therapie ist neben der Heilung des Kindes auch eine weitmöglichst normale Entwicklung. Eltern hirntumorkranker Kinder fällt es oft schwer, ihre Handicaps zu akzeptieren und damit umzugehen. Nur durch eine optimale Erkennung von Defiziten und deren Rehabilitation kann es gelingen, dass Kinder, die von ihrem Hirntumor geheilt wurden, trotz ihrer Defizite einen Platz in der Mitte unserer Gesellschaft finden.

27.1 Grundlagen, Klinik, Diagnostik

▪▪ Grundlagen

Die Heilungsrate von Kindern mit Hirntumoren ist insgesamt schlechter als die von Kindern mit Krebserkrankungen außerhalb des Zentralnervensystems. Das biologische Verhalten von Hirntumoren und damit die **Prognose** der Kinder hängen von folgenden Faktoren ab:

- histologischer Typ und Malignitätsgrad,
- Lokalisation und Operabilität des Tumors,
- Alter des Patienten,
- Ausbreitung (Staging).

Eine Verbesserung der Prognose wird in multizentrischen Therapiestudien angestrebt und durch eine enge **interdisziplinären Zusammenarbeit** von:

- Neuroradiologen und Neuropathologen,
- Pädiatrischen Onkologen, Neurochirurgen und Strahlentherapeuten,
- Neurologen, Endokrinologen,
- experimentellen Neuroonkologen.

▪▪ Epidemiologie

Die Tumoren des Zentralnervensystems (ZNS) sind mit etwa 20% aller Krebserkrankungen im Kindesalter die größte Diagnosegruppe unter den soliden Tumoren.

> **Im Kindesalter werden alle Hirntumoren zu den Malignomen gerechnet, da auch histologisch benigne erscheinende Tumoren klinisch einen bösartigen Verlauf nehmen und zum Tod führen können, wenn sie aufgrund ihres infiltrativen Wachstums oder ihrer Lokalisation nicht operabel sind.**

In der Bundesrepublik erkranken jährlich ca. 2,5 pro 100.000 Kinder neu an einem Hirntumor. Das mittlere Erkrankungsalter liegt bei 6 1/2 Jahren. Knaben erkranken 1,2-mal häufiger. 80% aller kindlichen Hirntumoren sind neuroepithelialen Ursprungs. Zwei Drittel der Tumoren sind infratentoriell lokalisiert und nur 3–4% aller ZNS-Tumoren entstehen im Rückenmark (▪ Tab. 27.1).

▪▪ Ätiologie

In den meisten Fällen entstehen Hirntumoren sporadisch, also ohne erkennbare Ursache. Das Risiko, an einem Hirntumor zu erkranken, wird durch die **Schädelbestrahlung** im Rahmen einer Leukämietherapie um ein Vielfaches gesteigert. Kinder von Eltern, die **chemischen Kanzerogenen** ausgesetzt waren, hatten häufiger Hirntumoren. Bei Affen konnten mit dem Polyomavirus SV40 Ependymome und Plexustumoren induziert werden. Die **genetische Basis** von Hirntumoren ist bei Erberkrankungen teilweise aufgeklärt (▪ Tab. 27.2).

▪▪ Histopathologie

Bei der Beurteilung von Hirntumoren werden die Richtlinien der **WHO-Klassifikation** und Graduierung von Tumoren des Nervensystems zugrunde gelegt. Die Klassifikation erfolgt nach dem überwiegend vorliegenden **Zelltyp**. Die Tumoren werden entsprechend des **Ausmaßes der Anaplasie** in 4 Malignitätsgrade eingeordnet. Die Malignitätsgrade korrelieren häufig mit dem biologischen Verhalten und der Prognose. Morphologisch benigne Tumoren werden als WHO I eingestuft (▪ Tab. 27.3).

Das benigne **pilozytische Astrozytom**, der häufigste Hirntumor im Kindesalter, ist meist ein gut abgegrenzter und sehr langsam wachsender Tumor. Das fibrilläre Astrozytom ist ein langsam wachsender, diffus infiltrierender aber nicht destruierender Tumor. Der Übergang in ein Astrozytom hoher Malignität ist bei Kindern selten. Das anaplastische Astrozytom verhält sich immer maligne und kann in ein Glioblastom übergehen, das auch de novo entsteht.

Embryonale Tumoren entstehen wahrscheinlich aus einer gemeinsamen Progenitorzelle des ZNS. Sie bestehen aus wenig differenzierten neuroepithelialen Zellen (▪ Abb. 27.1) und ähneln sich in Morphologie und Biologie sehr. Am häufigsten ist der **primitiv neuroektodermale Tumor** (PNET), der zu 85% vom Kleinhirn ausgeht und dann **Medulloblastom** genannt wird. Tumoren außerhalb der

▪ Tab. 27.1 Typische Lokalisationen der häufigsten Hirntumoren

Region	Lokalisation	Tumor
Infratentoriell	Kleinhirnwurm	Medulloblastom
	Hemisphäre	Astrozytom WHO I, Medulloblastom
	IV. Ventrikel, Kleinhirnbrückenwinkel	Ependymom
	Hirnstamm	Astrozytom WHO I–IV
Supratentoriell	Sehbahn	Astrozytom WHO°I
	Mittellinie – Sellaregion – Pinealisregion	Astrozytom Kraniopharyngeom, Keimzelltumor, Langerhans-Zell-Histiozytose Keimzelltumor, Pineoblastom
	Hemisphäre	Astrozytom, Gangliogliom, primitive neuroektodermale Tumoren
	Ventrikel	Ependymom, Plexustumor
Spinal		Astrozytom WHO I, II
		Gangliogliom
		Ependymom

Tab. 27.2 Genetische Basis von kindlichen Hirntumoren bei Erberkrankungen

Erberkrankung	Chromosom	Gen	Hirntumor	Andere Tumoren
Neurofibromatose 1	17	NF-1	Astrozytom, WHO I häufig: Sehbahn/Hirnstamm	Neurofibrom, UBO's Phäochromozytom
Li-Fraumeni-Syndrom, familiäres Krebssyndrom	17	TP53	Astrozytom, meist hohe Malignität, Plexuschoroideus-Tumoren, Medulloblastom	Familiär: Mammakarzinom, Sarkom usw.
Tuberöse Sklerose	9	TSC1	(Riesenzell-)Astrozytom	Angiofibrom, Hamartom
	16	TSC2		Rhabdomyosarkom (Herz)
Turcot-Syndrom	5	APC	Medulloblastom, Glioblastom	Kolorektaler Polyp, Kolonkarzinom
Gorlin-Syndrom	9	PTHC	Medulloblastom (extensiv-noduläres Medulloblastom)	Basalzellkarzinom
Familiäres Retinoblastom	13	RB1	PNET, multilokulär	Beidseitiges Retinoblastom
Von-Hippel-Lindau-Erkrankung	3	VHL	Hämangioblastom des Kleinhirns	Retinale AV-Malformation, Phäochromozytom

Tab. 27.3 Malignitätsgrad, Häufigkeit und neuroradiologische Befunde der für das Kindesalter typischen Hirntumoren

Histologie	WHO-Grad	Häufigkeit (ca.)	Typische neuroradiologische Erkennungsmerkmale
Astrozytom		50%	
– Pilozytisch	I	60%	Häufig Tumorzysten mit solidem Tumor der deutlich Gadolinium (Gd)anreichert
– Fibrillär	II	25%	T1: hypointens, T2: hyperintens, keine Gd-Anreicherung
– Anaplastisch	III	10%	Diffuse Gd-Anreicherung, variabel; peritumorales Ödem
– Glioblastom	IV	5%	Z. T. ringförmige Gd-Anreicherung, ausgeprägtes Ödem, Nekrosen
Medulloblastom	IV	20%	Vom Kleinhirnwurm ausgehender solider infratentorieller Mittellinientumor mit variabler Gd-Anreicherung; Hydrozephalus
Sonstige PNET	IV	3%	T1: hypointens, T2: variabel; ca. 1/3 Meningeose, solide Metastasen
Ependymom	II	10%	T1: hypointens, T2: hyperintens
– Anaplastisch	III		Häufig Gd-Anreicherung, inhomogen; Zysten und Verkalkungen
– Myxopapillär	I		Myxopapillär: Cauda equina
Kraniopharyngeom	I	8%	Röntgen-Schädel: Ausweitung der Sella, häufig Verkalkungen (CT!); MRT: Zyste(n) mit solidem Tumoranteil der Gd anreichert
Keimzelltumoren	–	3%	Solider Tumor mit deutlicher Gd-Anreicherung, supraselär oder in der Pinealisregion
Gangliogliom	I	2%	Häufig Verkalkungen, T2: hyperintens; in 50% Gd-Anreicherung
– DNT	I		Kortikale Dysplasie
Plexuspapillom	I	1%	Kräftige noduläre Gd-Anreicherung
– Plexuskarzinom	III, IV		Häufig Verkalkungen, Beziehung zum Plexus

hinteren Schädelgrube dürfen nur dann als PNET (ZNS-PNET) bezeichnet werden, wenn sie dem Medulloblastom sehr ähnlich sind.

Das **Ependymom** entsteht überwiegend im Bereich der ependymalen Auskleidung der Ventrikel. Ependymome von niedriger Malignität sind differenziert und regulär aufgebaut. Beim anaplastischen Ependymom ist die ependymale Architektur weitgehend aufgehoben und der Proliferationsindex höher.

Das **Kraniopharyngeom** ist ein gutartiger epithelialer Tumor der Sellaregion. Es entsteht aus Resten der Rathke-Tasche, dem Vorläufer des Hypophysenvorderlappens, und ist im eigentlichen Sinne als eine dysontogenetische Fehlbildung anzusehen. Meist liegt der adamantinöse Typ vor.

Das **Gangliogliom** besteht aus reifen Ganglienzellen und einer neoplastischen astrozytären Komponente. In die Gruppe der (gemischt-)neuronalen Tumoren gehört auch der **dysembryoplastische neuroepitheliale Tumor (DNT)** des Kortex.

Die **Keimzelltumoren** gleichen histopathologisch und biologisch weitgehend den Tumoren außerhalb des ZNS.

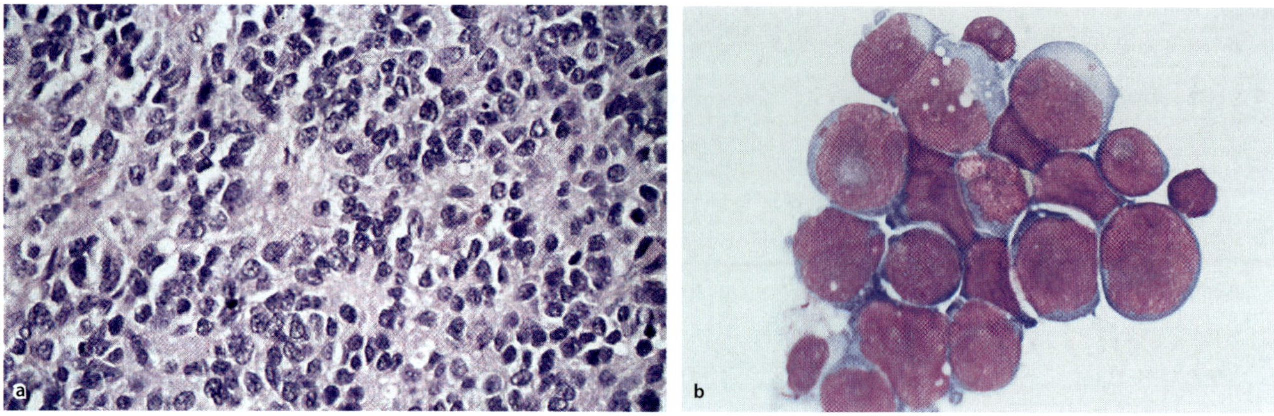

Abb. 27.1a, b Primitiver neuroektodermaler Tumor (PNET). **a** PNET mit kleinzellig zelldichter Morphologie, angedeutete Homer-Wright-Rosetten (Histologisches Präparat, HE-Färbung). **b** PNET in Pappenheimfärbung eines Liquor-Zytozentrifugenpräparats: primitiv neuroektodermale Zellen im Zellverband

Molekulargenetik

Die Identifikation von aktivierten **Onkogenen** oder inaktivierten **Tumorsuppressorgenen** ist wichtig für ein besseres Verständnis der unterschiedlichen Biologie der verschiedenen Hirntumoren:

- Ein onkogenes BRAF-Fusionsgen und das NF-1-Gen bzw. sein Proteinprodukt Neurofibromin haben Einfluss auf die Genese pilozytischer Astrozytome.
- Eine Mutation des TP53-Tumorsuppressorgens spielt vermutlich eine Rolle in der Kaskade der malignen Transformation eines Astrozytoms von niedriger zu hoher Malignität.
- Nach neueren Erkenntnissen werden beim Medulloblastom nach klinischen, epidemiologischen, histologischen und biologischen Kriterien und Prognose vier Gruppen unterschieden:
  - β-Catenin-positive WNT-Medulloblastome,
  - »sonic-hedgehoc«-aktivierte, meist desmoplastische Medulloblastome,
  - häufig metastasierte oder mit einem Isochrom 17q ausgestattete Medulloblastome mit myc-Amplifikation (Gruppe-3-Medulloblastome) oder z. B. mit CDK6-Amplifikation (Gruppe-4-Medulloblastome).

Klinik

Die Diagnose wird bei 2/3 der Kinder um mehr als 4 Wochen, bei gutartigen Tumoren z. T. um Jahre verzögert gestellt, da die häufigsten Symptome nicht rechtzeitig als Leitsymptome eines Hirntumors erkannt werden (Tab. 27.4). Nicht selten fehlen im Kindesalter die klassischen Hirndruckzeichen.

Diagnostik

Früherkennung Bei unspezifischen aber anhaltenden Beschwerden wie Kopfschmerzen, Erbrechen oder Wesensveränderungen muss eine ausführliche neurologische Untersuchung erfolgen. Finden sich weitere Zeichen des Hirndrucks oder fokal-neurologische Befunde ist eine MRT indiziert. Dies gilt auch für Kinder mit einem ersten zerebralen Krampfanfall (ausgenommen »Fieberkrampf«) oder mit neuroendokrinologischen Störungen.

Bildgebende Verfahren Die **Magnetresonanztomographie (MRT)** ist in der Lage, den Tumor, das peritumorale Ödem und umgebendes Hirngewebe anatomisch exakt darzustellen, was für die Planung der Operation und Bestrahlung wichtig ist. Die **Computertomographie (CT)** ist häufig besser verfügbar, nicht selten fast gleichwertig und zum Nachweis von Verkalkungen oder knöcherner Veränderungen notwendig. Im Säuglingsalter kann zusätzlich auch die **Schädelsonographie** durch die noch offene Fontanelle hilfreich sein.

Basisdiagnostik bei Hirntumoren

- Präoperativ
  - Anamnese
  - Neurologische Untersuchung einschließlich Fundusspiegelung
  - Kraniale MRT vor und nach Gadoliniumgabe (oder CT ± KM)
  - Spinale MRT ± KM (bei Verdacht auf metastasierenden Tumor)
  - Tumormarker (bei Mittellinientumoren)
- Postoperativ
  - Neurologische Untersuchung
  - Kraniale MRT vor und nach Gadoliniumgabe (oder CT ± KM)
- Bei malignen Tumoren WHO III und IV oder »spinaler Symptomatik« (Metastasensuche)
  - Spinale MRT nach Gadoliniumgabe
  - Liquorzytologie (lumbal gewonnener Liquor)

Die postoperative MRT oder CT wird zur Beurteilung der Operationsradikalität innerhalb der ersten 48 h bis spätestens 72 h durchgeführt. Bereits intraoperativ kann sonographisch nach Resttumorgewebe gefahndet werden.

Cave
Keine Liquorpunktion bei erhöhtem Hirndruck!

Tumormarker Bei Keimzelltumoren sind **α-Fetoprotein** und **β-HCG** wichtige **Tumormarker**. Ihre Bestimmung ist immer bei Tumoren im supraselläreren Bereich oder der Pinealisregion indiziert. Bei suprasellären Tumoren muss auch an ein Prolaktinom gedacht und **Prolaktin** bestimmt werden.

Ergänzende Untersuchungen Bei Knochenschmerzen oder Blutbildveränderungen sollte mittels **Skelettszintigraphie** und Knochenmarkbiopsie/-zytologie nach extraneuralen Metastasen gefahndet werden. Bei gezielten Fragestellungen werden präoperativ und häufig im Verlauf eingesetzt:

- Audiometrie,
- Visus- und Gesichtsfeldprüfung,
- EEG und die Ableitung evozierter Potenziale,

Tab. 27.4 Leitsymptome und typische Befunde von Hirntumoren unterschiedlicher Lokalisation

Erhöhter Hirndruck (durch Tumor, Ödem, Hydrozephalus)	(Nüchtern)erbrechen, Kopfschmerzen, Wesensveränderungen, Abduzensparese, Stauungspapillen, Sonnenuntergangsphänomen, pathologisches Kopfwachstum
Kleinhirntumor	Gangunsicherheit, skandierende Sprache, Ataxie, Nystagmus, Intentionstremor
Hirnstammtumor/-infiltration	Horizontale Blicklähmung, Hirnnervenparesen, spastische Paresen
Kleinhirnbrückenwinkeltumor/-ausbreitung	Fazialisparese, Hörstörung, Kopfschiefhaltung
Großhirnhemisphärentumor	Zerebrale Krampfanfälle (komplexe Partialanfälle), Paresen, Plegien, Sensibilitätsstörungen
Suprasellärer Tumor	Visusminderung, Gesichtsfeldeinschränkung
Tumor der Hypophysen- und Hypothalamusregion	Minderwuchs, Diabetes insipidus, gestörte Pubertätsentwicklung, Essstörungen
Zwischenhirntumoren/-infiltration	Dienzephales Syndrom: Erbrechen und Kachexie bei euphorisch wirkendem Kleinkind
Pinealis-/Mittelhirntumor	Parinaud-Syndrom mit vertikaler Blicklähmung
Rückenmarktumoren/-metastasen	Rückenschmerzen, Skoliose, Querschnittsymptome, Pyramidenbahnzeichen, aber auch schlaffe Paresen

- neuroendokrinologische Diagnostik,
- neuropsychologische Testung.

Verlaufsdiagnostik Nach Abschluss der Therapie sind engmaschige **klinisch-neurologische Untersuchungen** notwendig. Dabei ist die Aufdeckung von Spätfolgen besonders wichtig für eine individuelle Rehabilitation.

Das Ziel regelmäßiger **bildgebender Kontrolluntersuchungen** ist die frühzeitige Entdeckung eines noch asymptomatischen Tumorrezidivs, das rechtzeitig behandelt, eine bessere Prognose haben könnte. Die Untersuchungsfrequenz richtet sich nach der Biologie der Tumoren. Bei vollständig resezierten benignen Gliomen sind MRT-Untersuchungen vor allem in den ersten Jahren sinnvoll, dagegen sollten sie bei Kindern mit hochmalignen Tumoren engmaschiger, zunächst 3- bis 6-monatlich, durchgeführt werden. Im Rahmen von Behandlungsstudien wurden Schemata zur Nachsorge erarbeitet.

Therapie, Prognose

Nahezu die Hälfte der kindlichen Hirntumoren sind von hoher Malignität. Sie wachsen invasiv, teilweise auch kontinuierlich entlang der Meningen und metastasieren in unterschiedlicher Häufigkeit über die Liquorwege. Hier kann die alleinige **Resektion** nie kurativ sein. Erst nach Einführung der **postoperativen Strahlentherapie** wurden Heilungen erzielt. Die Wirksamkeit einer **zusätzlichen Chemotherapie** wurde in Therapiestudien bestätigt. Die Heilungsraten stiegen bei Kindern mit hochmalignen Hirntumoren für einige Entitäten durch Verbesserungen der 3 gängigen Therapiemodalitäten deutlich an. Für jeden einzelnen Patienten sollte das Prozedere initial und bei Bedarf im Verlauf in interdisziplinären Fallkonferenzen festgelegt werden. Für alle relevanten Hirntumorentitäten stehen die Studienzentralen im Behandlungsnetzwerk HIT mit Studienprotokollen, Therapieempfehlungen und konsiliarischer Beratung zur Verfügung (www.kinderkrebsinfo.de).

27.2 Operation

Die Aufgaben der Operation bestehen in der Gewinnung von Material für die histologische Beurteilung sowie tumorbiologische Untersuchungen und in der **möglichst weitgehenden Resektion** des Tumors. Dabei hat die Verbesserung der perioperativen Intensivpflege zu einer drastischen Senkung der Operationsmortalität geführt.

Tab. 27.5 Einfluss der Histologie und Operabilität auf die Heilungs- bzw. 10-Jahres-Überlebensrate der häufigsten Hirntumoren im Kindesalter

Histologie	Resektion operationsmikroskopisch vollständig	Resektion unvollständig (inoperabel)
Benigne Tumoren	Heilungsrate >90%: pilozytisches Astrozytom, Gangliogliom, DNT, Plexuspapillom **Überlebensrate** >90%: Kraniopharyngeom	**Überlebensrate 60–70%:** Optikus-Chiasma-Hypothalamus-Gliom
Maligne Tumoren	Überlebensrate 60–70%: Medulloblastom, Ependymom	Überlebensrate 10–15%: Gliome hoher Malignität Überlebensrate <5%: Ponsgliom, diffus intrinsisch

> **Eine onkologisch radikale Operation, d. h. eine »Resektion im Gesunden« ist bei Hirntumoren nicht möglich, da gesundes Hirngewebe nicht reseziert werden darf. Ziel der Operation ist die operationsmikroskopisch vollständige Resektion.**

Diese ist so definiert, dass am Ende der Operation mit dem Operationsmikroskop kein Resttumor mehr nachweisbar ist. Obwohl das Ausmaß der Resektion für die Prognose vieler Hirntumoren wichtig ist (Tab. 27.5), dürfen bleibende Schäden nicht in Kauf genommen werden. Moderne Operationstechniken wie die **Mikroneurochirurgie** und bei speziellen Indikationen auch der Gebrauch des Cavitron-Ultraschallaspirators (CUSA) oder des Lasers ermöglichen vollständige Resektionen auf schonende Weise.

Tumoren von niedriger Malignität Kinder mit niedriggradigen Hirntumoren können durch eine vollständige Resektion in hohem Maße geheilt werden. Bei 20% der Kinder mit einem Grad I oder II

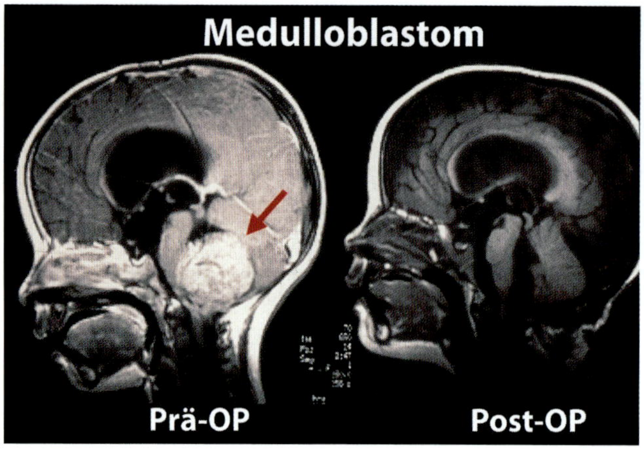

Abb. 27.2 Medulloblastom: der Primärtumor reichert in der T1-gewichteten MRT (sagittal) Gadolinium an. Der Tumor hat enge Beziehungen zum Hirnstamm und verursacht einen Hydrozephalus. Postoperativ stellt sich kein Resttumor mehr dar

Kleinhirnastrozytom, der häufigsten Entität, gelingt nur eine Teilresektion. Dennoch zeigt 1/3 der Resttumoren kein weiteres Wachstum. Bei Tumoren wie z. B. dem fibrillären Astrozytom lag nach einer vollständigen Resektion die rückfallfreie Überlebensrate über 5 Jahre bei 80%.

Mindestens die Hälfte der Kinder mit einer tumorinduzierten **Epilepsie** ist nach der vollständigen Resektion eines benignen Astrozytoms, Ganglioglioms und DNTs der Großhirnhemisphären ohne Antikonvulsiva anfallsfrei.

Bei **spinalen Tumoren** ist eine frühzeitige Diagnose und Operation vor Auftreten irreversibler Schäden von großer Bedeutung. Eine vollständige Resektion gelingt bei Gliomen von WHO I und II in 50–80% auch bei intramedullärer Lokalisation. Trotz weitgehender Schonung des gesunden Rückenmarks können postoperativ zusätzliche Defizite auftreten.

Beim **Kraniopharyngeom** wird primär eine komplette Resektion angestrebt, die bei 3/4 der Kinder möglich ist. Perioperativ ist eine endokrinologische Betreuung mit strenger Flüssigkeitsbilanzierung und Gaben von Hydrokortison sowie bei Bedarf Vasopressin notwendig. Bei einem Rezidiv sollte nochmals eine Resektion versucht werden.

Tumoren von hoher Malignität Da die meisten Kinder mit einem Hirntumor von hoher Malignität durch die lokale Raumforderung mit Druck z. B. auf den Hirnstamm und den allgemeinen Hirndruck vital bedroht sind, ist die primäre Tumorresektion zunächst von lebensrettender Bedeutung.

Durch eine operationsmikroskopisch vollständige Resektion (Abb. 27.2) kann die Überlebensrate bei den meisten hochmalignen Tumoren verdoppelt werden. Dennoch verbietet häufig die topographische Beziehung des Medulloblastoms zu wichtigen Hirnnerven, Kerngebieten und Leitungsbahnen ein aggressives chirurgisches Vorgehen, um schwere neurologische Defizite zu vermeiden.

Die **präoperative Gabe von Dexamethason** (4-mal 2–3 mg/m^2/Tag) kompensiert den gesteigerten Hirndruck meistens so weit, dass selbst bei Kindern mit einem Medulloblastom eine externe Liquordrainage nicht immer erforderlich ist. Nach der Öffnung der Liquorpassage durch die Resektion des Tumors ist die Implantation eines bleibenden Liquorshunts wegen eines Hydrozephalus nur bei ca. 20% der Kinder notwendig.

Nach der Resektion von Kleinhirntumoren wird häufig in unterschiedlicher Ausprägung das »**Posterior-fossa-Syndrom**« beobachtet. Im Vordergrund steht ein zerebellärer Mutismus, seltener sind Dysarthrie, progrediente Kleinhirnsymptome oder Hemiparese. Die spontane Rückbildung erfolgt bei milder Ausprägung meist innerhalb von 4–8 Wochen.

27.3 Strahlentherapie

Das Ziel moderner Bestrahlungstechniken ist die Verbesserung der Überlebensraten durch effiziente lokale Tumorkontrolle bei gleichzeitiger Verminderung akuter Nebenwirkungen und Spätfolgen durch maximale Schonung des reifenden Gehirngewebes und benachbarter Risikostrukturen wie der Augenlinse.

Die präzise Erfassung des Zielvolumens wird erreicht durch eine exakte Lokalisation mithilfe der MRT/CT, des Operationsberichts und durch eine computergestützte Bestrahlungsplanung.

Wichtig ist das exakte Positionieren mit Immobilisationssystemen, die von Kindern toleriert werden, und ein **psychologisches Betreuungskonzept**, das die Kinder auf die Bestrahlung vorbereitet und ihnen die Angst vor dem Alleinsein im Bestrahlungsraum nimmt. Die Bestrahlung wird in der Regel als **perkutane Photonen-Megavolt-Therapie** an einem Linearbeschleuniger durchgeführt.

Bei der **kraniospinalen Bestrahlung des gesamten Liquorraums**, d. h. von Gehirn und Rückenmark unter Einschluss der Meningen wird zunächst die »Neuroachse« mit 36 Gy bestrahlt. Anschließend folgt die lokale Tumoraufsättigung mit 20 Gy, die beim Medulloblastom meist die hintere Schädelgrube einschließt. Sie ist bei Kindern mit einem PNET, aber auch Germinom wegen der Gefahr einer okkulten ZNS-Metastasierung notwendig.

Mit modernen Operations- und Bestrahlungstechniken wurden beim **Medulloblastom** Überlebensraten von über 60% erreicht. Beim supratentoriellen PNET lagen die Überlebensraten um 10–20% niedriger. Die Heilungsrate von reinen **Germinomen** lag bei über 90% nach alleiniger Strahlentherapie, wobei die Neuroachse nur noch mit 24 Gy belastet wurde.

Nach Bestrahlung des gesamten Gehirns wird häufig, jedoch immer nur vorübergehend ein **Somnolenzsyndrom** mit Kopfschmerzen, Apathie, Erbrechen und Anorexie beobachtet.

Bei einer ausgeprägten Manifestation des Somnolenzsyndroms sind niedrige Dosen von Dexamethason hilfreich.

Eine **externe Lokalbestrahlung** erfolgt grundsätzlich bei allen Gliomen von hoher Malignität. Bei benignen Tumoren und Gliomen niedriger Malignität ergibt sich die Indikation aus dem individuellen natürlichen Verlauf. Die Bestrahlung konzentriert sich auf das Tumorbett einschließlich eines 2 cm breiten Sicherheitssaums zur Erfassung mikroskopischer Tumorausläufer.

Die Heilungsraten von Kindern mit einem **anaplastischen Astrozytom** oder **Glioblastom** lagen unter 20% nach alleiniger postoperativer Strahlentherapie. Bei den diffus intrinsischen **Ponsgliomen** (Abb. 27.3), die 80% aller Hirnstammtumoren ausmachen, konnte durch die Strahlentherapie die Überlebenszeit von 1–2 Monaten um ein halbes Jahr verlängert werden. Bei der Mehrzahl der Kinder trat eine Besserung der neurologischen Beschwerden ein, die vorübergehend zu einer verbesserten Lebensqualität führte.

Exkurs

Strahlentherapeutische Verfahren

Die **interstitielle Brachytherapie** stellt für Tumoren des Zwischen- und Mittelhirns eine effektive Alternative zur konventionellen externen Bestrahlung dar. Trotz höherer Dosen, die mit ^{125}Jod-Strahlern verabreicht werden, kann die Strahlenbelastung des gesunden Hirngewebes minimiert werden. Bei richtiger Indikation, d. h. bei gut abgrenzbaren Gliomen von WHO I und II mit einem Durchmesser unter 4 cm, wurden bei den meisten Kindern eine klinische Besserung und hohe Überlebensraten erzielt.

Die **hyperfraktionierte Strahlenbehandlung**, bei der 2-mal pro Tag die halbe konventionelle Tagesdosis verabreicht wird, besitzt das Potenzial, die biologische Wirksamkeit der Strahlenbehandlung gegenüber Tumorgewebe zu erhöhen und gleichzeitig theoretisch das Normalgewebe zu schonen. Dadurch soll das Risiko für Spätfolgen wie neurokognitive und neuroendokrine Funktionsstörungen sowie die Hemmung des Wirbelkörperwachstums verringert werden.

Stereotaktische Bestrahlungstechniken in Verbindung mit starren Kopffixierungen, wie z. B. Einzeittherapien (»Radiochirurgie«) oder computergestützte dreidimensionale Konformationstherapien fokussieren die Dosis im Tumor bei gleichzeitiger Schonung von Normalgewebe. Es ist zu erwarten, dass die stereotaktischen Bestrahlungstechniken bei malignen Gliomen und Ependymomen einen wesentlichen Beitrag zur langfristigen lokalen Tumorkontrolle leisten und dadurch die Prognose verbessern werden.

Der besondere Fall

Anamnese. Seit 4 Wochen Kopfschmerzen und Erbrechen, Schwindelgefühl und Gangunsicherheit; seit 3 Wochen Doppelbilder, Ungeschicklichkeit beider Hände; seit 1 Woche verwaschene Sprache, Schluckstörung und Wesensveränderung mit Weinerlichkeit.

Befund. 14 Jahre altes Mädchen mit Visusminderung, Abduzensparese, Nystagmus, Dysphagie, Dysarthrie, Ataxie und gesteigertem PSR und ASR.

MRT: Den Pons diffus auftreibender Tumor mit Ausbreitung in Richtung Mittelhirn und Medulla sowie exophytisch nach ventral mit Umwachsen der A. basilaris (◘ Abb. 27.3); Tumor in der T_1-Sequenz hypointens, keine Gadoliniumanreicherung und in T_2 deutlich hyperintens.

Therapie. Sofort bei Aufnahme Dexamethason 8 mg, dann 4 mg alle 6 h; 2 Tage später synchroner Beginn der Bestrahlung mit 60 Gy und der Chemotherapie mit Cisplatin, Etoposid und Ifosfamid; anschließend orale Dauertherapie mit Trofosfamid und Etoposid.

Verlauf. Besserung der Symptome und Befunde schon unter Dexamethason und deutlich im Verlauf der Bestrahlung. Sechs Wochen nach Bestrahlung bis auf die Abduzensparese keine Krankheitszeichen; das Kind geht wieder in die Schule und treibt Sport; nahezu vollständige Normalisierung des MRT-Befundes; 9 Monate nach Diagnosestellung plötzlich wieder Kopfschmerzen, Erbrechen, Gangunsicherheit, Fazialisschwäche rechts und verwaschene Sprache; im MRT wieder deutliche Auftreibung des Pons mit diffuser Gadoliniumanreicherung; 3 Wochen später ist Laufen und Schlucken kaum mehr möglich; parenterale Ernährung und Medikation mit Dexamethason und Morphin; zunehmende Bewusstseinstrübung; eine Woche später zentrales Atemversagen.

Beurteilung. Die Diagnose »diffus intrinsisches Ponsgliom« konnte aufgrund der kurzen Anamnese mit Hirndruckzeichen, Gangstörung und Hirnnervenausfällen, des Alters und des typischen MRT-Befundes sicher gestellt werden. Daher wurde auf eine Biopsie verzichtet. Im Anschluss an die Therapie konnte das Mädchen wieder ein normales Leben führen, was bei **2/3** der Kinder erreicht werden kann. Dann trat dennoch typischerweise plötzlich eine Tumorprogression auf, die unter zunehmender Eintrübung des Bewusstseins rasch zum Exitus letalis führte.

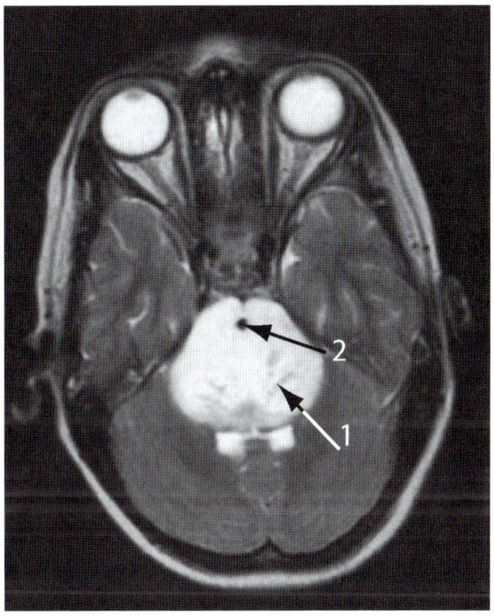

◘ **Abb. 27.3** Ponsgliom: in der axialen T2-Sequenz ist der Tumor *1*, der ventral die A. basilaris *2* ummauert, hyperintens

Ependymome, die infratentoriell im IV. Ventrikel mit Ausbreitung in den Kleinhirnbrückenwinkel wachsen, können häufig nur unvollständig reseziert werden und erfordern grundsätzlich eine Lokalbestrahlung. Die Lokalrezidivrate ist auch nach einer vollständigen Resektion so hoch, dass in der Regel eine lokale Nachbestrahlung durchgeführt wird.

Bei älteren Kindern mit **Gliomen von niedriger Malignität** wird zur Vermeidung von Rezidiven nach einer unvollständigen Resek-

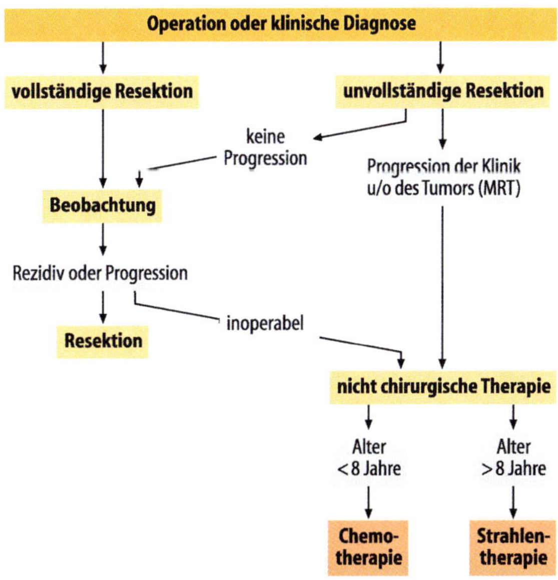

◘ **Abb. 27.4** Behandlungsstrategie bei benignen Gliomen und Astrozytomen niedriger Malignität nach dem Behandlungsprotokoll SIOP-LGG-2004

Tab. 27.6 Aufgaben der Chemotherapie bei der Behandlung des Medulloblastoms

Aufgaben der Chemotherapie	Zielgruppe
Verbesserung der Heilungschancen	Patienten mit hohem Tumorstadium oder mit Resttumor >1,5 cm^2 oder mit Metastasen
Verbesserung der Lebensqualität durch Reduktion der Strahlendosis auf Gehirn und Rückenmark	Patienten ohne Resttumor und ohne Metastasen; insbesondere jüngere Kinder
Alternative zur Bestrahlung	Kinder mit einem Alter <4 Jahren
Prophylaxe einer Metastasierung in Knochenmark, Skelett, Lunge	Alle Patienten

tion bei Tumorprogression eine lokale Bestrahlung mit 45–55 Gy angeschlossen. Dadurch wurde die Rezidivrate deutlich vermindert. Der natürliche Verlauf der häufig inoperablen **Optikus-Chiasma-Hypothalamus-Gliome** zeigt eine besondere Variabilität. Insbesondere bei Kindern mit einer NF-1 wurden außer einem mehrere Jahre andauernden Stillstand des Tumors sogar spontane Rückbildungen beobachtet. Bei 2/3 dieser Tumoren kommt es jedoch innerhalb von 10 Jahren zur Progression. Mit einer Bestrahlung konnte bei nahezu 90% der Kinder ein drohender Visusverlust aufgehalten werden (◘ Abb. 27.4).

Beim **Kraniopharyngeom** kann nach einer Teilresektion durch die lokale Nachbestrahlung mit 50 Gy die Rezidivrate wahrscheinlich gesenkt werden.

27.4 Chemotherapie

Ein spezifisches Problem der zytostatischen Chemotherapie von malignen Hirntumoren ist die **Blut-Hirn-Schranke**. Sie ist gerade in der Infiltrationszone zum gesunden Gehirn hin, wo die höchste Proliferationsaktivität herrscht, intakt. In der Hauptmasse des Tumors ist jedoch die **Blut-Tumor-Schranke** unterbrochen, sodass dorthin auch hydrophile und großmolekulare Zytostatika in wirksamen Konzentrationen gelangen. Dies erklärt, weshalb maligne Hirntumoren auf die verschiedensten Zytostatika einen Response, d. h. eine Tumor- bzw. Metastasenrückbildung um mehr als die Hälfte zeigten. Das Medulloblastom ist mit Responseraten von 60–70% ein chemotherapiesensibler Hirntumor.

Medulloblastom Die Wirksamkeit einer **adjuvanten Chemotherapie** wurde bereits Ende der 1970er-Jahre in 2 randomisierten Studien bestätigt. Kindern, die zusätzlich zur der postoperativen Bestrahlung CCNU und Vincristin erhielten, hatten mit 59% bzw. 56% eine um 9% bzw. 14% höhere 5 Jahre rückfallfreie Überlebensrate. Von der Chemotherapie profitierten am meisten Kinder mit einem fortgeschrittenen Erkrankungsstadium und einem niedrigen Erkrankungsalter (◘ Tab. 27.6).

> **Die adjuvante Chemotherapie mit Cisplatin, CCNU und Vincristin kann derzeit als Standardtherapie des Medulloblastoms angesehen werden.**

Mit dieser Dreifachkombination wurde in Philadelphia eine rückfallfreie Überlebensrate von 85% nach 5 Jahren und von 72% nach 9 Jahren erzielt.

Tab. 27.7 Modifizierte Klassifikation des Medulloblastoms nach Chang

	Tumorgröße und Ausdehnung
T1	Durchmesser <3 cm und begrenzt auf Kleinhirnwurm, Dach des IV. Ventrikels oder Kleinhirnhemisphäre
T2	Durchmesser ≥3 cm, dringt in Nachbarstruktur ein oder füllt den IV. Ventrikel teilweise aus
T3	a) Dringt in 2 Nachbarstrukturen ein oder füllt den IV. Ventrikel vollständig aus b) Zusätzlich Infiltration von Hirnstamm/Boden des IV. Ventrikels
T4	Ausdehnung bis in Mittelhirn/III. Ventrikel oder bis zum oberen Halsmark
M0	Kein Anhalt für Metastasen
M1	Mikroskopischer Tumorzellnachweis im Liquor
M2	Makroskopische Metastasen im zerebellaren/zerebralen Subarachnoidalraum oder in den supratentoriellen Ventrikeln
M3	Makroskopische Metastasen im spinalen Subarachnoidalraum
M4	Metastasen außerhalb des Zentralnervensystems

Bei 1/4 der Kinder können **Metastasen** initial im Liquor (M1-Stadium nach Chang) und bei 1/3 der Kinder mit der MRT supratentoriell (M2-Stadium) oder spinal (M3-Stadium) nachgewiesen werden (◘ Tab. 27.7). Zur Verbesserung ihrer schlechten Prognose ist eine Intensivierung der Strahlentherapie (hyperfraktioniert, akzeleriert) und der Chemotherapie (z. B. Hochdosistherapie) erforderlich.

In den ersten 3 Lebensjahren werden 20% der Medulloblastome des Kindes- und Jugendalters diagnostiziert. Bei diesen Kindern verhält sich das Medulloblastom teilweise **aggressiver** als bei Jugendlichen oder Erwachsenen. Sie hatten früher eine sehr schlechte Prognose und besonders häufig unter Spätfolgen zu leiden, die vom Tumor und der Strahlentherapie verursacht wurden. Daher wurden Konzepte zur Verzögerung oder Vermeidung der Strahlentherapie entwickelt, mit denen insbesondere für Kinder mit desmoplastischen oder extensiv nodulären Medulloblastomen (Cave: Gorlin-Syndrom) auch ohne Bestrahlung deutlich verbesserte Überlebensraten erreicht wurden.

Der besondere Fall

Anamnese. Seit 4 Wochen Kopfschiefhaltung und leichtes Schielen; unsicheres Laufen und mehrfach hingefallen obwohl zuvor schon frei gelaufen; seit 2 Wochen (Nüchtern)erbrechen und Wesensveränderung mit ungewohntem Jähzorn.

Befund. 20 Monate altes, weibliches Kleinkind mit Abduzensschwäche rechts, Nystagmus, Ataxie mit Fallneigung, symmetrische Dysdiadochokinese und Stauungspapillen von 2 dpt.

MRT: Vom Kleinhirnwurm ausgehender Tumor, der deutlich Gadolinium anreichert und den IV. Ventrikel ausfüllt (◘ Abb. 27.2); Hydrocephalus internus occlusus; keine ZNS-Metastasen.

Therapie. Sofort bei Aufnahme Dexamethason 4 mg, dann 2 mg alle 6 h; am nächsten Tag vollständige Tumorresektion, bestätigt durch das CT am 1. postoperativen Tag; 15 Monate Chemotherapie mit Procarbazin (8 Blöcke zu je 14 Tagen), hochdosiertes Methotrexat (24 Infusionen) und Vincristin (30 Injektionen).

Verlauf. Nach Abschluss der Chemotherapie anhaltend komplette Erstremission; bis auf geringe Koordinationsstörungen und diskrete

▼

Abduzensparese keine neurologischen Auffälligkeiten; geht jetzt mit 9 1/2 Jahren in die 3. Klasse mit guten Leistungen; betreibt Schwimmsport.

Beurteilung. Heilung eines Kleinkinds mit Medulloblastom durch die vollständige Resektion und Chemotherapie; Verzicht auf die Strahlentherapie wegen kompletter Remission und zur Vermeidung neurokognitiver und neuroendokriner Spätfolgen; normale körperliche und geistige Entwicklung ohne gravierende neurologische Residuen nach frühzeitiger Diagnose eines Tumors, der noch keine schweren Schäden verursacht hatte.

Ependymom In einer konsekutiven Studie am Royal Marsden Hospital lag die 10-Jahres-Überlebensrate nach adjuvanter Chemotherapie mit CCNU und Vincristin mit 54% signifikant höher als mit 34% nach alleiniger Bestrahlung. Mit einer intensiven Chemotherapie nach einer hyperfraktionierten Bestrahlung konnte sogar eine Überlebensrate von ca. 70% nach 5 Jahren erzielt werden. Daher werden Kinder mit anaplastischen Ependymomen häufig analog den Medulloblastomen auch chemotherapeutisch behandelt.

Gliome von hoher Malignität Mit CCNU und Vincristin nach der postoperativen Bestrahlung konnte die 5 Jahre rückfallfreie Überlebensrate von Kindern mit einem **anaplastischen Astrozytom** oder **Glioblastom** mehr als verdoppelt werden. In der Folgestudie wurden mit kombinierter postoperativer Strahlen- und Chemotherapie 5 Jahre rückfallfreie Überlebensraten von 28% beim anaplastischen Astrozytom, 16% beim Glioblastom und 64% bei anderen malignen Gliomen wie z. B. dem anaplastischen **Oligodendrogliom** erzielt. Derzeit besteht die Hoffnung, dass mit postoperativer Bestrahlung und verbesserter Chemotherapie oder mit experimentellen Therapieansätzen eine Verbesserung der Prognose erreicht werden kann. Die infauste Prognose von Kindern mit diffus intrinsisch wachsenden **Ponsgliomen** konnte durch eine zusätzliche Chemotherapie bislang nicht verbessert werden.

Benigne und niedrigmaligne Gliome Bei Kindern mit einem Gliom WHO I oder II, das nicht vollständig reseziert werden konnte, gelten folgende Gründe als Indikationen für eine postoperative Nachbehandlung (Abb. 27.4):

- Tumorprogression im CT/MRT von mehr als 25%,
- progressive neurologische Erkrankungen, wie z. B. Hirnnervenparesen, Hemiparesen oder erhöhter Hirndruck,
- schwerwiegende neurologische Erkrankungen, wie z. B. das dienzephale Syndrom oder eine Verschlechterung von Visus oder Gesichtsfeld.

> **Entgegen der vorherrschenden Meinung, dass Zytostatika bei gutartigen Tumoren nicht wirken, konnten durch eine milde Chemotherapie mit Vincristin und Carboplatin bei jüngeren Kindern mit Optikus-Chiasma-Hypothalamus-Gliomen vergleichbare Effekte wie nach lokaler Strahlentherapie erzielt werden.**

Bei der Hälfte der Kinder wurde eine Tumorverkleinerung und bei 80% eine Besserung der Beschwerden beobachtet. So gelang es bei Kindern unter 5 Jahren, den Zeitpunkt der Strahlentherapie in einen höheren Altersbereich hinauszuschieben und die Störungen der kognitiven und neuroendokrinen Funktionen zu vermindern.

Nicht germinomatöse Keimzelltumoren Bei Kindern mit malignen und markersezernierenden Tumoren können mit einer kompletten Resektion, Bestrahlung und auf Platinderivaten basierenden Chemotherapie Überlebensraten von 80% erreicht werden.

Exkurs

Hochdosischemotherapie mit autologer Stammzelltransplantation

Die Hochdosischemotherapie (HDCH) mit autologer Stammzelltransplantation (ASZT) ist eine neue Strategie, die Blut-Hirn-Schranke zu überwinden und höhere Konzentrationen von Zytostatika in Hirntumoren zu erreichen. Daher wird ihr Einsatz insbesondere in der Erstbehandlung von Medulloblastomen bei Säuglingen und Kleinkindern mit ungünstigem histologischen Subtyp (klassisches oder großzellig-anaplastisches Medulloblastom) oder mit Metastasen erprobt. Evaluiert wurde eine HDCT bei Kindern mit Medulloblastom-Rezidiv, deren Tumor ein gutes Ansprechen auf konventionelle Chemotherapie zeigte und Kinder, die durch Resektion, Bestrahlung oder konventionelle Chemotherapie vor der HDCH bereits weitgehend tumorfrei waren.

27.5 Spätfolgen

Kinder mit Hirntumoren haben häufig unter Spätfolgen zu leiden. Außer dem Tumor wirkt sich auch die Therapie nachteilig auf das Gehirn aus, insbesondere bei Kindern bis zum 6. Lebensjahr. Nach einer Bestrahlung des Gehirns und Rückenmarks waren **vaskuläre Läsionen** und Störungen der Myelinisierung Hauptursachen für die Spätfolgen. Außer der Bestrahlung spielen auch die Operation, perioperative Komplikationen und die Chemotherapie eine Rolle.

Folgen der Bestrahlung und einer Chemotherapie mit Methotrexat, die in der MRT sichtbar werden, betreffen in erster Linie die weiße Substanz der Marklager. Seltener, aber im Einzelfall gravierend ist die **Leukenzephalopathie** (LEP), ein progredienter Untergang weißer Hirnsubstanz, der im MRT typische Veränderungen aufweist. Das klinische Korrelat der LEP reicht von asymptomatischen Befunden über leichte Funktionsstörungen bis zu Demenz und tödlichem Ausgang.

Neurologische Ausfallserscheinungen, wie z. B. eine Hemiparese können nach Zerstörung entsprechender Hirnabschnitte permanent bestehen. Kinder mit Kleinhirntumoren leiden häufig unter Koordinationsstörungen, ataktischen Gangstörungen, Artikulationsstörungen und nicht selten einer Abduzensparese. Eine Optikusatrophie führt zu einer bleibenden Sehschwäche bis hin zur Erblindung.

Neuropsychologische Störungen treten meist nach einer Bestrahlung des gesamten Gehirns auf. Häufig sind eine Beeinträchtigung des Konzentrationsvermögens, des Kurzzeitgedächtnis, der visuellen Wahrnehmung und des Lernvermögens. Dadurch treten Schulprobleme auf, die zu einem schlechten Schulabschluss auf niedrigem Niveau führen.

> **Die geistige Entwicklungsverzögerung, die zu einer deutlichen Erniedrigung des Intelligenzquotienten führt, ist umso ausgeprägter, je jünger die Kinder bei der Diagnose und Bestrahlung sind.**

Neuroendokrinologische Funktionsstörungen werden überwiegend von Tumoren im Bereich der Hypophysen-Hypothalamus-Achse sowie durch ihre radikale Operation, aber auch durch eine Bestrahlung verursacht. Die häufigste Endokrinopathie nach einer Bestrahlung ist der durch einen Mangel an Wachstumshormon bedingte **Minderwuchs**. Durch eine kraniospinale Bestrahlung kann sowohl eine primäre als auch eine sekundäre **Unterfunktion der Schilddrüse** hervorgerufen werden. Störungen der **Pubertätsentwicklung** sind nach Schädelbestrahlung bekannt. Eine Einschränkung der **Fertilität** nach Therapie mit Alkylanzien ist bei Knaben zu erwarten.

Sekundärmalignome treten mit ca. 3% nur selten auf. Zweittumoren, wie z. B. Meningeome, Glioblastome, aber auch Schilddrüsenkarzinome, entstehen meist im Bereich des Strahlenfeldes mit einer Latenz von 5–40 Jahren. Myeloische Leukämien wurden nach der Anwendung von Alkylanzien, wie z. B. Mustargen beobachtet.

27.6 Rehabilitation

Durch die Spätfolgen wird die Lebensqualität der geheilten Kinder beeinträchtigt. Eine konsequente Rehabilitation hat daher einen hohen Stellenwert in der Nachsorge:

- Krankengymnastische Übungsbehandlung, Ergotherapie, Logopädie und orthopädische Hilfen sind wichtig für eine bessere Kompensation neurologischer Ausfallserscheinungen.
- Zur Förderung einer regulären Entwicklung ist die **Substitution von Hormonen**, wie z. B. von Wachstums- (HGH) und Schilddrüsenhormon (L-Thyroxin) oder von Vasopressin (DDAVP) bei nachgewiesenen Defiziten notwendig. Die HGH-Substitution kann etwa 2 Jahre nach Ende der Tumortherapie beginnen.
- Die Förderung der schulischen Leistungsfähigkeit auf der Basis einer differenzierten neuropsychologischen Testung, eine an den Defiziten orientierte Berufsberatung sowie
- im Einzelfall eine gezielte Psychotherapie sind für das spätere Leben der Kinder von großer Bedeutung.

Literatur

Cohen ME, Duffner PK (1994) Brain tumors in children: principles of diagnosis and treatment, 2nd edn. Raven, New York

Packer RJ, Bleyer WA, Pochedly C (1992) Pediatric neurooncology: new trends in clinical research. In: Lanzkowsky P (ed) Monographs in clinical pediatrics. Harwood, Chur Reading, Paris Philadelphia Tokyo Melbourne

Louis DN, Ohgaki H, Wiestler OD, Cacenee WK (eds) (2007) WHO Classification of tumours of the central nervous system. WHO Press, Geneva, Switzerland

Taylor MD, Northcott PA, Korshunov A, Remke M, Cho YJ, Clifford SC, Eberhart CG, Parsons DW, Rutkowski S, Gajjar A, Ellison DW, Lichter P, Gilbertson RJ, Pomeroy SL, Kool M, Pfister SM (2011) Molecular subgroups of medulloblastoma: the current consensus. Acta Neuropathol 123(4): 465–472

Niere und Harnwegssystem

Nephrologie

D. Haffner, H.-J. Gröne, H.F. Zappel

C. P. Speer, M. Gahr (Hrsg), *Pädiatrie*,
DOI 10.1007/978-3-642-34269-1_28, © Springer-Verlag Berlin Heidelberg 2013

28

Einleitung

Die Aufklärung der molekularen Mechanismen zahlreicher Nierenerkrankungen und die Möglichkeit einer Nierenersatztherapie bereits im Säuglingsalter haben die Therapie von Kindern mit akuten und chronischen Nierenerkrankungen in den letzten Jahren revolutioniert. Im Gegensatz zu Erwachsenen stehen im Kindesalter angeborene und hereditäre Erkrankungen im Vordergrund. Hierbei sind vor allem Nieren- und Harntraktfehlbildungen sowie tubuläre und glomeruläre Nephropathien zu nennen.

28.1 Grundlagen

Nierenerkrankungen sind häufig zunächst klinisch stumm und fallen in der Regel durch eher unspezifische **akute Symptome** wie Fieber, Kopf-, Bauch- oder Rückenschmerzen auf. Seltener findet sich eine Polyurie, Dysurie, Makrohämaturie oder Ödeme. Als **chronische Symptome** sind Gedeih- bzw. Wachstumsstörung, verzögerte Pubertätsentwicklung, Blässe, Leistungsschwäche, Inappetenz und urämischer Foetor ex ore zu nennen. Ätiologisch kommen angeborene (malformative), infektiöse, immunologische, metabolische und maligne Prozesse in Betracht. Darüber hinaus können die Nieren im Rahmen von rheumatologischen und sonstigen systemischen Erkrankungen, Ausfall anderer Organe (Herz, Lunge, Leber) oder nephrotoxischen Medikamenten sekundär beeinträchtigt werden.

Ungefähr 5% aller Mädchen leiden bis zum 15. Lebensjahr mindestens einmalig unter **Harnwegsinfektionen** oder asymptomatischer Bakteriurie. Etwas weniger als 1% aller Kinder werden mit **Nieren- und Harnwegsanomalien** geboren, von denen jedoch nur ein Teil behandelt werden muss. Jedes Jahr entwickeln 4–6 Kinder unter 15 Jahren pro 1 Mio. Einwohner ein **akutes Nierenversagen** und jährlich bedürfen 1–2 Kinder pro 1 Mio. Einwohner aufgrund einer **chronischen Niereninsuffizienz** einer Nierentransplantation. Die häufigste Ursache eines akuten Nierenversagens im Kindesalter ist das hämolytisch-urämische Syndrom; die häufigste Einzelursache eines chronischen Nierenversagens ist das nephrotische Syndrom bei fokal- segmentaler Glomerulosklerose. Ein Drittel aller schweren Nierenerkrankungen der Kinder unter 15 Jahren beruht auf angeborenen **Hypo**- oder **Dysplasien, obstruktiven Uropathien** oder auf **vesikoureteralem Reflux**, ein weiteres Drittel auf angeborenen oder erworbenen **Glomerulopathien** und ein letztes Drittel auf erworbenen **tubulointerstitiellen Erkrankungen** oder angeborenen Zystennieren und renovaskulären Erkrankungen.

28.2 Nieren- und Harnwegsfehlbildungen

28.2.1 Pathophysiologie

Die endgültige menschliche Niere entwickelt sich nach zwei Vorstadien (Pro- und Mesonephros) aus der Ureterknospe und dem metanephrogenem Blastem. Hierbei entsteht die Ureterknospe um die 11. Schwangerschaftswoche als Aussprossung epithelialer Zellen des Wolff-Ganges auf der Höhe des benachbarten metanephrogenem Blastems. In einem gegenseitigen induktiven proliferativen und differenzierenden Prozess kommt es zur Ausbildung tubulärer und glomerulärer Strukturen die schließlich das Nephron, Nierenkelche und Sammelrohre bilden. Die Ureterknospe wird zum Ureter. Die Nieren nehmen ihre Funktion im Gestationsalter zwischen der 11. und 13. Schwangerschaftswoche auf. Der fetale Urin bildet zum Zeitpunkt der Geburt bis zu 60% der gesamten Amnionflüssigkeit. Die Nephrogenese ist mit der 35. Schwangerschaftswoche weitgehend abgeschlossen. Störungen der bei diesem Prozess beteiligten zahlreichen und sequenziell aktivierten Entwicklungsgenen können zu unterschiedlichen Fehlbildungen der Nieren und der ableitende Harnwege führen, die unter dem Sammelbegriff CAKUT (»congenital anomalies of the kidney and urinary tract«) zusammengefasst werden.

28.2.2 Anlagestörungen der Niere

Lage- und Fusionsanomalien

Störungen der Nierenaszension können zur dystopen Lage einer Niere z. B. in das kleine Becken (Beckenniere) führen. Die Nichtdarstellbarkeit einer Niere in der üblichen anatomischen Position mittels Ultraschall sollte immer Anlass geben nach einer dystopen Niere zu suchen. Bei kompletter Verschmelzung beider Nierenanlagen während der Nephrogenese kommt es zu sog. **Kuchenniere** und bei Verschmelzung der beiden unteren Nierenpole spricht man von einer **Hufeisenniere**. Diese Fusions- und Lageanomalien gehen in der Regel nicht mit Komplikationen einher und werden meist zufällig sonographisch entdeckt.

Nierenagenesie

Die einseitige Nierenagenesie kommt mit einer Häufigkeit von 1:1000 Lebendgeborenen vor. Nach der Geburt kommt es zu einer kompensatorischen Hypertrophie der Gegenseite, die sich sonographisch nachweisen lässt. Falls sich keine zusätzliche Anlagestörungen der Gegenseite finden ist die Prognose gut. Bei bilateraler Nierenagenesie kommt es intrauterin zu einem Anhydramnion mit den Folgen einer Potter-Sequenz: Lungenhypoplasie, Gliedmaßenverkrümmungen und Gesichtsdysmorphie (weiter Augenabstand, Abflachung und Verbreiterung der Nase). Die Kinder versterben in der Regel kurz nach der Geburt aufgrund der schweren Lungenhypoplasie. Die Potter-Sequenz wird auch bei anderen mit einem Anhydramnion oder schweren Oligohydnraminion einhergehenden Nierenfehlbildungen (z. B. Urethralklappen, polyzystischen Nieren) beobachtet.

> **Die Potter-Sequenz mit Gesichtsdysmorphie, Gliedmassenverkrümmungen und Lungenhypoplasie wird bei schweren Nierenfehlbildungen mit Anhydramnion oder Oligohydramnion wie der bilateralen Nierenagenesie beobachtet.**

Nierenhypoplasie

Bei der Nierenhypoplasie, findet sich eine aufgrund einer verminderten Anzahl der Nephrone, sonographisch verkleinerte Niere. Bei beidseitiger Nierenhypoplasie ist die globale Nierenfunktion eingeschränkt mit den Folgen einer progredienten chron. Niereninsuffizienz. Bei rein einseitigem Befall zeigt sich eine kompensatorische Hypertrophie der Gegenseite. Differenzialdiagnostisch muss bei sonographisch »kleinen Nieren« auch an eine Refluxnephropathie, Nephronophthise, Nierendysplasie oder dem Endstadium einer vaskulären Schädigungen oder einer Glomerulonephritis gedacht werden.

Nierendysplasie

Störungen der Differenzierung des metanephrogenen Blastem führen zur Nierendysplasie. Histologisch finden sich primitive tubuläre und glomeruläre Strukturen, Knorpelanlagen, glatte Muskelzellen und zystische Strukturen. Die Nierendysplasie kann segmental oder diffus die gesamte Niere betreffen und ist häufig mit anderen

Tab. 28.1 Klinische Charakteristika von wichtigen hereditären zystischen Nierenerkrankungen

Zystische Nierenerkrankung	Vererbung	Gen	Protein	Nierenerkrankung (medianes Alter bei Dialyse in Jahren)	Extrarenale Beteiligungen
Autosomal-dominante polyzystische Nierenerkrankung (ADPKD)					
ADPKD1	AD	PKD1	Polyzystin-1	Zysten (~55)	Leber- und Pankreaszysten, Hirnbasisaneurysma
ADPKD2	AD	PKD2	Polyzystin-2	Zysten (~70)	Leber- und Pankreaszysten
Autosomal-rezessive polyzystische Nierenerkrankung (ARPKD)					
ARPKD	AR	PKHD1	Fibrozystin/Polyduktin	Zysten (42% im Alter von 20)	Leberfibrose (obligat)
Nephronophthise (NPHP)					
NPHP1 (juvenile)	AR	NPHP1	Nephrozystin-1	NPHP (13)	Retinitis pigmentosa (10%), okulomotorische Apraxie (~2%)
NPHP2 (infantile)	AR	NPHP2/INV	Nephrozystin-1/Inversin	Zysten (<1)	Retinitis pigmentosa (10%), Leberfibrose
NPHP3- (adoleszente)	AR	NPHP3	Nephrozystin-3	NPHP (19)	Retinitis pigmentosa (10%), Leberfibrose
NPHP4	AR	NPHP4	Nephrozystin-4	NPHP (21)	Retinitis pigmentosa (10%), Leberfibrose, okulomotorische Apraxie
NPHP5	AR	NPHP5	Nephrozystin-5	NPHP (13)	Retinitis pigmentosa (100%)

NPHP Nephronophthise (typische Veränderungen: interstitielle Nephritis und Fibrose, kortikomedulläre Zysten); *AD* autosomal-dominant; *AR* autosomal-rezessiv

Nierenfehlbildungen (Hypoplasie, obstruktive und refluxive Fehlbildungen) assoziiert. Sonographisch finden sich kleine Nieren mit erhöhter Echogenität, reduzierter kortikomedullärer Differenzierung und einzelnen in der Regel kleinen Zysten. Bei beidseitigem Befall kommt es in der Regel zu einer progredienten Niereninsuffizienz.

Multizystische Nierendysplasie

Die multizystische Nierendysplasie ist eine in der Regel einseitige großzystische Malformation mit funktionsloser Niere, die in 30% mit Anomalien der Harnwege auf derselben oder kontralateralen Seite einhergeht. Falls keine weiteren Fehlbildungen vorliegen kommt es zur kompensatorischen Hypertrophie der Gegenseite. Die multizystisch-dysplastische Niere bildet sich in den ersten Lebensjahren zu kleinen bindegewebigen Strukturen zurück. Eine Nephrektomie ist nur bei bestehendem Hypertonus zu erwägen und stellt eine Rarität dar. Die Gefahr einer malignen Entartung besteht nicht.

Hereditäre zystische Nierenerkrankungen (»Zystennieren«)

Hereditäre zystische Nierenerkrankungen stellen eine klinisch und genetisch sehr heterogene Gruppe von Erkrankungen dar, die sich zwar häufig bereits in utero manifestieren, aber auch bis zum Erwachsenenalter klinisch stumm bleiben können. Bei der differenzialdiagnostischen Abgrenzung gegenüber zystisch-dysplastischen Nieren oder solitären Nierenzysten hilft, dass bei hereditären zystischen Nierenerkrankungen grundsätzlich beide Nieren betroffen sind (beidseitige Nierenzysten). Die meisten dieser Erkrankungen sind auf Mutationen von Proteinen zurückzuführen, die in primären Zilien, Basalkörperchen oder Zentrosomen lokalisiert sind. Daher wurde die frühere Nomenklatur nach Potter durch den übergeordneten Begriff **Ziliopathien** abgelöst (Tab. 28.1). Da Zilien auch in vielen anderen Organen, z. B. Leber/Gallenwege, Augen, Gehirn und Pankreas, eine Rolle spielen, erklärt dies die unterschiedlichen und zum Teil überlappenden Phänotypen der angeborenen zystischen Nierenerkrankungen. Bei den meisten Ziliopathien ist bisher noch ungeklärt, wie Störungen der vermutlich als Mechanosensor fungierenden Zilien zu Tubulusdegeneration und Zystenbildung führen.

Die primäre Diagnostik der hereditären zystischen Nierenerkrankungen stützt sich auf anamnestische und klinische Befunde. Hierzu zählen im wesentlichen die sonographischen Untersuchung der Nieren von Eltern und Patienten und die Erfassung weiterer Organbeteiligungen (Tab. 28.1). Abhängig von der Präsenz spezifischer extrarenaler Symptomen ist eine gezielte Suche nach genetischen Störungen sinnvoll.

> **Zystische Nierenerkrankungen betreffen grundsätzlich beide Nieren und werden durch Mutationen in Proteinen zurückgeführt, die in zentralen Zilien der Tubulusepithelzellen lokalisiert sind. Sie werden daher als Ziliopathien bezeichnet.**

Autosomal-rezessive polyzystische Nierenerkrankung (ARPKD)

Klinik

Die ARPKD hat eine Inzidenz von etwa 1:20.000 und manifestiert sich in der Regel bereits intrauterin (Oligohydramnion mit beidseits vergrößerten Nieren, ggf. mit Potter-Sequenz) bzw. in der frühen Neonatalperiode (Abb. 28.1). Sonographisch finden sich hyperechogene Nieren mit reduzierter bzw. aufgehobener kortikomedullärer Differenzierung und häufig ein sog. **Pfeffer-und-Salz-Muster**, wohingegen Nierenzysten (Durchmesser ca. 1–8 mm) sich erst im Kindesalter nachweisen lassen (Abb. 28.1). Etwa ein Drittel aller Patienten versterben bereits in der Neonatalperiode aufgrund

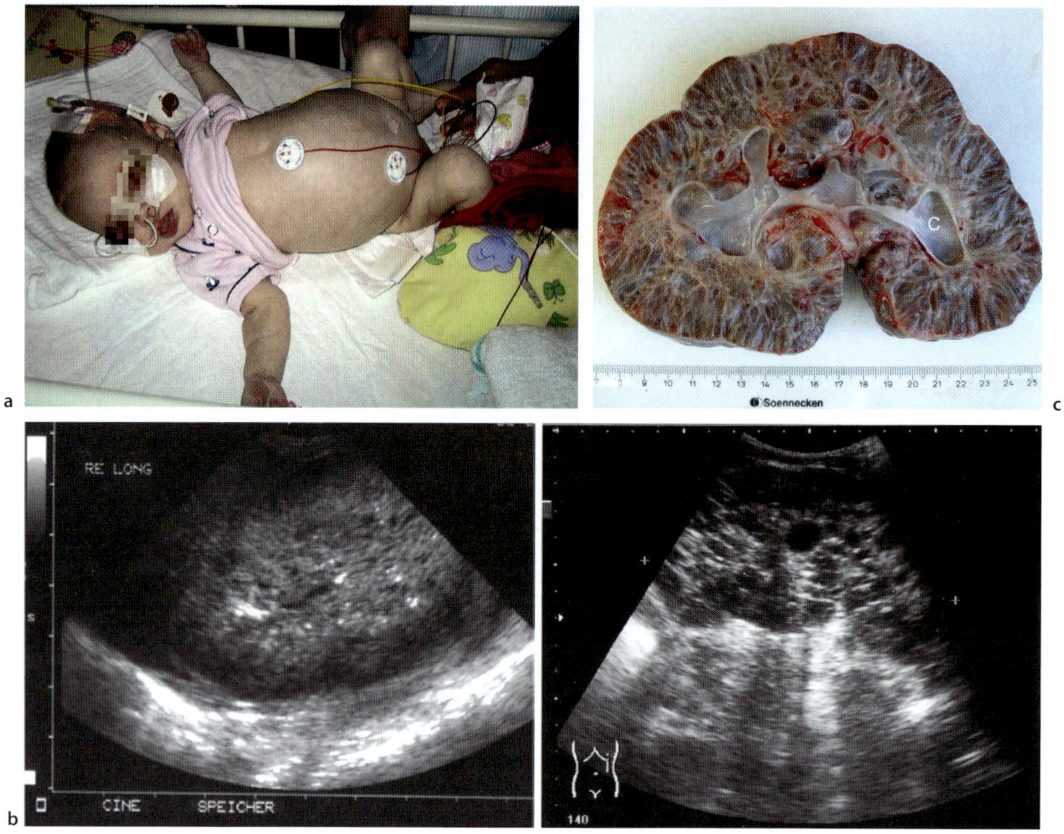

Abb. 28.1a–c Autosomal-rezessive polyzystische Nierenerkrankung (ARPKD). **a** Fünf Wochen alter weiblicher Säugling mit ARPKD mit ausladendem Abdomen (Kreatinin 1,8 mg/dl), O_2-Nasensonde und Ernährungssonde. Die Patientin benötigte 5 Antihypertensiva. **b** Nierensonographische Befunde bei der gleichen Patientin postpartal (links) und im Alter von 3 Jahren (rechts). Initial zeigten sich massiv vergrößerte hyperechogenen Nieren mit aufgehobener Markrindendifferenzierung und typischen »Pfeffer-und-Salzmuster«. Im weiteren Verlauf kommt es zur Ausbildung von multiplen Nierenzysten (Durchmesser <2 cm). **c** Resezierte massiv vergrößerte ARPKD-Niere mit multiplen Nierenzysten

der Lungenhypoplasie, dem durch die vergrößerten Nieren bedingten Zwerchfellhochstand und der hieraus resultierenden respiratorischen Insuffizienz und deren Komplikationen (Pneumothorax). Bei Patienten, die die Neonatalzeit überleben, stehen klinisch eine Hypertension, Ernährungsprobleme aufgrund der massiv vergrößerten Nieren mit Verdrängung der abdominellen Organe sowie eine progrediente **Niereninsuffizienz** im Vordergrund. Etwa 50% der Patienten entwickeln bis zum 20. Lebensjahr eine terminale Niereninsuffizienz. Durch die Nierenersatztherapie konnte die 10-Jahres-Überlebensrate der Patienten, die das 1. Lebensjahr überlebt haben, auf ca. 85% gesteigert werden.

Das zweite pathognomonische Zeichen der ARPKD ist eine **Dysplasie der Gallengangsanlage** mit einer Proliferation der Gallengänge und Gallengangsektasie im Sinne eines Caroli-Syndroms sowie eine obligate kongenitale periportale Leberfibrose. Die Leberbeteiligung ist im Allgemeinen zunächst klinisch stumm. Die Syntheseleistung der Leber ist in der Regel nicht eingeschränkt. Jedoch kommt es im weiteren Verlauf häufig zur portalen Hypertension (Hepatosplenomegalie, Ösophagusvarizen), die langfristig eine Lebertransplantation erforderlich macht. Einige Patienten benötigen daher auch eine kombinierte Leber-/Nierentransplantation.

▪▪ Diagnose

Die differenzialdiagnostischen Kriterien zur Abgrenzung gegenüber der wesentlich häufiger auftretenden autosomal-dominanten polyzystischen Nierenerkrankung (ADPKD) sind in ◘ Tab. 28.2 aufgeführt. In der Praxis kann jedoch bei ca. 20% der Patienten keine sichere klinisch/radiologische Diagnose gestellt werden, so dass insbesondere bei erneutem Kinderwunsch eine genetische Diagnostik angezeigt ist.

Autosomal-dominante polyzystische Nierenerkrankung (ADPKD)

Die ADPKD hat eine Inzidenz von etwa 1:400–1:1000 und manifestiert sich in der Regel erst im mittleren Erwachsenenalter (◘ Tab. 28.1). Im Kindes- und Jugendalter treten nur selten eine chronische Niereninsuffizienz, behandlungsbedürftige arterielle Hypertonie oder Proteinurie auf.

Nephronophthise

Die Nephronophthise stellt mit ca. 10% die häufigste erbliche Ursache einer terminalen Niereninsuffizienz im Kindes- und Jugendalter dar (◘ Tab. 28.2). Charakteristisch sind zystische Degenerationen im kortikomedullären Bereich mit fortschreitender interstitieller Fibrose.

▪▪ Klinik

In der Frühphase weisen die Patienten häufig aufgrund der Urinkonzentrationsstörung eine Polyurie und Polydipsie auf, die zur Fehldiagnose einer Enuresis nocturna führen kann. Die progrediente Niereninsuffizienz führt zur Wachstumsstörung und renalen Anämie mit Leistungsschwäche und Blässe. Die Erkrankung ist je nach genetischem Defekt mit anderen Organbeteiligungen assoziiert (◘ Tab. 28.1).

Tab. 28.2 ARPKD und ADPKD: differenzialdiagnostische Abgrenzung

	ARPKD	ADPKD
Häufigkeit	1:20.000	1:400–1000
Hauptsymptome	Oligohydramion; Neugeborenenperiode: respiratorische Insuffizienz, progrediente Niereninsuffizienz, Hypertonie, portale Hypertension, Cholangitiden	3./5. Lebensdekade: progrendiente Niereninsuffizienz, Hypertonie, Proteinurie, Harntraktinfektionen
Nierensonographie	Neonatal: vergrößerte hyperechogene Nieren, aufgehobene kortikomedulläre Differenzierung, Pfeffer und Salzmuster Kindes- und Jugendalter: Multiple Zysten	Vergrößerte hyperechogene Nieren mit multiplen kortikalen und medullären Zysten. Progredienz der Nierengröße im Verlauf
Zystenlokalisation	Erweiterte Sammelrohre	Zysten in allen Bereichen von Nephronen und Sammelrohren
Leberveränderungen	Kongenitale Leberfibrose; Gallengangsdysplasie; Caroli-Syndrom	Zystenleber bei ca. 1/3 der Patienten
Weitere Symptome	Selten Pankreaszysten	Pankreaszysten; Hirnbasisaneurysmen, Mitralklappenprolaps
Wiederholungsrisiko bei Geschwistern	25%	50%
Elterliche Nierensonographie	Unauffällig	Nachweis von Zysten bei einem Elternteil, sofern die Eltern nicht zu jung sind. Cave: Spontanmutationen bei ca. 10%

ARPKD autosomal-rezessive polyzystische Nierenerkrankung; *ADPKD* autosomal-dominante polyzystische Nierenerkrankung

▪▪ Diagnose

Sonographisch finden sich je nach Stadium normal große oder kleine Nieren mit kleinen Zysten im Rinden/Mark-Bereich. Die Diagnose wird durch die klinisch/radiologischen Befunde und in Zweifelsfällen molekulargenetisch oder mittels Nierenbiopsie gestellt.

▪▪ Therapie

Die Therapie erfolgt symptomatisch.

28.2.3 Anlagestörungen der ableitenden Harnwege

Doppelanlagen der Nieren und Harnleiter

Doppelnieren stellen die am häufigsten vorkommenden Fehlbildungen im Bereich der ableitenden Harnwege dar und entstehen wenn sich in der Embryonalzeit aus dem Wolff-Gang zwei Ureterknospen entwickeln (Ureter duplex) oder sich eine Ureterknospe vor ihrer Verbindung mit dem Metanephron aufzweigt (Ureter fissus). Nach der Meyer-Weigert Regel kreuzen sich die beiden Ureter auf dem Verlauf zur Blase. Hierbei mündet der Ureter der oberen Nierenanlage stets kaudal und medial des den unteren Anteil drainierenden Ureters.

Sonstige Anlagestörungen der ableitenden Harnwege

Als weitere wichtige Anlagestörungen der ableitenden Harnwege sind der vesikoureterale Reflux, die Ureterabgangsstenose, Megaureter und Urethralklappen zu nennen und werden im ▶ Kap. 29 dargelegt.

28.3 Glomerulopathien

28.3.1 Klassifikation

Glomeruläre Erkrankungen führen klinisch in einem variablen Ausmaß zu einer Hämaturie mit dysmorphen Erythrozyten (◘ Abb. 28.2), Proteinurie, Hypertonie und Abnahme der glomerulären Filtrationsrate. Klinisch hat sich die Einteilung in »**nephrotische Syndrome**« und »**nephritische Syndrome**« bewährt, wobei auch Mischbilder oder aber auch oligosymptomatische Verlaufsbilder mit isolierter Hämaturie oder Proteinurie vorkommen. Pathohistologisch werden verschiedene Formen der Glomerulonephritiden unterschieden, die sich aufgrund der licht-, immunofluoreszenz- und elektronenmikroskopischen Veränderungen differenzieren lassen (◘ Abb. 28.3). Die Diagnosestellung erfordert daher in der Regel die Durchführung einer Nierenbiopsie, wobei bei einigen Erkrankungen wie der postinfektiösen Glomerulonephritis und der Minimal-change-Glomerulopathie bei typischer Klinik zunächst das Ansprechen auf die Standardtherapie abgewartet wird.

Orthostatische Proteinurie

Als häufigste Form der isolierten Proteinurie ist die orthostatische Proteinurie zu nennen, die nur intermittierend bei aufrechter Körperhaltung, jedoch nicht (oder nur im geringen Maß) in Horizontallage auftritt. Ursächlich hierfür ist wahrscheinlich eine durch Orthostase verstärkte Filtration von Plasmaproteinen infolge von Veränderungen der renalen Mikrozirkulation. Die Proteinurie beträgt selten über 1 g/m^2 pro Tag und wird durch wiederholte Bestimmung des Protein/Kreatinin-Quotienten im unmittelbar nach dem Aufstehen gewonnen Morgenurin (eiweißfrei) und nachfolgenden Urinportionen während des Tages (<1 g/g Kreatinin) und dem Fehlen anderer nephrologischer Symptome wie Hypertonie und Hämaturie diagnostiziert. Die Prognose ist gut. Es ist jedoch zu beachten, dass auch bei zahlreichen bioptisch gesicherten Glomerulo-

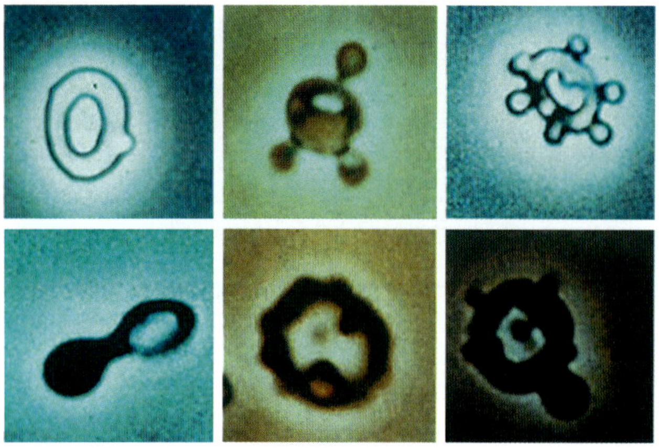

Abb. 28.2 Dysmorphe Erythrozyten bei glomerulärer Hämaturie infolge Glomerulonephritis

pathien eine Zunahme der Proteinurie während des Tages zu beobachten ist (orthostatische Komponente).

Die häufigste Ursache einer isolierten Proteinurie ist die orthostatische Proteinurie, bei der der unmittelbar nach dem Aufstehen gewonnene Morgenurin eiweißfrei ist.

Nephrotisches Syndrom

Das nephrotische Syndrom ist charakterisiert durch:

- große Proteinurie (>1 g/m^2 Körperoberfläche pro Tag bzw. >40 $mg/m^2/h$),
- Serumalbumin <25 g/l,
- Hypercholesterinämie und Ödeme (beides nicht obligat).

Aufgrund des Albuminverlustes über die Nieren kommt es über eine Abnahme des zirkulierenden Blutvolumens, Hypalbuminämie und Verminderung des onkotischen Druckes in den Gefäßen zur Ödementwicklung (Abb. 28.4). Letzteres wird durch eine vermehrte Natriumretention aufgrund einer Hypovoluminämie bedingten Aktivierung des Renin-Angiotensin-Aldosteron-Systems verstärkt. Die Hypovoluminämie kann im Extremfall zu einem akuten Nierenversagen – »**nephrotische Krise**« – führen. Andererseits droht bei unverminderter Flüssigkeitszufuhr und reduzierten Diurese eine globale Überwässerung mit der Gefahr des Lungenödems, Perikard- und Pleuraergüssen. Als weitere Folgen des renalen Eiweißverlustes kommt es zu einer unspezifischen kompensatorischen Steigerung der hepatischen Eiweißsynthese, insbesondere der VLDL- und LDL-Lipoproteine. Dies bedingt die häufig zu beobachtende Hypercholesterinämie, Hypertriglyzeridämie und Erhöhung atherogener Lipoproteine wie Lp(a). Über die Hämokonzentration und den Verlust plasmatischer Gerinnungsfaktoren besteht ein erhöhtes **Thromboserisiko** (ca. 3–5% der Patienten), so dass insbesondere bei Immobilisation eine niedrig dosierte Antikoagulation indiziert ist. Der renale Verlust als auch möglicherweise die verminderte Synthese von Immunglobulinen bewirkt eine erhöhte Anfälligkeit für **bakterielle Infektionen**. Bei länger bestehendem nephrotischen Syndrom kann sich aufgrund der Verluste des Vitamin D-/Thyroxin bindenden Globulins ein **Vitamin-D-Mangel** (Osteoporose) bzw. **Hypothyreose** entwickeln.

Cave

Wichtige Komplikationen des nephrotischen Syndroms sind neben der »nephrotischen Krise« mit Nierenversagen und der Gefahr des Lungenödems Thrombosen und bakterielle Infektionen.

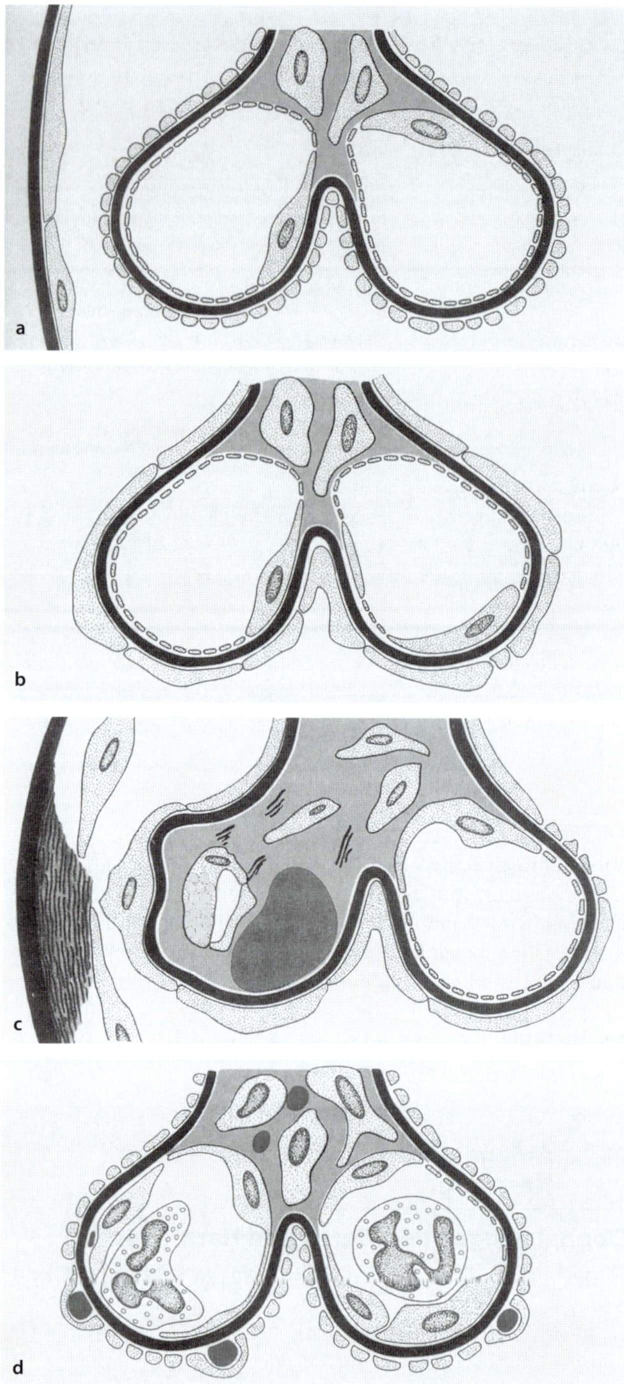

Abb. 28.3a–d Schematische Darstellung der Veränderungen des Glomerulus. **a** Normaler Glomerulus. **b** Glomerulus bei einem Kind mit nephrotischem Syndrom und Lipoidnephrose (Minimalläsion mit Fußfortsatzretraktion). **c** Glomerulus bei einem Kind mit nephrotischem Syndrom und fokal-segmentaler Glomerulosklerose (Fußfortsatzretraktion + Adhäsion der Kapillarschlingen an die Bowmansche Kapsel, Hyalinose und Sklerose). **d** Glomerulus bei nephritischem Syndrom und endokapillär-proliferativer Glomerulonephritis bei Poststreptokokkenglomerulonephritis (Mesangiumzellvermehrung, Einwanderung von Granulozyten, mesangiale und subepitheliale Immunkomplexe). (Mod. nach W. Thoenes)

Nephritisches Syndrom

Beim nephritischen Syndrom finden sich:

- Nephritisches Urinsediment: Mikro- oder Makrohämaturie, dysmorphe Erythrozyten (◘ Abb. 28.2) und Erythrozytenzylinder,
- variable Proteinurie (>150 mg/m^2/Tag),
- reduzierte glomeruläre Filtrationsrate (erhöhtes Serumkreatinin),
- arterielle Hypertonie,
- Ödembildung, Oligurie.

Insbesondere bei progredienten Glomerulonephritiden (**rapid-progrediente Glomerulonephritis**) stehen klinisch die Oligourie, Hypervoluminämie mit Ödembildung (Pleura-, Perikardergüsse) und hypertensiver Krise im Vordergrund.

28.3.2 Pathomechanismus

Die glomeruläre Ultrastruktur kann durch genetisch bedingte Strukturdefekte für die Funktion des Schlitzdiaphragmas relevanter Proteine (◘ Tab. 28.3, ◘ Abb. 28.5) als auch über erworbene immunologische Erkrankungen geschädigt werden. Wichtige humorale Schädigungsmechanismen betreffen die Ablagerung von Immunkomplexen und die konsekutive Aktivierung des Komplementsystems mit Ausbildung des »Membrane-attack«-Komplexes (C5b-9) sowie die vermehrte Synthese von Chemokinen und zytotoxischer Sauerstoffradikale. Dies führt zu einer direkten oder indirekten (Einwanderung von Makrophagen, Monozyten oder Granulozyten) Schädigung des glomerulären Gefäßendothels und der Basalmembran. Darüber hinaus kann über eine Aktivierung des Gerinnungssystems die Glomeruluskapillaren durch Thromben verlegt werden (z. B. beim hämolytisch urämischen Syndrom). Im Extremfall können aufgrund der entzündlichen Prozesse einzelne oder mehrere geschädigte Kapillarschlingen rupturieren und sich der entzündliche Prozess auf den Extrakapillarraum ausdehnen (**extrakapilläre Glomerulonephritis**). Es bilden sich die charakteristischen Halbmonde (»crescents«) aus, die aus proliferierenden Epithelzellen, angelockten Monozyten, Makrophagen und Plasmaproteinen (Fibrin) bestehen. Klinisch zeigt sich dies als **rapid-progrediente Glomerulonephritis** mit raschem Abfall der glomerulären Nierenfunktion. Falls diese frischen Prozesse nicht rechtzeitig durch eine intensive immunsup-

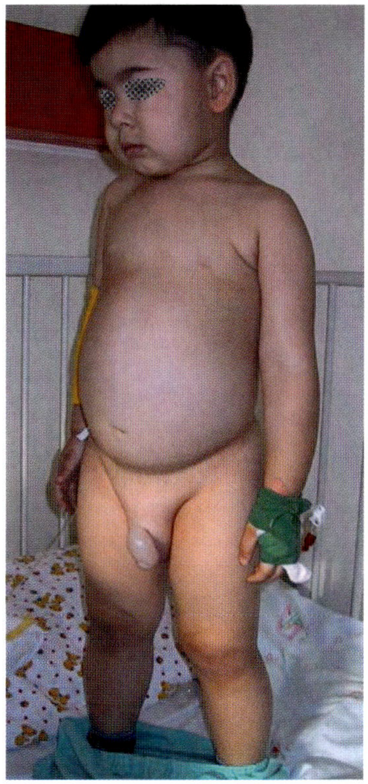

◘ **Abb. 28.4** Ödeme bei einem Kind mit nephrotischem Syndrom. Es sind deutlich sichtbar die Lidödeme, das ausladende Abdomen aufgrund Aszites und die Ödeme im Genitalbereich

◘ **Tab. 28.3** Genetische Ursachen von angeborenen und hereditären Glomerulopathien

Erkrankung	Vererbung	Gen	Protein	Expressionsort
Steroidresistentes nephrotisches Syndrom				
Kongenitales NS, finnischer Typ	AR	NPHS1	Nephrin	Podozyt
Diffuse mesangiale Sklerose (isoliert, Denys-Drash-Syndrom)	AR	WT1	WT1	Podozyt
Fokal-segmentale Glomerulosklerose	AR	NPHS2	Podocin	Podozyt
Fokal-segmentale Glomerulosklerose	AD	TRPC6	TRPC6	Podozyt
Fokal-segmentale Glomerulosklerose	AD	ACTN4	β-Actinin-4	Podozyt
Familiäre Hämaturie				
Alport-Syndrom	X-chromosomal	COL4A5	β5-Kette Typ-IV-Kollagen	Glomeruläre Basalmembran
Alport-Syndrom AR/homozygot COL4A3, COL4A4			β3-, β4-Kette Typ-IV-Kollagen	Glomeruläre Basalmembran
Benigne familiäre Hämaturie	Heterozygot	COL4A3, COL4A4	β3-, β4-Kette Typ-IV-Kollagen	Glomeruläre Basalmembran

AR autosomal-rezessiv; *AD* autosomal-dominant; *NS* nephrotisches Syndrom

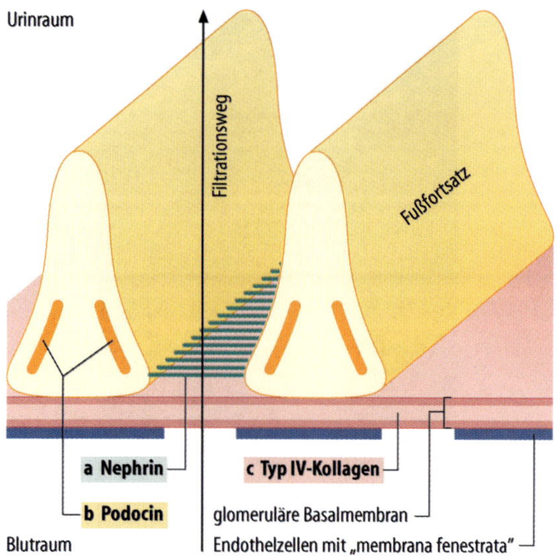

Abb. 28.5a–c Schematische Darstellung von vererbbaren glomerulären Strukturdefekten. **a** Nephrindefekt beim finnischen Typ des angeborenen nephrotischen Syndroms. **b** Podocindefekt bei dem steroidresistenten nephrotischen Syndrom mit fokal-segmentaler Glomerulosklerose. **c** Typ-IV-Kollagengendefekt beim Alport-Syndrom

pressive Therapie zurückgedrängt werden, kommt es zur Ausbildung von fibrösem Narbengewebe mit der Gefahr der terminalen Niereninsuffizienz.

> Bei der rapid-progredienten Glomerulonephritis kommt es zur Ausweitung der entzündlichen Prozesse auf den Extrakapillarraum mit Ausbildung von Halbmonden (»crescents«). Klinisch zeigt sich eine akutes nephritisches Syndrom mit progredientem Nierenversagen.

28.3.3 Nephrotische Syndrome

Minimal-change-Glomerulopathie (»Lipoidnephrose«)

Epidemiologie

Die häufigste Form des nephrotischen Syndroms ist die Minimal-change-Glomerulopathie (Synonym: Lipoidnephrose), die 75% aller Fälle ausmacht und in der Regel auf Glukokortikoide rasch anspricht. Der Häufigkeitsgipfel liegt zwischen 2 und 6 Jahren, wobei Jungen doppelt so häufig betroffen sind wie Mädchen. Die Inzidenz beträgt 20–50 pro 1 Mio. Einwohner pro Jahr.

Ätiologie

Die Ätiologie der Minimal-change-Glomerulopathie ist unklar. Wahrscheinlich handelt es sich um eine Immunpathogenese bei der T-Lymphozyten zirkulierende proteinurische Faktoren produzieren. Die Erkrankung tritt gehäuft bei Atopikern und nach Luftwegsinfekten auf. Häufig sind bei den Patienten auch die Serum IgE-Spiegel erhöht.

Diagnose

Die Erkrankung beginnt plötzlich, mit Wassereinlagerungen (morgendliche Lidödeme, abendliche Beinödeme, Abb. 28.4). Es findet sich eine selektive glomeruläre Proteinurie (hauptsächlich Albumin) über 1 g/m^2 pro Tag. Eine geringgradige Erythrozyturie kann in den ersten Tagen nachzuweisen sein. Eine Nierenbiopsie ist bei zusätzlicher Makrohämaturie, Einschränkung der glomerulären Filtrationsrate (Differenzialdiagnose: nephrotische Krise), ungewöhnlichem Alter (<1 Jahr; >12 Jahre) und fehlendem Ansprechen auf eine Steroidtherapie indiziert. Lichtmikroskopisch und immunhistologisch findet sich typischerweise ein Normalbefund. Elektronenmikroskopisch finden sich eine Abflachung und Verschmelzung der podozytären Fußfortsätze (Abb. 28.6). Letzteres ist allerdings nicht als spezifisch anzusehen und wird auch bei anderen Glomerulopathien mit großer Proteiurie (>1 g/m^2/Tag) beobachtet.

Therapie, Prognose

Die Standardtherapie erfolgt mit **Prednison** über insgesamt 3 Monate (60 mg/m^2 Körperoberfläche pro Tag für 6 Wochen, anschließend für 6 Wochen 40 mg/m^2 an alternierenden Tagen). Unter dieser Therapie normalisiert sich die Proteinurie bei 95% der Patienten innerhalb von 4 Wochen, wobei bereits die Hälfte der Patienten nach 7 Tagen eiweißfrei ist. Nahezu 60% der Kinder erleben ein Rezidiv, von denen wiederum mehr als die Hälfte häufige Rezidive (»frequent relapser«, d. h. mehr als 2 Rezidive pro 6 Monate) oder eine **Steroidabhängikeit** (Rezidive noch unter oder innerhalb 2 Wochen nach Ende der alternierenden Prednisontherapie) zeigen. **Rezidive** (Albustix im Morgenurin an drei aufeinanderfolgenden Tagen ++ bzw. >100 mg%) werden mit Prednison 60 mg/m^2/Tag behandelt, bis der Urin an drei Tagen eiweißfrei ist (**Remission**), nachfolgend mit Prednison 40 mg/m^2 an alternierenden Tagen für 4 Wochen. Im Falle von **Steroidnebenwirkungen** (Adipositas, Wachstumsstörung, Hypertonus, Katarakt, Ostoporose, Depression) stehen alternative Medikamente wie Cyclophosphamid, Cyclosporin A und Mycophenolat Mofetil zur Verfügung. Die Wirkung der beiden letzteren Medikamente hält jedoch nur so lange an, wie sie gegeben werden.

Essenziell ist auch die **symptomatische Therapie** mit Flüssigkeitseinschränkung, Kochsalzrestriktion und Diuretikagabe. Bei ausgeprägter Hypalbuminämie ist eine Antikoagulation indiziert. Eine Immobilisation ist nicht sinnvoll. Die Langzeitprognose ist auch für Patienten mit häufigen Rezidiven oder Steroidabhängigkeit günstig. Die Häufigkeit der Schübe nimmt in der Pubertät ab, und im Erwachsenenalter treten nur noch bei einem Drittel der Patienten gelegentliche Rezidive auf.

> Bei Patienten mit häufig rezidivierendem nephrotischem Syndrom (»frequent relapser«) muss auf Steroidnebenwirkungen wie Cushing, Wachstumsstörung, Katarakt und Hypertonie geachtet werden.

Fokal-segmentale Glomerulosklerose

Die fokal-segmentale Glomerulosklerose (FSGS) stellt im Gegensatz zur Minimal-change-Glomerulopathie eine große therapeutische Herausforderung dar, da sie meist **steroidresistent** (keine Remission unter einer 4-wöchigen Standard-Prednisontherapie) ist und bei fehlendem therapeutischen Ansprechen eine progrediente Niereninsuffizienz mit der Notwendigkeit einer Nierenersatztherapie droht.

Pathogenese

Bei zwei Drittel der Patienten kann im Serum ein **proteinurischer Faktor** (löslicher Urokinaserezeptor) nachgewiesen werden, dessen Ätiologie bisher ungeklärt ist. Bei einem Drittel der Patienten liegen definitive **genetische Defekte für Strukturproteine der glomerulären Filtrationsbarriere** (Podozyten-Schlitzmembran) vor (Tab. 28.3, Abb. 28.5). Bei einigen Kindern mit genetischem

FSGS lassen sich Veränderungen anderer Organe (Auge, Skelettsystem) im Sinne einer syndromalen FSGS nachweisen (z. B. Pierson-Syndrom, Schimke-Syndrom).

▪▪ Diagnose

Bei jedem steroidresistentem nephrotischem Syndrom (fehlende Remission unter einer 4-wöchigen Prednisontherapie) muss zur genaueren Diagnosestellung eine Nierenbiospie durchgeführt werden, um die zugrunde liegende Glomerulopahtie zu differenzieren. Meist findet sich hierbei eine FSGS, die histologisch durch sklerotische Veränderungen in umschriebenen Segmenten einzelner Glomeruli (◘ Abb. 28.3) gekennzeichnet ist. Die FSGS ist die zweithäufigste Ursache des nephrotischen Syndroms im Kindesalter. Eine frühzeitige gezielte molekulargenetische Abklärung auf hereditäre Formen der FSGS ist sinnvoll, um unnötige immunsuppressive Therapien, die unter Umständen mit einer hohen Komorbidität einhergehen, zu vermeiden (◘ Tab. 28.3).

▪▪ Therapie, Prognose

Die idiopathische FSGS spricht zu zwei Drittel der Fälle auf eine Kombinationstherapie mit hochdosiertem Cyclosporin A und Prednison an. Die Hälfte der therapierefraktären Patienten sprechen wiederum auf eine Gabe von CD-20-Antikörpern an. Darüber hinaus erfolgt eine antiproteinurische und antihypertensive Therapie bevorzugt mit ACE-Hemmern. Hereditäre Formen der FSGS sprechen einerseits nicht auf Immunsuppressiva an und rezidivierenden andererseits im Gegensatz zur idiopathischen FSGS (ca. 30%) nicht in das Transplantat nach Nierentransplantation. Nach 10 Jahren liegt der Anteil der dialysepflichtigen Patienten bei primärem Ansprechen auf die Immunsuppressiva bei ca. 10% und bei therapierefraktären Patienten bzw. Patienten mit gentischen Defekten bei ca. 60%.

Der besondere Fall

Anamnese. Erstmanifestation eines nephrotischen Syndroms im Alter von 3 Jahren. Gutes Ansprechen auf Steroide. Bis zur Vorstellung des 6-jährigen Jungen in der kindernephrologischen Ambulanz. Auftreten von 6 Rezidiven und eines Cushing-Syndroms mit Adipositas, Striae und Katarakt. Derzeit in Remission.

Klinischer Befund. Adipöser 6-jähriger Junge, Gewicht 1 kg oberhalb der 97. Perzentile, Länge auf der 25. Perzentile, Blutdruck 130/80 mmHg, Striae distensae an beiden Oberschenkeln, Herz und Lunge ohne Befund, Leber und Milz ohne Befund, keine Ödeme, kein Aszites, neurologischer Status unauffällig bis auf depressive Stimmungslage.

Laborbefunde. Sämtliche Nierenfunktionsparameter im Normbereich, Urin ohne Erythrozyturie und ohne pathologische Proteinurie.

Verlauf. Mit der Diagnose eines häufig rezidivierenden nephrotischen Syndroms bei Minimal-change-Glomerulopathie (◘ Abb. 28.6) und ausgeprägter Steroidtoxizität Entschluss zur Dauerimmunsuppression mittels Cyclosporin A. Im weiteren Verlauf bei Cyclosporin-A-Talspiegeln von 100 ng/ml Rezidivfreiheit für 2 Jahre, dann bei Reduktion der Cyclosporindosis und Absinken des Cyclosporin-A-Spiegels auf 50 ng/ml Auftreten eines Rezidivs. Unter der Cyclosporin-A-Dosis Gewichtsnormalisierung, Aufholwachstum sowie deutlicher Verbesserung der Stimmungslage. Der Steroidkatarakt persistierte beidseits ohne Visuseinschränkung, die Striae distensae blieben unverändert bestehen. Behandlung des Rezidivs mit Standardsteroidgabe zur Induktion einer Remission und Erhöhung der Cyclosporin-A-Dauertherapie auf Ausgangsspiegel. Im weiteren Verlauf Cyclosporin-A-Talspiegel zwischen 50 und 80 ng/ml und mäßiger Hirsutismus und Gingivahyperplasie als Folge der Cyclosporin-A-Dauertherapie. Im Alter von 14 Jahren schließlich erfolgreiches Ausschleichen von Cyclosporin A.

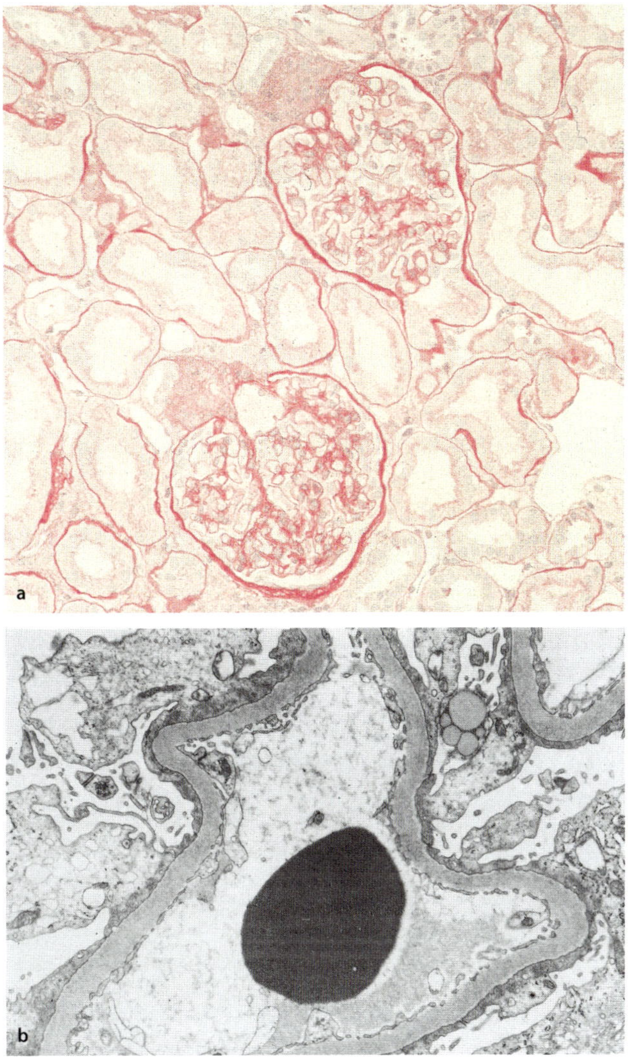

◘ **Abb. 28.6a, b** Nephrotisches Syndrom. **a** Zwei Glomeruli mit glomerulären Minimalläsionen. Bei langanhaltender Hypovolämie und starker Proteinurie entwickelt sich eine ausgeprägte Hyperplasie des juxtaglomerulären Apparats. **b** Elektronenmikroskopische Aufnahme einer Kapillarschlinge ohne Fußfortsätze der Podozyten

Kongenitales und infantiles nephrotisches Syndrom

Nur ca. 3% der Kinder mit idiopathischem nephrotischem Syndrom sind bei Erstmanifestation jünger als ein Jahr. Falls sich das nephrotische Syndrom in den ersten drei Monaten manifestiert spricht man von einem kongenitalen nephrotischen Syndrom. Manifestiert es sich zwischen dem 3. und 12. Lebensmonat, spricht man von einem infantilen nephrotischen Syndrom.

▪▪ Pathogenese

Die kongenitale Verlaufsform wird auch als nephrotisches Syndrom vom finnischen Typ bezeichnet. Es wird autosomal-rezessiv vererbet und tritt stark gehäuft in Finnland auf. Ursächlich hiefür sind Mutationen im NPHPS1-Gen, das für das Podozytenprotein Nephrin kodiert (◘ Abb. 28.5, ◘ Tab. 28.3).

▪▪ Diagnose

Die Neugeborenen entwickeln teilweise schon Stunden nach der Geburt aufgrund einer massiven Proteinurie von bis zu 20 g/l pro-

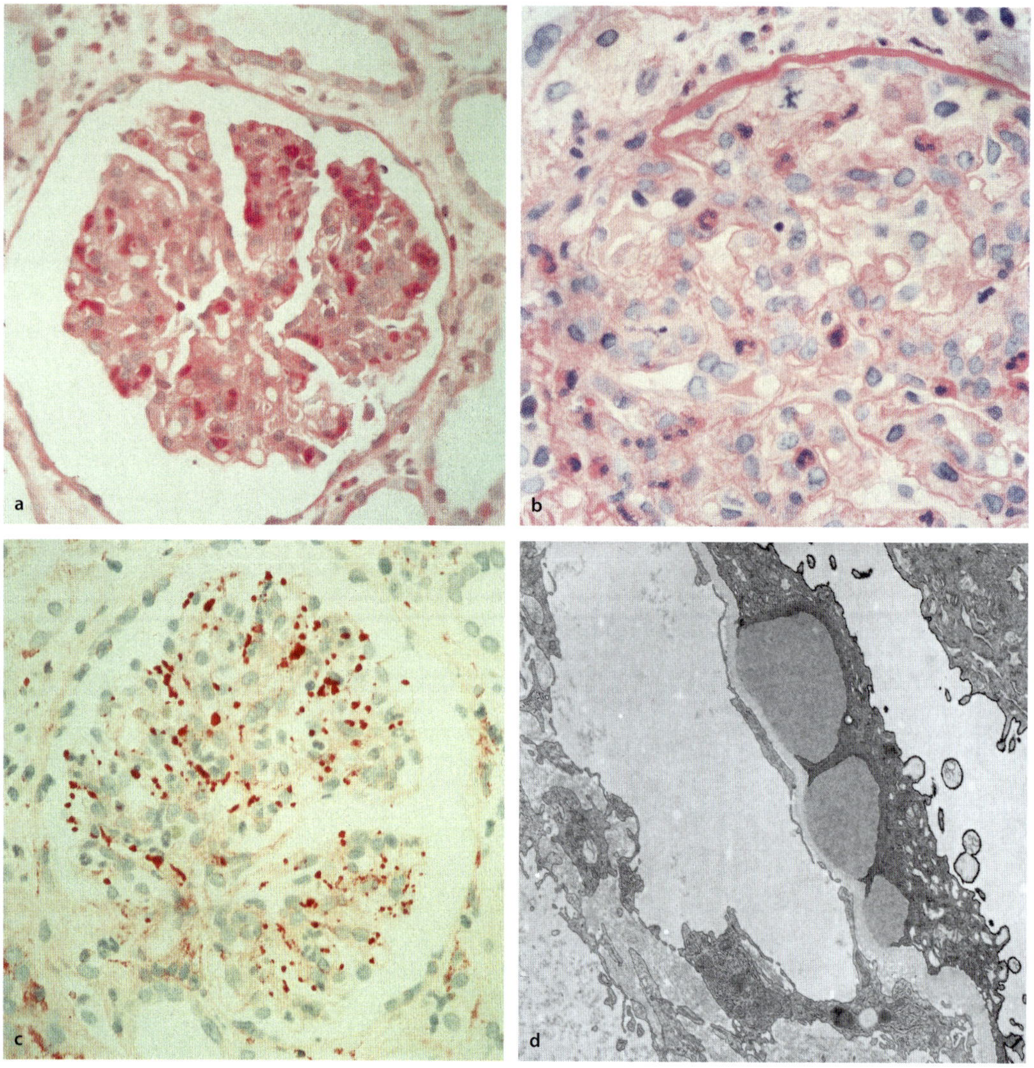

◘ Abb. 28.7a–d Nephritisches Syndrom. **a** Lichtmikroskopisches Bild eines PAS-Schnittes bei akutem nephritischem Syndrom bei diffus endokapillär proliferativer Glomerulonephritis nach Streptokokkeninfektion mit Nachweis zahlreicher rötlich-violetter Granulozyten in den Kapillarlichtungen. **b** Bei höherer Auflösung deutlicher Nachweis der Granulozyten, oben endotheliale Mitose. **c** Immunhistologischer Nachweis von C3-Komplement in Form von »humps« entlang der subepithelialen Seite der glomerulären Basalmembran, zusätzlich granuläre Ablagerungen von C3-Komplement im Mesangium. **d** Elektronenmikroskopischer Nachweis der Humps, überdeckt von dichtem Zytoplasma der Podozyten

grediente Ödeme. Zwar ist die glomeruläre Nierenfunktion nicht eingeschränkt, der massive Proteinverlust ist allerdings unbehandelt nicht mit dem Leben vereinbar.

▪▪ Differenzialdiagnose

Differenzialdiagnostisch ist die **diffuse mesangiale Glomerulosklerose** zu erwähnen, die die häufigste Form des infantilen nephrotischen Syndroms darstellt. Ursächlich hierfür sind meist Mutationen im Wilms-Tumorsuppressorgen (WT1). Letztere können auch einem Pseudohermaphroditismus masculinus in Kombination mit einer erhöhten Disposition für Wilms-Tumoren verursachen, das als **Denys-Drash-Syndrom** bezeichnet wird.

▪▪ Therapie

Durch eine intensive Behandlung mit Albumininfusionen und ggf. beidseitiger Nephrektomie und Dialysebeginn mit dem Ziel einer baldigen Nierentransplantation überleben heute die meisten Kinder.

> **Bei Kinder mit kongenitalem oder infantilem nephrotischen Syndrom liegen meist Mutationen im Schlitzdiaphragmaprotein Nephrin oder im WT1-Gen vor.**

28.3.4 Nephritische Syndrome

Postinfektiöse Glomerulonephritis

Die postinfektiöse Glomerulonephritis verläuft im Kindesalter als eine prognostisch günstiges akutes nephritisches Syndrom, das 1–4 Wochen nach einer bakteriellen, viralen oder parasitären Erkrankung auftritt. Meist werden Streptokokkenstämme der Gruppe A als auslösende Erreger nachgewiesen, so dass man in diesen Fällen auch von einer **Poststreptokokken-Glomerulonephritis** spricht. Die Häufigkeit der postinfektiösen Glomerulonephrits ist in den letzten Jahren durch frühzeitige antibiotische Therapie von bakteriellen Infektionen deutlich zurückgegangen und liegt nunmehr unter der der IgA-Nephritis.

■ Tab. 28.4 Differenzialdiagnose der akuten Glomerulonephritis (GN)

	Postinfektiöse GN	Purpura Schönlein-Henoch	IgA-Nephropathie	Membranoproliferative GN	Lupusnephritis	ANCA-positive Vaskulitis
Typisches Alter	5–15	4–14	10–20	8–20	15–20	12–20
Vorherige Infektion	Ja	35%	Häufig	Häufig	Selten	Häufig
Makrohämaturie	30%	20%	50–80%	20–50%	<10%	30%
Nephrotisches Syndrom	5%	10%	<10%	30–50%	30%	<10%
Serum C3	↓	Normal	Normal	↓	↓	Normal
Serologie	AST	Nein	IgA ↑ (50%)	Nein	ANA, Anti-DNA	ANCA
Extrarenale Symptome	Nein	Regelmäßig	Nein	Nein	Häufig	Häufig

▪▪ Pathogenese

Es kommt zur Bildung von Antikörpern gegen Bakterienantigene, die an glomerulären Strukturen binden und zur Aktivierung von Komplement und einer Entzündungsreaktion (Immunkomplex-Glomerulonephritis) führen.

▪▪ Diagnose

Typisch ist die Anamnese mit vorausgegangenem fieberhaften Infekt der oberen Luftwege (Pharyngitis, Angina tonsillaris) oder Scharlach. Die Patienten weisen häufig einen Hypertonus, Ödeme und ein akutes Nierenversagen mit erhöhtem Serumkreatinin und Oligurie auf. Antistreptolysin-Titer sind bei im Verlauf ansteigenden Werten in Kombination mit einem erniedrigten C3-Komplement im Serum als Zeichen des Komplementverbrauchs wegweisend.

▪▪ Differenzialdiagnose

Die Abgrenzung von anderen akuten Glomerulonephritiden ist in ■ Tab. 28.4 dargelegt. Hervorzuheben ist, dass auch andere nephritische Syndrome mit einer Komplementaktivierung und erniedrigten C3-Komplementspiegeln einhergehen können (z. B. membranoproliferative Glomerulonephritis [MPGN], Shunt-Nephritis, Lupusnephritis). Bei klarer Symptomatik und klinischer Heilung innerhalb von drei Monaten kann auf die Durchführung einer Nierenbiospie verzichtet werden. Hierbei findet sich im Akutstadium eine diffuse mesangioproliferative Glomerulonephritis mit granulären Immunglobulin- und Komplementablagerungen (»humps«) im Mesangium und auf der glomerulären Basalmembran (■ Abb. 28.7).

▪▪ Therapie

Die Behandlung besteht in einer Flüssigkeitsrestriktion sowie in einer diuretischen und antihypertensiven Therapie. Bei nachgewiesener Streptokokkeninfektion sollte eine Penicillin-V-Therapie über 10 Tage durchgeführt werden.

▪▪ Prognose

Die Prognose ist gut. Eine chronische Niereninsuffizienz entwickeln weniger als 2% der Patienten.

Der besondere Fall

Anamnese. 14-jähriger Junge mit unauffälliger Familienanamnese. Bisher nie krank gewesen. Drei Wochen vor ambulanter Vorstellung Angina tonsillaris und Therapie mit Erythromycin. Gewichtszunahme von 5 kg mit diffuser Wassereinlagerung. Vorstellung beim Kinderarzt wegen rasender Kopfschmerzen und mäßigen Rückenschmerzen. Bei arterieller Hypertension und Mikrohämaturie Klinikeinweisung.

Klinischer Befund. Altersentsprechend entwickelter 14-jähriger Junge, Länge und Gewicht auf der 50. Perzentile, mäßige prätibiale Ödeme und angedeutete Lidödeme, Blutdruck 160/110 mmHg, Kopfschmerzen ohne Meningismus, normaler Augenhintergrund, keine Infektzeichen, Herz und Lunge ohne Befund, Leber und Milz ohne Befund, Genitale unauffällig. Neurologischer Status unauffällig.

Laborbefunde. BKS 40/90 mmHg, CRP 10 mg/l, Kreatinin 70 µmol/l, Harnstoff 5,0 mmol/l, Serumprotein 70 g/l, C3-Komplement 10 mg/l vermindert, Antistreptolysintiter stark erhöht, im Urin 500 Erythrozyten/µl (60% dysmorph) und Erythrozytenzylinder, Proteinurie mit 3,5 g/l stark erhöht.

Ultraschalldiagnostik. Beidseitig vergrößerte Nieren mit jeweils 180 ml Volumen und mäßiger Echogenitätserhöhung.

Therapie. Unter der Diagnose eines akuten nephritischen Syndroms mit ausgeprägter arterieller Hypertension (bei Verdacht auf eine diffus proliferative Glomerulonephritis auf dem Boden einer Poststreptokokkenglomerulonephritis) antihypertensive Therapie mit Nifedipin sublingual, 10 min später Absinken des Blutdrucks auf 140/90 mmHg. Anschließende Dauermedikation mit Nifedipin retard und diuretische Therapie mit Furosemid. Penicillin-V-Gabe.

Verlauf. Unter der antihypertensiven Therapie und Diuretikagabe Normalisierung des Blutdrucks und Gewichtsabnahme von 5 kg innerhalb von 3 Tagen. Entlassung. Eine Woche später Rückgang der Erythrozyturie auf 50 Erythrozyten/µl und der Proteinurie auf 500 mg/l. Ambulante Weiterbetreuung mit Reduktion der Diuretika und später Absetzen der Antihypertensiva.

Beurteilung. Es handelt sich um eine Poststreptokokkenglomerulonephritis mit krisenhaft erhöhtem Blutdruck. Es bestand keine Einschränkung der glomerulären Filtrationsrate. Die Erkrankung heilte ohne Residuen aus (■ Abb. 28.7).

IgA-Nephritis

Die idiopathische IgA-Nephritis ist in den industrialisierten Ländern die häufigste Form des nephritischen Syndroms und macht in Nordeuropa ca. 20% aller glomerulären Erkrankungen aus. Sie ist ätiologisch eng verwandt mit der Purpura-Schönlein-Henoch-Nephritis, die ebenfalls durch mesangiale IgA-Ablagerungen charakterisiert ist.

▪▪ Pathogenese

Die Ursache der IgA-Nephritis ist ungeklärt. Bei ca. der Hälfte der Patienten finden sich erhöhte IgA-Serumkonzentrationen. Es besteht eine Knabenwendigkeit. Wahrscheinlich kommt es über eine gestörte Glykosilierung von IgA1 und einer damit verbundenen verminderten hepatischen Clearance zu einer gesteigerten Aggregation von Multimeren mit glomerulärer Ablagerung von Immunkomplexen. Letzteres löst über eine lokale Komplementaktivierung einen glomerulonephritischen Prozess aus.

▪▪ Klinik

Häufig findet sich das klinische Bild einer rezidivierenden infektassoziierten Makrohämaturie, seltener das Vollbild eines akuten nephritischen Syndroms (Tab. 28.4). Es gibt auch chronische Verlaufsformen mit isolierter Mikrohämaturie und zunächst geringgradiger Proteinurie, die unbehandelt über einen Zeitraum von 10 oder 20 Jahren zu einer terminalen Niereninsuffizienz führen können.

▪▪ Diagnose, Therapie

Die Diagnose erfolgt über eine Nierenbiopsie in der sich in der Immunfluoreszenz diffuse IgA-Ablagerungen im Mesangium sowie lichtmikroskopisch eine mesangioproliferative Glomerulonephritis zeigt. Bei isolierten hämaturischen Verlaufsformen ist keine spezifische Therapie indiziert. Bei schweren Verlaufsformen mit großer Proteinurie oder Niereninsuffizienz sind immunsuppressive Maßnahmen (Prednison in Kombination mit Cyclosporin A oder Azathioprin) indiziert.

▪▪ Prognose

Prognostisch ungünstige Faktoren bei der IgA-Nephropathie sind eine große Proteinurie (>1 g/m^2/Tag), eine arterielle Hypertonie, sowie der histologische Nachweis von sklerotischen Veränderungen. Dagegen sind Fälle mit isolierter Mikrohämaturie oder intermittierender Makrohämaturie als prognostisch günstig anzusehen.

> **Die IgA-Nephritis ist die häufigste Glomerulonephritis im Kindesalter, manifestiert sich meist als infektassoziierte Makrohämaturie und ist ätiologisch eng verwandt mit der Purpura-Schönlein-Henoch-Nephritis, die ebenfalls durch mesangiale IgA-Ablagerungen charakterisiert ist.**

28.3.5 Systemerkrankungen mit glomerulärer und vaskulärer Beteiligung

Systemischer Lupus erythematodes (SLE)

Hierbei handelt es sich um eine Erkrankung aus dem Formenkreis der Kollagenosen, die gekennzeichnet ist durch Autoantikörper gegen DNS. Der Nierenbeteiligung kommt bei Patienten mit SLE bezüglich der langfristigen Morbidität und Mortalität die entscheidende Rolle zu. Die Lupusnephritis ist in der Regel eine Immunkomplex-Glomerulonephritis, seltener eine tubulointerstitielle Nephritis, die sich klinisch sehr unterschiedlich von einer isolierten Hämaturie bis zum Vollbild eines nephritischen oder auch nephrotischen Syndroms manifestieren kann. Nierenbioptisch finden sich entsprechend unterschiedliche Veränderungen von Minimalveränderungen bis zur diffusen proliferativen Glomerulonephritis.

▪▪ Diagnose

Vor Therapiebeginn ist eine Nierenbiopsie obligat, um anhand der histologischen Befunde (WHO-Klassifikation) die notwendige immunsuppressive Therapie festzulegen. Typischerweise findet sich hierbei eine »Full-house«-Immunfluoreszenz mit Nachweis von IgG, IgA, IgM, C3 und C1q (Tab. 28.4).

▪▪ Therapie, Prognose

Insbesondere können Patienten mit diffus-proliferativer Lupusnephritis (Klasse IV) selbst bei relativ blander Klinik eine irreversible Nierenschädigung mit progredienter Niereninsuffzienz aufweisen. Daher sind eine frühzeitige Diagnosestellung und Einleitung einer entsprechenden immunsuppressiven Therapie unabdingbar. Patienten mit schwerer Lupusnephritis (Klasse III/IV) erhalten in der Regel eine Induktionstherapie mit Methylprednisolon-Pulsen (1 g/m^2/Tag an 3 Tagen) und Cyclophosphamid. Alternativ kommen Mycophenolat Mofetil und Cyclosporin A zum Einsatz. Letztere werden in Kombination mit niedrig dosiertem Prednison (≤10mg/m^2/48 h) auch bevorzugt in der Erhaltungstherapie eingesetzt, um die Nebenwirkungen einer langdauernden Cyclophosphamidtherapie zu vermeiden. Bei Therapieversagen kommen die Gabe von CD-20-Antikörpern und/oder wiederholte Plasmapheresen in Betracht. Durch eine adäquate immunsuppressive und antihypertensive/nephroprotektive Behandlung mit ACE-Hemmern lässt sich langfristig bei mehr als 80% der Patienten ein Erhalt der Nierenfunktion gewährleisten.

Vaskulitiden

Unter dem Begriff **»Small-vessel«-Vaskulitiden** werden Vaskulitisformen zusammengefasst, die bevorzugt kleinere Gefäße wie Kapillaren, Arteriolen, Venolen verschiedener Organe bevorzugt die Nieren befallen. Hierbei ist vor allem die Purpura-Schönlein-Henoch-Nephritis, die Wegener-Granulomatose und die ANCA-positive Mikroskopische Polyangiitis zu erwähnen.

▪▪ Pathomechanismus

Als Pathomechanismen der primären Vaskulitiden werden Ablagerungen von Immunkomplexen in den Gefäßwänden, Komplementaktivierung und Bildung von Autoantikörpern, insbesondere von antineutrophilen zytoplasmatischen Antikörpern (ANCA) diskutiert. Die Antikörper können entweder ein granulozytäres zytoplasmatisches Muster (cANCA) oder ein perinukleäres Muster (pANCA) aufweisen. ANCA führen zu einer Bindung von Neutrophilen an die Endothelzellen und deren Schädigung. Die Nierenbeteiligung bei Vaskulitiden kann sich klinisch als Vollbild eines akuten nephritischen Syndroms oder auch als persistierende Mikro- bzw. Makrohämatuie mit variabler Proteinurie manifestieren.

▪▪ Diagnose

Zur Diagnosestellung sind neben der Nierenbiospie die Beteiligung anderer Organe (z. B. Purpura der Haut bei Purpura Schönlein Henoch) sowie die Antikörperdiagnostik entscheidend (Tab. 28.4). So finden sich bei der Wegener-Granulomatose häufig cANCA und bei der mikroskopischen Polyangiitis pANCA.

▪▪ Therapie

Die Nierenbeteiligung erfordert in der Regel eine aggressive immunsuppressive Therapie ähnlich wie bei der schweren Lupusnephritis, um eine progrediente Niereninsuffizienz zu vermeiden. Zusätzlich erfolgt eine antiproteinurische-/nephroprotektive Therapie mit ACE-Hemmern.

28.3.6 Andere Glomerulopathien

Alport-Syndrom

▪▪ Definition

Das Alport-Syndrom ist eine hereditäre Erkrankung in der glomerulären Basalmambran, die gekennzeichnet ist durch eine progre-

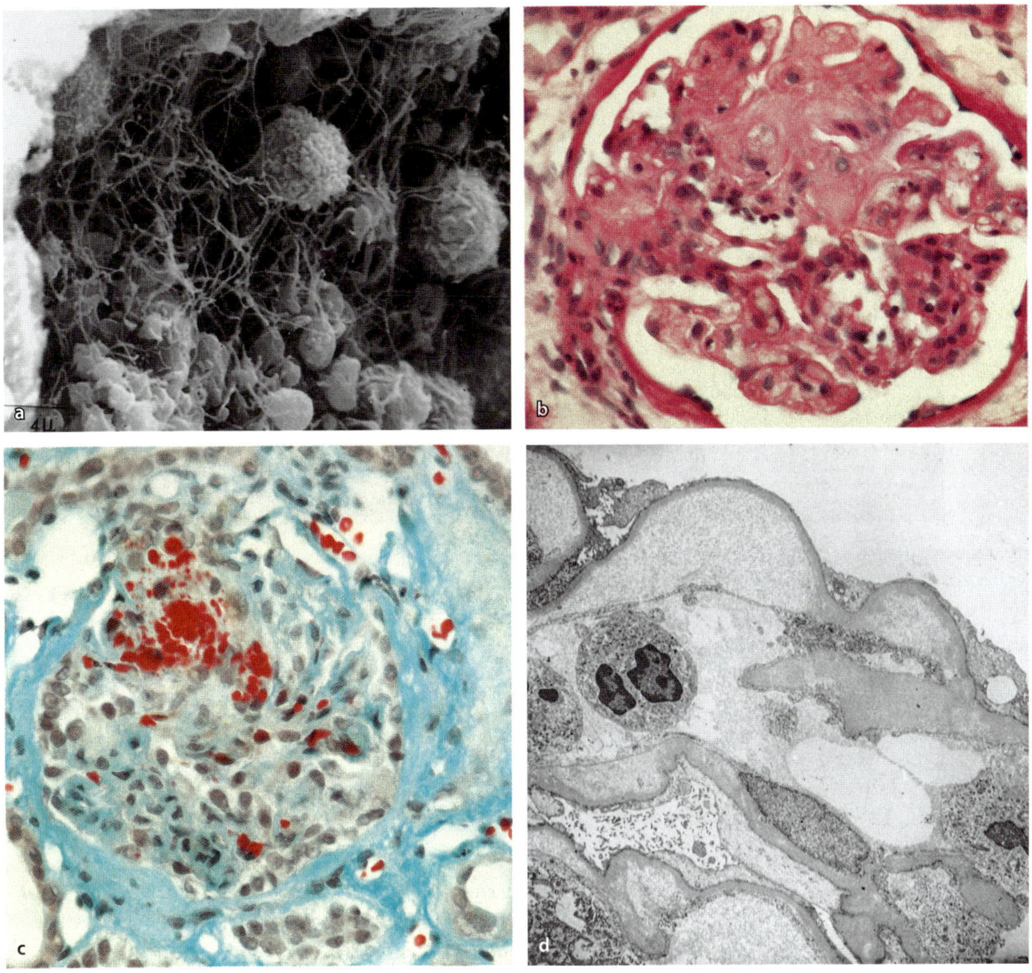

■ **Abb. 28.8a–d** Hämolytisch-urämisches Syndrom. **a** Im tierexperimentellen Modell elektronenmikroskopische Darstellung der Fibrinnetze im Lumen der Kapillarschlinge mit dazwischenliegenden Granulozyten und Erythrozyten. **b** HUS beim Menschen: Thrombosierung der Kapillarschlingen eines Glomerulum. **c** In der Goldreaktion Nachweis von Fragmentozyten als roter Staub am vaskulären Pol des Glomerulum. **d** Elektronenmikroskopischer Nachweis der von der Basalmembran abgehobenen, stark geschädigten Endothelien

diente Nephropathie, Innenohrschwerhörigkeit und charakteristische Augenveränderungen.

■■ Epidemiologie

Die Prävalenz liegt bei 1:5000 bis 1:10.000. 80% der Patient sind männlichen Geschlechts.

■■ Pathogenese

Patienten mit Alport- Syndrom weisen Mutationen in unterschiedlichen Untereinheiten des Typ-IV-Kollagens (β3, β4 oder β5) einem Grundbestandteil der glomerulären Basalmembran auf (■ Abb. 28.5, ■ Tab. 28.3). Bei 85% der Patienten ist die β5-Kette betroffen. Das entsprechende Gen liegt auf dem X-Chromosom was die Knabenwendigkeit der Erkrankung erklärt, wobei auch Mädchen mit jedoch geringerer klinischer Ausprägung betroffen sein können. Die übrigen Alport-Formen, bei der die β3-und β5-Ketten betroffen sind, werden autosomal-rezessiv vererbt.

■■ Diagnose

Initial findet sich meist eine isolierte Mikro- oder Makrohämaturie, zu der im weiteren Verlauf eine progrediente Proteinurie dazu tritt. Männliche Patienten entwickeln unbehandelt obligat eine progrediente Niereninsuffizienz. Weibliche Patienten werden nur selten niereninsuffizient und erst im höheren Lebensalter dialysepflichtig. Wegweisend sind der allerdings variable Nachweis okulärer Veränderungen (Lentikonus, Makulopathie), die im 2. Lebensjahrzehnt nachweisbare Innenohrschwerhörigkeit und eine positive Familienanamnese. In der Nierenbiopsie finden sich charakteristische elektronenmikroskopische Veränderungen. Es zeigt sich eine Aufhebung der trilaminären Strukturen der glomerulären Basalmembran, die initial als fokale Verdünnungen und später als zunehmende Verdickung und korbgeflechtartigen Aufsplitterungen der Lamina densa imponieren. Die molekulargenetische Diagnostik war lange Zeit durch die Größe des Gens (41 Exons) und das Fehlen von »Hot-spot«-Regionen erschwert und kann mittlerweile durch »next generation sequencing« elegant durchgeführt werden, so dass insbesondere bei positiver Familienanamnese auf eine Nierenbiopsie verzichtet werden kann.

■■ Therapie, Prognose

Eine frühzeitige Behandlung mit ACE-Hemmern kann eine progrediente Nephropathie beim Alport-Syndrom zumindest um Jahre herauszögern und im günstigsten Fall komplett verhindern.

Benigne familiäre Hämaturie

Die benigne familiäre Hämaturie ist charakterisiert durch eine persistierende isolierte Mikrohämaturie ohne Proteinurie. Die Erkran-

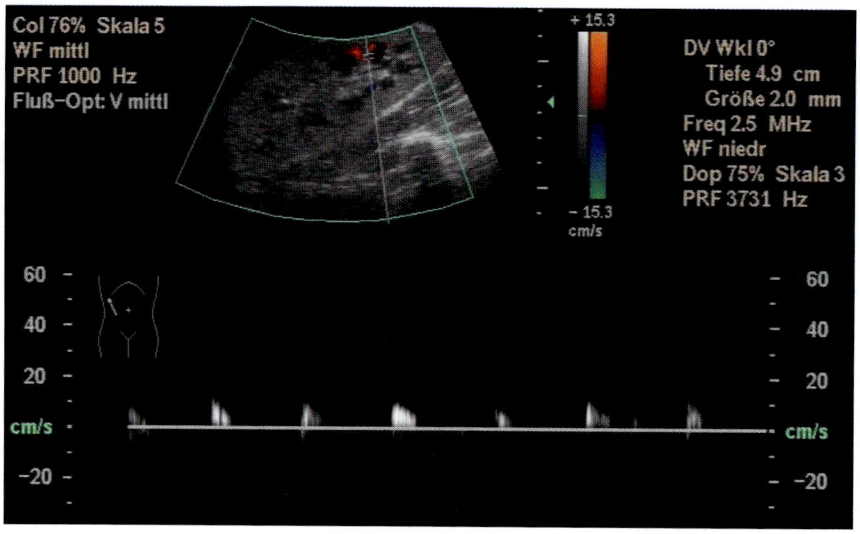

Abb. 28.9 Akutes Nierenversagen bei hämolytisch-urämischen Syndrom. Sonographisch zeigen sich hyperechogene vergrößerte Nieren und im Gefäßdoppler ein fehlender diastolischer arterieller Blutfluss als Zeichen des erhöhten Parenchymwiderstandes

kung wird autosomal-dominant vererbt. Nierenbioptisch findet sich eine charakteristische Verdünnung der glomerulären Basalmembran (»thin basement nephropathy«). Die Erkrankung ist vom Alport-Syndrom differenzialdiagnostisch abzugrenzen. So wurden bei einigen Patienten mit benigner familiärer Hämaturie heterozygote Mutationen in COL4A3 und COL4A4 nachgewiesen. Somit könnten ein heterozygoter Trägerzustand für die autosomal-rezessiven Formen des Alport-Syndroms klinisch als benigne familiäre Hämaturie imponieren. Die Prognose ist gut und es bedarf keiner spezifischen Behandlung.

Hämolytisch-urämisches Syndrom

■■ Definition

Das hämolytisch-urämische Syndrom (HUS) stellt die häufigste Form des akuten Nierenversagens im Kindesalter dar. Es ist gekennzeichnet durch die Trias hämolytische Anämie, Thrombozytopenie und akutes Nierenversagen.

■■ Epidemiologie

Das typische HUS, das 90% der Fälle ausmacht, ist mit einer Infektion durch enterohämorrhagische E. Coli (EHEC) assoziiert. Die jährliche Inzidenz beträgt ca. 3 Fälle pro 100.000 Kinder wobei im Frühjahr 2011 im Rahmen der norddeutschen EHEC-Epidemie ca. 100 Fälle bei Kindern und Jugendlichen beobachtet wurden.

■■ Pathogenese

Das **typische HUS** (auch als Diarrhö-assoziierte D^+-HUS bezeichnet) wird meist durch EHEC hervorgerufen. Der häufigste Serotyp ist EHEC O157, wobei die 2011 beobachtete schwere deutsche Epidemie durch den zuvor kaum beobachteten Keim EHEC O104:H4 ausgelöst wurde. Erregerreservoir für EHEC ist der Darm von Huftieren (Rinder, Schweine, Schafe, Ziegen), die selbst nicht an HUS erkranken. Die Übertragung erfolgt über unzureichend gegartes Fleisch, rohe Milch, direkten Tierkontakt oder auch verunreinigte Nahrungsmittel (z. B. Sprossen). Auslösend ist eine **hämorrhagische Enterokolitis**, wobei durch die EHEC-Erreger **Verotoxin** freigesetzt wird, das zum einen zytotoxisch wirkt und zum anderen zur Einwanderung von polymorphen Leukozyten mit progredienter Inflammation des Kolons führt. Darüber hinaus gelangt das Verotoxin in den Blutkreislauf und bindet an den Nierenendothelien. Dies bewirkt wiederum eine Zytolyse und Aktivierung des lokalen Gerinnungssystems mit Thrombenbildung, konsekutiver hämolytischer Anämie und Thrombozytopenie (▫ Abb. 28.8). Durch den Verschluss der Kapillarschlingen kommt es zu einem progredienten Nierenversagen und zum Teil schweren Hypertonus. Neuere Befunde sprechen auch für eine pathogenetische Rolle einer Komplementaktivierung beim EHEC-assoziierten HUS.

Die **atypische Form des HUS** tritt meist ohne gastrointestinale Prodromalerkrankung auf (D^--HUS). Es stellt eine heterogene Gruppe von Erkrankungen dar, bei der in mehr als 60% angeborene und/oder erworbene Störungen des Komplementsystems nachgewiesen werden können. So konnten in mehreren in der Aktivierung des alternativen Signalwegs des Komplementsystems involvierten Genen (z. B. CFH, CFI, CFHR 1/3, CFHR 1/4A und MCP) krankheitsauslösende Mutationen nachgewiesen werden. Die überschießende Komplementaktivierung führt letztendlich zu einer Endothelschädigung in den Nierenkapillaren mit der Folge von Thrombenbildung, hämolytischer Anämie und progredienten Nierenversagen.

■■ Klinik

Beim typischen HUS zeigt sich nach einer zum Teil hämorrhagischen Diarrhö eine hämolytische Anämie und progredientes Nierenversagen mit Blässe, Oligoanurie, Ödembildung und arterieller Hypertonie. Sonographisch zeigen sich beidseits hyperechogene vergrößerte Nieren mir reduzierter bzw. aufgehobener kortikomedullärer Diffenzierung (▫ Abb. 28.9). Darüber hinaus können weitere Organe insbesondere das ZNS (Krampfanfälle, Somnolenz, Hirnödem) und die Bauchspeicheldrüse (Pankreatitis, Diabetes mellitus) mitbefallen sein. Die Mehrzahl der Kinder muss dialysiert werden. Eine antibiotische Behandlung ist wegen der Gefahr einer vermehrten Verotoxinfreisetzung nicht indiziert. Die Mortalität liegt in Abhängigkeit von der ZNS-Beteiligung zwischen 2 und 8%. Bei ca. 5% der Patienten ist das akute Nierenversagen nicht reversibel und bedürfen daher einer dauerhaften Nierenersatztherapie. Von einem atypischen HUS ist bei atypischer Klinik (keine vorangegangene blutige Diarrhö) und/oder fehlendem Erreger-/Toxinnachweis auszugehen. Ein genetischer Defekt oder Erniedrigung des Serumkomplements ist hierbei nur bei ca. 50% der Fälle nachzuweisen.

Therapie

Therapeutisch stehen die Dialysebehandlung, antihypertensive Therapie und Flüssigkeitsrestriktion im Vordergrund. Beim atypischen HUS und komplizierten typischen HUS (schwerer ZNS-Befall) kommen Plasmapheresebehandlungen mit Substitution von Frischplasma zum Ersatz der strukturdefekten Proteine des Komplementsystems und die Gabe eines Antikörpers gegen den Komplementfaktor C5 (Eculizumab) zum Einsatz. Letzterer blockiert die terminale Aktivierung der Komplementkaskade. Die Prognose beim atypischen HUS ist aufgrund der Rezidivneigung schlecht (Mortalität 10–30%).

Der besondere Fall

Anamnese. Seit 6 Tagen schleimig-blutiger, teilweise wässriger Durchfall mit Erbrechen. Seit 2 Tagen Schlappheit und Blässe. Vorstellung des 18 Monate alten Jungen beim niedergelassenen Kinderarzt mit Nachweis einer arteriellen Hypertension von 130/75 mmHg und Somnolenz. Sofortige stationäre Einweisung.

Klinischer Befund. Somnolentes Kleinkind, Haut blass und teigig, leichter Sklerenikterus, Bestätigung der arteriellen Hypertension, akzidentelles Herzgeräusch, Lunge o. B., Leber und Milz nicht tastbar vergrößert, Bauch weich, außer Somnolenz keine neurologischen Symptome.

Laborbefunde. Hämoglobin mit 7,5 g/dl vermindert, LDH auf 2000 U/l erhöht, im Blutausstrich Fragmentozyten, Bilirubin 30 μmol/l, Kreatinin 400 μmol/l, Harnstoff 40 mmol/l (sämtlich erhöht), Thrombozyten 55.000/μl vermindert, Natrium 125 mmol/l, Eiweiß 50 g/l, keine Uringewinnung innerhalb der ersten 6 h, dann 10 ml Urin mit Makrohämaturie und glomerulärer Proteinurie von 5 g/l. Nachweis von verotoxinbildenden E. coli O157:H7 im Stuhl. In der Sonographie echogenitätserhöhte vergrößerte Nieren (Abb. 28.9) und im EEG mäßige Allgemeinveränderungen.

Beurteilung und Verlauf. Bei der Diagnose eines akuten Nierenversagens im Rahmen eines EHEC assoziierten hämolytisch-urämischen Syndroms mit zerebraler Beteiligung Entschluss zur Peritonealdialyse. Operatives Einlegen eines Tenckhoff-Katheters und stündlicher Dialysatwechsel. Darunter Aufklaren des Kindes und Normalisierung des Blutdrucks innerhalb von 4 Tagen. Normalisierung der Thrombozyten nach 7 Tagen. Wiedereinsetzen der Diurese nach 10 Tagen. Beendigung der Dialyse nach 14 Tagen. Entlassung mit normalisiertem Kreatinin und Harnstoff, bei noch vermindertem Hämoglobin von 8 g/dl, Hämaturie und Proteinurie. Fünf Monate nach Erstmanifestation Normalisierung aller Befunde.

> **Das typische HUS ist das Resultat einer Infektion mit enterohämorrhagischen E. coli und zeigt sich nach einer gastrointestinalen Prodromalphase mit blutiger Diarrhö durch eine hämolytische Anämie, Thrombozytopenie und progredientem Nierenversagen.**

Bei frühzeitiger Dialysebehandlung liegt die Mortalität heutzutage unter 5%.

28.4 Tubulopathien

28.4.1 Definition und Übersicht

Tubulopathien sind Störungen einzelner oder mehrer tubulärer Funktionen bei primär normaler glomerulärer Nierenfunktion. Man unterscheidet in **primäre Tubulopathien**, die mit spezifischen genetischen Defekten einzelner tubulärer Membranproteine einhergehen von **sekundären (komplexe) Tubulopathien.** Bei letzterer Gruppe handelt es sich zumeist um hereditäre Stoffwechselerkrankungen, bei denen auch der Glomerulusapparat und andere Organsysteme (insbesondere Skelett, Leber und Gehirn) betroffen sind. Als wichtige primäre Tubulopathien sind zu nennen der Diabetes insipidus renalis, die verschiedenen Salzverlustnephropathien (Barrter-Syndrom, Gitelman-Syndrom), die hypophosphatämische Rachitis und die renal tubulären Azidosen. Im Gegensatz dazu sind einige Störungen von tubulären Partialfunktionen wie z. B. renale Glukosurie und isolierte Proteinurie ohne klinische Folgen. Bei der Abklärung von Tubulopathien kommt der Untersuchung der tubulären Partialfunktionen mittels Sammlung eines 24-h-Urins und der Berechnung der fraktionellen Ausscheidung der entsprechenden Substanzen (z. B. Natrium, Kalium, Glukose) eine große Rolle zu. Bei der Messung des Phosphattransports wird die Messung der fraktionellen tubulären Rückresorption (TmP/GFR) herangezogen. Anschließend kann eine gezielte molekulargentische Diagnostik die Diagnose sichern.

28.4.2 Diabetes insipidus renalis

Definition

Der renale Diabetes insipidus ist durch das Nichtansprechen des distalen Tubulus und der Sammelrohre auf das antidiuretische Hormon Vasopressin gekennzeichnet.

Pathogenese

Die häufigste Erkrankung ist durch Mutationen im Vasopressin-Rezeptor Gen bedingt die X-chromosomal rezessiv vererbt werden. Bei der seltener beobachteten Form findet manum autosomal-rezessiv vererbte Mutationenen des Aquaporin-2-Wasserkanals.

Klinik

Bereits im Säuglingsalter kommt es zu einer massiven Polyurie, Polydispsie, Dehydratation, Obstipation, (unklaren) Fieberschüben und mangelhaftem Gedeihen. Beweisend für die Diagnose ist der Vasopressin-Test, bei dem die Harnmenge und die Harnkonzentration unter exogener Zufuhr von Vasopressin gemessen wird.

Therapie

Eine ausreichende Flüssigkeitszufuhr und Reduktion der Natriumbelastung im distalen Tubulus durch kochsalzarme Kost und Therapie mit Hydrochlorithiazid führt zu einer deutlichen Stabilisierung und weitgehend normalem Gedeihen der Patienten. Darüber hinaus kann die Diurese durch die Gabe von Prostaglandinsynthesehemmern über eine Reduktion der glomerulären Filtrationsrate verringert werden.

28.4.3 Bartter-Syndrome (BS)

Definition

Diese primären Salzverlustnephropathien sind durch eine chronische hypokalämische Alkalose, Muskelhypotonie und Wachstumsstörung charakterisiert.

Pathogenese

Ursächlich sind autosomal-rezessiv vererbte Mutationen an den Transportkanälen für Elektrolyte im aufsteigenden Schenkel der Henleschen Schleife. Als Eselsbrücke kann man sich merken, dass die charakteristischen Störungen beim neonatalen BS dem einer hochdosierten Furosemid-Therapie entsprechen, d. h. vermehrte

Ausscheidung von Kochsalz, Kalium und Wasser (Tubulopathie vom Furosemid-Typ). Sechs Varianten des BS sind mittlerweile bekannt. Sie betreffen

- den Na/K/2-Cl-Kotransporter, der auch als Furosemid-Rezeptor bezeichnet wird (Typ I),
- den Kaliumkanal ROMK (Typ II),
- den Chloridkanal CLCKB (Typ III),
- eine β-Untereinheit eines Chloridkanals Barttim (Typ IV), die mit Innenohrschwerhörigkeit und chronischem Nierenversagen einhergeht,
- den »calcium-sensing receptor« CaSR (Typ V) sowie
- den Chloridkanal ClC-Ka + b.

28

▪▪ Klinik

Manifestationszeitpunkt und Ausprägung der Klinik sind abhängig vom zugrunde liegenden genetischen Defekt. Typ I und II führen bereits neonatal bzw. intrauterin zu einer Polyurie mit den Folgen des Polyhydraminions, Frühgeburtlichkeit und raschen postpartalen Dehydratation. Unbehandelt versterben die Kinder bereits postnatal. Der Typ III ist das klassische Bartter-Syndrom, das sich in der Regel erst bei älteren Kindern durch Gedeihstörung, Wachstumsretardierung, muskulärer Hypotonie, und Exsikkoseneigung manifestiert. Die anderen Typen sind sehr selten und können im Gegensatz zu Typ I–III zu einer chronischen Niereninsuffizienz führen.

▪▪ Therapie

Die Therapie besteht vor allem in der oralen Substitution von Natriumchlorid, Kalium und Wasser. Bei den neonatelen Formen des BS ermöglicht der frühzeitige Einsatz von Prostaglandinsynthesehemmern das Überleben und adäquate Gedeihen der Kinder.

28.4.4 Hypophosphatämische Rachitis

Die häufigste angeborene Form der hypophosphatämischen Rachitis ist die X-chromosomal erbliche Form, die mit einer Häufigkeit von 1:20.000 Neugeborenen mehr als 80% der Fälle ausmacht.

▪▪ Pathogenese

Ursächlich sind Mutationen im **PHEX-Gen**, die zu einer vermehrten Produktion des phosphaturischen Proteins »fibroblast growth factor-23« (FGF-23) führen. Die stark erhöhten FGF-23 Spiegel bewirken über eine Hemmung des Natrium-Phosphatkotransporters im proximalen Tubulus eine Hypophosphatämie, sowie eine verminderte renalen Synthese des aktiven Vitamin D (Calcitriol). Beides führt zu den klinischen Folgen einer Mineralisierungsstörung des Knochens (Osteomalazie) und der Wachstumsfugen (Rachitis).

▪▪ Klinik

Die Kinder fallen im späten Säuglings- oder frühen Kleinkindesalter durch rachitische Beindeformitäten, einen dysproportionierten Kleinwuchs (relativ langer Rumpf, kurze Beine) und einem breitbeinigen watschelnden Gang auf. Zusätzlich bestehen Knochenschmerzen und Zahnschmelzdefekte.

▪▪ Therapie

Die Kinder werden möglichst frühzeitig mit einer oralen Phosphatsubstitution und Calcitriol behandelt, um die Rachitis zu beseitigen und um ein verbessertes Wachstum zu erzielen. In schweren Fällen kann auch ein Therapie mit rekombinantem Wachstumshormon sinnvoll sein.

28.4.5 Renal-tubuläre Azidose

Störungen der Bikarbonatresorption oder der Säuresekretion sind die pathogenetischen Grundlagen einer renal-tubukären Azidose (RTA). Sie können isoliert (angeboren) oder auch sekundär im Rahmen von komplexen Tubulopathien auftreten.

▪▪ Pathogenese

Man unterscheidet drei Formen der RTA. Die klassische distale RTA (Typ I), bei der die Säurenexkretion im distalen Tubulus gestört ist. Die proximale RTA (Typ II), bei der die Bikarbonatrückresorption im proximalen Tubulus gestört ist, sowie die hyperkalämische RTA (Typ IV), bei der ein Hypoaldosteronismus bzw. Pseudohypoaldosteronismus vorliegt. Mutationen im SLC4A1-bzw. SLC4A4-Gen sind für die RTA Typ I bzw. Typ II ursächlich.

▪▪ Klinik

Die Patienten entwickeln eine Gedeihstörung, Neigung zu Erbrechen und Muskelhypotonie. Patienten mit RTA Typ I zeigen zusätzlich eine Hyperkalziurie mit Nephrokalzinose.

▪▪ Therapie

Die Therapie erfolgt mit oraler Substitution von Natriumbikarbonat (3–4 mmol/kg/Tag).

▪▪ Prognose

Die Prognose ist gut, bisweilen nimmt die Nephrokalzinose bei der RTA Typ I trotz Therapie zu und es entwickelt sich eine chronische Niereninsuffizienz. Bei der RTA Typ IV müssen ggf. Mineralkortikoide substituiert werden.

28.4.6 KompleXE Tubulopathien

▪▪ Definition

Als **Debré-de-Toni-Fanconi-Syndrom** (FS) bezeichnet man eine generalisierte Störung der proximalen und distalen Tubulusfunktionen mit den Kardinalzeichen einer Glukosurie, Hyperphosphaturie und Aminoazidurie. Zusätzlich können variabel weitere renale Funktionsstörungen vorliegen (Hyperkalziurie, Bikarbonatverlust, Natriumverlust, verminderte Harnkonzentrationsfähigkeit, Karnitinverlust, Proteinurie).

▪▪ Pathogenese

Man unterscheidet das seltene primäre oder idiopathische FS von den sekundären meist durch Stoffwechselerkrankungen hervorgerufene Formen. Hierbei sind vor allem die **nephropathische Zystinose**, die **Dent-Erkrankung** und **Atmungskettendefekte** zu nennen. Die Zystinose ist eine lysosomale Speichererkrankung, bei der es zu einer intrazellulären Ablagerung von freiem Zystin zu Schädigungen in unterschiedlichen Organen (Niere, Leber, Auge, ZNS, Pankreas) kommt. Sie beruht auf Mutationen im CTNS-Gen, das für das lysosomale Membranprotein Zystinosin kodiert.

▪▪ Klinik

Die Klinik ist gekennzeichnet durch Polyurie, Polydipsie, Rachitis und Wachstumsstörung.

▪▪ Therapie

Durch die hochdosierte Substitution mit Elektrolyten, Bikarbonat, Phosphat und Wasser in Kombination mit einer Gabe von Prostaglandinsynthesehemmern kann meist ein ausreichendes Gedeihen ermöglicht werden. Bei der Zystinose führt die Gabe von Cysteamin über eine Mobilisation von Zystin aus den Lysosomen zur Verzögerung bzw. bei frühzeitiger Anwendung zur Verhinderung der ansonsten progredienten Niereninsuffizienz und anderer Organveränderungen.

28.5 Tubulointerstitielle Erkrankungen

28.5.1 Tubulointerstitelle Nephritis

■■ Definition

Als tubulointerstitielle Nephritis (TIN) bezeichnet man Nephropathien mit entzündlichen Läsionen des tubulointerstitiellen Gewebes ohne primäre Beteiligung der Glomeruli.

■■ Pathogenese

Die akute TIN tritt meist als akute toxisch-allergische Reaktion nach Einnahme verschiedener Medikamente (z. B. Antiphogistika, Antibiotika) auf. Seltener können Infektionen mit Viren (Hantavirus) oder Bakterien (Streptokokken, Pneumokokken) zugrunde liegen. Die chronische TIN findet sich bei unterschiedlichen obstruktiven/hereditären und metabolischen Erkrankungen. Hierbei können unter anderem Druckschädigungen oder aber auch interstitielle Ablagerungen amorpher Kristalle vorliegen. Histologisch findet sich bei der akuten TIN herdförmige Infiltrate von Eosinophilen, Lymphozyten und Granulozyten. Bei der chronischen TIN steht die interstitielle Fibrose und Tubulusatrophie im Vordergrund.

■■ Klinik

Die akute TIN imponiert als akutes Nierenversagen mit Oligo-/Anurie und hat eine gute Prognose. Die Prognose der chronischen TIN ist stark abhängig von der zugrunde liegenden Erkrankung. Differenzialdiagnostisch muss an das **TINU-Syndrom** gedacht werden, bei dem zusätzlich zur TIN eine meist asymptomatische Uveitis vorliegt. Letzteres wird mittels Spaltlampenuntersuchung diagnostiziert.

28.5.2 Nephrolithiasis und Nephrokalzinose

Die Ablagerung von Konkrementen im Bereich der ableitenden Harnwege entstehen meist im Nierenbecken und Harnleiter, selten in Blase und Harnröhre und führen zu lokalisationsabhängigen entsprechenden Beschwerden. Die Nephrokalzinose ist durch Ablagerungen von Kalzium (als Oxalat oder Phosphat) im Nierenparenchym gekennzeichnet. Charakteristischerweise findet sie sich im Nierenmark als **medulläre Nephrokalzinose** (◘ Abb. 28.10).

■■ Pathogenese

Im Kindesalter sind metabolische Ursachen wie Hyperkalziurie, Zystinurie, primäre Hyperoxalurie, renal-tubuläre Azidose, Harnsäurestoffwechselstörungen und Xanthinsteine häufige Ursachen für eine Nephrolithiasis/Nephrokalzinose. Prädisponierend sind hierbei Harntransportstörungen und Immobilisation. Infektsteine können sich durch Infektionen mit Urease-produzierenden Bakterien (Proteus mirabilis) in Form von sog. Struvitsteinen ausbilden.

■■ Klinik

Bei jeder mikroskopischen- oder makroskopischen Hämaturie oder auch sterilen Leukozyturie muss differenzialdiagnostisch an eine Nephrolithiasis bzw. Nephrokalzinose gedacht werden.

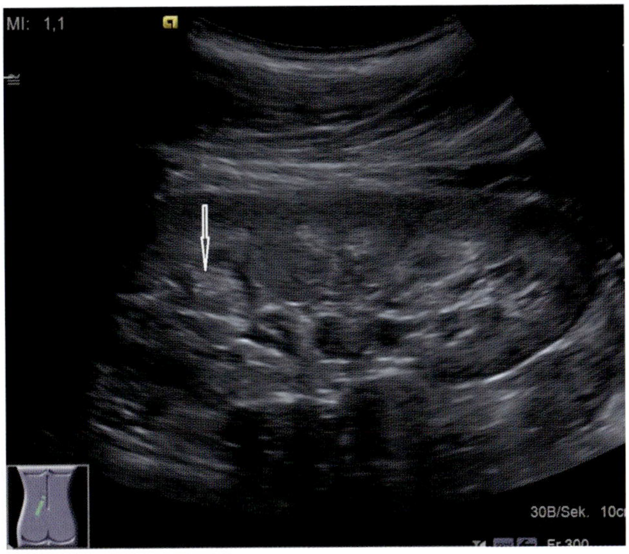

◘ **Abb. 28.10** Sonogramm bei medullärer Nephrokalzinose

Die Erythrozyten sind hierbei im Gegensatz zur glomerulären Hämaturie isomorph, d. h. die Erythrozyten sehen uniform aus wie im peripheren Blut. Dies spricht dafür, dass sie nicht den glomerulären Filter passiert haben, sondern aus den Harnwegen stammen. Nur selten sind Symptome einer Nephrolithiasis durch eine akute Steinpassage mit schmerzhaften Symptomen verbunden.

■■ Diagnose

Die Nierensonographie hilft aufgrund des Schallschattenphänomens und entsprechenden Zeichen einer Harntransportstörung Steine aufzufinden. Eine Röntgenübersichtsaufnahme ist auch aufgrund der damit verbundenen Strahlenexposition primär in der Regel nicht indiziert. Im Falle eines Steinabgangs wird eine biochemische Analyse auf den Gehalt von Kalziumphosphat, Magnesiumammoniumoxalat, Harnsäure sowie Zystin durchgeführt, um die Ätiologie zu klären. Auch die Urinanalyse (Ausscheidung im 24-h-Urin, alternativ die auf das Urin-Kreatinin bezogenen Werte von Kalzium, Oxalat, Zystin, Harnsäure und Citrat) hilft die Ursache aufzuklären. Hierbei ist die starke Altersabhängigkeit der Ausscheidung dieser lithogenen Substanzen zu beachten. In der Regel sind serielle Bestimmungen notwendig, um die Diagnose zu sichern. Bei einer erhöhten Oxalatausscheidung muss differenzialdiagnostisch an die **primäre Hyperoxalurie** (früher Oxalose genannt) gedacht werden, die unbehandelt zu einer progredienten Ablagerung von Kalzium oxalatsteinen mit der Entwicklung einer terminalen Niereninsuffizienz führt.

■■ Therapie

Die Akuttherapie besteht in der Gabe von Analgetika und Spasmolytika und einer ausreichenden Flüssigkeitszufuhr (Cave: Obstruktion). Die Konkremententfernung erfolgt je nach Anzahl, Größe und Lage der Steine durch eine Stoßwellenlithotrypsie, endoskopisch oder durch eine perkutane Nephrolithotomie. Zur **RezidivprophylaXE** ist eine ausreichende Hydrierung (Ziel: >2 l/m^2/Tag) essenziell. Darüber hinaus sind weiter Maßnahmen in Abhängigkeit der metabolischen Ursache, wie Kochsalz- und Protein-reduzierte Kost und Thiaziddiuretika bei Hyperkalziurie oder Gabe von Pyridoxin und Natrium-/Kaliumcitrat bei der primären Hyperoxalurie von Bedeutung.

28

Tab. 28.5 Ursachen der sekundären Hypertonie im Kindesalter

Renalparenchymatös (75%)	Chronische Glomerulonephrits Obstruktive und refluxive Harnwegsfehlbildungen Zystennieren und dysplastische Nieren Hämolytisch-urämisches Syndrom Chronische Niereninsuffizienz
Renovaskulär (10%)	Nierenarterienstenose (fibromuskuläre Dysplasie, »mid aortic syndrome«) Neurofibromatose Vaskulitiden Komprimierende Tumoren
Aortenisthmusstenose (8%)	
Endokrin/ZNS (7%)	Cushing-Syndrom Phäochromozytom Hyperaldosteronismus Liddle-Syndrom Hyperthyreose ZNS-Blutung, -Trauma

28.6 Renale Hypertonie

Auch wenn in den letzten Jahren die Häufigkeit der essenziellen bzw. Adipositas-bedingten Hypertonie bei Kindern zugenommen hat, so liegen ursächlich bei den meisten Patienten sekundäre Hypertonieformen vor. Hierbei sind vor allem renal-parenchymatöse und renalvaskuläre Erkrankungen zu nennen (Tab. 28.5).

Definition

Als Hypertonus wird jede die Norm (95. Perzentile) überschreitende, andauernde Steigerung des arteriellen Blutdrucks bezeichnet. Im Kindesalter hat sich gezeigt, dass der Blutdruck besser mit der Körperhöhe als mit dem Lebensalter korreliert. Entsprechende größen- und geschlechtsabhängige Normwerte sind erarbeitet worden (▶ Kap. 23). Darüber hinaus ist auf die Wahl der richtigen Manschettengröße entsprechend dem Alter zu achten. Als Faustregel sollte die breiteste Blutdruckmanschette, die bequem am Oberarm sitzt und mindestens 2/3 der Oberarmlänge abdeckt, verwendet werden. Da die Blutdruckwerte innerhalb des Tages und der Nacht zum Teil erheblich schwanken und auch Kinder einen sog. »White-coat«-Hypertonus aufweisen können, sollte prinzipiell vor Einleitung einer weitergehenden Diagnostik oder Therapie ein 24-h-Blutdruckprofil erstellt werden. Auch hierfür liegen entsprechende Normwerte vor.

Blutdruckmessungen bei Kindern bedürfen adäquater Standardisierung (Manschettengröße und pädiatrische Referenzwerte).

Ätiopathogenese

Eine Aktivierung des renalen Renin-Angiotensin-Aldosteron-Systems liegt sowohl renovaskulären als auch renoparenchymatösen Erkrankung maßgeblich zu Grunde. Beim renovaskulären Hypertonus führt der verminderte glomeruläre Filtrationsdruck zu einer adaptiven Ausschüttung von Renin. Dies bewirkt über eine Aktivierung von Angiotensin II und Aldosteron eine gesteigerte Rückresorption von Natrium und Wasser und damit zu einer Aufrechterhaltung der glomerulären Filtration. Bei renoparenchymatösen Erkrankungen kommt es über eine Stimulation des Renin-Angiotension-Systems und einer Hyperaktivierung des sympathischen Nervensystems zu einer Erhöhung des peripheren Gefäßwiderstands. Darüber hinaus kommt es durch die verminderte Natrium und Wasserausscheidung zu einer Expansion des Extrazellulärraums.

Klinik

Ein Hypertonus ist klinisch meist unauffällig. Erst bei schwerem Bluthochdruck kommt es zu Symptomen wie Kopfschmerzen, Schwindel, Polydipsie und Sehstörungen als Zeichen der hypertensiven Enzephalopathie. Insbesondere bei Säuglingen zeigen sich Zeichen der Atem- und Herzinsuffizienz. Ein Fundus hypertonicus bildet sich bei Kindern in der Regel erst nach Jahren aus.

Diagnose

Eine Sonographie der Nieren (Größendifferenz? Nierenparenchymschädigung? Harntransportstörung?) mit Doppler-Sonographie der Nierengefäße (verminderter peripherer Gefäßwiderstand? erhöhte Flussgeschwindigkeit im Bereich der Stenose?), Urinuntersuchung auf Hämaturie und Proteinurie sowie Bestimmung der Kreatininclearance sind obligat. Durch eine MR-Angiographie kann die Diagnose einer Nierenarterienstenose gesichert werden, wobei eine intraarterielle digitale Angiographie bei begründeten Verdacht auf eine renovaskulären Hypertonus den Goldstandard darstellt und die Möglichkeit bietet in der gleichen Sitzung eine kurative transluminale Ballonangioplastie oder Einlage eines arteriellen Stents durchzuführen.

Therapie

Nierenarterienstenosen werden meist erfolgreich interventionell mittels Ballonangioplastie oder Stenteinlage versorgt. Bei renal-parenchymatösem Hypertonus kann auf eine medikamentöse Dauerbehandlung meist nicht verzichtet werden. Die Behandlung folgt nach einem Stufenschema, dessen Basis die Substanzklasse der ACE-Hemmer darstellt. Darüber hinaus kommt eine Kombination mit Diuretika, Kalziumantagonisten und β-Rezeptorenblocker in Betracht. Bei der chronischen Niereninsuffizienz ist auf eine besonders strikte Blutdruckeinstellung (50. bis 75. Perzentile) zu achten, um zum einen kardiovaskuläre Komplikationen zu vermeiden und zum anderen die Progression der Niereninsuffizienz zu verzögern.

28.7 Nierenvenenthrombose

Die Nierenvenenthrombose ist ein meist akutes Krankheitsbild und tritt am häufigsten bei Neugeborenen aufgrund von angeborenen Gerinnungsstörungen und/oder schweren Erkrankungen mit Asphyxie, Dehydratation, Schock oder Sepsis auf.

Ätiopathogenese

Ursache der Thrombusbildung sind Endothelschädigungen in Kombination mit Hyperkoagulobilität oder genetische Gerinnungsdefekte. Hierbei sind insbesondere die Resistenz gegenüber aktiviertem Protein C (APC-Resistenz) aufgrund einer Faktor-V-Leiden-Mutation zu nennen, die autosomal-rezessiv vererbt wird und eine Prävalenz von 2–5% in der Normalbevölkerung hat.

Klinik

Die Kinder fallen mit einer Makrohämaturie, und einer einseitigen- oder beidseitigen Nierenschwellung auf. Sekundär kann sich ein nephrotisches Syndrom oder bei beidseitigen Befall ein akutes Nierenversagen entwickeln.

Diagnose

Die Diagnose erfolgt mittels Doppler gestützten Ultraschall. Es finden sich einseitig/beidseitig vergrößerte Nieren mit aufgehobener Markrindendifferenzierung. Im Gefäßdoppler zeigen sich ein verminderter venöser Fluss und eine erhöhter Resistance-Index in den Arterien aufgrund der Parenchymschwellung.

Therapie, Prognose

Bei einseitigem Befall erfolgt eine Antikoagulation mit Heparin, bei beidseitigem Befall sind bei frühzeitiger Diagnose Versuche mit einer lokalen oder systemischen Fibrinolyse sinnvoll, um ein Voranschreiten der Thrombose bzw. terminale Niereninsuffizienz zu verhindern. Die Prognose ist bei einseitigem Befall gut, allerdings kann es sekundär zur Hypertonie und Schrumpfungsprozessen kommen. Bei beidseitigem Befall kann bei frühzeitiger Fibrinolyse meist eine terminale Niereninsuffizienz verhindert werden. Eine Thrombophiliediagnostik und ggf. genetische Beratung ist indiziert.

28.8 Harnwegsinfektionen

Die Harnwege sind nach den Luftwegen die häufigste Lokalisation von bakteriellen Infektionen. Das diagnostische und therapeutische Vorgehen bei Kindern mit Harnwegsinfektionen hat in den letzten Jahrzehnten die **Prävention bleibender Nierenschäden** in den Vordergrund gerückt. Moderne bildgebende Techniken ergaben, dass unzureichend behandelte erste Harnwegsinfektionen zu bleibenden Schäden führen können. Konsequenterweise wird heute bei jedem Kind schon beim ersten Harnwegsinfekt eine volle Risikoevaluierung gefordert. Präventive Maßnahmen wie antibiotische Dauertherapie, operative Korrekturen und die Behandlung funktioneller Störungen müssen bereits frühzeitig zur Risikominimierung eingeleitet werden.

Definition

Harnwegsinfektion (HWI) ist der Oberbegriff für eine heterogene Gruppe von Erkrankungen mit dem Nachweis von pathogenen Erregern im Harntrakt. Als **asymptomatische Bakteriurie** bezeichnet man den Nachweis von $\geq 10^5$ Bakterienkolonien/ml im frischen Mittelstrahlurin ohne weitere pathologische Befunde.

Einteilung nach der Lokalisation

Die **Pyelonephritis** ist ein fieberhafter Harnwegsinfekt mit Beteiligung des Nierenparenchyms und der oberen Harnwege. Sie ist definiert als Harnwegsinfekt mit einer Körpertemperatur >38,5°C, einem CRP >35 g/l und einer eingeschränkten Urinkonzentrierungsfähigkeit. Im Kindesalter verläuft die Pyelonephritis als akute, teilweise rezidivierende Entzündung, eine chronische Pyelonephritis gibt es wohl nicht beim Kind. So ist auch die xanthogranulomatöse Pyelonephritis extrem selten. Die fokal-bakterielle Pyelonephritis kann in einen **Nierenabszess** übergehen.

Eine **Zystitis** ist die Entzündung der unteren Harnwege ohne Fieber mit schmerzhaften Blasenentleerungen (Dysurie), häufigen Miktionen (Pollakisurie) und Harninkontinenz.

Die Unterscheidung zwischen Pyelonephritis und Zystitis ist von großer praktischer Bedeutung.

> **Im Rahmen einer Pyelonephritis kann es zu schweren Schäden am Nierenparenchym kommen (Narbenbildung), während eine Zystitis in der Regel harmlos verläuft.**

Einteilung nach Symptomatik

- Ein **symptomatischer Harnwegsinfekt** ist eine mit Fieber, schmerzhafter Miktion, Bauchschmerzen (selten Flankenschmerzen) und Allgemeinsymptomen wie Erbrechen und Nahrungsverweigerung einhergehende Erkrankung, der eine Pyelonephritis oder Zystitis zugrunde liegt.
- Ein **asymptomatischer Harnwegsinfekt** wird zufällig durch den Nachweis einer signifikanten Bakteriurie und Leukozyturie im Urin entdeckt. Oftmals wird dabei eine Harninkontinenz beobachtet.
- Als eine **asymptomatisch Bakteriurie** (ABU) wird definitionsgemäß der isolierte Nachweis einer Bakteriurie im Urin bezeichnet, häufig wird aber unter ABU auch der rezivierende HWI ohne klinische Symptome verstanden.
- Eine **Urosepsis** ist die schwerste Verlaufsform der Pyelonephritis und wird vor allem bei Neugeborenen und Nierentransplantierten beobachtet.

Einteilung nach Komplikationsmöglichkeiten

Ein **unkomplizierter Harnwegsinfekt** liegt vor, wenn der Harntrakt anatomisch unauffällig ist, die Blasenfunktion normal ist, eine normale Nierenfunktion besteht und kein Immundefekt vorliegt. Um **komplizierte Harnwegsinfekte** handelt es sich, wenn ein oder mehrere folgender Tatbestände vorliegen: Harntraktfehlbildungen, Harnabflussbehinderungen, vesikoureteraler Reflux, Harntraktkonkremente, neurogene Blasenentleerungsstörungen, Immundefizienz, Niereninsuffizienz und Zustand nach Transplantation.

Epidemiologie

Harnwegsinfektionen gehören zu den **häufigsten Infektionskrankheiten** im Kindesalter. Insgesamt erkranken 1,1% der Jungen und 3% der Mädchen bis zu ihrem 10. Lebensjahr an einem Harnwegsinfekt. Neuere Publikationen weisen sogar noch höhere **Inzidenzen** der HWI für beide Geschlechter auf. Demnach erkranken 1,6% der Jungen und 7,8% der Mädchen bis zum 6. Lebensjahr an einem Harnwegsinfekt. Es handelt sich dabei um keine echte Zunahme der Häufigkeit, sondern um eine erhöhte Erkennungsrate bei verbesserter und sorgfältigerer Diagnostik. Jungen erkranken vorwiegend im 1. Lebensjahr mit Pyelonephritis, wobei die Hälfte davon **angeborene Harnwegsanomalien** als prädisponierende Faktoren aufweist. Auch bei Mädchen liegt die höchste Inzidenz der HWI im Säuglingsalter, jedoch erkranken sie im Kindesalter weitaus häufiger als Jungen.

Die **Geschlechtswendigkeit** (♂/♀) ist bei Neugeborenen 2:1 und bei 2- bis 3-Jährigen 1:10. Auch zu **Rezidiven** kommt es bei Mädchen häufiger als bei Jungen: 30% der Mädchen erleiden innerhalb eines Jahres einen 2. Harnwegsinfekt und 50% innerhalb von 5 Jahren. Asymptomatische Harnwegsinfektionen treten bei 1–3% der Schulmädchen auf und rezidivieren bei 80% dieser Patienten.

Pathogenese

Assoziierte Harnwegsanomalien **Obstruktive Harnwegsanomalien** der ableitenden Harnwege sind bei Jungen häufiger als bei Mädchen im Rahmen von Harnwegsinfektionen zu finden (10% bzw. 2%). Ein **vesikoureteraler Reflux** liegt bei 30–40% der Kinder mit erstem Harnwegsinfekt vor.

Erreger Der häufigste Erreger bei ersten Harnwegsinfektionen ist **E. coli** (80–90%), gefolgt von **Klebsiella**, **Proteus-Spezies** und **Enterokokken**. **Proteus** findet sich insbesondere bei der Zystitis der Jungen (30%). **Staphylococcus saprophyticus** ist als Erreger akuter Harnwegsinfekte bei Adoleszenten bekannt. Bei Kindern mit rezidivierenden HWI unter ProphylaXE und bei Kindern mit Fehlbildun-

Tab. 28.6 Bewertung der Urinkultur in Abhängigkeit von der Uringewinnungsmethode

Methode der Uringewinnung	Pathologischer Urinbefund	Indikation
Suprapubische Blasenpunktion (BP)	Jedes bakterielle Wachstum	Neugeborene und Säuglinge
Katheterurin	10.000 Keime/ml	Mädchen, Jungen ohne Blasenkontrolle, misslungene BP
Mittelstrahlurin	100.000 Keime/ml	Jungen ohne Phimose
Beutelurin	100.000 Keime/ml	Screeningmethode

gen der Harnwege und funktionellen Blasenentleerungsstörungen finden sich häufiger Problemkeime und multiresistente Erreger wie **Pseudomonas, Staphylococcus aureus** und **Staphylococcus epidermidis**. Selten sind **Haemophilus influenzae** und **Streptokokken der Gruppe B** Erreger von Harnwegsinfekten sowie Pilze (Candida spezies) und Viren (Adenoviren).

Infektionsweg In der Neugeborenenperiode findet eine **hämatogene** Ansiedlung der Bakterien im Harntrakt statt. Jenseits dieser Lebensphase ist die Eintrittspforte fast immer der **äußere Harntrakt**. Das natürliche Keimreservoir liegt in den Darmbakterien und der Präputialbesiedlung.

Periurethrale Keimbesiedlung Im ersten Lebensjahr ist die periurethrale Region natürlicherweise mit **Enterobacteriaceae** besiedelt; diese nimmt mit zunehmendem Alter allmählich ab. Bei Kindern mit Anfälligkeit für Harnwegsinfektionen persistieren diese Keime periurethral. Die **kürzere weibliche Urethra** erleichtert die Keimaszension, wodurch sich zum Teil die deutliche Häufung der Erkrankung bei Mädchen im Vergleich zu Jungen jenseits der frühen Säuglingszeit erklärt.

Abwehrmechanismen der Blase Urin ist ein exzellentes Wachstumsmedium für Bakterien. Normalerweise schützt eine regelmäßige und vollständige Blasenentleerung vor Keimvermehrung. Kommt es zu unvollständigen oder seltenen Entleerungen mit Bildung von **Restharn,** wie bei neurogener und funktioneller Blasenentleerungsstörung oder Reflux, können Keime nicht mehr in ausreichendem Maße vom Uroepithel abgetötet werden. Die Folge ist eine exponentielle Vermehrung der Bakterien und Invasion des gesamten Harntraktes, vor allem bei einem gleichzeitig vorliegenden Reflux.

Eine Störung der **Abwehrmechanismen des Uroepithels**, welches in der Lage ist, adhärente Bakterien in kürzester Zeit abzutöten, liegt bei der asymptomatischen Bakteriurie vor. Die Mechanismen dieser Abwehr sind noch nicht vollständig geklärt.

Bakterielle Virulenzfaktoren Die **Adhärenz** der Keime am Urothel mittels **Fimbrien** (Pili) ist eine der wesentlichen uropathogenen Eigenschaften neben der **Endotoxinbildung**, wodurch eine inflammatorische Reaktion und Gewebeläsion ausgelöst wird. Weitere Virulenzfaktoren sind **Hämolysin** und **Aerobactin**, Proteine, die Eisen speichern und für die Vermehrung der Bakterien nötig sind. Die Kapselstruktur (**K-Antigen**) bewirkt eine Resistenz gegenüber Phagozytose.

Klinik

Das klinische Bild ist vom Alter und der Lokalisation der Infektion abhängig:

- **Neugeborene, junge Säuglinge.** Neugeborene und junge Säuglinge erkranken mit unspezifischen Allgemeinsymptomen wie **Trinkschwäche, Erbrechen, Apathie, grauem Hautkolorit** als Zeichen einer schweren septikämischen Infektion, teils mit meningealer Beteiligung. Fieber fehlt in dieser Altersgruppe meistens.
- **Ältere Säuglinge, Kleinkinder.** Ältere Säuglinge und Kleinkinder zeigen **hohes Fieber, Trinkverweigerung** und **Erbrechen** als Zeichen einer Pyelonephritis.

> **Insbesondere bei Säuglingen und Kleinkindern wird oftmals zu spät eine Urinprobe untersucht.**

Kinder mit Fieber >38,5°C und fehlenden allgemeinen Infektzeichen haben zu 7,5% einen Harnwegsinfekt. Frühestens ab dem Alter von 3–4 Jahren sind Kinder in der Lage, **dysurische Beschwerden** (Brennen bei der Miktion, Harndrang) und **Flankenschmerzen** anzugeben.

Diagnose

Eine Infektion des oberen Harntraktes (**Pyelonephritis**) liegt vor, wenn Fieber >38,5°C, verbunden mit deutlich erhöhten Entzündungsparametern und einem altersentsprechenden klinischen Bild, besteht. Eine **Zystitis** führt zu Pollakisurie, Dysurie und Einnässen ohne oder mit nur gering erhöhten Entzündungszeichen und allenfalls leicht erhöhter Temperatur (<38,5°C).

> **Der Nachweis von Leukozyten und Bakterien im Urin ist maßgeblich für die Diagnose einer bakteriellen Harnwegsinfektion.**

Uringewinnungstechniken Säuglinge und Kleinkinder sind zu einer willentlichen Blasenentleerung nicht in der Lage, sodass in der Regel mittels **Beutel** der Urin zur Diagnostik gesammelt wird. Die Säuberung der Genitalregion vor dem Kleben des Beutels ist dabei sehr wichtig. Bei älteren Kindern sollte ein **Mittelstrahlurin** zur Diagnostik verlangt werden. Pathologischen Beutelurinbefunde erfordern die Absicherung des Verdachtes auf einen HWI, mittels **suprapubischer Blasenpunktion** oder ein **Katheterurin** (Tab. 28.6).

> **Cave**
> **Beutelurine können durch Kontaminationskeime verunreinigt sein. Mischkulturen sprechen für Verunreinigung.**

Urinuntersuchung Die Untersuchung des Urins erfolgt im frischen, nicht zentrifugierten Spontanurin (Vermeidung von Zellzerfall bei längerem Stehen) mittels **Teststreifen** und **mikroskopisch** in der Zählkammer (Neubauer-Kammer). Folgende Parameter werden beurteilt:

Nitritprobe Die Reduktion von Nitrat zu Nitrit durch Bakterien wird in einem Farbumschlag angezeigt. Die Nitritprobe ist ein hochwertiger **Schnelltest auf Bakterien** im frischen Urin. Bei pathologischem Ausfall im frischen Urin hat die Nitritprobe einen hohen Vorhersagewert für einen HWI bei Mädchen. Bei Jungen kann die Präputialbesiedlung falsch positive Ergebnisse vortäuschen. Ist die Verweildauer des Urins in der Blase zu kurz, können falsch negative Ergebnisse entstehen wie auch durch Bakterien die kein Nitrit bilden.

Leukozyturie Mehr als 10 Leukozyten/mm^3 beim Jungen und mehr als 50 Leukozyten/mm^3 beim Mädchen sind eine **pathologische Leukozyturie** und als Hinweis auf eine Harnwegsinfektion zu bewerten (Ausnahme sterile Leukozyturie bei Fremdkörper oder tubulointerstitieller Nephritis). Die Leukozyten-Esterase-Reaktion im Teststreifen gilt als zusätzliche Hilfe bei der Erkennung einer Leukozyturie, ersetzt die Mikroskopie jedoch nicht, da sie störanfällig ist.

Hämaturie Der Hämaturie kommt bei den HWI **keine wesentliche Bedeutung** zu, da inkonstant vorhanden. Eine hämorrhagische Zystitis (z. B. Adenovirus) fällt durch eine akute Makrohämaturie auf.

Bakteriurie Goldstandard der HWI-Diagnostik ist der mikrobielle Nachweis der Erreger im Urin (◘ Tab. 28.6).

Im Blasenpunktionsurin ist jeder Erregernachweis pathologisch, im Katheterurin ≥10^4 Keime pro ml und im Spontanurin ≥10^5 Keime.

In der Praxis hat sich der **Eintauchagar** (Uricult) nach 24-h-Bebrütung im Brutschrank als grober Test und als Transportmedium zum Versand in die Mikrobiologie bewährt. In den bakteriologischen Labors erfolgt die Keimidentifizierung und die Resistenzprüfung gegenüber Antibiotika, ein Vorgang der in der Regel 48 h beansprucht.

Blutuntersuchungen Die relevanten Entzündungsparameter sind: **C-reaktives Protein**, **Leukozytenzahl**, **BSG-Beschleunigung**. Sie erlauben die Differenzierung zwischen Pyelonephritis und Zystitis. Bei Urosepsisverdacht sind Blutkulturen anzulegen.

Der besondere Fall

Anamnese. Mit 2 Jahren wurde anlässlich der U7 ein Harnwegsinfekt diagnostiziert: im Urin mikroskopisch 300 Leukozyten/µl, Katheterurin 10^6 E. coli/ml. Die bisherige Anamnese war bis auf eine leichte Gedeihstörung unauffällig.
Befunde. Aktueller Blutdruck normal. BSG 50/70 mm, CRP 25 mg/l erhöht, Kreatinin mit 0,81 mg/dl erhöht. **Sonographisch** zeigte sich das Nierenparenchym unregelmäßig konturiert und fokal verdichtet (Hinweis auf Narben). Im MCU fand sich ein Grad-V-Reflux beiderseits. Die **DMSA-Szintigraphie** zeigte multifokale Photopenien beiderseits als Hinweis für Parenchymläsionen.
Diagnose. Harnwegsinfekt mit chronischer Niereninsuffizienz bei Refluxnephropathie.
Therapie. Antibiotische Therapie des Harnwegsinfekts und anschließend antibiotische ProphylaXE bis zur operativen Refluxkorrektur. Eine bereits bestehende renale Osteopathie bei Niereninsuffizienz wurde mit Vitamin D zur Ausheilung gebracht.
Verlauf. Die Progredienz der Niereninsuffizienz konnte durch die operative Refluxkorrektur und die ProphylaXE von weiteren HWI in den folgenden 2 Jahren aufgehalten werden.
Prognose. Der Übergang in eine terminale Niereninsuffizienz ist wahrscheinlich.

Bildgebende Verfahren Die bildgebende Diagnostik sollte beim ersten akuten Harnwegsinfekt begonnen werden und nach dem in ◘ Abb. 28.11 dargestellten Schema ablaufen.

Sonographie Die sonographische Untersuchung von Blase und Nieren gehört zur Initialdiagnostik des HWI und dient auch dem Ausschluss einiger **Harntraktanomalien**.

Sonographische Zeichen für eine **akute Pyelonephritis** sind:
- Nierenschwellung,
- Echogenitätserhöhung des Parenchyms (◘ Abb. 28.12),

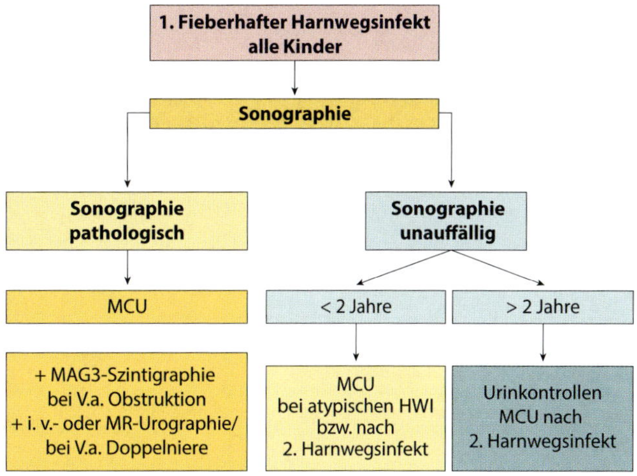

◘ **Abb. 28.11** Diagnostischer Algorithmus beim ersten fieberhaften Harnwegsinfekt

- verwaschene kortikomedulläre Differenzierung,
- schwebende Binnenechos/Sedimentation im Nierenbeckenkelchsystem,
- Pyelon- oder Ureterwandverdickungen,
- positives Urothelzeichen,
- fokale Minderperfusion,
- Nierenabszess.

Sonographische Zeichen für eine **akute Zystitis** sind:
- Blasenwandverdickung,
- unregelmäßige Blasenwandbegrenzung,
- gesteigerte Blasenwanddurchblutung.

Die Sonographie kann auch Hinweise auf einen **Reflux** geben, wenn folgende Befunde vorliegen:
- Urothelzeichen,
- lateralisiertes Ostium,
- distale Ureterdilatation (wechselnde Weiten),
- wechselnde Nierenbeckenkelchdurchmesser in Abhängigkeit von Miktion und Blasenfüllung,
- Restharn,
- Refluxnephropathie.

Milde Harntransportstörungen können unter Umständen nur bei ausreichender Diurese gesehen werden. Die niedriggradigen **vesikoureteralen Refluxe** entgehen häufig der sonographischen Diagnostik.

Miktionszysturethrographie (MCU) Nach heutigen Erkenntnissen ist die regelhafte Durchführung einer MCU nach einem ersten febrilen HWI nicht indiziert, da der Nachweis eines vesikoureteralen Refluxes (VUR) meist keine unmittelbaren therapeutischen Konsequenzen erfordert. Neuere Studien zeigen, dass eine antibiotische ProphylaXE insbesondere bei niedriggradigem VUR keine Vorteile in der Prävention von HWI bietet und somit der Nachweis eines VUR nur unter besonderen Umständen sinnvoll ist. In ◘ Abb. 28.11 wird gezeigt, wie nach neuesten Empfehlungen (Clinical Practice Guideline, Pediatrics 2011;128;595) vorzugehen ist. Demnach wird bei sonographischen Auffälligkeiten und rezidivierenden fieberhaften HWI sowie bei atypischen HWI eine MCU empfohlen. **Atypische HWI** sind: Urosepsis, Erreger nicht E. coli, verzögertes Therapieansprechen, nicht ausreichender Urinstrahl beim Jungen

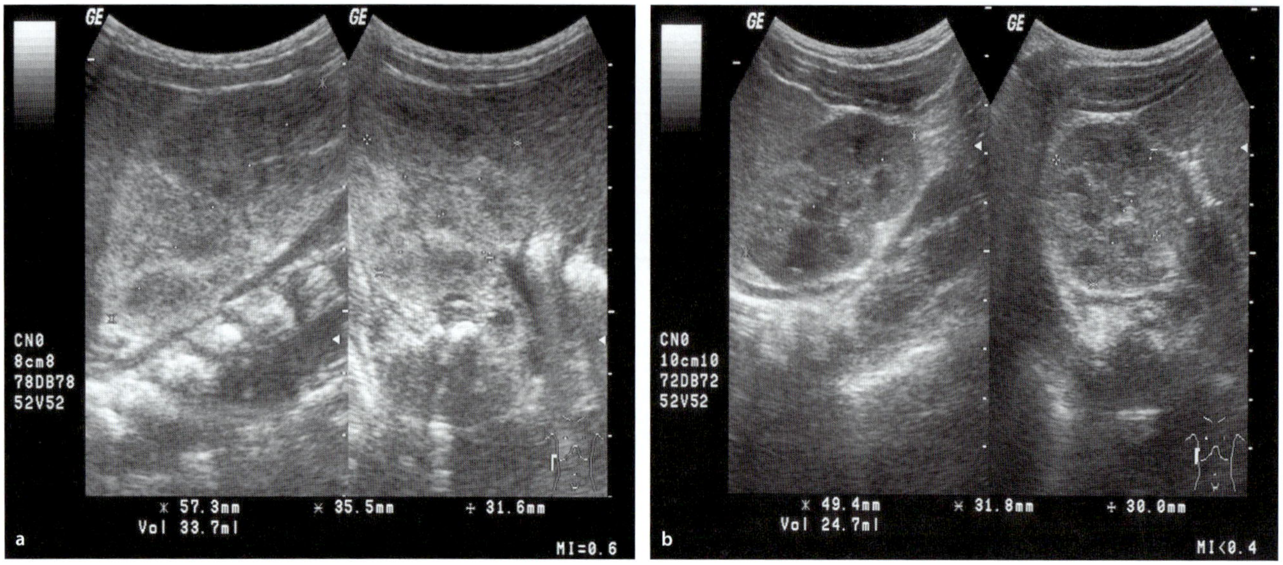

Abb. 28.12a, b Sonographie der Niere. **a** Bei akutem Harnwegsinfekt vergrößerte Nieren und echogenitätserhöhtes Parenchym mit verwaschener kortikomedullärer Differenzierung. **b** Normalisierung nach Abklingen des Infektes

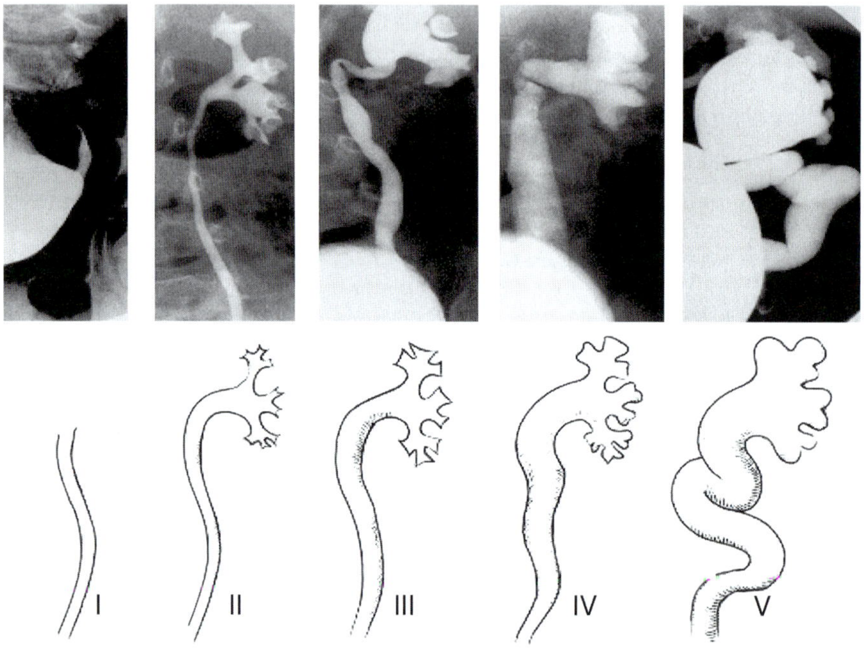

Abb. 28.13 Schweregrade des vesikoureteralen Reflux nach der internationalen Klassifikation im röntgenologischen (*oben*) und schematischen Bild (*unten*)

(Verdacht auf infravesikale Obstruktion), HWI bei älteren Jungen und auffällige Nierensonographie in der Schwangerschaft.

Bei der Erstuntersuchung ist die **röntgenologische Technik** zu empfehlen, da sie die therapeutisch wichtige Beurteilung des Schweregrades (I°–V°) erlaubt, sowie den Ausschluss infravesikaler Obstruktionen (Urethralklappe) erlaubt. Verlaufsuntersuchungen können, sofern die Fragestellung nur den Refluxnachweis beinhaltet, mit der direkten Radionuklidszintigraphie vorgenommen werden. Die Levovist-Sonographie zur Refluxdiagnostik hat sich an vielen Zentren nicht durchsetzen können. Der vesikoureterale Reflux (VUR) wird in 5 Schweregrade eingeteilt (Abb. 28.13). Der dilatative Reflux Grad III–V ist häufig kongenital und kann mit einer primären Nierendysplasie assoziiert sein.

Szintigraphische Untersuchungstechniken Es handelt sich um moderne, vergleichsweise strahlungsärmere Methoden zum Nachweis der Signifikanz einer Abflussstörung (**MAG3-Szintigraphie**) oder zur Narbendiagnostik (**DMSA-Szintigraphie**). Die **MAG3**-Szintigraphie hat ihren besonderen Stellenwert bei der Diagnostik der urodynamischen Wirksamkeit der Harnabflussstörungen und bei der Ermittlung der seitengetrennten Funktionsanteile. Ein früher Einsatz der DMSA-Szintigraphie empfiehlt sich nur bei unklarem Infektionsherd (Fokussuche), da mehr als die Hälfte aller akuten Parenchymschäden im Rahmen von Harnwegsinfekten reversibel sind. Der Nachweis narbiger Parenchymschäden sollte bei entsprechendem Verdacht frühestens 6 Monate nach der akuten HWI vor allem bei Kindern mit hochgradig-dilatativem Reflux Grad IV–V geführt werden. Der Nachweis von Narben dient als Entscheidungshilfe zur operativen Refluxtherapie. Manche Arbeitsgruppen empfehlen die DMSA als primäre Diagnostik und nur bei auffälligem Scan auch eine MCU.

MR-Urographie Bei **komplexen Harntraktanomalien** bekommt man exzellente morphologische und auch funktionelle Ergebnisse. Meistens ist eine Narkose erforderlich, das neben dem hohen personellen Aufwand dem generellen klinischem Einsatz entgegensteht.

Funktionelle Diagnostik bei Miktionsstörungen Mittels Uroflowmetrie, Restharnbestimmung und Zystomanometrie ist die Differenzierung einer neurogenen oder funktionellen Blasenentleerungsstörung möglich (► Kap. 29).

▪▪ Therapie

Eine akute symptomatische Harnwegsinfektion erfordert umgehend den Therapiebeginn bevor der Erreger bekannt ist. Ein früher Behandlungsbeginn verhindert Gewebsläsionen und somit Narbenbildung. Das Prinzip der Therapie besteht in der Gabe von **Antibiotika** und einer **Normalisierung des Harnflusses** bei pathologischen Harnwegen. Die Wahl des Antibiotikums erfolgt kalkuliert, d. h. sie orientiert sich an der Resistenzlage der wahrscheinlichen Erreger, die regional durchaus unterschiedlich sein kann. Regelmäßige Untersuchungen der Antibiotikaresistenzlage ergaben eine Zunahme der Resistenz. Beim ersten Harnwegsinfekt ist für den häufigsten Erreger **E. coli** mit einer Resistenzrate von 40–60% bei Ampicillin, von 20–40% bei Cotrimoxazol bzw. Trimethoprim und 24% bei oralen Cephalosporinen der älteren Generation zu rechnen. Diese Mittel kommen daher für die »Blindtherapie« nicht mehr in Frage. In anderen Ländern, insbesondere Entwicklungsländern, liegen noch höhere Resistenzraten vor, die durch unkritischen Antibiotikaeinsatz, Unterdosierung und zu kurze Behandlungsdauer zu erklären sind. Bei vorbehandelten Kindern oder bei im Krankenhaus erworbenen HWI ist davon auszugehen, dass **Hospitalkeime mit Multiresistenzen** den Infekt ausgelöst haben. Für die Therapie werden aus diesen Gründen Kombinationen mit der größtmöglichen Sicherheit gewählt. Ein Antibiogramm sollte nach 48 h vorliegen, um die Therapie gegebenenfalls auf ein empfindliches Antibiotikum umzustellen.

Die Wirksamkeit der Therapie wird durch eine **Kontrolle der Leukozyturie** nach 3–4 Tagen überprüft. Die Wahl des Applikationsweges der Antibiotika richtet sich nach dem Alter und der Kompliziertheit des HWI. Über die Art und Dauer der Therapie informiert ◘ Tab. 28.7.

Bei Neugeborenen und kleinen Säuglingen besteht eine Indikation zur **Intravenösen Therapie**. Eine Kombination aus Ampicillin und Aminoglykosid hat sich bewährt. Die Therapiedauer beträgt 10 Tage. Bei älteren Säuglingen und Kindern ist die intravenöse Antibiotikatherapie bei **komplizierten Verläufen** indiziert, d. h. septischer Verlauf, plötzlicher Anstieg des Serumkreatinins, bei Problemkeimen, bei Problempatienten (wie z. B. nierentransplantierte Kinder oder hospitalisierte Kinder mit anderen Begleiterkrankungen), bei komplizierenden Harnwegsanomalien und bei Verweigerung der oralen Therapie.

Indikation für i.v.-antibiotische Therapie bei Harnwegsinfekt
- Früh- und Neugeborene
- Säuglinge bis 3 Monate
- Ältere Säuglinge und Kinder in schlechtem Allgemeinzustand, Trinkverweigerung, Noncompliance sowie bei komplizierten Verläufen

◘ **Tab. 28.7** Orale antibiotische Therapie von Harnwegsinfektionen

Mittel der 1. Wahl		
Cefixim	8 mg/kg/Tag	2-mal täglich
Cefpodoxim	10 mg/kg/Tag	2-mal täglich
Nitrofurantoin (bei Zystitis)	3–5mg/kg/Tag	3-mal täglich
Mittel der 2. Wahl (nach Antibiogramm)		
Trimethoprim	5 mg/kg/Tag	2-mal täglich
Cefaclor	50 mg/kg/Tag	3-mal täglich
Amoxicillin + Clavulansäure	25 mg/kg/Tag	3-mal täglich

Mittel der 1. Wahl
- Cephalosporin der 3. Generation, z. B. Cefotaxim 100 mg/kg KG/Tag
- Amoxicillin 100 mg/kg KG/Tag (nur in Kombination)
- Aminoglykoside z. B. Tobramycin 5 mg/kg KG/Tag (mit Spiegelkontrolle)
- Kombination Amoxicillin +Tobramycin
- Kombination Amoxicillin + Cefotaxim

Die **orale antibiotische Therapie** (◘ Tab. 28.7) einer Harnwegsinfektion ist für Kinder in stabilem klinischem Zustand jenseits des Alters von 3 Monaten möglich. Wegen zunehmender Resistenzen gegen Ampicillin und Trimethoprim gelten die oralen Cephalosporine der 3. Generation als Mittel der Wahl bei der Pyelonephritis. Zystitiden können mit Nitrofurantoin mit gutem Erfolg behandelt werden. Die Behandlungsdauer beträgt 10 Tage für einen Harnwegsinfekt, bei der Zystitis reichen 5–7 Tage. Asymptomatische Bakteriurien ohne Hinweise für funktionelle Blasenentleerungsstörungen, Harntraktfehlbildungen oder vorausgehende Pyelonephritiden bedürfen keiner antibakteriellen Therapie.

> **Die antibiotische DauerprophylaXE wird bei dafür bestehender Indikation ohne Pause an die Akuttherapie angeschlossen.**

Urinkontrollen erfolgen unter der Therapie. Eine Therapiepause ist nicht angezeigt.

▪▪ Prophylaxe

In den letzten Jahren ist ein erheblicher Wandel in der Einstellung zur prophylaktischen Antibiotikatherapie eingetreten. Zeitgemäß ist eine antibakterielle InfektionsprophylaXE die sich am Risiko für HWI-Rezidive und vor allem am Risiko für Parenchymschäden orientiert. Demnach profitieren vor allem Kinder mit bestehenden Parenchymschäden (Refluxnephropathie), mit hohen Refluxgraden (III–V) sowie Kinder mit Blasenentleerungsstörungen und rezidivierenden Pyelonephritiden davon. Faktoren wie Blasenentleerungsstörungen sollten mit adequaten Maßnahmen wie Verhaltenstherapie, Anticholinergika und Biofeedback behandelt werden. Eine Obstipationsneigung sollte beseitigt werden.

Zur ProphylaXE von HWI haben sich die ◘ Tab. 28.8 aufgeführten Antibiotika bewährt.

Tab. 28.8 Prophylaktischen Dauertherapie nach Harnwegsinfekt

Trimethoprim	0,5–1 mg/kg	1-mal abends
Nitrofurantoin	1 mg/kg	1-mal abends
Cefaclor (Säuglinge bis 3 Monate)	10 mg/kg	1-mal abends

Indikation zur prophylaktischen Dauertherapie nach Harnwegsinfekt
- Reflux, Obstruktionen
- Rezidivierende Pyelonephritis (>3)
- Rezidivierende Zystitis mit Blasenentleerungsstörungen

»**Durchbruchsinfektionen**« durch resistente Bakterien während einer DauerprophylaXE sind, wenn eine Beteiligung des oberen Harntraktes vorliegt (Pyelonephritis), eine strikte Indikation zur vorübergehenden Beendigung der ProphylaXE und erneuter Therapie nach Antibiogramm. Wegen der Gefahr einer Parenchymschädigung durch die Infektionen sollte im Falle eines dilatativen Refluxes auch eine **operative Refluxkorrektur** veranlasst werden.

▪▪ Komplikationen und Prognose

Akute Komplikationen Akute Komplikationen von Harnwegsinfektionen sind **Sepsis** und **Meningitis** beim jungen Säugling, **abszedierende Pyelonephritis** bei zu spät begonnener oder inadäquater Therapie.

Chronische Komplikationen Chronische Komplikationen, vor allem als Folge der progredienten Narbenbildung sind: **arterieller Hypertonus, Albuminurie, Steinbildung** und letztlich **chronische Niereninsuffizienz.** Folgende **Risikofaktoren** sind von besonderer Bedeutung: vesikoureteraler Reflux (Refluxnephropathie), Obstruktionen der Harnwege und rezidivierende Pyelonephritis.

28.9 Akutes Nierenversagen

▪▪ Definition

Das akute Nierenversagen (ANV) ist definiert als die plötzliche Abnahme der glomerulären Nierenfunktion um mindestens 50% und ist mit dem Anstieg der Retentionsparameter (Kreatinin, Harnstoff) verbunden. In der Regel findet sich eine Oligourie (Urinvolumen <300 ml/m^2/Tag, bei Neugeborenen <1 ml/kg/h) oder Anurie (Urinvolumen <100 ml/m^2/Tag). Die Inzidenz beträgt ca. 20–50 pro 1 Mio. Kinder und Jugendliche unter 15 Jahren.

▪▪ Pathogenese

Man unterscheidet das prärenale, renale und postrenale Nierenversagen (Tab. 28.9). Das **prärenale ANV** wird durch eine inadäquate Perfusion der Nieren z. B. als Folge einer Hypotension im Rahmen eines Schocks, Sepsis oder Dehydratation hervorgerufen und tritt insbesondere in der Neugeborenen und Säuglingsperiode auf. Bei anhaltender kritischer Nierenperfusion kommt es zur Ausbildung einer ischämischen Schädigung des Nierenparenchyms (sogenannte akute tubuläre Nekrose), so dass zunächst auch bei Wiederherstellung der renalen Perfusion das akute Nierenversagen noch über Tage oder Wochen fortbesteht. Das **renale ANV** wird im Kindesalter vor allem über akute glomeruläre Erkrankungen wie das hämolytisch-urämische Syndrom, die akute interstitielle Nephritis und nephrotoxische Substanzen (Zytostatika, Röntgenkontrastmittel) hervorgerufen. Nach dem Neugeborenenalter stellt das hämolytisch-urämische Syndrom die häufigste Ursache des akuten Nierenversagens dar. Das **postrenale ANV** ist im Kindesalter eher selten und wird meist durch Harnabflussstörungen im Rahmen von Harntraktfehlbildungen (z. B. Urethralklapen) hervorgerufen.

Tab. 28.9 Differenzialdiagnose des akuten Nierenversagens

Ursachen	Erkrankungen
Prärenal	Dehydratation Hypovolämie Akute Blutung Schock/Sepsis Herzinsuffizienz Nephrotisches Syndrom
Renal	Hämolytisch-urämisches Syndrom Akute Glomerulonephitis Akute tubuläre Nekrose Interstitielle Nephritis Nephrotoxine (Medikamente, Kontrastmittel) Pyelonephritis Beidseitige Nierenvenenthrombose
Postrenal	Obstruktive Uropathie (Urethralklapen) Blutung, Trauma, Steine

▪▪ Klinik

Neben Oligo-/Anurie finden sich Zeichen der Überwässerung (Ödeme, Aszites, Lungenödem), Hypertension mit zerebralen Symptomen wie Kopfschmerzen, Somnolenz und Krampfanfällen. Die Urämie führt zu Übelkeit und Erbrechen. Sonographisch finden sich in der Regel vergrößerte Nieren mit aufgehobener kortikomedullären Differenzierung (Abb. 28.9) und beim postrenalen ANV Zeichen der Harntransportstörung.

▪▪ Therapie

Die Indikation zur Dialyse wird durch klinische und laborchemische Parameter bestimmt. Klassische Indikationen sind eine schwere Überwässerung mit Lungenödem und Hypertonie, Hyperkaliämie (>7 mmol/l) und Harnstoffwerte über 200 mg/dl (33 mmol/l). Die Auswahlkriterien für die unterschiedlichen Dialyseverfahren bei ANV sind in Tab. 28.10 zusammengefasst. Daneben richtet sich die kausaltherapeutischen Maßnahmen nach der zugrunde liegenden Ursache des ANV, wie zum Beispiel immunsuppressive Therapie bei akuten Glomerulonephritiden, Albuminsubstitution bei nephrotischer Krise und kreislaufstabilisierende Maßnahmen bei Schocknieren. Symptomatische Maßnahmen betreffen eine strenge Flüssigkeitsbilanzierung des Patienten, Blutdruckeinstellung und Azidoseausgleich mittels Natriumbikarbonat. Medikamentös kann bei noch vorhandener Diurese durch Schleifendiuretika, ggf. in Kombination mit einem Thiazid die Diurese angehoben werden. Die Gabe von Diuretika verkürzt jedoch nicht per se den Verlauf und die Dauer des ANV.

Eine Hyponatriämie beim ANV ist prinzipiell nicht mit Natriumgaben zu behandeln, sondern erfordert eine Flüssigkeitsrestriktion bzw. Dialysebehandlung.

Nur bei Serumnatriumwerten unter 120 mmol/l muss der Serumnatriumspiegel durch Gabe von hypertonen Kochsalzlösungen langsam angehoben werden.

Tab. 28.10 Auswahlkriterien für das bevorzugte Dialyseverfahren bei Kindern

Kontinuierliche Peritonealdialyse (PD)	Kontinuierliche Hämofiltration oder Dialyse	Intermittierende Hämodialyse
Bei kleinen Kindern, insbesondere Früh- und Neugeborenen Bei erwünschter langsamer Korrektur von Überwässerung und Azotämie Bei peritonealdialytisch entfernbaren endogenen oder exogenen Toxinen	Bei kleinen Kindern >3000 g mit instabiler Atmung oder instabilem Kreislauf (z. B. nach Kardiochirurgie) Bei ineffektiver Flüssigkeitsentfernung durch PD, sofern PD nicht möglich wegen abdomineller Probleme	Bei Ineffektivität der kontinuierlichen Verfahren Bei rasch erforderlicher Elimination von Wasser, Metaboliten und Toxinen Bei großen Kindern mit stabilem Kreislauf

Prognose

Die Dauer des akuten Nierenversagens ist von der Ursache abhängig und beträgt in der Folge einer akuten tubulären Nekrose und beim hämolytisch-urämischen Syndrom in der Regel 1–3 Wochen. Die Letalität ist beim ANV aufgrund einer schweren Sepsis mit begleitendem Multiorganversagen auch heute noch hoch (>40%). Beim hämolytisch-urämischen Syndrom liegt sie unter 5%.

28.10 Chronische Niereninsuffizienz

Angeborenen Fehlbildungen oder erworbene Erkrankungen der Nieren können zu einer chronischen Einschränkung der Nierenfunktion führen, die ohne adäquate Behandlung zu verschiedenen Sekundärschädigungen insbesondere des Skelett- und Herzkreislaufsystems führen können. In Deutschland bedürfen jährlich ca. 1–2 Kinder pro 1 Mio. Einwohner einer Nierenersatztherapie.

Definition

Bei Neugeborenen beträgt die glomeruläre Filtrationsrate (GFR) im Mittel 18 ml/min/1,73 m^2 und steigt erst in den ersten beiden Lebensjahren auf die normierte GFR des Erwachsenenalters (90–140 ml/min/1,73 m^2) an. Ab einer GFR unter 80% der Altersnorm wird von einer chronischen Niereninsuffizienz ausgegangen (»chronic kidney disease«, CKD). Es werden fünf Stadien unterschieden (Tab. 28.11).

Die GFR wird über die Bestimmung der Kreatininclearance mittels 24-h-Sammelurin oder anhand der sog. Schwartz-Formel aus dem Serumkreatinin, der Körperhöhe und einem Korrekturfaktor (k) abgeschätzt.

$$\text{GFR (ml/min/1,73 m}^2\text{)} = k \times \text{Körperhöhe (in cm) / Serumkratinin (in mg/dl)}$$

K = 0,45 (<1 Jahr); k = 0,55 (Jungen 2–16 Jahre, Mädchen 2–21 Jahre); k = 0,70 (Jungen 17–21 Jahre)

> **Die alleinige Bestimmung des Serumkreatinins ist nicht sensitiv genug, um eine mäßigradige Niereninsuffizienz zu detektieren, da es erst bei einer Einschränkung der GFR unter 50% zu einem Anstieg des Serumkreatinins über die Altersnorm kommt.**

Ätiopathogenese

Als Ursache der chronischen Niereninsuffizienz stehen im Säuglings- und Kleinkindesalter Nieren- und Harntraktfehlbildungen (Nierenhypoplasie/-dysplasie, obstruktive Uropathie, Zystennieren) im Vordergrund. Bei älteren Kindern bekommen glomeruläre Erkrankungen (FSGS, Glomerulonephritis) eine stärkere Bedeutung. Ist einmal die kritische Masse der Zahl der funktionsfähigen Nephrone eingeschränkt (<50%) kommt es über einen Circulus vitiosus aus glomerulärer Hyperfiltration (»Brenner-Hypothese«), Proteinurie und tubulointerstitieller Schädigung zum Untergang weiterer Nephrone und progredientem Nierenversagen. Durch nephroprotektive therapeutische Ansätze kann heutzutage die Progression der Niereninsuffizienz deutlich verlangsamt werden.

Tab. 28.11 Stadien der chronischen Niereninsuffizienz (»chronic kidney disease«, CKD)

CKD-Stadium	Glomeruläre Filtrationsrate (GFR) (ml/min/1,73 m^2)
1: Nierenschädigung mit normaler GFR	>90
2: Leichte Niereninsuffizienz	61–90
3: Mäßige Niereninsuffizienz	31–60
4: Fortgeschrittene Niereninsuffizienz	15–30
5: Terminale Niereninsuffizienz	<15

Klinik

Die Folgen der chronischen Niereninsuffizienz sind aufgrund der zahlreichen homöostatischen Funktionen der Nieren (Wasser- und Elektrolythaushalt, Exkretion harnpflichtiger Substanzen, Synthese von Vitamin D und Erythropoetin) vielfältig. Angeborene Nephropathien gehen häufig mit einer Harnkonzentrationsstörung und vermehrtem Kochsalzverlust (**Salzverlustniere**) mit den klinischen Folgen der Polyurie und Dehydratation einher. Daneben steht bei Säuglingen und Kleinkindern die **Gedeihstörung** aufgrund der urämischen Anorexie mit Inappetenz und Erbrechen sowie Proteinkatabolismus im Vordergrund. Bei älteren Kindern zeigt sich eine **Wachstumsstörung** mit verzögert einsetzendem und um ca. 50% vermindertem pubertärem Wachstumsspurt. Neben der Mangelernährung spielen hierfür kompleXE Störungen der gonadotropen- und somatotropen Hormonachse eine entscheidende Rolle. So findet sich eine Resistenz gegenüber der wachstumssteigernden Wirkung von endogen sezernierten Wachstumshormon und dessen Mediator »insulin-like growth factor 1«.

Komplikationen der chronischen Niereninsuffizienz (CKD)

- Gedeih-, Wachstumsstörung
- Verzögerte Pubertätsentwicklung
- Renale Osteopathie und ektope Verkalkungen (CKD-mineral and bone disorders)
- Renale Anämie

▼

- Hyperkaliämie
- Metabolische Azidose
- Harnkonzentrationsstörung
- Flüssigkeitsretention (Ödeme, Hypertonie, Herzinsuffizienz)
- Renaler Hypertonus (linksventrikuläre Hypertrophie/-Dysfunktion)

Aufgrund der hohen Aktivität des kindlichen Skelettstoffwechsels entwickeln insbesondere Kleinkinder Symptome der **renalen Osteopathie** mit rachitischen Skelettdeformitäten, Knochenschmerzen und gelegentlich Epiphysenfugenlösungen. Die renale Osteopathie wird hervorgerufen durch Störungen des Vitamin-D-Stoffwechsels (verminderte renale Synthese von aktivem Vitamin D, Calcitriol) und Phosphatretention mit der Folge des sekundären Hyperparathyreoidismus. Dies bewirkt u. a. eine unzureichende Mineralisierung des Wachstumsfugenknorpels (Rachitis) und des Knochen (Osteomalazie).

Kardiovaskuläre Komplikationen finden in den letzten Jahren zunehmend Beachtung. Zum einen kommt es zu einer direkten Schädigung des Herzkreislaufsystems über arterielle Hypertonie bzw. Flüssigkeitsüberladung mit den Folgen der linksventrikulären Hypertrophie bzw. Dysfunktion. Zum anderen kommt es langfristig als Folge der komplexen Störungen des Kalzium-/Vitamin-D-Stoffwechsels mit erhöhtem Kalziumphosphatprodukt, sekundärem Hyperparathyreoidismus, Mikroinflammation und Mangel physiologischer Verkalkungsinhibitoren (Fetuin A) zu ektopen Kalzifizierungen in den Weichteilen und arteriellen Gefäßen (Koronarien, Aorta). Darüber hinaus tragen die bereits im Frühstadium der chron. Niereninsuffizienz stark erhöhten Spiegel des im Knochen gebildeten phosphaturischen Hormons »**fibroblast growth factor-23**« (FGF-23) zur Ausbildung der linksventrikulären Hypertrophie bei. Um diesen komplexen Störungen Rechnung zu tragen, wurde der Begriff »**CKD-mineral and bone disorders**« (CKD-MBD) geprägt. Junge Erwachsene mit terminaler Niereninsuffizienz seit dem Kindesalter weisen gegenüber Gesunden eine stark erhöhte kardiovaskuläre Morbidität und Mortalität auf. Die kardiovaskulären Veränderungen sind bei frühzeitiger Nierentransplantation teilweise reversibel und können durch eine präemptive Nierentransplantation (ohne vorangegangene Dialyse) wahrscheinlich verhindert werden.

▪▪ Therapie

Eine Kausaltherapie ist nur bei wenigen Erkrankungen möglich. Harntransportstörungen sollten frühzeitig chirurgisch beseitigt werden. Bei Refluxnephropathie steht die ProphylaXE von Harnwegsinfektionen und bei glomerulären Erkrankungen die frühzeitige immunsuppressive Therapie im Vordergrund. Bei Stoffwechselerkrankungen stehen zum Teil spezifische kausaltherapeutische Ansätze wie der Cysteamin-Therapie bei Zystinose zur Verfügung.

Unabhängig von der Grunderkrankung sind folgende Behandlungsstrategien notwendig:

- **Nephroprotektive und antihypertensive Therapie** mit Inhibitoren des Renin-Angiotensin-Aldosteron-Systems (ACE-Hemmer, ATII-Rezeptor-Antagonisten). Ziel ist die Normalisierung der Proteinausscheidung und des Blutdruckes (50. bis 75. Perzentile). Die Behandlung des Blutdruckes folgt nach einem Stufenplan (▶ Kap. 23).
- **Ausreichende Kalorien- und Proteinzufuhr**, ggf. mittels nasogastraler Sonde oder perkutaner Gastrostomie. Ziel: >80% bzw. 100% der bei gesunden Kindern empfohlenen Kalorien-/Proteinzufuhr. Eine Eiweißreduktion ist nur bei stark reduzierter Nierenfunktion sinnvoll und sollte 1 g/kg/die nicht unterschreiten.
- **Kontrolle des Elektrolyt- und Säurenbasenhaushalts** in Abhängigkeit von der klinischen Situation: Gabe von Natriumchlorid bei Salzverlustnephropathie, Kochsalzrestriktion bei Ödemen/Hypertension, Flüssigkeitsbilanzierung (Harnkonzentrationsstörung? Ödeme?) und Azidoseausgleich mittels Natriumbikarbonat.
- **Therapie der renalen Osteopathie** durch Gabe von aktivem Vitamin D (Calcitriol, 10–30 ng/kg/Tag), Reduktion der Phosphatzufuhr bzw. Gabe von Phosphatbindern (Kalziumacetat, Sevelamer). ProphylaXE bzw. Substitution von Cholecalciferol (Vitamin D_3, 1000 IE/Tag).
- **Behandlung der renalen Anämie**: Eisensubstitution (2 mg/kg/Tag) und ab Hämoglobinwerten unter 12 g/dl Gabe von Erythropoetin.
- **Therapie mit rekombinantem humanem Wachstumshormon** (0,045–0,05 mg/kg als tägliche abendliche subkutane Injektion) bei mangelndem Gedeihen/Wachstum trotz adäquater übriger konservativer Therapie.

Die Betreuung von Kindern mit chronischer Niereninsuffizienz hat in spezialisierten kindernephrologischen Zentren zu erfolgen, um eine optimale interdisziplinäre Therapie incl. psychosozialer Betreuung, Ernährungsberatung und frühzeitiger Planung der Nierenersatztherapie (Dialyse, Transplantation) durchführen zu können. Nur so ist eine normale körperliche Entwicklung und psychosoziale Rehabilitation möglich.

28.11 Dialyse und Transplantation

Spätestens bei Erreichen des CKD-Stadiums V (GFR <15 ml/min/1,73 m^2) muss die Einleitung einer Nierenersatztherapie geplant werden. Bei Reduktion der GFR <10 ml/min/1,73 m^2 sollte in Abhängigkeit von der Klinik (Überwässerung, urämische Perikarditis, Hyperkaliämie, schwerer sekundärer Hyperparathyroidismus, arterielle Hypertonie, Flüssigkeitsretention) eine Nierenersatztherapie begonnen werden.

28.11.1 Dialyse

Bei Kindern stellt die Dialyse nur eine überbrückende, vorübergehende Maßnahme zum Ersatz der Nierenfunktion dar und sollte rasch durch eine Nierentransplantation ersetzt werden. Dies ist leicht verständlich wenn man sich bewusst macht, dass durch eine Dialysebehandlung nur ca. 10% der normalen Nierenfunktion bezogen auf die Elimination harnpflichtiger Substanzen gewährleistet werden kann. Die Kinder sind daher bzw. ihrer körperlichen Entwicklung, Leistungsfähigkeit und subjektiven Lebensqualität deutlich eingeschränkt. Darüber hinaus kommt es zum Voranschreiten der kardiovaskulären Komplikationen. Im Säuglings- und Kindesalter wird als Dialyseform die Peritonealdialyse bevorzugt, die in der Nacht zu Hause über eine automatisches Dialysegerät (Cycler) durchgeführt wird. Bei Jugendlichen wird bevorzugt die 3-mal pro Woche stattfindende Zentrums-Hämodialyse über eine Cimino-Fistel durchgeführt. Die Verwendung von in die zentralvenösen Gefäße eingebrachten permanenten Dialysekathetern sollten aufgrund der damit verbunden thromboembolischen Komplikationen vermieden werden.

28.11.2 Transplantation

Prinzipiell kann die Nierentransplantation ab einem Körpergewicht von 5 kg in der Form der Lebendspende (meist enger Verwandter) oder als postmortale Spende (vermittelt über Eurotranplant) durchgeführt werden. Im Kindesalter führt eine präemptive Nierentransplantation (ohne vorherige Dialyse) zu einer besseren Organüberlebensrate im Vergleich zur Transplantation nach Dialyse (◘ Abb. 28.14). Bei der präemptiven Transplantation können die typischen Dialyseprobleme (Flüssigkeitseinschränkung, Diät, Wachstumsstörung, kardiovaskuläre Komplikationen) vermieden werden. Leider ist bei der aktuellen Wartezeit bei Eurotransplantat von 2–3 Jahren eine präemptive Nierentransplantation häufig nur möglich, wenn sich ein Lebendspender (meist ein Elternteil) findet. Ihr Anteil beträgt daher je nach Zentrum zwischen 5% und 40%. Aufgrund des besseren Transplantatüberlebens und Patienten-Outcome ist es ein Ziel der pädiatrischen Nephrologie, die präemptive Lebendspende zu fördern.

Die Spenderniere wird extraperitoneal in die linke oder rechte Fossa iliaca platziert, die alten Nieren werden in der Regel belassen. Nach Nierentransplantation erfolgt eine dauerhafte Immunsuppression zur Verhinderung einer T- oder B-zellvermittelten Abstoßung. Die Immunsuppression besteht aus drei Säulen: den sog. **Kalzineurininhibitoren** (Cyclosporin A, Tacrolimus), **Mycophenolat Mofetil** (MMF) und **Glukokortikoiden**. Bei den meisten Patienten ist es möglich innerhalb des ersten Jahres nach Transplantation die Glukokortikoide langsam auszuschleichen, um ein adäquates Aufholwachstum und andere glukokortikoidassoziierte Nebenwirkungen zu vermeiden. Ansonsten sind als Nebenwirkungen der Immunsuppression eine erhöhte Anfälligkeit gegenüber viralen Infektionen (Zytomegalievirus, Epstein-Barr-Virus), Nephro- und Neurotoxizität (Kalzineurininhibitoren), Hypertrichose (Cyclosporin A), Diabetes mellitus (Tacrolimus) und lymphoproliferative Erkrankungen (ca. 2%) zu nennen. Eine individualisierte maßgeschneiderte Immunsuppression mit der Vermeidung einer Unterimmunsuppression (akute oder chronische Abstoßung) oder auch Überimmunsupprimierung (virale Infektionen, Nebenwirkungen der Immunsuppressiva) ist daher anzustreben. Hierzu gehört ein Monitoring mit regelmäßiger Bestimmung der Retentionswerte, Immunsuppressiva-Blutspiegel, Virusdiagnostik und donorspezifischen HLA-Antikörpern. Eine Abstoßung wird mittels Transplantatbiospie verifiziert und durch Prednison-Boli und ggf. anderer Immunsuppressiva (CD-20 Antikörper) oder Plasmapherese behandelt. Die 10-Jahres-Transplantationsüberlebensrate liegt bei mehr als 50%. Die Mehrzahl der Patienten erreicht bei Absetzen der Glukokortikoide innerhalb des ersten Jahres nach Transplantation eine normale Endgröße.

Die frühzeitige Nierentransplantation, ggf. präemptiv über eine Lebendspende, stellt die optimale Form der Nierenersatztherapie dar.

Die geistige und körperliche Entwicklung und die subjektive Lebensqualität ist mit einem gut funktionierenden Nierentransplantat jeder Form der Dialyse überlegen.

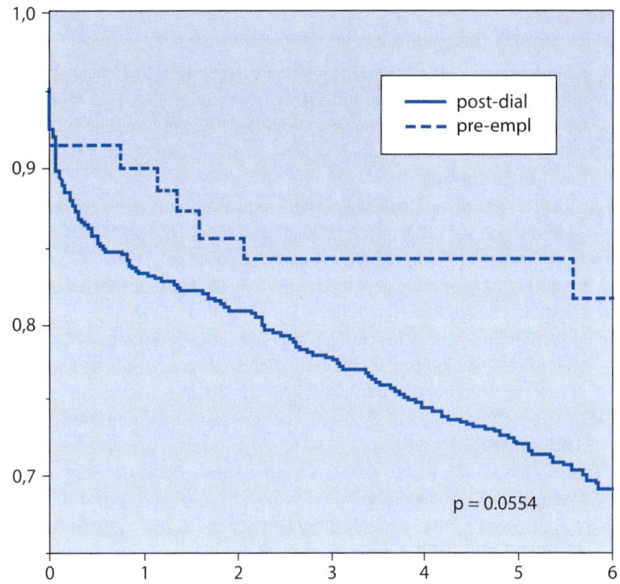

◘ **Abb. 28.14** Transplantatüberleben bei präemptiver Nierentransplantation im Vergleich zu vorheriger Dialyse

28.12 Prognose nephrologischer und urologischer Erkrankungen von Kindern und Jugendlichen

Viele nephrologische Erkrankungen haben langfristig in der Regel keine schwerwiegenden Folgen für die globale Nierenfunktion und den Gesamtorganismus. Hierzu gehören die Schlaf-Enuresis, unkomplizierte Harnwegsinfekte, orthostatische Proteinurie, benigne familiäre Hämaturie, solitäre Nierenzyste, einseitige Nierenerkrankungen wie Nierenagenesie/-Dysplasie, Ureterabgangs-/Mündungsstenose, vesikoureteraler Reflux I. bis III. Grades und Megaureter bei intakter kontralateraler Niere. Ein prognostisch günstiges Zeichen bei einseitigen Nierenerkrankungen ist daher eine **kompensatorische Hypertrophie** der »gesunden« Kontralateralniere.

Sekundärfolgen durch die Grundkrankheit kommen bei der Minimal-change-Glomerulopathie, postinfektiösen Glomerulonephritis und Nierenarterienstenose und Nierenvenenthrombose vor. Es gibt jedoch nur selten eine Progredienz der renalen Grundkrankheit.

Störungen mit der Gefahr der chron. Niereninsuffizienz sind obstruktive Uropathien (Urethralklappe), hochgradiger Reflux (IV–V), die Schönlein-Henoch-Nephritis, Lupusnephritis und das HUS. Die IgA-Nephritis, die autosomal-dominante polyzystische Nierenerkrankung, neurogene Blasenentleerungsstörung (Meningomyelozele) führen dagegen erst im Erwachsenenalter zur chron. Niereninsuffizienz.

Störungen die bei mehr als der Hälfte der Patienten zu einer terminalen Niereninsuffizienz vor dem 18. Lebensjahr führen sind die beidseitige Nierenhypoplasie/-Dysplasie, autosomal-rezessive polyzystische Nierenerkrankung, Alport-Syndrom, Nephronophthise, fokal-segmentale Glomerulosklerose, rapid-progrediente Glomerulonephritis, Zystinose und primäre Hyperoxalurie. Die 2-Jahres-Überlebensrate bei terminaler Niereninsuffizienz im ersten Lebensjahr beträgt ca. 80–90%. Bei älteren Kindern und Jugendlichen liegt die 10-Jahres-Überlebensrate bei ca. 95%. Die Mortalität ist bei Kindern unter Dialysetherapie etwa doppelt so hoch wie nach Nierentransplantation. Als die häufigsten Todesursachen unter Nierenersatztherapie sind Infektionen (30%), kardiopulmonale Erkrankungen (20%) und Malignome (10%) zu nennen.

Literatur

American Academy of Pediatrics (2011) Urinary tract infection: clinical practice guideline for the diagnosis and management of initial UTI in febrile infants and children 2 to 24 months. Pediatrics 128: 595

Beetz R et al. (2007) Harnwegsinfektionen im Säuglings- und Kindesalter. Urologe 46: 112–123

Beetz R (2011) RezidivprophylaXE bei Harnwegsinfektionen-noch zeitgemäß? Pädiatrietage 2011 DOI http://dx.doi.org/10.1055/s-0030-1256220

Ehrich JH, Brodehl J (1993) Long versus standard prednisone therapy for initial treatment of idiopathic nephrotic syndrome in children. Arbeitsgemeinschaft für Pädiatrische Nephrologie. Eur J Pediatr 152:357–361

Ehrich JH, Geerlings C, Zivicnjak M, Franke D, Geerlings H, Gellermann J (2007) Steroid-resistant idiopathic childhood nephrosis: overdiagnosed and undertreated. Nephrol Dial Transplant 22:2183–2193

Fischer CD, Haffner D (2010) Zystische Nierenerkrankungen im Kindesalter. Nephrologe 5:384–395

Geary DF, Schaefer F (Hrsg.) (2007) Comprehensive Pediatric Nephrology. Mosby-Elsevier, Philadelphia

Haffner D, Hoyer PF, Zimmerhackl LB, Tönshoff B, Ehrich JHH, Gahr M, Müller-Wiefel DE, für die Arbeitsgemeinschaft für Pädiatrische Nephrologie (2007) Therapieempfehlung zur Behandlung der Lupusnephritis bei Kindern und Jugendlichen: Konsensuspapier der Arbeitsgemeinschaft für Pädiatrische Nephrologie. Monatsschr Kinderheilkd 155: 1175–1188

Hellerstein ST (1995) Urinary tract infections. Old and new concepts. In: Alon US (ed) Nephrology. Saunders, Philadelphia London Toronto Montreal Sydney Tokyo. Pediatric Clinics of North America 42: 1433–1457

Hobermann D, Charron M, Hickey RW, Baskin M, Kearney Diana H, Wald Ellen R (2003) Imaging studies after first febrile urinary tract infection in young children. N Engl J Med 348: 195–202

Jodal U, Hansson S (1994) Urinary tract infection. In: Holiday MA, Baratt TM, Avner ED (eds) Pediatric Nephrology, 3rd edn. Univ Press, New York, pp 950–962

Kanzelmeyer NK, Lehner F, Pape L (2011) Pädiatrische Nierentransplantation. Tx Medizin 23:10–15

Klaus G, Konrad M, Seyberth H, Ehrich JHH (2007) Tubuläre Störungen. In: Reinhardt D (Hrsg.) Therapie der Krankheiten im Kindes- und Jugendalter. Springer, Berlin Heidelberg New York Tokyo, S.1224–1242

Marild S, Jodal U (1998) Incidence rate of first-time urinary tract infection in children under 6 years of age. Acta Paediatr 87: 549–52

Schärer K, Mehls O (Hrsg.) (2002) Pädiatrische Nephrologie. Springer, Berlin-Heidelberg-New York

Schnabel D, Haffner D (2005) Diagnostik und Therapie der Rachitis. Monatsschrift für Kinderheilkd 153:77–90

Shaw NK, Gorelick MH (1999) In: Alon US (ed) Nephrology. Saunders, Philadelphia London Toronto Montreal Sydney Tokyo. Pediatric Clinics of North America 46: 1111–1124

Urologie

H. Riedmiller, A. Löser

C. P. Speer, M. Gahr (Hrsg), *Pädiatrie*,
DOI 10.1007/978-3-642-34269-1_29, © Springer-Verlag Berlin Heidelberg 2013

Einleitung

Die Diagnostik kindlicher urologischer Erkrankungen ist aufgrund der eher unspezifischen Symptome wie unklare Infekte oder Gedeihstörungen, oft schwierig. Ohne enge Kooperation zwischen erfahrenen Pädiatern und Kinderurologen ist eine altersgerechte Therapie urologischer Erkrankungen praktisch undenkbar. Eine verzögerte oder sogar falsche Behandlung kann zu einschneidenden Entwicklungsstörungen bis hin zu morphologischen oder funktionellen Organverlusten, verbunden mit erheblicher Einschränkung der Lebensqualität der Kinder z. B. bei Dialysepflicht führen. Bei rechtzeitiger Therapie kann jedoch meist die renale Funktion erhalten werden. Aber auch bei Verlust der Blasenfunktion mit konsekutivem renalem Funktionsverlust kann die moderne Kinderurologie therapeutische Konzepte anbieten.

29.1 Äußeres Genitale

29.1.1 Phimose

▪▪ Epidemiologie

Zum Zeitpunkt der Geburt ist die Vorhaut des Neugeborenen in der Regel noch nicht retrahierbar. In den ersten beiden Lebensjahren kommt es zur Lösung der physiologischen Verklebung des inneren Vorhautblattes mit der Glans penis. Bei 8% der Knaben im Alter von 6 bis 7 Jahren und bei etwa 1% der Adoleszenten im Alter von 16 bis 18 Jahren liegt jedoch noch eine behandlungsbedürftige Vorhautverengung vor.

▪▪ Diagnose

Die klinische Diagnose einer Phimose wird durch Inspektion und den Versuch der Retraktion des Präputiums gestellt (◘ Abb. 29.1).

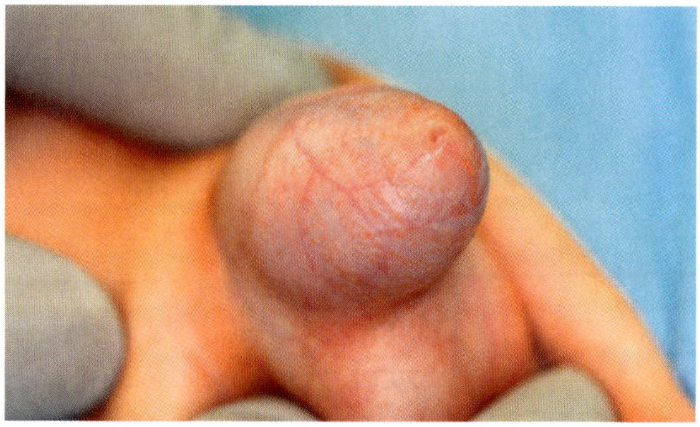

◘ **Abb. 29.1** Hochgradige Phimose

▪▪ Therapie

Indikationen zur Therapie bei primärer Phimose sind rezidivierende Balanoposthitiden und rezidivierende Harnwegsinfekte bei Kindern mit Harntraktanomalien. Das Auftreten einer sekundären Phimose stellt eine absolute Indikation zur Zirkumzision dar.

Auch bei Vorliegen eines **erheblichen Schnürringes** der retrahierten Vorhaut oder auch eines **zu kurzen Frenulums** mit deutlicher ventraler Deviation der Glans penis bei Retraktion der Vorhaut kann die operative Versorgung erforderlich werden.

Die **radikale Zirkumzision** mit nahezu kompletter Entfernung des inneren Präputialblattes und Resektion des äußeren Präputialblattes bis proximal des Schnürringes stellt die Therapie der Wahl dar. Alternativ kann – aus kosmetischen Gründen und auf Wunsch der Eltern – die **plastische Korrektur** mit partiellem Vorhauterhalt vorgenommen werden.

Die lokale Applikation eines 0,05%-ig bis 0,1%-igen kortikoidhaltigen Detergens über 3–4 Wochen zweimal täglich stellt eine **konservative Alternative** mit Erfolgsraten bis zu 95% dar.

Kontraindikationen Kontraindikationen zur operativen Intervention sind floride, nicht behandelte lokale Infektionen und kongenitale Anomalien (Hypospadien, Epispadien), bei denen die abundante Vorhautschürze ein ideales Hautreservoir zur plastischen Rekonstruktion darstellt.

▪▪ Komplikationen

In der Literatur wird die Komplikationsrate bei Zirkumzisionen immerhin mit 0,5–5% angegeben, wobei die Rate schwerer Komplikationen (urethrocutane Fisteln, ulzerierende Meatitis) nur 0,01–0,02% beträgt. Die subtotale Zirkumzision birgt die Gefahr einer **Rezidivphimose**.

Die Beschneidung aus religiösen Gründen unterliegt aktuell einer vehementen Diskussion.

29.1.2 Hypospadie

▪▪ Epidemiologie

Mit einer Inzidenz von 3 auf 1000 lebend geborene Knaben stellt die Hypospadie eine **häufige Fehlbildung** des männlichen Genitals dar.

▪▪ Pathogenese

Die infrakollikuläre Harnröhre bis zur Pars membranacea urethrae entsteht embryologisch aus dem tubulären Anteil des **Sinus urogenitalis**. Der penile und bulbäre Abschnitt der Urethra wird durch die **Fusion der Urethralfalten** ventralwärts gebildet. Der distale Teil der Harnröhre, die Fossa navicularis, entsteht aus ektodermalem Gewebe, welches an der Penisspitze in die Glans einwächst.

Die Entwicklung der Urethra ist physiologisch bis zur 14. Schwangerschaftswoche abgeschlossen. Unterbleibt die von proximal nach distal voranschreitende Verschmelzung der Urethralfalten, so entsteht eine hypospade Harnröhre.

> **Die Lage des hypospaden Meatus urethrae (◘ Abb. 29.2) hängt vom Zeitpunkt des Abbruchs der regulären Urethralentwicklung ab.**

Der Abbruch der Urethralentwicklung wird begleitet von einem Sistieren der Entwicklung des umgebenden Gewebes mit Ausbildung eines flächenhaften oder strangförmigen fibrösen Gebildes, der **Chorda**, die zur charakteristischen Ventralverkrümmung des Gliedes bei Erektion führt.

Ätiologisch werden als **exogene Faktoren** virale Infektionen, Vitaminmangel, aber auch die Einnahme von Gestagenen während der Schwangerschaft als mögliche Ursache einer Hypospadie angesehen. Die beobachtete familiäre Häufung bei hypospaden Geschwistern mit einem Wiederholungsrisiko von 5,4 bis 28,1% legt eine polygene und multifaktorielle Vererbung des Hypospadierisikos nahe. Im Rahmen von komplexen **chromosomalen Störungen** werden ebenfalls vermehrt Hypospadien vorgefunden.

> **Da die Entwicklung des äußeren Genitale unter hormoneller Steuerung erfolgt, kann die Hypospadie als eine Abortivform eines intersexuellen Genitales gesehen werden.**

Hormonelle Einflussfaktoren bei der Entwicklung einer Hypospadie sind Enzymdefekte in der Testosteronsynthese.

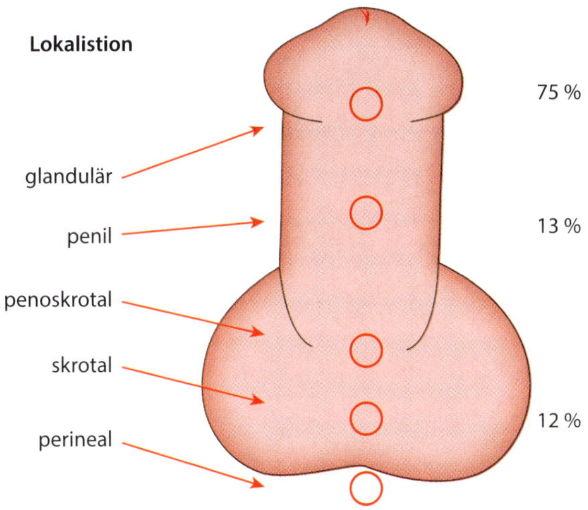

Abb. 29.2 Lageanomalien des hypospaden Meatus

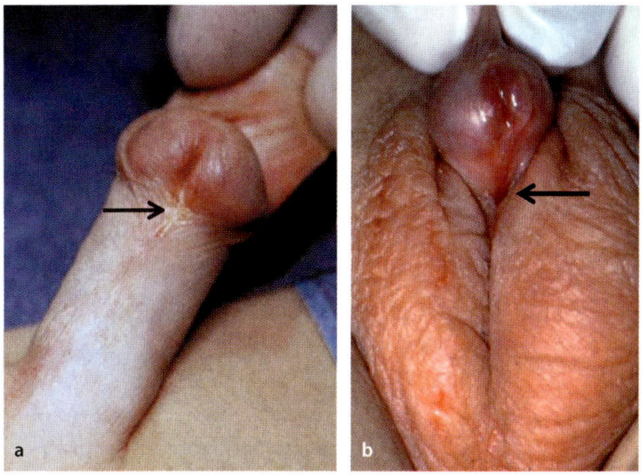

Abb. 29.3a, b Hypospadie. **a** koronare Hypospadie; **b** penoskrotale Hypospadie (*Pfeil* Meatus)

Allerdings bleibt die Ursache der Hypospadie bei einem Großteil der betroffenen Knaben ungeklärt.

Diagnose

Auffällig ist bei der Inspektion des äußeren Genitale die abundante **dorsale Vorhautschürze** und die Fehllage des Meatus urethrae externus, der zwischen Perineum und Spitze der Glans (Abb. 29.3) liegen kann. Bei ausgeprägter Ventraldeviation bei Erektion kann eine Impotenzia coeundi resultieren. Insbesondere bei den proximalen Hypospadien ist der Harnstrahl bei Miktion ungerichtet. Das Ausmaß der Chorda und die daraus resultierende Gliedverkrümmung ist nur bei Erektion des Gliedes erkennbar.

> **Bei schweren Formen der Hypospadie mit skrotaler bzw. perinealer Lage des Meatus muss eine umfassende Abklärung einschließlich exakter Familienanamnese, komplettem Hormonstatus und Ausschluss chromosomaler Veränderungen durch ein Karyogramm erfolgen.**

Miktionszystourethrogramm, retrogrades Urethrogramm und/oder eine Urethrozystoskopie sind lediglich bei **schweren Hypospadieformen** u. a. zum Nachweis von Residuen der Müllerschen Gangderivate – Vagina, Zervix, Uterus, Tuben – erforderlich. Testosteronsynthesestörungen werden durch Bestimmung des **Hormonstatus** und einen Stimulationstest mit HCG erfasst. Ein möglicher 5-α-Reduktasedefekt kann in Fibroblastenkulturen aus Genitalhautbiopsaten verifiziert werden. Analysen eines defekten Androgenrezeptors werden durch DNA-Sequenzierung möglich.

Therapie

Die dem Schweregrad angepasste operative Korrektur der Hypospadie (Abb. 29.4) umfasst die **Penisaufrichtung**, die **Rekonstruktion der Harnröhre** und die **Glanduloplastik**.

> **Idealerweise erfolgt die operative Versorgung bis zum Abschluss des 2. Lebensjahres.**

Stellt das Vorliegen einer distalen Hypospadie primär nur ein rein kosmetisches Problem dar, so erhält die hypospad mündende Harnröhre einen relevanten Krankheitswert bei Vorliegen einer hochgradigen Meatusstenose mit subvesikaler Obstruktion und bei ausgeprägter Penisdeviation bei Erektion aufgrund einer Chorda.

Bei ausgeprägteren Hypospadieformen mit Penisdeviation ist die **Chordektomie** und möglicherweise zusätzliche **Raffung der Tunica albuginea** der Schwellkörper direkt diametran zur Verkrümmung (Cavernoso-Plastik) zur vollständigen Begradigung des Gliedes erforderlich. Zur **Rekonstruktion der Urethra** stehen neben der Penisschafthaut, gestielte Insellappen aus dem inneren Vorhautblatt der abundanten dorsalen Präputialschürze sowie freie Mundschleimhauttransplantate zur Verfügung.

> **Freie Mundschleimhauttransplantate zur Rekonstruktion ausgeprägter Hypospadieformen stellen heute die Therapie der Wahl dar.**

Üblicherweise wird eine einzeitige Hypospadiekorrektur angestrebt, in komplexen Fällen kann aber auch ein zweizeitiges Vorgehen Vorteile bieten.

Komplikationen

Die Komplikationsraten der Hypospadiekorrektur sind **erheblich** und reichen von 5–30%. Sie sind im Wesentlichen abhängig vom Schweregrad der Hypospadie und der Erfahrung des Operateurs.

Eine lokale Vorbehandlung der Haut mit Dihydrotestosteronproprionat-Salbe über 4 Wochen präoperativ bessert die Qualität der ventralen, oft pergamentartig dünnen Penisschafthaut und hilft, die operativen Ergebnisse zu optimieren.

> **Cave**
> **Mit Zunahme vorangegangener operativer Fehlschläge werden die Chancen für eine erfolgreiche Korrektur erheblich reduziert (»Hypospadie-Krüppel«).**

29.1.3 Epispadie und Blasenekstrophie

Epidemiologie

Die **isolierte Epispadie** (Abb. 30.5 a, b) ist ein sehr seltenes Krankheitsbild. Die Inzidenz beträgt etwa 1:117.000 bei Knaben und 1:484.000 bei Mädchen. Als Extremvariante der Epispadie ist die **Blasenekstrophie** wesentlich häufiger (1:50.000).

Ätiopathogenese

Eine erbliche Disposition zur Epispadie konnte bislang nicht nachgewiesen werden. Allerdings wird ein Anstieg des Risikos von Epispadie und Ekstrophie bei Nachkommen epispader bzw. ekstropher Eltern im Vergleich zur Normalbevölkerung beobachtet.

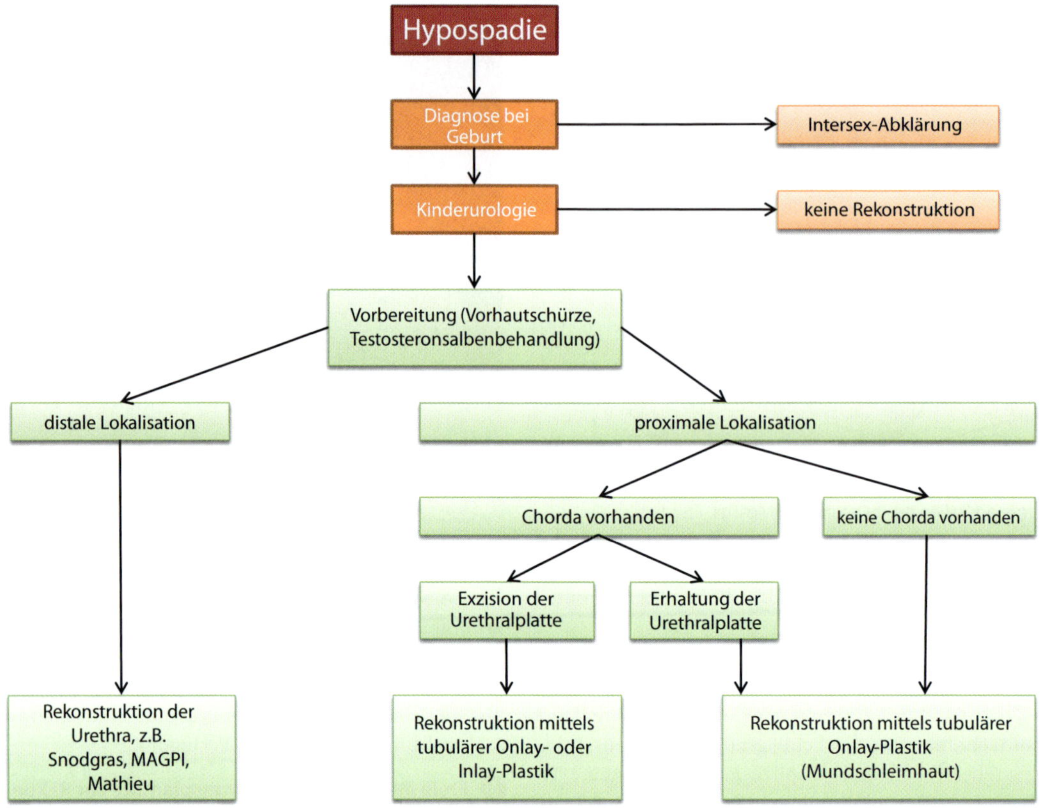

Abb. 29.4 Algorithmus zur Hypospadiekorrektur. (Nach Riedmiller et al.)

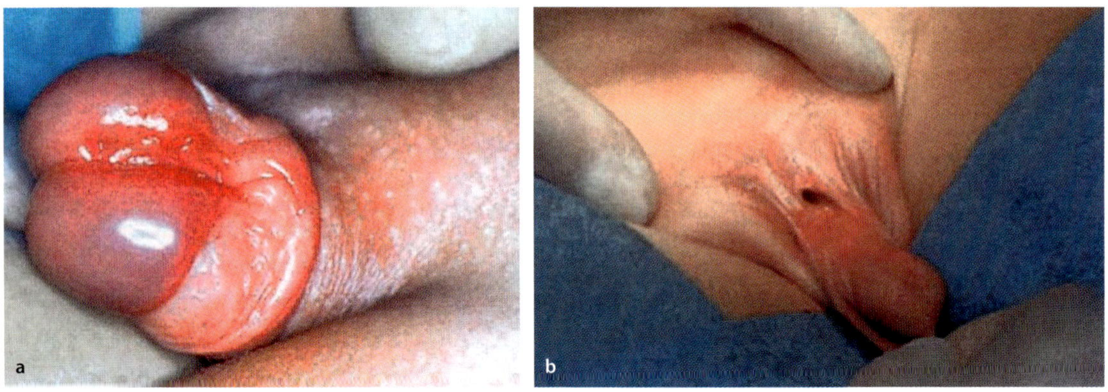

Abb. 29.5a, b **a** Epispadia coronaria; **b** Epispadia pubis

Embryologisch unterbleibt ab der 3. Schwangerschaftswoche ein Einwachsen des Mesoderms, aus dem die muskuläre Bauchwand sowie der vordere Beckenring entsteht, in die Kloakalmembran, die den infraumbilikalen und ventralen Teil der Bauchwand bildet. Durch den Einriss der Kloakalmembran als primäre Blasenanlage im weiteren Verlauf der Embryogenese kommt es – je nach Ausprägung des mesodermalen Arrests – zu einem **Offenliegen der Blasenplatte** im Bereich der unteren urethralen Bauchwand oder zu einer Epispadie, wobei hier der **dorsale Verschluss der Harnröhrenanlage** unterbleibt.

▪▪ Klinik

Bei der Blasenekstrophie nimmt die Blase als offen liegende Platte einen Teil des Unterbauches ein. Es fehlt der Symphysenschluss und die Vereinigung der Musculi recti sowie der Nabel. Häufig bestehen inguinale Hernien mit Retention des Hodendeszensus, gelegentlich liegt auch zusätzlich eine Omphalozele vor. Der Urin wird über die freiliegenden Ostien ejakuliert, die im bullösen Ödem der mechanisch gereizten Schleimhaut oft nur schwer lokalisierbar sind.

Aufgrund der weit auseinander klaffenden Symphyse ist **bei Knaben** der Penis kurz, breit und nach dorsal deviiert. Auf dem Dorsum penis erkennt man die Urethralrinne und den Colliculus seminalis (▫ Abb. 29.6). Es findet sich bei dorsal fehlender Vorhaut eine ventral liegende abundante Präputialschürze.

Bei **Mädchen** sind die Klitoris und Labien gespalten. Der Introitus vaginae ist ventral verlagert und häufig stenotisch (▫ Abb. 29.7).

▪▪ Diagnose

Die Diagnose ist durch die klinischen Befunde augenfällig (**Blickdiagnose**). Weitere diagnostische Maßnahmen (Sonographie, Aus-

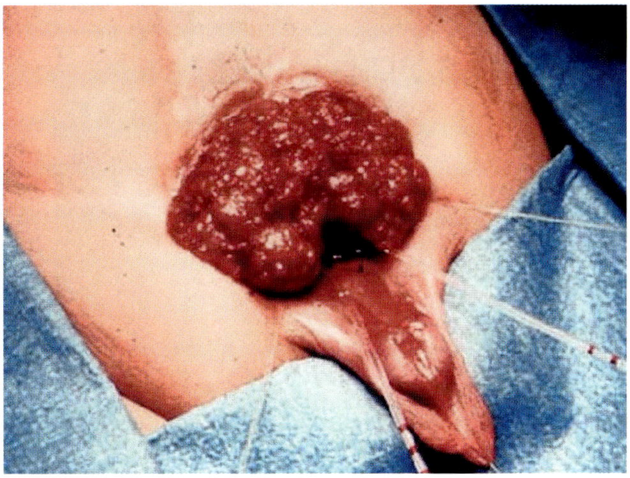

Abb. 29.6 Blasenektstrophie bei einem männlichen Säugling

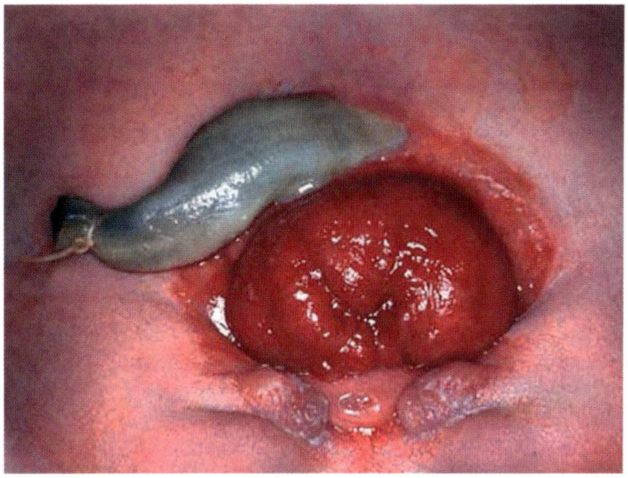

Abb. 29.7 Blasenekstrophie bei einem weiblichen Säugling

scheidungsurogramm sowie fakultativ seitengetrennte Nierenclearance) erfassen morphologische und funktionelle Besonderheiten des oberen Harntraktes. Bei der Epispadie werden je nach Lage des Meatus urethrae verschiedene Gruppen unterschieden.

- Bei der einfachsten Form, **Epispadia glandis sive coronaria**, ist die Glans penis dorsal gespalten. Der Meatus liegt im Bereich des Sulcus coronarius. Das Glied ist bei Ausbildung einer Chorda nach dorsal verkrümmt. Bei hier vorliegendem suffizientem Beckenschluss besteht **Kontinenz**.
- Die **Epispadia penis** wird durch einen zwischen Symphyse und Sulcus coronarius am proximalen Ende der dorsalen Urethralrinne liegenden Meatus charakterisiert. Auch hier liegt eine penile Deviation aufgrund einer Chorda vor. Die symphysäre Dehiszenz ist meist gering, die **Kontinenz häufig erhalten**.
- Liegt der Meatus im Winkel zwischen Penisschaft und Mons pubis, so liegt eine **Epispadia pubis** vor. Bei Frauen ist die Epispadia pubis die häufigste Form der Epispadie. Der Sphinkterapparat ist aufgrund des fehlenden Symphysenschlusses nicht suffizient. Die Patienten sind **inkontinent**.

▪▪ Therapie, Prognose

Bei Vorliegen einer einfachen Epispadie, Epispadia glandis sive coronaria, ist meist lediglich die **kosmetische Korrektur** der glandulären Harnröhre erforderlich.

Komplexere Epispadieformen erfordern – neben der Rekonstruktion der Harnröhre und gegebenenfalls der Gliedaufrichtung – bei Vorliegen einer Inkontinenz auch eine **Rekonstruktion des insuffizienten Sphinkterapparates**. Bei Versagen der primären Sphinkterrekonstruktion kann die Implantation eines artifiziellen Sphinkters bzw. der Blasenhalsverschluss mit Anlage einer kontinenten Vesikostomie erforderlich werden.

Bei Vorliegen einer **Blasenekstrophie** kommen bei fehlendem Speicherorgan (Blase) und fehlender Sphinkterfunktion **zwei prinzipiell unterschiedliche Vorgehensweisen** zum Einsatz: Die Strategie der Blasenaufbauplastik oder aber die primäre Anlage einer kontinenten Harnab- bzw. Harnumleitung.

Blasenaufbauplastik Die ekstrophe Blasenplatte wird eingestülpt und verschlossen und somit das Speicherorgan gebildet. Der Defekt im Bereich des Unterbauches wird mittels Bauchwandplastik geschlossen. Durch **Rekonstruktion des Blasenhalses** (Blasenhalsplastik) mit Verschluss der Symphyse wird versucht, Kontinenz herzustellen. Meist ist zum suffizienten Symphysenverschluss auch eine ileosakrale Osteotomie notwendig. Weiterhin ist eine **Rekonstruktion der völlig fehlenden Harnröhre** erforderlich.

Schwerwiegende Probleme der Strategie der Blasenaufbauplastik liegen in der oft nicht zufriedenstellenden Kontinenz oder aber einer Hyperkontinenz mit Erfordernis der Blasenentleerung über intermittierenden Einmalkatheterismus.

Die aus der Great Ormond Street in London publizierten Langzeitergebnisse bei Kindern, bei denen primär die Strategie einer Blasenaufbauplastik gewählt wurde, zeigen, dass nach einer Vielzahl von Korrektur- und Rezidivoperationen häufig ein zufriedenstellendes Resultat hinsichtlich Kontinenz und/oder Miktion bzw. intermittierendem Selbstkatheterismus nicht erzielt werden kann, so dass diese Patienten letztlich einer Blasenaugmentation bzw. kontinenten Harnab- oder -umleitung unter Verwendung von Darmsegmenten zugeführt werden müssen.

Kontinente Harnab- bzw. Harnumleitung Alternativ stehen zuverlässige Verfahren der Harnab- und -umleitung mit Bildung **kontinenter Urinreservoirs aus Darm** zur Verfügung, mit denen die Lösung des der Exstrophieprobleme in einer operativen Sitzung erzielt werden kann.

Bei Anlage eines **Ileozökalpouches** (Abb. 29.8) mit einem aus der Ileozökalregion gebildetem und im rechten Mittelbauch angelegten Urinreservoirs mit kontinentem Nabelstoma erfolgt die Entleerung des Urinreservoirs mittels Einmalkatheterismus über das kosmetisch unauffällige Nabelstoma. Beim **Sigma-Rektum-Pouch** (Abb. 29.9) erfolgt die Bildung eines Urinreservoirs aus der Sigmaschlinge in direkter Kontinuität mit dem stuhlführenden Darm. Diese Patienten entleeren per Anum ein Stuhl-Urin-Gemisch, die Kontinenz ist gewährleistet durch den Sphincter ani externus.

Die **Rekonstruktion des äußeren Genitale** umfasst beim Knaben die penile Rekonstruktion durch Ablösen der Corpora cavernosa von den Ligamenta suspensoria penis und den beidseitigen Schambeinästen. Da die Chordektomie zur Beseitigung der Gliedverkrümmung in der Regel nicht ausreicht, ist meist eine zusätzliche Innenrotation der Corpora cavernosa erforderlich, um eine ausreichende »Abwärtsrichtung« des Penis zu erreichen.

Beim Mädchen werden die beiden Klitorishälften in der Medianlinie vereinigt und die Labien durch Hautplastiken rekonstruiert. Die Korrektur des stenotischen Introitus vaginae ist aufgrund der zu erwartenden Schrumpfungstendenz nach Introitusplastik erst in einem Alter sinnvoll, in dem der Beginn sexueller Aktivität und Kohabitationen zu erwarten ist.

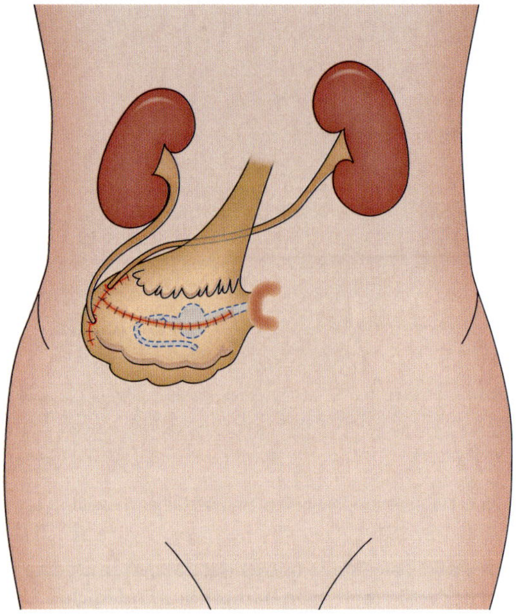

Abb. 29.8 Harnableitung über einen Ileozökalpouch (Schema)

Auch für die Rekonstruktion des bei Patientinnen und Patienten mit Blasenekstrophie fehlenden Nabels stehen geeignete Verfahren zur Verfügung.

29.1.4 Maldescensus testis

Epidemiologie

Ein Maldescensus testis bzw. **Kryptorchismus** stellt die häufigste männliche genitale Fehlbildung dar und wird bei 3–6% aller neugeborenen Knaben beobachtet. Aufgrund eines postpartalen Spontandeszensus reduziert sich die Inzidenz des Hodenhochstandes nach dem 1. Lebensjahr auf 1–2%.

Ätiopathogenese

Die Ätiologie von Hodenfehllagen ist **multifaktoriell** und insbesondere in einer Störung der Hypothalamus-Hypophysen-Gonaden-Achse zu suchen. Die maternale HCG-Produktion induziert den Deszensus des Hodens durch den Leistenkanal. Eine mangelhafte HCG-Produktion wird als eine der Ursachen der Hodenretention angesehen. Auch ein fehlendes Wachstum des Nebenhodenkopfes mit möglicher Dissoziation von Nebenhoden und Hoden spielt eine Rolle für die Entwicklung der Hodenretention. Dabei ist die mangelhafte Nebenhodenentwicklung Folge einer **reduzierten Testosteronproduktion** aufgrund einer niedrigen Gonadotropinausschüttung. Als weitere Ursache wird das Fehlen des Anti-Müller-Faktors angeführt. Dieser steuert zentralnervöse Einflüsse der Hypothalamus-Hypophysen-Gonaden-Achse und die Ausbildung des Gubernaculum testis.

Klinik

Neben der intraabdominalen Fehllage des Hodens als Maximalform des Maldescensus werden inguinale und präskrotale **Fehllagen** im Verlauf des physiologischen Abstiegsweges beobachtet (**Hodendystopie**; Abb. 29.10).

> **Häufig sind dystope Hoden von einem offenen Processus vaginalis peritonei begleitet.**

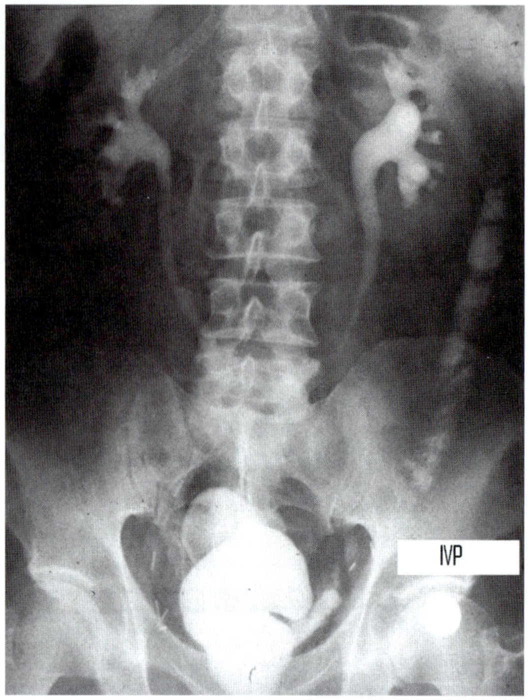

Abb. 29.9 Harnableitung über einen Sigma-Rektum-Pouch (Ausscheidungsurogramm)

Bei Position des Hodens außerhalb des physiologischen Abstiegsweges (z. B. femoral oder epifaszial nach kranial umgeschlagen) liegt eine **Hodenektopie** vor.

Vom echten Maldescensus testis zu trennen sind:

- **Pendelhoden**: Orthotop gelegener Hoden, der aufgrund eines Kremasterreflexes durch taktile oder Kältereize nach kranial retrahiert wird. Dieser verbleibt nach manueller Reposition im Skrotum.
- **Gleithoden:** Aufgrund eines zu kurzen Samenstranges retrahiert der manuell in das Skrotum zu luxierende Hoden sofort wieder ins obere Drittels des Skrotalfaches oder nach inguinal.

Diagnose

Die klinische Untersuchung – idealerweise in Hockstellung oder Schneidersitz des kleinen Patienten - ergibt die Diagnose der Hodenfehllage und lässt unterscheiden zwischen Pendel- und Gleithoden, Hodendystopie und Hodenektopie. Ein begleitender offener Processus vaginalis wird klinisch erfasst. Die bei nicht palpablem Hoden (Abb. 29.11) obligate **sonographische Untersuchung** erlaubt neben der vergleichenden Volumenbestimmung der Hoden meist auch die Positionsbestimmung des Hodens. Bei sonographisch nicht nachweisbarem Hoden ist die **laparoskopische Hodensuche** das Diagnostikum der Wahl.

> **Bei Verdacht auf Abdominalhoden oder Hodenaplasie liefert die Laparoskopie die endgültige Diagnose und ist gleichzeitig erste Therapiemaßnahme zur Mobilisation des Hodens.**

Bei beidseitig nicht tastbaren Hoden dient der **Choriogonadotropin-Stimulationstest** (HCG-Test) zum Nachweis/Ausschluss von testosteronproduzierendem Hodengewebe. Hierbei wird der Testosteronspiegel 24 und 72 h nach intramuskulärer Applikation von HCG (5.000 IE pro m^2 KOF) mit dem Basalwert des Serumtestosterons verglichen.

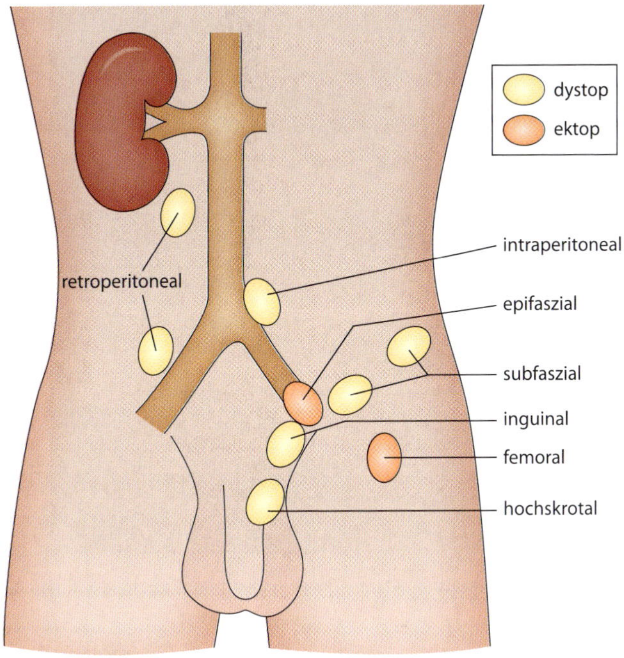

Abb. 29.10 Anatomische Lagen eines fehlpositionierten Hodens (gelb: dystop; orange: ektop)

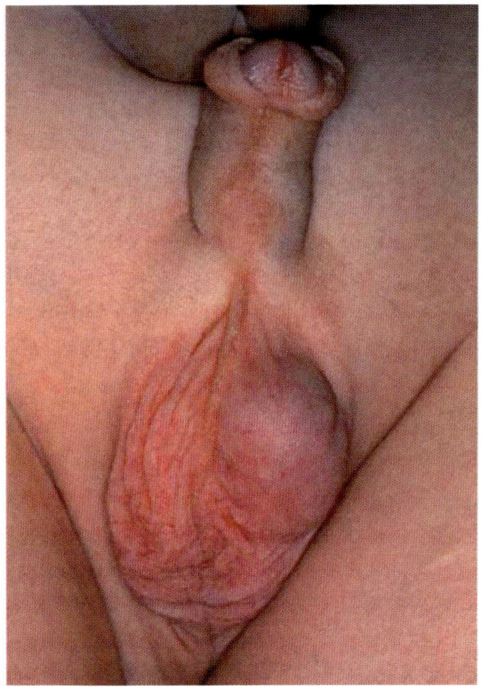

Abb. 29.11 Leeres Skrotalfach rechts bei nicht palpablem rechten Hoden

Die diagnostische Abklärung einer Hodenfehllage ist in Abb. 29.12 dargestellt.

Therapie

Therapieziel ist die korrekte skrotale Positionierung des Hodens bis zur **Vollendung des 1. Lebensjahres** zur Vermeidung irreversibler Schäden der Spermatogenese.

Konservative Therapie Durch intramuskuläre Gabe von humanem **Choriogonadotropin** (HCG) (250–1000 IE 1- bis 2-mal wöchentlich über 5 Wochen) oder die Stimulation der LH- und FSH-Ausschüttung durch Gabe von **LH-RH-Analoga** intranasal (3-mal täglich 400 µg über 28 Tage) kann in 30% der Fälle ein Deszensus initiiert werden. Allerdings ist die Rezidivrate mit 75–80% hoch.

> **Cave**
> **Aufgrund der Nebenwirkungen der HCG-Therapie (schmerzhafte Applikation, vorzeitiges Peniswachstum, gesteigerte Aggressivität) ist eine ausreichende Compliance oft nicht gegeben.**

Operative Therapie Nach erfolgloser konservativer Therapie bei Hodendystopie, aber primär bei begleitenden Reifungsstörungen (offener Processus vaginalis) und Hodenektopie ist jedoch die operative Therapie mittels **Orchidofunikulolyse** und **Orchidopexie** erforderlich. Nach ausgiebiger Mobilisation des Hodens und des Funiculus spermaticus wird der Hoden am tiefsten Punkt des Skrotums mit Nähten pexiert.

Bei Abdominalhoden ist oft eine **zweizeitige Operation** erforderlich. Erster Schritt ist die laparoskopische Durchtrennung der Vasa testicularia nach Sicherstellung der ausreichenden Hodenperfusion über die Arteria ductus deferentis. In einem zweiten Schritt wird der Hoden dann nach skrotal verlagert und pexiert.

Eine Autotransplantation des Hodens ist nur in absoluten Ausnahmefällen sinnvoll.

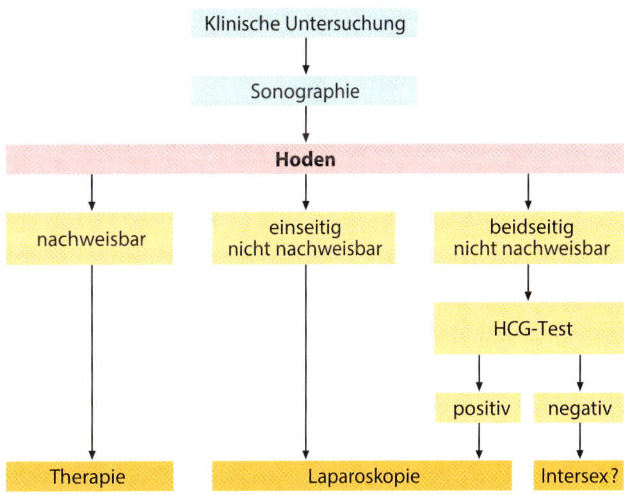

Abb. 29.12 Algorithmus zur differenzierten Diagnostik bei Maldescensus testis. (Nach Riedmiller et al. 2001)

Prognose

Die Erfolgsrate der operativen Korrektur beträgt nahezu 90%. Eine **Hodenatrophie** nach orthotoper Positionierung durch Schädigung der Perfusion wird in 1–2% der Fälle beobachtet. Höhere Atrophieraten von bis zu 20% werden bei der operativen Versorgung eines Abdominalhodens, bei zweizeitiger Orchidopexie und bei Autotransplantation des Hodens beschrieben. Ursache eines **Dystopierezidivs** (1–5%) ist die unzureichende Funikulolyse.

Die maligne Entartung maldeszendierter Hoden ist um das 12- bis 20-fache erhöht. Die Korrektur der Hodenfehllage minimiert das Entartungsrisiko nicht, erlaubt jedoch dann die palpatorische Kontrolle des Hodens. In der Karzinogenese werden Faktoren wie Dysgenesie, Atrophie und hormonelle Unterfunktion als Ursachen diskutiert.

Tab. 29.1 WHO-Klassifikation der Varikozele (nach Dubin und Amelar)

Grad	Beschreibung
Subklinisch	Inspektorisch und palpatorisch kein Nachweis, jedoch Reflux in der Dopplersonographie
Grad I	Unter Valsalva-Manöver: tastbar, aber nicht sichtbar
Grad II	Unter Ruhebedingungen im Stehen: tastbar, aber nicht sichtbar
Grad III	Bereits unter Ruhebedingungen tast- und sichtbar

29.1.5 Varikozele

▪▪ Epidemiologie

90% der Varikozelen treten linksseitig auf, 2% rechtsseitig und 8% beidseitig. Bei Kindern unter 10 Jahren ist das Vorliegen einer Varikozele selten. Bei Jugendlichen liegt die Inzidenz bei 3–5% und bei Adoleszenten bei 16%.

▪▪ Ätiopathogenese

Als pathogenetischer Faktor für die primäre Varikozele wird ein retrograder Blutfluss aus der Vena testicularis in den Plexus pampiniformis betrachtet, der zum Einen durch das Fehlen von Venenklappen aber auch insbesondere durch die hämodynamisch ungünstige Einmündung der linken Vena testicularis in die linke Nierenvene bedingt ist.

Cave

Eine Varikozele kann auch immer sekundärer Ausdruck einer renalen oder retroperitonealen Raumforderung sein!

▪▪ Diagnose

Inspektion, Palpation und Sonographie der Skrotalorgane erlauben die Diagnose und Gradeinteilung der Varikozele sowie die Bestimmung des Hodenvolumens. Dabei ist eine Volumendifferenz der Hoden von mehr als 2 ml pathologisch. Der venöse Reflux wird ideal in der **farbkodierten Duplexsonographie** nachgewiesen.

Bei Verdacht auf sekundäre Varikozele muss eine Sonographie, ggf. auch Schnittbildgebung (CT, MRT) des Abdominalbereiches erfolgen.

Die Gradeinteilung der Varikozele basiert auf der Klassifikation der WHO nach Dubin und Amelar (Tab.).

▪▪ Klinik

Meist bestehen bis auf die sichtbare Schwellung eines Skrotalfaches und der tastbaren Dilatation der Venen des Plexus pampiniformis keine Symptome. Gelegentlich beklagen die Patienten nach langem Stehen und körperlicher Belastung einen leichten »ziehenden« Schmerz in der Leiste oder im Skrotalfach.

Ungeklärt sind noch die pathophysiologischen Auswirkungen der Varikozele auf das Hodengewebe aufgrund der Hyperthermie und der durch die venöse Stase bedingten Hypoxie. Bei ausgeprägter Varikozele ist mittel- bis langfristig eine Verminderung der Fertilität zu erwarten.

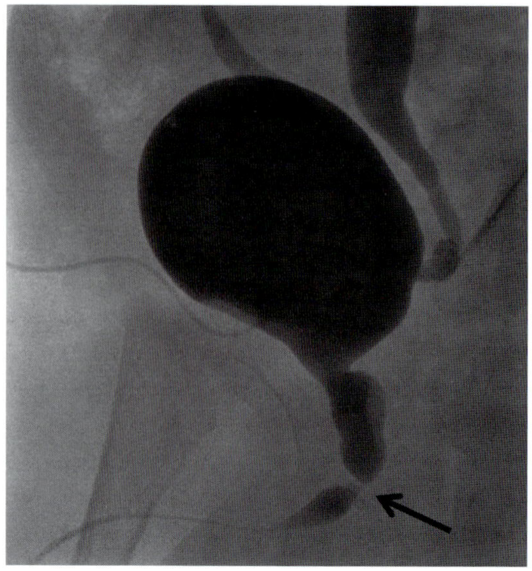

Abb. 29.13 Harnröhrenklappe (*Pfeil*) mit konsekutivem beidseitigem Reflux (MCU)

▪▪ Therapie

Eine Therapie bei Varikozele ist lediglich erforderlich bei:

- deutlicher Seitendifferenz des Hodenvolumens (>2 ml),
- beidseits palpabler Varikozele,
- symptomatischer oder kosmetisch störender Varikozele,
- bei Erwachsenen mit Vorliegen eines auffälligen Spermiogramms.

Die Therapie **kann laparoskopisch** bzw. **offen-chirurgisch**, aber auch durch **ante-** bzw. **retrograde Sklerosierung** erfolgen. Rezidiv-/Persistenzraten bei Varikozele von bis zu 29% werden beschrieben, in erfahrenen Händen liegt die Rezidivrate jedoch nur bei ca. 3%.

29.2 Urethralklappen

▪▪ Grundlagen

Die **hinteren Urethralklappen** (nach Young) resultieren aus der unvollständig zurückgebildeten Urogenitalmembran an der Nahtstelle zwischen infra- und suprakollikulärem Harnröhrenabschnitt. Die Inzidenz wird mit 1:6.000 bis 1:10.000 bei männlichen Neugeborenen angegeben.

▪▪ Diagnose

Präpartal wird im Rahmen der Routineultraschalluntersuchungen eine – meist beidseitige – **Dilatation des oberen Harntraktes** und eine **stets gefüllte Harnblase** nachgewiesen. Eine frühzeitige postpartale Abklärung ist dringend erforderlich. Das Miktionszystourethrogramm (Abb. 29.13) zeigt die dilatierte proximale Harnröhre, den Kalibersprung der Harnröhre im Bereich der Klappe sowie oft nur eine filiforme Darstellung der Urethra distal der Klappe. Je nach Ausmaß der Obstruktion ist die Blasenwand trabekuliert, es können obstruktive oder aber auch refluxive sekundäre **Megaureteren** vorliegen.

Das Ausmaß der Veränderungen des oberen Harntrakts und der renalen Beeinträchtigung wird durch Sonographie des Harntraktes, Ausscheidungsurographie und Nierenfunktionsszintigraphie dokumentiert.

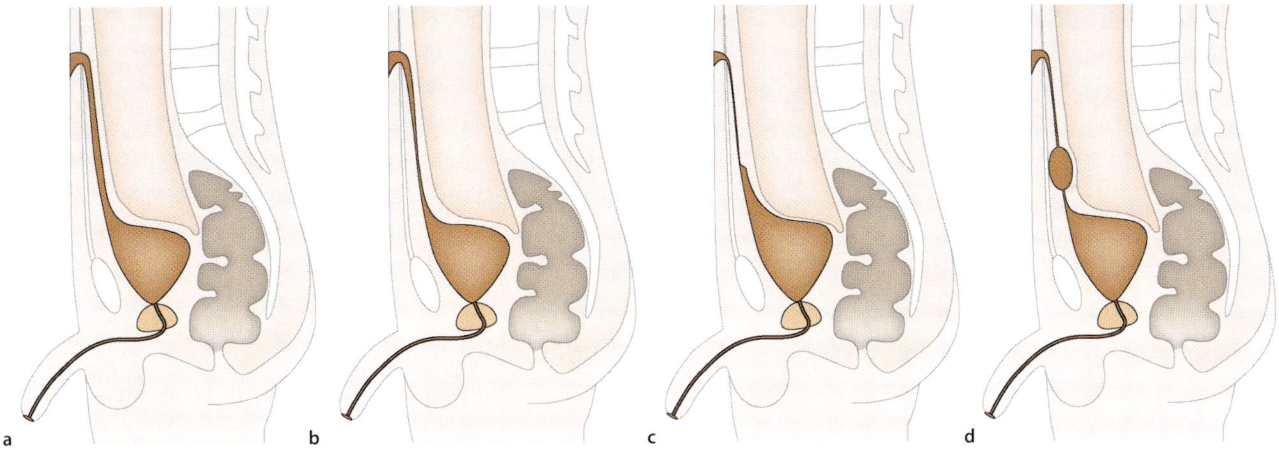

Abb. 29.14a–d Urachusanomalien nach Blichert-Toft et al. **a** Persistierender Urachus, **b** Urachussinus, **c** vesikourachales Divertikel, **d** Urachuszyste

▪▪ Klinik

Bei geringer Ausprägung der infravesikalen Obstruktion können **Harnstrahlabschwächung**, eine Enuresis nocturna sowie eine Instabilität des Detrusor vesicae mit Urge-Symptomatik zur Diagnose führen. Oft treten auch **rezidivierende Harnwegsinfekte** auf.

Bei ausgeprägten Harnröhrenklappen liegen meist hohe Restharnmengen, eine deutliche Hypertrabekulierung der Blase, sekundäre Megaureteren und unterschiedlich ausgeprägte Beeinträchtigungen der renalen Funktion vor.

Cave
Eine spät erkannte obstruktive Uropathie kann über die Ausbildung von Megaureteren, Entstehung von Hydronephrosen und reflux- bzw. obstruktionsbedingte renale Schäden letztlich zur terminalen Niereninsuffizienz führen.

▪▪ Therapie, Prognose

Die Therapie erfolgt im Rahmen eines **Stufenkonzeptes**.

- Primär erfolgt die **Dekompression der Blase** durch suprapubische Zystostomie oder die transurethrale Inzision der Harnröhrenklappe (auf Grund der Weite der Harnröhre idealerweise erst ab ca. dem 6. Lebensmonat).
- Bei Persistenz der Dilatation des oberen Harntrakts und inadäquatem Abfall des Serumkreatinins (Nadir >0,6 mg/dl) ist eine **supravesikale Ableitung** (Ring-Ureterokutaneostomie, Chimney-Ureterokutaneostomie oder Pyelokutaneostomie) erforderlich.
- **Rekonstruktive Eingriffe** nach Klappenschlitzung sollten erst nach ausreichend langer Latenz (zumindest 9 Monate) und entsprechender Erholung der Blase und der Funktion des oberen Harntrakts erfolgen.

Prognostisch ist das bis zum Zeitpunkt der Therapie eingetretene Ausmaß des renalen Funktionsverlustes sowie der Grad der anlagebedingten renalen Dysplasie entscheidend.

Die wachstumsbedingte Zunahme der Körpermasse und die daraus resultierende erhöhte Funktionsanforderungen an die Nieren führen in der Pubertät dieser Kinder möglicherweise zur terminalen Niereninsuffizienz.

29.3 Urachusanomalien

▪▪ Epidemiologie

Unter dem Begriff Urachusanomalien werden Störungen der Urachusobliteration zusammengefasst, die – im Gegensatz zur früheren Auffassung – bei Kindern und Adoleszenten häufig sind (nach Roberts bei nahezu 60% der unter 16-jährigen Patienten mit Harnwegssymptomen).

▪▪ Einteilung

Nach Blichert-Toft et al. werden die Urachusanomalien in vier verschiedene Formen unterteilt (Abb. 29.14).

▪▪ Ätiopathogenese

Im Verlauf der embryonalen Entwicklung verliert der Urachus seinen Bezug zum Allantoisgang und bildet zum Zeitpunkt der Geburt in 50% eine offene Verbindung zwischen Nabel und Blase, die im Erwachsenenalter nurmehr in 2% durchgängig vorgefunden wird. Eine Urachuspersistenz ist gelegentlich mit anderen Missbildungen wie dem Prune-Belly-Syndrom oder Omphalozele kombiniert.

▪▪ Klinik

Eine **Urachuspersistenz** manifestiert sich unter dem Bild eines »**nässenden Nabels**« mit Urinabsonderung über den Nabel. Beim **Urachussinus** liegen meist rezidivierende Entzündungen umbilikal und periumbilikal vor. Rezidivierende, therapieresistente Harnwegsinfekte, häufig auch mit Restharnbildung, können Zeichen eines **vesikourachalen Divertikels** sein. Bei der **Urachuszyste** wird in der Medianlinie eine ggf. sicht- und tastbare Raumforderung, die bei Entzündung auch druckdolent ist, vorgefunden.

Die Hälfte der Erwachsenen mit symptomatischer Urachusanomalie weist maligne, meist schlecht differenzierte Tumoren auf (Adenokarzinom, Plattenepithelkarzinom), welche in 20% bei Diagnosestellung bereits metastasiert sind.

Cave
Eine rechtzeitige Diagnosestellung ist zwingend notwendig!

▪▪ Diagnose

Diagnostikum der Wahl bei Urachusanomalien ist die **Sonographie.** Als Schnittbildgebung hat die **Kernspintomographie** im Vergleich zur Computertomographie aufgrund der geringeren Strahlenbelastung zunehmend an Bedeutung gewonnen.

Exkurs

Zystomanometrie

In der **Füllungsphase** werden die maximale Blasenkapazität in ml, die effektive Blasenkapazität in ml, die Volumenänderung der Harnblase in Abhängigkeit vom Füllungsdruck als Ausdruck der Dehnbarkeit der Harnblase (Compliance) in ml/cm H_2O, der Abdominaldruck in cm H_2O und der Detrusordruck in cm H_2O bestimmt.

In der **Miktionsphase** werden der Miktionsöffnungsdruck in cm H_2O, der maximale Miktionsdruck in cm H_2O, der intravesikale Druck während der Miktionsphase in cm H_2O, der Harnflussverlauf in ml/s, die Miktionsdauer in s, die Harnflussdauer in s, die maximale und mittlere Harnflussrate in ml/s, die Zeit bis zum maximalen Harnfluss in s, das Miktionsvolumen in ml, der Widerstandskoeffizient in cm H_2O/ml/s und der maximale Detrusordruck beim maximalen Harnfluss in cm H_2O gemessen.

Bei therapieresistenten Harnwegsinfekten kann bei der **Zystoskopie** eine Öffnung oder auch eine zystische Raumforderung im Bereich des Blasendaches nachgewiesen werden.

■■ Therapie

Eine Obliteration eines persistierenden Urachus ist bis zum 6. bis 12. Lebensmonat möglich. Darüber hinaus bedürfen Kinder mit asymptomatischer Urachuszyste keiner Therapie, bei symptomatischen Urachuszysten ist ebenso wie beim Urachussinus eine laparoskopische oder offen-chirurgische **vollständige Exzision** erforderlich. Vesikourachale Divertikel bedürfen nur bei therapieresistenten Harnwegsinfekten einer Exzision.

29.4 Blasenentleerungsstörungen

29.4.1 Urodynamische Untersuchung

Uroflowmetrie Die Aussagekraft einer Uroflowmetrie (Bestimmung des Miktionsvolumens, der Miktionszeit, der maximalen und mittleren Harnflussrate) ist abhängig von der Blasenfüllung und der altersabhängigen maximalen Blasenkapazität. Eine verwertbare Aussage zur **maximalen Harnflussrate** ist nur möglich, wenn das miktionierte Volumen mehr als die Hälfte der maximalen Blasenkapazität beträgt.

> **Die Uroflowmetrie sollte in möglichst physiologischer und patientengewohnter stehender oder sitzender Position erfolgen.**

Uroflowmetrie mit Beckenboden-EMG Eine Aussage über das funktionelle Verhalten des Beckenbodens, z. B. bei Verdacht auf **Detrusor-Sphinkter-Dyssynergie**, ist orientierend mittels Uroflowmetrie und gleichzeitiger Ableitung eines Beckenboden-EMG möglich.

Zystomanometrie Hierbei erfolgt die kontinuierliche Messung des **intravesikalen Druckes** mittels eines in die Blase eingebrachten Messkatheters, über den die Blase mit einer definierten Füllgeschwindigkeit mit angewärmter physiologischer Kochsalzlösung aufgefüllt wird. Der abdominale Druck wird über einen transanal eingebrachten Messaufnehmer abgeleitet. Aus dem abdominalen und vesikalen Differenzdruck kann der Detrusordruck errechnet werden.

Die Messung untergliedert sich in die Erfassung der Speicherphase sowie der Entleerungsphase unter zusätzlicher Registrierung der Detrusordruckwerte. Dies ermöglicht die Evaluierung von Störungen der **vesikalen Speicher- und Entleerungsfunktion** sowie der Dyssynergie von Beckenboden und Detrusor vesicae. Der Vorteil der transurethralen Positionierung des intravesikalen Messkatheters liegt in der geringeren Invasivität. Sollte eine transurethrale Einlage des Messkatheters aufgrund des Alters (<5 Jahre) oder aus anderen Gründen nicht möglich sein, so ist die suprapubische Messkathetereinlage üblicherweise in Narkose mit gleichzeitiger Zystoskopie sinnvoll.

Bei entsprechender Patientencompliance ist in der **Füllungsphase** eine Aussage über den Zeitpunkt und das Blasenfüllungsvolumen beim ersten Füllungsgefühl, beim ersten Harndrang sowie bei maximalem Harndrang möglich. Unwillkürlicher Harnverlust kann in Abhängigkeit von der Blasenfüllung dokumentiert werden. Eine Aussage bezüglich hemmbarer und ungehemmter Detrusoraktivitäten mit oder ohne Harnverlust ist möglich. Ebenso ist die Funktion des Schließmuskelapparats und das Zusammenspiel von Detrusor- und Sphinktermuskulatur objektivierbar.

Das vom Lebensalter abhängige **normale Blasenvolumen** kann mit folgender Formel näherungsweise berechnet werden:

$$\text{Blasenvolumen [ml]} \approx (\text{Lebensalter [Jahre]} \times 30) + 30$$

Aus diesen Messparametern lassen sich Rückschlüsse auf eine Beteiligung der Harnblase und des unteren Harntraktes bei **neurologischen Erkrankungen** (Meningitisfolgen, Kaudakompressionssyndrome, Tethered-cord-Syndrom, Myelomeningozele etc.) oder auf **isolierte Blasenfunktionsstörungen** (unfallbedingte Denervation, erworbenes Miktionsfehlverhalten etc.) ziehen. Die gleichzeitige röntgenologische Erfassung der Blasenfüllung (**Videourodynamik**) und der Blasenhalsöffnung bzw. der Beckenbodenaktivität ermöglicht die Differenzierung einer gestörten Miktionsphase. Die Strahlenbelastung kann unter Verwendung digitaler Röntgentechnik um bis zu 75% reduziert werden.

> **Bei Verdacht auf neurogene Detrusoraktivitäten ist eine intravesikale Applikation von 20 ml Eiswasser bei einer Blasenfüllung von 50 ml zum Nachweis unhemmbarer Detrusorkontraktionen indiziert (Eiswassertest).**

Urethradruckprofil Zur Bestimmung einer **Sphinkterinsuffizienz** wird ein Ruhe- und Stressprofil des Sphinkters unter Durchzug des Messkatheters durch die Sphinkterregion abgeleitet. Hierzu wird der Messkatheter mit einer konstanten Geschwindigkeit von 2 bis max. 10 cm/min durch die Sphinkterregion gezogen und im Ruhezustand bzw. unter Stressprovokation durch Husten oder Pressen die Druckkurve der Sphinkterregion abgeleitet. Die Blase sollte hierbei mit 50% ihres maximalen Volumens, jedoch mit nicht mehr als 100 ml gefüllt sein.

29.4.2 Inkontinenz und Enuresis

Einnässen ist eines der häufigsten urologischen Symptome im Kindes- und Jugendalter und wird bis zum 5. Lebensjahr noch als physiologisch angesehen. Neben der organischen Harninkontinenz bei übergeordneten (z. B. neurogenen) Erkrankungen, Nierenerkrankungen oder einer ektopen Harnleitermündung, stellt die nichtorganische Harninkontinenz ohne anatomische und neurologische Ursachen die weitaus häufigere Inkontinenz dar.

Pathogenese

Die Säuglingsblase mit einem Fassungsvermögen von 50–90 ml kontrahiert sich in der Entleerungsphase durch Vagusreiz wellenförmig ungehemmt. Mit dem Miktionstraining im Alter von 1,5–2 Jahren beginnt die Konditionierung der willentlichen Kontinenz- und Blasenentleerungskontrolle mit einer sukzessiven Zunahme der Blasenkapazität auf das Doppelte bis zum 4. Lebensjahr. In der Regel erreichen Kinder zum Ende des 3. Lebensjahres im Rahmen der allgemeinen Reifungsprozesse in 60% der Fälle die **Urinkontinenz** während des Tages.

Die wichtigsten pathophysiologischen Ursachen für eine nicht organisch bedingte Inkontinenz sind:
- eine unter der Altersnorm (Blasenvolumen [ml] = (Lebensalter [Jahre] x 30) + 30) liegende Blasenkapazität,
- ein Mangel an antidiuretischem Hormon (ADH) mit konsekutiver nächtlicher Polyurie,
- ein überaktiver Musculus detrusor mit konsekutiver Drangkomponente oder -inkontinenz,
- eine gestörte Perzeption des Reizes der vollen Blase,
- familiäre Veranlagung,
- ungünstige Trinkgewohnheiten mit deutlich erhöhten Trinkmengen am Abend.

Einteilung

Tab. 29.2 gibt einen Überblick über die Formen der Blaseninkontinenz.

Unterschieden wird des Weiteren eine **primäre** (seit Geburt bestehende) und eine **sekundäre** (neu wiederaufgetretene) Form. Der Begriff Enuresis diurna sollte nicht mehr benutzt werden!

> Die Rolle psychogener Einflüsse in der Beurteilung der kindlichen Inkontinenz darf nicht unterschätzt werden. Sie werden in der Regel unter dem Oberbegriff erworbenes Miktionsfehlverhalten subsumiert.

Klinik

Neben dem Ausschluss **morphologischer Veränderungen** (z. B. Epispadie, Blasenekstrophie, Meatusstenose, hymenale Hypertrophie, Urethralklappen, Urethrastrikturen, Urethraduplikaturen, ektope Uretermündungen, urogenitale Fisteln) ist der **exakten Anamneseerhebung** das Hauptaugenmerk zu widmen.

Diagnose

Ein detailliertes Trink- und Miktionsprotokoll inklusive der Stuhlgewohnheiten ist zwingend erforderlich. Die **Basisdiagnostik** umfasst außerdem die körperliche Untersuchung, die Sonographie des Harntraktes einschließlich Restharnbestimmung sowie die Urinuntersuchung. Insbesondere zum Ausschluss eines häufig vorliegenden Detrusor-Sphinkter-Dyssynergismus ist das Free-flow-EMG geeignet. Eine urodynamische Untersuchung sollte auch auf Grund der Invasivität und zusätzlichen Traumatisierung des Kindes nur in Ausnahmefällen nach strenger Indikationsstellung durchgeführt werden.

Therapie

Nach Ausschluss anderer Ursachen kann die Therapie der primären Enuresis grundsätzlich sowohl mittels **Verhaltenstherapie** und **Blasentraining mit Biofeedback** als auch **medikamentös** erfolgen und sollte auch zur Prävention sozialer und persönlicher Probleme des Kindes durchgeführt werden. Eine Spontanremissionsrate von ca. 15% pro Jahr ist zu erwarten. Einer jeden Therapie sollte eine »Urotherapie« (Information und »Entmystifizierung«) vorangehen.

Ein erster Therapieansatz ist die Stuhlregulation und die Änderung pathologischer Trinkgewohnheiten mit einer gleichmäßigen Flüssigkeitsaufnahme über den Tag verteilt. Sollte im Trink- und Miktionsprotokoll die Blasenkapazität unter der Altersnorm liegen bzw. eine Urgekomponente vorliegen, stellt die **anticholinerge Therapie** mit Propiverin (0,4 mg/kg KG/Tag in 2 Dosen) oder Oxybutynin (1–3×5 mg/d) die Therapie der Wahl dar. Bei nächtlicher Polyurie (Gewicht Windel nass – Windel trocken + erster Morgenruin > altersentsprechende Blasenkapazität) ist die Therapie mit dem ADH-Analogon Desmopressin indiziert (0,1–0,4 µg zur Nacht über einen maximalen Zeitraum von 6 Monaten; bei Erfolg langsames Ausschleichen). Unterstützt werden kann diese Therapie durch **Alarmsysteme** (»Klingelhose«), für welche Ansprechraten bis zu 70% dokumentiert sind (nach Absetzen bis zu 50%). Das in den 1960er Jahren eingesetzte trizyklische Antidepressivum Imipramin stellt nur noch eine »Third-line«-Therapie dar.

Tab. 29.2 Einteilung der Inkontinenz

Begriff	Definition
Enuresis (nocturna)	Jegliches Einnässen im Schlaf
Monosymptomatische Enuresis (nocturna)	Einnässen im Schlaf an mindestens 2 Nächten im Monat nach dem 5. Lebensjahr ohne Tagessymptomatik
Nichtmonosymptomatische Enuresis (nocturna)	Einnässen im Schlaf an mindestens 2 Nächten im Monat nach dem 5. Lebensjahr mit Tagessymptomatik
Blasendysfunktion	Einnässen am Tag oder Symptome wie bei Pollakisurie, imperativer Harndrang, Haltemanöver, Miktionsaufschub, Stottermiktion

29.5 Oberer Harntrakt

29.5.1 Dilatation des oberen Harntrakts

Ätiopathogenese

Ab der 16. Schwangerschaftswoche kann bereits **intrauterin** eine Dilatation des oberen Harntraktes erkannt werden. Als Ursachen kommen Ureterabgangsstenosen, Megaureteren, Urethralklappen und vesikoureterorenaler Reflux (VUR) infrage. Abzugrenzen ist hiervon die physiologische Dilatation des Urogenitaltraktes ab dem 3. Trimenon auf Grund mütterlicher hormonaler Einflüsse auf die glatte Muskulatur des fetalen Harntraktes.

> **Cave**
> Eine multizystische Nierendysplasie kann als Dilatation des oberen Harntrakts missgedeutet werden.

Klinik

Im Rahmen der pränatalen Diagnostik wird die Dilatation des oberen Harntraktes erkannt, sodass postpartal die Diagnostik und Therapie eingeleitet werden kann.

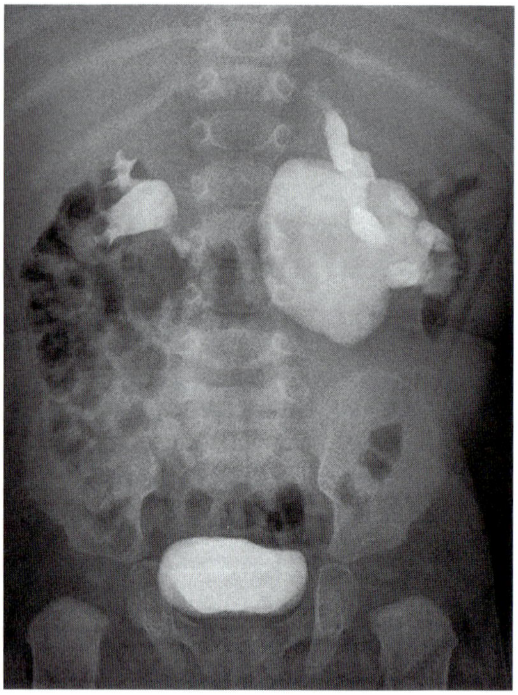

Abb. 29.15 Ausscheidungsurogramm bei linksseitiger Ureterabgangsstenose

> **Klinische Symptome einer Dilatation des oberen Harntraktes**
> - Rezidivierende Harnwegsinfekte
> - Palpable intraabdominale Resistenzen
> - Gedeihstörungen
> - Unklare Infekte und Fieberschübe

Diagnose

Die **sonographische Untersuchung** ermöglicht eine objektive Erfassung der Nierenkelch-, Nierenbecken- und Ureterdiameter, die für vergleichende Verlaufsuntersuchungen wesentlich sind.

> **Cave**
> **Eine präpartale Ektasie der Harnwege kann aufgrund der postpartalen Oligurie des Neugeborenen vorübergehend nicht apparent sein. Deshalb sollten bei auffälligem präpartalem, jedoch direkt postpartal unauffälligem Schallbefund unbedingt sonographische Kontrollen nach 3–5 Tage sowie nach 2–3 Wochen erfolgen.**

Auch die Parenchymstruktur sowie die Parenchymdicke kann sonographisch gut beurteilt werden. Des Weiteren wird der Restharn nach Miktion bestimmt.

Das **Miktionszysturethrogramm** (MCU) beantwortet die Frage nach Reflux bzw. Harnröhrenklappen. Die **sonographische Refluxprüfung** (MUS) mittels spezieller Kontrastmittel liefert vergleichbare Ergebnisse und ersetzt zunehmend das MCU.

Zur Erfassung der renalen Perfusion, der renalen Funktion und der urodynamischen Wirksamkeit von Harnabflussbehinderungen dient frühestens ab Ende des 1. Lebensmonats die **Tc99m-MAG3-Clearance** ohne und mit Diuresebelastung durch Furosemidgabe.

Die **DMSA-Clearance** erlaubt die Beurteilung des Nierenparenchyms, die Erfassung von Parenchymnarben und Funktionsausfällen.

Das nur optionale **Ausscheidungsurogramm** erlaubt Aussagen bezüglich der Morphologie des oberen Harntraktes und der Harnblase.

29.5.2 Subpelvinstenose

Epidemiologie

Häufigste Ursache einer Dilatation des oberen Harntraktes im Kindesalter ist die Harnleiterabgangsstenose (Syn. Subpelvinstenose) (Abb. 29.15). Die Inzidenz beträgt 2–8 auf 10.000 Neugeborene.

Ätiopathogenese

Ätiologisch können verschiedene Störungen des pyeloureteralen Überganges vorliegen:
- intrinsische Stenose,
- extrinsische Stenose,
- hoher Ureterabgang.

Die **intrinsische Stenose** resultiert aus strukturellen Wandveränderungen des subpelvinen Harnleitersegmentes (Überwiegen kollagener Faserzüge, Reduktion muskulärer Fasern). Häufigste Ursache **extrinsischer Abgangsstenosen** ist die Kreuzung des Ureters mit aberrierenden unteren Polgefäßen, gefolgt von Verziehungen des Harnleiters durch Bindegewebsbriden. Bei Vorliegen eines **hohen Ureterabganges**, bei dem der Ureter nicht am tiefsten Punkt des Nierenbeckens entspringt, führt eine akute Volumenbelastung im Rahmen einer gesteigerten Trinkmenge zur Dekompensation des im Normalfall noch ausreichenden Abflusses aus dem Nierenbecken.

Therapie

Ziel der Therapie ist die Beseitigung der Harntransportstörung und die Abwendung eines konsekutiven renalen Schadens. Hierbei ist der definitive Nachweis einer urodynamisch relevanten Harntransportstörung mittels Diureseclearance erforderlich. Abzugrenzen ist die Dilatation des oberen Harntrakts ohne Abflussbehinderung, die häufig im Rahmen von Wachstumsvorgängen verschwindet und keiner Therapie, sondern nur der Kontrolle bedarf.

Bei Nachweis einer relevanten obstruktiven Dilatation des Nierenbeckenkelchsystems erfolgt die **Therapie in Abhängigkeit von der Nierenfunktion** der betroffenen Seite in der seitengetrennten Isotopenclearance:
- Nierenfunktion >40%: sonographische und szintigraphische Kontrollen, ggf. operative Korrektur,
- Nierenfunktion >15% bis <40%: Korrektur des pyeloureteralen Überganges (»Pyeloplastik«),
- Nierenfunktion <15%: Überprüfen der Erholungsfähigkeit (perkutane Nephrostomie), dann Nephrektomie (Nierenfunktion <15%) bzw. Pyeloplastik (Nierenfunktion >15%).

Die **operative Therapie der Ureterabgangsstenose** umfasst die Korrektur des pyeloureteralen Überganges und Verlagerung des Ureterabganges an den tiefsten Punkt des Nierenbeckens (Abb. 29.16).

> **Die Langzeitergebnisse der Nierenbeckenplastsik im Kindesalter sind hervorragend, bei sehr früher Korrektur ist oft eine erhebliche Erholung der primär auf Grund der Obstruktion reduzierten Nierenfunktion zu erzielen.**

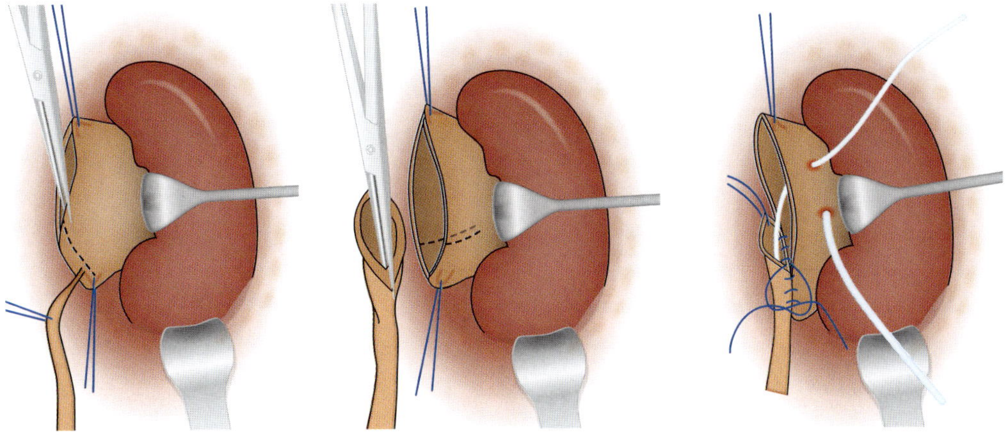

Abb. 29.16 Operative Korrektur einer Ureterabgangsstenose mit Resektion des stenotischen subpelvinen Segmentes und Reanastomisierung des spatulierten Harnleiters mit dem Nierenbecken (nach Anderson-Hynes)

29.5.3 Megaureter

Epidemiologie

Die Inzidenz des primären Megaureters beträgt etwa 3 auf 10.000 Geburten.

Ätiopathogenese

Der Megaureter als »Spiegelbild der Subpelvinstenose« ist durch ein enges prävesikales Harnleitersegment mit Dilatation des darüberliegenden Harnleiters und des Nierenbeckenkelchsystemes gekennzeichnet (Abb. 29.17).

Es wird ein **primärer** (anlagebedingter) von einem **sekundären** (Folge einer subvesikalen Obstruktion) **Megaureter** unterschieden. Ätiologisch liegen beim primären Megaureter segmentale Entwicklungsstörungen in der longitudinalen inneren Schicht der glatten Uretermuskulatur vor.

Funktionell werden **obstruktive** von **refluxiven** sowie **obstruktive und gleichzeitig refluxive** Megaureteren mittels MUS und MAG-III-Clearance mit Diuresebelastung unterschieden. Die häufigste Form des Megaureters ist jedoch der **nicht obstruktive und nicht refluxive** Megaureter (~90% der Megaureteren).

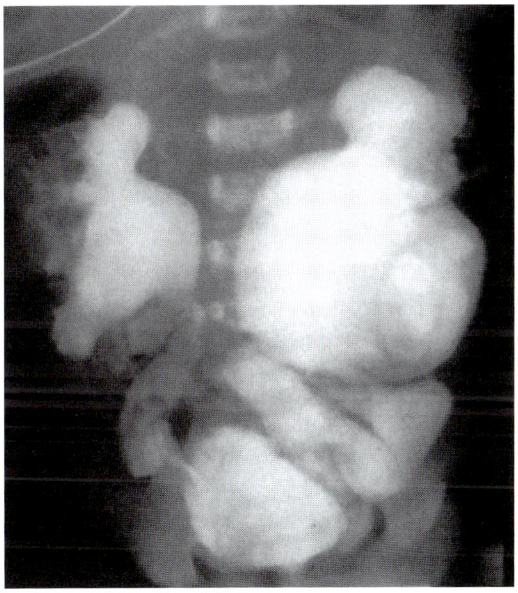

Abb. 29.17 Ausscheidungsurogramm bei beidseitigem Megaureter

Therapie

Bei nicht obstruktiven und nicht refluxiven Megaureteren ist ein konservatives, zuwartendes Verhalten indiziert. Hierbei führen Wachstumsvorgänge zu einer Normalisierung des Nierenbeckenkelchsystems und des Harnleiters. Als Restzustand resultiert in diesen Fällen ein **segmentaler Megaureter** im Adoleszentenalter ohne funktionelle Relevanz.

Eine **Operationsindikation** besteht bei:

- Obstruktion bzw. progredientem Funktionsverlust der betroffenen Niere,
- Vorliegen eines gleichzeitigen Refluxes,
- sekundärer Subpelvinstenose (bedingt durch Reflux und bindegewebige Fixierung des subpelvinen Harnleitersegments),
- problematischem klinischem Verlauf (rezidivierende Infekte).

Bei operativer Korrektur eines Megaureters erfolgt eine **antirefluxive Harnleiterneuimplantation** in die Blase (z. B. Psoas-Hitch-Verfahren). Ein Tapering (Verschmälerung des distalen Harnleiters) ist nur in Ausnahmefällen erforderlich.

Bei Vorliegen eines sekundär refluxiven Megaureters muss zunächst die **Ursache des Refluxes** behandelt werden. Verschwindet nach Beseitigung der subvesikalen Obstruktion der Reflux und ist keine Obstruktion erkennbar, kann eine beobachtende Haltung eingenommen werden.

> **Ein weder refluxiver noch obstruktiver Megaureter bedarf keiner Therapie.**

29.5.4 Ureterozele

Grundlagen

Morphologisch unterscheidet man **orthotope** (vollkommen in der Blase lokalisierte) von **ektopen** Ureterozelen, die zum Teil nahe des Blasenhalses oder bis in die Harnröhre reichend lokalisiert sind. Die bei Kindern nachgewiesenen Ureterozelen sind meist ektop und mit dem Vorliegen einer **Doppelniere** vergesellschaftet. Hier mündet der zum oberen Anteil der Doppelniere gehörende Ureter in der Ureterozele. Gemäß der Meyer-Weigertschen Regel kreuzt der zum unteren Doppelnierenanteil gehörende Harnleiter den oberen Ureter und mündet kraniolateral der Ureterozele.

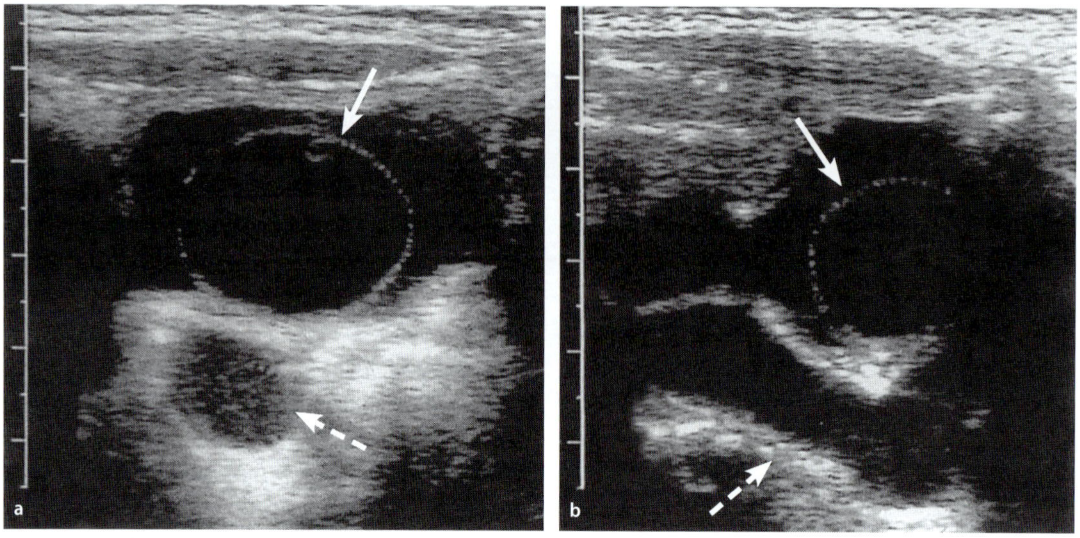

Abb. 29.18a, b Ureterozele (*Pfeil geschlossen*) mit dilatiertem retrovesikalem Harnleiter (*Pfeil gestrichelt*) in der Sonographie. **a** Querschnitt, **b** Längsschnitt

Eine Ureterozele bei Monoharnleiter wird als **Single-system-Ureterozele** bezeichnet.

Epidemiologie

Die Ureterozele stellt eine zystische Auftreibung des endständigen Harnleiters in die Blase hinein dar. Die **Inzidenz** beträgt zwischen 1:5.000 bis 1:12.000.

Diagnose

In der Diagnostik führend ist die Ultraschalluntersuchung bei gefüllter Harnblase (Abb. 29.18). Im Urogramm findet sich eine kolbenförmige Auftreibung in Verlängerung des erweiterten distalen Harnleiters (»**Kobrakopf-Deformität**«) und eine Dilatation des zugehörigen oberen Hohlsystems. Das MCU respektive die MUS weisen insbesondere bei Doppelsystem-Ureterozelen in etwa 50% der Fälle einen Reflux in den unteren Anteil der Doppelniere nach. Die MAG-III-Nierenclearance gibt Hinweise auf die obstruktive Wirksamkeit der Ureterozele sowie das Ausmaß der eingetretenen Funktionsminderung.

Therapie

Bei **ektopen Ureterozelen** und Doppelniere ist der obere Nierenanteil meist funktionslos und pyelonephritisch geschädigt. Die Therapie besteht hier in einer **Heminephroureterektomie** des oberen Doppelnierenanteils, der **Zelenresektion** sowie der **antirefluxiven Neuimplantation des Harnleiters des unteren Doppelnierenanteils** in die Harnblase. In seltenen Fällen, bei denen ein oberer Doppelnierenanteil mit noch nennenswerter Funktion vorliegt, kann die **Zelenresektion** und die **antirefluxive Neuimplantation beider Harnleiter** indiziert sein. Eine endoskopische Ureterozelenschlitzung ist nur zur Notfallversorgung (z. B. bei Sepsis) indiziert, da oft ein konsekutiver vesikoureterorenaler Reflux (in einen oder auch beide Doppelnierenanteile) auftritt.

Bei **orthotopen Ureterozelen** ist eine operative Therapie nur selten bei signifikanter Harntransportstörung erforderlich. Auch hier erfolgt eine Zelenresektion und die antirefluxive Neuimplantation des Harnleiters.

29.5.5 Refluxkrankheit

Definition

Unter einem vesikoureteralen oder vesikorenalen Reflux (VUR resp. VRR) versteht man das unphysiologische Zurückfließen von Urin aus der Harnblase in den oberen Harntrakt.

Epidemiologie

Die **Inzidenz** des Refluxes beträgt etwa 0,4–1,8%. Bei Kindern mit rezidivierenden Harnwegsinfekten liegt die Refluxinzidenz jedoch bei 30–50%.

Ätiopathogenese

Der **angeborene, primäre vesikoureterale bzw. vesikorenale Reflux** ist Folge eines fehlerhaften Aufbaus des terminalen Ureters und einer mangelhaften Verankerung des Ureterostiums in der Blase bei kombinierten Form- und Lageanomalien des Harnleiterostiums auf genetischer Basis.

Die tiefe trigonale Muskulatur bildet das Widerlager, gegen das der Harnleiter bei intravesikaler Drucksteigerung (Blasenfüllung, Miktion) gepresst wird (**passiver Refluxschutz**).

Durch Dehnung der Blasenwand bei Füllung und Streckung des distalen Harnleiters werden die scherengitterartig angeordneten Fasern des Trigonums und der periureteralen Waldeyerschen Scheide gestreckt und somit das Harnleiterostium bzw. der distale Harnleiter im Querschnitt reduziert (**aktiver Refluxschutz**).

Einem **erworbenen, sekundären Reflux** liegt meist eine infravesikal obstruktive (Meatusstenose, Harnröhrenklappen), eine entzündliche oder neurogene Erkrankung zu Grunde. Hierbei hypertrophiert der Musculus detrusor vesicae. Es kommt primär zur Ausbildung eines obstruktiven Megaureters. Bei Weiterbestehen der infravesikalen Obstruktion verliert der Harnleiter seine Halteverankerung in der Blase. Es kommt zu einer Verkürzung des intramuralen Harnleiterabschnittes und damit zur Ausbildung eines sekundären refluxiven Megaureters.

Direkte Läsionen des Ureterostiums (z. B. nach Ostiumschlitzung oder Ureterozelenschlitzung) sind im Kindesalter eine Rarität.

Asymptomatische Geschwister eines refluxbetroffenen Kindes zeigen beim Screening einen Reflux in ca. 30% der Fälle, bei Eltern mit vesikoureterorenalem Reflux beträgt das Risiko ihrer Kinder

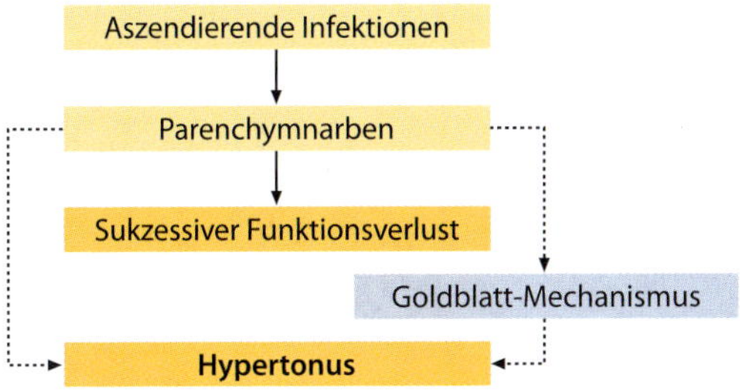

Abb. 29.19 Refluxfolgen

sogar bis zu 70%. Ein ätiolgisch wichtiger Faktor beim primären VUR ist demnach offenbar die **genetische Disposition.** Derzeit wird die These einer multifaktoriellen oder polygenen Vererbung favorisiert.

■■ Klinik

Neben unspezifischen Symptomen im Kindesalter wie **Gedeih- und Entwicklungsstörungen, Bauchschmerzen** oder **Erbrechen** bedürfen **rezidivierende Harnwegsinfekte** der sorgfältigen Abklärung. Liegen gleichzeitig Fieber und Flankensymptomatik vor, spricht dies für eine renale Beteiligung.

> **Bei Knaben sollte beim 1. fieberhaften Harnwegsinfekt eine Abklärung zum Ausschluss/Nachweis eines Refluxes erfolgen, beim Mädchen spätestens nach dem 2. fieberhaften Harnwegsinfekt.**

Die **Refluxfolgen** sind von erheblicher klinischer Relevanz (Abb. 29.19). 30–60% der refluxkranken Kinder zeigen Parenchymnarben, deren Ausmaß mit dem Refluxgrad korreliert. Ein **reninabhängiger Hypertonus** infolge fokaler Ischämie narbiger Parenchymbezirke wird bei bis zu 20% beschrieben und korreliert mit dem Ausmaß und der Anzahl an Parenchymnarben.

■■ Diagnose

Die **Basisdiagnostik** umfasst Anamnese, körperliche Untersuchung, Routinelabor, Urinstatus und Urinbakteriologie. Der direkte Refluxnachweis bzw. -ausschluss erfolgt durch ein **Miktionszystourethrogramm** (Abb. 29.20) im infektfreien Intervall. Gradmesser des Refluxes sind die im MCU nachweisbaren, morphologischen Veränderungen (nach Heikel-Parkkulainen (Abb. 29.21).

Die **sonographische Refluxdiagnostik (MUS)** mittels wasserlöslichem Kontrastmittel und spezieller Ultraschalluntersuchung (harmonic-imaging) kann das MCU ersetzen (Abb. 29.22). Insbesondere zur **Verlaufskontrolle** ist die sonographische Refluxprüfung Mittel der Wahl.

Zum Nachweis eines renalen Schadens dient die **Nierensequenzszintigraphie**. Parenchymnarben sind am besten in der **DMSA-Szingigraphie** nachweisbar.

Die **Zystoskopie** ist heute allenfalls zum Ausschluss einer infravesikalen Obstruktion noch erforderlich.

■■ Therapie

Ziel ist die Vermeidung eines refluxbedingten renalen Schadens. Bezüglich des Zeitpunktes und der Art der Therapie (konservativ, endoskopisch oder offen-operativ) bestehen erhebliche Kontroversen. Alter und Geschlecht des Kindes, Refluxgrad, klinischer Verlauf, Ausmaß der Blasenfunktionsstörung, anatomische Abnormalitäten und renaler Status sind Parameter, die die risikoadaptierte individuelle Therapiestrategie steuern (Abb. 29.23).

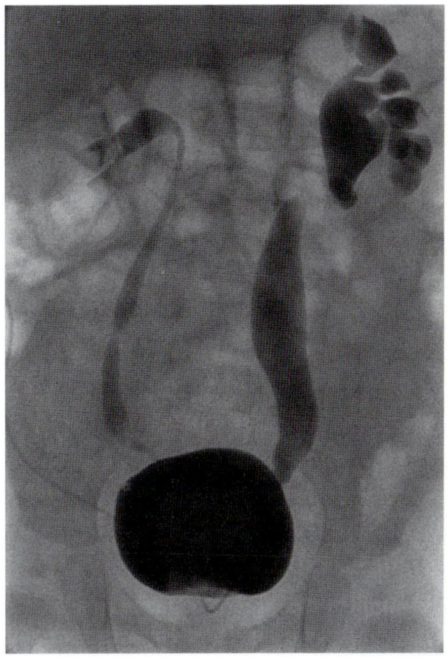

Abb. 29.20 Beidseitiger vesikorenaler Reflux: rechts zweitgradig, links dritt- bis viertgradig (MCU)

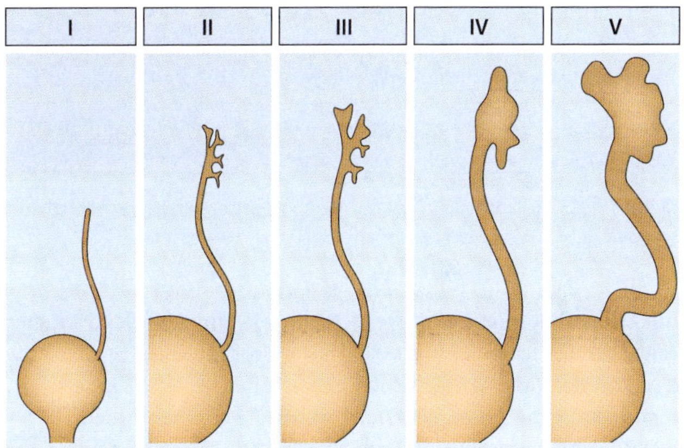

Abb. 29.21 Refluxklassifikation im MCU (nach Heikel und Parkkulainen)

Konservative Therapie Ein **primär konservatives Vorgehen** mittels antibiotischer Langzeitprophylaxe bei Säuglingen und Kleinkindern mit gering- bis mittelgradigem Reflux bis zum Sistieren des Refluxes ist gerechtfertigt. Die **Chance zum spontanen Ausheilen** (»Maturation«) einer Refluxerkrankung im Kindesalter beruht auf Wachstumsvorgängen des Ureters, Kapazitätszunahme und Reifung der Blase bis etwa zum 6. Lebensjahr. Das gewählte Antibiotikum sollte eine hohe Konzentration im Urin bei gleichzeitig breitem Spektrum gegen uropathogene Keime aufweisen (Nitrofurantoin-/Sulfonamidpräparate). Voraussetzung für das Fortführen der konservativen Therapie ist das Fehlen von Durchbruchsinfekten. Ein spontanes Sistieren des Refluxes (ca. 81% bei Grad I bis II, 48% bei Grad III bis V) wird mit zunehmendem Lebensalter des Kindes immer weniger wahrscheinlich.

Problematisch ist die Compliance bei konservativer Therapie. Untersuchungen haben gezeigt, dass nur 17% der Kinder unter kontinuierlicher Antibiotikaprophylaxe über 80% des Jahres die Medikation konsequent einnehmen, über ein Jahr sind es nur ca. 10%!

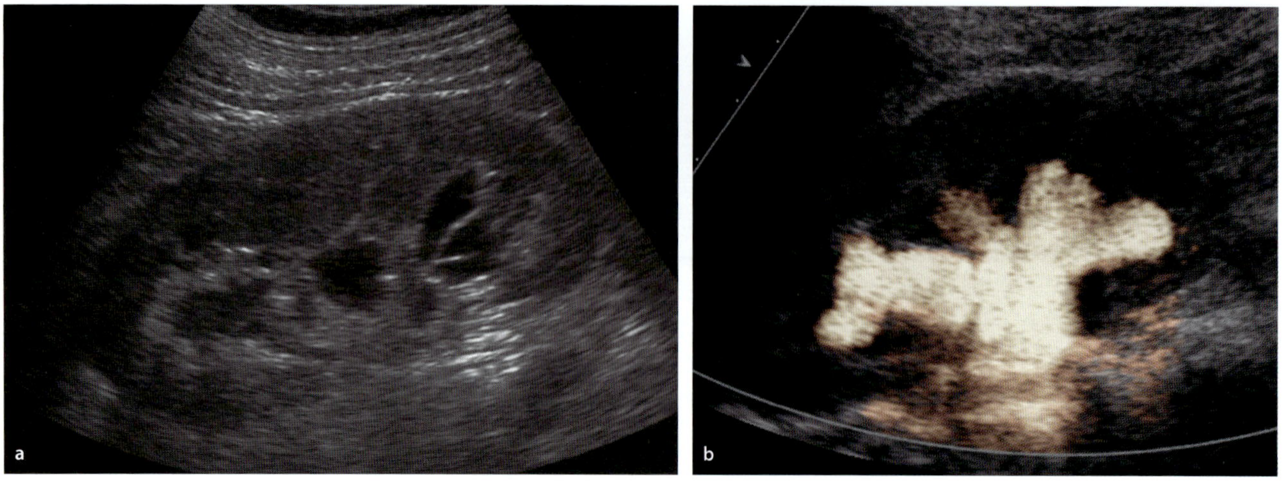

Abb. 29.22a, b Sonographischer Nachweis eines dilatierenden Refluxes mittels Harmonic Imaging. **a** vor intravesikaler Kontrastmittelgabe. **b** Nachweis von Sono-Kontrastmittel im Nierenbeckenkelchsystem

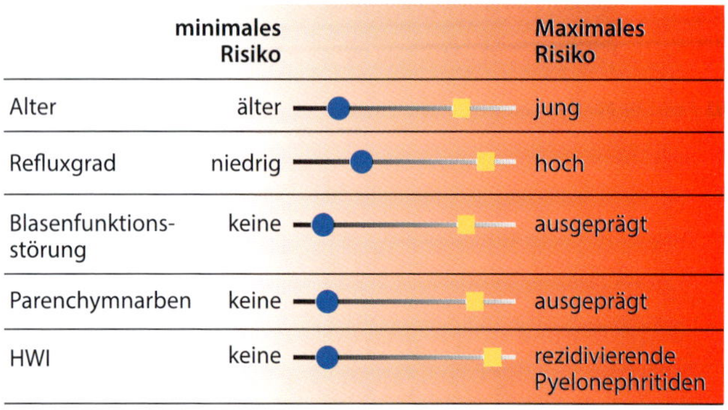

Abb. 29.23 Risikoprofil für das prospektive Auftreten weiterer Parechymschäden

Injektionstherapie Die endoskopische Injektion von Dextranomer unter die Uretermündungsstelle (Sting-Procedure) oder unter die Ureterhinterwand (Hit-Procedure) kann bei kleinen Kindern mit niedergradigem Reflux eingesetzt werden, wenngleich die Erfolgsrate der Unterspritzung im Vergleich zur offen-operativen Korrektur deutlich niedriger liegt, bei den Refluxgraden IV und V sogar um mehr als 30% niedriger.

Operationsindikation Die hohe Erfolgsquote aller zur Refluxtherapie angewandten operativen Verfahren (92–98%) bei gleichzeitig minimaler Komplikationsrate rechtfertigt die **operative Intervention**. Rezidivierende Harnwegsinfekte unter Antibiotikaprophylaxe, ausgeprägte Refluxgrade (Grad IV bis V nach Heikel-Parkkulainen) und die Präsenz von Parenchymnarben stellen eine **klare Operationsindikation** dar. Bei allen Knaben >5 Jahre mit persistierendem Reflux ist aufgrund des äußerst geringen Risikos von Harnwegsinfekten keine Therapie mehr erforderlich, wogegen bei Mädchen eine operative Refluxkorrektur erfolgen sollte (Risiko des gehäuften Auftretens von Harnwegsinfekten während der Phase der Aufnahme sexueller Aktivitäten und während Schwangerschaften).

Operative Verfahren Grundprinzip aller offen-operativer Techniken ist die Verlängerung des intramuralen Harnleiteranteils (Verbesserung des passiven Refluxschutzmechanismus). Je nach Zugang zum Ureter und zur Blase lassen sich rein extravesikale, rein intravesikale und kombinierte Verfahren unterscheiden.

Zur Beseitigung des unkomplizierten Refluxes im Kindesalter hat sich die **extravesikale Antirefluxplastik nach Lich-Gregoir** (Abb. 29.24) mit einer Erfolgsrate von 95–98% bewährt.

Rein **intravesikale Verfahren** sind die Techniken nach Politano-Leadbetter und nach Cohen. Allerdings besteht hier das Risiko der siphonartigen Abknickung des Harnleiters an der Eintrittsstelle in die Blasenwand mit konsekutiver Obstruktion bei Wachstum des Kindes (Größenzunahme der Blase und Längenwachstum des Harnleiters [Politano-Leadbetter}).

Zur Therapie des komplizierten kindlichen Refluxes mit distaler Harnleiterpathologie ist die Ureterozystoneostomie in **Psoas-Hitch-Technik** ein ideales Verfahren (**kombiniert intra- und extravesikales Vorgehen**). Harnleiterimplantation in den am Psoas fixierten unbeweglichen Blasenzipfel sowie die Formierung eines langen submukösen Tunnels sind die wesentlichen Schritte dieser Operation (Abb. 29.25). Die Erfolgsrate beträgt über 97%.

Cave
Bei bilateralem Reflux empfiehlt sich zur Vermeidung einer neurogenen Blasenfunktionsstörung durch Beeinträchtigung der Blaseninnervation ein zweizeitiges Vorgehen mit 3-monatigem Intervall.

Kontraindikationen Ist es bereits zu ausgeprägten pyelonephritischen Veränderungen mit Einschränkungen der Nierenfunktion unter 15% Seitenanteiligkeit gekommen, führt die periphere Widerstandserhöhung durch den rekonstruktiven Eingriff bei gleichzeitiger insuffizienter Ureterdynamik zur weiteren **Verschlechterung der Nierenfunktion**. Hier ist die konservative Therapie, bei regelrechter Funktion der Gegenniere und bei rezidivierenden Infekten die Nephrektomie indiziert. Bei bereits erheblicher Einschränkung der Gesamtnierenfunktion bei beidseitigem renalen Schaden kann die Harnableitung über ein Niederdrucksystem die Dialysepflichtigkeit hinausschieben.

Prognose

Nach operativer Refluxkorrektur erfolgt die **Infektprophylaxe** bis zum negativen Refluxnachweis durch MCU/MUS 3 Monate postoperativ. Ultraschalluntersuchungen dokumentieren die Entwicklung von Parenchymnarben. Regelmäßige **Blutdruckkontrollen** bis ins Adoleszentenalter zur rechtzeitigen Erkennung eines renalen

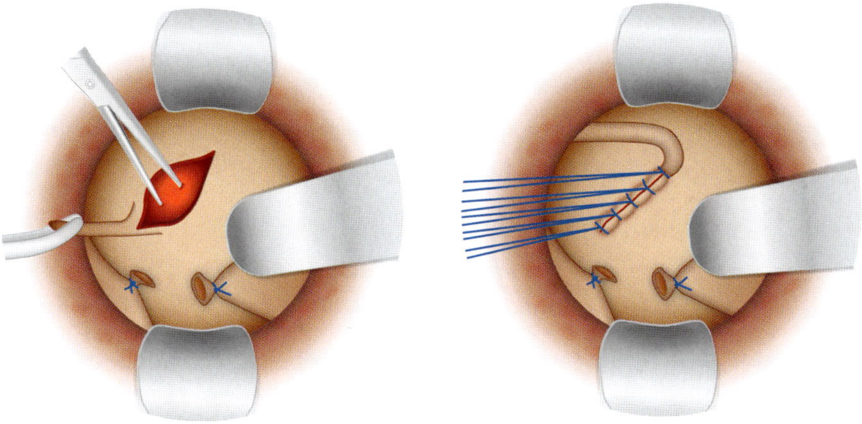

Abb. 29.24 Schema der extravesikalen Refluxkorrektur nach Lich-Gregoir mit Einbettung des Harnleiters in einen submukösen Tunnel ohne Eröffnung der Harnblase

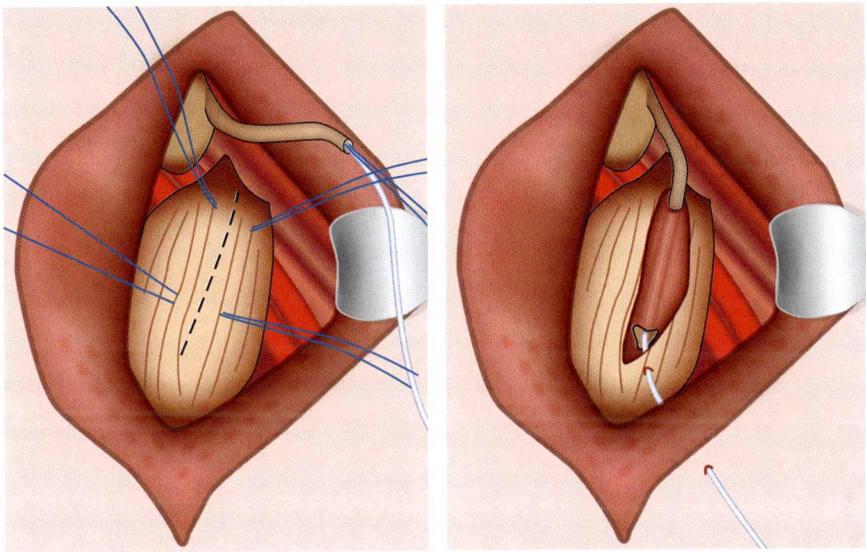

Abb. 29.25 Schema der kombiniert intra- und extravesikalen Refluxkorrektur in Psoas-Hitch-Technik

Hypertonus sind zwingend erforderlich. Bei etwa 10–20% der Patienten treten **asymptomatische Bakteriurien** (ABU) auf. Sie sind nicht therapiebedürftig und lediglich Ausdruck einer verminderten urothelialen Abwehr.

Diagnostik und Therapie beim vesikoureterorenalen Reflux sollte risikoorientiert erfolgen.

Entscheidungskriterien für die individuelle Therapie sind Alter und Geschlecht des betroffenen Kindes, rezidivierende Harnwegsinfekte, Refluxgrad, Blasenfunktion sowie der eingetretene renale Schaden (Parenchymnarben, Funktionsverlust).

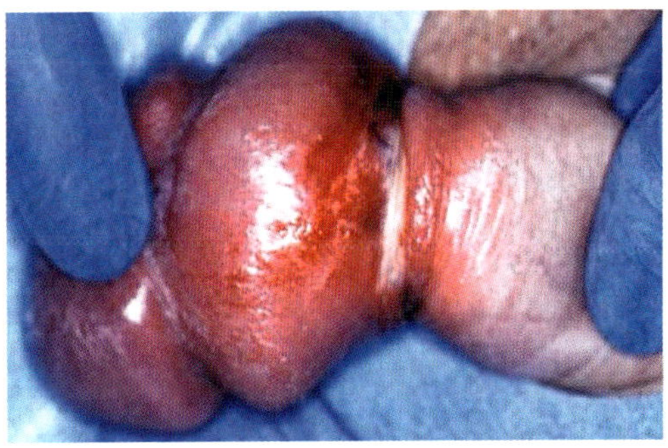

Abb. 29.26 Paraphimose mit Ausbildung eines massiven Präputialödems

29.6 Urologische Notfälle

29.6.1 Paraphimose

Ätiopathogenese

Die Paraphimose (Abb. 29.26) bedarf der sofortigen Therapie. Aufgrund eines engen Präputiums kommt es bei **Reposition der Vorhaut hinter die Glans penis** zu einer Beeinträchtigung der vaskuläre Perfusion mit konsekutiver ödematöser Schwellung des Präputiums, die die Durchblutung ihrerseits verschlechtert.

Cave
Die ödematöse Schwellung in Zusammenhang mit der konstriktiven Ringbildung kann die Blutzirkulation der Glans penis so behindern, dass im Extremfall eine partielle oder komplette Nekrose der Glans auftreten kann.

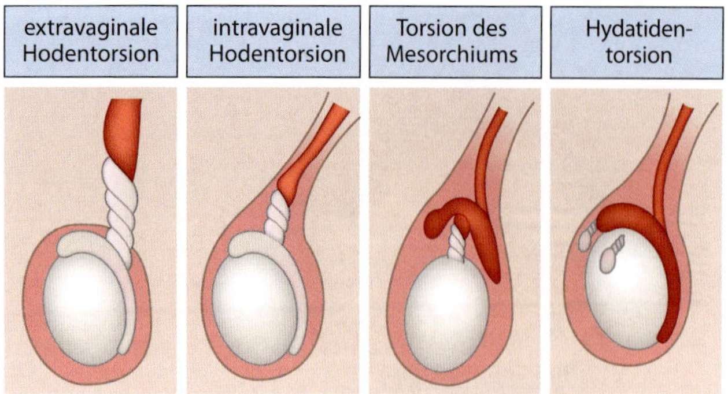

Abb. 29.27 Schematische Darstellung von extra- und intravaginaler Hodentorsion, Torsion des Mesorchiums und Hydatidentorsion

Diagnose

Die Diagnose ist bei Inspektion des äußeren Genitales eindeutig zu stellen. Die Vorhaut ist massiv geschwollen und ödematös aufgetrieben. Die manuelle Untersuchung und Beurteilung der Glans penis ist oft nur in Lokalanästhesie unter Peniswurzelblock möglich.

Therapie

Therapeutisch ist eine sofortige **Dekompression** des präputialen Schnürrings erforderlich. Primär muss eine **Reposition des Präputiums** über die Glans penis eventuell in Peniswurzelblock nach manueller Kompression des Ödems versucht werden. Sollte diese Maßnahme scheitern, ist die Indikation zur **dorsalen Inzision** des Schnürrings gegeben. Die primäre oder sekundäre Zirkumzision zur Vermeidung einer neuerlichen Paraphimose ist in jedem Fall angezeigt.

29.6.2 Akutes Skrotum

Ätiopathogenese

In Analogie zum »akuten Abdomen« werden alle Erkrankungen des Hodens, die einer raschen diagnostischen Abklärung und Therapie bedürfen, unter dem Begriff des »akuten Skrotums« subsummiert.

> **Eine rasche Entscheidung ist notwendig, da bei Vorliegen einer Hodentorsion durch hämorrhagische Infarzierung innerhalb von 6–8 h der Verlust des Hodens droht.**

Diagnose

Neben der obligaten **klinischen Untersuchung** des äußeren Genitales liefern Sonographie und Dopplersonographie bzw. **farbkodierte Duplexsonographie** weitere Informationen, wobei in Anbetracht der geringen Größe der zu untersuchenden Organe und Blutgefäße die Ergebnisse nur eingeschränkt verwertbar sind.

> **Cave**
> **Primär muss bei jeder schmerzhaften Schwellung des Hodens von einer Hodentorsion ausgegangen werden.**

Differenzialdiagnose

Differenzialdiagnostisch sind neben der Hodentorsion stumpfe Verletzungen der Genitalorgane ggf. mit Hodenrupturen, Torsionen von Morgagnischen Hydatiden, inkarzerierte Leistenhernien, Nebenhoden- und Hodenentzündungen mit oder ohne Hydrozele sowie ausgeprägte Varikozelen, aber auch Insektenstiche oder dermatologische Erkrankungen der Skrotalhaut in Betracht zu ziehen.

29.6.3 Hodentorsion, Samenstrangtorsion

Epidemiologie

Eine Hodentorsion und Samenstrangtorsion (Abb. 29.27) kann in jedem Lebensalter auftreten, jedoch liegt ein Häufigkeitsgipfel vor dem 2. Lebensjahr und in der Adoleszenz vor. Zunehmend werden auch intrauterine Torsionen und Torsionen bei Neugeborenen beschrieben.

Ätiopathogenese

Als Ursache werden ein **überschießender Kremasterreflex** bei körperlicher Aktivität oder aber eine ausgeprägte Kremasterrelaxation mit abnormer Beweglichkeit des Hodens während der Nachtruhe und in den frühen Morgenstunden diskutiert. Es besteht eine hohe Koinzidenz mit einem nicht obliterierten Processus vaginalis peritonei, einer Hydrocele testis, einem hypermobilen Hoden und einer fehlenden Fixation des Hodens durch das Gubernaculum testis.

Grundsätzlich werden **2 Formen** der Torsion unterschieden:
- intravaginale Torsion,
- supra- bzw. extravaginale Torsion des Samenstranges.

Pathophysiologisch kommt es bei erhaltenem arteriellem Zustrom zu einer vom Torsionsgrad abhängigen Verminderung des venösen Abstroms und einem interstitiellen Ödem und letztlich zu einer **hämorrhagischen Infarzierung** des Hodengewebes. Das anoxieempfindliche Keimepithel wird binnen 6–8 Stunden irreversibel geschädigt.

Diagnose, Klinik

> **Die Hodentorsion und Torsion des Samenstranges ist von einem akut einsetzenden Schmerz begleitet.**

Aufgrund vagaler Symptome bei Einbeziehung der peritonealen Ausläufer der Tunica vaginalis werden die begleitenden Symptome häufig fehlgedeutet und die Diagnose eventuell verzögert gestellt.

Klinisch ist der Hoden geschwollen, stark schmerzhaft und deutlich hochstehend. Der Kremasterreflex ist ipsilateral meist aufgehoben. Das Anheben des Hodens mit Entlastung der Samenstranggefäße (**Prehnsches Zeichen**) führt im Gegensatz zu entzündlichen Erkrankungen des Hodens nicht zu einer Schmerzreduktion.

Die **Dopplersonographie** und die farbkodierte Duplexsonographie können insbesondere in den ersten Stunden nach dem Ereignis aufgrund des Überwiegens der venösen Stauung bei teilweise erhaltener arterieller Perfusion ebenso wie die Perfusionsszintigraphie durch die Hyperämie der Umgebung falsch-negative Befunde liefern.

Therapie

Ziel jeder Therapie ist die frühzeitige Dekompression der Samenstranggefäße. Der **Versuch der manuellen Detorquierung** ist angezeigt. Hierbei wird der torquierte Hoden nach lateral in Richtung Oberschenkel unter leichtem Zug gedreht. Ist die Detorquierung erfolgreich, tritt eine sofortige Schmerzreduktion auf. Ansonsten ist die **operative Freilegung** des Hodens über einen Suprainguinalschnitt zur Detorquierung indiziert. Bei Nachweis einer ausreichenden (Re-)Perfusion erfolgt die Pexie des Hodens am tiefsten Punkt des Skrotalfaches mit Nähten. Die gleichzeitige prophylaktische **Orchidopexie der Gegenseite** über einen skrotalen Zugang ist angezeigt.

Zeigt sich intraoperativ nur eine mangelhafte Erholung der Hodenperfusion, so ist bei bioptisch nachgewiesener kompletter Nekrose (Abb. 29.28) die **Orchiektomie** angezeigt. In Zweifelsfällen sollte primär der Hoden erhalten werden, da die endokrine Hodenfunktion erhalten sein kann.

> **Cave**
> **Jedes akute Skrotum unklarer Ätiologie bedarf der sofortigen operativen Exploration!**

29.6.4 Hydatidentorsion

■■ Ätiopathogenese

Bei **Hydatiden** handelt es sich um **Reste des Müllerschen Ganges**, die sich am kranialen Pol des Hodens (Morgagnische Hydatiden, Appendix testis) oder im Bereich des Nebenhodens (Giraldsches Organ, Appendix epididymidis) mit mehr oder weniger langem Stiel befinden (▣ Abb. 29.27). Ähnlich wie bei der Hodentorsion tritt die Torsion häufig in Folge körperlicher Aktivität oder bei Bagatelltraumen auf. Es kommt zu einer Minderperfusion und Nekrose des Anhängsels.

■■ Klinik

Grundsätzlich unterscheidet sich die Symptomatik der Hydatidentorsion nicht von der einer Hodentorsion.

■■ Diagnose

Palpatorisch kann oft ein lokalisierter Druckschmerz im Bereich der Hydatide ausgelöst und bei gering ausgeprägter Begleithydrozele eine punktuelle Resistenz getastet werden. Bei **Diaphanoskopie** kann die Hydatide als dunkler Knoten an der lateralen Zirkumferenz des Hodenschattens sichtbar sein. **Sonographisch** lässt sich insbesondere bei Vorliegen einer Begleithydrozele die Hydatide gut als hyperdenser Reflex auf der Tunica albuginea nachweisen.

Die Differenzialdiagnosen entsprechen denen der Hodentorsion.

■■ Therapie

Liegt zweifelsfrei eine Hydatidentorsion vor, kann ein **konservatives Vorgehen** unter lokaler Kühlung und Analgetikagabe indiziert sein. Ansonsten ist die **operative Freilegung und Resektion** der Hydatide angezeigt.

29.6.5 Hodentrauma

■■ Ätiopathogenese

Nach genitalem Trauma können mehr oder weniger ausgeprägte Einblutungen im Hodenparenchym eintreten. Sehr selten sind echte Hodenrupturen durch äußere Gewalteinwirkung im Kindesalter zu beobachten. Durch stumpfe direkte Traumatisierung (Fußtritt, Fahrradtrauma) des Hodens kommt es zur **Ruptur der Tunica albuginea** mit Austritt von Hodenparenchym und Blutungen innerhalb der Tunica vaginalis. Beidseitige Hodenrupturen sind ebenso wie komplette Hodenabrisse extrem selten.

■■ Klinik

Kinder mit einem Hodentrauma präsentieren sich meist unter dem Bild eines »akuten Skrotums«. Das Skrotum ist stark angeschwollen und druckschmerzhaft. Oft finden sich auch Verletzungen der Skrotalhaut und petechiale Einblutungen.

■■ Diagnose

Wichtigstes Diagnostikum ist eine exakte Anamneseerhebung und die klinische Exploration des äußeren Genitales sowie der Perinealregion.

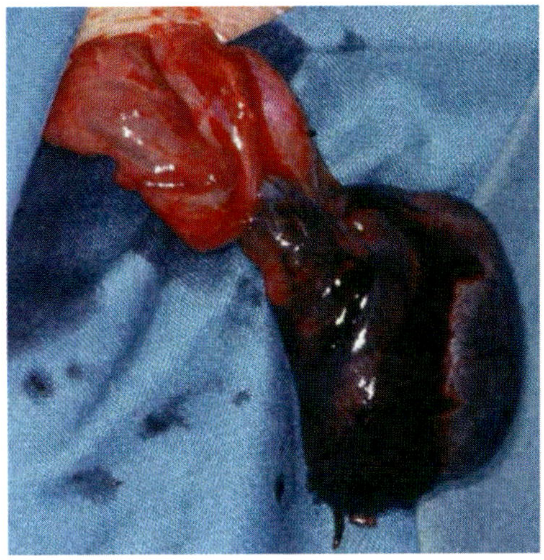

▣ **Abb. 29.28** Hämorrhagisch infarzierter Hoden bei älterer Hodentorsion

Aufgrund des begleitenden Hämatoms ist die **Diaphanoskopie negativ**. **Sonographisch** kann die Tunica albuginea in ihrer Integrität nicht mehr oder nur noch partiell erhalten sein. Es finden sich hyper- und hypodense Reflexzonen als Skrotalinhalt.

■■ Therapie

Eine **sofortige operative Exploration** des Skrotalinhaltes ist dringend erforderlich. Im Falle der Ruptur der Tunica albuginea ist das skrotale Hämatom auszuräumen und die Tunica albuginea nach Resektion des nekrotischen Hodenparenchyms primär zu verschließen. Zur Vermeidung einer Superinfektion ist eine **antibiotische Therapie** erforderlich.

29.6.6 Entzündliche Erkrankungen

■■ Ätiopathogenese

Die **akute aszendierende Epididymitis** ist im Kindesalter sehr selten und tritt im Rahmen von subvesikalen Obstruktionen (z. B. Urethralklappen), Harnwegsinfekten im Rahmen anderer Harnwegsanomalien und nach Manipulationen am Harntrakt (z. B. Katheterismus, Zystoskopie) auf. Ihr Anteil am »akuten Skrotum« beträgt laut Literatur zwischen 8 und 40%. Eine primäre hämatogene oder lymphogene Streuung, die zur Entwicklung einer Epididymitis führt, ist selten. Als Keime werden häufig Proteus-, Klebsiella-, Pseudomonas-Spezies, Escherichia coli, Chlamydien sowie Mykoplasmen gefunden.

■■ Klinik, Diagnose

> **Es liegt eine allmählich eintretende, schmerzhafte Schwellung des Skrotums mit Rötung und Überwärmung ohne hochakutes Schmerzereignis vor.**

Bei Anheben des Skrotums und Entlastung des Samenstrangs (**Prehnsches Zeichen**) kommt es in der Regel zu einer Schmerzreduktion. Sonographisch findet sich eine deutliche ödematöse Hodenschwellung mit begleitender entzündlicher Hydrozele. **Dopplersonographisch** kann ggf. eine Hyperperfusion des Nebenhodens oder Hodens nachgewiesen werden.

■■ Therapie

Eine **hochdosierte, antibiotische Therapie** ist Therapie der Wahl. Bei Vorliegen einer insuffizienten Blasenentleerung ist die Harnblase

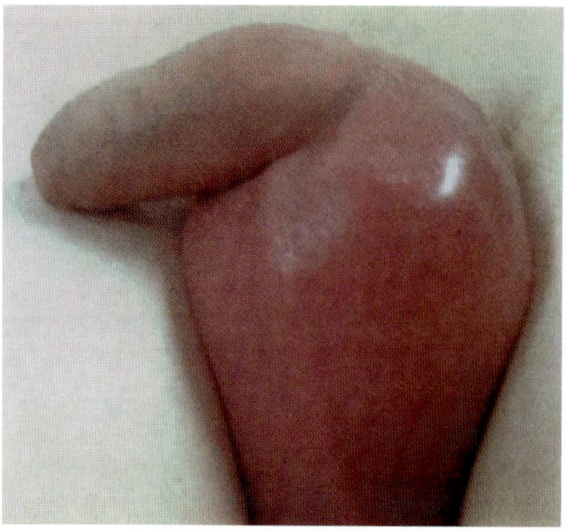

Abb. 29.29 Klinisches Bild einer Epididymoorchitis links

mittels suprapubischer Zystostomie bis zur Beseitigung des subvesikalen Abflusshindernisses zu entlasten. **Lokale Maßnahmen** (Hodenhochlagerung, Kühlung) und antiphlogistische Maßnahmen dienen der Schmerzreduktion und der Verminderung der druckbedingten Schädigung des Hodenparenchyms durch das begleitende Ödem.

29.6.7 Orchitis

Ätiopathogenese

Die akute Orchitis ist meist Folge einer **hämatogenen Streuung** und als sekundärer Herd eines Primäraffektes zu verstehen. Die Genese ist häufig eine **Virusinfektion** mit Coxsackie-Viren. Im Rahmen einer **Mumpserkrankung** kommt es in bis zu 30% der Fälle zu einer begleitenden Orchitis.

Klinik

Es liegt eine schmerzhafte Schwellung des betroffenen Skrotalfaches vor. Die Fältelung der Skrotalhaut ist häufig aufgehoben (Abb. 29.29).

Diagnose

Bei der **Palpation** wird der Hoden vergrößert und verhärtet vorgefunden, der Nebenhoden ist häufig nicht betroffen. Sehr selten liegt eine bilaterale Orchitis vor. Diagnostika der Wahl sind neben der Palpation die **Sonographie** und **Dopplersonographie**. In aller Regel werden bei den Laboruntersuchungen auch auffällige Veränderungen der Entzündungsparameter vorgefunden.

Cave
Eine Abszedierung muss sonographisch ausgeschlossen werden.

Bei Kindern mit einer Purpura Schönlein-Henoch kann sich eine Orchitis entwickeln, die sich differenzialdiagnostisch kaum von einer Torsion unterscheiden lässt.

Therapie

Therapeutisch stehen **schmerzlindernde und antiphlogistische Maßnahmen** im Vordergrund. Im Falle einer Abszedierung muss der meist nekrotische Hoden entfernt werden. Liegt der Verdacht auf eine Purpura Schönlein-Henoch vor, ist ein konservatives Vorgehen bei Manifestation der Purpura auch in anderen Organen indiziert.

Prognose

Etwa in einem Drittel der Fälle kommt es in Folge einer Mumpsorchitis zu einer Hodenatrophie.

Literatur

Krause W, Weidner W (Hrsg) (1998) Andrologie – Krankheiten der männlichen Geschlechtsorgane, 3. Aufl. Enke, Stuttgart

Riedmiller H, Androulakakis P, Beurton D, Kocvara R, Gerharz E (2001) EAU guidelines on pediatric urology. Eur J Urol 40: 589–599

Stein R, Beetz R, Thüroff JW (2011) Kinderurologie in Klinik und Praxis. Thieme, Stuttgart New York

Tekgül S, Riedmiller H, Gerharz E, Hoebeke P, Kocvara R, Nijman R, Radmayr Chr, Stein R (2011) EAU guidelines on pediatric urology

Walsh PC, Retik AB, Vaughan ED, Wein AJ (ed) (2011) Campbell's urology, 10th edn. Saunders, Philadelphia London Toronto Montreal Sydney Tokyo

Endokrinologie und Diabetologie

Endokrinologie und Diabetologie

H.G. Dörr, K. Mohnike, P.M. Holterhus, T. Danne

C. P. Speer, M. Gahr (Hrsg), *Pädiatrie*,
DOI 10.1007/978-3-642-34269-1_30,

Einleitung

Hormonelle Störungen zeigen sich im Kindesalter häufig als Wachstumsstörungen. Daher sind die regelmäßige Beobachtung des Wachstums mit einer Perzentilenkurve und die Abgrenzung von Normvarianten gegenüber pathologischen Prozessen im individuellen Fall von entscheidender Bedeutung.

30.1 Physiologisches Wachstum

H.G. Dörr, K. Mohnike

30.1.1 Auxologie

Körperlänge, -höhe Wichtige Voraussetzungen zur Beurteilung des Wachstums sind Messungen der **Körperlänge** (bei Messung im Liegen) bzw. **-höhe** (bei Messung im Stehen) mit einem exakten Messinstrument und einer korrekten Messmethode sowie eine richtige Normkurve, die den aktuellen Messdaten der betreffenden Population entspricht (◘ Abb. 30.1).

Zu beachten sind regionale und ethnische Unterschiede!

Die Abweichung von der »Norm« – besser von der jeweiligen verwendeten Referenzpopulation – wird durch die Abweichung vom Mittelwert (»standard deviation score« = SDS) oder durch die Perzentile beschrieben.

Wachstumsgeschwindigkeit Die **Wachstumsgeschwindigkeit** (in »cm/Jahr«) lässt sich aus der Differenz zwischen den Körperhöhen zu 2 Zeitpunkten berechnen. Da die Wachstumsgeschwindigkeit nicht gleichmäßig verläuft, können nur über entsprechende Zeiträume (mindestens 6 bis maximal 18 Monate) zuverlässige Daten erhalten werden.

Knochenreife Die **Knochenreife** (Knochenalter) ist neben Körperhöhe und Wachstumsgeschwindigkeit ein weiterer, wichtiger Parameter für den Vergleich der individuellen Entwicklung mit der Norm. Sind sämtliche Wachstumszonen geschlossen, ist das Individuum ausgewachsen. Für die Bestimmung der Knochenreife werden Form und Größe der Handknochen (Handwurzel **und** Finger) beurteilt. Neben dem Gesamtaspekt (Atlasmethode nach Greulich/Pyle) können auch die einzelnen Knochen mit einem Punktewert beurteilt werden, aus deren Summe das Knochenalter ermittelt wird (Tanner/Whitehouse).

Die voraussichtliche **Endgröße** eines gesunden Kindes kann mit verschiedenen Methoden annäherungsweise vorhergesagt werden:
- Auf Grundlage der aktuellen Körperhöhe und Knochenreife wird mit den statistischen Tabellen von Bayley/Pinneau die Erwachsenengröße geschätzt (»**prospektive Endlänge**«).
- Unter der Voraussetzung, dass Lebensalter und biologische Reife übereinstimmen, ist die Erwachsenengröße aus dem individuellen Perzentilenkanal, der mit 3 Jahren erreicht wurde, abzulesen (»**Perzentilenmethode**«).
- Eine gewisse Korrelation besteht zur Größe der Eltern. Dazu wird die mittlere Elterngröße bestimmt und von diesem Wert bei Mädchen 6,5 cm abgezogen und bei Jungen 6,5 cm hinzugefügt. Man muss aber hier mit einer erheblichen, individuellen Streuung (±8,5 cm) rechnen (»**genetische Zielgröße**«).

30.1.2 Normvarianten des Wachstums

Individuelle und populationsbezogene Aspekte sind für die Beurteilung von Körperlänge und Wachstumsrate zu berücksichtigen. Während der Begriff **Aufholwachstum (»catch-up growth«)** das Wachstum eines Kindes nach überstandener Erkrankung oder postnatal bei hypotrophen Neugeborenen bezeichnet, wird **Akzeleration** für den positiven säkularen Trend der mittleren Erwachsenengröße bzw. das Entwicklungstempo (i. S. einer früheren Pubertät) der betreffenden Population benutzt.

Konstitutionelle Entwicklungsverzögerung (KEV)

▪▪ **Definition**

Häufigste Ursache für ein verspätetes Eintreten der Pubertät ist die konstitutionelle Entwicklungsverzögerung (KEV), eine **familiär auftretende Normvariante** mit niedrig-normaler Wachstumsgeschwindigkeit in der Kindheit und verspätetem Pubertätseintritt. Oft werden die Kinder wegen des Kleinwuchses schon weit vor dem Pubertätsbeginn ambulant vorgestellt.

Bei der Anamnese stellt sich oft heraus, dass die Mutter eine späte Menarche hatte und/oder der Vater ebenfalls eine späte Pubertätsentwicklung hatte bzw. noch spät gewachsen ist.

Neben den familiären lassen sich jedoch auch **nicht familiäre Formen** abgrenzen.

Exkurs

Mali Ljudi

»Mali Ljudi«, die kleinen Leute, werden Menschen auf der Insel Krk in der nordöstlichen Adria genannt. Die ersten bekannten »Mali Ljudi« wurden 1864 und 1877 geboren und entstammten 2 konsanguinen Familien, aus denen bis heute 24 weitere kleinwüchsige Patienten hervorgingen. Dem Wiener Psychiater Wagner von Juregg waren diese merkwürdigen »Mali Ljudi« als Erstem 1906 eine Publikation wert, und der Schweizer Genetiker Hanhart beschrieb knapp 2 Jahrzehnte später die weiteren Symptome des »Hanhart dwarfism« wie Hypogonadismus, fehlendes Axillarhaar, extrem runzelige Haut und mentale Retardierung. Diese Symptome und der Kleinwuchs ließen auf das Vorliegen einer autosomal-rezessiv vererbten, kompletten Hypophyseninsuffizienz schließen. Nach einem Jahrhundert der Entwicklung der Molekulargenetik entdeckten Krzisnik et al. 1999 den für den »Hanhart dwarfism« verantwortlichen Defekt im PROP1-Gen, das für einen »Paired-homeodomain-Transkriptionsfaktor« kodiert. Das Protein PROP1, auch »Prophet« des PIT-1 genannt, wird in der embryonalen Hypophyse exprimiert und ist für die Funktion des hypophysären Transkriptionsfaktors PIT-1 essenziell. PROP1 und PIT-1 regulieren die Hypophysenentwicklung und die Hormonproduktion in der Hypophyse. Mutationen dieser Transkriptionsfaktoren führen zu den beobachteten Defiziten der somato-, gonado-, thyreo- und laktotropen Zellen der Drüse. Mittlerweile sind weitere Transkriptionsfaktoren der Hypophyse bekannt (HESX1, PITX1, PITX2), durch die die Hypophysenentwicklung in früheren Stadien gesteuert wird.

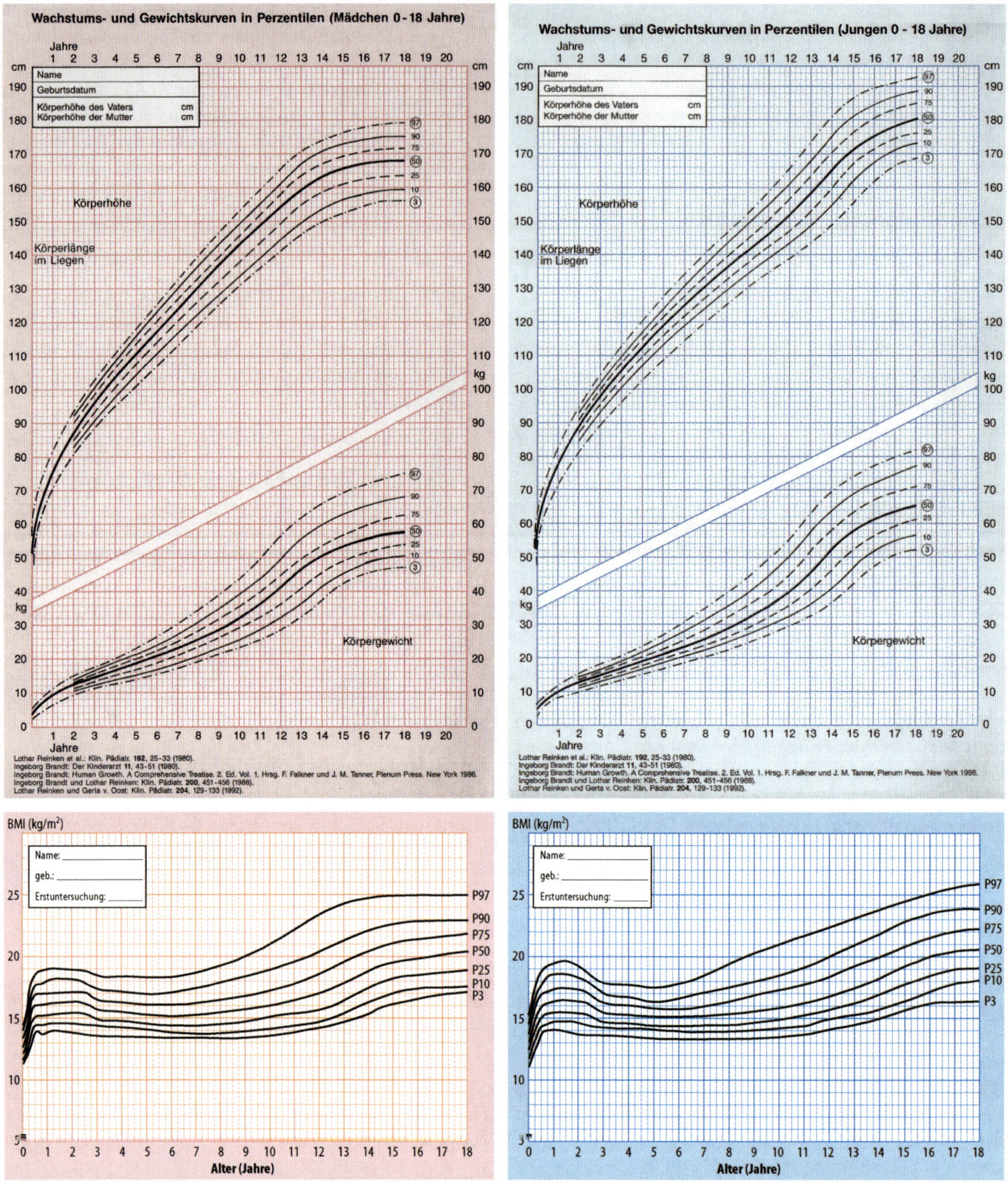

Abb. 30.1a–d Deutsche Referenzwerte für Körperhöhe und Gewicht für Mädchen (**a**) und Jungen (**b**) und für Körpermassenindex (Body-Mass-Index [BMI]) für Mädchen (**c**) und Jungen (**d**), dargestellt in Perzentilen, modifiziert nach Reinken L. et al. von 1988, 1992 (**a, b**) und modifiziert nach Hesse V. et al. 1997 (**c, d**)

▪▪ Klinik

Ein Kind mit KEV ist in der Regel für seine Familie (»Zielgröße«) **zu klein**. Die Geburtslänge und das Geburtsgewicht sind normal. Das **Knochenalter** ist **retardiert**. Der Pubertätsbeginn korreliert mit dem Knochenalter und setzt daher verzögert ein; die Pubertätsereignisse laufen harmonisch ab.

▪▪ Therapie, Prognose

Eine ausführliche Beratung mit Darstellung als **Normvariante** verbunden mit dem Hinweis auf eine normale Endgröße ist notwendig. In Einzelfällen (psychische Probleme) wird eine Pubertätsinduktion mit niedrigen Dosen von Östrogenen/Testosteron für wenige Monate durchgeführt.

! Cave

Eine längere Therapiedauer mit Sexualhormonen ist kontraindiziert, da dann eine Knochenreifebeschleunigung mit verminderter Endgröße resultiert.

Hochwuchs

▪▪ Einteilung

Ein verstärktes Längenwachstum ist meist familiär (konstitutioneller Hochwuchs) und nicht im strengen Sinne krankhaft. Es gibt jedoch verschiedene, sehr seltene **Krankheitsbilder**, die zu einem verstärkten Wachstum führen. Bereits zum Zeitpunkt der Geburt können fetale Wachstumsfaktoren (IGF-II, Insulin) zu einer vermehrten Körperlänge führen, so beim **Wiedemann-Beckwith-Syndrom** und

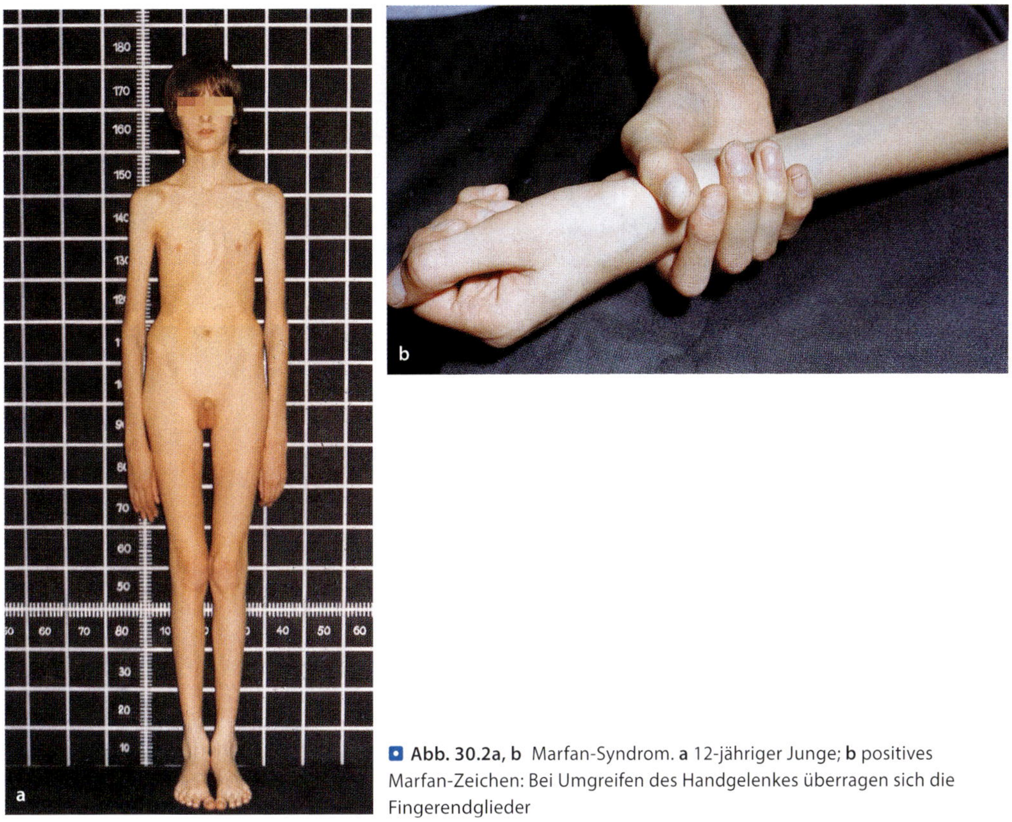

Abb. 30.2a, b Marfan-Syndrom. **a** 12-jähriger Junge; **b** positives Marfan-Zeichen: Bei Umgreifen des Handgelenkes überragen sich die Fingerendglieder

beim **Sotos-Syndrom** (schon konnatal vorhandener Riesenwuchs mit Makrokranie, abnorm großen Händen und Füßen sowie retardierter Entwicklung). Sehr selten ist eine vermehrte Wachstumshormonsekretion (**Gigantismus**) Ursache des Hochwuchses.

Das **Marfan-Syndrom** (Abb. 30.2) und die **Homozystinurie** sind durch die ausgeprägt langen (grazilen) Extremitäten, eine Linsen(sub)luxation und kardiovaskuläre Symptome (Aortenaneurysma, Mitralklappenprolaps) gekennzeichnet. Das **Klinefelter-Syndrom** ist nicht obligat durch Hochwuchs charakterisiert. Auffällig sind hier kleine Hoden, Gynäkomastie und die Dysproportion zwischen Extremitäten und Rumpf.

Zu den **temporären Hochwuchsformen** zählen die vorzeitige Pubertät, eine vermehrte Androgenproduktion (z. B. **adrenogenitales Syndrom**) oder eine alimentäre **Adipositas**. Die Adipositas geht häufig mit einer verminderten STH-Sekretion einher. Dieses vermeintliche Paradox ist durch die Interaktion von STH, Insulin, insulinähnlichen Wachstumsfaktoren (IGF) und den spezifischen IGF-Bindungsproteinen (IGFBP) zu erklären.

▪▪ Therapie, Prognose

Die Behandlung des Hochwuchses kann aus psychosozialen Gründen beim konstitutionellen Hochwuchs, und hier wiederum häufiger bei Mädchen, indiziert sein. Durch die **hochdosierte Gabe von Geschlechtshormonen** (konjugierte Östrogene/Gestagen bei Mädchen bzw. Testosteron bei Jungen) erfolgt eine Vorverlegung der Pubertät und damit ein früherer Schluss der Epiphysenfugen. Die tatsächliche Endgröße liegt dann ca. 6–8 cm unter der prognostizierten Endgröße.

Folgende Kriterien sollten beachtet werden:

- Therapie bei Mädchen erst ab einer Prognose >185 cm, bei Jungen >205 cm,
- Therapie erst zu Beginn der Pubertät (d. h. bei Mädchen mit 10–11 Jahren, bei Jungen mit 12 Jahren),
- Beratung zu den Risikofaktoren (z. B. bei Mädchen Thromboembolierisiko, Infertilität, Gewichtszunahme, Akne bei Jungen).

Kleinwuchs

(Isolierter STH-Mangel, ▶ Abschn. 30.3.1)

▪▪ Definition

Kleinwuchs ist definiert als Körpergröße unterhalb der 3. Perzentile gleichaltriger, gesunder Kinder.

Cave
Die verminderte Wachstumsgeschwindigkeit ist ebenfalls Ausdruck eines pathologischen Wachstums (z. B. Abfall der Körperhöhe in der Perzentilenkurve von der 75. Perzentile auf die 25.Perzentile) und muss abgeklärt werden.

▪▪ Ätiologie

Eine große Anzahl von Erkrankungen weist als Haupt- oder Nebensymptom einen permanenten Kleinwuchs auf. **Pränatal wirkende Schädigungen** wie Nikotin, Heroin und Infektionen (Röteln, Toxoplasmose, Zytomegalie) zählen zu den Ursachen eines Kleinwuchses. Hier sind die betroffenen Kinder schon bei der Geburt zu klein und/oder zu leicht (»small for gestational age«, SGA) und zeigen kein postnatales Aufholwachstum. Der Kleinwuchs ist häufig **familiär** oder **genetisch** (z. B. Ullrich-Turner-Syndrom, Abb. 30.3; Skelettdysplasien) oder Folge organischer Erkrankungen wie Zöliakie, entzündliche Darmerkrankung oder schwerer Verlauf einer juvenilen rheumatoiden Arthritis.

▪▪ Diagnose, Differenzialdiagnose

Wichtig ist die **Abgrenzung einer transitorischen Wachstumsverzögerung** im Rahmen der konstitutionellen Verzögerung

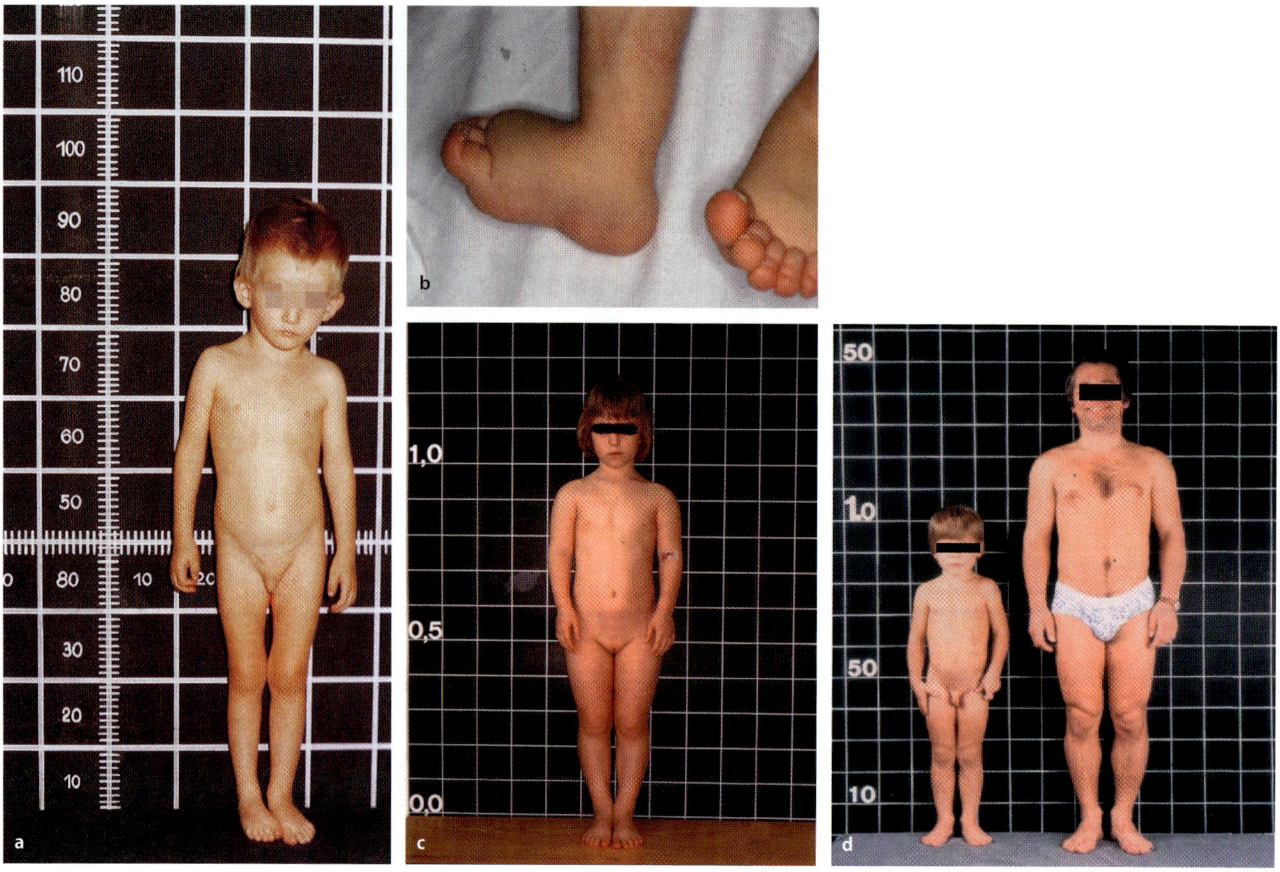

Abb. 30.3a–d Kleinwuchs. **a** Silver-Russel-Syndrom bei 3-Jährigem; **b** Fußrückenödem bei Ullrich-Turner-Syndrom; **c** 10-jähriges Mädchen (KH 123 cm; –3,6 SDS) mit Hypochondrodysplasie; **d** Idiopathischer (familiärer) Kleinwuchs Vater (35 Jahre), 152 (–4,4 SDS), Sohn (6 Jahre), 105 cm (–3,1 SDS)

Exkurs

Klassifikation der angeborenen Skelettdysplasien

Angeborene **Skelettdysplasien** werden in Defekte der Proliferation oder Differenzierung von Zellen des Knorpel- und Knochengewebes und Störungen der Extrazellulärmatrix eingeteilt. Die Klassifikation erfolgt nach röntgenologischen Kriterien, zeitlichem Verlauf und Vererbung. Viele Einzeldiagnosen konnten bestimmten Gendefekten zugeordnet werden. Mutationen des SHOX-Gens (»short stature gene on the X chromosome«) wurden bei kleinwüchsigen Patienten mit Madelungscher Deformität (z. B. bei Dyschondrosteose und Ullrich-Turner-Syndrom) beschrieben. Bei der Achondroplasie führt eine aktivierende Mutation des Fibroblasten-Growth-Factor-(FGF)-Rezeptor-3 zu ausbleibender Proliferation, aber frühzeitiger Differenzierung der Knorpelzellen der langen Röhrenknochen.

von Wachstum und Pubertät. Die Diagnose und die Differenzialdiagnose erfolgt, gemäß Tab. 30.1 und Tab. 30.2.

Besondere Aufmerksamkeit gehört auch den Kindern, die sozial und emotional vernachlässigt werden. Zu den Symptomen dieser Kinder zählt auch eine extreme Verlangsamung der Wachstumsrate, die nach entsprechender Dauer zu einem Kleinwuchs führt. Typischerweise sind weder Zeichen der Gewaltanwendung noch eine Vernachlässigung offensichtlich. Auch der soziale Stand der Eltern ist kein Ausschlusskriterium! Ein klares pathogenetisches Konzept für den **psychosozialen Minderwuchs** gibt es bisher nicht. Offenbar bestehen psychische Einflüsse auf die Regulation der verschiedenen, das Wachstum beeinflussenden Hormone. Ein **Aufholwachstum** kann innerhalb weniger Wochen einsetzen, wenn ein Milieuwechsel erfolgt und vom Kind eine neue Bezugsperson akzeptiert wird. Mit Wachstumshormonstimulationstests ist diese Störung vom kompletten Wachstumshormonmangel nicht zu unterscheiden.

Therapie

Die **STH-Therapie** ist gegenwärtig für folgende Indikationen allgemein akzeptiert:
- STH-Mangel im Kindes- und Erwachsenenalter,
- Kleinwuchs bei chronischer Niereninsuffizienz,
- vorgeburtliche Wachstumsverzögerung (small for gestational age) mit fehlendem Aufholwachstum und normaler Elterngröße,
- Ullrich-Turner-Syndrom,
- SHOX-Mutation,
- Prader-Willi-Syndrom.

Ziele der Wachstumshormontherapie:
- ein rasches Aufholwachstum mit Erreichen der normalen Körperhöhe,
- ein normales Wachstum im Kindesalter sowie
- eine zeitgerechte Pubertätsentwicklung.

Tab. 30.1 Diagnostik des Kleinwuchses

Anamnese	Routineunterschungen	Spezielle Diagnostik bei klinischem Verdacht
Größe der Eltern, Geschwister, Großeltern und weiterer Angehöriger, Menarche der Mutter, Pubertätsalter des Vaters Konsum von Alkohol u. a. toxischen Substanzen während der Schwangerschaft Geburt (Länge, Gewicht, Schwangerschaftswoche, Geburtslage, Sektio, Komplikationen) Vorerkrankungen, körperliche Leistungsfähigkeit, Stuhl (Frequenz, Volumen), Kortikoiddauertherapie, Chemotherapie, Schädelbestrahlung	Körperhöhe, Wachstumsgeschwindigkeit Gewicht (Körpermassenindex = »body mass index«, BMI) Kopfumfang, Körperproportion: Oberlänge/Unterlänge, Armspanne Pubertätszeichen, Hodenvolumen Röntgen (linke Hand) Gliadinantikörper IGF-1, IGFBP-3 T4, TSH, Kreatinin, Urinstatus Bei kleinwüchsigen Mädchen: Chromosomenanalyse	Sonographie: angeborene Herzfehler, Nierenmissbildungen Selektivscreening auf Stoffwechselerkrankungen (z. B. Zystinose) STH-Stimulationstests (Arginin, Insulin, Clonidin u. a.) STH-Spontansekretion Bildgebung (MRT, Röntgen zum Ausschluss Skelettdysplasie)

Tab. 30.2 Syndrome mit Kleinwuchs

	Erbgang	Führende Symptome	Besonderheiten
Hypochondroplasie, Achondroplasie	Autosomal-dominant, Mutationen des Fibroblasten-Wachstumsfaktor-Rezeptors-3	Kurze Extremitäten, verminderter kaudaler Bogenwurzelabstand, Hypoplasie der Schädelbasis	Enge von Foramen magnum und Spinalkanal können zu Kompression des Rückenmarks führen
Fetales Alkoholsyndrom	Sporadisch	Mikrozephalus, auffällige Fazies	Mütterliche Anamnese
Silver-Russell-Syndrom	U. a. uniparentale Disomie	Körperasymmetrie, Hypoglykämie	
Seckel-Syndrom	Autosomal-rezessiv	Mikrozephalus, »vogelähnlich«	Hüftluxation
MMM-Syndrom	Autosomal-rezessiv	Mikrozephalus	
Rubinstein-Taybi-Syndrom	Sporadisch	Breiter Daumen, Mikrozephalus, Fazies	Respiratorische und Ernährungsprobleme
Cornelia-DeLange-Syndrom	Sporadisch	Symphorismus, Mikrozephalie	Missbildung am Magen-Darm-Trakt, Herz
Smith-Lemli-Opitz-Syndrom	Autosomal-rezessiv	Polydaktylie, variable Symptomatik	Cholesterinbiosynthesedefekt
Prader-Labhardt-Willi-Syndrom (nicht obligat kleinwüchsig)	70% paternale Mikrodeletion 15q 11–13	Esssucht, Adipositas >2. Lebensjahr, kleine Hände	Gedeihstörung im Säuglingsalter, muskuläre Hypotonie, Trinkschwäche
Noonan-Syndrom	Autosomal-dominant, 50% Mutationen im PTPN11-Gen	Hypertelorismus, Ptoris, tiefer Haaransatz	Pulmonalstenose

Für Einzelfälle (z. B. Achondroplasie) kann auch die **operative Extremitätenverlängerung** im Erwachsenenalter eine Therapieoption darstellen.

> Kinder mit Kleinwuchs müssen **altersentsprechend** behandelt werden.

Die wichtige Aufgabe der **Selbsthilfegruppen** ist an dieser Stelle hervorzuheben. Das Ziel einer sozialen Gleichstellung bei Behinderungen im Alltag, Schule und in der Berufswahl sollte durch entsprechende Beratung unterstützt werden.

30.1.3 Gewichtshomöostase

■ ■ Grundlagen

Hormonelle Faktoren werden vielfach für die Entwicklung einer **Adipositas** angeschuldigt. Meist sind Anamnese und klinische Untersuchung ausreichend, um ein spezifisches Krankheitsbild auszuschließen und die **alimentäre Ursache** zu bestätigen. Jedoch sind **individuelle Anlagen** zur Nahrungsverwertung und damit der Adipositas zu berücksichtigen. Tierexperimentelle Befunde zeigen, dass die Fettmasse eines Individuums wesentlich von der Insulinwirkung bestimmt wird. Eine **Gendeletion des Insulinrezeptors**, die ausschließlich das Fettgewebe betrifft, führt dazu, das bei unbeschränkter und mit den Kontrolltieren vergleichbarer Nahrungszufuhr die Fettmasse erheblich reduziert und die Lebensdauer der Tiere um etwa 20% verlängert ist.

Normale Gewichtshomöostase

Das aktuelle Gewicht ist Folge einer **komplexen Regulation** von Energieaufnahme und -verbrauch. Nervensystem, Hormone und regulatorische Peptide stimulieren oder hemmen den Appetit und vermitteln Signale aus Magen, Dünn- und Dickdarm, Pankreas und Fettgewebe. Hormonrezeptoren im **Nucleus arcuatus** und **Nucleus paraventricularis** des Hypothalamus sind wichtige Regionen, die nach Zerstörung (z. B. Kraniopharyngiom) sehr häufig zu einer raschen Zunahme der Fettmasse führen. Sowohl kurzfristige Einflüsse (präprandiales Hungergefühl und postprandiale Sättigung) als

Tab. 30.3 Sekundäre Folgen der Adipositas

Psychosozial	Gestörtes Selbstbild, Depression, Diskriminierung
Endokrin	Wachstumsbeschleunigung, Gynäkomastie, Hirsutismus, Polyzystisches-Ovar-Syndrom
Metabolisch	Glukose- und Fettstoffwechselstörungen, Typ-2-Diabetes
Orthopädisch	Hüftkopflösung, Fußdeformitäten, Achsabweichung im Kniegelenk
Weitere	Hypertonie, Schlafapnoe-Syndrom, Gallensteinleiden

auch langdauernde Änderungen des Körperfettanteils werden durch Hormonsignale gemeldet. Das Hungergefühl vor dem Essen wird durch Sekretion von **Ghrelin** aus Magenfunduszellen an den N. arcuatus gemeldet. Appetithemmend wirkt **MSH**, dessen Vorläufermolekül **Proopiomelanokortin** (POMC) ist. Einzelne Regelkreise wurden durch Nachweis von Mutationen im POMC-Gen und MSH-Rezeptor (MC4Rezeptor) sowie den appetitsteigernden Faktoren **Neuropeptid Y** (NPY) und **Agouti-related Peptide** (AGRP) bekannt.

Die Fettmasse korreliert mit dem Adipozytenhormon **Leptin**. Die Gewichtsabnahme führt zu einem Abfall der Leptinkonzentration. Es wird vermutet, dass verschiedene endogene Mechanismen auf einen Erhalt der Körperfettreserve gerichtet sind.

Messmethoden Eine exakte Bestimmung der Fettmasse ist mit multiplen **Isotopenverdünnungsanalysen**, die das Gesamtkörperwasser und den Skelettanteil bestimmen, für wissenschaftliche Fragestellungen möglich. Meist ist eine näherungsweise Bestimmung der Körperzusammensetzung ausreichend. Zugrunde liegen Kompartmentmodelle, wobei das Körpergewicht (der »gesamte Organismus ist einheitlich zusammengesetzt«: **Einkompartmentmodell**) nur einen groben Anhalt für die Fettmasse darstellt. Im **Zweikompartmentmodell** werden Fettmasse und fettfreie Masse z. B. durch die Fettfalte an definierten Messorten (subskapulär, suprailiakal u. a.) bestimmt. Die Bioimpedanz beruht auf der Leitfähigkeit der Körperelektrolyte und schließt auf die extrazelluläre fettfreie Masse (**Dreikompartmentmodell**).

Da die Körperlänge für die Beurteilung des Gewichts wichtiger als das Alter einer Person ist, haben das längenbezogene Gewicht und der Körpermassenindex (»**body mass index**«, BMI, Quotient aus Körpergewicht in kg und Körpergröße in m^2) in der klinischen Praxis eine besondere Bedeutung. Referenzwerte wurden als Kurven publiziert (Abb. 30.1c und d).

Adipositas

Definition

Die Weltgesundheitsorganisation definiert Adipositas als **Überfluss an Fettgewebe**, der zu einer **Gesundheitsstörung** führt. Im Erwachsenenalter wird ein BMI von 25 als Übergewicht, über 30 als Adipositas bezeichnet. Für Kinder gilt: BMI >90. Perzentile (Abb. 30.1c und d) = Übergewicht; BMI >97. Perzentile = Adipositas.

Epidemiologie

Die rasche Zunahme der Adipositas in der Bevölkerung der Industriestaaten betrifft auch das Kindes- und Jugendalter. Veränderte Lebensgewohnheiten (z. B. hochkalorische Getränke, »fast food« und Bewegungsmangel) sind ursächlich anzunehmen. Insbesondere in den 1990er Jahren hat der Anteil übergewichtiger Kinder nach dem 3. Lebensjahr zugenommen.

Differenzialdiagnose

Wichtige, aber zur alimentären Ursache vergleichsweise seltene Differenzialdiagnosen sind das Prader-Labhardt-Willi-Syndrom, das Laurence-Moon-Bardet-Biedl-Syndrom, die erworbene Hypothyreose und der Hyperkortisolismus.

Komorbidität

Verschiedene sekundäre Folgen der Adipositas können bereits im Kindesalter beobachtet werden (Tab. 30.3). Die Adipositas beeinflusst auch die **psychische und soziale Entwicklung** sowie die Berufsaussichten. Kinder und Jugendliche berichten häufig über Hänseleien, Verspotten und Ausgrenzung.

Therapie

Effektiv sind nur die **Reduktion der Kalorienaufnahme** und/oder die Steigerung des Energieverbrauchs. Zu ersterem ist die Beratung und Schulung in einem Zentrum mit dem Ziel einer altersgerechten Diätberatung und der Selbstkontrolle, mit Kenntnis des eigenen aktuellen Körpergewichts notwendig. Jede Art der **körperlichen Aktivität** ist zu empfehlen und durch entsprechende Angebote zu stimulieren. Computerspiele und exzessives Fernsehen sollten zeitlich reduziert werden.

30.2 Pubertät

H.G. Dörr

Grundlagen

Die Pubertät kennzeichnet die gesamte Periode vom Auftreten der ersten Pubertätszeichen bis zum Abschluss des Längenwachstums und Erreichen der Fertilität. Der eigentliche **Auslöser** der Pubertät ist nicht bekannt. Durch Aktivierung (Änderung des »set-point«) des hypothalamischen Pulsgenerators im Nucleus arcuatus kommt es zur pulsatilen Ausschüttung des **luteinisierenden Hormons** (LH). Zahlreiche Substanzen spielen bei der Neuromodulation der **Gonadotropin-Releasing-Hormon (GnRH)**-Sekretion eine wichtige Rolle. Das Körpergewicht hat als metabolisches Signal ebenfalls eine wichtige Funktion. Gleichzeitig kommt es zu einem deutlichen Abfall der Konzentration des sexualhormonbindenden Globulins im Serum, wodurch die Bioverfügbarkeit der Sexualhormone erhöht wird.

Die Pubertät ist durch die Aktivierung bzw. Reifung der Gonaden und der damit verbundenen Sekretion der gonadalen Sexualsteroide (**Gonadarche**) charakterisiert. Mit dem Anstieg der Östrogene ist die Brustdrüsenentwicklung (**Thelarche**) verbunden. Etwa 2–3 Jahre vor Beginn der eigentlichen Pubertät kommt es zu einer vermehrten adrenalen Androgensekretion (**Adrenarche**) und als Folge der Adrenarche zur Schambehaarung (**Pubarche**).

30.2.1 Normale Pubertät

Merkmale der Pubertätsentwicklung Die äußeren Merkmale der Pubertätsentwicklung [Pubesbehaarung (PH), Genitalgröße (G), Brustentwicklung (B)] werden nach Marshall und Tanner in verschiedene **Stadien** eingeteilt (Tab. 30.4, Tab. 30.5, Tab. 30.6 und Tab. 30.7). Das Volumen der Hoden wird durch vergleichende Palpation mit dem Orchiometer nach Prader bestimmt (Abb. 30.4).

Tab. 30.4 Auftreten der einzelnen Pubertätsmerkmale (Tanner-Stadien) bei Mädchen und Jungen nach Largo und Prader (MW: Mittelwert, SD: Standardabweichung)

Parameter	Mittelwert	SD	MW ± 2SD
Mädchen			
Beginnende Schambehaarung (PH 2)	10,4	1,2	8,0–12,8
Beginnende Brustentwicklung (B 2)	10,9	1,2	8,5–13,3
Menarche	13,4	1,1	11,2–15,6
Volle Schambehaarung (PH 5)	14,0	1,3	11,4–16,6
Volle Brustentwicklung (B 5)	14,0	1,2	11,6–16,4
Dauer B 2 – Menarche	2,2	1,1	0–4,4
Jungen			
Beginnende Genitalentwicklung (G 2)	11,2	1,5	8,2–14,2
Beginnende Schambehaarung (PH 2)	12,2	1,5	9,2–15,2
Volle Schambehaarung (PH 5)	14,9	1,0	12,9–16,9
Mature Genitalentwicklung (G 5)	14,7	1,1	12,5–16,9
Testesvolumen >3 ml	11,8	0,9	10,0–13,6
Abgeschlossenes Hodenwachstum	15,3	1,2	12,9–17,7
Dauer G 2–G 5	3,5	1,1	1,3–5,7

Zeitlicher Ablauf der Pubertät Um den zeitlichen Ablauf der Pubertät definieren zu können, werden in Deutschland vor allem die Daten von Largo und Prader aus der 1. Züricher longitudinalen Wachstumsstudie benutzt. Etwa 95% aller Mädchen erleben den **Pubertätsbeginn** zwischen 8,5–13 Jahren, 95% aller Jungen zwischen 9,5 und 13,5 Jahren.

Pubertätsentwicklung bei Mädchen Bei Mädchen ist das erste Zeichen der Pubertätsentwicklung die **Thelarche** (B2). Das Stadium B3 geht bei einigen Mädchen unmittelbar in B5 über, bei anderen Mädchen bleibt die Entwicklung im Stadium B4 stehen. Die Pubarche folgt in der Regel innerhalb von wenigen Monaten, kann der Thelarche aber auch vorausgehen. Das **Auftreten der Sekundärbehaarung** (Pubes- und Axillarhaare) steht zunächst unter dem Einfluss adrenaler, später auch unter dem Einfluss ovarieller Androgene. Der abdominelle Ultraschall (Abb. 30.5) charakterisiert den Beginn der Pubertat (Zunahme von Uterus- und Ovarvolumen; multizystische Ovarien: ≥6 Follikel von ≥4 mm Durchmesser, Verhältnis von Uterus zu Zervix >1; endometriales Echo). Es kommt zu einer konstanten Zunahme der Muskelmasse (geringer als bei Jungen) und zu einer Zunahme der Fettmasse mit der charakteristischen weiblichen Verteilung.

Eine der auffälligsten Komponenten in der Pubertät ist die Zunahme der Wachstumsgeschwindigkeit. Der maximale **Pubertätswachstumsschub** (»peak height velocity«) tritt bei Mädchen mit Beginn der Brustentwicklung im Alter von 12 Jahren auf und beträgt etwa 7 cm/Jahr.

Die Menarche tritt gewöhnlich erst in der 2. Hälfte der Pubertät auf. Das **Menarchealter** hat in den letzten 100 Jahren in den Industrieländern um ca. 3-4 Jahre abgenommen und liegt in Deutschland zwischen 12 und 13 Jahren. Die ersten Zyklen sind noch sehr unregelmäßig und anovulatorisch. Nach der Menarche ist das Längenwachstum nahezu abgeschlossen.

Tab. 30.5 Stadien der Brustentwicklung bei Mädchen nach Marshall und Tanner (1969)

B 1	Fehlende Brustentwicklung, keine palpable Drüse
B 2	Brustknospung. Brustdrüse und Warzenhof sind leicht erhaben
B 3	Brustdrüse ist stärker vergrößert als der Warzenhof. Die Form entspricht der einer erwachsenen Brust
B 4	Die Drüse im Warzenhofbereich hebt sich mit einer eigenen Kontur vom übrigen Anteil der Brust ab
B 5	Die Vorwölbung im Warzenhofbereich des Stadiums B 4 weicht in die abgerundete Kontur der erwachsenen Brust zurück

Tab. 30.6 Stadien der Pubesbehaarung nach Marshall und Tanner (1969)

PH 1	Präpuberal – keine Pubesbehaarung
PH 2	Spärliches Wachstum von langen, leicht pigmentierten, flaumigen Haaren, glatt oder gering gekräuselt. Sie erscheinen hauptsächlich an der Peniswurzel bzw. entlang der großen Labien
PH 3	Beträchtlich dunklere, kräftigere und stärker gekräuselte Haare. Behaarung geht über die Symphyse etwas hinaus
PH 4	Behaarung entspricht dem Erwachsenentyp, die Ausdehnung ist aber noch beträchtlich kleiner. Noch keine Ausbreitung auf die Innenseite der Oberschenkel
PH 5	In Dichte und Ausdehnung wie beim Erwachsenen, aber nach oben horizontal begrenzt (Dreieckform); Übergang auf Oberschenkel
PH 6	Bei 80% der Männer und 10% der Frauen kommt es zu weiterer Ausbreitung der Behaarung nach oben zum Nabel hin

Tab. 30.7 Stadien der Genitalentwicklung bei Jungen nach Marshall und Tanner (1969).

G 1	Infantil, Hodenvolumina <3 ml
G 2	Vergrößerung des Skrotums, Hodenvolumina 4–8 ml
G 3	Vergrößerung des Penis in die Länge, Vergrößerung von Testes und Skrotum
G 4	Penis wird dicker, Entwicklung der Glans, Skrotalhaut wird dunkler, Samenerguss
G 5	Genitalien ausgereift wie beim erwachsenen Mann, reife Spermien

Pubertätsentwicklung bei Jungen Das erste Zeichen der Pubertät ist das **Hodenwachstum** (Volumen = 4 ml; präpubertär ≤3 ml). Danach kommt es zur **Schambehaarung** (Abb. 30.6) und zum Peniswachstum, die Muskelmasse nimmt konstant zu. Im Alter von

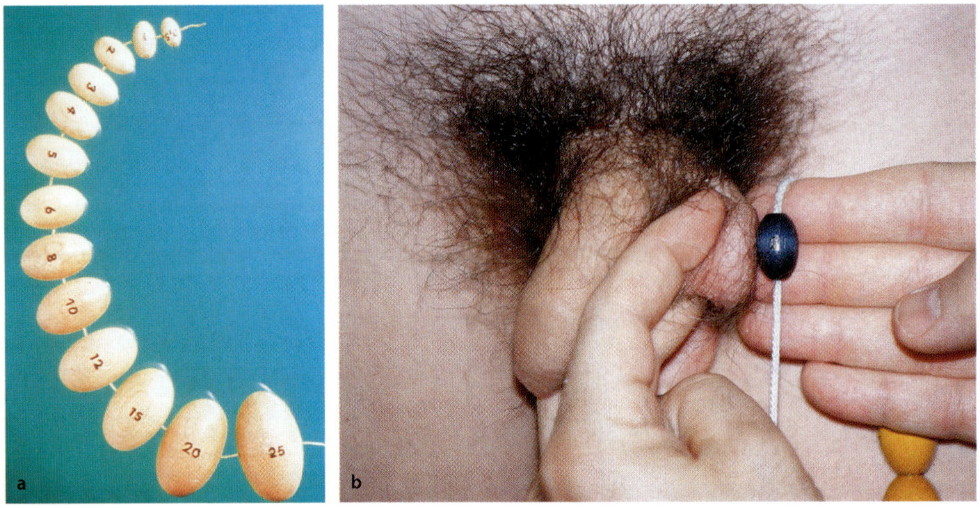

Abb. 30.4a, b Orchiometer nach Prader; **b** vergleichende Palpation

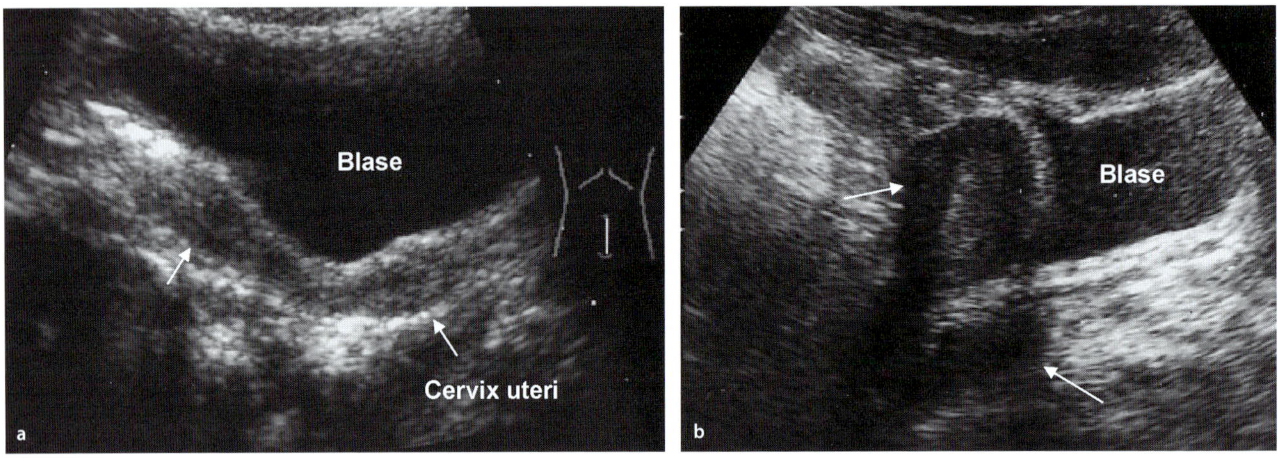

Abb. 30.5a, b Ultraschall des Beckens mit Längsdarstellung des Uterus beim 1-jährigen (**a**) und 14-jährigen Mädchen (**b**). Zervix und Corpus uteri fast gleich stark beim unreifen Uterus (**a**). Postpubertär anteflektierter Uterus mit Birnenform (**b**)

etwa 14,5 Jahren kommt es zum Stimmbruch und zum Auftreten der ersten Samenergusse (Ejakularche). Am Ende der Pubertät wird die endgültige Hodengröße von etwa 15–25 ml erreicht. Der maximale **Pubertätswachstumsschub** tritt bei Jungen im Alter von 14 Jahren auf, also etwa 2 Jahre später als bei Mädchen, und beträgt etwa 9 cm/Jahr.

Physiologische Begleiterscheinungen der normalen Pubertät sind bei den Mädchen der Fluor albus (Beginn: Monate vor der Menarche), Akne, sowie die Entwicklung von diskreten Striae distensae (Oberschenkel, Abdomen, Mammae); die Brustentwicklung kann gelegentlich asymmetrisch sein. Bei den Jungen ist die Pubertätsgynäkomastie physiologisch.

30.2.2 Normvarianten der Pubertätsentwicklung

Zu den Normvarianten der **frühen Pubertätsentwicklung** zählen die prämature Thelarche und prämature Pubarche bei Mädchen und die Pubertätsgynäkomastie bei Jungen. Zu den Normvarianten der **späten Pubertätsentwicklung** zählt die konstitutionelle Entwicklungsverzögerung von Wachstum und Pubertät (KEV).

Prämature Thelarche

▪▪ Definition

Isolierte Brustentwicklung bei Mädchen (<8 Jahre) ohne sonstige Pubertätszeichen. Über die Häufigkeit liegen keine exakten Angaben vor; die Pathogenese ist nicht geklärt.

▪▪ Klinik, Verlauf

Beginn meist um das 1.–2. Lebensjahr. Die Brustentwicklung (Tanner B 2–4) kann einseitig, asymmetrisch oder beidseitig sein. Man findet keine Östrogenisierung des Vaginalepithels. Der Verlauf muss verfolgt werden, da die Entwicklung von Ovarialzysten möglich ist und auch der Übergang in eine echte Pubertas praecox beschrieben wurde.

> **Differenzialdiagnostisch ist die Neugeborenengynäkomastie abzugrenzen.**

Der postnatal bereits vergrößerte Brustdrüsenkörper bildet sich hier in den meisten Fällen über Wochen bis Monate spontan zurück.

▪▪ Diagnose

Im Serum sind die Östradiolkonzentrationen gelegentlich transient erhöht, die Gonadotropine (LH, FSH) sind basal niedrig und im

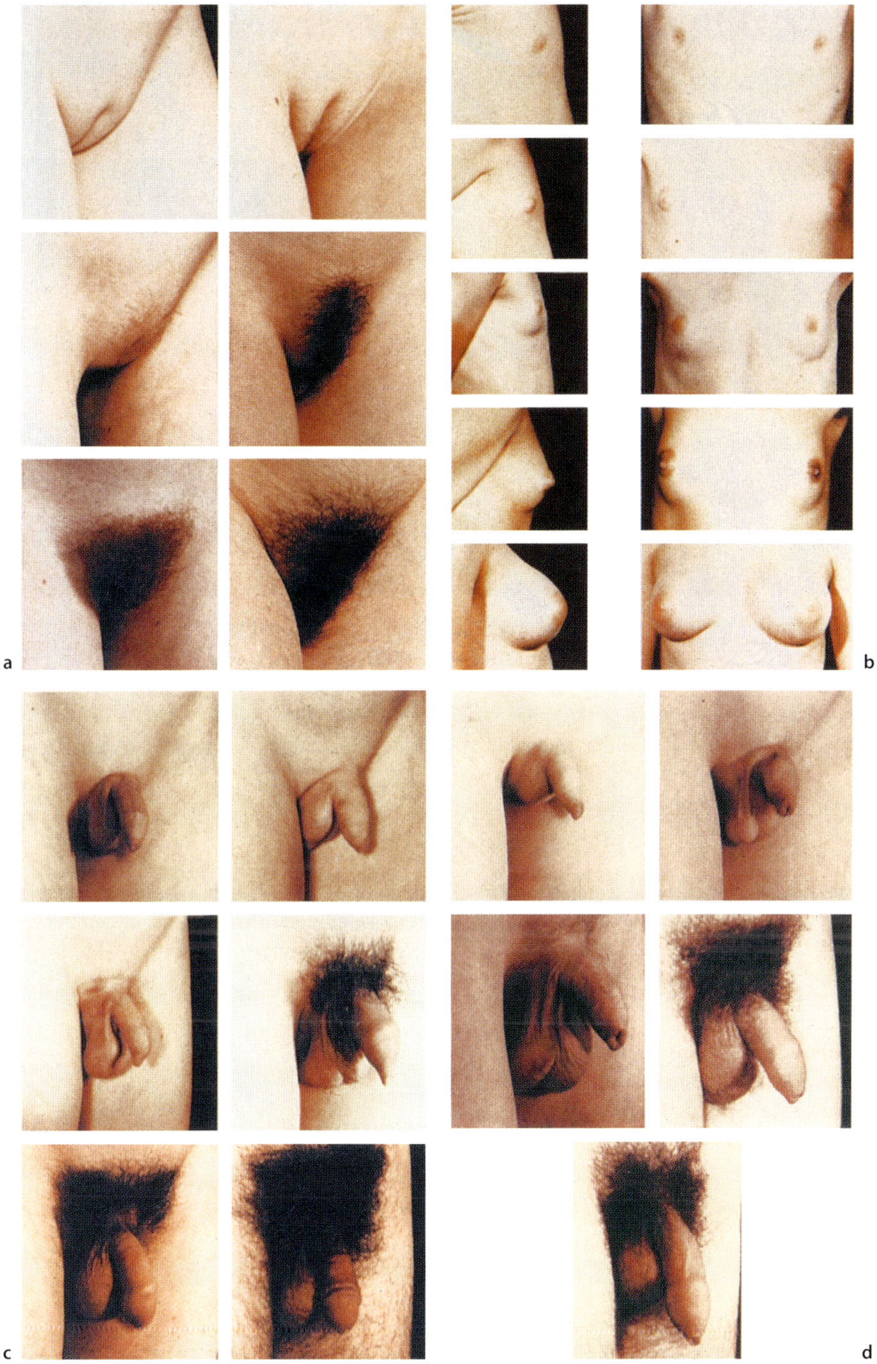

■ **Abb. 30.6a–d** **a** Stadium der Schambehaarung (PH1–PH6); **b** Stadium der Brustentwicklung (B1–B5) bei Mädchen; c Stadium der Schambehaarung (PH1–PH6); d Stadium der Genitalentwicklung (G1–G5) bei Jungen. (Mod. nach van Wieringen et. al 1965; ■ Tab. 30.5, ■ Tab. 30.6 und ■ Tab. 30.7)

GnRH-Stimulationstest präpubertär. Im Ultraschall ist der Uterus infantil. Das Längenwachstum ist normal.

■■ Therapie

Eine spezifische Therapie ist nicht notwendig. Es kommt über Monate bis Jahre zu einer **spontanen Rückbildung**.

Prämature Pubarche

■■ Definition

Verfrühte Pubarche durch isoliertes Auftreten der adrenalen Androgenproduktion (Mädchen <8 Jahre, Jungen <9 Jahre). Die prämature Pubarche ist zunächst eine Ausschlussdiagnose und gilt als eine benigne Störung. Kinder, die bei Geburt zu klein und oder zu leicht waren (SGA-Kinder), sollen häufiger eine prämature Pubarche bekommen.

■■ Klinik

Charakteristisch ist das Auftreten von gekräuselten, dunklen Härchen an den großen Schamlippen bzw. am Mons pubis, Akne, leichte Hypertrichose **ohne Virilisierung**. Häufig sind die Betroffenen übergewichtig. Die weitere Pubertätsentwicklung ist normal, Körperhöhe und Skelettalter sind gering akzeleriert, die Endgröße wird nicht be-

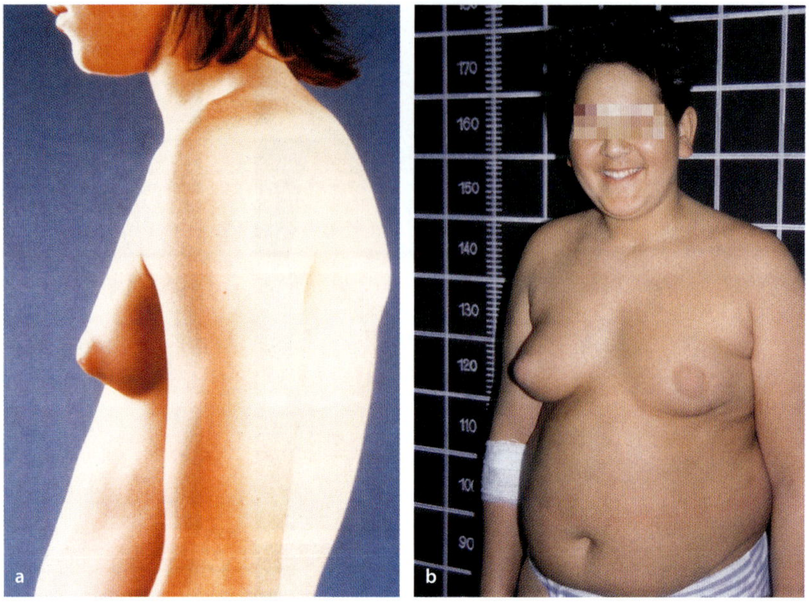

Abb. 30.7a, b Pubertätsgynäkomastie bei einem schlanken (**a**) und bei adipösem Jugendlichen (**b**)

einflusst. Ehemalige SGA-Mädchen mit prämaturer Pubarche sind ebenfalls häufiger übergewichtig, kommen aber früher in die Pubertät, haben eine verminderte Endgröße und ein erhöhtes Risiko für ein polyzystisches Ovarsyndrom (PCO) im Erwachsenenalter.

▪▪ Diagnose

Die Diagnose einer prämaturen Pubarche ist eine Ausschlussdiagnose. Im Serum sind die adrenalen Androgene (DHEA, DHEAS, Androstendion) erhöht. Die Gonadotropine sind altersgerecht und steigen nach Stimulation mit GnRH auf präpubertäre Werte an.

> **Bei beschleunigtem Längenwachstum und Skelettalter >1,5 Jahre müssen differenzialdiagnostisch v. a. adrenale Tumoren oder angeborene Steroidbiosynthesedefekte der Nebennierenrinde ausgeschlossen werden.**

▪▪ Therapie

Eine spezifische Therapie ist nicht notwendig. Mädchen mit prämaturer Pubarche, die bei Geburt SGA waren, sollen engmaschig überwacht und in Bezug auf Gewicht und Ernährung entsprechend beraten werden.

Konstitutionelle Entwicklungsverzögerung (KEV)

▸ Abschn. 30.1.2, Abweichungen vom normalen Wachstum.

Pubertätsgynäkomastie

▪▪ Definition

Diese **physiologische Gynäkomastie** beginnt in der frühen Pubertät bei sonst völlig gesunden Jungen und kommt familiär gehäuft vor. Ca. 70% aller Jungen haben im Alter zwischen 11 und 15 Jahren diese Form. Bei fast allen kommt es innerhalb von 2 Jahren zu einer spontanen Regression.

▪▪ Klinik

In der Regel ist der Befund symmetrisch, kann aber auch asymmetrisch oder nur einseitig sein. Man tastet einen homogenen, bis zu 3 cm messenden Brustdrüsenkörper. Bei übergewichtigen Jungen besteht meistens eine **Lipomastie** oder eine Kombination aus Lipomastie und Gynäkomastie (Abb. 30.7).

▪▪ Diagnose

Eine weiterführende Diagnostik ist in der Regel nicht erforderlich.

> **Die Diagnose einer physiologischen Gynäkomastie ist eine Ausschlussdiagnose (Cave: Klinefelter-Syndrom).**

Von Pubertätsgynäkomastie darf nur gesprochen werden, wenn sie erstmalig in zeitlichem Zusammenhang mit der Pubertät entsteht und sie eindeutig vom umgebenden Fett- und Bindegewebe abgegrenzt werden kann.

▪▪ Therapie

Eine medikamentöse Therapie (z. B. Antiöstrogene) kann in seltenen Fällen (z. B. schmerzhafte Gynäkomastie, psychische Belastung) indiziert sein; operative Eingriffe sind nur bei Extrembefunden zu erwägen.

30.2.3 Pathologisch frühe Pubertätsentwicklung

▪▪ Grundlagen

Die **Pubertas praecox vera** ist dadurch charakterisiert, dass bestimmte Pubertätsereignisse zwar verfrüht, aber **in derselben Reihenfolge** wie bei der zeitgerechten Pubertät auftreten, während die Reifemerkmale bei **Pseudopubertas praecox** isoliert auftreten.

▪▪ Definition

Bei Mädchen Zeichen der Pubertät (Tanner B2) vor dem 8. Geburtstag bzw. Menarche vor dem 9. Geburtstag; bei Jungen Zeichen der Pubertät (Tanner G2), vor dem 9. Geburtstag.

▪▪ Epidemiologie

Die **Pubertas praecox vera** (= zentral, GnRH-abhängig) tritt mit einer Häufigkeit von 1 : 5000–10.000 auf. Es ist eine deutliche Mädchenwendigkeit zu beobachten (Mädchen : Jungen = 5 : 1). Eine **idiopathische** Pubertas praecox vera ist bei Mädchen wesentlich häufiger (60–70%) als eine **organische** Pubertas praecox (Abb. 30.8). Bei Jungen ist fast immer eine organische Ursache anzunehmen.

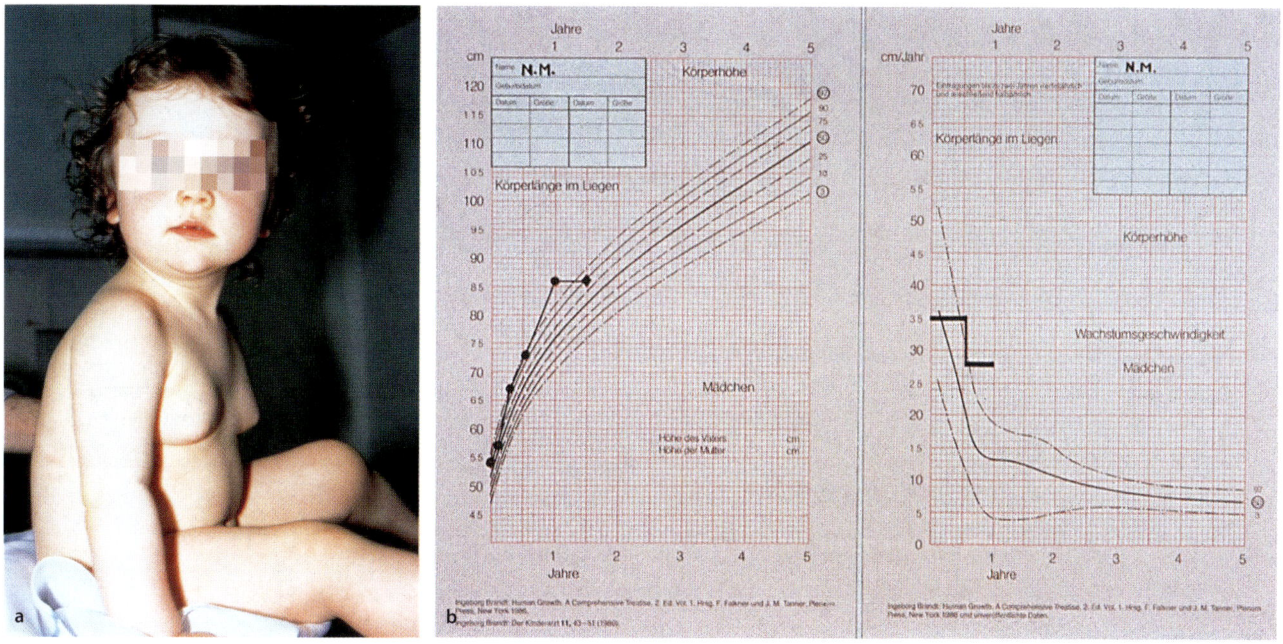

Abb. 30.8a, b Pubertas praecox. **a** 2-jähriges Mädchen; **b** nach dem Messpunkt 6 Monate entfernt sich die individuelle Wachstumskurve von der Referenzkurve, bezogen auf die akzelerierte Knochenreife entspricht der Messwert mit 12 Monaten der 90-iger Perzentile des 18 Monate alten Kindes. Die Wachstumsgeschwindigkeit liegt oberhalb der Referenzkurve

Bei der **Pseudopubertas praecox** (GnRH-unabhängig) treten die Pubertätsereignisse unabhängig vom normalen Pubertätsverlauf auf. Die Ursachen (Tab. 30.8) sind vielfältig.

Die Diagnose »idiopathische Pubertas praecox vera« stellt eine Ausschlussdiagnose dar. In jedem Fall muss ein hirnorganischer Prozess ausgeschlossen werden.

Klinik

Die Kinder fallen durch die vorzeitige Entwicklung der sekundären Geschlechtsmerkmale auf. Bei der Pseudopubertas praecox lassen sich die klinischen Befunde noch zusätzlich dadurch charakterisieren, ob die Sexualhormone **isosexuelle oder heterosexuelle** (z. B. Virilisierung bei Mädchen) **Symptome** hervorrufen. Die Sexualsteroide bewirken ein beschleunigtes Längenwachstum, eine Akzeleration der Knochenreifung und einen vorzeitigen Schluss der Epiphysenfugen. Die betroffenen Kinder sind zu Beginn großwüchsig, bleiben aber am Ende kleinwüchsig und unter ihrer genetischen Zielgröße. Daneben können durch die frühe Pubertätsentwicklung Probleme mit Gleichaltrigen auftreten, denen die »Andersartigkeit« auffällt. Dies führt häufig zu Hänseleien und großen **psychischen Problemen**. Bei Mädchen werden die Probleme durch die einsetzenden Menses eventuell weiter kompliziert.

Diagnose

Bei der **Pubertas praecox vera** zeigen die Gonadotropine (LH, FSH) bei spontaner Messung ein pulsatiles Sekretionsmuster und lassen sich im GnRH-Test (60 μg/m^2 KOF) auf pubertäre Werte stimulieren. Ein stimulierter LH/FSH-Quotient >1 spricht für das Vorliegen einer Pubertas praecox vera. Im Serum sind in der Regel die Östrogen/Testosteronkonzentrationen und als Ausdruck der Adrenarche die adrenalen Androgene erhöht. In der abdominellen Sonographie findet man einen vergrößerten Uterus und in den Ovarien gelegentlich Follikelzysten. Das Knochenalter ist gegenüber dem chronologischen Alter um >1 Jahr beschleunigt (Abb. 30.8).

Da bei der **Pseudopubertas praecox** in der Körperperipherie ein erhöhtes Angebot an Sexualhormonen (erhöhte Serumkonzentrationen von Östradiol/Testosteron) besteht, sind die Gonadotropine supprimiert und lassen sich im GnRH-Test nicht stimulieren.

Therapie

Die Therapie wird bei der echten Pubertas praecox mit einem GnRH-Agonisten (synthetische Analoga des GnRH mit veränderter Aminosäuresequenz, z. B. Leuzin oder Tryptophan statt Glyzin in Position 6 des Dekapeptids), durchgeführt. Sie unterdrücken die pulsatile GnRH-Ausschüttung und damit die Produktion der Sexualsteroide. Mithilfe der Therapie gelingt es meistens, eine Rückbildung der Pubertätszeichen zu erreichen, zumindest jedoch, ein weiteres Fortschreiten der Pubertät zu verlangsamen oder zu stoppen. Außerdem scheint eine Verbesserung der Endgrößenprognose aufzutreten. Bei der Pseudopubertas praecox richtet sich die Therapie nach der jeweiligen Ursache (Tab. 30.8).

Beim **McCune-Albright-Syndrom** (Tab. 30.8) wird ein Aromatasehemmer eingesetzt.

30.2.4 Pathologisch späte Pubertätsentwicklung (Pubertas tarda)

Definition

Fehlende Pubertätszeichen bei Mädchen im Alter von >13 Jahren bzw. bei Jungen im Alter von >14 Jahren. Auch ein Stillstand einer einmal begonnenen Pubertätsentwicklung um mehr als 18 Monate und ein Überschreiten des Zeitbedarfs vom Tanner-Stadium B2 bis zur Menarche um 5 Jahre ist pathologisch.

Epidemiologie

Die häufigsten Ursachen einer verzögerten Pubertätsentwicklung sind die konstitutionelle Entwicklungsverzögerung sowie **temporäre Störungen** bei chronischen Erkrankungen (z. B. zystische

Tab. 30.8 Differenzialdiagnose der frühen Pubertät

Pubertas praecox vera (GnRH-abhängig) = zentrale Pubertas praecox		**Pseudopubertas praecox (GnRH-unabhängig) = periphere Pubertas praecox**	
Idiopathische Form	Sporadisch, familiär	Genetisch determinierte Störungen	Adrenogenitales Syndrom (z. B. 21-Hydroxylasedefekt)
			Aktivierende Mutationen im LH-Rezeptor-Gen (familiäre Testotoxikose)
			McCune-Albright-Syndrom (Café-au-lait-Flecke, fibröse Knochendysplasie; Assoziation mit anderen Endokrinopathien (Hyperthreose, Cushing-Syndrom), Ursache: aktivierende somatische Mutation der a-Untereinheit des Gs-Proteins mit vermehrter Produktion von cAMP)
Nachweisbare zerebralorganische Störungen	Hypothalamusnahe ZNS-Tumoren (z. B. Pinealistumoren, Meningeome)	Tumoren	Nebenniere (östrogen-/androgenproduzierende Adenome/Karzinome)
	Andere ZNS-Alterationen (z. B. Astrozytome, Optikusgliome)		Gonaden (Ovarialtumoren, Leydig-Zelltumoren)
	Hypothalamisches Hamartom (ektoper GnRH-Pulsgenerator)		HCG-produzierende Tumoren (HCG, humanes Choriongonadotropin hat LH-ähnliche Wirkung und verursacht eine isosexuelle Pseudo-PP)
	Entwicklungsanomalien, Gefäßanomalien		
	Arachnoidalzyste, Hydrozephalus, Meningomyelozele		
	Tuberöse Hirnsklerose, Neurofibromatose		
	Postentzündliche oder posttraumatische Schäden (z. B. Radiatio des ZNS)		
Spät behandeltes AGS oder unbehandelte primäre Hypothyreose	Hormonal-overlap-Syndrom	Autonome Ovarialzyste	
		Exogene Zufuhr von Sexualsteroiden oder Gonadotropinen	

Fibrose), bei Unterernährung/Anorexie oder bei Leistungssport (Tab. 30.9). Eine permanent ausbleibende Pubertät (Tab. 30.10) kann durch fehlende Stimulation von Hypophyse/Hypothalamus (hypogonadotroper Hypogonadismus) isoliert (oder in Kombination mit anderen Hormonausfallen) oder durch eine Störung der Gonaden (hypergonadotroper Hypogonadismus) bedingt sein.

Man muss eine verzögerte Pubertätsentwicklung (**Pubertas tarda**) von einer permanent ausbleibenden Pubertät unterscheiden. Bei Mädchen mit fehlender Brustentwicklung (B1) im Alter von 13,5 Jahren und bei Jungen mit fehlendem Hodenwachstum (Testesvolumen <3 ml) im Alter von 15 Jahren kann nicht mehr von einer Pubertas tarda ausgegangen werden. In diesen Fällen ist eine weitere Diagnostik notwendig.

Klinik

Fehlen der Pubertätsentwicklung aufgrund einer ungenügenden Produktion der gonadalen Sexualsteroide, wobei die Gonaden entweder ungenügend stimuliert werden (= **hypogonadotroper Hypogonadismus**) oder geschädigt sind (= **hypergonadotroper Hypogonadismus**) Das Längenwachstum kann normal oder vermindert sein, das Knochenalter ist retardiert.

Diagnose

Die Messung der **basalen Gonadotropine** und der **Sexualhormone** im Serum ist obligat. Die Interpretation der basalen Gonadotropine ist nur bei deutlich erhöhten Werten eindeutig. Hohe FSH-Serumkonzentrationen geben einen Hinweis auf einen primären Hypogonadismus. Bei Knaben mit primärem Hodenschaden kommt es nach HCG-Stimulation zu einem verminderten bzw. fehlenden Testosteronanstieg. Mehr Information über die Aktivität der endokrinen Regulation liefert der **GnRH-Test** (Abb. 30.9). So ist eine fehlende Stimulation typisch für einen hypogonadotropen Hypogonadismus. Zum Ausschluss einer Hypothyreose genügt die Messung von TSH. Die **Chromosomenuntersuchung** beim Mädchen zum Ausschluss einer Gonadendysgenesie bei Ullrich-Turner-Syndrom ist erforderlich, insbesondere wenn gleichzeitig ein Kleinwuchs vorliegt. Stark erhöhte **Prolaktinkonzentrationen** weisen auf ein Prolaktinom hin, das durch bildgebende Diagnostik (MRT) und Nachweis von Fehlbildungen/Tumoren im Hypophysen- und Hypothalamusbereich bestätigt wird.

Therapie

Bei nachgewiesenem Hypogonadismus muss eine adäquate **Hormonsubstitution** mit dem Ziel eines natürlichen Ablaufs der Pubertät durchgeführt werden. Mädchen: Beginn mit z. B. Östradiolvalerat 0,2 mg über 3–6 Monate, danach 0,6 mg über 6–12 Monate, danach zyklische Östrogen-/Gestagen-Substitution; Jungen: Beginn z. B. mit oralem Testosteron (Andriol 40 mg, 3-mal pro Woche), nach 1 Jahr 100 mg Testosteronenanthat i.m. alle 4 Wochen/Monat, Volldosis ca. 250 mg alle 3–4 Wochen i.m. Neben der Entwicklung

Tab. 30.10 Wichtige Kriterien bei der Differenzialdiagnose prämature Thelarche, Pubertas praecox vera oder isosexuelle Pseudopubertas praecox bei Mädchen

Parameter	Prämature Thelarche	Pubertas praecox vera	Isosexuelle Pseudopubertas praecox
Klinisch			
Brustentwicklung	Ja	Ja	Ja
Schamhaare	Nein	Meist ja	Meist ja
Wachstumsrate (cm/Jahr)	Altersgerecht	Vermehrt	Vermehrt
Menarche	Nein	Eventuell	Eventuell
Verhaltensänderung	Nein	Meist ja	Meist ja
Biochemisch			
GnRH-Test (Bestimmung von LH und FSH; 0 → 30 min)	Basal und stimuliert normale Werte (FSH > LH) Stimuliert LH/FSH <1	Basal normale, stimuliert pubertäre Werte Stimuliert LH/FSH >1	Basal und stimuliert LH und FSH ↓
Östradiol im Serum	Infantil (gelegentlich minimal erhöht)	Erhöht, im pubertären Bereich	Erhöht, im pubertären Bereich
DHEAS im Serum	Normal	Erhöht	Normal oder erhöht
Bildgebende Diagnostik			
Sonographie von Uterus, Ovarien, Nebenniere	Unauffällig	Pubertärer Uterus evtl. stimulierte Follikel in den Ovarien	Evtl. Nebennieren- oder zystischer Ovarialtumor
Knochenalter	Altersgerecht	Beschleunigt	Beschleunigt

Tab. 30.9 Differenzialdiagnose der späten Pubertät

Temporäre Störungen	
Konstitutionelle Entwicklungsverzögerung	Normvariante
Chronische Erkrankungen	Z. B. zystische Fibrose, Asthma bronchiale, angeborene Herzfehler, entzündliche Darmerkrankungen, chronische Niereninsuffizienz usw.)
Anorexia nervosa, Leistungssport	
Pathologische Störungen	
Hypogonadotroper Hypogonadismus	Fehlbildungen von Hypothalamus/Hypophyse Kallmann-Syndrom (X-chromosomal, autosomal-dominant oder -rezessivererbte Störung; fehlende Wanderung der LHRH-Neurone aus dem nasalen Riechepithel in den basalen Hypothalamus; Agenesie der Lobi olfactorii mit Anosmie/Hyposmie, Contiguous-gene-Syndrom (Xp22.3): Steroidsulfatasemangel, Ichthyosis, mentale Retardierung, Chondrodysplasia punctata) ZNS-Tumor (z. B. Kraniopharyngeom) Spätfolge nach ZNS-Radiatio X-chromosomale NNR-Insuffizienz Syndrome (z. B. Prader-Willi-Syndrom)
Hypergonadotroper Hypogonadismus (► Abschn. 30.7)	Gonadendysgenesie (z. B. Ullrich-Turner-Syndrom, Klinefelter-Syndrom) Testosteronbiosynthesedefekte Autoimmunpolyendokrinopathie Ovarialinsuffizienz bei Galaktosämie Entzündliche oder traumatische Hodenschäden, Anorchie Spätfolge nach Chemotherapie (M. Hodgkin) Radiatio maligner Tumoren

sekundärer Geschlechtsmerkmale sollen die Sexualhormone eine ausreichende Mineralisation des Skeletts sicherstellen und damit einem erhöhten Osteoporoserisiko vorbeugen.

Störungen der pubertären Entwicklung im Kindes-/Jugendalter sind auf der Basis von Anamnese, klinischer Untersuchung und Befund zu differenzieren.

Die Dokumentation des Längenwachstums, der Perzentilenkurve, die Beurteilung des biologischen Alters anhand der Knochenalterbestimmung (Röntgen linke Hand) und die Berechnung der prospektiven Endgröße (Vergleich mit der Zielgröße) haben dabei grundlegende Bedeutung. Normvarianten müssen von einer pathologischen Pubertätsentwicklung unterschieden werden.

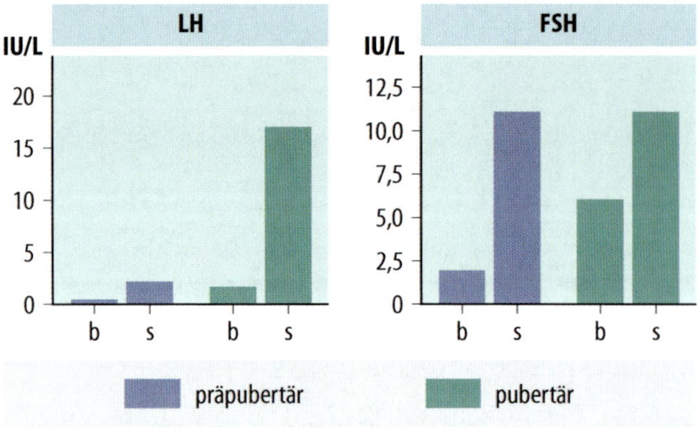

Abb. 30.9 GnRH-Stimulationstest (b = basal, s = stimuliert) in Präpubertät und Pubertät

Der besondere Fall

Anamnese. Bei dem 8-jährigen Mädchen waren der Mutter bereits im Alter von 7 Jahren ein Brustwachstum und eine Schambehaarung aufgefallen. Der Befund wurde vom behandelnden Arzt ohne weitere Diagnostik als normale prämature Teilentwicklung eingestuft.
Untersuchungsbefund. 8-jähriges Mädchen (Körperhöhe: 140 cm, Gewicht: 35,2 kg); fortgeschrittene Pubertätsentwicklung (Tanner B 4, PH 3), äußeres Genitale östrogenisiert; keine Menarche.
Diagnose. Im GnRH-Test (0 → 30 min) LH-Anstieg von 4,4 →16,3 mU/ml, FSH-Anstieg von 3 → 13,5 mU/ml (Beurteilung: normale Basalwerte, aber stimulierte Werte pubertär, stimulierter LH/FSH-Quotient >1); Serumöstradiol 25 pg/ml (Norm für Alter < 5); DHEAS 134 µg/dl (Norm < 6 µg/dl). Ultraschall: vergrößerter Uterus (Volumen 7 ml; obere Normgrenz: 4,4 ml), kleine Follikelzysten, kein Anhalt für Tumor. Röntgen linke Hand: Knochenalter 12 Jahre; Endgrößenprognose: 155 cm (mittlere genetische Zielgröße 164 cm). Im MRT des ZNS kein Anhalt für Raumforderung.
Therapie und Verlauf. Unter Therapie mit dem GnRH-Agonisten Enanthone (3,75 mg alle 28 Tage s.c.) Stopp der weiteren Pubertätsentwicklung, leichte Rückbildung der Brustentwicklung, Verbesserung der Endgrößenprognose nach 3 Jahren Therapie auf 159 cm.
Beurteilung. Die Diagnose **»idiopathische Pubertas praecox vera«** wurde im Alter von 8 Jahren gestellt. Die Diagnose »prämature Teilentwicklung« im Alter von 7 Jahren war falsch.

30.3 Hypothalamus-Hypophysen-Achse

K. Mohnike, H.G. Dörr

Der Hypothalamus ist das Koordinationszentrum der endokrinen Regulation. Er empfängt Signale des autonomen Nervensystems und des Kortex und daher auch Umweltfaktoren wie Licht und Temperatur. Mit den peripheren endokrinen Organen besteht ein **Rückkopplungssystem** (»feedback«).

Im portalen Gefäßsystem der Hypophyse erreichen die Signalpeptide der Hypothalamuskerne hohe lokale Konzentrationen am Hypophysenvorderlappen. Die Hormone des **Hypophysenvorderlappens** werden in den Sinus petrosus an den Körperkreislauf abgegeben. Der **Hypophysenhinterlappen** enthält Axone von Nervenzellen der Nuclei supraoptici und paraventriculares. Von hier aus werden **Vasopressin** und **Oxytozin** in den Körperkreislauf sezerniert. Neben den **isolierten** Hormonausfällen sind es vor allem kombinierte Störungen (»**Panhypopituitarismus**«), die sowohl angeboren (z. B. gemeinsamer Ausfall von STH, TSH und Prolaktin bei Mutationen des Transkriptionsfaktors Pit-1) als auch erworben auftreten (z. B. fallen nach Schädelbestrahlung in einem jahrelangen Prozess nacheinander die STH-, LH-, FSH- und ACTH-Sekretion aus). Während im Kindesalter der STH-Mangel von besonderer Bedeutung ist, stellt die STH-Überproduktion (»Gigantismus«) eine sehr seltene Erkrankung dar.

30.3.1 Wachstumshormonmangel

Physiologie

Wachstumshormon (syn: »growth hormone«, GH; Somatotropin, STH) wird im Hypophysenvorderlappen synthetisiert und gespeichert. **GHRH** (»growth hormone releasing hormone«) stimuliert die Wachstumshormonsekretion, **Somatostatin** hemmt sie. Unter den Faktoren, die die Wachstumshormonsynthese beeinflussen, sind die Hypoglykämie, weitere Hormone und Neuropeptide sowie das negative Feedback über den insulinähnlichen Wachstumsfaktor **IGF-I** zu nennen.

Einzelne Blutproben sind für die Diagnostik des STH-Mangels sinnlos, da Wachstumshormon pulsatil sezerniert wird: beim gesunden Kind etwa 8–10 kurzzeitige Ausschüttungen von Wachstumshormon in 24 h, vorzugsweise nach dem Einschlafen.

In der **Pubertät** wird unter Einfluss von **Östrogen** bzw. **Testosteron** die Wachstumshormonamplitude mindestens verdoppelt und die Wachstumsgeschwindigkeit beschleunigt. Mit zunehmendem Alter ist ein allmählicher Abfall der Amplitudenhöhe festzustellen.

Das Wachstumshormon ist **lebenslang metabolisch** wirksam. Es fördert die Synthese von **IGF-I** (»insulin-like growth factor I«) in nahezu allen peripheren Geweben (parakrine und autokrine Wirkung). Als endokrines Organ der IGF-Produktion wird die Leber angesehen. Die biologischen Wirkungen dieses Faktors auf die Zellproliferation und Zelldifferenzierung werden über Membranrezeptoren ausgelöst. IGF-I wird nicht nur durch Wachstumshormon, sondern auch durch Insulin und die Ernährung beeinflusst: Unterernährung und Insulinmangel führen zu stark erniedrigten IGF-I-Konzentrationen.

Epidemiologie

Die Häufigkeit des isolierten STH-Mangels wird mit etwa 1:4000–1:10.000 geschätzt. **Anatomische Veränderungen** finden sich im MRT bei etwa 10% der Patienten. Sowohl Störungen der Hypophysenanlage (»Mittelliniendefekte«) oder Geburtstraumen als auch **genetische Veränderungen** in STH-, STH-Rezeptor- oder regulatorischen Genen wurden beschrieben. Bei multiplen Hypophysenhormonausfällen fanden sich Mutationen von Transkriptionsfaktoren (Pit-1, PROP-1).

Klinik

Der **Wachstumshormonmangel** ist durch normale Geburtsmaße, vermindertes Längenwachstum, zunehmenden Kleinwuchs, ein »puppenhaftes« Aussehen, eine stark retardierte Knochenreife, einem kleinen Penis und evtl. postnatal aufgetretenen Hypoglykämien charakterisiert (Abb. 30.10).

Der **erworbene Wachstumshormonmangel** (wichtig: **Kraniopharyngeom**, Schädelbestrahlung, sehr selten: posttraumatisch) geht mit einer verminderten Wachstumsrate und Kleinwuchs einher. Die Kinder fallen aus ihrer Perzentilenkurve nach unten heraus. Zusätzlich sind die Symptome der jeweiligen Grunderkrankung zu

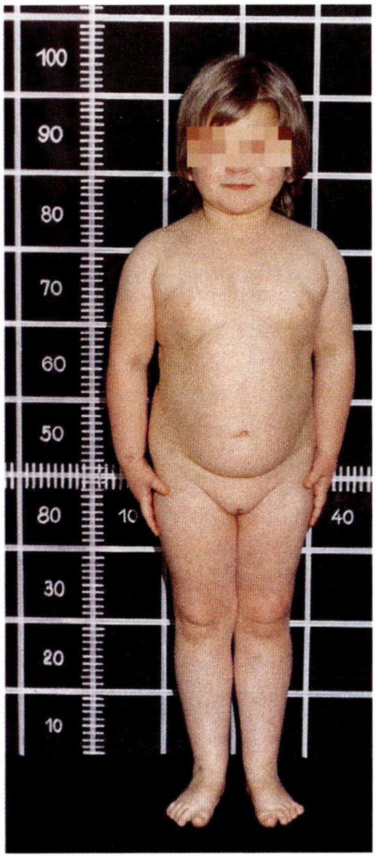

Abb. 30.10 8-jähriges Mädchen mit kombiniertem Hypophysen-Hormonausfall (STH, TSH, LH, FSH), typische, kleinkindhafte Proportionen und Fettverteilung

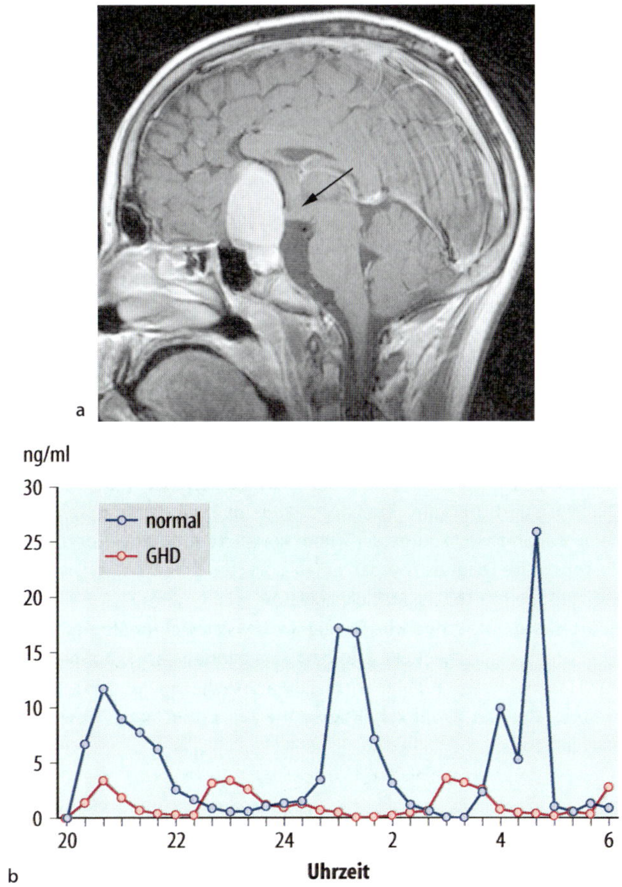

Abb. 30.11a, b Kraniopharyngeom. **a** MRT des Schädels: T1-Wichtung, hyperintense Raumforderung intra- und supraselIär-typisches Kraniopharyngeom (*Pfeil*), das u. a. zum Ausfall der Wachstumshormonsekretion führte (mit freundlicher Genehmigung von G. Hahn, Kinderradiologie, Universitätsklinikum Dresden). **b** Spontansekretionsprofil: Während bei Gesunden mehrere STH-Spitzen während der Nachtruhe auftreten, sind bei STH-Mangel (GHD) die Amplituden stark vermindert

beachten, die zu einem sehr variablen klinischen Bild führen können (Abb. 30.11).

Nach Schädelbestrahlung (>24 Gy) werden meist erst nach jahrelanger Latenz Hormonmangelzustände beobachtet.

Diagnose

Der Wachstumshormonmangel wird durch **auxologische Untersuchungen** und **laborchemische Methoden** diagnostiziert. Zwischen dem **kompletten** Ausfall der Wachstumshormonsekretion (STH_{max}< 8 ng/ml) und der physiologischen, spontanen STH-Sekretion des gesunden Kindes liegen **Zwischenstufen**, die dadurch charakterisiert sind, dass STH nicht mengen- und/oder zeitgerecht sezerniert wird.

Auxologische Kriterien: durch Führung einer Wachstumskurve und Berechnung der Wachstumsgeschwindigkeit können Hinweise auf einen Wachstumshormonmangel erhalten werden: **Wachstumsgeschwindigkeit** während eines Jahres <25. Perzentile, innerhalb weniger Jahre entsteht ein Kleinwuchs <3. Perzentile. Die Knochenreife ist altersabhängig deutlich retardiert.

Laborchemische Tests: für die Diagnose eines Wachstumshormonmangels werden 2 pathologische **Stimulationstests** (maximale STH-Konzentration <8 ng/ml) gefordert, da die angewandte Stimulation nicht bei allen Patienten zu einem Anstieg des STH führt. Als Stimulation werden z. B. Insulinhypoglykämie, Arginin, Clonidin verwendet. Auch die Bestimmung der spontanen **Wachstumshormonpulsatilität** z. B. über 10 h im Schlaf kann als weiterführende Diagnostik genutzt werden.

Priming (Reifeinduktion) zur Abgrenzung einer physiologische Reifeverzögerung wird bei Mädchen ab dem Alter von 8 Jahren und bei Jungen ab 10 Jahren empfohlen, wenige Tage vor dem Hypophysentest ein »priming« mit Estradiolvalerat bzw. Testosteron durchzuführen.

Der GHRH-Test (Stimulation mit GH-Releasing-Hormon) fällt nur bei einem Teil der Patienten pathologisch aus.

Durch die Gabe von GHRH wird dieser Defekt ausgeglichen, STH wird freigesetzt und die Störung übersehen.

Differenzialdiagnose

Niedrige STH-Konzentrationen können auch bei **verzögerter Pubertät** und **psychosozialem Kleinwuchs** auftreten. Bei normalen oder hohen STH-Konzentrationen sollten differenzialdiagnostisch ein biologisch **inaktives** Wachstumshormon oder der **IGF-I-Mangel (= Laron-Syndrom)** beachtet werden. Die bildgebende Diagnostik (MRT) ist zum Nachweis anatomischer Veränderungen oder zum Ausschluss von Hirntumoren (z. B. Kraniopharyngeom) indiziert.

Therapie, Betreuung

Die Betreuung muss in pädiatrisch-endokrinologischen Zentren erfolgen, um sowohl die Indikation als auch die Weiterführung der

Therapie zu evaluieren. Die Standardtherapie erfolgt mit abendlichen subkutanen Injektionen von rekombinantem Wachstumshormon (tägliche Dosis von 25–35 µg/kg). Der Patient sollte ein adäquates Aufholwachstum zeigen, d. h. im ersten Therapiejahr üblicherweise oberhalb der 97er-Perzentile der Wachstumsgeschwindigkeit,

Der besondere Fall

Anamnese. Ein 18 Jahre alter männlicher Jugendlicher stellt sich in der kinderendokrinologischen Sprechstunde vor, da er sich als zu klein und in der Geschlechtsentwicklung retardiert empfand. Geburtsmaße sind nicht bekannt. Zwischen dem 12. und 15. Lebensjahr gelegentlich Kopfschmerzen und manchmal Erbrechen. Die damals stationär erfolgte Diagnostik sei regelrecht ausgefallen. Realschulabschluss mit 2,6.

Befund. 154,6 cm (= –3,95 SDS), 53,4 kg (= 82% des längenbezogenen Sollwertes), blass, Haltungsschwäche, P1, Hodenvolumen rechts 6 ml und links 8 ml. Übriger Organstatus unauffällig. Knochenalter 11,5 Jahre.

Diagnose und Therapie. Kraniopharyngeom. Über den transsphenoidalen Zugangsweg konnte der Tumor komplett entfernt werden. Postoperative Diagnostik ergab einen isolierten STH-Mangel. Die STH-Substitution führte zum Aufholwachstum.

Beurteilung. Die erhebliche Diskrepanz zwischen chronologischem Alter und biologischer Reife erfordert eine bildgebende Diagnostik (MRT) zum Ausschluss einer organischen Ursache der Pubertas tarda. Weitere klinische Symptome (Kopfschmerzen, Erbrechen u. a.) können aber fehlen.

30.3.2 Gonadotropine

Sowohl die **Unterfunktion** (hypogonadotroper Hypogonadismus) als auch der Ausfall der physiologischen Sekretionshemmung bei **vorzeitiger Pubertät** sind im Kindesalter von besonderer Bedeutung.

Bei **Mittelliniendefektsyndromen** (z. B. beim Kallmann-Syndrom) wird auch eine Anlagestörung der Gonadotropin-Releasing-Hormon (GnRH)-Neurone im Hypothalamus vermutet. Neben dem Hypogonadismus haben diese Patienten (meist) eine Einschränkung des Riechvermögens (Anosmie). Ursächlich sind aber auch Tumorerkrankungen (Kraniopharyngeom, Germinom) oder Therapiefolgen (Schädelbestrahlung) auszuschließen.

▪▪ Klinik

Verschiedene Ausprägungsgrade des **hypogonadotropen Hypogonadismus** lassen sich beschreiben:
- komplettes Fehlen der Pubertätsentwicklung,
- fehlendes Wachstum der Gonaden,
- normale Pubertätsentwicklung ohne Erreichen einer Fertilität,
- fertile Eunuchen mit regelrechter Spermatogenese, aber keine Testosteronbildung infolge Leydig-Zellinsuffizienz.

▪▪ Diagnose

Nachweis der **verminderten Gonadotropinsekretion** mittels Stimulationstest (GnRH- d. h. LHRH-Test) oder/und Untersuchung der pulsatilen Spontansekretion von LH und FSH. Abgrenzung von der (konstitutionellen) Verzögerung von Wachstum und Pubertät.

Die **bildgebende Diagnostik** erfolgt sowohl zur Tumorsuche als auch zum Nachweis von Fehlbildungen (bei Verdacht auf Kallmann-Syndrom Darstellung des Bulbus olfactorius) mittels MRT.

▪▪ Therapie

Für die Einleitung der Pubertät und die Prävention der Osteoporose ist die **Substitution mit Gonadenhormonen** (Östrogen-Gestagen bzw. Testosteron) notwendig. Schrittweise über etwa 2 Jahre wird die Erwachsenendosis erreicht. Verschiedene Applikationsformen (Injektion, transdermal) werden angewandt.

Im Gegensatz zu den primären Formen kann im Erwachsenenalter bei hypothalamisch, nicht jedoch bei hypophysär bedingtem Hypogonadismus versucht werden, durch die **pulsatile GnRH-Therapie** ein Hodenwachstum zu erzielen.

30.3.3 Adrenokortikotropes Hormon (ACTH)

Hypothalamisch (CRH) oder hypophysär bedingter ACTH-Mangel (**Morbus Addison**) oder ACTH-Überschuss (**Morbus Cushing**) sind im Kindesalter selten. Klinik und Therapie (► Abschn. 30.6).

Die ACTH-Biosynthese ist von aktuellem Interesse, da genetische Defekte, die das Vorläufermolekül Propiomelanokortin (POMC) betreffen, als Ursache einer frühen, ausgeprägten Adipositas identifiziert wurden. Diese Patienten sind durch Mangel an ACTH (Addison-Symptomatik) und MSH (Pigmentationsstörungen) charakterisiert.

30.3.4 Prolaktin

Prolaktin besitzt Homologien zum Wachstumshormon. Funktionell (vermutlich) bedeutungslose, erhöhte Serumkonzentrationen werden in vielen Stresssituationen und bei angeborener Hypothyreose gefunden. Während im Erwachsenenalter **Prolaktinome** für die Differenzierung von Fertilitatsstörungen wichtig sind, zählen sie im Kindesalter zu den Raritäten. Prolaktinerhöhungen weisen auch auf hyophysennahe Prozesse hin.

30.3.5 TSH

Ein isolierter oder (mit anderen HVL-Hormonen) kombinierter TSH-Mangel hat eine sekundäre **Hypothyreose** zur Folge (► Abschn. 30.4.1). Die Symptomatik ist weniger deutlich als bei der primären Hypothyreose und unter T4-Substitution reversibel.

Sehr selten führen Tumoren mit verstärkter Synthese von TSH oder TSH-ähnlichen Substanzen zu einer **Hyperthyreose**.

> **! Cave**
> **Sekundäre/tertiäre Hypothyreosen werden mit dem TSH-Screening im Neugeborenenalter nicht erfasst.**

30.3.6 Störungen des Wasserhaushalts

Diabetes insipidus centralis

▪▪ Definition

Diese Störung der Wasserregulation ist durch einen **ADH-Mangel** bedingt, der zu Wasserverlust und Hypernatriämie führt.

▪▪ Ätiopathogenese

Der Diabetes insipidus centralis kommt idiopathisch, familiär (autosomal-dominant, **DIDMOAD-Syndrom** = **D**iabetes **i**nsipidus, **D**iabetes **m**ellitus, **O**ptikus**a**trophie, **D**eafness) oder erworben als Folge organischer Veränderungen im Bereich Hypothalamus/Hypophyse vor. Organische Ursachen sind vor allem Langerhans-Histiozytose und ZNS-Tumoren wie Kraniopharyngeom, Germinom, Neurofibromatose (M. Recklinghausen).

Eine organische Ursache muss immer durch ein MRT des ZNS ausgeschlossen werden.

Auch wenn primär keine organische Störung gefunden werden konnte (idiopathischer Diabetes insipidus), sollte diese Untersuchung jährlich wiederholt werden.

Klinik

Die wichtigsten Symptome sind **Polyurie** (Urinausscheidung > 30 ml/kg/Tag), **Polydipsie**, Hypernatriämie, Exsikkose, Dehydratation mit Fieber (letzteres häufig bei Säuglingen). Obstipation, Schlafstörungen und Entwicklungsrückstand sind seltenere Symptome. Die Kinder trinken exzessive Flüssigkeitsmengen (manchmal bis zu 15 l täglich), entsprechend groß sind die Urinmengen.

Diagnose

Beim Diabetes insipidus centralis liegt das spezifische Gewicht unter 1.005, die Urinosmolalität <100 mosmol/kg (Urinosmolalität < Plasmaosmolalität). Erhöht sind im Serum Gesamteiweiß, Natrium und Harnstoff-N. Der wichtigste diagnostische Test ist der **Durstversuch** mit anschließender Gabe von ADH. Eine stabile Ausgangssituation (normales Serumnatrium bzw. normale Plasmaosmolalität) ist erforderlich, um diesen Test unter stationären Bedingungen durchzuführen. Vor Beginn des Tests wird das Körpergewicht gemessen. In stündlichen Abständen werden Blutdruck und Herzfrequenz, Körpergewicht, Urinvolumen, Osmolalität (Plasma, Urin) und Serumnatrium gemessen. Bei einem Flüssigkeitsverlust > 5% (> 3% bei Säuglingen) oder Entwicklung von Fieber muss der Versuch abgebrochen werden. Der Durstversuch sollte nie länger als 12 h dauern.

Eine direkte ADH-Bestimmung ist methodisch aufwändig und selten notwendig.

Nach dem Durstversuch erfolgt eine intranasale (Säuglinge: 5–10 µg; Kinder: 20 µg) oder intravenöse (Säuglinge: 0,5 µg/m^2 KOF; sonst: 2 µg/m^2 KOF) Applikation von **Desmopressin** (DDAVP = synthetisches ADH-Analog).

Differenzialdiagnose

Die wichtigsten Differenzialdiagnosen sind:

- Hypernatriämische Dehydration (fast ausschließlich Säuglinge; Wasserverlust durch Gastroenteritis),
- Hypernatriämie-Hypodipsie-Syndrom (Störungen der Durstregulation, vor allem bei Patienten mit zerebralen Störungen, meist zusätzlich ADH-Sekretion gestört, d. h. ADH-Freisetzung erst bei höherer Plasmaosmolalität),
- primäre (psychogene) Polydipsie (Polydipsie, Polyurie, erhaltene renale Konzentrationsfähigkeit),
- Diabetes insipidus renalis (X-chromosomal-rezessiv: Mutationen im Vasopressin-V2-Rezeptor; autosomal-rezessiv: Mutationen im Aquaporin-2-Kanal).

Interpretation des Durstversuchs

- **Kompletter ADH-Mangel**: Trotz Dursten weiterhin große Urinmengen, Hypernatriämie; die maximal erreichbare Urinosmolalität liegt bei 300 mosm/l. Nach Desmopressin (DDAVP)-Gabe kommt es zum Anstieg der Urinosmolalität >800 mosm/l.
- **Partieller ADH-Mangel**: Unter Dursten leichte Abnahme der Urinproduktion, nach Desmopressin Anstieg der Urinosmolalität auf 500–700 mosmol/kg.
- **Primäre Polydipsie**: Unter Dursten deutliche Abnahme der Urinproduktion, keine Hypernatriämie; spontaner Anstieg der Urinosmolalität >300 mosm/kg; nach Desmopressin zusätzlicher Anstieg der Urinosmolalität bis ca. 700 mosm/l (kein Anstieg >800, da »Wash-out-Effekt« der Nieren).
- **Nephrogener Diabetes insipidus**: Trotz Dursten Polyurie; kein Anstieg der Urinosmolalität nach Desmopressin.

Ist die Diagnose Diabetes insipidus centralis gesichert, sollte auch die Funktion des Hypophysenvorderlappens überprüft werden (**Cave**: Wachstumshormon-, ACTH-Mangel). Bei gleichzeitigem Mangel an adrenokortikotropem Hormon kann die Polyurie durch den Glukokortikoidmangel maskiert sein.

Therapie

Eine optimale Substitutionstherapie ist durch das synthetische ADH-Analogon 1-Desamino-8-D-Arginin **Vasopressin** (DDAVP = Minirin) möglich. Die Dosierung erfolgt **individuell** intranasal als Lösung (0,1 ml = 10 µg) oder Sprühstoß (1 Hub = 10 µg) oder oral über Tabletten. Eine intranasale tägliche Standarddosierung liegt bei ca. 5–10 µg DDAVP, verabreicht in 2–3 Dosen, die orale Dosis (ca. 0,2 mg/Tag) liegt um das 20-fache höher.

Prognose

Die Prognose ist abhängig von der Grunderkrankung. Bei idiopathischen Formen kann sie gut sein, wenn während der Säuglingszeit keine sekundären Schädigungen eingetreten sind.

Syndrom der inadäquaten ADH-Sekretion (SIADH oder Schwartz-Bartter-Syndrom)

Definition

Störung mit isolierter **erhöhter ADH-Sekretion** bei normalem Extrazellularvolumen. Es entsteht eine Wasserintoxikation.

Ätiologie

Zentralnervöse Störungen (Meningitis, Enzephalitis, Schädelhirntrauma, Tumoren) oder Medikamente (z. B. Vincristin, Cyclophosphamid, Indometacin oder Carbamazepin) können zu diesem Krankheitsbild führen.

Klinik

Die Symptome Kopfschmerzen, Übelkeit, Unwohlsein, Krämpfe und Koma entstehen durch die Wasserintoxikation und die resultierende **Hyponatriämie**. Ödeme werden nicht beobachtet, Blutdruck und Herzfrequenz sind normal.

Diagnose

Hyponatriämie, die Urinosmolalität ist gegenüber der Plasmaosmolalität erhöht. Die Natriumausscheidung übersteigt in der Regel die Natriumzufuhr.

Therapie

Eine Spontanremission tritt nach erfolgreicher Therapie des Grundleidens ein. Wichtigstes Prinzip ist beim echten SIADH die **Einschränkung der Flüssigkeitszufuhr** (Bilanzierung und Restriktion).

Cave

Bei intravasalem Volumenmangel (hyponatriämische Dehydratation) stellt die Wasserretention einen wichtigen Kompensationsmechanismus dar. Eine Flüssigkeitsbeschränkung ist hier falsch.

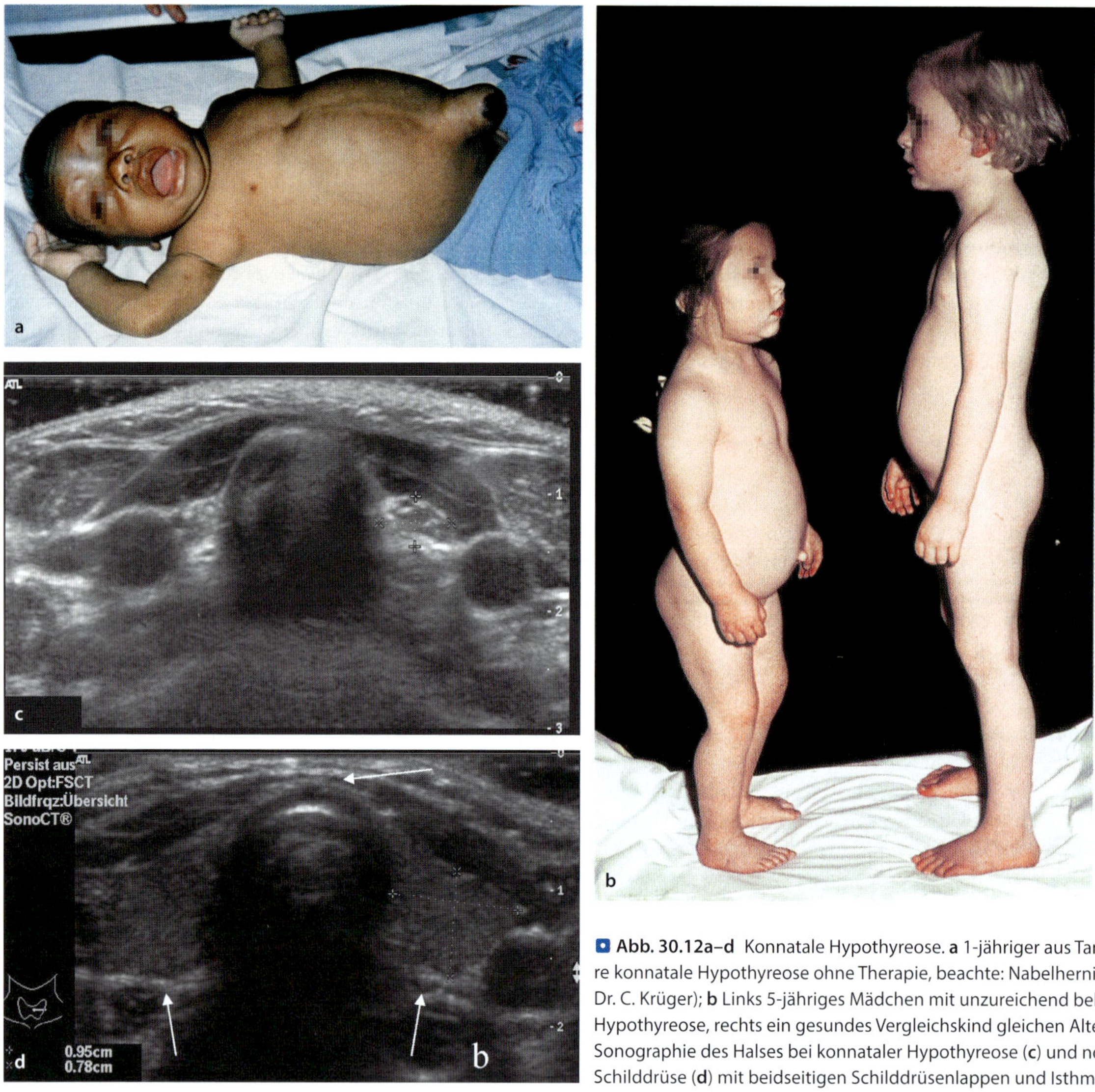

Abb. 30.12a–d Konnatale Hypothyreose. **a** 1-jähriger aus Tansania, schwere konnatale Hypothyreose ohne Therapie, beachte: Nabelhernie (Patient von Dr. C. Krüger); **b** Links 5-jähriges Mädchen mit unzureichend behandelter Hypothyreose, rechts ein gesundes Vergleichskind gleichen Alters. c und d Sonographie des Halses bei konnataler Hypothyreose (**c**) und normaler Schilddrüse (**d**) mit beidseitigen Schilddrüsenlappen und Isthmus (*Pfeile*)

30.4 Schilddrüse

H.G. Dörr

30.4.1 Hypothyreose

▪▪ Definition

Angeborene oder erworbene Störung der Schilddrüse, die zu einer unzureichenden Versorgung der Körperzellen mit Schilddrüsenhormonen führt. Bei einer **primären** Hypothyreose liegt die Störung auf der Ebene der Schilddrüse, bei einer **sekundären** ist die Hypophyse (TSH-Mangel) und bei einer tertiären Hypothyreose der Hypothalamus (TRH-Mangel) betroffen

Pathogenese

Angeborene primäre Hypothyreose Die angeborene primäre Hypothyreose ist die häufigste Hypothyreose des Kindesalters. Sie tritt nahezu immer sporadisch auf. Die Prävalenz liegt weltweit bei ca. 1 : 4000. Mädchen sind 2-mal häufiger betroffen als Jungen. Bei der angeborenen primären Hypothyreose findet man am häufigsten **anatomische Anomalien** wie Agenesie und Hypoplasie (ca. 60–80% der Fälle), Ektopien (ca. 15%), selten Synthese- oder Rezeptorstörungen. Bei den Hormonsynthesestörungen infolge **Enzymdefekten** ist der Peroxidasedefekt am bekanntesten, bei dem Jodid nicht in organische Bindung überführt werden kann. Besteht neben einer Struma zusätzlich eine Schwerhörigkeit oder Taubheit (sensorineurale Störung) spricht man vom **Pendred-Syndrom** (Mutationen in einem Jodtransportergen, »Pendrin-Gen« auf dem Chromosom 7). Bei **Rezeptorstörungen** liegt eine Schilddrüsenhormonresistenz peripherer Körperzellen und/oder der Hypophyse vor. Angeborene sekundäre/tertiäre Hypothyreosen sind extrem selten (1:100.000).

Erworbene primäre Hypothyreose Die erworbene primäre Hypothyreose ist meist Folge einer **Autoimmunthyreoiditis** Hashimoto. Die Jodprophylaxe hat den schweren **Jodmangel** (auch intrauterin bei mütterlichem Jodmangel) zurückgedrängt. **Schädigungen der Schilddrüse** z. B. Radiatio, Zystinose, strumigene Substanzen oder Medikamente (z. B. Amiodaron, Interferon) können ebenfalls die Schilddrüsenfunktion hemmen. Eindeutig ist der Zusammenhang bei Strumektomie oder bei der operativen Entfernung einer dystopen Schilddrüse gegeben.

Durch ein hohes Jodangebot (z. B. Jodkontamination der Mutter bei einer Sectio caesarea durch jodhaltiges Desinfektionsmittel)

kann eine transitorische Unterfunktion durch den **Wolff-Chaikoff-Effekt** (eine hohe intrazelluläre Jodidkonzentration führt zur Blockade der Hormonsynthese und -freisetzung) ausgelöst werden.

Erworbene sekundäre/tertiäre Hypothyreose Die erworbene sekundäre/tertiäre Hypothyreose tritt bei Kindern und Jugendlichen häufig als Spätfolge nach einer **Hirntumortherapie** meist in Kombination mit anderen Hormonausfällen (z. B. Wachstumshormonmangel, ACTH-Mangel) auf.

▪▪ Klinik

Die wichtigsten Symptome einer Hypothyreose sind in den Übersichten dargestellt. Vor Einführung des Neugeborenenscreenings führte eine angeborene Hypothyreose bei ca. 50% der Betroffenen zu schweren Intelligenzdefekten (»Kretinismus«) mit Störungen des Hörvermögens und der Sprachentwicklung (Abb. 30.12).

> **Cave**
> **Die klinischen Symptome einer angeborenen Hypothyreose sind nicht unmittelbar nach der Geburt vorhanden, sondern treten erst im Laufe von Wochen zunehmend in Erscheinung.**

Klinische Symptome der angeborenen Hypothyreose

- Offene kleine Fontanelle und weite große Fontanelle
- Ikterus prolongatus
- Nabelhernie
- Schläfrigkeit, Muskelhypotonie, Obstipation
- Trockene, marmorierte Haut, struppiges Haar
- Hypothermie, Bradykardie
- Makroglossie

Klinische Symptome der erworbenen Hypothyreose

- Vermindertes Längenwachstum, Kleinwuchs, retardiertes Knochenalter
- Struma
- Störungen der Pubertätsentwicklung (meist verzögert)
- Zyklusstörungen
- Obstipation, kalte Haut
- Müdigkeit
- Schulischer Leistungsknick

Angeborene primäre Hypothyreose

▪▪ Diagnose

Das generelle **Neugeborenenscreening** mit Bestimmung von TSH am 3. Lebenstag ist bei der Diagnostik der angeborenen Hypothyreose von größter praktischer Bedeutung. TSH-Spiegel >100 mU/l sind praktisch beweisend für eine konnatale Hypothyreose. Sekundäre/tertiäre Hypothyreosen werden mit dem TSH-Screening nicht erfasst. Eine Struma gibt einen Hinweis auf vorhandenes Schilddrüsengewebe und schließt eine Athyreose aus.

Findet sich im Screening ein erhöhter TSH-Wert (>20 mU/l) muss die Diagnose unverzüglich gesichert werden. Zur **Diagnosesicherung** der angeborenen Hypothyreose werden TSH, Gesamt-T4, -T3 oder die freien Hormone im Serum bestimmt. Bestätigt sich die Hypothyreose (basaler TSH-Spiegel, Schilddrüsenhormone ↓) dann werden Thyreoglobulin und Schilddrüsenantikörper zusätzlich im Serum gemessen. Die Jodausscheidung im Urin kann ergänzend durchgeführt werden, insbesondere wenn eine **transiente neonatale Hypothyreose** bei perinataler Jodkontamination vermutet wird.

Zur Beurteilung der Schilddrüsenhormone muss man **altersspezifische Normalwerte** heranziehen, da die TSH-, T4- und T3-Konzentrationen in den ersten Lebenswochen deutlich über dem Normbereich Erwachsener liegen. Reifgeborene haben höhere T_4-Werte als Frühgeborene. Als **bildgebende Verfahren** kommen Ultraschall der Schilddrüse sowie Röntgen von Knie/Fuß (Knochenalterbestimmung) zum Einsatz. Eine Schilddrüsenszintigraphie ist initial nicht indiziert.

▪▪ Differenzialdiagnose

Differenzialdiagnostisch muss die **transiente Hyperthyreotropinämie** (erhöhter TSH-Wert und normaler T4-Wert) als Adaptationsstörung bzw. Unreife der Achse Hypothalamus-Hypophyse-Schilddrüse abgegrenzt werden.

Das generelle **Hypothyreosescreening** wurde 1980 in der Bundesrepublik Deutschland eingeführt.

> **Ist das TSH-Screening positiv, muss die Diagnose unverzüglich gesichert und eine Therapie eingeleitet werden.**

Sekundäre/tertiäre Hypothyreose

Im Serum finden sich niedrig-normale TSH-Spiegel und niedrige T_4-/T_3-Konzentrationen. Nach Injektion von Thyreotropin-Releasing-Hormon (TRH) kommt es bei der sekundären Hypothyreose zu keinem TSH-Anstieg, bei der tertiären Hypothyreose dagegen zu einem späten TSH-Anstieg (nach 90 oder 120 min).

> **Der TRH-Test eignet sich auch zur Aufdeckung einer latenten Hypothyreose, wobei der normale bis leicht erhöhte basale TSH-Wert nach TRH über die Norm (>25 mU/l) ansteigt.**

Besonderheiten der Schilddrüsenfunktion bei Frühgeborenen

Postnatal sind bei **gesunden Frühgeborenen** im Vergleich zu Reifgeborenen die Serum-T_3-Spiegel niedrig-normal, T_4-Spiegel meist erniedrigt, Reverse-T_3-Spiegel leicht erhöht, TSH normal bis leicht erhöht, sowie freies T_4 normal. Bei **schwerkranken Frühgeborenen** sind Serum-T_3-Spiegel stärker erniedrigt (Low-T_3-Syndrom), TSH-Spiegel normal, fT_4-Konzentrationen leicht erniedrigt und rT_3 deutlich erhöht. Das **Low-T3-Syndrom** wird derzeit als Zeichen einer physiologischen Unreife oder als direkte Krankheitsfolge dargestellt und im Sinne eines Sparmechanismus gedeutet, der die Stoffwechselrate und damit den Sauerstoffverbrauch reduziert.

Bei sehr unreifen Frühgeborenen <30. SSW sollten die TSH-Spiegel postnatal bis zur 36. SSW wöchentlich gemessen werden, um eine Hypothyreose nicht zu übersehen.

Seltene Hypothyreoseformen

Störungen der Hormonsynthese Bei den Synthesestörungen liegt meist eine familiäre Häufung vor (ausgeglichenes Geschlechtsverhältnis). Eine Struma kann schon bei Geburt bestehen, entwickelt sich aber meist später. Molekulargenetisch konnten Mutationen im Peroxidase- und im Thyreoglobulingen gefunden werden. Die Behandlung besteht bei allen Synthesestörungen in einer Substitution mit L-Thyroxin.

Störungen der Schilddrüsenhormonwirkung Bei der generalisierten Schilddrüsenhormonresistenz haben die Patienten eine verminderte Ansprechbarkeit der Rezeptoren gegenüber T_3. Molekulargenetisch konnten **Mutationen im T3-β2-Rezeptor** gefunden werden, der in den meisten Organen den Hauptanteil des T_3-Rezeptors darstellt. Im Labor findet man ein erhöhtes TSH bei erhöhten T_4- und T_3-Serumkonzentrationen. Das klinische Bild ist sehr variabel und kann von leichten Symptomen bis zur Hypothyreose mit und ohne Struma reichen. Eine Behandlung ist meist nicht notwendig, da die Patienten klinisch euthyreot sind.

▪▪ Therapie

Die Therapie wird mit **L-Thyroxin (L-T4)** als Monotherapie (L-T4 flüssig: 1 ggt = 5 μg) durchgeführt. Die initiale Dosierung beträgt bei reifen Neugeborenen 12–15 μg/kg KG/Tag (Einmaldosis) entsprechend einer Dosis von 50 μg L-T_4. Mit dieser hohen Dosis soll TSH rasch innerhalb von 2 Wochen normalisiert werden. Nach 3 Wochen kann dann auf eine niedrigere Dosis von 37,5 μg/Tag umgestellt werden. Die Richtdosis beträgt in den ersten 3 Lebensjahren ca. 4–6, zwischen dem 3.–12. Lebensjahr 3–5 und danach ca. 3 μg/kg KG.

Bei gesicherter Diagnose erfolgt eine lebenslange Substitutionsbehandlung. Serum-T_4 sollte im oberen Normbereich (9–12 μg/dl), TSH dagegen im unteren Normbereich (0,5–2 mU/l) gehalten werden.

Wenn die Diagnose einer permanenten Hypothyreose nicht zweifelsfrei im Neugeborenenalter gestellt werden konnte, wird im 2. Lebensjahr ein standardisierter 4-wöchiger **Auslassversuch** durchgeführt: Umsetzen von L-T_4 auf T_3 für 3 Wochen, dann 1 Woche keine Therapie, anschließend Kontrolle der Laborparameter und evtl. Szintigraphie mit ^{123}Jod.

> **Die Ziele der Therapie sind die normale körperliche und geistige Entwicklung.**

Als **Kriterien** dienen neben biochemischen Laborparametern Längenwachstum, Knochenreife, regelmäßige Hörtests sowie Entwicklungs- bzw. Intelligenztests. Die fortlaufende regelmäßige Überwachung der Kinder wird am zweckmäßigsten nach einem festen Therapiefahrplan in Kooperation mit einem Zentrum mit einem pädriatrischen Endokrinologen durchgeführt.

Die Ergebnisse unabhängiger Studien zur geistigen Entwicklung bei angeborener Hypothyreose zeigen, dass eine **normale geistige Entwicklung** gewährleistet ist, wenn die Behandlung innerhalb der ersten 4 Lebenswochen einsetzt. Dies gilt auch für Kinder mit Athyreose, deren geistige Entwicklung im Vergleich mit Kindern mit ektoper Schilddrüsenanlage keine Unterschiede aufweist.

30.4.2 Hyperthyreose

▪▪ Definition

Die im Kindes- und Jugendalter seltene Hyperthyreose geht mit einer **vermehrten Hormonproduktion** einher. Der Morbus Basedow ist die häufigste Ursache einer Hyperthyreose. Mädchen sind 5-mal häufiger betroffen als Jungen.

▪▪ Pathogenese

Bei der **Basedow-Hyperthyreose** vergrößert sich die Schilddrüse durch die immunologische Wirkung der TSH-Rezeptor-Autoantikörper. Eine Assoziation besteht mit dem HLA-System (gehäuft HLA-A1, -B8 und -DR 3). Eine Hyperthyreose kann auch durch eine neoplastische TSH-Produktion des Hypophysenvorderlappens oder durch ein autonomes Adenom (funktionelle Autonomie) entstehen. Aktivierende Mutationen im TSH-Rezeptor wurden ebenfalls beschrieben.

▪▪ Klinik

Die Symptome einer Hyperthyreose entwickeln sich langsam. Die **angeborene Hyperthyreose** wird bei Neugeborenen beobachtet, deren Mütter während der Schwangerschaft an einer Hyperthyreose erkranken (zirkulierende mütterliche Autoantikörper gehen über die Plazenta und stimulieren die fetale Schilddrüse). Die häufigsten Symptome sind Hypererregbarkeit, Tachykardie und Dystrophie.

Klinik der Hyperthyreose
- Diffuse, weiche Struma mit Schwirren
- Unruhe, Reizbarkeit, Stimmungslabilität, Leistungsabfall
- Warme und feuchte Haut
- Gewichtsabnahme trotz Appetit
- Nykturie, sekundäre Enuresis nocturna
- Endokrine Orbitopathie (Exophthalmus, Lidödeme, Augenmuskelparesen)
- Tachykardie (auch im Schlaf), erhöhte Blutdruckamplitude
- Erhöhte Schweißneigung und feinschlägiger Ruhetremor
- Skelettentwicklung beschleunigt

▪▪ Diagnose

Die Schilddrüsenhormone T_4 und T_3 bzw. die freien **Hormonkonzentrationen** sind bei allen Formen einer Schilddrüsenüberfunktion erhöht, während TSH supprimiert ist und sich im TRH-Test nicht stimulieren lässt. Im Serum können hohe TSH-Rezeptor-Autoantikörper (TRAK), sowie erhöhte **Antikörper** gegen die thyreoidale Peroxidase (TPO) und Antikörper gegen Thyreoglobulin (TgAK) nachgewiesen werden.

Besteht eine Struma oder sind einzelne Knoten zu tasten bzw. sonographisch nachzuweisen, sollte eine **Szintigraphie** durchgeführt werden, die durch unterschiedliche Radionuklidspeicherung, z. B. in Form von »heißen« oder »kalten« Bezirken weitere differenzialdiagnostische Möglichkeiten aufdeckt.

▪▪ Therapie

Die medikamentöse Behandlung mit **Thyreostatika** blockiert die Synthese der Schilddrüsenhormone. Anorganische Anionen vom Typ der **Perchlorate** führen zu einer Jodverarmung der Schilddrüse, die **Derivate des Thioharnstoffs** verhindern die Synthese von Schilddrüsenhormonen.

> **Das Ziel der initial immer medikamentösen Behandlung ist die Wiederherstellung einer euthyreoten Stoffwechsellage.**

Mittel der Wahl sind Derivate des Thioharnstoffs wie Thiamazol und/oder Carbimazol. Die Initialdosis von **Thiamazol** liegt bei 0,3–0,5 mg/kg/Tag; die Erhaltungsdosis bei 0,2–0,4 mg/kg/Tag. Die Initialdosis (aufgeteilt in 2–3 Dosen pro Tag, Einnahme nach den Mahlzeiten) führt nach den ersten Behandlungswochen zu einer völligen Blockade der Schilddrüse. Nach Erreichen einer euthyreoten Stoffwechsellage wird die initiale Dosis durch schrittweisen Abbau (alle 4 Wochen) bis zur individuellen Erhaltungsdosis reduziert.

Die Langzeittherapie wird mit der niedrigst möglichen Erhaltungsdosis (aufgeteilt in 1–2 Dosen/Tag) fortgeführt.

> **Je schneller die Remission erreicht wird, desto besser die Prognose.**

Die Therapie muss engmaschig überwacht werden. Als seltene **Nebenwirkungen** kommen Exantheme, Gelenkschwellungen und Schädigungen des Blut bildenden Marks vor. Die Therapie soll mindestens 2 Jahre beibehalten werden. Dann kann ein **Auslassversuch** vorgenommen werden. Kommt es zum Rezidiv, muss die medikamentöse Behandlung wieder aufgenommen werden. Ein Auslassversuch soll alle 2 Jahre durchgeführt werden, da eine Dauerremission bei ca. 25% der Patienten alle 2 Jahre erreicht werden kann.

Die **operative Resektion der Schilddrüse** beseitigt die Überproduktion an Schilddrüsenhormonen zwar am raschesten. Der wesentliche Nachteil der Operation besteht darin, dass sie endgültige Verhältnisse schafft. Aus diesem Grunde wird man bei Kindern besonders zurückhaltend sein. Eine therapeutische **Radiojodanwendung** (^{131}Jod) kommt nach derzeitigem Kenntnisstand wegen des Strahlenrisikos im Kindesalter nicht infrage.

▪▪ Prognose

Die Prognose der Hyperthyreose ist wegen der Möglichkeit von **Rezidiven** nicht sicher zu bestimmen. Auch können Restsymptome bestehen bleiben. Die Verkleinerung der Schilddrüse während der medikamentösen Behandlung ist als ein prognostisch günstiges Zeichen eines dauerhaften Therapieeffekts anzusehen. Die endokrine Orbitopathie (selten bei Kindern) hat oft eine ungünstige Prognose.

30.4.3 Autoimmunthyreopathie – Hashimoto-Thyreoiditis

▪▪ Definition, Pathogenese

Relativ häufige Schilddrüsenerkrankung, die auf **autoimmunologischer Basis** zu einer Schilddrüsenentzündung führt. Histologisch findet sich bei der Hashimoto-Thyreoiditis eine lymphozytäre Infiltration. Familiarität kommt vor, das weibliche Geschlecht wird bevorzugt befallen. Ca. 14% der Patienten mit einer Struma können eine Hashimoto-Thyreoiditis haben. Sie kommt gehäuft bei Patienten mit Diabetes mellitus, Ullrich-Turner- oder Down-Syndrom und im Rahmen von Autoimmunpolyendokrinopathien vor. Eine HLA-Assoziation liegt vor.

▪▪ Klinik

Durch eine diffuse, indolente **Struma** kommt es zu Druckgefühl, Heiserkeit und Dysphagie. Möglich sind lokale Schmerzen. Die Stoffwechsellage kann euthyreot, hypothyreot oder selten transitorisch hyperthyreot sein.

▪▪ Diagnose

Man findet erhöhte **Antikörper** gegen Thyreoglobulin und thyreoidale Peroxidase, während die TSH-Rezeptor-AK normal sind. Im **Ultraschall** der Schilddrüse ist ein inhomogenes, echoarmes Muster typisch.

▪▪ Therapie

Bei Patienten mit Hashimoto-Thyreoiditis besteht eine **Jodüberempfindlichkeit**, die Therapie wird bei Vorliegen einer hypothyreoten Stoffwechsellage mit L-T_4 durchgeführt. Es zeichnet sich ab, dass eine L-T4-Therapie auch bei einer euthyreoten Stoffwechsellage Vorteile hat und zu einer Reduktion des Schilddrüsenvolumens führt. Ob eine zusätzliche Selengabe (Selen als antioxidative Substanz) Vorteile hat, ist bei Kindern nicht bewiesen.

Tab. 30.11 WHO-Einteilung der Struma

Stadium	
0	Keine Struma
1a	Nur palpatorisch tastbare, nicht sichtbar vergrößerte Schilddrüse
1b	Bei maximaler Reklination des Halses sichtbare Schilddrüse
2	Bei normaler Kopfhaltung sichtbare Schilddrüse
3	Stark vergrößerte Schilddrüse

30.4.4 Struma

▪▪ Grundlagen

Ein komplexer Mechanismus, an dem TSH und lokale Wachstumsfaktoren beteiligt sind, führt zum Größenwachstum der Schilddrüse. Die SD-Funktion kann normal (**euthyreote Struma**) oder gestört (**hyper-** bzw. **hypothyreote Struma**) sein. Die Struma kann sich eutop (Halsbereich) oder dystop (intrathorakal, Zungengrundstruma) entwickeln und homogen diffus, einknotig oder mehrknotig sein.

Einteilung der Struma nach Ursache

- Alimentärer Jodmangel
- Strumigene Substanzen (z. B. Nitrit, Thiozyanat)
- Enzymdefekte
- Hormonresistenz
- Autoimmunthyreopathie (Hashimoto-Thyreoiditis)
- Schilddrüsenautonomie
- Entzündungen
- Tumoren
- Zystenbildung (Blutung)
- Neoplastische Produktion von TSH und TSH-ähnlichen Substanzen
- Befall der Schilddrüse bei extrathyreoidalen bzw. systemischen Erkrankungen (z. B. Metastasen, Lymphome)

Die häufigste Ursache einer Struma ist der **alimentäre Jodmangel**. Die durch Jodmangel hervorgerufenen Erkrankungen verursachen in Deutschland geschätzte Kosten von etwa 1 Mrd. Euro pro Jahr.

▪▪ Diagnose

Die **Diagnose** ist anhand der Anamnese und der Klinik (Tastbefund; Einteilung einer Struma nach den WHO-Kriterien) leicht zu stellen (Tab. 30.11; Abb. 30.13). Eine herausragende Bedeutung kommt der **Schilddrüsensonographie** (Volumenbestimmung und Beschreibung der Echotextur) zu.

Struma connata

▪▪ Pathogenese

Ein Kropf beim Neugeborenen kann Ausdruck einer hereditären Hormonsynthesestörung sein. Geht die Struma mit einer Überfunktion einher, muss eine angeborene Hyperthyreose angenommen werden. Am häufigsten entsteht die Struma durch **Jodmangel in utero**. Auch eine Einnahme von Thyreostatika durch die Mutter während der Schwangerschaft kann zu einer Struma führen.

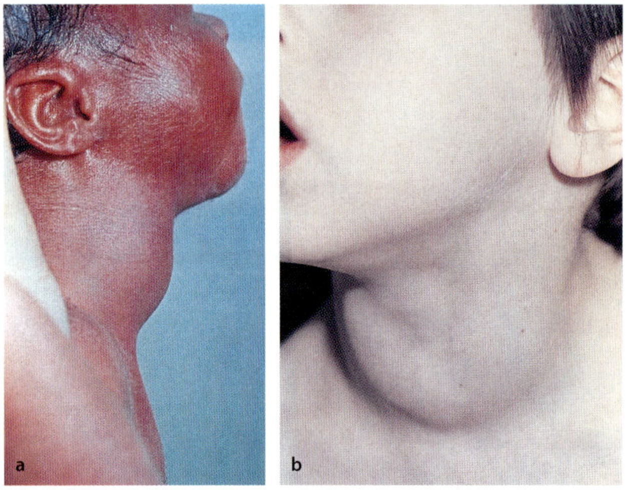

Abb. 30.13a, b Struma. **a** Neugeborenenalter, **b** Pubertätsalter

▪▪ Therapie

Die Behandlung muss der jeweiligen Schilddrüsenfunktion angepasst werden. Bei ausreichender Jodversorgung der Mutter in der Schwangerschaft (200 µg/Tag) lässt sich die Zahl der angeborenen Strumen signifikant verringern.

> **Auch stillende Mütter sollen für den Zeitraum der Stillzeit 200 µg Jodid/Tag einnehmen.**

Jodmangelstruma

▪▪ Epidemiologie

Der alimentäre Jodmangel spielt ätiologisch eine wichtige Rolle bei der Entstehung der euthyreoten Struma. Das von der WHO empfohlene Jodoptimum beträgt 150–200 µg/Tag. In den letzten Jahren wurde die Jodversorgung in Deutschland erheblich verbessert, allerdings ist der Jodgehalt in Fertigkost von überregionalen Lebensmittelherstellern (u. a. Pizza) häufig unzureichend. Die **alimentäre Jodaufnahme** kann mit der Jodausscheidung im Harn kontrolliert werden. Sie ist negativ mit dem sonographisch gemessenen Schilddrüsenvolumen korreliert

▪▪ Therapie

Die euthyreote Struma wird primär mit **Jodid** behandelt. Die Dosis liegt bei Säuglingen zwischen 50–80 µg/Tag, bei Kleinkindern bei 100 µg Jodid pro Tag, bei Schulkindern bei 150–200 µg pro Tag. Erst bei Nichtansprechen (Kontrolle nach 3 Monaten) sollte **L-T4** oder die Kombination von Jodid plus L-T4 verwendet werden.

> **Cave**
> **Bei langdauerndem Jodmangel kann es zu sekundären, regressiven Veränderungen der Schilddrüse (Knoten, Zysten) kommen.**

In Jodmangelgebieten werden häufiger bösartige Schilddrüsentumoren beobachtet. Außerdem ist die Aufnahme radioaktiven Jods in die Schilddrüse bei einem Strahlenunfall in Jodmangelgebieten deutlich höher.

Pubertätskropf (Struma juvenilis)

Als Ursache der blanden euthyreoten Struma ohne Entzündungszeichen, die vor allem bei Mädchen in der Pubertät auftritt, kommen verschiedene Faktoren in Betracht (erhöhter Jodumsatz bei erhöhter renaler Jodidclearance, alimentärer Jodmangel, Östrogene und »insulin-like growth factor«, IGF-I, ein wichtiger Wachstumsfaktor für Schilddrüsenzellen).

Eine langfristige **individuelle Kropfprophylaxe** mit Jod ist notwendig. Bereits bei der Vorsorgeuntersuchung U2 sollte die Jodversorgung aktiv vom Kinderarzt angesprochen werden. Seit 1989 kann industrielle und Gaststättennahrung mit jodiertem Speisesalz hergestellt werden. Das Konzept der individuellen Jodmangelprophylaxe beinhaltet die Verwendung von jodiertem Kochsalz (Vollsalz mit 20 mg Kaliumjodid/kg) im Haushalt und Gemeinschaftseinrichtungen, regelmäßiger Konsum von Back- und Wurstwaren, die mit Jodsalz hergestellt wurden, sowie am besten regelmäßiger Verzehr von Meeresfischen (1-mal/Woche).

30.4.5 Schilddrüsenentzündungen

Schilddrüsenentzündungen sind im Kindes- und Jugendalter selten. Eine **akute, eitrige Thyreoditis** ist schmerzhaft, verursacht Fieber und allgemeine Entzündungszeichen und macht die Anwendung eines Antibiotikums erforderlich. Die **subakute, nichteitrige Thyreoditis (DeQuervain)** verursacht Druck- und Spontanschmerz, tritt häufig im Zusammenhang mit Infektionskrankheiten wie z. B. Mumps auf und kann eine hyperthyreote Stoffwechsellage verursachen. Therapeutisch kommen antiphlogistische Mittel sowie in schweren Fällen Kortikoide infrage.

30.4.6 Maligne Tumoren der Schilddrüse

▶ Abschn. 30.9.1.

30.4.7 Störungen der Trägerproteine der Schilddrüsenhormone

Mutationen in den Genen der Proteine thyroxinbindendes Globulin (TBG), Transthyretrin (= thyroxinbindendes Präalbumin) und Albumin bedingen unterschiedliche Veränderungen der Gesamt-T_4- und -T_3-Konzentrationen, während fT_4 und TSH eine Euthyreose anzeigen.

Der besondere Fall

Anamnese. Die 17-jährige Jugendliche sucht wegen Leistungsabfall in der Schule (Gymnasium), Kopfschmerzen, Konzentrationsstörungen, Aggressivität, Heißhunger und einer Gewichtsabnahme von 14 kg den Hausarzt auf. Dort wird die Diagnose Schulstress bei vegetativer Dysfunktion gestellt. Eine Blutentnahme erfolgt nicht, die Struma wird nicht bemerkt. Nach 6 Monaten stellt sich die Patientin in der Spezialsprechstunde für pädiatrische Endokrinologie vor.

Befund. Nervöse Patientin, feuchtwarme Haut, feinschlägiger Tremor. Körperhöhe: 171 cm, Gewicht: 64 kg, maturer Reifestatus; Ruhepuls 140/min; RR 165/70 mmHg. Homogene, derbe Struma WHO II, auskultatorisch mit Schwirren. Ultraschall der SD: inhomogenes Muster, Volumen 27 ml (Norm <15 ml). Keine Augensymptome.

Laborwerte. TSH basal <0,1 mU/l (Norm: 0,3–4). Im TRH-Test kein Anstieg. fT_4: 9,51 ng/dl (Norm: 0,77–2,24), TT_3: 920 ng/dl (Norm: 60–200), TRAK: 89 IU/l (Norm: <15), TPO-AK: 1135 IU/ml (Norm: <60), Tg-AK: 88 IU/ml (Norm: <60).

Therapie und Verlauf. Therapiebeginn mit Favistan 3-mal 10 mg = 0,5 mg/kg/Tag und Dociton 3-mal 20 mg = 1,0 mg/kg/Tag. Nach 4 Wochen Therapie klinisch euthyreot; Puls 84/min; RR 115/70 mmHg.

▼

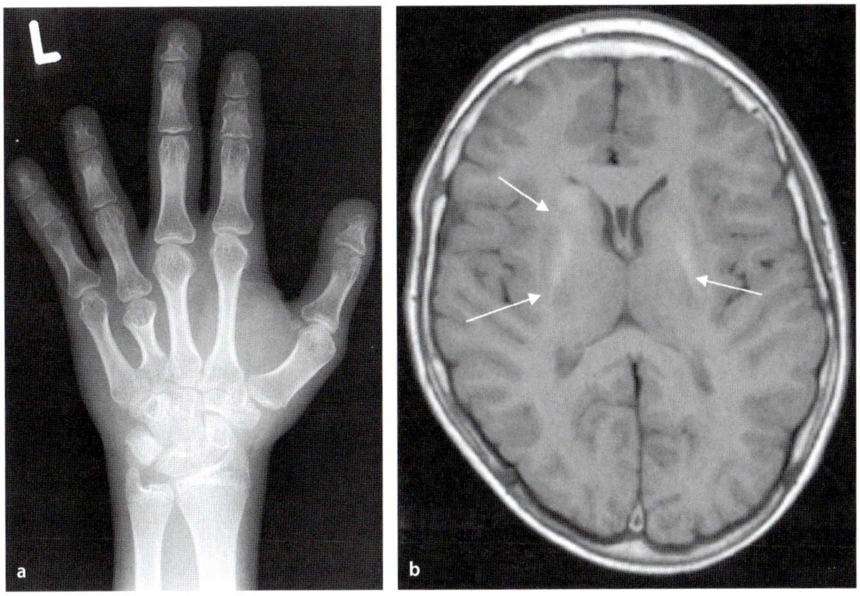

Abb. 30.14a, b Pseudohypoparathyreoidismus. **a** Typische Verkürzung der Metacarpalia, besonders des 4. Strahles. **b** MRT des Schädels beim selben Patienten. T1-Wichtung, hyperintense Veränderungen in den Stammganglien beidseits, die Verkalkungen entsprechenden (mit freundlicher Genehmigung von G. Hahn, Kinderradiologie Dresden)

Laborwerte: TSH 0,1 mU/l, fT_4 0,9 ng/dl und TT_3 173 ng/dl. Nach 3 Monaten Normalisierung des SD-Volumens.
Beurteilung. Die Diagnose Basedow-Hyperthyreose hätte früher gestellt werden müssen. Unter einer thyreostatischen Therapie war die Patientin nach wenigen Wochen euthyreot. Die Therapie wurde 1 1/2 Jahre mit einer niedrigen Erhaltungsdosis beibehalten, dann wurde ein erfolgreicher Auslassversuch durchgeführt. Die Patientin ist derzeit ohne Medikamente euthyreot.

30.5 Nebenschilddrüse

K. Mohnike

30.5.1 Hypoparathyreoidismus

▪▪ Physiologie

Das in den Nebenschilddrüsen gebildete **Parathormon** (= PTH) steigert direkt die Phosphatausscheidung im proximalen Nierentubulus und die Synthese von 1,25-Dihydroxicholecalciferol. Am Knochen setzt Parathormon Kalzium frei. Die Parathormonfreisetzung wird durch die Plasmakalziumkonzentration reguliert: ein Abfall des ionisierten Kalziums im Plasma führt zur PTH-Freisetzung.

> **Ein Mangel an Parathormon (angeboren oder postoperativ) führt zur Hypokalzämie, vermehrte PTH-Freisetzung (primär oder sekundär) führt zur Hyperkalzämie.**

▪▪ Pathogenese

Der Hypoparathyreoidismus ist im Kindesalter selten. Während er bei Erwachsenen am häufigsten als Folge einer Schilddrüsenoperation auftritt, wird bei Kindern entweder die isolierte **Hypoplasie** der Nebenschilddrüsen oder die komplexe Form mit kardiovaskulären Fehlbildungen (DiGeorge-Syndrom, CATCH 22) beobachtet. Auch **Autoantikörper** können in Kombination mit einem Morbus Addison und einer chronischen Candidiasis familiär gehäuft (mit autosomal-rezessivem Erbgang) auftreten.

Ein **transitorischer Hypoparathyreoidismus** wird bei Neugeborenen von Müttern mit einem primären Hyperparathyreoidismus beobachtet, da die mütterliche Hyperkalzämie auch nach der Geburt eine anhaltende Hemmung der Parathormonsekretion beim Neugeborenen hervorruft.

▪▪ Klinik

Charakteristisch sind **hypokalzämische Krampfanfälle** (Tetanie). Im Rahmen der **chronischen Hypokalzämie**, ohne dass der Zusammenhang geklärt wäre, treten auf: trockene, atrophische Haut, Alopezie, Nageldystrophien, Katarakt, Zahnanomalien und intrakranielle Verkalkungen im Bereich der Basalganglien.

Das **DiGeorge-Syndrom** als Teilkomplex des CATCH 22-Komplexes zeigt neben dem Hypoparathyreoidismus auch angeborene Herz- und Gefäßfehlbildungen, Dysmorphiezeichen und eine erhöhte Infektanfälligkeit infolge eines T-Zelldefekts.

▪▪ Differenzialdiagnose

Pseudohypoparathyreoidismus (Abb. 30.14) und Störungen der GTP-vermittelten Signaltransduktion (G-Proteine).

▪▪ Therapie

Eine **symptomatische Hypokalzämie** mit Tetanie oder Anfällen muss akut mit intravenöser Gabe von Kalzium behandelt werden. Als Dauertherapie wird oral Kalzium (etwa 1 g/Tag) und Vitamin D_3 oder 1,25-Dihydroxicholecalciferol gegeben (Vitamin D_3 2000 E/Tag oder 1,25-Dihydroxicholecalciferol 20 ng/kg/Tag). Die vorliegenden **zusätzlichen Erkrankungen** anderer endokriner Organe müssen entsprechend behandelt werden.

Bei **Frühgeborenen** und bei **Neugeborenen** diabetischer Mütter oder mit perinataler Asphyxie wird eine Hypokalzämie aufgrund eines Hypoparathyreoidismus beobachtet, wobei eine vorübergehend bestehende Endorganresistenz gegenüber Parathormon oder auch eine verminderte Parathormonfreisetzung als mögliche Ursachen diskutiert werden.

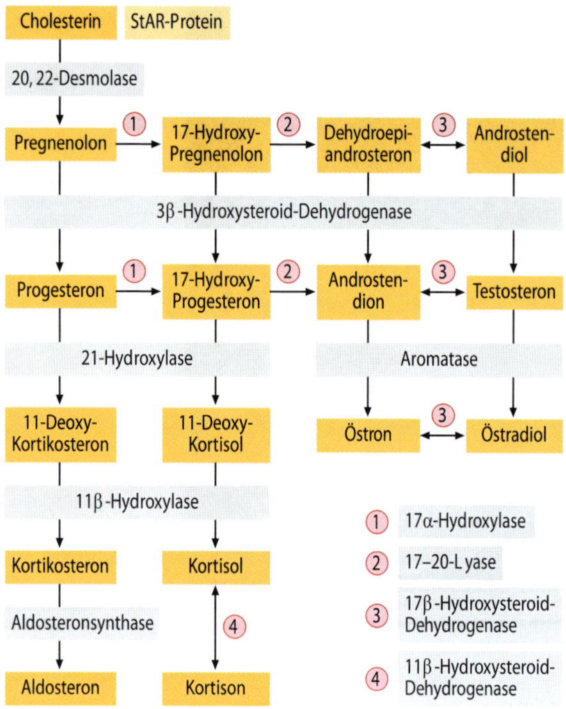

Abb. 30.15 Steroidbiosynthese

30.5.2 Hyperparathyreoidismus

▪▪ Pathogenese

Ursachen des (sehr seltenen) **primären Hyperparathyreoidismus** im Kindesalter ist ein Adenom der Nebenschilddrüsen oder eine familiär bedingte Hyperplasie von Nebenschilddrüsengewebe (▶ Abschn. 30.9.1).

Ein **sekundärer Hyperparathyreoidismus** tritt im Rahmen einer Niereninsuffizienz infolge gestörter Synthese des 1,25-$(OH)_2$-Vitamin-D und daraus resultierender Hypokalzämie (verminderte enterale Kalziumaufnahme) und bei Rachitis auf. Bei lange bestehendem sekundärem kann der **tertiäre (autonome)** Hyperparathyreoidismus folgen.

Das in den Nebenschilddrüsen gebildete Parathormon steigert durch direkten Einfluss auf den proximalen Nierentubulus die Phosphatausscheidung und die Synthese von 1,25 Dihydroxicholecalciferol. Am Knochen setzt Parathormon Kalzium frei mit der Folge einer Hyperkalzämie.

▪▪ Diagnose

Die Diagnose wird durch den Nachweis einer **Hyperkalzämie** und durch die **erhöhten Serumspiegel von Parathormon** gestellt. Die Behandlung besteht in einer Entfernung eines eventuell vorliegenden Adenoms oder einer subtotalen Parathyreoidektomie.

30.6 Nebenniere

H.G. Dörr

▪▪ Grundlagen

Der Grundbaustein aller Steroide ist **Cholesterin**. An der Steroidbiosynthese sind mehrere spezifische Enzymsysteme beteiligt (Abb. 30.15). Das **StAR-Protein** (»**St**eroidogenic **A**cute **R**egulatory Protein«) reguliert den Transport von Cholesterin zur inneren Mitochondrienmembran.

Aufgrund der biologischen Wirkung lassen sich 3 Gruppen von **Steroidhormonen** unterscheiden: Mineralokortikoide, Glukokortikoide und Sexualhormone.

Die Sekretion der Glukokortikoide unterliegt einem zirkadianen Rhythmus; sie wird über den Regelkreis Hypothalamus (Corticotropin-releasing-Hormon = CRH) und Hypophyse (adrenokortikotropes Hormon = ACTH) reguliert. ACTH bindet mit hoher Affinität an Membranrezeptoren der NNR (Aktivierung des Adenylatzyklase-Systems). Zirkulierendes Kortisol wirkt über einen negativen Feedbackmechanismus und hemmt die Ausschüttung von CRH und ACTH. Die Aldosteronsynthese wird hauptsächlich über das Renin-Angiotensin-System geregelt.

30.6.1 Nebennierenrindenunterfunktion

Unter diesem Krankheitsbild versteht man die vollständige oder partielle Unterfunktion der Nebennierenrinde (NNR). Eine Insuffizienz kann sowohl **primär** (Ausfall der Nebennieren), **sekundär** (Hypophysenvorderlappen) oder **tertiär** (Hypothalamus) entstehen.

Bei der primären NNR-Insuffizienz ist das klinische Bild durch den Mangel an Glukokortikoiden, Mineralokortikoiden und Androgenen charakterisiert, während die Mineralokortikoidsynthese bei der sekundären/tertiären NNR-Insuffizienz intakt ist.

Einteilung der NNR-Insuffizienz

- **Primäre NNR-Insuffizienz**
  - Morbus Addison (chronische NNR-Insuffizienz)
  - Akute NNR-Insuffizienz (Addison-Krise)
  - Kongenitale NNR-Hypoplasie
  - NNR-Biosynthesedefekte mit Kortisolmangel (adrenogenitales Syndrom)
  - Familiäre Glukokortikoidinsuffizienz (ACTH-Resistenz)
  - Familiäre Glukokortikoidresistenz
  - Mineralokortikoidmangel
- **Sekundäre NNR-Insuffizienz**
  - Isolierter ACTH-Mangel
  - Panhypopituitarismus
- **Tertiäre NNR-Insuffizienz**
  - Iatrogen nach langfristiger Glukokortikoidtherapie
  - Tumoren oder Fehlbildungen

Chronische Nebennierenrindeninsuffizienz (Morbus Addison)

▪▪ Definition

Als Morbus Addison wird das Endresultat chronischer Prozesse bezeichnet, die über Jahre hinweg zur Zerstörung der NNR führen. Aufgrund der subnormalen Glukokortikoid- und Mineralokortikoidproduktion wird die Diagnose oft erstmals bei einer akuten Stresssituation im Rahmen einer Dekompensation (Addison-Krise) gestellt. Die Addison-Krise kann aber auch als Folge einer beidseitigen Nebennierenblutung sowie beim Waterhouse-Friderichsen-Syndrom vorkommen.

▪▪ Ätiologie

Am wichtigsten ist die **Autoimmunadrenalitis**, die 70–80% der Fälle ausmacht. Auch Stoffwechselerkrankungen (Adrenoleukodys-

Tab. 30.12 Seltene Ursachen der primären NNR-Insuffizienz

	Vorkommen	Genetik	Klinik
Kongenitale NNR-Hypoplasie	»Zytomegale Form« (X-chromosomal-rezessiv); seltener »Miniaturform« (autosomal-rezessiv)	Mutationen im DAX-1 (»Dosage-sensitive sex-reversal – adrenal hypoplasia Gen auf dem X-Chromosom, Gen 1«): Xp21.3–21.2)	Addison-Krise mit Salzverlust im Neugeborenenalter; selten erst Symptome im Kleinkindesalter
Familiäre Glukokortikoidinsuffizienz (ACTH-Resistenz)	Das Erkrankungsalter liegt im Säuglings- und Kleinkindesalter	Autosomal-rezessiv Punktmutationen im ACTH-Rezeptor-Gen	Ernährungsprobleme, psychomotorische Retardierung, Hyperpigmentierung, hypoglykämische Krampfanfälle. Kein Salzverlust
Familiäre Glukokortikoidresistenz	Das Erkrankungsalter liegt im Säuglings- und Kleinkindesalter	Defekt des Glukokortikoidrezeptorgens	Gleiche Klinik wie ACTH-Resistenz
Mineralokortikoidmangel – Aldosteronsynthasedefekt	Störung der Aldosteronsynthese in der NNR	Defekte des CYP11B2-Gens (autosomal-rezessiv)	Salzverlustkrise im Neugeborenenalter oder Gedeihstörung im Kleinkindesalter
Mineralokortikoidmangel – Pseudohypoaldosteronismus Typ I	Störung des Aldosteronrezeptors und/oder Aldosteronrezeptorbindung	Autosomal-rezessiver, autosomal-dominanter Erbgang; unterschiedliche Gendefekte	Schweres Salzverlustsyndrom

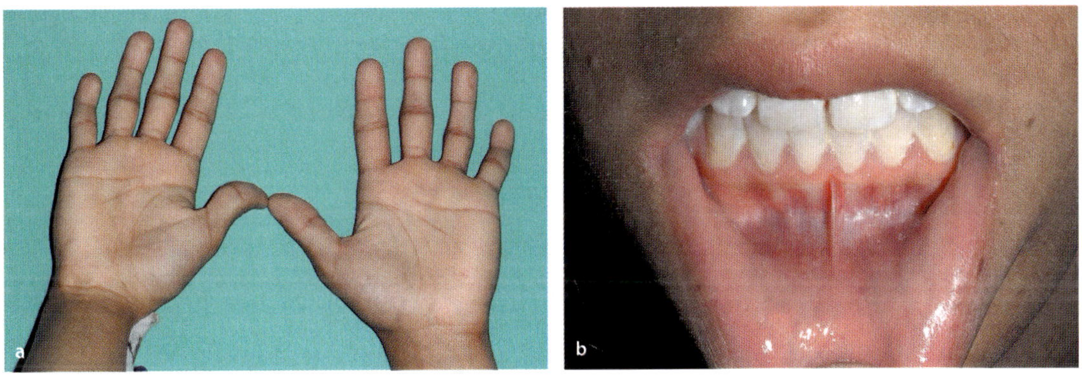

Abb. 30.16 15-jähriger Junge mit M. Addison: Neben einer generellen ausgeprägten Hautpigmentierung zeigen sich an den Handflächen (**a**) und in der Mundschleimhaut (**b**) Hyperpigmentierungen

trophie, Adrenomyeloneuropathie, Zellweger-Syndrom), seltener Speicherkrankheiten, Infektionen durch Pilze, Tumormetastasen, erworbenes Immunmangelsyndrom (AIDS), Tuberkulose oder Medikamente (z. B. Adrenolytika; Tab. 30.12) sind Ursachen.

Autoimmunadrenalitis Man findet eine lymphozytäre Infiltration der Nebennieren, zirkulierende **organspezifische IgG-Antikörper** gegen Mikrosomen und Mitochondrien der NNR, Antikörper gegen verschiedene Enzyme der NNR-Steroidbiosynthese (z. B. 21-Hydroxylase) sowie humorale und zellulare Immunphänomene. Die Autoimmunerkrankung kann auch andere endokrine Organe betreffen (z. B. Kombination mit Hypoparathyreoidismus, Autoimmunthyreopathie und Diabetes mellitus Typ 1).

Adrenoleukodystrophie (ALD) X-chromosomal-rezessiv vererbte **Stoffwechselerkrankung der Peroxisomen** (defektes Gen auf Xq28) mit einer rasch progredienten Demyelinisierung der weißen Hirnsubstanz und Morbus Addison. Die zugrunde liegende peroxisomale Störung bewirkt einen verminderten Abbau der überlangkettigen Fettsäuren. Die erhoffte, positive Beeinflussung des Krankheitsverlaufs durch eine entsprechende Diät (Zufuhr zweier ungesättigter Fettsäuren, »Lorenzos Öl«) hat sich nicht gezeigt, Mittel der Wahl ist eine Knochenmarktransplantation.

Klinik

Uncharakteristische Symptome sind in den ersten Monaten oder Jahren Müdigkeit, Adynamie, Konzentrationsschwäche, Abfall der schulischen Leistungen, **verminderte körperliche Leistungsfähigkeit** (z. B. beim Schulsport), Anorexie und Gewichtsverlust, Erbrechen, Übelkeit, Cholestase oder Durchfälle. Charakteristisch ist eine **bronzefarbene Hautfarbe** (unbelichtete Körperteile, Lebenslinien der Handinnenfläche; Abb. 30.16). Die betroffenen Kinder haben meistens ein verzögertes Längenwachstum mit retardiertem Knochenalter, auch die Pubertätsentwicklung kann verzögert ablaufen.

Cave
Jede akute Stresssituation (z. B. Operation) kann eine akute, lebensbedrohliche Addison-Krise auslösen.

Diagnose

Laborchemisch fallen eine metabolische Azidose, Hyponatriämie, Hypochlorämie, Hyperkaliämie und eine Hypoglykämie auf. Das Blutbild zeigt meist eine Eosinophilie und eine mäßige Lymphozytose.

Bei Addison-Patienten sind die Plasma-ACTH-Spiegel deutlich erhöht. Die Kortisolspiegel sind meist niedrig-normal und lassen

Tab. 30.13 Charakterische klinische und laborchemische Befunde bei adrenalen Enzymdefekten

Enzymdefekt	Genitale zur Geburt	Salzverlust	Postnatale Virilisierung	Plasmasteroide		Urinsteroide
				Erhöht	Erniedrigt	Erhöht
StAR-Protein (Chromosom 8p)	M: weiblich oder Intersex W: normal	Ja	Nein	Nein	Alle	Nein
P450-Oxidoreduktase-defekt (Chromosom 7q11.2)	M: Intersex W: Intersex	Nein	Nein Nein	17-OHP, P	F	Pregnentriol Pregnandiol Pregnantriol Androgene↓
3β-HSD (Chromosom 1q)	M: Hypospadie, Intersex W: Klitorishypertrophie	(Ja)	Ja	DHEA Pregnenolon 17OH-Preg	Aldo, T 17-OHP, F	Pregnentriol DHEA
Mit Salzverlust	M: normal W: Virilisierung	Ja	Ja	17-OHP,4-A, T	Aldo, F	Pregnantriol
21-Hydroxylase (Chromosom 6p) ohne Salzverlust	M: normal W: Virilisierung	Nein	Ja	17-OHP,4-A, T	F	Pregnantriol
11β-Hydroxylase (Chromosom 8q)	M: normal W: Virilisierung	Nein	Ja	DOC, S	Aldo, F	TH-DOC, TH-S
17α-Hydroxylase (Chromosom 10)	M: weiblich oder Intersex W: normal	Nein	Nein	DOC, B	F, T	TH-DOC,TH-B

StAR-Protein Steroidogenic Acute Regulatory Protein; *3β-HSD* 3β-Hydroxysteroiddehydrogenase; *17-OHP* 17-Hydroxyprogesteron; *DHEA* Dehydroepiandrosteron; *4-A* Androstendion; *T* Testosteron; *Aldo* Aldosteron; *F* Kortisol; *DOC* 11-Deoxykortikosteron; *S* 11-Deoxykortisol; B Kortikosteron; *TH-B* Tetrahydro-B; *TH-DOC* Tetrahydro-DOC; *TH-S* Tetrahydro-S

sich durch ACTH nicht stimulieren. Die Aldosteronkonzentration ist erniedrigt, während die Reninkonzentration erhöht ist.

Der wichtigste Funktionstest ist der **ACTH-Kurztest**. Beim Gesunden sollte der Kortisolspiegel nach 60 min über 21 µg/dl (>580 nmol/l) liegen.

> **Beim M. Addison lassen sich die Kortisolspiegel überhaupt nicht bzw. nur ungenügend stimulieren.**

▪▪ Therapie

Die Therapie besteht aus einer **lebenslangen Substitution** mit **Glukokortikoiden** (Mittel der Wahl ist Hydrokortison in einer Startdosis von ca. 15–20 mg/m^2/Tag per os in 3 Dosen; 50% der Tagesdosis morgens, 25% mittags und abends) und einer Substitution mit **Mineralokortikoiden** (z. B. 9α-Fludrocortison, Astonin-H; in einer altersabhängigen Tagesdosis von 0,05–0,2 mg, aufgeteilt in 2–3 Einzeldosen). Die Dosierung im Kindesalter muss an die sich ändernden Lebensbedingungen und an das Wachstum angepasst werden.

> **Jede Stresssituation wie z. B. hohes Fieber erfordert eine Anpassung der Hydrokortisondosis, d. h. die Tagesdosis muss um das 3- bis 5-fache erhöht werden.**

Zusätzlich soll reichlich Flüssigkeit (Glukose-Salz-Tee ohne Kalium) gegeben werden. Alle Patienten müssen einen Notfallausweis erhalten.

▪▪ Prognose

Unter sorgfältiger Substitution ist die Prognose bei Kindern mit Morbus Addison **günstig**. Wachstum und Pubertätsentwicklung verlaufen normal, wenn keine Komplikationen im Rahmen der zugrunde liegenden Störung dazukommen.

30.6.2 Adrenogenitales Syndrom (AGS)

▪▪ Definition

Das **klassische AGS** stellt eine Sonderform der NNR-Insuffizienz dar. Unter dem kongenitalen adrenogenitalen Syndrom (AGS) fasst man eine Gruppe von autosomal-rezessiv vererbten Störungen der Kortisol- und Aldosteronbiosynthese der NNR zusammen.

In über 90% der Fälle liegt ein **Defekt der 21-Hydroxylase** (P450c21) zugrunde, die anderen Enzymdefekte sind ausgesprochen selten. Alle Enzymdefekte führen durch die verminderte, negative Rückkopplung bei niedriger Kortisolsynthese zu einer verstärkten Ausschüttung von ACTH und zu einer **Stimulation der adrenalen Steroidsynthese** oberhalb des Defekts. Es entsteht ein typisches Spektrum biochemischer Veränderungen der Steroidhormonsynthese (Tab. 30.13).

> **Das klinische Bild wird je nach Enzymdefekt sowohl durch vermindert synthetisierte Hormone (z. B. Kortisol, Aldosteron) als auch durch vermehrt produzierte Steroide (z. B. Androgene, Desoxykortikosteron) geprägt.**

Daneben gibt es noch sog. **nicht-klassische** (»late-onset«) AGS-Formen, die ebenfalls autosomal-rezessiv vererbt werden, klinisch aber nur durch die Hyperandrogenämie auffallen.

AGS mit 21-Hydroxylasedefekt

▪▪ Ätiologie, Epidemiologie

Der **klassische Defekt** der 21-Hydroxylase tritt in 2 Formen, als AGS mit Salzverlustsyndrom und als unkompliziertes (einfach virilisierendes) AGS ohne Salzverlustsyndrom, auf. Das AGS mit Salzverlustsyndrom ist 3-mal häufiger. Die mittlere Inzidenz liegt weltweit bei ca. 1 : 11.900. Die Heterozygotenfrequenz liegt bei ca. 1 : 55, d. h. jeder 55. in der Bevölkerung ist Überträger eines 21-Hydroxylasedefektes.

▪▪ Genetik

Der Genort liegt auf dem kurzen Arm des Chromosoms 6 im so genannten »major histocompatibility complex« (MHC) der Klasse III. Es existieren 2 Gene (**aktives Gen:** CYP21A2 und ein **inaktives Pseudogen:** CYP21A). Beide Gene haben eine hohe Homologie, die enge Nachbarschaft des Pseudogens zum aktiven Gen hat eine kausale Bedeutung für die Entstehung zahlreicher Gendefekte durch Crossing-Over in der Meiose. Die wichtigsten Gendefekte und ihre Auswirkungen auf die Enzymaktivität sowie auf den klinischen Phänotyp des AGS sind in ◘ Abb. 30.17 dargestellt.

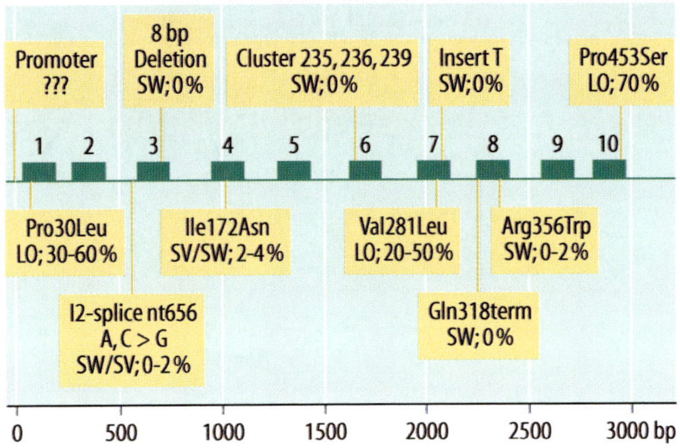

◘ **Abb. 30.17** Struktur des aktiven CYP21B-Gens der 21-Hydroxylase (P450c21) mit den wichtigsten Mutationen. Die Prozentzahlen geben die In-vitro-Restaktivität des Enzyms bei homozygoter Mutation an. Eine Enzymaktivität von ca. 2–4% ist für die Aldosteronsynthese ausreichend und kann einen Salzverlust verhindern. Der klinische Phänotyp ist mit *SW* »salt waisting«, Salzverlust; *SV* »simple virilising«, einfach virilisierend und *LO* »late onset«, nicht-klassisches AGS abgekürzt

▪▪ Klinik

Weibliche Neugeborene fallen bei Geburt durch die **Virilisierung** des äußeren Genitales (Einteilung nach Prader in 5 Ausprägungsgrade) auf. Die Veränderungen können von einer einfachen Klitorishypertrophie (Prader 1) bis hin zur kompletten Fusion der Labioskrotalfalten mit einer penisartig vergrößerten Klitoris und Extension der Urethra auf die Glans penis (Prader 5) reichen (◘ Abb. 30.18). Das innere Genitale aller AGS-Mädchen ist immer weiblich. Das Genitale der männlichen AGS-Neugeborenen ist bei Geburt in der Regel unauffällig (evtl. Pigmentierung des Skrotums).

Die lebensbedrohliche **Salzverlustkrise** setzt in der Regel zwischen der 2. und 3. Lebenswoche ein. Die typischen Symptome sind Trinkschwäche, Erbrechen, Elektrolytveränderungen (Hyponatriämie, Hyperkaliämie), Exsikkose, metabolische Azidose und zunehmende Apathie.

Bei den Knaben mit unkompliziertem AGS und bei den bei Geburt nicht erkannten Mädchen (ohne Salzverlustsyndrom) kommt es ab dem Kleinkindesalter zu einer **Pseudopubertas praecox** mit Pubarche, Penis- bzw. Klitorishypertrophie, einem beschleunigten Längenwachstum und einer Knochenalterakzeleration. Bei unbehandelten AGS-Kindern kommt es zum vorzeitigen Epiphysenschluss, der unbehandelte, erwachsene AGS-Patient ist kleinwüchsig.

▪▪ Diagnose

Für den klassischen 21-Hydroxylasedefekt ist bereits die basal nachweisbare Erhöhung von **17-Hydroxyprogesteron** (17-OHP) im Plasma beweisend. Reifgeborene AGS-Neugeborene haben bereits wenige Tage nach der Geburt erhöhte Konzentrationen im Bereich von 50–700 ng/ml (Normbereich 0,24–5,14 ng/ml). Ein signifikanter Parameter scheint auch 21-Desoxykortisol zu sein.

Für die Labordiagnostik müssen bei Neugeborenen und Säuglingen spezifische Methoden verwendet werden. Die 17-OHP-Serumspiegel sind insbesondere bei unreifen Frühgeborenen physiologischerweise erhöht.

Ein generelles Neugeborenenscreening mittels 17-OHP-Bestimmung im getrockneten Vollblut auf Filterpapier wird in Deutschland zwischen der 36. und 72. Lebensstunde durchgeführt. Im Harn lässt sich mittels Kapillargaschromatographie/Gaschromatographie-Massenspektrometrie ein charakteristisches Profil finden. Pregnantriol (Metabolit von 17-OHP) ist massiv erhöht, ebenfalls Pregnantriolon.

Auch andere **Laborwerte** wie Hyponatriämie, Hyperkaliämie, Hypoglykämie und/oder eine metabolische Azidose können auf ein AGS hinweisen. Mittels **Ultraschall** kann die diffuse Hyperplasie der Nebennierenrinde bei Neugeborenen und jungen Säuglingen meistens gut dargestellt werden.

▪▪ Differenzialdiagnose

Eine **Differenzialdiagnose** der verschiedenen AGS-Formen kann bereits durch die Hormondiagnostik (Basalwerte im Serum bzw. Metabolite im Sammelurin) erfolgen. Der diagnostische Beweis ist in über 98% der Fälle durch die molekulargenetische Untersuchung möglich.

▪▪ Therapie

Die Therapie der Wahl ist die Dauersubstitution mit einem **Glukokortikoid** und beim Salzverlustsyndrom zusätzlich mit einem **Mineralokortikoid**. Die Ziele der AGS-Therapie sind: gutes Gedeihen, normales Längenwachstum, Stopp der Pseudopubertas praecox, normale Pubertätsentwicklung, Fertilität.

Bis zum Abschluss des Wachstums stellt **Hydrokortison** das Medikament der Wahl dar. Der Bedarf wird individuell ermittelt. Als Richtdosis kann eine Menge von 10–15–(20) mg/m^2/Tag gelten (50% morgens, 25% mittags und 25% abends). Beim Salzverlustsyndrom wird zusätzlich das Mineralokortikoid **9α-Fludrocortison** in einer altersabhängigen Absolutdosis von 20–200 µg/Tag verabreicht.

Bei allen Stresssituationen muss die Hydrokortisondosis auf das 3- bis 5-fache gesteigert werden. Erbricht das Kind die Tabletten, muss parenteral substituiert werden, eine stationäre Aufnahme ist dann nicht mehr zu umgehen. Es gibt keine Indikation, die Therapie zu unterbrechen! Alle AGS-Patienten müssen einen Notfallausweis erhalten.

Die Therapie muss beim AGS mit Salzverlustsyndrom lebenslang fortgeführt werden. Sie sollte aber auch beim unkomplizierten AGS bei beiden Geschlechtern lebenslänglich erfolgen, da Frauen

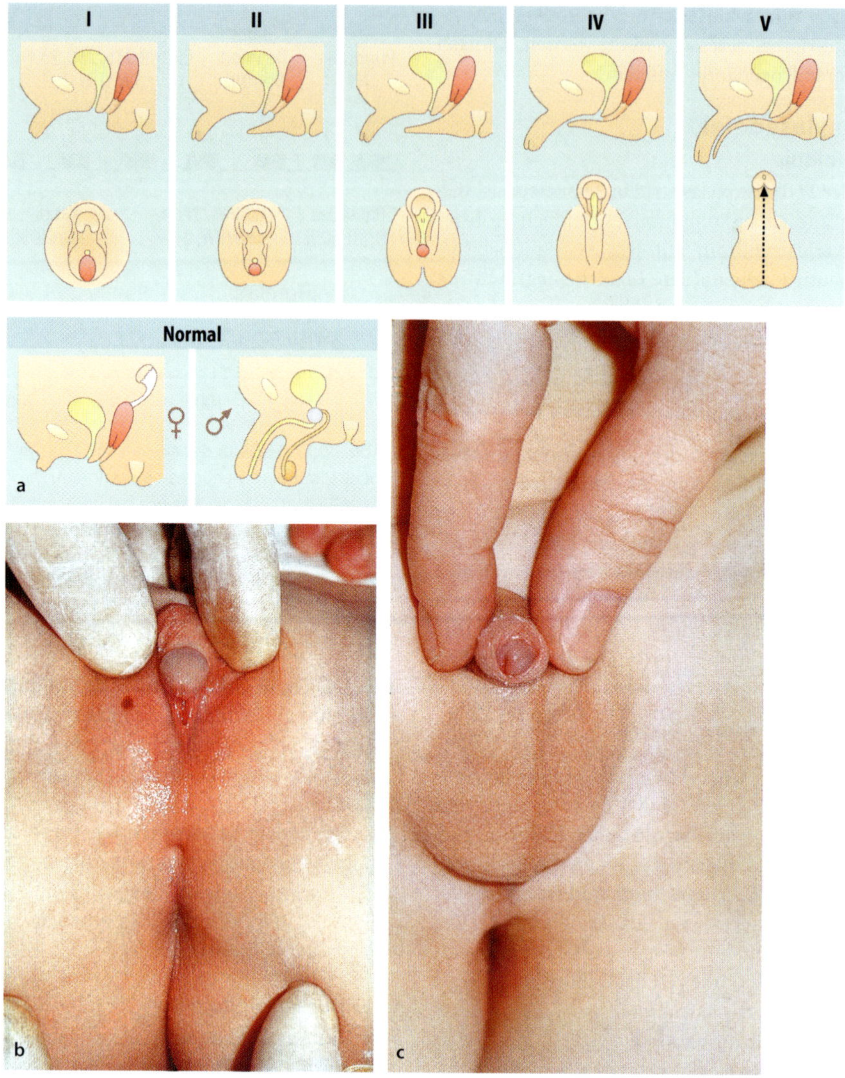

◘ Abb. 30.18a–c Adrenogenitales Syndrom. **a** Stadien des intersexuellen Genitale (nach Prader); **b** weiblicher Säugling mit AGS (Prader III); **c** weiblicher Säugling mit AGS (Prader V)

sonst progredient virilisieren und Männer ohne Therapie sehr wahrscheinlich eine eingeschränkte Fertilität haben und Hodentumoren (versprengte NNR-Reste im Hoden) entwickeln können.

Die **plastisch-chirurgische Korrektur** des äußeren Genitales (Klitorisreduktionsplastik, Vaginalerweiterungsplastik) sollte am besten um den 1. Geburtstag durchgeführt werden. Vaginale Bougierungen sind obsolet. Die Weite des Scheideneingangs wird in der Pubertät beurteilt, um zu sehen, ob Geschlechtsverkehr ohne eine erneute Korrekturoperation möglich ist.

▪▪ Prognose

Die Prognose des AGS ist bei adäquater Therapie nicht eingeschränkt. Untersuchungen von erwachsenen Patienten haben gezeigt, dass deren Endgröße meist unter der elterlichen Zielgröße liegt. Die Therapie muss daher weiter optimiert werden. Die Fertilitätsprognose ist beim unkomplizierten AGS besser als beim AGS mit Salzverlust.

Pränatale Diagnostik und pränatale Therapie

Eine pränatale Diagnostik ist bei allen adrenalen Enzymdefekten möglich. Eine klinische Bedeutung hat sie in Deutschland nur für den 21-Hydroxylasedefekt.

> **Der klassische 21-Hydroxylasedefekt kann pränatal therapiert und damit die intrauterine Virilisierung verhindert werden.**

Die **pränatale Therapie** beginnt vor der 6. Schwangerschaftswoche (Zeitpunkt der Differenzierung der äußeren weiblichen Genitalien), die pränatale Diagnose folgt in der 10. SSW durch DNA-Analyse aus Chorionzotten. Die Therapie wird bis zur Sicherung der Diagnose (männlicher Fetus oder keine homozygote Mutation) bzw. bis zum Ende der Schwangerschaft (weiblicher Fetus mit klassischer Mutation des CYP21A2-Gens) fortgesetzt. Die Behandlung erfolgt mit Dexamethason (3-mal 0,5 mg/Tag p.o.). Eine sorgfaltige Uberwachung der Schwangerschaft ist obligat.

Seltene AGS-Formen

Defekte des StAR-Proteins Defekte des StAR-Gens führen zur **Lipoidhyperplasie** der NNR, die durch eine vollständig fehlende Steroidsynthese einschließlich der Sexualhormone (auch in den Gonaden) gekennzeichnet ist. Dabei lagern die hyperplastischen Nebennieren und die Leydig-Zellen der Hoden große Mengen an Cholesterin und Cholesterinestern ein. Klinisch entwickeln sich unmittelbar nach der

Geburt Zeichen der akuten **NNR-Insuffizienz mit einem schweren Salzverlustsyndrom**. Aufgrund des Androgenmangels zeigen Knaben ein phänotypisch weibliches oder intersexuelles Genitale, während Mädchen ein normales Genitale haben.

P450-Oxidoreduktase (POR) Bei Patienten, die anhand ihres Plasmasteroidprofils eigentlich einen »kombinierten CYP17- und CYP21-Defekt« haben müssten, fanden sich inaktivierende Mutationen im Elektronendonor-Gen POR (Chromosom 7q11.2). Die Betroffenen zeigen einen klinischen Phänotyp, der neben Skelettfehlbildungen (Antley-Bixler-Syndrom) ein uneindeutiges äußeres Genitale bei beiden Geschlechtern verursacht. Die Diagnose kann am verlässlichsten über eine Urinanalyse gestellt werden. Hier finden sich charakteristischerweise erhöhte Pregnenolon- und Progesteronmetabolite in Verbindung mit niedrigen Androgenmetaboliten und erhöhten 17-Hydroxyprogesteronmetaboliten

3β-Hydroxysteroiddehydrogenase (3β-HSD)-Defekt Defekte konnten im 3β-HSD-Typ-II-Gen auf dem Chromosom 1 lokalisiert werden. Im Vordergrund der klinischen Symptome steht das **Salzverlustsyndrom**. Bei Mädchen ist das äußere Genitale in der Regel unauffällig, gelegentlich können leichte Virilisierungszeichen (Klitorishypertrophie) auftreten. Bei Knaben kommt es zu einer Hypospadie, da die Testosteronsynthese in den Gonaden mitbetroffen ist.

17a-Hydroxylase-/17-20-Lyase-Defekt Im P450C17-Gen, welches auf dem Chromosom 10 lokalisiert ist, wurden verschiedene molekulare Defekte nachgewiesen. Das klinische Bild ist durch Hypertonie, Hypernatriämie und Hypokaliämie mit hypokaliämischer Alkalose geprägt. Da weder genügend Östrogene noch Androgene gebildet werden können, ist die Entwicklung der sekundären Geschlechtsmerkmale ungenügend.

Bei Mädchen ist das äußere Genitale unauffällig; das Krankheitsbild wird oft erst aufgrund der **ausbleibenden Pubertät** diagnostiziert. Das männliche Neugeborene fällt entweder durch ein intersexuelles Genitale aufgrund der gestörten Androgenbiosynthese auf (die Hoden konnen abdominal, inguinal oder labial liegen) oder wird bei Geburt nicht diagnostiziert (phänotypisch weiblich).

11β-Hydroxylasedefekt Der 11β-Hydroxylasedefekt (Häufigkeit 5–8% der AGS-Fälle) entsteht durch Mutationen im CYP11B1-Gen auf dem Chromosom 8. Charakteristisch sind die Symptome der **Androgenüberproduktion**, Knaben haben präpubertär häufig eine Gynäkomastie. Es kommt (bis auf sehr seltene Ausnahmen) zu keinem Salzverlustsyndrom, da das vermehrt produzierte Steroidhormon DOC aufgrund seiner mineralokortikoiden Wirkungen den Aldosteronmangel kompensiert (◘ Tab. 30.13).

Der besondere Fall

Anamnese. Der Junge wurde am Termin als 1. Kind gesunder Eltern geboren (Gewicht: 3900 g, Länge 52 cm, Apgar 9/10) und im Alter von 3 Tagen mit einem Gewicht von 3540 g entlassen. Das Neugeborenenscreening auf 17 OHP war noch nicht eingeführt. In den nächsten Tagen kam es zu Erbrechen mit Unruhe und einer zunehmenden Apathie.

Untersuchungsbefund. Bei Aufnahme im Alter von 17 Tagen zeigte sich ein apathisches Neugeborenes mit trockenen Schleimhäuten, stehenden Hautfalten, die große Fontanelle war eingesunken, das Körpergewicht betrug 3110 g.

Diagnose. Serumnatrium 117 mmol/l, Serumkalium 10,4 mmol/l, Chlorid 88 mmol/l, Gesamtbilirubin 13,1 mg/dl, Serumkreatinin 0,7 mg/dl, BZ 67 mg/dl, pH 7,31, BE –7,8; Hämoglobin 20 g/dl, Leukozyten 19.700, Thrombozyten 802.000/mm^3; fraktionierte Na-Exkretion: 1% (Norm <0,3); 17-Hydroxyprogesteron: 211.480 ng/dl (Norm: –514); Reninkonzentration: >6000 pg/ml (Norm: –150).

Therapie und Verlauf. i.v.-Rehydrierung, Ersatz der Elektrolyte, i.v. Hydrokortison initial 100 mg/m^2 KOF; nach 2 Tagen: Hydrokortison (15 mg/m^2 KOF) sowie Astonin H (3-mal 0,05 mg) per os. Entlassung nach 14 Tagen in gutem Allgemeinzustand mit einem Gewicht von 3930 g.

Diagnose. Adrenogenitales Syndrom (21-Hydroxylasedefekt mit Salzverlustsyndrom).

Beurteilung. Es lag eine lebensbedrohliche Situation vor. Mit einem generellen AGS-Screening hätte man die Diagnose wesentlich früher stellen können und entsprechend früher eine adäquate Therapie einleiten können.

30.6.3 Nebennierenrindenüberfunktion

Glukokortikoidexzess

Definition

Als **Cushing-Syndrom** bezeichnet man jede Form der NNR-Überfunktion mit exzessiver Glukokortikoidproduktion. Das iatrogene Cushing-Syndrom nach Langzeitglukokortikoidtherapie ist im Kindesalter am häufigsten, während die anderen in der Übersicht aufgelisteten Ursachen extrem selten sind.

Einteilung der Nebennierenrindenüberfunktion mit Glukokortikoidexzess

- **ACTH-abhängig**
  - Hypophysenadenom mit ACTH-Bildung (Morbus Cushing)
  - Hypothalamischer Cushing (vermehrte CRH-Sekretion)
  - Ektope ACTH-(CRH)-Sekretion
  - ACTH-abhängige, makronoduläre Hyperplasie
- **ACTH-unabhängig**
  - NNR-Tumoren (Karzinome 3-mal häufiger als Adenome)
  - Bilaterale, mikronoduläre NNR-Hyperplasie
  - Unilaterale oder makronoduläre NNR-Hyperplasie
  - Iatrogen (nach Glukokortikoidtherapie)

Ätiologie, Epidemiologie

Die häufigste Ursache des Morbus Cushing ist ein **Mikroadenom der Hypophyse**. Aufgrund der autonomen ACTH-Hypersekretion, die nicht durch den normalen Regelkreis herunterreguliert werden kann, kommt es zu einer beidseitigen NNR-Hyperplasie. Glukokortikoidproduzierende **NNR-Tumoren** sind seltene Tumoren. Mischtumoren (Androgene + Glukokortikoide) sind häufiger als isolierte kortisolsezernierende Tumoren. Die Prävalenz aller primären NNR-Tumoren liegt bei 2 : 1 Million.

Klinik

Charakteristisch sind eine **stammbetonte Adipositas** mit Striae rubrae et distensae sowie eine **dünne, fragile Haut**, ein rundes, gerötetes Vollmondgesicht, Akne, Büffelnacken, Hypertonus, eine vermehrte Körperbehaarung, Muskelschwäche aufgrund einer Myopathie, Osteoporose (vor allem der Wirbelsäule) sowie eine Glukoseintoleranz (◘ Abb. 30.19). Allgemeine psychische Veränderungen bis hin zu einer schweren Psychose sind eher selten.

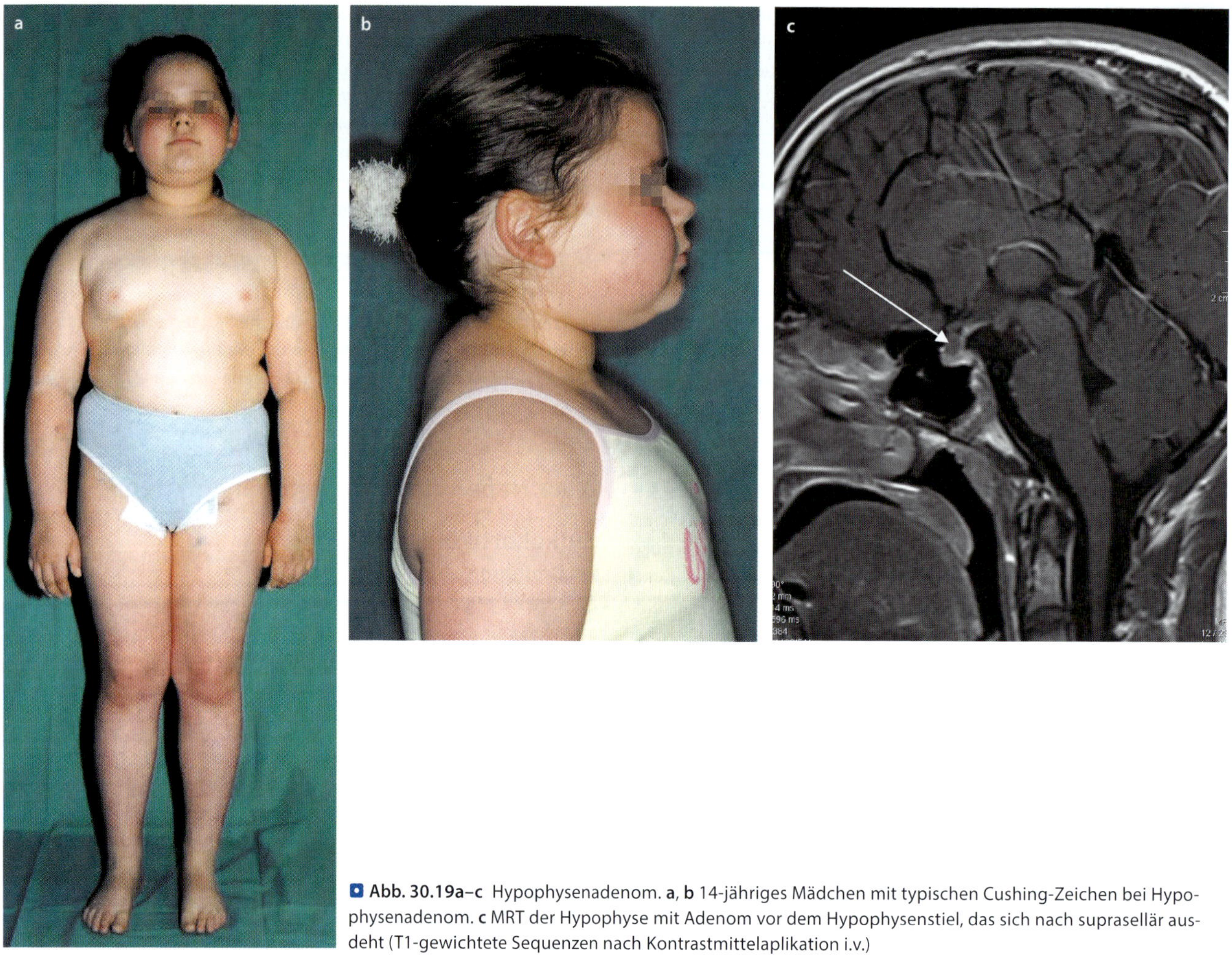

Abb. 30.19a–c Hypophysenadenom. **a, b** 14-jähriges Mädchen mit typischen Cushing-Zeichen bei Hypophysenadenom. **c** MRT der Hypophyse mit Adenom vor dem Hypophysenstiel, das sich nach supraselllär ausdeht (T1-gewichtete Sequenzen nach Kontrastmittelaplikation i.v.)

> **Das wichtigste Symptom ist bei Kindern neben der Adipositas ein vermindertes Wachstum bzw. ein Wachstumsstillstand. Mitunter kann der Kleinwuchs das einzige Symptom sein.**

Kinder mit NNR-Tumoren, die Androgene oder Östrogene produzieren, fallen durch die **Pseudopubertas praecox** auf. Bei gleichzeitigem Bestehen von Androgen- und Glukokortikoidüberschuss überwiegen die wachstumsbeschleunigenden Eigenschaften der Androgene gegenüber den hemmenden Eigenschaften der Glukokortikoide.

▪▪ Diagnose

Von den **Laborparametern** sind meist Hämoglobin, Hämatokrit bzw. Erythrozyten im oberen Normbereich, man findet eine Lympho- und Eosinopenie sowie ein niedrig-normales Serumkalium. Folgende **Hormonbefunde** weisen auf einen Glukokortikoidexzess hin:

- aufgehobener zirkadianer Kortisoltagesrhythmus (kein nächtlicher Abfall),
- erhöhte Ausscheidung des freien Kortisols im 24-h-Harn (>100 µg/24 h),
- keine Suppression des Serumkortisols im Dexamethasonkurztest (Norm <2 µg/dl).

Verschiedene **Funktionstests** (z. B. Dexamethason-Langzeittest, Corticotropin-releasing-Hormon(CRH)-Test erlauben die Differenzierung zwischen den verschiedenen Ursachen des Glukokortikoidexzesses.

Beim **Hypophysenadenom** (Morbus Cushing) kommt es im Dexamethason-Langzeittest zu einem Abfall der Kortisolwerte um mehr als 50%, während Patienten mit einem NNR-Tumor oder ektoper ACTH-Sekretion keinen Abfall zeigen. Nach CRH haben Patienten mit Morbus Cushing einen überschießenden ACTH-Anstieg, beim Cushing-Syndrom aufgrund eines NNR-Tumors oder ektoper ACTH-Produktion erfolgt kein ACTH-Anstieg.

Nach den biochemischen Voruntersuchungen werden **bildgebende Verfahren** zur Lokalisation eines Tumors eingesetzt. Je nach den Ergebnissen der Tests kommen ein Computertomogramm und/oder eine Magnetresonanztomographie (Spezialspule) infrage.

▪▪ Therapie

Beim **Morbus Cushing** ist die transphenoidale Entfernung des nachgewiesenen Mikroadenoms der Hypophyse heute die Therapie der Wahl. Bei der beidseitigen, mikronodulären NNR-Hyperplasie wird eine bilaterale **Adrenalektomie** durchgeführt. Bei Nebennierentumoren ist die vollständige operative Entfernung das Mittel der Wahl.

Histologisch kann die Unterscheidung zwischen Adenom und Karzinom schwierig sein, sodass letztlich nur der postoperative Verlauf (Heilung nach 5 Jahren) eine sichere Differenzierung erlaubt. Da die kontralaterale, gesunde Nebenniere atrophisch ist, muss peri- und postoperativ über Monate eine Substitution mit Glukokortikoiden durchgeführt werden.

Mineralokortikoidexzess

Primärer Hyperaldosteronismus Ein primärer Hyperaldosteronismus stellt eine ausgesprochene Rarität im Kindesalter dar. Als Ursachen kommen ein **Conn-Syndrom** (autonome Aldosteronsekretion), einseitig auftretende Adenome, ein idiopathischer Hyperaldosteronismus, eine autonome bilaterale NNR-Hyperplasie oder ein NNR-Karzinom infrage.

Das **Leitsymptom** ist der arterielle Hypertonus. Dazu kommen eine Polydipsie, Kopfschmerzen und Schwindel, Neigung zu Parästhesien, Muskelschwäche sowie eine Wachstumsverlangsamung.

Die **Diagnose** stützt sich auf die typischen Elektrolytveränderungen (hypokaliämische Alkalose und Hypernatriämie), die Erhöhung von Aldosteron im Plasma und im 24-h-Urin sowie die erniedrigte Plasmareninaktivität (PRA)/Reninkonzentration. Auch nach salzarmer Diät bleibt die PRA supprimiert und steigt auch im Orthostaseversuch nicht oder nur geringfügig an. Der Nachweis der kleinen Adenome gelingt in der Regel mittels CT oder MRT.

Differenzialdiagnostisch interessant ist der **dexamethasonsupprimierbare Hyperaldosteronismus**. Hier liegt ein Crossing-over von Gensequenzen der beiden 11b-Hydroxylasegene zugrunde. Dabei gelangt das CYP11B2-Gen (Aldosteronsynthase) unter die Kontrolle von ACTH und wird verstärkt exprimiert. Die Folge ist ein Hyperaldosteronismus, der durch Gabe von Dexamethason (Hemmung der ACTH-Sekretion) therapiert werden kann.

In den Fällen, bei denen ein Adenom gefunden wird, ist die einseitige Adrenalektomie die **Therapie** der Wahl. In den Fällen mit multiplen Mikroadenomen oder bei bilateraler Hyperplasie kann eine medikamentöse Therapie mit Spironolacton erfolgreich sein.

Sekundärer Hyperaldosteronismus Ein sekundärer Hyperaldosteronismus liegt bei verschiedenen Krankheiten vor, bei denen die Reninsekretion erhöht ist (»**high-renin-hypertension**«). Dazu gehören renovaskuläre Fehlbildungen, ein primärer Hyperreninismus bei Nierentumoren (Wilms-Tumor oder Tumoren des juxtaglomerulären Apparates), sowie das Syndrom der bilateralen endokrinen Dysfunktion der Nieren. Ein sekundärer Hyperaldosteronismus mit erhöhtem Renin aber **ohne Hypertonus** entsteht bei einem renalen Salzverlust oder beim autosomal-rezessiv vererbten Bartter-Syndrom.

Pseudohyperaldosteronismus Das klinische Bild entspricht dem eines Mineralokortikoidexzesses, aber die Aldosteron- und Reninkonzentrationen sind erniedrigt.

Mutationen im Gen für die 11β-Hydroxysteroiddehydrogenase (11β-HSD) auf dem Chromosom 16 führen zu einer Störung der Metabolisierung von Kortisol zu Kortison. Das Verhältnis von Kortisol zu Kortison ist erhöht, und Kortisol bindet am Mineralokortikoidrezeptor. Der Plasmaspiegel von Kortisol wird über die Proteinbindung sowie über die erniedrigte Sekretionsrate im Normbereich gehalten.

> **Bei einem Abusus von Carbenoxolon oder Lakritze tritt aufgrund des gleichen Mechanismus (Hemmung der 11β-HSD) ebenfalls ein Pseudohyperaldosteronismus auf.**

Es zeigt sich ein maligner Hypertonus mit gelegentlichen Nierenveränderungen (Nephrokalzinose). Das erhöhte Verhältnis von Kortisol zu Kortison im Plasma sowie der erhöhte Quotient im Harn ermöglichen die biochemische **Diagnose**.

Therapeutisch wird eine Blockade des Mineralokortikoidrezeptors mit Spironolacton versucht.

30.6.4 Erkrankungen des Nebennierenmarks

Phäochromozytom. ► Abschn. 30.9.1.

30.7 Gonaden

K. Mohnike

30.7.1 Hypogonadismus

Auch die Ovarien und Hoden sind Teil eines Regelkreises mit dem Hypothalamus-Hypophysen-System. Die Gonadenunterfunktion wird entsprechend dem Befund der Gonadotropine eingeteilt in:

- **hypogonadotroper** (sekundärer) Hypogonadismus und
- **hypergonadotroper** Hypogonadismus (primäre Schädigung der Gonaden).

Ätiologie

Die primäre **ovarielle Fehlfunktion** kann angeboren sein, z. B. beim Ullrich-Turner-Syndrom, oder erworben, nämlich nach abdomineller Bestrahlung (lässt sich durch entsprechende Bestrahlungstechnik oder operative Verlagerung vielfach vermeiden), bei Galaktosämie, bei polyzystischen Ovarien oder Acanthosis-nigricans-Syndromen.

Zu den angeborenen und erworbenen Ursachen einer **testikulären Insuffizienz** zählen die konnatale Anorchie, iatrogene Schädigungen (Komplikation der Operation bei Hodenhochstand), die Orchitis, beidseitige Hodentorsion, Chemotherapie (Procarbazin bei Hodgkin-Therapie), genetische Störungen: Klinefelter-Syndrom, XX-male-Syndrom, Noonan-Syndrom.

Diagnose

Neben der Anamnese, der Beurteilung von Pubertätszeichen und Skelettalter sind die Sonographie von Gonaden (und Uterus) wichtig. Die Serumkonzentrationen von LH, FSH (basal und stimuliert), Östradiol (bzw. Testosteron bei Jungen) sowie Prolaktin erlauben die weitere Differenzierung.

Therapie

Ziele sind die normale psychosexuelle Reife und die Prävention der Osteoporose. Der primäre Hypogonadismus erfordert eine **Langzeitsubstitution**, die möglichst altersgerecht begonnen werden sollte. Bei Mädchen werden mit 12 Jahren niedrigdosierte Östrogene, später eine Östrogen/Gestagen-Kombination verwendet, bei Jungen wird Testosteron mit etwa 13(–15) Jahren substituiert. Zusätzlich ist bei Jungen mit Anorchie eine Versorgung mit Hodenprothesen zu empfehlen.

30.7.2 Hodenhochstand

Grundlagen

Der Descensus testis wird durch **mechanische und endokrine** Faktoren physiologisch gesteuert. Intraabdomineller Druck, der die Hoden durch den Leistenkanal drückt oder/und Fixierung der Hoden mit dem M. cremaster (gubernaculum) an das Scrotum bei gleichzeitigem Wachstum des Abdomens nach kranial werden für die endgültige Position der Hoden im Skrotum neben endokrinen Faktoren verantwortlich gemacht. Zu den hormonellen Faktoren zählen **Gonadotropine**, die die Testosteronproduktion des Hodens stimulieren, sowie die **parakrine** Wirkung von **Dihydrotestosteron (DHT)**. Störungen der Gonadotropinfreisetzung, der Androgen-

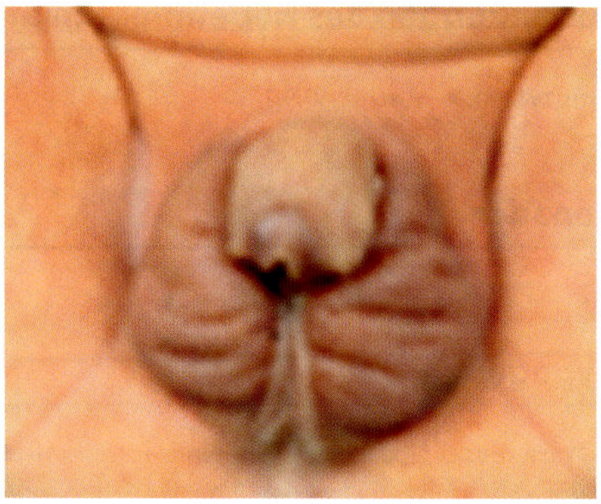

Abb. 30.20 Uneindeutiges Genitale bei Geburt

synthese und der Androgenwirkung sind oft mit einem Hodenhochstand verbunden. Beispiele für solche Störungen sind: Anenzephalie, Kallmann-Syndrom, Prader-Labhardt-Willi-Syndrom, Hypophyseninsuffizienz und Androgenresistenz.

Klinik

Verschiedene Formen werden differenziert:

- Der **Pendelhoden**, als Normalvariante, wird bei Kälte oder mechanischem Reiz durch Zug des M. cremaster aus dem Skrotum bis zum äußeren Leistenring gezogen. Er lässt sich aber problemlos ins Skrotum zurückverlagern und bleibt auch dort, sodass keine Indikation zur Behandlung besteht.
- Ein **Gleithoden** liegt vor, wenn der Hoden sich zwar ins Skrotum herabschieben lässt, aber wieder in den Leistenkanal infolge eines zu kurzen Gefäßstrangs zurückgleitet. Hier sollte eine Hormonbehandlung durchgeführt werden.
- **Kryptorchismus** definiert nicht palpable Bauchhoden.
- Eine **Hodenektopie** besteht, wenn der Hoden außerhalb des normalen Descensus (z. B. Oberschenkel) nachzuweisen ist.

Diagnose

Die Lage der Hoden sollte beim liegenden, sitzenden (im Schneidersitz, da der Kremasterreflex gehemmt ist) und beim stehenden Kind beurteilt werden. Auch sollte erfragt werden, ob die Hoden beim Baden deszendiert sind. Der äußere Leistenring wird mit dem Zeigefinger geschlossen gehalten und mit der anderen Hand das Skrotum nach kaudal palpiert.

Cave
Bei nicht deszendierten Hoden kann leichter eine Hodentorsion vorkommen.

Abdominelle Hoden (**Kryptorchismus**) sind durch die HCG-stimulierbare Testosteronproduktion von der seltenen Anorchie zu differenzieren.

Therapie

Wichtigstes Prinzip ist die **Frühbehandlung bis zum Ende des 1. Lebensjahres**, weil auch bei einem verspätet behandelten einseitigen Hodenhochstand infolge sekundärer Schädigung des orthotopen Hodens eine Infertilität eintreten kann. In den ersten 6 Lebensmonaten wird auf einen spontanen Deszensus gewartet. Wenn dieser sich in dieser Zeit nicht eingestellt hat, wird mit einer präoperativen Hormontherapie begonnen. Pathophysiologisch begründet ist die intranasale Therapie mit **Gonadorelin** (Sprühstöße 3 × 400 mg GnRH/Tag über 4 Wochen) und in unmittelbarem Anschluss daran (als fortgesetzter Therapieblock) HCG in der Dosis von wöchentlich je 1 × 500 I.E. über 3 Wochen. Durch diese Therapie wird das Leydig-Zellsystem aktiviert und vermehrt Testosteron gebildet. Ist damit kein Deszensus zu erreichen, sollte die **operative Verlagerung** folgen. Eine **primäre Operation** sollte bei Ektopie, in der Pubertät oder wenn eine Hernie besteht durchgeführt werden. Wichtige Komplikation der Operation ist eine **Hodenatrophie**. Daher erfordert auch diese Operation ausreichende Erfahrungen (**Kinderchirurg**).

Auf Grund fehlender Studiendaten sind internationale Empfehlungen widersprüchlich, z. T. wird die Hormontherapie abgelehnt. Langzeitergebnisse sowohl nach Operation als auch nach Hormontherapie werden durch verschiedene Variablen (korrekte Einschätzung der Hodenlage, Erfahrung des Operateurs, komplexe Genitalfehlbidung usw.) bestimmt.

Das erhöhte Hodentumorrisiko (4- bis 7-fach) besteht sowohl mit als auch ohne operative Korrektur (Seminom bei nicht-behandelten, andere Histologie nach Orchipexie), Hodentumoren sind jedoch bei skrotaler Lage besser zu diagnostizieren.

30.8 Störungen der Geschlechtsentwicklung

P. M. Holterhus

Grundlagen

Störungen der Geschlechtsentwicklung (»disorders of sex development«, DSD, früher Intersexualität) sind angeborene Abweichungen von der geschlechtlichen Determinierung der Gonaden und der geschlechtsspezifischen Differenzierung des Genitales. Die Inzidenz beträgt etwa 1:4500 Neugeborene. Meist fällt eine Störung der Geschlechtsentwicklung nach der Geburt durch ein uneindeutiges Genitale auf (Abb. 30.18b, c, Abb. 30.20), jedoch kann sie sich auch hinter der nicht einsetzenden Menarche oder einer Virilisierung beim Mädchen im Pubertätsalter verbergen. Störungen der Geschlechtsentwicklung können mit Fehlbildungen und Funktionsstörungen weiterer Organe wie Niere und Nebenniere assoziiert sein. Betroffene haben ein erhöhtes Risiko für Störungen ihrer Geschlechtsidentität.

Normale Geschlechtsentwicklung Unter Kontrolle des SRY-Gens (»sex-determining region«, Y) beim 46,XY-Karyotyp entwickelt sich beim Jungen bis zur 7. Schwangerschaftswoche aus einer zunächst bipotenten Gonadenanlage der Hoden. Beim 46,XX-Karyotyp ist SRY abwesend, sodass Ovarien entstehen. Dieser Vorgang wird als **geschlechtliche Determinierung** bezeichnet. Das genetische Geschlecht entspricht dem männlichen oder weiblichen Karyotyp, das gonadale Geschlecht den Keimdrüsen. Normalerweise stimmen beide überein. Die geschlechtsspezifische Entwicklung des Genitales wird als geschlechtliche Differenzierung bezeichnet. Sie findet zwischen der 7. und 12. Schwangerschaftswoche statt und ist abhängig von der An- oder Abwesenheit von Testosteron und Anti-Müller-Hormon (AMH), die beide im embryonalen Hoden gebildet werden. Beim Jungen entwickeln sich die Wolff-Gänge testosteronabhängig zu Samenleitern, Nebenhoden, Samenbläschen und Prostata. AMH verhindert die Weiterentwicklung der Müller-Gänge. Bei Abwesenheit des Hodens bilden sich die Wolff-Gänge zurück und die Müller-Gänge entwickeln sich zu Eileitern, Uterus und oberem Drittel der Vagina. Als Folge der Androgenwirkung am äußeren Genitale des Jungen entsteht aus dem Genitalhöcker der Penis. Urethralfalten und Labioskrotalwülste verschmelzen zu Corpus cavernosum und

Skrotum. Bei fehlender Androgenbildung oder -wirkung bleibt der phänotypisch weibliche Aspekt des äußeren Genitales erhalten. Der Genitalhöcker entwickelt sich zur Klitoris, die Labioskrotalwülste bilden die großen Labien. Als **somatisches Geschlecht** wird das Erscheinungsbild des äußeren Genitales bezeichnet.

Psychisches Geschlecht Beim psychischen Geschlecht werden Geschlechtsidentität, Geschlechtsrollenverhalten und sexuelle Orientierung unterschieden. Unter **Geschlechtsidentität** versteht man die innere Überzeugung eines Menschen, einem Geschlecht zuzugehören, sich also als Mann oder Frau (oder dazwischen) zu erleben. **Geschlechtsrollenverhalten** umfasst die soziokulturell erwarteten Verhaltensweisen und Persönlichkeitsmerkmale, die mit Männlichkeit oder Weiblichkeit assoziiert sind. **Sexuelle Orientierung** spiegelt die bevorzugte Wahl des Sexualpartners wider. Das psychische Geschlecht wird durch Gene, Hormone, psychische, soziale und kulturelle Faktoren beeinflusst. Pränatale Androgenwirkungen spielen eine modulierende Rolle durch »Prägung« des Gehirns.

▪▪ Ätiologie, Pathogenese, Klinik

Eine Störung der Geschlechtsentwicklung liegt bei fehlender Übereinstimmung des genetischen, gonadalen bzw. somatischen Geschlechts vor. Die Einteilung erfolgt nach ◘ Tab. 30.14. Formal werden auch das Klinefelter-Syndrom (47,XXY) und das Ullrich-Turner-Syndrom (45,X) den Störungen der Geschlechtsentwicklung zugeordnet, wenngleich dies für die klinische Praxis meist von nachrangiger Bedeutung ist.

Störungen der Androgenbildung und -wirkung führen zu einer verminderten Virilisierung bei 46,XY-Karyotyp.

Störung der Androgenbildung mit Nebennierenrindeninsuffizienz Bestimmte Steroidbiosyntheseschritte betreffen die endokrine Funktion der Nebenniere und der Hoden gemeinsam (◘ Abb. 30.21). Deshalb besteht bei entsprechenden Enzymdefekten neben dem Testosteronmangel zusätzlich eine Nebennierenrindeninsuffizienz (Aldosteron - und Kortisolmangel). Der Erbgang ist autosomal-rezessiv. Neugeborene sind durch eine Salzverlustkrise mit Hyponatriämie, Hyperkaliämie, Hypoglykämie und metabolischer Azidose bedroht. Beispiele sind Defekte im Steroidogenic-acute-regulatory-(StAR-)Protein und im P450scc-Komplex (◘ Tab. 30.14, Tab. 30.13, ◘ Abb. 30.21). Beim 17α-Hydroxylase-Mangel (◘ Tab. 30.14, ◘ Tab. 30.13, ◘ Abb. 30.21) ist die adrenale Steroidbildung nur teilweise beeinträchtigt, die Testosteronbildung des Hodens jedoch unterbrochen. Die vermehrte Bildung von Mineralokortikoiden verursacht eine arterielle Hypertonie. Bei 46, XY-Karyotyp und weiblichem Phänotyp wird die Diagnose häufig erst im Pubertätsalter durch Ausbleiben von Menarche und Brustentwicklung gestellt. Beim 3β-Hydroxysteroid-Dehydrogenase-Typ-II-Defekt (3βHSD, Abb. 31.21) sind alle adrenalen Steroidbiosynthesewege betroffen, sodass 46,XY Neugeborene ein Maskulinisierungsdefizit in Kombination mit einer Nebennierenrindeninsuffizienz aufweisen.

Beim adrenogenitalen Syndrom (AGS) durch 21-Hydroxylase-Mangel (◘ Abb. 30.21, ◘ Tab. 30.14. ◘ Tab. 30.13) besteht eine Nebennierenrindeninsuffizienz, die typischerweise mit einer Virilisierung des äußeren Genitales bei 46,XX-Mädchen durch Androgenexzess assoziiert ist (◘ Abb. 30.18b, c, ◘ Abb. 30.20). Auch stärker virilisierte AGS-Mädchen haben fast immer eine normale weibliche Geschlechtsidentität und können bei adäquater Behandlung fertil sein, weshalb an der weiblichen Geschlechtszuordnung fast nie Zweifel bestehen.

Störung der Androgenbildung ohne Nebennierenrindeninsuffizienz Autosomal rezessive Mutationen des LH-Rezeptors führen zu einer isolierten Störung der Testosteronbildung im Hoden (Leydigzell-Hypoplasie) (◘ Tab. 30.14, ◘ Abb. 30.21). 46,XY-Neugeborene weisen ein äußerlich weibliches oder uneindeutiges Genitale auf. Beim 17β-Hydroxysteroid-Dehydrogenase-Typ-III-Mangel (◘ Tab. 30.14, ◘ Abb. 30.21) kann Androstendion nicht ausreichend zu Testosteron umgewandelt werden. Beim 5α-Reduktase-Typ-II-Mangel (◘ Tab. 30.14, ◘ Abb. 30.21) ist die Aktivierung von Testosteron zu Dihydrotestosteron im Genitalgewebe beeinträchtigt. Patienten mit 46,XY-Karyotyp weisen deshalb bei Geburt ein Virilisierungsdefizit auf, das von komplett weiblich bis zu intersexuellen Ausprägungen reicht. Bei weiblicher Geschlechtszuweisung und Belassung der Gonaden in-situ muss zur Pubertät mit einer genitalen und extragenitalen Virilisierung (Klitorishypertrophie, männliche Körperproportionen, Stimmbruch) gerechnet werden.

Störung der Androgenwirkung: Androgenresistenz Bei 46,XY-Karyotyp ist die X-chromosomal-rezessiv vererbte Androgenresistenz durch einen Androgenrezeptordefekt die häufigste Störung der Geschlechtsentwicklung. Testosteron und Dihydrotestosteron werden zwar gebildet, können aber auf zellulärer Ebene nicht wirken. Das genitale Erscheinungsbild kann äußerlich komplett weiblich (**komplette Androgenresistenz**) oder uneindeutig sein (**partielle Androgenresistenz**). Es besteht eine blind endende, verkürzte Vagina ohne Müller-Strukturen (normale AMH-Bildung). Zum Zeitpunkt der Pubertät kommt es zu einer Feminisierung (Brustentwicklung, weibliche Körperformen) durch Aromatisierung von Testosteron zu Östradiol. Bei kompletter Androgenresistenz besteht fast immer eine weibliche Geschlechtsidentität. Bei partiellen Formen besteht in etwa 25% später Unzufriedenheit mit dem ursprünglich zugewiesenen Geschlecht. Bei partieller Androgenresistenz, weiblicher Geschlechtszuweisung und nicht präpubertär durchgeführter Gonadektomie kommt es aufgrund der Restfunktion des Androgenrezeptors in der Pubertät zu einer Virilisierung.

Gonadendysgenesien Numerische Abberationen der Geschlechtschromosomen sowie Mutationen von Entwicklungsgenen der Gonadendeterminierung können zur Gonadendysgenesie führen (◘ Tab. 30.14). SRY-Mutationen oder Deletionen des kurzen Arms des Y-Chromosoms können eine komplette Gonadendysgenesie (**Swyer-Syndrom**) verursachen. Es besteht ein äußerlich weibliches Genitale mit Streakgonaden (bindegewebige Gonadenreste). Aufgrund der fehlenden AMH-Produktion sind Müller-Strukturen vorhanden, was diagnostisch wegweisend ist. Klinisch wird die komplette Gonadendysgenesie häufig erst im Pubertätsalter diagnostiziert, wenn Brustentwicklung und Menarche ausbleiben. 45,X/46,XY-Mosaike verursachen die gemischte Gonadendysgenesie. Die endokrinen Hodenfunktionen sind variabel betroffen, sodass überwiegend männliche Phänotypen, uneindeutige äußere Genitalien sowie komplett weibliche Erscheinungsbilder vorkommen, die auch asymmetrisch sein können.

Dysgenetische Gonaden weisen im Gegensatz zu vielen anderen DSD-Formen ein deutlich erhöhtes **Entartungsrisiko** auf (bis zu 30%). Zunächst nichtinvasive Frühstadien (Gonadoblastom, Carcinoma in situ) können in invasive Tumoren (Seminom, Dysgerminom) übergehen. Pathophysiologisch weist die Expression embryonaler Proteine wie »octamer binding transcription factor 3/4« (Oct 3/4) bzw. »stem cell factor« (SCF) auf eine Ausreifungsverzögerung von Keimzellen mit Persistenz der embryonalen Pluripotenz und mangelnder apoptotischer Kontrolle hin. Der immunhistochemische Nachweis von Oct 3/4 und SCF in Gonadenbiopsaten wird deshalb seit einiger Zeit in spezialisierten Labors zur individuellen Risikoabschätzung maligner Entwicklungen bei Gonadendysgenesie herangezogen.

Tab. 30.14 Übersicht über die Störungen der Geschlechtsentwicklung

Störungen der Geschlechtsentwicklung durch numerische Aberationen der Geschlechtschromosomen	
A: 47,XXY: Klinefelter-Syndrom und Varianten	
B: 45,X: Ullrich-Turner-Syndrom und Varianten	
C: 45,X/46XY-Mosaik: Gemischte Gonadendysgenesie	
D: 46,XX/46XY: Chimerismus	
Störungen der Geschlechtsentwicklung mit 46,XY-Karyotyp	
A: Störungen der Gonaden/Hodenentwicklung	Ovotestikuläre Störung der Geschlechtsentwicklung Komplette oder partielle Gonadendysgenesie (z. B. SRY, SOX9, SF1, WT1, DHH, WNT4-Duplikation, DAX1-Duplikation usw.) Gonadenregression
B: Störungen der Androgenbiosynthese oder der Androgenwirkung	Störungen der Androgenbiosynthese mit Nebennierenrindeninsuffizienz – steroidogenic acute regulatory protein (StAR) – P450-side chain cleavage (SCC) – 3β-Hydroxysteroiddehydrogenase Typ II – 17α-Hydroxylase/17,20-Lyase – P450-Oxidoreduktase Störungen der Androgenbiosynthese ohne Nebennierenrindeninsuffizienz – Smith-Lemli-Opitz-Syndrom (Einzelfälle mit Nebennnierenrindeninsuffizienz beschrieben) – LH-Rezeptor (Leydigzell-Hypoplasie) – CXorf6 (MAMLD1) – 17β-Hydroxysteroiddehydrogenase Typ III – 5α-Reduktase Typ II Störungen der Androgenwirkung – Komplette und partielle Androgenresistenz – Endokrine Disruptoren
C: Andere	Syndromale Formen – Kloakenfehlbildungen – Arskog-Syndrom – Hand-Foot-Genital-Syndrom (HOXA13) u. a. Syndrom der persistierenden Müller-Gänge (Störungen von AMH- und AMH-Rezeptor) Vanishing-Testis-Syndrom Isolierte Hypospadie Kryptorchismus u. a.
Störungen der Geschlechtsentwicklung mit 46,XX-Karyotyp	
A: Störungen der Gonaden/Ovarentwicklung	Gonadendysgenesie Ovotestikuläre Störung der Geschlechtsentwicklung Testikuläre Störung der Geschlechtsentwicklung (z. B. SRY+, SOX9-Duplikation)
B: Androgenexzess	Fetaler Androgenexzess – 3β-Hydroxysteroiddehydrogenase Typ II – 21-Hydroxylase – P450-Oxidoreduktase – 11β-Hydroxylase – Glukokortikoidresistenz Fetoplazentarer Androgenexzess – Aromatasemangel – P450-Oxidoreduktase Maternaler Androgenexzess – Virilisierender Tumor (Luteom) – Einnahme androgen wirksamer Substanzen
C: Andere	Syndromale Formen (Kloakenfehlbildungen u. a.) Agenesie/Hypoplasie der Müller-Strukturen (MURCS) Vaginalatresie (McKusick-Kaufmann-Syndrom) Labiensynechie u. a.

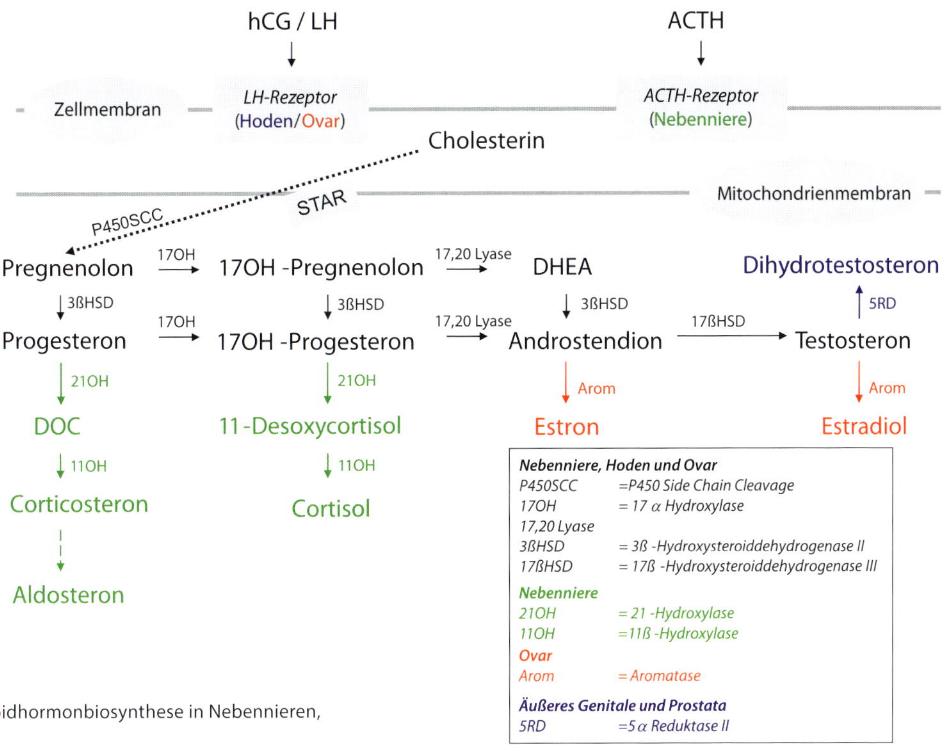

Abb. 30.21 Steroidhormonbiosynthese in Nebennieren, Hoden und Ovarien

Mutationen im WT-1-Gen (Wilms-Tumor-Suppressor-1-Gen) (Tab. 30.14) verursachen eine Gonadendysgenesie, die mit einer gestörten Entwicklung der Niere (Glomerulopathie) assoziiert sein kann. Je nach Mutation besteht ein erhöhtes Entartungsrisiko (Wilms-Tumor, Gonadoblastom). SF-1-Mutationen führen klassischerweise zur Kombination von Gonadendysgenesie und schwerer Nebennierenrindeninsuffizienz, in vielen Fällen liegt jedoch eine völlig normale Nebennierenrindenfunktion vor (Tab. 30.14).

Diagnostik

Anamnese In der Anamnese ist nach der Einnahme von Medikamenten mit androgener Wirkung durch die Mutter zu fragen, nach Virilisierungserscheinungen während der Schwangerschaft sowie der Familienstammbaum zu eruieren (Indexfälle? Konsanguinität?).

Klinische Untersuchung Sie sollte das Ausmaß der pränatalen Androgenwirkung entsprechend der Stadieneinteilung nach Prader bei 46,XX Karyotyp (Abb. 30.18a) oder bei 46,XY Kindern nach Sinnecker dokumentieren. Phalluslänge und Umfang sollten gemessen werden. Tastbare Gonaden weisen auf das Vorliegen von Hoden hin, exprimierbares Scheidensekret auf die Anlage eines Uterus. Für die klinische Dokumentation des Grades der Virilisierung hat sich auch der »External Masculinization Score (EMS)« nach Ahmed bewährt. Assoziierte Fehlbildungen müssen erfasst werden. Unnötige Wiederholungen genitaler Untersuchungen, insbesondere bei älteren Kindern oder nur zu Demonstrationszwecken sind zu unterlassen, da sie von Betroffenen als kränkend empfunden werden.

Bildgebende Diagnostik Sie beginnt mit der Ultraschalluntersuchung und dient insbesondere der Darstellung der Müller-Derivate (Uterus) und der Gonaden. Weiterhin sollten Nieren, ableitende Harnwege und Nebennieren untersucht werden. Weiterführende bildgebende Verfahren (Genitographie) und invasive Diagnostik (Laparoskopie) sollten spezialisierten Zentren mit ausreichender Erfahrung vorbehalten bleiben. Für die systematische Dokumentation hat sich der »Internal Masculinization Score (IMS)« nach Ahmed bewährt.

Laboruntersuchungen Die **Chromosomenanalyse** dient der Festlegung des Karyotyps. Eine FISH-Untersuchung (Fluoreszenz-in-situ-Hybridisierung) aus Wangenschleimhaut kann einen raschen Hinweis auf Vorliegen eines Y-Chromosoms ergeben. Dringlich ist die Bestimmung des **17-Hydroxyprogesterons** (▶ Abschn. 30.6.2), weil das AGS die häufigste Differenzialdiagnose bei uneindeutigem Genitale ist. Heutzutage wird es bereits im Neonatalscreening erfasst. Die Bestimmung von Testosteron, Androstendion und Dihydrotestosteron basal und nach hCG (humanes Choriongonadotropin) dient der Diagnostik einer **testikulären Androgenbiosynthesestörung**. Weiterhin sollten die **Gonadotropine** bestimmt werden. Hohe Werte für Testosteron und LH können auf eine Androgenresistenz hinweisen. Der Sertolizellmarker **Inhibin B** ist bei Gonadendysgenesie vermindert. Der **ACTH-Test** dient der Einteilung von Steroidbiosynthesedefekten mit Nebennierenrindenbeteiligung. Das Hormonlabor sollte methodisch auf die besonderen Belange bei Kindern eingestellt sein, damit es nicht zu Fehlbestimmungen und Fehlinterpretationen kommt. **Molekulare Untersuchungen** stehen am Ende der Diagnostik und können durch einen Mutationsnachweis die Ursache der Störung der Geschlechtsentwicklung ggf. beweisen und sind Grundlage für die humangenetische Beratung.

Therapie

Die **medikamentöse Therapie** umfasst die Behandlung einer Nebennierenrindeninsuffizienz mit Hydrocortison, Fludrocortison und NaCl und die Behandlung mit Sexualhormonen. Eine passagere, lokale Behandlung des Genitales mit Testosteron- oder Dihydrotestosteronsalbe kann präoperativ bei Zuweisung zum männlichen Geschlecht sinnvoll sein. Später ist ggf. eine pubertätseinleitende Therapie mit Östrogen-Gestagenpräparaten bei weiblicher Geschlechtszuweisung oder Testosteron bei männlicher Geschlechtszuweisung indiziert, die in eine Hormonersatztherapie übergeht.

Tab. 30.15 Genetik der familiären endokrinen Tumoren

	Hauptlokalisation	Genprodukt/Genort	Besonderheit
FMTC	Medulläres Schilddrüsenkarzinom	RET-Protoonkogen aktivierende Mutation	Somatische vs. Keimbahnmutationen
MEN-1	Parathyreoidea, Pankreas-B-Zelle, Pituitary (= Hypophyse) u. a.	Menin (11q13)	Karzinoide, Lipome
MEN-2a	Medulläres Schilddrüsenkarzinom Phäochromozytom Parathyreoidea	Wie FMTC	Prophylaktische Thyreoidektomie ab 5. Lebensjahr
MEN-2b	Medulläres Schilddrüsenkarzinom Phäochromozytom Neurome	Wie FMTC	Marfanoider Habitus

Genitale Operationen müssen die Funktion (Harnabfluss, Sexualität, Sensibilität), die Fertilität und eine mögliche Entartung der Gonaden berücksichtigen und dürfen sich nicht nur auf das rein kosmetische Erscheinungsbild beziehen. Bei **Zuweisung zum männlichen Geschlecht** wird eine Maskulinisierungsoperation (Penisaufrichtung, Hypospadiekorrektur) vor dem 2. Lebensjahr empfohlen, bei **Zuweisung zum weiblichen Geschlecht** erfolgt eine Feminisierungsoperation (Vulva-, Klitorisreduktions-, Labien-, Vaginalplastik). Indikationen für eine Gonadektomie sind das erhöhte Entartungsrisiko bei Gonadendysgenesie oder eine zu erwartende, unerwünschte pubertäre Virilisierung bei weiblicher Geschlechtszuweisung. Im Hinblick auf die vielfach irreversible Natur operativer Eingriffe ist stets zu bedenken, dass es nur ungenügende Daten zur Langzeitprognose gibt. Einige Gesichtspunkte bei feminisierenden Operationen sind die ohnehin vorhandene natürliche Variabilität der Klitorisgröße und die Gefahr narbiger Strikturen mit Notwendigkeit regelmäßiger vaginaler Bougierungen. Bezogen auf das rein operative Ergebnis (welches nur ein Teilaspekt der Langzeitprognose ist!), sollten geschlechtsangleichende Operationen nur an Zentren mit ausreichend hohen Operationszahlen und damit ausreichender Erfahrung durchgeführt werden.

> **Wann immer medizinisch möglich, sollte die Entscheidungsreife des Kindes abgewartet werden.**

Dies beinhaltet, dass nicht nur die Eltern, sondern auch die betroffenen Kinder und Jugendlichen in einer altersentsprechenden Weise vollständig aufgeklärt werden und ihnen psychologische Hilfe (z. B. Umgang mit der Diagnose im sozialen/familiären Umfeld, Krisenintervention) im Rahmen eines interdisziplinär ausgerichteten Behandlungsteams angeboten werden muss.

30.9 Besonderheiten in der Pathogenese endokriner Krankheitsbilder

K. Mohnike

30.9.1 Tumoren endokriner Organe

▪▪ Grundlagen

Neben den sporadisch auftretenden Tumoren im Bereich endokriner Organe sind **familiäre, multiple endokrine Tumoren** eine wichtige Entität. Die Erkennung eines Tumors bei einem Familienmitglied (z. B. medulläres Schilddrüsenkarzinom, Nebenschilddrüsenadenom, Insulinom o. a.) erlaubt den molekulargenetischen Ausschluss oder Nachweis von Tumoren bei (häufig noch asymptomatischen) Verwandten, insbesondere im Kindesalter. Dazu zählen das **familiäre medulläre Thyreoideakarzinom (FMTC)** und die **multiplen endokrinen Neoplasien (MEN)**. Mittels Gentest werden Mutationen des RET-Protoonkogens (MEN-2a und MEN-2b, FMTC) bzw. des Menin (MEN-1) nachgewiesen. Es wird vermutet, dass der Ausfall der Funktion des Genprodukts zu einem Proliferationsvorteil der betroffenen Zellen im Vergleich zu den gesunden Nachbarzellen führt (Tab. 30.15).

Grundsätzlich sollte die Betreuung auf Grund der Seltenheit dieser Erkrankungen im Rahmen von Studien erfolgen (z. B. GPOH-MET).

Maligne Erkrankungen der Schilddrüse

▪▪ Pathogenese

Maligne Schilddrüsentumoren sind im Kindes- und Jugendalter selten. Eine **externe Strahlentherapie** der Kopf-Hals-Region bei der Behandlung maligner Erkrankungen prädisponiert im Kindesalter zu Schilddrüsenkarzinomen. Nach dem Reaktorunglück in Tschernobyl im Jahre 1986 hat die Häufigkeit des Schilddrüsenkrebses bei Kindern in Weißrussland und der Ukraine deutlich zugenommen.

Das **papilläre Karzinom** ist mit 70% die häufigste Tumorform. Es metastasiert oft frühzeitig in die regionalen Lymphknoten, sodass es erst in diesem Stadium erkannt wird. Trotzdem ist die Prognose relativ gut.

Das **follikuläre Karzinom** betrifft eher Jugendliche und Erwachsene. Dieses Malignom führt früh zu Fernmetastasen in Lunge und Knochen.

Das **medulläre C-Zellkarzinom** kommt familiär gehäuft im Rahmen der MEN-Syndrome (multiple endokrine Neoplasie) zusammen mit anderen Neoplasien, wie dem Phäochromozytom und dem Hyperparathyreoidismus vor.

▪▪ Klinik

Meist ist das Schilddrüsenkarzinom ein Zufallsbefund. Auffällig ist ein derber, harter Schilddrüsenknoten. Häufig tastet man gleichzeitig zervikale (metastatische) Lymphknotenvergrößerungen.

> **Jeder isoliert auftretende Knoten in der Schilddrüse ist ungewöhnlich und muss wegen seiner potenziellen Malignität sorgfältig abgeklärt werden.**

▪▪ Diagnose

Die moderne Schilddrüsensonographie erlaubt dem erfahrenen Untersucher anhand von Texturveränderungen und Gefäßdopplerdarstellung den Verdacht auf ein Malignom zu stellen. Szintigraphie und Punktionszytologie ergänzen die präoperative Diagnostik. Im Schilddrüsenszintigramm ist ein **»kalter Knoten«** der typische Befund, doch können sich auch disseminierte Defekte finden. Der nachweisbare »kalte Knoten« im Szintigramm muss bis zur letzten Konsequenz, d. h. mit histologischer Untersuchung, geklärt werden.

▪▪ Therapie
Die Behandlung besteht in einer möglichst **totalen Entfernung** des Tumors. Anschließend muss eine lebenslange, suppressive Therapie mit Schilddrüsenhormonen vorgenommen werden. Die **L-T4-Dosis** sollte dabei so gewählt werden, dass die TSH-Spiegel supprimiert sind und klinisch keine Überdosierungszeichen auftreten. Ist trotz radikaler Operation noch jodspeicherndes Tumor- und Metastasengewebe nachweisbar, muss eine **Radiojodbehandlung** mit ^{131}J auch im Kindesalter durchgeführt werden.

Phäochromozytom

▪▪ Definition
Seltener **katecholaminproduzierender Tumor,** der in der Regel von intraadrenal gelegenen, chromaffinen Zellen ausgeht.

▪▪ Ätiopathogenese
Die Ätiologie ist nicht geklärt. Der Anteil des Phäochromozytoms als Ursache eines Bluthochdrucks liegt im Kindesalter unter 1%. Die Diagnose wird häufig erst im Schulalter gestellt. Phäochromozytome sezernieren vorwiegend **Noradrenalin**. Phäochromozytome sind überwiegend gutartige Tumoren. In ca. 10% der Fälle können sie aber auch maligne sein. Das Phäochromozytom tritt sporadisch, wie auch in etwa 10% der Fälle familiär gehäuft, auf. In etwa 10% der Fälle ist das Phäochromozytom Bestandteil der **multiplen endokrinen Neoplasie (MEN)**. Auch Phakomatosen, wie das von Hippel-Lindau-Syndrom, der Morbus Sturge-Weber und die Neurofibromatose Typ I werden gefunden.

▪▪ Klinik
Anfallsartig auftretende Kopfschmerzen, Schweißausbrüche, Angstgefühl und Herzjagen. Daneben kommen eine Vielzahl von **unspezifischen Symptomen** vor: subfebrile Temperaturen, Nervosität, Blässe, Apathie, Schwindel, Nausea, Sehstörungen, Ohrensausen, thorakale und/oder abdominale Schmerzen, Gewichtsverlust, Polyurie, Polydipsie sowie Zeichen eines gesteigerten Stoffwechsels.

> **Der wichtigste klinische Befund ist die arterielle Hypertonie, die typischerweise anfallsartig in Erscheinung tritt.**

▪▪ Diagnose
Bestimmung der **Katecholaminausscheidung** im 24-h-Urin (freie Katecholamine, sowie die Abbauprodukte wie Metanephrin und Vanillinmandelsäure). Der Urin muss gekühlt und angesäuert gesammelt werden, da die Katecholamine im alkalischen Milieu zerfallen. Die Katecholaminausscheidung ist im Kindesalter altersabhängig und steigt mit dem Alter an. Die zusätzliche Bestimmung der Plasmakatecholamine in Speziallabors kann ebenfalls hilfreich sein, insbesondere nach Etagenblutentnahme in der V. cava, wenn die bildgebenden Verfahren (s. unten) den Tumor nicht lokalisieren konnten. Zur **Lokalisationsdiagnostik** eignen sich primär die Sonographie, dann CT oder MRT. Die funktionelle Diagnostik mittels Szintigraphie mit Meta-Jod-123-Benzylguanidin (MIBG) oder mittels L-DOPA-PET-CT ergänzt die Diagnostik besonders bei extraadrenalen und multipel auftretenden Tumoren.

▪▪ Therapie
Mittel der Wahl ist die vollständige operative, vorzugsweise laparoskopische **Adrenalektomie**, da jedes Phäochromozytom als potenziell maligne anzusehen ist. Bei Inoperabilität und/oder Malignität kann eine Therapie mit ^{131}J-MIBG und/oder eine Polychemotherapie versucht werden.

▪▪ Prognose
Die Prognose hängt von mehreren Faktoren ab. Ergibt der histologische Befund einen malignen Tumor, dann ist sie eher schlecht. Das Phäochromozytom metastasiert vorie Prognose hängt von mehreren Faktoren ab. Ergibt der histologische Befund einen malignen Tumor, dann ist sie eher schlecht. Das Phäochromozytom metastasiert vor-PET-CT ergänzt die Diagnostik

30.9.2 Autoimmunität und endokrine Erkrankungen

Über- und Unterfunktion einzelner endokriner Drüsen sind häufig auf autoimmunologische Mechanismen zurückzuführen. Darüber hinaus treten aber verschiedene Endokrinopathien gleichzeitig bei einem Patienten oder in der gleichen Familie auf:
- autoimmunes polyglanduläres Syndrom Typ 1 (u. a. Addison-Syndrom, Hypoparathyreoidismus, Hypogonadismus, Hypothyreose) und
- autoimmunes polyglanduläres Syndrom Typ 2 (u. a. Addison-Syndrom, Hypogonadismus, Hypophysitis).

Charakteristischerweise sind dabei weitere, nicht endokrine Manifestationen (Vitiligo, Keratitis, Hepatitis, Alopezie, Myasthenie) zu beachten.

30.9.3 Angeborener Hyperinsulinismus

Häufigste Ursache der persistierender Hypoglykämien ist der kongenitale Hyperinsulinismus (früher **Nesidioblastose**) mit einer Inzidenz von 1:40.000 Neugeborenen (in Europa). Neben der Manifestation mit **schweren Hypoglykämien** in den ersten Lebenstagen werden auch Formen gefunden, die erst im Kindes- oder Erwachsenenalter diagnostiziert werden. Ursächlich wurden bei etwa 50% der Erkrankten Störungen in der Regulation der Insulinsekretion durch veränderten Glukosemetabolismus der β-Zelle beschrieben. Hervorzuheben sind Mutationen des Sulfonylharnstoffrezeptors (ABCC8- und KCNJ11-Gene) u. a., die zu charakteristischen, fokalen oder diffusen Veränderungen der Pankreashistologie führen.

Eine konsequente **Therapie** muss irreversible, hypoglykämiebedingte Hirnschäden verhindern. Die kontinuierliche zentralvenöse Glukosezufuhr (>10 mg/kg KG/min) und die kohlenhydratreiche Kost (ungekochte Stärke) müssen eine Euglykämie (Blutzucker >2,6 mmol/l, d. h. 46 mg%) garantieren. Während Diazoxid bei später manifesten Formen eine wirksame Therapie darstellt, sind Somatostatin, Glukagon und Nifedipin mögliche weitere konservative Therapieoptionen. Wichtig für die Therapieentscheidung ist die Differenzierung fokaler Formen, die durch das L-DOPA-PET-CT erfolgt (▫ Abb. 30.22). Diese Patienten werden durch eine Operation geheilt, wobei neben der Erfahrung des Chirurgen eine zuverlässige Beurteilung des intraoperative Schnellschnitts unverzichtbar sind. Die diffusen Formen sollten möglichst konservativ behandelt werden, da sehr häufig nach (subtotaler) 95%iger Pankreasentfernung

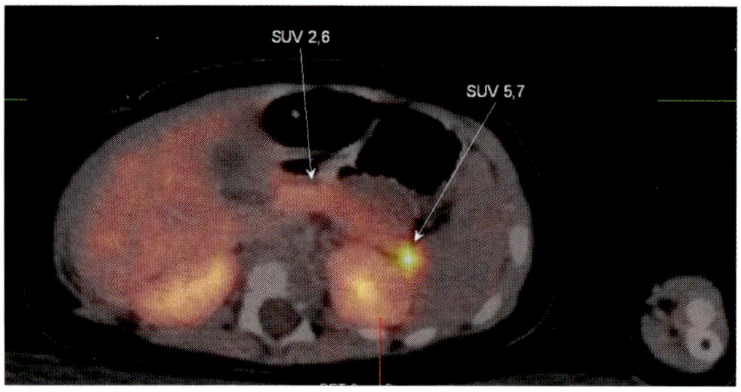

Abb. 30.22 Fokusnachweis mit 18F-DOPA-PET/CT bei congenitalem Hyperinsulinismus. Die Fokusresektion am Pankreasschwanz führte bei dem 6 Monate alten Säugling zur Euglykämie. (Mit freundlicher Genehmigung von W. Mohnike, Diagnostisch Therapeutisches Zentrum Berlin)

sowohl unverändert persistierende Hypoglykämien als auch eine spätere Diabetesmanifestation in der Pubertät auftreten.

30.10 Diabetes mellitus im Kindesalter

T. Danne

Mit 25.000 betroffenen Kindern unter 20 Jahren ist Diabetes mellitus eine der häufigsten pädiatrischen chronischen Erkrankungen. Die im Kindesalter bei weitem überwiegende Diabetesform, der Typ-1-Diabetes, ist auch heute noch nicht heilbar. Durch intensive moderne Therapieverfahren im Rahmen multidisziplinärer Therapiekonzepte lässt sich die Erkrankung gerade auch im jungen Alter gut behandeln.

Definition, Grundlagen

Der Begriff »Diabetes mellitus« beschreibt eine Stoffwechselstörung unterschiedlicher Ätiologie, die durch das Leitsymptom Hyperglykämie charakterisiert ist (Tab. 30.16). Defekte der Insulinsekretion, der Insulinwirkung oder beides verursachen v. a. Störungen des Kohlenhydrat-, Fett- und Eiweißstoffwechsels.

Ein behandlungsbedürftiger Diabetes mellitus liegt vor, wenn der nüchterne, im Plasma gemessene Blutzuckerwert über 7,0 mmol/l bzw. 126 mg/dl oder der 2-h-Blutzuckerwert nach einem oralen Glukosetoleranztest (1,75 g/kg KG, maximal 75 g Glukose) über 11,1 mmol/l bzw. 200 mg/dl liegt.

Der **Typ-1-Diabetes** tritt am häufigsten während der Kindheit und Jugend auf. Eine Manifestation kann jedoch grundsätzlich in jedem Lebensalter erfolgen. Die schubweise β-Zellzerstörung ist meist Folge eines Autoimmunprozesses, der durch das Vorhandensein von diabetesspezifischen Autoantikörpern (Inselzellantikörper (ICA), Insulinautoantikörper (IAA), Autoantikörper gegen Glutaminsäure-Decarboxylase (GADA), Autoantikörper gegen Tyrosinphosphatase IA-2 (IA2A), Autoantikörper gegen Zinktransporter 8 (Zn8A) im Serum der Patienten begleitet wird (Abb. 30.23). Bei einigen Patienten (<10%) werden solche Antikörper jedoch nicht nachgewiesen (idiopatisch). Wichtiges Kriterium für den Typ-1-Diabetes ist also die **Ketoseneigung** (Tab. 30.17).

Voraussetzung für die autoimmunologische Zerstörung der β-Zellen sind eine genetische Disposition (Tab. 30.18) und exogene Trigger, die nur teilweise identifiziert sind (Virusinfektionen, z. B. Enteroviren), bislang ungeklärte Ernährungsfaktoren (Süßigkeiten spielen keine Rolle!) sowie Umwelteinflüsse (höchste Inzidenz in Finnland und Sardinien, in Japan selten). Die Patienten sind meist nicht übergewichtig. Eine Adipositas ist jedoch mit der Diagnose Typ-1-Diabetes nicht unvereinbar. Häufig liegt bei Patienten mit Typ-1-Diabetes eine weitere Autoimmunerkrankung vor (z. B. Autoimmunthyreopathie, Zöliakie etc.).

Ein **Typ-2-Diabetes** liegt vor, wenn der Diabetes Folge einer unzureichenden Insulinwirkung und/oder Insulinsekretion ist und, wie in den meisten Fällen, eine Insulinresistenz besteht. Der Begriff »**gestörte Glukosetoleranz**« (IGT) wird dem klinischen Stadium der gestörten Glukoseregulation zugeordnet, die allen hyperglykämischen Störungen gemein und nicht unbedingt mit Diabetes gleichzusetzen ist. Der neueingeführte Begriff »**gestörte Nüchternglukose**« (»impaired fasting glucose«, IFG) wird als weiteres diagnostisches Kriterium einer gestörten Glukoseregulation definiert. Es gilt für Nüchternwerte oberhalb des Normalbereichs, aber unterhalb des für Diabetes gültigen Bereichs. Im Terminus **Gestationsdia-**

Tab. 30.16 Blutglukosegrenzwerte für die Diagnose eines Diabetes mellitus oder einer anderen Kategorie einer gestörten Glukoseregulation

		Glukosekonzentration im Plasma	
		mmol/l	mg/dl
Diabetes mellitus	Nüchtern	≥7,0	≥126
	OGTT 2-h-Werte	≥11,1	≥200
Gestörte Glukosetoleranz (IGT)	Nüchtern	<7,0 und	<126 und
	OGTT 2-h-Werte	≥7,8, aber <11,1	≥140, aber <200
Gestörte Nüchternglukose (IFG)	Nüchtern	6,1–6,9	110–125
	OGTT 2-h-Werte	<7,8	<140

OGTT oraler Glukosetoleranztest mit 1,75 g/kg KGg bzw. maximal 75 g Glukose

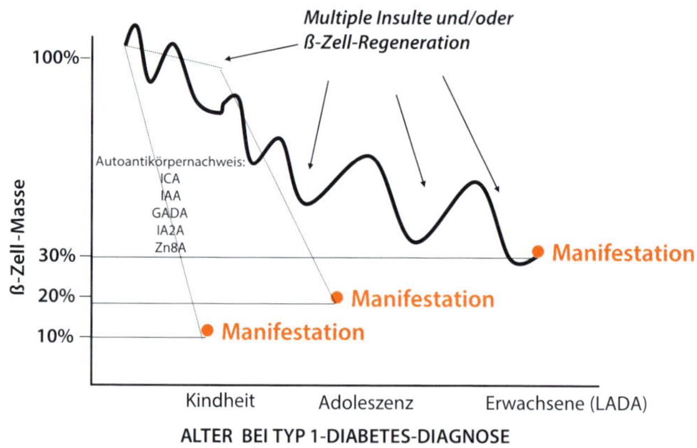

Abb. 30.23 Verlauf des Typ-1-Diabetes mellitus als schubweise Autoimmunerkrankung mit altersabhängiger Ausprägung der Restfunktion. *HLA* Histokompatibilitätsantigen, *ICA* »islet cell antibodies«, *IAA* »insulin autoantibodies«, *GADA* Glutamtadecarboxylase-Antikörper, *Zn8A* Zinktransporter-Antikörper, *LADA* latent insulinpflichtiger Diabetes mellitus im Erwachsenenalter

■ **Tab. 30.17** Charakteristika des Typ-1-, Typ-2- und monogenetischen Diabetes bei Kindern und Jugendlichen

Faktor	Typ 1	Typ 2	Monogenetisch
Genetik	Polygenetisch	Polygenetisch	Monogenetisch
Alter bei Manifestation	6 Monate bis junges Erwachsenenalter	Üblicherweise während der Pubertät (oder später)	Häufig nach der Pubertät (Ausnahme: Glukokinase und Neonataler Diabetes)
Klinische Präsentation	Meistens akut, rasch	Variabel: von langsam, milde (häufig zufällig) bis schwer	Variabel (bei Glukokinase häufig zufällig)
Assoziation mit Autoimmunität	Ja	Nein	Nein
Assoziation mit Ketose	Häufig	Selten	Häufig bei neonatalem Diabetes, selten in den anderen Formen
Assoziation mit Adipositas	Entsprechend der Hintergrundspopulation	Erhöhte Häufigkeit	Entsprechend der Hintergrundspopulation
Assoziation mit Acanthosis nigricans	Nein	Ja	Nein
Häufigkeit (% der Diabetestypen bei Kindern und Jugendlichen)	90% +	In meisten Ländern <10% (Japan 60–80%)	? 1–3%
Elternteil mit Diabetes	2–4%	80%	90%

betes (»gestational diabetes«) werden nach dieser heute gültigen Klassifikation alle Schweregrade von der gestörten Glukosetoleranz (»gestational impaired glucose tolerance«, GIGT) bis zum Gestationsdiabetes (»gestational diabetes mellitus«, GDM) zusammengefasst.

Einige **seltene Diabetesformen** sind mit monogenetischen Defekten assoziiert, die Störungen der β-Zellfunktion zur Folge haben. Eine unterschiedlich ausgeprägte Hyperglykämie tritt meist vor dem 25. Lebensjahr auf. Die Erkrankungen sind durch eine verminderte Insulinsynthese und Sekretion charakterisiert, während die Insulinwirkung wenig oder überhaupt nicht gestört ist. Die genetischen Defekte werden autosomal-dominant vererbt und wurden erstmalig unter dem Terminus MODY (»maturity-onset diabetes of the young«) beschrieben. Bei vielen weiteren genetischen Syndromen kann ein Diabetes auftreten (■ Tab. 30.19).

■ **Tab. 30.18** Genetisches Risiko eines Kindes, an Typ-1-Diabetes zu erkranken

Konstellation	Risiko
Kind einer diabetischen[a] Mutter	2–4%
Kind eines diabetischen[a] Vaters	5–7%
Geschwister eines diabetischen[a] Kindes	5–7%
Kind diabetischer[a] Eltern	20–40%
Eineiige Zwillinge	30–40%
Ein Geschwister und ein Elternteil diabetisch[a]	5–12%
HLA-identisch (DR3, DR4)	30%
HLA-identisch (DR3 oder DR4)	20%
Risiko in der Gesamtbevölkerung insgesamt	0,2–0,5%

[a] Typ-1-Diabetes

■ ■ Epidemiologie

Typ-1-Diabetes In der letzten Zeit hat sich die Zunahme des Auftretens von Typ-1-Diabetes (**Inzidenz**) in Europa über die zuletzt in 2003 veröffentlichten Erwartungen beschleunigt (■ Abb. 30.24). Die Prävalenz bei Kindern unter 15 Jahren wird bis 2020 um 70% steigen: insbesondere wird eine Verdopplung der Erkrankungsfälle bei Kindern unter 5 Jahren bis 2020 erwartet. Nach aktuellen Schätzungen leben gegenwärtig 10.000–15.000 Kinder und Jugendliche im Alter von 0–14 Jahren mit einem Typ-1-Diabetes in Deutschland. In der Altersgruppe von 0–19 Jahren sind etwa 25.000 Kinder und Jugendliche betroffen. Die **Prävalenz** des Typ-1-Diabetes im Kindes- und Jugendalter (0–14 Jahre) lag nach Ergebnissen des Baden-Württemberger Diabetes Inzidenz Register-Gruppe (DIARY) bei 0,126% (95%-CI 0,121–0,132), das entspricht ungefähr 1 Kind auf 800. Die vorhergesagte Prävalenz für 2026 liegt bei 0,27%.

Typ-2-Diabetes Aber nicht nur der Typ-1-Diabetes, sondern auch der Typ-2-Diabetes wird auch in Deutschland durch die Zunahme von Übergewicht und Fehlernährung immer häufiger diagnostiziert. Heute sind 6% der deutschen Kinder adipös und 13% übergewichtig, also mehr als doppelt so viel wie vor 10 Jahren. Da ein Typ-2-Diabetes mellitus als Folge der Adipositas im Erwachsenenalter sehr häufig auftritt, ist mit einer hohen Zahl zusätzlich an Diabetes erkrankter Jugendlicher mit Typ-2-Diabetes auch in Deutschland zu rechnen. In den USA. sind bereits je nach geographischer Lokalisation zwischen 8 und 45% der Diabetesmanifestationen im Kindesalter dem Typ-2-Diabetes zuzurechnen. Eine erste populationsgestützte Schätzung des Typ-2-Diabetes bei Kindern und Jugendlichen in Deutschland ergibt derzeit eine Inzidenz von ca. 2 pro 100.000. Bei adipösen Jugendlichen tritt in ca. 1–2% ein Typ-2-Diabetes und bei bis zu 10% eine Störung des Glukosestoffwechsels auf. Demnach erkranken gegenwärtig ca. 200 Kinder im Alter von 12–19 Jahren in Deutschland jährlich an Typ-2-Diabetes. Dennoch bleibt in Europa der Typ-1-Diabetes der weitaus größere Anteil der kindlichen

30

Tab. 30.19 Angeborene und erworbene Störungen, die gehäuft mit einem Diabetes mellitus oder einer gestörten Glukosetoleranz einhergehen (nach American Diabetes Association)

Genetische Defekte der β-Zellfunktion	MODY 1 (Gendefekt für HNF-4α) MODY 2 (Gendefekt für Glukokinase) MODY 3 (Gendefekt für HNF-α) MODY 4 (Gendefekt für PDX-1) MODY 5 (Gendefekt für HNF-1β) MODY 6 (Gendefekt für NEURO-D1) MODY-like (Gendefekt für Insulin) Mitochondrialer Diabetes Andere
Genetische Defekte in der Insulinwirkung	Typ-A-Insulinresistenz Leprechaunismus Rabson-Mendenhall-Syndrom Lipoatrophischer Diabetes Andere
Krankheiten des exokrinen Pankreas	Pankreatitis Trauma/Pankreatektomie Neoplasie Mukoviszidose Hämochromatose Fibrokalkuläre Pankreopathie Andere
Endokrinopathien	Akromegalie Cushing-Syndrom Phäochromozytom Schilddrüsenüberfunktion Somatostatinom Aldosteronom Andere
Medikamenten- oder giftinduziert	Vacor, Pentamidin, Nikotinsäure, Glukokortikoide, Schilddrüsenhormon, Diazoxid, β-adrenerge Agonisten, Thiazide, Dilantin, Interferon α und andere
Infektionen	Konnatale Röteln Zytomegalie Andere
Ungewöhnliche Formen von immunmediertem Diabetes	Stiff-man-Syndrom Anti-Insulinrezeptor-Antikörper Andere
Andere genetische Syndrome, die mit Diabetes assoziiert sind	Down-Syndrom Klinefelter-Syndrom Ullrich-Turner-Syndrom Wolfram-Syndrom (DIDMOAD-Syndrom) Friedreich-Ataxie Huntington-Chorea Laurence-Moon-Bardet-Biedl-Syndrom Myotone Dystrophie Porphyrie Prader-Labhardt-Willi-Syndrom Progeroid-Syndrome (Werner-, Cockayne-Syndrom) Andere

HNF Hepatic Nuclear Factor; *MODY* Maturity Onset Diabetes of the Young; *DIDMOAD* Diabetes insipidus, Diabetes mellitus, Optikusatrophie, Taubheit.

Diabeteserkrankungen und steht somit im Fokus der Bemühungen von Forschung, Prävention und Krankenversorgung in der Kinderdiabetologie.

30.10.1 Typ-1-Diabetes

▪▪ Pathophysiologie

Der Typ-1-Diabetes ist durch einen zunächst partiellen, später absoluten **Insulinmangel** gekennzeichnet. Die wichtigsten Konsequenzen einer verminderten Insulin- und einer verstärkten Glukagonwirkung sind die verminderte Glukoseutilisation, die gesteigerte Glykogenolyse und Glukoneogenese mit vermehrter Bereitstellung von Glukose, weiterhin die gesteigerte Lipolyse mit erhöhtem Angebot von Fettsäuren, die teils oxidiert, teils zu Ketonen umgewandelt werden, schließlich die gesteigerte Proteolyse mit erhöhtem Anfall von Aminosäuren als Substrat für die Glukoneogenese. Hyperglykämie und Hyperketonämie sind die wesentlichen pathophysiologischen Konsequenzen des Insulinmangels und führen zur hypertonen Dehydratation des Intrazellulärraums mit der Gefahr der Entwicklung einer Hirnexsikkose (Coma diabeticum). Die gesteigerte osmotische Diurese, die zu einer hypertonen Dehydratation auch des Extrazellulär- und des Plasmaraums mit ausgeprägten Glukose-, Elektrolyt- und Flüssigkeitsverlusten durch die Niere führt, bewirkte vor Einführung der Insulintherapie in 1920er Jahren zum Tod der betroffenen Kindern durch die metabolische Azidose (**diabetische Ketoazidose**) und einen hypovolämischen Schock.

▪▪ Stationäre Behandlung nach Diabetesmanifestation

Bei der klinischen Aufnahme eines Kindes mit Diabetesverdacht sollte auf folgende Besonderheiten geachtet werden:

- Anamnese: Typische Symptome wie Polyurie, Polydipsie, Gewichtsabnahme, Enuresis, aber auch Diabetes in der Familie und individuelle Ernährungsgewohnheiten erfragen
- Aufnahmestatus: Nicht vergessen: Länge und Gewicht mit Perzentilen, Dehydratationsgrad, Pubertätsstadium und Blutdruck zu dokumentieren
- Initiale Labordiagnostik unmittelbar nach Aufnahme: Blutglukose, Blutgasanalyse, Elektrolyte (cave: korrigiertes Na = gemessenes Na + 2 x ([BG–100]/100), Harnstoff, Kreatinin, Blutbild mit Hämatokrit, HbA1c; Urinstatus mit Ketonkörper- und Glukosenachweis
- Labordiagnostik nach Initialphase: GAD-Antikörper, IA2-Antikörper, Transaminasen, Cholesterin (HDL/LDL), Trigyzeride, IgA, Screening auf assoziierte Erkrankungen, z. B. fT4, TSH, Anti-TPO/Anti-TG und TRAK-AK (Hashimoto-Thyreoiditis), Transglutaminase-Antikörper (Zöliakie)

Erfahrungsgemäß ist für den Prozess der Krankheitsbewältigung, der unmittelbar nach Diagnosestellung beginnt, das erste Gespräch mit der **Diagnoseeröffnung** der »Diabetes mellitus« von erheblicher Bedeutung.

> **Das erste Gespräch mit der Mitteilung der Diagnose beeinflusst den langfristigen Therapieverlauf und damit die gesamte Prognose des Diabetes. Ungenaue oder ausweichende Informationen, erst recht vordergründige Tröstungsversuche können sich negativ auswirken.**

Die Aufklärung des Kindes erfolgt in aller Regel getrennt von den Eltern. Das Gespräch orientiert sich inhaltlich am Alter und Reifegrad des Kindes. Im Vordergrund stehen konkret praktische Inhalte, die zum Verständnis der aktuellen Situation des Kindes beitragen.

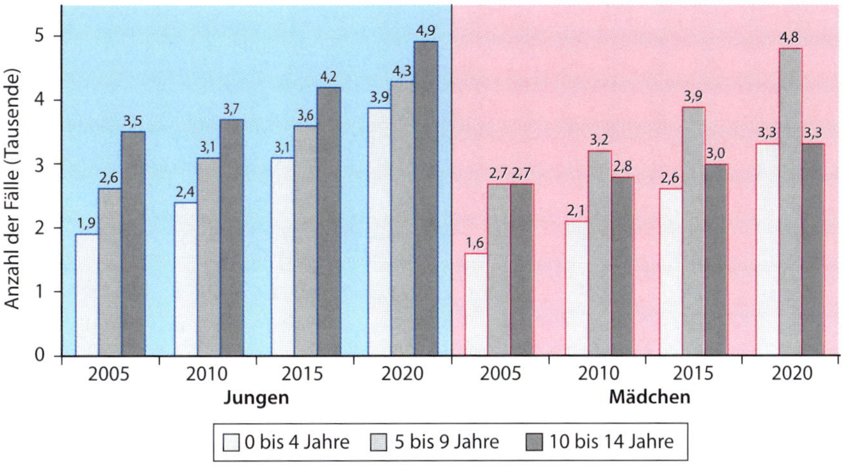

Abb. 30.24 Zunahme der Typ-1-Diabetesinzidenz in Europa in verschiedenen pädiatrischen Altersgruppen. Es ist mit einer Verdopplung bei den unter 5-Jährigen bis 2020 in Europa zu rechnen

Bei älteren Kindern kann es auch gemeinsam mit den Eltern erfolgen. Allerdings sollte den Eltern auch Gelegenheit gegeben werden, ihre Ängste ohne die Anwesenheit ihres Kindes zu äußern.

Insulintherapie

Im Mittelpunkt der Diabetesbehandlung von Kindern stand für viele Jahre die Einhaltung einer streng berechneten Diät. Die **konventionelle Insulintherapie** mit zwei Injektionen und einer exakt berechneten 6-Mahlzeiten-Diät war ihrem Charakter nach eine sehr restriktive Behandlungsmethode, die das Leben der ganzen Familie Tag und Nacht streng reglementierte. Demgegenüber werden heute die allermeisten Kinder und Jugendlichen mit einer intensivierten Insulintherapie behandelt. Ein wichtiger Schritt in diese Richtung war das Bemühen, die Eltern von Kindern und Jugendlichen mit Diabetes so eingehend zu informieren und zu unterweisen, dass sie zu »Experten« auf dem Gebiet des Diabetes und seiner Behandlung werden. Gleichzeitig erlaubte die Einführung der Blutglukose-Selbstmessung eine bessere Einschätzung der aktuellen Stoffwechsellage. Bei der **intensivierten Insulintherapie** wird versucht, mit Flexibilität der Gaben von Insulinen mit verschiedenen Wirkprofilen (Tab. 30.20) durch Insulininjektionen (ICT) oder Insulinpumpentherapie (CSII) die Insulinausschüttung bei gesunden Kindern nachzuahmen (Abb. 30.25). Die Trennung des basalen nahrungsunabhängigen Insulinbedarfs zur Regulation der Glukoseproduktion in der Leber vom nahrungsabhängigen »prandialen« Insulinbedarf zur Regulation des Blutglukoseanstiegs nach dem Essen lieferte die Grundlage für die differenzierte Basal- und Prandialinsulinsubstitution der intensivierten Insulintherapie (Abb. 30.26).

> **Im Gegensatz zur konventionellen Insulintherapie bestehen bei der differenzierten Prandial- und Basalinsulinsubstitution der intensivierten Insulintherapie bei Kindern und Jugendlichen etwa 70% der Tagesdosis aus Normalinsulin bzw. kurzwirksamen Analoginsulin, etwa 30% aus Verzögerungsinsulin.**

Durchführung der Insulininjektion Insulininjektionsspritzen aus Kunststoff bieten die Möglichkeit mischbare Insuline (z. B. NPH und Normalinsulin) mit einer Injektion zu verabreichen. Großer Beliebtheit und weiter Verbreitung erfreuen sich die **Pens**, halbautomatische Insulininjektionsgeräte, die in Aufbau und Größe einem Füllfederhalter ähneln. Durch Knopfdruck oder Drehen kann eine exakt

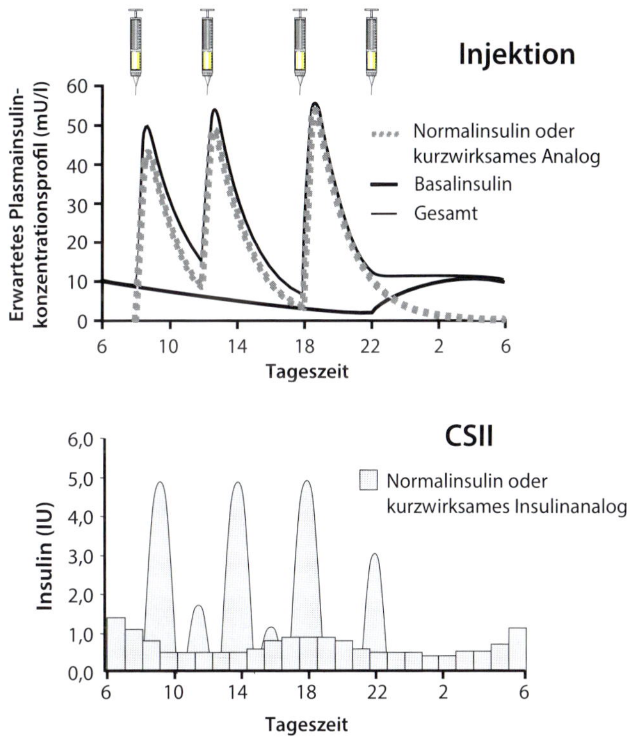

Abb. 30.25 Vergleich von intensiver konventioneller Therapie (ICT) und kontinuierlicher subkutaner Insulininfusion. *CSII* Insulinpumpentherapie

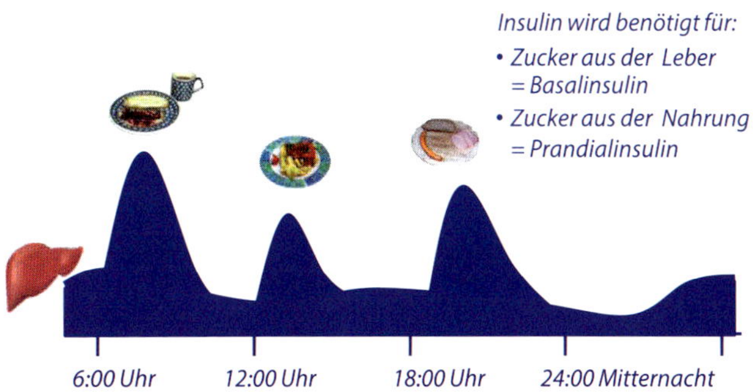

Abb. 30.26 Differenzierte Gabe von Basal- und Prandial (Bolus)-Insulin als wesentliches Therapieprinzip des Typ-1-Diabetes

Tab. 30.20 Auswahl der wichtigsten, in Deutschland erhältlichen Insulinpräparate. Mischinsuline werden in der Pädiatrie üblicherweise nicht verwendet

	Charakterisierung (unverzögerter Anteil in%)	W (min/h)	Sanofi-Aventis	Lilly	Novo-Nordisk	B. Braun Melsungen & ratiopharm	Berlin-Chemie
A	Sehr kurz wirkend	10/4	Apidra[d] (U100)	Humalog (U100) [a]	NovoRapid (U100)[b]		Liprolog (U100)
	Protamininsulin (50)	15/15		Humalog Mix 50 (U100)[a]			Liprolog Mix 50 (U100)
	Mischinsulin (30)	20/17			NovoMix 30 (U100)[b]		
	Analoga (25)	20/18		Humalog Mix 25 (U100)[a]			Liprolog Mix 25 (U100)
	Basal-Analoga	60/24	Lantus[c] (U100)				
		90/20			Levemir[e] (U100)		
H	Normalinsuline, kurz wirkend	20/8	Insuman Rapid, Insuman Infusat (U100)	Huminsulin Normal	Actrapid Velosulin (U100)	B. Braun ratiopharm Rapid	Berlinsulin H Normal (U100)
NPH-Insulin (50)		30/14	Insuman Comb 50		Actraphane 50 (U100)		
	Mischinsuline (40)	35/17			Actraphane 40 (U100)		
	Mischinsuline (30)	35/19		Huminsulin Profil III	Actraphane 30 (U100)	B. Braun ratiopharm Comb 30/70	Berlinsulin H 30/70 (U 100)
	Mischinsuline (25)	35/17	Insuman Comb 25				
	Mischinsuline (20)	45/21		Huminsulin Profil II (U 100)	Actraphane 20 (U100)		Berlinsulin H 20/80 (U 100)
	Mischinsuline (15)	45/18	Insuman Comb 15				
	Mischinsuline (10)	45/23			Actraphane 10 (U100)		
	NPH-Insuline	45/20	Insuman Basal	Huminsulin Basal	Protaphane	B. Braun ratiopharm Basal	Berlinsulin H Basal (U 100)

A Insulin-Analoga, *H* Humaninsulin
[a]Lispro= Humalog, [b]Aspart = NovoRapid, [c]Glargin= Lantus, [d]Glulisine= Apidra, [e]Detemir = Levemir

abgemessene Insulindosis appliziert werden. Die Insulininjektionsstellen müssen zur Vermeidung von **Lipodystrophien** gewechselt werden. Der Abstand der Einstiche voneinander sollte mindestens 1,5–2,0 cm betragen. Am beliebtesten sind bei Kindern die Stellen am Oberschenkel und am Gesäß. Injektionen in das Fettgewebe des Unterbauches sind bei Kindern nicht beliebt, stellen bei Jugendlichen jedoch kein Problem dar.

Insulin zu den Mahlzeiten Kinder benötigen häufig kleine Zwischenmahlzeiten: morgens während der Schulzeit die Pausenbrote, auch nachmittags und kurz vor dem Schlafen. Im Gegensatz zu Erwachsenen oder älteren Jugendlichen ist es für Kinder oft schwierig, vor jeder Zwischenmahlzeit Prandialinsulin zu berechnen und zu injizieren. Dies ist die Voraussetzung für die Verwendung von kurz- bzw. schnellwirksamen Insulinanaloga als Prandialinsulin. Die regelmäßigen Zwischenmahlzeiten werden, wenn sie zeitlich nicht zu weit von der Hauptmahlzeit entfernt sind, noch durch das prandiale Normalinsulin abgedeckt, das zur vorausgegangenen Hauptmahlzeit injiziert wurde. Das für das 1. Schulbrot (um etwa 9.00 Uhr) notwendige Insulin wird daher bereits mit dem Prandialinsulin (Normalinsulin) zum Frühstück gespritzt. Ebenso kann das Insulin für eine kleine Mahlzeit am Nachmittag bereits mit der Injektion zum Mittagessen gegeben werden. Zeitlich später liegende Zwischenmahlzeiten, z. B. das 2. Schulbrot (um etwa 11.00 Uhr), können durch das morgens injizierte Basalinsulin abgedeckt werden. Die Prandialinsulinsubstitution erfolgt vor den Hauptmahlzeiten (Frühstück, Mittagessen, Abendessen). Bei zusätzlichen Mahlzeiten (»Naschen«) oder zunächst unklarer Nahrungsmenge (»schlechter Esser«) wird ein schnell wirkendes Insulin-Analogon nach der Mahlzeit injiziert. Dabei sind die postprandialen Blutglukosewerte bei präprandialer Injektion auch von Analoginsulin besser, so dass nicht regelhaft nach der Mahlzeit injiziert werden sollte. Kurz- bzw. schnellwirksamens Insulinanalog und Normalinsulin werden dabei je nach Bedarf und Tagesablauf komplementär eingesetzt.

Korrekturinsulin Die Insulindosis, die vor einer Mahlzeit injiziert werden muss, hängt jedoch nicht nur von der geplanten Nahrungs-

Exkurs

Berechnung des Insulinbedarfs

Die Kenntnis der Insulinsekretionsraten stoffwechselgesunder Erwachsener erlaubt die Schätzung des Insulinbedarfs von Kindern und Jugendlichen. Die basale Insulinsekretionsrate beträgt beim fastenden Erwachsenen etwa 0,7–1,0 I.E./h bzw. 17–24 I.E. pro Tag. Daraus errechnet sich ein nahrungsunabhängiger Basalinsulintagesbedarf von etwa 0,3 I.E./kg KG. Die Insulinfreisetzung nach oraler Gabe von 10–12 g Kohlenhydraten (1 KE/1 BE), d. h. der nahrungsabhängige Prandialinsulinbedarf, beträgt etwa 1,35 I.E. Der Insulintagesbedarf von Kindern und Jugendlichen hängt aber auch von der Diabetesphase ab, in der sich der Patient befindet.

Unmittelbar nach Manifestation des Diabetes, während der **Initialphase**, liegt der exogene Insulintagesbedarf in Abhängigkeit vom Ausmaß der Stoffwechselentgleisung zwischen 0,5 und 1,5 I.E./kg KG. Bei über 90% aller Kinder und Jugendlichen folgt etwa 1–3 Wochen nach Beginn der Insulinbehandlung die **Remissionsphase**, d. h. eine Zeit, die durch eine noch bemerkenswerte Restsekretion von endogenem Insulin charakterisiert ist. Die ersten 1–2 Jahre dieser Phase, die auch als »partielle temporäre Remission« bezeichnet wird, ist definitionsgemäß durch einen exogenen Insulintagesbedarf von weniger als 0,5 I.E./kg KG gekennzeichnet. Eine gute Stoffwechseleinstellung mit Aglukosurie, Blutglukosewerten zwischen 80 und 160 mg/dl und HbA1c-Werten unter 7,5% ist meist ohne Schwierigkeiten zu erzielen. Es schließt sich eine Zeit von etwa 3–4 Jahren an, in der ebenfalls noch eine Restsekretion von endogenem Insulin vorliegt. Der Insulintagesbedarf beträgt 0,5–0,8 I.E./kg KG. Während der Remissionsphase, die individuell unterschiedlich lange dauert, ist eine Teilsubstitution mit exogenem Insulin notwendig.

Nach vollständigem Erlöschen der Restfunktion der β-Zellen beginnt die **Postremissionsphase**. Lebenslang muss eine Vollsubstitution mit exogenem Insulin durchgeführt werden. Der Insulinbedarf liegt über 0,8 I.E./kg KG, bei Jugendlichen während der Pubertät liegen die Insulinbedarfswerte allerdings wegen der hormonell bedingten Verminderung der Insulinsensitivität oft über 1,0 I.E./kg KG. Sie können bis 1,5 I.E./kg KG betragen.

zufuhr ab, sondern auch vom aktuellen präprandialen Blutglukosewert. Bei hohen Präprandialwerten muss Korrekturinsulin hinzugefügt, bei niedrigen abgezogen werden. Die Verminderung der Blutglukosekonzentration nach Injektion von 1 I.E. Insulin (Normalinsulin bzw. schnell wirkendes Insulin-Analogon) muss individuell immer wieder empirisch ermittelt werden, da sie durch eine Vielzahl von Faktoren beeinflusst wird. Die individuellen Richtwerte für die Ermittlung der Prandial- und Korrekturinsulindosis müssen immer wieder zwischen dem behandelnden Arzt, den Kindern und Jugendlichen und ihren Eltern besprochen werden.

Zirkadiane Wirkung des Insulins Bei der Imitation der physiologischen Insulinsekretion mit Hilfe der intensivierten Insulintherapie ist die Kenntnis der zirkadianen Rhythmen der Wirkung des Insulins von großer praktischer Bedeutung. Während der frühen Morgenstunden, etwa zwischen 4 und 9 Uhr, ist die Insulinwirkung durch die verstärkte Wirkung insulinantagonistischer Hormone, vor allem des Wachstumshormons, vermindert. Es besteht eine vorübergehende relative Insulinresistenz. Wenn der während dieser Zeit erhöhte Insulinbedarf nicht gedeckt wird, tritt eine als **Dawn-Phänomen** bezeichnete Morgenhyperglykämie auf. Der erhöhte Insulinbedarf während der frühen Morgenstunden kann mit Hilfe einer vorprogrammierten Insulinpumpe gedeckt werden, aber auch durch die Injektion eines Verzögerungsinsulins, das spät abends vor dem Schlafengehen (z. B. 23 Uhr) injiziert wird. Die relative Insulinresistenz während der frühen Morgenstunden hat zur Folge, dass die Prandialinsulindosis morgens vor der 1. Hauptmahlzeit relativ hoch ist (oft >2,0 I.E./KE).

Um die Mittagszeit, etwa zwischen 11 und 14 Uhr, ist der Insulinbedarf niedrig. Patienten berichten immer wieder über eine ausgeprägte Hypoglykämieneigung während dieser Tageszeit. Das ist umso gefährlicher, weil z. B. früh morgens injiziertes NPH-Insulin mittags das Maximum seiner Wirkung entfaltet. Das Prandialinsulin für die Mittagsmahlzeit muss daher deutlich niedriger als morgens dosiert werden (z. B. 1,5 I.E./KE). Am späten Nachmittag, etwa zwischen 17 und 19 Uhr, besteht ein erhöhter Insulinbedarf. Die Prandialinsulindosis vor der Abendmahlzeit ist meist niedriger als die für das erste Frühstück, aber deutlich höher als die für die Mittagsmahlzeit (z. B. 1,5-2,0 I.E./KE). Aus diesen Überlegungen wird auch für Kinder bereits ein differenzierter Anpassungsplan erstellt (▪ Abb. 30.27).

Insulinpumpentherapie (CSII) Die bemerkenswerten technischen Verbesserungen der Insulinpumpen, die sehr viel günstigeren Ergebnisse und die inzwischen sehr gute Akzeptanz bei den Familien haben dazu geführt, dass die Insulinpumpentherapie seit etwa 2000 zunehmend häufig bei Kindern und vor allem Jugendlichen Verwendung findet. Die Insulinpumpe wird außerhalb des Körpers getragen und bevorratet in einem Reservoir das Insulin. Zusätzlich zu der fest einprogrammierten Rate der Insulinabgabe kann der Patient selbstständig per Knopfdruck an der Pumpe bei Bedarf z. B. zum Essen bequem Insulin abgeben, ohne sich extra stechen zu müssen. Es besteht ein enger Zusammenhang zwischen der Häufigkeit der täglichen Bolusgaben und dem HbA1c. Patienten mit einem HbA1c im Zielbereich geben sich im Durchschnitt mehr als 6- bis 7-mal am Tag einen Insulinbolus bei der CSII.

Wie bei der ICT beträgt auch bei der CSII der Basalratenanteil bei der CSII 30–40%, wobei die altersabhängige circadiane Variation bei der Programmierung berücksichtigt werden muss.

Grundsätzlich muss eine 24-h-Betreuung durch ein versiertes Team aus Ärzten und Diabeteberaterinnen angeboten werden, wenn man Patienten mit einer Insulinpumpe versorgen möchte. Ausreichende Erfahrungen sollten bestehen und ein intensives Schulungsprogramm für den Umgang mit der Insulinpumpe müssen gewährleistet werden. Da die Insulinpumpentherapie keine günstige Therapieform darstellt, sondern im Gegenteil sogar sehr kostenintensiv ist, ist eine Beantragung bei der zuständigen Krankenkasse notwendig. Hier kommt es nicht selten zum Einschalten des medizinischen Dienstes, der die Begründung, die zur Durchführung einer Insulinpumpentherapie führt, intensiv prüft.

Ernährung Die Behandlungsstrategie ging lange Zeit davon aus, dass der Stoffwechseldefekt des absoluten Insulinmangels eine Reglementierung vieler Bereiche des Lebens und z. B. einen völligen Verzicht auf Süßigkeiten erforderlich macht. Moderne Therapievorstellungen basieren darauf, dass Kinder mit Diabetes eigentlich gesunde Kinder sind, die einen Insulinmangel haben. Mit auf die Nahrungsaufnahme abgestimmter Insulinzufuhr sollen sie soweit wie möglich wie gesunde Kinder leben können. Kinder und Jugendliche mit Diabetes und ihre Eltern müssen allerdings auch in der Lage sein, vor jeder Mahlzeit den Kohlenhydratgehalt und die Blut-

Beispiel-Plan eines 9-jährigen Mädchens

Name: Marlene Dietrich 9 J. Gewicht: 30 (kg) Arzt: Dr.Danne				Datum: 24.3.2010	
	Morgens	Mittags	Abends	Spät	Nachts
Deine Standard-KE-Verteilung	3 / 1 / 1	3 / 1	3 / 1	0	0
Deine KE-Regel: Für eine KE spritzt Du (E)	1,5	0,75	1,0	0,5	0,25
Deine Standarddosis Normalinsulin (E)	**6**	**3**	**4**	**0**	**0**
Deine Standarddosis Basalinsulin (E)	**2**	**0**	**0**	**5**	**0**
Deine BG-Regel: Eine Einheit Normalinsulin senkt Deinen Blutzucker	40	60	50	70	80
Dein Zielwert (mg/dl)	100	100	100	110	110
Bemerkungen: Spät <100 + ½KE; <80 + 1KE; <60 +1½KE					

Abb. 30.27 Typischer Behandlungsplan bei intensivierter Therapie

glukosewirksamkeit der Nahrungsmittel abzuschätzen, um die Insulindosis sachgerecht an die geplante Nahrungszufuhr anzupassen. Ohne Abschätzung insbesondere des Kohlenhydratgehalts der Nahrungsmittel sind auch die intensivierten Formen der Insulinbehandlung nicht erfolgreich umzusetzen. Die heute gültigen Ernährungsempfehlungen für Kinder und Jugendliche mit Typ-1-Diabetes unterscheiden sich nicht von denen, die für Gleichaltrige ohne Diabetes gelten. Sie haben den gleichen Bedarf an Energie und Nährstoffen wie alle anderen Kinder und Jugendliche in ihrem Alter. Norm- und Richtwerte, wie z. B. Tabellen (Deutsche Gesellschaft für Ernährung) mit Angaben zur altersbezogenen Kalorienzufuhr, können nur als Orientierungshilfe dienen.

> **Die einfachste Orientierungsgröße zur Ermittlung des Kalorienbedarfs von Kindern wird nach folgender Formel berechnet: Alter in Jahren × 100 + 1000 = Kalorienbedarf (kcal) pro Tag**

Die Aufgabe von Nahrungsmittelaustauschtabellen besteht darin, die Vielfalt verfügbarer Nahrungsmittel mit ihrem unterschiedlichen Gehalt an Eiweiß, Fett und Kohlenhydraten in ein berechenbares System zu bringen. Die in Deutschland lange Zeit verwendete **Broteinheit** (BE) wurde zunächst als diejenige Menge eines Lebensmittels definiert, die auf den Stoffwechsel des Menschen mit Diabetes die gleiche Wirkung ausübt wie 12 g D-Glukose. Da die Blutzuckerwirkung von Nahrungsmitteln nicht nur von dem enthaltenen Anteil an Kohlenhydraten, sondern auch von Faktoren, wie Art der Kohlenhydrate, Fettgehalt, Ballaststoffanteil, Magenfüllung etc. beeinflusst wird, ist eine grammgenaue Berechnung von Kohlenhydraten ernährungsphysiologisch nicht begründbar. Die in der Bundesrepublik gültige 12-g-Broteinheit (BE) und die in der ehemaligen DDR übliche 10-g-**Kohlenhydrateinheit** (KE) wurden daher aufgegeben. Es wird vorgeschlagen, in den Austauschtabellen die oben genannten Schwankungsbreiten zu berücksichtigen. Eine weit verbreitete Kohlenhydrataustauschtabelle orientiert sich an »Zehn Gramm KH«. Sie wird in der Pädiatrie häufig verwendet, weil sie durch farbige Fotos von Nahrungsmittelportionen, die 10 g Kohlenhydrate enthalten, Kindern eine greifbare Vorstellung von Nahrungsmittelmengen vermittelt.

Körperliche Aktivität und Sport Die Intensität körperlicher Bewegung beeinflusst in hohem Maße die Ernährung von Kindern und Jugendlichen. Bei voraussehbaren, kurzfristigen körperlichen Anstrengungen (z. B. Fußballspiel, Ballettstunde, Schwimmtraining, Schulsportstunde) sind Sonderzuteilungen leicht verdaulicher Kohlenhydrate, sog. Extra-Kohlenhydrateinheiten oder Sport-Kohlenhydrateinheiten notwendig (z. B. eine Banane vor Beginn des Fußballspiels, eine in der Halbzeit und eine am Ende des Spiels). Als Anhaltspunkt für die Beratungspraxis sollte ein Schulkind für eine halbe Stunde intensiver Bewegung etwa eine KE extra rechnen. Nach den individuellen Erfahrungen muss diese Faustregel auf den individuellen Bedarf angepasst werden. Langfristige Aktivitätserhöhungen sollten jedoch nicht nur durch eine Erhöhung der Nahrungszufuhr, sondern auch durch die Reduzierung der Insulintagesdosis ausgeglichen werden. Zur Vermeidung von Hypoglykämien ist generell die Zufuhr von Sport-KE wichtiger als die Insulindosisreduktion. Am besten werden beide Maßnahmen kombiniert. Für sportlich aktive Insulinpumpenträger wird im Allgemeinen die Dauer der Basalratensenkung auf 4–5 h oder länger programmiert. Bei regelmäßig wiederkehrenden Sporttagen empfiehlt sich die Programmierung einer Sport-Basalrate für diese Tage. Umgekehrt ist die Programmierung einer erhöhten Basalrate an Tagen geringer körperlicher Aktivität (z. B. faules Wochenende) sinnvoll.

Beurteilung der Stoffwechsellage

Blutglukose und HbA1c Der wichtigste Parameter zur Beurteilung der aktuellen Stoffwechselsituation ist der Blutglukosewert, für die Bewertung der Langzeitsituation sind der mittlere Blutglukosewert und v. a. der HbA1c-Wert hilfreich (Tab. 30.21).

> **Das heute unstrittige metabolische Ziel der Langzeitbehandlung von Kindern und Jugendlichen mit Typ-1-Diabetes ist, von Beginn der Krankheit an ein Stoffwechselgleichgewicht mit möglichst normalen Blutglukosewerten zwischen 70 und 160 mg/dl zu erreichen, d. h. unabhängig vom Diabetestyp und Alter ein HbA1c-Wert von unter 7,5%.**

Uringlukosemessung Die Blutglukosebestimmung hat die Uringlukosemessung vollständig verdrängt. Trotzdem sollte die sehr viel preiswertere Methode zur Uringlukosemessung nicht ganz vergessen werden. In vielen Ländern der Erde muss sie aus Kostengründen nach wie vor verwendet werden.

Tab. 30.21 Stoffwechselziele in der pädiatrischen Diabetologie

BZ-Kontrolle – Klinisch-chemische Bewertung[a]	Stoffwechsel gesund	Gut	Mäßig (Maßnahmen empfohlen)	Schlecht (Maßnahmen erforderlich)
Präprandiale oder nüchtern BG (mmol/l mg/dl)	3,6–5,6 65–100	5–8[b] 90–145	>8 >145	>9 >162
Postprandiale BG	4,5–7,0 80–126	5–10 90–180	10–14 180–250	>14 >250
Nächtliche BG[b2]	3,6–5,6 65–100	4,5–9 80–162	<4,2 oder >9 <75 oder >162	<4,0 oder >11 <70 oder >200
HbA1c-Wert (standardisierte Messung nach Vorgaben des DCC-Trials in %)	<6,05	<7,5	7,5–9,0	>9,0
HbA1c-Wert (nach IFCC in mmol/mol)	<43	<58	58–75	>75

[a] Diese allgemeinen Orientierungswerte müssen den individuellen Umständen eines Patienten angepasst werden. Abweichende Werte gelten insbesondere für Kleinkinder, Patienten mit schweren Hypoglykämien oder Patienten, die nicht in der Lage sind, Hypoglykämien zu erkennen.
[b] Ist die morgendliche Nüchtern-Blutglukose unter 72 mg/dl (<4 mmol/l), sollte die Möglichkeit einer vorangegangenen nächtlichen Hypoglykämie in Erwägung gezogen werden.

Ketonkörpernachweis Häufigste Ursache für eine Hyperketonämie mit Ketonurie sind eine schlechte Stoffwechseleinstellung mit mangelnder Insulinsubstitution und/oder unzureichende Kalorien-, insbesondere Kohlenhydratzufuhr. Bei bestimmten Stoffwechselsituationen (z. B. Infektionen, ausgeprägter Hyperglykämie, Übelkeit, Erbrechen, Durchfall, Hunger, Fasten) sollte der Urin auf Ketonkörper untersucht werden. Bei mangelhaftem Glukoseangebot an die Zellen, z. B. aufgrund unzureichender Insulinsubstitution oder wegen eines nicht ausreichenden Nahrungsangebots, werden vermehrt Triglyzeride gespalten. Dabei entstehen freie Fettsäuren, die teils oxidieren, teils in der Leber zu Ketonkörpern umgewandelt werden. Die Serumkonzentration der Ketonkörper β-Hydroxybuttersäure, Azetessigsäure und Azeton steigt an (Hyperketonämie bzw. Ketose). Die Ketonkörper werden im Urin in so großer Menge ausgeschieden, dass sie mit Hilfe einfacher Tests nachweisbar werden. Ketonkörper im Urin sind daher ein wichtiger Hinweis für eine schlechte Stoffwechseleinstellung. Für die Diagnose und Überwachung der diabetischen Ketoazidose ist dagegen eine enzymatische Teststreifen-Methode mit β-Hydroxybutyrat-Dehydrogenase im Kapillarblut verfügbar, die sich besonders für Patienten mit Insulinpumpentherapie eignet, damit Phasen eines Insulinmangels bei Katheterobstruktion rasch erkannt werden können.

Häufigkeit der Stoffwechselselbstkontrolle Sie hängt bei Kindern und Jugendlichen mit Typ-1-Diabetes v. a. von der individuellen Eigenart des Patienten und seiner Familie, aber auch von der aktuellen Stoffwechselsituation, vom Verlauf des Diabetes und nicht zuletzt von der Methode der Insulintherapie ab. Wichtig ist, dass Zeitpunkte gewählt werden, die in enger zeitlicher Beziehung zur Insulininjektion und zur Nahrungsaufnahme stehen.

> **Die Kenntnis des Blutglukosewerts vor jeder der 3 Hauptmahlzeiten ist für die Berechnung der notwendigen Insulindosis wichtig, auch um evtl. die Mahlzeit in Abhängigkeit vom Blutzuckerwert zu modifizieren.**

Wenn man prüfen will, ob das Verhältnis zwischen Insulindosis und Nahrungszufuhr richtig gewählt war, kann der Blutglukosewert 1–1,5 h nach der Mahlzeit gemessen werden. Der Nüchternwert, unmittelbar nach dem Aufwachen morgens früh, der meist mit dem Wert vor der 1. Hauptmahlzeit übereinstimmt, ist wichtig, weil er u. U. wichtige Informationen über die abgelaufene Nacht (Hypoglykämie) oder das Ausmaß der häufigen Morgenhyperglykämie (Dawn-Phänomen) gibt. Auch der Spätwert zwischen 22 und 23 Uhr, d. h. bei vielen Patienten vor der Basalinsulininjektion für die Nacht, ist sehr informativ für die Wahl der Insulindosis bzw. für die Vermeidung einer Hypoglykämie. Schließlich gibt es Zeitpunkte für die Blutglukosebestimmung, die keinen unmittelbaren Bezug zu Insulininjektionen oder Mahlzeiten haben. Nachts zwischen 24 und 2 Uhr treten erfahrungsgemäß häufiger niedrige Blutzuckerwerte auf, in den frühen Morgenstunden zwischen 4 und 7 Uhr dagegen relativ hohe. Daher kann es notwendig sein, z. B. um 1 Uhr und/oder um 4 Uhr orientierend Blutglukose zu messen. Die Messergebnisse der Stoffwechselselbstkontrolle sind unverzichtbar, um die notwendige Insulindosis zu ermitteln und um sich ein Bild von der aktuellen Stoffwechselsituation zu machen. Sie sind aber auch eine wichtige Grundlage für die Beratung in der Diabetessprechstunde. Darum sollten sie regelmäßig dokumentiert, d. h. aufgezeichnet werden.

Kontinuierliche Glukosemessung In den letzten Jahren sind Geräte entwickelt worden, die erstmalig eine kontinuierliche Anzeige subkutan gemessener Glukosekonzentrationen erlauben, die in einer engen Korrelation mit den Blutzuckerwerten stehen (Abb. 30.28). Sie sind zudem mit Alarmen für Hypo- und Hyperglykämien sowie raschen Änderungen der Glukosekonzentration ausgestattet. Als ersten Schritt zu einem geschlossenen System aus Sensor und Pumpe ohne Patientenintervention (»closed loop«) ist eine Insulinpumpe mit der Möglichkeit der Unterbrechung der Insulinzufuhr bei wiederholtem Nichtreagieren auf subkutan gemessene Hypoglykämiealarme erhältlich. Ein System mit einem »closed-loop« zur Nacht zeigt vielversprechende Ergebnisse. Wegen des Wegfalls der zephalen Phase der Insulinsekretion gestaltet sich die Programmierung der Dosierungsalgorithmen für ein künstliches Pankreas nicht einfach. Auch wegen der Sicherheitsbedenken ist noch nicht mit einem breiten klinischen Einsatz dieser Systeme in naher Zukunft zu rechnen.

Schulung, psychologische Betreuung

Erforderlich sind unterschiedliche Schulungsangebote (Struktur, Inhalte, didaktisches Konzept) für Vorschulkinder, Grundschul-

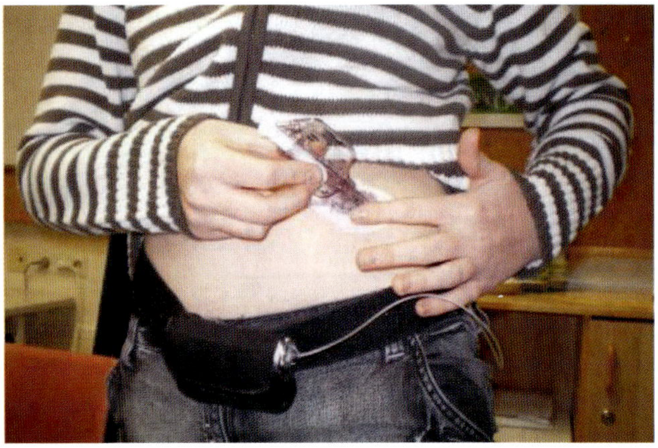

■ **Abb. 30.28** Sensorunterstützte Pumpentherapie: Subkutane Platzierung eine kontinuierlichen Glukosesensors (Fa. Dexcom). Im Vordergrund eine Insulinpumpe mit Katheter (Katheterlage subkutan im Po) in einer Pumpentasche am Gürtel

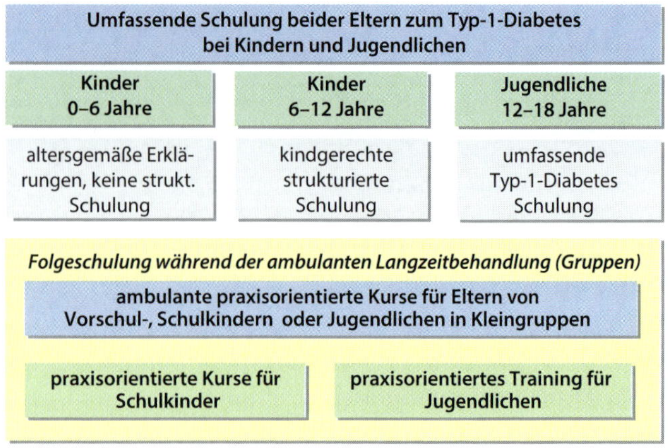

■ **Abb. 30.29** Altersentsprechende Schulung in der pädiatrischen Diabetologie

kinder, Jugendliche in der Pubertät und Adoleszenten beim Übergang in die internistische Betreuung (■ Abb. 30.29). Die moderne Diabetesschulung verfolgt das Ziel, die Selbstmanagement- Fähigkeit der betroffenen Kinder und Jugendlichen sowie ihrer Familien zu fördern. Dabei hat sich eine zu frühe alleinige Verantwortung von Jugendlichen mit Diabetes als ungünstig erwiesen. Sie sollten daher durch ein qualifiziertes **multiprofessionelles Team** erfolgen (Pädiater/Diabetologe DDG, Diabetesberaterin DDG, Ernährungsberaterin sowie assoziierter Kinderpsychologe und Sozialarbeiter). Alle Schulungen vermitteln nicht nur notwendige Kenntnisse über den Typ-1-Diabetes und seine Behandlung mit mehreren Insulininjektionen täglich oder einer Insulinpumpe; sie sind ebenfalls auf die Integration der Therapie in den Alltag der Familien, die Förderung einer konstruktiven Krankheitsakzeptanz, das Training von Selbst-Management-Fertigkeiten und die Bewältigung von seelischen Belastungen ausgerichtet. Für Eltern werden zusätzlich alterstypische Erziehungsfragen angesprochen, die sich aus der Doppelrolle als Therapeuten und wichtigste Bezugspersonen ihres Kindes ergeben. Besonders effektiv sind praktische Schulungselemente nach dem Prinzip des »learning by doing«, die von pädiatrisch qualifizierten **Diabetesberaterinnen** DDG eingesetzt werden. Dabei ist ein möglichst schneller Einbezug aller Beteiligten in die tägliche Therapie sinnvoll, damit Eltern und Kinder ein Gefühl der Selbstkompetenz entwickeln.

■■ Soziale Hilfen

Kinder und Jugendliche mit Diabetes haben grundsätzlich Anspruch auf Hilfe im sozialrechtlichen und steuerrechtlichen Sinn. Die Gewährung von sozialen Hilfen setzt aber immer eine versorgungsärztliche Begutachtung voraus. Nach der gegenwärtigen Lage wird dazu die Belastung durch die Therapie herangezogen. Dabei gehören Kinder mit Diabetes in der Regel zur Gruppe, deren Therapie eine Hypoglykämie auslösen kann, die eine intensivierte Insulintherapie (bzw. eine Insulinpumpentherapie) durchführen und durch erhebliche Einschnitte gravierend in der Lebensführung beeinträchtigt sind. Sie erleiden aufgrund dieses Therapieaufwandes eine wesentliche Teilhabebeeinträchtigung, die als Nachteilsausgleich mit einem **Grad der Behinderung** (GdB) von 50 eingestuft wird. Damit ist das Kriterium für »Schwerbehinderung« erfüllt. Zusätzlich wird aufgrund der täglichen häufigen Blutglukosemessungen und Injektionen sowie Überwachung der Therapie und Einstellung eine Hilfsbedürftigkeit (**Merkzeichen »H«**) bis zur Vollendung des 16., in Ausnahmefällen bis zum 18. Lebensjahr gegeben. Hiermit erkennt das Finanzamt die »Hilflosigkeit« an und gewährt die Steuerfreibeträge. Die Unterstützung bei der Berufsfindung, der Berufsausbildung und bei der Sicherung des Arbeitsplatzes ist ebenfalls gesetzlich garantiert.

■■ Langzeitbehandlung

Verlaufskontrollen in der Diabetesambulanz Ein wesentliches Therapieziel in der Betreuung von Kindern und Jugendlichen mit Diabetes ist das körperliche, psychische und soziale Wohlbefinden. Als Parameter für die normale somatische Entwicklung der Betroffenen müssen regelmäßig Größe, Gewicht sowie Pubertätsentwicklung überprüft werden Wenn Abweichungen von den Perzentilen für Gewicht, Größe oder Körpermasseindex sowie Pubertätsverlauf vorhanden sind, müssen mögliche Ursachen (nichtdiabetesspezifische und diabetesspezifische) untersucht werden.

Folgeerkrankungen Das Auftreten von Komplikationen im Kindes- und Jugendalter wie beginnende Nephropathie (Mikroalbuminurie) oder beginnende Retinopathie, ist ein Hinweis für die spätere Entwicklung von ausgeprägten mikro- und makrosvaskulären Folgeerkrankungen Bei Jugendlichen mit Diabetes erhöht eine schlechte oder sehr schlechte glykämische Kontrolle (HbA1c-Wert über 9% bzw. über 10%) über einen längeren Zeitraum das Risiko zur Entwicklung einer Retinopathie ungefähr um das vier- bis achtfache. Die Stoffwechseleinstellung trägt auch vor der Pubertät zum Risiko für Folgeerkrankungen bei. Die Tabelle (■ Tab. 30.22) fasst die Screeninguntersuchungen und möglichen Interventionen zusammen. Langzeitauswertungen belegen den Erfolg der Bemühungen in den letzten Jahren. So lässt sich in Deutschland in den Jahren 1995 bis 2009 eine jährliche Verbesserung des HbA1c um 0,04% bei immer weniger schweren Hypoglykämien nachweisen, wobei mittlerweile zwischen 40–50% der pädiatrischen Patienten das Ziel-HbA1c von unter 7,5% erreichen.

30.10.2 Ketoazidose

Die diabetische Ketoazidose (DKA) ist die Hauptursache für die Morbidität und Mortalität von Kindern und Jugendlichen mit Typ-1-

Tab. 30.22 Langzeitkomplikationen: Screeninguntersuchungen und Interventionen

Screening-untersuchung auf	Screeningintervalle	Empfohlene Screeningmethode(n)	Interventionen
Retinopathie	Alle 1–2 Jahre ab dem 11. Lebensjahr oder ab 5 Jahren Diabetesdauer	Binokulare bimikroskopische Funduskopie in Mydriasis durch routinierten Augenarzt	Verbesserung der glykämischen Kontrolle Lasertherapie
Nephropathie	Jährlich ab dem 11. Lebensjahr oder ab 5 Jahren Diabetesdauer	Nachweis einer Mikroalbuminurie: – Konzentrationsmessung: 20–200 mg/l – Albumin-Exkretionsrate >20–<200 µg/min – Albumin-Kreatinin-Ratio	Verbesserung der glykämischen Kontrolle ACE-Hemmer AT-I-Blocker Nikotinabstinenz
Neuropathie	Bei langfristig schlechter Stoffwechsellage jährlich ab dem 11. Lebensjahr oder ab 5 Jahren Diabetesdauer	Anamnese Berührungsempfinden (Monofilament) Vibrationsempfinden (Stimmgabeltest) Eigenreflexe	Verbesserung der glykämischen Kontrolle
Hypertonie	Alle 3 Monate, mindestens jährlich ab dem 11. Lebensjahr	Ruhe-RR 24-h-RR bei mindestens 2× > 95. Perzentile oder Mikroalbuminurie	Lebensstilintervention (Bewegung, Salzrestriktion, Gewichtsreduktion, Reduktion Alkohol, Nikotin) Falls nicht erfolgreich: ACE-Hemmer
Hyperlipidämie	Innerhalb des ersten Jahres nach Diagnose, dann alle 2 Jahre, präpubertär alle 5 Jahre	Bestimmung von – Gesamtcholesterin – HDL – LDL – Triglyzeride	Diätetische Therapie Falls nicht erfolgreich: ab dem 8. Lebensjahr Statine

Diabetes mellitus, sowohl bei Manifestation des Diabetes, als auch im weiteren Verlauf. Sie ist eine potenziell lebensgefährliche Erkrankung und sollte umgehend in einer spezialisierten Einrichtung von einem mit Kindern erfahrenen Diabetesteam behandelt werden. In 0,3–1% aller diabetischen Ketoazidosen kommt es zur Entwicklung einer **zerebralen Krise**. Der Todesfall im Rahmen einer Ketoazidose tritt meist in Verbindung mit einem Hirnödem auf. Selten spielen andere Ursachen eine Rolle: z. B. Hypo-, Hyperkaliämie, Hypoglykämie oder andere ZNS bedingte Ursachen wie z. B. Krampfanfälle, Thrombose, Sepsis.

▪▪ Pathogenese

Die diabetische Ketoazidose entsteht durch einen absoluten oder relativen Insulinmangel. Während bei der Manifestation des Typ-1-Diabetes mellitus ein absoluter Insulinmangel vorliegt, ist bei Kindern mit bekanntem Diabetes mellitus ein relativer Insulinmangel die Ursache einer Ketoazidose. Durch inadäquate und unzureichende Insulinzufuhr entwickelt sich ein relativer Insulinmangel, während im Rahmen von Stresssituationen (Infektionen, Trauma, gastrointestinale Infekt mit Diarrhö und Erbrechen) die Erhöhung der gegenregulatorischen Hormone (Katecholamine, Glukagon, Kortisol) einen relativen Insulinmangel zur Folge haben kann und somit die Entwicklung einer diabetischen Ketoazidose bedingt.

▪▪ Diagnose

Aufgrund der Unspezifität des klinischen Erscheinungsbildes kommt es bei der Manifestation des Diabetes nicht selten zu Fehldiagnosen. Häufige Fehldiagnosen sind Pneumonie (Kussmaulsche Atmung!), Harnwegsinfekt (Polyurie!) oder akutes Abdomen (Pseudoperitonitis!).

Leitsymptom der Ketoazidose ist ein dehydriertes Kind mit abdomineller Symptomatik.

Die **biochemischen Kriterien** der diabetischen Ketoazidose sind:
- pH <7,3,
- Bikarbonat <15 mmol/l,
- Hyperglykämie >200 mg/dl (>11 mmol/l),
- assoziiert mit Ketonurie und Ketonnachweis im Serum.

Selten kann es auch zu einer euglykämischen Ketoazidose kommen.

▪▪ Therapie

Kreislaufstabilisierung und Elektrolytausgleich Zur akuten Stabilisierung des Kreislaufs ist die Gabe einer isotonen Lösung (z.B: NaCl 0,9%) in einer Dosis von 10–20 ml/kg über ein bis zwei Stunden indiziert. Auch im Anschluss daran ist zunächst die Gabe von isotonen Lösungen weiterhin indiziert. Die infundierte Flüssigkeitsmenge sollte insgesamt nicht mehr als das 1,5–2 fache des normalen täglichen Bedarfs bezogen auf Alter und Gewicht betragen.

Cave
Kinder mit diabetischer Ketoazidose haben ein deutliches Kaliumdefizit, insbesondere intrazellulär.

Mit Ausgleich der Azidose und Insulingabe erfolgte eine Verschiebung des Kaliums von extra- nach intrazellulär, so dass bei der Behandlung eine ausreichende **Kaliumsubstitution** wichtig ist (4–6 mmol/kg/d).

Deshalb gilt bei Ketoazidose und:
- Hypokaliämie: Kaliumsubstitution mit Beginn der Flüssigkeitssubstitution
- Normokaliämie: Kaliumsubstitution mit Beginn der Insulintherapie
- Hyperkaliämie: Kaliumsubstitution nach Einsetzen der Urinproduktion

Langsame Normalisierung des Blutzuckers Die Insulingabe sollte mit einer Dosis von 0,1 U/k KG/h (bei kleineren Kindern mit

Tab. 30.23 Diagnosescore für das symptomatische Hirnödem bei diabetetischer Ketoazidose. Die Diagnose einer zerebralen Krise erfolgt entweder aufgrund eines direkten diagnostischen Kriteriums oder aufgrund indirekter Kriterien (zwei Hauptkriterien oder ein Hauptkriterium und zwei Nebenkriterien)

Direkte diagnostische Kriterien	Indirekte Kriterien: Hauptkriterien	Indirekte Kriterien: Nebenkriterien
Abnorme motorische oder verbale Reaktion auf Schmerzreize	Veränderte mentale Aktivität/ wechselnder Bewusstseinszustand	Erbrechen
Dezerebrationsstarre bei Mittelhirneinklemmung (erhöhter Muskeltonus, Opisthotonus und Beugung der Hand- und Fingergelenke) oder Dekortikationsstarre bei diffuser (hypoxischer) Schädigung des Großhirns (überstreckte Beine und im Ellbogengelenk gebeugte Arme ohne Opisthotonus)	Anhaltendes Absinken der Herzfrequenz (>20 Schläge pro Minute), nicht zurückzuführen auf Volumengabe oder Schlaf	Kopfschmerz
Hirnnervenparese (insbesondere III, IV, VI)	Altersinadäquate Inkontinenz	Lethargie oder schwere Erweckbarkeit
Abnormes neurogenes Atemmuster (z. B. Cheyne-Stokes-Atmung bei Schädigung beider Hemisphären oder hyperventilatorische Maschinenatmung bei Mittelhirnläsionen)		Diastolischer Blutdruck >90 mmHg
		Alter <5 Jahre

0,5 U/kg KG/h) über einen i.v. Perfusor erfolgen. Damit wird eine Senkung des Blutzuckers von ca. 36–90 mg/dl/h (2–5 mmol/l/h) erreicht.

Ausgleich der Azidose Die Azidose ist lediglich durch Flüssigkeits- und Insulinsubstitution zu behandeln. In kontrollierten Studien hat sich kein Vorteil durch die Gabe von Bikarbonat gezeigt. Ganz im Gegenteil ist die Bikarbonatgabe mit dem Auftreten einer paradoxen ZNS-Azidose und, aufgrund von Elektrolytverschiebungen, mit dem Risiko einer Verschlechterung eines Hirnödems verbunden

> **Bei der diabetischen Ketoazidose ist die Bikarbonatgabe nur in absoluten Ausnahmefällen (z. B. pH <6,9 oder lebensbedrohliche Hyperkaliämie) indiziert**

Vermeidung von Komplikationen (Hirnödem, Hypokaliämie) Die Kontrolle und das Monitoring der Vitalparameter und der Elektrolyte ist essenziell und reduziert die Gefahr der Entwicklung eines Hirnödems, einer inadäquaten Rehydrierung, sowie die Gefahr von Hypo- und Hyperglykämien sowie Hypokaliämien.

Wichtig ist die **Ursache** der Ketoazidose zu evaluieren. Insbesondere bei bekanntem Typ-1-Diabetes ist zu klären, ob z. B. ein Infekt, eine Insulinpumpendysfunktion, Katheterprobleme, oder absichtliches Weglassen des Insulins verantwortlich für die Stoffwechselentgleisung sind.

Zerebrale Krise. Die gefürchtete Komplikation der diabetischen Ketoazidose im Kindes- und Jugendalter ist die Entwicklung einer **zerebralen Krise**, eines Hirnödems. Ein klinische signifikantes Hirnödem entwickelt sich charakteristischerweise 4–12 h nach Therapiebeginn, kann aber auch bereits vor Therapiebeginn auftreten oder in extrem seltenen Fällen bis zu 24–48 h nach Therapiebeginn. Zur Diagnosestellung dienen in erster Linie klinische Kriterien (Tab. 30.23). Durch eine zügige Therapieeinleitung kann ein schneller Rückgang der neurologischen Symptomatik erreicht werden, der prognostisch von Bedeutung ist.

> **Wichtig ist, dass bereits bei Verdacht auf eine zerebrale Krise, also ersten klinischen Symptomen, eine sofortige Therapie mit Mannitol eingeleitet wird.**

Dazu wird Mannitol 20% in einer Menge von 0,5–1 g/kg KG innerhalb von 15–20 Minuten i.v. verabreicht. Bei ausbleibender Besserung ist eventuell eine erneute Gabe nach 30 min bis zu 2 h notwendig. Sollte kein Mannitol zur Verfügung stehen ist alternativ auch die Gabe einer hypertonen NaCl-Lösung (3%) 5–10 ml/kg KG über 30 Minuten i.v. möglich. Außerdem sollte die Flüssigkeitssubstitution auf 30–50% reduziert werden und eine Kopfhochlagerung auf 30 Grad erfolgen. Bei eintretender Ateminsuffizienz muss intubiert werden, jedoch möglichst ohne Hyperventilation. Erst nach Einleitung der akuten Therapie sollte die Durchführung eines CCT und die Ableitung eines EEG zur Sicherung der Diagnose erfolgen, um eventuelle andere Ursachen (z. B. eine Thrombose) als Auslöser der zerebralen Krise auszuschließen.

Der besondere Fall

Anamnese. Das 13 Jahre alte Mädchen, bekannter Typ-1-Diabetes mellitus seit dem 9. Lebensjahr, Austauschschülerin aus Frankreich, lebt in einer Deutschen Familie ohne Diabeteswissen. Sie wird vorgestellt wegen Erbrechen seit 2 Tagen. Insulin Therapie: Intensivierte konventionelle Insulintherapie (Aspart, Detemir).

Untersuchungsbefund. Bei Aufnahme reduzierter Allgemeinzustand, ausgeprägte Dehydratation, noch orientiert, keine neurologischen Auffälligkeiten. Gewicht 34 kg (3.P), Größe 153 cm (10.P), 3110 g.

Diagnostik. pH 7,08; pCO_2 21,9 mmHg; Bicarbonat 6,3 mmol/l; BE –21,8 mmol/l; Natrium 128 mmol/l (korrigiertes Na^+ 134,6 mmol/l = (Na^{++} × [(BG–100) / 100]); Kalium 4,3 mmol/l, Kreatinin 1,1 mg/dl; Harnstoff 56 mg/dl; HbA1c 9,5%, somit schwere diabetische Ketoazidose.

Therapie und Verlauf. Initiale Rehydratation mit 500 ml 0,9% NaCl 15 ml/kg/h mit 4 mval/kg KCl 7,45% und i.v. Insulininfusion (0,1E/kg/h Normalinsulin im Bypass), nach 1 h Flüssigkeitsreduktion (7,5 ml/kg/h), nach 2,5 h Verschlechterung des Allgemeinzustandes: Somnolenz mit Mydriasis, keine Reaktion auf Schmerzreize.

Diagnose. Dringender Verdacht auf zerebrale Krise bei Hirnödem daher sofortige Mannitol 20% Therapie.

Beurteilung. Es lag eine lebensbedrohliche Situation vor. Nach Gabe von Mannitol 20% (0,5–1 g/kg über 20 Minuten) und Reduktion der Flüssigkeitssubstitution auf das 1/3 sowie Kopfhochlagerung normalisierte sich der neurologische Zustand rasch. Die nach der Mannitol-Therapie eingeleitete weitere Diagnostik (Kopf-CT, EEG) bestätigte die Diagnose. Der sofortige Einsatz von Mannitol ist für die Langzeitprose der zerebralen Krise bei Ketoazidose entscheidend. Die Patientin erholte sich ohne neurologische Folgen.

30.10.3 Hypoglykämie

Hypoglykämien stellen ein konstantes Risiko für alle Kinder und Jugendlichen mit Typ-1-Diabetes dar. Sie sind die häufigste akute Nebenwirkung der Insulintherapie und daher von großer praktischer Bedeutung. Asymptomatische und leichte bis mittelgradige Hypoglykämien können fast täglich auftreten, schwere Hypoglykämien, bei denen der Patient sich selbst nicht mehr helfen kann, auf fremde Hilfe angewiesen ist, bzw. Bewusstlosigkeit und/oder Krämpfe auftreten, sind selten, sollten jedoch möglichst ganz vermieden werden. Eine geringe Inzidenz schwerer Hypoglykämien ist neben einem niedrigen HbA1c-Wert das wichtigste Qualitätsmerkmal für die Diabetestherapie.

Definition

Es gibt keine einheitliche Definition der Hypoglykämie in Bezug auf die Höhe des Blutzuckerspiegels, da das Auftreten von Symptomen sehr unterschiedlich sein kann. Eine asymptomatische Hypoglykämie wird definiert bei Blutzuckerwerten <65 mg/dl bzw. <3,6 mmol/l ohne Symptome einer neuroendokrinen Gegenregulierung. Dies entspricht einem Expertenkonsens und ist ein Anhaltspunkt, um Hypoglykämiewahrnehmungsstörungen zu diagnostizieren.

Ätiologie

Eine verminderte Nahrungszufuhr mit reduzierter Kohlenhydrataufnahme ist die wahrscheinlich häufigste Ursache für die Entstehung einer Hypoglykämie bei Kindern und Jugendlichen mit Typ-1-Diabetes. Eine verstärkte Insulinwirkung, z. B. durch Überdosierung des injizierten Insulins und/oder eine verstärkte körperliche Aktivität, z. B. bei Sport, können ebenfalls, jedoch seltener Hypoglykämien zur Folge haben. Bei jeder Hypoglykämie sollte eine Ursachenklärung versucht werden, damit zukünftige Hypoglykämien vermeiden werden können.

Klinik

Patienten mit Typ-1-Diabetes beschreiben eine Vielzahl subjektiver Symptome bei Auftreten einer Hypoglykämie. Neuroglykopenische Symptome sind Folge des Glukosemangels im Gehirn. Sie sind v. a. durch Veränderungen des Verhaltens und der Wahrnehmung charakterisiert (z. B. Bewusstseinstrübung bis Bewusstlosigkeit, Krämpfe). Autonome Symptome sind Ausdruck der physiologischen Veränderungen des autonomen Nervensystems (z. B. Zittrigkeit, Blässe, Schwitzen). **Nächtliche Hypoglykämien** während des Schlafes sind relativ häufig, schwierig zu diagnostizieren und daher besonders gefürchtet. Symptome wie unruhiger Schlaf mit quälenden Träumen oder zerwühltes und nasses Bettzeug weisen auf eine nächtliche Hypogykämie hin.

Therapie

Folgende Maßnahmen zur Behandlung der leichten bis mittelgradigen Hypoglykämie und der schweren Hypoglykämie werden empfohlen:

Bei Auftreten **autonomer Symptome:**

- Orale Gabe von Glukose (Traubenzucker) in Form von Plättchen, besser Pulver aufgelöst in Flüssigkeit (Wasser oder Tee),
- orale Gabe von kohlenhydrathaltigen Nahrungsmitteln mit hohem glykämischen Index (z. B. Apfelsaft, Coca Cola, Limonade).
- Bei Auftreten **neuroglykopenischer Symptome:**
- Glukagon, i.m. oder s.c.:
  - <12 Jahre: 0,5 mg (halbe Glukagonspritze) bzw. 0,1 mg/10 kg KG,
  - >12 Jahre: 1,0 mg (ganze Glukagonspritze) bzw. 0,2 mg/kg KG,
  - Evtl. Wiederholung der Glukagoninjektion nach 5–10 min.
- Glukose i.v.: 200–500 mg Glukose/kg KG (über 5 min) als 10%ige Lösung

Um jederzeit eine Hypoglykämie sicher diagnostizieren und rechtzeitig behandeln zu können, sollten alle Kinder und Jugendlichen mit Typ-1-Diabetes zu jeder Zeit ein Notfall-Set bei sich oder in der Schultasche haben, das einen ausreichenden Vorrat an schnell resorbierbaren Kohlenhydraten (Traubenzuckerplättchen, Würfelzucker, Glukosegel) zur Behandlung einer Hypoglykämie enthält. Glukagon sollte für alle Eltern und Sorgeberechtigten (z. B. in der Schule, beim Sport) jederzeit verfügbar sein. Unerlässlich ist die Schulung in der Anwendung von Glukagon (Indikation, Dosierung, Injektion).

Die Frage, ob Hypoglykämien langfristige Konsequenzen für das Gehirn haben, wird nach wie vor sehr kontrovers diskutiert. Es wird zwar vermutet, dass schwere und protrahierte Hypoglykämien neurologische Schäden verursachen können, aber Studien, v. a. bei Erwachsenen mit Diabetes, haben bisher keine überzeugende Evidenz für unmittelbare neurologische Folgen nach hypoglykämischen Episoden im Rahmen der Insulintherapie erbracht.

Cave

Die v. a. bei Eltern von Kindern und Jugendlichen mit Typ-1-Diabetes, aber auch bei manchen Ärzten verbreitete Hypoglykämieangst sollte daher nicht dazu führen, die Bemühungen um eine gute Stoffwechseleinstellung mit niedrigen HbA1c-Werten zu reduzieren.

Literatur

Berger M (Hrsg) (1995) Diabetes mellitus. Urban & Schwarzenberg, München Wien Baltimore

Danne T, Beyer P, Holl RW, Kiess W, Kordonouri O, Lange K, Lepler R, Marg W, Neu A, Petersen M, Ziegler R (2004) Diagnostik, Therapie und Verlaufskontrolle des Diabetes mellitus im Kindes- und Jugendalter. Evidenzbasierte Diabetes-Leitlinie DDG. In: Scherbaum WA, Kiess W (eds) Diabetes und Stoffwechsel 13, Suppl. 2

Danne T, Kordonouri O, Lange K (2013) Diabetes bei Kindern und Jugendlichen, 7. Auflage (begründet von P. Hürter). Springer, Berlin Heidelberg New York

Hanas R, Donaghue K, Klingensmith G, Swift PG (2009) ISPAD Clinical Practice Consensus Guidelines 2009. Pediatr Diabetes Supplement (vollständige Version www.ispad.org)

Hürter P, Jastram H-U, Regling B, Toeller M, Lange K, Weber B, Burger W, Haller R (2005) Diabetes bei Kindern: ein Behandlungs- und Schulungsprogramm. Diabetes-Buch für Kinder, 3. vollständig überarbeitete und erweiterte Auflage. Kirchheim, Mainz

Hürter P, Kordonouri O, Lange K, Danne T (2007) Kompendium pädiatrische Diabetologie. Springer, Berlin Heidelberg New York

Kruse K (Hrsg) (1999) Pädiatrische Endokrinologie. Thieme, Stuttgart

Lange K, Burger W, Holl R, Hürter P, Saßmann H, von Schütz W, Danne T (2009) Diabetes bei Jugendlichen: ein Schulungsprogramm. 2. überarbeitete und aktualisierte Auflage. Kirchheim, Mainz

Lehnert H (2003) Rationelle Diagnostik und Therapie in Endokrinologie, Diabetologie und Stoffwechsel, 2. Aufl. Thieme, Stuttgart

Leitlinie von diabtesDE und AGPD (Herausgeber: T. Haak, M. Kellerer, Autoren: Holterhus PM, Beyer P, Bürger-Büsing J, Danne T, Etspüler J, Heidtmann B, Holl RW, Karges B, Kiess W, Knerr I, Kordonouri O, Lange K, Lepler R, Marg W, Näke A, Neu A, Petersen M, Podeswik A, Stachow R, von Sengbusch S, Wagner V, Ziegler R) Diagnostik, Therapie und Verlaufskontrolle des Diabetes mellitus im Kindes- und Jugendalter. www.diabetes-kinder.de

Lifshitz F (Hrsg) (1996) Pediatric endocrinology. Marcel Dekker, pp 175–195

Phillip M, Battelino T, Rodriguez H et al. (2007) Use of insulin pump therapy in the pediatric age group. Diabetes Care 30: 1653–1662

Reinhardt D, Böhles H, Creutzig U et al. (2003) Leitlinien Kinderheilkunde und Jugendmedizin. Urban & Fischer, München

Sperling M (2008) Pediatric endocrinology. Saunders, Philadelphia

Waldhäusl W, Gries FA, Scherbaum W (Hrsg) (2004) Diabetes in der Praxis. Springer, Berlin Heidelberg New York

Wieringen JC, Waffelbakker F, Verbrugge HP, de Haas JE (1965) Growth diagrams. Wolter-Noordhoff, Groningen

Interdisziplinäre Pädiatrie

Kinder- und Jugendgynäkologie

W. Distler

C. P. Speer, M. Gahr (Hrsg), *Pädiatrie*,
DOI 10.1007/978-3-642-34269-1_31, © Springer-Verlag Berlin Heidelberg 2013

Einleitung

Die Kinder- und Jugendgynäkologie hat sich zu einem Gebiet entwickelt, an dem zahlreiche Disziplinen und Fachrichtungen beteiligt sind; neben der Pädiatrie und Gynäkologie wären zu nennen: Urologie, Chirurgie, Allgemeinmedizin, Psychiatrie, Rechtsmedizin und Sozialmedizin. Bei diagnostischen und therapeutischen Maßnahmen muss grundsätzlich die physiologische und anatomische Dynamik bei jungen Mädchen Berücksichtigung finden. Dem Pädiater ist dies geläufig, für Ärzte anderer Fachgebiete bedarf dies einer anderen Denkweise. Es ist deshalb nicht möglich, in der Kinder- und Jugendgynäkologie ein Organfach im klassischem Sinne zu sehen.

31.1 Gynäkologische Untersuchung

Junge Mädchen finden es oft schwierig, genügend Mut für den ersten Besuch beim Gynäkologen aufzubringen. Deshalb ist es umso wichtiger, dass die Heranwachsenden bei der ersten gynäkologischen Untersuchung mit dem Arzt einen Menschen haben, dem sie Probleme im Genitalbereich anvertrauen können und der das Selbstvertrauen in den eigenen Körper stabilisiert.

Für die gynäkologische Untersuchung der heranwachsenden Frau stehen grundsätzlich die diagnostischen Verfahren zur Verfügung, die auch in der Erwachsenengynäkologie Anwendung finden.

Indikationen zur gynäkologischen Untersuchung
- Genitale Blutungen
- Rezidivierende Genitalinfektionen
- Verdacht auf Fremdkörper
- Verdacht auf Tumoren
- Verdacht auf Unfalltrauma
- Zustände nach oder Verdacht auf Sexualdelikt
- Genitalanomalien
- Gestörte Entwicklungsdynamik
- Verdacht auf gynäkourologische Störungen

Die Untersuchung auf dem normalen **gynäkologischen Stuhl** ist auch für Kinder nicht ungewöhnlich, da sie diese oft schon bei ihren Müttern beobachtet haben. Lediglich Säuglinge werden auf einer Wärmematte mit in den Hüftgelenken fixierten Beinen oder aber auf dem Schoß der Mutter untersucht. Die Knie-Ellenbogen-Lage ist ähnlich wie die Seitenlage eher die Ausnahme. Eine Narkoseuntersuchung ist fast nie notwendig. Beim Kleinkind ist selbstverständlich die Mutter bei der Untersuchung anwesend, während man sich bei Jugendlichen nach deren Wünschen richten sollte.

Zur gynäkologischen Untersuchung gehört neben der Inspektion und Palpation bis etwa zum 10. Lebensjahr die **Vaginoskopie** (◘ Abb. 31.1). Bei dem Vaginoskop handelt es sich um ein **Röhrenspekulum**, das angewärmt – eventuell nach Auftragen eines anästhesierenden Gleitmittels auf den Scheideneingang – problemlos eingeführt werden kann und eine genaue Beurteilung der Scheide und Portio vaginalis ermöglicht. **Zytologische Abstriche** zur Beurteilung der Östrogenisierung sollten unter vaginoskopischer Sicht aus dem seitlichen Scheidengewölbe entnommen werden. Selbstverständlich werden auch – wie bei der erwachsenen Frau – zytologische Abstriche von der Portio vaginalis oder aus verdächtigen Bezirken entnommen.

Die **rektale oder bimanuelle Palpation** gibt zur Beurteilung des inneren Genitale beim Mädchen oder der Heranwachsenden nur ungenaue Resultate. Abgesehen davon, dass die Palpation für das Kind meist unangenehm ist und es deshalb zumindest die Bauchdecken anspannt, lassen sich verschiedene Veränderungen gar nicht erkennen. So ist bei Tumoren im Adnexbereich bekannt, dass sie sich bei Mädchen ausgesprochen früh aus dem kleinen Becken verlagern und damit der Palpation entziehen. Auch die Größe, Form und Lage der Gebärmutter lässt sich mit einer **Ultraschalluntersuchung** weit einfacher und bequemer beurteilen. Die Ultraschalluntersuchung spielt in der Kinder- und Jugendgynäkologie eine wichtige Rolle.

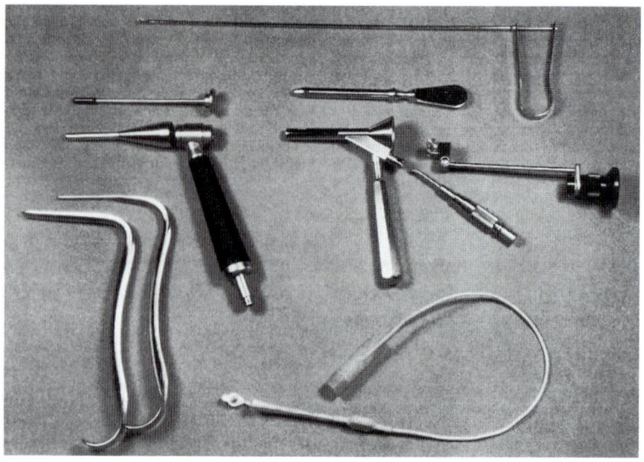

◘ **Abb. 31.1** Untersuchungsinstrumentarium des Kindergynäkologen: Vaginoskope der Firma Wolf (links) oder Storz (rechts) mit Obturatoren, Aufblasmanschette, vorschaltbarer Lupe, Kaltlichtquelle, Fremdkörperfasszange, getrennte Spekula

Bei rezidivierenden Vulvovaginitiden ist eine **mikroskopische und mikrobielle Diagnostik** erforderlich. Im Rahmen einer Vaginoskopie gelingt dies mit Watteträgern problemlos, da unter Sicht ein gezielter Abstrich aus dem hinteren Scheidengewölbe entnommen werden kann. Gleichzeitig lässt sich der **Scheiden-pH** bestimmen.

31.2 Fehlbildungen der Genitalorgane

In der Kinder- und Jugendgynäkologie kann man genitale Fehlbildungen bei etwa 5% der Fälle diagnostizieren. Rechnet man jedoch die vermeintlichen Fehlbildungen, also Normvarianten oder entzündliche Genitalveränderungen, zum obigen Kollektiv hinzu, so wird sich der Prozentsatz auf 15% erhöhen.

31.2.1 Vermeintliche Fehlbildungen

Labiensynechie Bei der **Labiensynechie** kann man durch die **Verklebung der kleinen Labien** den Introitus vaginae sowie den Meatus urethrae nicht mehr ausmachen, so dass oft eine Aplasie der Vulva oder eine Hymenalatresie vermutet wird. Wird das paralabiale Gewebe mit Daumen und Zeigefinger gespreizt, so sieht man als Trennlinie der verklebten kleinen Labien eine weißliche Raphe (◘ Abb. 31.2).

Meist befindet sich unterhalb der Klitoris eine millimetergroße, kaum sichtbare Öffnung, über die der Urin nur erschwert abfließen kann. Nach Beendigung der Miktion tropft der Urin weiter aus dem Reservoir, das Vestibulum und Vagina bilden. Diese **urethrovaginale Retention des Urins** führt zu Erodierungen und weiteren Entzündungen im Bereich der Vulva, Vagina und Harnwege. Die Ätiologie

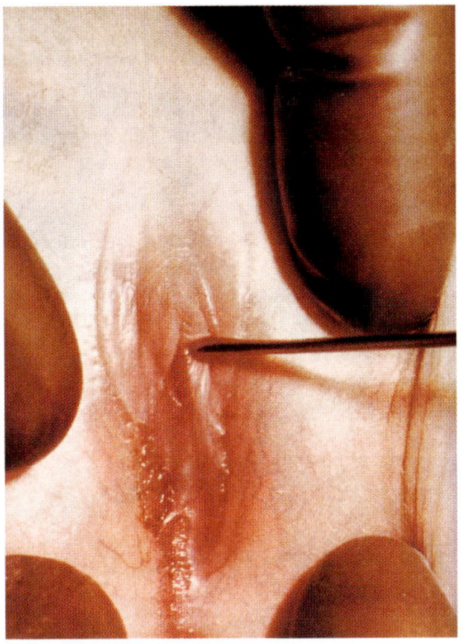

Abb. 31.2 Komplette Labiensynechie: Die Sonde markiert die winzige ventrale Öffnung für den Urin

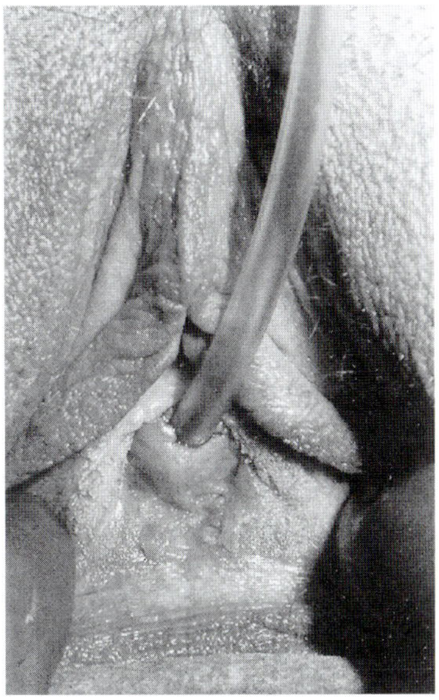

Abb. 31.3 11-jähriges Mädchen mit einem Hymen altus. Einweisungsdiagnose: Vaginalaplasie. Katheter intra vaginam

der Labiensynechie wird beim Kleinkind durch die Kombination von Östrogendefizit und mangelhafter Genitalhygiene erklärt.

Die **Therapie** besteht in der vorsichtigen, digitalen Separierung der Labien und der Applikation von Östrogencreme über etwa 14 Tage.

Synechie der Frenula clitoridis Diese Veränderung kann eine **tumorartige Veränderung** der Klitoris vortäuschen, insbesondere wenn Smegma und Präputialsteine reteniert werden. Zur Behandlung müssen auch hier die Synechien gelöst und eine östrogenhaltige Vaginalcreme verabreicht werden.

Pseudohymenalatresie Es handelt sich dabei um den hoch aufgebauten Hymenalsaum (Hymen altus), ein siebförmiges Hymen (Hymen cribriformis) oder ein mikropunktiertes Hymen (Hymen micropunctatus). Diesen **hymenalen Anomalien** ist gemeinsam, dass der Introitus vaginae selbst unter Lupenvergrößerung nicht erkennbar ist und eine echte Hymenalatresie bzw. eine vaginale Aplasie angenommen wird.

Tatsächlich haben die heranwachsenden Mädchen **selten Beschwerden** und selbst nach der Menarche reichen die kleinen Öffnungen in der Hymenalplatte aus (Abb. 31.3). Bei der vaginalen Menstruationshygiene (Vaginaltampon) sowie der Kohabitarche treten jedoch Schwierigkeiten auf. Die **operative Revision** des entsprechenden Befundes ist angezeigt und führt in der Regel zu unauffälligen anatomischen Verhältnissen.

31.2.2 Fehlbildungen mit unauffälligem äußeren Genitale

Hymenalatresie Eine Fehlbildung mit Abflussbehinderung des Uterovaginalkanals ist die **Hymenalatresie**, ein membranartiger, kompletter Verschluss des Hymens. Die Folge sind die Retention von Mukos mit Bildung eines **Mukokolpos** im Kleinkindesalter bzw. später die Ansammlung von Menstrualblut mit **Hämatokolpos** bis hin zur **Hämatometra** und **Hämatosalpinx**.

Zur **Diagnose** ist die grau-bläuliche Vorwölbung des Hymens bei Muko- bzw. Hämatokolpos von großer Wichtigkeit. Bei der rektalen Untersuchung fällt die pralle Auftreibung der Scheide auf; die Differenzialdiagnostik kann durch die Sonographie vorangetrieben werden.

Die **Therapie** besteht, unabhängig vom Alter der Patientin, in der kreuzförmigen Inzision der Hymenalmembran. Beim Hämatokolpos bzw. bei der Hämatometra und Hämatosalpinx ist der operative Eingriff unter stationären Bedingungen nach Antibiotikagabe ratsam.

Haematokolpos unilateralis Beim **Haematokolpos unilateralis** bestehen **2 Hemiuterovaginalanlagen**. Während sich die eine Genitalanlage zum Introitus vaginae öffnet, wird in der anderen durch eine partielle Atresie der Vagina Menstrualblut reteniert, sodass die Teilvagina palpatorisch als praller Tumor imponiert.

Die **Therapie** besteht in einer breiten Eröffnung der kaudal verschlossenen Vagina, d. h. es muss das Septum zwischen den beiden Scheidenanteilen reseziert werden.

Mayer-Rokitansky-Küster-Syndrom Eine **Aplasie der Scheide** bei funktionstüchtigem Uterus ist äußerst selten. Das Mayer-Rokitansky-Küster-Syndrom ist durch einen rudimentären Uterus bicornis mit Vaginalhypoplasie oder -aplasie gekennzeichnet. Es kommt in einer Häufigkeit von 1:5000 vor.

31.2.3 Fehlbildungen mit verändertem äußeren Genitale

Fehlbildungen des äußeren Genitale können im Rahmen der Maskulinisierung genetisch weiblicher Individuen oder der gestörten Virilisierung genetisch männlicher Individuen auftreten. Klinisch sind **Androgeneinflüsse auf den weiblichen Feten** von größerer Bedeutung, wobei ursächlich an die gemischte **Gonadendysgenesie** und das **Adrenogenitalsyndrom** gedacht werden müssen. Auch die Einnahme von Androgenpräparaten (z. B. Nortestosteron-Derivate) während der Schwangerschaft kann eine Rolle spielen; selten kommen auch androgenproduzierende Tumoren bei der Mutter oder dem Feten vor.

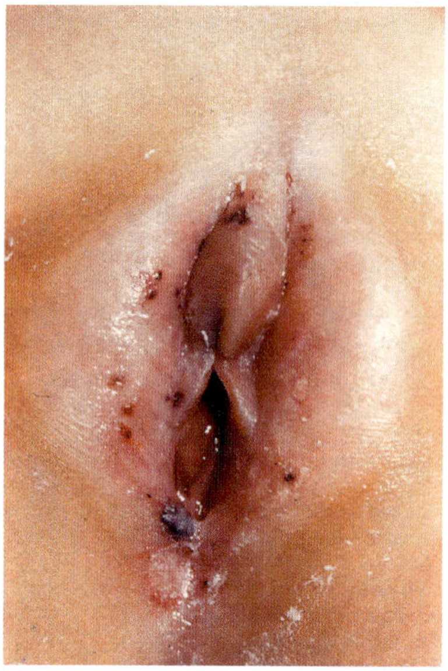

Abb. 31.4 Chronische Vulvovaginitis durch Enterokokken bei einem 4,7 Jahre alten Mädchen. Multiple Einblutungen durch Kratzen

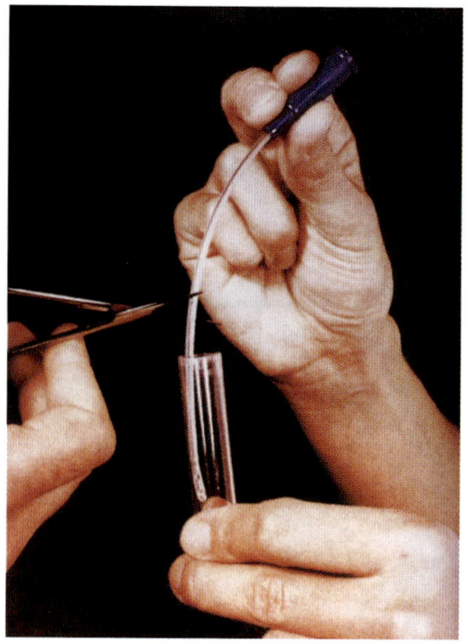

Abb. 31.5 Scheidenblindabstrich mit einem Fraueneinmalkatheter, dessen Spitze steril versandt wird

31.3 Entzündliche Genitalerkrankungen

Ätiologie

Entzündungen im Genitalbereich und Fluorbeschwerden stellen die häufigsten Erkrankungen im kindergynäkologischen Bereich dar. Es gibt eine Vielzahl von Ursachen für Vulvovaginitiden im Kindes- und Jugendalter:

- **Endogene Ursachen**: hormonelle Einflüsse, im Zusammenhang mit Allgemeinerkrankungen und anatomische Gründe
- **Exogene Ursachen**: Mikroorganismen, mechanische, allergische oder chemische Einflüsse sowie Fremdkörper

Diagnose

Neben der obligaten Anamneseerhebung ist eine **Inspektion des äußeren Genitale** mit Introitus vaginae, Perineum und Afterregion notwendig. Verschmutzungen, Kratzeffekte, Kleidereinschnürungen, Zeichen einer Östrogenisierung und anatomische Besonderheiten weisen oft schon den Weg zur weiteren Diagnostik (Abb. 31.4).

> **Aufwändige und belastende Untersuchungen sind häufig überflüssig.**

Zumindest die rezidivierende, therapieresistente Vulvovaginitis muss durch eine **bakteriologische Untersuchung** abgeklärt werden. Ein Abstrich aus dem Scheideneingang ist wenig hilfreich, da sich hierbei regelmäßig eine Mischflora findet. Es hat sich bewährt, mit einem normalen Fraueneinmalkatheter Sekret aus dem oberen Scheidenbereich zu entnehmen und die mit Sekret gefüllte Spitze des Katheters im sterilen Röhrchen zur Befundung zu schicken (Abb. 31.5).

Auch eine Bestimmung des **Scheiden-pH** und die Abnahme eines **Nativpräparates** aus dem Scheidensekret gehören zur Untersuchung.

Klinik

Hauptsymptom der Vulvovaginitis ist der **Fluor**, daneben kann Juckreiz vorkommen. Ist der Fluor blutig, kann sich dahinter ein tumoröses Geschehen verbergen; häufiger ist jedoch ein **intravaginaler Fremdkörper**, insbesondere bei fötidem Fluor.

Therapie

Die **Therapie** der Vulvovaginitis ist abhängig von der Ätiologie. Für die Behandlung der unspezifischen Vulvovaginitis reicht oft eine Aufklärung und Anleitung über hygienische Maßnahmen aus.

31.4 Genitalblutungen

> **Genitalblutungen bei kleinen Mädchen sind immer pathologisch.**

Ihre Ursachen sind äußerst vielfältig. Grundlage jeder **differenzialdiagnostischen** Erwägung ist neben der gezielten Anamnese die klinische Untersuchung, die durch die Vaginoskopie und die Sonographie ergänzt werden. Die Therapie der Genitalblutungen im Kindesalter richtet sich nach der jeweiligen Ursache.

Ursachen genitaler Blutungen im Kindesalter
- Vulvovaginitis
- Akzidentelle Verletzungen
- Verletzungen durch Sexualdelikte
- Intravaginale Fremdkörper
- Vorübergehende Östrogenisierung des Vaginalepithels
- Maligne und benigne Tumoren
- Exogene Östrogenzufuhr
- Simulation
- (Pseudo)pubertas praecox
- Extragenitale Blutungsursachen (Urethralpolyp, rektale Blutungen)

31.5 Zyklusstörungen

Die Beratung junger Patientinnen mit Zyklusstörungen nimmt in der kindergynäkologischen Praxis einen breiten Raum ein: Etwa 40% des Klientels klagt über eine solche Symptomatik. Das zeitgerechte und beschwerdefreie Eintreten der Regelblutungen ist für die heranwachsenden Mädchen, aber auch für die Mütter, von großer Bedeutung bei der Beurteilung von Gesundheit und Normalität.

Einteilung

Aus klinischer Sicht bietet sich folgende **Einteilung der Zyklusstörungen** an:

- Tempoanomalie (Oligomenorrhö),
- Typusanomalie (Hypomenorrhö, Hypermenorrhö),
- Zusatzblutung (prä- und postmenstruelle Blutungen, Ovulationsblutung),
- dysfunktionelle Blutung (Metrorrhagie, verstärkte juvenile Blutung),
- Ausbleiben der Blutung (primäre und sekundäre Amenorrhö),
- schmerzhafte Menstruation (Dysmenorrhö).

Diagnose

Bei der Diagnostik von Zyklusstörungen wird deutlich, dass die Symptomatik durch unterschiedliche **pathogenetische Faktoren** (Chromosomenaberrationen, Enzymdefekte, Organerkrankungen) bedingt sein kann. Fasst man aber ätiologisch einheitliche Störungen des menstruellen Zyklus zusammen, so können sich hinsichtlich der Symptomatologie und Organbeteiligung wiederum Überschneidungen ergeben.

> **Oligomenorrhöische Zyklen sind in den ersten 2–3 Jahren nach der Menarche eher normal als pathologisch. Nur bei der Hälfte der Mädchen bilden sich innerhalb von 5 Jahren nach der ersten Regelblutung ovulatorische Zyklen aus.**

Ätiologische Bedeutung bei Zyklusstörungen kann auch dem **Körpergewicht** der Patientin zukommen: Die Mehrzahl der Jugendlichen mit dysfunktionellen Blutungen ist unter- oder übergewichtig.

31.5.1 Amenorrhö

Primäre Amenorrhö Definitionsgemäß spricht man von **primärer Amenorrhö**, wenn bis zur Vollendung des 16. Lebensjahres keine Menarche eintritt; manche Autoren befürworten als Altersgrenze das 18. Lebensjahr. Bei fehlender Pubertätsentwicklung bis zum 13. oder 14. Lebensjahr wird man nicht abwarten, bis die zeitlichen Kriterien für die Definition der primären Amenorrhö erreicht sind. Zur **diagnostischen Abklärung** von Patientinnen mit primärer Amenorrhö hat sich in praxi ein organbezogenes Vorgehen bewährt. Häufig liegen komplexe Störungen vor: chromosomale Aberrationen (Gonadendysgenesie), angeborene Genitalfehlbildungen (Mayer-Rokitansky-Küster-Syndrom, Atresien) oder Formen der Intersexualität (testikuläre Feminisierung, adrenogenitales Syndrom). Primäre Amenorrhöen hypothalamisch-hypophysärer Genese oder durch Dysfunktion extragenitaler inkretorischer Organe und metabolisch bedingte Störungen sind bei Jugendlichen selten.

Sekundäre Amenorrhö Eine **sekundäre Amenorrhö** liegt vor, wenn bei bereits bestehenden Regelblutungen diese **länger als 3 Monate** ausbleibt. Ähnlich wie bei der Oligomenorrhö muss bei einer sekundären Amenorrhö in der überwiegenden Zahl der Fälle eine **hypothalamische Genese** angenommen werden; dennoch muss auch an andere Ursachen gedacht werden: Schwangerschaft, funktionelle Retardierung biologischer Reifungsprozesse, Endokrinopathien, schwere Allgemeinerkrankungen, hormonaktive Ovarialtumoren, Erkrankungen des zentralen Nervensystems, psychische und emotionelle Belastungen und Abusus von Drogen.

> **Cave**
> **Bei sekundärer Amenorrhö sollte immer an eine Schwangerschaft gedacht werden!**

Die **endokrinologische Diagnostik** wird verdeutlichen, ob die Amenorrhö Folge einer hyperandrogenämischen, hyperprolaktinämischen, primären oder hypothalamisch-hypophysären Ovarialinsuffizienz ist.

31.5.2 Juvenile Blutungen

Anovulation mit Follikelpersistenz Bei den heranwachsenden Mädchen ist die Anovulation mit Follikelpersistenz häufig. Der persistierende Follikel produziert Östrogene, die zur Proliferation des Endometriums führen; das hyperplastische Endometrium benötigt zunehmende Östrogenmengen, die der Follikel auf die Dauer nicht bilden kann, sodass es zu **Abbruch- oder Durchbruchblutungen** kommt. Klinisch imponieren verlängerte oder verstärkte Blutungen mit azyklischem Rhythmus. Die Blutungen können über Wochen mit kaum blutungsfreiem Intervall anhalten und führen häufig zur **Anämie**.

Die **Diagnose** kann bei unauffälligem gynäkologischem Befund aufgrund der Anamnese gestellt werden. **Differenzialdiagnostisch** müssen allerdings weitere Ursachen ausgeschlossen werden: Fremdkörper, Sexualdelikte, Traubensarkom, Vaginaladenose, Vaginalkarzinom, gestörte Frühgravidität und Gerinnungsstörungen. Zur Stillung der Blutungen kommen **Östrogen-Gestagen-Kombinationspräparate** infrage; bei leichteren Störungen und als Rezidivprophylaxe ist die zyklusgerechte Gestagengabe sinnvoll.

Dysmenorrhö 30% der heranwachsenden Mädchen klagen in den ersten Jahren nach der Menarche über **schmerzhafte Regelblutungen** im Sinne einer Dysmenorrhö.

Die **Ätiologie** ist eher ungeklärt; es wird auch von einer Prostaglandinimbalance gesprochen. Organische Ursachen wie die Endometriose oder Genitalanomalien müssen ausgeschlossen werden.

Als **Symptome** stehen Bauchschmerzen, Übelkeit, Erbrechen und Kopfschmerzen bis hin zu Kreislaufstörungen im Vordergrund. Bei leichteren Fällen sollte zunächst durch physikalische Maßnahmen und Entspannungsübungen eine Reduktion der Symptomatik erreicht werden. Erst danach sind Analgetika, Spasmolytika, Prostaglandinsynthesehemmer oder Prostaglandinantagonisten sinnvoll.

31.6 Genitaltumoren

Tumoröse Neubildungen des Genitale sind bei kleinen Mädchen und Jugendlichen bis zum 18. Lebensjahr selten. Von Bedeutung sind im Kindes- und Jugendalter die Ovarialtumoren und das Sarcoma botryoides.

Sarcoma botryoides Das Sarcoma botryoides (**Traubensarkom**) gehört zu den **Rhabdomyosarkomen**, welche in 20% der Fälle den Genital- oder Harntrakt betreffen. Das Traubensarkom stellt nur etwa 3% der Rhabdomyosarkome des Kindes dar und entsteht gewöhnlich in der Vagina oder der Cervix uteri. Am häufigsten findet man diesen Tumor bei Kleinstkindern während der ersten 2 Lebensjahre und beim heranwachsenden Mädchen mit vorwiegend zervikalem Befall.

Symptomatisch steht die vaginale Blutung oder der blutige Ausfluss im Vordergrund. Der Tumor wächst rasch infiltrierend und lässt, weil er häufig die Hohlräume komplett ausfüllt, seine Gesamtmasse nicht erkennen. Bei fortgeschrittenem, großmassigem Tumor dominiert der Abgang von Fluorgewebsbröckeln, Schmerzen und Druckgefühl im Bereich der Nachbarorgane.

Die **Therapie** besteht trotz einer schlechten Prognose in einer Kombination von präoperativer Polychemotherapie, radikaler chirurgischer Tumorbehandlung (Exenteration), Nachbestrahlung und chemotherapeutischer Nachbehandlung.

Ovarialtumoren Bei diesen Tumoren dominieren die benignen funktionellen Zysten (30%) und die benignen Ovarblastome (40%), sodass **nur etwa 20–30% der Ovarialtumoren maligne** sind. Histomorphologisch stellen die benignen und malignen Keimzelltumoren mit etwa 50% sämtlicher Ovarialtumoren und 60% der Ovarialblastome die größte Gruppe.

In Abhängigkeit vom Tumortyp, der Ausbreitung bzw. Metastasierung werden die Ovarialtumoren chirurgisch oder aber chemotherapeutisch behandelt. Die Schwerpunkte der Behandlung liegen heute nicht mehr in der alleinigen Radikalität, sondern auch in der Erhaltung der Lebensqualität.

Literatur

Buck G, Kreienberg R (2004) Kinder- und Jugendgynäkologie. Gynäkologe 37:527–544

Distler W, Pelzer V (Hrsg) (1994) Praxis der Kinder- und Jugendgynäkologie. Bücherei des Frauenarztes, Bd. 48. Enke, Stuttgart

Stier B, Weissenrieder N (Hrsg) (2005) Jugendmedizin. Gesundheit und Gesellschaft. Springer, Berlin Heidelberg New York Tokio

Voß-Heine I (2005) Teenagersprechstunde – Präventive Mädchenbetreuung durch Gynäkologinnen und Gynäkologen. Gynäkol. Endokrinol 3:154–160

Wolf AS, Esser Mittag, J (Hrsg) (2002) Kinder- und Jugendgynäkologie. Atlas und Leitfaden. Schattauer, Stuttgart New York

Kinderorthopädie

F. Thielemann

C. P. Speer, M. Gahr (Hrsg), *Pädiatrie*,
DOI 10.1007/978-3-642-34269-1_32,

Einleitung

Die von Nicolas Andry in seinem Buch »L'orthopédie ou l'art de corriger dans les enfants les difformités du corps« 1741 geprägte Bezeichnung »Orthopädie« (orthos = gerade und pais = Kind) hat dem gesamten Fach seinen Namen gegeben. Die Kinderorthopädie beschäftigt sich mit Verletzungen, Fehlbildungen und Erkrankungen der Stütz- und Bewegungsorgane sowie mit neuromuskulären Deformitäten in der Wachstumsphase, in der die Korrekturmöglichkeiten und Regenerationskraft der Knochen enorm sind. Orthopädische Erkrankungen im Kindesalter unterscheiden sich aufgrund des Phänomens »Wachstum« (»the fourth dimension of pediatric care«) deutlich von diesen Erkrankungen im Erwachsenenalter.

32.1 Obere Extremität

32.1.1 Subluxation des Radiusköpfchens (Chassaignac)

Erfolgt ein abrupter **Zug am gestreckten Arm**, kann beim Kleinkind das Radiusköpfchen subluxieren, und das Lig. anulare zwischen Capitulum humeri und Radiusköpfchen wird eingeklemmt.

■■ Klinik

Der betroffene Arm wird geschont; der Unterarm wird im Ellbogengelenk leicht gebeugt und in Pronation gehalten.

■■ Therapie

Schnelle Supination und gleichzeitige Streckung im Ellbogengelenk führt zur **Reposition**. Eine Ruhigstellung ist nicht notwendig. Ist die Anamnese eindeutig, so ist kein Röntgenbild vor oder nach der Reposition erforderlich. Der Arm wird bei erfolgreicher Reposition nach kurzer Zeit wieder normal bewegt.

32.2 Wirbelsäule

Rückenschmerzen im Kindes- und Jugendalter sind nicht so selten. Nationale Studien zeigen eine mit dem Alter zunehmende Prävalenz von ca. 1% bei bis 7-jährigen Kindern und 18% und mehr bei Adoleszenten.

Es gibt zahlreiche **Ursachen** für Rückenschmerzen bei Kindern und Jugendlichen, die meist vom Bewegungsorgan ausgehen. Die häufigsten sind Zerrungen, Prellungen, Myogelosen, Blockierungen, Spondylolisthesen, Spondylolysen, Morbus Scheuermann, Skoliosen und Beinlängendifferenzen.

Selten müssen **differenzialdiagnostisch** Erkrankungen im Bereich des Rumpfes und der Wirbelsäule in Betracht gezogen werden wie Frakturen, Osteoidosteom, eosinophiles Granulom, primäre maligne Tumoren, Spondylodiszitis, rheumatoide Arthritis, Bandscheibenvorfall, Diastematomyelie, außerhalb der Wirbelsäule Schmerzsyndrome bei Sichelzellanämie (Infarktkrise), virale Infekte, Harnwegsinfekte sowie akute lymphatische Leukämien. Bei 15–20% der Kinder sind die Beschwerden trotz kompetenter Diagnostik nicht eindeutig zu klären.

32.2.1 Haltungsschwäche

■■ Definition

Als Haltungsschwäche wird eine **konstitutionell bedingte Abweichung** der Wirbelsäule von der Norm bezeichnet. Sie kann aktiv oder passiv korrigiert werden, manifestiert sich häufig im Schul- oder Jugendalter und ist meist passager. Morphologische Veränderungen sind im Röntgenbild nicht feststellbar.

■■ Ätiologie

Bereits die Definition von »Haltung« ist schwierig. Die »Normhaltung« ist von vielen Faktoren wie Alter, Psyche, Muskulatur, Skelettform und anderem beeinflussbar und daher erheblich variabel. Ursache ist das **entwicklungsbedingte passagere Defizit der Bauch- und Rumpfmuskulatur** in Perioden des raschen Skelettwachstums.

■■ Klinik

Haltungsschwächen verursachen nur **selten Beschwerden**. Nach Ausbildung der physiologischen Krümmungen im Alter von ca. 5–6 Jahren unterscheidet man neben dem Normalrücken mit physiologischen Krümmungen den hohlrunden (mit vermehrter Kippung des Beckens nach vorne und überdehnter insuffizienter Bauchmuskulatur), den totalrunden und den flachen **Haltungstyp**, charakterisiert durch Abflachungen oder Verstärkungen der physiologischen Wirbelsäulenkrümmungen in der Sagittalebene.

> **Flachrücken mit entlordosierter oder gar kyphosierter Lendenwirbelsäule sind häufiger mit Beschwerden assoziiert als Rundrücken.**

Eine **Flexibilitätsprüfung** der WS (»Katzenbuckel« und »Rutschhalte«) deckt fixierte Wirbelsäulenabschnitte auf. In diesem Fall sollte die Wirbelsäule geröntgt werden. Der **Armvorhaltetest** nach Matthiass dient zur Feststellung der Leistungsfähigkeit der Muskulatur.

■■ Therapie

Nach Ausschluss myogener und neuromuskulärer Ursachen sollten schwere Haltungsschwächen durch systematisches, regelmäßiges, aktives **Muskeltraining** (Physiotherapie) behandelt werden. Zusätzlich sollten von den Eltern Schwimmen, evtl. Reiten gefördert werden.

■■ Prophylaxe

Verwendung körpergerechter Schulmöbel mit Neigung der Schreibfläche und eine tägliche Sportstunde.

32.2.2 Idiopathische Skoliose

■■ Definition

Bei der Skoliose handelt es sich um eine Deformität der Wirbelsäule mit fixierter Seitausbiegung, Torsion der Wirbel und Rotation des Achsenorgans.

■■ Epidemiologie

Die Angaben über Prävalenz in der Literatur sind stark schwankend aufgrund z. T. unterschiedlicher Definitionen und Angaben über Alter, Geschlecht und Untersuchungsmethode. Geschlechtsstandardisiert liegt die **Prävalenz** bei ca. 5% der Normalbevölkerung. Ca. 90% aller Skoliosen sind idiopathisch, das Geschlechtsverhältnis Mädchen : Jungen ist ca. 5 : 1 (Tab. 32.1).

■■ Ätiologie

Die Ätiologie der idiopathischen Skoliose ist trotz intensiver Forschungsarbeit bisher nicht eindeutig geklärt. Eine **familiäre Häufung** ist nachgewiesen. Demgegenüber haben sekundäre Skolioseformen, wie beispielsweise kongenitale Formen (Formations-

Tab. 32.1 Überblick über idiopathische Skoliosetypen

Typ	Alter	Form	Geschlechtsverhältnis	Häufigkeit
Infantile Skoliose	0–3	Überwiegend thorakal, meist linkskonvex	Jungen : Mädchen = ca. 1:1,5	Selten
Juvenile Skoliose	4–10	Thorakale wie lumbale Skoliosen	Jungen = Mädchen	Selten
Adoleszente Skoliose	>10	Meist thorakal, meist rechtskonvex	Mädchen > Jungen	Häufig

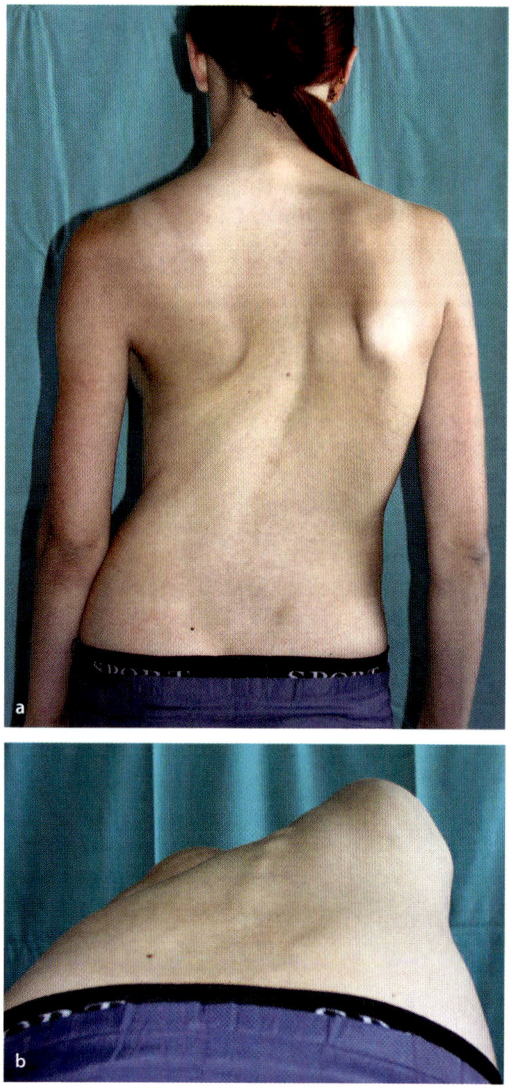

Abb. 32.1a, b Klinisches Bild einer thorakalen Skoliose. a Rückenprofil im Stand, **b** Vorbeugetest (Rippenbuckel)

und Segmentationsstörungen mit Keil- und Blockwirbelbildung), neuromuskuläre Formen (z. B. Zerebralparese, Muskeldystrophie Typ Duchenne), mesenchymale Formen (Marfan-Syndrom, Ehlers-Danlos-Syndrom, Neurofibromatose, Osteogenisis imperfecta), Skolioseformen nach Voroperationen, Radiatio, Trauma und Entzündungen klar zuordnungsbare Ursachen.

▪▪ Pathogenese

Die Deformität in der Sagittalebene führt zur Rotation in die Frontalebene, so entsteht aus einer lordotischen Fehlstellung eine skoliotische. Die **Rotation der Wirbel** verläuft immer in einer konstanten Richtung. Die hinteren Elemente drehen sich zur Konkavität und die Wirbelkörpervorderseiten zur Konvexität der Krümmung. Eine Progression bis zur Skelettreife ist immer anzunehmen.

▪▪ Klinik

Die meisten Skoliosen werden im Alter von 10–12 Jahren **oft zufällig entdeckt**, aber auch durch gezieltes Screening durch Schulärzte. Nur selten bestehen Beschwerden. Bei Mädchen muss nach der Menarche gefragt werden, was von prognostischer Bedeutung ist: das Wirbelsäulenwachstum hält vom Zeitpunkt der Menarche noch ca. 2 Jahre an.

▪▪ Diagnostik

Klinische Untersuchung Bei der **Inspektion** achtet man u. a. auf Schulterstand, Taillendreiecke, Beckenstand, Hautveränderungen (Neurofibromatose?) und ob die Wirbelsäule im Lot ist (Lot fällen vom Dornfortsatz des 7. HWK in die Rima ani).

Beim wichtigen **Vorneigetest** sitzt der Untersucher hinter dem Patienten und lässt ihn sich nach vorne bücken. Beim Blick über das Rückenprofil ist ein Rippenbuckel und/oder Lendenwulst zu erkennen. Zusätzlich sollte eine **orientierende neurologische Untersuchung** durchgeführt werden.

Bildgebende Verfahren Durchzuführen ist eine Röntgenuntersuchung mit Wirbelsäulengesamtaufnahme a. p. und seitlich im Stehen (Abb. 32.1, Tab. 32.2).

Im Einzelfall nützliche **apparative Untersuchungen** sind Lungenfunktionsprüfung, Röntgen-Seitneigung rechts/links, MRT bei Verdacht auf intraspinale Anomalien. Eine optische Darstellung der Rückenoberfläche gelingt mit der Moire-Topographie oder mittels dem ISIS-System (»integrated shape imaging system«).

▪▪ Therapie

Therapieziele sind
- das Aufhalten einer nachgewiesenen Progredienz,
- Korrektur der bestehenden Krümmung oder mindestens Halten des Korrekturergebnisses
- Verhütung von Spätfolgen.

Es gibt 3 wesentliche Therapiearten: Physiotherapie, Korsettbehandlung und Operation (Tab. 32.3).
- **Physiotherapie**: Die Physiotherapie sollte als begleitende Therapie grundsätzlich durchgeführt werden, wobei ein Wachstumspotenzial von mindestens 2 Jahren vorhanden sein sollte. Wesentliche **Ziele** sind: Muskelkräftigung, Haltungsverbesserung und Verbesserung der Lungenfunktion. Sämtliche Methoden (Vojta, Klapp, Schroth und andere) sind jedoch nicht in der Lage, eine Skolioseprogression aufzuhalten.
- **Korsettbehandlung**: Die Wirksamkeit der Korsettbehandlung ist wissenschaftlich erwiesen. Sie sollte von einem erfahrenen

Tab. 32.2 Beurteilung einer Skoliose anhand der Röntgenaufnahme der Wirbelsäule

Ätiologie	Hinweise auf Fehlbildungsskoliose (Halbwirbel, Blockwirbel, Schmetterlingswirbel bzw. Formations- oder Segmentationsstörungen)
Form	Seite: rechts-konvex, links-konvex
	Krümmungsform: C-förmig, s-förmig, doppelkurvig Höhe: thorakal, thorakolumbal, lumbal, thorakal und lumbal
	Sagittales Profil: Lordose, Kyphose
Wachstumspotenz	Verknöcherungsstadium der Darmbeinkammapophyse auf Röntgen-a.-p.-Aufnahme Risser-Zeichen I–V (Risser-Zeichen positiv = Stadium-V = Wirbelsäulenwachstum abgeschlossen, vollständige Verknöcherung der Apophyse). Die Ossifikation beginnt von lateral an der Beckenkammapophyse. Beginn der Verknöcherung in etwa mit Einsetzen der Menarche
Messung der Krümmung nach Cobb	Grad der Achsenabweichung, Ausmaß der Haupt- und Nebenkrümmungen: parallele Linie zur Deckplatte bzw. Grundplatte der am deutlichsten gegeneinander verkippten Wirbel (Endwirbel) ziehen. Der Winkel zwischen diesen beiden Linien ist der Skoliosewinkel. Stärkere Krümmung entspricht Hauptkrümmung. Scheitelwirbel: der am stärksten seitlich keilförmig deformierte Wirbelkörper. Neutralwirbel: ist unter anderem am stärksten gegen die Horizontale geneigt und am wenigsten keilförmig
Rigidität, Flexibilität	Röntgen: Seitbeugeaufnahmen (Bending)

Orthopäden in Zusammenarbeit mit einem Orthopädietechniker durchgeführt werden. Die **Aufklärung** der Patienten und der Eltern ist sehr wichtig, um die Compliance zu erhöhen (Korsette werden oft nur wenige Stunden getragen aufgrund der psychischen Belastung). Als Therapieerfolg gilt schon das Aufhalten der Progression der Skoliose. Beispiele für häufig verordnete Korsettarten sind das Chenneau-Korsett und das Boston-Korsett. Ein Korsett ist 23 von 24 h täglich zu tragen, wobei bei Sport und Physiotherapie das Korsett abgelegt werden kann.

Operative Therapie Eine operative Therapie ist nur bei wenigen Patienten notwendig. Die **Indikation** dazu wird bei idiopathischen Skoliosen im Adoleszentenalter d. h. vorhandener Wachstumsreserve, nachgewiesener Progredienz der Krümmung und einem nach der Cobb'schen Methode gemessenen Skoliosewinkel von >40° gestellt. Die **Ziele der operativen Therapie** sind die Korrektur und Stabilisation (knöcherne Versteifung = Spondylodese) der verkrümmten Wirbelsäulensegment bei Erhalt eines möglichst physiologischen sagitalen Wirbelsäulenprofils. Es gibt zahlreiche **Operationsverfahren**: ventrale komprimierende und derotierende (Dwyer, Zielke, VDS), rein dorsal angewandte Verfahren (Luque, Cotrel-Dubousset = CD, segmentale Translation/Derotation mit U.S.S.), kombinierte Verfahren dorsaler Instrumentarien mit ventralem Release zur besseren Derotation. Mit neuen Operationstechniken (»wachsende Systeme«, »Wachstumsfugen«-Klammerung, »Rippenspreizer« – VEPTR) kann bei infantilen und juvenilen Formen die Progredienz der Krümmung aufgehalten und auf eine Spondylodese (Versteifung) verzichtet werden. Die **Patientenaufklärung** umfasst u. a. neurologische, die Operationstechnik betreffende und implantatspezifische Risiken.

Tab. 32.3 Therapieüberblick: adoleszente idiopathische Skoliosen

Skoliosewinkel <10°	Per definitionem keine Skoliose, d. h. Beobachtung, keine Behandlung
Skoliosewinkel 10–20°	Physiotherapie, Eigenübungen zur Rückengymnastik und Verlaufsbeobachtung, keine Einschränkung im Sport
Skoliosewinkel 20–40°	Physiotherapie, Eigenübung, Korsett, keine Einschränkung im Sport
Skoliosewinkel >40°	Operationsindikation prüfen

▪▪ Prognose

Die Therapie ist abhängig von der Progredienz der Skoliose. Wichtige zusätzliche Prognosekriterien sind Wachstumsreserve, Geschlecht, Schweregrad und Lokalisation.

Gerade während der Pubertät ist mit einer raschen Zunahme der Krümmung innerhalb eines kurzen Zeitraumes zu rechnen. **Prognosekriterien** bei der idiopathischen Skoliose sind neben dem Nachweis der Progredienz der Krümmung, das Geschlecht, das Alter des Patienten (Menarche, sekundäre Geschlechtsmerkmale, Skelettalter, Risser-Stadium), der Schweregrad (Cobb-Winkel) und die Lokalisation (thorakal, thorakolumbal, lumbal) der Hauptkrümmung. Nur ca. 1/3 der idiopathischen Skoliosen mit Winkelwerten unter 30° zeigen eine Progression. Die Progredienzwahrscheinlichkeit ist bei Ausgangswinkelwerten von >35° im Skelettalter zwischen 10–12 Jahren jedoch 100% (Mädchen, Thorakalskoliosen).

Eine progrediente Skoliose kann zum zunehmenden ästhetischen, psychosozialen (Partnerprobleme) und körperlichen Problem werden. Unbehandelt führen progrediente, schwere Skoliosen durch Thoraxdeformierung zu **Lungenfunktionsstörungen** mit Einschränkung der Vitalkapazität. Die Lebenserwartung ist bei sehr schweren Skoliosen herabgesetzt (Cor pulmonale). Pro ca. 10° Krümmung kommt es zu einer Verminderung der Vitalkapazität um ca. 10%. Nach Wachstumsabschluss ist bei Skoliosen über 50° eine geringe Krümmungsprogression der Skoliose von ca. 1° jährlich zu erwarten. Skoliosen führen im Alltag Erwachsener regelmäßig zu Schmerzen.

32.2.3 Säuglingsskoliose

Die Säuglingsskoliose ist eine teilfixierte seitliche Wirbelsäulenverkrümmung ohne Torsion und **ohne strukturelle Veränderungen** im Säuglingsalter. Sie ist wahrscheinlich Folge einer Störung der neuromotorischen Entwicklung mit einseitiger Kontraktur der Stammmuskulatur. Die gewohnheitsmäßige Schräglage des Säuglings fördert eine Fehlhaltung.

▪▪ Diagnose

Der Säugling muss komplett entkleidet und untersucht werden. Hierbei ist u. a. auf **motorische Entwicklung**, Fehlbildungen (Klumpfuß, Spitzfuß), Körperhaltung, aktiven und passiven **Muskeltonus** zu achten. Bei der Untersuchung der Wirbelsäule fällt eine Schräglage des Säuglings und die meist C-förmige, großbogige Skoliose auf. **Apparative Untersuchung**: Röntgenaufnahme der Wirbelsäule in 2 Ebenen.

Therapie

Die **Spontanheilungstendenz** liegt bei > 90%. Die Eltern können diese durch eine gezielte Lagerung und die regelmäßige Stimulation der konvexseitigen Rumpfmuskulatur unterstützt. Krankengymnastische Beübungen (z. B. auf neurophysiologischer Basis) oder die passive Umkrümmung in Liegeschalen oder mit Bandagen sind allenfalls in ausgeprägten Fällen nötig.

> **Regelmäßige Verlaufskontrollen sind wichtig, um keine infantile progrediente Skoliose zu übersehen!**

Die **Lagerung** sollte so erfolgen, dass der Säugling bei Zuwendung den Rumpf zur konvexen Seite aktiv korrigieren muss.

32.2.4 Muskulärer Schiefhals (Tortikollis)

Der muskuläre Schiefhals ist die Folge einer angeborenen einseitigen **Tonusstörung** bzw. **bindegewebigen Verkürzung des M. sternocleidomastoideus** mit fixierter Neigung des Kopfes zur erkrankten und Rotation zur gesunden Seite.

Ätiologie

Als Ursache des Tortikollis werden persistierende tonische Reflexe im Kleinkindalter (neurologische Ursachen) angenommen. Durch die hemilaterale Tonussteigerung resultiert initial eine muskuläre Verkürzung der Kopfnickermuskulatur einer Seite. Bei fortbestehender muskulärer Dysfunktion kommt es in ausgeprägten Fällen sekundär zur strukturell bindegewebigen Fixierung der Fehlstellung. Weiterhin können ein Geburtstrauma (Kopfnickerhämatom), eine intrauterine Zwangslage (Beckenendlage) oder genetische Faktoren der Pathologie zugrunde liegen. Die Asymmetrie des Halses ist häufig mit einer Fehlform des Schädels (Plagiozephalus), des gesamten Körpers, einer Hüftdysplasie oder Fußfehlstellung, z. B. Klumpfuß oder Knick-Platt-Fuß assoziiert.

Diagnose

Die Diagnosestellung erfolgt klinisch durch Inspektion und Palpation der paravertebralen Muskulatur: **typische Kopfstellung** mit eingeschränkter Beweglichkeit der HWS, seitendifferenter Tonussteigerung der Kopfnackenmuskulatur, Kopfneigung zur Seite des erkrankten Muskels, Rotation zur Gegenseite, evtl. Gesichtsasymmetrie.

In ca. 15% ist eine Schwellung im distalen M. sternocleidomastoideus (ab ca. 2. Lebenswoche) zu tasten. Der Muskel ist bei der Palpation verhärtet und verkürzt. Wichtig ist auch die Untersuchung der Hüften und Füße, um mögliche assoziierte Erkrankungen auszuschließen. Bei begründetem Verdacht auf eine andere Ursache erfolgt eine primäre apparative Untersuchung durch **Röntgen-HWS in 2 Ebenen**.

Differenzialdiagnose

Das Symptom »**Schiefhals**« kann zahlreiche andere Ursachen haben: z. B. Torticollis spasmodicus, knöcherne Fehlbildungen, akuter Schiefhals, rheumatischer Schiefhals, okuläre und otogene Ursachen, Tumoren, Infekte des Nasen-Rachenraumes (Torticollis nasopharyngealis, Torticollis atlantoepistrophealis = **Grisel-Syndrom**). Interdisziplinäre fachübergreifende Untersuchungen sind im Zweifelsfalle anzuraten.

Therapie

Konservative Therapie Sie besteht in konsequenter **Krankengymnastik**, z. B. Bobath- oder Vojta-Therapie mit Aktivierung der gegenseitigen Kopfnickermuskulatur, Dehnung des hypertonen M. sternocleidomastoideus sowie in der **gegensinnigen Lagerung des Säuglings**: In der Fehlhaltung schaut das Kind zum Beispiel eine »uninteressante« Wand an und wird so angeregt, sich aktiv in die Richtung akustischer und optischer Reize zu drehen. Bei sehr früher, konsequenter, konservativer Therapie sind gute Resultate zu erwarten, nur ca. 10% der Kinder müssen operiert werden. Mit steigendem Alter bei Therapiebeginn steigt die Operationsrate deutlich.

Operative Therapie Eine **Operation** (kaudale sternoklavikuläre offene Tenotomie des M. sternocleidomastoideus) sollte bei erfolgloser konservativer Therapie beziehungsweise Zunahme der Deformität zwischen dem 1. und 3. Lebensjahr durchgeführt werden. Mit zunehmendem Alter wird die ausreichende spontane Rückbildung eingetretener Asymmetrien (Gesichtsskoliose) schwierig.

Prognose

Unbehandelt kommt es zu **sekundären Fehlentwicklungen** von HWS und Gesichtsschädel (Gesichtsskoliose, HWS-Skoliose) und evtl. vorzeitiger funktioneller Einschränkungen der HWS.

32.2.5 Spondylolisthesis, Spondylolyse

Definition

Als **Spondylolyse** wird eine meist beidseitige Spaltbildung in der Interartikularportion eines Wirbelbogens bezeichnet. Diese Schwächung kann eine **Spondylolisthesis**, eine in der Regel ventrale Verschiebung eines Wirbelkörpers (Olisthesis = Gleiten) mit seinen Bogenwurzeln, Querfortsätzen und oberen Gelenkfortsätzen über den nächsttieferen Wirbel, auslösen. Als **Spondyloptose** bezeichnet man das Abkippen eines Wirbelkörpers vom Sakrum.

Epidemiologie

Prävalenz einer Spondylolyse 5–7%. Bei 2–4% liegt eine Olisthesis vor. In ca. 80% ist der 5. LWK, in 15% der 4. LWK betroffen.

Ätiopathogenese

Zu den Ursachen gehören genetische Disposition mit Dysplasie der Pars interarticularis, Bogenschlussanomalien, lumbosakrale Übergangsstörungen, Hyperlordose, Sagittalstellung der Wirbelgelenke, Skoliose, Morbus Scheuermann, mechanische Faktoren (Trauma, starke Reklinationsübungen). Auffällig ist die hohe Rate bei **Leistungssportlern** mit Hyperlordosierungsbelastung der LWS: Judokas, Kunstturner, Delphinschwimmer, Balletttänzer.

Der **Schweregrad** des Gleitens (Verschieben des kranialen über den kaudalen Wirbelkörper) wird nach Meyerding angegeben:
- Grad I: <25%,
- Grad II: 25–50%,
- Grad III: 51–75%,
- Grad IV: >75%.

Klinik

Rund die Hälfte der Spondylolysen und Olisthesen sind **asymptomatisch** (oft röntgenologischer Zufallsbefund).

Diagnose

Die **Sportanamnese** ist wichtig. Verdächtig sind belastungsabhängige, eher pseudoradikuläre, selten radikuläre Kreuzschmerzen (Nervenwurzelkompression) und Instabilitätsgefühl. Bei stärkerem Gleiten ist eine Stufenbildung zwischen den Dornfortsätzen zu tasten, eventuell ein Hohlkreuz. Die **Diagnostik** umfasst die Beur-

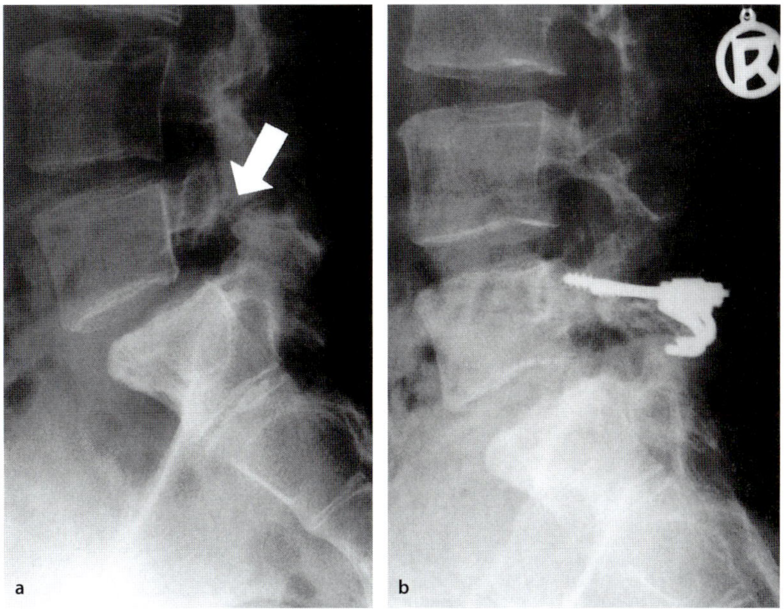

Abb. 32.2a, b Schmerzhafte Spondylolisthese Grad I. **a** Spondylolyse mit gut erkennbarer Spaltbildung im Wirbelbogen. **b** Röntgenbefund 3 Jahre postoperativ nach Spongiosaplastik und Schraubenosteosynthese

teilung der Haltung, des Beckenstandes und der Rückenmuskulatur, das Abtasten der Dornfortsätze, Prüfung eines Stauchschmerzes der LWS und eine orientierende neurologische Untersuchung. Bei höhergradiger Olisthese resultiert immer eine Verkürzung der ischiokruralen Muskulatur (M.semimembranosus und M.semitendinosus) mit positiver Hüft-Lenden-Strecksteife. Der Lasègue-Test ist manchmal positiv.

Apparative Untersuchungen MRT bei Sportlern oder positiver Traumaanamnese zum Nachweis einer Signalalteration im Bereich der Interartikularportion, Röntgen (Abb. 32.2) der Lendenwirbelsäule a.p. und seitlich. **Schrägaufnahmen** stellen eine manifeste Lyse am besten dar (»Hündchen« = Wirbelbogen mit aufgehelltem »Halsband« = Lysezone) und erlauben eine Beurteilung, ob eine einseitige oder doppelseitige Lyse vorliegt. Zusätzliche Untersuchungen sind im Einzelfall nützlich: Röntgen-Funktionsaufnahmen in maximaler Anteflexion und Retroflexion, evtl. EMG/NLG,

Therapie

Therapieziele sind die Schmerzbeseitigung, das Verhindern der Manifestation bzw. die Progression einer Lyse. Bei positiver Traumaanamnese und Nachweis einer Signalalteration im MRT ist die Sportkarenz und Ruhigstellung im Lendenstützmieder für 3 Monate indiziert. Bei Lyse oder geringgradiger Olisthese ohne Beschwerden (Zufallsbefund) ist keine Therapie erforderlich, allerdings sollte eine **jährliche klinische Kontrolle** erfolgen, um eine evtl. Progredienz frühzeitig zu erfassen. Rückenschwimmen ist zu empfehlen, keine reklinierenden Sportübungen. Die Patienten sollten über die Gutartigkeit dieses Zustands aufgeklärt werden.

Bei Spondylolisthese Grad 0–II und Schmerzen empfiehlt sich **Physiotherapie**. Bei Persistenz nach 6 Monaten Versuch mit Korsett, bei weiterer Beschwerdepersistenz evtl. Verschraubung.

Die Indikation zur **operativen Therapie** ist bei persistierenden Beschwerden, bei Versagen der konservativen Therapie und/oder bei Progredienz im Kindesalter und/oder neurologischen Ausfällen gegeben. Operationsprinzip ist entweder die kurzstreckige Versteifung des betroffenen Segmentes (Spondylodese) mit Reposition bei Spondylolisthesen Grad III und IV oder bei einfachen Lysen die Osteosynthese des Wirbelbogens.

Prognose

Nach dem 20. Lebensjahr meist spontaner Stillstand des Gleitvorgangs. Fusionsoperationen bei Spondylolisthesis haben in ca. 80% gute Ergebnisse, häufig bessern sich evtl. vorhandene neurologische Symptome.

32.2.6 Morbus Scheuermann

Definition

Der Morbus Scheuermann (Synonym: Adoleszentenkyphose, Kyphosis juvenilis) ist eine in der Adoleszens auftretende **Wachstumsstörung an Grund- und Deckplatten** der Brust- und/oder Lendenwirbelsäule mit fixierter Rundrückenbildung (Kyphosewinkel >40°), Erstbeschreibung durch H.W. Scheuermann 1920.

Epidemiologie

Die Angaben zur Prävalenz schwanken stark: 1% (0,5–8%). Häufigste Wirbelsäulenerkrankung im Jugendalter. Jungen > Mädchen.

Ätiopathogenese

Die Ätiologie ist unklar. **Einflussfaktoren** sind Haltung (vermehrte kyphotische Haltung führt zu vermehrtem Druck auf ventrale Anteile der Wirbelsäule), mechanische Faktoren (hohe Körpergröße), genetische Faktoren (familiäre Häufung). Es kommt zu einem Circulus vitiosus: reduzierte Belastbarkeit der knorpligen Abschlussplatten, Bandscheibengewebe bricht in den Wirbelkörper ein aufgrund relativ hohen Binnendrucks des Nucleus pulposus, hierdurch kann es zur Bildung von sog. **Schmorlschen Knötchen** kommen, in Folge Verschmälerung und Fibrosierung der betreffenden Bandscheibenräume. Da vor allem die ventralen Wachstumszonen der Wirbelkörper geschädigt werden, kommt es zu einer zunehmenden **Keilwirbelbildung** und fixierten Kyphosierung (>40° The Scoliosis Research Society). Bei asymmetrischen Einbrüchen entstehen auf-

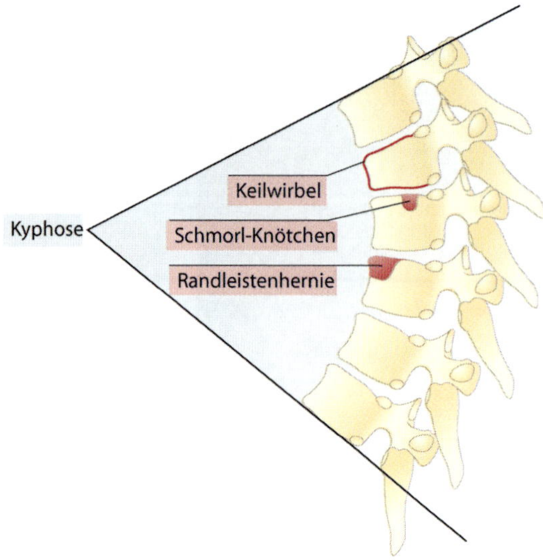

Abb. 32.3 Radiologische Kriterien der Wirbelsäule bei M. Scheuermann

grund asymmetrischer Keilwirbel in ca. 30% leichtere **Skoliosen** meist ohne Torsionskomponente.

Klinik

Nur ca. 1/3 der Erkrankten im Wachstumsalter haben Beschwerden, wobei die Lumbalform schmerzanfälliger ist. Man achtet auf die Rückenform (Rundrücken, Flachrücken) und auf die Beweglichkeit der Wirbelsäule. Nach einer segmentalen Fixation (Brustkyphose) bei den oft muskelschwachen Jugendlichen ist zu fahnden.

Diagnose

Primäre apparative Untersuchungen sind Röntgen-LWS und -BWS in 2 Ebenen (Abb. 32.3), erst dadurch erfolgt die Diagnosesicherung. Kriterien sind: Kyphose, Grundplatten und Deckplatten unregelmäßig begrenzt, verschmälerte Bandscheiben, 1 (–3) Keilwirbel (Minimum 5°), Schmorlsche Knötchen, Randleistenhernien.

Cave

Vor einer Überbewertung des Röntgenbildes muss gewarnt werden. Die Abgrenzung zu Normalbefunden ist manchmal schwierig.

Zu beachten ist, dass ein Morbus Scheuermann häufig mit einer Skoliose vergesellschaftet ist, die jedoch nicht in Zusammenhang mit einer idiopathischen Skoliose steht (**Scheuermann-Skoliose**). Die Inzidenz einer Spondylolyse ist erhöht.

Therapie

Die Therapie des Morbus Scheuermann ist in der Regel konservativ.

- **Leichtere Erkrankungsformen** (bis 50° Kyphosewinkel): Schwimmen, insbesondere Rückenschwimmen ist günstig; keine Sprungdisziplinen. Abraten von körperlich anstrengenden Berufen mit Tragen schwerer Lasten. Konsequente Rückendisziplin und entkyphosierende Krankengymnastik mit Kräftigung der Rumpfmuskulatur.
- **Schwerere, progrediente Kyphosen** (50°–75° Kyphosewinkel) und Wachstumspotenz >2 Jahre: Physiotherapie, Gips und/oder Korsettbehandlung bei ausreichender, passiver Korrigierbarkeit (Becker-Gschwend Korsett, Münstersche Kyphosenorthese).
- **Symptomatische Kyphose >75°**: Operationsindikation. Bei erwachsenen Patienten kombinierte ventrodorsale Aufrichtungsspondylodese mit dorsalen Kompressionssystemen.

Prognose

Die Prognose bei natürlichem Verlauf ist **meist gut**. Die Erkrankung erlischt in der Regel nach dem 18. Lebensjahr mit mehr oder weniger starker segmentaler Fixation der Kyphose. Beschwerdefreie, leicht Erkrankte sollten nicht unnötig stigmatisiert werden. Bei ausgeprägtem Morbus Scheuermann (Kyphose >65°) kann die Krümmung auch nach Wachstumsabschluss progredient sein und es kommt aufgrund degenerativer Veränderungen zu schmerzhaften **Rückenbeschwerden**. Bei der lumbalen Form des Morbus Scheuermann sind Schmerzen im Verlauf häufiger zu erwarten. Die Lungenfunktion ist in der Regel nicht beeinträchtigt. Restriktive Lungenfunktionsstörungen wurden bei Kyphosen >100° beschrieben.

32.3 Hüfte

32.3.1 Coxitis fugax

Definition

Flüchtige abakterielle Entzündung der Hüftgelenkskapsel (»Hüftschnupfen«, engl. transient synovitis), häufig nach einem unspezifischen Infekt.

Epidemiologie

Prädilektionsalter 4–8 Jahre, jahreszeitliche Häufung im Herbst und Frühjahr. Auftreten oft im Anschluss an einen Infekt der oberen Luftwege oder des Gastrointestinaltraktes, zum Teil zeitversetzt (2–3 Wochen später).

Klinik

Symptome sind plötzlich auftretende Hüftschmerzen, die auch in den Kniebereich projiziert werden können, sowie Hinken. Kleinkinder weigern sich – bei ansonsten gutem Allgemeinbefinden – das betroffene Bein zu belasten. Ob Hüft-, Knie- oder Sprunggelenk betroffen ist, kann manchmal schwer zu klären sein (obwohl ein der Coxitis fugax entsprechendes Krankheitsbild am Knie- bzw. Sprunggelenk sehr selten ist).

Diagnose

Die Coxitis fugax ist eine weitgehend **klinische** Diagnose, bei der die Verlaufsbeobachtung an erster Stelle steht. Bei der Inspektion achtet man auf Hinken und Schonung des betroffenen Beines. Es besteht ein ungestörtes Allgemeinbefinden, die Kinder machen nicht den Eindruck schwer krank zu sein. Die betroffene Hüfte ist deutlich **schmerzhaft bewegungseingeschränkt**, insbesondere die Innenrotation.

Die Ultraschalluntersuchung der betroffenen Hüfte sowie Laboruntersuchungen (BSG, CRP, Blutbild) sollten durchgeführt werden. Die Entzündungszeichen sind in der Regel nur geringfügig erhöht oder normal. Bei Verdacht einer differenziadiagnostisch in Frage kommenden Erkrankung sollte eine Röntgenbeckenübersicht zur Komplementierung der Diagnostik erfolgen.

Differenzialdiagnose

Die wichtigen Differenzialdiagnosen umfassen vor allem die **eitrige Koxitis**, die einen Notfall darstellt mit der Konsequenz der Punktion und Arthrotomie sowie Morbus Perthes, rheumatoide Arthritis, Epiphyseolysis capitis femoris, akute hämatogene Osteomyelitis, Leukämie und Lyme-Borreliose.

Therapie

Bei leichter Symptomatik 2–3 Tage **Bettruhe**. Bei deutlicher Symptomatik über mehrere Tage mit mäßigem bis starkem Erguss ggf. **Punktion** in Kurznarkose zur Entlastung des Gelenks (mit Entnahme eines Abstriches zur Bakteriologie), sowie **Antiphlogistika** über ca. 3–8 Tage (z. B. Nurofen-Saft). Verlaufsbeobachtung und Laborkontrollen!

Prognose

In der Regel problemlose Ausheilung nach wenigen Tagen. Rezidive sind möglich.

32.3.2 Hüftreifungsstörungen, Hüftgelenkdysplasie und Hüftgelenkluxation

Definition

Eine **Hüftreifungsstörung** mit Ossifikationsstörung der knorpelig angelegten Hüftpfanne führt zur **Hüftdysplasie** (Pfanne zu steil, abgeflacht, nach kranial ausgezogen, unvollständige Ausbildung des Pfannenerkers) mit oder ohne **Luxation** des Hüftkopfes (Verrenkung aus der dysplastischen Pfanne). Im angloamerikanischen Sprachgebrauch werden Hüftreifungsstörungen bzw. Dysplasien heute als »developmental dysplasia of the hip« (DDH) bezeichnet.

Epidemiologie

Häufigkeit der Hüftreifungsstörung in Mitteleuropa ca. 2–4% (häufigste kongenitale Skelettfehlentwicklung). Häufung in »Luxationsnestern« (z. B. in Sachsen), eine Hüftluxation ist durch die sonographische Frühdiagnostik und den dadurch früheren Therapiebeginn seltener geworden.

Ätiopathogenese

Genetische (hierfür sprechen ein konstantes Geschlechtsverhältnis Mädchen : Knaben = 6 : 1, Doppelseitigkeit in ca. 40%, familiäre und geographische Häufung) und **mechanische Faktoren** (z. B. Häufung bei Geburt in Beckenendlage) spielen eine Rolle.

Bei steilem, hypoplastischem Pfannendach kann es schon intrauterin zu einer Dezentrierung kommen. So geht dem Hüftgelenk ein für die regelrechte Weiterentwicklung wichtiger, mechanischer Reiz verloren. Ohne entsprechende Maßnahmen verstärkt sich meist die **Pfannendysplasie**, der Hüftkopf verliert seinen Halt und wird durch vermehrte Aktivität der Adduktoren nach dorsokranial luxiert.

Sekundär können sich bei Dezentrierung (zunehmender Luxation) folgende Veränderungen an Hüftpfanne und Hüftkopf, Gelenkkapsel und Muskulatur entwickeln:
- verzögerte Ossifikation des Hüftkopfkernes,
- Coxa valga antetorta,
- Bildung einer Sekundärpfanne,
- Weichteilveränderungen, z. B. Ausziehung und ventrokaudale Verwachsungen des Gelenkkapselschlauches, Verkürzung der Hüftadduktoren und der Sehne des M. iliopsoas, Elongation des Ligamentum capitis femoris (wichtige Repositionshindernisse).

Langfristig entsteht aufgrund der Gelenkinkongruenz eine **sekundäre Koxarthrose**. Bei sog. hoher Luxation stehen die dysplastischen Hüftköpfe in Höhe der Darmbeinschaufeln.

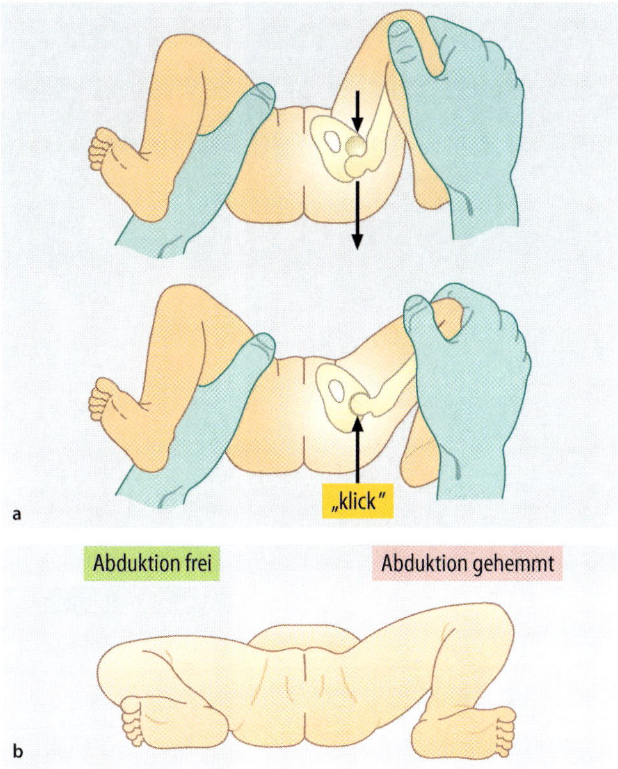

Abb. 32.4a, b Untersuchung der Säuglingshüfte. **a** Ortolani-Zeichen, **b** Abspreizbehinderung

Diagnostik

Anamnese Besonderheiten der Geburt und Schwangerschaft, Beckenendlage, Sectio, Erstgeburt, Hüfterkrankungen in der Familie.

Klinische Untersuchung Wesentliche (unsichere) klinische Früherkennungszeichen, Hinweise und Tests (Abb. 32.4):
- **Beinverkürzung**
  - Technik: Beugung beider angespreizter Hüft- und Kniegelenke mit leichtem dorsalen Druck durch Auflegen der Finger beider Hände auf die Kniegelenke, der Betrachter muss sich auf das Niveau der Kniegelenke begeben und beide vergleichend betrachten).
  - Cave: beidseitige Luxation – gleiches Niveau der Beine!
- **Ortolani-Zeichen** (M. Ortolani, Pädiater, Italien)
  - Instabilitätszeichen (spür- und hörbares Schnappen = (Sub)luxation des Hüftkopfes) das in der Regel nur in den ersten Lebenstagen nachweisbar ist (hypotoner Muskeltonus des Neugeborenen).
  - Technik: Das Neugeborene liegt ausgezogen auf dem Rücken. Jedes Hüftgelenk wird einzeln untersucht. Die Hand des Untersuchers umfasst den Oberschenkel bei gebeugter Hüfte und gebeugtem Knie, adduziert das Bein und drückt es von ventral nach dorsal: bei entsprechender Instabilität kommt es dadurch zu einer Subluxation oder Luxation des Hüftkopfes. Beim anschließenden Abspreizen des Beins rutscht der zuvor dislozierte Hüftkopf wieder in die Pfanne, was mit einem manchmal auch hörbaren »Schnappen« einhergeht. Dieses Schnappen spürt man ganz besonders gut, wenn die andere Hand des Arztes unter dem Gesäß des Säuglings liegt.

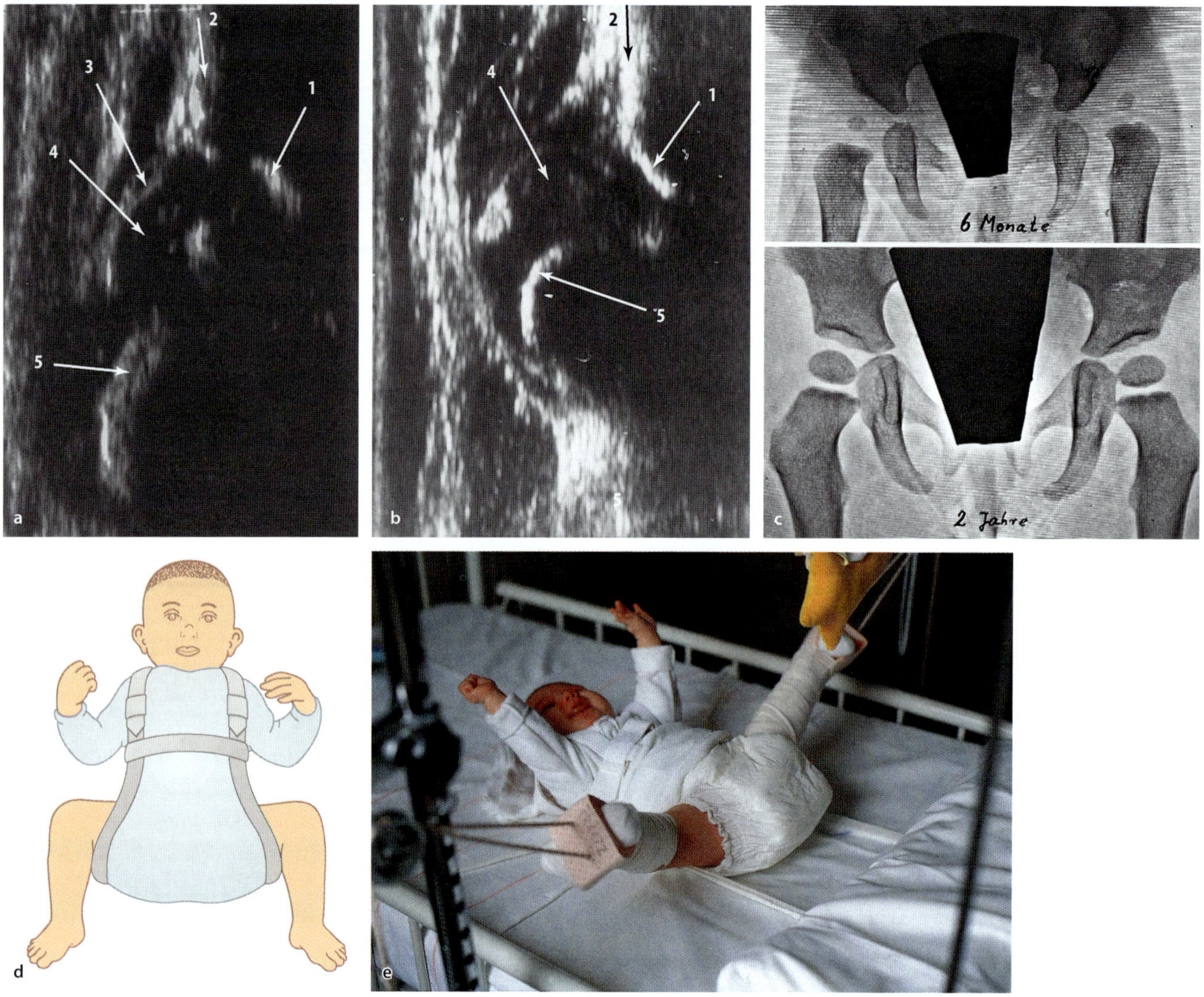

Abb. 32.5a–e Angeborene Hüftluxation. **a** Hüftsonogramm Typ Ia nach Graf, **b** Typ IV nach Graf. *1* Pfannenunterrand, *2* Os ilium, *3* Labrum acetabulare, *4* Hüftkopf, *5* Knorpelknochengrenze des Femurs. **c** Röntgenbeckenübersicht mit Hüftluxation im Alter von 6 Monaten (oben), nach Reposition und Retention Normalisierung im Alter von 2 Jahren (unten). **d** Spreizhose, **e** Overheadextension

Cave
Die Instabilitätsprüfung sollte mit aller Vorsicht erfolgen und nicht ständig wiederholt werden (Gefahr der Gelenkschädigung)!

- **Abspreizbehinderung** nach wenigen Tagen bis Wochen der Hüftdezentrierung wird dieses klinische Zeichen infolge vermehrter Anspannung der Hüftadduktoren positiv. Abduktion bei Neugeborenen: normal 80–90° (**Cave**: beidseitige Dysplasie oder Luxation), ab 2. Monat physiologisch nur ca. 65°. sicher pathologisch bei < 45° Abduktion.
- **Bewegungsarmut** einseitig bei der spontanen Strampelbewegung des Säuglings und nach Laufbeginn hinkendes Gangbild.

Sonographie R. Graf hat die **standardisierte Ultraschalluntersuchung** und **-befundung** der Säuglingshüfte eingeführt.

Durch die Früherkennung ist auch die Frühtherapie möglich geworden (in Deutschland sonographisches Hüftscreening im Rahmen der U3, d. h. während der 4.–6. Lebenswoche).

Die standardisierte Befunderhebung berücksichtigt die knöcherne Formgebung, den knöchernen Erker, das knorpelige Pfannendach, **den Knochenwinkel alpha** (Winkel zwischen Iliumpunkt, Pfannenerker und lateraler Begrenzung des Os ilium), den **Knorpelwinkel beta** (Winkel zwischen lateraler Begrenzung Os ilium und Verbindungslinie Pfannenerker–Labrum; Tab. 32.4). Neben der rein statischen Untersuchung kann die Sonographie auch dynamisch durchgeführt werden. Eine Sonographie ist bis zum Alter von ca. 1 Jahr sinnvoll (Abb. 32.5a, b).

Röntgenuntersuchung Eine Röntgenuntersuchung zur Frühdiagnostik ist heute selten erforderlich (Abb. 32.5c). Zur Kontrolle bei stationären Therapieverfahren sowie nach Abschluss einer ambulanten Behandlung ist sie jedoch zu empfehlen (Beckenübersicht). Der AC-(Pfannendach)-Winkel sollte nach dem 1. Lebensjahr unter 30°, nach dem 2. Lebensjahr unter 25° messen.

Arthrographie Eine Arthrographie ist in Einzelfällen indiziert zur Überprüfung von Repositionshindernissen bzw. von Therapieergebnissen nach Luxationsbehandlung.

Tab. 32.4 Morphologische Klassifikation von Ultraschallbefunden der Hüfte

Typ		Knöcherne Formgebung	Knöcherner Erker	Knorpeliger Erker
Ia (jedes Lebensalter)	Ausgereifte Hüfte	Gut	Eckig	Übergreifend
Ib (jedes Lebensalter)		Gut	Meist geschweift (»stumpf«)	Übergreifend
IIa plus	Physiologische Verknöcherungsverzögerung altersgemäß	Ausreichend	Rund	Übergreifend
IIa mit Reifungsdefizit (bis 3. Lebensmonat)	IIa minus	Mangelhaft	Rund	Übergreifend
IIb Verknöcherungsverzögerung		Mangelhaft	Rund	Übergreifend
IIc gefährdete oder kritische Hüfte (jedes Lebensalter)		Mangelhaft	Rund bis flach	Noch übergreifend
D Hüfte am Dezentrieren (jedes Lebensalter)		Hochgradig mangelhaft	Rund bis flach	Verdrängt
Dezentrierte Gelenke IIIa		Schlecht	Flach	Nach kranial verdrängt, ohne Strukturstörung
IIIb		Schlecht	Flach	Nach kranial verdrängt, mit Strukturstörung
IV		Schlecht	Flach	Nach kaudal verdrängt

Differenzialdiagnose

Lähmungsluxation (z. B. ICP, MMC), seltene teratologische (schon bei Geburt nachweisbare) Luxation z. B. bei Arthrogryposis multiplex congenita, (Sub)luxation durch eine Koxitis.

Therapie

Ziel der Behandlung bei der Hüftreifungsstörung ist die **Ausreifung** der dysplastischen Pfanne. Bei der Dezentrierung und Luxation des Hüftkopfes wird die **Reposition** und **Retention** des Hüftkopfes in der Pfanne angestrebt, um deren **Nachreifung** zu ermöglichen.

Therapieform und Prognose sind abhängig von Schweregrad (Instabilität), Alter bei Therapiebeginn und Komplikationen (z. B. Hüftkopfnekrose). Je jünger das Kind und je früher der Therapiebeginn, desto geringer der therapeutische Aufwand und desto besser die Prognose. Wichtig ist die Compliance der Eltern, die genaue Instruktionen gerade in der Retentionsphase haben sollten.

Hüftreifungsstörung mit Instabiltät oder Dezentrierung (Sono-Typ IIc instabil bis Typ III nach Graf) Funktionelle Abspreizbehandlung durch **Spreizhose** oder **Bandage** (z. B. Tübinger Schiene oder Pavlik-Bandage), die Strampelbewegungen zulässt (Abb. 32.5d). Eine instabile Hüfte des Neugeborenen lässt sich damit reponieren und ausreichend retinieren. Die Dauer der Therapie ist abhängig von Alter und Schweregrad der Dysplasie und umfasst meist von 8–12 Wochen. Regelmäßige (anfänglich nach wenigen Tagen) klinische und sonographische Kontrollen. Die Altersgrenze für die ambulante Spreizhosenbehandlung beträgt ca. 8–10 Monate. Bei der Spreizhosenbehandlung ist in regelmäßigen Kontrollen auf die korrekte Passform zu achten.

Hüftgelenkluxation (Sono-Typ IV nach Graf) Der Versuch einer **spontanen Reposition** mit Hilfe der Pavlik-Bandage kann für 2–4 Wochen erfolgen. Gelingt die spontane Reposition nicht sollte die **geschlossene Reposition** des Hüftkopfes in Narkose erfolgen. In Vorbereitung der geschlossenen Reposition hat sich in der Hand des erfahrenen Orthopäden die Overhead- oder Längsextension bewährt.

Nach erfolgreicher Reposition schließt sich die **Retentionsphase an.** Hierzu wird ein Beckenbeingips in Beuge-Spreiz-Stellung nach Fettweis mit Hüftbeugung 110° und Abduktion 50–60° verwendet.

Operative Therapie Die Indikationsstellung für Operationen bei Behandlungsproblemen und Folgezuständen ist eine Angelegenheit des besonders erfahrenen Kinderorthopäden. Eine **offene Reposition** ist indiziert, wenn eine luxierte Hüfte nicht durch ein geschlossenes Verfahren eingestellt werden kann.

Auch nach lege artis durchgeführter, konservativer Therapie kann (meist aufgrund zu späten Behandlungsbeginns) eine Restdysplasie der Pfanne, eine subluxierende Coxa valga et antetorta oder eine Kombination beider zurückbleiben. Zur **Korrektur der Fehlstellungen** sind – in Abhängigkeit von Ausmaß der Pfannendysplasie und Alter des Kindes – vor allem unterschiedliche Beckenosteotomien und Korrekturosteotomien am proximalen Femur geeignet.

Prognose

Bei frühzeitiger Diagnose und Therapie erfolgt meist eine folgenlose Ausheilung. Bei verspäteter Diagnose ist eine deutliche Besserung (Vermeidung einer frühzeitigen sekundären Koxarthrose) durch operative Maßnahmen möglich. Das Auftreten der gefürchteten **Hüftkopfnekrose** mit schlechter Prognose (Arthrose) ist bei schonender Therapie glücklicherweise selten (<5%). Der Spontanverlauf bei schwerer persistierender Deformität an Kopf und Pfanne führt zu einer frühzeitigen **Dysplasiekoxarthrose**; bei entsprechenden Beschwerden ist bereits im jüngeren Erwachsenenalter eine Totalendoprothese zu erwägen.

32.3.3 Morbus Perthes

Definition

Erworbene, ischämisch bedingte, aseptische **Knochennekrose der Femurkopfepiphyse** im Kindesalter mit stadienhaftem Verlauf.

Epidemiologie

80% der Patienten sind zwischen 3 und 9 Jahre alt. Männlich : weiblich = 4 : 1. Doppelseitiger Befall in 10–20%.

Ätiologie

Multifaktoriell, passagere Durchblutungsstörung der proximalen Femurepiphyse, retardiertes Skelettalter, sportliche Überbelastung und Trauma.

Pathogenese

Die **Durchblutungsstörung** führt zur Nekrose des Knochenkernes der Kopfepiphyse mit nachfolgendem Abbau des nekrotischen Knochens und Wiederaufbau. Dieser Umbauprozess kann 2–4 Jahre dauern. In dieser Zeit ist die Epiphyse vermindert belastungsfähig mit der Gefahr der **Deformierung**. Bei Mitbeteiligung der Epiphysenfuge resultiert eine prognostisch bedeutsame Wachstumsstörung.

Charakteristisch ist – wie für alle aseptischen Knochennekrosen – der **stadienhafte Verlauf**, der sich röntgenologisch differenzieren lässt:

- **Initialstadium**: Gelenkerguss, Wachstumsretardierung des Kopfkerns; scheinbare Gelenkspaltverbreiterung,
- **Kondensationsstadium**: Knochenverdichtung des Kopfkernes,
- **Fragmentationsstadium**: Nebeneinander von Verdichtung und Aufhellung,
- **Reparationsstadium**: struktureller Wiederaufbau,
- **Endstadium**: Ausheilungsergebnis mit entweder völlig normalem kongruentem Femurkopf oder bis zu schweren pilz- oder walzenförmigen Kopfdeformierungen.

Klinik

Da das Röntgenbild der Symptomatik und dem Krankheitsverlauf hinterherhinkt, sind **klinische Frühzeichen** wichtig.

> **Belastungsabhängige Hüft- und insbesondere auch Knieschmerzen, Hinken und rasche Ermüdbarkeit müssen im Vorschul- und Grundschulalter an einen Morbus Perthes denken lassen.**

Die klinische Untersuchung ergibt meist eine schmerzhafte Einschränkung der Innenrotation und Abduktion an der betroffenen Hüfte. Später kommt es zu reellen Beinverkürzungen.

Diagnose

Röntgen (Beckenübersicht und axiale Aufnahme): hiermit versucht man eine prognostische Abschätzung u. a. anhand Ausdehnung (Catterall-Stadien) und sog. Risikozeichen (Lateralisation des Hüftkopfes, Metaphysenbeteiligung u. a.). Diese Beurteilung sowie das Alter bei Erkrankungsbeginn sind zentrale Kriterien für therapeutische Überlegungen.

Klassifikation

Die morphologische Klassifikation wird anhand der Röntgenbilder vorgenommen, wobei es verschiedene Klassifikationen gibt:

Einteilung des Ausmaßes der Schädigung nach **Catterall** in 4 Gruppen

- **Gruppe I**: nur der vordere Teil der Epiphyse ist betroffen, keine subchondrale Frakturlinie,
- **Gruppe II**: Epiphyse bis zur Hälfte betroffen (anterolateral),
- **Gruppe III**: Epiphyse bis zu 3/4 ist betroffen,
- **Gruppe IV**: gesamte Epiphyse betroffen.

Die relativ einfache Klassifikation nach **Herring** basiert auf der Beobachtung, dass die Beteiligung des lateralen Pfeilers des Hüftkopfes eine hohe prognostische Bedeutung hat.

Radiologische Prognosekriterien. Radiologische Risikofaktoren (bei Auftreten eventuell Prognoseverschlechterung):

- Verkalkungsherd laterale Epiphyse,
- Lateralisierung (Subluxation) des Hüftkopfes,
- Mitbeteiligung der Metaphyse,
- Horizontalstellung der Epiphysenfuge,
- »Hinge abduction« – türangelförmiges Heraushebeln des Hüftkopfes über ein Hypomochlion des Kopfanbaus bei Abduktion,
- Kongruenz der Gelenkkörper bei Wachstumsabschluss: sphärische Kongruenz (keine spätere Koxarthrose), asphärische Kongruenz (Koxarthrose kaum vor dem 50. Lebensjahr) und asphärische Inkongruenz (frühzeitige Koxarthrose).

Weitere im Einzelfall nützliche Diagnostik ist: Sonographie (Erguss) und MRT (Frühdiagnose möglich, Bestimmung des Ausmaßes der Kopfnekrose).

Differenzialdiagnose Coxitis fugax, septische Arthritis, epiphysäre Dysplasien (bilateral), Hypothyreoidismus, Tumoren, rheumatisches Fieber, juvenile rheumatoide Arthritis.

Therapie

Hauptbehandlungsziele sind der sphärische Wiederaufbau des Hüftkopfes und die Verhinderung einer Deformierung.

Eine einheitliche Meinung über das »richtige« Therapieregime gibt es nicht. Prognostische Faktoren wie Alter, Größe des nekrotischen Bezirkes, Lateralisation, Bewegungseinschränkung u. a. geben jedoch eine Orientierung.

> **Je älter das Kind bei Erkrankungsbeginn ist, desto geringer ist die Chance für eine befriedigende Ausheilung der Erkrankung.**

Folgendes Vorgehen hat sich bewährt:

In **Frühstadien** werden Kinder unter 6 Jahren meist **konservativ** behandelt (Abb. 32.6a). Eine alleinige Beobachtung reicht aus bei Frühformen ohne Risikozeichen mit freier Hüftgelenksbeweglichkeit. Andernfalls muss eine funktionelle Therapie mit Krankengymnastik (u. U. stationär mit kurzzeitiger begleitender Extension) eingeleitet werden, unterstützend wirkt Schwimmen. Sprungbelastungen sind zu vermeiden. Die »entlastende« Orthesenbehandlung ist heute obsolet. Bei stärkeren Beschwerden erfolgt die temporäre Entlastung an Gehstützen.

Bei ungenügender Überdachung des Hüftkopfes empfehlen wir eine **Varisationsosteotomie** zur besseren Zentrierung des Kopfes in der Pfanne (Abb. 32.6b). Gelegentlich ist bei starker Dezentrierung auch eine Beckenosteotomie indiziert.

Prognose

Eine vollständige Ausheilung ist möglich. Patienten mit chronologischem Alter < 7 Jahre bei Diagnosestellung weisen ein wesentlich geringeres Arthroserisiko auf als ältere. Das Ausheilungsergebnis reicht vom völlig normalen kongruenten Femurkopf bis zu schweren pilzförmigen oder walzenförmigen Kopfdeformierungen. Leichte Kopfdeformierungen führen häufig zu entsprechenden Anpassungserscheinungen der Pfanne, sodass eine ausreichende Gelenkkongruenz resultiert und spätere **Koxarthrosen** kaum vor dem 50.–60. Lebensjahr zu erwarten sind. Eine frühzeitige Koxarthrose droht bei asphärischer Inkongruenz der Gelenkkörper.

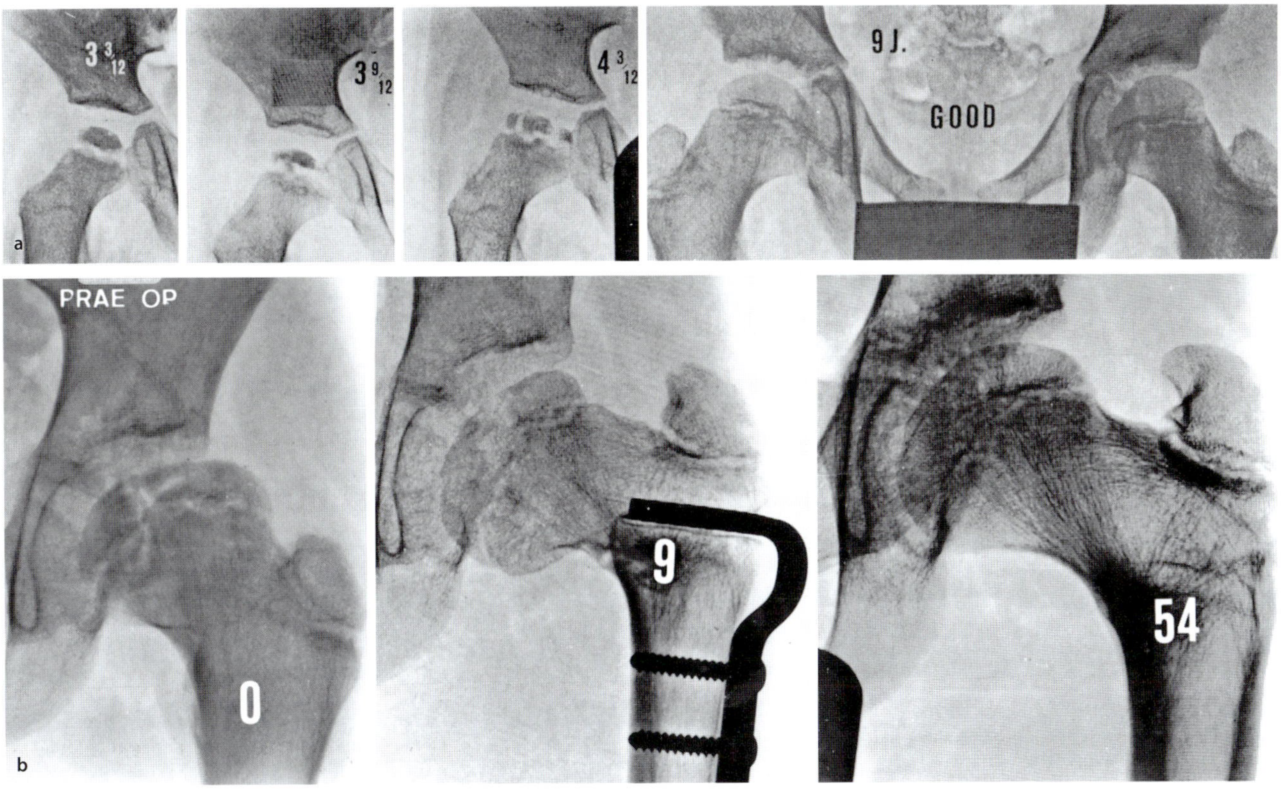

Abb. 32.6a, b Morbus Perthes. **a** Gutartiger Verlauf vom 3.–9. Lebensjahr unter konservativer Therapie. **b** Schwere Verlaufsform mit ungenügender Überdachung der stark abgeflachten Hüftkopfepiphyse; mittels Varisationsosteotomie verbesserte Kongruenz zwischen Kopf und Pfanne und Ausheilungsergebnis nach 54 Monaten

32.3.4 Epiphyseolysis capitis femoris

Definition

Akute (selten) oder langsame nichttraumatische Erkrankung des Hüftkopfes im Präpubertäts- bis frühen Pubertätsalter, bei der sich die Hüftkopfepiphyse in der Wachstumsfuge vom Schenkelhals löst und abgleitet.

Epidemiologie

Jungen > Mädchen, Altersgipfel: Mädchen ca. 11. Lebensjahr, Knaben ca. 12. Lebensjahr. In bis zu 80% der Fälle sind **beide Hüften** betroffen.

Ätiologie, Pathogenese, Pathophysiologie

Die Ätiologie ist multifaktoriell: Erkrankungsalter und Auftreten eines oft auffälligen Habitus mit Übergewicht, Übergröße sowie Gonadenunterentwicklung sprechen möglicherweise für eine vorübergehende **hormonelle Dysregulation** im präpuberalen Wachstumsschub (Überwiegen von STH gegenüber Sexualhormonen). Dies kann zu einer übermäßigen Gefügelockerung im Bereich der Epiphysenfuge und damit zu einem Zustand mechanischer Schwäche führen. Hinzu kommt die durch ihre anatomische Lage bedingte, relativ **hohe mechanische Belastung** der proximalen Femurepiphyse, die in besonderem Maße Scherkräften ausgesetzt ist. Das langsame **Gleiten** zieht sich über Wochen und Monate hin. Es kann auf jeder Stufe stehen bleiben, aber auch plötzlich in ein akutes Abgleiten übergehen. Hierbei kann durch Zerstörung der Epiphysengefäße eine **Kopfnekrose** entstehen.

Klinik

Ein adipöser Hochwuchs ist oft auffällig. Bei der Epiphyseolysis capitis femoris (Ecf) acuta treten plötzlich oder nach Gelegenheitstrauma starke **Schmerzen** auf, die Betroffenen können oft nicht mehr laufen. Bei der Ecf incipiens und lenta wird über leichte, belastungsabhängige Hüft- oder Knieschmerzen, Hinken berichtet.

Diagnose

Bei der **klinischen Diagnose** beurteilt man Bewegungsschmerz und Beweglichkeit der betroffenen Hüfte meist als eingeschränkte Innenrotation. Notwendige apparative Untersuchungen sind die **Röntgenaufnahmen** beider Hüften a. p. und »axial« (a. p.: Verbreiterung der Epiphysenfuge, scheinbare Verschmälerung der Epiphyse; axial: Bestimmung des Gleitwinkels; Abb. 32.7).

Diffenzialdiagnose

Späte Manifestation eines Morbus Perthes oder einer Hüftdysplasie, Coxitis fugax, septische Koxitis, Tumor.

Therapie

Die Therapie der Ecf ist immer **operativ** (Abb. 32.7b). Die Dringlichkeit der Operation und die Wahl des Operationsverfahrens richten sich nach der Art der Ecf (Ecf acuta oder Ecf lenta), dem Ausmaß des Gleitwinkels in beiden Projektionsebenen und dem Alter des Patienten (Tab. 32.5).

Prognose

Die Prognose ist gut bei Frühdiagnose und korrekter operativer Therapie. Unerkannt kann die Epiphyseolyse und damit die Fehl-

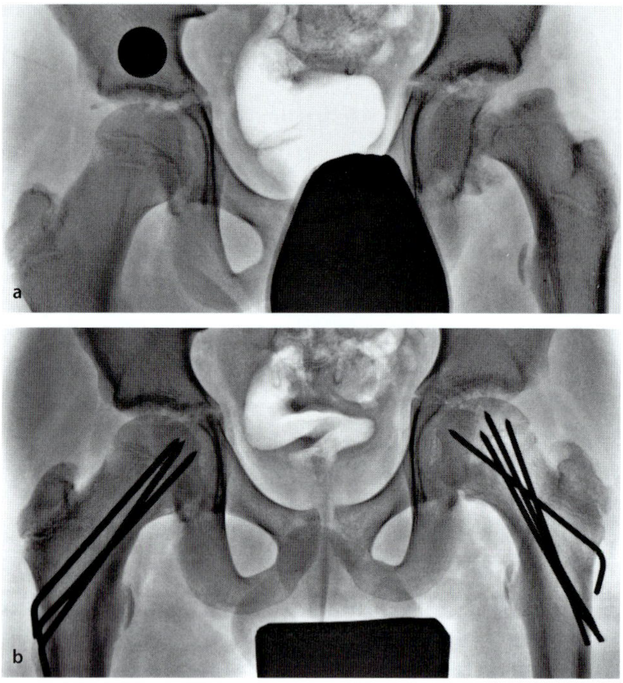

▣ **Abb. 32.7a, b** Epiphyseolysis capitis femoris acuta links. **a** Präoperativer Befund, **b** Reposition und Drahtfixation linker Hüftkopf, prophylaktische Spickung rechts

form am Hüftkopf und Schenkelhals fortschreiten. Gleitwinkel über 20° in der Frontalebene und über 30° in der axialen Ebene erhöhen das Risiko einer frühen Arthrose. Akute und akut auf chronischen Formen der Ecf können zu Durchblutungsstörungen an der Hüftkopfepiphyse mit avaskulärer Nekrose (AVN/Chondrolyse) und schwerer Deformierung des Hüftkopfes führen.

32.4 Knie und Unterschenkel

Der Knie- oder Beinschmerz ist ein häufiges und vieldeutiges Symptom im Wachstumsalter; Ursache derartiger Beschwerden können nicht nur im Knie-, sondern auch im Hüft- und Fußbereich liegen (▣ Tab. 32.6).

32.4.1 Wachstumsschmerz

Die Diagnose »Wachstumsschmerz« ist eine gefährliche Diagnose, weil sie bei den Eltern und den behandelnden Ärzten etwas Harmloses impliziert und damit schwere Erkrankungen nicht selten übersehen werden können. Sinnvoller wäre es, von einem im Wachstumsalter häufigen Bein- oder Knieschmerz zu sprechen, dessen Ursache unklar ist.

▪▪ Anamnese

Schmerzen im Bein oder Knie vor dem Einschlafen oder beim nächtlichen Aufwachen. Durch Beruhigung des Kindes, leichtes Massieren oder Streicheln der betroffenen Region, evtl. auch kühlende Umschläge verschwindet der Schmerz, und das Kind schläft wieder ein. Am nächsten Tag ist es voll belastbar und hat keine Schmerzen. Diese **nächtliche Episode** tritt höchstens einmal pro Woche, oft nur einmal im Monat auf.

▣ **Tab. 32.5** Standardoperationsverfahren bei der Epiphyseolysis capitis femoris

Typ	Maßnahmen
Epiphyseolysis capitis femoris acuta	Notfall, unverzügliche Klinikeinweisung. Schnellstmögliche Reposition und Fixation der Kopfepiphyse mittels Kirschner-Drähten oder Gleitschraube
Epiphyseolysis capitis femoris incipiens	Fixation in situ mittels Kirschner-Drähten oder Gleitschraube
Epiphyseolysis capitis femoris lenta	Gleitwinkel a.p. <20°, axial 30°: Fixation in situ mittels Kirschner-Drähten oder Gleitschraube Gleitwinkel a.p. >20°, axial 30–50°: Fixation in situ oder intertrochantäre Korrekturosteotomie Gleitwinkel axial >50°: intertrochantäre oder subkapitale Korrekturosteotomie

▣ **Tab. 32.6** Häufige und wichtige Differenzialdiagnosen des Knieschmerzes

Hüfte	Koxitis, Morbus Perthes, Epiphysenlösung
Knie	»Wachstumsschmerz«, vorderer Knieschmerz (anterior knee pain), knienahe Knochentumoren, rezidivierende Patellaluxation, Osteochondrosis dissecans, Scheibenmeniskus, Morbus Osgood-Schlatter, juvenile rheumatoide Arthritis, Morbus Sinding-Larsen-Johannson
Fuß	Tumoren, Deformitäten, Infektionen

▪▪ Klinik

Die klinische Untersuchung sollte unauffällig sein.

▪▪ Differenzialdiagnose

Eine Abweichung von dieser typischen Anamnese verlangt eine eingehende differenzialdiagnostische Klärung insbesondere in Bezug auf **Knochentumoren und -entzündungen**.

▪▪ Therapie

Nach sicherem Ausschluss pathologischer Veränderungen unter Berücksichtigung der Differenzialdiagnosen bei Knie- und Beinschmerz kann man die Eltern **aufklärend beruhigen**. Bei Beschwerdepersistenz, Häufung und Verstärkung der Symptomatik sind unbedingt Kontrollen erforderlich, um keine ernste Erkrankung zu übersehen. Nützlich sind Zuwendung der Eltern und z. B. das lokale Einreiben mit antiphlogistischen Salben und Wärme.

▪▪ Prognose

Die Beschwerden sind **selbstlimitierend** und verschwinden relativ rasch.

32.4.2 Vorderer Knieschmerz

▪▪ Definition

Der vordere Knieschmerz (»anterior knee pain«, früher als Chondropathia patellae bezeichnet) ist eine sehr häufige, nicht vollständig geklärte, typische Erkrankung des Jugendalters mit **Schmerzen in Bereich der Patella** mit hoher Spontanheilungstendenz.

Ätiologie
Die Ätiologie ist multifaktoriell. So wird heute u. a. ein erhöhter intraossärer Druck in der Patella diskutiert. Der Patellaknorpel scheint gelegentlich nur der Manifestationsort einer Gleichgewichtsstörung des femoropatellären Systems zu sein, in dem ein Missverhältnis zwischen Belastung und Belastbarkeit herrscht. Dieses Gleichgewicht kann u. a. durch **knöcherne** (z. B. Formvarianten der Patella, Genua valga), **muskuläre** (Insuffizienz M. vastus medialis) und **ligamentäre** (Bandlaxität) **Abnormitäten** aus dem Lot gebracht werden und damit zu einer Knorpelschädigung führen. Als Ursachen einer Chondromalazie können auch z. B. Überbelastungen mit »Mikrotraumatisierung«, traumatische Ereignisse (»Makrotrauma«) mit Knorpelkontusion in Betracht kommen. Aufgrund von Knorpelaufschilferungen mit Freisetzung von Enzymen kommt es zu synovialen Reizerscheinungen. Bei Erwachsenen mündet die Chondromalacia patellae oft in eine Femoropatellararthrose.

Klinik, Diagnose
Gehäuft betroffen sind Mädchen. Typisch sind **Spontanschmerzen** im Patellabereich meist beidseits bei oder nach längerer Kniebeugung (z. B. Kino), bei Treppab- oder Bergabgehen. Nicht selten werden auch ein Nachgeben des Kniegelenkes (»giving way«) bzw. Blockierungsphänomene angegeben. Die Diagnose wird erhärtet vor allem durch Auslösen eines Patellaanpress- oder -verschiebeschmerzes. Bei der Chondromalazie spürt man ein mehr oder weniger starkes **Reiben der Patella** bei Kniegelenkbewegungen. Eine evtl. Lateralisation der Patella (Patellasubluxation) ist zu prüfen.

Das **Röntgenbild** kann auf der axialen Patellaaufnahme Formvarianten und Subluxationen des Femoropatellargelenkes zeigen.

Therapie
Zunächst immer **konservativ**: Vermeiden von längerem Sitzen in Kniebeugung, Hockstellung, sportlicher Überlastung, z. B. bei Sprungdisziplinen, alpinem Skilauf. Auf die hohe Spontanheilungstendenz ist hinzuweisen. Eine krankengymnastische Übungsbehandlung dehnt schwerpunktmäßig verkürzte Muskulatur auf und kräftigt insbesondere den M. vastus medialis. Auch Antiphlogistika in Form von Salben oder Tabletten können hilfreich sein.

Operative Behandlungsmethoden (Arthroskopie, Achskorrektur, etc.) sind nur sehr selten erforderlich.

Prognose
Die Prognose des vorderen Knieschmerzes beim Jugendlichen ist gut, die Selbstheilungsrate hoch. Bei Chondromalazie im Erwachsenenalter ist sie deutlich schlechter (Femoropatellararthrose).

32.4.3 Patellaluxation

Definition
Eine Patellaluxation ist eine in der Regel **laterale Verrenkung der Kniescheibe** aus ihrem femoralen Gleitlager aufgrund einer Imbalance der Kniescheibenstabilisatoren infolge einer oder mehrerer anatomischer Fehlbildungen und/oder eines Traumas, wobei es nicht selten zu Begleitverletzungen kommt: osteochondrale Frakturen an Patella und Femurkondylen und konsekutiv die Bildung freier Gelenkkörper.

Ätiologie, Pathogenese, Pathophysiologie
Normalerweise herrscht ein physiologisches Kräftegleichgewicht von den die Kniescheibe stabilisierenden anatomischen Gebilden. Das Gleichgewicht ist störbar infolge einer oder meist mehrerer, **luxationsfördernder Gegebenheiten** z. B. Genu valgum, Patella alta, Patelladysplasie, Kondylendysplasie, lateralisierte Tuberositas tibiae, vermehrte Femurantetorsion, generalisierte Bandlaxität.

Man unterscheidet verschiedene **Formen**:
- **Habituelle Patellaluxation**: bei der habituellen Luxation springt die Patella bei jeder Bewegung des Kniegelenks nach außen. Dieser Vorgang ist in der Regel schmerzfrei. Die Erkrankung tritt gehäuft bei einer konstitutionellen Bänderlaxität auf bzw. bei Erkrankungen, die mit einer generellen Schwäche des Bindegewebes einhergehen (z. B. Trisomie 21, Ehlers-Danlos-Syndrom, Larsen-Syndrom).
- **Rezidivierende Patellaluxation**: wiederholtes Auftreten einer Patellaluxation, meist nach traumatischer Luxation.
- **Traumatische Patellaluxation**: eine echte traumatische Patellaluxation ohne eine vorbestehende Dysplasie des patellofemoralen Gelenks ist sehr selten.
- **Angeborene Patellaluxation**: meist im Zusammenhang mit einer Systemkrankheit des Bewegungsorgans mit weiteren Deformitäten, Rarität. Meist beidseitiges Auftreten.

Diagnose
Eine nicht reponierte Patellaluxation ist eine **Blickdiagnose**. Generell sind Gangbild, Beinachsen, Beinlängendifferenz, Rotationsfehlstellungen, atrophe Muskelgruppen, Knieschwellung, möglicher Erguss und Krepitationen zu beurteilen. Ebenso sind Patellamobilität, Verschiebeschmerz der Patella (Zohlen-Zeichen), Bewegungsumfang und Bewegungsschmerz, Bandstabilität des Kniegelenks, eine evtl. generalisierte Bandlaxität, Meniskuszeichen, Lateralisationstendenz bei Beugung sowie der sog. Apprehensions-Test zu prüfen.

Notwendige **apparative Untersuchungen** sind Röntgen des Kniegelenks in 2 Ebenen und Röntgen der Patella axial (Abb. 32.8).

Häufige **Differenzialdiagnosen** umfassen Patellafraktur, Meniskusläsion, Kreuzbandruptur sowie Seitenbandruptur.

Therapie
Die Therapie unter Notfallbedingungen bei akuter Luxation ist die sofortige **Reposition**. Bei starkem Erguss **Kniegelenkpunktion**: Fettaugen bei blutigem Erguss sprechen für osteochondrale Fraktur (meist gleichzeitige Fraktur mediale Patella oder lateraler Femurkondylus); in diesem Fall sofortige Intervention (Arthroskopie, Arthrotomie). Nach Erstluxation erfolgt **Ruhigstellung** in Oberschenkeltutor oder Gipsschale. **Physiotherapie**, Mobilisierung, Muskelkräftigung (speziell des M. vastus medialis), Muskeldehnung und Koordinationsschulung sowie ggf. Patellabandage sind weitere, wichtige Maßnahmen.

Operative Therapie Verfügbare operative Eingriffe können nach Art der Durchführung in knöcherne und weichteilige Korrekturen unterteilt werden (Tab. 32.7). Häufig sind auch unterschiedliche Techniken miteinander kombinierbar.

Prognose
Bei rezidivierender oder habitueller Patellaluxation ist ohne Therapie häufiger mit Knorpel- ggf. osteochondralen Frakturen und einer frühzeitigen **Retropatellararthrose** zu rechnen. Die Langzeitresultate sind vom Ausmaß des Knorpelschadens abhängig. Die **Reluxationsraten**, insbesondere bei einer habituellen Patellaluxation, sind bei isolierten, proximalen oder distalen Rekonstruktionen und reinen Weichteileingriffen höher als bei einer Kombination mehrerer Verfahren.

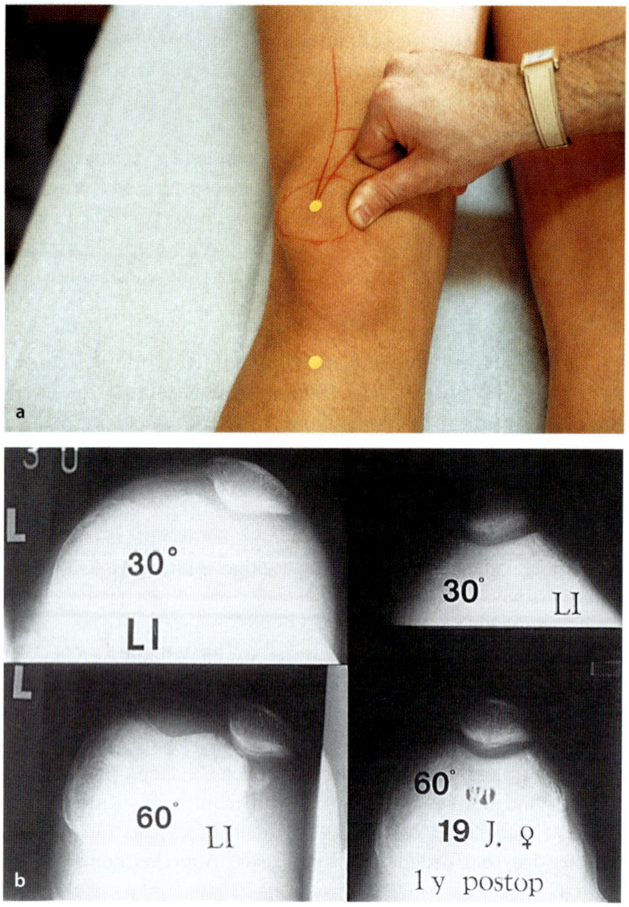

Abb. 32.8a, b Patellaluxation. **a** Klinischer Befund. **b** Radiologische Darstellung in axialer Patellaaufnahme bei 30° und 60° Kniebeugung, links präoperativ, rechts postoperativ

32.4.4 Morbus Osgood-Schlatter

Definition

Gehäuft bei Jungen im Schulalter auftretende aseptische **Knochennekrose der Tibiaapophyse**.

Pathogenese

Als auslösendes Moment gilt ein verstärkter Zug des Lig. patellae z. B. durch **sportliche Überbelastung**. Typischer stadienhafter Verlauf.

Klinik

Bevorzugt sind 10- bis 14-jährige, sportlich aktive Jungen betroffen. **Leitsymptom**: Belastungsschmerz lokal im Bereich der Tuberositas tibiae. Es besteht eine druckschmerzhafte Schwellung mit Schmerzverstärkung bei Streckung des Kniegelenkes gegen Widerstand.

Die **apparative Untersuchung** erfolgt durch Röntgen des Kniegelenks in 2 Ebenen; die Tuberositas tibiae zeigt eine Fragmentierung der Tibiaapophyse.

Therapie

Symptomatische Behandlung aufgrund der meist völlig problemlosen Ausheilung: partielle Sportkarenz vor allem bei Sprungdisziplinen, evtl. Schuhzurichtung in Form eines Negativabsatzes. Lokale, antiphlogistische Salbenanwendungen. Selten ist nach Wachstumsabschluss die operative Abtragung einer schmerzhaften knöchernen Ausziehung bzw. **freien Knochenstückes** erforderlich.

Tab. 32.7 Häufige Operationsverfahren bei der Patellaluxation

Knöcherne Operationen	Medialisierung der Tuberositas nach Abschluss des Wachstumsalters Korrekturosteotomie femoral oder/und tibial bei deutlicher Beinachsenabweichung
Weichteil-operationen	Retinakulumspaltung (»lateral release«), offen oder arthroskopisch Medialisierung der Patellarsehne nach Goldthwait (vor Wachstumsabschluss) Distalisierung des M. vastus medialis nach Insall/Madigan (vor Wachstumsabschluss) Rekonstruktion des medialen patellofemoralen Bandes (MPFL-Plastik; mit Verschluss der Wachstumsfuge möglich)

Tab. 32.8 Stadienhafter Verlauf der Osteochondrosis dissecans

I. Subchondrale Osteonekrose	Initialstadium ggf. mit Induktion reparativer Prozesse aus umgebendem Gewebe
II. Sklerosierung bzw. Demarkation	Fortbestehende Belastung oder andere Störungen des Umbaus führen zur Knochenverdichtung im Grenzbereich
III. Dissekatbildung	Demarkation eines chondralen/osteochondralen Fragmentes bei zunächst noch fibröser Fixation (Dissekat in situ)
IV. Freier Gelenkkörper	Ggf. Lösung aus dem Mausbett

32.4.5 Osteochondrosis dissecans des Kniegelenks

Definition

Eine Osteochondrosis dissecans ist eine im Wachstumsalter vorkommende, **aseptische Knochen-Knorpel-Nekrose** (Osteonekrose) eines umschriebenen Gelenkflächenbezirkes mit der Möglichkeit der Abstoßung eines Fragmentes in die Gelenkhöhle. Die Femurkondylen sind am häufigsten betroffen.

Ätiopathogenese

Männliche Kinder und Jugendliche sind häufiger als Mädchen betroffen. Prävalenz ca. 6 : 10.000, Inzidenz ca. 25 : 100.000 (Kinder, Pubertät). Die Entstehung durch mechanische Faktoren (repetitive Impulsbelastungen) scheint die wahrscheinlichste Ursache zu sein.

Die Erkrankung verläuft in **4 Stadien**, die sich je nach apparativer Diagnostik (Röntgen, MRT, Arthroskopie) morphologisch unterschiedlich darstellen. Der Verlauf kann in jeder Phase zum Stillstand kommen (Tab. 32.8).

Klinik

Die Symptomatik ist relativ **unspezifisch**: Schwellung Kniegelenk, Gangbild (Schonhinken), Druckschmerz, Gelenkerguss, Blockierung bei freien Gelenkkörpern.

Diagnose

Notwendig ist eine **Röntgenaufnahme** des Kniegelenks in 2 Ebenen. Die Untersuchung im MRT folgt als zweiter Schritt. Wesentliche Beurteilungskriterien sind Lokalisation (typisch: laterale Begren-

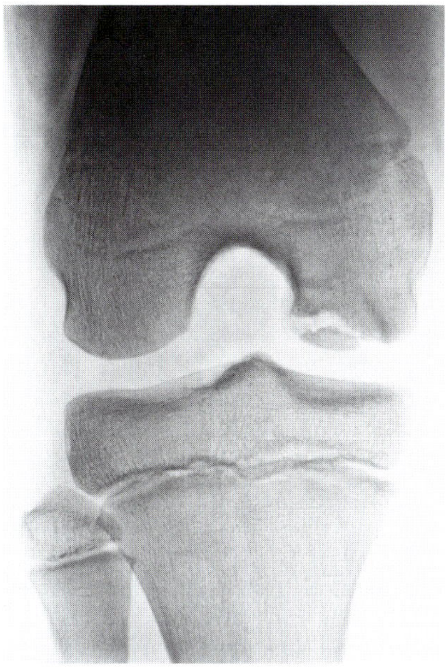

Abb. 32.9 Tunnelaufnahme einer fortgeschrittenen Osteochondrosis dissecans

zung des medialen Femurkondylus) und Größe des OD-Herdes sowie Stadium der Erkrankung (Abb. 32.9). Im Einzelfall nützliche zusätzliche Untersuchungen sind Röntgen-Tunnelaufnahme nach Frick sowie Röntgen der Patella tangential.

Differenzialdiagnose

Meniskusschaden, osteochondrale Frakturen, Chondromatose, Monarthritis, Tumoren.

Therapie

Therapieziele sind Revitalisierung des osteochondralen Bezirks, Verhinderung einer Progression (Dissekatbildung) und Prävention einer Arthrose. Die **Therapieprinzipien** bestehen in einer Belastungsreduktion (ggf. mit Gehstützen, Sportkarenz), Revitalisierung des Herdes und Refixation des Dissekats.

Konservative Therapie Sie wird in den Stadien I und II insbesondere bei Kindern und Jugendlichen mit offenen Wachstumsfugen durchgeführt. Bei Erwachsenen in den Stadien II, III und IV ist eher eine **operative Therapie** zu wählen. Kontrollen im MRT sollten in Abhängigkeit des klinischen Beschwerdebildes veranlasst werden und zeigen in der Regel frühestens nach 6 Monaten eine relevante Befundänderung.

Operative Therapie Indikationskriterien berücksichtigen u. a. Alter, Zustand der Wachstumsfugen, Stadium der Erkrankung, Größe und Lokalisation des betroffenen Areals sowie Beschwerdestärke. Häufige **Operationsverfahren** sind: retrograde Anbohrung zur Revitalisierung des OD-Herdes, Dissekatrefixation (z. B. mittels resorbierbaren Stiften oder Schrauben), subchondrale Spongiosaplastik, Dissekatentfernung, Pridie-Bohrung, autologe Chondrozytentransplantatation (ACT).

Prognose

Die Prognose der Erkrankung hängt vor allem vom Stadium sowie vom Alter des Patienten ab. Je jünger der Patient, desto besser die Prognose, beim Erwachsenen daher eher ungünstig (sekundäre Arthrose). Bei vollständiger Wiedereinheilung ist die Prognose gut. Bei Kindern und Jugendlichen ist bei Einhaltung des Therapieregimes die **Restitutio ad integrum** in 80% der Fälle möglich.

Die OD in klassischer Lokalisation hat eine bessere Prognose als in untypischer Lokalisation. Eine **präarthrotische Deformität** ist nicht immer vermeidbar.

Tab. 32.9 Häufige und wichtige Differenzialdiagnosen von Fußproblemen

Fußschmerz	Trauma, aseptische Osteochondrosen (Osteochondrosis dissecans des Talus, Morbus Köhler, Morbus Freiberg), Infektionen, akzessorische Knochenkerne (z. B. Os naviculare), juvenile rheumatoide Arthritis, Tumoren, tarsale Koalitionen
Fußdeformitäten	Klumpfuß, Plattfuß, Knick-Senkfuß, Hohlfuß, Fußfehlform bei angeborener Reduktionsfehlbildung der Fibula- oder Tibia
Zehendeformitäten	Polydaktylie, Syndaktylie, Digitus superductus, Makrodaktylie
Vorfußdeformitäten	Sichelfuß, Metatarsus varus, Metatarsus primus varus, Spaltfuß

32.5 Fuß

Fußprobleme im Kindesalter sind häufig. Eines der Hauptprobleme ist, zu entscheiden, ob der Zustand eher harmlos ist oder diagnostische und therapeutische Konsequenzen hat.

Das differenzialdiagnostische Spektrum reicht vom physiologischen Knick-Senkfuß ohne Krankheitswert über den schweren, flexiblen Knick-Senkfuß (mobilen Plattfuß) bis zum schweren, rigiden Plattfuß (Tab. 32.9).

Fünf **Grundsätze** sollten beachtet werden:

- Die Grenzen zum Pathologischen sind fließend, die physiologischen Gegebenheiten eines Neugeborenen-, Säuglings- und Kinderfußes sind zu beachten.
- Haltungsanomalien (z. B. Klumpfuß- oder Sichelfußhaltung, die aktiv und passiv völlig ausgleichbar sind) müssen gegen echte Deformitäten abgegrenzt werden.
- Ein persistierender Schmerz bedarf immer der weiteren Klärung.
- Die Beurteilung des Untersuchers, ob eine Deformität flexibel oder rigide-kontrakt ist, ist von entscheidender Bedeutung für die Therapie.
- Klärung, ob es sich um eine neuromuskuläre Erkrankung oder ein Syndrom handeln könnte.

32.5.1 Kindlicher Knick-Senkfuß

Definition

Der kindliche Knick-Senkfuß ist eine bei Gehbeginn erkennbare, meist harmlose, bis zu einem gewissen Grad physiologische Fußfehlstellung mit **verstärkter Valgusstellung des Fersenbeins** (Knickfuß), **Abflachung der medialen Fußwölbung** (Senkfuß) und Abweichung des Vorfußes in Abduktion.

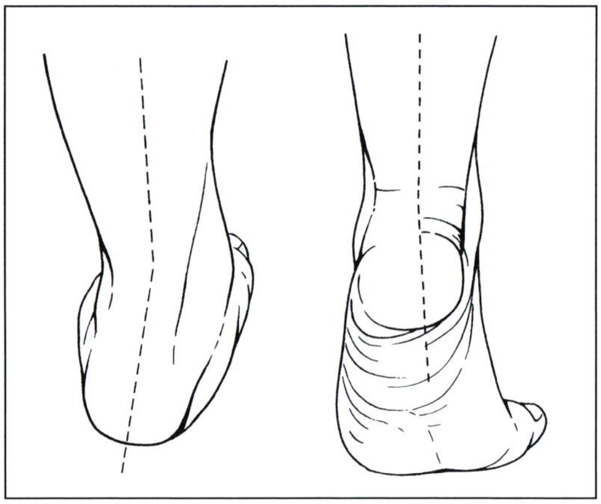

Abb. 32.10 Schematisch dargestellter Knicksenkfuß: die Valgusstellung der Ferse und die Abflachung der medialen Fußwölbung korrigieren sich im Zehenspitzenstand

Epidemiologie

Während der physiologische Knick-Senkfuß sehr häufig zu beobachten ist, stellt die schwere, rigide Form eine **Seltenheit** dar mit einer Prävalenz von ca. 1 auf 1000 Kinder.

Pathogenese

Beim Kleinkind bestehen **physiologisch** eine verstärkte Valgusstellung der Ferse, eine vermehrte Antetorsion des Schenkelhalses, ein vermehrtes Fettpolster im Bereich des Fußlängsgewölbes sowie physiologisch verstärkte Genua valga.

Ursache eines verstärkten Knick-Senkfußes (**flexibler Plattfuß**) sind Bandlaxität (z. B. familiäre Disposition, Trisomie 21, Ehlers-Danlos-Syndrom, Larsen-Syndrom), Muskelschwäche, Übergewicht, Genua valga oder vara. Es handelt sich bei ausgeprägten Befunden um eine komplexe Deformität des Fußes in allen 3 Ebenen: Valgus des Rückfußes, Supination des Vorfußes. Die Wadenmuskulatur ist verkürzt, die Dorsalextension eingeschränkt.

Klinik, Diagnose

Der physiologische Knick-Senkfuß macht selten Beschwerden. Die Fußdeformität fällt meist den Eltern auf. Die Sohlen der Schuhe sind medial stärker abgenutzt.

Beurteilung der medialen Fußwölbung (abgeflacht beziehungsweise aufgehoben), Vorfuß abduziert, Valgusstellung der Ferse verstärkt. Beurteilung des Fußes beim Stehen, Gehen und Liegen. Der pathologische Fersenvalguswinkel ist beim Kind im 2.–5. Lebensjahr >20°, im Schulalter >10°, beim Erwachsenen >5°. Beurteilung des Gangbildes; Beurteilung der Beweglichkeit aller Fußgelenke: eine verminderte Beweglichkeit der Fußgelenke ist pathologisch.

> **Bedeutsam ist die Unterscheidung zwischen flexiblem (ca. 99% der Fälle) und rigidem (kontraktem) Knick-Senkfuß.**

Funktionstest Zehenspitzenstand: beim physiologischen und flexiblen Knick-Senkfuß korrigiert sich die Ferse in eine Varusstellung, und der mediale Fußrand wölbt sich (Abb. 32.10).

Weitere Diagnostik Beim schmerzfreien flexiblen Knick-Senkfuß ist üblicherweise **keine** apparative Diagnostik notwendig. Nur im Einzelfall sind **weiterführende Verfahren** indiziert: Röntgen: Fuß im Stehen seitlich (beim rigiden und/oder schmerzhaften und/oder Knick-Senkfuß mit pathologischen Fersenvalguswinkeln), Podoskop, Podogramm oder auch eine Pedobarographie. Bei der Beurteilung des Podogramms ist es wichtig zu wissen, dass erst im Alter von 5–6 Jahren die mediale Fußwölbung voll ausgeprägt ist.

Röntgen: a. p. und schräg, evtl. MRT beim rigiden (kontrakten) Plattfuß zum Ausschluss einer tarsalen Koalitio.

Differenzialdiagnose

Physiologischer Knick-Senkfuß, kongenitaler Plattfuß (Talus verticalis), neurogener Knick-Senkfuß (z. B. ICP, MMC, syndromassoziierte Fehlformen), knöcherne, knorplige oder fibröse tarsale Koalitionen (Brückenbildung zwischen 2 Knochen des Rück- oder Mittelfußes, häufige Coalitio talocalcaneare, talonaviculare oder calcaneonaviculare) mit Ausbildung eines rigiden (kontrakten) Plattfußes.

Therapie

Therapieziel ist die Entwicklung einer normalen Fußform und -funktion.

- **Physiologischer Knick-Senkfuß**: Aufklärung der Eltern über gute Prognose und Spontanverlauf. Befundabhängig klinische Kontrollen. Barfuß gehen, spielerische Fußgymnastik (Greifübungen der Zehen, Zehenspitzenstand), fußgerechte Schuhe. Eine Korrektur mittels orthopädietechnischer Maßnahmen ist nicht indiziert.
- **Flexibler Knick-Senkfuß (Plattfuß)**: Spielerische Fußgymnastik (Greifübungen der Zehen, Zehenspitzenstand, Gehen auf Zehenspitzen), Physiotherapie, Dehnungsübungen der Wadenmuskulatur bei Verkürzung. Gewichtsreduktion bei Adipositas. bei Fußbeschwerden korrigierende Einlagenversorgung, (Detorsionseinlage mit medialer Abstützung, Supinationskeil), ggf. Zurichtungen am Konfektionsschuh,

Operative Therapie Es kommen nur bei sehr ausgeprägten Formen mit Beschwerden u. a. folgende Verfahren in Frage:

- **Weichteiloperationen**: Raffung der Gelenkkapsel im Talonavikulargelenk, Rückverlagerung der Sehne des M. tibialis anterior zur aktiven Aufrichtung der medialen Fußwölbung (als alleinige Maßnahme meist unzureichend).
- **Knöcherne Operationen**: Stabilisierung des unteren Sprunggelenkes (sog. subtalare Arthrorise m.H. von Endo-Implantaten oder der Kalkaneus-Stopp Schraube nach Pisani), Operation nach Evans (Kalkaneusverlängerungsosteotomie – zumeist bei adoleszenten symtomatischen Fußfehlstellungen), Operation nach Grice-Green (extraartikuläre subtalare Arthrodese) oder die Arthrodese im Talokalkaneargelenk (bei schweren neurologischen Fußfehlstellungen oder adulter subtalarer Arthrose),
- **Resektion der Knochenbrücke**: bei tarsalen Koalitionen.

Prognose

Die Prognose eines flexiblen Knick-Senkfußes ist **gut**. Die meisten Knick-Senkfüße bedürfen keiner Therapie, da eine Spontankorrektur über die Wachstumsphase erfolgt.

> **Barfußlaufen und Laufen auf Naturboden führt zur Kräftigung der Fußmuskulatur und damit zur Prävention von Fußdeformitäten, ebenso bequemes, nicht funktionsbehinderndes Schuhwerk.**

32.5.2 Sichelfuß

▪▪ Definition

Der Sichelfuß (Synonym: Metatarsus adductovarus, Metatarsus adductus, Metatarsus varus, Pes adductus congenitus, Pes adductus, kongenitaler Pes varus) ist eine Fußfehlhaltung mit vermehrter, kontrakter **Adduktion des Mittel- und Vorfußes.**

▪▪ Epidemiologie

Seltene, häufig angeborene Fehlhaltung. Meist doppelseitig. Zu 70% männliches Geschlecht betroffen.

▪▪ Klinik

Der Sichelfuß ist bei Geburt auffällig. Im Laufalter Einwärtsgang. Vorfußadduktion distal vom Chopart-Gelenk. Rückfuß bei erhaltener Mobilität in Neutralstellung oder meist physiologische Valgusstellung. Längsgewölbe des Fußes abgeflacht. Bei starker Deformität durch Schuhdruck **schmerzhafte Schwielen** über dem exponierten Kuboid. Wichtig ist die Unterscheidung der kontrakten Vorfußadduktion gegenüber einer postnatal häufig zu beobachtenden passageren Haltungsanomalie.

▪▪ Diagnose

Die Diagnose erfolgt postnatal klinisch durch Inspektion und Palpation. Bei später Diagnose im Kleinkindalter zeigt die **Röntgenaufnahme** des Fußes d.p. eine Vorfußadduktion, die erst distal des Navikulare beginnt und vom I.–V. Zehenstrahl abnimmt. Im Stauchungsbereich von Navikulare und Kuneiformia kommt es oft zu verspäteter Ossifikation.

▪▪ Differenzialdiagnose

Einwärtsgang bei Coxa antetorta, Unterschenkeltorsionen, Kletterfuß (Pes supinatus), Klumpfuß (Fersenhochstand und Varusposition), Knick-Senkfuß (Fersenvalgus).

▪▪ Therapie

Bei Neugeborenen sofortige **manuelle Redression und Immobilisation** im Gipsverband (Dauer der Behandlung abhängig vom Schweregrad).

> **Bei leichten und mittelschweren Fällen ist oft das Bestreichen (Stimulation) des lateralen Fußrandes durch die Mutter ausreichend (zeigen!).**

Unterschenkelschaumstoffringe verhindern in Bauchlage ein Aufliegen der Füße auf dem Außenrand. Bei schweren, rigiden Sichelfüßen: sofortige **Gipsredression**, danach Nachtlagerungsschalen. Orthopädietechnisch kommen Antivarusschuhe, Sichelfußfederschienen und Dreipunkteeinlagen, fersenumfassende Einlagen mit vorgezogenem Innenrand zur Anwendung.

Nur sehr selten muss im Schulalter eine **Reihenosteotomie der Metatarsalia** (verschiedene Techniken) durchgeführt werden.

▪▪ Prognose

Unter konsequenter frühestmöglicher Therapie gute Ergebnisse bei generell hoher Rezidivfreudigkeit der Deformität.

32.5.3 Kongenitaler Klumpfuß

▪▪ Definition

Der kongenitale Klumpfuß (primärer idiopathischer Klumpfuß, Pes equinovarus adductus et excavatus) ist eine komplexe, passiv nicht vollständig ausgleichbare Fehlstellung im Talokalkanealgelenk, Talonavikulargelenk und Kalkaneokuboidgelenk (»subtalarer Gelenkkomplex«) mit Kontrakturen der Gelenkkapseln und Sehnenverkürzungen unterschiedlicher Ausprägung mit den Komponenten:

- **Pes equinus**: Spitzfuß,
- **Pes varus**: Supinationsstellung im unteren Sprunggelenk,
- **Pes adductus**: Adduktion des Vorfußes,
- **Pes cavus**: Hohlfuß.

▪▪ Epidemiologie

> **Der Klumpfuß ist die zweithäufigste Skelettfehlbildung und die wichtigste und häufigste angeborene Fußdeformität.**

Prävalenz ca. 0,1–0,2% der Neugeborenen, 50% doppelseitig. In Statistiken werden leider häufig Fehlhaltungen von echten Deformitäten nicht getrennt.

▪▪ Ätiologie

Diskutiert werden chromosomale Defekte, embryonale Defekte, temporäre Wachstums-(Entwicklungs-)störung, mechanische Störung der Fußentwicklung in der Embryonalperiode, primäre neurogene Defekte, Primärdefekte in der Muskulatur (Muskelanomalien, Dysproportion der Typ-I- und Typ-II-Fasern). Ferner treten Klumpfüße bei einer Reihe von **neuromuskulären Erkrankungen** wie Spina bifida, Sakraldysgenesie, -agenesie, infantile Zerebralparese, Muskeldystrophie, Arthrogryposis multiplex congenita u. a. auf.

▪▪ Pathogenese

Es kommt zu einem **Fehlwachstum der Knochen** bei Störung der enchondralen Ossifikation, Kontrakturen im unteren Sprunggelenkkomplex mit (primären und/oder sekundären) Sehnenverkürzungen, Verformung zahlreicher Knochen des Fußskelettes (u. a. Talus, Kalkaneus).

Beim neuromuskulären Klumpfuß liegt der Deformität ein Muskelungleichgewicht zugrunde. Es überwiegen die Supinatoren (M. tibialis posterior et anterior) und die Flexoren (M. triceps surae, Zehenflexoren).

▪▪ Klinik

Die **Anamnese** berücksichtigt Allgemein- und/oder Grunderkrankungen, z. B. Arthrogryposis multiplex congenita, Spina bifida, Klumpfußbildungen bei Eltern, Geschwistern, entfernteren Verwandten.

Die Deformität ist augenfällig und daher nicht zu übersehen. Die **Untersuchung** erfolgt in Rückenlage bei 90° Knie- und Hüftbeugung, wobei immer beide Seiten zu untersuchen sind. Wichtig ist die Prüfung einer passiven Redressierbarkeit.

Es werden die typischen Komponenten des Klumpfußes verifiziert (Abb. 32.11):

- Spitzfuß, kontrakter M. triceps surae bei fixierter Plantarflexion des Gesamtfußes. Tuber calcanei hoch stehend. Man tastet die durch plantares Fett besetzte Ferse mit der verkürzten Achillessehne als relativ derben Strang,
- Varus des Rückfußes (horizontal verlaufende Hautfalte an der Rückfußinnenseite),
- Adduktus im Mittelfuß und Vorfuß,
- Supinatus: Supination des gesamten Fußes, querverlaufende Hautfalten an Fußinnenseite,
- Exkavatus: Hohlfuß mit Vertiefung des Längsgewölbes.
- Zusätzlich **Klumpfußwade**: bleibende Atrophie des M. triceps surae. Bäuche des M. gastrocnemius nach proximal verschoben.

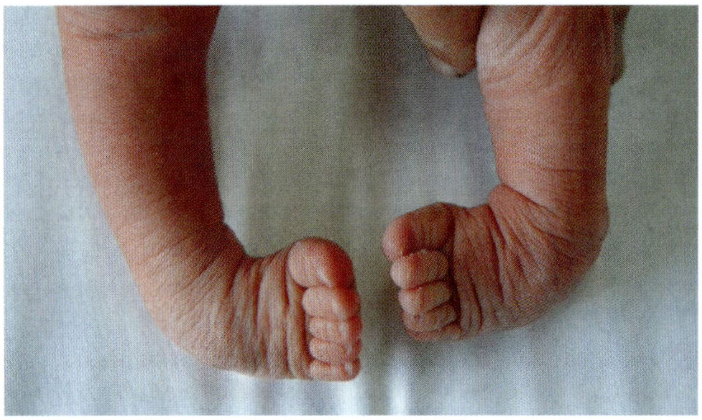

Abb. 32.11 Beidseitiger Klumpfuß

> **Je stärker die Atrophie der Wadenmuskulatur, desto größer die Therapieresistenz.**

Wichtig ist die **Suche nach begleitenden Deformitäten** oder Fehlbildungen (in 5% der Fälle), z. B. Hüftluxation, Hüftdysplasie (immer auch Sonographie der Hüften!), Spina bifida occulta, Arthrogryposis multiplex congenita, neurologische Defekte, oder auch der Ausschluss von Syndromen (z. B. Larsen-Syndrom, Möbius-Syndrom).

Diagnose

Postpartal wird die Diagnose nach dem klinischen Befund gestellt. **Röntgenaufnahmen** sind erst nach dem 3. Lebensmonat relevant, wobei immer beide Füße a. p. und seitlich zu röntgen sind.

Differenzialdiagnose

Klumpfußhaltung, neurogener Klumpfuß, Sichelfuß/Metatarsus varus, Kletterfuß/Pes supinatus.

Therapie

Entscheidend zum Erreichen der Therapieziele sind die **Sofortbehandlung** mit vollständiger Korrektur aller Teilkomponenten der Klumpfußfehlstellung, die konsequente Schienenbehandlung während der Ruhephasen bis zum 4.Lebensjahr sowie die regelmäßigen Kontrolluntersuchungen zur frühen Rezidiverfassung bis zum Wachstumsabschluss. Die Ziele der heutigen Behandlung sind die bestmöglich bzw. komplette Korrektur der Klumpfußfehlstellung, der langfristig schmerzfrei funktionsfähige Fuß mit plantigrader Belastung sowie das Tragen von Konfektionsschuhen von Laufbeginn an.

Konservative Therapie Redression mit Beginn der Therapie sofort nach der Geburt. Heute wird meist die sogenannte **Ponseti-Redressionstechnik** angewendet, da sie in besonderer Weise die pathoanatomischen Besonderheiten der Klumpfußfehlstellung berücksichtigt. Beim Gipsen wird zunächst die Hohlfußstellung (Cavus) und nachfolgend schrittweise die Vorfußadduktion bis etwa 70° Vorfußabduktion überkorrigiert. Dadurch gelingt es, durch 5- bis 10-malige Gipsredressionen den subtalaren Fußkomplex (Kalkaneus, Mittelfußknochen) in die anatomisch korrekte Position unter bzw. vor den Talus zu derotieren.

Bei 10–30% der betroffenen Kinder besteht eine Verkürzung der Wadenmuskulatur, die trotz der Korrektur der Fehlstellung im Vor- und Mittelfuß keine Dorsalextension des Fußes >20° zulässt. In diesen Fällen wird mit einer perkutanen Verlängerung der Achillessehne die letzte Komponente des Klumpfußes beseitigt. Für den Erfolg der Behandlung ist nach Beendigung der Redressionsgipse eine konsequente nächtliche Schienenlagerung sowie die Fortführung der manuellen Redressionsmanöver des Fußes in die Vorfußabduktion und Dorsalextension zwingend erforderlich. In Studien konnte ein eindeutiger Zusammenhang zwischen schlechten Behandlungsergebnissen und einer fehlenden Nachbetreuung der betroffenen Familien gezeigt werden. Zur weiteren ambulanten Betreuung gehört auch regelmäßige Physiotherapie, die anfangs kurzfristig die Redression des Fußes fortsetzt (manuelle Therapie), das Kind aktiv beübt (z. B. nach Vojta oder Bobath) und gleichzeitig die Eltern anleitet, um mittelfristig die Therapie eigenständig zu Hause fortsetzen zu können. Die nächtliche Schienenanlage und täglichen Übungsanwendungen werden bis zum Abschluss des 4. Lebensjahres empfohlen. Bei einem Rezidiv der Klumpfußfehlstellung wird die Dauer der Anwendungen entsprechend angepasst.

Operative Therapie Die Notwendigkeit umfangreicher operativer Korrekturen wurde seit Einführung dieser verbesserten konservativen Techniken an den jeweiligen Zentren auf unter 5% gesenkt. Diese Eingriffe betreffen insbesondere schwere Rezidivklumpfüße und sekundäre Klumpfüße (z. B. Arthrogryposis multiplex congenita, Spina bifida u. a.).

Häufige **Operationsverfahren** sind: Arthrolysen, Gelenkrepositionen, Sehnenverlängerungen, Osteotomien, Sehnentranspositionen. Spätkorrekturen werden als graduelle Gelenkrepositionen mit dem Fixateur externe (Ilizarov) oder als Korrekturarthrodesen kurz vor oder kurz nach Wachstumsabschluss durchgeführt.

Prognose

Unbehandelt nimmt die Fehlbildung zu, wobei manche Patienten auf dem äußeren Fußrand bzw. komplett auf dem Fußrücken gehen. Aufgrund der **Deformierung** werden die betreffenden Gelenke arthrotisch und sind schmerzhaft. Die Schuhversorgung ist schwierig. Die individuelle Prognose des Behandlungserfolges ist abhängig vom Schweregrad der Fehlstellung, vom Resultat der initialen Korrektur aber auch von der Mitarbeit der Eltern und Kinder über die gesamte Nachbehandlungszeit. Bei konsequenter Frühbehandlung und regelmäßigen Kontrolluntersuchungen zur frühen Rezidiverfassung und -behandlung werden heute in >95% sehr gute bis zufriedenstellende Resultate erzielt.

32.5.4 Kongenitaler Plattfuß

Definition

Angeborene, schwerwiegende Deformität des Fußes mit Steilstellung des Talus bei hoch stehendem Kalkaneus und Luxation im Talonavikulargelenk; dadurch **Abflachung des Fußlängsgewölbes** und Fersenhochstand, Abduktion und Pronation des Vorfußes.

Epidemiologie

Der angeborene Plattfuß (Pes planovalgus congenitus, Pes planus congenitus, Talipes planovalgus, Talus verticalis, Tintenlöscherfuß) ist selten und wird allenfalls 1- bis 2-mal jährlich in einer Klinik gesehen. In ca. 50% der Fälle besteht eine **Assoziation mit zusätzlichen Fehlbildungen** und Systemerkrankungen (z. B. Myelomeningozele, Arthrogrypose, Neurofibromatose).

Pathogenese

Das Os naviculare und das Os cuboideum luxieren im Chopart-Gelenk nach dorso-kranial, der Talus kippt nach medio-kaudal und steht damit vertikal in Verlängerung der Tibia. Der Kalkaneus steht bei verkürzter Wadenmuskulatur im Equinus (Fersenhochstand).

▪▪ Diagnose

Die Diagnose wird bei Geburt überwiegend **klinisch** gestellt. Die meist einseitig konvex gebogene Fußsohle ist auffällig (Tintenlöscherfuß). Der Talus ist am medialen Fußgewölbe zu tasten; die Ferse steht hoch, der Vorfuß in Abduktion.

Röntgen des Fußes in 2 Ebenen: Talus verticalis. (Sub-)-Luxation des Talokalkaneonavikulargelenks. Winkel zwischen Längsachse Kalkaneus-Talus >40° (maximal 90°).

▪▪ Differenzialdiagnose

Physiologischer Scheinplattfuß des Neugeborenen, flexibler Plattfuß.

▪▪ Therapie

Das Therapieziel ist eine möglichst gute Stellungskorrektur, wobei die Dauer der Therapie vom Schweregrad abhängig ist. Sofort nach Geburt manuelle Redression und Gipsbehandlung nach der »Reversed«-Ponseti-Methode, da sie in besonderer Weise die pathoanotomischen Besonderheiten der Deformität berücksichtigt. Danach Schienenbehandlung. Gelingt mittels der konservativen Behandlung keine Reposition des Os naviculare, empfiehlt sich die **baldige operative Korrektur** (Reposition des Talonavikulargelenkes und Raffung der Gelenkkapsel ggf. mit Verlängerung und Transfer einzelner Sehnen).

32.5.5 Hohlfuß

▪▪ Definition

Der Hohlfuß (Pes cavus) ist gekennzeichnet durch ein überhöhtes Fußlängsgewölbe mit plantarflektiertem ersten Strahl, Inversion des Fußes im unteren Sprunggelenk mit varischer Ausrichtung des Rückfußes und Tendenz zur Ausbildung von Krallenzehen. Man kann von der Form und Ursache her den häufigeren Ballen- vom Hackenhohlfuß unterscheiden.

▪▪ Ätiologie

Milde Formen treten häufig **idiopathisch** auf. Bei schweren Verlaufsformen bzw. Progredienz im Wachstumsalter liegt jedoch meist eine **neurologische** Ursache zugrunde (z. B. Gruppe der hereditär sensorischen und motorischen Neuropathien, Friedreich-Ataxie, Dysraphien, periphere Lähmungen, Rückenmarkstumoren). Hackenhohlfüße beruhen meist auf einer Schwäche oder dem Ausfall der Wadenmuskulatur. Dem Ballenhohlfuß liegt eine Dysbalance zwischen der intrinsischen und extrinsischen Muskulatur des Fußes zugrunde.

▪▪ Klinik

Auffällig ist das übermäßig **hohe Längsgewölbe** mit stark beschwieltem und schmerzhaftem Ballen (Ballenhohlfuß). Leichte Fälle sind oft konstitutionelle Varianten; es lohnt sich, die Füße der Eltern zu begutachten. Von einem Klauenhohlfuß spricht man bei starker Krallenzehenstellung.

▪▪ Diagnose

Zur ätiologischen Abklärung sind erforderlich:

- neurologische Untersuchung, Inspektion des Rückens (z. B. Hautauffälligkeiten in der Mittellinie)
- Röntgenaufnahmen der LWS (z. B. Spina bifida), evtl. Kernspintomographie. Spezielle Diagnostik, z. B. EMG.
- Röntgen Fuß in 2 Ebenen. Beim **Ballenhohlfuß** steht insbesondere das Metatarsale I übermäßig steil. Der Krümmungsscheitel liegt etwa in Höhe der Ossa cuneiformia. Beim **Hackenhohlfuß** fällt die stärkere Steilstellung des Fersenbeins auf, der Krümmungsscheitel liegt weiter proximal.
- molekulargenetische und neuropathologische Untersuchung von Muskel- bzw. Nervengewebe.
- Therapie

Bei leichten Fällen genügt zunächst eine Stufeneinlage. Bei schwereren Hohlfüßen hat sich als symptomatischer Eingriff die **Durchtrennung der Plantarfaszie ggf. in Kombination mit Sehnentransfers** bewährt. Bei kontrakten Hohlfüßen im Jugendalter empfehlen sich Korrekturosteotomien am Metatarsale I sowie am Mittel- und Rückfuß.

32.6 Achsen-, Längen- und Torsionsprobleme

Gerade im Bereich der unteren Extremität ist die Kenntnis der **normalen Entwicklung** von Achsen- und Torsionsverhältnissen wichtig.

- **Antetorsion**: der Schenkelhals ist nach ventral gerichtet. Bei der Geburt besteht eine Antetorsion von ca. 30°, diese bildet sich bis ins Erwachsenenalter auf ca. 12° zurück.
- **Schenkelhals-Winkel (CCD-Winkel)**: er beträgt bei Geburt ca. 150° und reduziert sich bis zum Erwachsenenalter auf ca. 120°.
- **Beinachse**: als Beinachse (= anatomische Achse in der Frontalebene) bezeichnet man den Winkel zwischen Femur- und Tibiaschaftachse. Säugling: O-Beine, Alter von 3 Jahren: ca. 10-15° Valgus, Schulalter: ab ca. 7. bis 10. Lebensjahr physiologischer Valgus (ca. 5–7°).
- **Unterschenkeltorsion**: bei Geburt Torsion 0°, beim Erwachsenen 10–20° Außentorsion.

32.6.1 Idiopathische Coxa antetorta

▪▪ Definition

Der **Einwärtsgang** ist ein sehr häufiges Symptom im Wachstumsalter, von dem etwa 13% aller Kinder betroffen sind. Eine Ursache für ein vermehrt innen rotiertes Gangbild kann eine Coxa antetorta sein. Diese ist eine angeborene, meist doppelseitige, individuelle Vergrößerung der Schenkelhalsantetorsion ohne nachweisbare Dysplasie der Hüftpfanne. Häufig besteht eine Koexistenz mit einer generalisierten Hyperlaxität des Bindegewebes und Überbeweglichkeit vieler peripherer Gelenke der oberen und unteren Extremitäten sowie der Wirbelsäule.

▪▪ Ätiologie

Die Ursache der idiopathischen Coxa antetorta ist unbekannt, eine genetische Disposition ist nachgewiesen.

▪▪ Klinik, Diagnose

Symptome sind Einwärtsgang und Stolpern. Die **Diagnostik** umfasst die Beurteilung der Beinachse (Varus- oder Valgusdeformität, physiologische Beinachse, Antekurvation und Rekurvation) und des Gangbildes. Beim **Gangbild** muss man differenzieren, ob ein Einwärtsgang des ganzen Beines, d. h. Oberschenkel, Unterschenkel und Fuß (»Toeing in«, typisch für idiopathische Coxa antetorta) oder ein Kniebohrergang (»Kneeing in«), d. h. innengedrehter Oberschenkel mit Knie bei gerader Unterschenkel- und Fußstellung besteht. Der **Kniebohrergang** spricht eher für eine verstärkte Außentorsionsfehlstellung des Unterschenkels und/oder der Füße bei normaler Antetorsion des Schenkelhalses.

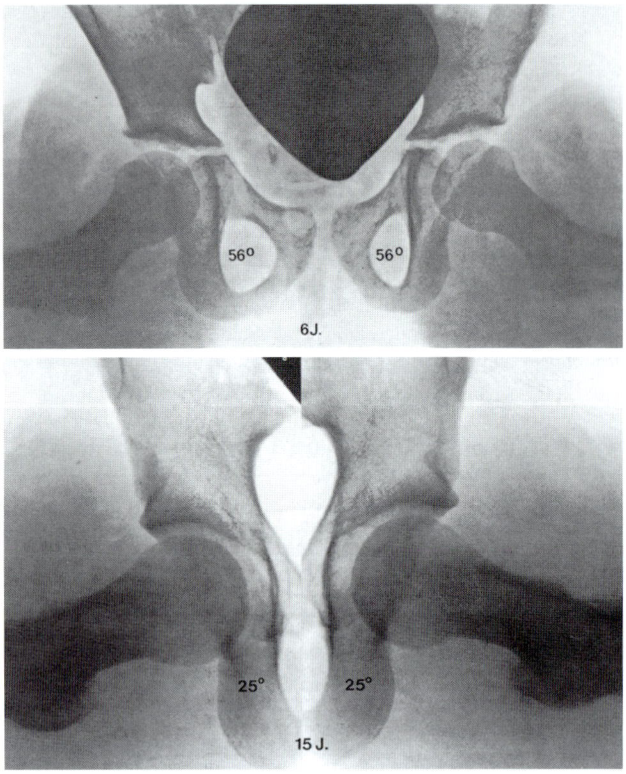

Abb. 32.12 Rippsteinaufnahmen zeigen die spontane Korrektur einer idiopathischen Coxa antetorta zwischen dem 6. und 15. Lebensjahr (Reduktion des reellen AT-Winkels von 56° Grad auf 25°)

Weiterhin sind Füße (z. B. Sichelfuß) und Wirbelsäule sowie Funktionsausmaße der Hüft- und Kniegelenke und Beinlängen zu beurteilen. Die **Rotation der Hüftgelenke** wird mit Vorteil in Bauchlage geprüft. Bei idiopathischer Coxa antetorta findet sich nicht selten eine Innenrotation von 70–90° bei stark verminderter Außenrotation.

Apparative Diagnostik Eine **Röntgenbeckenübersichtsaufnahme** zum Ausschluss einer behandlungsbedürftigen Hüftdysplasie ist sinnvoll (ggf. ergänzt durch eine Antetorsionsaufnahme nach Rippstein (Abb. 32.12) bzw. Schnittbildverfahren zur genauen Vermessung des Drehfehlers).

Differenzialdiagnose

Coxa antetorta bei Hüftdysplasie, bei infantiler Zerebralparese, posttraumatisch (einseitig verstärkte Innenrotation und positive Traumaanamnese).

Therapie

In nahezu 90% tritt eine Spontankorrektur der idiopathischen Coxa antetorta durch die physiologische Detorsion des Femur während des Wachstums ein. Daher genügen zunächst **Aufklärung** und Beratung. Die Rückbildung der verstärkten Antetorsion verläuft in 2 Schüben (6.–8. Lebensjahr, Pubertät).

Bei der typischen idiopathischen Coxa antetorta ist eine krankengymnastische oder eine orthopädietechnische (Orthesen, Einlagen, detorquierende Absätze und Sohlen) Therapie unnötig und eher kontraproduktiv, weil durch das Einwärtsgehen die verstärkte Antetorsion funktionell korrigiert und der Hüftkopf besser in der Pfanne zentriert wird.

Die **intertrochantere Derotationsosteotomie** ist nur sehr selten erforderlich und auch nur dann, wenn nach mindestens 4- bis 6-jähriger Beobachtung keine Rückbildungstendenz erkennbar ist, Schmerzen in der Knie-, Hüft- oder LWS-Region bestehen und der reell gemessene AT-Winkel deutlich über 50° liegt.

Prognose

In den meisten Fällen stellt sich mit dem Ende der Pubertät spontan die physiologische Antetorsion des Femur ein, die Innendrehfähigkeit der Hüften nimmt ebenfalls ab und das innen gedrehte Gangbild verliert sich. Eine über den Wachstumsabschluss hinaus persistierende idiopathische Coxa antetorta führt als isolierte Deformität kaum zu späterer Koxarthrose.

32.6.2 Beinachsenfehlstellung

Definition

Abweichung der Beinachse im Sinne eines Genu valgum (X-Bein), Genu varum (O-Bein) oder Genu recurvatum von ihren physiologischen Maßen aus unterschiedlichen Ursachen.

Ätiolopathogenese

- **Idiopathisch**: konstitutionell bedingt (familiäre Disposition),
- **angeboren**: Genu recurvatum (hyperextendiertes Knie – angeborene Kniegelenksluxation),
- **symptomatisch**: metabolische (Rachitis, Phophatdiabetes, Nephropathie), entzündliche (idiopathische juvenile Arthritis, Osteomyelitiden, bakterielle Gelenkinfektion), myopathische und neurogene Erkrankungen, Tumoren (multiple hereditäre Exostosen), Systemerkrankungen (z. B. Achondroplasie, Osteogenesis imperfecta),
- **posttraumatisch**: v. a. epiphysäre, aber auch meta- und diaphysäre Frakturen großer Röhrenknochen,
- **kompensatorisch**: bei Fehlstellungen in anderen Gelenken der selben oder gegenseitigen Extremität.

Durch Achsenfehlstellungen kommt es nicht selten zu einem progredienten Fehlwachstum, ausgehend von den kniegelenknahen Wachstumsfugen mit nachfolgender Bandinstabilität, Meniskusläsion und vorzeitiger Arthrose.

Klinik, Diagnose

Anlass einer Vorstellung beim Arzt sind selten Beschwerden, vielmehr die Sorge der Eltern wegen der auffälligen Deformität.

Die **klinische Untersuchung** beinhaltet die exakte Messung und Dokumentation der Beinachsen (Kondylen-, Knöchelabstand). Hüften und Sprunggelenke müssen mituntersucht werden: X-Beine sind häufig mit Knick-Senkfüßen vergesellschaftet und können sich sogar gegenseitig verschlimmern, andererseits kann eine Hüftadduktionskontraktur zu einem kompensatorischen X-Bein führen.

Die **apparative Diagnostik** umfasst in der Regel Röntgenaufnahmen des Kniegelenkes in 2 Ebenen, der Patella tangential und eine Ganzbeinaufnahme unter Belastung. Nützlich zur Verlaufskontrolle sind auch Photographien der Beine.

Differenzialdiagnose

Skoliose, Hüftdysplasie, Schenkelhalsfehlformen im Rahmen angeborener Femurdefekte, Malrotationssyndrom der unteren Extremitäten mit verstärkter Torsion der Tibia, Fußfehlstellungen.

Therapie

Die Therapie ist abhängig von der Ursache und Ausmaß der Deformität.

Ziel ist die Korrektur der mechanischen Beinachse, die Verhütung pathologischer Frakturen und späterer Gelenkarthrosen.

Bei nicht zu schweren Fehlstellungen sind beim X-Bein **Schuhinnenranderhöhung**, beim O-Bein **Schuhaußenranderhöhung** bzw. entsprechende Einlagen gerechtfertigt. Nächtliche Orthesen zur Wuchslenkung sind unbequem, haben keine gesicherte Wirksamkeit und sollten deshalb nicht verordnet werden.

Eine **Korrekturosteotomie** wird bei erheblicher Deformität ohne Besserungstendenz (X-Bein mit über 10 cm Innenknöchelabstand) am Ort der Achsabweichung durchgeführt; idealerweise erst gegen Ende des Wachstums oder nach Wachstumsabschluss, um einen Wiederholungseingriff möglichst zu vermeiden. Entscheidungshilfe für den Operationstermin ist die Bestimmung des Skelettalters und die beobachtete Progression der Fehlstellung.

Eine minimalinvasive und elegante Alternative zur Korrekturosteotomie ist die temporäre oder permanente **Hemi-Epiphyseodese** (medial oder lateralseitiger Stopp der Wachstumsfuge). Diese Technik bedarf einer präzisen Berechnung des richtigen Korrekturzeitpunktes und wird in der Regel in einem engen therapeutischen Zeitfenster zwischen dem 11. und 13. Lebensjahr durchgeführt. Um Überkorrekturen zu vermeiden ist eine engmaschige Nachbetreuung der operierten Kinder notwendig. Diese minimalinvasive Technik kann auch zum Ausgleich von Beinlängendifferenzen unter 3 cm verwendet werden.

Prognose

Sie kann nur **individuell** in Abhängigkeit von der Kausalität, dem Ausmaß der Fehlstellung, der Progredienz und der Wachstumspotenz eingeschätzt werden. Bei Operation vor Wachstumsabschluss sind die Eltern auf das Auftreten eines Rezidivs und die Notwendigkeit einer evtl. weiteren OP nach Wachstumsabschluss hinzuweisen.

32.6.3 Beinlängendifferenz

Definition

Eine Beinlängendifferenz (BLD, Beinverkürzung, Verlängerung des Beines) ist eine scheinbare oder tatsächlich unterschiedliche Beinlänge im Vergleich zur Gegenseite. Hierbei sind zu unterscheiden:

- **Funktionelle oder scheinbare Beinlängendifferenzen**: Ursachen sind in der Regel Kontrakturen in Hüft , Knie oder oberem Sprunggelenk. Zum Beispiel ist bei Adduktionskontraktur einer Hüfte das entsprechende Bein scheinbar kürzer.
- **Echte (reelle) Beinlängendifferenzen**: anatomisch bedingte Verlängerung oder Verkürzung eines Beinabschnittes oder der gesamten unteren Extremität. Durch Wachstumsrückstand, -stimulation oder auch wachstumsunabhängig bedingt. Kleinere BLD von wenigen mm bis 2 cm sind überwiegend idiopathisch.

Epidemiologie

Ca. 75% der Bevölkerung haben eine BLD, wobei Häufigkeitsangaben in der Literatur mit Vorsicht zu interpretieren sind, u. a. da der Messfehlerbereich bei ±1 cm liegt. Geringe Beinlängendifferenzen von unter 1 cm bleiben häufig unbemerkt und sind auch ohne klinische Bedeutung.

Häufige Ursachen von reellen Beinlängendifferenzen

- Posttraumatische hemmende oder stimulierende Wachstumsstörung
- Osteomyelitis,
- Bakterielle oder abakterielle Gelenkentzündung mit Schädigung oder Stimulation der benachbarten Epiphysenfuge
- Poliomyelitis
- Kongenitale Erkrankungen, z. B. Hypoplasie und Aplasie der Fibula, angeborene Hüftgelenkluxation, Klumpfuß
- Tumoren
- Morbus Perthes
- Epiphyseolysis capitis femoris
- X- und O-Bein, Genu recurvatum

Bei Beinlängendifferenzen von über 1 cm zeigen sich Auswirkungen auf die Statik von Wirbelsäule, Hüftgelenken und Kniegelenken. Beinlängendifferenzen werden bei Kindern und Jugendlichen durch Beckenschiefstand mit entsprechender Lumbalskoliose ausgeglichen. Zu Beschwerden kommt es meist erst im Erwachsenenalter.

Klinik, Diagnose

Während größere BLD auf den ersten Blick zu erkennen sind, sind geringere BLD nur durch gezielte Untersuchung zu verifizieren. Hierbei ist auch auf Asymmetrien der Rückenkontur (Skoliose) und der Taillendreiecke zu achten.

Das **Prüfen auf Beckengeradstand** gehört zu jeder Untersuchung (Fehlerquellen: einseitige Beckenhypoplasie; Verdrehung, Verkippung des Beckens). Hierfür gibt es klinisch 2 Methoden:

- Die beste und einfachste Methode in der Praxis ist die **indirekte Beinlängenmessung**: der Patient steht aufrecht, der Untersucher gleicht den Beckenschiefstand durch Brettchenunterlage unterschiedlicher Dicke aus.
- Die **direkte Messung der Beinlänge** wird am liegenden Patienten in Rückenlage mit Maßband durchgeführt, wobei die Messung der Oberschenkellänge die Distanz Spina iliaca anterior superior bis medialer Kniegelenkspalt und die Messung der Unterschenkellänge die Distanz medialer Kniegelenkspalt bis Spitze Malleolus medialis beinhaltet.

Röntgen: Lange Aufnahme in 2 Ebenen von Hüftgelenk bis Sprunggelenk mit Rasterfolie oder mit Messlatte auf Niveau des Knochens (letzteres verhindert Messfehler bei Serienaufnahmen durch unterschiedlichen Abstand des Patienten von der Platte.

Allgemeine Therapieüberlegungen

Vor der Therapie einer echten Beinlängendifferenz sind grundsätzliche Überlegungen anzustellen (Tab. 32.10):

- Welche Ätiologie und welche klinischen Auswirkungen hat die BLD?
- Ist ein Ausgleich überhaupt nötig?
- Wenn ja, konservativ (Schuherhöhung oder Orthese) oder operativ (Epiphyseodese, Verlängerung oder Verkürzung).
- Falls eine operative Therapie erwogen wird, sind das Skelettalter und die Wachstumsprognose zu bestimmen. Dies gelingt mittels einer Messserie über 1–2 Jahre (Längendifferenzbestimmung mittels Röntgenbild; Skelettalterbestimmung.) Eine Vorausberechnung von **Längenwachstum** ist nach mehreren Methoden möglich: z. B. nach Moseley, Green-Anderson,

Tab. 32.10 Konservative Therapie von Beinlängendifferenzen (BLD)

BLD ≤1 cm	Kein Ausgleich bei Beschwerdefreiheit	
BLD 1,0–1,5 cm	Zurichtungen am Konfektionsschuh	Absatzerhöhung 1 cm und Einlage 0,5 cm
BLD 1,5–3 cm	Zurichtungen am Konfektionsschuh	Absatzerhöhung 1 cm, Ballenrolle 1 cm, Zwischensohle ca. 0,5 cm oder Fersenkeil bis 1 cm, Absatzerniedrigung der Gegenseite von ca. 0,5 cm
BLD >3 cm	Orthopädischer Schuh, Orthoprothese	Orthopädische Schuhe mit Innenschuh (bis max. 5 cm), Orthoprothese (Etagenschuh ab 5 cm)

White-Menelaus. Ziel ist es, Zeitpunkt, Ausmaß, Art und Auswirkung eines wachstumssteuernden Eingriffes (bzw. Verlängerung oder Verkürzung) zu bestimmen.

Oft sind nicht nur Beinlängendifferenzen, sondern auch andere, zusätzliche Veränderungen wie z. B. Achsendeformitäten vorhanden.

Orthopädietechnische Maßnahmen ergeben bei Beinlängendifferenz >3 cm ästhetische und funktionelle Probleme, weshalb eine operative Beinlängenkorrektur zu diskutieren ist.

Operative Therapie

Verkürzende Eingriffe Die permanente **Epiphyseodese** (Stopp der gesamten Wachstumsfuge) am gesunden langen Bein ist wiederum eine minimalinvasive und elegante Methode zur Korrektur von Beinlängendifferenzen bis etwa 3 cm. Die Technik ist eine Alternative zur Verlängerung des kurzen Beines. Die Technik bedarf einer präzisen Berechnung des richtigen Korrekturzeitpunktes und wird in der Regel in einem engen therapeutischen Zeitfenster zwischen dem 11. und 13. Lebensjahr durchgeführt. Um Überkorrekturen zu vermeiden ist eine engmaschige Nachbetreuung der operierten Kinder notwendig.

Verlängernde Eingriffe Die **Indikation** zur Verlängerung eines zu kurzen Beines (**Kallusdistraktion**) kann ab Beinlängendifferenzen von ca. 3 cm gestellt werden. Die Entscheidung ist prinzipiell abhängig von Alter, Grunderkrankung, Wachstum, Größe der Längendifferenz, Zustand der angrenzenden Gelenke und zu erwartender Körperlänge nach Wachstumsabschluss sowie Compliance. Wünsche des Patienten sowie Körpergröße und Körperproportionen sind zu beachten.

Die **Kallusdistraktion** ist heute ein international anerkanntes Verfahren. Hierbei wird eine Osteotomie des Röhrenknochens durchgeführt (Kortikotomie) mit anschließend schrittweiser Verlängerung (max. 1 mm pro Tag). Im Kindesalter können Beinverlängerungen nur über externe Fixateure erfolgen. Mit Verschluss der Wachstumsfugen besteht die Möglichkeit der Anwendung eines intramedullär implantierten Distraktionsnagels.

Bei zu erwartenden großen Längendifferenzen, z. B. >10 cm sind **mehrzeitige Verlängerungen** während des Wachstumsalters anzustreben, um nachteilige Auswirkungen auf die Gelenkfunktion zu vermeiden. Bestehen ausgeprägte Achsfehlstellungen (z. B. angeborene Fibulaaplasie), die eine **Achskorrektur** erforderlich machen, so ist diese in Kombination mit einer Verlängerung schon ab dem 1. Lebensjahr möglich. Komplexe und langwierige Verlängerungsverfahren bedürfen einer entsprechenden kognitiven Verarbeitungsfähigkeit des Kindes; diese ist ab einem Alter von 6 Jahren zu erwarten. Eine Einschränkung für die Indikation einer Verlängerungsoperation im höheren Alter besteht nicht. Allerdings ist mit zunehmendem Alter die Kallusbildung schlechter und eine längere Therapiezeit in Kauf zu nehmen. Aufklärung

Patient und Eltern müssen sehr ausführlich und realistisch über Risiken, Nutzen und die möglichen Komplikationen bei Verlängerungen (insbesondere Infektionen, Kontrakturen angrenzender Gelenke), lange Therapiezeit und über die Wichtigkeit der Wundpflege im Bereich der Eintrittsstelle der Schrauben und/oder Drähte am Apparat (Fixateursysteme) aufgeklärt werden.

Cave
Die Verlängerungen mit Distraktionsverfahren durch Fixateur extern oder Distraktionsnägel sind komplikationsträchtig. Die Indikation zu einer operativen Verlängerung sollte sorgfältig gestellt werden und spezialisierten Einrichtungen vorbehalten sein.

32.7 Angeborene Systemerkrankungen des Skeletts

Sie sind sehr **selten**. Es handelt sich um ätiologisch, phänomenologisch und prognostisch sehr heterogene Erkrankungen mit **großer Variationsbreite**, die als lokalisierte oder generalisierte Erkrankung auffallen. Abweichungen der Körpergröße (vor allem Minderwuchs), Pigmentanomalien, Kombinationen mit Stoffwechselerkrankungen und anderen Organmissbildungen sind hinweisend. Sie können bei Geburt oder später manifest werden. Häufige Komplikationen bei Skelettdysplasien sind u. a. Deformitäten, Früharthrosen.

32.7.1 Osteochondrodysplasien

Achondroplasie

Es handelt sich hierbei um eine schon bei Geburt erkennbare, generalisierte Skeletterkrankung (häufigste Skelettdysplasie; 2–3 auf 100.000 Geburten), die zu **dysproportionalem Zwergwuchs** führt.

Klinik

Bei nahezu normaler Rumpflänge **Verkürzung** besonders der **rumpfnahen Gliedmaßen**, außerdem ein **vergrößerter Hirnschädel** mit sog. Balkonstirn und Sattelnase, eine »**Dreizackhand**« und meist Genua vara. Die Intelligenz ist normal. Die Endlänge liegt meist unter 130 cm. Von wesentlicher, praktischer Bedeutung sind der enge Spinalkanal, eine verstärkte Brustkyphose und Lendenlordose sowie Beinachsdeformitäten. Röntgenologisch sind die Veränderungen an Becken und Wirbelsäule pathognomonisch.

Therapie

Bei engem Spinalkanal (zusätzlich sind Bandscheibenvorfälle relativ häufig) mit Beschwerden bzw. neurologischen Ausfällen ist die Dekompression indiziert. Beinachsendeformitäten werden operativ korrigiert. Zunehmend werden operative Verfahren zur Beinverlängerung eingesetzt.

Multiple epiphysäre Dysplasie

Aufgrund einer Störung der Epiphysenossifikation unterschiedlichen Schweregrades (bevorzugt Femurköpfe, Abgrenzung zum beidseitigen M. Perthes) kommt es zu Gelenkdeformierungen und zu frühzeitiger Arthrose. **Typ Ribbing**: leichte, **Typ Fairbank**: schwere Verlaufsform.

Osteogenesis imperfecta (Glasknochenkrankheit)

Im Vordergrund steht eine **vermehrte Knochenbrüchigkeit** bei Osteoporose (Störung der Osteoblastenfunktion) und Minderwuchs (fakultativ). Mehr oder weniger blaue Skleren fallen auf. Die Intelligenz ist normal.

▪▪ Klassifikation

Man unterscheidet in Abhängigkeit von Ausmaß des Befalls, Begleiterkrankungen und Vererbungsmodus 4 Verlaufsformen (▶ Kap. 6.2.1).

▪▪ Therapie

Eine kausale Therapie ist nicht bekannt. Ziele sind u. a. Frakturvermeidung, Prophylaxe von Deformitäten und Mobilisation.

Die **konservative Therapie** besteht zunächst im Anpassen von Liegeschalen mit Kopfstützen. Falls das Steh- und Gehalter erreicht wird, werden Orthesen, Steh- und Gehapparate sowie Krankengymnastik einbezogen. Durch medikamentöse Therapie (**Bisphosphonate**) wird vereinzelt versucht, eine Verbesserung der Knochenqualität zu erreichen.

Operationen sind bei schweren Deformitäten mit Funktionsbehinderung erforderlich: Korrektur der Verbiegungen durch multiple Osteotomien und intramedulläre Schienung durch z. B. Kirschner-Drähte oder »mitwachsende« Teleskopnägel.

32.7.2 Dysostosen

Klippel-Feil-Syndrom

Es handelt sich um eine angeborene Missbildung der Halswirbelsäule (vertebrale Segmentationsstörung) mit **Blockwirbelbildung** unterschiedlicher Lokalisation bis in den BWS-Bereich, die oft in Kombination mit anderen Missbildungen (z. B. Sprengel-Deformität = Schulterblatthochstand bei dysplastischer Skapula, Gaumenspalte, Spina bifida, Herz- und Nierenmissbildungen) auftritt.

▪▪ Klinik

Auffällig sind der **Kurzhals** aufgrund Blockwirbelbildung mit tiefem Haaransatz und die eingeschränkte HWS-Beweglichkeit. Das Röntgenbild der HWS ist beweisend und zeigt das Ausmaß der Fehlbildung. Ein ossärer Schiefhals entsteht bei Asymmetrie der Synostose.

▪▪ Therapie

In der Regel lassen sich prophylaktisch nur sekundäre Fehlhaltungen der Wirbelsäule durch Krankengymnastik beeinflussen.

Syndaktylie

Die Syndaktylie ist eine der häufigsten Fehlbildungen der Hand. Es besteht ein häutiger oder knöcherner **Verbund von Fingern oder Zehen**. Dieser reicht von nur geringen Hautverbindungen bis zu Löffelhand (-fuß) als schwerste Form (alle Finger oder Zehen sind verbunden). Aufgrund drohenden Fehlwachstums strebt man vor allem bei **ossären Syndaktylien** an der Hand die frühe **operative Trennung** an.

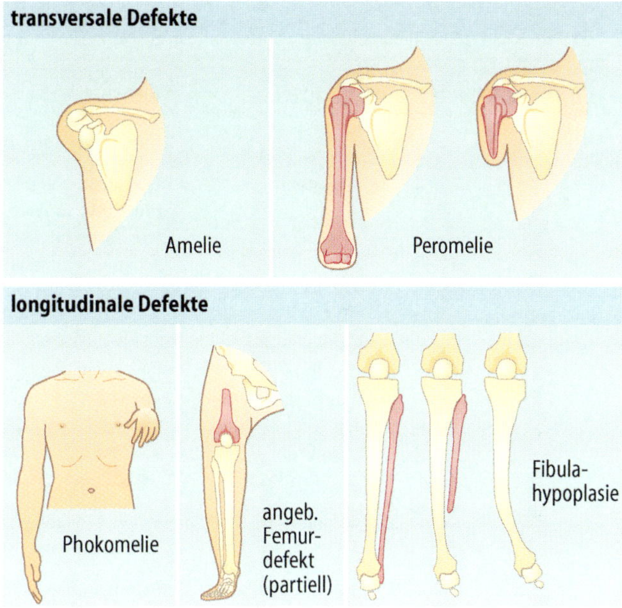

◘ **Abb. 32.13** Beispiele für Dysmelien

32.8 Angeborene Fehlbildungen

Missbildungen können folgende Ursachen haben:
- **endogene**, ca. 90% (genbedingt, vererbbar) oder
- **exogene**, ca. 10% (z. B. Röntgen, Medikamente, Infekte).

Je früher die Schädigung einsetzt, desto schwerer ist im Allgemeinen die Missbildung.

Die **Dysmelie** ist eine Defektbildung an Extremitäten mit großem Variantenreichtum. Die Dysmelie war das Leitsymptom bei der Thalidomid-Embryopathie.

> **Generell gilt, dass die funktionelle Beeinträchtigung durch operative und/oder prothetische Maßnahmen vor dem Schulalter verbessert werden sollte.**

Verschiedene Klassifikationen (formale grobe Einteilung in Plus- und Minusbildungen) sind gebräuchlich. Unterschieden wird zwischen dem Fehlen einer ganzen Extremität (Amelie) und Fehlbildungen (Phoko-, Ektro- und Peromelien) an den Gliedmaßen (◘ Abb. 32.13).

32.9 Tumoren

32.9.1 Gutartige Knochentumoren

Primäre Knochentumoren sind selten; die benignen, bevorzugt metaphysär gelegenen Knochentumoren und tumorähnlichen Erkrankungen (◘ Tab. 32.11) sind hierbei wesentlich häufiger als die raren primären, malignen Knochentumoren (▶ Kap. 26).

▪▪ Definition

Ein benigner Knochentumor ist »eine spontan entstehende Gewebeformation aus ortsständigem Gewebe mit autonomem, langsamem, z. T. expansivem Wachstum und mit einem dem Ursprungsgewebe entsprechendem Zell- und Matrixbild ohne Metastasierungstendenz.

Tab. 32.11 Klassifikation häufiger und wichtiger benigner Knochentumoren

Ursprungsgewebe	Diagnosetyp	Charakteristika
Osteogen	Osteom	Kompakter oder spongiöser Tumor des reifen Kochengewebes und des Knochenmarks
	Osteoidosteom	Exzentrisch oder zentral in Knochen gelegener, ca. 1–2 cm großer Aufhellungsherd (Nidus), umgeben von einer ausgeprägten Sklerosierung. Typisch: starker Nachtschmerz, der auf Salizylate anspricht. Bei Lokalisation an Wirbelsäule (Wirbelbögen) häufig Skoliose. Im Szintigramm erhebliche Anreicherung. Resektion des Nidus führt zur Schmerzbeseitigung
	Osteoblastom	»Größerer Bruder« des Osteoidosteoms, oft in Wirbelsäule (Wirbelbögen)
Chondrogen	Chondrom, zentral (Enchondrom), juxtakortikal, systemisch z. B. Enchondromatose, Ollier-Syndrom, Maffucci-Syndrom	Enchondrom häufigster Tumor im Handbereich. Meist zentrale, ovaläre, scharf begrenzte Osteolyse. Kortikalis kann verdünnt sein: Spontanfraktur! Häufig zentrale, stippchenförmige Verkalkungen Therapie: an Hand und Fuß Kürettage und Spongiosaauffüllung Prognose: von Lokalisation abhängig: an Hand und Fuß gut, bei Lokalisation am Stammskelett und langen Röhrenknochen potenziell maligne Entartung
	Chondroblastom	Epiphysäre Lokalisation in Humerus, Hüftkopf, Kniegelenkregion. Macht Gelenkschmerzen! Röntgen: exzentrische Osteolyse. Rezidivgefahr bei nicht gründlicher Ausräumung groß
	Chondromyxoidfibrom	Exzentrisch in Metaphyse, meist Tibia
	Osteochondrom, kartilaginäre Exostose, solitär	Häufigster Knochentumor. Mit einer Knorpelkappe überzogener, knöcherner Stiel. Röntgenbild typisch. Maligne Entartung äußerst selten
	Multipel hereditär	Multipel an fast allen Skeletteilen. Induzieren häufig Fehlwachstum bei Befall der Röhrenknochen, z. B. Genu valgum. Maligne Entartung nach Wachstumsabschluss ist möglich, aber selten
Vasogen	Glomustumor	Kleiner, gutartiger Gefäß-Nerven-Muskeltumor, der bevorzugt subungual an Zehen oder Fingern auftritt (schmerzhaft)
Anderer Ursprung	Benignes, fibröses Histiozytom	Sehr seltener Tumor vorwiegend im Epi- und Diaphysenbereich langer Röhrenknochen
	Fibröser Kortikalisdefekt, nicht ossifizierendes Osteofibrom	Wahrscheinlich häufigster, gutartiger »Tumor«. Bevorzugt im Bereich der Metaphyse randständig an der Kortikalis. Diagnose: mit hoher Sicherheit über Röntgenbild zu stellen: scharf begrenzte Aufhellung. Meist Zufallsbefund Therapie: Nur bei größerer Ausdehnung mit Gefahr einer Spontanfraktur ist die operative Ausräumung mit anschließender Knochentransplantation erforderlich
	Fibröse Dysplasie (solitär; multipel: Albright-Syndrom)	Erkrankung mit fortschreitender Skelettfehlbildung infolge fibrösem Ersatz eines Knochens durch faserreiches Bindegewebe mit sekundärer Arrosion der Kortikalis. Beginn meist im Kindesalter, schleichend an einem Knochen (hauptsächlich lange Röhrenknochen der unteren Extremität). Evtl. Fraktur, Deformität. In ca. 40% auffällige Hautpigmentflecken
Tumorähnliche	Juvenile Knochenzyste	Entwickelt sich metaphysär (meist Humerus, Femur), kann erheblich an Größe zunehmen mit oft papierdünner Kortikalis. Wandert allmählich diaphysenwärts. Meist keine Beschwerden, aber Stabilitätsminderung. Diagnose: häufig erst bei Spontanfraktur Therapie: Operative Verfahren: Kortisoninstillation. Kürettage mit Spongiosaauffüllung oder/und intramedulläre Stabilisierung bei Frakturgefahr
	Aneurysmatische Knochenzyste	Osteolytischer Knochenprozess, expandierend mit mehrkammerigen, blutgefüllten Hohlräumen. Am häufigsten in Metaphyse langer Röhrenknochen. Verursacht Schmerzen Therapie: Operation in der Regel notwendig
	Intraossäres Ganglion	Tumorähnliche, in Gelenknähe auftretende Knochenläsion mit Bildung einer Zyste Lokalisation: subchondraler Bereich größerer Gelenke
Semimaligne	Riesenzelltumor	Osteolytischer, fast ausschließlich epiphysär gelegener, lokal aggressiver Knochentumor mit wechselnder Dignität (benigne, semimaligne, maligne) mit starker Neigung zu Rezidiven. Ca. 15% aller benignen Knochentumoren Probleme: häufige Rezidive, leichte Implantationsmöglichkeit: Primärbehandlung entscheidend

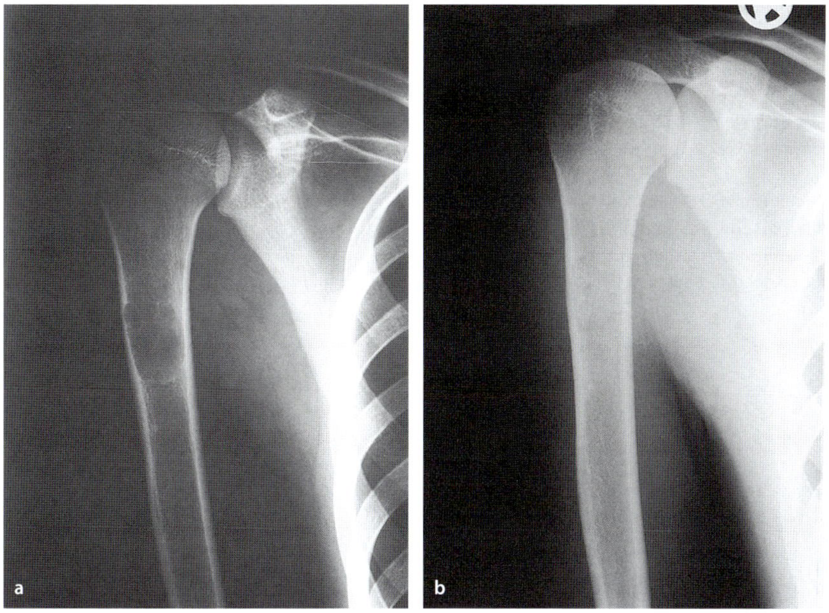

Abb. 32.14a, b Juvenile Knochenzyste. **a** 18-jähriger Patient nach erfolgloser Operation vor 10 Jahren. **b** Zwei Jahre nach Kortisoninstillation ist die Zyste auf dem Röntgenbild kaum noch erkennbar

Klinik

Die Symptome sind meist unspezifisch, oft wird der Tumor zufällig entdeckt.

Diagnose

Ein **Röntgenbild** ist immer notwendig und reicht bei entsprechender diagnostischer Erfahrung zusammen mit den klinischen Befunden zur Abgrenzung gegenüber Malignomen meist aus. Laboruntersuchungen sind im Allgemeinen unauffällig.

Hinweise gibt gelegentlich die **Familienanamnese**: erblich sind multiple Osteochondrome, multiple Osteome beim Gardner-Syndrom, Exostosen und Chondrome bei Metachondromatose und spondylakraler Dysplasie.

Im Einzelfall nützliche **apparative Untersuchungen** sind Computertomographie, Magnetresonanztomographie, Szintigraphie, Sonographie, herkömmliche Tomographie, Zielaufnahmen und Angiographie.

> **Als Regel gilt, dass bei Patienten mit nicht eindeutig belastungsabhängigen, insbesondere auch einseitigen Schmerzen am Bewegungsorgan eine Röntgenaufnahme des betroffenen Körperteils in 2 Ebenen erfolgen muss.**

Bei unklarer Diagnostik sollte eine **Biopsie** vor der definitiven Operation durchgeführt werden. Die histologische Aufarbeitung und Beurteilung sollte in spezialisierten pathologischen Instituten durchgeführt, zumindest jedoch ein Referenzpathologe hinzugezogen werden.

Differenzialdiagnose

Primär maligne Knochentumoren, Tumoren unklarer Dignität, sekundär maligne Knochentumoren, tumorsimulierende Knochenveränderungen.

Therapie

Ziele sind Schmerzbeseitigung, Erhaltung oder Wiederherstellung eines funktionsstabilen Skelettabschnittes und Diagnosesicherung.

Gutartige Tumoren mit eindeutigem Befund der bildgebenden Verfahren ohne klinische Symptomatik und ohne Stabilitätsgefährdung (z. B. Osteochondrom, fibröser Kortikalisdefekt) sind häufig nicht operationsbedürftig.

Prinzipiell kommen folgende **Verfahren** infrage:

- Exkochleation (intraläsionale Tumorausräumung bis in tumorfreien Knochenbereich hinein),
- En-bloc-Resektion,
- Rekonstruktion in der Regel mit autologer Spongiosa und/oder Kortikalistransplantat, evtl. Fibulatransplantat, in Ausnahmefällen Allografts,
- speziell beim **Riesenzelltumor**: evtl. temporäre Knochenzementplombe, Kryochirurgie, Phenolisierung,
- speziell bei der **juvenilen Knochenzyste** (Abb. 32.14): Kortikoid- oder Knochenmarkinstillation, Dekompression (Marknägel), bei Stabilitätsgefährdung Osteosynthese.

Prognose

Die Prognose ist abhängig von der Diagnose, der Ausdehnung des Tumors und der damit einhergehenden Frakturgefährdung. Sekundäre, maligne Entartungen vor allem bei knorpeligen Tumoren und Riesenzelltumoren sind bekannt, jedoch sehr selten. Bei exakter Exkochleation oder En-bloc-Resektion ist ein Rezidiv selten.

32.9.2 Bösartige Knochentumoren

Die Grundzüge der Diagnostik und Therapie von **Osteosarkomen** und **Ewing-Sarkomen** als den beiden wichtigsten malignen Tumoren im Kindes- und Jugendalter sind in ▶ Kap. 26.3.5 bzw. 26.3.6 beschrieben.

Literatur

Exner GU (1990) Normalwerte in der Kinderorthopädie. Wachstum und Entwicklung. Thieme, Stuttgart

Gahr M (Hrsg) (1994) Pädiatrie. de Gruyter, Berlin New York

Hefti F (1997) Kinderorthopädie in der Praxis. Springer, Berlin Heidelberg New York Tokio

Lonstein JE, Bradford DS, Winter RB, Ogilvie J (1995) Moe's textbook of scoliosis and other spinal deformities, 3rd edn. Saunders, Philadelphia

Niethard FU (1997) Kinderorthopädie. Thieme, Stuttgart

Tachdjian MO (1990) Pediatric orthopedics. Saunders, Philadelphia

Wenger DR, Rang M (1993) The art and practice of children's orthopaedics. Raven, New York

Erkrankungen des Auges

F. Grehn, H. Steffen, G. Picht, W. Lieb

C. P. Speer, M. Gahr (Hrsg), *Pädiatrie*,
DOI 10.1007/978-3-642-34269-1_33,

Einleitung

Bereits in frühester Kindheit prägen visuelle Eindrücke die Entwicklung des Kindes und seine Beziehungen zu Mitmenschen und Umwelt. Das Sehen so weit als möglich zu erhalten oder wiederherzustellen stellt eine interdisziplinäre Herausforderung an Pädiater und Ophthalmologen dar. Um mit Goethe zu sprechen: *»Das Licht überliefert das Sichtbare dem Auge; das Auge überliefert's dem ganzen Menschen. Das Ohr ist stumm, der Mund ist taub, aber das Auge vernimmt und spricht. In ihm spiegelt sich von außen die Welt, von innen der Mensch.«*

33.1 Anatomie des Auges

F. Grehn, G. Picht, W. Lieb

Das Auge eines Neugeborenen ist etwa 17 mm lang, im Gegensatz zum Erwachsenen mit 24 mm. Der Hornhautdurchmesser eines Neugeborenen beträgt etwa 9,5 mm, beim Erwachsenen etwa 11,5 mm.

Die anatomischen Strukturen des Auges sind in ◘ Abb. 33.1 schematisch dargestellt.

33.2 Untersuchungsmethoden

F. Grehn, G. Picht, W. Lieb

Die ophthalmologischen Untersuchungsmöglichkeiten sind bei Kindern oft eingeschränkt oder bei starker Abwehr des Kindes manchmal auch unmöglich. Bei Verdacht auf einen pathologischen Befund kann daher eine **Narkoseuntersuchung** erforderlich werden. Dennoch ist auch bei Kindern in den meisten Fällen eine Erfassung der wesentlichen Befunde bei der 1. Untersuchung möglich.

Visusprüfung In der Regel beginnen Kinder im 2. Lebensmonat zu fixieren. Mit 2 1/2 Monaten folgen sie bewegten Gegenständen. Mit 1 Jahr ist etwa eine Sehschärfe von etwa 0,5 zu erwarten, mit 4 Jahren eine Sehschärfe von 1,0.

> **Die entscheidende Phase zur Prägung der Sehschärfe sind die ersten Lebensmonate und -jahre des Kindes.**

Daher müssen Veränderungen, die die Entwicklung der Sehschärfe behindern, wie etwa eine angeborene Katarakt, rasch erkannt und operiert werden.

Die Visusprüfung bei Kindern beginnt im frühen Kindesalter mit der Reaktionsprüfung auf **Lichtquellen**, z. B. mittels Taschenlampe. Hierbei wird beobachtet, ob das Kind das Licht fixiert. Bei etwas größeren Kindern werden **größere Gegenstände**, am besten Spielzeug, angeboten und wiederum Fixation und Blickfolge beobachtet. Zusätzlich wird geprüft, wie das Kind bei **Abdeckung** eines Auges reagiert. Bei beidseitig etwa gleich gutem Sehvermögen wird das Kind keinen Unterschied in seiner Reaktion zeigen. Sieht allerdings ein Auge deutlich schlechter, dann wird das Kind bei Abdecken des besseren Auges sich wehren oder weinen.

Bei Säuglingen und Kleinkindern bis 2 Jahren bietet sich die Möglichkeit der Sehschärfentestung mit dem »**preferential looking test**« an. Hierbei werden vor neutralem Hintergrund Tafeln mit unterschiedlich feinem Streifenmuster gezeigt und beobachtet, ob das Kind in Richtung des Streifenmusters blickt. Erkennt das Kind die Streifen, wird es unwillkürlich dorthin blicken, da die Streifen »interessanter« sind als die daneben angebotene homogene Fläche. Das feinste Streifenmuster mit eindeutiger Blickbewegung des Kindes gibt die Sehschärfe an.

Ab dem Alter von etwa 2 Jahren erfolgt die Visustestung spielerisch mit aktiver Mitarbeit des Kindes durch Erkennen von Kinderbildern oder **E-Haken**, deren Ausrichtung von dem Kind so gedreht werden muss, wie das dargebotene E es zeigt.

Refraktionsprüfung/Brillenverordnung Bereits bei der allerersten ophthalmologischen Untersuchung muss die Bestimmung der Refraktion erfolgen, um eine ausgeprägte Kurzsichtigkeit (**Myopie**), Weitsichtigkeit (**Hyperopie**) oder Stabsichtigkeit (**Astigmatismus**) zu erkennen. Dies ist möglich mittels der **Skiaskopie** (Schattenprobe). Hierbei werden Licht-Schatten-Phänomene in der Pupille durch das Skiaskop beobachtet, während der Untersucher verschiedener Brillengläser vorhält. Die Refraktionsbestimmung kann bei älteren Kindern auch mit **automatischen Refraktometern** geprüft werden. Hyperopie ohne Schielen sollte bei Kindern ab etwa 2–3 Dioptrien, Astigmatismus und Myopie ab 1 Dioptrie mit einer Brille korrigiert werden

> **Die Brillen müssen kindgerecht gestaltet sein, d. h. mit speziellem Nasensteg und Brillenbügeln sowie Kunststoffgläsern. Nur so ist eine optimale Korrektur gewährleistet, und eine Akzeptanz der Brille seitens des Kindes zu erwarten.**

Spaltlampenuntersuchung Details im Rahmen der ophthalmologischen Untersuchung kann man nur an dem **Spaltlampenmikros-**

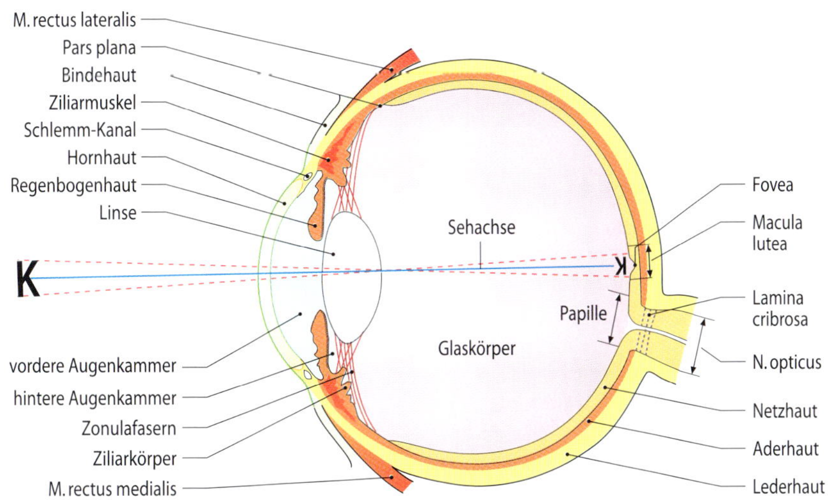

◘ **Abb. 33.1** Schematischer Querschnitt der anatomischen Strukturen eines rechten Auges von oben gesehen

kop erkennen, wobei mit Hilfe eines schmalen, spaltartigen Lichtbüschels ein optischer Schnitt durch die transparenten Augengewebe gelegt wird. Diese Untersuchung ist bei kleinen Kindern wegen der Abwehr und der schlechten Positionierung der Kinder an der Spaltlampe meist nicht möglich. Hilfe bietet die sog. **Handspaltlampe**, die lageunabhängig anwendbar ist. Grobe Veränderungen der vorderen Augenabschnitte und insbesondere eine Trübung der brechenden Medien sind auch ohne Spaltlampe, nämlich mit einer **hellen Lichtquelle** durch Betrachtung bei seitlicher fokaler Beleuchtung und im durchfallenden Licht mit dem Ophthalmoskop möglich. Dies wird meist von Kindern gut toleriert.

Augeninnendruckmessung Die Augeninnendruckmessung kann mit unterschiedlichen Methoden erfolgen, die genaueste ist die **Applanationstonometrie nach Goldmann**. Dabei wird die Kraft gemessen, die benötigt wird, um eine definierte Fläche der Hornhaut abzuplatten. Hierzu ist ein direkter Kontakt mit dem Messkörperchen auf der zuvor mit Tropfen anästhesierten Hornhaut nötig. Zur Messung bei Kindern oder liegenden Patienten wurde das **Handapplanationstonometer** entwickelt, das eine lageunabhängige Messung ermöglicht. Kinder tolerieren diese Messung aber oft nicht. Das »Rebound-Tonometer« wird in vielen Fällen von den Kindern besser akzeptiert. Hierbei wird ein sehr kleiner, leichter Stift gegen die Hornhaut »geschossen« und aus den Rückpralleigenschaften auf den Augeninnendruck geschlossen. Bei höheren Druckwerten ist die Genauigkeit aber nicht sehr gut. Deshalb muss bei Verdacht auf erhöhten Augeninnendruck und angeborenes Glaukom meist trotzdem eine Messung in Narkose erfolgen, wobei zu berücksichtigen ist, dass durch Sedativa und Inhalationsnarkotika der Augeninnendruck artifiziell gesenkt werden kann. Der Augeninnendruck sollte deshalb besser während einer Narkose mittels Ketamin gemessen werden, das keine Drucksenkung hervorruft. Eine orientierende Abschätzung des Augeninnendrucks ist durch die **Palpation** der Härte des Augapfels durch das geschlossene Oberlid möglich, fordert aber einige Erfahrung.

Untersuchung des Augenhintergrundes Für eine genaue Untersuchung muss die Pupille medikamentös erweitert werden. Die **direkte Ophthalmoskopie** im aufrechten Bild lässt sich bei größeren Kindern ohne weiteres durchführen. Die **indirekte Ophthalmoskopie** im umgekehrten Bild ergibt einen besseren Überblick und lässt die Fundusperipherie besser untersuchen, wird aber von kleineren Kindern wegen der stärkeren Blendung oft nicht toleriert.

Prüfung der Augenstellung Zur Orientierung, ob eine Schielstellung vorliegt, sollten die Hornhautreflexbilder beurteilt werden. Dazu wird mit einer Visitenlampe ein Reflex auf der Hornhautoberfläche beider Augen erzeugt. Normalerweise liegen die **Hornhautreflexbilder** beider Hornhäute zentriert und symmetrisch. Ist der Hornhautreflex an einem Auge verschoben, liegt ein Schielen vor. Schielen wird mit dem Abdecktest und dem Aufdecktest untersucht. Der **Abdecktest** dient dem Erkennen des manifesten Schielens (Heterotropie), der **Aufdecktest** dem Erkennen des latenten Schielens (Heterophorie).

Beim **Abdecktest** wird ein Auge abgedeckt. Die Aufmerksamkeit gilt der Bewegung des **nicht abgedeckten** Auges. Führt dieses Auge eine Einstellbewegung aus, so besteht ein manifestes Schielen: Durch Abdeckung des nicht schielenden Auges nimmt das schielende Auge erst die Fixation auf und führt deshalb in dem Moment der Abdeckung des nicht schielenden Auges eine ruckartige Einstellbewegung aus.

Der **Aufdecktest** dient dem Erkennen eines latenten Schielens. Latentes Schielen wird erst dann manifest, wenn die Fusion beider Augen aufgehoben wird. Man deckt ein Auge einige Sekunden ab. Liegt latentes Schielen vor, dann weicht das Auge unter der Abdeckung ab, da die Fusion aufgehoben ist. Wird das Auge wieder aufgedeckt, sieht man, bei nun wieder vorhandenem Fusionsreiz, dass das aufgedeckte Auge eine **Fusionsbewegung** durchführt und wieder Parallelstand entsteht.

Man achtet weiter auf **Nystagmus** (Augenzittern). Angeborener Nystagmus ist meist pendelförmig, erworbener manifestiert sich oft als Rucknystagmus. Als »latenten Nystagmus« bezeichnet man einen Rucknystagmus, der nur manifest wird, wenn ein Auge abgedeckt ist.

33.3 Erkrankungen der Orbita

F. Grehn, G. Picht, W. Lieb

33.3.1 Entzündliche Erkrankungen der Orbita

Entzündungen der Orbita lassen sich unterteilen in unspezifische orbitale Entzündungen oder spezifische Ursachen wie z. B. **Sarkoidose** und **Wegenersche Granulomatose**.

Pseudotumor orbitae

Nicht spezifische orbitale Entzündungen, auch als **orbitaler Pseudotumor** bezeichnet, sind im Kindesalter häufig. Die Patienten werden mit Schmerzen, Exophthalmus, Lidschwellung, Beweglichkeitseinschränkung und ggf. sogar Visusreduktion vorgestellt. Je nach Lokalisation kann sich die Entzündung als orbitale **Myositis, Skleritis** oder als **Dakryoadenitis** manifestieren.

▪▪ Diagnose

Die Diagnostik besteht in klinischer Untersuchung und ggf. bildgebenden Verfahren, z. B. Ultraschall, Computer- und Kernspintomographie der Orbita.

▪▪ Therapie

Die Mehrzahl der nicht spezifischen orbitalen Entzündungen reagieren rasch auf **Kortikosteroide**, z. B. Prednisolon 1 mg/kg KG/Tag, die über einen Zeitraum von mehreren Wochen ausgeschlichen werden sollten.

Präseptale Zellulitis

▪▪ Ätiologie

Die präseptale Zellulitis ist eine Orbitainfektion, die auf den Bereich vor dem orbitalen Septum begrenzt ist. Ätiologisch kommen insbesondere **Lidinfektionen**, z. B. akute Blepharitis, Insektenstich, ein infiziertes Chalazion, Herpes simplex oder ein Hautabszess infrage. Eine Dakryozystitis oder eine posttraumatische Entzündung, aber auch eine Infektion der oberen Atemwege durch Haemophilus oder Streptococcus H können die Ursache sein. Inbesondere **Haemophilus-influenzae-Infektionen** sind bei kleinen Kindern häufig.

▪▪ Klinik

Das Kind wird mit einseitiger **Lidschwellung, Fieber, Leukozytose** und **lokalen Veränderungen**, z. B. Chalazion, vorgestellt. Tränenlaufen und Absonderungen können vorhanden sein.

▪▪ Diagnose

Gewinnung von Abstrichmaterial aus dem Bindehautsack, mikroskopische Beurteilung und Anlegen von Kulturen. Eine **Computertomographie** zum Ausschluss assoziierter Entzündungen im Bereich der Nebenhöhlen ist bei schweren Formen erforderlich.

▪▪ Therapie

Antibiotische Behandlung nach Abstrich bzw. Blutkulturen (Oxacillin bei Assoziation mit Trauma, Cefuroxim bei Assoziation mit oberen Atemwegsinfekten). Eine chirurgische **Abszessdrainage** ist nur selten erforderlich.

Orbitalphlegmone

Die Orbitalphlegmone ist eine eitrige Infektion des Orbitagewebes, die sich hinter dem orbitalen Septum ausbreitet. Kombinationen mit einer präseptalen Entzündung sind häufig.

▪▪ Ätiologie

Häufig assoziiert mit **Nasennebenhöhlenerkrankungen**, aber auch durch **Traumen, Fremdkörper, hämatogenen Infektionen.** Häufige Erreger sind Haemophilus influenzae, Staphylococcus aureus, Streptococcus pyogenes und Streptococcus pneumoniae, Escherichia coli.

▪▪ Klinik

Schweres Krankheitsbild mit **Exophthalmus**, Rötung und Schwellung der Lider, ggf. Visusminderung. Bindehautchemosis und behinderte Augenbeweglichkeit sind charakteristische Zeichen. Hinzu kommen **systemische Zeichen** mit Fieber und allgemeinem Krankheitsgefühl, Schmerzen, erhöhte BSG.

Cave
Als Komplikationen können eine Sinus-cavernosus-Thrombose oder eine Meningitis auftreten.

▪▪ Diagnose

Die Diagnostik erfordert einen **Erregerabstrich** mit kultureller Anzüchtung, HNO-ärztliches Konsil und Fokussuche, ggf. Computertomogramm der Orbita und der angrenzenden Nasennebenhöhlen

▪▪ Therapie

Bei noch unbekanntem Erreger **Breitspektrumcephalosporin**, bei Vorhandensein eines Abszesses ist die **chirurgische Drainage** erforderlich. Engmaschige klinische Verlaufskontrollen des Auges zur Funktion sind notwendig, ggf. kann auch zu der Verlaufskontrolle eine Bildgebung erforderlich werden.

33.3.2 Tumoren der Orbita

Rhabdomyosarkom

▪▪ Epidemiologie

Das Rhabdomyosarkom ist der **häufigste maligne Orbitatumor** im Kindesalter. Seine Inzidenz schwankt zwischen 1–4% aller biopsierten Orbitatumoren. Das männliche Geschlecht überwiegt im Verhältnis 5 : 3. Durchschnittsalter bei Diagnose ist das 7.–8. Lebensjahr.

▪▪ Klinik

Die charakteristische Erstmanifestation des orbitalen Rhabdomyosarkoms ist ein rasch auftretender und **progredienter Exophthalmus** mit Verlagerung des Auges (▣ Abb. 33.2) bzw. eine rasch wachsende Raumforderung oder einseitige plötzliche Ptosis. Im Anfangsstadium kann die Symptomatik **als entzündlich fehlgedeutet** werden. Selten manifestiert sich das Rhabdomyosarkom als ein parabulbärer subkonjunktival gelegener Tumor. Besonders häufig ist das embryonale Rhabdomyosarkom in der medial oberen Orbita.

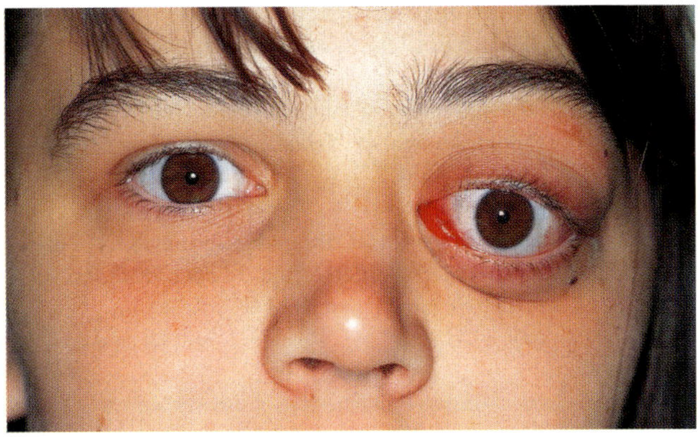

▣ **Abb. 33.2** Rasch zunehmender Exophthalmus links mit zarter Bindehautchemosis bei einem 12-jährigen Mädchen. Im Computertomogramm zeigte sich eine große Raumforderung in der medial oberen Orbita, histologisch ergab sich ein embryonales Rhabdomyosarkom

▪▪ Diagnose

Bildgebende Verfahren wie Magnetresonanztomographie und Computertomographie ermöglichen die exakte Größen- und Lagedefinition des Tumors. Zur endgültigen Diagnostik muss eine chirurgische Biopsie mit gleichzeitiger Tumorverkleinerung erfolgen.

▪▪ Therapie

Die Therapie erfolgt interdisziplinär zwischen Augenarzt und einem kinderonkologischen Zentrum, wobei Chemotherapie und ggf. Strahlentherapie eingesetzt werden.

▪▪ Prognose

Die Prognose der Patienten mit orbitalem Rhabdomyosarkom hat sich in den letzten Jahren dramatisch verbessert. Während früher eine Exenteratio orbitae vorgenommen wurde, ist diese heute nicht erforderlich und nur in seltenen Einzelfällen indiziert. Nach neueren Erkenntnissen liegt die 3-Jahresüberlebensrate des orbitalen Rhabdomyosarkoms bei 93%.

Die hohen Überlebensraten sind jedoch nur bei frühzeitiger Diagnose und rasch durchgeführter interdisziplinärer Therapie zu erzielen.

Knochentumoren

Einer der häufigsten vom periorbitalen Knochen ausgehenden Tumoren im Kindesalter ist die **Langerhans-Zell-Histiozystose** (= **Histiozytosis X**).

▪▪ Diagnose

Radiologische Untersuchungen zeigen häufig scharf demarkierte Osteolysen ohne umgebende Sklerose. Zu 25% haben Patienten mit simultaner Knochen- und Weichteilbeteiligung auch eine Orbitabeteiligung. Die spezifische Diagnose wird am besten durch eine **Biopsie** gesichert, wobei im Bereich der Läsion gleichzeitig Kortikosteroide instilliert werden können.

▪▪ Therapie

Systemische Kortikosteroidtherapie, ggf. Kürettage der Läsion und abhängig von der sonstigen Beteiligung Chemotherapie.

▪▪ Prognose

Die Überlebensrate von Patienten, die mit Chemotherapie behandelt wurden, beträgt 70%. Die Prognose ist bei Kindern mit multifokaler

Beteiligung innerhalb des 2. Lebensjahres schlecht, da auch Leber, Lunge und das hämatopoetische System beteiligt sein können.

Fibröse Dysplasie und **ossifizierendes Fibrom** sind seltene Erkrankungen. Diese führen häufig zur Gesichtsasymmetrie, vor allem das Risiko der Optikuskompression sollte bedacht werden.

Optikusgliom

Ein wichtiger **Orbitatumor** ist das **Gliom des Sehnervs**. 90% dieser Tumoren entstehen innerhalb der ersten 2 Lebensdekaden. Eine Häufung besteht zwischen dem 2. und 6. Lebensjahr.

▪▪ Klinik

Charakteristische klinische Zeichen sind Exophthalmus, Visusreduktion, Strabismus und ein **afferenter Pupillendefekt**. Im Fundus kann man Aderhautfalten, ein **Papillenödem, Umgehungskreislauf an der Papille** oder eine **Optikusatrophie** sehen.

▪▪ Diagnose

Sie stützt sich auf die charakteristischen klinischen Befunde sowie die typischen Computer- bzw. Kernspintomogramme. Sehnervengliome im Kindesalter sind histologisch gutartig und zeigen keinerlei Mitosen.

▪▪ Therapie

Die Therapie des Optikusglioms wird noch immer kontrovers diskutiert. Bei Verlust der Sehfunktion ist eine **komplette Exzision** des Tumors inklusive des Sehnervs denkbar. Die radikale Exzision kann aber aufgrund einer Durchblutungsstörung des Augapfels zu einer Phthisis (Schrumpfung) des blinden Auges führen. Kontinuierliche regelmäßige Beobachtung ist insbesondere bei gut abgegrenzten, auf die Orbita beschränkten Tumoren ausreichend.

Optikusmeningeom

Auch **Meningeome des Sehnerven** kommen bereits im Kindesalter vor. Mädchen sind deutlich häufiger betroffen. Typisch sind erweiterte Venen auf der Papille (Shunt-Gefäße), da die V. centralis retinae durch den Tumor stranguliert ist. Die Therapie des Optikusscheidenmeningeoms besteht bei schlechter Sehschärfe in der radikalen Exzision, wenn der Tumor ins Chiasma einzuwachsen droht (Gefährdung des anderen Auges). Bei noch gut erhaltenem Visus muss ggf. eine Strahlentherapie in Erwägung gezogen werden.

Weitere Tumoren der Orbita

Auch **vaskuläre Tumoren** kommen in der Orbita vor, insbesondere **kapilläre Hämangiome** (▶ Abschn. 33.4.2). Sie machen etwa 10% aller Orbitatumoren im Kindesalter aus. **Lymphangiome** werden typischerweise vor dem 5. Lebensjahr manifest. Der Tumor hat vielfach eine bläuliche Verfärbung der darüber liegenden Haut zur Folge und neigt nicht zur Spontanregression. Im Rahmen von allgemeinen Infektionskrankheiten kann es zu Episoden von stark zunehmendem Exophthalmus und Zeichen der orbitalen Entzündung kommen, da die im Tumor vorhandenen Lymphozyten zu einer akuten Entzündungsreaktion führen.

Neurofibrome sind die fünfthäufigsten Orbitatumoren im Kindesalter. In 13–30% entstehen sie assoziiert mit Neurofibromatose von Recklinghausen. Neurofibrome der Orbita sind manchmal mit einem angeborenen Glaukom assoziiert. Die Neurofibrome bestehen aus Perineuralzellen und Axonen.

Metastasen

Neben diesen Tumoren können auch Metastasen, insbesondere z. B. des **Neuroblastoms**, von Lymphomen oder anderen Primärtumoren, z. B. **Wilms-Tumor**, in der Orbita auftreten. In der Mehrzahl der Fälle ist die Diagnose nur im Rahmen des klinischen Kontextes bzw. durch eine Orbitabiopsie zu sichern.

33.4 Erkrankung der Lider und ableitenden Tränenwege

F. Grehn, G. Picht, W. Lieb

Erkrankungen der Lider sind im Kindesalter relativ häufig. Im Vordergrund stehen insbesondere angeborene Fehlbildungen und kongenital angelegte Tumoren sowie eine Vielzahl von Infektionserkrankungen.

> **Die Mehrzahl der Liderkrankungen lässt sich bereits durch Inspektion diagnostizieren.**

Daher ist eine Kenntnis der Morphologie unbedingt erforderlich, um unnötige Zusatzuntersuchungen zu vermeiden und rechtzeitig die adäquate Therapie einzuleiten.

33.4.1 Entzündliche Liderkrankungen

Bakterielle Entzündungen

Zu den bakteriellen Entzündungen der Lider zählen insbesondere die Entzündungen der Meibomschen Drüsen (Meibomitis, Hordeolum, Chalazion) sowie die akute Lidrandentzündung (akute Blepharitis).

▪▪ Ätiologie

Diese Entzündungen werden vornehmlich durch **Staphylococcus aureus** oder andere bakterielle Erreger hervorgerufen.

▪▪ Klinik

Das typische **Hordeolum** ist ein insbesondere auf Berührung schmerzhafter roter Knoten am Lidrand, der einer entzündeten, geschwollenen Meibom-Drüse entspricht. Nach Rückgang der Entzündung entsteht ein derber schmerzloser Knoten (**Chalazion**). Bei akuter **Blepharitis** bestehen **Ulzerationen** entlang der Wimpernränder, Lidrötung, Lidschwellung und assoziierte Bindehautinjektion.

▪▪ Therapie

Hordeolum: Lokale **Antibiotikatherapie**, z. B. Erythromycin-AT und Überwärmung mittels Rotlicht. Bei Lidrandentzündung: Antibiotika in Kombination mit Lidrandhygiene: hierbei werden die Lidränder mit verdünnter Babyshampoo-Lösung massiert. Das abgekapselte **Chalazion** wird von der Lidinnenseite her chirurgisch exzidiert.

Virale Entzündungen

Herpes simplex Bei Kindern ist die Eintrittspforte einer primären Herpesinfektion im Gesichtsbereich häufig das Lid oder die Bindehaut. Diese herpetische Lidentzündung wird durch das **Herpes-simplex-Virus Typ I** hervorgerufen. Man erkennt die Erkrankung an der charakteristischen **Bläschenbildung** der Lidhaut. Therapie der Wahl ist die lokale **antivirale Augensalbe** (Aciclovir-AS). Man muss wissen, dass nach einmal erfolgter und wieder abgeheilter Herpesinfektion das Virus latent im Ganglion trigeminale beherbergt wird. Es wird bei Reinfektion freigesetzt und kann auch das Augeninnere befallen.

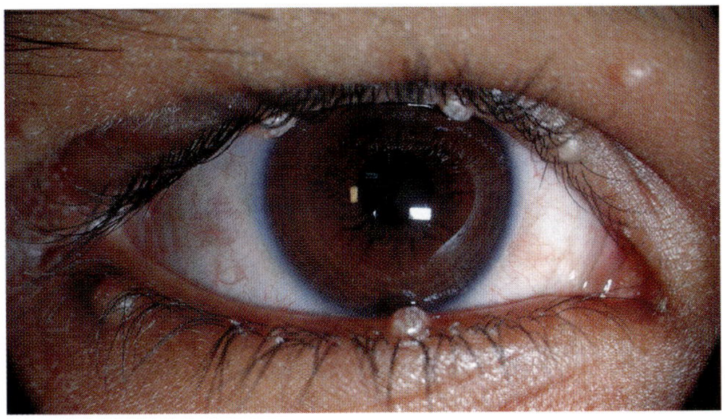

Abb. 33.3 Multiple weißliche Mollusca contagiosa im Bereich der Lidkante und Lidhaut. Geringgradige Rötung der Bindehaut durch begleitende Konjunktivitis

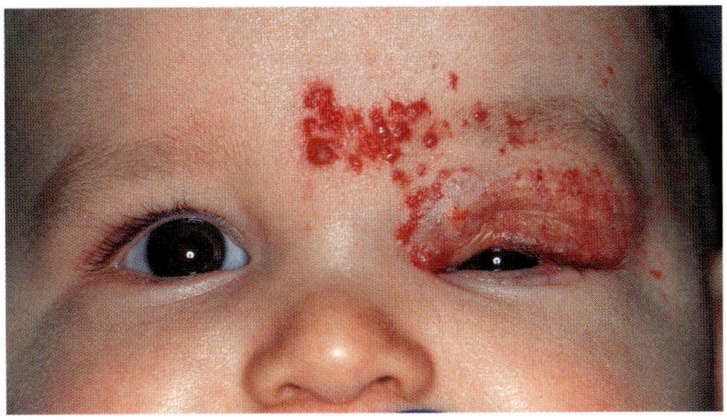

Abb. 33.4 Kapilläres Hämangiom des linken Oberlides bei einem 9 Monate alten Jungen: deutliche Ptosis und Schwellung des Lides. Trotz freier Sehachse ist die Sehschärfe des linken Auges reduziert und damit eine Therapie indiziert

Cave
Die Kinder sollten stets auf einen zugrunde liegenden Immundefekt untersucht werden!

Molluscum contagiosum Auch die Infektion mit Molluscum contagiosum ist eine häufige Ursache viraler Lidentzündungen im Kindesalter. Es handelt sich um eine Infektion durch ein DNS-Virus der Pockengruppe. Die **Übertragung** erfolgt bei Kindern durch direkten Kontakt oder Autoinokulation. **Klinisch** fallen meist disseminierte, selten konfluierende, grau-gelbliche, halbkugelige Effloreszenzen mit typischerweise eingedelltem Zentrum auf (daher **Dellwarze**; Abb. 33.3). Bei Befall der Lidkante ist eine Absonderung von Virusmaterial in den Bindehautsack mit konsekutiver follikulärer Konjunktivitis häufig. Zur **Therapie** werden Inzision, Kürettage und lokale Desinfektion mit Jodpolyvidon oder Lokaltherapie z. B. mit 0,1%iger Vitamin-A-Säure eingesetzt.

33.4.2 Lidtumoren

Kapilläres Hämangiom

Das kapilläre Hämangiom ist einer der häufigsten Tumoren im Kindesalter. Es besteht bereits bei der Geburt oder tritt in den ersten Lebenswochen auf. Die Häufigkeit beträgt etwa 1:200 Lebendgeburten, etwa 7% der histopathologisch nachgewiesenen Lidtumoren sind Hämangiome.

Ätiologie

Es handelt sich um ein **endotheliales Hamartom**. Kapilläre Hämangiome in Verbindung mit einer thrombozytopenischen Purpura bilden das **Kasabach-Merritt-Syndrom**.

Klinik

Häufig findet man eine Beteiligung der Ober- als auch der Unterlider, auch eine Manifestation im Augenbrauenbereich oder in den Lidwinkeln kann vorkommen (Abb. 33.4). Zuweilen dehnt sich der Tumor in die Orbita hinein aus. Meist erfolgt innerhalb der ersten Lebensmonate ein **erhebliches Tumorwachstum**, sodann eine Phase der Wachstumspause und eine langsame Regression. Etwa 30% der Läsionen sind im Alter von 3 Jahren und 70–90% im Alter von 7 Jahren zurückgebildet, wobei gelegentlich geringe Hautveränderungen zurückbleiben.

Diagnose

Die Einordnung erfolgt zumeist aufgrund des klinischen Bildes, unter Umständen ist bei tiefer gelegenen Läsionen die A- und B-Bild-Ultraschalldiagnostik sowie eine Kernspintomographie zur Beurteilung der Ausbreitung und ggf. vorhandener ZNS-Mitbeteiligung notwendig.

Differenzialdiagnose

Blutgefülltes Lymphangiom, kavernöses Hämangiom, vaskuläre Malformationen.

Therapie

Sofern keine Gefahr für die visuelle Funktion besteht, kann man bei kleineren Läsionen die spontane Tumorregression abwarten. Andernfalls kommen **systemische Kortikosteroide** (2–3 mg Prednisolon/kg KG/Tag) sowie die **intraläsionale Verabreichung** von Betamethason oder Triamcinolon als Kristallsuspension in Betracht. Bei intraläsionalen Gaben sind Gefäßverschlüsse in der Literatur beschrieben. Neuerdings wird in frühen Stadien eine systemische Therapie mit Betablockern empfohlen. Die **chirurgische Entfernung, die Kryotherapie und Strahlentherapie** haben durch die konservativen Therapien an Stellenwert verloren.

Die **Laserkoagulation** mit dem Infrarot-Laser kann auch bei voluminösen Tumoren zum Einsatz kommen.

Prognose

Im Allgemeinen ist die Prognose von Lidhämangiomen günstig, maligne Transformationen wurden kaum beschrieben, in etwa 50% der Fälle weist das betroffene Auge eine Refraktionsanomalie mit höherer Kurzsichtigkeit (Myopie) oder Astigmatismus auf. Die Achse des Astigmatismus korreliert gut mit der Lage des Tumors, daher ist insbesondere bei konservativem Vorgehen eine frühzeitige **Refraktionsbestimmung** und kontinuierliche Visusüberprüfung zur Amblyopievermeidung unbedingt erforderlich.

Cave
Kapilläre Hämangiome führen zu Refraktionsanomalien, insbesondere zu Astigmatismus. Werden diese nicht durch Brillenanpassung korrigiert, entsteht eine Amblyopie!

Dermoidzyste

Dermoidzysten machen etwa 16% der Lidtumoren bei Kindern aus, sie treten von der Geburt bis zum frühen Erwachsenenalter auf. Die Manifestation ist umso früher, je oberflächlicher das Dermoid gelegen ist.

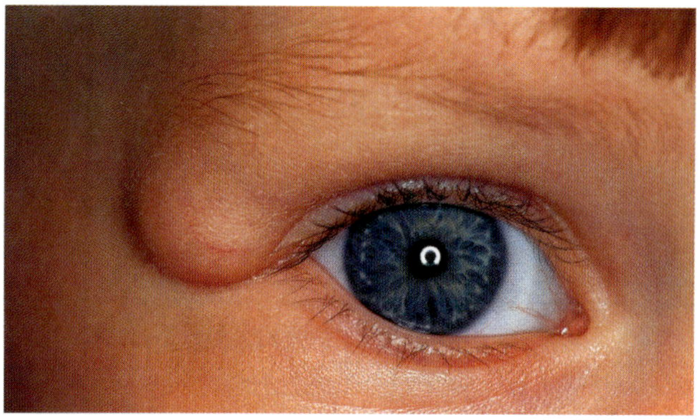

Abb. 33.5 Prominente, seit einem Jahr zunehmende, scharf begrenzte Schwellung des temporalen oberen Orbitarandes bei einem 2-jährigen Kleinkind: klassisches Dermoid im Bereich der Sutura frontozygomatica

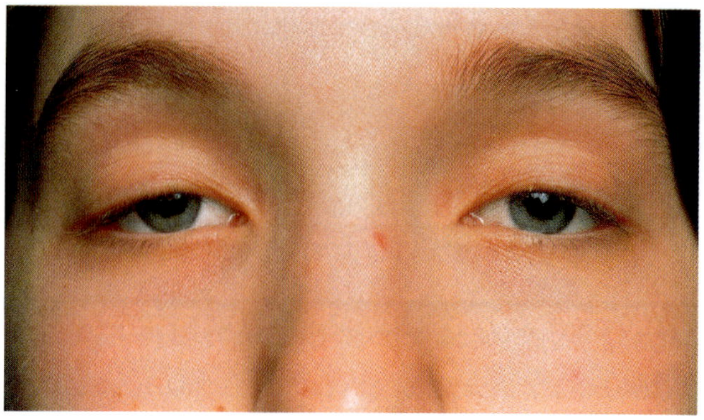

Abb. 33.6 Beidseitige kongenitale Ptosis: Tiefstand beider Lider und fehlende Lidfalte mit reaktivem Hochstand der Augenbrauen bei sehr schlechter Levatorfunktion

Klinik

Die Dermoide können entweder weit vorne am Orbitaeingang liegen, also als **Lidtumor** imponieren, oder aber tiefer in der Orbita lokalisiert sein. Sie entstehen typischerweise durch Versprengung von **epidermalen Gewebsanteilen** in die Tiefe entlang der knöchernen Suturen, im Orbitabereich insbesondere der Sutura frontozygomatica. Meist kommt es zu einer **langsamen Größenzunahme** innerhalb der ersten Lebensjahre, nur selten erst nach der Pubertät. Im Lidbereich zeigen sich die Dermoide typischerweise als prallelastische Tumoren im temporal oberen oder nasal oberen Quadranten (Abb. 33.5). Bei Ruptur oder Irritation der Zyste kann es zum Austritt von Zysteninhalt und erheblicher Fremdkörperreaktion kommen.

Diagnose

Aufgrund des typischen klinischen Bildes sind meistens keine bildgebenden Verfahren erforderlich, im Zweifelsfall kann die Kernspintomographie oder aber auch die Ultraschalldiagnostik hilfreich sein.

Therapie

Die Therapie besteht in der **chirurgischen Exzision**, die zumeist über einen transkutanen Zugang erfolgen kann.

> **Cave**
> **Bei der Operation muss darauf geachtet werden, dass die Zyste vollständig und unversehrt entfernt wird.**

Kommt es intraoperativ zum Austritt des käsigen Inhalts, können heftige Entzündungsreaktionen die Folge sein.

Sonstige Tumore

Neben diesen häufigen Tumoren treten insbesondere **Naevi der Lidkante,** sowie **juvenile Xanthogranulome** oder das **Epithelioma calcificans Malherbe** auf.

33.4.3 Fehlstellungen und Fehlbildungen der Lider

Es gibt eine Vielzahl von Lidfehlstellungen, die zum Teil mit anderen Fehlbildungen assoziiert sind.

Kongenitale Defekte und Fehlbildungen

Beim kompletten Fehlen der Lider spricht man von **Ablepharon**, das z. B. auch beim Kryptophthalmus vorkommt. **Lidkolobome** können isoliert oder assoziiert mit anderen Spaltbildungen vorkommen, besonders häufig sind sie mit dem **Goldenhar-Syndrom** oder dem Treacher-Collins-Syndrom verbunden. Die chirurgische Versorgung bei fehlender Symptomatik wird erst ab dem 2.–3. Lebensjahr durchgeführt.

Das **kongenitale Ektropium** kann im Rahmen eines **Blepharophimose-Syndroms**, eines Down-Syndroms oder kraniofazialer Syndrome auftreten. Neben konservativ benetzender Therapie ist auch eine chirurgische Therapie erforderlich. Häufiger als das Ektropium ist das **kongenitale Entropium.** Dieses kann mit Mikrophthalmus oder Orbikularisspasmus assoziiert sein. Auch hier besteht die Therapie in der operativen Korrektur.

Epikanthus nennt man eine Hautfalte, die von Ober- oder Unterlid zum medialen Lidwinkel zieht. Besonders ausgeprägt ist er als Epikanthus inversus beim **Blepharophimose-Syndrom.** Hierbei besteht zusätzlich noch ein Telekanthus und eine Ptosis. Das Blepharophimose-Syndrom wird autosmal dominant vererbt. 50% treten sporadisch auf.

Ptosis

Eine der häufigsten Lidfehlstellungen ist die **kongenitale Ptosis** (Abb. 33.6). Im Kindesalter liegt hierbei eine Dysplasie des Levatormuskels zugrunde. Vielfach fehlt die normale Lidfalte. Eine kongenitale Ptosis kann mit dem **Marcus-Gunn-Phänomen** verbunden sein. Hierbei öffnet sich das Lid, wenn der Mund geöffnet oder bei Kaubewegungen zur Seite bewegt wird. Ursache ist eine Fehlinnervation, wobei es noch unklar ist, wie es zu der Koppelung von N. oculomotorius (M. levator palpebrae) und N. mandibularis (M. pterygoideus lateralis) kommt.

Andere Formen der Ptosis können beim kongenitalen oder erworbenen **Horner-Syndrom,** bei einer neurologischen Erkrankung, bei der Myasthenie, oder mechanisch bedingt auftreten.

Nach sorgfältiger Analyse ist die **chirurgische Therapie** bei Kleinkindern und Säuglingen mit kongenitaler Ptosis **frühzeitig** indiziert, wenn die Gefahr der Amblyopie durch Okklusion des Auges gegeben ist. Die Wahl des Operationsverfahrens ist von der **Levatorfunktion** abhängig und besteht entweder in einer lidverkürzenden Operation des M. levator palpebrae (bei noch vorhandener Levatorfunktion) oder in einer Suspension des Lides im Bereich der Braue (bei völlig fehlender Levatorfunktion). Hier kann als Suspensionsmaterial entweder autologe Fascia lata oder synthetisches Material eingesetzt werden.

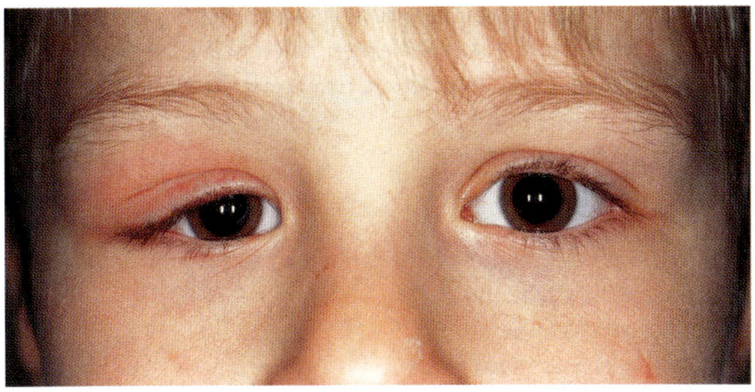

Abb. 33.7 Dakryoadenitis bei 4-Jährigem: schmerzhafte Schwellung im Bereich der rechten Tränendrüse und typische Paragraphenlidform

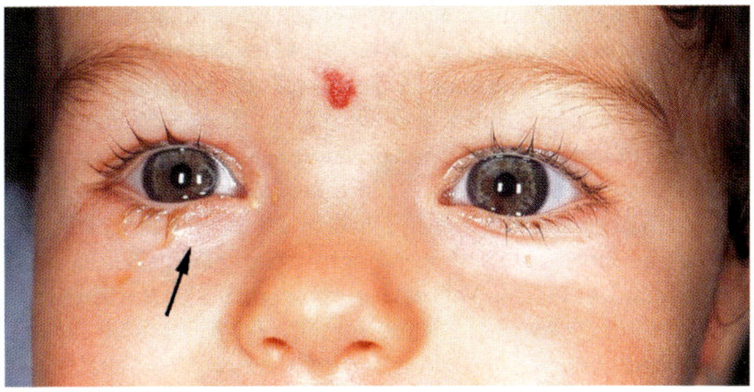

Abb. 33.8 9. Monate altes Kleinkind mit Epiphora seit dem 3. Lebensmonat rechts > links: deutliche chronische Entzündungszeichen rechts (→) mit Lidverklebungen und Tränenträufeln bei Tränengangsstenose. Nebenbefund: kleines Hämangiom an der Nasenwurzel

33.4.4 Tränenwege

Anatomische und physiologische Grundlagen

Das Tränenwegssystem besteht aus der **Tränendrüse**, den **akzessorischen Tränendrüsen** nach Wolfring und Krause, dem dreilagigen **Tränenfilm** und den **ableitenden Tränenwegen**.

Der **Tränenfilm** besteht normalerweise aus einer äußeren öligen Lipidschicht, die die Verdunstung reduziert, eine glatte optische Oberfläche bildet und die Tränenoberfläche stabilisiert. Das Lipid wird von den Meibomschen Drüsen produziert. Die mittlere wässrige Schicht wird von der Tränendrüse gebildet. Eine muzinöse innere Schicht bildet die Verbindung zur Hornhautoberfläche und wird vornehmlich von den Becherzellen der Bindehaut produziert.

Tränenmangel

Eine Reihe von Syndromen, z. B. **Riley-Day-Syndrom** und **Sjögren-Syndrom** führen zu Störungen der Tränenproduktion. Die **Therapie** ist zunächst ursächlich (z. B. Vitamin-A-Defizit), dann symptomatisch durch Substitution von Tränenflüssigkeit z. B. Polyvenylalkohole, Methylzellulosepräparate, Hyaluronsäurepräparate.

Neben **kongenitalen Anomalien** wie Alakrimie, ektopischer Tränendrüse, Tränenwegsfisteln gibt es eine Reihe von Fehlbildungen und **entzündlichen Veränderungen**.

Dakryoadenitis

Die Dakryoadenitis ist eine sehr schmerzhafte **Entzündung der Tränendrüse**. Sie tritt meist einseitig auf und ist typisch bei Viruserkrankungen wie Mumps, Mononukleose, aber auch bei Sarkoidose und bei Streptokokken- oder Staphylokokkeninfektionen.

▪▪ Klinik

Eine schmerzhafte Schwellung und Rötung in der Region der Tränendrüse führt zur **Paragraphenform des Oberlides** (◘ Abb. 33.7).

▪▪ Diagnose

Bildgegebene Verfahren sind nur ausnahmsweise erforderlich, um eine leukämische Infiltration oder einen Tumor auszuschließen.

▪▪ Therapie

Lokale antientzündliche Maßnahmen evtl. in Kombination mit systemischer antientzündlicher Therapie (Ibuprofen).

Ableitendes Tränenwegssystem

Wenn die Tränenkanälchen nicht oder fehlerhaft ausgebildet sind, kann **Epiphora** (= Tränenträufeln) entstehen. Häufig sind auch **nasolakrimale Fisteln**, bei denen der Tränensack durch eine kleine Hautöffnung unterhalb des medialen Lidbändchens nach außen verbunden ist. Diese können sich entzünden und müssen dann exzidiert werden.

Stenose der ableitenden Tränenwege

▪▪ Grundlagen

Neugeborene haben bereits bei Geburt eine normale Tränensekretion. Bei 96–98% der Kinder sind die ableitenden Tränenwege offen. Sind die Tränenwege nicht durchgängig, so liegt meist ein **inkompletter Verschluss des Ductus lacrimalis** am unteren Ende kurz vor der Einmündung in die Nase vor, hervorgerufen durch die Residuen einer Schleimhautmembran, der sog. Hasnerschen Klappe.

▪▪ Klinik

Die Kinder mit kongenitaler Tränenwegsstenose haben **persistierendes Tränenlaufen**, chronisch eitrige Absonderungen und Verklebungen der Lider (◘ Abb. 33.8). Weitere Zeichen sind Rötung der umgebenden Lidhaut sowie eine Rötung und Schwellung im medialen Kanthus. Aus dieser **chronischen Dakryozystitis** kann sich eine präseptale Zellulitis entwickeln.

▪▪ Diagnose

Die Diagnose lässt sich meist durch **Inspektion** stellen. In den ersten Wochen nach der Geburt kommt es zum Rückstau von Schleim und eitrigem Sekret am unteren Lidwinkel mit Tränenträufeln. Bei **Palpation** über dem Tränensack lässt sich Sekret exprimieren. Differenzialdiagnostisch muss man an Epiphora bei kongenitalem Glaukom denken (▶ Abschn. 33.7.1).

▪▪ Therapie

Die Behandlung besteht zunächst in **digitaler Massage** 2- bis 4-mal pro Tag, wobei die Mutter instruiert wird, mit ihrem Zeigefinger im medialen Lidwinkel des Kindes kräftig nach unten zu massieren. Damit wird Sekret nasenwärts transportiert und ggf. die Hasnersche Klappe aufgesprengt. Zusätzlich sollten bei erheblicher, eitriger Absonderung **Erythromycin-Augentropfen** 2- bis 3-mal/Tag für eine Woche gegeben und die Lider mit feuchten Kompressen gereinigt werden.

Der **Zeitpunkt** der Tränenwegsspülung und Tränenwegssondierung im Kindesalter wird kontrovers beurteilt. Sie gehört immer in die Hände eines Augenarztes. Bei ausgeprägter Symptomatik und fehlgeschlagener konservativer Therapie ist die Sondierung auch schon in den ersten Lebensmonaten zu empfehlen. Als Intervention ist meist eine **Überdruckspülung** über das obere oder untere Tränenkanälchen ausreichend. Durch **Sondierung** des Ductus nasolacrimalis und Überwinden des Widerstands der Hasnerschen Klappe mit der **Bowman-Sonde oder Bangerter-Spülkanüle** kann ggf. der Zugang zur Nase mechanisch eröffnet werden. Dieser Eingriff kann bei Säuglingen bis zu einem Jahr auch unter lokaler Spül- und Tropfanästhesie ohne großen Aufwand erfolgen, weil die Säuglinge noch gut festgehalten werden können und die Spülanästhesie ausreichend ist. Der Eingriff ist bei entsprechender Übung sehr kurz und eine Allgemeinnarkose wird vermieden. Zwar öffnen sich ein Teil dieser Verschlüsse während des 1. Lebensjahres spontan, eine langdauernde chronische Entzündung ist aber langfristig nachteilig. Bei Kindern über einem Jahr ist eine Vollnarkose erforderlich. Die **Nachbehandlung** besteht in Erythromycin-Augentropfen 2- bis 3-mal/Tag für eine Woche und Otriven 0,05%ig Augen- und Nasentropfen 3-mal/Tag.

▪▪ Prognose

In über 90% ist die Sondierung und Spülung kurativ. Bei komplizierteren Fehlbildungen, z. B. auch in Verbindung mit Gesichtsspalten, müssen ggf. weiterreichende Maßnahmen, insbesondere die **Silikonschlauchintubation** der ableitenden Tränenwege oder, sofern auch diese nicht erfolgreich ist, eine **Dakryozystorhinostomie** durchgeführt werden.

Kongenitale Dakryozystozele

33

Die kongenitale Dakryozystozele, auch als **Amniotozele** oder **Mukozele des Tränensackes** bekannt, manifestiert sich bereits in der frühen Neonatalperiode als bläulich-livide Schwellung im medialen Lidwinkel. Sie ist nicht pulsierend und nicht entzündlich und bildet sich oft nicht spontan zurück. Dann ist eine Massage bzw. Sondierung der ableitenden Tränenwege erforderlich.

Dakryozystitis

Eine akute bzw. chronische Tränensackentzündung entsteht im Kindesalter häufig im Zusammenhang mit **Stenosen des Ductus nasolacrimalis**.

▪▪ Klinik

Symptome sind Schmerzen, Rötungen und Schwellungen in der Region des Tränensacks verbunden mit allgemeinem Krankheitsgefühl und ggf. Fieber.

▪▪ Therapie

Nach Anlegen von Bakterienkulturen werden **lokale und systemische Antibiotika** gegeben, ggf. ist eine Abszessinzision notwendig.

> **Cave**
> **Im akuten Stadium ist eine Sondierung kontraindiziert.**

33.5 Erkrankungen der Bindehaut und Hornhaut

F. Grehn, G. Picht, W. Lieb

33.5.1 Ophthalmia neonatorum

▪▪ Grundlagen

Die **Konjunktivitis des Neugeborenen** (Ophthalmia neonatorum) muss **kurzfristig** vom Augenarzt untersucht und adäquat behandelt werden. Definitionsgemäß tritt die Ophthalmia neonatorum innerhalb des 1. Lebensmonats auf.

▪▪ Ätiologie

Hauptursachen sind **Infektionen** mit Chlamydien, seltener sind Staphylococcus aureus und Herpes simplex. Gonokokken sind selten, müssen aber wegen der akuten Gefahr einer Hornhautperforation mit Verlust des Auges immer differenzialdiagnostisch mit bedacht werden. Als **chemische Ursache** ist sie nach der Credé-Prophylaxe bei Verwendung von Silbernitrat häufig, bei Verwendung von Antibiotika selten.

▪▪ Klinik

Der Zeitpunkt des Beginns der Erkrankung ist differenzialdiagnostisch von großer Bedeutung:
- Chlamydienkonjunktivitis: 5.–14. Tag,
- Gonokokkenkonjunktivitis: 1.–3. Tag,
- chemische Konjunktivitis: innerhalb weniger Stunden und am 1. Tag,
- Herpes simplex: 5.–7. Tag,
- Staphylococcus aureus: variabler Zeitpunkt.

Die **Chlamydienkonjunktivitis** tritt als akute mukopurulente Konjunktivitis mit Papillenbildung der Bindehaut in Erscheinung. Im weiteren Verlauf können sich Vernarbungen im Bereich der Bindehaut und Hornhauttrübungen entwickeln.

Gonokokkeninfektionen manifestieren sich als akute purulente Konjunktivitis mit Bindehautschwellung (Chemosis) und Membran- oder Pseudomembranbildung. Eine baldige Behandlung ist zwingend, da ansonsten schnell eine sekundäre Keratitis mit Einschmelzen der Hornhaut eintritt.

Die **chemische Konjunktivitis** ist durch eine lokale Irritation durch Silbernitrat (als Crédésche Prophylaxe gegen Gonokokken) oder lokale Antibiotika bedingt und zeigt sich deutlich weniger dramatisch in Form einer konjunktivalen Hyperämie, die selten länger als 24 h anhält.

Die **Herpes-simplex-Konjunktivitis** tritt als Konjunktivitis mit Beteiligung der Lider auf (Blepharokonjunktivitis). Häufig ist sie von einer Keratitis begleitet.

▪▪ Therapie

Bei Auftreten einer Chlamydien- oder Gonokokkenkonjunktivitis und anderer bakterieller Konjunktivitiden muss die **Mutter mitbehandelt** werden, da die Übertragung auf das Kind im infizierten Geburtskanal während der Geburt erfolgt ist.

Die Behandlung erfolgt mittels lokaler und systemischer **Antibiotika**, im Fall einer Gonokokkenkonjunktivitis mit Penicillin, im Fall einer Chlamydienkonjunktivitis mit Erythromycin lokal (Ecolicin-Augentropfen) und systemisch. Die chemische Konjunktivitis bedarf lediglich einer oberflächenpflegenden Therapie. Die Herpes-simplex-Konjunktivitis wird lokal antiviral behandelt (Aciclovir Augensalbe).

> **Cave**
> **Die Gonokokkenkonjunktivitis des Neugeborenen ist bedrohlich und muss baldmöglichst erkannt und behandelt werden.**

Bei verzögerter Behandlung kann die Hornhaut einschmelzen und zum Verlust der Sehfunktion führen.

33.5.2 Conjunctivitis lignosa

Die Conjunctivitis lignosa ist eine **chronische Konjunktivitis** mit holzartigen pseudomembranösen Veränderungen der Bindehaut der Lider. Diese seltene Erkrankung verläuft chronisch rezidivierend. Gelegentlich tritt sie familiär gehäuft auf.

■■ Ätiologie

Die Ätiologie ist nicht geklärt. Es wird eine Störung im Glykosaminglykan-Stoffwechsel des Kollagens angenommen. Ein Fibrinogen-Mangel wurde in manchen Fällen nachgewiesen. Traumen werden als Auslöser des Krankheitsbeginns diskutiert.

■■ Klinik

Die Erkrankung beginnt typischerweise in der Kindheit und tritt beidseitig auf. Nicht nur in der tarsalen Bindehaut findet man **holzartige pseudomembranöse Veränderungen**, sondern auch im Mund, Nasopharynx, Trachea und Vagina.

■■ Therapie

Die Therapie gestaltet sich schwierig. Am effektivsten sind **Ciclosporin-A-Augentropfen**. Chirurgisches Entfernen der Läsionen hat meist rasche Rezidive zur Folge.

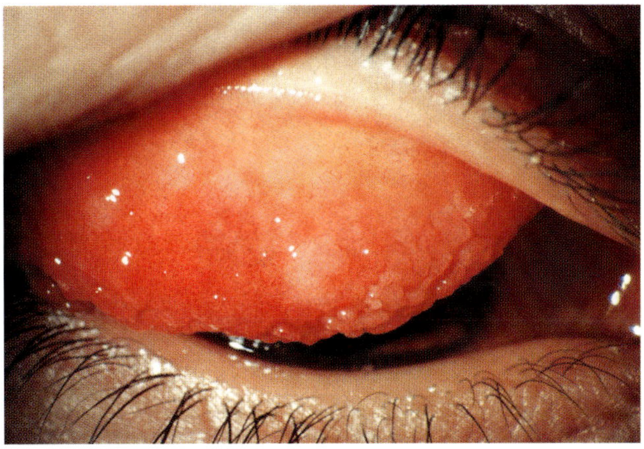

Abb. 33.9 Conjunctivitis vernalis: pflastersteinähnliche Wucherungen der tarsalen Bindehaut

33.5.3 Conjunctivitis vernalis

■■ Definition

Die Conjunctivitis vernalis ist eine beidseitige Konjunktivitis, die vorübergehend bei Jungen isoliert oder kombiniert mit einer generalisierten Atopie (z. B. Asthma) typischerweise im Frühjahr auftritt (**Frühjahrskatarrh**).

■■ Klinik

Die Betroffenen klagen über starke Lichtempfindlichkeit und Juckreiz. Die Oberlider sind verdickt und hängen dadurch herab. Dies ist durch pflastersteinähnliche Wucherungen der Bindehaut der Lider bedingt (Abb. 33.9). Zusätzlich können Knötchen am Übergang der Bindehaut zur Hornhaut oben (**Trantas-Flecken**) und Hornhauterosionen mit anhaftendem Schleim (**Vernalis-Plaques**) auftreten. Der Bindehautabstrich zeigt eosinophile Granulozyten.

■■ Therapie

Kurzfristig werden **lokale Steroide** gegeben. Zusätzlich kann die Schleimbildung mit Acetylcysteingel verhindert werden. Antiallergisch wird mit Chromoglicinsäureaugentropfen oder Mastzellstabilisatoren behandelt.

33.5.4 Hornhautdystrophien

Zahlreiche Formen der Hornhautdystrophien werden unterschieden und nach ihrer Lokalisation (epitheliale [vordere], stromale und endotheliale [hintere]) unterteilt. Die meisten Dystrophien werden erst im Erwachsenenalter manifest, einige sind aber bereits im Kindesalter von Bedeutung (Tab. 33.1). Fast alle diese Dystrophien werden autosomal-dominant vererbt.

■■ Therapie

Bei asymptomatischem Verlauf ist keine Therapie erforderlich. Bei rezidivierenden Hornhauterosionen ist eine intensive Oberflächenpflege und gelegentlich eine therapeutische **Kontaktlinsenanpassung** erforderlich. Bei zunehmender Visusverschlechterung muss eine **perforierende Keratoplastik** durchgeführt werden. Dies ist jedoch in der Regel erst im Erwachsenenalter notwendig.

33.6 Erkrankungen der Linse und des Glaskörpers

F. Grehn, G. Picht, W. Lieb

33.6.1 Kongenitale Katarakt (Linsentrübung)

■■ Grundlagen

Die angeborene Linsentrübung kann zu einer **schweren irreversiblen Amblyopie** führen. Bei früher Diagnosestellung und Therapie kann dagegen die Prognose sehr gut sein, sodass bereits Neugeborene untersucht werden sollten.

Tab. 33.1 Hornhautdystrophien im Kindesalter (Auswahl)

Dystrophie		Manifestationsalter	Klinik
Epitheliale Dystrophien	Reis-Bückler-Dystrophie	3.–5. Lebensjahr	Oberflächliche honigwabenartige Trübungen, rezidivierende Hornhauterosionen, reduzierte Hornhautsensibilität, Progredienter Verlauf, zunehmende Visusminderung im Verlauf
	Meesmann-Dystrophie	1.–3. Lebensjahr	Feine epitheliale Zysten im Lidspaltenbereich, nur leichte okuläre Irritationen, guter Visus
Stromale Dystrophie	Granuläre Dystrophie Typ 1	1. Lebensjahrzehnt	Kleine, weiße Granula im vorderen Stroma, rezidivierende Hornhauterosionen, progredienter Verlauf, Visusabfall auf 0,5–0,1 im 4. Lebensjahrzehnt
Endotheliale Dystrophie	Posteriore polymorphe Dystrophie	1. Lebensjahrzehnt	Vesikuläre, geographische oder bandförmige Trübungen der Hornhautrückfläche, selten Quellung der Hornhaut, selten Glaukom, meist asymptomatisch, Assoziation mit Alport-Syndrom möglich

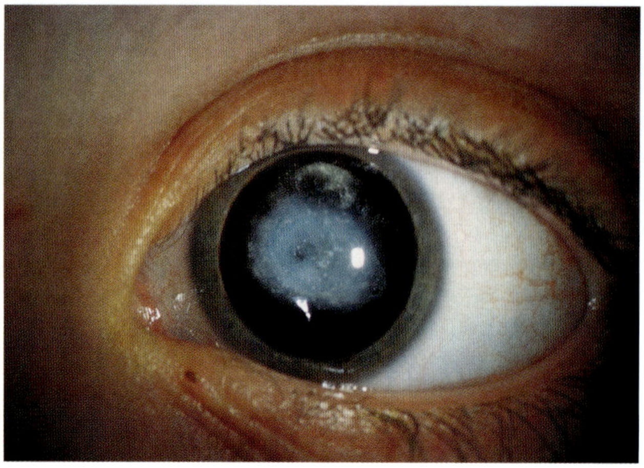

Abb. 33.10 Kongenitale Katarakt mit zentral gelegener weißlich-grauer Trübung

▪▪ Ätiologie

In manchen Fällen tritt die Linsentrübung beidseitig als Folge eines **Infekts** im 1. Trimenon der Schwangerschaft im Zusammenhang mit Toxoplasmose, Röteln, Zytomegalie, Herpes oder Syphilis auf. Zusätzlich kann sie bei **Chromosomenaberrationen** (z. B. bei Trisomie 21, 13 und 18) und **Stoffwechselerkrankungen** (z. B. bei Galaktosämie, Diabetes mellitus, Hypoparathyreoidismus, M. Fabry) beobachtet werden. Am häufigsten sind kindliche Linsentrübungen sporadisch oder **genetisch** bedingt (meist autosomal-dominant, selten autosomal-rezessiv oder als Folge einer Neumutation). Die einseitige Linsentrübung entsteht durch lokale Störungen während der Embryogenese und ist meist von weiteren Veränderungen des Auges begleitet.

▪▪ Klinik

Linsentrübungen können sehr **unterschiedlich ausgeprägt** sein. Es werden zentrale dichte Linsentrübungen von peripheren, meist wenig visusrelevanten Formen unterschieden. **Zentrale dichte Linsentrübungen** machen sich durch einen abgeschwächten Rotreflex bei Untersuchung im durchfallenden (regredienten) Licht bemerkbar (Abb. 33.10). Die Pupille kann dann weiß erscheinen (**Leukokorie**). **Periphere Linsentrübungen** sind in der Regel nur bei erweiterter Pupille zu erkennen. Bei bereits deutlich reduzierter Sehschärfe kann ein Nystagmus auftreten, der meist Zeichen einer schlechten Prognose ist. Einseitige Linsentrübungen fallen manchmal erst durch die konsekutive Schielstellung auf.

▪▪ Therapie

Kinder mit Linsentrübung müssen zur Klärung der Ätiologie kinderärztlich untersucht werden.

> **Da sich die Linsentrübung bei Galaktosämie durch galaktosefreie Diät zurückbilden kann, muss bei kongenitaler Katarakt der Ausschluss einer Stoffwechselerkrankung erfolgen.**

Zentrale und somit visusrelevante Linsentrübungen müssen zur Vermeidung einer schweren Amblyopie **früh operiert** werden (Lentektomie). Hierbei wird die getrübte Linse mit einem Vitrektomiegerät so entfernt, dass nur noch ein schmaler Ring an Kapsel und Zonula stehen bleibt. Bis zum 2. Lebensjahr wird die Linsenlosigkeit (Aphakie) mit einer **Kontaktlinse** oder bei beidseitiger Katarakt evtl. auch mit einer **Starbrille** ausgeglichen. Bei guter Verträglichkeit sollte die Kontaktlinse der Starbrille vorgezogen werden, da die Kontaktlinse eine deutlich bessere Sehschärfe ergibt und das Gesichtsfeld des Kindes durch die Starbrille eingeschränkt wird.

Ab dem 3. Lebensjahr ist eine intraokulare Korrektur mit **Kunstlinsenimplantation** möglich. Wenn man Kindern in jüngerem Alter eine Kunstlinse implantiert, lässt sich die später resultierende Refraktion (Myopie oder Hyperopie) durch das Wachstum des Auges nicht sehr gut vorausberechnen. Zusätzlich reagieren kindliche Augen häufig mit einem intraokularen Reizzustand auf die implantierte Kunstlinse. Wenn eine Linsenentfernung ohne Kunstlinsenimplantation durchgeführt wurde und eine Amblyopie vermieden werden konnte, kann im jugendlichen oder Erwachsenenalter eine sekundäre Implantation einer Kunstlinse erfolgen. Nach Kataraktoperation ist bei seitendifferentem Visus wegen der Gefahr der Amblyopie eine **Okklusionsbehandlung** mit engmaschiger Kontrolle der Visusentwicklung erforderlich.

> **Cave**
> **Eine nicht erkannte kongenitale Katarakt kann bei starker Ausprägung zu einer irreversiblen schweren Amblyopie führen.**

Daher darf die Diagnose nicht übersehen werden, damit eine entsprechende Therapie (oft Operation) zeitgerecht erfolgen kann. Wegweisender Befund ist die Trübung der Linse bei Untersuchung im regredienten Licht oder bei kompletter Trübung die **Leukokorie.**

33.6.2 Persistierender hyperplastischer primärer Glaskörper (Vitreus) = PHPV

▪▪ Ätiologie

Die Ursache des PHPV ist die fehlende Rückbildung des embryonal angelegten Glaskörpers im 8. Embryonalmonat. Die Ausprägung kann sehr unterschiedlich sein.

▪▪ Klinik

In 90% der Fälle tritt die Fehlbildung einseitig auf. Augen mit PHPV sind klein (**Mikrophthalmus**). Bei leichter Ausprägung besteht nur ein Fleck auf der hinteren Linsenkapsel (**Mittendorf-Fleck**), bei stär-

Exkurs

Zeitpunkt der Frühoperation

Der Zeitpunkt der Frühoperation bei angeborener Katarakt muss sehr stark der individuellen Situation angepasst werden. Das langfristige Risiko eines Sekundärglaukoms beträgt bei Operation im ersten Lebensjahr nämlich bis zu 50%. Diese sekundären Aphakieglaukome sind sehr schwer zu behandeln und können das Sehvermögen lebenslang bedrohen. Eine sehr dichte, einseitige Linsentrübung muss natürlich sehr früh operiert werden, da sonst die Amblyopie extrem ausgeprägt sein wird. Bei beidseitig symmetrischer, nur einen Teil der Pupille ausfüllenden Linsentrübung entwickelt sich hingegen oft nur eine geringe oder keine Amblyopie, wenn man die Pupille künstlich weit hält. Dann ist das Risiko der Amblyopie geringer als die Sehgefährdung durch ein sekundäres Aphakieglaukom nach frühzeitiger Linsenoperation, sodass diese dann nicht sofort erfolgen muss.

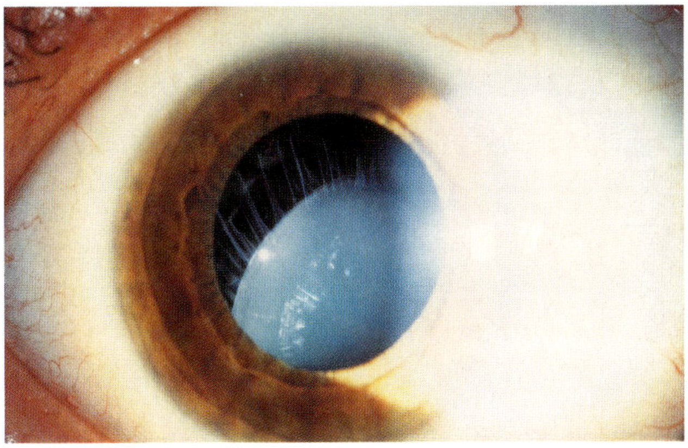

Abb. 33.11 Subluxatio lentis bei Homozystinurie: die Linse ist nach nasal unten verlagert. Temporal sind gedehnten Zonulafasern zu erkennen, die normalerweise als Halteapparat der Linse dienen

kerer Ausprägung bilden sich fibrovaskuläre Membranen hinter der Linse, die durch Schrumpfung die Ziliarzotten und den Ziliarkörper abziehen. Sekundär ist die Entwicklung einer **traktiven Netzhautablösung** möglich. Die Pupille erscheint verschattet oder weiß (**Leukokorie**, ▶ 34.14). Das Sehvermögen ist deutlich reduziert.

Therapie

Zur Vermeidung eines Sekundärglaukoms mit nachfolgender Phthisis bulbi (Schrumpfung des Augapfels) sollte in schweren Fällen eine **Linsenentfernung** mit Ausschneiden der fibrovaskulären Membranen erfolgen. Bei starker Ausprägung ist die Prognose bzgl. der Visusentwicklung ungünstig.

33.6.3 Lageveränderungen der Linse

Ätiologie

Lageveränderungen der Linse werden im Zusammenhang mit dem Marfan-Syndrom, der Homozystinurie (Abb. 33.11) und dem Weill-Marchesani-Syndrom gefunden. Sie können auch nach **Traumen** vorkommen.

Klinik

Tab. 33.2.

Tab. 33.2 Lageveränderungen der Linse

Ätiologie	Art der Verlagerung	Besonderheiten
Marfan-Syndrom	Nasal oben	
Homozystinurie	Unten	
Weill-Marchesani-Syndrom	Unten	Iris- und Linsenschlottern, Kugellinse, akute Augendrucksteigerung durch komplette Verlagerung der Linse in die Pupille oder Vorderkammer

Therapie

Je nach Ausmaß der Linsenverlagerung und auftretender Sekundärkomplikationen kann eine **Kataraktoperation** erforderlich werden, wobei diese durch den instabilen Halteapparat der Linse dann oft keine einfache Linsenimplantation erlaubt.

33.7 Glaukom

F. Grehn, G. Picht, W. Lieb

33.7.1 Kongenitales Glaukom (Hydrophthalmie, Buphthalmus)

Definition

Das kongenitale Glaukom entsteht durch erhöhten Augeninnendruck mit nachfolgender Schädigung des Sehnerven. Ursache des erhöhten Augeninnendrucks ist eine Entwicklungshemmung des Kammerwinkels. Es ist häufig schon bei der Geburt erkennbar oder wird im ersten Lebensjahr manifest. Aufgrund eines erhöhten intraokularen Druckes kommt es auch zur Bulbusvergrößerung (den vermeintlich schönen großen Augen).

> **Unerkannt und unbehandelt führt die Erkrankung zur Erblindung – allen Ärzten sollte daher die klassische Symptomatik des kongenitalen Glaukoms geläufig sein.**

Ätiologie

Das frühkindliche Glaukom beruht meist auf einer **fehlgesteuerten Entwicklung des Kammerwinkels**. Während der Entwicklung des Auges ist der Kammerwinkel von embryonalen uvealem Gewebe ausgefüllt. Vor der Geburt differenziert sich dieses Gewebe normalerweise in Iris und Trabeculum corneosclerale. Bei fehlgesteuerter Entwicklung kommt es durch **persistierendes embryonales Gewebe** zur Blockade des Abflusses im Kammerwinkel. Dadurch steigt der Augeninnendruck an, das Auge vergrößert sich (**Hydrophthalmie**).

Epidemiologie

Die Inzidenz des kongenitalen Glaukoms liegt bei etwa 1:10.000–18.000, bei Verwandtenehen (Konsanguinität) deutlich häufiger. Der Erbgang ist **autosomal-rezessiv** mit inkompletter Penetranz. Bisher wurden mehrere Genloci nachgewiesen, am häufigsten GLC3A auf Region 2p21 und GLC3B auf Region 1p36.

Klinik, Diagnose

Kinder mit Glaukom fallen durch **Lichtscheu, tränende Augen** und evtl. **Lidkrampf** auf. Differenzialdiagnostisch wegweisend ist die Augapfelvergrößerung, die manchmal von den Eltern als **vermeintlich »schöne große Augen«** angesehen werden. Verdacht besteht insbesondere, wenn eine Hornhauttrübung sichtbar ist oder/und eine Seitendifferenz der Augapfelgröße vorliegt (Abb. 33.12). Die ophthalmologische Untersuchung zeigt eine Vergrößerung des Bulbus und eine Vergrößerung des Hornhautdurchmessers (> 12 mm, bei Neugeborenen > 10 mm). Die Hornhaut weist typischerweise Risse in der Descemet-Membran (**Haabsche Linien**) auf und kann durch ein Epithel- und Stromaödem getrübt sein.

Bei Verdacht auf ein kongenitales Glaukom muss außer den genannten Untersuchungen auch eine **Augeninnendruckmessung** erfolgen. Bei Kindern über ½ Jahr ist dies meist nur **in Narkose** möglich. Eine Intubationsnarkose kann den Augeninnendruck künstlich senken, weshalb eine Kurznarkose mit Ketamin vor der Intubation zuverlässigere Augendruckwerte ergibt. Im Rahmen der Narkoseuntersuchung müssen zusätzlich der **Hornhautdurchmesser** mit dem Zirkel und die **Bulbuslänge** mit dem Ultraschall ge-

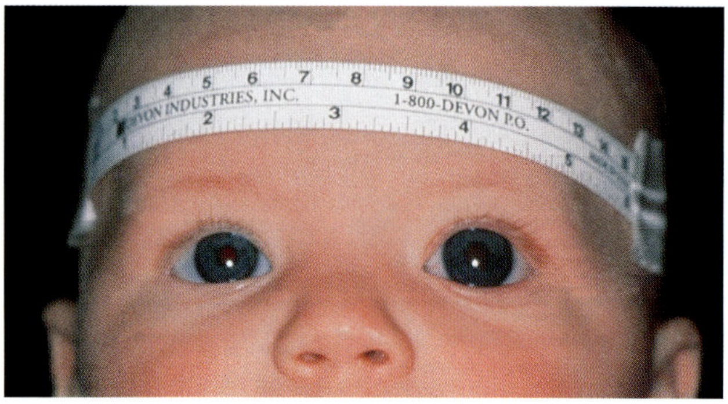

Abb. 33.12 Kongenitales Glaukom des linken Auges mit Vergrößerung von Bulbus und Hornhautdurchmesser: mit Hilfe des Maßbandes kann der Hornhautdurchmesser fotografisch dokumentiert werden

messen werden, um für den weiteren Verlauf außer der Augeninnendrucksenkung noch andere Verlaufsparameter zu haben. Häufig entsteht durch die Vergrößerung des Augapfels eine Myopie, die mittels **Skiaskopie** erfasst werden kann und korrigiert werden muss. Neben dem erhöhten Augeninnendruck ist eine **glaukomatöse Exkavation des Sehnervs** bei älteren Kindern für die Diagnose beweisend (Abb. 33.13). Eine Gesichtsfelduntersuchung ist im frühen Kindesalter nicht möglich.

Therapie, Prognose

Im Gegensatz zum Glaukom im Erwachsenenalter ist beim kongenitalen Glaukom der **operative Eingriff** die Methode der ersten Wahl. Hierbei wird das Trabekelwerk eröffnet und somit eine direkte Kommunikation zwischen Vorderkammer und Schlemmschem Kanal hergestellt. Als Operationsmethoden sind die **Trabekulotomie** oder die **Goniotomie** gebräuchlich. Beide Eingriffe können wiederholt werden. Bei beidseitigem Glaukom sollten die Eingriffe an beiden Augen in relativ kurzem Abstand durchgeführt werden. Eine intensive postoperative Nachkontrolle ist erforderlich, gegebenenfalls auch mittels Narkoseuntersuchungen. Bei einseitigem Glaukom oder unterschiedlicher Visusentwicklung ist eine **Okklusionsbehandlung zur Amblyopieprophylaxe** unbedingt erforderlich.

In den meisten Fällen kann bei rechtzeitiger Diagnosestellung eine komplette Erblindung verhindert werden, häufig resultiert aber eine **deutliche Visusminderung**. Lebenslange augenärztliche Kontrollen sind notwendig, da auch bei jahrelang regulierten Augeninnendruckwerten ein erneuter Augendruckanstieg auftreten kann.

! Cave
Kinder mit vermeintlich großen, schönen Augen in Kombination mit Lichtscheu und Tränenlaufen müssen ohne Verzögerung augenärztlich untersucht werden, um ein kongenitales Glaukom auszuschließen.

33.7.2 Sonderformen des kongenitalen Glaukoms

Axenfeld-Rieger-Syndrom

Das Axenfeld-Rieger-Syndrom weist neben der Kammerwinkelfehlbildung zusätzliche **ophthalmologische Veränderungen** auf (Abb. 33.14):

- **Irisanomalien** mit Stromahypoplasie und Pupillenverlagerung,
- **Embryotoxon posterius**, entsprechend einer prominenten Schwalbeschen Linie (→),

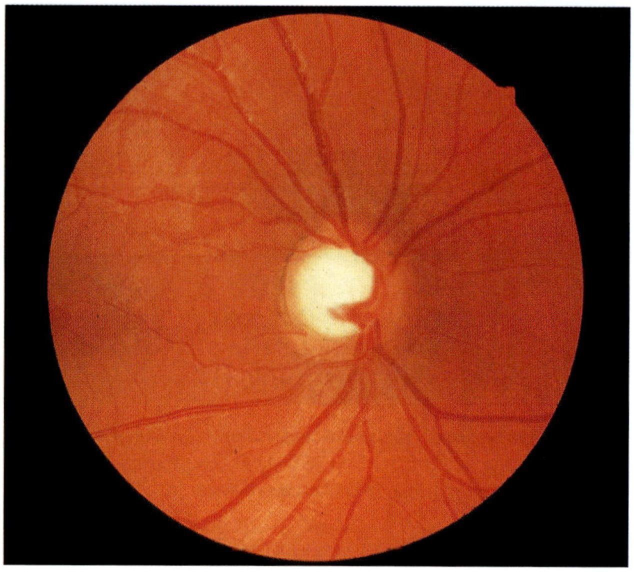

Abb. 33.13 Glaukomatöse Papillenexkavation: tiefe zentrale Aushöhlung und scharfkantig in die Tiefe ziehende Gefäße

- Anheftung der Irisperipherie an die vorverlagerte Schwalbesche Linie (rechte Seite →).

Folgende **systemischen Veränderungen** kommen vor:

- verminderte Anzahl der Zähne (**Hypodontie**),
- verminderte Größe der Zähne (**Mikrodontie**),
- Gesichtsmissbildungen mit **Hypoplasie der Maxilla**, breiter und flacher Nasenrücken, Telekanthus und Hypertelorismus.

Der Erbgang ist meist **autosomal-dominant**. Die Gene liegen auf Chromosom 4q25 (PITX2) und 13q14 (RIEG2). Die Therapie entspricht der des kongenitalen Glaukoms.

Peterssche Anomalie

Die Peterssche Anomalie ist eine seltene, aber **schwere Entwicklungsanomalie** des Auges. Verbindungen zum Axenfeld-Rieger-Syndrom sind genetisch nachgewiesen (Gen: PITX2). In 50% der Fälle ist sie mit einem Glaukom assoziiert. Die folgenden Veränderungen sind zu finden: zentrale Hornhauttrübung mit Stromaverdünnung, Irisanheftung an der Hornhautrückfläche im Zentrum, Anlagerung der Linse an die Hornhautrückfläche, Verlagerung der Pupille, vorderer Polstar der Linse und Mikrophthalmus. Fehlbildungen des ZNS und Kreislaufsystems können vorkommen. Die Vererbung ist **autosomal-rezessiv oder autosomal-dominant**. In 80% der Fälle ist die Fehlbildung bilateral. Die operative Versorgung ist schwierig, insbesondere wenn die Hornhauttrübung sehr ausgeprägt ist.

Sekundärglaukome

Sekundärglaukome im Kindesalter können, bei **Aniridie**, im Rahmen des **Sturge-Weber-Syndroms** und der **Neurofibromatose Typ 1** sowie nach **Traumen** mit Verletzung der Kammerwinkelstrukturen und nach **pränatalen intraokularen Entzündungen** (z. B. mit Toxoplasmose, Röteln, CMV) vorkommen. Nach operativer Linsenentfernung bei kongenitaler Katarakt und daraus resultierender **Aphakie** besteht ein deutliches Risiko eines Sekundärglaukoms, insbesondere, wenn die Operation im 1. Lebensjahr erfolgen musste.

Aniridie Die Aniridie ist eine Fehlbildung, bei der die **Iris beidseits** vollständig fehlt oder nur ein kleiner Stumpf gonioskopisch sichtbar

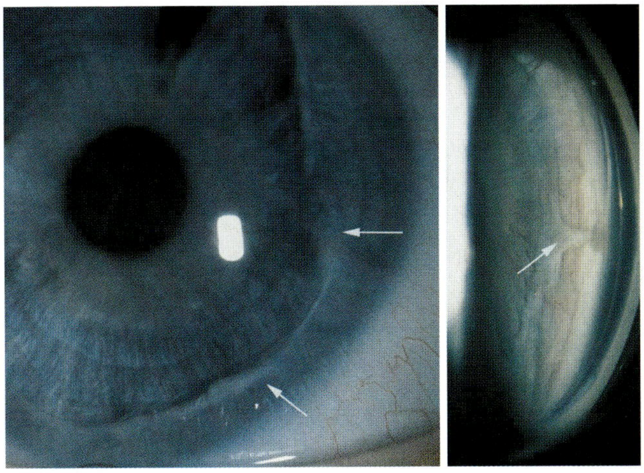

Abb. 33.14 Axenfeld-Rieger-Syndrom: prominente Schwalbesche Linie und gonioskopisch im Kammerwinkel erkennbare Anheftung der Irisperipherie an die Schwalbesche Linie

ist. Sie wird in 60% der Fälle autosomal-dominant vererbt und tritt in etwa 25% sporadisch auf. Zusätzlich können periphere Hornhautvaskularisationen, Katarakt, Glaukom und eine Makulahypoplasie vorliegen. Wichtig ist die mögliche Assoziation zwischen sporadisch auftretender Aniridie und **Wilms-Tumor** der Niere, sodass alle Kinder mit Aniridie regelmäßig pädiatrisch untersucht werden müssen. **Klinisch** fallen ein Fehlen der Iris bis auf Reste an der Iriswurzel, Synechien im Kammerwinkel, eine herabgesetzte Sehschärfe auf 0,1 sowie ein Nystagmus auf.

33.8 Uveitis

F. Grehn, G. Picht, W. Lieb

Grundlagen

Entzündungen, die die Uvea, also Iris, Ziliarkörper und Aderhaut (Chorioidea) betreffen, werden als Uveitis bezeichnet. Die Uveitis lässt sich nach anatomischen, klinischen, ätiologischen oder histopathologischen Kriterien einteilen.

Einteilung

Nach **anatomischer Einteilung** werden die Uveitis anterior, Uveitis intermedia und Uveitis posterior sowie die Panuveitis unterschieden. **Klinisch** werden die akute und die chronische Uveitis voneinander abgegrenzt. Die **pathologische Einteilung** unterscheidet die granulomatöse von der nicht granulomatösen Uveitis. Etwa 6% aller Uveitiden betreffen Kinder.

Ätiologie

Die bei weitem häufigste Ursache der **Uveitis anterior** im Kindesalter ist die **chronische juvenile rheumatoide Arthritis** (80%). Die verschiedenen Formen der juvenilen rheumatoiden Arthritis führen mit unterschiedlicher Häufigkeit zu einer Uveitis. Bei Morbus Still (systemische juvenile rheumatoide Arthritis) liegt die Häufigkeit der Uveitis bei etwa 6%, bei der frühkindlichen Oligoarthritis bei > 50%. Bei diesen Erkrankungen ist der Verlauf der Uveitis typischerweise chronisch. **Virusinfektionen** wie Herpes simplex, Masern und Mumps sind als Ursache seltener. Diese Formen der Uveitis sind in der Regel akut und heilen kurzfristig wieder ab. Als seltene Ursache einer chronischen Uveitis anterior muss die **Sarkoidose** berücksichtigt werden. Leiden Kinder an einer Sarkoidose, so ist das Auftreten einer Uveitis anterior sehr variabel (2–48%).

Die **Uveitis intermedia** ist im jugendlichen Alter relativ häufig, meist zwischen dem 15. und 25. Lebensjahr. Die Ätiologie ist unklar. In der Regel kann kein Zusammenhang mit Infektionen oder Systemerkrankungen nachgewiesen werden. Daher werden **immunpathologische Prozesse** angenommen.

Die **Uveitis posterior** ist meist im Zusammenhang mit einer erregerbedingten **Infektion** zu beobachten. Am häufigsten liegen Toxoplasmose und Toxocara zu Grunde, im Falle einer **Immunsuppression Candida und Tuberkulose.**

Klinik

Typische Symptome einer Uveitis sind **Lichtscheu**, **Sehverschlechterung** durch Eiweißaustritt in Kammerwasser oder Glaskörper sowie **Augenschmerzen**, die bei Akkommodation (z. B. beim Lesen) zunehmen. Im Falle einer Uveitis anterior sind Schmerzen und Lichtscheu meist stärker ausgeprägt als bei Uveitis intermedia oder Uveitis posterior. Im Gegensatz dazu zeichnet sich die Uveitis anterior bei mit juveniler rheumatoider Arthritis durch einen asymptomatischen Verlauf aus, insbesondere bei Mädchen, die ANA-positiv sind.

> **Die Uveitis anterior bei juveniler rheumatoider Arthritis ist in der Regel asymptomatisch; daher müssen Kinder auch ohne Beschwerden regelmäßig ophthalmologisch untersucht werden.**

Uveitis anterior Objektive Zeichen einer Uveitis anterior sind:
- **ziliare Injektion** mit vermehrter Füllung der Gefäße der tiefen Skleraschichten nahe dem Limbus corneae,
- enge Pupille (**Reizmiosis**) mit träger Lichtreaktion,
- Ablagerungen auf der Hornhautrückfläche (**Präzipitate**),
- **Lichtweg im Kammerwasser** als Hinweis auf erhöhten Eiweißgehalt,
- Zellen im Kammerwasser,
- im weiteren Verlauf Verklebungen der Iris an der Linsenvorderfläche (**hintere Synechien**) mit Entrundung der Pupille.

Als **Spätkomplikationen** können sich eine bandförmige Hornhautdegeneration, eine Katarakt und ein Glaukom entwickeln.

Uveitis intermedia Objektive Zeichen der Uveitis intermedia sind:
- weißliche Ablagerungen im Glaskörper über der äußersten Netzhautperipherie (»**Schneebälle**«),
- Verdichtung des Glaskörpers mit Schlierenbildung,
- Papillenschwellung,
- Makulaödem.

Uveitis posterior Die posteriore Uveitis betrifft die Aderhaut und kann fokal oder diffus verteilt sein. Häufig besteht eine begleitende Infiltration des Glaskörpers. Bei der **Toxoplasmose-Retinochorioiditis** finden sich typischerweise Herde im Bereich der zentralen Netzhaut. Bei papillennaher Lokalisation wird sie als »**Retinochorioiditis juxtapapillaris Jensen**« bezeichnet. Häufig treten am Rand von scharf abgegrenzten grau-weißen Narben neue gelb-weiße randunscharfe Herde auf (Abb. 33.15). Der Glaskörper ist meist stark infiltriert. Bei konnataler Toxoplasmose ist der Herd häufig im Zentrum der Makula lokalisiert, so dass eine massive Sehstörung die Folge ist.

Die **Toxocariasis** wird am Auge durch eine einseitige Sehverschlechterung, typischerweise zwischen dem 6. und 14. Lebensjahr klinisch manifest. Im Bereich der Makula findet sich ein gelb-weißes **Granulom**. Die Netzhautgefäße können verzogen sein. Das Granu-

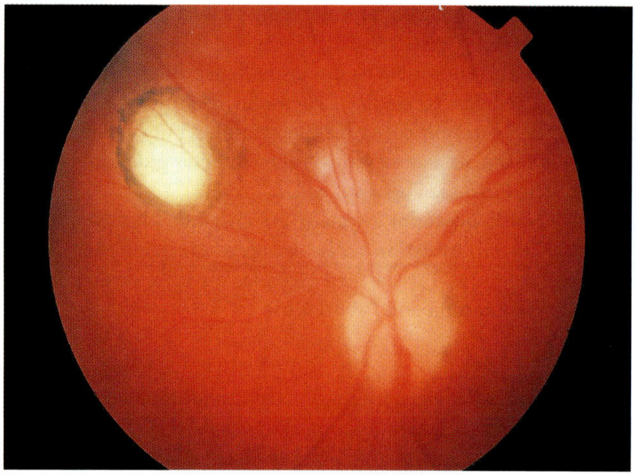

Abb. 33.15 Toxoplasmose-Chorioretinitis mit 2 alten, scharf begrenzten teils pigmentierten Narben und einem nasal oberhalb der Papille gelegenen frischem, flauschigem Herd

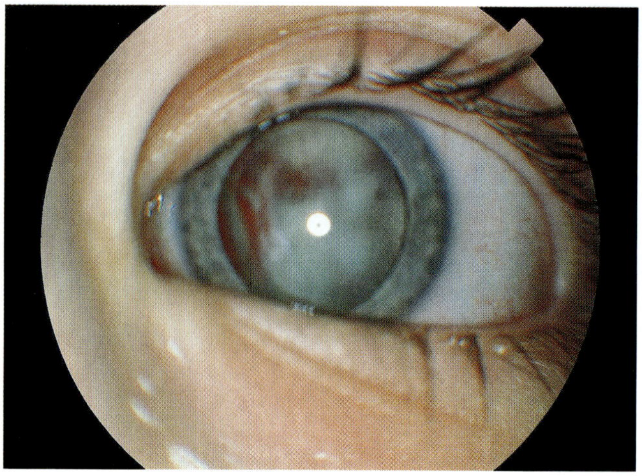

Abb. 33.16 Leukokorie bei einem 1 1/2-Jährigem. Bei dem weißlichen Tumor, der zur Netzhautablösung und Glaskörperinfiltration geführt hat, handelt es sich um ein ausgedehntes einseitiges Retinoblastom

lom kann auch peripher auftreten (zwischen 6. und 40. Lebensjahr) und ist dann meist nicht visusrelevant. Als Komplikation kann eine **Netzhautablösung** entstehen. Selten ist eine toxocarabedingte **Panuveitis,** die meist zwischen dem 2. und 9. Lebensjahr manifest wird. Sie geht mit einem Hypopyon, hinteren Synechien, Katarakt und traktiver Netzhautablösung einher.

▪▪ Therapie

Die Therapie der **Uveitis anterior** beinhaltet Mydriatika zur Ruhigstellung von Ziliarkörper und Pupille. Bei leichter Ausprägung sind nichtsteroidale lokale Antiphlogistika oder lokale Steroide, bei schwerem Verlauf ggf. systemische Steroide und Immunsuppressiva angezeigt. Bei infektiöser Ätiologie muss zusätzlich spezifisch therapiert werden.

Die **Uveitis intermedia** heilt häufig spontan aus. Bei schweren Fällen kann eine Behandlung mit subkonjunktivalen und/oder systemischen Steroiden oder eine Vitrektomie (Entfernung des Glaskörpers) erforderlich werden.

Die Behandlung der **Uveitis posterior** richtet sich nach der Grunderkrankung und nach der Gefahr der Visusbedrohung, die durch die Lokalisation bedingt ist. Für die **Toxoplasmose** wird Clindamycin oder Pyrimethamin plus Sulfadiazin jeweils in Kombination mit Steroiden empfohlen, bei Toxocara kommt in Einzelfällen bei zentraler Lage des Herdes neben Steroiden eine Therapie mit Thiabendazol in Frage, allerdings sind erhebliche systemische Nebenwirkungen zu berücksichtigen.

33.9 Erkrankungen der Netzhaut und Aderhaut

F. Grehn, G. Picht, W. Lieb

33.9.1 Retinoblastom

▪▪ Epidemiologie

Das Retinoblastom ist der **häufigste maligne intraokulare Tumor** des Kindesalters. Er tritt zwischen bei 1:14.000 und 1:20.000 Lebendgeborenen auf. Eine Geschlechts- oder Rassenprädelektion besteht nicht. Der Tumor entsteht relativ häufig in beiden Augen (25–35%). Das Durchschnittsalter liegt zum Diagnosezeitpunkt bei 18 Monaten, 90% der Tumoren werden vor dem 3. Lebensjahr diagnostiziert. Nur selten entsteht der Tumor bei Kindern jenseits des 7. Lebensjahres.

▪▪ Genetik

Nur 6% der Patienten haben eine positive Familienanamnese. Diese Fälle werden **autosomal-dominant** mit über 80%iger Penetranz vererbt. Schätzungsweise 40% der neu diagnostizierten Retinoblastomfälle haben eine erbliche Mutation.

Das Retinoblastom entsteht aufgrund des **Fehlens eines Tumorsuppressorgens**, das auf der q14-Region des Chromosoms 13 lokalisiert ist (13q14). Dieses Gen muss auf beiden Chromosomen 13 fehlen oder defekt sein, um ein Retinoblastom entstehen zu lassen. Entsprechend der Theorie von Knudson ist ein 2. Defekt zur Tumorentstehung erforderlich. Nur 7% sind vererbte **Keimzellmutationen. Sporadische Fälle** machen 93% aller Retinoblastomfälle aus, allerdings diese sind 1/4 dieser Fälle genetische Mutationen, d. h. können weitervererbt werden. 3/4 der Fälle sind somatische Mutationen, d. h. die Mutation erfolgt in einem Retinoblasten und ist deshalb nicht erblich. Klinisch lassen sich beide Formen nicht unterscheiden. Sind beide Augen betroffen oder finden sich an einem Auge mehrere Tumoren, muss man jedoch von einer genetischen Mutation ausgehen.

▪▪ Klinik

Patienten mit kleinen Retinoblastomen fallen klinisch primär durch **Visusminderung** oder **Strabismus** auf. Etwas häufiger, insbesondere bei größeren Tumoren, ist das Bild der **Leukokorie**, wobei ein weißlicher Reflex in der Pupille entsteht (▫ Abb. 33.16). Bei älteren Kindern kann ein **Pseudohypopyon** auftreten, wenn Tumorzellen in die Vorderkammer gelangen. **Sekundärglaukom** und **Rubeosis iridis** sind häufige Komplikationen und betreffen etwa 50% der Fälle.

Am Augenhintergrund stellt sich das Retinoblastom als ein typischer weiß-gräulicher Tumor dar, der aus der Netzhaut entsteht. Kalzifikationen des Tumors und Infiltration des Glaskörpers sind charakteristische Zeichen des Retinoblastoms. Auch die Wachstumsformen des Retinoblastoms können unterschiedlich sein. Bei Wachstum des Tumors aus der Netzhaut in Richtung Glaskörper spricht man von **endophytischem** Wachstum. Wächst der Tumor von der Netzhaut nach außen, spricht man von **exophytischem** Wachstum. Diese Patienten haben eine totale Netzhautablösung und subretinale Exsudate, ähnlich denen bei Morbus Coats. Wenn sich der Tumor in den Subretinalraum erstreckt, kann er auch die Bruchsche Membran durchbrechen und die Aderhaut infiltrieren. Relativ häufig ist die direkte Infiltration des Sehnervenkopfes und die Ausbreitung von dort in den Subarachnoidalraum und damit in das Gehirn. Beim sog. **trilateralen Retinoblastom** entsteht der Tumor simultan in der Netzhaut und der Zirbeldrüse (Pinealis).

> **Neu aufgetretenes Schielen kann Folge eines Retinoblastoms sein.**

Daher muss bei der ersten augenärztlichen Untersuchung wegen Schielens immer auch eine Fundusuntersuchung erfolgen.

▪▪ Diagnose

Die Diagnostik basiert primär auf der **klinischen ophthalmologischen** Untersuchung, insbesondere mit indirekter Ophthalmoskopie. Durch **Ultraschalluntersuchung** kann man die Größe, Lokalisation und Ausbreitung des Tumors dokumentieren sowie die für die Diagnose typischen Verkalkungen erkennen. Im **Computertomogramm** lassen sich Kalzifikationen genauer darstellen bzw. ausschließen und auch ein Einbruch in die Orbita entlang des Sehnervs nachweisen. Die zerebrale **Kernspintomographie** ist insbesondere zur Darstellung oder Ausschluss eines trilateralen Retinoblastoms erforderlich.

Eine Vorderkammerpunktion oder eine **Tumorbiopsie** ist aufgrund des hohen Risikos der Tumorverschleppung **absolut kontraindiziert**. Neben der ophthalmologischen Abklärung müssen die Kinder kontinuierlich kinderonkologisch mitbetreut werden. Eine genetische Beratung ist empfehlenswert.

▪▪ Therapie

Die Möglichkeiten der Therapie sind vielfältig. Bei sehr großen **einseitigen** Retinoblastomen ist die **Enukleation** auch heute manchmal noch erforderlich. Im Falle eines **beidseitigen** Tumors ist die Behandlung des Auges stark von der Ausdehnung des Tumors abhängig. Bei sehr weit fortgeschrittenem Tumorbefall des einen Auges wird dieses enukleiert und am anderen Auge mit lokalen Therapieformen behandelt. Bei kleineren lokalisierten Tumoren ist hierbei eine **Brachytherapie** mit episkleral aufgebrachten Strahlenträgern durchführbar. **Photokoagulation** und **Kryotherapie** sind für Tumoren vorbehalten, die auf das Niveau der Netzhaut beschränkt sind.

Die systemische **Polychemotherapie** wird heute bei sehr fortgeschrittenen Tumoren mit extraokularem Wachstum oder Infiltration des Sehnervs verabreicht. Durch eine sog. **Chemoreduktionstherapie** wird zunächst eine Tumorverkleinerung erzielt, um dann den Tumor mit anderen Verfahren, z. B. Strahlentherapie, Photokoagulation und Kryotherapie zu zerstören. Damit sind zum Teil auch sehr große Tumoren noch unter Erhalt des Auges behandelbar. Durch die kombinierte interdisziplinäre Zusammenarbeit von Augenarzt, pädiatrischem Onkologen, Strahlentherapeut und Humangenetiker kann heute eine Überlebenschance von 95% erreicht werden. Die perkutane Strahlentherapie ist zwar bezüglich Tumorregression und Bulbuserhalt sehr wirksam, jedoch mit einem lebenslangen hohen Risiko (kumulativ 1% pro Jahr) von malignen, nicht-okulären Zweittumoren belastet (z. B. Osteosarkom) und wird deshalb weitgehend durch die anderen Therapieoptionen ersetzt.

33.9.2 Retinopathia praematurorum

▶ Kap. 7, Neonatologie.

33.9.3 Speicherkrankheiten

▪▪ Ätiologie

Bei diesen Sphingolipidosen (Tay-Sachs-Erkrankung und Niemann-Pick-Erkrankung) werden Sphingolipide in den Ganglienzellen der Netzhaut gespeichert.

▪▪ Klinik

Die Netzhaut erscheint bei der Ophthalmoskopie grau und die Aderhaut leuchtet nur im Foveabereich rot durch, weil sich dort keine Ganglienzellkörper befinden (»kirschroter Fleck der Makula«). Die Sehschärfe ist herabgesetzt.

Weitere Informationen ▶ Kap. 5.15.

33.9.4 Morbus Coats

▪▪ Definition

Beim Morbus Coats (Retinopathia exsudativa) handelt es sich um eine idiopathische Erkrankung des Gefäßendothels. Durch die **Störung der Blut-Retina-Schranke** kommt es zur Ablagerung von Lipidexsudaten.

▪▪ Klinik

Die Erkrankung ist fast immer **einseitig** und betrifft **männliche Jugendliche** im 1. und 2. Lebensjahrzehnt. Häufig wird die Erkrankung durch eine **Leukokorie** (weißes Aufleuchten der Pupille) und eine **Schielstellung** bei bereits sehr schlechtem Sehvermögen auffällig. Ophthalmoskopisch zeigen sich großflächige weißliche **Exsudate** der Netzhaut, die auf die Makula übergreifen können. In der Peripherie sind die Gefäße aneurysmatisch ausgesackt und zeigen eine Vergröberung des Kapillarmusters. Im weiteren Verlauf entwickelt sich oft sich eine **exsudative Netzhautablösung** mit Erblindung des Auges.

▪▪ Therapie

Die peripheren Gefäßveränderungen müssen mit **Laserkoagulation** oder **Kryotherapie** behandelt werden. Bei frühem Therapiebeginn können sich die Exsudate zurückbilden und eine Sehverbesserung erreicht werden. Im späten Stadium ist die Prognose ungünstig.

33.9.5 Makuladegeneration

Makuladegenerationen sind meist Erkrankungen des älteren Menschen (altersbezogene Makuladegeneration = AMD). Hereditäre Formen treten bereits im Kindesalter auf. Die beiden wichtigsten Makuladegenerationen im Kindesalter sind der **Morbus Stargardt** und der **Morbus Best**.

Morbus Stargardt (Fundus flavimaculatus)

▪▪ Ätiologie

Diese juvenile Makuladegeneration wird meist autosomal-rezessiv vererbt, selten autosomal-dominant. Ursächlich sind **Lipofuszinablagerungen** im retinalen Pigmentepithel. Ein häufiger Gendefekt wurde auf Chromosom 1p22 (ABCA4-Gen) nachgewiesen.

▪▪ Klinik

Die Krankheit beginnt im 1.–3. Lebensjahrzehnt. Sie tritt **beidseitig** auf. Es kommt zu einem Abfall der zentralen Sehschärfe auf etwa 0,2. **Ophthalmoskopisch** sind 3 hauptsächliche Veränderungen zu erkennen, die nicht alle gleichzeitig vorhanden sein müssen:

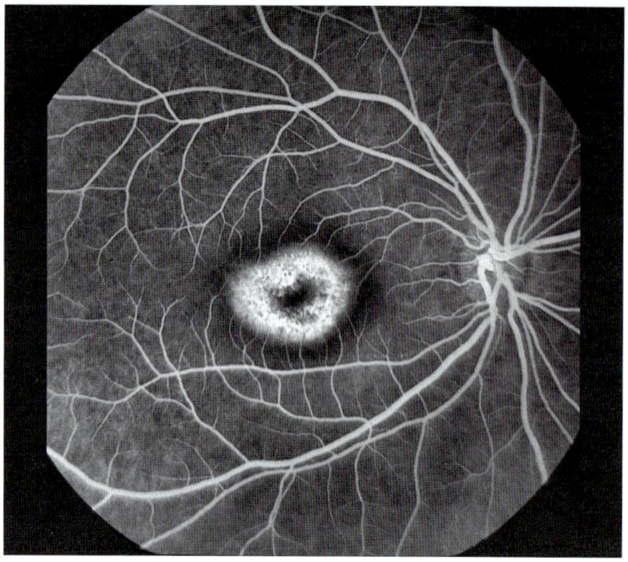

Abb. 33.17 Fluoreszenzangiographie bei Morbus Stargardt: »dark choroid« mit ringförmig angeordneten Hyperfluoreszenzen im Zentrum

- Pigmentverschiebungen im Bereich der Makula,
- gelbliche, unscharfe Flecken am gesamten hinteren Pol (**Fundus flavimaculatus**),
- dunkelroter, im Zentrum stark pigmentierter Fundus.

Die Diagnose wird neben dem klinischen Fundusbild durch die **Fluoreszenzangiographie** gestellt, die ein typisches Bild des hinteren Pols zeigt (ringförmige Hyperfluoreszenz und »**dark choroid**«; Abb. 33.17).

▪▪ Therapie
Eine ursächliche Therapie gibt es nicht. Die Familie sollte genetisch beraten werden. Dem betroffenen Kind kann mit **vergrößernden Sehhilfen** und anderen Rehabilitationsmaßnahmen geholfen werden.

Vitelliforme Makuladegeneration (Morbus Best)

▪▪ Ätiologie
Bei dieser Erkrankung handelt es sich möglicherweise um einen Enzymdefekt im retinalen Pigmentepithel, der zu **Ablagerungen von Lipofuszin** führt. Diese Makuladegeneration wird autosomal-dominant mit wechselnder Penetranz vererbt (11q13-Gen: BEST1).

▪▪ Klinik
Die Erkrankung beginnt ein- oder beidseitig im 1. Lebensjahrzehnt und weist eine langsam **progrediente Visusverschlechterung** auf. Infolgedessen nehmen die Betroffenen die Visusminderung oft erst im Erwachsenenalter wahr. Neben dem Fundusbild und der Familienanamnese ist das Elektrookulogramm diagnostisch wegweisend.

Ophthalmoskopisch können **4 Stadien** unterschieden werden:
- **Vorstadium**: keine relevante Fundusveränderung, pathologisches **Elektrookulogramm,**
- **vitelliformes Stadium** (»Eidotterstadium«): gelblicher runder Fleck in der Fovea, gute Sehschärfe,
- **Pseudohypopyonstadium**: Absacken des gelblichen Flecks (Lipofuszin) innerhalb einer Blase nach unten, Visusabfall auf etwa 0,5. Bei Ruptur der Zyste: **Vitelloruptives Stadium:** weiterer Visusabfall.
- **Narbenstadium**: Zentrale, atrophische Makulanarbe, Visus etwa 0,1.

Die Sicherung der Diagnose erfolgt durch Fluoreszenzangiographie und elektrophysiologisch durch das pathologische Elektrookulogramm. Eine humangenetische Untersuchung ist anzuraten.

▪▪ Therapie
Es gilt die gleiche Empfehlung wie bei Morbus Stargardt.

33.9.6 Retinopathia pigmentosa

▪▪ Definition
Es handelt sich um eine hereditäre, progrediente Dystrophie der Rezeptoren (vorwiegend Stäbchen) der Netzhaut und des retinalen Pigmentepithels, die mit Nachtblindheit, hochgradiger konzentrischer Gesichtsfeldeinschränkung und erheblicher Visusherabsetzung einhergeht.

▪▪ Epidemiologie
Die Retinopathia pigmentosa ist mit einer Prävalenz von ca. 1:4000 die häufigste hereditäre Netzhautdystrophie. Beide Augen werden gleichermaßen betroffen. Viele dieser Patienten werden im Laufe des Lebens im Sinne des Gesetzes blind.

▪▪ Ätiologie
Eine Vielzahl von Defekten im Rhodopsin-Gen wurde bei der Retinitis pigmentosa gefunden. Die **autosomal-rezessive Form** (40%) verläuft schwer. Die **autosomal-dominante Form** ist seltener (ca. 20%) und verläuft gutartiger. Die seltene **X-chromosomal-rezessive Form** (8%) verläuft ähnlich schwer wie die autosomal-rezessive Form. Konduktorinnen weisen nicht selten geringe Funduszeichen auf. Etwa $^1/_3$ der Fälle kommt **sporadisch** vor.

▪▪ Klinik
Der Patient bemerkt oft schon in der Kindheit schlechtes Sehen bei Dämmerung (Hemeralopie, **Nachtblindheit**). Im späteren Verlauf ist er durch das **konzentrisch eingeengte Gesichtsfeld** behindert. Anfangs können die Patienten die Sehstörung erstaunlich gut kompensieren. Wenn nur noch ein röhrenförmiger zentraler Gesichtsfeldrest besteht, ist ein Zurechtfinden im Raum nicht mehr möglich.

Am Augenhintergrund sieht man **Pigmentverklumpungen** der mittleren und äußeren Netzhautperipherie, die treffend als »**Knochenkörperchen**« beschrieben werden. Die **Netzhautarterien sind sehr eng,** die **Papille** sieht **wachsgelb** aus und ist atrophisch. Die **Dunkeladaptationsstörung** kann mit dem Adaptometer nach Goldmann-Weekers quantifiziert werden. Für die Diagnose im Frühstadium ist das **Elektroretinogramm** (ERG) wegweisend, das bereits **erloschen** ist, wenn das klinische Bild noch nicht eindeutig einzuordnen ist. Häufig besteht eine Myopie, im späteren Alter entwickelt sich eine Katarakt.

▪▪ Therapie
Eine kausale Therapie ist bisher noch nicht möglich. Da die retinalen Ganglienzellen lange Zeit intakt bleiben, werden Versuche unternommen, durch die Implantation einer Stimulationselektrode die innere Netzhaut über ein Flächenmuster elektrisch reizen und auf diese Weise ein Bild auf die Netzhaut und damit das afferente visuelle System zu übertragen (»Retina-Chip«).

▪▪ Syndromale Retinopathia pigmentosa
Usher-Syndrom Hierbei ist eine progrediente rezessiv vererbte Retinopathia pigmentosa mit einer ab Geburt sich entwickelnden

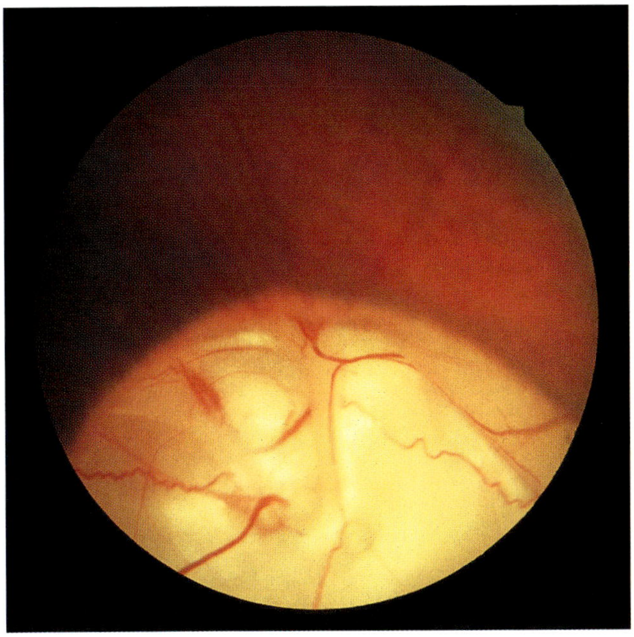

Abb. 33.18 Kolobom der Aderhaut

Innenohrschwerhörigkeit kombiniert. Die Patienten sind frühzeitig **taub** und werden im Laufe der Jahre **blind,** so dass sie allein auf taktile Kommunikation mit ihrer Umwelt angewiesen sind. Die Taubheit kann heute durch das Hörscreening früh entdeckt werden und durch eine Cochlea-Implantation kompensiert werden. Bei der Retinopathia pigmentosa ist ein subretinaler Chip in experimenteller Entwicklung, der aber bisher nur rudimentäre Sehwahrnehmung erbringt

Laurence-Moon-Biedl-Bardet-Syndrom Es handelt sich um eine autosomal-rezessiv vererbte Erkrankung, bei der neben den typischen Symptomen: kurzer gedrungener Körperbau, Polydaktylie, mentale Retardierung, Nierenfunktionsstörung, Hypogenitalismus auch eine atypische Retinopathia pigmentosa mit schwerem Verlauf vorkommt. Die Lebenserwartung ist reduziert.

Lebersche Amaurose Hierbei besteht eine atypische Retinopathia pigmentosa seit Geburt oder entwickelt sich im 1. Lebensjahr. Wegen der frühen Erblindung entwickeln diese Kinder Nystagmus und Strabismus sowie psychomotorische Auffälligkeiten (Augenbohren = okulodigitales Phänomen, bei frühzeitiger Erblindung typisch).

33.9.7 Kolobom der Netz-/Aderhaut

▪▪ Ätiologie

Das Kolobom ist ein **Substanzdefekt der Aderhaut** und entsteht durch einen inkompletten Schluss der Augenbecherspalte.

▪▪ Klinik

Je nach Lokalisation besteht eine Visusminderung oder nur ein Gesichtsfeldausfall. Bei ausgeprägtem Befund können die Kinder durch eine **Leukokorie** auffällig werden. Der Fundusbefund zeigt einen weißen, scharf begrenzten Herd mit pigmentiertem Rand in der unteren Netz- und Aderhaut (Abb. 33.18). Makula und Sehnervenkopf können beteiligt sein.

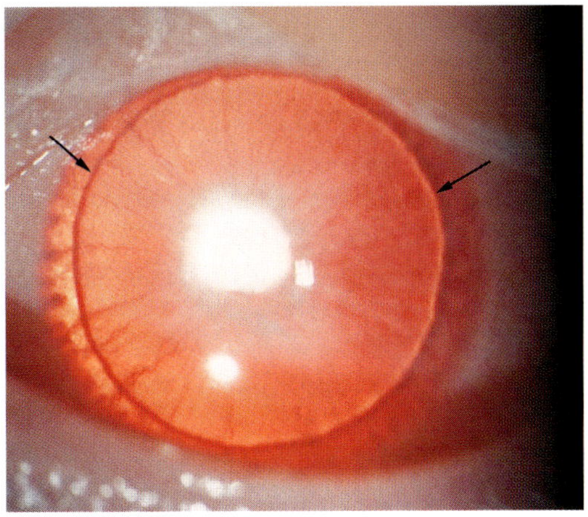

Abb. 33.19 Albinismus mit vollständig durchleuchtbarer Iris. Der Rand der Linse ist sichtbar (→)

▪▪ Therapie

Es besteht keine Therapiemöglichkeit.

33.9.8 Battered-child-Syndrom

Bei etwa 40% der misshandelten Kinder bestehen Veränderungen am Augenhintergrund.

Typisch sind Netzhautblutungen, Cotton-wool-spots, Papillenschwellung, Glaskörperblutungen und in schweren Fällen Netzhautablösungen. Wird der Kopf des Kindes heftig geschüttelt (»**shaken baby**«), kommt es zu Gefäßeinrissen und zu Glaskörperblutungen. Zusätzlich können durch erhöhten venösen Druck oder durch **Akzeleration** und **Dezeleration** Netzhautblutungen auftreten.

33.9.9 Albinismus

▪▪ Ätiologie

Der Albinismus beruht auf einer **fehlerhaften Melaninproduktion**. Im Chiasma kreuzen mehr als 50% der Nervenfasern.

Es werden 2 Formen unterschieden:

- der okulokutane Albinismus mit autosomal-rezessivem Erbgang,
- der okuläre Albinismus mit X-chromosomaler Vererbung.

▪▪ Klinik

Der **okulokutane Albinismus** weist eine fehlerhafte Melaninsynthese am Auge und an der Haut auf. Die Patienten haben helle Haut und weiße Haare. Am Auge findet sich wegen fehlender Pigmentierung der Irisrückfläche eine durchleuchtbare Iris (Abb. 33.19) und ein pigmentarmer Fundus mit Makulahypoplasie. Die Sehschärfe ist deutlich herabgesetzt, die Blendungsempfindlichkeit ist verstärkt und es besteht ein Pendelnystagmus sowie häufig ein Strabismus convergens.

Der **okuläre Albinismus** weist nur die beschriebenen Augenveränderungen, aber ohne Hautveränderungen auf. Albinismus kann bei **Chediak-Higashi-Syndrom** mit vermehrter Infektionsneigung und bei **Hermansky-Pudlak-Syndrom** mit Thrombozytendefekt assoziiert sein. Daher muss immer eine pädiatrische Untersuchung erfolgen und dabei auch ein Defekt des Tyrosinase-Stoffwechsels abgeklärt werden.

Tab. 33.3 Kongenitale Anomalien des Sehnervs

Name	Pathogenese	Morphologie	Klinik	Besonderheiten
Schräger Sehnerveneintritt (»tilted disc«)	Häufiger bei hoher Myopie	Papille oval, peripapillärer Konus, evtl. Situs inversus der retinalen Gefäße	Gesichtsfeldausfälle möglich	
Drusenpapille (Abb. 33.20)	Ablagerung von hyalinem, verkalktem Material	Papille buckelig prominent (bei oberflächlicher Lage), randunscharf, evtl. Blutungen	Gesichtsfeldausfälle möglich	Diagnose: Sonographie, ggf. CT
Papillenrandunschärfe bei Hyperopie (Pseudoneuritis)	Zusammendrängen der Nervenfasern bei Hyperopie (kurzes Auge)	Randunscharfe Papille	Visus und Gesichtsfeld normal	
Papillenkolobom	Inkompletter Schluss des Augenbechers	Meist unten gelegene Aushöhlung der Papille, Gefäße radspeichenartig am Papillenrand	Oft Visusminderung	Neurologische Anomalien möglich; Syndrome: Meckel-Gruber-Syndrom, Goltz-Syndrom und Lentz-Mikrophthalmie
Morning-Glory-Papille	inkompletter Schluss des Augenbechers	Deutlich vergrößerte Papille, kolobomatöse Exkavation mit zentralem Gliagewebe, radspeichenartiger Gefäßaustritt, meist einseitig	Visus deutlich reduziert	Lippen-Kiefer-Gaumenspalte, basale Enzephalozele
Grubenpapille	Inkompletter Schluss des Augenbechers	Gelblich-graue Aushöhlung innerhalb der Papille, exsudative Netzhautablösung häufig	Ungünstige Visusprognose bei Netzhautablösung	
Markhaltige Nervenfasern (Abb. 33.21)	Markhaltige Nervenfasern im Bereich der Papille und Netzhaut	Weiße, schweifförmige, gefiederte Ausläufer von der Papille ausgehend oder knapp daneben	Gesichtsfeldausfälle, meist Vergrößerung des blinden Flecks, möglich	
Hypoplasie des Sehnerven	Verminderte Anzahl von Nervenfasern	Papille klein, hypopigmentierter Halo	Visus normal bis fehlende Lichtscheinwahrnehmung	De-Morsier-Syndrom, neurologische Missbildungen, fehlendes Corpus callosum, ätiologisch evtl. relevant: Alkohol, LSD, Steroide, Diuretika, Chinin in der Schwangerschaft

Therapie

Es existiert keine kausale Therapie. Die Blendungsempfindlichkeit kann mit **getönten Gläsern** und Kantenfiltergläsern gemindert werden.

33.10 Erkrankungen des Sehnervs

F. Grehn, G. Picht, W. Lieb

Der N. opticus ist eine Gehirnbahn, die die Netzhaut mit dem Corpus geniculatum laterale verbindet. Der Sehnerv wird durch etwa 1,1 Mio. Axone der retinalen Ganglienzellen gebildet. Er ist von einer Ausstülpung der Hirnhäute umgeben (Optikusscheide). Der dadurch entstehende Subarachnoidalraum ist mit dem Liquorraum verbunden. Der Sehnervenkopf (Papille) ist bei Kindern blasser als bei Erwachsenen. Die **normale Papille** ist randscharf begrenzt und von gelb-rosa Färbung. Sie weist eine zentrale Exkavation auf, in der die Gefäße eintreten (A. centralis retinae und V. centralis retinae).

Die meisten Erkrankungen des Sehnervs im Kindesalter sind **angeborene Fehlbildungen** (Abb. 33.20 und Abb. 33.21). Die funktionelle Störung kann sehr unterschiedlich sein: sie reicht vom Fehlen jeglicher Sehstörung bis zur kompletten Blindheit.

33.10.1 Kongenitale Anomalien des Sehnervs

Tab. 33.3 und ► Abschn. 33.15.5.

33.10.2 Stauungspapille

Pathogenese

Die Stauungspapille entsteht durch **erhöhten Hirndruck**. Der erhöhte Liquordruck setzt sich in der Sehnervenscheide fort. Durch den manschettenartigen Druck um den Sehnerv wird der Axoplasmastrom der retinalen Ganglienzellen an der Papille aufgestaut, es resultiert die Stauungspapille. Bei noch offenen Schädelnähten und Hydrozephalus entsteht meist keine Stauungspapille

Hirntumor Häufigste Ursache der Stauungspapille ist der Hirntumor (70–80%). Allerdings verursacht nicht jeder Hirntumor eine Stauungspapille (bei etwa 40%)!

Liegt bereits eine Optikusatrophie vor, kann trotz erhöhtem Hirndruck keine Stauungspapille mehr entstehen!

Entzündungen Entzündungen wie Meningitis, Enzephalitis, Hirnabszess und Tuberkulose können mit einer Stauungspapille einhergehen.

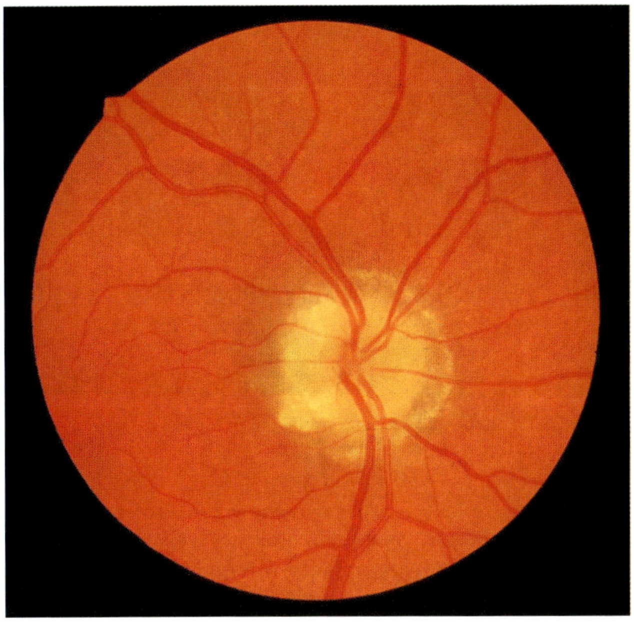

Abb. 33.20 Drusenpapille: die Drusen erscheinen als buckelige Vorwölbungen am Papillenrand

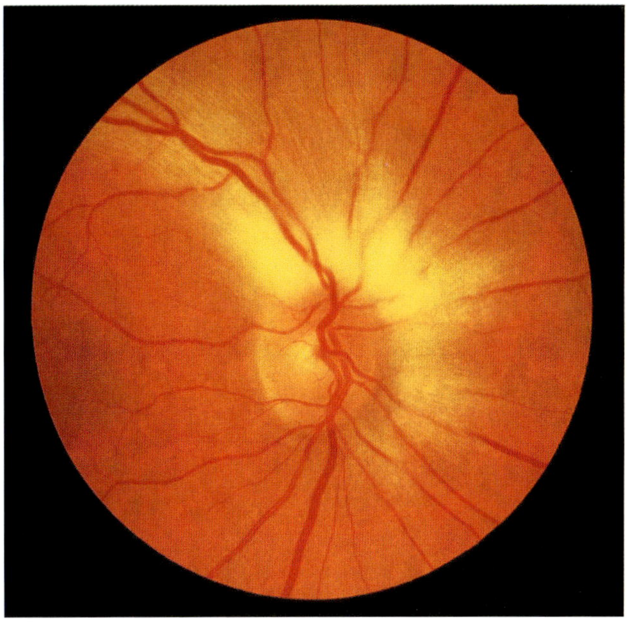

Abb. 33.21 Markhaltige Nervenfasern, die sich schweifförmig parapapillär darstellen

Orbitatumor Hierbei kann sich eine einseitige Stauungspapille ausbilden, häufig begleitet von **Exophthalmus, Motilitätsstörung** und **Fältelung der Aderhaut** am hinteren Pol.

Idiopathische intrakranielle Hypertension (IIH, Pseudotumor cerebri)

Dieses in der Pädiatrie eher seltene Krankheitsbild ist charakterisiert durch Zeichen einer **Hirndrucksteigerung ohne Tumor**. Vermutlich kommt es durch eine Resorptionsstörung des Liquors zu einer Liquordruckerhöhung und chronischen Stauungspapille. Meist sind beide Augen betroffen. Im späteren Verlauf kann es zu einer Optikusatrophie kommen. Die schon älteren Kinder oder Jugendliche sind meist stark übergewichtig. In manchen Fällen werden Tetrazykline als Ursache angeschuldigt (Aknebehandlung).

▪▪ Klinik

Das **Sehvermögen** ist zu Beginn fast immer normal. Patienten mit chronischer Stauungspapille klagen über kurzdauernde Verdunkelungen des Gesichtsfeldes (**Obskurationen**), die beim Bücken auftreten. Obskurationen sind als Durchblutungsstörungen des Sehnervenkopfes zu bewerten. Zeichen der Hirndrucksteigerung sind außerdem Kopfschmerzen, Übelkeit, Erbrechen und gelegentlich Doppelbilder.

Das **ophthalmoskopische Bild** der Stauungspapille lässt sich in ein Frühstadium, ein Vollbild und ein Spätstadium einteilen:

- **Frühstadium**: Randunschärfe der Papille mit leichter Hyperämie der dilatierten Kapillaren. Wenn Blutungen fehlen, ist die differenzialdiagnostische Abgrenzung schwierig.
- **Vollbild**: Prominenz der Papille mit zunehmender Randunschärfe, Auftreten von radiären Blutungen am Papillenrand und gelegentlich Cotton-wool-Flecken (Abb. 33.22). Blutungen sind ein eindeutiger Hinweis auf Stauungspapille. Bei Entwicklung einer chronischen Stauungspapille zeigt sich eine pilzförmig vorragende Papille mit massiv dilatierten Kapillaren, oft ohne Blutungen.
- **Spätstadium**: Abblassung der Papille mit Entwicklung einer sekundären Optikusatrophie mit bogenförmigen Gesichtsfelddefekten wie bei Glaukom.

▪▪ Therapie

Die Therapie richtet sich nach der Grunderkrankung (z. B. Gewichtskontrolle, Aussetzen der Aknetherapie mit Tetrazyklinen). Zusätzlich empfiehlt sich die Therapie mit **Acetazolamid**. Steroide sind umstritten. Operativ kann eine operative **Fensterung der Sehnervenscheide** oder ein **lumboperitonealer Shunt** ausgeführt werden.

Bei Auftreten einer Stauungspapille ist das Sehen i. d. R. gut. Somit schließt ein gutes Sehvermögen eine Stauungspapille nicht aus und darf nicht zu einer Unterlassung der augenärztlichen Untersuchung führen.

> **Ein Rückgang der Stauungspapille kann auch durch eine Optikusatrophie vorgetäuscht werden, während die Grundkrankheit fortbesteht.**

33.10.3 Papillitis

Die Papillitis ist eine Entzündung des vordersten Sehnervenabschnitts (Papille). Bei Kindern ist diese Form der Sehnerventzündung häufiger als eine Retrobulbärneuritis.

▪▪ Ätiologie

Die Papillitis bei Kindern steht meist im Zusammenhang mit einem **Infekt**, häufig im oberen Respirationstrakt. Ätiologisch berücksichtigt werden müssen aber auch immunologische Grunderkrankungen sowie **Borreliose** und **Lues**.

▪▪ Klinik

Meist besteht eine **drastische Sehstörung** (Zentralskotom) mit **afferenter Pupillenstörung**. Bei Kindern ist der Befund nicht selten bilateral. Ophthalmoskopisch zeigt sich ein Papillenödem mit Randunschärfe. Die Prominenz ist im Vergleich zu der Stauungspapille geringer (1–3 Dioptrien). Blutungen sind selten. Später kann sich eine Optikusatrophie entwickeln, meist ist die Visusprognose aber gut. Im Verlauf der Rückbildungsphase tritt bei Kindern häufig eine Sternfigur im Bereich der Makula auf, bedingt durch Lipidexsudate bei Schrankenstörung der Gefäße am Papillenrand.

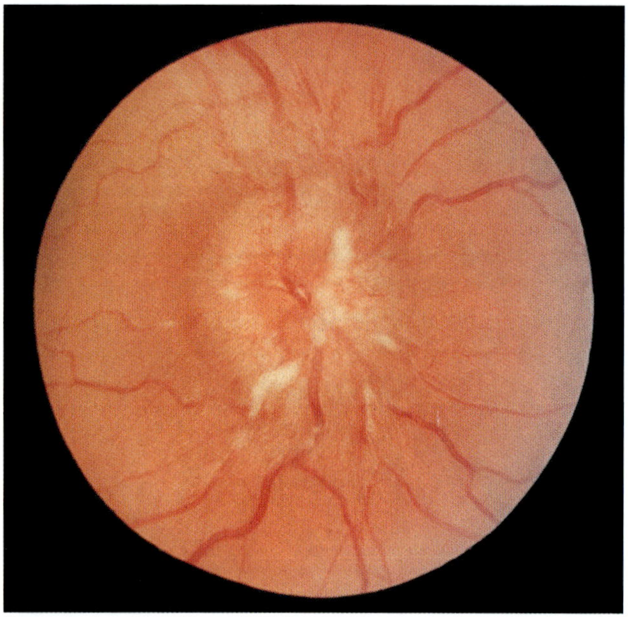

Abb. 33.22 Vollbild einer Stauungspapille mit ausgeprägter Papillenprominenz, Cotton-wool-Flecken und feinen Blutungen

Therapie
Die Therapie richtet sich nach der Grunderkrankung. Bei fehlender eindeutiger Ätiologie wird häufig ein **spontaner Heilungsverlauf** ohne Spätschäden beobachtet.

33.10.4 Optikusatrophie

▶ Abschn. 33.15.5.

33.11 Strabismus und Motilitätsstörungen

F. Grehn, G. Picht, W. Lieb

Schielen bezeichnet die Abweichung der Sehachse eines Auges von der Sollrichtung. Die häufigste Form des Schielens ist das Begleitschielen (**Strabismus concomitans**). Das Begleitschielen beginnt fast immer in der Kindheit. Abgegrenzt werden muss hiervon das Lähmungsschielen (**Strabismus paralyticus = Strabismus incomitans**), das mit einer Augenmuskellähmung assoziiert ist und häufiger im Erwachsenenalter auftritt.

33.11.1 Strabismus concomitans

Ätiologie
Eine klare Ursache des Strabismus concomitans ist nicht bekannt. Es werden Störungen der komplexen Steuerungsmechanismen des Hirnstamms angenommen. Eine familiäre Häufung ist beschrieben, ein Erbgang ist nicht bekannt.

Klinik
Der Strabismus concomitans zeichnet sich dadurch aus, dass der **Schielwinkel in alle Blickrichtungen gleich** bleibt (concomitans = begleitend). Es existieren unterschiedliche Formen des Strabismus concomitans:

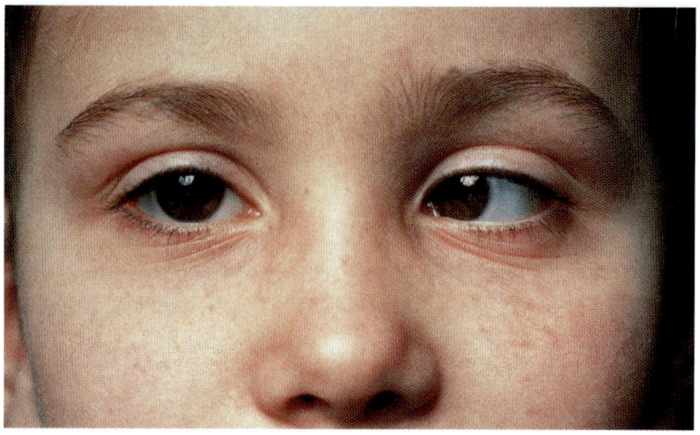

Abb. 33.23 Strabismus convergens des linken Auges

- Einwärtsschielen = Strabismus convergens = **Esotropie,**
- Auswärtsschielen = Strabismus divergens = **Exotropie,**
- Höhenschielen = **Hypertropie**, bzw. **Hypotropie,**
- latentes Schielen = **Heterophorie.**

Das Einwärtsschielen (Strabismus convergens) stellt die häufigste Form des Schielens dar (Abb. 33.23). Hierbei kommen unterschiedliche Formen vor, die unterschiedlich behandelt werden müssen.

Frühkindliches Schielsyndrom Diese Schielform entsteht meist innerhalb der ersten 6 Monate. Es zeigen sich:
- Strabismus convergens,
- fehlendes Binokularsehen,
- latenter Nystagmus,
- häufig Höhenabweichungen (**Strabismus sursoadductorius**).

Normosensorisches Spätschielen Das Schielen tritt nach dem 2. oder 3. Lebensjahr auf, also nachdem sich bereits das **Binokularsehen** entwickelt hat. Es ist nicht sehr häufig (etwa 5% der Schielpatienten), muss aber rechtzeitig erkannt werden. Im Gegensatz zu den anderen Schielformen muss **möglichst bald operiert** werden, um die Binokularfunktion zu erhalten. Es besteht ein Strabismus convergens. Die Kinder bemerken zunächst Doppelbilder und kneifen deshalb oft das Auge zu. Erst später folgt die **Suppression** des schielenden Auges und somit die Gefährdung des Binokularsehens.

Cave
Normosensorisches Spätschielen fordert eine baldige Operation, da sonst die Binokularfunktion gefährdet ist.

Mikrostrabismus Der Mikrostrabismus wird wegen des sehr kleinen Schielwinkels (<5°) häufig erst im 4.–6. Lebensjahr entdeckt. Es liegt eine **anomale retinale Korrespondenz** vor, d. h. die Fovea des nicht schielenden Auges korrespondiert mit einer exzentrischen Stelle des Schielauges. Das Schielauge ist meist nur mittelgradig amblyop, die Binokularfunktionen sind teilweise erhalten.

Latentes Schielen (Heterophorie) Latentes Schielen bezeichnet ein Schielen, das erst durch Aufheben der **Fusion** (z. B. bei Müdigkeit, nach Alkoholgenuss, nach Gehirnerschütterung) manifest wird. Durch die Fusionsmechanismen des Gehirns werden die Augen zur Verschmelzung beider Bilder normalerweise exakt parallel gehalten, nach Aufheben der Fusion besteht eine Schielstellung. Dies lässt sich mit dem **Aufdecktest** nachweisen (s. Untersuchungsmethoden).

Starke Phorien oder häufiger dekompensierende Phorien können Beschwerden durch Doppelbilder machen und erfordern dann eine Augenmuskeloperation.

Therapie

Zur Therapie des Strabismus concomitans muss an erster Stelle die **Refraktion** überprüft werden. Bei einer nicht korrigierten Hyperopie muss das Kind akkommodieren, um scharf zu sehen. Die Schielstellung wird herbei durch den verstärkten Konvergenzimpuls infolge der **Akkommodation** ausgelöst.

In der Regel entsteht bei Schielen eines Auges (frühkindliches Schielsyndrom) eine **Amblyopie** (Schwachsichtigkeit) des Schielauges oder liegt bereits vor. Diese erfordert eine **Okklusionsbehandlung**. Hierbei wird das bessere Auge stundenweise oder tageweise abgeklebt, damit das schlechtere Auge zum Sehen gezwungen wird.

> **Eine Okklusionsbehandlung erfordert eine strenge augenärztliche Betreuung, da sonst die Gefahr einer Amblyopieentwicklung des besseren Auges besteht.**

Die Eltern müssen die Bedeutung der Maßnahme verstehen, damit eine konsequente Behandlung erfolgt, denn das Kind wird sich zunächst gegen die Okklusionsbehandlung wehren.

Eine Okklusionsbehandlung wird in der Regel bis zum Schulalter durchgeführt, kann aber je nach Befund selten auch bis zum 10.–12. Lebensjahr sinnvoll sein.

Durch die **Schieloperation** kann der Schielwinkel korrigiert werden. In der Regel empfiehlt sich eine Schieloperation im Vorschulalter, damit die Kinder wegen ihres Schielens in der Schule nicht gehänselt werden. Ausnahme ist das normosensorische Spätschielen, bei dem eine frühe Operation notwendig ist, um den Verlust des Binokularsehens zu verhindern. Bei einer Schieloperation wegen Einwärtsschielen wird je nach Größe des Schielwinkels der innere Augenmuskel (M. rectus medialis) gelockert (Rücklagerung) und der äußere Augenmuskel (M. rectus lateralis) verkürzt. Bei Auswärtsschielen erfolgt dies umgekehrt.

33.11.2 Strabismus paralyticus, Augenmuskelparesen

▶ Abschn. 33.15.2

33.12 Phakomatosen

F. Grehn, G. Picht, W. Lieb

▶ Kap. 11.

33.13 Ophthalmologische Veränderungen bei Systemerkrankungen

F. Grehn, G. Picht, W. Lieb

Viele Systemerkrankungen im Kindesalter gehen mit ophthalmologischen Veränderungen einher, die zu kennen differenzialdiagnostisch wichtig ist. Die ophthalmologischen Veränderungen bei Systemerkrankungen werden in ◘ Tab. 33.4 aufgeführt. Die Darstellung der allgemeinen Krankheitsbilder wird in den einzelnen Kapiteln besprochen.

33.14 Differenzialdiagnose Leukokorie

F. Grehn, G. Picht, W. Lieb

Leukokorie bezeichnet das **weiße Aufleuchten der Pupille**. Sie kann durch eine einfache Betrachtung der Pupille im durchfallenden Licht mit dem Augenspiegel festgestellt werden. Nicht selten fällt sie den Eltern bei Fotos mit Blitzlicht auf (koaxiale Beleuchtung bei Blitzlicht) Die einzelnen Krankheitsbilder sind in den vorherigen Kapiteln beschrieben. Hier soll nur eine stichwortartige differenzialdiagnostische Darstellung folgen (◘ Tab. 33.5).

> **Das Symptom der Leukokorie erfordert eine sofortige Abklärung der Ätiologie, da das hochmaligne Retinoblastom oder andere schwerwiegende Veränderungen zugrunde liegen können.**

33.15 Neuroophthalmologische Erkrankungen im Kindesalter

H. Steffen

Neuroophthalmologische Erkrankungen im Kindesalter können sich häufig durch unspezifische Symptome wie Kopfschmerzen, Verhaltensänderungen, Leistungsabfall, erhöhte Reizbarkeit, Übelkeit und Erbrechen, aber auch durch sog. ophthalmologische oder visuelle Symptome manifestieren wie Sehverschlechterung, Verschwommensehen, Wahrnehmung von Doppelbildern und Scheinbewegungen. Manchmal verursachen neuroophthalmologische Erkrankungen auch gar keine Symptome, sondern fallen durch klinische Zeichen, wie z. B. eine Anisokorie oder eine Stellungsanomalie/Bewegungseinschränkung ohne Beschwerden auf. Im nun Folgenden werden zunächst Pupillenstörungen und ihre klinischen Implikationen besprochen. Anschließend werden einige wichtige sog. efferente Störungen erklärt. Afferente Störungen werden, soweit im vorherigen Kapitel nicht behandelt, ergänzt.

33.15.1 Störungen der Pupillomotorik

Störungen der Pupillomotorik können eingeteilt werden in efferente und afferente Störungen. Um Pupillenverhalten und Pupillomotorik genau beurteilen zu können und die richtigen klinischen Schlussfolgerungen zu ziehen, ist es wichtig, sich Folgendes zu vergegenwärtigen. Die Pupillen sind normalerweise isokor, das heißt gleich groß. Die direkte Lichtreaktion und die konsensuelle Lichtreaktion eines Auges (durch Beleuchtung des Partnerauges) sind gleich. Eine afferente Störung erkennt man durch Vergleich der direkten Lichtreaktion beider Pupillen oder aber durch Vergleich der direkten und konsensuellen Lichtreaktion einer Pupille, falls das Partnerauge eine efferente Störung aufweist.

> **Eine afferente Störung auf einem Auge führt niemals zu einer Anisokorie.**

Anisokorie

Definition

Eine Anisokorie liegt vor, wenn sich der Durchmesser beider Pupillen um 0,4 mm oder mehr unterscheidet. Bei genauer Beobachtung sind bereits Unterschiede in der Pupillenweite ab 0,3 mm sichtbar.

Tab. 33.4 Ophthalmologische Veränderungen bei pädiatrischen Systemerkrankungen

Aicardi-Syndrom	Chorioidale Lakunen (aderhautatrophische Areale), Hypoplasie des Sehnervs
Albinismus	Nystagmus, Makulahypoplasie, fehlende Pigmentierung der Irisrückfläche
Dysostosis craniofacialis Crouzon	Exophthalmus, Atrophie des Sehnervs, Auswärtsschielen, Nystagmus
Galaktosämie	Linsentrübung, anfangs reversibel!
Goldenhar-Syndrom	Epibulbäres Dermoid, Lidkolobom, Hornhautsensibilitätsstörung, Iris- und Aderhautkolobom, Hypoplasie des Sehnervs, Schielen, HNO: Ohrmuschel-Missbildungen
Homozystinurie	Linsenektopie
Laurence-Moon-Bardet-Syndrom	Nachtblindheit, Pigmentdegeneration der Netzhaut
Lipidosen (Tay-Sachs, Niemann-Pick)	Makula mit rotem Fleck, graue Verfärbung der Netzhaut, Erblindung im weiteren Verlauf
Lowe-Syndrom	Katarakt, Glaukom, Optikushypoplasie, retinale Pigmentdegeneration
Marfan-Syndrom	Subluxation der Linse (meist nach oben und nasal), Kugellinse, hohe Myopie, Megalokornea
Mukopolysaccharidosen	Hornhauttrübungen
Trisomie 21	Katarakt, Keratokonus
Weill-Marchesani-Syndrom	Kugellinse, Irisschlottern, Linsensubluxation, Sekundär-Glaukom
Konnatale Infektionen	
Toxoplasmose	Retinochorioidale Narben im Makulabereich
Röteln	Katarakt, Glaukom, Mikrophthalmus, »Pfeffer- und Salz-Fundus« durch Chorioretinitis
Zytomegalie	Nekrotisierende Chorioretinitis mit streifigen Blutungen und weißen Flecken (»cotton cheese ketchup«)
Herpes simplex	Blenorrhö (Ophthalmia neonatorum), rasch fortschreitende Retinitis, bei Kindern sehr selten, primäre Herpesinfektion mit Blepharitis und Konjunktivitis
Lues	Tiefe interstitielle Keratitis (Keratitis parenchymatosa), »Pfeffer- und Salz-Fundus« durch Chorioretinitis, tabische Atrophie des Sehnervs
HIV	Unspezifische Veränderungen (Vaskulitis), spezifisch im Rahmen einer Infektion (z. B. Zytomegalie)

Bei niedriger Umfeldleuchtdichte haben 15–20% aller unter 15-Jährigen eine sichtbare Anisokorie. Bei Helligkeit sinkt diese Prozentzahl auf 5–10%.

▪▪ Klinik

Eine Anisokorie kann entweder Ausdruck einer **physiologischen Anisokorie** oder aber auf eine **efferente Störung**, z. B. ein Horner-Syndrom oder eine Pupillotonie hinweisen. Eine afferente Störung,

Tab. 33.5 Differenzialdiagnose Leukokorie

Kongenitale Katarakt	Säuglingsalter, einseitig oder beidseitig
PHPV (persistierender hyperplastischer primärer Glaskörper/Vitreus)	Säuglingsalter, einseitig, Mikrophthalmus
Retinoblastom	Säuglings- oder Kleinkindesalter, häufig einseitig, auch beidseitig möglich (ca. 25%), Verkalkungen im Ultraschall und CT
Retinopathia praematurorum	Säuglingsalter, beidseitig mit evtl. unterschiedlicher Ausprägung; Frühgeburt, Sauerstoffbeatmung
Morbus Coats	Kindesalter, fast immer einseitig, bevorzugt Jungen
Kolobom der Aderhaut/Netzhaut oder der Papille	Säuglingsalter, meist einseitig, evtl. Fehlbildungen der vorderen Augenabschnitte
Markhaltige Nervenfasern	Kindesalter, meist einseitig, harmlos

z. B. eine Neuritis nervi optici führt nicht zu einer Anisokorie. Sehr selten können anatomische Veränderungen der Iris, wie hintere Synechien (Verklebung der Iris mit der Linsenvorderfläche, z. B. im Rahmen einer Uveitis bei juveniler rheumatoider Arthritis) zum Bild einer Anisokorie führen. Schließlich kann auch eine iatrogene Mydriasis, z. B. durch Kontakt mit atropinhaltigen Substanzen, zu einer Anisokorie führen.

Als Ursache der physiologischen Anisokorie wird eine ungleiche Hemmung der prätektalen Kerngebiete im Mittelhirn diskutiert. Wenn bei einem Kind eine Anisokorie festgestellt wird, stellt sich immer die Frage: Handelt es sich um eine physiologische Anisokorie oder aber um eine efferente Störung, die unter Umständen der Vorbote einer lebensgefährlichen Erkrankung sein kann. Insbesondere gilt es, ein Horner-Syndrom auszuschließen. Hierbei beobachtet man häufig eine unterschiedliche Lidspaltenweite, allerdings ist diese beim Horner-Syndrom nicht zwingend vorhanden.

▪▪ Diagnostik

Folgende klinische Hinweise sind nützlich: Eine physiologische Anisokorie weist selten eine Differenz auf, die größer als 0,6 mm ist. Typisch für die physiologische Anisokorie sind Fluktuationen in der Pupillenweite, die dazu führen können, dass eine Anisokorie nur phasenweise auffällt. Physiologische Unterschiede im Pupillendurchmesser von mehr als 1,0 mm sind selten, kommen aber vor.

Die Zunahme der Anisokorie bei Dunkelheit beobachtet man, wie auch beim Horner-Syndrom, bei niedrigerer Umfeldleuchtdichte (Abb. 33.24).

Die Zunahme der Anisokorie bei Dunkelheit ist kein zuverlässiges klinisches Zeichen, um zwischen einem Horner-Syndrom und einer physiologischen Anisokorie zu unterscheiden.

Auch die pharmakologische Prüfung mit dem **Kokaintest** hat keine 100%ige Spezifität und Sensitivität. Sensitiver als der Kokaintest gilt die Beobachtung des Dilatationsdefizites beim Horner-Syndrom, das durch die Funktionsstörung des sympathisch innervierten Musculus dilatator pupillae entsteht. Eine Funktionsstörung des

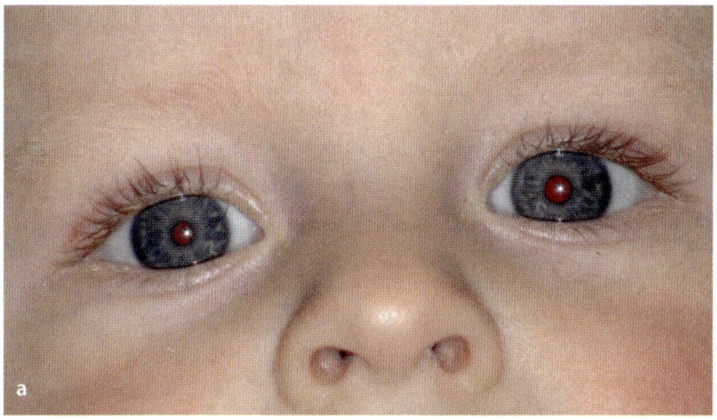

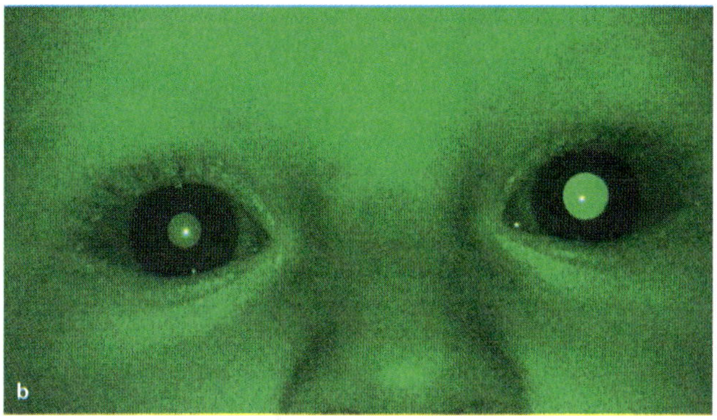

Abb. 33.24a, b 18 Monate alter Junge, bei dem zufällig eine Anisokorie bemerkt wurde (**a**). Die Anisokorie vergrößerte sich bei Dunkelheit (**b**). Aufnahmen mit einer Infrarotkamera zeigten kein Dilatationsdefizit. Ein durchgeführter Kokaintest war negativ

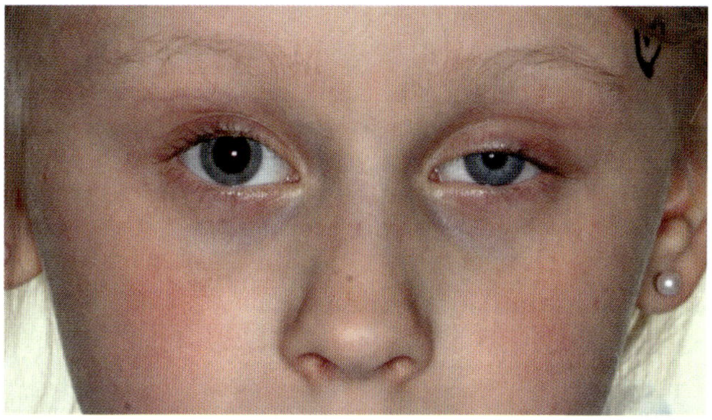

Abb. 33.25 11-jähriges Mädchen mit einem voll ausgebildeten Horner-Syndrom

M. dilatator pupillae hat zur Folge, dass eine durch Licht verengte Pupille sehr viel mehr Zeit braucht, um sich (in Dunkelheit) wieder zu erweitern als eine normal innervierte Pupille. Eine normale Pupille hat in Dunkelheit nach kurzzeitiger Beleuchtung ihre Ausgangsweite nach etwa 5–6 Sekunden wieder erreicht. Eine Horner-Pupille hingegen braucht sehr viel länger, 10–12 Sekunden, manchmal auch noch mehr. Dieses Dilatationsdefizit kann sehr gut mit einer herkömmlichen Videokamera, die einen Infrarotmodus hat, dokumentiert werden.

Bei klinisch eindeutigem Horner-Syndrom mit Anisokorie von über 1,0 mm sowie engerer Lidspalte und typischem Pupillenverhalten bei Veränderung der Umfeldleuchtdichte kann auf einen Kokaintest verzichtet werden (Abb. 33.25).

Ätiologie

Ein kongenitales oder früh erworbenes **Horner-Syndrom** kann durch ein Geburtstrauma mit Zug auf den Plexus brachialis oder aber eine Herzoperation mit Manipulation an den großen Herzgefäßen entstehen. Sollte bei Vorliegen eines Horner-Syndroms die Ursache nicht eindeutig sein, muss immer ein Neuroblastom (oder ein anderer Tumor) durch Kernspintomographie von Kopf, Hals und oberem Thorax ausgeschlossen werden sowie eine Bestimmung der Katecholamineausscheidungsprodukte im Urin erfolgen. Fälle von kongenitalem Neuroblastom gelten als extrem selten, sind jedoch immer wieder beschrieben worden. Ebenso selten sind Fälle von traumatischer Dissektion der A. carotis.

> **Bei fast einem Drittel aller Horner-Syndrome findet man keine genaue Ursache.**

Eine weitere, wenn auch im Kindesalter sehr viel seltenere Ursache für eine Anisokorie ist die **Pupillotonie**. Hierbei kommt es aufgrund einer Denervierung des parasympathisch innervierten Musculus sphincter pupillae zu einer Erweiterung der Pupille auf der betroffenen Seite. Die Anisokorie bei der Pupillotonie nimmt bei hellerer Umfeldleuchtdichte zu (ein dem Horner-Syndrom und der physiologischen Anisokorie entgegengesetztes Verhalten bei Veränderung der Umfeldleuchtdichte). Die Ursache der Denervierung ist meist unbekannt. Häufig werden virale Entzündungen durch neurotrope Viren für die Pupillotonie verantwortlich gemacht. Eine isolierte Pupillotonie ohne neurologische Symptomatik erfordert keine neuroradiologische Diagnostik.

Diagnostik: Die Klinik der Pupillotonie mit plötzlicher Pupillenerweiterung, die träge auf Licht reagiert und eine bessere Konstriktion bei Naheinstellung zeigt, ist typisch. Die charakteristischen wurmartigen Kontraktionen der Iris sind gut an der Spaltlampe zu erkennen. Pharmakologisch kann die Diagnose mit dem **Pilocarpintest** gesichert werden. Die Denervierung des Musculus sphincter pupillae führt zu einer Hypersensitivität an der postsynaptischen Membran, die zu eine deutlichen Pupillenverengung nach Applikation von 0,1%igem Pilocarpin-Augentropfen führt. Eine normale Pupille reagiert auf 1 Tropfen 0,1%iges Pilocarpin nicht. Diese Hypersensitivität beobachtet man allerdings auch bei einer Mydriasis im Rahmen der inneren Ophthalmoplegie bei einer Okulomotorisparese. Klinisch kann der Unterschied dadurch hergestellt werden, dass eine isolierte innere Ophthalmoplegie im Kindesalter als Zeichen einer Okulomotorisparese praktisch nicht vorkommt.

> **Eine Mydriasis, hervorgerufen durch eine innere Ophthalmoplegie im Rahmen einer Okulomotoriusparese, geht fast immer mit einer Motilitätseinschränkung des Auges einher.**

Eine Anisokorie kann auch durch eine iatrogene Mydriasis entstehen. Der Kontakt mit Nachtschattengewächsen, z. B. beim Spielen im Garten und anschließendem Augenreiben führt zu einer pharmakologischen Mydriasis, die nicht selten für helle Aufregung sorgt. Typisch für die pharmakologische Mydriasis ist eine sehr weite Pupille. Die Anamnese und die fehlende Ansprechbarkeit auf 1%iges Pilocarpin sichern die Diagnose.

Eine neurologisch bedingte Mydriasis verengt sich immer bei Lokalapplikation eines Tropfens von 1%igem Pilocarpin. Diese Pupillenverengung bleibt bei einer pharmakologischen Mydriasis aus.

Häufige Ursachen einer Anisokorie im Kindesalter

- Physiologische Anisokorie
- Horner-Syndrom
- Pupillotonie
- Iatrogene Mydriasis
- Hintere Synechien

Afferente Pupillenstörungen

Definition

Eine gestörte Lichtreaktion auf einer Seite bezeichnet man (normale anatomische Verhältnisse vorausgesetzt) als afferente Pupillenstörung.

Liegt z. B. eine afferente Störung des rechten Auges vor, so verengt sich die Pupille rechts bei Beleuchtung des rechten Auges weniger als die linke Pupille bei Beleuchtung des linken Auges (= Vergleich der direkten Lichtreaktion beider Pupillen). Außerdem verengt sich die Pupille des rechten Auges bei Beleuchtung des rechten Auges weniger als bei Beleuchtung des linken Auges (= Vergleich der direkten und konsensuellen Lichtreaktion einer Pupille).

Ätiologie

Ein relativ afferentes Pupillendefizit spricht für eine einseitige oder einseitig betonte Erkrankung, z. B. für eine Neuritis nervi optici. Sie kann aber auch bei einer kontralateralen Tractus-opticus-Läsion beobachtet werden, also einer Läsion hinter der Sehnervenkreuzung.

Eine Amblyopie führt in der Regel nicht zu einer afferenten Pupillenstörung (Ausnahme: hochgradige Amblyopie führt zu einem geringen relativen afferenten Pupillendefizit).

Außerdem kann mit der Pupillomotorik eine psychogene einseitige Sehminderung oder ein psychogener einseitiger Gesichtsfeldausfall von einer tatsächlichen Läsion unterschieden werden. Bei psychogener Genese kommt es nicht zu einer Pupillenstörung. Liegt ein afferentes Pupillendefizit vor, entweder isoliert oder in Vergesellschaftung mit anderen (neurologischen, neuroophthalmologischen) Symptomen, ist immer eine Kernspintomographie indiziert, um einen Sehnervenprozess oder eine Chiasma- oder Tractus-opticus-Läsion auszuschließen. Eine Ausnahme von diesem Vorgehen bilden lediglich bereits bekannte ophthalmologische Erkrankungen, z. B. eine einseitige traumatische Optikusatrophie, die zu einem relativen Pupillendefizit führen.

Visuelle Entwicklung bei Pupillenstörungen

Eine physiologische Anisokorie oder ein Horner-Syndrom beeinträchtigen die visuelle Entwicklung nicht.

Die beim Horner-Syndrom assoziierte Ptosis ist in der Regel so gering ausgeprägt, dass man sich nicht vor der Entstehung einer Deprivationsamblyopie fürchten muss. Manchmal kann die dem Horner-Syndrom assoziierte Ptosis zu einer Refraktionsanomalie führen, die dann ausgeglichen werden sollte. Anders ist die Situation bei der Pupillotonie, wenn neben den pupillomotorisch wirksamen Fasern auch die parasympathisch innervierten Fasern des Musculus ciliaris geschädigt sind. In einer solchen Situation kann es durch unzureichende Akkommodation (und damit verbunden Verschwommensehen in der Nähe) zu einer Amblyopie kommen, die mit entsprechenden Maßnahmen (Bifokalbrille, Nahadditionsfolie) behandelt werden sollte, um einer Amblyopie vorzubeugen. Darüber hinaus ist manchmal eine zusätzliche Okklusion des nicht betroffenen Auges erforderlich.

33.15.2 Stellungsanomalien der Augen und Motilitätseinschränkungen

Ätiologie

Bei einer Stellungsanomalie der Augen (einem sog. Schielen) sollte als erstes immer abgeklärt werden, ob es sich um einen sog. sekundären Strabismus handelt (► Abschn. 33.11).

Es sei an dieser Stelle erinnert, dass z. B. ein konvergenter Strabismus nach der Leukokorie das zweithäufigste klinische Zeichen bei Vorliegen eines Retinoblastoms ist. Außerdem können Erkrankungen ganz unterschiedlicher Art zu Stellungsanomalien der Augen führen. Dies können auf das Auge begrenzte Erkrankungen sein, z. B. eine Netzhautablösung oder ein sekundärer Strabismus im Rahmen einer Optikushypoplasie. Ein plötzliches Schielen kann aber auch Ausdruck einer Allgemeinerkrankung sein, z. B. einer Kleinhirnerkrankung oder eines erhöhten Hirndrucks.

Cave
Jedes neu aufgetretene Schielen erfordert eine sorgfältige ophthalmologische (und neuropädiatrische) Untersuchung.

Ursachen einer Stellungsanomalie im Kindesalter

- Nichtparetisches Schielen
- Sekundäres Schielen bei Augenerkrankungen
- Sekundäres Schielen bei Allgemeinerkrankungen
- Augenmuskelparesen
- Fehlinnervationssyndrome

Augenmuskelparesen

Nach Ausschluss eines sekundären Strabismus sollte bei einer neu aufgetretenen Stellungsanomalie immer gefahndet werden, ob eine Augenmuskelparese dahinter steckt. Augenmuskelparesen können angeboren oder erworben sein.

Klinik

Eine **erworbene Augenmuskelparese** kann sich durch die Wahrnehmung von Diplopie, einer plötzlichen Kopfzwangshaltungshaltung, einer Ptosis oder einer offensichtlichen Schielstellung manifestieren. Es kann aber auch sein, dass eine erworbene Parese, z. B. eine kleinwinklige Abduzensparese, weder den Eltern noch dem Untersucher auffällt. Die Fähigkeit zur Suppression bringt es mit sich, dass v. a. Kinder im Kleinkindesalter den Seheindruck des nichtfixierenden Auges innerhalb kürzester Zeit, z. B. weniger Stunden, supprimieren können. Manchmal ist ein kurzzeitiges Zukneifen eines Auges der einzige Hinweis auf eine neu entstandene Augenmuskelparese.

Ätiologie

Liegt eine Parese vor, ist gezielt nach einem Schädel-Hirn-Trauma Verhaltensänderungen und Kopfschmerzen zu fragen und eine gründliche neuroophthalmologische Untersuchung durchzuführen.

Bei jeder erworbenen isolierten Augenmuskelparese sollte immer eine neuropädiatrische Untersuchung einschließlich einer neuroradiologischen Diagnostik (MRT) erfolgen.

Abduzensparese

Eine Abduzensparese im Kindesalter ist fast immer **erworben**.

■■ Ätiologie

Die häufigsten Ursachen für eine Abduzensparese im Kindesalter sind: Tumoren, Traumata, Entzündungen, Paresen unklarer Genese. Bei den Hirnstammtumoren handelt es sich häufig um Hirnstammgliome, die in 80% ihren Ursprung in der Brücke haben mit einem Häufigkeitsgipfel zwischen dem 5. und 8. Lebensjahr. Neben der Abduzensparese sind häufig Gangunsicherheiten, eine Fazialisparese, Kopfschmerzen, Übelkeit und auch Erbrechen in der Anamnese zu erfragen. Medulloblastome und Clivustumoren, die die Brücke komprimieren, gehen häufig mit einer ein- oder beidseitigen Abduzensparese einher.

Ein erhöhter intrakranieller Druck mit einer Verdrängung des Hirnstamms nach kaudal und einer Überdehnung des VI. Hirnnerven kann ebenfalls zu einer ein-, häufig auch beidseitigen Abduzensparese führen, die im Zusammenhang mit Tumoren der hinteren Schädelgrube, neurochirurgischem Trauma, Shuntinsuffizienz bei Pseudotumor cerebri und Sinusvenenthrombose auftreten kann. In diesem Zusammenhang ist auch die Chiari-I-Malformation zu erwähnen.

Cave
Hirndruckerhöhungen können zu einer ein oder beidseitigen Abduzensparese führen.

■■ Klinik

Klinisch macht sich eine Abduzensparese durch eine **konvergente Augenstellung** bemerkbar, die vor allen Dingen bei Fernblick vorhanden ist und in Blickrichtung des betroffenen Auges zunimmt. Ist die Parese kleinwinklig, nimmt das Kind eine entsprechende Kopfdrehung in Richtung des betroffenen Auges an, um so das Auge aus dem paretischen Bereich heraus zu bringen und mit beiden Augen zu schauen (**Kopfzwangshaltung**). Eine angeborene Abduzensparese ist sehr selten und meist geburtstraumatisch bedingt. In der Regel bildet sie sich in den ersten Lebenswochen zurück. Eine Besonderheit stellt die gutartige wiederkehrende Abduzensparese dar, die sich plötzlich, z. B. nach einer Virusinfektion manifestiert, aber auch ohne entsprechende Anamnese auftreten kann. In der Regel verschwindet selbige wieder nach 8–12 Wochen.

Bei Erstmanifestation einer gutartigen rezidivierenden Abduzensparese handelt es sich um eine Ausschlussdiagnose, die in jedem Fall eine neuropädiatrische und neuroradiologische Abklärung erfordert.

Schwierig wird es, wenn es zu einem Rezidiv der Abduzensparese kommt. Insbesondere stellt sich die Frage, ob man dann jedes Mal erneut eine neuroradiologische Abklärung durchführen sollte. Eine brauchbare Empfehlung ist, sich bei einem Rezidiv einer Abduzensparese zunächst mit einer neuropädiatrischen Untersuchung zu begnügen und bei vollständigem Verschwinden der Parese nach einigen Wochen auf eine entsprechende Bildgebung zu verzichten, wenn keine weiteren neurologischen Symptome vorhanden sind. Verschwindet die Parese jedoch nicht, sollte kernspintomographisch insbesondere ein Hirnstammgliom durch wiederholte Bildgebung ausgeschlossen werden.

■■ Differenzialdiagnose

Die wichtigste Differenzialdiagnose der erworbenen Abduzensparese im Kindesalter ist das **Retraktionssyndrom nach Stilling-Türk-Duane**. Hierbei kommt es zu einer Fehlinnervation des Musculus rectus lateralis. Der Musculus rectus lateralis enthält beim Retraktionssyndrom Fasern, die entweder fälschlicherweise vom Nervus oculomotorius innerviert werden, die (physiologischerweise) vom Nervus abducens innerviert werden oder Fasern die gar keine Innervation bekommen. Das Verhältnis dieser drei Fasergruppen bestimmt die klinische Ausprägung des Retraktionssyndroms. Beim konvergenten Retraktionssyndrom kommt es beim Versuch der Adduktion durch Koinnervation des Musculus rectus medialis und des fälschlicherweise gleichzeitig innervierten Musculus rectus lateralis zu einer Retraktion des Auges. Klinisch ist der Zug des Auges nach »hinten« durch eine Verengung der Lidspalte gut sichtbar. Beim Versuch der Abduktion des Auges kommt es dagegen zu einer leichten Protrusio des Auges, was sich durch eine Lidspaltenerweiterung bemerkbar macht. Kinder mit einem konvergenten Retraktionssyndrom nehmen manchmal eine kompensatorische Kopfhaltung ein, die gut einer operativen Therapie zugänglich ist. Die Unterscheidung Abduzensparese – Retraktionssyndrom ist in der Regel durch die klinische Ausprägung des Retraktionssyndroms ohne weiteres möglich. Eine Abklärung mittels Bildgebung ist beim Retraktionssyndrom überflüssig.

Okulomotoriusparese

■■ Ätiologie

Die Ursachen einer Okulomotoriusparese im Kindesalter sind von denen einer Abduzensparese und der Trochlearisparese unterschiedlich. Die meisten Okulomotoriusparesen im Kindesalter sind entweder **angeboren** oder aber **traumatischer Genese**. Tumoren und Aneurysmata als Ursache einer Okulomotoriusparese sind sehr viel seltener, dies trifft auch für die sog. ophthalmoplegische Migräne zu.

Die Tatsache, dass kongenitale Okulomotoriusparesen häufig mit einer **Fehlregeneration** (◘ Abb. 33.26) einher gehen (das heißt der Entstehung nichtphysiologischer Innervationsmuster) deutet darauf hin, dass es zu einer Unterbrechung der Axone und Wiederaussprossung bei kongenitaler Okulomotoriusparese kommt. Einige Fälle von Okulomotoriusparese sind wahrscheinlich geburtstraumatischer Natur, wobei es zur Kompression des Nerven am Tentorium beim Übergang von der hinteren in die mittlere Schädelgrube kommen kann. Einige Autoren postulieren, dass diese Kompression entweder durch diffus erhöhten intrakraniellen Druck oder durch eine Kompression des Unkus des Schläfenlappens über das Tentorium in die hintere Schädelgrube hinein kommt. Mit verfeinerter Bildtechnik wird immer häufiger ein Neurinom des Nerven selbst als Ursache für eine traumatische Okulomotoriusparese beschrieben.

■■ Klinik

Das klinische Vollbild einer Okulomotoriusparese stellt diagnostisch in der Regel kein Problem dar. Schwieriger wird es, wenn einzelne, vom Okulomotorius innervierte Augenmuskeln eine isolierte Schwäche aufweisen. So kann beispielsweise die Schwäche des Musculus rectus medialis im Rahmen einer partiellen Okulomotoriusparese klinisch als dekompensierendes Außenschielen imponieren oder auch mit einer internukleären Ophthalmoplegie verwechselt werden. Eine **nukleäre Okulomotoriusparese** imponiert häufig mit einer ein- oder beidseits asymmetrischen Ptosis sowie, (weil ausschließlich die Fasern des Musculus rectus superior kreuzen) einer ausgeprägten Vertikaldeviation der Augen.

Die häufigsten Okulomotoriusparesen im Kindesalter sind kongenitaler Natur.

Nach einer **traumatisch bedingten Okulomotoriusparese** kommt es häufig zu einer Fehlregeneration, die einige typische Muster aufweist zu denen z. B. die Retraktion des Oberlides bei intendierter Blicksenkung oder aber die Hebung einer Ptosis bei intendierter Adduktion gehören. Auch die Pupille und der Ziliarkörper können in die Fehlregeneration mit einbezogen sein, was sich z. B. durch eine Miosis in Adduktion mit entsprechender Myopisierung bemerkbar macht.

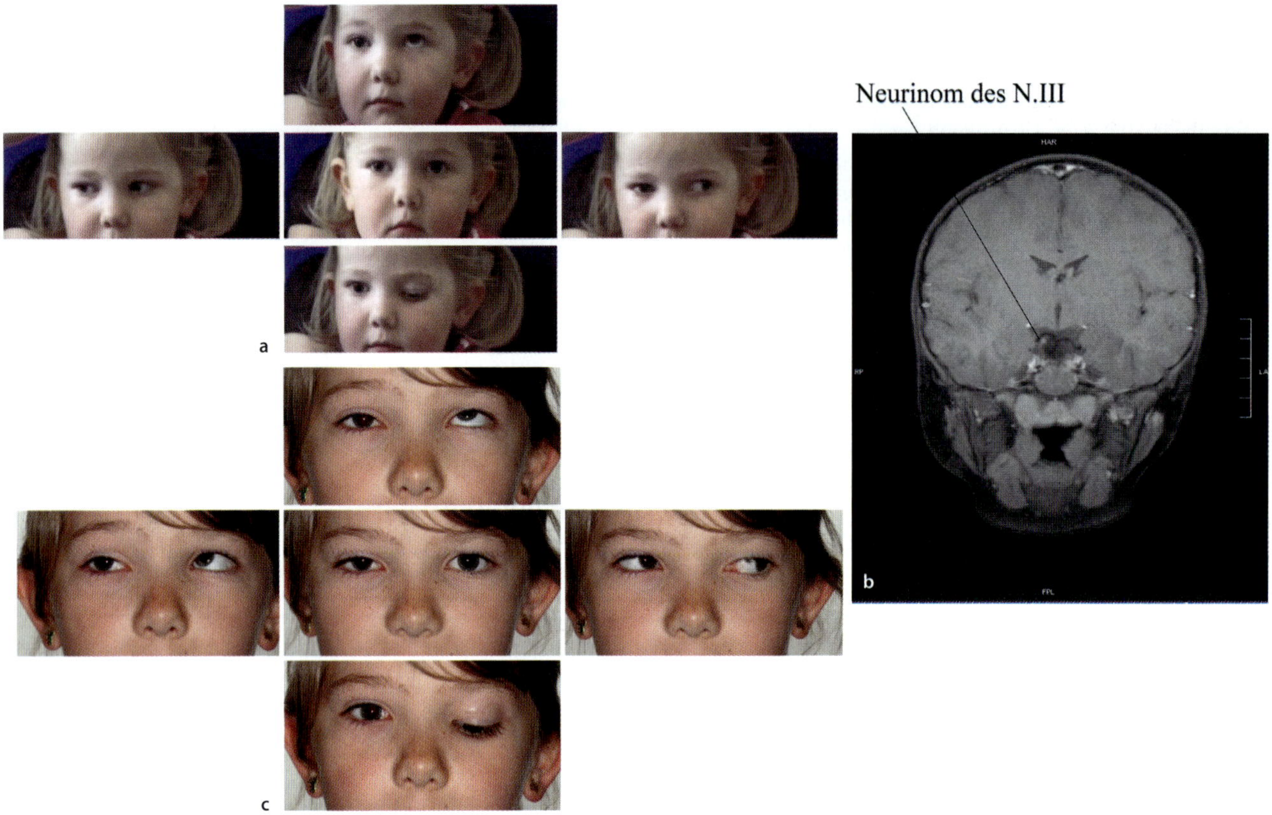

Abb. 33.26a–c 2-jähriges Mädchen mit früh erworbener Okulomotoriusparese des rechten Auges. **a** Man erkennt neben der Bewegungseinschränkung nach oben, unten und nasal eine Fehlregeneration, die durch Erweiterung der Lidspalte im Abblick imponiert. **b** Neurinom des III. Hirnnerven (*rechts*) als Ursache einer Okulomotoriusparese mit Fehlregenenaration. **c** Patientin 5 Jahre später. In der Zwischenzeit wurde eine Augenmuskeloperation auf dem rechten Auge zur Beseitigung der divergenten Augenstellung durchgeführt. Bewegungseinschränkung und Fehlregenerationsmuster sind nach wie vor erkennbar

Prognose

Die funktionelle Prognose einer Okulomotoriusparese im Kindesalter ist deutlich schlechter als die der Abduzensparese. Das liegt zum einen daran, dass sich Okulomotoriusparesen aufgrund der unterschiedlichen Ursachen sehr viel seltener zurückbilden und bei Lidbeteiligung neben der Stellungsanomalie ein zusätzlich amblyogener Faktor vorhanden ist. Trotzdem sollte man unabhängig von der Ursache einer Amblyopie entgegenwirken bzw. eine solche therapieren, auch wenn eine Okulomotoriusparese erst im hohen einstelligen oder frühen zweistelligen Lebensalter auftritt (s. unten, Therapie der Augenmuskelparesen). Man sollte sich bei der Amblyopietherapie und -prophylaxe einer Okulomotoriusparese nicht ausschließlich mit der Okklusion des nichtbetroffenen Auges begnügen, da bei Okulomotoriusparesen häufig die Akkommodation mit betroffen ist, das heißt, eine wirksame Amblyopiebehandlung oder -prophylaxe macht neben einem Refraktionsausgleich auch die Anpassung einer Nahaddition, z. B. in Form einer Bifokalbrille, erforderlich.

Exkurs

Seltene Formen der Okulomotoriusparese

Eine extrem seltene Form der kongenitalen Okulomotoriusparese ist die kongenitale **Okulomotoriusparese mit zyklischen Spasmen**, bei der es alle 1–2 Minuten zu einer Hebung des ptotischen Oberlides, einer Pupillenkonstruktion, einer Adduktion des Auges und einer Myopisierung kommt. Diese Spasmen persistieren auch während des Schlafes und können durch Fixation und Adduktion des Auges getriggert und durch Abduktion geschwächt werden. Die Herkunft dieser Spasmen ist unbekannt.

Ebenfalls selten ist die sog. **ophthalmoplegische Migräne**, die nach einer Überarbeitung der internationalen Kopfschmerzgesellschaft nicht mehr als Migräneform geführt wird, sondern als Neuralgie. Betroffen sind vor allen Dingen Kinder, wobei es nach einer Kopfschmerzattacke zu einer Okulomotoriusparese kommt, die auch die Pupille mit betreffen kann. Typischerweise dauert diese Okulomotoriusparese einige Tage und verschwindet dann nach drei oder vier Tagen, wobei die Rückbildung auch Wochen bis Monate in Anspruch nehmen kann. In einigen Fällen, insbesondere bei wiederholten Attacken, kommt es zu einer permanenten Okulomotoriusparese mit oder ohne innere Ophthalmoplegie und entsprechender Mydriasis. Die Okulomotoriusparese geht typischerweise einher mit dem Ende der Kopfschmerzattacke. Neuroradiologische Studien haben immer wieder eine Aufnahme von Gadolinium des perimesencephalen N. oculomotorius gefunden, was für einen ischämischen Mechanismus dieses Krankheitsbildes spricht. Therapeutisch können einige Kinder mit Betablockern oder Kalziumantagonisten behandelt werden.

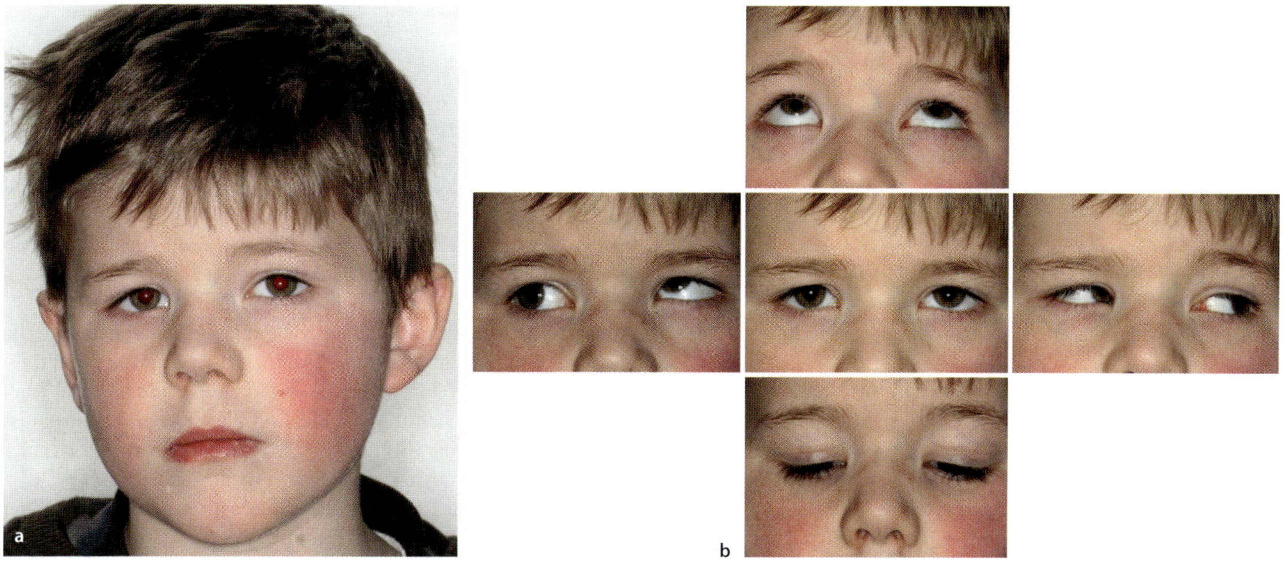

Abb. 33.27a, b Strabismus sursoadductorius. **a** 6-jähriger Junge mit Kopfrechtsneigung bei Strabismus sursoadductorius. Mit der Kopfneigung wird das Höhenschielen kompensiert. **b** Im Rechtsblick wird der Höherstand des linken Auges offensichtlich. Die Klinik erlaubt eine eindeutige Abgerenzung von einer Trochlearisparese

Exkurs

Strabismus sursoadductorius

Die Verteilung der Schielwinkel in den verschiedenen Blickrichtungen unterscheiden sich von der Trochlearisparese, außerdem haben Patienten mit einem Strabismus sursoadductorius eine etwas andere Verteilung von Höhen- und Verrollungsabweichen als Patienten mit einer erworbenen Trochlearisparese. Die Anamnese und der klinische Befund erlauben es dem Augenarzt in den meisten Fällen, eine Unterscheidung zwischen beiden Entitäten zuverlässig zu treffen, was insofern wichtig ist, da sich eine neuroradiologische und neuropädiatrische Abklärung beim Strabismus sursoadductorius erübrigt.
Als Ursache für den Strabismus sursoadductorius ist in den letzten Jahren aufgrund der verfeinerten Bildgebungsmöglichkeiten immer häufiger ein Fehlen des vierten Hirnnerven beschrieben worden, der mit einer Hypoplasie oder Ansatzanomalie des Musculus obliquus superior einher gehen kann. Der einseitige Strabismus sursoadductorius kann sich durch allmähliche Zunahme von vertikaler Diplopie manifestieren, eine Zunahme der Kopfneigung zur Gegenseite und/oder asthenopischen Beschwerden. Sowohl der Strabismus sursoadductorius als auch die erworbenen Trochlearisparese sind mit hohen Erfolgsaussichten meist durch eine operative Maßnahme zu therapieren. Einen Strabismus sursoadductorius beobachtet man auch bei Kraniosynostosen, die mit einer Variation der Anatomie der Orbita einhergehen können. Sehr ausgeprägt ist ein Strabismus sursoadductorius beim Crouzon Syndrom.

▪▪ Differenzialdiagnose

Differenzialdiagnostisch kommt bei einer (partiellen) Okulomotoriusparese neben einer Myasthenia gravis ein kongenitales Fibrosesyndrom, eine internukleäre Ophthalmoplegie oder auch ein divergentes Retraktionssyndrom in Frage.

Trochlearisparese

Eine erworbene Trochlearisparese im Kindesalter ist selten.

▪▪ Ätiologie

Ursächlich ist in der Regel ein Schädel-Hirn-Trauma. Vaskuläre neoplastische oder neurologische Ursachen sind sehr selten.

▪▪ Klinik

Klinisch manifestiert sich eine erworbene Trochlearisparese mit dem akuten Einsetzen von vertikaler und verkippter Diplopie, die vor allen Dingen im Abblick zunimmt. Kompensatorisch wird eine Kopfneigung zur nicht betroffenen Seite eingenommen.

▪▪ Differenzialdiagnose

Die wichtigste Differenzialdiagnose der erworbenen Trochlearisparese ist der **isolierte Strabismus sursoadductorius**, der auch als kongenitale Trochlearisparese oder kongenitale Obliquus-superior-Parese bezeichnet wird (Abb. 33.27). Die **kompensatorische Kopfneigung** zur Gegenseite sowie das positive **Bielschowsky-Kopfneige-Phänomen**, bei dem es bei Kopfneigung zur betroffenen Seite zu einer sichtbaren Höhenabweichung des betroffenen Auges kommt, hat der Strabismus sursoadductorius mit der erworbenen Trochlearisparese gemeinsam. Bei der häufigen einseitigen Manifestation eines Strabismus sursoadductorius fallen betroffene Kinder schon früh durch eine Kopfneigung zur nicht betroffenen Seite auf.

Häufige Ursachen von Augenmuskelparesen im Kindesalter

- Abduzensparese
  - Tumoren (Hirnstammgliome)
  - Kleinhirntumoren
  - Erhöhter intrakranieller Druck
  - Schädel-Hirn-Trauma
  - Liquorzirkulationsstörungen

▼

- Okulomotoriusparese
  - In der Regel Kongenitaltraumata
  - Aneurysmata (sehr selten)
- Trochlearisparese
  - In der Regel traumatisch

Therapie der Augenmuskelparesen

> **Wichtigstes Ziel bei einer Augenmuskelparese ist die Vermeidung einer Amblyopie.**

Wird eine kleinwinklige Parese durch eine Kopfzwangshaltung spontan kompensiert, d. h. wird in dieser Kopfzwangshaltung mit beiden Augen geschaut, besteht kein Amblyopierisiko. Wird eine Kopfzwangshaltung jedoch nicht eingenommen, entsteht durch permanente Abschaltung des amblyopen Auges eine Amblyopie, die durch zeitweise **Okklusion des Führungsauges** behandelt wird. Bildet sich die Parese nicht zurück, kann durch einen **operativen Eingriff** an den Augenmuskeln das Auge so verschoben werden, dass die Kopfzwangshaltung verschwindet oder aber erneuter Parallelstand mit Binokularfunktionen entsteht.

> **Die Remission einer Augenmuskelparese kann bis zu einem Jahr dauern. Erst danach darf ein operativer Eingriff durchgeführt werden.**

Eine wichtige **Differenzialdiagnose von erworbenen Augenmuskelparesen**, insbesondere von der ein- oder beidseitigen kleinwinkligen Abduzensparese, ist ein nichtparetisches Schielen (▶ Abschn. 33.11). Neben dem Ausschluss eines sekundären Strabismus sollten insbesondere neurologische Erkrankungen ausgeschlossen werden. So kann es beispielsweise bei einem erhöhten Hirndruck oder einer Kleinhirnpathologie zur akuten Manifestation eines Innenschielens mit Doppelbildwahrnehmung kommen. Ursächlich hierfür kann ein nichtparetisches Schielen sein, es kann sich jedoch auch um eine kleinwinklige ein- oder beidseitige Abduzensparese handeln. Während kleinwinklige Paresen nach Beseitigung der auslösenden Ursachen häufig eine spontane Besserung zeigen oder verschwinden, persistiert ein nichtparetisches Schielen und sollte zum Erhalt des beidäugigen Sehens relativ zeitnah operiert werden, wenn keine Befundänderung der Augenstellung zu erwarten ist.

33.15.3 Blickparesen und supra(inter)nukleäre Störungen

Von den Paresen abzugrenzen sind die sog. Blickparesen und supranukleären Augenbewegungsstörungen.

▪▪ Definition

Während bei einer Augenmuskelparese alle Augenbewegungen ausfallen, ist das Kennzeichen einer Blickparese, dass nur bestimmte Augenbewegungstypen ausfallen, während andere Augenbewegungstypen noch möglich sind.

▪▪ Ätiologie

Blickparesen werden im Kindesalter durch Tumoren oder Entzündungen hervorgerufen. Eine beidseitige internukleäre Ophthalmoplegie gilt klinisch als pathognomonisch für das Vorliegen einer multiplen Sklerose und zwar auch bei unauffälligem Kernspintomogramm. ◘ Abb. 33.28 zeigt in einem Schema die Läsionsorte bei Blickparesen.

▪▪ Klinik

Bei einem Mittelhirnprozess, durch ein Pinealom oder einen Tumor der hinteren Schädelgrube, der von hinten auf das Mittelhirn drückt, kann es zum dorsalen Mittelhirnsyndrom kommen. Kennzeichnend hierfür ist eine **vertikale Blickparese**, das heißt, die Augen können entweder gar nicht oder nicht mehr so gut willkürlich gehoben werden. Sakkaden und Folgebewegungen nach oben sind deutlich eingeschränkt. Zum Mittelhirnsyndrom kann auch eine beidseits weite, schlecht auf Licht reagierende Pupille gehören, während die Nahreaktion erhalten ist (sog. Lichtnahdissoziation). Fixiert ein Kind mit einer vertikalen Blickparese ein Objekt und wird der Kopf passiv unter Beibehaltung der Fixation nach unten bewegt (Auslösung des vertikalen vestibulookulären Reflexes) kommt es zu einer deutlichen Besserung der vertikalen Beweglichkeit.

Eine erworbene **horizontale Blickparese** entsteht durch Läsion im unteren Hirnstamm, nahe dem Abduzenskerngebiet durch Läsion der sog. PPRF (parapontine retikuläre Formation). Auch hier gilt, dass bei Läsionen, die hauptsächlich das horizontale Blickzentrum betreffen, durch Auslösung des (horizontalen) vestibulookulären Reflexes die Motilität zur betroffenen Seite deutlich verbessert werden kann. Eine wichtige supranukleäre Störung, die auch im Kindesalter vorkommen kann, ist die internukleäre Ophthalmoplegie. Hierbei kommt es zu einer Läsion der Verbindung zwischen dem Abduzenskerngebiet einer Seite und dem Medialis (Okulomotoriuskerngebiet) der anderen Seite. Die Verbindung läuft über eine Struktur, dem medialen longitudinalen Faszikel (MLF).

33.15.4 Nystagmus

▪▪ Definition

Unter einem Nystagmus versteht man unwillkürliche, unkontrollierbare rhythmische Bewegungen beider Augen, die als Ruck- oder Pendelbewegungen imponieren und im Volksmund als sog. Augenzittern bezeichnet werden. Ein Nystagmus kann angeboren oder früh erworben sein.

▪▪ Angeborene/früh erworbene Nystagmusformen

Bei der Untersuchung eines Kindes mit einem fraglich angeborenen Nystagmus ist der erste Schritt immer der Ausschluss möglicher ophthalmologischer Erkrankungen, die zu einer Sehbeeinträchtigung und damit auch zu einem Nystagmus führen. Beispiele hierfür sind der okuläre Albinismus oder auch die beidseitige Optikushypoplasie sowie retinale Dystrophien. Man spricht in einer solchen Situation auch von einem sog. **sensorischen Defektnystagmus**.

Fallen bei der Untersuchung keine anatomischen Besonderheiten auf, kann trotzdem eine Retinadystrophie vorliegen, die funduskopisch zumindest im Kindesalter sehr häufig ein unauffälliges Bild liefert. Aus diesem Grund gibt es die Empfehlung, bei einem Kind mit einem angeborenen oder frühkindlich erworbenen Nystagmus ein Elektroretinogramm durchzuführen, um eine Erkrankung aus dem Formenkreis der Netzhautdystrophien auszuschließen. Liegen bei einem angeborenen Nystagmus keinerlei Erkrankungen vor, spricht man von einem **idiopathischen Nystagmus** oder aber auch essenziellen Nystagmus. Ein weiteres Synonym ist der Begriff »**kongenitaler Fixationsnystagmus**«.

Kinder mit einem solchen Nystagmus sind bei der Geburt zunächst völlig unauffällig. Zum Zeitpunkt längerer Fixation, also ab der 4. bis 6. Woche setzten plötzlich großamplitudige pendel-

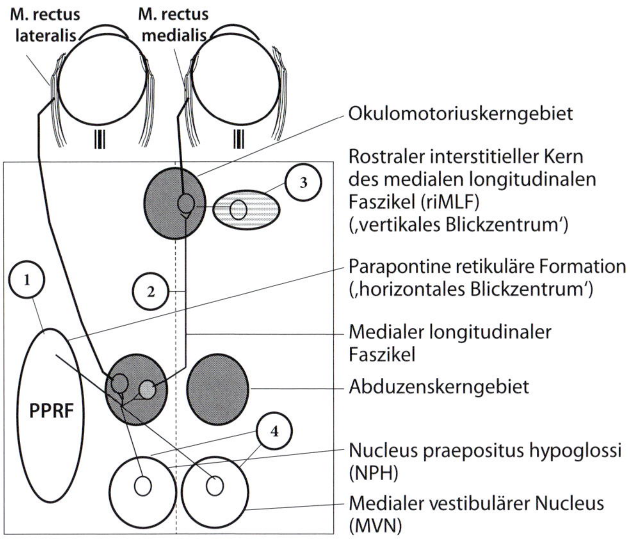

Abb. 33.28 Schematische Darstellung des Hirnstamms mit für die Okulomotorik wichtigen Strukturen. Die arabischen Zahlen deuten auf umschriebene Läsionsorte bei Blickparesen hin. *1* Horizontale Blickparese; *2* internukleäre Ophthalmoplegie; *3* vertikale Blickparese; *4* Blickrichtungsnystagmus

förmige Augenbewegungen ein, die im weiteren Verlauf an Amplitude ab und an Frequenz zunehmen. Kennzeichnend für diesen Nystagmustyp ist eine Verstärkung des Nystagmus bei Fixation. Ein weiteres Kennzeichen ist die zeitgleiche Verschiebung beider Augen immer um den gleichen Betrag. Man spricht deshalb auch von einem **konjugierten Nystagmus**. Bei manchen Kindern kommt es zu einer Beruhigung der Nystagmusintensität in exzentrischer Blickrichtung, was zu einer entsprechenden **Kopfzwangshaltung** führt.

Diese Kopfzwangshaltung kann dann später durch eine operative Verschiebung der Augen (Operation an den Augenmuskeln) beseitigt werden. Wiederum andere Kinder haben beim Blick in die Nähe eine deutliche Nystagmusberuhigung und eine Besserung ihrer Sehschärfe. Auch diese Eigenheit des Fixationsnystagmus kann therapeutisch genutzt werden, indem man dem Patienten ein latentes Außenschielen »anoperiert«, welches dann durch fusionale Konvergenz ausgeglichen wird. Diese fusionale Konvergenz führt dann bereits bei Fernblick zu einer Nystagmusberuhigung. Eine medikamentöse Therapie angeborener Nystagmusformen ist in der Regel frustran.

Eine wichtige Differenzialdiagnose zum kongenitalen Nystagmus ist der **Spasmus nutans**, der plötzlich nach dem 8. Lebensmonat einsetzt. Typisch ist ein dissoziierter Nystagmus, das heißt, die Nystagmusintensität ist auf einem Auge intensiver als auf dem anderen. Zum Spasmus nutans gehört auch ein rhythmisches Kopfwackeln und eine Kopffehlhaltung. In etwa der Hälfte der Fälle ist der Spasmus nutans mit einem Strabismus assoziiert.

Der Spasmus nutans wird häufiger bei entwicklungsretardierten Kindern beobachtet, ist prinzipiell gutartig und verschwindet spätestens bis zum 8. Lebensjahr.

Da Gliome der vorderen Sehbahnen, in Ausnahmefällen auch des Hirnstamms, ein dem Spasmus nutans ähnliches Krankheitsbild hervorrufen können, empfiehlt es sich, bei jedem Kind mit Spasmus nutans eine Kernspintomographie zum Ausschluss eines Glioms durchzuführen.

Erworbene Nystagmusformen und Augenbewegungsstörungen Von einem Nystagmus abzugrenzen ist der **Opsoklonus**, bei dem ohne Intervall sakkadierte Augenbewegungen auftreten, die auch im Schlaf persistieren. Es handelt sich hierbei nicht um einen echten Nystagmus, sondern um die ununterbrochene Ausführung von Sakkaden. Sind diese sakkadischen Augenbewegungen auf die Horizontalebene begrenzt, spricht man von einem »ocular flutter«.

Ursächlich für den Opsoklonus und den »ocular flutter« ist eine Funktionsstörung der Omnipauseneurone. Diese Neurone sind im Hirnstamm in der Nähe der Augenmuskelkerngebiete lokalisiert und hemmen die exzitatorischen Burstneurone der Blickzentren, die physiologischerweise bei jeder Sakkade feuern. Bei einem Funktionsausfall der Omnipauseneurone fehlt diese Hemmung und es werden unwillkürlich pausenlos Sakkaden generiert. Ursächlich für einen Opsoklonus kann eine paraneoplastische Schädigung der Omnipauseneurone durch ein Neuroblastom sein. Ein Opsoklonus kann sich aber auch ohne jede fassbare Ursache oder parainfektiös nach einer Virusentzündung manifestieren.

Einseitig erworbener Nystagmus Ein einseitiger Nystagmus, insbesondere, wenn er plötzlich einsetzt, kann immer Zeichen einer plötzlichen Sehverschlechterung, z. B. durch Kompression eines Sehnerven verursacht sein. In einer solchen Situation sollte umgehend eine neuroradiologische Abklärung erfolgen, es sei denn, man hat eine andere plausible Erklärung, z. B. eine intraokulare Blutung als Erklärung für den akut einsetzenden einseitigen Nystagmus.

Blickrichtungsnystagmus Zu den häufigsten Nystagmusformen gehört der Blickrichtungsnystagmus. Ein Blickrichtungsnystagmus ist daran zu erkennen, dass die Augen im Seitblick nicht gehalten werden und langsam Richtung Geradeausblick zurückgleiten. Das Zurückgleiten wird durch eine Korrektursakkade in den Seitblick unterbrochen, bevor die Augen wiederum zurückgleiten.

Pathophysiologisch entsteht ein Blickrichtungsnystagmus immer dann, wenn die Berechnung der Innervation für die neue Augenposition (Seitblick) aus dem Innervationspuls, der erforderlich ist, die Augen in diese neue Position zu bringen, nicht mehr funktioniert. An dieser Integration sind im Hirnstamm zwei Kerngebiete (Nucleus praepositus hypoglossi und Nucleus vestibilaris medialis) (Abb. 33.28) des unteren Hirnstamms beteiligt. Diese werden wiederum vom Kleinhirn (Flokkulus, Paraflokkulus) kontrolliert. Sowohl Kleinhirn- als auch Hirnstammläsionen können zu einem Blickrichtungsnystagmus führen. Es gibt aber auch eine Reihe von Medikamenten (z. B. Antiepileptika) die ursächlich für einen Blickrichtungsnystagmus sein können.

33.15.5 Kindliche Optikusatrophie

Die Optikusatrophie und der ihr zugrunde liegende Verlust von retinalen Ganglienzellen ist der Endzustand einer ganzen Reihe von Erkrankungen, die sehr unterschiedliche Ursachen haben können.

Diagnose

Bei der diagnostischen Einordnung einer Optikusatrophie oder bei der Fahndung nach einer solchen ist eine ausführliche Anamnese im Hinblick auf potenzielle Noxen während der Gestationsphase, der pränatalen Phase und auch in der Neugeborenenphase von großer Wichtigkeit. Insbesondere sollte gezielt nach Frühgeburt, perinataler Asphyxie, Schädel-Hirn-Trauma, entzündlichen Erkrankungen, wie Meningitis, Enzephalitis und Hydrozephalus gefragt werden. Nicht immer ist die Diagnose, insbesondere eine beginnende Optikusatrophie, mit Zuverlässigkeit zu stellen, da die Papille im Kindesalter häufig blasser erscheint als später. Außerdem können eine höhere Kurzsichtigkeit oder eine ausgeprägte Exkavation des Nervus opticus eine Optikusatrophie vortäuschen.

> **Die Optikusatrophie als Endzustand ist die häufigste Ursache für eine Sehminderung im Kindesalter, noch vor der Frühgeborenen-Retinopathie und der Amblyopie. Die Optikusatrophie ist wahrscheinlich auch die häufigste Ursache einer Sehbehinderung bei geistig behinderten Kindern.**

Ätiopathogenese

Der Zeitpunkt der Schädigung von Nervenfasern ist für den Aspekt eines geschädigten Sehnerven von Bedeutung. Während Noxen im ersten und zweiten Trimenon der Gestationsphase eher zu einer Hypoplasie des Nervus opticus führen (die Assoziierung von Hypoplasien des Nervus opticus mit Malformation des ZNS spricht für einen frühen Schädigungszeitpunkt), weist eine Optikusatrophie darauf hin, dass die Schädigung im letzten Trimenon, um die Geburt oder danach erfolgt ist. Allerdings gibt es fließende Übergänge zwischen beiden Zuständen, so kann z. B. eine periventrikuläre Leukomalazie sowohl mit einer Hypoplasie des Nervus opticus als auch einer Optikusatrophie einhergehen, wobei die tiefe pseudo-»glaukomatöse« Exkavation in Verbindung mit einer deutlichen temporale Blässe des Sehnerven als typisch gilt.

Kompressive Läsionen des Nervus opticus Insbesondere eine beidseitige Optikusatrophie in den ersten Lebensjahren sollte immer zum Ausschluss einer intrakraniellen Raumforderung führen, die die vordere Sehbahn komprimiert. Hier ist an erster Stelle das **Kraniopharyngeom** zu nennen, der häufigste supratentorielle Tumor im Kindesalter. Bei Kraniopharyngeomen beobachtet man häufig Zeichen eines erhöhten Hirndrucks, sowie Störungen der hypophysären-hypothalamischen Achse, die sich z. B. als Gedeihstörung manifestieren können. Die meisten Betroffenen haben visuelle Probleme, die im Kleinkindesalter nicht selten lange unentdeckt bleiben. Der Optikusatrophie kann eine (chronische) Stauungspapille vorhergehen, die jedoch nicht zwingend ist.

Eine weitere wichtige Ursache, insbesondere einer beidseitigen Optikusatrophie, die in den ersten Lebensjahren entstehen kann, ist das **Optikusgliom**, z. B. im Rahmen einer Neurofibromatose Typ I. Circa 15% aller Patienten mit einer Neurofibromatose Typ I entwickeln ein Optikusgliom. Die meisten dieser Gliome sind lange asymptomatisch. Wenn sie auf die vordere Sehbahn beschränkt sind und nicht das Chiasma erreichen, ist häufig eine Beobachtung der Gliome ausreichend. Eine Chiasmabeteiligung durch Optikusgliome reduziert erheblich die Prognose im Hinblick auf Sehvermögen und weiteren Krankheitsverlauf.

Andere kompressive Läsionen, wie ein Hypophysenadenom oder ein Optikusscheidenmeningiom sind im Kindesalter selten. Etwas weniger selten sind Optikusatrophien im Rahmen von Kraniosynostosen, z. B. dem Crouzon-Syndrom, wobei der hauptsächliche Schädigungsmechanismus ein erhöhter Hirndruck mit chronischer Stauungspapille und weniger eine direkte Kompression des Sehnerven durch einen zu engen Canalis opticus ist. Dysgerminome, Dermoide, Epidermoide und Hamartome als Ursache einer kompressiven Läsion für eine Optikusatrophie im Kindesalter sind im Vergleich dazu seltener.

Nichtkompressive Ursachen einer Optikusatrophie Auch eine Chemotherapie, z. B. mit Vincristin, eine Bestrahlung oder eine paraneoplastische Schädigung kann ursächlich für eine Optikusatrophie sein. Eine länger bestehende Stauungspapille geht bei unbehandelter Ursache ebenfalls in eine Optikusatrophie über.

Ein Fallstrick ist die Tatsache, dass eine abnehmende Stauungspapille nicht zwingend durch ein Beherrschen der Hirndrucksituation zustande kommt, sondern auch einen Übergang in die Optikusatrophie anzeigen kann.

> **Wo keine Nervenfasern mehr sind (Optikusatrophie), kann auch der Sehnerv nicht mehr schwellen (Stauungspapille).**

Ein erhöhter Hirndruck im Kleinkindesalter führt sehr viel seltener und später zu einer Stauungspapille und kann manchmal den Sehnerven dahingehend schädigen, dass es direkt (ohne Stauungspapille) zur Entstehung einer Optikusatrophie kommt. Dies sollte, wenn z. B. bei Kontrolle von Kleinkindern, die an einem Shunt wegen eines Hydrozephalus operiert wurden, berücksichtigt werden (▣ Abb. 33.29).

Optikusatrophien bei Syndromen Die Liste der genetischen Erkrankungen, die mit einer Optikusatrophie im Kindesalter einhergehen können, scheint unendlich. Hierzu zählen neurodegenerative Erkrankungen, Speichererkrankungen, Enzymdefekte, mitochondriale Störungen, Phakomatosen.

Zu den sog. **hereditären Optikusatrophien**, die in der Regel ohne Begleiterkrankung einhergehen, zählen einmal die **autosomal-dominante Optikusatrophie**, die die häufigste erbliche Optikusatrophie mit einer Prävalenz von 1:15.000 bis 1:50.000 ist. Diese Erkrankung hat eine inkomplette Penetranz und eine sehr variable Klinik. Die Sehverschlechterung wird in der Regel zwischen dem vierten und achten Lebensjahr bemerkt, zufällig im Rahmen einer ophthalmologischen Untersuchung. Betroffene Kinder sind nicht selten völlig unauffällig und verhalten sich völlig »normal«. Die Sehschärfe bei Erstdiagnose schwankt zwischen 0,1 und 1,0, ist aber häufig im Größenbereich von 0,2–0,3. Manchmal ist eine leichte Blendungsempfindlichkeit vorhanden, ein Nystagmus ist nicht typisch für die dominante Optikusatrophie. Dies spricht dafür, dass das Sehvermögen in den ersten Lebensjahren normal oder nahezu normal sein muss. Charakteristisch gilt eine Blaustörung, jedoch kann jede Farbensinnstörung bei einer dominanten Optikusatrophie auftreten. Nur eine Minderzahl der Kinder muss in Sehbehinderteneinrichtungen gefördert werden, viele können ein normales oder fast normales Leben führen. In der Regel sind Patienten mit einer dominanten Optikusatrophie monosymptomatisch. Ursache ist ein Defekt im OPA-I-Gen auf dem Chromosom 3Q28, wobei mehr als 100 unterschiedliche Mutationen mittlerweile bekannt sind.

Die zweite wichtige hereditäre Optikusatrophie ist die sog. **Lebersche hereditäre Optikusneuropathie** (LHON), die zwar typischerweise im jungen Erwachsenenalter manifest wird, aber durchaus auch Kinder betreffen kann. Klinisch manifestiert sich eine LHON durch eine plötzliche Sehverschlechterung. Fundoskopisch sieht man eine geschwollene Papille, wobei es sich jedoch nicht um ein echtes Papillenödem handelt, kleine erweiterte Gefäße um die Papille und die angrenzende Nervenfaserschicht. Ursächlich für die Lebersche hereditäre Optikusatrophie sind Mutationen der mitochondrialen DNA, die zu einer Störung der Atmungskette führen. Bei einer bestimmten Mutation kann es zu einer Erholung kommen. Beidseitiger Befall mit einem Intervall von bis zu einem Jahr ist häufig. Residualzustand ist eine mehr oder minder ausgeprägte partielle Optikusatrophie. Da die LHON mit Herzrhythmusstörungen assoziiert sein kann, empfiehlt sich eine diesbezügliche Diagnostik und gegebenenfalls Therapie.

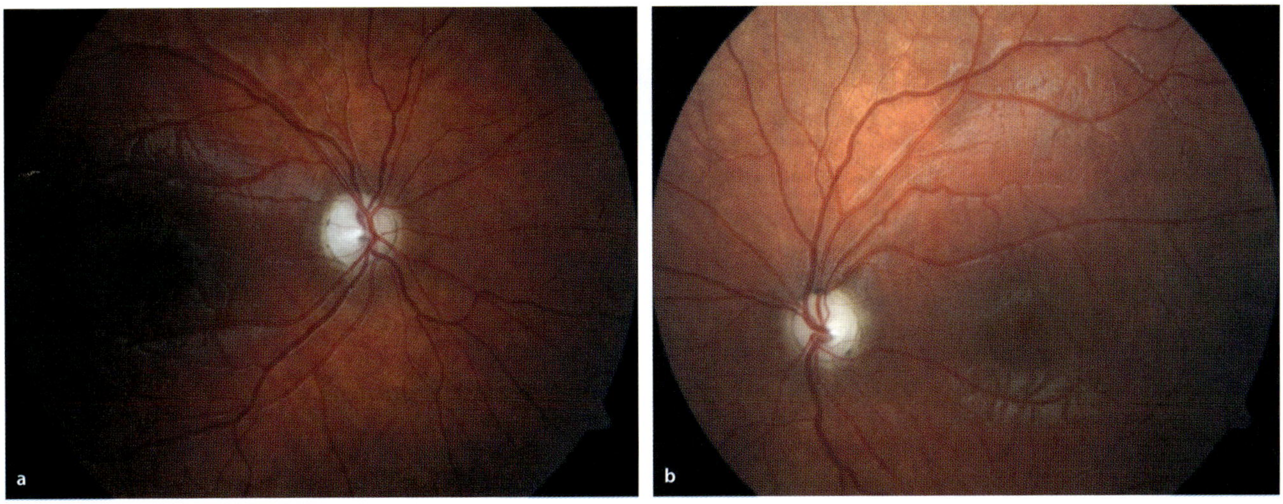

Abb. 33.29a, b Optikusatrophie bei einem 12-jährigen Jungen mit Hydrozephalus, der zu keinem Zeitpunkt eine Stauungspapille entwickelte. **a** Rechtes Auge mit einem Visus von 0,1; **b** linkes Auge mit einem Visus von 0,3

Die **rezessive Optikusatrophie** und die **X-chromosomal vererbte Optikusatrophie** sind, wie auch andere angeborene Optikusatrophien mit Allgemeinsymptomen und neurologischer Symptomatik (Behr-Syndrom, Wolfram-Syndrom), extrem selten. Tabelle 35.4 zeigt eine Auswahl wichtiger Ursachen von Optikusatrophien.

Ursachen einer Optikusatrophie im Kindesalter

- **Kompressive Läsionen**
  - Kraniopharyngeom, Optikusgliom, seltener Hypophysenadenom
  - Kraniosynostosen
  - Tumoren zentral des Corpus geniculatum laterlae mit transsynaptischer Degeneration
- **Nichtkompressive Läsionen**
  - Längere Papillenschwellung
  - Hydrozephalus
  - Hereditäre Optikusatrophien
  - Retinadystrophien
  - Frühgeburt
  - Peri-/postnatale Asphyxie
  - Schädel-Hirn-Trauma
  - Entzündliche Erkrankungen
  - Neurodegenerative Erkrankungen
  - Speichererkrankungen

33.15.6 Psychogene Sehverschlechterung

Kinder mit einer psychogenen Sehverschlechterung sind nicht selten, auch wenn genaue Prävalenzdaten fehlen. Häufiger handelt es sich um junge Mädchen im Alter zwischen 6 und 15 Jahren. Typischerweise wird eine Verschlechterung des Sehens oder aber ein Gesichtsfeldausfall als Beschwerde angegeben ohne dass es dafür eine plausible Ursache gibt.

Eine psychogene bzw. funktionelle Sehstörung ist immer eine Ausschlussdiagnose!

Der Verdacht entsteht immer dann, wenn bei der Abklärung einer Sehverschlechterung und/oder eines Gesichtsfeldausfalles sich widersprüchliche Befunde ergeben. Meist gelingt es bei gründlicher Untersuchung sehr schnell, die funktionelle Natur der Störung herauszubekommen. Die Prognose ist im Allgemeinen gut. Mit einer Brille mit einer äußerst schwachen Korrektur, die bei Bedarf aufgesetzt werden kann (z. B. beim Hausaufgaben machen), verlieren sich die Symptome meist rasch. Die funktionelle Natur der Sehstörung sollte dem Kind gegenüber nicht ausdrücklich thematisiert werden. In jedem Fall sollte man kurzfristig nachuntersuchen. Erstens um auszuschließen, dass nicht vielleicht doch eine organische Läsion vorliegt, und zweitens, um sich von dem benignen Verlauf der funktionellen Sehstörung zu überzeugen. Die Zuhilfenahme eines Psychologen oder Psychiaters ist nur in Ausnahmefällen erforderlich.

Abklärung von Kindern mit Kopfschmerzen Kopfschmerzen sind auch im Kindes- und Jugendalter weit verbreitet. Wenn man keinen richtungweisenden Befund hat, wird gerne der Augenarzt konsultiert. Grundsätzlich werden viel zu häufig harmlose Befunde, wie ein latentes Schielen oder eine nicht auskorrigierte Fehlsichtigkeit, für die Kopfschmerzen verantwortlich gemacht. Ein latentes Schielen oder auch eine Brille, die nicht stimmt, oder auch eine fehlende Brille führen normalerweise nicht zu Kopfschmerzen. Selbst eine höhere Weitsichtigkeit, die durch permanentes Akkommodieren ausgeglichen wird, kann zu Ermüdung der Augen führen oder zu sog. asthenopischen Beschwerden, aber nicht zu typischen Kopfschmerzsymptomen.

Literatur

Bornfeld N, Schüler A, Bölöni R et al. (2006) Retinoblastom. Ophthalmologe 103: 59–78

Collins JF, Augustin AJ (2007) Augenheilkunde, 3. Aufl. Springer, Berlin Heidelberg New York Tokio

Grehn F (2012) Augenheilkunde, 31. Auflage. Springer, Berlin Heidelberg New York Tokio

Harley RD (1983) Pediatric ophthalmology. Saunders, Philadelphia

Kanski JJ, Bowling B(2011) Clinical Ophthalmology. 7th ed. Saunders, Philadelphia

Kaufmann H, Steffen H (Hrsg) (2012) Strabismus, 4. Aufl. Thieme, Stuttgart

Liu GT Volpe NJ, Galetta SL (2010) Neuroophthalmology, 2nd ed. Elsevier, Amsterdam

Miller NR, Newmann NJ, Biousse V, Kerrison JB (eds) (2005) Clinical Neuroophthalmology, 5th ed. Lippincott Williams & Wilkin, Philadelphia

Nelson LB (1984) Pediatric ophthalmology. W.B. Saunders, Philadelphia

Rohrbach JM, Lieb WE (1998) Tumoren des Auges und seiner Adnexe. Schattauer, Stuttgart

Rootman J (1988) Diseases of the orbit. J.B. Lippincott, Philadelphia

Shaarawy T, Hitchings RA, Sherwood M (2009) The Glaucomas, 2 vol. Saunders, Philadelphia

Shields C (1992) Intraocular tumors. W.B. Saunders, Philadelphia

Spalton PJ, Hitchings RA, Hunter PA (1996) Atlas der Augenheilkunde. Thieme, Stuttgart New York

Taylor D (1997) Paediatric ophthalmology. Blackwell, Oxford

Wilson ME, Saunders RA, Trivedi RH (eds) (2009) Pediatric Ophthalmology, 1st ed. Springer, Berlin Heidelberg New York

Hals-, Nasen-, Ohrenheilkunde

F. Bootz, R. Lang-Roth

C. P. Speer, M. Gahr (Hrsg), *Pädiatrie*,
DOI 10.1007/978-3-642-34269-1_34,

Einleitung

Frau M. stellt ihren $3^1/_2$-jährigen Sohn beim Hals-, Nasen- und Ohrenarzt vor: er könne kein »K« sprechen, das mache ihr Sorge. Die Routineuntersuchung ist völlig unauffällig, der Versuch den Knaben altersentsprechende Worte mit »K« nachsprechen zu lassen, schlägt fehl. Aus der Tasche der Mutter ragt eine Cola-Flasche hervor. Möglicherweise mag das Kind Coca Cola? Also lautet die nächste Frage: »Sag bitte einmal Cola«. Der Junge, zuvor in Abwehrhaltung mit Stirnfalte, geballten Fäusten, leicht gesenktem Kopf, verändert seine Physiognomie innerhalb von Sekunden: er blickt auf und sagt kurz und knapp: »Light«. Diese nicht erfundene Geschichte zeigt nicht nur, wie gewitzt Kinder sein können, sondern auch, wie Untersuchungen auf Stimm- und Sprachstörungen bei Kindern unerwartete Wendungen nehmen können.

34.1 Ohr

F. Bootz

34.1.1 Fehlbildungen

Einteilung

Fehlbildungen des Ohres können das äußere, das Mittelohr und das Innenohr betreffen. **Fehlbildungen der Ohrmuscheln** (Mikrotie) werden in drei verschiedene Grade eingeteilt. Zudem kann es zu kleineren Formabweichungen kommen, die sich z. B. bei abstehenden Ohrmuscheln in Form eines vergrößerten Cavum conchae oder einer nicht angelegten Anthelixfalte äußern. Ohrmuschelfehlbildungen schwereren Grades sind meist assoziiert mit einer Gehörgangsatresie und einer Fehlbildung des Mittelohres und dadurch bedingter Schwerhörigkeit unterschiedlichen Grades.

Mittelohrfehlbildungen können monosymptomatisch oder in Kombination mit anderen Fehlbildungssyndromen (Tab. 34.1 und Abb. 34.1) auftreten. Bei Mittelohrfehlbildungen liegt in der Regel eine regelrechte Funktion des Innenohres vor. Innenohrfehlbildungen können ebenso isoliert oder in Verbindung mit anderen Organfehlbildungen auftreten. Die Fehlbildung kann einerseits die Cochlea und das Vestibularorgan und andererseits den inneren Gehörgang, seltener den Aquaeductus cochleae und den Ductus endolymphaticus betreffen.

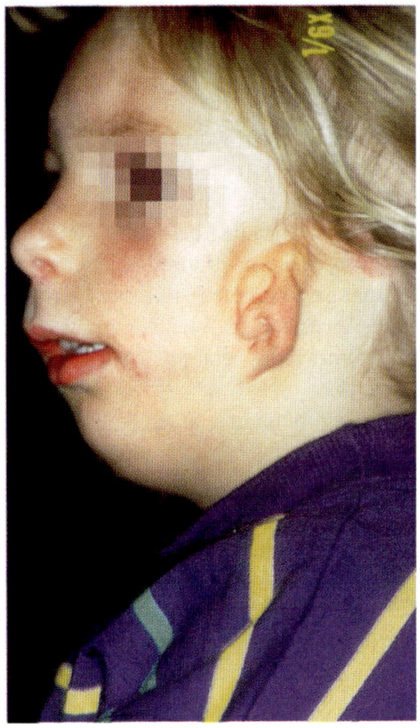

Abb. 34.1 Mikrotie Grad II bei Franceschetti-Treacher-Collins-Syndrom

Tab. 34.1 Fehlbildungssyndrome mit Mittelohrfehlbildung

Erkrankungen	Symptome
Otofaziale Dysostosen	
Dysostosis mandibulofacialis (Franceschetti-Treacher-Collins)	Antimongoloide Augenspalte, Lidanomalien, Jochbogenagenesie oder -hypoplasie sowie Ober- und Unterkieferhypoplasie
Dysostosis acrofacialis (Nager)	Hypoplasie von Oberkiefer, Unterkiefer und Jochbogen; Extremitätenanomalien wie Radiusaplasie, Synostose von Elle und Speiche sowie eine Hypoplasie des Daumens
Dysplasia oculoauricularis (Goldenhar)	Epibulbäres Dermoid, Aurikularanhänge, Ohrfisteln, okuläre Fehlbildungen, Fehlbildungen der Halswirbelsäule, Makrostomie, Unterkieferhypoplasie
Kraniofaziale Dysostosen	
Dysostosis craniofacialis (Crouzon)	Brachyzephaler Schädel, Orbita ist abgeflacht, Exophthalmus, Hypertelorismus, Hypoplasie des Oberkiefers, Schallleitungsschwerhörigkeit
Akrozephalosyndaktylie (Apert)	Synostose der Schädelnähte, Extremitätenfehlbildungen an Fingern und Zehen, Mittelgesichtsdysmorphien, geistige Retardierung
Fehlbildungssyndrome mit Fehlbildungen der Wirbelsäule	
Klippel-Feil-Syndrom	Fehlbildungen des Achsenskeletts, Ohrfehlbildungen, Spina bifida, Meningozele, Blockwirbelbildung der Halswirbel
Wildervanck-Syndrom	Zusammentreffen der Klippel-Feil-Fehlbildung mit einer Störung der Augenmotilität, Abduzenslähmung

34.1.2 Äußeres Ohr (Ohrmuschel und Gehörgang)

Entzündungen

Ohrmuschelekzem Eine häufige Ursache für **Kontaktekzeme** sind Ohrringe, deren Metalle zu einer dermatitischen Reaktion führen. Nur die konsequente Noxenkarenz kann zu einer anhaltenden Besserung führen. **Mikrobielle Ekzeme** werden in der Nähe nässender, superinfizierter Läsionen, wie sie im Bereich des Cavum conchae bei chronischer Otitis auftreten können, beobachtet, sie sind mit Antibiotika und durch Sanierung des Mittelohrbefundes zu behandeln.

Ohrmuschelerysipel Beim Erysipel kommt es zu einer deutlichen Rötung, Überwärmung und Schwellung der Haut, meist der gesamten Ohrmuschel einschließlich des Lobulus. Neben lokal kühlenden antiseptischen Maßnahmen ist eine systemische Behandlung mit Penicillin G, hochdosiert über 10 Tage notwendig.

Perichondritis Die Entzündung ist beschränkt auf den knorpeligen Anteil der Ohrmuschel, wobei das Ohrläppchen ausgespart bleibt. Es besteht eine schmerzhafte Schwellung und Rötung mit Verstreichen der Konturen der Knorpelfaltung. Die antibiotische Behandlung sollte mit einem penicillinasefesten Penicillin vorgenommen werden.

Herpes zoster oticus Der sehr schmerzhafte Zoster oticus geht mit **bläschenförmigen Hauteffloreszenzen** vorwiegend im Bereich des Cavum conchae und des Gehörganges einher. Die Bläschen können sich in unterschiedlichen Stadien befinden. Zusätzlich kann es im Rahmen dieser Virusinfektion zu vestibulokochleären Schädigungen und Fazialisparesen kommen (Rumsay-Hunt-Syndrom). Zur Therapie steht das Virustatikum Aciclovir zur Verfügung, das oral, in schweren Fällen intravenös verabreicht wird.

Otitis externa Häufig treten unspezifische Entzündungen der Gehörgangshaut durch unsachgemäße Manipulationen und Ohrreinigungen auf. Ferner kommen als Ursachen Gehörgangsstenosen, Ohrpassstücke von Hörgeräten, chronisch sezernierende Mittelohrentzündungen oder Kontamination mit keimhaltigem Badewasser in Betracht. Erreger sind neben Bakterien wie Streptokokken, Enterokokken und Pseudomonas, aber auch Pilze und Viren. Die Otitis externa geht meist mit heftigen Schmerzen, einer kompletten Verlegung des Gehörganges und dadurch bedingter Hörminderung und einer begleitenden Lymphadenitis der retroaurikulären Lymphknoten einher. Die Behandlung erfolgt in Form desinfizierender Ohrentropfen und einer sorgfältigen fachärztlichen Gehörgangsreinigung.

Gehörgangsfurunkel, Gehörgangsabszess Ausgehend von Haarbalgdrüsen kann eine umschriebene Entzündung in Form einer Abszessbildung bzw. eines Furunkels im Bereich des knorpeligen Gehörganges auftreten. Als Erreger kommen vorwiegend Staphylokokken vor. Es handelt sich meist um eine sehr schmerzhafte Schwellung und Rötung der Gehörgangshaut, wobei oft ein Tragusdruckschmerz besteht. Neben der lokalen Behandlung kann eine Abszessspaltung notwendig sein.

Verletzungen

Othämatom Durch stumpfe Scherkräfte kommt es zu einem Ablösen des Perichondriums vom Knorpel und dazwischen zur Einblutung und Hämatombildung. Klinisch findet sich eine weiche, fluktuierende, schmerzlose Schwellung mit einer hämatombedingten Rot-Blau-Färbung. Eine unmittelbare operative Entlastung ist notwendig, um eine Organisation des Hämatoms mit Knorpelnekrose und bleibender Verstümmelung der Ohrmuschel zu verhindern (Blumenkohlohr).

Thermische Schädigung der Ohrmuschel Bei Erfrierungen wird als Erstmaßnahme ein langsames Erwärmen des Gewebes auf Körpertemperatur angestrebt, bei Verbrennungen ein Abkühlen mit Eiswürfeln. Die weitere Therapie ist abhängig vom Grad der Schädigung. Bei Schädigungen 3. Grades wird die Demarkation abgewartet, um dann die Nekrosen abzutragen. Nach mehrmonatigem Intervall kann eine plastische Rekonstruktion erfolgen. Schädigungen 1. und 2. Grades heilen in der Regel komplikationslos aus.

Gehörgangsverletzungen Gehörgangsverletzungen treten meist nach Manipulation im Gehörgang auf. Neben der Verletzung der Gehörgangshaut kann es zusätzlich zu einer Trommelfellverletzung kommen. Im Rahmen von Felsenbeinfrakturen und Kiefergelenksfrakturen können knöcherne Verletzungen des Gehörganges auftreten. Eine alleinige Gehörgangshautverletzung wird konservativ mit desinfizierenden Lösungen behandelt, abgeschilfertes Epithel wird an die ursprüngliche Stelle zurück verlagert. In schweren Fällen kann es zu einer Stenosierung durch Narbenbildung kommen. Zum Ausschluss einer Trommelfellperforation muss eine mikroskopische Inspektion des Trommelfells erfolgen, wobei nötigenfalls auch eine Hörprüfung zum Ausschluss einer Gehörknöchelchenluxation vorgenommen werden sollte.

Fremdkörper im Gehörgang Gehörgangsfremdkörper findet man besonders im Kleinkindesalter aber auch bei älteren Kindern mit geistiger Behinderung. Eine Fremdkörperextraktion sollte ausschließlich vom Facharzt vorgenommen werden.

34.1.3 Mittelohr

Akute Entzündungen

Akuter Tubenmittelohrkatarrh (Seromukotympanon) Mittelohrergüsse, bedingt durch eine Tubenbelüftungsstörung, sind die häufigste chronische Mittelohraffektion im Kindesalter. Ihre Hauptinzidenz liegt zwischen dem 2. und 6. Lebensjahr. Die häufigste Ursache für eine Tubenventilationsstörung sind banale Nasen- und Nasenracheninfekte, aber auch vergrößerte Rachenmandeln. Als Folge der Belüftungsstörung kommt es zu einem Unterdruck im Mittelohr und zu einer Absonderung von Sekret.

Ältere Kinder klagen über ein Völlegefühl im Ohr begleitet von einer Schwerhörigkeit. Bei jüngeren Kindern fällt lediglich eine verzögerte Reaktion auf akustische Reize auf. Häufig stehen die Symptome chronischer rhinogener Infekte im Vordergrund. Bei der otoskopischen Untersuchung sieht man entweder einen Flüssigkeitsspiegel oder eine bernsteinfarbene Veränderung als Hinweis für das eingedickte Sekret im Mittelohr (◘ Abb. 34.2). In manchen Fällen imponiert das eingedickte Sekret bläulich durch das Trommelfell und wird als **Glue ear** bezeichnet (◘ Abb. 34.3). Die Behandlung erfolgt im akuten Stadium mit abschwellenden Nasentropfen. Von Luftdurchblasungen sollte in diesen Fällen aufgrund der möglichen Keimverschleppung ins Mittelohr abgesehen werden. Kommt es zu keiner Besserung der Symptomatik, so muss zur permanenten Belüftung des Mittelohres eine Paukendrainage (Paukenröhrchen) vorgenommen werden (s. unten, Chronischer Tubenmittelohrkatarrh; ◘ Abb. 34.4).

Akute, eitrige Mittelohrentzündung ▶ Kap. 16.2.2.

Akute Mastoiditis ▶ Kap. 16.2.3.

Chronische Entzündungen

Chronischer Tubenmittelohrkatarrh Durch Organisationsvorgänge entstehen narbige Verwachsungen mit Kalkeinlagerungen im Trommelfell (**Tympanosklerose**). Otoskopisch zeigt sich zumeist ein eingezogenes, mit atrophen Narben und weißlichen Einlagerungen versehenes Trommelfell. Zusätzlich findet sich eine Sekretbildung in der Pauke. Zur Verbesserung der Tubenventilation werden eine Adenotomie und eine Verbesserung der Nasenluftpassage empfohlen. Zusätzlich wird ein Tubenventilationstraining (**Pollitzer-Versuch**) vorgenommen. Ferner kann die Einlage von Paukenröhrchen zur dauerhaften Belüftung des Mittelohres angezeigt sein. Eine operative Therapie des Adhäsivprozesses durch eine Tympanoplastik ist meist wenig erfolgversprechend.

Chronische Mittelohrentzündung Die chronische Mittelohrentzündung zeichnet sich durch chronisch-rezidivierende Schleimhautexsudationen über einen persistierenden zentralen Trommelfelldefekt aus (◘ Abb. 34.5). Zusätzlich zur Perforation im Trommel-

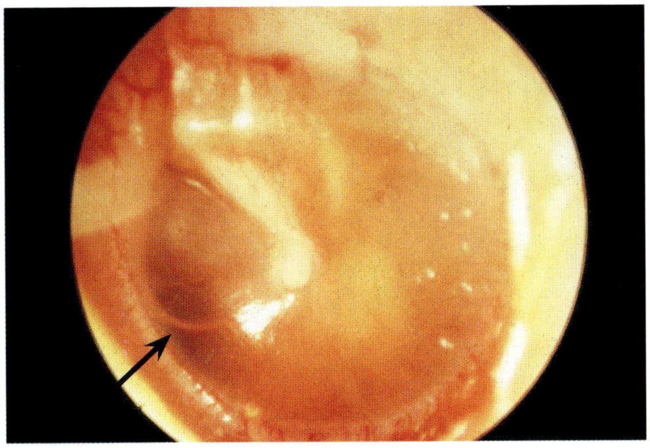

Abb. 34.2 Serotympanon des linken Ohrs: Flüssigkeitsspiegel im vorderen unteren Quadranten (*Pfeil*)

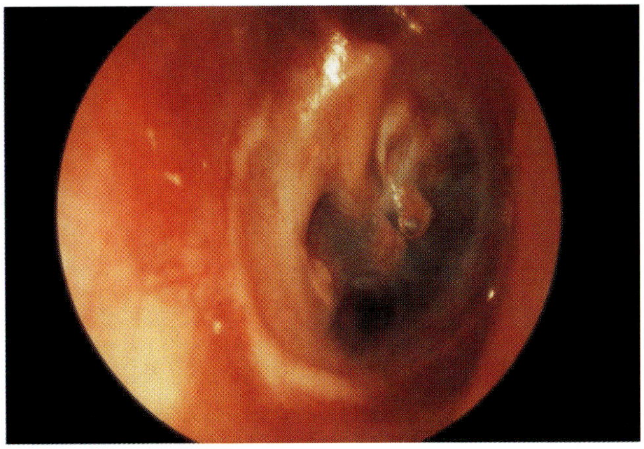

Abb. 34.3 Glue Ear: hinter intaktem Trommelfell imponiert das stark eingedickte Sekret bläulich, nicht zu verwechseln mit einem Hämatotympanon

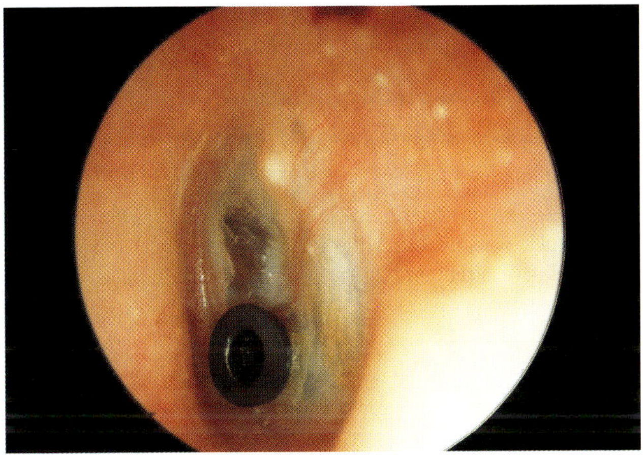

Abb. 34.4 Paukenröhrchen zur dauerhaften Drainage des Mittelohrs

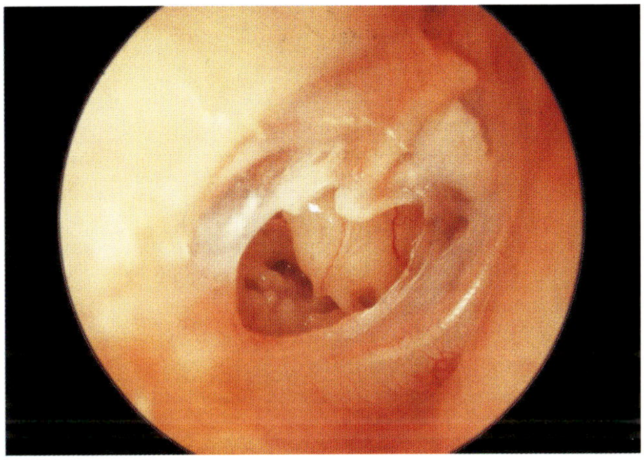

Abb. 34.5 Zentraler Trommelfelldefekt bei chronischer Otitis media

fell kann es zu einer Arrosion der Gehörknöchelchenkette kommen. Audiometrisch liegt eine reine Schallleitungsschwerhörigkeit vor. Zur **Behandlung** der chronischen Schleimhauteiterung werden bei einer Ohrsekretion H_2O_2-Tropfen appliziert. Nach Abklingen der Exazerbation wird zur Tympanoplastik mit Trommelfellverschluss geraten.

Cave

Antibiotikahaltige Ohrentropfen, die in der Regel Aminoglykoside enthalten, sind bei chronischen Mittelohrentzündungen absolut kontraindiziert, da sie durch ototoxische Wirkung zu einer Schallempfindungsschwerhörigkeit bis zur Ertaubung führen können.

Cholesteatom Beim Cholesteatom unterscheidet man zwischen einer erworbenen (sekundären) und einer kongenitalen (primären) Form. Bei beiden handelt es sich um im Mittelohr **ektop vorkommendes, verhornendes Plattenepithel** mit chronischer Entzündung und fortschreitender Destruktion des umgebenden Knochens, meist verbunden mit einer epitympanalen Perforation. Die Inzidenz der **erworbenen Cholesteatome** erreicht im Alter zwischen 9 und 19 Jahren ihren Höhepunkt. Kinder mit Gaumenspalten sind häufiger von einem Cholesteatom betroffen. Das Cholesteatom kann in Richtung Antrum bzw. Mastoid wachsen und im fortgeschrittenen Stadium durch den Knochenabbau die Dura der mittleren Schädelgrube freilegen oder den lateralen Bogengang arrodieren. Seltener wird der knöcherne Fazialiskanal destruiert. Oft kommt es zu einer Arrosion der Gehörknöchelchenkette.

Das typische Symptom des Cholesteatoms ist die **fötide Ohrsekretion**. Die progrediente Schwerhörigkeit wird von Kindern selten wahrgenommen. Es kann jedoch auch eine Normalhörigkeit bestehen, wenn die Gehörknöchelchenkette durch das Cholesteatom noch nicht destruiert ist. Symptome wie Taubheit, Schwindel und Gesichtsnervenlähmung sind Anzeichen eines fortgeschrittenen Cholesteatomwachstums. Die **Diagnose** eines Cholesteatoms wird durch die Otoskopie gestellt, wo sich typischerweise die randständige Perforation mit deutlich ausgeprägter Schuppenbildung zeigt (Abb. 34.6).

Beim **kongenitalen Cholesteatom** findet sich eine weißliche Vorwölbung des Trommelfells, das in der Regel intakt ist. Es kann, wie beim erworbenen Cholesteatom zu einer Destruktion der Gehörknöchelchenkette und anderer Mittelohrstrukturen kommen. Beim kongenitalen Cholesteatom ist in manchen Fällen eine Computertomographie zur genauen Bestimmung der Ausdehnung wichtig.

Verletzungen

Verletzungen des Trommelfells können direkt, z. B. durch Wattestäbchen oder durch spitze Gegenstände verursacht werden. Sie können aber auch durch einen plötzlichen Druckanstieg im Gehörgang, nach einem Schlag aufs Ohr oder nach einer Explosion entstehen.

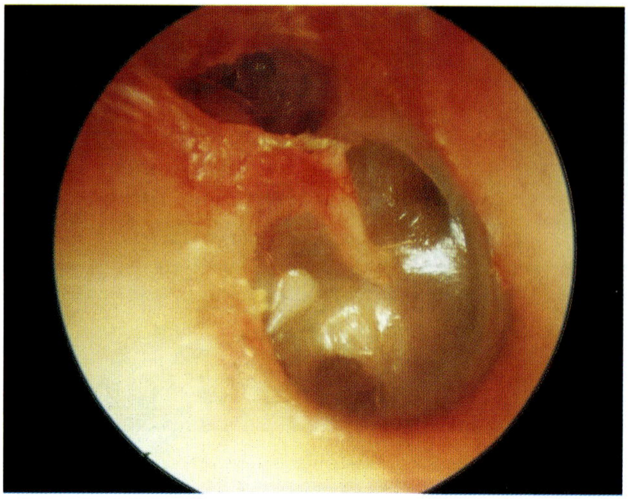

Abb. 34.6 Randständige Perforation des Trommelfells mit knöcherner Destruktion bei Cholesteatom

Verletzungen des Trommelfells gehen meist mit heftigen, stechenden und pulsierenden Ohrenschmerzen einher, begleitet von einer Hörminderung und vorübergehenden Schwindelbeschwerden. Tiefreichende Verletzungen können zur Schädigung von Mittelohrstrukturen, z. B. der Steigbügelluxation oder der Eröffnung des Labyrinthes führen. Nach einem **Explosionstrauma** kann auch eine Ruptur der Membran des runden Fensters auftreten, mit nachfolgender Innenohrschwerhörigkeit.

Kleine **Trommelfellrisse** bedürfen keiner operativen Behandlung, wogegen große Perforationen und insbesondere die Luxation der Gehörknöchelchenkette durch eine Tympanoplastik behandelt werden müssen.

Nach schweren Schädelverletzungen kann auch ohne Frakturen des Felsenbeines eine Schädigung des Labyrinthes auftreten (**Commotio labyrinthi**). Die Beschwerden äußern sich in einer Hörstörung, Ohrgeräuschen und Schwindelbeschwerden. Bei otoskopischem und röntgenologischem Normalbefund (Felsenbein-CT) ist im Reintonaudiogramm eine Schallempfindungsschwerhörigkeit bevorzugt im Hochtonbereich zu erkennen. Die **Felsenbeinlängsfraktur** stellt die häufigste knöcherne Verletzung dar. Sie zieht von der hinteren Gehörgangswand aus meist durch das Dach des Mittelohres unter Umgehung des knöchernen Labyrinthes bis zur Pyramidenspitze. **Felsenbeinquerfrakturen** ziehen typischerweise von der hinteren Schädelbasis quer über die Felsenbeinpyramide. Sie können den inneren Gehörgang und das Labyrinth betreffen und zur Ertaubung und Gleichgewichtsstörungen führen. Eine Fazialisparese kann in beiden Fällen auftreten. Bei der Längsfraktur zeigt sich eine Stufenbildung im Bereich der hinteren Gehörgangswand. Bei Querfrakturen bleibt das Trommelfell intakt. In seltenen Fällen kann es zu einer Liquorrhö kommen, wobei der Liquor durch die Trommelfellperforation oder die Nase abläuft. Läuft der Liquor über die Nase ab, spricht man von einer »falschen Rhinoliquorrhö«. Aufgrund der klinischen Bedeutung der Labyrinthschädigung werden die Felsenbeinfrakturen auch in **labyrinthäre** und **extralabyrinthäre Frakturen** eingeteilt.

Lediglich die unmittelbar nach dem Trauma aufgetretene Fazialisparese, sowie unstillbare Blutungen rechtfertigen die sofortige operative Intervention. Liquorrhöen bei Duradefeken der lateralen Schädelbasis sistieren in der Regel spontan. Bei Persistenz sollte operativ ein Liquorfistelverschluss vorgenommen werden. Bei der Gehörknöchelchenluxation ist eine Tympanoplastik erforderlich.

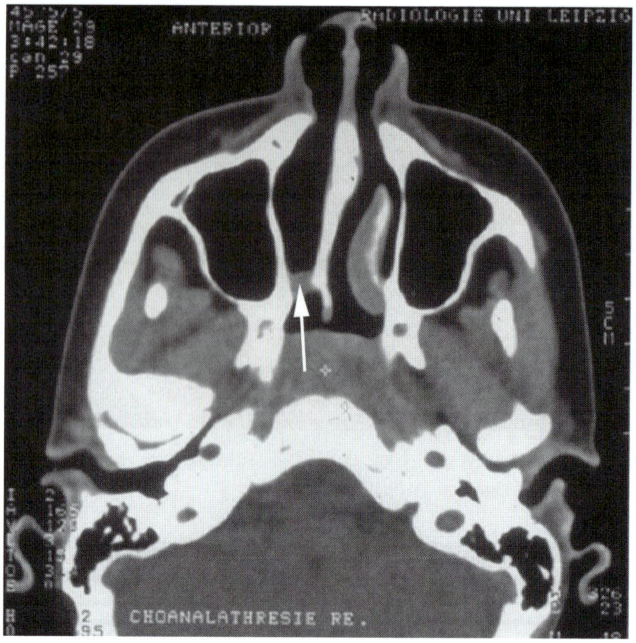

Abb. 34.7 Einseitige membranöse Choanalatresie (*Pfeil*)

Die Cholesteatombildung nach Längsfraktur ist eine typische Spätkomplikation, die durch die traumatische Epithelversprengung ins Mittelohr entsteht und operativ beseitigt werden muss.

34.1.4 Innenohr

▶ Abschn. 34.9.

34.2 Nase

34.2.1 Fehlbildungen

Die **Choanalatresie** ist die häufigste Fehlbildung der Nase. Sie kann ein- und doppelseitig auftreten (Abb. 34.7). Die **Diagnose** einer Choanalatresie wird durch Sondierung der Nasenhaupthöhle gestellt oder auch mithilfe eines Politzer-Ballons durch getrennte Luftinsufflation in beide Nasenhaupthöhlen. Ein CT kann Aufschluss darüber geben, ob es sich um eine knöcherne oder membranöse Atresie handelt. Während die **einseitige** Choanalatresie erst im späteren Lebensjahr durch eine einseitige Atmungsbehinderung und Nasensekretion auffällt, ist die **doppelseitige** mit einer schweren Atemnot verbunden und daher akut therapiebedürftig. Primär wird durch eine Intubation oder die Einlage eines Guedel-Tubus der Luftweg gesichert und danach die Choanen operativ eröffnet.

Bei **Meningoenzephalozelen** handelt es sich um eine Herniation von Gliagewebe und umgebenden Meningen. Sie zeichnet sich durch eine weiche, zystische Schwellung im Bereich der Nasenwurzel aus oder als gestielte intranasale Schwellung.

Cave
Bei allen intranasalen Schwellungen sollte an eine Meningoenzephalozele gedacht und in solchen Fällen vor ihrem Ausschluss eine Probeexzision vermieden werden.

Die **Diagnose** wird computertomographisch gestellt. Die **Therapie** erfolgt chirurgisch.

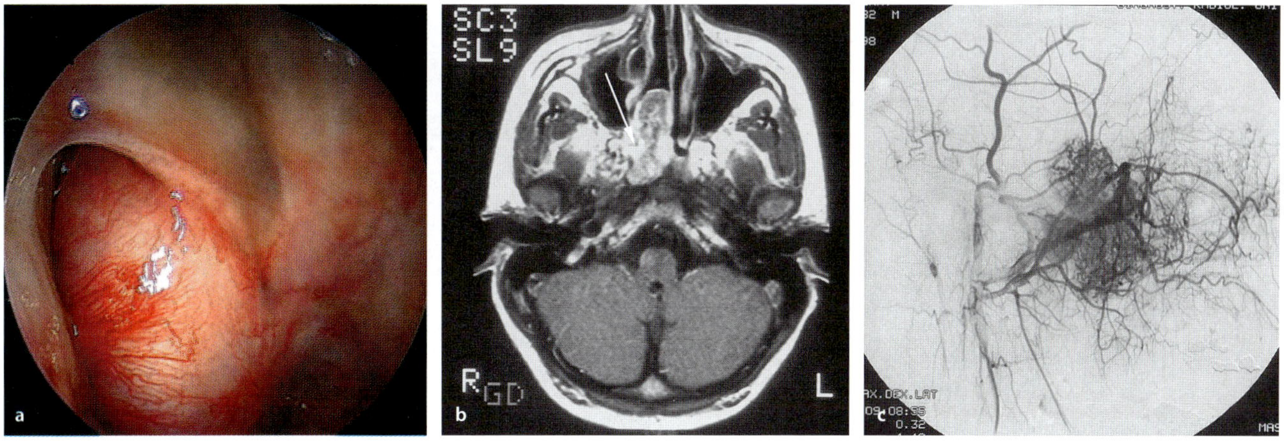

Abb. 34.8a–c Juveniles Nasenrachenfibrom. **a** Endoskopischer Befund. **b** Kernspintomographische Darstellung in axialer Richtung (*Pfeil*). **c** Angiographische Darstellung des hauptsächlich von der A. maxillaris versorgten Nasenrachenfibroms

34.2.2 Entzündungen

Akute Rhinitis Kinder leiden häufig an Infektionen der oberen Luftwege, insbesondere an einer akuten Rhinitis. Häufige Erreger sind Viren. Bakterielle Infektionen werden v. a. von Streptococcus pneumoniae und pyogenes, Haemophilus influenzae und Staphylococcus aureus verursacht. Entzündungen der Nasennebenhöhlen gehen immer sekundär von Entzündungen der Nase aus.

Die akute Rhinitis wird symptomatisch mit abschwellenden Nasentropfen bzw. im Kleinkindesalter mit physiologischer Kochsalzlösung behandelt. Nur bei schweren Verlaufsformen kann eine antibiotische Therapie angezeigt sein.

Allergische Rhinitis ▶ Kap. 13.

34.2.3 Epistaxis

Bei Kindern kommt es oft aus dem Locus Kiesselbachii zum Nasenbluten, das in den meisten Fällen durch Manipulation verursacht ist.

Cave
Bei jeder Epistaxis müssen ein Tumor, z. B. ein Hämangiom, ein juveniles Nasenrachenfibrom und maligne Tumoren ausgeschlossen werden, ebenso wie Gerinnungsstörungen und Vasopathien.

Bei persistierendem Nasenbluten können Blutgefäße am Locus Kiesselbachii verätzt werden. Erst bei weiter persistierender Blutung sollte eine Nasentamponade eingelegt werden. Bei unstillbarem Nasenbluten ist in seltenen Fällen eine Unterbindung der Arteria ethmoidalis anterior und posterior oder der Arteria maxillaris notwendig, die auch nach angiographischer Darstellung embolisiert werden kann. Bei häufig auftretender Epistaxis muss eine Vasopathie bzw. eine Gerinnungsstörung ausgeschlossen werden.

34.3 Nasennebenhöhlen

▶ Kap. 16.2.4.

34.4 Nasopharynx

34.4.1 Entzündungen

Die häufigste Ursache von Entzündungen im Bereich des Nasopharynx sind **adenoide Vegetationen** (Rachenmandelhyperplasie). Die Obstruktion des Nasopharynx äußert sich klinisch in einer behinderten Nasenatmung, in einer typischen Fazies mit ständig geöffnetem Mund und zusätzlich nächtlichem Schnarchen. Eine Rachenmandelhyperplasie tritt im Allgemeinen bei Kindern nach dem 2. Lebensjahr in Erscheinung. Neben der Behinderung der Nasenatmung kommt es zu einer Tubenbelüftungsstörung mit Ausbildung eines Serotympanons.

Bei der **Spiegeluntersuchung des Nasenrachens** zeigt sich die Hyperplasie der Rachenmandel, die den gesamten Nasopharynx verlegen kann. Die Therapie besteht in einer Entfernung der Rachenmandel. Die Eltern sind darauf hinzuweisen, dass es bei Kindern unter 4 Jahren häufig zu Rezidiven kommt. Die Diagnose kann meist klinisch gestellt werden, eine Röntgendiagnostik sollte vermieden werden.

34.4.2 Tumoren

Im Nasopharynx treten neben **Non-Hodgkin-Lymphomen, Rhabdomyosarkome** und bei männlichen Kindern während und nach der Pubertät **Nasenrachenfibrome** auf (Abb. 34.8).

Die **Symptome** eines Nasopharynxtumors sind neben einer behinderten Nasenatmung mit chronischer Sekretion der Nase, eine durch die Tubenbelüftungsstörung bedingte Hörminderung in Form eines Serotympanons. In Ergänzung zu endoskopischen Untersuchungen der inneren Nase und des Nasenrachens muss zur genauen Tumorausdehnung eine Computertomographie und/oder Kernspintomographie der Nase und der Nasennebenhöhlen, einschließlich des Nasopharynx erfolgen. Beim Verdacht auf ein juveniles Nasenrachenfibrom ist eine angiographische Darstellung angezeigt, in deren Rahmen bereits eine präoperative Embolisation erfolgen kann.

Juvenile Nasenrachenfibrome werden, wenn es ihre Ausdehnung erlaubt, **chirurgisch** entfernt. In Fällen mit Rezidiven oder primär nicht mehr resektablen Tumoren kann die Tumorregion **bestrahlt** werden.

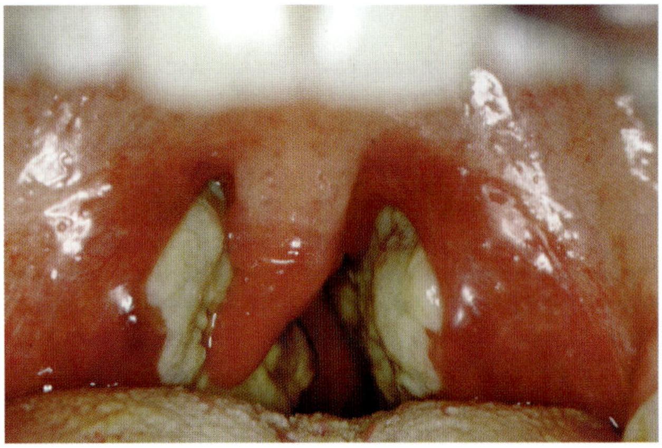

Abb. 34.9 Akute Tonsillitis bei Mononukleose

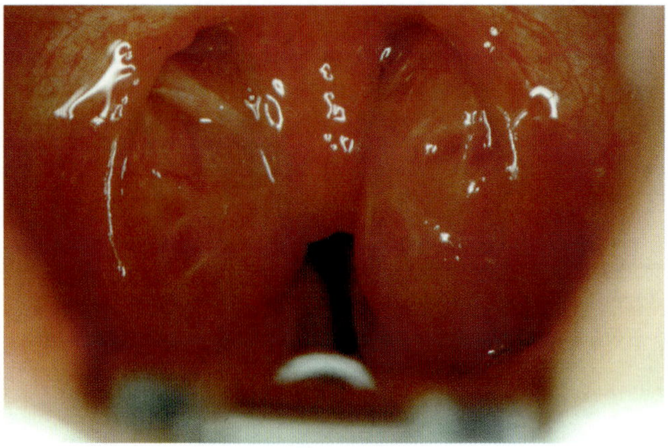

Abb. 34.10 Chronische Tonsillitis

34.5 Mundhöhle, Oropharynx

34.5.1 Fehlbildungen

▶ Kap. 39.

34.5.2 Entzündungen

Stomatitis herpetica Die Stomatitis herpetica äußert sich in einem ulcerovesikulären Enanthem, das die Lippen, die Gingiva, die Wangenschleimhaut und die Zunge betreffen kann. Bei Säuglingen und Kleinkindern verläuft die Stomatitis aphthosa zu 70% unter dem Bild einer sehr ausgeprägten Entzündung mit begleitender Lymphadenitis.

Aktinomykose Der in der Mundhöhle vorhandene Saprophyt Aktinomyces israeli kann durch kleine Schleimhautverletzungen oder kariöse Zähne ins Gewebe eindringen und die typischen **brettharten Infiltrationen** der Aktinomykose verursachen. In ausgeprägten Fällen kommt es sogar zum Trismus. Die Entzündung kann sich bis in den Hals, vor allem in die submandibulären Regionen erstrecken. Die **Therapie** erfolgt mit Penicillin G.

Mundsoor Der Mundsoor manifestiert sich typischerweise durch adhärente, weißliche Auflagerungen, die nicht bluten, wenn sie weggewischt werden. Im Abstrich aus der Mundhöhle lässt sich Candida albicans nachweisen. Die **Therapie** konzentriert sich auf lokale antimykotische Maßnahmen. Eine systemische Gabe von Amphotericin B ist nur in seltenen Fällen notwendig.

Akute Tonsillitis ▶ Kap. 16.2.1.

Diphtherie In 60% der Diphtherieinfektionen sind die Tonsillen betroffen. Sie gehört heute zu einer extrem seltenen Krankheit. Anfangs sind die Tonsillen gerötet und mäßig geschwollen mit weißlichen Auflagerungen. Erst nach 2–3 Tagen zeigt sich das charakteristische Bild mit Bildung einer **Pseudomembran**, bei derem Loslösen leicht Blutung auftreten können. Ein faulig-süßlicher Mundgeruch ist unverkennbar und für die Erkrankung charakteristisch. Die **Therapie** erfolgt durch einmalige Gabe des Antitoxinserums.

Herp-Angina Die Herp-Angina wird durch Coxsackie-Viren der Gruppe A und seltener der Gruppe B sowie durch Echoviren hervorgerufen. An den Gaumenbögen sind kleine, rötlich, fibrinbelegte Bläschen mit einem geröteten Hof zu erkennen. Nach einer Woche sind die Symptome meist abgeklungen. Hierdurch ist die **Diagnose** bereits zu stellen. Zusätzlich dient der direkte Virusnachweis zur Diagnosesicherung. Die **Behandlung** beschränkt sich auf symptomatische Maßnahmen.

Infektiöse Mononukleose Die durch das Ebstein-Barr-Virus ausgelöste infektiöse Mononukleose (Abb. 34.9) führt neben einer Tonsillitis zu einer oft sehr schmerzhaften Lymphadenitis colli. Meist sind Jugendliche im Alter zwischen 14 und 17 Jahren betroffen. Die Diagnose kann anhand des typischen Blutbildes und des Nachweises spezifischer Antikörper gegen das Ebstein-Barr-Virus gestellt werden. Die Behandlung erfolgt symptomatisch.

> **Cave**
> **Kein Amoxicillin aufgrund zu befürchtender allergischer Reaktionen!**

Chronische Tonsillitis Nach häufig rezidivierender akuter Tonsillitis entsteht oft eine bleibende Tonsillenhyperplasie (chronische Tonsillitis), wodurch es zu einer Einengung des Oropharynx kommen kann mit nachfolgenden Atem- und Schluckbeschwerden (Abb. 34.10). Meist fällt eine kloßige Sprache auf. Aufgrund der ausgeprägten Beschwerden, die durch das mechanische Hindernis auftreten, ist oft eine Tonsillektomie angezeigt. Bei kleinen Kindern kann auch eine Teilentfernung der Tonsillen (Tonsillotomie) in Erwägung gezogen werden.

34.6 Erkrankungen der Kopfspeicheldrüsen

34.6.1 Entzündungen

Hauptsächlich im Säuglingsalter können bei dystrophen und frühgeborenen Kindern **abszedierende Entzündungen** einzelner oder mehrerer Speicheldrüsen auftreten. Die Eintrittspforte ist der Ausführungsgang der Drüse. Begünstigend ist eine Mastitis der Mutter. Durch die Infektion bildet sich eine massive Schwellung der Glandula parotis oder der Glandula submandibularis, wobei auch spontane Durchbrüche nach außen vorkommen können. Die Haut über der Glandula parotis ist meist überwärmt und stark gerötet. Aus dem Ausführungsgang kann sich Eiter entleeren.

Bei einem organisierten Abszess in der Glandula parotis muss eine Abszesspaltung erfolgen. Zusätzlich ist eine Antibiotikatherapie angezeigt. Die **Tuberkulose** und die **Aktinomykose** der Speicheldrüsen sind sehr seltene Erkrankungen, wobei es bei der Tuberkulose in den letzten Jahren zu einer geringen Zunahme gekommen ist. Unter den Viruserkrankungen der Glandula parotis ist hauptsächlich die Parotitis epidemica (Mumps) zu erwähnen.

34.6.2 Tumoren der Speicheldrüsen

Hämangiome können sehr groß werden und führen dann zu entsprechenden funktionellen und ästhetischen Beeinträchtigungen. Bei Hämangiomen ist bis zum 3. bis 4. Lebensjahr, durch ihre Rückbildungstendenz bedingt, eine abwartende Haltung gerechtfertigt (◘ Abb. 34.11).

Lymphangiome sind wesentlich seltener als Hämangiome. Lymphangiome breiten sich nicht im eigentlichen Drüsenparenchym, sondern im periglandulären Fettbindegewebe aus. Klinisch zeigt sich eine teigige, schmerzlose Schwellung der Wangenregion. Die Lymphangiome können sich in den Halsbereich ausdehnen und dort durch langsames Wachstum zu Kompressionserscheinungen auf Luft- und Speiseweg führen. Bei Größenzunahme ist eine operative Behandlung indiziert.

34.7 Larynx

34.7.1 Fehlbildungen des Kehlkopfes

Laryngomalazie Sie ist die häufigste kongenitale Fehlbildung des Kehlkopfes. Bei Inspiration kommt es zum Ansaugen der Epiglottis und der aryepiglottischen Falten, bei der Exspiration öffnet sich der Larynxeingang passiv. Die **Diagnose** wird durch die Laryngoskopie, beim wachen Kind vorzugsweise mit einer flexiblen Fiber-Optik gestellt. In den meisten Fällen kommt es zu einer spontanen Ausheilung im Laufe des weiteren Wachstums.

Fehlbildungen der Aryknorpel durch Fixation können eine respiratorische Insuffizienz verursachen, die in schweren Fällen eine Tracheotomie erfordert. Fehlbildungen im Bereich des Ringknorpels führen zu einer subglottischen Stenose und zu einem in- und exspiratorischen Stridor.

Die **Therapie** besteht in einer plastischen Erweiterung des Ringknorpels, z. B. mit autologem Rippenknorpel.

Larynxspalten Sie resultieren aus einer unvollständigen Fusion der hinteren Platte des Ringknorpels. Als Symptome treten rezidivierend Aspirationen, eine schwache Stimme und eine respiratorische Insuffizienz auf. Die **Diagnose** wird mithilfe der Endoskopie am wachen Kind gesichert. Bei höhergradigen Larynxspalten ist gewöhnlich eine Tracheotomie notwendig.

Larynxzysten Sie entstehen bevorzugt im supraglottischen Bereich, sind relativ groß und haben einen Durchmesser von bis zu 2 cm. Sie manifestieren sich durch Stridor, Dyspnoe, Stimm- und Schluckstörungen. Die operative Entfernung wird mikrolaryngoskopisch vorgenommen. Selten müssen größere Zysten von außen exstirpiert werden.

Diaphragma laryngis Es entsteht durch die inkomplette Rekanalisation des Larynx während der fötalen Entwicklung. Es ist gewöhnlich im ventralen Bereich der Glottis ausgebildet und besteht aus einem dünnen membranösen Segel, aber auch seltener aus einer dicken, knorpeligen Platte. Das Diaphragma laryngis kann je nach Ausprägung zu einer **Dyspnoe** unterschiedlichen Grades führen, die, vor allem wenn eine Allgemeininfektion auftritt, zur respiratorischen Insuffizienz wird. Zusätzlich besteht eine schwache Stimme oder gar eine Stimmlosigkeit und ein in- und exspiratorischer Stridor unterschiedlicher Ausprägung.

Die **Diagnose** wird durch eine endoskopische Untersuchung gestellt. Das Diaphragma laryngis kann bei Funktionsbeeinträchtigungen operativ entfernt werden.

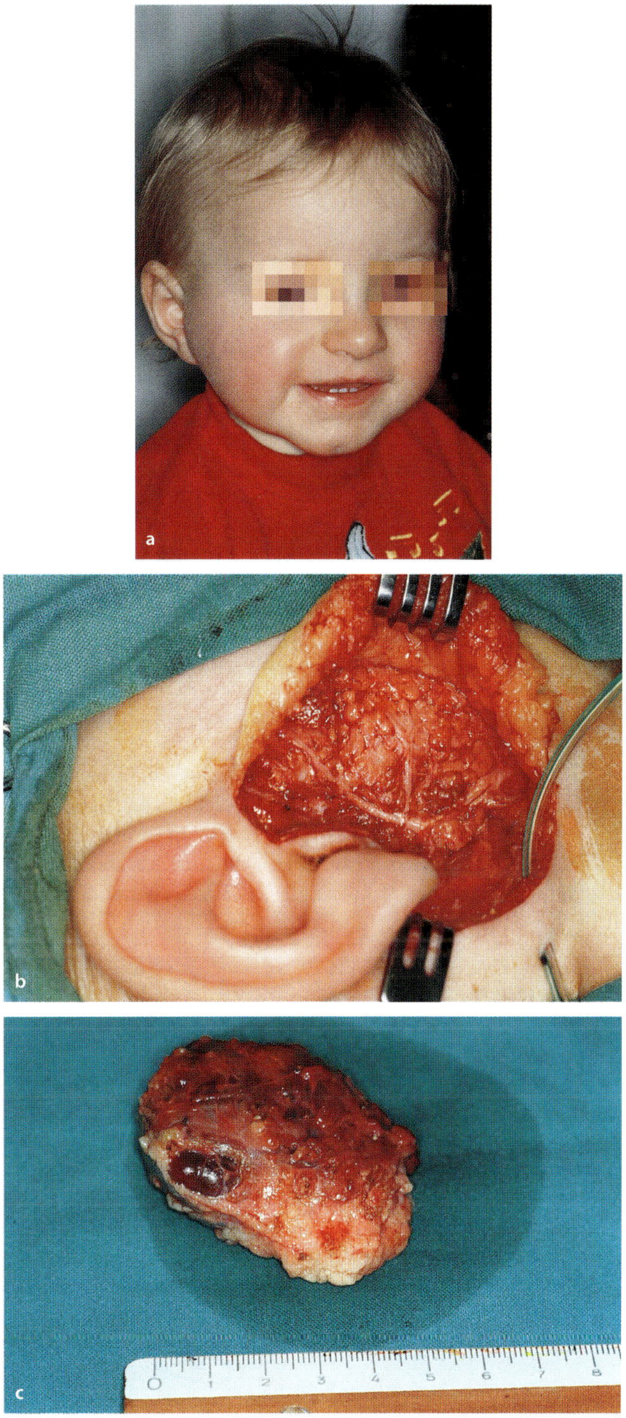

◘ **Abb. 34.11a–c** Hämangiom der Glandula parotis und Halsregion rechts. **a** Klinischer Aspekt. **b** Intraoperative Darstellung des N. facialis. **c** Resektionspräparat

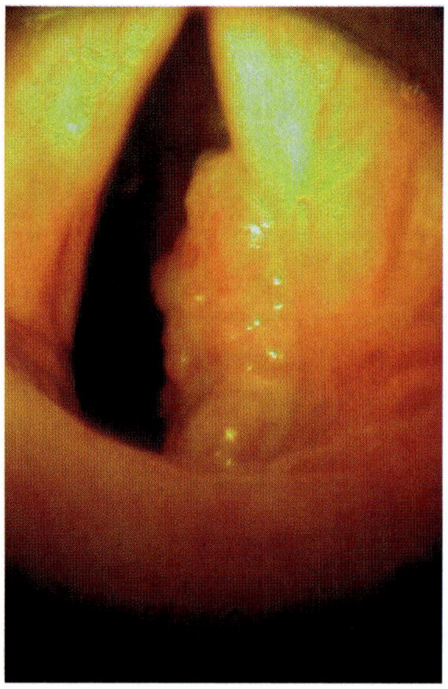

Abb. 34.12 Kehlkopfpapillomatose der rechten Stimmlippe

Hämangiome des Kehlkopfes Sie manifestieren sich meist im subglottischen Bereich und verursachen eine respiratorische Insuffizienz.

Die **Diagnose** wird durch die Laryngoskopie gestellt, bei der sich ein weicher, rötlich imponierender, mit Schleimhaut bedeckter Tumor im Bereich des Ringknorpels findet. Da es in den ersten 18 Monaten bis zu 3 Jahren zu einer spontanen Rückbildung der Hämangiome kommen kann, ist die wichtigste **Behandlung** die Sicherung der Atemwege, wobei in manchen Fällen eine Tracheotomie notwendig wird.

Stimmlippenlähmung Sie ist die häufigste Kehlkopfanomalie des Neugeborenen. Die Mehrzahl der Kinder hat zusätzlich mehrere weitere Fehlbildungen.

34.7.2 Entzündungen

► Kap. 21.

34.7.3 Tumoren

Der häufigste Tumor im Kindesalter ist das **Papillom**, das hauptsächlich auf der Stimmlippe auftritt. Von dort aus kann es nach kaudal in die Trachea zu isolierten Herden führen. Die Larynxpapillomatose wird durch das HPV-6- bzw. HPV-11-Virus verursacht. Die **Symptomatik** ist abhängig von der Lokalisation und dem Ausmaß des Befalls. Sie kann von einer geringgradigen Heiserkeit und leichten Belastungsdyspnoe bis zur Aphonie und zu schweren Erstickungsanfällen reichen. Die **Diagnose** kann anhand des typischen Aussehens gestellt werden (Abb. 34.12).

Die **Therapie** besteht in der laserchirurgischen Entfernung oder Verdampfung der Papillome. Die Rezidivrate ist jedoch relativ hoch, sodass meist mehrere Eingriffe notwendig sind. Eine medikamentöse Therapie mit Interferon oder Leuconorm und dem Virustatikums Cidofovir hat bisher keinen wesentlichen Erfolg gezeigt.

34.7.4 Fremdkörperaspiration

► Kap. 21.11.

34.8 Hals

34.8.1 Fehlbildungen

Kleine **Hämangiome** werden aufgrund der zu erwartenden spontanen Rückbildung primär nicht operativ behandelt, wogegen größere Hämangiome meist eines operativen Eingriffes bedürfen, da sie zu erheblichen funktionellen Störungen führen können. Auch **Lymphangiome** können eine sehr große Ausdehnung im Halsbereich unter Verdrängung wichtiger anatomischer Strukturen einnehmen und von dort aus bis weit ins Mediastinum ziehen. Eine operative Behandlung ist in solchen Fällen oft schwierig und kann nur eine Teilentfernung des Lymphangioms zur Dekompression beinhalten. Oft ist eine Kooperation mit Thoraxchirurgen notwendig.

Die Persistenz des zweiten Kiembogens durch fehlende Obliteration führt zu einer **lateralen Halszyste** oder **lateralen Halsfistel.** Es kann auch eine Kombination aus Zyste und Fistel auftreten. Die Zysten liegen typischerweise am Vorderrand des Musculus sternocleidomastoideus. Die Fistelgänge können durch die Bifurkation der Arteria carotis bis an den unteren Tonsillenpol ziehen. In vielen Fällen manifestieren sich laterale Halszysten erst im Erwachsenenalter.

Die **Diagnose** ist sonographisch und durch den klinischen Befund zu stellen. Die Therapie besteht in der Exstirpation der Zyste bzw. des Fistelganges.

Bei ausbleibender Atrophie des Ductus thyreoglossus, der beim Deszensus der Schilddrüse entsteht, kann es aus epithelialen Ganganteilen zu einer Zyste oder einem Fistelgang im medialen Halsbereich kommen (**mediane Halszyste und -fistel**). Die Zyste manifestiert sich meist auf Höhe des Zungenbeins und oft auch erst im heranwachsenden Alter. Die Diagnose wird mithilfe der Sonographie und aufgrund des typischen klinischen Erscheinungsbildes gestellt.

Die **Therapie** besteht in einer Exstirpation der Zyste bzw. der Fistel, wobei zusätzlich der Zungenbeinkörper, durch den der epitheliale Gang zieht, entfernt werden muss.

34.8.2 Entzündungen

► Kap. 16, Bakterielle Infektionen.

34.8.3 Verletzungen

Schwere Verletzungen des Halses beziehen oft den Aerodigestivtrakt ein (Pharynx, Ösophagus, Larynx und Trachea). Seltener kommt es zu Verletzungen großer Blutgefäße, der Wirbelsäule einschließlich des Rückenmarks und peripherer Nerven.

Verletzungen des Aerodigestivtraktes können sich durch ein Hautemphysem, Hämoptoe, Heiserkeit, Dyspnoe und Dysphagie äußern. Durch die Überlagerung mit Symptomen anderer Verletzungen übersieht man diese leicht. Verletzungen großer Gefäße des Halses können zu einem erheblichen Blutverlust und Blutdruckabfall führen, sodass bei der primären Untersuchung die Blutung aus dem Hals als weniger dramatisch eingestuft wird.

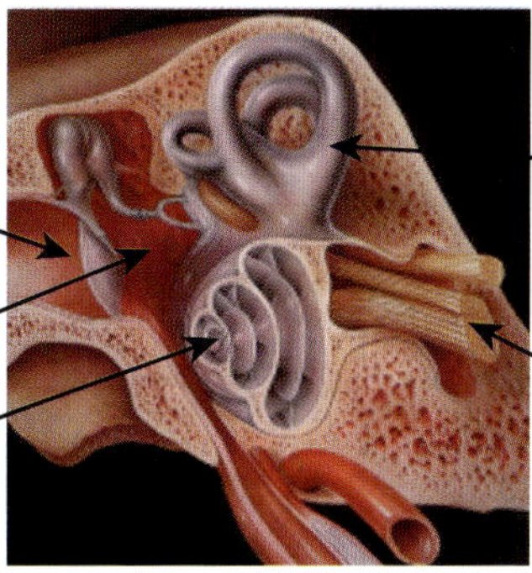

Abb. 34.13 Schematische Darstellung des Ohres

Beim Verdacht auf eine **Wirbelsäulenverletzung** sollte besondere Vorsicht bei der Untersuchung des Halses angewandt werden, um eine iatrogene Verletzung des Rückenmarks zu vermeiden. Bei offenen Verletzungen in der Region der Ohrspeicheldrüse kann es zu Verletzungen des N. facialis kommen, dessen Kontinuität durch eine Nervennaht wiederhergestellt werden muss. Auch bei der Verletzung anderer Nerven (N. accessorius, N. hypoglossus) wird eine primäre Nervennaht vorgenommen. Falls dies nicht spannungslos erfolgen kann, setzt man ein Nerveninterponat z. B. aus dem N. auricularis magnus oder dem N. suralis ein.

Bissverletzungen von Tieren werden ebenso wie im Gesichtsbereich primär operativ versorgt, da es sonst bei sekundärer Wundheilung zu ästhetisch störenden Narben kommen würde.

34.9 Stimm-, Sprach-, Sprech- und Hörstörungen sowie Cochleaimplantat

R. Lang-Roth

34.9.1 Kindliche Hörstörungen

Anatomie und Physiologie des Hörens

Anatomie (Abb. 34.13):
- äußeres Ohr: Ohrmuschel, Gehörgang,
- Mittelohr: Gehörknöchelchenkette, Eustachische Röhre (Tuba auditiva), pneumatische Räume (Mastoid),
- Innenohr: Vestibularorgan und Hörschnecke (Cochlea),
- Zentrale Hörbahn.

Physiologie:
- äußeres Ohr und Mittelohr: Schalltransport, Verstärkung,
- Innenohr: Umwandlung von mechanischer Energie in einen elektrischen Reiz,
- Hörbahn: Vom Innenohr zum Cochleariskern kreuzen 90% der Fasern zur Gegenseite und ziehen kontralateral weiter zum Kortex, die verbleibenden 10% ziehen ipsilateral:
  - Hirnstamm: auditive Verarbeitung (Richtungshören, Hören im Störgeräusch),
  - Kortex: auditive Wahrnehmung.

Ätiologie, Klassifikation

Ein bis drei von 1000 Neugeborenen sind schwerhörig, kranke Neugeborene bzw. Frühgeborene sind bis zu 10-mal häufiger betroffen. Die Ätiologie der Hörstörungen lässt sich für den einzelnen Patienten oft nicht klären, aber man geht davon aus, dass 50–60% der Hörstörungen **genetisch bedingt** sind (76% autosomal-rezessiv, 22% autosomal dominant und jeweils 1% X-chromosomal bzw. mitochondrial). Die Mutationen im GBJ2-Gen (DFNB 1) sind mit 50% für die meisten autosomal-rezessiven, nicht-syndromalen Schwerhörigkeiten verantwortlich (90% bei Geburt schwerhörig, 10% entwickeln Hörstörung im Kindesalter). Etwa 40% der Hörstörungen werden durch **perinatale Erkrankungen** (CMV, Röteln), schädigende **Umweltfaktoren** oder **Medikamente** wie z. B. Cisplatin oder Gentamicin, Vancomycin oder Lasix erworben. 70% der Betroffenen sind monosymptomatisch schwerhörig, 30% haben ein syndromales Geschehen.

Durch das Neugeborenenhörscreening werden die betroffenen Kinder rechtzeitig entdeckt und mit angemessenen Hörsystemen versorgt. Die früh einsetzende Hörentwicklung stellt die Grundvoraussetzung für die Sprachentwicklung sowie den Lese- und Schriftspracherwerb dar. Diese Entwicklung ist an sensible Phasen der Hirnreifung gebunden. Sind diese Zeitfenster bereits verstrichen, kann auch durch eine Hörgeräteversorgung oder Cochleaimplantation die Entwicklung nicht mehr komplett aufgeholt werden. Es resultieren Einschränkungen im Spracherwerb, deren Folge auch ein eingeschränktes Lese-Sinnverständnis sein kann.

Neben diesen prälingualen Hörstörungen kann eine Schwerhörigkeit auch später, z. B. während oder nach abgeschlossenem Spracherwerb (postlingual) auftreten, z. B. Cholesteatom, Trauma, Infektionen etc.

Der Grad der Schwerhörigkeit wird bei Kindern durch die Hörschwelle im Hauptsprachbereich festgelegt (Tab. 34.2).

Tab. 34.2 Einteilung der Schwerhörigkeit

Hörverlust	Grad der Hörstörung	Einfluss auf die Lautsprache
Bis 25 dB	Normalhörigkeit	Normaler Spracherwerb
26–40 dB	Geringgradige Schwerhörigkeit	Zunächst normaler Spracherwerb
41–55 dB	Mittelgradige Schwerhörigkeit	Sprachentwicklung auffällig
56–70 dB	Mittel- bis hochgradige Schwerhörigkeit	Stark verzögerte Sprachentwicklung
71–90 dB	Hochgradige Schwerhörigkeit	Ausbleibende Sprachentwicklung
Über 90 dB	An Taubheit grenzende Schwerhörigkeit	Ausbleibende Sprachentwicklung

Tab. 34.3 Formen der Schwerhörigkeit

Form der Schwerhörigkeit	Pathogenese	Anmerkungen
Schallleitungs-schwerhörigkeit	Gestörte Schallleitung im Bereich des äußeren Ohres oder Mittelohres	Angeboren: – Atresie oder Stenose des Gehörgangs – Fehlbildung der Gehörknöchelchenkette
		Erworben: – Paukenergüsse, Mittelohrentzündung – Cerumen obturans – Perforation im Trommelfell, chronische Mittelohrentzündungen
Innenohrschwerhörigkeit	Schädigung, Fehlbildung oder selten auch das Fehlen der Cochlea	Hochgradige Schwerhörigkeit ist eine Indikation zur Cochleaimplantation
Kombinierte Schwerhörigkeit	Gleichzeitiges Vorliegen von Innenohr- und Mittelohrschwerhörigkeit	Vorliegende Innenohrschwerhörigkeit und Paukenerguss
		Komplexe Innenohr- und Mittelohrfehlbildungen
Auditorische Synaptopathie/Neuropathie	Schädigungsort zwischen innerer Haarsinneszelle und Hörnerv (Abb. 34.14)	Inzidenz: 10% aller hochgradig schwerhörigen Kinder
	Cave: Ein alleiniges TEOAE-Screening kann diese Hörstörung nicht aufdecken!	Typische Befundkonstellation: – TEOAE messbar – BERA keine oder auffällige Potenzialmuster – Risikofaktoren: Hyperbilirubinämie, Frühgeburtlichkeit
Retrokochleäre Schwerhörigkeit	Schädigung des Hörnerven	Zum Beispiel durch ein verdrängend wachsendes, den Hörnerv schädigendes Vestibularisschwannom (Neurofibromatose Typ II)
		Cochleaimplantat nicht indiziert, ggf. Hirnstammimplantat (ABI) oder Midbrainimplantat zur Hörrehabilitation

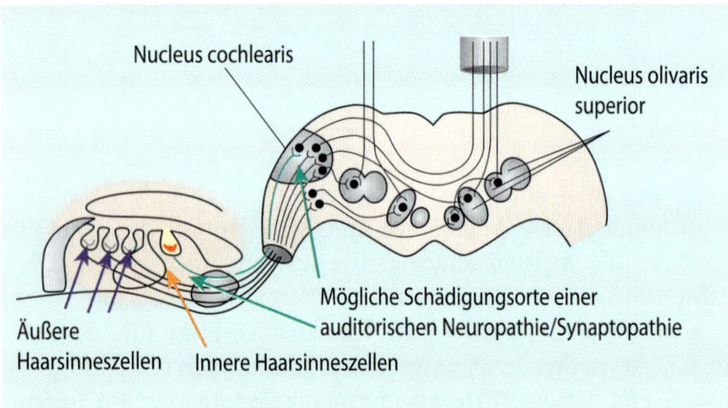

Abb. 34.14 Schematische Darstellung des Corti-Organs im Innenohr. Bei einer auditorischen Neuropathie liegt der Schädigungsort zwischen der inneren Haarsinneszelle und dem Cochleariskern

Formen der Schwerhörigkeit

Es lassen sich je nach Ursprungsort unterschiedliche Formen von Hörstörungen abgrenzen (Tab. 34.3).

- Schallleitungsschwerhörigkeit,
- Innenohrschwerhörigkeit,
- kombinierte Schwerhörigkeit,
- auditorische Synaptopathie/Neuropathie (AS/AN),
- auditive Verarbeitungs- und Wahrnehmungsstörung (AVWS),
- psychogene Hörstörungen.

Klinik

Die Beeinträchtigung der Hör- und Sprachentwicklung hängt von der Art, der Ausprägung, dem Beginn, dem Versorgungszeitpunkt der Schwerhörigkeit und von eventuellen Zusatzbehinderungen ab.

Diagnose

Klinische Untersuchung Durchzuführen sind:

- HNO-Status, Ohrmikroskopie,
- Suche nach äußeren Stigmata/syndromalen Hinweisen im Bereich äußeres Ohr, Gesicht.
- Sprachentwicklungsdiagnostik (etwa ab dem 2. Lebensjahr)

Audiometrie Während das Neugeborenenhörscreening bereits in der Geburtsklinik durchgeführt wird, ist die pädaudiologische Diagnostik den Fachärzten für Stimm-, Sprach-, Sprech- und kindliche Hörstörungen vorbehalten. Die Auswahl der Untersuchungsverfahren hängt vom Alter und der allgemeinen Entwicklung des Kindes ab. Es kommen subjektive und objektive Verfahren zum Einsatz.

- **Subjektive Audiometrie**
  - **Reaktionsschwellen bzw. Tonaudiometrie:** Die subjektiven Messverfahren gewinnen mit zunehmender Entwicklung des Kindes an Bedeutung. Beim Neugeborenen stellt die Reflexaudiometrie (Mororeflex, Lidreflex) nur einen kleinen Baustein in der Diagnostik dar und unterscheidet nicht zwischen normalem Hörvermögen und Schwerhörigkeit. Bereits wenige Monate später können bei guter Mitarbeit erste Zusatzinformationen über den Frequenzverlauf der Hörreaktionen gewonnen werden. Etwa ab einem Entwicklungsalter von drei Jahren kann ein kooperatives Kind in einer seitengetrennten Spielaudiometrie sichere Angaben über die Hörschwelle in einzelnen Frequenzen machen.
  - **Sprachaudiometrie:** Mit kindgerechtem Sprachmaterial kann das Sprachverstehen im Freifeld oder seitengetrennt über Kopfhörer ab einem Entwicklungsstand von 3 Jahren überprüft werden.

- **Objektive Audiometrie**
  - **Impedanzaudiometrie:** Voraussetzung für die Messung ist ein intaktes Trommelfell.
  - **Tympanogramm:** Durch Messung des akustischen Widerstandes des Trommelfells kann zwischen Paukenerguss und belüftetem Mittelohr unterschieden werden.
  - **Otoakustische Emissionen:** Die otoakustischen Emissionen sind die Antwort der **äußeren** Haarsinneszellen im Innenohr auf einen akustischen Reiz und werden im Gehörgang mit einem sensitiven Mikrophon gemessen. Besondere klinische Bedeutung haben die TEOAE (transitorisch evozierte otoakustische Emissionen), die bis zu einem Hörverlust von 25–30 dB nachweisbar sind. Sie eignen sich daher für die automatisierte Messung beim Neugeborenenhörscreening. Hingegen sind die konventionellen DPOAE (Distorsionsprodukte), die bis zu einem Hörverlust von bis zu 40 dB nachweisbar sind, nicht zum Hörscreening geeignet. OAE können für die Topodiagnostik zur Unterscheidung zwischen Innenohrschwerhörigkeit und retrokochleärer Schwerhörigkeit oder auditorischer Synaptopathie/Neuropathie eingesetzt werden.
  - **Electric Response Audiometry** (ERA): Die größte klinische Bedeutung kommt der BERA (»brainstem evoked response audiometry«) zu. Sie wird zur Bestimmung der Hörschwelle und der Reifungsparameter der unteren Hörbahn bereits beim Neugeborenen eingesetzt. Die Durchführung kann je nach Alter und Kooperation des Kindes im Spontanschlaf, Melatoninsedierung oder in Narkose erfolgen. In den letzten Jahren wurden zuverlässige frequenzspezifische Verfahren entwickelt, neben **AMFR** (»amplitude modulation following response«) oder Notched-Noise-Verfahren ist die Chirp-BERA am genauesten. Die **CERA** (»cortical electric response audiometry«) überprüft die kortikale Verarbeitung und ist ein diagnostischer Baustein der AVWS-Diagnostik.
  - **Elektrokochleographie** (ECochG): Diese Spezialuntersuchung, die beim Kind nur in Narkose durchgeführt werden kann, leitet über eine durch das Trommelfell gestochene Nadelelektrode die AEP (akustisch evozierten Potenziale) im Nahfeld der Cochlea ab. Sie wird zur Abklärung einer auditorischen Synaptopathie/Neuropathie und bei spezieller Fragestellung vor einer Cochleaimplantation eingesetzt.

Pädiatrisch/neuropädiatrische Diagnostik zur Ursachenabklärung Ist eine Schwerhörigkeit festgestellt, sollte eine pädiatrisch/neuropädiatrische Untersuchung erfolgen (Tab. 34.4).

Therapie, Rehabilitation

Die erfolgreiche Hörrehabilitation eines hörgeschädigten Kindes setzt das frühe Erkennen, möglichst in den ersten 3 Lebensmonaten, eine qualitativ hochwertige Hörsystemversorgung und eine intensive Förderung voraus. Diese Betreuung sollte in spezialisierten phoniatrisch-pädaudiologische Einrichtungen, in enger Zusammenarbeit mit dem Pädakustiker (Hörgeräteakustiker für Kinder), den Frühfördereinrichtungen (Förderschule mit dem Förderschwerpunkt Hören und Kommunikation, allgemeine FF) und allen in die Versorgung des Kindes eingebundenen Therapeuten und Ärzten erfolgen.

Schallleitungsschwerhörigkeit Folgende Behandlungsmöglichkeiten stehen zur Verfügung:

- Persistierende Paukenergüsse: operative Mittelohrsanierung mit Adenotomie und Parazentese ggf. Paukenröhrcheneinlage,

Tab. 34.4 Ursachenabklärung der häufigsten Ursachen einer frühkindlichen Hörstörung

Anamnese – Schwangerschaft – Geburt – Vorerkrankungen	Extreme Frühgeburtlichkeit, komplizierter postpartaler Verlauf Hyperbilirubinämie Feto-fetales Transfusionssyndrom Meningitis (bakterielle Meningitis!) Nierenerkrankungen
Familienanamnese	Familiäre Hörstörung
Klinische Diagnostik	Syndromale Stigmata EGK (Ausschluss Long-QT-Syndrom) EEG
Medikamente	Furosemid, Gentamicin, Vancomycin, Cisplatin u. a.
Labor/Virologie	CMV als häufigste Ursache einer intrauterin erworbenen Hörstörung Ggf. TORCH Serologie, Borrelientiter Nieren- und Schilddrüsenfunktion

- Rezidivierende Paukenergüsse und Notwendigkeit wiederholter Paukenröhrcheneinlage ggf. mit offenem Näseln Vorstellung Mund-, Kiefer-, Gesichtschirurgen zum Ausschluss einer submukösen Gaumenspalte,
- Mittelohrfehlbildung mit Schwerhörigkeit über 30 dB: Hörgeräteversorgung mit HdO (Hinter-dem-Ohr-Hörgeräten) oder Knochenleitungshörgeräten, ggfs. später gehörverbessernde Operation
- Gehörgangsatresie (ca. 50 dB Schallleitungskomponente) beidseits, Versorgung nach der Geburt mit Knochenleitungshörgerät z. B. BAHA Softband, implantierbare Hörgeräte (Vibrant Soundbridge); bei einseitiger Atresie und Normalhörigkeit der Gegenseite Versorgung sobald das Kind sitzen kann.

Cave
Bei Gaumenspaltenkindern keine Adenotomie wegen Gefahr des offenen Näseln.

Innenohrschwerhörigkeit Man unterscheidet:

- Hörverlust über 25–30 dB: Einleitung der Hörgeräteversorgung (auch bei einseitigem Hörverlust),
- Hörverlust über 80 dB: Diskussion der Cochleaimplantatversorgung.

Neugeborenenhörscreening (NHS)

Seit dem 1.1.2009 hat nach einem Beschluss des gemeinsamen Bundesausschusses (weitere Informationen: http://www.g-ba.de/informationen/beschluesse/) jedes Neugeborene ein Anrecht auf ein beidohriges NHS, mit der Zielsetzung relevante Hörstörungen (über 35 dB) zu erfassen. In der Geburtsklinik, spätestens bis zur U2 erhalten gesunde Neugeborene ein TEOAE oder AABR-Screening (BERA-Screening). Risikokinder und kranke Neugeborene werden primär durch eine AABR-Messung untersucht. Ist die TEOAE-Messung kontrollbedürftig, erfolgt noch in der Klinik eine AABR-Kontrolle. Ist diese Messung erneut kontrollbedürftig, ist eine pädaudiologische Konfirmationsdiagnostik bis zum 3. Lebensmonat vorgesehen (Ausnahme: kranke Neugeborene bis zum 6. Lebensmonat), die Versorgung einer Schwerhörigkeit bis zum 6. Lebensmonat.

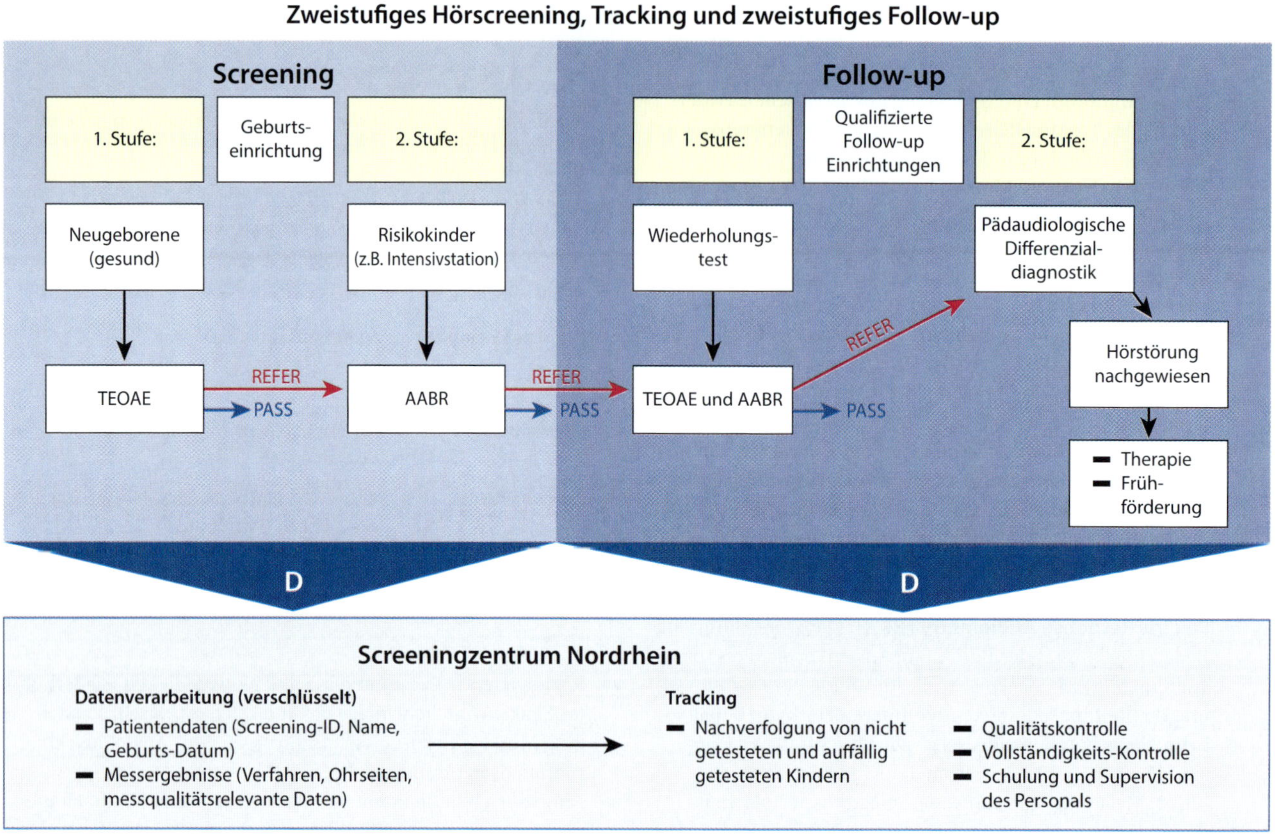

Abb. 34.15 Flussdiagramm des Neugeborenenhörscreenings in Nordrhein. Das Neugeborenenhörscreening findet primär in der Geburtsklinik statt. Bei gesunden Neugeborenen ohne Risiko für eine Hörstörung reicht eine TEOAE-Messung aus, bei auffälliger TEOAE-Messung und bei Risikokindern ist eine AABR-Messung Pflicht. Aus der Geburtsklinik fließen die Daten über Kind und Untersuchungsergebnis zur Screeningzentrale. Kinder mit auffälligem Hörscreening in der Geburtsklinik erhalten in den Follow-up-Einrichtungen innerhalb von 14 Tagen ein Kontroll-Hörscreening mit AABR. Sollte dies erneut auffällig sein, erfolgt innerhalb der ersten 3 Lebensmonate eine pädaudiologische Untersuchung und wenn nötig die Therapieeinleitung. Die Screeningzentrale erhält aus allen angeschlossenen Institutionen Daten und kann so die Vollständigkeit der Untersuchung überprüfen und Eltern an anstehende Diagnostik erinnern. Weitere Aufgaben sind Schulung des Personals in den kooperierenden Kliniken und Qualitätskontrolle. http://www.hoerscreening-nordrhein.de. *Refer* kontrollbedürftiges Ergebnis, *Pass* unauffälliges Ergebnis, *TEOAE* transitorisch evozierte otoakustische Emissionen, *AABR* automatisierte Hirnstammaudiometrie, *D* Datenfluss aus den jeweiligen Einrichtungen zur Screeningzentrale

Ein kontrollbedürftiges Screening bedeutet noch nicht, dass das Kind tatsächlich schwerhörig ist, nur etwa eines von 20 kontrollbedürftigen Kindern ist permanent schwerhörig.

TEOAE-Screening Gesunde Neugeborene können primär mit TEOAE´s gescreent werden, jedoch kann eine AS/AN oder eine retrocochleare Hörstörung übersehen werden.

BERA-Screening (AABR – »automatic auditory brainstem response«) Risikokinder für eine konnatale Schwerhörigkeit benötigen ein BERA-Screening, das zusätzlich die Funktion der inneren Haarsinneszellen und den unteren Hirnstamm einschließt. So werden die AS/AN und retrokochleäre Hörstörungen mit erfasst. Die Untersuchung ist aufwändiger, aber weniger anfällig für Mittelohrbelüftungsstörungen und wird daher zum Kontrollscreening in der Geburtsklinik eingesetzt.

Indikationen zum BERA-Screening (in Anlehnung an: Joint Committee Of Infant Hearing 2007, www.jcih.org):
- familiäre Hörstörung,
- neonatale/intrauterine Infektionen (CMV),
- kraniofaziale Fehlbildungen, Syndrome oder chromosomale Aberrationen,
- Hyperbilirubinämie,
- Geburtsgewicht <1500 g,
- Geburt vor der 32. SSW,
- intrauterine Wachstumsretardierung,
- perinatale Asphyxie,
- ototoxische Medikamente,
- Beatmung länger als 10 Tage,
- Konsanguinität der Eltern,
- Medikamentenabusus durch die Mutter.

> **Ein kontrollbedürftiges BERA-Screening kann nur durch ein BERA-Screening oder eine diagnostische BERA kontrolliert werden, da sonst seltene Formen der Schwerhörigkeit (auditorische Synaptopathie/Neuropathie, retrokochleäre Hörstörung) übersehen werden können.**

Tracking Die alleinige Einführung eines NHS führt nicht dazu, dass der Durchschnitt der schwerhörigen Kinder früher diagnostiziert und mit Hörgeräten versorgt wird. Trotz auffälligem Hörscreening werden viele Kinder nicht zeitnah zur Konfirmationsdiagnostik vorgestellt. Daher hat der gBA ein Minimaltracking über den Kinderarzt vorgesehen und zusätzlich den Geburtskliniken den Anschluss an die regionalen Hörscreeningzentralen empfohlen, die u. a. die Erinnerungsfunktion übernehmen. Der Nutzen einer Hörscreeningzentrale konnte in Hessen gezeigt werden, wo das durchschnittliche Alter der Hörgeräteversorgung von etwa 2 Jahren auf 3 Monate gesenkt werden konnte. Ein möglicher Ablauf ist in ◻ Abb. 34.15 für das Hörscreening Nordrhein dargestellt.

34.9.2 Auditive Verarbeitungs- und Wahrnehmungsstörungen

▪▪ Definition

Eine auditive Verarbeitungs- und Wahrnehmungsstörung (AVWS) liegt vor, wenn bei kognitiver Normalbegabung und peripherer Normakusis zentrale Prozesse des Hörens gestört sind. Hierunter fasst man Störungen vorbewusster und bewusster Prozesse der Signalverarbeitung, wie Erkennen von Geräuschrichtungen, Verstehen im Störgeräusch, beidohriges Hören zusammen. Die isolierte AVWS grenzt sich von Aufmerksamkeitsstörungen, Lernstörungen, Hyperaktivität, Sprachentwicklungsstörungen und Gedächtnisstörungen ab.

▪▪ Klinik

Je nach Literaturangabe sind bis zu 2–3% der Kinder betroffen. Das klinische Erscheinungsbild ist vielfältig und die Abgrenzung von Aufmerksamkeitsstörungen, Lernstörungen, Hyperaktivität, Sprachentwicklungsstörungen und Gedächtnisstörungen ist oft sehr schwierig. Die Betroffenen können z. B. in einer lauten Schulklasse den Lehrer nicht ausreichend verstehen, Andere können die Richtung der Geräuschquelle nicht erkennen. Auditive Wahrnehmungsstörungen können die Ursache von Sprachentwicklungsstörungen und einer Lese- und Rechtschreibschwäche sein.

▪▪ Diagnose

Diagnostik der AVWS

- **Pädaudiologie:**
  - Ausschluss einer peripheren Hörstörung
  - Überprüfung der auditiven Verarbeitung
    - Hören im Störgeräusch (Verstehen von Sprache in geräuschvoller Umgebung)
    - Dichotisches Hören (beidohriges Hören)
    - Richtungshören (Lokalisation von Geräuschrichtungen)
    - Zeitliche Auflösung (Lücken erkennen, Verstehen zeitkomprimierter Sprache)
  - Überprüfung der auditiven Wahrnehmung durch akustisch evozierte Hirnrindenpotenziale wie (CERA, MMN – »miss match negativity«)
- **Logopädie/Sprachtherapie**
  - Lautdiskrimination z. B. Minimalpaare (Buch-Tuch, Maus-Haus)
  - Lautsynthese: Zusammensetzten von Lauten
  - Analyse: Identifikation von Lauten
  - Lautergänzung
- **Psychologie**
  - Aufmerksamkeit, Konzentration,
  - Intelligenzstruktur (z. B. HAWIK®, Kaufmann-ABC).

▪▪ Therapie

- Übende Verfahren zur Verbesserung der auditiven Verarbeitung und Wahrnehmung (in der Regel durch eine Logopädin oder Sprachheiltherapeutin),
- metakognitiv kompensierende Verfahren, z. B. durch Absehen des Mundbildes,
- kompensatorische Verfahren zur verbesserten akustischen Raumqualität: Optimierung der Raumakustik (Teppich im Klassenzimmer, Vorhänge), Optimierung Nutzschall/Störschallrelation durch vorne sitzen. Im Ausnahmefall können durch einen Facharzt (für Stimm- Sprach- Sprech- und kindliche Hörstörungen) eine Funk-Übertragungsanlage oder Hörgeräte (z. B. Edu-Link®) verordnet werden.

34.9.3 Cochleaimplantat (CI)

Einleitung

Das Cochleaimplantat ist der derzeit einzige Ersatz eines Sinnesorgans. Aufgrund der Tonotopie der Hörschnecke werden auf der Basis der Cochlea hohe Töne repräsentiert, an der Schneckenspitze die tiefen Frequenzen, ähnlich einer Klaviertastatur. So lässt sich durch elektrische Stimulation mit der in die Cochlea eingeführten Elektrode ein frequenzspezifischer Höreindruck vermitteln. Das erste kommerziell verfügbare CI wurde 1982 implantiert. Zunächst wurden CI´s nur bei gehörlosen Erwachsenen implantiert. Die zunehmenden technischen Möglichkeiten und die Erfolge führten zu einer Ausweitung des Indikationsbereichs hin zu resthörigen Erwachsenen und sogar Säuglingen. Hinzugekommen ist die bilaterale Cochleaimplantation, die zu besserem Richtungshören, Verstehen im Störgeräusch und zu anstrengungsfreierem Hören führt. Weitere Möglichkeiten sind die gleichzeitige akustische (Tieftonbereich) und elektrische (Mittel- und Hochtonbereich) Stimulation bei Patienten mit nutzbaren Tieftonhörresten (»elektro-acustic stimulation« = EAS) und die Implantation bei einseitiger Taubheit.

Funktion eines Cochleaimplantats

Ein CI-System besteht aus dem Implantat und dem extern getragenen Sprachprozessor, der einem größeren Hörgerät ähnelt. Bei Säuglingen und Kleinkindern kann der Sprachprozessor auch an der Kleidung befestigt werden und es wird nur das Mikrophon hinter dem Ohr getragen. Der Sprachprozessor nimmt über das Mikrophon den Schall auf, wandelt ihn in eine elektrische Kodierungsstrategie um und sendet diese über die Spule durch die intakte Haut an das Implantat. Das Implantat selbst hat keine eigene Stromversorgung und kann nur über den Sprachprozessor funktionieren. Der Höreindruck ist zwar nicht so differenziert wie beim Normalhörenden, aber das menschliche Gehirn ist trotzdem in der Lage, damit Sprache zu verstehen und sogar zu telefonieren. (◻ Abb. 34.16).

Indikationen

Ermöglicht die Hörgeräteversorgung einer hochgradigen Innenohrschwerhörigkeit z. B. ab 80 dB kein ausreichendes Hören, so liegt die medizinische Indikation zum CI vor. Aufgrund der Reifungsprozesse der unteren Hörbahn führt eine Implantation in der 2. Hälfte des ersten Lebensjahres bis zum Ende des zweiten Lebensjahres zu den besten Ergebnissen für die Hör- und spätere Sprachentwicklung. Je älter ein von Geburt an taubes Kind bei der Implantation ist, umso weniger wird es von einem Implantat profitieren. Nach dem vierten Lebensjahr muss die Indikation gut überdacht werden und jenseits der Pubertät wird überwiegend nur bei progredient oder spät ertaubten Patienten mit erworbener Lautsprache implantiert. Die Empfehlung geht bei symmetrischer Hörstörung zur bilateralen Implantation. Bei asymmetrischem Hörverlust kann

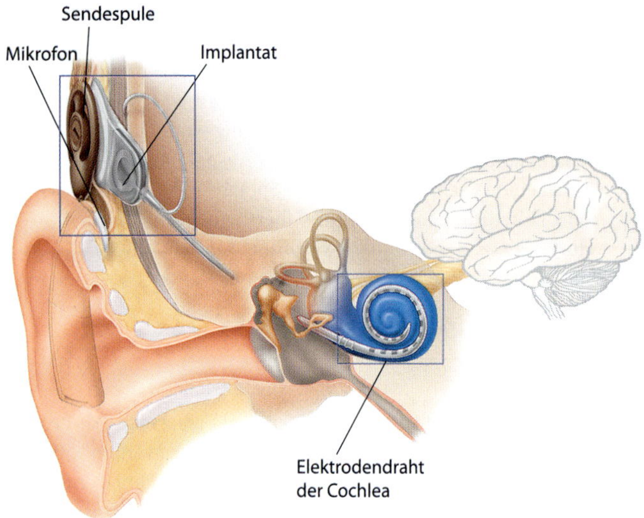

Abb. 34.16 Cochleaimplantat: Implantat mit Elektrodendraht in der Cochlea und außen getragenem Sprachprozessor

das besser hörende Ohr weiterhin mit einem Hörgerät versorgt werden, während das schlechter hörende Ohr implantiert wird (bimodale Versorgung). Aktuell wird die Implantation einseitig tauber Kinder diskutiert.

Cave
Die postmeningitische Ertaubung, insbesondere nach Pneumokokkenmeningitis ist ein »Notfall«.

Die Cochlea kann innerhalb weniger Tage bis Wochen verknöchern und eine Cochleaimplantation ist dann u. U. unmöglich. Daher ist nach jeder Meningitis eine objektive Hördiagnostik indiziert und bei Ertaubung unverzüglich die CI-Operation zu planen.

Postmeningitische Ertaubung beidseits: immer direkt bilaterale Implantation!

Nachsorge

An eine Cochlea-Implantation schließt sich eine intensive pädagogisch/therapeutische, technische und medizinische Nachsorge an. Je nach Konzept des behandelnden CI-Zentrums erfolgt diese stationär, teilstationär oder ambulant (in der Regel über einen Zeitraum von drei Jahren). Darüber hinaus sind bis zum Abschluss des Schriftspracherwerbs engmaschige, später jährliche Kontrollen in dem CI-Zentrum notwendig. Nach der 3-jährigen Intensivnachsorge, teilweise auch begleitend, ist eine ambulante Sprachtherapie bis zum Abschluss des sekundären Spracherwerbs indiziert.

Es wird ein erhöhtes Risiko einer otogenen Meningitis durch den in der Cochlea liegenden Elektrodendraht diskutiert. Daher raten die meisten CI-Zentren zur **Pneumokokken- und Hib-Impfung** (von der STKO empfohlene Impfung) sowie zur sofortigen Antibiotikagabe bei einer Otitis media des implantierten Ohres.

34.9.4 Sprachentwicklungsstörungen

Sprachauffälligkeiten im Kindesalter können als Sprachentwicklungsstörungen oder Sprechstörungen wie Redeflussstörungen (Stottern, Poltern) und Störungen der Sprechmotorik, kindliche Stimmstörung, Störungen der Nasalität und Kommunikationsstörung (Autismus, Mutismus) auftreten.

Tab. 34.5 Linguistische Ebenen der Sprache

Phonetisch-phonologische Ebene	Phonetik (Lautlehre): Produktion und Perzeption einzelner Laute Phonologie: Lautsystem einer Sprache, Aneinanderreihung bzw. Organisation einzelner Phone
Semantisch-lexikalische Ebene	Semantik: Bedeutungslehre Lexikon: Wortschatz
Morpho-syntaktische Ebene	»Grammatik«
Pragmatische Ebene	Gebrauch von Kommunikation im sozialen Kontext
Prosodie	Sprechmelodie und -dynamik

Linguistische Ebenen der Sprache

Die Sprachentwicklung wird über die Einteilung in expressive und rezeptive Sprachentwicklung hinaus in linguistische Ebenen differenziert (Tab. 34.5). Die ehemalige Bezeichnung Stammeln oder Dyslalie für eine Aussprachestörung wird weiter unterteilt in phonetische und phonologische Entwicklungsstörungen (s. u.).

Sprachentwicklung

Der kindliche Spracherwerb (Tab. 34.6) erfolgt in den ersten 3–4 Lebensjahren. Ab der 27. Schwangerschaftswoche kann der Fötus bereits Sprache erkennen und weiterverarbeiten. Nach der Geburt erkennt das Kind die Stimme der Mutter und präferiert diese. In den ersten 6 Monaten, der universellen Phase, ist der Säugling in der Lage unterschiedliche Sprachfamilien zu unterscheiden, und in der anschließenden einzelsprachlichen Phase konzentriert sich die Wahrnehmung auf die Muttersprache. Die **Schreiperiode**, direkt nach der Geburt beginnt mit reflektorischem Schreien, das sich zunächst weiter differenziert, unabhängig davon, ob das Kind hört. Daran schließt sich ab etwa der 7. Lebenswoche das Gurren an. Ab dem 4. Monat tritt das Kind in die **präverbale Phase** ein, die zunehmend auditiv kontrolliert wird. Das Kind probiert Laute, auch solche, die in der Muttersprache nicht vorkommen. Im Alter von 5–6 Monaten reagiert das Kind auf seinen Namen. Reduplizierendes Lallen mit den ersten Doppelsilben schließt sich mit dem 6. Lebensmonat an. Am Ende des ersten Lebensjahres kommt das erste Wort. Bis zum Alter von 18 Monaten werden **Einwortäußerungen** eingesetzt und etwa 50 Wörter gelernt. Nach etwa 50 Wörtern bildet das Kind **Zweiwortäußerungen** und es folgt der Wortschatzspurt, der dann die Grammatikentwicklung ermöglicht.

Sprachentwicklungsstörung

Grundlagen

Sprachentwicklungsstörungen stellen ein bedeutsames gesellschaftliches Problem dar. Je nach Publikation sind 16–20% aller Kinder bei der Einschulung sprachentwicklungsauffällig. Kinder mit Migrationshintergrund und Mehrsprachigkeit sind in bis zu 70%, oft sowohl in der Muttersprache wie auch in der deutschen Sprache nicht altersgemäß entwickelt.

Eine Sprachentwicklungsstörung kann bei Kindern mit sensorischen (Hörstörung, Blindheit) oder neurologischen, emotionalen Schädigungen oder kognitiver Beeinträchtigung, z. B. Trisomie 21

Tab. 34.6 Sprachentwicklung in den ersten 30 Monaten

Alter	Sprachentwicklung
Nach der Geburt	Schreiphase
4.–12. Lebensmonat	Lallphase
8.–10. Lebensmonat	Erstes Wortverständnis
10.–13. Lebensmonat	Beginn der Wortproduktion
18.–20. Lebensmonat	Wortschatzexplosion
20.–24. Lebensmonat	Zweiwortsätze
Ab dem 30. Lebensmonat	Grammatikentwicklung

auftreten. Eine **spezifische Sprachentwicklungsstörung** liegt hingegen dann vor, wenn keine erkennbare Ursache besteht

Während die **globale Sprachentwicklungsstörung** alle linguistischen Ebenen betrifft, ist bei den isolierten Sprachentwicklungsstörungen nur eine einzelne Ebene betroffen (z. B. Aussprachestörungen).

Aussprachestörungen Sie lassen sich in phonetische und phonologische Störungen unterteilen.

- **Phonologische Störung:** Nicht altersgemäße Entwicklung oder abweichende Organisation des phonologischen Systems trotz unauffälliger Artikulationsfähigkeit. Die Störung der Organisation des phonologischen Systems macht sich durch eine eingeschränkte bis schwer verständliche Aussprache bemerkbar. Die Laute können isoliert gebildet werden, aber in der Kombination mit anderen Lauten werden sie verändert.
- **Phonetische Störungen:** Die klassische phonetische Störung, die Störung der Produktion und Perzeption von Lauten, ist der Sigmatismus (Lispeln) oder Schetismus (gestörte Bildung von/sch/). Ein Sigmatismus in den ersten Lebensjahren ist häufig, und verschwindet meist von selbst. Bleibt er über das 5. Lebensjahr bestehen, sollte eine logopädische Therapie eingeleitet werden, die aber nicht während des Frontzahnwechsels erfolgen kann.

Lexikalische Störungen Sie umfassen eine nicht altersgemäße Wortproduktion, ein eingeschränktes Wortverständnis oder kindliche Wortfindungsstörungen (Tab. 35.7).

Als »**Late Talker**« werden Kinder (13–20%) bezeichnet, die mit 2 Jahren noch keinen produktiven Wortschatz von 50 Wörtern erreicht haben oder keine Zweiwortsätze bilden. Etwa die Hälfte dieser Kinder holt den Rückstand bis zum 3. Lebensjahr auf (»**Late Bloomers**«), die andere Hälfte bleibt entwicklungsauffällig. Kritische Stimmen merken an, dass aber auch ein Teil der Kinder, die im Spracherwerb scheinbar aufgeholt haben, sich im unteren Bereich der Entwicklungsnorm bewegen und später im Lese- oder Schriftspracherwerb größere Probleme zeigen.

Semantische Störungen Störung der Wortbedeutung.

Störung der Grammatikentwicklung Dysgrammatismus.

Diagnose

In den ersten beiden Lebensjahren wird der Spracherwerb in der Regel durch das Anamnesegespräch oder Elternfragebögen erfasst.

Tab. 34.7 Meilensteine des Lexikonerwerbs in den ersten beiden Lebensjahren

Alter	Entwicklungsschritt
12 Monate	Erste Wörter
18 Monate	Produktiver Wortschatz von 50 Wörtern
Ab 18. Lebensmonat	Beginn der Zweiwortäußerungen

Ab dem zweiten Lebensjahr kann eine Sprachentwicklungsdiagnostik durchgeführt werden. Es besteht die Möglichkeit der Spontansprachanalyse, die aber keine standardisierte Betrachtung zulässt. Meist werden standardisierte und teils evaluierte Testverfahren für unterschiedliche linguistische Ebenen und Altersgruppen eingesetzt. Die weitere Diagnostik umfasst:

- Hörprüfung,
- Entwicklungsdiagnostik,
- neuropädiatrische Untersuchung und EEG (Landau-Kleffner-Syndrom)
- Ggfs. MRT.

Therapie

- Elterntraining (z. B. Heidelberger Elterntraining für Late Talker),
- Sprachtherapie: so früh wie möglich, im Einzelfall ab dem 2. Lebensjahr,
- Förderschule mit dem Förderschwerpunkt Sprache: bei persistierenden Sprachentwicklungsstörungen über die Einschulung hinaus,
- -ggf. Ergotherapie.

Prognose

Die Prognose ist abhängig vom Schweregrad, Zusatzbehinderungen und Therapiebeginn. Nicht jedes Kind mit Sprachentwicklungsstörung kann durch frühzeitige Therapie eine normale Sprache entwickeln.

34.9.5 Redeflussstörungen

Grundlagen

Im Zuge des Spracherwerbs entwickelt sich die Fähigkeit, flüssig zu sprechen. Während das Kind in der Phase der Ein und Zweiwortsätze noch wenig Sprechflüssigkeitskompetenz benötigt, wird für komplexe Satzstrukturen deutlich mehr Kompetenz notwendig. Zunehmend werden sprechmotorischen Fähigkeiten, die ein Zusammenspiel aus Phonation, Respiration und Artikulation darstellen, erworben. Gleichzeitig entwickeln sich linguistische, prosodische (Betonung, Satzmelodie) und pragmatische Elemente. Dies führt zu steigenden Anforderungen für Sprachproduktion, Sprachwahrnehmung und Sprachverarbeitung. Hinsichtlich der gesprochenen Sprache werden Äußerungsplanung, Sprechablaufssteuerung und Kontrolle, sowie Sprechgeschwindigkeit perfektioniert.

Epidemiologie

80% aller Kinder haben Phasen unflüssigen Sprechens während der Sprachentwicklung. Etwa 5% der Kinder sind gefährdet, ein chronisches Stottern zu entwickeln und im Erwachsenalter stottert etwa 1% der Bevölkerung. Sichere Zahlen für Poltern existieren nicht.

Tab. 34.8 Normale Sprechunflüssigkeiten (nach Hansen und Iven 2002)

Unflüssigkeiten	Beispiel
Ganzwortwiederholungen (einsilbige und mehrsilbige Wörter)	Ich – ich ich will nicht nach Hause
Satzteilwiederholungen	Ich bin – ich bin gar nicht müde
Satzumstellungen und Satzunterbrechungen	Ich will jetzt – fahren wir jetzt?
Vokaldehnung unter einer Sekunde	
Einschübe	Äh
Stille Pausen zwischen einzelnen Wörtern	Das hier ist ein ---- Grünspecht!
Sprachliche Zusammenbrüche in Extremsituationen	Blackout bei großer psychischer Anspannung (Staatsexamen, Vortrag)

Entwicklungsbedingte Sprechunflüssigkeiten

Fast alle Kinder haben während ihrer Sprachentwicklung Phasen unflüssigen Sprechens (Tab. 34.8). Es werden zwei Erklärungsebenen favorisiert: die organisch-konstitutionelle und die psycholinguistische. Die organisch-konstitutionelle Ebene sieht die Ursache der Sprechunflüssigkeiten in ablaufenden Reifungsprozessen oder neuromotorischen Schädigungen. Besonders sensibel gilt der Wechsel der akustischen Aussprachekontrolle zur kinästhetischen Autoregulation oder die Ausbildung der Hemisphärendominanz im 5.–6. Lebensjahr. Die psycholinguistischen Faktoren sind oft durch eine auffällig späte und gestörte Sprachentwicklung erkennbar. Es können aber auch eine sehr rasche, komplexe und überdurchschnittliche Sprachentwicklung die vorhandenen Kapazitäten überfordern.

Stottern

Definition

Stottern unterscheidet sich im Vergleich zu den entwicklungsbedingten Auffälligkeiten qualitativ und quantitativ in Dauer, Häufigkeit und Intensität. Abzugrenzen ist das organische Stottern, ein Begleitphänomen einer neurologischen Erkrankung.

Pathogenese

Die Entstehung des chronischen Stotterns ist unklar. Er werden eine Reihe von disponierenden Faktoren und ein Ungleichgewicht zwischen Anforderung und Kapazität des Kindes angenommen.

Klinik

Die Symptome des Stotterns werden in die symptomatischen Unflüssigkeiten (Kernsymptomatik) und in die Begleitsymptomatik, die als Reaktion auf das Stottern entsteht, unterteilt (Tab. 34.9).

Diagnose

Hinweise geben meist die Eltern und das Gespräch mit dem Kind. Eine differenzierte Diagnostik kann durch eine qualifizierte Logopädin/Sprachheiltherapeutin oder durch einen Facharzt für Phoniatrie erfolgen.

Therapie

Sie hängt von der allgemeinen Entwicklung, Situation der Familie und Ausprägung der Symptomatik ab.

Tab. 34.9 Kern- und Begleitsymptomatik des chronischen Stotterns (nach Sandrieser u. Schneider 2001)

Kernsymptomatik	Begleitsymptomatik
Blockierungen Dehnungen von Lauten (Tonhöhen- und Lautstärkeveränderungen, Schwa-laut) Wiederholung von Lauten, Silben, einsilbigen Wörtern	Emotionen und Einstellungen (Sprechangst, psychische Anspannung, Versagensangst) Sozialverhalten (Vermeiden von Sprechsituationen, Vermeiden von Blickkontakt) Sprechverhalten (langsames Sprechen, Flüstern) Veränderung der Sprache (Satzabbrüche, Einschub von Floskeln, Satzumstellung) Motorik (Gesichtsmitbewegungen wie grimassieren, Extremitätenbewegungen wie z. B. Stampfen)

- Elternberatung. Beruhigung und Aufklärung der Eltern, gut gemeinte Ratschläge wie: »sprich doch langsam«, »denk erst nach« sind kontraproduktiv, denn das Kind weiß ja was es sagen möchte,
- logopädische/sprachtherapeutische Behandlung des Stotterns oder ggf. auch vorliegender Sprachentwicklungsstörungen,
- psychologische Therapie.

Prognose

Mit zunehmender Stotterdauer und Alter des Kindes nimmt die Spontanremissionsrate drastisch ab. Ein Stottern im Jugendlichenalter ist nicht mehr heilbar, lediglich durch Therapie beeinflussbar.

Poltern

Definition

Poltern ist eine kombinierte Sprach- und Sprechstörung, die sich in einem unrhythmischen und unorganisiertem Sprechen, Unterbrechung des Redeflusses und einem meist erhöhtem Sprechtempo äußert. Die Ätiologie ist unklar.

Klinik

Stottern und Poltern zeigen gewisse Ähnlichkeiten und können manchmal nicht klar differenziert werden. Das Poltern betrifft alle linguistischen Ebenen (Tab. 34.10). Es tritt häufig mit Sprachentwicklungsstörungen, Lernstörungen, Lese-Rechtschreibschwäche, Aufmerksamkeitsstörungen oder AVWS auf.

Therapie

Aufgrund der Mehrdimensionalität des Stotterns wird ein individualisierter Therapieansatz gewählt, je nach Ausprägung kann auch eine sehr frühe Therapie nach dem 2. Lebensjahr sinnvoll sein.

34.9.6 Stimmstörungen

Definition

Der Begriff Stimmstörung oder Dysphonie umfasst Veränderungen des Stimmklangs und/oder der stimmlichen Leistungs- bzw. Belastungsfähigkeit und Missempfindungen. Heiserkeit beschreibt die Veränderung des Stimmklangs und Dysodie die Störung der Singstimme.

Stimmentwicklung (Tab. 34.11)

Die ersten stimmlichen Äußerungen, das Schreien, laufen reflektorisch ab. Aber schon bald können die Eltern aus dem Klang des

Tab. 34.10 Symptome des Polterns

Phonetik/ Phonologie	Inkonstantes Weglassen, Verschieben, Umkehrung oder Zusammenziehen von Lauten und Silben Artikulationsstörung: verwaschen
Morphologie und Syntax	Auslassung von Morphemen (kleinste bedeutungstragende Einheit) und syntaktischen Elementen führt zu dysgrammatischem Sprechen
Semantik und Lexikon	Auslassung von Wörtern, Satzabbrüche, Wortfindungsstörungen
Pragmatik und Kommunikation	Häufig schwer verständliche Spontansprache, Anpassung an den Kommunikationspartner bleibt aus
Sprechablauf	Erhöhtes Sprechtempo, Sprechpausen
Prosodie (Sprechmelodie)	Monoton, Lautstärkeschwankungen im Satz
Lesen und Schreiben	Ähnlich der Spontansprache, das Schriftbild ist oft ungelenk

Schreiens erkennen, ob ihr Kind vor Schmerz oder Hunger schreit oder um beschäftigt zu werden. In den Lallphasen trainiert das Kind nicht nur die Artikulation sondern auch die Phonation. Während der Neugeborenenschrei meist bei 440 Hz (Kammerton a1) liegt, sinkt die Stimme des Kleinkindes auf d1 ab und verbleibt bis zum Alter von etwa 8 Jahren auf diesem Niveau. Mit der Mutation, Stimmwechsel von der Kinderstimme zur Erwachsenenstimme wächst beim Jungen die Stimmlippe um ca. 1 cm, beim Mädchen, häufig unbemerkbar dagegen nur um 3–4 mm. Dies führt beim Knaben zu einer deutlichen Stimmabsenkung um eine Oktave, beim Mädchen um eine Terz.

Tab. 34.11 Stimmwechsel (Mutation) beim Mädchen und Jungen (nach Nawka u. Wirth 2008)

Alter	Jungen	Mädchen
Prämutation (nur Knaben)	Ab 9.–11. Lebensjahr Mittlere Sprechstimmlage senkt sich Stimme oft belegt, rau, häufig kräftiger	
Mutation	Ab 12. Lebensjahr Dauer 2–19 Monate Kehlkopfwachstum: Stimmlippenverlängerung 4–11 mm Kehlkopf tritt tiefer Ausbildung Adamsapfel Massenzunahme der Stimmlippen Stimmbruch: Oktavwechsel zwischen Brust- und Kopfregister	10.–15. Lebensjahr Dauer 6–12 Wochen Stimmlippe wächst 3-4 mm Mittlere Sprechstimmlage sinkt um eine Terz
Postmutation (nur Knaben)	Zunahme des Stimmumfanges nach unten Mittlere Sprechstimmlage sinkt um eine Oktave Stabilisierung der Stimmqualität Dauer 3–5 Monate	

Tab. 34.12 Häufige Ursachen kindlicher organischer Stimmstörungen

Angeboren	Erworben
Zentrale oder periphere Stimmlippenlähmungen Laryngeales Segel Mikrolarynx	Stimmlippenknötchen (»Schreiknötchen«) Laryngitis Juvenile Larynxpapillomatose Intubationsgranulome Paresen Tracheostoma

Ätiologie

Die Ursachen können grob in organisch bedingte Stimmstörungen die z. B. durch eine Fehlbildung des Kehlkopfes verursacht ist oder in funktionelle Stimmstörungen unterschieden werden. Es treten aber auch Mischformen auf.

- **Organische Stimmstörungen** (Tab. 34.12): Organische Stimmstörungen können durch angeborene Fehlbildungen oder erworbene Erkrankungen des Kehlkopfes verursacht sein.
- **Funktionelle Stimmstörungen:** Funktionelle Stimmstörungen werden je nach Phonationsmechanismus in hyperfunktionelle, hypofunktionelle und gemischte Dysphonien unterteilt. Der Kehlkopfbefund ist zumindest primär unauffällig. Die hyperfunktionelle Fehlbelastung kann zur Ausbildung von Knötchen an der Hauptbelastungsstelle der Stimmlippen führen.
- **Mutationsstörungen:** Mutationsstörungen treten fast nur beim Knaben auf.
- Funktionelle Mutationsstörungen. Die häufigste Form ist ein »Zu-hoch-Bleiben« der Sprechstimme.
- Organische Mutationsstörungen. Eine über das 15. Lebensjahr persistierende Kinderstimme und fehlende Pubertätszeichen müssen endokrinologisch abgeklärt werden.

Diagnose

Untersuchung durch einen HNO-Arzt oder Facharzt für Stimm-, Sprach-, Sprech- und kindliche Hörstörungen.

- **Anamnese:** Verlauf der Stimmentwicklung, Vorerkrankungen, allgemeine, soziale und Sprachentwicklung müssen erfragt werden.
- **Laryngoskopie:** Durch eine flexible Optik transnasal oder starr transoral kann der Kehlkopf des wachen einigermaßen kooperativen Kindes untersucht werden. Sinnvoll ist die gleichzeitige, digitale Aufnahme der Untersuchung.
- **Stroboskopie:** Besondere Technik zur Sichtbarmachung der Stimmlippenschwingung, die für das menschliche Auge zu schnell abläuft, um wahrgenommen werden zu können.
- Ggf. **endokrinologische Diagnostik**.

Therapie

- Stimmtherapie. Indirekt durch Beratung der Eltern und Veränderung der Gesprächssituation oder direkt durch Behandlung des Kindes. Im Einzelfall ab dem 4. Lebensjahr.
- Verhaltenstherapie.

Cave
Kindliche Stimmlippenknötchen nicht operativ abtragen!

Literatur

Abdel-Fattah S., Bhat A, Illanes S, Bartha J, Carrington D (2005) Torch test for fetal medicine indications: only CMV is necessary in the United Kingdom. Prenat Diagn 25:1028–1031

Adam D, Scholz H (1997) Studie zur Epidemiologie und Therapie der A-Streptokokken-Tonsillopharyngitis. Praktische Pädiatrie 3:57–60

Alves F, Ribeiro F (2005) Revision about hearing loss in Alport's syndrome analyzing the clinical, genetic and bio-molecular aspects. Braz J of Otorhinolaryngology 71(6): 813–819

Apps S, Rankin W, Kurmis A (2007) Connexin 26 mutations in autosomal recessive deafness disorders: A review. Int J of Audiology 46:75-81

Bayazit Y, Yilmaz M (2006) An overview of hereditary hearing loss. ORL 68:57–63

Beutner D, Foerst A, Lang-Roth R, von Wedel H, Walger M (2007) Risk factors for auditory neuropathy/auditory synaptopathy ORL J Otorhinolaryngol Relat Spec 69(4):239–44

Biesalski P, Collo D (1991) Hals-Nasen-Ohren-Krankheiten im Kindesalter. Thieme, Stuttgart New York

Birkenhäger R, Aschendorff A, Schipper J, Laszig R (2007) Nicht-syndromale hereditäre Schwerhörigkeiten. Laryngo-Rhino-Otol 86:299–313

Böck A, Popp W, Herkner KR (1994) Tonsillectomy and the immune system: a long-term follow up comparison between tonsillectsmized and non-tonsillectomized children. Eur Arch Otorhinolaryngol 251:423–427

Bootz F (1995) HNO-Erkrankungen in der Pädiatrie. Wissenschaftliche Verlagsgesellschaft, Stuttgart

Brent B (1999) The pediatrician's role in caring for patients with congenital microtia and atresia. Pediatr Ann 28:374

Coerdt J (1991) HNO-Erkrankungen im Kindesalter. In: Keller W, Wiskutt A (Hrsg) Lehrbuch der Kinderheilkunde. Thieme, Stuttgart, S 744–748

Davis J (1987) Otoplasty: Aesthetic and Reconstructive Techniques. Springer, Berlin Heidelberg New York Tokyo

Eavey RD (1995) Microtia and significant auricular malformation. Arch Otolaryngol 121:57–62

Evans JNG (1987) Paediatric otorhinolaryngology Butterworth, London

Foerst A, Beutner D, Lang-Roth R, Huttenbrink KB, von Wedel H, Walger M (2006) Prevalence of auditory neuropathy/synaptopathy in a population of children with profound hearing loss. Int J Pediatr Otorhinolaryngol 70(8):1415–22

Grimm H (1999) Störungen der Sprachentwicklung. Hogrefe, Göttingen

Hansen B, Iven C (2002) Stottern und Sprechflüssigkeit. Elsevier, München

Iven C (2007) Poltern. In: Grohnfeldt M (Hrsg) Lexikon der Sprachtherapie. Kohlhammer, Stuttgart

Jörgensen G (1972) Missbildungen im Bereich der Hals-Nasen-Ohrenheilkunde. Arch Otorhinolaryngol 202:1–50

Kastenbauer E (1968) Zur Pathogenese der Badesinusitis. HNO 10:30K–311

Kastenbauer E (1992) Komplikationen der Entzündungen der Nasennebenhöhlen und des Oberkiefers. In: Naumann HH, Helms J, Herberhold C, Kastenbauer E (Hrsg) Oto-Rhino-Laryngologie in Klinik und Praxis, Bd 2. Thieme, Stuttgart, S 234–264

Keßler L (Hrsg) (1989) Fehlbildungen in der Otorhinolaryngologie, Springer, Berlin Heidelberg New York Tokyo

Leiber B (1972) Ohrmuscheldystopie, Ohrmuscheldysplasie und Ohrmuschelmissbildung – klinische Wertung und Bedeutung als Symptom. Arch Otorhinolaryngol 202:51–84

Mantel K (1991) HNO-Erkrankungen im Kindesalter. In: Keller W, Wiskott A (Hrsg) Lehrbuch der Kinderheilkunde. Thieme, Stuttgart, S 756–758

Nawka T, Wirth G (2008) Stimmstörungen, 5. Auflage. Deutscher Ärzteverlag, Köln

Nickisch A, Gross M, Schönweiler R, Uttenweiler U, am Zehnhoff-Dinnesen A, Berger R, Radü HJ, Ptok M (2007) Auditive Verarbeitungs- und Wahrnehmungsstörungen. Konsensus-Statement der Deutschen Gesellschaft für Phoniatrie und Pädaudiologie. HNO 55:61–72

Othersen HB (1991) The pediatric airway. Saunders, Philadelphia

Sandrieser P, Schneider P (2001) Stottern im Kindesalter. Thieme, Stuttgart New York

Scholz H, Abele-Horn M, Adam D et al. (2000) Antimikrobielle Chemotherapie. In: Deutsche Gesellschaft für Pädiatrische Infektologie (Hrsg) Handbuch, Infektionen bei Kindern und Jugendlichen. Futuramed, München, S 91–133

Siegmüller J, Bartels H (2006) Leitfaden Sprache, Sprechen, Stimme, Schlucken. Elsevier, Urban und Fischer, München Jena

Szagun G (2000) Sprachentwicklung beim Kind. Beltz, Weinheim Basel

Tos M (1984) Epidemiology and natural history of secretory otitis. Am J Otol 5:449–462

Wild GA, Mischke D, Lobeck H, Kastenbauer E (1987) The lateral cyst of the neck: congenital or acquired? Acta Otolaryngol (Stockh) 103:546–550

Wild GA, Wille G, Mischke D (1988) Lateral cervical (branchial) cyst epithelia express upper digestive tract-type cytokeratins. Polyclonal antibody studies. Ann Otol Rhinol Laryngol 97:365–372

Erkrankungen der Haut

M. Meurer, R. Aschoff, M. Gahr

C. P. Speer, M. Gahr (Hrsg), *Pädiatrie*,
DOI 10.1007/978-3-642-34269-1_35,

Einleitung

In der allgemeinen Sprechstunde wird der Kinderarzt häufig mit Hauterkrankungen konfrontiert. Dabei stehen in bestimmten Altersstufen verschiedene Dermatosen im Vordergrund. Neugeborene und Säuglinge werden wegen Genodermatosen, atopischem oder seborrhoischem Ekzem, Pigmentmalen und Hämangiomen vorgestellt. Kleinkinder leiden oft an Hautinfektionen durch Bakterien (Pyodermien), Viren (Masern, Röteln, Warzen), Parasiten (Skabies, Pedikulose) und an atopischem Ekzem. In der Adoleszenz tritt bei fast allen Jugendlichen eine Akne auf, kosmetisch störende Hautveränderungen gelangen zunehmend ins Blickfeld der Betroffenen. Das klinische Erscheinungsbild, die Diagnostik und Therapie häufiger Hautkrankheiten weisen im Kindesalter oft Besonderheiten auf, die in diesem Kapitel besprochen werden.

35.1 Effloreszenzenlehre und Untersuchung der Haut

Die Haut ist das **größte** und am leichtesten zugängliche **Körperorgan** des Menschen. Kindliche Haut zeigt eine geringere Keratinisierung und daher eine höhere Rate an entzündlichen Affektionen. Auch Blasenbildung oder Erytheme zeigen sich aufgrund der eher lockeren Hautstruktur häufiger.

Die Untersuchung des Kindes mit einer Hauterkrankung erfordert nach Erhebung der **Anamnese** die gründliche Inspektion der Haut, Schleimhaut und der Hautanhangsgebilde (Haare und Nägel).

> **Die Inspektion, das Sehen, das Erkennen und Tasten der Einzeleffloreszenzen und die Bestimmung des Verteilungsmusters kann häufig schon zur Diagnose führen.**

Die häufigsten Effloreszenzen sind in Tabelle 36.1 dargestellt. **Primäre Effloreszenzen** sind die direkt als Folge der Erkrankung aufgetretenen Hauterscheinungen, während sich **Sekundäreffloreszenzen** im Anschluss an eine primäre Effloreszenz durch Fortschreiten der krankhaften Veränderungen oder durch äußere Schädigung der Haut entwickeln. Gelingt so die Diagnose nicht, können die in ◻ Tab. 35.1 zusammengestellten weiterführenden Methoden eingesetzt werden.

◻ **Tab. 35.1** Effloreszenzenlehre der Haut

Primäreffloreszenzen	
Makula (Fleck)	Vorübergehende oder bleibende Farbveränderung der Haut ohne Konsistenz- oder Niveauänderung
Papula (Papel)	Umschriebene Verdickung oder Auftreibung der Haut bis zu einer Größe von 5 mm
Nodulus (Knötchen)	Umschriebene, solide, gut von der Umgebung abgesetzte Substanzvermehrung, meist kutan bis subkutan gelegen von mehr als 5 mm Größe
Vesicula (Bläschen)	Mit Flüssigkeit gefüllter bis erbsgroßer, über das Hautniveau erhabener, in der Regel mehrkammriger Hohlraum
Bulla (Blase)	Mit Flüssigkeit gefüllter, in der Regel einkammeriger Hohlraum über Erbsgröße
Pustula (Eiterbläschen)	Mit Eiter gefüllter Hohlraum
Urtica (Quaddel)	Flüchtige, scharf begrenzte Erhabenheit, bedingt durch ein Ödem in der oberen Dermis
Sekundäreffloreszenzen	
Squama (Schuppe)	Lose oder festaufsitzende, scheibenförmige Hornauflagerung
Crusta (Kruste)	Auf Erosionen oder Ulzera eingetrocknetes Sekret
Erosion	Substanzdefekt des Epithels bis zur Basalmembran. Abheilung ohne Narbe
Exkoriation	Gewebedefekt, der bis ins Stratum papillare reicht. Dadurch entstehen punktförmige Blutaustritte
Rhagade	Spaltförmiger tiefer Einriss der Epidermis und der Dermis
Ulkus	Tiefgreifender Substanzdefekt, der stets narbig abheilt
Atrophie	Schwund von Epidermis und Anhangsorganen, von Dermis oder der Subkutis isoliert oder gemeinsam
Cicatrix (Narbe)	Bindegewebiger Ersatz von Substanzverlusten in der Dermis

35.2 Hautveränderungen bei Neugeborenen

Harlekin-Farbphänomen Besonders bei Frühgeborenen entsteht eine harmlose, lageabhängige, halbseitige, blasse bis tiefrote Verfärbung am Kopf und am ganzen Körper. Ursache ist wahrscheinlich eine **gestörte Regulation der Gefäßwandinnervation**. Dieses Phänomen verschwindet mit zunehmendem Alter.

Erythema neonatorum toxicum Die Pathogenese des Erythema neonatorum toxicum ist unbekannt. Es tritt vor allem beim 2. Kind auf. In den ersten Lebenstagen entstehen bei bis zu 50% der Neugeborenen am Stamm und an den Extremitäten kleine rote Maculae, Papeln, Vesikeln und Pusteln. Im Pustelausstrich finden sich zahlreiche Eosinophile. Differenzialdiagnostisch in Frage kommende **staphylogene Infektionen** zeigen im Blasengrundausstrich neutrophile Leukozyten. Als **Therapie** empfiehlt sich Lotio zinci. Es folgt in der Regel eine spontane Abheilung.

Transiente neonatale pustulöse Melanose Bei wenigen Neugeborenen finden sich bereits bei der Geburt vor allem an Gesäß, Rücken und Kopfbereich kleine Vesikel oder Pusteln auf **pigmentierten Maculae**. Nach Aufplatzen bilden sich braune Krusten. Es erfolgt eine spontane Abheilung innerhalb von 3 Monaten.

Neugeborenensklerem und Fettgewebsnekrose Beiden Erkrankungen ist eine Verhärtung des Unterhautfettgewebes gemeinsam. Das **Neugeborenensklerem** tritt bei kranken Früh- und Neugeborenen auf. Die Haut über den beinahe steinharten Veränderungen ist nicht betroffen. Mit Besserung des Allgemeinzustandes verschwinden die Erscheinungen.

Die über der **Fettgewebsnekrose** des Neugeborenen liegende Haut zeigt braune bis violette Veränderungen. Die knotigen Verhärtungen bilden sich im Laufe von Wochen bis Monaten zurück. Sie kommen bei gesunden Neugeborenen vor, gelegentlich findet sich eine belastende Geburtsanamnese.

Aplasia cutis congenita Sehr selten befinden sich bei Neugeborenen vor allem am Kopf, aber auch am Stamm 1,5–2 cm große, scharf abgegrenzte **Ulzerationen** unterschiedlicher Tiefe, die selten sogar den Knochen erreichen. Diese Defekte können familiär gehäuft vorkommen; außerdem sind sie ein häufiges Symptom bei der Triso-

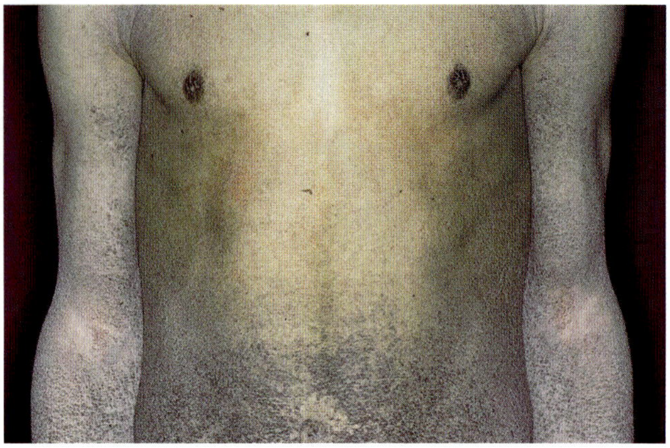

Abb. 35.1 Ichthyosis vulgaris

mie 13. Gelegentlich können auch andere Fehlbildungen assoziiert sein. Nur bei größeren oder sehr tiefen Defekten ist eine chirurgische Therapie erforderlich, sonst epithelisiert sich der Defekt allmählich.

Sonstige Hauterkrankungen des Neugeborenen Weitere Hauterkrankungen im Neugeborenenalter werden in den folgenden Kapiteln abgehandelt: Gefäßnävi und Hämangiome (▶ Abschn. 35.12.4), Mongolenfleck (▶ Abschn. 35.12.1), Acne neonatorum (▶ Abschn. 35.11).

35

35.3 Genodermatosen

35.3.1 Keratosen

Grundlagen

Ein gestörtes Verhältnis von Neubildung und Abschilferung der Hornschicht führt zu vermehrter Horn- und Schuppenauflagerung. Ist die Epidermopoese verstärkt, werden zu viel Hornzellen gebildet. Man spricht hier von einer **Proliferationshyperkeratose**. Werden zu wenig Hornzellen an der Hautoberfläche abgeschilfert, so spricht man von einer **Retentionshyperkeratose**.

Nach der **klinischen Lokalisation** werden folgende Keratosen unterschieden:

- Ichthyosen (diffuse Keratosen),
- palmoplantare Keratosen,
- Erythrokeratodermien,
- follikuläre Keratosen,
- umschriebene Keratosen.

Häufig liegt einer gestörten Hornbildung eine **genetische Störung** zugrunde. Auf die im Kindesalter wichtigsten Genodermatosen gehen wir in diesem Kapitel genauer ein.

Ichthyosis vulgaris

Genetik

Bei der Ichthyosis vulgaris liegt eine **autosomal-dominante** Vererbung mit ausgeprägter intrafamiliärer Variabilität der klinischen Ausprägung vor. Mutationen im Gen von Filaggrin führen bei Ichthyosis vulgaris zu Störungen der Keratinisierung im unterschiedlichen Ausmaß und zur Assoziation mit atopischer Diathese. Mit einer Morbiditätsrate von 1 : 1000 ist sie die häufigste Genodermatose.

Pathogenese, Klinik

Aufgrund Verminderung oder Fehlens von Filaggrin entsteht eine **Retentionshyperkeratose**.

Bereits im 1.–2. Lebensjahr fallen helle, mittel- bis feinlamellöse **Schuppen** an den Streckseiten der Extremitäten und des Rumpfes auf (Abb. 35.1). Hals und seitliches Gesicht sind von der Schuppung weniger betroffen. **Gelenkbeugen und Schleimhäute bleiben immer ausgespart**. Follikuläre Keratosen an den proximalen Extremitäten führen zu einer **»Reibeisenhaut«**. Als **Ichthyosishand** wird ein vergröbertes Handfurchenrelief mit vermehrter Linienzeichnung bezeichnet. Da die Haut der Patienten insgesamt sehr trocken ist, beeinflussen eine feuchte und warme Umgebung die Krankheit günstig.

Diagnose, Therapie, Prognose

Die Hautbiopsie zeigt ein Fehlen der Granulazellschicht in der Epidermis. Wichtig ist eine **symptomatische Therapie** der Haut mit rückfettenden Bädern und fettenden kochsalz- oder harnstoffhaltigen (5–10%) Emulsionen bzw. Salben. Eine Besserung kann mit interner Gabe von **Acitretin** (Neotigason) erreicht werden, hilft aber leider nur für die Dauer der Therapie. Häufig liegt gleichzeitig ein atopisches Ekzem vor. **Prognostisch** verschlechtert sich der Zustand bis zur Pubertät und bessert sich im Sommer und im Alter.

X-chromosomal-rezessiv erbliche Ichthyosis vulgaris

Genetik, Pathogenese

Dieser X-chromosomal-rezessiv vererbten Form der Ichthyose liegt ein Mangel des Enzyms **Steroidsulfatase** zugrunde. Genort ist Xp 22.32. Mit ca. 1 : 4000 Neugeborenen ist sie die zweithäufigste Ichthyose. Nur beim männlichen Geschlecht findet sich die volle Ausprägung.

Klinik

Bereits in den ersten Lebensmonaten entwickelt sich eine polygonale, **gelbbraune Keratose der Streckseiten** der Extremitäten und des Rumpfes, wobei die großen Beugen im Gegensatz zur Ichthyosis vulgaris mitbefallen sind. Die Ichthyosishand und die follikulären Keratosen fehlen. Stark betroffen sind hingegen Kopfhaut, Ohren und Hals.

Diagnose

Anamnese, klinisches Bild und direkte Messung der Enzymaktivität der Steroidsulfatase oder indirekte durch Lipidelektrophorese (beschleunigte Wanderungsgeschwindigkeit der β-Lipoproteine) ermöglichen die Diagnose. Eine pränatale Diagnostik (Steroidsulfataseassay, DNA-Analyse) ist möglich.

Therapie

Eine **symptomatische** örtliche Therapie und Hautpflege wie bei der Ichthyosis vulgaris sind ausreichend.

Komplikationen, Prognose

Bis zu 50% der Kinder entwickeln **Hornhauttrübungen**, die in der Regel symptomlos bleiben, und bei ca. 20% findet sich ein **Kryptorchismus** mit **Hypogonadismus**. Nach progredientem Verlauf bis zur Pubertät bleibt der Schweregrad der Erkrankung weitgehend stationär mit deutlicher Besserung im Sommer.

Ichthyosis congenita gravis (Harlekinfetus)

Diese **autosomal-rezessiv** erbliche Genodermatose führt zu schwersten Verhornungsstörungen. Genort ist unbekannt. Das Neugeborene ist bedeckt von dicken **Hornplatten** mit tiefen Rhagaden. Zusätzlich führen **Ektropium** und **Eklabium** zu einem bizarren

Aussehen. Häufig verstirbt das Neugeborene bereits in den ersten Lebenswochen durch Ateminsuffizienz. Überleben unter Therapie mit Retinoiden ist berichtet.

Diffuse palmoplantare Keratose (Vörner-Unna-Thost)

▪▪ Genetik
Die Vererbung erfolgt **autosomal-dominant** über den Genort 17q12–q25. Es ist eine pränatale Diagnostik möglich.

▪▪ Klinik
Das klinische Bild zeigt **an Palmae und Plantae** wachsartige gelbbräunliche Keratosen mit Rhagaden. Die seitlichen Ränder sind mit einem rötlichen Randsaum scharf begrenzt. Gelegentlich uhrglasartig gewölbte Nägel.

▪▪ Diagnose
Histologisch findet sich eine massive Orthohyperkeratose (Typ Unna) mit epidermolytischer Akanthose (Typ Vörner).

▪▪ Therapie
Wichtig ist eine **mechanische Abtragung** der Keratosen und nachfolgend häufiges Einfetten zur Vermeidung von Rhagaden. Auf Pilzinfektionen achten!

Dyskeratosis follicularis (Morbus Darier)

▪▪ Genetik, Pathogenese
Dieser autosomal-dominanten Verhornungsstörung liegt eine Mutation der kalziumabhängigen ATPase zugrunde, die die Zell-zu-Zell-Adhäsion der Keratinozyten fördert. Der Genort liegt auf 12q23–q24.1, eine pränatale Diagnose (DNA-Analyse) ist möglich.

▪▪ Klinik
Leiteffloreszenz ist eine kleine Papel mit festhaftenden schmutzigbraunen Hornmassen, besonders in seborrhoischen Arealen (vordere und hintere Schweißrinne), an Kopfhaut, Stirn und retroaurikulär. Mazerationen in intertriginösen Räumen führen zu Infektionen und übel riechendem Fötor. Typisch sind **Leistenunterbrechungen** an Handtellern und Fußsohlen. Die **Nägel** weisen Längseinrisse, Brüchigkeit und rot-weiß-alternierende Längsbänder auf. In der Mundhöhle können v. a. am harten Gaumen pflastersteinartige, weißliche, eingedellte Papeln entstehen. Als **Akrokeratosis verruciformis** wird eine oft flächenhafte Aussaat von Papeln, meist auf den Fingern, bezeichnet, die an Warzen erinnert.

▪▪ Diagnose, Therapie
Akanthotisch verbreiterte Epidermis und dyskeratotische Keratinozyten mit suprabasaler **akantholytischer Spaltbildung** sind diagnostisch wegweisend.

Die Therapie mit **Acitretin** (Neotigason) ist lediglich morbostatisch. Als äußerliche Therapie bietet sich die Behandlung mit **Tretinoin** und bei Sekundärinfektionen mit desinfizierenden oder antibiotischen Externa an. Bei ausgeprägter Mazeration kann in den Axillen eine Exzision mit Spalthautdeckung erforderlich werden. Auch über eine Besserung nach Abtragung mit dem Erbium:YAG-Laser oder Behandlung mit dem Farbstofflaser wurde berichtet.

▪▪ Prognose
Die Erkrankung beginnt meist zwischen früher Kindheit und dem 3. Lebensjahrzehnt und ist langsam progredient. Familiäre Häufung von Schizophrenie und mentaler Retardierung ist möglich.

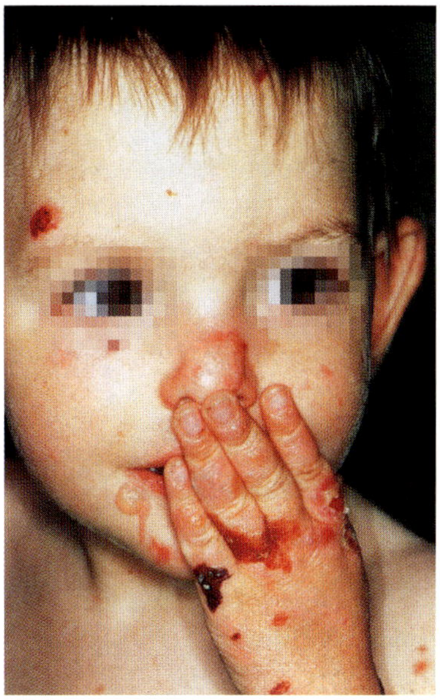

Abb. 35.2 Epidermolysis bullosa simplex

35.3.2 Hereditäre Epidermolysen

▪▪ Grundlagen
Die Haut von Kindern mit hereditären Epidermolysen neigt zur Blasenbildung, ausgelöst durch mechanische und thermische Reize. Es können verschiedene Formen mit **Unterschieden in der klinischen Ausprägung** (von Spontanheilung über Defektheilung mit Gelenkkontrakturen, Nagelverlust und Verstümmelung bis zu letalem Ausgang) und im Erbgang (autosomal-dominant und -rezessiv) voneinander abgegrenzt werden.

> **Außer bei den schweren Formen lernen die Patienten bzw. deren Eltern die auslösenden Mechanismen zu meiden, sodass sie ein relativ normales Leben führen können.**

Nach der **Lokalisation der Spaltbildung** lassen sich die Epidermolysen einteilen in:
- **Epidermolysis-bullosa-simplex-Formen**: Blasenbildung in der Epidermis,
- **junktionale Epidermolysen**: Blasenbildung in der Basalmembranzone,
- **dystrophische Epidermolysen**: Blasenbildung in der Dermis.

Epidermolysis bullosa simplex (EBS)

▪▪ Genetik, Epidemiologie
Die Häufigkeit dieser **autosomal-dominanten** Genodermatose ist etwa 1 : 50.000 Lebendgeburten, wobei eine Präferenz für das männliche Geschlecht beobachtet wird. Die lokalisierte Form der EBS (Weber-Cockayne) tritt im 1.–3. Lebensjahrzehnt, die generalisierte Form (Köbner) bereits bei Geburt oder in den ersten Lebensjahren auf. In vielen Fällen erfolgt der Nachweis von Mutationen der Gene von Keratin 5 (12q) oder 14 (17q), eine pränatale Diagnostik ist möglich.

▪▪ Klinik
An **mechanisch belasteten Stellen** treten bei der Geburt, oder wenn das Kind sich zu bewegen beginnt, kleine einkammerige Blasen mit serösem Inhalt auf. Die Blasen liegen **innerhalb der Epidermis** und heilen **narbenfrei** ab (Abb. 35.2). Gewöhnlich sind Haare, Nägel und Zähne nicht von einer Entwicklungsstörung be-

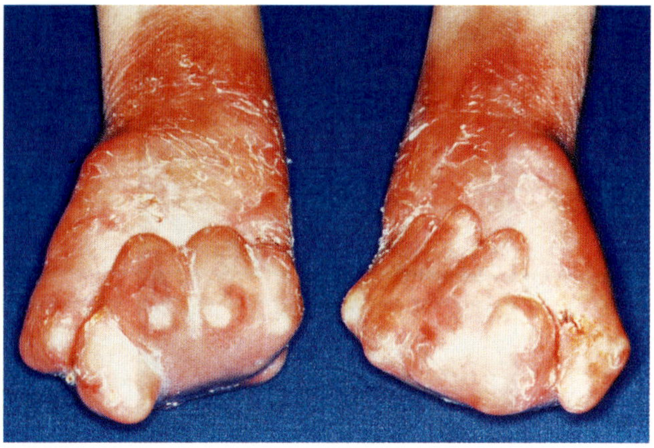

Abb. 35.3 Epidermolysis bullosa dystrophicans mit Synechienbildung

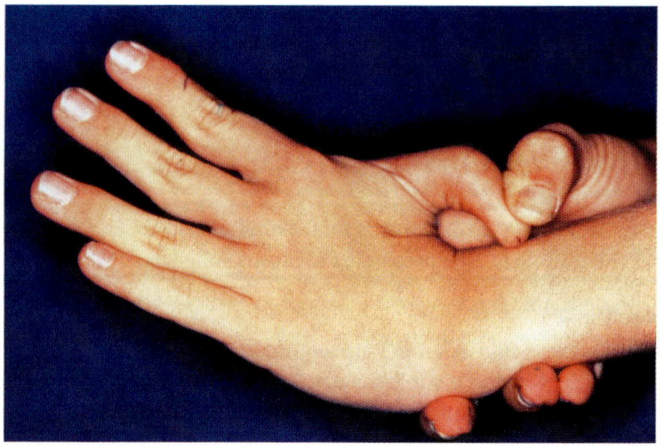

Abb. 35.4 Überstreckbarkeit der Gelenke bei Ehlers-Danlos-Syndrom

troffen, häufig sind zusätzlich plantare Keratosen und Hyperhidrose zu beobachten.

Therapie
Eine kausale Therapie steht nicht zur Verfügung. Eventuell helfen Antiperspiranzien und **konsequenter Hautschutz** mit rückfettenden Salben. Blasen sollten eröffnet oder abpunktiert werden, wobei das Blasendach erhalten bleibt.

Prognose
Eine Besserung der Symptomatik tritt meist in der Pubertät ein. Die Neigung zur Blasenbildung kann aber auch lebenslang anhalten und belastet die Patienten stark.

Junktionale Epidermolysis bullosa
Genetik, Pathogenese
Dieser **autosomal-rezessiven** Genodermatose liegt eine Spaltbildung innerhalb der **Lamina lucida** der Basalmembranzone zugrunde, ausgelöst durch verschiedene Mutationen im Genort der 3 Lamininsubklassen.

Klinik
Bereits bei Geburt oder kurz danach finden sich an allen mechanisch belasteten Stellen große, teilweise **hämorrhagische Blasen**, die zerplatzen und erodieren. Auch Mundschleimhaut, Trachea und Bronchien können mitbetroffen sein. Paronychialer Befall führt zu **Nageldystrophien** oder Nagelverlust. **Bakterielle Sekundärinfektionen** sind die Haupttodesursache häufig schon in früher Kindheit.

Therapie
Wichtig ist eine lokale Pflege zur Vermeidung von bakteriellen und mykotischen Sekundärinfektionen. Bei stärkerer Ausprägung kommen **Glukokortikoide** (initial 0,5–1,0 mg/kg KG Prednisolon, später minimale Erhaltungsdosis) zur Anwendung.

Prognose
Die Blasen heilen in der Regel **narbenfrei** ab. Bei geringer Ausprägung bleibt lediglich die Neigung zur Blasenbildung erhalten. Bei ausgeprägtem Befall sterben die Neugeborenen bereits in den ersten Lebensmonaten.

> **Bei allen Epidermolysen ist eine konsequente externe Therapie wichtig. Mechanische Druckstellen sollten geschützt und Sekundärinfektionen vermieden werden.**

Dystrophe Epidermolysis bullosa
Genetik, Pathogenese
Man unterscheidet eine **autosomal-dominante** und eine **autosomal-rezessive** Form. **Subepidermale Blasenbildung** führt zu Narben und Deformationen. Genort ist das Kollagen-Typ-VII-Gen (3p21), die pränatale Diagnostik erfolgt durch DNA-Analyse.

Klinik
Nicht nur an mechanisch belasteten Stellen entstehen Blasen, teilweise auch **spontan**. Die Abheilung erfolgt mit **Hautatrophie**, Hyper- und Depigmentierungen. Typischerweise finden sich im Bereich der abgeheilten Blasen zahlreiche **postbullöse Milien**. Finger- und Zehennägel fallen aus, die Haare sind dünn. Zähne sind häufig mitbetroffen. Bei ca. 20% der Kinder sind auch die **Schleimhäute befallen**. Folge sind u. a. Heiserkeit, Schluckbeschwerden, Ösophagusstrikturen und konjunktivale Synechien. **Synechienbildung** der übrigen Haut führt zu dermatogenen Kontrakturen und Mutilationen (Abb. 35.3).

Therapie
Versucht wurde eine Therapie mit hochdosierter **Vitamin-E-Gabe** und dem Kollagenaseinhibitor Phenytoin. Auch Retinoide, Chloroquin und Dapson wurden intern angewendet, außerdem Heparinoid- und glukokortikoidhaltige Salben. Wichtig wie bei allen blasenbildenden Erkrankungen ist die **Vermeidung von Sekundärinfektionen**. Synechienbildung kann evtl. ein chirurgisches Vorgehen erfordern.

Prognose
Durch narbige Synechienbildung vor allem an Fingern, Zehen und im Ösophagusbereich können die Kinder außerordentlich beeinträchtigt sein. Im Verlauf ist die Inzidenz von spinozellulären Karzinomen erhöht und ein regelmäßiges Hautkrebsscreening notwendig.

35.3.3 Ehlers-Danlos-Syndrom

Genetik, Pathogenese
Das Ehlers-Danlos-Syndrom (EDS) ist eine heterogene Gruppe genetischer **Bindegewebserkrankungen (Typ I–X)** mit unterschiedlichen klinischen Symptomen. Wichtig sind die **autosomal-dominant** vererbten **Typen I** und **II**, die 80% aller Erkrankungen ausmachen – auch **klassischer Typ** genannt – und der **vaskuläre Typ IV** (Genlokus

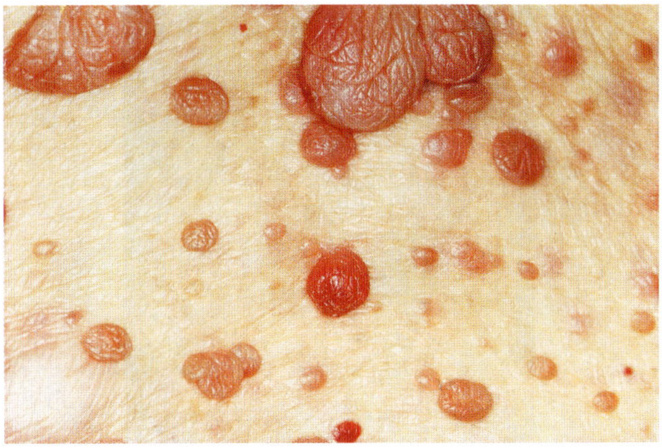

■ **Abb. 35.5** Neurofibrome bei Neurofibromatosis generalisata vom peripheren Typ

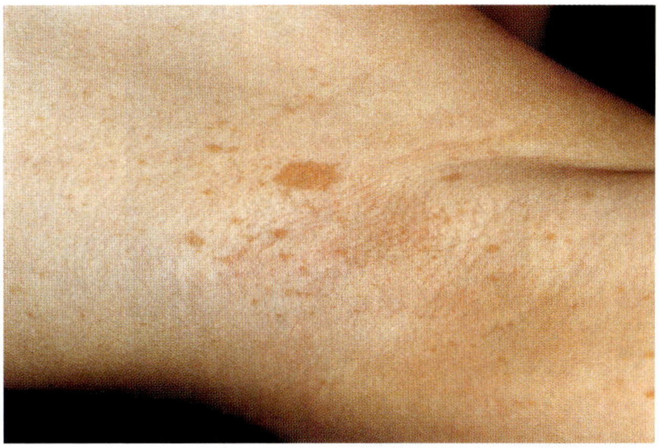

■ **Abb. 35.6** Axillar freckling bei Neurofibromatosis generalisata

2q31) mit einem **Defekt** in der **Typ-III-Kollagen-Produktion**. Hier ist auch eine pränatale Diagnostik möglich.

■■ Klinik

Die Typen I (schwere Form) und II (leichte Form) weisen sich durch ausgeprägte **Überstreckbarkeit** der Gelenke und **Überdehnbarkeit** und **Verletzlichkeit** der Haut aus. Häufig sind Gelenkluxationen, Kyphoskoliose, fischmaulartige Narben nach leichten Verletzungen, inguinale Hernien, blaue Skleren und Mitralklappenprolaps (50%). Beim Typ IV ist die Haut dünn, Venen sind durchsichtig und zahlreiche **Ekchymosen** sichtbar, die Überstreckbarkeit der Gelenke findet sich nur an Händen und Füßen (■ Abb. 35.4). Aneurysmen, Arteriendissektionen, Darm- und Uterusrupturen können zu bedrohlichen Zwischenfällen führen.

■■ Diagnose, Prognose

Klinik, Hautbiopsie, Kollagenanalyse mit Elektronenmikroskop und in Fibroblastenkulturen (Kollagen III und V) führen zur Diagnose. Eine kardiovaskuläre Diagnostik ist erforderlich. Die Prognose zeigt eine **normale Lebenserwartung**.

35.3.4 Neurofibromatosis generalisata (von Recklinghausen)

■■ Grundlagen

Bei den Neurofibromatosen handelt es sich um eine **neuroektodermale Systemerkrankung**. Es lassen sich mehrere Typen klinisch und genetisch unterscheiden. Die wichtigsten sind die Neurofibromatose vom **peripheren Typ (NF-1)** (viel häufiger) und die vom **zentralen Typ (NF-2)** mit Akustikusneurinomen.

■■ Genetik

Beide Neurofibromatosen werden **autosomal-dominant** vererbt, wobei der Gendefekt bei der NF-1 auf Chromosom 20 im Gen von Neurofibromin, dessen wichtigste Funktion die Inaktivierung des ras-Onkogens ist, bei der NF-2 im Schwannomin-Gen auf Chromosom 22 liegt. Vor allem bei der NF-1 finden sich bei 50% **Spontanmutationen** und die klinische Expressivität variiert stark. Eine pränatale Diagnostik von NF-1 und NF-2 ist möglich.

■■ Klinik der NF-1

Wegweisend zur Diagnose sind multiple (mehr als 5) **Café-au-lait-Flecken** ab dem ersten Lebensjahr, im Laufe des Lebens auftretende zahlreiche **Neurofibrome** (■ Abb. 35.5; hautfarbene, weiche, breit oder gestielt aufsitzende Knoten) sowie sommersprossenartige **Pigmentierungen** (kleinfleckige Hyperpigmentierungen) axillär (■ Abb. 35.6) oder inguinal ab dem 3. Lebensjahr. Nur bei der NF-1 treten in der Pubertät sog. **Lisch-Knötchen** (Irishamartome) auf, die mit der Spaltlampe sichtbar sind. Neurofibrome am zentralen Nervensystem können zu Krampfanfällen führen. Bekannt sind auch maligne Tumoren des lymphatischen oder hämatopoetischen Systems. Neben gelegentlich auftretenden Lernbehinderungen finden sich ZNS-Störungen, Malignome, Skoliose, gastointestinale Neurofibrome, Nierenarterienstenosen u. a.

■■ Klinik der NF-2

Es treten nur bei 42% der Patienten Café-au-lait-Flecke und bei 19% Neurofibrome auf. Hingegen manifestiert sich immer im Laufe des Lebens ein uni- oder bilaterales **Akustikusneurinom**, welches durch Druck auf den 8. Hirnnerv zu Hörverlust führt.

> **Cave**
> **Wegen des Auftretens von Akustikusneurinomen sind regelmäßige audiologische und CT-Untersuchungen notwendig, die eine frühe chirurgische Intervention ermöglichen.**

■■ Therapie

Die chirurgische Exzision oder eine **laserchirurgische Abtragung** störender Fibrome ist v. a. bei Druck auf Nerven oder bei schnell wachsenden Tumoren indiziert. Akustikusneurinome sollten frühzeitig entfernt werden. Nicht zu vergessen ist eine **genetische Beratung** der Patienten.

■■ Prognose

Im Einzelfall ist die Prognose nicht vorhersehbar. Zahl und Größe der Neurofibrome nehmen im Laufe des Lebens zu und können zu einer psychischen Belastung des Patienten führen. Selten gibt es maligne Entartungen.

35.3.5 Tuberöse Hirnsklerose (Morbus Bourneville-Pringle)

■■ Genetik

Die Vererbung erfolgt **autosomal-dominant** mit intrafamiliärer Expressivitätsschwankung; bei mehr als 2/3 der Fälle tritt die Erkran-

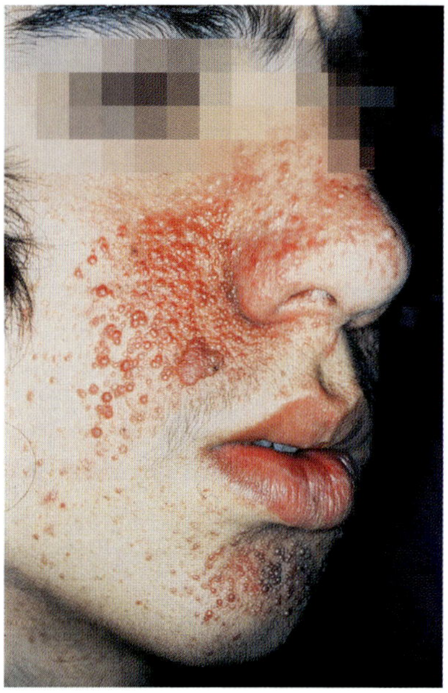

Abb. 35.7 Adenoma sebaceum bei Morbus Pringle

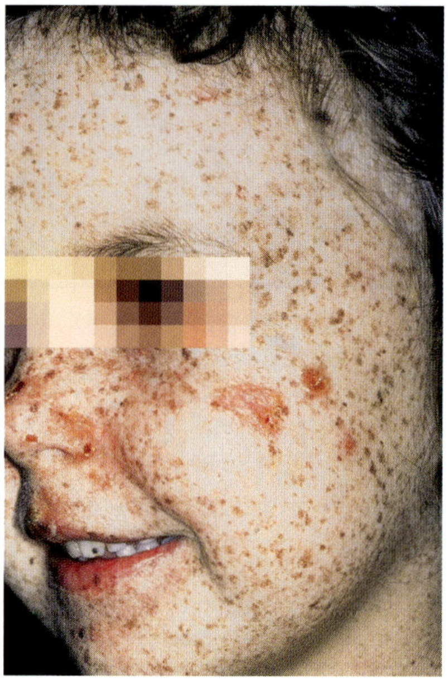

Abb. 35.8 Xeroderma pigmentosa

kung sporadisch durch Mutationen der Gene für Tuberin (auf Chromosom 9) und Hamartin (auf Chromosom 16) auf.

Klinik

Charakteristische Veränderungen finden sich bei allen Patienten zunächst an der Haut. Zu sehen sind bereits in den ersten Lebensjahren eschenlaubartige oder konfettiartige **Hypopigmentierungen**. Später treten im Gesicht kleine knotige, schmutzig-braune bis rote Fibroangiome in symmetrischer, schmetterlingsförmiger Aussaat an Nase und Wangen auf, die als **Adenoma sebaceum** bezeichnet werden (Abb. 35.7).

Weiterhin finden sich Fibrome an Nagelfalz und Zahnfleisch (**Koenen-Tumoren**), die pathognomonisch für diese Erkrankung sind. Sakral zeigen sich häufig typische flächenhafte Bindegewebsnävi (**Pflastersteinnävi**). Gliawucherungen im zentralen Nervensystem führen zu epileptiformen Anfällen, geistiger Retardierung und spastischen Lähmungen.

Therapie

Im Vordergrund steht die antiepileptische Behandlung. Das kosmetisch störende Adenoma sebaceum ist einer **laserchirurgischen Therapie** oder einer Dermabrasio zugänglich, Koenen-Tumoren können exzidiert werden.

Komplikationen, Prognose

Intrakranielle Verkalkungen, Sehnervenatrophie, Stauungspapille, Netzhauttumoren, Zystennieren, Fibrosarkome am Herz und Spongiosaresorption v. a. in den kleinen Röhrenknochen von Händen und Füßen sind als Komplikationen zu beobachten. Gesamt gesehen ist die **Prognose** wegen der zentralen Symptome **schlecht**. In 5–10% der Fälle treten **Fibrosarkome** an Herz oder Niere auf.

35.3.6 Porphyrien

Genetik, Pathogenese

Von den Porphyrien mit Hautveränderungen spielt im Kindesalter nur die **erythropoetische Protoporphyrie (EPP)** eine Rolle. Die Vererbung erfolgt autosomal-dominant, Genorte sind auf Chromosom 18 lokalisiert worden. Ein Defekt der Ferrochelatase führt zu exzessiver Protoporphyrinproduktion und Photosensibilität.

Klinik

Herausragendes Zeichen ist die ausgeprägte **Lichtempfindlichkeit** der Kinder mit sonnenbrandartiger Rötung und Erosionen, die narbig abheilen. In lichtexponierter Haut entstehen langfristig **sklerodermieartige Veränderungen** und Pigmentverschiebungen. Zähne können rötlich verfärbt sein. Gelegentlich zusätzlich hämolytische Anämie und Splenomegalie.

Therapie

Maximaler **Lichtschutz** und symptomatische Behandlung der phototoxischen Reaktion mit steroidhaltigen Externa.

35.3.7 Xeroderma pigmentosum

Genetik, Pathogenese

Noch ausgeprägter ist die Lichtempfindlichkeit beim Xeroderma pigmentosum (XP), dem ein **defekter DNA-Reparaturmechanismus** nach UV-Einwirkung zugrunde liegt. Zusätzlich wird ein immunologischer Defekt angenommen, der für die Tumorentstehung notwendig ist. Die Vererbung erfolgt **autosomal-rezessiv**.

Klinik

Im Gegensatz zur EPP treten schon in früher Kindheit lang anhaltende **Erytheme** nach Lichtexposition auf. Wegen der gestörten Reparaturmechanismen der DNA nach UV-Strahlung entstehen nach einer unterschiedlich langen Latenzzeit Pigmentverschiebungen, aktinische Keratosen (Abb. 35.8), Präkanzerosen und schließlich **maligne Hauttumoren** (Basalzell,- und spinozelluläre Karzinome und Melanome). Die Hautoberfläche ist trocken und atrophisch (Xeroderm). Lichtempfindlichkeit im Augenbereich. Neurologische Veränderungen werden bei 20% aller XP-Patienten beobachtet.

■ Tab. 35.2 Untersuchungsmethoden zur Diagnostik von Hauterkrankungen

Test	Methode	Nachweis von
Diaskopie (Glasspatel)	Anämisierung der Haut durch Druck	Erythrozytenextravasate, Vasodilatation
Epikutantest	Exposition mit Kontaktallergenen	Ekzemtypallergie
i.c.-Test (Pricktest)	Kutane Provokation mit Allergenen	Soforttypallergie
Trichogramm	Mikroskopische Beurteilung	Haarwurzelstatus
Serologie	Z. B. Hämagglutination, ELISA, Immunfluoreszenz, Westernblot	Zirkulierende Antikörper (erregerspezifisch oder autoimmun)
Zytologie	Pappenheim-, Methylenblaufärbung	Zellen, Erreger
Mykologisches Nativpräparat	Quellung in KOH (20–40%)	Hyphen und Sporen in Nagel- oder Schuppenmaterial
Kultur	Nährböden, Bouillon u.ä.	Bakterien, Pilze
Wood-Licht	Fluoreszenz unter UVA-Licht	Eigenfluoreszenz von Erregern: z. B. Favus (grün), Mikrosporon (blau-grün-hellgrün), Erythrasma (karminrot), Pityriasis versicolor (goldgelb-orange)
Dermatoskopie	Auflichtmikroskopie mit Leuchtlampe	Pigmentmuster gutartiger bzw. bösartiger melanozytärer Tumoren
Histologie	Paraffineinbettung von Hautexzidaten	Histopathologische Veränderungen im Hautorgan. Differenzierung zellulärer Infiltrate anhand von Oberflächenmarkern
Immunhistologie, Immunfluoreszenzmikroskopie	Kryofixierung von Hautexzidaten (Frischgewebe)	Nachweis von Immunglobulinen, Autoantikörpern und Komplementbestandteilen in der Haut
Elektronenmikroskopie	Fixierung von Hautexzidaten (Frischgewebe)	Nachweis von ultrastrukturellen Veränderungen in der Haut
PCR, In-situ-Hybridisierung	Frisches Gewebe oder paraffinfixierte Haut	Molekularbiologischer Erregernachweis u. a.
Ultraschall	7,5–20 MHz	Venendiagnostik, Dickenmessung der Haut

■■ Therapie, Prognose

Da keine kausale Therapie zur Verfügung steht, ist ein **konsequenter Lichtschutz** und Meidung jeglicher Sonnenexposition lebenslang erforderlich. Nur durch engmaschige Hautuntersuchungen können Präkanzerosen frühzeitig erkannt und chirurgisch angegangen werden. Durch frühzeitiges Auftreten von multiplen malignen Hauttumoren ist die **Lebenserwartung deutlich reduziert**.

35.4 Dermatomykosen

■■ Grundlagen

Hautmykosen werden durch **Fadenpilze** (Dermatophyten) oder durch **Sprosspilze** (Blastomyzeten, Hefen) verursacht. Dermatophyten bilden aus den Sporen ein echtes Hyphenmyzel, während sich die Sprosspilze durch Aneinanderlagerung von Sporen in Form von Pseudomyzelen ausbreiten.

Typische Hautzeichen, die auf eine Mykose hinweisen, sind:

- runde bis ovale Läsionen mit randständiger Schuppung,
- weiße, abwischbare Beläge auf Schleimhäuten,
- erosiv-nässende Erytheme mit Rhagaden in intertriginösen Bereichen (z. B. Zehenzwischenräume),
- schuppende, nässende Bereiche auf der Kopfhaut.

> **Fast immer jucken die durch Pilzinfektionen ausgelösten Läsionen.**

Diagnostische Maßnahmen (■ Tab. 35.2) sind neben dem klinischen Aspekt die Inspektion befallener Haut mit UVA-Licht (Wood-Lampe), der mikroskopische Nachweis von Hyphen und Sporen im Nativpräparat und die Pilzkultur nach Entnahme von Hautschuppen.

35.4.1 Hautmykosen durch Dermatophyten

■■ Grundlagen

Aus klinischer Sicht werden sie in **Epidermomykosen, Trichomykosen** und **Onychomykosen** (bei Kindern sehr selten) eingeteilt. Der häufigste Vertreter ist Trichophyton rubrum, gefolgt von Trichophyton mentagrophytes und Epidermophyton. Infektionen werden mit dem Wort »**Tinea**«, unabhängig von der genauen Art des Erregers, bezeichnet. Hinter das Wort »Tinea« wir ein lokalisatorischer Begriff gesetzt: Tinea capitis, Tinea faciei, Tinea manum, Tinea pedis, Tinea corporis, Tinea unguium.

Die häufigsten Formen von Tinea, ihre Klinik und deren Therapie sind in ■ Tab. 35.3 zusammengestellt (■ Abb. 35.9).

35.4.2 Hautmykosen durch Sprosspilze

Candida-Infektionen

■■ Klinik

Candida albicans ist der häufigste Erreger (**Soormykose**), der auf gesunder Haut nicht anzutreffen ist, sich aber bei warmer Feuchtigkeit oder Veränderung der physiologischen, bakteriellen Besiedlung auf Haut und Schleimhäuten ausbreitet. Auf letzteren (Mundhöhle, Vaginalbereich) ist eine Candida-Infektion durch weiße, im Gegensatz zu z. B. Milchresten nur **schwer entfernbare Beläge** mit Rötung

Tab. 35.3 Klinik und Therapie der Tinea

	Erreger	Klinik	Therapie
Tinea capitis	Mikrosporum audouinii, Mikrosporum canis	Zirkuläre, schuppende Läsionen mit Abbrechen der Haare, Juckreiz, Alopezie	Griseofulvin oral (10 mg/kg KG/Tag) für 6–8 Wochen
	Trichophyton tonsurans	Multiple, kleine Bezirke, Alopezie, Entstehung von weichen, knotigen Granulomen (Kerion celsi)	Äußerlich: 10%ige Schwefelzinkpaste, Chinosolumschläge
	Trichophyton schoenleinii (Favus)	Graugelbe 0,5–1 cm große, schüsselförmige (eingedellte) Läsionen (Mäuseuringeruch), Alopezie	Salicylsäurehaltige Cremes
Tinea corporis	Trichophyton rubrum, Trichophyton mentagrophytes, Mikrosporum canis	Blassrote, sich ausbreitende, schuppende, flache Herde mit Betonung des Randes oder in Gruppen angeordnete Pusteln; Tinea profunda (granulomatöse Entzündung)	Lokale Antimykotika (Clotrimazol, Ciclopiroxolamin), bei tiefem oder ausgedehntem Befall Griseofulvin oral (10 mg/kg KG/Tag) für 6–8 Wochen
Tinea pedis	Trichophyton rubrum, Trichophyton mentagrophytes, Epidermophyton floccosum	Rötung, Fissuren, Rhagaden, Schuppung, Bläschen (T. mentagrophytes), sich abschälende Haut; besonders 3. und 4. Interdigitalraum, häufig gleichzeitig Infektion mit Candida albicans	Bei mildem Befall: sorgfältige Trocknung der Interdigitalräume, Anwendung von Undezylensäure-haltigem Puder. Bei stärkerem Befall: lokale Antimykotika (Ciclopiroxolamin, Clotrimazol)

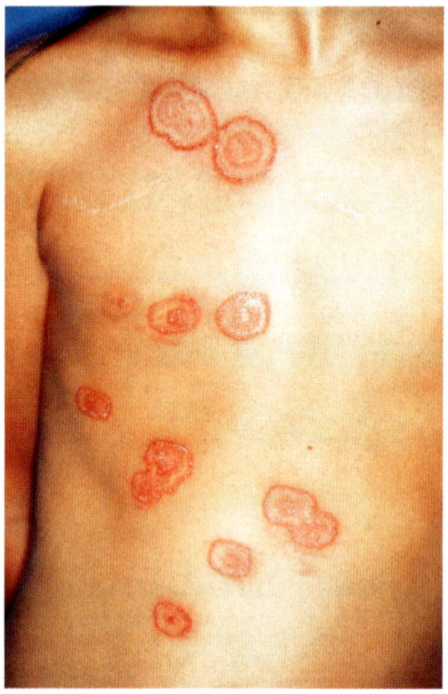

Abb. 35.9 Tinea corporis durch Trichophyton rubrum

der Umgebung gekennzeichnet. Erythematöse, nässende Partien mit Bläschen, die sich teilweise mit bogenförmigem Rand abgelöst haben, sind die Manifestation einer Candida-Mykose auf der Haut.

Ein häufiges Problem ist die mit Candida superinfizierte **Windeldermatitis**. Die Erreger stammen in der Regel aus dem Darm; eine Soorinfektion der Mundhöhle kann gleichzeitig bestehen. Daher ist eine nur lokale Therapie der Windeldermatitis häufig nicht erfolgreich.

▪▪ Therapie

Die betroffenen Hautbereiche sollten durch **Pasta zinci** im Wechsel mit **antimykotischen Pasten** abgedeckt werden. Häufiges Wechseln der Windeln ist ebenfalls wichtig. Bei einigen Immundefekten (chronisch mukokutane Candidiasis und weitere) kann eine interne Therapie mit **Fluconazol** notwendig sein. Im Falle von Mund- und Vaginalschleimhautbefall besteht die Behandlung in lokaler Applikation von **Nystatin** oder anderen antimykotischen Substanzen (Ketoconazol, Terbinafin) in Form von Lösungen, Tabletten und Suppositorien.

Pityriasis versicolor

▪▪ Grundlagen

Vor allem in feuchtwarmen Gebieten (Tropen) kommt diese Sprosspilzerkrankung durch **Pityrosporum-Spezies** sehr häufig vor. **Porphyrinkörper**, Stoffwechselprodukte der Pilze, fluoreszieren im Wood-Licht gelborange.

▪▪ Klinik

Vor allem am oberen Rumpf, der Schulter und am Hals finden sich scharf umschriebene, rötlich-braune, linsen- bis pfenniggroße Makulae mit feinlamellöser Schuppung. Kratzt man über diese Herde, so wird eine weißliche, zersplitterte Schuppe sichtbar (**Hobelspan-Phänomen**). Die Erkrankung zeigt kaum subjektive Symptome, rezidiviert aber leicht.

Finden sich statt rötlich-brauner Makulae Depigmentierungen, so wird die Erkrankung **Pityriasis versicolor alba** genannt. Es wird angenommen, dass die Pilze Substanzen produzieren, die durch Hemmung der **Tyrosinase-Dopa-Reaktion** eine Hypopigmentierung herbeiführen.

▪▪ Therapie

Eine Lokalbehandlung der Haut und der Haare mit **ketoconazolhaltigen Lotionen** und Shampoos über 3–6 Tage ist ausreichend.

35.5 Hauterkrankungen durch Parasiten

35.5.1 Skabies

▪▪ Pathogenese

Skabies wird durch die **Krätzmilbe** Acarus siro va. hominis hervorgerufen. Die weibliche Milbe ist etwa 0,4 mm lang. Sie bohrt sich in die Hornschicht der Epidermis und legt dort ihre Eier ab. So entstehen die blind endenden Gänge. Aus den Eiern entwickeln sich Larven, Nymphen und schließlich geschlechtsreife Milben, die an der Hautoberfläche von männlichen Milben befruchtet werden können. Die **Übertragung** erfolgt durch engen körperlichen Kontakt.

▪▪ Klinik

Nach Sensibilisierung gegen die Milbenantigene beginnt der äußerst **quälende Juckreiz**, besonders in der Bettwärme. **Bevorzugte Haut-**

regionen sind Interdigitalräume (auch Füße), Handgelenke, Gelenkbeugen, Achselfalten, Schulter- und Nabelregion. Bei Säuglingen sind auch Handflächen, Fußsohlen (◘ Abb. 35.10), Gesicht und Kopf befallen. Hier bestehen 1–2 cm lange, leicht aufgeworfene Gänge und Papeln unterschiedlicher Größe. Durch Exkoriationen und Sekundärinfektionen entsteht ein **buntes Bild** mit Ekzem- und Pustelbildung.

Diagnose

Die Diagnose wird durch den **Nachweis der Milben** gestellt. Nach Herausheben mit einer Nadel aus ihrem Gang oder durch Auftropfen von Öl und Abkratzen der Epidermis können die Milben unter dem Mikroskop gesehen werden.

Therapie

Die Therapie der Wahl ist die äußerliche Anwendung von **Permethrin** 5% in Cremegrundlage (z. B. Infectoscab 5% Creme). Die Haut des Patienten wird einmalig vom Hals abwärts mit der Creme eingerieben. Nach 8–12 h erfolgt ein Reinigungsbad oder eine Dusche. Sind die Handinnenflächen oder Fußsohlen befallen, sollte aufgrund der Dicke der Hornschicht nach einer Woche erneut behandelt werden. Bei Kindern unter 3 Jahren sollte zusätzlich der Kopf unter Aussparung des Mund- und Augenbereiches eingecremt werden.

Alternativ kann bei über 1 Jahr alten Kindern **Benzylbenzoat** 10% (Antiscabiosum Mago 10%) an 3 aufeinander folgenden Tagen gegen Abend aufgetragen und am 4. Tag abgeduscht oder abgewaschen werden. Wegen der potenziell neurotoxischen Wirkung kommt Hexachlorcyclohexan nicht mehr zur Anwendung.

> **Eine gleichzeitige Untersuchung und Behandlung von Kontaktpersonen ist wegen der häufigen Rezidive erforderlich.**

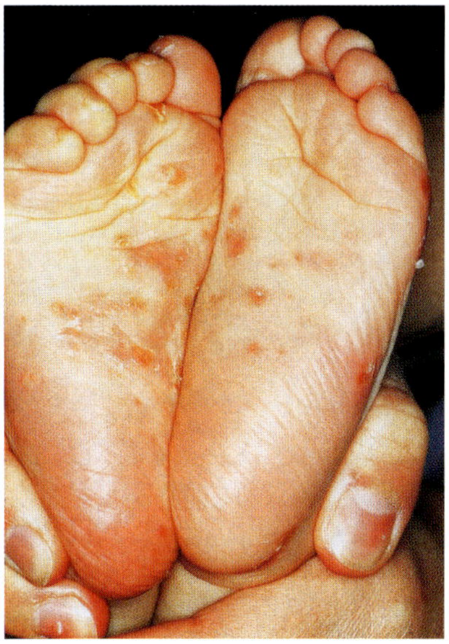

◘ **Abb. 35.10** Skabies

35.5.2 Pedikulose

Grundlagen

Die **Kopflaus** (Pediculus humanis capitis), die **Kleiderlaus** (Pediculus humanis corporis) und die **Filzlaus** (Phthirus pubis) sind Parasiten des Menschen. Bei Kindern sind Infektionen durch Kopfläuse am häufigsten. Nur die Kleiderlaus kann andere Erkrankungen wie Rickettsiosen, Fleckfieber, Wolhynisches Fieber und Rückfallfieber übertragen. Die Kopf- und Kleiderlaus ist 3 bzw. 4 mm, die Filzlaus nur 2 mm lang. Weibliche Läuse legen pro Tag mehrere Eier (Nissen), die nach 2 Wochen ausgewachsen sind. Jede Laus saugt etwa 10-mal pro Tag Blut um zu überleben, dabei wird Speichel übertragen. Dies und die Ablage von Fäzes auf der Haut rufen den Juckreiz hervor.

Klinik, Therapie

Besonderheiten der einzelnen Lausarten, Klinik und Therapie der von ihnen hervorgerufenen Erkrankungen sind in ◘ Tab. 35.4 zusammengestellt.

35.5.3 Allergische Krankheiten und Ekzemerkrankungen

Grundlagen

Allergisch bedingte Hauterkrankungen sind ausschließlich Folgen einer überschießenden bzw. fehlgeleiteten Immunreaktion, meistens ausgelöst durch als Antigen (Allergen) wirkende Substanzen. Sofortreaktionen (überwiegend **Typ-I-Reaktionen**, IgE-vermittelt) und solche vom Spättyp (**Typ-IV-Reaktionen**, T-Lymphozyten-abhängig) können unterschieden werden. Beispiele einer Typ-I-Reaktion sind Urtikaria, Angioödem, allergische Rhinitis und Insektengiftallergien. Das klinische Bild einer Spättypallergie entspricht dem eines Ekzems.

◘ **Tab. 35.4** Klinik und Therapie bei Läusen

	Kopflaus	Kleiderlaus	Filzlaus
Größe (mm)	2–3,5	3–4,5	1,5–2
Übertragung	Direkter Kontakt, schlechte Hygiene	Direkter Kontakt, Kleidung	Direkter Kontakt, Kleidung, Handtücher
Prädilektion	Kapillitium, hinter den Ohren	Unter Kleidung	Pubes, Wimpern, Bart
Eiablage	Am Haarschaft	Kleidung	Pubes, Wimpern
Juckreiz	Ausgeprägt	Mäßig	Mäßig
Klinik	Urtikarielle Papeln, Exkoriationen	Rötung, Urticae, Papeln, Exkoriationen	Maculae coeruleae, keine Exkoriationen
Therapie	Permethrinlösung, Spülung mit verdünntem Essigwasser; Auskämmen der Haare; alternativ Dimeticon	Auskochen der Wäsche, Hygiene	Wie bei Kopfläusen

Tab. 35.5 Auslösefaktoren der Urtikaria

Allergisch	Nahrungsmittel Arzneimittel Aeroallergene Kontakturtikariaallergene Insekten, Pflanzen
Pseudoallergisch	Acetylsalicylsäure, Analgetika Konservierungsmittel Farbstoffe
Herdreaktionen	Parasiten Mykosen Bakterielle und virale Infekte Neoplasien
Urticaria pigmentosa	Mastozytose
Idiopathisch	20–40% ungeklärt!
Enzymdefekt	Hereditäres angioneurotisches Ödem (C1-Inaktivatormangel)
Autoimmunkrankheiten	Systemischer Lupus erythematodes
Psychosoziale Konflikte	Stress, Depression, familiäre Konflikte
Hormonstörung	Z. B. Schilddrüse
Physikalisch	Mechanisch (Druck, Vibration) Thermisch (Kälte, Wärme) Cholinerg (Anstrengung) Wasser, Licht, Strahlen

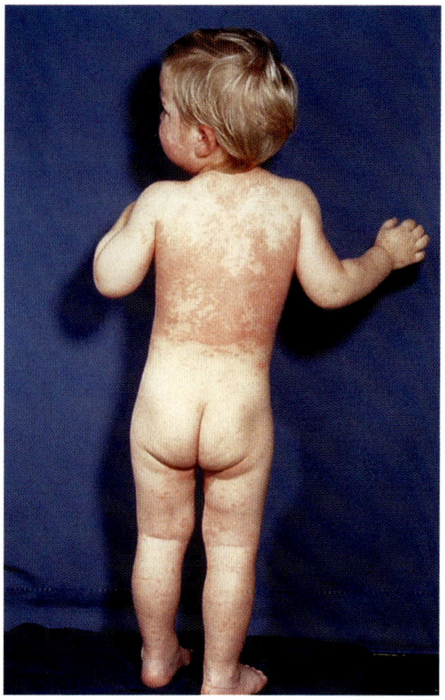

Abb. 35.11 Akute Urtikaria

35

35.5.4 Hautreaktionen vom Soforttyp

Urtikaria

Die Urtikaria gehört zu den häufigsten Hauterkrankungen, die über 30% der Menschen einmal im Leben erleidet. Man unterscheidet eine **akute Form** (bis maximal 6 Wochen anhaltend) von einer selten bei Kindern auftretenden chronischen und **rezidivierenden Form** (über 6 Wochen Dauer). Die **Quaddel** ist vorwiegend Folge einer Histaminfreisetzung aus den Mastzellen und Bildung eines umschriebenen Ödems in der oberen Dermis.

Auch bei Kindern gibt es zahlreiche allergische und nichtallergische Auslösefaktoren, die in der Tab. 35.5 aufgeführt sind.

Klinik

Die **Urtikaria** ist durch flüchtige, quaddelförmige, juckende, erythematöse, gut abgegrenzte Hautveränderungen gekennzeichnet (Abb. 35.11). Quaddeln entwickeln sich rasch innerhalb von **wenigen Minuten** und sind nach Größe und Form verschieden. In der Regel handelt es sich um eine flüchtige, nur wenige Stunden anhaltende Erscheinung. Entsteht die Quaddel nicht in der oberen Dermis, sondern in der Tiefe, so entsteht eine hautfarbene Schwellung, wie sie für das **Quincke-Ödem** und das **hereditäre Angioödem** charakteristisch ist. Auch **Schleimhäute** (Glottisödem oder Larynxödem) und **innere Organe** (Asthmaanfälle, Abdominalschmerzen, Durchfälle und Schocksymptome bis hin zum allergischen Herz-Kreislaufversagen) können beteiligt sein. Aus den in Tab. 35.5 aufgeführten bekannten auslösenden Noxen ergibt sich, dass auch physikalische Einwirkungen (Wärme, Kälte, Druck) eine Urtikaria verursachen können.

Diagnose

Bei Auftreten einer akuten Urtikaria ist besonders an Infekte, Arzneimittel, Nahrungs- oder Genussmittel, Inhalationsantigene, Insektenstiche oder Insektenbisse zu denken. Dauern Urtikariaschübe länger als 6 Wochen, sollte eine **ausführliche Diagnostik** erfolgen. Diese umfasst neben einer sorgfältigen Erhebung der Anamnese und allgemeinen klinischen Untersuchung Fokussuche, Hauttestungen (Reibe-, Prick- und Intrakutantest), Radioimmun-, Enzymimmuntests und Provokationstests (z. B. mit Nahrungsmitteln, Nahrungsmittelzusatzstoffen, Acetylsalicylsäure).

Therapie

Bei einer akut auftretenden Urtikaria stehen oral oder bei Bedarf intravenös verabreichte **Antihistaminika** an erster Stelle. Sie unterdrücken sehr erfolgreich die Quaddeln. Lokal können **kortikosteroidhaltige Externa** in Form von kühlender Hautmilch eingesetzt werden.

Cave

Bestehen anaphylaktische Reaktionen mit Atemnot, Schluckbeschwerden, Blutdruckabfall, Pulsanstieg und drohender Bewusstlosigkeit, müssen intravenös Kortikosteroide, evtl. Adrenalin gegeben und eine intensivmedizinische Betreuung angeschlossen werden.

Bekannte Noxen sind zu vermeiden. Bei chronischer Urtikaria sollte eine umfangreiche Diagnostik erfolgen. Kurzzeitige Versuche mit **Basisdiäten** (Kartoffel-Reis-Zwieback-Tee) ohne Zusätze von Lebensmittelfarbstoffen können zum Erfolg führen.

Hereditäres Angioödem (C1-Esteraseinhibitormangel)

Pathogenese

Die Unfähigkeit, einen normal funktionierenden C1-Esteraseinhibitor zu synthetisieren, führt zum Angioödem. In 85% der Fälle ist die Konzentration dieses Proteins niedrig, während beim Rest normale oder erhöhte Konzentrationen bei verminderter Funktion gefunden werden. Der Mangel an C1-Esteraseinhibitor führt zu erhöhten Komplementaktivierung und Bildung von Anaphylatoxinen. Die Erkrankung wird als einziger Komplementdefekt autosomal-dominant vererbt.

▪▪ Klinik
Ausgelöst durch Traumen, körperliche Anstrengung, emotionalen Stress oder spontan kommt es zu Haut- oder Schleimhautschwellungen (Lidödem, allgemeine Gesichtsschwellung, Schwellung an allen denkbaren Lokalisationen einschließlich des Darms). Die Schwellung entsteht ohne urtikarielle Erscheinungen und ohne Juckreiz oder Rötung. Schmerzhaft ist in der Regel nur der Befall der Darmschleimhaut (seltene Differenzialdiagnose von unklaren Bauchschmerzen).

> **Cave**
> **Eine vitale Gefährdung entsteht, wenn die Mukosa des Larynx mitbetroffen ist (z. B. Eingriff Zähne, HNO-Bereich). Ein Notfallausweis und genaue Schulung des Patienten sind erforderlich.**

Die akute Phase der Erkrankung dauert etwa 2–3 Tage. Die Anfälle treten erstmalig meist beim älteren Schulkind auf und nehmen an Stärke bis zum Erwachsenenalter zu. Bei malignen Erkrankungen, besonders bei Lymphomen, kommt dieses Krankheitsbild erworben vor. Der kongenitale Defekt ist außerdem selten mit einem systemischen Lupus erythematodes verbunden.

▪▪ Therapie
Steroide und Antihistaminika sind wirkungslos! Für die Behandlung einer akut bedrohlichen Situation (z. B. Larynxschwellung) stehen intravenös zu applizierendes C1-Inhibitorkonzentrat (Berinert und Cinryze) oder der subkutan applizierbare Bradykinin-Antagonist Icatibant (Firazyr) zur Verfügung, die auch als Prophylaxe z. B. vor chirurgischen Eingriffen gegeben werden müssen.

35.5.5 Allergische Krankheiten und Ekzeme

▪▪ Grundlagen
Ekzemerkrankungen sind sehr häufig. Sie sind nichtinfektiös und nichtkontagiös. Die pathologischen Veränderungen in der Epidermis und im oberen Korium prägen das klinische Bild. Bei akutem Verlauf stehen **exsudativ-entzündliche Hautveränderungen** mit Rötung, Schwellung, Bläschen, Nässen und Krusten im Vordergrund, bei chronischem Verlauf Rötung, Epidermisverdickung, Schuppung, Lichenifikation und Rhagadenbildung. Bei akutem Auftreten spricht man eher von Dermatitis, bei chronischen Veränderungen eher von Ekzemen.

Im Folgenden soll auf die im Kindesalter wichtigen Ekzemformen näher eingegangen werden.

Allergisches Kontaktekzem

▪▪ Pathogenese
Dem allergischen Kontaktekzem liegt eine **T-zellvermittelte Immunreaktion** vom Typ IV zugrunde. Die Sensibilisierung wird durch antigenpräsentierende **Langerhans-Zellen** in der Epidermis eingeleitet, an deren Oberfläche das Antigen den T-Lymphozyten präsentiert wird. **Allergenspezifische T-Zellen** gelangen nach Proliferation in den Lymphknoten, schließlich über den Blutkreislauf in die Haut zurück und rufen nach erneutem Allergenkontakt eine Ekzemreaktion hervor. Begünstigend für eine Allergenisierung ist eine gestörte Hautbarriere (z. B. durch häufiges Waschen mit Seifen, vorbestehende Ekzeme) und eine hohe Potenz des Allergens (z. B. Nickelionen).

▪▪ Klinik
Je nach Sensibilisierungsgrad, Kontakthäufigkeit und Lokalisation kann sich ein **sehr variables klinisches Bild** zeigen. Akute Hautveränderungen treten bei hoher Sensibilisierung auf (Rötung, Nässen, Papulovesikel). Häufiger Kontakt mit Stoffen bei niedriger Sensibilisierung führt eher zu chronischen Hautveränderungen mit Schuppenbildung, Lichenifikation und Rhagadenbildung.

▪▪ Diagnose
Nach sorgfältiger Anamnese kann durch einen **Epikutantest** der Auslöser der allergischen Reaktion aufgedeckt werden. Dabei werden Teststreifen, die verschiedene Allergene enthalten, auf normale, nicht entzündliche Haut aufgeklebt und für 24 h belassen. Nach Entfernung der Pflaster kann in den folgenden 48 h die Reaktion abgelesen werden. Schwierig ist die Abgrenzung von irritativ-toxischen Reaktionen.

▪▪ Therapie
Oberstes Gebot ist die **Vermeidung der auslösenden Substanz**. Bei akuten Hautveränderungen kommen **externe Glukokortikosteroide** in einer wässrigen Grundlage in Betracht.

> **Cave**
> **Bei großflächiger äußerlicher Behandlung, insbesondere unter Okklusion, ist daran zu denken, dass größere Glukokortikosteroidmengen resorbiert werden können.**

Bei zusätzlicher bakterieller oder mykotischer Besiedlung kommen antibakterielle und antimykotische Externa zum Einsatz. Geeignet sind z. B. feuchte Umschläge mit Chinosol.

Bei chronischen Ekzemen sind wegen der trockenen Hautveränderungen **fettende Salben** angezeigt. Harnstoff besitzt keratolytische und wasserbindende Eigenschaften, kann aber die Haut von Kleinkindern irritieren. Besser geeignet ist hier eine **milchsäurehaltige Salbe**. Günstige Einflüsse bei chronischen Ekzemen mit Lichenifizierung der Haut können auch mit farblosen Schieferölpräparaten wie **Ichthyol** erzielt werden. Steinkohlenteer wird bei Kindern in der Regel nicht eingesetzt.

Akute toxische Kontaktdermatitis und chronisch-kumulativ-toxisches Kontaktekzem

▪▪ Pathogenese
Hierbei handelt es sich um eine direkte, **nichtallergische** Schädigung der Haut durch externe Faktoren. Bei Kindern spielen Speichel, Urin, Nahrungssäfte, Detergenzien, Seifen, Badezusätze und Spülmittel die Hauptrolle.

▪▪ Klinik
Speichel verursacht eine Kontaktdermatitis im Gesicht und im Nacken (bei Säuglingen und retardierten Kindern). Die sog. **Windeldermatitis (Ammoniakdermatitis)** ist die häufigste Kontaktdermatitis im Säuglingsalter. Als Reaktion auf den chronischen Kontakt mit Urin und Stuhl, verstärkt durch Wärme und Feuchtigkeit, entwickeln sich nässende Erytheme mit Bläschen, Pusteln und Mazerationen der Haut. **Sekundärinfektionen** (bakteriell und mit Candida albicans) sind fast immer nachzuweisen.

▪▪ Therapie
Häufiger Wechsel der Windeln, gründliche Reinigung der Haut mit warmem Wasser und anschließender Anwendung von **Zinköl** oder Pasta zinci mollis führen meistens zur raschen Abheilung der Windeldermatitis. Bei therapieresistenten Verläufen sollte die mögliche bakterielle Infektion durch spezifische, lokal wirkende Salben bekämpft werden.

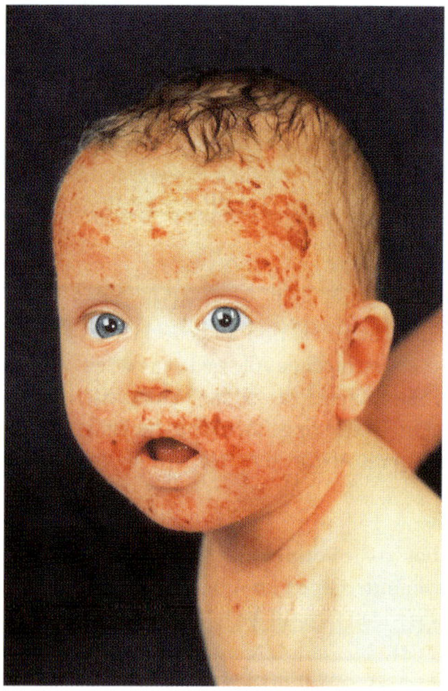

Abb. 35.12 Infiziertes atopisches Ekzem

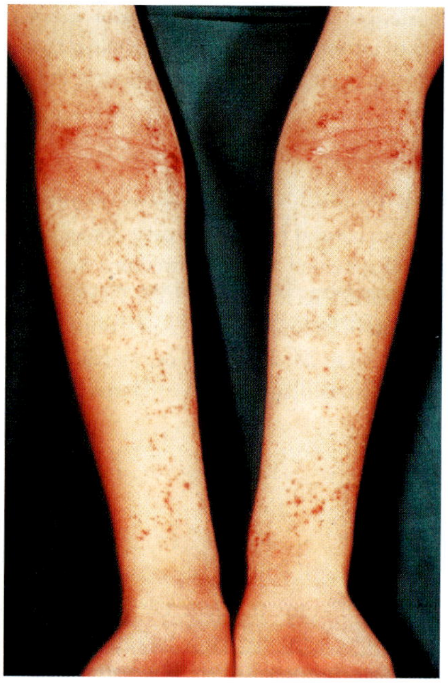

Abb. 35.13 Atopisches Ekzem

Bei den anderen Formen der toxischen Kontaktdermatitis kann meistens das toxische Agens eliminiert oder die betroffene Hautpartie durch entsprechende Salben geschützt werden.

Seborrhoisches Ekzem des Säuglings

Pathogenese

Vermutlich durch eine erhöhte Talgdrüsenaktivität (Seborrhö) und eine Besiedlung mit Malassezia-Hefen und deren Stoffwechselprodukten kommt es bei Säuglingen bereits in den ersten drei Lebensmonaten zu typischen Hautveränderungen.

Klinik

An den **Prädilektionsstellen** am Kopf im Scheitelbereich, aber auch am Stamm oder diffus über das ganze Integument verteilt, treten gelbe, fettglänzende Schuppen ohne entzündliche Rötung (**Gneis**) auf. In intertriginösen Bereichen befinden sich nässende oder trockene Erytheme, die ebenfalls mit gelb-fettigen Schuppen bedeckt sein können.

Therapie

Stärkere Schuppen können mit **Olivenöl** allein oder mit Zusatz von 2%iger Salicylsäure abgelöst werden. Danach können kurzfristig **kortikosteroidhaltige Cremes** oder Lotiones der Stärkeklasse 1 aufgetragen werden. Zur Behandlung intertriginöser Bereiche hat sich Vioform-Zinköl (0,5%) bewährt. Gebadet werden sollte in handwarmen Bädern mit entzündungshemmenden Zusätzen (z. B. Weizenkleieextrakt) und Zusätzen von Öl.

Atopisches Ekzem

Definition

Ein atopisches Ekzem ist eine chronisch entzündliche Hauterkrankung bei Kindern mit einer genetisch bedingten Disposition zu allergischen Reaktionen wie Rhinitis allergica und Asthma bronchiale. Die Ätiologie ist ungeklärt. Bei der Mehrzahl der Patienten ist die IgE-Konzentration im Serum erhöht. Allerdings gibt es auch Patienten, die trotz atopischer Dermatitis normale IgE-Serumspiegel zeigen. Die Funktion von T-Lymphozyten kann vermindert sein. Außer diesen, nicht konstant nachweisbaren **immunologischen Auffälligkeiten** zeigt der atopische Patient eine gesteigerte Empfindlichkeit der Haut, z. B. eine erniedrigte Juckreizschwelle, paradoxe Schweißsekretion und abnorme Gefäßreaktion (**weißer Dermographismus**).

Pathogenese

Die Pathogenese des atopischen Ekzems ist multifaktoriell; bei einem Drittel der betroffenen Kinder lassen sich Mutationen im Gen von Filaggrin, einem Hauptbestandteil der Hornschicht, nachweisen. Die Genmutation führt zu einem Verlust der wichtigen Funktionen von Filaggrin für die Aufrechterhaltung der mechanischen Hautbarriere. Kinder mit Filaggringen-Mutation haben zudem ein höheres Risiko, ein allergisches Asthma und Nahrungsmittelallergien zu entwickeln. Neben der endogenen genetischen Veranlagung spielen auch zahlreiche **exogene Faktoren** bei der Manifestation eine Rolle. Dazu gehören eine gestörte humorale und zelluläre Immunabwehr, Hautfunktionsstörungen, erhöhte Hautirritabilität, Nahrungsmittelunverträglichkeiten, Allergien, Stress und trockenes und kaltes Klima.

Klinik

Die klinischen Erscheinungen reichen von **nässenden**, krustösen, stark juckenden, geröteten **Effloreszenzen** bis zu trockenen, schuppenden oder lichenifizierten Ekzemherden. Bei Säuglingen und Kleinkindern stehen die erstgenannten Veränderungen im Vordergrund. Die Erkrankung manifestiert sich ab dem 2. Lebensmonat, häufig lokalisiert an Wangen und Gesicht (Abb. 35.12), Nacken und Streckseiten der Extremitäten.

Später, bei Jugendlichen, entwickelt sich dann das typische Erwachsenenmuster des atopischen Ekzems, nämlich Befall der **Gelenkbeugen** mit erythematös-squamösen Veränderungen oder flächigen, zentral grobstrukturierten **Lichenifizierungen** (Abb. 35.13). Im Bereich der Finger oder Zehen befindliche chronisch schuppende Hautveränderungen bei Jugendlichen können Symptom eines atopischen Ekzems sein. In dieser Altersstufe nimmt die Haut, besonders im Gesicht, eine weiße Färbung an, die die Patienten vorgealtert aussehen lässt.

Häufig finden sich zusätzlich zahlreiche **atopische Stigmata** wie: Xerodermie, Dennie-Morgan-Infraorbitalfalte (Atopiefalte im Bereich der Unterlider), tiefer Haaransatz, Hertoghe-Zeichen (Ausfall der lateralen Augenbrauen), trockene Lippen, Perlèche, Mamillenekzem, Pulpitis sicca, Keratokonus, Neigung zu Hautinfektionen, Pityriasis alba, Ichthyosis vulgaris, Wollempfindlichkeit, Nahrungsmittelunverträglichkeit (v. a. gegen Kuhmilch, Eiweiß, Nüsse, Fisch, Soja).

Immer wieder betroffene Hautpartien können Hyperpigmentationen und vermehrte Rauigkeit wie bei Ichthyose aufweisen (»**dirty neck**«). In den meisten Fällen verschwinden die Symptome vor dem Schulalter oder nehmen doch erheblich an Intensität ab.

▪▪ Diagnose

Pruritus, typische Lokalisation der Ekzeme, atopische Eigen- oder Familienanamnese und der chronische Verlauf der Erkrankung sind für die Diagnose wegweisend. Atopische Stigmata können bei geringer Ausprägung der Ekzeme die Diagnose stützen. Weiterhin führen ein weißer Dermographismus und ein erhöhtes Gesamt-IgE zur richtigen Diagnose.

▪▪ Differenzialdiagnose

Aufgrund der eher unspezifischen, polymorphen Hauterscheinungen kann die Differenzialdiagnose gelegentlich schwierig sein. Bei Säuglingen ist die wichtigste auszuschließende Erkrankung das **seborrhoische Ekzem**. Es beginnt früher (1. Monat), ist häufig auf der Kopfhaut und intertriginös lokalisiert und juckt kaum. Die primären Hauterscheinungen sind fettglänzende, gelbbraune Schuppen. Weitere Differenzialdiagnosen sind eine ekzematisierte Skabies und eine Kontaktdermatitis.

▪▪ Therapie

Nässende Ekzemflächen sollten mit feuchten Kompressen behandelt werden. Für trockene ekzematöse Hautpartien eignen sich kortikoidhaltige Salben und besonders die Durchführung eines so genannten »**Fettbettes**«. Dabei werden die Kinder mit fetthaltigen Salben eingerieben und für 2 h in feuchte Handtücher gewickelt. Zwischen den akuten Phasen der Erkrankung sollte die Haut mit wasserhaltigen Cremes und Kühlsalben gefettet und vor Austrocknung geschützt werden. Bei der an sich schon trockenen Haut des Ekzematikers sind austrocknende Seifen und häufiges Baden nicht angebracht. Sinnvoll ist längerer Kontakt mit Wasser nur dann, wenn Feuchtigkeitsverlust durch Zugaben von **rückfettenden Badeölen** vermieden und die noch feuchte Haut nach dem Bad sofort gesalbt wird. Normale Seifen werden im Allgemeinen schlecht vertragen, besser geeignet sind Syndets.

In der Akuttherapie des atopischen Ekzems sind kortikosteroidhaltige Cremes oder Salben der Stärkeklasse 1 oder 2 häufig nicht zu vermeiden, sollten aber nicht länger als 2 – 3 Wochen kontinuierlich angewendet werden. Die seit mehreren Jahren verfügbaren topischen **Calcineurininhibitoren Tacrolimus und Pimecrolimus** bringen einen großen Fortschritt gerade in der Langzeittherapie des atopischen Ekzems, da unerwünschte Wirkungen wie Hautatrophie und Bildung von Teleangiektasien nicht beobachtet werden. Nach 2-mal täglicher Auftragung auf ekzematös veränderter Haut lässt der Juckreiz rasch nach; bei längerfristiger Anwendung kann die Zahl neuer Ekzemschübe verringert und dadurch der Verbrauch von kortikoidhaltigen Externa reduziert oder vermieden werden. Bei Virusinfektionen (z. B. Herpes simplex oder Mollusken) sollten die davon befallenen Hautareale nicht mit topischen Calcineurininhibitoren behandelt werden.

▪▪ Komplikationen

Gerade im Säuglingsalter sind zusätzliche **bakterielle Infektionen** mit Staphylococcus aureus oder β-hämolysierenden Streptokokken häufig.

> **Eine Infektion mit Herpes simplex bei Kindern mit manifestem atopischem Ekzem kann zu einer Generalisierung von Herpesbläschen und zu hohem Fieber führen (Ekzema herpeticatum).**

▪▪ Prophylaxe

Hitzestau und Situationen mit starkem Schwitzen sollten vermieden werden. Ideal ist ein warmes Klima mit mäßiger Luftfeuchtigkeit und hoher Luftkonvektion. Mäßige Sonnenbestrahlung und salzhaltiges Wasser führen in den meisten Fällen zur Besserung der Hautsymptome (Ostsee, Mittelmeer). Am besten wird **baumwollhaltige Kleidung** vertragen. Zu vermeiden sind synthetische Fasern und Wolle.

Falls ein eindeutiger Zusammenhang zwischen der Einnahme von **Nahrungsbestandteilen** und der Exazerbation der atopischen Dermatitis besteht, sind diese zu meiden. In der Regel ist ein solcher Zusammenhang aber nicht zu eruieren. In Einzelfällen sind mit spezieller Diät Behandlungserfolge gelungen, wobei allerdings diese Erfolge bei anderen Patienten mit gleicher Diät nicht wiederholt werden können.

Ein besonderes Problem ist gerade bei jungen Kindern der starke **Juckreiz**. Die Fingernägel sind kurz geschnitten zu halten. Auch längerfristige Einnahme von **Antihistaminika** kann den Verbrauch an Glukokortikosteroiden vermindern.

Arzneimittelexantheme

▪▪ Grundlagen

Die häufigsten Nebenwirkungen nach Medikamenteneinnahme sind bei Kindern Hautreaktionen. Inwieweit es sich um allergische, pseudoallergische oder toxische Reaktionen handelt, ist meistens nicht zu klären.

▪▪ Klinik

Das klinische Bild des Arzneimittelexanthems ist nicht einheitlich. Es können urtikarielle, papulöse, bullöse oder am häufigsten morbiliforme und scarlatiniforme Exantheme auftreten. Sie sind vorwiegend **symmetrisch** lokalisiert und häufig stammbetont. Arzneimittel und andere Substanzen können auch zum Bild eines **Erythema exsudativum multiforme** führen, dessen schwere Verlaufsform (Beteiligung von Konjunktiven und Schleimhäuten) **Stevens-Johnson-Syndrom** genannt wird.

Beim **Lyell-Syndrom** (toxische epidermale Nekrolyse) handelt es sich um eine bei Kindern sehr seltene Hypersensitivitätsreaktion auf unterschiedliche Faktoren, die unter dem Bild einer Verbrennung (Erythem, Blasenbildung und Hautnekrose) verläuft. Auslösende Faktoren sind vor allem Medikamente (Pyrazolone, Barbiturate, Antibiotika, Sulfonamide) oft in Zusammenhang mit Infektionen oder Impfungen. Nach Prodromalerscheinungen (Fieber, reduzierter Allgemeinzustand, Hauterythem) entwickeln sich auf gesundem Integument Blasen, die sich rasch vergrößern und großflächig ablösen.

▪▪ Therapie

Die Therapie des Lyell-Syndroms entspricht der von Verbrennungen. Man muss mit einer hohen Letalität rechnen (altersabhängig bis 40%).

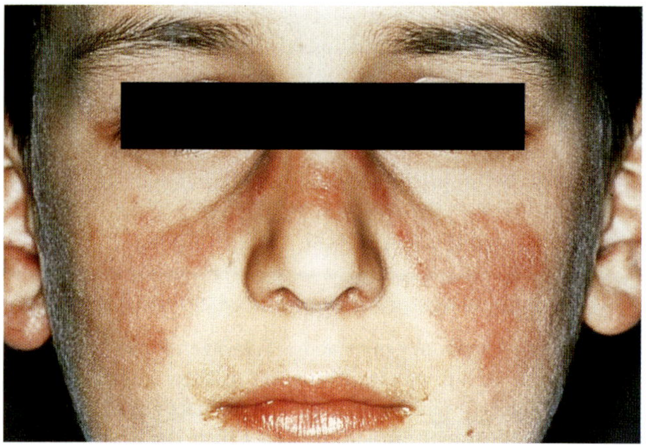

Abb. 35.14 Chronisch diskoider Lupus erythematodes

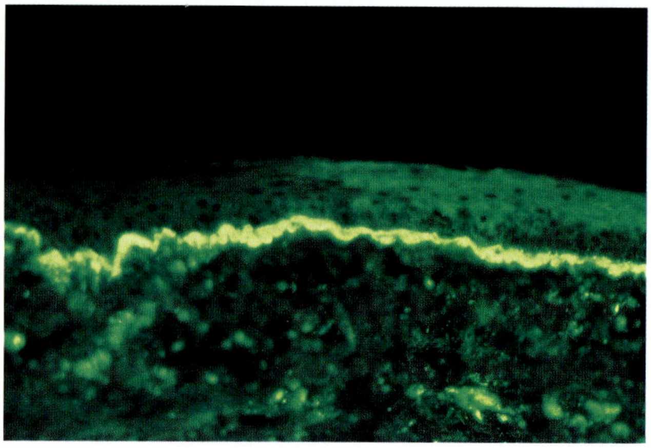

Abb. 35.15 Lupusbandtest: in der direkten Immunfluoreszenz zeigen sich granuläre IG-Ablagerungen entlang der Basalmembran

Differenzialdiagnose

Abgegrenzt werden muss bei Kleinkindern das **staphylogene Lyell-Syndrom** (»staphylococcal scalded skin syndrome«), eine durch Staphylokokkenexotoxin ausgelöste lebensbedrohliche Erkrankung mit blasiger Ablösung der Haut. Schleimhäute werden nicht befallen. Histologisch ist hier eine akantholytische Blasenbildung subkorneal zu finden. Eine frühzeitige Therapie mit penicillinasefesten Penicillinen ist einzuleiten.

35.6 Autoimmunkrankheiten

35.6.1 Chronisch diskoider Lupus erythematodes

Pathogenese, Epidemiologie

Der Pathomechanismus der Hautveränderungen beim chronisch diskoiden Lupus erythematodes (CDLE) ist wenig erforscht. Für eine lokale Immunkomplexvaskulitis wie bei systemischem Lupus erythematodes oder für eine Ro(SSA)-antikörperabhängige zytotoxische Reaktion wie bei dem subakuten Lupus erythematodes finden sich wenig Anhaltspunkte. Weniger als 2% der Patienten entwickeln einen CDLE vor dem 10. Lebensjahr. Im Gegensatz zu Erwachsenen sind Jungen genauso häufig wie Mädchen betroffen; Angaben über vermehrte Lichtempfindlichkeit fehlen häufig.

Klinik

Die lokalisierte Form des CDLE zeigt sich häufig in **Schmetterlingsform** an Nase und Wangen (Abb. 35.14), an den Ohren und am Kapillitium. Seltener sind Augenlider, Lippenregion oder Schleimhäute befallen. Bei der disseminierten Form zeigen sich die scharf begrenzten, **scheibenförmigen Erytheme** mit festhaftender, weißlicher Schuppung auch im Schulterbereich, an den Streckseiten der Arme und Handrücken. Bei Kindern können auch frostbeulenartige, knotige Veränderungen an Finger- und Zehenrücken auftreten (sog. **»Chilblain«-Lupus**). Bei der seltenen Form des **familiären Chilblain-Lupus** führen Mutationen des Gens für die Exonuklease TRX1 zu einer Abbauhemmung intrazellulärer Nukleinsäuren mit nachfolgender Interferon-α-vermittelter Entzündung.

Diagnose

Mittels Immunfluoreszenzmikroskopie erfolgt der Nachweis von bandförmigen Niederschlägen von Immunglobulinen IgG oder IgM häufig zusammen mit dem Komplementspaltprodukt C3 entlang der Basalmembranzone(sog. Lupusband, Abb. 35.15).

Therapie, Prognose

Im Vordergrund steht eine **äußerliche Therapie** mit glukokortikosteroidhaltigen Cremes oder Salben bei gleichzeitigem Lichtschutz; bei Nichtansprechen kann eine innerliche Gabe von Glukokortikosteroiden, Antimalariamitteln oder Dapson erwogen werden. Der Übergang in einen **systemischen Lupus erythematodes** ist bei Kindern häufiger als bei Erwachsenen.

35.6.2 Zirkumskripte Sklerodermie (Morphea)

Die umschriebene Sklerose der Haut und des Unterhautgewebes manifestiert sich häufig bei Kindern und Jugendlichen; in diesen Lebensaltern wird fast nie ein Übergang in eine systemische Sklerodermie mit ausgeprägter Organbeteiligung beobachtet.

Pathogenese

Ursache ist unbekannt; Verletzungen, Impfungen, Infektionen, Bestrahlungen werden als **Provokationsfaktoren** diskutiert. Es besteht auffällige Ähnlichkeit mit der chronischen Graft-versus-Host-Krankheit nach allogener Knochenmark- oder Stammzelltherapie. Nicht selten besteht gleichzeitig vor allem im Genital- oder Analschleimhautbereich ein Lichen sclerosus et atrophicus (LSA)., der, meist bei Mädchen, auch isoliert vorkommt. Hier zeigen sich stark juckende weißlich-atrophische Herde an der Vulva oder perianal, teilweise mit Hämorrhagien oder Blasen die zu Schrumpfung und Atrophie der Schleimhäute führen können.

Klinik

In Abhängigkeit von Größe, Ausprägung und Lokalisation werden **5 klinische Formen** der zirkumskripten Sklerodermie unterschieden:
- herdförmige zirkumskripte Sklerodermie (Morphea),
- subkutane zirkumskripte Sklerodermie,
- kleinfleckige Morphea,
- generalisierte zirkumskripte Sklerodermie,
- lineare zirkumskripte Sklerodermie.

Bei Kindern ist die **lineare zirkumskripte Sklerodermie** am häufigsten: unilateral an einer Extremität oder seltener am Rumpf besteht eine **strangförmige Hautsklerose** mit Beteiligung des subkutanen

Gewebes, die zu Muskelatrophie, ossären Wachstumsstörungen und Gelenkkontrakturen führen kann. Charakteristisch ist die lineare zirkumskripte Sklerodermie im Stirnbereich (Abb. 35.16) als »**Coup des sabre**«, aus der sich eine lebenslang bestehende **Hemiatrophia faciei** entwickeln kann.

Diagnose

Meist durch das typische klinische Bild möglich, Bestätigung durch histologische Untersuchung; immunserologisch bei etwa 40% der Kinder Nachweis von **antinukleären Antikörpern** im Serum; für systemische Sklerodermie spezifische Antikörper (z. B. gegen Scl-70 oder Zentromerproteine) kommen bei zirkumskripter Sklerodermie nicht vor.

Therapie

Konsequente **äußere Behandlung** mit fettenden Salben, evtl. mit Glukokortikosteroid- und Heparinoidzusatz. Bei chronischen Verläufen auch **Photochemotherapie** mit UVA_1 oder UVA nach vorherigem Bad in 8-MOP-haltigem Wasser oder nach Auftragen einer 8-MOP-haltigen Creme (Bade- bzw. Creme-PUVA). Im entzündlichen Frühstadium kann eine hochdosierte intravenöse Therapie mit Penicillin versucht werden Bei Lichen sclerosus et atrophicus werden Salben oder Cremes mit hochpotenten Glukokortikoiden oder Calcineurin-Inhibitoren empfohlen. Bei ausgeprägtem Juckreiz sind intraläsionale Injektionen einer Glukokortikoidkristallsuspension (Triamcinolonacetonid 1:3-1:5 mit Lokalanästhetikum verdünnt) gut wirksam.

Prognose

Die Erkrankungsdauer liegt etwa zwischen 1,5–10 Jahren (im Durchschnitt 4 Jahre). Übergang in systemische Sklerodermie sehr selten.

> **Bei linearer zirkumskripter Sklerodermie besteht die Gefahr bleibender Atrophien im Muskel- und Knochenbereich sowie von Gelenkkontrakturen.**

35.6.3 Juvenile Dermatomyositis

▶ Kap. 14.5.

35.7 Blasenbildende Autoimmunerkrankungen

Pathogenese

Die blasenbildenden Autoimmunkrankheiten führen zu einer chronischen oder schubweise verlaufenden Entzündung von Haut- und Schleimhäuten mit Blasenbildung und sekundär mit Erosionen und Krustenbildung. Ausgelöst wird die Entzündung durch **spezifische Autoantikörper** der Immunglobulinklasse IgG oder IgA, die mit definierten Strukturproteinen im Bereich der Epidermis, der Basalmembranzone oder der Dermis reagieren; je nach Lokalisation der spezifischen Antigen-Antikörper-Reaktionen entsteht eine:

- **intraepidermale** Spaltbildung (z. B. beim Pemphigus),
- **subepidermale** Spaltbildung (z. B. bei der linearen IgA-Dermatose) oder
- **dermale Spaltbildung** (z. B. bei der Dermatitis herpetiformis).

Epidemiologie

Diese Erkrankungen können in allen Lebensaltern auftreten; bei Kindern und Jugendlichen ist die lineare IgA-Dermatose und die Dermatitis herpetiformis am häufigsten. Durch diaplazentare Übertragung spezifischer Antikörper von einer erkrankten Schwangeren auf das sich entwickelnde Kind können einige dieser Krankheiten auch neonatal auftreten; dazu gehören Pemphigus vulgaris und das Schwangerschaftspemphigoid (**Herpes gestationis**). Die Geschlechtsverteilung ist annähernd ausgewogen.

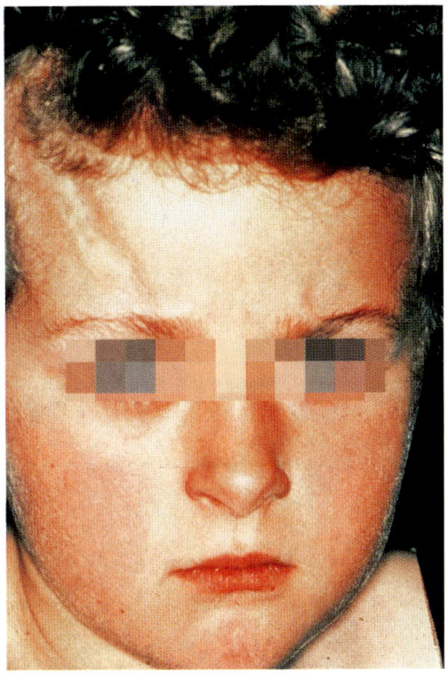

Abb. 35.16 Coup de sabre im Bereich der rechten Stirn

35.7.1 Lineare IgA-Dermatose (LAD)

Definition

Durch **Autoantikörper der IgA-Klasse** gegen Adhäsionsproteine im Bereich der Basalmembranzone ausgelöste blasenbildende Dermatose, die überwiegend bei Kindern und Jugendlichen beginnt.

Pathogenese

Die **Autoantikörper** bei LAD sind v. a. gegen **BPAG-2** (Kollagen Typ XVII) gerichtet, ein transmembranöses Adhäsionsmolekül, das die basalen Keratinozyten der Epidermis mit der Basalmembranzone verbindet. Bei LAD stellt vorwiegend der extrazelluläre Anteil von Kollagen Typ XVII mit einem Molekulargewicht von 120 kD (LAD1) das Autoantigen dar.

Klinik

Charakteristisch sind ring- oder kranzförmig angeordnete **Blasen auf Erythem**, die häufig perioral, perigenital, perianal, an Händen und Füßen sowie im Gesicht lokalisiert sind (Abb. 35.17). In 40–60% Befall der **Schleimhaut**, meist in Form von Erosionen. Eine glutensensitive Enteropathie wie bei Dermatitis herpetiformis kommt bei LAD nicht vor.

Diagnose

Wegweisend ist die **direkte Immunfluoreszenzuntersuchung** mit Nachweis von linearen Niederschlägen von IgA-Antikörpern entlang der Basalmembranzone (Abb. 35.18); im Serum ist der Nachweis von Antikörpern gegen Kollagen Typ XVII und/oder das 120-kD-Fragment (LAD-1) durch **indirekte Immunfluoreszenzuntersuchung** bzw. **Immunoblot** möglich. Histologisch Nachweis einer **subepidermalen Blasenbildung**.

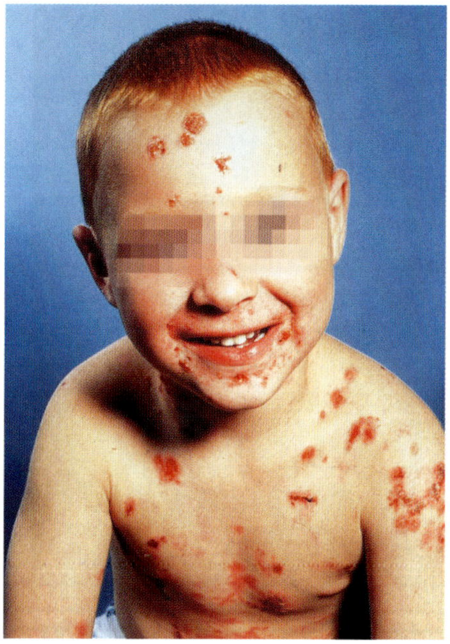

Abb. 35.17 Lineare IgA-Dermatose

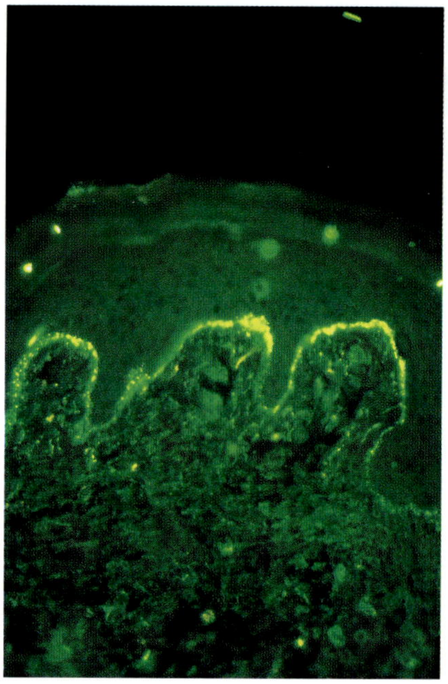

Abb. 35.18 Direkte Immunfluoreszenz: lineare IgA-Ablagerung in den Papillenspitzen entlang der Basalmembran

Therapie, Prognose

Bewährt hat sich eine systemische Kombinationstherapie aus **Glukokortikosteroiden** (z. B. 0,5 mg/kg KG Prednisonäquivalent) und **Dapson** (z. B. 1–1,5 mg/kg KG täglich), äußere Behandlung mit glukokortikosteroidhaltigen Cremes, Hautpflege mit soja- oder mandelölhaltigen Bädern. Auf Besiedelung der Haut mit Bakterien oder Candida albicans ist zu achten. Der **Verlauf** ist schubweise und hochchronisch; nicht selten Abheilung in der Pubertät.

35.7.2 Dermatitis herpetiformis

Definition

Chronisch **rezidivierende blasenbildende Dermatose**, die meist im Kindes- oder frühen Erwachsenenalter auftritt und fast immer mit einer **Zöliakie assoziiert** ist. In 60–70% gelingt durch Biopsie der Nachweis einer **glutensensitiven Enteropathie**, nur in etwa 20–40% zeigen sich klinisch manifeste Zeichen der Enteropathie.

Pathogenese

Wie bei Zöliakie besteht eine enge **genetische Koppelung** an die HLA-Antigene DR3 und DQ2. Auffällig ist die **Überempfindlichkeit** gegen Halogenide, insbesondere gegen jodidhaltige Medikamente und Nahrungsmittel (z. B. Seefisch), welche die Hauterscheinungen auslösen können.

Klinik

Charakteristisch sind **herpetiform gruppierte Bläschen** mit starkem, z. T. brennendem **Juckreiz**. Die Bläschen können an beliebiger Stelle lokalisiert sein, bevorzugt an den Ellenbogen, gluteal, am behaarten Kopf und den Streckseiten der Extremitäten. Bei Kindern ist auch eine exanthematische Aussaat von papulovesikulösen und sekundär verkrusteten Effloreszenzen möglich, die an Ekzeme erinnern können.

Diagnose

Histologischer Nachweis einer Spaltbildung unterhalb der Lamina densa der Basalmembran (**dermolytische Blase**) mit abszessartiger Ansammlung von neutrophilen Granulozyten in den dermalen Papillen. Charakteristisch ist der Nachweis von IgA-Niederschlägen in den Papillenspitzen mithilfe der **direkten Immunfluoreszenzmikroskopie**.

Im Serum Nachweis von **Antikörpern gegen Gliadin** der IgG- oder IgA-Klasse möglich; charakteristisch ist der Nachweis von Antikörpern der IgA-Klasse gegen Gewebstransglutaminase mittels indirekter Immunfluoreszenz oder ELISA; diese **Anti-tTGase-Antikörper** stellen serologische Marker für die glutensensitive Enteropathie dar.

Therapie

Pathognomonisch ist das schlagartige Ansprechen auf **Dapson** (Dosierung bis 2 mg/kg KG täglich).

Cave
Dapson ist bei Vorliegen einer Glukose-6-Phosphat-Dehydrogenase-Defizienz wegen der Gefahr einer hämolytischen Anämie kontraindiziert.

Die bei Erwachsenen unter Dapsongabe häufige Methämoglobinämie und weitere dapsonassoziierte Nebenwirkungen (z. B. Agranulozytose, periphere Neuropathie) werden bei Kindern nur sehr selten beobachtet. Wichtig ist eine gleichzeitige und konsequent durchgeführte **glutenfreie Diät**; darunter kann es – auch nach Absetzen von Dapson – innerhalb von 6–12 Monaten zur vollständigen Rückbildung der blasigen Hautveränderungen kommen.

35.7.3 Pemphigus vulgaris

Diese durch intraepidermale Blasenbildung gekennzeichnete Autoimmunerkrankung ist bei Kindern und Jugendlichen sehr selten; der in einigen Fällen beschriebene neonatale Pemphigus vulgaris bei

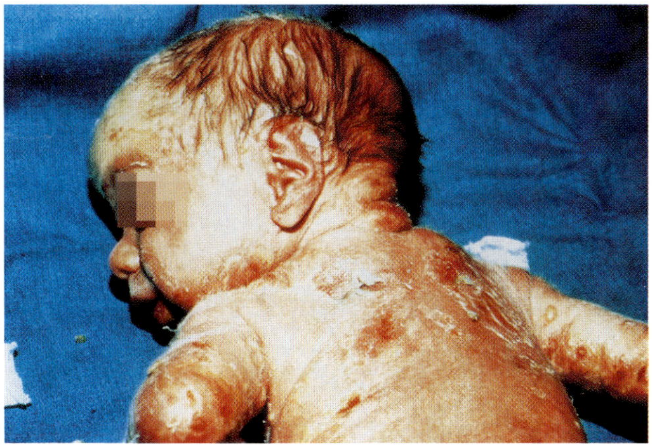

Abb. 35.19 Herpes gestationis

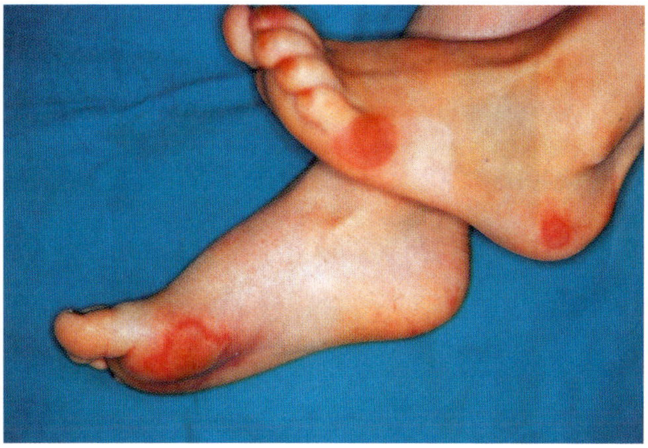

Abb. 35.20 Epidermolysis bullosa acquisita

Kindern betroffener Mütter heilt spontan innerhalb weniger Wochen ab. Die Erkrankung wird durch **Antikörper der IgG-Klasse** gegen ein **epidermales Adhäsionsprotein** (Desmoglein 3) ausgelöst.

■■ Klinik
Klinisch charakteristisch sind oberflächliche Blasen und ausgedehnte Erosionen an Mund- und Genitalschleimhäuten sowie am gesamten Integument.

■■ Therapie
Ohne Therapie ist die Prognose infaust. Bei Kindern ist eine **systemische Therapie mit Glukokortikosteroiden** (1–2 mg/kg KG Prednisonäquivalent täglich) in der Regel ausreichend. Bei Nichtansprechen zusätzlich Versuch mit hochdosierten Immunglobulininfusionen (IVIG) oder Immunsuppressiva (z. B. Azathioprin).

35.7.4 Schwangerschaftspemphigoid (Herpes gestationis)

■■ Grundlagen
Diese seltene blasenbildende Erkrankung ist eine **schwangerschaftsassoziierte Autoimmunerkrankung**, ausgelöst durch spezifische Antikörper der IgG-Klasse gegen Kollagen Typ XVII (BPAG 2), ein Adhäsionsprotein im Bereich der Basalmembranzone. Diese Antikörper lösen auch das vorwiegend bei alten Menschen vorkommende bullöse Pemphigoid aus.

■■ Klinik, Diagnose
Das Schwangerschaftspemphigoid entwickelt sich vorwiegend im letzten Schwangerschaftsdrittel mit herpetiform angeordneten, stark juckenden Blasen auf Erythem, vor allem auf Abdomen und rumpfnahen Extremitäten. Die Sicherung der Diagnose erfolgt durch immunfluoreszenzmikroskopischen Nachweis von **Pemphigoidantikörpern** im Serum und in der Haut, die als lineare Ablagerungen entlang der Basalmembranzone sichtbar sind. Die Erkrankung ist häufig mit HLA-DR3 der Mutter und HLA-DR2 vom Vater (DQ2) assoziiert.

Kinder von 5–10% der befallenen Mütter entwickeln **unmittelbar nach Geburt** blasige und erosive Hautveränderungen (Abb. 35.19), die in der Regel innerhalb von Wochen und Monaten abheilen. Bei erneuter Schwangerschaft der Mutter sind Rezidive möglich.

■■ Therapie
Die Therapie sollte sich bei der Mutter auf äußerliche Anwendung von **glukokortikosteroidhaltigen Cremes** oder Salben beschränken, bei starker Ausprägung von Juckreiz ist auch niedrigdosierte systemische Gabe von Glukokortikosteroiden kurzfristig möglich. Bei den Neugeborenen ist lediglich rückfettende äußere Hautpflege erforderlich.

35.7.5 Epidermolysis bullosa acquisita (EBA)

Diese sehr seltene bullöse blasenbildende Autoimmunkrankheit kommt ebenfalls bei Kindern vor. Charakteristisch sind pralle, durch kleinste Traumen ausgelöste Blasen an Händen und Füßen, aber auch am gesamten Integument (Abb. 35.20). Pathogenetisch sind **Antikörper der IgG-Klasse** gegen **Kollagen Typ VII**, eine fibrilläre Komponente im Bindegewebe der oberen Dermis. Die Diagnose erfolgt durch Nachweis der Anti-Kollagen-VII-Antikörper in der Haut und im Serum. Kinder mit EBA sprechen in der Regel auf eine systemische Monotherapie mit Glukokortikosteroiden (1–2 mg/kg KG) an.

35.8 Granulomatöse Erkrankungen

35.8.1 Granuloma anulare

■■ Pathogenese
Bislang ist die Ursache des Granuloma anulare unbekannt. Anscheinend spielt eine **T-zellmediierte Immunreaktion** bei der Entstehung eine Rolle. Hinweise auf eine infektiöse oder toxische Genese liegen vor, das Antigen ist aber noch nicht identifiziert. Meist erkranken Kinder und Jugendliche.

■■ Klinik
An den **Prädilektionsstellen** (Handrücken, Fußrücken und Finger, vor allem in der Nähe der Knöchel, sowie an Glutäen und im Gesicht) finden sich zunächst kleine, scharf begrenzte und wenig gerötete Papeln, die nicht jucken. Die Herde breiten sich nach peripher aus und heilen zentral ohne Narbenbildung ab. So entstehen polyzyklisch begrenzte, randbetonte Herde von bis zu Handtellergröße (Abb. 35.21). Selten kann es auch einmal zu einer disseminierten Aussaat von aggregierenden Papeln und Knötchen am gesamten Integument kommen (**Granuloma anulare disseminatum**).

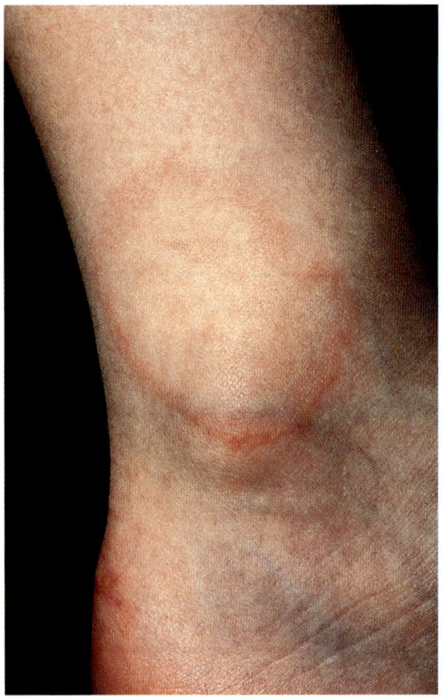

Abb. 35.21 Granuloma anulare

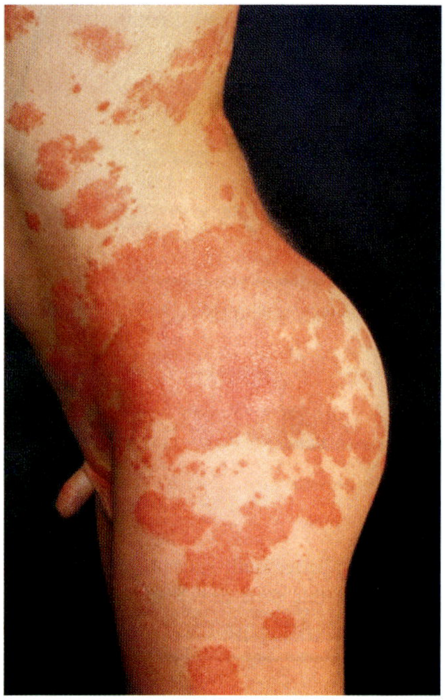

Abb. 35.22 Psoriasis vulgaris

Histologisch zeigen sich im oberen Korium Histiozyten, zum Teil in Palisadenstellung, die Herde von degeneriertem Kollagen im Sinne einer Nekrobiose umgeben (nekrobiotische Form) oder Histiozyten, die zwischen kollagenen Fasern liegen oder perivaskulär angeordnet sind (granulomatöse interstitielle Form). Häufig wird aufgrund dieser Histologie das Granuloma anulare (Pseudorheumaknötchen) mit Rheumaknoten verwechselt.

Therapie, Prognose

Häufig wird eine **Spontanheilung** ohne Therapie beobachtet. Möglich ist eine externe Therapie mit Glukokortikoiden unter einem Okklusivverband. Auch eine Kryotherapie (flüssiger Stickstoff) und intraläsionale Injektion von Triamcinolonacetonid-Kristallsuspension kommen zur Anwendung. Bei Therapieresistenz oder disseminierter Ausbreitung kann auch eine PUVA-Therapie oder Balneophotochemotherapie (PUVA-Bad) sowie die interne Gabe von Glukokortikoiden, Dapson oder Hydroxychloroquin versucht werden. Insgesamt ist die **Prognose günstig**.

35.8.2 Erythematosquamöse und papulöse Hauterkrankungen

35.8.3 Psoriasis vulgaris

Epidemiologie

Die Psoriasis (griechisch psora = Krätze) war bereits im Altertum bekannt. Mit einer Morbidität von 1–2% der Bevölkerung ist sie eine der häufigsten Hauterkrankungen. Während sie in tropischen und subtropischen Klimazonen nur wenig bekannt ist, erkranken weiße Rassen am häufigsten. Sie tritt familiär gehäuft auf, was eine genetische Veranlagung wahrscheinlich macht. Man geht von einer multifaktoriellen bzw. **polygenen Vererbung** aus, bei der auch Umweltfaktoren für die Manifestation der Erkrankung eine Rolle spielen. Es findet sich eine Assoziation mit den HLA-Antigenen A2, B13, B27, Bw57, Cw2, Cw6 und DR7. Kinder von Eltern mit Psoriasis erkranken zu 10–20%, sind beide Elternteile betroffen, so erhöht sich die Wahrscheinlichkeit auf bis zu 50%. Eineiige Zwillinge zeigen eine Konkordanz von 90% für Psoriasis. Die Erkrankung kann in jedem Lebensalter beginnen. Eine Erstmanifestation in früher Kindheit und bei alten Menschen ist aber eher selten.

Man unterscheidet 2 Typen der Psoriasis. Die **Typ-I-Psoriasis** (Assoziation mit HLA-Cw6) beginnt bereits früh (<40. Lebensjahr) und zeigt eine familiäre Häufung. Der Krankheitsverlauf ist schwerer als bei der **Typ-II-Psoriasis**, die sich meist erst nach dem 40. Lebensjahr manifestiert.

Klinik

Die **Primäreffloreszenz** ist ein erythematöser, umschriebener, scharf begrenzter, mit silberweißer Schuppung bedeckter Herd (Abb. 35.22).

- Kratzt man die silbrigen Schuppen ab, so lösen sie sich wie Wachs von einer Kerze (**Kerzenphänomen**).
- Kratzt man weiter, so löst sich ein blattartiges, feucht wirkendes Häutchen, welches die Papillenspitzen überzieht (**Phänomen des letzten Häutchens**).
- Darunter treten punktförmige Blutungen aus den freigelegten Papillarkörperchen (**Phänomen des blutigen Taus**) aus.
- Auch das **Koebner-Phänomen**, d. h. Aufschießen von neuen Läsionen im Verlauf von Kratzstrichen, kann diagnostisch hilfreich sein.

Prädilektionsstellen sind die Streckseiten der Extremitäten, vor allem im Bereich der Ellbogen und der Knie, die Lendengegend und der behaarte Kopf. Bei Neugeborenen sind psoriatische Hauterscheinungen ausgesprochen selten. Bei Auftreten im Kindesalter dominiert die **Psoriasis guttata**, eine Psoriasisform mit ovalären, kleineren Herden lokalisiert am Stamm und im Gesicht. Häufig manifestiert sich die Psoriasis bei Kindern im Anschluss an eine Streptokokkeninfektion. Wachsen die Herde weiter, so können größere, zusammenliegende Herde entstehen: **Psoriasis nummularis** und **Psoriasis geographica**.

Nagelveränderungen Eine Nagelpsoriasis kommt bei etwa 50% der Patienten vor. Am häufigsten sind **Tüpfelnägel** zu beobachten. Dabei handelt es sich um stecknadelkopfgroße, grübchenförmige Einsenkungen in der Nagelplatte in Folge punktförmiger Psoriasisherde in der Nagelmatrix. Erkrankt das Nagelbett, so schimmern die Psoriasisherde gelblich durch den Nagel hindurch wie ein Ölfleck (**psoriatischer Ölfleck**). Durch die Schuppen unter dem Nagel kann die Nagelplatte abgehoben werden, es kommt zur distalen Onycholyse (**Onycholysis psoriatica**).

Sonderformen Als **Psoriasis inversa** wird ein Vorkommen von Psoriasisherden in intertriginösen Räumen bezeichnet. Sind Handflächen und Fußsohlen von der Psoriasis betroffen, spricht man von einer **Psoriasis palmaris et plantaris**. Durch Zunahme von exsudativen Veränderungen können sich histologisch sichtbare Mikroabszesse in der Hornschicht bilden (**Munro-Mikroabszesse**). Bei stärkerer Ausprägung sind auch klinisch Pusteln sichtbar: **Psoriasis pustulosa**.

▪▪ Therapie

Die festhaftenden Schuppen können durch lokale Anwendung von **Salicylsäure** (3–5%) gelöst werden. Auch Harnstoff und kochsalzhaltige Bäder haben sich dabei bewährt.

Die **externe Therapie** der Psoriasis erfolgt mit verschiedenen Externa: Dithranol (Anthralin, Cignolin), Calcipotriol und UV-B wirken der epidermalen Hyperproliferation entgegen und fördern die Differenzierung der Keratinozyten, während Glukokortikosteroide und UV-A-Licht primär antientzündlich wirken. Glukokortikosteroide können aber wegen der Gefahr der Entstehung einer Epidermisatrophie nur zeitlich begrenzt angewendet werden. Wegen der möglichen Einwirkung von **Calcipotriol** auf den Kalziumstoffwechsel ist die Anwendung bei Kindern nicht zugelassen. Für mittelschwere bis schwere Verläufe ist der TNF-α-Antagonist Etanercept für Kinder ab 6 Jahren zugelassen. Auch eine immunsuppressive Therapie mit Methotrexat oder Ciclosporin A kann erwogen werden.«

Cave
Bei einer großflächigen Anwendung von salicylsäurehaltigen Salben bei Kindern ist die resorptiv-toxische Wirkung zu beachten.

35.8.4 Lichen ruber planus

▪▪ Epidemiologie

Diese Erkrankung tritt meist zwischen dem 3.–6. Lebensjahrzehnt auf, aber auch Kinder können bereits erkranken.

▪▪ Pathogenese

Die Ursache ist unbekannt, steht aber unter **psychosomatischen Einflüssen**. Häufig beginnt sie nach psychischen Traumen oder Stresssituationen. Auch Medikamente, vor allem Antimalariamittel und Goldsalze, können die Erkrankung auslösen.

▪▪ Klinik

Klinisch imponiert eine rötlich-braune, polygonale, stecknadelkopfbis reiskorngroße, **derbe Papel**, die im Gegenlicht weißlich schimmert. Auf der planen Oberfläche ist eine netzförmige weiße Zeichnung zu erkennen (**Wickham-Phänomen**), hervorgerufen durch eine Verdickung des Stratum granulosum. Durch äußere Einflüsse wie Kratzen und Druck lassen sich eruptive Hautveränderungen hervorrufen. Dies ist der sog. isomorphe Reizeffekt (**Koebner-Phänomen**).

Prädilektionsstellen der Erkrankung sind Beugeflächen der Handgelenke und Unterarme, seitliche Halsregion, Glutealgegend, Knöchelgegend der Fußgelenke und Penis. Kopf und Gesicht erkranken nur selten. Die Mundschleimhaut ist bei etwa der Hälfte der Patienten mit befallen (**Lichen ruber mucosae**). Da sich hier keine Papeln ausbilden können, ist das Wickham-Phänomen sehr deutlich mit netzartig verzweigten, weißlichen, nicht abstreifbaren Zeichnungen an den Wangenschleimhäuten zu erkennen.

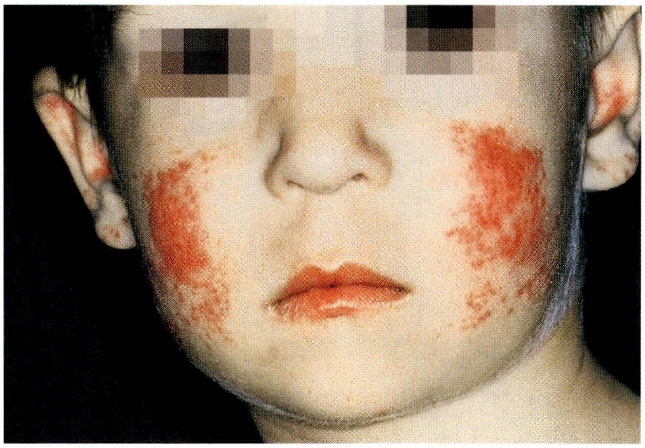

Abb. 35.23 Infantile papulöse Akrodermatitis

▪▪ Therapie

Im Vordergrund steht eine symptomatische, entzündungs- und juckreizhemmende **Lokaltherapie**. Nur in schweren Fällen kommen orale Steroide oder Retinoide zur Anwendung. Günstig hat sich auch eine **Balneophotochemotherapie** (Bade-PUVA) bewährt.

▪▪ Prognose

Der Lichen ruber planus kann über mehrere Monate bestehen bleiben. Erosive **Schleimhautveränderungen** können schmerzhaft sein.

35.8.5 Infantile papulöse Akrodermatitis

▪▪ Pathogenese

Diese relativ seltene, auch als **Gianotti-Crosti-Syndrom** bekannte Erkrankung des Kleinkindesalters gilt als kutane Manifestation verschiedener **viraler Infekte**, v. a. durch Hepatitis-Viren, Coxsackie-Viren und Epstein-Barr-Viren.

▪▪ Klinik

An den Extremitäten, Wangen (Abb. 35.23), Handflächen, Fußsohlen und am Rumpf treten in **symmetrischer Verteilung** akut papulöse, teilweise papulovesikulöse Effloreszenzen mit hämorrhagischer Note auf. Die Schleimhäute bleiben frei, Allgemeinerscheinungen fehlen.

▪▪ Therapie, Prognose

Die Behandlung erfolgt symptomatisch, die **Abheilung** nach bis zu 2 Monaten.

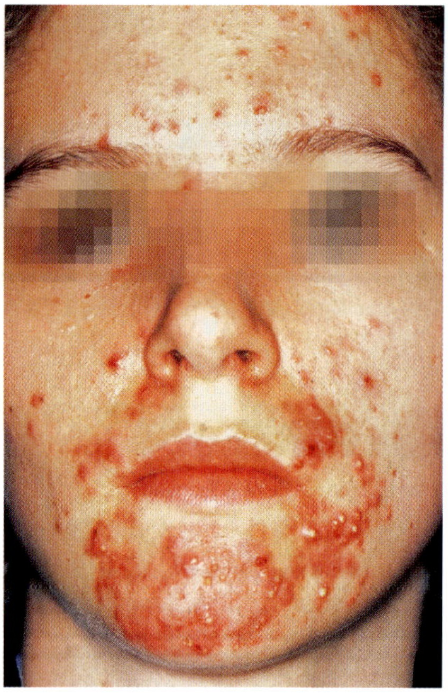

Abb. 35.24 Acne conglobata

35

35.9 Akne

Epidemiologie

Die Akne beginnt bereits vor der Pubertät, erreicht ihr Maximum in der Jugend und bildet sich im frühen Erwachsenenalter langsam zurück.

Die Inzidenz der Akne beträgt nahezu 100%. Bei fast jedem Jugendlichen entstehen in der Adoleszenz Komedonen, Papeln und Pusteln, nur der Schweregrad ist unterschiedlich.

Pathogenese

Bei der Akne handelt es sich um eine **entzündliche Talgdrüsenerkrankung** auf seborrhoischer Grundlage. Die Ursache ist unbekannt. Neben **genetischen Faktoren** sind weitere Veränderungen für die Entstehung der Akne entscheidend. Durch vermehrte Bildung von **Androgenen** in den Gonaden und Nebennieren vergrößern sich die Talgdrüsen und bilden mehr **Talg**, welches für die Ausbildung der Symptome erforderlich ist. Im Talg, innerhalb der Follikelkanals, vermehren sich **Propionibakterien (Propionibacterium acnes)**, deren Stoffwechselprodukte die Bildung von Komedonen und die entzündliche Umwandlung fördern.

Klinik

Prädilektionsstellen der Akne sind v. a. Gesicht, Brust und Rücken. Charakteristisch sind Komedonen, Papeln, Pusteln und knotige Läsionen. Durch eine **Retentionshyperkeratose** im Akroinfundibulum des Follikels bildet sich ein Hornpfropf, bestehend aus Hornzellen und Talg. Klinisch imponiert der so entstandene Komedo als kleines, weißliches, festes Knötchen mit kaum sichtbarem Ausführungsgang (**geschlossener Komedo**). Durch weitere Talg- und Hornproduktion vergrößert sich der Komedo, die Follikelöffnung wird ausgeweitet. Es entsteht ein dunkelpigmentierter, 2–3 mm großer Hornpfropf (**offener Komedo**). Eine nur aus Komedonen bestehende Akne wird als **Acne comedonica** bezeichnet.

Durch partiellen Untergang der Komedonen, Infektion mit Propionibakterien und Freisetzung entzündungsfördernd wirkender Lipide entstehen Papeln und Pusteln (**Acne papulopustulosa**). Die schwere Form der Akne (**Acne conglobata**) ist durch konfluierende, tief liegende Abszesse gekennzeichnet (Abb. 35.24).

Selten kann sich meist bei Jungen im Alter von 13–16 Jahren innerhalb von wenigen Wochen aus einer leichten eine **Acne fulminans** mit großen Knoten, Ulzerationen, nekrotischen Plaques, schmerzhaften Arthritiden, Fieber, Proteinurie, Splenomegalie, Osteolysen und weiteren Symptomen entwickeln.

Bei manchen Kindern treten bereits nach der Geburt oder in den ersten Lebenswochen vereinzelte Akneeffloreszenzen auf (**Acne neonatorum**), die sich innerhalb weniger Monate spontan zurückbilden. Ursache scheinen erhöhte Androgenbildung der Nebennieren und erhöhte Androgenempfindlichkeit der Talgdrüsen zu sein.

Therapie

Zur Entfernung von Komedonen werden lokale Schälmittel wie **Vitamin-A-Säure** und das weniger stark wirksame **Benzoylperoxid** 3–10% (wirkt zusätzlich antimikrobiell und verhindert Wachstum von Propionibacterium acnes) verwendet. Günstig wirkt sich eine medizinisch-kosmetische Behandlung mit Anritzen und Ausdrücken von geschlossenen Komedonen mittels eines **Komedonenquetschers** aus.

Sind zusätzlich Papeln und Pusteln zu behandeln, kommen je nach Schweregrad lokal oder systemisch wirkende **Antibiotika** zum Einsatz. Lokal z. B. **Erythromycin** 4% in einer flüssigen oder gelförmigen Grundlage. Systemisch haben sich **Minocyclin** 50 mg/Tag oder Doxycyclin 100 mg/Tag bewährt.

In besonders schweren Formen, v. a. bei der Acne conglobata, kann **Isotretinoin** die Talgproduktion bis zu 90% senken und zu einer anhaltenden Verkleinerung der Talgdrüsen führen.

Cave
Die Teratogenität von Isotretinoin ist dabei zu beachten und erfordert eine sichere Antikonzeption bei jungen Frauen.

Die Acne fulminans spricht auf Prednisolon 1 mg/kg KG in Kombination mit Isotretinoin 0,5 mg/kg KG an.

35.10 Benigne Tumoren und Nävi

Nävi sind umschriebene Fehlbildungen oder Hamartome der Haut, die durch besonderes Aussehen auffallen. Sie stammen von unterschiedlichen Hautbestandteilen (Epithel, Talg- und Schweißdrüsen, Haare und Gefäße) ab, die sich lokal atypisch entwickelt haben, können bereits bei Geburt vorhanden sein oder entwickeln sich im Laufe des Lebens. Man unterscheidet **Pigmentzellnävi**, bestehend aus Melanozyten und **organoide Nävi**.

35.10.1 Pigmentzellnävi

Pigmentzellnävi bestehen aus **epidermalen Melanozyten**, die Melanin bilden und an die Keratinozyten abgeben. Sie entstammen der Neuralleiste und wandern während der Embryonalzeit in die Epidermis ein, können aber auch unterhalb liegen bleiben.

Café-au-lait-Fleck Es finden sich auf der Haut kleine bis handtellergroße, milchkaffeefarbene, runde, meist scharf begrenzte Makulae. Sie sind harmlos.

Tab. 35.6 ABCDE-Regel zur Beurteilung der Dignität von Nävuszellnävi

A	Asymmetrie (normal sind Nävi symmetrisch)
B	Begrenzung (normal ist eine scharfe Begrenzung)
C	Color (sollte einheitlich sein)
D	Durchmesser (< 0,5 cm ist normal)
E	Erhabenheit (bei Änderung dieser ist Vorsicht geboten)

Bei Vorliegen von mehr als 5 größeren Café-au-lait-Flecken ist an eine Neurofibromatose zu denken.

Melanosis naeviformis Synomym: Becker-Nävus, Naevus pigmentosus et pilosus). Es handelt sich um einen gleichmäßig hell- bis dunkelbraunen Herd von bizarrer Form, in dem gröbere und kosmetisch störende **Haare** wachsen.

Naevus spilus Meist seit Geburt findet sich eine hellbraune Makula, in die in späteren Jahren Pigmentflecke einstreuen.

Mongolenfleck Bei nahezu allen Mongolen sind **über dem Kreuzbein** graublaue Verfärbungen der Haut zu sehen, die sich bis zur Pubertät wieder zurückbilden. Auch bei weißrassigen Menschen kommt diese Hautveränderung vor.

Naevus coeruleus Aufgrund in der Dermis liegen gebliebener Melanozyten erscheint dieser kleine Knoten blauschwarz. Die Konsistenz ist meist derb.

35.10.2 Nävuszellnävi

Nävuszellen stammen ebenfalls aus der Neuralleiste und entsprechen den Melanozyten. Sie können ebenfalls Melanin produzieren und liegen meist in Nestern unterhalb der Epidermis.

Die **klinische Erscheinungsform** ist sehr variabel. Sie können punktförmig, aber auch flächenhaft sein, makulös bis papulös und nehmen alle Schattierungen von braun bis schwarz an. Je nach Lage unterscheidet man Junktionsnävi, epidermodermale und dermale Nävi.

Wegen der Möglichkeit der malignen Entartung sollten Nävi regelmäßig kontrolliert werden.

Die in Tab. 35.6 aufgeführte **ABCDE-Regel** kann bei der Beurteilung der Dignität helfen. Treffen mehrere Merkmale zu, so sollte eine prophylaktische Exzision erfolgen.

35.10.3 Organoide Nävi

Organoide Nävi sind seit Geburt vorhanden und bestehen aus Zellen normaler Hautstruktur.

Epidermale Nävi Hierbei handelt es sich um meist streifig angeordnete, hautfarbene bis graue, weiche, scharf begrenzte, papillomatöse Hautveränderungen durch eine Akanthose der Epidermis, begleitet gelegentlich von Hyperkeratose und entzündlicher Reaktion.

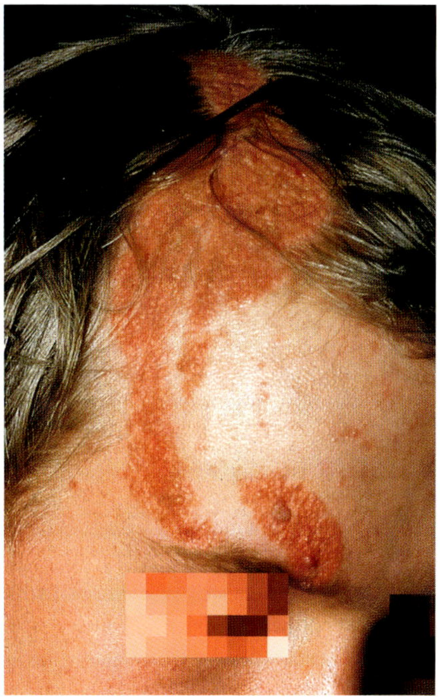

Abb. 35.25 Naevus sebaceus

Naevus sebaceus Ausgehend von **Talgdrüsen** finden sich meist am Kapillitium flache, scharf begrenzte, rötlich-gelbliche, papillomatöse oder beetartige Gebilde (Abb. 35.25).

Wegen der Möglichkeit der Entstehung von Tumoren aus Talgdrüsennävi, am häufigsten Trichoblastome und Basaliome, sollte die Exzision eines Naevus sebaceus angestrebt werden.

35.10.4 Gefäßnävi und Hämangiome

Naevus flammeus

Klinik

Man unterscheidet den **medianen Naevus flammeus (Storchenbiss)** vom selteneren **lateralen Naevus flammeus**. Histologisch liegt eine Erweiterung und Vermehrung der Kapillaren vor. **Mediane Naevi flammei** sind blassrosa, im Niveau der Haut liegende Makulae verschiedener Größe, die bei ca. 50% aller Neugeborenen gesehen werden. Sie sind am häufigsten im Bereich der Glabella, der oberen Augenlider und im Nacken (Storchenbiss) lokalisiert. Im Gesichtsbereich verschwinden sie spontan in den ersten Monaten, während die nuchalen persistieren können. **Laterale Naevi flammei** sind scharf begrenzt, rosa bis dunkelrot, von unterschiedlicher Größe (bloß eine Körperhälfte befallend) und asymmetrisch angeordnet. Es gibt keine Rückbildungstendenz.

Gelegentlich ist ein Naevus flammeus nur ein Symptom einer Systemerkrankung. Beim **Sturge-Weber-Syndrom** finden sich neben einem Naevus flammeus im Trigeminusbereich Gefäßfehlbildungen im Gehirn mit Glaukom und zentralnervösen Störungen. Das **Klippel-Trénaunay-Weber-Syndrom** zeichnet sich durch einen Naevus flammeus der gesamten Extremität mit varikösen Venektasien und partiellem Riesenwuchs aus. Beim Kasabach-Merritt-Syndrom kann es durch Sequestration und vermehrten Verbrauch von Thrombozyten im Hämangiom, aggraviert durch eine Verbrauchskoagulopathie, zu einer Thrombozytopenie kommen.

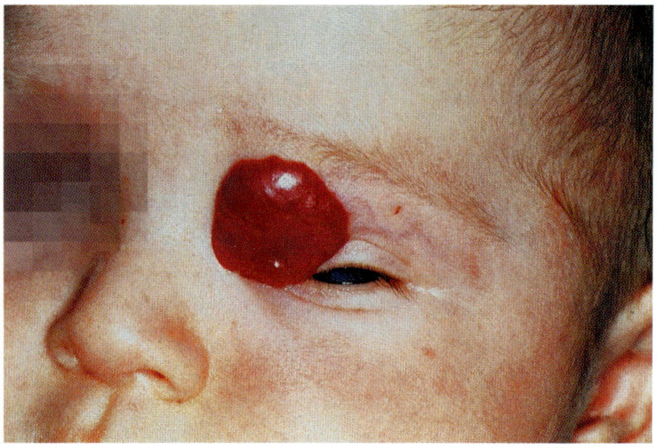

Abb. 35.26 Kavernöses Hämangiom

Therapie

Flache Naevi flammei lassen sich mit einem **Farbstofflaser** in mehreren Sitzungen aufhellen. Möglich ist auch das Abdecken mit Spezialkosmetika.

Kapilläres Hämangiom

Diese Läsionen treten in den ersten Lebenswochen an jeder Stelle der Haut oder Schleimhaut auf. Sie sind hell- bis kräftig rot, über das Hautniveau erhaben, scharf begrenzt und **eindrückbar**. Sie können multipel auftreten. Nach einer Phase der weiteren Vergrößerung im ersten Lebensjahr bilden sie sich während der nächsten 2–6 Jahre spontan zurück. Der Beginn der **Rückbildung** wird durch Auftreten von zentralen weißen Bezirken angezeigt.

Kavernöses Hämangiom

Klinik

Kavernöse Hämangiome liegen tiefer in der Haut als kapilläre Hämangiome (Abb. 35.25) und sind daher schlecht gegen die Umgebung abzugrenzen. Durch die darüber liegende Haut kann das kavernöse Hämangiom leicht hindurchschimmern. Histologisch sieht man große, hohlraumartige Erweiterungen der Blutgefäße. Aus kapillären und kavernösen Anteilen gemischte Hämangiome sind häufig. Die Tendenz zur spontanen Rückbildung besteht ebenso wie beim kapillären Hämangiom.

Therapie der Hämangiome

Heute strebt man eine **möglichst frühzeitige** Therapie der Hämangiome an, da die Entwicklung dieser in den ersten Lebensmonaten nicht abgeschätzt werden kann und die Therapie von den Säuglingen gut vertragen wird. Für kapilläre und flache kavernöse Hämangiome eignet sich eine **Farbstofflasertherapie** oder eine **Kryokontakttherapie**, die gegebenenfalls mehrmals wiederholt werden muss. Auch mittels Propranolol in einer Gelgrundlage unter Okklusion lassen sich flache Hämangiome am Körperstamm gut behandeln. Selten sind wegen ungewöhnlicher Lokalisation und Wachstumstendenz mit Beeinträchtigung lebenswichtiger Organe aktivere Maßnahmen notwendig. Hier hat sich eine systemische Therapie mit Propranolol in niedriger Dosierung bewährt. Diese Therapie hat die früher oft durchgeführte systemische Kortikosteroidtherapie verdrängt.

Bestrahlungen sind wegen der späteren Knochenwachstumsstörung kontraindiziert. Nur in lebensbedrohlichen Situationen, wie sie beim **Kasabach-Merritt-Syndrom** mit Auftreten von Riesenhämangiomen und Thrombozytopenie vorkommen können, ist eine Radiatio gerechtfertigt.

35.11 Störungen der Melaninpigmentierung

Zwischen den Basalzellen liegen die in der Neuralleiste gebildeten Melanozyten, die mit Hilfe des Enzyms **Tyrosinase** Melanin bilden und es an die Keratinozyten abgeben.

> **Es gibt keine geschlechts- oder rassespezifischen Unterschiede in der Melanozytenzahl. Lediglich die genetisch determinierte, individuelle Aktivität der Melanozyten bestimmt die Bräunung der Haut.**

Störungen der Melaninpigmentierung können durch Veränderung der Melanozytenzahl, Funktionsstörung der Melaninsynthese und Störung des Melanosomentransfers bedingt sein.

35.11.1 Epheliden

Pathogenese

Sommersprossen werden **autosomal-dominant** vererbt und kommen vor allem bei Menschen mit rötlich-blondem Haar vor. Ursache der stärkeren Pigmentierung im Sommer ist die Fähigkeit einiger Melanozyten, rascher und mehr Melanin zu bilden als die Melanozyten in der Umgebung.

Klinik, Therapie

Symmetrisch im Bereich der Wangen und der Nase finden sich hellbräunliche Pigmentflecke. Auch an Ober- und Unterarmen kommen sie vor. Eine **Therapie** dieser Pigmentveränderung ist **nicht möglich**. Weder Lichtschutzpräparate noch verschiedene Bleichcremes zeigen Erfolge.

35.11.2 Incontinentia pigmenti (Bloch-Sulzberger-Syndrom)

Pathogenese

Diese Erkrankung ist **x-chromosomal-dominant** vererbt und kommt fast nur bei Mädchen vor. Bei männlichen Merkmalsträgern verläuft sie meist letal.

Klinik

Die Erkrankung geht mit Hautsymptomen, Fehlbildungen an Augen, am Zentralnerven- und Skelettsystem einher. Bereits beim Neugeborenen finden sich entlang der **Blaschko-Linien** entzündliche Erytheme mit Bläschen und Blasen. Nach kurzer Zeit entstehen lichenoide Papeln sowie keratotische Hautveränderungen. Nach Abheilung treten bizarr geformte oder lineäre gräuliche Pigmentierungen entlang der Blaschko-Linien auf (Abb. 35.27). Sind diese bereits beim Neugeborenen zu sehen, so ist das ein Zeichen dafür, dass die Erkrankung bereits in utero begonnen hat.

Komplikationen

Zahnentwicklungsstörungen, Augenanomalien mit Optikusatrophie, Strabismus, Katarakt, **ZNS-Entwicklungsstörungen**, Skelettmissbildungen und Herzfehler treten bei einem Großteil der Betroffenen auf.

Therapie

Lediglich eine externe Therapie im Entzündungsstadium zur Vermeidung von Sekundärinfektionen, ggf. innerliche Anwendung von Glukokortikoiden, ist möglich. Eine **genetische Beratung** sollte angestrebt werden.

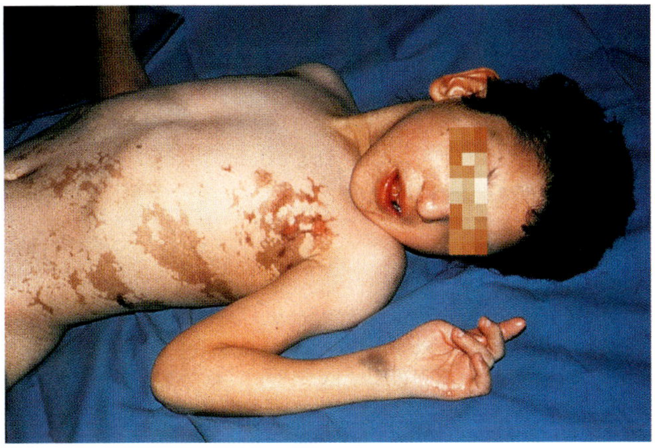

Abb. 35.27 Incontinentia pigmenti

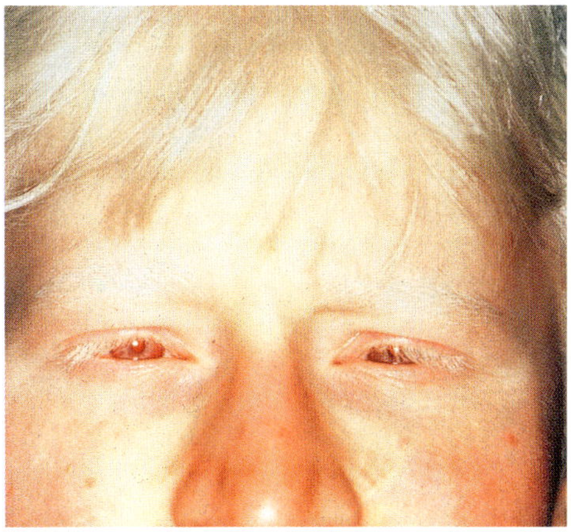

Abb. 35.28 Albinismus

35.11.3 Vitiligo

▪▪ Pathogenese, Klinik

Diese häufige Erkrankung die bereits im Kindesalter vorkommen kann, führt als Folge des Untergangs von Melanozyten zur **Depigmentierung** der Haut. Meist tritt die scharf begrenzte Depigmentierung zwischen dem 10. und 30. Lebensjahr auf, häufig symmetrisch um Körperöffnungen und an Körperstellen stärkerer Pigmentierung. Im Laufe des Lebens nehmen die Herde an Größe und Zahl zu.

▪▪ Komplikationen

An **assoziierten Erkrankungen** finden sich gleichzeitig Autoimmunthyreoditiden, perniziöse Anämie, Diabetes mellitus, Alopecia areata und eine atopische Diathese mit erhöhten Serumkonzentrationen von IgE.

▪▪ Therapie

Eine Heilung der Vitiligo ist nicht möglich. Verschiedene Ansätze (topische Glukokortikoide und Calcineurininhibitoren, Bestrahlung mit UV-B im Schmalspektrumsbreich von 311 nm bei generalisierter Vitiligo ab dem 16. Lebensjahr; bei segmentaler umschriebener Vitiligo auch mittels einer monochromatischen UVB-Lampe mit 308nm Wellenlänge) können zu einer **teilweisen Repigmentierung** der Hautareale führen.

> **Wichtig ist ein konsequenter Lichtschutz der der Sonne ungeschützt ausgesetzten Areale.**

35.11.4 Albinismus

▪▪ Genetik, Pathogenese

Die häufiger vorkommende **tyrosinasepositive Form** wird autosomal-rezessiv vererbt, Genlokus 15q11.2–q12. Es findet sich eine normale Anzahl an Melanozyten, aber vermindertes Melanin in Haut, Haaren und Augen. Die **tyrosinasenegative Form** wird ebenfalls autosomal-rezessiv vererbt, Genlokus 11q14–q21. Die Patienten können bei normaler Melanozytenzahl kein Melanin bilden. Bei beiden Formen ist eine pränatale Diagnostik möglich.

▪▪ Klinik

Bei der tyrosinasepositiven Form ist die Haut gelblich. Multiple Pigmentnaevi, Epheliden und Lentigines mit zunehmendem Alter. Die Haut der tyrosinasenegativen Patienten ist schneeweiß. Häufiger treten hier später Keratosen, **Präkanzerosen**, spinozelluläre Karzinome und Melanome auf. Auch zeigen sich schwere **Augenveränderungen** mit Nystagmus und ausgeprägter Photophobie (Abb. 35.28).

▪▪ Diagnose

Bei der tyrosinasepositiven Form ist der Haarbulbusinkubationstest mit einer Lösung von Dopa positiv, bei der anderen negativ.

▪▪ Therapie

Konsequenter **Lichtschutz** (UVA+B >50), Tragen von Sonnenbrillen (UVA+B) sowie regelmäßige dermatologische Kontrolluntersuchung, um Präkanzerosen frühzeitig zu entdecken, sind unabdinglich.

35.12 Sonstige Hauterkrankungen

35.12.1 Pityriasis rosea

▪▪ Klinik

Die Pityriasis rosea ist eine häufige, mild verlaufende Hauterkrankung, die bei Schulkindern und Adoleszenten vorkommt. Sie beginnt mit einer 2–6 cm großen, ovalen **Einzelläsion**, die zentral abgeblasst ist und am leicht erhabenen Rand eine »**Schuppenkrause**« aufweist. Nach 5–10 Tagen entwickelt sich ein **generalisiertes, symmetrisches Exanthem** mit in Richtung der Hautspaltlinien angeordneten, runden bis ovalen, weniger als 1 cm großen, ganz leicht erhabenen, blassrosa bis bräunlichen Effloreszenzen, die mit einer feinen, kleieförmigen Schuppung bedeckt sind. Selten besteht leichter Juckreiz.

▪▪ Therapie

Nach 2–4 Wochen kommt es zur Spontanheilung, sodass sich eine Therapie häufig erübrigt. Eventuell äußere Therapie mit Cremes oder Salben, die Glukokortikosteroide niedriger Wirkstärke (z. B. Hydrocortison) enthalten.

35.12.2 Alopecia areata

Diese Krankheit tritt vor allem bei Kindern und Jugendlichen, 20% familiär und häufig gleichzeitig mit einer atopischen Diathese auf.

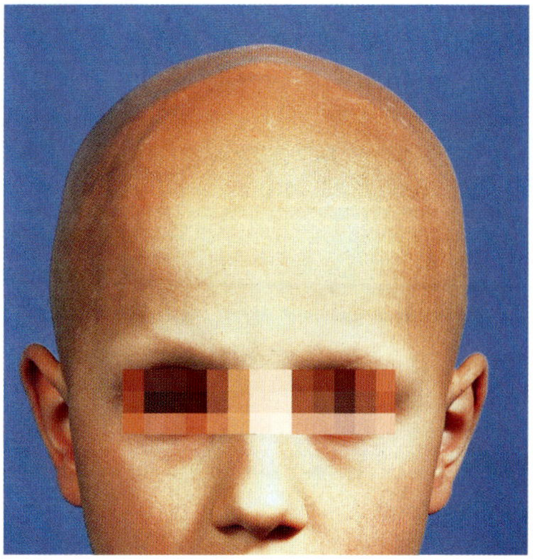

Abb. 35.29 Alopecia areata totalis

Pathogenese

Die Ursache der entzündlichen, herdförmigen, reversiblen Alopezie ist unklar. Eine **Autoimmunreaktion** vom Spättyp wird diskutiert, wobei **exogene** und **endogene Faktoren** wie psychischer Stress, Trisomie 21, Schilddrüsenerkrankungen und Atopie eine Rolle spielen. Haarfollikelkeratinozyten bilden Zytokine, die T-Lymphozyten und Makrophagen anlocken, die ihrerseits wieder Zytokine freisetzen und zu einem entzündlichen Infiltrat im Bereich des Haarbulbus und dermaler Haarpapille führen. Dies endet in Haarausfall, Matrixdystrophie und -degeneration.

Klinik

Meist im Temporalbereich oder okzipital innerhalb kurzer Zeit ein oder mehrere **scharf begrenzte**, runde oder ovale **haarlose Stellen** ohne Atrophie der Haut. Follikelmündungen immer vorhanden. Epilierte Haare im Randbereich sind zugespitzt und dystroph. Hier auch 0,2–0,7 cm lange, wenig pigmentierte Haare (**Peladehaare, Kommahaare**) und schwarze komedoartige Follikelverschlüsse (**Kadaverhaare, Ausrufungszeichenhaare**). Auch Augenbrauen, Wimpern und sogar die übrigen Körperhaare können vom Ausfall betroffen sein. Nagelveränderungen bei 20%.

Sonderformen sind:
- **Ophiasis** (Randgebiet des Kapillitiums betroffen),
- **Alopecia areata totalis** (gesamte Kopfhaare) und
- **Alopecia areata universalis** (sämtliche Körperhaare; Abb. 35.29).

Diagnose, Therapie

Die Diagnose erfolgt über Anamnese und Klinik. Für die **Behandlung** sind Mittel der Wahl Glukokortikosteroide lokal, okklusiv und evtl. intrakutan bei einzelnen Lokalisationen. Bei Nichtansprechen, vor allem bei Alopecia areata totalis, ist eine **topische Immuntherapie** mit DCP (Diphencyprone) möglich. Nach einer Kontaktsensibilisierungsphase mit 2% DCP werden wöchentlich die haarlosen Bezirke mit niedrigen Konzentrationen bepinselt. Auch die Erzeugung einer toxischen Kontaktdermatitis mit Dithranol und eine PUVA-Therapie ist gelegentlich wirksam. Interne Glukokortikosteroide wirken meist nur morbostatisch. Eine orale Zinktherapie kann unterstützend wirken.

Prognose

Gut. Abheilung bei 50% innerhalb eines Jahres, allerdings häufig Rezidive. Ein Drittel heilt rezidivfrei ab. Ungünstig bei Ophiasis, Alopecia areata totalis und universalis.

35.12.3 Mastozytosen

Pathogenese

Gemeinsames Merkmal der Mastozytosen ist eine Vermehrung von Mastzellen in der Haut oder in anderen Geweben ohne andere zugrunde liegende Erkrankung oder Entzündung. Die Haut ist am häufigsten betroffen. Die Erkrankung kann bei 15% der Betroffenen bereits bei Geburt vorhanden sein. Bei weiteren 30% manifestiert sie sich innerhalb der ersten 6 Lebensmonate und bis zum 2. bzw. 15. Lebensjahr bei jeweils weiteren 10%. Nur 35% aller kutanen Mastozytosen entwickeln sich im Erwachsenenalter. Die bei Erwachsenen mit Mastozytose häufig gefundenen **c-kit-Mutationen** kommen im Kindesalter nur bei schwersten Verlaufsformen vor. Die Klinik der Mastozytosen ist sehr variabel, wobei bei Kindern **2 Hauptformen** unterschieden werden können: die noduläre oder Plaqueform, die als **Mastozytom** häufig isoliert auftritt, und die diffuse makulo-papulöse Form, die auch als **Urticaria pigmentosa** bezeichnet wird, obwohl sie nicht zum Formenkreis der Urtikaria zählt.

Durch verschiedene Reize kommt es zur Freisetzung präformierter Mediatoren, hauptsächlich Histamin:
- physikalische Faktoren: Hitze, Kälte, Druck, Wasser u. a.,
- Arzneimittel: Azetylsalizylsäure, nichtsteroidale Antiphlogistika, Kodein, Morphin, Muskelrelaxanzien, Röntgenkontrastmittel u. a.,
- biologische Auslöser: Bienen- und Wespengift, Bakterientoxine, Alkohol.

Klinik

Mastozytose Die meisten Patienten sind jünger als 2 Jahre. Typischerweise finden sich ein oder mehrere rötliche bis rotbraune Plaques oder Knoten von 1–3 cm Durchmesser, die auf mechanischen Reiz (z. B. Reiben mit Holzspatel) urtikariell anschwellen und jucken (Darier-Zeichen). Histologisch zeigt sich ein umschriebenes dichtes Infiltrat von Mastzellen in der Dermis.

Urticaria pigmentosa An den **Prädilektionsstellen** (Stamm, Oberarme und Oberschenkel) finden sich zahlreiche bis Hunderte hellbraun hyperpigmentierte, etwa stecknadelkopfgroße Maculae, teilweise auch Papeln. Nur bei Kindern bis zum 2. Lebensjahr können Blasen vorhanden sein (bullöse Urticaria pigmentosa). Bei tief dermal liegenden Läsionen wirken die klinischen Erscheinungen gelblich (peau d'orange) und erinnen an Xanthelasmen. Durch mechanische Reize wie Reiben und Kratzen werden bei nahezu allen Patienten Urticae provoziert (**Darier-Zeichen**). Juckreiz ist bei der Hälfte aller Erwachsenen vorhanden, aber nur bei 10% der Kinder.

Neben der Haut können auch **innere Organe** durch Mastzellen infiltriert sein. Eine Knochenmarkbeteiligung findet sich bei den meisten Erwachsenen, aber nur bei etwa 18% der Kinder. Eine Beteiligung des Gastrointestinaltraktes führt zu Diarrhö und abdominellen Schmerzen. Ebenso können Leber, Milz, Lymphknoten, Skelettsystem und Knochenmark Proliferationen von Mastzellen enthalten. Maligne Transformationen sind im Kindesalter allerdings sehr selten.

Histologisch sind Ansammlungen von Mastzellen in der Dermis weniger dicht als beim isolierten Mastozytom und überwiegend perivaskulär angeordnet. Die darüber liegende Epidermis zeigt häufig vermehrte Melaninablagerungen, die sich klinisch als Hyperpigmentierung manifestieren.

▪▪ Therapie

Als **symptomatische Therapie** kommen H_1-Rezeptor-Antagonisten systemisch zum Einsatz. Die zusätzliche Gabe von H_2-Rezeptor-Antagonisten kann in einigen Fällen den Effekt verstärken. Bei nicht ausreichender Wirkung kann zusätzlich Ketotifen gegeben werden. Bei gastrointestinaler Beteiligung kann Natriumchromglykat erwogen werden. Ein Notfallausweis sollte mitgeführt werden.

> **Cave**
> **Wegen der Gefahr der generalisierten Mastzelldegeneration mit Anaphylaxie sollten thermische Reize, wie z. B. ein Sprung ins kalte Wasser oder heißes Duschen oder Baden gemieden werden.**

▪▪ Prognose

Im Gegensatz zur Manifestation im Erwachsenenalter ist die **Prognose** im Kindesalter gut. Die Erkrankung nimmt mit den Jahren an Intensität ab und heilt meist während der Pubertät ab. Eine invasive Diagnostik ist in der Regel nicht notwendig.

35.12.4 Borreliose

▪▪ Epidemiologie

Diese durch **Zecken (Ixodes ricinus)** beim Saugakt übertragene Infektion durch gramnegative Spirochäten kommt weltweit, vor allem in gemäßigten Klimazonen vor. Erreger ist **Borrelia burgdorferi**. 4–60% der Zecken sind infiziert.

▪▪ Klinik

Die Erkrankung wird in 3 Stadien eingeteilt:

- In der Frühphase (**Stadium I**) ruft sie nach einer Inkubationszeit von ungefähr 10 Tagen häufig ein **Erythema migrans** hervor, das bei Kindern häufig im Kopf- und Nackenbereich auftritt und leicht übersehen werden kann. An der Bissstelle der Zecke bildet sich ein sich peripher ausbreitendes, randbetontes Erythem. Zentrale Abblassung, an Bissstelle kleine Papel. Bei 2/3 grippeähnliche Symptome, flüchtige Gelenkschmerzen und Myalgien.
- Im **Stadium II** disseminierte Aussaat der Erreger mit multipler Organbeteiligung: u. a. Polyarthritiden, Nervenbeteiligung (bei Kindern relativ häufig mit Fazialisparese), AV-Block, Myokarditis und Augenbeteiligung. In allen Stadien, vor allem im Stadium II bei Kindern, Jugendlichen und Frauen lymphoproliferative knotige Reaktion überwiegend an Ohren, Brustwarzen, Achselhöhlen und Skrotum möglich (**Lymphadenosis cutis benigna**). Klinisch weicher, dunkelroter bis livider Knoten, bei Diaskopie gelblichbraunes Infiltrat.
- Das **chronische Infektionsstadium III** spielt bei Kindern keine Rolle.

▪▪ Diagnose

Die Serologie (ELISA, Westernblot) führt zur richtigen Diagnose. Zu beachten ist, dass beim Erythema migrans nur bei ca. 50% der Erkrankten Antikörper nachweisbar sind. Falsch-negative Serobefunde sind u. a. bei Mononukleose zu beobachten.

▪▪ Therapie

Im Stadium I **Amoxicillin** (20–40 mg/kg KG/Tag), Doxycyclin 200 mg/Tag (nicht bei Kindern <8 Jahre!) oder alternativ **Erythromycin** 30 mg/kg KG/Tag über 14 Tage. In späteren Stadien Therapie parenteral über 21 Tage wegen der langen Generationszeit der Erreger (► Kap. 16.1.7).

Literatur

Braun-Falco O, Wolff H, Landthaler M, Plewig G (2005) Dermatologie und Venerologie, 5. Aufl. Springer, Berlin Heidelberg New York Tokio

Caputo R (1996) Pediatric dermatology and dermatopathology. Williams & Wilkins, Media

Hurwitz S (1993) Clinical pediatric dermatology, 2nd edn. Saunders, Philadelphia

Paller AS, Macini AJ (2011) Hurwitz Clinical Pediatric Dermatology: A Textbook of Skin Disorders of Childhood and Adolescence (Expert Consult: Online and Print), 4th ed. Saunders, Philadelphia

Schachner LA, Hansen RC (2003) Pediatric dermatology, 3rd edn. Churchill Livingstone, New York

Traupe H, Hamm H (1999) Pädiatrische Dermatologie. Springer, Berlin Heidelberg New York Tokio

Weinberg S, Prose NS, Kristal L (1998) Color atlas of pediatric dermatology, 3rd edn. McGraw-Hill, USA

Kinderchirurgie

G. Fitze, D. Roesner

C. P. Speer, M. Gahr (Hrsg), *Pädiatrie*,
DOI 10.1007/978-3-642-34269-1_36,

Einleitung

Die Kinderchirurgie sollte nicht als Chirurgie an einem kleinen Erwachsenen betrachtet werden. Sie befasst sich mit Fehlbildungen der Früh- und Neugeborenenperiode, der Kinderonkochirurgie, der Thoraxchirurgie (außer Kardiochirurgie), mit Eingriffen am und im Bauchraum, mit der Therapie thermischer Verletzungen, mit Kindertraumatologie und Kinderurologie. Große Fortschritte sind bei der minimal-invasiven Chirurgie im Kindesalter bis hin zur sog. Minilaparoskopie an Säuglingen zu verzeichnen. Auch endoskopische Eingriffe gehören teilweise in das Spektrum der Kinderchirurgie. Ob die fetale Chirurgie an Bedeutung gewinnt, muss der Zukunft überlassen werden, die bisherigen Ergebnisse sind derzeit nicht ermutigend.

36.1 Kinderchirurgische Erkrankungen am Hals

36.1.1 Torticollis

▪▪ Ätiologie

Diskutiert wird die Entstehung des **Torticollis** (Caput obstipum musculare, muskulärer Schiefhals) als Folge intrauteriner Zwangshaltung oder einer komplizierten Geburt.

▪▪ Klinik

In den ersten Lebenswochen zeigt sich eine ca. **kirschgroße Geschwulst** im **M. sternocleidomastoideus** (überwiegend rechts), später eine **fibröse, strangförmige Umwandlung** des Kopfwenders mit Neigung des Kopfes zur kranken und Drehung zur gesunden Seite.

▪▪ Therapie

Eine **Physiotherapie** ist im 1. Lebensjahr meistens erfolgversprechend, später ist die **operative Therapie (Myotomie)** mit anschließender Fixation notwendig (Diadem-Gipsverband in Überkorrektur).

36.1.2 Mediane Halsfistel oder -zyste

▪▪ Ätiologie

Sie entstehen aus Resten des **Ductus thyreoglossus** und liegen **distal des Zungenbeins** in der **Medianlinie**. Persistierende Fisteln können am Zungengrund münden.

▪▪ Klinik

Die Sekretion führt zu einer zunehmenden Vergrößerung (**zystischer Tumor**) im Kleinkindes- und Vorschulalter. Infolge sekundärer Infektion besteht die Möglichkeit einer äußeren **Fistelbildung** (spontan oder nach Inzision).

▪▪ Diagnose

Sonographisch gelingt der Nachweis der Zyste einfach. Differenzialdiagnostisch ist **ektopes Schilddrüsengewebe** mittels **Sonographie** auszuschließen. Oberhalb des Zungenbeins liegende, **submentale Zysten** sind überwiegend **Dermoidzysten**.

▪▪ Therapie

Die **Radikalexstirpation** sämtlichen Fistel- oder Zystengewebes einschließlich des medianen Zungenbeins ist notwendig.

▪▪ Prognose

Bei inkompletter Entfernung besteht die Gefahr eines Rezidivs.

36.1.3 Laterale Halsfistel oder -zyste

▪▪ Ätiologie

Sie entstehen aus Resten der **Kiemengänge**. Persistierende Fisteln reichen durch die **Karotisgabel** und münden im Bereich der Gaumenmandeln.

▪▪ Klinik, Diagnose

Bereits bei Geburt kann eine kaum sichtbare **Fistelöffnung am Vorderrand des M. sternocleidomastoideus** vorhanden sein. Laterale Halszysten, im **ventralen Halsdreieck** gelegen, können differenzialdiagnostische Schwierigkeiten bereiten (Lymphadenitis colli). Infolge einer Infektion der Zyste besteht die Gefahr großer, raumfordernder, entzündlicher Tumoren, der Nachweis gelingt mittels **Sonographie** und gelegentlich **MRT**.

▪▪ Therapie, Prognose

Notwendig ist die **Entfernung** sämtlichen Fistelgewebes. Die **Rezidivgefahr** bei inkompletter Entfernung ist groß.

36.2 Kinderchirurgische Erkrankungen der Thoraxwand

36.2.1 Athelie

▪▪ Ätiologie

Die Athelie **(fehlende Mamille)** zeigt sich oft als Teilsymptom einer **tiefgreifenden Dysplasie** mit mangelhafter Ausbildung von M. pectoralis und Rippen (z. B. Poland-Syndrom). Häufig ist sie mit einer fehlenden Mammaentwicklung kombiniert (◘ Abb. 36.1).

▪▪ Therapie

Je nach Ausprägung der Dysplasie sind erst nach Wachstumsabschluss entsprechende umfangreiche **kosmetische Operationen** möglich.

Exkurs

Kinderchirurgische Besonderheiten

Bei der Behandlung kinderchirurgischer Erkrankungen im Säuglingsalter müssen folgende **Besonderheiten** beachtet werden: Die Thermolabilität, die Hydrolabilität mit der Empfindlichkeit gegen Blutverluste, die besondere Immunitätslage des jungen Säuglings, die Kleinheit des Organismus bei allgemeiner Unreife von Organsystemen (Frühgeborene), die Zartheit kindlicher Gewebestrukturen mit altersbedingter, differenter Anatomie, die Veränderungen von Lage, Struktur und Größe von Organen und deren große Regenerationsfähigkeit (z. B. Skelettsystem), die Empfindlichkeit auf Sauerstoffmangel und das Vorkommen typischer, altersabhängiger Erkrankungen. Notwendig dafür sind das Wissen spezieller, **kindgerechter Operationsmethoden**, besonderes Instrumentarium, eine Neonatologie und Kinderintensivmedizin, besondere OP-Saalanforderungen, eine Kinderanästhesie sowie das Angebot spezieller diagnostischer Verfahren für das Kindesalter, die enge Kooperation mit anderen chirurgischen Fach- und Grenzgebieten einschließlich der Pädiatrie, eine kindgerechte Versorgung und Pflege mit der Möglichkeit der Mitaufnahme eines Elternteils (Rooming in).

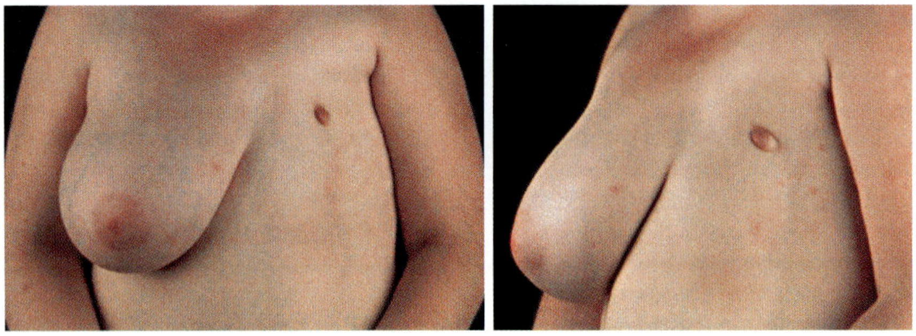

Abb. 36.1 Poland-Syndrom bei einer Jugendlichen

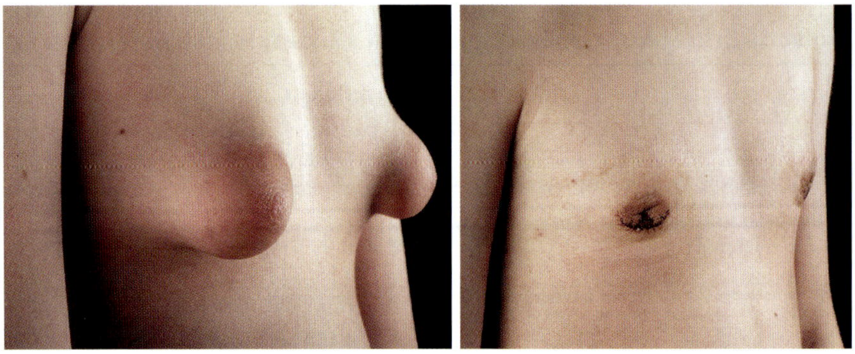

Abb. 36.2 Patient mit Gynäkomastie (prä- und postoperativ)

36.2.2 Prämature Thelarche

Ätiologie

Folge einer exogenen oder endogenen hormonellen Stimulation. Bei Fehlen anderer Zeichen der vorzeitigen Pubertät ist die Ursache meist harmlos.

Klinik

Beobachtet wird eine ein- oder doppelseitige Schwellung im Bereich der Mamille bei kleinen Mädchen.

Differenzialdiagnostisch muss eine Pubertas praecox bei hormonaktiven Tumoren ausgeschlossen werden.

Therapie

Die Schwellungszustände bedürfen nur der **Beobachtung**, operative Maßnahmen (auch diagnostische Exzision!) sind zu unterlassen.

36.2.3 Gynäkomastie

Ätiologie

Hormonelle Ursachen werden diskutiert.

Klinik

Bei **pubertierenden Knaben** entwickelt sich ein- oder doppelseitig eine Brustdrüse unterschiedlicher Größe (Abb. 36.2). Differenzialdiagnostisch ist bei ausgeprägter Adipositas die »**Pseudogynäkomastie**« abzugrenzen (▶ Kap. 31.2.3, Abb. 30.7a, b).

Therapie

Eine operative Entfernung (**Mastektomie**) sollte nur bei ausgeprägtem Befund aus psychisch-kosmetischen Gründen vorgenommen werden. Zur konservativen Therapie ▶ Kap. 31.2.2, Endokrinologie.

36.2.4 Trichterbrust (Pectus excavatum)

Ätiologie

Die Entstehung der Trichterbrust ist noch unklar. Diskutiert werden eine genetische Disposition sowie zusätzliche, begünstigende Faktoren (z. B. Marfan-Syndrom, Zwerchfelldefekte sowie orthopädische Leiden). Bis zu 40% tritt die Trichterbrust **familiär** auf. Knaben sind häufiger betroffen als Mädchen (etwa 3:1). Die Formen der Trichterbrust sind in Abb. 36.3 dargestellt.

Klinik

Bereits frühzeitig, aber auch erst präpubertär, entwickelt sich ein mehr oder weniger stark ausgeprägter, **symmetrischer** oder **asymmetrischer Trichter** ohne wesentliche Beeinträchtigung der körper-

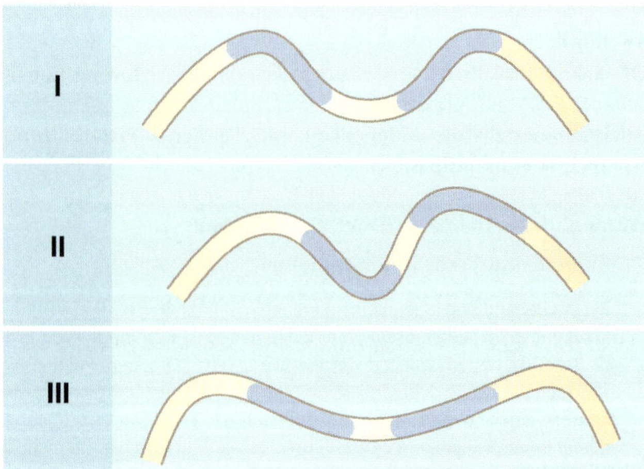

Abb. 36.3 Drei verschiedene Formen der Trichterbrust nach Rehbein: **I:** tiefer Trichter, **II:** asymmetrischer Trichter, **III:** seichte Eindellung. Operationsindikation bei den Formen I und II

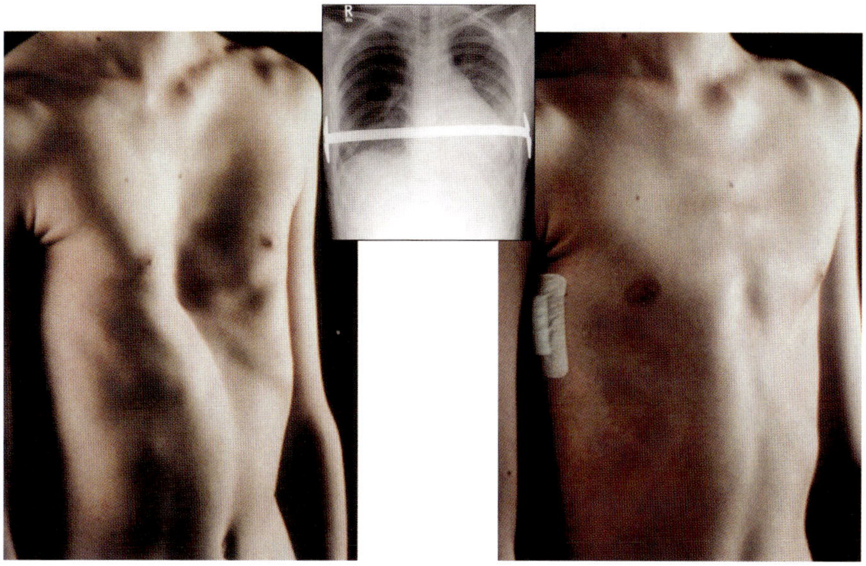

bb. 36.4 Knabe (14 Jahre) mit symmetrischer Trichterbrust (prä- und postoperativ)

lichen Leistungsfähigkeit. Letztere ist eher Ausdruck mangelnder Konditionierung. Sehr selten sind kardiopulmonale Einschränkungen nachweisbar. Infolge **paradoxer Atmung** wölben sich die unteren Rippenbögen nach vorn. Sehr häufig sind **Haltungsfehler** mit Rundrücken und vorstehenden Schultern zu beobachten, überwiegend bei asthenischer Konstitution (Abb. 36.4).

Diagnose

Die **CT- oder MRT-Untersuchung** des Thorax in maximal 3 Schnittebenen (tiefste Trichterlokalisation, ober- und unterhalb des Trichters) wird zur Objektivierung der Trichterkonfiguration favorisiert. Zusätzlich sollte eine **kardiopulmonale Diagnostik** (EKG, Echokardiographie, Spirographie) vorgenommen werden.

Therapie

Je nach Ausprägung der Thoraxdeformität wird von den Betroffenen die **Korrekturoperation** aus rein **psychischen-kosmetisch** Gründen gewünscht. Sehr selten wird eine operative Behandlung infolge nachgewiesener kardiopulmonaler Beeinträchtigung notwendig. Hinsichtlich des Operationszeitpunkts bestehen noch unterschiedliche Meinungen. Operationen im Kleinkindesalter sind operationstechnisch einfacher, sollen aber zu häufigeren Rezidiven neigen. Wird der Operationszeitpunkt später gewählt, kann der Betroffene selbst seine Entscheidung treffen. Der Eingriff ist dann technisch schwieriger bei anscheinend geringerer Rezidivgefahr. Eine konservative Therapie mittels Saugglocke wird gelegentlich durchgeführt.

Das konventionelle Operationsprinzip besteht in einer **Aufrichtung** des Sternums durch quere **Sternotomie** und Rippenosteotomien mit oder ohne Implantation von Brustwandstabilisatoren. Um den operativen Eingriff zu minimieren, wurde in den letzten Jahren die Implantation eines Pectus Bar nach NUSS unter thorakoskopischer Kontrolle, ohne die Notwendigkeit zusätzlicher Osteotomien, etabliert (Abb. 36.4). Nicht nur präoperativ, sondern auch postoperativ ist eine umfangreiche **Physiotherapie** erforderlich.

Prognose

Unabhängig von der Operationstechnik entstehen in 80–90% gute, in 10–20% schlechte kosmetische Ergebnisse (Rezidiv). Dabei besteht eine Abhängigkeit von zusätzlichen Erkrankungen (z. B. Marfan-Syndrom) und Habitus.

36.2.5 Kielbrust (Pectus carinatum)

Ätiologie, Klinik

Die Ätiologie der Kielbrustentstehung ist noch unklar. Es entwickelt sich eine unterschiedlich stark ausgeprägte **Vorwölbung** im Bereich des Sternums und/oder parasternal, symmetrisch oder asymmetrisch (Abb. 36.5).

Therapie

Der Versuch einer konservativen Therapie mit einer **Druckpelotte** bis zum 10.–12. Lebensjahr scheint gerechtfertigt, eine Operationsindikation besteht nur aus kosmetischer Sicht.

36.2.6 Kinderchirurgische Erkrankungen der Lungen

► Kap. 8.7.4, kongenitales lobäres Emphysem und ► Kap. 20, kongenitale Lungenzysten, Lungensequestration, Lungenagenesie, zystadenoide Malformation.

36.3 Ösophagusatresie

Ätiologie

Zwei mögliche Ursachen werden diskutiert:
- Störung des **tracheoösophagealen Septums** bei der Differenzierung des primitiven Vorderdarms in Ösophagus und Trachea,
- Folge »**fetaler Katastrophen**«.

Epidemiologie

Die Inzidenz liegt bei ca. 1 : 3000.

Einteilung

Die häufigste Form (85–90%) ist der Typ IIIb mit unterer tracheoösophagealer Fistel entsprechend der Einteilung nach Vogt (Abb. 36.6).

Klinik

Pränatal besteht oft ein **Hydramnion**, sonographisch ist häufig keine Magenblase nachzuweisen. Gelegentlich kann ein **Jet-Phänomen**

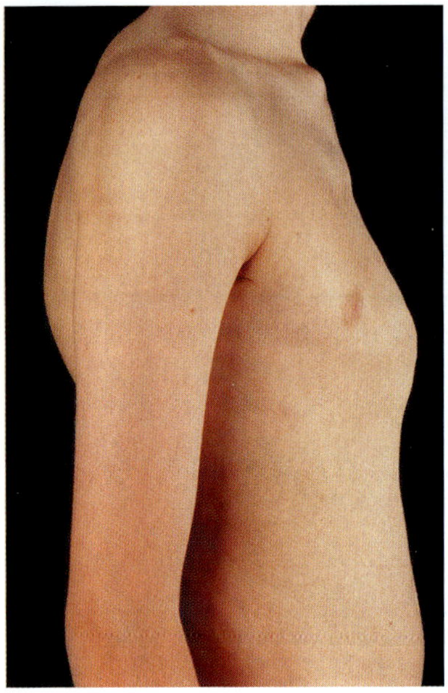

Abb. 36.5 Knabe (14 Jahre) mit Kielbrust

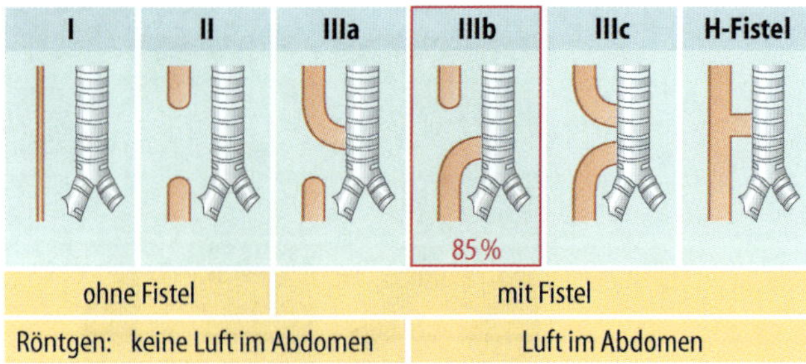

Abb. 36.6 Formen der Ösophagusatresie

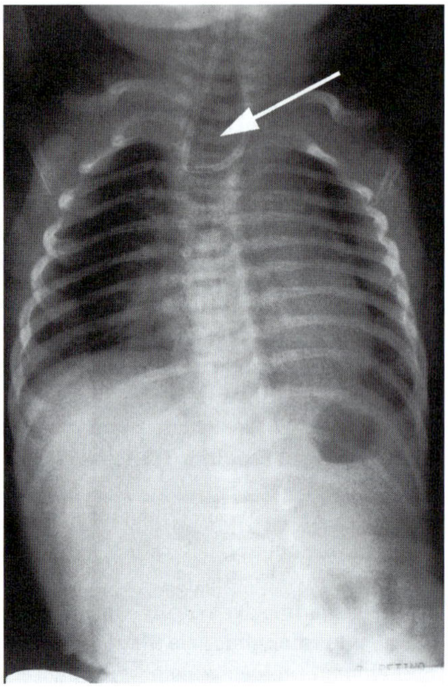

Abb. 36.7 Neugeborenes mit Ösophagusatresie Vogt IIIb; der Pfeil zeigt Luft im Blindsack des Ösophagus; Luft im Magen beachten

(Ausstoßen von Fruchtwasser aus dem Mund) beobachtet werden. Die Neugeborenen zeigen einen vermehrten Speichelfluss mit Asphyxie. Die **obligat durchzuführende Sondierung** des Magens mit einer nicht zu dünnen Sonde ist nicht möglich (Stopp nach etwa 12–13 cm).

36

Diagnose

Die röntgenologische Untersuchung des Thorax einschließlich Abdomen ohne oder mit Kontrastmittel (Aspirationsgefahr!) oder Luft (umgeschlagene Sonde oder Stopp) bestätigt die Diagnose. Bei unterer ösophagotrachealer Fistel findet sich eine luftgefüllte Magenblase (Abb. 36.7).

Komplikationen

Sie treten entweder bei Übersehen der Atresie (**Aspirationspneumonie**) oder infolge assoziierter Fehlbildungen auf.

Cave
Das Kind schluckt und trinkt in die Lunge und atmet in den Magen.

Häufige **assoziierte Fehlbildungen** (VACTERL-, VATER-Assoziationen):
- Herzvitien,
- weitere Atresien des Gastrointestinaltrakts (Duodenalatresie, Rektumatresie),
- Fehlbildungen des Urogenitalsystems,
- Rippen- und Wirbelkörperanomalien (z. B. Goldenhaar-Syndrom),
- chromosomale Aberrationen (Trisomie 13 oder 18).

Therapie

Maßnahmen nach Diagnosestellung:
- Schräglagerung des Kindes (erhöhte Kopflage um 30°),
- Dauerabsaugung des oberen Blindsacks mit zirkulär perforierter Sonde,
- ausreichende Oxygenierung des Neugeborenen,
- Antibiotikagabe (Aspirationspneumonie!),
- Benachrichtigung und Transport in ein kinderchirurgisches Zentrum.

Eine **Standardmethode** der operativen Versorgung ist die rechtsseitige Thorakotomie mit End-zu-End-Anastomose und Fistelversorgung mit oder ohne Gastrostomie (Stammsche Fistel). Es fehlen derzeit noch valide Studien, die eine thorakoskopische Rekonstruktion präferieren. Die postoperative Ösophaguspassage soll nach 10 Tagen durchgeführt werden, eine routinemäßige Bougierung ist nicht unbedingt erforderlich (**die beste Bougierung ist der Nahrungsbolus**).

Alternativmethoden bei langstreckiger Ösophagusatresie:
- Gastrostomie mit Fistelversorgung, anschließende Bougierungs-(Dehnungs-)Behandlung und spätere definitive Versorgung,
- Gastrostomie mit späterer Ösophagusersatzplastik (kompletter Magenhochzug, Magenschlauch = »gastric tube«, Kolon, Jejunum).

Cave
Ist längere Zeit eine orale Ernährung nicht möglich, droht der Verlust des Schluckreflexes.

Prognose

Die Prognose ist im Allgemeinen gut (90%); durch Frühgeburtlichkeit und Zusatzfehlbildungen steigt jedoch die Letalität.

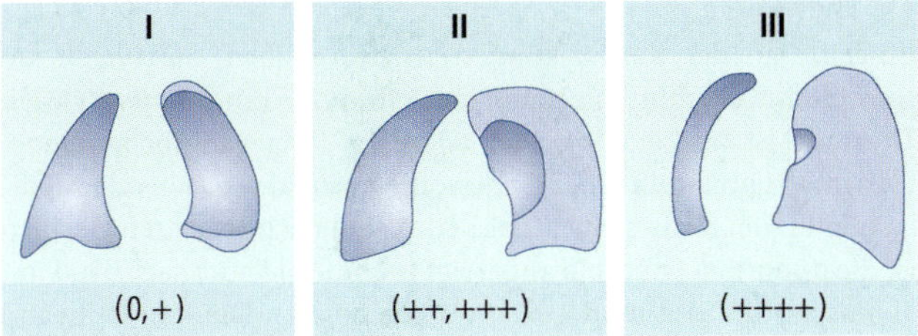

Abb. 36.8 Postoperative radiologische Einteilung der Lungenhypoplasie Typ I-III nach Cloutier

Postoperative Komplikationen

- **Anastomosenstenose**: Bougierung (z. B. endloser Faden über Gastrostoma, Ballondilatator),
- **Tracheainstabilität** (Tracheomalazie), typischer bellender Husten mit akuten Atemnotanfällen: symptomatische Therapie (Spontanausheilung abwarten), Aortopexie,
- **Kardiainsuffizienz** mit gastroösophagealem Reflux: symptomatische Therapie (Spontanheilung möglich), Antirefluxplastik (Thalsche Operation),
- **Fistelrezidiv**: Rethorakotomie mit erneutem Fistelverschluss.

> **Eine frühzeitige Diagnose der Ösophagusatresie ist entscheidend für die Prognose.**

36.4 Spezielle Erkrankungen am Zwerchfell

36.4.1 Kongenitale Zwerchfellhernie

Ätiologie

Nach Kluth entwickelt sich eine Zwerchfellhernie (s. auch ▶ Kap. 8.7.6, Neonatologie) als Folge eines unvollständigen Verschlusses des Septum transversum mit **Persistieren des pleuroperitonealen Kanals**. Sie tritt überwiegend links auf (80%), Zusatzfehlbildungen müssen beachtet werden. Ursache dafür scheint die primäre Dysplasie der Lunge zu sein.

Klinik

Bei Stellung der Diagnose vor der 22. SSW ist häufig mit einer hochgradigen, beidseitigen **Lungenhypoplasie** zu rechnen, dadurch resultieren ungünstige postnatale Verläufe. Zu beobachten ist eine zunehmende **kardiopulmonale Insuffizienz** unmittelbar nach Geburt oder innerhalb der ersten 3–4 h.

Das **Leitsymptom** ist das **Atemnotsyndrom**. Dabei zeigen die Neugeborenen eine zunehmende respiratorische und cardiopulmonale Insuffizienz infolge gestörter Atemmechanik durch Kompression (Gasansammlung im Intestinum), Verlagerung des Mediastinums zur gesunden Gegenseite bei bestehender **Lungenhypoplasie** und einer **verminderten Lungenperfusion** durch hypoplastische Lungengefäße. Daraus resultiert eine **gemischte Azidose** (Begünstigung durch Hypothermie) mit Verhinderung der postnatalen Dilatation der Lungengefäße. Die **fetale Durchblutung** bleibt bestehen (fortbestehendes Atemnotsyndrom bei PFO-Sydrom).

Diagnose

Trotz verbesserter **Sonographie** liegt die pränatale Diagnoserate immer noch unter 50%. Postnatal sind bei **Auskultation** Darmgeräusche im Thorax hörbar mit einer Abschwächung des Atemgeräusches und Verlagerung der Herztöne (z. B. nach rechts). Die **röntgenologische Untersuchung** zeigt Teile des Intestinums in der Thoraxhöhle mit Verlagerung des Mediastinums zur Gegenseite.

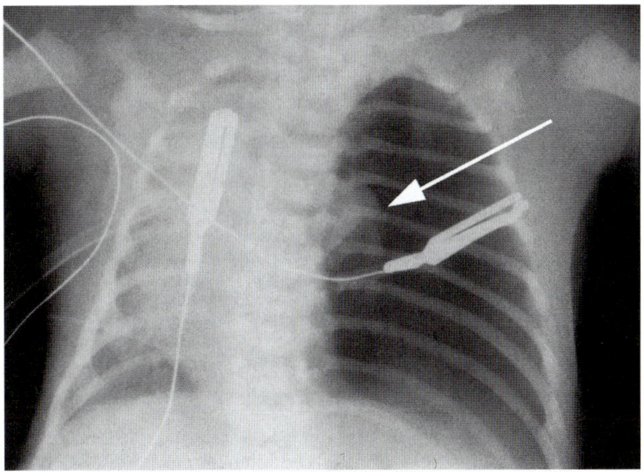

Abb. 36.9 Zustand nach Operation einer linksseitigen Zwerchfellhernie, links Pneumothorax mit hochgradig hypoplastischer Lunge (*Pfeil*), Typ III nach Cloutier

Therapie

Nach Kenntnis der Diagnose ist das Kind auf der kranken Seite mit **erhöhtem Oberkörper** zu lagern, der Magen muss durch eine **Sonde** entlastet werden. Eine zunehmende respiratorische Insuffizienz erfordert die sofortige **Intubation** (keine Maskenbeatmung!) und die vorsichtige **Beatmung** mit niedrigem Druck (Thoraxexkursion beachten!). Ist das Kind weiterhin instabil oder zeigt schlechte Blutgaswerte, ist ein **Pneumothorax** (auch auf der Gegenseite) auszuschließen. Empfohlen werden die sofortige **Sedierung** und die Gabe von **Surfactant**. Kann damit keine akzeptable Oxygenierung erzielt werden, sind folgende **Therapieversuche** zu erwägen:

- HFV (Hochfrequenzbeatmung),
- INO (Stickoxidbeatmung),
- HFOV (Hochfrequenzoszillationsbeatmung),
- ECMO-Therapie (extrakorporale Membranoxygenierung),
- PFV (partielle Flüssigkeitsbeatmung) mit Perfluorcarbon.

> **Der Zeitpunkt der operativen Therapie ist individuell nach kardiopulmonaler Stabilisierung des Kindes festzulegen (kein chirurgischer Notfall!, Operation mit aufgeschobener Dringlichkeit).**

Operative Therapie Oberbauchquerschnitt mit **Verschluss des Zwerchfells** aus ortsständigem Material oder Ersatz durch alloplastisches Material, die Anlage einer **balancierten Thoraxdrainage** (Titration) kann erfolgen, postoperative **Röntgenkontrolle** des Thorax mit Einteilung der Lungenhypoplasie Typ I bis Typ III. Bei kardiopulmonal stabilem Kind kann der Verschluss der Zwerchfellhernie auch thorakoskopisch erfolgen (Abb. 36.8 und Abb. 36.9).

Prognose

Die Prognose kritischer Zwerchfellhernien ist trotz breiter Therapieansätze in den letzten 20 Jahren unverändert schlecht, die **Mortalität** beträgt immer noch **bis zu 50%**. Die Ursachen dafür liegen in einer Lungenhypoplasie, in der pulmonalen Hypertension, in assoziierten Fehlbildungen sowie in einer iatrogenen Lungenschädigung. Fetalchirurgische Eingriffe haben derzeit einen experimentellen Status.

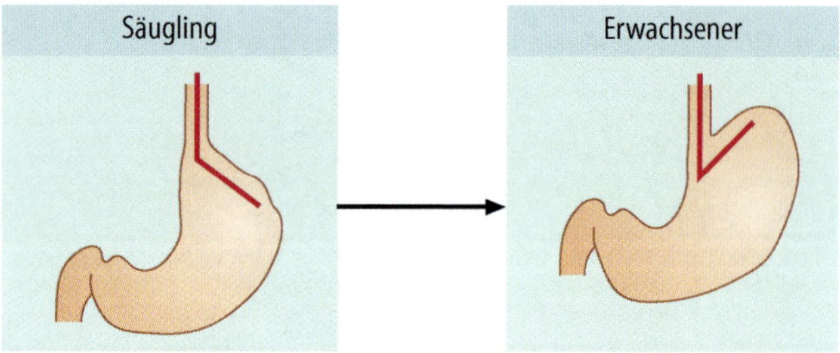

Abb. 36.10 Änderung des His'schen Winkels im Wachstumsverlauf

36.4.2 Hiatushernie/gastroösophagealer Reflux

Grundlagen

Eine **Kardiainsuffizienz** unterschiedlicher Ausprägung ist beim jungen Säugling häufig nachweisbar. Physiologisch besteht beim Säugling ein stumpfer **His'scher Winkel**, der erst im weiteren Wachstum spitzwinklig wird (Abb. 36.10). Bei fortbestehender Kardiainsuffizienz sowie nachgewiesenen Hiatushernien entwickelt sich ein **gastroösophagealer Reflux** (GÖR) mit **Refluxösophagitis** (▶ Kap. 25.2.4, Ösophagitis).

Klinik

Die Kinder zeigen ein **schlaffes Erbrechen (Hämatin)** über einen längeren Zeitraum und gedeihen schlecht. Die Kombination mit einer Pylorusstenose ist möglich (**Roviralta-Syndrom**). **Rezidivierende Pneumonien** treten als Folge von Aspirationen vor allem bei zerebral geschädigten Kindern auf.

Diagnose

Das fortbestehende, schlaffe Erbrechen bedarf folgender diagnostischer Maßnahmen:
- Ösophagus-Magen-Passage mit Kontrastmittel (auch Kopftieflage, Abb. 36.11),
- Endoskopie des Ösophagus einschließlich Magen mit diagnostischer Schleimhautbiopsie aus Ösophagus zur Beurteilung des Refluxstadiums (▶ Kap. 25.2.4, Ösophagitis),
- Langzeit-pH-Metrie (24 h) des Ösophagus.

Therapie

Eingriffe an der Kardia können zu irreversiblen Störungen am sensiblen Verschlussmechanismus führen. Eine **konservative Therapie** ist im Säuglingsalter angezeigt (Lagerungsbehandlung, z. B. im »Hiatusstuhl« und Gabe von Antazida, tonisierende Medikamente). Bei fortbestehendem Reflux und nachweisbaren Hernien ist die **operative Therapie** angezeigt (Fundusplikatur nach Thal mit Hiatusplastik, Semifundoplikatio nach Lortat). Die Fundoplikatio nach Nissen ist nur bei zerebral geschädigten Kindern indiziert, da mit dieser Operationsmethode das Erbrechen und damit rezidivierende Aspirationen verhindert werden. Diese Eingriffe werden in minimal invasiver Technik durchgeführt.

36.4.3 Relaxatio diaphragmatica

Die Relaxatio stellt eine zunehmende, einseitige **Erschlaffung des Zwerchfells** dar.

Ätiologie

Bei der **kongenitalen Form** besteht eine gestörte muskuläre Umwandlung des Zwerchfells infolge mangelhafter Wanderung der Myoblasten entlang des N. phrenicus. Die häufigere, **erworbene Form** ist Folge einer partiellen oder totalen, überwiegend geburtstraumatischen Schädigung des N. phrenicus (selten iatrogen, infektiös, degenerativ, tumorös) mit Ausbildung einer Fibrosierung des Zwerchfellmuskels.

Klinik, Diagnose

Bereits Säuglinge leiden unter **rezidivierenden Infekten** der Atemwege infolge Dys- und Atelektasen des komprimierten Lungengewebes. Die Röntgenuntersuchung zeigt den **Zwerchfellhochstand**.

Therapie

Im Vordergrund steht die **operative Therapie** mittels Thorakotomie (seltener Laparotomie) mit Raffung und Doppelung des Zwerchfells. Eine **konservative Behandlung** durch transkutane kollare N.-phrenicus-Stimulation kann versucht werden.

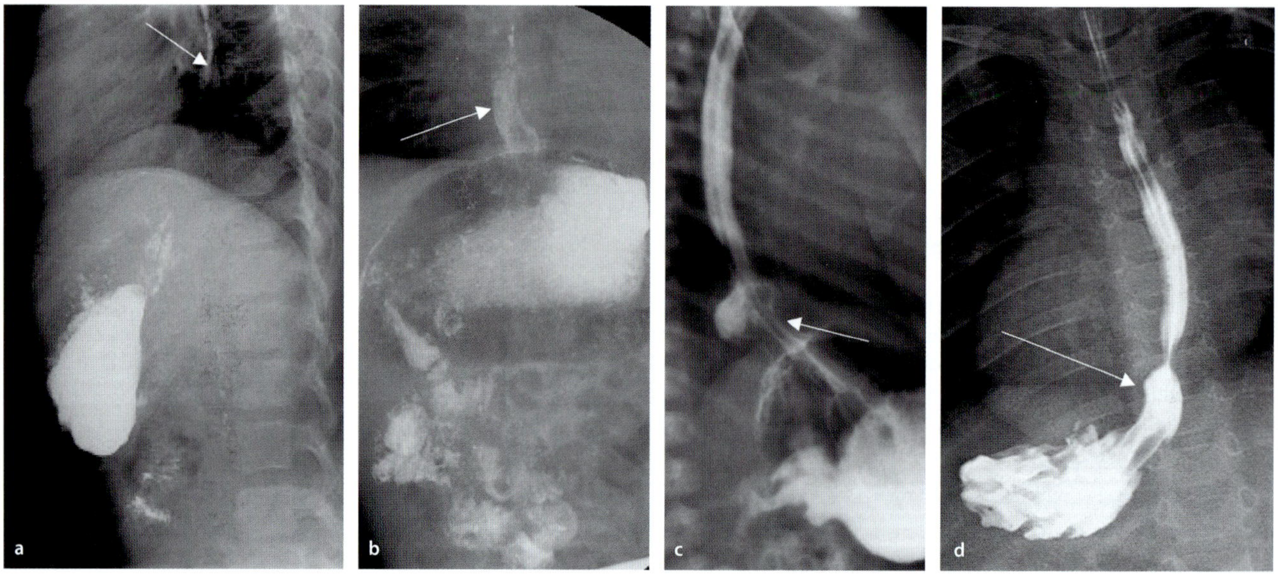

Abb. 36.11 Gastroösophagealer Reflux (**a**, **b**) mit KM-Nachweis (*Pfeile*) im Ösophagus unter Provokation in Kopftieflage; Hiatusgleithernie (**c**, **d**) mit Magenanteilen oberhalb des Zwerchfells (*Pfeile*). (Mit freundlicher Genehmigung G. Hahn, Kinderradiologie, Universitätsklinikum Dresden)

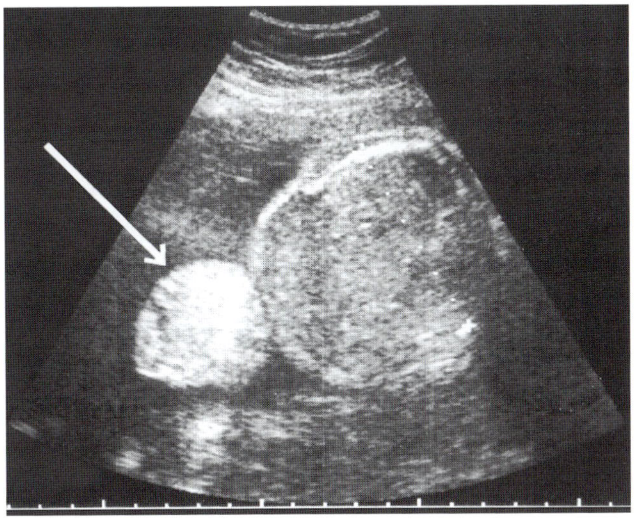

Abb. 36.12 Pränatal sonographischer Nachweis einer Omphalozele

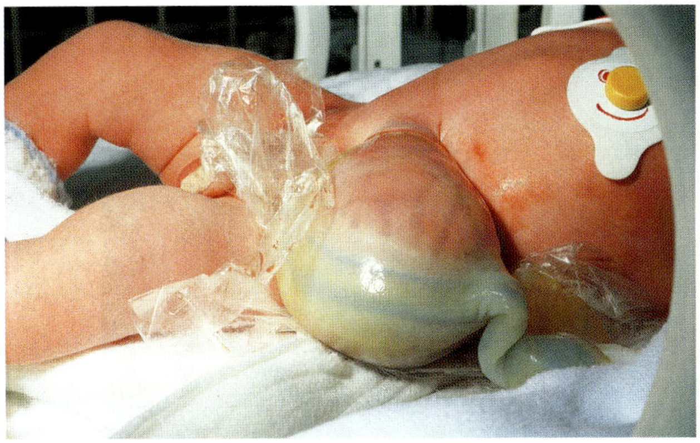

Abb. 36.13 Neugeborenes mit Omphalozele

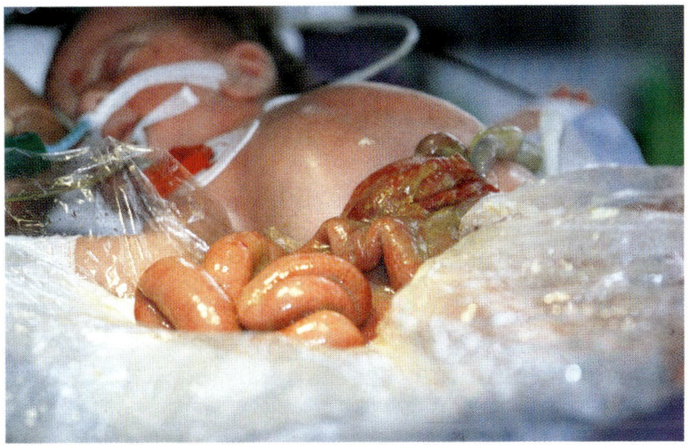

Abb. 36.14 Neugeborenes mit Laparoschisis

36.5 Spezielle Erkrankungen der Bauchwand

36.5.1 Angeborene Bauchwanddefekte (Omphalozele, Laparoschisis)

▪▪ Ätiologie

Bei der **Omphalozele** handelt es sich um eine Hemmungsmissbildung ohne Rückbildung des physiologischen Nabelschnurbruchs ab der 8. –12. Embryonalwoche. Die **Laparoschisis** ist eine umschriebene Spaltbildung der Bauchdecke rechts des Nabels noch unklarer Genese mit Entwicklung des Intestinums außerhalb der Bauchhöhle.

▪▪ Klinik

Bereits pränatal lassen sich beide Formen **sonographisch** nachweisen (Abb. 36.12).

- **Omphalozele**: Unterschiedlich große Zelen (Amnionhülle) mit Einschluss von Darmschlingen (auch Magen) und Teil der Leber = **Amniozele** (verschlechterte Prognose), **Nabelschnur inseriert falsch** am Zelensack, breite Rektusdiastase bei großen Zelen (Abb. 36.13).
- **Laparoschisis**: umschriebene **Lücke fast immer rechts der normal inserierten Nabelschnur** mit Prolaps des gesamten, häufig verkürzten Darms, dessen Wand erheblich ödematös verdickt und teils grünlich verfärbt ist (mekoniumbedingt), erhebliche Verklebungen der Darmschlingen untereinander (Abb. 36.14). Diese Darmwandveränderungen sollen ab der 35./36. Schwangerschaftswoche durch fäkale Abfallprodukte (Mekonium) im Fruchtwasser verursacht werden.

▪▪ Komplikationen

Peritonitis infolge Durchwanderung oder freiliegender Intestinae, verlorenes »Heimrecht« des Darmes durch ungenügend ausgebildete Bauchhöhle oder Folgen gleichzeitig bestehender Malrotationen. **Assoziierte Fehlbildungen** treten in einem hohen Prozentsatz auf (z. B. Darmatresien sowohl bei der Laparoschisis als auch der Omphalozele, bei letzterer Herzvitien und Nierenanomalien, Chromosomenaberrationen).

▪▪ Therapie

Eine **konservative Therapie** der Omphalozele ist nur bei Inoperabilität gerechtfertigt (Bepinselung des Zelensacks mit einer gerbenden Lösung und nachfolgender Schrumpfung des Zelensacks mit späterer definitiver Versorgung des resultierenden Narbenbruchs). Eine Antibiose ist notwendig. Der **primäre operative Verschluss** der Bauchwand ist anzustreben. Sollte dies nicht möglich sein (zu kleine Bauchhöhle, hoher intraabdomineller Druck bei intraoperativer intragastraler Druckmessung, respiratorische Insuffizienz, abdominales Kompartmentsyndrom), muss entweder eine Bauchdeckenerweiterung (z. B. Verschiebeplastik) oder eine Bauchdeckenersatzplastik (Schusterplastik, Patch-Plastik) durchgeführt werden. Kontinuierliches Wickeln des Bauchs mit einer elastischen Binde führt zu einer langsamen Verlagerung der Eingeweide in die ehemals zu kleine Bauchhöhle. Die resultierende Narbenhernie wird etwa im 3. Lebensjahr definitiv versorgt (Readaptation der Rektusränder, Kutislappenplastik).

> **Länger bestehende postoperative Darmmotilitätsstörungen erfordern besonders bei der Laparoschisis eine Langzeitinfusionsbehandlung (orale Nahrungszufuhr u. U. erst nach Wochen möglich) und Maßnahmen zur Verbesserung der Darmmotilität.**

▪▪ Prognose

Die Prognose ist in Abhängigkeit assoziierter Fehlbildungen gut. Bei der Laparoschisis wird zur Verbesserung der Prognose in Abhängigkeit sonographisch nachgewiesener beginnender Darmwandveränderungen eine **Terminierung der Geburt** mittels Sektio empfohlen (ab 34. Schwangerschaftswoche), um die dann noch nicht durch fäkale Abfallprodukte geschädigten Darmschlingen durch die

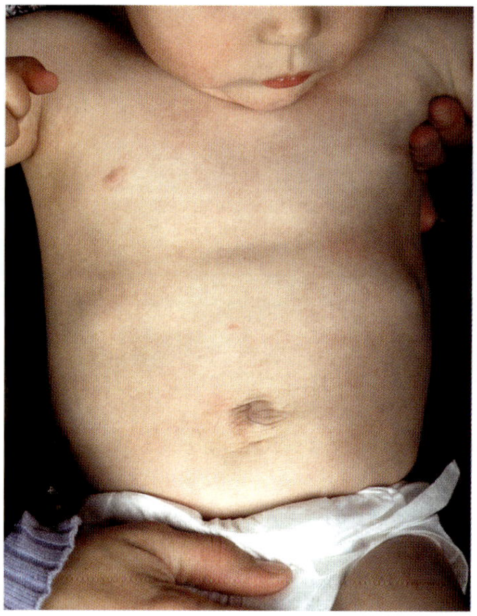

Abb. 36.15 Zustand nach Operation einer Laparoschisis nach terminierter Geburt

Bauchwandspalte in die Bauchhöhle zu verlagern und den primären Bauchdeckenverschluss durchzuführen (Abb. 36.15).

36.5.2 Erkrankungen des Nabels

Nach Abfall des Nabelschnurrests besteht bei mangelnder Sorgfalt und Hygiene die Gefahr einer **Omphalitis** (Gefahr der septischen Ausbreitung über die noch nicht obliterierten Nabelgefäße; s. auch ► Kap. 8.10.13, Neonatologie). Relativ häufig wird ein »nässender Nabel« beobachtet, verursacht durch ein **Nabelgranulom** (Abb. 36.16) oder infolge ungenügender Rückbildung des Ductus omphaloentericus oder urachus (Abb. 36.17).

▪▪ Klinik
Eine Absonderung aus dem Nabel (Sekret, Darminhalt oder Urin), granulomatöse Wucherungen mit Umgebungsreaktion der Haut weisen auf eine Fistelung im Nabel hin.

▪▪ Diagnose
Im Vorgrund steht der sonographische Nachweis strangförmiger Gebilde oder zystischer Strukturen. Infolge Strangulation ist die Entstehung eines Ileus (s. dort) möglich.

▪▪ Therapie
Eine Behandlung des Nabelgranuloms durch Ätzen soll versucht werden; bei Misserfolg oder Fistelnachweis ist die operative Entfernung indiziert.

36.5.3 Hernien der Bauchwand

Als **Hernie** (Bruch) wird das Austreten (Herniation) von Baucheingeweiden (Bruchinhalt) mit parietalem Peritoneum durch eine Bauchwandlücke (Bruchpforte) mit Ausbildung eines Bruchsacks bezeichnet. Eine **angeborene Hernie** entsteht durch eine bei Geburt nicht vollständig rückgebildete Ausstülpung des Peritoneums. Eine **erworbene Hernie** entwickelt sich durch eine zunehmende Schwä-

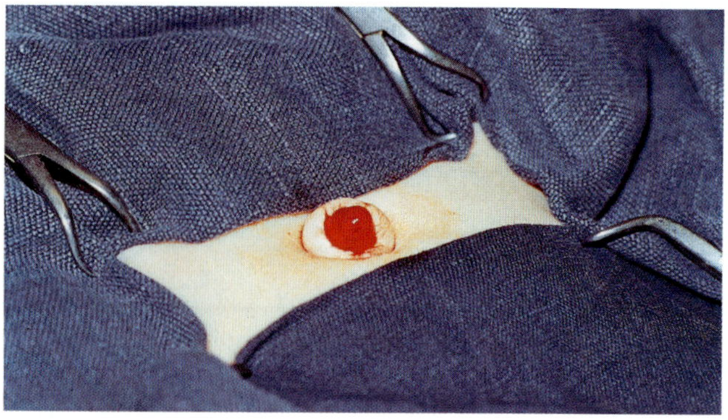

Abb. 36.16 Nabelgranulom

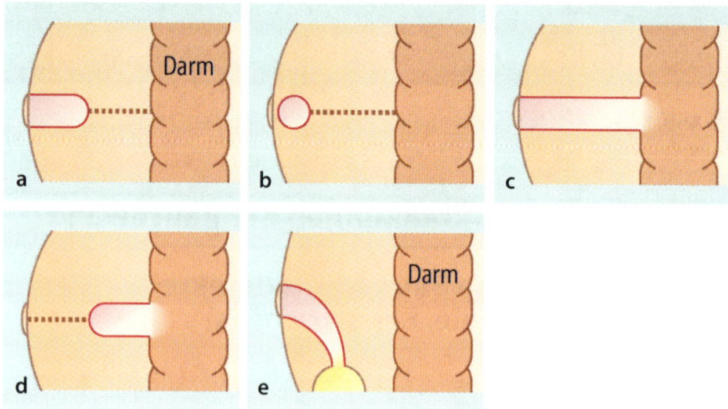

Abb. 36.17a–e Möglichkeiten ungenügender Rückbildung von Ductus omphaloentericus und Ductus urachus. **a** Nabelfistel, **b** Roser-Zyste, **c** persistierender Ductus omphaloentericus, **d** Meckel-Divertikel, **e** Urachuszyste

chung von präformierten Bauchwandlücken, begünstigt durch eine langdauernde Erhöhung des Abdominaldrucks und so genannte Bindegewebsschwäche.

Fast alle Herniationen bei Kindern sind kongenitaler Natur.

Hernia umbilicalis

▪▪ Ätiologie
Durch ungenügende Schrumpfung des benachbarten Gewebes resultiert eine mehr oder weniger stark ausgeprägte Bruchpforte mit der Möglichkeit des **Spontanverschlusses** im 1. (gelegentlich bis 3.) Lebensjahr.

▪▪ Klinik
Spontan oder durch Pressen zeigt sich eine leicht reponible Vorwölbung im Nabel. Eine Bruchpforte unterschiedlicher Größe kann palpiert werden. Ältere Kinder klagen gelegentlich über **uncharakteristische Bauchschmerzen** (Hinweis auf Adhäsion eines Netzzipfels in der Bruchpforte).

Einklemmungen bzw. Inkarzerationen sind die absolute Ausnahme.

▪▪ Therapie
Wegen der Möglichkeit des **Spontanverschlusses** soll eine operative Therapie nicht im 1. Lebensjahr (besser nach dem 3.) durchgeführt werden.

Die **Operationsindikation** ist gegeben bei Knaben mit großen Hernien, Beschwerden oder aus kosmetischen Gründen (»Klingelknopf«), bei Mädchen wegen der Möglichkeit einer späteren

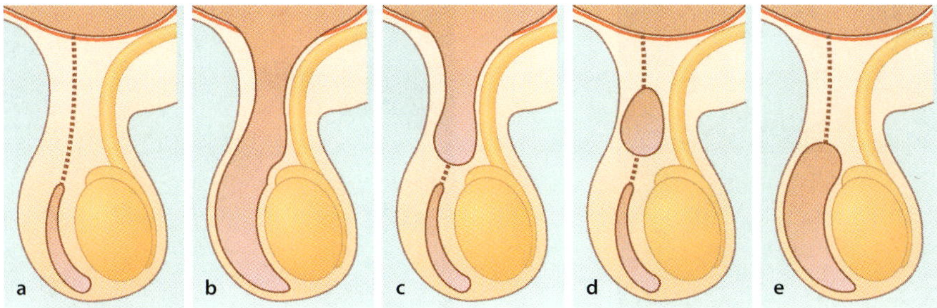

Abb. 36.18a–e Formen der angeborenen Leistenhernien und Hydrozelen durch unvollständige Obliteration des Processus vaginalis peritonei. **a** Normale Obliteration, **b** Hernia scrotalis, **c** Hernia inguinalis, **d** Hydrocele funiculi, **e** Hydrocele testis

Schwangerschaft (Dehnung der Bruchpforte mit der Gefahr der Inkarzeration). Die operative Methode der Wahl ist die Fasziendopplung nach Spitzy.

Hernia epigastrica

Ätiologie

Präperitoneales **Fettgewebe** (Lipom) gelangt durch eine kleine Faszienlücke in die Subkutis (keine eigentliche Hernie, da begleitendes Peritoneum fehlt).

Klinik, Therapie

Kleine, umschriebene, z. T. schmerzhafte Vorwölbung im Bereich der Linea alba (intermittierende Einklemmung des Fettgewebes). Die Therapie erfolgt durch eine operative Abtragung des Lipoms und Verschluss der Faszienlücke.

Hernia inguinalis

Die Leistenhernie ist die **häufigste Erkrankung**, die Kinder mit der Chirurgie in Berührung bringt, die Herniotomie demzufolge einer der am häufigsten durchgeführten kinderchirurgischen Eingriffe überhaupt.

Ätiologie

Der Processus vaginalis peritonei bildet sich unvollständig zurück. Je nach Obliteration des Processus entstehen entweder eine **Hernia inguinalis**, eine **Hydrocele testis** oder eine **Hydrocele funiculi** (Abb. 36.18).

Epidemiologie

Eine Leistenhernie (Hernia inguinalis, indirekte Hernie, laterale Hernie) wird bei Neugeborenen bis zu 5%, **bei Frühgeburtlichkeit** sogar **bis zu 30%** beobachtet. Sie treten überwiegend rechts auf (Descensus testis erfolgt rechts später). Knaben sind wesentlich häufiger betroffen als Mädchen (bis 9 : 1), auch beidseitiges Auftreten ist möglich.

Klinik

Die Eltern bemerken eine Vorwölbung im Bereich der Leistengegend und suchen deswegen den Arzt auf. Länger andauernde **Unruhe** (Schreien des Säuglings) weist auf eine mögliche Einklemmung hin.

Bruchinhalt bei Knaben ist der Darm, bei Mädchen das vorgefallene (prolabierte) Ovar (äußerst selten Darm). Das Ovar ist häufig irreponibel (Abb. 36.19).

Akute Komplikationen

Inkarzeration des eingeklemmten Darms mit Ileus und Durchblutungsstörung des Hodens (noch früher als beim Darm) und Einklemmung mit Inkarzeration des Ovars.

> **Je jünger der Patient, umso größer ist die Gefahr der Inkarzeration.**

Diagnose

Differenzialdiagnostisch sind bei **Knaben** andere Ursachen des **akuten Skrotums** (Abb. 36.20) und bei **Mädchen Ligamentum-rotundum-Zysten** auszuschließen. Hilfreich sind Diaphanoskopie und Sonographie (Dopplersonographie, Farbdoppler).

Therapie

Eine **Reposition** der eingeklemmten Hernie soll versucht werden (aber nicht in Narkose oder Sedierung). Die Indikation zur **operativen Behandlung** besteht sowohl bei Inkarzeration als auch bei Nachweis einer stattgehabten Herniation unabhängig vom Alter. Sie bedarf **kindgerechter Operationsmethoden** wegen der Gefahr der Hodenschädigung (im Säuglingsalter hohe Bruchsackabtragung mit einfachem Faszienverschluss, nach 1. Lebensjahr Fasziendopplung z. B. nach Ferguson). Die gleichzeitige Operation der Gegenseite **ohne** nachgewiesene Herniation ist nicht gerechtfertigt, da die Möglichkeit des Auftretens einer kontralateralen Hernie unter 10% liegt. Alternativ zur konventionellen Herniotomie werden verschiedene Methoden der laparoskopischen Hernioraphie praktiziert.

Folgende seltene **postoperative Spätkomplikationen** sind möglich:
- Hernienrezidive,
- sekundärer Hodenhochstand,
- Hodenatrophie.

36.5.4 Akutes Skrotum

Das akute Skrotum definiert alle akuten Krankheitsbilder des Skrotums und seines Inhalts, die einer schnellen differenzialdiagnostischen und therapeutischen Entscheidung bedürfen. Es ist gekennzeichnet von meist plötzlich einsetzenden, unterschiedlich stark ausgeprägten Lokalzeichen und Allgemeinreaktionen.

Ätiologie

Ursachen des akuten Skrotums:
- inkarzerierte Leistenhernien,
- akut auftretende Hydrocele testis oder funiculi,
- Hodentorsion, Hydatidentorsion,
- Traumen,
- Entzündungen (Orchitis, z. B. bei Mumps, Epididymitis äußerst selten!),
- Insektenstiche,
- Tumoren (z. B. leukämische Infiltrate, Keimzelltumoren).

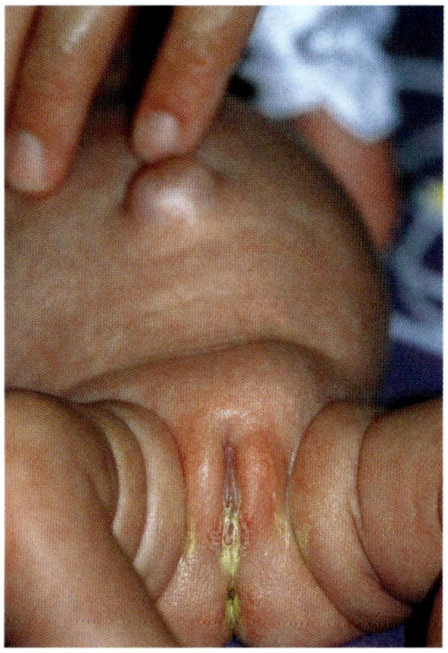

Abb. 36.19 Weiblicher Säugling mit Hernia inguinalis sinistra (prolabiertes Ovar) und Hernia umbilicalis

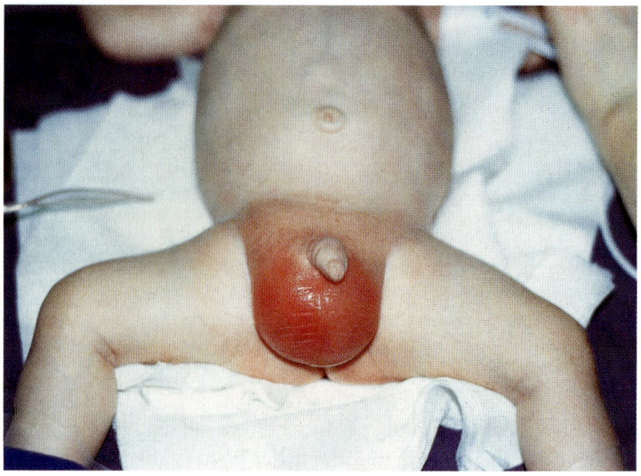

Abb. 36.20 Knabe (1 Jahr) mit inkarzerierter Hernia inguinalis lateralis dextra

Klinik, Differenzialdiagnose

Tab. 36.1.

Diagnose, Therapie

Die ausführliche Befragung der Eltern oder anderer Bezugspersonen sowie größerer Kinder über Beginn, Schmerzhaftigkeit, Verlauf und nach Vorerkrankungen ist außerordentlich wichtig.

Die sonographische Untersuchung ist obligat, wobei die Doppler-Sonographie selten eine Klärung der Differenzialdiagnosen zulässt. Die Therapie ist abhängig von der Ursache. Im Zweifelsfall ist die operative Freilegung zwingend notwendig, um die Gefahr einer Hodenschädigung bzw. Infarzierung des Darmes zu minimieren. Die Hodenerhaltung ist anzustreben (diagnostische Entnahme von Hodengewebe).

36.6 Erkrankungen des Abdomens

36.6.1 Das akute Abdomen

Definition

Als akutes Abdomen wird eine plötzlich einsetzende Baucherkrankung bezeichnet, die einer dringlichen diagnostischen Abklärung und therapeutischer Maßnahmen bedarf.

Ätiologie

Hauptursachen des chirurgischen akuten Abdomens im Kindesalter sind:

- Ileus (Atresien und Stenosen, Innervationsstörungen des Darmes, Volvulus, inkarzerierte Hernien, Invagination, Duplikaturen, Malrotationen),
- entzündlich bedingte Ursachen (Appendizitis, sekundäre Peritonitis, nekrotisierende Enterokolitis),
- traumatisch bedingt (stumpfes Bauchtrauma!),
- Blutung (Gastrointestinaltrakt – z. B. blutendes Meckelsches Divertikel).

Extraabdominelle Ursachen (Pneumonie) sowie **nichtchirurgische Baucherkrankungen** (z. B. Porphyrie, azetonämisches Erbrechen, Gastroenteritis) können ein akutes »chirurgisches Abdomen« vortäuschen.

Im **Säuglings- und Kleinkindesalter** sind Besonderheiten in der Diagnostik und im Verlauf des akuten Abdomens zu beachten: keine Compliance, grau-blasses Aussehen, geblähtes Abdomen, geringe Abwehrspannung, schwierige Schmerzäußerung, Erbrechen häufig harmlos, Luft im Dünndarm, frühzeitiger Schock (Hydrolabilität, Thermolabilität).

Klinik

Leitsymptome sind Bauchschmerzen, Erbrechen und gestörte Darmfunktion, begleitet von beeinträchtigtem Allgemeinbefinden, Fieber, Blässe und gelegentlich Bewusstseinsstörungen und Krämpfen.

Tab. 36.1 Differenzialdiagnose des akuten Skrotums

Symptome	Hernia inguinalis incarcerata	Hydrocele testis	Hydrocele funiculi	Orchitis	Hodentorsion
Schmerzhaftigkeit	+			++	+
Kraniale Abgrenzbarkeit		+	+	+	(+)
Verschieblichkeit		+	+		
Diaphanoskopie		+	+		
Hautrötung				+	+
Kaudale Abgrenzbarkeit	(+)		+		

Leitsymptom Schmerz beim akuten Abdomen
- **Spontanschmerz**
  - Beginn (plötzlich, allmählich)
  - Intensität
  - Charakter
  - Verlauf
  - Viszerale Lokalisation
    - Unbestimmte Lokalisation
    - Wellenförmig
    - Leitung über N. splanchnicus
    - Unruhe
    - Vegetative Erscheinungen (Tachykardien, Schweißausbruch, Zentralisation)
  - **Somatische Lokalisation**
    - Lokalisiert, organbezogen
    - Konstant zunehmende Intensität
    - Leitung über Spinalnerven
    - Auffällige Ruhe
    - Schonhaltung
    - Flache Atmung
    - Facies abdominalis (halonierte Augen, Blässe)
- **Druckschmerz**
- **Klopfschmerz**

Cave
Spätestens bei Auftreten des somatischen Schmerzes diktiert dieser die operative Intervention.

Leitsymptom Erbrechen Beim Leitsymptom Erbrechen unterscheidet man reflektorisches von mechanischem Überlauferbrechen; ersteres begleitet oder folgt dem initialen Schmerzereignis, während das Überlauferbrechen später dem Beginn der Symptomatik folgt.

Das **reflektorische Erbrechen** (Mageninhalt) wird ausgelöst durch:
- starke mechanische Reize des Mesenteriums (z. B. Volvulus, Invagination, Briden, Inkarzeration),
- mechanische Reize des Peritoneums (z. B. Torsion von Ovar, Hoden, Omentum),
- Perforation eines Hohlorgans (z. B. Magen, Darm),
- stumpfe Bauchtraumen (z. B. mit Organrupturen),
- chemische, physikalische, osmotische Reize am Peritoneum (z. B. Pankreatitis, Gallensaft, Urin),
- entzündliche Reize des Peritoneums (z. B. Appendizitis).

Das **mechanische Erbrechen** ist Folge einer Passagebehinderung im Gastrointestinaltrakt. Menge, Farbe, Geruch, Beschaffenheit des Erbrochenen sind abhängig von der Höhe des Verschlusses (je tiefer, umso später auftretend und fäkulenter).

Übelkeit, Appetitlosigkeit, Brechreiz und Erbrechen sind sehr häufige, wenig spezifische Symptome des akuten chirurgischen Abdomens im Kindesalter. Sie begleiten oder folgen meist dem Schmerz. Dagegen gehen beim nichtchirurgischen akuten Abdomen (z. B. Gastroenteritis, Lymphadenitis mesenterialis) Übelkeit und Erbrechen dem Schmerzereignis voraus.

Leitsymptom gestörte Darmfunktion Das Leitsymptom gestörte Darmfunktion äußert sich als **Motilitätsstörung** des gesamten Darmes oder regional mit **Stuhl-** und **Windverhaltung**.

Diagnose

Im Vordergrund stehen die klassischen Untersuchungsmethoden.
- **Anamnese** (Vorerkrankungen, Operationen, Unfälle, Medikamente, Nahrung, Leitsymptome, Begleitsymptome),
- **Inspektion** (Verhalten des Kindes, Pflegezustand, Entwicklungszustand, Aussehen, Atmung, Inspektion des Gesichts einschließlich Zunge, des Abdomens einschließlich Inguinal- und Skrotalregion),
- **Palpation** (Druckschmerz = Untersuchung schmerzfern beginnend, Abwehrspannung, Induration der Bauchdecke, Suche nach Resistenzen auch inguinal, rektale Untersuchung),
- **Perkussion** (Klopfschmerz, Erschütterungsschmerz, tympanitischer Klopfschall im Abdomen),
- **Auskultation** (Beurteilung der Darmgeräusche normal, verstärkt, abgeschwächt, pathologisch: »klingend«, »Totenstille«).

Weitere diagnostische Maßnahmen sind **Sonographie** (Suche nach freier Flüssigkeit und pathologischen Strukturen, Beurteilung der parenchymatösen Organe), röntgenologische Untersuchung des Abdomens (Suche nach **Spiegelbildung (Ileus)** oder **»freier Luft«** (Perforation), selten Endoskopie notwendig, Blutuntersuchungen (mindestens Blutbild, Blutgase, Elektrolyte, Kreatinin, CRP, Lipase, SGOT = ALAT) und Urinuntersuchungen.

36.6.2 Ileus

Definition

Eine komplette oder inkomplette **Unterbrechung der normalen Darmpassage** durch mechanische, funktionell-dynamische oder vaskuläre Störungen mit Rückstau des Darminhaltes und Distension der Darmwand wird als Ileus bezeichnet.

Pathophysiologie

Die bei allen Ileusformen als gemeinsames pathologisches Substrat bestehende **Darmdistension** mit **Stase und Druckanstieg** führt über die Zunahme der Wandspannung zur Zellschädigung, Serotonin- und Katecholaminausschüttung, zu Kapillarschäden und einem interstitiellen Ödem. Die Folge sind **Flüssigkeits-** und **Elektrolytverluste**, Störungen der lokalen Transport- und Diffusionsvorgänge mit Zunahme der Sekretion und Abnahme der Flüssigkeits- und Gasresorption. Freigesetzt werden biogene Amine, Kinine, Histamine und Endotoxine, begünstigt durch eine intraluminäre **Dysbakterie**. Die resultierende Erhöhung der Permeabilität der Darmwand führt zur **Durchwanderungsperitonitis**. Der sich entwickelnde **Schock** wird durch die Kreislaufwirkung der vasoaktiven Substanzen, den Flüssigkeitsverlust ins Darmlumen sowie eine Behinderung des venösen Rückstroms infolge intraabdominaler Druckerhöhung ausgelöst. Ohne Therapie entsteht ein **Multiorganversagen** mit letalem Ausgang. Die Formen des Ileus sind in Tab. 36.2 und Tab. 36.3 dargestellt.

36.6.3 Peritonitis

Definition

Die Peritonitis gehört zum klinischen Bild des akuten Abdomens und stellt einen Sammelbegriff für ätiologisch, pathophysiologisch und morphologisch unterschiedliche Erkrankungen dar. Sie ist eine diffuse oder lokalisiert auftretende, in der Regel akut verlaufende Entzündung des Peritoneums, die meist bakteriell, aber auch chemisch-toxisch bedingt sein kann.

Tab. 36.2 Formen des mechanischen Ileus

	Obstruktionsileus	Strangulationsileus
Ursachen	Z. B. Atresien, Stenosen, Mekonium, Tumoren, Aganglionose	Invagination, Torsion, Volvulus, Bride, Inkarzeration
Verlauf	Schleichender Beginn Lumeneinengung bzw. Verschluss Durchblutungsstörung des Darmes	Akuter Beginn mit Schocksymptomatik Durchblutungsstörung des Darmes Lumeneinengung des Darmes
Symptome	Bauchschmerzen zunehmend Überlauferbrechen (Stuhl) Abdomen zunehmend gebläht Peristaltik klingend Röntgen-Abdomen: Spiegel	Kolikartiger Schmerz (abdomineller Schock) Reflektorisches Erbrechen Abdomen gebläht Peristaltik normal oder vermindert Röntgen-Abdomen: noch keine Spiegel
Obstruktion	Je höher der Ileus, umso eher die Verschlusssymptomatik, umso weniger Spiegel im Röntgen	
Strangulation	Unabhängig von der Höhe gleicher Verlauf (fast immer Dünndarm betroffen)	
Therapie	Operativ: Beseitigung des Hindernisses, primäre Anastomose oder temporäre Darmfistel	

Tab. 36.3 Formen des funktionell-dynamischen Ileus

	Spastischer Ileus	Paralytischer Ileus
Ursachen	Bleivergiftungen, zentralnervöse Erkrankungen	Postoperativ, Entzündungen im Abdomen
Verlauf	Bestimmt durch die Ursachen	Schleichender bzw. bleibender Verlauf Darmdistension Durchblutungsstörung des Darmes Durchwanderungsperitonitis
Symptome	Allgemeine Fremdkrankheitssymptome mit akuter/subakuter Bauchsymptomatik	Schmerzen bleibend Retrogrades Erbrechen bzw. hoher Rücklauf Abdomen gebläht keine Peristaltik (»Totenstille«) Röntgen-Abdomen: Spiegelbildung (+ Dickdarm)
Therapie	Zur Differenzialdiagnose: konservativ: Einläufe,-Medikamente, operativ bei Peritonitis	
Ileusprophylaxe	Intraluminäre Darmschienung (orthograd, retrograd)	

Einteilung der Peritonitiden

- **Nach der Ausbreitung:**
  - Lokal abszedierende Peritonitis
  - Unterbauchperitonitis
  - Diffuse Peritonitis, die den gesamten Bauchraum betrifft
- **Nach der Ätiologie:**
  - Primäre Peritonitis (Infektion der Abdominalhöhle durch eine hämatogene Aussaat von Erregern ins Abdomen. Wichtigste Form: Pneumokokken- oder Streptokokken Peritonitis)
  - Sekundäre Peritonitis (direkte Infektion der Abdominalhöhle infolge einer Durchwanderungsperitonitis, einer Perforationsperitonitis oder einer aszendierenden Infektion bei großen Mädchen)
  - Chemische Peritonitis (gallige Peritonitis oder Mekoniumperitonitis)
  - Physikalische Peritonitis (Peritonitis nach Radiatio)

Die häufigste Ursache einer Peritonitis im Kindesalter stellt die Appendicitis perforata dar.

Klinik, Diagnose

Die klinischen Leitsymptome sind Schmerz, Abwehrspannung, Darmparalyse und allgemeine deutlich ausgeprägte Krankheitszeichen. Im Säuglingsalter imponiert dagegen ein distendiertes Abdomen ohne Abwehrspannung mit Berührungsschmerz und einer nicht selten umschriebenen Rötung der Bauchdecke als Zeichen einer entzündlichen Mitreaktion der Bauchdecke auf den lokalen intraabdominalen Befund.

Die Diagnose stützt sich in erster Linie auf den klinischen Untersuchungsbefund, der durch laborchemische Untersuchungen (erhöhte Entzündungsparameter) sowie entsprechende bildgebende Diagnostik (Sonographie, Röntgendiagnostik ggf. MRT) unterstützt wird.

Therapie

Bei den meisten Formen der Peritonitis besteht die Indikation zur operativen Therapie. Ziele sind dabei:

- die Beseitigung der Ursache der Peritonitis,
- Entfernung des septisch-toxisch wirkenden Infektionsmaterials,
- Vorbeugung von Komplikationen (Einlage von Drainagen).

In Abhängigkeit von der intraoperativen Befundkonstellation sowie dem Allgemeinzustand des Kindes sind diese Ziele im Ausnahmefall erst durch wiederholte Laparotomien zu erreichen. Ergänzt wird die operative Behandlung durch eine systemische Antibiotikatherapie sowie eine gezielte Substitution von Elektrolyten, Blut und Blutbestandteilen. Die Komplikationen werden symptomatisch behandelt: Fiebersenkung, Analgetika, Stressulkusprophylaxe, parenterale Ernährung sowie Intensivtherapie.

Prognose

Der Verlauf einer Peritonitis im Kindesalter ist durch eine frühe proinflammatorische Allgemeinreaktion und eine schnell gezielt einsetzende antiinflammatorische Reaktion gekennzeichnet. Daher ist im Kindesalter die Entwicklung eines septischen Schocks mit konsekutiven Multiorganversagen und tödlichem Ausgang eher selten. Somit ist die Prognose der Peritonitis im Kindesalter überwiegend als günstig einzuschätzen.

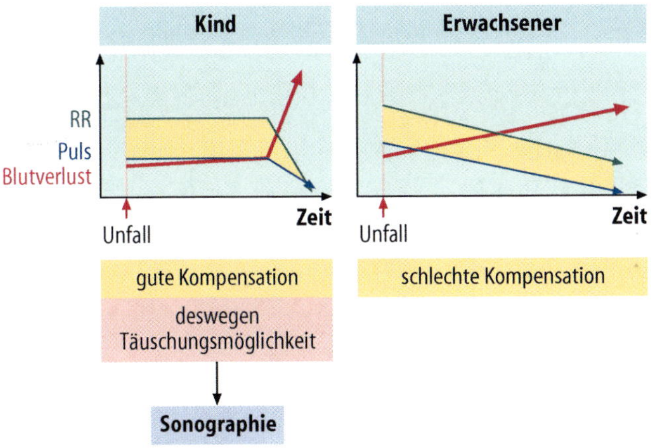

Abb. 36.21 Unterschiedliches Verhalten von Puls und Blutdruck bei Blutverlusten im Kindes- und Erwachsenenalter

36.6.4 Traumatische Erkrankungen des Abdomens

Ätiologie

Offene Verletzungen, geschlossene Verletzungen (im Kindesalter sehr häufig). Unterschieden werden reine Verletzungen der Bauchdecke, Kontusionen, Risse, (Faszienrisse) von:

- Verletzungen intraperitonealer Organe:
  - innere Blutung (Leber, Milz, Mesenterium),
  - Perforation bzw. Ruptur von Hohlorganen.
- Verletzungen extraperitonealer Organe:
  - Niere, Pankreas, Harnblase, Duodenum,
- traumatische Zwerchfellruptur.

Klinik, Diagnose

- Spontanschmerzäußerung,
- Inspektion (Prellmarken/Allgemeinzustand),
- Palpation (Abwehrspannung), Pulskontrolle, Blutdruckkontrolle,
- Perkussion (Klopfschmerz),
- Auskultation (Peristaltik),
- Blutuntersuchung (Leukozytenanstieg, Hb-Abfall später, Lipase, Transaminasen),
- Sonographie (Flüssigkeit – Blut im Abdomen, Beurteilung der parenchymatösen Organe),
- CT mit Kontrastmittel,
- Röntgenuntersuchung des Abdomens (freie Luft).

Blutverluste werden wegen der guten Kompensationsmöglichkeit im Kindesalter längere Zeit toleriert (Abb. 36.21).

Therapie

Jedes stumpfe Bauchtrauma bedarf der **stationären Beobachtung**. Die organerhaltende Therapie bei Verletzungen der parenchymatösen Organe steht im Vordergrund (Milz! = Gefahr der Postsplenektomiesepsis/OPSI-Syndrom). Diese Behandlung ist heute überwiegend konservativ unter strenger Überwachung der Vitalparameter erfolgreich.

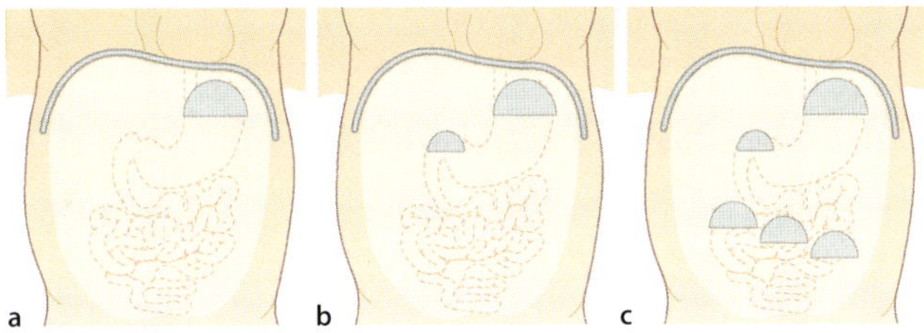

Abb. 36.22a–c Typische Anzahl der Spiegelbilder je nach Höhe des angeborenen Verschlusses: **a** Pylorusatresie, **b** Duodenalatresie, **c** Dünndarmatresie

36.7 Atresien und Stenosen des Gastrointestinaltrakts

Sie sind zu 50% Ursachen eines **Neugeborenenileus**. Ätiologisch werden verschiedene Entstehungsmöglichkeiten diskutiert. Typische Röntgenbilder des Abdomens postnatal weisen auf die Höhe des Verschlusses hin (Abb. 36.22).

36.7.1 Duodenalverschlüsse

Ätiologie

Favorisiert wird die **Vakuolisierungstheorie** (bis 8. Embryonalwoche).

Epidemiologie

Die Inzidenz beträgt 1 : 6.000–7.000. In ca. 50% werden **Zusatzfehlbildungen** beobachtet (Magen-Darm-Trakt, Herz). Jedes 3. Kind mit Duodenalatresie hat eine **Trisomie 21**. Die Formen nach Rehbein sind in Tab. 36.4 dargestellt.

Klinik

Ein **Hydramnion** findet sich in bis zu 75% der Fälle. Postnatal fallen die Säuglinge mit **Erbrechen** (gallig oder farblos – je nach Höhe des Verschlusses) und **Störungen der oralen Nahrungszufuhr** auf. Beobachtet wird häufig ein **aufgetriebener Oberbauch** mit einem **verspäteten Mekoniumabgang**.

Diagnose

Bereits **pränatal** kann ein Duodenalverschluss oft **sonographisch** nachgewiesen werden. Das typische **Röntgenbild** (Abb. 36.22) führt in der Regel zur Diagnose, sodass eine Magen-Darm-Passage und Kolonkontrasteinläufe (Klärung einer Malrotation) selten nötig werden.

Therapie

In Abhängigkeit der o. g. Formen der Duodenalverschlüsse sind unterschiedliche **Operationsmethoden** anzuwenden:

- Duodenotomie mit Membranresektion (auch endoskopische Membranresektion),
- Duodeno-Duodenostomie
- retrokolische Duodeno-Jejunostomie.
- Beim **Ladd-Syndrom**:
- Durchtrennung der Laddschen Bänder mit Schaffung einer **Nonrotation** nach Rückdrehung des Volvulus (Dünndarm rechts, Dickdarm links liegend).

Prognose

Die Prognose bei isoliertem Auftreten ist sehr gut (sonst abhängig von assoziierten Fehlbildungen).

Tab. 36.4 Formen der Duodenalatresie nach Rehbein

Extrinsic stenosis	Intrinsic obstruction
Pancreas anulare	Pancreas anulare?
Ladd-Syndrom	Atresie durch Membran
Sonstige Formen der Malrotation	Membran mit Öffnung Kontinuitätsunterbrechung Kontinuitätsunterbrechung mit bindegewebigem Strang

36.7.2 Darmduplikaturen

Ätiologie
Duplikaturen finden sich im gesamten Ösophagogastrointestinaltrakt (zu 70–75% im Dünndarm, zu 80% ohne Verbindung zum Darm, im Mesenterium gelegen).

Klinik
Die Duplikaturen werden klinisch auffällig durch die Entwicklung eines **zystischen Tumors** mit der Gefahr eines Ileus.

Diagnose
Die Diagnose kann mittels **Sonographie** (Abb. 36.23), ggf. MRT bzw. Magen-Darm-Passage gestellt werden.

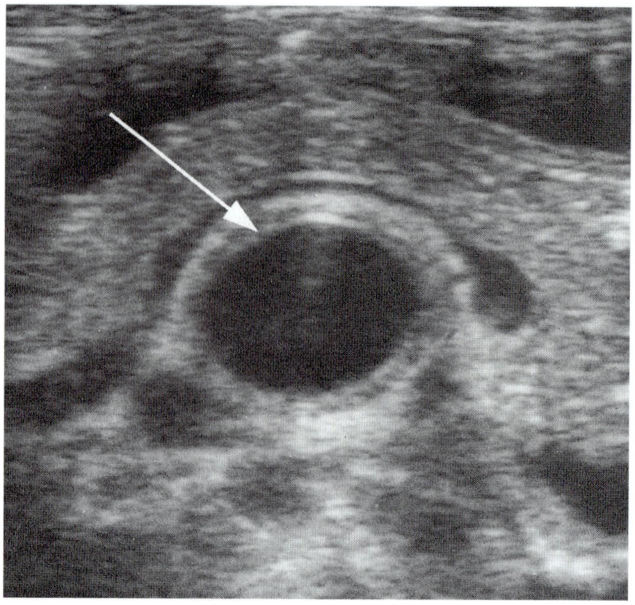

Abb. 36.23 Sonographischer Nachweis einer Duplikatur des Duodenums

Therapie
Die **operative Entfernung** der Duplikatur (häufig ohne Darmresektion) führt zur Heilung.

36.7.3 Malrotationen

Ätiologie
Eine unvollständige physiologische Darmdrehung führt zu den verschiedenen Formen (häufig in Verbindung mit Zusatzfehlbildungen).

Formen
- Nonrotation = Dünndarm rechts und Dickdarm links.
- Malrotation I, Malrotation II (z. B. äußere Duodenalstenose = Morbus Ladd).

Therapie
Wegen der Gefahr der Kompression von Darmanteilen und Gefäßen ist bei entsprechender Klinik die operative Herstellung der Nonrotation (Gelegenheitsappendektomie?) erforderlich.

36.7.4 Dünndarmatresie

Ätiologie
Dünndarmatresien sollen die Folge »**fetaler Katastrophen**« jenseits des 3. Embryonalmonates (Durchblutungsstörungen) sein. Jejunum und Ileum sind in der Häufigkeit etwa gleich betroffen. In 20% treten Dünndarmatresien multipel auf. Wegen der späten Entstehung sind **Zusatzfehlbildungen selten**.

Epidemiologie
1 : 6000–7000, ohne Geschlechtsdisposition.

Formen
Membranöser Verschluss oder Kontinuitätstrennung von Darm und Mesenterium **isoliert** oder **multipel** auftretend (Abb. 36.24), als Sonderform ist die korkenzieherartige Form der Atresie (**Apple-peel-Syndrom**) wegen der besonderen Gefäßversorgung zu beachten (Abb. 36.25).

Klinik
Je höher der Verschluss, umso früher treten die Symptome auf (innerhalb der ersten 4 Lebenstage).

> Leitsymptom ist das **gallige Erbrechen** mit aufgetriebenem Abdomen.

Gelegentlich wird die Darmperistaltik sichtbar.

Diagnose
Hohe Verschlüsse können bereits pränatal **sonographisch** diagnostiziert werden (Abb. 36.26). **Röntgenologisch** zeigt sich eine unterschiedliche Anzahl von Spiegeln je nach Atresiehöhe (Abb. 36.22 und Abb. 36.27).

Therapie
Die unterschiedlichen Darmlumina erfordern unterschiedliche **Anastomosentechniken**: End-to-End-Anastomose, End-to-back-Anastomose, terminolaterale Enterostomie nach Bishop-Koop mit Darmfistel, bei tiefem Verschluss doppelläufige Dünndarmfistelanlage mit späterer definitiver Versorgung.

Prognose
Die Prognose ist im Allgemeinen gut, dagegen sind multiple Atresien bei Ausbildung eines **Kurzdarmsyndroms** problematisch.

36.7.5 Anorektale Agenesien

Ätiologie
Verschiedene Ursachen zur Genese der anorektalen Agenesien werden diskutiert, Kombinationen mit **Fehlbildungen anderer**

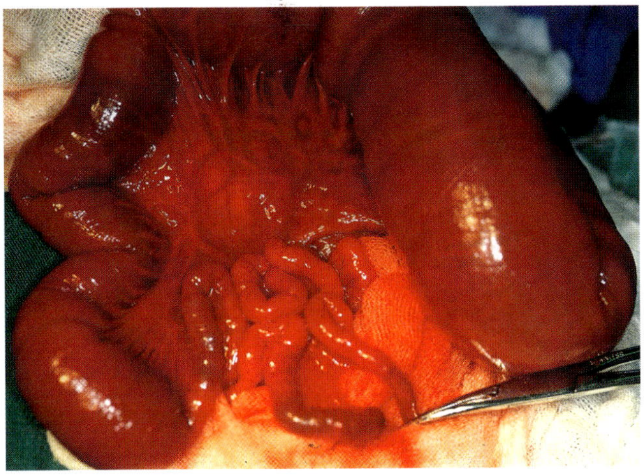

Abb. 36.24 Operationssitus mit multiplen Dünndarmatresien

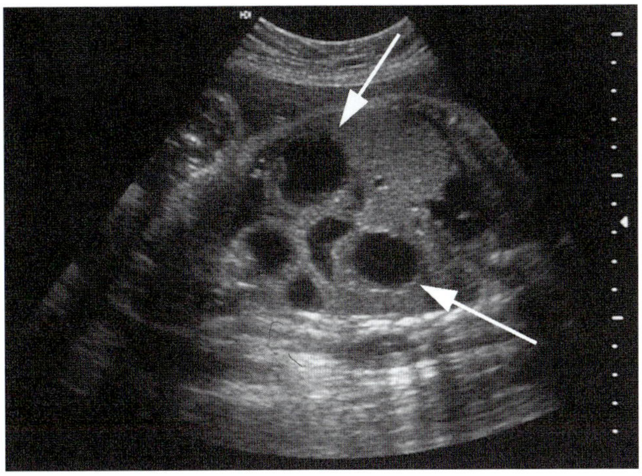

Abb. 36.26 Pränataler sonographischer Nachweis einer Jejunalatresie. Die Pfeile zeigen aufgeweitete Dünndarmschlingen

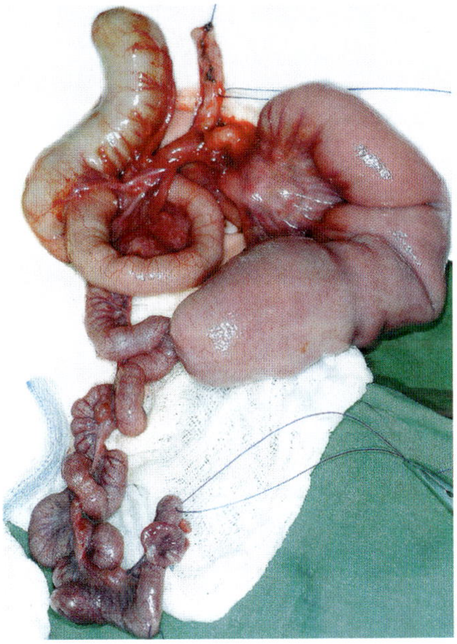

Abb. 36.25 Operationssitus bei Apple-peel-Syndrom und gleichzeitiger Kolonatresie

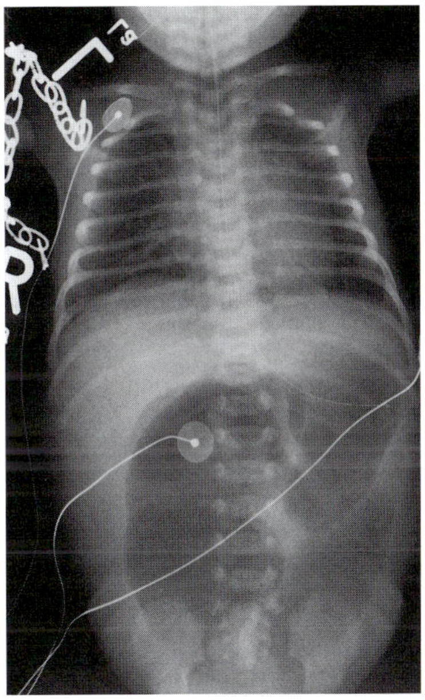

Abb. 36.27 Postnatale Röntgenübersichtsaufnahme des Abdomens bei Jejunumatresie (gleicher Patient wie Abb. 36.26). Man beachte die aufgeweiteten Duodenal- und Jejunumanteile

Organsysteme sind in 40–80% möglich (Urogenitalsystem, Wirbelsäule und Skelett, ZNS, Herzvitien, kaudales Regressions-Syndrom, Ösophagusatresie, z. B. Vater-Assoziation).

Die Klassifikation der unterschiedlichen **Formen** anorektaler Agenesien (nach Wingspread) sind in Abb. 36.28 und Tab. 36.5 dargestellt. Aus therapeutischen Gründen hat sich eine vereinfachte Einteilung in **hohe supralevatorische, intermediäre** und **tiefe infralevatorische Agenesien** mit oder ohne **Fistelbildung** zur äußeren Haut oder zum Urogenitaltrakt bewährt.

Klinik

Fehlen (nur Anusgrübchen sichtbar; Abb. 36.29) oder ektope Lage des Anus, Mekonium oder Stuhlabgang über Vagina oder Penis.

Diagnose

Blickdiagnose: fehlender Anus. Sondierung der Fistel, perineale Sonographie zur Darstellung des Blindsackes, MRT des Beckenbodens, notfalls endoskopische Untersuchungen (Urethra, Blase, Vagina), selten Kontrastmitteluntersuchungen des distalen Kolons bzw. Rektums mit Fisteldarstellung und MCU.

Therapie

Die **Behandlungsziele** aller operativen Maßnahmen sind:
- anale Kontinenz,
- anatomisch korrekte Anusanlage,
- Fistelversorgung.
- Die zu erwartende **Kontinenzleistung** ist abhängig von der
- Form der anorektalen Fehlbildung (Fehlbildung des Os sacrum mit Innervationsdefekt des Beckenbodens, Anlage von Puborektal- und Sphinktermuskulatur, kaudales Regressionssyndrom,
- zerebralen Leistung des Kindes,
- Erfahrung des Operateurs.

Tab. 36.5 Formen anorektaler Agenesien

Knaben	Mädchen
Hohe supralevatorische Missbildungen (Abb. 36.28a,b)	
Anorektale Agenesien – Mit rektoprostatisch-urethraler Fistel – Ohne Fistel	Anorektale Agenesien – Mit rektovaginaler Fistel – Ohne Fistel
Rektalatresie	Rektalatresie
Intermediäre Missbildungen (Abb. 36.28c,d)	
Knaben – Mit rektobulbär-urethraler Fistel – Ohne Fistel	Mädchen – Mit rektovestibulärer Fistel – Mit rektovaginaler Fistel – Ohne Fistel
Tiefe, intralevatorische Missbildungen (Abb. 36.28e,f)	
Knaben – Mit anokutaner Fistel – Mit Analstenose	Mädchen – Mit anovestibulärer Fistel – Mit anokutaner Fistel – Mit Analstenose

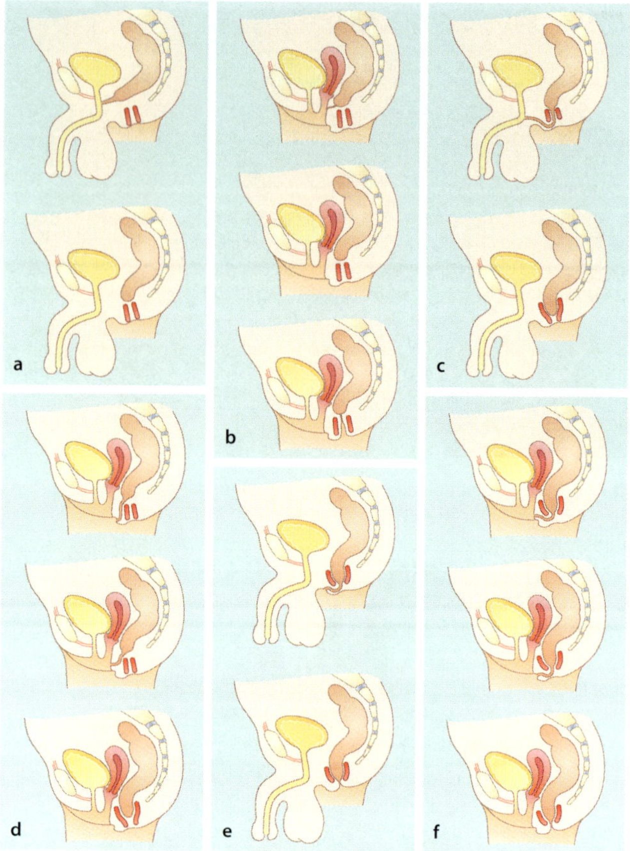

Abb. 36.28 Formen der anorektalen Agenesie

Operative Therapie Die operative Therapie richtet sich nach der Höhe des Verschlusses: Bei tiefen intralevatorischen Fehlbildungen frühzeitige Anoproktoplastik (Anus-praeter-Schutz?), bei intermediären Formen die posteriore sagittale Anoproktoplastik nach Pèna und deVries (Anus-praeter-Schutz), bei hohen Fehlbildungen der abdomino-(sakro)-perineale, laparoskopisch assistierte Sigmadurchzug nach Rehbein.

36

Prognose

Die Prognose wird einerseits von der Art der Zusatzfehlbildung bestimmt, andererseits von der erzielten Kontinenz.

Bei tiefen Agenesien ist zu 80–95% eine vollständige Kontinenzleistung zu erwarten, bei den hohen supralevatorischen zu 30% eine gute und zu 25–40% eine ungenügende oder keine Kontinenzleistung.

Die **Kontinenzleistung** ist **klinisch und manometrisch** zu kontrollieren. Eine langzeitige **endorektale Elektrostimulation** sowie ein **Biofeedbacktraining** können zur Verbesserung der Kontinenz beitragen. Im späten Kindesalter stellt die operative Therapie der **Gracilis-Plastik** eine Option zur Verbesserung der Kontinenz dar.

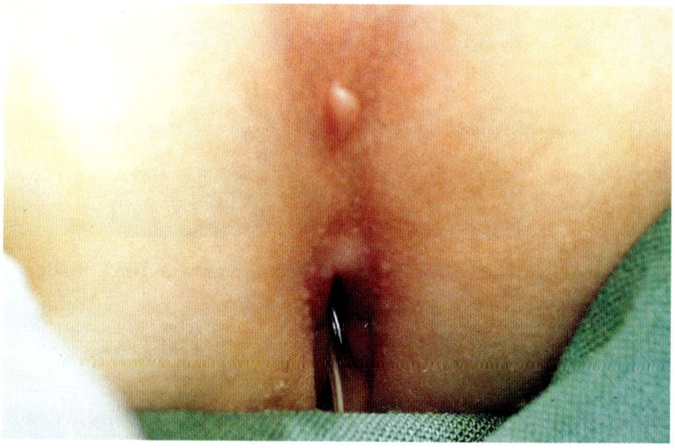

Abb. 36.29 Weibliches Neugeborenes in Bauchlage mit anorektaler Agenesie

36.7.6 Innervationsstörungen des Darms

Aganglionose (Morbus Hirschsprung)

Ätiologie

Die **Aganglionose** (Morbus Hirschsprung, fälschlicherweise als »Megakolon congenitum« bezeichnet) entsteht durch einen **kraniokaudalen Migrationsstopp von Ganglienzellen** in unterschiedlicher Höhe des Gastrointestinaltrakts (Abb. 36.30). Es wird diskutiert, dass diese Erkrankung überwiegend **genetisch determiniert** ist.

Epidemiologie

Die Inzidenz beträgt 1 : 5000 in Zentraleuropa.

Pathophysiologie

- Fehlen von Ganglienzellen mit Hypertrophie der cholinergen Nervenfasern, woraus ein unterschiedlich langes, enges Segment mit fehlender Weitstellung und **sekundärer prästenotischer Erweiterung** (»Megakolon congenitum«) resultiert. In manchen Fällen ist das gesamte Kolon (Morbus Sulzer-Wilson) oder zusätzlich noch ein Teil des Dünndarms betroffen.
- Achalasie des M. sphinkter ani (fehlende Sphinktererschlaffung).

Klinik

Erstes Symptom ist meist der verspätete Mekoniumabgang. Die Beschwerden treten bereits im **Neugeborenenalter** als akute Form

Exkurs

Genetik der Anganglionose

Bei der **Aganglionose** handelt es sich um ein **genetisch heterogenes Krankheitsbild.** Neben anderen Genen wurde das im Jahre 1988 von Takahashi klonierte **RET-Protoonkogen** (Genort 10q11.2) als ätiologisch bedeutsames Gen charakterisiert. Es kodiert für eine membranständige Rezeptortyrosinkinase, die eine wesentliche Bedeutung für die Migration und Differenzierung von Zellen der Neuralleiste während der Embryonalentwicklung hat. In diesem Gen werden **Keimbahnmutationen** sowohl bei Patienten mit einer sporadischen (ca. 20%) als auch einer familiären Form (ca. 50%) des Morbus Hirschsprung nachgewiesen. Dabei handelt es sich meist um heterozygote Nonsense- oder Missense-Mutationen, selten dagegen um mikroskopische Deletionen im Sinne eines Allelverlustes bezüglich des Gens.

(toxisches Megakolon) mit Ileussymptomatik (Erbrechen, Stuhl- und Windverhaltung, aber auch Entleerung von voluminösen, stinkenden Stühlen, geblähtes Abdomen) auf. Im **späteren Alter** überwiegt ein chronischer Ileus mit Blähbauch und Obstipation (Differenzialdiagnose: idiopathisches Megakolon – s. dort).

▪▪ Diagnose

- Rektumsaugbiopsie (einschließlich Submukosa):
  - Untersuchung auf Ganglienzellen (Fehlen des Plexus submucosus und myentericus) und des Nervenfasergeflechtes (Hyperplasie der Nervenfasern),
  - histochemische Untersuchung (Acetylcholinesterase ist erhöht), außerdem Nachweis einer gesteigerten LDH-, SDH- und NADPH-Aktivität.
- Manometrie des Enddarms (typisches anorektales Druckprofil mit fehlender Sphinktererschlaffung),

Cave
Beide Untersuchungen werden erst ab dem 3. –4. Lebensmonat eindeutig positiv.

- Kontrastmitteluntersuchung des Kolons mit Nachweis des Kalibersprungs.

▪▪ Therapie

Die **operative Resektion** des aganglionären Segments unter Erhalt der Schließmuskelregion mit nachfolgenden **digitalen Sphinkterdehnungen** über einen längeren Zeitraum zur Überwindung der bestehenden Sphinkterachalasie ist erforderlich. Neben den etablierten transabdominalen Resektionsverfahren wird zunehmend der transanale endorektale Durchzug (TEPT) nach de La Torre favorisiert (◻ Abb. 36.31).

Intestinale neuronale Dysplasie

▪▪ Ätiologie

Es handelt sich um Innervationsstörungen, bedingt durch eine **Hypertrophie des Plexus submucosus** (Abgrenzung zur Aganglionose). Beobachtet wird eine häufige Koinzidenz mit dem Morbus Hirschsprung, auch Kombinationen mit Stenosen und Atresien des Verdauungstrakts sind möglich. Im englischen Sprachraum wird die Eigenständigkeit der intestinalen neuronalen Dysplasie kritisch bewertet.

▪▪ Klinik

Im Vordergrund steht eine **Störung der Darmmotilität**, die zwischen einer mäßigen Obstipation und rezidivierenden Ileuszuständen in den ersten Lebenswochen bis -monaten variiert.

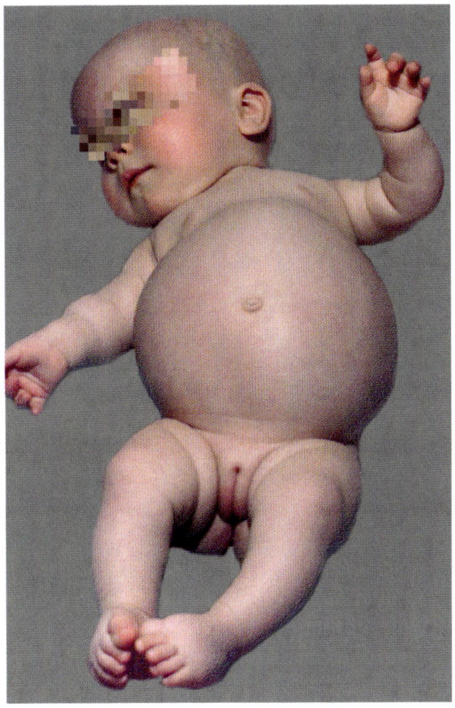

◻ **Abb. 36.30** Klinisches Bild eines syndromalen Morbus Hirschsprung mit massivem Blähbauch. Der Morbus Hirschsprung ist im Rahmen des Cartilage-Hair-Hypoplasia-Syndroms ausgeprägt, das durch Mutationen im RMRP-Gen verursacht wird

▪▪ Diagnose

Sinnvoll sind eine histologische Untersuchung von Ganzwandexzisionen der Darmwand sowie eine funktionelle Kolonsonographie.

▪▪ Therapie

Die Therapie, konservativ oder operativ, muss in Abhängigkeit der Symptomatik durchgeführt werden. Günstig scheint eine **temporäre Anus-praeter-Anlage**, da eine Ausreifung der Dysganglionose möglich ist.

36.7.7 Mekoniumileus und nekrotisierende Enterokolitis

► Kap. 8.9, Neonatologie.

36.7.8 Invagination

▪▪ Ätiologie

Im Säuglingsalter entsteht die Invagination häufig im Rahmen von Gastroenteritiden bzw. aufgrund von Motilitätssteigerungen des Darms, später infolge von Tumoren (Polypen, mesenteriale Zysten, Darmduplikaturen, Lymphome, mesenteriale Lymphknoten, Fettgewebe, Meckel-Divertikel).

Das typische Alter ist das 1. Lebenshalbjahr (85–90% aller Fälle).

Prodromal häufig Infekte der oberen Luftwege, Gastroenteritis (schwierige Frühdiagnostik!).

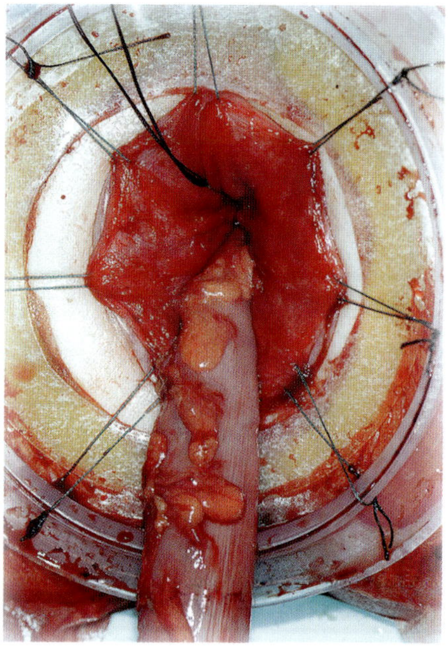

Abb. 36.31 Transanale endorektale Rektosigmoidresektion

Formen
Ileokolische Invagination (häufigste Form), ileoileale Invagination.

Klinik
Typische Frühsymptome sind **plötzlicher Beginn** mit peritonitischem Reiz (Strangulation), **reflektorisches Erbrechen**, graublasses Aussehen, Aufschreien, Verfallen, eingefallener Bauch. Symptome nach ungefähr 4–8 h sind Absetzen von himbeergeleeartigen Stühlen (Abb. 36.32), Auftreten von Darmsteifungen, Blähbauch. Spätsymptome sind Ileuszeichen, dunkles Blut per anum.

Diagnose
Häufig ist ein palpabler Tumor (Invaginat) tastbar, auch gelegentlich bei rektaler Untersuchung. Die **Abdomensonographie** zeigt eine typische Kokardenform (Abb. 36.33). **Röntgenologisch** ist in der Frühphase ein zunächst luftleerer, invaginierter Kolonschenkel sichtbar, während später die typischen Spiegelbildungen (Ileus) sichtbar werden.

Therapie
Bei frühzeitiger Diagnostik gelingt die sonographisch kontrollierte **hydrostatische Evagination** (auch mit Luft möglich). Bei Erfolglosigkeit ist die **operative Evagination**, im fortgeschrittenen Stadium gelegentlich die Resektion des Invaginats vorzunehmen.

Prognose
Die Prognose ist bei frühzeitiger Diagnostik und Therapie gut.

36.7.9 Idiopathisches Megakolon

Ätiologie
Die Ursache ist oft unklar (Psyche). Stuhlgangsunregelmäßigkeiten beeinflussen die sekundäre Entwicklung eines Megakolon (habituelle Obstipation).

Klinik

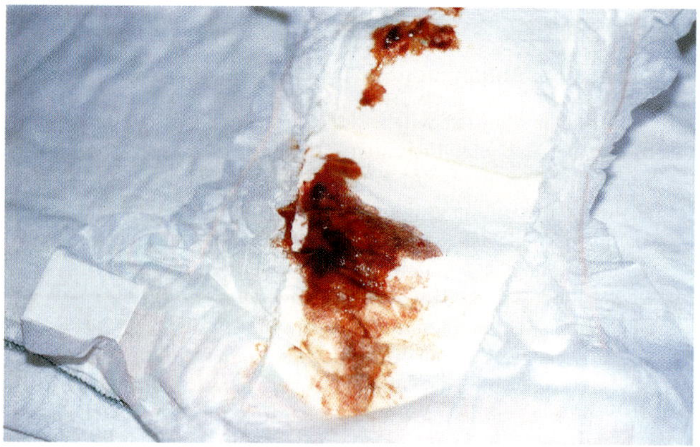

Abb. 36.32 Himbeergeleeartiger Stuhl in der Windel bei Invagination

Die Kinder leiden unter einer Obstipation ab dem 2.–3. Lebensjahr mit Überlaufenkopresis (Stuhlschmieren). Häufig besteht ein zum Teil exzessiver Blähbauch mit einem **erhöhten Sphinktertonus**.

Diagnose
Eine **Ausschlussdiagnostik** ist erforderlich (Aganglionose, Sigma elongatum). Die Manometrie des Enddarms weist häufig einen erhöhten Sphinktertonus auf. Die Kolontransitzeitbestimmung zeigt eine verlängerte Darmpassage, die Kontrastmitteluntersuchung des Kolons dient dem Ausschluss organischer Ursachen.

Therapie
Zunächst ist eine **konservative Therapie** indiziert (Einläufe, Laxanzien, digitale Sphinkterdehnung, psychische Führung des Kindes, Führen eines Stuhlkalenders). Bei Misserfolg kann eine **operative Behandlung** mit temporärer Anus-praeter-Anlage über einen längeren Zeitraum notwendig werden, seltener dagegen Dickdarmresektionen.

36.8 Appendizitis

Die Appendizitis ist die häufigste Ursache einer entzündlichen Baucherkrankung im Kindesalter mit trotzdem auftretenden Schwierigkeiten in der Diagnosestellung.

> **Typisch bei kleinen Kindern ist der uncharakteristische und schnelle Verlauf einer Appendizitis mit dennoch günstiger Prognose.**

Klinik
Die Kinder klagen zunächst über uncharakteristische Bauchschmerzen, denen Übelkeit und Erbrechen folgen. Die **Schmerzsymptomatik** verlagert sich in den rechten Unterbauch, ein Erschütterungsschmerz ist immer vorhanden, woraus eine Schonhaltung (»krummes Laufen«) resultiert. Am Anfang tritt nur gelegentlich Fieber auf, welches bei fortschreitender Entzündung obligat ist. Dann wird auch bei kleineren Kindern gelegentlich eine Pressatmung (Differenzialdiagnose Pneumonie) beobachtet.

Verlaufsformen
Folgende Formen werden nach dem klinischen Verlauf unterschieden: Appendicitis subacuta, acuta, »chronica«. Histologisch finden sich je nach Fortschreiten der Entzündung folgende Befunde: Appendicitis katarrhalis, phlegmonosa, gangraenosa, perforata.

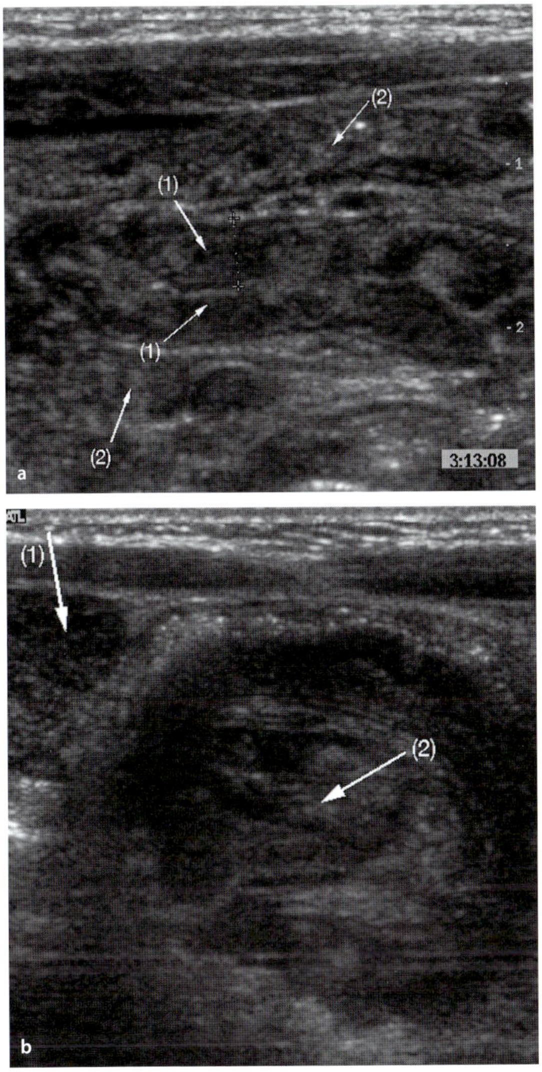

Abb. 36.33a, b Sonographischer Nachweis einer ileokolischen Invagination. **a** Längsschnitt rechter Unterbauch, invaginiertes Ileum (*1*), Colon ascendens (*2*). **b** Längsschnitt rechter Oberbauch (Colon transversum quer geschnitten), Leber (*1*) und Ileum-Invagination (*2*). (Mit freundlicher Genehmigung Dr. Müller, Pädiatrische Sonographie, Dresden)

Diagnose

Spezielle Abdomenuntersuchung: Druckschmerz rechter Unterbauch (McBurney-, Lanz-Punkt, Abb. 36.34), Klopfschmerz und Loslassschmerz rechter Unterbauch, kontralateraler Loslassschmerz, Rovsing-Zeichen (Psoasschmerz), Ligatsche Probe; Abdomensonographie (Ausschlussdiagnostik, Appendixnachweis bei entzündlich verändertem Appendix; Abb. 36.35), Blutuntersuchung (Leukozyten, CRP), Urinuntersuchung.

Eine Appendizitis kann trotz normaler Leukozytenzahl, normalem CRP und ohne Fieber vorliegen. Die Diagnose einer akuten Appendizitis wird klinisch gestellt.

Differenzialdiagnose

Differenzialdiagnosen der akuten Appendizitis sind Lymphadenitis mesenterialis, akute Koprostase, azetonämisches Erbrechen, Pneumonie, akute Erkrankungen des Ovars (stielgedrehte Ovarzysten), Erkrankungen von Niere, Urether, Harnblase, Tumoren, Invagination, Gastroenteritis.

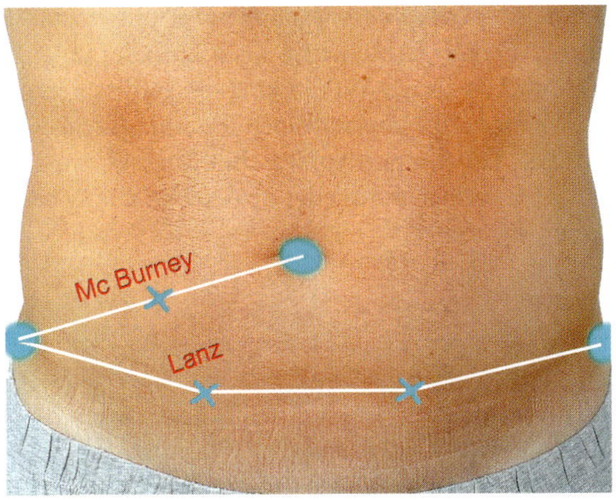

Abb. 36.34 Spezielle Abdomenuntersuchung bei Verdacht auf Appendizitis: Druckschmerz im rechten Unterbauch (McBurney-, Lanz-Punkt)

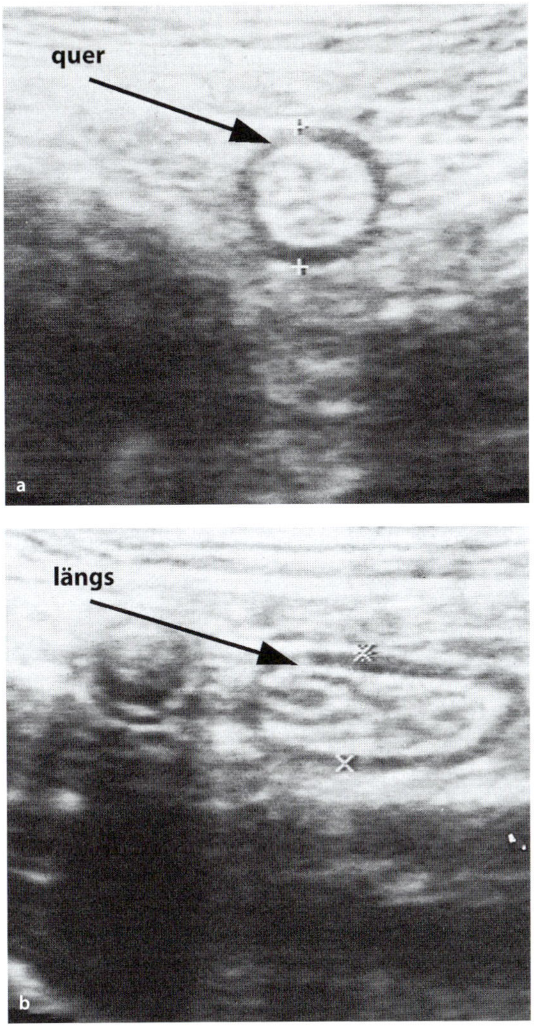

Abb. 36.35 Abdomensonographie: Appendixnachweis bei entzündlich veränderter Appendix

Therapie

Eine **konservative Therapie** (Bettruhe, Diät, lokale Kühlung) ist nur bei **subakuten** Befunden gerechtfertigt, sonst ist die **Appendektomie** vorzunehmen. Nach kontroverser Diskussion wird derzeit die laparoskopische Appendektomie auch bei fortgeschrittenem Befund bevorzugt.

Sonderform Ein **perityphlitisches Infiltrat** erfordert zunächst eine konservative Therapie (Antibiotika, lokal Eisblase) unter strenger klinischer Kontrolle. Nach Rückbildung des Infiltrats muss später (nach ca. 3 Monaten) die Intervallappendektomie durchgeführt werden. Entwickelt sich ein **perityphlitischer Abszess**, wird zunächst eine Drainage desselben notwendig, später folgt dann ebenfalls die Intervallappendektomie.

▪▪ Prognose

Eine hohe präoperative Perforationsquote ist im Kleinkindesalter infolge diagnostischer Schwierigkeiten und wegen des schnellen Verlaufs zu verzeichnen (50% im 2. -3. Lebensjahr, 20–30% bis 5. Lebensjahr, 10% ab 5. Lebensjahr). Trotzdem besteht bei entsprechender Therapie einer bereits vorhandenen Perforationsperitonitis eine sehr gute Prognose.

36.9 Chronische Bauchschmerzen (Appendicitis »chronica«)

▪▪ Grundlagen

Über chronische, auch rezidivierende Bauchschmerzen klagen sehr viele Kinder, sodass immer wieder Kinder konventionell appendektomiert werden. Aus diesem Grunde ist eine umfangreiche Diagnostik erforderlich (► Kap. 25.10).

▪▪ Diagnose

Neben der Anamnese, dem klinischen Befund, Blutuntersuchungen, der Sonographie zur Ausschlussdiagnostik und der Endoskopie bietet sich als letztes diagnostisches Mittel zur Klärung chronisch rezidivierender Bauchschmerzen die Laparoskopie an, die ggf. therapeutisch genutzt werden kann.

▪▪ Ätiologie

In der entfernten Appendix finden sich häufig Oxyuren (Appendicopathia oxyurica) sowie Kotsteine, letztere besonders bei Kindern mit Koprostasen.

▪▪ Therapie

Die **Laparoskopie** stellt zur Klärung organisch bedingter Ursachen der chronisch rezidivierenden Bauchschmerzen die Methode der Wahl dar, sofern pädiatrisch-internistische Erkrankungen ausgeschlossen wurden.

Literatur

Fallis JC, Filler RM, Lemoine G (Hrsg) (1991) Pediatric thoracic surgery. Elsevier, New York Amsterdam London Tokyo

Haße W (Hrsg) (1991) Funktionsgerechte Chirurgie der Ösophagusatresie. Fischer, Stuttgart New York

Holschneider AM, Revillon Y (eds) (2003, Heft 3) European Journal of Pediatric Surgery. Thieme, Stuttgart

Schärli AF (Hrsg) (1990) Proktologie im Kindesalter. Fischer, Stuttgart New York

Schärli AF, Gebbers JO (Hrsg) (1991) Komplikationen in der Kinderchirurgie. Thieme, Stuttgart New York

Waldschmidt J (Hrsg) (1990) Das akute Abdomen im Kindesalter. ED Medizin VCH, Weinheim

Pädiatrische Neurochirurgie

J. Krauß, T. Schweitzer

C. P. Speer, M. Gahr (Hrsg), *Pädiatrie*,
DOI 10.1007/978-3-642-34269-1_37, © Springer-Verlag Berlin Heidelberg 2013

Einleitung

Kinderneurochirurgie ist ein Spezialgebiet der Neurochirurgie, das in Deutschland nicht formal als eigener Schwerpunkt ausgewiesen ist. Das Aufgabengebiet der pädiatrischen Neurochirurgie umfasst die Behandlung von Fehlbildungen und Tumoren des Gehirns und Rückenmarks und deren Hüllen sowie von Gefäßerkrankungen, Verletzungen und Infektionen des Nervensystems im Kindes- und Jugendalter. Die Kompetenz in diesem Spezialgebiet wird erworben durch national und international angebotene Kurse sowie Tätigkeit in einem entsprechenden Zentrum. Diese Zentren sind durch intensiv interdisziplinäre Betreuung der Patienten in einer Kinderklinik gekennzeichnet und erfordern zusätzlich zur ständigen Verfügbarkeit von Kinderneurochirurgen auch entsprechende Erfahrung und Routine in der anästhesiologischen, pädiatrisch intensivmedizinischen und neuropädiatrischen ärztlichen und pflegerischen Betreuung. Aufgrund der relativen Seltenheit eines Großteils der Fehlbildungen und Erkrankungen bestehen nur wenige solche Zentren.

Einige Teilbereiche werden im Folgenden schwerpunktartig dargestellt. Im Übrigen kann auf die entsprechenden Buchkapitel verwiesen werden, vor allem auf ▶ Kap. 9 und ▶ Kap. 27.

37.1 Arachnoidalzysten

J. Krauß

▪▪ Definition, Pathogenese

Arachnoidalzysten sind allseits von Arachnoidea umgeben, der Inhalt ist Liquor normaler Zusammensetzung, gelegentlich auch mit erhöhtem Eiweißgehalt. Die Fähigkeit der Zystenwand zur **Liquorsekretion** wurde ultrastrukturell gezeigt, gelegentlich ist aber auch ektopes Plexusgewebe in der Zystenwand nachweisbar. Als treibende Kraft der Zystenprogredienz lässt sich ein **Ventilmechanismus** bei suprasellären Zysten oft nachweisen. Auch eine posttraumatische, posthämorrhagische oder postinfektiöse Genese der Arachnoidalzysten wird lange schon diskutiert, ist aber nur selten zu belegen. Mittellinienzysten sind meist konnatal und werden als umschriebene Fehlbildungen der Arachnoidea angesehen. Temporale Arachnoidalzysten entwickeln sich meist postnatal.

▪▪ Epidemiologie

Arachnoidalzysten sind die häufigsten intrakranial raumfordernden Läsionen. In Autopsieserien wurden sie in mindestens 1 von 1000 Fällen nachgewiesen, Zufallsbefunde in MRT-Serien sind noch häufiger. Etwa 10% der pädiatrisch-neurochirurgisch behandelten intrakranialen Raumforderungen sind Arachnoidalzysten. Symptome manifestieren sich überwiegend im Kindesalter, das Durchschnittsalter behandelter Kinder liegt bei etwa 6 Jahren. Jungen sind etwa doppelt so häufig betroffen wie Mädchen, das gilt besonders für temporale Arachnoidalzysten.

▪▪ Diagnose

Im **Ultraschall** sind Arachnoidalzysten als echofreie Raumforderung erkennbar. Jenseits des Säuglingsalters und zur Therapieplanung sind die Zysten **liquorisointens im MRT** mit Bezug zu den basalen Zisternen und/oder Ventrikeln darstellbar.

▪▪ Klinik, Therapie

Erscheinungsbild und Therapiekonzepte sind abhängig von der Lokalisation:

Temporal **Kopfschmerzen** und **Krampfanfälle** sind die häufigsten Symptome. Weitere, ebenso unspezifische Beschwerden sind Schwächen in den Bereichen Gedächtnis, Sprachentwicklung und Aufmerksamkeit. Die meisten temporalen Arachnoidalzysten sind als Zufallsbefunde anzusehen und benötigen keine Therapie. Dies gilt vor allem für kleine linsenförmige Zysten in der Temporalbucht. Mittelgroße Zysten spreizen die Inselzisterne rektangulär auf, teilweise ist auch die Schädelkalotte lokal vorgewölbt. Große, konvex geformte Zysten werden am ehesten behandlungspflichtig. Therapieverfahren sind die **endoskopische Fensterung zur präpontinen Zisterne** oder der **zystoperitoneale Shunt**. Jenseits des Säuglingsalters wird meist nur eine Reduktion der Zystengröße erreicht (▫ Abb. 37.1).

Als **Komplikation** der Behandlung kann ein Subduralerguss auftreten. Auch im Spontanverlauf ist bei Trägern temporaler Arachnoidalzysten das Risiko, ein Subduralhämatom zu entwickeln, deutlich erhöht. Insgesamt ist die **Prognose** im Langzeitverlauf aber ausgesprochen gut.

SupraselläR Am häufigsten ist die Präsentation mit Zeichen der akuten oder chronischen **Liquorzirkulationsstörung**: Makrozephalus, Kopfschmerzen, Nüchternerbrechen, Sonnenuntergangsphänomen. Die expandierende Zyste blockiert die Liquorzirkulation auf Höhe des Aquädukts oder der Foramina Monroi. Es können auch **endokrinologische Symptome** im Vordergrund stehen, hier vor allem Minderwuchs und Pubertas praecox. Gesichtsfelddefizite und motorische Retardierung sind weitere Symptome großer Zysten. Die **endoskopische Fensterung** der Zyste zum Ventrikel und zu den basalen Zisternen hin hat sich als Therapie der Wahl durchgesetzt (▫ Abb. 37.2 und ▫ Abb. 37.3).

> **Die Prognose bezüglich der Liquorzirkulationsstörung und ihrer Folgen ist ausgezeichnet, bestehende endokrine Defizite dagegen sind nicht reversibel.**

Interhemisphärisch Die oft intrauterin schon nachgewiesenen, meist gekammerten Zystensysteme sind vergesellschaftet mit **Agenesie des Corpus callosum**. Auch ausgedehnte Zysten können asymptomatisch bleiben. Progrediente Zystengröße und Aufstau der Seitenventrikel führen zu beschleunigtem Kopfwachstum und Hirndrucksymptomen. Die **endoskopische Fensterung** der Zysten untereinander und zum Ventrikelsystem hin wird mittlerweile dem **zystoperitonealen Shunt** vorgezogen aufgrund des deutlich niedrigeren Rezidivrisikos. Als **Komplikation** kann ein Subduralerguss einen subduroperitonealen Shunt erfordern. Die **Prognose** bezüglich der mentalen Entwicklung ist sehr gut, sofern keine zusätzliche zerebrale Fehlbildung vorliegt.

Hintere Schädelgrube Zysten der **Cisterna quadrigemina** können eine erhebliche Größe erreichen, bevor sie durch Kompression des Aquädukts einen triventrikulären Hydrozephalus hervorrufen und dadurch symptomatisch werden. Trotz erheblicher Raumforderung auf Kleinhirnstrukturen treten entsprechende Symptome wie Schwindel und Gangstörung erst spät und meist in milder Form auf. Asymptomatische Zysten ohne Liquorzirkulationsstörung sind nicht behandlungspflichtig. Die Therapie erfordert individuelle Planung von Zugangsweg und Ableitungsweg. Endoskopisch sind Seitenventrikel, 3. Ventrikel und gelegentlich 4. Ventrikel mögliche Ziele einer Zystenfensterung. Die Ableitung ins normale Ventrikelsystem kann auch mit einem lang perforierten Verweilkatheter ohne Ableitung nach peritoneal erreicht werden. **Retrozerebelläre Arachnoidalzysten** sind nur bei erheblicher

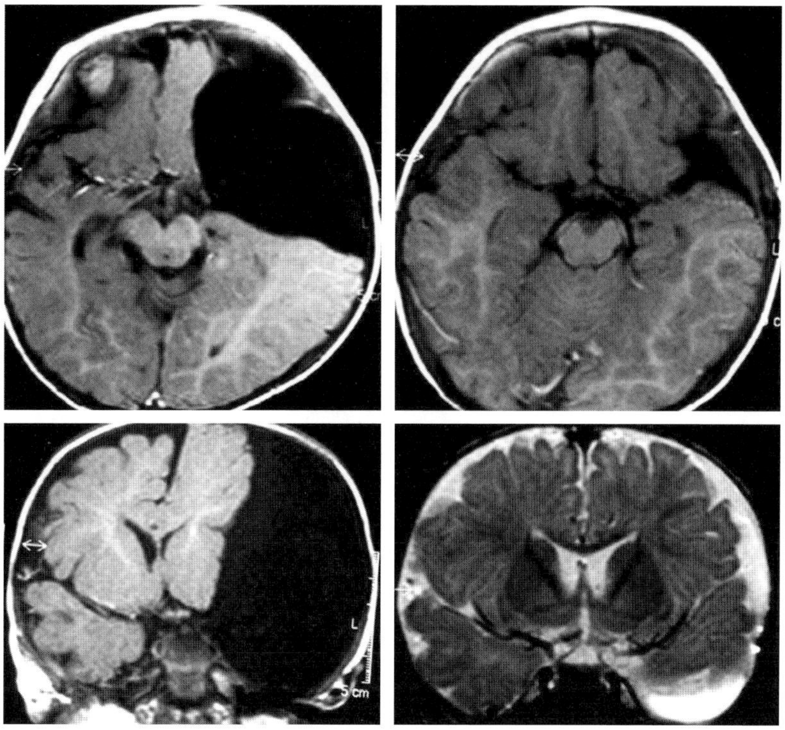

Abb. 37.1 Temporale Arachnoidalzyste bei 3 Monate altem Säugling. MRT *links* präoperativ, *rechts* 3 Monate postoperativ nach endoskopischer Fensterung

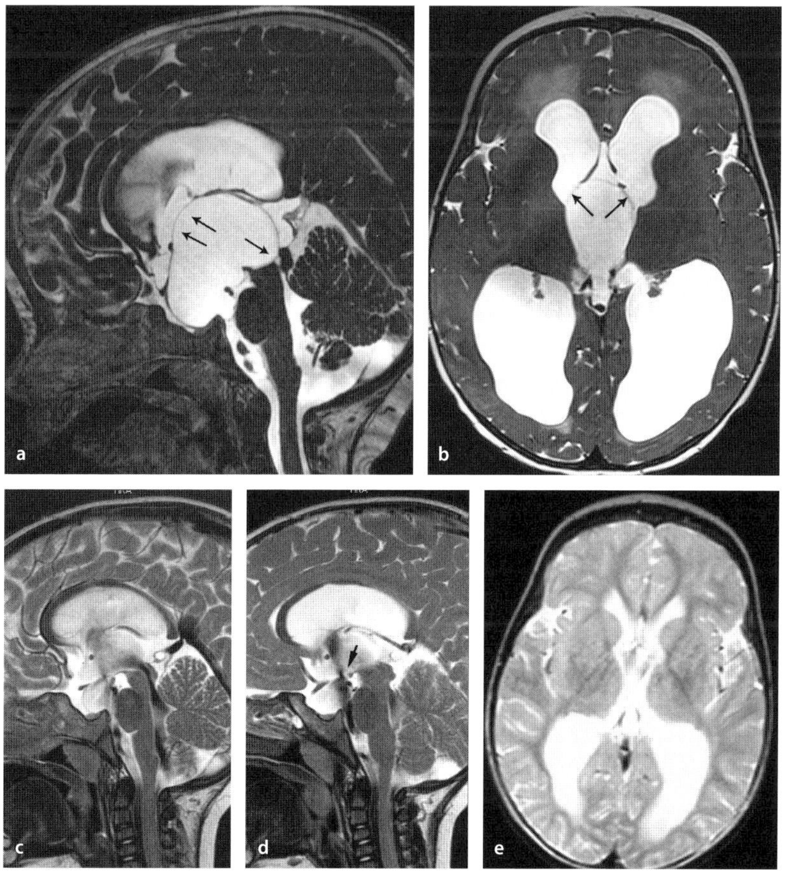

Abb. 37.2a–e Supraselläre Arachnoidalzyste bei 12 Monate altem Mädchen mit rasch progredienten Hirndrucksymptomen. **a, b** Präoperatives MRT. Die PFEILE weisen auf die Blockade beider Foramina Monroi und des Aquädukteingangs durch die Zystenwand. **c–e** MRT 15 Monate postoperativ. Der PFEIL in **d** markiert die Rückkehr des Ventrikelbodens zur Normalposition und die Fensterungsstelle mit Liquorpulsation. Beachte auch die kräftige Liquorpulsation im Aquädukt (**c**)

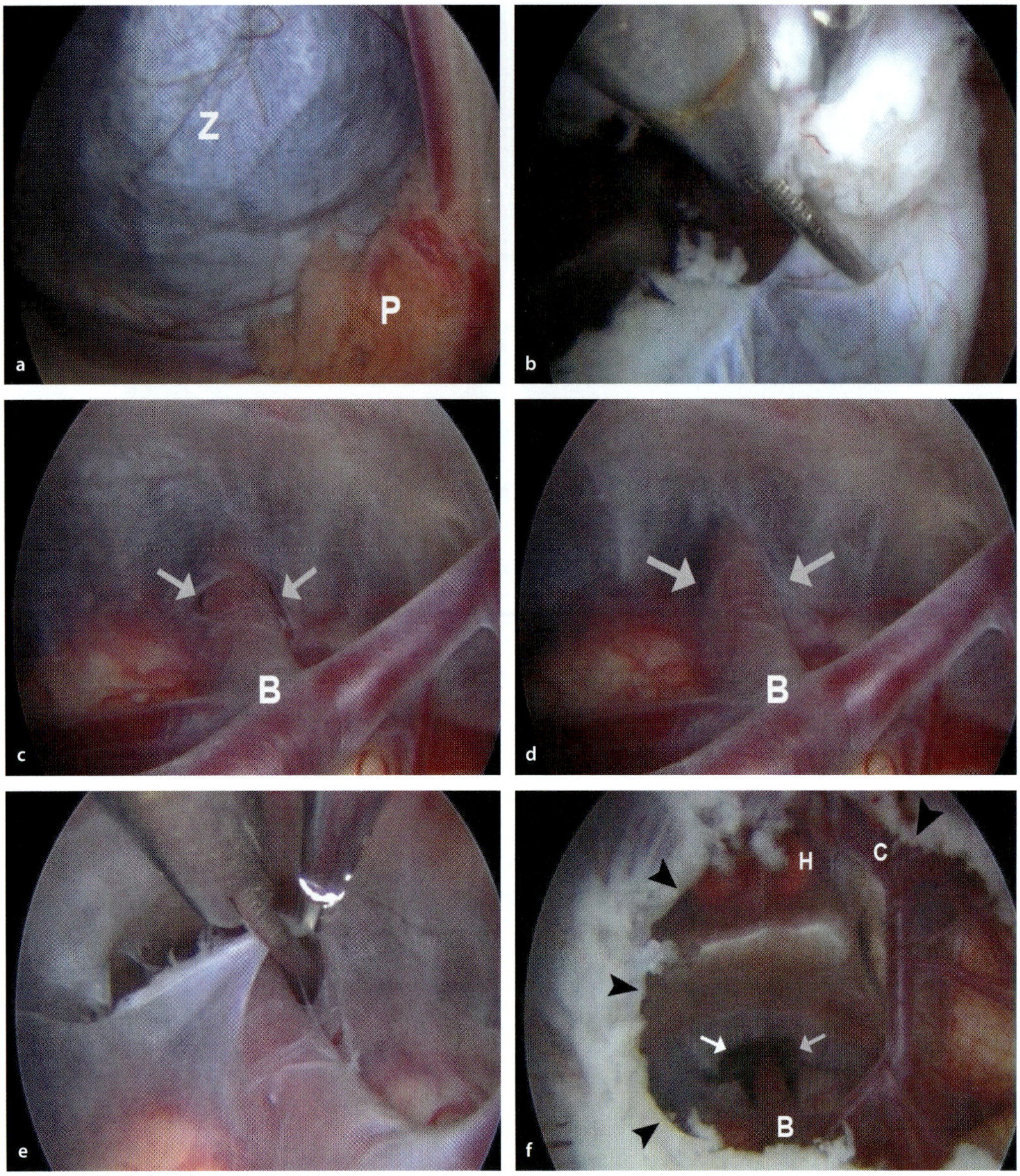

Abb. 37.3a–f Endoskopische Fensterung einer suprasellären Arachnoidalzyste. **a** Blick von hochfrontal her kommend auf die Region des linken Foramen Monroi. Der Zystendom (*Z*) verschließt das Foramen. Plexus choroideus (*P*) markiert den Hinterrand des Foramens. **b** Resektion des koagulierten Zystendoms mit der Schere. **c, d** Blick auf den Boden der Zyste präpontin. An der Arteria basilaris (*B*) findet sich ein Ventilmechanismus der Zystenwand mit Pfeilen markiert. Bei Liquorpulsation nach oben in die Zyste hinein hebt sich die Membran von der Arterie ab, das Ventil ist offen (**c**). Bei Liquorpulsation nach unten legt die Membran sich an die Arterie an, das Ventil ist geschlossen (**d**). **e** Durch breite Öffnung der basalen Zystenwand wird die Liquorpulsation normalisiert. **f** Übersicht am Ende der Operation. Die basale Zystenfensterung (*weiße Pfeile*) nahe der Arteria basilaris (*B*) ist in der Tiefe erkennbar, der Resektionsrand des Zystendoms ist mit *schwarzen Pfeilspitzen* markiert. In der Zyste ist der gesamte supraselläre Raum zu sehen, markiert sind der rechte Rand der rötlichen Hypophyse (*H*) und Arteria carotis interna rechts (*C*)

Größe und eindeutiger Raumforderung therapiepflichtig. Fehlt der Kontakt zu den basalen Zisternen, ist der **zystoperitoneale Shunt** Therapie der Wahl.

37.2 Hydrozephalus

J. Krauß

▪▪ Ätiologie, Pathogenese, Klinik

▶ Kap. 10.3. Im Folgenden werden einige neurochirurgisch relevante Aspekte beleuchtet.

▪▪ Physiologie

Das **Gesamtvolumen des Liquors** beträgt bei Neugeborenen etwa 50 ml, am Ende des 1. Lebensjahres etwa 80 ml und bei Jugendlichen etwa 150 ml. Die Liquorproduktion ist vom intrakranialen Druck weitgehend unabhängig. Die **Tagesproduktion** beträgt beim Jugendlichen und Erwachsenen 400–500 ml, beim Säugling etwa halb so viel. Der **physiologische Liquordruck** ist altersabhängig und beträgt beim Säugling bis 7 mmHg, beim Kleinkind bis 10 mmHg und beim Jugendlichen bis 15 mmHg. Diese Werte werden gemessen bezogen auf die Körpermittelachse in Seitenlage in Ruhe (Lumbalpunktion gegebenenfalls in Sedierung) oder auf Höhe der Foramina Monroi in Rückenlage (z. B. bei externer Ventrikeldrainage).

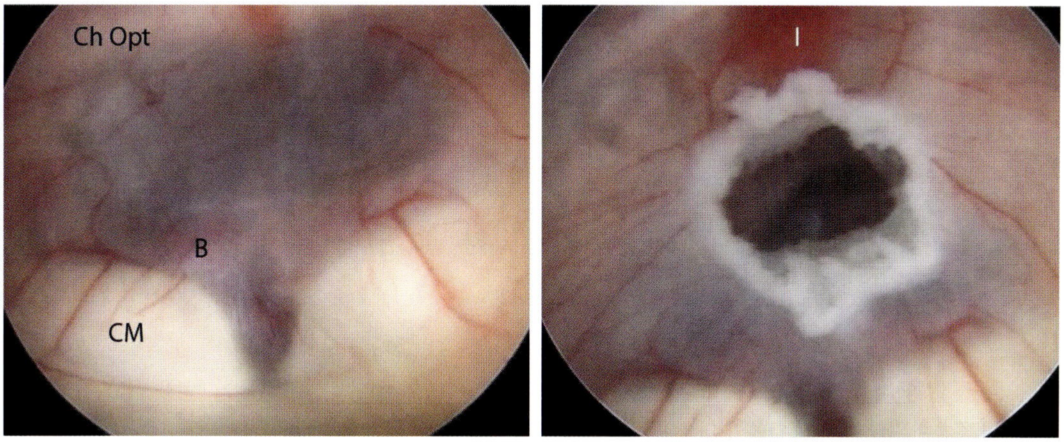

Abb. 37.4 Boden des 3.Ventrikels vor und nach Ventrikulozisternostomie. *Ch Opt* interrand des Chiasma opticum; *B* Arteria basilaris; *CM* Corpus mamillare; *I* Infundibulum des Hypophysenstiels

Diagnose

Altersabhängig sind **Ultraschall** und **Magnetresonanztomographie** die bildgebenden Verfahren der ersten Wahl, die Computertomographie kann im Akutfall als Ersatzverfahren genutzt werden.

Akute Formen des Hydrozephalus zeigen nur geringe bis mäßige Erweiterung der Ventrikel bei eher hohem intrakranialem Druck, der chronische Hydrozephalus ist gekennzeichnet durch starke Erweiterung der Liquorräume bei nicht oder nur gering erhöhtem Druck.

Rückschlüsse von der Bildmorphologie auf den intrakranialen Druck sind generell nur eingeschränkt möglich. Periventrikuläre Wasseranreicherung (»Druckkäppchen«) und ballonierte Ventrikel bei engen äußeren Liquorräumen legen eine Hirndrucksteigerung nahe. Nach Ausschluss von Passagehindernissen und raumfordernden Prozessen sollte im Zweifelsfall der Liquordruck durch Lumbalpunktion bestimmt werden. Aussagekräftiger ist die mehrtägige Messung über eine intrakraniale Drucksonde, die nur dann erforderlich ist, wenn klinisches Bild und bildgebende Diagnostik den Therapiebedarf nicht hinreichend klären.

Therapie

Zur kurzzeitigen Behandlung posttraumatisch oder perioperativ wird die **externe Ventrikeldrainage** eingesetzt, für die überbrückende Liquorentlastung extrem unreifer Frühgeborener ist die Anlage von **Punktionsreservoiren** vorteilhafter.

Die Entwicklung der **Neuroendoskopie** ermöglicht eine kausale Therapie durch Beseitigung oder Umgehung von Blockaden der intrakranialen Liquorwege. Vor allem Kinder mit fehlbildungsbedingtem Hydrozephalus oder bestimmten Tumorlokalisationen kommen hierfür in Frage. Beim posthämorrhagischen und postinfektiösen Hydrozephalus bietet sich dieser Therapieansatz nur selten an, da die Liquorpassage meist in weiten Bereichen des Subarachnoidalraums beeinträchtigt ist. Der häufigste neuroendoskopische Eingriff ist die **Ventrikulozisternostomie** (auch 3. Ventrikulostomie). Dabei wird der Boden des 3. Ventrikels hinter dem Hypophysenstiel und vor den Corpora mamillaria zur basalen retrosellären Zisterne hin geöffnet (Abb. 37.4). Es lassen sich so Blockaden umgehen, die im hinteren 3. Ventrikel, Aquädukt, 4. Ventrikel und den basalen Zisternen der hinteren Schädelgrube bis präpontin gelegen sind.

Indikationsstellung und Therapieplanung erfordern in der Regel eine kernspintomographische Darstellung in allen 3 Raumebenen. Diese Therapie ist nur bei etwa 20% der kindlichen Hydrozephaluspatienten sinnvoll einsetzbar. Die übrigen Patienten benötigen eine Ableitung zu einem Resorptionsort außerhalb des Liquorraums. Bis auf wenige Ausnahmen wird heute ein **ventrikuloperitonealer Shunt** angelegt, da die atriale Ableitung mit bedrohlicheren Komplikationen belastet ist.

Die **medikamentöse Therapie** mit Karboanhydrasehemmern ist auf Sonderfälle wie Pseudotumor cerebri beschränkt, sie soll dort nur dann angewendet werden, wenn keine akute Visusbedrohung besteht.

Komplikationen

Shuntinfektionen entstehen fast immer bei der Implantation, werden aber bei den typischerweise niedrig pathogenen Keimen zum Teil erst nach Wochen und Monaten manifest. Vor allem in den ersten drei Lebensjahren kann durch **Liquorüberdrainage** eine kaum reversible iatrogene Reduktion des Schädelinnenraums entstehen. Dieses Problem wird durch moderne Schwerkraftventile erheblich reduziert. Eine **Shuntinsuffizienz** tritt in einem Drittel bis der Hälfte der Patienten innerhalb von 2 Jahren nach Implantation ein, man rechnet mit durchschnittlich 2 Operationen pro Lebensdekade shuntversorgter Patienten. Der **Sekundärverschluss** einer Ventrikulostomie ist deutlich seltener mit unter 10%. Unabhängig von der Art der Therapie sind regelmäßige Verlaufskontrollen inklusive Kontrolle des Augenhintergrundes unbedingt erforderlich, da die komplikationsbezogene Letalität des Hydrozephalus abhängig von Ätiologie und Schweregrad etwa 1% pro Jahr beträgt.

37.3 Kraniosynostosen

T. Schweitzer

Definition

Der Begriff der Kraniosynostose beschreibt eine umschriebene oder allgemeine **Wachstumshemmung** des Schädelskeletts, die mit vorzeitiger Fusion (prämaturer Synostose) einzelner oder mehrerer Schädelnähte einhergeht (▶ Kap. 10.4, Abb. 11.9).

Grundlagen

Die in der Kindheit offenen Schädelnähte gewährleisten zum einen die Verschieblichkeit der Schädelplatten im Geburtskanal, zum anderen ermöglichen sie eine adäquate Expansion der Kalotte, die mit dem raschen Hirnwachstum Schritt halten muss: Das Hirnvolumen verdoppelt sich in den ersten 6–7 Lebensmonaten und hat zu diesem Zeitpunkt bereits 50%, mit 4 Jahren 80% und gegen Ende des 8. Lebensjahres ca. 95% seines Endvolumens erreicht.

> **Mit Ausnahme der Frontalnaht, die sich schon gegen Ende des ersten Lebensjahres schließt, fusionieren die Schädelnähte physiologisch erst ab der dritten Lebensdekade.**

▪▪ Klassifikation

Unter klinischen Gesichtspunkten ist es sinnvoll, **einfache Synostosen**, die auf den Hirnschädel beschränkt bleiben, von **komplexen Formen**, die primär auch das Mittelgesicht erfassen, abzugrenzen. Zu differenzieren ist auch zwischen isolierten bzw. nicht-syndromalen Formen und genetischen Syndromen, die mit weiteren Anomalien verbunden sind: z. B. Crouzon- oder Apert-Syndrom u. a. m. Darüber hinaus sollte die **primäre Kraniosynostose** als Ausdruck einer kongenitalen knöchernen Fehlentwicklung von **sekundären Formen** abgegrenzt werden, wie sie bei metabolischen und toxischen Störungen oder auch als physiologische Reaktion auf verminderten Wachstumsdruck des Gehirns auftreten.

▪▪ Epidemiologie

Von ca. 2500 Kindern wird eines mit einer Kraniosynostose geboren, in der Hälfte der Fälle mit einer isolierten Sagittalnahtsynostose. Die vier häufigsten Syndrome (Crouzon-, Apert-, Saethre-Chotzen- und Muenke-Syndrom) kommen jeweils nur etwa einmal unter ca. 30–60.000 Lebendgeborenen vor.

▪▪ Ätiologie, Genetik

Die Ätiologie der isolierten Synostosen ist bisher ungeklärt. Wahrscheinlich ist sie heterogen, wie es bei der Frontalnahtsynostose gesichert ist. Eine familiäre Häufung bei 5% der isolierten Sagittalnahtsynostosen und der Frontalnahtsynostosen lässt auf eine erbliche Veranlagung schließen. Die häufigsten Syndrome werden dagegen autosomal-dominant vererbt und lassen sich z. T. molekulargenetisch definieren: Identifiziert wurden z. B. Gene zur Kodierung der Fibroblasten-Wachstumsfaktor-Rezeptoren 1–3 auf den Chromosomen 8, 10 und 4 sowie das TWIST1-Gen auf Chromosom 7.

▪▪ Pathologie

Monosuturale Kraniosynostosen treten meistens konnatal auf und führen zu charakteristischen Schädeldeformationen. **Bisuturale und multisuturale Synostosen** sind relativ selten und führen nur zum Teil zu typischen Schädelformen. Bei pränataler Fusion von Sagittal-, Koronar- und Lambdanaht entsteht die Extremform des sog. **Kleeblattschädels** (◘ Abb. 10.9f). Synostosen im Rahmen von einigen Syndromen (besonders Crouzon, Apert- und Saethre-Chotzen) sind regelmäßig mit einer progressiven multisuturalen Synostose verbunden. Bei den syndromalen Formen können auch Orbita und Mittelgesicht von der Wachstumsstörung betroffen sein, daneben treten häufig Anomalien an den Extremitäten und gelegentlich an inneren Organen auf.

▪▪ Klinik, Komplikationen

Kraniosynostosen können die Gesundheit in verschiedener Weise gefährden. Wichtigste Ursachen sind

- die verminderte Kapazität des Neurokraniums (Kraniostenose),
- eine zu flache Orbita (Orbitostenose),
- die Unterentwicklung des knöchernen Mittelgesichts (Faziostenose),
- gelegentliche Begleitfehlbildungen an Gehirn, Extremitäten und inneren Organen und
- die soziale Ausgrenzung wegen entstellender Deformationen.

Bei monosuturalen Synostosen ist in der Regel keine wesentliche Drucksteigerung zu befürchten, während die frühzeitige Fusion mehrerer Nähte bei normalem Hirnwachstum zu einem relativen Volumenmangel und damit zur intrakraniellen Drucksteigerung führen kann: Kraniostenose i. e. S.

Dieses Problem entwickelt sich nur während des Hirnwachstums, d. h. vor allem in den ersten 4–8 Lebensjahren, aber kaum mehr nach dem 12. Lebensjahr. Unbehandelt kann es allerdings bis weit ins Erwachsenenalter persistieren.

> **Cave**
> **Die Kraniostenose gefährdet in erster Linie die Sehnerven: Chronische Stauungspapillen, die in eine Optikusatrophie übergehen und letztlich in der Erblindung enden können.**

Häufigkeit und Schweregrad der Kraniostenose hängen von der Zahl der betroffenen Nähte und vom Zeitpunkt ihrer Fusion ab. Anders als die Sehnerven scheint das Gehirn gegenüber der Kraniostenose relativ widerstandsfähig zu sein, obwohl man bei frühzeitiger und schwerer Drucksteigerung doch Anfallsleiden und mentale Retardierung befürchten muss.

Die frühzeitige Synostose der Lambdanaht hat eine mangelhafte Expansion der hinteren Schädelgrube zur Folge und kann dadurch zu einer Herniation der Kleinhirntonsillen i. S. einer akquirierten Chiari-I-Fehlbildung, und sekundär zu einem Liquoraufstau und/oder zu einer Hydrosyringomyelie führen. Diese Probleme treten besonders beim Crouzon-Syndrom, aber auch bei der isolierten Lambdanahtsynostose und im Rahmen einer Pansynostose auf.

Eine **zu flache Orbita** (»Orbitostenose« in Analogie zur Kraniostenose) führt u. U. zur

- schweren Proptose der Bulbi,
- damit zu inkomplettem Lidschluss und
- gefährdet so die Hornhaut (Keratopathia e lagophthalmo).
- Im Extremfall kann es zu rezidivierenden Bulbusluxationen kommen.

Die **Unterentwicklung des Mittelgesichts** (Mittelgesichtshypoplasie, »Faziostenose«) engt die oberen Luftwege ein. Die resultierende Atemwegsobstruktion wird dadurch verstärkt, dass die Zunge im zu kleinen Gaumen keinen Platz findet und deshalb nach hinten verlagert wird. Der Schlaf kann durch Schnarchen und Apnoephasen gestört sein, was sich auf die mentale und auch körperliche Entwicklung auswirkt (Schlaf-Apnoe-Syndrom). Hypoxie und Hyperkapnie können ein – u. U. lebensbedrohliches – Cor pulmonale verursachen. Die eingeschränkte Belüftung des Mittelohrs führt zu rezidivierenden Paukenergüssen, Mittelohrentzündung und Schallleitungsschwerhörigkeit. Darüber hinaus herrscht in einem hypoplastischen Oberkiefer Platzmangel für die Zähne, deren Durchbruch gestört wird. Die fehlende Kongruenz der Kiefer kann Beiß- und Kaufunktion erheblich beeinträchtigten.

Grob auffällige **Deformationen des Gesichts** wirken oft entstellend und führen damit häufig zu sozialer Ausgrenzung. Bei leichter Ausprägung oder guter Kaschierung durch die Frisur sind derartige Sorgen aber unbegründet, wie die wachsende Erfahrung mit nicht operierten Patienten zeigt.

Bei Syndromen muss man zusätzlich mit **Begleitfehlbildungen** rechnen, so z. B. mit primären zerebralen Entwicklungsstörungen beim Apert- und beim Muenke-Syndrom, aber auch bei einigen undefinierten Syndromen mit einer Frontalnahtsynostose. Relativ häufig kommen unterschiedliche Dysplasien an Händen und Füßen vor:

- Brachydaktylie,
- Polydaktylie,

37

- partielle Syndaktylien
- bis zur kompletten Verschmelzung der Finger und Zehen.

Wirbel- und Gelenkfusionen, Mobilitätsdefizite großer Gelenke, schließlich Gaumenspalten und diverse Fehlbildungen der inneren Organe können auftreten.

▪▪ Diagnostik

Röntgenverfahren sollten aus Strahlenschutzgründen im Kindesalter besonders kritisch eingesetzt werden. So muss bei typischer Schädeldeformität die zugrunde liegende Nahtfusion nicht röntgenologisch bestätigt werden. Im Zweifelsfall reicht dazu im ersten Lebensjahr eine Sonographie der Schädelnähte aus, die zuverlässig zwischen offenen und fusionierten Nähten unterscheiden kann.

Röntgenaufnahmen (grundsätzlich in digitaler Technik!) sind im ersten Lebensjahr präoperativ sinnvoll, weil sie Auskunft geben über intraoperative Gefahren durch Besonderheiten des Schädelinnenreliefs und abnorme intraossäre Gefäßkanäle. Bei älteren Kindern kommen Fragen nach einer progressiven Synostose und einer intrakraniellen Drucksteigerung hinzu. Außerdem ist zu beachten, dass sich in der frühen Säuglingszeit wegen des dünnen Knochens alle Nähte nur undeutlich abbilden, was im Kindesalter wegen ihrer speziellen Nahtmorphologie nur noch für die Koronarnaht gilt (**Cave**: Fehlinterpretationen!)

Die **Computertomographie** ist in den meisten Fällen entbehrlich, obwohl dünne Einzelschichten in Knochenfenstereinstellung die Nahtverhältnisse bei älteren Kindern etwas genauer darstellen. Sog. 3D-Rekonstruktionen ergeben prinzipiell keine zusätzlichen Informationen und sollten aus Strahlenschutzgründen nur bei komplexen knöchernen Verhältnissen zur Operationsplanung überlegt werden. Aus technischen Gründen erlauben sie keine sicheren Aussagen über den Nahtstatus. CT-Schichten zeigen dagegen intraossäre Gefäßkanäle und das Schädelinnenrelief zuverlässiger als Röntgen-Nativaufnahmen.

Die **Magnetresonanztomographie** beantwortet Fragen nach zerebralen Begleitfehlbildungen (Ventrikulomegalie oder Balkenagenesie, Hydrozephalus, Herniation der Kleinhirntonsillen sowie Hydrosyringomyelie).

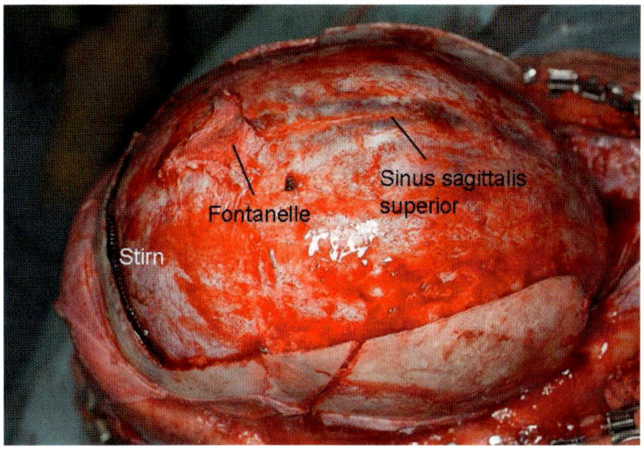

Abb. 37.5 Breite mediane Kraniektomie bei einer prämaturen Sagittalnahtsynostose

Ergänzende syndromologische und molekulargenetische Untersuchungen dienen der genaueren ätiologischen Klassifizierung. Untersuchungen des Augenhintergrundes, der Ohren, der Atmung, der psychomotorischen Entwicklung, des übrigen Skelettsystems und der inneren Organe sind zur Abschätzung der sehr variablen individuellen Gefährdung durch Folgeerscheinungen der Kraniosynostosen oder durch Begleitanomalien erforderlich.

▪▪ Therapie

Operationsindikation Bei den meisten isolierten monosuturalen Synostosen wie der Sagittalnahtsynostose besteht wegen des geringen funktionellen Risikos nur eine relative Indikation, die sich in erster Linie auf ästhetische bzw. psychosoziale Aspekte gründet. Bei nachgewiesener intrakranieller Drucksteigerung, schwerer Orbitostenose oder Faziostenose ist dagegen eine absolute Operationsindikation gegeben.

Behandlungsprinzipien Alle Maßnahmen zielen darauf ab, funktionelle Folgen der Kraniosynostosen zu beseitigen bzw. abzumildern oder ihnen vorzubeugen, und gleichzeitig das äußere Erschei-

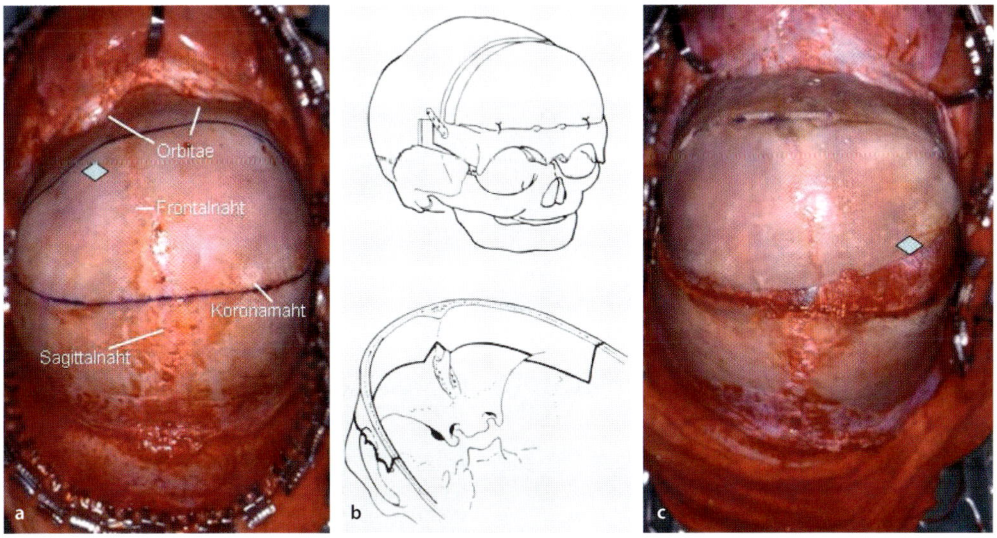

Abb. 37.6a–c Prämature Koronarnahtsynostose links. Intraoperativer Befund vor (**a**) und nach (**c**) Korrektur sowie Schema (**c**). Die offenen Nähte sind gekennzeichnet, das orbitale Bandeau wurde nach Umformung mit einer Überkorrektur wieder eingesetzt, das knöcherne Stirnsegment nach Drehung ebenfalls refixiert (*Raute*)

nungsbild möglichst bis zur Unauffälligkeit zu verbessern. Dabei sind prinzipielle Grenzen zu beachten:

> **Eine funktionsfähige Naht lässt sich genauso wenig herstellen wie das inhärente pathologische Wachstumsmuster normalisieren.**

Die operative Therapie richtet sich nach der betroffenen Naht: Bei einer Sagittalnahtsynostose wird der Schädelknochen zu beiden Seiten der Naht breit entfernt (◘ Abb. 37.5). Der Operationszeitpunkt im Alter von 5–7 Lebensmonaten nutzt die zu diesem Zeitpunkt noch bestehende osteoplastische Potenz der Dura mater, die den Defekt in 8–10 Wochen reossifiziert. Neben diesem sog. **passiven Remodelling** wird bei Frontal- Koronar- und Lambdanahtsynostosen ein **aktives Remodelling** durchgeführt. Hierbei werden Knochensegmente aktiv umgeformt und refixiert (◘ Abb. 37.6). In jedem Fall ist zu beachten, dass auch im neu gebildeten Knochen die entsprechende Nahtsynostose entstehen wird. Aus diesem Grund beinhaltet das aktive Remodelling eine entsprechende Überkorrektur, um dieser Rezidivausprägung entgegenzuwirken.

Zu späteren Zeitpunkten erfolgen, in Abhängigkeit von den betroffenen Nähten, komplexe Umformungen des gesamten Schädels. Bei einer Mitbeteiligung des Mittelgesichts ergeben sich komplexe, interdisziplinäre Behandlungsstrategien. Alle Kraniosynostosen sollten daher in entsprechend spezialisierten Zentren behandelt werden. Die zahlreichen spezifischen Folge- und Begleiterscheinungen bei Synostosesyndromen erfordern deshalb eine koordinierte Betreuung durch ein Team aus verschiedenen Fachgebieten: Pädiatrie und Neuropädiatrie sowie Psychologie im Besonderen, Genetik, Ophthalmologie, HNO, Neurochirurgie, Mund- Kiefer- und Geschichtschirurgie und Kieferorthopädie, Handchirurgie und Orthopädie.

37.4 Lagerungsasymmetrien des Kopfes

T. Schweitzer

▪▪ Definition

Kommt es nach der Geburt zu einer Schädelverformung, die auf eine einseitige Lagerung zurückzuführen ist und nicht aufgrund einer vorzeitigen Schädelnahtverknöcherung, spricht man von einer Lagerungsasymmetrie. Dabei kann es zu einer Abflachung des gesamten Hinterkopfes kommen (= **Lagerungsbrachyzephalus**, aufgrund der kurzen Schädelform) oder einer Seite des Hinterkopfes mit einer u. U. deutlich asymmetrischen Komponente (= **Lagerungsplagiozephalus**).

▪▪ Pathogenese

Durch einseitige Lagerung (Unachtsamkeit, geburtstraumatische Muskelläsionen etc.) kommt es aufgrund der noch wenig mineralisierten Schädelknochen bei gleichzeitig offenen Schädelnähten zu einer asymmetrischen Schädelform. Aufgrund der Rückenlagerung ist v. a. der Hinterkopf betroffen.

▪▪ Klinik

Typischerweise beschreiben die Eltern eine harmonische Kopfform direkt nach der Geburt.

> **Verformungen, die im Zusammenhang mit der eigentlichen Geburt entstanden sind, sollten nicht zu den Lagerungsplagiozephali gerechnet werden, da diese sich über wenige Tage bis Wochen korrigieren.**

Die auf den gesamten oder eine Hinterkopfseite einwirkenden Kräfte führen zu einer Abflachung: Bei dem Lagerungsbrachyzephalus ist der gesamte Hinterkopf betroffen. Die okzipitale Abflachung wird durch eine höhere Schädelform kompensiert. Beim Lagerungsplagiozephalus führt die einseitige Lagerung zu einer Abflachung einer Hinterkopfseite. Die offenen Schädelnähte führen dann zu einer Verschiebung der gesamten Kopfseite nach vorne, was v. a. durch eine ipsilaterale **Ohrverlagerung** nach frontal (»ear shift«) sowie eine ipsilateral **prominentere Stirnpartie** unterschiedlichen Ausmaßes erkennbar wird. Auch hier ist eine **kompensatorische Erhöhung des Schädels**, allerdings weiter frontal, beschrieben.

Zur Einteilung klinischer Schweregrade dient entweder die Beschreibung der einzelnen Phänomene nach Argenta oder ein Vergleich der beiden schrägen Schädeldurchmesser zur Festlegung der Asymmetrie.

Auch wenn eine Entwicklungsbeeinträchtigung mit daraus resultierend eingeschränkter motorischer Entwicklung eine Prädisposition zur Entwicklung eines Lagerungsplagiozephalus sein kann, ist davon auszugehen, dass sich aus einer Lagerungsverformung keine Entwicklungsbeeinträchtigung ableiten lässt. Inwieweit persis-

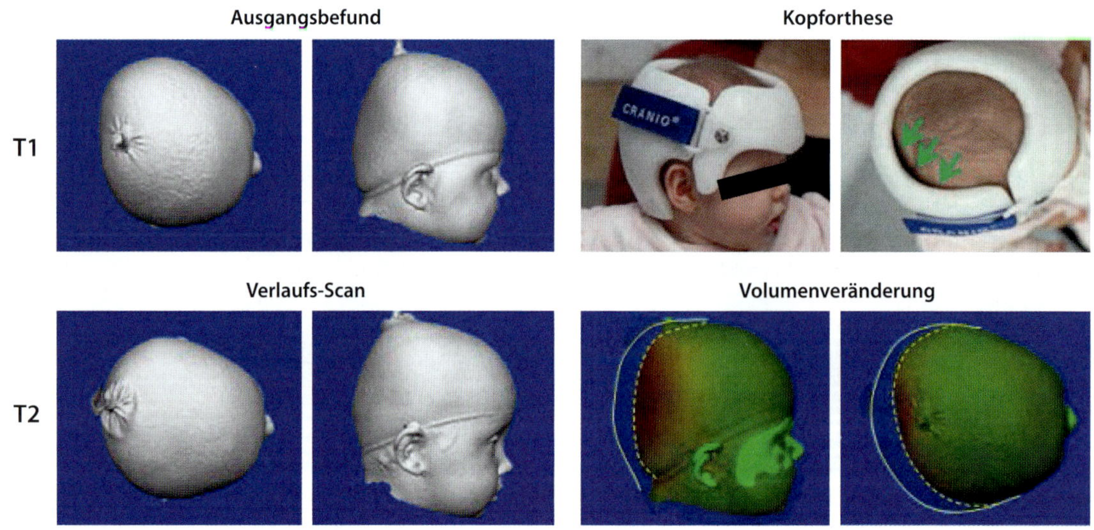

◘ **Abb. 37.7** 3D-stereophotogrammetrische Verlaufsanalysen, Kopforthese und Volumenzuwachs über eine Therapiedauer von 4–6 Monaten

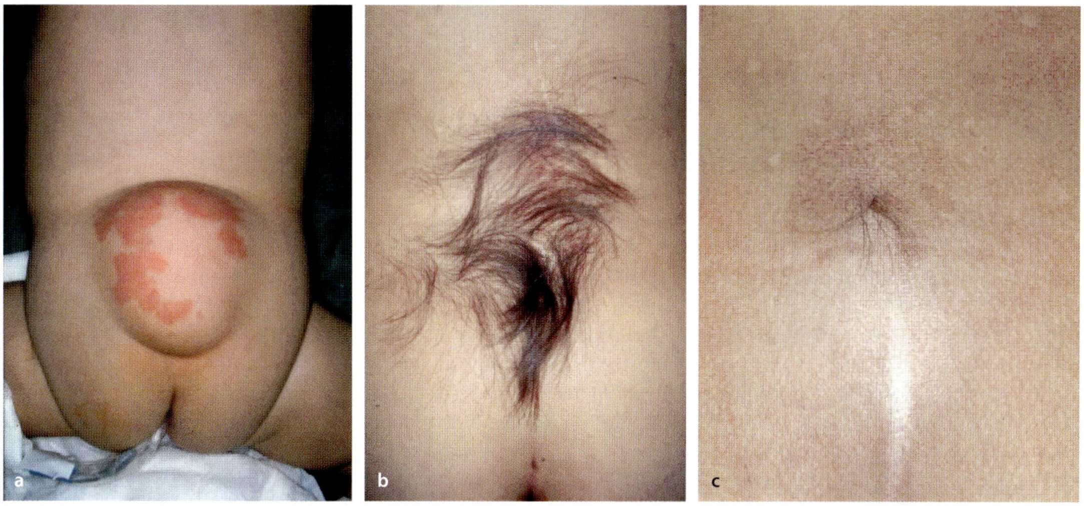

■ **Abb. 37.8a–c** Kutane Stigmata gedeckter spinaler Fehlbildungen. **a** Subkutane Fettgewebsmasse und fleckförmige vaskuläre Nävi bei Lipomyelomeningozele. **b** Fleckförmig (etwa rautenförmig) vermehrte Behaarung, pathognomonisch für die Diastematomyelie. **c** Dermalsinus mit kleinem Porus, einigen Härchen dort und blassem vaskulärem Nävus

tierende Asymmetrien Anlass für Hänseleien und damit psychosoziale Faktoren darstellen, ist nicht eindeutig zu beantworten.

■■ Diagnose

Aus den Schilderungen der Klinik wird deutlich, dass sich die Diagnose aus dem zeitlichen Verlauf und dem Erscheinungsbild ableiten lässt. Die charakteristischen Veränderungen sind erst nach einigen Wochen auffällig geworden. Die Palpation kann eine Knochenleiste im Nahtverlauf deutlich machen, die bei Kraniosynostosen vorkommen kann.

Differenzialdiagnostisch ist hier v. a. der sehr viel seltenere (Inzidenz 0,003%) **posteriore Plagiozephalus** aufgrund einer Lambdanahtsynostose abzugrenzen.

In Zweifelsfällen kann eine **Ultraschalluntersuchung** den Status der Schädelnähte bestimmen. In den ersten Lebensmonaten erlaubt die Ultraschalluntersuchung eine genauere Aussage über den Nahtstatus als eine Röntgendiagnostik. Eine CCT-Untersuchung ist nicht indiziert!

■■ Therapie

Die meisten Lagerungsasymmetrien zeigen eine **spontane Rückbildung**. Trotzdem wird eine Inzidenz bleibender Asymmetrien im späteren Leben von 4–13% berichtet, die zugrundeliegenden Faktoren sind unklar. Zunächst sollte eine möglicherweise zugrundeliegende Ursache herausgefunden und behandelt werden. In den ersten Lebensmonaten können entsprechende **Umlagerungsmaßnahmen** durch die Eltern durchgeführt werden. Mit zunehmender Kopfkontrolle kann auch die kontrollierte Bauchlage v. a. tagsüber zu Verbesserungen führen. Zusätzlich kann eine **Kopforthese** (Helmtherapie) durch symmetrische Verteilung der von außen auf den Schädel einwirkenden Kräfte, zu einer raschen Harmonisierung beitragen (■ Abb. 37.7).

37.5 Gedeckte spinale Fehlbildungen

J. Krauß

Spinale Fehlbildungen werden als gedeckt bezeichnet, wenn sie vollständig von Haut überdeckt sind. Die Mehrzahl dieser Fehlbildungen weist aber lokale Stigmata auf, die bereits im Neugeborenenalter die Diagnose und therapeutische Weichenstellung ermöglichen (■ Abb. 37.8). Dies ist wichtig, denn es sind mindestens drei Viertel der Neugeborenen neurologisch unauffällig, im weiteren Verlauf aber einem erheblichen Risiko neurologischer Verschlechterung ausgesetzt. Art und Ausmaß der Risiken und damit die Dringlichkeit der Behandlung sind von der Ausprägung der Fehlbildung abhängig.

■■ Pathophysiologie

Fast allen dieser Fehlbildungen gemeinsam ist, dass sie eine **pathologische Fixation des Rückenmarks** bewirken. Die vorwiegend im zweiten Trimenon der Schwangerschaft stattfindende und zum Zeitpunkt der Geburt im Gegensatz zu früheren Vorstellungen bereits abgeschlossene Aszension des Conus medullaris wird in der Regel dadurch reduziert oder vollständig blockiert, so dass ein pathognomonischer **Tiefstand des Konus** auf Höhe oder unterhalb von LW3 resultiert. Dieser Zustand wird als »**tethered (spinal) cord**« bezeichnet. Durch Elongation und pathologische Fixation wird das Rückenmark im Alltag vermehrt mechanisch belastet. Insbesondere Beugebewegungen der Wirbelsäule führen zu Dehnung der unteren Rückenmarksegmente, die dadurch repetitive Durchblutungsstörungen erleiden. Wachstumsphasen sind von nachrangiger Bedeutung, das Verschlechterungsrisiko besteht auch im Erwachsenenalter fort.

■■ Klinik

Beim »Tethered (spinal)-cord«-Syndrom **können ein oder mehrere der folgenden Symptome** vorliegen

- neurogene Blasenentleerungsstörung,
- Paresen,
- Sensibilitätsstörung,
- Beinverkürzung und Fußdeformitäten.
- Schmerzen lokal und radikulär oder auch Zeichen einer Spastik treten eher später hinzu

■■ Diagnose

Wenn lokale Stigmata vorliegen oder neurologische Defizite oder Deformierung der unteren Extremitäten abzuklären sind, muss in der Neonatalphase eine **Ultraschalluntersuchung** des Spinalkanals erfolgen. Zur Behandlungsplanung ist eine Kernspintomographie erforderlich, die erst mit 3 Monaten durchgeführt werden soll, um qualitativ hochwertige Bilder zu erhalten. Bei anorektalen und urogenitalen Fehlbildungen kann ein pathologisch verdicktes Filum terminale auch ohne kutane Stigmata ein »tethered cord§ bewirken, weshalb betroffene Kinder bis zum Ende des ersten Lebensjahres eine spinale Kernspintomographie erhalten sollten.

Therapie

Ziel der operativen Versorgung ist die möglichst vollständige Beseitigung der Fixation oder Kompression des Rückenmarks zur Vermeidung oder zumindest Reduktion des Risikos einer sekundären neurologischen Verschlechterung im weiteren Verlauf. Die strukturelle Integrität der Wirbelsäule soll so wenig wie möglich beeinträchtigt werden. Daher wird der Spinalkanal im betroffenen Bereich durch **osteoplastische Laminotomie** freigelegt. Hierbei werden die Wirbelbögen ausgesägt und am Ende des Eingriffs reimplantiert. Mikrochirurgische Operationstechnik und intraoperatives Neuromonitoring sind unverzichtbar. Indikationsstellung, Komplikationsrisiko und Prognose sind abhängig von Art und Ausprägung der Fehlbildung. Besonderheiten der häufigsten Fehlbildungsentitäten werden daher im folgenden dargestellt.

37.5.1 Pathologisches Filum terminale

Ein verdicktes, teils auch fetthaltiges und verkürztes Filum terminale mit **Tiefstand des Conus medullaris** stellt die einfachste Form einer gedeckten spinalen Fehlbildung dar (◘ Abb. 37.9a, b).

> **Ein Konusstand bei LW3 und darunter sowie eine Dicke von über 2 mm sind sicher pathologisch, geringere Ausprägungen sind möglich und erfordern eine individuelle Beurteilung.**

Da es häufig begleitend zu komplexeren Fehlbildungen vorliegt, ist es insgesamt auch der häufigste Befund im Formenkreis dieser Fehlbildungen. In der isolierten Form sind kutane Stigmata nur in der Hälfte der Fälle festzustellen, oft weisen anorektale oder urogenitale Fehlbildungen den Weg zur Diagnose. Konnatale neurologische Defizite sind beim pathologischen Filum terminale selten, es besteht aber ein lebenslanges und kumulativ erhebliches Risiko **schleichender neurologischer Verschlechterung**.

Die **Therapie** besteht in operativer Durchtrennung etwa auf Höhe des lumbosakralen Übergangs (◘ Abb. 37.9c–g). Das Risiko neurologischer Komplikationen ist gering, ebenso das Rezidivrisiko. Daher wird die Operationsindikation trotz des typischerweise zunächst asymptomatischen oder oligosymptomatischen Verlaufs großzügig gestellt.

37.5.2 Lipomyelomeningozele, spinales Lipom

Mit einer Inzidenz von 1:8000 bis 1:16.000 sind spinale Lipome die **häufigste gedeckte spinale Fehlbildung**. Fast 90% dieser Fehlbildungen sind konnatal an einer umschriebenen subkutanen Fettgewebsvermehrung zu erkennen. Vaskuläre Nävi, Hauteinziehungen oder Hautanhängsel kommen vor. Das Rückenmark ist durch Fettgewebe und Bindegewebe fixiert, das in der Neurulationsphase sich mit dem noch nicht geschlossenen Neuralrohr von dorsal oder kaudal her kommend verbunden hat. Die kraniokaudale Ausdehnung dieser Verbindung, das Ausmaß des Übergreifens auf lateral liegende nervale Strukturen und der begleitenden Dysplasie dieses Rückenmarkabschnittes bestimmen Symptome, Schwierigkeit und Komplikationsrisiko der operativen Behandlung und Prognose des betroffenen Kindes. Die Diagnostik folgt den oben angegeben Regeln (◘ Abb. 37.10a–d).

> **Die Indikation zur Operation ist eindeutig gegeben bei behindernden Fettgewebsmassen, nachgewiesener Kompression des Rückenmarks und Entwicklung von Symptomen.**

Das intraspinale Fettgewebe wird möglichst weitgehend entfernt, Wundflächen mit Kapselanteilen geschlossen und ein weiter Liquorraum rekonstruiert (◘ Abb. 37.10e–g). Die prophylaktische Operation wird überwiegend, aber nicht einstimmig befürwortet. Grund der Zurückhaltung ist der auch für den Erfahrenen bei komplexen Fehlbildungen oft schwierige Eingriff und das trotz adäquater Operation noch hohe Risiko neurologischer Verschlechterung im weiteren Verlauf. Das Risiko neurologischer Schädigung durch den Eingriff kann je nach Erfahrung des Operateurs und nach gegebenem Befund von <1% bis >5% variieren, spätere Zweiteingriffe werden in etwa 20% erforderlich.

37.5.3 Diastematomyelie

Mit Diastematomyelie bezeichnet man eine meist kurzstreckige Aufspaltung des Rückenmarks. Pathogenetisch wird eine Störung der Mittellinienintegration in der Gastrulationsphase angenommen. Die Rückenmarksstränge können bei Anlage eines Duraseptums mit Knochensporn in zwei getrennten Duralschläuchen (**»split cord malformation« Typ 1**) oder bei Fehlen eines solchen Septums in einem gemeinsamen Duralsack verlaufen (**»split cord malformation« Typ** 2) (◘ Abb. 37.11).

> **Die Diastematomyelie ist in der Hälfte der Fälle an einem rauten- oder dreieckförmigen Fleck vermehrter Behaarung über der Wirbelsäule identifizierbar.**

Begleitende Segmentationsstörungen der Wirbelsäule, teilweise mit **Fehlbildungsskoliosen**, sind häufig. Schon konnatal kann eine asymmetrische Benachteiligung einer unteren Extremität vorliegen, die sich durch Längen- und Umfangsreduktion, Deformierung und Kontrakturen sowie neurologische Defizite manifestieren kann. Ursächlich ist eine asymmetrische Aufspaltung des Rückenmarks mit entsprechender **Minderinnervation** der benachteiligten Seite. Zusätzlich kann die Fixation und Kompression oder Hypomochlionwirkung eines Knochensporns zu einem »Tethered-cord«-Syndrom führen, bei gemeinsamem Duralsack kann ein fibröses Septum diese Wirkung entfalten. Fast immer liegt zusätzlich ein pathologisches Filum terminale vor. Zur Beseitigung dieser Mechanismen wird die **Operationsindikation** auch prophylaktisch gestellt.

> **Cave**
> **Große Knochensporne können im Säuglingsalter bedrohlich bluten.**

Das Risiko neurologischer Verschlechterung durch den Eingriff ist in erfahrener Hand gering, die Langzeitprognose bezüglich des »tethered cord« sehr günstig. Allerdings bleiben asymmetrische Innervation, Skelettdysplasie und Fehlbildungsskoliose unbeeinflusst und können zu progredienter Beeinträchtigung führen.

37.5.4 Dermalsinus

Im Gegensatz zu harmlosen kokzygealen Sinus und Grübchen weisen echte Dermalsinus keine tastbare bindegewebige Verbindung zur Steißbeinspitze auf. Sie sind höher, etwa ab dem Oberrand der Rima

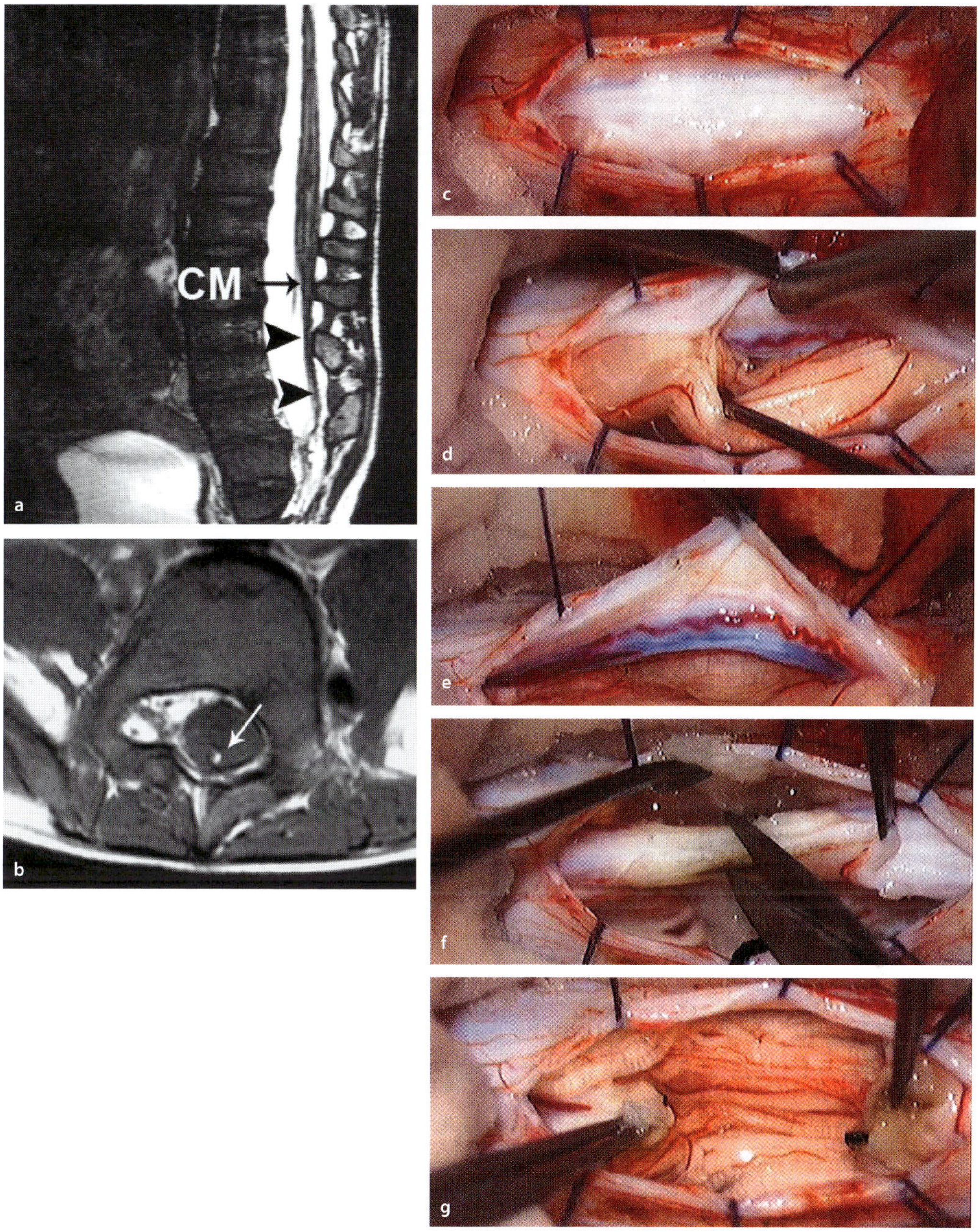

Abb. 37.9a–g Pathologisches Filum terminale. **a** Das MRT (T2-Wichtung) zeigt im Sagittalbild den Tiefstand des Conus medullaris (*CM mit Pfeil*) bei Sakrumdysplasie. Das Filum (*Pfeilspitzen*) liegt der dorsalen Wand des Liquorraums an. **b** Das axiale T1-Bild lässt die Verdickung und Fetteinlagerung (hell) des Filums (*Pfeil*) erkennen. **c–g** Operative Durchtrennung. Links ist jeweils kranial. Das Filum terminale ist 4–5 mm dick. **c** Weiße verdickte Arachnoidea überdeckt das Filum. **d** Separation des pathologischen Filums (*oben*) von anhaftenden Kaudafasern (*unten*). **e** Das angehobene Filum zeigt typische Gefäße. **f** Koagulation und Durchtrennung erfolgen schrittweise. **g** Das durchtrennte Filum terminale ist zur Demonstration mit Pinzetten gefasst, die Enden retrahieren sich sonst sofort aus dem Gesichtsfeld

ani über der Mittellinie angelegt. Sie kommen gehäuft am oberen Sakrum und der unteren Lendenwirbelsäule vor, können aber entlang der Mittellinie über Gehirn und Rückenmark vom Nasenrücken bis in den Sakralbereich hinein vorkommen. Am Kopf sind die Prädilektionsstellen frontonasal und okzipital. Ein Grübchen oder ein manchmal schwer erkennbarer **Porus** ist oft mit fleckförmigem vaskulärem Nävus, einzelnen Härchen oder geringer subkutaner Fettvermehrung vergesellschaftet. Der äußere Porus ist durch einen Fehlbildungstrakt mit der Stelle des Rückenmarks verbunden, die zum Zeitpunkt der Neurulation sich auf dieser Höhe befand. Durch Rückenmarkaszension kann der Trakt sich über mehr als 5 Wirbelhöhen erstrecken. Hautepithel und Hautanhangsgebilde können in jedem Abschnitt dieses Trakts angelegt sein und in der Folge Dermoide und Epidermoide bilden. Keime können entlang des Trakts einwandern und diese Einschlusstumoren besiedeln.

Wird die Diagnose nicht gestellt, drohen rezidivierende Meningitiden. Als einzige der gedeckten spinalen Fehlbildungen erfordert der Dermalsinus daher frühestmögliche Diagnostik und Therapie.

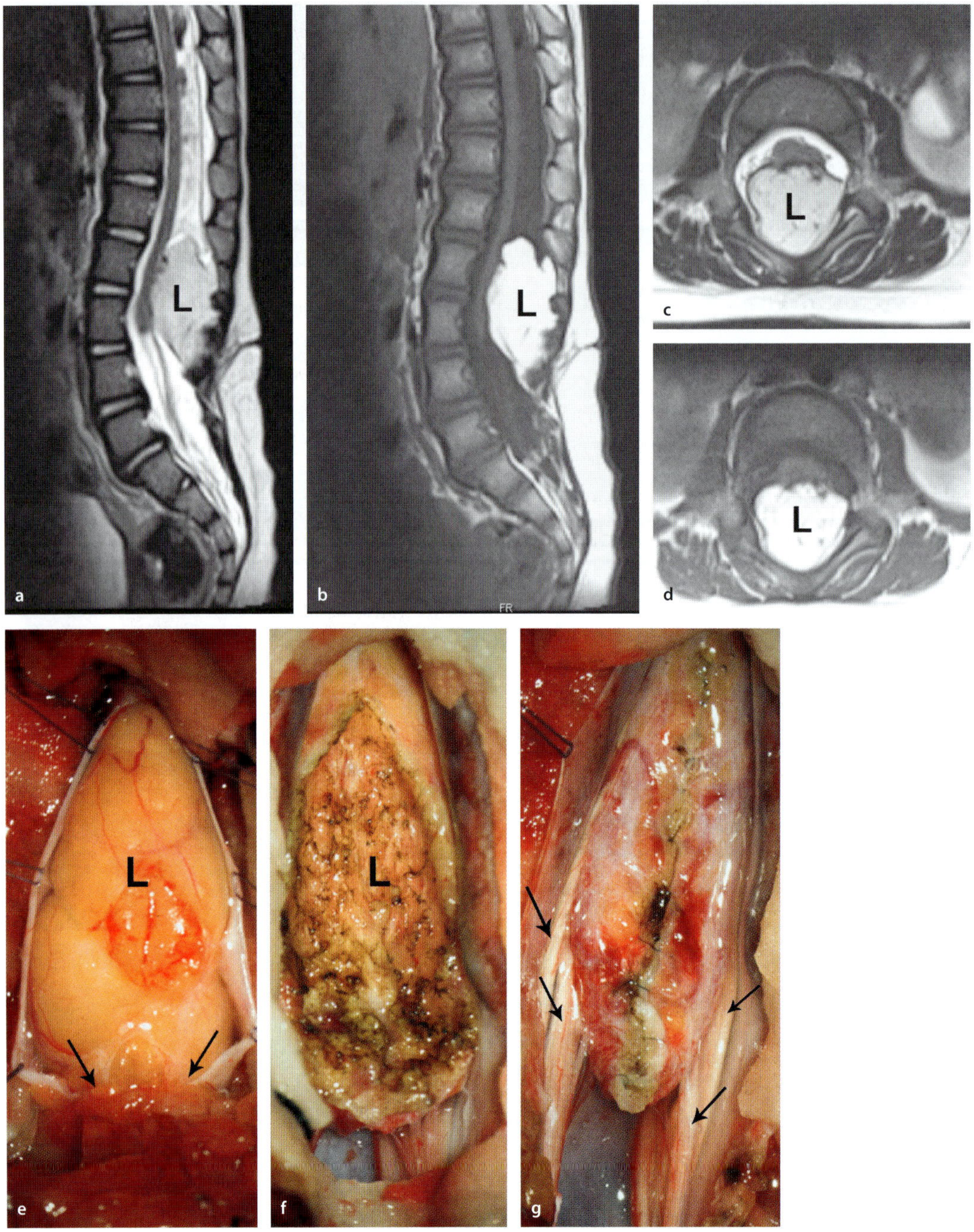

Abb. 37.10a–g Spinales Lipom (*L*) lumbal, das von dorsal her in das Rückenmark eingewachsen ist. **a–d** MRT mit T2-Wichtung (**a, c**) sowie T1-Wichtung (**b, d**). **e–g** Operative Versorgung. Zugang über die Mittellinie von dorsal, kranial ist jeweils oben im Bild. **e** Die Dura ist eröffnet, das intradurale Lipom ist dargestellt. Die *Pfeile* markieren den Duradurchtritt des Lipomstiels. **f** Resektion des Lipoms mit dem CO_2-Laser. Nicht raumfordernde kleine Lipomreste am Übergang zum Rückenmarkgewebe können verbleiben. **g** Die Resektionshöhle ist mit feinen Nähten geschlossen zur Minimierung der Narbenbildung. Die *Pfeile* weisen auf die nun sichtbaren Kaudafasern hin

Intradurale Fehlbildungstrakte sind oft weder im Ultraschall noch im MRT eindeutig darstellbar, dann muss nach Beurteilung durch erfahrene Spezialisten die Indikation zur vollständigen Resektion klinisch gestellt werden (Abb. 37.12). Neugeborene mit Dermalsinus sind in der Regel asymptomatisch, mit jeder Meningitisepisode steigt das Risiko bleibender Schäden. Das Risiko einer prophylaktischer Operation ist sehr gering, die Langzeitprognose exzellent. Nach Infektionen steigt durch Vernarbung des Trakts mit Cauda equina und Rückenmark die Schwierigkeit des Eingriffs und grundsätzlich auch das Risiko neurologischer Schädigung. Unvollständige Entfernung des Traktes geht mit hohem Risiko eines Infektionsrezidivs einher.

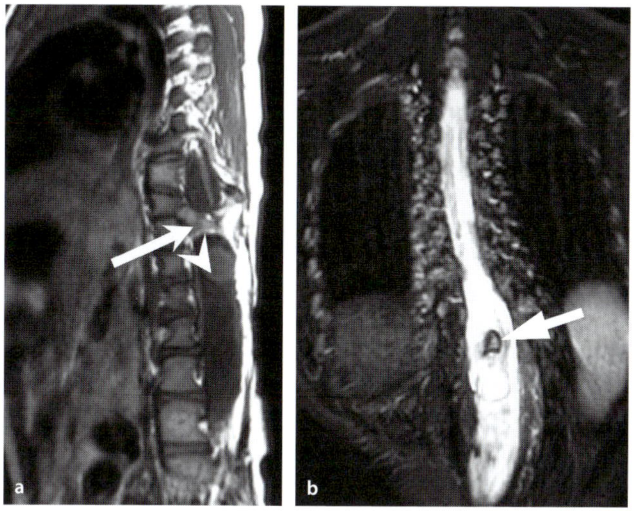

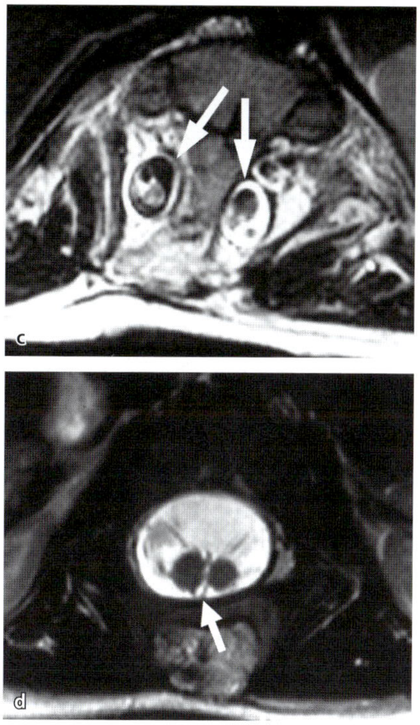

Abb. 37.11a–d Diastematomyelie. **a–c** Fehlbildungen mit Knochensporn (*Pfeil*). **a** Assoziierte Dermoidzyste (*Pfeilspitze*). **c, d** Darstellung der beiden Formen der Diastematomyelie in axialer Schnittführung. **c** »Split cord malformation« Typ 1: Durch Knochensporn getrennte Duralschläuche (*Pfeil*). **d** Die Rückenmarkhälften verlaufen gemeinsam (»split cord malformation« Typ 2). Zarte bindegewebige Stränge zwischen Rückenmark und dorsaler Dura (*Pfeil*), die eine pathologische Fixation bewirken

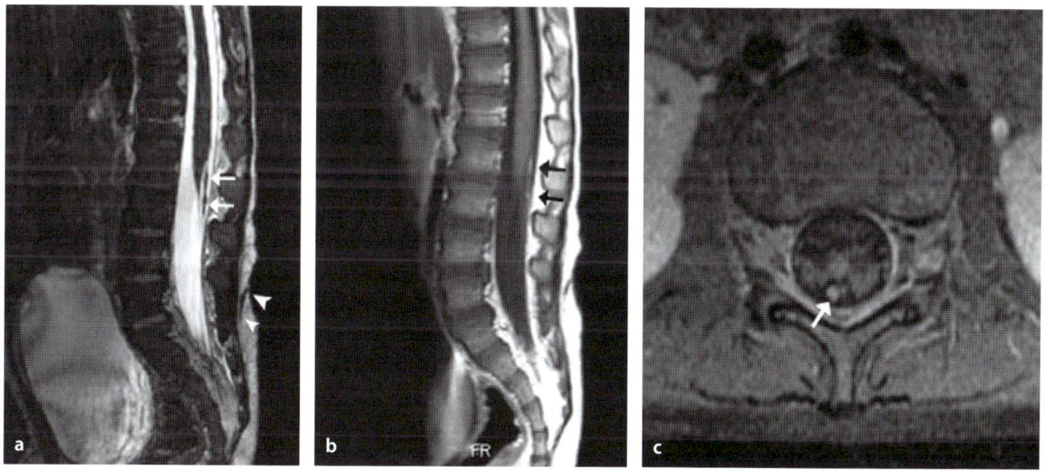

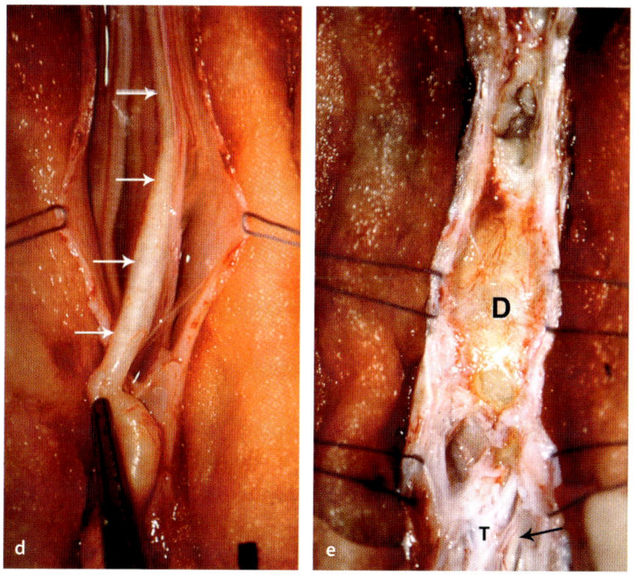

Abb. 37.12a–e Spinaler Dermalsinus. **a** Im MRT in T2-Wichtung ist der Fehlbildungstrakt nicht nur subkutan (*Pfeilspitzen*), sondern auch intradural auf Höhe von LW2–3 (*Pfeile*) erkennbar. **b** Im kontrastmittelunterstützten T1-Bild ist dieser rückenmarknahe Abschnitt zart kontrastiert. **c** Das axiale Bild zeigt einen kleinen Einschlusstumor (*Pfeil*) im Trakt dorsal des Conus medullaris. Der Dermaltrakt kann noch wesentlich diskreter sich darstellen, so dass aus postoperativer Sicht ein Drittel aller MRT-Befunde falsch-negativ sind! **d, e** Operative Befunde bei Dermalsinus. **d** Bei prophylaktischer Operation ist der Dermaltrakt am Duraeintritt mobilisiert (im Griff einer Pinzette), im intraduralen Verlauf schimmert weißlicher Epidermoid-Inhalt (*Pfeile*) durch. **e** Operation nach abgelaufener Infektion operiert. Ein Dermoid (*D*) ist narbig mit Kauda und Meningen verbacken und nur unter großen Schwierigkeiten zu lösen. Am unteren Bildrand sind Dermaltrakt (*T*) und Kaudafasern (*Pfeil*) erkennbar

37.6 Schädel-Hirn-Trauma (► Kap. 10.12.2)

T. Schweitzer

Während in den ersten Lebensmonaten v. a. Stürze oder Misshandlung die entscheidenden Verletzungen des Kopfes sind, ist mit zunehmender Mobilität der Kinder vermehrt von Verkehrsunfällen als Ursache einer Verletzung des zentralen Nervensystems auszugehen.

Beim kindlichen Schädel-Hirn-Trauma sind bestimmte Besonderheiten zu berücksichtigen:

- **Schädel**: Aufgrund der Deformierbarkeit des nachgiebigen Knochens bei Neugeborenen sind Blutungen u. U. weniger raumfordernd, es kommt aber vermehrt zu Scherverletzungen in der weißen Substanz. Aufgrund der noch membranösen Schädelnähte sind größere Massenverschiebungen unbemerkt möglich.
- **Gehirn**: Während beim Erwachsenen das Gehirn nur 3% des Gesamtkörpergewichts ausmacht, sind es beim Kind 15%. Aufgrund des schmalen Subarachnoidalraums besteht eine deutlich geringere Pufferkapazität. Das sich noch entwickelnde, unreife Gehirn zeigt deutlich häufiger eine diffuse Schwellung

Therapieschwerpunkte beim schweren SHT sind zum einen eine schnelle Korrektur des Blutdrucks, da die Hypotension als entscheidender Faktor für sekundäre Insulte beim kindlichen SHT angesehen wird. Unter intensivmedizinischen Bedingungen sollte der zerebrale Perfusionsdruck (CPP) altersabhängig (mindestens 53 mmHg im Alter von 2–6 Jahren, mindestens 63 mmHg im Alter von 7–10 Jahren und mindestens 66 mmHg im Alter von 11–16 Jahren) gehalten werden. Neuere Studien haben jedoch gezeigt, dass die Autoregulation des kranialen Blutflusses bei über 40% der Kinder nach SHT gestört ist, so dass diese Parameter auch irreführend sein können.

37

Literatur

Muenke, Kress, Collmann, Solomon (2011) Craniosynostoses Molecular Genetics, Principles of Diagnosis, and Treatment. Karger, Basel

Schweitzer T, Böhm H, Meyer-Marcotty P, Collmann H, Ernestus R-I, Krauß J (2012) Avoiding CT scans in children with single-suture craniosynostosis. Childs Nerv Syst 28:1077–1082

Zahnmedizin/Kieferorthopädie

S. Feierabend, A. Stellzig-Eisenhauer

C. P. Speer, M. Gahr (Hrsg), *Pädiatrie*,
DOI 10.1007/978-3-642-34269-1_38, © Springer-Verlag Berlin Heidelberg 2013

Einleitung

»Rate, wie viele Zähne hat man?« Das Mädchen besann sich einen Augenblick, als ob es reiflich nachzählte, und sagte dann auf Geratewohl: »Hundert!« – »Nein, zweiunddreißig!« rief er, »wart, ich will einmal zählen!« Da zählte er die Zähne des Kindes, und weil er nicht zweiunddreißig herausbrachte, so fing er immer wieder von neuem an. (Gottfried Keller aus: Romeo und Julia auf dem Dorfe)

38.1 Das Milch- und Wechselgebiss

S. Feierabend

Milchgebiss (1. Dentition) Der Zeitraum des Durchbruchs der 20 Milchzähne erstreckt sich etwa über 30 Lebensmonate. Für die durchschnittliche Dauer des Durchbruchs vom ersten bis zum letzten Milchzahn (Tab. 38.1). Sie ist für beide Geschlechter gleich und unabhängig davon, wann die Zahnung beginnt. Die Reihenfolge des Durchbruchs ist individuell sehr verschieden.

Bereits konnatal oder neonatal in der Mundhöhle auftretende Zähne (dentes natales) sind überwiegend untere mittlere Schneidezähne, die zudem meist dysplastisch sind und kurz nach der Geburt eine gelbbraune Farbe annehmen. Oft verursacht schon ein leichter Druck auf diese Zähne Schmerzen, die Kinder verweigern in der Folge das Saugen oder verletzen die Brustwarze; zudem besteht die Gefahr der Zahnexfoliation, da die Wurzeln meist nur partiell ausgebildet sind, mit dem Risiko des Verschluckens oder der Aspiration. Diese Zähne, die meist Bestandteil der Milchdentition sind, sollten zur Sicherheit von Mutter und Kind entfernt werden. Während der Milchgebissphase fehlen diese Zähne, es kann zu Aufwanderungen der benachbarten Zähne sowie zu Schluck- und Sprechstörungen kommen. Um dies zu verhindern, kann eine kieferorthopädische Lückenhaltertherapie indiziert sein.

Der Durchbruch der Milchzähne ist häufig von Schmerz und Fieber begleitet. Es ist anzunehmen, dass diese Symptome nicht ausschließlich von den physiologischen Vorgängen selbst, sondern traumatisch verursacht werden. Druck auf die noch unter dem Zahnfleisch verborgenen relativ scharfen Schneidekanten oder Höckerspitzen leitet möglicherweise Entzündungsvorgänge ein, die infolge mikrobieller Infektion sekundär verstärkt werden können, sobald die Mundschleimhaut durchbrochen wird. Bisher waren die Studienergebnisse zu dieser Fragestellung sehr heterogen und beruhten meist auf Fragebögen, die von Eltern oder Betreuern beantwortet wurden sowie klinischen Erhebungen wie Körpertemperatur, Hautrötung und ähnlichem. Im Jahr 2003 wurde in einer kleinen, aber gut angelegten Studie in Israel bei 50 Milchzähnen der Zytokingehalt im Sulkus eines durchbrechenden Zahns bestimmt. Man wies nach, dass in der Durchbruchsphase der Gehalt an IL-1β, IL-8 und TNFα signifikant höher war als nach vollständigem Durchbruch. Ein Zusammenhang zwischen Symptomen wie Fieber, gastrointestinalen Beschwerden und Schlafstörungen wurde belegt. Da dies bisher die einzige Studie dieser Art ist, stehen die Ergebnisse noch unter dem Vorbehalt der Reproduzierbarkeit, gegenteilige Ergebnisse gibt es bisher nicht.

Tab. 38.1 Durchbruchszeiten der Milchzähne

6. – 12. Lebensmonat	Milchschneidezähne
12. – 16. Lebensmonat	Erste Milchmolaren
16. – 20. Lebensmonat	Milcheckzähne
20. – 30. Lebensmonat	Zweite Milchmolaren

> **Wenn der Durchbruch eines Milchzahnes von Schmerzen und Fieber begleitet ist, so sollte nach Ausschluss anderer Ursachen eine symptomatische Therapie erfolgen.**

Wechsel- und bleibendes Gebiss (2. Dentition) Die Periode der Exfoliation der Milchzähne und des Durchbruchs der Ersatz- sowie Zuwachszähne erstreckt sich vom 6. bis ins 14. Lebensjahr (Tab. 38.2). In dieser Zeit werden alle Milchzähne durch bleibende Zähne ersetzt und distal der Milchzähne brechen in Ober- und Unterkiefer die acht Zuwachszähne durch. Die Weisheitszähne zählen hier noch nicht dazu.

Tab. 38.2 Phasen des Zahnwechsels

Milchgebiss	6. Lebensmonat – 6. Lebensjahr	Kieferorthopädische Frühbehandlung
Erste Wechselgebissphase: Durchbruch der 6-Jahr-Molaren und der bleibenden mittleren und seitlichen Schneidezähne	6. – 9. Lebensjahr	
Ruhephase des Zahnwechsels	9. – 10. Lebensjahr	
Zweite Wechselgebissphase: Durchbruch der bleibenden Eckzähne und der Prämolaren sowie der 12-Jahr-Molaren	10. – 14. Lebensjahr	Kieferorthopädische Hauptbehandlung

38.2 Erworbene Zahnerkrankungen

38.2.1 Karies

Ätiologie

Karies ist die häufigste Erkrankung der Zahnhartsubstanzen. Es handelt sich um eine multifaktorielle, lokalisierte Erkrankung der Zahnhartgewebe, die durch das Zusammenwirken potenziell pathogener Mikroorganismen, insbesondere Streptococcus mutans und Laktobazillen, sowie potenziell pathogener ökologischer Faktoren (u. a. Häufigkeit der Aufnahme von Mono- und Disacchariden, unzureichende Mundhygiene) entsteht.

Epidemiologie

Die Kariesprävalenz bei Kindern und Jugendlichen hat in den vergangenen zehn Jahren erheblich abgenommen. Einen Überblick darüber liefert die vierte Deutsche Mundgesundheitsstudie (DMS IV) aus dem Jahr 2006. So war bei Kindern im Alter von 12 Jahren zwischen 1997 und 2005 ein Rückgang der Karies um knapp 60% zu registrieren. Inzwischen haben 70% der Kinder (bis 12 Jahre) und 46% der Jugendlichen (bis 15 Jahre) ein kariesfreies Gebiss. Bei dieser Erhebung wurden allerdings nur die bleibenden Zähne berücksichtigt.

Ursachen für diesen Rückgang sind laut DMS IV regelmäßige Zahnarztbesuche und eine Ausweitung der Fissurenversiegelung (präventive Versiegelung der Kauflächen bleibender Backenzähne) im Rahmen der zahnärztlichen Individualprophylaxe.

Trotz dieser guten Ergebnisse liegt eine deutliche Kariespolarisation vor: Die verschiedenen Sozialschichten haben eine sehr unterschiedliche Karieserfahrung. Bei 10% der untersuchten 12-Jährigen wurde 61% aller Karies ihrer Altersklasse diagnostiziert. Diese Kinder gehören zum größten Teil den schwächeren sozialen Schichten an. Ein weiterer unerwünschter Trend ist die Zunahme der Kariesprävalenz im Milchgebiss, die schichtunabhängiger auftritt. Eine Erhebung im Jahr 2009 ergab, dass fast die Hälfte aller Kinder in Deutschland, die eingeschult werden, schon eine Karieserfahrung in den Milchzähnen aufweist, d. h. kariöse Zähne wurden zuvor behandelt oder es bestehen noch offene, unbehandelte Läsionen. Ebenfalls erschreckend ist, dass der Sanierungsgrad dieser kariösen Läsionen bei den Schulanfängern nur etwa 50% beträgt.

Karies ist die häufigste Erkrankung der Zähne.

In den vergangenen Jahren wuchs die Zahl der Kinder und Jugendlichen mit einem kariesfreien Gebiss erheblich. In Kontrast dazu stehen wenige Kinder, die sehr viel Karies haben (Kariespolarisation).

Ätiopathogenese

Saugerflaschenkaries Eine besonders ausgeprägte Form der Karies ist die Saugerflaschenkaries (Synonyme: »nursing bottle syndrome«, »early childhood caries«; Abb. 38.1). Eine unkontrollierte Aufnahme kariogener Nahrung durch z. B. ständiges Nuckeln an der Flasche mit gesüßten Tees, Säften, Eistee oder ähnlichem führt zu einem lang anhaltendem pH-Abfall im Mund, einer ausgeprägten Säureproduktion der kariogenen Bakterien, Demineralisation der Zahnhartsubstanzen und letztlich dem Auftreten der Karies.

Die frühkindliche Karies beginnt zunächst an den oberen Frontzähnen, kann danach aber auch alle Ober- und Unterkiefermilchmolaren betreffen. Die unteren Frontzähne bleiben meist lange durch den Schutz des Speichels der Gll. sublinguales et submandibulares und der Zunge kariesfrei.

Der **Speichel** stellt ein wichtiges Schutzsystem für die Zähne dar. Allein durch den Speichelfluss wird eine erhebliche Zahl von Mikroorganismen, darunter auch potenziell gefährliche, ständig von der Oberfläche der Mundschleimhäute und der Zähne entfernt und verschluckt.

Keimübertragung Der beste Schutz des Kindes vor Karies ist die Verhinderung der Übertragung kariespathogener Mikroorganismen von den Eltern auf das Kind. Bei einer Verzögerung der Infektion mit Streptococcus mutans und/oder Laktobazillen bis zum 4. Lebensjahr ist diese ökologische Nische dann von anderen Mikroorganismen besetzt.

Durch einfache Maßnahmen wie ein Unterlassen des Ableckens von Schnuller, Löffel, Fingern und Ähnlichem kann eine Keimübertragung verhindert werden. Dennoch ist das Risiko einer Karies nicht vollständig reduziert. Da es sich um ein multifaktorielles Geschehen handelt, ist die Besiedelung der Mundhöhle mit kariespathogenen Keimen nur einer von vielen Faktoren, wenn auch einer der wichtigsten.

Karies ist eine Infektionskrankheit und sollte von den Eltern nicht auf das Kind übertragen werden.

Karies bei den Eltern Schon vor und während einer Schwangerschaft ist es wünschenswert, dass beide Elternteile ihre eigene Zahngesundheit überprüfen lassen und ggf. verbessern. Dazu gehören u. a. die Sanierung kariöser Läsionen, eine eingehende Aufklärung über die Entstehung von Karies und Erkrankungen des Zahnhalteapparates (Gingivitis und Parodontitis), professionelle Zahnreinigungen und die Beratung über geeignete häusliche Prophylaxemaßnahmen. Die Eltern sollen ein Bewusstsein dafür entwickeln, dass Karies eine Infektionskrankheit ist und eine Übertragung auf das Kind nach Möglichkeit nicht stattfinden sollte. Dazu gehört eine adäquate eigene Mundgesundheit.

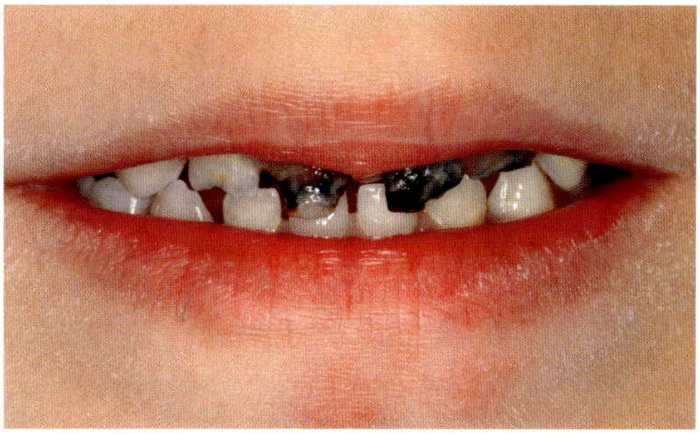

Abb. 38.1 Stark zerstörte Oberkieferzähne bei einem 3-jährigen Kind. Die ständige Zufuhr gesüßter Getränke aus der Flasche ist die Ursache für die ausgedehnte Karies

Ernährung Alle **Mono- und Disaccharide** können von kariespathogenen Keimen glykolytisch abgebaut werden, führen so zu einer Entkalkung (Demineralisation) des Zahnschmelzes und letztlich zur Entstehung einer Karies.

Eine Vorliebe für Süßes scheint angeboren zu sein, denn bereits Muttermilch enthält ca. 5–8% Laktose. Allgemein gehaltene Forderungen wie »keine Süßigkeiten« sind nicht realisierbar, zumal bis zu 70% des Zuckers in der täglichen Nahrung versteckt sind. Gesüßte Getränke u. ä. werden oft gar nicht als Süßigkeit registriert, ebenso wenig wird dem Zucker in Nahrungsmitteln wie Ketchup, Salatsaucen, Fertiggerichten, Fruchtsäften und auch Müsliriegeln Bedeutung beigemessen.

Je häufiger Zucker über den Tag verteilt aufgenommen wird, desto größer wird die Gesamtzeit, in der der Zahnschmelz entkalkt wird. Ziel ist es, die Frequenz der Zuckerzufuhr zu reduzieren. Die Reduktion der Zuckermenge ist dabei nicht so wichtig. Dennoch ist ein teilweiser Ersatz durch **Zuckeraustauschstoffe** erstrebenswert. Besonders geeignet sind dafür Nahrungsmittel, die mit dem »Zahnmännchen« (Abb. 38.2) oder anders deutlich gekennzeichnet sind: diese enthalten keine vergärbaren Kohlenhydrate und können somit nicht zur Kariesentstehung beitragen, wirken allerdings in höheren Dosen abführend.

Die Reduktion der Häufigkeit zuckerhaltiger Zwischenmahlzeiten ist wesentlich wichtiger und effektiver als die Reduktion der Menge.

Prävention

Mundhygiene/Fluoridierung Mit dem Durchbruch des ersten Milchzahns sollte auch das Erlernen der Mundhygiene beginnen. Genau wie Lesen und Schreiben ist auch eine sorgfältige Mundhygiene eine Kulturleistung. Geeignet sind kindgerechte Zahnbürsten und eine fluoridierte Kinderzahnpasta. Viele **Kinderzahnbürsten** wechseln altersentsprechend ihr Design und können so »mit-

Abb. 38.2 Lebensmittel, die mit dem Zahnmännchen versehen sind, enthalten keine vergärbaren Kohlenhydrate, sie begünstigen die Kariesentstehung nicht

Tab. 38.3 Evidenzbasierte Empfehlungen zu Fluoridierungsmaßnahmen

Evidenz-Level A	Es wird nur eine Form der systemische Fluoridzufuhr (Tablette oder Speisesalz) empfohlen Bei Verwendung von Fluoridtabletten für Kinder unter 6 Jahren muss eine Fluoridanamnese erhoben werden, um überhöhte Fluoridaufnahmen durch andere Quellen zu vermeiden
Evidenz-Level B	Die Anwendung von fluoridiertem Speisesalz wird generell empfohlen

Quelle: Leitlinie Fluoridierungsmaßnahmen (Zahnärztliche Zentralstelle Qualitätssicherung)

wachsen«. **Fluoridierte Kinderzahnpasta** enthält im Durchschnitt 500 ppm Fluorid. Ab dem 6. Lebensjahr sollte auf eine Junior-Zahnpasta mit 1400–1500 ppm Fluorid umgestiegen werden, da diese den nun durchbrechenden bleibenden Zähnen den besten Schutz bietet. Zusätzlich kann die Wirksamkeit der in der Zahnpasta enthaltenen Fluoride verlängert werden, wenn die Zahnpasta nur ausgespuckt aber nicht mehr ausgespült wird. Zweimal täglich 2 Minuten Zähne putzen ist weiterhin die Minimalanforderung. Eine Kontrolle inkl. Nachputzen durch die Eltern sollte in der Regel bis zum 9. Lebensjahr stattfinden, meist sind die motorischen Fähigkeiten der Kinder dann so weit ausgereift, dass sie eigenständig eine suffiziente Mundhygiene betreiben können. Weiterhin gibt es schon kleinkindgerechte Zahnseide, die den Umgang spielend und mit kindlichem Design erlernen lässt.

Eine weitere häusliche Prophylaxemaßnahme ist die Verwendung eines hochdosierten Fluoridgels einmal wöchentlich. Dieses kann etwa ab dem 6. Lebensjahr verwendet werden, sobald sichergestellt ist, dass das Kind nichts von diesem Gel verschluckt.

Fluoridtabletten Aus zahnärztlicher Sicht gibt es heute nur noch in Ausnahmefällen die Indikation zur systemischen Fluoridgabe mittels Tabletten. Die Schwierigkeit der Fluoridtablettenprophylaxe besteht darin, dass ihr kariespräventiver Effekt hauptsächlich nur dann wirksam werden kann, wenn die Tabletten gelutscht werden. Die Speisesalzfluoridierung, in Deutschland 1991 eingeführt, stellt eine sehr preiswerte und überaus einfache Alternative dar (Tab. 38.3).

Zahnärztliche Prophylaxe Mit Durchbruch der ersten Milchzähne ist die erste zahnärztliche Untersuchung indiziert. Das Kind gewöhnt sich so früh daran, dass Zähne und Mundraum inspiziert werden.

1999 führten die gesetzlichen Krankenversicherungen analog zu den Vorsorgeuntersuchungen beim Kinderarzt (U1–U11) zwei Untersuchungen zur Früherkennung von Zahn-, Mund- und Kieferkrankheiten ein. Die erste Untersuchung (FU 1) findet zwischen dem 30. und 42. Lebensmonat, die FU 2 zwischen dem 49. und 72. Lebensmonat statt. Kinder mit erhöhtem Kariesrisiko sollen so frühzeitig in prophylaktische Maßnahmen wie professionelle Zahnreinigungen, Mundhygieneinstruktionen und lokalen Fluoridierungen eingebunden werden. Die Kariespolarisation sowie eine erneut angestiegene Kariesprävalenz im Milchgebiss deuten allerdings darauf hin, dass selbst der Zeitraum der FU 1 zu spät gewählt ist.

Bis zu 4 Jahre nach dem Durchbruch sind die Zähne am ehesten kariesgefährdet. Primär-präventive Maßnahmen wie Fissurenversiegelungen an Molaren und evtl. Prämolaren (Abb. 38.3), professionelle Zahnreinigungen und ähnliches sind – nach Mundhygiene und Ernährung – immer noch die beste Vorsorge.

Therapie

Sollte trotz aller Vorsorge ein Schaden an den Zahnhartsubstanzen entstanden sein, so sind zunächst minimalinvasive Maßnahmen das Mittel der Wahl, wie z. B. erweiterte Fissurenversiegelungen und möglichst kleine Füllungen im Front- und Seitenzahnbereich. Erst bei größeren Läsionen und/oder erneutem Auftreten einer Karies sind weiterführende Restaurationen wie z. B. Milchzahnkronen oder (Teil-)Kronen an bleibenden Zähnen in Betracht zu ziehen.

Unterlassen der Therapie im Milchgebiss Heute sind zwar deutlich weniger Kinder und Jugendliche von Karies betroffen, dennoch gibt es 2 Gruppen, die besondere Aufmerksamkeit benötigen: Einerseits die wenigen Kinder, die im Zuge der Kariespolarisation sehr viel Karies auf sich vereinen und andererseits die Kinder unter 6 Jahren, bei denen etwa die Hälfte der kariösen Läsionen im Milchgebiss unversorgt bleibt. Gerade bei Letzteren ist eine Folgeerkrankung wie Nekrose des Nerv-Gefäß-Bündels des Zahns mit Fistel- und/oder Abszessbildung sehr häufig. Weiterhin können solche unbehandelten Milchzähne Schäden an den bleibenden Zähnen verursachen, was dann häufig direkt nach dem Durchbruch des Nachfolgers eine weitere zahnärztliche Therapie nach sich zieht (Abb. 38.4). Bleiben kariöse Milchzähne lange unversorgt, so ist meist nur noch eine Extraktion möglich. In Abhängigkeit vom Alter des Kindes kann ein solcher Verlust zu einer gestörten Gebiss- und Sprechentwicklung führen, die dann eine aufwendige kieferorthopädische und logopädische Therapie nach sich ziehen.

Häufig unterbleibt eine Therapie kariöser Milchzähne mit der Begründung, dass diese ja ohnehin ausfallen. Bei unterlassener Therapie ist davon auszugehen, dass es zu entzündlichen Prozessen, Folgeschäden an den bleibenden Zähnen und zu Gebiss- und Sprechstörungen kommt.

38.2.2 Trauma

Epidemiologie

Die epidemiologischen Daten zu traumatischen Verletzungen der Zähne sind relativ schwach, obwohl gerade diese Art der Verletzung häufig auftritt. Bereits ein Drittel der 5-jährigen Kinder hat ein Zahntrauma der Milchzähne erlitten; Jungen sind etwas häufiger als Mädchen betroffen. Die häufigsten Verletzungen sind Luxationen, d. h. der Zahn ist aus seiner ursprünglichen Position verlagert worden.

Bei 12-Jährigen haben 20–30% eine Verletzung eines bleibenden Zahnes durch ein Trauma erlebt, Jungen sind zu einem Drittel häufiger betroffen als Mädchen. Die typische Verletzung in dieser

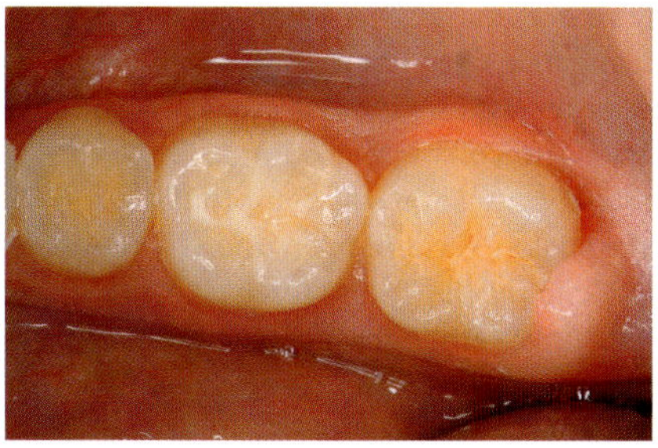

Abb. 38.3 Fissurenversiegelung. Das Kauflächenrelief des letzten Molaren ist einer Zahnbürstenreinigung nicht vollständig zugänglich. Die tiefsten Stellen (Fissuren) bilden somit Kariesprädilektionsstellen. Eine präventive Fissurenversiegelung wie am Zahn davor ist angezeigt

Altersklasse ist die unkomplizierte Kronenfraktur (ein Teil der Zahnkrone fehlt, das Nerv-Gefäß-Bündel ist nicht eröffnet).

> **Besondere Bedeutung haben die Traumata im Milchgebiss, da sie fast immer mit einer Schädigung des bleibenden Zahnes einhergehen (Durchbruchsstörung und/oder Form- oder Farbveränderungen).**

Prävention

Insbesondere Kontaktsportarten wie Boxen, Eishockey, Rugby, Fußball, Handball und Basketball bergen ein generell hohes Verletzungsrisiko. Das Tragen eines **Sportmundschutzes** kann helfen, das Risiko dentaler Verletzungen zu minimieren. Kommt es dennoch zu einem Unfall mit Beteiligung der Zähne, so ist eine zeitnahe Versorgung wesentlich. Durch richtiges Verhalten nach Zahnunfällen können die Folgen beträchtlich gemildert werden. Leider ist das Wissen darüber in der Bevölkerung (Kindergärten, Schulen, Sportvereine) noch unzureichend.

Klinik

Bei den meisten Unfällen sind die **oberen Frontzähne** betroffen (Abb. 38.5), diese Zähne sind für die dentale Ästhetik von besonderer Bedeutung. Die unfallbedingten Verletzungen der Zähne und des Zahnhalteapparates reichen von nicht sichtbaren »Erschütterungen« eines Zahnes über abgebrochene Zahnkronenstücke, Brüchen einer Zahnwurzel bis zum vollständigen Ausschlagen eines oder mehrerer Zähne.

Durch einen Unfall kann auch der angrenzende Alveolarknochen frakturieren. Die Blut- und Nervengefäße, die den Zahn versorgen, können platzen oder abreißen; eine Nekrose ist die häufigste Folge. Im Zahnhalteapparat können Fasern zerreißen, die hier liegenden Zellen können gequetscht werden und absterben. Wird ein Zahn ganz ausgeschlagen und nicht richtig versorgt, sterben viele der wichtigen Zellen innerhalb von 20–30 Minuten ab, so dass der Zahn nach der Replantation nur eine begrenzte Überlebenszeit hat.

Therapie

Nach dem Unfall sollte – in Abhängigkeit vom Allgemeinzustand des Patienten – umgehend ein Zahnarzt aufgesucht werden. Erfolgt unfallnah eine umfassende Diagnostik und Therapie, so kann die Prognose des Zahnes relativ genau abgeschätzt werden. Jede Verzögerung verschlechtert die Überlebenschancen eines Zahnes erheblich.

Das geeignetste Aufbewahrungsmedium für Zahnfragmente oder vollständig ausgeschlagene Zähne ist in erster Linie eine Zahn-

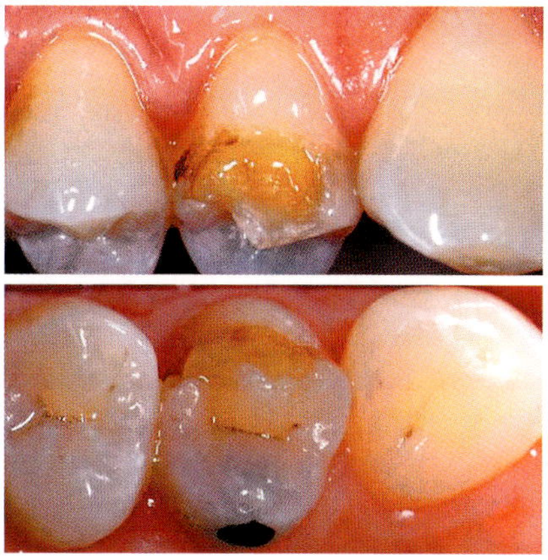

Abb. 38.4 Entzündliche Prozesse im Milchmolaren haben den Nachfolger in seiner Entwicklung gestört (Sammlung Prof. Dr. B. Klaiber, Würzburg)

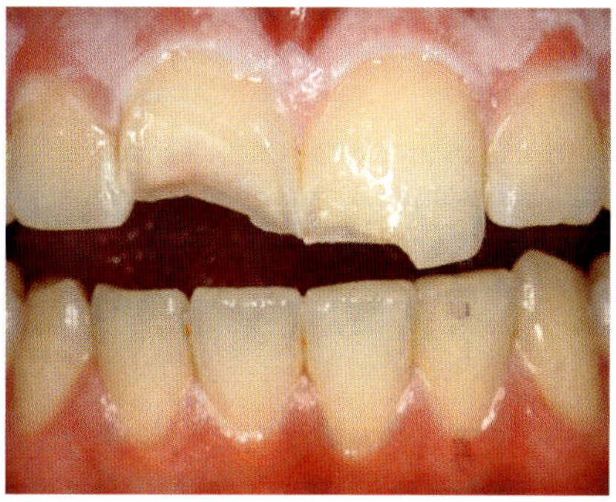

Abb. 38.5 15-Jähriger Junge nach einem Rohheitsdelikt. Beide mittleren Schneidezähne zeigen eine Schmelz- und Dentinfraktur, das Nerv-Gefäß-Bündel ist nicht eröffnet, schimmert aber durch das Dentin durch

rettungsbox (z. B. DentoSafe®), mit Abstand folgt die isotonische Kochsalzlösung, unter Umständen geeignet sind noch Milch oder Kunststofffolie.

> **Nach einem Unfall sollte der beschädigte Zahn/die beschädigten Zähne umgehend in einem geeigneten Medium aufbewahrt (z. B. Zahnrettungsbox) und ein Zahnarzt aufgesucht werden.**

Ein ausgeschlagener Zahn sollte nicht in den Mund genommen werden, da die Gefahr des Verschluckens oder der Aspiration durch die unfallbedingte Aufregung des Kindes zu groß ist.

38.2.3 Erosionen

Ätiologie

Erosionen entstehen durch häufige direkte Säureeinwirkung auf saubere Zahnhartsubstanzen. Die Säuren lösen die Zahnoberfläche durch Demineralisation auf. Ist die Einwirkungszeit kurz und selten, können im Speichel gelöste Mineralien die Zahnoberfläche wieder weitgehend remineralisieren. Bei längerer und/oder häufiger Säureeinwirkung, v. a. durch starke Säuren (u. a. Magensäure) sowie mechanischer Belastung (Kauen, Zähneputzen) des erweichten Schmelzes entstehen irreversible Zahnhartsubstanzverluste.

Epidemiologie

Es gibt nur sehr wenige epidemiologische Erhebungen zur Prävalenz oder Inzidenz von Erosionen. Die Morbidität wird mit 18–50%

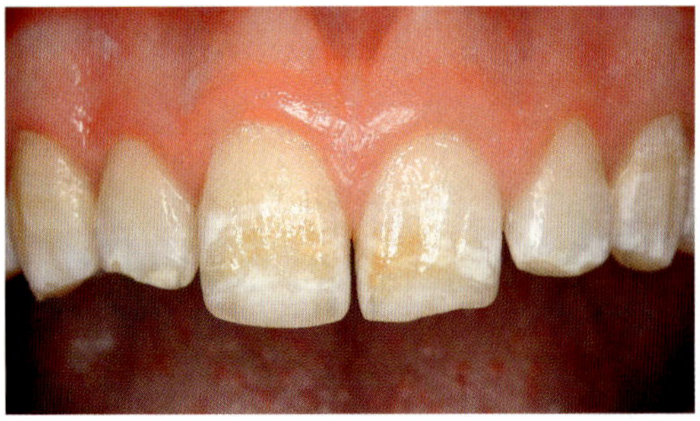

Abb. 38.6 Schwere Dentalfluorose. Die Oberfläche ist intakt

angegeben. Das Auftreten von Erosionen ist unabhängig von Alter und Geschlecht der Patienten. Die Läsionen können jedoch in Abhängigkeit von der Ursache unterschiedlich lokalisiert sein. So sind Erosionen bei Patienten mit häufigem Erbrechen (**Bulimie**) primär an den Palatinalflächen der Oberkieferfrontzähne zu beobachten.

▪▪ Prävention

Erosionen können nur durch eine gezielte Ernährungsberatung und -lenkung vermieden werden. Dazu gehören das Weglassen erosiver Getränke (z. B. Eistee, Light- und Sportgetränke) sowie die Einschränkung exzessiven Obstgenusses, Fruchtsäften/-Schorlen, sonstiger saurer Lebensmittel (z. B. Vitamin-Lutschtabletten) sowie eine angepasste Mundhygiene.

Erosionen können oft durch einfache Mundhygienemaßnahmen und eine Ernährungsumstellung gestoppt werden. Sie bedürfen nicht immer einer Therapie.

▪▪ Therapie

Bei **kleinflächigen Erosionen** kann eine zahnärztliche Therapie zunächst unterbleiben, wenn sichergestellt ist, dass der Patient seine Ernährungsgewohnheiten ändert.

Bei **großflächigen Erosionen** mit entsprechend fehlender Zahnhartsubstanz z. B. auch im Kauflächenbereich, sind häufig nur noch aufwendige restaurative Maßnahmen möglich.

In Fällen einer **Bulimie** steht die zahnärztliche Therapie zunächst im Hintergrund. Bei Erfolg in der Behandlung der Erkrankung kann aber die Wiederherstellung von Form und Funktion der Zähne einen erheblichen Beitrag zum Wohlbefinden des Patienten leisten.

38.2.4 Medikamente

Nur wenige Medikamente nehmen Einfluss auf die Zahnentwicklung. Die bekanntesten schwerwiegenden Folgen haben eine Fluoridüberdosierung und die verfrühte Gabe von **Tetrazyklin** und Tetrazyklinderivaten vor dem 9. Lebensjahr.

Fluoridtabletten

Eine lang anhaltende Fluoridüberdosierung, z. B. durch Fluoridtabletten, kann zu Störungen in der Schmelzbildung führen. Man unterscheidet leichte von schweren Formen. Bei einer **leichten Dentalfluorose** sind die Zähne durch weiße Streifen oder Flecken gekennzeichnet (Abb. 38.6); eine **schwerere Dentalfluorose** kann mit braunen Flecken oder sogar Schmelzeinbrüchen einhergehen. Da der fluorotisch veränderte Schmelz hypomineralisiert ist, ist eine Fluoridierung trotz Schmelzfluorose zur Verbesserung der Mineralisation indiziert.

Im Hinblick auf eine gezielte Fluoridanamnese ist ein zahnärztliches Konsil angezeigt; ggf. kann in Absprache mit dem Kinderarzt entschieden werden, ob im Einzelfall eine Fluoridsupplementierung mittels Tabletten sinnvoll ist (▶ Abschn. 38.2.1).

Die Dentalfluorose kann nur **symptomatisch behandelt** werden: Bei ausgeprägten Verfärbungen und/oder Schmelzeinbrüchen wird der betroffene Teil des Zahns durch eine (zahnfarbene) Füllung ersetzt. Tetrazyklinverfärbungen können nur durch eine umfassende Bleichtherapie gemildert werden, sie sind insgesamt einer Therapie nur schwer zugänglich.

Cave
Überdosierungen durch Fluoridtabletten, die Gabe von Tetrazyklin und Tetrazyklinderivaten in Schwangerschaft, Stillzeit und bis zum 8. Lebensjahr des Kindes sollten vermieden werden.

Tetrazykline

Tetrazyklin(derivate) kann/können bis zum 8. Lebensjahr Verfärbungen in den sich noch entwickelnden bleibenden Zähnen verursachen. Eine wirkliche Erkrankung, einhergehend mit strukturellen und morphologischen Veränderungen, liegt hier zwar nicht vor, die ästhetische Beeinträchtigung kann aber erheblich sein.

Die Gabe von Tetrazyklinen während **Schwangerschaft** und **Stillzeit** führt ebenso zu einer Einlagerung des Antibiotikums in die Zahnhartsubstanzen, da Tetrazykline sowohl plazentagängig sind als auch in die Muttermilch übergehen. Betroffen ist immer der Teil der Zähne, der zum Zeitpunkt der Antibiotika-Einnahme gerade mineralisiert.

38.2.5 Dysplasien

▪▪ Ätiologie

Entwicklungsstörungen an Schmelz und/oder Dentin können genetisch bedingt oder durch äußere Einflüsse oder Allgemeinerkrankungen entstehen. Bei den **genetisch bedingten Dysplasien** sind alle Zähne beider Dentitionen betroffen, **erworbene Dysplasien** könne einen oder mehrere Zähne in einer oder in beiden Dentitionen betreffen. Besondere Aufmerksamkeit sollte inzwischen der **Molaren-Inzisiven-Hypomineralisation** (MIH) zukommen, die erst seit etwa einem Jahrzehnt als Krankheitsentität beschrieben wird (Abb. 38.7): Die Sechsjahrmolaren sowie häufig auch die bleibenden Frontzähne weisen teils erhebliche Hypomineralisationen des Schmelzes auf, welche durch Fieber, Infekte der oberen und unteren Atemwege, Otitis media, Penicillin, Hypokalzämie, Frühgeburt oder auch Dioxine in der Muttermilch verursacht werden sollen. Bisher wurden zwar Korrelationen nachgewiesen, doch bedeutet Korrelation nicht zwangsläufig Kausalität. Hier besteht weiterhin großer Forschungsbedarf.

▪▪ Klinik

Art und Form der Dysplasie hängen primär vom Entwicklungsstand der betroffenen Zähne sowie von Zeitpunkt, Dauer (akut oder chronisch) und Intensität der Einwirkung ab, weniger von deren Art. Verschiedene exo- und endogene Einflüsse bzw. Störungen können ähnliche oder sogar identische Defekte verursachen. Hierzu zählen u. a. Hypokalzämie, Vitamin-D-Hypovitaminosen, generalisierte Stoffwechselstörungen, Hypoparathyreoidismus, gastrointestinale Störungen, Nephrosen und ionisierende Strahlung. Viele Kinder mit MIH leiden unter dem Aussehen ihrer Frontzähne, und beinahe bedeutender noch sind die Sechsjahrmolaren meist hypersensibel, so dass Nahrungsaufnahme und Mundhygiene eingeschränkt sind.

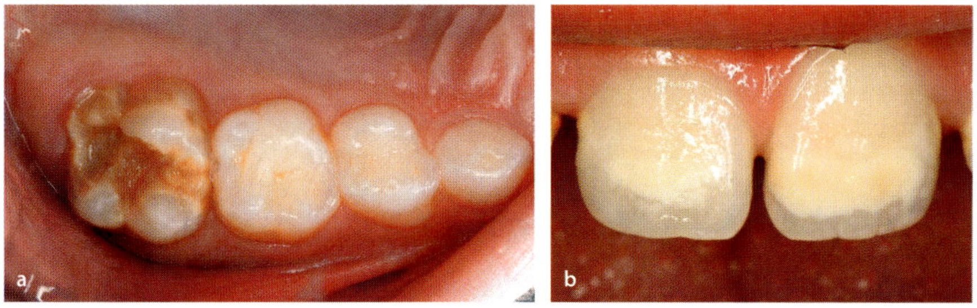

Abb. 38.7a,b Molaren-Inzisiven-Hypomineralisation. **a** Typischer Befund bei der Molaren-Inzisiven-Hypomineralisation: Kariesfreies Milchgebiss und stark zerstörte Sechsjahrmolaren aufgrund der Schmelzhypomineralisation. **b** Ebenfalls von der Hypomineralisation betroffene Frontzähne

Therapie

Die Therapie ist vom Schweregrad der Dysplasie abhängig. Sie kann vom Auffüllen kleiner Defekte bis hin zu umfangreichen restaurativen Versorgungen wie der Überkronung von Zähnen reichen.

38.3 Angeborene Zahnerkrankungen

Epidemiologie

Anomalien der Zahl, Größe und Form der Zähne sind relativ selten. Gelegentlich lassen sich pathobiologische Probleme und genetisch gesteuerte Zusammenhänge erkennen.

38.3.1 Veränderungen der Zahnzahl und Zahnform

Die Zahl der Milch- und auch der bleibenden Zähne wird in seltenen Fällen über-, häufiger aber unterschritten.

Ätiologie

Man unterscheidet die **Zahnüberzahl** (Hyperdontie) von 3 verschiedenen Formen der **Zahnunterzahl**: Hypodontie ist das Fehlen eines einzelnen oder weniger Zähne, Oligodontie das gruppenweise Fehlen von Zähnen und Anodontie die Nichtanlage sämtlicher Zähne.

Ursachen für überzählige Zähne können eine Zwillingsbildung oder eine hyperaktive Zahnleiste sein. Bei einer persistierenden Lücke zwischen den Oberkieferfrontzähnen ist oft ein **Mesiodens**, ein überzähliger, meist atypisch geformter Zahn, die Ursache. Überzählige Zähne werden weiterhin häufig bei Lippen-Kiefer-Gaumenspalten oder der Dysostosis cleidocranialis beobachtet.

Eine Hypodontie lässt sich primär auf genetische Ursachen zurückführen und zeigt eine familiäre Häufung. Darüber hinaus tritt sie auch bei folgenden Krankheitsbildern vermehrt auf: Lippen-Kiefer-Gaumenspalten, Morbus Down und ektodermale Dysplasie. Vor allem untere zweite Prämolaren und obere seitliche Schneidezähne sind betroffen.

Makro- und Mikrodontie können generalisiert oder an Einzelzähnen auftreten. Die generalisierte Mikrodontie erscheint im Zusammenhang mit kongenitalen Defekten wie Herzerkrankungen und/oder Morbus Down. Die oberen seitlichen Schneidezähne und die Weisheitszähne sind am häufigsten von einer Einzelzahnmikrodontie betroffen.

Klinik

Das Fehlen von Zähnen ist in beinahe allen Fällen wesentlich auffälliger als eine Zahnüberzahl. Gelegentlich entsteht so bei einem Kind ein greisenhafter Eindruck.

Therapie

Die Behandlungsmöglichkeiten variieren je nach Ausprägung der Erkrankung. So kann das Spektrum vom Belassen der Situation bis hin zu umfangreichen kieferorthopädischen, restaurativen und/oder (implantat-)prothetischen Maßnahmen reichen.

38.3.2 Veränderungen der Schmelz- und Dentinbildung

Ätiologie

Die Zahnentwicklung ist ein sehr komplexer Prozess, der sich über einen langen Zeitraum erstreckt. Er kann z. B. durch genetische Fehlsteuerungen, traumatische oder entzündliche Ereignisse, Stoffwechselstörungen oder Allgemeinerkrankungen gestört werden. Diese Störung kann sowohl prä- als auch postnatal auftreten.

Die hereditären Zahndysplasien werden meist autosomal-dominant, selten aber auch autosomal-rezessiv oder geschlechtsgebunden vererbt. Sie beruhen im Wesentlichen auf Einzelgendefekten, allerdings gibt es zudem hereditäre generalisierte Erkrankungen und Syndrome, die Schmelz- und/oder Dentindefekte einschließen. Dazu gehören z. B. die Epidermolysis bullosa, Mukopolysaccharidosen, die hereditäre Osteodystrophie Albright, das Ehlers-Danlos-Syndrom oder die Hypophosphatasie.

Klinik

Die bekannteste Dysplasie des Schmelzes ist die **Amelogenesis imperfecta** (Abb. 38.8). Die Schmelzdysplasien beruhen auf Hypoplasie, Hypomaturation oder Hypokalzifikation. Jede dieser Gruppen unterteilt sich nochmals in verschiedene Erscheinungsbilder. Die Farbe der Krone kann weiß opak, gelblich, gelbbraunschwarz oder tiefbraun sein, die Schmelzoberfläche glatt, rau oder porös, mit oder ohne Grübchen und/oder Furchen. Der Schmelz ist bei manchen Formen hart, bei anderen so weich, dass er mit einer Sonde eingedrückt werden kann. Die Zahnform ist häufig normal, gelegentlich konisch oder zylinderförmig.

Bei den Dysplasien des Dentins unterscheidet man die **Dentinogenesis imperfecta** (Abb. 38.9) und die Dentindysplasie. Eine Subgruppe der **Dentinogenesis imperfecta** tritt als Manifestation der Osteogenesis imperfecta auf. Die Kronen der Zähne bei der Dentinogenesis imperfecta sind bernstein-/perlmuttfarben und durchschimmernd, bei der Dentindysplasie normal bis bernsteinfarben.

Die Form der Zähne ist nach dem Durchbruch zunächst normal. Die Zähne unterliegen aber bei beiden Dysplasien des Dentins einer schnellen Attrition, teils splittert der Schmelz ab, bei der Dentindysplasie kommt in einigen Fällen eine hohe Beweglichkeit aufgrund fehlender Wurzeln hinzu.

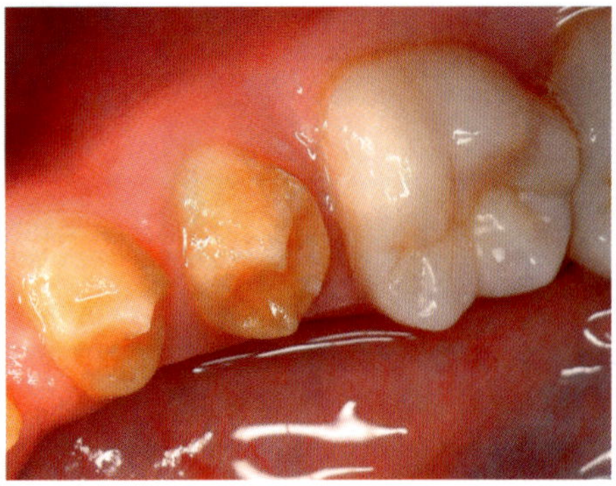

Abb. 38.8 12-jährige Patientin mit Amelogenesis imperfecta. Die Molaren sind schon überkront, die Prämolaren noch im Durchbruch

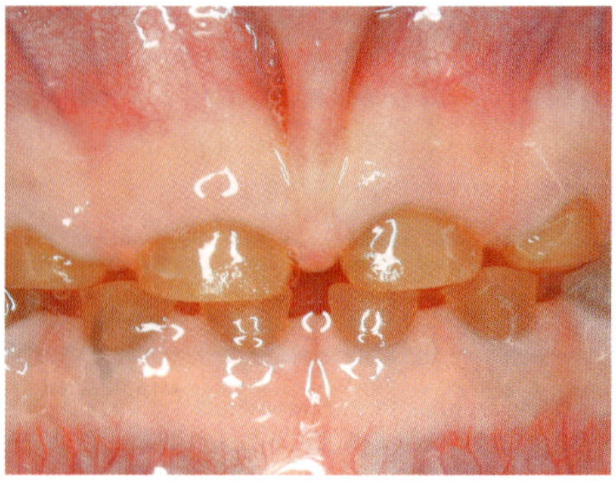

Abb. 38.9 Dentinogenesis imperfecta. Der Schmelz ist bei dem 4-jährigen Mädchen aufgrund verringerter Haftung abgeplatzt

Therapie

Die zahnärztliche Behandlung hängt vom Ausmaß der Erkrankung und der ästhetischen Beeinträchtigung des Patienten ab. Sie kann vom Auffüllen kleiner Defekte bis zur Überkronung sämtlicher Zähne reichen.

Angeborene Bildungsstörungen betreffen in der Regel die Zähne der 1. und 2. Dentition.

38.4 Erkrankungen des Zahnhalteapparates

Die Erkrankungen des Zahnhalteapparates (Gingivitis und Parodontitis) betreffen das Zahnfleisch, den Alveolarknochen, die Wurzelhaut und das Wurzelzement. Es handelt sich in den meisten Fällen um entzündliche Prozesse.

38.4.1 Gingivitis/Gingivopathien

Ätiologie

Bei einer Gingivitis sind die entzündlichen Vorgänge auf das Zahnfleisch beschränkt. Unter einer **Gingivopathie** wird z. B. eine Hyperplasie des Zahnfleisches verstanden.

Die Ursachen sind sehr vielfältig: Prinzipiell ist Zahnbelag (bakterieller Biofilm), der länger nicht entfernt wird, ausreichend für die Entstehung einer Gingivitis. Ebenso können aber auch systemisch verstärkte Gingivitiden z. B. in Zusammenhang mit Diabetes mellitus und Leukämien auftreten. Antiepileptika wie Diphenylhydantoin und Immunsuppressiva wie Ciclosporin A verursachen sehr häufig Vergrößerungen der Gingiva (**Gingivahyperplasien**).

Neben Masern und Röteln manifestieren sich eine Reihe anderer Viruserkrankungen an der Gingiva: Herpes-Viren (HSV-1, HHV-3, HHV-4, HHV-5) und das Papillomavirus.

Epidemiologie

Kinder und Jugendliche sind sehr häufig von Veränderungen der Gingiva betroffen, wesentlich seltener von Erkrankungen des gesamten Zahnhalteapparates. Inzwischen wurde durch die vierte Deutsche Mundgesundheitsstudie belegt, dass bei bis zu 96% der untersuchten Kinder zumindest stellenweise eine initiale Gingivitis in Zusammenhang mit einer insuffizienten Mundhygiene besteht.

Therapie

Die Therapie kann von dem bloßen Entfernen der Beläge bei unzureichender Mundhygiene bis hin zu der chirurgischen Exzision bei Gingivahyperplasien reichen.

38.4.2 Parodontitis

Ätiologie

In manchen Fällen tritt eine Parodontitis als Manifestation systemischer Erkrankungen auf, gerade die aggressive Form betrifft aber auch ansonsten allgemein gesunde Patienten (Abb. 38.10). So kommen erworbene Neutropenien, Agranulozytosen und Leukämien als hämatologische Ursachen in Betracht. Bei den genetischen Erkrankungen sind v. a. hereditäre und zyklische Neutropenien, Morbus Down, Glykogenspeicherkrankheit, Papillon-Lefèvre-Syndrom, Cohen-Syndrom, Ehlers-Danlos-Syndrom und die Hypophosphatasie zu nennen. Des Weiteren können Histiozytosen wie z. B. die Hand-Schüller-Christian-Erkrankung oder das Abt-Letterer-Siwe-Syndrom eine Parodontitis verursachen.

Epidemiologie

Kinder und Jugendliche leiden nur selten an einer Destruktion des Zahnhalteapparates, die sich ohne Zusammenhang zu weiteren Erkrankungen äußert. Bei der aggressiven Parodontitis ist oft eine familiäre Häufung feststellbar. Etwa mit Beginn der Pubertät setzt bei diesen Kindern eine erhöhte Antikörperbildung auf die der Erkrankung zugrunde liegenden Pathogene (enthalten in Biofilm und Mundhöhle) ein. Eine frühzeitige Therapie kann Lockerungen und möglichen Verlust der Zähne verhindern.

Therapie

Im Wesentlichen besteht die Therapie in der regelmäßigen Reinigung der Zähne ober- und unterhalb des Zahnfleisches. In einigen Fällen ist eine Antibiotikagabe indiziert.

38.5 Kieferorthopädische Frühbehandlung im Säuglingsalter und Milchgebiss

A. Stellzig-Eisenhauer

Ziel der kieferorthopädischen Therapie ist es, Fehlstellungen von einzelnen Zähnen, von Zahngruppen sowie Kieferanomalien und Lagestörungen der Kiefer zueinander zu korrigieren.

Kieferorthopädische Behandlungen werden in der Regel in der 2. Phase des Zahnwechsels (◘ Tab. 38.2) durchgeführt, da in dieser Periode das Durchbruchspotenzial der Zähne sowie das skelettale Wachstum – vor allem das des Unterkiefers – ausgenutzt und beeinflusst werden können.

38.5.1 Gebissentwicklung/physiologisches Milchgebiss

Das Neugeborene ist im Normalfall zahnlos, nur in seltenen Fällen sind bereits zum Zeitpunkt der Geburt Zähne durchgebrochen (**dentes natales**). Ab dem 6.–8. Lebensmonat beginnt in der Regel die erste Dentition mit dem **Durchbruch** der mittleren unteren Schneidezähne, allerdings sind die in ◘ Tab. 38.1 angegebenen Durchbruchsperioden lediglich Richtzeiten.

Das **physiologische Milchgebiss** besteht aus 20 lückig stehenden Milchzähnen. Dabei überragen die oberen Schneidezähne die unteren um die Hälfte und die unteren Schneidezähne berühren palatinal die oberen.

Damit keine Engstände im bleibenden Gebiss entstehen, ist es wichtig, bei einem **Verlust von Zahnhartsubstanz** die ursprüngliche Zahnbreite mit konservierenden Maßnahmen (Füllungen) wiederherzustellen. Wurzelreste von Milchzähnen sind keine Lückenhalter, da sie die mesiodistale Breite der Zähne nicht rekonstruieren. Es ist dringend angeraten, diese zu entfernen, da von ihnen entzündliche Prozesse wie Abszesse und im Extremfall eine Kieferosteomyelitis ausgehen können. Bei frühzeitigem Verlust von Milchzähnen sollten die entstandenen Lücken im Rahmen einer **Lückenhaltertherapie** offen gehalten werden, damit der Platz für die bleibenden Zähne erhalten bleibt.

Im Milchgebiss sind Veränderungen der Zahnzahl, Zahnstellung und der Kieferrelation selten, da sich exogene Faktoren und hereditär bedingte Dysgnathien erst im Laufe der weiteren Gebiss- und Schädelentwicklung auswirken bzw. deutlicher ausprägen. Liegen **Anomalien** bereits im Milchgebiss vor, sollten sie kieferorthopädisch behandelt werden, wenn kein Selbstausgleich zu erwarten ist und die Gefahr besteht, dass sie sich mit dem Alter verstärken.

Therapiebedürftige Anomalien im Säuglingsalter und Milchgebiss

- Offener Biss (wenn kein Selbstausgleich zu erwarten ist)
- Progener Formenkreis (Mesialbiss/Vorbiss)
- Lateraler Kreuzbiss
- Ausgeprägte Formen der mandibulären Retrognathie (Distalbiss/Rückbiss) mit ausgeprägter Frontzahnstufe und gestörtem Mundschluss
- Funktionelle Nachbehandlung bei Kiefergelenkfortsatzfrakturen
- Angeborene Fehlbildungen
  - Lippen-Kiefer-Gaumen-Segelspalten
  - Faziale Dysplasien (z. B. Goldenhar-Syndrom)
  - Evtl. syndromale Erkrankungen (z. B. Down-Syndrom: unterstützende Behandlung im Rahmen einer myofunktionellen Regulationstherapie)

38.5.2 Offener Biss

Ursachen des frontal offenen Bisses sind insbesondere **orofaziale Dysfunktionen**, wie Lutschhabits, frontales Zungenpressen, fehlerhaftes Schluckmuster, Sigmatismus frontalis und Mundatmung. Seltener liegen dem offenen Biss **systemische Erkrankungen** zugrunde wie z. B. eine Rachitis.

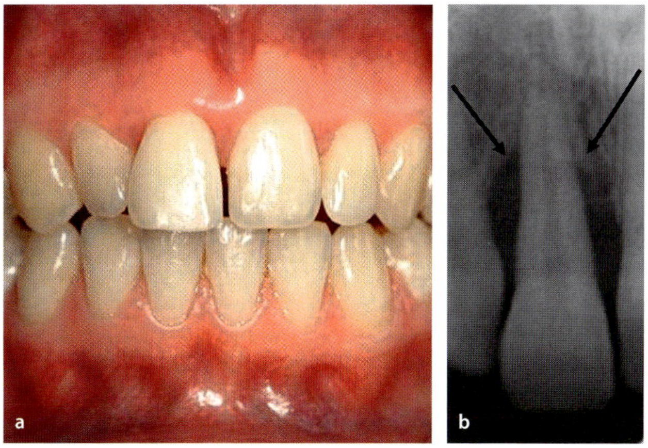

◘ **Abb. 38.10a,b** Aggressive Parodontitis bei einem Jugendlichen. Das Zahnfleisch erscheint beinahe entzündungsfrei (**a**), doch der Zahnhalteapparat ist teils schon erheblich abgebaut (*Pfeile*) (**b**). (Mit freundlicher Genehmigung von Prof. Dr. P. Ratka-Krüger, Freiburg)

Kausaltherapeutische Maßnahmen wie das Abgewöhnen des Lutschens und die **logopädisch-myofunktionelle Therapie** der Fehlfunktionen stehen im Vordergrund. Im Allgemeinen ist bei frühzeitigem Abstellen der orofazialen Dysfunktionen ein Selbstausgleich bereits aufgetretener Zahnfehlstellungen und/oder Kieferverformungen zu erwarten. Das Abgewöhnen des Lutschens sollte bis zum Ende des 3. Lebensjahres und die Umstellung eines **infantilen Schluckmusters** (die Zunge liegt beim Schlucken zwischen den Zahnreihen) auf ein **somatisches Schlucken** (Zunge liegt beim Schlucken am Gaumen bei geschlossenen Zahnreihen) bis zum 4. Lebensjahr erfolgen.

In Absprache mit dem Logopäden können bei der Therapie des offenen Bisses unterstützend **kieferorthopädische Apparaturen** eingegliedert werden. Dazu gehören Abschirmgeräte wie z. B. Mundvorhofplatten (◘ Abb. 38.11).

Ein infantiles Schluckmuster gilt in den ersten Lebensjahren als physiologisch, sollte jedoch zwischen dem 3. und 4. Lebensjahr auf ein somatisches umgestellt werden.

38.5.3 Progener Formenkreis (Mesialbiss, Vorbiss)

Definition

Der progene Formenkreis weist ein heterogenes Erscheinungsbild auf. Seine Kennzeichen sind eine **umgekehrte Frontzahnstufe** (◘ Abb. 38.12) in Kombination mit einer **gestörten Lagebeziehung der Kiefer** – der Unterkiefer liegt in Relation zum Oberkiefer zu weit anterior.

Die Schuld kann sowohl im Unterkiefer als auch im Oberkiefer liegen. So ist bei einer **echten Progenie** der Unterkiefer durch ein exzessives Wachstum prognath und verlängert. Diese Form ist häufig vererbt (»Habsburger-Kinn«).

Bei einer **Pseudoprogenie** hingegen ist der Oberkiefer retrognath und verkürzt, wobei sowohl exogene als auch endogene Faktoren, wie z. B. multiple Nichtanlagen von Zähnen, Traumen im Bereich des Oberkiefers, syndromal bedingte Mittelgesichtshypoplasien,

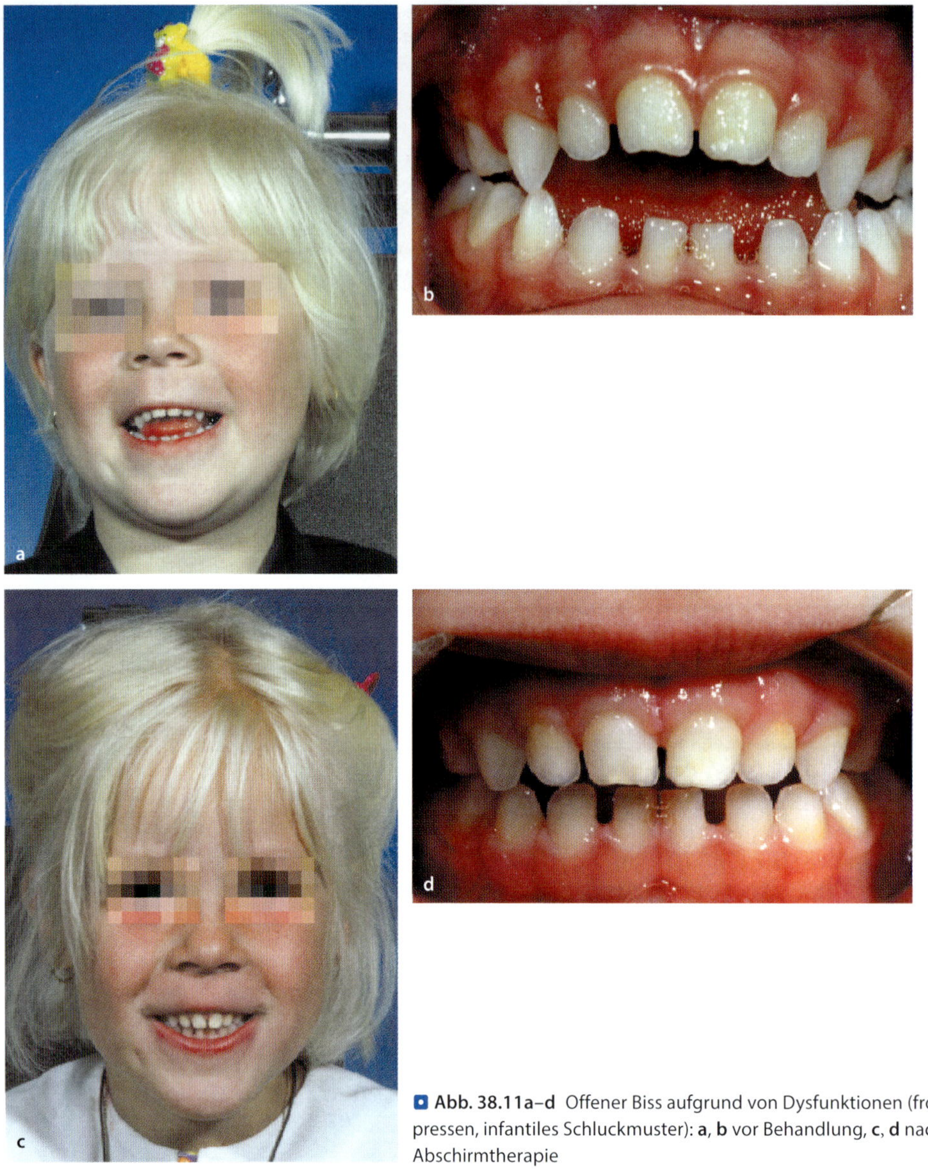

Abb. 38.11a–d Offener Biss aufgrund von Dysfunktionen (frontales Zungenpressen, infantiles Schluckmuster): **a**, **b** vor Behandlung, **c**, **d** nach kieferorthopädischer Abschirmtherapie

wachstumshemmender Einfluss der postoperativen Narbenzüge bei Lippen-Kiefer-Gaumen-Segelspalten, ursächlich sein können.

■■ Differenzialdiagnose

Differenzialdiagnostisch muss ein **frontaler Kreuzbiss** ohne Lagestörung zwischen Ober- und Unterkiefer (unechte Progenie) und ein **progener Zwangsbiss,** d. h. ein Abgleiten des Unterkiefers nach anterior durch Störkontakte, unterschieden werden. Auch diese Formen sind bereits im Milchgebiss zu therapieren, da ansonsten eine skelettale Adaptation der Kiefer an die Fehlposition erfolgt.

■■ Therapie

Da sich der Mesialbiss mit dem Wachstum verstärkt, sollte er bereits im Milchgebiss **kieferorthopädisch** behandelt werden. Ziel ist eine Wachstumsförderung des Oberkiefers und/oder basale Wachstumshemmung des Unterkiefers mit Erreichen einer korrekten sagittalen und vertikalen Frontzahnstufe. Typische **Behandlungsapparaturen** im Milchgebiss sind Kopf-Kinn-Kappen oder Delaire-Masken (◘ Abb. 38.13). Während des Zahnwechsels sollte mit herausnehmbaren **Doppelspangen** (funktionskieferorthopädische Apparaturen wie ein Bionator oder Aktivator) eine Wachstumsbeeinflussung erfolgen.

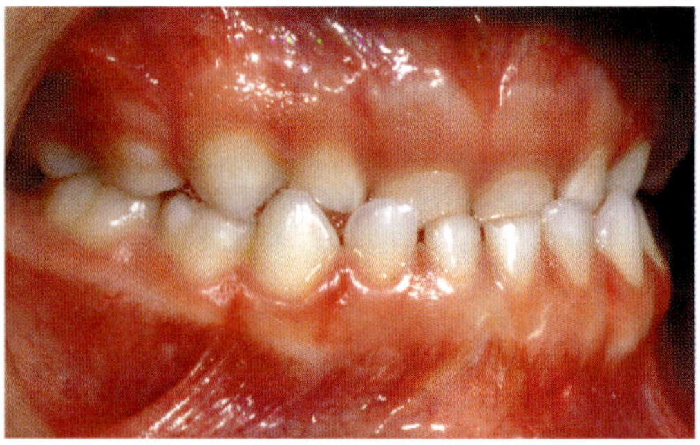

Abb. 38.12 Echte Progenie mit umgekehrtem Frontzahnüberbiss

Bei schwergradigen Formen einer echten Progenie oder einer Pseudoprogenie kann nach Abschluss des Wachstums eine kombinierte **kieferorthopädisch-kieferchirurgische Therapie** zur Korrektur der Kieferrelation notwendig werden.

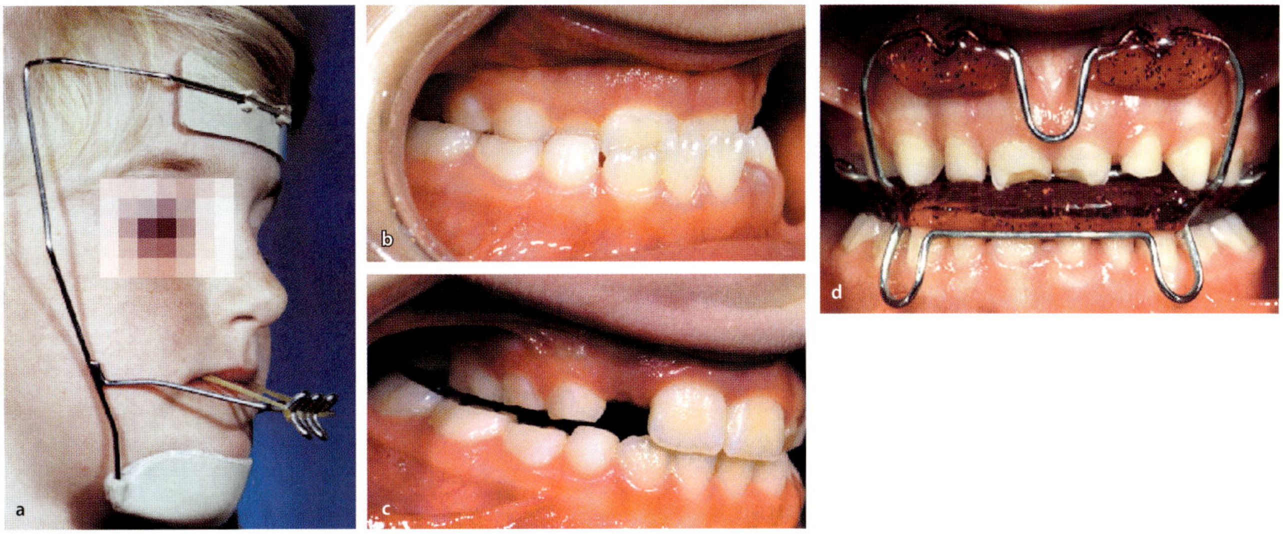

Abb. 38.13a–d Kieferorthopädische Therapie bei Progenie. **a** Delaire-Maske zur Wachstumsförderung des Oberkiefers, **b** Zustand vor Behandlung, **c** nach kieferorthopädischer Überstellung des umgekehrten Überbisses. **d** Progenie-Aktivator

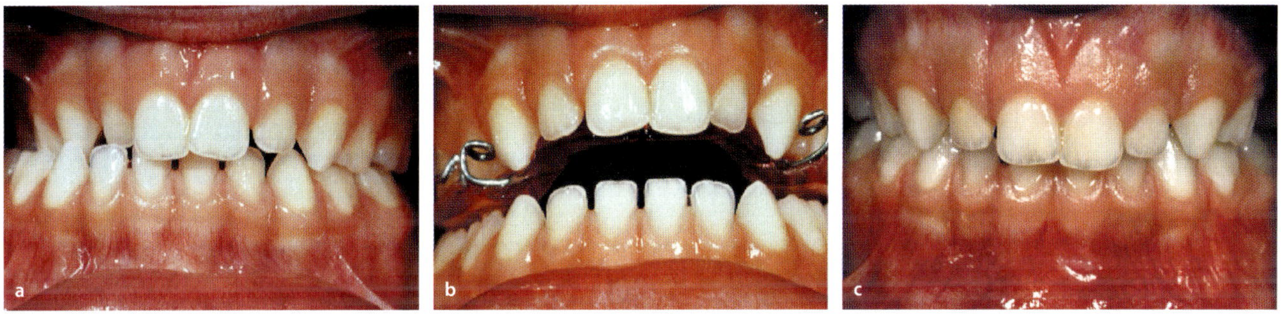

Abb. 38.14a–c Kieferorthopädische Therapie bei lateralem Kreuzbiss. **a** Einseitiger lateraler Kreuzbiss mit Abweichung des Unterkiefers nach rechts (Mittellinienabweichung zwischen Ober- und Unterkiefer), **b** transversale Erweiterung des Oberkiefers mit einer Oberkieferdehnplatte, **c** nach kieferorthopädischer Behandlung

38.5.4 Lateraler Kreuzbiss

Bei einem seitlichen Kreuzbiss besteht primär eine **transversale Okklusionsstörung**, bei der der Unterkiefer aufgrund eines meist zu schmalen Oberkiefers zur Seite gleitet. Ein **schmaler Oberkiefer** kann insbesondere bei Patienten mit orofazialen Dysfunktionen wie Fingerlutschen, Wangeneinsaugen, Mundatmung und hypotoner perioraler Muskulatur beobachtet werden. Der Kreuzbiss kann sowohl einseitig als auch beidseitig auftreten.

Da die Gefahr der skelettalen Anpassung des Unterkiefers an die erzwungene Seitverlagerung besteht, ist eine **kieferorthopädische Behandlung** mit Überstellung des transversalen Kreuzbisses bereits im Milchgebiss indiziert (Abb. 38.14).

38.5.5 Mandibuläre Retrognathie (Retrogenie, Distalbiss, Rückbiss)

Bei einer ausgeprägten **Unterkieferrücklage** mit sagittaler Frontzahnstufe von mehr als 10 mm sollte bereits frühzeitig eine kieferorthopädische Behandlung erfolgen. Ursachen einer extremen Distallage des Unterkiefers können neben ausgeprägten Wachstumsstörungen des Unterkiefers auch ein zu schmaler Oberkiefer sein, sodass sich der Unterkiefer nicht nach anterior entwickeln kann. Eine Förderung des Unterkieferwachstums und/oder transversale Erweiterung des Oberkiefers kann mit Hilfe von **Doppelspangen** (z. B. Aktivator, Bionator) und transversalen Dehnplatten für den Oberkiefer erfolgen.

38.5.6 Funktionelle Nachbehandlung von Kiefergelenkfortsatzfrakturen

Nach einem Sturz auf den Unterkiefer sollte immer an eine Fraktur, vor allem an eine **Fraktur der grazilen Gelenkfortsätze** gedacht werden. Eine Platzwunde am Kinn kann der erste Hinweis sein. Klinische Symptome sind des Weiteren: Druckempfindlichkeit und Schwellung der Weichteile im Kiefergelenksbereich, Mundöffnungseinschränkungen und Störungen der Verzahnung.

Bei Kindern mit Kiefergelenkfortsatzfrakturen wird häufig ein **konservatives, kieferorthopädisches Vorgehen** gewählt. Hierbei werden zur Entlastung der Frakturfragmente und zum Aufrichten der Gelenkfortsätze Doppelspangen (Aktivator, Bionator) eingegliedert.

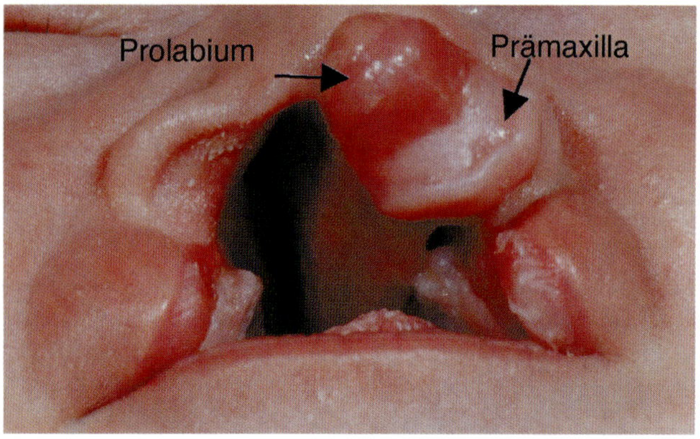

Abb. 38.15 Beidseitige Lippen-Kiefer-Gaumen-Segelspalte

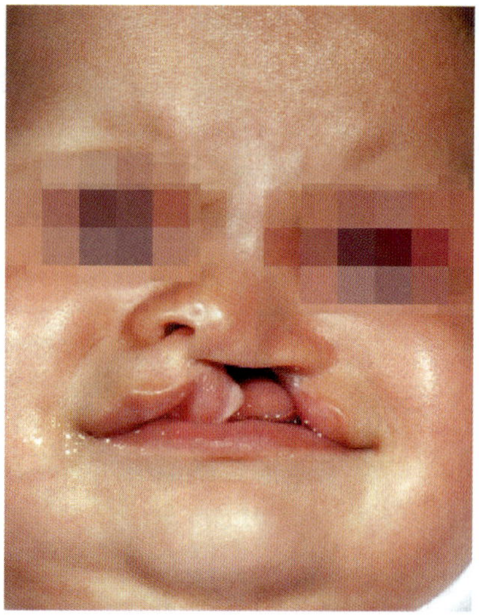

Abb. 38.16 Zungenfehllage in den Spaltbereich

38.5.7 Lippen-Kiefer-Gaumen-Segelspalten

Klassifikation, Ätiologie

Die zweithäufigste angeborene Fehlbildung stellen die Lippen-Kiefer-Gaumen-Segelspalten dar. In Mitteleuropa liegt die Inzidenz bei 1 : 500. Die Spaltbildung zeigt ein **heterogenes Erscheinungsbild**, sie reicht von der submukösen Mikroform bis hin zur totalen Lippen-Kiefer-Gaumen-Segelspalte.

Es werden einseitige, beidseitige (Abb. 38.15) als auch mediane Formen unterschieden, die nach der **LAHSHAL-Klassifikation** eingeteilt werden. Lippen-Kiefer-Gaumen-Segelspalten haben eine multifaktorielle Genese, sie können isoliert oder als Begleitsymptom syndromaler Erkrankungen auftreten.

- Lippen-Kiefer-Gaumen-Segelspalten,
  - Lippen-Kiefer-Gaumen-Segelspalten (ca. 50%),
  - Lippenspalten und Lippen-Kieferspalten (ca. 25%),
- isolierte Gaumen-Segelspalten (ca. 25%).

Während Jungen häufiger von Lippen-Kiefer-Gaumen-Segelspalten betroffen sind, treten bei Mädchen vermehrt isolierte Spalten im Gaumenbereich auf. Neben Beeinträchtigungen der dentofazialen Ästhetik kommt es häufig zu schwergradigen **funktionellen Störungen** bezüglich der Atmung, der Ernährung, des Gehörs und der Sprache ebenso wie zu Veränderungen des Kiefer- und Gesichtsschädelwachstums.

Therapie

> **Die erfolgreiche Gesamtrehabilitation von Kindern mit Lippen-Kiefer-Gaumen-Segelspalten ist eine interdisziplinäre Aufgabe.**

Dazu ist die Einbeziehung einer Vielzahl von Fachdisziplinen erforderlich. Dem **interdisziplinären Team** sollten folgende Disziplinen angehören: Pädiatrie, Kieferorthopädie, Mund-Kiefer-Gesichtschirurgie, Pädaudiologie/Phoniatrie, HNO und Logopädie. Den Familien sollten außerdem im Rahmen der interdisziplinären Sprechstunde eine psychologische Betreuung und eine humangenetische Beratung ermöglicht werden.

Bei Lippen-Kiefer-Gaumen-Segelspalten und isolierten Gaumenspalten mit Beteiligung des harten Gaumens ist es indiziert, bereits ab dem ersten Lebenstag eine kieferorthopädische Frühbehandlung mit Eingliederung einer **Oberkieferplatte** durchzuführen. Die Oberkieferplatte dient dazu, eine Einlagerung der Zunge in die Spalte zu verhindern (Abb. 38.16) und das Wachstum der gespaltenen Kiefersegmente zu steuern, um eine Reduktion der Spaltbreite zu erzielen (Abb. 38.17). In geringem Maße dient die Platte auch als Trinkhilfe.

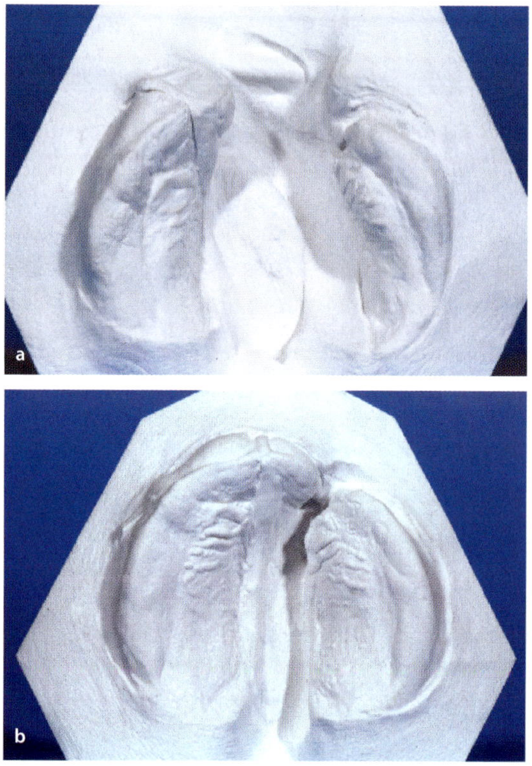

Abb. 38.17a, b Annäherung der Kiefersegmente vor Lippenverschlussplastik durch eine kieferorthopädische Frühbehandlung mittels Oberkieferplatte. **a** Kiefermodell bei Geburt, **b** Kiefermodell nach 6 Monaten

38.5.8 Pierre-Robin-Sequenz

Klinik3

Die Pierre-Robin-Sequenz beschreibt ein Krankheitsbild mit **mandibulärer Mikrognathie**, Retrogenie in (Kombination mit einer Glossoptose) und einer breiten Gaumen-Segelspalte (Abb. 38.18).

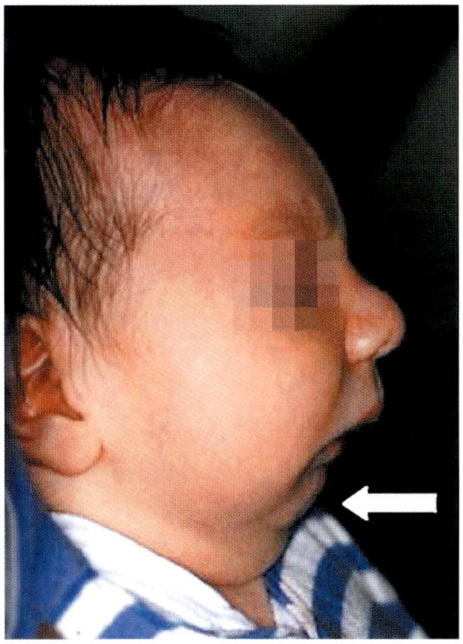

Abb. 38.18 Pierre-Robin-Sequenz mit extremer Unterkieferrücklage

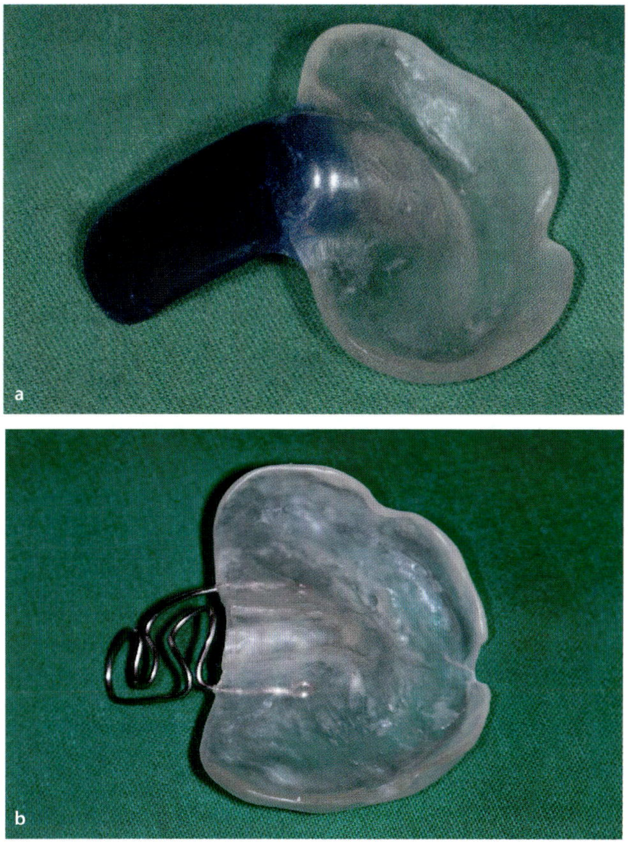

Abb. 38.19a, b Oberkieferplatten mit posterior-kaudaler Verlängerung zur Verhinderung der Glossoptose

Cave
Das Zurückfallen der Zunge kann beim Neugeborenen zu lebensbedrohlichen obstruktiven Apnoen führen.

Therapie

Zur Therapie schwergradiger Obstruktionen der oberen Luftwege werden in der Literatur vornehmlich invasive Methoden empfohlen, wie die **Glossopexie** (d. h. die operative Fixierung der Zunge am Alveolarfortsatz und Unterlippe), die **Extensionstherapie** (d. h. die Vorverlagerung des Unterkiefers nach Drahtumschlingung mittels Gewichten beim immobilisierten Säugling), die **Unterkieferdistraktion** nach bilateraler Unterkieferosteotomie und als Ultima ratio die **Tracheotomie**. Alle diese Verfahren bringen jedoch gravierende Nachteile mit sich, wie Operationsrisiken, Infektionsgefahr, Wundheilungsstörungen, Pneumoniegefahr, Hospitalisierung, Ernährungs- und Sprachentwicklungsbehinderungen sowie extraorale Narben (Tab. 38.4).

In jüngster Zeit wird auch bei Kindern mit schwergradigen Obstruktionen der oberen Luftwege ein konservatives, kieferorthopädisches Vorgehen mittels **Plattentherapie** propagiert. Ziel der kieferorthopädischen Behandlung ist es, eine Glossoptose zu verhindern. Dies kann mit einer Oberkieferplatte mit posterior-kaudaler Kunststoffverlängerung oder Drahtextension erfolgen (Abb. 38.19). Weitere Funktionen der Oberkieferplatte sind die Stimulation des Unterkieferwachstums und die Normalisierung der Zungenlage. Parallel zur kieferorthopädischen Therapie sollte immer eine myofunktionelle Regulationstherapie nach Castillo Morales erfolgen.

Bei Obstruktionstypen, bei denen sich entweder die lateralen Pharynxwände medial berühren oder sich der Hypopharynx zirkulär zusammenzieht, können Platten mit posterior-kaudaler Verlängerung z. T. nicht ausreichend sein. Bei diesen Patienten wurden Platten erfolgreich eingesetzt, die über einen anpolymerisierten

Tab. 38.4 Komplikationen operativer Maßnahmen zur Therapie der Obstruktion oberer Luftwege bei Kindern mit Pierre-Robin-Sequenz

	Glossopexie	Unterkieferextension	Unterkieferdistraktion	Tracheotomie
Operationsrisiken (u. a. Schädigung anatomischer Strukturen)	x	x	x	x
Infektionsgefahr/Wundheilungsstörungen	x	x	x	x
Erhöhtes Pneumonierisiko				x
Hospitalisierung		x		
Orale Ernährung behindert	x	x		
Sprachentwicklung behindert	x			x
Extraorale Narben			x	x

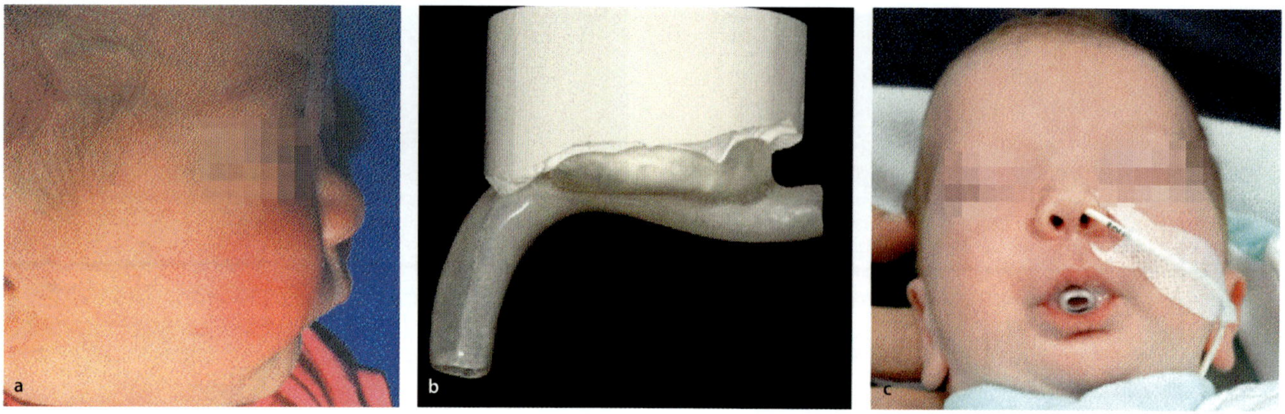

Abb. 38.20a–c Oberkieferplatte mit anpolymerisiertem Tubus

Tubus den Atemfluss garantieren (Abb. 38.20). Die Sequenz der Plattenbehandlung ist bei diesen Kindern:
- Platte mit Tubus,
- Platte mit posterior-kaudaler Verlängerung,
- Kürzen des Sporns,
- Absetzen der Platte.

Die Vorteile der gering invasiven kieferorthopädischen Plattentherapie sind geringe Hospitalisierung, Verbesserung der Zungenlage und ungestörte Sprechentwicklung. Wesentlich für den Erfolg der Plattentherapie ist die enge Kooperation zwischen Kieferorthopädie und Pädiatrie. Die korrekte Plattenanpassung gelingt nur unter endoskopischer Sicht, im Anschluss ist eine kinderintensivmedizinische Überwachung erforderlich.

38

Literatur

Andreasen JO, Andreasen FM, Andersson L (2007) Textbook and color atlas of traumatic injuries to the teeth, 4th ed. Blackwell, Kopenhagen

Buchenau W, Urschitz MS, Sautermeister J, Bacher M, Herberts T, Arand J, Poets CF (2007) A randomised clinical trial of a new orthodontic appliance to improve upper airway obstruction in infants with Pierre Robin sequence. J Pediatr 151:145–149

Gülzow H-J, Hellwig E, Hetzer G (2006) Leitlinie Fluoridierungsmaßnahmen. Zahnärztliche Zentralstelle Qualitätssicherung, Köln

Kassenzahnärztliche Bundesvereinigung, Bundeszahnärztekammer (2006) Vierte Deutsche Mundgesundheitsstudie. DMS IV. Druckhaus Boeken, Dorsten

Kochel J, Meyer-Marcotty P, Wirbelauer J, Böhm H, Kochel M, Thomas W, Bareis U, Hebestreit H, Speer C, Stellzig-Eisenhauer A (2011) Treatment modalities of infants with upper airway obstruction-review of the literature and presentation of novel orthopedic appliances. Cleft Palate Craniofac J 48:44–55

Schroeder HE (1997) Pathobiologie oraler Strukturen, 3. Aufl. Karger, Basel

Shapira J, Berenstein-Ajzman G, Engelhard D, Cahan S, Kalickman I, Barak V (2003) Cytokine levels in gingival crevicular fluid of erupting primary teeth correlated with systemic disturbances accompanying teething. Pediatr Dent 25:441–448

van Waes H, Stöckli P (2001) Kinderzahnmedizin. Thieme, Stuttgart

Sportmedizin

H. Hebestreit

C. P. Speer, M. Gahr (Hrsg), *Pädiatrie*,
DOI 10.1007/978-3-642-34269-1_39,

Einleitung

Als 1982 der erste Mukoviszidosekranke erfolgreich und ohne negative Folgen einen Marathonlauf beendete, war das eine kleine Sensation. Niemand hatte eine solche Leistung für möglich oder medizinisch vertretbar gehalten. Seither wurden viele positive Effekte von Sport auf den Krankheitsverlauf der Mukoviszidose beschrieben, sodass heute ein körperliches Training zu einem Bestandteil der Therapie dieser Erkrankung geworden ist.

Bewegung, Spiel und Sport gehören zum Leben eines jeden Kindes. Intensität und Umfang der Aktivität entscheiden dabei, ob aus medizinischer Sicht Nutzen oder Risiken überwiegen. Bei ausgeprägtem **Bewegungsmangel** kann sich z. B. bereits im Kindesalter eine Erkrankung wie die Adipositas oder eine gestörte Glukosetoleranz entwickeln. Bei sehr intensivem sportlichen Training, wie z. B. im Hoch- und Höchstleistungssport, treten hingegen die **sportassoziierten Risiken** in den Vordergrund. Zwischen diesen beiden Extremen gibt es einen Bereich körperlicher Aktivität, der für eine gesunde Entwicklung optimal ist.

Chronische **Erkrankungen** reduzieren oft die Belastbarkeit über lange Phasen. In diesen Zeiten muss zur Vermeidung von gesundheitlichen Schäden die körperliche Aktivität reduziert werden. Meist wird die Aktivität jedoch auch in anderen Phasen unverhältnismäßig stark eingeschränkt. Dies kann nicht nur zu vermeidbaren **motorischen und psychosozialen Defiziten**, sondern auch zu einer Verschlechterung der Erkrankung selbst führen (Abb. 39.1).

Sport wird zunehmend als Therapie in der Behandlung von z. B. Adipositas, Asthma, Mukoviszidose und rheumatoider Arthritis eingesetzt.

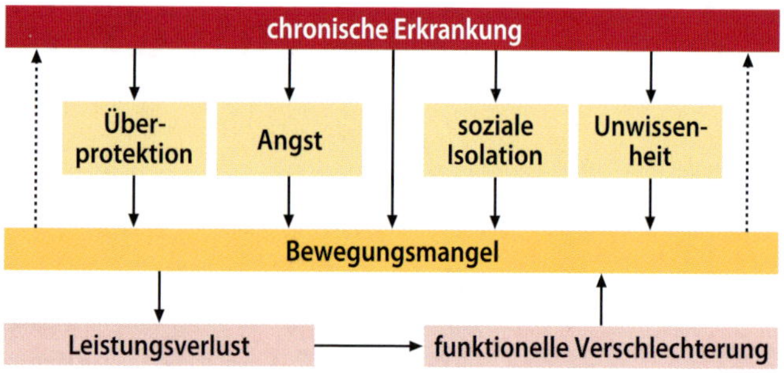

Abb. 39.1 Effekte einer chronischen Erkrankung, die zu einem Bewegungsmangel führen können. Die unterbrochenen Pfeile zeigen, dass umgekehrt ein Bewegungsmangel auch zur Verschlechterung der Erkrankung beitragen kann

39.1 Positive Effekte von Sport bei Gesunden

Bewegung und Sport haben im Kindes- und Jugendalter eine Reihe positiver Wirkungen. Neben der **Steigerung der Leistungsfähigkeit** fördern sie das Selbstvertrauen und die Sozialisation. Aus präventivmedizinischer Sicht kann Sport bereits im Kindesalter eine Erhöhung der Knochendichte induzieren und damit einer zukünftigen **Osteoporose vorbeugen**. Weiterhin wurde bei Kindergartenkindern, die an einem täglichen Bewegungsprogramm teilnahmen, eine **geringere Unfallhäufigkeit** beobachtet.

Späteren Herz-Kreislauf-Erkrankungen wirkt eine regelmäßige Bewegung im Kindes- und Jugendalter durch eine, wenn auch moderate, **Senkung des systolischen und diastolischen Blutdrucks** entgegen. Auch reduziert intensives Training sogar bei Normalgewichtigen den Körperfettgehalt. Frauen, die im Kindesalter körperlich aktiv waren, haben auch im Erwachsenenalter eine hohe körperliche Aktivität und eine niedrigere Prävalenz von Rückenschmerzen.

39.2 Risiken körperlicher Belastung

Bei intensiven Belastungen, häufigen Wiederholungen einer geringeren Belastung oder bei Vorschädigungen bzw. Erkrankung kann es zu gesundheitlichen Schäden kommen. Weitere **Risikofaktoren** sind eine mangelhafte Ausrüstung und unzureichende Kompetenz des Trainers.

Die Wachstumsfugen des kindlichen Knochens sind 2- bis 5-mal weniger belastbar als der kindliche Bandapparat. Daher werden bei akuten Überlastungen, die im Erwachsenenalter in der Regel zu einer Bandruptur führen, im Kindes- und Jugendalter meist **Frakturen mit Beteiligung der Wachstumsfugen** beobachtet.

Ermüdungsfrakturen wurden in den vergangenen Jahren aufgrund des immer intensiveren Trainings im Leistungssport auch bei Kindern und Jugendlichen zunehmend häufiger beobachtet. Meist standen sie im Zusammenhang mit Laufbelastungen. Wiederholte Reklinationen der Lumbalwirbelsäule wie z. B. beim Turnen können zu einer **traumatischen Spondylolyse** führen.

Belastungsassoziierte **Todesfälle mit kardialer Ursache** sind im Kindes- und Jugendalter mit einer geschätzten Inzidenz von 1 : 200.000 sehr selten. Risikofaktoren sind neben einer viralen Myokarditis auch komplexe Herzfehler und Aortenstenosen, Rhythmusstörungen sowie Anomalien der Koronararterien. Auch eine hypertrophe Kardiomyopathie und das Marfan-Syndrom prädisponieren zu kardiovaskulären Komplikationen.

Bei jugendlichen Athleten treten **Essstörungen** wie Bulimie und Anorexie gehäuft auf. Besonders gefährdet sind extreme Ausdauersportler und Mädchen, die Sportarten mit Bewertung des Erscheinungsbildes betreiben. Bei hohem Trainingsumfang und niedrigkalorischer Ernährung kann es weiterhin zu einer primären oder sekundären **Amenorrhö** kommen.

Weitere Risiken von Sport im Kindes- und Jugendalter betreffen Kälte- und Hitzeschäden und die Einnahme anaboler Steroide.

39.3 Sporttauglichkeit

Im Rahmen jeder ärztlichen Untersuchungen sollte aufgrund der oft hohen körperlichen Aktivität von Kindern und Jugendlichen die Sporttauglichkeit mit beurteilt werden.

Während es für Hochleistungssportler abhängig von der Sportart unterschiedliche Vorschriften für die Tauglichkeitsuntersuchung gibt, werden bei Nicht-Wettkampfsportlern besondere Schwerpunkte in der allgemeinen **Anamnese** und **körperlichen Untersuchung** gesetzt (Tab. 39.1). Zusätzlich wird empfohlen, einmalig bei jedem Kind ein **Ruhe-EKG** zur Erkennung von Reizleitungsanomalien wie Wolff-Parkinson-White-Syndrom oder Long-QT-Syndrom abzuleiten. Nur bei auffälliger Anamnese oder pathologischem Untersuchungsbefund ist eine weitergehende Diagnostik nötig.

Die Sporttauglichkeitsuntersuchung endet mit einem **beratenden Gespräch**, in dem auf individuelle Risiken und mögliche Vorkehrungen, aber auch auf den Nutzen von Sport eingegangen wird.

Tab. 39.1 Wichtige Punkte und Besonderheiten bei der Sporttauglichkeitsuntersuchung

Anamnese	Welcher Sport? Wie viel Sport? Schmerzen oder andere Symptome bei Sport? Ernährungsgewohnheiten bei Sport? Zyklusanamnese bei jugendlichen Mädchen Vorerkrankungen Medikamenteneinnahme Hypertrophe Kardiomyopathie oder Marfan-Syndrom in der Familie
Körperliche Untersuchung	Kardiopulmonale Auffälligkeiten? Organomegalie? Hauterkrankungen? Skoliose? Beweglichkeit? Gelenkstellung?
Weitere Diagnostik (bei auffälliger Anamnese bzw. Untersuchung)	Ruhe-EKG (einmalig empfohlen) Blutbild Urinstatus Echokardiographie Lungenfunktionsuntersuchung Sonographie/Röntgen/MRT Ergometrie

39.4 Sport und Krankheit

39.4.1 Akute Infektionserkrankungen

Manche virale Infektionen gehen mit einer teilweise auch subklinisch verlaufenden **Myokarditis** einher, die unter Belastung zu lebensbedrohlichen Herzrhythmusstörungen führen kann.

Cave
Bei fieberhafter Infektionserkrankung bestehen häufig Kreislaufprobleme bei Belastung. Daher verbietet sich bei Fieber jegliche Belastung.

Etwa eine Woche nach Normalisierung der Körpertemperatur kann dann ein Training mit niedriger Intensität aufgenommen werden. Bis zum Erreichen einer vollen Belastbarkeit vergehen oft mehr als 4 Wochen. Bei nicht fieberhaften Erkrankungen ist aufgrund von potenziellen Kreislaufproblemen und einer möglicherweise **verlängerten Rekonvaleszenz** von maximalen Belastungen für die Dauer der Erkrankung abzuraten.

Bei einer Epstein-Barr-Virusinfektion kann über einen längeren Zeitraum eine **Hepatosplenomegalie** bestehen, die zu Einblutungen und Organruptur prädisponiert (Abb. 39.2). Eine Sportfähigkeit, insbesondere bei verletzungsträchtigen Sportarten, ist daher erst nach annähernder Normalisierung der Organgrößen gegeben.

39.4.2 Chronische Erkrankungen

Chronisch kranke Kinder und Jugendliche sind aus vielerlei Gründen oft weniger aktiv als gesunde (Abb. 39.1). Nur relativ selten sprechen klare medizinische Gründe gegen jegliche körperliche Belastung. Allerdings geht Sport bei vielen Erkrankungen mit besonderen **Risiken** einher (Tab. 39.2). Diese hängen nicht nur von der Erkrankung selbst, sondern auch vom Schweregrad der Erkrankung, der Art und Intensität der Belastung, vom Trainingszustand und

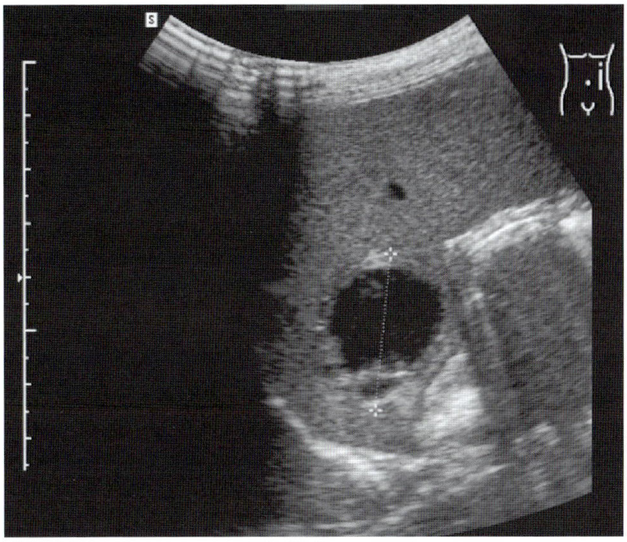

Abb. 39.2 Partielle Milzruptur durch Sport bei einem 8-jährigen Mädchen mit Splenomegalie im Rahmen einer EBV-Infektion

nicht zuletzt von der medizinischen Schulung und Überwachung der Patienten ab.

Selbst schwer kranke Patienten können in der Regel an einem individualisierten Trainingsprogramm teilnehmen.

Chronisch kranke Kinder und Jugendliche können wie Gesunde von regelmäßiger körperlicher Aktivität und Sport profitieren (Tabelle 39.2). Neben einer Verbesserung der Leistungsfähigkeit kommt es zu einer **Erhöhung der Lebensqualität** und zur Zunahme von Selbstvertrauen. Zusätzlich hat die regelmäßige Bewegung bei manchen Erkrankungen auch einen direkten **positiven Effekt auf den Krankheitsverlauf**, der therapeutisch genutzt wird.

Adipositas

Bewegungsmangel gilt als eine der Hauptursachen von Übergewicht im Kindes- und Jugendalter. Daher wird körperliche Bewegung neben einer Modifikation der Ernährung und psychologischer Betreuung sowohl in der **Prävention** als auch in der Therapie der Adipositas eingesetzt. Das Medikament »Sport« soll zum einen eine Reduktion der Fettmasse fördern, zum anderen bei hypokalorischer Ernährung den Abbau der Muskulatur verhindern. Weiterhin können Bewegung und Sport die gemeinsam mit der Adipositas vorkommenden Risikofaktoren arterielle Hypertonie, Hyper- bzw. Dyslipidämie und gestörte Glukosetoleranz positiv beeinflussen.

Eine **Therapie** der Adipositas durch Sport allein ist jedoch aufgrund der hohen Energiedichte von Fettgewebe wenig erfolgversprechend. So müsste ein 30 kg schwerer Junge ca. 36 h mit 8,5 km/h joggen, um ein Kilogramm Fett zu metabolisieren.

Bei adipösen Kindern und Jugendlichen stehen einer hohen körperlichen Aktivität hauptsächlich **psychologische Gründe** wie z. B. ein starkes Schamempfinden und ein fehlendes Selbstwertgefühl entgegen. Aus medizinischer Sicht muss die gewichtsbedingt erhöhte Gelenkbelastung bedacht werden. Dies wird bei der Erstellung von Sporttherapieprogrammen berücksichtigt, indem z. B. Gruppen adipöser Kinder unter Ausschluss »schlanker« Schwimmen gehen.

Asthma bronchiale

Risiken Bei Patienten mit Asthma bronchiale kann es im Zusammenhang mit körperlicher Belastung zu einer **bronchialen Obstruk-**

Tab. 39.2 Risiken und potenzieller Nutzen von Bewegung und Sport bei einigen chronischen Erkrankungen

Erkrankung	Risiko einer Belastung	Positive Effekte von Sport
Adipositas	Überlastung der Gelenke	Bessere Glukosetoleranz Blutdrucksenkung Zusammen mit Diät Reduktion der Fettmasse bei Erhalt der Muskelmasse
Asthma bronchiale	Asthmaanfall	Bessere Leistungsfähigkeit Größeres Selbstvertrauen, bessere Sozialentwicklung Möglicherweise weniger Asthmaanfälle, weniger Arztbesuche, weniger Fehltage in der Schule
Epilepsie	Epileptischer Anfall (sehr selten)	Bessere Leistungsfähigkeit Höheres Selbstvertrauen
Hämophilie	Blutungen (in Gelenke, Muskeln und Organe)	Bessere Leistungsfähigkeit Höhere Konzentration von Gerinnungsfaktoren (therapeutisch nicht ausreichend) Verbesserte Gelenkführung durch kräftigere Muskeln und stabileren Kapsel-Band-Apparat
Herzerkrankungen	Rhythmusstörung Kardiale Dekompensation Blutdruckanstieg	Verbesserte Leistungsfähigkeit Erlernen des Umgangs mit körperlicher Belastung Soziale Integration
Diabetes mellitus Typ 1	Hypoglykämie Ketoazidose	Bessere Leistungsfähigkeit Erhöhte Insulinsensitivität Möglicherweise weniger Langzeitkomplikationen
Juvenile idiopathische Arthritis	Verschlechterung einer Arthritis Verletzungen Möglicherweise höhere Mortalität (Patienten mit kardialer Beteiligung)	Bessere Leistungsfähigkeit Verbesserte Gelenkführung durch kräftigere Muskeln und stabileren Kapsel-Band-Apparat Höhere Knochendichte periartikulär
Mukoviszidose	Dehydratation Arterielle Hypoxämie Frakturen Pneumothorax Leber-/Milzruptur, Ösophagusvarizenblutung (Patienten mit portaler Hypertension) Hypoglykämie (Patienten mit Diabetes mellitus) Möglicherweise Progredienz eines Cor pulmonale	Geringerer Verlust von Lungenfunktion Bessere Leistungsfähigkeit Größeres Selbstvertrauen, bessere Sozialentwicklung Höhere Lebensqualität Möglicherweise höhere Knochendichte Möglicherweise bessere Glukosetoleranz Möglicherweise höhere Lebenserwartung
Zerebralparese	Verletzungen	Verbesserte Gehfähigkeit

tion kommen (Tab. 39.2). Diese äußert sich typischerweise in Atemnot, Giemen und trockenem Husten einige Minuten nach einer mehrminütigen Anstrengung. In der Regel ist die bronchiale Obstruktion selbstlimitierend und verschwindet nach ca. 30–60 min.

Die Pathogenese der belastungsinduzierten Bronchialobstruktion ist bis heute nicht endgültig verstanden. **Auslösende Faktoren** scheinen eine Abkühlung und/oder hypertone Dehydratation der bronchialen Schleimhäute zu sein, die dann über nervale Reflexe oder über eine lokale Freisetzung von Mediatoren zu einer Schleimhautschwellung und Bronchokonstriktion führen. Eine weitere Hypothese nimmt eine überschießende Schleimhautschwellung bei Wiedererwärmen der Atemwege im Anschluss an eine Belastung an.

Positive Effekte Im Rahmen eines Sportprogramms scheint die Häufigkeit und Schwere von Asthmaanfällen nicht nur während der Sportstunden, sondern auch in der übrigen Zeit abzunehmen. Dies führte in einigen Untersuchungen zu einem **Rückgang der Asthmamorbidität** (Tab. 39.2).

Vorbeugung Um einem belastungsinduzierten Asthmaanfall vorzubeugen, können neben einer konsequent durchgeführten **antiinflammatorischen Inhalationstherapie** auch Leukotrienantagonisten eingesetzt werden. Bei Bedarf kann zusätzlich 15–20 min vor dem Sport mit einem β_2-Mimetikum oder Cromoglycinsäure bzw. Nedocromil inhaliert werden. In kalter Luft schützt ein Schal vor dem Mund vor Auskühlen und Austrocknen der Atemwege und damit vor einer belastungsinduzierten Bronchialobstruktion.

> **Unter ausreichender Therapie können fast alle Asthmapatienten uneingeschränkt Sport treiben.**

Diabetes mellitus

Typ-2-Diabetes Der nicht insulinabhängige Diabetes mellitus (Typ 2) wird zunehmend auch im Kindes- und Jugendalter **bei stark adipösen Patienten** beobachtet. Auf die Effekte von regelmäßiger körperlicher Aktivität und Sport bei diesen Patienten auch auf die Glukosetoleranz wurde bereits hingewiesen.

Typ-1-Diabetes Bei insulinabhängigem Diabetes mellitus Typ 1 stellt eine länger dauernde körperliche Belastung ein **Risiko für schwere Hypoglykämien** dar. Dieses Phänomen ist leicht erklärbar: Durch körperliche Belastung kommt es beim Betroffenen wie auch beim Gesunden für bis zu 24 h zur Steigerung der Glukoseaufnahme in die Muskulatur. Der Gesunde reguliert in dieser Situation die Insulinspiegel herab, um den Blutzuckerspiegel stabil zu halten. Bei einem an Diabetes mellitus Erkrankten ist jedoch der Insulinspiegel durch das subkutan verabreichte Insulin vorgegeben und nicht regulierbar.

Ein besonders hohes Risiko für eine belastungsinduzierte Hypoglykämie besteht bei langdauernden Ausdauerbelastungen niedriger Intensität wie z. B. Radtouren, Wanderungen oder Schwimmbadbesuchen, da hier die Glykogenspeicher der Muskulatur entleert werden. Daher ist insbesondere bei solchen Belastungen eine **Reduktion der Insulindosis** und/oder Erhöhung der Nahrungsaufnahme vor, während und bis zu 24 h nach der Belastung zu erwägen. Weiterhin sollte der Blutzucker in diesem Zeitraum engmaschig überprüft werden.

Körperliche Aktivität und Sport haben beim Diabetes mellitus Typ I neben den allgemeinen positiven Effekten bisher keine sicher nachgewiesene therapeutische Wirkung (Tabelle 39.2). Allerdings zeigt eine Analyse der Daten von mehr als 23.000 Kindern mit Diabetes mellitur Typ I eine vorteilhafte Beziehung zwischen körperlicher Aktivität und kardiovaskulärem Risikoprofil. Eine Langzeituntersuchung an Jungen deutet an, dass durch regelmäßigen Sport möglicherweise das Auftreten einer **Makroangiopathie verzögert** bzw. deren Prävalenz reduziert werden kann.

Kardiovaskuläre Erkrankungen

Bei Herzvitien, Rhythmusstörungen und arterieller Hypertonie ist die körperliche Belastbarkeit abhängig von der Erkrankung und ihrem Ausprägungsgrad. So dürfen zum Beispiel Kinder mit einer **Aortenstenose**, bei denen in Ruhe sowie unter Belastung ein Druckgradient unter 20 mmHg gemessen wird, uneingeschränkt Sport treiben, wenn keine weiteren Risikofaktoren bestehen. Bei Kindern mit einem Gradienten über 40 mmHg sollte bis zur Operation ein Sportverbot ausgesprochen werden.

Oft bedarf es für die Beurteilung der Sportfähigkeit neben EKG und Echokardiographie in Ruhe auch eines Langzeit-EKG und einer Ergometrie.

Bei erhöhtem Risiko körperlicher Belastung können Kinder und Jugendliche mit Herzfehlern in **überwachten Herzsportgruppen** an Belastungen herangeführt werden. In diesem kontrollierten Umfeld kommt es sehr selten zu Komplikationen. Als besonders risikoarm haben sich bei den meisten kardialen Erkrankungen moderate Ausdauerbelastungen gezeigt, während Kraftanstrengungen durch den damit verbundenen Blutdruckanstieg meist ungünstig sind.

Mukoviszidose

Risiken Bei Mukoviszidose kann körperliche Belastung mit verschiedenen Risiken verbunden sein (Tabelle 39.2). Diese betreffen hauptsächlich Patienten mit ausgeprägter Lungenerkrankung oder **Beteiligung anderer Organsysteme**. Die Sporttauglichkeit muss daher individuell beurteilt werden. Oft ist eine Ergometrie erforderlich, um die Risiken körperlicher Belastung abzuschätzen (Abb. 39.3).

Positive Effekte Körperliche Aktivität und Sport wurden in den vergangenen Jahren zunehmend in die Therapie der Mukoviszidose integriert, da sowohl für körperliches Training im Rahmen von stationären Aufenthalten als auch für länger dauernde Sportprogramme zu Hause positive Effekte in Bezug auf Leistungsfähigkeit, Lebensqualität und Lungenfunktion nachgewiesen werden konnten. Insbesondere die **stabilisierende Wirkung auf die Lungenfunktion**

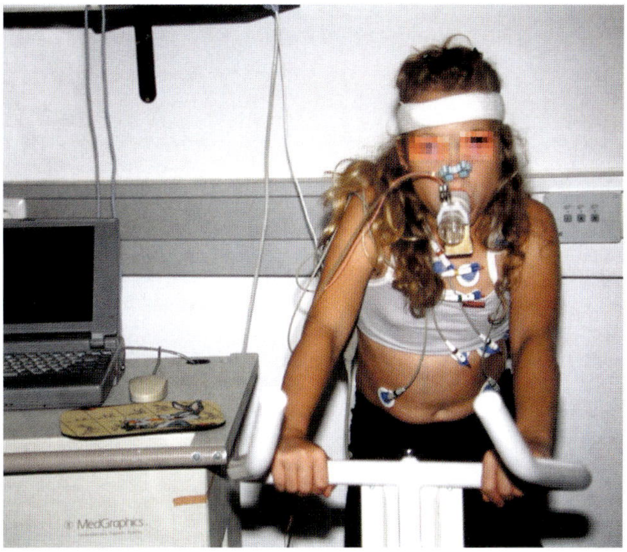

Abb. 39.3 11-jähriges Mädchen mit Mukoviszidose während einer Ergometrie. Neben dem EKG werden auch Atmung und Sauerstoffsättigung kontinuierlich überwacht

hat viel Beachtung erhalten, da mehr als 80% der Patienten an der fortschreitenden Lungenzerstörung versterben.

Mehrere Mechanismen könnten für die positiven Effekte der körperlichen Aktivität auf die Lungenfunktion bei Mukoviszidose verantwortlich sein. Neben der **verstärkten mechanischen Reinigung der Atemwege** durch das erhöhte Atemminutenvolumen und die Erschütterungen wurde auch ein korrigierender Effekt körperlicher Belastung auf die hyperaktiven Natriumionenkanäle des respiratorischen Epithels beschrieben. Dadurch könnte es zu einem höheren Wassergehalt im Sputum und damit zu einer **geringeren Sputumviskosität** kommen. Die bei der Mukoviszidose defekten CFTR-Chloridkanäle werden durch Belastung wohl nicht aktiviert.

Rheumatische Erkrankungen

Risiken Patienten mit rheumatischen Erkrankungen haben verschiedene Risiken bei Sport. So können Belastungen bei aktiver Arthritis die **Entzündung verstärken** und damit zu Schmerzen und Reduktion der körperlichen Aktivität führen. Weiterhin ist ein arthritisches Gelenk besonders **verletzungsanfällig**, da es im Rahmen der Entzündungsvorgänge zu einer Schädigung des Knorpels, einer gelenknahen Osteoporose sowie zu einer Schwächung des gelenkführenden Muskel-Band-Apparats kommt. Diese entzündungsbedingten Schäden werden oft sekundär durch die Schonung des Gelenks verstärkt. Auch kann bei manchen rheumatischen Erkrankungen wie z. B. dem Lupus erythematodes oder den HLA-B27-assoziierten Arthritiden eine **kardiale Beteiligung** vorliegen.

Positive Effekte Patienten mit rheumatischen Erkrankungen können jedoch von regelmäßiger körperlicher Aktivität auch profitieren. So kann der Bewegungsumfang betroffener Gelenke vergrößert, die **Stabilität des Führungsapparats** verbessert und einer gelenknahen **Osteoporose entgegengewirkt** werden. Auch führte ein kontrolliertes Sportprogramm in einigen Untersuchungen zu einer Abnahme der Schmerzen in den betroffenen Gelenken.

Pädiatrische Spezialbereiche

Vergiftungen und Umweltmedizin

H. Desel, K. E. v. Mühlendahl

C. P. Speer, M. Gahr (Hrsg), *Pädiatrie*,
DOI 10.1007/978-3-642-34269-1_40, © Springer-Verlag Berlin Heidelberg 2013

Einleitung

Etwa im Jahre 1875 schluckte der Apotheker Thouery vor den Augen der Mitglieder der französischen Akademie der Wissenschaften eine tödliche Dosis Strychnin, blieb aber unbeschadet, da er gleichzeitig Aktivkohle zu sich nahm. Trotz dieser beeindruckenden Demonstration ist es weder für die Kohlegabe noch für die anderen Methoden der Giftentfernung – Magenspülung und pharmakologisch induziertes Erbrechen – gelungen, einen klinischen Nutzen für den Patienten, z. B. kürzere Behandlungsdauer oder weniger Komplikationen, nachzuweisen. Daher werden diese Methoden, die in der Vergangenheit die spezifische Behandlung von Vergiftungen geprägt haben, heute nur noch selten eingesetzt. Insgesamt haben die Pädiater gelernt, bei Vergiftungen und Verdachtsfällen genau zu diagnostizieren und effizient zu handeln, dabei aber zur Vermeidung von risikobehafteter Übertherapie Zurückhaltung zu üben.

40.1 Einführung, allgemeine Angaben, Epidemiologie

In der Pädiatrie verursachen **akzidentelle Ingestionen** im Kleinkinderalter die meisten Vergiftungsverdachtsfälle, etwa **90.000- bis 130.000-mal pro Jahr** in Deutschland. Überwiegend werden dabei nahezu ungiftige Noxen (s. u.) oder nur sehr kleine Dosen potenziell toxischer Agenzien (wenige Tabakkrümel, Therapiedosis eines Medikamentes) aufgenommen. Manifeste Vergiftungen erwachsen aus solchen Expositionsfällen heute nur noch zu einem geringen Anteil (2–3%). Jugendliche hingegen vergiften sich vorwiegend durch Drogenexperimente oder in der Absicht, durch eine selbst verursachte Vergiftung auf eine psychische Notlage aufmerksam zu machen. Die Häufigkeit von Vergiftungen, die eine ärztliche Therapie erfordern, ist im Kleinkindalter und im Jugendalter etwas gleich. Unter den stationär behandelten Kindern werden 1–2% wegen Ingestionsunfällen aufgenommen.

Die **Letalität** von Vergiftungen liegt bei Kindern weit unter 0,1%. Die Herausforderung an den Pädiater besteht darin, die wenigen gefährlichen Vergiftungsfälle sicher zu diagnostizieren und optimal zu therapieren, die Vielzahl unkritischer Expositionsfälle aber nicht durch risikoreiche Übertherapie zu gefährden. Ist es doch besonders tragisch, wenn zuvor gesunde Kinder durch einen einmaligen Giftkontakt bleibende Schäden zurückbehalten oder sterben.

> **Da alle Bemühungen um sichere Produkte im Haushalt, Aufklärung und Elterninformation nur teilweise wirksam sind, ist die primäre Prävention von Vergiftungen im Kindesalter außerordentlich wichtig.**

Man kann bei Vorsorgeuntersuchungen und durch Veranstaltungen in Kindergärten informieren. Aufklärungsaktionen, die z. B. über die Medien verbreitet werden, sind ebenfalls sinnvoll und mögen bei manchem zu einer erhöhten Vorsicht führen. Gefährliche Haushaltsmittel sollten nicht in Reichweite von Kindern aufbewahrt werden. Arzneimittel gehören in einen kindergesicherten Medikamentenschrank. Beim Besuch kranker Verwandter ist besondere Vorsicht geboten. Eine noch weitere Verbreitung kindersicherer Verpackungen für Arzneimittel ist zu wünschen.

40.2 Wichtige Noxen

Die häufiger zu Ingestionsunfällen führenden Noxen sind in Tab. 40.1 aufgeführt. Tab. 40.2 gibt die Produktgruppen an, die verhältnismäßig häufig zu gravierenden Vergiftungen führen.

Tab. 40.1 Wichtigste Noxen bei Expositionsfällen bei Kindern bis 9 Jahren (Jahresbericht 2010 des Giftinformationszentrums-Nord)

Noxengruppe	Anteil
Chemische Produkte (vorwiegend Haushaltsprodukte)	34%
Medikamente	24%
Pflanzen	16%
Kosmetika	8%
Nahrungs-/Genussmittel	7%
Pestizide/Biozide	2%
Sonstige	7%

Tab. 40.2 Stoffe und Produkte, die häufig zu manifesten Vergiftungen bei Kindern führen (in der Reihenfolge ihrer Häufigkeit)

Brandgase	Kohlenmonoxid, Reizgase (häufigste tödliche Vergiftung)
Medikamente	Hypnotika, Opioid-Analgetika, Antikonvulsiva, Antidepressiva, orale Antidiabetika, Sympathomimetika, Theophyllin
Haushaltprodukte	Lampenöl, Grillanzünder, Kühlerfrostschutzmittel, Nagellackentferner, Möbelpolitur, Benzin
Produkte mit ätzenden Inhaltsstoffen	Abfluss-, Backofen-, Grillreiniger, Melkmaschinenreiniger, Zement, Kalk

Eine herausragende Rolle für Vergiftungen im Kindesalter spielen niedrig-visköse **Kohlenwasserstoffgemische**, wie sie traditionell in Petroleum und Benzin, heute vor allem in Lampenölen und flüssigen Grillanzündern im Haushalt vorkommen. Die topische Schädlichkeit dieser Noxen ist größer als ihre systemisch-toxische Wirkung: Sie haben die Eigenschaft, sich schnell auf Oberflächen (auch auf Schleimhäuten) auszubreiten und können im Falle einer Aspiration beim Verschlucken oder Erbrechen zu einer schweren chemischen »Pneumonitis« führen.

Eine weitere gefährliche lokale Schädigung stellen Verätzungen dar, die weiter unten ausführlicher dargestellt werden.

Anamnese

Um schnell entscheiden zu können, ob es sich um eine harmlose Ingestion handelt oder ob eine bedrohliche Vergiftung vorliegt, braucht man zum Zeitpunkt der ersten Konsultation (telefonisch oder bei Vorstellung des Patienten) folgende Angaben:

- Um welche Noxe handelt es sich? (bei Produkten möglichst Originalverpackung mitbringen lassen/-nehmen)
- Wie viel ist aufgenommen worden?
- Wann hat die Exposition stattgefunden?
- Kommen noch andere Noxen zusätzlich infrage (Hausapotheke)?
- Welche Symptome zeigte und zeigt das Kind?
- Welche therapeutischen Maßnahmen sind bisher ergriffen worden?
- Wie alt ist das Kind?

Tab. 40.3 Noxen, die häufig bei Kindern zu harmlosen Ingestionsunfällen führen (Mengenangaben in Klammern bezeichnen die Dosen, bis zu der keine ärztlichen Maßnahmen erforderlich sind. Im Zweifelsfall kann ein Giftinformationszentrum Auskunft erteilen).

Medikamente	Acetylcystein, Ambroxol, orale Enzympräparate, Fluoride (100 mg), Homöopathika (D4 und höhere Potenzen, Aconitum napellus ab D5), Kalziumpräparate (10 Tabletten), Vitamin A (50.000 E), Vitamin B, Vitamin C, Vitamin D (50.000 E), Vitamin K, Vitaminkomplexe (1 OP)
Haushaltsmittel, Genussmittel, Kosmetika	Alufolie, Beißringflüssigkeit, Bleistiftminen, Buntstiftminen, Düngemittel (0,5 g/kg), Faserstifte, Filzstifte, Fingerfarben, Frischhaltefolie, Gesichtswasser (1 Schluck, zu beachten ist der Alkoholgehalt), Heizkostenverteilerröhrchen, Kerzen, Kreide, Flüssigkeit aus Lebensmittel-Kühlakkus, Lebensmittelfarben, Lippenstifte, Ostereierfarben, Parfum (1 Schluck, zu beachten ist der Alkoholgehalt), Papier, Pflegecremes, Rasierwässer (1 Schluck, zu beachten ist der Alkoholgehalt), Salben, Schminken, Seifenblasenflüssigkeit, Speiseessig, Spülmittel für manuelles Spülen, Streichholzköpfe (1 Schachtel), Styropor, Süßstofftabletten (20 Tabletten), Schultinte (1 ml/kg), Trockenmittel (nur Silikagel), Tuschen, Wachsmalstifte
Pflanzen und Früchte	Berberitze, Blutpflaume, Cotoneaster (5 Beeren), Eberesche (Hand voll Früchte), Eiche (3 Eicheln), Felsenbirne, Feuerdorn, Ficus-Arten, Fleißiges Lieschen, Flieder, Forsythie, Fuchsie, Gänseblümchen, Geranie, Grünlilie, Gummibaum, Hagebutte, Hartriegel-Arten, Hibiskus, Howeia-Palme, Jasmin (falscher), Judenkirsche, Kapuzinerkresse, Knackebeere (5 Beeren), Kornelkirsche, Liguster (5 Beeren), Mahonie, Maulbeere, Mehlbeere, Osterkaktus, Pantoffelblume, Pelargonie, Rosen, Rosskastanie (1 Frucht), Rotdorn, Sanddorn, Schlehe, Schneeball (5 Beeren), Schneebeere (5 Beeren), Stiefmütterchen, Traubenhyazinthe, Usambaraveilchen, Veilchen, Vogelbeere (Hand voll), Wachsblume, Weihnachtskaktus, Weißdorn, Zierapfel, Zierkirsche, Zierpflaume, Zierquitte, Zwergmispel (5 Beeren)

Alle Angaben, insbesondere Dosisangaben, sind vielfach unpräzise, da Ingestionen aus Angst gelegentlich bagatellisiert, mitunter aber auch von den in Panik geratenen Eltern dramatisiert werden.

Es ist hilfreich, auch die unbedenklichen Noxen zu kennen, die häufig bei Kindern zu Ingestionsunfällen führen. Dazu gehören u. a. viele Beeren und andere Pflanzenteile (Tab. 40.3).

Klinik

Die Symptomatik ist bei den meisten schweren Vergiftungen nicht charakteristisch für die Noxe, häufig sind Koma, Krämpfe, Kreislauf- und Organversagen. Eine ätiologische Diagnose lässt sich allein aufgrund des Erscheinungsbildes meistens nicht stellen, sondern macht bei lückenhafter Anamnese eine toxikologische Analytik erforderlich. Leichte Vergiftungen sind oft durch eine mäßige **Beeinträchtigung zentralnervöser Funktionen** gekennzeichnet (Schwindel, Somnolenz, Ataxie). Häufig treten zudem Symptome seitens des Magen-Darm-Traktes auf, gelegentlich Veränderungen am Herz-Kreislauf-System (Hypotonie).

Nur wenige Stoffgruppen führen bei mittelschweren und schweren Intoxikationen zu so charakteristischen Symptomkonstellationen (sog. **Toxidromen**), dass sich daraus eine Verdachtsdiagnose ableiten lässt. Dazu gehören:

- **Anticholinergika** (Atropin, Scopolamin, Biperiden; Engelstrompete, Tollkirsche, Stechapfel): Mydriasis, Tachykardie, trockene Schleimhäute, Harnverhalt, rote Wangen, Hyperthermie, optische Halluzinationen,
- **Cholinergika** (Alkylphosphat-Insektizide; Physostigmin; Trichterlinge, Risspilze): Miosis, Bradykardie, Hypotension, vermehrte Speichel- und Schleimsekretion, Erbrechen, Stuhl- und Urinabgang, Schwitzen, Hypothermie, Muskelfaszikulationen, später Koma und Krämpfe,
- **Opioide** (Opiate und synthetische Opioide): Miosis, Sedierung bis hin zum Koma, Atemdepression,
- **Metoclopramid, Neuroleptika:** Tortikollis, Zungen- und Schlundkrämpfe bei erhaltenem Bewusstsein,
- **Thallium:** Haarausfall, Obstipation, periphere Neuropathie, enzephalitisähnliche Symptomatik,
- **Quecksilber:**
  - **akut:** schwerer Durchfall, Nierenversagen, Schock, Hypersalivation,
  - **chronisch:** Feersche Krankheit: Enzephalopathie, vegetative Symptome (Schwitzen, Appetitverlust, Schlafstörungen, Blutdruckerhöhung), Hautveränderungen (flüchtige Exantheme, Urtikaria, Schuppung), Akrodynie,
- **Blei:** Darmkolik, Anämie, Enzephalopathie, Bleisaum am Zahnfleisch, Bleilinien (radiologisch, in den Metaphysen), Bleikolorit (aschgraue Hautfarbe)
- **Botulismus:** Hirnnervenausfälle (Doppelbilder, Schluckstörungen, Akkomodationsstörungen mit weiten Pupillen), Obstipation, Muskelschwäche.

40.3 Behandlung der Intoxikation

40.3.1 Erstmaßnahmen

In jedem Expositionsfall muss innerhalb von Minuten eine toxikologische Risikobewertung vorgenommen werden: es muss beurteilt werden, ob eine Exposition sicher unbedenklich ist, ob sich eine Vergiftung entwickeln könnte, so dass eine ärztliche Überwachung geboten ist, oder ob eine bedrohliche Situation vorliegt, die sofort zum aktiven therapeutischen Handeln zwingt. Einen schnellen Zugang zu umfassender und aktueller Noxeninformation stellt die Voraussetzung zur toxikologischen Risikobewertung dar. Die wichtigste Aufgabe von Giftinformationszentren ist es, den Pädiater dabei zu unterstützen (s. u.).

Nach akzidenteller oraler Exposition kann man grundsätzlich ca. 100 ml Wasser oder Tee geben lassen, um die Schleimhäute in Mund, Rachen und Ösophagus zu spülen. Bei schäumenden Produkten kann man zusätzlich Dimeticon verabreichen, das ebenso wie Carbo medicinalis rezeptfrei in Apotheken erhältlich ist. Bewusstlose Patienten muss man in stabiler Seitenlage lagern lassen.

40.3.2 Resorptionsminderung (primäre Giftentfernung)

Als primär wird eine Giftentfernung vor erfolgter Resorption der Noxe bezeichnet (im Gegensatz dazu eliminiert die sekundäre Giftentfernung toxische Stoffe aus dem Körper nach Resorption).

Exkurs

Effizienz der Giftentfernung

Die Wirksamkeit einer frühzeitig durchgeführten primären Giftentfernung konnte durch mehrere experimentelle Studien gezeigt werden. Lange Zeit galt daher eine solche Behandlung für orale Vergiftungen und auch für Vergiftungsverdachtsfälle als Standardtherapiemaßnahme.

In mehreren klinischen Studien der 1990er-Jahre gelang es allerdings nicht, für Giftentfernungsmaßnahmen einen relevanten Vorteil für die Gesamtheit der behandelten Patienten, wie z. B. eine kürzere mittlere Behandlungsdauer oder geringere Komplikationshäufigkeiten, nachzuweisen. Stattdessen fand man ein erhöhtes Komplikationsrisiko für Aspirationspneumonien, (mit-)verursacht durch die Behandlungsmaßnahme selbst.

Alle Giftentfernungsmaßnahmen gelten daher heute nicht mehr als Routinebehandlungen. Eine Giftentfernung muss nach heutigem Konsens insbesondere in all den Fällen unterbleiben, in denen eine Ungewissheit hinsichtlich des Aufnahmezeitpunktes und der aufgenommenen Dosis besteht. Diese Fälle sind im Kindesalter besonders häufig.

Ob bei überzeugendem experimentellem Effizienznachweis, aber fehlendem Wirksamkeitsbeweis und erhöhtem Komplikationsrisiko in klinischen Studien, eine Maßnahme der primären Giftentfernung im Einzelfall indiziert sein kann, wurde als Ergebnis einer intensiven Diskussion mehrerer wissenschaftlicher Fachgesellschaften in den späten 1990er-Jahren letztlich im Konsens bejaht. Die aktuell gültigen differenzialtherapeutischen Überlegungen für die orale Kohlegabe, das induzierte Erbrechen und die Magenspülung werden im Folgenden beschrieben.

Die etablierten Methoden der primären Giftentfernung sind Adsorption an Aktivkohle, induziertes Erbrechen und Magenspülung.

In vielen experimentellen Untersuchungen konnten die erwünschten Effekte von Giftentfernungsmaßnahmen nachgewiesen werden: Meist wurden dabei der Blutspiegel einer Testsubstanz, die sich durch die Therapie verringerte, oder der Anteil einer Testdosis, die aufgrund der Giftentfernung aus dem Magen entfernt worden war, bestimmt. So konnte z. B. gezeigt werden, dass eine Medizinalkohlegabe oder eine Magenentleerung innerhalb der ersten 30 min nach Verschlucken die resorbierte Dosis verschiedener Noxen unter günstigen Umständen um mehr als 50% reduzierten.

Im Sinne der **evidenzbasierten Medizin**, d. h. einer auf wissenschaftliche Beweise gestützte Entscheidung über alle Therapiemaßnahmen, sind diese Untersuchungen als die Messung von Surrogatparametern zu werten, die zwar die Sinnhaftigkeit einer Maßnahme plausibel machen können, jedoch keine Aussage über ihren klinischen Nutzen für die Gesamtheit der behandelten Patienten erlauben.

Medizinalkohlegabe, induziertes Erbrechen und Magenspülung sind für viele Noxen als etwa gleichwertig effektiv zu werten. Das Aspirationsrisiko ist bei Magenspülung höher als bei Kohlegabe oder Erbrechen.

Carbo medicinalis (Medizinkohle, Aktivkohle) Sie kann eine Vielzahl von Stoffen schnell und fest binden. Aktivkohle in wässriger Suspension wird verabreicht, sofern
- die toxikologische Risikobewertung auf eine manifeste Vergiftung schließen lässt,
- der aufgenommene toxische Stoff effektiv an die Menge Aktivkohle, die gegeben werden kann, bindet
- die Gabe innerhalb von 60 min nach einer Ingestion erfolgen kann.

Aktivkohle ist untoxisch, die empfohlene Einmaldosis beträgt 1 g/kg KG gegeben.

Cave
Sofern ein Kleinkind das Trinken der Kohle verweigert und die Voraussetzungen für eine sichere Sondierung der Kohle nicht gegeben sind, sollte die Kohlegabe unterbleiben.

Sirup Ipecacuanhae Brechsirup (Rp. Rad. ipecac. Pulv. 7,0 Glycerin 10,0 Sirupi sacchari ad 100,0) wird verabreicht, sofern
- die toxikologische Bewertung ein hohes Vergiftungsrisiko ergibt,
- die Gabe innerhalb von 60 min nach einer Ingestion erfolgen kann,
- keine flüssigen Kohlenwasserstoffe (z. B. Lampenöl), schäumende oder ätzende Stoffe aufgenommen wurden,
- das Bewusstsein und die Schutzreflexe des Patienten nicht beeinträchtigt sind,
- die Risikobewertung eine solche Beeinträchtigung für die nächsten 90 min nicht erwarten lässt.

Die letztgenannten 2 Bedingungen schränken die Indikation faktisch auf wenige Vergiftungen ein (z. B. Paracetamol- oder Eisenpräparat-Überdosierung).

Patienten bis zum Alter von 2 Jahren erhalten 10–15 ml, Kinder über 2 Jahre 15–30 ml Sirup. Als **Richtwert** kann etwa 1 ml/kg KG angegeben werden. Anschließend soll man **etwa 100 ml Wasser oder Tee trinken** lassen, um das Erbrechen zu erleichtern und ergiebiger zu machen. Eine Gabe von Aktivkohle nach Ende des induzierten Erbrechens (durchschnittliche Dauer 60 Minuten) ist wegen geringer Wirksamkeit nicht sinnvoll.

Magenspülung Eine Magenspülung wird im Kindesalter sehr selten durchgeführt, und zwar nur dann, wenn
- die toxikologische Risikobewertung auf eine lebensbedrohliche Vergiftung schließen lässt,
- keine flüssigen Kohlenwasserstoffe oder ätzende Stoffe aufgenommen wurden,
- die Atemwege durch intakte Schutzreflexe oder durch Intubation geschützt sind,
- die Durchführung innerhalb von 60 min nach einer Ingestion möglich ist.

Bei der Magenspülung soll der Schlauch so groß wie möglich gewählt werden; er soll im Innendurchmesser mindestens 9 mm haben. Als Spülflüssigkeit dient **physiologische Kochsalzlösung**. Die Magenspülung soll in **Seitlagerung**, möglichst auch mit **Kopftieflage**, erfolgen, damit das häufig dabei eintretende Erbrechen nicht zu Aspirationen führt.

Eine Kohlegabe kann mit Magenspülung kombiniert werden. In diesem Fall kann die Kohlengabe erst am Ende der Magenspülung erfolgen und ist dann weniger wirksam.

Cave
Bei Verschlucken ätzender Noxen (z. B. starke Säuren, starke Laugen, Lötwasser) kann es zu Nekrotisierung von Ösophagus, Magenwand und Duodenum kommen.

In schweren Fällen drohen eine durch Perforation verursachte Peritonitis sowie im Verlauf die Ausbildung von Stenosen. Nach Verschlucken ätzender Noxen kann ein vorsichtiges, d. h. Erbrechen vermeidendes Abziehen des Mageninhalts über eine weiche dünne Sonde erwogen werden.

40.3.3 Maßnahmen zur Beschleunigung der Elimination (sekundäre Giftentfernung)

> **Therapieverfahren, die Giftsubstanzen nach der Resorption aus dem Blut beschleunigt entfernen, werden als sekundäre Giftentfernungsmaßnahmen bezeichnet.**

Als Methoden der sekundären Giftentfernung stehen zur Auswahl:
- Urinalkalisierung,
- wiederholte Kohlegabe,
- Hämodialyse,
- Hämoperfusion und
- experimentelle Spezialverfahren.

Alle Verfahren sind invasiv und risikobehaftet und nur für wenige schwere Vergiftungen indiziert. Hämodialyse, Hämoperfusion und neuere Spezialverfahren erfordern einen hohen technischen Aufwand und bleiben daher spezialisierten Zentren vorbehalten.

Urinalkalisierung Die Urinalkalisierung (intravenöse Infusion von 2 bis 3 ml/kg KG 8,4%-ige Natriumhydrogenkarbonatlösung) bewirkt eine beschleunigte Elimination durch verminderte Rückresorption saurer Stoffe aus dem Primärharn. Anwendung findet die Methode praktisch nur bei Vergiftungen mit Barbituraten, Salicylaten und Chlorphenoxycarbonsäuren (Herbizid-Wirkstoffe).

Wiederholte Kohlegabe Die repetitive orale Gabe einer Kohlesuspension (500 mg/kg KG alle 4 Stunden, ggf. subfraktioniert) bewirkt ebenfalls eine beschleunigte Elimination, hier durch Unterbrechung des enterohepatischen Kreislaufes und durch Bindung von toxischen Substanzen, die in den Darm rückdiffundieren. Anwendung findet die Methode bei schweren Vergiftungen durch Stoffe mit hoher Plasmaeiweißbindung und kleinem oder mittelgroßem Verteilungsvolumen wie z. B. Carbamazepin, Theophyllin oder Barbiturate.

Hämodialyse Eine Eliminationsbeschleunigung durch Hämodialysebehandlung (Diffusion der toxischen Noxe über semipermeable Membran in extrakorporalem Blutkreislauf) ist zu erwarten, wenn der überwiegende Anteil der Noxe im wässrigen Verteilungsraum des Körpers gelöst ist (kleines Verteilungsvolumen und niedrige Plasmaeiweißbindung). Die Hämodialyse ist angezeigt bei schwerer Vergiftung mit Ethylenglykol, Diethylenglykol oder Methanol, sofern nicht frühzeitig mit Fomepizol behandelt werden konnte.

Hämoperfusion Bei der Hämoperfusion wird Blut über einen extrakorporalen Kreislauf an Aktivkohle oder Kunstharz vorbeigeführt, wodurch eine Bindung und damit eine beschleunigte Elimination von Giften erreicht wird. Als indiziert gilt die Hämoperfusion in allen Fällen, in denen eine wiederholte Kohlegabe sinnvoll wäre (s. o.), diese aus medizinischem Grund jedoch nicht möglich ist.

Experimentelle Spezialverfahren Über die Wirksamkeit, Sicherheit und Effizienz weiterer Verfahren zur Beschleunigung der Giftelimination (Hämofiltration, Membranplasmaseparation, Austauschtransfusion, »molecular adsorbent recirculation system«) liegen bis heute nur wenig Daten vor; sie müssen damit außerhalb kontrollierter klinischer Studien als experimentelle Therapien gewertet werden.

Für keine Maßnahme der Eliminationsbeschleunigung konnte ein relevanter klinischer Vorteil für behandelte Patienten nachgewiesen werden. Da besonders die invasiven Maßnahmen mit starken Belastungen und Risiken für den Patienten verbunden sind, muss eine Indikation in jedem Einzelfall streng gestellt werden.

Generell sollte eine sekundäre Giftentfernung bei Vergiftungen nur durchgeführt werden sofern
- für den (sicher identifizierten) toxischen Stoff ein Verfahren mit in klinischen Studien nachgewiesener Wirksamkeit zur Verfügung steht, und
- trotz adäquater Therapie eine respiratorische oder hämodynamische Insuffizienz zunimmt oder
- eine schwere neurologische Symptomatik (Koma, Krämpfe) auftritt oder
- im Elektroenzephalogramm schwere medikamentös bedingte spezifische Veränderungen, z. B. Burst-Suppression-Muster, nachgewiesen werden.

> **Der Nachweis toxischer Blutspiegel reicht als alleiniges Kriterium für eine Indikationsstellung zur Eliminationsbeschleunigung mittels invasiver Methoden nicht aus.**

40.3.4 Antidotbehandlung

Eine gezielte Behandlung mit Antidoten gilt von jeher als die eleganteste Vergiftungstherapie, ist jedoch nur für wenige Vergiftungen möglich. Eine Antidotgabe kann lebensrettend und vor der Giftentfernung vorrangig sein. Antidote wirken auf verschiedene Weise. Molekulare Wirkmechanismen und Beispiele sind in Tab. 40.4 aufgelistet. Die größte Relevanz für die Pädiatrie haben heute Aktivkohle, Acetylcystein, Naloxon und Fomepizol.

40.4 Verätzungen

Grundlagen

Verätzungen entstehen durch Einwirkung von Säuren, Laugen oder von anderen lokal nekrotisierend wirkenden Chemikalien. Besonders gefährdet sind die Schleimhäute der Augen und des oberen Magen-Darm-Trakts. Die Tiefe der Nekrose hängt vom einwirkenden Stoff, seiner Konzentration und Dosis sowie von der Einwirkzeit ab. Säuren führen zu verschorfender Nekrose, Laugen zu Kolliquationsnekrosen mit höherer Perforationsgefahr. Beim Einwirken auf Magenwand und Duodenum spielt der Füllungszustand eine Rolle.

Klinik

Die Einnahme ätzender Noxen führt zu Schleimhautreizung in Mund und Rachen, zu Hypersalivation, Würgen, Erbrechen, retrosternalem Schmerz und Nahrungsverweigerung. Schleimhautveränderungen in der Mundhöhle können fehlen. Die Speiseröhre hat über weite Strecken keine Schmerzrezeptoren, was die Symptomarmut mancher schwerer Verätzungen in der Initialphase erklärt.

Therapie

Erstbehandlung Bei oraler Aufnahme von ätzenden Stoffen oder Gemischen sollte so schnell wie möglich 100 ml Wasser oder ein anderes Getränk verabreicht werden.

Verätzungen der Augen erfordern eine sofortige und sorgfältige Spülung mit viel Wasser. Dazu müssen die Augenlider ektropioniert werden. Trockene Tücher oder Tupfer können ein Abgleiten der Finger verhindern. Ideal, aber ohne Gabe von Lokalanästhetika oft

Tab. 40.4 Antidote – Mechanismen und Beispiele

Mechanismen	Antidote	Noxen
Adsorption im Magen-Darm-Trakt	Aktivkohle	Viele verschiedene Noxen
	Deferoxamin	Eisensalze
	Eisen(3)hexacyanoferrat(2)	Thalliumsalze
Weitere Reaktionen im Magen-Darm-Trakt	Dimeticon/Simeticon	Schäumende Produkte
Bildung untoxischer Komplexverbindungen	Dimercaptopropansulfonsäure (DMPS)	Viele Schwermetalle
	Dimethylaminophenol (DMAP, indirekte Wirkung)	Cyanid, Blausäure
	Antiseren, Antikörper, Antikörper-F_{ab}-Fragmente	Digitalisglykoside, viele tierische Gifte, Botulinumtoxine
Bildung untoxischer schwerlöslicher Salze	Kalziumglukonat, Kalziumchlorid	Leichtlösliche Fluoride
	Natriumsulfat	Leichtlösliche Bariumsalze
Bildung untoxischer oder gering toxischer kovalenter Verbindungen	Obidoxim	Alkylphosphate
	Tosylchloramid-Natrium (Chloramin T)	Lost
Förderung körpereigener Entgiftung	Acetylcystein	Paracetamol, Acrylamid
	Natriumthiosulfat	Cyanide
	Toloniumchlorid	Methämoglobin-Bildner (z. B. Nitrite)
Gezielte Beeinflussung nicht-metabolischer Enzyme	Physostigmin	Atropin (Hyoscyamin), Scopolamin
	Silibinin	Amanitine
	Glukagon	Betablocker
	Phytomenadion	Hydroxycumarin-Derivate
Rezeptorantagonisten	Naloxon	Opioide
	Atropin	Alkylphosphate, Muscarin
	Sauerstoff	Kohlenmonoxid
	Flumazenil	Benzodiazepine, Zolpidem, Zopiclon
Unbekannter Mechanismus	Diazepam	Chloroquin

nicht möglich, ist das Ausspülen des geöffnetem Auges unter fließendem Wasser.

Bei **Hautverätzung** muss alsbald die Kleidung entfernt werden. Benetzte Hautstellen müssen so schnell wie möglich gespült werden, am besten unter fließendem Wasser (z. B. Dusche, Helfer verwenden Schutzhandschuhe).

Folgebehandlung Stationär behandelt werden alle Fälle mit sicherer Ingestion, sowie alle Fälle mit fraglicher Ingestion sowie mindestens einem charakteristischem Symptom: Ätzspuren in Mund und Rachen, Hypersalivation, Würgen, Erbrechen, retrosternaler oder epigastrischer Schmerz, Nahrungsverweigerung. Nicht weiterbehandelt werden im Regelfall Patienten mit fraglicher symptomloser Ingestion (»mit Behälter gespielt, ausgekippt, am Boden verschmiert«).

Cave
Auch bei erheblichen Ösophagusverätzungen können Ätzspuren in der Mundhöhle fehlen!

Schmerzen, Kreislaufinsuffizienz und Larynxstenose werden in der Klinik symptomorientiert behandelt, ggf. durch Intubation oder Gabe eines Kortikosteroids (z. B. Prednisolon 2 mg/kg KG).

In der Regel am Tag 2, bei Fällen ohne schwere Symptome ggf. auch erst nächsten Wochentag, wird eine **Ösophagogastroskopie** durchgeführt, deren Befund die gezielte Weiterbehandlung beeinflusst:

Kinder ohne oder mit **erstgradigen Verätzungen** (Rötung, Ödem, Fibrinauflagerung in einem kleinen, nicht zirkulären Bereich) bedürfen keiner weiteren Behandlung oder Nachkontrolle.

Bei **zweitgradigen Verätzungen** wurde über lange Zeit von manchen Autoren eine Glukokortikoid-Dauertherapie (Prednisolon, 1 mg/kg KG/Tag) bis zur Abheilung empfohlen, die strikturprophylaktische Wirksamkeit konnte bisher jedoch nicht durch klinische Studien gesichert werden. Eine prophylaktische Antibiotikagabe ist nur bei Mediastinitis oder infizierten Ulzera erforderlich. In den ersten zwei Tagen nach Ingestion, d. h. bis sich das volle Ausmaß einer Verätzung abzeichnet, ist eine rein parenterale Ernährung zu empfehlen. Die weitere Ernährung soll zunächst flüssig, später breiig sein.

Bei **schweren Verätzungen** mit hohem Strikturrisiko sind Frühbougierung oder breite Dauersonde erforderlich, je nach Erfahrung und Behandlungsmethode des hinzugezogenen Spezialisten (Kinderchirurg, Hals-Nasen-Ohren-Arzt).

Röntgenkontrastuntersuchungen sind frühestens nach drei Wochen sinnvoll, um manifeste Stenosen in der Speiseröhre oder am Magenausgang zu erkennen oder auszuschließen.

Der relativ große Behandlungsaufwand ist auch bei geringem Verätzungsverdacht gerechtfertigt, weil einmal ausgebildete Ösophagusstenosen später oft nicht mehr beseitigt werden können und lebenslange Beschwerden verursachen.

Zudem besteht bei Strikturen nach Ösophagusverätzungen ein deutlich erhöhtes Karzinomrisiko.

40.5 Informationsquellen

Wer Vergiftungen behandelt oder sich für eine Nichtbehandlung eines Ingestionsunfalls entscheidet, muss über die Toxizität der infrage stehende Noxen umfassend informiert sein. Neben weiterführender Literatur (s. u.), bieten Giftinformationszentren, die jederzeit auf Produktregister, Fachdatenbanken und Fachliteratur zugreifen können, umfassende Unterstützung bei Noxenidentifizierung, toxikologischer Risikobewertung und Therapieentscheidung.

Giftnotrufzentren in deutschsprachigen Ländern
- Berlin 030/1 92 40
- Bonn 0228/1 92 40
- Erfurt 0361/73 07 30
- Freiburg 0761/1 92 40
- Göttingen 0551/38 31 80 (für Ärzte, für Eltern und Betreuer: 0551/1 92 40)
- Homburg 06841/1 92 40
- Mainz 06131/1 92 40
- München 089/1 92 40
- Nürnberg 0911/40 82 45 1
- Wien (0043) 1/43 43 43
- Zürich 0041 44/2 51 51 51 (aus der Schweiz: 145)

Alle Giftinformationszentren sind zum überwiegenden Teil ihrer Arbeit mit Expositionsfällen im Kindesalter befasst.

Bei Fragen zu spezifischen Risiken in **Schwangerschaft** und **Stillzeit** kann u. a. das Pharmakovigilanz- und Beratungszentrum für Embryonaltoxikologie (Berlin), Tel. 030/30 68 67 34, Auskunft geben.

40.6 Umweltmedizin

Umweltmedizin ist heute kein einheitliches, sondern ein übergreifendes und dabei unscharf definiertes Fach. In der Pädiatrie ist mit Umweltmedizin vor allem die **individualmedizinische Patientenbetreuung** (Diagnostik, Beratung, sekundäre Prävention) gemeint: Gelegentlich werden Umweltfaktoren für diverse Störungen und Krankheiten bei Kindern verantwortlich gemacht, so z. B. für ADHS, Schlaf- und Verhaltensstörungen, Aggressivität oder verlangsamte intellektuelle Entwicklung. In der Regel ist ein kausaler Zusammenhang mit angenommenen Umweltschädigungen nicht schlüssig nachweisbar.

Der Kinderarzt hat die schwierige Aufgabe, sich nach sorgfältiger Anamneseerhebung und klinischer Untersuchung mit den objektivierbaren Symptomen, den Ängsten und den oft verfestigten Erklärungsmodellen auseinander zu setzen und eine **sorgfältige pädiatrische Differenzialdiagnose** zu betreiben. Auch wenn es meist scheint, dass eher eine psychische als eine somatische Störung Ursache für die Symptome ist, ist es oft nicht sinnvoll, diesen Aspekt sehr früh zu thematisieren, da dies häufig zu einem Vertrauensverlust führt.

Hier können wegen des erforderlichen großen Umfangs keine Details zu Noxen, Krankheitsbildern und praktischer Vorgehensweise ausgebreitet werden. Informationen zu Einzelstoffen oder Krankheitsbildern können bei der **Kinderumwelt gGmbH** eingeholt werden.

Adresse: Ausführliche, regelmäßig aktualisierte Informationen bei www.allum.de (Abruf 2012-04-15), Kinderumwelt gGmbH der Deutschen Akademie für Kinderheilkunde und Jugendmedizin, Westerbreite 7, 49082 Osnabrück, Tel. 0541/9778900, Fax 9778905, E-Mail: info@uminfo.de.

Literatur

Frohne D, Pfänder HJ (2005) Giftpflanzen, 5. Aufl. Wiss. Verlagsgesellschaft, Stuttgart

Schaefer C, Spielmann H (2011) Arzneimittelverordnung in Schwangerschaft und Stillzeit, 8. Aufl. Urban und Fischer, Stuttgart

v. Mühlendahl KE, Oberdisse U, Bunjes R, Brockstedt M (2003) Vergiftungen im Kindesalter, 4. Aufl. Thieme, Stuttgart

Wichmann HE, Schlipköter HW, Fülgraff G (Loseblattsammlung) Handbuch der Umweltmedizin. Ecomed, Landsberg

Internet-Ressourcen

Für umweltmedizinische Informationen: www.allum de, oder für individuelle Auskünfte www.uminfo.de

Für toxikologische Informationen (alle Giftinformationszentren, Antidote, toxikologische Links): www.giz-nord.de

Epidemiologie – Sozialpädiatrie

R. von Kries, H.-M. Straßburg, O.S. Ipsiroglu, F. Aksu

C. P. Speer, M. Gahr (Hrsg), *Pädiatrie*,
DOI 10.1007/978-3-642-34269-1_41,

Einleitung
Die Epidemiologie beschäftigt sich mit dem Auftreten und den Ursachen von Erkrankungen in Bevölkerungen. Während in der klinischen Pädiatrie die Frage »Warum ist das Kind A an der Erkrankung B erkrankt?« von Bedeutung ist, steht in der Epidemiologie z. B. die Frage »Warum ist die Erkrankung B bei Kindern aus der Stadt X häufiger als bei Kindern aus der Stadt Y?« im Zentrum des Interesses.

Zwei Beispiele sollen die Relevanz epidemiologischer Fragestellungen in der Kinderheilkunde verdeutlichen.
- Kinder, die auf einem Bauernhof aufwachsen, erkranken seltener an Asthma und Heuschnupfen als Kinder, die zwar in derselben Region aber nicht auf einem Bauernhof leben – warum?
- Seit 1990 hat die Rate der Fälle von plötzlichem Kindstod in Deutschland um mehr als 50% abgenommen – warum?

Die Erforschung der Ursachen für diese und ähnliche Veränderungen der **Erkrankungshäufigkeit in Populationen** ist eine Domäne der epidemiologischen Forschung. Entscheidend ist hierbei zunächst die Frage, ob die beobachteten Veränderungen echt sind oder nur ein Artefakt darstellen, z. B. durch unterschiedliche Erfassung der Erkrankungen. Bei diesen Beispielen sind die Unterschiede als gesichert anzusehen, da die Erfassung der Fälle jeweils in gleicher Weise erfolgte. Die wichtigsten Definitionen und Grundlagen zur Erfassung der Häufigkeit von Erkrankungen in Populationen werden in diesem Kapitel erläutert.

41.1 Epidemiologie: Grundlagen und Definitionen

R. von Kries

Die **Häufigkeit von Erkrankungen** in Populationen wird üblicherweise als Verhältniszahl angegeben. Hierbei steht im Zähler die Zahl der Erkrankten und im Nenner die Zahl der Personen, die potenziell erkrankt sein könnten. Angaben zu Erkrankungshäufigkeiten können als Prävalenz oder Inzidenz gegeben werden.

Die **Prävalenz** einer Erkrankung beschreibt die Häufigkeit der Erkrankung in einer definierten Population zu einem definierten Zeitpunkt. Eine Prävalenzangabe wäre z. B. die Zahl aller an Mukoviszidose erkrankten Jugendlichen in Deutschland zu einem willkürlich gewählten Stichtag (z. B. 01.01.2010). Es ist sehr wahrscheinlich, dass die Prävalenz am 01.01.2010 größer ist als am 01.01.1970, da die Überlebensraten infolge der verbesserten medizinischen Versorgung zugenommen haben. Die Wahrscheinlichkeit an Mukoviszidose zu erkranken, d. h. mit dieser Diagnose geboren zu werden, wird aber im Jahr 2010 wahrscheinlich genauso hoch wie 1970 sein – wenn nicht geringer aufgrund der Möglichkeit der Pränataldiagnostik.

Prävalenzzahlen sind somit in der Regel nicht geeignet, das Risiko für das Auftreten von Erkrankungen zu beurteilen.

Das **Risiko** für das Auftreten von **Erkrankungen** wird durch die **(Erkrankungs)inzidenz** beschrieben. Bei der Inzidenzbestimmung wird die Rate der Neuerkrankungen in einer bestimmten Population über einen definierten Zeitraum erfasst. So hat z. B. in Deutschland die Inzidenz des plötzlichen Kindstods seit 1990 auf weniger als 1/3 abgenommen, während die Inzidenz der Neuerkrankungen an Diabetes mellitus bei Kindern innerhalb der ersten 5 Lebensjahre in den letzten 20 Jahren kontinuierlich angestiegen ist.

> **Inzidenzen sind ein Indikator des Erkrankungsrisikos.**

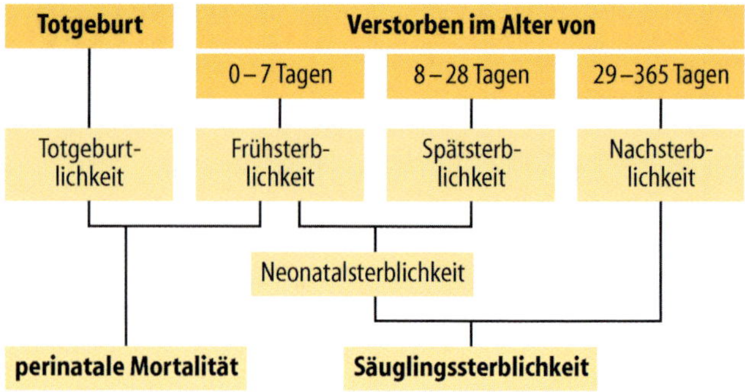

Abb. 41.1 Komponenten der Säuglingssterblichkeit

41.1.1 Daten zur Gesundheit im Kindesalter: Mortalität

Besonders wichtige Indikatoren der Gesundheit im Kindesalter sind Angaben zur Häufigkeit von Todesfällen, da diese im Kindesalter nie als »physiologisch« anzusehen sind. Diese Zahlen zur Mortalität (= Sterberate) werden systematisch durch die statistischen Landesämter erfasst.

Definition Mit der **Sterberate** wird der prozentuale Anteil der Todesfälle in einem bestimmten Lebenszeitraum, bezogen auf die Gesamtbevölkerung oder auf Bevölkerungsanteile (z. B. Säuglinge, Deutsche, Ausländer, Jungen, Mädchen) angegeben.

Während Veränderungen der Mortalität für die Altersgruppe von 0 bis 100 Jahre kaum zu erwarten sind – bekanntlich sterben fast alle Menschen irgendwann in diesem Zeitraum – kann die Analyse der Mortalität bezogen auf jüngere Altersgruppen oder auf bestimmte Erkrankungen sehr aufschlussreich sein. So hat in Deutschland z. B. die Mortalität im 1. Lebensjahr seit 1950 auf weniger als ein Zehntel abgenommen, während die Mortalität für Bronchialkarzinome seit 1900 um den Faktor 100 zugenommen hat.

Säuglingssterblichkeit Die Säuglingssterblichkeit umfasst die Anzahl der **Todesfälle im 1. Lebensjahr** bezogen auf 1000 Lebendgeborene eines Jahrganges (‰). Die verschiedenen Komponenten der Säuglingssterblichkeit sind in Abb. 41.1 dargestellt.

Die Säuglingssterblichkeit hat in den letzten 50 Jahren in Deutschland **deutlich abgenommen**. Während 1950 etwa jedes 18. lebendgeborene Kind im ersten Lebensjahr verstarb, war es 1960 noch jedes 30. und seit 2000 weniger als jedes 200. Kind. Bis 1970 betraf diese Abnahme etwa gleichermaßen die neonatale und die postneonatale Sterblichkeit und reflektierte somit wahrscheinlich eine **Verbesserung der allgemeinen medizinischen Versorgung**. Die deutliche Abnahme der neonatalen Sterblichkeit in den 1970er bis 1990er-Jahren wurde durch **Fortschritte in der Perinatalmedizin** erreicht (Abb. 41.2).

Todesursachen Die häufigsten Todesursachen im 1. Lebensjahr stehen im Zusammenhang mit Problemen in der Perinatalzeit (Frühgeburtlichkeit, Geburtskomplikationen etc.), gefolgt von Fehlbildungen und dem plötzlichen Kindstod. Infektionskrankheiten, vor 100 Jahren noch die bei weitem häufigste Todesursache im ersten Lebensjahr, gehören dagegen nicht mehr zu den 4 häufigsten Todesursachen im 1. Lebensjahr (Tab. 41.1).

Der **plötzliche Kindstod** ist noch immer die häufigste Ursache für Todesfälle im ersten Lebensjahr nach der Neonatalzeit. Nachdem die Rate der postneonatalen Sterblichkeit von 1965 bis 1990 weit-

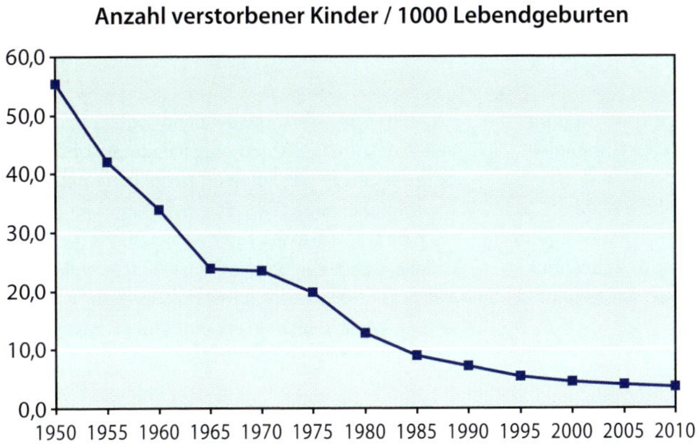

Abb. 41.2 Entwicklung der Säuglingssterblichkeit in Deutschland

gehend unverändert blieb, kam es seit 1990 in zeitlichem Zusammenhang mit Empfehlungen, die Bauchlage als Regelschlaflage bei jungen Säuglingen zu meiden, zu einer deutlichen Abnahme der Inzidenz des plötzlichen Kindstods. Da ähnliche Beobachtungen auch in anderen Ländern gemacht wurden, in denen wie in Deutschland immer seltener junge Säuglinge zum Schlafen auf den Bauch gelegt wurden, erscheint es wahrscheinlich, dass die Vermeidung der Bauchlage als Regelschlaflage ursächlich mit der Abnahme der Inzidenz des plötzlichen Kindstods in Zusammenhang steht.

Nach dem 1. Lebensjahr nimmt die **Sterblichkeit** deutlich ab, wobei die Kinder **zwischen 5 und 15 Jahren** offenbar am wenigsten gefährdet sind (Tabelle 42.2). Bei älteren Jugendlichen und jungen Erwachsenen nimmt die Sterblichkeit wieder zu. Dies geht wesentlich auf das Konto von Unfällen, insbesondere Unfällen im Straßenverkehr.

Tab. 41.1 Häufigste Todesursachen im Kindesalter in der Bundesrepublik Deutschland im Jahr 2009 (Kinder der entsprechenden Altersgruppe)

Gruppe der unter 1-Jährigen	
1. Perinatologische Ursachen	1123
2. Angeborene Fehlbildungen	652
3. SID (plötzlicher Kindstod)	193
Gruppe der 1- bis 5-Jährigen	
1. Unfälle	123
2. Angeborene Fehlbildungen	86
3. Bösartige Neubildungen	60
Gruppe der 5- bis 15-Jährigen	
1. Unfälle	165
2. Bösartige Neubildungen	179
3. Angeborene Fehlbildungen	75

Tab. 41.2 Sterblichkeit bei Kindern in der Bundesrepublik Deutschland in unterschiedlichen Alterskategorien

Alter in Jahren	Gestorben auf 1000 Lebende pro Jahr (‰)						
	1950	1970	1990	1995	2000	2005	2010
0	55,4	23,4	7,1	5,3	4,4	3,9	3,5
1–4	2,4	1,0	0,4	0,3	0,2	0,2	0,2
5–9	0,8	0,5	0,2	0,1	0,1	0,1	0,1
10–14	0,6	0,4	0,2	0,2	0,1	0,1	0,1
15–19	1,2	1,1	0,6	0,5	0,5	0,3	0,3

41.1.2 Daten zur Gesundheit im Kindesalter: Morbidität

Neben der Frage, woran Kinder wie häufig sterben, ist auch die nach den **häufigsten Erkrankungen** von Bedeutung. Hierzu gibt es jedoch in Deutschland wenig Daten, die kontinuierlich erhoben werden. Datenquellen stehen nur zu Teilaspekten zur Verfügung, wie z. B. zur perinatalen Versorgung von Neugeborenen (Perinatalerhebungen) und zur neonatologischen Versorgung und deren Behandlungsergebnissen. Das besondere Kapital dieser Erhebungen liegt darin, dass hierbei nicht nur Daten zur Ergebnisqualität (Überlebte ein sehr kleines Frühgeborenes? Hatte es eine Hirnblutung?) sondern auch zur Prozessqualität (Wurde in einer bestimmten Situation eine Kaiserschnittentbindung durchgeführt? Erfolgte eine Behandlung mit Antibiotika?) erfasst werden. Daneben gibt es im Kinderkrebsregister umfassende Daten zur Inzidenz und Behandlungsergebnissen bei kindlichen Tumoren. Eine umfassende Querschnittserhebung zur Kindergesundheit in Deutschland erfolgte vom Mai 2003 bis Mai 2006. Hierbei wurden in einer repräsentativen Stichprobe von 17.641 Jungen und Mädchen im Alter von 0–17 Jahren Daten u. a. anthropometrische Daten und verschiedene Laborwerte gemessen und häufige Erkrankungen mit standardisierten Instrumenten erfragt, so dass nun zeitnahe Daten u. a. zur Prävalenz von Adipositas, allergischen Erkrankungen und Verhaltenauffälligkeiten im Kindesalter vorliegen (http://www.kiggs.de/).

Meldepflicht Für ausgewählte Infektionskrankheiten besteht eine **Meldepflicht** bei **Erkrankung** (z. B. Meningokokken-Meningitis, Influenzagrippe, Masern, Scharlach) oder **Todesfall** sowie auch für Patienten, die **Ausscheider** von Krankheitserregern sind (Cholera, Salmonellen, Shigellen). Die besondere Bedeutung dieser Zahlen liegt in der Erkenntlichmachung von Trends. Zeitliche Trends zur Häufigkeit von Fallmeldungen im Rahmen der Meldepflicht werden zeitnah im Epidemiologischen Bulletin des Robert-Koch-Instituts berichtet und können unter SuvStat@RKI.de abgerufen werden.

Grundsätzlich ist jeder Arzt gehalten, bei der Entlassung des Patienten aus dem Krankenhaus die Diagnose nach einem **internationalen Erfassungsschlüssel (ICD 10)** zu dokumentieren. Die Dokumentation nach ICD 10 gilt auch in der ambulanten Medizin. Da Honorarabrechnungen im Krankenhaus in Abhängigkeit von der verschlüsselten Diagnose erfolgen (DRG – »diagnosis related groups«), wird zunehmend mehr Sorgfalt auf diese Kodierung verwendet, so dass die Datenqualität eine Nutzung in Studien erlaubt.

Exkurs

Epidemiologische Forschung

Epidemiologie beschäftigt sich mit der Analyse von Erkrankungshäufigkeiten in Populationen. Hierdurch können

- Effekte von Präventionsmaßnahmen beurteilt werden: Die Empfehlung, die Bauchlage als Regelschlaflage zu vermeiden, hat zu einer deutlichen Abnahme der Inzidenz des plötzlichen Kindstodes geführt.
- Hypothesen zur Ursache von Erkrankungen generiert werden: Eine frühe und intensive Endotoxinexposition durch Kontakt zu Stalltieren ist die wahrscheinliche Erklärung für die niedrigere Heuschnupfen- und Asthmaprävalenz bei Kindern, die auf einem Bauernhof leben.

Die drastische Abnahme der Säuglingssterblichkeit in den letzten 50 Jahren reflektiert insbesondere die gewaltigen Fortschritte der Perinatalmedizin. Die derzeit wichtigsten Todesursachen nach dem 1. Lebensjahr sind Fehlbildungen und Unfälle. Durch epidemiologische Forschung können potenziell vermeidbare Ursachen von Fehlbildungen und Unfällen erkannt und in Präventionsmaßnahmen umgesetzt werden.

41.2 Rechtsstellung des Kindes und soziale Absicherung

H.-M. Straßburg

Gesetzliche Grundlagen Rechte und Pflichten eines Kindes und seiner Eltern sind in mehreren Gesetzeswerken geregelt, wobei der Staat in letzter Instanz die Verantwortung für das Wohl des Kindes übernimmt. Die Schwangerschaft sowie die Rechtsstellung des Kindes intrauterin werden im **Embryonenschutzgesetz** und im **§ 218 StGB** geregelt. Mit Vollendung der Geburt, d. h. der Abnabelung, ist ein Kind rechtsfähig (**§ 1 BGB**) und hat wie seine Mutter einen Anspruch auf den Schutz und die Fürsorge der Gemeinschaft. Dies wird im **Mutterschutzgesetz** und im **Bundeserziehungsgeldgesetz** geregelt.

Nach **Grundgesetz** Art. 6, Abs. 2 sind »Pflege und Erziehung der Kinder das natürliche Recht der Eltern und die zuförderst ihnen obliegende Pflicht«. Von seiner Geburt bis zur Volljährigkeit mit dem vollendeten 18. Lebensjahr üben beide Eltern gemeinsam oder ein Elternteil allein für das Kind das **Sorgerecht** aus.

> **Das Leben eines Neugeborenen und eines Erwachsenen ist juristisch gleichwertig. Eine Abstufung des Schutzes des Lebens nach sozialer Wertigkeit, Nützlichkeit sowie dem körperlichen oder geistigen Zustand, verstößt gegen Sittengesetz und Verfassung.**

Jeder junge Mensch hat ein Recht auf Förderung seiner Entwicklung und auf Erziehung zu einer eigenverantwortlichen und gemeinschaftsfähigen Persönlichkeit. Wird das körperliche, geistige und seelische Wohl eines Kindes durch missbräuchliche Ausübung der elterlichen Sorge, durch Vernachlässigung oder Versagen der Eltern gefährdet, so sind das Vormundschaftsgericht in Absprache mit dem Jugendamt und dem Familiengericht berechtigt, die zur Abwendung der Gefahr erforderlichen Maßnahmen zu treffen. Dies bedeutet vor allem das **Aufenthaltsbestimmungsrecht** und das **Sorgerecht** zu regeln.

Der besondere Fall

Kurz nach der Geburt wird Eltern der Verdacht auf das Vorliegen einer Trisomie 21 mit Duodenalatresie mitgeteilt und die Indikation zur Operation gestellt, um einen Nahrungsaufbau zu ermöglichen. Die Eltern verweigern trotz ausführlicher Aufklärung ihre Einverständnis zur Operation, um »dem Kind weiteres Leid zu ersparen«, wollen es aber auch nicht zu sich nach Hause nehmen. Nach Einschalten des Familiengerichtes wird ein partieller Sorgerechtsentzug ausgesprochen und die Operation ohne Komplikationen ausgeführt. Nach Abheilung nehmen die Eltern das Kind an und betreuen es vorbildlich in ihrer Familie.

Eine wesentliche **Unterstützung des Staates** für Kinder sind das direkt an einen Elternteil auszuzahlende Kindergeld und das Elterngeld im 1. Lebensjahr sowie indirekte Steuervergünstigungen, z. B. bei den Ausbildungskosten.

Zunehmend wird die außerfamiliäre Fremdbetreuung in Krippen ab dem 1. Lebensjahr gefördert, um den Müttern den Wiedereinstieg in das Berufsleben zu ermöglichen. Ab dem 4. Lebensjahr hat jedes Kind in Deutschland das Recht auf einen Kindergartenplatz. In diesem Alter können Kinder auch in verschiedenen Sonderkindergärten bzw. schulvorbereitenden Einrichtungen zur sonderpädagogischen Betreuung aufgenommen werden.

Alle Kinder, die vor dem 30.09. eines Jahres das 6. Lebensjahr vollendet haben, sind **schulpflichtig**. In der Regel können Kinder nur dann vom Schulbesuch zurückgestellt werden, wenn sie voraussichtlich im darauf folgenden Jahr in einer Regelschule aufgenommen werden. Die schulische Versorgung wird von staatlichen Regelschulen, Sonderschulen mit unterschiedlichen Förderschwerpunkten sowie verschiedenen Schulmodellen zur Betreuung gesunder und behinderter Kinder gewährleistet.

Im SGB werden Hilfen zur Erziehung geregelt. Dies können sein:

- pädagogische und therapeutische Leistungen, z. B. Erziehungsberatung,
- Eingliederungshilfen bei seelischen Behinderungen bzw. einer drohenden seelischen Behinderung, z. B. schulische Unterstützung bei anerkannter Lese/Rechtschreibstörung,
- Erziehungsbeistand,
- Betreuungshelfer,
- Tagesgruppen, Vollzeitpflege und Heimerziehung,
- intensive sozialpädagogische Einzelbetreuung oder Familienhilfen usw.

Sozialversicherungssystem Das deutsche Sozialversicherungssystem ist auf **3 Grundsätzen** aufgebaut:

- dem **Versicherungsprinzip**, vor allem im Krankheitsfall und bei Arbeitslosigkeit,
- dem **Versorgungsprinzip**, das gesetzliche Anrechte z. B. Rentenansprüche, Unterstützung bei anerkannten Behinderungen und Schädigungen regelt, und
- dem **Fürsorgeprinzip**, das in Form der Sozialhilfe dann eintritt, wenn aus eigener Kraft oder durch andere Versicherungen Notlagen nicht überwunden werden können.

Grundlage des deutschen Sozialversicherungssystems ist das in 12 Kapiteln aufgeteilte Bundessozialgesetzbuch (SGB). Kapitel V regelt die gesamte medizinische Versorgung, Kapitel VIII die Kinder- und Jugendhilfe, Kapitel IX die Rehabilitation Kapitel XI die Pflege und Kapitel XII die Sozialhilfe. Zusätzlich sind eine Vielzahl anderer Gesetzeswerke und Verordnungen, z. B. das Krankenhausfinanzierungsgesetz, die Ausbildungsordnung für Heilberufe, die Gesetze zur Seuchenbekämpfung und für Strahlenschutz usw. Grundlage des deutschen Gesundheitssystems.

Prinzipiell ist jeder Arbeitnehmer **sozialversicherungspflichtig**. Dies erfolgt bei der überwiegenden Mehrheit in den gesetzlichen Krankenkassen, es können aber auch private Versicherungen die Kosten für selbst zahlende Patienten übernehmen.

Für Personen, die wegen einer körperlichen, geistigen oder seelischen Krankheit oder Behinderung für die gewöhnlichen und regelmäßig wiederkehrenden Verrichtungen im Ablauf des täglichen Lebens auf Dauer, voraussichtlich aber für mindestens 6 Monate in erheblichem Maße der Hilfe bedürfen, ist die **Pflegeversicherung** zuständig. Sie honoriert Mehrbelastungen durch Pflegemaßnahmen bei den Verrichtungen des täglichen Lebens im Vergleich mit gesunden Menschen gleichen Alters.

Ärztliche Versorgung In erster Linie sind für die ärztliche Versorgung der Kinder in Deutschland mehr als 6000 **Fachärzte für Kinder- und Jugendmedizin** zuständig, die zu ca. 60% in freier Praxis tätig sind. Daneben findet die ärztliche Basisversorgung durch Hausärzte, meist Ärzte für Allgemeinmedizin, statt. Aufgabe der **Kinderkrankenhäuser** ist die stationäre Diagnostik und Therapie aller Erkrankungen im Kindes- und Jugendalter. Daneben gibt es eine Vielzahl spezialisierter Fachkliniken sowie von **Rehabilitations- und Kurkliniken** mit unterschiedlichen Schwerpunkten.

41.3 Prävention – Prophylaxe

R. von Kries

Bei der Prävention wird zwischen einer primären, sekundären und tertiären Prävention differenziert.

41.3.1 Primärprävention

Ziel der primären Prävention ist es, das **Auftreten der Erkrankungen** überhaupt zu verhindern. Beispiele für die primäre Prävention in der Kinderheilkunde sind u. a.:

- medizinisch genetische Beratung,
- Impfungen,
- Rachitis-, Karies- und Vitamin-K-Prophylaxe,
- Ernährungsberatung, Beratung zu altersspezifischen Unfallrisiken.

Die besondere Bedeutung der **Impfungen** in der primären Prävention ergibt sich daraus, dass hierdurch nicht nur das einzelne geimpfte Kind sondern – bei ausreichend hohen Durchimpfungsraten – durch die »Herdenimmunität« auch nicht geimpfte Kinder geschützt werden, weil diese dann keine Gelegenheit mehr haben, infiziert zu werden. Der Auftrag zur Durchführung der Impfungen wurde in den 1960er Jahren in Deutschland vom öffentlichen Gesundheitsdienst auf niedergelassene Kinderärzte und Allgemeinärzte übertragen.

Die Impfungen sind freiwillig und es ist weitgehend vom einzelnen Arzt abhängig, mit wie viel Engagement er »Impfskeptiker« berät oder auch nicht. So sind die **Durchimpfungsraten** in Deutschland z. B. gegen Masern in manchen Regionen noch unbefriedigend, so dass regionale Masernepidemien beobachtet werden. Sehr viel höhere Durchimpfungsraten wurden in den USA durch legislative Maßnahmen (die Aufnahme in Kindergarten und Schule erfordert den Nachweis einer vollständigen Immunisierung: »no shot no school«) und in England durch aggressive Impfkampagnen in den Medien – im Fernsehen zur besten Sendezeit – erreicht.

Tab. 41.3 Früherkennungsuntersuchungen im Kindesalter

Früherkennungsuntersuchung	Zeitpunkt
U1	1. Lebenstag
U2	3.–10. Lebenstag
U3	4.–6. Lebenswoche
U4	3.–4. Lebensmonat
U5	6.–7. Lebensmonat
U6	10.–12. Lebensmonat
U7	21.–24. Lebensmonat
U7a	34.–36. Lebensmonat
U8	46.–48. Lebensmonat
U9	60.–64. Lebensmonat
U10 (fakultativ)	84.–96. Lebensmonat
J1	12.–14. Lebensjahr
J2 (fakultativ)	16.–18. Lebensjahr

Primärprävention sollte aber nicht auf Impfungen und die prophylaktische Verordnung von z. B. Vitamin D und Fluor begrenzt werden. Eine **vorausschauende Gesundheitsberatung** durch den Kinderarzt ist zu fordern, beispielsweise zu Ernährungsfragen und Aufklärung über altersspezifische Unfallrisiken. Obwohl eine solche Beratung wahrscheinlich im Rahmen der Früherkennungsuntersuchungen erfolgt gibt es bislang keine gesetzliche Grundlage, die dies als Pflichtleistung der gesetzlichen Krankenkassen festschreibt.

> **Primärprävention ist die Verhinderung des Auftretens von Erkrankungen.**

41.3.2 Sekundärprävention

Ziel der sekundären Prävention ist es, **Erkrankungen** so früh wie möglich **zu erkennen**. Beispiele für die sekundäre Prävention sind z. B.:

- Neugeborenenscreening auf angeborene Stoffwechselstörungen und Endokrinopathien,
- Früherkennungsuntersuchungen U1–U9, J1.

Hierdurch sollen Erkrankungen in einem so frühen Stadium diagnostiziert werden, dass sie noch heilbar sind (z. B. Dystrophie, Minderwuchs, Hüftdysplasie) bzw. die Folgen der Erkrankung verhindert werden (z. B. Screening für angeborene Stoffwechseldefekte, Hypothyreose, Hör- und Sehstörungen). Die hierzu notwendige Frühdiagnostik der Erkrankungen erfolgt innerhalb der entsprechenden Screening- bzw. Früherkennungsuntersuchungen.

Im Kindesalter besteht ein **gesetzlicher Rechtsanspruch** (§ 20 SGB V) auf sekundäre Prävention im Sinne einer Frühdiagnostik von Erkrankungen, deren Prognose bei frühzeitiger Diagnose besser als bei später Diagnose ist. Dieser Rechtsanspruch ist die gesetzliche Grundlage für das von den gesetzlichen Krankenkassen finanzierte Programm der Früherkennungsuntersuchungen im Kindesalter und des Neugeborenenscreenings auf Stoffwechselstörungen.

Die in Tab. 41.3 aufgelisteten **Früherkennungsuntersuchungen** wurden in Deutschland Anfang der 1970erJahre eingeführt und

Exkurs

Beispiele für Primärprävention

Zu den wichtigsten primärpräventiven Maßnahmen gehören Gesundheitserziehung, Impfungen, die Gabe von Vitamin D, Vitamin K, Fluor. Diese Maßnahmen hatten bemerkenswerte Erfolge, wie die folgenden Beispiele belegen:

- Durch die Hib-Impfung wurde die Zahl systemischer Haemophilus-influenzae-b-Infektionen (Meningitis und Epiglotitis) in Deutschland von über 1000 auf weniger als 50 pro Jahr reduziert.
- Lebensbedrohliche späte Vitamin-K-Mangelblutungen nahmen von ca. 40 pro Jahr, wobei mehr als die Hälfte Hirnblutungen waren, auf weniger als 5 pro Jahr in Deutschland ab.
- Vor Einführung der Fluoridprophylaxe betrug z. B. bei Erhebungen in Hamburg 1978 der DMF-Index (**D**ecayed, **M**issing, **F**illings; ein Maß für die Karies Belastung) bei 12-jährigen Kindern 6,3 gegenüber 0,88 in 2004.

galten als Meilenstein in der Verbesserung der Prävention in der Kinderheilkunde. Die Akzeptanz dieser Untersuchungen durch die Eltern ist viel höher als die für fast alle Früherkennungsuntersuchungen im Erwachsenenalter: im 1. Lebensjahr nehmen ca. 90% der Kinder die Früherkennungsuntersuchungen wahr, mit 6 Jahren sind es noch 70–90%. Eine deutlich geringere Akzeptanz findet derzeit noch die **Jugendgesundheitsberatung** (ca. 30%). Bei der Konzeption dieses zusätzlichen Untersuchungsangebots wurde erstmalig neben der Frühdiagnostik von Gesundheitsstörungen auch der Aspekt der Gesundheitsberatung z. B. zu Drogen und Sexualität als Aufgabe der ärztlichen Prävention explizit berücksichtigt.

In einigen Bundesländern besteht nicht nur eine Verpflichtung zur Teilnahme an den Früherkennungsuntersuchungen, sondern es werden auch Maßnahmen unternommen, diese Verpflichtung durch »**Tracking**« d. h. Überprüfung der Teilnahme und besondere Einladung bei Nichtteilnahme umzusetzen.

> **Sekundärprävention ist die Früherkennung von Krankheiten im subklinischen Stadium mit dem Ziel einer verbesserten Prognose.**

41.3.3 Tertiärprävention

Bei der tertiären Prävention ist die Krankheit bereits aufgrund ihrer klassischen Symptome diagnostiziert worden. Die therapeutischen Anstrengungen zielen jedoch auf die **Verhinderung der Spätfolgen der Erkrankung**. In diesem Sinne ist das ganze Spektrum der Therapie chronischer Erkrankungen von Asthma über Diabetes und Mukoviszidose bis zum Rheuma »tertiäre« Prävention der jeweils spezifischen Krankheitsfolgen.

Unzweifelhaft ist z. B. der juvenile Diabetes nicht heilbar. Durch eine gute Therapie können jedoch die Spätschäden dieser chronischen Erkrankung wie Retinopathie, Nephropathie und Neuropathie weitgehend verhindert werden. Ein anderes Beispiel ist die Mukoviszidose. Durch eine intensive Therapie wurde es möglich, die Prognose so zu verbessern, dass die durchschnittliche Lebenserwartung der Betroffenen nicht mehr das Jugendlichenalter, sondern bereits das frühe bis mittlere Erwachsenenalter darstellt. Diese Beispiele machen deutlich, dass die tertiäre Prävention letztendlich die Therapie aller chronischen Erkrankungen beinhaltet. Diese **Langzeitbehandlung chronischer Erkrankungen** wird ein immer wichtigerer Bestandteil der klinischen Pädiatrie.

> **Tertiäre Prävention ist die Vermeidung von Spätfolgen chronischer Krankheiten.**

41.4 Unfälle bei Kindern

R. von Kries

In der Altersgruppe der 1- bis 14-Jährigen sind Unfälle die häufigste Todesursache. Betrachtet man die zeitliche Entwicklung der Unfallmortalität in den letzten 20 Jahren in Deutschland, so wird deutlich, dass die unfallassoziierte Mortalität deutlich abgenommen hat (Abb. 41.3). Da wenig dafür spricht, dass kindliches Verhalten oder die reifungsbedingte Fähigkeit der Kinder zur Wahrnehmung der Unfallgefahren sich in den letzten 20 Jahren wesentlich verändert haben, muss angenommen werden, dass Veränderungen der Lebensumwelt der Kinder wesentlich für diese Abnahme der unfallassoziierten Mortalität war. Es ist wahrscheinlich, dass legislative Maßnahmen z. B. zur Anschnallpflicht und Benutzung eines Kindersitzes im Auto und die Einführung kindersicherer Verschlüsse von Medikamenten und die bessere Kennzeichnung potenziell gefährlicher Haushaltsprodukte wie z. B. Geschirrspülmittel für Spülmaschinen hierzu beigetragen haben.

Auffällig ist aber die noch immer relativ hohe Unfallmortalität vom 1. bis zum 5. Lebensjahr. In dieser Lebensperiode spielen Unfälle im Verkehr nur eine untergeordnete Rolle. Sehr viel wichtiger sind Unfälle in Haus und Freizeit (Tab. 41.4).

> **Unfälle sind nach dem ersten Lebensjahr die häufigste Todesursache im Kindesalter: im Kleinkindesalter besonders Unfälle im häuslichen Umfeld, bei Schulkindern überwiegend Unfälle im Straßenverkehr.**

Der Vergleich mit den Unfallzahlen in anderen europäischen Ländern zeigt, dass für die Kinder dieser Altersgruppe die maximal erreichbare Reduktion von unfallassoziierter Morbidität und Mortalität noch nicht erreicht worden ist. Noch immer sterben in Deutschland mehr Kinder an Unfällen als z. B. in den skandinavischen Ländern. Eine Möglichkeit der **Unfallprävention** für Kinder dieser Altersgruppe stellt die systematische, altersgerechte Aufklärung der Eltern über Unfallrisiken dar. Die altersspezifischen Unfallrisiken im Kindesalter sind sehr gut bekannt.

> **Tödliche Unfälle sind potenziell vermeidbar, wie die deutliche Abnahme der unfallassoziierten Mortalität bei Kindern in den letzten 25 Jahren zeigt.**

Die 10 wichtigsten Hinweise zur Vermeidung von Unfällen im Kindesalter

1. Vor und mit der Geburt eines Kindes Sicherheit in Wohnung und Garten anhand einer Checkliste kontrollieren
2. Kind beim Wickeln nie unbeobachtet lassen, notfalls auf den Boden legen

▼

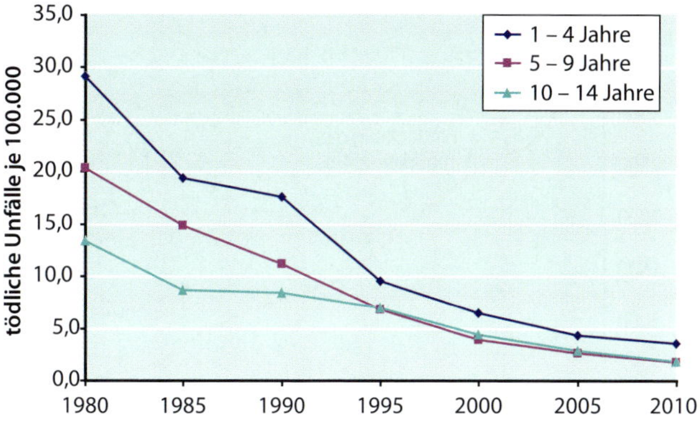

Abb. 41.3 Tödliche Unfälle im Kindesalter in Deutschland (Statistisches Bundesamt, Bonn)

Tab. 41.4 Zahl der in Folge von Unfällen verstorbenen Kinder in Deutschland im Jahr 2010 (Statistisches Bundesamt, Bonn)

Unfallart	Altersgruppe			
	<1	1–4	5–9	10–14
Schulunfälle	0	0	0	2
Verkehrsunfälle	4	28	25	43
Häusliche Unfälle	11	35	10	11
Sport und Spiel	0	7	17	8
Sonstige	18	29	13	12
Summe	33	99	65	76

3. Auf den Gehfrei (Lauflernhilfe) als Verwahrgerät ganz verzichten
4. In Kinderhaushalten keine Lampenöle, keine Tischdecken benutzen
5. Medikamente, Haushaltsartikel, Zigaretten und Alkohol kindersicher aufbewahren
6. Auf Gartenteiche, Biotope möglichst verzichten, mindestens ausreichend hohe Umzäunung beziehungsweise Flachwasserzone und engmaschiges Gitter unter der Wasseroberfläche
7. Früh Schwimmen und das richtige Verhalten gegenüber Hunden lernen
8. Kinder im Auto oder mit dem Hund nie alleine lassen
9. Möglichst späte Anschaffung eines Fahrrades. Erst Roller, dann Rad
10. Stets Helm und Schutzkleidung beim Sport für Eltern und Kind

Die Annahme, dass **Elternberatung** im Rahmen einer vorausschauenden Gesundheitsberatung effektiv ist, kann aus einer systematischen Analyse der verfügbaren Literatur abgeleitet werden. Die Mehrzahl der in dieser Zusammenstellung erfassten Arbeiten zeigte einen Einfluss einer Elternberatung auf das elterliche Bewusstsein hinsichtlich von Unfallrisiken und eine tatsächliche Reduktion dieser Unfallrisiken im Lebensumfeld des Kindes.

Deshalb erscheinen größere Anstrengungen notwendig, um die Elternkompetenz hinsichtlich der Vermeidung von Unfallrisiken zu verbessern.

Unfälle sind keine Zufälle: durch eine Beratung zu altersspezifischen Unfallrisiken im Rahmen der Früherkennungsuntersuchungen könnte potenziell die mit Unfällen im Kindesalter assoziierte Morbidität und Mortalität reduziert werden.

41.5 Kindesmisshandlung und Vernachlässigung

R. von Kries

Kindesmisshandlung und Vernachlässigung werden häufig nicht diagnostiziert. Gesicherte bevölkerungsbezogene Häufigkeitsangaben zu Vernachlässigung und Kindesmisshandlung fehlen. Prospektive Daten aus Kinderkliniken in München und Freiburg zeigten aber, dass bei standardisierter und gezielter Untersuchung bei etwa **2% aller stationär aufgenommenen Kinder** körperliche Symptome, die an Misshandlung und Vernachlässigung denken lassen, zu beobachten sind.

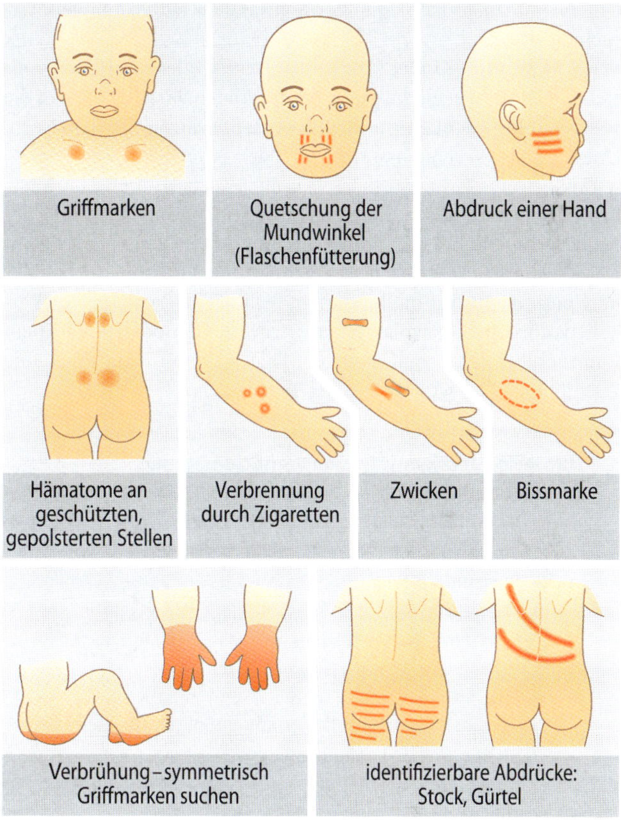

Abb. 41.4 Misshandlungstypische Verletzungen

Bei den in Abb. 41.4 schematisch dargestellten **Verletzungsmustern** z. B. muss an eine Misshandlung gedacht werden. Auch röntgenologisch feststellbare Frakturen unterschiedlichen Alters, vor allem Rippenbrüche, Schädelfrakturen, Periostverkalkungen und Epiphysenablösungen sind Alarmsymptome für Misshandlungen. Als Folge eines Schütteltraumas werden besonders bei Säuglingen und Kleinkindern Hirnblutungen und – als Residuen – subdurale Ergüsse beobachtet. Häufig werden misshandelte Kinder wegen der Verletzung oder anderer Symptome in Notfallambulanzen der Kinderkliniken oder in Kinderarztpraxen vorgestellt, wobei häufig widersprüchliche Erklärungen für die Entstehung der Verletzung gegeben werden. Die Kenntnis typischer Misshandlungsfolgen oder die kritische Hinterfragung der Plausibilität der angegebenen Erklärung gibt den Schlüssel zur Diagnose. Neben evidenter Misshandlung ist die Vernachlässigung von Kindern von erheblicher Bedeutung. So füllten in den Jahren 2005–2012 Berichte über im häuslichen Milieu verhungerte Kinder die Schlagzeilen und sorgten für eine politische Diskussion über Wege, dies zu verhindern. Ob dies durch verpflichtende Früherkennungsuntersuchungen erreichbar ist, erscheint fraglich vor dem Hintergrund der Tatsache, dass viele Fälle den Jugendämtern bekannt waren und von diesen betreut wurden. Erfolg versprechender erscheinen intensivierte Programme der Betreuung von Kindern aus Hochrisikofamilien. Diese Familien lassen sich fast immer bereits in der Schwangerschaft identifizieren, z. B. bei Drogenabhängigkeit, psychisch kranker, sehr junger Mutter, fehlender Inanspruchnahme der Schwangerschaftsvorsorgeuntersuchungen etc.

Gewalt gegen Kinder kann sich in verschiedenen Formen vollziehen. Schwieriger als die evidente körperliche Misshandlung ist die **seelische Vernachlässigung und Misshandlung** zu erkennen. Unerklärbare Verhaltensstörungen oder psychomotorische Entwicklungsverzögerungen müssen immer auch an seelische Misshandlung denken lassen. Subtilen Hinweisen auf eine Ablehnung des Kindes, die z. B. bei den Früherkennungsuntersuchungen erkannt werden können, sollte nachgegangen werden. Oft reagieren Kinder und Jugendliche auf die kinderfeindliche Fehlerziehung mit Verhaltensstörungen, Nachlassen im Lernverhalten oder plötzlichem Einbruch bei den Schulleistungen. Folgen darauf überschießende Züchtigungen, so schließt sich der Teufelskreis.

Hinweise zur Erkennung von Vernachlässigung und Misshandlung
- Wenig freundlicher Umgang mit dem Kind, z. B. Mutter lächelt selten, wirkt überwiegend ärgerlich, angespannt
- Geringe Zärtlichkeit, z. B. kaum zärtliche Berührungen, das Kind wird mit spitzen Fingern angefasst, das Kind wird meist weg vom eigenen Körper gehalten
- Häufige verbale Restriktionen, z. B. sehr negative Feststellungen über das Kind, Vorwürfe in sehr ärgerlichem Ton, so, als könne der Säugling entsprechend reagieren, wenn er nur wollte
- Mutter vermeidet Körperkontakt mit dem Kind
- Mutter übergeht deutliche Signale des Kindes (Lächeln, Quengeln, Schreien)
- Reaktives (soziales) Lächeln des Kindes fehlt (mangelnder Blickkontakt)
- Die Beziehung zwischen Mutter und Kind ist von Unsicherheit, geringer Vorhersagbarkeit und mangelnder Verlässlichkeit gekennzeichnet

Die **Frühsymptome** für eine Ablehnung des Kindes bzw. einer gestörten Interaktion von Mutter und Kind sind in der Übersicht aufgelistet. Seelische Vernachlässigung und Misshandlung sind nicht nur im Umfeld von sozial schwierigen Lebensverhältnissen, sondern auch in scheinbar perfekten Familien bei optimal gepflegt erscheinenden Kindern zu finden. Die dargestellten Symptome mögen sehr subtil erscheinen. Der Weg vom wenig freundlichen Umgang zur Misshandlung ist weder zwangsläufig noch direkt. Dennoch ist die

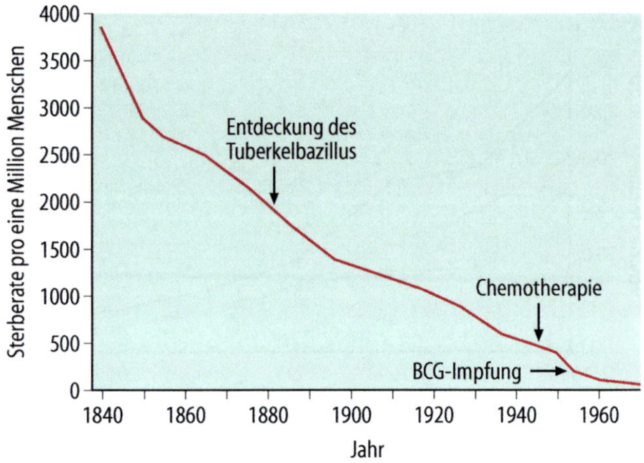

Abb. 41.5 Altersstandardisierte Tuberkulosesterberate in England und Wales zwischen 1840 und 1968 als Beispiel für das Zusammenwirken äußerer Lebensumstände und medizinischer Erkenntnisse

Wahrnehmung dieser Symptome, die insgesamt eine Ablehnung des Kindes signalisieren, wesentlich.

> **Die Schwelle zur Gewaltbereitschaft ist dann besonders niedrig, wenn das Kind abgelehnt wird.**

Darüber hinaus sind dies Frühsymptome, die eine Sekundärprävention im klassischen Sinne veranlassen könnten: die Therapie der schwierigen Mutter-Kind-Beziehung könnte im Einzelfall die Vernachlässigung oder gar die körperliche Misshandlung verhindern. Eine solche **Frühtherapie** sollte zunächst in einem vertiefenden Gespräch mit den Eltern und dann in der Vermittlung spezifischer Hilfen bestehen. Das **Versorgungsnetzwerk** für solche Kinder ist in der Übersicht dargestellt.

Anlaufstellen bei Verdacht auf Vernachlässigung und Missbrauch im Kindesalter
- Kinder- und Jugendärzte, Allgemeinärzte
- Kinderkliniken
- Kinder- und Jugendpsychiatrie (ambulant und stationär)
- Erziehungsberatungsstellen
- Jugendamt
- Kinderschutzzentren
- Selbsthilfegruppen
- Frauenschutzeinrichtungen
- Polizei, Staatsanwaltschaft
- Rechtsmedizin
- Versorgungsamt

41.6 Das sozial benachteiligte Kind

H.-M. Straßburg

Schon immer sind Kinder in besonderem Maße von gesellschaftlichen Problemen, insbesondere Krieg, Vertreibung und Hungersnöten betroffen gewesen. In epidemiologischen Analysen konnte gezeigt werden, dass der Rückgang der Sterberate von Infektionskrankheiten, z. B. der Tuberkulose, zwischen 1840 und heute in wesentlich größerem Umfang von allgemeinen **Verbesserungen der äußeren Lebensumstände** als von speziellen ärztlichen Behand-

Exkurs

Soziale Benachteiligung und Medizin

Im Frühjahr 1848, kurz vor den Revolutionswirren, unternahm der junge Rudolf Virchow aus Berlin eine denkwürdige Reise nach Schlesien, um die Ursachen für häufige Todesfälle bei den dortigen Menschen zu erforschen. Man sprach von unbekannten Seuchen, von »Hungertyphus« oder »Hungerpest« – er aber fand Menschen in einem erbarmungswürdigen Gesundheits- und Ernährungszustand, ausgemergelte Kinder mit dicken Bäuchen infolge Eiweißmangels und Erfrierungen. Sein Bericht enthielt also nicht, wie ursprünglich erwartet, die Beschreibung einer neuen Erkrankung, sondern wurde, wie Theodor Heuß später schrieb, eine »Anklageschrift gegen Bürokratie und Großgrundbesitzer, gegen preußische Beamtenschaft und Katholische Kirche«. Rudolf Virchow entwickelte mit seiner Zellularpathologie nicht nur die Grundlagen der modernen wissenschaftlichen Medizin, sondern setzte sich auch engagiert für eine Verbesserung der Lebensumstände von sozial benachteiligten Menschen ein. Nach seiner Überzeugung ist die Medizin eine »soziale Wissenschaft« und der Arzt »Anwalt der Armen«.

lungsmaßnahmen abhängig war (Abb. 41.5). Auch bei anderen Infektionskrankheiten (Masern, Pertussis, Scharlach) und in Ländern der Dritten Welt ließen sich vergleichbare Daten erheben. Wesentliche Faktoren der Lebensumstände sind vor allem die Qualität der Nahrung, insbesondere des Trinkwassers, die hygienisch einwandfreie Abwasserbeseitigung und die Anhebung der Wohnungsqualität.

Auch im modernen Sozialstaat Deutschland sind über $^1/_3$ der von Sozialhilfe abhängigen Menschen Kinder und Jugendliche. Insgesamt sind das >10% der Menschen unter 18 Jahren, die Tendenz ist ansteigend.

Über 45% der Familien mit mehr als 3 Kindern gelten nach der offiziellen Definition (Gesamteinkommen unter 50% des Durchschnittseinkommens) als arm.

Dies hat ohne Zweifel vielfältige **Folgen für die kindliche Gesundheit**: Qualitativ schlechte Nahrung ist häufig mit schlechtem Zahnstatus, Unter- und Übergewicht sowie ernährungsbedingten Gesundheitsstörungen durch zu viel Fett und zu wenig Vitamine verbunden. In sozioökonomisch unterprivilegierten Verhältnissen kommt es häufiger zu Schwangerschafts- und Geburtskomplikationen, die Kinder werden seltener zu Früherkennungsuntersuchungen vorgestellt, erhalten einen unzureichenden Impfschutz und haben eine höhere Inzidenz für den plötzlichen Säuglingstod und für Unfälle. Sie haben gesundheitsgefährdende Wohnverhältnisse und können soziale und pädagogische Einrichtungen schlechter erreichen. Deutlich häufiger sind in sozial benachteiligten Familien Lernstörungen und umschriebene Entwicklungsstörungen, bei Entwicklungsauffälligkeiten erhalten die Kinder seltener Therapien. In den Familien entstehen gehäuft psychoemotionale Spannungen und Belastungen, die Rate an Kindesmisshandlungen und -vernachlässigungen ist höher. Aktuelle Studien zur Langzeitentwicklung von Frühgeborenen zeigen, dass nach dem 2. Lebensjahr vor allem die sozioökonomischen Verhältnisse in der Familie für die Langzeitprognose der Kinder von Bedeutung sind. Weitere Probleme sind mangelnder Schulerfolg, fehlende Berufsausbildung, frühzeitige Gewalt- und Drogenerfahrungen sowie häufigere psychiatrische Erkrankungen. Davon sind besonders Kinder mit Migrationshintergrund sowie solche aus unvollständigen Familien betroffen. Es ist eine wesentliche Aufgabe der gesamten Gesellschaft, Risiken für spätere Langzeitprobleme zu minimieren und Schutzfaktoren zu stärken (Resilienz).

41.7 Entwicklungsauffälligkeiten und Behinderungen

H.-M. Straßburg

41.7.1 Entwicklungsauffälligkeiten

Als übergeordneter Begriff, der keine Aussage zur späteren Prognose macht, wird die Bezeichnung Entwicklungsauffälligkeit verwendet. Eine **Entwicklungsverzögerung** bzw. **Retardierung** liegt dann vor, wenn die Entwicklung von der einer Normgruppe abweicht, potenziell aber wieder aufgeholt werden kann. Jede bleibende Beeinträchtigung der Entwicklung wird als **Entwicklungsstörung** bezeichnet, wobei genauer festgelegt werden muss, ob umschriebene Bereiche, z. B. motorisch, sprachlich, mental oder sozial betroffen sind, oder ob man von einer allgemeinen bzw. **globalen Entwicklungsstörung** sprechen sollte. Hiervon werden **umschriebene Entwicklungsstörungen** (s. auch **Teilleistungsstörungen**) abgegrenzt.

Unzureichende Diagnosen bei Kindern mit Entwicklungsstörungen können vielfältige negative Auswirkungen haben.

41.7.2 Behinderung

Unter einer Behinderung versteht man eine besondere, **eingeschränkte Art von Gesundheit**, bezeichnet also keine spezielle Krankheit, sondern eine Normabweichung. Die Weltgesundheitsorganisation (WHO) unterscheidet zwischen:

- **Impairment** = primäre organische oder funktionelle Schädigung, z. B. Fehlen oder Funktionsausfall eines Organs,
- **Disability** = der sich daraus ergebenden funktionellen Beeinträchtigung, z. B. Blindheit oder Lähmung,
- **Handicap** = soziale Benachteiligung, wodurch die Ausübung eines für das Alter des Menschen normalen Lebens beeinträchtigt bzw. verhindert wird.

Seit 2001 erfolgt die Einteilung der WHO nach der **International Classification of Functioning** (ICF), wobei nicht die Defizite, sondern die vorhandenen Fähigkeiten, z.B. zu selbstständigen Aktivitäten und zur sozialen Teilhabe (Partizipation) und die zu Verfügung stehenden Unterstützungen (Ressourcen) betont werden.

Praktisch jede Behinderung muss als Mehrfachbehinderung angesehen werden. In Deutschland besteht bei ca. 2% aller Kinder eine schwere Behinderung, leichtere Behinderungen und vor allem Verhaltensstörungen bestehen bei 15–20% (Tab. 41.5).

Tab. 41.5 Inzidenz ausgewählter chronischer Erkrankungen im Kindesalter pro 1000 Kinder

Diagnose	Häufigkeit [‰]
Angeborene Hörstörung	1
Zerebralparese	4
Epilepsien	5
Chromosomenanomalien	6
Schwerwiegende Fehlbildungen bei der Geburt	7
Monogene Erbkrankheiten	10
Frühgeburtlichkeit (Geburtsgewicht <1500 g)	10
Intelligenzminderung im Sinne einer geistigen Behinderung (IQ < 70)	20
Aufmerksamkeitsdefizit-Hyperaktivitäts-Syndrom	40–50
Lese-Rechtschreib-Störung	40
Sprachentwicklungsstörung nach dem 2. Lebensjahr	80
Chronische Krankheiten (z. B. Asthma, Epilepsien, Diabetes mellitus)	100
Übergewicht, davon Adipositas	>250 60

Bis Anfang der 1960er Jahre galten als häufigste **Ursache für eine Behinderung** Schädigungen unter der Geburt, Poliomyelitis und Rachitis. Die Zahl der durch direkte Geburtsschäden zu erklärenden Behinderungen ist deutlich zurückgegangen. In zunehmendem Umfang werden bei schweren Behinderungen **genetische und pränatale Faktoren** als Hauptursache nachgewiesen. Bei der Erklärung von unspezifischen Verhaltens- und Entwicklungsstörungen spielen komplexe Umwelteinflüsse, vor allem familiäre Probleme wie ein alleinerziehender oder psychisch kranker Elternteil, Vernachlässigung oder Gewalt in der Familie eine wesentliche Rolle. Die Abb. 41.6 und Abb. 41.7 zeigen die Häufigkeitsverteilung der wahrscheinlichen Ursachen bei leichten und schweren Intelligenzminderungen.

> **Die Häufigkeit von Schädigungen durch die Geburt ist drastisch zurückgegangen, heute stehen genetische und pränatale Ursachen bei schweren Behinderungen im Vordergrund.**

41.7.3 Sozialpädiatrische Betreuung

Grundprinzip der sozialpädiatrischen Betreuung von Kindern mit Entwicklungsauffälligkeiten ist deren möglichst frühe Erkennung und diagnostische Zuordnung, die ausführliche Beratung der Eltern, die Einleitung sinnvoller Therapiemaßnahmen sowie die frühe soziale Integration. Wichtigstes ärztliches Ziel ist dabei, durch **rechtzeitige Diagnosestellung** vor allem solche Erkrankungen zu erkennen, die einer kausalen Behandlung zugeführt werden können, um damit eine Behinderung zu vermeiden (z. B. Hör- und Sehstörungen, Epilepsien, Stoffwechselanomalien etc.). Hierdurch können Maßnahmen zur Verbesserung (= **Rehabilitation**), zur Linderung (= **Palliation**) und zur Vorbeugung weiterer Verschlechterung (= **tertiäre

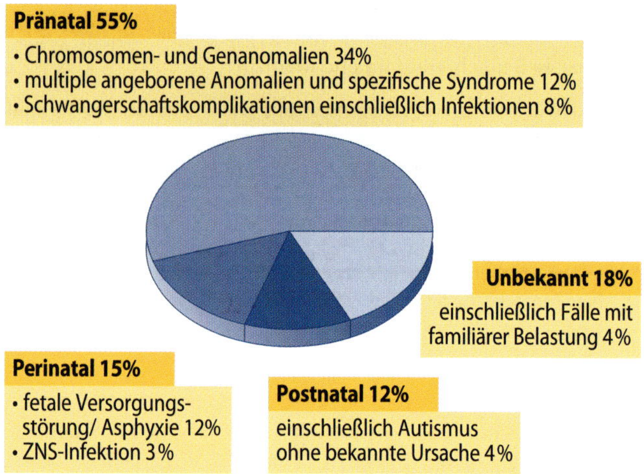

Abb. 41.6 Häufigkeitsverteilung der Ätiologie bei schweren mentalen Entwicklungsstörungen

Prävention**) eingeleitet werden. Falsche bzw. nicht gestellte Diagnosen bei Kindern mit Entwicklungsstörungen bzw. Mehrfachbehinderungen können eine Reihe von Folgen haben:
- versäumte bzw. falsche genetische Beratung der Mutter bzw. anderer Familienangehöriger,
- unnötige Untersuchungen des Kindes,
- versäumte kausale ärztliche Behandlung,
- forensische und versicherungsrechtliche Probleme,
- Verunsicherung der Eltern,
- falsche Einschätzung der Prognose durch Ärzte, Therapeuten und Pädagogen.

Besonders im 1. Lebensjahr ist es in vielen Fällen nicht sinnvoll bzw. möglich, eine eindeutige Diagnose und eine sich hieraus ableitende Aussage zur **Prognose** zu erstellen. Nicht selten werden vor allem bei Kindern mit perinatalen Risikofaktoren wie Frühgeburtlichkeit und Asphyxie neurologische Auffälligkeiten in Form von Hyperexzitabilität, Rumpfasymmetrie, Muskelhyper- bzw. -hypotonie usw. gesehen, die sich aber ganz überwiegend spontan zurückbilden.

> **Es ist eine wesentliche ärztliche Aufgabe, Eltern von Kindern mit Entwicklungsauffälligkeiten besonders auch in den ersten Lebensmonaten zu begleiten und ihnen mit Einfühlungsvermögen und Empathie eine realistische Einschätzung ihres Kindes zu vermitteln.**

Nicht selten können nach der Mitteilung schwerwiegender Diagnosen verschiedene **Phasen der Krankheitsbewältigung** mit initialem Schock, Schuldsuche, Trauerarbeit, dann aber zunehmender Akzeptanz und schließlich an den Realitäten sich orientierenden Aktivitäten beobachtet werden.

Für die umfassende Diagnostik, Begleitung und Erstellung eines Therapieplanes bei Kindern mit schwerwiegenden Entwicklungsstörungen sind nach § 119 des SGB V in Deutschland die **Sozialpädiatrischen Zentren** zuständig. Hierbei handelt es sich um ärztlich geleitete Einrichtungen mit einem interdisziplinären Team von Kinderärzten mit besonderen Erfahrungen in Neuropädiatrie, Psychologen, Physiotherapeuten, Logopäden, Sozialpädagogen und anderen Arbeitsgruppen. Diesen Einrichtungen obliegt es, die Betreuung der Kinder in enger Zusammenarbeit mit dem Hausarzt, niedergelassenen Therapeuten, Fördereinrichtungen und Schulen zu koordinieren, was in Deutschland regional unterschiedlich geregelt ist. In den meisten Bundesländern findet bei deutlichen Entwicklungsauffälligkeiten in den ersten Lebensjahren eine Betreuung in interdisziplinären **Frühförderstellen** mit heilpädagogischer Förderung und einer Heilmittel-Behandliung (= Komplexleistung) statt.

Primär ist bei der medizinischen Betreuung chronisch Kranker die entsprechende **Krankenversicherung** zuständig, für darüber hinausgehende Maßnahmen der Rehabilitation können verschiedene andere Versicherungen und Unterstützungssysteme, z. B. die Rentenversicherung, das Versorgungsamt und die Bundesanstalt für Arbeit als Kostenträger herangezogen werden. Bei medizinischer Indikation ist in Abhängigkeit vom Einkommen das Sozialamt verpflichtet, notwendige Maßnahmen, z. B. der interdisziplinären Frühförderung zu finanzieren. Die Anerkennung einer Behinderung erfolgt durch das zuständige Versorgungsamt.

Der **Grad der Behinderung** wird zwischen 30 und 100 definiert, ein Behindertenausweis wird ab einem Grad von 50 ausgestellt. Zusatzmerkmale sollen das Leben der Betroffenen und ihrer Familien, so weit es geht, zusätzlich erleichtern, z. B.:

- H = Hilflosigkeit mit der Notwendigkeit einer ständigen Beaufsichtigung,
- B = Begleitperson erforderlich,
- G = gehbehindert
- aG = außergewöhnlich gehbehindert, was die Benutzung eines Behindertenparkplatzes erlaubt,
- gl = gehörlos,
- bl = blind
- RF = Befreiung von Rundfunkgebühren

Die **Pflegeversicherung** soll die Betreuung des Behinderten zu Hause oder im stationären Bereich ermöglichen. Die Leistungen der Pflegeversicherung können in Form von unterschiedlichen Stufen als Pflegegeld und/oder als Pflegesachleistungen in Anspruch genommen werden. Die Schwere einer Krankheit (z. B. Tumor oder Aids) ist für die Eingruppierung in der Pflegeversicherung, die in der Regel durch den Medizinischen Dienst der Krankenkassen erfolgt, nicht entscheidend, sondern nur der mit der Erkrankung oder Behinderung verbundene vermehrte Pflegeaufwand bei den Verrichtungen des täglichen Lebens. Zusätzlich können sozialpädagogische Familienhilfen und häusliche Krankenpflege verordnet werden, um stationäre Behandlungen zu vermeiden.

Viele spezifische Verbesserungen in der Betreuung chronisch Kranker und Behinderter konnten durch den engagierten Einsatz von **Selbsthilfegruppen** eingerichtet, bzw. ausgebaut werden. So ist die schulische Versorgung geistig behinderter Kinder vor allem durch die Initiative des Vereins »Lebenshilfe« zustande gekommen. Mittlerweile gibt es bei einer großen Zahl z. T. sehr spezieller Krankheitsbilder Selbsthilfegruppen, die von Betroffenen und ihren Eltern, oft auch von medizinischen, psychologischen, pädagogischen und therapeutischen Beratern getragen werden und z.B. im »Kindernetzwerk« organisiert sind.

41.8 Therapiemethoden

H.-M. Straßburg

Trotz einer Vielzahl differenzierter und im Weiteren zu besprechender Therapiemaßnahmen bei chronischen Krankheiten und Entwicklungsstörungen ist die Beachtung einiger weniger **Prinzipien in der Lebensführung** oft die wichtigste Therapiegrundlage.

Von besonderer Bedeutung ist die **Vorbildfunktion der Eltern** in der Lebensführung, z. B. beim richtigen Essen, bei der Vermeidung von Rauchen und Alkohol, beim Fernsehkonsum und in der psychoemotionalen und psychosozialen Kompetenz. Jedes Kind braucht ausreichend Schlaf und eine ausgewogene Mischkost, immer sollte die aktive Körperbewegung gefördert und ein ausreichender Aufenthalt an der frischen Luft gewährleistet sein.

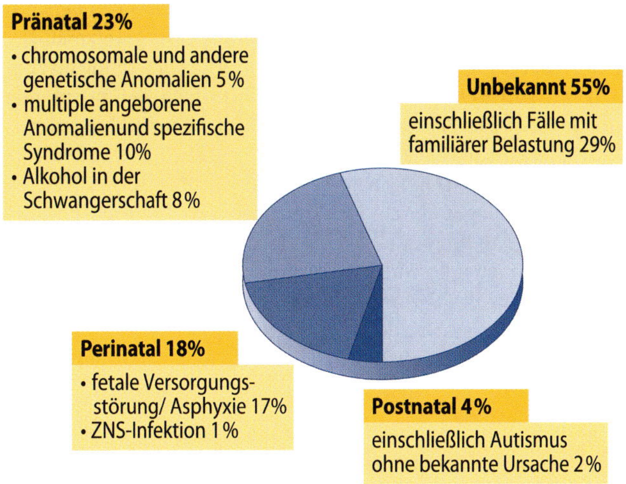

Abb. 41.7 Häufigkeitsverteilung der Ätiologie bei leichten Intelligenzminderungen

41.8.1 Physiotherapie

Wesentliche Aufgabe der **Physiotherapie** (früher Krankengymnastik) ist die Erkennung und Verbesserung gestörter Körperfunktionen, insbesondere der Motorik. Dabei werden im Wesentlichen folgende Ziele verfolgt:

- Förderung sinnvoller willkürlicher Bewegungsabläufe,
- Förderung von Bewegungsübergängen,
- Förderung der Körperwahrnehmung,
- Förderung der Kraft,
- Vermeidung von Kontrakturen,
- Vermeidung störender unwillkürlicher Bewegungsabläufe,
- Verminderung von Schmerzen.

Bereits beim Säugling können diese Ziele mit **einfachen Maßnahmen** verfolgt werden, z. B. der Vermeidung beengender Kleidung, bewegungsbehindernder Windeln und weicher Unterlagen. Das Kind sollte nicht in bestimmten Positionen, insbesondere dem Sitzen oder Stehen fixiert werden und Gelegenheit haben, sich in Ruhe mit sich selbst zu beschäftigen.

Bobath-Konzept: Berta und Karel Bobath entwickelten aufgrund der Erfahrung mit hirngeschädigten Erwachsenen als Erste eine **Behandlungsmethode auf neurophysiologischer Grundlage**. Hierbei werden u. a. tonische Bewegungsmuster, wie der asymmetrisch-tonische Nackenreflex (ATNR) vermieden, durch Reizung bestimmter Schlüsselpunkte der Muskeltonus reguliert und Stell- sowie Gleichgewichtsreaktionen gebahnt, um einen möglichst normalen Haltetonus zu erreichen. Dies geschieht vor allem durch Anleitung der Eltern im alltäglichen Umgang mit ihrem Kind, dem sog. **Handling**. Das Bobath-Konzept versteht sich nicht als eine festgeschriebene, dogmatische Vorschrift wie Eltern mit Kindern umzugehen haben, sondern als ein offenes System auch für andere Therapiemaßnahmen im Sinne einer ganzheitlichen Förderung der Motorik und aller Sinne.

Behandlung nach Vojta Im Gegensatz hierzu beruht das Behandlungskonzept von V. Vojta auf der Vorstellung eines gesetzmäßigen Ablaufs der Fähigkeiten zur Aufrichtung und Fortbewegung bis zum sicheren aufrechten Gang (Lokomotionsprinzip der posturalen Ontogenese). Zur Beurteilung der motorischen Entwicklung dienen 7 Lagereaktionen. Fallen sie abnorm aus, besteht eine zentrale Koordinationsstörung. Das Prinzip besteht darin, dass in bestimmten Ausgangsstellungen durch Druckreizung, d. h. überwiegend über propriozeptive Empfindungen, immer die gleiche motorische Antwort als reziprokes Muster ausgelöst wird. Hierbei handelt es sich um Teilmuster des Fortbewegungssystems, vor allem in Form des Reflexkriechens und des Reflexumdrehens. Hierdurch können eine Verbesserung der Kraft und der Koordination, eine muskuläre Tonusregulierung und eine Stabilisierung von vegetativen Funktionen erreicht werden.

> **Trotz vieler Einzelberichte über die positive Entwicklung der Kinder unter Physiotherapie ist ein sicherer Nachweis der Effektivität aufgrund der schwierigen Vergleichbarkeit der Patienten bisher nicht möglich.**

Dennoch ist es ethisch nicht akzeptabel, einem Kind mit eindeutigen Bewegungsstörungen keine Physiotherapie zu gewähren. Es müssen aber immer Therapieziele definiert und an die Möglichkeit von Therapiepausen gedacht werden.

41.8.2 Weitere Therapiemethoden

Viele Kinder, insbesondere solche mit spastischen Bewegungsstörungen profitieren von **Behandlungen im Wasser**, ebenso kann bei diesen Kindern eine Hippotherapie (**Reittherapie**) günstige Effekte haben. Die **Psychomotorik** beschäftigt sich mit den Zusammenhängen von Motorik und dem seelischen Empfinden und wird vor allem bei Kindern mit sensomotorischen Störungen, Verhaltensproblemen und vermehrter Unruhe eingesetzt. Dies hat Ähnlichkeiten mit Methoden, die sich aus der **Ergotherapie** (Beschäftigungstherapie) entwickelt haben. Das **Konzept der sensorischen Integration** nach J. Ayres bewirkt eine Stimulation der Körperwahrnehmung durch Aktivierung der Basissinne, d. h. der propriozeptiven, taktilen und vestibulären Perzeption. Als wichtigste Indikation gelten Verhaltensstörungen im Kleinkindes- und Schulalter, vor allem Unruhezustände, allgemeine Bewegungsstörungen, expressive Sprachentwicklungsstörungen und autistische Verhaltensweisen. Die von M. **Frostig** entwickelten Diagnostik- und Therapiemethoden dienen vor allem der Erkennung und Behandlung von visomotorischen Wahrnehmungsstörungen beim jungen Schulkind mit dem Ziel, den Lernprozess des Lesens und Schreibens zu verbessern.

Aufgaben der **Logopädie** sind die differenzierte Beurteilung der Mund-, Sprech-, Kau- und Schluckfunktion, der aktiven (expressiven) Sprache und des Sprachverständnisses (rezeptive Sprache). Häufigste Form einer Artikulationsstörung ist die Dyslalie (ungenau: Stammeln), im Deutschen meist in Form des Sigmatismus, was ebenso wie das physiologische Stottern in der Regel mit einer guten Prognose verbunden ist. Als expressive Sprachentwicklungsstörung wird eine umschriebene Entwicklungsstörung verstanden, bei der die gesprochene Sprache deutlich unterhalb des Intelligenzniveaus des Kindes liegt, ohne dass das Sprachverständnis wesentlich beeinträchtigt ist. Der Übergang einer rezeptiven Sprachentwicklungsstörung zur Intelligenzminderung ist fließend. Zur Förderung mundmotorischer Probleme wird vor allem die Methode der **orofazialen Faszilitation** nach Castillo Morales eingesetzt.

> **Exkurs**
>
> **Kaiser Wilhellm II**
>
> 1859 wurde unter dramatischen Umständen Prinz Wilhelm von Preußen, der spätere Kaiser Wilhelm II. aus Beckenendlage mit einer offensichtlichen Asphyxie geboren. Die Plexusparese des linken Armes und der Schiefhals wurden über viele Jahre mit rigorosen Methoden behandelt – u. a. erhielt der Junge regelmäßige Elektroreizungen, wurde in ein eisernes Streckgestell gespannt, es erfolgten operative Muskeldurchtrennungen und täglich musste der Arm in ein frisch geschlachtetes Kaninchen gelegt werden. Ob die schwierige und für die historischen Abläufe nicht unwesentliche Persönlichkeit des Kaisers überwiegend Folge dieser Maßnahmen, eines erworbenen Hirnschadens, anlagebedingter Teilleistungsstörungen oder eines gestörten Mutter-Kind-Verhältnisses war, wird kontrovers diskutiert.

> **Die Logopädie beschäftigt sich im Kindesalter mit Maßnahmen zur Verbesserung der Mund-, Sprech-, Kau- und Schluckfunktion.**

Auf der Grundlage von Betreuungskonzepten für Menschen mit geistiger Behinderung hat die italienische Ärztin und Erzieherin Maria **Montessori** heilpädagogische Konzepte zur Förderung der Wahrnehmung, der Motorik und der Imitationsfähigkeit von Kindern entwickelt. Die kognitiven Fähigkeiten sollen durch Unterstützung der sozialen Kompetenz, insbesondere der Selbstständigkeit und der Gruppenfähigkeit verbessert werden. Durch eine bewusste Strukturierung der kindlichen Umwelt soll die Voraussetzung für ruhiges und konzentriertes Verhalten geschaffen werden.

Aufgaben der **klinischen Psychologie** bei der Betreuung von Kindern mit Entwicklungsstörungen liegen einerseits in der umfassenden Diagnostik des Intelligenzniveaus mit differenzierten Testmethoden mit den sich hieraus ergebenden Konsequenzen für den Schulbesuch, in der psychologischen Elternberatung, bei Familien- und Verhaltenstherapien, speziellen Psychotherapien und der Supervision.

Ein wichtiges Anliegen der modernen **Sozialpädiatrie** ist die Evaluation der bei Entwicklungsstörungen eingesetzten Therapiemaßnahmen.

41.8.3 Hilfsmittel

Viele Kinder mit motorischen Entwicklungsstörungen profitieren von der Verwendung verschiedener Hilfsmittel. Im Säuglingsalter und bei schwerbehinderten Kindern können Spezialkissen, Bauchliegekeile oder Hängematten, evtl. auch spezielle **Liege- und Sitzschalen** verwendet werden. Bei Kindern mit schweren motorischen Entwicklungsstörungen ist ein **Stehbrett** oft die einzige Möglichkeit, das Kind in eine senkrechte Position zu bringen. Bei aktiver Fortbewegungsmöglichkeit können **Mehrpunktgehhilfen** oder ein **Rollator** eingesetzt werden.

Die Anschaffung eines **Rollstuhls**, z. B. bei Zerebralparese oder chronischer Muskelerkrankung, ist immer ein schwerer, meist nicht mehr rückgängig zu machender Schritt. Oftmals kommt es hierdurch zu einer Verstärkung von Fehlstellungen der Wirbelsäule, der Knie-, Fuß- und Hüftgelenke sowie Störungen von Atmung und Verdauung. Andererseits kann hierdurch eine oft **erstaunliche Mobilität** erreicht werden, die durch vielfältige technische Möglichkeiten, z. B. der unterstützten Kommunikation, noch verbessert wird.

41.8.4 Evaluation von Therapiemaßnahmen

Die Evaluation von Therapiemaßnahmen bei Kindern mit Entwicklungsstörungen stellt eine besondere Herausforderung dar. Dies ist nur durch möglichst klar definierte, vergleichbare Krankheitsbilder und Ausgangssituationen sowie die Definition therapeutischer Nahziele möglich. Zunehmend spielen auch Kriterien zur objektiven Beurteilung der Langzeitprognose in Form von Skalierungen der **Lebensqualität** eine Rolle. Dabei zeigt sich, dass auf Dauer nicht so sehr das Training begrenzter Fähigkeiten, sondern vor allem die Bewältigung des Alltags, das psychische Wohlergehen des Patienten und seiner gesamten Familie sowie eine umfassende und gut verständliche Aufklärung der bestehenden Probleme von Bedeutung ist. Zu einer solchen realistischen Krankheitsbewältigung steuern die verschiedenen **Selbsthilfegruppen** einen wesentlichen Teil bei.

Von einem relativ großen Prozentsatz der Patienten mit chronischen Krankheiten und Behinderungen werden alternative, d. h. **wissenschaftlich nicht begründete Therapiemethoden** wie Homöopathie, Osteopathie, angewandte Kinesiologie und Verschiedenes mehr eingesetzt. Trotz aller Kritik erscheint es notwendig, sich mit solchen Methoden konstruktiv auseinander zu setzen und ihre Wirkung mit **Placeboeffekten** zu vergleichen.

41.9 Transkulturelle Pädiatrie

O.S. Ipsiroglu, F. Aksu

Der Zuwanderungsprozess der letzten Jahrzehnte hat in der europäischen Bevölkerung eine ethnische Heterogenität bewirkt. Diese Heterogenität führt neben sprachlichen auch zu transkulturellen Kommunikationsbarrieren und fordert die medizinische Versorgung massiv. Die transkulturelle Pädiatrie ist ein neuer Begriff, der sich nicht nur mit der Standardisierung der Betreuung von Kindern aus Migrantenfamilien, sondern mit einer darüber hinausgehenden generellen Optimierung der Kommunikation und Interaktion zwischen Klient/Patient und Arzt/Therapeut beschäftigt. »... Trotz gleichwertiger medizinischer Angebote verlaufen Krankheiten bei Migrantenkindern ungünstiger als bei Kindern österreichischer oder deutscher Familien ... Für viele Pädiater erweist sich der gesellschaftspolitische Auftrag der Gleichbehandlung aller Patienten schon aufgrund der fehlenden Möglichkeiten einer (sprachlich) einwandfreien Kommunikation als schwierig bis unmöglich ...«[1] Ziel der transkulturellen Pädiatrie ist, ein anwendbares Behandlungskonzept und einen einhaltbaren Behandlungsvertrag im besten Interesse des Kindes auszuarbeiten.

Herkunft und Status von sich in Deutschland aufhaltenden Migranten setzen sich wie folgt zusammen:

- **Aussiedler:** ca. 4,4 Mio. (ab 1960), 2,3 Mio. aus der ehemaligen Sowjetunion, 1,4 Mio. aus Polen und ca. 430.000 aus Rumänien;
- **Ausländer:** 7,3 Mio. (8,9% der Bevölkerung; im Vergleich, europaweit: 7,6%), 1,6 Mio. wurden in Deutschland geboren; aus der Türkei kommen 26%, aus Italien 8%, aus Serbien und Montenegro 7,7%, aus Griechenland 4,8%, aus Polen 4,5% und Kroatien 3,2% (im Vergleich europaweit wurden 6,2% der Bevölkerung außerhalb der EU Grenzen geboren);
- **Flüchtlinge:** 1,1 Mio., davon mehrere 100.000 Kinder, 5–10.000 unbegleitete Minderjährige (europaweit haben zw. 2,6 und 6,4 Mio. »irregulären Status«, sprich laufenden Asylantrag; 2008, betrug der Prozentsatz der Flüchtlinge mit »irregulärem Status« 7–13% des Ausländeranteiles; in Deutschland, Österreich sowie anderen 18 EU Staaten haben diese Flüchtlinge keinen Zugang zur regulären Gesundheitsversorgung);
- **Altersstruktur der ausländischen Bevölkerung:** <15 Jahren: 14,5%, zw. 15–40 Jahren 48%, zw. 4–65 Jahren 30% und >65 Jahren 6,8%. Obwohl die ausländische Bevölkerung insgesamt »gealtert« ist, ist sie immer noch deutlich jünger als die deutsche Bevölkerung: 38,3% der <25-Jährigen bei den türkischen Staatsangehörigen, 35,2% bei den Serben und Montenegrinern, sowie 33,7% bei den Asiaten und 31,7% bei den Afrikanern;
- **Studenten.**

Gesteigerte Vulnerabilität als Herausforderung In **vulnerablen Populationen** wie bei Migrantenkindern, minderjährigen Flüchtlingen, und sozial benachteiligten Kindern im allgemeinen, ist die Prävalenz von chronischen Erkrankungen und psychosozialen Störungen erhöht . Um diese Patienten optimal zu versorgen und in den »**Alltag zu integrieren**« (das Konzept der Inklusion), ist der Wille zur Eigeninitiative erforderlich, da die aktuellen Standards der Versorgungsmedizin für diese Patientengruppe oft nicht ausreichend sind.. Hier ist die Pädiatrie, insbesondere die Sozialpädiatrie ganz besonders herausgefordert. Die aktuelle Versorgungsmedizin ist auf dem »**Ursache-Wirkung**«-**Prinzip** aufbaut, während bei chronischen Erkrankungen Faktoren wie z. B. kultureller Hintergrund, einen großen Einfluss haben können. Die transkulturelle Pädiatrie beschäftigt sich mit den Hintergründen solcher Faktoren und mit möglichen Lösungsansätzen. Aus einer Initiative für die verbesserte Versorgung von Kindern aus Migrantenfamilien ist durch die enge Zusammenarbeit mit Methodologie und Sozialwissenschaften (Medizin Anthropologie und Soziologie) ein klinisches Qualitätsmanagement Konzept entstanden, das die Schwachpunkte in der medizinischen Versorgung im Kontext von chronischen Erkrankungen fokussiert und konzeptuell-methodologische Vorschläge einbringt.

> **Es liegt in der Natur der Sache, dass vulnerable Populationen von Schwachpunkten im medizinischen Versorgungssystem ganz besonders betroffen sind, aber Schwachpunkte haben Auswirkungen auf das ganze System und betreffen alle, und nicht nur Populationen mit gesteigerter Vulnerabilität.**

Der Kontext **Chronische Krankheiten** sind ein (meist) lebenslanger Zustand, der mit chronischer Beeinträchtigung der physischen, psychischen und sozialen Gesundheit einhergeht. Daher ist ein neues funktionsorientiertes, **transdisziplinäres, transkulturelles** Denken mit Fokus auf Lebensqualität erforderlich. Initial wurde das chronisch kranke Kind isoliert von seinem familiären und kulturellen Hintergrund allein aus der Sicht der idealen medizinischen Betreuung betrachtet. Die vollständige »Medikalisierung« von chronischen Gesundheitsbeeinträchtigungen, sofern diese ohne Berücksichtigung des sozialen und kulturellen Kontextes erfolgt, kann aber allzu oft zu realitätsfernen Therapiezielen führen, die zwar medizinisch korrekt erscheinen, aber z. B. im Familienkontext nicht realisiert werden können. Das Resultat ist aus medizinischer Sicht Therapieversagen durch »**mangelnde Compliance**«. Inzwischen haben wir gelernt, dass das Kind in vielen Situationen innerhalb seines gesamten sozialen und kulturellen Umfeldes betrachtet werden muss. Dadurch veränderte sich die Betrachtungsweise von **krankheits-** zu

1 Aus der Presseerklärung der österr. Gesellschaft für Kinder- & Jugendheilkunde und der Deutschen Gesellschaft für Sozialpädiatrie & Jugendmedizin anlässlich der ersten Tagung zum Thema Transkulturelle Pädiatrie 2004 in Wien

kind- und familienzentriert. Dieses neue Konzept bewährt sich bei **allen** Patienten. Eine familienzentrierte Betrachtung der chronischen kindlichen Krankheit ermöglicht nicht nur eine effizientere Behandlung, sondern Eltern werden durch die Optimierung der gesamten Betreuungssituation entlastet und weitergehende Schäden im sozialen und familiären Kontext des Kindes können weitestgehend vermieden oder zumindest minimiert werden.

41.9.1 Gegebenheiten und Fakten zum Status quo

Demographische Entwicklung Die Bevölkerung Europas ist durch einen demographischen Alterungsprozess und durch eine kompensatorisch notwendige **Zuwanderung** oder **Migration** aus unterschiedlichen außereuropäischen Regionen gekennzeichnet. Als **internationale Migration** wird eine mehr als ein Jahr lang währende, Ländergrenzen überschreitende, ständige Wohnsitzverlagerung definiert: Studenten, Arbeitsmigranten, Flüchtlinge, Asylbewerber und unbegleitete minderjährige Menschen ohne gesicherten Aufenthaltsstatus (»Illegale«), Aussiedler, eingebürgerte Staatsbürger sind Migranten. Eine zunehmende ethnische und kulturelle, religiöse und sozioökonomische **Heterogenität** prägt das demographische Bild der neuen Europäischen Union (EU) von 27 Staaten. Diese Heterogenität wird im medizinischen Alltag zu einer Herausforderung, der sich alle Gesundheitsprofessionisten stellen müssen.

Ende 2004 hatte mehr als 13% der in Deutschland lebenden Bevölkerung (15,3 Mio.) einen Migrationshintergrund (2009; 19,6%, ca. 16 Mio.), wovon mehr als 60% schon länger als 10 Jahre in Deutschland lebten. Gegenüber 1991 hat sich die Zahl der Menschen nicht deutscher Staatsangehörigkeit um rund 1,2 Mio. auf 7,3 Mio. erhöht. Die Zahl der Kinder aus dieser Populationsgruppe stieg ebenfalls an: 14,5% der Bevölkerung (1,1 Mio.) sind unter 15 Jahren, wobei eine besondere Gruppe die 5–10.000 unbegleiteten minderjährigen Flüchtlinge darstellen. Ab 1. Januar 2000 erhalten in Deutschland zur Welt gekommene Kinder ausländischer Eltern automatisch die deutsche Staatsangehörigkeit, wenn sich zumindest ein Elternteil seit mindestens acht Jahren rechtmäßig in Deutschland aufhält.

Die gesundheitspolitische Strategie der Europäischen Gemeinschaft und Gesundheitsökonomie Die Gesundheitspolitik der EU ist dazu herausgefordert, unter Aufrechterhaltung der Finanzierungskapazität anderer gesellschaftspolitische Ziele wie Bildungs-, Sozial- und Arbeitsmarktpolitik, allen Menschen trotz soziokultureller und ökonomischer Unterschiede Zugang zu einer bedarfs- und qualitätsgerechten, sowie kosteneffizienten **Kranken-, Pflege- und Behindertenversorgung** zu gewährleisten.

Die Gesundheit hat einen hohen Stellenwert für die Bürger der Europäischen Union. Diese erwarten zu Recht, dass sie vor möglichen Gesundheitsgefahren geschützt werden. Der Gemeinschaft kommt hierbei eine überaus wichtige Rolle zu, und sie ist verpflichtet, ihren Bürgern ein hohes Gesundheitsschutzniveau zu gewährleisten. Der Entwurf einer neuen Strategie ist erforderlich, weil neue Herausforderungen und neue Prioritäten im Bereich der Gesundheit entstanden sind, wie die Erweiterung, das Auftreten neuer Krankheiten, der Kostendruck im Gesundheitswesen und die verstärkten Verpflichtungen der Gemeinschaft infolge der Änderungen des EG-Vertrags (Artikel 3 und 152).

Gesundheitsreformen in fast allen EU-Staaten sind Ausdruck dieser neuen Herausforderung. Doch noch immer dokumentieren aktuelle Fallanalysen und Studien, dass neben soziokultureller und ökonomischer Unterschiede, sogar die alltägliche Kommunikation mit nicht deutschsprachigen Patienten seitens der medizinischen Leistungsanbieter als »nicht zufriedenstellend« empfunden wird und die Ergebnisqualität offensichtlich signifikant beeinflusst (s. Fallbeispiele).

Der besondere Fall

Das Fallbeispiel ist die partielle Wiedergabe einer »üblichen« Kommunikation im Krankenhaus mit nicht deutschsprachigen Klienten und einer jugendlichen Verwandten als »Dolmetscherin«. Dieses Beispiel soll die tatsächlich oft eintretende unfruchtbare Situation in der Kommunikation verdeutlichen (aus Wimmer u. Ipsiroglu 2001).

Eine junge Familie aus der Türkei sucht wegen der Sprachentwicklungsverzögerung ihrer zweieinhalb jährigen Tochter die HNO-Abteilung auf. Die Eltern befürchten, dass das Zungenbändchen ihrer Tochter verwachsen sei und dass diese organische Fehlbildung ihr »Sprechen« behindere. Die Eltern verfügen über schlechte Deutschkenntnisse, deswegen bringen sie ihre in Österreich aufgewachsene, 16-jährige Nichte als Verständigungshilfe mit. Die Begutachtung des Kindes erfolgt durch eine Logopädin. Schon zu Beginn führt eine im Infinitv gehaltene Antwort des Vaters zu einer Geschlechtsverwechslung des Patienten, die bis kurz vor Beendigung des Besuches nicht mehr weiter auffällt. Zuerst beginnt die Logopädin anhand eines Fragebogens mit der Erhebung der Anamnese. Die erste an die Mutter adressierte Frage nach der Schwangerschaft wird durch die Nichte als Frage nach der Geburt verdolmetscht. In ihrer nächsten Frage fragt die Logopädin nach der Geburt, die die Mutter bereits in der ersten – falsch übersetzten – Frage beantwortet hatte. Nachdem die Nichte dieselbe Frage an die Mutter weitergibt, reagiert diese zu Recht mit einer verständnislosen Rückfrage: »Meinst Du, als ich selbst geboren wurde?« Als die Nichte in ungeduldigem Ton immer wieder auf eine Antwort drängt, ohne sich offenbar über die von ihr selbst gestifteten Verwirrung im Klaren zu sein, mischt sich nun auch noch der Vater zur Klärung der Frage in das in türkischer Sprache geführte Gespräch ein. Für die Logopädin ist es wiederum unverständlich, dass die einfache Frage nach der Geburt eine so lange Diskussion innerhalb der Familie auslöst, so dass sie den Versuch unternimmt, in einer Zwischenfrage nach etwaigen Komplikationen zu fragen. Aber auch diese Zwischenfrage geht im Ringen der Familie, eine Klärung der Frage herbeizuführen, ohne Verdolmetschung unter. Dass das mit dem Einsteckkasten beschäftigte Kind immer wieder Äußerungen in türkischer Sprache von sich gibt, bleibt der Logopädin mangels Verdolmetschung verborgen, da sie diese Äußerungen lediglich als »Laute« wahrnimmt. In weiterer Folge beginnt die Logopädin mit der Sprachanamnese, wobei sie sich erkundigt, ob das Kind überhaupt nachzusprechen versucht. Doch auch diese Frage wird von der Nichte in der Verdolmetschung umgedeutet auf das Richtig-Wiederholen-Können, das zur verneinenden Antwort der Mutter führt. Die darauffolgenden Sprachspiele, die zur Überprüfung des Verständigungsvermögens des Kindes für verschiedene Handlungsaufforderungen (den Ball dem Vater geben, zum Fenster tragen etc.) dienen, führen zum Unverständnis und großen Enttäuschung seitens der Familie: Von einer Ärztin (der weiße Mantel führt die Eltern zu der irrtümlichen Annahme, vor sich eine HNO-Ärztin zu haben) hätten sie sich wohl keine Sprachspiele, sondern die Untersuchung ihres Kindes oder zumindest Fragen und Aussagen zur Sprechfähigkeit als Gegenstand der Interaktion erwartet.

Die Mutter, die aufgrund ihrer fehlenden Sprachkompetenz völlig auf ihre Nichte angewiesen ist und die meisten an sie gerichteten Fragen mangels Verdolmetschung nicht beantworten konnte, da diese entweder vom Vater oder direkt durch die Nichte übernommen wurden,

▼

ist bis zu diesem Moment völlig in den Hintergrund gedrängt. Doch nun gibt sie sich mit den knappen Antworten der Nichte nicht zufrieden und bringt genau das eigentliche Anliegen zum Ausdruck »Sagt doch, was wir vermuten! Weshalb haben wir sie denn hierher gebracht? Diesen Weg!«. Der Vater hat jedoch zu diesem Zeitpunkt die Hoffnung auf eine Verständigung aufgegeben. Im Gegensatz zu seiner Frau ist er bereit, das ganze Bemühen, hier Rat und Hilfe zu finden, als gescheitert zu betrachten: »Lass um Gottes Willen, die verstehen das nicht!«. Die Nichte stellt sich nun auch auf die Seite des Vaters und wiederholt: »Lass doch! Die verstehen das nicht«. De facto ist es der Mutter nicht mehr möglich, sich bei der Logopädin Gehör zu verschaffen.
Ohne Einblick in die kritische Situation der Familie fährt die Therapeutin mit weiteren Ratschlägen zur Förderung der Sprachentwicklung des Kindes fort, die vom Vater und der Nichte kurz bestätigend mit »Ja, ja« zur Kenntnis genommen werden. Als die Logopädin zum Schluss die Familie fragt, ob sie noch Fragen hätten, ist keine Basis für ein Fortführen des Gesprächs mehr vorhanden und der Vater reagiert mit einem kurzen und dialektal verneinenden »Na, Danke«.

Gesundheitsbegriff und Prävention Die Weltgesundheitsorganisation (WHO) definiert Gesundheit als einen **Zustand des umfassenden körperlichen, geistigen und sozialen Wohlbefindens** und nicht nur als das Fehlen von Krankheit und Behinderung. In Fortsetzung dieses umfassenden, aber statischen Verständnisses empfiehlt die WHO nunmehr die Gesundheit dynamisch, als Wert und nachhaltige Strategie in die neue Gesundheitspolitik zu integrieren. Damit wird der Fokus von der kurativen Medizin in die Prävention verlegt. Prävention wird in eine primäre, sekundäre und tertiäre eingeteilt, je nachdem ob sie Anstrengungen zur Verhinderung der Krankheitsentstehung überhaupt (z. B. Impfungen), Maßnahmen zur Früherkennung (z. B. Vorsorgeuntersuchungen) bzw. frühzeitigen Therapie von Krankheitsprädispositionen (z. B. Informationskampagnen) oder Maßnahmen zur Verhinderung des Fortschreitens bereits vorhandener Krankheitssymptome beinhaltet (kurative Medizin). Primäre Prävention und Förderung zur Weiterentwicklung des jedem Individuum von Natur aus gegebenen Kapitals der Gesundheit, **Salutogenese**, sind die Hauptkomponenten des neuen Gesundheit Verständnisses und der **Public-Health-Maßnahmen**.

Die WHO empfiehlt den Fokus von der kurativen Medizin in die Prävention mittels »Public-Health«-Maßnahmen zu verlegen.

41.9.2 Die transkulturellen Herausforderungen

Kommunikation Sind Ressourcen bildungsbedingter Verständigung eingeschränkt, bleibt Menschen der Zugriff auf wichtige Informationen zur Gestaltung ihrer sozialen, rechtlichen und gesundheitlichen Bedürfnisse weitgehend versagt. Dies gilt insbesondere für Migranten und Flüchtlinge, die der Sprache und Kultur des Gastlandes nicht mächtig sind, und fördert die Segregation in Ghettos, die eine Scheinsicherheit anbieten. Fallanalysen zeigen aus dem Blickwinkel des Klinikers drei Hauptebenen der Verständnisbarrieren:
- **Sprachliche Barrieren** bedingt durch fehlende Sprachkenntnisse,
- **Informations- und Verständnisbarrieren** durch unterschiedliche Krankheits- und Gesundheitskonzepte von Migranten,
- **»transkulturelle« Barrieren**, die auf unterschiedlichen ethischen Wertvorstellungen basieren.

Der besondere Fall
Das Fallbeispiel Sprach- und Verständnisbarrieren beschreibt die Verständigungsproblematik, wenn die Ratsuchenden einer anderen Sprachgemeinschaft angehören und die Landessprache nicht gut beherrschen (aus Wimmer u. Ipsiroglu 2001).
Beim ersten Kind der jungen, vor wenigen Jahren aus der Türkei immigrierten Familie A wurde ein Pyruvatkinasemangel diagnostiziert. Zum Zeitpunkt der Geburt ihres Kindes war Frau A 17 Jahre und Herr A 20 Jahre alt. Beide haben in der Heimat die 5-jährige Volks- bzw. Pflichtschule abgeschlossen, sind jetzt als Arbeiter tätig und verfügen über geringe Deutschkenntnisse, die sie hauptsächlich an ihrer Arbeitsstelle erworben haben. Im Zuge des Aufklärungsgespräches wurde eine genetische Beratung empfohlen. Familie A nahm den vereinbarten Termin in der genetischen Beratungsstelle wahr. Anhand von schematisch dargestellten Bildern wurden die Eheleute über die Vererbungslehre und das Risiko, ein krankes Kind zu bekommen, aufgeklärt.
Die Information, dass eines von vier Kindern krank, zwei Träger der Krankheit, ohne selber krank zu sein, und ein Kind gesund sein würde, wurde völlig falsch aufgefasst: In der Folge wurde Frau A dreimal schwanger und ließ alle diese Schwangerschaften abbrechen. Die vierte Schwangerschaft trug sie aus, da sie der Annahme war, dass nur das vierte Kind ein gesundes Kind werden würde. Allerdings hatte das zweite geborene Kind der Familie dieselbe Erkrankung.

Durch Kommunikationsbarrieren bedingte Missverständnisse erschweren nicht nur die individuelle Versorgung der Patienten, sondern betreffen das Gesundheitssystem auch ökonomisch. Dadurch kommt es zu:
- längeren Liegezeiten wegen diagnostischer Unklarheiten,
- unnötigen Untersuchungen,
- Fehlversorgungen,
- Chronifizierungen und
- fehlender Adhärenz seitens der Patienten.

Kommunikationsbarrieren beeinflussen direkt die Prozess- und Ergebnisqualität im Gesundheitswesen und haben eine signifikante gesundheitsökonomische Bedeutung.

Sprache Der **primäre** bzw. **sekundäre Analphabetismus** von Eltern mit niedrigem sozioökonomischem Status, die – trotz mehrjährigem Aufenthalt im Gastland – keine oder nur wenige Fremdsprachkenntnisse haben, beherbergt eine hohe soziale Brisanz. In Verbindung mit der bildungspolitischen Situation in den deutschsprachigen Ländern, in denen sowohl die Muttersprache der Herkunftsländer als auch die Zweitsprache Deutsch bei Migrantenkindern oft nur in ungenügender Weise gefördert wird, entwickeln Kinder solcher Eltern eine **doppelte Halbsprachigkeit**. Dem geringen familiären Bildungshintergrund entsprechend werden diese Kinder schon bei der Einschulung häufig den Anforderungen für die Regelschule nicht gerecht, als entwicklungsbeeinträchtigt eingestuft und vorwiegend in Sonderschulen unterrichtet (15% vs. 3,8% eines Geburtsjahrganges bei Nichtmigrantenkindern), wo die muttersprachliche Förderung besonders gering ist. Dieser ungünstige Start beeinträchtigt den gesamten zukünftigen Bildungsweg und damit die Berufskarriere negativ und fördert Segregation statt Integration.

Die Kompetenz in der Sprache des Zuwanderungslandes ist die Schlüsselqualifikation und damit auch die Voraussetzung für eine gelungene Integration.

Kultur Der Begriff Kultur ist nicht eine technische Fähigkeit, die einfach erlernbar ist. Im Alltag und in der klinischen Tätigkeit wird

Kultur meist verallgemeinernd für Sprache, Ethnizität und Nationalität verwendet. Diese Verallgemeinerung kann der Frage, warum und wie ein Individuum in einer Situation der gesundheitlichen Beeinträchtigung reagiert, oft nicht gerecht werden. Mehr noch, **kulturspezifische** Vorurteile können dazu führen, dass andere wesentliche Faktoren, wie die soziale oder psychische Situation der Kinder und ihrer Eltern oder die Überforderung mit Therapiekonzepten, in den Hintergrund gedrängt werden. Aus medizinanthropologischer Sicht ist Kultur als dynamisch zu sehen und in ständiger Entwicklung, beeinflusst von individuellen psychologischen und biologischen Faktoren (wie psychologisches und soziales Wohlbefinden, Krankheit, Krankheitsverständnis, Alter etc.) sowie von ökonomischen und politischen Entwicklungen. Dementsprechend kann die kulturelle Dynamik und Entwicklung zwischen Einwanderern aus ein und derselben Region, je nach den erlebten Erfahrungen und dem Umfeld, trotz ähnlicher Ausgangssituation vollkommen unterschiedlich sein. Nachdem der Kulturbegriff gesellschaftspolitisch unterschiedliche Konnotationen beinhaltet, wurde in der Medizinanthropologie, um die unterschiedlichen Wechselwirkungen neutral zu beschreiben der Begriff der Ökologie, z. B. Familienökologie, eingeführt. Dieser Begriff ermöglicht nicht nur eine wertfrei-respektvolle Sprache, sondern durch seinen deskriptiven Charakter die gegenseitige Exploration und das Ausarbeiten einer gemeinsamen Handlungsbasis.

Die weitverbreitete Gleichstellung von Gesellschaft und kultureller Identität führt zu gefährlichen Stereotypien und Vereinfachungen.

Andere zu verstehen und selbst verstanden werden erfordert neben Zeit und Empathie für das Anliegen seines Gegenübers nicht nur sprachliche, sondern auch transkulturelle Kompetenzen.

Religion Das Bekenntnis zur Verfügungsmacht Gottes kann jeweils abhängig vom eigenen Bekenntnis und dem assoziierten individuellen Standpunkt sehr unterschiedlich sein. Deswegen wird die Religion – häufig in Verbindung mit dem »Andersartigen« – als ein Hauptfaktor, der unser interkulturelles Verständnis beeinflusst und politischen und gesellschaftlichen Spannungen zugrunde liegt, angesehen. Jedoch kann die Frage nach der sinnhaften Bedeutung von Leiden, Krankheit und Tod weder dogmatisch religiös noch dogmatisch naturwissenschaftlich beantwortet werden. Dementsprechend ist es international üblich, bei divergenten Meinungen die Medizinethik um die Moderation des notwendigen Diskurses zu bitten.

In einer modernen, pluralistisch strukturierten Gesellschaft ist keine Gruppe oder Institution in der Lage, Wertfragen autoritativ zu entscheiden.

Im wertanschaulich neutralen Staat und in einer säkularen Gesellschaft bleibt das Wohl des Kindes der entscheidende Maßstab, ohne dass die religiösen Überzeugungen der Eltern missachtet werden.

Der besondere Fall

Das Beispiel Bluttransfusion (aus: Ipsiroglu 2008, mit freundlicher Genehmigung des Röhmhild-Verlages) bei Jehovas Zeugen in British Columbia, Kanada, zeigt, dass unterschiedliche Meinungen und Streitangelegenheiten vom Gesetzgeber auf Basis desselben Grundgesetzes auch unterschiedlich interpretiert und in der Rechtssprechung gehandhabt werden können. Das Zusammenführen von divergenten Diskussionsstandpunkten obliegt in British Columbia, Kanada, den Medizinethikern und Ethikkommissionen.

In unterschiedlichen Gesellschaften finden wir unterschiedliche Verhaltensnormen. Schon die Frage nach dem besten Interesse des Kindes kann in ein und demselben Kulturkreis mit unterschiedlicher föderaler Rechtsprechung zu kontroversen Resultaten führen, wie das folgende Beispiel zeigt:

In zwei Fällen von krebskranken Kindern aus dem Glaubensbekenntnis der Jehovas Zeugen lehnten die Eltern und das Kind (im ersten Fall war das Kind 4 Jahre, im zweiten Fall 16 Jahre) die notwendige Therapiemaßnahme mit einer Blutkonserve aufgrund ihrer religiösen Überzeugung ab. Während im ersten Fall die Vormundschaft über die Therapiezeit den Eltern gerichtlich aberkannt und damit die Therapie ermöglicht wurde, sind im zweiten Fall nach der Rechtssprechung die Eltern mit dem Kind in die benachbarte Provinz Saskachewan geflohen. Die gerichtliche Entscheidung (Aberkennung der Vormundschaft) von British Columbia wurde initial anerkannt, allerdings dem Einspruch der Eltern und des Jugendlichen stattgegeben und nach einer umfassenden Anhörung akzeptierte das dortige Gericht ihre Argumentation mit der zu erwartenden Konsequenz, dass der Jugendliche starb.

41.9.3 Lösungsansätze

Viele Herausforderungen, die mit der Integration von ›fremd‹ oder ›andersartig‹ empfundenen Menschen, z. B. Kindern und Jugendlichen aus Migrantenfamilien, einhergehen, lassen sich im gesamtgesellschaftlichen Rahmen lösen. In diesem Diskurs kann aber die Kinder- und Jugendmedizin einen wegweisenden Beitrag leisten: Um dem gesellschaftspolitischen Auftrag, »alle Kinder gleich zu behandeln«, nachzukommen, muss es neben dem fakultativen individuellen Beitrag jedes einzelnen Arztes einen medizinischen Mindeststandard in den Krankenhäusern mit öffentlichem Versorgungsauftrag geben (Tab. 41.6). Dies ist u. a. Bestandteil des **Qualitätsmanagements**, das schon heute ein wichtiges Kriterium im Wettbewerb um finanzielle Ressourcen im Gesundheitssystem ist.

Das Recht auf Aufklärung Dem Gesetz nach obliegt die Aufklärungspflicht dem behandelnden Arzt. Der Arzt muss auch sicherstellen, dass die im Rahmen der medizinischen Aufklärung enthaltene Information vom Patienten verstanden wurde. Das bedeutet, dass es bei Vorhandensein von Sprach-, Informations- oder transkulturellen Barrieren nur dem Arzt obliegt, professionelle Sprach- und/oder Kulturmittler einzusetzen und Behandlungsziele mittels eines Behandlungsvertrages auszuarbeiten. Dies ist nicht nur eine medizinethische Grundregel, sondern trägt auch zu einer allgemeinen Qualitätssteigerung in der medizinischen Versorgung bei und bewirkt einen positiven gesundheitsökonomischen Effekt. In Krankenhäusern, in denen der Einsatz von professionelle Sprach- und/oder Kulturmittler nicht etabliert wurde, ist die juridische Dimension dieser Entscheidung mit Hilfe eines Patientenanwaltes und/oder Ombudsmannes abzuklären.

Kommunikation Das Ziel einer medizinischen Anamnese ist, aufbauend auf den Hauptsymptomen des Patienten, möglichst schnell und gezielt ein Bild der Krankheit zu erstellen. Dabei müssen die ungenauen Angaben des Patienten durch genauere Beschreibungen des Arztes »präzisiert« werden. Diese »Präzisierungen« unterbrechen allerdings den Ablauf der Erzählung des Patienten sowie die Wechselwirkung des Gespräches und enden in einem von Arzt strukturierten, zielorientierten Gespräch, das nicht immer das Verständnis oder die wirkliche Situation des Patienten reflektiert.

Die Effektivität und Nachhaltigkeit der vermittelten Information hängt bei Vorhandensein von unterschiedlichen Wertvorstellungen davon ab, ob und wie eine gemeinsame Sprache und ein gemeinsamer Nenner gefunden werden.

Tab. 41.6 Empfehlungen und Lösungsansätze für die Probleme von Migrantenkindern

	Empfehlungen für individuelle Dienstleister	Empfehlungen für das Gesundheitssystem
Lösungsansätze bei Sprachbarrieren	Neben einer Offenheit für den Patienten und seine Familie geht es hauptsächlich darum, die eigenen Kommunikationsfähigkeiten zu verbessern: Wissen verständlich machen heißt, komplizierte Sprache vermeiden und auf eine dem Bildungsstand des Laien angepasste Verständlichkeit achten	Einhaltung des Gleichheitsgrundsatzes: Erstellung von Standards in der Betreuung von Migranten im Rahmen von Qualitätsmanagementkonzepten
	Es sollten möglichst professionelle Dolmetscher hinzugezogen werden, die nicht nur die Sprache, sondern auch die Standards, Regeln und Ethik des Dolmetschens beherrschen. Es sollten keine Verwandten oder Nachbarn, auf keinen Fall Kinder, als Dolmetscher eingesetzt werden. Auch das Beiziehen von, z. B. dieselbe Muttersprache sprechenden Ärzten lediglich zu Dolmetscherzwecken ist kritisch zu betrachten. Auch sie haben keine Ausbildung im Dolmetschen und fühlen sich häufig in dieser Funktion überfordert	
Lösungsansätze bei Informationsbarrieren	Der Einsatz von fremdsprachigem Informationsmaterial, das nach denselben Qualitätskriterien wie deutschsprachiges Informationsmaterial ausgewählt werden sollte (Empfehlungen von Fachgesellschaften im Sinne einer Qualitätskontrolle wären hilfreich), ist zu fordern	Gezielte Fürsorge für sozial Schwache: Einsatz von mehrsprachigen Sozialarbeitern als soziale Lotsen, die gerade bei komplexen Erkrankungen ihre Klienten begleiten und die Compliance steigern helfen
		Schulung: Aufnahme des Themas Migrantengesundheit in Fort- und Ausbildungscurricula für Pflege-, ärztliches und therapeutisches Personal
Lösungsansätze bei transkulturellen Barrieren	In komplexen Fällen, die eine hohe Compliance erfordern, sollte die gesamte Familie einbezogen werden. Wahrnehmung der sozialen Rolle der einzelnen Familienmitglieder (Vater, Mutter, Familienoberhaupt, Familie des Vaters und der Mutter) und dementsprechende aktive Einbindung sind wichtig	Koordination: landes- bzw. bundesweite Koordination, damit die Maßnahmen effizient umgesetzt bzw. auch evaluiert werden können. Auf der anderen Seite sollten Mitgliedern von Migrantengruppen nicht nur Rechte eingeräumt werden, sondern auch an ihre Pflichten nach den Gesetzmäßigkeiten unseres Systems erinnert werden. Dies kann allerdings erst durch ihre aktive Einbindung in unser Gesellschaftssystem geschehen, z. B. durch Förderung mittels einer Migrantenquote in Sozialberufen und Akademien für den gehobenen medizinischen Dienst (Therapeuten für Logopädie, Ergotherapie usw.)
	Die transkulturelle Kompetenz in der Kinder- und Jugendmedizin muss durch Wahrnehmung des Themas und Fortbildung gestärkt werden. Die Grenzen der transkulturellen Offenheit sind allerdings dort gegeben, wo bildungsbedingtes Unwissen, kulturell geprägte Einstellungen und Verhaltensweisen für das einzelne Kind schädlich werden	Verpflichtung, im Gesundheitssystem zu partizipieren, z. B. Einbindung in Ethikkommissionen. Darüber hinaus ist ein bildungspolitisches Konzept für Kinder aus sozial schwachen Migrantenfamilien zu fordern. Dazu zählt u. a. die intensive Förderung der Mutter- und der Zweitsprache bei Migrantenkindern und deren Eltern

Die narrative Erzählung des Patienten kann wertvolle Hinweise zu seinen Wertvorstellungen beinhalten.

Transkulturelle Exploration Um unter dem Motto »interkulturell« nicht umgehend in die Falle der **Vorurteile** zu tappen, geht es darum ein exploratives Denkmodell zu entwickeln und damit umgehen zu lernen. Transkulturelle Exploration beginnt mit dem Versuch, die ethnische Identität und das zugrunde liegende Anliegen des Patienten zu verstehen. Das Besondere an der Exploration (auch **Ethnographie** genannt) ist der Versuch, die »lokale Welt« seines Gegenübers, das tägliche Leben, die ethischen Werte und die Religion vorurteilsfrei und empathisch zu verstehen. Nur durch **Zuhören, Nachfragen, Beobachten** und **Sich-Zeit-nehmen** kann einem kategorisierenden schablonenhaften Kulturverständnis entgegen gewirkt werden. Die Auswirkungen der verschiedenen Wechselwirkungen auf eine Kultur, Situation oder Menschen, untersucht das Ökologie-Denkmodell, übernommen von den Natur- und angewandt in den Sozialwissenschaften.

Die Umsetzung in den klinischen Alltag Das Konzept der Familienökologie ermöglicht in der klinischen Praxis eine respektvolle Exploration der Lebenssituation aller beteiligten Parteien (Tab. 41.7). Familienökologie erkundet die Stärken, auf die die Familie baut und die Dimension der, durch die chronische Krankheit bedingten Überforderung und erarbeitet auf dieser Basis die verfügbaren Ressourcen zur Regeneration des Kindes und der Eltern. Das Konzept basiert auf einem explorativen qualitativen Interview, das zwischen dem Mitglied des klinischen Versorgungsteams und den Eltern zu einem dauerhaften, therapeutisch sinnvollen Verhältnis führen soll. Behandler und Behandelte beurteilen die Situation gemeinsam innerhalb eines Spektrums, das von behandlungsbereit bis nicht behandlungsbereit reicht und können damit die nächsten Behandlungsschritte auch gemeinsam planen. Es liegt auf der Hand, dass im Falle »behandlungsbereit« die therapeutischen Konsequenzen anders sind, als im Falle der fehlenden Behandlungsbereitschaft. In diesem Falle besteht das vorrangige Ziel darin, Hürden zu überwinden und einen Zustand der gegenseitigen Kooperation herzustellen.

Tab. 41.7 Semistrukturierte Interviewfragen zur Bewertung der Familienökologie sowie zur Abstimmung therapeutischer Maßnahmen. (Aus Ipsiroglu u. Veer 2012)

Welche sind die Stärken Ihrer Familie?	
Welche sind die Reibungspunkte, die Stress verursachen?	Wie wirken sich die Probleme Ihres Kindes auf Sie persönlich aus?
	Wie wirken sich die Probleme Ihres Kindes auf die Familie als Ganzes aus?
	Gibt es andere Reibungspunkte in der Familie, die Stress verursachen?
Welche Hilfen haben Sie genutzt, um die Situation zu verbessern (z. B.)?	Unterstützung durch Beteiligung an einer Selbsthilfegruppe?
	Unterstützung von Freunden/Verwandten bei der Kinderbetreuung und Haushaltspflichten?
Bestehen Möglichkeiten der sozialen Unterstützung?	Gibt es jemanden, mit dem Sie die Probleme besprechen und Lösungen finden können?
	Gibt es jemanden, mit dem Sie Freizeitaktivitäten teilen?
	Gibt es jemanden, der Ihr Selbstwertgefühl stärken kann?
Welches sind die Ziele, die Sie für Ihr Kind und Ihre Familie wünschen?	

Das therapeutische Verhältnis ist auf einem respektvoll-vorurteilfreien Erfassen, Zuhören und einem gemeinsamen Beurteilen der Situation aufgebaut. Dies kann in Fällen, in denen sich die Eltern nicht über die Dimension ihrer eigenen Überforderung bewusst sind, eine gemeinsame Strategie finden helfen und ein Eingreifen von Behörden (z. B. Jugendamt) zu vermeiden. Diese einfühlsame Bewertung der momentanen Situation unter Berücksichtigung des sozialen und kulturellen Hintergrundes kann für das Verstehen der Zusammenhänge in der Lebensgeschichte (umfassende medizinische Anamnese) von hohem Wert sein. Das Konzept der Familienökologie ermöglicht nicht nur die chronische Krankheit des Kindes in einem ganzheitlichen Zusammenhang zu erforschen, sondern die Kapazität der Eltern zu verstehen und individuell zugeschnittene Lösungen im Sinne des »besten Interesses des Kindes und der Familie« zu finden und das durch den kulturellen Hintergrund bedingte Verständnis besser zu verstehen.

Gezielte Informationen Oft werden Möglichkeiten des heimatlichen Medizinsystems auf das hiesige übertragen und die von Rechts wegen zustehenden Beratungsangebote, Hilfen oder medizinischen Leistungen nicht in Anspruch genommen, u. a. auch aus der Angst vor der Gefährdung des Status im Zuwanderungsland. Bildungsbedingt sind vielen Migranten organ- oder molekularbezogene Krankheitskonzepte fremd. Um Verständnisprobleme abzubauen bzw. komplexe medizinische Sachverhalte nachzuvollziehen, müssen gezielte Informationen der Zielgruppen erfolgen.

Sprache

Zu den gesellschafts- und bildungspolitischen Maßnahmen zählen u. a. die intensive Förderung der Mutter- und der Zweitsprache bei Migrantenkindern und Eltern. Die Bereitschaft der Eltern soll gestärkt werden, selbst Deutsch zu lernen und dies beim Kind im Vorschulalter zu befürworten und zu fördern. Tatsache ist allerdings, dass bei des Lesens und Schreibesn unkundigen Eltern dies ein eher hypothetischer Wunsch sein wird. Dementsprechend sollten wir unsere Denkmodelle revidieren und uns nicht nur mit Eltern auseinandersetzen, sondern notwendigerweise in die Zukunft der Kinder nachhaltiger investieren.

Tab. 41.8 Fragen zur Selbstreflexion, um das »beste Interesse des Kindes« wahrzumehmen. (Aus: Ipsiroglu u. Kurz 2005)

Stufe 1 – in der Versorgung im Rahmen der Primärpädiatrie	Einhaltung des Gleichheitsgrundsatzes: Werden die Grundrechte der Kinder wahrgenommen? Streben wir immer einen »informed consent« bzw. »informed assent« an? Wie kommunizieren wir: Fach- oder Laiensprache, kompliziert oder verständlich? Wie informieren wir: allgemein oder spezifisch? Brauchen wir zur Kommunikation oder Information einen Helfer (Community Interpreter oder Dolmetscher)? Ist dieser Helfer qualifiziert? Kommen unsere Informationen an? Brauchen wir eine Unterstützung, um das »beste Interesse des Kindes« wahrnehmen zu können, z. B. Einbindung der Familie, Familienführung, Behandlungsvertrag, Sozialamt?
Stufe 2 – in der Versorgung im Rahmen der Sekundär- und Tertiärpädiatrie	Einhaltung des Gleichheitsgrundsatzes: Gibt es einen Standard zur Versorgung von sozialschwachen Klienten in Krankenhäusern mit öffentlich-rechtlichem Auftrag? Gibt es einen Standard zur Versorgung von fremdsprachigen Klienten in Krankenhäusern mit öffentlich-rechtlichem Auftrag? Wie ist die Compliance? Welche Maßnahmen sind für eine Umsetzung der Therapie notwendig? Haben wir Dienstleister genügend Schulung zu den Themen sozialschwacher Klienten, Kommunikation etc.?
Wo ist die Grenze zwischen Liberalität und Laissez faire?	

> **Die Beherrschung der Muttersprache ist die wesentliche Voraussetzung für das erfolgreiche Erlernen der Zweitsprache Deutsch.**

Zusammenfassend muss sich das Gesundheitssystem in einem vereinigten, aber heterogenen Europa der Diskussion der ethisch oder kulturell anders empfundenen Prioritäten in einem vereinigten, aber heterogenen Europa stellen, ihre Positionen klarlegen, innerhalb der gesetzlichen Vorgaben verteidigen und bei dieser Diskussion vom traditionellen Paternalismus abgehen. Die medizinethische Diskussion und Zusammenarbeit mit Sozialwissenschaften kann hier wegweisend sein. Erst der konstruktive Diskurs ermöglicht das gemeinsame und gemeinschaftliche von einander Lernen und damit die Wahrnehmung vom besten Interesse des Kindes (Tab. 41.8). Die Konzepte der Familienökologie und des erforderlichen »Explorierens« offenbaren dem Geübten die Denkmodelle seines Gegenübers, und ermöglichen damit den Zugang zu einem anderen Verständnis und Verhalten.

41

Literatur

Bode H, Straßburg HM, Hollmann H (2009) Sozialpädiatrie in der Praxis. Elsevier, München

Engelhardt D von (1997) Ethik im Alltag der Medizin, 2. Aufl. Birkhäuser, Basel

Fisher S (1993) Doctor talk/patient talk: how treatment decisions are negotiated in doctor-patient communication. In: Dundas-Todd A, Fisher S (eds) The social organization of doctor-patient communication. Ablex Publishing Corporation, Norwood, New Jersey

Holzmann R, Münz R (2004) Challenges and opportunities of international migration for the EU, its member states, neighbouring countries and regions. Stockholm 2004 ((Institute for Future Studies). World Bank, Washington, DC

Ipsiroglu OS (2008) Transkulturelle Pädiatrie. Fakten, Thesen und Lösungsvorschläge. Neuropädiatrie in Klinik und Praxis 7:38–46

Ipsiroglu OS, Kurz R (2005) Herausforderung Migration: Der Alltag in der Pädiatrie. Monatsschr Kinderheilkd 153(1):6–7

Ipsiroglu OS, Veer D (2012) FASD und Schlafstörungen – ein transdisziplinärer Zugang. In FASD 2011. Facetten eines Syndromes. Kleanthes. Dresden 2012

Kleinman A (1988) The illness narrative. Suffering, healing & the human condition. Basic Books, New York

Kleinman A, Benson P (2006) Anthropology in the clinic: the problem of cultural competency and how to fix it. PLoS Med Oct;3(10):e294

Loewy EH, Springer Loewy R (2004) Textbook of healthcare ethics, 2nd ed. Springer, Berlin Heidelberg New York Tokyo

Lucyshyn JM, Albin RW (1993). Comprehensive support to families of children with disabilities and problem behaviors: Keeping it »friendly.« In GHS Singer & LE Powers (Eds), Families, disabilities, and empowerment: Active coping skills and strategies for family interventions; pp 365–407. Baltimore, MD: Paul H. Brookes.

Lucyshyn JM, Albin RW, Nixon CD (1997). Embedding comprehensive behavioral support in family ecology: An experimental, single-case analysis. Journal of Consulting and Clinical Psychology, 65, 241–251.

Österreichische Gesellschaft für Kinder- und Jugendheilkunde/Deutsche Gesellschaft für Sozialpädiatrie und Jugendmedizin: Presseaussendung Transkulturelle Pädiatrie 2005: Die medizinische Versorgung der Migrantenkinder – eine Herausforderung für unsere Gesellschaft. http://www.docs4you.at/Content.Node/PresseCorner/2005/transkulturelle_pädiatrie.php

Ottawa Charter for Health Promotion: First International Conference on Health Promotion; Ottawa, 21 November 1986 - http://www.who.int/hpr/NPH/docs/ottawa_charter_hp.pdf oder http://www.euro.who.int/AboutWHO/Policy/20010827_2

Migration and Health in the European Union (2010) Eurohealth, Research, Debate, Policy, News, Volume 16 Number 1

Resolution der Europäischen Kommission, 18. November 1999, Quelle: http://eur-lex.europa.eu

Schlack HG, Thyen U, von Kries R (2009) Sozialpädiatrie, Gesundheitswissenschaft und pädiatrischer Alltag. Springer, Berlin Heidelberg New York

Straßburg HM, Dacheneder W, Kress W (2012) Entwicklungsstörungen bei Kindern – Grundlagen der interdisziplinären Betreuung. Elsevier, München

Statistisches Bundesamt: Datenreport 2006, Beauftragte der Bundesregierung für Migration, Flüchtlinge und Integration: Daten – Fakten – Trends. Strukturen der ausländischen Bevölkerung. Senatsverwaltung für Gesundheit, Soziales und Verbraucherschutz. Gesundheitsberichterstattung Berlin. Spezialbericht 2003 – 2: Zur Lage von Kindern in Berlin von Dietrich Delekat

Stockler S, Moeslinger D, Herle M, Wimmer B, Ipsiroglu OS (2012) Cultural Aspects in the Management of Inborn Errors of Metabolism: The Way from Compliance to Adherence. J Inherit Metab Dis [Epub ahead of print]

Wimmer B, Ipsiroglu OS (2001) Kommunikationsbarrieren in der Betreuung von MigrantInnen und deren Kindern Analyse und Lösungsvorschläge anhand von Fallbeispielen. Wien Klin Wochenschr 113:15–16

Psychische Störungen

A. Warnke

C. P. Speer, M. Gahr (Hrsg), *Pädiatrie*,
DOI 10.1007/978-3-642-34269-1_42,

Einleitung

An jedem Tag des Jahres leiden über zwei Millionen Kinder und Jugendliche in Deutschland an psychischen Störungen, die behandlungsbedürftig sind. Genauso wenig wie die organischen Erkrankungen des Kindesalters ein »Ableger« der internistischen Erkrankungen des Erwachsenenalters sind, so wenig sind die psychischen Störungen von Kindern und Jugendlichen ein »Ebenbild« der psychiatrischen Erkrankungen des Erwachsenenalters. Dies gilt auch vielfach für die diagnostischen und therapeutischen Ansätze. Dementsprechend ist die »Kinder- und Jugendpsychiatrie und -psychotherapie« (so der Terminus zum Facharzt) ein eigenständiges Facharztgebiet.

▪▪ Definition

Das gegenwärtige Verständnis psychischer Erkrankungen wird durch die Begriffe **Entwicklungspsychiatrie** (◘ Abb. 42.1) oder **Entwicklungspsychopathologie** umschrieben.

Demnach ist das psychische Erkranken des Kindes nur im Zusammenhang mit dem Wissen um die normale körperliche, geistige, psychische und soziale Entwicklung zu begreifen. Einem mehrdimensionalen Verständnis psychischer Erkrankungen entspricht in der Kinder- und Jugendpsychiatrie eine »**multiaxiale Klassifikation**«: Jedes Störungsbild wird diagnostisch bestimmt durch das »**klinisch-psychiatrische Syndrom**« (**Achse I**; z. B. frühkindlicher Autismus, hyperkinetisches Syndrom), die »**umschriebenen Entwicklungsstörungen**« (**Achse II**; z. B. der Motorik, der Sprache und der schulischen Fertigkeiten im Lesen, Rechtschreiben und Rechnen), das »**Intelligenzniveau**« (**Achse III**; die durch Intelligenztestverfahren ermittelte Begabung), die »**körperliche Symptomatik**« (**Achse IV**; z. B. Epilepsie, Sinnesbehinderung, Stoffwechselstörung), die »**aktuellen abnormen psychosozialen Umstände**« (**Achse V**; z. B. Behinderung eines Elternteils, körperliche oder emotionale Vernachlässigung, gestörte intrafamiliäre Beziehung) und die »**Globalbeurteilung der psychosozialen Anpassung**« (**Achse VI**; Beurteilung der Qualität der sozialen Beziehungen des Kindes, seiner schulischen und beruflichen Integration und seines Freizeitverhaltens), sodass sich daraus ein Maß für die Beeinträchtigung und Hilfsbedürftigkeit des Kindes mit psychischer Störung ergibt. Im psychiatrischen Fach ist die folgende Haltung besonders im Bewusstsein zu halten: Wir diagnostizieren und klassifizieren Erkrankungen nicht Menschen, in der Therapie aber behandeln wir den **Menschen**, das jeweils besondere Kind mit einer Erkrankung.

▪▪ Therapeutische Grundsätze

Die Therapie psychischer Störungen ist aus der entwicklungspsychopathologischen Sichtweise und dem **multifaktoriellen und polyätiologischen Verständnis** psychischen Krankseins abgeleitet (◘ Abb. 42.2).

Die Therapie ist **mehrdimensional interdisziplinär** im Verbundsystem mit psychosozialen Versorgungsstrukturen zu leisten. Mit der Sozialpsychiatrievereinbarung ist es möglich geworden, in kinder- und jugendpsychiatrischer Praxis auch psychologische und pädagogische Leistungen mit den Krankenkassen zu verrechnen. Mit dem 01.01.1999 ist das »**Gesetz über die Berufe des psychologischen Psychotherapeuten und des Kinder- und Jugendlichenpsychotherapeuten**« in Kraft getreten. Damit ist es auch nichtärztlichen Berufsgruppen – nämlich Psychologen und Pädagogen – möglich geworden, nach Erlangung der Approbation im Rahmen der vertragsärztlichen Versorgung Psychotherapie zu betreiben. Der **Kinderarzt** gehört zu den Facharztgruppierungen, die als »**somatisch abklärende Vertragsärzte**« befugt sind, konsiliarisch mit darüber zu entscheiden, inwieweit ein Kind oder Jugendlicher mit psychischer Störung einer alleinigen Behandlung durch nichtärztliche Psychotherapeuten anzuvertrauen ist.

Die stürmische Entwicklung im Bereich der Therapie psychischer Erkrankungen lässt sich auf der somatischen Seite am besten durch die Fortschritte **psychopharmakologischer Behandlung** begreifen. Die große Mehrzahl der Epilepsien ist heute durch Antiepileptika zu beherrschen. Die Entwicklung des Chlorpromazin als erstem Neuroleptikum durch Delay und Deniker 1952 führte 1954 zur Entdeckung der neuroleptischen Wirksamkeit in der Behandlung bislang therapieresistenter chronisch-schizophrener Erkrankungen. Der Schweizer Psychiater Roland Kuhn entdeckte 1957 die antidepressive Wirkung des Imipramins. In den 1960er Jahren fand Lithium Eingang in die Behandlung der manisch-depressiven Psychosen. Das erste europäische Lehrbuch zur Psychopharmakotherapie bei psychischen Störungen im Kindes- und Jugendalter erschien 1984. Heute ist es selbstverständlich, dass viele psychische Störungen psychopharmakologisch behandelt werden.

Seitens der Kinder- und Jugendmedizin kam es wesentlich vorangetrieben durch die Initiativen des Pädiaters Theodor Hellbrügge zur Einrichtung **sozialpädiatrischer Abteilungen und Zentren**. 1968 wurde die **Kinder- und Jugendpsychiatrie** als neues Facharztgebiet eingeführt;. Inzwischen existieren bundesweit über 140 stationäre kinder- und jugendpsychiatrische Kliniken, ergänzt durch die teilstationären (tagesklinischen) und ambulanten Versorgungsstrukturen, Institutsambulanzen und freien Praxen. Das Fachgebiet ist in nahezu allen medizinischen Fakultäten Deutschlands mit Lehrstühlen und eigenständigen Abteilungen und Kliniken vertreten.

▪▪ Weitergehende Versorgung

Den medizinischen Versorgungsstrukturen stehen ein Sozialrecht und Jugendhilfegesetz sowie ein Netz (sonder-)pädagogischer Strukturen und Einrichtungen von Sozial- und Jugendhilfe zur Seite. Dieses Netz dient der Vorsorge der Gefährdung von Kindeswohl, der Rehabilitation und gesellschaftlichen Eingliederung von Kindern und Jugendlichen mit psychischer Erkrankung oder seelischer Behinderung. Dazu gehört von pädagogischer Seite der Aufbau pädagogischer Frühförderstellen, eines differenzierten Sonderkindergar-

Exkurs

Geschichtlicher Hintergrund

Das **erste Lehrbuch** über »die psychischen Störungen des Kindesalters« wurde 1887 durch den Psychiater Hermann Emminghaus verfasst und der Terminus »Kinderpsychiatrie« von Manheimer-Gomèz 1899 eingeführt. Als erstes klassisches **kinderpsychiatrisches Lehrbuch** im deutschen Sprachraum kann die »Psychopathologie des Kindesalters« (1929) des damaligen Leiters der kinderpsychiatrischen Poliklinik in Heidelberg, August Homburger (1873–1930), gelten. Im Jahr 1911 wurde die erste heilpädagogische Abteilung für psychisch auffällige Kinder an der Universitätskinderklinik in Wien gegründet.
Der erste kinder- und jugendpsychiatrische **Lehrstuhl** in Deutschland wurde 1954 in Marburg eingerichtet; inzwischen ist das Fach universitär mit 26 Lehrstühlen und Abteilungen in den Medizinischen Fakultäten der Bundesrepublik vertreten. Die psychischen Störungen sind Teil der Ausbildungs- und Prüfungsinhalte zum ärztlichen Beruf. Der *Facharzt für »Kinder- und Jugendpsychiatrie und -psychotherapie«* wird nach fünfjähriger Weiterbildung erworben (4 Jahre Kinder- und Jugendpsychiatrie und alternativ 1 Jahr Kinder- und Jugendmedizin oder Erwachsenenpsychiatrie).

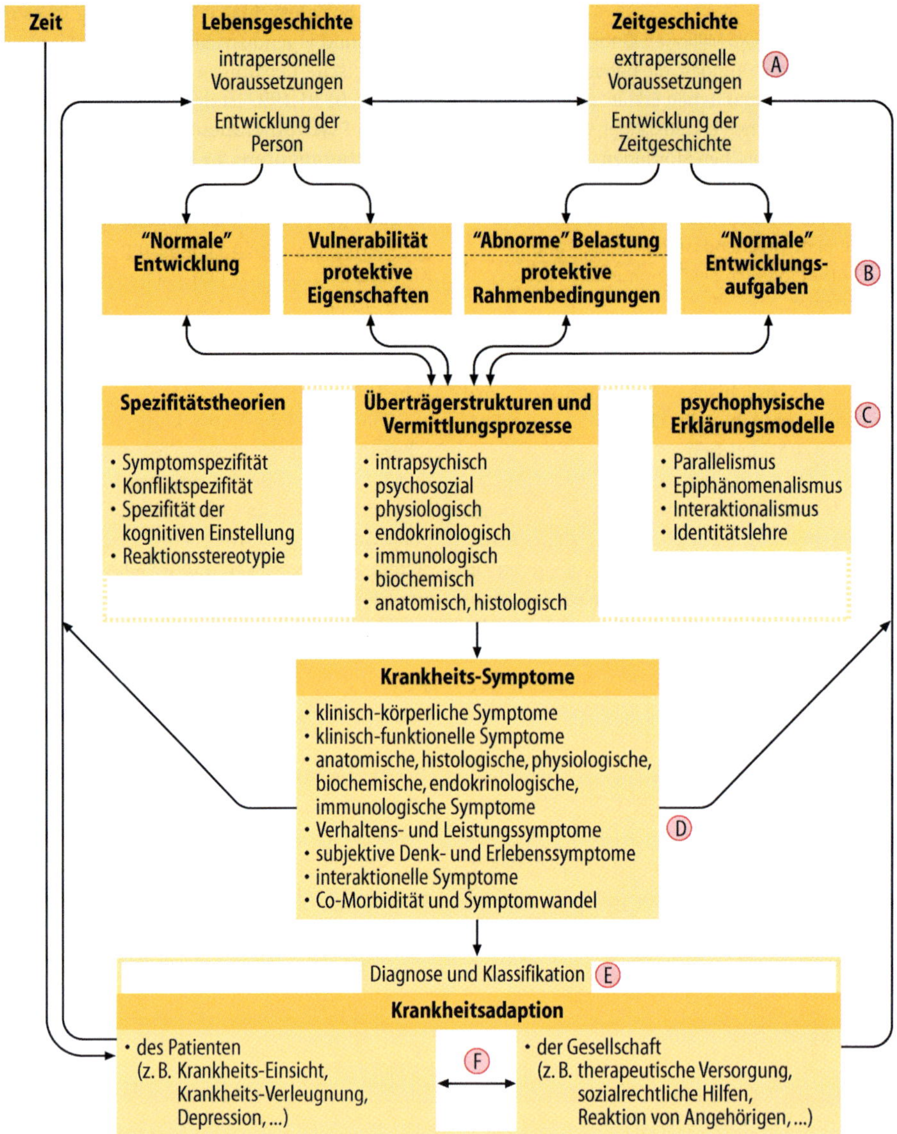

Abb. 42.1 Ein Modell zur Entwicklungspsychiatrie

ten- und **Sonderschulwesens** sowie **(Sonder-)Berufsbildungswesens, auch mit Werkstätten zur beruflichen Eingliederung**. Mit dem neuen Kinder- und Jugendhilfegesetz (1995) wurde das Kind mit seelischer Behinderung der Jugendhilfe sozialrechtlich zugewiesen. Ein bereits differenziertes Hilfssystem für betroffene Kinder und ihre Familien wurde weiter ausgebaut: Beispiele sind familienentlastende Dienste, Pflege- und Adoptionswesen, Tagesstätten, Inobhutnahmestellen zur Krisenintervention, vollstationäre Einrichtungen (mehr und mehr auch mit therapeutischen Diensten), Einbeziehung der Jugendhilfe in strittigen Scheidungsverfahren.

Diese Fortschritte medizinischer, (sonder-)pädagogischer und psychotherapeutischer Behandlung psychisch kranker und entwicklungsgefährdeter Kinder und Jugendlicher und die Weiterentwicklung institutionalisierter Sozial- und Kinder- und Jugendhilfe wurden begleitet von einer verstärkten **Hinwendung zur Familie** des psychisch kranken Kindes, einer Zusammenarbeit mit der Familie.

Weil die Familie nach wie vor die tragende Lebensgemeinschaft auch gerade für das psychisch kranke Kind ist, lässt erst die Kooperation mit der Familie die ärztliche Hilfestellung optimal wirksam werden.

Da nicht allen psychisch kranken Kindern diese tragende Familieneinheit gegeben ist und aufgrund der Schwere der Störungsbilder nicht alle Kinder und Jugendlichen mit seelischen Erkrankungen durch familiäre Kräfte geführt und gesellschaftlich integriert sein können, hat der Aufbau **familienentlastender Dienste** und familienergänzender, teilstationärer und stationärer Lebens-, Berufs- und Wohneinrichtungen (z. B. Tagesstätten, Werkstätten, Heime) eine wichtige Bedeutung neben Pflege- und Adoptionwesen gewonnen.

Die Bildung großer **Elternverbände** wie z. B. der Bundesvereinigung Lebenshilfe für Menschen mit geistiger Behinderung (über 125.000 Mitglieder), des Bundesverbandes Hilfe für das autistische Kind oder des Bundesverbandes Legasthenie und Dyskalkulie sowie die Entstehung zahlreicher **Selbsthilfegruppen** sind erfreuliche Anzeichen dafür, dass Menschen mit geistigen und psychischen

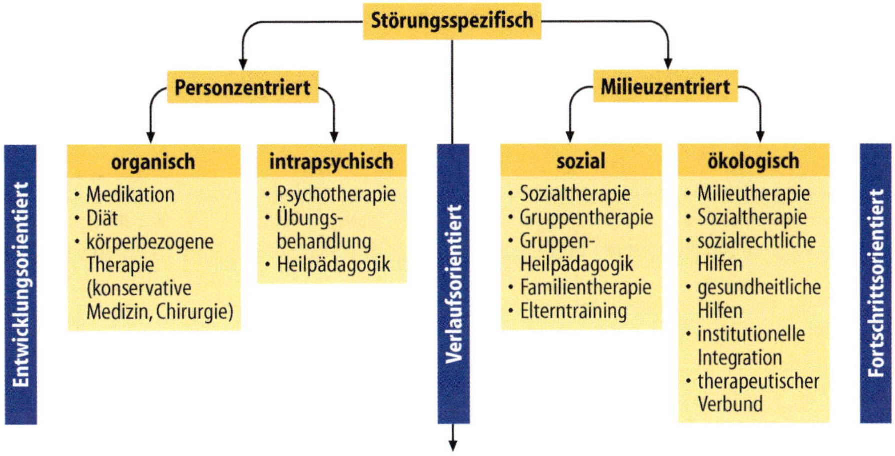

Abb. 42.2 Therapeutische Behandlungsansätze

Störungen gleiche Beachtung, Wertschätzung und Hilfestellung erfahren, wie dies heute in so selbstverständlicher Weise Kindern und Jugendlichen mit nicht-psychiatrischen Erkrankungen zukommt.

42.1 Tiefgreifende Entwicklungsstörungen: Autismus-Spektrum-Störungen

Wenige psychische Krankheitsbilder haben die Forschung in gleicher Intensität angeregt wie der Autismus. Die autistische Störung verwehrt es dem betroffenen Menschen, sich in normaler Weise in seine ihm vertrautesten engsten Mitmenschen weder gedanklich noch gefühlsmäßig hineinzuversetzen, sein Verhalten ist »Ich-bezogen«, autistisch.

Leo Kanner, aus Österreich-Ungarn kommend (promoviert in Berlin), der Begründer der Kinder- und Jugendpsychiatrie in den USA, beschrieb 1943 an 11 Kindern das Syndrom des »early infantil autism« (frühkindlicher Autismus). Zwei Merkmale benannte er als **diagnostisch ausschlaggebend**:

- der extreme Rückzug und die Abkapselung von der menschlichen Umwelt,
- das extreme Verlangen nach Gleicherhaltung der vertrauten dinglichen Umwelt, deren Veränderung panische Ängste beim Kind mit Autismus auslöst.

Hans Asperger, österreichischer Kinderarzt,, beschrieb 1944 das Syndrom der »autistischen Psychopathie« (**Asperger-Syndrom**), das er bereits 1943 in einem Vortrag in Wien dargestellt hatte. Die durchschnittlich intelligenten Kinder mit autistischer Psychopathie fühlten sich durch Mitmenschen gestört, vermieden Blickkontakte, waren motorisch ungeschickt, ihre Interessen waren skurril eingeengt. Sprachlich begabt neigten sie jedoch zu Monologen, ohne sich kommunikativ an den Zuhörer anzupassen.

Der Begriff der **tief greifenden Entwicklungsstörung** umfasst Störungsbilder, die durch eine schwerwiegende komplexe Beeinträchtigung kognitiver, sozialer, sprachlicher und motorischer Verhaltensmuster bestimmt sind. Zu den tief greifenden Entwicklungsstörungen gehören klassifikatorisch nach ICD-10 der »frühkindliche Autismus«, das »Asperger-Syndrom«, das »Rett-Syndrom«, die »hyperkinetische Störung mit Intelligenzminderung und Bewegungsstereotypien« und »andere desintegrative Störungen des Kindesalters«. Die Schwierigkeit, die diagnostischen Begriffe frühkindlicher Autismus, atypischer Autismus, High-functioning-Autismus und Asperger-Autismus eindeutig zu trennen, führt zu der terminologischen Entscheidung, alle diese Sonderformen unter die Bezeichnung »Autismus-Spektrum-Störungen« zu fassen.

42.1.1 Autistische Störungen

Die Zuordnung der autistischen Störungen zu den tief greifenden Entwicklungsstörungen ergab sich aus einem entscheidend neuen ätiologischen Verständnis. Autistische Störungen werden nicht mehr verstanden als Ergebnis einer »autismogenen Mutter« oder einer postpartal »versäumten sozialen Prägung«, sondern als eine primär **biologisch bestimmte Dysfunktion des zentralen Nervensystems**, die wesentlich genetisch begründet ist.

> **Tiefgreifende Entwicklungsstörungen sind nicht Produkt falscher Pflege oder Erziehung, sie sind keine »Schuld der Eltern«.**

Epidemiologie

Der »**frühkindliche Autismus**« (Kanner-Autismus) betrifft bis zu 10 von 10.000 Kindern. Jungen sind gegenüber Mädchen 2- bis 3-mal häufiger erkrankt. Die Prävalenz der »**autistischen Psychopathie**« (Asperger-Syndrom) ist weniger gesichert bei etwa 7 von 1000 im Alter zwischen 7 und 16 Jahren. Es tritt wesentlich häufiger bei Jungen als bei Mädchen auf. Die epidemiologischen Angaben zur Prävalenz sind unscharf und als vorläufig anzusehen. Gegenwärtig ist eine Zunahme der diagnostizierten autistischen Störungen festzustellen. Die Gründe sind unklar, wahrscheinlich aber nicht nur durch eine bessere Erfassung erklärt.

Pathogenese

Die Ursache für autistische Störungen wird heute in Besonderheiten kognitiver Informationsverarbeitung gesehen, die überwiegend in genetisch veranlagten und wahrscheinlich auch unterschiedlichen neurobiologischen Strukturen und Mechanismen des Zentralnervensystems ihren Ursprung haben. So lässt der Begriff der »Autismus-Spektrum-Störung« die gut begründete Annahme zu, dass sehr unterschiedliche Grunderkrankungen oder verschiedene genetische und nicht-genetische zerebrale Besonderheiten und verschiedenartige Mechanismen zu dem autistischen Störungsbild führen können. Für die weit überwiegend **genetische Begründung** sprechen die Konkordanzraten, die bei eineiigen Zwillingen bei über

90%, bei zweieiigen Zwillingen nicht über 23% liegen. Geschwister eines autistischen Kindes haben ein 100fach erhöhtes Erkrankungsrisiko. Molekulargenetische Studien sprechen für eine Vielzahl von relevanten Genorten verteilt auf eine Mehrzahl der Chromosomen mit jeweils geringer Erklärungsstärke. Die **neurobiologischen Erklärungsansätze** sind in neurostrukturellen und neurophysiologischen Befunden begründet, die für Bereiche des Kleinhirns, des Hirnstammes, des limbischen Systems und u. a. auch des Frontalhirns beschrieben wurden. Am besten repliziert ist der Befund eines vergrößerten Hirnvolumens in den hinteren Hirnregionen mit Besonderheiten in der Proliferation, Spezifizierung und Migration von Hirnzellen. Neurophysiologische Studien mit ereigniskorrelierten Potenzialen verweisen auf **veränderte Abläufe der sprachlichen Informationsverarbeitung**. Die bisherigen Befunde zu Dysfunktionen in den Neurotransmittersystemen (z. B. Serotonin-Hypothese) sind unspezifisch. Für die neurobiologische Begründung sprechen schließlich **assoziierte neurobiologische Störungen**.

> **Charakteristisch sind Störungen der Beziehungsfähigkeit [z. B. im Kleinkindalter die reflektorische Abwehr von körperlicher Berührung (Schmusen), das aktive Vermeiden von Blickkontakt], die Störung der sprachlichen und nonverbalen Kommunikation und der Interessensbildung.**

Neurologische Befunde finden sich bei 60%, bei frühkindlichem Autismus entwickelt sich bis zum Jugendalter bei bis zu 30% eine Epilepsie. Neurobiologisch begründet sind auch Störungen im Schlaf-Wach-Rhythmus, im Ess- und Schreiverhalten, in der Erregungskontrolle und Kontrolle von Ausscheidungsfunktionen.

Neuropsychologische Befunde sprechen dafür, dass der frühkindliche Autismus das klinische Bild eines komplexen Gefüges gestörter kognitiver Funktionen ist. Zu den **Besonderheiten der zentralnervösen Informationsverarbeitung** zählen die Schwäche, rasche Ereignisabfolgen vorhersagen zu können, und damit das Unvermögen, auf Neuigkeiten oder Veränderungen im gewohnten dinglichen Umfeld zu reagieren, Schwächen in der zeitlichen Wahrnehmung, im Erkennen der Gefühlsäußerungen von Mitmenschen sowie die Schwierigkeit, sich in die Gedanken, Gefühle und Absichten der Mitmenschen hineinzuversetzen (Störung der »theory of mind«).

▪▪ Klinik

Der **frühkindliche Autismus** entwickelt sich vor dem 3. Lebensjahr. Die Symptomausprägung ist altersabhängigen Veränderungen unterworfen und individuell unterschiedlich, die Kernsymptomatik besteht jedoch lebenslang.

Qualitative Auffälligkeiten der gegenseitigen sozialen Interaktion:

- Die **nichtverbale soziale Interaktion** ist gestört: Blickkontakt wird aktiv vermieden; soziales Lächeln entwickelt sich – wenn überhaupt – sehr verspätet; eine differenzierte Mimik und Gestik zum Ausdruck von Gefühlen fehlt.
- Die **Beziehungsaufnahme zu Mitmenschen** ist gestört: dingliche Gegenstände wecken mehr Interesse als auch vertrauteste Angehörige; der Umgang mit Bezugspersonen wirkt so, als seien diese für den Menschen mit Autismus »Mittel zum Zweck« oder »Werkzeug«; Fantasiespiele und Spiele »so tun als ob« sind bei den Kindern nicht zu beobachten; sie reagieren auf soziale Annäherung nicht oder wehren sie ab; Emotions getragene Freundschaften gelingen nicht, bestenfalls Interessengemeinschaften (z. B. Spiel mit einem Interessenpartner am Computer, nicht des Partners wegen, sondern um des eigenen Interesses wegen).
- Eingeschränkte Fähigkeit zu emotional wechselseitigem **Mitgefühl**: Unfähigkeit, Freude, Leid oder Aufmerksamkeit mit anderen zu teilen.
- **Qualitative Auffälligkeit der Kommunikation und Sprache:**
- Etwa 50% der Kinder mit frühkindlichem Autismus erlernen **keine Sprache**.
- Die sprachlichen Defizite können nicht durch Mimik, Gestik, Imitation, Fantasie- oder Symbolspiele kompensiert werden.
- Wenn sich Sprache entwickelt, so wird sie weniger oder sehr ungeschickt zur Kommunikation eingesetzt und enthält vielfach Besonderheiten: stereotype Wort- und Satzfolgen, Neologismen (Wortneuschöpfungen), pronominale Umkehr (Verwechslung von »Ich« und »Du«), Echolalie (stereotypes Wiederholen des Gehörten), Störungen der Intonation (zu laut oder zu leise, falsche Betonung im Wort) und des Sprachrhythmus.

Repetitive, eingeschränkte, stereotype Verhaltensmuster und Interessen:

- extreme **Beschäftigung mit Teilobjekten** oder isolierten Gegenstandseigenschaften: z. B. Fixierung auf einen bestimmten Geruch, den Geschmack oder das Geräusch von Menschen, Gegenständen oder Maschinen; monatelanges Beharren des Kleinkindes auf die Babykost einer definierten Firma in einer Geschmacksrichtung und einer Konsistenz mit bestimmter Temperatur,
- ausgeprägte **Stereotypien**: z. B. stundenlanges Spiel mit einem Zwirnfaden bis hin zu Kopfschlagen mit ernsthaften Selbstverletzungsfolgen,
- extrem intensive und **eng begrenzte Spezialinteressen**: z. B. Interesse für alle rotierenden Bewegungen; alle Gegenstände, die rund und drehbar sind, werden gedreht und stereotyp abgeleckt,
- ausgeprägte **Rituale**: Tagesabläufe sind streng einzuhalten, wenn es nicht zu Wutausbrüchen kommen soll.

Atypischer Autismus wird klassifiziert, wenn die Störung erst nach dem 3. Lebensjahr manifest wurde oder autistische Symptome vorliegen, nicht jedoch das Vollbild.

Asperger-Syndrom (autistische Psychopathie) Ähnlich dem frühkindlichen Autismus sind die beeinträchtigte soziale Interaktion, ein stereotypes Verhaltensrepertoire und eingeengte Interessenbildung kennzeichnend. Im Unterschied zum frühkindlichen Autismus wird die Intelligenz in der Regel im Normbereich gemessen, die Sprachentwicklung ist nicht wesentlich verzögert, die Motorik ungeschickt. Die Intelligenz wird in hoch spezialisierte Sonderinteressen investiert (z. B. Auswendiglernen von Telefonbüchern und Fahrplänen), und eine **intellektuelle Frühreife** kontrastiert mit extremer emotionaler Ausdruckslosigkeit und psychomotorischer Ungeschicklichkeit sowie sozialer Beeinträchtigung. Gegenwärtig ist wissenschaftlich sehr in Frage gestellt, ob der Asperger-Autismus nichts anderes ist als eine autistische Störung bei Menschen mit im Übrigen unbeeinträchtigter Intelligenzentwicklung und insofern auch identisch ist mit dem Begriff des High-functioning-Autismus.

Begleitstörungen Sie sind bei den tief greifenden Entwicklungsstörungen häufig, und sie erschweren Lebensführung und erzieherische Führbarkeit sowie soziale Integration erheblich.

Personen mit **frühkindlichem Autismus** sind meistens **geistig behindert** (65–88%). Sie haben oft Veränderungsängste oder Phobien, und sie leiden unter Schlaf- und Essstörungen. Besonders schwerwiegend sind **aggressive und autoaggressive Reaktionstendenzen** bis hin zu gefährlichen Selbstverletzungen. Eine übermäßige Empfindlichkeit oder aber Hyposensibilität gegenüber sensorischen Reizen wie Schmerz, Tönen und Licht sowie eine Gefahrenblindheit können die Lebensführung erschweren. **Ess- und Ausscheidungsstörungen** (Inkontinenz, das Essen ungenießbarer Materialien wie z. B. Erde) sind Eltern manchmal eine größte pflegerische Sorge. **Epileptische Anfälle** treten bei 30–40% der Menschen mit frühkindlichem Autismus bis zum Jugendalter auf.

Beim **Asperger-Syndrom** kommt es häufig zu reaktiv aggressiven und depressiven Entwicklungen aufgrund chronischer Misserfolgserfahrungen in der Bemühung um soziale, schulische und berufliche Integration und Selbstwertverletzungen.

▪▪ Verlauf, Prognose

Beim **frühkindlichen Autismus** ist die Prognose relativ günstiger, wenn die Intelligenz höher ist und bis zum 6. Lebensjahr aktive Sprachfähigkeit besteht. In der Regel sind es die Eltern, die bereits im Säuglingsalter den fehlenden Blickkontakt und das Ausbleiben altersgemäßer sozialer und mimischer Reaktionen ihres Kindes vermissen, sodass die Kinder dem Kinderarzt oft mit der Bitte vorgestellt werden, Hör- und Sehfähigkeit wegen des Verdachts auf Taubheit oder Blindheit zu überprüfen. Mit Älterwerden können sich durchaus soziale Interessen ausbilden. Der soziale Kontakt wirkt aber meist »mechanisch«, die Fragen sind ritualisiert, die Antworten werden in vorgeschriebener Weise erwartet, die eigene Distanzlosigkeit und das situationsunangemessene Monologisieren werden nicht bemerkt.

Nur bis zu 2% der Menschen mit frühkindlichem Autismus erscheinen im Erwachsenenalter nahezu unauffällig, ca. 15% haben geringere psychopathologische Auffälligkeiten, während bis zu 75% lebenslang auf mitmenschliche Hilfe angewiesen bleiben. Viele leben bereits im Jugendalter in Institutionen.

Das **Asperger-Syndrom** wird in der Regel später als der frühkindliche Autismus diagnostiziert. Im Vorschulalter werden vorrangig die motorischen Ungeschicklichkeiten, im frühen Schulalter die sozialen Besonderheiten und Integrationsprobleme sowie extremen Sonderinteressen deutlich. Meistens sind motorisches und soziales Ungeschick bleibend. Aufgrund spezieller Begabung können Menschen mit Asperger-Autismus als Erwachsene beruflich in ihren Interessensfeldern durchaus erfolgreich sein.

▪▪ Diagnose

Da sich die autistische Störung entwicklungsabhängig ausbildet und das Vollbild oft erst allmählich manifest wird, sind die differenzialdiagnostischen Probleme erheblich und eine **Verlaufsdiagnostik** obligat. Bis die Diagnose endgültig spätestens im Alter von 4–5 Jahren gestellt ist, werden Eltern regelhaft mit sehr unterschiedlichen diagnostischen Aussagen konfrontiert.

Die Diagnose ist vor dem 18. Lebensmonat schwer zu sichern. Die frühesten Beobachtungen der Eltern sind sehr ernst zu nehmen. Eine »Verwechslung« mit geistiger Behinderung, Sprachentwicklungsstörung, Seh- oder Hörstörung ist leicht möglich. Bei Verdacht empfiehlt sich eine Überweisung an ein Zentrum, das mit dem Syndrom vertraut ist.

Die **diagnostischen Maßnahmen** beinhalten Anamnese, Exploration und standardisierte »Autismus-Skalen« zur systematischen Erfassung der Verhaltensmerkmale des Syndroms. Entwicklungs- und Intelligenzdiagnostik sind notwendig. Seh- und Hörprüfung (bei Mehrfachbehinderung oft nur sehr schwer einschätzbar) und neurologische Untersuchung sind unerlässlich. Das Elektroenzephalogramm dient der Epilepsiediagnostik. Mindestens einmalig sollte eine Untersuchung mit bildgebendem Verfahren (MRT) erfolgen. Eine chromosomale Untersuchung (chromosomale Aberration?) und molekulargenetische Untersuchung (fragiles X-Syndrom? Rett-Syndrom?) ist bei begründetem Verdacht auf eine genetische Erkrankung indiziert. Ebenso sind Stoffwechseluntersuchungen nur bei entsprechender Indikation wie z. B. schwerer geistiger Behinderung oder zerebralem Anfallsleiden angezeigt. Die Liquorpunktion ist bei akuter Wesensveränderung und demenziellem Prozess erforderlich.

▪▪ Differenzialdiagnose

Differenzialdiagnostisch sind tief greifende Entwicklungsstörungen abzugrenzen von:

- **Frühkindlichen Schizophrenien**. Diese sind extrem selten; auch im weiteren Verlauf treten Wahnsymptome oder Halluzinationen bei tief greifenden Entwicklungsstörungen nicht auf.
- **Entwicklungsstörungen der Intelligenz** (geistige Behinderung). Es fehlt das Vollbild des autistischen Syndroms und demenzielle oder degenerative Entwicklungen in früher Kindheit fehlen.
- **Seh- und Hörstörungen**.
- **Deprivationssyndromen** (bei Sinnesfunktionsstörungen und Deprivationssyndromen sind die sprachlichen und intellektuellen Entwicklungen bei adäquater Therapie und Erziehung entscheidend günstiger).
- **Sprachentwicklungsstörungen** und **Aphasien** (z. B. Landau-Kleffner-Syndrom). Bei autistischer Störung sind die monotone Modulation, die mangelhafte Steuerung von Lautstärke, Sprachflüssigkeit, Tonfall und Rhythmus kennzeichnend sowie insbesondere die »Gebrauchsstörung« der Sprache, die nicht kommunikativ eingesetzt wird. Im Einzelfall können schwere rezeptive Sprachentwicklungsstörungen (Sprachverständnisstörungen) zu autismusähnlichen Syndromen führen.
- dem **fragilen X-Syndrom**, das mit autistischer Symptomatik überlappen kann und bei etwa 2% der Kinder mit frühkindlichem Autismus zu erwarten ist. Es ist durch molekulargenetische Untersuchungen zu sichern.
- dem **Asperger-Syndrom**, bei dem im Unterschied zur schizoiden Persönlichkeitsstörung die autistische Symptomatik bereits im frühen Kindesalter erkennbar ist.

▪▪ Therapie

Eine Heilung oder kausale Behandlung aller Subtypen tief greifender Entwicklungsstörungen ist gegenwärtig nicht möglich. Frühest mögliche ärztliche Versorgung, spezifische pädagogische Betreuung, familiäre Unterstützung, verhaltenstherapeutische Hilfen und die Behandlung von Begleitstörungen haben die Entwicklungschancen entscheidend verbessert.

Ziele der Frühförderung und Therapie sind die gezielte Förderung der normalen Entwicklungsmöglichkeiten des Kindes gemäß seiner Entwicklungsbereitschaft. Der Abbau exzessiver Verhaltens- und Erlebensweisen, die die Entwicklung und soziale Integration hemmen, wie etwa krankhafte Ängste, selbstverletzendes Verhalten und Stereotypien, kann vorrangig werden. Die Ausbildung der Sprach- und Beziehungsfähigkeiten ist ein wesentliches Ziel. Meist ist auch die Behandlung psychischer Begleitstörungen (z. B. Schlafstörungen, motorische Unruhe, Autoaggressionen) und organischer Komorbidität wie etwa der Epilepsie eine Aufgabe.

> **Die Integration in die Gleichaltrigengruppe und in Kindergarten, Schule bzw. Beruf ist ein zentrales Anliegen. Die Unterstützung der Familie ist unerlässlich.**

Die **Behandlungsprinzipien** lassen sich nur **interdisziplinär** verwirklichen. Die Aufklärung der Eltern über die Diagnose und die (begrenzten) Möglichkeiten der Behandlung ist vorrangig. Sie befreit Eltern oft von jahrelangen Ungewissheiten und von Schuldgefühlen. Ein Lebensumfeld, das in strukturiertem Rahmen unter kontinuierlicher Einbeziehung der Familie für das Kind entwicklungsfördernd wirkt, ist anzustreben. **Heilpädagogische und verhaltenstherapeutische Ansätze** fördern emotionale und lebenspraktische Fertigkeiten und die Kommunikationsfähigkeit. Der Aufbau aktiver Sprache war bislang nach dem 8. Lebensjahr nicht wirksam möglich, wohl aber die Förderung des Sprachverständnisses, auch wenn bis zu diesem Alter keine aktive Sprache geäußert wurde. **Verhaltenstherapeutische Verfahren** sind geeignet, soziale Fertigkeiten fortzuentwickeln und schwerwiegende Verhaltensstörungen wie etwa Stereotypien, Weglaufen, Selbstverletzungen, Fremdaggressionen, Ess- und Ausscheidungsstörungen, Schlafstörungen und Angstsyndrome zu mildern. Bei guter intellektueller Begabung sind Verfahren der kognitiven Verhaltenstherapie zur Erlebens- und Verhaltenssteuerung hilfreich.

Eine **Psychopharmakotherapie** kommt zur Behandlung von Begleitstörungen infrage. Neuroleptika haben sich in der Behandlung von aggressiven und autoaggressiven Verhaltensweisen bewährt. Lithium kann emotional stabilisieren und abrupte impulsive Aggressionsausbrüche lindern. Bei Epilepsie sind Antiepileptika indiziert. Serotoninwiederaufnahmehemmer schwächen Impulsivität,. Stereotypien, Zwänge und Depressionen ab. Stimulanzien werden aufgrund der häufigen Komorbidität autistischer Störung mit Hyperaktivität und Konzentrationsstörungen relativ häufig mediziert.

Von kleinauf und langfristig sind die Kinder, Jugendlichen und auch Erwachsenen auf die intensive unterstützende Begleitung durch die Angehörigen angewiesen. Kindergarten, Schule und Arbeitsstelle sollten insoweit Kenntnis haben, dass Missverständnisse und Fehlbehandlung vermieden werden.

Menschen mit tief greifenden Entwicklungsstörungen sind in der Regel mehrfachbehindert (seelisch und geistig, oft auch körperlich), sodass bei Rehabilitationsmaßnahmen und Jugendhilfemaßnahmen die **Sozialhilfe** als Kostenträger zuständig ist. Beim Asperger-Autismus wird, da hier eine Mehrfachbehinderung im sozialrechtlichen Sinne nicht vorliegen muss (nur eine seelische Erkrankung aber keine zusätzliche Intelligenzminderung gegeben ist), in der Regel das Jugendamt Träger der Maßnahme sein.

42.1.2 Andere tief greifende Entwicklungsstörungen

Eine weitergehende klassifikatorische Untergliederung der tief greifenden Entwicklungsstörungen ist aufgrund der Besonderheiten der Symptomatologie, der Ätiologie oder auch des Krankheitsverlaufes vorgenommen worden. Die therapeutischen Prinzipien entsprechen weitestgehend jenen der autistischen Syndrome.

Rett-Syndrom Es wurde 1966 vom Wiener Kinderpsychiater Andreas Rett erstmals beschrieben und bislang nahezu ausschließlich **bei Mädchen** beobachtet. Es betrifft 1 von 15.000 Kindern zwischen dem 6. bis 17. Lebensjahr. Der Krankheitsbeginn liegt meistens zwischen dem 7. und 24. Lebensmonat. Charakteristisch ist ein teilweiser oder vollständiger **Verlust von** bereits erworbenem **Sprachvermögen und Handgeschick**. Die Bewegungen werden zunehmend ungezielt (ataktisch). Charakteristisch sind stereotyp windende Handbewegungen (»Waschbewegungen«). Im mittleren Kindesalter entwickeln sich Rumpfataxie, Skoliose und choreatiforme Bewegungen. Das Kopfwachstum verlangsamt sich, ein **dementieller Prozess** tritt ein, und es kommt zu einem Teilverlust des Sprachvermögens. In früher oder mittlerer Kindheit treten epileptische Anfälle hinzu, und im Jugend- oder Erwachsenenalter kann sich eine starre Spastik ausbilden.

Mit dem Autismus gemeinsam ist das Ausbleiben oder der Verlust von sozialem Interesse. Im Unterschied zur autistischen Störung sind selbstverletzende Verhaltensweisen und ritualisierte Verhaltensgewohnheiten selten. Charakteristisch ist der Verlauf. Nach einer Phase der normalen Entwicklung kommt es zur **Verlangsamung des Kopfwachstums** zwischen dem 5. Lebensmonat und dem 4. Lebensjahr. Die Erkrankung ist progredient und kann nicht entscheidend aufgehalten werden, Remissionen sind begrenzt. Die Diagnose ist molekulargenetisch zu sichern (**Gendefekt** im MECP-2-Gen auf Xq28; ► Kap. 10.6.5).

Hyperaktive Störung mit Intelligenzminderung und Bewegungsstereotypien Diagnostisch kennzeichnend ist die Verbindung von Intelligenzminderung mit extremer Hyperaktivität. Die motorische Unruhe ist in der Regel nicht durch Stimulanzien positiv beeinflussbar und kann im Jugendalter spontan in Hypoaktivität umschlagen. Die nosologische Gültigkeit des Syndroms ist ungesichert.

Andere desintegrative Störungen des Kindesalters Nach einer normalen Lebensspanne kommt es innerhalb weniger Monate zu einem **Verlust bereits erworbener Fähigkeiten**. Zu Beginn der Erkrankung werden die Kinder ohne erkennbare Ursache unruhig, ängstlich und hyperaktiv, bevor sie in einen Zustand der Erschöpfung verfallen, sie ihre Sprache verlieren und eine allgemeine Desintegration einsetzt: die Motorik verschlechtert sich, Manierismen und Stereotypien setzen ein, Darm- und Blasenkontrolle gehen verloren. Gelegentlich schreitet der Prozess fort, häufig kommt es nach Monaten zu einem Stillstand oder auch zu einer Besserung der Symptomatik. Regelhaft ist eine **bleibende schwere Intelligenzminderung**. Eine hirnorganische Erkrankung lässt sich im Unterschied zu den demenziellen Prozessen des Erwachsenenalters nicht identifizieren. Das Störungsbild ist gelegentlich nur schwer vom frühkindlichen Autismus zu trennen. Sind soziale und kommunikative Fähigkeiten vorrangig beeinträchtigt, so ist eher von einer autistischen Störung auszugehen.

Als **Begleitstörung** sind schwere geistige Behinderung, epileptisches Anfallsleiden und andere organische Erkrankungen zu beachten. Für den **Verlauf** ist störungsspezifisch, dass die Entwicklung in den ersten 2 Lebensjahren grundsätzlich normal ist und der demenzielle Prozess nicht vor dem 3. Lebensjahr beginnt. Der Beginn kann schleichend oder akut sein, zum Stillstand kommen, in Einzelfällen kann eine Besserung eintreten, in anderen Fällen ist der Verlauf progredient.

42.2 Umschriebene Entwicklungsstörungen

Störungen im Erlernen motorischen Geschicks, von Sprache und schulischen Fertigkeiten des Lesens, Rechtschreibens und Rechnens stehen immer noch in Gefahr, nicht als primär **ärztliche Aufgabenstellung**, sondern lediglich als eine Frage pädagogischer Frühförderung und der Schulpädagogik verkannt zu werden. Tatsächlich ist aber das Kind mit Entwicklungsstörung auf ärztliche Diagnostik und therapeutische Begleitung angewiesen. Entwicklungsstörungen gehören zu den häufigsten Problemstellungen in kinderärztlicher und kinderpsychiatrischer Praxis.

> **Ein Kind, das trotz allgemeiner guter Intelligenz Lesen und Rechtschreiben nicht erlernt, kann dies nicht, weil ihm hierzu die erforderlichen neurobiologischen Voraussetzungen, die dem menschlichen Gehirn normalerweise genetisch gegeben sind, nicht zur Verfügung stehen.**

Das Schicksal dieser normal begabten Kinder ist so schwerwiegend, dass über 40% bis zum Jugendalter **therapiebedürftige psychische Störungen**, oft psychosomatischen Charakters, die sie in die kinderärztliche Praxis führen, entwickeln

Der **Begriff der Entwicklungsstörungen** umfasst umschriebene Lernstörungen in den Bereichen der Motorik, Sprachentwicklung und der schulischen Fertigkeiten im Lesen, Rechtschreiben und Rechnen. Den Entwicklungsstörungen sind folgende **diagnostische Merkmale** gemeinsam:

- der Beginn liegt ausnahmslos im Kleinkindalter oder in der Kindheit,
- die Entwicklungsstörung ist eng mit der biologischen Reifung des zentralen Nervensystems verknüpft,
- der Verlauf ist stetig und nicht durch Remissionen und Rezidive gekennzeichnet; der Entwicklungsstörung geht also keine Periode normaler Entwicklung voraus.

Die **internationale Klassifikation** psychischer Störungen der Weltgesundheitsorganisation in der 10. Revision (ICD-10) klassifiziert die Entwicklungsstörungen in:

- umschriebene Entwicklungsstörungen des Sprechens und der Sprache,
- umschriebene Entwicklungsstörungen schulischer Fertigkeiten,
- umschriebene Entwicklungsstörungen der motorischen Funktionen.

42.2.1 Umschriebene Entwicklungsstörungen des Sprechens und der Sprache

Sprachentwicklungsstörungen sind so häufig und in ihrer Bedeutung so gravierend, dass sich hierzu ein eigenes Sonderschulwesen (»Sprachheilschule«) ausgebildet hat. Der Begriff schließt alle **Störungen des Sprechens und der Sprache** ein, die nicht direkt durch neurologische Erkrankungen, Störungen der Motorik, Sinnesbehinderungen, Intelligenzminderung oder spracherzieherische Deprivation erklärt werden können. Die sprachlichen Fertigkeiten sind erheblich geringer im Vergleich zur Alters- und Intelligenznorm des Kindes.

Epidemiologie

Die Prävalenzraten für die einzelnen Subgruppen der Sprachentwicklungsstörungen liegen im Kindesalter zwischen 1–5%. Die rezeptiv-expressive Sprachstörung (Sprachverständnisstörung) ist wahrscheinlich seltener als die expressive Sprachstörung und bei Jungen häufiger als bei Mädchen.

Pathogenese

Definitionsgemäß sind primäre neurologische Erkrankungen, Hörstörungen, Intelligenzminderung und unzureichende sprachliche Anregung als Ursachen für die Sprachentwicklungsstörung ausgeschlossen. Eine **genetische Begründung** ist wahrscheinlich. Dafür sprechen familiäre Häufungen, die zumindest bei Subgruppen auf autosomal-dominante Vererbung hinweisen und auch Zwillingsstudien sowie erste – noch sehr vorläufige – molekulargenetische Befunde. Ausschlaggebend sind sehr wahrscheinlich **polygenetisch begründete Besonderheiten der Hirnreifung**,. Gehäuft ist die Rate der Schwangerschafts- und Geburtskomplikationen als unspezifische Risikofaktoren. Sprachentwicklungsstörungen sind vielfach mit Störungen der Intelligenzentwicklung, der Fein- und Grobmotorik und mit Gedächtnisschwächen verknüpft.

Klinik

> **Aus therapeutischen Gesichtspunkten ist die Trennung von Sprach- und Sprechstörung wichtig.**

Bei der Sprachstörung werden Wortform und Satzformen, Wort- und Satzbedeutungen fehlerhaft verstanden oder produziert. Sprechstörungen sind Defizite der Sprechflüssigkeit.

Subtyp Artikulationsstörung Synonyme Begriffe sind Stammeln und Dyslalie. Der **Erwerb des lautlichen Sprechens** ist im Alter von mindestens 4 Jahren in einem Maße **verzögert oder gestört**, sodass der Zuhörende **Verständnisschwierigkeiten** hat. Sprachliche Laute werden ausgelassen oder durch andere innerhalb eines Wortes ersetzt. Normalerweise wird ein Kind mit 4 Jahren von Freunden leicht verstanden. Spätestens bis zum Alter von 12 Jahren werden nahezu alle Sprachlaute beherrscht. Die Benennung der Art der Lautstörung folgt der Regel, dass der griechischen Bezeichnung des Lautes die Endungen »-tismus« oder »-zismus« angefügt werden: z. B.: Sigmatismus, Rhotazismus, Kappazismus. »Zischlautstörungen« sind die Lautfehlbildungen von s-, c- und sch-Lauten. Sie sind am häufigsten. 90% der Kinder beherrschen

- bis zum Alter von **4 Jahren die Laute b, m, n, d, f, w, l, pf, t, ch, sch**;
- bis zum Alter von **5 Jahren die Laute s und r** in Verbindung;
- bis zum Alter von **6 Jahren g, k, sch in Verbindung, s stimmlos und stimmhaft**.

Subtyp expressive Sprachstörung Der mündliche **Sprachgebrauch** ist gestört, das Sprachverständnis normal. Expressive Sprachstörung **ohne Sprachverständnisstörungen** sind allerdings **eher selten**. Der Wortschatz ist eingeschränkt, die Sprache dysgrammatisch: die Worte sind nicht treffend, die Satzstruktur ist nicht altersgemäß, Wortendungen werden weggelassen; Präpositionen, Pronomina und Artikel werden falsch gebraucht und Verben und Substantive fehlerhaft gebeugt; Artikulationsstörungen kommen vor. Gestische und mimische Mitteilungsfähigkeiten sind unbeeinträchtigt. Eine expressive Sprachstörung liegt bereits vor, wenn 2-jährige Kinder einzelne Worte nicht gebrauchen und 3-jährige Kinder keine Zweiwortsätze sprechen.

Subtyp rezeptive Sprachstörung Das **Sprachverständnis** entspricht weder dem Alter noch dem Intelligenzniveau. In fast allen Fällen ist auch die expressive Sprache beeinträchtigt. Eine rezeptive Sprachstörung ist anzunehmen, wenn ein 1-jähriges Kind auf seinen Namen nicht reagiert, ein $1^1/_2$-jähriges Kind vertraute Gegenstände nach Benennung nicht zuzuordnen weiß oder es mit 2 Jahren einfache Anforderungen nicht zu befolgen versteht. Im Kindesalter werden Verneinungen, Fragen und Vergleiche nicht verstanden.

Subtyp Stottern Die Störung der zusammenhängenden Rede ist eine **Störung des Sprechflusses** (keine Sprachstörung!), charakterisiert durch Hemmung (tonisches Stottern) und Unterbrechung (klonisches Stottern) des Sprechablaufes. Laute, Silben oder Worte werden häufig wiederholt oder gedehnt, der rhythmische Sprechfluss ist durch Innehalten oder Zögern unterbrochen.

Subtyp Poltern Die Sprechflüssigkeit (nicht die Sprache!) ist bei **hoher Sprechgeschwindigkeit** fehlerhaft, unrhythmisch und ruckartig, ohne dass es zu Wiederholungen oder Verzögerungen wie beim Stottern kommt. Poltern ist wie auch Stottern im Alter zwischen 3 und 5 Jahren physiologisch. Im Unterschied zum Stottern wird bei Aufmerksamkeitszuwendung und Sprechen vor fremden Personen das Sprechverhalten besser. Die »Sprechstörungen« werden – nach ICD-10 – nicht den Entwicklungsstörungen der Sprache zugeordnet, da ihnen auch eine normale Sprechentwicklung vorausgehen kann, was dem Klassifikationskriterium einer Entwicklungsstörung widerspricht. Aus pragmatischen Gründen sind sie hier den Sprachstörungen zugeordnet.

Häufige Begleitstörungen Sprachentwicklungsstörungen, insbesondere die expressiven und rezeptiven, sind häufiger mit Lese-, Rechtschreib- und Rechenstörungen und Störungen der Fein- und Grobmotorik vergesellschaftet. In der ärztlichen Sprechstunde werden die Kinder vorrangig im Alter von 3–7 Jahren vorstellig, und meistens haben sie **psychische Symptome**, insbesondere Störungen im Sozialverhalten, motorische Unruhe und Aufmerksamkeitsstörungen, soziale Ängste und später zusätzlich – je nach Schweregrad – schulische und berufliche Schwierigkeiten. Beim Stottern ist auf **Tics** zu achten.

■■ Verlauf, Prognose

Sprachentwicklungsstörungen – insbesondere die leichteren Grades – remittieren relativ häufig spontan, sodass sie im Jugendalter wesentlich seltener sind als im Kindesalter. Die Artikulationsstörung hat die beste, die rezeptive Sprachstörung die schlechteste Prognose. Im Schulalter haben 60% der Kinder mit Sprachverständnisstörungen auch Lese-Rechtschreibschwierigkeiten, 90% haben schwerwiegende Schulleistungsprobleme, sodass viele trotz normaler Allgemeinintelligenz die Sonderschule besuchen.

> **Sprachentwicklungsstörungen gehen häufig mit neurologischen, kognitiven und psychischen Begleitstörungen einher.**

Immer sind neurologische Untersuchung, Hörprüfung, Entwicklungsdiagnostik und Psychodiagnostik indiziert. Bei Kindern mit Störung der Auffassung, »autistischem Verhalten«, »Ungehorsam« und »Disziplinschwierigkeiten« kann eine Sprachverständnisstörung vorliegen.

■■ Diagnose

Die **Diagnostik** folgt den Grundsätzen, die in ▶ Abschn. 42.2.2 beschrieben sind. Die sprachliche Symptomatik, die sich aus Exploration und Beobachtung ergibt, wird durch standardisierte Sprachentwicklungstests objektiviert.

Frühsymptome verzögerter Sprachentwicklung sind:

- kaum oder kein Lallen bis zum 10.–11. Lebensmonat;
- erste Worte deutlich nach dem 1. Geburtstag;
- Wortschatz weniger als 50 Worte mit 2 Jahren.

Ein relativ verlässliches Screening ist mit 3 Jahren mit dem **Sprachentwicklungstest SETK 3–5** möglich.

■■ Differenzialdiagnose

Differenzialdiagnostisch sind abzugrenzen:

- altersgemäße, physiologische Sprachauffälligkeiten,
- Hörstörungen,
- geistige Behinderung,
- frühkindlicher Autismus,
- sprachliche Deprivation,
- Sprachverlustsyndrome infolge erworbener Hirnschädigung (Aphasien),
- Mutismus (Sprechverweigerung bei erworbenem Sprachvermögen).

■■ Therapie

Die Indikation und auch die Motivation des Kindes zur Therapie sind in aller Regel erst nach dem 4. Lebensjahr gegeben. Stets ist an die Mitbehandlung assoziierter Störungen zu denken. Die **Sprachtherapie** selbst orientiert sich am Sprachentwicklungsstand des Kindes, sodass eine sehr differenzierte Sprachdiagnostik grundlegend für die Behandlung ist. Daher ist die Therapie vorrangig **individuell** gestaltet. Sie beinhaltet anfangs ein **Imitationstraining** (das Kind ahmt Laute, Worte, Sätze nach, die von Therapeut oder Elternteil in Übungseinheiten vorgesprochen werden) und meist später fortgeschritten an das Sprachniveau des Kindes angepasste sprachliche Angebote von Erwachsenen in **spielerisch gestalteten Übungssituationen**. Auch bei Sprechablaufstörungen sind **verhaltenstherapeutisch orientierte Programme** bestimmend. In jüngeren Altersstufen insbesondere wird die vom Therapeuten eingeführte Übung von den Eltern übernommen, um den Spracherwerb in den Alltag zu übertragen. Die in der Regel logopädische Behandlung wird von den Krankenkassen finanziert. Führen die sprachlichen Beeinträchtigungen zu chronifizierter Beeinträchtigung des Kindes, so kann aufgrund »körperlicher Behinderung« oder »seelischer Behinderung« Eingliederungshilfe gewährt werden.

42.2.2 Umschriebene Entwicklungsstörungen schulischer Fertigkeiten

Die umschriebenen Entwicklungsstörungen schulischer Fertigkeiten umfassen **Lese- und Rechtschreibstörungen** (Legasthenie) sowie **Rechenstörungen** und ihre Kombinationen. Diesen Lernschwierigkeiten ist gemeinsam, dass sie trotz hinreichender allgemeiner Intelligenz und normaler familiärer und schulischer Lernanregung bestehen und klassisch neurologische Erkrankungen, Hör- und Sehstörungen oder emotionale Störungen nicht kausal sind.

■■ Epidemiologie

Die Prävalenz der Entwicklungsstörungen schulischer Fertigkeiten wird auf 10% geschätzt (Legasthenie 5-8%; Rechenstörung 2-5%). Sie treten bei Verwandten ersten Grades signifikant häufiger auf als in der Allgemeinbevölkerung. Jungen sind häufiger (60–80%) betroffen als Mädchen.

■■ Pathogenese

Die **Rechenstörungen** werden sowohl auf Defizite visuell-räumlicher als auch sprachlicher Informationsverarbeitung zurückgeführt. Unzureichender Entwicklung des Mengenbegriffes wird eine eigene pathogenetische Bedeutung zugemessen. Rechenstrategien sind sehr stark von Faktoren der Aufmerksamkeit, der Gedächtnisspanne und des Tempos der Informationsverarbeitung beeinflusst.

Die Ätiologie der **Lese-Rechtschreibstörung** ist seit über 100 Jahren intensiv erforscht worden. Sie ist eine Entdeckung Ende des 19. Jahrhunderts und Anfang des 20. Jahrhunderts. Als isolierte Störung des Schriftspracherwerbs wurde die Legasthenie im deutschen Sprachraum erstmals vom Braunschweiger Schularzt Oswald Berkhan (1885, 1886) beschrieben. Der englische Augenchirurg Pringel Morgan (1896) führte den Begriff **»angeborene Wortblindheit«** (»congenital word-blindness«) in die medizinische Wissenschaft ein. Britische Ärzte verwiesen schon zu Beginn des 20. Jahrhunderts auf die genetische Begründung der Schriftsprachstörung.

Familienuntersuchungen sprechen für einen **polygenen Erbgang** mit geschlechtsspezifischer Penetranz. Erstgradig Verwandte sind zu 30–60% ebenfalls betroffen. Molekulargenetische Untersuchungen sprechen dafür, dass Komponenten, die für den Erwerb von Lese- und Rechtschreibfähigkeiten ausschlaggebend sind, vererbt werden. Genloci wurden auf den Chromosomen 1, 2, 3, 6, 11, 15, 18 und X als signifikante Korrelate der Lese-Rechtschreibstörung gefunden. Den bislang identifizierten Genen ist gemeinsam, dass sie gemäß den Ergebnissen aus Tierversuchen die Ausreifung der Hirnrinde während der Fetalzeit mitbestimmen. Damit könnten die bisherigen hirnhistologischen Post-mortem-Befunde zur Legasthenie eine Erklärung finden, wonach hirnstrukturelle Besonderheiten vor allem linkshemisphärisch in schriftsprachrelevanten Arealen vorliegen.

Hirnanatomische und **neurohistologische Befunde** fanden sich bislang vorwiegend linkshemisphärisch. Uneinheitlich sind die Befunde zu abnormen zerebralen Symmetrieverhältnissen in Regionen, die für die sprachliche Informationsverarbeitung relevant sind (Planum temporale, Planum parietale) und zu abnormen Ausformungen des Corpus callosum, dessen Fehlen (Aplasie) mit Schriftsprachstörung assoziiert ist.

Neurometabolische und neurophysiologische Korrelate, wie sie in Bild gebenden Verfahren erkennbar sind, verweisen auf Besonderheiten der visuellen (magnozellulären) und insbesondere der sprachlichen Informationsverarbeitung. Diskutiert werden Störungen funktioneller Verbindungen zwischen anterioren und posterioren Spracharealen (Wernicke- und Broca-Region). **Hirnelektrische Befunde** sprechen vorwiegend für Abweichungen zentralnervöser Verarbeitung, die sich betont links zentro-temporo-parieto-okzipital projizieren.

> **Die neurobiologischen Befunde deuten also immer wieder auf Regionen der dominanten (linken) Hemisphäre, die für die Verarbeitung sprachlicher und visueller Informationen entscheidend sind.**

Neuropsychologische Befunde stützen die Annahme, dass für die Genese der Lese- und Rechtschreibstörung vor allen Dingen Schwierigkeiten der sprachlichen Informationsverarbeitung und – weniger bedeutsam – der visuellen Informationsverarbeitung ausschlaggebend sind. Bei 60–80% lassen sich Hinweise auf Sprachentwicklungsstörungen finden (u. a. Wortfindungsstörungen, Dysgrammatismus, verlangsamte Benennungsgeschwindigkeit). Prognostisch und therapeutisch besonders relevant sind Schwächen der sog. »**phonologischen Bewusstheit**« (Schwierigkeit, Worte in lautliche Teile zu zerlegen und Laute den Schriftzeichen zuzuordnen, Reime zu erkennen und Laute zu unterscheiden).

Klinik

Lese- und Rechtschreibstörung Die Fehler im Lesen und Rechtschreiben sind gekennzeichnet durch:
- beim Lesen Auslassen, Ersetzen, Verdrehen oder Hinzufügen von Wortteilen oder Worten,
- beim Schreiben zusätzlich Reihenfolgefehler (Umstellungen von Buchstaben im Wort), Regelfehler (z. B. in Groß- und Kleinschreibung) und »Wahrnehmungsfehler« (z. B. Verwechslung von d-t, g-k).

> **Es gibt keine »typischen Legastheniefehler«; kennzeichnend ist vielmehr die Diskrepanz der Fehlerhaftigkeit zur Altersnorm und zur allgemeinen intellektuellen Begabung und die Stabilität der Fehler trotz intensiver Lese- und Rechtschreibübungen (Abb. 42.3).**

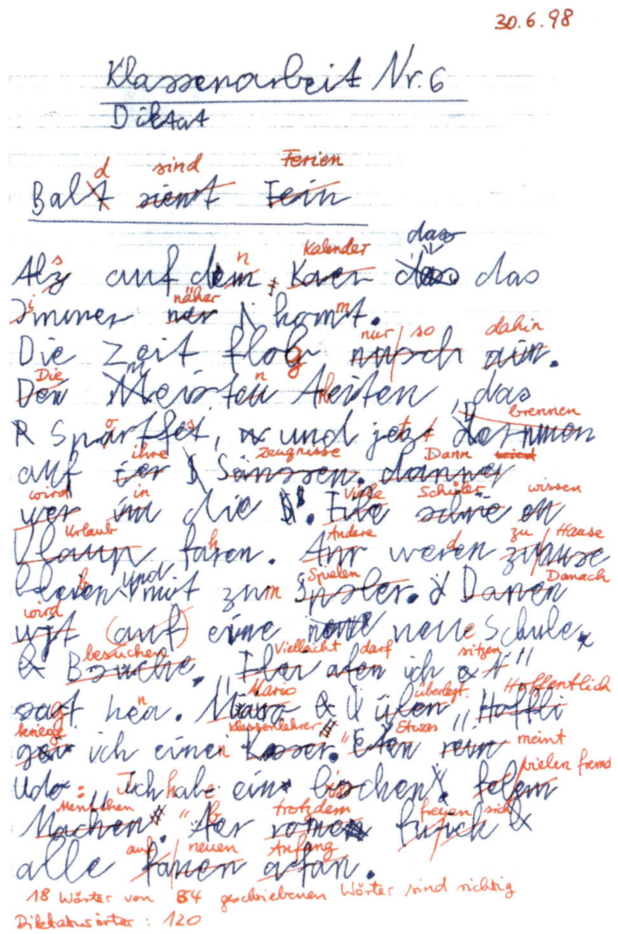

Abb. 42.3 Diktatergebnis bei schwergradiger Legasthenie (im Rechtschreibtest Prozentrang 0 bei durchschnittlicher Intelligenz nach Hamburg-Wechslertest für Kinder in der revidierten Form). Die Diskrepanz zum IQ war größer als 2 Standardabweichungen

Rechenstörung Die Symptome sind:
- Schwierigkeiten in der Zahlensemantik: Rechenoperationen werden nicht verstanden (z. B. mehr/weniger; ein Teil von einem Ganzen; Mengen werden nicht erfasst),
- Mängel im sprachlichen Umgang mit Zahlen: fehlerhaftes Zählen, Schwächen im Einmaleins,
- mangelhafter Erwerb des arabischen Stellenwertsystems, der syntaktischen Regeln und Rechenprozeduren: Addition, Subtraktion, Multiplikation und Division misslingen wie auch das Einordnen von »Einer-«, »Zehner-« oder »Hunderter-Stellen«,
- Unfähigkeit, eine Zahl in eine andere Kodierung zu übertragen: eine arabische Ziffer kann nicht in eine analoge Menge übersetzt werden,
- Aufmerksamkeitsschwächen: fehlerhaftes Abschreiben von Ziffern; Rechenzeichen werden nicht beachtet oder falsch geschrieben.

An eine Rechenstörung ist bei folgenden Befunden zu denken:
- 1. Klasse: Kind kann nicht sinnvoll zählen; erkennt keine Gemeinsamkeit von Ziffer-Zahl und Menge; kann nicht nach Größe und Menge sortieren; kann Mengenvergleiche nicht lösen.
- 2. Klasse: Kind kennt Symbole und Rechenzeichen nicht (+, –, :, ×, =); es findet sich im Zahlenraum bis 20 nicht zurecht; scheitert bei Plus- und Minusaufgaben.

- 3.–4. Klasse: Kind hat Fertigkeiten der Klasse 1 und 2 nicht im Klassenniveau erworben; es kann keine Uhr lesen; es hat keine Vorstellung von Längenverhältnissen; kann nicht mit Geldwerten umgehen; es versagt bei Textaufgaben.

Die Lese- und Rechtschreibstörung wie auch Rechenstörung sind in der Regel bis zur 2. und 3. Grundschulklasse diagnostisch zu sichern, bei höher intelligenten Kindern gelegentlich erst im 5. Schuljahr.

Begleitstörungen Vorschulisch finden sich bei Kindern mit **Lese- und Rechtschreibstörungen** in 60–80% Sprachentwicklungsauffälligkeiten, insbesondere in der akustischen Reizverarbeitung, der Lautdiskriminierung oder des Behaltens akustischer Reizfolgen, sowie der Reimunterscheidung. Häufiger sind auch Aufmerksamkeitsstörungen, Hyperaktivität und Impulsivität. Bei **Rechenstörungen** sind bereits vorschulisch Schwächen im Mengen- und Zahlenbegriff und relativ häufiger visuomotorische Schwierigkeiten erkennbar.

Verlauf, Prognose

Die **Rechenstörungen** führen die Schulkinder in durchaus schwerwiegende Nöte. Die Rechenschwäche hält in den meisten Fällen über die Schulzeit hinweg bis in das Erwachsenenalter hinein an. Für die psychische Entwicklung und psychosoziale Integration hat sie offenbar nicht die Bedeutung, die den Lese- und Rechtschreibstörungen zukommt.

Die **Lese- und Rechtschreibstörungen** verbessern sich zwar mit dem Älterwerden, im Vergleich zur Gleichaltrigengruppe wird die Diskrepanz jedoch meistens größer. Schüler, die in der 1. und zu Beginn der 2. Klasse zu den schwächsten Lesern gehören, sind dies auch regelhaft in der 8. Klasse, sodass sie am Ende der Pflichtschulzeit in etwa den Leistungsstand der 1. oder 2. Grundschulklasse erreichen. Im Jugendalter lassen sich bei 50% der Schüler mit umschriebener Lese-Rechtschreibstörung **psychische Störungen** diagnostizieren. Insbesondere wenn die familiäre Unterstützung fehlt, ist das Risiko für eine dissoziale Entwicklung groß. Charakteristisch sind sekundäre Verhaltensauffälligkeiten bis in das Jugendalter hinein, überwiegend **hyperkinetische Störungen und Auffälligkeiten im Sozialverhalten**. In einer repräsentativen Längsschnittstudie waren die Erwachsenen mit Legasthenie im Alter von 25 Jahren zu 26% arbeitslos (Kontrollpopulation 4%!).

Pädiatrisch relevant ist insbesondere, dass die Kinder vor allen Dingen im Grundschulalter wegen **psychosomatischer Beschwerden** (Kopfschmerzen, Bauchschmerzen, Übelkeit bis hin zum Erbrechen als Ausdruck einer Schulangst) in der Praxis vorstellig werden. Zeigt die Exploration, dass die Symptome im Zusammenhang stehen mit schulischen Anforderungen und dass die Beschwerden an den Wochenenden und in den Ferien abnehmen, so ist dies immer Anlass, nach Gründen für **Schulangst** zu fragen und eine Diagnostik hinsichtlich Intelligenzentwicklung und umschriebener Entwicklungsstörungen zu veranlassen.

»Somatische Beschwerden« wie Kopfschmerzen, Bauchschmerzen, Übelkeit bis hin zum Erbrechen bei Schülern sollten, wenn eine organische Begründung der Symptomatik nicht zu finden ist, immer Anlass sein, eine Diagnostik zu veranlassen, mit der die Intelligenzentwicklung und die Fertigkeiten des Schülers im Lesen, Rechtschreiben und Rechnen untersucht werden.

Diagnose

Die Diagnostik der Lese-Rechtschreibstörung wie auch der Rechenstörung erfolgt zunächst durch Einblick in die schulischen Arbeitshefte und Zeugnisse. Die Störungen sind durch standardisierte Lese- und Rechtschreibtests bzw. Rechentests und mit psychometrischer Intelligenzmessung zu objektivieren. Bei einem Intelligenzquotienten (IQ) im Normbereich, aber auch bei einem unterdurchschnittlichen IQ größer 70 sind Testergebnisse in Rechtschreib-, Lese- bzw. Rechentests von Prozentrang 10 und weniger richtungsweisend. Obligatorisch sind die **internistische und neurologische Untersuchung** einschließlich des EEG. Insbesondere sind Seh- und Hörstörungen sowie zerebralparetische Beeinträchtigungen zu beachten. Regelhaft empfiehlt sich ein **augenärztliches und pädaudiologisches Konsil**.

Differenzialdiagnose

Differenzialdiagnostisch sind auszuschließen:
- Lese- und Rechtschreibstörungen bzw. Rechenstörungen, die durch eine **neurologische Erkrankung** verursacht sind (zerebrale Bewegungsstörung, Epilepsie, Seh- oder Hörstörung),
- der **Verlust** einer erworbenen Lesefertigkeit (Dyslexie), Rechtschreibfähigkeit (Dysgraphie) bzw. Rechenfertigkeit (Dyskalkulie) aufgrund einer erworbenen zerebralen Schädigung (z. B. Schädel-Hirn-Trauma),
- die erworbene Lese-Rechtschreibstörung bzw. Rechenschwäche infolge emotionaler Störungen oder anderer **psychiatrischer Erkrankungen** (z. B. durch hyperkinetisches Syndrom, Schizophrenie),
- Lese- und Rechtschreibstörungen (**Analphabetismus**) bzw. Rechenstörung infolge von mangelnder Unterrichtung.

Therapie

Allgemeine Behandlungsprinzipien Die Lese- und Rechtschreibstörung bzw. Rechenstörung führen zu andauernden mangelhaften und ungenügenden schulischen Noten und regelhaft zu chronischen Hausaufgabenkonflikten. In schweren Fällen ist eine therapeutische Hilfestellung angezeigt:
- **Beratung** des Kindes, der Eltern und des hauptverantwortlichen Lehrers: wichtig ist die Erklärung der Diagnose und Vermittlung der Hilfsmöglichkeiten.
- **Übungsbehandlung** des Lesens, Rechtschreibens bzw. Rechnens. Hierzu gibt es evaluierte Therapieprogramme. Sie konzentrieren sich auf das Einüben von Buchstaben-Laut-Verbindungen und von Rechtschreibregeln.
- **Psychotherapie**, wenn eine psychopathologische Begleitsymptomatik droht oder besteht:
  - Stützung kompensatorischer Fertigkeiten (»Wie kann ich mir Hilfe holen?«; mit welchen außerschulischen Begabungen kann die Persönlichkeitsentwicklung gestützt werden?) und
  - Behandlung psychischer Begleitstörungen von Krankheitswert (z. B. von Schulangst).
  - Beratung hinsichtlich **sozialrechtlicher Hilfen** (bei drohender seelischer Behinderung besteht Anspruch auf Eingliederungshilfe nach § 35 a Sozialgesetzbuch VIII; der Antrag ist von den Eltern beim zuständigen Jugendamt zu stellen),
  - Nutzung der **schulrechtlichen Möglichkeiten**: länderspezifisch gibt es sog. »Legasthenieerlasse«, die z. B. eine Befreiung von der Bewertung im Lesen und Rechtschreiben bis zu einer bestimmten Klassenstufe ermöglichen. Die Nichtzulassung zu einer höheren Schulform oder Nichtversetzung dürfen nicht ausschließlich durch ein Versagen in der Rechtschreibung begründet sein. Wichtig ist, dass Bloßstellung und ungerechtfertigte Bestrafung wegen des Lern-Leistungs-Versagens vermieden werden und eine außerschulische Persönlichkeitsentwicklung wesentlich gefördert bleibt.

Medikamentöse Therapie Eine **spezifische Medikation** zur Behandlung von Entwicklungsstörungen schulischer Fertigkeiten gibt es nicht. Besteht komorbid eine Aufmerksamkeitsdefizit-/Hyperaktivitätsstörung (ADHS; Syndrom gekennzeichnet durch Hyperaktivität, Aufmerksamkeitsstörung und Impulsivität), so ist eine Stimulanzienbehandlung angezeigt (Substanz der ersten Wahl: Methylphenidat).

Eingliederungshilfe Die **Eingliederungshilfe** wird von den Jugendämtern in der Regel gewährt, wenn infolge der umschriebenen Lese-Rechtschreibstörung bzw. Rechenstörung eine zumindest mäßige Beeinträchtigung der psychosozialen Anpassung mit **Gefährdung der begabungsadäquaten schulischen Eingliederung** vorliegt und somit die Kriterien einer zumindest drohenden »seelischen Behinderung« erfüllt sind.

42.2.3 Umschriebene Entwicklungsstörungen der motorischen Funktionen

Grundlagen

Das motorisch ungeschickte Kind ist im Vergleich zu Gleichaltrigen unbeholfen beim Ankleiden, weiß sich nicht das Hemd zuzuknöpfen, bei den Schuhen die Schleife zu binden, ihm gelingt es nicht, das Essensbesteck regelrecht zu gebrauchen. Im Kindergarten fällt es auf, weil es die Schere bei Schneidearbeiten nicht zu führen vermag, keine Freude hat beim Zeichnen oder Malen; in der Schule gelingt keine saubere Schrift, die Richtung der Buchstaben und die Heftzeilen können nicht eingehalten werden; Fahrradfahren oder das Schwimmen lernt es sehr verspätet, beim Fußballspiel und allen sportlichen Aktivitäten in Schule und Freizeit bleibt es Außenseiter.

Epidemiologie

In der allgemeinen Schülerpopulation sind etwa 1,4% der Schüler in der motorischen Entwicklung erheblich beeinträchtigt. In klinischer Inanspruchnahmepopulation sind im Vorschulalter 19%, im Grundschulalter zwischen 6 und 9 Jahren 29%, zwischen 9 und 12 Jahren 14% und bis zum 18. Lebensjahr 5–7% der Patienten durch motorische Entwicklungsstörungen beeinträchtigt. Zwei Drittel davon sind Jungen.

Pathogenese

Wahrscheinlich sind **genetische Dispositionen** und auch **erworbene Besonderheiten** der für Sensomotorik pathogenetisch relevanten Hirnfunktionen kausal. Definitorisch sind neurologische Erkrankungen wie etwa die klassischen zerebralen Bewegungsstörungen (Spastik, Athetose), Muskel-, Gelenk- und Skeletterkrankungen (z. B. Muskeldystrophien) oder erworbene Hirnschädigungen als Ursache ausgeschlossen.

Cave
Bei erheblichem fein- und grobmotorischem Ungeschick kann es im Einzelfall schwierig sein, eine leichtere Form zerebraler Bewegungsstörung auszuschließen.

Bei geistiger Behinderung kann es ebenfalls schwierig sein, eine zur Intelligenz diskrepante motorische Ungeschicklichkeit von der begabungsadäquaten motorischen Lernbefähigung abzugrenzen.

Klinik

Eine umschriebene Entwicklungsstörung der motorischen Funktionen ist definiert durch eine nicht intelligenz- und altersadäquate fein- und grobmotorische **Ungeschicklichkeit**. Das Ungeschick äußert sich in einer Entwicklungsverzögerung und auch qualitativen Beeinträchtigung motorischer Fertigkeiten. Bei **normaler intellektueller Lernfähigkeit**, adäquater motorischer Förderung und fehlender neurologischer Erkrankung und Sinnesbehinderung lernen die betroffenen Kinder verspätet das Sitzen, Krabbeln, Laufen oder Treppensteigen. Im Vergleich zu den Gleichaltrigen sind die Kinder erheblich ungeschickter beim Auf- und Zuknöpfen der Kleidung, Öffnen und Schließen von Reißverschlüssen, dem Schleifebinden, beim Gebrauch der Schere oder beim Fangen und Werfen eines Balles. Sie sind im Zeichnen unbeholfen, die Handschrift kann bis zur Unleserlichkeit misslingen. Im Sportunterricht sind die Noten mangelhaft und ungenügend, die Grobmotorik wirkt unharmonisch, eckig und tollpatschig. Häufiger fallen Dinge aus der Hand, die Kinder stolpern leicht und fallen über Hindernisse, kleinere Unfälle mit Verletzungen sind typisch. Motorische Sprechschwierigkeiten können sich in Artikulationsstörungen äußern. Fahrradfahren, Schwimmen, Rollschuh- und Schlittschuhlaufen werden verspätet und nur ungeschickt erlernt.

Entwicklungsdyspraxie Dem Kind gelingt es nicht, Einzelbewegungen in **Bewegungsabläufe** bzw. Handlungsfolgen umzusetzen, obwohl ihm die einzelnen Teilbewegungen sehr gut möglich sind. Der Aufforderung z. B. »Ziehe deine Schuhe und Strümpfe an!« kann das Kind nicht folgen, obwohl es die Anweisung versteht, die grundsätzliche Bewegungsfähigkeit gegeben ist, die Umsetzung in die motorische Handlungsabfolge aber misslingt.

Spezifische Wahrnehmungsschwächen Der Erwerb von Formkonstanz, Größenkonstanz, der Figur-Grund-Unterscheidung und der räumlichen Orientierung ist gestört. Bei **unzureichender Formkonstanz** kann das Kind z. B. die vorgegebenen Formen von Kreis, Oval oder Rechteck nicht angemessen unterscheiden. Bei **gestörter Größenkonstanz** können Fragen nach Größenunterschieden unzureichend beantwortet werden. Die **Figur-Grund-Wahrnehmungsstörung** liegt vor, wenn ein Kind aus einer Fülle übereinander gezeichneter Figuren im Vergleich zur Alterspopulation eine Zielfigur nicht zu identifizieren vermag. Bei **räumlicher Orientierungsschwäche** kann das Kind räumliche Beziehungen oder die Lage des eigenen Körpers oder eines Gegenstandes im Raum nicht einschätzen. Testdiagnostische Verfahren sind der Frostig-Entwicklungstest, der Test zur sensorischen Integration von Ayres und der visuomotorische Bender-Gestalttest.

Konstruktive Apraxie Kindern mit konstruktiver Apraxie fehlt das zeichnerische Geschick, das Nachlegen von Figuren fällt schwer, nach einem vorgegebenen Plan etwas zu Basteln gelingt nicht. Ein charakteristisches Testverfahren ist der Mann-Zeichen-Test (◘ Abb. 42.4 und ◘ Abb. 42.5).

Verlauf, Prognose

Die motorische Entwicklung im Säuglings- und Kleinkindalter wie auch im Vorschulalter unterliegt raschen Veränderungen, sodass die Untersuchungsergebnisse nur begrenzte prognostische Validität haben. Die **Normalisierungsrate** bei motorischen Störungen liegt noch im Alter zwischen 8 und 13 Lebensjahren **bei etwa 50%**. Die Kinder mit umschriebenen motorischen Störungen haben eine relativ gute psychosoziale Prognose.

Allein wegen motorischen Ungeschicks ist das schulische Fortkommen in aller Regel nicht gefährdet.

Studien zeigen, dass die motorische Ungeschicklichkeit Kinder nicht daran hindert, begabungsadäquat Realschule oder Gymnasium zu besuchen und zu bewältigen.

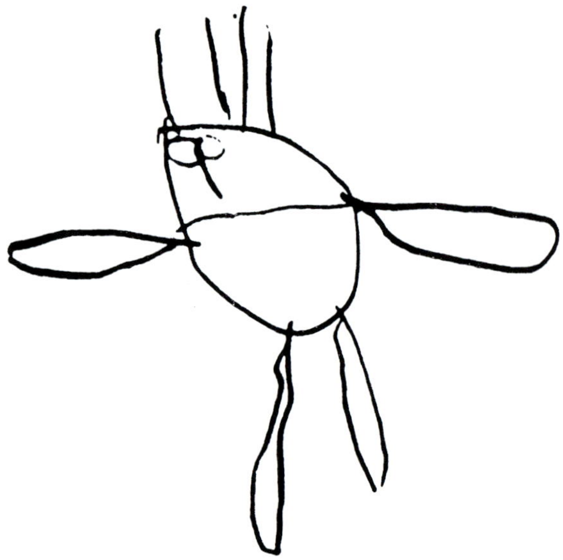

Abb. 42.4 Mann-Zeichen-Test (MZT) bei im Vergleich zu Abb. 43.5 älterer Patientin (5;9 Jahre), aber geringerer MZT-Leistung: der MZQ =70 entspricht einem Mann-Zeichentest-Alter von 5;0 Jahren. Patientin mit spastischer Hemiplegie rechts, Verbal-IQ =90 im HAWIVA: visuomotorischer Entwicklungsrückstand

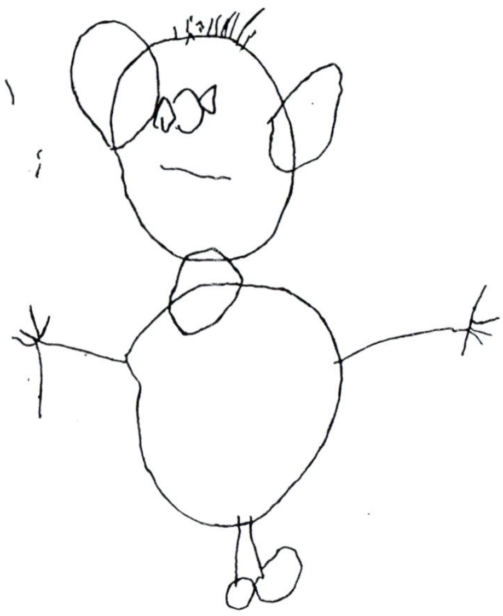

Abb. 42.5 Normaler altersgemäßer Mann-Zeichen-Test: der MZQ =119 entspricht einem Mann-Zeichentest-Alter von 6 1/2 Jahren bei einem Patient von 5;5 Jahren mit multipler Dyslalie und motorischem Entwicklungsrückstand (nach Körperkoordinationstest für Kinder Gesamt MQ =76): keine konstruktive Apraxie

Die schulische wie auch die psychische Prognose ist bei den allein motorisch beeinträchtigten Kindern signifikant besser als bei Kindern mit umschriebenen Sprachentwicklungsstörungen und Kindern mit Lese- und Rechtschreibstörungen. Bei schwergradigem psychomotorischem Ungeschick können sich jedoch durchaus schulische Leistungsprobleme ergeben und sich insbesondere im Jugendalter **Kontaktschwierigkeiten** und soziale Ängste ausbilden.

Diagnose

Diagnostische Verfahren zur Bestimmung der **motorischen Entwicklung** sind im **Vorschulalter** z. B. Bayley-Scales, Denver-Entwicklungstest, Griffiths-Entwicklungsskalen, Münchner funktionelle Entwicklungsdiagnostik (»Hellbrügge-Tests«), Sensomotorisches Entwicklungsgitter (Kiphard) oder der Motoriktest (MOT 4–6), für das **Schulalter** der Körperkoordinationstest (KTK; Cave: zu strenge Normen) und die Lincoln-Oseretzky-Skala (LOS-KF 18).

Visuomotorische Fertigkeiten werden erfasst mit: Frostig-Entwicklungstest, Ayres-Southern-California-Sensory-Integration-Test und visuomotorischer Bender-Gestalttest.

Wenn der Testwert mindestens $1^1/_2$ Standardabweichungen unter dem Mittelwert der motorischen Altersnorm liegt und gleichzeitig die Intelligenz signifikant (mindestens 1 bis $1^1/_2$ Standardabweichungen) über dem motorischen Testwert hinausreicht, so ist, wenn andere Ursachen ausscheiden, von einer umschriebenen Entwicklungsstörung auszugehen. »Soft-signs« finden sich bei **neurologischer Untersuchung** (z. B. nach Touwen 1982): choreatiforme (zuckende) und assoziierte Bewegungen (Mitbewegungen; z. B. kommt es bei der Prüfung der Diadochokinese rechts zu Mitbewegungen des linken Armes), Dysdiadochokinese, Fehlerhaftigkeit und Verlangsamung beim Finger-Daumen-Versuch, starke Ausgleichbewegungen beim Einbeinstand oder beim Strichgang.

Differenzialdiagnose

Differenzialdiagnostisch sind abzugrenzen:
- Zerebralparesen und andere neurologische Erkrankungen (z. B. Muskelerkrankungen),
- motorische Entwicklungsbeeinträchtigungen bei Intelligenzminderung,
- Sehbehinderung,
- psychiatrische Störungen (Angst, Depression, Asperger-Autismus, Zwang, Psychose).

Therapie

Eine rechtzeitige, in der Regel frühe Behandlung ist indiziert zur Steigerung des Geschicks, Förderung der Selbstständigkeitsentwicklung – z. B. das selbstständige Ankleiden im Kindergarten – und zur sportlichen und sozialen Integration in der Gruppe. Die Übungsprogramme zielen auf systematische Erweiterung motorischer Erfahrungen und Fertigkeiten. Die **Übungsbehandlungen** (»sensorisch-integrative Therapie«, »Wahrnehmungstraining«) finden im Rahmen von Ergotherapie, Motopädie oder Krankengymnastik statt.

42.3 Frühe Regulationsstörungen

Regulationsstörungen sind **Störungen »physiologischer« Entwicklung** von Schlaf, Nahrungsaufnahme und Schreiverhalten. Die physiologische Entwicklung des Schlaf-Wach-Rhythmus ist in ▶ Kapitel 43.4.1 abgehandelt. Der vorliegende Abschnitt beschränkt sich auf die Störungen des Fütterns und des Schreiens.

42.3.1 Fütterstörungen

Grundlagen

Die Fütterstörungen gehören zu den physiologisch begründeten Regulationsstörungen. Die Fütterstörungen haben definitorisch nicht ihre Ursache in einem primären erzieherischen oder pflegerischen Fehlverhalten der Betreuungsperson, sondern entsprechen einer regulatorischen Entwicklungsstörung der Fähigkeit des Kindes zur Nahrungsaufnahme.

▪▪ Epidemiologie
Fütterschwierigkeiten sind bei bis zu 30% der Kinder im Säuglings- und Kleinkindalter zu beobachten. Sie sind meist vorübergehend. Sie machen etwa 2% der Vorstellungsgründe pädiatrischer Patienten aus. Die Fütterstörungen treten als ernsthaftes Problem bei Kindern mit geistiger oder körperlicher Behinderung zu 30%, bei schwerster geistiger Behinderung zu 80% auf.

▪▪ Pathogenese
Die Fütterstörungen sind eine Dysfunktion der sich beim Säugling ausbildenden Fähigkeit, Nahrung zu sich zu nehmen, das Essverhalten zu regulieren. Eine primäre andere organische oder eine primär psychische Erkrankung sind definitorisch als Ursache ausgeschlossen. Eine **Chronifizierung** wird durch verstärkende pflegerische Einflüsse und frühe Gewöhnung möglich. Mangelnde Esserfahrung geht einher mit einer Deprivation der Wahrnehmungsentwicklung im Mund-Rachen-Raum bezüglich Konsistenz und Temperatur der Speisen, das Kind verschluckt sich häufiger.

▪▪ Klinik
Fütterstörungen führen zu ernsthaften Schwierigkeiten der Ernährung des Säuglings und des Kindes im frühen Alter. Die Kinder **verweigern die Nahrungsaufnahme**, sind extrem wählerisch, beim Füttern unruhig und gereizt oder aber apathisch. Begleitend tritt eine Rumination (wiederholtes Heraufwürgen von Nahrung ohne Übelkeit oder gastrointestinale Krankheit) auf. Die Folgen sind eine **mangelnde Gewichtszunahme** oder Gewichtsverlust. Die Fütterstörung besteht, obwohl das Nahrungsangebot angemessen, das Kind im übrigen gesund und Pflege und Fürsorge für das Kind adäquat sind.

Begleitstörungen Fütterstörungen treten bei Entwicklungsstörungen, autistischen Störungen und Intelligenzminderungen gehäuft auf. Komorbid sind vegetative Regulationsstörungen (häufiges Schreien, Schlafstörungen) zu beachten.

▪▪ Verlauf, Prognose
Fütterstörungen beginnen in der Regel im Säuglingsalter, seltener im 2. oder 3. Lebensjahr. Durch sekundäre inadäquate erzieherische Zuwendung und bei Chronifizierung kann es zu einer Habituation kommen, sodass Kaloriendefizite und Nährstoffmängel zu **Gedeihstörungen** führen. Serologische Zeichen einer akuten Unterernährung sind Anämie und Eiweißmangel. Die Essensverweigerung des Kindes löst erzieherische Interaktionsstörungen aus, sodass sekundär ein **erhöhtes Risiko der Kindesmisshandlung** besteht. Die Fütterstörungen, die im Säuglingsalter beginnen, dauern oft im Kleinkind- und Vorschulalter an.

▪▪ Diagnose
Die diagnostischen Symptome sind durch **körperliche Untersuchung**, Anamnese und Exploration eruierbar. Voraussetzung der Diagnose sind ein Gewichtsstillstand oder Gewichtsverlust über eine Mindestdauer von einem Monat und ein Beginn der Störung vor dem 6. Lebensjahr.

Die Beobachtung der **Interaktion zwischen Kind und Bezugsperson** beim Füttern und die Dokumentation der Qualität der bevorzugten und abgelehnten Nahrung, der täglichen Kalorienzahl und der situativen Umstände beim Füttern sind therapierelevant. Zu beachten sind Anzeichen der Gedeihstörung, fehlende Gewichtszunahme oder drastischer Gewichtsverlust, reduziertes Längenwachstum, beim Säugling Zeichen der **Exsikkose**: halonierte Augen, eingesunkene Fontanelle, verzögertes Verstreichen angehobener Hautfalten und Dystrophiezeichen. Daher sind eine sorgfältige internistische, neurologische und Psychodiagnostik notwendig.

▪▪ Differenzialdiagnose
Differenzialdiagnostisch sind zu beachten:
- durch pflegerische Fehler und Fehlernährung verursachte Fütterschwierigkeiten,
- Kindesmisshandlung und Kindesvernachlässigung,
- körperliche Erkrankungen (z. B. gastroösophagealer Reflux, chronische Leber- und Nierenerkrankungen),
- Schmerzzustände,
- Pica (wahlloses Essen von nicht essbaren Substanzen; ab dem 3. Lebensjahr diagnostizierbar),
- Nahrungsmittelunverträglichkeiten,
- Zustand nach Hirnschädigung (geistige Behinderung, Zerebralparese),
- gastrointestinale Störungsbilder,
- mundmotorische Störungen,
- andere psychiatrische Störungen (Hospitalismus, Bindungsstörung).

▪▪ Therapie
Eine **stationäre Therapie** ist nur bei Gedeihstörungen, einer Dauer der Fütterstörung von über 3 Monaten, bei drohender oder eingetretener Kindesmisshandlung und familiärer Erschöpfung notwendig. Dabei empfiehlt sich eine gemeinsame Aufnahme von Mutter/Vater und Kind zum indizierten Elterntraining. Das psychotherapeutische Verfahren der Wahl ist ein **verhaltenstherapeutisches Training** der Essensfunktionen (Mundöffnen, Abbeißen, Kauen, Schlucken) mit den Methoden von Desensibilisierung, operanter Verstärkung und des Modelllernens. Ein Ernährungsaufbau über eine befristete Sondierung kann indiziert sein.

42.3.2 Exzessives Schreien

Grundlagen Als »**Dreimonatskolik**« bekannt ist das **unstillbare Schreien,** eine relativ häufige Regulationsstörung des Säuglings, die sehr früh zu Interaktionsstörungen zwischen Kind und Eltern führen kann. Das exzessive Schreien ist eine Störung der Regulation, der »physiologischen« Entwicklung des Schreiverhaltens, des physiologischen Signals für Atemfunktion, Stimmentwicklung, Hunger und Durst und körperlichen Unwohlseins (Angst, Schreck; Schmerz). Leicht wird es als Ausdruck »fehlerhafter« elterlicher Fürsorge oder Symptom einer »zugrunde liegenden ernsthaften« anderen organischen Erkrankung des Kindes verkannt.

▪▪ Epidemiologie
Epidemiologische Daten fehlen; die Existenz von sog. »Schreikind-Ambulanzen« spricht für ein häufigeres Vorkommen.

▪▪ Pathogenese
Ein exzessives Schreien wird häufiger bei Kindern diagnostiziert, die im Sinne einer Temperamentsvariante als »schwieriges Kind« von **Regulations- und Anpassungsstörungen** an extrauterine Umstände und Rhythmen betroffen sind. Erzieherische Einflüsse können verstärkend wirken.

Cave
Bei psychisch labilen Eltern (z. B. mit Suchterkrankung, Persönlichkeitsstörung, akuter Stressüberforderung) können die Interaktionsstörungen bis zum Ausmaß einer Kindesmisshandlung eskalieren.

▪▪ Klinik

Das exzessive Schreien ist gekennzeichnet durch ein übermäßiges, häufiges und extrem **anhaltendes Schreien**, das ohne erkennbaren Grund eintritt, durch auch adäquate erzieherische und pflegerische Maßnahmen nicht zu stillen ist und die elterlichen Kräfte erschöpft. Das unstillbare Schreien beginnt in der Regel in der **2. Lebenswoche**, anfangs episodisch, häufig in der 2. Tageshälfte. Bei vielen Säuglingen erscheint das Abdomen gebläht, die Haut rötlich verfärbt, der Muskeltonus ist erhöht.

Begleitstörungen Häufig sind als Regulationsstörung Probleme des Schlaf-Wach-Rhythmus und Fütterstörungen komorbid.

▪▪ Verlauf, Prognose

Von der 2. Lebenswoche an steigern sich die Perioden unstillbaren Schreiens in der Regel bis in den 2. Lebensmonat hinein, um sich **allmählich abzuschwächen**; seltener dauern sie bis zum Ende der ersten 3 Lebensmonate an. Da sich der Schlaf-Wach-Rhythmus erst im Laufe des ersten Trimenon herausbildet, geht das exzessive Schreien den oft komorbiden Schlafstörungen voraus. Bei anhaltender exzessiver Störung wächst das Risiko von elterlicher Erschöpfung und **Eltern-Kind-Interaktionsstörungen**.

▪▪ Diagnose

Die Diagnose setzt voraus, dass das unstillbare Schreien an wenigstens 2 Tagen der Woche über mehr als 3 h pro Tag anhält und den Zeitraum von mindestens 3 Wochen überdauert. Die Kriterien ergeben sich aus **Anamnese** und Exploration. Notwendig sind eine **internistische und neurologische Untersuchung**, um organische Ursachen auszuschließen. Bei Interaktionsstörungen sind **familiendiagnostische Maßnahmen** indiziert, mit denen auch psychiatrische Störungen der Eltern ausgeschlossen werden können. Das Risiko von Misshandlungsereignissen ist einzuschätzen. Auf Symptome körperlicher Misshandlung, einer frühkindlichen Hirnschädigung und von schmerzhaften Erkrankungen (Otitiden, Ekzeme) ist zu achten.

▪▪ Differenzialdiagnose

Differenzialdiagnostisch sind auszuschließen:
- physiologisches Schreien,
- körperliche Schmerzen und schmerzinduzierende körperliche Erkrankungen als Ursache des Schreiens,
- Fehlernährung,
- zerebrale Schädigungen.

▪▪ Therapie

Die **Indikation** zur Behandlung besteht bei völliger Erschöpfung der Eltern, akutem Risiko der Kindesmisshandlung und bei Fortdauer der Symptomatik über den 3. Lebensmonat hinaus. Bei stationärer Behandlung empfiehlt sich die Mitaufnahme eines Elternteils.

Die **ambulante Beratung**, die mindestens wöchentlich und zeitaufwändig einzuplanen ist, zielt auf Entlastung, Strukturierungshilfen und erzieherisch-pflegerische Anleitungen.

42.4 Frühe Interaktionsstörungen

Die »Bereitschaften« zur Entwicklung eines normalen Schlaf-Wach-Rhythmus und zwischenmenschlichem Bindungsverhalten sind veranlagt. Ihre gesunde Entwicklung ist »störanfällig«. Sie kann durch ungünstige situative, erzieherische und pflegerische Umstände pathologisch verlaufen. Das Kapitel behandelt die induzierte Störung des Schlaf-Wach-Rhythmus und des Bindungsverhaltens.

42.4.1 Induzierte Schlafstörung

▪▪ Grundlagen

Störungen der »physiologischen« Schlafentwicklung (Insomnien) sind von **Ein- und Durchschlafstörungen** zu unterscheiden, die durch Umwelteinflüsse bei einem Kind, das primär einen normalen Schlaf-Wach-Rhythmus hat, verursacht sind. Sie können zu erheblichen familiären Belastungen führen.

▪▪ Epidemiologie

Spezifische epidemiologische Daten für induzierte Schlafstörungen fehlen. Einschlafstörungen insgesamt treten im Vorschulalter bei bis zu 15% mit einem Maximum zwischen 7. Lebensmonat und 3 Jahren auf. Die Weigerung, nach einem nächtlichen Aufwachen ins eigene Bett zurückzukehren, ist im Alter der 2- bis 4-Jährigen bei bis zu 53%, bei den 7-Jährigen bis zu 27% und bei den 11-Jährigen bis zu 2% zu beobachten.

▪▪ Pathogenese

Die Schlafstörungen sind induziert, definitorisch sind **erzieherisch-pflegerische und situative Einflüsse** ursächlich; begünstigend können kindliche Dispositionen sein. **Auf Seiten des Kindes** sind oft Ängste (Dunkelangst, Trennungsängste, Ängste, nicht mehr aufzuwachen) Anlass für Einschlafschwierigkeiten. Regulationsstörungen (unmotiviertes Schreien, Störung des Schlaf-Wach-Rhythmus) oder chronische organische Beeinträchtigungen (Atmungsbeschwerden bei chronischen Infekten) können sowohl Ein- als auch Durchschlafstörungen begründen.

> **Cave**
> **Die Wachphasen werden durch unzweckmäßiges, das Wachsein belohnendes Erzieherverhalten bestärkt und aufrecht erhalten.**

Die elterliche Zuwendung zu dem schlafinkompatiblen Verhalten beruhigt das Kind und bringt es letztendlich auch zum Schlaf, was längerfristig inadäquates Elternverhalten verstärkt.

Von elterlicher Seite können unregelmäßige Fütterungs- und Zubettgehzeiten, Wechsel des Schlafplatzes und Fehlen von Ritualen Einschlafstörungen provozieren. Durchschlafstörungen werden durch Verstärkung der nächtlichen Wachphasen mit Spielen, Gesprächen oder Naschereien bekräftigt. Unphysiologisches Füttern (ab dem 2. Lebensjahr ist ein nächtliches Stillen in der Regel nicht mehr notwendig) kann Grund für Schlafunterbrechungen sein. Induzierte Schlafstörungen werden häufiger bei Kindern von Müttern mit Depressionen und Angsterkrankungen beobachtet.

▪▪ Klinik

Induzierte Schlafstörungen äußern sich als Ein- und Durchschlafstörungen. **Einschlafprobleme** lassen den Säugling wach bleiben. Das Kleinkind und Schulkind zögern das Zubettgehen ungebührlich hinaus oder kommen immer wieder mit irgendeinem Anliegen aus dem Bett. **Durchschlafstörungen** sind durch Aufwachphasen während des Nachtschlafes gekennzeichnet. Ein- und Durchschlafstörungen werden entweder durch erzieherische oder situative Einflüsse (z. B. Verkehrslärm) verstärkt und aufrecht erhalten.

Begleitstörungen Oppositionelle Verhaltensstörungen sind häufig komorbid.

▪▪ Verlauf, Prognose

Die Störung, die im 2. Lebenshalbjahr diagnostisch erfasst werden kann, ist in ihrem weiteren Verlauf entscheidend davon abhängig, inwieweit es den Eltern gelingt, die Ein- und Durchschlafstörung durch **Korrektur der verstärkenden Einflüsse** auf schlafinkompatibles Verhalten vorzunehmen oder situative Ursachen der Schlafstörung (z. B. Lärmquellen) zu beseitigen. Obwohl Insomnien häufig sind, sind sie in kinder- und jugendpsychiatrischer Praxis nur relativ selten Anlass zur ärztlichen Konsultation. Die induzierte Schlafstörung beinhaltet ein 2- bis 3fach erhöhtes Risiko, dass sich mit ein bis 2 Jahren Verzögerung eine **Insomnie** ausbildet.

▪▪ Diagnose

Die Diagnose ergibt sich aus den **klinischen Symptomen** der Ein- und Durchschlafstörung und dem Nachweis eines funktionellen Zusammenhangs mit situativen oder erzieherischen Maßnahmen, die als induzierend gelten können. Aufgrund der physiologischen Entwicklung des Schlaf-Wach-Rhythmus kann die Diagnose frühestens nach dem 6. Lebensmonat gestellt werden. Die **elterlichen Angaben** in Anamnese und Exploration sind diagnoseführend. Fragen nach Beginn, Dauer und Verteilung der Schlaf- und Wachzeiten im Tages- und Nachtverlauf sowie nach den situativen Zusammenhängen (Schlafplatz, Lärmquellen, erzieherisches Reagieren) sind therapierelevant. Das **Schlafprotokoll** dokumentiert Zubettgehzeiten, Dauer bis zum Einschlafen, Wachperioden und die jeweiligen kindlichen und elterlichen Verhaltensweisen.

Im Säuglingsalter (2. Lebenshalbjahr) und Kleinkindalter ist dann von einer Einschlafstörung auszugehen, wenn die Zubettgehzeit bzw. Einschlafzeit sich mehr als eine Stunde hinauszögert und die Kinder zusätzlich zu den gewöhnlichen Zubettgehritualen in der Folge ihrer Einschlafstörung über den Zeitraum von einem Monat hinweg einer besonderen elterlichen Zuwendung bedürfen (zusätzliches Füttern, in den Schlaf schaukeln, besondere Annehmlichkeiten wie Naschereien, Vorlesen und Fernsehen). Eine solche **elterliche Intervention** wird von den Eltern irrtümlich als notwendig erachtet, dass das Kind überhaupt oder wieder zum Schlaf findet.

▪▪ Differenzialdiagnose

Differenzialdiagnostisch sind auszuschließen
- ösophagealer Reflux,
- andere somatische Erkrankungen (Otitiden, Ekzem),
- nicht-organische Insomnien (Regulationsstörung des Schlaf-Wach-Rhythmus),
- Parasomnien: Schlafwandeln (Auftreten im ersten Nachtdrittel); Albträume; Pavor nocturnus (Nachtschreck im ersten Drittel des Nachtschlafes auftretend),
- Schlafstörungen bei psychiatrischen Erkrankungen (hyperkinetisches Syndrom mit Einschlafstörungen und frühem Erwachen; Depression mit angstinduzierter Einschlafstörung; Schulängste (verbunden mit Symptomen der Schulverweigerung); nächtliches Einnässen.

▪▪ Therapie

Die **stationäre Therapie** ist selten und nur angezeigt, wenn ambulante Maßnahmen nicht erfolgreich sind, bei Gefährdung des Kindeswohls oder Erschöpfung der Eltern. Die **Beratung** beinhaltet eine Information der Eltern über die Physiologie der normalen Schlafentwicklung. Ratschläge beziehen sich auf die Gestaltung des Schlafraumes (dunkel, ruhig, adäquate Raumtemperatur, bequemes Bett) und eines Zubettgehrituals (zu Bett bringen mit Müdigkeitsphase des Kindes verbinden; Gute-Nacht-Geschichte, Nachtgebet; das Gewähren eines Fetisch, einer Windel oder Spieluhr). Die **Ernährungsberatung** dient der Vermeidung aufputschender Getränke vor dem Schlafengehen, Regulierung der Fütterzeit, Vermeidung des Fütterns in nächtlichen Wachzeiten nach dem 6. Lebensmonat. Hilfreich ist, dass das Kind nicht durstig und hungrig ins Bett geht und vor dem Zubettgehen anregende Spiele und Fernsehen vermeidet. Unangemessene Schlafzeiten tagsüber müssen vermieden werden.

Durchschlafstörungen werden **verhaltenstherapeutisch** behandelt. Praktikabel ist insbesondere die **»graduelle Löschung«**: die elterliche Zuwendung erfolgt, wenn das Kind schreit oder ruft, in den ersten Nächten nach einer Minute, in den folgenden Nächten minutenweise verzögert, während die Anwesenheitszeiten bei wachem Kind sukzessive verkürzt werden. Dabei kann das Kind beruhigt, darf jedoch nicht wieder durch besondere Belohnung oder Bestrafung in seinen Wachphasen bestärkt oder erregt werden.

42.4.2 Reaktive Bindungsstörung im Kindesalter

▪▪ Grundlagen

Die Bindungsstörung ist eine **Interaktionsstörung**. Sie entsteht in der frühen Kindheit und kann zu irreversiblen Störungen in der Fähigkeit des Menschen führen, verlässliche und tragende **Beziehungen zu Mitmenschen** zu gewinnen. Deprivations- und Bindungsforschung verweisen auf die große Bedeutung qualifizierter konstanter Zuwendung, Pflege und Erziehung des Kindes durch eine Bezugsperson oder durch ein »Netzwerk« konstanter Bezugspersonen, insbesondere und erstrangig (nicht ausschließlich) der Familie. Unsicherheiten des Bindungsverhaltens sind in der frühen Kindheit häufig und Teil einer normalen Varianz (Vorkommen bis zu 40%). Die Bindungsstörung ist hingegen wesentlich seltener; verlässliche Prävalenzangaben fehlen. Allerdings ist die Diagnose einer Bindungsstörung bei Patienten in kinderpsychiatrischer Tagesklinik und vollstationärer Klinik nicht selten.

▪▪ Pathogenese

Die Bezeichnung **»reaktiv«** ist gewählt, weil die Bindungsstörung – anders als bei der autistischen Störung – nicht eine primäre Veranlagung des Kindes ist, sondern **Folge von erzieherischen Einflüssen**, die dem Kind die Chance nehmen, Bindungsfähigkeit auszubilden. Dabei spielen emotionale, erzieherische und pflegerische Deprivation, Misshandlung oder eine unqualifizierte institutionalisierte Fürsorge (z. B. Personalmangel; unqualifizierte, ständig wechselnde Erzieher im Heim) eine Rolle. Schwierige **Temperamentseigenschaften des Kindes** können es den Eltern und anderen Bezugspersonen erschweren, eine stabile Bindung zum Kind zu gewinnen.

▪▪ Klinik

Reaktive Bindungsstörungen entwickeln sich in den ersten 5 Lebensjahren. Sie äußern sich als Störung der sozialen Beziehungen und der Emotionalität.

Beim **Subtypus der »gehemmten Bindungsstörung«** verhalten sich die Kinder **gegenüber Gleichaltrigen** ambivalent, sie wenden sich bei Zuwendung ab, wirken ablehnend und gleichgültig, manche sind autoaggressiv oder fremdaggressiv. Von Erwachsenen sind sie durchaus ansprechbar, ihr Zuwendungsverhalten ist jedoch qualitativ gestört. Emotional sind die Kinder apathisch, unglücklich, furchtsam und übervorsichtig. Wachstumsverzögerungen kommen vor. Die Bindungsstörung ist in der Regel Folge schwerwiegender erzieherischer Vernachlässigung und Kindesmisshandlung. Ein Aufwachsen in einem konstanten pflegerischen und erzieherisch förderlichen Lebensfeld kann die Störung wesentlich abschwächen oder beheben.

Die **»Bindungsstörung des Kindesalters mit Enthemmung«** wird als Subtypus von der »gehemmten Form« abgegrenzt. Die »Enthemmung« ist gekennzeichnet durch eine »distanzlose«, undifferenziert **unkritische soziale Beziehungsaufnahme**. In den Bindungen verhält sich das Kind zugleich anklammernd und beliebig. Im Alter von 5 Jahren ist das diffuse Kontaktverhalten zusätzlich durch ständiges Heischen nach Aufmerksamkeit gekennzeichnet. Im Unterschied zum gehemmten Typus der reaktiven Bindungsstörung tendieren Bindungsstörungen des Kindesalters mit Enthemmung zu einer Stabilität, auch wenn die Milieubedingungen stabil entwicklungsfördernd werden.

Begleitstörungen Häufig sind allgemeine Entwicklungsrückstände, Regulationsstörungen (gestörter Schlaf-Wach-Rhythmus, Fütterstörung), Pica (Essen ungenießbarer Substanzen), Rumination und Wachstumsstörungen komorbid. Auf körperliche Misshandlungssymptome ist zu achten.

▪▪ Verlauf, Prognose

Die Prognose ist für den Subtypus der »gehemmten Bindungsstörung« günstig, wenn das Kind frühzeitig in stabile und qualifizierte Pflege- und Erziehungsverhältnisse kommt (z. B. durch Adoption). Der enthemmte Typus bleibt auch unter günstigen Lebensverhältnissen stabil. Dies ist auch für die gehemmte reaktive Bindungsstörung bei 30% der deprivierten Kinder zu erwarten, wenn die Deprivation vor dem Alter von 6 Jahren über 2 Jahre anhielt. Bei einer weniger als halbjährigen Deprivation im Vorschulalter ist eine anhaltende Bindungsstörung nur bei 7% zu beobachten.

▪▪ Diagnose

Wesentlich für die Diagnose ist der Beginn der Störung vor dem 5. Lebensjahr und ihre **Generalisierung** über verschiedene soziale Situationen hinweg; sie geht über die Beziehungsstörung zu einer bestimmten Person hinaus. Kennzeichnend sind zudem die Zusammenhänge mit **deprivierenden Lebensverhältnissen**. Die Informationen sind eher fremdanamnestisch als verlässlich durch die Eltern des Kindes zu gewinnen (Auskünfte des Jugendamtes, von Kindergärtnerinnen, Kinderärzten, Pflegepersonal in Krankenhäusern; Großeltern). Die Merkmale körperlicher und psychischer Deprivation und Misshandlung sind durch internistische und entwicklungsneurologische Untersuchungen sowie Entwicklungsdiagnostik bestimmbar. Die **Kontaktstörung** wird bei der ärztlichen Untersuchung u. U. darin deutlich, dass das Kind »distanzlos« ist oder aber Körperkontakt unangemessen abwehrt. Als ein Indiz kann auch gelten, wenn sich das Kind bei Ermüdung oder Angst nicht der vertrauten Bezugsperson, sondern sich einer dem Kind fremden Person zuwendet.

▪▪ Differenzialdiagnose

Differenzialdiagnostisch sind zu beachten:

- Bindungsstörungen, die sich auf eine Bezugsperson begrenzen und nicht Ausdruck einer generellen emotionalen Störung sind.
- Autistische Störungen (tiefgreifende Entwicklungsstörungen). Kinder mit autistischer Störung sind nicht fähig zu adäquater wechselseitiger Kommunikation; kennzeichnend sind zudem eingeengtes, stereotypes Verhalten und Störung der Interessensbildung.

▪▪ Therapie

Die stationäre Behandlung ist indiziert, wenn das Kindeswohl bei weiterem Aufenthalt in der Familie gefährdet ist. Ziel ist es, dem Kind ein langfristig stabiles, entwicklungsförderndes Lebensumfeld zu sichern.

Die Behandlung umfasst Maßnahmen, die die gesamte Lebenssituation des Kindes in Betracht ziehen. Oft schließt sich einer **kinder- und jugendpsychiatrischen Intervention** eine stationäre Jugendhilfemaßnahme an (Vermittlung in Pflegefamilie oder Adoption; Heimunterbringung).

Bei Verbleib des Kindes in der Familie sind **familienentlastende Maßnahmen und Elterntraining** zu einem bindungsfördernden erzieherischen Umgang mit dem Kind indiziert. Jugendhilfemaßnahmen betreffen Hilfen zur Erziehung nach § 27 KJHG oder bei (drohender) seelischer Behinderung Eingliederungshilfe nach § 35a Sozialgesetzbuch (SGB) VIII, im Bereich der Frühförderung nach dem Bundessozialhilfegesetz (BSHG).

42.5 Parasomnien

Parasomnien gehören zu den Schlafstörungen. Sie werden von den Dyssomnien unterschieden. **Schlafstörungen** sind durch Ein- und Durchschlafstörungen gekennzeichnet. Dauer, Qualität und Zeitpunkt des Schlafes sind normabweichend und mit Leidensdruck und Alltagsbeeinträchtigungen verbunden. Zu den **Dyssomnien** zählen die **Insomnien** (Ein- und Durchschlafstörungen), die **Hypersomnie** (gekennzeichnet durch extremes Schlafbedürfnis und unverhältnismäßig langen Nachtschlafphasen) und die **Störungen des Schlaf-Wach-Rhythmus** (▶ Abschn. 42.4.1). Dieser Abschnitt beschränkt sich auf die **Parasomnien**. Sie sind gekennzeichnet durch **abnorme Erlebnisse und Verhaltensweisen**, die **während des Schlafes** auftreten und entweder vom betroffenen Kind selbst oder den Bezugspersonen als störend und beeinträchtigend wahrgenommen werden.

42.5.1 Pavor nocturnus (Nachtschreck)

▪▪ Grundlagen

Pavor nocturnus bezeichnet ein **plötzliches Aufschrecken im Schlaf**. Das Kind zeigt sich in einer Weise erregt, als befinde es sich in einem panischen Angstzustand, sodass die Eltern, die dieses – tatsächlich harmlose – Störungsbild nicht kennen, selbst erschreckt und in Sorge sind.

▪▪ Epidemiologie

Die Prävalenz für Episoden des Pavor nocturnus wird bei Kindern zwischen 1 und 6%, bei Erwachsenen auf weniger als 1% eingeschätzt. Am häufigsten tritt der Nachtschreck im **Vorschul- und Grundschulalter** auf, um zum Jugendalter hin seltener zu werden. Jungen sind häufiger als Mädchen betroffen.

▪▪ Pathogenese

Pavor nocturnus hat eine bis zu 10fach erhöhte Prävalenz unter Verwandten 1. Grades. Dies spricht für eine **Veranlagungskomponente**, die in Abhängigkeit der zentralnervösen Reifung zu Fehlregulationen des Erregungsniveaus im Zustand des Schlafes führt. Er tritt meistens beim Übergang aus dem NREM-Schlaf (Tiefschlafstadium IV) in den REM-Schlaf auf.

Übermüdung oder Alkohol können u. a. die **Auslösung** begünstigen. Der Pavor nocturnus ist nicht als Ausdruck einer Emotionalstörung oder eines unbewältigten psychischen Konflikts zu interpretieren.

▪▪ Klinik

Die Symptomatik ist gekennzeichnet durch

- plötzliches Aufschrecken *im* Schlaf (nicht aus dem Schlaf, da das Kind dabei nicht im Wachzustand ist);
- Auftreten meist während des ersten Drittels des Nachtschlafes auch mehrmalig;

- Beginn mit einem Panikschrei, Aufsetzen oder Aufstehen und Herumlaufen mit allen Anzeichen eines ängstlichen Erregungszustandes: Fluchttendenzen, Bitten um Hilfe und gleichzeitig Abwehrreaktionen, Tachykardie, Tachypnoe, weite Pupillen, Schwitzen;
- keine oder schwere Erweckbarkeit, Abwehr von Beruhigungsversuchen; in der Regel sofortiges normales Weiterschlafen oder nach Erweckung sofortiges Wiedereinschlafen;
- meist vollständige Amnesie oder nur bruchstückhaftes Erinnerungsvermögen an das Ereignis.

Dem Pavor nocturnus kann Schlafwandeln vorausgehen oder nachfolgen.

Verlauf, Prognose

Der Pavor nocturnus, der zwischen dem 4. und 12. Lebensjahr beginnt, bildet sich in aller Regel bis zur Adoleszenz zurück. Relativ **selten** finden sich **psychische Belastungen** oder Erkrankungen. Sie sind jedoch häufiger, wenn der Nachtschreck auch noch im Jugendalter besteht (Angststörung, Persönlichkeitsstörung). Die Episoden können in Abständen von Tagen und Wochen auftreten. Nur wenige Patienten behalten die Symptomatik bis in das Erwachsenenalter hinein. Grundsätzlich stellt der Pavor nocturnus keine ernsthafte psychiatrische oder neurologische Erkrankung dar.

> **Kennzeichnend für Pavor nocturnus ist das Auftreten im ersten Drittel des Nachtschlafes und die fehlende oder sehr unvollständige Erinnerung an das Ereignis. Albträume werden dem gegenüber lebhaft erinnert.**

Diagnose

Die **Symptomatik** wird in der Regel von den Eltern charakteristisch beschrieben. Gezielt ist nach dem Zeitpunkt des Auftretens (erstes Drittel des Nachtschlafes), dem Grad der Erweckbarkeit, der Dauer (30 s bis etwa 3 min) und dem Erinnerungsvermögen des betroffenen Kindes (regelhaft ist die Amnesie) zu fragen. Aus differenzialdiagnostischen Gründen empfiehlt sich eine **EEG-Schlafableitung** zum Ausschluss eines zerebralen Anfallsleidens.

Differenzialdiagnose

Differenzialdiagnostisch sind zu beachten:

- zerebrale Anfallsleiden (durch EEG-Befund abgrenzbar; häufig beim Übergang vom Schlaf- in den Wachzustand oder vom Wach- in den Schlafzustand auftretend; häufig tonisch-klonische Symptomatik und Einnässen),
- Albträume (nicht an das erste Schlafdrittel gebunden, Kind ist leicht erweckbar und es vermag detailliert von einem Angsttraum zu berichten),
- Schlafwandeln (häufig komorbid mit Pavor nocturnus, jedoch ohne ängstlichen Erregungszustand),
- substanzinduzierte Schlafstörung (Sedativa, Alkoholkonsum).

Therapie

Die Behandlung erfolgt **ambulant**. Vorrangig ist die Erklärung der Störung als eine gutartige Schlafstörung, die sich in der Regel spontan ohne besondere Therapiemaßnahme bis zum Jugendalter zurückbildet. Eine weitergehende Behandlung ist nur bei Eigengefährdung, die bei der Kombination mit Schlafwandeln gegeben sein kann, notwendig. In diesen überaus seltenen Fällen ist eine Veränderung des Schlafmusters durch **Medikation** (z. B. Imipramin) indiziert. Im Übrigen ist bei Jugendlichen von Alkoholkonsum abzuraten, die Störung möglicherweise induzierende Medikamente sind, wenn möglich, abzusetzen.

42.5.2 Somnambulismus (Schlafwandeln)

Grundlagen

Somnambulismus oder Schlafwandeln ist eine Schlafstörung, die durch ein **Herumlaufen während des Schlafzustandes** gekennzeichnet ist. Schlafwandeln ist häufig mit Pavor nocturnus vergesellschaftet.

Epidemiologie

Schlafwandeln wird bei 15% der Vorschulkinder beobachtet, wobei die Anfälle einmalig bis mehrfach pro Woche auftreten können. In der Regel treten sie im Alter **zwischen 4 und 12 Jahren** und nur selten im Jugendalter auf.

Pathogenese

Die erhöhte Prävalenz des Schlafwandelns bei Angehörigen 1. und 2. Grades spricht für eine **genetische Disposition** zu einer Regulationsstörung in der Tiefschlafphase. Psychosoziale Belastungen, Medikamente und Alkohol können auslösend wirken.

Klinik

Das klinische Bild ist gekennzeichnet durch

- Verlassen des Bettes aus dem Schlaf heraus (meistens im ersten Drittel des Nachtschlafes) für die Dauer von Minuten bis zu einer halben Stunde, wobei **Orientierungslosigkeit** und somit auch Verletzungsgefahr besteht,
- keine oder schwere Erweckbarkeit,
- Amnesie für die Episode nach dem Erwachen,
- keine Anzeichen psychischer Beeinträchtigung nach dem Erwachen aus der Episode heraus,
- kein Hinweis auf organische oder psychische Störungen (z. B. Epilepsie).

> **Cave**
> **Beim Schlafwandeln befindet sich das Kind im Schlafzustand, es hat daher keine Orientierung: es besteht Verletzungsgefahr!**

Verlauf, Prognose

Das Schlafwandeln folgt in der Regel dem Pavor nocturnus. Die Symptomatik bildet sich bis zum Jugendalter zurück; persistiert die Symptomatik in das Erwachsenenalter hinein, so ist auf Angststörungen und Persönlichkeitsstörungen zu achten.

Diagnose

Die Diagnose ergibt sich aus den elterlichen Angaben zur Symptomatik. Die **charakteristischen Kennzeichen** (Herumlaufen im Schlafzustand, schwere Erweckbarkeit, Auftreten während des ersten Drittels des Nachtschlafes, Amnesie) sind gezielt zu erfragen und können durch ein **Schlafprotokoll** genauer erfasst werden. Eine **EEG-Schlafableitung** empfiehlt sich. Der Zusammenhang mit Fieber, Schlafentzug, Alkoholkonsum und Medikamenteneinnahme wie auch psychischen Belastungen ist zu erfragen, da diese Einflüsse auslösend wirken können.

Differenzialdiagnose

Differenzialdiagnostisch sind zu beachten:

- Pavor nocturnus (gekennzeichnet durch panisches Erscheinungsbild),
- Albträume (sie werden lebhaft erinnert und treten nicht regelhaft im ersten Drittel des Nachtschlafes auf, sondern eher im letzten Drittel),

- dissoziative Dämmerzustände (sie treten nicht im Schlafzustand auf, sondern beginnen im Wachzustand, das Verhalten ist zielgerichtet).

▪▪ Therapie

Die Intervention beschränkt sich in der Regel auf eine **ambulante Beratung**. Meistens genügt die ausführliche Erklärung der Art der Störung mit guter Prognose. Wichtig ist allerdings der Hinweis auf eine mögliche **Verletzungsgefahr**, da das Kind während des Schlafwandelns desorientiert ist, sich im Schlaf befindet und Gefahren nicht erkennen kann. Bei schwerer Ausprägung mit Selbstgefährdung können Weckversuche vor dem Zeitpunkt, in dem das Schlafwandeln in aller Regel nachts auftritt, hilfreich sein. Möglich ist auch die **medikamentöse Beeinflussung** der Schlaftiefe, z. B. durch Imipramin.

42.5.3 Albträume

▪▪ Grundlagen

Albträume sind **angstbesetzte Träume**, durch die das Kind aufwacht und sich durch die Erinnerung an die angstinduzierenden Traumabläufe beeinträchtigt fühlt.

▪▪ Epidemiologie

Albträume kommen bei bis zu 50% der Vorschulkinder und bei bis zu 20% der 6- bis 12-jährigen Kinder vor, sie sind häufiger bei Mädchen.

▪▪ Pathogenese

Eine genetische Disposition für Albträume ist wahrscheinlich. **Psychische Belastungen** (familiäre Konflikte, angstinduzierende Alltagserlebnisse), fieberhafte Erkrankungen, Schlafmangel, sedierende Medikamente und Alkohol können Albträume induzieren.

▪▪ Klinik

Albträume sind durch folgende Kriterien gekennzeichnet:
- plötzliches angstbesetztes Aufwachen aus dem Nachtschlaf mit lebhafter Erinnerung an Einzelheiten, wobei der Trauminhalt angstinduzierend, Leib und Leben bedrohend erlebt wurde,
- Auftreten typischerweise in der 2. Nachthälfte,
- Ansprechbarkeit und rasche Orientierung nach dem Aufwachen,
- erheblicher Leidensdruck mit der Erinnerung an das Bedrohungserlebnis im Traum,
- Ausschluss einer organischen Erkrankung oder medikamentös oder drogeninduzierten Schlafstörung.

▪▪ Verlauf, Prognose

Albträume haben in der Regel **keinen Krankheitswert**. Dies trifft nur dann zu, wenn dadurch Alltagsaufgaben erheblich beeinträchtigt werden (z. B. Verweigerung des Schulbesuchs aufgrund von Trennungsangst; häufiges, nahezu nächtliches Auftreten, so dass sekundär Ein- und Durchschlafstörungen aufgrund von Erwartungsängsten entstehen). In der Adoleszenz treten Albträume nur noch selten auf, wenn sie nicht Symptom einer posttraumatischen Belastungsstörung sind.

▪▪ Diagnose

Die Diagnose ergibt sich aus der Schilderung der **Symptomatik**, im Unterschied zu Pavor nocturnus und Somnambulismus können das Kind oder der Jugendliche selbst von dem Ereignis berichten, da sie die Details des Albtraums sehr gut erinnern. Auf belastende Alltagsereignisse ist zu achten. Eine EEG-Schlafableitung kann bei Störungsausprägungen, die einen Behandlungsbedarf haben, indiziert sein.

▪▪ Differenzialdiagnose

Differenzialdiagnostisch sind abzugrenzen:
- Pavor nocturnus und Somnambulismus, die jeweils mit einer Amnesie einher gehen und in aller Regel im 1. Drittel des Schlafes auftreten;
- schlafabhängige Epilepsieformen sind durch klinisches Bild und EEG-Korrelate unterscheidbar, bei Epilepsie ist nach dem Ereignis keine rasche Orientierung gegeben;
- medikamentös oder drogeninduzierte Angstzustände sind durch entsprechende Exploration und bei Indikation durch Drogenscreening auszuschließen.

▪▪ Therapie

Eine spezifische Therapie ist in der Regel nicht notwendig. Die **ambulante Beratung** beinhaltet eine Erklärung der Parasomnie und die Betonung der guten Prognose. Auf mögliche **induzierende Einflüsse** (mangelhafte Schlafhygiene; im Jugendalter Drogenkonsum) ist zu achten.

42.6 Emotionale Störungen des Kindesalters

Die emotionalen Störungen sind wahrscheinlich die **häufigste psychische Problematik** im Kindesalter. Ihre Prognose ist durchaus nicht so günstig wie noch vor wenigen Jahren angenommen. Tatsächlich gründet ein Teil der Angsterkrankungen und depressiven Störungen des Erwachsenenalters in Ängsten und depressiven Entwicklungen des Kindesalters. Das Kapitel beschränkt sich auf »Trennungsängste«, »phobische Störungen« und die Depressionen.

42.6.1 Emotionale Störungen mit Trennungsangst

▪▪ Grundlagen

Trennungsängste sind primär **»physiologisch«**, wie dies etwa beim gesunden Säugling im Alter von 6–8 Monaten als »Fremdelreaktion« erkennbar wird. **Pathologisch** sind Trennungsängste und als emotionale Störung zu werten, wenn die Furcht vor Trennung außergewöhnlich schwerwiegend ist, sie über die typische Altersstufe hinaus andauert und mit der Trennungsangst soziale Funktionen schwerwiegend beeinträchtigt sind. Die Angst bezieht sich auf die **Trennung von vertrauten Bezugspersonen**, meistens von den Eltern. Die Angst kann sich bis in das Jugendalter hinein fortsetzen.

▪▪ Epidemiologie

Etwa 3,5–5% der Kinder leiden unter Trennungsangst. Sie erfasst Jungen und Mädchen gleichermaßen, am häufigsten um das 11. Lebensjahr.

▪▪ Pathogenese

Die Ursache pathologischer Trennungsängste wird in einer Wechselwirkung zwischen **ängstlicher Disposition** (Temperamentsmerkmal, kognitive Faktoren) und **Lebenseinflüssen** (Bindungserfahrungen, Traumata, Erziehungseinflüsse) gesehen. Das Risiko ist bei gehemmten, passiven, scheuen und neue Situationen meidenden Kleinkindern erhöht, insbesondere wenn sie unsichere soziale Bin-

Tab. 42.1 Differenzialdiagnose von Schulphobie, Schulangst und Schuleschwänzen (Formen der Schulverweigerung)

	Schulphobie	Schulangst	Schuleschwänzen
Symptomgenese	Angst vor Trennung von wichtigen Bezugspersonen	Vermeidung von Straferleben im Schulbereich (Leistungs- und Sozialängste)	Vermeidung von Unlust; Bevorzugen von lustbetonten Aktivitäten
Pathogene Faktoren	Meist Mutter-Kind-Symbiose, begründete kindliche Ängste vor Verlassenwerden; innerfamiliäre Probleme und Konflikte	Psychische oder physische Insuffizienz (Lernschwächen, körperliche Schädigungen); innerschulische Probleme: Hänseleien und Bedrohung durch Mitschüler; Konflikt mit Lehrer	Mangelnde Gewissensbildung (unzureichende Erziehung; Störung des Sozialverhaltens)

dungen erfahren mussten. Die **Heritabilität** wird auf bis zu 60% geschätzt. Angstauslösend und angsterhaltend sind Körperwahrnehmungen (z. B. Übelkeit, Tachykardie) und Gedankengänge (z. B. Gedanken, verlassen zu werden), die mit einer Trennungssituation über **Lernprozesse** erworben wurden. Bei **Familienangehörigen** sind Angsterkrankungen, Depressionen, Somatisierungsstörungen, Alkoholismus und ein angstinduzierender Erziehungsstil (übermäßige soziale Isolierung; ständige Hinweise an das Kind, es könne sich sozial falsch verhalten, Überbehütung) häufiger anzutreffen. Gelegentlich sind es angstinduzierende **Trennungserfahrungen**, die auslösend wirkten, wie etwa eine vom Kind traumatisch erlebte Hospitalisierung. Ursache kann auch die übermäßige Sorge um das Wohl eines Elternteils oder anderen Bezugspersonen sein, wenn diese lebensbedrohlich erkrankt sind oder in einem schwerwiegenden, die Existenz der Familie gefährdenden Konflikt leben.

Somatische Symptome wie Kopfschmerz, Übelkeit und Erbrechen, wenn sie chronisch akut im Augenblick der Trennungssituation ausgelöst werden, sind Symptome der Trennungsangst. Diese werden von empfänglichen Eltern und Kindern nicht als Angstsymptom erkannt, sondern als organische Krankheitssymptome interpretiert, somit Ursache und Wirkung verwechselt. Wird auch ärztlich die primäre Angststörung nicht erkannt und werden die körperlichen Symptome irrtümlich als primär angesehen und auch jeweils medikamentös und mit Krankschreibungen behandelt, so kann die Angst eine exzessive Verstärkung erfahren und chronifizieren.

Klinik

Der Angstsymptomatik ist in den verschiedenen Altersstufen gemeinsam, dass sich das Kind nicht von zu Hause und insbesondere von der Mutter zu trennen vermag. Bei bevorstehenden Trennungen äußert sich die Angst in **körperlichen Beschwerden** wie Bauchschmerzen, Kopfschmerzen, Übelkeit und Erbrechen, sodass häufig der Kinderarzt aufgesucht wird, eine körperliche Ursache für die Symptomatik aber nicht gefunden wird. Versuchen die Eltern, die Trennung gegen die Ängste des Kindes durchzuführen, so kann es in Panik geraten, sich anklammern und schreien und sich mit allen Mitteln wehren. Einschlafstörungen können eintreten. Das Kind verbietet den Eltern, das Haus zu verlassen, wenn das Kind zurückbliebe. Der Besuch des Kindergartens (**Kindergartenphobie**) oder der Schule (**Schulphobie**) wird in extremen Fällen über Jahre verweigert. Beim Schlafengehen fürchten sich die Kinder vor Dunkelheit, Räubern, Unglücken, Krankheit und Tod. Die Kinder sind oft ängstlich-anklammernd einerseits, andererseits fordernd und in der Durchsetzung egoistischer Interessen rücksichtslos.

Verlauf, Prognose

Die Remissionsrate der milderen Formen emotionaler Störung mit Trennungsangst liegt bei über 70%. Allgemeine überängstliche Disposition und früher Beginn sind ungünstige Prognosefaktoren. Etwa 30% der Kinder mit Trennungsängsten entwickeln auch im späteren Alter **psychiatrische Störungen**. Besonders nachteilig wirkt sich die Schulphobie, die etwa 1–2% der Schulkinder betrifft, aus, da sie das Kind durch schulische Fehlzeiten in Lernversäumnisse und soziale Isolierung hineinführt, sodass Schulängste hinzukommen.

Diagnose

Diagnostisch ausschlaggebende Symptome sind:
- unrealistische, vereinnahmende Besorgnis über mögliches Unheil, das Bezugspersonen zustoßen könnte, sie weggehen und nicht wiederkommen könnten (z. B. Autounfall; schwere Erkrankung eines Elternteils),
- unrealistische, vereinnahmende Besorgnis, dass irgendein unglückliches Ereignis das Kind von einer wichtigen Bezugsperson trennen könnte (z. B. elterliche Trennung; Entführung; eigene Erkrankung),
- andauernde Verweigerung des Besuchs von Kindergarten oder Schule,
- andauernde, nicht altersgemäße Weigerung, ins Bett zu gehen, wenn keine Bezugsperson dabei ist,
- unangemessene Furcht, ohne eine Hauptbezugsperson zu Hause zu sein,
- wiederholt somatische Reaktionen wie Übelkeit, Bauchschmerz, Kopfschmerz und Erbrechen bei auch nur versuchter Trennung von einer wichtigen Bezugsperson.

Die Symptomatik kann durch Angstinterviews und **Angstskalen** standardisiert erfasst werden.

Differenzialdiagnostisch sind phobische Störungen und Schulangst abzugrenzen (Tab. 42.1).

Therapie

Bei leichten Störungen genügt eine **elterliche Beratung**, die insbesondere auch die somatischen Symptome als Angstsymptome erklärt und die Psychogenese und funktionellen Zusammenhänge der Angst darlegt. In der **Psychotherapie** kommt es darauf an, dass dem Kind möglichst im natürlichen Lebensumfeld Trennungserfahrungen ermöglicht werden, die es zu überwinden vermag, sodass es daraus Handlungsspielräume für Trennungssituationen erwirbt.

> **Bei Kindergarten- oder Schulphobie ist der Besuch von Kindergarten bzw. Schule so rasch wie möglich einzuleiten.**

Bei Trennungsängsten sind gemeinsame »Mutter-Kind-Kuren«, die meist zu weiteren Schulversäumnissen, sozialer Isolation und verstärkter symbiotischer Mutter-Kind-Beziehung beitragen, kontraindiziert. Vielmehr sollten dem Kind Trennungserfahrungen ermöglicht werden, mit denen es lernen kann, Ängste zu überwinden.

Tab. 42.2 Häufigere Phobien im Kindesalter

Angstobjekt/Angstsituation	Fachbegriff
Tiere	Zoophobie
Blut	Hämatophobie
Dunkelheit	Nyktophobie
Feuer	Pyrophobie
Höhe	Akrophobie
Kleine oder geschlossene Räume	Klaustrophobie
Fremde Personen	Xenophobie
Gewitter	Brontophobie

Indiziert ist auch eine **Elternschulung** (Elterntraining), mit dem erzieherische Handlungsspielräume für Trennungssituationen erarbeitet werden. Ein stützendes und strukturierendes Vorgehen ist wesentlich, nachrangig sind konfliktorientierte und aufdeckende Verfahren. Gelegentlich ist eine **kurzfristige antidepressive Medikation** hilfreich. Vorrangig sind jedoch die Erziehungsberatung und verhaltenstherapeutische Programme. Leidet ein Elternteil selbst an Trennungsangst, die sich verstärkend auf die Trennungsangst des Kindes auswirkt, so ist das ohnehin gegebene Risiko des Abbruchs einer begonnenen Behandlung des Kindes zusätzlich erhöht. Dann empfiehlt sich ergänzend zu Elterntraining auch eine Therapie der elterlichen Angsterkrankung. Die therapeutische Einbeziehung der Eltern gilt grundsätzlich auch dann, wenn eine Erkrankung (z. B. Depression der Mutter mit Suizidalität) oder ein Konflikt der Eltern (schwerer aggressiver Ehekonflikt) die Trennungsangst des Kindes begründen.

42.6.2 Phobische Störungen des Kindesalters

▪▪ Grundlagen

Ängste vor bestimmten Objekten und Situationen sind physiologisch (z. B. 0–6 Monate: aversive Reize; 6–9 Monate: Fremdeln, übergroße Köpfe; 9–24 Monate: Trennungsangst; 3–7 Jahre: Dunkel-, Gewitter-, Gespensterangst). Phobisch sind sie dann, wenn das Kind solche **Ängste altersunangemessen und exzessiv erlebt**, sodass Befindlichkeit und Handlungsfreiheit gravierend beschränkt werden.

▪▪ Epidemiologie

Phobische Ängste treten bei 2–9% der Kinder und Jugendlichen auf, in klinischen Stichproben häufiger bei Jungen als bei Mädchen.

▪▪ Pathogenese

Aus verhaltenstherapeutischer Sicht werden klassische Konditionierung, operante Lernvorgänge und Modelllernen als ausschlaggebend für die Entwicklung von Vermeidungs- bzw. Fluchtverhalten angenommen. Wahrscheinlich ist auch eine genetische Disposition mitbestimmend.

▪▪ Klinik

Die einfache Phobie ist die übermäßige **Angst vor spezifischen Objekten oder Situationen**, sodass das Kind gedanklich, vegetativ und durch Vermeidungs- bzw. Fluchtverhalten exzessiv Angst erfährt, die es selbst als irrational wahrnimmt (Tab. 42.2).

▪▪ Verlauf, Prognose

Einfache Phobien bilden sich oft ohne eine Therapie zurück. Schlechter ist der Verlauf bei komplexen und sozialen Phobien.

▪▪ Diagnose

Diagnostische **Leitsymptome** sind:

- Unangemessene Angst vor bestimmten Objekten oder Situationen, die in gewissen Altersphasen von den meisten Kindern als beängstigend erlebt werden. Dazu gehören z. B. laute Geräusche, Dunkelheit, Gewitter, Hunde, Gespenster.
- Vegetative Begleiterscheinungen der Angst (z. B. abdominelle Beschwerden, Herzklopfen, Schwitzen, Zittern, Atemnot, Schwindelgefühle).
- Extremes Vermeidungsverhalten gegenüber den gefürchteten Objekten oder Situationen.
- Bei Konfrontation mit der angstbesetzten Situation gerät das Kind in extreme Angst.

Die Symptomgenese, Auslöser, Beginn, Intensität und situative Zusammenhänge sind zu erfragen. Die körperliche, neurologische und psychische Untersuchung des Kindes sowie **familiendiagnostische Maßnahmen** sind erforderlich (gibt es Angstmodelle; werden die Ängste erzieherisch verstärkt; hat ein Elternteil selbst Trennungsangst oder andere Angststörungen; gibt es existenzielle familiäre Konflikte, chronischen Ehestreit, chronische Erkrankungen). Zu denken ist insbesondere an Angststörungen, depressive Störungen und Suchterkrankungen in der Familie. Die Angst sollte zusätzlich mit **psychometrischen Verfahren** standardisiert erfasst werden.

Intelligenzprüfung und eine orientierende Untersuchung von Entwicklungsstörungen sind indiziert. Körperliche Ursachen (Hyperthyreose, hypoglykämische Zustände, Anfallsleiden etc.) müssen ausgeschlossen werden.

Differenzialdiagnostisch sind andere Angststörungen und Depression abzugrenzen.

▪▪ Therapie

Verhaltenstherapeutische Verfahren sind die Methode der Wahl in der Behandlung phobischer Störungen. Nachgewiesenermaßen hilfreich sind systematische Desensibilisierung, Exposition und Reaktionsverhinderung; kognitive Verfahren sind erst nach dem 10. Lebensjahr möglich. Selten ist eine antidepressive Medikation indiziert. In Einzelfällen kommen Benzodiazepine für einen Zeitraum von bis zu 6 Wochen befristet in Betracht.

42.6.3 Depressive Störungen

▪▪ Grundlagen

Die Existenz depressiver Störungen im Kindesalter war lange Zeit umstritten. Tatsächlich sind depresssive Störungen bei Kindern und Jugendlichen nicht selten. Die Hauptsymptome.sind altersunabhängig: Bedrückt traurige Grundstimmung, Hemmung von Kognition und von Handlungsfunktionen.

> **Der Suizid ist nach dem Unfalltod die zweithäufigste Todesursache im Jugendalter – bei Suiziden und Suizidversuchen spielen depressive Störungen (aber keinesfalls immer) eine Rolle.**

▪▪ Epidemiologie

Bei Vorschulkindern liegt die Prävalenz unter 1%, im Kindesalter bei etwa 2%, im Jugendalter wahrscheinlich um 4–5%. Depressive Symptome treten jedoch vielfach als **Begleitstörung** anderer psychischer Erkrankungen auf, sodass sie in klinischen Populationen relativ häufig beachtet werden müssen. Bis zur Pubertät bestehen keine signifikanten Geschlechtsunterschiede, während im Jugendalter die Depressionsrate bei den Mädchen 2- bis 3fach erhöht scheint. Depressive Entwicklungen von Kindern und Jugendlichen beginnen meistens im Alter zwischen 11 und 14 Jahren, bei Kindern depressiver Eltern tendenziell früher.

Pathogenese

Inwieweit Depressionen sog. »endogener Genese« von »psychogenetischen« Depressionen klassifikatorisch abzugrenzen sind, ist bislang umstritten. Wahrscheinlich ist bei verschiedenen Subgruppen wiederum von unterschiedlichen Anteilen der wechselwirkenden Faktoren von **genetischer Disposition** und **biologischer und psychosozialer Wirkfaktoren** auszugehen. Für **dispositionelle Wirkfaktoren** spricht, dass die Rate mit dem Alter zunimmt, das weibliche Geschlecht mit Beginn der Adoleszenz häufiger depressiv erkrankt und das Risiko bei Kindern, deren Eltern depressiv oder manisch depressiv erkrankt sind, erhöht ist. Für die **psychodynamische Einwirkung** spricht, dass bei depressiven Jugendlichen häufiger belastende Lebensereignisse zu eruieren sind, sozioökonomische Familienverhältnisse öfter ungünstig und die Sozialkontakte in der Gleichaltrigengruppe häufiger primär gestört sind. Frühe Trennungserfahrungen, Deprivation und Hospitalisation können zumindest vorübergehend depressive Entwicklungen, insbesondere depressive Anpassungsstörungen, auslösen.

Verhaltenstherapeutische Modelle postulieren Lernprozesse, die das Kind in einen Zustand der »gelernten Hilflosigkeit« geführt haben oder zu »depressiv-kognitiven Stilen« beigetragen haben, sodass Erfahrungen immer wieder zum eigenen Nachteil unglücklich stimmend interpretiert und bewertet werden. Die kognitiven Modelle dürften im frühesten Kindesalter eine geringe Rolle spielen und im Einzelfall kann es schwierig sein, aufzuschlüsseln, inwieweit Hilflosigkeit und depressive Wahrnehmungs- und Denkmuster Ursache oder eher Folge der Depression sind. **Biologische Erklärungsansätze** verweisen auf eine Fülle von Korrelaten mit klinisch-somatischen Symptomen (Schlafstörungen, Appetitstörungen, Antriebsstörungen, Libidoverlust, Erschöpfungsgefühl), Besonderheiten verschiedener Neurotransmittersysteme (Katecholamin-Hypothese), hormonellen Veränderungen (widersprüchliche Befunde zu Plasmakortisolspiegel und Ausschüttung von Wachstumshormonen) und hirnelektrischen Abweichungen (z. B. veränderte REM-Latenzen im Schlaf). Der Dexamethason-Suppressionstest ist für die klinische Diagnostik in der Praxis nicht hinreichend spezifisch.

Klinik

Über mindestens 2 Wochen anhaltende **Hauptsymptome**:
- gedrückte Stimmung und Freudlosigkeit,
- Interessensverlust,
- Antriebsminderung und Aktivitätseinschränkung,
- erhöhte Ermüdbarkeit.

Zusätzliche **kognitive, affektive und vegetative Symptome**:
- verminderte Konzentration und Aufmerksamkeit,
- vermindertes Selbstvertrauen und Gefühle von Wertlosigkeit,
- Schuldgefühle,
- negative und pessimistische Zukunftsperspektiven,
- Selbstverletzungen,
- Suizidgedanken, Suizidhandlungen,
- Schlafstörungen,
- Appetitstörungen (Appetit in der Regel vermindert, aber auch erhöht).

Fakultativ **»somatische« Symptome**:
- Morgentief,
- Gewichtsverlust,
- Libidoverlust,

Formale **Denkstörungen**:
- Denken verlangsamt, gehemmt, grübelnd, eingeengt.

Psychotische Symptome (im Kindes- und Jugendalter sehr selten):
- Wahn,
- Sinnestäuschungen,
- Ich-Störungen.

Verlauf, Prognose

Depressionen dauern bei Kindern und Jugendlichen in der Regel länger als ein halbes Jahr an, bei wahrscheinlich $^1/_3$ der Kinder länger als 2 Jahre. Etwa $^1/_4$ der Kinder erlebt wiederholt depressive Episoden, und ein **Übergang in das Erwachsenenalter** kommt vor. Im Zusammenhang mit den depressiven Störungen häufen sich **psychosoziale Anpassungsprobleme**, insbesondere Schulschwierigkeiten und soziale Konflikte in der Familie und im Freundeskreis.

> **Cave**
> **Das Kind mit Depression wird leicht »übersehen«, wenn es sozial zurückgezogen, still und stumm, nicht störend niemandem auffällt.**

Da Eltern depressive Symptome häufiger nicht wahrnehmen, sollten die diagnostischen Kriterien bei Verdacht aktiv überprüft werden, nicht nur durch Befragung der Eltern, sondern immer auch durch Beobachtung und Befragung des Kindes und insbesondere des Jugendlichen – auch ohne Anwesenheit der Eltern.

Diagnose

Die Diagnose ist schwierig zu treffen, da insbesondere jüngere Kinder nur sehr schwer ihre Befindlichkeit beschreiben können. Daher sind **Verhaltensbeobachtung** und die **Befragung von Bezugspersonen** zu dem Alltagsverhalten des Kindes und der Einsatz **psychometrischer Verfahren** unerlässlich. Das Verhalten im Spiel, der sozialen Interaktion (lustlos, freudlos gehemmt, sozial sich zurückziehend), beim Essen (Appetitverlust, chronisches Erbrechen) und in Leistungssituationen (Unkonzentriertheit, Verlangsamung, Leistungsabfall) sowie das Schlafverhalten (Ein- und Durchschlafstörungen, Müdigkeit) sind richtungsweisend. Die Befragung von Kindergärtnerinnen und Lehrern ist meistens sehr hilfreich.

Hinsichtlich der **Rahmenbedingungen** ist zu fragen nach
- familiärer Belastung mit depressiven Erkrankungen und anderen psychischen Störungen in der Familie,
- psychosozialen Belastungen (familiäre Konflikte, Arbeitslosigkeit und Armut, Umzug mit Beziehungsverlust; inkonsistente und abwertende Erziehung, wechselnde Bezugspersonen; Überforderung in Kindergarten, Schule oder Freizeitbereich).

Die **körperliche Untersuchung** dient zunächst dem Ausschluss primärer organischer Erkrankungen als Ursache für die depressive Symptomatik (chronische Schlafstörungen, chronifizierte Essstörungen, chronischer Kopfschmerz; schwerwiegende Infektionserkrankungen, endokrinologische oder onkologische Erkrankungen). EEG, EKG und Labordiagnostik sind jeweils nach Indikation durchzuführen und immer dann, wenn eine antidepressive Medikation vorgesehen ist.

Die **Psychodiagnostik** beinhaltet eine orientierende Intelligenzdiagnostik und den Ausschluss von Teilleistungsstörungen

Exkurs

Suizid

Der Tod durch **Suizid** ist in der Bundesrepublik Deutschland die zweithäufigste Todesursache in der Altersgruppe der 15- bis 19-jährigen; häufiger ist nur der Unfalltod im Straßenverkehr. Suizidversuche sind um ein Vielfaches häufiger als Suizide. Der Suizid bei Kindern unter 10 Jahren ist extrem selten. Im Alter zwischen 10 und 14 Jahren suizidieren sich in der Bundesrepublik jährlich zwischen 30 und 40 Kinder und über 200 Jugendliche im Alter zwischen 15 und 19 Jahren. Ein Suizidversuch, der zur klinischen Behandlung führt, wird in über 25% wiederholt, meistens innerhalb von 6 Monaten.

Kriterien für die Einschätzung der Suizidalität und Indikation für eine stationäre kinder- und jugendpsychiatrische Behandlung sind:

- Der Suizidversuch wurde in Isolation durchgeführt.
- Der Zeitpunkt machte eine Entdeckung und Intervention unwahrscheinlich.
- Es wurden Vorsorgemaßnahmen gegenüber einer Entdeckung ergriffen.
- Es wurden Vorbereitungen in Vorausschau auf den Tod getroffen.
- Es wurden Dritte vorher über die Absicht informiert.
- Ausgeprägte Vorsätzlichkeit bestand und ein genauer Suizidplan lag vor.
- Die Nachricht war hinterlegt.
- Die Alarmierung Dritter nach dem Suizidversuch blieb aus.

Kriterien für das **Wiederholungsrisiko** sind:

- anhaltende Suizidgedanken und Suizidplanung,
- frühere Suizidversuche,
- psychiatrische Störungen (insbesondere Depressionen, Alkohol- und Drogenmissbrauch, Persönlichkeitsstörungen, Psychose, Wahn),
- Alkoholismus in der Familie und andere schwerwiegende familiäre Konfliktsituationen,
- soziale Isolation,
- desolate schulische oder berufliche Situation,
- Wunsch des Patienten nach stationärer Aufnahme.

(z.B. Legasthenie). Die depressive Symptomatik wird durch Depressionsskalen und durch projektive Verfahren erfasst.

▪▪ Differenzialdiagnose

Differenzialdiagnostisch sind zu beachten:

- organische Erkrankungen: chronische Infektionen, hirnorganische Erkrankungen, endokrine Störungen,
- pharmakologische unerwünschte Wirkungen von Antikonvulsiva, Neuroleptika, Zytostatika,
- Anpassungsstörungen: kurze oder längerfristige depressive Reaktionen nach subjektiven Belastungen und mit Latenz nach schweren Traumen als »posttraumatische Belastungsstörung«,
- Angststörungen,
- Mutismus,
- Entwicklungsstörungen: Lese- und Rechtschreibstörung, Rechenstörung,
- Aktivitäts- und Aufmerksamkeitsstörungen (hyperkinetisches Syndrom),
- Erschöpfungssyndrom durch chronische Belastung, wie z. B. schulische Überforderung,
- chronische Schlafstörungen,
- chronischer Drogenmissbrauch (Jugendalter),
- schizophrene, schizoaffektive oder manisch-depressive Psychose (selten).

▪▪ Therapie

Die Therapie wird meist **ambulant** durchgeführt. Sie muss **stationär** erfolgen, wenn die Depression mit psychotischen Symptomen oder akuter Suizidalität einhergeht.

> **Cave**
> **Bei akuter Suizidalität muss eine Einweisung in intensivstationäre (geschlossene!) Behandlung erfolgen – möglichst in eine Klinik für Kinder- und Jugendpsychiatrie und Psychotherapie.**

Eine stationäre Behandlung ist auch bei schweren komorbiden Erkrankungen und bei ambulant nicht ausreichend behebbaren familiären und anderen akuten psychosozialen Belastungen notwendig. Die Therapie selbst sollte möglichst unter **Einbeziehung der Eltern** zunächst eine **Entlastung** vor überfordernden Alltagseinflüssen anstreben. Die Psychotherapie beinhaltet vorrangig **verhaltenstherapeutische Methoden**. Bei schwergradiger Depression ist eine primär konfliktzentrierte Vorgehensweise kontraindiziert; wesentlich sind entlastende und stützende Maßnahmen. Im Alter bis zu 12 Jahren ist eine **klientenzentrierte Kinderspieltherapie** hilfreich. Im Jugendalter kommt den kognitiven Verfahren, dem Selbstbehauptungstraining und den Selbstkontrollmethoden größere Bedeutung zu.

Die **psychopharmakologische Behandlung** mit Antidepressiva, die im Erwachsenenalter in ihrer Wirksamkeit erwiesen ist, ist insbesondere im Kindesalter nicht gesichert wirksam. Dennoch ist bei schwergradigen Depressionen ein Heilversuch mit antidepressiver Medikation zu empfehlen. Mittel der ersten Wahl sind selektive Serotoninwiederaufnahmehemmer. Bei schweren rezidivierenden Formen – die in der Regel erst im Jugendalter und auch hier selten auftreten – und bei manisch-depressiven Psychosen ist die Behandlung mit Lithiumsalzen bzw. Valproinsäure, Carbamazepin oder atypischen Neuroleptika indiziert.

42.7 Mutismus

▪▪ Grundlagen

Mutismus bezeichnet eine **Sprechverweigerung** bei grundsätzlich erhaltenem Sprechvermögen.

▪▪ Epidemiologie

Mutismus ist selten. Die Sprechverweigerung wird meistens im Kindergartenalter und in frühen Grundschuljahren manifest.

▪▪ Pathogenese

Mutistisches Verhalten ergibt sich aus der Interaktion zwischen einer primär ängstlich scheuen Verhaltensdisposition, Entwicklungsbeeinträchtigungen (z. B. sprachliche Entwicklungsverzögerungen) und familiären Einflüssen (Disharmonie in der Familie, psychische Erkrankungen der Eltern).

▪▪ Klinik

Verweigert das Kind jegliches Sprechen, so liegt ein **totaler Mutismus** vor. Beim **elektiven (oder selektiven) Mutismus** spricht das Kind nur mit ausgewählten Personen, in der Regel mit familiären Bezugspersonen im häuslichen Rahmen, nicht jedoch mit Bezugspersonen außerhalb des häuslichen Bereichs. Sprachverständnis und Sprachvermögen sind grundsätzlich vorhanden. Häufiger finden sich jedoch anamnestisch Hinweise auf Sprachentwicklungsstörungen, insbesondere Artikulationsstörungen.

▪▪ Verlauf, Prognose

Das mutistische Verhalten kann sich allmählich ausbilden und erweitern oder plötzlich von einem Tag zum anderen auftreten. Während bei plötzlichem Auftreten oft ein traumatisches Ereignis (z. B. körperliche Misshandlung) vorausgeht, sind bei den allmählichen Manifestationen soziale Ängstlichkeit und Scheu sowie **Entwicklungsverzögerungen** zu erwarten. Die Symptome treten meistens vorschulisch auf und gehen häufig mit Trennungsängsten oder sozialen Ängsten einher. Selten dauert der Mutismus in das Erwachsenenalter hinein an. Die Störung ist schwer behandelbar. In der Regel bleiben **Sozial- und Kontaktstörungen** bis in das Erwachsenenalter hinein bestehen. Die Prognose ist besonders ungünstig, wenn der Mutismus auch innerhalb der Familie besteht.

▪▪ Diagnose

Die Diagnose ergibt sich durch die Exploration und Anamnese mit den Eltern und die klinische Beobachtung. Bei elektivem Mutismus sind Tonbandaufnahmen von Situationen, in denen das Kind spricht (meistens von zu Hause) hilfreich, um die Sprachentwicklung des Kindes einschätzen zu können.

▪▪ Differenzialdiagnose

Differenzialdiagnostisch sind aphasische Störungen (Sprachverlust infolge einer erworbenen zerebralen Schädigung), eine zunehmende Hörminderung (durch Hörprüfung auszuschließen) sowie Depression und schizophrene Psychose auszuschließen.

▪▪ Therapie

Die Therapie erfordert in der Regel eine zunächst **stationäre** oder teilstationäre **kinder- und jugendpsychiatrische Behandlung**, die in der Regel hohen Aufwand erfordert. Besonders wichtig ist die Zusammenarbeit mit der Familie. Ein Milieuwechsel ist dem Kind eine Hilfe, seine Verweigerung aufzugeben. **Verhaltenstherapeutische Ansätze** beruhen wesentlich auf Prinzipien des Lernens am Erfolg. Einzel- und gruppentherapeutische Zugänge sind mit familienorientierten Maßnahmen und Interventionen zur Integration in Kindergarten und Schule verknüpft.

42.8 Aufmerksamkeitsdefizit-/ Hyperaktivitätsstörung (ADHS)

▪▪ Grundlagen

Die Aufmerksamkeitsdefizit-/Hyperaktivitäts-Störung (ADHS) (frühere Bezeichnung »hyperkinetisches Syndrom«) ist gekennzeichnet durch eine veranlagte, situationsübergreifende Kernsymptomatik: **motorische Unruhe, Störung der Aufmerksamkeit und der Impulskontrolle.** Ein Subtyp ist das Aufmerksamkeitsdefizit-Syndrom: ADS) Das unruhige und aufmerksamkeitsgestörte Kind ist nicht ein »Produkt gegenwärtiger gesellschaftlicher Verhältnisse« oder primär elterlichen Fehlverhaltens. Allerdings sind frühkindlich einsetzende chronifizierte chaotische Erziehungsverhältnisse als kausaler Faktor zu beachten. Das Syndrom wurde bereits im 19. Jahrhundert klinisch beschrieben (s. »Zappelphilipp« des Frankfurter Psychiaters Heinrich Hoffmann im »Struwwelpeter«, 1844!) und es ist bei den Menschen verschiedenster Kulturen zu diagnostizieren.

> **Das hyperkinetische Syndrom wächst sich nicht selbstverständlich aus, sondern wirkt oft bis in das Erwachsenenalter hinein. Die Beeinträchtigen können schwerwiegend sein.**

Chronische Konflikte, schulische und berufliche Probleme, erhöhte Gefährdung straffällig zu werden, Drogen zu konsumieren und Verkehrsunfälle zu verursachen, sind **Risiken bis in das Erwachsenenalter** hinein. Als Erwachsene, also auch als Eltern, werden Menschen mit ADHS relativ häufig als dissozial, emotional instabil und als exzentrische Persönlichkeiten wahrgenommen. Die Anerkennung des Syndroms als psychische Erkrankung und die Entwicklung **kombinierter Behandlungsformen** von Psychotherapie und Stimulanzientherapie haben die Prognose der betroffenen Personen wesentlich verbessert.

▪▪ Epidemiologie

Das Störungsbild gehört zu den **häufigsten Diagnosen** kinderpsychiatrischer Inanspruchnahmepopulation. Die Prävalenz liegt bei 3–4% im Kindesalter, im Jugendalter bei etwa 2%, in der Elterngeneration bei 1–2%. Jungen sind etwa 3- bis 8-mal häufiger betroffen als Mädchen, in der klinischen Sprechstunde sind es wesentlich Jungen, die vorstellig werden.

▪▪ Pathogenese

Die ADHS wurde von dem Begriff der »minimalen zerebralen Dysfunktion« gelöst, um einer einseitigen und der **Polyätiologie** der Symptomatik nicht gerecht werdenden monokausalen Zuordnung zu entgehen. Familien- und Zwillingsstudien sowie molekulargenetische Befunde verweisen auf **genetische Wirkfaktoren** (60-80% Heritabilität). **Neurobiologische Erklärungsansätze** haben eine vielfache Begründung. Für die Abhängigkeit von der Reifung zentralnervöser Strukturen und Funktionen sprechen der gesetzmäßige Beginn des Störungsbildes in den ersten 5 Lebensjahren, das Überwiegen des männlichen Geschlechts und vielfältige – bislang unspezifische – neurophysiologische und hirnstoffwechselabhängige Befunde. Die wesentlichen Auffälligkeiten finden sich im Bereich von Frontalhirn und Basalganglien. Die Wirksamkeit der Therapie mit Stimulanzien hat unterschiedliche **neurochemische Hypothesen** angeregt (Dopaminmangelhypothese, Serotoninhypothese, Monoaminooxidasehypothese). Gegenwärtig sprechen Befunde für eine Dysregulation der Konzentrations- oder Aktivierungsverhältnisse verschiedener Neurotransmittersysteme. Für Einzelfälle sind toxische Bleivergiftungen, Alkoholintoxikation während der Schwangerschaft (mit der Folge des fetalen Alkoholsyndroms) und Nahrungsmittelunverträglichkeiten relevant. Adoptionsstudien unterstützen die Annahme, dass **Erziehung** und **Umwelt** Ausprägung und Verlauf beeinflussen, aber nicht kausal sind.

▪▪ Klinik

Überaktivität Sie liegt bei **exzessiver Ruhelosigkeit** vor, die besonders in Situationen, die relativ Ruhe verlangen, deutlich wird:

- Aufstehen, Herumlaufen, Herumspringen, wenn dazu aufgefordert wird, sitzen zu bleiben,
- fortwährendes Reden und Lärmen, wenn Stille gefordert ist,
- ständiges Wackeln und Zappeln im Sitzen und Stehen.

Aufmerksamkeitsstörung Im Missverhältnis zum Alter und dem Intelligenzniveau des Kindes sind folgende Symptome extrem ausgeprägt:

- Tätigkeiten werden vorzeitig abgebrochen,
- häufiger abrupter Wechsel von einer zur anderen Aktivität, sodass der Eindruck von Ziellosigkeit und raschem Interessensverlust entsteht,

Tab. 42.3 Eltern-Lehrer-Fragebogen

Bitte beurteilen Sie das Kind

. . . .

hinsichtlich der aufgeführten Verhaltensweisen!

Datum: . . . .

	Ausmaß der Aktivität			
	Überhaupt nicht	**Ein wenig**	**Ziemlich**	**Sehr stark**
	0	**1**	**2**	**0**
1. Unruhig oder übermäßig aktiv	0	0	0	0
2. Erregbar, impulsiv	0	0	0	0
3. Stört andere Kinder	0	0	0	0
4. Bringt angefangene Dinge nicht zu einem Ende – kurze Aufmerksamkeitsspanne	0	0	0	0
5. Ständig zappelig	0	0	0	0
6. Unaufmerksam, leicht abgelenkt	0	0	0	0
7. Erwartungen müssen umgehend erfüllt werden, leicht frustriert	0	0	0	0
8. Weint leicht und häufig	0	0	0	0
9. Schneller und ausgeprägter Stimmungswechsel	0	0	0	0
10. Wutausbrüche, explosives und unvorhersagbares Verhalten	0	0	0	0

Ausgefüllt von: Mutter/Vater/Lehrer(in)

- hochgradige Ablenkbarkeit,
- geringe Ausdauer.

Impulsivität Dem Entwicklungsstand des Kindes und in unangemessenem Ausmaß finden sich folgende Verhaltensmerkmale: Die Kinder
- antworten voreilig, bevor die Frage beendet ist;
- können nicht abwarten, bis sie an der Reihe sind;
- unterbrechen und stören andere bei Gespräch, Spiel und Tätigkeiten;
- reden exzessiv, ohne angemessen die Situation zu berücksichtigen.

Kennzeichnend ist es, dass die Symptome **in verschiedenen Situationen** (z. B. in der Familie und in der Schule) auftreten, **in den ersten 5 Lebensjahren** begonnen haben und zeitlich überdauernd sind.

Begleitmerkmale Vergesellschaftet sind oft eine **mangelhafte soziale Distanz** und Unbekümmertheit in gefährlichen Situationen. Gehäuft sind Unfälle, Regeln werden impulsiv übertreten. **Lernstörungen** und motorisches Ungeschick (häufig!) erschweren den schulischen Werdegang. Leichte emotionale Erregbarkeit erschwert insbesondere die familiäre Erziehung. Häufig ist ein **Elternteil betroffen.**

▪▪ Verlauf, Prognose

Etwa 60% der später als hyperkinetisch diagnostizierten Kinder waren bereits im **Säuglingsalter** extrem motorisch unruhig, leicht irritierbar und im Schlaf gestört. Im **Vorschulalter** zeigen sie sich im Kindergarten nicht als gruppenfähig, sind »Spielverderber« und unfallgefährdet. Im **Schulalter** kommt es zu Hausaufgabenkonflikten, schulischen Disziplinschwierigkeiten, sozialer Außenseiterposition und Lernproblemen, die gehäuft zu schulischen Klassenwiederholungen und Abbrüchen führen. Bis zum **Jugendalter** bildet sich das Störungsbild bei etwa der Hälfte der betroffenen Kinder zurück. Wahrscheinlicher ist dabei die Abschwächung der Hypermotorik, weniger wahrscheinlich die Abschwächung von Impulsivitätsstörung und Aufmerksamkeitsschwäche.

Das Risiko einer **Störung des Sozialverhaltens** ist insbesondere dann groß, wenn bereits von klein auf aggressiv-dissoziales Verhalten mit der ADHS verbunden war. Die chronische Problematik ist eine extreme Belastung für die gesamte Familie.

Begleitstörungen Häufige Begleitstörungen sind oppositionelles Verhalten (im Vorschulalter besonders), Angststörung und depressive Entwicklung, Ticstörung (Tourette-Syndrom), Störung des Sozialverhaltens, Lese- und Rechtschreibschwäche (Legasthenie), Rechenstörung, Enuresis, Enkopresis und Sprech- und Sprachstörungen.

▪▪ Diagnose

Die Diagnose ergibt sich aus den Leitsymptomen des klinischen Bildes. In der ärztlichen Praxis ist zu beachten, dass die Symptomatik in der Untersuchungssituation nicht beobachtbar sein muss. Mit Anamnese und Exploration lassen sich die Kriterien des frühen Beginns, der Situationsunabhängigkeit und Zeitstabilität sichern. Als standardisierte Symptomskala, die von den Eltern und Lehrern unabhängig voneinander beantwortet werden kann, hat sich die Conners-Skala (Tab. 42.3) für das Screening bewährt. Ein Wert ≥15 in der Conners-Skala unterstützt die Diagnose.

Auf eine umfassende **psychiatrisch-neurologische und psychologische Untersuchung** kann aufgrund der vielfältigen Komorbidität und differenzialdiagnostischen Problematik nicht verzichtet werden. Psychodiagnostisch ist insbesondere auf die Aufmerksamkeit,

Intelligenzentwicklung und auf Teilleistungsschwächen (Legasthenie, Rechenstörung, Motorik!), bei neurologischer Untersuchung auf Dysmorphiezeichen und Koordinationsschwächen zu achten. Die **EEG-Ableitung** ist notwendig, da einige Symptome differenzialdiagnostisch auch Ausdruck eines Anfallsleidens sein können. Bei geplanter Stimulanzientherapie sollten Differenzialblutbild, Transaminasen, Schilddrüsenparameter und Kreatinin bestimmt werden.

▪▪ Differenzialdiagnose

Differenzialdiagnostisch ist zu achten auf:

- Aufmerksamkeitsstörung ohne Hyperaktivität (Subtyp ADS),
- situationsabhängige Unruhesymptomatik und Konzentrationsschwäche,
- Störung des Sozialverhaltens,
- Intelligenzminderung,
- hirnorganisches Psychosyndrom (z. B. »Frontalhirn-Syndrom«)
- Seh- und Hörstörungen,
- chronische Infekte mit Schlafdeprivation,
- Depression,
- Schizophrenie:
- epileptisches Psychosyndrom,
- Manie,
- Stoffwechselstörungen (z. B. Hyperthyreose)

▪▪ Therapie

Die Behandlung hat 5 **Ansatzpunkte**:

- Beratung des Kindes,
- Beratung und Unterstützung der Bezugspersonen (familiär und außerfamiliär),
- Psychotherapie und spezielle Pädagogik; bei Bedarf Eingliederungshilfe,
- Pharmakotherapie,
- Elterntherapie (auch bei Behandlung mit Stimulanzien), wenn ein Elternteil von ADHS betroffen.

Die **Psychotherapie** fußt auf verhaltenstherapeutischen Programmen (Kontingenzprogramme, kognitive Ansätze) unter Einbeziehung der Eltern (Elterntraining).

Die **Pharmakotherapie** erfolgt primär durch Psychostimulanzien. Die Substanz der ersten Wahl ist Methylphenidat. Eine Retardmedikation ist möglich. Substanzen zweiter Wahl sind D-L-Amphetamin und Atomoxetin.

In der **Elternberatung** ist die Lösung lebenspraktischer Alltagsprobleme vorrangig. Tagesstrukturierung, Hausaufgabenhilfen, Gewährung sportlicher Bewegungsmöglichkeiten und Persönlichkeitsstärkung des Kindes durch Förderung besonderer Begabungen sind wesentlich für die Befriedung der familiären Situation und Förderung der Selbstwertentwicklung. Die Beratung von Kindergärtnerin bzw. Lehrer ist immer notwendig.

> **In schweren persistierenden Fällen ist eine fortdauernde Medikation auch in das Erwachsenenalter hinein indiziert.**

Die komorbiden Störungen und Integrationsprobleme (Ausschluss von Kindergarten, Schule; Bedarf an Eingliederungshilfe) dürfen nicht übersehen werden. Die Indikation der medikamentösen Therapie ist jährlich zu überprüfen (Auslassversuche) und psychotherapeutisch oder beratend zu begleiten. Allein psychodynamisch orientierte wie auch allein familientherapeutische Vorgehensweisen verändern nicht die Kernsymptome.

42.9 Ticstörungen

▪▪ Grundlagen

Das Verständnis der Ticstörung hat sich in den letzten Jahrzehnten entscheidend verändert. Die Entwicklung verhaltenstherapeutischer Konzepte und Fortschritte in der medikamentösen Behandlung haben die Prognose wesentlich verbessert.

▪▪ Epidemiologie

Ticerscheinungen treten vorübergehend bei bis zu 13% der Kinder auf. Die Prävalenzangaben schwanken stark zwischen 2,9 und 59 auf 10.000 im Schulalter. Weitaus am häufigsten beginnen die Tics vor dem 12. Lebensjahr. Das Tourette-Syndrom, bei dem sich motorische Tics mit vokalen Tics verbinden, hat eine Prävalenz deutlich unter 1%. Tics sind bei Jungen etwa 3-mal häufiger als bei Mädchen und im Kindes- und Jugendalter bis zu 12-mal häufiger als im Erwachsenenalter.

▪▪ Pathogenese

Sie ist noch unklar. Genetische, neurobiologische und psychologische Wirkmechanismen werden diskutiert. Für die **genetische Disposition** sprechen Konkordanzraten bei eineiigen Zwillingen von über 50% (bei zweieiigen Zwillingen von 10%) und das erhöhte Risiko bei Verwandten ersten Grades. Da in 40% der Fälle hyperkinetische Syndrome vergesellschaftet sind und auch Zwangsphänomene gehäuft auftreten, wird zwischen diesen Störungsbildern eine pathogenetische Verwandtschaft vermutet. **Neurostrukturelle Studien** (neurochirurgische Beobachtungen und bildgebende Verfahren) verweisen auf die Basalganglien und limbische Strukturen. **Neurotransmitterorientierte Erklärungsansätze** berühren vorrangig das dopaminerge, noradrenerge und serotonerge System. Ein biologischer Marker für die Ticstörungen ist jedoch noch nicht gefunden.

▪▪ Klinik

Tics sind **unwillkürliche**, plötzlich und schnell einschießende, sich unregelmäßig wiederholende **Bewegungen einzelner Muskeln** oder Muskelgruppen oder lautliche Äußerungen. Sie lassen sich willkürlich nicht völlig beherrschen. Ihnen geht häufig das subjektive Gefühl von »Anspannung«, »Unbehagen« oder »Angst« voraus, und ein Empfinden von Erleichterung folgt nach. Tics treten gewöhnlich im Schlaf nicht auf, in Einzelfällen aber durchaus auch. Sie variieren sehr stark in ihrer Symptomatik, Intensität und Dauer.

- **Einfache motorische Tics**: Augenzwinkern, andere mimische Tics, Hals- und Schulterzuckungen.
- **Einfache vokale Tics**: Räuspern, Bellen, Schnüffeln, Grunzen
- **Komplexe motorische Tics**: Sich-selbst-Schlagen, Springen, Berühren, Beriechen, Aufstampfen, komplexe Gesten.
- **Komplexe vokale Tics**: Echolalie, Koprolalie (Ausstoßen von obszönen Worten), Palilalie (Wiederholung eigener Laute oder Wörter).

Subgruppen ergeben sich aus den unterschiedlichen Verlaufsweisen und Kombinationen:

- **Subtyp vorübergehende Ticstörung**: Dauer nicht länger als 12 Monate, meistens im Alter von 4–5 Jahren, meist einfache motorische Tics;
- **Subtyp chronische motorische oder vokale Ticstörung**: die Symptomatik dauert länger als 1 Jahr;
- **Subtyp »Tourette-Syndrom«**: es treten sowohl motorische als auch vokale Tics auf. Die motorischen Tics sind meistens früher als die vokalen, und oft lösen sie sich einander ab.

Begleitstörungen Insbesondere mit dem Tourette-Syndrom sind häufig ein hyperkinetisches Syndrom (bis zu 50%), Zwangssymptome (bis zu 60%), Lernstörungen, Angststörungen und depressive Entwicklungen vergesellschaftet.

▪▪ Verlauf, Prognose

Tics, die zwischen dem 6. und 8. Lebensjahr auftreten, sind meist nur **transitorisch**. Die chronischen Tics, die länger als 1 Jahr andauern, sind im Alter zwischen 9 und 15 Jahren am deutlichsten ausgeprägt, wobei es immer wieder zu symptomfreien Episoden kommen kann. Die motorischen Tics beginnen am häufigsten im Alter von 7 Jahren, vokale mit etwa 11 Jahren.

Das **Tourette-Syndrom** hat eine wesentlich ungünstigere Prognose und kann lebenslang andauern, wobei auch jahrelange Remissionsphasen möglich sind. Zwänge und hyperkinetische Syndrome als komorbide Störungen komplizieren den Verlauf. Hänseleien und Selbstwertverletzungen fördern soziale Ängstlichkeit. In schweren Fällen ist die soziale, schulische und berufliche Integration extrem schwierig. Durch abrupte Körperbewegungen können in den schwersten Fällen Alltagsverrichtungen nicht erledigt werden, auch kann es zu Selbstverletzungen und Verrenkungen kommen.

▪▪ Diagnose

Die Diagnose ergibt sich aus den benannten **klinischen Leitsymptomen**. Die Symptomatik erklärt sich nicht aus einer akuten neurologischen Erkrankung und ist nicht direkte Folge einer Substanzeinwirkung (z. B. Stimulanzien).

> **Cave**
> **Da Tics für eine gewisse Zeit willkürlich unterdrückt werden können, sind sie in der einmaligen klinischen Untersuchung nicht immer beobachtbar.**

Daher sind **Anamnese** und **Exploration** neben der **Verhaltensbeobachtung** diagnostisch wesentlich. **Fragebogenverfahren** (Yale-Tourette-Syndrom-Symptomliste) unterstützen die Symptomerfassung. Immer ist eine **internistische und neurologische Untersuchung** indiziert. Ein EEG ist bei Verdacht auf Epilepsie notwendig. Ein Antistreptolysintiter ist zu bestimmen, wenn die Tics im Zusammenhang mit Otitis media oder Scharlach aufgetreten sind. Eine weitergehende **psychiatrische und testpsychologische Untersuchung** ist notwendig, um weitere psychiatrische Komorbidität und Leistungsüberforderungen auszuschließen.

▪▪ Differenzialdiagnose

Differenzialdiagnostisch sind zu beachten:
- hyperkinetisches Syndrom (bis zu 50% komorbid),
- Zwangsstörungen (sie sind im Unterschied zu Tics zweckbestimmt; Unterscheidung aber nicht immer leicht möglich),
- Stereotypien (rhythmische Bewegungen und nicht unwillkürlich),
- neurologische Erkrankungen (Chorea Huntington, postvirale Enzephalitis),
- Epilepsien,
- Myoklonien,
- substanzinduzierte Bewegungen (z. B. Stimulanzien, Neuroleptika),
- Schizophrenie (insbesondere katatone Parakinesie).

▪▪ Therapie

Die **Indikation** zur Behandlung besteht bei chronifizierten Tics, dem Tourette-Syndrom und bei komorbiden Störungen (z. B. Zwänge).

Verhaltenstherapeutische und pharmakologische Maßnahmen werden meist kombiniert. Die **Beratung** von Kind und Eltern zur Diagnose und den Behandlungsmöglichkeiten ist vorrangig. Auch der Freundeskreis, Lehrer und Arbeitgeber sollten über das Syndrom informiert werden, sodass Selbstwertverletzungen unterbleiben. Die **Psychotherapie** kombiniert Techniken der Selbstbeobachtung, der Entspannung und differenzierten Verstärkung. Sie setzt sehr hohe Motivation voraus. Die besten Erfolge sind durch Dopaminrezeptoren blockierende **Psychopharmaka** zu erreichen. Mittel der ersten Wahl ist Tiaprid. Beim Tourette-Syndrom beträgt die Tagesdosis bis zu 3-mal 300 mg/Tag, oft genügen niedrigere Dosen. Die Medikation sollte über ein Jahr lang hinweg durchgeführt werden. Medikamente der zweiten Wahl sind u. a. Aripiprazol und Risperidon. Sind Tics und ADHS vergesellschaftet, so ist die gleichzeitige Medikation von Tiaprid und Methylphenidat (alternativ: Atomoxetin) möglich.

42.10 Anpassungsstörungen

▪▪ Grundlagen

Anpassungsstörungen gehören zu den häufigsten Anlässen einer kinder- und jugendpsychiatrischen Behandlung. Sie sind immer Anzeichen einer **psychischen Überforderung** des Kindes. Diese Überforderung kann in vulnerablen Merkmalen des Kindes oder in akuten psychosozialen Belastungen begründet sein. Symptomatisch kennzeichnend sind ängstliche oder depressive Entwicklungen und/oder Störungen im Sozialverhalten.

▪▪ Epidemiologie

Repräsentative Prävalenzdaten sind für das Kindes- und Jugendalter nicht gesichert. Anpassungsstörungen gehören zu den **häufigsten Störungsbildern** im Rahmen kinder- und jugendpsychiatrischer Behandlung.

▪▪ Pathogenese

Anpassungsstörungen entstehen reaktiv infolge **unbewältigter Belastungen**. Eine Überforderung tritt schnell ein, wenn individuelle Schwächen (z. B. depressive oder ängstliche Disposition; Lese-Rechtschreibstörung) die Bewältigungsfähigkeiten beeinträchtigen. Zu den häufigen psychosozialen Belastungsfaktoren gehören schulische Leistungsschwierigkeiten und familiäre Traumatisierungen.

▪▪ Klinik

Im Zusammenhang mit einer wesentlichen Lebensveränderung oder Lebensereignissen (z. B. Verlust sozialer Bindungen in Folge von Tod oder Trennung, schwere körperliche Krankheit, chronische familiäre Konflikte und Vernachlässigung) bilden sich innerhalb weniger Wochen eine **depressive Verstimmung** mit Minderwertigkeitsgefühlen und Suizidalität, **Angstsymptome**, Lern-Leistungsstörungen und **Störungen im Sozialverhalten** (Lügen, Stehlen) aus (Abb. 42.6). Die Symptome halten meist weniger als 6 Monate an, können jedoch bei anhaltenden Belastungen auch chronisch verlaufen.

▪▪ Verlauf, Prognose

Die Symptomatik kann zusätzlich durch **regressive Reaktionen** (sekundäre Enuresis nocturna) erschwert sein. Angst und depressive Symptome halten oft längerfristig an. Bleiben die überfordernden Belastungen wirksam, so ist der Verlauf eher ungünstig, im Übrigen ist bei Wegfall der Stressoren eine **rasche Rückbildung** der Symptomatik die Regel. Daher kann bei stationärer Aufnahme die Symptomatik oft rasch nachlassen, so dass es wesentlich darauf ankommt, dem Kind nachstationär eine Alltagssituation zu sichern, die es vor weiterer seelischer Überforderung schützt.

▪▪ Diagnose

Die Diagnose ergibt sich aus der **Anamnese** und **Exploration**. Diagnostisch ausschlaggebend ist der Zusammenhang der Symptombildung mit andauernd oder kurz zurückliegenden psychischen Belastungen. Auf umschriebene Entwicklungsstörungen, die Schulleistungsstörungen begründen können, sowie auf Defizite in den sozialen Fertigkeiten ist besonders zu achten.

▪▪ Differenzialdiagnose

Differenzialdiagnostisch sind eine normale Trauerreaktion (z. B. Verlust einer geliebten Bezugsperson) oder adäquate Angstreaktion auf eine belastende Erfahrung auszuschließen. Die **posttraumatische Belastungsstörung** setzt ein extremes kausales Ereignis voraus (z. B. Unfall, Umweltkatastrophe). Abzugrenzen sind primäre depressive Episoden, Angsterkrankungen und die Störung des Sozialverhaltens.

▪▪ Therapie

Vorrangiges Ziel der Behandlung sind die Entlastung durch **Beseitigung von Stressoren** (evtl. Jugendhilfemaßnahmen) und die **Stärkung von Bewältigungsfähigkeiten**. Bei schwerer Ausprägung können Psychoedukation, Psychotherapie und milieuorientierte Maßnahmen durch kurzfristige antidepressive bzw. anxiolytische Medikation unterstützt werden.

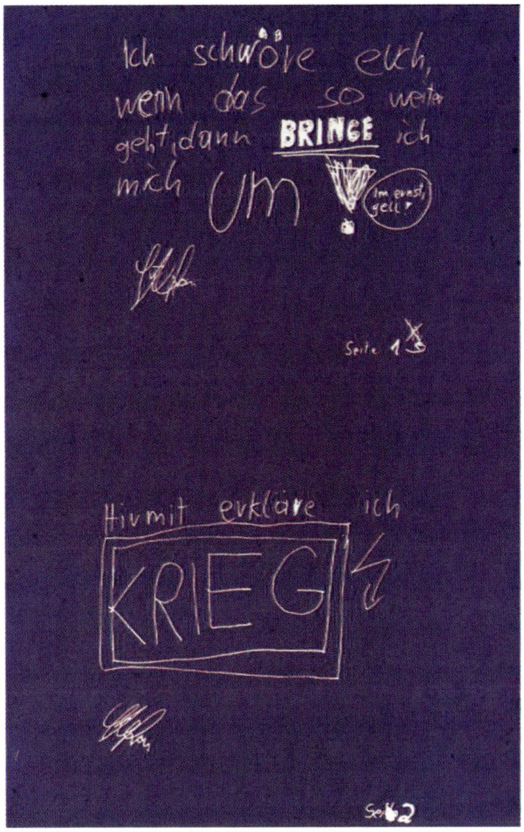

▣ **Abb. 42.6** Anpassungsstörung: Schreiben eines 12-jährigen Jungen mit der Diagnose einer »Anpassungsstörung mit gemischter Störung von Gefühlen und Sozialverhalten« infolge akuter familiärer Konfliktentwicklung und schulischer Überforderung. Eine depressive Entwicklung mit suizidalen Äußerungen, Symptome von Schulangst waren vergesellschaftet mit aggressiver Störung im Sozialverhalten

42.11 Münchhausen-Stellvertreter-Syndrom

▪▪ Grundlagen

Das Münchhausen-Stellvertreter-Syndrom (Synonym: Münchhausen-by-proxy-Syndrom) ist eine Sonderform der **körperlichen bzw. seelischen Misshandlung:** Es handelt sich um eine **artifizielle Störung**, da die Krankheitssymptome dem Kind durch eine Bezugsperson (»by proxy«, »Stellvertreter«) zugefügt wurden oder die Symptome fälschlich behauptet werden. Die Kinder werden in den schwersten Fällen über Jahre ambulanten und stationären pädiatrischen und kinder- und jugendpsychiatrischen Behandlungen zugeführt. Die Erkennung des Syndroms ist also schwierig. Voraussetzung für die Früherkennung ist die Kenntnis von dieser Störung und das Denken an die Möglichkeit des Syndroms.

▪▪ Epidemiologie

Valide Häufigkeitsangaben sind nicht verfügbar. Eine **Dunkelziffer** ist anzunehmen. Das Syndrom ist selten. Jungen sind gleichermaßen wie Mädchen betroffen. Verursacher sind fast immer Mütter (auch Pflege- und Adoptivmütter), selten Väter und Babysitter.

▪▪ Pathogenese

In der Regel ist eine **psychische Störung bei der verursachenden Person** gegeben. Belohnende Zuwendung von Ärzten und Pflegepersonal wirken verstärkend. Sozial isolierte und in der Ehe vereinsamte Mütter gewinnen durch ärztliche Konsultationen, verantwortlichen Einbezug in ambulante und stationäre Behandlungskonzeptionen die Erfahrung von Vertrauen und Wertschätzung. Bei den misshandelnden Personen, die nicht selten wegen ihres so sehr »aufopferungsvollen« Einsatzes für ihr immer wieder erkranktes Kind im Bekanntenkreis große Anerkennung genießen, sind Persönlichkeitsstörungen, Suchterkrankungen und eigene Missbrauchserfahrungen möglich.

▪▪ Klinik

Die **Krankheitssymptome** sind **induziert** oder sie werden von den Müttern **fälschlich behauptet**. Das Kind zeigt mehr oder weniger schwergradige Symptome oder sie werden von der Mutter dem Arzt fälschlich berichtet: Fieber, Schmerzen, Atembeschwerden, »Krampfanfälle«, Blutungen, Übelkeit und Erbrechen, Durchfall; Blut- oder Urinproben zeigen Verunreinigungen, die manipulativ vorgetäuscht sind; Medikamentenintoxikation, Injektion von infektiösen Substanzen mit septischen Folgen, Laxanziengaben zur Durchfallprovokation sind schwerwiegende Beispiele

> **Cave**
> **Eine Serie von diagnostischen und therapeutischen Interventionen führt zu einer zusätzlichen körperlichen und psychischen Belastung des Kindes. Verheimlichte Medikation kann zu lebensgefährlichen Arzneimittelinteraktionen führen.**

Die **verursachende Bezugsperson** hat in aller Regel das besondere Vertrauen von Arzt und medizinischem Personal. Die Mutter gilt als besonders selbstlos, aufopferungsvoll, hilfsbereit und auch fachlich qualifiziert in der diagnostischen und therapeutischen Fürsorge für das Kind. Daher kommt es bei der Aufdeckung des Syndroms nicht nur bei der verursachenden Person, sondern auch bei Fachpersonal und Angehörigen zu empörten Reaktionen gegenüber dem aufklärenden Arzt. Die Trennung von der verursachenden Person führt zur Gesundung des Kindes hinsichtlich der artifiziellen Störung.

Verlauf, Prognose
Die häufigen Erkrankungen und Hospitalisierungserfahrungen bedingen **soziale Isolierung** und schulische Beeinträchtigungen der betroffenen Kinder, auch zu **Todesfällen** ist es gekommen. Am Anfang stehen oft Arztbesuche aufgrund tatsächlicher körperlicher oder seelischer Erkrankungen des Kindes. In der Kooperation mit dem Arzt gewinnt die Mutter Zuwendung und Sonderrechte in der medizinischen Betreuung. Im stationären Rahmen werden die Mütter in die fachliche Behandlung des Kindes einbezogen. Dürfen sie in der Klinik mit dem Kind allein das Zimmer teilen, so sind unbeaufsichtigt weitere Manipulationen möglich. Auch schwerwiegende diagnostische Urteile oder therapeutische Maßnahmen werden von den Müttern eher »sachkundig zur Kenntnis genommen«. Zum Langzeitverlauf gibt es keine sicheren Erkenntnisse.

Diagnose
Diagnostische Richtlinien sind:
- Vorspiegelung oder Zufügung psychischer und körperlicher Krankheitssymptome beim Kind durch eine vertraute Bezugsperson, meistens der Mutter,
- die artifizielle Symptomatik hat Krankheitswert,
- die Symptom induzierende Handlungsweise der Bezugsperson ist eine für die Subkultur abnorme Form der Gewalt,
- die Misshandlung geschieht vorsätzlich durch eine erwachsene Person,
- in der Regel findet sich beim Kind eine primäre organische oder psychische Erkrankung, die Anstoß zu den ersten ärztlichen Konsultationen gegeben hat.

Die Aufdeckung geschieht meistens in pädiatrischen Kliniken. Indiziert ist nach Aufdeckung immer eine **kinder- und jugendpsychiatrische Diagnostik** des Kindes und eine psychiatrische Diagnostik der verursachenden Bezugsperson. Insbesondere bei unklaren chronifizierenden Symptombildungen ist der Anfangsverdacht durch eine systematische **Überprüfung aller Voruntersuchungen** und aller früheren therapeutischen Maßnahmen sowie durch Eigen- und insbesondere Fremdanamnese und Exploration zu sichern. Stationäre Aufnahme des Kindes, **Trennung von der vermutlich verursachenden Bezugsperson**, Plausibilitätskontrollen, strikte Kontrollen von Labor- und apparativen Interventionen und der Medikation des Kindes sind erforderlich. Diagnoseleitend sind Symptome, die sich in ungewöhnlicher Weise wiederholen (wiederholte Sepsis, unklares Fieber, chronische Durchfälle, »Krampfanfälle«, entgleister Diabetes), ohne dass erklärende Organbefunde feststellbar sind.

Differenzialdiagnose
Differenzialdiagnostisch sind ein Artefakt-Syndrom (die Symptome werden vom Patienten selbst zugefügt oder vorgetäuscht) und eine chronische, schwer behandelbare Erkrankung auszuschließen.

Therapie
Vorrangig ist der Schutz des Kindes. Dazu ist eine **Trennung** des Kindes von der verursachenden Bezugsperson unabdingbar. Bei psychischer Störung der verursachenden Bezugsperson kann eine psychiatrische Behandlung indiziert sein. In der Regel sind **Jugendhilfemaßnahmen** (§ 27 Hilfe zur Erziehung) erforderlich.

42.12 Somatoforme Störungen

Grundlagen
Das Kind klagt über wechselnde Beschwerden, eine **»Patientenkarriere«** beginnt: immer wieder suchen die Eltern mit dem Kind den Arzt auf, der keine organische Erklärung für die wechselnden Beschwerden, meist Kopf- und Bauchschmerzen, findet. Trotzdem fordern Kind und Eltern weitere Untersuchungen und sie wechseln den Arzt (»Doktorshopping«). Untersuchungen werden wiederholt, ebenso die Maßnahmen zur Behandlung – und die Beschwerden bleiben. Nach 2 Jahren spätestens ist es Zeit, an eine somatoforme Störung zu denken.

Epidemiologie
Verlässliche epidemiologische Daten für das Kindesalter liegen nicht vor. Für das Jugendalter ist von einer Prävalenzrate von 2–3% auszugehen. Mädchen sind häufiger betroffen.

Pathogenese
Die Erklärungsansätze gehen ähnlich wie bei den dissoziativen Störungen von einer **multifaktoriellen Begründung** aus: der Interaktion von körperlicher Prädisposition (z. B. Neigung zu Kopfschmerz), überfordernden Alltagserfahrungen (z. B. schulische Belastungen) und bestärkenden erzieherischen Einflüssen. Bei den Familienangehörigen finden sich gehäuft somatoforme und depressive Störungen, Angststörungen sowie erzieherische Reaktionstendenzen, die die körperlichen Beschwerden des Kindes durch belohnende Zuwendung und Entlastung von Überforderungen (z. B. Verzicht auf Schulbesuch) bestärken. Verstärkend sind auch wiederholte unnötige medizinische diagnostische und wechselnde therapeutische Maßnahmen (z. B. bei Kopfschmerz in kurzen Abständen wiederholte EEG- oder bildgebende Untersuchungen, Medikationswechsel und häufige Krankschreibungen, die zu schulischen Fehlzeiten führen).

Klinik
Charakteristisch für die **somatoforme Störung** ist eine rezidivierende, in Ausprägung und Lokalisation wechselnde körperliche Symptomatik, die trotz negativer diagnostischer Befunde und ärztlichen Feststellungen, dass die Symptomatik nicht durch eine andere Organerkrankung körperlich begründet ist, immer wieder Kind und Eltern Anlass gibt, Forderungen nach erneuten ärztlichen Untersuchungen und therapeutischen Maßnahmen zu stellen. Beklagt werden insbesondere Bauch- und Kopfschmerzen, wechselnde Gliederschmerzen, Schwindel, Übelkeit und Brechreiz.

Bei der **hypochondrischen Störung**, die im Kindesalter selten ist, ist ein körperliches Symptom (z. B. Kopfschmerz) Anlass, sich unablässig mit der Möglichkeit zu beschäftigen, an einer schwerwiegenden und fortschreitenden körperlichen Erkrankung zu leiden (z. B. Hirntumor), ohne dass objektiv eine solche befürchtete Erkrankung vorliegt.

Im Kindes- und Jugendalter selten sind die **somatoforme autonome Funktionsstörung** (wenn im Jugendalter, dann häufiger Erröten, Schwitzen, Herzklopfen, Hyperventilation, Aerophagie, Diarrhö, Pollakisurie) sowie die **anhaltende somatoforme Schmerzstörung**, für die es jeweils keine erklärenden körperlichen Befunde gibt.

Verlauf, Prognose
In der Regel geht der Diagnose eine langfristige »Patientenkarriere« voraus mit zahlreichen ärztlichen Konsultationen, familiären Bemühungen und Auseinandersetzungen sowie schulischen Fehlzeiten. Charakteristisch ist ein **chronischer Verlauf** mit fluktuierenden, immer wieder unterschiedlichen körperlichen Symptomen. Ausge-

prägt sind oft starke innerfamiliäre Besorgnisse um die gesundheitliche Entwicklung des Kindes.

Diagnose
Diagnostisch wegweisend ist die Auswertung der zahlreichen ärztlichen Untersuchungen, die trotz umfassender, adäquater und auch unabhängiger medizinischer Konsultationen übereinstimmend zu **negativen organischen Befunden** geführt haben. Bei Anzeichen schulischer Leistungsschwierigkeiten sind eine Intelligenzdiagnostik und der Ausschluss von umschriebenen Entwicklungsstörungen indiziert. **Familiendiagnostische Maßnahmen** konzentrieren sich auf die Exploration des Krankheitsverständnisses von Kind und Eltern und der erzieherischen Reaktionen und Bewertungen bei Auftreten der vom Kind beklagten Beschwerden.

Differenzialdiagnose
Differenzialdiagnostisch sind somatoforme Störungen abzugrenzen von:
- Angststörungen (Trennungsangst, Schulangst),
- rezidivierenden depressiven Störungen,
- organischen Erkrankungen (z. B. rheumatische Beschwerden)

Therapie
Psychoedukativ ist es zunächst das Ziel, in der **Beratung von Kind und Eltern** über eine mögliche Psychogenese der Symptomatik aufzuklären, ohne dass dies von Kind und Eltern als »Bloßstellung« verstanden wird und zu einem Therapieabbruch Anlass gibt.

> **Sofern die diagnostischen Maßnahmen zum Ausschluss einer organischen Erkrankung hinreichend vollständig und qualifiziert durchgeführt wurden, sollten weitere körperliche Untersuchungen beendet werden oder nur bei strengster Indikation erfolgen.**

Gleichzeitig ist das Sich-offen-halten für organische Diagnostik wichtig, solange die körperlichen Beschwerden anhalten. Die körperlichen Beschwerden sind anzuerkennen – denn sie werden erlebt, sind vorhanden und nicht simuliert – und **symptomatisch** zu behandeln (z. B. bei Schmerzsymptomatik: Schmerztagebuch, Einübung von Entspannungsverfahren, Krankengymnastik und ggf. zurückhaltend medikamentöse Behandlung), die in der Regel, weil nicht indiziert, abgesetzt werden muss, insbesondere bei Schmerz- und Schlafmittelmissbrauch. **Verhaltenstherapeutische Behandlung** und Familienberatung haben das Ziel, durch Veränderung des familiären Störungskonzeptes und die Lösung individueller und erklärungsrelevanter Konflikte und Überforderungen das Beschwerdebild zu beheben.

42.13 Dissoziative Störungen (Konversionsstörungen)

Grundlagen
Dissoziative Störungen oder Konversionsstörungen wurden früher als »hysterische Neurose« bezeichnet. Die Bezeichnungen »Hysterie« und »Neurose« wurden aufgegeben, weil sie zu sehr mit sich widersprechenden ätiologischen Theorien, die empirisch nicht belegt oder widerlegt waren, assoziiert wurden.

Epidemiologie
Für klinische Stichproben schwanken Prävalenzangaben zwischen 1,5 und 5%, wobei Mädchen häufiger als Jungen betroffen sind. Konversionsstörungen treten im Vorschulalter selten auf. Im Kindes- und Jugendalter sind dissoziative Amnesie, Fugue, Stupor und Trance sowie eine multiple Persönlichkeitsstörung wesentlich seltener als die motorischen Gangstörungen, Lähmungen und Krampfanfälle sowie sensorischen Störungen (Sehstörungen).

Pathogenese
Erklärungsrelevant ist eine Wechselwirkung zwischen zerebraler organischer Disposition, Überforderungserleben und Modelleinflüssen. Für die Art der Symptomatik findet sich meist ein Vorbild in der Familie. Auslösend sind oft Lebensereignisse, die zu einer **subjektiven Überforderung** führen (z. B. schulische und berufliche Überforderung; unbewältigte körperliche Beschwerden wie chronischer Schmerz). Bahnend können **körperliche Erkrankungen** sein (Zustand nach Fraktur ist gefolgt von psychogener Gangstörung; Schieloperation gefolgt von psychogener Sehstörung). Relativ häufig sind mit der Epilepsie psychogene Anfälle gekoppelt. Oft wird mit der dissoziativen Störung ein unbewältigtes Überforderungserleben gemindert oder beendet (**primärer Krankheitsgewinn**) und dem Patienten erheblich positive Aufmerksamkeit und Zuwendung gewidmet (**sekundärer Krankheitsgewinn**). Zentralnervöse Korrelate deuten auf neurobiologische zerebrale Dysfunktionen hin, die für **Dissoziationen der Informationsverarbeitung** disponierend sein könnten.

Klinik
»Dissoziation« bezeichnet einen **Verlust der Integration** von Gedächtnis, Bewusstsein, Identitätsgefühl, Motorik und Empfindung, sodass weitgehend die **Willkürkontrolle** über die gestörte Funktion verloren geht. Eine primär körperliche Erkrankung ist als Ursache der Symptomatik ausgeschlossen. Hingegen bestehen zeitliche Zusammenhänge mit Konflikten oder Belastungen. Die Störung wird nicht bewusst absichtlich erzeugt (wie beim Artefaktsyndrom) und ist auch nicht vorgetäuscht (wie bei der Simulation).

Als **Subtypen** werden unterschieden:
- dissoziative Amnesie (Verlust der Erinnerung an wichtige aktuelle Vorkommnisse; meist nur selektive Amnesie),
- dissoziative Fugue (eine Ortsveränderung – Weglaufen –, für die keine vollständige Erinnerung besteht),
- dissoziativer Stupor (erhebliche Verringerung oder das Fehlen von Willkürbewegung und von Reaktion auf äußere Reize),
- Trance- und Besessenheitszustände (zeitweiser Verlust von persönlicher Identität und Umgebungswahrnehmung),
- dissoziative Bewegungsstörung (teilweiser oder vollständiger Verlust von Bewegungsfähigkeit: z. B. Lähmungen, Astasie, Gangstörung, Aphonie),
- dissoziative Krampfanfälle (ähnlich epileptischen Anfällen, jedoch nicht neurologisch bekannten Syndromen entsprechend und ohne Bewusstseinsverlust),
- dissoziative Sensibilitäts- und Empfindungsstörungen (z. B. psychogene Seh- oder Hörstörung; Parästhesien),
- multiple Persönlichkeit (die Jugendliche, Gymnasiastin mit guten Leistungen, nimmt z. B. die »Person« eines Babys an, spricht in »Babysprache« und nimmt Schnuller und Fläschchen; ◻ Abb. 42.7).

Begleitstörungen Häufigere Begleitstörungen sind depressive Störungen, Angststörungen, somatoforme Störungen (z. B. Hyperventilation, Intelligenzminderung und umschriebene Entwicklungsstörungen).

Verlauf, Prognose
Konversionsstörungen treten oft plötzlich auf und **remittieren nicht selten spontan**. Während die Patienten auch schwerwiegenden dis-

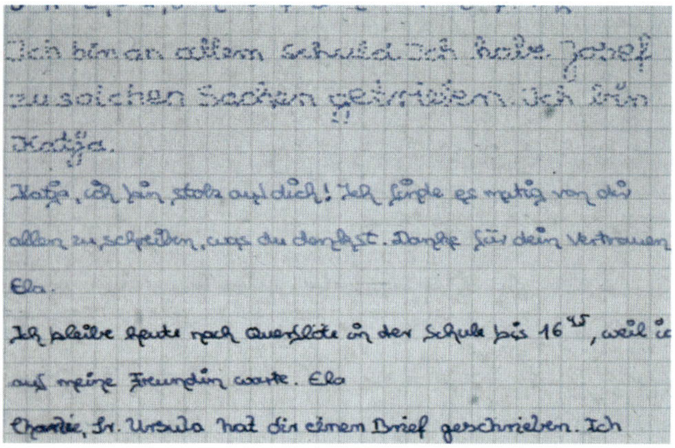

Abb. 42.7 Multiple Persönlichkeitsstörung als Beispiel einer dissoziativen Störung: Die jugendliche Patientin »geriet« im Rahmen ihrer dissoziativen Störung in 25 verschiedene Persönlichkeiten. Den Persönlichkeiten kamen jeweils unterschiedliche Charaktereigenschaften zu. Aus der Persönlichkeit einer Jugendlichen wurde z. B. innerhalb von Sekunden die Person eines Kleinkindes. Jede Persönlichkeit verfügte über eine eigenständige Handschrift, wozu die Abbildung Beispiele wiedergibt

soziativen Symptomen gegenüber distanziert, äußerlich unbeschwert und ohne Leidensdruck erscheinen (»belle indifference«), sind die Angehörigen immer sehr beunruhigt und zunächst von einer organischen Begründung der Störung überzeugt – nicht selten auch das medizinische Personal. Häufig führt das akute Auftreten der Symptomatik zu notärztlichen Einsätzen und mehrfachen, in der Regel auch stationären diagnostischen und therapeutischen Maßnahmen. Im Rahmen stationärer Behandlung remittieren Konversionsstörungen meistens innerhalb von Wochen. Häufig kommt es jedoch zu einem wiederholten Auftreten der Symptomatik und langfristig sind **Übergänge in somatoforme Störungen** bei einem Drittel der Patienten zu erwarten. Indikatoren für eine günstige Prognose sind ein akuter Beginn mit klar erkennbarem Überforderungserleben bei Manifestation der Symptomatik, rascher Beginn der Behandlung und überdurchschnittliche Intelligenz.

▪▪ Diagnose

Die Diagnose ergibt sich mit dem **Ausschluss einer organischen Begründung** der Symptomatik durch internistische und neurologische Untersuchung, den Angaben aus Anamnese und Exploration, die einen deutlichen zeitlichen Zusammenhang des Beginns der Erkrankung mit einem Belastungserleben erkennen lassen, und aus der (Video-) Beobachtung der Fluktuationen des Symptombildes bei situativen Veränderungen (z. B. der stuporöse Patient, der bewegungslos im Bett liegt und auf Ansprache nicht reagiert, richtet sich im Bett auf, wenn das Personal das Zimmer verlässt). Diagnostisch unterstützend ist eine strukturierte Exploration mit Hilfe des **Heidelberger Dissoziations-Inventars** (HDI). Weitere internistische und neurologische Untersuchungen sind nur bei dringender Indikation vorzunehmen.

> **Bei bis zu 15% der Patienten mit Konversionsstörung treten im weiteren Verlauf organische Erkrankungen zu Tage, die für die Symptomatik kausal sind (z. B. degenerative Erkrankungen des Nervensystems, der Muskulatur, des Bindegewebes und der Knochen).**

Unnötige Wiederholungsuntersuchungen verstärken dissoziative Störungen. Die Indikation einer diagnostischen Maßnahme ist daher besonders streng zu prüfen.

▪▪ Differenzialdiagnose

Differenzialdiagnostisch sind abzugrenzen:

- somatoforme Störungen (charakteristisch sind wechselnde körperliche Beschwerden mit hartnäckiger Forderung nach wiederholten medizinischen und aufgrund negativer Vorbefunde oder fehlender Indikation unangebrachten Untersuchungen),
- Organische/neurologische Erkrankungen (z. B. Epilepsie; degenerative zentralnervöse und periphere Erkrankungen; Erkrankungen im Bereich von Knochen, Muskulatur und Bindegewebe),
- Simulation (vorgetäuschte Störung),
- bei dissoziativen Krampfanfällen: Epilepsie, synkopale oder tetanische Anfälle; Hirntumor,
- bei dissoziativem Stupor: schizophren-katatoner Stupor; depressiver oder manischer Stupor,
- bei dissoziativer Fugue: psychomotorische Epilepsie; postiktale Fugue,
- bei dissoziativer Amnesie: anterograde oder retrograde Amnesie; postiktale Amnesie bei Epilepsie; amnestisches Syndrom im Zusammenhang mit Suchtmittelmissbrauch,
- hypochondrische Störung (gekennzeichnet durch ausgeprägte Angst, an einer schwerwiegenden und fortschreitenden körperlichen Erkrankung zu leiden),
- multiple Persönlichkeit: schizophrene Psychose; Borderline Störung.

▪▪ Therapie

Wesentliche Behandlungsmaßnahme, die in der Regel **stationär** erfolgen muss, ist die **individuelle Psychotherapie** in Verbindung mit der Elternarbeit. Wichtig ist das Ernstnehmen des Symptoms (kein Belächeln! Nicht: »Eigentlich fehlt Dir ja nichts …!«) und entsprechend **symptomzentrierte Therapie** (z. B. bei Bewegungsstörungen krankengymnastische Behandlung). Vordringlich sind die Entlastung von Überforderungen (z. B. begabungsadäquate Beschulung; die Lösung von Konflikten). Die Einsicht in die funktionellen Zusammenhänge zwischen auslösendem Alltagsereignis und Symptombildung ist wünschenswert, wenn auch nicht immer zu erreichen. Nachrangig sind Gespräche über eine mögliche »symbolische Bedeutung« der Symptomatik.

42.14 Anorexia nervosa

▪▪ Grundlagen

Die **Pubertätsmagersucht** ist eine schwerwiegende und bei weiblichen Jugendlichen häufige psychiatrische Erkrankung mit Beginn im späteren Kindes- und im Jugendalter. Sie ist nach wie vor eine **lebensbedrohliche Erkrankung** mit dem Risiko der Chronifizierung. Eine frühzeitige adäquate Therapie vermindert dieses Risiko. Dennoch ist ein Therapiebeginn häufig verzögert, weil zumindest anfänglich die Krankheitseinsicht fehlt und die Symptome auch von elterlicher wie fachlicher Seite nicht in ihrem Krankheitswert erkannt werden. Die Erkrankung ist Indikation für eine kinder- und jugendpsychiatrische Behandlung.

▪▪ Epidemiologie

Der Erkrankungsbeginn liegt frühestens im Alter von 8–10 Jahren, der Häufigkeitsgipfel des Beginns bei 13–15 Jahren. In der Altersgruppe der 10- bis 24-jährigen Mädchen und jungen Frauen hat die **Inzidenz zugenommen**. Die Prävalenz liegt zwischen 0,3 und 1%. Weibliche Jugendliche erkranken etwa 10-mal häufiger als Jungen.

Besondere **Risikogruppen** sind u. a. Leistungssportlerinnen in gewichtsabhängigen Sportarten (z. B. Turnen, Gymnastik), Models und Balletttänzerinnen.

■ ■ Pathogenese

Der Erklärungsansatz ist multifaktoriell. Genetische Dispositionen, familiäre und soziokulturelle Einflüsse sind interaktiv von Bedeutung. Für eine **genetische Beeinflussung** spricht, dass Essstörungen und Persönlichkeitsstörungen bei Familienangehörigen überzufällig häufig sind. Unspezifisch ist die erhöhte Rate **perinataler Risikofaktoren**. Auf biochemischer Ebene finden sich (unspezifische) Korrelate mit dem **serotonergen Neurotransmittersystem** (z. B. Verminderung von 5-Hydroxyindolessigsäure im Liquor). Dieser Zusammenhang wird gestützt durch die Komorbidität mit Angst-, Zwangs- und depressiven Störungen. Die **körperlichen Veränderungen**, die mit der Mangel- und Fehlernährung einhergehen, haben wiederum psychopathologische Auswirkungen auf den Krankheitsverlauf (z. B. Kachexie induziert depressives Erleben und Hyperaktivität; noch unklar ist die pathogenetische Bedeutung des veränderten Leptinstoffwechsels bei Anorexia nervosa, so z. B. für die Regulation von Energiehaushalt und Menstruation).

Familiäre Faktoren sind nicht störungsspezifisch. Es gibt nicht das »anorexieinduzierende Familienmuster«. Die Familie ist jedoch stets sehr stark in die Vorgänge im Zusammenhang mit der Essstörung eingebunden (z. B. stellt sich die ganze Familie auf die vegetarische Kost der Patientin ein; die Familienangehörigen werden angehalten, von den von der Patientin angefertigten Speisen, die sie selbst sich verweigert, zu essen). Auslösend können Diätversuche sein, die zu einer Entgleisung der Kontrolle über das Essverhalten führen.

Soziokulturell werden »Stressfaktoren« (z. B. Leistungsanforderungen) und normative Faktoren (z. B. Schlankheitsideal, das im Widerspruch zu der massiven Medienwerbung für Essen und Trinken steht) als krankheitsinduzierend in Betracht gezogen. Akute Überforderungen durch sog. »Entwicklungsaufgaben« (z. B. Akzeptieren der körperlichen Veränderungen in der Pubertätsentwicklung; Fragen der Loslösung von der Familie) sind zu beachten.

■ ■ Klinik

Fünf **Hauptsymptome** kennzeichnen das Krankheitsbild:
- Körpergewicht mindestens 15% unter der Norm oder Body-Mass-Index $\leq$17,5 kg/m^2,
- selbstinduzierter Gewichtsverlust,
- Körperschemastörung (eigene Figur wird im Körpermaß meist überschätzt, besonders im Bereich von Bauch, Hüfte, Oberschenkel; ◘ Abb. 42.8) und Gewichtsphobie (überwertige Idee, zu dick zu sein),
- Endokrine Störung der Hypothalamus-Hypophysen-Gonaden-Achse (z. B. Amenorrhoe),
- bei Erkrankungsbeginn vor der Pubertät Hemmung der pubertären Entwicklung und des Wachstums.

Als **Subtypen** werden unterschieden:
- **»Restriktiver« Typus:** Reduktion des Körpergewichts durch ausschließliche Kalorieneinsparung,
- **»Purging-Typus«**: Gewichtsreduktion auch durch spezifische Maßnahmen (z. B. Erbrechen, Abführmittelgebrauch, übermäßige körperliche Aktivität).

Für das **Essverhalten** ist charakteristisch, dass hochkalorische Lebensmittel (fettreiche Kost, Süßigkeiten) gemieden, die Essensrationen reduziert und Mahlzeiten ausgelassen werden. Da primär keine

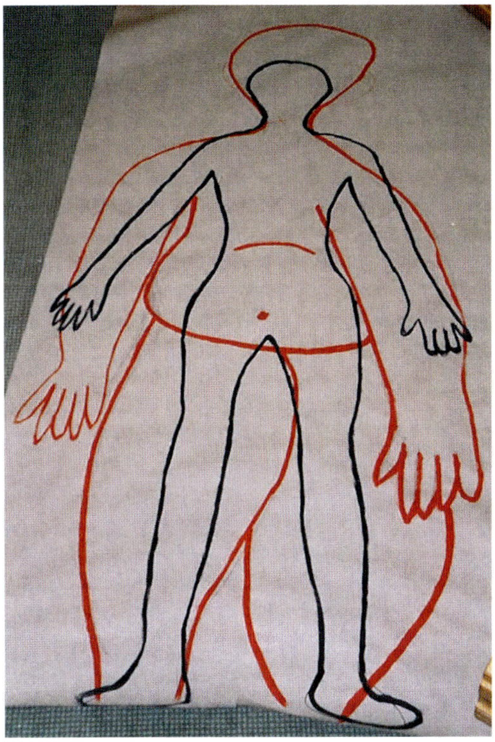

◘ **Abb. 42.8** Körperschemastörung bei Anorexia nervosa. Die schwarze Figur stellt die tatsächlichen Körperumrisse der Patientin dar (reale Körperfigur). Die rote Figur entspricht der von der Patientin subjektiv wahrgenommenen Körperfigur (»gefühltes Körperbild«). Die extreme Überschätzung des eigenen Körpergewichts durch die Fehlwahrnehmung des eigenen Körperbildes macht die ausgeprägte Gewichtsphobie der Patienten mit Anorexia nervosa verständlich

Appetitstörung vorliegt und die Gedankengänge ganztägig um Essensthemen kreisen, kann es zu Heißhunger und somit **bulimischen Unterbrechungen** der Dauerdiät kommen. Dabei werden in großen Mengen kalorienreiche Nahrungsmittel verschlungen und oft (nicht immer) danach erbrochen und/oder Abführmittel und Diuretika zur Gewichtsreduktion eingenommen. Charakteristisch ist eine **körperliche Hyperaktivität** (extremes Joggen, Gymnastik). Ernsthafte Versuche, die Krankheit aufzuhalten und an Gewicht zuzunehmen, scheitern an Gewichtsphobie und Körperwahrnehmungsstörung.

Die **körperlichen Symptome** sind vielfältig. Sie sind Folge des Hungerzustands und der kachektischen Entwicklung. Körperliche Anzeichen und Komplikationen der Anorexia nervosa sind in der Übersicht zusammengefasst.

Begleitstörungen Als eigenständige Begleiterkrankungen sind Angststörungen (insbesondere soziale Phobie), depressive Störungen und auch Zwänge zu beachten.

Körperliche Symptome und Komplikationen der Anorexia nervosa
- **Verdauungstrakt**
  - Kariöses Gebiss, Vergrößerung der Speicheldrüsen; evtl. Speichelstein
  - Verlangsamte Magen-Darm-Motilität
  - (Pseudo-) Obstipation

▼

- **Haut**
  - Akrozyanose
  - Trockene Haut
  - Haarausfall und brüchiges Haar
  - Lanugobehaarung (dünne, lange, weißliche Körperbehaarung)
  - Narben durch Selbstverletzungen
- **Herz-Kreislauf-System**
  - Bradykardie
  - Hypotonie
  - EKG: u. a. verlängerte QT-Zeit
- **Laborchemische Veränderungen**
  - Anämie
  - Neutrozytopenie
  - Thrombozytopenie
  - Hyponatriämie, Hypokaliämie (**Cave**: plötzlicher Herztod wegen Reizleitungsstörung!), Hypophosphatämie, Hypokalzämie
- **Endokrinologische Veränderungen**
  - Wachstumshormon erhöht
  - Hyperkortisolismus
  - fT_3 vermindert, fT_4 (evtl. auch vermindert) und TSH normal
- **Weitere körperliche Symptome**
  - Amenorrhö (primär, sekundär)
  - Wachstumsverlangsamung
  - Hypothermie
  - Osteoporose
  - Verzögerte Pubertät
  - Kortikale (Pseudo)atrophie (meist reversibel)

▪▪ Verlauf, Prognose

Die Pubertätsmagersucht ist eine Erkrankung mit erheblichem **Risiko der Chronifizierung**.

> **Trotz qualifizierter medizinischer Versorgung versterben noch immer etwa bis zu 7% der Betroffenen infolge der Erkrankung, nicht selten durch Suizid.**

Die Erkrankung beginnt oft schleichend. **Langsame Symptomentwicklung** trägt dazu bei, dass auch die Familienangehörigen die anfänglichen Symptome der Essens- und Gewichtsreduktion und der gesteigerten körperlichen Aktivität nicht als krankhaft wahrnehmen. Im Gegenteil erfolgt in der Regel eine Konzentration auf die schulische Leistungsoptimierung, sodass mit der Gewichtsabnahme subjektiv wie aber auch zunächst in der Wahrnehmung der Eltern eine positive Entwicklung einhergeht und eine **Krankheitseinsicht nicht besteht**. Sozialer Rückzug, Interessensverlust, Depression, Konzentrationsschwierigkeiten und schließlich Leistungseinbußen sowie Kachexie sind Anlass zu ärztlicher Konsultation. Mehr und mehr werden Familienangehörige in die Krankheitsbewältigung einbezogen (z. B. elterliche Überfürsorglichkeit oder erzieherische Konflikte wegen der Essenswiderstände des Kindes). Durch eine frühzeitige Therapie werden die Heilungschancen verbessert. Bei etwa einem Drittel der Patienten ist mit einer **völligen Gesundung** zu rechnen. Relativ häufig mündet die Erkrankung in eine Angststörung oder depressiven Erkrankung.

▪▪ Diagnose

Die diagnostischen Leitsymptome ergeben sich aus Anamnese, Exploration und **körperlich-neurologischer Untersuchung**. Wichtig ist es, an die Diagnose zu denken, wenn Symptome von signifikantem Gewichtsverlust, Amenorrhö und Wachstumsverlangsamung in Verbindung mit Essensreduktion (Diät) feststellbar sind. In der kritischen Altersgruppe empfiehlt es sich, direkt Fragen nach dem Essverhalten, dem Gewichtsverlauf, dem erwünschten Idealgewicht und Häufigkeit des Wiegens zu stellen. Bei Unterschreiten der 10. Altersperzentile des Körpergewichts sollte spätestens eine **kinder- und jugendpsychiatrische Konsultation** erfolgen.

Zu den **diagnostischen Maßnahmen** gehören das kontrollierte Wiegen, Ernährungsprotokoll (Essensplan), serologische Untersuchung (Blutbild, Elektrolyte, Transaminasen, Amylase), körperliche Untersuchung (Blutdruck, Puls, Temperatur, Anzeichen der Obstipation), EKG. Neurologisch empfehlen sich EEG und (zumindest einmalig) ein zerebrales MRT zum Ausschluss eines zentralen Prozesses (Tumor; Hirnatrophie). Bestehen Anzeichen für eine schulische Überforderung, ist eine Intelligenztestung indiziert.

▪▪ Differenzialdiagnose

Differenzialdiagnostisch sind auszuschließen
- Morbus Crohn, Colitis ulcerosa,
- Diabetes mellitus,
- maligne Erkrankungen (zerebraler Tumor),
- Depression, Zwang
- schizophrene Psychose.

▪▪ Therapie

Die Erkrankung bedarf einer erfahrenen kinder- und jugendpsychiatrischen Behandlung. Eine **stationäre kinder- bzw. jugendpsychiatrische Behandlung** ist indiziert bei kritischem Untergewicht (unterhalb der 10. Perzentile), völliger Nahrungsverweigerung, komorbiden psychischen Störungen (Depression, Zwang, Angst, soziale Isolation; Suizidalität) sowie bei eskalierten oder festgefahrenen familiären Konfliktinteraktionen. Der stationäre Rahmen bedarf einer milieutherapeutischen Strukturierung, eines erfahrenen therapeutischen Teams. Eine somatische **und** psychotherapeutische Versorgung müssen gewährleistet sein.

Die Therapie beinhaltet im Wesentlichen folgende Schritte:
- Wiederherstellung eines hinreichenden Körpergewichts, bei dem die Menstruation wieder möglich wird. Als Zielgewicht ist die 25. Altersperzentile zu empfehlen, ggf. nasogastrale Ernährung.
- Psychotherapie: Individuelle und gruppentherapeutische Behandlung; bei jüngeren Patienten familientherapeutische Verfahren; Entlastung der Familie von Schuldgefühlen; bei individueller Psychotherapie vorwiegend kognitiv-verhaltenstherapeutische Verfahren.
- Ernährungsberatung.
- Pharmakotherapie: bei komorbider Depression oder Zwängen können Serotoninwiederaufnahmehemmer indiziert sein.

42.15 Bulimia nervosa

▪▪ Grundlagen

Das Merkmal der **Heißhungerattacken** mit dem Konsum großer Nahrungsmengen in kurzer Zeit unterscheidet die Bulimina nervosa von der Anorexia nervosa.

▪▪ Epidemiologie

Die Prävalenz der Erkrankung, deren Häufigkeitsgipfel in der Spätadoleszenz liegt, ist bei 1–2% anzunehmen. Das Erkrankungsrisiko ist bei Mädchen gegenüber Jungen mindestens 20fach erhöht.

42

■■ Pathogenese

Die Erklärungsansätze gleichen weitgehend denen bei Anorexia nervosa (▶ Abschn. 42.14). Als **Persönlichkeitsmerkmale** sind emotionale Labilität und Schwächen der Impulskontrolle, die eine Entwicklung der Essattacken begünstigen, kennzeichnend. Durch die Essattacken werden zwar die Hungerzustände in einer Diätphase beendet, andererseits dadurch negative Gefühle (Angst, Schuldgefühl, Versagensgefühl) ausgelöst, wodurch meistens Erbrechen oder erneute Diätphasen induziert werden.

■■ Klinik

Kennzeichnend für die Bulimia nervosa sind **exzessive Essattacken** – nicht ein Erbrechen. Bei den wiederholten Anfällen von Heißhunger werden in kurzer Zeit große Nahrungsmengen verzehrt. Die nachfolgenden Gefühle von Unwohlsein (Völlegefühl, Schuld- und Versagensgefühl) und die phobische Angst davor, an Gewicht zuzunehmen (**Gewichtsphobie**) induzieren unangemessene Maßnahmen zur Gewichtsabnahme (extreme Diät, Erbrechen, Laxanzienabusus). Das Gewicht ist meist im Normbereich. Das Denken konzentriert sich auf Themen von Essen und Gewichtsregulation. Der Vermeidung von Gewichtszunahme dienen Fastenperioden, selbstinduziertes Erbrechen, Missbrauch von Abführmitteln und Appetitzüglern, Schilddrüsenpräparaten oder Diuretika.

Als **Subtypen** werden unterschieden:
- **»Nicht-Purging-Typ«:** nach den Essattacken kommt es nicht zu Erbrechen oder Medikamentenmissbrauch.
- **»Purging-Typ«:** Den Essattacken folgen Erbrechen oder Medikamentenmissbrauch mit dem Ziel der Vermeidung von Gewichtszunahme. Gewichtsphobie und depressive Symptome erscheinen ausgeprägter.

Begleitstörungen Häufige Begleitstörungen sind Impulskontrollstörungen, Depression, Angst- und Zwangsstörungen, Störungen des Sozialverhaltens und **Substanzmissbrauch**. Bei chronifizierten Verläufen ist an gastrointestinale Störungen zu denken

■■ Verlauf, Prognose

Die Bulimia nervosa entwickelt sich nicht selten aus einer Episode der Anorexia nervosa. Prämorbid können aber auch Adipositas und affektive Störungen (Depression, Angststörung) bestimmend sein. Typischerweise werden die Essattacken verheimlicht. Es kann zu Diebstahl von Lebensmitteln kommen. **Körperliche Symptome** äußern sich durch Schäden des Zahnschmelzes, Hypertrophien der Speicheldrüsen, ösophageale Verletzungen, Herzkreislaufsymptome (Herzrhythmusstörungen, Blutdruckschwankungen) und Elektrolytstörungen. Prognostisch bleibt das **Essverhalten** in den meisten Fällen **gestört**, während Häufigkeit und Ausmaß der Essattacken und des Erbrechens nachlassen. Periodische Verläufe mit Phasen nahezu normalen Essverhaltens sind möglich.

■■ Diagnose

Diagnostisch ausschlaggebend ist das Auftreten von Essattacken, durch die große Nahrungsmengen in sehr kurzer Zeit konsumiert werden, verbunden mit ständiger Beschäftigung mit Essen und der phobischen Angst vor dem Dickwerden. Die Diagnostik entspricht den Maßnahmen bei Anorexia nervosa (▶ Abschn. 42.14). In besonderer Weise ist auf Symptome einer Impulskontrollstörung und Substanzmissbrauch zu achten.

■■ Differenzialdiagnose

Differenzialdiagnostisch sind zu beachten:
- organische Erkrankungen mit Heißhungerattacken (Hirntumor, Kline-Levin-Syndrom, Erkrankungen des oberen Gastrointestinaltraktes: hierbei fehlen jeweils Symptome der Gewichtsphobie),
- Anorexia nervosa mit Ess- und Brechattacken (»Binge-Typus«: Kennzeichnend ist das kachektische Untergewicht),
- Essattacken bei Adipösen (hier fehlen Maßnahmen zur Vermeidung von Gewichtszunahme; auch keine Gewichtsphobie).

■■ Therapie

In der Therapie gelten weitgehend die Prinzipien, wie sie für die Behandlung der Anorexia nervosa beschrieben sind. Da sich das Körpergewicht in der Regel im Normbereich befindet, liegt im Unterschied zur Anorexia nervosa in der ersten Behandlungsphase das Schwergewicht nicht auf einer Gewichtsanhebung, sondern auf der Wiedergewinnung der **Kontrolle über ein adäquates Essverhalten**. Ziel ist zugleich die Unterbrechung der Kopplung von Essanfall und reaktiven Techniken der Gewichtsabnahme (z. B. des Erbrechens, Diätphase). Zu beachten ist die **Behandlung von Begleiterkrankungen** bzw. Begleitsymptomen (Angst, Depression, Substanzmittelmissbrauch; Diebstahl von Nahrungsmitteln). Bei Komorbidität, organisch-somatischen Komplikationen, mehrfach täglichen Essattacken und bei Suizidrisiko ist eine **stationäre Behandlung** indiziert. Das grundsätzlich verhaltenstherapeutische Vorgehen wird durch Psychoedukation, familienorientierte Maßnahmen und psychopharmakologische Behandlung (Serotoninwiederaufnahmehemmer) unterstützt.

42.16 Zwangsstörungen

Grundlagen Zwangserkrankungen seien bei Kindern und Jugendlichen sehr selten – diese Annahme trifft nicht zu! Die Hälfte aller Personen, die an einer Zwangsstörung leiden, erkranken bereits im Kindes- und Jugendalter. Die Störung wird oft lange Zeit von Patienten »verheimlicht« und daher verzögert diagnostiziert.

■■ Epidemiologie

Etwa 1–3,5% der Kinder im Schulalter und der Jugendlichen leiden unter Zwangsstörungen. Der Erkrankungsbeginn liegt durchschnittlich zwischen 10. und 12. Lebensjahr. Jungen sind häufiger als Mädchen betroffen.

■■ Pathogenese

In der Genese von Zwangsstörungen spielen **erzieherische Einflüsse** (z. B. zielunsicherer Erziehungsstil), **psychische Belastungen** und hirnfunktionelle Veranlagungen eine Rolle. Für den **genetischen Erklärungsansatz** sprechen Häufungen von Zwangserkrankungen bei Familienangehörigen, die Zusammenhänge mit Persönlichkeitsstörungen und molekulargenetische Befunde, die u. a. auf Abweichungen im serotonergen System hinweisen. Ergebnisse zerebraler Bildgebung verweisen auf **Besonderheiten der Informationsverarbeitung** in kortikostriatothalamokortikalen Kreisläufen.

Beim Subtyp »**PANDAS**« (»pediatric autoimmune neuropsychiatric disorders associated with streptococcal infections«) scheinen gegen β-hämolysierende Streptokokken der Gruppe A gerichtete Antikörper in den Basalganglien kausal zu wirken.

■■ Klinik

Kennzeichen der Zwangsstörung ist das unaufhörliche Wiederkehren von **Zwangsgedanken und Zwangshandlungen**, die vom Kind oder Jugendlichen zumindest zu irgendeinem Zeitpunkt als übertrieben, unbegründet, sinnlos, unangemessen und als »aufgezwungen« erlebt werden. Die Zwänge sind mit Leidensdruck oder wesentlichen **Alltagsbeeinträchtigungen** verbunden. Unterschieden werden Zwangsgedanken und Zwangshandlungen.

Zwangsgedanken sind immer wiederkehrende Ideen und Gedankengänge oder Vorstellungen, die als beherrschend, aufdringlich und unangemessen erlebt werden und mit Angst und Leidensdruck verbunden sind. In der Regel erleben die Personen die Zwangsgedanken als **fremdartig** (»ich-dyston«). Bei Kindern allerdings kann dieses »Fremdheitsgefühl« fehlen. Die betroffenen Kinder und Jugendlichen können sich von den Gedanken distanzieren, nehmen wahr, dass sie unangemessen und nicht von außen eingegeben sind (dem Patienten mit akuter Psychose gelingt eine solche Distanzierung nicht).

Zwangsimpulse sind sehr handlungsnahe Vorstellungen, eine ungewollte und abzulehnende Handlung mit fatalen Folgen ausführen zu müssen (z. B. mit einem Messer die Mutter zu verletzen), sodass Zwangsimpulse in der Regel stark **angstinduzierend** sind.

Häufige Zwangsgedanken sind: Gedanken, sich zu verschmutzen und zu infizieren; ständiges Zweifeln; Gedanken, Ordnung halten zu müssen; Gedanken an »verbotene« Themen; sexuelle Vorstellungen; aggressive Impulse mit der Angst, anderen etwas verletzend anzutun.

Zwangshandlungen sind Verhaltensweisen, deren Zweck darin wahrgenommen wird, angstinduzierende Gedanken oder Gefühle zu überwinden oder zu verhindern. Die Person fühlt sich zu der Handlung gezwungen, sodass sie zumindest eine Zeit lang, wenn auch erfolglos, versucht, Widerstand zu leisten.

> **Charakteristische Zwangshandlungen sind: Händewaschen, Kontrollzwänge; Zwänge, sich rückzuversichern; Berührungszwänge; Zwänge zum Zählen, Ordnen, Sammeln, Beten.**

Als **Subtypen** werden unterschieden: »Vorwiegend Zwangsgedanken oder Grübelzwang«; »vorwiegend Zwangshandlungen«, »Zwangsgedanken und -handlungen, gemischt«.

Für die **PANDAS-Erkrankung** (selten!) erscheinen charakteristisch: Erste Symptome zwischen 3. und 12. Lebensjahr; plötzlicher Beginn; episodischer Verlauf; zeitlicher Zusammenhang von Gruppe-A-Streptokokken-Infektion und Symptomverschlechterung.

Begleitstörungen Zwänge sind häufig mit innerer Angespanntheit, Ängstlichkeit und depressiver Verstimmung verbunden. Regelhaft sind familiäre, oft aggressiv getönte Konflikte, da die Zwänge nicht nur die betroffene Person selbst, sondern auch stark die im Haushalt lebenden Personen beeinträchtigen.

Charakteristische komorbide Störungen sind Angststörungen, depressive Störungen und Ticstörungen; auch an Anorexia nervosa ist zu denken. Seltener sind Trichotillomanie (zwanghaftes Haareausreißen) und Dysmorphophobie (unangemessene angstgeprägte Vorstellung, dass ein Körperteil missgebildet oder unerträglich »hässlich« sei).

▪▪ Verlauf, Prognose

Vor dem 8. Lebensjahr treten Zwänge sehr selten auf. Sie werden oft lange verschwiegen und kompensiert. Zwangshandlungen sind bei Kindern häufiger als Zwangsgedanken. Im Verlauf der Erkrankung werden in die Zwänge mehr und mehr die **Familienmitglieder eingebunden** (z. B. Eltern dürfen sich nur rückwärts gehend dem Kind nähern; die Familienmitglieder müssen akzeptieren, dass aufgrund der Waschhandlungen das Bad tagsüber über mehrere Stunden okkupiert ist; penibel sind bestimmte Ordnungen im Haushalt einzuhalten). Zwangsstörungen mit Beginn im Kindes- und Jugendalter setzen sich meistens **in das Erwachsenenalter** fort, wobei die Symptomausprägung unterschiedlich stark sein kann. Im Katamnesezeitraum von 2–15 Jahren leiden noch 30–70% der Patienten unter einer Zwangserkrankung. Im Erwachsenenalter finden sich häufig insbesondere Angststörungen, Depression und zwanghafte Persönlichkeitsstörungen. Bei einer Minderheit (etwa 15%) kommt es zu schwergradigen Alltagsbeeinträchtigungen, sodass die schulische und berufliche sowie **soziale Integration** misslingen.

▪▪ Diagnose

Die Symptomatik kann von Kindern oft nur unzulänglich beschrieben werden. Daher sind die Informationen der Bezugspersonen zu den Zwangshandlungen wichtig. Im Zusammenhang mit der Exploration der Zwangshandlungen lassen sich begleitende Zwangsgedanken eruieren. Dazu sind spezifische **standardisierte Interviewverfahren** (Childrens Yale Brown Obsessive Compulsive Scale, CY-BOCS) hilfreich. Gezielt ist nach familiären Konflikten im Zusammenhang mit den Zwangshandlungen und nach Angststörungen, depressiven Symptomen und Tics zu fragen. Bei Verdacht auf PANDAS sind genaue Exploration der Symptombildung im Zusammenhang mit Streptokokkeninfekt und eine Bestimmung von **Antikörpern gegen Streptokokken** indiziert.

▪▪ Differenzialdiagnose

Differenzialdiagnostisch sind zu beachten:
- physiologische, »entwicklungsangemessene«, »zwanghaft anmutende« Verhaltensweisen, wie sie für das Vorschulalter charakteristisch sind (repetitive Spiele, magisches Denken), die nicht als beeinträchtigend erlebt werden,
- depressive Störungen (das zwanghafte Grübeln entspricht der depressiven Stimmung und wird nicht als sinnlos wahrgenommen),
- schizophrene Störungen (dabei werden die Gedanken, Wahrnehmungen und Handlungen als »wahr« oder von außen aufgezwungen erlebt, akut ohne Einsicht in die Unsinnigkeit der Gedanken, Wahrnehmungen und Handlungen),
- motorische Tics (ihnen fehlt die Zweckbestimmtheit; sie haben nicht die Funktion der Angstreduktion),
- Stereotypien (diese werden subjektiv nicht als unangenehm erlebt),
- bei Anorexia nervosa ist das ständige Denken an Essensthemen, Figur und Gewicht gewollt und trägt zum Wohlbefinden bei.

▪▪ Therapie

Die Therapie hat zwei Ansatzpunkte: Verhaltenstherapie und Pharmakotherapie.

Die Beratung (Psychoedukation) beinhaltet die Erklärung der Diagnose und Fragen der familiären Alltagsbewältigung und Erziehung. Die **Verhaltenstherapie** kombiniert eine (meist stufenweise) Exposition mit den Situationen, die Zwänge auslösen (z. B. Angreifen einer Türklinke, die als verschmutzt gilt, was den Zwang zum Händewachsen auslöst) mit einer Reaktionsverhinderung (das gewohnte Händewaschen nach Ergreifen der Türklinke wird verhindert). Zwangsgedanken werden mit **kognitiven Verfahren** behandelt (z. B. das Einüben alternativer, mit den Zwangsgedanken inkompatibler Gedankeninhalte). Familienorientierte Interventionen zielen darauf, erzieherische Einbindungen, die das Zwangsverhalten bestärken, aufzulösen.

Die **Pharmakotherapie** erfolgt durch selektive Serotoninwiederaufnahmehemmer. Die pharmakologische Wirkung kann im Einzelfall erst nach 10–12 Wochen eintreten. Bei PANDAS wurden Besserungen durch Plasmopherese und intravenöse Immunglobulingabe erreicht.

42.17 Weitere psychische Störungen im Kindes- und Jugendalter

Die Fortschritte kinder- und jugendpsychiatrischer Forschung haben zu einer differenzierteren diagnostischen Aufschlüsselung der psychischen Störungen geführt. Sie sind in »**Internationale Klassifikation psychischer Störungen**« der Weltgesundheitsorganisation, Kap. V (F) (ICD-10), klassifiziert. In der Kinder- und Jugendpsychiatrie erfolgte eine weitere Aufschlüsselung nach dem in der Einleitung des Kapitels skizzierten **multiaxialen System**.

Eine vollständige Darstellung der psychischen Störungen im Kindes- und Jugendalter findet sich in den Lehrbüchern der Kinder- und Jugendpsychiatrie und Psychotherapie, von denen eine Auswahl in der Literaturliste angeführt sind. Folgende tabellarische Übersicht informiert über eine Auswahl psychischer Störungen, deren differenzialdiagnostische Erkennung für den Arzt für Kinder- und Jugendmedizin von besonderer Relevanz ist (◘ Tab. 42.4, ◘ Tab. 42.5, ◘ Tab. 42.6 und ◘ Tab. 42.7).

◘ **Tab. 42.4** Angststörungen im Kindes- und Jugendalter

Definition (nach ICD-10)	Epidemiologie	Differenzialdiagnose	Therapie
Phobische Störungen: Agoraphobie (Angst vor freien Plätzen oder öffentlichen Situationen); soziale Phobie (Angst vor öffentlichen Auftritten und Zusammentreffen mit anderen Personen); isolierte Phobien (Phobien, die auch bei Erwachsenen Typisch sind: Ängste vor Tieren, Höhen, geschlossenen Räumen, vor ärztlichen Eingriffen)	Prävalenz im Schulalter um 8% Weibliche Personen sind etwa 3-mal häufiger betroffen	Panikstörungen Generalisierte Angststörungen Zwangsstörungen Depression Psychosen	Verhaltenstherapie Fakultativ Pharmakotherapie
Panikstörungen: Anfallsartige, nicht vorhersehbare Angstattacken mit Todesangst, Herzjagen, Erstickungsgefühl, Schwindel, Depersonalisation; Angst, wahnsinnig zu werden	Frühestens ab dem Jugendalter	Organische Erkrankungen (z. B. Schilddrüsenfunktionsstörung)	
	Bei 18-Jährigen Prävalenz etwa 1,5%	Andere Angststörungen	

◘ **Tab. 42.5** Schizophrene Störungen

Definition (nach ICD-10)	Epidemiologie	Differenzialdiagnose	Therapie
Tiefgreifende Störung von Denken, Wahrnehmung und Affektivität, ohne dass Bewusstsein oder Intelligenz beeinträchtigt sein müssen. Leitsymptome sind: – Gedankenlautwerden, Gedankeneingebung oder -entzug – Wahn und Wahnwahrnehmungen, Gefühl des Gemachten – Stimmen, die aus dem eigenen Körper kommen – Unrealistischer Wahn (z. B. Wahn, Führer einer Weltmacht zu sein) – Halluzinationen jeder Sinnesmodalität – Gedankenabreißen, Zerfahrenheit, Danebenreden – Katatone Symptome wie Erregung, Haltungsstereotypien, Stupor, Mutismus – »Negative« Symptome wie Apathie, verflachte oder inadäquate Affekte	1% der Gesamtbevölkerung! Vor dem 10. Lebensjahr <1% der Häufigkeit der Gesamtbevölkerung Vor dem 14. Lebensjahr <4% der Häufigkeit der Gesamtbevölkerung	»Exogene« Psychosen bei organischen Erkrankungen oder Intoxikationen Epilepsie Drogeninduzierte Psychosen Pharmakologisch induzierte Psychosen Wahnerkrankungen Affektive Störungen Autismus	Ausführliche Beratung von Patient und Angehörigen Familiäre Unterstützung Primär stationäre kinder- und jugendpsychiatrische Behandlung Psychopharmakotherapie (Neuroleptika) Psychotherapie (nicht »aufdeckend«) Soziotherapie

◘ **Tab. 42.6** Manische Episode (mit und ohne psychotische Symptome)

Definition (nach ICD-10)	Epidemiologie	Differenzialdiagnose	Therapie
Situationsinadäquat gehobene Stimmungslage Übersteigertes Aktivitätsniveau Unkontrollierte Erregung Vermindertes Schlafbedürfnis Soziale Enthemmtheit Größenideen Größenwahn (psychotisch) Halluzinationen (psychotisch)	Sehr selten in der Kindheit Selten im Jugendalter beginnend	Schizophrenie Organische affektive Störung Agitierte Depression Extreme hyperkinetische Störung	Ausführliche Beratung von Patient und Bezugspersonen Primär stationäre kinder- und jugendpsychiatrische Behandlung Psychopharmakotherapie (Neuroleptika; Lithium, Carbamazepin) Psychotherapeutische Begleitung Soziotherapie

Tab. 42.7 Bipolare affektive Störung

Definition (nach ICD-10)	Epidemiologie	Differenzialdiagnose	Therapie
Stimmungslage wechselnd zwischen manischen und depressiven Zuständen, mit und ohne psychotische Symptomatik Bei Jugendlichen oft mit manischer Phase beginnend	Selten im Jugendalter beginnend	Schizophrenie Schizoaffektive Schizophrenie	Tab. 42.5 und Tab. 42.6 Pharmakotherapie (Lithium, Carbamazepin; bei Bedarf Antidepressiva, Neuroleptika)

Literatur

Eggers C, Fegert J, Resch F (Hrsg) (2011) Psychiatrie und Psychotherapie des Kindes- und Jugendalters. 2. Auflage. Springer, Berlin Heidelberg New York

Gerlach M, Mehler-Wex C, Walitza S, Warnke A, Wewetzer C (Hrsg) (2009) Neuro-Psychopharmaka im Kindes- und Jugendalter. 2. Auflage. Springer, Wien

Herpertz-Dahlmann B, Resch F, Schulte-Markwort M, Warnke A (Hrsg) (2008) Entwicklungspsychiatrie. 2. Aufl. Schattauer, Stuttgart

Lehmkuhl G, Poustka F, Holtmann M, Steiner H (Hrsg) (2013) Lehrbuch der Kinder- und Jugendpsychiatrie. Bd. 1 Grundlagen, Bd. 2 Störungsbilder. Hogrefe, Göttingen

Mattejat F, Remschmidt H, Warnke A (Hrsg) (2008) Therapie psychischer Störungen bei Kindern und Jugendlichen. Thieme, Stuttgart

Remschmidt H (Hrsg) (2011) Kinder- und Jugendpsychiatrie und Psychotherapie. 6. Auflage Thieme, Stuttgart

Steinhausen HC (2010) Psychische Störungen bei Kindern und Jugendlichen. 7. Auflage. Urban & Fischer, München

Schlafmedizin

E. Paditz

C. P. Speer, M. Gahr (Hrsg), *Pädiatrie*,
DOI 10.1007/978-3-642-34269-1_43,

Einleitung

Schlafen ist lebensnotwendig, auch wenn Kinder das oft noch nicht akzeptieren möchten. Der Entzug des Winterschlafs führt bei Tieren zum Tode. Das kindliche Wachstum ist von der ungestörten schlafgebundenen Ausschüttung des Wachstumshormons abhängig. Die Konsolidierung von Gedächtnisinhalten erfolgt größtenteils im Schlaf und auch die Fähigkeit zur Lösung komplexer Aufgabenstellungen ist von erholsamem Schlaf abhängig. Die pädiatrische Schlafmedizin kann heute mit einem breiten interdisziplinären Methodenspektrum fast alle Schlafstörungen des Kindes- und Jugendalters abklären und differenzierte therapeutische Konzepte anbieten.

Exkurs

Schlafqualität

Die **Dauer der Mittagsruhe** kann auf den unzureichenden Erholungseffekt des Nachtschlafes hinweisen. Bei Kleinkindern, die täglich mehr als 2 h Mittagsruhe benötigen, sollte deshalb gezielt nach nächtlichem Schnarchen und Schwitzen gefragt werden.
In mindestens 40% aller Kinderzimmer in Deutschland steht ein **Fernseher.** Abendliches Fernsehen beeinflusst die Schlafqualität nachweislich. Aktuelle Inhalte können sich in Albträumen wiederfinden, zu Schlafstörungen beitragen und damit auch die Gedächtnisbildung und Intelligenzentwicklung beeinflussen.

43.1 Diagnostik

Richtungsweisend ist und bleibt die detaillierte **Anamnese**. Der **klinische Status** kann zahlreiche weitere Hinweise für die Differenzierung zwischen organisch und nichtorganisch bedingten Schlafstörungen bieten. Erst nach diesen Voruntersuchungen (bei Jugendlichen ggf. unter zusätzlicher Einbeziehung einer ambulanten Polygraphie) ist über die Notwendigkeit einer Untersuchung im Kinderschlaflabor zu entscheiden (**Polysomnographie**).

43.1.1 Anamnese

Hinweise auf unzureichend erholsamen Schlaf können sein: Tagesmüdigkeit, Konzentrationsschwäche, Hypermotilität (»Zappelphilipp«), erschwerte morgendliche Weckbarkeit (»Morgenmuffel«), Verhaltensänderungen und Leistungsknick. Bei der Beurteilung der Schlafqualität und -effizienz sollten folgende Fragen gestellt werden:
- Wann geht Ihr Kind abends ins Bett?
- Haben Sie einen Fernseher im Kinderzimmer?
- Kann Ihr Kind sofort einschlafen oder dauert das Einschlafen länger als ca. 20 min?
- Wacht Ihr Kind nachts mehrfach auf?
- Nässt Ihr Kind (jenseits des 4./5. Lebensjahres) noch oder wieder ein, sind Ihnen nächtliches Schwitzen, Schnarchen, Mundatmung, Atempausen oder Krämpfe aufgefallen?
- Läuft Ihr Kind nachts wie schlaftrunken herum?
- Hat ihr Kind über Albträume berichtet?
- Überstreckt Ihr Kind im Schlaf den Kopf nach hinten (»reklinierter Kopf«) oder sind andere Schlafpositionen aufgefallen?
- Klagt Ihr Kind oft über morgendliche Kopfschmerzen oder Mundtrockenheit?
- Sind Ihnen bei Ihrem Kind Einschlafattacken am Tage aufgefallen?
- Macht Ihr Kind noch Mittagsruhe, falls ja, wie lange?

Nachtwandeln (Somnambulismus) sollte nicht bagatellisiert werden. Obwohl sich in der Regel keine organische Ursache finden lässt, sollten Türen und Fenster bei Vorliegen von Nachtwandeln nachts von innen gesichert werden, um gefährliche Sturzunfälle zu vermeiden (!).

43.1.2 Klinischer Status

Bei Kindern mit Ein- und Durchschlafstörungen sollten folgende **Organsysteme** gezielt inspiziert werden:

Kopf-, Hals- und HNO-Bereich Hinweise für eine Obstruktion der oberen Atemwege (Mundatmung, Tonsillenhypertrophie (◘ Abb. 43.1), Retrognathie, Makroglossie, Nasenschleimhautschwellung, Mundatmung und nuchale Lymphknotenschwellungen als indirekter Hinweis für adenoide Vegetationen, Mittelgesichtshypoplasie z. B. bei Down-Syndrom oder Crouzon-Syndrom, Struma, zervikale Lymphangiome, Fehlbildungen der Uvula und des weichen Gaumens)

Thorax Trichterbrust, interkostale Einziehungen als mögliche Folge der vermehrten Atemanstrengungen bei obstruktiver Schlafapnoe; Systolikum p.m. 3–4 L2 infolge Trikuspidalinsuffizienz bei sekundärer pulmonaler Hypertension.

Abdomen Hepatomegalie/Rechtsherzinsuffizienz bei Cor pulmonale nicht übersehen (heute eher selten, in Einzelfällen möglich!)

43.1.3 Polysomnographie

Die Polysomnographie gilt als der Goldstandard zur Erfassung sowie zum Ausschluss somatisch bedingter Störungen im Schlaf. Die pädiatrische Polysomnographie erfasst in der Regel nur **nichtinvasiv messbare Parameter** (◘ Abb. 43.2).

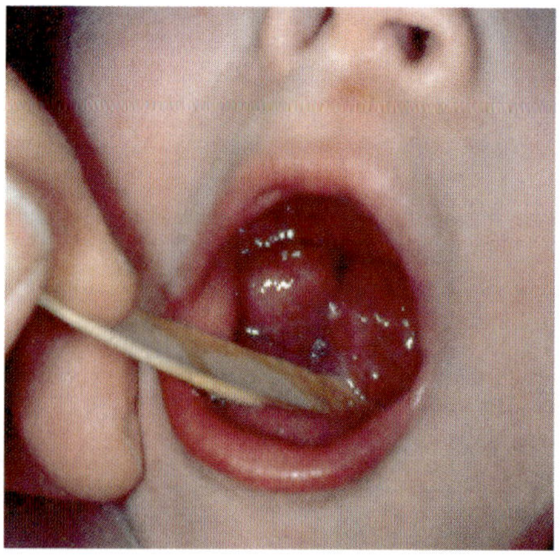

◘ **Abb. 43.1** Kontakttonsillen als Ursache obstruktiver Schlafapnoen mit zahlreichen Infekten der oberen Atemwege, Gedeihstörung und lautem nächtlichem Schnarchen. Komplette Rückbildung der Symptomatik nach Tonsillektomie (wichtiger Hinweis: entsprechend der aktuellen Leitlinien wird heute die Tonsillotomie bevorzugt; die Tonsillektomie wird nur noch bei speziellen Indikationen in Erwägung gezogen)

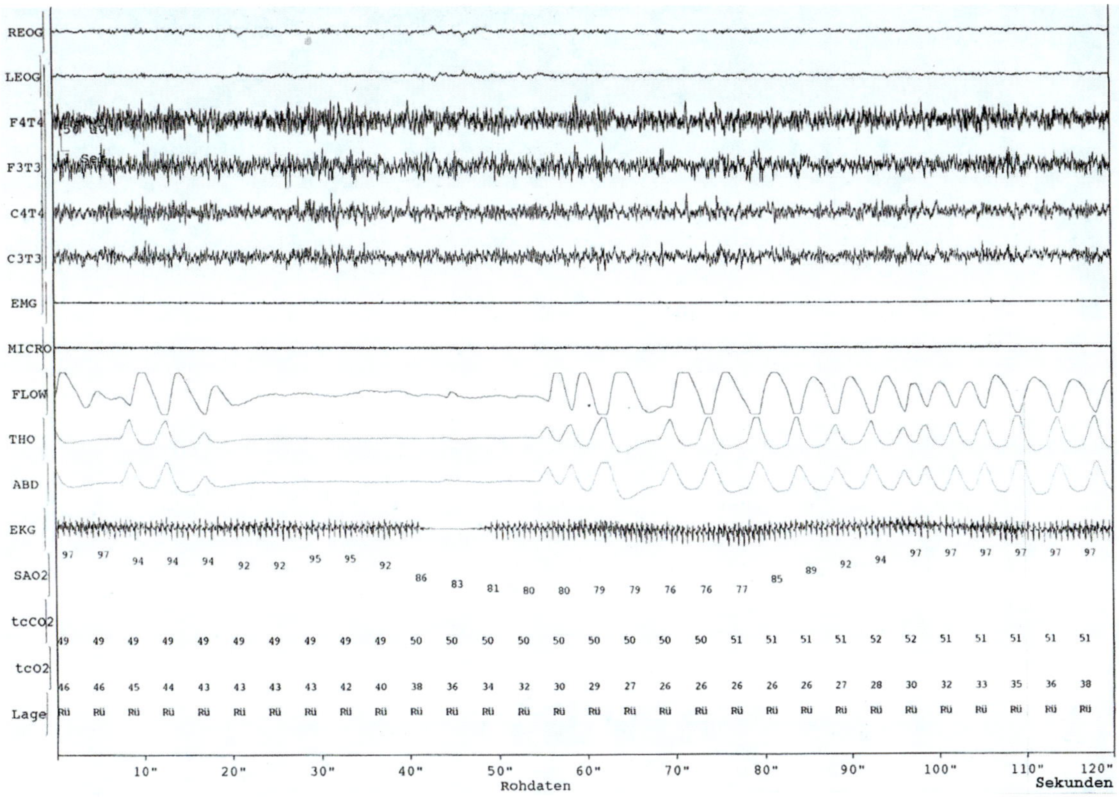

Abb. 43.2 Polysomnographischer Befund bei einer 16-jährigen Patientin mit Meningomyelozele und Arnold-Chiari-Fehlbildung: zentrale Apnoe von 37 s Dauer mit Abfall der Sauerstoffsättigung auf 76% und kurzzeitiger Asystolie von 6 s Dauer. Ableitungen: *REOG, LEOG* Elektrookulogramm rechts- und linksseitig. *F4T4, F3T3, C4T4, C3T3* EEG-Ableitungen. *EMG* Kinn-EMG. *MICRO* Schnarchmikrofon. *FLOW* nasaler Flow (Messung hier mittels Thermistor, neuerdings besser mittels Drucksensor). *THO, ABD* thorakale und abdominelle Atmbewegungen. *EKG* Elektrokardiogramm. *SAO_2* Sauerstoffsättigung, pulsoxymetrische Messung. *TcCO2* transkutaner pCO_2; *Lage* Lagesensor (hier: Rückenlage)

Cave
Ein Normalbefund in der Polysomnographie schließt eine schlafbezogene Atmungsstörung, Herzrhythmusstörung oder ein schlafgebundenes Anfallsleiden oder eine Störung der Schlafarchitektur nicht aus.

Deshalb sollten bei **Diskrepanzen** zwischen Anamnese und Schlaflaborbefund zwei Konsequenzen gezogen werden: Polysomnographie möglichst in zwei aufeinanderfolgenden Nächten wiederholen sowie Anamnese wiederholen und ggf. weitere Differenzialdiagnosen in Betracht ziehen.

43.1.4 Ergänzende Untersuchungen

In das diagnostische Stufenprogramm sollten je nach Fragestellung die in Tab. 43.1 aufgeführten Untersuchungen einbezogen werden.

43.2 Schlafbezogene Atmungsstörungen

43.2.1 Obstruktive Schlafapnoe

Definition, Epidemiologie

Die Atmung erfolgt physiologischerweise durch die Nase. Bei Verengung der oberen Atemwege kommt es zur **Mundatmung**, zum Austrocknen der Mundschleimhaut und zum nächtlichen **Schnarchen**. 7,1% aller Kleinkinder schnarchen ständig, d. h. in nahezu jeder Nacht. Bei Grundschülern und bei 10- bis 14-jährigen Schülern wird nächtliches Schnarchen in ca. 10% der Fälle angegeben. Etwa 0,7–1,0% aller Kinder haben obstruktive Apnoen. Bei Patienten mit Down-Syndrom wird ständiges nächtliches Schnarchen in 21% der Fälle beobachtet.

Klinik

Schnarcher und Nichtschnarcher unterscheiden sich im Kindesalter in allen Altersgruppen signifikant hinsichtlich der Merkmale Tagesmüdigkeit, Konzentrationsfähigkeit, Infekthäufigkeit, nächtlichem Schwitzen und morgendlicher Weckbarkeit voneinander.

Ob das nächtliche Schnarchen mit obstruktiven Apnoen, Hypoxämien und/oder mit Störungen der Schlafarchitektur (gehäufte Arousals) verbunden ist, kann nur polysomnographisch erfasst werden.

Ätiologie

Im Kindes- und Jugendalter sind mehr als 50 **Grunderkrankungen** als Ursache obstruktiver Schlafapnoen beschrieben worden:

- Bei Neugeborenen und Säuglingen: Pierre-Robin-Sequenz, Choanalatresie sowie alle weiteren Syndrome mit erheblicher Mittelgesichtshypoplasie, Gaumenspalten, Retro- und Mikrognathie, Makroglossie, Struma oder kongenitale zervikale Lymphangiome,
- Im Kleinkindesalter: überwiegend adenoide Vegetationen, aber auch Kontakttonsillen bzw. atemphysiologisch bedeutsame Tonsillenhypertrophie; auch an nasale Fremdkörper denken,

Tab. 43.1 Ergänzende Untersuchungen bei Schlafstörungen

Parameter	Fragestellung	Bemerkungen
HNO-Status	Zum Ausschluss Obstruktion der oberen Atemwege	Obligat bei jeder schlafbezogenen Atmungsstörung
Augenarzt	Visus, Fundusbeurteilung	Bei erheblicher Tagesmüdigkeit auch an Fehlsichtigkeit denken; Beurteilung Augenhintergrund zum Ausschluss Hirndruckzeichen obligat
Zentrale Bildgebung inkl. Darstellung des Hirnstamms (Säuglinge: Sonographie; nach Verschluss der Fontanelle MRT, CT auf Grund der damit verbundenen Strahlenbelastung nur nach sorgfältiger Abwägung und Dokumentation der Indikation)	Zum Ausschluss einer zentralen Raumforderung oder eines Hydrozephalus	Oligat bei polysomnographischem Nachweis einer zentralen schlafbezogenen Atmungsstörung, eines schlafgebundenen Anfallsleidens sowie bei obstruktiven Apnoen mit neurologischen Auffälligkeiten
TSH, T3, T4 im Serum	Zum Ausschluss Hypothyreose	Bei obstruktiver Schlafapnoe ohne eindeutige Ursache im HNO-Bereich auch an eine Hypothyreose denken; bei Patienten mit Down-Syndrom obligat kontrollieren
Echokardiographie	Bei obstruktiver Schlafapnoe zum Ausschluss einer Rechtsherzbelastung bzw. von Hinweisen für eine pulmonale Hypertension; bei Cheyne-Stokes-Atmung zum Ausschluss Herzinsuffizienz bzw. dilatative Kardiomyopathie	Cor pulmonale bei obstruktiver Schlafapnoe möglich; dilatative Kardiomyopathien und Ateminsuffizienz bei neuromuskulären Erkrankungen können mit Cheyne-Stokes-Atmung einhergehen
MSLT (multipler Schlaflatenztest)	Standardisierter ganztägiger Test zur Prüfung der Einschlaflatenz (= Zeit bis zum Einschlafen) und der REM-Latenz (= Zeit zwischen Einschlafen und erster REM-Schlafphase)	Wichtig innerhalb der quantitativen und qualitativen Beschreibung der Tagesmüdigkeit, insbesondere zur Erkennung der Narkolepsie
Epworth-Sleepiness-Scale	Einfacher quantitativer Fragebogen zur Beurteilung der Tagesmüdigkeit	Siehe MSLT
Psychologische Untersuchung	Nach Ausschluss organischer Ursachen sowie nach weitgehendem Ausschluss unzureichender Schlafhygiene	Hinweise für Depression, Teilleistungsstörung, Beziehungsstörung oder auch Drogenkonsum als Ursache der Tagesmüdigkeit bzw. der Schlafstörung

- Im Schulalter: Tonsillenhypertrophie, allergische Rhinitis, Septumdeviation der Nase; sehr selten auch retropharyngale Tumore.

▪▪ Diagnose

Anamnese, Status, HNO-Untersuchung sind obligat (Tab. 43.1), falls seitens des HNO-Arztes keine eindeutige therapeutische Konsequenz gezogen werden kann, besteht die Indikation zur Polysomnographie.

43

Schlafmedizinische Untersuchungen können in Zweifelsfällen wesentlich zur Indikationsstellung für oder gegen eine Adenotomie, Tonsillotomie oder Tonsillektomie beitragen.

▪▪ Therapie

Die Therapie richtet sich **nach der Ursache**, d. h. in der Regel nach der HNO-ärztlich lokalisierten »engen Stelle«. Bei Kleinkindern meistens **Adenotomie**, bei größeren Kindern mit Tonsillenhypertrophie und obstruktiven Apnoen **Tonsillotomie**. Alle weiteren Syndrome erfordern meistens eine interdisziplinäre Zusammenarbeit mit Kieferorthopäden und ggf. auch mit Kieferchirurgen (z. B. Gaumenplatten oder Kallusdistraktionsosteotomien). Falls sich keine einfachen **operativen oder apparativen Behandlungsmöglichkeiten** ergeben, sollte mit dem Beginn einer **nasalen CPAP-Therapie** nicht gezögert werden. Hierzu stehen industrielle oder individuell angepasste Masken zur Verfügung. Eine Intubation oder Tracheotomie ist heute auf Grund obstruktiver Apnoen kaum noch erforderlich, kann in schwierigen Einzelfällen aber zeitweilig in Erwägung gezogen werden.

43.2.2 Zentrale Hypoventilation

▪▪ Definition, Ätiologie, Epidemiologie

Zentrale Hypoventilationssyndrome sind sehr selten. Sie können **angeboren** sein (z. B. Undine-Syndrom: ca. 120 Fälle in Deutschland) oder **erworben** sein (zentrale Atemantriebsstörungen infolge von Verletzungen oder Raumforderungen verschiedenster Art). Im Schlaf nimmt die zentrale CO_2-Sensitivität dieser Patienten extrem ab, sodass CO_2-Anstiege nicht mehr mit normaler Inspiration beantwortet werden. Für das **Undine-Syndrom** sind Mutationen im Bereich des PHOX-2B-Genes gefunden worden, die mit der frühembryonalen Entstehung von Neurokristopathien in Verbindung gebracht werden. Dafür spricht auch, dass ca. 30% der Patienten mit Undine-Syndrom eine Fehlinnervation des Darmes aufweisen (Morbus Hirschsprung).

▪▪ Klinik

Durch ein Aussetzen der Atmung im Schlaf mit sekundärer Hyperkapnie und Hypoxämie kommt es zu pulmonaler Hypertension, Cor pulmonale und der Gefahr der akuten letalen Rechtsherzdekompensation.

▪▪ Therapie

Kontrollierte Beatmung im Schlaf, in der Regel lebenslang erforderlich. Oft kann die **Beatmung nichtinvasiv** realisiert werden (nasale Maske, selten oronasale Maske oder externe Unterdruckbeatmung via Kürass oder »eiserne Lunge«). Falls die nichtinvasive Beatmung nicht toleriert wird, darf nicht mit der **Intubation** gezögert werden. In dieser Situation ist alternativ über die Beatmung via Tracheostoma oder über einen **Zwerchfellschrittmacher** zu entscheiden.

> **Kinder mit Undine-Syndrom, einer Form zentraler Hypoventilationssyndrome, atmen im Wachzustand weitgehend normal und müssen lebenslang kontrolliert beatmet werden, sobald sie einschlafen.**

43.2.3 Periphere Hypoventilation

Die Überbeanspruchung der Atemmuskulatur kann zur »Insuffizienz der Atempumpe« führen z. B. bei:

- neurologischen Erkrankungen: Muskeldystrophie Duchenne, spinale Muskelatrophie,
- Thoraxdeformitäten: Skoliose, McCune-Albright-Syndrom u. a.,
- Lungenerkrankungen: Mukoviszidose, bronchopulmonaler Dysplasie,
- angeborenen Speichererkrankungen: Glykogenosen, z. B. Typ Pompe.

▪▪ Klinik, Therapie

Morgendliche Kopfschmerzen, nächtliches Schwitzen, Nykturie, unklare Herzfrequenzsteigerung, vermehrte Infektanfälligkeit können Hinweise auf eine Insuffizienz der Atempumpe geben. Weitere Symptome und Therapie ▶ Abschn. 43.2.2. Therapeutisch kommt nur eine Entlastung der Atemmuskulatur durch **intermittierende Beatmung** in Frage. Eine Verbesserung der subjektiv empfundenen Lebensqualität konnte auch für Kinder und Jugendliche unter Heimbeatmung nachgewiesen werden.

43.2.4 Obesitas-Hypoventilation

Adipositas kann zur Obstruktion der oberen Atemwege, zur vermehrten Atemarbeit (infolge der Obstruktion sowie infolge der zu bewegenden Thoraxwand) und damit zur Insuffizienz der Atempumpe mit sekundärer Hyperkapnie und Verschiebung der zentralen CO_2-Sensitivität führen.

> **Das Obesitas-Hypoventilations-Syndrom vereint auf fatale Weise obstruktive, periphere und zentrale schlafbezogene Atmungsstörungen.**

Kurzfristig ist nur die **nächtliche Maskenbeatmung** wirksam, CPAP allein kann das Krankheitsbild verschlechtern. Langfristig sollte eine erhebliche Gewichtsreduktion angestrebt werden, deren Eintreten und deren Wirkung auf die Störung der Atmung allerdings nicht garantiert werden können.

43.3 Neurologisch und psychosomatisch bedingte Schlafstörungen

43.3.1 Narkolepsie

Bei imperativen **Einschlafattacken** am Tage sollte neben einem Schlafdefizit sowie neben Hinweisen für eine schlafbezogene Atmungsstörung unbedingt auch an eine Narkolepsie gedacht werden. Oft weisen diese Patienten auch Kataplexien auf. Darunter versteht man plötzliche unwillkürliche Zustände von Tonusverlust der Extremitätenmuskulatur, insbesondere nach Affekten, z. B. beim Lachen. Hinzu kommen oft Durchschlafstörungen, Schlaflähmungen mit Halluzinationen und nächtliche »Heißhungerattacken«.

Die **Diagnose** kann im Schlaflabor gesichert werden (so genannte SOREM-Phasen, d. h. sehr schnell einsetzender REM-Schlaf). Genetische und/oder autoimmunologische Ursachen der Narkolepsie gelten inzwischen als gesichert. Bei positiver HLA-Typisierung, Einschlafattacken und Kataplexien sowie Nachweis von SOREM-Phasen kann auf eine Liquoruntersuchung (Orexin) nach dem derzeitigen Kenntnisstand in der Regel verzichtet werden. Hirntumoren können (auch postoperativ) mit einer sekundären Narkolepsie verbunden sein. Die derzeitige medikamentöse **Therapie** richtet sich gegen die Einschlafattacken, gegen die Kataplexien sowie gegen die Durchschlafstörung. Zusätzlich ist eine psychologische Beratung sinnvoll.

43.3.2 Schlafgebundene Anfallsleiden

Verhaltensänderungen und Leistungseinbrüche sollten u. a. auch an schlafgebundene Anfallsleiden denken lassen.

> **Cave**
> **Ein normales EEG im Wachzustand schließt eine schlafgebundene Epilepsie nicht aus!**

43.3.3 Kleine-Levin-Syndrom

Hierbei handelt es sich um eine Erkrankung mit **periodischer Hypersomnie**, Polyphagie, Wesensveränderung ohne weitere neurologische Störungen in Phasen von jeweils 8–21 Tagen Dauer, die insbesondere bei Knaben im Alter von 13–16 Jahren erstmals auftritt. EEG, Schädel-MRT, Drogenscreening und Polysomnographie sind erforderlich. Die Therapie erfolgt mit **Lithium**, in vielen Fällen ist eine langfristige Rezidivprophylaxe erforderlich. Hinweise zur Schlafhygiene sowie insbesondere zu einem möglichst regelmäßigen Tagesablauf sind erforderlich.

> **Lithium ist das bei Kleine-Levin-Syndrom am häufigsten eingesetzte und entsprechend wirksame Medikament. Kontrollen des Lithiumspiegels im Serum sind erforderlich.**

Lithium darf nur langsam ausschleichend abgesetzt werden, falls der Eindruck besteht, dass die Erkrankung abgeklungen ist. Sollten dennoch Rezidive auftreten, ist wieder zur medikamentösen Therapie zu raten.

43.3.4 Enuresis nocturna

In der Differenzialdiagnostik der Enuresis nocturna sollte immer auch nach dem Schnarchen gefragt werden. Falls dieses vorliegt, sollten **obstruktive Schlafapnoen** als mögliche Ursache der Enuresis ausgeschlossen werden.

43.3.5 Albträume

Albträume können eine bedeutsame Ursache von **Durchschlafstörungen** sein, die mit nächtlichem Schwitzen, Tachykardie, Unruhe, Aufwachen und Angst einhergehen. Erst die gezielte Anamneseerhebung bringt diese Ursache oft zutage.

■ ■ Therapie

Den Albtraum auf ein Blatt Papier zeichnen lassen. Anschließend soll das Kind selbständig (!) nach einer Lösungsstrategie suchen. Die Erfolge sind oft erstaunlich, auch bei behinderten Kindern, z. B. bei Patienten mit Down-Syndrom.

> **Albträume lassen sich oft mit einfach erlernbaren psychologischen Strategien beseitigen.**

Literatur

Becker HF, Schönhofer B, Burchardi H (Hrsg) (2002) Nicht-invasive Beatmung. Blackwell, Berlin Wien

Erler T (2001) Schlafmedizin für Medizinisch-technische Assistenten. Grundlagen und Praxis. Dustri, München-Deisenhofen

Ipsiroglu OS, Veer D (2012) FASD und Schlafstörungen – ein transdisziplinärer Zugang. Beurteilungskriterien für Eltern, Ärzte und Therapeuten im niedergelassenen Bereich. In: Paditz E, Ipsiroglu O, FASD Deutschland (2012) FASD 2011 – Facetten eines Syndroms. kleanthes, Dresden

Lehmkuhl U, Lehmkuhl G (Hrsg) (2006) Schlafstörungen und ihre Behandlung. Praxis der Kinderpsychologie und Kinderpsychiatrie 56/2: 101-167

Paditz E, Zieger S, Koch R (2003) Lebensqualität unter intermittierender Selbstbeatmung. Monatsschr Kinderheilkd 152: 284-292

Paditz E, Dinger J (2013) Atemregulation und Schlaf. In: von Mutius E, Eber E, Frey U, Gappa M (Hrsg) Lehrbuch Pädiatrische Pneumologie, 3. Aufl. Springer, Berlin Heidelberg New York

Poets CF, Paditz E (2003) Obstruktives Schlafapnoe-Syndrom. Monatsschr Kinderheilkd 146: 826-836

Sauseng H (Hrsg) (2012) Aktuelle Kinderschlafmedizin 2012. Obstruktive Schlafapnoe, Dysmorphiesyndrome, Prävention des plötzlichen Kindstodes (SID). kleanthes, Dresden

Scholle S, Schäfer T (1999) Atlas of sleep and wakefulness in infants and children. Somnologie 3/4

Scholle S, Feldmann-Ulrich E (2012) Polysomnographischer Atlas der Schlaf-Wachstadien im Entwicklungsgang vom Säuglings- zum Jugendalter. ecomed-MEDIZIN, Landsberg

Wiater A, Lehmkuhl G (Hrsg) (2011) Handbuch Kinderschlaf. Grundlagen, Diagnostik und Therapie organischer und nichtorganischer Schlafstörungen. Schattauer, Stuttgart

Wiater A, Niewerth HJ, Eckardt T et al. (2000) Polysomnografic standards for infants and children. Somnologie 4: 39-42

Plötzlicher Säuglingstod und akute, anscheinend lebensbedrohende Ereignisse

K. H. P. Bentele

C. P. Speer, M. Gahr (Hrsg), *Pädiatrie*,
DOI 10.1007/978-3-642-34269-1_44, © Springer-Verlag Berlin Heidelberg 2013

Einleitung

»London, Saturday, Nov. 8. 1834. To the Editor of THE LANCET:
»Sir, I have lately been called upon to examine two children, who, without having been previously indisposed, were found dead in bed. At all events the cases may, I think, be considered of some interest, as well in a pathological as medico-legal point of view. I have the honour to be, Sir, your obliged servant, Saml. W. Fearn
Derby, Oct. 19, 1834."

▪▪ Grundlagen

Der plötzliche und unerklärte Säuglingstod (engl. »sudden infant death« – SID oder »sudden unexpected death in infancy« – SUDI, franz. »mors subite de nourisson« – MSN) ist in vielen Ländern, immer noch eine häufige Todesart während der Postneonatalperiode im ersten Lebensjahr. Seine Inzidenz ging nach den erfolgreichen Aufklärungsaktionen über modifizier- bzw. vermeidbare Risikofaktoren seit den 1990er-Jahren drastisch zurück. Damit zeigte sich eindrücklich, dass die Mehrzahl dieser Todesfälle nicht unvermeidbar sind, wie viel zu lange angenommen wurde. Diese jahrelang unvorstellbare Reduktion des Anteiles der SIDS-Fälle (»sudden infant death syndrome«) an der Gesamtsäuglingssterblichkeit ist fast ausschließlich der engagierten epidemiologischen Erforschung von modifizier- bzw. vermeidbaren Risikofaktoren, vor allem der konsequenten Vermeidung der Bauchlage, zu verdanken, die zunächst von Australien (Susan Beal) und den Niederlanden (de Jonghe) ausging.

▪▪ Epidemiologie

Der plötzliche Säuglingstod ist weiterhin eine **häufige Todesart** nach der Neugeborenenperiode im 1. Lebensjahr. 50–70% dieser Todesfälle bleiben auch heute nach umfassenden Post-mortem-Untersuchungen mit vorangehender Analyse der Todesumstände »(death scene investigation«) nicht oder nicht hinreichend erklärbar.

In der BRD sterben je nach Region immer noch 0,2–0,6‰ und mehr aller zuvor anscheinend gesunden Kinder auf diese Weise. Nicht nur in den Niederlanden (»wiegedod«), sondern auch bei uns (◘ Abb. 44.1) konnte die Inzidenz der nicht erklärbaren SIDS-Fälle inzwischen bis auf weniger als 0,25‰ reduziert werden.

Zur **postneonatalen Gesamtsterblichkeit** (≥28 Tage bis Ende des 1. Lebensjahres), die alle Arten und Ursachen der Todesfälle einschließt und ebenfalls weiter rückläufig war, rechnet man neben dem SIDS alle mehr oder weniger plötzlichen Sterbefälle, deren Ursache(n) post mortem hinreichend erklärt werden können: angeborene Fehlbildungen, Unfälle, fulminante Infektionen, krisenhaft verlaufende Stoffwechselerkrankungen, paroxysmale Herzrhythmusstörungen wie das Long-QT-Syndrom sowie auch akzidentelle Vergiftungen.

Nach Angaben der WHO (WHO, HFA Januar 2010) lag die postneonatale Säuglingssterblichkeit im Zeitraum 2005–2007 in der BRD bei 1,33 gestorbenen Säuglingen pro 1000 Lebendgeborene, während die neonatale (unter 28 Tage) Sterblichkeit noch 2,56 pro 1000 Lebendgeborene betrug. Mit beiden Zahlen lag die BRD im Vergleich zu den meisten europäischen Ländern genau im Mittelfeld. In der BRD und zahlreichen Ländern Europas ist die postneonatale Sterblichkeit um das 2- bis 3-fache geringer als die neonatale Sterblichkeit.

Das Statistische Bundesamt übernahm diese internationalen Vergleichsdaten als Abb. 12 im Heft 52 der Gesundheitsberichterstattung, 2011. Im Kap. 5. »Säuglingssterblichkeit« wird »Postneonatalsterblichkeit« durch den Begriff »Nachsterblichkeit« ersetzt und dargelegt, dass ungefähr die Hälfte der Gesamtsäuglingssterblichkeit in der BRD derzeit auf die **Frühsterblickeit** (<7 Tage), ein Sechstel auf die (neonatale) **Spätsterblichkeit** (7–28 Tage) und ein Drittel auf die **Nachsterblichkeit** zurückgeht. Insgesamt starben diesem derzeit aktuellsten Bericht des Bundes zufolge im Jahre 2008 84 Mädchen (8% der Nachsterblichkeit) und 131 Jungen (9% der Nachsterblichkeit) am plötzlichen Kindstod (SIDS). Demnach war die Zahl der SIDS-Sterbefälle seit 1990 (damals noch 20% SIDS) stärker gesunken als die Säuglingssterblichkeit insgesamt.

Weiter heißt es hier, dass von 1991–1993 bis 2006–2008 die Säuglingssterblichkeit in der BRD für Mädchen und Jungen um ungefähr 40% gesunken ist, für Jungen etwas stärker als für Mädchen, und zwar in den neuen Bundesländern stärker als in den alten, was Anfang der 1990er Jahre noch umgekehrt gewesen ist. Eingeleitet wird das Kap. 5 in der Gesundheitsberichterstattung des Bundes mit zwei wesentlichen Bemerkungen:

»Die Säuglingssterblichkeit gehört traditionell zu den wichtigsten Indikatoren zur allgemeinen Beurteilung der gesundheitlichen Lage einer Bevölkerung und zur Beurteilung der medizinischen Betreuung von Schwangeren und Neugeborenen« und

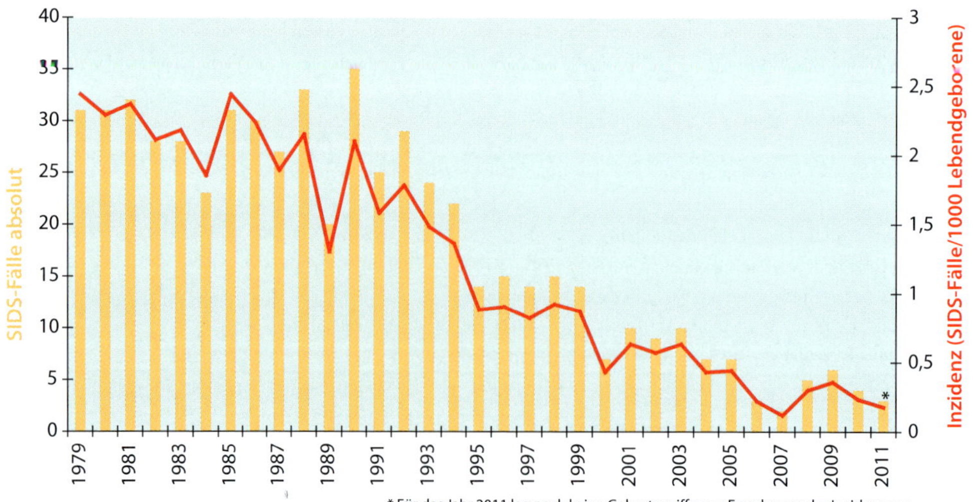

* Für das Jahr 2011 lag noch keine Geburtenziffer zur Errechnung der Inzidenz vor. Näherungsweise wurde von 17.000 Lebendgeburten für die Stadt Hamburg ausgegangen.

◘ **Abb. 44.1** Abnahme der Häufigkeit der SIDS-Fälle in Hamburg zwischen 1979 und 2011. (Mit freundlicher Genehmigung von PD Dr. Jan Sperhake, OA, Institut für Rechtsmedizin, Universitätsklinikum Hamburg)

»Diese Verringerung (der Säuglingssterblichkeit) ist eine wichtige Ursache für die langfristige Erhöhung der mittleren Lebenserwartung.«

Die **Gesamtsterblichkeitsrate** (»total infant mortality«) von Säuglingen ist nach aktualisierten Angaben der WHO in einigen europäischen Ländern höher (am höchsten in Polen und Großbritannien), in einigen hingegen niedriger (am niedrigsten in Schweden und Finnland) als in der BRD. Dass trotz höherer Gesamtsterblichkeit in einigen Ländern ein geringerer Anteil plötzlicher Todesfälle als unerklärbar klassifiziert wurde (»diagnostic shift«), dürfte mit der dort wesentlich geringeren Obduktionsrate zusammenhängen.

▪▪ Definition, Diagnose

SIDS (also der nicht hinreichend bzw. unerklärbare »plötzliche« Tod) ist und bleibt eine **Ausschlussdiagnose**. Nach den revidierten Definitionen von 1991 und 1994 (Stavanger) ist der unerwartete und unerklärte Säuglingstod, das SIDS im engeren Sinne, »der plötzliche Tod eines Säuglings, der nach sorgfältiger Untersuchung des Falles, die eine komplette Obduktion, eine Untersuchung der Todesumstände (»death scene investigation«) und eine fundierte Beurteilung aller anamnestischen, klinischen und pathologischen Daten einschließt, unerklärbar bleibt«. Zu einer vollständigen Obduktion gehören heutzutage neben der Untersuchung der Todesumstände, der äußeren Leichenschau, der Makro- und Mikroskopie der Organsysteme, mikrobiologische, virologische und toxikologische Untersuchungen. In Zukunft werden außerdem spezielle molekulargenetische und immunologische Untersuchungen die Diagnostik erweitern und in absehbarer Zeit Standard werden, so dass der Anteil der unerklärbaren Fälle geringer werden wird und auch post mortem noch kausale Diagnosen mit Konsequenzen zu stellen sind. Dazu werden gehören: ein Screening auf Mutationen für Ionenkanalerkrankungen und mitochondriale Störungen der Fettsäureoxidation (FAOD), das genomweite Screening auf SNP, die für SID prädisponieren, Immunhistologie gewebespezifischer Genexpression für die Zytokinaktivierung und andere Marker für die inflammatorische Antwort auf Infektionen sowie die Detektion bakterieller Superantigene in Gewebeproben.

❯ Grundvoraussetzung für eine definitive diagnostische Einordnung jedes Falles von plötzlichem Säuglingstod ist eine Fallkonferenz.

Daran sollen neben Haus- und Kinderärzten speziell damit erfahrene Experten der klinischen Pädiatrie, Rechtsmedizin und pädiatrischen Pathologie teilnehmen. Leider lassen sich diese international als unabdingbar geforderten Voraussetzungen in vielen Ländern, auch bei uns, weiterhin oft nur im Rahmen von Studien und immer noch nicht für alle plötzlichen Todesfälle von Säuglingen realisieren.

Werden eindeutige oder hochwahrscheinliche **Todesursachen** aufgedeckt, ist der Todesfall hinreichend erklärt. Das trifft derzeit auf etwa 20% aller Fälle zu. Bei weiteren 20–30% plötzlich verstorbener Säuglinge ergeben sich in der Gesamtschau Befunde, die diesen Tod nur teilweise, aber nicht hinreichend erklären.

Kategorien plötzlicher Säuglingstodesfälle nach Erklärbarkeit

1. Hinreichend erklärbar: 10–20%
2. Nur teilweise erklärbar: 20–30%
3. Nicht hinreichend erklärbar: 60–70%

Nur unter der 3. Kategorie ist das SIDS im engeren Sinne zu verstehen. Aus Sicht der Pädiatrie darf und muss bei der Beratung der Eltern die Kategorie 2 mit der Kategorie 3 zu einer Gruppe mit nicht hinreichend erklärtem Tod zusammengefasst werden.

Diese Zahlen sind vergleichbar mit denen, die von den US-amerikanischen »Centers for Disease Control« (CDC) im Januar 2012 (s. u.) zum Sudden Unexpected Infant Death (SUID) und zum Sudden Infant Death Syndrom (SIDS) publiziert und wie folgt beschrieben wurden: »Half of these Sudden Unexpected Infant Deaths SUID) are due to Sudden Infant Death Syndrome (SIDS).« Für die andere Hälfte der erklärbaren SUID-Fälle werden Ursachen wie »infections«, »inborn errors of metabolism«, cardiac channelopathies«, poisoning or overdose« , accidental suffocation« und »unknown« angeführt. In Großbritannien wird der Anteil der unerklärbaren Fälle (SIDS) an der Gesamtzahl der plötzlichen Todesfälle (SUID) bei Anwendung der »recommended UK autopsy guidelines« weiterhin mit »almost two thirds« angegeben.

Der **Häufigkeitsgipfel** des nicht hinreichend erklärbaren plötzlichen Säuglingstodes liegt nach wie vor **zwischen dem 2. und 4. Lebensmonat**. Etwa 90% der Fälle treten vor Ende des 6. Lebensmonats auf.

Signifikant häufiger (um Faktor 2–10) sterben plötzlich und unerwartet Kinder mit folgenden **Risikofaktoren**:
- Bauchlage während des Schlafens,
- Seitenlage (Gefahr, im Schlaf in Bauchlage zu geraten),
- Überwärmung (durch Kleidung, Decken, Raumtemperatur),
- Rauchen während der Schwangerschaft und in der Umgebung des Kindes,
- nicht Stillen,
- intrauterine Dystrophie.

Diese ersten fünf vermeidbaren Risikofaktoren konzentrieren sich vielerorts nach wie vor **auf soziökonomisch benachteiligte Bevölkerungsschichten**, in denen trotz Aufklärungsangeboten immer noch (zu) viele Säuglinge unerwartet sterben. Diese Tatsache wurde bei einem internationalen Workshop im Dezember 2007 in Oslo aus mehreren Ländern, vor allem aus England und Australien, nicht nur bestätigt und als vorrangiges Problem dargestellt. Einige ethnische Bevölkerungsgruppen nehmen sich dabei mit einer geringeren, z. T. aber auch wesentlich höheren Inzidenz des SID(S) aus.

Die Risikofaktoren unterteilt man in solche, die nach neueren Erkenntnissen direkt zur Pathogenese beitragen (»contributable risk factors«) und in solche, die das Risiko statistisch signifikant erhöhen, ohne dass bisher geklärt ist, auf welche Weise das pathophysiologisch geschieht.

Risikofaktoren, die **direkt und indirekt zur Pathogenese des SID beitragen** (contributable risks), sind:
- Bauch- und Seitenlage im Schlaf,
- Rauchen während der Schwangerschaft und in der Umgebung des Babys sowie
- Überwärmung während des Schlafens.

Risikofaktoren, deren **Beitrag zur Pathogenese noch nicht genau bekannt** ist, sind:
- Frühgeburt mit sehr geringem Geburtsgewicht (intrauterine Dystrophie: »small for gestational age« bzw. »SGA infants«),
- Drogenabhängigkeit der Mutter (pränatale biologische und soziale Faktoren),
- sehr geringes Alter der Mutter: »teenage mothers«,
- allein stehende und erziehende Mutter (?),
- geringere Schul- und Ausbildung der Mutter,
- Dysmorphien und Dysplasien (pränatal erworben),

Exkurs

Stoffwechselerkrankungen und plötzlicher Säuglingstod

Bei den Stoffwechselerkrankungen kommen vorwiegend Störungen der mitochondrialen Fettsäureoxidation vor, von denen in zahlreichen Studien die **MCAD-Defizienz** (Medium-Chain-Acyl-CoA-Dehydrogenase-Defizienz) mit ca. 80% der Fälle am häufigsten war. Die Mehrzahl dieser Kinder mit post mortem gestellten Diagnosen wiesen autoptisch eine Fettleber auf. Allerdings fand man in 8 Studien bei nur 0,54% der insgesamt 2587 »SIDS-Fälle« eine Heterozygotie der MCAD-Mutation A985 (die häufigste von mindestens 20 bisher beschriebenen Mutationen auf dem MCAD-Gen), die unter 4636 Kontrollen bei 0,84% und somit höher lag. Daraus ist zu schließen, dass derartige Stoffwechselerkrankungen, auch wenn sie post mortem eindeutig nachgewiesen werden, nicht immer per se die Todesursache sein können. Weitere seltene, leider bisher meist erst postmortal bei als SIDS gruppierten Fällen diagnostizierte Stoffwechselerkrankungen sind LCAD- und VLCAD-LCHAD-, SCHAD-Defizienz, Carnitinmangel, Glutarazidurie Typ 1 und andere.

- männliches Geschlecht: m/w = 60/40%,
- Mehrlingsschwangerschaft,
- Parität.

Ätiologie

Definierbare Ursachen für erklärbare »plötzliche« Todesfälle sind zuvor unerkannte **Fehlbildungen** des kardiovaskulären Systems (z. B. Aortenisthmusstenose) oder des Hirnstammes (z. B. Chiari-Malformation) und **fulminante Infektionen** wie Enzephalitis, Myokarditis, Pneumonie, Bronchiolitis und Sepsis.

Allerdings sterben auch Säuglinge, bei denen erst post mortem eine erklärende Diagnose gestellt wird, oft während des für die unerklärbaren Fälle typischen Lebensalters und meist auch während des Schlafes. Jedoch entwickeln diese Kinder zuvor häufig subakute Symptome. Werden diese rechtzeitig erkannt, kann nach umgehender Diagnostik ggf. eine gezielte Behandlung eingeleitet und der fatale Verlauf verhindert werden.

> **Plötzliche Todesfälle kommen auch schon intrauterin als »sudden fetal death« (5- bis 10-mal häufiger als SUDI) und bei Neugeborenen als »sudden neonatal death« vor. Auch nach dem 1. Lebensjahr gibt es plötzliche Todesfälle, vor allem im 2. und 3. Lebensjahr, »sudden death in toddlers«.**

Mehr als 50% der plötzlichen Todesfälle Neugeborener sind **Epiphänomen einer schweren Grunderkrankung**: meist fulminante Infektionen, angeborene Fehlbildungen (Herz, ZNS) und krisenhaft verlaufende Stoffwechselerkrankungen. Auch beim plötzlichen Tod im Säuglingsalter liegt der **Anteil an Erkrankungen des Stoffwechsels** an der Gesamtzahl der Fälle bisher bei **5–8%**.

Bei **Frühdiagnose aufgrund anamnestischer und klinischer Hinweise** mittels der Tandemmassenspektroskopie lässt sich ein Teil dieser Kinder diätetisch behandeln und vor fatalen Ereignissen bewahren. Ergibt sich der Verdacht auf eine angeborene Stoffwechselerkrankung erst post mortem, kann und muss die Diagnose aus Blut und ggf. Gewebeproben auch dann noch gestellt werden. Nur so können Eltern hinsichtlich Früherkennung, Behandlung und Wiederholungsrisiko einer solchen potenziell tödlichen Erkrankung adäquat beraten werden.

Eine gar nicht seltene Ursache unerwarteter Todesfälle von Säuglingen ist das kongenitale **Long-QT-Syndrom** (LQTS). Nach neuen Studien liegt der Anteil der Fälle mit molekulargenetisch postmortal nachgewiesenem LQTS an der Gesamtzahl plötzlicher Säuglingstodesfälle bei 9,5%. Das LQTS ist eine genetisch bedingte Ionenkanalerkrankung, die akut zu letalen Herzrhythmusstörungen (Kammerflimmern) führen kann; diese Erkrankung ist postmortem molekulargenetisch zu diagnostizieren. Das Long-QT-Syndrom kommt **familiär gehäuft**, aber auch **sporadisch** vor. Die Relation von Genotyp und Phänotyp ist sehr variabel. Bisher sind **4 verschiedene Phänotypen** beschrieben. Zwei davon gehen mit einem bekannten klinischen Begleitsymptom einher: Schwerhörigkeit. In vielen Fällen von LQTS ist nach Früherkennung eine effektive prophylaktische Behandlung mit einem die adrenergen β-Rezeptoren blockierenden Medikament möglich. Ein prospektives Screening zur Früherkennung des LQTS mittels EKG und Molekulargenetik ist hinsichtlich der »cost-benefit-ratio« noch nicht realisiert und Gegenstand der Forschung.

Ergeben sich bei der **Untersuchung der Todesumstände** im Rahmen der auch für die Eltern hilfreichen häuslichen **»death scene investigation«**, die nach der Stavanger-Definition (1994) auch die vorangehenden Umstände und häuslichen Abläufe (»dynamics of circumstances of death«) einschließen muss, Hinweise auf eine Verwahrlosung , Misshandlung oder gar ein Tötungsdelikt, muss rasch eine fachkompetente Aufklärung eingeleitet werden. Immer brauchen gerade diese Eltern psychiatrische Hilfe. Wie häufig solche Fälle von Vernachlässigung, Verwahrlosung und Misshandlung bis hin zur Kindestötung (»suboptimal parenting, child neglect, child abuse, infanticide«) tatsächlich vorkommen, ist bei uns und weltweit nicht bekannt.

Plötzliche **Todesfälle nach der Säuglingszeit im 2. und 3. Lebensjahr** sind viel seltener, kommen aber vor, oft auch während des Schlafes. Die diagnostische Klärung muss sich hierbei in erster Linie auf **toxikologische**, aber auch **kardiale, pulmonale und epileptische Ursachen** beziehen. Der plötzliche Tod bei Epilepsie ist als »sudden unexpected death in epilepsy patients« (SUDEP) bekannt. Er kommt bei bis zu 5% der Kinder mit schwerer »frühkindlicher Grand-Mal-Epilepsie« (zum Spektrum des Dravet-Syndroms gehörend) vor, auch schon im 1. Lebensjahr.

Pathogenese, Pathophysiologie

Die pathobiologischen Mechanismen, die zum mehr oder weniger plötzlichen Tod anscheinend gesunder Säuglinge führen, sind weiterhin nicht völlig aufgeklärt (Abb. 44.2). Unsere Vorstellungen darüber stammen von:

- anamnestischen und klinischen Angaben,
- prospektiv erfassten Monitordaten,
- gespeicherten physiologischen Daten (meist Atem- und Herzfrequenz sowie ggf. Sauerstoffsättigung) von Kindern, die mitttels speicherfähigem Monitor (»event-recording« oder »documented monitoring«) zuhause überwacht wurden und dennoch unerwartet starben,
- pathologischen und molekularbiologischen Untersuchungen post mortem.

Wie Monitoringdaten zeigen, kommt es vor Eintritt des »plötzlichen« Todes in nur teilweise bekannter Abfolge zum **irreversiblen Versagen aller Vitalfunktionen**. Diese unterliegen der zentralen autonomen Kontrolle und umfassen Einschlafen, Schlafen und

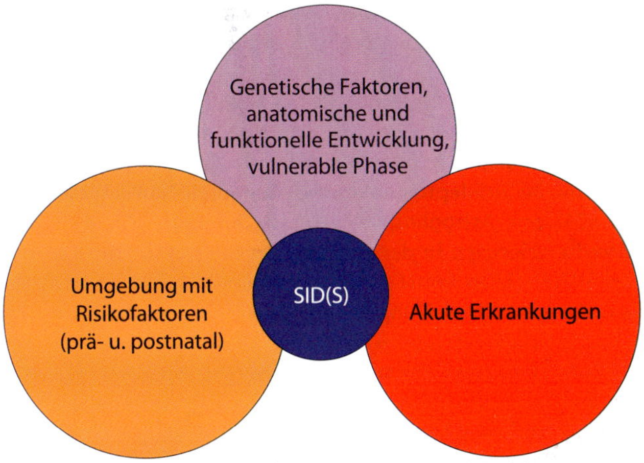

Abb. 44.2 Vorstellungen zur Pathogenese (»triple risk model«) des SID(S). Bis zu 20% der Kinder sterben an schweren akuten Erkrankungen (siehe Kreis), wenige (?) an massiven Problemen und Risiken in ihrer Umgebung (siehe Kreis) und wenige auch an schweren anatomischen Entwicklungsstörungen. Bei nur teilweise erklärbarem SID liegt ein unterschiedliches Gemisch aus den 3 dargestellten Komponenten zugrunde. Beim bisher unerklärbaren Tod, dem SIDS im engen Sinne, ist anzunehmen, dass aufgrund genetischer Prädisposition und/oder ungünstigen pränatalen Einflüssen schon intrauterin neurobiologische Entwicklungsstörungen einsetzen, vor allem im Hirnstamm. Diese prädisponieren zu Störungen der postnatalen funktionellen Reifung überlebenswichtiger autonomer Kontrollfunktionen, vor allem im Schlaf, während der für alle Säuglinge vulnerablen Entwicklungsphase im 1. Lebensjahr. Kommen in dieser vulnerablen Phase die Wirkungen akuter Infektionen und/oder anderer Risikofaktoren als Trigger hinzu, folgen mehr oder weniger »plötzlich« das Versagen der Vitalfunktionen und der Tod

Aufwachen (»arousal«), Atmen mit Homöostase der Blutgase, Aufrechterhalten der Herz- und Kreislauffunktionen, Regulation von Körpertemperatur und Muskeltonus, vor allem der Muskeln der oberen Atemwege, sowie der physiologischen protektiven Reflexe (z. B. Seufzen), und Körperbewegungen während des Schlafens und Aufwachens.

Diese Vitalfunktionen und protektiven Reflexe werden abhängig von den altersentsprechend sich noch entwickelnden Schlafstadien, aktiver und ruhiger Schlaf, und deren zirkadianer Rhythmik, autonom gesteuert. Alle diese zentralen Kontrollfunktionen unterliegen während der ersten Lebensmonate, in denen die Inzidenz des plötzlichen Säuglingstodes am höchsten ist, noch fundamentalen Veränderungen durch Reifungsvorgänge, die naturgemäß eine große Variationsbreite und bei einem Teil der Kinder Verzögerungen aufweisen. Dieser Zeitraum (1.–6. Monat) wird daher als **vulnerable Entwicklungsphase** bezeichnet.

Das für die autonome Kontrolle funktionstragende **anatomische Korrelat** ist die **Medulla oblongata im Hirnstamm**. Dort liegen jene Zentren, die in harmonisch abgestimmten konzertierten Aktionen die **Vitalfunktionen** steuern und in lebensbedrohlichen Situationen im Schlaf auch **die protektiven Reflexe der Selbstreanimation** in Gang setzen. Dazu gehören allen voran das prozessartige **»arousal«**, also **das Wach(er)werden und Aktivieren der Schnappatmung, »gasping«** genannt. Das gute Funktionieren beider Prozesse ist Grundvoraussetzung, um die funktionelle Residualkapazität und somit die Ventilation und konsekutiv die Oxygenierung zu regenerieren. Einfluss auf das Funktionieren der Vitalfunktionen und protektiven Reflexaktivitäten haben über neuronale Bahnen auch **suprapontine und supratentorielle Hirnregionen**. Nur so erklären sich auch die Auswirkungen gestörter Mutter-Kind-Beziehungen und anderer psychosozialer Faktoren als potenzielle Risikofaktoren.

Analysen gespeicherter **Daten von Heimmonitoren**, die ausgewählte Vitalfunktionen vor und während fataler Ereignisse dokumentieren können, **»documented monitoring«** bzw. **»event recording«** genannt, zeigten, dass die **präfinalen** und **finalen Mechanismen** keinesfalls einheitlich sind und der Tod nicht immer »plötzlich« eintritt. Dokumentiert sind auf diese Weise folgende (prä-)finalen Abläufe: ein langsames, z. T. über Stunden anhaltendes Abfallen der Herzfrequenz, ein langsames Abfallen der Sauerstoffsättigung oder plötzliche einsetzende schwere Bradykardien. Ob die Bradykardien und das Abfallen der O_2-Sättigung bei fortgesetzten Atemexkursionen Folgen funktioneller Obstruktionen der oberen Atemwege (obstruktive Apnoen) waren oder primär auftraten, ist unklar.

Als entscheidende Hinweise ergaben ereignisspeichernde Aufzeichnungen von Heimmonitoren, dass während des Monitorings verstorbene Kinder im Verlauf der präfinalen Phase keine oder nur eine insuffiziente Schnappatmung (als Grundvoraussetzung für eine effiziente Eigenreanimation (self- or autoresuscitation) entwickelten und auch nicht spontan wach(er) wurden, also eine defiziente Arousalfunktion hatten.

Risikofaktoren

Risikofaktoren sind nicht mit Todesursachen gleichzusetzen.

Wie sie sich in pathobiologische Zusammenhänge übersetzen lassen und sich mehr oder weniger kausal als »contributing factors« auf pathogenetische Vorgänge auswirken, zeigen folgende Forschungsergebnisse:

Bauchlage Etwa 20–25% der Kinder, die in Bauch- oder Seitenlage zum Schlafen gelegt werden, geraten mit dem Gesicht nach unten in die sog. »face down position«. Das ist besonders riskant, wenn sie mit dem Kopf auf einem weichen Kissen oder Schaffell etc. liegen. In dieser Lage können sie über das Gesicht keinen Schweiß und somit keine Wärme abführen. Sie müssen daher verstärkt atmen, was junge Säuglinge altersgemäß nur für kurze Zeit können. Die Folge kann eine Obstruktion bzw. Verlegung von Nase und Mund sein, aber auch eine zentrale Atemdepression infolge Hypoxie, wie sie für Föten, Neugeborene und noch junge Säuglinge im Sinne eines protektiven Reflexes physiologisch ist. Während obstruktiver Apnoen steigt der CO_2-Gehalt in der Ausatmungsluft an; CO_2 sammelt sich aufgrund seiner physikalischen Eigenschaft in der tieferliegenden »Kuhle« in Kissen oder weicher Matratze an. Es kommt zu einer stärkeren Rückatmung von CO_2, was einer zusätzlichen Belastung entspricht.

Säuglinge in Bauchlage wachen außerdem signifikant schlechter auf, haben also ein Arousaldefizit. Überdies sind zahlreiche Kinder in Bauchlage noch außerstande, den Kopf zu heben und zur Seite zu drehen, was ein Wacherwerden mit Aktivierung des Muskeltonus voraussetzt. Als besonders gefährlich hat sich die Bauchlage für Säuglinge erwiesen, die zuvor nie an diese Schlaflage gewöhnt waren.

Überwärmung Sie kann durch zu hohe **Raumtemperatur**, zu viel **Bekleidung** und zu viel **Körperbedeckung** durch Bettzeug entstehen. Bevor es zum Ansteigen der Körpertemperatur kommt, versuchen Säuglinge kompensatorisch Wärme auf verschiedene Weise abzuführen: erst durch stärkere Perspiratio insensibilis und vermehrtes Atmen, dann durch starkes Schwitzen. Schließlich kommt es zum Anstieg der Körpertemperatur. Ist dieser nicht durch eine

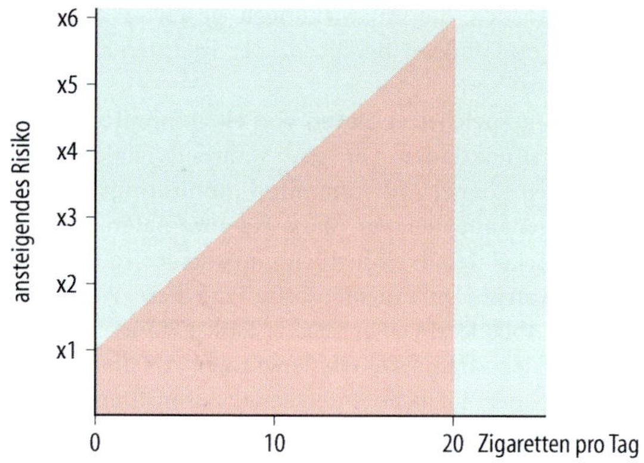

Abb. 44.3 Verhältnis der Zahl in der Schwangerschaft gerauchter Zigaretten zum Risiko für SID

Infektion oder Herzinsuffizienz zu erklären, weist er auf eine **Dekompensation der zentralen Thermoregulation** hin. Die Thermoneutralzone, die mit dem geringstmöglichen Sauerstoffverbrauch einhergeht, wird verlassen. Überwärmung **beeinträchtigt die Fähigkeit, wach zu werden** und **vermindert die neuronale Transmission** afferenter und efferenter Signale zum Hirnstamm.

Nikotinexposition Rauchen in der Schwangerschaft steigert das Risiko für SID abhängig von der Zahl der täglich gerauchten Zigaretten (Abb. 44.3). Diese enthalten neben dem Nikotin mehr als 80 andere schädliche Substanzen. Eine wesentliche Folge pränatalen Passivrauchens im Mutterleib ist die **fetale Wachstumsretardierung**, die alle Organsysteme betrifft. Subtilere, aber ebenso schwerwiegende Folgen sind potenziell irreversible Veränderungen in der Expression von Rezeptoren wichtiger Neurotransmitter, vor allem muskarinerger Rezeptoren im Nucleus arcuatus externus der Medulla oblongata, der in der Regulation der Vitalfunktionen im Schlaf eine wichtige Rolle spielt.

Kinder mit **pränataler Rauchexposition** wachen auch **signifikant schlechter** auf und zeigen als Säuglinge in der kritischen Entwicklungsphase während der ersten Monate oft noch eine verminderte ventilatorische Reaktion auf akute Hypoxämien.

Cave
Treffen die Risikofaktoren Bauchlage, Überwärmung und (pränatale) Nikotinexposition zusammen, potenzieren sich ihre Auswirkungen gegenseitig.

Rauchen in der Schlafumgebung verstärkt die negativen Folgen der pränatalen Risikofaktoren. Vor allem ist Rauchen der Eltern in der Umgebung ihres Kindes epidemiologisch gehäuft mit weiteren Risiken assoziiert. Kinder rauchender Eltern, die mit dem Gesicht nach unten in Bauchlage tot gefunden werden, haben erhöhte Temperaturen im Nasenraum und dort auch vermehrt Bakterien, vor allem Staphylococcus aureus. Diese bilden **Superantigene** und **Toxine**, die das Immunsystem exzessiv stimulieren und damit die autonome Kontrolle der Vitalfunktionen massiv stören können.

Bis zu 70% unerwartet verstorbener Säuglinge haben zum Zeitpunkt ihres »plötzlichen« Todes klinische Zeichen einer **»milden« Infektion**. Daher wird vermutet, dass abnorme immunologische Reaktionen zur Pathogenese beitragen. Tatsächlich weisen diese Kinder erhöhte Konzentrationen von Interleukin-6 (IL-6) im Liquor cerebrospinalis auf, was eine Überstimulation des Immunsystems nahe legt. Vermehrtes IL-6 im ZNS dämpft nachweisbar die zentrale Kontrolle der Vitalfunktionen.

Abnorme neuropathologische und biochemische Prozesse Neuropathologische Untersuchungen, von denen hier nur wenige angeführt werden können, zeigen eindeutige morphologische Korrelate, dieser bei SID(S)-Fällen beobachteten funktionellen Defizite. Japanische Forscher fanden bei 40% der SID(S) Fälle **Leukomalazien**, also Erweichungen der periventrikulären und subkortikalen weißen Substanz, bei 70% **leptomeningeale glioneurale Heterotopien** und bei 65% eine **Astrogliose** der weißen Substanz, speziell in der Medulla oblongata. In der Formatio reticularis des Hirnstammes von SID(S)-Fällen wurde schon in den 80er-Jahren eine verzögerte und abnorme Entwicklung der Dendritenfortsätze, der »dendritic spines«, die später Synapsen bilden, beschrieben. Des Weiteren wurde entdeckt, dass in Gehirnen von als SIDS klassifizierten Fällen der Nucleus arcuatus externus (u. a. Lokalisation der zentralen CO_2-Rezeptoren) häufig hypoplastisch ist und signifikant weniger muskarinerge Rezeptoren für Azetylcholin aufweist.

Neurochemische Untersuchungen von Hirnstammgewebe zeigten signifikant geringere Aktivitäten von **Enzymen der Katecholaminsynthese**. Gerade in akuten Stresssituationen spielen Katecholamine entscheidende Rollen in der autonomen Kontrolle. Die neuronalen Verbindungen des Aufwachsystems sind noradrenerge Strukturen, arbeiten also mit Noradrenalin als Neurotransmitter.

Als entscheidende Neurotransmittersubstanz in der Pathogenese des plötzlichen Säuglingstodes hat sich das **Serotonin (5-OH-Tryptophan)** herausgestellt. Serotonin ist für die pränatale anatomische und funktionelle Entwicklung des autonomen Nervensystems essenziell. Mehrere Studien belegen, dass Kinder, deren Tod als SIDS klassifiziert wurde, im Vergleich zu Kontrollen in funktionell wichtigen Regionen des Hirnstammes eine signifikant geringere Dichte von Serotoninrezeptoren, von denen 3 Subgruppen bekannt sind, aufweisen sowie unvollkommen entwickelte Neurone und Dendritenfortsätze (»spines«). Diese Veränderungen bestätigen die Annahme, dass die **Prädisposition** für akute und lebensbedrohende Ereignisse **bereits pränatal erworben** wird.

Ursachen für diese bleibenden Entwicklungs- und Funktionsstörungen v. a. zentraler Anteile des autonomen Nervensystems sind in Kenntnis neuer Forschungsergebnisse in vielen Fällen eine genetische Veranlagung und zusätzlich die Auswirkungen pränataler Risikofaktoren, vor allem der Rauchexposition. Im Säuglingsalter können weitere postnatale Risikofaktoren (s. oben) bei schon vorgeburtlich prädisponierten Kindern den fatalen Ausschlag geben.

Signifikante Veränderungen in der Expression von Genen, die für **Serotonin-Transporterproteine** kodieren, wurden bereits 2001 aus Japan und inzwischen auch von anderen Forschergruppen berichtet. Genetische Polymorphismen, die mit **Defekten in serotoninergen Neuronen** im Hirnstamm von SIDS-Fällen assoziiert sind, wurden 2007 (s. unten) beschrieben.

Da das **Syndrom der kongenitalen zentralen Hypoventilation** (CCHS), das sog. Undine-Fluch-Syndrom, auch eine Erkrankung des autonomen Nervensystems mit genetischem Hintergrund ist und verschiedene elektrophysiologische Gemeinsamkeiten mit prospektiv untersuchten SIDS-Fällen aufweist, wurde auch ein gemeinsamer genetischer Hintergrund vermutet und gesucht. Beim CCHS kommen jedoch am häufigsten (über 80%) Veränderungen im RET-Protoonkogen und in den restlichen Fällen Defekte in den Homeobox- bzw. HOX-Genen vor, die bei SIDS-Fällen nicht nachzuweisen waren.

Da auch **Hyperthermie** ein Risikofaktor für SID (und SIDS?) ist, wurden Defekte auf Genen, die für die Produktion der Hitzeschockproteine kodieren, vermutet und bei jungen Tieren nach plötzlichem Tod experimentell nachgewiesen.

Der plötzliche unerklärte Säuglingstod macht bei uns je nach Region mit 0,04–0,6 pro 1000 Kinder noch immer einen wesentlichen Anteil der postneonatalen Gesamtsterblichkeit von Säuglingen aus. Bei etwa 20% (bis maximal 50%) der Fälle lässt sich aufgrund anamnestischer, klinischer und autoptischer Daten eine diesen Tod kausal hinreichend erklärende Grunderkrankung feststellen. Die Mehrzahl der Fälle bleibt weiterhin trotz sorgfältiger Diagnostik nur teilweise oder gar nicht erklärbar. Charakteristisch ist neben der Altersverteilung mit Gipfel zwischen dem 2. und 4. Lebensmonat das Sterben während des Schlafes. Es gibt auf dem Hintergrund einer wahrscheinlich häufiger vorkommenden genetischen Veranlagung intrauterin und postnatal wirksame Risikofaktoren, von denen mehrere weitgehend vermeidbar sind. Sie wirken prädisponierend und als Trigger in kritischen Situationen mit zum Teil nachgewiesenen pathogenetischen Rollen. Die Vermeidung der Risikofaktoren, insbesondere der Bauchlage, führte nicht nur zu einer drastischen Reduktion der Inzidenz des plötzlichen Säuglingstodes, sondern auch der gesamten Säuglingssterblichkeit. In sozioökonomisch und psychosozial benachteiligten Schichten der Bevölkerung waren auch in der BRD die Aufklärungsmaßnahmen zur Vermeidung der Risikofaktoren bisher vielerorts nicht effektiv. Das ist nach wie vor trotz umfassender Aufklärungsmaßnahmen an einem (infolge geringerer Bildung und anderer Benachteiligung) unzureichendem Kenntnisstand der vermeidbaren Risiken zu erkennen. In solchen Brennpunktregionen zeichnet sich das nicht nur an einer immer noch hohen Inzidenz potenziell vermeidbarer plötzlicher SIDS-Todesfälle ab, sondern auch an einer weiterhin deutlich erhöhten Zahl erklärbarer »plötzlicher« Todesfälle infolge fataler Umstände der Schlafumgebung oder Vernachlässigung und Misshandlung.

▪▪ Klinik

Symptome bei SID(S) Bis zu 70% der nach umfassender Diagnostik als »nicht hinreichend erklärt« verstorbenen Säuglinge haben anamnestisch und klinisch Zeichen einer »milden« Infektion der (vorwiegend oberen) Atemwege. Ein Teil dieser Säuglinge sei schon einige Tage zuvor »unruhiger« oder »ruhiger« als sonst gewesen, berichten viele Eltern.

Auffindesituation bei plötzlichem Säuglingstod In der Mehrzahl werden unerwartet verstorbene Säuglinge morgens leblos im Bettchen (»Krippentod«) aufgefunden. Seltener kommt es auch tagsüber während der Schlafepisoden oder während einer Autofahrt zu unerwarteten Todesfällen. Der hinzugerufene Arzt, meist der Notarzt, kann häufig nur noch den Tod feststellen.

> **Auf der amtlichen Todesbescheinigung muss in diesen Fällen immer »Todesursache ungeklärt« angekreuzt werden.**

Bei noch erkennbaren Vitalfunktionen haben die Eltern meist schon mit Maßnahmen zur Wiederbelebung begonnen, die vom notärztlichen Team fortgeführt oder beendet werden. Zur Dokumentation der Auffindesituation s. unten Abschnitt »Diagnostik«.

Auffindesituation bei anscheinend lebensbedrohenden Ereignissen (ALE) Die Mehrzahl der Kinder mit akuten, anscheinend lebensbedrohenden Ereignissen werden tagsüber und seltener nachts mit **Zyanose** oder **Blässe, nicht reagierend, atemlos,** mit **»flacher« Atmung** oder **akuter Atemnot** und **schlaffer Muskulatur** vorgefunden. Die Eltern berichten oft, ihr Baby sei »wie leblos« und »nicht wachzukriegen« gewesen.

Tab. 44.1 Akute Erkrankungen oder Störungen, die mit einem lebensbedrohend erscheinenden Ereignis (ALE) symptomatisch werden können und in der Klinik zu diagnostizieren oder auszuschließen sind

Atemwegserkrankungen	Fremdkörper, Infektionen, Fehlbildungen
Gastrointestinale Erkrankungen	Akute Infektionen, Dehydratation
Kardiovaskuläre Erkrankungen	Long-QT-Syndrom, Myokarditis
Neurologische Störungen	Epileptische Anfälle, Affektkrämpfe, Dystonien, Infektionen des ZNS
Stoffwechselerkrankungen	Hypoglykämische Krisen, Mitochondriopathien, v. a. Störungen der Fettsäureoxidation
Intoxikationen	Sedativa, Schmerzmittel
Elterliches Fehlverhalten	Münchhausen-by-proxy-Syndrom

▪▪ Diagnose

Bei plötzlichem Tod veranlasst der hinzukommende Arzt nach Feststellung des Todes, ggf. nach Beendigung der primär versuchten Reanimation, die umgehende Überführung des verstorbenen Kindes in das zuständige Institut für Rechtsmedizin. Dort wird eine sorgfältige äußere Untersuchung und nach Aufklärung und Einverständnis der Eltern eine Obduktion vorgenommen. Diese muss neben der äußeren Leichenschau die makroskopische und mikroskopische Untersuchung aller Organsysteme umfassen und infektiologische, toxikologische und biochemische Analysen einschließen, zukünftig vermutlich auch molekulargenetische Untersuchungen. Entsprechend der Gesetzeslage informiert der den Tod feststellende und bescheinigende Arzt in allen Fällen von plötzlichem Säuglingstod auch die Kriminalpolizei. Diese nimmt Informationen zur akuten Situation auf und hilft in enger Zusammenarbeit mit dem Rettungsteam die verzweifelten Eltern und ggf. Geschwisterkinder akut zu betreuen.

Im Rahmen neuerer Untersuchungsprotokolle erfolgt in mehreren Regionen der BRD zusätzlich eine **sorgfältige Untersuchung der Todesumstände**, wie sie die Definition (s. oben) für jeden einzelnen Fall auch vorschreibt. Dabei werden neben der gewohnten und aktuellen Schlaflage in der Auffindesituation auch Kleidung, Bettumgebung, räumliche Verhältnisse, Körper- und Raumtemperatur, Rauchexposition und andere Faktoren untersucht und dokumentiert. Die definitive Einordnung eines Falles in die Kategorien »erklärt«, »teilweise erklärt« oder »unerklärt« kann erst nach Vorliegen aller erfassten Daten von Anamnese, Untersuchung und Obduktion in einer **Fallkonferenz** (s. oben) erfolgen.

Nach erstem ALE muss immer nach einer akuten oder bis dahin nicht erkannten Grunderkrankung gesucht werden, die oft gezielt behandelbar ist. Ca. 60–80% der Fälle von ALE sind auf akute Störungen oder Erkrankungen eines Organsystems zurückzuführen. Wesentliche Gruppen von Grunderkrankungen, die mit einem ALE symptomatisch werden können sind, in Tab. 44.1 aufgeführt.

In bis zu 20% der Fälle findet man akute zerebrale Erkrankungen oder Funktionsstörungen als Ursache eines ALE. Stoffwechselerkrankungen können zwar zuerst mit einer Art von ALE auffallen, doch gehen solchen akuten Krisen häufig andere diskrete, durch eine gute Anamnese und sorgfältige Untersuchung erkennbare Symptome voran: Gedeihstörungen, Hypotonie der Muskulatur, Verzögerungen der neurologischen Entwicklung und bei Infekten Verhaltensänderungen wie Apathie.

Wird eine Grunderkrankung diagnostiziert, die das akute Ereignis erklärt, liegt ein **symptomatisches ALE** vor. Ein Ereignis ohne eine erkennbare Grunderkrankung ist als **kryptogenes ALE** einzuordnen.

> **Alle Kinder mit lebensbedrohend erscheinenden akuten Ereignissen sollten umgehend stationär in einer Kinderklinik umfassend untersucht werden.**

Obligate Untersuchungen sind neben detaillierter Anamnese und sorgfältiger klinischer Untersuchung bei kontinuierlicher Überwachung der Vitalfunktionen Laboruntersuchungen von Blutbild, Blutglukose, Elektrolyten und Blutgasen.

Fakultativ sind, abhängig von anamnestischen Angaben und klinischen Befunden, **zusätzliche Untersuchungen** angezeigt: bei Hinweisen auf Infektionen Abstriche und Kulturen von Sekreten, Urin und Blut, bei Dyspnoe und Verdacht auf pulmonale Infektion Röntgenbild des Thorax, bei Hinweisen auf akute Meningoenzephalitis Lumbalpunktion und Untersuchung des Liquor cerebrospinalis, bei Verdacht auf eine Stoffwechselerkrankung entsprechende Labortests, bei Verdacht auf akute kardiale Störungen EKG und Echokardiographie sowie bei Hinweisen auf einen zerebralen Krampfanfall oder zentrale Atemstörung EEG und Polysomnographie.

Differenzialdiagnose bei rezidivierendem ALE

Bei rezidivierendem ALE müssen immer folgende Diagnosen ausgeschlossen oder begründet werden: Frühkindliche Epilepsie (z. B. atonische Form des infantilen Grand Mal), nicht-epileptische Anfälle (z. B. Affektkrämpfe = »breath holding spells«), Herzrhythmusstörungen, z. B. das Long-QT-Syndrom, sowie Stoffwechselerkrankungen mit akuten Krisen (durch Hypoglykämien), Kindesmisshandlung (Münchhausen-by-proxy-Syndrom).

ALE werden von den Eltern bei Neugeborenen und Säuglingen vorwiegend tagsüber und seltener nachts zufällig beobachtet. Sie können durch sofortiges Eingreifen mittels taktiler Stimulation, Rütteln und Atemhilfe meist unterbrochen werden. Eltern beschreiben den aus ihrer subjektiven Sicht lebensbedrohenden Zustand ihres Kindes in der Akutsituation als »blau« oder »blass«, »schlaff« oder seltener »steif«, »reaktionslos«, oder »leblos«. Die Atemtätigkeit wird als »flach«, »nicht erkennbar«, »röchelnd« und seltener auch als »angestrengt« geschildert. Früher wurden solche akuten Ereignisse »near miss for SID event« genannt, was eine zu starke Verwandtschaft mit dem SID(S) nahe legte. Bei gründlicher klinischer (!) Diagnostik lassen sich in etwa 70% der Fälle Grunderkrankungen erkennen, die oft gezielt behandelbar sind. In diesen Fällen ist das ALE Symptom. Man spricht von einem **symptomatischen ALE**. Davon sind die nicht hinreichend erklärbaren Fälle als **kryptogenes ALE** zu unterscheiden.

> **Bei rezidivierendem ALE muss immer an spezielle funktionelle Störungen und Grunderkrankungen gedacht werden.**

Die Differenzialdiagnose reicht von frühkindlicher Epilepsie über nicht-epileptische Anfälle wie Affektkrämpfe mit Atemanhalten, pathologischen gastroösophagealen Reflux (GÖR) bis hin zu paroxysmalen Herzrhythmusstörungen und krisenhaften Stoffwechselerkrankungen. In allen anderweitig nicht erklärbaren Fällen von rezidivierendem ALE ist an eine Kindesmisshandlung (Münchhausen-by-proxy-Syndrom) zu denken.

Prävention

Schwangerschaft und alle Neugeborenen Die Aufklärung der Eltern über die Vermeidung von Risikofaktoren erfolgt, wenn möglich, vor Beginn und während der Schwangerschaft durch Frauenärzte, Kinderschwestern und Hebammen vor Entlassung aus der Geburtsklinik, spätestens anlässlich der Vorsorgeuntersuchung U2 sowie im Rahmen weiterer Vorsorgeuntersuchungen während des ersten Lebensjahres durch die Kinderärzte.

Zusammengefasst ergeben sich folgende **Empfehlungen** für Schwangere, Neugeborene und Säuglinge (Ausnahmen gelten nur für Kinder mit speziellen Erkrankungen wie z. B. angeborenen Fehlbildungen u. a.):

- Reguläre Schwangerschaftsvorsorgeuntersuchungen,
- kein Rauchen in der Schwangerschaft und dann in der Umgebung des Kindes,
- kein Alkohol oder andere Drogen in der Schwangerschaft,
- alle Neugeborenen schon in der Geburtsklinik an die Rückenlage gewöhnen,
- Frühgeborene schon vor Entlassung aus der Klinik an die Rückenlage gewöhnen,
- nur Rückenlage (nicht Bauch- und Seitenlage) als Schlafposition (bis Kind sich alleine dreht),
- feste Schlafunterlage (Matratze), empfohlener Schlafsack,
- keine weichen Betteinlagen, bzw. unnötiges Bettzeug,
- Baby im gleichen Raum, aber nicht im Bett der Eltern,
- Überwärmung vermeiden (Raumtemperatur, Kleidung, Bettzeug),
- Stillen, wenn möglich mindestens 4 Monate,
- Schnuller zum Einschlafen (bei Beginn des Stillens erst, wenn dieses gut angenommen wird),
- in Wachzeiten unter Beobachtung Kind gerne in Bauchlage legen (zur Vermeidung von Plagiozephalie und Förderung der motorischen Entwicklung),
- empfohlene Impfungen konsequent vornehmen lassen.
- Bei akuten Symptomen (z. B. Blässe, Zyanose, Apnoen, Fieber, Husten, abnormes Schwitzen) Kinderarzt oder Kinderklinik aufsuchen.

Früh- und Neugeborenen mit prä- und postnatalen Risikofaktoren Früh- und Neugeborene mit Risikofaktoren, wie geringes Geburtsgewicht, Komplikationen der Frühgeburt, Drogenabhängigkeit der Mutter, kryptogenem ALTE oder SID bei vorangehendem Geschwisterkind, bedürfen immer einer kontinuierlichen kinderärztlichen Betreuung, Kontrolle und wiederholten Beratung.

> **Nur in wenigen ausgewählten Fällen ist unter der unabdingbaren Voraussetzung einer konsequenten ärztlichen und technischen Langzeitbetreuung (mit altersentsprechender Einstellung der Alarmgrenzen für Atem- und Herzfrequenzen) und mit primär diagnostischer Indikation ein Heimmonitoring während der Zeit erhöhten Risikos zu erwägen.**

Sinnvolle Indikationen dafür können sein: Zustand nach kryptogenem ALTE, Frühgeburt mit sehr geringem Geburtsgewicht, nicht hinreichend erklärter unerwarteter Tod (SID bzw. SUDI) bei einem vorangehenden Geschwister oder Zwillingsgeschwistern. Bei ausgeprägter Angst mancher Eltern vor dem plötzlichen Säuglingstod kann ein Heimmonitor eine psychologische Betreuung keinesfalls ersetzen.

Nachfolgende Geschwister (nach SID(S)) Für sie ist, wenn der Indexfall umfassend untersucht wurde (Todesumstände, Obduktion) und der Tod nicht hinreichend oder unerklärbar blieb, im Gegensatz zu früheren Angaben nur ein gering erhöhtes Risiko anzunehmen. Das gilt aber nicht, wenn während der erneuten Schwangerschaft und anschließend die gleichen Risikofaktoren fortbestehen oder im vorangehenden Fall eine undiagnostizierte Grunderkrankung vorlag, die ihrerseits mit einem höheren Wiederholungsrisiko behaftet ist, z. B. ein Long-QT-Syndrom oder eine der o. g. Stoffwechselerkrankungen. In solchen Fällen sind nachfolgende Kinder bereits als Neugeborene daraufhin zu untersuchen, um derartige Diagnosen früh zu stellen und eine spezielle Behandlung einzuleiten. Immer sind die bekannten Risikofaktoren zu vermeiden und die verständlicherweise äußerst besorgten Eltern engmaschig und längerfristig kinderärztlich konsequent und gut zu betreuen. Ein Heim-Monitoring (Atem- und Herzfrequenz) ist nur in speziellen Ausnahmefällen, z. B. bei anders nicht behebbaren Ängsten der Eltern, sinnvoll. Unabdingbar ist immer, erst recht in diesen Fällen, eine begleitende und engmaschige ärztlich-psychologische Betreuung.

Gibt es Methoden, das Risiko vorherzusagen? Anhand der Summe der eruierbaren prä-, peri-, und postnatalen biologischen, psychosozialen und sozioökonomischen Risikofaktoren kann ein Kind zwar einer Gruppe mit signifikant erhöhtem Risiko zugeordnet und somit konsequenten Untersuchungen und Maßnahmen (zur Vermeidung möglichst vieler Risikofaktoren unterzogen werden. Eine zuverlässige Risikovorhersage im Einzelfall ist jedoch nach wie vor nicht möglich.

Betreuung von Eltern und ggf. Geschwistern nach einem SID bzw. SIDS Alle Eltern und ggf. Geschwister bedürfen in und nach der akuten Krisensituation einer menschlichen Betreuung durch Notarzt, Rettungshelfer, Hausarzt, Rechtsmediziner, Kriminalpolizei und ggfs. andere Personen. Besonders hilfreich ist der umgehende Kontakt zu Eltern der **Selbsthilfeorganisation GEPS** oder anderen Beratungsstellen. Bei erneuter Schwangerschaft sollten fundierte Beratung und langfristige Betreuung Frauen- und Kinderärzten obliegen. Sollte sich bei der in jedem Fall geforderten Fallkonferenz herausstellen, dass sich der plötzliche Tod eines Kindes erklären lässt, z. B. durch eine postmortal diagnostizierte Grunderkrankung, ist es unabdingbar, die Eltern umfassend aufzuklären, ob für diese Erkrankung ihrerseits ein genetisches Wiederholungsrisiko und für nachfolgende Kinder ggf. Früherkennungsuntersuchungen und eine prophylaktische Behandlung möglich ist. Im Falle eines unerklärbaren Todes (SIDS) sind die Eltern hingegen über das nur gering erhöhte Wiederholungsrisiko zu informieren. Wenn aber absehbar ist, dass Risikofaktoren bei erneuter Schwangerschaft fortbestehen werden, ist spezielles Engagement notwendig.

Literatur

Arnestad M, Crotti L, Rognum TO et al. (2007) Prevalence of long-QT syndrome gene variants in sudden infant death syndrome. Circulation 115:361–367

Bacon CJ, Hall DBM, Stephenson TJ, Campbell MJ (2008) How common is repeat sudden infant death syndrome? Arch Dis Child 93:323–326

Bayanowski T, Vege A, Byard RW, et al. (2007). Sudden Infant Death Syndrome (SIDS) – Standard Investigations and Classification : Recommendations. Forensic Sci Int 165: 129-43.

Bentele KHP, Albani M. (1988) Are there tests predictive for prolonged apnoea and SIDS? A Review of Epedemiological an Functional Studies. Acta Paed Scand (Supplement 342).

Bundesamt für Statistik. Gesundheitsberichterstattung des Bundes (2011), Heft 52, Kap. 5 »Säuglingssterblichkeit«

Campbell MJ, Hall D, Stephenson T et al. (2008) Recurrence rates for SIDS – the importance of risk stratification. Arch Dis Childh, ADC Online First, May 22

Centers for Disease Control an Prevention. Web page CDC 24/7. Sudden Unexpected Infant Death (SUID) and Sudden Infant Death Syndrome (SIDS), last reviewed: January 18, 2012

E-medicine/Medscape. Sudden Infant Death Sindrome, update by PL Carolan, February 2012

Fleming P, Blair PS (2007) Sudden infant death syndrome and parental smoking. Early Human Development 83: 721–725

Jacob J, Ferri A, Milton Ch et al. (2007) Transcriptional repression coordinates the temporal switch from motor to serotonergic neurogenesis. Nature Neuroscience 10:1433–1439

Konsenspapier SID-Prävention in Deutschland (2003) Monatsschr Kinderheilkd 151:315–317

Kurz R, Kenner T, Poets C (Hrsg.) (2013) Der plötzliche Säuglingstod, 2. Aufl. Springer, Berlin Heidelberg New York

Moon RY, Horne RSC, Hauck FR (2007) Sudden infant death syndrome. Seminar. The Lancet 370:1578–1587

Narita N, Narita M, Takashima S, et al. (2001) Serotonin transporter gene variability is a risk factor for sudden infant death syndrome in the Japanese population. Pediatrics 107:690–692

OMIM 272120: Sudden infant death syndrome. Data Base updated 05/13/2010 by Marla JF O'Neill 2007

Opdal SH and Rognum TO (2004) The sudden infant death syndrome gene: does it exist? Pediatrics 114:506–512

Pockley AG (2003) Heat shock proteins as regulators of the immune response. The Lancet 362:469–476

Weber MA and Sebire NJ (2010) Molecular Diagnostic Techniques in the Post-Mortem Investigation of Sudden Unexpected Infant Deaths: Current and Future Applications. The Open Pathology Journal 4:110–119

TASK FORCE ON SUDDEN INFANT DEATH SYNDROME of the American Academy of Pediatrics (2011) SIDS and Other Sleep-Related Infant Deaths: Expansion of Recommendations for a Safe Infant Sleeping Environment. Pediatrics Vol.128, 5, Nov

Wood AM, Pasupathy D, Pell JP, Fleming M, Smith GCS (2012) Trends in socio-economic inequalities in risk of sudden infant death syndrome, other causes of infant mortality, and stillbirth in Scotland: population based study. BMJ 344e, 16

Pharmakotherapie, Palliativmedizin und Schmerztherapie

H.W. Seyberth, H.M. Firnau, B. Zernikow

C. P. Speer, M. Gahr (Hrsg), *Pädiatrie*,
DOI 10.1007/978-3-642-34269-1_45, © Springer-Verlag Berlin Heidelberg 2013

Einleitung

Die arzneimittelrechtlich nicht zugelassene Pharmakotherapie ist nahezu der Regelfall in der Kinderheilkunde. Je nach Alter und Erkrankung sind nur etwa 10 bis maximal 60% der auf dem Markt befindlichen Arzneimittel hinreichend für Kinder und Jugendliche geprüft und für pädiatrische Indikationen zugelassen. Dies veranlasste bereits 1962 in den USA den Apotheker und Pädiater Harry Shirkey, den Ausdruck des therapeutischen Waisen (»the therapeutic orphan«) zu prägen. Da nicht die pädiatrischen Fachgesellschaften auf Grund wissenschaftlicher Erkenntnisse, sondern die Arzneimittelhersteller auf Grund primär wirtschaftlicher Überlegungen die pädiatrische Zulassung für ihre Fertigarzneimittel beantragen, wird es auch in Zukunft einen weit verbreiteten nicht bestimmungsgemäßen Gebrauch (Off-label-Gebrauch) von Arzneimitteln in der Pädiatrie geben. Dies bedeutet, dass zur Vermeidung von Arzneimittelschäden oder Versagen einer Pharmakotherapie der Kinder- und Jugendarzt über besondere Kenntnisse in den Prinzipien der pädiatrischen Pharmakologie und Arzneimittelanwendung verfügen sollte. Auch in Zukunft wird er dies von den Arzneimittelherstellern, den Zulassungsbehörden und Kostenträger keineswegs immer erwarten können.

45.1 Pharmakotherapie

H.W. Seyberth

Die **Zulassung** eines Arzneimittels erfordert eine nachweisbare Wirksamkeit und Sicherheit für die spezielle Indikation, die durch **kontrollierte klinische Studien** erbracht wurde. Ist einmal eine spezifische Indikation anerkannt worden, kann das Arzneimittel für den Vertrieb zugelassen werden. Die Zulassung erhält die geprüfte Verordnungsinformation, einschließend die Indikation, die Kontraindikation, Vorsichtsmaßnahmen, Warnungen, Nebenwirkungen und nicht zuletzt Dosierungsempfehlungen.

Das **Fehlen der pädiatrischen Zulassung** bedeutet nicht, dass dieses Arzneimittel notwendigerweise gefährlich, ineffektiv oder sogar kontraindiziert für Kinder und Jugendliche ist, sondern, dass der Arzneimittelhersteller aus wirtschaftlichen Erwägungen die Zulassung nicht beantragt hat oder aber dass die Unterlagen, die zur Zulassung benötigt werden, nicht zufriedenstellend sind, da entsprechende Studien mit Kindern und Jugendlichen nicht oder unzureichend durchgeführt wurden. Unter diesen Umständen haben Kinder ein **höheres Risiko für Arzneimittelnebenwirkungen** als Erwachsene. Mindestens ebenso bedeutsam ist aber auch, dass möglicherweise effektive und neue therapeutische Konzepte in die Kinderheilkunde nicht eingeführt werden, da die hierfür notwendigen Informationen für diese Altersgruppen nicht vorliegen.

45.1.1 Pharmakotherapeutisch bedeutsame Entwicklungsphasen des Kindes

Der Grundsatz, dass Kinder keine kleinen Erwachsenen sind, gilt natürlich auch für die Pharmakotherapie. Aber genauso wie es nicht den Erwachsenen gibt, gibt es auch nicht das Kind. Mindestens **5 recht unterschiedliche Entwicklungsphasen** durchwandert ein Kind, ehe es zum Erwachsenen geworden ist. International hat man sich für die Arzneimittelentwicklung auf folgende Phasen bzw. Stadien verständigt:

- das **Frühgeborene** mit der Phase des reinen Überlebens aufgrund seiner extremen Unreife,
- das **Neugeborene** mit der Anpassungsphase nach der Geburt,
- das **Kleinkind** mit der Phase des Wachstums und Reifung,
- das **Schulkind** mit der Phase der Sprachentwicklung und Sozialisation,
- der **Adoleszent** mit dem Gewinn der Reproduktionsfähigkeit und endgültigen Körpergröße.

In jeder Entwicklungsphase, die kontinuierlich ineinander übergehen, sind **spezifische entwicklungsphysiologische Besonderheiten** zu berücksichtigen, es treten **spezifische Gesundheitsprobleme** auf, für die eine entsprechende Pharmakotherapie benötigt wird.

Das Früh- und Neugeborene

Physiologische Besonderheiten Das Früh- und das Neugeborene unterscheiden sich von Kindern in fortgeschrittener Entwicklung im Wesentlichen durch die **Unreife** und haben daher eine Reihe von Problemen gemeinsam, jedoch mit unterschiedlicher Ausprägung. Aus diesem Grund wird an dieser Stelle das Früh- und Neugeborene gemeinsam abgehandelt. Der wesentliche Unterschied zwischen dem Früh- und dem Neugeborenen liegt darin, dass das **Frühgeborene**, besonders vor der 27. Schwangerschaftswoche, in der unmittelbaren postnatalen Phase **vital bedroht** ist, während das reife Neugeborene die weniger bedrohliche Phase der Anpassung durchläuft. Dies bedeutet, dass die Pharmakotherapie des extremen Frühgeborenen überwiegend auf kardiovaskuläre und pulmonale Erkrankungen ausgerichtet ist (◘ Tab. 45.1), während die Pharmakotherapie des Neugeborenen meist infektiologische, neurologische und metabolische Probleme zu kurieren versucht (◘ Tab. 45.2).

Pharmakologische Besonderheiten Das Früh- und Neugeborene zeigt üblicherweise eine höhere Empfindlichkeit für unerwünschte Arzneimittelwirkungen als der Erwachsene oder das ältere Kind. Aber es gibt auch Ausnahmen, so z. B. die geringere Neigung zur digoxinausgelösten Herzrhythmusstörung oder aminoglykosidinduzierten Nephrotoxizität. Meist ist die **höhere Arzneimittelempfindlichkeit** bedingt durch wesentliche Unterschiede in der Pharmakokinetik; Unterschiede in der Pharmakodynamik sind zurzeit noch wenig erforscht.

Einige der wesentlichen **pharmakokinetischen Unterschiede** in der Früh- und Neugeborenenperiode sind wie folgt:

- Die **gastrointestinale Absorption** von Medikamenten wird beeinflusst durch die verminderte Säureproduktion im Magen, durch den verminderten Gallenfluss, durch die spärliche bakterielle Darmbesiedlung, durch unterschiedliche Darmmotilität und durch eine gesteigerte enterohepatische Zirkulation. Während die intestinale Resorption von Makromolekülen begünstigt wird, braucht dies nicht für Arzneimittel mit kleiner Molekülgröße (Phenytoin) zuzutreffen.
- Die **Verteilung** von Arzneimitteln im Körper wird beeinflusst durch den höheren Anteil an Körperwasser, der geringeren Muskelmasse, des sich schnell verändernden Fettgehalts von 3% des Körpergewichts beim Frühgeborenen auf über 12% beim reifen Neugeborenen und der verminderten Eiweißbindung.
- Der **Arzneimittelstoffwechsel in der Leber** unterliegt ebenso einem Reifungsprozess wie die **renale Ausscheidung**; so beträgt z. B. die glomeruläre Filtrationsrate eines Neugeborenen, normalisiert auf die Körperoberfläche von 1,73 m^2 bezogen, in den ersten Lebenstagen nur 10–20% des Wertes des Erwachsenen. Zusätzlich können Schwankungen in der Körpertemperatur und im Säure-Basen-Haushalt, Hypoxie und Infektion den Stoffwechsel und die Ausscheidung von Arzneimitteln beeinflussen.

Tab. 45.1 Physiologie, Pathophysiologie und Pharmakotherapie des extrem kleinen Frühgeborenen vor der 27. Schwangerschaftswoche (SSW)

Physiologie	Mangelnde Surfactantsynthese Persistierende fetale Zirkulation Unreifer Hirnstamm Keine Autoregulation des Kreislaufs Inkomplett vaskularisierte Retina
Pathophysiologie	Pulmonale Anpassungsstörungen Pulmonale Hypertension Persistierender Ductus arteriosus Bronchopulmonale Dysplasie Apnoen Intraventrikläre Blutungen Retinopathia praematurorum
Pharmakotherapie	Surfactantsubstitution Flüssigkeitsbeatmung O_2-NO-Beatmung COX- und PDE-Inhibitoren Methylaxanthinen (Coffein und Theophyllin)

Tab. 45.2 Physiologie, Pathophysiologie und Pharmakotherapie des reifen Neugeborenen (nach Vollendung der 36. SSW) im ersten Lebensmonat (1.–27. Lebenstag)

Physiologie	Große Körperoberfläche Viel Körperwasser Erhöhte Hautpermeabilität Verminderte Blut-Hirn-Schranke Inkomplette neuronale Reifung Vermehrte Hämolyse
Pathophysiologie	Sepsis Hyperbilirubinämie Krampfanfälle Hypoglykämien Hypokalzämien Kongenitale Fehlbildungen
Pharmakotherapie	Antibiotika Antikonvulsiva Sedativa (Cave: Behandlung stillender Mütter)

Zusätzlich müssen bei der Pharmakotherapie in der Neonatologie der Einfluss von mütterlichen Erkrankungen und der sich daraus ergebenden maternalen Pharmakotherapie berücksichtigt werden.

Das wohl bekannteste Beispiel einer solchen Beeinflussung ist die fetale Induktion des Arzneimittelstoffwechsels in der Leber durch die antikonvulsive Therapie der Mutter. Auch postnatal kann es noch zu einer ungewollten Behandlung des Früh- und Neugeborenen kommen, wenn stillende Mütter pharmakotherapiert werden. Meist handelt es sich jedoch um vernachlässigbare Mengen, die ein Abstillen nicht rechtfertigen. Nur wenige Arzneimittel sind üblicherweise mit dem **Stillen** nicht vereinbar.

Arzneimittel und Arzneimittelgruppen, die für die stillende Mutter kontraindiziert sind

- Amphetamine
- Bromocriptin
- Chloramphenicol
- Cocain
- Codein
- Cyclophosphamid
- Ciclosporin
- Doxorubicin
- Ergotamin
- Heroin
- Immunsuppressiva
- Kontrazeptiva
- Radiopharmaka
- Thiouracil

Toxikologische Besonderheiten In der Neonatalperiode ist die **Blut-Liquor-Schranke** für viele Arzneimittel leichter passierbar. Dies erklärt die erhöhte Empfindlichkeit des ZNS auf Arzneimittel mit hemmender Wirkung auf die zentrale Herz-Kreislauf-, Atmungs- und Temperaturregulation. Arzneimittel können auch die **kardiale Kontraktilität**, die Herzfrequenz und den Herzrhythmus beeinflussen: hierzu zählen Lokalanästhetika, Sedativa und Opiate. Mittelbar werden durch diese negativen Effekte die postnatale Kreislaufumstellung gestört, da sich der Ductus arteriosus unter respiratorischer Azidose und Hypoxie verzögert verschließt.

Cave
Bei maternaler Einnahme von Inhibitoren der Prostaglandin-Cyclooxygenase (COX-Inhibitoren) eine kardiovaskuläre Arzneimittelwirkung zur lebensbedrohlichen Komplikation kommen, wenn sich durch die Hemmung der fetalen Prostaglandinsynthese der Ductus arteriosus bereits intrauterin verschließt und sich dadurch eine pulmonale Hypertension mit der Gefahr des Rechtsherzversagens beim Feten entwickeln kann.

Letztendlich können fast alle Organsysteme bei Früh- und Neugeborenen in einer von der Erwachsenenmedizin nicht vorhersehbaren Weise unerwünscht durch Arzneimittel beeinflusst werden; so können Katecholamine den noch labilen Kohlenhydratstoffwechsel und Diuretika den Elektrolyt- und Mineralhaushalt aus dem labilen Gleichgewicht bringen oder die gesteigerte perkutane Jodaufnahme aus jodhaltigen Hautdesinfektionsmitteln zur Supprimierung der Schilddrüsenfunktion führen.

Säugling und Kleinkind

Physiologische Besonderheiten Die Entwicklungsphase zwischen dem 28. Lebenstag bis zum Ende des 2. Lebensjahres ist charakterisiert durch **schnelles Wachsen** und **Reifen aller Organsysteme** (Tab. 45.3). Hervorzuheben sind das hepatische und renale sowie das Immun- und Nervensystem.

Pharmakologische Besonderheiten Der Arzneimittelumsatz in dieser Entwicklungsphase ist charakterisiert durch eine ausgereifte Leber- und Nierenfunktion. Das Kleinkind verfügt über die **höchste Clearancekapazität** für eine Reihe von Arzneimitteln, die in keinem späteren Lebensabschnitt mehr erreicht wird.

Die Evaluierung der zahlreichen Arzneimittel für die überwiegend symptomatische Pharmakotherapie von in dieser Altersgruppe **häufigen viralen und bakteriellen Infektionen** ist in dieser Altersgruppe schwieriger als bei älteren Kindern und Erwachsenen. Ge-

Tab. 45.3 Physiologie, Pathophysiologie und Pharmakotherapie des Säuglings und Kleinkindes vom 28. Lebenstag bis zum Ende des 2. Lebensjahres

Physiologie	Enge Atemwege Inkompetentes Immunsystem Fortschreitende Myelinisierung Große Leber und große Nieren
Pathophysiologie	Krupp-Syndrom Bronchiolitis Otitis media Fieberkrämpfe Eitrige Meningitis Rachitis
Pharmakotherapie	Katecholamine Glukokortikoide Antipyretika Analgetika Antibiotika Sedativa (Cave: paradoxe Reaktionen) Vitamin D Antikonvulsiva (Cave: Valproat)

Tab. 45.4 Physiologie, Pathophysiologie und Pharmakotherapie des Kindes vom 3. bis zum Ende des 11. Lebensjahres

Physiologie	Geringe Wachstumsgeschwindigkeit Zunehmende Unabhängigkeit Zunehmende kognitiven Fähigkeiten Übergang zu logischem Denken und Handeln
Pathophysiologie	Unfälle und Fehlverhalten Dysfunktionen des Immunsystems: Asthma/Allergien, juvenile rheumatoide Arthritis und Autoimmunerkrankungen Diabetes mellitus Organtransplantationen Neoplasien Zystische Fibrose Epilepsie Attention-deficit-Störungen (ADHS) Fehlernährung, Bewegungsarmut und Essstörungen
Pharmakotherapie	Bronchodilatatoren Antiallergika Antirheumatika Immunsuppressiva bzw. Immunmodulatoren Antimetaboliten Antihypertensiva Zentralwirksame Stimulanzien Antiepileptika Antidiabetika Statine

wöhnlich wird sie auf der Basis von Symptomen und Laborwerten und weniger durch subjektives Empfinden durchgeführt. Funktionstests, die die Kooperation der Patienten erfordern (wie Spirometrie), sind nicht einsetzbar. Aus diesem Grund werden zur Evaluation Parameter wie die Dauer der Erkrankung, die Häufigkeit eines stationären Aufenthalts, die Notwendigkeit für eine zusätzliche Behandlung mit anderen Arzneimitteln oder die Häufigkeit der Komplikationen im Verlauf einer Erkrankung herangezogen.

Toxikologische Besonderheiten Die **Leber** ist das Organ, das bei oraler Applikation nach dem Darmepithel als nächstes mit den verschiedenen Medikamenten in Kontakt kommt. Einige Arzneimittel (z. B. Paracetamol, Erythromycinderivate, Isoniazid) scheinen in dieser Altersgruppe weniger hepatotoxisch zu wirken als im späteren Alter. Jedoch sind diese Kinder empfänglicher für die hepatotoxische Wirkung von Valproat.

Die **zentralnervösen Wirkungen** von Arzneimitteln können je nach dem Entwicklungsstadium des Gehirns unterschiedlich ausfallen. Auf der Basis dieser Vorstellung wird die stärkere Neigung dieser Kinder erklärt, paradox auf Sedativa durch hyperaktives Verhalten zu reagieren. ZNS-wirksame Arzneimittel, die möglicherweise die Neurotransmission und Myelinisierung beeinflussen, können später im Leben zu kognitiven Störungen und Verhaltensauffälligkeiten führen, die nicht unmittelbar in dieser Entwicklungsphase zutage treten. Daher sind Langzeitbeobachtungen nach entsprechenden Pharmakotherapien (ältere Antihistaminika und Antikonvulsiva) sehr wichtig für die endgültige Bewertung eines Arzneimittels.

Das Kind

Physiologische Besonderheiten Die Entwicklungsphase vom 3. bis zum Ende des 11. Lebensjahrs ist geprägt durch eine langsamere Wachstumsgeschwindigkeit, gekoppelt mit einer im Vordergrund stehenden Sprachentwicklung und Sozialisation (Tab. 45.4). Die hohe Präferenz für infektiöse Erkrankungen bleibt auch in der ersten Hälfte dieses Lebensabschnittes noch bestehen. Die stärkere motorische und soziale Unabhängigkeit resultiert in einer **höheren Unfallgefährdung**. Zunehmende schulische Herausforderungen erfordern eine rasche intellektuelle und psychosoziale Reifung.

Cave
Medikamente können die Aufmerksamkeit einschränken.

Pharmakologische Besonderheiten Die **Arzneimittelevaluation** kann in dieser Entwicklungsphase sowohl nach objektiven als nach subjektiven Kriterien vorgenommen werden. Sehr hilfreiche Parameter zur Feststellung der Effektivität einer Pharmakotherapie bei chronisch kranken Kindern sind die Regelmäßigkeit des Schulbesuchs und die **Schulleistungen**. Die **Wachstumsgeschwindigkeit** ist ein sehr wertvoller Hinweis auf die Bewertung einer Pharmakotherapie, die sich potenziell negativ auf das Knochenwachstum und die Gewichtszunahme auswirken kann (z. B. Immunsuppressiva bei Morbus Crohn oder nach Nierentransplantation).

Toxikologische Besonderheiten Die Toxikologie unterscheidet sich nicht wesentlich von der der Säuglinge und Kleinkinder. Im Alter zwischen 2 und 3 Jahren spielt die **akzidentelle Vergiftung** mit Arzneimitteln eine bedeutsame Rolle (► Kap. 40). Auch die Entwicklung des ZNS ist in dieser Altersgruppe noch nicht abgeschlossen. Besonders Psychopharmaka können die Schulleistung und andere Aktivitäten des täglichen Lebens negativ beeinflussen.

Aber auch andere Wirkstoffgruppen, wie Antiemetika und andere Antihistaminika der ersten Generation, sowie ältere Antihypertensiva können Müdigkeit und Einschränkungen bei der Konzentrationsfähigkeit und damit der Schulleistungen nach sich ziehen.

Das Wachsen des Skelettsystems kann durch längerfristige Pharmakotherapie ungünstig beeinflusst werden, so z. B. wird das **Längen-**

wachstum durch Glukokortikoide gebremst, der für das Knochenwachstum benötigte Vitamin-D-Bedarf durch die Antikonvulsiva Phenobarbital und Phenytoin gesteigert oder der Knochenaufbau und die Zahnentwicklung durch Tetrazykline gestört.

Weiterhin sind Wechselwirkungen zwischen interkurrierenden Erkrankungen und einer Pharmakotherapie zu beachten. Generell vergrößert sich das toxische Potenzial eines jeden Arzneimittels bei einer Krankheit. Bei **Fieber** ist daher zu empfehlen, Arzneimittel mit enger therapeutischer Breite (Aminoglykoside, Theophyllin und Antikonvulsiva) durch Bestimmung der **Plasmakonzentration** des Arzneimittels zu überprüfen. Umgekehrt kann bei der Dauerbehandlung mit einem Antirheumatikum/Antiphlogistikum (z. B. Indometacin) die damit assoziierte Antipyrese unerwünscht sein, da der diagnostische Hinweis des Fiebers für eine akute Infektionskrankheit unterdrückt wird. In diesem Zusammenhang sei auch erwähnt, dass das **Ampicillinexanthem**, das typischerweise unter EBV-Infektionen auftritt, auch eine Interaktion zwischen einem Arzneimittel und einer Krankheit darstellt.

Der Adoleszent

Physiologische Besonderheiten Im Alter vom 12. bis zum Ende des 17. Lebensjahres ist der Organismus einem raschen Wandel unterworfen, in dem die endgültige Körpergröße und die **Reproduktionsfähigkeit** erlangt wird (◘ Tab. 45.5). Der Jugendliche durchläuft Imbalancen im Endokrinium, im vegetativen Nervensystem und in der Psyche, sodass **somatische und emotionale Instabilitäten** ein häufiges Gesundheitsproblem darstellen können.

◘ Tab. 45.5 Physiologie, Pathophysiologie und Pharmakotherapie des Adoleszenten vom 12. bis zum Ende des 17. Lebensjahres

Physiologie	Schnelle Veränderungen: Wachstumsschub, Gonadenwachstum Dysfunktionen des autonomen Nervensystems Emotionale Instabilität
Pathophysiologie	Wachstumsstörungen Orthostatische Kreislaufdysregulationen Pubertäts- und Menstruationsstörungen Sexuell übertragbare Krankheiten Depressionen und Essstörungen Nikotin- und Alkoholkonsum Drogenmissbrauch, Doping Unfälle
Pharmakotherapie	Wachstumshormon Geschlechtshormone und deren Derivate Hormonelle Kontrazeptiva Antidepressiva Zentralwirksame Stimulanzien
Cave: Dosisanpassung, Non-Compliance, suizidale Überdosierung	

Pharmakologische Besonderheiten Bezüglich der **Pharmakokinetik** ist es verständlich, dass die entwicklungsphysiologischen Veränderungen während der Pubertät sowohl die Absorption, die Verteilung, die Verstoffwechslung und die Ausscheidung als auch die Rezeptorantwort des Pharmakons verändern (z. B. bei der antikonvulsiven Therapie). Umgekehrt können Arzneimittel auch Einfluss nehmen auf den Prozess der pubertären Umstellung. Bei der Arzneimittelevaluierung können im Prinzip die gleichen objektiven Untersuchungen angewandt werden wie für den erwachsenen Patienten. Es sind jedoch spezielle Probleme des Adoleszenten zu berücksichtigen. So werden Arzneimittel von einem Jugendlichen eingenommen, um das Wachsen und die sexuelle Entwicklung zu begünstigen, wenn er mit der Größe, mit seiner körperlichen Kraft, mit seiner Intelligenz oder mit seinem Körpergewicht nicht zufrieden ist. Die Folge ist, dass Medikamente **wie Anabolika, Amphetamine, Vitamine, Laxanzien, Diuretika** und verschiedenste **psychotrope Arzneimittel** unkontrolliert »mit an Bord« sind. Weiterhin muss bei sexuell aktiven Jugendlichen die regelmäßige Einnahme von **Kontrazeptiva** berücksichtigt werden.

Toxikologische Besonderheiten Größere Bedenken gegenüber einer längerfristigen Pharmakotherapie im jugendlichen Alter rühren von der Überlegung her, dass diese den normalen Prozess der körperlichen, emotionalen, kognitiven und sexuellen Reifung einschließlich der zukünftigen reproduktiven Potenz beeinflussen können. Jegliches Arzneimittel, das nicht systematisch in dieser Entwicklungsphase geprüft worden ist, stellt ein gewisses unwägbares Risiko dar.

Cave
Pharmaka mit Einfluss auf die Stimmungslage des Adoleszenten haben eine unerwartete Potenz für den Arzneimittelmissbrauch.

Das wachsende Selbstbewusstsein und das »für sich selbst verantwortlich sein« bei der Arzneimitteleinnahme verlangt eine sorgfältige **Überwachung der Compliance** des Jugendlichen. Medikamente werden nicht eingenommen wie vorgeschrieben. Jugendliche neigen dazu, einzelne Dosen ausfallen zu lassen, Medikamente nur für bestimmte Zeit einzunehmen oder eine höhere Dosis einzunehmen als verschrieben. Da viele Adoleszente bereits aktiv an dem motorisierten Straßenverkehr (Mopeds und Leichtmotorräder) teilnehmen, ist auf die **Verkehrstüchtigkeit** bei der Verordnung von Arzneimitteln zu achten. Bei weiblichen Jugendlichen sollten potenziell **teratotoxische Arzneimittel** vermieden werden.

45.1.2 Unerwünschte Arzneimittelwirkungen

Bei der bis heute noch häufig praktizierten Handhabung, die pädiatrische Dosis eines in der Erwachsenenmedizin geprüften Arzneimittels über das Körpergewicht oder über die Körperoberfläche linear herunterzuberechnen, ohne die verschiedenen Entwicklungsphasen des Kindes zu berücksichtigen, muss zwangsweise zu einer Reihe von unerwünschten Arzneimittelwirkungen führen. Die nachfolgenden Beispiele und Warnhinweise sollen belegen, mit welchen Folgen zu rechnen ist, wenn Arzneimittel bei Kindern nicht geprüft wurden und die Besonderheiten in der Physiologie und Pathophysiologie nicht berücksichtigt wurden.

Chloramphenicol Bei diesem Beispiel für eine Arzneimittelintoxikation im Neugeborenenalter handelt es sich ausschließlich um die Nichtbeachtung der Pharmakokinetik im Neugeborenenalter (unzureichenden Glukuronidkonjugation in der Leber) und der damit verbundenen **verzögerten Ausscheidung von Chloramphenicol**. Die aus der Erwachsenenmedizin hergeleitete tägliche Dosis von 200 mg/kg musste zwangsläufig zur Intoxikation mit Herz-Kreislauf-Versagen und Störung der Mikrozirkulation (**Gray-Syndrom**) führen. Durch ein individuelles Monitoring des Plasmaspiegels kann in den ersten Lebenstagen die Tagesdosis des Chloramphenicols zwischen 10–40 mg/kg schwanken. Bei Komedikation mit Phenobarbital können allerdings auch Dosen bis 250 mg/kg/Tag notwendig sein, um den therapeutischen Bereich von 10–20 µg/ml zu erreichen.

Sulfonamide, Sulfonylharnstoffe, Ceftriaxon Die Bindungskapazität von Albumin für Bilirubin ist bei reifen Neugeborenen in den ersten 2 Wochen, bei Frühgeborenen für längere Zeit niedrig. Stark proteingebundene Arzneistoffe wie Sulfonamide (einschl. Co-Trimoxazol) können in diesem Zeitraum zum **Kernikterus** führen; sie sind daher kontraindiziert. Diese Kontraindikation gilt auch für Schwangere.

Tetrazykline Diese sehr bewährten Antibiotika bilden Komplexe mit Kalzium und führen dadurch zu einer Wachstumsverlangsamung beim Feten sowie zur **Dentinverfärbung** und **Kariesanfälligkeit** der Zähne.

Cave
Tetrazykline sollten in der Schwangerschaft und bei Kindern vor dem 8. Lebensjahr nicht angewandt werden.

Gyrasehemmstoffe Chinolone wie Nalidixinsäure und Ciprofloxacin schädigen im Tierversuch den Gelenkknorpel. Ihre Anwendung kann zu **reversiblen Arthralgien** führen. Nichtsdestotrotz werden diese Antibiotika wegen des insgesamt günstigen Nutzen-Risiko-Verhältnisses vermehrt in der Pädiatrie eingesetzt, so z. B. bei Kindern mit zystischer Fibrose.

Phenobarbital Die Plasmahalbwertzeit von Phenobarbital ist bei reifen Neugeborenen in den ersten Wochen, bei Frühgeborenen über längere Zeit um ein Mehrfaches gegenüber Säuglingen erhöht. Ursache ist eine mangelnde Reife des hepatischen Arzneimittelstoffwechsels und der daraus resultierenden Clearance. Nichtbeachten dieser Besonderheiten hat in der Vergangenheit im Neugeborenenalter zu schweren Zwischenfällen (**Atemstillstand**) geführt. Aufgrund der heute verfügbaren besseren pharmakokinetischen Kenntnisse kann eine schnell einsetzende und effektive antikonvulsive Therapie durch die Unterscheidung zwischen Sättigungs- (20 mg/kg) und Erhaltungsdosis (5 mg/kg) durchgeführt werden (▶ Abschn. 45.1.3).

Digoxin Auch bei diesem in der Erwachsenenmedizin gängigen Herzglykosid ist eine andere Pharmakokinetik in der Neugeborenenperiode zu beachten: aufgrund der geringen renalen Clearance ist die Plasmahalbwertzeit in den ersten Lebenswochen für Früh- und Neugeborene um ein Mehrfaches verlängert. Überdosierungen, vor allem bei Komedikation mit Indometacin und Ibuprofen, die eine renale Minderperfusion auslösen, führten zu **Herzrhythmusstörungen** und **Hirnblutungen bei Frühgeborenen** mit noch offenem Ductus arteriosus.

Inhibitoren der Prostaglandin-Cyclooxygenase (COX-Inhibitoren) Indometacin, einer der ersten in der Pädiatrie und Neonatologie eingesetzten COX-Inhibitoren, wird auch heute noch erfolgreich zum pharmakologischen **Verschluss des** hämodynamisch **bedeutsamen Ductus arteriosus** des Frühgeborenen verwendet. Durch die dem Gestations- und Postnatalalter angepasste Dosis, Behandlungsdauer und Flüssigkeitszufuhr kann bei Frühgeborenen mit einem Reifegrad über die 26. Schwangerschaftswoche hinaus eine Erfolgsrate von mehr als 90% erzielt werden. Eine klinisch relevante Nierenfunktionsstörung ist unter dieser angepassten bzw. individualisierten Behandlung ein äußerst seltenes Ereignis. Bei der früher praktizierten extremen Flüssigkeitseinschränkung und gleichzeitigen Diuretikagabe kam es öfters zu ernsthaften Nierenfunktionsstörungen und Nierenversagen. Ursache waren sowohl pharmakokinetische als auch insbesondere pharmakodynamische Besonderheiten. Aufgrund des noch unreifen Arzneimittelstoffwechsels in der Leber (unzureichende Hydrolysereaktion) wird beim Frühgeborenen Indometacin verlangsamt abgebaut, sodass mit 1/10 der Erwachsenendosis bei Frühgeborenen die gleichen Plasmaspiegel erzielt werden wie beim Erwachsenen, d. h. die pharmakokinetische Äquivalentdosis beträgt 0,2 mg/kg beim Frühgeborenen und 2,0 mg/kg beim Erwachsenen. Die pharmakodynamische Besonderheit liegt darin, dass die renalen vasodilatatorisch wirksamen Prostaglandine für die glomeruläre Filtration der Frühgeborenen besonders in Situationen der Hypoperfusion und Exsikkose äußerst wichtig sind. Unter der gleichen Plasmakonzentration des Indometacins (0,5–1,0 µg/ml) wird die Filtrationsrate bei Frühgeborenen um 40%, beim Erwachsenen dagegen nur um 12% reduziert. Auch unter der Behandlung mit, Ibuprofen, einem ebenso wie Indometacin unselektiven, aber weniger potenten COX-Inhibitor ist ebenfalls, wenn auch etwas weniger ausgeprägt, dieser negative aber reversible Effekt auf die Nierenfunktion zu beobachten. Bisher nur auf Ibuprofen begrenzt ist die Diskussion, die eine höhere pulmonale Komplikationsrate (pulmonale Hypertension, bronchopulmonale Dysplasie), die mit diesem COX-Inhibitor in Verbindung gebracht wird.

Da es sich sowohl beim Indometacin als auch Ibuprofen um unselektive COX-Inhibitoren handelt, dürfte die gastrointestinale Unverträglichkeit für beide Wirkstoffe etwa gleich sein. Es ist allerdings zu befürchten, dass bei der in den letzten Jahren zum pharmakologischen Duktusverschluss empfohlenen oralen Verabreichung einer meist hyperosmolaren Ibuprofen-Suspension mit unmittelbarem Mukosakontakt die Komplikationen, wie gastrointestinale Blutungen und intestinale Perforationen, ansteigen werden. Sowohl bei der gastrointestinalen Zytoprotektion als auch bei der postnatal stattfindenden intestinalen Darmentwicklung wird dem PGE eine physiologische Rolle zugeschrieben.

Da die Anwendung von COX-Inhibitoren in eine ganze Reihe Prostaglandin-abhängige physiologische Funktionen und Reifungsprozesse eingreift, muss das Nutzen-Risiko-Verhältnis des pharmakologisch induzierten Duktusverschlusses bei extrem unreifen Frühgeborenen (Gestationsalter weniger als 26 Wochen) neu bewertet werden. Es gibt sowohl experimentelle als auch klinische Hinweise, die vermuten lassen, dass die Hemmung der Prostaglandinsynthese in der Perinatalperiode bei sehr unreifen Frühgeborenen sowohl die Interaktion zwischen Thrombozyten und Endothel als auch die Kissenbildung der Neointima, die für den endgültigen duktalen Gefäßverschluss bedeutsam sind, nicht unterstützt, sondern eher verhindert. Bei all diesen Überlegungen kommt ein wichtiger Grundsatz der pädiatrischen Pharmakologie zum Tragen, der darauf beruht, bei jedem Einsatz eines Pharmakons die ontogenetischen Besonderheiten und Vulnerabilität des jeweiligen Zeitfensters (»window of vulnerability«) der geplanten Intervention zu beachten. Dies trifft im besonderen Masse bei dem nicht bestimmungsgemäßen Gebrauch (off-label use) von Arzneimitteln zu (s. unten). So ist in Deutschland z. B. die orale Ibuprofen-Suspension nur als Analgetikum und Antipyretikum für Kinder ab dem vollendeten 6. Lebensmonat zugelassen. Die Anwendung bei jüngeren Kindern ist kontraindiziert.

Diuretika Bei prolongierter Anwendung führt Furosemid, ein sog. Schleifendiuretikum, aufgrund seiner kalziurischen Wirkung bei Frühgeborenen zu einer **Nephrokalzinose**. Diese Veränderungen wurden bisher nicht bei älteren Kindern und Erwachsenen beobachtet. Bei längerfristiger Behandlung mit diesem Diuretikum, z. B. im Rahmen einer bronchopulmonalen Dysplasie, sind daher regelmäßige Ultraschalluntersuchungen der Niere erforderlich und ggf. das Absetzen des Schleifendiuretikums oder die Umstellung auf ein Thiaziddiuretikum mit hypokalziurischer Wirkung zu erwägen. Es soll aber in diesem Kontext darauf hingewiesen werden, dass im Gegensatz zum Furosemid unter der Behandlung mit Thiaziddiuretika bei Frühgeborenen unter kontrollierter Studienbedingung keine nachweisliche diuretische Wirkung festgestellt werden konnte. Offensichtlich tritt diese Wirkung erst jenseits des ersten Lebensjahrs auf, wie die Phänotyp-Beschreibung der kongenitale Salzverlust-Tubulopathie mit einem genetischen Defekt im Thiazid-sensiblen Natrium-Chlor-Kotransporter (NCCT), das Target-Protein der Thiazid-Diuretika, für den Zeitpunkt des Beginns der Symptomatik uns vermuten lässt.

ACE-Hemmstoffe Bei Neugeborenen scheint das Renin-Angiotensin-Aldosteron-System für die Blutdruckregulation und zur Aufrechterhaltung der renalen Filtrationsrate von größerer Bedeutung zu sein als im späteren Leben. Wird dieses in der Neonatalperiode stark stimulierte System mit ACE-Hemmern ausgeschaltet, besteht die Gefahr eines **Blutdruckabfalls mit Nierenversagen**. ACE-Hemmer und natürlich auch Angiotensin$_1$-Rezeptorantagonisten (Sartane) sind daher in der Neonatologie nur unter ganz besonderen Indikationen und unter strenger klinischer Kontrolle einzusetzen.

Neuroleptika, Antiemetika Die wichtigste unerwünschte Wirkung von Neuroleptika sind **extrapyramidal-motorische Bewegungsstörungen**. Sie sind auf den Antagonismus am Dopaminrezeptor zurückzuführen. Kinder können bei für Erwachsene korrekter Dosierung mit dem Dopaminrezeptorantagonisten Metoclopramid mit extrapyramidal-motorischen Bewegungsstörungen wie Tics, Grimassieren oder Torticollis reagieren.

> **! Cave**
> **Metoclopramid sollte im Kindesalter als Antiemetikum nur noch im Ausnahmefall (antiemetische Therapie bei Zytostatika) eingesetzt werden.**

Als weniger problematisch haben sich bei Kindern über zwei Jahren die Antihistaminika der ersten Generation wie **Dimenhydrinat** und **Diphenhydramin** für die antiemetische Prophylaxe und Behandlung von einer Kinetose erwiesen. Diese Wirkstoffgruppe ist beim Erbrechen im Rahmen einer Gastroenteritis zur Vermeidung einer intravenös durchzuführenden Rehydratation als Antiemetikum aber nachweislich unwirksam. Bei Säuglingen und Kleinkindern sind diese Substanzen wegen der stark zentralnervösen Wirkung sogar bedenklich und in vielen Ländern heute für diese Altersgruppe kontraindiziert. Diese regulatorische Maßnahme bedeutet für der Kinetosebehandlung faktisch keine Einschränkung der Therapieoptionen, denn diese Form des Erbrechens tritt erst entwicklungsbedingt jenseits des zweiten Lebensjahrs auf.

Diethylstilböstrol Mit diesem Beispiel soll demonstriert werden, mit welchen Spätfolgen beim Einsatz von Arzneimitteln in einer frühen Entwicklungsphase gerechnet werden muss. Frauen, die mit Diethylstilböstrol in der Schwangerschaft bei drohendem Abort behandelt wurden, können Kinder gebären, die erst nach mehr als 20 Jahren eine höhere Inzidenz für **Vaginal- und Zervikalkarzinome** aufweisen. Diese sog. Late-onset-Toxizität ist ein besonderes Problem der Pharmakotherapie in der Geburtsmedizin und Kinderheilkunde.

45.1.3 Pädiatrische Dosierungsempfehlungen

Die Festsetzung der richtigen Dosis eines Arzneimittels für ein Kind in einer bestimmten Entwicklungsphase ist häufig problematisch, da in den meisten Fällen davon ausgegangen werden kann, dass systematische Dosisfindungsstudien für die spezielle Anwendung nicht durchgeführt wurden. Viele Dosierungsempfehlungen oder Dosistabellen in der Kinderheilkunde sind entweder aufgrund von Einzelbeobachtungen oder auf der Basis des sog. **Herunterrechnens** der Erwachsenendosis zustande gekommen. Bei diesem Vorgehen ist jedoch allein schon aus pharmakokinetischer Sicht damit zu rechnen, dass die Plasmakonzentrationen bei Kindern diejenigen bei Erwachsenen – je nach Alter – sowohl überschreiten (Früh- und Neugeborenes) als auch unterschreiten (Säugling und Kleinkind). Dass die Arzneimitteltherapie bei Kindern dennoch gewöhnlich erfolgreich ist, ist am ehesten auf den vorwiegenden Einsatz von Arzneimitteln mit großer therapeutischer Breite zurückzuführen (z. B. Amoxicillin).

Bei Arzneimitteln mit einer **geringen therapeutischen Breite** (wie z. B. Digoxin, Aminoglykoside, Antikonvulsiva, Methylxanthine, Immunsuppressiva, Antimetabolite, Paracetamol) muss den pharmakokinetischen Besonderheiten der jeweiligen Altersklasse Rechnung getragen werden. Früh- und Neugeborene zeichnen sich einerseits durch ein großes Verteilungsvolumen und andererseits durch eine kleine (Ganzkörper-)Clearance für Medikamente aus (s. Phenobarbital). Daraus ergibt sich die Notwendigkeit, in den ersten Lebenswochen zwischen **hohen Sättigungs-** und einer **niedrigen Erhaltungsdosis** zu unterscheiden. Besonders in der neonatologischen Intensivmedizin muss, um einen raschen effektiven Therapieeinstieg zu gewährleisten, eine ausreichend hohe Sättigungsdosis verabreicht werden. Dies gilt neben Phenobarbital auch für Phenytoin, Theophyllin, Digoxin, Aminoglykoside Indometacin und Ibuprofen. Bei älteren Säuglingen und Kleinkindern dagegen ist die Unterscheidung von Erhaltungs- und Sättigungsdosis in der Regel nicht mehr notwendig, da sich – bedingt durch eine hohe Clearance – die Erhaltungsdosis der Sättigungsdosis im Allgemeinen angenähert hat.

Außer quantitativen Besonderheiten werden bei Neugeborenen auch **qualitative Unterschiede** gefunden. So wird beim Frühgeborenen aus Theophyllin durch Methylierung das pharmakologisch wirksame Koffein gebildet, während der bei älteren Kindern und Erwachsenen nachweisbare und durch die Methylierung entstehende Metabolit 3-Methyl-Xanthin nicht zu finden ist. Praktisch bedeutet dies, dass die Theophyllinbehandlung beim Apnoe-Syndrom des Frühgeborenen mit der Simultanüberwachung der Plasmakonzentration von Theophyllin und Koffein begleitet werden muss. Mit aus diesem Grund hat Koffein das Theophyllin in der Neonatologie fast völlig verdrängt. Beim Theophyllin muss noch zusätzlich bedacht werden, dass zwischen der Theophyllindosis und dem erzielten Plasmaspiegel keine lineare Beziehung besteht. In dem höheren Dosisbereich kommt es zu einem überproportionalen Anstieg der Plasmakonzentration. Dieser Effekt ist darauf zurückzuführen, dass für Theophyllin ein **sättigbarer Abbaumechanismus** vorliegt. Das Gleiche gilt auch für Phenytoin und Acetylsalicylsäure, wenn Letztere als Antirheumatikum mit einer Dosierung zwischen 150–200 mg/kg/Tag eingesetzt wurde.

Krankheiten, die akut zu Imbalancen der Homöostase oder Veränderungen in der Arzneimitteldisposition im Organismus führen, können eine individuelle Dosisanpassung bei einer Pharmakotherapie mit enger therapeutischer Breite notwendig machen. Diese Art von Störfaktoren treten z. B. im Rahmen von Zuständen mit **eingeschränkter renaler und hepatischer Perfusion** auf. Bei

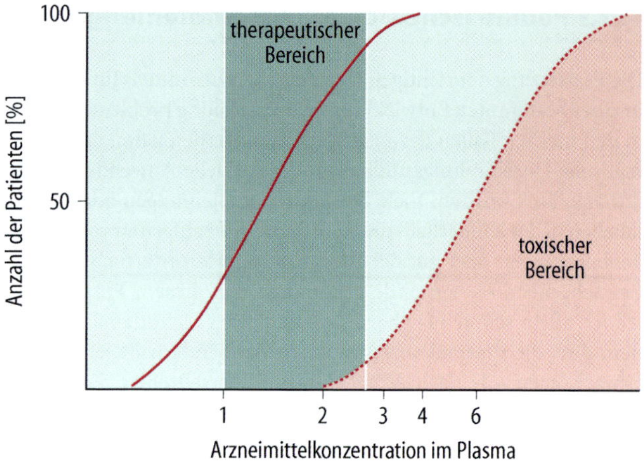

Abb. 45.1 Prozentualer Anteil der Patienten, die bei ansteigender Arzneimittelkonzentration im Plasma therapeutische bzw. toxische Effekte zeigen

Exsikkose oder im schweren Status asthmaticus mit verminderter Leberperfusion müssen Arzneimittel mit geringer therapeutischer Breite – wie Theophyllin – initial niedriger dosiert werden. Auch chronische Krankheitszustände beeinflussen die Pharmakokinetik von einer Reihe von Arzneimitteln. Bei Patienten mit **zystischer Fibrose** wird z. B. eine gesteigerte Elimination von Arzneimitteln beobachtet, die vor allem auf einen Anstieg der renalen Clearance zurückzuführen ist. Daher müssen Antibiotika wie Aminoglykoside, Penizilline und Co-Trimoxazol bei diesen Patienten höher dosiert werden als allgemein üblich. Im geringeren Umfang werden bei Patienten mit zystischer Fibrose auch Arzneimittel mit überwiegend hepatischer Metabolisierung beschleunigt ausgeschieden; dazu gehören u. a. Antihistaminika und Antiepileptika.

> **Für viele Arzneimittel ist die Anwendung einer Pauschaldosierung nicht zu empfehlen. Diese müssen je nach Entwicklungsstadium, Dringlichkeit der Behandlung, Einfluss von Arzneimittelinteraktionen und »Störfaktoren« durch die Erkrankung selbst individuell dosiert werden.**

Diese Therapiesteuerung wird häufig durch die **Überwachung der Plasmakonzentration** von Arzneimitteln vorgenommen. Wichtig hierbei ist zu beachten, dass es jedoch keine sog. Normwerte von Arzneimittelkonzentrationen im Plasma gibt. Zielgröße ist der definierte **therapeutische Bereich** eines Arzneimittels. Dabei handelt es sich um die Arzneimittelkonzentration im Plasma, bei der eine ausreichend gewünschte Wirkung, aber noch keine nennenswerte toxische Auswirkung beobachtet wird (Abb. 45.1). Wesentlich für die Definition eines therapeutischen Bereichs ist, dass er immer im zeitlichen Zusammenhang mit der zuletzt verabreichten Dosis zu sehen ist.

45.1.4 Probleme der pädiatrischen Arzneimittelanwendung

Der **Off-label-Gebrauch** von Arzneimitteln ist in der Pädiatrie weit verbreitet. Diese nicht bestimmungsgemäße Arzneimittelanwendung mit all den damit verbundenen höheren Risiken variiert je nach Alter und Schweregrad der Erkrankung von 30% in den pädiatrischen Spezialambulanzen bis auf 90% bei der Maximalversorgung auf der neonatologischen Intensivstation. Selbst in der hausärztlichen Betreuung liegt für die verordneten Wirkstoffe dieser Prozentsatz bei den Neugeborenen bei 80%, bei den Säuglingen bei 60% und bei allen älteren Kindern und Jugendlichen bei 34%. Zu bedenken ist noch, dass bei diesen Erhebungen auf dem Boden kassenärztlicher Daten nur die Abweichung gegenüber dem zugelassenen Alter, nicht aber gegenüber der Dosierung, Darreichungsform und Indikation ermittelt werden konnte. Der bestimmungsgerechte »On-label-Gebrauch« eines Arzneimittels sollte aus der Packungsbeilage, der Roten Liste und aus der ausführlichen Fachinformation gut erkenntlich hervorgehen.

Seltener als der nicht bestimmungsgemäße Gebrauch ist der **unlizenzierte Gebrauch** (»unlicensed use«) eines Arzneimittels. Er liegt dann vor, wenn

- ein Arzneimittel weltweit keine Zulassung hat, aber gute Erfahrungen aus klinischen Studien vorliegen;
- das Arzneimittel ist im Ausland für die beabsichtigte Indikation und Altersgruppe zugelassen, nicht aber in Deutschland oder
- das Arzneimittel war zugelassen, aber die Zulassung ist erloschen oder vom Hersteller zurückgezogen worden.

Nicht selten wird aber dieser Gebrauch unter den Off-label-Gebrauch subsumiert.

Die Arzneimittel, die durch den Klinikapotheker von einer erwachsenengerechten in eine **kindgerechte Darreichungsform** übergeführt werden müssen, werden natürlich auch nicht bestimmungsgemäß bzw. unlizenziert eingesetzt. Die Unsicherheit mit diesen nicht lizenzierten und dadurch auch nicht zertifizierten Lösungen und Verreibungen sind vielfältig, so kann u. a. die Stabilität dieser Lösungen und Mischungen nicht garantiert werden und die von dem Hersteller des Originalpräparats mitgeteilten Angaben über die Bioverfügbarkeit und Stabilität im Magen-Darm-Trakt sind nicht auf diese »hausgemachten« Darreichungsformen übertragbar. Dies gilt insbesondere für die Retardpräparate. Bei dieser Problembewältigung muss sich der Pädiater auf den Apotheker verlassen können.

Der nicht bestimmungsgemäße und nicht lizenzierte Gebrauch von Arzneimitteln muss aber nicht immer und in jedem Fall ein medizinisches oder haftungsrechtliches Problem darstellen. Dies trifft vor allem dann zu, wenn es sich um eine Leitlinien-konforme Behandlung handelt. Zum Beispiel ist die intravenöse Darreichungsform von Indometacin zum Duktusverschluss bei Frühgeborenen, für die der Hersteller nur in den USA, nicht aber auch noch in Deutschland die Zulassung beantragt hat. Umgekehrt sind zahlreiche schon lange auf dem Markt befindliche und sogar rezeptfrei erhältliche Fertigarzneimittel, z. B. Husten- und Erkältungsmittel, auf Grund des heutigen Wissensstandes nicht nur unwirksam, sondern eher bedenklich, Dies hat auch schon dazu geführt, dass diese »long-established-products« für die Anwendung bei Säuglingen und Kleinkindern in mehreren Ländern mit einer Gegenanzeige versehen wurden. Bei so gelagerten Fällen sind für das Treffen einer richtigen Entscheidung und der sich daran anschließenden Rechtfertigung (Begründung) Kenntnisse in pädiatrischer Pharmakologie sehr hilfreich.

Aus rein **rechtlicher Sicht** kann jedes in den Verkehr gebrachte Medikament für irgendeine Indikation mit irgendeiner Dosisempfehlung für irgendein Alter vom Arzt eingesetzt werden. Er muss sich jedoch darüber im Klaren sein, dass diese nicht arzneimittelrechtlich zugelassene Pharmakotherapie im Rahmen der ärztlichen Therapiefreiheit im strengeren Sinn einen **individuellen Heilversuch** auf nicht wissenschaftlich begründeter Basis darstellt. Dies bedeutet, dass der Arzt bei der nicht zugelassenen Arzneimittelanwendung eine größere Verantwortung trägt und dass er sich korrekt verhält, wenn er vor dieser Therapie und nach entsprechender Aufklärung die **Einwilligung des Erziehungsberechtigten** und ggf. des Kindes einholt. Diesem Mehraufwand kann er aber auch nicht entgehen, wenn er auf die nicht zugelassene Arzneimittelanwendung verzichtet; denn es gibt wiederum eine Anwendungspflicht von Arzneimitteln außerhalb der zugelassenen Indikationen, wenn das insoweit nicht zugelassene Medikament nach dem aktuellen wissenschaftlichen Erkenntnisstand hinreichend wirksam und unbedenklich ist und eine bessere therapeutische Alternative nicht zur Verfügung steht.

Der Problematik in der Arzneimittelanwendung bei Kindern hat sich nach der **amerikanische Zulassungsbehörde** (Food and Drug Administration) nun auch die europäische Arzneimittelbehörde (European Medicines Agency, EMA) in London angenommen. In 2007 ist die europäische Kinderarzneimittelverordnung nach mehrjährigen Beratungen in Kraft getreten. Nach einem Bonusprinzip, so z. B. Verlängerung des Patentschutzes für pädiatrisch geprüfte Arzneimittel, soll es zukünftig dem Arzneimittelhersteller attraktiv gemacht werden, bereits vor der Zulassung oder spätestens 2 Jahre nach der Zulassung von neuen für die Pädiatrie relevanten Medikamenten pädiatrische Daten vorzulegen und zu veröffentlichen.

Fünf Jahren nach in Krafttreten wird im ersten Bericht zur Arbeit des für die Umsetzung der Kinderarzneimittelverordnung verantwortlichen Pädiatrieausschusses (Paediatric Committee, PDCO) der EMA festgestellt, dass die Verordnung das allgemeine Problembewusstsein der Zulassungsbehörden, der Kostenträger und vor allem der Arzneimittelhersteller gewachsen ist. Die Hersteller sind im Gegensatz zu früher heute viel stärker gezwungen, sich wesentlich mehr Kenntnisse über pädiatrische Krankheitsbilder und deren Pharmakotherapie anzueignen. Leider bleibt bei der praktischen Umsetzung das bisher Erreichte der Kinderarzneimittelverordnung doch noch deutlich hinter den ursprünglichen Erwartungen zurück. So wird fast ausschließlich nur dann ein pädiatrisches Prüfkonzept dem Pädiatrieausschuss in London vorgelegt, wenn das Arzneimittel noch unter Patentschutz steht und wenn durch die Patentverlängerung ein zufriedenstellender Zugewinn beim Absatz in der Erwachsenenmedizin zu erwarten ist. Die meisten Arzneimittel (etwa 80%) haben aber keinen Patentschutz mehr und sind daher für die Hersteller unter wirtschaftlichen Aspekten nach wie vor wenig interessant. Dem gegenüber ist ein großer Anteil der von den Arzneimittelherstellern für die pädiatrische Indikation und der damit verbundenen Patenverlängerung vorgeschlagenen Arzneimittel nicht sehr weit oben auf ihrer Prioritätenliste der Pädiatriebedürfnisse (»paediatric needs«) zu finden. Überwiegend handelt es sich hierbei um Arzneimittel, die zur Behandlung von Erkrankungen, die üblicherweise erst in der zweiten Lebenshälfte auftreten, wie das metabolische Syndrom und Störungen im Herzkreislaufsystem und Hormonhaushalt, primär entwickelt wurden. Obwohl in der Neonatologie und pädiatrischen Intensivmedizin der Off-Label-Gebrauch von Arzneimitteln und die pharmakotherapeutischen Nöte mit am ausgeprägtsten sind, liegt in den ersten Jahren seit Bestehen der Kinderarzneimittelverordnung der Anteil der Anträge an den Pädiatrieausschuss zu diesem wichtigen pädiatrischen Bereich nur bei 2%. Man kann jetzt nur hoffen, dass nach Kenntnisnahme dieses ernüchternden Zwischenberichts zukünftig gezielter die Prüfung und Entwicklung von Kinderarzneimitteln gefördert und gefordert werden wird.

45.2 Palliativmedizin und Schmerztherapie

H.M. Firnau, B. Zernikow

Die Geschichte der modernen Palliativmedizin beginnt mit Elisabeth Kübler-Ross' Arbeit über den Umgang mit Sterbenden und Cicely Saunders Gründung des St. Christophers Hospizes in London 1967. 1982 wurde schließlich das weltweit erste Kinderhospiz »Helen House« im britischen Oxford eröffnet. Die Gründerin, eine Nonne und Krankenschwester namens Frances Domenica, war durch ihre Freundschaft mit einem tumorkranken Mädchen zur Einrichtung des Hospizes für Kinder und Jugendliche inspiriert worden. Inzwischen gibt es allein in Großbritannien über 30 Kinderhospize und auch in anderen Ländern steigt die Zahl der Palliativeinrichtungen für Kinder.

45.2.1 Was ist pädiatrische Palliativmedizin?

Im Zentrum pädiatrischer Palliativmedizin stehen Kinder und Jugendliche mit einer lebensbedrohlichen (LBE) bzw. lebenslimitierenden (LLE) Erkrankung sowie deren Angehörige.

Lebensbedrohliche Erkrankungen (LBE) sind Erkrankungen, für die eine kurative Therapie besteht, die aber nur bei einem Teil der Patienten erfolgreich verläuft. Lebenslimitierende Erkrankungen (LLE) sind Erkrankungen, die im Kindes- oder Jugendalter beginnen und mutmaßlich vor dem 40. Lebensjahr zum Tode führen.

Prinzipiell lassen sich 4 Patientengruppen der pädiatrischen Palliativversorgung unterscheiden:
- Patienten mit einer lebensbedrohlichen Erkrankung und unklaren Heilungschancen. Während der Phase eines unklaren Therapieerfolges oder bei Therapieversagen kann eine palliative Versorgung erforderlich sein. Beispiel: Krebs, irreversibles Organversagen von Nieren, Herz, Leber
- Patienten, die dank intensiver Therapie ein aktives Leben führen und deren Krankheitsverlauf verzögert wird, die jedoch eine verkürzte Lebenserwartung haben. Beispiel: Zystische Fibrose, Muskeldystrophie
- Patienten mit einer fortschreitenden Erkrankung, die ausschließlich palliativ behandelt werden kann. Beispiel: Zeroid-Lipofuszinose, Mukopolysaccharidose
- Patienten mit einer schweren neurologischen Behinderung, die selbst nicht progredient verläuft, jedoch meist zu Komplikationen mit häufiger Erkrankung und vorzeitigem Tod führt. Beispiel: schwere Mehrfachbehinderung, z. B. bei Zustand nach peripartaler Asphyxie.

Daraus folgt, dass sich pädiatrische Palliativmedizin nicht auf Maßnahmen am Lebensende beschränkt. Vielmehr geht es um die multiprofessionelle Begleitung von jungen Patienten und deren Angehörige ab der Diagnosestellung, möglicherweise bis ins Erwachsenenalter hinein.

45.2.2 Ethische Aspekte der pädiatrischen Palliativmedizin

Die Entscheidung, bei einem unheilbar kranken Kind auf lebenserhaltende Maßnahmen zu verzichten, fällt schwer und ist oft das Ergebnis einer langen Auseinandersetzung mit der Frage, welche

Maßnahmen im Sinne des Kindes sein mögen. Pädiater lehnen die gezielte Beendigung des Lebens eines Kindes durch die Gabe einer letalen Medikamentendosis ab. Wenn jedoch eine Therapie, die Leid mindert, zu einer Lebensverkürzung führen kann, wird dies akzeptiert. Entscheidend ist, dass sich die Behandlungsintention auf das Wohl des Kindes richtet und nicht auf die Beendigung dessen Lebens. Umso wichtiger ist es, die Frage nach der Beendigung lebenserhaltender Maßnahmen in einem Entscheidungsprozess im Team, ggf. auch unter Einbeziehung eines klinischen Ethikkomitees zu klären.

Aktive und passive Sterbehilfe

▪▪ Definition

Aktive Sterbehilfe (Euthanasie) bezeichnet das gezielte, aktive Eingreifen des Arztes auf ausdrücklichen Wunsch des Patienten hin mit dem Ziel, dessen Leben möglichst rasch zu beenden – ihn also zu töten. Aktive Sterbehilfe, also Tötung auf Verlangen, ist in Deutschland verboten und strafbar (§ 216 StGB).

Passive Sterbehilfe bezeichnet die ärztliche Entscheidung, bei der Behandlung eines sterbenden, nicht einwilligungsfähigen Patienten auf Maßnahmen zu verzichten, die den Sterbeprozess hinauszögern. Ziel ist, es dem schwerkranken Patienten zu ermöglichen, an seiner Erkrankung zu sterben.

Somit ist der Begriff »passive Sterbehilfe« eine missverständliche Formulierung für »Sterbenlassen«. Ethische Grundlage der passiven Sterbehilfe ist der Respekt vor dem Patienten – seinem Leben und seinem Sterben.

Doch selbst wenn aus juristischer Sicht die Beendigung einer lebensverlängernden Maßnahme vertretbar ist, stellt deren konkrete Umsetzung für Kinderärzte eine große Herausforderung dar.

Der besondere Fall

Ein 12-jähriger Junge befindet sich im Endstadium einer SSPE (subakut sklerosierende Panenzephalitis), einer fortschreitenden Erkrankung des Gehirns ohne Heilungsaussichten. Er ist seit einem Jahr bettlägerig, seit Monaten bewusstlos, eine Kommunikation ist nicht mehr möglich. Die Ernährung erfolgt über eine PEG. Bei Fortsetzung der Ernährung würde der Patient noch längere Zeit leben. Die Eltern erleben den Zustand ihres Kindes als unerträglich leidvoll und wünschen die Beendigung der Ernährung.

Was denken Sie – handelt es sich um aktive oder passive Sterbehilfe? Wie würden Sie vorgehen?

Kommentar: Der Abbruch lebensverlängernder Maßnahmen, also auch der künstlichen Ernährung, gilt bei einer Erkrankung, die einen irreversiblen Verlauf angenommen hat, als passive Sterbehilfe und ist aus juristischer Sicht zulässig. Dies gilt auch, wenn – wie in diesem Fall – der Tod nicht unmittelbar bevorsteht. Doch auch eine eindeutige Rechtslage ersetzt nicht den Entscheidungsprozess zu der Frage, welches Vorgehen am ehesten im Sinne des 12-jährigen Patienten sein mag.

Entscheidungsgrundlagen für »end-of-life decisions«

Es gibt Situationen, in denen sich die Frage stellt, was höher zu werten ist – das Recht auf Leben oder das Recht, würdig zu sterben. Die Beantwortung dieser Frage ist eine der größten Herausforderungen für Kinderärzte. Als Entscheidungshilfe in dieser ethisch komplexen Situation führen wir eine Auswahl an Richtlinien an, die auf die Arbeitsgruppe der Züricher Medizinethikerin Ruth Baumann-Hölzle sowie die Arbeitsgruppe »Ethik« der Confederation of the European Specialists of Paediatrics (CESP) zurückgeht.

Demnach ist die Beendigung lebensverlängernder Maßnahmen vertretbar, wenn das Kind durch diese Maßnahmen unerträglich belastet wird oder die Lebensverlängerung erfolgt, ohne dass unerträgliches Leiden deutlich vermindert werden kann.

Situationen, in denen Kinderärzte verpflichtet sind zu prüfen, ob die Fortsetzung von lebensverlängernden Maßnahmen sinnvoll ist, treten ein, wenn

- der Tod trotz optimaler Therapie unvermeidbar ist und das Kind großes Leid erlebt,
- das Kind nur durch intensivmedizinische Maßnahmen überleben kann, was jedoch zur Verlängerung von unerträglichem Leid führt,
- das Kind zwar eine Zeitlang ohne intensivmedizinische Maßnahmen überleben könnte, aber trotz adäquater Maßnahmen zur Symptomkontrolle unerträglich leidet.

Eindeutige Vorgaben, wann eine Behandlung eingestellt werden sollte, gibt es nicht. Folgende **Richtlinien** können als Entscheidungshilfe dienen:

- Wünscht das Kind eine Fortsetzung der lebensverlängernden Maßnahmen, ist dies zu respektieren.
- Unterschiedliche Faktoren wie Zeitdruck, finanzielle oder materielle Gründe oder auch körperliche oder geistige Behinderung des Patienten dürfen die Entscheidungsfindung nicht beeinflussen.
- Die Nichteinleitung von lebensverlängernden Maßnahmen oder deren Beendigung sind ethisch gleichwertig.

In Zweifelsfällen kann – nach ausführlicher Prüfung der Diagnose, Prognose und therapeutischen Optionen durch die behandelnden Ärzte – die Beurteilung durch einen zweiten Gutachter oder eine Ethikkommission hilfreich sein. Auch wenn der behandelnde Arzt die Verantwortung für die Entscheidung selbst trägt, sollte er die Entscheidung gemeinsam mit dem Kind, dessen Eltern oder Erziehungsberechtigten und dem Behandlungsteam treffen. Wichtig ist, dass jede Entscheidung zur Beendigung oder Nichteinleitung von lebensverlängernden Maßnahmen ausführlich und vollständig für den Fall einer Überprüfung dokumentiert wird.

Wurde entschieden, dass auf lebensverlängernde Maßnahmen verzichtet wird, sollten umgehend Maßnahmen der **Palliativversorgung** eingeführt oder intensiviert werden, um die bestmögliche Lebensqualität zu erreichen. Dazu zählt die Betreuung in einer für das Kind günstigen Umgebung, wenn möglich zu Hause oder im Kreise seiner Familie; die optimale medizinisch-pflegerische Betreuung mit dem Ziel, Leiden wie Hunger, Durst oder Schmerzen zu verhindern sowie die seelsorgerliche und psychosoziale Betreuung des Kind und der Angehörigen. Während des Sterbens und nach dem Tod sollte das Behandlungsteam eine **Trauerbegleitung** für die Familie, also auch die Geschwister sicherstellen und auch später für weitere Gespräche zur Verfügung stehen.

Patientenverfügungen

Bei fortgeschrittenen oder leidvollen lebenslimitierenden Erkrankungen ist es oft nicht im besten Interesse des Patienten, im Falle einer akuten Verschlechterung auf alle intensivmedizinischen Möglichkeiten wie Reanimation oder Intubation zurückzugreifen. Diese Maßnahmen sollten dann unterbleiben. Bei der Gewichtung von kurativen und palliativen Therapieelementen von Kindern mit lebenslimitierenden Erkrankungen sind die Wünsche des betroffenen Kindes und seiner Eltern unbedingt zu berücksichtigen.

Als Orientierungshilfe für eine solche Situation wurde das Formblatt »**EVN-Order**« von G. Rellensmann und C. Hasan entwickelt und 2008 von den Teilnehmern des Bundesarbeitskreises Pädiatrische Palliativmedizin (BAPP) zur Verwendung in der Pädi-

Empfehlungen zum Vorgehen in Notfallsituationen

Patient

gesetzliche Vertreter

für telefonische Rückfragen:

Lebenslimitierende Erkrankung:

Bei dem o.g. Patienten besteht eine schwere, lebenslimitierende Erkrankung. Auf Grund der Gesamtprognose und einer Abwägung von Belastungen und Nutzen sind der Patient und/oder seine gesetzlichen Vertreter nach ausführlicher Aufklärung durch den behandelnden Facharzt der Auffassung, dass palliative Therapieziele (Linderung Leiden verursachender Symptome, ganzheitliche familienzentrierte Therapie) im Vordergrund der Therapie stehen sollten. Die folgenden, einvernehmlich getroffenen Therapiebeschränkungen entsprechen den Wünschen des Patienten und sind in seinem besten Interesse:

Folgende Maßnahmen sind
<u>indiziert (ja)</u> oder <u>nicht indiziert (nein)</u>:

ja	nein	
☐	☐	Kardiopulmonale Reanimation
☐	☐	Thoraxkompressionen
☐	☐	Gabe von Katecholaminen
☐	☐	Defibrillation / Cardioversion
☐	☐	Thoraxpunktion, -drainage
☐	☐	Arterienpunktion
☐	☐	Maskenbeatmung
☐	☐	Endotracheales Absaugen
☐	☐	Intubation

Weitere Absprachen:

Ein zusammenfassendes Protokoll über die hier getroffene Empfehlung befindet sich in der Krankenakte des Patienten. Alle Beteiligten wissen, dass diese Empfehlung regelmäßig (mindestens 6-monatlich) überdacht und erneuert werden sollte und jederzeit ohne jegliche Nachteile für die Beteiligten widerrufen werden kann. Diese Empfehlung soll alle 1 Woche / 1 Monat / 3 Monate / 6 Monate (Nichtzutreffendes streichen) geprüft und ggf. erneuert werden. Diese Aktualisierung wird durch erneute Unterschrift bestätigt.

Ort, Datum, Uhrzeit — Facharzt (verantwortlich) — Pflege

Ort, Datum, Uhrzeit — Facharzt (verantwortlich) — Pflege

Ort, Datum, Uhrzeit — Facharzt (verantwortlich) — Pflege

Die oben genannten Therapiebegrenzungen verlieren ab sofort ihre Gültigkeit:

Ort, Datum, Uhrzeit — Facharzt (verantwortlich) — Pflege

Abb. 45.2 Vorgehen in Notfallsituationen (Rellensmann u. Hasan 2009)

atrie empfohlen (Abb. 45.2). Dort wird dokumentiert, welche therapeutischen Maßnahmen bei einer akuten Verschlechterung oder lebensbedrohlichen Situation aus Sicht des Patienten oder der Sorgeberechtigten angemessen sind, z. B. »Intubation ja/nein«, »Kardiopulmonale Reanimation ja/nein« usw..

Für die behandelnden Ärzte ist die EVN-Order eine wichtige Hilfe, da in Notfallsituationen oft nicht die erforderliche Zeit bleibt, um zu klären, welches Vorgehen am ehesten im Sinne des Patienten ist. Dies gilt in besonderem Maße für den Notarzt in der ambulanten Versorgung, der mit der Situation des Patienten nicht vertraut ist. Für den Patienten und seine Angehörigen stellt die vorsorgliche Erörterung des therapeutischen Vorgehens in Notfallsituationen eine Möglichkeit dar, das Lebensende vorzubereiten und einen würdigen Abschied und Tod zu ermöglichen.

Kommunikation

Emotionen Der Tod eines Kindes ist für die Betroffenen eine große Belastung, die starke Gefühle auslöst. Menschen, die professionell mit Sterbenden und ihren Angehörigen arbeiten, sind regelmäßig mit Trauer, Hilflosigkeit, Wut sowie Bewältigungsstrategien wie Ambivalenz und Verdrängung konfrontiert. Voraussetzung für jede Form der Kommunikation ist, dass sich Ärzte wie Therapeuten bewusst mit diesen Gefühlen auseinandersetzen. Dabei gilt das gleiche wie für alle (psycho-)therapeutischen Berufe: Je stärker ich mich mit meinen eigenen negativen Gefühlen auseinandergesetzt habe, desto eher kann ich mit diesen Gefühlen bei anderen umgehen. Je mehr ich mich mit meiner eigenen Sterblichkeit befasst habe, desto besser kann ich mit dem Tod meines Patienten umgehen.

Eltern wollen einerseits ihr Kind vor Leid bewahren und einen möglicherweise leidvollen Sterbeprozess nicht verlängern. Andererseits wollen sie ihr geliebtes Kind auf keinen Fall verlieren. Diese scheinbar widersprüchlichen Positionen können eine lähmende Entscheidungsunfähigkeit zur Folge haben. Eine Möglichkeit des Umgangs mit Ambivalenz ist, in Gesprächen beiden Positionen Ausdruck zu verleihen und nicht zu versuchen, die Ambivalenz aufzulösen: »Auf der einen Seite wünschen wir uns alle, dass ihr

Kind noch lange und gut lebt. Auf der anderen Seite wissen wir aber leider, dass …«

> **In jedem Falle ist es eine Grundvoraussetzung für die Arbeit mit Sterbenden und ihren Angehörigen, sich mit den dabei aufkommenden Gefühlen auseinanderzusetzen – beispielsweise im Rahmen einer Supervision.**

Kommunikation mit dem Sterbenden Ein Teil der palliativ behandelten Patienten ist bis zum Lebensende bei vollem Bewusstsein und kann sich mit seinen Angehörigen austauschen. Diese Patienten verleihen ihrem Wunsch nach Kommunikation je nach Alter und Entwicklungsstand auf sehr unterschiedliche Weise Ausdruck und verwenden dabei eigene Metaphern, die meist von ihren Todeskonzepten geprägt sind. Die Kenntnis der entwicklungsabhängigen **Todesvorstellungen von Kindern** kann zum Verständnis hilfreich sein. Bei der Begegnung mit einem schwerkranken Kind ist es hilfreich, bedrängende Gedanken wie »ich untersuche jetzt ein Kind, das bald stirbt« zu vermeiden und stattdessen das Kind mit seinen Ängsten und Nöten wahrzunehmen. Der Gedanke »Ich gehe jetzt zu einem Kind, das Angst vor der Untersuchung hat. Es hat im Moment keine Schmerzen. Seine Eltern sind bei ihm.« ermöglicht viel eher eine authentische Begegnung.

Wenn Eltern ihrem Kind verschweigen wollen, dass es lebensbedrohlich erkrankt ist, andererseits die behandelnden Ärzte und Krankenschwestern eine offene Kommunikation mit dem Kind wünschen, kann dies zu Konflikten führen. Die Eltern versuchen, ihr Kind zu schonen und Belastendes von ihm fernzuhalten. Die Erfahrung zeigt jedoch, dass **Kinder meist ahnen, wenn ihr Leben bedroht ist**. Von häufigen, wiederkehrenden, teils schmerzhaften Untersuchungen oder therapeutischen Eingriffen, von sterbenden Kindern mit einem ähnlichen Krankheitsbild ziehen sie Rückschlüsse auf ihren eigenen Zustand. Auch haben sie oftmals ein feines Gespür für das, was in ihren Eltern vorgeht. Die Mitteilung der »Wahrheit« des in greifbare Nähe gerückten Todes ist für diese Kinder und Jugendlichen »keine Wahrheit im eigentlichen Sinne, sondern die Bestätigung dessen, was sie ohnehin wissen oder zumindest ahnen« (Niethammer 1999).

Sterbende Kinder fragen sich: Tut Sterben weh? Wann werde ich sterben? Werde ich allein sein, wenn ich sterbe? Was kommt danach? Auch wenn es auf diese Fragen keine eindeutigen Antworten gibt, kann man den Kindern einen Teil ihrer Ängste nehmen, in dem man ihnen neben einer effizienten Schmerztherapie zusichert, dass sie während des Sterbens nicht alleine sein werden (Niethammer 1999).

Nicht immer aber sind Gespräche mit dem Kind möglich. So leiden viele Kinder der pädiatrischen Palliativversorgung an einer schweren **Beeinträchtigung ihrer kognitiven Funktionen**. Doch auch bei diesen Kindern sind Interaktionsmöglichkeiten vorhanden, sie reagieren meist deutlich auf die Anwesenheit vertrauter Menschen, auf basale Stimulation, Musik und die emotionale Stimmung im Raum. Aus diesem Grunde sollten bei diesen Kindern potenziell belastende Gespräche mit den Eltern (z. B. über die Patientenverfügung) möglichst in einem anderen Raum stattfinden. Manche Eltern erleben es als hilfreich, ihrem Kind im Verlauf mit einfachen Worten den Stand ihrer Entscheidung mitzuteilen: »Wir haben beschlossen, dass du gehen darfst, wenn es soweit ist. Und wir werden dafür sorgen, dass du keine Schmerzen hast und dass immer jemand in deiner Nähe ist.« Auch wenn unklar ist, wie viel das Kind davon versteht, kann diese Mitteilung für die Eltern eine wichtige Form der Vorbereitung auf das Lebensende ihres Kindes darstellen.

Kommunikation mit den Eltern Das Wissen um die schwere Erkrankung des eigenen Kindes ist ein für die Eltern sehr leidvoller Prozess. Zusätzlich führen die kontinuierlichen Versorgungsaufgaben nicht selten zu körperlich-seelischer Erschöpfung (Burn-out oder chronisches Erschöpfungssyndrom). Teilweise haben Eltern unrealistische Vorstellungen bezüglich der Heilungschancen ihres Kindes. Ein behutsames Hinführen auf die Möglichkeit des Sterbens ist die Voraussetzung für eine hilfreiche, auch auf die Bedürfnisse der Eltern abgestimmte palliative Therapie.

Die Beziehung des Kindes zu seinen Eltern ist existenziell wichtig. Daher sollten bei der Gewichtung kurativer und palliativer Therapieelemente die Ansichten der Eltern Berücksichtigung finden. Teilen Eltern und Behandelnde unterschiedliche Ansichten über den zu beschreitenden Weg, kann dies zu Spannungen führen, die das Kind wahrnimmt, die es verunsichern und somit über vermehrte Anspannung und Stress beispielsweise zu vermehrten Schmerzen führen können.

> **Ein Loyalitätskonflikt des Kindes zwischen Eltern und Ärzten ist nach Möglichkeit zu vermeiden.**

Kommunikation mit den Geschwistern Viele Geschwister von Kindern mit einer lebenslimitierenden Erkrankung sind im Vergleich zu ihren Altersgenossen ängstlicher und leiden vermehrt unter Schuldgefühlen, aggressiven oder regressiven Verhaltensmustern, Schulproblemen, Schlafstörungen, Essstörungen oder Kopfschmerzen. Andererseits zeigen Geschwister auch eine positive Entwicklung in Form von einer gesteigerten Wertschätzung für das eigene Leben und ihre Familie, erhöhter Empathie und Sensibilität für andere sowie einem gestärkten Selbstbewusstsein mit beschleunigter Persönlichkeitsentwicklung. Eine offene Kommunikation in der Familie über die mit der Erkrankung verbundenen Aspekte ermöglicht den Geschwistern ein realistisches Verständnis der Erkrankung.

> **Professionelle Geschwisterarbeit in Form von Gruppentreffen und gemeinsamen Aktivitäten kann das Risiko körperlicher und seelischer Erkrankungen verringern.**

45.2.3 Schmerztherapie

»Total pain«

Fast alle Kinder leiden am Lebensende unter Schmerzen. Voraussetzung einer adäquaten Schmerztherapie ist das Wissen um bio-psycho-soziale Faktoren bei der Entstehung von Schmerzen. Der »biologische«, offensichtliche Befund erklärt häufig nicht das Ausmaß der subjektiv empfundenen Schmerzen; im Rahmen einer Mukositis korreliert beispielsweise der Mundschmerz nur gering mit dem Ausmaß der Schleimhautzerstörung. Neben biologischen Faktoren, wie genetischer Disposition bezüglich der Schmerzempfindlichkeit entscheiden auch psychosoziale Faktoren wie Angst oder Aufmerksamkeit auf den Schmerz über das Ausmaß der subjektiven Beeinträchtigung.

Saunders (1978) weist darauf hin, dass physische, psychische, soziale und spirituelle Faktoren die Entstehung von Schmerzen beeinflussen. Kann mit einer medikamentösen Schmerztherapie kein zufriedenstellender Erfolg erzielt werden, ist zu prüfen, ob eine der anderen Schmerzdimensionen nicht ausreichend beachtet wurde.

Hinsichtlich der psychischen Dimension kann der Schmerz eine Botschaft enthalten wie »wie stark müssen meine Schmerzen werden, bis ihr mir die Wahrheit sagt?«; »bleib bei mir, ich will nicht

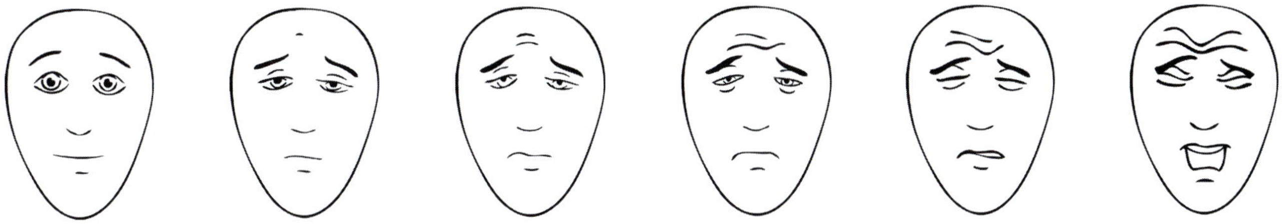

Abb. 45.3 Faces Pain Scale – Revised. Für weitere Erklärungen sh. auch www.iasp-pain.org/FPSR. (Mit freundlicher Genehmigung der International Association for the Study of Pain 2001)

alleine sein«; »ich habe solche Angst vor dem Tod«; »meine ganze Verzweiflung schreie ich heraus, wenn du meinen Verband wechselst«.

Die multiprofessionelle Arbeit mit Psychologen und Seelsorgern stellt hier einen wesentlichen Ansatz dar, um auch sozialen Faktoren wie der elterlichen Belastung, die sich auf das kranke Kind übertragen kann, gerecht zu werden.

Schmerzerfassung

Idealerweise erfolgt die Einschätzung der Schmerzen durch das Kind oder den Jugendlichen selbst. Für eine möglichst genaue Einschätzung von Schmerzen eignet sich bei Kindern ab Schulalter die **Numerische Rating-Skala**, ein Zahlenstrahl von 0 bis 10. Mit den Worten »Zeige mir bitte, wie stark deine Schmerzen sind – Null bedeutet keine Schmerzen, 10 bedeutet stärkste vorstellbare Schmerzen« kann eine Schmerzeinschätzung erfolgen, mit deren Hilfe auch der weitere Therapieerfolg besser nachvollziehbar ist. Bei jüngeren Kindern kann eine **Skala mit 6 Gesichtern** angewendet werden, wobei die Gesichter von links nach rechts mit 0, 2, 4, 6, 8 oder 10 Punkten gleichgesetzt werden können. Auch hier sollte in einer kindgemäßen Sprache nach Schmerzen und nicht nach der Gefühlslage wie »glücklich« oder »traurig« gefragt werden (Abb. 45.3).

Wenn das betroffene Kind nicht in der Lage ist, sich selbst einzuschätzen bzw. die Mitarbeit verweigert, sollten **Fremdeinschätzungsskalen** verwendet werden. Auch hier eignet sich die Numerische Rating-Skala, bei schwer mehrfach behinderten Patienten kann das **Paediatric Pain Profile** eingesetzt werden. Dabei handelt es sich um eine Liste mit 20 Verhaltensweisen wie »war fröhlich« oder »weinte/jammerte/stöhnte«, die über einen gewissen Zeitraum beobachtet und je nach Auftreten mit einem Punktwert angegeben werden. (Deutsche Übersetzung Zernikow 2008, auf englisch auch im Internet unter www. ppprofile.org.uk)

Medikamentöse Schmerztherapie

Grundregeln

- Die Schmerztherapie sollte gemäß WHO-Stufenschema erfolgen. Dabei sollten Opioide, wenn erforderlich, frühzeitig zum Einsatz kommen.
- Die Kombination von Opioid und Nichtopioid hat sich bei bestimmten Schmerzsyndromen (z. B. Knochenschmerzen) bewährt.
- Die orale Applikationsform ist zu bevorzugen, auch stärkste Schmerzen können ausreichend oral behandelt werden.
- Die Verabreichung von Analgetika erfolgt regelmäßig nach der Uhr sowie zusätzlich bei Schmerzspitzen nach Bedarf.
- Obstipation ist die häufigste Nebenwirkung einer Opioidanalgesie, sie muss prophylaktisch mit stuhlregulierenden Maßnahmen behandelt werden. Weitere mögliche Nebenwirkungen sollten dem Arzt bewusst sein, um rechtzeitig darauf reagieren zu können.
- Die Dokumentation der Effektivität der Therapie im Verlauf (z. B. durch wiederholte Selbst- oder Fremdeinschätzung der Schmerzen) sowie von Nebenwirkungen ist fester Bestandteil einer hochwertigen Schmerztherapie.
- Wenn unter Einhaltung dieser Grundregeln keine ausreichende Besserung eintritt, sollte ein Schmerztherapeut oder Palliativmediziner hinzugezogen werden.

Abb. 45.4 und Abb. 45.5 zeigen die Medikation mit Nichtopioid- und Opioid-Analgetika.

WHO-Stufenschema

Das WHO-Stufenschema (Abb. 45.6) unterscheidet zwischen hoch-potenten und niedrig-potenten Opioiden. **Niedrig-potente Opioide** wie Tilidin und Tramadol sind einerseits nicht BTM-pflichtig, was die Verordnung und Handhabung im klinischen Alltag deutlich erleichtert. Andererseits haben sie einen Ceiling-Effekt: Ab einer Schwellendosis führt die Dosissteigerung zu keiner weiteren Zunahme der analgetischen Wirkung. Demgegenüber sind **hoch-potente Opioide** zwar BTM-pflichtig, es existiert für sie jedoch keine Maximaldosis solange die Dosissteigerung auch mit einer Steigerung der analgetischen Wirkung einhergeht. Nur die Nebenwirkungen entscheiden somit, welche Dosis für den Patienten noch vertretbar ist.

Die Errechnung der Dosis erfolgt bei Kindern stets auf einer mg/kg KG-Basis bis hin zu einer maximalen Starteinzeldosis (Beispiel: »orales unretardiertes Morphin 0,2 mg/kg (maximal 5 mg) alle 4 h«).

WHO-Stufe 1

Klassische Nichtopioid-Analgetika der pädiatrischen Palliativmedizin sind Paracetamol, Ibuprofen und Metamizol (Abb. 45.4 und Abb. 45.6).

Paracetamol Paracetamol (PCM) ist das am meisten eingesetzte Nichtopioid-Analgetikum in der Pädiatrie. Der genaue Wirkmechanismus ist bisher ungeklärt. Aufgrund des geringen Effekts auf die periphere Cyclooxygenase (COX) löst es keine klinisch relevante Thrombozytenaggregation oder gastrointestinale Mukosaschäden aus. Bei oraler oder rektaler Applikation sollte bei erstmaliger Gabe eine »loading dose« (Sättigungsdosis) appliziert werden, d. h. einmalig die doppelte Dosis. Während oral oder rektal appliziertes PCM eine eher geringe analgetische Wirkung hat, wirkt die i.v.-Applikation (Perfalgan) stärker analgetisch, eine Sättigungsdosis ist hier nicht erforderlich. Wegen der besonders in palliativen Situationen eingeschränkten Entgiftungskapazität der Leber und der potenziell

Schmerztherapie

Nichtopioid-Analgetika

- Postoperativ, bei Mucositis, Verbrennungen, Tumorschmerzen etc.: Medikation zu festen Zeiten.
- Auswahl nach Pathophysiologie (Entzündungsschmerz => Ibuprofen, Diclofenac; krampfartige Bauchschmerzen => Metamizol etc.) und Kontraindikationen (hohes Blutungsrisiko => Paracetamol, Metamizol)

Medikament	Applikation	Einzeldosis	Dosis-intervall	Tageshöchst-dosis (bis 50 kg)	Tageshöchst-dosis (Erwachsene)	Präparatebeispiel
Diclofenac	po, Supp	1 mg/kg	(6h bis) 8h	3 mg/kg/d	150 mg/d	Voltaren® Tabletten 12,5; 25; 50 mg Retardtbl. 50 mg, Supp ab 12,5 mg
Ibuprofen	po, Supp	10 mg/kg	6h (bis 8h)	40 mg/kg/d	2400 mg/d	Nurofen® Saft (5 ml = 100 mg) Supp ab 60 mg
Metamizol	po, Supp iv als Kurz-infusion über 15 min.	15 mg/kg	(4h bis) 6h	75 mg/kg/d	5000 mg/d	Novalgin® Tropfen (1 Tr. = 25 mg) Supp 300 und 1000 mg
Paracetamol	po, Supp	15 mg/kg Ladungsdosis zu Beginn der Therapie: 30 mg/kg	(4h bis) 6h	60 mg/kg/d	4000 mg/d	Ben-u-ron® Saft (5 ml = 200 mg) Supp ab 75 mg
	iv als Kurz-infusion über höchs-tens 15 min.	≤ 1 Jahr 7,5 mg/kg > 1 Jahr 15 mg/kg Keine Ladungsdosis	6 h	≤ 1 Jahr 30 mg/kg/d > 1 Jahr 60 mg/kg/d	4000 mg/d	Perfalgan® 10 mg/ml (Flaschen à 500 oder 1000 mg)

Abb. 45.4 Schmerzkarte, Nichtopioid-Analgetika. (Aus Zernikow et al. Schmerztherapie-Kitteltaschenkarte, Bezugsquelle:http://www.deutsches-kinder-schmerzzentrum.de/aerztetherapeuten/frageboegen-und-tagebuecher/schmerzkarte/)

Opioide – Startdosen plus entsprechender Applikationsart

Übliche Startdosis für opioidnaive Kinder mit einem Körpergewicht > 10 kg und einem Lebensalter > 6 Monate. Max. = Maximale Startdosis (s.u.)
Postoperativ mit Nicht-Opioiden kombinieren. Gute Erfahrungen mit Dauertropfinfusionen (DTI) (Tramadol plus Metamizol oder Morphin plus Metamizol in einer Perfusorspritze)

Opioide für starke und sehr starke Schmerzen (WHO III)				Äquianalgetische Dosis	Präparatebeispiel
Buprenorphin					
Intravenös	Bolus PCA Bolus DTI	0,003 mg/kg 0,001 mg/kg 0,0005 mg/kg/h	(max. 0,15 mg) alle 6 h (max. 0,06 mg) (max. 0,03 mg/h)	0,2 mg	Temgesic® Ampullen 0,3 mg = 1 ml
Sublingual		0,004 mg/kg	(max. 0,2 mg) alle 8 h	0,3 mg	Temgesic® sublingual 0,2 mg; sublingual forte 0,4 mg
Hydromorphon					
Intravenös	Bolus PCA Bolus DTI	0,01 mg/kg 0,004 mg/kg 0,005 mg/kg/h	(max. 0,5 mg) alle 3 h (max. 0,2 mg) (max. 0,2 mg/h)	1,5 mg	Palladon® Injekt 2 mg = 1 ml; 10 mg = 1 ml;100 mg = 10 ml
Oral	Unretardiert Retardiert	0,03 mg/kg 0,06 mg/kg	(max. 1,3 mg) alle 4 h (max. 4 mg) alle 8 h	4,5 mg	Palladon® 1,3 mg, 2,6 mg Palladon® 4 mg, 8 mg, 16 mg, 24 mg
Morphin §					
Intravenös/ subcutan	Bolus PCA Bolus DTI	0,05 mg/kg 0,02 mg/kg 0,02 mg/kg/h	(max. 3 mg) alle 3 h (max. 2 mg) (max. 0,5 mg/h)	10 mg	MSI® 10 mg = 1 ml; 20 mg = 1 ml; 100 mg = 5 ml; 200 mg = 10 ml
Oral	Unretardiert Retardiert	0,2 mg/kg 0,4 mg/kg	(max. 5 mg) alle 4 h (max. 10 mg) alle 8 h	30 mg	Morphin-Merck® Tropfen 0,5% = 16 Tr. = 1 ml = 5 mg; 2% = 16 Tr. = 1 ml = 20 mg MST® Retardgranulat 20 mg, 30 mg, 60 mg, 100 mg, 200 mg
Oxycodon					
Intravenös/ subcutan	Bolus PCA Bolus DTI	0,04 mg/kg 0,02 mg/kg 0,02 mg/kg/h	(max. 2 mg) alle 4 h (max. 1,3 mg) (max. 0,5 mg/h)	8 mg	Oxygesic® Injekt 10 mg = 1 ml; 20 mg = 2 ml
Oral	Unretardiert Retardiert	0,1 mg/kg 0,2 mg/kg	(max. 5 mg) alle 4 h (max. 10 mg) alle 8 h	15 mg	Oxygesic® akut 5 mg, 10 mg, 20 mg Oxygesic® 5 mg, 10 mg, 20 mg, 40 mg, 80 mg Targin® Retardtabll. 10/5 bzw. 20/10 (10 bzw. 20 mg Oxycodon / 5 bzw. 10 mg Naloxon)
Opioide für mäßig starke und starke Schmerzen (eine Dosis von 10 mg/kg/d oder 600 mg/d sollte nicht überschritten werden)					
Tramadol					
Intravenös	Bolus PCA Bolus DTI	1 mg/kg 0,3 mg/kg 0,3 mg/kg/h	(max. 50 mg) alle 4 h (max. 10 mg) (max. 10 mg/h)	100 mg	Tramal® 1 ml = 50 mg; 2 ml = 100 mg
Oral	Unretardiert Retardiert	1 mg/kg 2 mg/kg	(max. 50 mg) alle 4 h (max. 100 mg) alle 8 h	150 mg	Tramal® Tropfen, 1 Tr .= 2,5 mg; 1 Tr. = 2,5 mg; Kapsel ab 50 mg Tramal long 50 mg; 100 mg, 150 mg, 200 mg (Retardtabl.)
Tilidin/Naloxon					
Oral	Unretardiert Retardiert	1 mg/kg 2 mg/kg	(max. 50 mg) alle 4 h (max. 100 mg) alle 8 h	150 mg	Valoron N® Tropfen; 1 Tr. = 2,5 mg; Valoron N® retard 50/4 mg, 100/8 mg, 150/12 mg, 200/16 mg

Für Säuglinge < 6 Monate und Kinder mit einem Körpergewicht von < 10 kg oder bei Kindern mit einem Zerebralschaden sollten die Startdosen um 2/3 auf 1/3 der hier angegebenen Dosis reduziert werden. Immer sollten die Folgedosen am Erfolg langsam titriert werden. Max.: Maximale Einzeldosis **am Beginn** einer Opioidtherapie bei älteren Kindern, Jugendlichen und jungen Erwachsenen. Im Falle einer Dauertropfinfusion (DTI) ist die maximale Stundendosis angegeben.
§ Parenteral wird Piritramid wie Morphin dosiert. CAVE Piritramid (Dipidolor®) ist mit vielen Substanzen inkompatibel und sollte möglichst über einen eigenen iv-Zugang infundiert werden.

Abb. 45.5 Schmerzkarte, Opioide. (Aus Zernikow et al. Schmerztherapie-Kitteltaschenkarte, Bezugsquelle:http://www.deutsches-kinderschmerzzentrum.de/aerztetherapeuten/frageboegen-und-tagebuecher/schmerzkarte/)

lebertoxischen Wirkung von PCM (PCM-Überdosierungen sind der häufigste Grund für ein Leberversagen bei Kindern) sollten bei einer Langzeittherapie über 72 h regelmäßig Leberwerte wie S-GOT, S-GPT und die Gerinnung kontrolliert werden.

Ibuprofen Ibuprofen zählt zur Gruppe der nicht-steroidalen Antirheumatika (NSAR). Es wirkt mittels Hemmung der Cyclooxygenase analgetisch sowie hemmend auf die Thrombozytenaggregation. Sein Einsatz sollte nur dann erfolgen, wenn eine ausreichende Thrombozytenfunktion vorausgesetzt werden kann. NSAR sind gut verträglich, ihre antientzündliche Wirkkomponente ist bei bestimmten Schmerzerkrankungen von Vorteil. Im Rahmen einer Dehydratation, welche in der terminalen Phase bei palliativen Patienten häufig ist, kann die Gabe von NSAR ein Nierenversagen auslösen. Bei Langzeiteinnahme ist eine Schädigung der gastrointestinalen Mukosa nicht selten und kann zu Ulzera und Verdauungsschwierigkeiten führen. Die diesbezüglich prophylaktische Gabe von Omeprazol ist gängige Praxis, ihre Wirksamkeit bislang jedoch für das Kindesalter nicht ausreichend untersucht.

Metamizol Innerhalb der Gruppe der Nicht-Opioide hat Metamizol den größten analgetischen Effekt. Wegen seiner spasmolytischen Wirkung eignet es sich besonders zur Behandlung von abdominellen Schmerzen. Die antipyretische Wirkung kann dazu führen, dass Infektionen z. B. im Rahmen einer Neutropenie erst spät entdeckt und antibiotisch behandelt werden. Metamizol wird häufig auch in Kombination mit Opioiden eingesetzt, um die erforderliche Opioiddosis und die damit verbundenen unerwünschten Wirkungen, v. a. die Obstipation, zu verringern, obgleich dieser Effekt bislang wissenschaftlich nicht belegt ist.

International umstritten ist Metamizol aufgrund des sehr geringen Risikos einer **Agranulozytose**. Tritt unter Metamizol ein septisches Krankheitsbild auf, sollte das Vorliegen einer Neutropenie geprüft und Metamizol im Zweifelsfall abgesetzt werden. Unter dieser Maßnahme kommt es üblicherweise zu einer Normalisierung der Granulozytenzahl. Weitere Nebenwirkungen sind Überempfindlichkeitsreaktionen sowie ein Blutdruckabfall, letzterer vor allem bei zu rascher i.v.-Gabe, weshalb Metamizol nur bei stabilem Kreislaufverhältnissen und i.v. nur als Kurz- oder Dauerinfusion verabreicht werden sollte.

WHO-Stufe 2

Auf der 2. Stufe des WHO-Schemas kommen niedrig-potente Opioide zur Behandlung mittelstarker Schmerzen ohne Progredienz zum Einsatz. Ist jedoch davon auszugehen, dass die zu behandelnden Schmerzen stark sind, bzw. dass sie an Intensität rasch zunehmen werden, kann direkt mit der Gabe von Opioiden der Stufe 3 begonnen werden (Abb. 45.5 und Abb. 45.6).

Tramadol Tramadol kann sowohl oral als auch i.v. verabreicht werden. Nebenwirkungen wie Übelkeit, Erbrechen und Atemdepression sind in der Pädiatrie selten, zumal ab einer Dosierung über 10 mg/kg/Tag meist ein Wechsel auf Morphin erfolgt. Tramadol wird durch das Enzym CYP2D6 in seinen pharmakologisch aktiven Metaboliten O-Desmethyltramadol umgewandelt. Je nach Enzymaktivität kann es zu erheblichen interindividuellen Unterschieden in der Wirksamkeit von Tramadol kommen.

Tilidin Tilidin ist als Kombipräparat mit Naloxon nur als orales Medikament erhältlich. Die Beigabe von Naloxon verhindert einerseits die missbräuchliche i.v.-Verwendung, andererseits werden unerwünschte Nebenwirkungen wie Obstipation seltener beobachtet.

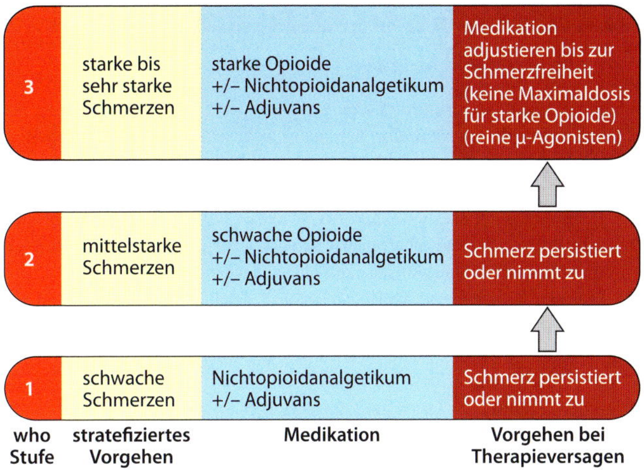

Abb. 45.6 WHO-Stufenschema (Zernikow 2009)

Die Autoren setzen häufig Tilidin/Naloxon bei schwerstmehrfachbehinderten Patienten ein. Zahlreiche Fallberichte belegen gute Erfahrungen damit.

WHO-Stufe 3

In der pädiatrischen Palliativmedizin werden vor allem in der Lebensendphase starke Opioide eingesetzt. 75–96% aller sterbenden Kinder erhalten an ihrem Lebensende Opioide, meistens Morphin. Dabei kann der individuelle Dosisbedarf erheblich schwanken.

Hoch-potente Opioide können neben einer analgetischen Wirkung auch eine **Hyperalgesie** hervorrufen. Die klinisch beobachtbare Wirkung ist dann der Nettoeffekt zwischen analgetischer und hyperalgetischer Wirkung. Beim Einsatz extrem hoher Morphindosen kann der hyperalgetische Effekt überwiegen, der Patient klagt bei Dosissteigerung über mehr Schmerzen und Berührungsempfindlichkeit. In einem solchen Falle sollte das Opioid gewechselt werden.

Obwohl zahlreiche starke Opioide im klinischen Alltag zum Einsatz kommen, beschränkt sich die weitere Darstellung auf Morphin und Fentanyl, wir verweisen auf die entsprechende Fachliteratur zum Thema pädiatrische Schmerztherapie.

Morphin Morphin wird als Standardanalgetikum zur Behandlung starker Schmerzen eingesetzt. Es existiert keine obere Dosisgrenze, die erforderliche Dosis sollte ausgehend von einer Startdosis vorsichtig eintitriert werden. Bei oraler Applikation variiert die Absorption teils erheblich, die Bioverfügbarkeit beträgt im Durchschnitt etwa ein Drittel der verabreichten Dosis. Entsprechend sollte für einen äquianalgetischen Effekt bei einem Wechsel zur i.v.-Applikation nur ein Drittel der oralen Dosis gegeben werden. Der maximale Wirkspiegel wird bei Erwachsenen nach einer Stunde erreicht. Da Morphin und seine Metabolite renal eliminiert werden, kann es bei Niereninsuffizienz vermehrt zu epileptischen Anfällen, Myoklonie und Unruhe bzw. Atemdepression kommen.

Um einen konstanten Plasmaspiegel von Morphin zu erreichen, empfiehlt sich die 2- bis 3-mal tägliche Gabe von Retardpräparaten. Die kleinste erhältliche Retardtablette enthält 10 mg Morphin, sie sollte nicht mechanisch zerteilt werden, da es sonst zu einem Verlust der Retardierung kommt. Bei einem Körpergewicht unter 20 kg oder bei Schwierigkeiten in der Verabreichung von Tabletten empfiehlt sich die Gabe von Morphin-Retardgranulat. Dieses kann in Wasser gelöst, dann in sehr kleinen Dosierungen verabreicht und auch über dünne Magen- bzw. PEG-Sonden appliziert werden. Sein Himbeer-

Exkurs

Eindosieren und Absetzen von Opioiden

Die aktuellen Dosisempfehlungen zum Beginn einer Opioidtherapie finden sich in der Abbildung »Schmerzkarte – Opiode Startdosen«. Ausgehend von der Startdosis sollte der Patient nach einem festen Zeitplan, z. B. alle 6 oder 8 h sein Opioid erhalten. Bei Säuglingen unter 6 Monaten und Kindern mit einem Zerebralschaden sollte nur ein Drittel bis ein Viertel der empfohlenen Startdosis verabreicht werden. Zusätzlich zur Startdosis wird eine Bedarfsmedikation angesetzt, die ein Sechstel bis ein Zehntel der Tagesdosis beträgt. Sie muss konstant an den steigenden Tagesbedarf angepasst werden.
Häufig tritt zu Beginn einer Opioidtherapie vermehrte Müdigkeit, seltener auch Übelkeit auf, diese Symptome sind innerhalb weniger Tage rückläufig. Bei korrekter Vorgehensweise und oraler Applikation ist keine atemdepressive Wirkung zu erwarten. Mit Beginn der Opioidtherapie sollten vorbeugend stuhlregulierende Maßnahmen erfolgen.
Wird ein Opioid ca. 5 Tage lang eingenommen, wird die Opioidmenge bei Therapieende über 3–4 Tage schrittweise ausgeschlichen. Bei einer längeren Anwendungsdauer reduziert man anfangs die Dosis um 20–40% in 24 h, später um 10–20% in 24 h. Treten Entzugssymptome auf, wird eine weitere Reduktion zunächst ausgesetzt. Zur Therapie von Entzugssymptomen ist eine zusätzliche Opioidgabe weitaus besser geeignet als die Gabe eines Benzodiazepins. Die Opioidentwöhnung kann mehrere Wochen dauern, in bestimmten Fällen kann Clonidin die Entwöhnung erleichtern.

geschmack wird von Kindern gut toleriert. Für Schmerzspitzen stehen unretardierte Präparate wie Morphintropfen oder -suppositorien zur Verfügung.

Fentanyl Fentanyl kann intravenös, transdermal, transbukkal, sublingual sowie intranasal eingesetzt werden. In der Palliativversorgung krebskranker Kinder kommt häufig das transdermale System zum Einsatz. Dieses sollte jedoch nur eingesetzt werden, wenn eine stabile Opioiddosis über mehrere Tage verabreicht wurde und eine Therapiedauer von einigen Wochen antizipiert wird. Für Durchbruchschmerzen kommt zunehmend Fentanyl als bukkale, sublinguale oder nasale Applikationsform zum Einsatz. Studien zu Kindern in der Palliativsituation fehlen.

Nebenwirkungen von Opioiden Die wichtigsten Nebenwirkungen von Opioiden bei Kindern und Jugendlichen sind Obstipation, Übelkeit, Erbrechen, Juckreiz und Müdigkeit. Zur Minimierung dieser Beschwerden sollten die Optionen Dosisreduktion, symptomatische Therapie des Schmerzauslösers, Wechsel des Opioids sowie Wechsel des Applikationsweges geprüft werden. Zur Vermeidung von Obstipation sollte eine prophylaktische Stuhlregulation erfolgen (z. B. Macrogol). Übelkeit und Erbrechen treten meist nur in der ersten Woche auf, manche Kinder profitieren von Dimenhydrinat-Kaugummi (10 mg oder 20 mg). Juckreiz kann bei stabiler Schmerzsituation mit einer passageren Dosisreduktion reduziert werden, teilweise ist Clemastin hilfreich. Andernfalls ist ein Opioidwechsel, z. B. auf Hydromorphon, erforderlich. Müdigkeit ist eine häufige Nebenwirkung zu Beginn der Morphin-Therapie, bei einer Niereninsuffizienz sollte eine Opioidrotation auf Buprenorphin erfolgen.

Seltene Nebenwirkungen sind Harnverhalt, Halluzinationen und Myoklonien. Eine Atemdepression ist bei oraler Therapie mit retardiertem Morphin und adäquater Dosierung nicht zu befürchten. Sie tritt insbesondere bei rascher i.v.-Applikation oder bei Kombination mehrerer zentral dämpfender Wirkstoffe auf. In der Eindosierungsphase bei parenteraler Applikation sollten ein Monitoring der Sauerstoffsättigung durchgeführt und regelmäßig die Sedierungstiefe überprüft werden.

Adjuvanzien

Adjuvanzien sind eine heterogene Gruppe von Substanzen, die nicht als klassische Analgetika gelten, auch wenn sie bestimmte Schmerzen reduzieren oder Nebenwirkungen der Schmerztherapie verringern können. Zu den adjuvanten Schmerzmitteln zählen u. a. trizyklische Antidepressiva, Sedativa, Hypnotika, Neuroleptika, Antikonvulsiva und Glukokortikosteroide. Ihr Einsatz in der pädiatrischen Palliativmedizin erfolgt nur in Ausnahmefällen z.B. bei neuropathischen Schmerzen.

Patientenkontrollierte Analgesie (PCA)

Ist im Rahmen einer Schmerztherapie die längerfristige i.v.-Applikation von Opioiden erforderlich, kann der Einsatz einer PCA-Pumpe von Vorteil sein. Damit kann sich der Patient – zusätzlich zu einer basalen Infusion – bei Bedarf Schmerzmittelboli verabreichen. Kinder ab 7 Jahren verstehen das Prinzip der PCA-Pumpe rasch. Vor Einsatz der PCA-Pumpe sollte eine Titration mit Opioiden erfolgt sein, auf deren Basis die Einstellung der PCA-Pumpe erfolgt. Im Krankenhaus sollte in der Einstellungsphase ein Monitoring der Vitalfunktionen erfolgen, in der Palliativphase zu Hause sollte die Überwachung des Kindes allein nach klinischen Aspekten erfolgen. Voraussetzung für den Einsatz der PCA im häuslichen Rahmen ist ein 24-h-Bereitschaftsdienst eines PCA-Kundigen.

Unruhezustände

Manche Kinder und Jugendliche mit einer ausgeprägten kognitiven Beeinträchtigung entwickeln wiederkehrende, ausgeprägte Unruhezustände, teils begleitet von erhöhtem Muskeltonus, Schwitzen, Herzrasen, Weinen oder Stöhnen. Die Behandlung dieser Zustände ist teilweise schwierig. Es empfiehlt sich, zu Beginn eine systematische Ursachenforschung durchzuführen, um häufige Symptome wie Obstipation, Harnwegsinfektion, Zahnschmerzen, gastroösophagealer Reflux, Gastritis, Spontanfrakturen etc. auszuschließen. Bei unauffälligem Befund sollte systematisch mit einer Schmerztherapie begonnen werden und diese bei ausreichender Beobachtungszeit mindestens bis zur WHO-Stufe 2 durchgeführt werden. Bei ausbleibendem Erfolg können verschiedene Substanzgruppen wie Neuroleptika, Benzodiazepine aber auch Catapresan auf ihre Wirksamkeit überprüft werden. Häufig spielen Faktoren wie Interaktion und psychische Belastung eine wichtige Rolle bei der Entstehung von Unruhezuständen. Ihre Einschätzung und Therapie sollte in spezialisierten Einrichtungen erfolgen.

45.2.4 Symptomkontrolle in der Lebensendphase

Schmerzen, Dyspnoe, Verhaltensänderungen, Nicht-essen-Wollen und verändertes Aussehen – das sind laut Elternbefragung die leidvollsten Symptome in den letzten Lebenstagen von Kindern mit Krebs. Damit leiden krebskranke Kinder am Lebensende unter den gleichen Symptomen wie Erwachsene. Erfreulicherweise werden belastende Symptome von den behandelnden Ärzten heute signifikant stärker wahrgenommen und effektiver behandelt als noch vor 15 Jahren. Psychische Symptome wie Angst vor dem Alleinsein, Traurigkeit und Sprachlosigkeit werden jedoch oft nicht ausreichend wahrgenommen.

Die Linderung leidvoller Symptome am Lebensende stellt eine wichtige Aufgabe pädiatrischer Palliativmedizin dar. Wissenschaftliche Studien hierzu sind aufgrund der kleinen Patientenzahlen und des Erscheinungskontextes der Symptome rar. Die folgende Darstellung beschränkt sich auf die Symptome Nicht-essen-Wollen und Dyspnoe. Sie zählen neben Schmerzen zu den häufigsten Symptomen in der Lebensendphase. Bezüglich der Therapie weiterer Symptome wie Angst, Blutungskomplikationen, Delirium u. a. verweisen die Autoren auf weiterführende Literatur.

Anorexie und Kachexie Patienten mit Malignomen, AIDS oder zystischer Fibrose leiden häufig unter Appetitlosigkeit und Gewichtsverlust. Nicht selten spielen Übelkeit, Erbrechen, Obstipation, Schwäche, Depression, Schmerzen oder ösophageale Erkrankungen bei der Genese eine Rolle. Die Berücksichtigung der Wünsche der Kinder bei der Auswahl der Nahrung und die Gestaltung eines angenehmen Umfeldes stellen nicht-medikamentöse therapeutische Möglichkeiten dar. Eine Gewichtszunahme konnten unter der Einnahme von Steroiden, Cannabinoiden und Megestrol beobachtet werden.

Dyspnoe Etwa jedes zweite Kind der pädiatrischen Palliativversorgung leidet am Lebensende unter Atemnot. Zahlreiche Symptome wie zähes Sekret, eine Infektion, eine obstruktiven Bronchitis, eine Flüssigkeitsüberladung, ein Pleuraerguss u. a. können Atemnot auslösen und sind in der Regel gut behandelbar. Kann das Vorliegen einer solchen Ursache ausgeschlossen werden, hat sich die Gabe von Opioiden bewährt sowie eine optimierte Lagerung im Bett, Physiotherapie bzw. Atemtherapie und Maßnahmen zur Reduktion von Angst. Mittel der zweiten Wahl sind Benzodiazepine und schwache Neuroleptika. Sauerstoff sollte nur bei nachgewiesener Hypoxie zum Einsatz kommen, Steroide bei pulmonaler Obstruktion oder Tumorbegleitödemen, die einen Bronchus verlegen. Auch ein Ventilator, der Luft ins Gesicht bläst, konnte bei vielen Kindern eine Linderung der Atemnot bewirken.

Das Lebensende unserer jungen Patienten ist häufig von Leid und Trauer geprägt. Dennoch erleben wir gerade in dieser Abschiedsphase zuweilen ein überraschend großes Spektrum des Lebens: tiefste Trauer und Verzweiflung, ansteckende Freude, ruhige Klarheit, Momente intensiver Begegnung. Den Patienten und seine Familie in diesem weiten Spektrum zu begleiten ist ein wichtiger Teil pädiatrischer Palliativmedizin.

Literatur

Literatur zu Kap. 45.1

Koren G, Bailey B (1997) New frontiers in pediatric drug therapy. Pediatr Clin North Am 44

Seyberth HW, Brochhausen C, Kurz R (2002) Probleme der pädiatrischen Pharmakotherapie und deren internationale Lösungsansätze. Monatsschr Kinderheilkd 150: 218-225

Yaffe SJ, Aranda JV (2005) Neonatal and Pediatric pharmacology: therapeutic principles in practice, 3nd edn. Lippincott Williams & Wilkins, Philadelphia Baltimore New York London Buenos Aires Hongkong Sydney Tokio

Literatur zu Kap. 45.2

Drake R, Frost J, Collins JJ (2003) The symptoms of dying children. J Pain Symptom Manage 26:594-603

Niethammer D (1999) Kinder im Angesicht ihres Todes. Eberhard-Karls-Universität, Tübingen

Zernikow B (2008) Palliativversorgung von Kindern, Jugendlichen und jungen Erwachsenen. In: Zernikow B (Hrsg) Springer, Berlin Heidelberg New York

Zernikow B (2009) Schmerztherapie bei Kindern, Jugendlichen und jungen Erwachsenen. In: Zernikow B (Hrsg) Springer, Berlin Heidelberg New York

Bildgebende Verfahren

G. Hahn, K. Glutig

C. P. Speer, M. Gahr (Hrsg), *Pädiatrie*,
DOI 10.1007/978-3-642-34269-1_46, © Springer-Verlag Berlin Heidelberg 2013

Einleitung

Für Patienten im Kindes- und Jugendalter finden alle bildgebenden Methoden ihre Anwendung: Sonographie (US), konventionelles Röntgen (RÖ), Computertomographie (CT), Magnetresonanztomographie (MRT) und Röntgenangiographie (ANG). Bei der bildgebenden Diagnostik von Kindern wird großer Wert auf die Anwendung röntgenstrahlensparender Methoden gelegt. Das spiegelt sich in der raschen und stetigen Weiterentwicklung von Sonographie und Magnetresonanztomographie wieder. In den letzten Jahren haben Ultraschall- und MRT-Untersuchungen deutlich zugenommen. Diese Untersuchungsarten kommen ohne Röntgenstrahlung aus. Gleichzeitig ist die Anzahl der Röntgenuntersuchungen im Kindesalter deutlich gesunken. Nur für die Beurteilung von knöchernen Strukturen und der Lunge haben sie ihre Bedeutung behalten. Im Gegensatz zum nordamerikanischen Raum hat die Anwendung der Computertomographie bei Kindern und Jugendlichen in Deutschland aufgrund der hohen Strahlenbelastung keine hohen Untersuchungszahlen erreicht.

Cave
Kinder sind keine kleinen Erwachsenen!

Bildgebende Methoden sollten erst nach vollständiger klinischer Untersuchung und Beurteilung der relevanten Laborwerte sowie weiterer paraklinischer Untersuchungen unter einer konkreten Fragestellung durchgeführt werden. Bisher war die Stufendiagnostik üblich: Nach einer ersten Ultraschalluntersuchung und konventioneller Röntgenaufnahme erfolgte eine Schnittbildmethode wie CT und MRT zur weiteren Diagnostik. Diesen Weg des stufenweisen Einsatzes der Bildgebung versucht man jedoch in den letzten Jahren zu verlassen, um effizient und kostengünstig, ohne großes Risiko oder Belastung für den Patienten zur entscheidenden Diagnose und der sich anschließenden Therapie zu kommen.

Vorrang für Ultraschall und MRT als biologisch unschädliche bildgebende Methoden mit umfassender Antwort auf klinische Fragestellung!

46.1 Sonographie

Die Sonographie hat als bildgebende Methode den höchsten Stellenwert im Kindesalter erreicht und kann in allen Altersgruppen ohne biologische Schädigung angewendet werden. Sie ist das wichtigste und am häufigsten angewendete diagnostische Verfahren in der Kinder- und Jugendmedizin. Fast alle Bereiche des kindlichen Organismus können mit dieser Methode sehr gut mit hoher Detailgenauigkeit dargestellt werden. Große Hochleistungsgeräte und kleine mobile Ultraschallgeräte findet man im klinischen Alltag zur Untersuchung des beweglichen, sowie des schwerstkranken intensivmedizinisch betreuten Patienten.

Insbesondere hat der Ultraschall zu einem Wandel bei der nicht chirurgischen Therapie von Invaginationen geführt. Es werden Schallköpfe mit Frequenzen von 2–10 (MHz) verwendet. Wichtig ist, dass Ultraschalluntersuchungen am Kind durch einen mit dieser Methode vertrauten Arzt durchgeführt werden, der sowohl deren Grenzen und den diagnostischen Stellenwert der anderen bildgebenden Methoden kennt. Da der Ultraschallbefund in seiner Qualität stark vom Können und der Erfahrung des Arztes abhängt, kann es rasch zu falsch-positiven oder -negativen Befunden kommen. Dies kann wiederum in teuren, aufwändigen und den Patienten belastenden Verlaufs- oder Folgeuntersuchungen mit anderen Methoden münden.

Mittels Ultraschall lassen sich Weichteile und flüssigkeitsgefüllte Areale bei Kindern sehr gut mit hoher Ortsauflösung darstellen. Die in der Diagnostik angewendeten Ultraschallwellen werden an Knochen und Luft reflektiert und/oder absorbiert. Dadurch ergeben sich die wesentlichsten Einschränkungen für den Einsatz der Sonographie. Sonographieuntersuchungen an Säuglingen und Kleinkindern erfordern einen höheren Zeitaufwand, Betreuungspersonal und umfangreiches Equipment (Bücher, CD, Video, Spielzeug u. a.) zum Ablenken der Kinder.

Indikationen Hauptindikationen sind:
- transfontanelläre Schädelsonographie beim Säugling (Abb. 46.1, Abb. 46.2, Abb. 46.3, Abb. 46.4, Abb. 46.5) sowie Sonographie des Orbitainhalts,
- Hüftsonographie beim Säugling (Abb. 46.6),
- Spinalkanal beim Säugling (Abb. 46.7),
- Hals, Mediastinum und Pleuraraum (Abb. 46.8),
- Herz,
- Abdomen, Retroperitoneum und Becken,
- Skrotum (Abb. 46.9),
- muskuloskelettales System.

Dopplersonographie Mit der Dopplersonographie sind funktionelle Aussagen über Flussphänomene, nicht nur im Gefäßsystem, möglich. Drei Dopplersonographiesysteme können genutzt werden:
- gepulste Dopplersonographie (PW-Doppler),
- Continuous-wave-Doppler (CW-Doppler),
- farbkodierte Dopplersonographie.

Bei der **gepulsten Dopplersonographie** wird die Blutströmung in Gefäßen gemessen. Sie ist geeignet zur Untersuchung von Hirn- (Abb. 46.3), Abdominal- und Extremitätenarterien sowie von Körpervenen.

Der **Continuous-wave-Doppler** kommt hauptsächlich in der Kardiologie zur Abklärung von Klappenstenosen und -insuffizienzen sowie von Shuntvitien zum Einsatz.

Bei der **farbkodierten Dopplersonographie** werden Blutströmungen, die auf den Schallkopf zugerichtet sind, rot und solche, die vom Schallkopf weg verlaufen, blau dargestellt. Sehr hohe Flussgeschwindigkeiten sind nicht erfassbar. Mit der Methode kann der genaue Verlauf der Gefäße und die Flussrichtung schnell dargestellt werden. Selbst kleinste Gefäße sind abbildbar. Unklare, im B-Bild zystisch oder tubulär imponierende Strukturen lassen sich damit schnell dem Gefäßsystem zuordnen oder davon abgrenzen.

Die gleichzeitige Wiedergabe des zweidimensionalen Schnittbildes (B-Mode) und des Dopplerfrequenzspektrums wird als **Duplexsonographie** bezeichnet.

46.2 Röntgen

Von Röntgenstrahlen ist bekannt, dass sie biologischen Schaden am Menschen verursachen können. Bei welcher Dosis jedoch eine Schädigung der Körperzelle oder der Keimzelle eintritt ist nicht genau bekannt.

Cave
Der beste Strahlenschutz besteht darin, eine Röntgenuntersuchung nicht durchzuführen!

Strahlenschutz Bei Kindern sollte aus folgenden Gründen eine besondere Beachtung des Strahlenschutzes erfolgen:
- hohe Mitoserate der Gewebe im Kindesalter,
- hohe relative Volumendosis durch eng benachbarte Organe,

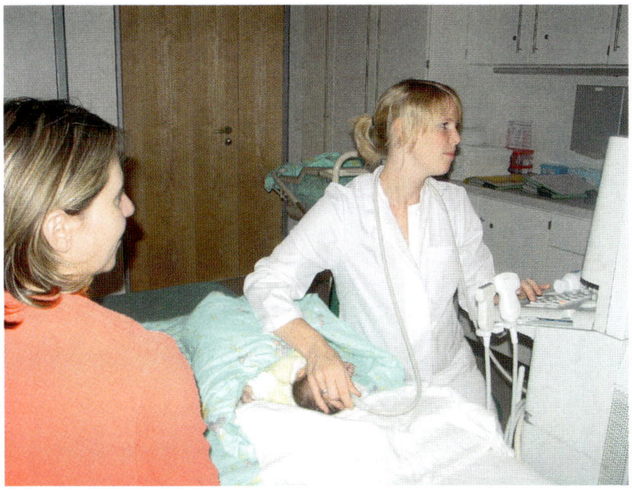

Abb. 46.1 Sonographie des Schädels beim Neugeborenen transfontanellär mit begleitender Mutter: Durch die offene große Fontanelle beim Neugeborenen und Säugling können mit einem Sektorschallkopf die intrakraniellen Strukturen untersucht werden. Dabei erfolgt die Einstellung von standardisierten Sagittal- und Koronarschnitten. Mit der farbkodierten Dopplersonographie werden die intrakraniellen Gefäße dargestellt

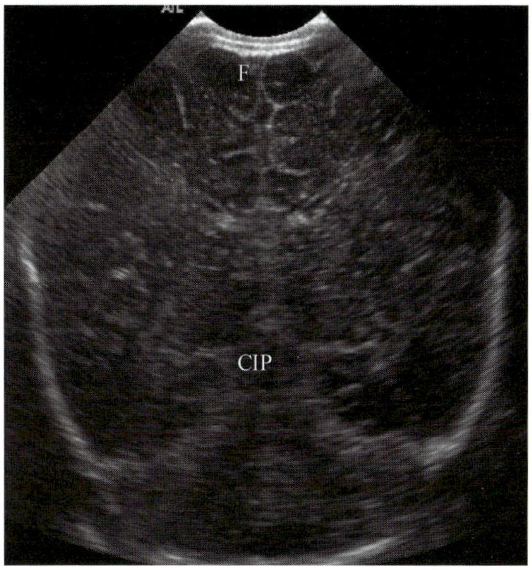

Abb. 46.2 Transfontanelläre Schädelsonographie: Beispiel eines hinteren Koronarschnittes in Höhe der Cisterna interpeduncularis (*CIP*), normaler Befund. Schallkopfnah ist gut der Interhemisphärenspalt mit der Falx cerebri zu erkennen (F)

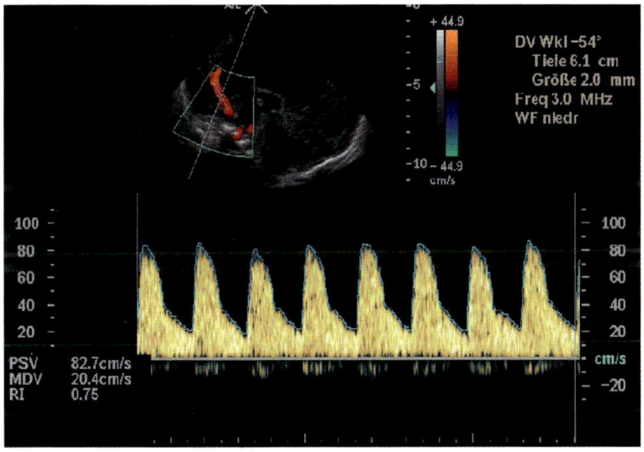

Abb. 46.3 Transfontanelläre gepulste Dopplersonographie mit Darstellung der Arteria cerebri anterior im medianen Sagittalschnitt. Das Frequenzspektrum (*gelb*) zeigt einen normalen systolisch-diastolischen Vorwärtsfluss

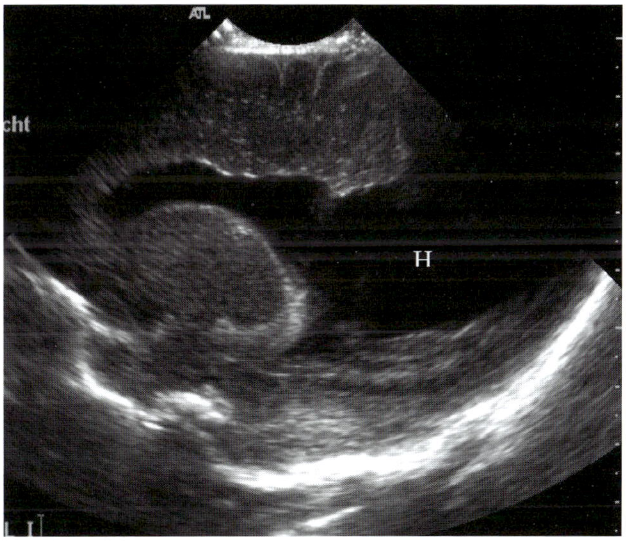

Abb. 46.4 Transfontanelläre Schädelsonographie. Paramedianer Sagittalschnitt. Schizenzephalie. Es besteht ein Hirnparenchymdefekt (*H*). Dieser imponiert als ein großer echoleerer flüssigkeitsgefüllter Hohlraum okzipital. Dadurch entsteht eine liquorgefüllte Verbindung zwischen dem Seitenventrikelhinterhorn und den äußeren Liquorräumen

- große Strahlenabsorption durch hohen Wassergehalt der Gewebe,
- größeres Risiko eines somatischen Schadens bei langer zu erwartender Lebensdauer,
- Weitergabe des genetischen Materials (potenzielle Eltern).

Für Kinder findet streng das **ALARA-Prinzip** (»as low as reasonable achievable«) Anwendung. Das heißt, dass nur so viel wie nötig und so wenig wie möglich an Röntgenstrahlung bei Kindern und Jugendlichen verwendet werden soll. Für die rechtfertigende Indikation einer Röntgenuntersuchung mit der Exposition ionisierender Strahlung am Kind ist der fachkundige Kinderradiologe verantwortlich. Röntgenuntersuchung ohne diagnostischen Wert oder therapeutische Konsequenz sind zu unterlassen. Alternative bildgebende Verfahren ohne ionisierende Strahlung (Ultraschall, MRT) müssen Priorität gegenüber einer Röntgenuntersuchung besitzen.

Voraussetzungen Röntgenuntersuchungen am Kind sind nur durch speziell ausgebildete Medizinisch-Technische-Assistenten/-innen und einen Kinderradiologen, die die Besonderheiten des Strahlenschutzes im Kindesalter beherrschen, durchzuführen. Dazu gehören:

- strahlensparende Röntgentechniken (digitale Radiographie, Speicherfolientechnik der 2. Generation, gepulste Durchleuchtung),
- indikationsgerechte Anzahl an Röntgenaufnahmen,
- kurze Belichtungszeiten und hohe Röhrenspannung (>60 kV),
- optimale Feldgröße durch Einblendung (so klein wie möglich),
- Anwendung von Filtern laut Röntgenverordnung (Al- und Cu-Zusatzfilter),

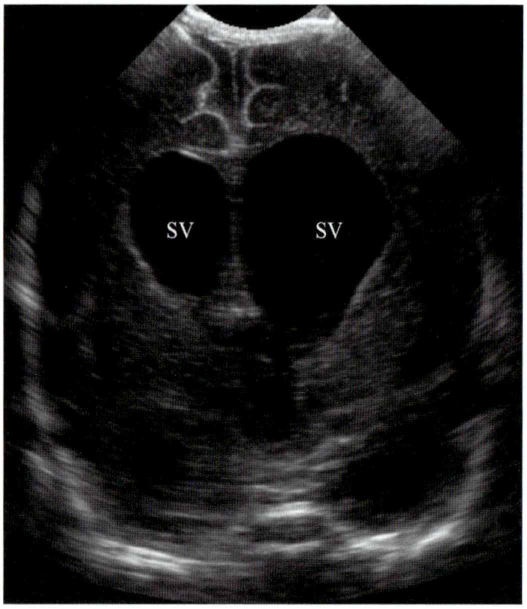

Abb. 46.5 Transfontanelläre Schädelsonographie. Mittlerer Koronarschnitt in Höhe des dritten Ventrikels. Erhebliche asymmetrische Erweiterung der Seitenventrikel (*SV*) als Zeichen für einen Hydrozephalus. Ursächlich häufig posthämorrhagisch nach intrakraniellen Blutungen bei Frühgeburtlichkeit

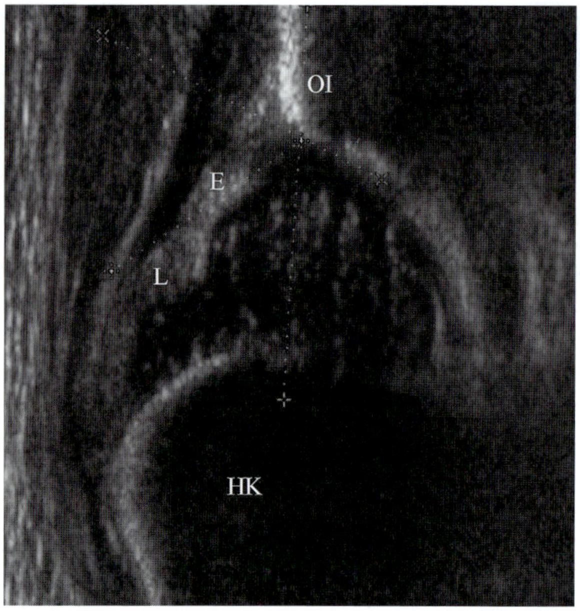

Abb. 46.6 Hüftsonographie. Normalbefund eines Neugeborenen. Typ Ib nach Graf mit ausgereiftem Hüftgelenk: gute knöcherne (Os ilium – *OI*) und knorplige (Erker – *E*) Überdachung des Hüftkopfes (*HK*) mit echoreichem Labrum (*L*)

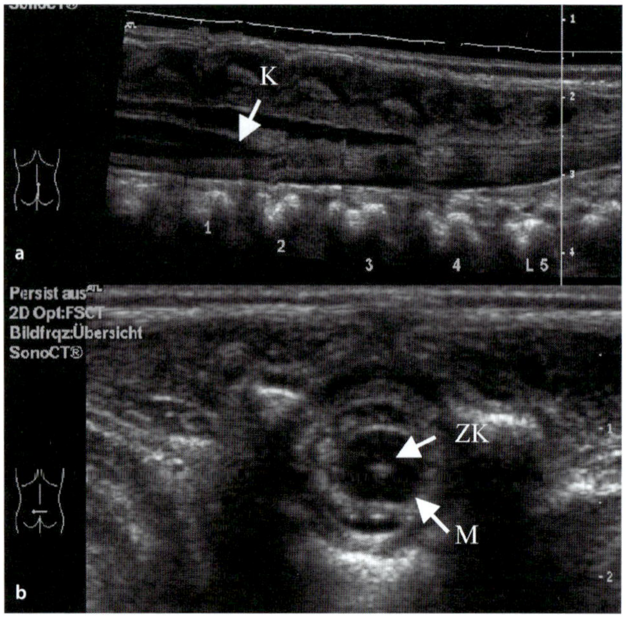

Abb. 46.7a, b Spinale Sonographie im Längs- (**a**) und im Querschnitt (**b**). Normales echoarmes Myelon (*M*) und strich- (**a**) bzw. punktförmiger (**b**) echoreicher Zentralkanal (*ZK*). Conus medullaris (*K*) in Höhe von LWK 2

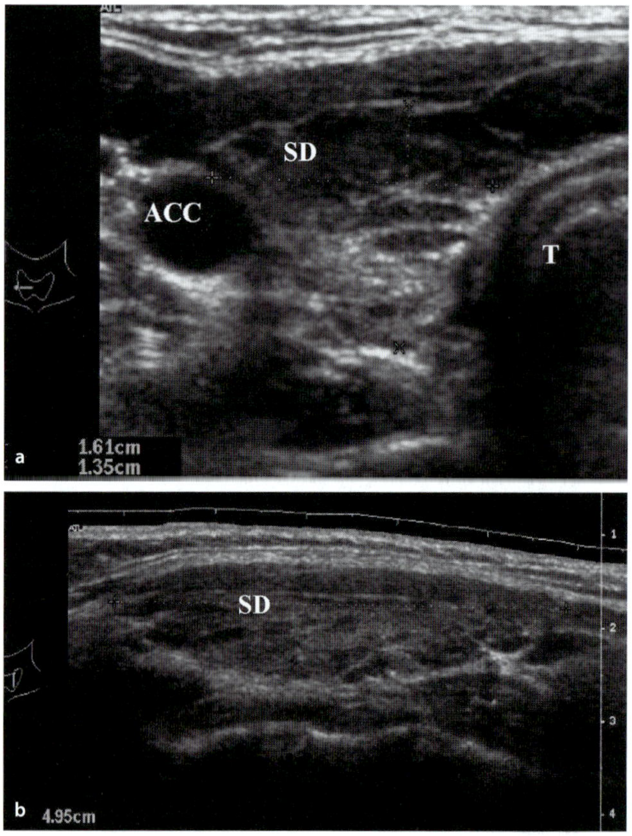

Abb. 46.8a, b Schilddrüsensonographie im Quer- (**a**) und Längsschnitt (**b**). Hashimotothyreoiditis. Inhomogene Echotextur des Schilddrüsengewebes (*SD*) zwischen Trachea (*T*) und Arteria carotis communis dextra (*ACC*). Bestimmung des Volumens der Schilddrüse mit der Ellipsoidformel V (ml) = a (cm) × b (cm) × c (cm) × 0,532, wobei das Einzelvolumen der beiden Schilddrüsenlappen addiert wird

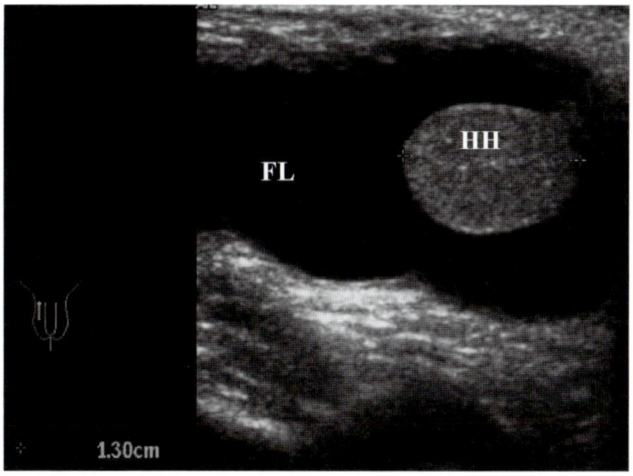

■ **Abb. 46.9** Hodensonographie im Längsschnitt. Hydrocele testis des Neugeborenen. Echoleere Flüssigkeit (*FL*) im Skrotum bei normalgroßem homogenen Hoden (*H*)

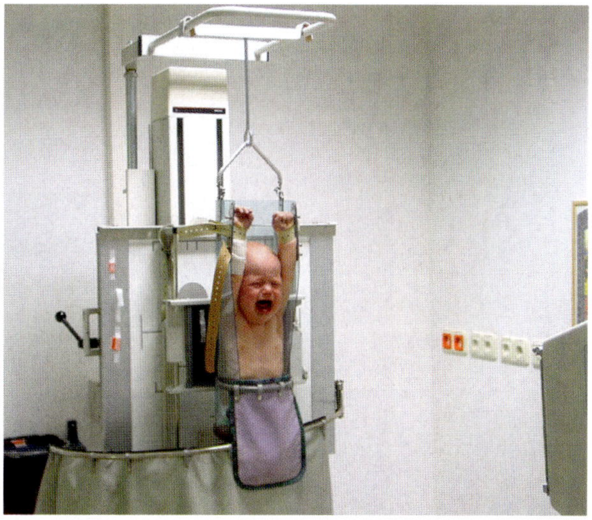

■ **Abb. 46.10** Röntgen des Thorax im Hängen beim Säugling

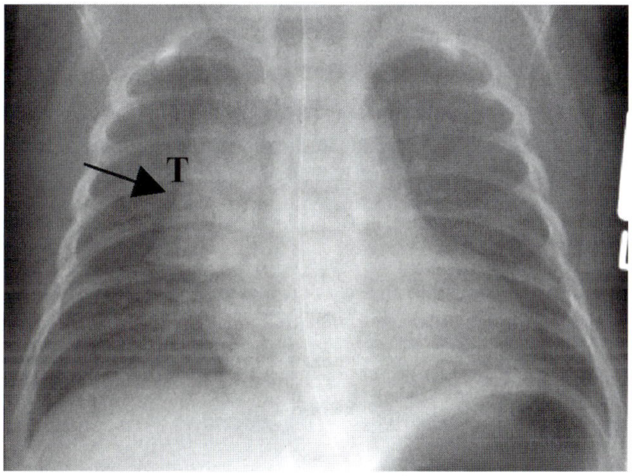

■ **Abb. 46.11** Röntgen-Thoraxaufnahme vom Säugling im Hängen mit altersphysiologischem, großen Thymus (*T*), der nach rechts bis in den kleinen Lappenspalt reicht und keiner weiteren Diagnostik bedarf

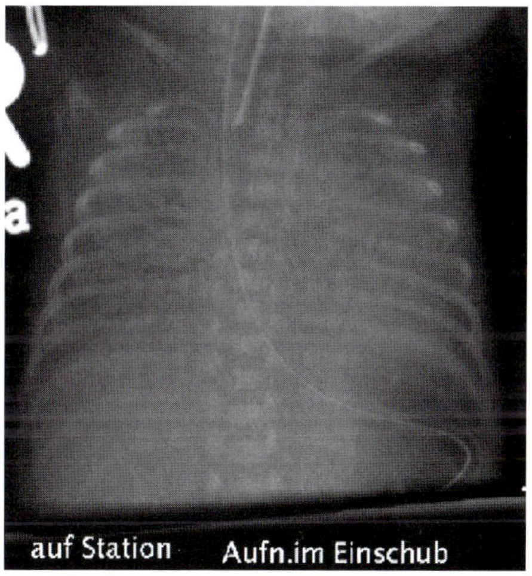

■ **Abb. 46.12** Röntgen-Thoraxaufnahme des Frühgeborenen im Liegen (Speicherfolienkasette im Einschub des Inkubators) auf der Intensivstation bei Atemnotsyndrom IV. Grades (weißer Thorax mit positivem Luftbronchogramm) und Trachealtubus unter Beatmung

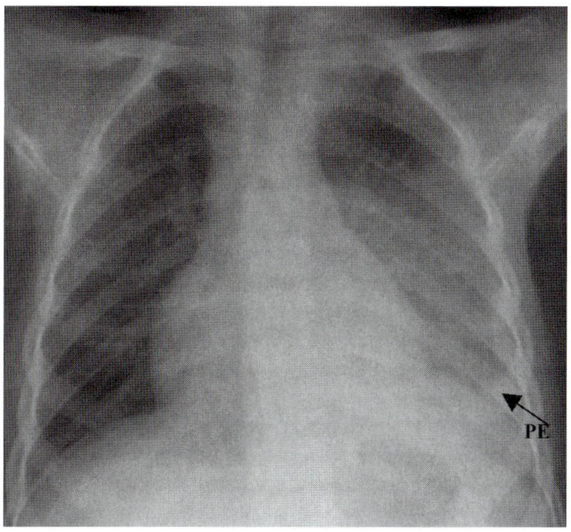

■ **Abb. 46.13** Röntgen-Thoraxaufnahme bei Unterlappenpneumonie links mit Pleuraerguss (*PE*)

- auswechselbares Streustrahlenraster,
- Gonadenschutz,
- Immobilisationstechniken (Sandsäcke, Kompressorien, Babixhüllen u. a.).

Indikationen Häufigste Indikationen für eine Röntgenuntersuchung bei Kindern und Jugendlichen sind:

- Röntgen-Thorax bei Verdacht auf Pneumonie (■ Abb. 46.10, ■ Abb. 46.11, ■ Abb. 46.12, ■ Abb. 46.13),
- Neugeborenenthorax auf der Intensivstation,
- Trauma des Skelettes (■ Abb. 46.14),
- akutes Abdomen,
- Knochenalterbestimmung,
- Fehlbildungen des Skelettes, der Lunge und des Abdomen,
- Lokalisation von Fremdmaterial und Fremdkörpern (■ Abb. 46.15).

Bei den **Röntgen-Thoraxaufnahmen** geht es meistens um die Abklärung bei Verdacht auf eine Pneumonie. Frühgeborene werden auf

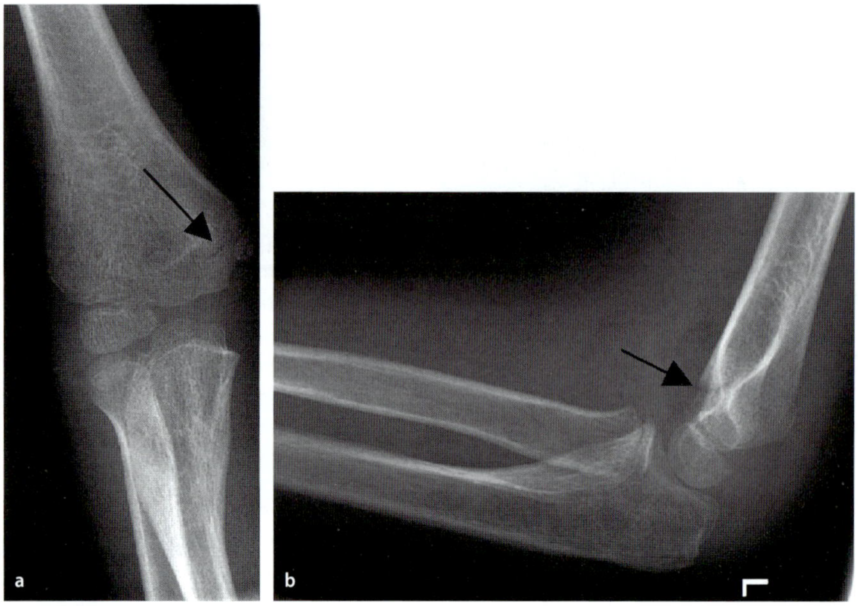

Abb. 46.14a, b Röntgenaufnahme des Ellenbogengelenkes in 2 Ebenen bei suprakondylärer Humerusfraktur ohne Dislokation

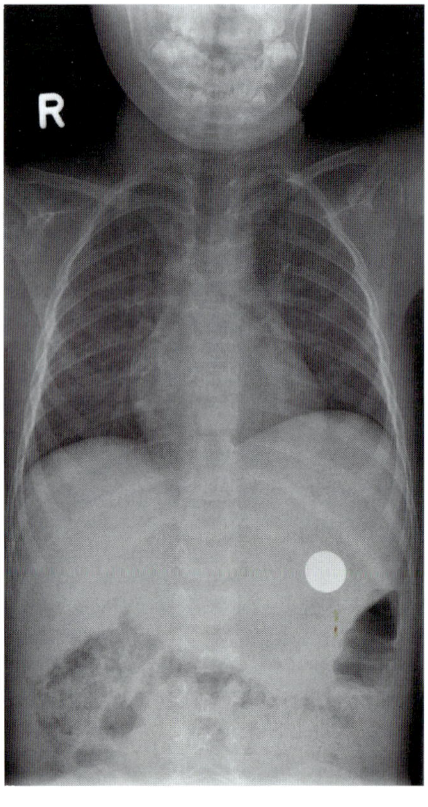

Abb. 46.15 Röntgenaufnahme von Hals, Thorax und Abdomen (untere Zahnleiste bis Beckenschaufel). Nach Ingestion einer Knopfbatterie befindet sich diese noch im Magen

der Intensivstation geröntgt, um ein Atemnotsyndrom (Abb. 46.15) zu beweisen und im weiteren Verlauf Komplikationen wie das interstitielle Emphysem und der Pneumothorax oder eine später sich entwickelnde bronchopulmonale Dysplasie rechtzeitig zu diagnostizieren. Gleichzeitig dienen die Röntgenaufnahmen der Dokumentation der korrekten Tubus- und Katheterlagen am Patienten. Röntgenthoraxaufnahmen beim Kind erfolgen prinzipiell nur in einer Ebene (a.p.). Die seitliche Thoraxaufnahme bietet keine diagnoserelevante Information, verdoppelt jedoch die Röntgenstrahlendosis.

Bei der Abklärung eines **Traumas** ist nach wie vor das Röntgenbild des betroffenen Skelettes in 2 aufeinander senkrecht stehenden Ebenen die sinnvollste und effizienteste Methode. Bei komplizierten oder unklaren, im Röntgenbild nicht eindeutig zu klärenden, Befunden, kann eine zusätzlich durchgeführte Sonographie, MRT oder seltener CT weitere therapeutisch relevante Informationen erbringen.

Das **Knochenalter** wird im Kindesalter mit einer Röntgenaufnahme der linken Hand bestimmt. Im Säuglingsalter erfolgt die Bestimmung mittels einer seitlichen Röntgenaufnahme des Fußes. Der Ossifikationsstand der abgebildeten Skelettanteile wird anhand eines Atlas mit Referenzbildern für unterschiedliche Altersgruppen verglichen und somit dem entsprechenden Alter zugeordnet.

Das **intravenöse Urogramm** findet im Kindesalter kaum noch Verwendung. Es wurde durch den Ultraschall, das CT und das MRT abgelöst.

Röntgenuntersuchungen, die bei Kindern möglichst vermieden werden sollten, sind das Schädel-Röntgen beim blanden Schädel-Hirn-Trauma (SHT Grad I–II), Nasennebenhöhlen-Aufnahmen zum Ausschluss einer Sinusitis, präoperative Röntgenthoraxaufnahmen und kontralaterale Skelettaufnahmen zum Seitenvergleich bei Frakturverdacht.

Röntgendurchleuchtungsuntersuchungen haben im Kindesalter weiterhin noch einen Stellenwert. Dazu gehören:
- Miktionszysto-Urethrogramm (MCU; Abb. 46.16),
- Ösophagus-Magen-Darmpassagen,
- Trochoskopie.

Hierbei ist die Verwendung eines modernen Durchleuchtungsgerätes mit gepulster Durchleuchtung und anderen strahlensparenden Techniken notwendig. Die Lokalisation eines unklaren Thoraxbefundes mittels Durchleuchtung ist heute obsolet und sollte durch andere Methoden erfolgen (US, MRT, CT). Auch Röntgen-Bronchographien mit Kontrastmittel haben ihren Stellenwert in der pulmologischen Diagnostik im Kindesalter aufgrund der 3D-CT-Techniken mit virtueller Bronchoskopie verloren.

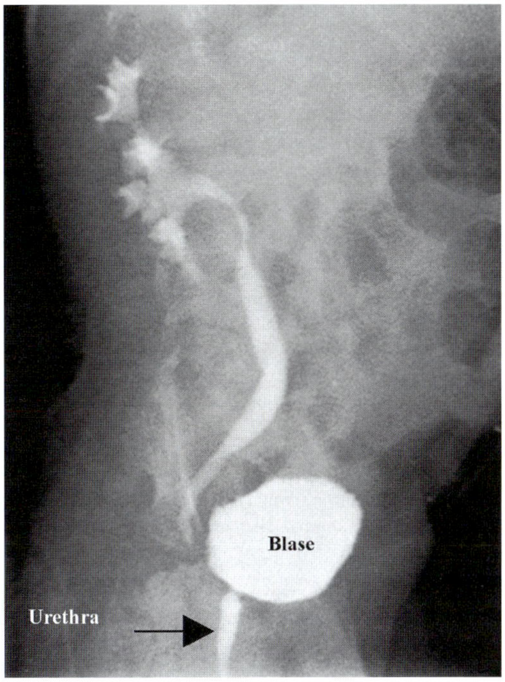

Abb. 46.16 Miktionszystourethrogramm (MCU) mit vesiko-ureteralem Reflux III. Grades rechts, seitliche Aufnahme: Das in die Blase gegebene Kontrastmittel zeigt einen Reflux nach kranial in den rechten Ureter und das Nierenbeckenkelchsystem

46.3 Computertomographie

Die Computertomographie (CT) ist heute eine bildgebende Methode mit sehr weiter Verbreitung. In der klinischen Routine ist sie bis zu 24 h verfügbar. Problematisch bei der Anwendung an Kindern sind die hohe Strahlenbelastung und die notwendige Immobilisation durch eine Sedierung oder Narkose. So sollte vor jeder Indikationsstellung einer CT-Untersuchung überlegt werden, ob nicht mit einer anderen biologisch nicht schädlichen bildgebenden Methode die gleiche oder eine bessere Aussage getroffen werden kann.

Die CT-Technik hat sich in den letzten Jahren rasant weiterentwickelt. Mit der Entwicklung des **Multislice-CT** (MSCT) ist eine sehr schnelle Bildakquisition mit drastischer Verkürzung der Scanzeiten und sehr dünnen effektiven Schichtdicken (im Submillimeterbereich) möglich geworden. Die hohe Ortsauflösung mit isotropen Voxeln ermöglicht multiplanare Bildrekonstruktionen. Davon profitieren die kindlichen Patienten, da bei sehr kurzen Scanzeiten Atem- oder Bewegungsartefakte die Bildqualität kaum noch beeinträchtigen.

Mit dieser CT-Technik sind die Mengen an i.v. Kontrastmittel reduzierbar. Die Standarddosis für Kontrastmittelapplikation beträgt ca. 1–2 ml/kg KG. Die neuen CT-Geräte werden zunehmend mit strahlensparenden Techniken ausgestattet, so dass die Kontrastmittelmenge sowohl an die Fragestellung und das Volumen des Patienten angepasst werden kann.

In der Kinderradiologie hat sich die »Low-dose«-Technik entwickelt. Zur Beurteilung von knöchernen Strukturen (Abb. 46.17) reicht eine extrem niedrige Strahlendosis (ca. 20-mAs-Röhrenstrom) aus. Die entstehenden Bilder besitzen ausreichende Qualität, um eine diagnostische Aussage zu geben. Trotz der technischen Weiterentwicklungen sollten CT-Untersuchungen am Kind nur durch den mit der Methode und den Erkrankungen des Kindesalters vertrauten Kinderradiologen durchgeführt werden.

Cave
Eine individuelle Dosisanpassung ist für jede CT-Untersuchung am Kind erforderlich.

Indikationen Weiter bestehende Indikationen für CT-Untersuchungen, die nicht durch den diagnostischen Fortschritt von Sonographie und MR-Tomographie heute obsolet sind, stellen dar:
- das kindliche Polytrauma (Abb. 46.18),
- höhergradiges Schädel-Hirn-Trauma sowie der akute Notfall am Schädel (Abb. 46.19),
- Urolithiasis,
- komplexe Skelettfehlbildungen oder Frakturen,
- Lungenbeurteilung, insbesondere die komplizierte Pneumonie, Fehlbildungen und interstitielle Lungenparenchymerkrankungen (Abb. 46.20, Abb. 46.21, Abb. 46.22).

Das intubierte, polytraumatisierte Kind muss schnellstens einer hocheffizienten Diagnostik zugeführt werden. Der Goldstandard

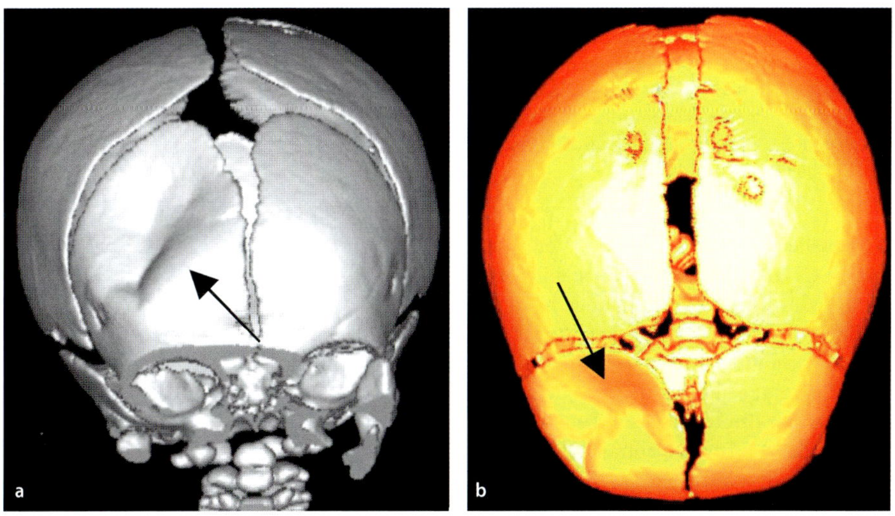

Abb. 46.17a, b Computertomographie des Schädels bei geburtstraumatisch bedingter Pingpongballfraktur des Os frontale rechts mit erheblich reduzierter Strahlendosis (25 mAs), 3D-Rekonstruktion in frontaler Ansicht (a) sowie von oben (b)

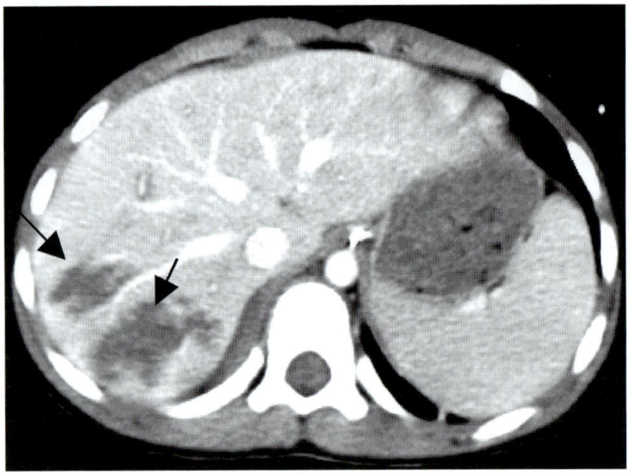

Abb. 46.18 Computertomographie des Abdomens mit Kontrastmittel i.v. bei stumpfem Bauchtrauma: Unregelmäßig begrenzte fleckförmige hypodense intrahepatische Parenchymlazerationen und Hämatome

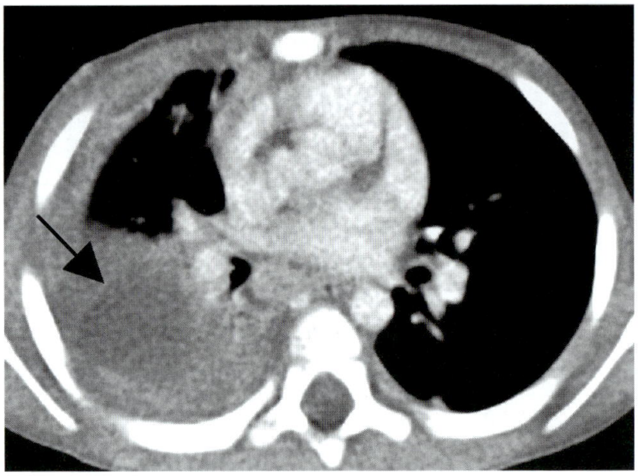

Abb. 46.20 Computertomographie des Thorax mit Kontrastmittel i.v.: primär abszedierende Pneumonie des rechten Unterlappens

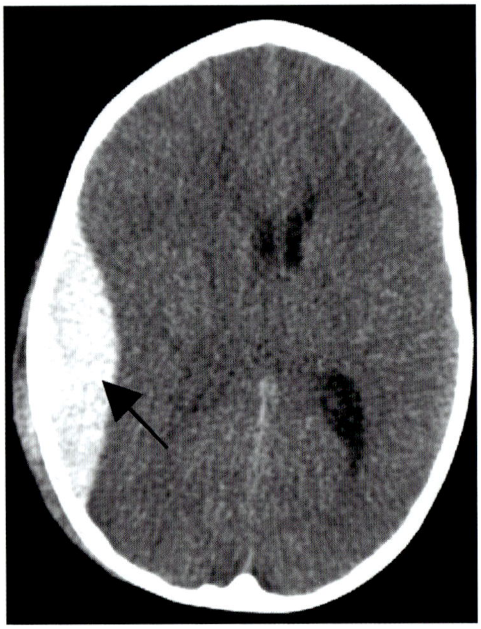

Abb. 46.19 Computertomographie des Schädels bei traumatisch bedingtem Epiduralhämatom rechts parietal mit erheblich reduzierter Strahlendosis (25 mAs). Konvexbogige hyperdense Blutung mit bereits raumfordernder Wirkung, erkennbar an der Mittellinienverlagerung nach links und dem komprimierten rechten Seitenventrikel. Eine rasche operative Entlastung der Blutung ist unbedingt erforderlich

beim **Polytrauma** im Kindesalter ist weiterhin das CT. Voraussetzung für eine aussagekräftige CT-Untersuchung ist ein stabilisiertes Kind mit zuverlässigem venösem Zugang. Dann können beim abdominellen Trauma sicher Verletzungen der parenchymatösen Oberbauchorgane wie Pankreasrupturen, Einrisse oder Zerreißungen von Leber, Milz oder Hohlorganen festgestellt werden. Freie Flüssigkeit im Abdomen kann identifiziert und quantifiziert werden. Eine akute Blutung lässt sich durch aktiven Kontrastmittelaustritt aus Gefäßen beweisen. Zusätzlich können Frakturen an Rippen, Wirbelkörpern und Becken festgestellt werden. Darüber hinaus sind am Thorax Lungenparenchymkontusionen, -lazerationen oder ein Pneumothorax exakt und schnell diagnostizierbar. Anhand der unmittelbar beurteilbaren CT-Bilder ist eine rasche Entscheidung über operative oder konservative Therapie möglich.

Die CT ist der Goldstandard für das polytraumatisierte Kind.

Schädelverletzungen beim polytraumatisierten Kind und Jugendlichen geben eine Indikation für ein Schädel-CT. Therapierelevante intrakranielle Blutungen sind rasch detektierbar. Zwischen epiduralen (Abb. 46.19), subduralen, intraparenchymatösen und/oder Subarachnoidalblutung kann sicher unterschieden werden. Bei älteren Säuglingen mit bereits verschlossener Fontanelle und Verdacht auf Hirndruck besteht ebenfalls eine Indikationen für ein Schädel-CT. Zur Beantwortung dieser Fragestellung ist ein Schädel-CT in »Low-dose«-Technik mit 1/10 der üblichen Strahlendosis ausreichend. Akut neurologisch auffällige Patienten sollten primär mittels einer MRT-Untersuchung abgeklärt werden. Insbesondere der Verdacht auf entzündliche cerebrale Veränderungen sowie Hirntumoren, Infarkte, Sinusvenenthrombosen und Gefäßfehlbildungen sind besser im MRT zu diagnostizieren.

Bei **Kraniosynostosen** eignet sich eine präoperative »Low-dose«-CT mit anschließender 3D-Rekonstruktion für die Operationsindikationsstellung und 3D-Visualisierung der Schädelform. Vorzeitige Nahtverschlüsse können zuverlässig dargestellt werden.

In der Diagnostik der **Urolithiasis** hat sich in den letzten Jahren ein Wandel vollzogen. Der Ultraschall ist die Methode der ersten Wahl geworden. Renale oder ureterale Konkremente lassen sich meist darstellen. Bei ungenügender Aussage durch den Ultraschall kann ein natives »Low-dose«-CT durchgeführt werden. Die CT des Abdomens ohne Kontrastmittel besitzt hierbei die höchste Effektivität, um renale oder ureterale Konkremente zu erkennen.

Hohen diagnostischen Stellenwert besitzt das CT zur Abklärung von **Lungenerkrankungen** im Kindesalter. Das trifft sowohl für akute als auch chronische Erkrankungen der Lunge zu. Häufigste Indikationen für eine CT-Untersuchung des Thorax sind Infektionen, Metastasen, Lungentumoren, sowie Anomalien der Luftwege, Bronchiektasen und Fremdkörper. Bei einer einseitig »weißen« Lunge in der konventionellen Röntgen-Thoraxaufnahme trägt das CT zur Klärung des sich maskierenden Befundes entscheidend bei. Mit Hilfe einer kontrastmittelunterstützte MSCT kann sehr gut zwischen Erguss, Abszedierung (Abb. 46.20), Tumor, Fehlbildung oder Atelektase differenziert werden. Je nach Fragestellung und Größe des Kindes sollte die Strahlendosis durch den Kinderradiolo-

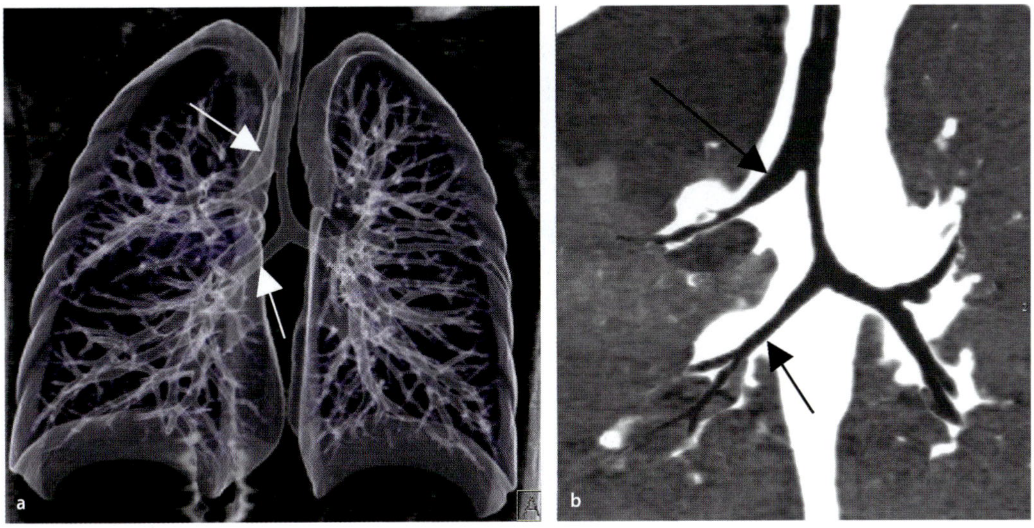

Abb. 46.21a, b Computertomographie des Thorax bei Bronchusfehlbildung mit bridging bronchus. **a** Volumenrekonstruktionstechnik (*VRT*) mit einem Doppelkontrasteffekt von Lunge und Tracheobronchialsystem. Hervorragend lässt sich die hohe Bifurkation und der atypische Abgang des rechten Oberlappenbronchus (*Pfeil oben*) und rechten Unterlappenbronchus mit Überkreuzung von links (*Pfeil unten*) darstellen. **b** Multiplanare Rekonstruktion (*MPR*) in koronarer Schnittführung entlang der Trachea und der Hauptbronchien. Es stellt sich ein dünnlumiger rechter Unterlappenbronchus (*Pfeil unten*) dar. Der linke Hauptbronchus zeigt ebenfalls ein verschmälertes Lumen. In der fiberoptischen Bronchoskopie konnte er mit dem kleinsten Bronchoskop nicht passiert werden

gen individualisiert werden. Interstitielle pulmonale Veränderungen der Lunge werden durch dünnschichtige, hochauflösende Bilder im Submillimeterbereich exzellent dargestellt. Indikationen für eine höhere Strahlendosis des Thorax-CT sind interstitielle Lungenstrukturveränderungen und beginnende Bronchiektasen, welche bei hoher Detailschärfe abgrenzbar sind. Vorteilhaft ist die Möglichkeit mehrfacher Bildrekonstruktionen aus dem akquirierten Rohdatensatz. Ein spezielles »Lungenfenster« dient der Beurteilung der Lungenstruktur und ein »Weichteilfenster« ermöglicht die Beurteilung mediastinaler sowie von Thoraxwandstrukuren.

Cave
Die unklare »weiße« Lunge im konventionellen Röntgenthorax muss durch ein Thorax-CT abgeklärt werden.

Fehlbildungen und erworbene **Veränderungen der Tracheobronchialwege** (Abb. 46.22) lassen sich ähnlich der fiberoptischen invasiven Bronchoskopie durch die virtuelle Bronchoskopie dreidimensional darstellen. Als Grundlage multiplanarer Rekonstruktion dient ein MSCT-Volumendatensatz mit nahezu isotropen Voxeln. Vorteilhaft ist die Beurteilung poststenotischer Abschnitte des Tracheobronchialsystems, die der invasiven Bronchoskopie nicht zugänglich sind. Durch virtuelle Bronchoskopie und Rekonstruktion in beliebiger dreidimensionaler Ausrichtung intrathorakaler Organe gelingt es, enge anatomische Beziehungen zwischen den zuführenden Luftwegen und den umgebenden Gefäßen oder anderen mediastinalen Strukturen zu verdeutlichen.

Die Computertomographie kann gleichfalls mit großem Erfolg zur bildgebenden Unterstützung bei minimalinvasiver Diagnostik oder Therapie eingesetzt werden (Abb. 46.23).

Im Jahr 2006 wurde vom Bundesamt für Strahlenschutz eine Erhebung zur Ermittlung repräsentativer Daten der Patientenexposition bei häufigen pädiatrischen CT-Untersuchungen in Auftrag gegeben (Abb. 46.24). Daraus wurden Vorschläge und Empfehlungen zu Referenzwerten eingebracht.

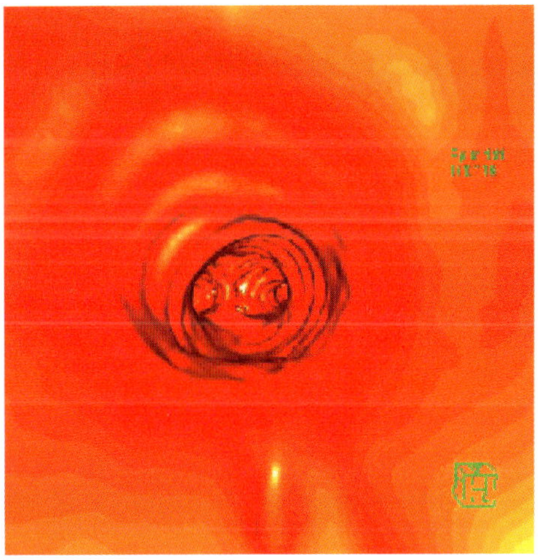

Abb. 46.22 Computertomographie des Thorax mit virtueller Bronchoskopie: 3D-Rekonstruktionsverfahren der Trachea mit Blick von kranial nach kaudal auf die Carina und Aufzweigung der beiden Hauptbronchien. Dadurch ist eine »bronchoskopische« Beurteilung der Tracheobronchialwege möglich

46.4 Magnetresonanztomographie

Die MRT erzeugt mit bestem Weichteilkontrast und hohem anatomischem Detail multiplanare Schnittbilder vom menschlichen Körper. Der Patient wird einem starken Magnetfeld ausgesetzt und durch Hochfrequenzradiowellen angeregt. Das Bild entsteht aus dem daraufhin gesendeten Signal der Wasserstoffprotonen der unterschiedlichen Gewebe im Körper.

Die MRT ist nach heutiger Erkenntnis biologisch unschädlich.

Die Magnetresonanztomographie hat sich in den letzten Jahren rasch weiterentwickelt. Diese Methode führt hocheffektiv zur Diagnose und zur sich anschließenden Therapie. Sie ist nach der Sono-

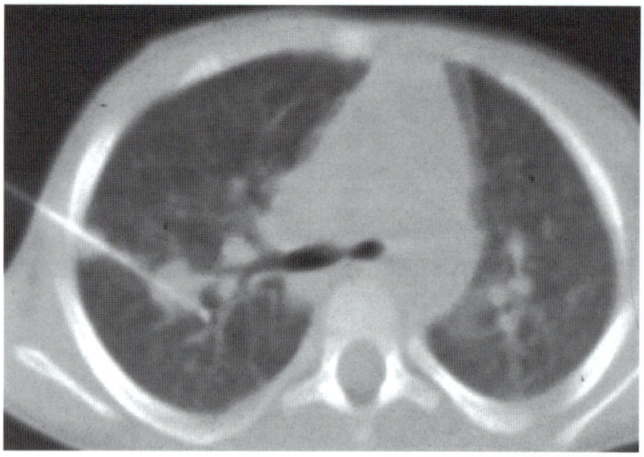

■ **Abb. 46.23** CT-gestützte Lungenstanzbiopsie zur Abklärung eines hilusnahen Rundinfiltrates im Unterlappen rechts bei einem Patienten mit angeborenem Immundefekt (septische Granulomatose). Low-dose-Technik mit 25 mAs

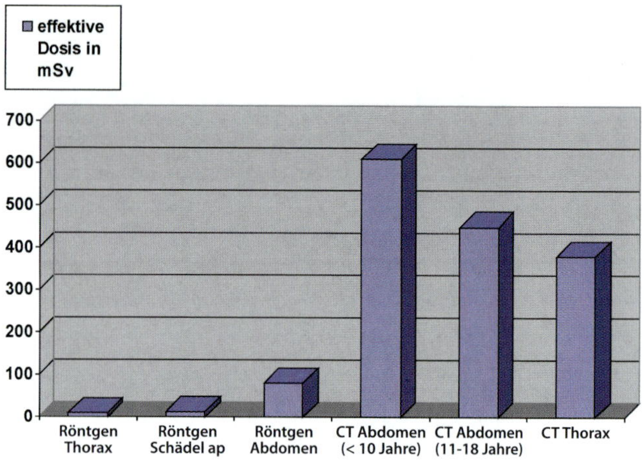

■ **Abb. 46.24** Strahlenbelastung im Vergleich zwischen Röntgenaufnahme und CT-Untersuchung bei Kindern und Jugendlichen

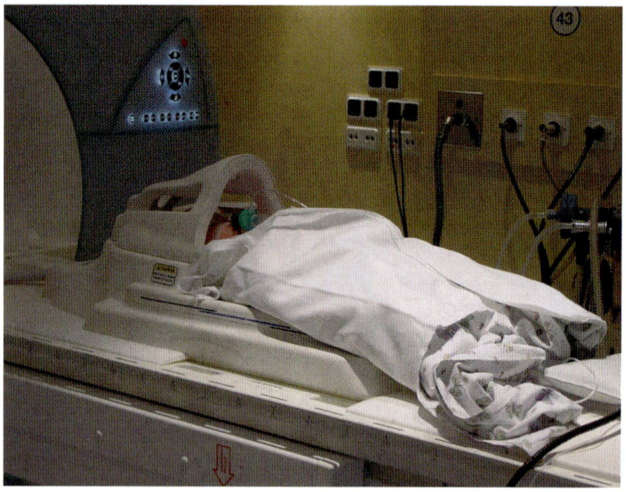

■ **Abb. 46.25** MRT des Schädels beim intubierten und beatmeten Säugling mit einer speziellen kombinierten Schädel- und Wirbelsäulenspule

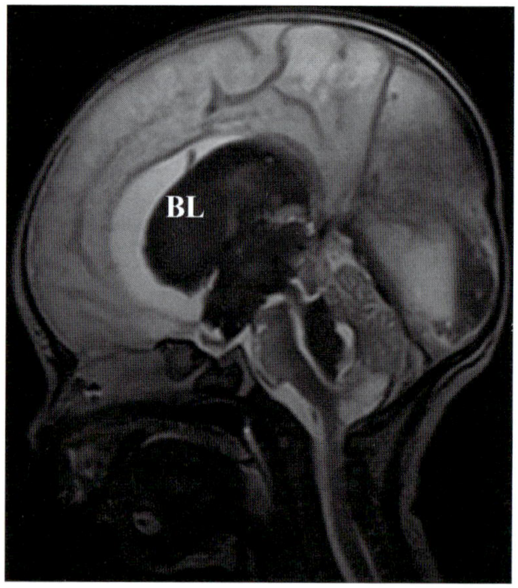

■ **Abb. 46.26** MRT des Schädels beim Neugeborenen mit kongenitaler Hirnblutung (*BL*) unklarer Genese mit Ventrikeleinbruch und Hydrozephalus

graphie das wichtigste Diagnose- und Schnittbildverfahren in der Kinderradiologie. Absolute **Kontraindikationen** sind im Kindesalter der Herzschrittmacher (z. B. nach Herztransplantation) und im Körper bewegliche magnetische Fremdkörper (meist Kochleaimplantate).

Einschränkungen der MRT als exzellente bildgebende Methode ergeben sich durch metallische Implantate (feste Zahnspange, Osteosynthesemateriel, Prothesen, Clips). Sie rufen Bildartefakte hervor, die zu einer Behinderung der Bildbeurteilung der betroffenen Region führen. Lange Endoprothesen nach Tumoroperationen an den Extremitätenknochen verhindern die exakte Beurteilbarkeit der umgebenden Weichteile und knöchernen Strukturen.

Problematisch sind bei der MRT im Gegensatz zum CT die verhältnismäßig langen **Untersuchungszeiten** von ca. 30 min bis ca. eine Stunde. MRT-Untersuchungen an Neugeborenen und Säuglingen müssen meistens in **Narkose** erfolgen, um artefaktfreie Bilder zu akquirieren. Eine speziell für Kinder ausgelegte hochempfindliche **Spulentechnik** sollte vorhanden sein, da das MRT-Signal bei sehr kleinem Körpervolumen sehr gering ist. Dann sind ausreichend gut beurteilbare Bilder bei diesen kleinen Verhältnissen rekonstruierbar. Um zeitsparend und ohne Umlagerung eine kombinierte Untersuchung von Schädel und Wirbelsäule im Säuglings- und Kleinkindesalter durchführen zu können, stehen spezielle Kopf-Wirbelsäulen-Spulen (■ Abb. 46.25) zur Verfügung. Für Klein- und Vorschulkinder reicht häufig eine Sedierung für die MRT-Untersuchung aus, damit das Kind während der einzelnen Sequenzen von ca. 5 min Dauer still liegt. Ein erfahrenes Team, bestehend aus speziell für Kinderuntersuchungen ausgebildeten MTRA, Radiologen, Anästhesisten und Kinderärzten, ist für erfolgreiche hoch effektive Untersuchungen sehr hilfreich.

Eine komplette MRT-Untersuchung setzt sich prinzipiell aus mehreren unterschiedlichen gewichteten **Sequenzen** (T1, T2 u. a.) zusammen. Viele Fragestellungen erfordern die Gabe von gadoliniumhaltigem **Kontrastmittel**. Das wird mit einer Standarddosis von 0,1 mmol/kg KG gespritzt und ist im Kindesalter sehr gut verträglich.

Indikationen Für **ZNS-Untersuchungen** (■ Abb. 46.26) ist die MRT die beste bildgebende Methode bei Kindern aller Altersgruppen. Fehlbildungen (■ Abb. 46.27), Myelinisierungsstörungen, Infarkte,

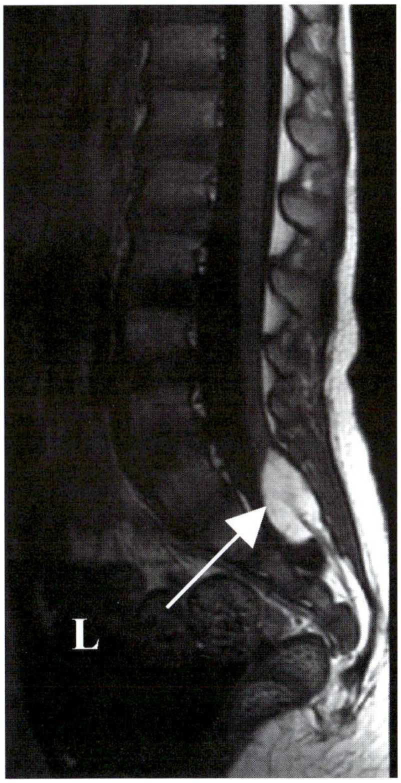

■ **Abb. 46.27** MRT der Wirbelsäule bei »tethered cord« und Fixierung des Conus medullaris in einem terminalen Lipom (*L*) in Höhe von SWK 1

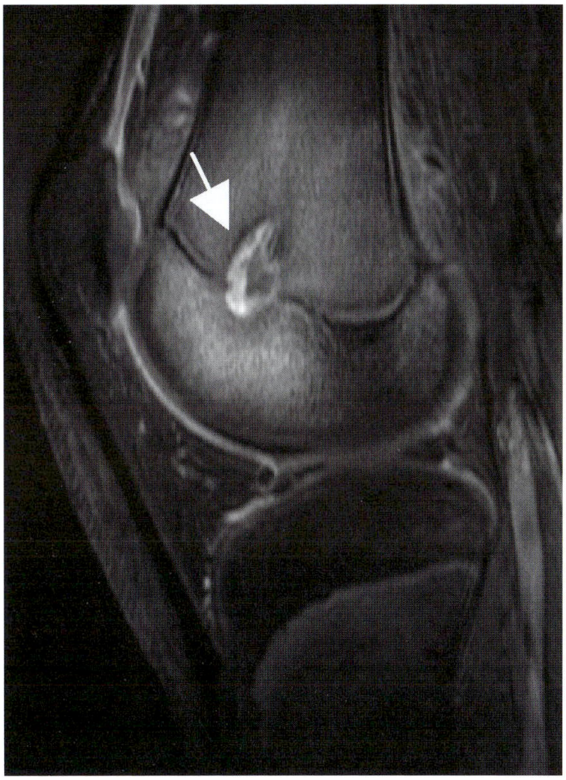

■ **Abb. 46.28** MRT des Kniegelenks bei Brodie-Abszess des distalen Femurs unter Beteiligung der Meta- und Epiphyse und ausgedehntem Umgebungsödem

Tumoren und entzündliche Veränderungen können sicher dargestellt werden.

Prinzipiell sind MRT-Untersuchungen an fast allen Körperregionen einsetzbar. Die MRT ist zur Diagnostik der **Knochenerkrankungen**, wie z. B. Osteomyelitis (■ Abb. 46.28) oder ossäre Tumorerkrankungen, im Kindesalter etabliert. Intraossäre Läsionen sind bereits im frühen Krankheitsstadium durch ein fokales Ödem im Knochenmarksraum sichtbar. Im Gegensatz dazu lassen sich in konventionellen Aufnahmen röntgenologische Veränderungen wie Osteolysen oder Knochenneubildungen erst deutlich später nachweisen. Die Szintigraphie besitzt kaum noch einen Stellenwert bei der Einordnung von Knochenläsionen.

Eine diagnostisch exzellente Abbildung von **soliden Tumoren** in verschiedenen Ebenen gelingt nur mit dem MRT. Die für das Kindesalter typischen bösartigen Neoplasien, wie das Neuroblastom, Nephroblastom (■ Abb. 46.29), Rhabdomyosarkom, Hepatoblastom, Lymphom u. a. sind mit einer MRT-Untersuchung sicher zu detektieren. Retroperitoneale oder intraspinale Anteile lassen sich komplett und überlagerungsfrei darstellen. Vorteilhaft sind exakte Volumenbestimmungen sowie die Differenzierung zwischen vitalen Tumoranteilen und Nekrosen. Eine Tumorinvasion in benachbarte Organe und Strukturen ist sicher nachweisbar. Eine kontrastmittelunterstützte Bolusangiographie bildet die Beziehung des Tumors zu den Gefäßen ab. Gefäßanomalien oder -varianten und tumorbedingte Gefäßverschlüsse können aufgezeigt werden.

Stark T2-gewichtete Volumensequenzen und anschließend errechnete MIP-Summationsbilder (»maximum intensity projection«) bilden nichtinvasiv **Gallenwege** und **Pankreasgang** ab. Die rein diagnostische invasive ERCP ist aufgrund des hohen Komplikationsrisikos durch die MR-Cholangio-Pankreatikographie (■ Abb. 46.30) verdrängt worden. Von Vorteil ist die Darstellbarkeit von Gangstrukturen distal von hochgradigen Stenosen, wie z. B. angeborene Choledochuszysten. Nach der Sonographie kann die MRT bei der Pankreatitis den Nachweis von Komplikationen oder angeborenen Anomalien bringen, sowie den weiteren Krankheitsverlauf kontrollieren.

Zunehmend hat die MRT einen wichtigen Stellenwert bei der Diagnostik und Verlaufskontrolle der **chronisch-entzündlichen Darmerkrankungen** (CED) eingenommen (■ Abb. 46.31). Die Differenzierung von Komplikationen wie Fisteln und Abszessen gelingt sicher.

Die rasante Weiterentwicklung der MRT-Technik ermöglicht eine Untersuchung von unruhigen und nicht kooperativen Kindern. Durch atem- und EKG-getriggerte Sequenzen können artefaktfreie und hochaufgelöste Bilder in bewegten Körperregionen erzeugt werden. Bildartefakte durch ungerichtete Bewegungen des Kindes werden durch innovative Software in der Bilddatenrekonstruktion korrigiert.

Die **Ganzkörper-MRT** weist als Suchmethode sehr gute Ergebnisse mit hoher Sensitivität bei der Detektion von Knochenmetastasen bei Tumorerkrankungen (■ Abb. 46.32) und entzündlichen Knochenerkrankungen auf. Somit stellt die Ganzkörper-MRT eine strahlungsfreie Untersuchungsalternative zur Szintigraphie und zur PET dar. Der gesamte Körper des Patienten wird mit Oberflächenspulen bedeckt und die Untersuchung dauert je nach Größe des Kindes und der Anzahl der verwendeten Sequenzen ca. 30 min bis eine Stunde.

Auch **intrauterin** lässt sich der Fetus bereits mit dem MRT darstellen, um z. B. bei Fehlbildungen prognostische Aussagen zu treffen und den richtigen Zeitpunkt für postnatale Therapien zu finden (■ Abb. 46.33).

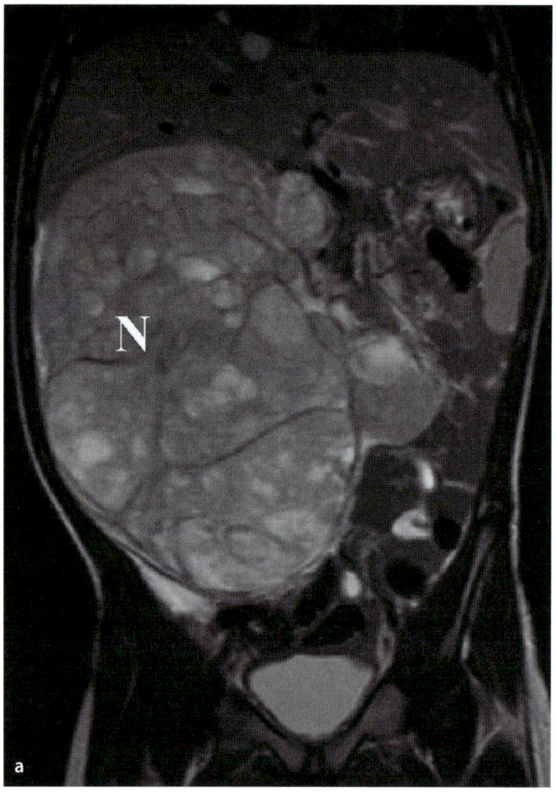

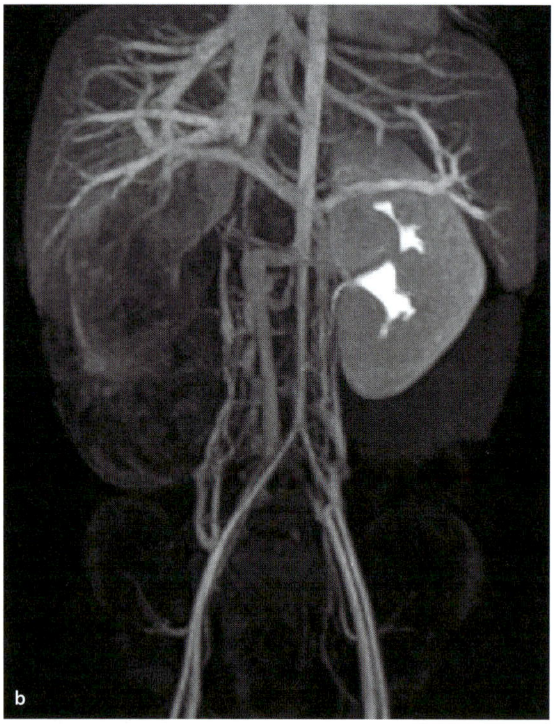

Abb. 46.29a, b MRT des Abdomens. **a** Koronare T2-TSE-gewichtete Sequenz bei einem 2-jährigen Mädchen mit einem Nephroblastom (*N*) der rechten Niere. Große knotige überwiegend hyperintense Raumforderung im rechten Mittelbauch und konsekutive Verdrängung der umgebenden Organe. **b** Nachweis einer Thrombose der V. cava inferior. MR-Angiographie, MPR in koronarer Rekonstruktion, venöse Phase

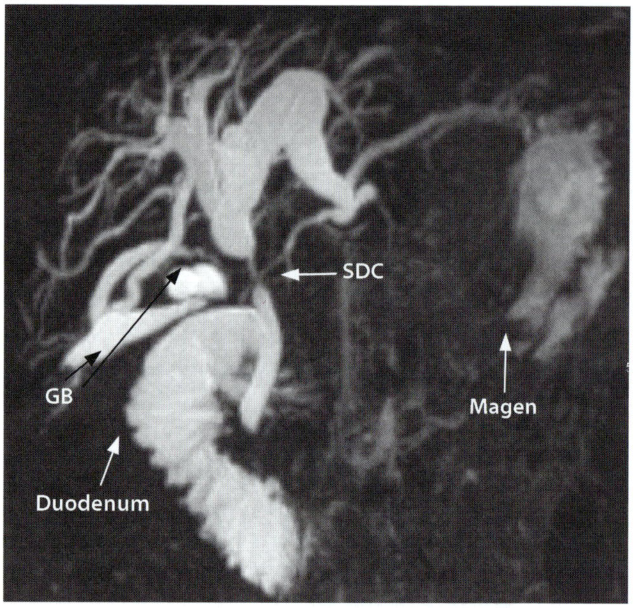

Abb. 46.30 MRCP bei Stenose des Ductus choledochus (SDC) und doppelter Gallenblasenanlage (GB) mit Dilatation der intrahepatischen Gallengänge

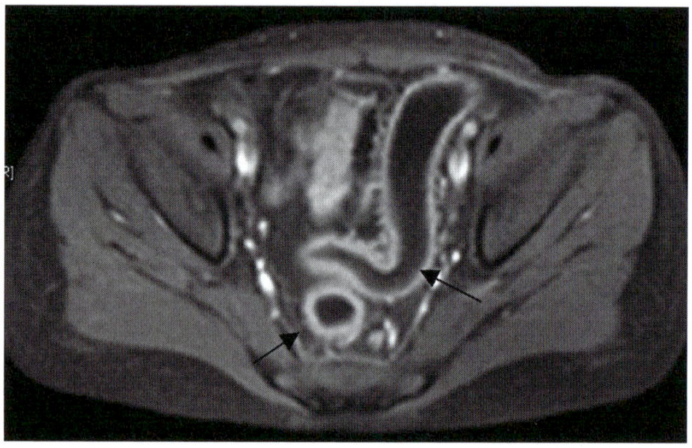

Abb. 46.31 MRT (T1-gewichtete fettgesättigte Sequenzen nach Kontrastmittelapplikation) des Abdomens bei Morbus Crohn mit Kolonbefall. Verdickung der Wandung von Rektum und Sigma (*Pfeile*)

46.5 Angiographie

Die konventionelle Angiographie ist für Kinder aufgrund der hohen Invasivität eine seltene Untersuchung. Nur nach strengster Indikationsstellung sollte sie von einem erfahrenen Angiographiker durchgeführt werden. Punktionen der kindlichen Arterien lösen an dem kleinen Gefäßkaliber rasch einen Gefäßspasmus aus. Komplikationen sind Blutungen oder Gefäßverschlüsse. Es können im weiteren Verlauf Wachstumsstörungen durch die verminderte Durchblutung auftreten.

Die heute verwendeten nichtionischen jodhaltigen Röntgenkontrastmittel zur Gefäßdarstellung sind im Kindesalter gut verträglich. Die **Strahlenbelastung** kann abhängig von der Untersuchungsregion und der Durchleuchtungszeit beträchtlich sein. Angiographien müssen meist in Narkose oder mit Sedierung durchgeführt werden. Primär sollten daher erst alle anderen strahlensparenden Techniken mit besonderer Sorgfalt zur Beurteilung der Gefäße angewendet

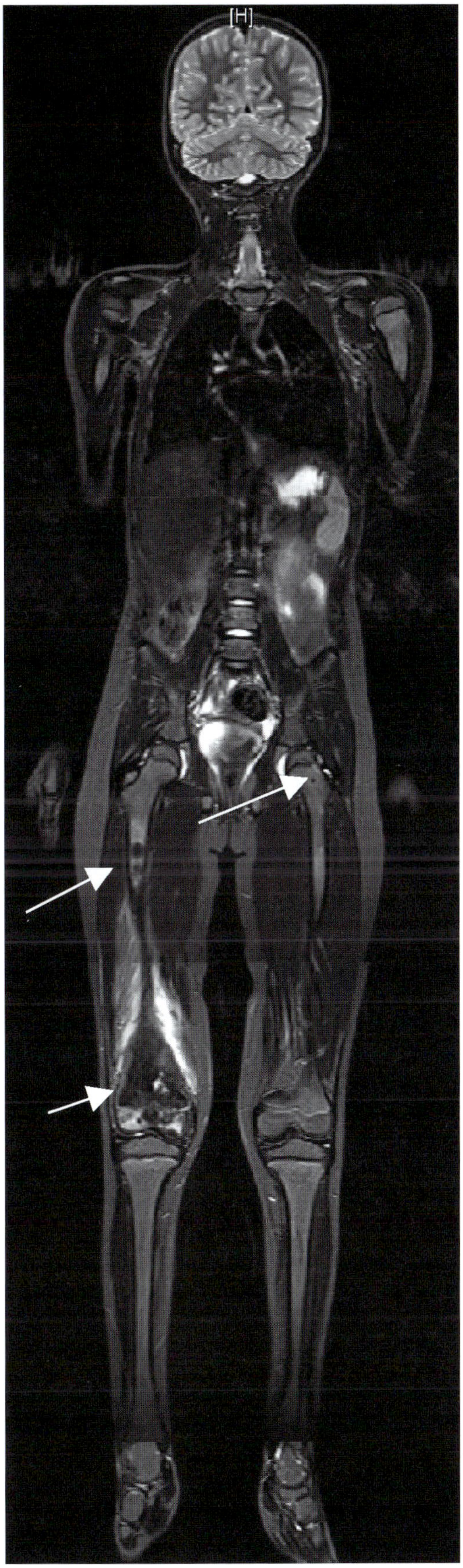

Abb. 46.32 Ganzkörper-MRT (TIRM-Sequenzen) bei Osteosarkom des distalen Femurs rechts. Knochenmetastasen im Femurschaft (»skip lesions«) und im Schenkelhals links (*Pfeile*)

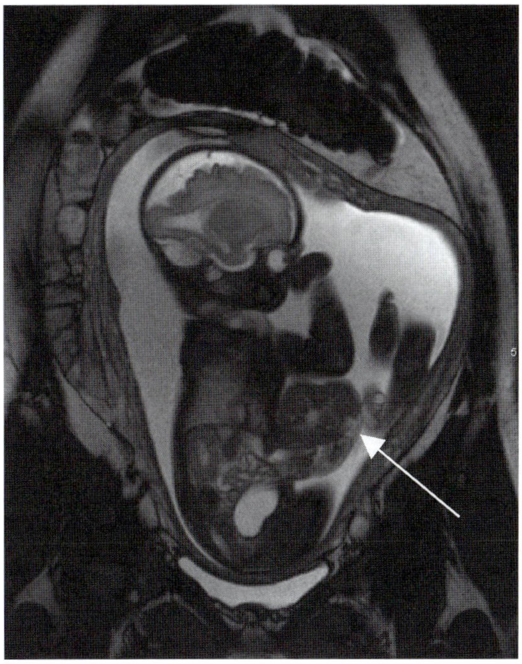

Abb. 46.33 Intrauterines MRT eines Feten mit Gastroschisis. Darm- und Leberanteile liegen außerhalb der Bauchhöhle

werden. Die nichtinvasiven Methoden (Dopplersonographie, Angio-MRT (Abb. 46.34) oder Angio-CT) reichen häufig vor geplanten Interventionen zur Gefäßdarstellung aus.

Indikationen der Angiographie

- Diagnostische Angiographie
  - Gefäßfehlbildungen (Abb. 46.34, Abb. 46.35, Abb. 46.36)
  - Gefäßverletzungen
  - Komplikationen zentraler Venenkatheter
- Interventionelle Angiographie
  - Embolisationen
  - Dilatationen
  - Lyse

46.6 Kindesmisshandlung

Das Erkennen einer Kindesmisshandlung (»battered child syndrome«) stellt eine große Anforderung an den Kinderradiologen dar. Laut BKA wurden 2006 2962 Fälle von Kindesmisshandlungen in Deutschland bekannt. Es ist jedoch davon auszugehen, dass eine erheblich höhere Dunkelziffer existiert. Wie aus Zahlen in den USA bekannt, nimmt die körperliche oder sexuelle Misshandlung und Vernachlässigung von Kindern in den letzten Jahren deutlich zu.

Die Kindesmisshandlung wird durch die Kombination von sozialer Anamnese, Klinik und Bildgebung diagnostiziert. Das Erkennen eines typischen Verletzungsmusters durch den behandelnden Kinderarzt gibt den entscheidenden Hinweis, um die richtige bildgebende Diagnostik einzuleiten. Die Wahl des adäquaten bildgebenden Verfahrens ist ebenso entscheidend wie der zeitgerechte Einsatz.

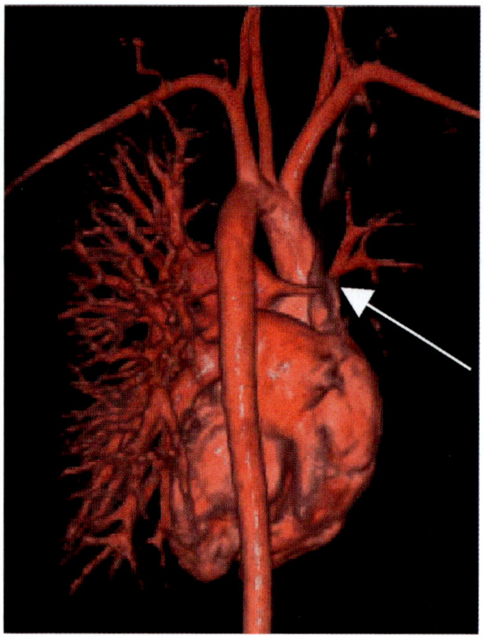

Abb. 46.34 MR-Angiographie bei Takayashu-Arteriitis mit fast vollständigem Verschluss der Arteria pulmonalis rechts

5 Formen von Kindsmisshandlung
- Körperliche Misshandlung
- Sexuelle Misshandlung
- Psychische Misshandlung
- Vernachlässigung
- Münchhausen-Stellvertreter-Syndrom

Eine Kindesmisshandlung muss vermutet werden, wenn ein vorher gesunder Säugling plötzlich durch Krampfanfälle, Apathie oder Koma bei fehlenden äußerlichen Verletzungszeichen und unklarer, nicht adäquater Anamnese beim Arzt vorgestellt wird.

Klinik

Bei Kindern im 1. Lebensjahr findet die körperliche Misshandlung durch zu heftiges Schütteln (»**shaken baby syndrome**«) als impulsiver Ausdruck von Ärger und Aggression durch die betreuende Person statt. Dabei wird der Säugling mit beiden Händen um den Thorax oder an den Oberarmen gehalten und in sagittaler Richtung geschüttelt. Der Kopf schlägt nach vorn und hinten und wird in der jeweiligen Extremposition abrupt gestoppt. Bei diesem Bewegungsmuster bewirken komplexe Kräfte die Schädigung des Gehirns. Durch die Verschiebung der einzelnen Gewebsschichten kommt es zu einem Abriss von Brückenvenen zwischen Schädelkalotte und Gehirn. Das führt zu den typischen in den Interhemispärenspalt reichenden supra- und infratentoriellen subduralen Hämatomen (Abb. 46.37), die sich im weiteren Verlauf in subdurale Hygrome umwandeln. Durch einwirkende Scherkräfte kann es gleichzeitig zu intraparenchymatösen Einblutungen und einem fokalen Hirnödem kommen. Des Weiteren entstehen die pathognomonischen retinalen Einblutungen. Diese können 1 Woche nach Ereignis jedoch wieder resorbiert sein.

Durch zusätzliches Aufschlagen des Schädels auf einen harten Untergrund kann es zu Kalottenfrakturen und epiduralen Hämatomen (»**shaken impact syndrome**«) kommen (Abb. 46.38, Abb. 46.39, Abb. 46.40).

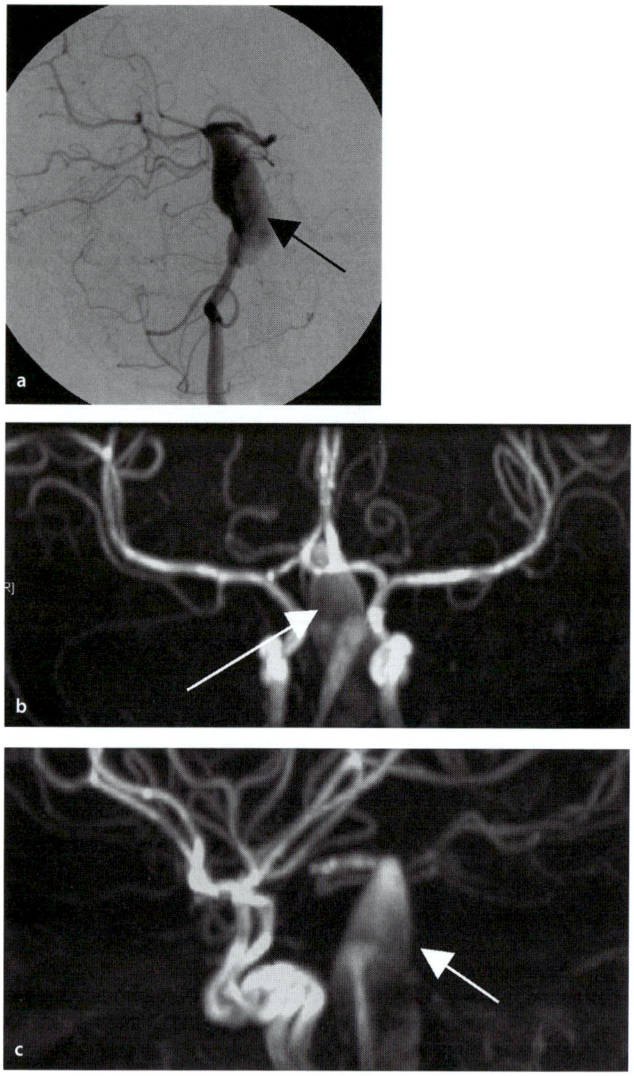

Abb. 46.35a–c Konventionelle Röntgen-Angiographie (**a**) der A. basilaris mit Darstellung einer Megadolichobasilaris. Gleicher Befund zur Diagnosestellung in der MR-Angiographie (**b**: frontale Ansicht, **c**: seitliche Projektion in MIP-Technik)

Diagnose

Die akute Bildgebung sollte beim instabilen Kind mit auffälliger Neurologie zum Nachweis von Schädelfrakturen, subduralen und intraparenchymatösen Blutungen und Ödem mit Mittellinienverlagerung mittels Schädel-CT unverzüglich durchgeführt werden. Die konventionelle Röntgen-Schädelübersichtsaufnahme hat in der akuten Diagnostik keinen sicheren Wert. Ebenso ist die Schädelsonographie bei Verdacht auf Kindesmisshandlung nicht ausreichend. Für die differenzierte Darstellung des komplexen intrakraniellen Verletzungsmusters nach Schütteltrauma besitzt das MRT den höchsten Stellenwert mit der sichersten diagnostischen und gutachterlichen Aussagefähigkeit.

Weitere typische Verletzungsmuster beim »shaken baby syndrome« sind:
- beidseitige Rippenserienfrakturen lateral und paravertebral dorsal durch Kompression des Thorax mit beiden Händen (Abb. 46.41),
- metaphysäre Kantenausrisse an den langen Röhrenknochen (besonders untere Extremität) durch gelenknahe grobe Gewalt.

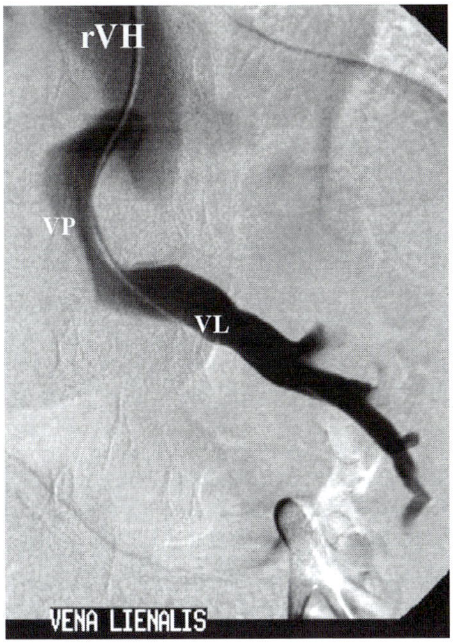

▪ **Abb. 46.36** Röntgen-Angiographie mit direkter Darstellung eines portosystemischen kongenitalen Shunts, bei dem die atypische Vena portae (*VP*) nach Zusammenfluss von Vena lienalis (*VL*) und Vena mesenterica superior direkt in den rechten Vorhof (*rVH*) mündet

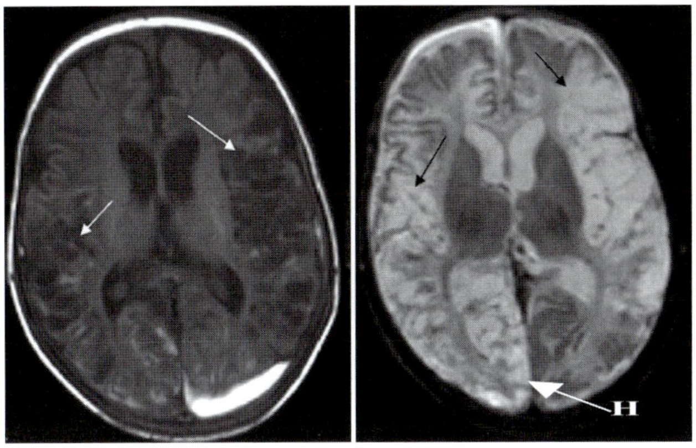

▪ **Abb. 46.37** MRT des Schädels: ausgeprägte zystische Enzephalomalazie beidseits mit hämorrhagischer Komponente kortikal und subduralem Hämatom (*H*) links okzipital bis in den Interhemisphärenspalt reichend

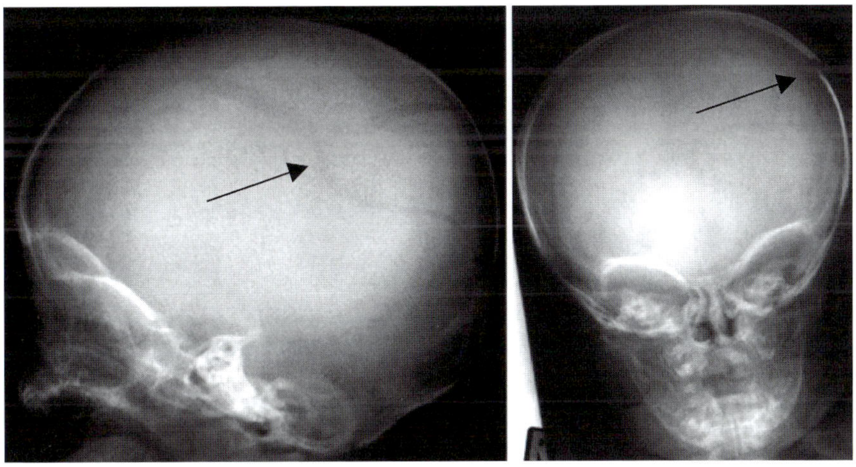

▪ **Abb. 46.38** Röntgenaufnahme des Schädels in 2 Ebenen: Berstungsfraktur der Schädelkalotte links parietal

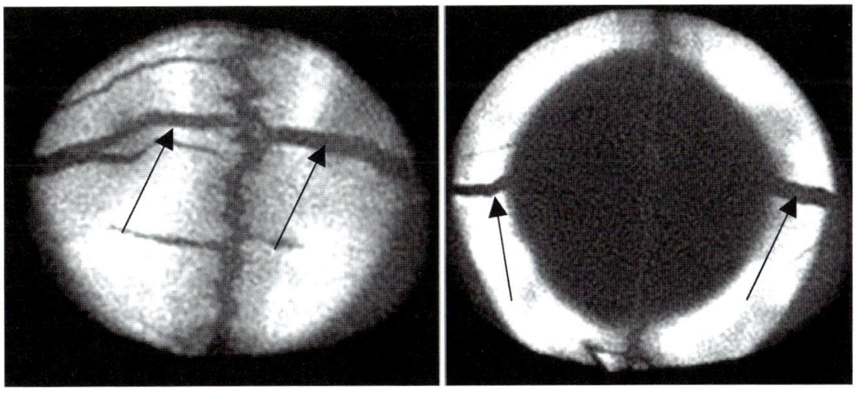

▪ **Abb. 46.39** CT des Schädels: biparietale, die Sagittalnaht kreuzende Kalottenfraktur

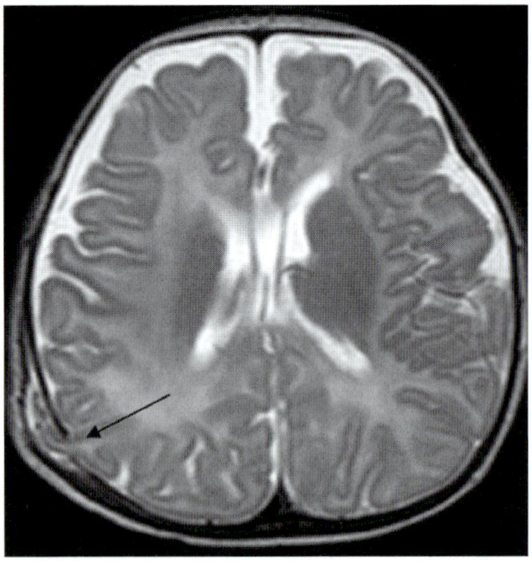

Abb. 46.40 MRT des Schädels: T2-gewichtete Sequenz mit wachsender Fraktur rechts parietookzipital und eingeklemmtem Hirnparenchym subperiostal

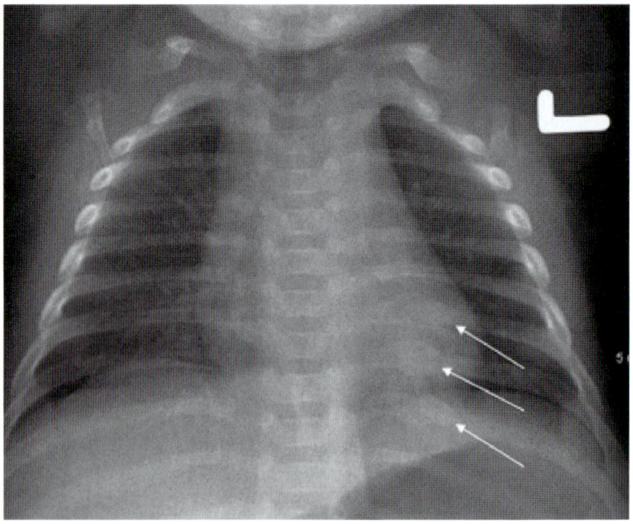

Abb. 46.41 Röntgenaufnahme des Thorax: 7.–9. Rippe links paravertebral mit kugelförmigen Kallus nach Fraktur

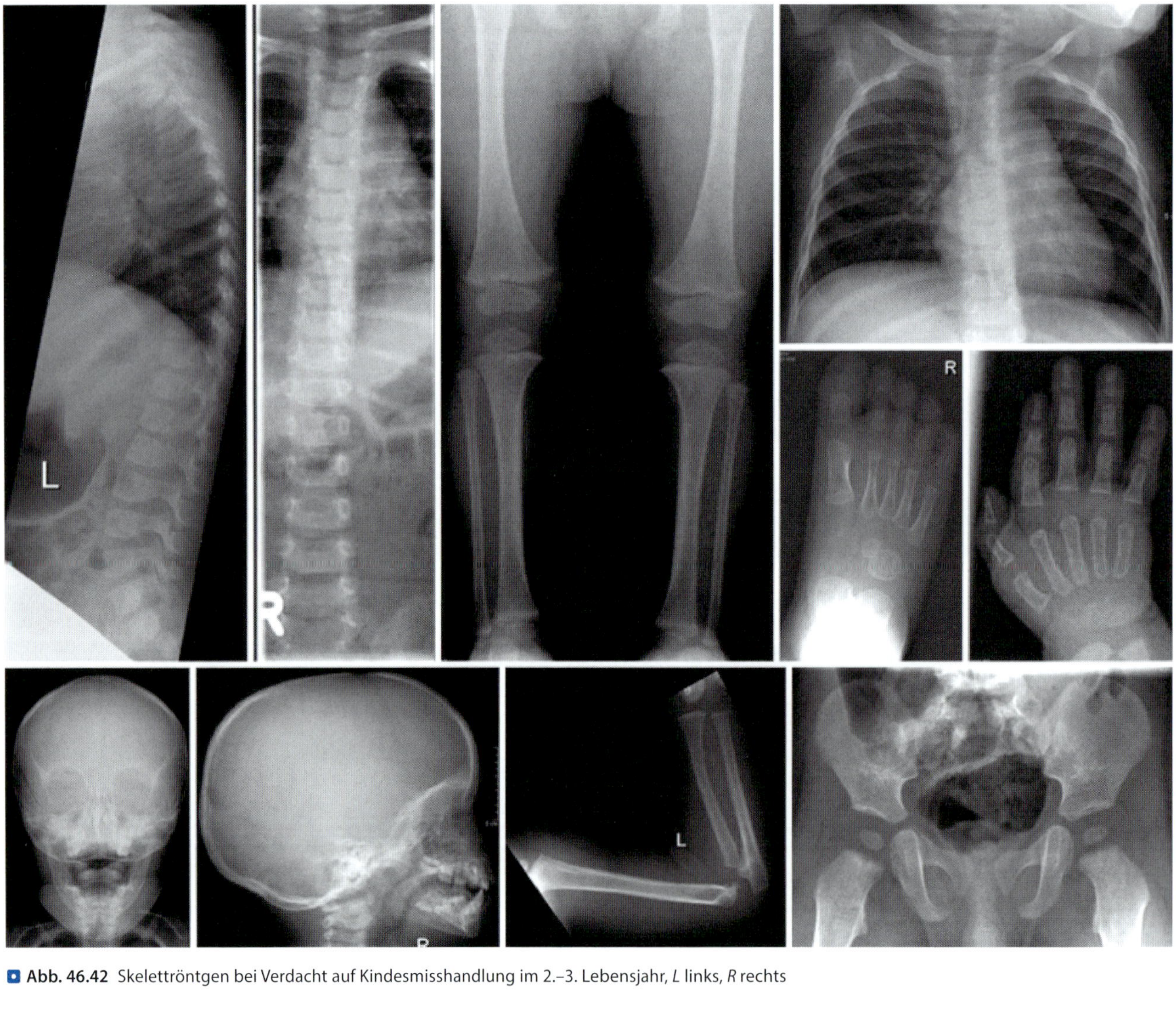

Abb. 46.42 Skeletttröntgen bei Verdacht auf Kindesmisshandlung im 2.–3. Lebensjahr, *L* links, *R* rechts

Zum Beweis dieser und weiterer unterschiedlich alter Frakturen während des ersten Lebensjahres muss das gesamte Skelettsystem in hoher Auflösung vollständig abgebildet werden. Dazu werden folgende einzelne Aufnahmen erstellt (Abb. 46.42):

- Schädel in 2 Ebenen,
- Thorax a.p.,
- Wirbelsäule in 2 Ebenen,
- Becken a.p.,
- Extremitäten a.p. (2. Ebene bei auffälligem Befund).

Ein Babygramm, wobei in einem Röntgenbild der gesamte Körper aufgenommen wird, ist aufgrund der unzureichenden Beurteilbarkeit nicht geeignet.

Eine Skelettszintigraphie hat aufgrund der geringen Spezifität und hohen Strahlenbelastung keine Bedeutung mehr in der Diagnostik der Skelettverletzungen bei Verdacht auf Kindesmisshandlung.

Bei älteren Kindern treten nach Misshandlungen vorwiegend diaphysäre Frakturen auf:

- Querfrakturen der langen Röhrenknochen,
- andere Frakturen bei diskrepantem Unfallmechanismus.

Differenzialdiagnose

Wichtig ist die umfassende Kenntnis der möglichen Differenzialdiagnose zu den Skelettveränderungen bei Kindesmisshandlung:

- akzidentelle Traumen,
- Geburtstrauma (Klavikula, Humerus),
- Frühgeborenenosteopenie,
- metabolische Erkrankungen (Rachitis, Menkes-Syndrom u. a.),
- Medikamente (MTX, Prostaglandin E u. a.),
- Infektionen (Osteomyelitis, Lues),
- neuromuskuläre Erkrankungen (infantile Zerebralparese),
- Neoplasien (Leukosen, Histiozytosis X, Metastasen),
- infantile kortikale Hyperostose (Caffey-Syndrom),
- Osteogenesis imperfecta.

Cave
Zur Aufklärung von Kindesmisshandlungen ist eine enge interdisziplinäre Kooperation zwischen Pädiatern, Kinderchirurgen, Kinderradiologen und Gerichtsmedizinern erforderlich.

Literatur

AWMF (2004) AWMF-Leitlinien. Pädiatrische Radiologie. Verdacht auf Misshandlung – Bildgebende Diagnostik. AWMF, Düsseldorf, http://www.awmf.de

Barkovich AJ (2000) Pediatric neuroimaging, 3rd ed. Lippincott Williams & Wilkins, Philadelphia New York

Benz-Bohm G (Hrsg) (1997) Kinderradiologie. Thieme, Stuttgart New York

Caffey J (1974) The whiplash shaken infant syndrome: manual shaking by the extremities with whiplash-induced intracranial and intraocular bleedings linked with residual permanent brain damage and mental retardation. Pediatrics 54:396–403

Ebel KD, Willich E, Richter E (Hrsg) (1995) Differenzialdiagnostik in der Pädiatrischen Radiologie. Thieme, Stuttgart New York

Herrmann B (2008) Nichtakzidentelle Kopfverletzungen und Schütteltrauma. Rechtsmed 18: 9–16

Kempe CH, Silverman FN, Steele BF, et al. (1962) The battered child syndrome. JAMA 181:105–112

Kuhn JP, Slovis TL, Haller JO (eds) (2004) Caffeys pediatric diagnostic Imaging, 10th ed. Elsevier, New York

Referenzwerte

G. Bruchelt, C. Gerber

C. P. Speer, M. Gahr (Hrsg), *Pädiatrie*,
DOI 10.1007/978-3-642-34269-1_47,

Einleitung

Ein gezieltes methodisches Vorgehen ist bei der Ermittlung laborchemischer Daten essenziell, um diese für diagnostische und therapeutische Entscheidungen heranziehen zu können. Wie wichtig exakte Vorgaben sind, zeigt das nachfolgende Beispiel.

Neuroblastome, katecholaminproduzierende maligne Erkrankungen des peripheren sympathischen Nervensystems, werden in fast 2/3 aller Fälle erst in einem metastasierten Stadium entdeckt. Sie haben bei Kindern >1 Jahr eine sehr schlechte Prognose. Daher stellte sich seit langem die Frage, ob ein Screening auf Katecholaminmetabolite im Urin im 1. Lebensjahr sinnvoll ist, um durch frühe Erkennung rechtzeitig intervenieren zu können.

Obwohl im Laufe der Jahre weltweit Labordaten von mehreren Millionen Kindern vorlagen, war es nicht möglich, zu einer eindeutigen Aussage zu gelangen, da die verschiedenen Untersuchungen nicht nach einheitlichen statistischen, epidemiologischen und methodischen Vorgaben durchgeführt wurden. Erst eine daraufhin 1995 begonnene 6-jährige kontrollierte Studie, die sich an strengen Qualitätsnormen orientierte, konnte eine eindeutige Aussage liefern: die Autoren konnten mit dieser Studie erstmals klar belegen, dass es aus verschiedenen Gründen nicht sinnvoll ist, ein Screeningprogramm auf Neuroblastom routinemäßig durchzuführen [Schilling et al. (2002)].

47.1 Referenzbereiche: Vorbemerkungen

Die hier angegebenen Referenzbereiche wurden durch Vergleich mehrerer **Quellen** zusammengestellt. Referenzbereiche werden von verschiedenen Untersuchern aus verschieden großen und unterschiedlich altersverteilten Kollektiven (Stichproben) ermittelt, wobei sich zwangsläufig Unterschiede durch die Auswahl und Anzahl der gewählten Probanden (Alter, Nationalität, Geschlecht, Ernährungsweise usw.) ergeben. Ein weiteres Problem stellt die **statistische Auswertung** der erhobenen Befunde dar, die ebenfalls nicht immer eindeutig ersichtlich ist. Üblicherweise gibt man als **Referenzbereich** den Bereich an, in dem sich 95% der gemessenen Werte des ausgewählten, klinisch gesunden Referenzkollektivs befinden. Das entspricht bei einer Normalverteilung – die aber bei biologischen Proben selten vorliegt – etwa dem Mittelwert ± der 2-fachen Standardabweichung, sonst wählt man den Bereich zwischen der 2,5. Perzentile und der 97,5. Perzentile, an Stelle des Mittelwertes wird die 50. Perzentile verwendet.

Eine weitere Komplikation entsteht dadurch, dass für verschiedene Bestimmungen **unterschiedliche Methoden** eingesetzt werden. Daher können Referenzwerte nur als Richtwerte dienen, im konkreten Fall ist auf die Referenzwerte des jeweiligen Labors, in dem die Bestimmungen durchgeführt werden, Bezug zu nehmen.

Um all diese Probleme zu reduzieren wird angestrebt, die Qualitätsanforderungen und die Befundausgaben zu standardisieren und zu vereinheitlichen, um bessere Vergleichbarkeiten zu erzielen. Dazu wäre z. B. auch eine konsequentere Anwendung des internationalen Einheitensystems (**SI-System**, Système International d'Unités) sinnvoll: durch die Verwendung der **Stoffmengen**konzentration (**mol**/l; SI-System) bei der Befundausgabe lassen sich funktionelle Zusammenhänge (z. B zwischen Glukose und Laktat, Hämoglobin und Bilirubin etc.) besser erkennen als bei der Verwendung der **Massen**konzentrationen (z. B. **mg**/dl; konventionelles System). Vielfach haben sich für manche Analyte, z. B. für Glukose, die Angaben in Massenkonzentrationen aber so eingebürgert, dass sie im klinischen Alltag nach wie vor bevorzugt verwendet werden.

Exkurs

Abkürzungen

Neugeb.: Neugeborene (1. Tag–28. Tag); Säugl.: Säuglinge (2.–12. Monat); KleinK: Kleinkinder (2–6 Jahre); Kinder: Kinder und Jugendliche (7–18 Jahre); Erw.: Erwachsene beiderlei Geschlechts; Erw. (m): Erwachsene, männlich; Erw. (w): Erwachsene, weiblich. IFCC: International Federation of Clinical Chemistry; SI: Angabe der Messergebnisse nach dem internationalen Einheitesystem SI (Système International d'Unités); LDL: Low Density Lipoprotein; HDL: High density Lipoprotein; EDTA: Ethylendiamintetraazetat; K: Konv. Einheit.

Die Mindestanforderungen zur internen und externen Qualitätskontrolle quantitativer laboratoriumsmedizinischer Untersuchungen sind durch die Richtlinien der Bundesärztekammer festgelegt.

Ziel der **internen Qualitätskontrolle** ist die Beurteilung der Messgenauigkeit des Analyseverfahrens (maximal zulässige Abweichung des Einzelwertes), die Bewertung der zufälligen Messabweichung (maximal zulässige Unpräzision) und der systematischen Messabweichung (maximal zulässige Unrichtigkeit). Bei der **externen Qualitätskontrolle** wird in Ringversuchen vierteljährlich die objektive Überwachung der Qualität der Ergebnisse der jeweiligen Laboratorien durch Referenzinstitutionen sichergestellt. Die Bewertung der in den neuesten Richtlinien der Bundesärztekammer [Rili-BÄK] erfassten Parameter [Deutsch. Ärzteblatt, 2008] erfolgt getrennt in drei Kategorien an Untersuchungsmaterial (a: Plasma, Serum, Vollblut; b: Urin; c: Liquor).

Die Einteilung der in diesem Kapitel verwendeten Tabellen wird wie folgt vorgenommen:

Zunächst erfolgt die Einteilung der Analyte in 4 Matrixgruppen (Serum/Plasma; Vollblut; Urin; Liquor). Innerhalb dieser Gruppen erfolgt die Untereinteilung nach Funktionsgruppen (Elektrolyte, Enzyme etc.). Analyte, für die nach den Richtlinien der Bundesärztekammer externe Ringversuche durchgeführt werden müssen, sind gekennzeichnet [•].

Enzymaktivitäten werden bei 37°C angegeben (verpflichtend seit 01.04.2003). Alle Angaben der Werte erfolgen in SI- und konventionellen Einheiten, mit den entsprechenden Umrechnungsfaktoren. Auf die Angabe konventioneller Werte wird verzichtet, wenn diese ganz ungewöhnlich ist (z. B. bei Elektrolyten). Die teilweise angegebenen Alarmgrenzen (aus Dörner) beziehen sich primär auf Erwachsene.

Gegebenenfalls werden Anmerkungen zur Probengewinnung, der Bedeutung der Untersuchung, sowie Querhinweise zu entsprechenden Buchkapiteln gemacht.

47.2 Messgrößen im Serum/Plasma

Neben Serum ist die Verwendung von Heparinplasma am gebräuchlichsten. Andere Antikoagulanzien wie EDTA, Oxalat, Zitrat stören manche Bestimmungen, insbesondere die Aktivität einiger enzymatischer Reaktionen. Zur Gewinnung von Serumproben muss vor der Zentrifugation die Gerinnung abgewartet werden, was in Notfallsituationen zu unerwünschten zeitlichen Verzögerungen führen kann. Generell sollte die Abtrennung der Blutzellen schnell erfolgen, um die Freisetzung verschiedener Substanzen aus den Zellen durch weiterlaufende Stoffwechselprozesse zu unterbinden (z. B. Ammoni-

Tab. 47.1 Substrate

Analyt	Proband	SI	Konventionell	Bemerkungen
Ammoniak SI→K: 1,7 K→SI: 0,59		[µmol/l]	[µg/dl]	► Kap. 5.3 Messung innerhalb von 15 min nach Abnahme. Kein Serum verwenden, da Stoffwechsel der Zellen (Desaminierungen) weiter geht (Messung höherer Werte) Erhöht bei schweren Leberfunktionsstörungen, Defekten des Harnstoffzyklus, sekundär bei organischen Azidurien
	Neugeb./Säugl./KleinK.	30–140	51–238	
	Kinder/Erw.	24–48	41–82	
Bilirubin (gesamt) [•] SI→K: 0,059 K→SI: 17,1		[µmol/l]	[mg/dl]	► Kap. 7.8.5. bis 7.8.11 Gesamtbilirubin: an Albumin gebundenes (indirektes) und mit Glukuronsäure konjugiertes (direktes) Bilirubin Indirektes Bilirubin bei Neugeborenen u. a. durch vermehrten Erythrozytenabbau erhöht Werte >16-18 mg/dl: behandlungsbedürftig (Gefahr eines Kernikterus) Bei Neugeborenen direkte photometrische Messung möglich Direktes Bilirubin bei gesunden Kindern nicht nachweisbar Cholestaseparameter ► Kap. 22.5.3
	Neugeb.			
	Tag 1	<68	<4	
	Tag 2–3	<154	<9	
	Tag 3–5	<239	<13-14	
	Säugl.	1,7–14	0,1–0,8	
	Erw.	1,7–22	0,1–1,3	
Cholesterin [•] SI→K: 38,6 K→SI: 0,026		[mmol/l]	[mg/dl]	► Kap. 5.16 Frauen haben mit zunehmendem Alter leicht höhere Werte als Männer Unterschiedliche Bewertungen der »erlaubten« Obergrenze Wichtig: LDL/HDL-Ratio Alarmgrenzen: <2,5 bzw. >13 mmol/l
	Neugeb.	1,37–4,49	53–174	
	Säugl.	1,51–4,97	58–192	
	KleinK.	2,89–5,81	112–225	
	Kinder/Erw.	4-5,7	155–220	
Galaktose SI→K: 18 K→SI: 0,056		[mmol/l]	[mg/dl]	► Kap. 5.6 Screening bei Neugeborenen: Heparinplasma oder Kapillarblut (1 h nach Milchmahlzeit)
	Neugeb.	<0,6	<10	
	Säugl./Erw.	<0,3	<5	
Harnsäure [•] SI→K: 0,017 K→SI: 59,52		[µmol/l]	[mg/dl]	Erniedrigt bei Niereninsuffizienz, erhöht z. B. bei zytostatischer Therapie Störung durch erhöhtes Bilirubin möglich Frauen haben etwas niedrigere Werte Alarmgrenzen: <120 bzw. >800 µmol/l
	Neugeb.	107–446	1,8–7,5	
	Säugl.	<354	<5,95	
	KleinK.	12–321	0,2–5,4	
	Kinder	173–458	2,9–7,7	
	Erw.	196–429	3,3–7,2	
Harnstoff [•] SI→K: 6,0 K→SI: 0,167		[mmol/l]	[mg/dl]	Zur Diagnostik und Verlaufskontrolle bei Niereninsuffizienz Werte abhängig von der Eiweißzufuhr Alarmgrenzen: <2 bzw. >50 mmol/l
	Neugeb./Säug/ Kinder/Erw.	2-8	12-48	
Kreatinin [•] SI→K: 0,011 K→SI: 88,4	Neugeb.	[µmol/l]	[mg/dl]	Zur Überprüfung der glomerulären Filtration (z. B. akutes Nierenversagen, nephrotoxische Medikamente) Werte abhängig von der Muskelmasse; Frauen haben niedrigere Werte Kreatininkonzentration im Serum steigt erst an, wenn glomeruläre Filtrationsrate <50% ist Alarmgrenzen: <30 bzw. >1000 µmol/l
	1. Tag	37–113	0,41–1,24	
	1. Woche	14–86	0,15–0,95	
	4. Woche	12–48	0,13-0,53	
	Säugl.	22–55	0,24–0,61	
	KleinK.	25–64	0,28–0,70	
	Kinder	23–106	0,25–1,17	
	Erw.	74–110	0,81–1,21	
Laktat [•] SI→K: 9,01 K→SI: 0,11		[mmol/l]	[mg/dl]	Neugeborene können an Tag 1 höhere Werte haben Erhöht u. a. bei Mitochondriopathien, Gewebshypoxien
	Kinder/Erw.	0,5–2,2	4,5–20	
Triglyzeride [•] SI→K: 87,5 K→SI: 0,0114		[mmol/l]	[mg/dl]	Anstieg nach fettreicher Mahlzeit, genaue Angaben schwierig
	Neugeb./Kinder	0,3–2,2	26–190	
	Erw.	0,5–3	44–260	

Tab. 47.2 Glukosestoffwechsel

Analyt	Proband	SI	Konventionell	Bemerkungen
Glukose [•] SI→K: 18,02 K→SI: 0,0555		[mmol/l]	[mg/dl]	Tabelle 6.7 und Tabelle 8.30 Werte im Plasma ca. 10% höher als im Vollblut Werte aus Kapillarblut > Venenblut Alarmgrenzen: <2,5 bzw. >30 mmol/l
	Neugeb. 1. Tag	1,7–3,3	30–60	
	Neugeb. 1. Woche	2,5–4,1	45–75	
	Säugl.	2,75–4,95	50–90	
	KleinK./Erw.	3,85–5,8	70–105	
Fructosamin		[µmol/l]	–	Messung im Serum repräsentiert Gehalt von glykosylierten Serumproteinen, insb. Albumin (+ IgG), Halbwertzeit: ca. 20 Tage Maß für mittleren Blutzuckergehalt der letzten 2–3 Wochen
	KleinK.	190–260		
	Erw.	205–285		
HbA1a–c		[Fraktion]	[%]	Glykierte Hämoglobine aus Vollblut. Maß für mittleren Blutzuckergehalt der letzten 6–8 Wochen Erhöht: Eisenmangelanämie; erniedrigt: Hämolyse HbA1= HbA1a + A1b + A1c (Fraktionen aus Ionenaustauschchromatographie) HbA1c [•] (Glykiertes N-terminales Valin (β-Kette) Seit 31.3.2010: Pflichtangabe HbA1c mmol/mol(HbA0+HbA1c) [IFCC] Referenzbereich Gesunde: ≈4–6% [≈20–42 mmol/mol] Umrechnung: HbA1c (mmol/mol) = HbA1c[%] – 2,15 × 10,929 HbA1c [•] (Immunoassay): Kinder 3–20 Jahre: 5,08±0,29% (Mittelwert ± Standardabweichung; [A. Neu, Kinderklinik Tübingen])
	Säugl.	0,05–0,15	5,4–14,6	
	KleinK. 2 Jahre	0,07–0,11	7–11,4	
	KleinK. 4 Jahre	0,06–0,97	5,7–9,7	
	Kinder	0,05–0,09	5,3–8,9	
	Erw.	0,05–0,08	5,0–8,0	

akproduktion) oder den Übertritt von zellulären Bestandteilen (z. B. Kalium aus Erythrozyten) zu vermeiden (Tab. 47.1 und Tab. 47.2).

Elektrolyte Die Messung der gebräuchlichsten Elektrolyte (Natrium, Kalium, ionisiertes Kalzium, Chlorid) wird heute meist mit Hilfe von **ionensensitiven Festkörperelektroden** in Serum/Plasma vorgenommen. Ebenso werden diese Messungen häufig direkt mit heparinisierten Vollblutproben als Ausgangsmaterial in Kombination mit Blutgasanalysen durchgeführt, wenn die Geräte über die entsprechenden Module verfügen. Leicht unterschiedliche Werte bei Verwendung der Flammenphotometrie bzw. ionenselektiver Elektroden werden bei Proben mit hohem Protein- und Lipidgehalt erhalten (Volumenverdrängungseffekt). Die Flammenphotometrie wird meist nur noch bei Urin- und Schweißproben verwendet (Tab. 47.3 und Tab. 47.4).

Neben den oben aufgeführten »traditionellen« Analyten werden immer häufiger auch der Anteil hypochromer Erythrozyten und der Hämoglobingehalt der Retikulozyten (CHr) als Marker der funktionalen Eisendefizienz zur Diagnostik und Therapieverlaufskontrolle bei Eisenmangelanämie herangezogen. Diese Parameter können mit modernen hämatologischen Analyseautomaten problemlos und schnell bestimmt werden (Abb. 47.2 und Abb. 47.4).

Enzyme Alle Enzymaktivitäten beziehen sich, wenn nicht anders vermerkt, auf **Messungen bei 37°C** (verpflichtend seit dem 01.04.2003). Als Untersuchungsmaterial wird Serum oder Heparinplasma eingesetzt (Tab. 47.5).

Definitionen
- 1 Unit [U]: Enzymmenge, durch die 1 µMol Substrat unter Standardbedingungen pro Minute umgesetzt wird (1 U = 1 µmol/min)
- 1 Katal [kat]: Enzymaktivität, durch die 1 Mol Substrat pro Sekunde unter Standardbedingungen umgesetzt wird (1 µkat/l = 1 µmol/s × l)
- Umrechnungsfaktor (µkat/l ⇄ U/l): SI→K: 60; K→SI: 0,017

Tab. 47.3 Elektrolyte

Analyt	Proband	SI		Bemerkungen
Chlorid [•]		[mmol/l]		Chlorid im Schweiß: Säugl. <40, KleinK. <54 mmol/l »Schweißtest« nach Pilocarpiniontophorese zur Diagnostik der zystischen Fibrose: $[Cl^-]$ >70 mmol/l (► Kap. 22) Alarmgrenzen: <80 bzw. >118 mmol/l
	Neugeb.	95–116		
	Säugl.	93–112		
	KleinK./Kinder/Erw.	96–110		
Kalium [•]		[mmol/l]		Erhöhte Werte bei Hämolyse, z. B. bei Kapillarblutabnahmen oder längerem Stehen des Vollbluts, da ständiger Austritt aus Erythrozyten Kaliummangel →Tachykardie Kaliumüberschuss → Bradykardie Alarmgrenzen: <2,5 bzw. >6,5 mmol/l
	Neugeb.	3,6–6,1		
	Säugl.	3,6–5,8		
	KleinK./Kinder	3,2–5,2		
	Erw.	3,6–5,2		
Kalzium (gesamt) [•]		[mmol/l]		Niedrigster Wert ca. 8 h nach Geburt (transitorischer Hypoparathyreoidismus), danach Normalisierung Hypokalziämie u. a. bei Parathormon- und Vitamin-D-Mangel, Rachitis, Zöliakie Alarmgrenzen: <1,7 bzw. >3,4 mmol/l
	Neugeb.	1,8–2,8		
	Säugl./Erw.	2,1–2,7		
Kalzium (ionisiert) [•]		[mmol/l]		Gesamtkalzium: ca. 50% ionisiert, 50% proteingebunden Alkalose: Abnahme der ionisierten Form (»Wegschreien bei Kindern«); Azidose: Zunahme der ionisierten Form (Freisetzung aus Proteinbindung)
	Neugeb./Erw.	1,1–1,35		
Kupfer		[µmol/l]		Erhöhte Konzentrationen bei M. Wilson (hepatolentikuläre Degeneration durch Anreicherung von Kupfer, ► Kap. 24.5.7) M. Menke (Resorptionsdefekt; ► Kap. 24.4.2)
	Neugeb.	1,4–7,2		
	Säugl.	4–21		
	Kinder/Erw.	11–24		
Magnesium [•]		[mmol/l]		Erniedrigt bei Malabsorption Alarmgrenzen: <0,55 bzw. >2,0 mmol/l
	Neugeb.	0,4–1,1		
	Kinder/Erw.	0,7–1,1		
Natrium [•]		[mmol/l]		Zur Charakterisierung des Wasserhaushalts (statt Osmolalität): $[Na^+]$ + $[Cl^-]$ + $[HCO_3^-]$ + [Proteinat] (Gegenionen) = 95% der Gesamtosmolalität (gilt nicht bei Koma, Hyperglykämie, Urämie, Intoxikation mit osmotisch wirksamen Substanzen) Hyponatriämie bei Kleinkindern durch Schwitzen Alarmgrenzen: <125 bzw. >155 mmol/l
	Neugeb.	132–147		
	Säugl.	129–143		
	KleinK.	130–145		
	Kinder/Erw.	135–146		
Osmolalität		mosmol/kg		[mmol/kg Lösung] = [mosmol/l] Konzentration aller osmotisch wirksamen Substanzen in 1 kg Wasser. Erhöhung fast immer durch Hypernatriämie bedingt (bei Säuglingen und Kindern: Fieber, Durchfall) Untersuchungsmaterial: Serum oder Plasma
	Neugeb.	260–295		
	Kinder/Erw.	275–295		
Osmotische Lücke		[mosmol/l]		Differenz der gemessenen und berechneten Osmolalität. Abschätzung: 2× $[Na^+]$ + [Glukose] + [Harnstoff] mmol/l (2× $[Na^+]$ beinhaltet die Gegenionen zu $[Na^+]$) Tritt bei Vergiftungen mit niedermolekularen Substanzen (z. B. Ethanol) auf Beachte Vergleich zu Anionenlücke (Tabelle 47.19)
	Neugeb./Erw.	>5		
Phosphat [•] SI→K: 3,1 K→SI: 0,323		[mmol/l]	[mg/dl]	Werte werden als anorganischer Phosphor (P) und nicht als Phosphat (PO43–) angegeben! Wichtig im Knochenstoffwechsel (► Kap. 6); erniedrigt u. a. bei Rachitis Enge Verknüpfung mit Kalziumstoffwechsel Alarmgrenzen: <0,4 bzw. >2,5 mmol/l
	Neugeb.	1,25–2,5	3,9–7,7	
	Säugl.	1,15–2,15	3,5–6,6	
	KleinK./Kinder	1,0–1,95	3,1–6,0	
	Erw.	0,84–1,45	2,6–4,5	
Zink		[µmol/l]		Bestandteil u. a. der alkalischen Phosphatase, wird mit EDTA komplexiert (Inaktivierung) Resorptionsdefekt bei Acrodermatitis enteropathica (► Kap. 24.4.2)
	Neugeb./Erw.	10–20		

Tab. 47.4 Eisen und Eisenstoffwechsel

Analyt	Proband	SI	Konventionell	Bemerkungen
Eisen [•] SI→K: 5,6 K→SI: 0,18		[µmol/l]	[µg/dl]	Ausgeprägte diurnale Rhythmik Diagnose von latentem oder manifestem Eisenmangel Erhöht bei hämolytischen Anämien, stark erhöht bei Hämochromatose Erniedrigt bei Infektionen, Entzündungen etc. Alarmgrenzen: <3/>54 µmol/l
	Neugeb.	6,4–33	36–185	
	Säugl.	5–28	28–157	
	KleinK./Kinder	4–24	22–134	
	Erw.	10–30	56–168	
Transferrin [•]			[g/l]	Erhöht bei Eisenmangel Erniedrigt bei Eisenverteilungsstörungen, Tumoranämie, chronischen Entzündungen: negatives Akut-Phasen-Protein Frauen haben leicht niedrigere Werte
	Neugeb.		0,8-2,5	
	Säugl.		1,5–3,5	
	KleinK./Kinder		2,4–3,6	
	Erw.		2,15–3,42	
Transferrinsättigung (TfS)		[Fraktion]	[%]	TfS = Serumeisen (µmol/l)/Transferrin (g/l) × 3,98 Erniedrigt bei Eisenmangel Erhöht bei Eisenverteilungsstörungen, Tumoranämie, chronischen Entzündungen
	Neugeb.	0,3–0,5 [0,9]	30–50 [90]	
	Säugl./KleinK./Kinder	0,07–0,47	7–47	
	Erw.	0,16–0,45	16–45	
Ferritin [•]		[µg/l]	[ng/ml]	Angabe über Eisenspeicher Erniedrigt bei Eisenmangel Erhöht bei Eisenverteilungsstörungen, chronischen Entzündungen und Tumoranämie Akut-Phasen-Protein
	Neugeb.	90–630	90–630	
	Säugl. 1. Monat	144–400	144–400	
	Säugl. 12. Monat	11–91	11–91	
	KleinK./Kinder	15–119	15–119	
	Erw. (m)	35–217	35–217	
	Erw. (w)	23–110	23–110	
Mittlerer Hämoglobingehalt des Retikulozyten (CHr)			28–35 pg/Retikulozyt	Erniedrigt bei Eisenmangelanämie
				Anstieg bei erfolgreicher Eisentherapie bereits nach wenigen Tagen ablesbar (Abb. 47.2)
Hypochrome Erythrozyten (HYPO)			2,5 Perzentile: <5%	Erhöht bei Eisenmangelanämie (Abb. 47.2 und Abb. 47.3)

Tab. 47.5 Enzyme

Analyt	Proband	SI	Konventionell	Bemerkungen
Alanin-Aminotransferase (ALT, ALTAT) = Glutamat-Pyruvat-Transaminase (GPT) [•]		[µkat/l]	[U/l]	Erhöhte Werte sind spezifisch bei Lebererkrankungen Grenzwerte bei Mädchen und Frauen etwas niedriger IFCC-Methode
	Neugeb.	<0,85	<50	
	Säugl.	<1,0	<60	
	KleinK./Kinder	<0,7	<40	
	Erw.	<0,77	<45	
Alkalische Phosphatase (AP), gesamt [•]		[µkat/l]	[U/l]	IFCC-Methode, 37°C; Serum oder Heparinplasma Mehrere Isoenzyme. Bei Kindern: hauptsächlich Knochen-AP (aus Osteoblasten) Leitenzym der Knochenerkrankung (Bestimmung gemeinsam mit Kalzium und Phosphat). Erhöhte Aktivität bei Osteosarkom, Rachitis und intra- und extrahepatischen Cholestasen Unterschiedliche Literaturangaben
	Neugeb.		<250	
	Säugl.		100–500	
	KleinK.		100–400	
	Kinder		100–450	
	Erw. (m)		50–150	
	Erw. (w)		40–120	

Tab. 47.5 (Fortsetzung)

Analyt	Proband	SI	Konventionell	Bemerkungen
α-Amylase (AMYL)		[μkat/l]	[U/l]	Isoenzyme: Pankreas (P): erhöht bei Pankreatitis; Speichel (S): erhöht bei Mumps Neugeborene und Säuglinge haben sehr niedrige Aktivitäten IFCC-Methode
	Erw.	<1,7	<100	
Aspartat-Aminotransferase (AST, ASAT) = Glutamat-Oxalazetat-Transferase (GOT) [•]		[μkat/l]	[U/l]	Erhöhte Aktivitäten bei Leber-, Gallen- und Skelettmuskelerkrankungen, Herzinfarkt; erhöhte Werte durch Hämolyse Grenzwerte bei Mädchen und Frauen etwas niedriger IFCC-Methode
	Neugeb.	<1,9	<110	
	Säugl.	<1,4	<80	
	KleinK.	<0,85	<50	
	Kinder	<0,6	<35	
	Erw.	<0,7	<40	
Cholinesterase (CHE)		[μkat/l]	[U/l]	Verminderte Aktivität bei Störungen der Syntheseleistung der Leber Cholinesterasevarianten
	Neugeb./Erw.	66–196	3900–10.800	
Creatinkinase gesamt (CK) [•]		[μkat/l]	[U/l]	3 Isoenzyme (MM: Muskel; MB: Myokard; BB: Gehirn) MB bei Kindern >4 Monate: ca. 4–8% der Gesamtaktivität. Sehr hohe Werte bei Kindern mit progressiver Muskeldystrophie Mädchen und Frauen haben niedrigere Aktivitäten
	Neugeb.	<11,9	<700	
	Säugl./KleinK./Kinder	<3,9	<230	
	Erw.	<2,9	<170	
γ-Glutamyl-Transferase (γ-GT) [•]		[μkat/l]	[U/l]	Sensitivster Parameter bei Leber- und Gallenwegserkrankungen Erhöhte Aktivitäten bei Virushepatitis; erhöhte Aktivität durch Enzyminduktion bei Alkohol- und Medikamentenmissbrauch IFCC-Methode
	Neugeb./Säugl. 6 Mon.	<3,1	<180	
	Säugl. 6–12 Mon	<0,6	<35	
	Kinder	<0,51	<30	
	Erw. (m)	<0,94	<55	
	Erw. (w)	<0,65	<38	
Laktatdehydrogenase (LDH) [•]		[μkat/l]	[U/l]	5 Isoenzyme (4 Peptidketten, 2 verschiedene Untereinheiten: Herz H und Muskel M) Erhöhte Aktivität bei Hämolyse, bei verschiedenen Tumoren und hämolytischen Anämien IFCC–Methode
	Neugeb./Säugl./KleinK.	<10,2	<600	
	Kinder	<5,1	<300	
	Erw.	<3,8	<225	
Lipase [•]		[μkat/l]	[U/l]	Turbidimetrischer Test bei 25°C Pankreasspezifisches Enzym, erhöhte Aktivität bei Pankreatitis Messwerte stark methodenabhängig
	Neugeb./KleinK.	<0,08	<4,9	
	Kinder	<1,3	<78	
	Erw.	<3,2	<190	
Saure Phosphatase		[μkat/l]	[U/l]	Gemisch aus 5 Isoenzymen Erhöhte Aktivität bei Sphingolipidosen (M. Gaucher; M. Nieman-Pick), bei Tumoren und Metastasen des Knochens sowie bei Hämolyse Kein Heparinplasma verwenden!
	Neugeb.	0,17–1,0	10–60	
	Säugl./KleinK.	0,17–0,5	10–30	
	Kinder/Erw.	0,08–0,23	5–13,5	

Serumproteine Die ermittelten Werte bei der Analyse von Serumproteinen sind häufig **stark methodenabhängig**. Seit 1994 wird die Standardpräparation CRM 470 zur Kalibrierung herangezogen, auf die viele Testsysteme verschiedener Hersteller kalibriert werden (◘ Tab. 47.6).

Elektrophorese Die Serumelektrophorese erfolgt auf Celluloseacetatfolie (CAF) mit Aufspaltung in 5 Fraktionen. Dies dient als Suchtest auf Dysproteinämien (◘ Tab. 47.7 und ◘ Tab. 47.8).

Immunglobuline Die Serumkonzentrationen der verschiedenen Immunglobuline unterliegen während der fetalen und nachgeburtlichen Entwicklung starken Veränderungen, die sich am besten graphisch in Relation zu den Erwachsenenwerten verfolgen lassen (◘ Abb. 47.1). Die absoluten numerischen Werte der Immunglobuline sind in der folgenden Tabelle angegeben. Bezugsgröße ist der CRM470-Standard (◘ Tab. 47.9).

◘ Tab. 47.6 Serumproteine/Akut-Phasen-Proteine bei Entzündungen

Analyt	Proband	SI	Konventionell	Bemerkungen
Gesamtprotein [•] SI→K: 0,1 K→SI: 10		[g/l]	[g/dl]	Erniedrigung durch Albuminverminderung (Leberzirrhose, Malabsorption) und Hyperhydratation Erhöhung durch Immunglobulinerhöhung (monoklonale Gammopathien) und Dehydratation Werte bei Abnahme in aufrechter Haltung bis 10% höher als im Liegen (Anstieg des hydrostatischen Drucks) Alarmgrenzen: <45 bzw. >90 g/l
	Neugeb.	46–68	4,6–6,8	
	Säugl./KleinK.	48–76	4,8–7,6	
	Kinder	60–80	6,0–8,0	
	Erw.	66–83	6,6–8,3	
Albumin [•] SI→K: 0,007 K→SI: 145		[µmol/l]	[g/l]	
	Neugeb.	464–653	32–45	
	Säugl.	479–754	33–52	
	Kinder/Erw.	508–725	35–50	
α1-Antitrypsin (α1-Proteinase-Inhibitor) SI→K: 100 K→SI: 0,01		[g/l]	[mg/dl]	Akut-Phasen-Protein Bei Mangel: Lungenemphyseme durch fehlende Inaktivierung der Phagozytenelastase (► Kap. 24.5.7)
	Neugeb.	2,0–4,0	200–400	
	Säugl./KleinK.	1,3–3,0	130–300	
	Kinder/Erw.	1,9–3,5	190–350	
α1-Fetoprotein [•] [AFP]		[U/ml]	[µg/l]	Erhöht bei Hepatoblastomen, Tyrosinämie Erhöht im Serum der Mutter und in Amnionflüssigkeit bei Neuralrohrdefekt
	Neugeb.		15.000–80.000	
	Kinder/Erw.	<4	<5	
C-reaktives Protein (CRP) [•] SI→K: 0,1 K→SI: 10		[mg/l]	[mg/dl]	Akut-Phasen-Protein, das nach bakteriellen Entzündungen ansteigt; Verlaufsparameter
	Neugeb./Kinder/Erw.	<5	<0,5	
Coeruloplasmin SI→K: 100 K→SI: 0,01		[g/l]	[mg/dl]	Spätes Akut-Phasen-Protein Erniedrigt bei M. Wilson
	Neugeb.	0,03–0,19	3,3–19	
	Säugl.	0,02–0,76	2,3–76	
	KleinK./Kinder	0,33–0,64	33–64	
	Erw.	0,16–0,66	16–66	
C3-Komplement SI→K: 100 K→SI: 0,01		[g/l]	[mg/dl]	Serum Erniedrigt bei angeborenem Mangel, Sepsis; Glomerulonephritis Erhöht bei Immunkomplexerkrankungen, z. B. Lupus erythematodes Komponente beider Aktivierungswege
	Säugl.	0,6–1,8	60–180	
	Erw.	0,55–1,2	55–120	
C4-Komplement SI→K: 100 K→SI: 0,01		[g/l]	[mg/dl]	Schlüsselprotein im klassischen Aktivierungsweg
	Säugl.	0,07–0,4	7–40	
	Erw.	0,2–0,5	20–50	

Zunehmend kommen auch frühe Entzündungsparameter zum Einsatz; die der akuten Entzündung vorausgehen [Interleukin-6 (IL-6); Lipopolysaccharid-bindendes Protein (LBP); Procalcitonin (PCT)]

Tab. 47.7 Elektrophorese

Proband	Albumin [g/l]	α_1-Globulin [g/l]	α_2-Globuline [g/l]	β-Globuline [g/l]	γ-Globuline [g/l]
Neugeb.	33–50	1–3	3–6	3–6	3–12
Säugl.	33–50	1–3	3–6	4–8	3–12
Kinder	33–50	1–3	4–11	4–8	6–14
Erw.	33–50	1,6–5,8	1,3–3,9	5,9–12,4	5,8–15,2

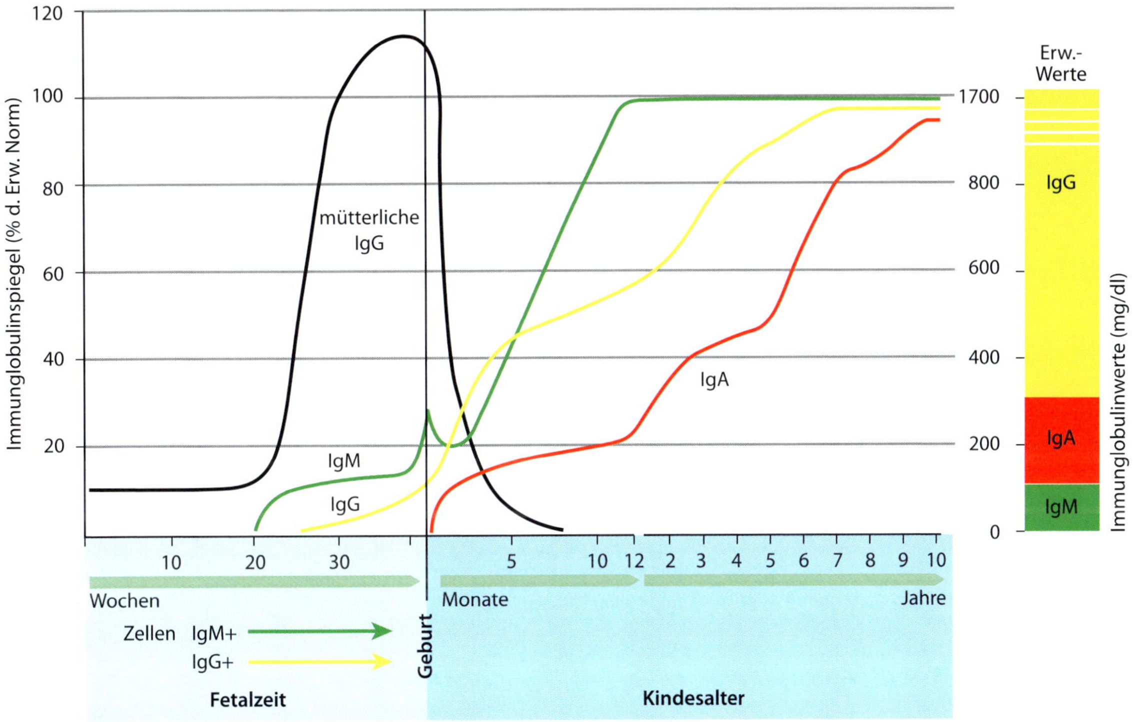

Abb. 47.1 Verlauf der Bildung der Immunglobuline in Abhängigkeit des Lebensalters

Hormone Hormone sind im Serum meist an spezifische Bindungsproteine gekoppelt, d. h. dieser Anteil ist biologisch inaktiv. Ihre Bestimmung erfolgt im Allgemeinen über **Immuno-Assays**. Oft ergeben sich Schwierigkeiten mit der Standardisierung (Verwendung unterschiedlicher Antikörper), daher ist hier in besonderem Maße auf die laborspezifischen Referenzbereiche zu achten (Tab. 47.10).

Schilddrüsendiagnostik Bei der Schilddrüsendiagnostik wird zwischen dem freien Schilddrüsenhormon (FT4, FT3) und dem im Plasma zum größten Teil an Thyroxin bindendes Globulin (TBG) gebundenem Gesamthormon unterschieden. Das TSH dient zur Unterscheidung von Hypo- (erhöht) und Hyperthyreose (erniedrigt) (Tab. 47.11).

Vitamindiagnostik Tab. 47.12 zeigt eine Auswahl der diagnostisch relevanten Vitamine.

Tab. 47.8 Relativer Anteil in der Serumelektrophorese

Albumin	55–69%
α_1-Globulin	1,6–5,8%
α_2-Globulin	5,9–11%
β-Globulin	7,9–14%
γ-Globulin	11–18%

Tab. 47.9 Immunglobuline

Analyt	Proband	SI	Konventionell	Bemerkungen
Immunglobulin A [•] SI→K: 100 K→SI: 0,01		[g/l]	[mg/dl]	Erhöht vor allem bei Infekten der Haut, des Darms und des Respirationstrakts Kommt in hohen Konzentrationen als sekretorisches mmunglobulin A im Kolostrum vor (Infektionsschutz)
	Neugeb.	Nicht nachweisbar		
	Säugl.	0,05–1,4	5–140	
	KleinK.	0,3–1,8	30–180	
	Kinder	0,6–2,3	60–230	
	Erw.	0,7–4,0	70–400	
Immunglobulin E [•] µg/l→IU/ml: 2,4 IU/ml→µg/l: 0,42		[µg/l]	[IU/ml]	Erhöht bei Parasitosen und Allergien
	Neugeb.	<3,6	<1,5	
	Säugl.	<36	<15	
	KleinK.	<144	<60	
	Kinder	<480	<200	
	Erw.	<240	<100	
Immunglobulin G [•] SI→K: 100 K→SI: 0,01		[g/l]	[mg/dl]	Erhöht bei chronischen Entzündungen IgG wird als einziges Immunglobulin aktiv über die Plazenta transportiert, daher haben Neugeborene gleich hohe oder höhere Werte als die Mutter
	Neugeb.	6,4–16	640–1600	
	Säugl.	1,4–5,4	140–540	
	KleinK.	3,5–13	350–1300	
	Kinder	6–14	600–1400	
	Erw.	7–16	700–1600	
Immunglobulin M [•] SI→K: 100 K→SI: 0,01		[g/l]	[mg/dl]	Erste Antwort auf Virusinfektion Bei Neugeborenen: Nachweis einer pränatalen Virusinfektion
	Neugeb.	0,1–0,3	10–30	
	Säugl.	0,1–1,0	10–100	
	KleinK.	0,4–1,8	40–180	
	Kinder	0,4–1,6	40–160	
	Erw.	0,4–2,3	40–230	

Tab. 47.10 Hormone

Analyt	Proband	SI	Konventionell	Bemerkungen
Aldosteron SI→K: 0,036 K→SI: 27,74		[pmol/l]	[ng/dl]	Serum Stark schwankende Werte, abhängig von Tageszeit, Körperhaltung und Elektrolytaufnahme Parallel Na^+ und K^+ im Blut und im 24-h-Urin messen
	Neugeb. 1. Woche	200–4900	7,2–176	
	Säugl.	100–2500	3,6–90	
	KleinK./Kinder	100–1500	3,6–54	
	Erw.	80–440	2,9–15,8	
Dehydroepiandrosteron-Sulfat (DHEA-S) SI→K: 36,9 K→SI: 0,027		[µmol/l]	[µg/dl]	Männliches Steroid der Nebennierenrinde Erhöhte Werte bei adrenogenitalem Syndrom (AGS) mit 21β- oder 11β-Hydroxylasemangel (► Kap. 30.6.1) und bei Verdacht auf Nebennierenrindentumor
	Neugeb.	0,5–4,1	20–150	
	KleinK.	0,14–0,8	5–30	
	Erw. (m)	2,7–8,1	100–300	
Kortisol [•] SI→K: 36,3 K→SI: 0,027		[µmol/l]	[µg/dl]	Kinder, Erwachsene morgens messen (ausgeprägter zirkadianer Rhythmus; nicht bei Neugeborenen) Erhöht bei Stress <8 µg/dl morgens: Verdacht auf Hypokortikoidismus >3 µg/dl nachts: Verdacht auf Hyperkortikoidismus Quelle: Hormonlabor Kinderklinik Tübingen (2012)
	Neugeb.	0,13–0,18	4,7–6,5	
	Kinder	0,14–0,41	5,1–14,9	
	Erw.	0,19–0,69	6,9–25	

Tab. 47.10 (Fortsetzung)

Analyt	Proband	SI	Konventionell	Bemerkungen
Estradiol [•] K→SI: 3,67 [pmol/l]	Bruststadium nach Tanner		[pg/ml]	Zyklusabhängig Indikation: Weibliche Pubertas praecox oder tarda; präpubertäre Gynäkomastie, weiblicher Hypogonadismus Quelle: Hormonlabor Kinderklinik Tübingen (2012)
	B1		<10	
	B2		10–15	
	B3		15–20	
	B4/B5		>20	
Testosteron [•] K→SI: 0,0347 [nmol/l]	Genitalstadium nach Tanner		[ng/dl]	Indikation: Männliche Pubertas praecox oder tarda, Gynäkomastie; Hyperandrgenismus (Mädchen); Hypogonadismus (Jungen) Quelle: Hormonlabor Kinderklinik Tübingen (2012)
	G1		<20	
	G2		20–119	
	G3		120–249	
	G4		250–300	
	G5		>300	

Tab. 47.11 Schilddrüsendiagnostik

Analyt	Proband	SI	Konventionell
Freies Thyroxin (FT4) [•] SI→K: 0,078 K→SI: 12,82		[pmol/l]	[ng/l]
	Neugeb.	13–38	10–30
	Säugl.	9–25	7–20
	KleinK./Kinder	11–28	9–22
	Erw.	12–25	9–20
Thyroxin (T4 gesamt) [•] SI→K: 0,078 K→SI: 12,82		[nmol/l]	[µg/l]
	Neugeb. <3 Tage	110–280	86–218
	Neugeb. 4.–30. Tag	80–240	62–187
	Säugl./KleinK.	55–220	43–172
	Kinder	65–160	51–125
	Erw.	58–151	45–118
Trijodthyronin (FT3) [•] SI→K: 0,651 K→SI: 1,536		[pmol/l]	[ng/l]
	Neugeb.	3,3–16,3	2,1–10,6
	Säugl./KleinK.	4–12,6	2,6–8,2
	Kinder	5–10,8	3,3–7
	Erw.	5,4–9,3	3,5–6,1
Trijodthyronin (T3 gesamt) [•] SI→K: 0,651 K→SI: 1,536		[nmol/l]	[µg/l]
	Neugeb.	1,1–5,1	0,7–3,3
	Säugl./KleinK.	1,2–6	0,9–3,9
	Kinder/Erw.	1,2–2,7	0,9–1,8
TSH (Thyreoidea stimulierendes Hormon, thyreotropes Hormon) [•]		[mU/l]	
	Neugeb. <3 Tage	0,7–29	
	Neugeb. >3 Tage	0,5–11	
	Säugl./KleinK./Kinder	0,3–6,1	
	Erw.	0,23–3,8	

Tab. 47.12 Vitamine

Analyt	Proband	SI	Konventionell	Bemerkungen
Vitamin D_2 25(OH)-D_2 Calcidiol (Ergocalciferol) SI→K: 0,4 K→SI: 2,5		[nmol/l]	[ng/ml]	Wichtig für Kalzium- und Phosphatresorption Kinderwerte liegen ca. 20% höher
	Erw.			
	Winter	25–150	10–60	
	Sommer	50–300	20–120	
Vitamin D_3 1,25$(OH)_2D_3$ Calcitriol (Cholecalciferol) SI→K: 0,42 K→SI: 2,4		[nmol/l]	[ng/ml]	Kinderwerte liegen ca. 20% höher
	Erw.	74,4–175	31–73	
Folsäure SI→K: 0,44 K→SI: 2,27		[nmol/l]	[µg/l]	Werte in Erythrozyten ca. 60- bis 70-mal höher als im Serum Mangel bei makrozytärer Anämie (► Kap. 25.4) Bei Schwangerschaft: Folsäuregabe zur Vermeidung von Neuralrohrdefekten
	Neugeb.	16–73	7–32	
	Säugl.	14–52	6–23	
	KleinK.	2,3–34	1,7–15	
	Kinder	2,3–29	1–13	
	Erw.	6,1–36,1	2,7–16,1	
Vitamin B_{12} (Cobalamin) SI→K: 1,36 K→SI: 0,74		[pmol/l]	[pg/ml]	► Kap. 25.4 Mangel bei makrozytärer Anämie (perniziöse Anämie) Enger Zusammenhang mit Folsäurestoffwechsel
	Neugeb.	118–960	160–1300	
	Säugl.	168–1040	228–1410	
	KleinK.	133–866	180–1170	
	Kinder/Erw.	163–685	220–925	

47.3 Messgrößen im Vollblut

Die häufigste und wichtigste Messung im Vollblut ist die Bestimmung und Charakterisierung der Blutzellen. Die Bestimmung erfolgt in EDTA-Blutröhrchen, bei Kindern häufig aus EDTA-Kapillarröhrchen (Tab. 47.13, Tab. 47.14, Tab. 47.15 und Tab. 47.16). Mit den seit mehreren Jahren routinemäßig eingesetzten Geräten auf Durchfluss-Zytometrie-Basis lassen sich auch Differenzialblutbilder innerhalb einer Minute genau erstellen (pro Messung werden einige 10.000 Zellen gezählt). Neben der numerischen Angabe der Messwerte erhält man durch die **graphische Darstellung** der Messbefunde weitere Informationen, die vielfach eine mikroskopische Überprüfung unnötig machen. Aus den Graphiken lassen sich meist »mit einem Blick« charakteristische Eigenschaften des Blutbildes besser erkennen als aus der numerischen Darstellung. Sie sollten deshalb viel häufiger zur Befundinterpretation verwendet werden.

Pathologische Blutbilder werden mit entsprechenden Hinweisen am Ausdruck versehen und müssen mikroskopisch nachdifferenziert werden.

Tab. 47.13 Erythrozyten, Retikulozyten

Analyt	Proband	SI	Konventionell	Bemerkungen
Erythrozyten [•]		[Tpt/l] (10^{12}/l)	[10^6/µl]	► Kap. 25 Schneller Abbau nach der Geburt Erniedrigung bei eingeschränkter Erythropoese, Blutverlusten, hämolytischer Anämie; Hyperhydratation Erhöhung (Polyzythämie) bei Dehydratation, bei längerem Aufenthalt in großen Höhen, Polycythaemia vera
	Neugeb. 1. Woche	3,9–6,5	3,9–6,5	
	Neugeb. 2. Woche	3,6–5,8	3,6–5,8	
	Säugl.	3,0–5,4	3,0–5,4	
	KleinK./Kinder	4,0–5,4	4,0–5,4	
	Erw. (m)	4,5–5,9	4,5–5,9	
	Erw. (w)	3,9–5,2	3,9–5,2	
Hämatokrit (HKT/HK) [•]		[Fraktion l/l]	[%]	»Faustregel«: Hb × 3 = HK HK erhöht bei Dehydratation, erniedrigt bei Hyperhydratation HK >55 stört Gerinnungstests, da Zitratkonzentration im Plasma des Teströhrchens zu hoch wird
	Neugeb.	0,45–0,65	45–65	
	Säugl.	0,30–0,55	30–55	
	KleinK./Kinder	0,31–0,48	31–48	
	Erw. (m)	0,39–0,52	39–52	
	Erw. (w)	0,35–0,47	35–47	
Hämoglobin (Hb) [•] SI→K: 1,61 K→SI: 0,621		[mmol/l]	[g/dl]	»Faustregel«: Erythrozyten × 3 = Hb (g/dl) Definition Anämie: – Hb <14g/dl bei Männern – Hb <12g/dl bei Frauen
	Neugeb. 1. Woche	9,3–13,7	15–22	
	Neugeb. 2. Woche	7,8–12,4	12,5–20	
	Säugl.	5,9–9,9	9,5–16	
	KleinK./Kinder	6,8–9,9	11–16	
	Erw. (m)	8,1–11,2	13–18	
	Erw. (w)	7,5–9,3	12–15	
Mittleres zelluläres Hämoglobin (MCH, HbE) SI→K: 16,5 K→SI: 0,061		[fmol/Zelle]	[pg/Zelle]	Anämieklassifizierung – Hypochrom: Eisenmangel, Thalassämie – Normochrom: Blutverluste – Hyperchrom: Folsäure-, Vitamin-B_{12}-Mangel
	Neugeb.	1,59–2,50	26–41	
	Säugl.	1,28–2,32	21–38	
	KleinK./Kinder	1,34–2,13	22–35	
	Erw.	1,65–2,1	27–34	
Mittlere zelluläre Hämoglobinkonzentration (MCHC) SI→K: 1,63 K→SI: 0,613		[mmol/l]	[g/dl]	Abb. 47.2, Abb. 47.3 und Abb. 47.4 Errechnet aus Hb (g/dl)/HK (l/l) Wird bei Analyseautomaten nach Messung der Einzelerythrozyten berechnet
	Neugeb.	14,7–22,1	24–36	
	Säugl.	15,3–22,7	25–37	
	KleinK./Kinder	15,9–22,1	26–36	
	Erw.	19,6–22,1	32–36	
Mittleres zelluläres Volumen (MCV)		[fl]	Abb. 47.2, Abb. 47.3 und Abb. 47.4 Anämieklassifizierung: – Mikrozytär: Eisenmangelanämie, Thalassämie – Normozytär: Blutverluste – Makrozytär: Folsäuremangel, Vitamin-B_{12}-Mangel Wird bei Analyseautomaten nach Messung der Einzelerythrozyten berechnet	
	Neugeb.	85–135		
	Säugl.	74–125		
	KleinK./Kinder	72–100		
	Erw.	80–100		
Retikulozyten		[Fraktion]	[%]	Erniedrigt bei Erythropoetinmangel, sideroachrestischer Anämie, Anämien bei chronischen Erkrankungen Erhöht bei hämolytischen Anämien Schnelle Therapieverlaufskontrolle bei Eisenmangelanämie Mikroskopische Methoden weitgehend durch durchflusszytometrische Methoden ersetzt
	Neugeb. Tag 1–4	0,014–0,041	1,4–4,1	
	Neugeb. 1.–4. Wo.	0,003–0,011	0,3–1,1	
	Säugl/KleinK./Kinder	0,005–0,045	0,5–4,5	
	Erw. (m)	0,008–0,025	0,8–2,5	
	Erw. (w)	0,008–0,041	0,8–4,1	

Tab. 47.14 Osmotische Resistenz von Erythrozyten

Bedingung	Ergebnis	Bemerkungen
Bei Inkubation mit <0,3% NaCl-Lösung	100% Hämolyse	Zitratblut
Bei Inkubation mit >0,5% NaCl-Lösung	Keine Hämolyse	Erniedrigt bei Kugelzellanämie (▶ Kap. 25.4.4)

Tab. 47.15 Erythrozytärer Stoffwechsel

Analyt	SI	Konventionell	Bemerkungen
Glukose-6-Phosphat-Dehydrogenase in Erythrozyten SI→K: 15,8 K→SI: 0,06	[mU/mol Hb] 0,5–1	[U/g Hb] 7,9–16,3	Bei Mangel: Hämolyse durch oxidativen Stress bzw. Medikamente (z. B. Salizylate), Favismus
Pyruvat-Kinase in Erythrozyten SI→K: 15,8 K→SI: 0,06	[mU/mol Hb] 0,7–1,1	[U/g Hb] 11–17	Bei Mangel: verminderte ATP-Produktion, beschleunigter Abbau in Milz

Tab. 47.16 Thrombozyten, Leukozyten

Analyt	Proband	SI	Konventionell	Bemerkungen
Thrombozyten [•]		[Gpt/l] (10^9/l)	[nl]	Thrombozytopenie bei Vitamin-B_{12}-Mangel, Zytostatikabehandlung, Leukosen, Immunthrombozytopenie (ITP), u. a. durch Virusinfektionen, z. B. Masern 30 Gpt/l: verstärkte Blutungsneigung
	Neugeb./Säugl.	100–250	100–250	
	KleinK.	220–500	220–500	
	Kinder	150–350	150–350	
	Erw.	150–400	150–400	
Leukozyten [•] SI→K: 1000 K→SI: 0,001		[Gpt/l]	[Zellen/µl]	Veränderungen der Leukozytenzahl während der ersten Lebenswochen/Jahre Erhöhungen (Leukozytosen) sind meist durch erhöhte neutrophile Granulozyten bedingt
	Neugeb. Tag 1	9–35	9000–35.000	
	Neugeb. 1.–4. Wo	5–20	5000–20.000	
	Säugl./KleinK.	5–18	5000–18.000	
	Kinder/Erw.	4–10	4000–10.000	
Neutrophile Granulozyten		[Frakt.]	[%]	Erhöhte Werte (»Leukozytosen«) durch bakterielle Infektionen »Stressleukozytose«: Mobilisierung der an der Gefäßwand haftenden Leukozyten Stark erniedrigte Werte (Agranulozytose): z. B. Zerstörung der Granulozyten durch Antikörper (primäre Ursache: Medikamente, Toxine wie z. B. Benzol)
	Neugeb. Tag 1	<0,050	<50	
	Neugeb. 1.–4. Wo	<0,030	<30	
	Säugl./KleinK./Kinder	0,020–0,065	20–65	
	Erw.	0,050–0,070	50–70	
Stabkernige Granulozyten		[Frakt.]	[%]	Vermehrt bei akuten Infektionen (»reaktive Linksverschiebung«) Hämatologische Analyseautomaten geben nur Hinweise auf Stabkernige, daher bei Verdacht mikroskopische Differenzierung notwendig
	Neugeb. Tag 1	<0,09	<9	
	Neugeb. Tag 2–4	<0,07–0,05	<7–5	
	Säugl.	<0,04–0,03	<4–3	
	KleinK./Erw.	<0,03	<3	
Eosinophile Granulozyten		[Frakt.]	[%]	Erhöhte Werte (Eosinophilie) bei Scharlach, Masern, Allergien, Wurmerkrankungen Bei Ausheilungen von Infektionskrankheiten (»Morgenröte der Heilung«)
	Neugeb.	0,02–0,04	2–4	
	Säugl.	0,01–0,06	1–6	
	KleinK./Kinder	0,01–0,05	1–5	
	Erw.	0,02–0,04	2–4	

Tab. 47.16 (Fortsetzung)

Analyt	Proband	SI	Konventionell	Bemerkungen
Basophile Granulozyten		[Frakt.]	[%]	
	Neugeb. bis Erw.	0–0,01	0–1	
Monozyten		[Frakt.]	[%]	Erhöhte Werte (Monozytose) in der Ausheilphase verschiedener bakterieller Infektionen und bei Tuberkulose
	Neugeb.	0,06–0,09	6–9	
	Säugl.	0,01–0,11	1–11	
	KleinK./Kinder	0,01–0,06	1–6	
	Erw.	0,02–0,08	2–8	
Lymphozyten		[Frakt.]	[%]	Erhöhte Werte (Lymphozytose) bei Virusinfektionen (Mumps, Röteln, Keuchhusten), in letzter Phase eines Infekts
	Neugeb. 1.–4. Wo	0,24–0,31	24–31	
	Säugl.	0,41–0,56	41–56	
	KleinK.	0,20–0,70	20–70	
	Kinder	0,25–0,50	25–50	
	Erw.	0,25–0,45	25–45	

In Abb. 47.2, Abb. 47.3, Abb. 47.4 und Abb. 47.5 sind beispielhaft die Graphiken gezeigt, die mit zwei häufig eingesetzten Analysatoren, dem ADVIA 120 (Siemens) und XE-2100 (Sysmex), erhalten werden. In ähnlicher Weise erfolgt die Darstellung bei anderen Herstellern (Abbott, Coulter, ABX etc.).

Blutgasanalyse Eine **exakte Präanalytik** ist hier von besonderer Bedeutung: Luftblasen in der heparinisierten Kapillare oder Spritze sind unbedingt zu vermeiden. Die Messung sollte innerhalb von 10 min nach der Abnahme erfolgen, sonst ist die Lagerung im Eiswasser bis zu einer Stunde möglich. Bei Kindern wird häufig arterialisiertes Kapillarblut aus Ohrläppchen, Fingerbeere oder bei Säuglingen aus seitlicher Ferse verwendet. Viele Blutgasanalysatoren besitzen auch Module zur parallelen Bestimmung der Elektrolyte, Glukose, Laktat, Bilirubin und verschiedener Hämoglobintypen (HbF, Met-Hb, CarboxyHb, Oxyg.-Hb, Desoxy.-Hb) (Tab. 47.17).

Die nachfolgenden Parameter dienen der Beurteilung des **Säure-Basen-Haushalts** (Tab. 47.18).

Gerinnung Eine ausführliche, altersabhängige Darstellung der Gerinnungs- und der Fibrinolyseparameter findet sich im Kapitel Hämostaseologie (► Kap. 25.9.1).

	TEST	ERGEBNIS	NORMALBEREICH	EINHEITEN
	ERY	5,01	4,5 -5,3	x 10.e6 / µL
	HB	13,6	12,8 - 16,8	g/dL
	HKT	39,6	40 - 52	%
a)	MCV	79,1	72 -100	fL
	MCH	27,3	25 - 34	pg
b)	MCHC	34,5	30 - 36	g/dL

a)

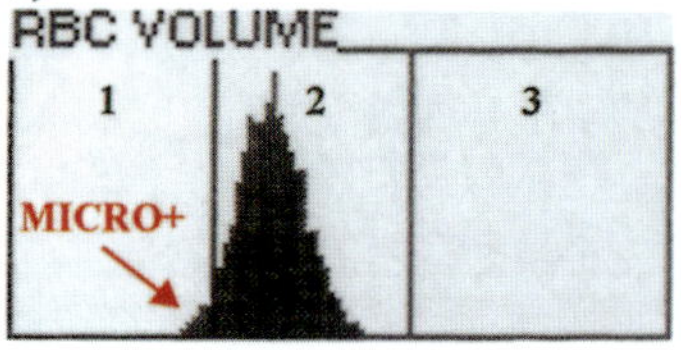

1: <60 fL: Microzytäre Erythrozyten
2: >60 fL <120fL: Normozytäre Erythrozyten
3: >120 fL: Macrozytäre Erythrozyten

b)

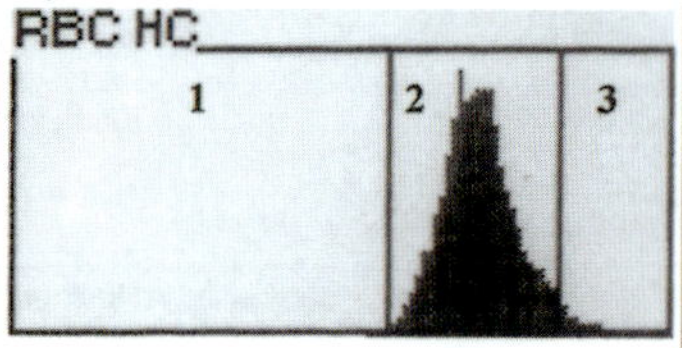

1: <28 g/dL Hb: Hypochrome Erythrozyten
2: >28 g/dL <41 g/dL Hb: Normochrome Erythrozyten
3: >41 g/dL Hb: Hyperchrome Erythrozyten

% RETI	0,4	0,5 - 1,5	%
# RETI	20,4	22 - 139	x10.e9 / L

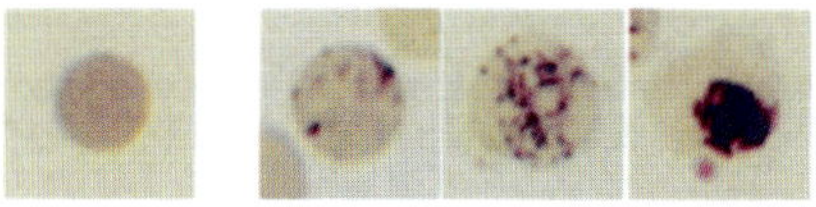

E 1 2 3

E: Erythrozyten
1: reife Retikulozyten (III, IV)
2: mittelreife Retikulozyten (II)
3: sehr unreife Retikulozyten (I)

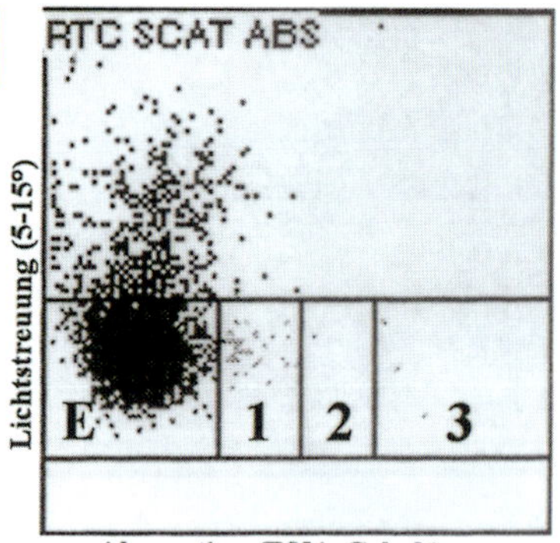

Absorption (RNA-Gehalt)

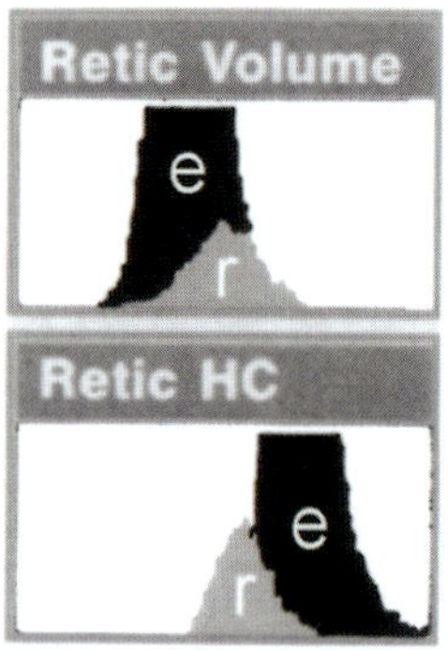

e: Erythrozyten r: Retikulozyten

THROM	199	156 - 408	x10.e3 / µL

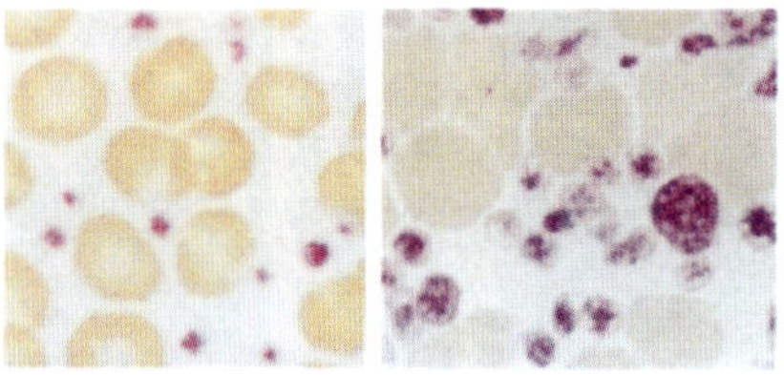

1 4

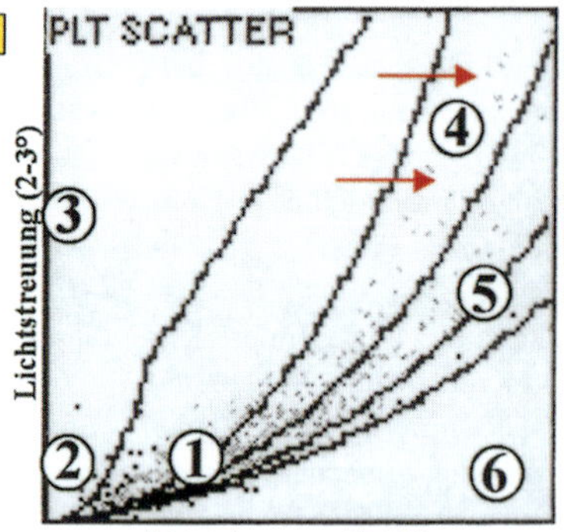

Lichtstreuung (5-15°)

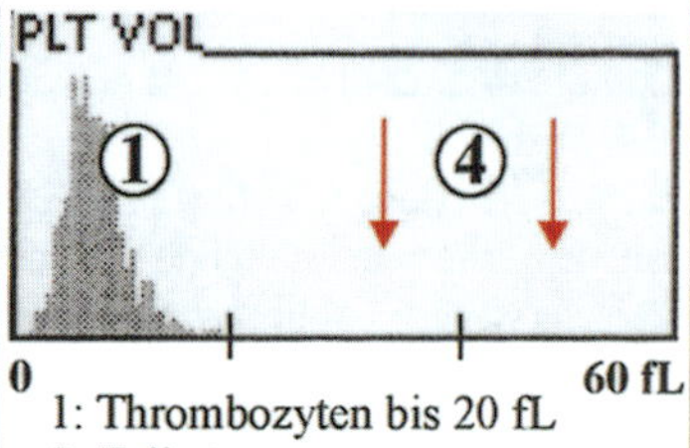

1: Thrombozyten bis 20 fL
2: Zelltrümmer
3: Erythrozytenstruma (Ghosts)
4. Große Thrombozyten bis 60 fL
5: Mikrozyten
6: Fragmentozyten

LEUKO	6,17	4,5 - 13	x10.e3 / µL
NEUT	2,62	1,92 -6,17	x10.e3 / µL
LYMP	2,85	1,32 - 3,24	x10.e3 / µL
MONO	0,40	0,04 - 0,63	x10.e3 / µL
EOS	0,15	0,05 - 0,38	x10.e3 / µL
BASO	0,04	0,01 - 0,07	x10.e3 / µL
LUC	0,11	0,03 - 0,35	x10.e3 / µL
NEUT	42,5	41,2 - 70,1	%
LYMP	46,2	22,4 - 47,9	%
MONO	6,5	0,7 - 9,3	%
EOS	2,4	0,8 - 6,2	%
BASO	0,7	0,2 - 1,3	%
LUC	1,7	0 - 4,7	%

Leukozyten

B Eo

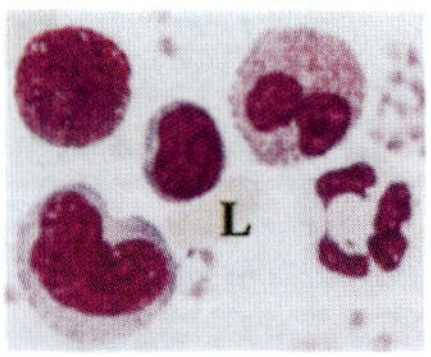

Mo P

Granulo-Vorstufen (+Normoblast)

PM MM

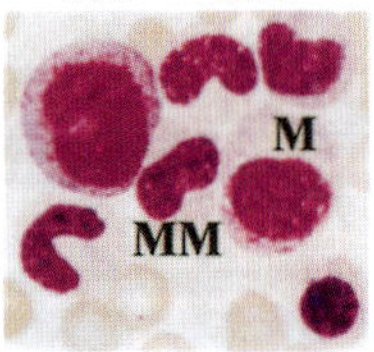

St N

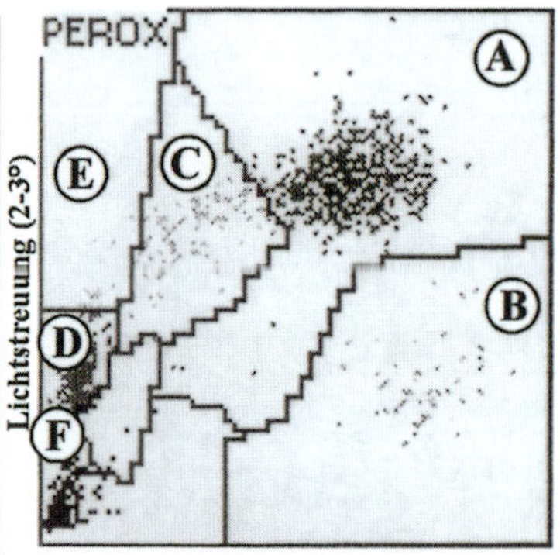

Absorption (Peroxidase-Aktivität)

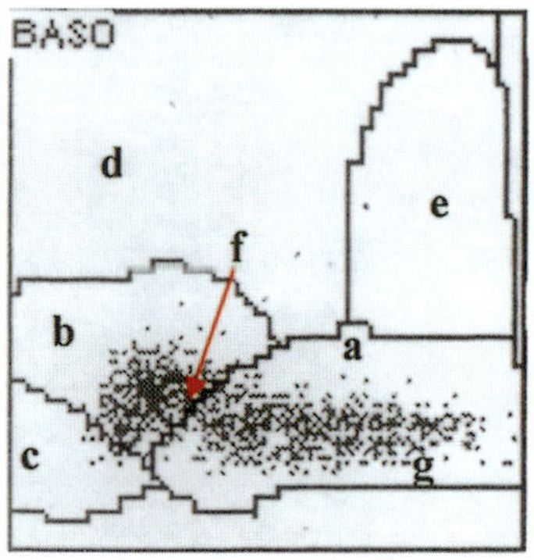

Lichtstreuung (5-15°) Kernchromatindichte

A: Neutrophile Granulozyten [Polymorph(P) -,Stab(St)- Kernige; Metamyelo(MM)-, Myelo(M)-, Promyelo(PM)-Zyten]
B: Eosinophile Granulozyten (Eo)
C: Monozyten (Mo)
D Lymphozyten (L) und Basophile (B)
E: LUC (large unstained cells, große Perox.-negative Zellen); große lymphatische Reizformen, Blasten, Pfeifferzellen u.a.
F: Normoblasten (N)

a. Polymorphkernige Zellen [Reife Neutrophile(P) und Eosinophile(Eo)]
b: Mononukleäre Zellen [Lymphozyten (L), Monozyten (Mo), Metamyelo(MM)-, Myelo(M)-, Promyelo(PM)- Zyten]
c: Blasten
d: Basophile (B)
e: Baso suspect
f: Stabkernige Granulozyten (St)
g: Normoblasten (N)

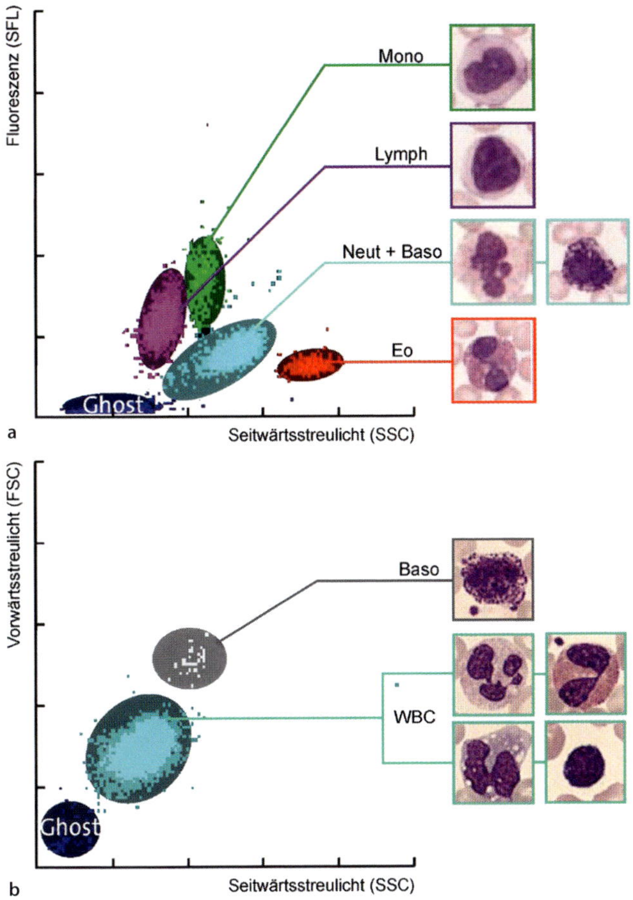

Abb. 47.3a, b Leukozytendifferenzierung am XE 2100. **a** DIFF-Kanal. Messung des Seitwärtsstreulichtes (abhängig von Kernform und zytoplasmatischen Granula) und der Seitwärtsfloureszenz (Polymethin-Bindung an DNA und RNA). **b** Leukozytendifferenzierung am XE 2100 (WBC/BASO-Kanal). Messung des Vorwärtsstreulichtes (Information über Zellgröße) gegen Seitwärtsstreulicht (abhängig von Kernform und zytoplasmatischen Granula). Basophile können ähnlich wie beim ADVIA 120 über unterschiedliches Lyseverhalten von den anderen Leukozyten unterschieden werden

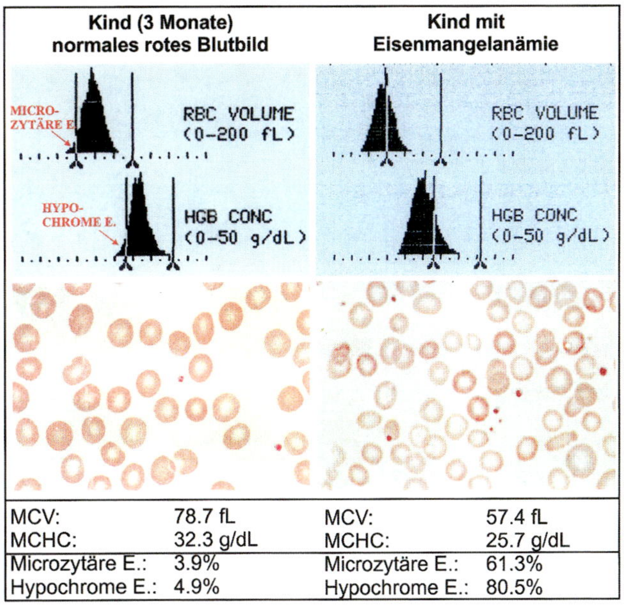

Abb. 47.4 Vergleich eines normalen roten Blutbilds mit dem eines Kindes mit Eisenmangelanämie (ADVIA 120). *Links*: normales rotes Blutbild eines dreimonatigen alten Kindes: normales Aussehen der Erythrozyten (Größe und Hämoglobinfärbung im mikroskopischen Bild), annähernd normale Verteilung der Erythrozytenvolumina und Hämoglobinkonzentration der Einzelerythrozyten. Die leichte Mikrozytose und Hypochromie ist nicht untypisch in diesem Alter. *Rechts*: Blutbild eines 6 Monate alten Kindes mit Eisenmangelanämie. Mikroskopisches Bild: kleine und hämoglobinarme Erythrozyten. Graphik: ausgeprägte Linksverschiebung der Volumenverteilungskurve (Mikrozytose) und der Hämoglobinkonzentration der Einzelerythrozyten (Hypochromie). Den Erfolg einer Eisentherapie kann man schon nach wenigen Tagen erkennen, wenn man den Verlauf der mittleren Hämoglobinmenge der Retikulozyten (CHr) verfolgt: Im Gegensatz zu den Erythrozyten (Lebensdauer im Blut ca. 120 Tage, daher nur langsame Veränderung des MCH/MCHC) erscheint jeden Tag eine neue Retikulozytenpopulation im Blut

◀ **Abb. 47.2** Bestimmung des großen Blutbildes mit Hilfe des **ADVIA-120**. *Linke Spalte:* Darstellung der numerischen Befunde mit alters- und geschlechtsbezogenen Referenzwerten (zusätzlich: dazugehörende mikroskopische Darstellung der Blutzellen). *Rechte Spalte:* graphische Darstellung der numerischen Befunde. Kurzbeschreibung, von oben nach unten: Verteilungsmuster der Erythrozyten: a) *Zellvolumen;* daraus Berechnung von MCV*; hauptsächlich normozytäre Zellen innerhalb des Feldes 2 (>60 fl; <120 fl), aber leichte Mikrozytose, die als Warnsignal angezeigt wird. b) *Hämoglobinkonzentration* der Einzelerythrozyten (daraus Berechnung von MCHC). Hauptsächlich normochrome Zellen innerhalb des Feldes 2 (>28 g/dl; <41 g/dl). Geringer Anteil hyperchromer Erythrozyten (Feld 3). Aus MCV und MCHC berechnet das Gerät MCH. Verteilung der Retikulozyten nach Reifungsgrad: ungefähre graphische Zuordnung zur mikroskopischen Klassifizierung nach Heilmaier. Rechte Histogramme: Oben: Gegenüberstellung der Volumverteilung der Retikulozyten (r) und Erythrozyten (e): MCV(r) > MCV(e). Unten: Gegenüberstellung der Hämoglobinkonzentration der Retikulozyten (r) und Erythrozyten (e): MCHC(r) < MCHC(e), da Retikulozyten und Erythrozyten gleiche MCH-Werte aufweisen. Thrombozytenverteilung: Unterscheidung von normalgroßen und sehr großen Thrombozyten sowie Abgrenzung zu pathologischen Erythrozyten. Leukozytendifferenzierung: getrennte Messung im PEROX-Kanal (peroxidasepositive Zellen: neutrophile und eosinophile Granulozyten, Monozyten) und der Kernchromatindichte, (BASO-Kanal). **ERY/RBC* Erythrozyten/red blood cells; *HB* Hämoglobin; *HKT* Hämatokrit; *MCV* Mittleres zelluläres Volumen (der Erythrozyten); *MCH* mittlerer Hämoglobinmenge des Einzelerythrozyten (entspricht HbE); *MCHC* mittlere zelluläre Hämoglobinkonzentration des Einzelerythrozyten; *MICRO* Mikrozytose; *RETI* Retikulozyten; *THROM/PLT* Thrombozyten/platelets; *LEUKO* Leukozyten; *NEUT* neutrophile Granulozyten; *LYMP* Lymphozyten; *MONO* Monozyten; *EOS* eosinophile Granulozyten; *BASO* basophile Granulozyten; *LUC* Large unstained cells

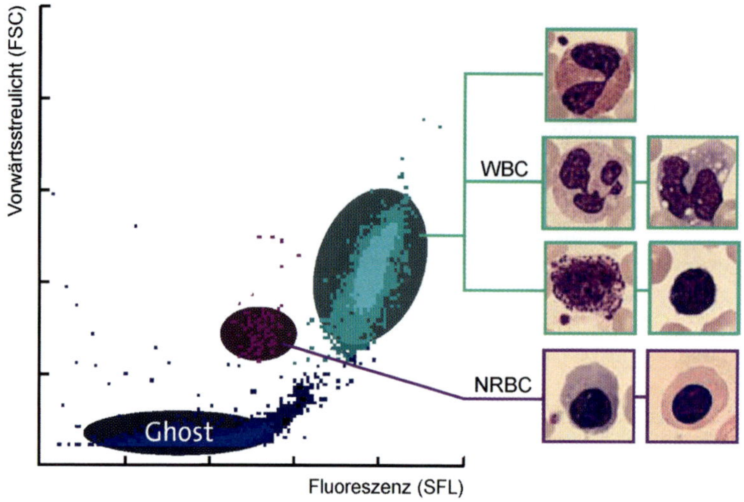

Abb. 47.5 Darstellung der Normoblasten (NRBC, »nucleated red blood cells«; XE 2100). Die Zellmembran der NRBC wird lysiert, während die Membran der Leukozyten unter diesen Bedingungen nur leicht perforiert wird. Mit Hilfe des Floureszenzfarbstoffes Polymethin wird bei den Leukozyten DNA/RNA im Kern und Zytoplasma, bei den NRBC nur der Kern gefärbt

Tab. 47.17 Blutgasanalyse

Proband	Analyt	Analyt	Analyt	Analyt	Analyt
	(SI)	(SI)	(Konventionell)	(SI)	(Konventionell)
	pH (–log [H^+]) [•]	pO_2 [•]		pCO_2 [•]	
		SI→K: 7,50	K→SI: 0,133	SI→K: 7,50	K→SI: 0,133
		[kPa]	[mmHg]	[kPa]	[mmHg]
Neugeb.		9,4–13,8	71–104		
(Tag 1)	7,02–7,20			4–8	30–60
(Tag 2–28)	7,20–7,41			~5,3	~40
Säugl./Kinder/Erw.	7,35–7,45	9,4–13,8	71–104	4,7–6	35–45
Bei Neugeborenen und Frühgeborenen: metabolische Azidose		pO_2 ist altersabhängig: – [kPa] =13,6–0,044 × Lebensjahre – [mmHg] =102–0,33 × Lebensjahre		Sauerstoffsättigung (SO_2): 90–98%	

Tab. 47.18 Säure-Basen-Haushalt

Analyt	Proband	SI	Bemerkungen
Basenabweichung (BA) (Base Excess, BE)		[mmol/l]	Definition: Titration des Blutes mit Säure oder Base bei 37°C auf einen pH von 7,40 bei pCO_2 von 40 mmHg (5,33 kPa); abhängig vom Hb-Gehalt des Blutes –: Basendefizit +: Basenüberschuss
	Neugeb.	–10 bis –2	
	Säugl./KleinK./Kinder	–4 bis +2	
	Erw.	–3 bis +3	
Standardbikarbonat		[mmol/l]	Bedeutung: Normierung der aktuellen [HCO_3^-] auf pCO_2 von 40 mmHg (5,33 kPa) bei pO_2 von 100 mmHg (13,33 kPa) bei 37°C
	Neugeb./Kinder	18,5–24,5	
	Erw.	20–27	
Anionenlücke (anion gap)		[mmol/l]	Anionenlücke = [Na^+] – [Cl^-] – [HCO_3^-] Erhöht bei metabolischer Azidose (Additionsazidose), da die Konzentration organischer Säuren ansteigt (Ketoazidose, Laktatazidose)
	Neugeb. bis Erw.	8–16	

47.4 Messgrößen im Urin

Die **mikroskopische Urinbeurteilung** (10 ml Urin – am besten Morgenurin – wird zentrifugiert, Überstand abgegossen und das Sediment wird mikroskopiert) dient der Beurteilung von zellulären Bestandteilen (Erythrozyten/Leukozyten; Epithelzellen) sowie von Zylindern und Mikroorganismen.

Sammelurine für quantitative Bestimmungen 24-h-Urin werden zur Bakteriostase mit Konservierungs- und Stabilisierungsmitteln (10% Thymol in Isopropanol) versetzt; Salzsäure dient als Stabilisierungsmittel zur Kalzium- und Katecholaminbestimmung. Der Urin muss lichtgeschützt und kalt aufbewahrt werden.

Bezugssystem ist oft die Kreatininausscheidung (μmol Substanz pro mmol Kreatinin). Die Referenzwerte beziehen sich auf normale Kost. Starke Schwankungen in den Angaben, laboreigene Referenzwerte heranziehen!

Die **quantitative Bestimmung** nachfolgender Analyte erfolgt, wenn nicht anders aufgeführt, aus 24-h-Sammelurin (◘ Tab. 47.19, ◘ Tab. 47.20). Spezifisches Gewicht, Osmolalität und Volumen des Urins sind in ◘ Tab. 47.21 und ◘ Tab. 47.22 aufgeführt.

Zur Beurteilung der zellulären Bestandteile im Urin ► Kap. 28.11.

Spontanurin (Mittelstrahlurin, Morgenurin) Teststreifen dienen der semiquantitativen Bestimmung verschiedener Messparameter, die in ◘ Tab. 47.23 aufgeführt sind.

◘ Tab. 47.19 Sammelurine für quantitative Bestimmung

Analyt	Proband	SI	Konventionell	Bemerkungen
Albumin [•]		[mg/mmol Kreatinin]	[mg/l]	(Mikro)albuminurie (selektiv vermehrte Ausscheidung) zur Früherkennung einer Nephropathie bei Diabetes mellitus und Hypertonie
	Neugeb.	<21	<252	
	Säugl.	<3,8	<12,3	
	KleinK.	<3,3	<19	
	Kinder	<2,7	<25,5	
	Erw.	<2,3	<28	
Gesamtprotein [•]		<120 mg/l		Erhöht bei Nierenschäden. Benigne Proteinurie z. B. bei körperlicher Belastung oder Fieber
α_1-Mikroglobulin		[mg/l]		Methodenabhängig Erhöht bei verschiedenen Nephropathien und bei körperlicher Belastung
	Neugeb.	28–55		
	Säugl.	1,1–4,2		
	KleinK.	3,7–4,8		
	Kinder	4,1–8,0		
α-Amylase		[μkat/l]	[U/l]	Verdacht auf Pankreatitis, erhöht bei Mumps, Parotitis
	Säugl.	0,17–1,84	10–110	
	Kinder	0,17–2,67	10–160	
Galaktose SI→K:18,02 K→SI: 0,056		[mmol/l]	[mg/dl]	Galaktosurie ► Kap. 5.6 Enzymatische Bestimmung
	Neugeb.	<3,3	<60	
Glukose [•]		[mmol/l]	[mg/dl]	Erster Morgenurin
		<1,1	<20	
Harnsäure [•]		[μmol/kg/24 h]	[mg/kg/24 h]	Stark nahrungsabhängig
	Neug.	83–131	14–22	
	Kinder/Erw.	30–100	5–17	
Harnstoff [•] SI→K: 0,006 K→SI: 166,7		[mmol/l]	[mg/dl]	Erster Morgenurin
		150–500	900–3000	
Kreatinin [•] SI→K: 0,11 K→SI: 8,9		[μmol/kg/24 h]	[mg/kg/24 h]	Ausscheidung praktisch nur von Muskelmasse, kaum von Ernährung, Diurese u. a. abhängig Konstante Ausscheidung, daher geeignet als Bezugsgröße zur Beurteilung der renalen Ausscheidung
	Kinder	64–116	7,2–13,1	
	Erw. (m)	77–217	8,7–24,6	
	Erw. (w)	65–189	7,3–21,4	

Tab. 47.19 (Fortsetzung)

Analyt	Proband	SI	Konventionell	Bemerkungen
Kreatininclearance		[ml/min] (KO: Körperoberfläche)		Zur Abschätzung der glomerulären Filtrationsrate (GFR) Berechnung der Kreatininclearance (Kc): {Kreatinin (Urin) [µmol/l] × Urinminutenvolumen [ml/min] × 1,73}/{Serumkreatinin [µmol/l] ×′ KO [m²]} Abschätzung für Kleinkinder und Kinder: {48,6 × Körperlänge [cm]}/{Serumkreatinin [µmol/l]}
	Neugeb. 5.–7. Tag	38–62 × 1,73m² × KO		
	Säugl. 1–2 Mon.	54–76 × 1,73m² × KO		
	Säugl. 3–12 Mon.	64–108 × 1,73m² × KO		
	Kinder	120–145 × 1,73m² × KO		
	Erw.	95–160 × 1,73m² ×′ KO		
Vanillinmandelsäure (VMS)		[µg/mg Kreatinin]	[mg/d]	Abbauprodukt von Noradrenalin und Adrenalin Messparameter zur Detektion eines Neuroblastoms bzw. Phäochromozytoms
	Säugl. 3–10 Mon.	<25*	~1	
	Säugl. 10–24 Mon.	<20*	~1-2	
Homovanillinsäure (HVS)		[µg/mg Kreatinin]	[mg/d]	Abbauprodukt von Dopamin Messparameter zu Detektion des Neuroblastoms * Neuroblastomscreening (Filterpapiermethode)
	Säugl. 3–10 Mon.	<32*	~1	
	Säugl. 10–24 Mon.	<36*	~4	

Tab. 47.20 Elektrolyte im Urin

Analyt	Proband	SI		Bemerkungen
Chlorid		[mmol/24 h]		Stark nahrungsabhängig
	Erw.	40–220		
Kalium [•]		[µmol/kg/24 h]		Stark nahrungsabhängig
	Säugl./Kinder	25–108		
Kalzium [•]		[µmol/mmol Kreatinin]		Morgenurin (pH<2) Erhöhte tubuläre Rückresorption durch Parathormon und Vitamin D_3; erhöhte renale Ausscheidung durch Calcitonin
	Kinder	14–492		
Kupfer		[µmol/24 h]		Erhöht bei M. Wilson
	Kinder	<0,6		
Natrium [•]		[mmol/24 h]		Stark nahrungsabhängig
	Erw.	40–220		
Magnesium		[mmol/24 h]		
	Erw.	2,5–8,5		
Phosphat [•] SI→K: 0,031 K→SI: 32,3		[mmol/kg/24 h]	[mg/kg/24 h]	Werte werden als anorganischer Phosphor (P) und nicht als Phosphat (PO43–) angegeben! Geringere Phosphorausscheidung beim gestillten Säugling Enge Beziehung zum Kalziumstoffwechsel
	Säugl.	0,42–0,58	13–18	
	Kinder	0,37–6,57 [mmol/mmol Kreatinin]	0,1–1,8 [mg/mg Kreatinin]	

■ **Tab. 47.21** Spezifisches Gewicht und Osmolalität des Urins

	Spezifisches Gewicht [g/ml]	Osmolalität [mosmol/kg H_2O]
Neugeb.	1,012	
Neugeb. >1 Woche	1,002–1,006	
Kinder		50–600
Erw.	1,015–1,025	50–1400

■ **Tab. 47.22** Urinvolumen bei normaler Flüssigkeitszufuhr

	[ml/24 h]
Neugeb. Tag 1–2	30–60
Neugeb. Tag 3–10	100–300
Säugl.	250–500
KleinK. (2–3 Jahre)	600–750
Kinder (>10 Jahre)	700–1500
Erw.	1000–1600

■ **Tab. 47.23** Testparameter im Spontanurin (semiquantitative Bestimmung)

Spezifisches Gewicht	Bestimmung von Na^+ und K^+. Abhängig von aufgenommener Flüssigkeit, starkem Schwitzen, Diuretika. Starke Streubreite: 100–1400 mosmol/kg; wichtig zum Abschätzen anderer fraglich positiver Teststreifenbefunde
pH-Wert	Tageszeitliche Schwankungen, ernährungsabhängig pH>7: vegetarische Kost, Alkalosen, Harnwegsinfektionen pH<7: fleischreiche Kost, Phenylketonurie, diabetische Ketoazidose, Hyperurikämie, hohes Fieber
Protein	– Gutartige Proteinurien (z. B. bei Jugendlichen durch sportliche Aktivitäten) – Renal bedingte Proteinurien – Extrarenal bedingte Proteinurien (z. B. nach Infarkten)
Albumin	Mikroalbuminurie als Früherkennungsfaktor für diabetische und hypertoniebedingte Nephropathie
Bilirubin	Immer konjugiertes (direktes) Bilirubin. Bilirubinurie bei Leberparenchymschäden, Cholestase
Glukose	Zur Früherkennung und Verlaufskontrolle eines Diabetes mellitus. Nierenschwelle bei Gesunden 8,3–10 mmol/l (150–180 mg/dl)
Ketone	(Acetoessigsäure/Aceton). Ketonurie durch verstärkten Fettabbau bei Nulldiäten, acetonämisches Erbrechen von Kleinkindern, hyper- und hypoglykämischen Zuständen
Nitrit	Nachweis einer Bakteriurie: Reduktion des mit der Nahrung zugeführten Nitrats zu Nitrit durch verschiedene Keime
Erythrozyten, Hämoglobin	Am wichtigsten bei hämolytischen Anämien
Leukozyten	Leukozyturie bei entzündlichen Erkrankungen der Nieren und ableitenden Harnorgane, daher zum Großteil neutrophile Granulozyten

47.5 Messgrößen im Liquor

Liquor, eine klare und farblose Flüssigkeit, die meist durch Lumbalpunktion gewonnen wird, wird zur Diagnostik und Verlaufskontrolle von Erkrankungen des Zentralnervensystems herangezogen (■ Tab. 47.24).

Zellen im Liquor Die Auszählung und Differenzierung erfolgt unter Verwendung der Fuchs-Rosenthal-Kammer (Volumen 3,2 µl) mit Angabe in Drittelzellen z. B. 9/3=3 pro µl oder mit Zählautomaten. Bei Abnahme besteht die Gefahr der Blutkontamination, der Liquor sollte innerhalb einer Stunde nach Abnahme analysiert werden (■ Tab. 47.25).

Tab. 47.24 Messgrößen im Liquor

Analyt	Proband	SI	Konventionell	Bemerkungen
Gesamtprotein [•] SI→K: 100 K→SI: 0,01		[g/l]	[mg/dl]	Überstand des zentrifugierten Liquors verwenden Zur Diagnostik von Blut-Hirn- bzw. Blut-Liquor-Schrankenstörungen und Störungen der Proteinsynthese im ZNS
	Neugeb.	0,25–0,72	25–72	
	Säugl. 2–3 Mon.	0,1–0,5	10–50	
	Ältere Säugl./Kinder/Erw.	<0,45	<45	
Albumin-Quotient Liquor: Serum	Neugeb.	25×10^{-3}	Diagnose von Schrankenstörungen, Enzephalitis, Meningitis	
	Säugl. 1. Monat	15×10^{-3}		
	Säugl. 6. Monat	5×10^{-3}		
	Erw.	8×10^{-3}		
IgG-Quotient Liquor: Serum	Erw.	$1\text{–}3 \times 10^{-3}$	Diagnostik von Schrankenstörungen, IgG-produzierender Tumoren. Auch Bestimmung von IgA- und IgM-Quotienten wird durchgeführt	
Glukose [•] SI→K: 18,02K→SI: 0,056		[mmol/l]	[mg/dl]	Konstantes Verhältnis zur Blutglukose Differenzialdiagnose bakterieller und viraler Meningitis: bei akuter bakterieller Meningitis meist erniedrigt
	Kinder	1,8–4,6	32–82	
	Erw.	>2,8	>50	
Laktat [•] SI→K: 9,01 K→SI: 0,111		[mmol/l]	[mg/dl]	Differenzialdiagnostik bakterieller und viraler Meningitis: bei akuter bakterieller Meningitis erhöht, auch bei Ischämie des ZNS
	Kinder	1,1–1,8	9,9–16,2	
	Erw.	1,1–2,4	9,9–21,6	

Tab. 47.25 Zellen im Liquor

Analyt	Proband	SI	Bemerkungen
Erythrozyten		[Zellen/µl]	
	Neugeb.	<120	
	Kinder/Erw.	0	
Leukozyten		[Zellen/µl]	Ca. 60–85% Lymphozyten, Rest Monozyten. Bei Neugeborenen bis 50% Neutrophile möglich. Bei akuter bakterieller Meningitis: bis 20.000 Leukozyten/µl, hauptsächlich Granulozyten
	Neugeb.	<15 (50)	
	Kinder/Erw.	<5	

Literatur

Brügmann G, Seydewitz HH (2000) Referenzwerte mit Quellenangaben. In: Niessen (Hrsg) Pädiatrie, 6. Aufl. Thieme, Stuttgart New York, S 663-674

Dörner K (2009) Klinische Chemie und Hämatologie. Thieme, Stuttgart New York

Heckner F, Freund M (1996) Praktikum der mikroskopischen Hämatologie. Urban & Schwarzenberg, München Wien Baltimore

Heil W, Koberstein R, Zawta B (2007) Referenzbereiche für Kinder und Erwachsene. Roche Diagnostics, Mannheim

Hincliffe RF (1992) Reference values. In: Lilleyman, JS, Hann IM (eds) Pediatric hematology. Churchill Livingstone, Edingburgh, pp 1-22

Illing S, Claßen M (2000) Klinikleitfaden Pädiatrie. Urban & Fischer, München Jena

Keil E, Fiedler H (2000) Klinische Chemie systematisch. UNI-MED, Bremen

Laborlexikon (ISSN 1860-966X)

Neumeister B, Besenthal I, Liebich H (1998) Klinikleitfaden Labordiagnostik. Gustav Fischer, Lübeck Stuttgart Jena Ulm

Oster O (2003) Referenzwerte. In: Lentze MJ, Schaub J, Schulter J, Spranger J (Hrsg) Pädiatrie. Grundlagen und Praxis, 2. Auflage. Springer, Berlin Heidelberg New York

Richtlinien der Bundesärztekammer zur Qualitätssicherung quantitativer laboratoriumsmedizinischer Untersuchungen (2008) Dtsch Ärztebl 105: A341-A355

Schilling F, Spix C, Berthold F et al. (2002) Neuroblastoma screening at one year of age. N Engl J Med 346:1047-1053

Struckmeyer H, Haid H (1986) Richtwerte für das kinderärztliche Laboratorium. Medizinische Verlagsgesellschaft, Marburg

Thomas C, Thomas L (2002) Biochemical markers and hematologic indices in the diagnosis of functional iron deficiency. Clin Chemistry 48: 1066-1076

Thomas L (1995) Labor und Diagnose. Medizinische Verlagsgesellschaft, Marburg

Serviceteil

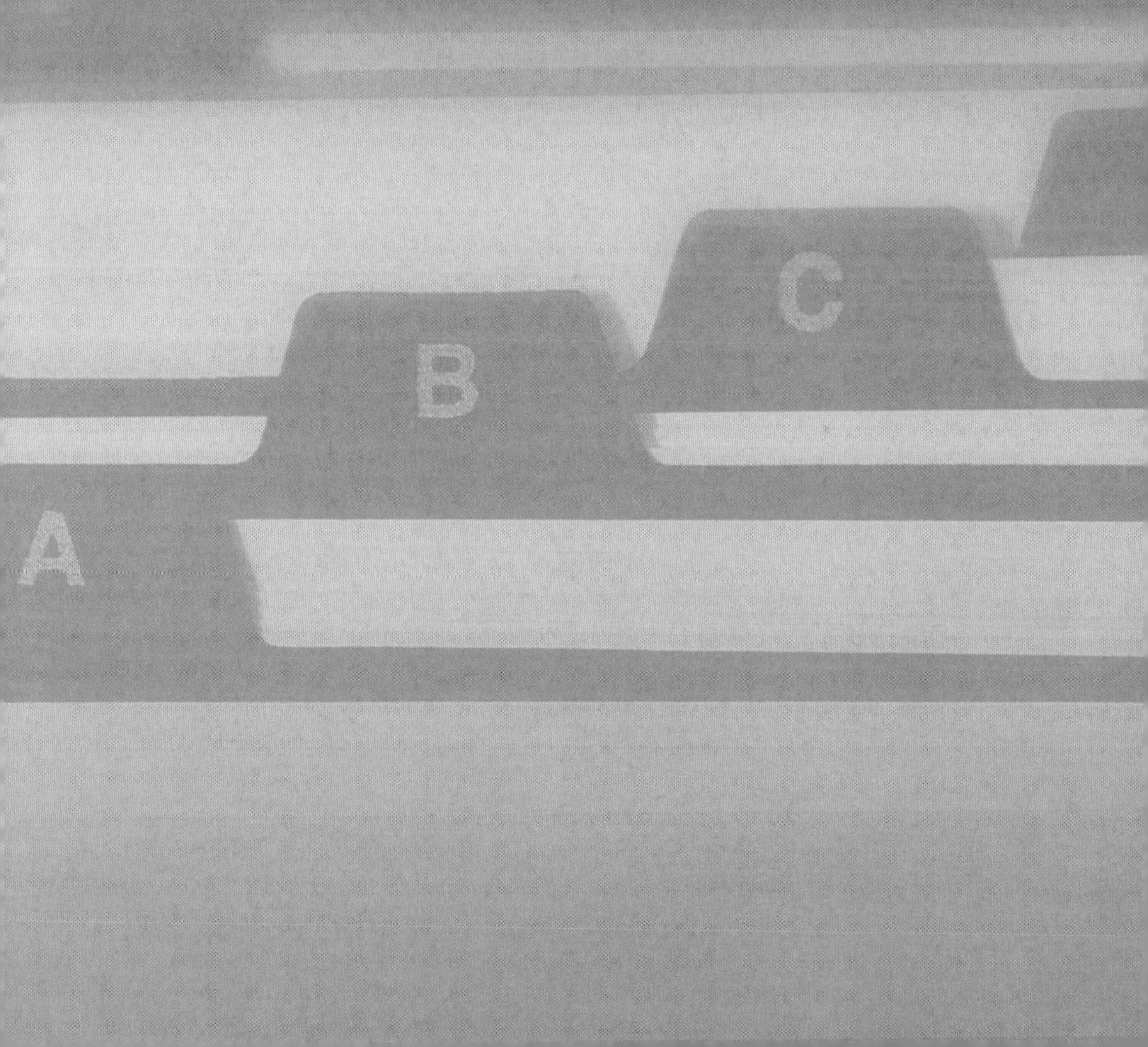

Stichwortverzeichnis

A

D

E

F

G

H

L

M

N

O

P

T

X

Z

	konventionelle × Einheit	Faktor	SI-Einheit ×	Faktor	konventionelle Einheit
Säure-Basenhaushalt					
Kohlendioxidpartialdruck (pCO_2)	Torr (mmHg)	0,1333	kPa	7,501	Torr
Sauerstoffpartialdruck (pO_2)	Torr (mmHg)	0,1333	kPa	7,501	Torr
Blutbild					
Erythrozyten	10^6/µl (10^6/mm^3)	1	Tpt/l (10^{12}/l)	1	10^6/µl
Hämoglobin	g/dl	0,6207	mmol/l	1,611	g/dl
Leukozyten	10^3/µl (10^3/mm^3)	1	Gpt/l (10^9/l)		10^3/µl
Retikulozyten	10^3/µl (10^3/mm^3)	1	Gpt/l (10^9/l)	1	10^3/µl
Thrombozyten	10^3/µl (10^3/mm^3)	1	Gpt/l (10^9/l)	1	10^3/µl
Substrate					
Ammoniak	mg/dl	0,587	µmol/l	1,703	mg/dl
Bilirubin	mg/dl	17,24	mmol/l	0,058	mg/dl
Cholesterin	mg/dl	0,0258	µmol/l	38,66	mg/dl
Galaktose	mg/dl	55,55	mmol/l	0,018	mg/dl
Glukose	mg/dl	0,055	µmol/l	18,02	mg/dl
Harnsäure	mg/dl	59,52	mmol/l	0,0168	mg/dl
Harnstoff	mg/l	0,166	µmol/l	6,006	mg/l
Homovanillinsäure	mg/dl	5,494	µmol/l	0,182	mg/dl
Kreatinin	mg/dl	88,49	mmol/l	0,0113	mg/dl
Laktat	mg/dl	0,111	µmol/l	9,008	mg/dl
Pyruvat	mg/dl	113,63	mmol/l	0,0088	mg/dl
Triglyzeride	mg/l	0,0114	µmol/l	87,5	mg/l
Vanillinmandelsäure	mg/dl	5,05	µmol/l	0,198	mg/dl
Enzyme					
Alanin-Aminotransferase (ALAT, GPT)	U/l	0,017	µmol/s l	60	U/l
Aldolase	U/l	0,017	µmol/s l	60	U/l
Alkalische Phosphatase	U/l	0,017	µmol/s l	60	U/l
Aspartat-Aminotransferase (ASAT, GOT)	U/l	0,017	µmol/s l	60	U/l
Cholinesterase	U/l	0,017	µmol/s l	60	U/l
Gamma-Glutamyltransferase	U/l	0,017	µmol/s l	60	U/l
Kreatinkinase	U/l	0,017	µmol/s l	60	U/l
Lipase	U/l	0,017	µmol/s l	60	U/l

	konventionelle × Einheit	Faktor	SI-Einheit ×	Faktor	konventionelle Einheit
Medikamente					
Acetaminophen	mg/l	6,62	µmol/l	0,15	mg/l
Carbamazepin	mg/l	4,233	µmol/l	0,236	mg/l
Diazepam	ng/ml	3,512	nmol/l	0,285	ng/ml
Ethosuximid	mg/l	7,084	µmol/l	0,14	mg/l
Phenobarbital	mg/l	4,306	µmol/l	0,232	mg/l
Phenytoin	mg/l	3,964	µmol/l	0,252	mg/l
Primidon	mg/l	4,582	µmol/l	0,218	mg/l
Salicylat	mg/dl	7,24	µmol/l	0,138	mg/dl
Theophyllin	mg/l	5,55	µmol/l	0,18	mg/l
Valproinsäure	mg/l	6,934	µmol/l	0,144	mg/l
Hormone					
Aldosteron	µg/l	0,0277	nmol/l	36,1	µg/l
Androstendion	ng/dl	0,0349	nmol/l	28,7	ng/dl
Cortisol	mg/dl	27,78	nmol/l	0,036	mg/dl
Dehydroepiandrosteronsulfat (DHEA-S)	µg/l	0,0026	µmol/l	385	µg/l
17-Hydroxprogesteron	ng/dl	0,032	nmol/l	31,4	ng/dl
Insulin	ng/dl	0,0017	pmol/l	580	ng/dl
Östradiol	ng/dl	36,71	pmol/l	0,0272	ng/dl
Testosteron	ng/dl	34,72	nmol/l	0,0288	ng/dl
Trijodthyronin (T3)	µg/dl	15,36	nmol/l	0,0651	µg/dl
Thyroxin (T4)	µg/dl	12,82	nmol/l	0,078	µg/dl
Vitamine					
Folsäure	µg/l	2,265	nmol/l	0,4415	µg/l
Vitamin A	µg/l	3,5	nmol/l	0,2857	µg/l
Vitamin B12	ng/l	0,738	pmol/l	1,355	ng/l
Vitamin C	mg/dl	56,78	µmol/l	0,0176	mg/dl
25-(OH)-Vitamin D2	µg/l	2,496	nmol/l	0,4	µg/l
1,25-(OH)2-Vitamin D3	ng/l	2,4	pmol/l	0,4166	ng/l
Vitamin E	mg/l	2,32	µmol/l	0,431	mg/l
Elektrolyte					
Chlorid	mg/dl	0,282	mmol/l	3,545	mg/dl
Eisen	µg/dl	0,179	µmol/l	5,585	µg/dl
Fluorid	mg/dl	0,0526	mmol	19,0	mg/dl
Kalium	mg/dl	0,2557	mmol/l	3,91	mg/dl
Kalzium	mg/dl	0,2493	mmol/l	4,01	mg/dl
Kupfer	µg/dl	0,157	µmol/l	6,354	µg/dl
Magnesium	mg/dl	0,4113	mmol/l	2,431	mg/dl
Phosphat	mg/dl	0,3229	mmol/l	3,097	mg/dl
Natrium	mg/dl	0,4347	mmol/l	2,3	mg/dl
Zink	µg/l	0,0152	µmol/l	65,37	µg/l

Printing and Binding: Stürtz GmbH, Würzburg